R. Marre, T. Mertens, M. Trautmann, W. Zimmerli
Klinische Infektiologie

R. Marre, T. Mertens, M. Trautmann, W. Zimmerli

Klinische Infektiologie

Infektionskrankheiten erkennen und behandeln

mit 333 Abbildungen und 253 Tabellen

2., aktualisierte und erweiterte Auflage

Mit Beiträgen von:
Manuel Battegay, Torsten T. Bauer, Karsten Becker, Stephan Becker, Michael Bolz, Wolfgang Bredt, Markus W. Büchler, Gerd Dieter Burchard, Gregor Caspari, Markus Cornberg, Thomas Dobner, Hans W. Doerr, Eugen Domann, Christian Drosten, Christof von Eiff, Hermann Einsele, Andreas Essig, Wolfgang Fegeler, Jan Fehr, Klaus Friese, Barbara C. Gärtner, Petra Gastmeier, Sören G. Gatermann, Florian Gebhard, Christine Geffers, Wolfram H. Gerlich, Bernhard Glasbrenner, Thomas Glück, Martin Groschup, Uwe Groß, Gerhard Haase, Hans-Jochen Hagedorn, Holger Hebart, Jürgen Heesemann, Werner J. Heinz, Peter Helbling, Hartmut Hengel, Mathias Herrmann, Henning Heumann, Hans H. Hirsch, Gert Höffken, Achim Hörauf, Peter Itin, Wolfgang Jilg, Reinhard Kandolf, Urs Karrer, Stefan H. E. Kaufmann, Peter Kern, Winfried V. Kern, Manfred Kist, Hanns-Peter Knaebel, Klaus Korn, Karl-Heinz Krause, Thomas Krieg, Joachim Kühn, Gerd Laifer, Gerhard K. Lang, Jan Leidel, Oliver Liesenfeld, Thomas Löscher, Albert C. Ludolph, Daniela Männel, Michael Peter Manns, Reinhard Marre, Franz-Rainer Matuschka, Thomas Mertens, Thomas Mettenleiter, Detlef Michel, Joachim Morschhäuser, Lutz von Müller, Ioannis Mylonas, Kurt G. Naber, Dieter Neumann-Haefelin, Michael Nevels, Reto Nüesch, Markus Otto, Georg Pauli, Matthias Pauschinger, Georg Peters, Herbert Pfister, Gabriela Pfyffer von Altishofen, Bodo Plachter, Andreas Podbielski, Therese Popow-Kraupp, Ulrike Protzer, Matthias J. Reddehase, Axel Rethwilm, Andreas Ritzkowsky, Andreas Roggenkamp, Christoph Rudin, Henning Rüden, Carsten Schwarz, Christoph Michael Seiler, Parham Sendi, Joachim Sieper, Anja Sigge, Barbara Spellerberg, Peter Staib, Michael Steuerwald, Reinhild Strauss, Cord Henrich Sunderkötter, Matthias Trautmann, Hayrettin Tumani, Burkhard Tümmler, Ernst Vanek †, Johannes Veit, Jan ter Meulen, Pietro Vernazza, Florian Wagenlehner, Wolfgang Weidner, Thomas Weinke, Hartmut Weißbrodt, Jens Werner, Bettina Wilske, Carl H. Wirsing von König, Werner Zimmerli

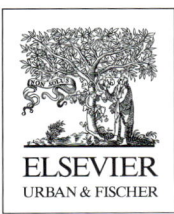

URBAN & FISCHER
München · Jena

Zuschriften und Kritik an:
Elsevier GmbH, Urban & Fischer Verlag, Lektorat Medizin, Karlstr. 45, 80333 München
E-Mail: medizin@elsevier.com

Herausgeber:

Prof. Dr. med. Reinhard Marre
Leitender Ärztlicher Direktor
Universitätsklinikum Ulm
Albert-Einstein-Allee 29
89081 Ulm

Prof. Dr. med. Thomas Mertens
Institut für Mikrobiologie und Immunologie
Abt. Virologie
Universitätsklinikum Ulm
Albert-Einstein-Allee 11
89081 Ulm

Prof. Dr. med. Matthias Trautmann
Institut für Krankenhaushygiene
Klinikum Stuttgart
Katharinenhospital
Kriegsbergstr. 60
70174 Stuttgart

Prof. Dr. med. Werner Zimmerli
Medizinische Universitätsklinik
Kantonsspital
Rheinstr. 26
4410 Liestal, Schweiz

Wichtiger Hinweis für den Benutzer

Die Erkenntnisse in der Medizin unterliegen laufendem Wandel durch Forschung und klinische Erfahrungen. Die Autoren dieses Werkes haben große Sorgfalt darauf verwendet, dass die in diesem Werk gemachten therapeutischen Angaben (insbesondere hinsichtlich Indikation, Dosierung und unerwünschten Wirkungen) dem derzeitigen Wissensstand entsprechen. Das entbindet den Nutzer dieses Werkes aber nicht von der Verpflichtung, anhand der Beipackzettel zu verschreibender Präparate zu überprüfen, ob die dort gemachten Angaben von denen in diesem Buch abweichen und seine Verordnung in eigener Verantwortung zu treffen.

Wie allgemein üblich wurden Warenzeichen bzw. Namen (z.B. bei Pharmapräparaten) nicht besonders gekennzeichnet.

Bibliografische Information der Deutschen Nationalbibliothek

Die Deutsche Nationalbibliothek verzeichnet diese Publikation in der Deutschen Nationalbibliografie; detaillierte bibliografische Daten sind im Internet über http://dnb.d-nb.de abrufbar.

Alle Rechte vorbehalten
2. Auflage 2008
© Elsevier GmbH, München
Der Urban & Fischer Verlag ist ein Imprint der Elsevier GmbH.

07 08 09 10 11   5 4 3 2 1

Das Werk einschließlich aller seiner Teile ist urheberrechtlich geschützt. Jede Verwertung außerhalb der engen Grenzen des Urheberrechtsgesetzes ist ohne Zustimmung des Verlages unzulässig und strafbar. Das gilt insbesondere für Vervielfältigungen, Übersetzungen, Mikroverfilmungen und die Einspeicherung und Verarbeitung in elektronischen Systemen.

Um den Textfluss nicht zu stören, wurde bei Patienten und Berufsbezeichnungen die grammatikalisch maskuline Form gewählt. Selbstverständlich sind in diesen Fällen immer Frauen und Männer gemeint.

Planung: Elke Klein, München
Projektmanagement und Lektorat: Dr. Sabine Tató, München; Dr. Yvonne Klisch, München
Redaktion: Nanette Hänsel, Münster
Zeichnungen: Jörg Mair
Herstellung: Renate Hausdorf, München
Satz: abavo GmbH, Buchloe
Druck und Bindung: Printer Trento, Trento, Italien
Umschlaggestaltung: SpieszDesign, Büro für Gestaltung, Neu-Ulm

ISBN: 978-3-437-21741-8

Aktuelle Informationen finden Sie im Internet unter www.elsevier.de und www.elsevier.com

Vorwort

Die 1. Auflage der „Klinischen Infektiologie" ist zu unserer großen Freude in der Fachwelt gut aufgenommen worden. Seit dem Erscheinen des Buches im Jahr 2000 hat sich die Infektionsmedizin sowohl strukturell als auch inhaltlich weiterentwickelt. Im Studium der Medizin und in der ärztlichen Weiter- und Fortbildung ist die Infektiologie inzwischen deutlich sichtbar verankert. Forschungsförderprogramme in den deutschsprachigen Ländern haben in den letzten Jahren auch durch Schaffung geeigneter Strukturen zu einer weiteren Stärkung der Infektiologie in Forschung und Krankenversorgung geführt. Neue bedeutende infektiologische Probleme wie die „Vogelgrippe" oder die hochresistenten Tuberkuloseerreger sind erwartungsgemäß hinzugekommen. Die jetzt fertiggestellte, vorliegende 2. Auflage trägt diesen Tatsachen Rechnung. Auf der Basis der bewährten Gliederung in Grundlagen und Infektionskrankheiten – organ-, erreger- sowie problemorientiert – sind die einzelnen Kapitel aktualisiert, zum Teil von neuen Autorenteams völlig neu konzipiert und geschrieben worden.

Neu aufgenommen wurden Kapitel über Schnittstellen zum öffentlichen Gesundheitsdienst in Deutschland, Österreich und der Schweiz, über Infektionskrankheiten des alten Menschen und über Bioterrorismus. Auch für das Gebiet der HIV-Infektion, in dem wohl in den letzten Jahren die meisten Veränderungen zu beobachten waren, ist ein vollständig neues Kapitel geschrieben worden. Wichtig war uns, dass in der 2. Auflage noch mehr konkrete, praktische Hinweise auf Prävention, Kontagiosität sowie rationale und rationelle Therapie gegeben werden. Professor Dr. W. Zimmerli aus der Schweiz hat als Herausgeber die Nachfolge von Professor Dr. E. Vanek übernommen. Zudem wurde durch Autoren aus Österreich und der Schweiz die fachliche Basis des Buches erweitert. Der damit verbundene Austausch infektiologischer Konzepte verschiedener Länder war dabei ein erwünschter Effekt.

Am 26.02.2007 verstarb Professor Dr. Vanek, Mitherausgeber der 1. Auflage und früherer Leiter der Sektion Klinische Infektiologie des Universitätsklinikums Ulm im Alter von 83 Jahren. Professor Dr. Vanek war ein Nestor der Klinischen Infektiologie in Deutschland und er verkörperte in seiner Person das, was dieses Buch ausmacht und zum Ziel hat: nämlich praktische Kompetenz in Klinik, Mikrobiologie und Virologie zu vereinen. Die Herausgeber und der Verlag werden Herrn Professor Dr. Vanek ein ehrendes Angedenken bewahren.

Auch bei der 2. Auflage haben wir die Erfahrung machen müssen, wie schwierig, aber auch wie anregend es ist, ein Buch herauszugeben, das die intensive Kooperation der verschiedenen Fächer voraussetzt. Dass dies gelungen ist, lässt auch für die Weiterentwicklung der Infektiologie in der Klinik hoffen. Zahlreiche, höchst kompetente Kolleginnen und Kollegen waren bereit, ihren Beitrag zum Gelingen des Werkes zu leisten. Dafür danken wir sehr herzlich.

Frau Elke Klein vom Verlag Elsevier Urban & Fischer wirkte bereits bei der 1. Auflage der „Klinischen Infektiologie" mit. Sie hat die 2. Auflage des Buches angeschoben und in der Abschlussphase für den Feinschliff gesorgt. Frau Dr. Yvonne Klisch hat die 2. Auflage von Anfang an bis fast zum Ende betreut und damit ganz entscheidend zum Gelingen beigetragen. Wir danken beiden Lektorinnen für ihre konstruktive, verlässliche, freundliche Unterstützung und Entlastung sowie für die manchmal milde mahnenden Mails. Bessere Lektorinnen konnten wir uns nicht vorstellen.

Die Herausgeber und Autorinnen und Autoren hoffen, dass auch die 2. Auflage bei der Bewältigung klinischer infektiologischer Probleme hilft und wünschen diesem Buch eine weite Verbreitung.

Ulm, Stuttgart und Liestal	Reinhard Marre
im September 2007	Thomas Mertens
	Matthias Trautmann
	Werner Zimmerli

Vorwort zur 1. Auflage

Infektionskrankheiten nehmen weltweit unverändert eine Spitzenposition auf der Liste der Todesursachen ein und tragen in erheblichem Umfang zur Morbidität und Mortalität auch in den industrialisierten Ländern bei. Daher sind in einigen Ländern entsprechende ärztliche Fachdisziplinen eingerichtet worden. In Deutschland hingegen ist die ärztliche Zuständigkeit für Infektionskrankheiten breit verteilt, so daß die Gemeinsamkeiten in der Epidemiologie, Pathogenese, Diagnostik, Therapie und Prävention leicht übersehen werden. Dies mag auch ein Grund dafür sein, daß es an deutschsprachigen Fachbüchern fehlt, in denen Infektionskrankheiten in ihrer gesamten Breite – von der Klinik bis zu den molekularen Aspekten der Erreger-Wirts-Beziehungen – besprochen werden.

Diese Überlegungen sowie das erneut wachsende Interesse an dieser Gruppe von Krankheiten haben uns dazu bewogen, ein Buch zu konzipieren, in dem alle wesentlichen Teilaspekte der klinischen Infektiologie, nämlich die Klinik, die Mikrobiologie mit ihren Bereichen der Bakteriologie, Parasitologie und Mykologie sowie die Virologie von Experten ihres Faches gemeinsam dargestellt werden. Diese Triumvirate sollten sicherstellen, daß im interdisziplinären Disput sowohl die naturwissenschaftliche Basis der Infektionskrankheiten als auch alle klinischen Aspekte ausgewogen und richtig dargestellt werden. Im Gegensatz zu der in wissenschaftlichen Veröffentlichungen geübten Praxis symbolisiert daher die Reihung der Autoren der Kapitel über organbezogene Infektionen nicht die Gewichtung ihres Beitrages, sondern die Zuordnung zu den Verantwortungsbereichen Klinik, Mikrobiologie und Virologie.

Das Buch besteht aus mehreren Abschnitten: In Abschnitt A werden die Grundlagen, in Abschnitt B bis D die Infektionskrankheiten organbezogen, erregerbezogen oder problembezogen beschrieben. Innerhalb der Kapitel über die organbezogenen Infektionskrankheiten werden die relevanten Infektionserreger in sog. Erregersteckbriefen, die graphisch hervorgehoben wurden, dargestellt. Abschnitt E enthält eine Aufstellung und Kurzbeschreibung der Spezies, die in den Erregersteckbriefen nicht aufgeführt wurden. Die aktuellen Impfempfehlungen und eine Zusammenstellung wichtiger Adressen (einschließlich Internetadressen) finden sich im Anhang.

In die Phase der Fertigstellung dieses Buches fällt die parlamentarische Behandlung der Neuordnung seuchenrechtlicher Vorschriften, die als Seuchenrechtsneuordnungsgesetz das Bundesseuchengesetz ablösen werden und eine verbesserte Erfassung von Infektionskrankheiten und Infektionserregern sowie eine Stärkung des Robert-Koch-Instituts in der Seuchenbekämpfung bewirken sollen. Mit dem Inkrafttreten des Gesetzes zum 01.01.2001 ist zu rechnen. Dies sollte der Leser bei den in diesem Buch enthaltenen Hinweisen auf eine Meldepflicht bedenken.

Wir haben gelernt, wie schwierig es ist, ein Buch über klinische Infektiologie mit ihren scheinbar unendlich vielen Facetten herauszugeben. Dieses Werk wurde möglich aufgrund der Beiträge und Mitwirkung zahlreicher kompetenter Autoren, die wir von unserem Konzept überzeugen und zur Mitarbeit gewinnen konnten. Die Herausgeber danken Herrn Dr. Hopfe vom Urban & Fischer Verlag, der die Idee des Buches an uns herangetragen hat und den gelegentlich dornigen Weg bis zur detaillierten Erstellung eines tragfähigen Konzeptes mit uns gegangen ist. Eine entscheidende Voraussetzung für dieses Buch war die stets konstruktive, kontinuierliche und immer erfreuliche Zusammenarbeit mit dem Urban & Fischer Verlag, insbesondere mit Frau Dr. Felicitas Claaß, Frau Elke Klein und Frau Dr. Mechthild Heinmüller, denen wir für ihre Geduld, ihr Verständnis und ihre uneingeschränkte Unterstützung danken.

Die Herausgeber und Autoren hoffen, daß dieses Buch nun den Leser überzeugt, das Interesse an Infektionskrankheiten fördert und bei der Lösung infektiologischer Probleme hilft.

Ulm, im März 2000

Reinhard Marre
Thomas Mertens
Matthias Trautmann
Ernst Vanek

Inhaltsverzeichnis

A Grundlagen

A1 Erreger-Wirt-Beziehung – Allgemeine Pathogenese 3
Eugen Domann, Uwe Groß, Joachim Morschhäuser, Bodo Plachter, Matthias J. Reddehase und Peter Staib
- A1.1 Viren 4
- A1.2 Bakterien 15
- A1.3 Pilze 25
- A1.4 Parasiten 30

A2 Immunologische Grundlagen der Infektabwehr 39
Stefan H. E. Kaufmann

A3 Erreger-induzierte Tumoren 53
Michael Nevels, Thomas Dobner

A4 Antimikrobielle Therapie 67
Gerd-Dieter Burchard, Hermann Einsele, Holger Hebart, Werner J. Heinz, Mathias Herrmann, Achim Hörauf, Thomas Mertens, Lutz von Müller und Werner Zimmerli
- A4.1 Antivirale Therapie 68
- A4.2 Antibakterielle Therapie 95
- A4.3 Antimykotische Therapie 138
- A4.4 Antiparasitäre Therapie 153

A5 Schnittstellen zwischen Infektionsmedizin und öffentlichem Gesundheitsdienst, ÖGD 177
Jan Leidel, Reinhild Strauss und Peter Helbling

A6 Krankenhaushygienische Maßnahmen 187
Christine Geffers und Henning Rüden

A7 Allgemeine Symptome, klinische Befunde und Laborparameter bei Infektionen 201
Matthias Trautmann und Werner Zimmerli

A8 Erregerdiagnostik 211
Thomas Mertens und Reinhard Marre

B Infektionskrankheiten – organorientiert

B1 ZNS – Hirnhäute – peripheres Nervensystem 221
Neisseria meningitidis, FSME-Virus, Polyomaviren, Tollwut-Virus, Polioviren
Hayrettin Tumani, Reinhard Marre und Klaus Korn
- B1.1 Allgemeine Empfehlungen zur Liquor-Diagnostik 222
- B1.2 Akute bakterielle Meningitis 225
- B1.3 Chronische Meningitis 234
- B1.4 Hirnabszess 236
- B1.5 Subdurales Empyem und epiduraler Abszess des Gehirns 238
- B1.6 Septische Herdenzephalitis 240
- B1.7 Epiduraler Abszess des Rückenmarks 242
- B1.8 Virale Meningitis (aseptische Meningitis) 243
- B1.9 Virusenzephalitis 246
- B1.10 Herpes-simplex-Enzephalitis 250
- B1.11 Virusmyelitis 253
- B1.12 Periphere Fazialisparese 255
- B1.13 Polyneuroradikulitis (Guillain-Barré-Syndrom) 257
- B1.14 Tetanus 258
- B1.15 Botulismus 260

B2 Auge 263
Adenoviren
Gerhard Lang, Reinhard Marre und Dieter Neumann-Haefelin
- B2.1 Infektiöse Konjunktivitis 264
- B2.2 Infektiöse Keratitis 270
- B2.3 Intraokuläre Infektionen 273

B3 Hals, Nase, Ohren 279
Rhinoviren, Fusobacterium, Epstein-Barr-Virus, Corynebacterium diphtheriae, Streptococcus pyogenes, „Gruppe-A-Streptokokken" (GAS), Mumpsvirus
Henning Heumann, Andreas Podbielski und Therese Popow-Kraupp
- B3.1 Schnupfen 280
- B3.2 Sinusitis 282

	B3.3	Otitis externa, Otitis media, Mastoiditis	286	**B8**	**Leber** 465
	B3.4	Infektionen des Rachens	292		*Hepatitis-A-Virus (HAV), Hepatitis-E-Virus (HEV), Hepatitis-B-Virus (HBV), Hepatitis-Delta-Virus (HDV), Hepatitis-C-Virus (HCV), „Hepatitis-G"-Virus (HGV)/ GB-Virus Typ C (GBV-C), Echinococcus multilocularis, Echinococcus granulosus*
	B3.5	Sialadenitis	302		
	B3.6	Infektionen des Kehlkopfes	306		
B4	**Unterer Respirationstrakt**		313		Markus Cornberg, Michael P. Manns und Ulrike Protzer

Parainfluenzaviren, Haemophilus influenzae, Bordetella pertussis, Chlamydia psittaci, Chlamydia pneumoniae, Respiratory-syncytial-Virus (RSV), Legionella pneumophila, Legionella-Spezies, Metapneumovirus, Mycoplasma pneumoniae, SARS-Coronavirus, Streptococcus pneumoniae, Pneumokokken

Torsten T. Bauer, Gert Höffken, Wolfgang Jilg, Carl H. Wirsing von König, Reinhard Marre und Carsten Schwarz

	B4.1	Trachea und Bronchien	314
	B4.2	Lunge	322
	B4.3	Pleura	346

B5 Herz und große Gefäße 359

Coxsackie-Viren, Viridans-Streptokokken

Reinhard Kandolf, Matthias Pauschinger, Parham Sendi, Werner Zimmerli und Reinhard Marre

	B5.1	Perikarditis und Myokarditis	360
	B5.2	Endokarditis	372
	B5.3	Nicht-endokardiale intravaskuläre Infektionen	392

B6 Ösophagus und Magen 411

Helicobacter pylori

Bernhard Glasbrenner und Manfred Kist

B7 Darm 429

Thomas Weinke und Oliver Liesenfeld

Caliciviren, Rotaviren, Enteritis-Salmonellen (ohne S. typhi, S. paratyphi), Campylobacter spp., Shigella spp., Yersinia spp., Entamoeba histolytica, Obligat pathogene Escherichia-coli-Stämme, Enterobius vermicularis, Ascaris lumbricoides

	B7.1	Morbus Whipple	430
	B7.2	Enteritis und Kolitis	431
	B7.3	Typhus abdominalis und Paratyphus	454
	B7.4	Bakterielle Lebensmittelvergiftung	457
	B7.5	Antibiotika-assoziierte Diarrhö	458
	B7.6	Proktitis	461

B9 Gallenblase und Gallenwege 505

Christoph M. Seiler, Johannes Veit, Reinhard Marre, Thomas Mertens und Markus W. Büchler

B10 Pankreas 513

Jens Werner, Reinhard Marre, Thomas Mertens und Markus W. Büchler

B11 Bauchhöhle 521

Bacteroidaceae, Enterokokken, Klebsiella pneumoniae

Hanns-Peter Knaebel, Christoph M. Seiler und Markus W. Büchler

B12 Niere, Blase und Harnwege 537

Polyomavirus hominis Typ 1 (BK-Virus), Hantaviren, Leptospiren, Chlamydia trachomatis, Neisseria gonorrhoeae – Gonokokken

Kurt G. Naber, Florian Wagenlehner, Andreas Podbielski, Klaus Friese und Joachim Kühn

	B12.1	Zystitis und Pyelonephritis	538
	B12.2	Infektiöse Nephritis	546
	B12.3	Urethritis	552

B13 Weibliche Geschlechtsorgane 559

Trichomonas vaginalis, Gardnerella vaginalis, Mykoplasmen und Ureaplasmen, Streptococcus agalactiae

Ioannis Mylonas, Michael Bolz, Barbara Spellerberg, Joachim Kühn und Klaus Friese

	B13.1	Kolpitis/Vaginitis	560
	B13.2	Zervizitis	568
	B13.3	Adnexitis	571

B14 Männliche Geschlechtsorgane 579

Wolfgang Weidner, Reinhard Marre und Joachim Kühn

B15	**Knochen und Gelenke**............ 583		C4	**Syphilis**.................... 801

B15 Knochen und Gelenke 583
Werner Zimmerli, Mathias Herrmann,
Joachim Sieper, Jürgen Heesemann und
Wolfgang Jilg
- B15.1 Osteomyelitis.................. 584
- B15.2 Posttraumatische Osteomyelitis ... 593
- B15.3 Gelenkinfektionen............. 597
- B15.4 Infekt-assoziierte Arthritis – Reaktive Arthritis............... 603

B16 Weichteile......................... 615
Florian Gebhard und Andreas Essig
- B16.1 Nekrotisierende Weichteilinfektionen 616
- B16.2 Abszedierende Weichteilinfektionen 623
- B16.3 Weichteilinfektionen durch Bissverletzungen.............. 627

B17 Haut............................ 633
Bartonella-Spezies, Sarcoptes scabiei variatio hominis, Herpes-simplex-Virus (HSV), Molluscum contagiosum, Vacciniavirus, Masernvirus, Varicella-Zoster-Virus, Humane Herpesviren Typ 6 und 7 (HHV-6/HHV-7), Humanes Herpesvirus Typ 8 (HHV-8)
Cord Henrich Sunderkötter, Barbara C. Gärtner und Andreas Essig
- B17.1 Infektionskrankheiten der Haut.... 634
- B17.2 Haut als Manifestationsorgan systemischer Infektionen......... 709
- B17.3 Erosive-ulzeröse Infektionen des äußeren Genitale.............. 739

C Infektionskrankheiten – erregerorientiert

C1 Staphylococcus-aureus-Infektionen ... 751
Karsten Becker und Christof von Eiff

C2 Grippe – Influenza................. 763
Influenzaviren
Hans H. Hirsch

C3 Tuberkulose 783
Gabriela Pfyffer von Altishofen und Gerd Laifer

C4 Syphilis.......................... 801
Hans-Jochen Hagedorn, Matthias Trautmann und Ernst Vanek †

C5 Lyme-Borreliose................... 815
Bettina Wilske und Werner Zimmerli

C6 Malaria 827
Peter Kern

C7 Papillome 837
Papillomaviren
Thomas Krieg, Andreas Ritzkowsky und Herbert Pfister

C8 HIV und AIDS 849
Reto Nüesch, Jan Fehr, Peter Itin, Christoph Rudin, Michael Steuerwald, Pietro Vernazza und Manuel Battegay
- C8.1 HIV-Infektion.................. 850
- C8.2 Opportunistische Infektionen bei AIDS 872

C9 Virus-verursachte hämorrhagische Fieber 889
Jan ter Meulen und Stefan Becker
- C9.1 Ebola- und Marburg-Fieber........ 890
- C9.2 Lassa-Fieber 893
- C9.3 Krim-Kongo hämorrhagisches Fieber. 896
- C9.4 Hämorrhagisches Fieber – Management von importierten Verdachtsfällen................ 898

C10 Prion-Erkrankungen 901
Markus Otto, Hayrettin Tumani, Albert C. Ludolph, Thomas Mettenleiter und Martin Groschup

D Infektionskrankheiten – problemorientiert

D1 Nosokomiale Infektionen............ 915
Petra Gastmeier

D2 Fremdkörper-assoziierte Infektionen .. 923
Matthias Trautmann, Christof von Eiff, Georg Peters und Werner Zimmerli
- D2.1 Gefäßkatheter-assoziierte Infektionen 924
- D2.2 Implantatinfektionen............ 932

D3	**Iatrogene Übertragung von Infektionskrankheiten**...........	943
	Gregor Caspari und Wolfram H. Gerlich	
	D3.1 Infektionen durch Blut und Blutprodukte.................	944
	D3.2 Infektionen bei Organ- und Gewebetransplantationen.......	961
D4	**Fieber unklarer Genese**............	977
	Winfried V. Kern	
D5	**Infektionen in der Schwangerschaft**..	987
	Rötelnvirus, Humanes Parvovirus B19, Listeria monocytogenes, Toxoplasma gondii	
	Ioannis Mylonas, Wolfgang Bredt, Hans W. Doerr und Klaus Friese	
D6	**Infektionskrankheiten im Alter**......	1017
	Urs Karrer und Karl-Heinz Krause	
D7	**Infektionen bei Immunsuppression**...	1031
	Pneumocystis jiroveci, Cryptococcus neoformans, Papovaviren (JC- und BK-Virus), Aspergillus spp., Candida spp., Zytomegalievirus (CMV)	
	Hermann Einsele, Andreas Roggenkamp und Hartmut Hengel	
D8	**Differentialdiagnose und Management importierter Infektionskrankheiten**.....................	1059
	Thomas Löscher	

D9	**Mukoviszidose**...................	1077
	Burkhard Tümmler und Hartmut Weißbrodt	
D10	**Sepsis**.........................	1085
	Thomas Glück und Daniela Männel	
D11	**Bioterrorismus**...................	1103
	Bacillus anthracis, Pockenviren	
	Georg Pauli	

E Lexikalische Darstellung humanpathogener Krankheitserreger

E1	**Viren**..........................	1115
	Detlef Michel	
E2	**Bakterien**......................	1125
	Anja Sigge und Andreas Essig	
E3	**Parasiten**......................	1151
	Uwe Groß	
E4	**Pilze**..........................	1159
	Wolfgang Fegeler und Gerhard Haase	

Anhang

Impfempfehlungen...................	1170
Adressen...........................	1186
Sachregister........................	1189

Autorinnen und Autoren

Prof. Dr. med. Manuel Battegay
Klinik für Infektiologie
Universitätsspital Basel
Petersgraben 4
4031 Basel
SCHWEIZ

Priv.-Doz. Dr. med. Torsten T. Bauer
HELIOS Klinikum
Emil von Behring
Walterhöferstr. 11
14165 Berlin

Priv.-Doz. Dr. Stephan Becker
Robert-Koch-Institut
Zentrum für Biologische Sicherheit
Nordufer 20
13353 Berlin

Prof. Dr. med. Karsten Becker
Institut für
Medizinische Mikrobiologie
Westfälische Wilhelms-Universität
Münster
Domagkstr. 10
48149 Münster

Dr. med. Michael Bolz
Universitätsfrauenklinik
und Poliklinik
Klinikum Südstadt Rostock
Südring 81
18059 Rostock

Prof. Dr. med. Wolfgang Bredt
Institut für Mikrobiologie
und Hygiene
Universitätsklinikum Freiburg
Hermann-Herder-Str. 11
79104 Freiburg

Prof. Dr. med. Markus W. Büchler
Chirurgische Universitätsklinik
Heidelberg
Im Neuenheimer Feld 110
69120 Heidelberg

Prof. Dr. med.
Gerd-Dieter Burchard
Bernhard-Nocht-Institut
Bernhard-Nocht-Str. 74
20359 Hamburg

Priv.-Doz. Dr. med. habil.
Gregor Caspari
Zentrale Einrichtung
Medizinaluntersuchungsamt und
Krankenhaushygiene
Universitätsklinikum
Schleswig-Holstein / Campus Kiel
Brunswiker Str. 4
24105 Kiel

Dr. med. Markus Cornberg
Abt. Gastroenterologie, Hepatologie
und Endokrinologie
Med. Hochschule Hannover
Carl-Neuberg-Str. 1
30623 Hannover

Prof. Dr. rer. nat. Thomas Dobner
Heinrich-Pette-Institut
für Experimentelle Virologie
und Immunologie
an der Universität Hamburg
Martinistr. 52
20251 Hamburg

Prof. Dr. med. Hans W. Doerr
Institut für Medizinische Virologie
Klinikum der
Johann-Wolfgang-Goethe-Universität
Frankfurt am Main
Paul-Ehrlich-Str. 40
60596 Frankfurt

Prof. Dr. rer. nat. Eugen Domann
Institut für Medizinische
Mikrobiologie
Molekulare Diagnostik
Justus-Liebig-Universität Gießen
Frankfurter Str. 107
35392 Gießen

Dr. Christian Drosten
Bernhard-Nocht-Institut
Bernhard-Nocht-Str. 74
20359 Hamburg

Prof. Dr. med. Christof von Eiff
Institut für Medizinische Mikrobiologie
Westfälische Wilhelms-Universität
Domagkstr. 10
48149 Münster

Prof. Dr. med. Hermann Einsele
Medizinische Klinik und Poliklinik II
Universität Würzburg
Klinikstr. 6–8
97070 Würzburg

Prof. Dr. med. Andreas Essig
Institut für Mikrobiologie
und Immunologie
Abt. Med. Mikrobiologie und Hygiene
Universitätsklinikum Ulm
Albert-Einstein-Allee 11
89081 Ulm

Prof. Dr. med. Wolfgang Fegeler
Institut für Medizinische
Mikrobiologie
Universitätsklinikum Münster
Domagkstr. 10
48149 Münster

Dr. med. Jan Fehr
Klinik für Infektiologie
und Spitalhygiene
Universitätsspital Basel
4031 Basel
SCHWEIZ

Prof. Dr. med. Klaus Friese
Klinik und Poliklinik für
Frauenheilkunde und Geburtshilfe
Innenstadt/Großhadern
Klinikum der Universität München
Maistrasse 11
80337 München

Prof. Dr. med. Barbara C. Gärtner
Institut für Virologie
Universitätsklinikum des Saarlandes
Gebäude 47
66421 Homburg/Saar

Prof. Dr. med. Petra Gastmeier
Arbeitsbereich Krankenhaushygiene
Institut für Medizinische
Mikrobiologie und
Krankenhaushygiene
Medizinische Hochschule Hannover
Carl-Neuberg-Str. 1
30625 Hannover

Prof. Dr. med. Sören G. Gatermann
Institut für Hygiene und
Mikrobiologie
Abt. für Medizinische Mikrobiologie
Ruhr-Universität Bochum
Universitätsstr. 150
44801 Bochum

Prof. Dr. med. Florian Gebhard
Abt. Unfallchirurgie, Hand- und
Wiederherstellungschirurgie
Universitätklinikum Ulm
Steinhöfelstr. 9
89075 Ulm

Dr. med. Christine Geffers
Institut für Hygiene
und Umweltmedizin
Charité – Universitätsmedizin Berlin
Heubnerweg 6
14059 Berlin

Prof. Dr. phil. nat. Wolfram H. Gerlich
Institut für Medizinische Virologie
Justus-Liebig-Universität Gießen
Frankfurter Str. 107
35392 Gießen

Priv.-Doz. Dr. med.
Bernhard Glasbrenner
Sankt-Franziskus-Hospital Münster
Innere Medizin II
Hohenzollernring 72
48145 Münster

Priv.-Doz. Dr. med. Thomas Glück
Kreisklinik Trostberg
Abt. Innere Medizin
Siegerthöhe 1
Postfach 1165
83302 Trostberg

Prof. Dr. med. Uwe Groß
Institut für Medizinische
Mikrobiologie
Universitätsmedizin Göttingen
Kreuzbergring 57
37075 Göttingen

Dr. med. Martin Groschup
Institut für neue und neuartige
Tierseuchenerreger
Friedrich-Loeffler-Institut,
BFI f. Tiergesundheit
Boddenblick 5a
17493 Greifswald – Insel Riems

Prof. Dr. med. Dipl. Biol.
Gerhard Haase
Institut für Medizinische
Mikrobiologie
Universitätsklinikum
der RWTH Aachen
Pauwelsstr. 30
52074 Aachen

Prof. Dr. Hans-Jochen Hagedorn
Labor Dr. Krone & Partner
Siemensstr. 40
32105 Bad Salzuflen

Prof. Dr. med. Holger Hebart
Klinikum Schwäbisch Gmünd
Stauferklinik
Zentrum für Innere Medizin
Wetzgauer Str. 85
73557 Mutlangen

Prof. Dr. med. Jürgen Heesemann
Max-von-Pettenkofer-Institut
für Hygiene und Medizinische
Mikrobiologie
Ludwig-Maximilians-Universität
München
Pettenkoferstr. 9a
80336 München

Dr. med. Werner J. Heinz
Infektionsambulanz, Bau C6
Medizinische Klinik und Poliklinik II
Universität Würzburg
Josef-Schneider-Str. 2
97080 Würzburg

Dr. med. Peter Helbling, MPH
Bundesamt für Gesundheit
Abt. Übertragbare Krankheiten
Schwarztorstrasse 96
BAG-MT
3003 Bern
SCHWEIZ

Prof. Dr. med. Hartmut Hengel
Universitätsklinikum Düsseldorf
Institut für Virologie
Heinrich-Heine-Universität
Moorenstr. 5
40225 Düsseldorf

Prof. Dr. med. Mathias Herrmann
Institut für Medizinische
Mikrobiologie und Hygiene
Universitätsklinikum des Saarlandes
Geb. 43
66421 Homburg/Saar

Priv.-Doz. Dr. med.
Henning Heumann
Olgahospital
Pädiatrisches Zentrum
Hals-Nasen-Ohrenklinik
Bismarckstr. 8
70176 Stuttgart

Prof. Dr. Hans H. Hirsch
Extraord. für Mikrobiologie,
spez. Virologie
DIM Abt. Infektiologie
Petersgraben 4
4031 Basel
SCHWEIZ

Prof. Dr. med. Gert Höffken
Medizinische Klinik und Poliklinik I
Pneumologie
Universitätsklinikum
Carl Gustav Carus
Fletcherstr. 74
01307 Dresden

Prof. Dr. med. Achim Hörauf
Institut für Medizinische
Parasitologie
Universitätsklinikum Bonn
Sigmund-Freud-Str. 25
53105 Bonn

Prof. Dr. med. Peter Itin
Klinik für Dermatologie
Universitätsspital Basel
4031 Basel
SCHWEIZ

Prof. Dr. med. Wolfgang Jilg
Institut für Medizinische
Mikrobiologie und Hygiene
Universität Regensburg
Franz-Josef-Strauß-Allee 11
93053 Regensburg

Prof. Dr. med. Reinhard Kandolf
Abt. Molekulare Pathologie
Institut für Pathologie
Universitätsklinikum Tübingen
Liebermeisterstr. 8
72076 Tübingen

Prof. Dr. med. Urs Karrer
Klinik für Infektionskrankheiten
und Spitalhygiene,
Dep. Innere Medizin
Universitätsspital Zürich
Rämistrasse 100
8091 Zürich
SCHWEIZ

Prof. Dr. rer. nat.
Stefan H. E. Kaufmann
Max-Planck-Institut für
Infektionsbiologie
Schumannstr. 21/22
Campus Charité Mitte
10117 Berlin

Prof. Dr. med. Peter Kern
Innere Medizin III
Universitätsklinikum Ulm
Robert-Koch-Str. 8
89081 Ulm

Prof. Dr. med. Winfried V. Kern
Infektiologie Freiburg
Medizinische Klinik
Universitätsklinikum Freiburg
Hugstetter Str. 55
79106 Freiburg

Prof. Dr. Manfred Kist
Institut für Medizinische
Mikrobiologie und Hygiene
Abt. Mikrobiologie und Hygiene
Universitätsklinikum Freiburg
Hermann-Herder-Str. 11
79104 Freiburg

Priv.-Doz. Dr. med.
Hanns-Peter Knaebel, MBA
Allgemein-, Viszeral-
und Unfallchirurgie
Chirurgische Klinik
Universitätsklinikum Heidelberg
Im Neuenheimer Feld 110
69120 Heidelberg

Dr. med. Klaus Korn
Institut für Klinische und Molekulare
Virologie
Friedrich-Alexander-Universität
Erlangen-Nürnberg
Schlossgarten 4
91054 Erlangen

Prof. Dr. Karl-Heinz Krause
Hopital Cantonal Universitaire
de Genève
Laboratoire de Biologie
du Vieillissement
Chemin du Petit-Bel-Air 2
1225 Chene-Bourg
SCHWEIZ

Prof. Dr. med. Thomas Krieg
Klinik und Poliklinik f. Dermatologie
und Venerologie
Universität zu Köln
Joseph-Stelzmann-Str. 9
50924 Köln

Prof. Dr. med. Joachim Kühn
Institut für Medizinische
Mikrobiologie
Westfälische Wilhelms-Universität
Münster
Domagkstr. 10
48149 Münster

Dr. med. Gerd Laifer
Klinik für Infektiologie
Universitätsspital Basel
4031 Basel
SCHWEIZ

Prof. Dr. med. Gerhard K. Lang
Universitäts-Augenklinik und
Poliklinik
Prittwitzstr. 43
89075 Ulm

Dr. med. Jan Leidel
Gesundheitsamt
Neumarkt 15–21
50667 Köln

Dr. med. Oliver Liesenfeld
Institut für Mikrobiologie
und Hygiene
Charité – Universitätsmedizin Berlin
Campus Benjamin Franklin
Hindenburgdamm 27
12203 Berlin

Prof. Dr. med. Thomas Löscher
Abt. für Infektions- und
Tropenmedizin
Klinikum Innenstadt
Ludwig-Maximilians-Universität
München
Leopoldstr. 5
80802 München

Prof. Dr. med. Albert C. Ludolph
Poliklinik für Neurologie
Universitätsklinikum Ulm
Oberer Eselsberg 45
89081 Ulm

Prof. Dr. med. Daniela Männel
Institut für Immunologie
Klinikum der Universität Regensburg
Franz-Josef-Strauß-Allee 11
93053 Regensburg

Prof. Dr. med. Michael P. Manns
Abt. Gastroenterologie, Hepatologie
und Endokrinologie
Med. Hochschule Hannover
Carl-Neuberg-Str. 1
30623 Hannover

Prof. Dr. med. Reinhard Marre
Universitätsklinikum Ulm
Albert-Einstein-Allee 29
89081 Ulm

Prof. Dr. Franz-Rainer Matuschka
Institut für Pathologie
Charité – Universitätsmedizin Berlin
Malteserstr. 74–100
12249 Berlin

Prof. Dr. med. Thomas Mertens
Institut für Mikrobiologie
und Immunologie
Abt. Virologie
Universitätsklinikum Ulm
Albert-Einstein-Allee 11
89081 Ulm

Prof. Dr. Thomas Mettenleiter
Institut für Molekularbiologie
Friedrich-Loeffler-Institut,
BFI f. Tiergesundheit
Boddenblick 5a
17493 Greifswald – Insel Riems

Prof. Dr. rer. nat. Detlef Michel
Institut für Mikrobiologie
und Immunologie
Abt. Virologie
Universitätsklinikum Ulm
Albert-Einstein-Allee 11
89081 Ulm

Dr. rer. nat. Joachim Morschhäuser
Institut für molekulare
Infektionsbiologie
Universität Würzburg
Röntgenring 11
97070 Würzburg

Dr. med. Lutz von Müller
Institut für Medizinische
Mikrobiologie und Hygiene
Universitätsklinikum des Saarlandes
Geb. 43
66421 Homburg/Saar

Dr. med. Ioannis Mylonas
Klinik und Poliklinik für Frauenheil-
kunde und Geburtshilfe – Innenstadt
Klinikum der Universität München
Maistrasse 11
80337 München

Prof. Dr. med. Kurt G. Naber
Karl-Bickleder-Str. 44c
94315 Straubing-Alburg

Prof. Dr. med.
Dieter Neumann-Haefelin
Institut für Medizinische
Mikrobiologie und Hygiene
Abt. Virologie
Universitätsklinikum Freiburg
Hermann-Herder-Str. 11
79104 Freiburg

Dr. Michael Nevels
Institut für Medizinische
Mikrobiologie und Hygiene
Klinikum der Universität Regensburg
Franz-Josef-Strauß-Allee 11
93053 Regensburg

Priv.-Doz. Dr. med. Reto Nüesch
Medizinische Poliklinik
Universitätsspital Basel
Petersgraben 4
4031 Basel
SCHWEIZ

Univ.-Prof. Dr. med. Markus Otto
Rehabilitationskrankenhaus Ulm
Abt. für Neurologie
Universitätsklinikum Ulm
Oberer Eselsberg 45
89081 Ulm

Prof. Dr. med. Georg Pauli
Zentrum für Biologische
Sicherheit (ZBS)
Robert Koch-Institut
Nordufer 20
13353 Berlin

Priv.-Doz. Dr. med.
Matthias Pauschinger
Medizinische Klinik II
Kardiologie und Pulmologie
Charité – Universitätsmedizin Berlin
Campus Benjamin Franklin
Hindenburgdamm 30
12203 Berlin

Prof. Dr. med. Georg Peters
Institut für Medizinische Mikrobiologie
Universitätsklinikum Münster
Domagkstr. 10
48149 Münster

Prof. Dr. Dr. h. c. Herbert Pfister
Institut für Virologie
Universität zu Köln
Fürst-Pückler-Str. 56
50935 Köln

Prof. Dr.
Gabriela Pfyffer von Altishofen
FAMH
Institut für Medizinische
Mikrobiologie
Kantonsspital Luzern
6000 Luzern 16
SCHWEIZ

Prof. Dr. med. Bodo Plachter
Institut für Virologie
Fachbereich Medizin
Johannes-Gutenberg-Universität
Mainz
Obere Zahlbacher Str. 67
55131 Mainz

Prof. Dr. med. Dr. rer. nat.
Andreas Podbielski
Abt. für Med. Mikrobiologie
Universitätsklinikum Rostock
Schillingallee 70
18057 Rostock

Univ.-Prof. Dr.
Therese Popow-Kraupp
Klinisches Institut für Virologie
Medizinische Universität Wien
Kinderspitalgasse 15
1090 Wien
ÖSTERREICH

Prof. Dr. med. Ulrike Protzer
Institut für Medizinische
Mikrobiologie, Immunologie
und Hygiene
Universität Köln
Goldenfelsstr. 19–21
50935 Köln

Prof. Dr. rer. nat.
Matthias J. Reddehase
Institut für Virologie
Johannes-Gutenberg-Universität
Mainz
Obere Zahlbacher Str. 67
55131 Mainz

Prof. Dr. med. Axel Rethwilm
Institut für Virologie
und Immunbiologie
Universität Würzburg
Versbacher Str. 7
97078 Würzburg

Dr. med. Andreas Ritzkowsky
Ostermannstr. 13
50169 Kerpen

Priv.-Doz. Dr. med.
Andreas Roggenkamp
Gemeinschaftspraxis Dr. Schubach
und Kollegen
Wörth 15
94034 Passau

Prof. Dr. med. Christoph Rudin
Universitäts-Kinderspital
beider Basel
Pädiatrische Poliklinik
Römergasse 8
4058 Basel
SCHWEIZ

Prof. Dr. med. Henning Rüden
Institut für Hygiene und
Umweltmedizin
Charité – Universitätsmedizin Berlin
Campus Benjamin Franklin
Hindenburgdamm 27
12203 Berlin

Dr. med. Carsten Schwarz
Lungenklinik Heckeshorn
Klinik für Pneumologie
HELIOS Klinikum Emil von Behring
Walterhöferstr. 11
14165 Berlin

Dr. med. Christoph M. Seiler, MSc
Allgemein-, Viszeral- und
Unfallchirurgie
Universitätsklinikum Heidelberg
Im Neuenheimer Feld 110
69120 Heidelberg

Dr. Parham Sendi
Medizinische Universitätsklinik und
Infektiologie
Kantonsspital Liestal
Rheinstr. 26
4410 Liestal
SCHWEIZ

Priv.-Doz. Dr. med. Joachim Sieper
Universitätsklinikum
Benjamin Franklin
Medizinische Klinik für
Gastroenterologie,
Infektiologie und Rheumatologie
Hindenburgdamm 30
12200 Berlin

Dr. med. Anja Sigge
Institut für Mikrobiologie und
Immunologie
Abt. Med. Mikrobiologie
und Hygiene
Universitätsklinikum Ulm
Albert-Einstein-Allee 11
89081 Ulm

Prof. Dr. med. Barbara Spellerberg
Institut für Mikrobiologie und
Immunologie
Abt. Med. Mikrobiologie
und Hygiene
Universitätsklinikum Ulm
Albert-Einstein-Allee 11
89081 Ulm

Dr. rer. nat. Peter Staib
Institut für Molekulare
Infektionsbiologie
Universität Würzburg
Röntgenring 11
97070 Würzburg

Dr. med. Michael Steuerwald
Medizinische Universitätsklinik
Kantonsspital Liestal
4410 Liestal
SCHWEIZ

Dr. med. Dr. phil.
Reinhild Strauss MSc
EPIET/Schweden
Generaldirektion
Öffentliche Gesundheit
BM für Gesundheit und Frauen
Radetzkystr 2A
1030 Wien
ÖSTERREICH

Univ.-Prof. Dr. med.
Cord Henrich Sunderkötter
Klinik und Poliklinik für
Hautkrankheiten
Universitätsklinikum Münster
Von-Esmarch-Str. 58
48149 Münster

Priv.-Doz. Dr. med. Jan ter Meulen
Institut für Virologie
Zentrum für Hygiene und
Infektionsbiologie
Universitätsklinikum Gießen und
Marburg GmbH
Hans-Meerweinstraße
35043 Marburg

Prof. Dr. med. Matthias Trautmann
Institut für Krankenhaushygiene
Klinikum Stuttgart
Katharinenhospital
Kriegsbergstr. 60
70174 Stuttgart

Prof. Dr. med. Dr. rer. nat.
Burkhard Tümmler
Zentrum für Kinder- und
Jugendmedizin
Abt. Pädiatrische Pneumologie und
Neonatologie
Medizinische Hochschule Hannover
Postfach 610180
30625 Hannover

Prof. Dr. med. Hayrettin Tumani
Poliklinik für Neurologie
Universitätsklinikum Ulm
Oberer Eselsberg 45
89081 Ulm

Prof. Dr. med. Ernst Vanek †

Dr. med. Johannes Veit
Chirurgische Klinik
Universitätsklinikum Heidelberg
Im Neuenheimer Feld 110
69120 Heidelberg

Prof. Dr. med. Pietro Vernazza
Fachbereich Infektiologie/
Spitalhygiene, DIM
Kantonsspital St. Gallen
Rorschacher Str. 95
9007 St. Gallen
SCHWEIZ

Priv.-Doz. Dr. med.
Florian Wagenlehner
Klinik und Poliklinik für Urologie
und Kinderurologie
Universitätsklinikum Gießen
und Marburg GmbH
Rudolf-Bachheim-Str. 7
35385 Gießen

Prof. Dr. med. Wolfgang Weidner
Klinik und Poliklinik für Urologie
und Kinderurologie
Universitätsklinikum Gießen und
Marburg GmbH
Rudolf-Buchheim-Str. 7
35385 Gießen

Prof. Dr. med. Thomas Weinke
Abt. Gastroenterologie/Infektiologie
Klinikum Ernst von Bergmann
Charlottenstr. 72
14467 Potsdam

Dr. med. Hartmut Weißbrodt
Abt. Medizinische Mikrobiologie
Zentrum Labormedizin der
Medizinischen Hochschule Hannover
Postfach 610180
30623 Hannover

Prof. Dr. Jens Werner
Chirurgische Klinik
Universitätsklinikum Heidelberg
Im Neuenheimer Feld 110
69120 Heidelberg

Prof. Dr. med. Bettina Wilske
Nationales Referenzzentrum
für Borrelien
Max-von-Pettenkofer-Institut
Pettenkoferstr. 9a
80336 München

Prof. Dr. med.
Carl H. Wirsing von König
Institut für Hygiene und
Laboratoriumsmedizin
Klinikum Krefeld
Lutherplatz 40
47805 Krefeld

Prof. Dr. med. Werner Zimmerli
Medizinische Universitätsklinik
und Infektiologie
Kantonsspital Liestal
Rheinstr. 26
4410 Liestal
SCHWEIZ

Abkürzungsverzeichnis

ABPA	Allergische bronchopulmonare Aspergillose	ELISA	enzyme-linked immunosorbent assay
ACA	Akrodermatitis chronica atrophicans	EM	Elektronenmikroskopie
ADA	Adenosin-Deaminase-Aktivität	EPEC	enteropathogene E.-coli-Stämme
Ag	Antigen	ESBL	Extended spectrum β-lactamase
AIDS	aquired immunodeficiency syndrome – erworbenes Immunschwächesyndrom	ETEC	Enterotoxin-bildende E.-coli-Stämme
Ak	Antikörper	FDG-PET	Positronen-Emissions-Tomographie mit Fluordesoxyglukose
ALT	Alaninaminotransferase		
ARDS	Adult respiratory distress syndrome	FFP	Fresh frozen plasma
ARDS	adult respiratory distress syndrome	FSME	Frühsommer-Meningoenzephalitis
ART	Antiretrovirale Therapie		
ASA	Antisarkolemmaler Antikörper	GALT	darmassoziiertes Lymphgewebe („gut associated lymphoid tissue")
ATL	Erwachsenen („adult")-T-Zell-Leukämie		
ATP	Adenosintriphosphat	GBV-C	GB-Virus Typ C
		GvHR	graft versus host reaction
BAL	bronchoalveoläre Lavage		
BCG	Bacille Calmette-Guérin	HAART	hochaktive antiretrovirale Therapie
b-DNA-Test	branched DNA signal amplification assay	HAV	Hepatitis-A-Virus
bp	base pair (Basenpaare)	HBV	Hepatitis-B-Virus
BSE	bovine spongiforme Enzephalopathie	HCV	Hepatitis-C-Virus
BSeuchG	Bundesseuchengesetz	HDV	Hepatitis-D-Virus
BSG	Blutkörperchensenkungsgeschwindigkeit	HEV	Hepatitis-E-Virus
		HFRS	Hämorrhagisches Fieber mit renalem Syndrom
CCT	kraniale Computertomographie		
CDC	Centers for Disease Control	HFRS	hämorrhagisches Fieber mit renalem Syndrom
CFTR	Cystic-Fibrosis-Transmembrane-Conductance-Regulator		
		HGV	„Hepatitis-G"-Virus (synonyme Bezeichnung für GB-Virus Typ C)
CJD	Creutzfeldt-Jakob-Krankheit		
CMV	Zytomegalievirus	HHT	Hämagglutinationshemmtest
CPE	zytopathischer Effekt	HHV	humanes Herpesvirus
CRP	C-reaktives Protein	HIG	Hämolyse-in-Gel-Test
CRS	kongenitales Rötelnsyndrom	HIV	humanes Immunschwächevirus
CSF	Kolonie-stimulierender Faktor	HPV	humanes Papillomavirus
CT	Computertomographie	HR-CT	high resolution Computertomographie
CVA/CVB	Coxsackieviren A/B	HSV	Herpes-simplex-Virus
		HTLV	Human T-cell lymphotropic virus
D	Dalton	HTLV	humanes T-Zell-Leukämievirus
DGHM	Deutsche Gesellschaft für Hygiene und Mikrobiologie	HUS	hämolytisch-urämisches Syndrom
		I.E.	internationale Einheit
DNA	Desoxyribonukleinsäure	IFA-ABS	indirekter Immunfluoreszenz-Absorptionstest
DOT	Direkt observierte Therapie		
		IFN	Interferon
EBV	Ebstein-Barr-Virus	IFT	Immunfluoreszenztest
EEG	Elektroenzephalogramm	IL	Interleukin
EHEC	enterohämorrhagische E.-coli-Stämme	INH	Isoniazid
EIA	Enzymimmunoassay	IRES	internal ribosomal entry site
EIEC	enteroinvasive E.-coli-Stämme		

kb	Kilobase	Prnp	Prion-Protein-Gen der Maus
KBR	Komplementbindungsreaktion	PrP	Prion-Protein
KD	Kilodalton	PTLD	Post transplant lymphoproliferative disease
KG	Körpergewicht	PVAN	Polyomavirus-assoziierte Nephropathie
KMT	Knochenmarktransplantation		
KNS	Koagulase-negative Staphylokokken	RES	retikulo-endotheliales System
		RFLP	Restriktionsfragmentlängenpolymorphismen-Analyse
LCR	Ligase-Kettenreaktion		
LDH	Lactat-Dehydrogenase	RKI	Robert-Koch-Institut
LPS	Lipopolysaccharide	RNA	Ribonukleinsäure
LPS	Lipopolysaccharid	RPR-Test	Rapid-Plasma-Reagin-Test
LTR	long terminal repeat	RSV	Respiratory-Syncytial-Virus
		RT	Reverse Transkriptase
MHC	major histocompatibility		
MOV	Multiorganversagen	SAH	S-Adenosylhomocystein-Hydrolase
MRSA	Methicillin-resistente Staphylococcus-aureus-Stämme	SCC	Staphylococcus chromosomal cassette
		SCV	Small colony variant
MRT	Magnet-Resonanz-Tomographie	SEB	staphylococcal enterotoxin B
MSSA	Methicillin-sensible Staphylococcus-aureus-Stämme	SIRS	systemic inflammatory response syndrome
		SSPE	subakute sklerosierende Panenzephalitis
NASBA	nucleic acid sequence based amplification	SSSS	staphylococcal scalded skin syndrome
NAT	Nukleinsäure-Amplifikationstechniken	STIKO	Ständige Impfkommission
NCJD	neue Variante der Creutzfeldt-Jakob-Krankheit	STSS	streptococcal toxic shock syndrome
NK-Zellen	natürliche Killerzellen		
NMR	Nuclear magnetic resonance (Kernspinresonanz)	Tbc	Tuberkulose
		TEM	Triethylenmelamin
NNRTI	nicht-nukleosidischer Reverse-Transkriptase-Inhibitor	TNF	Tumor-Nekrose-Faktor
		TNFR	Tumor-Nekrose-Faktor-Rezeptor
NRTI	nukleosidischer Reverse-Transkriptase-Inhibitor	TPHA	Treponema-pallidum-Antikörper-Absorptionstest
NTM	nichttuberkulöse Mykobakterien	TPPA	Treponema-pallidum-Partikel-Agglutinationstest
OR	Odds Ratio	TRAP-Syndrom	Tumor-Nekrose-Faktor-Rezeptor-1-assoziiertes periodisches Syndrom
PAS	Periodic acid Schiff (reaction)	TSH	Thyroid stimulating hormon (Thyrotropin)
PCP	Pneumocystis-carinii-Pneumonie	TSST-1	toxic-shock-syndrome-toxin 1
PCR	Polymerase-Kettenreaktion		
PCT	Procalcitonin	VRE	Vancomycin-resistente Enterokokken
PEEP	positiver endexspiratorischer Druck	VZV	Varicella-Zoster-Virus
PFAPA-Syndrom	Periodisches Fieber, aphthöse Stomatitis, Pharyngitis und zervikale Adenitis	WHO	World Health Organization
PFGE	Puls-Feld-Gel-Elektrophorese		
PFU	plaque forming units (Plaque-bildende Einheiten)	XLPS	X linked lymphoproliferative syndrome
PI	Protease-Inhibitor	ZNS	Zentralnervensystem
PML	progressive multifokale Leukoenzephalopathie	ZVK	Zentraler Venenkatheter

Grundlagen

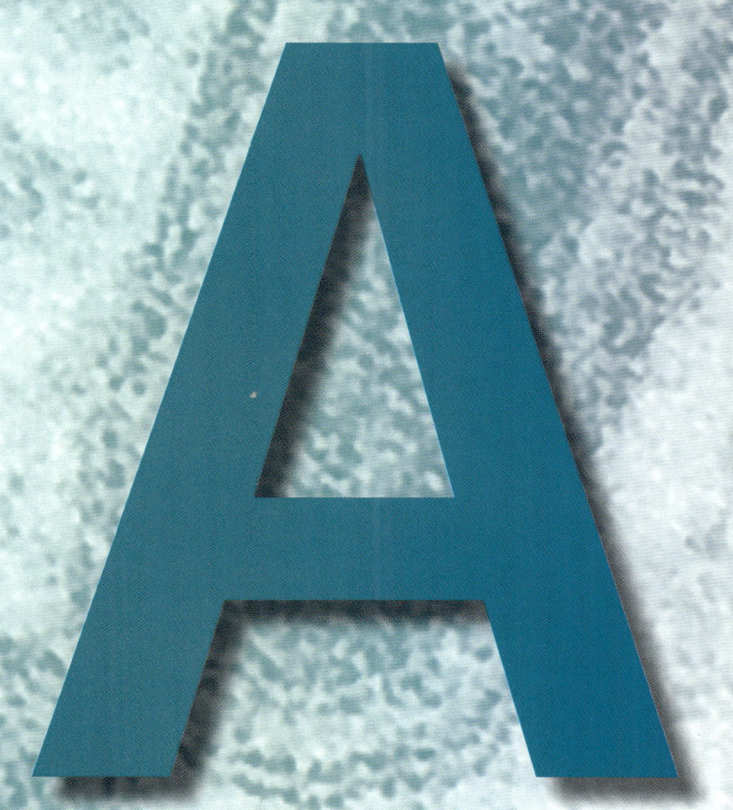

KAPITEL A1

Eugen Domann, Uwe Groß, Joachim Morschhäuser, Bodo Plachter, Matthias J. Reddehase und Peter Staib

Erreger-Wirt-Beziehung – Allgemeine Pathogenese

A1.1	**Viren**	4
1	Molekulare und zelluläre Pathogenese	4
1.1	Viren als Pathogene an der Grenze zum Leben	4
1.2	Vermehrungszyklus	4
1.3	Tropismus und Permissivität	6
1.4	Zytopathische Effekte	7
2	Organpathogenese	10
2.1	Eintritt in den Organismus	10
2.2	Lokale Infektion	11
2.3	Dissemination der Infektion	11
2.4	Organmanifestation	13
3	Persistierende und latente Infektionen	14
A1.2	**Bakterien**	15
1	Allgemeine Prinzipien bakterieller Pathogenität	15
1.1	Definitionen von Pathogenität und Virulenz	16
1.2	Koch-Henlesche Postulate	16
1.3	Molekulare Form der Koch-Henleschen Postulate	16
2	Bakterielle Pathogenitätsfaktoren und -mechanismen	17
2.1	Adhäsine	17
2.2	Invasine	18
2.3	Aggressine	18
2.4	Impedine	18
2.5	Moduline	20
2.6	Strategien gegen unspezifische und spezifische Immunität	20
2.7	Eisen, Kalzifizierung und Biofilmbildung	21
3	Verbreitung bakterieller Pathogenitätsfaktoren	22
3.1	Mobile genetische Elemente	22
3.2	Pathogenitätsinseln	23
3.3	Bakterielle Sekretionssysteme	23
4	Resümee	25
A1.3	**Pilze**	25
1	Reservoirs und allgemeine Epidemiologie	25
2	Allgemeine Prinzipien der Pathogenität	27
2.1	Thermotoleranz und Redoxpotential	27
2.2	Adhärenz	27
2.3	Dimorphismus	27
2.4	Enzymausstattung	28
2.5	Toxine	28
3	Allgemeine Prinzipien der Evasion und der Erregerpersistenz	29
4	Resümee	30
A1.4	**Parasiten**	30
1	Allgemeine Epidemiologie	30
2	Allgemeine Prinzipien der Pathogenität	31
2.1	Adhärenz und Zytotoxizität	31
2.2	Entzug von Nähr- und Mineralstoffen	31
2.3	Invasion	31
2.4	Autoimmunität	32
2.5	Pathogenese der Malaria tropica	32
3	Allgemeine Prinzipien der Evasionsmechanismen	32
3.1	Störung der humoralen Immunabwehr	33
3.2	Lokalisation des Erregers innerhalb des Wirts	34
3.3	Verminderung der zellulären Immunabwehr	35
4	Allgemeine Mechanismen der Erregerpersistenz	35

A1.1 Viren

Matthias J. Reddehase und Bodo Plachter

1 Molekulare und zelluläre Pathogenese

1.1 Viren als Pathogene an der Grenze zum Leben

Viren bestehen aus genetischer Information (RNA oder DNA), die mit Proteinen (Nukleoprotein) komplexiert vorliegt und von einem Kapsid aus Proteinen umschlossen wird (Abb. A1-1). Kapside, die ein virales Genom enthalten, bezeichnet man als Nukleokapside. Virusabhängig unterscheidet man ikosahedrale oder helikal geformte Nukleokapside. Bei den **nichtumhüllten oder nackten Viren** (z.B. Polioviren, Hepatitis-A-Virus, Rotavirus) bildet das Kapsid die Grenze zur Umwelt. Bei den **umhüllten Viren** (z.B. Herpesviren, Hepatitis-B-Virus, Retroviren/HIV, Influenzaviren) ist das Nukleokapsid in ein unterschiedlich stark ausgebildetes *Tegument* (oder eine Matrix) aus Proteinen eingebettet, das durch eine von der Wirtszelle abgeleitete Lipidmembran mit eingelagerten viruskodierten Proteinen und Glykoproteinen nach außen begrenzt wird. Diese spezielle Membran wird als *Virushülle* (engl. envelope) bezeichnet. Das infektionsfähige Viruspartikel nennt man **Virion**.

Viren sind komplex aufgebaute organisch-chemische Strukturen. Der Aufbau bestimmt die physikochemischen Eigenschaften der Virionen und damit deren Stabilität. Viele der nackten Viren behalten ihre Infektiosität auch nach längerer Umweltexposition (z.B. Hepatitis-A-Virus in ungeklärtem Abwasser) und überstehen die Magen-Darm-Passage. Sie werden häufig fäkal-oral übertragen und sind relativ resistent gegenüber Desinfektionsmitteln. Umhüllte Viren sind dagegen, bedingt durch ihre Lipidmembran, in der Regel empfindlich gegen Austrocknung, fettlösende Agenzien und Desinfektionsmittel. Die Übertragung erfolgt deshalb über Aerosole (z.B. Influenzaviren, Varicella-Zoster-Virus), über direkte Schleimhautkontakte oder parenteral (Hepatitis-B- und -C-Viren, HIV, Herpesviren, Filoviren).

Viren verfügen über **keinen eigenen Stoffwechsel** und besitzen entsprechend keine Organellen zur Energiegewinnung (Mitochondrien), zur Proteinbiosynthese (Ribosomen), zur Glykosylierung (Golgi-Komplex) oder zur Proteindegradation (Proteasomen). Sie sind für ihre Genomreplikation und für den Aufbau der Partikel ganz auf die Wirtszelle angewiesen. Die Lipide der Virushülle stammen grundsätzlich aus zellulären Membranen. Viren bedienen sich, soweit bekannt, beim Eintritt in die Wirtszelle und beim Austritt aus der Wirtszelle der zellulären Transportsysteme. Als obligat intrazelluläre Erreger sind die Viren somit **keine autarken Organismen.** Sie teilen aber mit allen Lebewesen die Universalität des genetischen Codes und nehmen durch Mutation und Selektion an der Evolution teil.

1.2 Vermehrungszyklus

Der Vermehrungszyklus der Viren folgt einem generellen Schema (Abb. A1-2). Er beginnt mit der Adsorption der Virionen an die Zellmembran, gefolgt von der Virusaufnahme in die Zelle (Penetration). In der Zelle erfolgen die Replikation des viralen Genoms, die Synthese der viralen Proteine und der Zusammenbau von Nachkommenviren. Abgeschlossen wird der Vermehrungszyklus durch den Virusaustritt aus der Zelle. In der als Eklipse bezeichneten Phase zwischen Penetration und Virusaustritt liegt kein infektiöses Virus vor.

In vielen Details ist der Vermehrungszyklus von der Virusspezies abhängig und wird vom Typ der Wirtszelle mitgeprägt. Besonders groß ist die Vielfalt an viralen Strategien zur Replikation des Genoms. Bestimmend sind die Art des Genoms (z.B. DNA, Plusstrang-RNA, Minusstrang-RNA, Ambisense-RNA) sowie der physikalische Zustand des Genoms (z.B. linear oder zirkulär, segmentiert oder unsegmentiert, einzelsträngig oder doppelsträngig). RNA-

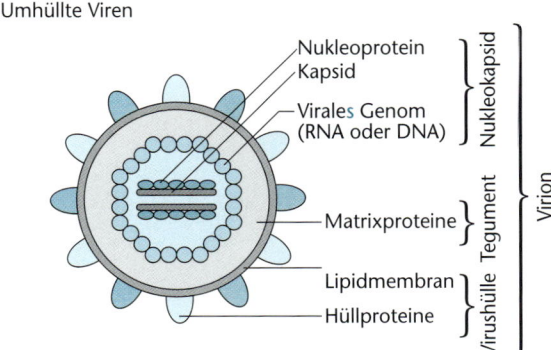

Abb. A1-1 Schematischer Aufbau extrazellulärer Viruspartikel.

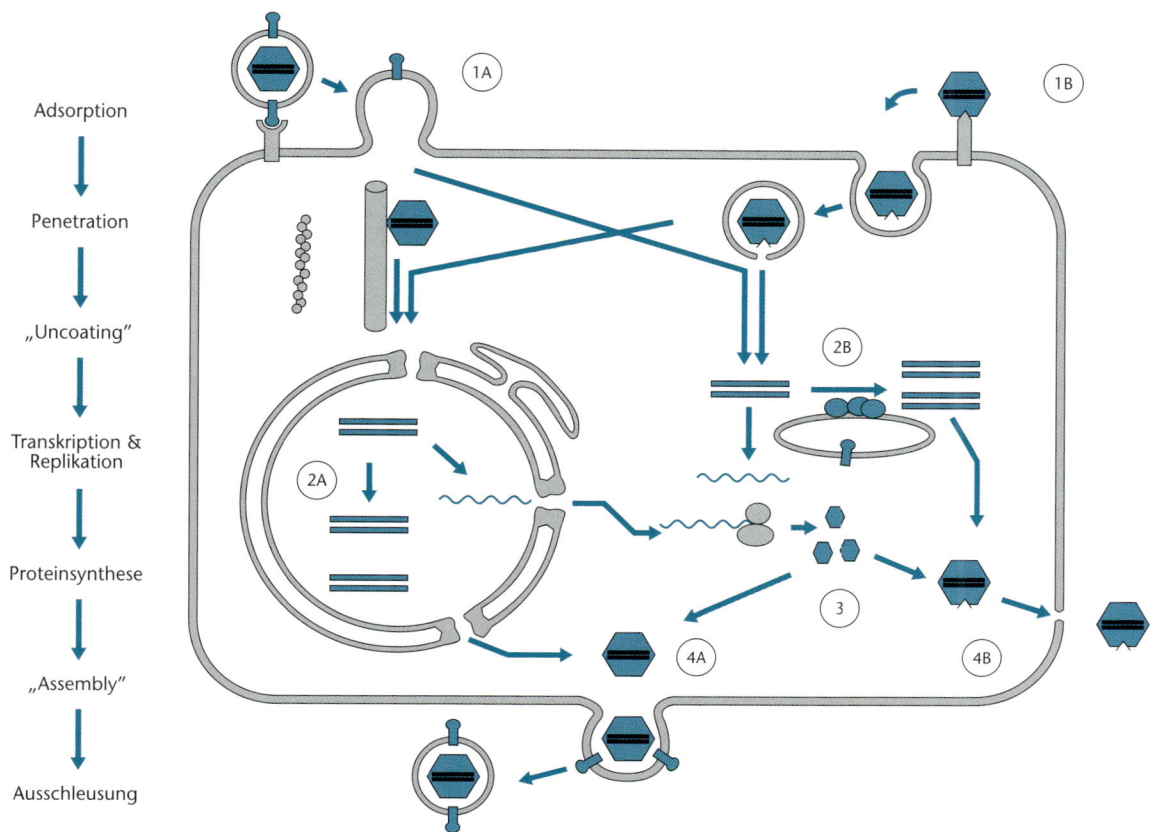

Abb. A1-2 Der virale Vermehrungszyklus (A und B bezeichnen alternative Wege; zelluläre Strukturen sind grau, virale Strukturen rot dargestellt). (1A) Virusaufnahme in die Zelle durch Fusion zwischen Virushülle und Zellmembran. (1B) Virusaufnahme in die Zelle durch rezeptorvermittelte Endozytose. (2A) Transport entlang des Zytoskeletts (dargestellt sind Mikrotubuli und Mikrofilamente) zum Zellkern. Genomreplikation und Transkription erfolgen im Zellkern. (2B) Freisetzung aus den Endosomen und Bindung an Membranen des endoplasmatischen Retikulums. Genomreplikation und Transkription erfolgen an membranassoziierten Replikationskomplexen. (3) Synthese viraler Proteine an den Ribosomen. Assemblierung der Kapside und Verpackung des Genoms im Zytoplasma (bei einigen Viren auch im Zellkern). (4A) Freisetzung umhüllter Viren, z.B. durch Knospung an der Zellmembran. Alternativ kann die Hülle auch am endoplasmatischen Retikulum erworben werden. (4B) Freisetzung nackter Viren durch Exozytose oder im Zuge der Lyse der Zelle.

Viren (mit Ausnahme der Influenzaviren) replizieren an Replikationskomplexen im Zytoplasma, DNA-Viren (mit Ausnahme der Pockenviren) replizieren im Zellkern.

Die **Adsorption** erfolgt molekular durch Interaktion zwischen einem so genannten Virusrezeptor in der Zellmembran und definierten Bindungsstellen auf der Virionoberfläche.

Für die **Penetration** gibt es zwei Hauptwege:
- Die Fusion zwischen Virushülle und Zellmembran erfolgt nur bei solchen umhüllten Viren, die auch ein Fusionsprotein besitzen. Dazu gehören die Paramyxoviren mit bekannten Krankheitserregern wie z.B. dem Masernvirus und dem Respiratory-Syncytial-Virus. Auch Retroviren (z.B. HIV) und Herpesviren gelangen über Membranfusion in die Zelle.
- Die rezeptorvermittelte Endozytose ist der Eintrittsmechanismus für nackte Viren sowie für solche umhüllte Viren, die kein Fusionsprotein in der Virushülle besitzen (z.B. Influenza- und Rötelnvirus).

Bei der Fusion gelangt das Nukleokapsid direkt ins Zytoplasma. Bei der rezeptorvermittelten Endozytose muss es dagegen aus dem Endosom freigesetzt werden. Beim Influenzavirus wird ein Glykoprotein der Virushülle, das Hämagglutinin, durch Konformationsänderung unter dem Einfluss des sauren pH-Wertes im Endosom zu einem Fusionsprotein, das nun die Fusion zwischen Virushülle und Endosomenmembran vermittelt.

Bei einer Reihe von Infektionen (z.B. beim Denguevirus) ist ein alternativer Weg der Virusaufnahme von pathogenetischer Bedeutung, der als Fc-rezeptorvermittelte Endozytose bezeichnet wird. Der Kontakt des Virions mit der Zelle wird dabei über nichtneutralisierende Antikörper mit Spezifität für Antigene der Virushülle hergestellt, die wiederum mit ihrem Fc-Teil an zelluläre Fc-Rezeptoren binden.

Die Freisetzung des viralen Genoms aus dem Kapsid erfolgt im Zuge eines Prozesses, den man als **Uncoating** bezeichnet. Für Herpes-simplex-Viren konnte gezeigt werden, dass die Nukleokapside mittels des Motorproteins Dynein aktiv entlang der Mikrotubuli zu den Kernporen transportiert werden. Dort erfolgt dann die Freigabe des DNA-Genoms in den Zellkern. Die eigentliche Virusvermehrung erfordert die Synthese viraler Proteine (Translation viraler RNA an den zellulären Ribosomen) sowie die Replikation des viralen Genoms. Bei den Plusstrang-RNA-Viren (z.B. Polioviren, Hepatitis-A- und -C-Viren) liegt das virale Genom bereits analog einer Messenger-RNA (mRNA) vor und kann somit direkt translatiert werden. Bei Minusstrang-RNA-Viren (z.B. Influenzaviren) sowie bei DNA-Viren muss mRNA zuerst über Transkription synthetisiert werden. Die Replikation des Virusgenoms erfolgt über ein komplementäres Intermediat, das als Matrize für die Synthese der neuen Virusgenome dient. Bei Viren mit doppelsträngiger DNA dient jeder Strang als Matrize für die Synthese des jeweiligen komplementären Gegenstranges. Virale Strukturproteine und Virusgenom vereinigen sich schließlich zu Nukleokapsiden.

Der Virusaustritt erfolgt bei den nackten Viren durch **Exozytose** oder im Zuge der Lyse der infizierten Zelle. Die umhüllten Viren erwerben ihre Virushülle durch Knospung (budding) an den Membranen des endoplasmatischen Retikulums (z.B. Hepatitis-B-Virus) oder an der Zellmembran (z.B. Influenzaviren).

1.3 Tropismus und Permissivität

Die Abhängigkeit der Viren von zellulären Synthese- und Transportsystemen bedingt eine genaue molekulare Anpassung des Virus an die jeweilige Wirtszelle. Da sich verschiedene Zelltypen unterscheiden, sind die Voraussetzungen für den Ablauf des produktiven viralen Zyklus nicht notwendigerweise für jede **Virus-Zell-Kombination** gegeben. Eine Zelle, die Virusvermehrung zulässt, nennt man für das betreffende Virus **permissiv**. Das Virus seinerseits besitzt einen Tropismus für bestimmte Zelltypen. Der Tropismus kann, wie bei den Papillomaviren, sehr eng sein. Diese vermehren sich nur in terminal differenzierten humanen Keratinozyten. Der Zelltropismus determiniert häufig auch den Organtropismus und damit die Organmanifestationen. Die Hepatitisviren verursachen Hepatitis, weil sie „hepatotrop" sind, d.h. bevorzugt Hepatozyten infizieren. Das Cytomegalovirus (CMV) ist ein multitropes Virus, das sehr viele Zelltypen infizieren kann. Entsprechend kann es im abwehrgeschwächten Organismus oder nach pränataler Infektion verschiedene Organe infizieren und entsprechende Erkrankungen hervorrufen.

Neben dem Zelltyp sind auch Zelldifferenzierung, Zellzyklusphase und Aktivierungszustand für die Permissivität maßgeblich. CMV vermehrt sich in ausdifferenzierten Makrophagen, aber nicht in Monozyten und myelomonozytären hämatopoetischen Vorläuferzellen. HIV vermehrt sich in aktivierten, nicht aber in ruhenden CD4-T-Zellen. Da die Syntheseleistungen einer Zelle der Regulation durch exogene Signale (Zell-Zell-Kontakte über Adhäsionsmoleküle, Zytokine, Hormone) unterliegen, können Faktoren wie Stress, hormonelle Umstellungen, andere Grunderkrankungen und insbesondere auch Immunreaktionen die Permissivität für Viren beeinflussen. Von den Zellen zur Abwehr gebildete Interferone hemmen den viralen Vermehrungszyklus und verändern somit die Permissivität.

Die **Speziesspezifität** der Viren ist ein weiterer Aspekt des Tropismus. So zeigt beispielsweise das Tollwutvirus eine geringe Speziesspezifität. Es kann zwischen Warmblütern, insbesondere Säugetieren (z.B. vom Fuchs auf den Hund), und auch auf den Menschen übertragen werden (*Zoonose*). Dagegen sind das Masern- und das Rötelnvirus ausschließlich humanpathogen. Die Masern und die Röteln sind entsprechend *Anthroponosen*.

Die **molekulare Ursache** für bestehende oder fehlende Permissivität einer Zelle kann prinzipiell an jeder Stelle des viralen Vermehrungszyklus lokalisiert sein. Primäre Bedingung für Permissivität ist die Virusaufnahme in die Zelle. Dies erfordert die Expression eines „Virusrezeptors" durch die Zelle. Es ist wichtig zu betonen, dass Virusrezeptoren normale Zelloberflächenmoleküle darstellen, die eine physiologische Rolle beim Zellkontakt und in der Kommunikation zwischen Zellen wahrnehmen. Eine Blockade dieser Rezeptoren kann folglich keine vorrangige Strategie einer antiviralen Therapie sein. Tabelle A1-1 zeigt eine Liste von Virusrezeptoren für medizinisch relevante Viren. Wie das Beispiel von HIV deutlich macht, kann neben dem primären Rezeptor, dem CD4-Molekül, ein Ko-Rezeptor für die Zelltypspezifität der Infektion verantwortlich sein. Der Chemokin-Rezeptor CCR5 vermittelt als Ko-Rezeptor die Infektion von Makrophagen, der Chemokin-Rezeptor CXCR4 dagegen die Infektion von T-Zellen. Der Gegenrezeptor in der Virushülle, das gp120, muss an CD4 und den Ko-Rezeptor binden. Entsprechend unterscheidet man Makrophagen-(M-)trope, T-Zell-(T-)trope und amphitrope HIV-Isolate.

In vielen Fällen kommt es trotz Virusaufnahme in die Zelle nicht zur Virusvermehrung. So ist beispielsweise in

Tab. A1-1 Zelluläre Virusrezeptoren.

Virus	zellulärer Rezeptor (Ko-Rezeptor)	physiologische Rolle	viraler Gegenrezeptor
HIV (M-trop)	CD4 (CCR5 [CCR3; CCR2b])	MHC-II-Interaktion (Chemokin-Rezeptor)	gp120
HIV (T-trop)	CD4 (CXCR4)	MHC-II-Interaktion (Chemokin-Rezeptor)	gp120
Epstein-Barr-Virus	CD21 = CR2	Komplement-(C3d-)Rezeptor	gp 350/220
Masernvirus	CD46 SLAM, (CD150)	Komplement-Kontrollprotein Lymphozyten-Aktivierung	Hämagglutinin
Influenzavirus Typ A und B	N-Acetylneuraminsäure	Funktion der Zellmembran	Hämagglutinin
Tollwutvirus	Acetylcholin-Rezeptor	Neurotransmitter-Rezeptor (an der transneuronalen Seite der neuromuskulären Synapse)	G-Protein Homolog
	NCAM (CD56)	neurales Zelladhäsionsmolekül	
	NGF-Rezeptor	Rezeptor für nerve growth factor	
Poliovirus	Poliovirusrezeptor (PVR; CD155)	unbekannt	Fläche aus Kapsidproteinen
Rhinovirus Hauptgruppe	CD54 = ICAM-1	interzelluläre Adhäsion	Canyon aus Kapsidproteinen

den Basalzellen der Haut die DNA von Papillomaviren nachweisbar, und frühe Proteine werden synthetisiert. Eine produktive Infektion erfordert aber zelluläre Transkriptionsfaktoren, die erst im Zuge der weiteren Zelldifferenzierung zu Keratinozyten entstehen. Die RNA-Polymerase der Influenza-A-Viren benötigt entstehende zelluläre mRNA zum Start der viralen mRNA-Synthese. Deshalb sind die teilungs- und damit transkriptionsaktiven Epithelzellen der oberen Atemwege der bevorzugte Replikationsort von Influenzaviren. Zudem besitzen diese Epithelzellen eine Protease, die das Hämagglutinin der humanpathogenen Influenzaviren posttranslational in die Untereinheiten H1-H2 spaltet (Reifungsspaltung). Diese Protease fehlt in den Epithelzellen der tieferen Atemwege. Somit sind diese Zellen zwar mit den aktuell zirkulierenden, humanen Influenzaviren infizierbar, zur Bildung von infektiösen Tochterviren kommt es jedoch nicht. Deshalb kommt die Infektion in diesen Zellen nach der ersten Replikationsrunde zum Erliegen.

1.4 Zytopathische Effekte

Die Inanspruchnahme zellulärer Systeme der Replikation, Transkription und Translation durch das Virus führt notwendigerweise zu einer Störung der zellulären Prozesse. Da die Virusrezeptoren physiologischerweise häufig zelluläre Rezeptoren in Signalwegen darstellen, kann im Prinzip bereits die Bindung des Virus Änderungen in den Funktionen der Wirtszelle auslösen. Mit der Infektion ist meist eine mehr oder weniger ausgeprägte Veränderung und Schädigung der Zelle verbunden. Die zytologische Symptomatik dieser Schädigung bezeichnet man als den zytopathischen Effekt (cytopathic effect, CPE). Einige besonders häufige zytopathogene Wechselwirkungen zwischen einem hypothetischen „Universalvirus" und der Zelle sind in Abbildung A1-3 illustriert. In der Realität einer bestimmten Virus-Zell-Wechselwirkung sind natürlich niemals alle Mechanismen wirksam. Manche Viren führen allerdings auch bei produktiver Infektion nicht zu einem morphologisch sichtbaren zytopathischen Effekt.

1.4.1 Virale Zytopathogenität

Die Virusinfektion kann die Wirtszelle direkt schädigen. Im Extremfall wird der zelluläre Stoffwechsel völlig auf die Virusproduktion umgestellt. Das Virus inaktiviert zelluläre Transkriptions- und Replikationsfaktoren oder kompetiert um sie. Die Synthese der zelleigenen Proteine wird aktiv abgeschaltet (host shut off). Schließlich geht die Integrität der Zellmembran verloren. Die Konsequenz ist der Zelltod durch **Nekrose.**

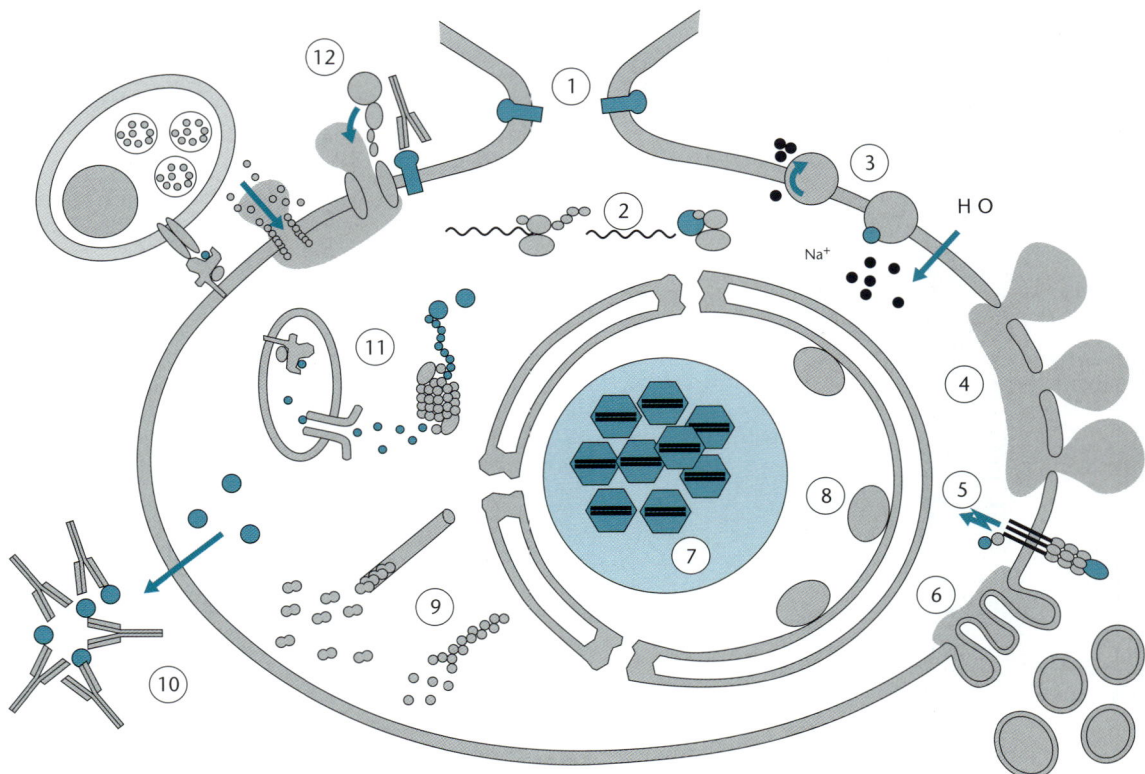

Abb. A1-3 Überblick über die zytopathischen Effekte von Viren (zelluläre Strukturen sind grau, virale Strukturen rot dargestellt). (1) Fusion von Zellen unter Vermittlung viraler Fusionsproteine. (2) Abschaltung der zellulären Proteinsynthese an den Ribosomen durch Komplexierung oder Spaltung von Translationsfaktoren. (3) Zytoplasmatische Anreicherung von Na^+-Ionen durch Störung der Ionenpumpe. Schwellung der Zelle durch osmotische Aufnahme von Wasser. (4) Lyse der Zelle mit Austritt von Zytoplasma ins Interstitium. (5) Aktivierung von „Todesrezeptoren" der TNFR-Superfamilie und Induktion der apoptotischen Signalkette. (6) Zerfall der Zelle unter Bildung von apoptotischen Vesikeln. (7) Bildung intranukleärer Einschlusskörper aus viralen Proteinen und viraler Nukleinsäure. Schwellung des Zellkerns (siehe Abb. A1-4c und d). (8) Marginalisierung des zellulären Chromatins unter Bildung von Polarkörperchen, die kein virales Genom enthalten (siehe Abb. A1-4d). (9) Zerstörung des Zytoskeletts durch Dissoziation von Mikrofilamenten und Mikrotubuli. Abrundung der Zelle und Verlust der Zell-zu-Zell-Kontakte. (10) Freisetzung viraler Proteine und Entstehung von Antigen-Antikörper-Komplexen. (11) Prozessierung viraler Proteine zu antigenen Peptiden am Proteasom, Transport der Peptide durch ein spezielles Transportermolekül in das Lumen des endoplasmatischen Retikulums, Bindung an MHC-Moleküle der Klasse I und Präsentation an der Zelloberfläche. Erkennung des MHC-Peptid-Komplexes durch den Antigenrezeptor zytolytischer T-Zellen, gefolgt von der Zytolyse der infizierten Zelle durch Freisetzung von porenbildendem Perforin aus den Granula der T-Zellen. (12) Einlagerung viraler Proteine in die Zellmembran, gefolgt von der Erkennung durch Antikörper und Zytolyse durch Aktivierung der porenbildenden Komplement-Kaskade.

Für das Beispiel der Infektion mit Polioviren sind multiple molekulare Mechanismen der Zellschädigung bekannt. Durch Inaktivierung von Transkriptionsfaktoren werden die zellulären RNA-Polymerasen I–III inhibiert. Zusätzlich spalten virale Proteasen zelluläre Translationsfaktoren und verhindern somit die Synthese zellulärer Proteine. Die virale Proteinsynthese wird dagegen durch eine spezielle Struktur der genomischen Plusstrang-RNA, die IRES (internal ribosomal entry site) gesichert. Die Infektion mit Polioviren führt ferner zu einer Dissoziation des Golgi-Komplexes, inhibiert zelluläre Transportsysteme und erhöht die Permeabilität der Zellmembran. Schließlich führt die Freisetzung der Viren zur Zerstörung der Zellmembran und damit zum Austritt des Zytoplasmas.

Eine selektive Störung des Ionenflusses durch die Zellmembran ist Ursache der Riesenzellbildung (Zytomegalie) bei der CMV-Infektion (Abb. A1-4a bis d). Die Anreicherung von Na^+-Ionen in der Zelle durch Störung der Na^+-K^+-Ionenpumpe führt zur vermehrten osmotischen Aufnahme von Wasser in das Zytoplasma und damit zu einer Anschwellung der Zelle (siehe Abb. A1-4c), die schließlich

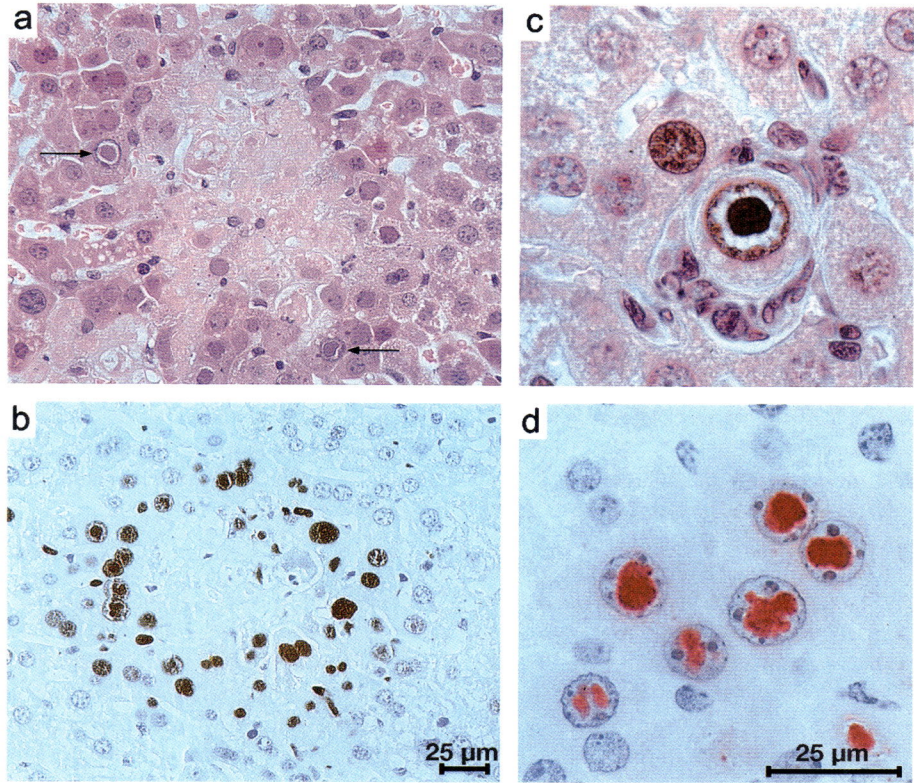

Abb. A1-4 Histopathologie und zytopathischer Effekt bei einer Zytomegalievirus-Hepatitis nach Immunsuppression.
a: Fokale Nekrose in der Leber mit infizierten Zellen am Nekroserand. Die Pfeile zeigen auf infizierte Hepatozyten mit intranukleärem Einschlusskörper („Eulenaugenzellen"); Färbung mit Hämatoxylin und Eosin.
b: Fokale Nekrose in der Leber mit immunhistologischer Darstellung eines intranukleären viralen Proteins (Braunfärbung). Deutlich erkennbar ist nun der Plaque-ähnliche Charakter mit einem nekrotischen Zentrum und einem Randwall aus infizierten Hepatozyten (Gegenfärbung mit Hämatoxylin).
c: Immunhistologische Darstellung des intranukleären Einschlusskörpers (Braunfärbung) einer typischen zytomegalen Zelle. Mononukleäre Infiltrate demarkieren die infizierte Zelle (Gegenfärbung mit Hämatoxylin und Eosin).
d: Darstellung der viralen DNA im intranukleären Einschlusskörper durch In-situ-DNA-DNA-Hybridisierung mit einer spezifischen DNA-Sonde (Rotfärbung). Deutlich erkennbar ist die Bildung von Polarkörperchen aus zellulärem Chromatin (Gegenfärbung mit Hämatoxylin). (Die Abbildung wurde freundlicherweise von Herrn Dr. J. Podlech, Institut für Virologie der Universität Mainz, zur Verfügung gestellt.)

platzt und somit den Zellinhalt freigibt. Damit verbunden ist die Auslösung einer Entzündungsreaktion.

Änderungen der Zytomorphologie ergeben sich auch aus Veränderungen im Zytoskelett. Depolymerisation von Aktin oder Tubulin führen zum Zerfall der Mikrofilamente oder der Mikrotubuli. Analog gilt dies auch für die intermediären Filamente aus Vimentin und Zytokeratin. Die Folge ist die Abkugelung der infizierten Zelle und der Verlust der Zell-zu-Zell-Kontakte.

Die Ansammlung viraler Produkte führt häufig zu zytoplasmatischen und intranukleären Einschlusskörpern, die für eine bestimmte Infektion pathognomonisch sein können. Bekannte Beispiele sind die Negri-Körper in mit Tollwutvirus (Rabies-Virus) infizierten Purkinje-Zellen des Zerebellums sowie die intranukleären Einschlusskörper in den „Eulenaugenzellen" bei der CMV-Infektion (siehe Abb. A1-4a). Diese intranukleären Einschlusskörper sind die Orte des Zusammenbaus der Nukleokapside und der Verpackung der DNA des CMV. Der Zellkern schwillt an, das zelluläre Chromatin wird marginalisiert und formiert sich zu Polarkörperchen (siehe Abb. A1-4d).

Von der Nekrose ist die **Apoptose** zu unterscheiden, der programmierte Zelltod. Die Apoptose ist der reguläre, physiologische Weg zur Entsorgung gealterter, geschädigter oder überzähliger Zellen. Im Rahmen von Infektionen wird Apoptose meist durch Ligation von Zelloberflächenmolekülen der TNFR-Superfamilie (Tumor Nekrose Faktor Rezeptor), z.B. CD95/Fas, induziert. Am Ende einer intrazellulären Signalkaskade werden sowohl Proteasen als auch Nukleasen aktiviert. Ein molekulares Charakteristikum für die Apoptose ist die Spaltung der zellulären DNA zwischen Nukleosomen, was zu Fragmenten mit n × 200 bp Länge führt. Zytologisches Charakteristikum ist der geordnete Zerfall der Zelle unter Bildung membranumschlossener Vesikel (apoptotische Körper) ohne Freisetzung des Zellinhalts in das Interstitium. Im Unterschied zur Nekrose kommt es deshalb bei der Apoptose nicht zu einer Entzündungsreaktion. Viele Viren sind in der Lage, Apoptose direkt oder indirekt auszulösen (oder auch zu hemmen). Eine pathogenetische Rolle der Apoptose wird insbesondere bei der Depletion der CD4-T-Zellen während der HIV-Infektion und bei der Zerstörung der Leberzellen während einer Hepatitis B angenommen.

Eine Sonderform der Zytopathogenität ist die Riesenzellbildung durch **Zellfusion**. Die molekulare Basis für die Entstehung von Synzytien ist die Präsenz eines Fusionsproteins bei denjenigen Viren, deren Eintritt in die Zelle durch Fusion zwischen Virushülle und Zellmembran erfolgt. Entsprechend kann HIV Synzytienbildung induzieren. Auch bei Infektionen mit Paramyxoviren kommt es zur Bildung von Riesenzellen. So treten bei den Masern charakteristische Synzytien, so genannte Warthin-Finkeldey-Riesenzellen, im Bereich von lymphoiden und retikuloendothelialen Geweben auf. Bei Bronchiolitis und Pneumonie durch Respiratory-Syncytial-Viren oder Parainfluenzaviren finden sich charakteristische Riesenzellen im Lungengewebe.

Neben den morphologisch erkennbaren zytopathogenen Effekten können Viren ihre Wirtszellen auch funktionell verändern, indem sie an vielen Stellen in die Regulation der zellulären Genexpression und in den Zellzyklus eingreifen. Auf diese Weise kann die Expression von Zytokinen, von Rezeptoren und Zelladhäsionsmolekülen negativ oder positiv reguliert werden. Die Komplexierung von Zellzyklus-Regulatoren durch virale Proteine ist an der Zelltransformation durch Papillomaviren beteiligt (siehe Kap. A3).

1.4.2 Immunvermittelte Zytopathogenität

Die Virusinfektion kann die Zelle indirekt schädigen, indem sie die Identität der Zelle von „selbst" zu „fremd" verändert und sie damit zum Ziel einer Immunantwort macht (siehe Kap. A2). Einlagerung viraler Proteine in die Zellmembran macht die Zelle anfällig für Zytolyse durch Antikörper und Komplement sowie für antikörpervermittelte zelluläre Zytotoxizität (antibody dependent cellular cytotoxicity, ADCC). Die Prozessierung viraler Proteine und die Präsentation der dadurch entstandenen viralen Peptide durch MHC-(major histocompatibility complex-)Moleküle führen zur Erkennung der infizierten Zelle durch T-Lymphozyten. Eine Hemmung der Expression von MHC-Molekülen der Klasse I an der Zelloberfläche macht die infizierte Zelle für natürliche Killerzellen (NK-Zellen) angreifbar. Schließlich können im Zuge der Immunantwort entstehende Zytokine (z.B. TNF-α) die Apoptose induzieren.

2 Organpathogenese

Die verschiedenartigen Manifestationen viraler Infektionen, und damit das jeweilige klinische Bild, werden durch die Folgen der Zytopathogenität auf der Ebene der Gewebe und Organe bestimmt. Organbezogene Erkrankungen bis hin zum völligen Funktionsverlust sind das Ergebnis der Organpathogenese.

2.1 Eintritt in den Organismus

Der Eintritt des Erregers in den Organismus ist bei allen Pathogenen die Voraussetzung für eine Infektion und gegebenenfalls Erkrankung. Während die Hornschicht der Haut die Virusinfektion wirksam verhindert, sind die Schleimhautoberflächen wichtige Eintrittspforten für Viren. Natürliche Orte des Viruseintritts über Aerosole sind deshalb die Atemwegsepithelien (z.B. bei Rhinoviren, Influenzaviren, Paramyxoviren, Varicella-Zoster-Virus und vielen weiteren Viren). Die Übertragung durch direkten Kontakt mit oraler oder genitaler Schleimhaut ist typisch für die Infektion mit Herpes-simplex-Viren (HSV-1 vorzugsweise oral und HSV-2 vorzugsweise genital), mit EBV („kissing disease") und mit verschiedenen Typen der Papillomaviren (z.B. HPV-6 und HPV-11 als Erreger von Kondylomen). HIV wird bevorzugt über anogenitalen Schleimhautkontakt übertragen. Als Grund hierfür wird die Bindung des HIV an dendritische Zellen der Schleimhäute und die nachfolgende Weitergabe an CD4-T-Lymphozyten angenommen. Bei der sexuellen und bei der perinatalen Übertragung der Hepatitisviren B und C sind sehr wahrscheinlich Blutungen der genitalen Schleimhaut involviert. Fäkal-oral übertragene Viren (z.B. Rotaviren und die verschiedenen Vertreter der Enteroviren) replizieren primär in den Epithelien des Gastrointestinaltraktes. Die Virustransmission über die feste oder flüssige Nahrung (z.B. bei Hepatitis-A-Virus), über Sekrete (z.B. Speichel und Muttermilch bei CMV), über Exkrete und exkrementhaltigen Staub (z.B. bei Hantaviren und Arenaviren) führt in der Regel zur Infektion über die oralen und gastrointestinalen Schleimhäute oder die Atemwegsepithelien. Die Konjunktiven sind z.B. der Eintrittsort für Adenoviren des Typs D (Erreger der Keratokonjunktivitis epidemica).

Mikroläsionen der Haut können als Eintrittspforte für virale Infektionen dienen. Die Akanthom-bildenden Papillomaviren, z.B. HPV-2 und HPV-4 (*Verruca vulgaris*) sowie HPV-3 (*Verruca plana*), nutzen diesen Weg, um Zellen des stratum basale der Haut zu infizieren. Eine Vorschädigung der Haut durch eine dermatologische Grunderkrankung schwächt deren Barrierenfunktion. Ein Beispiel hierfür ist die Exazerbation einer HSV-Infektion auf der Grundlage eines atopischen Ekzems (Ekzema herpeticatum).

Bei der **perkutanen parenteralen Infektion** durch Nadel- oder Kanülenstich (z.B. bei HIV-, HBV- und HCV-Infektion), durch Insektenstich (z.B. bei Infektionen mit Dengue- oder Gelbfiebervirus) sowie durch Zeckenstich (z.B. bei der Infektion mit FSME-Virus) wird die Hautbarriere mechanisch überwunden. Im Extremfall gelangt dabei das Virus direkt in das Blut. Größere Verletzungen ermöglichen den direkten Viruseintritt ins periphere und zentrale Nervensystem. Markantes Beispiel hierfür ist die Übertragung des Tollwutvirus aus Tierspeichel über Bisswunden.

Die **iatrogene Übertragung von Viren** über Blut und Blutprodukte war lange Zeit ein medizinisches Problem, ist aber dank sensitiver Virusnachweisverfahren bei der Spendertestung heute weitgehend vermeidbar. Ein Sonderfall von zunehmender Bedeutung in der Intensivmedizin ist dagegen die **Übertragung latenter Viren** (siehe Kap. D7) bei der Transplantation von Organen oder von Knochenmark.

2.2 Lokale Infektion

Bei einer Reihe von Viren ist die klinische Manifestation auf den primären Replikationsort begrenzt. Die Erklärung hierfür liegt häufig bereits im Tropismus des Virus. Klassisches Beispiel ist die Rhinitis (der banale Erkältungsschnupfen) als Folge der Infektion des Nasenepithels durch Rhinoviren. Die Vermehrung der Rhinoviren zeigt ein Temperaturoptimum bei 33 °C. Die ineffiziente Replikation bei normaler Körpertemperatur behindert die Ausbreitung in tiefere Regionen der Atemwege. Eine Rhinovirus-Pneumonie wird es folglich in der Regel nicht geben, eine Verbreitung in den Gastrointestinaltrakt ist aufgrund der fehlenden Resistenz gegen Magensäure gehemmt.

Nahe verwandte Virusspezies können sich hinsichtlich des primären Replikationsortes deutlich unterscheiden. Das humane Parainfluenzavirus Typ 4 (PIV-4) verursacht vorrangig Rhinitis, PIV-1 bis PIV-3 finden sich unter anderem bevorzugt als Erreger der viralen Laryngotracheobronchitis, und PIV-3 kann auch Bronchiolitis und Bronchopneumonie hervorrufen. Humane Stämme von Influenzaviren verursachen normalerweise keine Pneumonie, da in Lungenzellen die zelluläre Protease zur Reifungsspaltung des Hämagglutinins fehlt (siehe Abschnitt 1.3). Bei Superinfektion mit bestimmten Bakterien (z.B. *Streptococcus pneumoniae* oder *Haemophilus influenzae*) kann die Reifungsspaltung auch durch eine bakterielle Protease erfolgen. Die hieraus resultierende Pneumonie ist dann häufig durch eine bakteriell-virale Mischinfektion verursacht.

Papillomaviren verursachen lokal begrenzte Hautveränderungen wie Akanthome und Kondylome. Eine systemische Ausbreitung erfolgt nicht, weil die Vermehrung von Papillomviren an terminal-differenzierte Keratinozyten gebunden ist. Eine Ausbreitung der Infektion kann aber durch mechanische Verschleppung auf ein nichtinfiziertes Hautareal erfolgen. Eine solche Verschleppung kann zu Manifestationen mit ungewöhnlicher Lokalisation führen. Ein besonders wichtiges Beispiel hierfür ist die perinatale Übertragung der Papillomaviren HPV-6 und HPV-11 von einem Kondylom der Mutter auf das Kind mit der Folge des juvenilen Larynxpapilloms. Ein weiteres Beispiel für eine unübliche Lokalisation ergibt sich aus der Verschleppung des an sich auf orale Schleimhäute spezialisierten HSV-1 auf genitale Schleimhaut und der Verschleppung des HSV-2 von genitaler auf orale Schleimhaut.

2.3 Dissemination der Infektion

Von der Verschleppung zu unterscheiden ist die Virusausbreitung im Organismus (Virusdissemination) als ein integraler Bestandteil der Biologie des Erregers. Da der Immunstatus des Wirtes die Dissemination nachhaltig beeinflussen kann, muss zwischen der Dissemination im immungesunden und im immundefizienten Wirt unterschieden werden.

2.3.1 Dissemination im immungesunden Organismus

Bei den meisten Virusinfektionen ist die Eintrittspforte nicht mit dem Ort der relevanten klinischen Manifestation identisch. Die Infektion breitet sich vielmehr vom primären Replikationsort durch *lympho-hämatogene Streuung* zu anderen permissiven Geweben aus und verursacht Erkrankungen in entfernten Zielorganen.

Ein Beispiel sind die Windpocken als eine Manifestation der Infektion mit dem **Varicella-Zoster-Virus** (VZV). Wie der deutsche Name treffend aussagt, wird das Virus über Aerosole „mit dem Wind" übertragen. Es dringt über die

Schleimhäute des oberen Respirationstraktes in den Körper ein und vermehrt sich primär in den lokalen Lymphknoten. Von dort wird es wieder freigesetzt und bereits in der Inkubationsphase durch virusbeladene Aerosole weiterverbreitet. Patrouillierende T-Zellen infiltrieren den primären Replikationsort und werden dort infiziert. Sie tragen dann die Infektion über Blut und Lymphe in den ganzen Körper. Die Infektion manifestiert sich schließlich an Haut und Schleimhäuten in Form der bekannten vesikulären Effloreszenzen.

Bei der Infektion mit dem Epstein-Barr-Virus (EBV) kommt es zu einer Abfolge von Symptomen, die man als „klassische Trias" bezeichnet hat:
- Die erste Phase besteht in der Infektion von oropharyngealen Epithelien (Pharyngitis) und das Virus erreicht auch die Epithelien der Speicheldrüsen, wo es ebenfalls repliziert und mit dem Speichel ausgeschieden wird (horizontale Transmission, „kissing disease").
- Die zweite Phase besteht in der Infektion von B-Zellen und ihrer Induktion zur Proliferation in Lymphknoten und Tonsillen (Lymphadenopathie, Tonsillitis).
- In der dritten Phase induziert das Virus eine B-Zell-Lymphoproliferation im Blut (infektiöse Mononukleose), die schließlich durch CD8-T-Zellen kontrolliert wird. Diese aktivierten T-Zellen sind die für die infektiöse Mononukleose pathognomonischen „atypischen Lymphozyten".

Eintrittsorte für das **Masernvirus** sind die Mundschleimhaut und die Konjunktiven. Die primäre Replikation findet in Epithelzellen des Respirationstraktes statt, wobei die charakteristischen Prodromi der Masern, wie die so genannten Koplik'schen-Flecken in der Mundschleimhaut, oder Konjunktivitis auftreten. Vermutlich durch Makrophagen oder dendritische Zellen wird das Virus zu den lokalen, drainierenden Lymphknoten transportiert. Dort findet eine zweite Runde der Virusvermehrung statt. Über die Blutbahn (*primäre Virämie*) gelangt das Virus in entferntes lymphatisches Gewebe, wo eine dritte Runde der Virusvermehrung stattfindet. Erst die zweite Streuung über die Blutbahn (*sekundäre Virämie*) führt zur generalisierten Infektion. So findet sich das Virus in Thymus-Epithelien, Endothelzellen, Konjunktiven, Nieren, Lunge, Leber sowie in bronchopulmonalen, gastrointestinalen und urogenitalen Epithelien. Die Infektion der Endothelien in den Hautkapillaren führt unter Mitwirkung der Immunantwort zum bekannten Masernexanthem.

Das **Hepatitis-A-Virus** (HAV) wird oral aufgenommen. Es repliziert primär etwa einen Monat lang im Darmepithel und wird über den Stuhl ausgeschieden. Erst über eine Virämie wird bei einem Teil der Infizierten der namensgebende Manifestationsort, die Leber, erreicht. Der Infektionsverlauf macht den Sinn einer postexpositionellen passiven Immunisierung deutlich: Eine Verhinderung der Virämie kann die Hepatitis verhindern.

2.3.2 Dissemination im immundefizienten Organismus

Prävention und Kontrolle von Infektionen ist eine zentrale Aufgabe des Immunsystems (siehe Kap. A2). Es kann deshalb nicht verwundern, dass Infektionsverläufe bei Vorliegen von Immundefizienz oft nachhaltig verändert sind. Entsprechend findet man bei Patienten mit eingeschränkter Immunabwehr (z.B. AIDS-Patienten, Transplantatempfänger, Patienten mit angeborener Immundefizienz) Infektionsverläufe, die von denen immunkompetenter Patienten abweichen. Bei der klinischen Diagnose von Infektionen ist deshalb die Erfassung des Immunstatus ein entscheidender Parameter.

Es gibt Virusinfektionen, die vorzugsweise im immunologisch geschwächten oder unreifen Organismus zu Erkrankung führen. Ein Beispiel hierfür ist die CMV-Infektion. Das Virus wird vorzugsweise bereits über die Muttermilch oder durch Speichelkontakt im Kindergarten übertragen. Die Übertragung kann aber auch jedes andere Lebensalter betreffen. Die Infektion verläuft in aller Regel symptomlos oder als so genannte „EBV-negative" Mononukleose, die nur selten diagnostiziert wird. Trifft das Virus aber auf einen immundefizienten Organismus, können fast alle Organe geschädigt werden. Häufige Manifestationen sind dann gastrointestinale Erkrankungen, Pneumonie (vorwiegend nach hämatopoetischer Stammzell-Transplantation) sowie Enzephalitis und Chorioretinitis.

Ein weiteres Beispiel der veränderten Pathogenese bei Immunsuppression stellt die Infektion mit dem Windpockenvirus dar. Dieses bleibt hierbei nicht auf die Haut begrenzt, sondern befällt auch innere Organe. Die sonst lokalen Infektionen mit HSV-1 und HSV-2 können in innere Organe sowie ins Gehirn disseminieren. Im Rahmen einer Immunsuppression kann sich die bei der EBV-Infektion auftretende B-Zell-Proliferation wegen der fehlenden T-zellulären Kontrolle zu B-Zell-Lymphomen entwickeln. Dies erfolgt meist aus dem Zustand einer bereits bestehenden latenten Infektion (siehe Abschnitt 2.3.3) heraus. Das Masernvirus schließlich kann bei Immunsuppression schwere Pneumonien verursachen, die durch Riesenzellbildung charakterisiert sind.

2.3.3 Die diaplazentare Transmission

Siehe auch Kapitel D5.

Ein wichtiger Sonderfall der Virusdissemination ist die diaplazentare Übertragung von der Mutter auf den Embryo (vor Abschluss der Organogenese) oder den Fetus (nach Abschluss der Organogenese). Voraussetzung hierfür ist die Virämie bei der Mutter. HSV-1 und HSV-2 verursachen im immungesunden Organismus keine Virämie, sie sind folglich auch keine Erreger von Embryo-/Fetopathien. Die Schädigung des Neugeborenen (Herpes neonatorum, Herpes-Enzephalitis) ist Folge einer perinatalen Infektion unter der Geburt. Entsprechend kann eine floride Infektion der genitalen Schleimhaut (Herpes genitalis) kurz vor der Geburt als eine Indikation für eine Schnittentbindung angesehen werden. Die im Rahmen der Windpocken auftretende Virämie kann im Gegensatz dazu zur diaplazentaren Übertragung von VZV mit dem Risiko einer Embryo-/Fetopathie führen. Davon zu unterscheiden ist die ebenfalls mögliche perinatale VZV-Infektion mit der Indikation zur passiven Immunisierung und antiviralen Therapie des Neugeborenen.

Häufiger ist die diaplazentare Übertragung des Rötelnvirus und des CMV. Entsprechend sind diese Viren die prädominanten Erreger von Embryopathien (bei Rötelnvirus) und Embryo-/Fetopathien (Zytomegalie bei CMV).

Es ist wichtig zu betonen, dass die Infektion der Mutter nicht zwangsläufig zur Infektion von Embryo oder Fetus führt. Hieraus ergibt sich eine Indikation zur pränatalen virologischen Diagnostik.

Eine Virämie ist zwar Voraussetzung, aber keineswegs hinreichend für eine materno-fetale Transmission. Das Virus muss in der Regel Zellen der Plazenta infizieren können, um diaplazentar übertragen zu werden. Die Hepatitisviren HBV und HCV befinden sich im Blut (HBV bei akuter Infektion sogar in großer Menge), können aber infolge ihres vorrangigen Hepatotropismus die intakte Plazentaschranke im Normalfall nicht überwinden. Die Infektion erfolgt vielmehr perinatal bzw. sub partu. Bei einer HBV-infizierten Mutter ist deshalb eine kombinierte aktive und passive Immunisierung des Neugeborenen zwingend indiziert, zumal die Infektion Neugeborener nicht nur bei HCV, sondern auch bei HBV in hoher Frequenz zu einem chronischen Verlauf führt.

2.4 Organmanifestation

Die Art der Schädigung der Gewebe und Organe kann aus den direkten und indirekten zytopathischen Effekten des Erregers abgeleitet werden (siehe Abschnitt 1.4).

2.4.1 Destruktive Infektion von Gewebe

Der Zelltod durch Nekrose oder auch Apoptose führt in der Zellkultur zu regelrechten Löchern im zweidimensionalen Zellrasen, so genannten Plaques. Da sich ein Plaque durch zentrifugale Ausbreitung aus einer infektiösen Einheit (plaque forming unit, PFU) entwickelt, dient der Plaque-Test zur Quantifizierung zytolytischer Viren. Wie das Beispiel der CMV-Hepatitis zeigt (siehe Abb. A1-4a und b), führt die Infektion eines Zellverbandes im Organ ganz analog zu zentrifugal fortschreitenden, nun aber dreidimensionalen Plaques mit einem nekrotischen Zentrum und einem Randwall aus noch nicht zerstörten, aber bereits infizierten Zellen.

Ein typisches Beispiel für die zytolytische Infektion ist die Rotavirus-Diarrhö. Rotaviren zerstören die für die Infektion permissiven, absorptionsaktiven apikalen Enterozyten der Darmzotten. Das Epithel regeneriert sich jedoch innerhalb weniger Tage, ausgehend von den nichtpermissiven, regenerativen Basalzellen der Krypten. Damit kommt es zur Ausheilung.

Im Gegensatz dazu führt die zytolytische Infektion in nichtregenerativen Geweben zu bleibenden Schäden. Ein Beispiel hierfür ist die Infektion der motorischen Neuronen im Vorderhorn des Rückenmarks durch Polioviren. Die Folge ist eine paralytische Poliomyelitis.

Nach diaplazentarer Übertragung können bestimmte Viren zu jedem Zeitpunkt während der Schwangerschaft Schäden setzen. Aus diesem Grund sind die bereits erwähnten Herpesviren VZV und CMV Erreger von Embryo-/Fetopathien. Die Klinik ist aber vom Zeitpunkt der Infektion geprägt:

- Infektionen *vor* Abschluss der Organogenese führen zu Fehlbildungen (Embryopathie), wie z.B. fehlender Schließung des Neuralrohrs, fehlender Augenanlage, Mikrozephalie oder – besonders bei der VZV-Infektion – zu einer Hypoplasie der Gliedmaßen.
- Pränatale Infektionen *nach* Abschluss der Organogenese führen dagegen zu Organmanifestationen (Fetopathie), die denen bei Infektion des immundefizienten Patienten ähnlich sein können, wie z.B. Hepatitis, Gastritis-Enterokolitis, Pneumonie, thrombozytopenische Purpura (besonders bei der Zytomegalie) und Enzephalitis.

2.4.2 Dysregulation von Zellzyklus und Differenzierung

Die Replikation des Rötelnvirus verläuft nicht zytolytisch. Nach diaplazentarer Übertragung verursacht es deshalb Schäden nur vor Abschluss der Organogenese (Embryopathie). Das Rötelnvirus hat also primär teratogene Effekte bei Infektion in den ersten vier Schwangerschaftsmonaten. Der molekulare Mechanismus der Schädigung ist nicht abschließend geklärt. Ergebnisse aus Zellkulturen und eine generelle Wachstumsretardierung bei den infizierten Embryonen deuten auf eine Verringerung der Zellteilungsrate hin. Ein Einfluss der Virusreplikation auf die Genexpression bei den Differenzierungsprozessen in der Ontogenese ist zu vermuten.

Es gibt zahllose Möglichkeiten der Interferenz zwischen Viren und der zellulären Genexpression und Zellzyklus-Regulation. Hierher gehört insbesondere auch die Zelltransformation durch Viren, die virale Onkogenese (siehe Kap. A3).

2.4.3 Immunpathogenese

Die Einlagerung viraler Proteine in die Zellmembran und die Präsentation viraler Peptide über MHC-Moleküle verändern die infizierte Zelle für das humorale und das zelluläre Immunsystem von „selbst" zu „fremd". Die Konsequenz ist die Zerstörung der infizierten Zelle (siehe Abschnitt 1.4.2 und Kap. A2). Wenn die immunvermittelte Zytolyse schneller erfolgt als die Virusproduktion, werden Virusvermehrung und Dissemination gehemmt. Die „Opferung" infizierter Zellen bedeutet letztlich einen Schutz auf der Ebene von Gewebe, Organ und Organismus. Von Immunpathogenese spricht man nur dann, wenn die Organerkrankung ganz oder zumindest überwiegend auf die Immunantwort zurückzuführen ist.

Schädigende Wirkungen von Virusinfektionen auf das Immunsystem – etwa die Immundefizienz durch Auslöschung der CD4-T-Zellen bei der HIV-Infektion – sind dagegen keine Immunpathogenese, sondern eine virale Pathogenese im Immunsystem. Ein Spezialfall der Immunpathogenese ist die Induktion von Autoimmunität durch immunologische Dysregulation im Zuge einer Virusinfektion. Es wird diskutiert, dass eine Ähnlichkeit zwischen viralen antigenen Peptiden und zellulären Peptiden (molekulare Mimikry) Autoimmunität auslösen könnte.

Die akute Hepatitis B ist ein Beispiel für Immunpathogenese. Das Hepatitis-B-Virus (HBV) vermehrt sich in den Hepatozyten ohne wesentliche Zellschädigung, ist also ein nichtzytopathogenes Virus. Entsprechend verläuft die Infektion häufig ohne klinische Symptomatik und heilt mit dem Auftreten antiviraler Antikörper aus. Die fulminante Hepatitis ist das Ergebnis einer überschießenden Immunantwort, wobei antivirale CD8-T-Zellen Apoptose der Hepatozyten auslösen. Auch bei der Hepatitis A liegt eine Immunpathogenese vor. Hier bewirkt die Immunantwort, mit Ausnahme der sehr seltenen fulminanten Hepatitiden, immer eine Ausheilung, ist also trotz der temporären Leberschädigung letztlich protektiv.

Durch Freisetzung von Zytokinen ist das Immunsystem häufig an der Manifestation der Erkrankung beteiligt. Die Freisetzung von TNF-α durch aktivierte Makrophagen spielt eine zentrale Rolle bei der verstärkten Blutungsneigung im Rahmen von hämorrhagischem Fieber (z.B. Ebola-Fieber, Lassa-Fieber, Dengue-hämorrhagisches Schocksyndrom). Durch Schädigung der Endothelien kommt es zum Capillary leak-Syndrom mit Plasmaverlust und Schock.

2.4.4 Schädigung durch Immunkomplexe

Die Freisetzung viraler Proteine aus der infizierten Zelle durch Sekretion oder im Zuge der Zytolyse kann zur Bildung von Antigen-Antikörper-Komplexen führen, die zur temporären Schädigung von Kapillaren beitragen (z.B. Masernexanthem) oder sich in Gelenke einlagern (z.B. Arthritis nach den Röteln bei Erwachsenen).

3 Persistierende und latente Infektionen

Bei vielen Virusinfektionen verschwindet das Virus aufgrund selbstlimitierender Infektion (z.B. durch Verlust der permissiven Zellen bei der Rotavirus-Diarrhö) oder wird, zumindest in der Regel, durch das Immunsystem eliminiert (z.B. bei Hepatitis A und E, Influenza, Mumps). Häufig aber kommt es zu einer Balance zwischen Virus und Immunsystem, bei der das Virus entweder auf niedrigem Niveau für lange Zeit repliziert (produktiv persistierende oder **chronische Infektion**), oder bei der das Virus in einem nichtreplikativen Zustand für die gesamte Lebenszeit des Trägerorganismus überdauert (nichtproduktiv persistierende oder latente Infektion, **Latenz**). Aus der Latenz kann es, insbesondere bei nachlassender Immunkontrolle, reaktiviert werden (rekurrente Infektion, **Rekurrenz**). Häufige Reaktivierungen (intermittierende Rekurrenzen) können Chronizität vortäuschen.

Beispiele für produktiv persistierende Infektionen sind die chronischen Verläufe bei Hepatitis B und C. Bei der HBV-Infektion des Erwachsenen ist die Chronizität die Ausnahme. Sie wird primär auf eine für die Viruselimination unzureichende Immunantwort des Wirts zurückgeführt. Bei der HCV-Infektion ist Chronizität dagegen die Regel; sie wird durch die Eigenschaft des Erregers zur Entwicklung so genannter *Quasispezies* begründet. Unter dem Selektionsdruck der Immunantwort werden bei diesen Plusstrang-RNA-Viren ständig neue antigene Varianten gebildet und ausselektioniert (antigene Drift), wobei jede einzelne Variante vorübergehend der Immunantwort entkommt (Immunevasion). In beiden Beispielen führt Chronizität mit hoher Inzidenz zur Leberzirrhose und birgt das Risiko für die Entwicklung eines hepatozellulären Karzinoms.

Das HIV-Genom wird nach reverser Transkription – wobei die genomische RNA in doppelsträngige DNA umgeschrieben wird – als *Provirus* in das Genom der infizierten CD4-T-Zellen integriert. Häufige Aktivierung des HIV im Zuge der immunologischen Aktivierung der CD4-T-Zellen führt zu verstärkter Virusvermehrung und es werden neue CD4-T-Zellen infiziert. Damit steigt in der asymptomatischen Phase der HIV-Infektion die *Genomlast* im Organismus an, bis schließlich die Auslöschung der CD4-T-Zellen größer wird als deren Nachproduktion. Ist dieser Punkt erreicht, kommt es zur *Progression* der Erkrankung bis hin zum klinischen Vollbild von AIDS.

Die Etablierung von Latenz ist ein Charakteristikum aller Herpesviren. Im Zuge der bereits besprochenen Primärmanifestation der VZV-Infektion, also der Entwicklung der vesikulären Haut-Effloreszenzen bei den „Windpocken", kommt es an den sensorischen Nervenendigungen zum Viruseintritt in die Neuronen. In den zugeordneten sensorischen Ganglien überdauert das Virus in einer latenten Form. Die Reaktivierung des latenten Genoms zum produktiven Zyklus führt zur Rekurrenz des infektiösen Virus mit der möglichen Folge sekundärer vesikulärer Effloreszenzen, die auf das innervierte Hautareal (Dermatom) begrenzt bleiben. Diese klinische Sekundärmanifestation der VZV-Infektion ist bekannt als Zoster oder Gürtelrose.

A1.2 Bakterien

Eugen Domann

1 Allgemeine Prinzipien bakterieller Pathogenität

Im Allgemeinen versteht man unter einer Infektion die erfolgreiche Vermehrung eines Mikroorganismus (Bakterien, Viren, Pilze, Parasiten) auf oder in einem Makroorganismus. So kommt der Mensch nach seiner Geburt mit einer Reihe von Mikroorganismen in Kontakt, die vor allem zum Aufbau einer schützenden mikrobiellen Flora und zur Stimulierung des Immunsystems führen. Mittlerweile spricht man sogar vom „Superorganismus" Mensch mit einem internen Ökosystem diverser symbiotischer Mikroorganismen und interaktiven metabolischen Prozessen (Nicholson et al. 2004). Schätzungsweise besteht der Superorganismus Mensch aus ca. 10-mal so vielen Bakterienzellen wie Körperzellen vorhanden sind, die über ca. 100-mal so viele Gene verfügen.. Weiterhin ist jeder von uns tagtäglich der Attacke von Myriaden von Mikroorganismen ausgesetzt, die sich in unserer unmittelbaren Umgebung aufhalten. Wir atmen sie ein, wir führen sie über unsere Hände in Mund, Nase oder Augen und wir nehmen sie über Lebensmittel und Getränke auf. Aber obwohl wir ständig Mikroorganismen aufnehmen, führt nicht jede Infektion auch zwangsläufig zu einer Infektionskrankheit. Unter einer Infektionskrankheit versteht man eine Infektion, die zu **nachweisbaren klinischen Symptomen** führt und mit Schädigungen von Wirtsgeweben und Veränderungen in der Physiologie des Wirtes assoziiert ist. Sie lässt sich in folgende Ereignisse gliedern:

Kontakt und Eindringen Der Mikroorganismus trifft auf den Wirt und dringt in ihn ein:
- durch die Inhalation von Aerosolen oder Staub (z.B. *Legionella pneumophila*, *Chlamydia trachomatis*)
- durch Nahrungsaufnahme oder Trinken (z.B. Salmonellen, *Vibrio cholerae*)
- durch sexuellen Kontakt (z.B. *Neisseria gonorrhoeae*)
- durch Wunden nach chirurgischen Eingriffen oder durch Gewalteinwirkung (z.B. *Staphylococcus aureus*)
- durch Insektenbisse (z.B. *Borrelia burgdorferi* durch Zecken)
- durch Tierbisse (z.B. *Pasteurella multocida* durch Katzen)
- durch Organtransplantationen (z.B. Creutzfeld-Jakob-Erkrankung durch Hornhautverpflanzung, Hepatitis C durch Lebertransplantation)
- durch Bluttransfusionen (z.B. HIV, Hepatitis B).

Verbreitung und Vermehrung Der Mikroorganismus breitet sich von der Stelle des Eindringens im Wirt aus, siedelt sich im Wirt an und vermehrt sich.

Schädigungen Der Mikroorganismus selber oder die Immunantwort des Wirtes schädigen Wirtsgewebe.

Finales Ereignis Entweder eliminiert der Wirt den Eindringling oder er stirbt an den Folgen der Infektion. Alternativ können die beiden auch lernen, zu koexistieren.

Zur Etablierung einer Infektion gehört daher mehr als „nur" das Eindringen eines Mikroorganismus in einen Makroorganismus. Beide Organismen, sowohl der Eindringling als auch der Wirt, leisten ihren Beitrag zur erfolgreichen Etablierung oder Verhütung einer Infektionskrankheit. Dies wird vor allem durch **immuninkompetente Patienten** deutlich, deren Immunsystem durch Immunsuppressiva (z.B. Tumorpatienten und Organtransplantierte) oder durch andere Infektionskrankheiten (z.B. HIV-/AIDS-Patienten) geschwächt ist. Diese Patienten leiden an Infektionskrankheiten, die bei immunkompetenten Personen normalerweise zu keiner Infektion führen (z.B. *Candida ssp.*, *Pneumocystis carinii*, Schimmelpilze). Von Seiten des Keimes tragen dazu spezifische Eigenschaften bei, die als **Pathogenitätsfaktoren** bezeichnet werden und deren

Ausmaß oder „Aggressivität" durch den Begriff der **Virulenz** ausgedrückt wird. Von Seiten des Wirtes spielen **Abwehrmechanismen,** die spezifisch oder unspezifisch auftreten können, eine maßgebliche Rolle.

1.1 Definitionen von Pathogenität und Virulenz

Der Begriff *Pathogenität* beschreibt die Gesamtheit aller Eigenschaften eines Mikroorganismus, die es ihm erlauben, unter den Mitgliedern einer oder mehrerer Wirtsarten eine Infektion hervorzurufen (Röllinghoff 1994). In der Regel verfügen pathogene Mikroorganismen über mehrere Pathogenitätsfaktoren, die koordiniert eingesetzt werden und dem Keim eine erfolgreiche Infektion des Wirtes ermöglichen. Der Begriff der Pathogenität ist als die **qualitative Eigenschaft** eines Mikroorganismus anzusehen, eine Infektionskrankheit zu erzeugen.

Ein Maß für die „Aggressivität" bildet der Begriff der *Virulenz*, der die quantitativen Eigenschaften eines pathogenen Mikroorganismus, d.h., das Ausmaß der Pathogenität eines bestimmten Krankheitserregers, erfasst (Röllinghoff 1994). In diesem Zusammenhang wird zwischen hoch virulenten, schwach virulenten und avirulenten pathogenen Stämmen unterschieden. Ausgedrückt wird die Virulenz eines pathogenen Mikroorganismus durch die Anzahl der Keime, die notwendig sind, um die Hälfte (50%) einer Gruppe von infizierten Wirtsorganismen abzutöten (letale Dosis$_{50}$ oder abgekürzt LD$_{50}$).

1.2 Koch-Henlesche Postulate

Schon im 19. Jahrhundert haben sich die beiden Mikrobiologen Robert Koch und Jakob Henle die Frage gestellt, welche Eigenschaften einen Mikroorganismus zu einem Krankheitserreger machen (DeKruif 1927). Anzutreten war der Nachweis, dass ein pathogener Keim tatsächlich der Erreger einer Infektionskrankheit ist. Diese Überlegungen führten zur Aufstellung von vier Kriterien, die als die Koch-Henleschen Postulate bekannt wurden.
- Der Krankheitserreger und seine Produkte sollten in allen Patienten mit der Infektionskrankheit und in den Teilen ihres Körpers, die von der Krankheit betroffen sind, nachweisbar sein (erster Wirt: Mensch, erkrankt).
- Der Mikroorganismus sollte aus den Geweben einer infizierten Person isoliert werden können und auf geeigneten Nährböden kultivierbar sein.
- Dieser derartig isolierte und kultivierte Mikroorganismus sollte, wenn ein empfänglicher Wirt (Mensch oder Tier) damit infiziert wird, wieder ein typisches Krankheitsbild hervorrufen (zweiter Wirt: Mensch oder Tier, gesund/erkrankt).
- Der Mikroorganismus sollte aus einem derart experimentell infizierten Wirt wieder isoliert und kultiviert werden können und identisch mit dem ursprünglich isolierten Erreger sein.

Die Koch-Henleschen Postulate wurden ursprünglich für die Identifizierung bakterieller Krankheitserreger von epidemischen Infektionskrankheiten wie z.B. Cholera, Tuberkulose und auch Milzbrand aufgestellt und waren zur damaligen Zeit unbestreitbar sehr hilfreich, um die Ursachen von Infektionskrankheiten zu verstehen und zu studieren. Allerdings haben neuere Erkenntnisse von Parasit-Wirt-Wechselwirkungen gezeigt, dass die Koch-Henleschen Postulate nicht mehr voll zutreffen. Die Aufmerksamkeit der letzten Jahre hat sich daher nicht nur auf die Identifizierung eines Krankheitserregers konzentriert, sondern vor allem auf die genetischen Eigenschaften, die einem Bakterium sein pathogenes Potential (Pathogenitätsfaktoren) verleihen (Evans 1976, Falkow 1988, Relman und Falkow 1990).

1.3 Molekulare Form der Koch-Henleschen Postulate

Um die Funktionen eines potentiellen Genes oder seines Genproduktes im Krankheitsprozess beurteilen zu können, sind „molekularbiologische Postulate" oder „Koch-Henlesche Postulate für Gene" aufgestellt worden.
- Das Gen oder sein Genprodukt sollte in den pathogenen Bakterien zu finden sein, die die Infektionskrankheit verursachen, aber nicht in avirulenten Vertretern dieser Spezies. Ist das Gen aber in avirulenten Vertretern dieser Spezies, die keine Infektionskrankheit auslösen, nachweisbar, ist es entweder zu einer weniger aktiven oder zu einer inaktiven Form mutiert oder es wird im avirulenten Mikroorganismus nicht exprimiert.
- Wird das potentielle Gen im pathogenen Mikroorganismus durch molekularbiologische Techniken mutiert, sollte diese Mutation die Virulenz signifikant reduzieren. Die Transformation dieser isogenen Mutante mit dem intakten Gen sollte die Virulenz wiederherstellen. Wird das Gen alternativ in einen avirulenten Vertreter dieser Spezies transformiert, sollte die Virulenz übertragbar sein. In Fällen, bei denen mehr als ein Gen für die pathogenen Eigenschaften eines Bakteriums und die Erzeugung einer Infektionskrankheit verantwortlich sind, sollten Gene kombiniert mutiert und transformiert werden, um die Virulenz zu reduzieren oder wiederherzustellen.

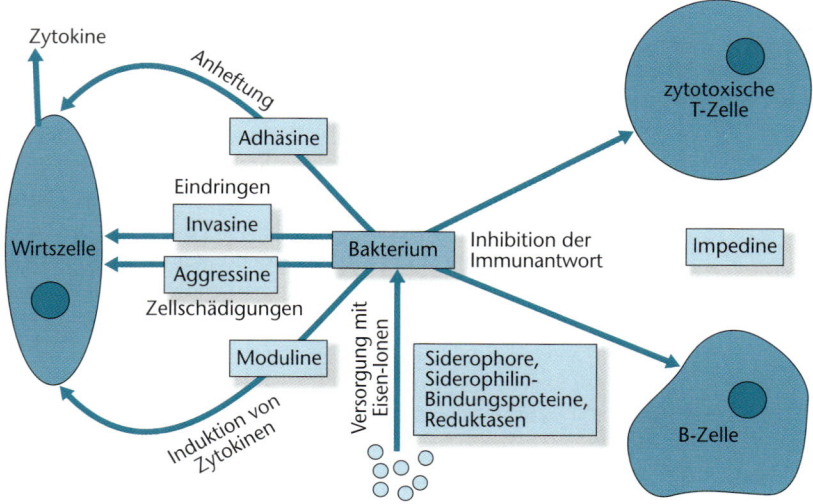

Abb. A1-5 Übersicht über die Gruppen der bakteriellen Pathogenitätsfaktoren. Adhäsine: Oberflächenproteine, die dem Erreger ermöglichen, an die Oberfläche einer Vielzahl von Wirtszellen, vor allem Epithelzellen, zu binden. Invasine: Proteine, die dem Erreger das Eindringen in verschiedene eukaryontische Wirtszellen erlauben. Aggressine: Sezernierte Moleküle, die den Wirt oder Wirtsgewebe schädigen und (oder) die Ausbreitung der Infektion aktiv unterstützen. Wegen ihrer in Testsystemen nachweisbaren Aktivität werden sie auch Toxine genannt. Impedine: Komponenten, die die Abwehrmechanismen des Wirtes blockieren, aber zu keinen erkennbaren Schädigungen von Wirtsgeweben führen. Das heißt, toxische Aktivität ist nicht nachweisbar. Moduline: Komponenten, die Zytokin-Synthese induzieren, dadurch die eukaryontische Zellaktivität modulieren und zu pathologischen Veränderungen der Wirtszelle führen. Versorgung mit Eisen-Ionen im infizierten Wirt durch Siderophore, Siderophilin-Bindungsproteine und Fe^{3+}-Reduktasen.

- Es sollte gezeigt werden, dass das Gen während des Krankheitsprozesses im Wirt durch das Bakterium exprimiert wird.
- Antikörper gegen das potentielle Genprodukt (Pathogenitätsfaktor) sollten protektiv wirken. In Fällen, in denen eine zellvermittelte Immunantwort vorherrscht, sollte das Genprodukt (Pathogenitätsfaktor) eine protektive Immunität induzieren.

Die molekularen Postulate bieten somit einheitliche Prinzipien, nach denen die Rollen von Genen und deren Genprodukten in der Pathogenese studiert werden können.

2 Bakterielle Pathogenitätsfaktoren und -mechanismen

Pathogene Bakterien besitzen die Eigenschaft, empfängliche Wirte zu infizieren, indem sie Faktoren produzieren, die es ihnen ermöglichen, zu adhärieren, zu invadieren, sich im Wirt festzusetzen und auszubreiten und die protektive Immunantwort des Wirtes zu überleben (Mims et al. 1995, Salyers und Whitt 1994, Smith 1995). Diese diversen Moleküle werden Pathogenitätsfaktoren genannt und können in verschiedene Gruppen eingeteilt werden (Abb. A1-5).

2.1 Adhäsine

Der initiale Schritt zur Infektion eines Wirtes ist die Adhärenz eines pathogenen Mikroorganismus an die Oberfläche von Wirtszellen (Hoepelman und Tuomanen 1992). Die Adhärenz ist vor allem in den Regionen des Körpers wichtig, die von Flüssigkeiten umspült werden, wie es z.B. im Mund, im Dünndarm und in der Blase der Fall ist. In diesen Regionen können sich nur solche Bakterien festsetzen, die an die Oberflächen von Schleimhäuten adhärieren können. Für intrazelluläre Bakterien ist die Adhärenz die Pforte zur Invasion von Wirtszellen, für nichtinvasive Bakterien der erste Schritt zur Freisetzung von bakteriellen Toxinen und (oder) die Induktion des eukaryontischen Zelltodes (Apoptose). Vermittelt wird die Adhärenz durch spezifische Adhäsine (Fimbrien oder Pili), bei denen es sich um bakterielle Moleküle handelt, die eine Bindung (Adhärenz) des Mikroorganismus an die Oberfläche der Wirtszelle vermitteln. Die Bindung der bakteriellen Adhäsine oder Liganden erfolgt an Rezeptoren der Wirtszelloberfläche, wobei ein

Tab. A1-2 Adhäsine.

Adhäsine	typische Beispiele
Lektine	Glykanbindungs-Lektine von *Streptococcus sobrinus*
Fimbrien (Pili)	filamentöse P-, S-, Typ1, K88, K99 und CFA1-Fimbrien (Pili) *pathogener Escherichia coli;* Typ4-Fimbrien (Pili) von *Neisseria gonorrhoeae;* Tcp-Fimbrien (Pili) von *Vibrio cholerae*
Nichtfimbrien Adhäsine	Pertactin von *Bordetella pertussis;* Fibronektin-Bindungsprotein von *Treponema pallidum*
Lipide	Lipoteichon-Säuren von *Streptococcus pyogenes*
Glykosaminglykane	Heparansulfat-ähnliches Glykosaminglykan von *Chlamydia trachomatis*

einzelnes Adhäsin an mehrere Rezeptoren binden und ein einzelner Rezeptor durch verschiedene Adhäsine erkannt werden kann (Tab. A1-2).

2.2 Invasine

Genau genommen wird der menschliche Körper von einem Kanal, dem Verdauungstrakt, durchzogen, der am Mund beginnt und am Anus endet. Der Respirationstrakt und der Urogenitaltrakt bilden darin Divertikel, die als Sackgasse entweder in der Nähe des Mundes oder in der Nähe des Anus vom Verdauungstrakt abzweigen. Der Körper des Menschen wird von der Haut bedeckt, die für Mikroorganismen schwer zu durchdringen ist und einen gewissen Schutz gegen Umwelteinflüsse bietet. Die Schwachstellen des Körpers sind der Verdauungstrakt, der Respirationstrakt, der Urogenitaltrakt und die Konjunktiva, die das Eindringen von Mikroorganismen eher erlauben als die intakte Haut.

Tab. A1-3 Intrazelluläre Bakterien.

obligat intrazelluläre Bakterien	fakultativ intrazelluläre Bakterien
Chlamydia spp., *Coxiella burnetii, Ehrlichia* spp., *Erwinia* spp., *Rickettsia* spp.	*Actinobacillus actinomycetemcomitans, Brucella* spp., *Legionella* spp., *Listeria* spp., *Mycobacterium* spp., *Neisseria* spp., *Salmonella* spp., *Shigella* spp., *Yersinia* spp.

Unter den Bakterien gibt es Vertreter, die über Pathogenitätsfaktoren verfügen, die ihnen die **Überwindung von Schutzbarrieren** des Körpers ermöglichen und die sowohl professionelle Phagozyten (Makrophagen, Monozyten) als auch nichtprofessionelle Phagozyten (Epithel-, Endothelzellen) invadieren und dort überleben können. Unter diesen Vertretern wird zwischen obligat und fakultativ intrazellulären Bakterien unterschieden (Tab. A1-3). Intensive molekulare Studien haben in den vergangenen Jahren unser Verständnis über die Invasionsfaktoren und -mechanismen verschiedener Genera vertieft (Tab. A1-4).

2.3 Aggressine

Hinter dem Begriff Aggressine verbergen sich die **bakteriellen Toxine**, die zu den meistuntersuchten mikrobiellen Substanzen zählen. Das Interesse an diesen Molekülen liegt sicherlich auch daran, dass sie von den Bakterien hauptsächlich ins umgebende Medium abgegeben werden und phänotypisch vergleichsweise leicht zu charakterisieren sind. Heute versteht man unter Toxinen solche bakteriellen Substanzen, die unter ökologisch signifikanten Bedingungen (im natürlichen Wirt oder relevanten Tiermodell) produziert werden, Wirtszellen oder Wirtsgewebe schädigen und dadurch zur Pathogenese beitragen (Alouf und Freer 1991, Mims et al. 1995). Den Hauptanteil bilden Exotoxine, die sowohl von grampositiven wie gramnegativen Bakterien produziert werden (Tab. A1-5).

2.4 Impedine

Nach der Infektion eines empfänglichen Wirtes ist der Wirt in der Regel in der Lage, die Eindringlinge mithilfe spezifischer und unspezifischer Immunantworten wie Antikörpern, T-Zellen, natürlichen Killerzellen, Komplementkomponenten, Phagozyten und Interferon zu eliminieren (Mims et al. 1995). Einige Krankheitserreger haben es aber erfolgreich geschafft, diese Mechanismen zu umgehen oder zu blockieren. Diese Fähigkeiten ermöglichen den Erregern eine Langzeitpersistenz im Wirt, wie es bei einigen chronischen Erkrankungen (z.B. Tuberkulose, Lepra, Syphilis, Brucellose) oder beim Trägerstatus (z.B. *Salmonella Typhi*) der Fall ist (Tab. A1-6).

In der Natur gibt es Organismen, die Meister der Tarnung sind und diese als Schutz vor Fressfeinden verwenden. Bekannt ist dies zum Beispiel von Insekten, die wie die Ästchen aussehen, auf denen sie laufen, oder von Fröschen, die die Form von Blättern annehmen. Selbst Mikroben können sich „tarnen", indem sie Proteine bilden, die denen

Tab. A1-4 Bekannte Invasionsmechanismen.

Bakterium	Bakterieller Ligand	Wirtszellrezeptor	Bemerkungen
Yersinia-Spezies	Invasin YadA Ail	β_1-Integrine β_1-Integrine ?	„Zipper-Mechanismus"[1]; effizient weniger effizient als das Invasin ineffiziente Invasion, aber starke Adhäsion
Listeria monocytogenes	Internalin A (InlA) InlB	E-Cadherin Met Rezeptor-Tyrosinkinase	„Zipper-Mechanismus"; effizient „Zipper-Mechanismus"; effizient (Shen et al. 2000)
Shigella flexneri	IpaB-D	$\alpha_5\beta_1$ Integrin?	„Trigger-Mechanismus"[2]; effizient
Salmonella Typhimurium	SipB-D	?	„Trigger-Mechanismus"; effizient
Neisseria-Spezies	Opa/Opc	CD66a, CGM1	„Zipper-Mechanismus"?, Invasion zur Überwindung von Epithelbarrieren durch Transzytose?

[1] „Zipper-Mechanismus": Die Wechselwirkung zwischen Ligand und Rezeptor führt in der Regel zur Aufnahme einzelner Bakterien.
[2] „Trigger-Mechanismus": Durch die Induktion von Signaltransduktionsketten kommt es zu erheblichen Umorganisationen des lokalen Zytoskeletts. Die induzierten Membranausstülpungen der Wirtszelle nehmen in der Regel mehrere Bakterien in einem Pinocytose-ähnlichen Prozess auf.

ihres Wirtes ähneln und ihnen so Schutz vor dem Immunsystem bieten. Aber derartige **molekulare Mimikry** schützt nicht nur den Mikroorganismus, sondern kann auch den Wirt schädigen, indem das Immunsystem fälschlicherweise nicht nur den Krankheitserreger, sondern auch das eigene Gewebe angreift. Bedingt durch detaillierte molekulare Studien sind gerade in den letzten Jahren Autoimmunerkrankungen mit molekularer Mimikry von Krankheitserregern in Verbindung gebracht worden. So kann ein Hüllprotein des Herpes-simplex-Virus Typ 1, UL6, Hornhautentzündung der Augen (Keratitis) hervorrufen (Zhao et al. 1998). Ein ähnliches Epitop des äußeren Membranproteins OspA von *Borrelia burgdorferi* mit einem Leukozyten-assoziierten Antigen, LFA-1, wird als Ursache der chronischen Arthritis nach einer Borreliose angesehen (Gross et al. 1998) und ein Cystein-reiches äußeres Membranprotein von Chlamydien wird wegen Homologien zur schweren Kette des Herzmuskel-α-Myosins als Auslöser für Herzerkrankungen diskutiert (Bachmaier et al. 1999).

Tab. A1-5 Aggressine.

Toxinwirkung	allgemein	typische Beispiele
Deregulierung und/oder Abtöten von Wirtszellen	A-B Toxine (A-Untereinheit = Enzymaktivität; B-Untereinheit = Bindungsaktivität)	Diphtherie-Toxin (*Corynebacterium diphtheriae*); Exotoxin A (*Pseudomonas aeruginosa*); Shiga-Toxin (*Shigella dysenteriae*); Botulinum-C2-Toxin (*Clostridium botulinum*); Cholera-Toxin (*Vibrio cholerae*); Pertussis-Toxin und Adenylatzyklase-Toxin (*Bordetella pertussis*); Anthrax-Toxin (*Bacillus anthracis*); Tetanus-Neurotoxin (*Clostridium tetani*)
Schädigung extra- oder intrazellulärer Komponenten	Proteasen, Hyaluronidasen	Elastase (*Pseudomonas aeruginosa*); Hyaluronidase (invasive Streptokokken); IgA-Protease (*Neisseria meningitidis, N. gonorrhoeae*)
Schädigung von Membranen	Proteasen, Phospholipasen, porenbildende Toxine	Elastase (*Pseudomonas aeruginosa*); α-Toxin (*Clostridium perfringens*); Pneumolysin (*Streptococcus pneumoniae*); Listeriolysin (*Listeria monocytogenes*); α-, γ- und δ-Toxine von *Staphylococcus aureus*; Hämolysin (*Escherichia coli*); Leukotoxin (*Pasteurella haemolytica*)
andere Toxine		Toxisches Schocksyndrom-Toxin (*Staphylococcus aureus*); Vakuolen-induzierendes Zytotoxin (*Helicobacter pylori*)

Tab. A1-6 Impedine.

Mechanismus	allgemein	typische Beispiele
Toleranz	Bakterielle Antigene ähneln Wirtsproteinen. Sie bieten dadurch nicht nur Schutz, sondern können auch Immunantworten induzieren, die gegen körpereigenes Gewebe gerichtet sind (molekulare Mimikry).	UL6 von Herpes-simplex-Virus (Keratitis); OspA von *Borrelia burgdorferi* (chronische Arthritis); p60-OMP von *Chlamydia* (Herzerkrankungen)
Immunsuppression	Mikroorganismus schwächt die Immunantwort (z.B. durch Absterben von infizierten Abwehrzellen des Immunsystems).	HIV
Entzug der Immunantwort	intrazellulärer Lebensstil	*Brucella*
Induktion unwirksamer Antikörper	Induzierte Antikörper besitzen geringe Affinität oder sind gegen „unwichtige" Epitope gerichtet.	*Plasmodium; Trypanosoma*
lösliche mikrobielle Antigene	Freigesetzte Antigene fangen zirkulierende Antikörper ab.	*Trypanosoma cruzi; Candida albicans*
schwach wirksame Antigene	Kapselpolysaccharide Vortäuschen wirtseigenen Gewebes	*Escherichia coli*; Gruppe B-Meningokokken Wirtsfimbrin nach Hydrolyse durch Koagulase (*Staphylococcus aureus*)
Antigenvariation	Veränderung von Pili und äußeren Membranproteinen	*Neisseria gonorrhoeae*
Induktion einer Immunantwort unterbleibt	typischerweise bei lang persistierenden Erregern	Erreger von Scrapie, Kuru, Creutzfeld-Jakob, BSE

2.5 Moduline

Bei den Modulinen handelt es sich um eine Klasse von bakteriellen Pathogenitätsfaktoren, die durch die **Induktion der Synthese von Zytokinen** pathologische Veränderungen in Wirtszellen hervorrufen (Henderson et al. 1996). Die bakteriellen Moduline wirken auf eukaryontische Zellen, vor allem auf Makrophagen, Monozyten, Fibroblasten, Lymphozyten und Epithelzellen, indem sie mit CD14 oder anderen selektiven Oberflächenrezeptoren, wie Haupthistokompatibilitäts-Komplexen der Klasse II (MHC II), G-Protein-gekoppelten Glykoprotein-Rezeptoren und anderen, nicht mit CD14 gekoppelten Rezeptoren interagieren und die Synthese von Zytokinen induzieren. Die Zytokine unterteilen sich in die sechs Familien der Interleukine, zytotoxischen Zytokine, Kolonie-stimulierenden Faktoren, Interferone, Wachstumsfaktoren und Chemokine. Die biologische Wirkung der Zytokine auf eukaryontische Zellen ist vielfältig und kann Chemotaxis, metabolische Aktivierung, Proliferation, Inhibition der Proliferation, Differenzierung und Apoptose auslösen (Tab. A1-7) (Ibelgaufts 1995).

2.6 Strategien gegen unspezifische und spezifische Immunität

Das Eindringen von pathogenen Bakterien in einen Wirt führt in der Regel zu einer Antwort des infizierten Wirtes, die in eine Auseinandersetzung mit dem unspezifischen und dem spezifischen Immunsystem mündet. Die pathogenen Bakterien haben Mechanismen entwickelt, um dieser Auseinandersetzung wirkungsvoll zu begegnen.

Wichtige Mechanismen gegen die unspezifische Immunabwehr sind die *Antiphagozytose* (z.B. die Kapselbildung bei *Streptococcus pneumoniae*, die die Phagozytose erschwert), die *Komplement- oder Serumresistenz* (z.B. verhindert modifiziertes Lipopolysaccharid den Angriff auf bakterielle Membranen durch Komponenten des Komplementsystems), und die *Resistenz gegen Defensine und NO* (z.B. bakterielle Resistenzmechanismen, die noch weitgehend unbekannt sind, verhindern erstens die Einlagerung von antibakteriellen Peptiden [Defensine] in die bakterielle Zytoplasmamembran und zweitens, dass Stickstoffmonoxid [NO] nicht toxisch auf bakterielle Metalloenzyme, andere Proteine und die DNA wirkt).

Wichtige Mechanismen gegen die spezifische Immunabwehr umfassen die *Immuntoleranz* (z.B. erkennt das Im-

Tab. A1-7 Moduline.

Moduline	typische Beispiele
Lipopolysaccharid (LPS)	gramnegative Bakterien
Porine	Salmonella Typhimurium; Yersinia enterocolitica; Helicobacter pylori
Lipid A-assoziierte Proteine	Salmonella Typhimurium; Actinobacillus actinomycetemcomitans; Porphyromonas gingivalis
Fimbrien-Proteine	Escherichia coli; Salmonella Enteritidis; Porphyromonas gingivalis
Protein A	Staphylococcus aureus
Lipoproteine	Mycoplasmen; Borrelia burgdorferi
Glykoproteine	Cytophaga johnsonae
Lipide	Mycoplasma fermentans
Polysaccharide der Zelloberfläche	Staphylococcus aureus; Streptococcus mutans; Pseudomonas aeruginosa
Peptidoglykane/Peptidoglykan-fragmente	Streptococcus pyogenes; Staphylococcus aureus
Teichonsäuren	Enterococcus faecalis; Staphylococcus aureus; Streptococcus mutans
Lipoarabinomannan	Mykobakterien
Exotoxine	erythrogenes Toxin A (Streptococcus pyogenes); Oedema-Toxin (Bacillus anthracis)
Superantigene	pyrogene Exotoxine A–E (Staphylococcus aureus); pyrogene Exotoxine A–C (Streptococcus pneumoniae)

munsystem bakterielle, immunogene Moleküle nicht als fremd, weil die Bakterien auf ihrer Oberfläche wirtsähnliche Moleküle präsentieren), die *Antigenvariation* (z.B. werden während einer Infektion immunogene Moleküle genetisch stark variiert, sodass laufend neue Antigenvarianten entstehen, die vom Immunsystem nicht schnell genug erkannt werden können; Gonokokken sind ein Beispiel dafür, indem sie die Primärstruktur des Pilins ihrer Haftpili häufig verändern) und *IgA-Proteasen* (z.B. produzieren bestimmte pathogene Bakterien, die auf Schleimhäuten sitzen, diese IgA-Proteasen, um die sekretorischen IgA-Antikörper als spezifische und lokale Immunabwehr zu zerstören).

2.7 Eisen, Kalzifizierung und Biofilmbildung

Eisen Zu den Pathogenitätsfaktoren bakterieller Krankheitserreger zählt auch die Eigenschaft, sich im Wirt mit Eisen-Ionen zu versorgen, die sie in einer Konzentration von 0,4–4,0 µmol/l zur Vermehrung und zur Expression bestimmter pathogener Eigenschaften benötigen. Diese hohe Konzentration an freien Eisen-Ionen ist im Wirt aber nicht frei verfügbar, da sie im Serum an Transferrin, auf Schleimhäuten und in Sekreten (wie z.B. der Muttermilch) an Lactoferrin gebunden sind. Unter Eisenmangelbedingungen sezernieren die Erreger Siderophore (z.B. Enterobactin), die Eisen-Ionen mit höherer Affinität binden, als dies Transferrin oder Lactoferrin (Siderophiline) tun. Andere Pathogene besitzen Siderophilin-Bindungsproteine auf ihrer Oberfläche. Die Fe^{3+}-Ionen werden durch eine Reduktase zu Fe^{2+}-Ionen reduziert und dann ins Zellinnere transportiert (Röllinghoff 1994, Weinberg 1993, Weinberg und Weinberg 1995).

Kalzifizierung und Steinbildung Die pathogene Kalzifizierung von Geweben und die Bildung von Steinen (z.B. Nierensteine) sind zwar schon länger bekannt, die Mechanismen der Entstehung sind aber noch recht spekulativ. In Humanblut und im Blut von Rindern wurden so genannte Nanobakterien entdeckt, die auf ihrer Zelloberfläche biogenes Apatit produzieren. Bisher wurde angenommen, dass ein erhöhter pH-Wert, bedingt durch Urease- und (oder) alkalische Phosphatase-Aktivität, einen lithogenen Faktor darstellt. Diese bisher kleinsten bekannten Bakterien mit einer Zellwand führen nachweislich zur Bildung von Carbonat-Apatit – ohne diese Faktoren – bei einem neutralen pH-Wert von 7,4 und unter physiologischen Konzentrationen von Phosphat und Calcium. Nanobakterien fungieren daher als Kristallisationszentren, die pathogene Kalzifizierungen auslösen können. Auch wenn die bakteriellen Faktoren der Nanobakterien, die zu Kalzifizierung und Steinbildung beitragen, noch nicht bekannt sind, offenbart sich hier eine weitere Facette bakterieller pathogener Eigenschaften, die zur genauen Betrachtung der Ursachen von Krankheiten anregt (Kajander und Ciftcioglu 1998). Nach wie vor wird diese Facette allerdings kontrovers diskutiert (Goldfarb 2004).

Biofilmbildung Biofilme bestehen aus einer dünnen Schleimschicht (Film), in der verschiedene Mikroorganismen (z.B. Bakterien, Hefen, Algen, Protozoen) sogar zusammen eingebettet sein können. Neue molekulare diagnostische Nachweismethoden ermöglichen die Analyse derartiger polymikrobieller Gemeinschaften (Domann et al. 2003, Marsh 1999). Biofilme entstehen, wenn Mikroorganismen sich an Grenzflächen ansiedeln und sich mit einer extrazellulären, polymeren Matrix (Glykokalyx, „Schale aus Glykosiden") umgeben. Sie bilden sich **überwiegend in wässrigen Systemen,** entweder auf der Wasseroberfläche oder auf einer Grenzfläche zu einer festen Phase. Es handelt sich dabei um eine strukturierte Gemeinschaft, die eine Dicke von mehreren Millimetern erreichen kann. Im ersten Schritt erreichen die freien Bakterien eine inerte Oberfläche oder auch lebendes Gewebe im Körper und lagern sich dort zunächst reversibel an. In einem zweiten Schritt kommt es dann zu einer irreversiblen Anheftung und im folgenden, dritten Schritt bilden sich über einen Zeitraum von Stunden bis wenige Tage Mikrokolonien aus. Im vierten Schritt bilden sich daraus Makrokolonien und die Bakterien beginnen sich zu differenzieren und den Biofilm zu bilden. Diese Phase kann sich über Tage bis Monate hinziehen. Aus diesem Biofilm können sich immer wieder Bakterien ablösen und im Körper verbreiten (cave: bei Fieberschüben ungeklärter Genese an Biofilme denken). Derartige Biofilme sind als **dynamisch** zu betrachten, da es kontinuierlich zum Aufbau, zum Abbau und zur Ausdehnung des Biofilms kommt. Die extrazelluläre Matrix besteht aus ausgeschiedenen Exopolysacchariden, die aus Homo- und Heteropolysacchariden zusammengesetzt sein können. Weiterhin finden sich dort Proteine wie Lektine und Lyasen/Polysaccharasen und auch Nukleinsäuren. Der Biofilm hilft den Bakterien, sich örtlich festzusetzen, führt zu einer schützenden Architektur („Trutzburg") und bietet hervorragenden **Schutz** vor Immunzellen, Antikörpern, Sauerstoff-Radikalen und sogar Antibiotika. Medizinisch wichtige bakterielle Biofilmbildner sind z.B. *Pseudomonas aeruginosa, Staphylococcus aureus, Staphylococcus epidermidis, Acinetobacter spp.* und Vertreter der Enterobacteriaceae wie *E. coli, Klebsiella spp., Enterobacter spp.* und *Proteus spp.* Biofilme spielen eine medizinisch relevante Rolle bei Infektionskrankheiten wie z.B. der Endokarditis, der Mittelohrentzündung, der chronisch bakteriellen Prostatitis, der Mukoviszidose, der Periodontitis, der Gingivitis und bei Karies. Weiterhin sind sie von medizinischem und sogar sozioökonomischem Interesse bei medizinischen Implantaten wie künstlichen Herzklappen, Herzschrittmachern, zentralvenösen Kathetern, Harnwegskathetern, künstlichen Gelenken und Knochenschrauben und -platten. Sie spielen auch eine Rolle beim Gebrauch von Kontaktlinsen und Intrauterinpessaren.

3 Verbreitung bakterieller Pathogenitätsfaktoren

Die pathogenen Eigenschaften eines bakteriellen Krankheitserregers bilden kein starres Schema, sondern können sich durch verschiedene Einflüsse auf das Bakterium verändern. Diese Veränderungen können sich durch eine Verminderung oder gar Verstärkung der Virulenz des Krankheitserregers ausdrücken. Viele Beispiele der vergangenen Jahre haben gezeigt, dass pathogene Eigenschaften von Krankheitserregern auf bisher nichtpathogene Stämme übertragen werden können, und uns so das anpassungsfähige Potential lebender Organismen verdeutlicht. Neuartige Vertreter pathogener Bakterien sind z.B. Staphylococcus-aureus-Stämme, die ein toxisches Schocksyndrom in Verbindung mit dem Gebrauch von Tampons bei jungen Frauen hervorrufen, Escherichia-coli-O157:H7-Stämme, die, durch kontaminierte Lebensmittel aufgenommen, eine hämorrhagische Kolitis verursachen und Vibrio-cholerae-O139-Stämme, die epidemische Cholera erzeugen können (Satcher 1995).

3.1 Mobile genetische Elemente

Die Frage ist, durch welche Ereignisse nichtpathogene Bakterien pathogene Eigenschaften erwerben und sich so zu pathogenen Keimen verändern können. Vom Standpunkt der Bakterien aus betrachtet bedeuten pathogene Eigenschaften nur eine weitere Facette ihrer außergewöhnlichen Fähigkeiten und repräsentieren eine Form der bakteriellen Spezialisierung, bei der die Vermehrung auf oder in einem neuen Wirt zum Überleben einer einzigen klonalen Population führt. Obwohl die Bakterien Mechanismen wie Restriktions- und Modifikationssysteme und Reparaturaktivitäten entwickelt haben, um Fremd-DNA aus ihrem Genom fernzuhalten und so ihre „Identität" zu bewahren, verfügen sie über die Möglichkeiten der natürlichen Konjugation und Transduktion, um die genetischen Barrieren unter verschiedenen Spezies und sogar Gattungen zu überwinden (Cohan 1996, Falkow et al. 1987, Matic et al. 1996). So sind Pathogenitätsfaktoren sehr häufig auf mobilen genetischen Elementen wie Plasmiden, Transposons und Bakteriophagen lokalisiert, die es den Bakterien erlauben, die Unversehrtheit ihres Genoms aufrechtzuerhalten, aber gleichzeitig ihre **genetische Vielfalt** zu erhöhen (Cheetham und Katz 1995, Finlay und Falkow 1989, Finlay und Falkow 1997). Am Beispiel der Antibiotikaresistenz-Plasmide kann sehr leicht gezeigt werden, dass mobile genetische Elemente sehr häufig zwischen bakteriellen Spezies ausgetauscht werden. Diese Resistenzdeterminanten werden von pathogenen Bakterien aus einem Pool von Resistenzgenen anderer Mikroorganismen, einschließlich Antibiotika-produzierender Organismen, durch oben erwähnte Transfermechanismen erworben (Davies 1994).

Plasmide tragen aber nicht nur **Antibiotikaresistenz-Gene,** sondern sehr häufig auch Pathogenitätsfaktoren wie Adhäsine und Enterotoxine, wie sie z.B. auf Plasmiden von enterotoxischen *Escherichia (E.) coli* (ETEC) und enterohämorrhagischen *E. coli* (EHEC) gefunden wurden (Donnenberg und Kaper 1992, Falkow 1996). Der invasive Phänotyp von *Shigella spp.*, vermittelt durch den Komplex der Ipa-Proteine, ist auf einem 220 Kilobasenpaare großen Plasmid lokalisiert. Alle virulenten Shigella-Isolate besitzen dieses Plasmid und ein Verlust dieser episomalen genetischen Information führt zum Verlust der Virulenz und der Fähigkeit, Wirtszellen zu infizieren (Galan und Sansonetti 1996, Menard et al. 1996). Auch die Fähigkeit von Salmonellen, systemische Infektionskrankheiten zu erzeugen, hängt von der Anwesenheit eines Plasmides ab, das unter Salmonella-Stämmen rege ausgetauscht werden kann (Falkow 1996, Galan und Sansonetti 1996). Die Entdeckung, dass das Cholera-Toxin von *Vibrio cholerae* auf einem lysogenen Phagen kodiert wird, bietet eine Erklärung für den erst vor wenigen Jahren neu entstandenen, pandemisch auftretenden pathogenen Vibrio-cholerae-Stamm O139 (Waldor und Mekalanos 1996, World Health Organization 1993).

3.2 Pathogenitätsinseln

Auf der Suche nach den genetisch bedingten Unterschieden zwischen pathogenen und nicht-pathogenen Stämmen ist man auf die Anwesenheit von unterschiedlich großen und in der Anzahl variierenden DNA-Fragmenten auf dem Genom von Krankheitserregern gestoßen, die nur bei pathogenen, aber nicht bei apathogenen Vertretern einer Gattung zu finden waren und hat diese als Pathogenitätsinseln (pathogenicity islands, PAI) bezeichnet (Hacker et al. 1990, Knapp et al. 1986, Lee 1996). Per Definition versteht man unter PAI einen **Block an Pathogenitätsfaktoren,** der chromosomal, aber nicht episomal lokalisiert ist, eine eindeutige molekulare und funktionale Einheit bildet und Bakterien in einem Schritt mit einem Komplex von Pathogenitätsfaktoren ausstatten kann (Lee 1996). Pathogenitätsinseln werden sehr häufig von Insertionselementen flankiert, die es dem Pathogenitätsfaktoren-tragenden DNA-Fragment erlauben, in das Genom eines Rezipienten zu integrieren. Dies kann dazu führen, dass ein ganzer Block von Pathogenitätsfaktoren von einem Stamm in einen anderen transferiert wird und so ein nichtpathogener Stamm in einen pathogenen Stamm konvertiert wird. Inzwischen sind eine Vielzahl solcher Pathogenitätsinseln z.B. von uro- und enteropathogenen *Escherichia coli*, von *Salmonella typhimurium*, *Yersinia pestis* und *Yersinia enterocolitica*, *Helicobacter pylori*, *Vibrio cholerae* O139, *Listeria monocytogenes* und einer Reihe weiterer Bakterien beschrieben worden (Carniel et al. 1996, Dobrindt et al. 2004, Falkow 1996, Lee 1996, Mecsas und Strauss 1996, Ochman und Groisman 1996).

3.3 Bakterielle Sekretionssysteme

Die Sekretionssysteme gramnegativer Bakterien, die sowohl bei humanpathogenen wie bei tier- und pflanzenpathogenen Bakterien vorkommen, werden prinzipiell in fünf Typen unterteilt (Abb. A1-6). Das **Typ-I-Sekretionssystem** transportiert die Effektorproteine aus dem Zytoplasma des Bakteriums direkt über die innere Membran, das Periplasma und die äußere Membran in das äußere Milieu des Keimes (z.B. das α-Hämolysin von *Escherichia coli*, die Metalloprotease von *Erwinia chrysanthemi*, das Leukotoxin von *Pasteurelle haemolytica*, die Adenylatzyklase von *Bordetella pertussis*). Das **Typ-II-Sekretionssystem** transportiert die Effektorproteine zuerst über die innere Membran in den periplasmatischen Raum und anschließend über die äußere Membran in das umgebende Milieu (z.B. die Pullulanase von *Klebsiella oxytoca*, das Cholera-Toxin von *Vibrio cholerae*, das Exotoxin A von *Pseudomonas aeruginosa* und die „bundle-forming" Pili von enteropathogenen und enterotoxischen *E. coli*). Dieser Typ II spiegelt den generellen Sekretionsweg gramnegativer Bakterien wider. Bei **Typ-III-Sekretionssystemen** werden die Effektorproteine (z.B. die bakteriellen Flagellen und nichtflagellare Pathogenitätsfaktoren) in das äußere Milieu durch verschiedene Kanalproteine transportiert, die die innere Membran, das Periplasma und die äußere Membran überspannen. Als Abgrenzung zur Sekretion von Pathogenitätsfaktoren wird das System zum Transport bakterieller Flagellen als Typ IIIa und das

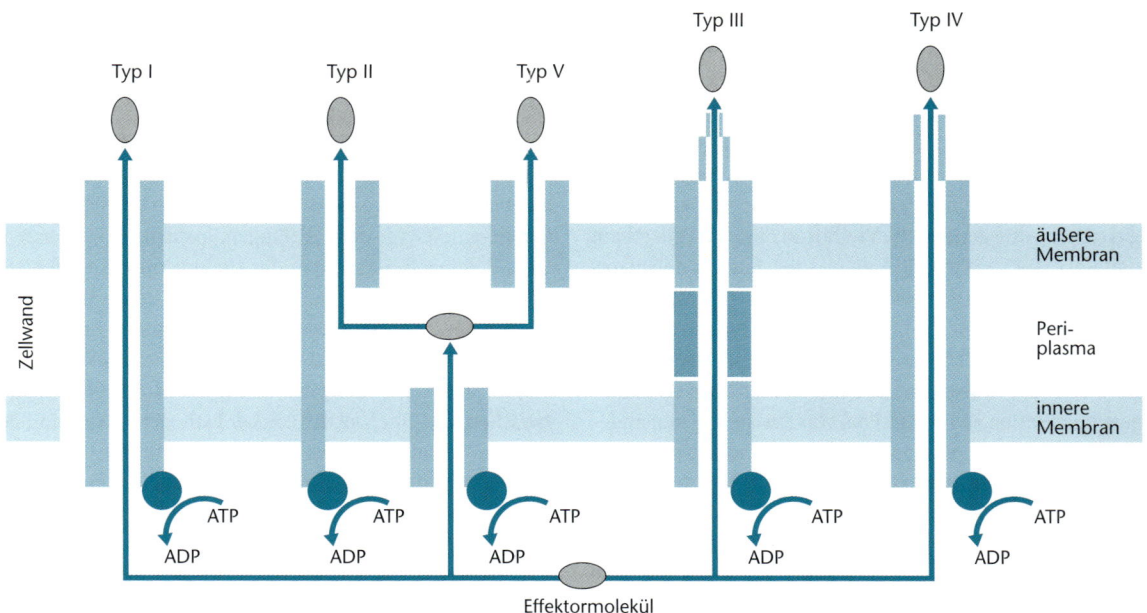

Abb. A1-6 Schematische Darstellung der Protein-Sekretionssysteme Typ I, II, III, IV und V gramnegativer Bakterien (Details siehe Text).

System zum Transport bakterieller Pathogenitätsfaktoren als Typ IIIb bezeichnet (Hueck 1998, Mecsas und Strauss 1996, Stephens und Shapiro 1996). Der Unterschied zwischen beiden liegt darin, dass Flagellenkomponenten durch eine Ringstruktur der äußeren Membran transportiert werden, die Teil des Flagellums ist, während pathogene Effektormoleküle die äußere Membran durch Kanal-Proteine passieren, die homolog zu denen im Typ-II-Sekretionssystem sind (Pugsley 1993). Im Gegensatz zum Sekretionssystem der Typen I und II wird das Typ-IIIb-Sekretionssystem angeschaltet, wenn der Erreger in engen Kontakt mit der Wirtszelle kommt. Dieser Mechanismus wird analog als Kontakt-abhängige Sekretion und deswegen auch als Injektosom bezeichnet. Die Effektormoleküle werden dabei direkt aus dem Zytoplasma des Erregers an die Zelloberfläche transportiert, wo sie mit der eukaryontischen Wirtszelle interagieren und Wirtszell-Proteine modifizieren. Typische Beispiele für Typ-IIIb-Sekretionssysteme sind der Transport des Zytotoxins YopE und der Tyrosin-Phosphatase YopH von *Yersinia* direkt in die eukaryontische Wirtszelle (Pettersson et al. 1996, Sory et al. 1995). Weitere Beispiele sind Effektorproteine von *Salmonella enterica*, *Shigella flexneri*, *Escherichia coli*, *Ralstonia solanacearum*, *Pseudomonas syringae* und *Chlamydia trachomatis* (Henderson et al. 2004). Die meisten Proteine, die zu einem Typ-IIIb-Sekretionssystem gehören, einschließlich Effektorproteinen, Regulationsproteinen, Strukturproteinen und Chaperon-Proteinen werden von Genen kodiert, die auf Operons liegen und in Form von Clustern auf dem Genom angeordnet sind (Pathogenitätsinseln). Der Besitz eines Typ-IIIb-Sekretionssystems kann es einem Bakterium ermöglichen, sich an verschiedene Habitate (Wirte) zu adaptieren (Hueck 1998, Mecsas und Strauss 1996, Stephens und Shapiro 1996). Die **Typ-IV-Sekretionssysteme** sind vom Aufbau her sehr eng mit den bakteriellen Konjugationsmaschinerien verwandt und translozieren Effektorproteine von Bakterienzelle zu Bakterienzelle oder von Bakterienzelle zu Wirtszelle. Den Prototyp dieses Sekretionssystems stellt das T-DNA-Transfersystem des pflanzenpathogenen Bakteriums *Agrobacterium tumefaciens* dar. Weitere Beispiele sind die Dot/Icm-Systeme von *Legionella pneumophila*, *Brucella suis*, *Bartonella henselae*, *Helicobacter pylori* und bis zu einem gewissen Grad zählt auch der Transport des Pertussis-Toxins von *Bordetella pertussis* zu diesem Sekretionstyp. Zu den einfachsten Sekretionsmechanismen von Effektormolekülen zählt das **Typ-V-Sekretionssystem,** das sich in die Typen Va (Autotransporter-Sekretionsweg oder AT-1), Vb (Zwei-Partner-Sekretionsweg) und Vc (AT-2 Familie) unterteilen lässt. Mittels diesem Sekretionssystem werden eine Vielzahl von Effektormolekülen von den unterschiedlichsten gramnegativen Bakterien transportiert (Henderson et al. 2004). Gemeinsam ist allen fünf Sekretionssystemen die Hydrolyse von Adenosintriphosphat (ATP) zu Adenosindiphosphat (ADP), um die notwendige Energie für den aktiven Transport zu gewinnen.

4 Resümee

Pathogenitätsfaktoren können sich also durch mobile genetische Elemente und Pathogenitätsinseln unter Bakterienspezies, in seltenen Fällen sogar über die Artgrenzen hinaus, verbreiten und so für die Entstehung neuer pathogener oder virulenterer Stämme sorgen (Cohan 1996, Matic et al. 1996, Read 1994). Zum Beispiel wurde der „Locus of enterocyte effacement" (LEE) von enteropathogenen *Escherichia coli* auch unter weiteren Mitgliedern der Enterobacteriaceae wie *Citrobacter freundii* und *Hafnia alvei* gefunden (Donnenberg und Kaper 1992, McDaniel et al. 1995). Aber auch die Fähigkeit von Bakterien, hypermutierfähige Stämme zu entwickeln, die ihre Mutationsrate drastisch erhöhen und Rekombinationsereignisse unter verschiedenen Spezies erhöhen, führen zur raschen Entstehung von Antibiotikaresistenzen und der Verbreitung von Pathogenitätsfaktoren innerhalb der prokaryontischen Welt (LeClerc et al. 1996). Die bakteriellen Pathogenitätsfaktoren können als ein **Ausdruck prokaryontischer Spezialisierung** betrachtet werden, um in der Umgebung des Wirtes zu überleben. Mit unserem heutigen molekularen Wissen und aufgrund zahlreicher abgeschlossener und bioinformatorisch aufgearbeiteter bakterieller Genomprojekte inklusive vergleichender Genomanalysen haben wir inzwischen eine recht gute Vorstellung davon, wie neue pathogene Stämme oder virulentere Varianten von pathogenen Stämme entstehen und zu bisher unbekannten Infektionskrankheiten oder veränderten Symptomen von bekannten Infektionskrankheiten führen können. Aber nicht nur die Pathogenitäts- und Virulenzfaktoren sowie die genetische Variabilität der Mikroorganismen erzeugen pathogene Varianten, sondern auch wir selber tragen durch unser soziales Verhalten und durch Änderungen unserer Lebensumstände zur Entstehung von Infektionskrankheiten maßgeblich bei (Morse 1995).

A1.3 Pilze

Peter Staib und Joachim Morschhäuser

1 Reservoire und allgemeine Epidemiologie

Von den mehr als 100 000 beschriebenen Pilzarten treten nur wenige (ca. 150) als Infektionserreger beim Menschen auf. Im Gegensatz zu echten parasitierenden Mikroorganismen tragen Pilze im Ökosystem vorwiegend zum Abbau biologisch inaktiven Materials bei, was grob unter dem Begriff „Kompostierung" subsumiert werden kann (Staib 1996). Ausgehend von dieser Betrachtungsweise kann ein noch lebender, aber abwehrgeschwächter Wirt substrat- und milieubietend für eine definierte Pilzart sein, die über die erforderlichen Enzyme, Temperatur- und Milieutoleranzeigenschaften verfügt (Rippon 1988). Der gesunde, immunkompetente Mensch verfügt über eine hohe angeborene Abwehr gegen Pilze. Hierfür verantwortlich sind eine intakte Haut und Schleimhäute als mechanische Barrieren, die eigene Mikroflora sowie vor allem die zelluläre Immunantwort. Mykosen treten daher meist nur bei einer **biologischen Störung des Wirts** (z.B. Immundefekte, bestimmte Grundkrankheiten) auf.

Je nach Lokalisation werden Mykosen unterteilt in oberflächliche, kutane, subkutane und systemische Infektionen. Oberflächliche Infektionen sind auf äußere Bereiche der Haut und der Haare begrenzt (äußerste Schicht des Stratum corneum bzw. der Haarkutikula), kutane verlaufen tiefer in der Epidermis, sind aber auf die keratinisierten Schichten beschränkt (z.B. die Dermatomykose). Subkutane Infektionen, oft verletzungsbedingt, verlaufen in der Dermis (z.B. die Sporotrichose). Systemmykosen entstehen meist durch Inhalation sporenhaltigen Materials. Primärer Infektionsherd ist die Lunge, von wo aus eine Streuung in verschiedenste Organe erfolgt (z.B. Histoplasmose, Blastomykose, Coccidioidomykose).

Die medizinisch relevanten Pilze werden nach ihrer morphologischen Zustandsform – Sprosspilz oder Fadenpilz – und ihrem primär bevorzugten Organbefall folgendermaßen eingeteilt:

- Sprosspilze:
  - hefeartige Pilze (*Candida spp.*, *Cryptococcus spp.*, *Malassezia spp.*, *Trichosporon spp.* und andere)
- Fadenpilze:
  - Dermatophyten (*Epidermophyton spp.*, *Microsporum spp.*, *Trichophyton spp.*)
  - Erreger von Verletzungsmykosen (*Exophiala spp.*, *Phialophora spp.*, *Madurella spp.*, *Sporothrix spp.* und andere)
  - Erreger von Systemmykosen (*Blastomyces spp.*, *Coccidioides spp.*, *Emmonsia spp.*, *Histoplasma spp.*, *Paracoccidioides spp.* und andere)
  - Erreger meist akuter, invasiver Mykosen bei stärkster Immunsuppression (*Aspergillus spp.*, Zygomyzetes und andere)
  - Pilze mit fraglicher Erregernatur, meist als Kontaminant (*Alternaria spp.*, *Monilia spp.* und andere)

Um unter der großen Zahl von Pilzarten eine sinnvolle Auswahl an klinisch bedeutsamen Spezies zu treffen, werden sich die folgenden Ausführungen im Wesentlichen auf die in Tabelle A1-8 genannten Krankheitserreger beschränken.

Tab. A1-8 Auswahl klinisch bedeutsamer Erreger von Pilzinfektionen.

Pilzart	Reservoir	Wirt
Candida albicans	Mensch (Epithel, Sekrete)	Mensch
Cryptococcus neoformans var. *neoformans* und var. *gattii* (Teleomorphe: *Filobasidiella neoformans*)	Vogelfäkalien, hoch konzentrierte, auskristallisierte Harnbestandteile	Mensch, Tier
Pneumocystis carinii	nicht bekannt	Mensch, Tier
Histoplasma capsulatum	Fäkalien von Fledermaus, Huhn und Star	Mensch, Tier
Epidermophyton floccosum, *Microsporum* spp., *Trichophyton* spp.	erregerhaltige Hautmaterialien, Boden	Mensch, Tier
Aspergillus fumigatus	Kompost	Mensch

Pilze sind meist frei lebend, nur sehr wenige sind Teil der humanen Mikroflora. Infektionen erfolgen daher meist **exogen,** entweder durch Inhalation oder traumatische Einwirkung.

Cryptococcus neoformans, der häufigste Erreger pilzbedingter Meningitis, hat sein natürliches Reservoir in witterungsgeschützten Fäkalien von Tauben, Papageien und Kanarienvögeln, wo er Harnbestandteile wie Purine und Kreatinin als Nährstoffe verwendet (Arastéh et al. 1996, Idnurm et al. 2005, Mitchell und Perfect 1995). *C. neoformans* ist kein Schleimhautsaprophyt wie *Candida albicans* und verursacht auch keine Schleimhautbeläge. Durch Einatmen von verstäubtem, Blastosporen- (anamorph) oder Basidiosporen- (teleomorph)haltigem Vogelkot kommt es vor allem bei AIDS-Patienten zu Infektionen der Lunge mit hämatogener Aussaat und sekundärem Befall des Zentralnervensystems, für das *C. neoformans* eine ausgesprochene Affinität aufweist. Mit der Beobachtung über das Vorkommen von *C. neoformans* in Makrophagen des Spermas AIDS-Kranker (einschließlich der symptomlosen Besiedlung der Prostata mit *C. neoformans*) stellt sich die Frage, ob diesem Infektionsweg bei AIDS-Patienten epidemiologische Bedeutung zukommt (Staib und Seibold 1990).

Pneumocystis carinii, ebenfalls häufiger Opportunist bei AIDS, Erreger einer unbehandelt tödlich verlaufenden Pneumonie, wird aufgrund seiner 16S-RNA-Sequenz neuerdings als Pilz und nicht als Protozoon eingruppiert (Stringer 1996). Die Tatsache, dass *P. carinii* aber bis heute in vitro nicht züchtbar und ein natürliches Biotop nicht bekannt ist, weist allerdings auf einen biologisch außergewöhnlichen Mikroorganismus hin. Koinfektionen von Pneumozystose und Kryptokokkose, die häufig bei AIDS-Patienten zu beobachten sind, werfen jedoch Fragen nach ökologischen Gemeinsamkeiten auf (Arastéh et al. 1996).

Histoplasma capsulatum hat sein Reservoir, ähnlich wie *C. neoformans*, in Vogel- und Fledermauskot (endemisches Vorkommen besonders in den USA), sodass es z.B. beim Reinigen von Hühnerställen oder nach Höhlenexpeditionen zu Ausbrüchen von Histoplasmose kommen kann (Woods 2002).

Die Hauptbeteiligung von *Aspergillus fumigatus* bei der Kompostierung (durch breiteste Enzymausstattung und Thermotoleranz) macht das Pilzreservoir Kompost zu einer gefürchteten Infektionsquelle von stark abwehrgeschwächten Personen (z.B. nach Immunsuppression bei Organtransplantationen) (Arastéh et al. 1996, Staib 1996).

Bei der Dermatomykose kommt es zum Befall von Haut und Anhangsorganen, Haaren und Nägeln (Aly 1994). Der Großteil dieser Infektionen wird durch eine homogene Gruppe keratinophiler Pilze verursacht, die Dermatophyten genannt werden (Hainer 2003, Weitzman und Summerbell 1995). Nach Sabouraud oder Conant werden die Dermatophyten in drei Gattungen eingeteilt: *Epidermophyton*, *Microsporum* und *Trichophyton*. Diese Gruppen untergliedert man in anthropophile, zoophile und geophile Pilze. Auch die Dermatophyten-Infektionsquellen sind bei der großen Streuung abgeschilferter, mit Hautpilzen befallener Anhangsorgane der Haut von Mensch und Tier in der belebten Natur weit verbreitet. Hierbei stellen sich immer wieder die Fragen, ob für das Angehen einer Infektion das Vorliegen biologisch inaktiven, d.h. toten Gewebematerials, z.B. im Zwischenzehenraum (häufigster Primärherd der Fußmykose des Menschen) ausschlaggebend ist und ob derartiges Material wiederum zur Infektionsquelle für andere Personen, etwa im Schwimmbad, werden kann.

C. albicans hat ihr Resevoir nicht auf abiotischem Material in der freien Natur, sondern auf den Schleimhäuten des Verdauungstrakts des Menschen. *C. albicans* wird bei einer Abwehrschwäche des Wirts (Leukopenie, Leukozytendefekt und andere) zum Erreger von Infektionen mit chronischem oder systemischem Verlauf (Cutler 1991, McCullough et al. 1996).

2 Allgemeine Prinzipien der Pathogenität

Nachdem es keine obligat-pathogenen Erreger unter den Pilzen gibt, stehen zwei pathogenetische Grundprinzipien im Vordergrund:
- die biologische Störung des Wirts zusammen mit entsprechendem Nährsubstrat- und Milieuangebot
- die spezifischen pathogenetischen Eigenschaften der infrage kommenden Pilzarten (Tab. A1-9).

2.1 Thermotoleranz und Redoxpotential

Zwei der wichtigsten physiologischen Barrieren gegenüber Pilzwachstum innerhalb des Wirtsgewebes sind Temperatur und Redoxpotential (Rippon 1988). Die meisten Pilze sind mesophil und zeigen ein optimales Wachstum bei einer Temperatur, die deutlich unterhalb der des menschlichen Körpers liegt. Zudem lebt die Mehrzahl der Pilze saprophytisch. Daher verlaufen enzymatisch regulierte Abbauwege bei einem Redoxpotential von totem, organischem Material weitaus effizienter als bei dem von lebendem Gewebe.

Bemerkenswerte Thermotoleranz und extrem hohe Wachstumsrate bei 37 °C wird bei *A. fumigatus* beobachtet (Hogan et al. 1996). Auch der dimorphe Pilz *H. capsulatum* weist in der Hefephase (Gewebsphase) erhöhte Wachstumsraten auf, besonders auch in Abhängigkeit bestimmter Nährsubstratbedingungen (z.B. Sulfhydryl-Gruppen) (Rippon 1988). *C. albicans*, die den Menschen als Reservoir und Wirt bevorzugt, ist ebenfalls an höhere Wachstumstemperaturen adaptiert.

2.2 Adhärenz

Die erfolgreiche Adhärenz eines Erregers an Wirtsoberflächen ist ein wichtiger Schritt bei deren Besiedlung. *C. albicans* adhäriert z.B. gut an Epithelzellen, Endothelzellen und extrazelluläre Matrixproteine (Fukazawa und Kagaya 1997). Vermittelt wird die Bindung dabei durch Kohlenhydrat-Protein- (z.B. Epithelzellen) oder durch Protein-Protein-Wechselwirkungen (z.B. extrazelluläre Matrix). Für eine Adhärenz von *C. albicans* an Wirtszelloberflächen scheinen mehrere Typen von Adhäsin-Rezeptor-Interaktionen verantwortlich zu sein. Eine wichtige Rolle spielen dabei Mannoproteine der äußeren fibrillären Zellschicht der C.-albicans-Zelle. Von Bedeutung für die Adhärenz von *C. albicans* an verschiedenste Wirtsoberflächen sind nach neuesten Erkenntnissen auch Mitglieder einer Familie von Als- (agglutinin-like sequence) Proteinen. Adhäsive Eigenschaften dieser Zellwandglycoproteine werden einer N-terminalen Domäne zugeschrieben, die auf der Pilzzelloberfläche präsentiert wird (Hoyer 2001). Als unspezifischer Kolonisationsfaktor wird auch die Hydrophobizität der C.-albicans-Zellwand beschrieben. Adhärenzeigenschaften von *C. albicans* sind auch von der Kolonieform und Zellmorphologie („phänotypisches switching") sowie von der Sekretion saurer Proteasen abhängig. Im Tiermodell hat sich gezeigt, dass C.-albicans-Stämme mit geringerer Adhärenz weniger virulent sind.

2.3 Dimorphismus

Die Infektion mit *H. capsulatum*, dem Prototyp eines dimorphen Pilzes und Erreger einer Systemmykose, erfolgt durch Inhalation von Konidien der Myzelphase, um als Erreger im Gewebe in die so genannte Hefephase (Gewebsphase) überzugehen. Hierbei steigt die Metabolismusrate, verbunden mit einer rapide erhöhten Teilungsrate der Pilzzellen. Bei höherer Temperatur gewachsene Pilze unterscheiden sich in der Zellwandstruktur, ihrem Kohlenhydratgehalt und ihrer Lipidzusammensetzung von solchen Pilzen, die bei niedrigerer Temperatur gewachsen sind.

Auch bei *C. albicans* zählt das Auftreten verschiedener Morphologieformen zu den putativen Virulenzfaktoren

Tab. A1-9 Wichtige putative Virulenzfaktoren verschiedener klinisch relevanter Pilze.

pathogener Pilz	putative Virulenzfaktoren
Cryptococcus neoformans	• Kapselbildung • Phenoloxidase (Melaninsynthese) • Protease • Phospholipase
Histoplasma capsulatum	• Thermotoleranz • dimorphes Wachstum • intrazelluläres Wachstum
Aspergillus fumigatus	• Thermotoleranz • Proteasen • toxische Metabolite (Gliotoxin, Restriktozin)
Dermatophyten	• sekretorische Enzyme (Elastase, Kollagenase, Keratinase)
Candida albicans	• Adhärenz • dimorphes Wachstum • sekretorische Enzyme (Protease, Phospholipase) • phänotypische Variation

(Calderone und Fonzi 2001, Cutler 1991). Während einer Infektion werden beide Morphologieformen, Hefe und Hyphe, beobachtet und offensichtlich in Abhängigkeit der jeweiligen Wirtsnische und den verschiedenen Stadien während des Krankheitsverlaufs benötigt. In Mausexperimenten wurde auch verdeutlicht, dass spezifisch hergestellte C.-albicans-Mutanten mit Defekten im Wechsel von Hefe- und Hyphenphase weit weniger virulent sind als die entsprechenden Ausgangsstämme (Whiteway und Oberholzer 2004). Im Zuge einer veränderten Zellmorphologie der Pilzzelle müssen auch Veränderungen in der Sekretion hydrolytischer Enzyme und den Adhärenzeigenschaften, ebenso aber auch immunmodulatorische Effekte berücksichtigt werden.

2.4 Enzymausstattung

Als mögliche Pathogenitätsfaktoren von *C. albicans* werden hydrolytische Enzyme diskutiert. Neben Phospholipasen verfügt *C. albicans* über eine Familie von Isoenzymen von sekretorischen, sauren Proteasen (SAPs) (Ibrahim et al. 1995, Morschhäuser et al. 1997, Naglik et al. 2003). Die Virulenz verschiedener C.-albicans-Stämme korreliert mit ihrer Protease- und Phospholipase-Sekretion; Protease-negative Mutanten verhielten sich im Tiermodell weniger virulent als wildtypische, Protease-positive Stämme (Hube et al. 1997). Interessanterweise wurde auch nachgewiesen, dass die einzelnen Mitglieder der Protease-Genfamilie während einer experimentellen Infektion von Mäusen in Abhängigkeit des Infektionsverlaufs unterschiedlich reguliert werden, was dafür spricht, dass die individuellen Isoenzyme bestimmte Aufgaben erfüllen (Staib et al. 2000). Neben ihrer Bedeutung für ein destruktives Wachstum spielen Proteasen auch eine Rolle bei der Vermeidung von Wirts-Abwehrmechanismen, bei der Stickstoffversorgung und der Adhärenz.

Über sekretorische Proteasen mit verschiedenen pH-Optima verfügt auch *A. fumigatus*, der generell durch eine breite Enzymausstattung gekennzeichnet ist (Hogan et al. 1996). Bei dem perakut-invasiven und disseminierenden Verlauf der Aspergillose kommt es nach Inhalation der 2–3 µm großen Konidien innerhalb weniger Stunden zur Auskeimung, gefolgt von einem invadierenden, alle Gewebsgrenzen durchschreitenden myzelialen Wachstum, an dem Proteasen wesentlich beteiligt sind.

Als mögliche Virulenzfaktoren wurde auch bei *C. neoformans* auf Proteasen und Phospholipasen hingewiesen, die aber nicht mit den Enzymen von *C. albicans* vergleichbar sind (Buchanan und Murphy 1998). Nach jüngsten Beobachtungen soll der Infektionsverlauf von *C. neoformans* auch durch eine stammspezifische Phenoloxidase (Laccase) und eine stammspezifische Polysaccharid-Kapsel (Hemmung von Gewebsreaktionen) bestimmt werden (Idnurm et al. 2005, Staib 1997).

Dermatophyten verfügen ebenfalls über ein breites Spektrum abbauender Enzyme. Bei der Dermatomykose dringt der Pilz in seiner invasiv-myzelialen Wuchsform unter Bildung verschiedener Proteasen wie Elastase, Kollagenase und Keratinase bei gleichzeitiger Zerstörung histologischer Strukturen in diese Materialien ein (Weitzman und Summerbell 1995).

2.5 Toxine

Mykotoxine (Pilzgifte) sind natürlich vorkommende toxische Sekundärmetabolite von Pilzen (Dörfelt 1989). Sie umfassen sowohl die Giftstoffe in Fruchtkörpern von Großpilzen als auch toxische Ausscheidungsprodukte niederer Pilze. Man kennt heute über 300 Mykotoxine, die zu rund 25 Strukturtypen organischer Verbindungen gehören. Als häufige **Kontaminanten vieler Getreidearten** besitzen Mykotoxine große Bedeutung. Wichtige Mykotoxine sind z.B. die Aflatoxine (aus *Aspergillus flavus* und *Aspergillus parasiticus*), Fumonisine (aus *Fusarium moniliforme*) und das Patulin (aus *Penicillium spp.*). Mykotoxine sind oft bereits **in geringer Dosis toxisch** für Mensch und Tier. Von den Aflatoxinen ist bekannt, dass sie hepatotoxische, mutagene, karzinogene und immunsuppressive Eigenschaften besitzen. Auf die immunmodulierenden Effekte des Mykotoxins Gliotoxin (aus *A. fumigatus*), einem Zytotoxin, wird im nächsten Abschnitt näher eingegangen. Als weiteres Zytotoxin bildet *A. fumigatus* das Restriktozin, eine RNA-Nuklease (Hogan et al. 1996). Ihr Substrat ist die 28S-RNA eukaryotischer Ribosomen. Trotz Detektion von Restriktozin im Urin von Patienten mit invasiver Aspergillose ist die Bedeutung dieses Zytotoxins für den Krankheitsverlauf noch unklar.

Abzugrenzen von den Mykotoxinen sind die gegenwärtig an biologischer Bedeutung zunehmenden Killertoxine der Killerhefen, jetzt genannt **Mykozine** (in Anlehnung an Bakteriozine bei Bakterien) (Golubev 1998). Mykozinogene Stämme sezernieren ein Proteintoxin, welchem sie selbst gegenüber immun, andere Stämme derselben Art jedoch sensitiv sind. Von großem Interesse sind Anwendungen des Killerphänomens, z.B. der Einsatz von Killerhefen in biotechnologischen Fermentationsprozessen zum Schutz vor kontaminierenden Hefen. Die Wirkungsweise vieler dieser Killertoxine besteht in ihrer Einlagerung in die Zytoplasmamembran sensitiver Zielzellen unter Ausbildung von Poren, was letztlich zur Zerstörung des elektrochemischen

Potentials und zum Zelltod führt. Bislang wurde die Killeraktivität bei mehr als 80 Arten von Hefen beobachtet. Aufgrund der Tatsache, dass ein Killertoxin (Mykozin) das Wachstum von *C. neoformans* hemmen kann, stellt sich die Frage, ob das Fehlen oder Vorkommen eines spezifischen Killertoxins entscheidend für die Epidemiologie und Pathogenität von Pilzen sein kann.

3 Allgemeine Prinzipien der Evasion und der Erregerpersistenz

Pilzinfektionen werden in der Regel vor allem bei abwehrgeschwächten Personen beobachtet. Eine Gefahr für den immunkompetenten Menschen durch Pilze besteht demnach nur in Fällen mit extrem hoher Exposition. Dennoch kennt man Pilzfaktoren, die es ermöglichen, Wirtsabwehrreaktionen zu vermindern bzw. zu umgehen (siehe Tab. A1-9).

Einige C.-albicans-Stämme können spontan oder induziert zwischen verschiedenen Kolonieformen wechseln, ein Phänomen, dem nicht nur Veränderungen von Adhärenzeigenschaften, sondern auch Änderungen antigener Eigenschaften zugeschrieben werden. Diese Variabilität könnte zu einer Evasion des Immunsystems beitragen. In diesem Zusammenhang sind auch wiederum die Candida-Proteasen zu erwähnen, die durch Abbau von Komplementproteinen und Immunglobulinen zu einer Verminderung der Wirtsabwehr führen können. Neben ihrer Beteiligung als Adhärenzkomponenten bei der Wirtsbesiedlung werden auch Fibrinogen-Bindungsfaktoren von *C. albicans* hinsichtlich ihrer immunmodulatorischen Eigenschaften (molekulares Mimikry) beschrieben (Abb. A1-7).

Die Lokalisation des Erregers innerhalb des Wirts ist ebenfalls von Bedeutung für eine mögliche Infektionskrankheit. Daher wird ein intrazelluläres Wachstum von *H. capsulatum* als Virulenzmechanismus diskutiert (Hogan et al. 1996). H.-capsulatum-Hefezellen verfügen über Mechanismen, die es ihnen ermöglichen, trotz des respiratorischen „burst" im Inneren von Phagozyten zu überleben. Eine Schlüsselrolle hierbei spielt die Fähigkeit von *H. capsulatum*, den phagolysosomalen pH-Wert zu modulieren. Lysosomale Hydrolasen benötigen für ihre Aktivität einen sauren pH-Wert, sodass eine Resistenz der H.-capsulatum-Hefezellen gegenüber phagolysosomalem Abtöten durch Hydrolasen aus einem pilzinduzierten pH-Anstieg resultieren könnte.

Bei der Kryptokokkose ist die erregerspezifische Polysaccharid-Kapsel (Glucuronoxylomannan) als wichtiger Virulenzfaktor von *C. neoformans* Ursache für die Hemmung von Gewebsreaktionen. Der Erreger wird vom Abwehrsystem nicht als Eindringling erkannt und die Phagozytose bleibt aus (Hogan et al. 1996, Idnurm et al. 2005). Zu weiteren immunsuppressiven Effekten, die der Anwesenheit dieser Kapsel zugeschrieben werden, zählen Herunterregulation der Zytokin-Sekretion, Inhibition der Leukozyten-Akkumulation, Induktion von Suppressor-T-Zellen und Inhibition der Lymphoproliferation. Neben der Kapsel wird für *C. neoformans* auch die Melanin-Synthese, katalysiert durch eine membrangebundene Phenoloxidase (Laccase), diskutiert. Melanin-bildende C.-neoformans-Zellen sind gegenüber antimikrobiellen Oxidanzien stimulierter Phagozyten weniger suszeptibel als nichtmelanisierte C.-neoformans-Zellen. Als zusätzlicher Beitrag für die Virulenz wird die Melanin-Bildung von *C. neoformans* auch für eine verminderte Lymphoproliferation und TNF-α-Produktion verantwortlich gemacht.

Für eine Erregerpersistenz von *C. neoformans* spricht, dass im Tierversuch (Maus) unter Verwendung von C.-neoformans-Stämmen mit geringer Virulenz im Gehirn unauffällig persistierende Zellen (dormant cells) durch eine zwei

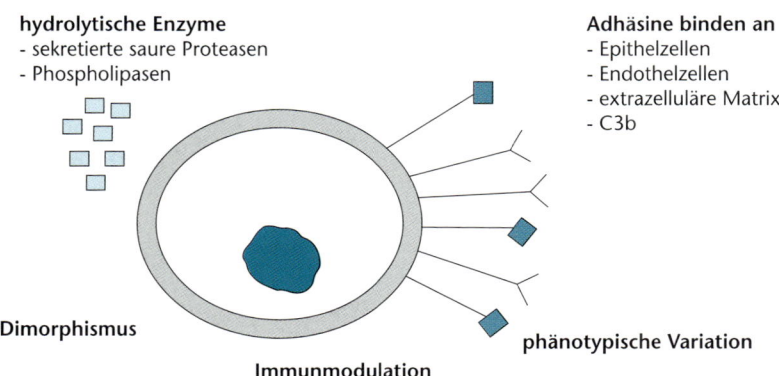

Abb. A1-7 Putative Virulenzfaktoren von *Candida albicans*.

Tage dauernde Urämie in einen C.-neoformans-Befall von Gehirn und Auge übergeführt werden konnte (Staib 1997). Dieses Beispiel lässt vermuten, dass auch Stoffwechselstörungen des Wirts Einfluss auf Abwehrmechanismen haben. Derartige Störungen können Auslöser von Pilzerkrankungen nach unauffälliger Persistenz bestimmter Pilzarten sein.

Von *A. fumigatus* ist bekannt, dass bestimmte Sekundärmetabolite, z.B. das Zytotoxin Gliotoxin, immunmodulatorische Eigenschaften besitzen (Hogan et al. 1996, Kamei und Watanabe 2005). Gliotoxin verfügt über eine antiphagozytäre Potenz und inhibiert adaptive Immunantworten, wie z.B. Proliferation von T-Zellen, Interleukin-Freisetzung durch aktivierte T-Zellen, Bildung zytolytischer T-Zellen und Proliferation von B-Zellen.

4 Resümee

Die in diesem Kapitel aufgeführten Beispiele der zurzeit häufigsten Pilzinfektionen des Menschen machen deutlich, dass den Pilzen im Ökosystem wichtige metabole Funktionen zukommen. Problematisch ist die Grenzziehung zwischen ihrem natürlichen Vorkommen als „Kompostierer" und ihrer Bedeutung als Krankheitserreger. Dennoch ist eine stete Zunahme an Pilzinfektionen des Menschen, besonders durch die steigende Zahl immunsupprimierter Patienten, zu beobachten. Für die Zukunft erscheint es dringend notwendig, unter Berücksichtigung erregerspezifischer Virulenzfaktoren und -mechanismen die Möglichkeiten zur Behandlung von Pilzinfektionen zu erforschen, nicht zuletzt auch wegen eines vermehrten Auftretens von Resistenzen bei der Behandlung pilzerkrankter Patienten mit den derzeit verfügbaren Antimykotika.

A1.4 Parasiten

Uwe Groß

1 Allgemeine Epidemiologie

Die häufigsten Infektionskrankheiten in den Tropen werden durch Parasiten hervorgerufen; so ist zum Beispiel fast eine Milliarde aller Menschen chronisch mit Hakenwürmern infiziert (Figueroa 1999). Außerdem werden jedes Jahr nach Schätzungen der WHO bis zu 500 Millionen Menschen mit dem Malariaerreger infiziert, von denen weit mehr als eine Million jährlich versterben. Medizinisch bedeutsame Parasitosen sind jedoch nicht nur auf die Tropen beschränkt: Es wird geschätzt, dass ungefähr die Hälfte der deutschen Bevölkerung mit dem Protozoon *Toxoplasma gondii* latent infiziert ist.

Das Zusammenleben von Organismen kann auf unterschiedliche Weise geschehen: Während die Symbiose ein Zusammenleben zum gegenseitigen Nutzen vorsieht, ist der Kommensalismus durch ein Zusammenleben ohne gegenseitigen Nutzen charakterisiert. Unter Parasitismus versteht man hingegen das **Leben auf Kosten eines anderen Organismus.** Parasiten sind dabei für ihr Überleben von diesen anderen Organismen, ihren Wirten, abhängig. Diese Abhängigkeit ist dadurch zu erklären, dass Parasiten im Verlauf der Evolution bestimmte metabolische Eigenschaften verloren haben, die ihnen nun jedoch vom Wirt zur Verfügung gestellt werden. Da die Koevolution mit dem Wirt zu unterschiedlichen Zeitpunkten begann, ist die Abhängigkeit des Parasiten von seinem Wirt demnach auch unterschiedlich ausgeprägt. Viele Parasiten haben dabei eine so enge Beziehung zu ihrem Wirt entwickelt, dass nicht nur der Wirt das Leben des Parasiten bestimmt, sondern auch der Parasit den Wirt manipuliert. Aus diesem Grund muss die evolutionäre Entwicklung eines Parasiten tatsächlich als Koevolution beider Partner verstanden werden. So wird einerseits die Entwicklung des Immunsystems als eine Antwort des Wirtes auf die Invasion von Parasiten verstanden, andererseits haben Parasiten Evasionsstrategien entwickelt, um den Abwehrmechanismen des Wirtes zu begegnen oder sogar die Immunabwehr des Wirtes zu ihrem eigenen Vorteil zu manipulieren.

Im deutschsprachigen Raum werden nur **Protozoen** (Einzeller), **Helminthen** (Würmer) und **Arthropoden** (Gliederfüßler) als Parasiten im eigentlichen Sinne bezeichnet. Sie werden den Eukaryoten zugeordnet, weil ihr Zellkern von einer Membran umgeben ist. Die Protozoen gehören zu den am frühesten entwickelten Parasiten; sie werden abhängig von ihren Bewegungsorganen unterteilt in Flagellaten (z.B. *Leishmania spp.*), Ciliaten (z.B. *Balantidia spp.*), Rhizopoda (z.B. *Amoeba spp.*) und Sporozoen (z.B. *Toxoplasma spp.* und *Plasmodium spp.*). Mikrosporidien, die keine Mitochondrien und keinen Golgi-Apparat besitzen, werden – ebenso wie *Pneumocystis jiroveci* – aufgrund molekularbiologischer Erkenntnisse mittlerweile zu den Pilzen gerechnet (Williams et al. 2005). Helminthen werden morphologisch unterteilt in Nematoden (Fadenwürmer, z.B. *Ascaris spp.*), Cestoden (Bandwürmer, z.B. *Taenia spp.*) und Trematoden (Saugwürmer, z.B. *Schistosoma spp.*). Im Gegensatz zu Protozoen und Helminthen, die meistens als **Endoparasiten** im Wirt leben, sind Arthropoden (z.B. Zecken und Läuse) in der Regel als **Ektoparasiten** auf ihrem Wirt zu finden. Manche Arthropoden, wie die

Anopheles-Mücke, können Krankheitserreger auf den Menschen übertragen.

Während einige Parasiten nur den Menschen befallen, kommt es bei anderen zu einem **Wirtswechsel**. Bei Parasiten, die zwischen Tier und Mensch übertragen werden können, wird die resultierende Infektion als Zoonose bezeichnet. Es wird angenommen, dass Zoonosen wahrscheinlich erst durch die Domestizierung wild lebender Tiere entstanden sind. Die zum Teil sehr komplexen Lebenszyklen von Parasiten spiegeln ihre ausgeprägte Fähigkeit zur Adaptation an sehr unterschiedliche Umwelt- bzw. Wirtsbedingungen wider. So ist der Parasit häufig gezwungen, sich biochemisch und morphologisch dem neuen Wirt anzupassen. Dabei wird unterschieden zwischen dem Endwirt (definitiver Wirt), in dem der Parasit sich geschlechtlich vermehrt, und dem Zwischenwirt, in dem entweder nur eine asexuelle Vermehrung (z.B. Protozoen) oder gar keine Vermehrung (z.B. Larven von Helminthen) stattfindet. Sowohl Zwischenwirt als auch Endwirt können darüber hinaus als Transportwirt dienen, um den Parasiten von einem Wirt zum nächsten zu übertragen. Doch auch ohne Transportwirt können Parasiten von einem Wirt zum nächsten durch perorale Aufnahme von umweltresistenten Stadien (Wurmeier oder Zysten) oder durch mit Dauerstadien kontaminiertem Trinkwasser oder Nahrungsmittel gelangen. Schließlich besteht noch die Möglichkeit der Übertragung im direkten körperlichen Kontakt: So werden Trichomonaden beim Geschlechtsverkehr direkt übertragen.

2 Allgemeine Prinzipien der Pathogenität

In der Pathogenese vieler Parasitosen spielen die Mechanismen Adhärenz und Zytotoxizität, Schädigung durch Nährstoffentzug und Invasion eine Rolle. Ein besonderes Merkmal parasitärer Erkrankungen ist die Tendenz zum chronischen Verlauf und die Erregerpersistenz; diese ist das Ergebnis erfolgreicher Evasionsstrategien und optimaler Adaptation an den Wirtsorganismus und wichtige Voraussetzung für eine effiziente Ausbreitung trotz langsamer Vermehrung.

2.1 Adhärenz und Zytotoxizität

Die Adhärenz von Parasiten an Zellen des Wirtes wird meistens durch Proteine oder Lektine vermittelt. Dabei haben Parasiten zum Teil erstaunliche Adaptationsmechanismen entwickelt. So wird z.B. die Adhärenz von *Trichomonas vaginalis* durch Adhäsine vermittelt, die – in Abhängigkeit vom Menstruationszyklus der Frau – eisenabhängig exprimiert werden (Moreno-Brito et al. 2005). Bei Entamoeba-histolytica-Parasiten, die mithilfe von Lektin an Kolonschleim und menschliche Zellen binden, wurden Cystein-Proteasen sowie ein porenbildendes Protein, die so genannte Amoeba-Pore, als weitere Pathogenitätsfaktoren identifiziert. Die Zerstörung von Abwehrzellen durch die Amoeba-Pore fördert ebenso wie die Hemmung von Komplement durch parasitäre Faktoren die Infektion (Leippe et al. 2005). Zusätzlich werden extrazelluläre Matrixproteine durch Proteasen gespalten, sodass die Amöben die Darmschleimhaut kolonisieren und penetrieren können. Aufgrund ihres aggressiven Verhaltens werden diese Parasiten zu den aktivsten Killerzellen, die wir kennen, gerechnet. Das pathogenetische Grundprinzip der Zytotoxizität lässt sich auch bei anderen Darmparasiten finden. So invadieren und zerstören Kryptosporidien bereits in der Initialphase der Infektion – wahrscheinlich mithilfe eines Proteinkinase C (PKC)- und Aktin-abhängigen Mechanismus – Darmepithelzellen (Hashim et al. 2006). Die adaptative Hyperplasie von Kryptenzellen führt zur Hypersekretion von Chlorid. Ein wässriger Durchfall entwickelt sich, weil einwandernde Makrophagen Tumor-Nekrose-Faktor-α (TNF-α) produzieren, welches lokal z.B. in Fibroblasten die Bildung von Prostaglandin E_2 (PGE_2) induziert, wodurch die weitere Sekretion von Chlorid gefördert und die Absorption von NaCl inhibiert wird (Clark und Sears 1996).

2.2 Entzug von Nähr- und Mineralstoffen

Ein anderes pathogenetisches Prinzip wird bei Infektionen mit Lamblien diskutiert: Es wird angenommen, dass die zinkhaltigen variablen Oberflächenproteine (VSP, variant surface protein) dieser Protozoen mit dem Wirt um Zink konkurrieren. Der resultierende Zinkmangel im Darm führt infolge verminderter Enzymaktivität zu Malabsorption und Diarrhö. Bei Hakenwürmern bewirken hydrolytische Enzyme gegen Mukopolysaccharide (Hyaluronidasen) eine Invasion in kleinste Blutgefäße der Lamina propria der Dünndarmschleimhaut. Da der Wurm für seine eigene Ernährung auf exogenes Eisen angewiesen ist, kann es bei chronischem Befall zur Eisenmangelanämie des Wirtes kommen. Insbesondere bei Bewohnern tropischer Länder mit chronischer Hakenwurm-Infektion führt der resultierende Eisenmangel zu Mangelerscheinungen und Minderwuchs.

2.3 Invasion

Im Gegensatz zu extrazellulären Erregern müssen intrazelluläre Parasiten in ihre Wirtszelle eindringen und sich dort etablieren. Apikomplexa, z.B. *Toxoplasma gondii*, dringen aktiv in ihre Wirtszelle ein, um anschließend ein besonderes Kompartiment im Zytoplasma zu bilden, das wahrscheinlich sowohl aus parasitären Proteinen als auch aus wirtszelleigenen Lipiden besteht und dadurch eine Fusion mit Lysosomen verhindert. Für die Adhäsion und Invasion in ihre Wirtszelle ist die proteolytische Prozessierung von Oberflächenproteinen der Parasiten notwendig (Carruthers und Blackman 2005). Die anschließende Bildung der parasitophoren Vakuole geschieht mithilfe parasitärer Proteine, die in einer zeitlich genau aufeinander abgestimmten Reihenfolge von spezialisierten Organellen des Parasiten (Mikronemen, Rhoptrien und dichte Granula) sezerniert werden. Da es im Gegensatz zu diesem aktiven Eindringen des Parasiten in seine Wirtszelle bei opsonierten (mit Antikörpern umhüllten) Toxoplasmen zur normalen Phagozytose mit Phagolysosomen-Bildung kommt, stellen die sezernierten Komponenten dieser Organellen Pathogenitätsfaktoren von Apikomplexa dar.

2.4 Autoimmunität

Parasiten können autoimmunologische Prozesse im Wirt initiieren, wie zum Beispiel bei der durch *Trypanosoma cruzi* verursachten Chagas-Krankheit. Zwei unterschiedliche Mechanismen sind für die ausgeprägte klinische Symptomatik in Form einer Kardiomyopathie und Dilatation von Hohlorganen verantwortlich. So verändern einerseits sezernierte parasitäre Faktoren die Oberfläche der Wirtszelle derart, dass sie vom Immunsystem als fremd angesehen wird und es zur Bildung von Autoantikörpern kommt. Andererseits besteht ein molekulares Mimikry zwischen Antigenen von *T. cruzi* (z. B. B13-Protein, Cruzipain) und Herzmuskelmyosin des Wirtes. In diesem Fall werden Antikörper unter anderem gegen das Endokard gebildet (Girones et al. 2005).

2.5 Pathogenese der Malaria tropica

Da die Malaria tropica die gefährlichste Form der Malaria darstellt, ist die Pathogenese dieser Parasitose gut untersucht (Idro et al. 2005). Die regelmäßig wiederkehrenden Fieberattacken stellen das Leitsymptom dieser Erkrankung dar. Doch wodurch kommt es zum Fieber? Es konnte gezeigt werden, dass die Oberflächenproteine MSP1 und MSP2 von Merozoiten durch Glucosylphosphatidylinositol (GPI) in der Parasitenmembran verankert sind. Das Merozoitenstadium wird am Ende des erythrozytären Zyklus gebildet und schließlich nach Ruptur der infizierten Erythrozyten freigesetzt. Die Stimulierung von Makrophagen mit GPI führt – vergleichbar dem Effekt von bakteriellem Lipopolysaccharid (LPS) – zur Produktion von TNF-α, einem endogenen Pyrogen. Da sowohl hohes Fieber als auch TNF-α jene intraerythrozytären Schizonten inhibieren, die sich in der zweiten Hälfte ihrer Entwicklungszeit befinden, wird im Laufe der Zeit die Parasitenzahl schließlich kontrolliert (Äquilibrium) und eine Synchronisierung des Fieberintervalls erreicht.

Bei der Malaria tropica, für die regelmäßige Fieberschübe nicht beobachtet werden, existiert zwar ein im Prinzip gleicher Mechanismus, jedoch wird die Synchronisation durch die Antigenvariationen wieder aufgehoben.

Die bei chronischer Malaria beobachtete Anämie beruht auf folgenden Mechanismen:
- Hemmung der Erythropoese im Knochenmark durch TNF-α
- Eisenverbrauch durch den Parasiten (Eisenmangelanämie)
- Phagozytose von infizierten Erythrozyten in der Milz.

Um der Phagozytose in der Milz zu entgehen, hat *Plasmodium falciparum* jedoch eine – für seinen Wirt eventuell tödliche – Strategie entwickelt: An der Oberfläche von infizierten Erythrozyten werden nämlich parasitäre Antigene exprimiert, die an Adhäsionsmoleküle von Endothelzellen kleinerer Blutgefäße binden; diese Zytoadhärenz führt zur Einengung der Blutstrombahn. Zusätzlich werden an der Oberfläche infizierter Erythrozyten weitere parasitäre Antigene exprimiert, die mit Oberflächenmolekülen nichtinfizierter Erythrozyten reagieren und so genannte Rosetten bilden. Gelangen diese Rosetten nun in bereits verengte Gefäßabschnitte, kommt es zur Gefäßblockade mit daraus resultierenden ischämischen Mikroinfarkten der nachgeordneten Gewebeabschnitte. Handelt es sich dabei um das Gehirn, führen die zahlreichen Mikroinfarkte schließlich zur häufig tödlich verlaufenden zerebralen Malaria. Diese Strategie ist als Fehlleistung von *P. falciparum* einzustufen, denn der Tod des Wirtes verhindert die Weitergabe der Parasiten durch die Anopheles-Mücke (siehe Kap. C6).

3 Allgemeine Prinzipien der Evasionsmechanismen

Um im infizierten Wirt für längere Zeit überleben bzw. persistieren zu können, haben Parasiten eine Reihe von Evasionsmechanismen entwickelt (Tab. A1-10).

Tab. A1-10 Evasionsmechanismen bei Parasiten.

Prinzip	Mechanismus	Beispiel
Störung der humoralen Abwehr	Antigenvariation	Plasmodien, Giardia, afrikanische Trypanosomen
	molekulare Maskierung	Schistosomen, Filarien
	Produktion von Proteasen	Schistosomen, Filarien
	Komplementinhibierung	Leishmanien, Trypanosomen, Schistosomen
Lokalisation des Erregers innerhalb des Wirts	intrazelluläre Vermehrung	Plasmodien, Leishmanien, Toxoplasmen
	Lokalisation in immunologisch inertem Gewebe (z.B. ZNS)	Toxoplasmen, Taenia-Zystizerken
	Bildung von Zysten bzw. Bindegewebsknoten	Toxoplasmen, Echinokokken, Onchocerca
Modulation der zellulären Abwehr	verringerte Antigenpräsentation	Leishmanien, Toxoplasmen
	Inhibierung der Makrophagenabwehr	Leishmanien
	Polarisierung der Th2-Antwort	Filarien
	Induktion der Apoptose von T-Zellen	Toxoplasmen, Filarien

3.1 Störung der humoralen Immunabwehr

Einige Protozoen, wie Plasmodien, Lamblien oder die afrikanischen Trypanosomen, können immunogene Proteinstrukturen ihrer Oberfläche regelmäßig verändern. Diese Antigenvariation hat zur Folge, dass Antikörper, die gegen Oberflächenproteine der ersten Parasitengeneration gebildet wurden, neue Varianten nicht mehr erkennen können und so die humorale Immunität des Wirtes umgangen wird. *Trypanosoma brucei* wechselt z.B. regelmäßig den Aufbau seines Oberflächenglykoproteins (VSG, variant surface glycoprotein). Obwohl jeder einzelne Parasit ein Repertoire von mehr als 1000 verschiedenen VSG-Genen besitzt, wird immer nur eines dieser Gene zu einer bestimmten Zeit exprimiert. Das aktive VSG-Gen befindet sich an einer im Chromosomen-Endbereich gelegenen (telomeren) Expressionsstelle. Die Antigenvariation entsteht, indem das aktive Gen durch ein anderes VSG-Gen ersetzt wird. Warum *T. brucei* in seinem Genom ca. 20 verschiedene telomere Expressionsstellen besitzt, wird mit dem breiten Wirtsspektrum des Parasiten erklärt. In der Expressionsstelle wird nämlich nicht nur das VSG-Gen abgelesen, sondern noch eine Reihe weiterer Gene, unter anderem ein Gen, das einen Transferrin-Rezeptor des Parasiten kodiert. Da die Transferrine von Spezies zu Spezies variieren, benötigt der Parasit offensichtlich für jede Wirtsspezies einen eigenen Transferrin-Rezeptor und folglich eine eigene telomere Expressionsstelle (Bitter et al. 1998).

Neben der Antigenvariation stellt die molekulare Maskierung eine weitere Strategie der Immunevasion dar. Sie ist dadurch charakterisiert, dass vor allem extrazelluläre Helminthen durch Aufnahme wirtseigener Komponenten nicht mehr als fremd erkannt werden und dadurch der humoralen Immunabwehr entgehen. So umgeben sich Schistosomen, Taenien und Filarien mit einem Schutzmantel, der aus unterschiedlichen Wirtskomponenten, wie zum Beispiel MHC-Molekülen, Blutgruppen-Glykolipiden oder Albumin, bestehen kann (Thompson 2001).

Die Sekretion von parasitären Antigenen kann zur Blockierung von Antikörpern oder Effektorzellen führen, Suppressorzellen aktivieren oder zur polyklonalen Stimulierung von B-Zellen führen, die dann unspezifische Antikörper produzieren. Bei der Bilharziose, aber auch bei Filariosen, wird häufig ein hoher Anstieg unspezifischer IgE-Antikörper beobachtet. Diese führen zur Absättigung der IgE-Rezeptoren auf Mastzellen und Eosinophilen mit der Konsequenz, dass die zytotoxische Aktivität dieser Zellen gegen neu eindringende Schistosomula blockiert ist. Die von Schistosomen gebildeten so genannten „Selbstantigene" werden auch von C-Typ-Lektinrezeptoren auf dendritischen Zellen erkannt, die dann eine Th2-Toleranz gegen diese Antigene vermitteln (Die und Cummings 2006). Zusätzlich produzieren Schistosomen Proteasen, die Antikörper spalten und dadurch die humorale Immunantwort inhibieren können.

Komplementresistenz ist eine bei mikrobiellen Erregern weit verbreitete Evasionsstrategie. Während Echinokokken und andere Zestoden Komplement-inhibierende Faktoren sezernieren, wird die Komplementresistenz bei Leishmanien durch die fehlende Bindungsfähigkeit der Parasitenmembran für C9 erklärt, wodurch eine Lyse durch Komplement nicht mehr stattfinden kann (Nunes et al. 1997).

3.2 Lokalisation des Erregers innerhalb des Wirts

Einige Protozoen können durch ihre intrazelluläre Lage der humoralen Immunabwehr entgehen. Die Invasion der Wirtszelle ist entweder ein aktiver Penetrationsprozess des Parasiten (Toxoplasmen und Plasmodien) oder resultiert aus einer induzierten Phagozytose (Leishmanien und Trypanosomen). Dabei ist jedoch das intrazelluläre Schicksal des Parasiten unterschiedlich (Abb. A1-8a bis c).

Fehlende Fusion der Vakuole mit Lysosomen (siehe Abb. A1-8a): Um den intrazellulären Abwehrmechanismen zu entkommen, stellen Toxoplasmen sofort nach der Invasion ihr eigenes Kompartiment her, die so genannte parasitophore Vakuole (de Souza 2005). Die Membran dieser Vakuole enthält nicht mehr die für eine Fusion mit Lysosomen erforderlichen Signalmoleküle; außerdem wird – wahrscheinlich aufgrund der fehlenden Expression einer H^+-ATPase – eine Parasiten-abtötende Ansäuerung der Vakuole verhindert. Durch die einsetzende Immunabwehr wird außerdem die Differenzierung des replikativen Tachyzoiten-Stadiums von *T. gondii* in das ruhende Bradyzoiten-Stadium induziert. Gleichzeitig wandelt sich die parasitophore Vakuolenmembran in eine rigide Zystenwand um.

Replikation im Zytoplasma (siehe Abb. A1-8b): *Trypanosoma cruzi* zerstört die parasitophore Vakuolenmembran, um sich schließlich im Zytoplasma zu vermehren. Durch diese Strategie wird ebenfalls die für den Parasiten tödliche Phagolysosomen-Bildung umgangen und gleichzeitig die weitere Parasitendifferenzierung induziert (Bogdan und Rollinghoff 1999).

Replikation innerhalb von Phagolysosomen (siehe Abb. A1-8c): Viele Parasiten, die einen Wirtswechsel zwischen Arthropoden und Warmblüter durchmachen, besitzen wirkungsvolle Strategien, um der Zerstörung durch plötzlich wechselnde Umgebungsbedingungen in verschiedenen Wirten zu widerstehen. Bei Leishmanien scheint dafür Lipophosphoglykan (LPG) eine zentrale Rolle zu spielen. Es schützt den Parasiten vor den zerstörerischen Auswirkungen des Komplementsystems und vermittelt die Phagozytose durch Bindung an Komplementrezeptoren von Makrophagen. Dabei besitzen phagozytierte intrazelluläre Leishmanien jedoch Abwehrstrategien, die den Verdauungsenzymen der Phagolysosomen entgegenwirken: So werden durch LPG toxische Sauerstoffradikale abgefangen, lysosomale Proteasen inaktiviert und durch Protonenpum-

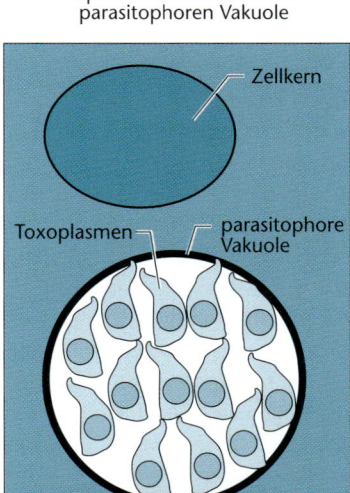
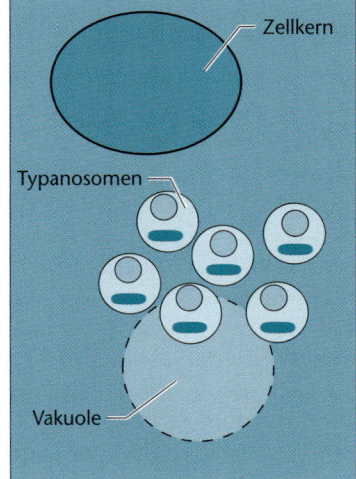
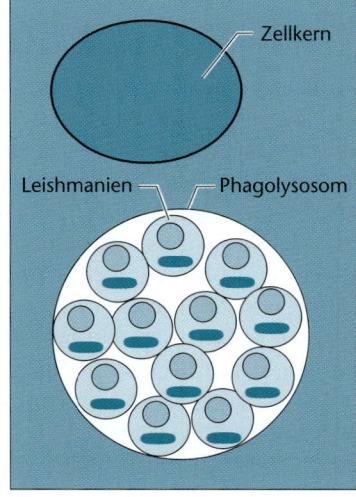

Abb. A1-8 Strategien der Persistenz von Protozoen in Makrophagen. **a:** Toxoplasmen. **b:** Trypanosomen. **c:** Leishmanien.

pen der pH-Wert des intrazellulären so genannten amastigoten Parasitenstadiums trotz des sauren lysosomalen Milieus aufrechterhalten. Diese Wirtszellmodulation wird durch eine direkte Interaktion mit wichtigen Signaltransduktionswegen des Makrophagen vermittelt, wobei sowohl LPG als auch das parasitäre Oberflächenmolekül gp63 eine zentrale Rolle spielen (Olivier et al. 2005).

Außerdem entgehen einige Parasiten der humoralen Immunabwehr dadurch, dass sie in immunologisch inertem Gewebe, wie z.B. dem Auge oder dem zentralen Nervensystem, persistieren (Toxoplasmen), im Darmlumen leben (Nematoden) oder Zysten bilden (Lamblien).

3.3 Verminderung der zellulären Immunabwehr

Während extrazelluläre Parasiten in der Regel durch die humorale Immunabwehr bekämpft werden, erkennt die zelluläre Abwehr Antigene intrazellulärer Parasiten durch MHC-abhängige Präsentation an der Oberfläche von antigenpräsentierenden Zellen (APC, z.B. Makrophagen). Einige Parasiten, z.B. Leishmanien, Amöben oder Toxoplasmen, unterdrücken jedoch durch Verminderung der Expression von MHC-Molekülen die Antigenpräsentation und inhibieren dadurch wahrscheinlich die zelluläre Abwehr (Sacks und Sher 2002). Trypanosomen hemmen die Bildung von IL-2 sowie die Expression des IL-2-Rezeptors und der CD3-, CD4- und CD8-Moleküle an der Wirtszelloberfläche. Auf diese Weise wird die Aktivierung von T-Zellen erschwert und die Ausbreitung des Parasiten im Wirt gefördert.

Eine weitere wichtige Evasionsstrategie intrazellulärer Parasiten besteht in der induzierten Veränderung von Signaltransduktionsmechanismen der Wirtszelle. So können Parasiten durch eine induzierte Erhöhung intrazellulärer Calciumspiegel zur zellulären Dysfunktion beitragen (Olivier 1996). Leishmanien modulieren mithilfe von LPG jene Signaltransduktionswege ihrer Wirtszelle, die calciumabhängig sind und/oder Proteinkinase C (PKC) als Vermittler benötigen. Dies führt zur Inhibition zahlreicher Funktionen von aktivierten Makrophagen, wie die Produktion von IL-1 oder die Expression von MHC-Molekülen der Klasse II.

CD4-T-Zellen des Menschen können in eine Th1- und eine Th2-Population differenziert werden. Bestimmte parasitäre Antigene, APC sowie kostimulierende Moleküle entscheiden darüber, ob die zelluläre Immunantwort des Wirtes von der Th1- oder der Th2-Population dominiert wird und ob deshalb eine Infektion zur klinisch-manifesten Erkrankung führt. Die Bildung von IL-12 begünstigt eine Th1-, die Bildung von IL-4 hingegen eine Th2-Immunantwort. Leishmanien können durch Induktion der Th2-Immunantwort das Lymphokin-Netzwerk des Wirtes derart stören, dass die Aktivierung von Makrophagen, insbesondere durch IFN-γ, unterbleibt und ein chronischer Verlauf der Leishmaniose (viszerale Leishmaniose) gefördert wird. Im Gegensatz dazu stimuliert die Th1-Immunantwort die Bildung von IFN-γ, welches in aktivierten Makrophagen parasitizide Moleküle (z.B. Stickoxid, NO) freisetzt und zur Abheilung der Leishmaniose führt (Rogers et al. 2002).

Nach der Infektion induziert *Toxoplasma gondii* die Apoptose nichtinfizierter T-Lymphozyten und Leukozyten und unterdrückt dadurch die zelluläre antiparasitäre Immunantwort. Gleichzeit wird die Apoptose infizierter Wirtszellen durch den Parasiten inhibiert, um die eigene intrazelluläre Persistenz zu garantieren (Lüder und Groß 2005).

Auch bei bestimmten Wurmerkrankungen besteht eine Korrelation zwischen der Immunantwort des Wirtes und der Ausprägung von Krankheitssymptomen. Als Beispiel sei die Bilharziose aufgeführt. Die Aktivierung von Fibroblasten und CD4-Th2-Zellen durch im Gewebe abgelagerte Schistosomen-Eier fördert eine verstärkte Kollagen- und nachfolgende Granulom-Bildung. Die Größe der Granulome wird durch eine von CD8-T-Zellen vermittelte Th2-Antwort des Wirtes reguliert, wobei Schistosomen offenbar durch Induktion der Bildung von IL-10 eine ursprünglich vorhandene Th1-Immunantwort in eine Th2-Antwort überführen können (Pearce und Pedras-Vasconcelos 1997). Die immunologischen Reaktionstypen Th1 oder Th2 bestimmen auch bei Filarien-Infektionen die resultierende klinische Symptomatik. Der so genannte inadäquate Reaktionstyp mit pathologischen Veränderungen und starker Parasitämie entsteht durch Induktion einer Th2-Antwort (geringere Bildung von IFN-γ, vermehrte Bildung von IgE), während durch die Th1-Antwort ein immuner Reaktionstyp (klinisch asymptomatisch, keine Mikrofilarien) ausgelöst wird.

4 Allgemeine Mechanismen der Erregerpersistenz

Die Persistenz eines Parasiten ist einerseits als ein Versagen der Wirtsabwehr anzusehen, da sie ja eigentlich den Erreger aus dem infizierten Wirt eliminieren soll, andererseits stellt sie eine Strategie zur Erhaltung und Weiterverbreitung des Parasiten dar. Für den infizierten Menschen ist die meistens klinisch-inapparente Erregerpersistenz insofern eine Gefahr, als es unter Immunsuppression zur tödlichen Reaktivierung kommen kann. Es ist daher normalerweise für die Persistenz entscheidend, dass weder der Parasit noch der Wirt dauerhaft geschädigt oder gar getötet werden. Folgende Grundkonzepte der Persistenz finden sich bei Parasiten:

- Bei Parasiten mit einem geringen Virulenzpotential wird die Immunabwehr herunterreguliert, um den Parasiten nicht zu töten. Als Beispiel sei die Bilharziose genannt: Das Schistosomen-Ei induziert eine Th2-Immunantwort durch Bildung von IL-10 (Sher 1995). Das hat zur Folge, dass einerseits Granulome entstehen und andererseits vermehrt unspezifisches IgE (siehe Abschnitt 3.1) gebildet wird. Eine Stimulierung von CD4-Th1-Zellen hingegen würde aufgrund der vermehrten Produktion von IFN-γ und der resultierenden Aktivierung von Makrophagen junge Schistosomula töten.
- Bei virulenten Parasiten wird hingegen, z.B. durch induzierte Bildung von IL-12, eine Hochregulierung der Immunabwehr beobachtet. Diese Strategie begrenzt die Vermehrung des Erregers und erleichtert dadurch seine Persistenz. So induziert das replikative Tachyzoiten-Stadium von *Toxoplasma gondii* eine Th1-Immunantwort und fördert dadurch in Makrophagen die Bildung von TNF-α und IL-12, die wiederum NK- und CD4-Th1-Zellen stimulieren und schließlich indirekt die Differenzierung des replikativen Tachyzoiten-Stadiums in das ruhende Bradyzoiten-Stadium bewirken (Bohne et al. 1999). Diese Grundstrategien weisen darauf hin, dass Th1 protektiv bei intrazellulären Parasiten wirkt, während Th2 bei Helminthen eine protektive Wirkung entfaltet.

LITERATUR

A1.1 Viren: Weiterführende Literatur

Bannister BA, Begg NT, Gillespie SH: Infectious Disease. 2nd ed., Blackwell Science, Oxford 2000.

Collier, L, Oxford J: Human Virology. Oxford University Press, Oxford 1993.

Connor DH, Chandler FW, Schwartz DA, Manz HJ, Lack EE: Pathology of Infectious Diseases. Appleton & Lange, Stamford 1997.

Emond RTD, Rowland HAK, Welsby PD: Infektionskrankheiten: Ein Farbatlas. 3. Aufl., Ullstein Mosby, Berlin 1995.

Flint SJ, Enquist LW, Racaniello VR, Skalka AM: Principles of Virology. 2nd ed., ASM Press, Washington DC 2004.

Granoff A, Webster RG: Encyclopedia of Virology. 2nd ed., Academic Press, London 1999.

Grist NR, Ho-Yen DO, Walker E, Williams GR: Diseases of Infection: An Illustrated Textbook. 2nd ed., Oxford University Press, Oxford 1993.

Knipe DM, Howley PM: Virology. 4th ed., Lippincott Williams and Wilkins, Philadelphia 2001.

Mandell GL, Bennet JE, Dolin R: Principles and Practice of Infectious Diseases. 6th ed., Elsevier Churchill Livingstone, Philadelphia 2005.

Mims CA, Dcokrell HM, Goering RV: Medical Microbiology. 3rd ed., Mosby, London 2004.

Nathanson N, Ahmed R, Brinton MA: Viral Pathogenesis and Immunity. Lippincott Williams and Wilkins, Philadelphia 1997.

White DO, Fenner FJ: Medical Virology. 4th ed., Academic Press, London 1994.

A1.2 Bakterien

Alouf JE, Freer J (eds.): Sourcebook of bacterial toxins. Academic Press, London 1991.

Bachmaier K, Neu N, de la Maza LM, Pal S, Hessel A, Penninger JM: Chlamydia infections and heart disease linked through antigenic mimikry. Science 283 (1999) 1335–1339.

Carniel E, Guilvout I, Prentice M: Characterization of a large chromosomal "high-pathogenicity island" in biotype 1B Yersinia enterocolitica. J Bacteriol 178 (1996) 6743–6751.

Cheetham BF, Katz ME: A role for bacteriophages in the evolution and transfer of bacterial virulence determinants. Mol Microbiol 18 (1995) 201–208.

Cohan FM: The role of genetic exchange in bacterial evolution. ASM News 63 (1996) 631–636.

Davies J: Inactivation of antibiotics and the dissemination of resistance genes. Science 264 (1994) 375–382.

DeKruif P: Mikrobenjäger. Orell Füssli, Zürich/Leipzig 1927.

Dobrindt U, Hochhut B, Hentschel U, Hacker J: Genomic islands in pathogenic and environmental microorganisms. Nat Rev Microbiol 2 (2004) 414–424.

Domann E, Hong G, Imirzalioglu C, Turschner S, Kühle J, Watzel C, Hain T, Hossain H, Chakraborty T: Culture-independent identification of pathogenic bacteria and polymicrobial infections in the genitourinary tract of renal transplant recipients. J Clin Microbiol 41 (2003) 5500–5510.

Donnenberg MS, Kaper JB: Enteropathogenic Escherichia coli. Infect Immun 608 (1992) 3953–3961.

Evans AS: Causation and disease: the Henle-Koch postulates revisited. Yale J Biol Med 49 (1976) 175–195.

Falkow S, Small P, Isberg R, Hayes SF, Corwin D: A molecular strategy for the study of bacterial invasion. Rev Infect Dis 9 (Suppl 5) (1987) 450–455.

Falkow S: Molecular Koch's postulates applied to microbial pathogenicity. Rev Infect Dis 10 (Suppl) (1988) 274–276.

Falkow S: The evolution of pathogenicity in Escherichia, Shigella, and Salmonella. In: Neidhardt C (Ed. in chief): Escherichia coli and Salmonella Cellular and Molecular Biology. 2nd ed., American Society for Microbiology Press, Washington DC 1996, pp. 2723–2729.

Finlay BB, Falkow S: Common themes in microbial pathogenicity revisited. Microbiol Mol Biol Rev 61 (1997) 136–169.

Finlay BB, Falkow S: Common themes in microbial pathogenicity. Microbiol Rev 53 (1989) 210–230.

Galan JE, Sansonetti PJ: Molecular and cellular bases of Salmonella and Shigella interactions with host cells. In: Neidhardt C (Ed. in chief): Escherichia coli and Salmonella Cellular and Molecular Biology. 2nd ed., American Society for Microbiology Press, Washington DC 1996, pp. 2757–2773.

Goldfarb DS: Microorganisms and calcium oxalate stone disease. Nephron Physiol 98 (2004) 48–54.

Gross DM, Forsthuber T, Tary-Lehmann M, Etling C, Ito K, Nagy ZA, Field JA, Steere AC, Huber BT: Identification of LFA-1 as a candidate autoantigen in treatment-resistant Lyme arthritis. Science 281 (1998) 703–706.

Hacker J, Bender L, Ott M, Wingender J, Lund B, Marre R, Goebel W: Deletions of chromosomal regions coding for fimbriae and

hemolysins occur in vitro and in vivo in various extraintestinal Escherichia coli isolates. Microb Pathog 8 (1990) 2213–2225.
Henderson B, Poole S, Wilson M: Bacterial modulins: a novel class of virulence factors which cause host tissue pathology by inducing cytokine synthesis. Microbiol Rev 60 (1996) 316–341.
Henderson IR, Navarro-Garcia F, Desvaux M, Fernandez RC, Ala'Aldeen D: Type V protein secretion pathway: the autotransporter story. Microbiol Mol Biol Rev 68 (2004) 692–744.
Hoepelman AIM, Tuomanen EI: Consequences of microbial attachment: directing host cell functions with adhesins. Infect Immun 60 (1992) 1729–1733.
Hueck C: Type III secretion systems in bacterial pathogens of animals and plants. Microbiol Mol Biol Rev 62 (1998) 379–433.
Ibelgaufts H: Dictionary of cytokines. VCH, Weinheim 1995.
Kajander EO, Ciftcioglu N: Nanobacteria: an alternative mechanism for pathogenic intra- and extracellular calcification and stone formation. Proc Natl Acad Sci USA 95 (1998) 8274–8279.
Knapp S, Hacker J, Jarchau T, Goebel W: Large, unstable inserts in the chromosome affect virulence properties of uropathogenic Escherichia coli O6 strain 536. J Bacteriol 168 (1986) 22–30.
LeClerc JE, Li B, Payne WL, Cebula TA: High mutation frequencies among Escherichia coli and Salmonella pathogens. Science 274 (1996) 1208–1211.
Lee CA: Pathogenicity islands and the evolution of bacterial pathogens. Infect Agents Dis 5 (1996) 1–7.
Marsh TL: Terminal restriction fragment polymorphism (T-RFLP): an emerging method for characterizing diversity among homologous populations of amplification products. Curr Opin Microbiol 2 (1999) 323–327.
Matic I, Taddei F, Radman M: Genetic barriers among bacteria. Trends Microbiol 4 (1996) 69–73.
McDaniel TK, Jarvis KG, Donnenberg MS, Kaper JB: A genetic locus of enterocyte effacement conserved among diverse enterobacterial pathogens. Proc Natl Acad Sci USA 92 (1995) 1664–1668.
Mecsas J, Strauss EJ: Molecular mechanisms of bacterial virulence: type III secretion and pathogenicity islands. Emerg Infect Dis 2 (1996) 271–288.
Menard R, Dehio C, Sansonetti PJ: Bacterial entry into epithelial cells: the paradigm of Shigella. Trends Microbiol 4 (1996) 220–226.
Mims C, Dimmock N, Nash A, Stephen J: Mim's Pathogenesis of Infectious Diseases. 4th ed., Academic Press, London 1995.
Morse SS: Factors in the emergence of infectious diseases. Emerg Infect Dis 1 (1995) 7–15.
Nicholson JK, Holmes E, Lindon JC, Wilson ID: The challenges of modeling mammalian biocomplexity. Nat Biotechnol 22 (2004) 1268–1274.
Ochman H, Groisman EA: Distribution of pathogenicity islands in Salmonella spp. Infect Immun 64 (1996) 5410–5412.
Pettersson J, Nordfelth R, Dubinina E, Bergman T, Gustaffson M, Magnusson KE, Wolf-Watz H: Modulation of virulence factor expression by pathogen target cell contact. Science 273 (1996) 1231–1233.
Pugsley AP: The complete general secretory pathway in gram-negative bacteria. Microbiol Rev 57 (1993) 50–108.
Read AF: The evolution of virulence. Trends Microbiol 2 (1994) 73–76.
Relman DA, Falkow S: A molecular perspective of microbial pathogenicity. In: Mandell GL, Douglas RG, Bennett JE (eds.): Principles and Practice of Infectious Diseases. 3rd ed., Churchill Livingston, New York/Edinburgh/London/Melbourne 1990.
Röllinghoff M: 1994 Infektion und Infektionsabwehr. In: Brandis H, Köhler W, Eggers HJ, Pulverer G (Hrsg.): Lehrbuch der Medizinischen Mikrobiologie. 7. Aufl., Gustav Fischer, Stuttgart/Jena/New York 1994, pp. 18–48.
Salyers AA, Whitt DD: Bacterial pathogenesis. A molecular approach. American Society for Microbiology Press, Washington DC 1994.
Satcher D: Emerging infections: getting ahead of the curve. Emerg Infect Dis 1 (1995) 1–6.
Shen Y, Naujokas M, Park M, Ireton K: InlB-dependent internalization of Listeria is mediated by the Met receptor tyrosine kinase. Cell 103 (2000) 501–510.
Smith H: The revival of interest in mechanisms of bacterial pathogenicity. Biol Rev 70 (1995) 277–316.
Sory MP, Boland A, Lambermont I, Cornelis GR: Identification of the YopE and YopH domains required for secretion and internalization into the cytosol of macrophages, using the cyaA gene fusion approach. Proc Natl Acad Sci USA 92 (1995) 11998–12002.
Stephens C, Shapiro L: Bacterial pathogenesis: delivering the payload. Curr Biol 6 (1996) 927–930.
Waldor MK, Mekalanos JJ: Lysogenic conversion by a filamentous phage encoding cholera toxin. Science 272 (1996) 1910–1914.
Weinberg ED, Weinberg GA: The role of iron in infection. Curr Opin Infect Dis 8 (1995) 164–169.
Weinberg ED: The iron-withholding defense system. ASM News 59 (1993) 559–562.
World Health Organization: Epidemic diarrhea due to Vibrio cholerae non-O1. Wkly Epidemiol Rec 68 (1993) 141–142.
Zhao Z-S, Granucci F, Yeh L, Schaffer PA, Cantor H: Molecular mimicry by Herpes Simplex Virus-Type 1: autoimmune disease after viral infection. Science 279 (1998) 1344–1347.

A1.3 Pilze

Aly R: Ecology and epidemiology of dermatophyte infections. J Am Acad Dermatol 31 (1994) 21–25.
Arastéh K, Staib F, Grosse G, Futh U, L'Age M: Cryptococcosis in HIV infection of man: An epidemiological and immunological indicator? Zentralbl Bakteriol 284 (1996) 153–163.
Buchanan KL, Murphy JW: What makes Cryptococcus neoformans a pathogen? Emerg Infect Dis 4 (1998) 71–83.
Calderone RA, Fonzi WA: Virulence factors of Candida albicans. Trends Microbiol 9 (2001) 327–335.
Cutler JE: Putative virulence factors of Candida albicans. Annu Rev Microbiol 45 (1991) 187–218.
Dörfelt H (Hrsg.): 1989 Lexikon der Mykologie. Fischer, Stuttgart/New York, p. 265.
Fukazawa Y, Kagaya K: Molecular bases of adhesion of Candida albicans. J Med Vet Mycol 35 (1997) 87–99.
Golubev WI: Mycocins (Killer Toxins). In: Kurtzman CP, Fell JW (eds.): The Yeasts. Elsevier Science, Amsterdam 1998, pp. 59–66.
Hainer BL: Dermatophyte infections. Am Fam Physician 67 (2003) 101–108.
Hogan LH, Klein BS, Levitz SM: Virulence factors of medically important fungi. Clin Microbiol Rev 9 (1996) 469–488.
Hoyer LL: The ALS gene family of Candida albicans. Trends Microbiol 9 (2001) 176–180.
Hube B, Sanglard D, Odds FC, Hess D, Monod M, Schäfer W, Brown AJP, Gow NAR: Disruption of each of the secreted

aspartyl proteinase genes SAP1, SAP2, and SAP3 of Candida albicans attenuates virulence. Infect Immun 65 (1997) 3529–3538.

Ibrahim AS, Mirbod F, Filler SG, Banno Y, Cole GT, Kitajima Y, Edwards JE, Ozawa Y, Ghannoum MA: Evidence implicating phospholipase as a virulence factor of Candida albicans. Infect Immun 63 (1995) 1993–1998.

Idnurm A, Bahn Y-S, Nielsen K, Lin X, Fraser JA, Heitman J: Deciphering the model pathogenic fungus Cryptococcus neoformans. Nat Rev Microbiol 3 (2005) 753–764.

Kamei K, Watanabe A: Aspergillus mycotoxins and their effect on the host. Med Mycol 43 Suppl 1 (2005) 95–99.

McCullough MJ, Ross BC, Reade PC: Candida albicans: a review of its history, taxonomy, epidemiology, virulence attributes, and methods of strain differentiation. Int J Oral Maxillofac Surg 25 (1996) 136–144.

Mitchell TG, Perfect JR: Cryptococcosis in the era of AIDS – 100 years after the discovery of Cryptococcus neoformans. Clin Microbiol Rev 8 (1995) 515–548.

Morschhäuser J, Virkola R, Korhonen TK, Hacker J: Degradation of human subendothelial extracellular matrix by proteinase-secreting Candida albicans. FEMS Microbiol Lett 153 (1997) 349–355.

Naglik JR, Challacombe SJ, Hube B: Candida secreted aspartyl proteinases in virulence and pathogenesis. Microbiol Mol Biol Rev 67 (2003) 400–428.

Rippon JW: Medical Mycology. 3rd ed., Saunders, Philadelphia 1988.

Staib F, Seibold M: Cryptococcus neoformans und seine Beziehungen zum Urogenitaltrakt, insbesondere der Prostata. Bundesgesundheitsbl 33 (1990) 401–407.

Staib F: Fungi in the home and hospital environment. Mycoses 39 (1996) 26–29.

Staib F: Third International Conference on Cryptococcus and Cryptococcosis. Paris (France), September 22.–26. 1997. Closing remarks. J Mycol Méd 7 (1997) 55–61.

Staib P, Kretschmar M, Nichterlein T, Hof H, Morschhäuser J: Differential activation of a Candida albicans gene family during infection. Proc Natl Acad Sci USA 97 (2000) 6102–6107.

Stringer JR: Pneumocystis carinii: What is it, exactly? Clin Microbiol Rev 9 (1996) 489–498.

Weitzman I, Summerbell RC: The dermatophytes. Clin Microbiol Rev 8 (1995) 240–259.

Whiteway M, Oberholzer U: Candida morphogenesis and host-pathogen interactions. Curr Opin Microbiol 7 (2004) 350–357.

Woods JP: Histoplasma capsulatum molecular genetics, pathogenesis, and responsiveness to its environment. Fungal Genet Biol 35 (2002) 81–97.

A1.4 Parasiten

Bitter W, Gerrits H, Kieft R, Borst P: The role of transferrin-receptor variation in the host range of Trypanosoma brucei. Nature 391 (1998) 499–502.

Bogdan C, Rollinghoff M: How do protozoan parasites survive inside macrophages? Parasitol Today 15 (1999) 22–28.

Bohne W, Holpert M, Groß U: Stage differentiation of the protozoan parasite Toxoplasma gondii. Immunobiology 201 (1999) 248–254.

Carruthers VB, Blackman MJ: A new release on life: emerging concepts in proteolysis and parasite invasion. Mol Microbiol 55 (2005) 1617–1630.

Clark DP, Sears CL: The pathogenesis of cryptosporidiosis. Parasitol Today 12 (1996) 221–225.

de Souza W: Microscopy and cytochemistry of the biogenesis of the parasitophorous vacuole. Histochem Cell Biol 123 (2005) 1–18.

Die I, Cummings RD: Glycans modulate immune responses in helminth infections and allergy. Chem Immunol Allergy 90 (2006) 91–112.

Figueroa JP: Report of the workgroup on parasitic diseases. Morbidity and Mortality Weekly Report 48 (1999) 118–125.

Girones N, Cuervo H, Fresno M: Trypanosoma cruzi-induced molecular mimicry and Chagas' disease. Curr Top Microbiol Immunol 296 (2005) 89–123.

Hashim A, Mulcahy G, Bourke B, Clyne M: Interaction of Cryptosporidium hominis and Cryptosporidium parvum with primary human and bovine intestinal cells. Infect Immun 74 (2006) 99–107.

Idro R, Jenkins NE, Newton CR: Pathogenesis, clinical features, and neurological outcome of cerebral malaria. Lancet Neurol 4 (2005) 827–840.

Leippe M, Bruhn H, Hecht O, Grotzinger J: Ancient weapons: the three-dimensional structure of amoebapore A. Trends Parasitol 21 (2005) 5–7.

Lüder CGK, Groß U: Apoptosis and its modulation during infection with Toxoplasma gondii: molecular mechanisms and role in pathogenesis. Curr Top Microbiol Immunol 289 (2005) 219–237.

Moreno-Brito V, Yanez-Gomez C, Meza-Cervantez P, Avila-Gonzalez L, Rodriguez MA, Ortega-Lopez J, Gonzalez-Robles A, Arroyo RA: Trichomonas vaginalis 120 kDa protein with identity to hydrogenosome pyruvate:ferredoxin oxidoreductase is a surface adhesin induced by iron. Cell Microbiol 7 (2005) 245–258.

Nunes AC, Almeida-Campos FR, Horta MF, Ramalho-Pinto FJ: Leishmania amazonensis promastigotes evade complement killing by interfering with the late steps of the cascade. Parasitology 115 (1997) 601–609.

Olivier M: Modulation of host cell intracellular Ca^{2+}. Parasitol Today 12 (1996) 145–150.

Olivier M, Gregory DJ, Forget G: Subversion mechanisms by which Leishmania parasites can escape the host immune response: a signaling point of view. Clin Microbiol Rev 18 (2005) 293–305.

Pearce EJ, Pedras-Vasconcelos J: Schistosoma mansoni infection induces a type 1 $CD8^+$ cell response. Behring Inst Mitt 99 (1997) 79–84.

Rogers KA, DeKrey GK, Mbow ML, Gillespie RD, Brodskyn CI, Titus RG: Type 1 and type 2 responses to Leishmania major. FEMS Microbiol Lett 209 (2002) 1–7.

Sacks D, Sher A: Evasion of innate immunity by parasitic protozoa. Nature Immunol 3 (2002) 1041–1047.

Sher A: Regulation of cell-mediated immunity by parasites: the ups and downs of an important host adaptation. MBL Lect Biol 12 (1995) 431–442.

Thompson RC: Molecular mimicry in schistosomes. Trends Parasitol 17 (2001) 168.

Williams BA, Slamovits CH, Patron NJ, Fast NM, Keeling PJ: A high frequency of overlapping gene expression in compacted eukaryotic genomes. Proc Natl Acad Sci USA 102 (2005) 10936–10941.

KAPITEL A2

Stefan H. E. Kaufmann

Immunologische Grundlagen der Infektabwehr

1	Vorbemerkungen	40	6	Adoptive Immunität ... 45
2	Die zwei Säulen der Immunität: angeborene und erworbene Immunantwort	40	7	B-Lymphozyten ... 45
3	Zelluläre Träger der angeborenen Immunität	42	8	T-Lymphozyten ... 46
3.1	Phagozytose	42	8.1	MHC-restringierte konventionelle T-Lymphozyten ... 46
3.2	Sekretorische Effektorzellen	42	8.2	Unkonventionelle T-Lymphozyten ... 47
3.3	NK-Zellen	43	9	Biologische Funktionen von T-Lymphozyten und ihre Beteiligung an der Infektabwehr. 48
3.4	Erregererkennung durch das angeborene Immunsystem	43	9.1	Abtötung von Zielzellen ... 48
4	Humorale Träger der angeborenen Immunität	44	9.2	Mobilisierung von Effektormechanismen durch Th-Zellen ... 48
4.1	Komplement	44	9.3	Entwicklung von Th1- und Th2-Zellen ... 48
4.2	Zytokine	44	9.4	Aufgaben von Th1- und Th2-Zellen ... 49
5	Entzündungsreaktionen	45	9.5	Regulatorische T-Zellen ... 50

1 Vorbemerkungen

Eine breite Palette von Pathogenen mit außerordentlich unterschiedlichen Verhaltensweisen nutzt den Menschen als Lebensraum. Hierzu zählen Viren, Bakterien, Pilze, Protozoen und Helminthen. Selbst Prionen, die hier nicht weiter berücksichtigt werden, sind im weitesten Sinne dazu zu rechnen. Die Besiedelung durch einige Mikroorganismen ist nur oberflächlich und bewirkt in seltenen Fällen eine spezifische Antwort des Makroorganismus. Andere Erreger dringen jedoch tief in den Wirt ein und lösen eine Immunreaktion aus. Die **stabile Besiedelung des Makroorganismus** durch einen Mikroorganismus oder eine Virusvermehrung wird im Allgemeinen als Infektion bezeichnet. Leiten sich hieraus schädliche Konsequenzen für den Menschen ab, so sprechen wir von einer Infektionskrankheit. Die „Schäden" (Symptome) können zum einen direkt durch den Erreger hervorgerufen werden, zum anderen kann das pathologische Geschehen ein Ausdruck der Immunantwort auf den Erreger sein. Auch wenn die Immunantwort in einigen Fällen Schäden bedingt, so steht doch außer Zweifel, dass sich das Immunsystem in erster Linie als **Abwehrwaffe gegen Krankheitserreger** entwickelt hat.

2 Die zwei Säulen der Immunität: angeborene und erworbene Immunantwort

Die körpereigene Abwehr stellt einen dynamischen Prozess dar, der in der Entwicklung einer lang anhaltenden, spezifischen Immunantwort kulminiert. Der Vorteil dieser so genannten **erworbenen** oder **adoptiven** Immunität liegt auf der Hand: Da das Immunsystem als Abwehrwaffe Gefahren für den Wirt in sich birgt, darf es nicht generell wirksam sein, sondern muss gezielt dann mobilisiert werden, wenn der Erreger in den Wirt eingedrungen ist.

Der adoptiven Immunantwort ist die **angeborene** oder **unspezifische Immunreaktion** vorgeschaltet. Das angeborene Immunsystem kann die Erregerzahlen zwar eindämmen und damit dem erworbenen Immunsystem einen Vorsprung ermöglichen. Es ist aber im Allgemeinen zu schwach, um einen pathogenen Keim vollständig zu eliminieren. Beide Säulen der Immunität – die angeborene und die adoptive Immunität – werden daher benötigt. Beide agieren nicht unabhängig voneinander, sondern sind eng miteinander verzahnt. So werden zahlreiche Zellen und Faktoren des angeborenen Immunsystems auch als Effektoren der erworbenen Immunität genutzt. Durch das adoptive Immunsystem wird die Effizienz des angeborenen Immunsystems deutlich gesteigert. Diese Regulation der angeborenen durch die erworbene Immunität ist seit langem bekannt.

In den letzten Jahren wurde eine zweite Wechselbeziehung erkannt: Das **angeborene Immunsystem** steuert wesentlich die Art der erworbenen Immunität (Abbas et al. 1996, Fearon und Locksley 1996). Sehr früh nach Infektion werden nämlich die Bedingungen festgelegt, die darüber entscheiden, welcher Arm der erworbenen Immunität aktiviert wird. Meist wird die bestmögliche Immunreaktion mobilisiert. Einigen Krankheitserregern gelingt es aber, das

Tab. A2-1 CD-Moleküle mit Bedeutung für die Infektabwehr.

Oberflächenmolekül	wichtigste Funktion bei der Infektabwehr
CD1	Präsentationsmolekül für die Erkennung von Lipiden durch unkonventionelle T-Zellen
CD3	charakteristisches Oberflächenmolekül aller T-Lymphozyten
CD4	Korezeptor für MHC-Klasse II auf Th-Zellen
CD8	Korezeptor für MHC-Klasse I auf zytolytischen T-Lymphozyten
CD14	mustererkennender Rezeptor auf Phagozyten für bakterielle Lipopolysaccharide
CD16	FcγRIII (ein Fcγ-Rezeptor auf NK-Zellen, Neutrophilen und Makrophagen)
CD25	α-Kette des IL-2-Rezeptors
CD35	Komplementrezeptor für C3b (CR1)
CD40	kostimulatorisches Molekül auf antigenpräsentierenden Zellen
CD56	charakteristisches Molekül von NK-Zellen
CD154	Ligand für CD40 auf T-Zellen (CD40L)
CD80	kostimulatorisches Molekül auf antigenpräsentierenden Zellen (B7-1)
CD86	kostimulatorisches Molekül auf antigenpräsentierenden Zellen (B7-2)
CD88	Rezeptor auf Entzündungszellen für das Anaphylatoxin C5a
CD28	kostimulatorisches Molekül auf T-Zellen
CD152	Ligand für CD80 und CD86 (CTLA-4)
CD95	Apoptose-vermittelnder Rezeptor (Fas, Apo-1)

Immunsystem zu täuschen und eine ineffiziente Immunantwort zu induzieren (Alcami et al. 2005, Mills und Boyd 2005, Solbach und Lucius 2005). Dies illustriert deutlich das **komplexe Wechselspiel** zwischen Überlebensstrategie des Erregers und Abwehrstrategie des Immunsystems.

Das CD-System CD ist die Abkürzung für „Cluster of Differentiation". Dieses CD-System beruht auf der Charakterisierung von Zellen mithilfe monoklonaler Antikörper mit Spezifität für charakteristische Oberflächenmoleküle. Durch den Bestand einer Palette charakteristischer Oberflächenmoleküle können die unterschiedlichen Zellen des Immunsystems charakterisiert werden. Das CD-System erleichtert die Charakterisierung der Zellen des Immunsystems außerordentlich. Tabelle A2-1 führt wichtige Oberflächenmoleküle des CD-Systems auf.

Zytokine Zytokine dienen als lösliche Signalvermittler der Immunantwort (Romagnani 2005). Sie übernehmen sowohl bei der angeborenen als auch bei der erworbenen Immunität entscheidende Aufgaben. Auch die Kommunikation zwischen Immunzellen und Zellen, die nicht zum Immunsystem gehören, wird häufig von Zytokinen vermittelt. Daneben sind Zytokine wichtige Differenzierungsfaktoren der Lympho-Hämopoese. Die meisten Zytokine werden im Interleukin-System, mit einer Nummer versehen, geführt. Wichtige Zytokine der Infektabwehr sind in Tabelle A2-2 zusammengefasst. Zytokine zeichnen sich durch folgende Gemeinsamkeiten aus:

- Zytokine sind pleiotrop, d.h. sie wirken auf unterschiedliche Zellpopulationen, in denen sie unterschiedliche Effekte hervorrufen. IL-4 aktiviert z.B. B-Zellen und Basophile, in denen es aber unterschiedliche Effektorfunktionen mobilisiert.
- Zytokine werden von unterschiedlichen Zellpopulationen gebildet, die über die Synthese identischer Zytokine den

Tab. A2-2 Zytokine und Infektabwehr.

	Zytokin	wichtigster zellulärer Produzent	wichtigste Zielzelle und Funktion bei der Infektabwehr
proinflammatorisch	Chemokine	Epithelzellen Makrophagen Neutrophile	Leukozytenanlockung und -aktivierung
	IL-1	Makrophagen	Leukozytenanlockung und -aktivierung
	IL-6	Makrophagen, T-Zellen	Leukozytenanlockung, T-Zelldifferenzierung
	TNF-α	Makrophagen, Mastzellen	Leukozytenanlockung, NK-Zellaktivierung, Granulombildung, Kostimulation mit IFN-γ
	Typ-I-IFN	Makrophagen (IFN-α), Fibroblasten (IFN-β)	antivirale Effekte in verschiedenen Zellen, NK-Zellaktivierung, Modulation der MHC-Oberflächenexpression
Th1-Arm	IL-12	Makrophagen	Stimulation von Th1-Zellen und NK-Zellen
	IL-18	Makrophagen	Stimulation von Th1-Zellen
	IFN-γ	Th1-Zellen, NK-Zellen	Makrophagenaktivierung, Granulombildung, Th2-Zellhemmung, Klassenwechsel zu opsonisierenden IgG-Antikörpern
Th2-Arm	IL-4	Th2-Zellen, Basophile, Eosinophile	Stimulation von Th2-Zellen und B-Zellen, Klassenwechsel zu IgE, Aktivierung von Mastzellen und Basophilen, Th1-Zellhemmung
	IL-5	Th2-Zellen	Klassenwechsel zu IgA, Aktivierung von Eosinophilen
	IL-13	Th2-Zellen	Klassenwechsel zu IgA, Aktivierung von Mastzellen und Basophilen
entzündungshemmend	IL-10	Makrophagen, Th2-Zellen, regulatrosiche T-Zellen	entzündungshemmend, immunregulatorisch
	TGF-β	Makrophagen, regulatrosiche T-Zellen	entzündungshemmend, immunregulatorisch

gleichen Effekt auslösen können. IL-6 wird z.B. von Th2-Zellen, Makrophagen und Endothelzellen gebildet.
- Viele Zytokine zeigen überlappende Aktivitäten, d.h. das Zytokin-System zeigt Redundanz. IL-4 und IL-13 zeigen z.B. weitgehend identische Wirkung.
- Zytokine können autokrin wirken, d.h. die Produzentenzelle dient auch als Zielzelle des gebildeten Zytokins und kann sich so selbst aktivieren; Zytokine können parakrin wirken, d.h. nur Zellen in ihrer unmittelbaren Nähe stimulieren; Zytokine können endokrin wirken, d.h. über die Zirkulation entfernte Zellen erreichen und diese aktivieren. Entscheidend für die unterschiedliche Wirkung ist in erster Linie die Menge des produzierten Zytokins, sodass ein und dasselbe Zytokin unterschiedliche Effekte bewirken kann. TNF-α wird von Makrophagen gebildet und wirkt autokrin an der Makrophagenaktivierung mit. Er wirkt aber auch parakrin auf andere Zellen als Entzündungsmediator, z.B. im Granulom. In hohen Mengen in die Zirkulation abgegeben, wirkt TNF endokrin als Auslöser der Kachexie.

3 Zelluläre Träger der angeborenen Immunität

Die angeborene Immunität wird von verschiedenen Zellen und Faktoren getragen. Die zellulären Träger der angeborenen Immunität müssen sehr rasch auf eingedrungene Krankheitserreger reagieren. Hierfür besitzen sie im Allgemeinen Rezeptoren mit Spezifität für Oberflächenstrukturen, die typisch für Mikroben oder Viren sind, so genannte mustererkennende Rezeptoren. Die wichtigsten Zellen der angeborenen Immunität sind polymorphkernige Granulozyten, mononukleäre Phagozyten (MP) und natürliche Killerzellen (NK-Zellen) (siehe Abschnitt 3.3). Die polymorphkernigen Granulozyten können aufgrund ihrer Färbeeigenschaften in neutrophile, basophile oder eosinophile Granulozyten unterschieden werden.

3.1 Phagozytose

Die Erregeraufnahme setzt die Adhäsion des Erregers an die Phagozyten-Oberfläche voraus. Die Erkennung distinkter Oberflächenstrukturen auf Mikroorganismen durch ihre homologen Rezeptoren führt zur Invagination, sodass der Keim schließlich von der Fresszelle völlig umhüllt wird und in eine Vakuole, das Phagosom, gelangt (Finlay und Cossart 1997) (Abb. A2-1). In diesem frühen Phagosom herrscht zuerst ein alkalischer pH, in dem Defensine und basische Proteine mit bakterizider Wirkung ihr Aktivitätsoptimum entfalten (Lehrer und Ganz 2005). Bald danach wird das frühe Phagosom angesäuert; daraufhin kommt es zur Phagolysosomen-Verschmelzung, die den Einstrom lysosomaler Enzyme ermöglicht. Lysosomale Enzyme mit einem sauren pH-Optimum sind für den weiteren Abbau der Mikroorganismen verantwortlich. Die Erregerabtötung wird hauptsächlich von toxischen Effektormolekülen vollzogen. Dies sind einmal die reaktiven Sauerstoffintermediate (ROI) und zum anderen die reaktiven Stickstoffintermediate (RNI). Die wichtigsten ROI mit mikrobizider Wirkung sind $^1O_2$ und $^•OH$-Radikale, die als Oxidantien DNA, Membranlipide und Proteine schädigen. Neutrophile und Blutmonozyten, aber nicht Gewebsmakrophagen, verfügen weiterhin über das Enzym Myeloperoxidase, welches Proteine halogeniert und somit Mikroorganismen weiter schädigt. Die wichtigsten RNI sind $^•NO$, Peroxinitrit und Nitrosothiole, die Proteine inaktivieren und somit mikrobizid sind (Lehrer und Ganz 2005). Nach Aktivierung mit dem Zytokin IFN-γ weisen MP gesteigerte Mikrobizidie auf (siehe Abschnitt 9.4).

3.2 Sekretorische Effektorzellen

Basophile, Eosinophile und Mastzellen sezernieren zahlreiche Effektormoleküle nach außen und sind daher zur extrazellulären Abtötung von Krankheitserregern befähigt

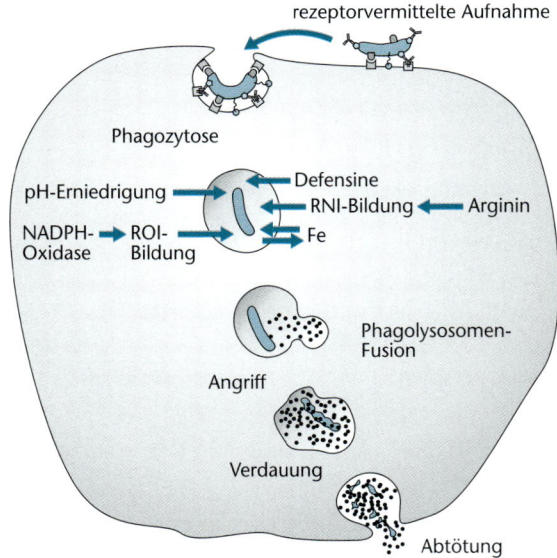

Abb. A2-1 Wichtige Mechanismen der intrazellulären Abtötung von Mikroorganismen durch professionelle Phagozyten (ROI = reaktive Sauerstoffintermediate, RNI = reaktive Stickstoffintermediate).

(Mitre und Nutman 2005). Sie sind für die Abtötung von Helminthen verantwortlich, die aufgrund ihrer Größe nicht phagozytiert werden können. Ihre Kontrolle erfolgt über die Zytokine IL-4 (Basophile und Mastzellen) und IL-5 (Eosinophile) sowie über IgE (siehe Abschnitt 9.4). Das Spektrum der von diesen Zellen gebildeten Effektormoleküle ist breit und umfasst entzündungsfördernde Mediatoren wie Histamin und Lipidmediatoren (Leukotriene, Prostaglandine und Plättchen-aktivierender Faktor). Die entzündungsfördernden Mediatoren spielen bei der Sofortallergie eine wesentliche Rolle. Weiterhin produzieren diese Zellen basische Proteine, die auf Helminthen toxisch wirken.

3.3 NK-Zellen

NK-Zellen sind Lymphozyten, welche virusinfizierte Körperzellen erkennen und rasch durch Zytokine aktivierbar sind (Kärre und Zerrahn 2005). Sie sind reich an Granula, in denen die typischen Moleküle zytolytischer Zellen gespeichert sind und sind daher zur Zielzell-Lyse befähigt (siehe Abschnitt 9.1). Auf diese Weise können sie sehr rasch virusinfizierte Wirtszellen abtöten und tragen somit zur Virusabwehr bei. Die rasche Aktivierung von NK-Zellen durch früh gebildete Zytokine, wie IL-12, IL-18 und TNF, stimuliert die Produktion von IFN-γ, das wiederum Makrophagen aktiviert. Auf diese Weise tragen NK-Zellen zur Abwehr gegen intrazelluläre Bakterien bei. In beiden Fällen werden NK-Zellen vor den spezifischen T-Zellen aktiv und können daher zur frühen Erregerkontrolle beitragen.

3.4 Erregererkennung durch das angeborene Immunsystem

Lange war unklar, wie das angeborene Immunsystem eingedrungene Krankheitserreger von körpereigenen Bestandteilen unterscheiden kann. Heute wissen wir, dass dies über die Erkennung von so genannten erregertypischen molekularen Mustern erfolgt. Hieran sind mustererkennende Rezeptoren, insbesondere aus der Familie der Toll-ähnlichen Rezeptoren (toll-like receptors, TLR) beteiligt (Cook et al. 2004, Iwasaki und Medzhitov 2004). Wir kennen etwa zehn verschiedene TLR mit Spezifität für unterschiedliche Erregerstrukturen. Durch die Bildung von Heterodimeren wird die Vielfalt der TLR weiter erhöht. TLR erkennen erregertypische Lipide, Proteine und Nukleinsäuren. Die wichtigsten TLR und ihre Liganden sind in Abbildung A2-2 dargestellt. Erkennung von Erregermustern durch TLR führt zu einer Signalkette, in

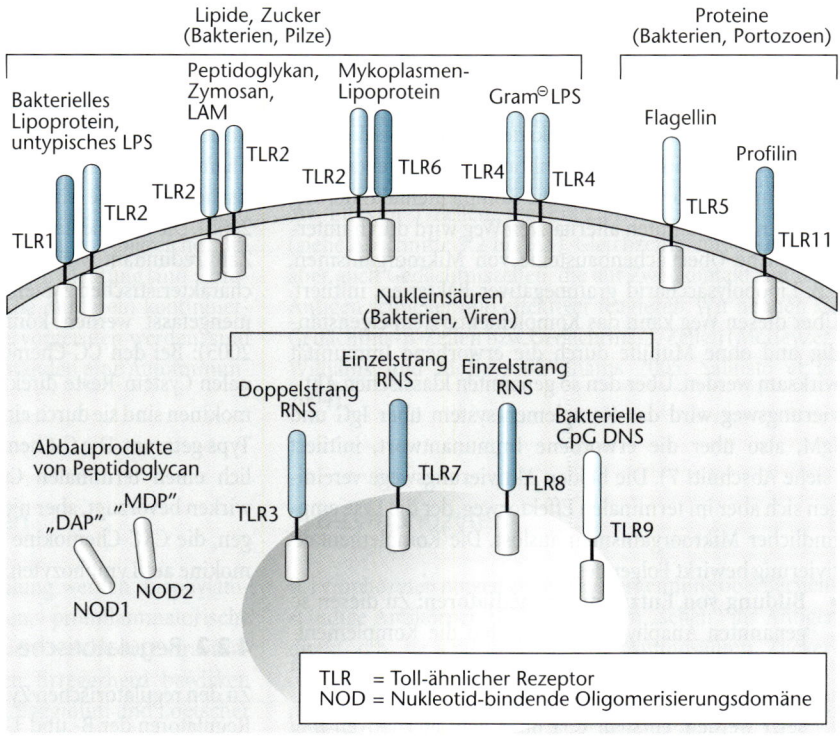

Abb. A2-2 Erkennung erregerspezifischer Muster durch TLR. Die von TLR erkannten Muster können in drei große Gruppen unterteilt werden. TLR1, TLR2, TLR4, TLR6 (entweder allein oder als Heterodimere) erkennen Lipid- und Zuckerbausteine; TLR3, TLR7, TLR8 und TLR9 erkennen Nukleinsäurebausteine; TLR5 und TLR11 erkennen Proteinstrukturen. NOD erkennen Abbauprodukte bakterieller Zellwände im Inneren der Wirtszelle. (LAM = Lipoarabinomannan, LPS = Lipopolysaccharid, DAP = Diaminopimelinsäure, MDP = Muramyldipeptid).

stehen aus ruhenden B-Lymphozyten Plasmazellen, die spezifische Antikörper einer Klasse sezernieren (McHeyzer-Williams und McHeyzer-Williams 2005, Rajewsky 1996). Folgende Ig-Klassen können unterschieden werden: IgM, IgG, IgA, IgE und IgD. Die Gruppe der IgG-Antikörper wird in weitere Subklassen unterteilt, die beim Menschen IgG1, IgG2, IgG3 und IgG4 und bei der Maus IgG1, IgG2a, IgG2b und IgG3 genannt werden. Bei der Maus können die Antikörper-Isotypen IgM, IgG2a und IgG3 über die Komplementaktivierung potente Abwehrmechanismen mobilisieren (Morgan 2005). Makrophagen und Granulozyten tragen Rezeptoren für das Fc-Stück einiger IgG-Unterklassen (FcγR). Die Bindung dieser IgG an Mikroben unterstützt die Keimaufnahme und anschließende Abtötung durch diese Phagozyten. Dieser Vorgang wird als **Opsonisierung** bezeichnet. Eosinophile und Mastzellen exprimieren einen Rezeptor für das Fc-Stück der IgE-Antikörper (FcεR). Durch Beladung mit IgE werden Helminthen von diesen Effektorzellen erkannt und angegriffen (Yazdanbakhsh et al. 2002). Nichtopsonisierende IgG-Subklassen wirken in erster Linie als neutralisierende Antikörper, d.h. sie neutralisieren entweder die Toxizität mikrobieller Produkte oder aber interferieren mit der Anheftung von Erregern (Viren) an Wirtszellen. In den Schleimhäuten findet man hauptsächlich IgA-Antikörper, die dort wesentliche Abwehrfunktionen übernehmen, indem sie die Erregeradhäsion an das Schleimhautepithel unterbinden (Fujihashi et al. 2005). Da Schleimhäute für zahlreiche Erreger die bedeutendste Eintrittspforte darstellen, kommt dieser Antikörperklasse die wichtige Aufgabe zu, dem Eindringen von Krankheitserregern in den Makroorganismus entgegenzuwirken.

8 T-Lymphozyten

T-Lymphozyten benutzen zur Antigenerkennung einen T-Zell-Rezeptor (TZR), der mit dem für die Signaltransduktion verantwortlichen CD3-Komplex assoziiert ist (Krogsgaard und Davis 2005). Der TZR/CD3-Molekülkomplex stellt das charakteristische Merkmal aller T-Lymphozyten dar. T-Lymphozyten erkennen Erregerantigene nicht direkt, sondern sind für einen Komplex spezifisch, der aus einer körpereigenen Referenzstruktur plus Peptid des Erregers besteht. Als Referenzstrukturen dienen Produkte des Haupt-Histokompatibilitäts-Komplexes (major histocompatibility complex, MHC) (Krogsgaard und Davis 2005). Obwohl die **Trias** aus körpereigenem MHC, fremdem Peptid und TZR das zentrale Element der Antigenerkennung durch T-Zellen darstellt, sind an der Antigenerkennung durch T-Zellen weitere Oberflächenmoleküle beteiligt (Subudhi et al. 2005). Im Folgenden werden zuerst die so genannten **konventionellen T-Zellen** besprochen. Ihr TZR setzt sich aus einer α- und einer β-Kette zusammen. Sie machen ca. 90% aller peripheren T-Zellen aus und sind die entscheidenden Träger der antiinfektiösen Immunantwort. Die restlichen 10% können als **unkonventionelle T-Zellen** dieser Hauptpopulation gegenübergestellt werden.

8.1 MHC-restringierte konventionelle T-Lymphozyten

Für die Antigenpräsentation sind zwei MHC-Klassen verantwortlich: MHC-Klasse II und MHC-Klasse I (Watts 2004, Yewdell 2005) (siehe Abb. A2-2). Beide MHC-Klassen sind äußerst polymorph. T-Lymphozyten erkennen lediglich Peptide, die von körpereigenen MHC-Molekülen präsentiert werden, d.h. sie sind MHC-restringiert. Die MHC-Klasse-I-Moleküle bilden eine Grube, die lediglich nach oben offen ist. In dieser Grube finden Peptide aus 8–10 (meist 9) Aminosäuren Platz (Yewdell 2005). Teile des MHC-I-Moleküls sowie nach oben hervorstehende Aminosäurenreste des Fremdpeptids werden vom TZR erkannt. Die Spalte des MHC-Klasse-II-Moleküls ist an den zwei Schmalseiten offen, sodass auch längere Peptide präsentiert werden können, die bis zu 20 Aminosäuren lang sind und an den Seiten herausragen (Watts 2004). Entsprechend sieht der TZR die nach oben gerichteten Aminosäurenreste des Fremdpeptids im Kontext des MHC-II-Moleküls.

T-Lymphozyten exprimieren entweder das CD4- oder das CD-8-Molekül (Watts 2004, Yewdell 2005). Erstgenanntes Molekül zeigt Spezifität für einen konservierten Bereich des MHC-Klasse-II-Moleküls und zweitgenanntes für das MHC-Klasse-I-Molekül. Somit sind CD4-T-Zellen Klasse-II- und CD8-T-Zellen Klasse-I-restringiert.

8.1.1 MHC-II-Restriktion

„Exogene" Antigene, also alle von der Zelle aktiv aufgenommenen Erreger und Erregerprodukte, gelangen in ein Endosom. Größere Partikel, wie Bakterien, Pilze und Protozoen, werden über Phagozytose aufgenommen, weshalb das resultierende Endosom Phagosom genannt wird. Zwischen den verschiedenen Phagosomen und Endosomen einer Zelle besteht ein reger Austausch, sodass Phagosomen, welche Erreger beherbergen, mit MHC-II-Molekülen in Kontakt kommen. Von den Erregern sezernierte Proteine werden verdaut und an passende Peptide von MHC-II-Molekülen gebunden (Abb. A2-3). Der Peptid-MHC-II-Molekülkomplex gelangt dann an die Zelloberfläche, wo er von CD4-T-Lymphozyten erkannt wird (Watts 2004). Während der

Frühphase der Prozessierung stehen lediglich sezernierte Proteine zur Verfügung. Erst nach Erregerabtötung werden auch somatische Antigene frei und können dann ebenfalls prozessiert werden (Schaible et al. 1999).

8.1.2 MHC-I-Restriktion

Die MHC-Klasse-I-Moleküle verbleiben im endoplasmatischen Retikulum, wo sie mit Peptiden beladen werden, die im Zytoplasma entstehen (siehe Abb. A2-3). Dies sind neben körpereigenen Proteinen in erster Linie Polypeptide, die bei der Virusreplikation anfallen (Yewdell 2005). Durch einen Proteasen-Komplex, das Proteasom, werden zytoplasmatische Proteine abgebaut. Anschließend werden die Peptidbruchstücke von einem speziellen Transportsystem (Transporter der Antigenprozessierung, TAP) in das endoplasmatische Retikulum geschafft (Yewdell et al. 2003). Dort erfolgen die Beladung der MHC-Klasse-I-Moleküle und der anschließende Transport des Peptid-MHC-I-Molekülkomplexes an die Zelloberfläche. CD8-T-Zellen erkennen diesen Komplex und werden stimuliert.

8.1.3 Querverbindungen zwischen Zytoplasma und MHC II sowie zwischen Endosom und MHC I

Aus dem Gesagten wird verständlich, dass CD4-T-Lymphozyten bevorzugt für „phagosomale Erreger" zuständig sind (also Bakterien, Pilze und Protozoen) und CD8-T-Lymphozyten für „zytoplasmatische Erreger" (also Viren) (Schaible et al. 1999). Eine strikte Trennung besteht jedoch nicht, und zwischen beiden Systemen existieren Querverbindungen: Einige körpereigene oder virale Proteine werden nach außen abgegeben und dann wieder über Endozytose aufgenommen (Schaible et al. 1999). So werden sie zu „exogenen" Antigenen, die von MHC-II-Molekülen präsentiert werden. Umgekehrt können „exogene" Proteine in das Zytoplasma gelangen und dann wie „endogene" Proteine behandelt werden (Schaible et al. 1999). Einige Erreger entweichen aus dem Phagosom in das Zytoplasma (Schaible et al. 1999). Andere Erreger scheinen die Phagosomen-Membran so zu verändern, dass Proteine verstärkt aus dem Phagosom in das Zytoplasma austreten können. Die im Zytoplasma vorliegenden Erregerproteine werden dann wie „endogene" Antigene behandelt.

8.2 Unkonventionelle T-Lymphozyten

Verschiedene kleinere Populationen so genannter unkonventioneller T-Zellen folgen den besprochenen Regeln der

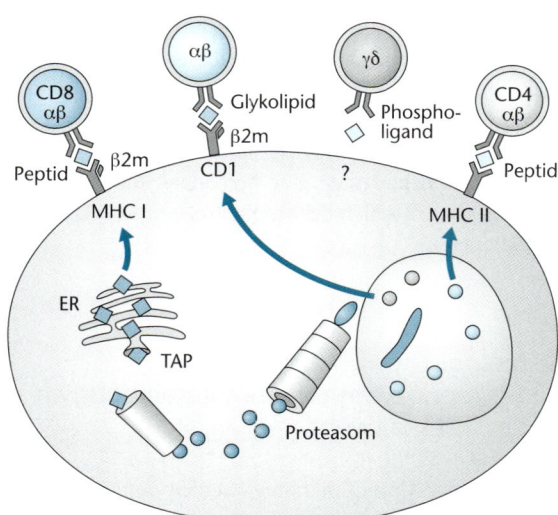

Abb. A2-3 Die wichtigsten T-Lymphozyten der Infektabwehr. Die beiden konventionellen T-Zellpopulationen (CD8- und CD4-T-Zellen) stellen die wichtigsten Vermittler der Infektabwehr dar. Daneben existieren unkonventionelle T-Lymphozyten, die zwar eine kleinere Population ausmachen, aber mit aller Wahrscheinlichkeit zur Infektabwehr beitragen (TAP = Transporter der Antigenprozessierung, ER = endoplasmatisches Retikulum).

Antigenerkennung nicht (Hayday und Steele 2005). Hier sind als erstes γδ-T-Zellen zu nennen, welche einen alternativen TZR aus einer γ- und einer δ-Kette benutzen (Kaufmann 1996). Den γδ-T-Lymphozyten fehlen charakteristischerweise die CD4- und CD8-Oberflächenmoleküle, d.h. sie sind doppelt negativ (DN). Ein Großteil der γδ-T-Zellen reagiert auf Moleküle, die endständiges Pyrophosphat tragen und keine Proteine sind (Kaufmann 1996). Es handelt sich hierbei um Alkylderivate wie das Isopentenylpyrophosphat, ungewöhnliche Nukleotide und wahrscheinlich auch Pyrophosphat-tragende Kohlenhydrate. Diese Phosphoriganden werden nicht von MHC-Molekülen präsentiert (siehe Abb. A2-3). Aufgrund des weit verbreiteten Vorkommens der γδ-T-Zell-stimulierenden Liganden reagiert diese T-Zellpopulation auf viele pathogene Mikroorganismen, und es gibt überzeugende Hinweise, dass γδ-T-Lymphozyten an der Abwehr intrazellulärer Bakterien beteiligt sind.

Als weitere unkonventionelle T-Lymphozyten-Population sind die CD1-kontrollierten αβ-T-Zellen zu nennen, die, wie die γδ-T-Zellen, meist doppeltnegativ sind (Hayday und Steele 2005). CD1-Moleküle besitzen eine gewisse Ähnlichkeit mit den MHC-Molekülen und werden dementsprechend als MHC-ähnliche Moleküle bezeichnet. Ähnlich wie MHC-Moleküle bilden CD1-Moleküle eine Tasche, die jedoch größer und hydrophober ist und so die Bindung von

Lipiden ermöglicht, welche von den αβ-T-Zellen erkannt werden (siehe Abb. A2-3). Die Rolle dieser T-Zellpopulation bei der Infektabwehr gegen Bakterien ist bislang unklar. Ihre Spezifität für Lipide, die in der Zellwand von Mykobakterien – wie dem Tuberkulose- und Lepraerreger – reichlich vorkommen, deuten eine besondere Rolle der CD1-restringierten T-Zellen bei der Kontrolle mykobakterieller Infektionen an.

9 Biologische Funktionen von T-Lymphozyten und ihre Beteiligung an der Infektabwehr

Vier wichtige Grundfunktionen werden von T-Lymphozyten vermittelt:
- Sie sind zytolytisch, d.h. sie zerstören Wirtszellen über direkten Zellkontakt (Nagata und Golstein 1995, Podack 2005).
- Sie fungieren als Th-Zellen vom Typ 1 (Th1), d.h. sie produzieren Zytokine, welche professionelle Phagozyten und zytolytische T-Zellen aktivieren, insbesondere IFN-γ und IL-2 (Abbas et al. 1996, Fearon und Locksley 1996, Romagnani 2005).
- Sie fungieren als Th-Zellen vom Typ 2 (Th2), d.h. sie produzieren Zytokine, welche humorale Abwehrmechanismen aktivieren, insbesondere IL-4, IL-5 und IL-13 (Abbas et al. 1996, Fearon und Locksley 1996, Romagnani 2005).
- Sie dienen als regulatorische T-Zellen, d.h. sie produzieren Zytokine, welche die Immunantwort unterdrücken, insbesondere IL-10 und TGF-β (Mills 2004, Mittrücker und Kaufmann 2005).

9.1 Abtötung von Zielzellen

Die Zytolyse infizierter Wirtszellen stellt einen wesentlichen Abwehrmechanismus gegen Virusinfektionen dar. Die Zielzell-Lyse beruht im Wesentlichen auf zwei Prinzipien, die sich häufig gegenseitig verstärken.

Die zytolytischen T-Lymphozyten enthalten erstens zahlreiche Granula, in denen Perforine und Granzyme gespeichert werden, die während der antigenspezifischen Zielzellerkennung freigesetzt werden (Podack 2005). Die Perforine bilden Komplexe, die in der Membran Poren bilden: Durch den Einstrom extrazellulärer Ionen schwellen die Zellen an, und es kommt zum Tod durch **Nekrose** (Podack 2005). Gleichzeitig treten Granzyme in die Zielzelle ein, in der sie intrazelluläre Moleküle angreifen. Dieser Effektormechanismus der zytolytischen T-Lymphozyten kann als aktive Abtötung der Zielzellen angesehen werden.

Der zweite Mechanismus kann dagegen am besten mit der Auslösung eines „Selbstmordprogramms" verglichen werden. Während die meisten Zielzellen auf ihrer Oberfläche Rezeptormoleküle tragen, die als Fas, Apo oder CD95 bezeichnet werden, findet man auf zytolytischen T-Lymphozyten die entsprechenden Liganden, die als Fas-Liganden (FasL) bezeichnet werden (Nagata und Golstein 1995). Die FasL-Fas-Interaktion aktiviert ein intrazelluläres System von Proteasen, die zur Familie der Kaspasen gehören, welches zur Aktivierung von weiteren Proteasen und Nukleasen führt. Endresultat ist die DNA-Fragmentation in der Zielzelle, die als Tod durch **Apoptose** auffällt.

MHC-I-restringierte CD8-T-Zellen sind die typischen zytolytischen T-Lymphozyten, obwohl auch alle anderen T-Zellpopulationen zytolytische Aktivität besitzen können. Da MHC-I-Moleküle auf fast allen Wirtszellen exprimiert werden, stellen CD8-T-Zellen eine breit wirksame Abwehrwaffe dar. Viren können die unterschiedlichsten Zielzellen befallen. Damit sind zytolytische T-Lymphozyten vom CD8-Phänotyp für die Virusabwehr bestens ausgerüstet.

9.2 Mobilisierung von Effektormechanismen durch Th-Zellen

Th-Zellen bewerkstelligen ihre Aufgaben über die Sekretion von Zytokinen (siehe Abschnitt 2, „Zytokine"). MHC-II-restringierte CD4-T-Zellen sind die typischen Th-Zellen, obwohl auch andere T-Zellpopulationen Th-Funktionen ausüben können. Die konstitutive MHC-II-Expression ist auf wenige Zellen beschränkt, die dadurch ausgezeichnet sind, dass sie exogene Antigene präsentieren können. Sie werden daher als antigenpräsentierende Zellen bezeichnet (Granucci et al. 2005, Kapsenberg 2005). Als antigenpräsentierende Zellen dienen Makrophagen, B-Zellen und insbesondere auch dendritische Zellen. Da CD4-T-Zellen sämtliche Reaktionen der erworbenen Immunantwort steuern, ist diese Beschränkung auf eine Gruppe von antigenpräsentierenden Zellen nötig, um ein Ausufern der Immunreaktion zu vermeiden.

9.3 Entwicklung von Th1- und Th2-Zellen

Zytokine, die sehr früh nach Erregereintritt gebildet werden, bestimmen entscheidend den Th-Typ der erworbenen Immunreaktion (Abb. A2-4). Die frühe Produktion von IL-12 und IL-18 durch dendritische Zellen aktiviert zum einen NK-Zellen und fördert weiterhin direkt die Entwicklung

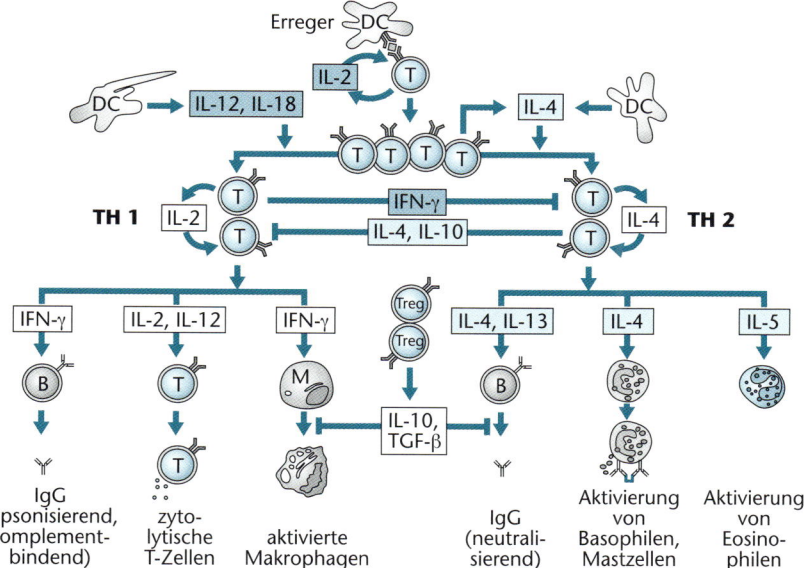

Abb. A2-4 Die Aktivierung von Th1- und Th2-Zellen als bestmögliche Antwort auf unterschiedliche Krankheitserreger (DC = dendritische Zellen, T = T-Lymphozyt, B = B-Lymphozyt, M = Makrophage, IL = Interleukin, IFN = Interferon, TGF = transforming growth factor, T_{reg} = regulatorische T-Zelle).

von Th1-Zellen (Romagnani 2005). Die NK-Zellaktivierung wird durch TNF-α unterstützt, das von infizierten Makrophagen gebildet wird. Die Th1-Bildung wird durch IFN-γ vorangetrieben, das wiederum von NK-Zellen abstammt. Die frühe Bildung von IL-4 durch unterschiedliche, noch unbefriedigend charakterisierte Zellen fördert die Ausreifung von Th2-Zellen (Abbas et al. 1996, Fearon und Locksley 1996, Kapsenberg 2005). Wahrscheinlich können dendritische Zellen, je nach Erregertyp, IL-12 und IL-18 bzw. IL-4 produzieren und somit Th1- bzw. Th2-Zellen stimulieren. Die Th1- und Th2-Zellbildung ist als dynamischer Polarisierungsprozess zu verstehen, der in der Frühphase noch beeinflusst werden kann. Über IFN-γ bzw. IL-4 hemmen sich Th1- bzw. Th2-Zellen gegenseitig. Ausgereifte Th1- und Th2-Zellen sind stabil und kaum noch veränderbar. Beide Th-Populationen stammen von einer Vorläuferzelle ab, die als Th0-Zelle bezeichnet wird und bezüglich des Zytokin-Musters noch undifferenziert ist. Eine weitere Kontrolle der T-Zelldifferenzierung erfolgt durch Rezeptor-Liganden-Interaktion auf den T-Zellen und den antigenpräsentierenden Zellen. Hierzu zählen einmal das CD40/CD40L-System und zum anderen das B7/CD28/CTLA4-System (Kapsenberg 2005, Lenschow et al. 1996, Noelle 2005, Subudhi et al. 2005). CD40 wird auf antigenpräsentierenden Zellen exprimiert und CD40L (CD154) auf T-Zellen (Subudhi et al. 2005). Diese kostimulatorischen Interaktionen unterstützen die Entwicklung von Th1-Zellen. Zum B7-System zählen B7-1 (CD80) und B7-2 (CD86) auf antigenpräsentierenden Zellen und CD28 und CTLA4 (CD152) auf T-Zellen. Wahrscheinlich wird die Th-Zelldifferenzierung durch die unterschiedliche Dichte dieser kostimulatorischen Rezeptoren beeinflusst.

9.4 Aufgaben von Th1- und Th2-Zellen

Hauptaufgabe der Th1-Zellen ist die **Aktivierung der zellulären Immunität** (siehe Abb. A2-4). Das von Th1-Zellen gebildete IFN-γ hat viele Funktionen, von denen die Stimulierung antimikrobieller Aktivitäten in Makrophagen besonders hervorzuheben ist (Abbas et al. 1996, Fearon und Locksley 1996, Romagnani 2005). Dieser Schritt ist für die Abwehr intrazellulärer Krankheitserreger entscheidend. Weiterhin sezernieren Th1-Zellen IL-2, das einen wesentlichen Faktor für die Reifung von zytolytischen T-Lymphozyten (siehe Abschnitt 9.1) darstellt. Th2-Zellen produzieren charakteristischerweise IL-4, IL-5 und IL-13 (Yazdanbakhsh et al. 2002). Für die B-Zellreifung ist IL-4 von zentraler Bedeutung (siehe Abb. A2-4). Dieses Zytokin unterstützt weiterhin die IgE-Produktion, während IL-5 die IgA-Synthese stimuliert (McHeyzer-Williams et al. 2003). IL-4 und IL-5 aktivieren zudem Mastzellen und Basophile bzw. Eosinophile. Diese Zellen werden durch IgE aktiviert, toxische Effektormoleküle zu produzieren, die Helminthen abtöten. Th2-Zellen stellen daher die wesentlichen Vermittler des erworbenen **Schutzes gegen Helminthen** dar. Die Antikörperproduktion wird nicht nur von Zytokinen des Th2-Typs reguliert. IFN-γ, ein Zytokin vom Th1-Typ, bewirkt die Bildung von IgG-Subklassen mit opsonisierender Aktivität. Dagegen sind die IgG-Subklassen, welche durch

IL-4 stimuliert werden, nicht opsonisierend und wirken in erster Linie als neutralisierende Antikörper z.B gegen bestimmte Viren mit sehr kurzem Replikationszyklus (Polioviren). Th1-Zellen beeinflussen somit auch die humorale Immunität, und zwar insbesondere gegen Mikroorganismen, die durch Phagozyten abgetötet werden. Die humorale Immunantwort gegen Toxine und Helminthen unterliegt dagegen fast ausschließlich der Kontrolle durch Th2-Zellen.

9.5 Regulatorische T-Zellen

Die Suppression der Immunantwort ist ein lang bekanntes Phänomen; die zugrunde liegenden Mechanismen werden aber erst seit Kurzem verstanden (Mills 2004, Mittrücker und Kaufmann 2005). Regulatorische T-Zellen haben die Aufgabe, eine angelaufene Immunantwort einzudämmen, nachdem die auslösenden Erreger eliminiert wurden. Auf diese Weise werden überschießende Immunreaktionen vermieden, die zu chronischer Entzündung und Autoaggression führen können. Regulatorische T-Zellen erkennen entweder das auslösende Fremdantigen oder körpereigene Antigene. Erstere dürften primär an der Kontrolle der Immunantwort gegen Krankheitserreger und Letztere primär an der Unterdrückung von Autoimmunreaktionen beteiligt sein. Da die Immunantwort gegen Mikroorganismen meist Spezifität für den Erreger und für körpereigene Antigene umfasst, wirken häufig beide Zelltypen bei der Kontrolle der antiinfektiösen Immunantwort mit. Regulatorische T-Zellen wirken im Allgemeinen über immunsupprimierende Zytokine wie IL-10 und TGF-β. Typischerweise tragen sie den Phänotyp $CD4^+$ $CD25^+$ (siehe auch Tab. A2-1 und Abb. A2-4).

LITERATUR

Abbas AK, Murphy KM, Sher A: Functional diversity of helper T lymphocytes. Nature 383 (1996) 787–793.

Alcami A, Hill AB, Koszinowski UH: Viral influence with the host immune response. In: Kaufmann SHE, Steward MW (eds): Immunology. Hodder Arnold/ASM Press, London/Washington DC (2005), pp. 617–644.

Aurrand-Lions M, Imhof BA: Lymphocyte homing. In: Kaufmann SHE, Steward MW (eds): Immunology. Hodder Arnold/ASM Press, London/Washington DC (2005), pp. 503–517.

Baggiolini M, Loetscher P: Chemokines. In: Kaufmann SHE, Steward MW (eds): Immunology. Hodder Arnold/ASM Press, London/Washington DC (2005), pp. 217–236.

Cook DN, Pisetsky DS, Schwartz DA: Toll-like receptors in the pathogenesis of human disease. Nat Immunol 5 (10) (2004) 975–979.

Fearon DT, Locksley RM: The instructive role of innate immunity in the acquired immune response. Science 272 (1996) 50–53.

Finlay BB, Cossart P: Exploitation of mammalian host cell functions by bacterial pathogens. Science 276 (1997) 718–725.

Fujihashi K, Boyaka PN, McGhee JR: The mucosal immune response. In: Kaufmann SHE, Steward MW (eds): Immunology. Hodder Arnold/ASM Press, London/Washington DC (2005), pp. 519–554.

Granucci F, Foti M, Ricciardi-Castagnoli P: Dendritic cell biology. Advances in Immunology 88 (2005) 193–233.

Hayday A, Steele C: Unconventional T cells. In: Kaufmann SHE, Steward MW (eds): Immunology. Hodder Arnold/ASM Press, London/Washington DC (2005), pp. 435–448.

Inohara N, Nunez G: NODs: intracellular proteins involved in inflammation and apoptosis. Nat Rev Immunol 3 (5) (2003) 371–382.

Iwasaki A, Medzhitov R: Toll-like receptor control of the adaptive immune responses. Nat Immunol 5 (10) (2004) 987–995.

Kapsenberg ML: Dendritic-cell control of pathogen-driven T-cell polarization. Nat Rev Immunol 3 (12) (2005) 984–993.

Kärre K, Zerrahn J: Natural killer cells. In: Kaufmann SHE, Steward MW (eds): Immunology. Hodder Arnold/ASM Press, London/Washington DC (2005), pp. 79–108.

Kaufmann SHE: Gamma/delta and other unconventional T lymphocytes: What do they see and what do they do? Proc Natl Acad Sci USA 93 (6) (1996) 2272–2279.

Krogsgaard M, Davis MM: How T cells 'see' antigen. Nat Immunol 6 (3) (2005) 239–245.

Lehrer RI, Ganz T: Antimicrobal peptides: defensins and cathelicidins. In: Kaufmann SHE, Steward MW (eds): Immunology. Hodder Arnold/ASM Press, London/Washington DC (2005), pp. 165–180.

Lenschow DJ, Walunas TL, Bluestone JA: CD28/B7 system of T cell costimulation. Annu Rev Immunol 14 (1996) 233–258.

McHeyzer-Williams LJ, McHeyzer-Williams MG: Antigen-Specific Memory B Cell Development. Annu Rev Immunol 23 (2005) 487–513.

McHeyzer-Williams MG, McHeyzer-Williams LJ, Panus J, Pogue-Caley R, Bikah G, Driver D, Eisenbraun M: Helper T-cell-regulated B-cell immunity. Microbes Infect 5 (3) (2003) 205–212.

Mills KHG: Regulatory T cells: friend or foe in immunity to infection? Nat Rev Immunol 4 (11) (2004) 841–855.

Mills KHG, Boyd AP: Evasion of immune response by bacteria. In: Kaufmann SHE, Steward MW (eds): Immunology. Hodder Arnold/ASM Press, London/Washington DC (2005), pp. 645–674.

Mitre EES, Nutman TB: Basophils and eosinophils. In: Kaufmann SHE, Steward MW (eds): Immunology. Hodder Arnold/ASM Press, London/Washington DC (2005), pp. 55–78.

Mittrücker HW, Kaufmann SHE: Natural regulatory T cells and infection. Current Opinion in Organ Transplantation 10 (4) (2005) 320–325.

Morgan BP: Complement. In: Kaufmann SHE, Steward MW (eds): Immunology. Hodder Arnold/ASM Press, London/Washington DC (2005), pp. 141–164.

Nagata S, Golstein P: The Fas Death Factor. Science 267 (1995) 1449–1456.

Noelle RJ: CD40 and its ligand in host defense. Immunity 4 (2005) 415–419.

Podack ER: Lymphocyte-mediated cytotoxicity. In: Kaufmann SHE, Steward MW (eds): Immunology. Hodder Arnold/ASM Press, London/Washington DC (2005), pp. 471–485.

Rajewsky K: Clonal selection and learning in the antibody system. Nature 381 (1996) 751–758.

Romagnani S: Cytokines. In: Kaufmann SHE, Steward MW (eds): Immunology. Hodder Arnold/ASM Press, London/Washington DC (2005), pp. 273–299.

Sallusto F, Geginat J, Lanzavecchia A: Central memory and effector memory T cell subsets: function, generation, and maintenance. Annual Review of Immunology 22 (2004) 745–763.

Schaible UE, Collins H, Kaufmann SHE: Confrontation between intracellular bacteria and the immune system. Advances in Immunology 71 (1999) 267–377.

Solbach W, Lucius R: Parasite evasion. In: Kaufmann SHE, Steward MW (eds): Immunology. Hodder Arnold/ASM Press, London/Washington DC (2005), pp. 675–691.

Subudhi SK, Alegre ML, Fu YX: The balance of immune responses: costimulation verse coinhibition. J Mol Med 83 (3) (2005) 193–202.

Watts C: The exogenous pathway for antigen presentation on major histocompatibility complex class II and CD1 molecules. Nat Immunol 5 (7) (2004) 685–692.

Yazdanbakhsh M, Kremsner PG, van Ree R: Allergy, Parasites, and the Hygiene Hypothesis. Science 296 (2002) 490–494.

Yewdell JW: MHC class antigen processing system. In: Kaufmann SHE, Steward MW (eds): Immunology. Hodder Arnold/ASM Press, London/Washington DC (2005), pp. 403–418.

Yewdell JW, Reits E, Neefjes J: Making sense of mass destruction: quantitating MHC class I antigen presentation. Nat Rev Immunol 3 (12) (2003) 952–961.

KAPITEL A3

Michael Nevels, Thomas Dobner

Erreger-induzierte Tumoren

1	Infektionserreger und Krebserkrankungen	54
1.1	Klassifikation	54
1.2	Viren	55
1.3	Bakterien	60
1.4	Parasiten	60

2	Molekulare Mechanismen Erreger-induzierter Krebserkrankungen	61
2.1	Infektionserreger als Kanzerogene beim Menschen	61
2.2	Zellzyklus und Apoptose	61
2.3	Regulatoren des Zellzyklus und der Apoptose	61
2.4	Mechanismen der Tumorentstehung	63

1 Infektionserreger und Krebserkrankungen

1.1 Klassifikation

Maligne Tumoren sind neben Kreislauferkrankungen die häufigste Todesursache des Menschen. Weltweit sind über 20% aller Todesfälle auf Krebserkrankungen zurückzuführen. Nach Schätzungen der WHO werden etwa 15–20% aller Tumorformen durch Infektionserreger hervorgerufen (Parkin et al. 2001, Parkin et al. 2005, Pisani et al. 2002). Tabelle A3-1 zeigt eine Liste humanpathogener Erreger, die von der *International Agency for Research on Cancer* (IARC) auf der Grundlage epidemiologischer und experimenteller Daten, als nachweislich, wahrscheinlich und vielleicht krebserzeugend (kanzerogen) eingestuft werden. Alle bis heute bekannten Infektionserreger des Menschen, die im Zusammenhang mit bestimmten Tumorerkrankungen stehen (Abb. A3-1), verursachen persistierende oder latente Infektionen, wobei zwischen Primärinfektion und Krebsentstehung meist Jahrzehnte verstreichen (Herrera er al. 2005). Viele dieser Infektionserreger sind weit verbreitet und verursachen eine große Zahl unterschiedlicher Symptome und Krankheiten. Dennoch ist die Tumorentstehung ein vergleichsweise seltenes Ereignis.

Viren, die mit humanen Krebserkrankungen assoziiert sind, treten in mehreren taxonomischen Einheiten auf (zur Hausen 1999, zur Hausen 2001).

Die bis heute bekannten RNA-Tumorviren des Menschen gehören zu den Familien der Retroviren und Flaviviren. Die meisten humanen Tumorviren sind DNA-Viren und gehören zu den Familien der Papovaviren, Hepadnaviren und Herpesviren.

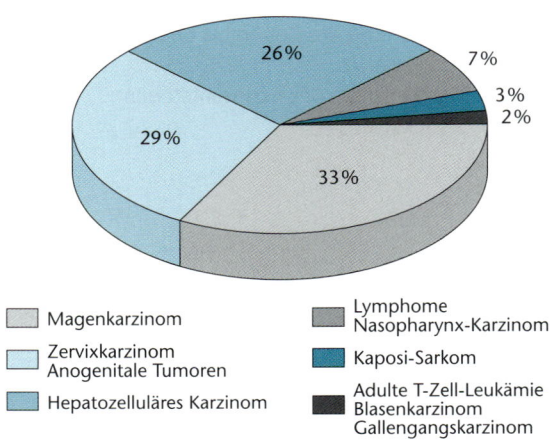

Abb. A3-1 Anteil bestimmter Tumorerkrankungen, die ätiologisch mit Infektionserregern in Verbindung stehen.

> Verschiedene Typen der humanen Papillomaviren (HPV) und das Hepatitis-B-Virus (HBV) sind klinisch außerordentlich bedeutsam, da weltweit etwa 75% aller Virus-assoziierten Tumoren ätiologisch mit HPV- und HBV-Infektionen verbunden sind.

Tab. A3-1 Karzinogene Infektionserreger des Menschen.

	Gruppe 1*	Gruppe 2* A	Gruppe 2* B	Gruppe 3[#]
Viren	HPV 16, 18	HPV 31, 33	HPV andere Typen	
	HBV			HDV
	HCV			
	HTLV-I			HTLV-II
	EBV	HHV-8		
	HIV-1		HIV-2	
Bakterien	Helicobacter pylori			
Parasiten	Ophistorchis viverrini	Clonorchis sinensis		Ophistorchis felineus
	Schistosoma haematobium		Schistosoma japonicum	Schistosoma mansoni

* Humanpathogene Erreger, die von der IARC als nachweislich (Gruppe 1), wahrscheinlich (Gruppe 2A) und vielleicht (Gruppe 2B) krebserzeugend eingestuft werden.
[#] Infektionserreger der Gruppe 3 sind hinsichtlich ihrer Karzinogenität noch nicht klassifiziert.

Bei **Bakterien und Parasiten** sind bislang nur wenige Vertreter bekannt, die mit Krebserkrankungen in Verbindung gebracht werden. Dazu gehören das gramnegative Bakterium *Helicobacter pylori* und verschiedene Trematoden (Saugwürmer) der Gattungen *Schistosoma* und *Ophistorchis*.

1.2 Viren

1.2.1 Humane Papillomaviren

Die Papillomaviren des Menschen (siehe Kap. C7) gehören zur Familie der **Papovaviren.** Alle bekannten menschlichen und tierischen Papovavirus-Typen induzieren benigne und/oder maligne Tumoren oder besitzen zumindest transformierendes Potential in der Zellkultur. Man kennt inzwischen mehr als 150 verschiedene Genotypen humaner Papillomaviren (HPV), von denen mindestens 16 mit diversen Tumoren des Menschen in Verbindung gebracht werden können. Von großer medizinischer Bedeutung sind hierbei die als Hochrisikoviren („high risk") bezeichneten Typen, die in 95% aller Biopsien des Zervixkarzinoms und mit unterschiedlicher Häufigkeit auch in anderen anogenitalen Tumoren (50%) und in Karzinomen des Hals-Nasen-Rachen-Raums (20%) nachgewiesen werden können. Da weitere HPV-Typen auch mit malignen Veränderungen der Haut assoziiert sind, wird geschätzt, dass weltweit etwa 10% aller Tumoren mit HPV-Infektionen in Zusammenhang stehen (zur Hausen 1996).

Die **gemeinen Warzen** und das **Konjunktivalpapillom** sind gutartig. Sie zeigen ein begrenztes Wachstum und heilen meist spontan ab.

Bei der **Epidermodysplasia verruciformis** entstehen, infolge einer erblichen Immunschwäche und daher familiär gehäuft, flache Warzen und rot-braun gefärbte Plaques. Nach etwa 10–20 Jahren entwickeln sich bei einem Drittel der Patienten Karzinome, meist an Sonnenlicht-exponierten Bereichen der Haut. In diesen Tumoren werden häufig die HPV-Typen 5 und 8 nachgewiesen. Die virale DNA liegt episomal vor.

Die Infektion der Schleimhautbereiche mit Papillomaviren kann zur Ausbildung von **Condylomata** im anogenitalen Bereich (Penis, Vulva, Zervix und Anus) oder zu **epithelialen Hyperplasien** bzw. **multiplen Papillomen** im Bereich der Mund- und Nasenschleimhaut sowie des Larynx führen. In allen Fällen ist eine maligne Entartung sehr selten.

Das **Zervixkarzinom** folgt in seiner Epidemiologie dem Bild einer Infektionskrankheit mit langer Inkubationszeit (ca. 20–40 Jahre). Es gehört weltweit zu den vier häufigsten Tumorerkrankungen bei Frauen. Pro Jahr gibt es weltweit etwa 450 000 neue Fälle; über 300 000 Frauen sterben jährlich an den Folgen dieser Erkrankung. An der Entstehung des Zervixkarzinoms sind nur bestimmte HPV-Typen beteiligt. In über 60% der Tumoren kann HPV-16, in weiteren 25% HPV-18 nachgewiesen werden. Seltener werden auch andere HPV-Typen (z.B. 31, 33 und 45) gefunden. Interessanterweise findet man in den Vorstufen des invasiven Karzinoms, in den so genannten zervikalen intraepithelialen Neoplasien (CIN) I und II, vorwiegend HPV-6 und HPV-11, während im Spätstadium (CIN III) und in den metastasierenden Karzinomen in über 90% HPV-16 und HPV-18 nachweisbar sind. Während in den frühen Stadien (CIN I und II) die HPV-DNA epichromosomal vorliegt, ist sie in den Spätstadien meist im Zellgenom integriert. Der hohe Prozentsatz von Zervixkarzinomen, in deren Zellen HPV nachweisbar sind, spricht für einen kausalen Zusammenhang.

Molekulare Analysen zum Mechanismus der Tumorentstehung haben ergeben, dass sowohl intrazelluläre als auch extrazelluläre und vermutlich immunologische Faktoren eine Rolle spielen. Auf der intrazellulären Ebene nehmen die viralen Onkoproteine E6 und E7, die an zelluläre Tumorsuppressor-Proteine (siehe Abschnitt 2.3) binden und deren Funktion bzw. Stabilität verändern, eine Schlüsselfunktion ein. Dadurch kommt es zur Deregulation zellulärer Wachstumskontrollmechanismen, zu erhöhten Proliferationsraten und langfristig zur Entstehung genomischer Instabilität (siehe Abschnitt 2.4.4). Die Expression der E6- und E7-Gene wird zusätzlich durch Integration der viralen DNA gesteigert. Ebenso wird die Zahl der Rezeptoren für Wachstumsfaktoren erhöht und gleichzeitig die Produktion von MHC-Molekülen verringert, sodass die Immunerkennung der Zellen behindert wird.

Die Proliferation der infizierten Zellen wird auch durch von außen wirkende Faktoren beeinflusst. Zu den fördernden Faktoren gehören eine verminderte Produktion von Zytokinen durch Makrophagen und weitere Kofaktoren (z.B. Hormone, chemische Karzinogene aus Tabakprodukten und auch andere Viren). Als hemmende Faktoren werden Mechanismen diskutiert, die durch Induktion des programmierten Zelltods (Apoptose) das Absterben der infizierten Zellen bewirken. Als immunologische Komponenten, die wahrscheinlich an der Entstehung des Zervixkarzinoms beteiligt sind, werden bestimmte HLA-Typen vermutet. Zum Beispiel haben Frauen mit dem MHC-Klasse-II-Typ DQw3 ein erhöhtes Risiko, an dieser Tumorform zu erkranken.

1.2.2 Hepatitis-B- und Hepatitis-C-Virus

Die Erreger der Virus-bedingten Hepatitiden (siehe Kap. B8) gehören verschiedenen Virusfamilien an. Das Hepati-

jeder EBV-infizierten proliferierenden Zelle gebildet wird, aufgrund eines vielfach wiederholten Glycin-Alanin-Motivs nicht von den Proteasomen prozessiert und so nicht im Zusammenhang mit MHC-Klasse-I-Molekülen dem zellulären Immunsystem präsentiert werden.

1.2.5 Humanes Herpesvirus 8

Das humane Herpesvirus 8 (HHV-8) besitzt ein etwa 270 Kbp großes, doppelsträngiges DNA-Genom, das in seiner Organisation den Genomen der humanen Herpesviren 6 und 7 gleicht. Es wird in die Unterfamilie der γ-Herpesviren eingeordnet. Das Virus wurde erstmals im Jahre 1994 in **Kaposi-Sarkomen** von AIDS-Patienten nachgewiesen. Das HIV-assoziierte Kaposi-Sarkom ist ein multizentrisch auftretender, maligner Tumor aus spindelzellartigen Endothelzellen, die sich von der Haut und den oralen und gastrointestinalen Schleimhäuten ableiten. Es wird in seiner endemischen Form häufig bei älteren Männern im mediterranen Raum und in Osteuropa beobachtet und kommt in bestimmten Regionen Afrikas vor. Erst mit dem weltweiten Auftreten von AIDS wurde das Kaposi-Sarkom gehäuft auch bei jungen Personen beobachtet. Etwa 20% aller AIDS-Patienten entwickeln ein Kaposi-Sarkom. Heute weiß man, dass HHV-8 in allen Formen des Kaposi-Sarkoms (endemischen und epidemischen) vorhanden ist. Das Virus wird wahrscheinlich sexuell und durch Speichel übertragen. Die epidemiologischen Daten sprechen deutlich dafür, dass HHV-8 kausal mit der Entstehung des Kaposi-Sarkoms in Verbindung steht (Neipel und Fleckenstein 1999). Über 90% aller Kaposi-Sarkom-Biopsien sind HHV-8-positiv; bei immunkompetenten HIV-negativen Personen ohne Kaposi-Syndrom kann kein Virus nachgewiesen werden.

Daneben wird HHV-8 auch mit zwei weiteren Erkrankungen, dem „primary effusion lymphoma (PEL)/body cavity-based lymphoma" und der „multicentric castleman's disease" (MCD), in Zusammenhang gebracht.

Die molekulare Grundlage für das transformierende Potential von HHV-8 ist noch nicht bekannt. In den Kaposi-Sarkom-Zellen ist das Virus latent, und das Genom liegt zirkulär episomal vor. HHV-8 besitzt eine Reihe von viralen Genen, die Homologien zu zellulären Faktoren mit bekannten Funktionen in der Regulation des Zellzyklus (Cyclin-D-ähnlich), der Apoptose (bcl2-ähnlich) und der Immunantwort (Zytokine, Zytokin-Rezeptoren, Chemokine) besitzen. Als Kofaktoren wirken Immunschwächung (z.B. bei AIDS) und bei der endemischen Kaposi-Sarkom-Form in Afrika möglicherweise die Malaria-Infektion.

1.2.6 Humane Immundefizienzviren Typ 1 und 2

Wie HTLV-I (siehe Abschnitt 1.2.3) gehören auch die humanen Immundefizienzviren Typ 1 und 2 (HIV-1 und HIV-2) zu den Retroviren. Mit HIV infizierte Personen tragen ein deutlich erhöhtes Risiko, bestimmte Krebsformen zu entwickeln, besonders in den Spätstadien des „acquired immune deficiency syndrome" (AIDS). Bestimmte HIV-assoziierte Tumorerkrankungen stellen dabei eine Hauptursache für Krankheit und Tod bei AIDS-Patienten dar (Anonymous 1996, Cheung et al. 2005).

Der Beginn der AIDS-Epidemie (1981) wurde vom gehäuften Auftreten einer bis dahin sehr seltenen Tumorerkrankung, des Kaposi-Sarkoms, begleitet. Zurzeit gelten, neben dem Kaposi-Sarkom, verschiedene Nicht-Hodgkin-Lymphome sowie das invasive **Zervixkarzinom** als AIDS-definierende maligne Erkrankungen. Diese drei häufigsten HIV-assoziierten Krebsformen stehen in kausalem Zusammenhang mit Koinfektionen durch die humanpathogenen DNA-Tumorviren HHV-8 (siehe Abschnitt 1.2.5), EBV (siehe Abschnitt 1.2.4) beziehungsweise HPV (siehe Abschnitt 1.2.1). Daneben werden mögliche ätiologische Zusammenhänge mit einer zunehmenden Zahl weiterer menschlicher Krebserkrankungen diskutiert, die bei HIV-Infizierten statistisch gehäuft vorkommen (z.B. Hodgkin's disease und bestimmte Lungen- und Hautkrebsformen) (CDC 1992, Lim und Levine 2005).

Das Kaposi-Sarkom tritt bei HIV-negativen Menschen äußerst selten auf (sporadische oder endemische Form). Allerdings stellt es mit etwa 20% Prävalenz die weltweit häufigste maligne Entartung bei HIV-Infizierten dar. In der westlichen Welt sind vor allem HIV-positive homosexuelle Männer von dieser Tumorerkrankung betroffen. Aufgrund der explosiven Ausbreitung von AIDS in bestimmten geographischen Regionen wie dem südlichen Afrika, gilt das Auftreten des Kaposi-Sarkoms in diesen Teilen der Welt mittlerweile als epidemisch, wobei hier Männer und Frauen gleichermaßen betroffen sind (siehe Abschnitt 1.2.5) (Cheung et al. 2005, Moore und Chang 1995, Sissolak und Mayaud 2005).

Obwohl HIV-Infektionen auch mit Hodgkin's disease in Verbindung gebracht werden, beziehen sich die gesicherten kausalen Assoziationen im Wesentlichen auf Lymphome des Non-Hodgkin-Typs. Diese lassen sich auf Grundlage aktueller Informationen der WHO (Raphael et al. 2001) in drei Gruppen einteilen:

- Lymphome, die sporadisch auch bei immunkompetenten, HIV-negativen Personen auftreten. Diese umfassen vor allem hochgradige B-Zell-Tumoren wie das Burkitt's Lymphom.

- Ungewöhnliche Lymphome, die fast ausschließlich bei HIV-Infizierten auftreten, z.B. das PEL.
- Lymphome, die allgemein mit Immundefizienz-Zuständen assoziiert sind, z.B. polymorphe oder „post-transplant lymphoproliferative disease" (PTLD)-ähnliche B-Zell-Lymphome.

HIV-assoziierte Lymphome sind oft klinisch aggressiv und treten vor allem im zentralen Nervensystem (z.B. primäres Zentralnervensystem-Lymphom, PCNSL) sowie im Verdauungstrakt und Knochenmark auf. Mehr als 50% dieser Lymphome zeigen einen ätiologischen Zusammenhang mit Koinfektionen durch EBV (z.B. AIDS-assoziiertes Burkitt's Lymphom) oder HHV-8 (z.B. AIDS-assoziiertes PEL) (Carbone und Gloghini 2005, Raphael et al. 2001).

HIV-infizierte Frauen leiden darüber hinaus unter einem erhöhten Risiko, HPV-assoziierte Dysplasien und bösartige Entartungen des Gebärmutterhalses zu entwickeln. Zusätzlich gibt es überzeugende Hinweise darauf, dass Koinfektionen mit bestimmten HPV-Typen und HIV die Inzidenz und Progression zur Malignität von Anogenitalkarzinomen steigernd beeinflussen (CDC 1992, Chirenje 2005).

Hinsichtlich der Tumorpathogenese deuten die oben aufgeführten Befunde darauf hin, dass HIV-1 in vielen Fällen eine eher passive Rolle bei der Onkogenese spielt, indem es die antivirale Immunabwehr schwächt oder durch nichtimmunologische Mechanismen die Vermehrung und Ausbreitung anderer Viren begünstigt. Dabei kommen die in den Abschnitten 1.2.1 (HPV), 1.2.4 (EBV) beziehungsweise 1.2.5 (HHV-8) diskutierten molekularen Transformationsmechanismen zum Tragen. Allerdings mehren sich die Hinweise darauf, dass HIV-kodierte Proteine auch direkt tumorfördernd wirken können, indem sie beispielsweise die Tumorangiogenese verstärken (Aoki und Tosato 2004).

Die Einführung der „highly active antiretroviral therapy" (HAART) führte zu einer dramatischen Abnahme der Inzidenz von AIDS-assoziierten Kaposi-Sarkomen. Dagegen ist der Einfluss von HAART auf das Auftreten EBV-abhängiger Lymphome und HPV-assoziierter Zervixkarzinome weniger offensichtlich, obwohl die Häufigkeit von Zentralnervensystem-Lymphomen bei HIV-Infizierten unter Therapie deutlich abgenommen hat. Diese Befunde deuten darauf hin, dass die Ätiologie HIV-assoziierter Tumorerkrankungen weitaus komplexer ist als bisher angenommen (Aoki und Tosato 2004).

1.2.7 Andere Viren

Neben den in den Abschnitten 1.2.1 bis 1.2.6 beschriebenen onkogenen Viren, gibt es eine Reihe weiterer Viren, deren ätiologische Verknüpfung mit malignen Erkrankungen des Menschen diskutiert wird. Dabei handelt es sich vor allem um weitere Vertreter aus den Familien der Papovaviren und Herpesviren, die nachweislich Zellen in Kultur onkogen transformieren können und in Nagetiermodellen Tumoren induzieren. Trotz des spezifischen Nachweises von Bestandteilen dieser Viren in menschlichen Tumorgeweben wurden sie, meist aufgrund eines Mangels an schlüssigen epidemiologischen Daten, bisher nicht in die offizielle Liste von Karzinogenen der IARC aufgenommen.

So wurden beispielsweise DNA-Sequenzen der humanen Polyomaviren **JC-Virus (JCV)** und **BK-Virus (BKV)** wiederholt in verschiedenen menschlichen Tumoren gefunden. JCV ist ein weit verbreitetes neurotropes Virus, das bei Immunsupprimierten die meist tödlich verlaufende „progressive multifocal leukoencephalopathy" (PML) verursachen kann. Zunächst wurde JCV in PML-Patienten mit der Entwicklung von Gehirntumoren assoziiert. Mittlerweile konnten genomische Sequenzen dieses Virus aber auch bei Menschen, die nicht an PML leiden, in einer Vielzahl von ZNS- und Nicht-ZNS-Neoplasien nachgewiesen werden (Khalili et al. 2003). In ähnlicher Weise wurde die DNA von BKV in verschiedenen menschlichen Tumoren (z.B. Gehirn-, Knochen-, Genital-, Harnwegs- und Pankreastumoren) entdeckt (Tognon et al. 2003). Das mit den humanen Polyomaviren eng verwandte Affenpathogen **Simian-Virus 40 (SV40)** wurde zwischen 1955 und 1963 durch einen in SV40-infizierten Affenzellen produzierten und dadurch kontaminierten Polio-Impfstoff in die menschliche Bevölkerung eingebracht und kann möglicherweise von Mensch zu Mensch übertragen werden. Auch SV40 wurde durch den Nachweis viraler DNA mit einer Reihe verschiedener maligner Entartungen des Menschen in Verbindung gebracht. Zu den Tumortypen, die wiederholt als SV40-positiv beschrieben wurden, gehören Osteosarkome, Mesotheliome, Non-Hodgkin-Lymphome und Gehirntumore (Chorioplexus-Tumore und Ependymome) (Barbanti-Brodano et al. 2004). Der Nachweis einer Bedeutung von SV40 als onkogenes Virus des Menschen konnte bislang nicht geführt werden. Die Möglichkeit, dass ein Virus aus Affen nach Überwindung der Speziesbarriere Krebserkrankungen beim Menschen auslösen könnte, stellt ein neues Paradigma dar, das die Gruppe potentieller humaner Kanzerogene um eine Vielzahl tierischer Erreger erweitert. Umgekehrt ist bereits seit vielen Jahren bekannt, dass humane Adenoviren zwar in neugeborenen Nagetieren, aber aller Wahrscheinlichkeit nach nicht im natürlichen menschlichen Wirt onkogen wirken können (Shenk 2001).

Innerhalb der Familie der Herpesviren werden, neben den als gesichert bzw. wahrscheinlich onkogen geltenden Vertretern EBV (siehe Abschnitt 1.2.4) und HHV-8 (siehe Abschnitt 1.2.5), vor allem die **Herpes-simplex-Viren**

Typ 1 und 2 (**HSV-1 und HSV-2**) sowie das humane **Zytomegalievirus (CMV)** in Verbindung mit der Tumorgenese beim Menschen diskutiert. So stehen HSV-2 und CMV seit langem im Verdacht, in Kombination mit HPV-Infektionen (siehe Abschnitt 1.2.1) als Ko-Karzinogene die Progression zum invasiven Zevixkarzinom zu unterstützen. Aktuelle Untersuchungen zeigen darüber hinaus eine spezifische Lokalisation von CMV-DNA und Proteinen in neoplastischen Zellen maligner Gliome sowie kolorektaler Polypen und Adenokarzinome (Cobbs et al. 2002, Harkins et al. 2002). Auch hier steht der Beweis einer pathogenetischen Bedeutung beim Menschen aus.

Hinsichtlich der denkbaren Kanzerogenese-Mechanismen ist zu vermuten, dass das onkogene Potential der in diesem Abschnitt aufgeführten Viren auf ähnlichen molekularen Virus-Zell-Wechselwirkungen beruht, wie sie oben bereits für die DNA-Tumorviren HPV, HBV/HCV, EBV und HHV-8 beschrieben wurden (siehe Abschnitte 1.2.1, 1.2.2, 1.2.4 und 1.2.5). Insbesondere kodieren sowohl JCV, BKV und SV40 als auch HSV und CMV für Genprodukte, welche die Funktion zellulärer Tumorsuppressor-Proteine aus den pRb- und/oder p53-Familien inaktivieren können (z.B. die T-Antigene von BKV, JCV und SV40, die IE1- und IE2-Proteine von CMV und das ICP0-Protein von HSV-1). Zudem besitzen diese Viren mutagene Eigenschaften, die einen hit-and-run-Mechanismus der Tumorgenese begünstigen könnten (siehe Abschnitt 2.4.6). Für eine solche hit-and-run-Ätiologie spricht unter anderem die Tatsache, dass die Viruslast in JCV/BKV- und SV40-positiven Tumorproben in der Regel bei weniger als einem Virusgenom pro Zelle liegt. Im Falle von CMV besteht alternativ zur hit-and-run-Hypothese das Modell der Onkomodulation, in dem die persistierende Infektion den malignen Phänotyp von Tumorzellen verstärkt und damit zur Tumorprogression beiträgt (Cinatl et al. 2004).

1.3 Bakterien

Helicobacter pylori ist bis heute der einzige bakterielle Infektionserreger, der von der IARC als karzinogen eingestuft wird. Epidemiologische Studien weisen darauf hin, dass *H. pylori* ursächlich an der Entstehung von Adenokarzinomen im Bereich des Magens und des Zwölffingerdarms beteiligt ist (Pinto-Santini und Salama 2005). Man schätzt, dass in etwa 60% der Tumorfälle eine H.-pylori-Infektion vorliegt. Das gramnegative Bakterium kann bei über 50% der Weltbevölkerung nachgewiesen werden. Es besiedelt die Schleimhaut des Magenepithels und verursacht bei allen Infizierten eine chronische Gastritis, die in der Regel ohne weitere Symptome verläuft. Ohne Therapie persistiert der Erreger lebenslang. Bei etwa 10% der Infizierten kommt es zur Entwicklung von atrophischen Gastritiden und metaplastischen Veränderungen, die Vorstufen des Magenkarzinoms darstellen. In weniger als 1% der Fälle entwickelt sich daraus ein maligner Tumor. Der molekulare Mechanismus, durch den *H. pylori* das Magenkarzinomrisiko erhöht, ist noch nicht bekannt. Man vermutet, dass eine direkte Schädigung der Magenschleimhaut und Veränderungen der Magenphysiologie durch bakterielle Produkte (Urease, VacA-Zytotoxin) oder Entzündungsmediatoren (IL-1, IL-8 und TNF-α) eine verstärkte Proliferation der Epithelzellen induzieren, die möglicherweise das Auftreten und die Kumulation von Mutationen begünstigt. Außerdem scheinen Umwelteinflüsse, genetische Prädispositionen und die Ausbildung einer Autoimmunität (Autoantikörper gegen Parietalzellen) eine Rolle zu spielen.

1.4 Parasiten

Zu den parasitären Infektionserregern, die wahrscheinlich mit Tumorerkrankungen assoziiert sind, gehören verschiedene Egelarten der Klasse **Trematodes** (Saugwürmer) mit Generationswechsel (Digenea). Deren wichtigste Vertreter sind die Erreger der Bilharziose, *Schistosoma haematobium* und *Schistosoma japonicum* sowie die in den Gallengängen parasitierenden Leberegel (engl. liver flukes) *Ophistorchis viverrini* und *Clonorchis sinensis* (Khurana et al. 2005).

Die IARC (International Agency for Research on Cancer) stuft die Parasiten wie folgt ein:

- *S. haematobium* und *O. viverrini* gelten als karzinogen.
- *S. japonicum* und *C. sinensis* werden als wahrscheinlich bzw. vielleicht karzinogen eingestuft.
- Für *S. haematobium* und *O. viverrini* wird ein Zusammenhang mit der Entstehung bestimmter Tumorformen (Blasen- bzw. Gallengangskarzinom) für möglich gehalten, dies ist aber noch nicht kausal gesichert.
- Infektionen mit *S. japonicum* und *C. sinensis* werden mit einem erhöhten Risiko für die Ausbildung von Leberkarzinomen in Verbindung gebracht.

***S. haematobium*,** der Erreger der Urogenital- und Darm-Bilharziose, kommt vorwiegend in Afrika und Südwestasien vor. Die Übertragung erfolgt transkutan durch infektiöse Larven (Zerkarien). Im Falle der Urogenital-Bilharziose kommt es zur Ablagerung der Parasiteneier in der Harnblase. Charakteristische Merkmale des chronischen Stadiums sind Hämaturie, Fisteln und Knötchen in dem Venenplexus der Harnblasenwand durch Granulom-Bildung und granulomatöse Wucherungen. Als mögliche Langzeitfolgen der S.-haematobium-Infektion treten metaplastische Veränderungen auf, die den Ausgangspunkt des Blasenkarzinoms darstellen. Als weitere Faktoren werden bakterielle Sekundärinfektionen und erhöhte Mengen karzinogener Stoffwechselprodukte im Urin der betroffenen infizierten Personen diskutiert.

Der Leberegel *O. viverrini* kommt überwiegend in Ostasien vor. Im Nordosten von Thailand sind über neun Millionen Personen mit dem Erreger infiziert. Die Infektion wird meist im Kindesalter erworben und erfolgt fäkal-oral durch Larven (Metazerkarien). Die geschlechtsreifen Würmer leben vorwiegend in den intrahepatischen Gallengängen, wo sie Eier produzieren. Bei 5–10% der Infizierten kommt es zu verschiedenen klinischen Erscheinungsformen: Steinbildungen, Strikturen, Abszesse infolge von Gallenstauung und Adenomatosen. Epidemiologische Studien zeigen, dass im Nordosten Thailands die Inzidenz des Gallengangskarzinoms (Cholangiom) 40-fach höher ist als außerhalb des Endemiegebiets. Das gehäufte Auftreten dieses ansonsten seltenen Tumors lässt vermuten, dass *O. viverrini* die schrittweise Entstehung des Cholangioms aus adenomatösen Vorstufen begünstigt.

2 Molekulare Mechanismen Erreger-induzierter Krebserkrankungen

2.1 Infektionserreger als Kanzerogene beim Menschen

Nach einem einfachen Modell resultiert die Induktion der Tumorentstehung (Initiation) aus einer Störung homöostatischer Kontrollmechanismen der Wirtszelle (siehe Abschnitt 2.4.2), die **schrittweise** durch Erreger-spezifische Faktoren verursacht wird (Mehrschritt-Kanzerogenese). Diese molekularen Ereignisse sind in der Regel mit der Aktivierung von Protoonkogenen und der Inaktivierung zellulärer Tumorsuppressor-Gene (siehe Abschnitt 2.3) verknüpft, welche die Basis für die klonale Expansion, Selektion und maligne Progression neoplastischer Zellen bilden. Die langen Inkubationszeiten der Tumorentwicklung beim Menschen lassen vermuten, dass die dazu notwendigen Prozesse sehr selten auftreten, was auch auf die Beteiligung exo- und endogener Kofaktoren hinweist. Während die molekularen Grundlagen der Tumorentstehung in Verbindung mit bakteriellen und parasitären Infektionserregern noch weitgehend unbekannt sind, konnten bei Virus-induzierten Neoplasien einige grundlegende Abläufe der Tumorinitiation, der Progression zu höherer Malignität und der Metastasierung beschrieben werden (siehe Abschnitt 2.4.1).

2.2 Zellzyklus und Apoptose

Somatische Zellen durchlaufen auf dem Weg zur Teilung verschiedene Phasen (Abb. A3-2).

Die Kontrolle des Zellzyklus ist eine wichtige Voraussetzung zur Erhaltung des Gleichgewichts von Erneuerung, Differenzierung und Zelltod (**Apoptose**). Unter Apoptose versteht man den geregelten, programmierten Zelltod überflüssiger oder geschädigter Zellen, der sich grundlegend von der ungeregelten Nekrose unterscheidet (siehe auch Kap. A1.1). In normalen Zellen wird das Gleichgewicht durch drei Faktoren beeinflusst: Proliferation, Arretierung des Wachstums und Apoptose. Diese Vorgänge unterliegen zahlreichen genetischen Kontrollmechanismen, die an definierten Punkten des Zellzyklus ansetzen und entweder den Vorgang der Mitose, der Wachstumsarretierung oder der Apoptose auslösen. Eine Störung und Deregulation dieser Kontrollen im Zellzyklus in Richtung Zellteilung, zuungunsten von Differenzierung und Apoptose, hat einen Anstieg der Zellzahl zur Folge und ist die Voraussetzung für ein abnormes und autonomes Zellwachstum. Außerdem führen Störungen an den Kontrollpunkten des Zellzyklus und der Apoptose zu erhöhten Mutationsraten, da viele Vorgänge der DNA-Reparatur ebenfalls an diesen Stellen koordiniert werden.

2.3 Regulatoren des Zellzyklus und der Apoptose

Im Mittelpunkt der Regulation des Zellzyklus stehen Cyclin-abhängige Kinasen, Cycline und Tumorsuppressor-Proteine (siehe Abb. A3-2). Cyclin-abhängige Kinasen (engl. cyclin-dependent kinase, CDK) gehören zur Familie der Serin/Threonin-Kinasen, deren Aktivität durch Bindung an Cycline reguliert wird. Cycline sind regulatorische Untereinheiten der CDKs. Man unterscheidet zwei Gruppen von Cyclinen, die jeweils vor der S-Phase (G1-Cycline, D1–3 und E) und nach der S-Phase (G2-Cycline, A) wirksam sind. Tumorsuppressor-Proteine sind, wie CDKs und Cycline, wichtige Regulatoren des Zellzyklus. Sie spielen bei der Tumorentstehung und Tumorprogression eine wichtige Rolle, da sie hauptsächlich proliferationshemmende Kontrollfunktionen im Zellzyklus ausüben. Ein Funktionsausfall durch genetische Veränderungen oder virale Onkoproteine (siehe Abschnitt 2.4.2) ist eine wichtige Voraussetzung für eine unkontrollierte Zellteilung. Zu den am besten untersuchten Tumorsuppressoren gehören die Mitglieder der Retinoblastomprotein-Familie (pRb, p107 und p130) und das p53-Protein.

Das **Retinoblastom-Protein (pRb)** und die verwandten Genprodukte p107 und p130 sind wichtige Zellzyklus-Re-

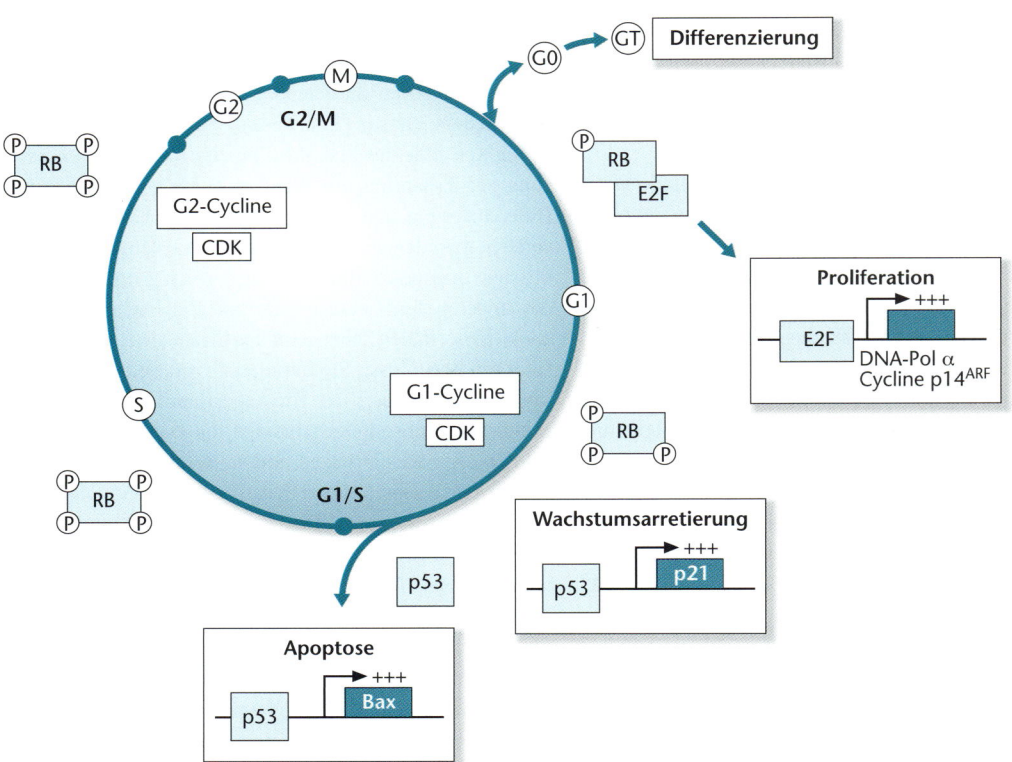

Abb. A3-2 Phasen, Kontrollpunkte und Regulatoren des Zellzyklus. Während der Mitose (M) findet die Zellteilung statt. Die Phase vor bzw. nach der Mitose wird als Interphase bezeichnet. In deren Verlauf kommt es in der S-Phase (S) zur DNA-Synthese und zur Verdopplung der Chromosomen. Vor der S-Phase liegt die G1-Phase (engl. gap), nach der S-Phase folgt die G2-Phase. Die Regulation von Erneuerung (Proliferation) und Differenzierung durch externe und interne Faktoren findet an zwei Kontrollpunkten (G1/S und G2/M) im Zellzyklus statt. Aus der G1-Phase kann die Zelle in die Phase der Differenzierung eintreten, die über die G0-Phase und terminale Differenzierungsphasen (GT) verläuft. Zellen können aus der G0-Phase wieder in den Zellzyklus eintreten. Vor der Verdopplung der DNA wird am G1/S-Phasenkontrollpunkt die Integrität der DNA kontrolliert. Falls DNA-Schäden oder andere Stress-Signale (z.B. eine Virusinfektion) vorliegen, wird der Eintritt in die S-Phase verzögert (Wachstumsarretierung), um eine Reparatur zu ermöglichen, oder die Zelle wird durch die Vorgänge des programmierten Zelltods (Apoptose) eliminiert. Ebenso werden am G2/M-Kontrollpunkt Zellen eliminiert, bei denen die Chromosomen-Verteilung fehlerhaft war. Im Zentrum der Regulation des Zellzyklus stehen Cycline, Cyclin-abhängige Kinasen (CDKs), Inhibitoren der Cyclin-CDK-Komplexe (z.B. p21) sowie die Tumorsuppressor-Proteine RB und p53. In den verschiedenen Phasen des Zellzyklus wird die Aktivität von RB posttranslational über reversible Phosphorylierung (P) durch Cyclin-abhängige Kinasen reguliert. Während das RB-Protein die Zellproliferation über die reversible Bindung des Transkriptionsfaktors E2F induziert, kontrolliert p53 die Vorgänge der Wachstumsarretierung und/oder Apoptose am G1/S-Phasenkontrollpunkt direkt durch Transkriptionsaktivierung zellulärer Gene (z.B. p21 und Bax).

gulatoren des G1/S-Phasenübergangs. Das pRb wird in der späten G1-Phase des Zellzyklus durch Cyclin-D-abhängige Kinasen phosphoryliert und nach der M-Phase durch Phosphatasen dephosphoryliert. In seiner gering phosphorylierten Form (hypophosphoryliert) wirkt das pRb proliferationshemmend. Durch die reversible Phosphorylierung wird unter anderem die Wechselwirkung mit den Transkriptionsfaktoren der E2F-Familie reguliert, die für die Funktion dieses Tumorsuppressor-Proteins von zentraler Bedeutung ist. Nur die hypophosphorylierte Form bindet E2F in einem inaktiven Komplex. Hyperphosphorylierung von pRb dagegen führt zur Freisetzung des Transkriptionsaktivators, der in der Folge an Promotoren S-Phasen-spezifischer Gene (z.B. DNA-Polymerase α und Cycline) bindet und deren Expression induzieren kann, was zum Übertritt der Zellen in die S-Phase des Zellzyklus, zur DNA-Replikation und schließlich zur Zellteilung führt.

Unter bestimmten Stressbedingungen (z.B. mitogene Stimulation durch virale Onkoproteine) stimuliert E2F auch die Expression eines zellulären Gens, dessen Genprodukt (p14^{ARF}) den normalen Abbauweg des Tumorsuppressor-Proteins p53 blockiert, was zur Stabilisierung und Akkumulation von p53 führt. Das **p53-Protein** ist ein multifunktionelles Phosphoprotein, das eine zentrale Stellung bei der Aufrechterhaltung genomischer Integrität durch Kontrolle von Zellteilung und Zelltod einnimmt. Seine Bedeutung als Tumorsuppressor wird unter anderem durch die Tatsache illustriert, dass über 50% aller humanen Tumoren Mutationen im p53-Gen tragen. P53 ist ein nukleäres Protein mit DNA-bindender Eigenschaft entsprechend einem Transkriptionsfaktor. DNA-Schäden, Virusinfektion und andere genotoxische Stress-Signale führen zur Stabilisierung und Aktivierung von p53. Die biologischen Konsequenzen der p53-Aktivierung sind entweder reversible Arretierung des Zellzyklus in der G1-Phase (engl. G1-arrest) oder Apoptose. In einem einfachen Modell fungiert das p53 als „Wächter des Genoms", indem es in genetisch geschädigten Zellen bis zur erfolgreichen Reparatur der Erbinformation die DNA-Replikation aufhält oder die betroffenen Zellen im Falle irreparabler Schäden eliminiert. Damit verhindert p53 die Weitergabe potentiell onkogener Mutationen und wirkt somit der Tumorentstehung entgegen. Diese p53-regulierten Prozesse sind unter anderem dafür verantwortlich, dass sich prämaligne Vorstufen humaner Tumoren von selbst wieder zurückbilden (z.B. CIN I und II beim Zervixkarzinom) können.

Für die G1-Arretierung muss p53 seine Funktion als Transkriptionsaktivator wahrnehmen. Dabei ist die Aktivierung des Gens für p21 größtenteils für die p53-vermittelte Zellzyklus-Arretierung verantwortlich. Das p21-Protein blockiert den Eintritt in die S-Phase, indem es unter anderem die Funktion von Proteinkomplexen inhibiert, die das pRb phosphorylieren. Die gesamten molekularen Mechanismen der p53-vermittelten Apoptose sind bis heute allerdings nur unvollständig verstanden.

2.4 Mechanismen der Tumorentstehung

2.4.1 Immortalisierung und Transformation

Alle Viren, die beim Menschen mit Tumorerkrankungen assoziiert sind, verfügen über verschiedene Proteine und Mechanismen, um die Zellzyklus-regulierenden Funktionen der CDKs, Cycline und Tumorsuppressoren zu modulieren. Anders als bei den RNA-Tumorviren sind diese Proteine der DNA-Tumorviren für die virale Replikation unerlässlich. Im lytischen Vermehrungszyklus besteht ihre Hauptaufgabe darin, die Proliferation der Wirtszelle zu induzieren und antivirale Schutzmechanismen zu inhibieren, um damit optimale Bedingungen für die Synthese viraler DNA und die Herstellung von Nachkommenviren zu schaffen. Im Kontext einer unvollständigen, abortiven oder latenten Infektion kann dies zur Entartung der Zellen führen, da sich in diesem Fall eine unkontrollierte Zellproliferation manifestieren kann, welche die Entstehung von Mutationen begünstigt. Tatsächlich kann man durch experimentelle In-vitro-Systeme zeigen, dass die Dysregulation des Zellzyklus und der Apoptose durch virale Onkoproteine (gr. onkos: Tumor) wichtige Schritte in der Initiation, Promotion und Progression Virus-assoziierter Tumoren darstellen.

Viele RNA- und DNA-Tumorviren besitzen das biologische Potential, primäre Zellen in der Kultur in neoplastische Zellen umzuwandeln. Dieser Vorgang wird heute auch als **Transformation** bezeichnet. Nach heutigem Wissensstand erfolgt der Transformationsvorgang *in vitro*, analog zur Situation *in vivo*, in mehreren Stufen, denen sich sichtbare Veränderungen zuordnen lassen.

Im ersten Schritt (**Initiation**) kommt es zur Immortalisierung der Zellen, die dadurch die Fähigkeit erlangen, sich in Kultur endlos zu teilen. Das Wachstum dieser Zellen unterliegt jedoch noch der Kontaktinhibition, der Verankerungsabhängigkeit (engl. anchorage dependence) und einem Bedarf an Wachstumsfaktoren. Werden diese Zellen auf Versuchstiere (z.B. Nacktmäuse) übertragen, sind sie *nicht* in der Lage, zu einem Tumor auszuwachsen, d.h. sie sind *nicht* tumorigen.

In den folgenden Schritten des Transformationsprozesses (**Promotion und Progression**) kommt es zu weiteren Veränderungen. Virus-transformierte Zellen zeigen deutlich morphologische Veränderungen (morphologische Transformation), die auf neuen Eigenschaften des Zytoskeletts, der Zelloberfläche und der extrazellulären Matrix beruhen. Das Wachstum dieser Zellen unterliegt nicht mehr vollständig der Kontaktinhibition und der Verankerungsabhängigkeit, sodass mehrschichtige Zellhaufen (**Foci**) entstehen können. Da sie viele der notwendigen Wachstumsfaktoren selbst produzieren, haben sie einen reduzierten Bedarf an Serumbestandteilen im Wachstumsmedium und stimulieren ihre Proliferation autokrin. Außerdem werden gehäuft extrazelluläre Proteasen gebildet, was die Metastasierung der Tumorzellen in Versuchstieren verstärkt. Das wichtigste Kriterium der Transformation ist die Fähigkeit der Zellen, nach Inokulation in ein Versuchstier zu einem Tumor auszuwachsen. Nicht alle Virus-transformierten Zellen, die charakteristische In-vitro-Merkmale tumorigener Zellen aufweisen, sind dazu in der Lage. Man spricht in diesem Fall von *partieller* oder *unvollständiger* Transformation, während tumorigene Zellen als *vollständig* transformiert bezeichnet werden.

2.4.2 Molekulare Mechanismen viraler Onkoproteine

In Virus-transformierten Zellen liegt die Virus-DNA vollständig oder unvollständig im Genom integriert vor. Sie dient als Matrize zur Synthese der viralen Onkoproteine (Tumor-Antigene oder T-Antigene). Auf der molekularen Ebene wird die vollständige Transformation primärer Zellen durch das kooperative Zusammenwirken viraler Onkoproteine vermittelt, die sowohl den G1/S-Phasenübergang deregulieren als auch die p53-vermittelten Prozesse der Zellzyklus-Arretierung blockieren (siehe Abb. A3-2). Beispielsweise bewirkt das E7-Protein der Hochrisiko-Papillomaviren eine verstärkte Expression bestimmter Cycline (A und E) und blockiert gleichzeitig die Inhibitoren der Cyclin-abhängigen Kinasen p21 und p27. Außerdem bindet es direkt an die hypophosphorylierte Form von pRb. Komplexe aus pRb und E2F werden dadurch aufgelöst, was über die Aktivierung E2F-abhängiger Promotoren zur Induktion der Proliferation und unplanmäßigen DNA-Synthese führt. In analoger Weise wirken auch das T-Antigen von Simian-Virus 40 (SV40) oder die E1A-Proteine der Adenoviren.

Darüber hinaus induzieren alle DNA-Tumorviren des Menschen virale Genprodukte, welche die p53-abhängigen und/oder p53-unabhängigen Apoptose-Wege inhibieren. Einige dieser viralen Proteine binden dabei direkt an das Tumorsuppressor-Protein und blockieren die transkriptionsaktiven Funktionen von p53. Zwei wichtige Beispiele hierfür sind das E6-Protein der Hochrisiko-Papillomaviren (HPV-16 und HPV-18) und das HBx-Protein von HBV. E6 bindet zusammen mit einer Ubiquitin-Ligase (E6-AP) an p53 und destabilisiert das Tumorsuppressor-Protein. Die Interaktion des HBx-Proteins mit p53 ist vermutlich für die onkogenen Eigenschaften des viralen Proteins verantwortlich. Man nimmt heute an, dass die Inaktivierung von p53 durch virale Onkoproteine ein entscheidendes Ereignis im Virus-induzierten Transformationsvorgang darstellt, da es im Verlauf der unkontrollierten Zellteilungen zur Anhäufung von Mutationen in Genen kommt, deren Funktionsverlust die Promotion und Progression einzelner Zellklone in Richtung höherer Malignität fördert.

Neben den „klassischen" Onkoproteinen der DNA-Tumorviren sind andere virale Faktoren bekannt, die ohne direkte Wechselwirkung Funktionen von p53 inhibieren können und dadurch Zellen transformieren. Beispiele hierfür sind das tax-Protein von HTLV-I oder LMP-1 (latency membrane protein 1) von EBV. LMP-1 ist in der Lage, in Zellkulturen Nagerzelllinien zu transformieren, die Differenzierung von Epithelzellen zu verzögern und die p53-vermittelte Apoptose in epithelialen Zellen zu verhindern. Auf molekularer Ebene ähnelt das LMP-1-Protein der Familie von TNF-Rezeptorproteinen (TNF-Rezeptor, CD40). Während diese zellulären Rezeptormoleküle nach einer extrazellulären Wechselwirkung mit Zytokinen (Liganden) über eine Interaktion mit intrazellulären Proteinkinasen eine Signalkaskade in Gang setzen, entspricht LMP-1 einem konstitutiv aktiven Rezeptor, welcher über Wechselwirkung mit unterschiedlichen zellulären Faktoren letztlich zur Zellproliferation und zugleich zu den oben beschriebenen negativregulatorischen Auswirkungen auf die Apoptose führt.

Andere virale Proteine können auch p53-unabhängige Apoptose-Wege blockieren. Dazu gehören das BHRF1-Protein von EBV oder das ORF16-Genprodukt von HHV-8, die beide Homologien zu den zellulären Apoptose-Inhibitoren der Bcl2-Familie aufweisen.

2.4.3 Exogene und endogene Kofaktoren

Viele bekannte onkogene Infektionserreger sind weit verbreitet. Trotzdem ist die Tumorentstehung ein relativ seltenes Ereignis. Offenbar sind neben den molekularen Vorgängen der Transformation, die durch Erreger-spezifische Faktoren vermittelt werden, noch weitere Kofaktoren zur Tumorbildung notwendig. An erster Stelle stehen dabei chemische und physikalische Karzinogene (z.B. UV- und ionisierende Strahlung oder polyzyklische aromatische Kohlenwasserstoffe), die direkt zu Veränderungen der DNA führen (Initiatoren).

Im Unterschied dazu sind fördernde Faktoren (Promotoren) häufig die Ursache für die klonale Expansion und Progression neoplastischer Zellen. Beispiele für wichtige tumorfördernde Faktoren (**Tumorpromotoren**) sind Phorbolester und Hormone. Durch ihre stark wachstumsstimulierenden Eigenschaften können sie zusammen mit Initiatoren die Entstehung genomischer Instabilität fördern. Zu den Kofaktoren zählen auch genetische Prädispositionen (z.B. MHC-Klasse-II-Typ DQw3 beim Zervixkarzinom) oder Immunschwächung.

2.4.4 Latente und persistierende Infektionen

Die Etablierung einer persistierenden oder latenten Infektion ist entweder möglich durch die Integration der viralen Genome in die Erbinformation der Wirtszelle oder durch mehr oder weniger zellsynchrone extrachromosomale Replikation, wie man sie bei EBV beobachten kann. In beiden Fällen bleibt die Expression der viralen Onkoproteine nach den Zellteilungen erhalten. Darüber hinaus kann die Integration vollständiger oder unvollständiger viraler Genome zu weiteren genetischen und auch epigenetischen Veränderungen führen, die Auswirkungen auf die Tumorprogression und Malignisierung haben.

Beim primären Leberzellkarzinom und der adulten T-Zell-Leukämie tritt infolge der Integration von HBV- bzw. proviraler HTLV-I-DNA eine genomische Instabilität auf, die durch numerische und/oder strukturelle Chromosomen-Anomalien gekennzeichnet ist. In wenigen Fällen wurde beim primären Leberzellkarzinom auch eine Insertion des HBV-Genoms direkt in zelluläre Gene beschrieben (**Insertionsmutagenese**).

In den meisten Fällen von zervikalen Karzinomen bewirkt die Integration des HPV-Genoms den Verlust des regulatorischen E2-Gens, das die Expression später viraler Gene stimuliert und zugleich die Expression der Gene E6 und E7 hemmt. Dadurch kommt es zu einer gesteigerten Expression der viralen Onkoproteine, was vermutlich beim Übergang von der moderaten Stufe CIN I zur schweren Dysplasie CIN III eine wichtige Rolle spielt. Außerdem kann die Integration zellfremder DNA das Methylierungsmuster und die Chromatin-Struktur der chromosomalen DNA verändern (**epigenetische Veränderung**), was die Regulation der zellulären Genexpression beeinflussen kann.

2.4.5 Verlust der immunologischen Kontrolle

Die Erkennung infizierter bzw. neoplastischer Zellen durch das Immunsystem ist von entscheidender Bedeutung für die Verhinderung einer malignen Progression. Maligne Tumoren entwickeln sich, wenn, wie im Falle des AIDS-assoziierten Kaposi-Sarkoms, eine Störung des Immunsystems vorliegt (siehe Abschnitt 1.2.5) oder aber die viralen Antigene nicht mehr erkannt werden.

Einige Tumorviren kodieren für Proteine, die es ihnen erlauben, in den infizierten Zellen ohne die Synthese von infektiösen Nachkommenviren das virale Genom zu replizieren. In der Regel verfügen diese Viren über Proteine, die zusätzlich die Erkennung infizierter Zellen durch das Immunsystem verhindern. Dies gelingt in erster Linie durch eine gegenüber der produktiven Virusvermehrung stark eingeschränkten Expression viraler Gene. Manche viralen Genprodukte verhindern die Präsentation Erreger-spezifischer Proteine auf antigenpräsentierenden Zellen, beispielsweise durch Hemmung der proteolytischen Prozessierung, der Beladung der MHC-Moleküle mit Antigenen oder deren Transport auf die Zelloberfläche. Andere virale Proteine modulieren direkt die zelluläre (z.B. zytolytische T-Zellen, NK-Zellen) und humorale Immunantwort. Im Zusammenhang mit einer kontinuierlichen Wachstumsstimulation von Zellen durch virale Onkoproteine führen diese Vorgänge dazu, dass prämaligne Zellen nicht rechtzeitig erkannt und eliminiert werden.

In anderen Fällen wird der Verlust der immunologischen Erkennung durch Selektion immunologisch „inerter" Tumorzellen erreicht. Ein Beispiel ist die Entwicklung einer Toleranz gegen das HBV, die ein lebenslanges Virusträgerstadium ermöglicht. Toleranzinduktion ist vermutlich auch der Grund dafür, weshalb die Mehrzahl der Tumorviren nur in neugeborenen Versuchstieren Tumoren induzieren können.

2.4.6 „Hit-and-run"-Transformation

Während man generell davon ausgeht, dass in Virus-assoziierten Tumoren und In-vitro-transformierten Zellen virale Onkogene anwesend sein und exprimiert werden müssen, wurden in Zellen, die mit HSV transformiert wurden, nie konsistent spezifische DNA-Sequenzen gefunden. Ähnliche Beobachtungen gibt es auch für andere Herpesviren (z.B. Varicella-Zoster-Virus, CMV und EBV) sowie für Papillomaviren und Adenoviren. Den etablierten „klassischen" Prinzipien Virus-vermittelter Transformation, die auf der kontinuierlichen Expression viraler Onkoproteine beruhen, kann man also einen hypothetischen hit-and-run-Mechanismus gegenüberstellen, bei dem virale Gene für die Initiation, nicht aber für die Aufrechterhaltung des transformierten Phänotyps notwendig sind. Ein solches hit-and-run-Prinzip könnte Allgemeingültigkeit besitzen und damit auch bestimmten Virus-abhängigen Transformationsvorgängen zugrunde liegen. Tatsächlich wurden im Lauf der letzten Jahre virale Onkoproteine, wie das große T-Antigen von SV40, Adenovirus E1B- und E4-Proteine sowie die CMV IE1/IE2-Genprodukte mit einer hit-and-run-Transformation assoziiert (Barbanti-Brodano et al. 2004, Nevels et al. 2001, Shen et al. 1997).

Eine mögliche Erklärung für das hit-and-run-Phänomen viraler Transformation wäre, dass die vorübergehende Expression bestimmter viraler Gene ausreicht, um Mutationen zu induzieren (**hit**), die zur zellulären Transformation führen. Die Manifestierung des transformierten Phänotyps auf genetischer Ebene wäre dann mit dem Verlust der viralen Erbinformation kompatibel (**run**) (McDougall 2001, Nevels et al. 2001).

LITERATUR

Anonymous: Monographs on the evaluation of carcinogenic risks to humans. International Agency for Research on Cancer/World Health Organization, Lyon 1996.

Aoki Y, Tosato G: Neoplastic conditions in the context of HIV-1 infection. Curr HIV Res (2004) 343–349.

Barbanti-Brodano G, Sabbioni S, Martini F, Negrini M, Corallini A, Tognon M: Simian virus 40 infection in humans and association with human diseases: results and hypotheses. Virology (2004) 1–9.

Blattner WA: Human retroviruses: their role in cancer. Proc Assoc Am Physicians (1999) 563–572.

Block TM, Mehta AS, Fimmel CJ, Jordan R: Molecular viral oncology of hepatocellular carcinoma. Oncogene (2003) 5093–5107.

Carbone A, Gloghini A: AIDS-related lymphomas: from pathogenesis to pathology. Br J Haematol (2005) 662–670.

CDC (Centers for Disease Control): 1993 revised classification system for HIV infection and expanded surveillance case definition for AIDS among adolescents and adults. Morbidity and Mortality Weekly Report (1992) 961–962.

Cheung MC, Pantanowitz L, Dezube BJ: AIDS-related malignancies: emerging challenges in the era of highly active antiretroviral therapy. Oncologist (2005) 412–426.

Chirenje ZM: HIV and cancer of the cervix. Best Pract Res Clin Obstet Gynaecol (2005) 269–276.

Cinatl J jr., Vogel JU, Kotchetkov R, Wilhelm Doerr H: Oncomodulatory signals by regulatory proteins encoded by human cytomegalovirus: a novel role for viral infection in tumor progression. FEMS Microbiol Rev (2004) 59–77.

Cobbs CS, Harkins L, Samanta M, Gillespie GY, Bharara S, King PH, Nabors LB, Cobbs CG, Britt WJ: Human cytomegalovirus infection and expression in human malignant glioma. Cancer Res (2002) 3347–3350.

Harkins L, Volk AL, Samanta M, Mikolaenko I, Britt WJ, Bland KI, Cobbs CS: Specific localisation of human cytomegalovirus nucleic acids and proteins in human colorectal cancer. Lancet (2002) 1557–1563.

Herrera LA, Benitez-Bribiesca L, Mohar A, Ostrosky-Wegman P: Role of infectious diseases in human carcinogenesis. Environ Mol Mutagen (2005) 284–303.

Khalili K, Del Valle L, Otte J, Weaver M, Gordon J: Human neurotropic polyomavirus, JCV, and its role in carcinogenesis. Oncogene (2003) 5181–5191.

Khurana S, Dubey ML, Malla N: Association of parasitic infections and cancers. Indian J Med Microbiol (2005) 74–79.

Lim ST, Levine AM: Non-AIDS-defining cancers and HIV infection. Curr HIV/AIDS Rep (2005) 146–153.

McDougall JK: „Hit and run" transformation leading to carcinogenesis. Dev Biol (Basel) (2001) 77–82; discussion 82–83, 143–160.

Moore PS, Chang Y: Detection of herpesvirus-like DNA sequences in Kaposi's sarcoma in patients with and without HIV infection. N Engl J Med (1995) 1181–1185.

Neipel F, Fleckenstein B: The role of HHV-8 in Kaposi's sarcoma. Semin Cancer Biol (1999) 151–164.

Nevels M, Tauber B, Spruss T, Wolf H, Dobner T: „Hit-and-run" transformation by adenovirus oncogenes. J Virol (2001) 3089–3094.

Parkin DM, Bray F, Ferlay J, Pisani P: Estimating the world cancer burden: Globocan 2000. Int J Cancer (2001) 153–156.

Parkin DM, Bray F, Ferlay J, Pisani P: Global cancer statistics, 2002. CA Cancer J Clin (2005) 74–108.

Pinto-Santini D, Salama N: The biology of Helicobacter pylori infection, a major risk factor for gastric adenocarcinoma. Cancer Epidemiol Biomarkers Prev (2005) 1853–1858.

Pisani P, Bray F, Parkin DM: Estimates of the world-wide prevalence of cancer for 25 sites in the adult population. Int J Cancer (2002) 72–81.

Raphael M, Borisch B, Jaffe ES: Lymphomas associated with infection by the human immune deficiency virus (HIV). World health organization classification of tumours, pathology and genetics of tumours of haematopoietic and lymphoid tissues, IARC Press, Lyon 2001, pp. 260–263.

Shen Y, Zhu H, Shenk T: Human cytomagalovirus IE1 and IE2 proteins are mutagenic and mediate "hit-and-run" oncogenic transformation in cooperation with the adenovirus E1A proteins. Proc Natl Acad Sci USA (1997) 3341–3345.

Shenk T: Adenoviridae: the viruses and their replication. Virology, 4th ed., Lippincott-Raven, New York 2001, pp. 2265–2300.

Sissolak G, Mayaud P: AIDS-related Kaposi's sarcoma: epidemiological, diagnostic, treatment and control aspects in sub-Saharan Africa. Trop Med Int Health (2005) 981–992.

Tognon M, Corallini A, Martini F, Negrini M, Barbanti-Brodano G: Oncogenic transformation by BK virus and association with human tumors. Oncogene (2003) 5192–5200.

Young LS, Rickinson AB: Epstein-Barr virus: 40 years on. Nat Rev Cancer (2004) 775–768.

zur Hausen H: Oncogenic DNA viruses. Oncogene (2001) 7820–7823.

zur Hausen H: Papillomavirus infections - a major cause of human cancers. Biochim. Biophys. Acta (1996) F55–F78.

zur Hausen H: Viruses in human cancers. Eur J Cancer (1999) 1174–1181.

KAPITEL A4

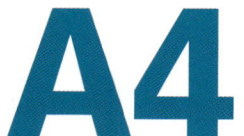

Gerd-Dieter Burchard, Hermann Einsele, Holger Hebart, Werner J. Heinz, Mathias Herrmann, Achim Hörauf, Thomas Mertens, Lutz von Müller und Werner Zimmerli

Antimikrobielle Therapie

A4.1	**Antivirale Therapie**	68
1	Allgemeine Aspekte beim Einsatz antiviraler Substanzen	68
1.1	Einleitung	68
1.2	Definition der antiviralen Behandlungsarten	69
1.3	Prinzipien der antiviralen Therapie	69
1.4	Arzneimittelinteraktionen	70
1.5	Therapieversagen und Virusresistenz	70
2	Antivirale Substanzen, Wirkspektren und Wirkmechanismen	70
2.1	Einleitung	70
2.2	Substanzgruppen und Wirkprinzipien	71
2.3	Substanzen in Entwicklung/Substanzen mit interessantem Wirkmechanismus	92
3	Etablierte zugelassene Indikationen für antivirale Therapien	93
3.1	Herpesviren	93
3.2	Hepatitis-B-Virus (HBV)	93
3.3	Hepatitis-C-Virus (HCV)	94
3.4	HIV	94
3.5	Grippeviren (Influenza A und B)	94
3.6	Papillomaviren	95
3.7	Respiratory-Syncytial-Virus (RSV)	95
A4.2	**Antibakterielle Therapie**	95
1	Praktische Prinzipien antibakterieller Therapie	95
1.1	Vorbemerkung	95
1.2	Indikationsstellung und Substanzwahl	96
1.3	Biologische, toxische und allergische Nebenwirkungen	96
1.4	Antibiotikatherapie während der Schwangerschaft und in der Postpartalperiode	97
1.5	Kombinationstherapie	98
2	β-Laktam-Antibiotika	98
2.1	Allgemeine Charakterisierung	98
2.2	Struktur	98
2.3	Wirkmechanismen	99
2.4	Resistenzmechanismen	99
2.5	Substanzen	99
3	Glykopeptide und Lipopeptide	112
3.1	Allgemeine Charakterisierung	112
3.2	Dosierungen	115
4	Aminoglykoside	115
4.1	Allgemeine Charakterisierung	115
4.2	Dosierungen	117
5	Makrolide, Ketolide, Streptogramine und Lincosamine	117
5.1	Allgemeine Charakterisierung	117
5.2	Dosierungen	122
6	Tetracycline und Glycylcycline	122
6.1	Allgemeine Charakterisierung	122
6.2	Dosierungen	125
7	Chinolone	125
7.1	Allgemeine Charakterisierung	125
7.2	Dosierungen	127
8	Nitroimidazole	127
8.1	Allgemeine Charakterisierung	127
8.2	Dosierungen	130
9	Rifamycine	130
9.1	Allgemeine Charakterisierung	130
9.2	Dosierungen	131
10	Fosfomycin	131
11	Sulfonamide und Trimethoprim	133
11.1	Allgemeine Charakterisierung	133
11.2	Dosierungen	134
12	Chloramphenicol	134
13	Oxazolidinone	135
13.1	Allgemeine Charakterisierung	135
13.2	Dosierungen	137
14	Fusidinsäure	137
15	Nitrofurantoin	137
16	Polypeptid-Antibiotika	137
A4.3	**Antimykotische Therapie**	138
1	Allgemeines	138
1.1	Inzidenz und klinische Relevanz	138
1.2	Resistenzen	138
1.3	Zielstrukturen	139
2	Spezieller Teil I: Antimykotika	141
2.1	Polyene	141
2.2	Antimetabolite	143
2.3	Azole	143
2.4	Echinocandine	146

2.5	Dosisanpassung bei eingeschränkter renaler oder hepatischer Funktion	146		3.2	Paromomycin	159
2.6	Zulassungsstatus in Deutschland	146		3.3	Nitazoxanide	160
3	Spezieller Teil II: Pilzinfektionen	146		3.4	Trimethoprim/Sulfamethoxazol	160
3.1	Hefepilzinfektionen	146		3.5	Albendazol	160
3.2	Fadenpilzinfektionen	151		4	Medikamente gegen andere Protozoen	160

A4.4 Antiparasitäre Therapie 153

1	Vorbemerkungen	153		4.1	Liposomales Amphotericin B	160
2	Malaria-Medikamente	154		4.2	Miltefosine	161
2.1	Artemisinine	154		5	Andere Leishmanien-Medikamente	161
2.2	Atovaquon/Proguanil	154		5.1	Pentamidin	161
2.3	Chinin	155		5.2	Pyrimethamin	162
2.4	Chloroquin	156		6	Medikamente gegen Helminthen	163
2.5	Doxycyclin	157		6.1	Mebendazol, Albendazol	163
2.6	Mefloquin	157		6.2	Triclabendazol	164
2.7	Primaquin	158		6.3	Diethylcarbamazin (DEC)	165
3	Medikamente gegen Darmprotozoen	159		6.4	Ivermectin	166
3.1	Nitroimidazole	159		6.5	Doxycyclin	167
				6.6	Praziquantel	167
				6.7	Niclosamid	169

A4.1 Antivirale Therapie

Thomas Mertens und Lutz von Müller

1 Allgemeine Aspekte beim Einsatz antiviraler Substanzen

1.1 Einleitung

Die Prinzipien antiviraler Therapie unterscheiden sich deutlich von denen der antibakteriellen Therapie, was mit der vollständig verschiedenen Vermehrung der Viren und dem obligat intrazellulären Parasitismus zusammenhängt. Einige grundsätzliche Probleme sind immer noch ungelöst. Zahlreiche Viren, insbesondere die Viren der Herpesgruppe, sind in der Lage, in ein Latenzstadium überzugehen. Während dieser Zeit findet höchstens eine minimale Genexpression statt. Retroviren integrieren ihre provirale DNA in das Wirtsgenom und können somit durch Teilung der Wirtszelle, nicht aber durch eigentliche Virusreplikation, an Tochterzellen weitergegeben werden. Antivirale Substanzen hemmen ausschließlich die Virusreplikation; die Elimination von Viren, die bereits in das Wirtsgenom integriert sind (z.B. Provirus von HIV) bzw. latent in Wirtszellen persistieren (z.B. Herpesviren), ist dagegen nicht möglich. Bei manchen chronischen Infektionen hemmen zwar antivirale Substanzen die Virusvermehrung (z.B. Therapie einer chronischen HBV-Infektion mit Lamivudin), bei Ausbleiben einer antiviralen Immunität kommt es jedoch beim Absetzen regelmäßig zu Rezidiven.

Bei transformierenden Viren (Tumorviren) ist die Virusneubildung für die Pathogenese der Erkrankung wenig bedeutsam (z.B. EBV). Da antivirale Substanzen zwar die Virusneubildung, nicht aber die Proliferation transformierter immortalisierter Zellen hemmen, sind sie z.B. bei der Behandlung des EBV-induzierten lymphoproliferativen Syndroms unwirksam. Häufig führt nicht die Virusreplikation selbst, sondern die Immunreaktion des Wirtsorganismus zu Organschäden. So konnte bei der Mononukleose mehrfach gezeigt werden, dass es sehr wohl möglich ist, mit Aciclovir die Virusproduktion effektiv zu hemmen, der klinische Verlauf wird jedoch dadurch kaum beeinflusst.

Ein Breitspektrum-Therapeutikum gegen Viren, analog zum Breitspektrum-Antibiotikum, gibt es derzeit nicht und wird es wahrscheinlich nie geben. Selbst innerhalb einer Virusfamilie sind die antiviralen Substanzen nicht universell einsetzbar, wie das Beispiel der verschiedenen Herpesviren zeigt. Für die Indikation einer gezielten antiviralen Therapie und die Auswahl einer geeigneten Substanz ist deshalb ein schneller und typspezifischer Virusnachweis wichtig. Darüber hinaus ist bei akuten Viruserkrankungen der frühzeitige Einsatz Voraussetzung für eine erfolgreiche antivirale Therapie. Aus diesem Grunde muss bei einigen schweren viralen Erkrankungen bereits beim klinischen

Verdacht mit der Therapie begonnen werden. Typischerweise zwingt bereits der begründete Verdacht einer HSV-Meningoenzephalitis oder eines Herpes neonatorum zur sofortigen parenteralen Therapie.

Das Risiko, an einer Virusinfektion zu erkranken und zu sterben, ist bei Immunsupprimierten ungleich höher als bei Immungesunden. Eine wichtige Risikogruppe im Krankenhaus sind Patienten nach Transplantationen, die nicht nur durch exogene Neuinfektion, sondern auch durch endogene Virusreaktivierungen bedroht sind. Die Indikation zur antiviralen Therapie und Prophylaxe von Viruserkrankungen ist deshalb bei Immungesunden und Immunsupprimierten verschieden. Eine andere wichtige Risikogruppe sind Frühgeborene mit unreifem Immunsystem.

1.2 Definition der antiviralen Behandlungsarten

Beim Einsatz antiviraler Substanzen existieren heute unterschiedliche Vorgehensweisen. Insbesondere bei Patienten mit gestörter zellvermittelter Immunität (vor allem nach allogener Knochenmarktransplantation) ist das Vermeiden oder mindestens die sehr frühzeitige Therapie einer viralen Erkrankung eine wichtige Strategie.

Prophylaxe: Behandlung aller Patienten mit hohem Erkrankungsrisiko. Die antivirale Prophylaxe wird bei Risikopatienten empfohlen, die mit persistierenden Viren infiziert sind, wenn die zu erwartende Erkrankung besonders schwer und der Behandlungserfolg bei verspätetem Behandlungsbeginn eingeschränkt ist (z.B. CMV-Pneumonie bei Knochenmark-Transplantierten).

Präemptive Therapie: Diese Frühtherapie von Risikopatienten wird ohne klinische Symptome bereits bei im Labor nachgewiesener aktiver Virusinfektion begonnen. Im Gegensatz zur Prophylaxe erhalten hier nur Patienten mit dokumentiert aktiver Infektion eine antivirale Therapie. Voraussetzung für die präemptive Therapie sind engmaschige Kontrollen (virologisches Monitoring) mithilfe schneller, sensitiver und quantitativer virologisch-diagnostischer Verfahren.

Therapie der manifesten Erkrankung („deferred therapy"): Erst bei typischer klinischer Symptomatik und entsprechender virologischer Diagnose wird die antivirale Therapie begonnen. Mit dieser klassischen Strategie werden im Vergleich zur präemptiven Therapie und zur Prophylaxe am wenigsten Patienten behandelt. Möglicher Nachteil dieser Strategie ist die Gefahr der fortgeschrittenen Infektion.

Postexpositionsprophylaxe (PEP): Frühzeitige Therapie aller Personen, die sich möglicherweise frisch angesteckt haben. Die PEP soll die Virusreplikation so frühzeitig hemmen, dass das Angehen der Infektion vollständig verhindert wird. Die Behandlung sollte möglichst innerhalb der ersten beiden Stunden nach Exposition begonnen werden. Bei erfolgreicher PEP bleibt die Serokonversion trotz Exposition aus (z.B. PEP von HIV nach Nadelstichverletzung).

1.3 Prinzipien der antiviralen Therapie

Die Manifestation und Schwere einer Viruserkrankung wird einerseits durch die Pathogenität des Virus und andererseits durch die antivirale Immunität des Wirts mitbestimmt. Somit sind zwei prinzipiell unterschiedliche Therapieansätze möglich:
- Die spezifische Hemmung der Virusreplikation (antivirale Substanzen) und
- die Aktivierung der antiviralen Immunität (Immuntherapeutika).

Antivirale Substanzen: Die antivirale Therapie hat sich in den vergangenen Jahren dynamisch entwickelt. Durch neue Medikamente sind wir heute in der Lage, die Replikation von Herpes-, Influenza-, Hepatitis-B-, Hepatitis-C-, RS-, HI- und anderen Viren zu hemmen, und der Trend zur Entwicklung neuer Substanzen ist ungebrochen.

Immuntherapeutika: Immunmodulatorische Zytokine haben als Entzündungsmediatoren eine unspezifische antivirale Wirkungen und eine Immuntherapie mit proinflammatorischen Zytokinen oder Immunstimulantien sollte eigentlich breit möglich sein; dennoch sind diese bislang keine Universaltherapeutika. Ihre Wirksamkeit bei den zugelassenen Indikationen unterstreicht jedoch die physiologische Bedeutung von Immunfunktionen bei der Überwindung von Virusinfektionen *in vivo*.

Die **passive Immunisierung** mit neutralisierenden Antikörpern ist als Prophylaxe bzw. Postexpositionsprophylaxe (PEP) bei manchen Virusinfektionen etabliert. Bei bereits erkrankten Patienten sind dagegen **Antikörpergaben** alleine nicht mehr wirksam, es sei denn in Kombination mit antiviralen Substanzen, wie z.B. bei der interstitielle CMV-Pneumonie beim Knochenmarktransplantierten. Die Gabe virusspezifischer Antikörper vermittelt aber virusabhängig einen zeitlich begrenzten Schutz vor Neuinfektion. Dafür stehen humane Immunglobulin-Präparate, Präparate mit besonders hohem Antikörper-Titer gegen bestimmte Viren (Hyperimmunglobulin-Präparate) und seit Kurzem auch monoklonale Antikörper zur Verfügung.

Virusspezifische T-Lymphozyten sind zur Bekämpfung und Überwindung viraler Infektionen von zentraler

Bedeutung. Bei Patienten ohne schützende T-Lymphozyten (z.B. nach Knochenmarktransplantation) kann die Gabe von Spender-Lymphozyten helfen, lebensbedrohliche virale Infektionen zu überwinden. Eine **adoptive Immuntherapie** mit virusreaktiven T-Lymphozyten oder virusspezifischen professionellen Antigen-präsentierenden Zellen (dendritische Zellen) wird in bestimmten Transplantationszentren bereits zur Prophylaxe und Therapie lebensbedrohlicher EBV-, CMV- und Adenovirus-Infektionen eingesetzt; diese Therapie erfordert einen großen logistischen Aufwand und ist nach wie vor experimentell.

1.4 Arzneimittelinteraktionen

Die Interaktionen verschiedener Medikamente bei Resorption, Metabolismus und Ausscheidung können sowohl für subtherapeutische als auch toxische Medikamentenspiegel verantwortlich sein und dann zur Dosismodifikation zwingen. Die Leber (Glucuronidase, Cytochrom P450-Isoenzyme) und die Niere sind für Metabolismus und Elimination die wichtigsten Organe. Kenntnisse über Arzneimittelinteraktionen sind besonders wichtig bei der HIV-Kombinationstherapie (HAART) und bei Begleitmedikation mit Tuberkulostatika, Azol-Antimykotika, Ca-Kanalblockern, Antiepileptika, Psychopharmaka, hormoneller Antikonzeption, bei Drogen (z.B. Ecstasy), aber auch bei zahlreichen pflanzlichen Präparaten wie z.B. Johanniskraut. Alter, Geschlecht, Grunderkrankungen und genetische Faktoren (Polymorphismen) beeinflussen ebenfalls Arzneimittelaufnahme und -metabolismus.

Bei verschiedenen Wirkmechanismen können sich Aktivität und Nebenwirkungen antiviraler Substanzen ebenfalls verstärken. Verstärkende Effekte in der antiviralen Therapie sind erwünscht und werden in der Kombinationstherapie auch genutzt (z.B. HAART), während Antagonismen Kumulation unerwünschter Arzneimittelwirkungen bestimmte Medikamentenkombinationen verbieten.

1.5 Therapieversagen und Virusresistenz

Grundsätzlich muss zwischen Therapieversagen und virologisch nachgewiesener Resistenz unterschieden werden.

Von **Therapieversagen** sprechen wir, wenn es trotz Einsatz antiviraler Substanzen nicht gelingt, die Virusvermehrung zu hemmen. Das virologische Ansprechen auf eine antivirale Therapie kann durch den Rückgang der Virusmenge mithilfe quantitativer Verfahren (z.B. quantitativer Antigen- bzw. Genomnachweis) nachgewiesen werden. Auch völliges Fehlen einer antiviralen Immunfunktion kann Ursache eines Therapieversagens sein. Die **Resistenzentwicklung** von Viren wird durch unregelmäßige Medikamenteneinnahme und subtherapeutische Plasmaspiegel begünstigt und entsteht durch Selektion von Mutationen in viralen Zielstrukturen der antiviralen Thrapie (z.B. virale Polymerase, Thymidinkinase). **Untersuchungen von Medikamentenspiegeln** können helfen, die antivirale Therapie zu optimieren und Patienten mit schlechter Compliance aufzudecken. Dies spielt klinisch vor allem bei der HIV-Therapie eine Rolle. Resistente Viren, die stets spontan durch Mutationen entstehen, werden meist im Laufe einer primär erfolgreichen Langzeittherapie selektioniert, wenn es nicht gelingt, die Virusvermehrung vollständig zu unterdrücken; dies zeigt sich in einem Wiederanstieg der Virusmenge unter laufender antiviraler Therapie.

Der Funktionsverlust antiviraler Substanzen kann in der Zellkultur nachgewiesen werden (phänotypische Resistenztestung); Voraussetzung dafür ist außer bei bestimmten Verfahren zur HIV-Resistenztestung die vorherige Virusanzucht. Alternativ kann die Kenntnis bekannter Resistenz-vermittelnder Mutationen diagnostisch genutzt werden, um resistente Viren mithilfe der Nukleinsäure-Sequenzierung zu identifizieren (genotypische Resistenzbestimmung).

Von **klinischem Therapieversagen** sprechen wir, wenn die Erkrankung trotz antiviraler Therapie voranschreitet. Auch bei erfolgreicher Unterdrückung der Virusvermehrung kann durch Zerstörung bereits infizierter Zellen und durch Entzündungreaktionen die Symptomatik einer Viruserkrankung voranschreiten (z.B. interstitielle Pneumonie bei CMV). Dies geschieht insbesondere bei verzögertem Behandlungsbeginn.

2 Antivirale Substanzen, Wirkspektren und Wirkmechanismen

2.1 Einleitung

Nebenwirkungsarme antivirale Substanzen hemmen selektiv die Virusvermehrung, ohne den Metabolismus nicht infizierter Wirtszellen zu beeinträchtigen (Virusselektivität). Nachdem man zunächst glaubte, dies sei wegen der obligat intrazellulären Lokalisation der Viren grundsätzlich nicht möglich, wurden die ersten antiviralen Substanzen durch „Screening-Programme" gefunden, ohne dass zunächst die Wirkmechanismen bekannt waren. Die spätere Aufklärung dieser Mechanismen und die Entdeckung weiterer Zielmoleküle im viralen Replikationszyklus ermöglichen es mittlerweile, bei Nutzung vieler neu entwickelter molekularbiologischer Techniken gezielt nach spezifischen Hemmstoffen zu suchen bzw. solche selektiv zu planen und zu entwickeln (z.B. „drug design" von Neuraminidase-Hemmern oder Protease-Hemmern). Neue Ansatzpunkte für eine wirksame und selektive antivirale Therapie ergeben sich aus den mittlerweile aufgeklärten Replikationszyklen verschiedener Viren (Tab. A4-1).

Zurzeit (Jan. 2007) sind in Deutschland 32 verschiedene antivirale Chemotherapeutika und vier Kombinationen eingeführt. Verschiedene Probleme der antiviralen Therapie zwingen zur **Neu- und Weiterentwicklung antiviraler Substanzen.** Beispiele dafür sind schwere Nebenwirkungen bekannter Medikamente, die Resistenzentwicklung gegen verfügbare Substanzen, bislang nicht behandelbare Virusinfektionen und neu auftretende humanpathogene Viren (z.B. SARS-Coronavirus). Sorge bereitet die Selektion resistenter Viren bei Immunsupprimierten unter lang andauernder antiviraler Therapie. Leider fehlen für einige relevante Viren immer noch geeignete Zellkultur- bzw. Tiermodelle (z.B. Hepatitis-B-Virus, Hepatitis-C-Virus) und auch für die Virusreaktivierung (z.B. CMV) gibt es bislang keine geeigneten experimentellen Systeme, was die Entwicklung und Testung von Inhibitoren erschwert. Parallel zur Entwicklung neuer Substanzen mithilfe der empirischen Testung, der Biotechnologie und -informatik („drug design") stellt sich auch die Aufgabe, die bereits bestehenden Möglichkeiten der antiviralen Therapie global zugänglich zu machen, insbesondere in Hinblick auf die humanitäre und wirtschaftliche Katastrophe durch HIV in der Dritten Welt.

2.2 Substanzgruppen und Wirkprinzipien

2.2.1 Nukleinsäure-Analoga

Nukleinsäure-Analoga (NA) wurden primär als Zytostatika für die antineoplastische Chemotherapie entwickelt. Die Virusselektivität von Aciclovir wurde 1978 erstmals erkannt. Es ist erstaunlich, wie sehr geringe chemische Modifikationen Resorption, Metabolismus, antivirales Spektrum und Toxizität von Nukleinsäure-Analoga verändern (Abb. A4-1).

Im Tierversuch sind NA potentiell embryotoxisch und teratogen, sodass besonders im ersten Schwangerschaftstrimenon eine sehr strenge Indikationsstellung notwendig ist. Beim Menschen sind allerdings bislang keine Fruchtschäden durch NA berichtet worden, obwohl HIV-infizierte Schwangere zur Prävention der vertikalen HIV-Transmission regelmäßig mit Nukleinsäure-Analoga behandelt werden.

Nukleinsäure-Analoga werden teils bevorzugt in die infizierte Wirtszelle aufgenommen und hemmen die Neu-

Tab. A4-1 Virusreplikation und Mechanismen der antiviralen Therapie.

Replikationszyklus	Beispiele
Adsorption/Penetration/„Uncoating"	• Amantadin und Rimantadin hemmen das „Uncoating" von Influenza-A-Viren. • Inhibitoren der Virusadsorption/Penetration sind bei HIV eingeführt bzw. in klinischer Erprobung.
reverse Transkription (Retroviren)	• kompetitive Hemmung der reversen Transkriptase (RT) (nukleos(t)idische Reverse-Transkriptase-Inhibitoren, NRTI) • nichtkompetitive Inhibition der RT durch Konformationsänderung (nichtnukleosidische Reverse-Transkriptase-Inhibitoren, NNRTI)
Integration (Retroviren)	• Hemmung der Integration proviraler DNA in das Wirtsgenom durch Hemmung der retroviralen Integrase (in Erprobung)
Translation	• Antisense-Oligonukleotide gegen virale mRNA (z.B. IE2 von CMV)
Genomreplikation	• Aktivierung von Nukleosid-Analoga durch viruskodierte Enzyme (z.B. Thymidinkinasen [HSV, VZV], pUL97 [CMV]) • kompetitive Hemmung der viralen Polymerase (Nukleosid-Analoga) • nichtkompetitive Hemmung der viralen Polymerase (Pyrophosphat-Analoga)
Virusreifung/Virusverpackung/Virusfreisetzung	• Hemmung viraler Proteasen (Protease-Inhibitoren von HIV) • Neuraminidase-Inhibitoren bei Influenzaviren
Interaktion Virus/Wirtszellen	• Aktivierung zellulärer Ribonukleasen, Hemmung der Translation, verstärkte antivirale Immunantwort durch Zytokine (z.B. IFN)

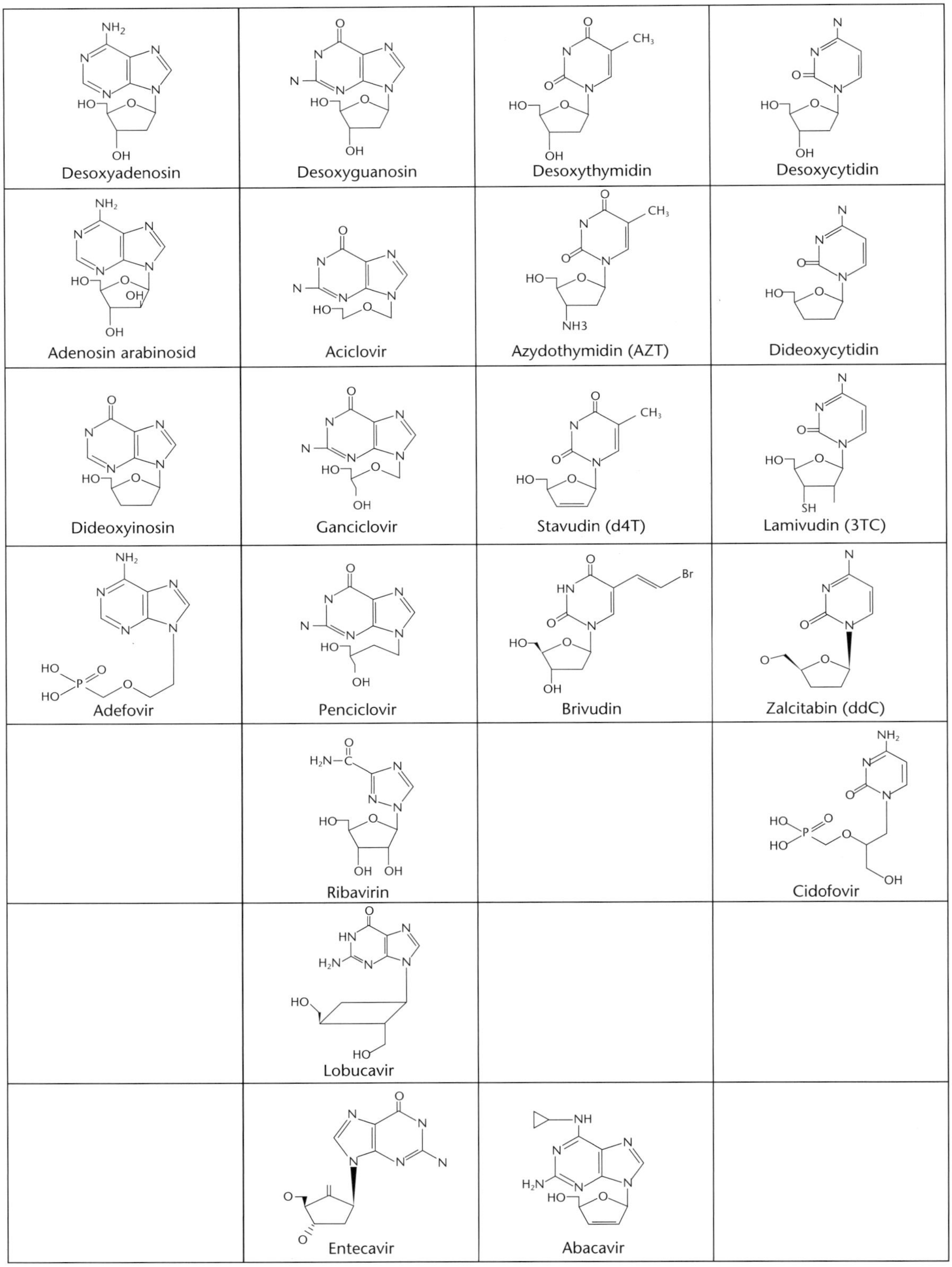

Abb. A4-1 Strukturformeln von Nukleosid-Analoga und Nukleosiden.

synthese des viralen Genoms (Abb. A4-2). Allerdings werden nach bereits erfolgter Infektion frühe Schritte der Virusinfektion (Adhäsion, Penetration, Uncoating), die Produktion früher viraler Proteine („immediate early"- und „early"-Proteine) und auch dadurch bedingte Veränderungen der Zellmorphologie (zytopathischer Effekt, z.B. bei Herpesviren) durch NA nicht mehr gehemmt.

2.2.2 Nukleosid-Analoga

Virusselektive Nukleosid-Analoga sind nichtphosphorylierte, modifizierte („falsche") Nukleinsäure-Bausteine (siehe Abb. A4-1 und A4-2). Entscheidend für die Aktivierung in virusinfizierten Zellen ist der erste Phophorylierungsschritt durch virale Phosphotransferasen. In nichtinfizierten Zellen werden diese Nukleosid-Analoga nicht oder kaum aktiviert. Die anschließenden Phosphorylierungen zum Di- und Triphosphat erfolgen substanzabhängig durch zelluläre oder virale Kinasen. Aktivierte Nukleosid-Analoga hemmen kompetitiv die virale Polymerase, wobei der Einbau von Nukleosid-Analoga ohne 3'-OH-Gruppe obligat zum Kettenabbruch führt (z.B. Aciclovir).

Die orale Bioverfügbarkeit von Nukleosid-Analoga ist häufig gering. Durch Synthese von Estern (Valinsäureester bzw. Diethylester) wurden oral besser resorbierbare Prodrugs (orale Bioverfügbarkeit ca. 60%) entwickelt (z.B. Val-Aciclovir, Val-Ganciclovir, Famciclovir), aus denen durch Esterasen der Darmmukosa das Nukleosid-Analogon freigesetzt wird. Dadurch sind ambulante Therapien mit weniger logistischem Aufwand möglich geworden.

Resistenzentwicklung gegen Nukleosid-Analoga wird durch Langzeittherapie und subtherapeutische Medikamentenspiegel ermöglicht, sobald Virusreplikation unter dem Selektionsdruck einer Substanz erfolgt. Hierbei werden spontan auftretende Virusmutanten mit Mutationen in den Zielmolekülen der Therapeutika selektioniert. Manche resistente Herpesvirus-Stämme sind aufgrund verminderter „viraler Fitness" klinisch jedoch weniger relevant.

Aciclovir (ACV)/Valaciclovir (ValACV)
Siehe Abbildung A4-1 und Tabelle A4-2.

ACV wird durch die virale Thymidinkinase etwa 100fach effektiver zum 5'-Monophosphat phosphoryliert als durch zelluläre Kinasen. Die weitere Phosphorylierung zum Di- und Triphosphat (ACV-TP) erfolgt durch zelluläre Guanylatkinase und weiter durch Phosphoglycerat-Kinase, Phosphoenolpyruvate-Carboxykinase und Pyruvatkinase. In infizierten Zellen wird ACV-TP darüber hinaus stark angereichert, da das polare Molekül die Zelle nicht verlassen kann, wogegen ACV ungehindert durch Diffusion und

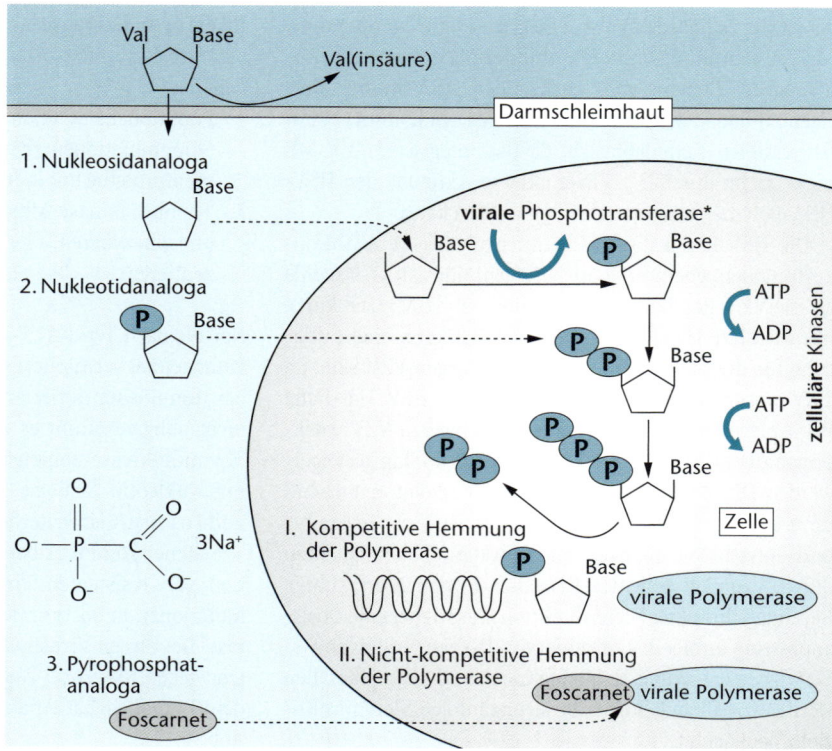

Abb. A4-2 Wirkmechanismen von Nukleinsäure-Analoga in infizierten Wirtszellen.

Tab. A4-2 Pharmakologie, Wirkmechanismus und klinische Anwendung von Aciclovir und Valaciclovir.

Pharmakologie, Wirkmechanismus	klinische Anwendung
Aciclovir	
• Chemie: Deoxyguanosin-Analogon • Wirkmechanismus: kompetitive Hemmung der viralen Polymerase nach viraler Phosphorylierung • Resistenz: Mutationen in der Tymidinkinase und/oder der viralen Polymerase • Spektrum: HSV 1/2 > VZV > EBV >> CMV • Applikation: i.v. >> p.o., topisch • orale Bioverfügbarkeit: 10–20% • Dosierung: 3 × 10 (max. 3 × 20) mg/kg/KG i.v. • HWZ: 2,5–3,3 Stunden, Proteinbindung 9–33% • Metabolismus: gering hepatisch 9-carboxy-methoxy-methyl-guanine • Ausscheidung: renal • Toxizität/Interaktion: nephrotoxische Medikamente; Probenecid verringert Elimination um 30%	• Indikation: Mittel der Wahl bei HSV 1 + 2; bereits bei Verdacht auf Meningitis/Enzephalitis und Herpes neonatorum; Herpes genitalis; Keratitis dendritica, mukokutaner Herpes; VZV (Immungesunde); Zoster • HSV/VZV (Immunsupprimierte): immer i.v. • EBV (Immunsupprimierte): orale Haarleukoplakie • Therapiedauer: 7–14 (–21) Tage; ggf. langfristige Suppressionstherapie (oral) bei Herpes genitalis • Therapiemonitoring: klinisch; ggf. Virusnachweis; Resistenzbestimmung • Therapiewechsel: CDV, PFA, BVDU, FCV (nach Resistenz) • UAW: reversibel Niere, ZNS (nicht dosisabhängig Halluzinationen, Krampfanfälle) • CAVE: ausreichende Hydratation; Dosisreduktion bei eingeschränkter Nierenfunktion
Valaciclovir	
• Chemie: Valinsäureester (Prodrug) von Aciclovir (s.o.) • Applikation: oral • orale Bioverfügbarkeit: 55% • Dosierung: 3 × 1000 mg/Tag	• UAW: < 3% Übelkeit, Erbrechen > Durchfall • CAVE: nicht bei schweren, systemischen, Infektionen

durch aktiven Transport in die Zelle gelangt. ACV-TP bindet ca. 30fach effektiver an die heterodimere virale Polymerase als an die zelluläre α-Polymerase, wo es zur kompetitiven (dGTP) Hemmung und zur Verhinderung der erneuten Ablösung des Enzyms vom wachsenden DNA-Strang führt. Nach Einbau in die neugebildete virale DNA kommt es zum irreversiblen Kettenabbruch, da das integrierte ACV-MP nicht mehr durch 3', 5'Exonuklease-Aktivität der HSV-DNA-Polymerase ausgeschnitten werden kann.

Die HSV-Replikation wird durch niedrigere ACV-Konzentrationen gehemmt (IC50 [50% Hemmdosis] 0,1–1,6 μM) als die VZV-Replikation (Hemmdosis 3–4 μM). Die kurze intrazelluläre Halbwertszeit von ACV-TP kann eine Erklärung für die schwächere Wirksamkeit gegen VZV sein, da VZV wesentlich langsamer repliziert als HSV. Um hohe Wirkspiegel zu erreichen, sollte bei schweren VZV-Infektionen die ACV-Dosis auf 3 × 15 mg kg/KG/Tag gesteigert werden. Die renale Elimination von ACV erfolgt weitgehend unverändert. Die Nephrotoxizität von ACV ist reversibel und entsteht bei mangelnder Hydratation der Patienten durch Ausfällen von ACV-Kristallen in den Nierentubuli. Bei eingeschränkter Nierenfunktion muss daher eine Dosisanpassung erfolgen. Zentralnervöse Nebenwirkungen wie Verwirrtheit, Unruhe, Halluzinationen und Krampfanfällen werden vor allem bei Überdosierung infolge Niereninsuffizienz beobachtet.

Selektion von Viren mit veränderter Thymidinkinase und/oder Polymerase führt zur Resistenz. Hinsichtlich der HSV-Thymidinkinase lassen sich drei unterschiedliche Typen von Resistenz-vermittelnden Mutationen unterscheiden:
- Funktionelle Deletion der Thymidinkinase meist durch Stoppmutationen mit der Folge funktionsloser Fragmentproteine mit reduzierter Enzymaktivität.
- Thymidinkinase-Mutanten, die weiterhin Thymidin phosphorylieren, aber ACV nicht mehr als Substrat akzeptieren.

Nur die nach Typ 1 ACV-resistenten Viren können in ihrer Pathogenität vermindert sein. Deshalb spielen sie vor allem bei Immunsupprimierten klinisch eine Rolle. Meist, aber nicht obligat kommt es zur Kreuzresistenz gegen andere Thymidinkinase-abhängige Nukleosid-Analoga. Therapie mit Nukleotid-Analoga (funktionellen Monophosphaten) und Foscarnet ist weiterhin möglich.

Seltener kommt es bei Immunsupprimierten zur Selektion von resistenten Viren mit Resistenz-vermittelnden Mutationen in bestimmten Regionen der viralen Polymerase. Bei diesen Virusmutanten kommt es zur Kreuzresistenz gegen Nukleotid-Analoga und je nach Mutation auch dem Pyrophosphat-Analogon Foscarnet (siehe unten und Abb. A4-2).

Penciclovir (PCV)/Famciclovir (FCV)

Siehe Abbildung A4-1 und Tabelle A4-3.

Penciclovir (PCV) ist ebenfalls ein Guanosin-Analogon mit ähnlichem Wirkspektrum wie ACV. Intrazellulär ist PCV ein besseres Substrat der viralen Thymidinkinase als ACV, und es wird deutlich mehr monophosphorylierte Substanz gebildet. Allerdings bedarf es dieser höheren Konzentrationen, da PCV-Triphosphat die virale Polymerase weniger effektiv hemmt als ACV-Triphosphat. Die intrazelluläre Halbwertzeit von PCV-TP ist mit 10–12 Stunden erheblich länger als bei ACV (s.o.). Die orale Bioverfügbarkeit ist sehr gering. Famciclovir, der Diacethylester von PCV, wird dagegen nach oraler Applikation zu etwa 70% resorbiert; nach Spaltung durch Esterase und Oxidasen der Darmmukosa und Leber gelangt PCV in den Kreislauf. FCV wird zur oralen Behandlung von Herpes genitalis und Zoster eingesetzt. Das Spektrum unerwünschter Arzneimittelwirkungen ähnelt dem von ACV (gastrointestinal, neurologisch, Niere, Hämatopoese). Bei Aciclovir-Resistenz besteht meist Kreuzresistenz zu FCV. In der Lokaltherapie des Herpes labialis kann PCV-Salbe gegeben werden. Die Wirksamkeit gegen Hepatitis-B-Virus wird in klinischen Studien getestet.

Ganciclovir (GCV)/Valganciclovir (ValGCV)

Siehe Abbildung A4-1 und Tabelle A4-4.

Ganciclovir ist Mittel der Wahl bei der Therapie von CMV-Infektionen bei Immunsupprimierten. Ganciclovir unterscheidet sich von ACV chemisch lediglich durch eine Hydroxy-Methylgruppe, wodurch das Virusspektrum erweitert und leider die Toxizität erhöht wird. In CMV-infizierten Zellen wird GCV durch die viruskodierte Phosphotransferase pUL97 (keine Thymidinkinase) sehr effektiv monophosphoryliert und durch zelluläre Kinasen zum GCV-Triphosphat (TP) mit langer intrazellulärer HWZ umgewandelt. Dies erklärt die besondere Wirksamkeit von GCV in CMV-infizierten Zellen. Auch ACV und PCV werden durch pUL97, wenn auch in geringerem Ausmaß (1/10) phosphoryliert, beide Substanzen sind zur CMV-Therapie aber nicht geeignet, obwohl ACV-TP auf molarer Basis effektiver die CMV-Polymerase hemmt als GCV-TP. ACV wurde vor der Verfügbarkeit von GCV zur CMV-Prophylaxe in hoher Dosis bei Organtransplantierten mit eingesetzt. Zu beachten ist, dass ACV und GCV die identischen Resistenzvermittelnden Mutationen im UL97-Gen selektionieren.

Die orale Bioverfügbarkeit ist gering (5–10%). Der Valinsäureester von GCV (Val-GCV) wird dagegen nach oraler Applikation fast vollständig resorbiert. Die Esterasen der Darmmukosa setzen GCV frei. Bei Organtransplantierten konnten mit der oralen Val-GCV und der parenteralen GCV-Therapie equivalente Medikamentenspiegel und vergleichbare Therapieergebnisse erzielt werden. Da im Einzelfall die Resorption nicht bekannt ist, sollten schwere CMV-Erkrankungen weiterhin parenteral behandelt werden, zumal subtherapeutische Blutspiegel die Selektion resistenter Virusmutanten begünstigen.

Tab. A4-3 Pharmakologie, Wirkmechanismus und klinische Anwendung von Penciclovir und Famciclovir.

Pharmakologie, Wirkmechanismus	klinische Anwendung
Penciclovir	
• Chemie: Deoxyguanosin-Analogon • Wirkmechanismus: kompetitive Hemmung der viralen Polymerase nach viraler Phosphorylierung • Resistenz: Mutationen in der Thymidinkinase und/oder der viralen Polymerase; keine obligate Kreuzresistenz zu ACV • Spektrum: VZV, HSV 1/2 > EBV, HBV, CMV • Applikation: topisch (kaum enteral resorbiert) • Dosierung: 6–12 ×/Tag	• Indikation: Herpes labialis, topisch bessere Wirksamkeit als ACV • Therapiemonitoring: klinisch • Therapiewechsel: CDV, Foscarnet
Famciclovir	
• Chemie: Prodrug von Penciclovir-Umwandlung in PCV durch Abspaltung zweier Acetyl-Reste und Oxydation des Purinrings in der Darmschleimhaut • Applikation: oral • Bioverfügbarkeit: 75% • Dosierung: 3 × 250 mg/Tag • HWZ: Plasma 2 Stunden, intrazellulär > 10 Stunden. • Metabolismus/Ausscheidung: renal (70%) • Interaktion: Erhöhung des Digoxin-Spiegels	• Indikation: Zoster; Herpes genitalis • Therapiedauer: 5–7 d • Therapiemonitoring: klinisch; ggf. Virusnachweis, Resistenzbestimmung • Therapiewechsel: Aciclovir i.v., bei V. a. Resistenz PFA oder CDV • UAW: < 3% Übelkeit, Erbrechen > Durchfall • CAVE: nicht bei schweren, systemischen, Infektionen

Tab. A4-4 Pharmakologie, Wirkmechanismus und klinische Anwendung von Ganciclovir und Valganciclovir.

Pharmakologie, Wirkmechanismus	klinische Anwendung
Ganciclovir	
• Chemie: Guanosin-Analogon • Wirkmechanismus: kompetitive Hemmung der viralen Polymerase nach Phosphorylierung durch CMV-Kinase • Resistenz: Mutationen von UL97 (CMV [Kodon 460, 520, 592, 598, 590-593 del, 594, 595, 595 del]) oder/und der viralen Polymerase • Spektrum: CMV, HSV 1/2 > VZV > andere Herpesviren • Applikation: i.v.; oral; intraokuläres Implantat • Dosis: initial 2 × 5 mg/kg KG/Tag i.v. (1 Stunde); Erhaltung 5 (–6) mg/kg KG/Tag i.v. (1 Stunde) 5–7 Tage/Woche • orale Bioverfügbarkeit: 5–10% • HWZ: 3–5 Stunden; Proteinbindung 1–2% • Metabolismus: kaum • Ausscheidung: renal (90%, unverändert) • Interaktion: hämatotoxische Medikamente, besonders AZT	• Indikation: Mittel der Wahl gegen CMV bei Immunsupprimierten • Therapiedauer: bis zur negativen Viruslast; ggf. Prophylaxe; präemptive Therapie; Kombinationstherapie • Therapiemonitoring: quantitative CMV-Viruslast (pp65-Antigenämie, quantitative PCR); ggf. Resistenztestung • Therapiewechsel: PFA oder CDV (nach Nebenwirkungsspektrum und Resistenz) • UAW: Hämatotoxizität • CAVE: Dosisreduktion bei eingeschränkter Nierenfunktion (HWZ bis 30 Stunden); bei Intoxikation: Panzytopenie (auch irreversibel); GI-Symptome; akutes Nierenversagen; verzögerte Ausscheidung mit Probenecid
Valganciclovir	
• Chemie: Valinsäureester (Prodrug) von Gancilovir • Applikation: oral • Bioverfügbarkeit: 60% • Dosierung: initial 2 × 3 900 mg/Tag; Erhaltung 900 mg/Tag	• Indikation: Prophylaxe; siehe GCV • CAVE: nicht bei lebensbedrohlichen Erkrankungen

GCV wird fast ausschließlich renal eliminiert; deshalb muss bei Niereninsuffizienz eine Dosisreduktion erfolgen. Probenecid verringert die renale Clearance von GCV und blockiert die tubuläre Sekretion. Die Liquor-Gängigkeit ist sehr variabel (7–67%).

Die häufigste Nebenwirkung von GCV ist die Myelosuppression. Zentralnervöse Nebenwirkungen (Verwirrtheit, zerebrale Krampfanfälle), Nephrotoxizität und Übelkeit werden eher selten beobachtet. Myelotoxische und nephrotoxische Medikamente verstärken die GCV-Toxizität. Die typischen Resistenz-vermittelnden Mutationen im CMV-UL97-Gen sind bekannt, was eine rasche (1–2 Tage) genotypische Resistenztestung durch Sequenzanalyse direkt aus Patientenmaterial ermöglicht. Der Nachweis solcher Mutationen gelingt, wenn der Anteil der resistenten Viruspopulation mindestens 10% beträgt und erfordert gegebenenfalls eine Therapieumstellung auf Cidofovir oder Foscarnet. UL97-Deletionsmutanten treten im Gegensatz zur Thymidinkinase von HSV nicht auf, da bestimmte UL97-Funktionen für die Virusvermehrung essentiell sind. CMV-Polymerasemutationen kommen selten – meist in Kombination mit UL97-Mutationen – vor und führen zu hochresistenten Viren, die bei Vorliegen von Doppelmutationen derzeit keiner etablierten Therapie zugänglich sind.

Brivudin (BvdU)
Siehe Abbildung A4-1 und Tabelle A4-5.

Brivudin wird in infizierten Zellen durch die virale Thymidinkinase von HSV 1 und VZV zu BVdU Mono- und Diphosphat phosphoryliert. Dieser doppelte Aktivierungsschritt durch ein virales Enzym ist Ursache der Virusselektivität. Die Thymidinkinase von HSV 2 erkennt dagegen BVdU nicht als Substrat; dies erklärt die natürliche BvdU-Resistenz von HSV 2. BVdU wird nach oraler Applikation im Gegensatz zu den übrigen Nukleosid-Analoga zu mehr als 60% resorbiert. Hauptindikation ist die Therapie des Zoster.

Gelegentlich werden gastrointestinale Nebenwirkungen, passagere Proteinurie sowie reversible Blutbildveränderungen beobachtet.

CAVE: Eine strenge Kontraindikation besteht für die Kombination mit Fluoruracil (5-FU) und Flucytosin, da Brivudin deren Abbau durch die Dihydropyrimidin-Dehydrogenase hemmt, was zu sehr gefährlicher Kumulation führt.

Idoxuridin (IdU), Trifluridin (TFT) und Vidarabin (Ara-A)
Vidarabin war das erste Medikament, mit dem die Herpes-Enzephalitis und der Herpes simplex neonatorum erfolg-

Tab. A4-5 Pharmakologie, Wirkmechanismus und klinische Anwendung von Brivudin.

Pharmakologie, Wirkmechanismus	klinische Anwendung
• Chemie: Pyrimidin-Analogon • Wirkmechanismus: kompetitive Hemmung der viralen Polymerase durch das Triphosphat nach viraler Phosphorylierung • Resistenz: Resistenzmutationen der Thymidinkinase und der viralen Polymerase (selten berichtet) • Spektrum: VZV > HSV 1 • Applikation: oral • Bioverfügbarkeit: 30–60% • Dosierung: 1 × 125 mg, Kinder: 5 mg/kg KG • HWZ: 6–12 Stunden; Proteinbindung 96–99% • Metabolismus: erheblich, hepatisch zu Bromvinyluracil • Ausscheidung: renal (65%); intestinal (20%) • Interaktion: Fluoruracil (5-FU)	• Indikation: Zoster (VZV) • Therapiedauer: 7 Tage • Therapiemonitoring: klinisch; ggf. Virusnachweis; Resistenzbestimmung • Therapiewechsel: (bei Resistenz) Cidofovir; Foscarnet • UAW: gastrointestinale; hämatotoxisch; renal; Exantheme • CAVE: Nicht wirksam bei HSV 2. Nie mit 5-FU, 5-Flucytosin kombinieren! Dosisreduktion bei Leber- und Niereninsuffizienz notwendig.

reich behandelt werden konnten. Allerdings ist diese Substanz sehr toxisch, da sie von zellulären Enzymen aktiviert wird. Heute sind die ersten Nukleosid-Analoga aufgrund der geringen Virusselektivität nur noch für die topische Therapie an Haut und Schleimhäuten zugelassen. Vergleichende Studien zwischen Idoxuridin, Trifluridin und Vidarabin existieren kaum. Die wichtigste Indikation ist die topische Therapie der Keratitis dendritica (Herpes simplex corneae). Jodallergien sind eine Kontraindikation für Idoxuridin, während Vidarabin in Kombination mit 5-FU kontraindiziert ist.

Ribavirin (RBV)
Siehe Abbildung A4-1 und Tabelle A4-6.

Ribavirin (RBV) ist das Nukleosid-Analogon mit dem bislang **breitesten Virusspektrum** gegen RNA- und DNA-Viren. Die Substanz wird durch die zelluläre Adenosin-Kinase phosphoryliert. RBV-TP hemmt virale Polymerasen kompetitiv. Die antivirale Aktivität wird aber zusätzlich durch Hemmung der zellulären **I**nositol-**M**onophosphat-**D**ehydrogenase (IMPDH) sowie immunmodulatorische und mutagene Eigenschaften von RBV und seiner Metabolite verstärkt. Die Kombination direkter und indirekter antiviraler Wirkmechanismen ist eine Besonderheit dieser Substanz.

• **Hemmung der IMPDH-Aktivität:** IMPDH ist ein Schlüsselenzym der Guanosin-de novo-Synthese. Die IMPDH-Aktivität wird durch RBV-MP kompetitiv gehemmt. Durch Hemmung der Guanylyltransferase wird das mRNA-capping beeinträchtigt. In der Summe kommt es zur Depletion des zellulären Guanosin-Pools,

Tab. A4-6 Pharmakologie, Wirkmechanismus und klinische Anwendung von Ribavirin.

Pharmakologie, Wirkmechanismus	klinische Anwendung
• Chemie: Guanosin-Analogon • Wirkmechanismus: komplexe multimodale Aktivität: RBV-Mono- und -Triphosphat hemmen die zelluläre IMPDH (RBV-MP) und virale Polymerase (RBV-DP), die erhöhte Mutagenität führt zur Synthese defekter Viren • Resistenz: selten berichtet • Spektrum: HCV, RSV, Hantaviren, Arenaviren, u.a. • Applikation: oral; Inhalation • orale Bioverfügbarkeit: 64% • Dosierung: oral: 2–3 × 400 mg; inhalativ: 6 g (12–18 Stunden) • HWZ: 9,5 Stunden • Metabolismus: hepatisch • Ausscheidung: renal • Toxizität: toxische Dosis: ca. 0,17 g/kg; mutagen • Interaktion: ddI-Wirkung verstärkt	• Indikation: Kombinationstherapie der Hepatitis-C mit PEG-IFN-α; RSV-Pneumonitis: inhalativ (aerosol); Off-label: Therapie und Postexpositionsprophylaxe des hämorrhagischen Fiebers durch Lassaviren und Hantaviren; Adenovirus-Infektion bei Immunsupprimierten (nur Gruppe C) • Therapiedauer: abhängig von Indikation und Verlauf • Therapiemonitoring: klinisch; HCV: Virusmenge UAW: inhalativ: gering; systemisch: Hämolyse, renal, „Flu-like"-Symptome; ZNS-Symptome • CAVE: Kontrazeption für Mann und Frau bis sechs Monate nach Therapieende; Expositionsvermeidung bei medizinischem Personal

zur Hemmung der Nukleinsäure-Synthese und zum vermehrten Einbau falscher Nukleinsäure-Bausteine (Ribavirin-Triphosphat [RTP]) in neu synthetisierte virale Nukleinsäure.
- **Kompetitive Hemmung der viralen Polymerase:** RTP bindet kompetitiv an virale Polymerasen, hemmt die Polymerase-Aktivität und wird als falscher Nukleinsäure-Baustein komplementär zu Cytosin und Uridin in die virale Nukleinsäure eingebaut.
- **Mutagenität:** Aufgrund der hohen Fehlerrate von RNA-Polymerasen ist der Anteil mutierter, defekter Virusgenome bei RNA-Viren ohnehin hoch. Durch den Einbau von RTP in das Virusgenom kommt es vermehrt zu Basenfehlpaarungen, Nonsense-Mutationen und Produktion defekter Viren („Letalmutationen").
- **Immunmodulation:** Ribavirin erhöht durch bislang unbekannte Mechanismen das Verhältnis von T-Helfer 1- zu T-Helfer 2-Zellen (Th1/Th2) und aktiviert antivirale Immunfunktionen. RBV unterstützt außerdem die Interferon-Wirkung durch verbesserte Bindung von STAT1 (signal transducer and activator of transcription proteins) an DNA Signalsequenzen (Interferon-stimulierte responsible Elemente; ISRE). Dies erklärt den Synergismus von RBV mit IFN-α (Kombinationstherapie der Hepatitis C).

Die erste Zulassung von RBV erfolgte als Aerosol zur Therapie der RSV-Pneumonie. Die uneinheitlichen Ergebnisse und die logistischen Probleme der Inhalationstherapie mit einem potenziell teratogenen Medikament machen dies für die breite klinische Anwendung wenig attraktiv.

Das Hauptanwendungsgebiet von RBV ist mittlerweile die orale Therapie der chronischen HCV-Infektion in Kombination mit IFN-α; eine Monotherapie mit RBV ist bei HCV nicht wirksam. Die Länge der Kombinationstherapie ist abhängig von HCV-Genotyp und dem Therapieansprechen.

Ribavirin wird nach oraler Einnahme fast vollständig resorbiert, allerdings liegt die absolute orale Bioverfügbarkeit wegen des „First-pass"-Metabolismus bei ca. 64%. Wichtigste Nebenwirkung ist die Hämatotoxizität gelegentlich mit akuten Hämolysen. „Flu like"-Symtome werden häufig beschrieben. Störungen der Nierenfunktion, Hyperurikämie und Nephrolithiasis werden durch Ribavirin-Metabolite hervorgerufen. Ein Abbauweg führt über Deribosylierung und Amid-Hydrolyse zu Triazol-Carboxysäure.

Wichtige Indikation im „off label use" ist die frühzeitige Therapie des hämorrhagischen Fiebers durch Lassa- oder Hantaviren bzw. die Postexpositionsprophylaxe nach Lassavirus-Exposition.

RBV wird zunehmend häufiger bei Immunsupprimierten zur Therapie von Adenovirus-Infektionen eingesetzt, wobei RBV *in vitro* ausschließlich gegen Viren des Subgenus C wirksam ist. Aus diesem Grund sollte vor Therapiebeginn eine Adenovirus Genotypisierung durchgeführt werden. Größere klinische Studien hierzu fehlen noch.

Entecavir
Siehe Abbildung A4-1.

Entecavir ist ein Guanosin-Analogon mit einer besonderen Aktivität gegen Hepatitis-B-Virus. Aufgrund seines günstigen Nebenwirkungsprofils, geringer Resistenzneigung (6% nach 48 Wochen Therapie), verbesserter HBe-Serokonversionsrate und der Wirksamkeit gegen Lamivudin-resistente Viren galt Entecavir bereits kurz nach der Zulassung (2005), als eine der wirksamsten und nebenwirkungsärmsten Substanz zur Therapie der chronischen HBV-Infektion. Etwa 70% der Infizierten werden HBV-DNA-negativ (PCR) nach 48 Wochen Therapie. Nach praktisch vollständiger oraler Resorption und intrazellulärer Phosphorylierung zum aktiven Triphosphat hemmt Entecavir durch Kompetition mit Deoxyguanosintriphosphat verschiedene Funktionen der HBV-Polymerase: reverse Transkription, „Priming", Transkription der prägenomischen HBV-RNA und Synthese des komplementären HBV-DNA-Stranges. Aufgrund der langen intrazellulären Halbwertszeit (Entecavir-TP: 15 Stunden) kann die Substanz einmal täglich oral appliziert werden. Die Elimination erfolgt vorwiegend renal (ca. 70%, HWZ 70–140 Stunden). Dies bedingt eine Dosisanpassung bei Niereninsuffizienz.

2.2.3 Nukleotid-Analoga

Im Gegensatz zu Nukleosid-Analoga sind Nukleotid-Analoga (funktionell) 5'-monophosphoryliert und werden ohne viralen Aktivierungsschritt durch zelluläre Kinasen zum aktiven Triphosphat metabolisiert. Dies bedeutet, dass Virusstämme mit Resistenz-vermittelnder Mutation im Gen der viralen Phosphotransferase (Tk, UL97) resistent gegen Nukleosid- aber weiterhin empfindlich gegen Nukleotid-Analoga sind.

Cidofovir (CDV)
Siehe Abbildung A4-1 und Tabelle A4-7.

Cidofovir zeichnet sich durch ein **relativ breites Virusspektrum** aus und ist für die Therapie GCV- und PFA-resistenter CMV-Infektionen zugelassen. Auch ACV-therapieresistente HSV-Infektionen können mit CDV behandelt werden. In Einzelfällen wurden Papillomavirus-Infektionen erfolgreich behandelt (Condylomata acuminata; Larynx-Papillome) und auch Immunsupprimierte mit Adenovirus- und Polyomavirus-Infektionen (BKV, JCV) werden häufiger

Tab. A4-7 Pharmakologie, Wirkmechanismus und klinische Anwendung von Cidofovir.

Pharmakologie, Wirkmechanismus	klinische Anwendung
• Chemie: Cytidin-Analogon • Wirkmechanismus: kompetitive Hemmung der viralen Polymerase nach Diphosphorylierung (CDV-TP) • Resistenz: Resistenzmutationen der viralen Polymerase (keine Kreuzresistenz bei UL97-bedingter CMV-Resistenz) • Spektrum: alle Herpesviren, Adeno-, Papilloma- (HPV), Polyomaviren (JCV, BKV), Poxviren • Applikation: i.v. (1 Stunde Infusion); topisch • Dosierung: 5 mg/kg KG alle 7 (–14) Tage • HWZ: Plasma 3 Stunden, intrazellulär 48 Stunden • Metabolismus: Monophosphoryl-Cholinderivat • Ausscheidung: renal (85%) • Interaktion: HAART besonders AZT (Dosisreduktion)	• Indikation: Alternativmedikament bei CMV-Infektion (Immunsupprimierte mit GCV- und PFA-Resistenz) • Off-label use (experimentell): Adenoviren, BKV • Therapiedauer: bis negative Viruslast erreicht • Therapiemonotoring: (CMV): quantitative CMV-Virusmenge (pp65-Antigenämie, quantitative PCR); ggf. Virusnachweis; Resistenzbestimmung • Therapiewechsel: PFA bzw. PFA und GCV • UAW: Nephrotoxisch 40%; Blutbildung (Neutropenie), gastrointestinal • CAVE: Supportivtherapie: Hydratation und Probenecid (4 g); Kontraindikation bei Niereninsuffizienz; Kontrazeption bei Mann und Frau bis sechs Monate nach Therapieende

mit CDV behandelt, jedoch ohne dass die klinische Wirksamkeit bislang abschließend untersucht ist.

CMV-Mutanten mit Resistenz-vermittelnden UL97-Mutationen sind weiterhin empfindlich gegen Foscarnet und Cidofovir. Abhängig von der Position einer Polymerase-Mutation können sowohl GCV- als auch Foscarnet-resistente CMV-Isolate gegen Cidofovir empfindlich bleiben. Einige Mutationen der viralen Polymerase führen jedoch auch zu einer vollständigen Kreuzresistenz.

CDV muss aufgrund seiner langen intrazellulären Halbwertszeit nur einmal wöchentlich appliziert werden, es wird fast ausschließlich renal eliminiert (tubuläre Sekretion) und muss grundsätzlich mit einer **Supportivtherapie** gegeben werden (i.v. Hydratation, Probenecid 4 g p.o.). Ohne Supportivtherapie kommt es praktisch obligat zur Nephropathie (Proteinurie), teilweise zu akutem Nierenversagen. Bei Niereninsuffizienz ist Cidofovir streng kontraindiziert und auch die Indikation zur Kombination mit potentiell nephrotoxischen Medikamenten sollte sehr streng gestellt werden. Neutropenien und unspezifische Nebenwirkungen (z.B. Übelkeit) sind selten therapielimitierend. Durch CDV und die Supportivtherapie mit Probenecid kommt es zur Interaktion mit renal eliminierten Pharmaka (z.B. Zidovudin).

Die lokale Therapie mit 1% Cidofovir-Gel hat sich besonders bei therapieresistenter mukokutaner oder genitaler HSV-Infektion bewährt, sie wird auch experimentell bei Papillomatose der Haut angewendet.

Adefovir (ADV)

Siehe Abbildung A4-1 und Tabelle A4-8.

Das Prodrug (Adefovirdipivoxil) wird als Diester enteral resorbiert und Adefovir durch zelluläre Esterasen der

Tab. A4-8 Pharmakologie, Wirkmechanismus und klinische Anwendung von Adefovir.

Pharmakologie, Wirkmechanismus	klinische Anwendung
• Chemie: Nukleotid-Analogon • Wirkmechanismus: kompetitive Hemmung der viralen Polymerase durch das Triphosphat • Resistenz: Resistenzmutationen der viralen Polymerase (A181V/T, N236T) • Spektrum: HBV > HIV 1 + 2, Herpesviren • Applikation: oral, als resorbierbares Prodrug (Adefovirdipivoxil) • orale Bioverfügbarkeit: 40–60% • Dosierung: 10 mg/Tag Adefovirdipivoxil (= 5,45 mg Adefovir) • HWZ: Plasma 7,5 Stunden, intrazellulär 18–36 Stunden; Proteinbindung 4% • Ausscheidung: renal (45%) • Interaktion: nephrotoxische Medikamente	• Indikation: chronische Hepatitis B; auch bei Lamivudinresistenz und als Kombinationstherapie • Therapiedauer: > 6 Monate nach HBe-Serokonversion • Therapiemonitoring: HBs, HBe, anti-HBe, quantitative PCR • Therapiewechsel: meist Kombination mit 3-TC (siehe Entecavir) • UAW: tubuläre Nephrotoxizität, gastrointestinal • CAVE: keine Kombination mit Cidofovir und Tenofovir

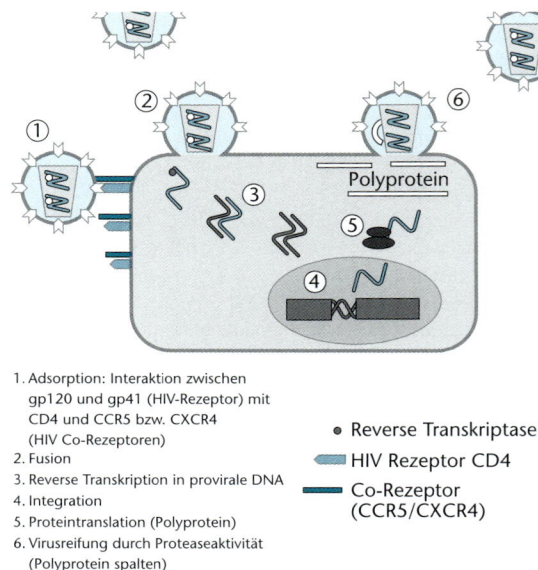

1. Adsorption: Interaktion zwischen gp120 und gp41 (HIV-Rezeptor) mit CD4 und CCR5 bzw. CXCR4 (HIV Co-Rezeptoren)
2. Fusion
3. Reverse Transkription in provirale DNA
4. Integration
5. Proteintranslation (Polyprotein)
6. Virusreifung durch Proteaseaktivität (Polyprotein spalten)

- Reverse Transkriptase
- HIV Rezeptor CD4
- Co-Rezeptor (CCR5/CXCR4)

Abb. A4-3 HIV-Replikation und Ansatzpunkte für die Therapie.

Darmmukosa freigesetzt. Die durch zelluläre Kinasen zum funktionellen Triphosphat aktivierte Substanz zeigt aufgrund der Affinität zu zahlreichen viralen Polymerasen *in vitro* ein breites Virusspektrum (HBV, HIV, CMV), insbesondere auch gegen Viren mit Resistenzmutationen in den entsprechenden viruskodierten Genen der Phosphotransferase. Adefovir hemmt in geringem Ausmaß auch zelluläre Polymerasen.

Adefovir ist für die Therapie der chronischen Hepatitis B zugelassen. Bei Lamivudin-resistenten Stämmen ist Adefovir als Mono- oder Kombinationstherapie eingeführt. Das Nebenwirkungsspektrum ist in der zugelassenen Dosierung (10 mg täglich) günstig. Die Zulassung zur HIV- und CMV-Therapie (30 mg täglich) wurde jedoch aufgrund der Nephrotoxizität bei höherer Dosierung nicht erteilt.

2.2.4 Nukleosidische und nukleotidische Reverse-Transkriptase-Inhibitoren (NRTI)

NRTIs sind Nukleosid-Analoga mit hoher Affinität zur Reverse-Transkriptase (RT) von HIV (Abb. A4-3). Auch die Replikation von Hepatitis-B-Virus erfordert einen reversen Transkriptionsschritt, der durch einige NRTIs gehemmt werden kann (s.o.).

Die RT, eine RNA-abhängige DNA-Polymerase und Schlüsselenzym der HIV-Replikation, ist ein Heterodimer. Die räumliche Struktur wurde mittels Röntgenstrukturanalyse aufgeklärt. Sie ist der Form einer rechten Hand ähnlich mit Daumen, Handfläche und Fingern (Abb. A4-4). Dieses Enzym wird nach der Bindung an die HIV-RNA durch Konformationsänderung aktiviert.

Die RT besitzt kein zelluläres Korrelat und ist deshalb ein sehr **geeignetes Zielprotein für die virusselektive antiretrovirale Therapie.** Nach intrazellulärer Phosphorylierung zum aktiven Nukleotid binden NRTIs kompetitiv als falsche Nukleinsäure-Bausteine an die RT. Wenn den NRTIs die 3'-Hydroxylgruppe im Zuckerrest fehlt, kommt es auch hier beim Einbau in die provirale DNA obligat zum Kettenabbruch. Somit **hemmen NRTIs die Bildung der proviralen DNA** und damit letztlich die Neuinfektion von Zellen. Die Virusneubildung in Zellen, welche die integrierte provirale DNA bereits enthalten, kann durch RT-Inhibitoren nicht mehr gehemmt werden.

Mutationen in der RT von HIV können über verschiedene Mechanismen zur Resistenz gegen Nukleosid-Analoga beitragen.
- Durch Mutationen der RT werden bestimmte NRTIs nicht mehr als Substrat erkannt.

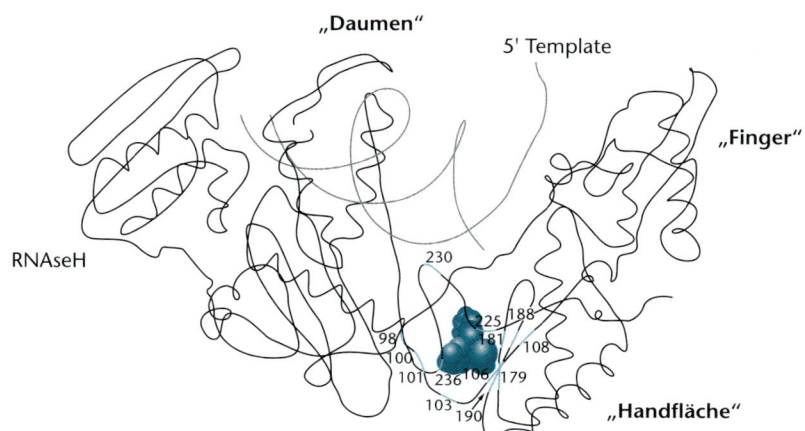

Abb. A4-4 Räumliche Struktur der Reverse-Transkriptase von HIV (nach Shafer 2002).

- Durch Mutationen von Thymidin-Analoga werden NRTIs nach dem Einbau als falsche Bausteine erkannt und ATP-abhängig aus der bereits synthetisierten proviralen DNA entfernt. Auf diese Weise wird der Kettenabbruch repariert und die Elongation fortgesetzt.

Wichtige unerwünschte Arzneimittelwirkungen der NRTIs sind Laktazidose (zwingt zum Therapieabbruch), Fettleber, Lipodystrophie in Therapiekombinationen und unspezifische Symptome.

Wirkung, Nebenwirkungen und Virusspektrum von NRTIs werden exemplarisch für Zidovudin (erster nukleosidischer RT-Inhibitor), Lamivudin (NRTI mit erweitertem Virusspektrum) und Tenofovir (nukleotidischer RT-Inhibitor) besprochen. Die übrigen NRTIs sind in Tabelle A4-9 zusammengefasst. Hinsichtlich der praktischen Anwendung in Kombination wird auf das Kapitel C8 (HIV) verwiesen.

Zidovudin (AZT)

AZT ist die **weltweit erste zugelassene antiretrovirale Substanz.** Bereits in den 1950er Jahren wurde AZT für die antineoplastische Chemotherapie entwickelt, bevor 1985 im Rahmen von „drug screening" die antiretrovirale (HIV-1) Wirkung erkannt wurde. AZT wird als Strukturanalog von Thymidin zellulär zum aktiven Metaboliten phosphoryliert. Dieser hemmt kompetitiv die RT und bewirkt nach Einbau einen Kettenabbruch, da das Fehlen der 3'-OH-Gruppe die Bildung der essentiellen 5' zu 3' Phosphodiesterbindung unmöglich macht. AZT wird enteral vollständig resorbiert, allerdings liegt die systemische orale Bioverfügbarkeit wegen des „first pass"-Metabolismus alters- und nahrungsabhängig bei 52–75%. Bis 14 Tage nach der Geburt ist die orale Bioverfügbarkeit hoch (ca. 90%) und sinkt danach auf ca. 60%. Die Liquor-Gängigkeit ist mit 50% gut, außerdem ist AZT gut Plazenta-gängig, was zur Prävention der maternofetalen Infektion genutzt wird. Bei parenteraler Applikation ist die Toxizität etwas erhöht. In der Leber wird AZT glukuronidiert und anschließend renal eliminiert.

Gastrointestinale, hämatologische, zentralnervöse, hepatotoxische und andere metabolische Nebenwirkungen bis hin zu Todesfällen durch Laktazidose sind bekannt geworden.

Tab. A4-9 Nukleosidische bzw. nukleotidische RT-Inhibitoren zur Behandlung von HIV.

Substanz	Steckbrief
Nukleosid-Analoga	
Abacavir (ABC)	• Chemie: karbozyklisches Nukleosid-Analogon • Resistenz: tritt sehr langsam ein; Kreuzresistenzen ddI, AZT, Lamivudin • Applikation: oral • Dosierung: 2 × 300 mg/Tag • HWZ: 1 Stunde • UAW: Übelkeit; Erbrechen; Durchfall; Kopfschmerz; relativ gut verträglich • CAVE: 2–3% schwere Hypersensitivitätsreaktion in den ersten vier Behandlungswochen → Therapieabbruch (Reexposition verboten!)
Didanosin (ddI)	• Chemie: ddI ist Prodrug von ddA-TP; komplexer Metabolismus: ddI-MP → ddA-MP → ddATP • Applikation: oral • Bioverfügbarkeit: 30–40% (nüchtern) • Dosierung: 2 × 125–200 mg • HWZ: Plasma 1,5 Stunden; intrazellulär 10–28 Stunden • Metabolismus: Hypoxanthin, Xanthin, Harnsäure • Aussscheidung: renal (20% unverändert) • Toxizität: Nebenwirkung wie ddC → kumulative Toxiziät (Kombination kontraindiziert) • UAW: Neuropathie (30–40%), Pankreatitis (9%) • CAVE: Pankreas-Vorerkrankungen
Emtricitabin (FTC)	• Chemie: Cytidinanalogon; 5-fluoriertes Lamivudin Derivat • Spektrum: HIV-1; HBV • Applikation: oral • Bioverfügbarkeit: 75–93% abhängig von der Zubereitung • Dosierung: 1 × 200 mg/Tag • HWZ: 10 Stunden • Ausscheidung: renal 85%, unverändert • UAW: Kopfschmerz; Durchfall; Übelkeit; Hautausschlag; bei Überdosierung: Hepatotoxizität; Laktazidose

Tab. A4-9 Nukleosidische bzw. nukleotidische RT-Inhibitoren zur Behandlung von HIV. *(Fortsetzung)*

Substanz	Steckbrief
Lamivudin (3TC)	• Chemie: Cytidinanalogon mit erweitertem Virusspektrum • Spektrum: HIV-1; HBV • Applikation: oral • Bioverfügbarkeit: 85% • Dosierung: HIV 2 × 150 mg; HBV 1 × 100 mg • HWZ: Plasma 5–7 Stunden; intrazellulär 10–15 Stunden • Interaktionen: AZT Spitzenkonzentration erhöht (40%); Co-Trimoxazol erhöht Lamivudin-Spiegel • UAW: gut verträglich in der HBV-Dosierung; Pankreatitis; Laktazidose; Allgemeinsymptome • CAVE: Pankreas-Vorerkrankungen und schwere Anämie
Stavudin (d4T)	• Chemie: Thymidinanalogon • Spektrum: HIV-1 • Applikation: oral Bioverfügbarkeit: 90% • Dosierung: 2 × 30–40 mg/Tag • HWZ: Plasma 1 Stunde; intrazellulär 3–4 Stunden • Ausscheidung: renal 40% unverändert • Interaktionen D4T und AZT interagieren bei der Phosphorylierung (Kombination nicht sinnvoll) • UAW: sensorische periphere Neuropathie; Lipoatrophie; Hepatopathie
Zalcitabin (ddC)	• Chemie: Cytidinanalogon • Spektrum: HIV-1, HIV-2, SIV • Applikation: oral • Bioverfügbarkeit: 80% • Dosierung: 3 × 750 mg. Kinder > 13 Jahre: 0,03 mg/kg KG in 3 Dosen • HWZ: Plasma 1–2 Stunden; intrazellulär 3–4 Stunden • Ausscheidung: renal 60% unverändert • Interaktionen: neurotoxische Medikamente; ddI → kumulative Toxiziät (Kombination kontraindiziert) • UAW: Dermatitis-Mukositis; periphere Neuropathie, Hepatopathie; Blutbildveränderungen • CAVE: Kardiomyopathie
Zidovudin (AZT)	• Chemie: Thymidinanalogon; erste zugelassene antiretrovirale Substanz • Indikation: in der Schwangerschaft nach der 14. SSW zur Verhinderung der Transmission • Spektrum: HIV-1, HIV-2, HTLV-1 • Applikation: oral; i.v. • Bioverfügbarkeit: altersabhängig 65–90% • Dosierung: 2 × 250–300 mg p.o, (i.v. 2 × 180 mg), Kinder: 3–4 × 180–200 mg/m^2; Schwangere 500 mg/Tag • HWZ: Plasma 1 Stunde; intrazellulär > 3 Stunden • Metabolismus: hepatisch Glucoronidierung • Ausscheidung: renal 15% unverändert • Toxizität/Interaktionen: Paracetamol verstärkt Hämatotoxizität; AZT und ACV Neurotoxizität • UAW: Hämatotoxizität (Anämie); Allgemeinsymptome; Krampfanfälle; Myositis • CAVE: Transfusionspflichtige Anämie, Vorschädigungen der Leber
Nukleotid-Analoga	
Tenofovir (TDF)	• Chemie: Nukleotid-Analogon, Diester-Prodrug • Resistenz: wirksam gegen NRTI-resistente HIV • Spektrum: HIV; HBV • Applikation: oral • Bioverfügbarkeit: 25–40% • Dosierung: 1 × 300 mg/Tag • HWZ: 12–18 Stunden • Toxizität/Interaktion: nephrotoxische Substanzen; ddI-Spiegel erhöht • UAW: gastrointestinale Unverträglichkeit; Hepatopathie; Laktazidose; nephrotoxisch • CAVE: Interaktionen: nicht mit ddI

Hauptnebenwirkung von Zidovudin ist die Myelotoxizität, besonders bei Patienten mit bereits verminderter CD4-Zellzahl (< 200/µl), niedrigem Vitamin-B12-Spiegel und einer myelotoxischen Begleitmedikation. Die Neutropenie muss gelegentlich mit hämatopoetischen Wachstumsfaktoren (G-CSF, GM-CSF) behandelt werden. AZT verursacht bei weniger als 10% der Behandelten eine Polymyositis (Myalgie, Muskelschwäche), welche zum Therapieabbruch zwingt. Nach Therapieunterbrechung kommt es meist innerhalb von Wochen zur Rückbildung der Symptomatik. Allgemeinsymptome (Übelkeit, Erbrechen, Appetitlosigkeit, Abgeschlagenheit) sind in den ersten Behandlungswochen häufig, nehmen jedoch im Verlauf der Therapie an Intensität ab.

Durch kompetitive Hemmung der Glukuronidase der Leber kommt es zu zahlreichen Wechselwirkungen mit hepatisch metabolisierten Substanzen. AZT verstärkt außerdem die Nephrotoxizität anderer Medikamente. Ribavirin antagonisiert *in vitro* die antivirale Wirkung von Zidovudin (AZT).

Lamivudin (3TC)

Lamivudin ist der erste NRTI, der zusätzlich zur HIV-Therapie auch für die Therapie der chronischen Hepatitis-B-Virus-Infektion eingesetzt wird. Die RT von HIV und die Polymerase von HBV ähneln sich funktionell und phylogenetisch. Lamivudin wird enteral gut resorbiert, ist zu 50% Liquor-gängig und wird größtenteils unverändert über die Niere ausgeschieden. Interferenzen mit Medikamenten, die in der Leber glukuronidiert werden, sind im Gegensatz zu anderen antiretroviralen Substanzen nicht bekannt.

Gastrointestinale, hämatologische und neurologische Nebenwirkungen werden nur selten beobachtet. Im Gegensatz zu anderen Nukleosid-Analoga ist 3TC weder Leber- noch Pankreas-toxisch.

Die häufigste Resistenz-vermittelnde Mutation der RT (Met184-Val) führt zur Kreuzresistenz gegen zahlreiche NRTIs (ddC, ddI, ABC), AZT- und Tenofovir-resistente HIV-Stämme werden aber durch diese Konformationsänderung in der RT häufig wieder AZT-empfindlich, was in der Kombinationstherapie genutzt wird.

Tenofovir (TDF)

Dieser nukleotidische Reverse-Transkriptase-Hemmer von HIV wird als Prodrug (Tenofovirdisoproxil) enteral zu 25% resorbiert, durch zelluläre Esterasen der Darmmukosa zu Tenofovir umgesetzt und durch zelluläre Kinasen zum aktiven Triphosphat metabolisiert. Die aktivierte Substanz hemmt die Reverse-Transkiptase von HIV und ist meist auch bei Stämmen mit Resistenz-vermittelnden Mutationen gegen Nukleosid-Analoga noch wirksam. In Struktur und Wirkung ähnelt Tenofovir sehr dem Adefovir. Seine Nephrotoxizität ist jedoch in der Dosierung, welche gegen HIV wirksam ist, weniger stark ausgeprägt.

2.2.5 Nichtnukleosidische Reverse-Transkriptase-Inhibitoren (NNRTI) von HIV

NNRTI sind chemisch heterogene Substanzen, die nicht-kompetitiv in unmittelbarer Nähe der polymerisationsaktiven Region an der RT von HIV-1 binden. Im Bild der „anatomischen" Struktur der RT liegt die Bindungsstelle für NNRTIs im Bereich des Daumengrundgelenks (siehe Abb. A4-4). Nach Bindung der NNRTIs kann der Daumen nicht mehr angewinkelt, die Hand nicht geschlossen und somit die RT nicht aktiviert werden.

NNRTI werden in der Leber von Cytochrom P450-Isoenzymen (CyP2B1; CyP3A4) abgebaut. Daraus ergeben sich zahlreiche komplexe Wechselwirkungen mit hepatisch eliminierten Substanzen. Je nach Intensität der Hemmung oder Induktion der P450-Isoenzyme durch einzelne NNRTI kann es zu erhöhten oder erniedrigten Medikamentenspiegeln kommen. Dies zwingt zu Dosismodifikationen bei Kombinationstherapien. Subtherapeutische NNRTI-Spiegel können durch Enzyminduktion die Folge einer Begleitmedikation mit Rifampicin, Carbamazepin, Phenytoin oder Phenobarbital sein (Tab. A4-10).

Punktmutationen der RT können rasch zur Resistenz gegen NNRTIs führen, außerdem besteht häufig Kreuzresistenz in der Gruppe. Andererseits kann eine RT-Mutation in der NNRTI-Bindungsstelle durch allosterische Veränderungen die Empfindlichkeit gegenüber NRTIs teilweise wiederherstellen (AZT-resistente Stämme mit zusätzlicher Tyr181-Cys-Mutation). Es besteht typischerweise keine Kreuzresistenz zwischen NNRTIs und NRTIs.

2.2.6 Protease-Inhibitoren von HIV

Siehe Abbildung A4-5.

Protease-Inhibitoren gehören zu den wirksamsten Substanzen gegen HIV. Sie hemmen essentielle Schritte der „Virusreifung" am Ende des Replikationszyklus von HIV (siehe Abb. A4-3). Die HIV-Protease katalysiert die proteolytische Spaltungen inaktiver HIV-Vorläuferproteine, die zunächst als Polyproteine synthetisiert werden. Nach autokatalytischer Spaltung aus dem gag-pro-pol-Polyprotein wird die HIV-Protease (p11) freigesetzt. Das Homodimer wird in das noch unreife HIV-Partikel eingebaut und spaltet das Polymerase-Vorläuferprotein zur funktionstüchtigen RT („Virusreifung").

Protease-Hemmer sind ohne zelluläre Modifikationen aktiv, binden kompetitiv als falsche Substrate die kataly-

Tab. A4-10 Nichtnukleosidische Reverse-Transkriptase-Inhibitoren (NNRTI).

Substanz	Steckbrief
Efavirenz (EFV)	• Chemie: Cyclopropylacethylenderivat • Wirkmechanismus: Bindung und Blockierung der katalytischen Domäne der RT • Resistenz: Kodon 100, 103 u.a. (RT) • Spektrum: HIV-1 • Applikation: oral • Bioverfügbarkeit: 85% • Dosierung: 1 × 600 mg/Tag • HWZ: 40–55 Stunden • Metabolismus: stark hepatisch (P450-Isoenzyme), Hydroxylierung-Glucuronidierung; Proteinbindung 99% • Ausscheidung: intestinal; renal (15–30%, < 1% unverändert) • Toxizität/Interaktion: induziert CYP3A4 und hemmt 2C9-, 2C19- und 3A4-Isoenzyme; verminderter Abbau konkurrierender Substanzen (erhöhte Serumspiegel: Antihistaminika, Benzodiazepine u.a.); Indinavirdosis muss erhöht werden (1000 mg); Verminderung des Efavirenz-Serumspiegels z.B. durch Rifampicin; Spiegel der aktiven Clarithromycin-Metaboliten sind erhöht. • UAW: Exantheme, ZNS-Symptome, Psychosen; Immunreaktivierungssyndrom → gastrointestinale Symptome; Hepatopathie • CAVE: Sehr komplexe Interaktionsfolgen, jede Ko-Medikation genau prüfen (umfangreiche Tabellen sind verfügbar)
Nevirapin (NVP)	• Chemie: Dipyridodiazepinon; lipophil • Wirkmechanismus: Bindung und Blockierung der katalytischen Domäne der RT • Resistenz: Lys103-Asn, Tyr181-Cys/Ser u.a. (RT) • Spektrum: HIV-1 • Applikation: oral • Bioverfügbarkeit: 90% • Dosierung: einschleichend 2 × 120–200 mg. Kinder < 50 kg nicht zugelassen • HWZ: 45 Stunden; Proteinbindung 60% • Metabolismus: hepatisch (starker Induktor der P450 Isoenzyme 3A4 and 2B6) • Ausscheidung: renal (80%, 5% unverändert) • Toxizität/Interaktion: Erniedrigung der Plasmaspiegel z.B. von Coumarinen, Saquinavir, Indinavir, Clarithromycin und Kontrazeptiva • Clarithromycin erhöht den NVP-Spiegel, Rifampicin und Johanniskraut senken den NVP-Spiegel. • UAW: Exantheme, gelegentlich Stevens-Johnson-Syndrom; Hepatotoxizität; Neutropenie • CAVE: vorbestehende Leberfunktionsstörungen; jede Ko-Medikation genau prüfen (umfangreiche Tabellen sind verfügbar)

tische Region der HIV-Protease und hemmen dadurch die Entstehung infektiöser Viruspartikel (siehe Abb. A4-3). Strukturhomologe zelluläre Aspartat-Proteasen werden durch PI von HIV kaum gehemmt (Virusselektivität).

Alle Protease-Hemmer werden durch Isoenzyme von Cytochrom P450 in der Leber inaktiviert, besonders wichtig ist dabei das CyP3A4. Wechselwirkungen mit anderen hepatisch eliminierten Medikamenten sind aus diesem Grunde häufig. Als besonders kritisch gilt die Interaktion mit Antiarrhythmika, β-Blockern, Rifamycinen und Triazolen. Die kompetitive Hemmung von CyP3A4 durch Ritonavir wird therapeutisch genutzt (Boosterung). Ritonavir hemmt bereits in subtherapeutischen Dosen CyP3A4 und erhöht damit die therapeutischen Spiegel anderer PIs. Andere Medikamente (z.B. Rifampicin) fördern dagegen durch Enzyminduktion den Abbau von Protease-Inhibitoren, während PIs den Abbau von Sexualsteroiden beschleunigen, was die Wirksamkeit oraler Antikonzeptiva kompromittiert. Die Bestimmung von Medikamentenspiegeln kann helfen, Über- bzw. Unterdosierungen von PIs zu erkennen und die Therapie zu optimieren.

Typische Nebenwirkungen der Protease-Inhibitoren sind Dyslipidämie, Lipodystrophie, gestörte Glukosetoleranz (Diabetes mellitus), Transaminasen-Anstieg sowie gastrointestinale Nebenwirkungen mit Übelkeit, Durchfall und Erbrechen. Resistenzen entstehen bereits durch wenige

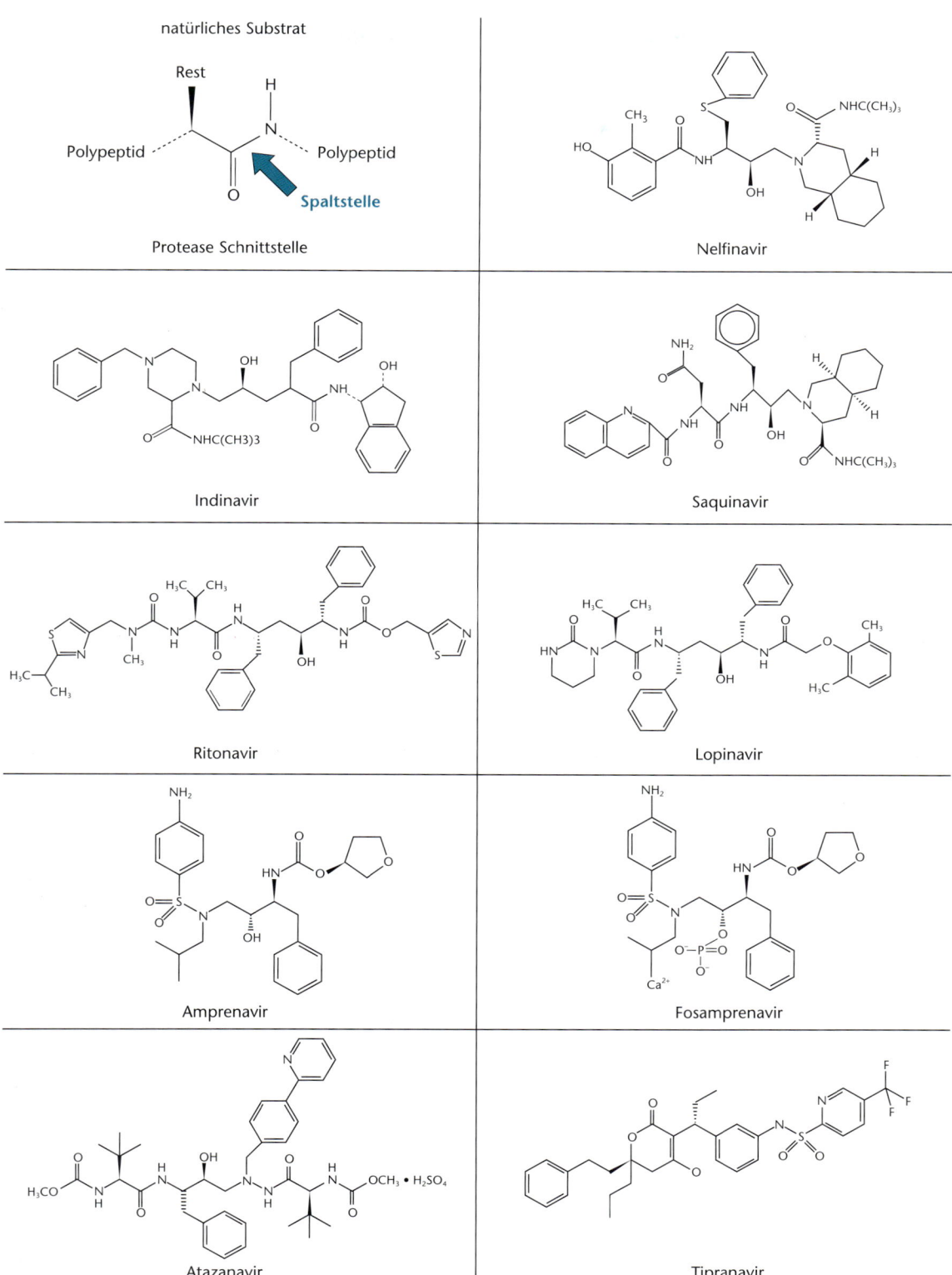

Abb. A4-5 Inhibitoren der HIV-Protease und das natürliche Substrat.

Mutationen im Protease-Gen von HIV; meist kommt es dabei zu Kreuzresistenzen mit anderen Protease-Hemmern (Tab. A4-11).

Bislang sind nach Therapie mit Protease-Hemmern in der Schwangerschaft keine Fruchtschäden beobachtet worden. Aufgrund der geringen Plazenta-Gängigkeit der PIs werden jedoch im Fetus keine therapeutischen Spiegel erreicht. Somit ist fraglich, ob PIs zur Verhinderung der maternofetalen Transmission beitragen können. Bei Säuglingen disponiert die perinatale Therapie mit Protease-Inhibitoren durch Interaktion mit dem Bilirubin-Metabolismus zum Icterus neonatorum.

Mit Tipranavir wurde der erste nichtpeptidische Protease-Inhibitor (NPPI; Dihydropyron) für die Therapie zu-

Tab. A4-11 Protease-Inhibitoren (PI) von HIV (siehe Abb. A4-5).

Atazanavir (ATV)	• Chemie: Azapeptid HIV-1-Protease-Inhibitor • Wirkmechanismus: Hemmung der Spaltung von gag- und gag-pol-Polyproteinen, wodurch die Bildung reifer Viruspartikel verhindert wird • Resistenz: Die häufigsten Polymerase-Mutationen bei Patienten unter Kombinationstherapie sind: L33F/V/I, E35D/G, M46I/L, I50L, F53L/V, I54V, A71V/T/I, G73S/T/C, V82A/T/L, I85V und L89V/Q/M/T; ATV-resistente HIV sind 80–90% gegen die anderen PI resistent; eine Basisresistenztestung vor Therapie mit ATV/RTV ist sinnvoll. • Spektrum: HIV-1; die Kombination von ATV mit Abacavir und den NNRTIs Delaviridin, Efavirenz und Nevirapin ist in vitro additiv bis antagonistisch. Additiv mit PI (Amprenavir, Indinavir, Lopinavir, Nelfinavir, Ritonavir, und Saquinavir), NRTIs (Didanosin, Emtricitabin, Lamivudin, Stavudin, Tenofovir, Zalcitabin, und Zidovudin) und Enfuvirtide sowie Adefovir und Ribavirin, ohne verstärkte Zytotoxizität. • Applikation: oral • Bioverfügbarkeit: gute Resorption • Dosierung: 1 × 400 mg/Tag bzw 1 × 300 mg in Kombination mit 100 mg Ritonavir • HWZ: 6,5 Stunden (tägliche Dosis 400 mg), 8,6 Stunden (300 mg + 100 mg Ritonavir); bei Leberfunktionsstörung: 12 Stunden (Einmalgabe 400 mg); Proteinbindung 86% • Metabolismus: stark hepatisch durch CYP3A; (Mono- und Dioxygenierung → Glucuronidierung u.a.) • Interaktionen: Hemmung von CYP3A und UGT1A1; gleichzeitige Gabe von Substanzen, die durch CYP3A metabolisiert werden (z.B. Kalziumantagonisten, HMG-CoA Reduktase-Hemmer, Immunsuppressiva) oder durch UGT1A1 führt zu deren oder auch bei Ritonavir zu erhöhten ATV Plasmaspiegeln. Dies kann positive und negative Therapieeffekte haben; Ko-Medikation mit CYP3A-Induktoren (z.B. Rifampin) vermindern die Atazanavir-Konzentration. • UAW: Bilirubinerhöhung; Durchfall (30%), Übelkeit, Erbrechen, keine Dyslipidämie! • CAVE: variable Pharmakokinetik; pH-Erhöhungen vermindert die ATV-Löslichkeit (Puffer; H2-Rezeptor Antagonisten); ATV kann das PR-Intervall im EKG verlängern (Atenolol, Diltiazem)
Anmerkungen zu den übrigen Protease-Inhibitoren	
Amprenavir, Fosamprenavir (FPV)	• Wird in Kombination mit Ritonavir eingesetzt, da selbst relativ schwach wirksam; insgesamt sehr gut verträglich, wenn die Substanzklassen-spezifischen metabolischen Interaktionen und Kontraindikationen beachtet werden.
Indinavir (IDV)	• Wird überwiegend mit Ritonavir gegeben (Boosterung); Einnahme zwischen den Mahlzeiten; häufiger Kristallurie und Nephrolithiasis, daher ausreichende Hydratation wichtig; Lipodystrophie zuerst bei IDV aufgefallen möglicherweise besonders häufig.
Lopinavir (Kombination Kaletra)	• PI mit guter anti-HIV-Wirksamkeit, mit relativ geringer oraler Bioverfügbarkeit, daher stets Kombination mit Ritonavir (zur Boosterung); insgesamt gut verträglich mit den üblichen metabolischen Problemen. Wirksam bei Patienten mit Therapieresistenz auch gegen andere PI
Nelfinavir (NFV)	• Wirksam gegen HIV-1 und -2; nur teilweise Kreuzresistenz mit Saquinavir, Ritonavir und Indinavir. • UAW: Diarrhöen und hohe Substanzbelastung, daher Probleme mit Compliance
Ritonavir (RTV)	• ausschließlich zur Boosterung anderer PIs
Saquinavir (SQV)	• Wirksam gegen HIV-1 und -2; sehr geringe oraler Bioverfügbarkeit, höhere Serumspiegel bei gleichzeitiger Einnahme von Grapefruitsaft; wird meist in Kombination mit Ritonavir (Boosterung) angewendet.
Tipranavir (TPV)	• erster nichtpeptidischer Protease-Inhibitor (NPPI)

gelassen. Tipranavir hemmt spezifisch mit hoher Affinität die Proteasen von HIV-1 und -2 durch Bindung am aktiven Zentrum. Die molekulare Flexibilität ermöglicht Tipranavir auch die Bindung an HIV-Proteasen mit Resistenz-vermittelnden Mutationen gegen klassische PIs.

Proteasen anderer Viren sind natürlich ebenfalls interessante Zielmoleküle für die Entwicklung neuer antiviraler Substanzen, z.B. gegen Hepatitis-C-Virus und Coronaviren (SARS).

2.2.7 Fusionshemmer von HIV

Fusionshemmer interagieren mit Bereichen von HIV-Oberflächenproteinen (gp120/gp41), die für die Bindung und Fusion von HIV mit der Zielzelle verantwortlich sind (siehe Abb. A4-3). Auf diese Weise wird die Neuinfektion von Zellen gehemmt. Durch Bindung von gp120 an den HIV-Rezeptor CD4 und an einen der beiden HIV-Korezeptoren (CCR5; CXCR4) kommt es zur Konformationsänderung und Bildung einer besonderen gp41-6-Helixbündel-Struktur sowie nach komplexen Umlagerungen zur Annäherung und Fusion der Virushülle mit der Zellmembran. Dieser Prozess kann *in vitro* durch verschiedene Mechanismen gehemmt werden (z.B. Antikörper gegen gp120, CD4, Co-Rezeptoren). Als Fusionshemmer zugelassen ist bisher T20, ein 36-Aminosäuren-Peptid, das spezifisch mit der hydrophoben HR2-Region von gp41 interagiert und dessen Verankerung in die Zellmembran, die Virus-Zell-Fusion und damit die Neuinfektion mit HIV hemmt. Als Peptid muss T20 parenteral (s.c.) appliziert werden. Aufgrund der parenteralen Applikation, lokaler Unverträglichkeiten und schneller Resistenzentwicklung durch Mutation im Bereich der Peptid-Bindungsstelle (gp41) ist T20 eine Reservesubstanz, die ausschließlich bei Patienten mit multiresistenter HIV-Infektion eingesetzt wird. Weitere peptidische Fusionsinhibitoren stehen vor der klinischen Prüfung.

2.2.8 Pyrophosphat-Analoga

Foscarnet (PFA)
Siehe Tabelle A4-12.

Forscarnet (PFA) hemmt viruskodierte Polymerasen aller Herpesviren des Menschen. Eine intrazelluläre Aktivierung ist anders als bei Nukleinsäure-Analoga nicht notwendig. Die Bindung erfolgt nicht kompetitiv im Bereich des katalytischen Zentrums der viralen Polymerase von Herpesviren (Pyrophosphat-Bindungsstelle) und verhindert die Elongation viraler DNA. Hauptindikation für PFA ist die **CMV-Erkrankung bei Immunsupprimierten.** Zudem wird es eingesetzt bei Immunkompromittierten mit HSV-Erkrankung bei Resistenz gegen Nukleosid-Analoga. Aufgrund geringer Myelotoxizität wird PFA bei Knochenmarktransplantierten auch in der Primärtherapie der CMV-Infektion eingesetzt.

Tab. A4-12 Pharmakologie, Wirkmechanismus und klinische Anwendung von Foscarnet.

Foscarnet	Pharmakologie, Wirkmechanismus, klinische Anwendung
[Strukturformel: Pyrophosphat-Analogon, 3Na⁺]	- Chemie: Pyrophosphat-Analogon - Wirkmechanismus: direkte Hemmung der Polymerase - Resistenz: Polymerase-Mutationen; keine Resistenz bei UL97-vermittelter CMV-Resistenz; keine obligate Kreuzresistenz bei Polymerase-Mutationen, die zur Resistenz gegen Nuklosid-Analoga führen - Spektrum: CMV, HSV, VZV, HBV, HHV-6, EBV, HIV - Applikation: i.v., lokal; keine Mischinfusionen verwenden - Dosierung: Foscarnet-Na-Initialtherapie: 3 × 60 mg/kg KG tgl. i.v. oder Dauerinfusion oder 2 × 90 mg/kg KG; Erhaltungstherapie: 1 × 90–120 mg/kg KG/Tag - HWZ: 3,3–6,8 Stunden - Ausscheidung: renal - Interaktion: chemisch: keine Glukoselösung (30%), Ringer-Acetat-, Amphotericin B- oder Elektrolytlösungen mit Ca^{2+}, Mg^{2+}, Zn^{2+}. Keine Mischungen mit Aciclovir, Ganciclovir, Pentamidin, Trimethoprim-Sulfamethoxazol - Indikation: CMV, HSV, VZV, (HHV-6) - Therapiedauer: 2–3 Wochen - Therapiemonitorisierung: quantitative CMV-Last (pp65-Antigenämie, quantitative PCR); ggf. Resistenztestung - Therapiewechsel: Cidofovir - UAW: Übelkeit; Nephrotoxizität; genitale Schleimhautulzerationen; Anorexie; Mutagenität - CAVE: ausreichende i.v. Hydrierung vor der Gabe; Kontrazeption einhalten

Schwerste und häufigste Nebenwirkung ist die **Nephrotoxizität**, die eine regelmäßige Kontrolle der Nierenfunktion und der Serumelektrolyte erfordert. Schwere Nierenfunktionsstörungen und schmerzhafte Schleimhautulzera an Penis oder Vulva lassen sich meist durch Supportivtherapie wie großzügige i.v. Hydratation und sorgfältige Genitaltoilette verhindern. Weitere UAWs sind Fieber, Schüttelfrost, Exantheme, Blutbildveränderungen und zentralnervöse Störungen (Unruhe, Kopfschmerzen, Tremor, Psychosen).

Resistenz-vermittelnde Mutationen gegen Pyrophosphat-Analoga findet man im Gen der viralen Polymerasen im Bereich der Pyrophosphat-Bindungsstelle. Diese können sich in ihrer Lokalisation von den Resistenz-vermittelnden Mutationen gegen Nukleosid-Analoga unterscheiden; Kreuzresistenzen werden deshalb nicht regelmäßig beobachtet. Bei Verdacht auf Mehrfachresistenz ist Cidofovir Mittel der Wahl bei der CMV-Therapie.

2.2.9 M2-Inhibitoren von Influenza-A-Virus (trizyklische Amine)

Amantadin
Siehe Tabelle A4-13.

Influenzaviren binden an Sialinsäure-Reste auf zellulären Glykoproteinen oder Glykolipiden mittels der distalen Domäne ihres Hämagglutinins (HA) (Abb. A4-6). Die ver-

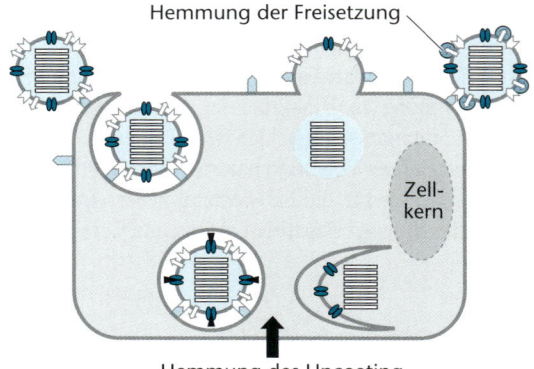

Abb. A4-6 Influenzaviren-Vermehrung und Ansatzpunkte für die Therapie.

schiedenen HA-Typen besitzen unterschiedliche Spezifitäten für Sialinsäure-Reste auf der Basis deren Bindung an Galaktose (α2-3 oder α2-6). Während die Zuckerbindung bei Zellen des menschlichen Respirationstraktes über α2-6 erfolgt, ist die Bindung bei Intestinalschleimhäuten der Vögel α2-3. Diese im HA der Influenzaviren begründete

Tab. A4-13 Pharmakologie, Wirkmechanismus und klinische Anwendung von Amantadin.

Amantadin	Pharmakologie, Wirkmechanismus, klinische Anwendung
$NH_2 \cdot HCl$	• Chemie: trizyklisches Amin • Wirkmechanismus: Verhinderung der Ansäuerung im Viruspartikel durch Blockade des vom viralen M2-Protein gebildeten Ionenkanals • Resistenz: Codon 27, 30, 31, 34 des viralen M2-Gens • Spektrum: Influenza-A-Viren • Applikation: oral • orale Bioverfügbarkeit: 90% • Dosis: > 65 Jahre: 200 mg; < 65 Jahre: 100 mg (p.o.); Kinder < 30 kg: 5 mg/kg KG. • HWZ: 10–14 Stunden (bei Niereninsuffizienz bis 10 Tage) • Metabolismus: Proteinbindung 70% • Ausscheidung: renal (90% unverändert) • Toxizität: Todesfälle bei Überdosierung sind berichtet worden (> 2 g) • Interaktion: Alkoholtoleranz vermindert; Anticholinergika, L-Dopa-anticholinerge UAW verstärkt; Sympathomimetika und Diuretika verstärken ZNS-Symptome • Indikation: Chemoprophylaxe und Frühbehandlung • Therapiedauer: 10 Tage • Therapiemonitoring: klinisch • Therapiewechsel: Neuraminidase-Hemmer • UAW: Bei Überdosierung: ZNS-Symptome (Schlaflosigkeit, Aggressivität, Hyperkinese, Tremor, Verwirrtheit, Angst, psychotische Reaktionen, Koma), Herzrhythmusstörungen, Lungenödem • CAVE: Überdosierung bei (unerkannter) Niereninsuffizienz

Selektivität erklärt zum Teil die verminderte Übertragbarkeit zwischen verschiedenen Spezies.

Für die Pathogenität von Influenzaviren ist die Spaltbarkeit ihres jeweiligen Hämagglutinins bedeutsam. Influenzaviren werden über Rezeptor-vermittelte Endozytose in die Wirtszelle aufgenommen. Nach Aufnahme der Clathrin-bedeckten Membranvesikeln wird Clathrin entfernt und die Vesikel fusionieren mit Endosomen. Mit Reifung der Endosomen sinkt deren pH-Wert kontinuierlich, was eine Voraussetzung für das „uncoating" der Influenzaviren ist. Dieses „uncoating" erfolgt durch eine HA-vermittelte (pH-abhängige) Fusion der Virushülle mit der Endosomen-Membran. Für die Freisetzung des Ribonukleoproteins (RNP) der Influenzaviren ist eine Ansäuerung auch im Viruspartikel notwendig. Dies erfolgt über den durch das virale M2-Protein gebildeten Ionenkanal in der Virushülle, wodurch die Ablösung und Freisetzung des RNP vom M1-Protein ermöglicht wird.

Amantadin und Rimantadin (in Deutschland nicht zugelassen) sind hinsichtlich Wirkung und Nebenwirkungen etwas unterschiedlich. Beide Substanzen hemmen die Penetration und das „uncoating" des Influenza-A-Virus durch Interaktion mit dem M2-Ionenkanal, der während der frühen Infektion für die Ansäuerung des Endosoms und die pH-abhängige Freisetzung des viralen Ribonukleoproteins in das Zytoplasma der Zelle verantwortlich ist (siehe Abb. A4-6). Durch einzelne M2-Mutationen können Amantadin-resistente Virusmutanten entstehen. Bei Amantadin-Resistenz ist auch Rimantadin wirkungslos.

Unerwünschte Nebenwirkungen sind Unruhezustände bis hin zu paranoiden Psychosen. Auch Symptome des autonomen Nervensystems wie z.B. eine Harnretention können besonders bei Patienten mit Prostata-Hyperplasie auftreten. Nebenwirkungen treten nicht immer dosisabhängig auf – bei Rimantadin etwas seltener als bei Amantadin – und sind auf ihre dopaminerge Wirkung zurückzuführen. Diese dopaminerge Wirkung begründet die therapeutische Wirkung von Amantadin bei Parkinsonpatienten. Amantadin wird nach oraler Einnahme gut resorbiert, die Elimination erfolgt renal ohne weitere Metabolisierung. Bei renaler Insuffizienz wird eine Dosisreduktion empfohlen.

2.2.10 Neuraminidase-Hemmer von Influenza-A- und -B-Virus

N-Acetylneuraminsäure (Sialinsäure) ist Bestandteil der respiratorischen Schleimhaut und der natürliche Rezeptor für Influenzaviren (Abb. A4-7). Die Neuraminidase von Influenzaviren wird einerseits benötigt, um den Mukus zu durchdringen und die Zielzellen zu erreichen; andererseits ist die Neuraminidase für die Freisetzung neu synthetisierter Viren aus der infizierten Zelle wichtig. Durch Hemmung der Neuraminidase bleiben die Viren fest an die Wirtszelle gebunden und die Infektion kann sich nicht weiter ausbreiten (siehe Abb. A4-6). Neuraminidase-Hemmer blockieren kompetitiv dieses essentielle virale Enzym und damit die Vermehrung von Influenza-A- und -B-Viren. Der Stoffwechsel des Wirtsorganismus selbst wird durch Neuraminidase-Inhibitoren kaum beeinflusst, schwere Nebenwirkungen wurden bislang nicht beschrieben.

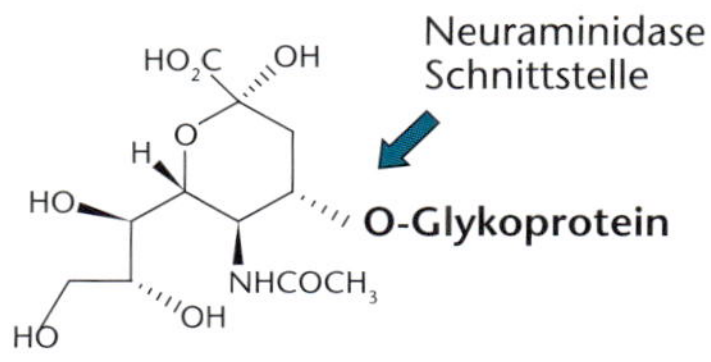

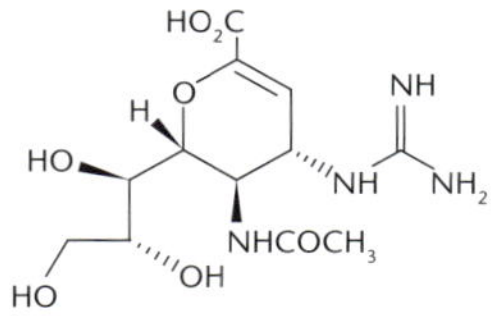

Abb. A4-7 Strukturformel von Sialinsäure und eines Neuraminidase-Inhibitors (Zanamivir).

Zanamivir

Dieser erste Neuraminidase-Hemmer wird kaum enteral resorbiert und muss deshalb inhalativ als Dosieraerosol eingesetzt werden. Damit gelangt Zanamivir an den Ort der Virusvermehrung im respiratorischen Epithel. Eine systemische Wirkung wird nicht erreicht. Aufgrund unterschiedlicher Ansatzpunkte hemmt Zanamivir auch Amantadin-resistente Influenzaviren, zu Oseltamivir besteht dagegen eine vollständige Kreuzresistenz. Neuraminidase-Resistenzen entstehen durch Mutationen im aktiven Zentrum. Alternativ wurden auch Resistenz-vermittelnde Mutationen im Hämagglutinin-Gen von Influenza beschrieben, welche die Affinität zu infizierten Zellen vermindern und so die Freisetzung von Influenzaviren ohne enzymatische Abspaltung ermöglichen. Unerwünschte Arzneimittelwirkungen entstehen vorwiegend lokal bei hyperreagiblem Bronchialsystem.

Oseltamivir

Siehe Tabelle A4-14.

Oseltamivir (Oseltamivir-Phosphat) wird als Ethylester-Prodrug enteral resorbiert und in der Leber durch Hydro-

Tab. A4-14 Pharmakologie, Wirkmechanismus und klinische Anwendung von Oseltamivir.

Oseltamivir	Pharmakologie, Wirkmechanismus, klinische Anwendung
	- Wirkmechanismus: Hemmung der Neuraminidase, dadurch Hemmung der Virusfreisetzung - Resistenz: Resistenzmutationen der Neuraminidase (H274Y-Neuraminidase N1 und E119V und R292K-Neuraminidase N2); in vitro Kreuzresistenz zu Zanamivir; keine Kreuzresistenz zu Amantadin - Spektrum: Influenzaviren A + B - Applikation: oral als Oseltamivir-Phosphat (Prodrug) - orale Bioverfügbarkeit: nach Resorption Umwandlung in den aktiven Metaboliten Oseltamivir-Carboxylat: 75% - Dosierung: therapeutisch 2 × 75 mg, prophylaktisch 75 mg (Therapie von Kindern: 2 × 2 mg/kg KG) - HWZ: Oseltamivir-Carboxylat: 6–10 Stunden - Metabolismus: hepatisch zu Oseltamivir-Carboxylat; Proteinbindung von Oseltamivir-Carboxylat: 3% - Ausscheidung: renal (90% als Oseltamivir-Carboxylat) - Indikation: (Früh-)Therapie der Influenza A und B - Therapiedauer: 5 Tage; Prophylaxe: bis 6 Wochen - Therapiemonitoring: klinisch - UAW: meist gut verträglich; wenig gastrointestinale UAW; Einzelfälle toxische Epidermolyse, (Einzelberichte über Selbstverletzungen und Delirium bei Kindern, Zusammenhang unklar); gut verträglich - CAVE: Dosisanpassung bei Niereninsuffizienz (Kreatininclearence < 30 mL/min)

lyse nahezu vollständig in den aktiven Metaboliten (Oseltamivir-Carboxylat) umgewandelt. Der Vorteil einer systemischen und unkomplizierten Therapie wird nur selten durch gastrointestinale Nebenwirkungen geschmälert. Es besteht vollständige Kreuzresistenz zu Zanamivir, aber nicht zu den M2-Inhibitoren.

In Studien fanden sich bei 1,3% der Erwachsenen und 8,6% der Kinder (1–12 Jahre) Viren mit verminderter Empfindlichkeit nach Therapie. Kinder eliminieren sowohl die Prodrug als auch Oseltamivir-Carboxylat rascher als Erwachsene, was zur Unterdosierung führen kann. Insgesamt ist die Datenlage zur klischen Bedeutung der Resistenz noch lückenhaft. Durch die Therapie der Influenza wurde die Immunantwort gegen das Virus nicht beeinträchtigt. Es haben sich bislang keine Besonderheiten hinsichtlich der Behandlung älterer Menschen ergeben.

2.2.11 Zytokine und Immunmodulatoren

Interferone
Interferone sind phylogenetisch alte Zytokine, die bei „zellulärem Stress" gebildet und sezerniert werden. Sie wurden 1957 von Isaacs und Lindenmann aufgrund ihrer antiviralen Wirkung bei Influenzaviren entdeckt. Typ I-Interferone (IFN-α und IFN-β), so genannte „virale Interferone", werden von virusinfizierten Zellen gebildet und versetzen andere Zellen in einen „antiviralen Zustand", falls diese IFN-Rezeptoren tragen. Typ I-IFN hemmen über die Induktion einer Vielzahl zellulärer Gene die Virusvermehrung, während Typ II-Interferone (IFN-γ) als „Immuninterferone", deren Bildung von bestimmten Antigen-stimulierten T-Lymphozyten abhängt, die antivirale Immunantwort modulieren. IFN stellen somit eine erste Verteidigungslinie der **unspezifischen Immunität** gegen Viren dar. Als Entzündungsmediatoren führen Interferone aber auch regelmäßig und dosisabhängig zu lokalen und systemischen Entzündungszeichen, was viele unspezifische Allgemeinsymptome bei Viruserkrankungen erklärt.

Typ I-Interferone
Alle virusinfizierten Zellen sind prinzipiell in der Lage, IFN-α und IFN-β zu bilden. Bei einigen Viren reicht sogar bereits der Kontakt des Virus mit der Zelle aus, ohne dass virale Genexpression erforderlich ist. IFN-Produktion erfolgt auch parakrin in benachbarten nicht infizierten Zellen via Stimulation durch Zytokine von infizierten Zellen. Damit wird die IFN-Antwort wesentlich verstärkt. Die molekularen Induktoren der IFN-Produktion sind nur teilweise bekannt. Hierzu gehören virale RNAs, Virusstrukturproteine und infektionsbedingte Degradationsprodukte zellulärer Signalmoleküle. Bei systemischer Infektion erfolgt die quantitativ wichtigste Synthese von IFN in dendritischen Vorläuferzellen. Aufgrund der vielfältigen und teils schwerwiegenden biologischen IFN-Wirkungen wird die IFN-

Antwort von der Zelle streng reguliert, sodass nach rascher Auslösung die IFN-Produktion wieder rasch abklingt und innerhalb von ca. 10 Stunden beendet ist. IFN-α und IFN-β binden an den gemeinsamen IFN-Rezeptor und aktivieren intrazelluläre IFN-Signalwege durch Rezeptor-assoziierte Kinasen (Jak-1, Tyk-2). Nach Phosphorylierung von Signalproteinen (STAT1 und 2; **s**ignal **t**ransducer and **a**ctivator of **t**ranscription proteins) wird ein Signalkomplex in den Zellkern transloziert, bindet an zelluläre Promotoren mit IFN-stimulierenden responsiven Elementen (ISRE) und aktiviert so die Expression von mehr als 300 IFN-abhängigen zellulären Genen. Einige IFN-regulierte Proteine und ihre direkten bzw. indirekten antiviralen Wirkmechanismen sind bekannt (Tab. A4-15). Die zelluläre Ribonuklease L ist beispielsweise in der Lage, virale und zelluläre mRNA zu degradieren. Die RNase L-Konzentration steigt in IFN-exponierten Zellen bis zu 1000fach an. Zur Aktivierung bedarf es eines zweiten Enzyms, nämlich der 2'-5'oligo(A)synthetase, welche z.B. durch dsRNA aktiviert wird.

Nach Bindung von IFN an den Rezeptor kommt es intrazellulär zu einer gewaltigen Konzentrationszunahme einer zunächst inaktiven Proteinkinase (PKR, P68-Kinase, eIF-2-Kinase). Diese hemmt nach Aktivierung durch virale RNA die Proteintranslation durch Phosphorylierung des Translationsinitialisierungsfaktors eIF-2, was den beobachteten abrupten Stopp der zellulären und viralen Proteinbiosynthese erklärt.

Die RNA-spezifische Adenosin-Deaminase (ADAR1) ist verantwortlich für das „Editing" von Doppelstrang-RNA. Die Umwandlung von Adenosin in Inosin führt zu einer Auflockerung von RNA/RNA-Bindungen, zu falschen viralen Transkripten, zu genetischer Instabilität und damit zur so genannten „mutagenen Katastrophe", d.h. zur Bildung mutierter, inaktiver Virusnachkommen.

Die Expression von zwei (A/B) humanen zytoplasmatischen Mx-GTPasen wird durch IFN-α und IFN-β induziert. Verwandte Vertreter von MxA sind an der Regulation von Endozytose und vesikulärem Transport beteiligt. Der Mechanismus der antiviralen Aktivität von MxA gegen verschiedene RNA-Viren beim Menschen ist aber noch nicht genau bekannt.

Die Stickoxidsynthetase (NOS) wird besonders in Zellen des Immunsystems durch IFN-γ aktiviert und scheint neben der antibakteriellen Wirkung auch die Replikation von Pox- und Herpesviren zu hemmen.

Die Stimulation antiviraler Immunfunktionen (indirekte Wirkung) entsteht in besonderem Maße durch verstärkte Expression von MHC I durch Typ I- und II-Interferone und MHC II durch IFN-γ und führt zu verbesserter Antigenpräsentation. Dies erleichtert die Erkennung und Elimination virusinfizierter Zellen durch spezifische T-Lymphozyten.

Typ I-Interferone verursachen auch bei exogener Gabe dosisabhängig grippeartige Nebenwirkungen, die symptomatisch wirksam behandelt werden können (z.B. Paracetamol, Ibuprofen). Häufig bilden sich diese Grippegefühle innerhalb der ersten beiden Behandlungswochen spontan zurück. Hämatologische Nebenwirkungen mit Anämie, Leukopenie und Thrombozytopenie sind häufig, zwingen jedoch nur selten zum Therapieabbruch. Schwere Depressionen mit Suizidalität können durch IFN-α ausgelöst bzw. verstärkt werden und zwingen zum Therapieabbruch. Autoimmunerkrankungen und Immunaktivierungssyndrom treten selten als Komplikationen auf.

Tab. A4-15 Antivirale Interferon-Wirkungen.

IFN-stimulierte Gene	Funktion	Einfluss auf die Virusreplikation
Proteinkinase R (PKR)	Inaktivierung des eukaryotischen Initialisierungfaktors für die Translation (eIF-2) durch Phosphorylierung	Synthesehemmung viraler Proteine
Oligoadenylat-Synthetase (OAS)	Aktivierung (Phosphorylierung) der RNase L	RNA-Degradation; verminderte RNA-Stabilität
RNA-spezifische Adenosin-Deaminase (ADAR1)	RNA-Editing (Umwandlung von Adenosin in Inosin)	Mutationen; funktionell inaktive Transkripte (z.B. Stopp-Mutationen)
Mx-GTPasen	Bindung an virale Nukleokapside?	Zelltransport
MHC I und II	verstärkte Exposition viraler und zellulärer Antigene an der Zelloberfläche	verbesserte Erkennung und Elimination infizierter Zellen durch spezifische T-Zellen
Stickoxid-Synthetase (NOS)	NO-Bildung (Sauerstoffradikalbildung)	Abtötung intrazellulärer Erreger; antivirale Wirkung

Zur IFN-α-Therapie wird hochgereinigtes humanes IFN-α eingesetzt, dessen Plasmahalbwertzeit 3–8 Stunden beträgt. Zunehmend häufiger und ähnlich effizient wird mit rekombinantem humanem IFN-α vom Subtyp 2a oder 2b behandelt. Durch Konjugation an Polyethylenglykol entsteht ein Verzögerungsinterferon, das so genannte pegylierte IFN (PEG-IFN) mit verlängerter Plasmahalbwertszeit, das nur noch einmal wöchentlich injiziert werden muss. In der HCV-Therapie ist PEG-IFN in Kombination mit Ribavirin derzeit die Standardtherapie (siehe Kap. B8).

Typ II-Interferone

IFN-γ stimuliert als Typ II-Interferon („Immuninterferon") natürliche Killerzellen (NK-Zellen), zytotoxische T-Zellen, T-Helferzellen und damit auch die Antikörperproduktion der B-Zellen. Nach Aktivierung des Rezeptors und der Rezeptor-assoziierten Kinasen (Jak-1; Jak-2) wird STAT1 phosphoryliert. Die STAT1-P-Homodimere werden γ-Aktivierungsfaktor genannt (Gaf). Sie gelangen in den Zellkern, aktivieren Gene mit spezifischen cis-aktivierender DNA-Enhancer-Sequenzen (γ-aktivierende Sequenz; GAS) und führen zur Expression IFN-γ-abhängiger Proteine. Dazu gehören zahlreiche proinflammatorische Zytokine, die autokrin, parakrin oder systemisch antivirale Immunfunktionen aktivieren. Die vermehrte Expression von MHC I und MHC II führt zur verbesserten Antigenpräsentation und erleichtert die Elimination virusinfizierter Zellen. Trotz der zentralen Bedeutung von Typ II-Interferon für das Immunsystem gibt es bislang keine Indikation zur antiviralen Therapie mit IFN-γ.

Imiquimod

Imiquimod ist ein Immunstimulans für die lokale Therapie von Condylomata acuminata (Papillomaviren). Außerdem wird Imiquimod auch zur lokalen Therapie kleiner Basaliome und aktinischer Keratosen eingesetzt (semimaligne Hauttumore). Die **immunstimulierende Wirkung** entsteht durch Interaktion mit Rezeptoren der angeborenen Immunität (Toll like-Rezeptoren [TLR] 7 und 8). Dadurch kommt es auf Makrophagen und dendritischen Zellen zur Aktivierung von NF-κB (nuclear factor) und IRF3 (interferon regulatory factor) und zur Produktion proinflammatorischer Zytokine (z.B. IL-12, TNF-α, IFN-α), zur Attraktion IFN-γ-produzierender plasmazytoider dendritischer Zellen, zur Auswanderung Antigen-beladener dendritischer Zellen in die Lymphknoten und zur Aktivierung spezifischer T-Zellen. Damit werden die angeborene (unspezifische) und die erworbene (spezifische) Immunität vernetzt. Ein zweiter Wirkmechanismus von Imiquimod entsteht durch **Stimulation von Apoptose-Signalwegen** durch direkte Caspase-Aktivierung.

Die Nebenwirkung bestehen in lokalen, gelegentlich auch systemischen Entzündungszeichen. Die lokalen Entzündungszeichen können mit Blasenbildung, Nekrosen, Narbenbildung und Depigmentierung einhergehen. Ein Mindestmaß an Lokalreaktion ist jedoch für den Behandlungserfolg notwendig.

2.3 Substanzen in Entwicklung/Substanzen mit interessantem Wirkmechanismus

2.3.1 Benzimidazol-Derivate

Einige Benzimidazol-Derivate (z.B. BDCRB) hemmen die Verarbeitung viraler DNA-Multimere, welche unter anderem für die CMV-Replikation wichtig sind. Die DNA von CMV wird in einer „rolling circle"-Replikation mehrfach hintereinander synthetisiert; anschließend werden die Multimere mithilfe eines viralen Proteinkomplexes in die Monomere gespalten (UL104, UL93, UL89, UL77, UL56, UL52, UL51). Resistenzen gegen diese Benzimidazolderivate entstehen durch Mutationen im UL56- und UL89-Genom von CMV. Ein Problem für den therapeutischen Einsatz dieser Substanzen ist der schnelle Metabolismus *in vivo*.

Ein Benzimidazol-Derivat, Maribavir (1263W94), wird zurzeit in Phase II-Studien untersucht. Maribavir hemmt die Bildung reifer viraler DNA durch Polymerase-unabhängige Mechanismen und auch die Virusausschleusung aus dem Kern. Wichtige Zielproteine für die Maribavir-Funktion sind UL97 (Phosphotransferase von CMV) und UL27, ein für β-Herpesviren spezifisches Gen mit bislang unbekannter Funktion. CMV-Stämme mit Ganciclovir-Resistenz aufgrund von UL97-Mutationen sind weiterhin Maribavirempfindlich, da Resistenz-vermittelnde Mutationen gegen Maribavir auf anderen UL97-Genabschnitten lokalisiert sind.

Aufgrund der Wirksamkeit gegen Stämme mit Resistenz-vermittelnden Mutationen (Nukleinsäure-Analoga-, Foscarnet-Resistenz), guter oraler Bioverfügbarkeit, geringer Nebenwirkungen und dem Fehlen von Wechselwirkungen mit Enzymen der Leber bzw. mit Ausscheidungsmechanismen der Niere ist Maribavir ein attraktiver Kandidat für die CMV-Therapie.

2.3.2 Antisense-Oligonukleotide

Antisense-Oligonukleotide sind chemisch modifizierte und dadurch stabilisierte, kurze Nukleinsäure-Ketten mit komplementär Sequenz zu viraler mRNA. Durch die spezifische Hybridisierung zwischen Oligonukleotid und viraler mRNA wird die Translation des viralen Proteins spezifisch gehemmt. Neben der spezifischen Antisense-Wirkung tragen auch unspezifische, bislang wenig verstandene Interaktionen zur Hemmung der Virusadsorption auf der Wirtszelle bei. Ein Antisense-Oligonukleotid gegen CMV-IE-2-mRNA war für die intravitreale Therapie der CMV-Retinitis bereits zugelassen (Formivirsen); aufgrund verbesserter anderer Therapiemöglichkeiten wird diese Substanz jedoch zurzeit nicht mehr angewendet.

2.3.3 Kapsid-Hemmer (Canyonblocker)

Bereits seit den 1960er Jahren ist bekannt, dass die produktive Infektion mit Picornaviren durch Verklammerung der Kapsid-Proteine gehemmt werden kann (z.B. Rhodanin, WIN-Substanzen); das Virusgenom kann aufgrund der Verklammerung nicht freigesetzt werden und die Infektion der Zelle bleibt aus. Nach Aufklärung der Oberflächenstruktur von Picornaviren durch Röntgenstrukturanalyse konnte gezeigt werden, dass diese Substanzen in einem von den vier Strukturproteinen der Picornaviren gebildeten Canyon binden und so die Virusadsorption und das „uncoating" hemmen. Eine auch mithilfe von „drug modelling"-optimierte Substanz befindet sich seit einigen Jahren in klinischen Erprobung (Pleconaril). Trotz guter Verträglichkeit ist die Substanz jedoch wegen nicht geklärter Wirksamkeit nicht zugelassen. In den randomisierten Untersuchungen bei grippalen Infekten und bei Enterovirus-Meningitiden konnte lediglich eine geringfügige Verkürzung der Erkrankungszeit erreicht werden.

2.3.4 Integrase-Inhibitoren von HIV

Die HIV-Integrase ist ein HIV-spezifisches Schlüsselenzym und damit ein interessantes Zielenzym für die spezifische, nebenwirkungsarme Therapie. Die ersten Inhibitoren sind zurzeit in klinischer Erprobung (Phase I). In Tiermodellen wurde bereits die Wirksamkeit gezeigt.

3 Etablierte zugelassene Indikationen für antivirale Therapien

3.1 Herpesviren

Siehe Kapitel B17.2.

Ein gemeinsamer Ansatzpunkt für die antivirale Therapie von Herpesvirus-Infektionen ist bisher die selektive **Hemmung der viruskodierten DNA-Polymerase,** welche für die virale Genomreplikation essentiell ist. Diese virale Funktion kann durch verschiedene Substanzgruppen gehemmt werden, nämlich Nukleosid-Analoga, Nukleotid-Analoga und Pyrophosphat-Analoga. Medikamente, welche die DNA-Prozessierung, die Kapsid-Ausschleusung aus dem Kern und die Virusausschleusung hemmen, sind in der Entwicklung und teilweise in klinischer Erprobung (z.B. Maribavir). Ein sofortiger Therapiebeginn bei Verdacht auf HSV-Enzephalitis, Herpes neonatorum und VZV-Infektionen bei Immunsuppression ist unbedingt erforderlich.

Die Erstmanifestation eines Herpes genitalis sollte auch zur Vermeidung von Rezidiven frühzeitig mit ACV parenteral behandelt werden; Patienten mit Gingivostomatitis herpetica, der seltenen manifesten oralen Primärinfektion, dürften von einer antiviralen Therapie profitieren. Bei häufig rezidivierendem Herpes genitalis kann eine orale, über Monate und Jahre durchgeführte Suppressionstherapie die Frequenz klinisch manifester Reaktivierungen (so genannte Rekrudeszenzen) senken. Eine frühzeitige orale Therapie des Zoster reduziert die Akutschmerzen und vermindert vor allem bei älteren Patienten das Risiko der Post-Zoster-Neuralgie. Aus diesem Grunde sollten Patienten mit Zoster frühzeitig systemisch antiviral behandelt werden.

Die produktive EBV-Infektion bei AIDS-Patienten mit oraler Haarleukoplakie wird durch ACV schnell gehemmt.

3.2 Hepatitis-B-Virus (HBV)

Siehe Kapitel B8.

Die Indikation zur antiviralen Therapie stellt sich ausschließlich bei chronischer Hepatitis-B-Virus-Infektion mit progredienter Fibrose und Zirrhose (siehe Leitlinien der AWMF). Zur Beurteilung des Behandlungserfolgs werden folgende virologische Parameter herangezogen:
- Die **HBe-Serokonversion** (HBe-Antigen wird negativ, anti-HBe-Antikörper werden positiv) ist Zeichen einer beginnenden Ausheilung. Der Patient ist nur noch wenig infektiös.
- Die **HBs-Serokonversion** (HBe- und HBs-Antigen werden negativ, anti-HBe- und anti-HBs-Antikörper werden positiv) ist Zeichen der ausgeheilten Hepatitis B. Mit Rezidiven muss bei normaler Immunsituation nicht mehr gerechnet werden.

Primäres Behandlungsziel ist unabhängig von der Wahl der Therapie die dauerhafte **Hemmung der HBV-Replikation** („sustained virological response") und die **Verhinderung von HBV-Folgeerkrankungen.** Leider sind die Behandlungserfolge der beiden bisher verwendeten Therapieschemen langfristig nicht immer befriedigend.

Nukleinsäure-Analoga (Lamivudin; Adefovir) führen bereits in den ersten Stunden nach Therapiebeginn zum Rückgang der HBV-Menge (HBV-DNA). Innerhalb eines Jahres entwickeln 15–20% der Behandelten eine HBe-Serokonversion, wobei die HBe-Serokonversionsrate durch Verlängerung der Therapiedauer gesteigert werden kann (bis zu 50% nach fünf Jahren Therapie). Eine vollständige Ausheilung der Hepatitis B mit HBs-Serokonversion ist mit Nukleosid-Analoga kaum möglich. Im Rahmen der langen Behandlungszeit kommt es unter Lamivudin häufig zu Therapieversagen aufgrund der Selektion resistenter Viren mit Mutationen im Gen der HBV-Polymerase (YMDD-Mutation). Kreuzresistenzen zwischen Lamivudin und Adefovir bestehen in der Regel nicht.

Kombinationstherapien von Nukleosid-Analoga und Interferon-α scheinen das Therapieansprechen nicht entscheidend zu verbessern. Neue Nukleosid-Analoga werden in klinischen Studien getestet (Clevudine, Emcitrabine, Famciclovir, Telbivudine). Vor allem das hochwirksame und nebenwirkungsarme Entecavir scheint eine deutliche Verbesserung der Therapieoptionen zu ermöglichen.

Therapieempfehlungen mit Dosierung siehe Kapitel B8.

3.3 Hepatitis-C-Virus (HCV)

Siehe Kapitel B8.

Indikation für die HCV-Therapie ist die chronisch aktive Infektionen, zusätzlich aber auch die HCV-Frühtherapie bei frischer HCV-Infektion. Behandlungsziel bei chronischer Infektion ist ebenfalls die dauerhafte **Unterdrückung der HCV-Neubildung** („sustained virological response") und die **Verhinderung von HCV-Folgeerkrankungen.** Ziel der HCV-Frühtherapie ist die Ausheilung und die Verhinderung der chronischen HCV-Infektion. Dies gelingt bei mehr als 95% aller Patienten mit frischer HCV-Infektion.

Die HCV-Therapie ist eine Kombinationstherapie von Ribavirin (RBV) und PEG-Interferon-α. Nur bei RBV-Unverträglichkeit soll IFN-α als Monotherapie eingesetzt werden. Die Monotherapie mit RBV ist nicht wirksam.

Die Kombinationstherapien von Amantadin und Interferon-α bzw. Trippeltherapien von Amantadin, Ribavirin und Interferon-α werden zurzeit in klinischen Studien getestet.

Therapieempfehlungen mit Dosierung siehe Kapitel B8.

3.4 HIV

Siehe Kapitel C8.

Die aktuelle Therapie der Infektion durch das Humane Immundefizienz-Virus (HIV) ist eine **Kombinationstherapie** (**h**ighly **a**ctive **a**nti-**r**etroviral **t**herapy; HAART) mit dem Ziel, die HIV-Replikation vollständig zu hemmen, die Rekonstitution der CD4+-T-Zellen zu fördern, die Immundefizienz zu verhindern, opportunistische Infektionen zu vermeiden und das Risiko einer Resistenzentstehung minimal zu halten.

Die antiretrovirale Kombinationstherapie ist eine lebenslange, hochpotente, neben- und wechselwirkungsreiche Pharmakotherapie, die langfristig auch bei guter Patienten-Compliance zur Selektion resistenter HIV-Stämme führen kann. Die Kriterien für den Beginn einer HAART bei HIV-Infizierten sind im Kapitel C8 detailliert aufgeführt. Eine besondere Indikation ist die postexpositionelle Prophylaxe nach HIV-Exposition. Asymptomatische HIV-Infizierte mit CD4+-Zellen > 300/µl werden primär nicht behandelt („wait and watch"). Eine Elimination der HIV-Infektion ist trotz hochpotenter Medikamente bisher nicht möglich. Die Prävention neuer HIV-Infektionen ist deshalb immer noch das oberste Ziel.

Die Selektion resistenter Virusmutanten unter Therapie ist ein großes Problem und wird durch die hohe Fehlerrate der Reverse-Transkriptase und das damit verbundene Auftreten von Virusmutanten begünstigt (Fehlerrate $1/10^5$ Nukleotide). Resistente HI-Viren können bei Therapieversagen durch phänotypische und genotypische Resistenzbestimmungen nachgewiesen werden. Die Ergebnisse beider Methoden wurden in umfangreichen Datenbanken zusammengeführt. Der genotypische Nachweis bekannter Resistenzmutationen der RT und der viralen Protease durch RNA-Sequenzierung korreliert gut mit dem virologischen Ansprechen (Viruslastbestimmung) auf die verschiedenen antiretroviralen Substanzen, ist schnell durchführbar, gut standardisiert und relativ kostengünstig.

Die phänotypische Resistenzbestimmung ist aufwändig, wenig standardisiert, liefert aber im Gegensatz zur Genotypisierung funktionelle Daten, die im Falle unbekannter Mutationen und unbekannter Mehrfachmutationen zur Aktualisierung der erwähnten Datenbanken wichtig sind. Die phänotypische Resistenztestung – auch mithilfe rekombinanter Viren (s.o.) – wird nur von wenigen spezialisierten Laboratorien angeboten.

3.5 Grippeviren (Influenza A und B)

Siehe Kapitel C2.

Zwei verschiedene Substanzgruppen kommen therapeutisch bei der Grippe zur Anwendung, nämlich M2-Inhibitoren (trizyklische Amine), die ausschließlich Influenza-A-

Viren hemmen, sowie Neuraminidase-Inhibitoren, die spezifisch Influenza-A- und -B-Viren hemmen (siehe Abb. A4-6). Voraussetzung für die erfolgreiche antivirale Therapie der humanen Influenza ist ein frühzeitiger Therapiebeginn bzw. die postexpositionelle Prophylaxe (PEP). Während Epidemien wird deshalb bereits bei charakteristischer Klinik (siehe Falldefinitionen Kap. C2) die Therapie begonnen; außerhalb von Epidemien sollte die Influenza vor Therapiebeginn möglichst durch schnellen Virusnachweis diagnostiziert werden. Parallel zur PEP sollten Nichtgeimpfte auch in der laufenden Influenza-Saison aktiv immunisiert werden.

Die aviären H5N1-Stämme sind nicht empfindlich gegenüber Amantadin. Neuraminidase-Hemmer sind wirksam, jedoch ist ihre klinische Bedeutung und auch die mögliche Resistenzentwicklung bislang nicht klar. Neuraminidase-resistente H5N1-Stämme konnten allerdings in Asien besonders bei Patienten mit letalem Verlauf isoliert werden.

3.6 Papillomaviren

Siehe Kapitel C7.

Für die lokale medikamentöse Therapie von Warzen ist neben physikalischen/operativen Verfahren und Zellgiften (z.B. Podophyllotoxin) auch Imiquimod als immunmodulatorische Substanz zugelassen. Dieser Befund stützt die Bedeutung der Immunität bei Spontanheilungen von Warzen.

3.7 Respiratory-Syncytial-Virus (RSV)

Siehe Kapitel B4.2.

Obwohl Ribavirin für die Therapie schwerer RSV-Pneumonien entwickelt und zugelassen wurde, wird die inhalative Therapie mit Ribavirin aufgrund des großen logistischen Aufwands, der widersprüchlichen Berichte über Behandlungserfolge, Substanzbelastung des Pflegepersonals und guter symptomatischer Behandlungsmöglichkeiten nur in besonders schweren Fällen bei Risikokindern eingesetzt. Die passive Immunisierung mit einem humanisierten monoklonalen Antikörper gegen das P-Antigen von RSV ist möglich und wird bei ehemaligen Frühgeborenen mit Störung der Lungenfunktion in den Risikomonaten zur Prophylaxe einer schweren RSV-Pneumonie eingesetzt (55% Verminderung der stationären Aufnahmen). Für die Therapie der manifesten Erkrankung ist die passive Immunisierung ohne Wert.

A4.2 Antibakterielle Therapie
Mathias Herrmann und Werner Zimmerli

1 Praktische Prinzipien antibakterieller Therapie

1.1 Vorbemerkung

Die Entwicklung moderner antimikrobieller Chemotherapie hat seit der industriellen Produktion von Penicillin Ende der 1940er Jahre eine Fülle von Antibiotikaklassen und -substanzen zur Verfügung gestellt, die mit immer breiterem Wirkspektrum und teilweise hoher antibakterieller Potenz für viele Jahre eine zuverlässige antibakterielle Aktivität auch gegenüber insgesamt resistenten bakteriellen Erregern ermöglichten. Für viele Patienten beispielsweise mit einem kompromittierten Immunsystem oder mit invasiver Infektion durch virulente Erreger ist diese Entwicklung zweifellos segensreich: Inadäquate antimikrobielle Therapie ist ein Hauptrisikofaktor für Tod bei kritisch kranken Patienten (Garnacho-Montero et al. 2003, Hyle et al. 2005, Kollef et al. 1999). Auf der anderen Seite hat diese Entwicklung dazu geführt, dass viele Patienten, bei denen eine bakterielle Infektion nicht ausgeschlossen ist, mit (Breitspektrum-) Antibiotika behandelt werden. Diese Strategie hat zu einem deutlichen Missbrauch von Antibiotika geführt und damit zu einer **Erregerresistenz** gegenüber Substanzen, die früher als durchweg wirksam galten. Reese und Betts (Reese und Betts 2003) haben daher einen neuen Denkansatz im **Umgang mit Antibiotika** gefordert, der folgende Aspekte beinhaltet:

> Schwerstkranke Patienten müssen umgehend eine kalkulierte Therapie erhalten, die neben allen infrage kommenden Erregern auch alle bei diesen Erregern vorkommenden Resistenzen berücksichtigt. Beispiele hierfür sind invasive Infektionen durch Enterobacteriaceae, Streptokokken oder *S. aureus*.
> Eine Antibiotikatherapie sollte vermieden werden, wenn zu erwarten ist, dass der Zustand eines Patienten durch eine solche Therapie nicht verbessert wird. Beipiele hierfür sind bestimmte Infektionen des oberen Respirationstraktes. Nur wenn dieser Ansatz konsequent verfolgt wird, darf angenommen werden, dass auch künftig bestehende und neue Substanzen Aktivität behalten und damit zur Behandlung von Infektionspatienten erfolgreich eingesetzt werden können. Wenn dieses nicht gelingt, ist zu befürchten, dass die Entwicklung neuer Substanzen durch Industrie und öffentliche Forschung nicht ausreichend schnell erfolgen kann, um Therapiealternativen gegen hochresistente Erreger zu entwickeln.

1.2 Indikationsstellung und Substanzwahl

Am Anfang jeder Chemotherapie muss die exakte Indikationsstellung stehen. Diese berücksichtigt die klinische Situation und die Dringlichkeit einer antimikrobiellen Therapie, die Verdachtsdiagnose, das Ergebnis mikrobiologischer Untersuchungen wie z.B. Mikroskopie und Antigennachweis, klinisch-chemische Analysen und bildgebende Verfahren.

Sofern die grundsätzliche Indikation zur antibakteriellen Chemotherapie gestellt ist, müssen für die Auswahl der richtigen Substanz oder Kombination eine Reihe von Faktoren bedacht werden. Da zum Zeitpunkt der Indikationsstellung in vielen Fällen die Identität des verursachenden Erregers noch unbekannt ist, muss die Auswahl der zunächst eingesetzten Substanz auf der Grundlage einer statistisch plausiblen Vermutung des Pathogens und seiner Antibiotikaempfindlichkeit im Sinne einer kalkulierten Therapie erfolgen (Weinstein 1968). Der Grad der Zuverlässigkeit, mit welcher der Erreger durch die initiale Therapie erfasst werden muss, hängt dabei unter anderem wesentlich einerseits vom Schweregrad der klinischen Infektion, andererseits vom Ausmaß der vorhandenen Wirtsabwehrmechanismen ab. So wird bei Verdacht auf eine schwere, invasive Infektionen oder auf eine Infektion beim neutropenischen Patienten in der Regel ein **hochpotentes Breitspektrum-Antibiotikum** eingesetzt, während bei der Substanzwahl gegen leichtere Infektionen auch eine Lücke hinsichtlich des Spektrums aller denkbaren Erreger und/oder ihrer Empfindlichkeit in Kauf genommen werden kann. Für viele bakteriell verursachte Infektionskrankheiten liegen darüber hinaus Leitlinien vor, die Evidenzbasierte Vorschläge für die Substanzwahl beinhalten. Insbesondere im klinischen Bereich ist auch die lokale Erreger- und Resistenzsituation bei der Substanzwahl zu beachten. Schließlich wird die Substanzwahl durch das Profil unerwünschter Wirkungen, durch Patienten-Charakteristika wie Organfunktion oder Schwangerschaft und schließlich auch durch den Preis beeinflusst. Einige Aspekte zu diesen Kriterien werden in den nachfolgenden Abschnitten dargestellt.

Nach Erhalt des mikrobiologischen Untersuchungsbefundes sollte die Therapie überprüft und im Rahmen einer gezielten Therapie auf ein **möglichst schmales Wirkspektrum** eingeengt werden. Eine i.v. Therapie kann bei klinischem Ansprechen in manchen Fällen auf eine perorale Therapie umgestellt werden; andere Infektionen wie die Endokarditis erfordern eine vollständige parenterale Therapie. Hier wird auf die entsprechenden Kapitel verwiesen.

1.3 Biologische, toxische und allergische Nebenwirkungen

Zu den wichtigsten und häufigsten unerwünschten biologischen Wirkungen einer Antibiotikatherapie gehört die Kolonisation mit einer **resistenten mikrobiellen Population**, welche entsprechend die physiologische Standortflora ersetzt. Die Resistenzentwicklung der Infektionserreger führt dazu, dass die Wirkung der Antibiotika nachlässt. Ein vergleichbares Phänomen gibt es bei keiner anderen Medikamentengruppe. Die Selektion resistenter Populationen kann den Patienten auch unmittelbar gefährden, wenn besonders pathogene Spezies wie z.B. *Pseudomonas aeruginosa* oder *Clostridium difficile*, der Erreger der pseudomembranösen Enterokolitis (in jüngster Zeit auch durch hochvirulente Klone [Loo et al. 2005] verursacht), durch die Antibiotikatherapie selektioniert werden.

Ein weiterer Aspekt biologischer Nebenwirkungen besteht in der Auslösung einer massiven **inflammatorischen Reaktion** durch bakterielle Lyse und Endotoxin-Freisetzung bei Verwendung bakterizider Chemotherapeutika. Diese Reaktion, klassischerweise in der Lues-Therapie beschrieben („Herxheimer-Reaktion"), spielt auch eine Rolle bei der Therapie anderer Endotoxin-freisetzender Erreger (Shigellen, Salmonellen, Brucellen, Leptospiren und in geringerem Maße auch von Enterobacteriaceae). Klinisch kommt es zu einer Entzündungsreaktion mit Temperaturerhöhung, Tachykardie, Blutdruckabfall bis zum Vollbild eines Endotoxin-Schocks.

Ebenso wie andere Medikamente, haben Antibiotika **toxische Nebenwirkungen,** die je nach Substanzgruppe unterschiedliche Organsysteme betreffen. Toxische Nebenwirkungen treten typischerweise dosisabhängig auf und können sowohl von der Höhe der Spitzen- und Talspiegel als auch von der applizierten Gesamtdosis bestimmt werden. Über die Dosisabhängigkeit hinaus trägt auch eine individuelle Patientendisposition bei, die entweder durch eine bereits bestehende Vorschädigung eines Organs (z.B. Hepatopathie) verursacht wird oder die ohne anamnestische Exposition schlecht voraussehbar ist (z.B. Photosensitivität). Akut-toxische Schädigungen (z.B. neurologische Störungen bei der Therapie mit Fluorchinolonen) haben häufig eine deutlich bessere Rückbildungstendenz als chronisch-toxische Schädigungen (z.B. Aminoglykosid-assoziierte Innenohrschwerhörigkeit). Lokal-toxische Schädigungen können durch die Applikationsart und -ort verursacht werden (gastrointestinale Reizerscheinungen, Phlebitiden) und durch einen Wechsel der Applikationsart reduziert werden (z.B. zentraler Zugang, Kurzinfusion anstelle von Bolusinjektion).

Allergische Nebenwirkungen von Antibiotika tragen signifikant zu den iatrogenen Folgen einer antiinfektiösen Therapie bei und beschränken häufig die Auswahl von Antibiotika für einen Patienten. Im Unterschied zu biologischen und toxischen Nebenwirkungen treten allergische Nebenwirkungen nicht wirkstoffspezifisch, nicht dosisabhängig und auch völlig unabhängig von der Hauptwirkung auf. Penicillin und -derivate sind die häufigsten Auslöser allergischer Reaktionen. Bei hospitalisierten Patienten entwickeln 6–30% eine allergische Arzneimittelreaktion. Antimikrobielle Substanzen gehören zu den Stoffklassen, die eine solche Reaktion am häufigsten auslösen. Hypersensitivität kann durch eine von mehreren immunopathogenetischen Mechanismen verursacht werden. Am gefürchtetsten sind *allergische Sofortreaktionen* vom anaphylaktischen Typ (Typ I IgE-vermittelte Reaktion). Auf die Gabe eines Penicillinpräparates wird die Häufigkeit der Auslösung eines Schockzustandes auf 0,01–0,05% (Boguniewicz und Leung 1995), mit Tod als Folge auf 0,002% (Idsoe et al. 1968) geschätzt. Diese durch Freisetzung von Histamin oder anderen vasoaktiven Aminen aus IgE-stimulierten Mastzellen ausgelöste Symptomatik kann nach parenteraler Gabe sofort und nach oraler Gabe mit 30–60 Minuten (eventuell auch länger) Verzögerung erfolgen. Das Risiko eines komplizierten Verlaufs ist besonders bei begleitender β-Rezeptoren-Blockade aufgrund der verschleierten Symptomatik und komplizierteren Therapie anaphylaktischer Symptome erhöht. In den meisten Fällen sind jedoch eine Urtikaria, Erythem oder Juckreiz oder eine allergische Rhinitis als Ausdruck einer allergischen Sofortreaktion nachweisbar, es kann jedoch auch zum ausgeprägten Bronchospasmus oder zum Angioödem kommen. Eine *beschleunigte allergische Reaktion* erfolgt 1–72 Stunden nach Beginn der Antibiotikatherapie. Die hierbei auftretende Symptomatik entspricht weitgehend der der Sofortreaktion. Eine akut lebensbedrohliche Schockreaktion tritt nicht auf, dagegen das Larynx-Ödem, das aufgrund Asphyxie tödlich verlaufen kann. *Allergische Spätreaktionen* treten insgesamt am häufigsten auf (80–90% der Reaktionen) und sind durch ein morbilliformes Exanthem, ein Urtikaria-Arthralgie-Syndrom oder eine klassische Serumkrankheit mit Fieber, Adenopathie, Splenomegalie, und renale oder kardiale Beteiligung gekennzeichnet. Diese Reaktionen sind *nicht* IgE-vermittelt, können daher nicht durch einen positiven Hauttest vorhergesagt werden. Seltener kann sich eine allergische Spätreaktion auch mit einer immunhämolytischen Anämie, pulmonalen Infiltraten mit Eosinophilie, einer interstitiellen Nephritis, Blutbildveränderungen (Granulozytopenie, Thrombozytopenie), Hauterscheinungen (Hypersensitivitätsvakulitis, Erythema multiforme, Arzneimittel-induzierter systemischer Lupus erythematodes) oder auch nur Fieber („drug fever") manifestieren.

Wegen der möglichen Schwere einer allergischen Reaktion ist zu empfehlen, dass auch bei anamnestischer (nicht IgE-vermittelten) Spätreaktion die fragliche Substanz möglichst vermieden werden sollte und die Durchführung eines Intrakutantests vor Reexposition sinnvoll ist oder diese zumindest unter entsprechenden Vorsichtsmaßnahmen (Testdosis, Notfall-„stand by") durchgeführt werden sollte. Bei Vorliegen einer allergischen Diathese vom Soforttyp kann nach Durchführung eines Desensibilisierungsprotokolls die Gabe eines Penicillinpräparates bei entsprechender klinischer Notwendigkeit (z.B. Neuro-Lues) möglich sein. Eine umfassende Übersicht zur Diagnostik einer Penicillinallergie findet sich in Trcka et al. (2004).

1.4 Antibiotikatherapie während der Schwangerschaft und in der Postpartalperiode

Die Anwendung vieler Antiinfektiva in der Schwangerschaft ist dadurch eingeschränkt, dass noch keine ausreichenden Erfahrungen über ein Fehlbildungspotential vorliegen (Korzeniowski 1995). Darüber hinaus sind eine Reihe von Substanzen mit definiertem Risiko für Embryo oder Föten bekannt. Als relativ „sicher" angesehene Antibiotika in der Schwangerschaft gelten die Penicilline, die Cephalosporine und Erythromycin-Base, wobei für die neueren Penicilline (z.B. Acylaminopenicilline, β-Laktamase-Inhibitoren) noch keine ausreichenden Erfahrungen vorliegen. Antibiotika, deren Einsatz (unter anderem aufgrund nicht ausreichender Erfahrungen) nur bei sorgfältiger Abwägung von Risiko und Nutzen infrage kommt, sind die Aminoglykoside (potentielle Ototoxizität), Vancomycin, Clindamycin sowie die Carbapeneme. Insgesamt kontraindiziert sind Chloramphenicol (potentielle Nebenwirkungen auf Hämatopoese und Grau-Syndrom, s.u.), Erythromycin-Estolat (potentielle cholestatische Hepatitis), Tetracycline (definitive unerwünschte Wirkungen auf Zahn und Knochen), Fluorchinolone (potentielle Knorpelschädigung), Trimethoprim-Sulfamethoxazol (potentielle Teratogenität und Kernikterus), Nitrofurantoin und Rifampicin (potentielle Teratogenität), wobei auch hier in bestimmten Einzelfällen eine sorgfältig kalkulierte Abwägung zwischen klinischer Erfordernis und zu erwartendem Risiko die Anwendung des entsprechenden Medikamentes notwendig machen kann. Sulfonamide sollten im letzten Trimester vermieden werden (Gefahr von Kernikterus), und Metronidazol hat ein karzinogenes Potential, das den Einsatz in der Schwangerschaft ebenfalls ausschließt. Medikamente, die in der Neugeborenenperiode kontraindiziert sind, schließen Sulfonamide, Co-trimoxazol, Nitrofurantoin und Tetracycline ein. Die physiologischen Veränderungen in der Schwangerschaft gehen jedoch auch mit einer erhöhten Metabolisierung und renalen Eliminierung vieler antiinfektiver Substanzen einher. Insbesondere bei kritischen Infektionen können daher erhöhte oder zusätzliche Antibiotikagaben sowie Bestimmung von Serumspiegeln erforderlich sein.

Chloramphenicol ruft bei Neugeborenen aufgrund hepatischer Glukuronidierungsschwäche das Grau-Syndrom hervor und darf deshalb innerhalb des ersten Lebensmonats nur in reduzierter Dosis gegeben werden. Eine funktionelle renale Insuffizienz ist bei vielen Antibiotika (auch Penicillinen und Cephalosporinen) während des ersten Lebensmonats zu beachten und eine entsprechende Dosisreduktion vorzunehmen.

1.5 Kombinationstherapie

Die Kombinationstherapie mit zwei oder mehreren Antibiotika erfordert eine kritische Berücksichtigung von *In vitro*- und *In vivo*-Daten (Alan und Moellering 1985). Fixe galenische Kombinationen sind insgesamt als nicht sinnvoll anzusehen. Ausnahmen sind β-Laktam-β-Laktamase-Inhibitor-Kombinationen, die Kombination von Folsäure-Antagonisten (Trimethoprim-Sulfamethoxazol) oder die Ausnahmeanwendungen (z.B. die fixe Kombination von antimykobakteriellen Chemotherapeutika zur Compliance-Verbesserung). Dagegen kann die individuelle Anwendung einer Kombinationstherapie sinnvoll sein: Im Vergleich zur Wirkung von Einzelsubstanzen kann eine Kombinationstherapie eine additive, eine synergistische, eine indifferente, aber auch eine antagonistische Wirkung haben.

Die Schwierigkeit in der Beurteilung von Therapiekombinationen besteht in der Tatsache, dass *In vitro*-Befunde, die mittels Abtötungskinetiken oder einer „Schachbrett"-Titrierung in der Mikrotiterplatte gewonnen werden, nicht notwendigerweise auf die klinische Situation übertragen werden können und die Ergebnisse tierexperimenteller und kontrollierter Studien auch nicht notwendigerweise auf nicht untersuchte Erreger oder Entitäten übertragen werden können. Synergistische Kombinationen haben heutzutage ihren festen Platz in der kalkulierten Therapie beim febrilen neutropenischen Patienten (Hughes et al. 2002) oder bei Infektionen mit mehreren vermuteten oder nachgewiesenen Erregern (beispielsweise intraabdominaler Abszesse) (Solomkin et al. 2003). Zur synergistischen Wirkungssteigerung typischerweise benutzte Kombinationen sind Penicilline und Aminoglykoside gegen Enterokokken, Streptokokken und Staphylokokken (Erleichterung der Penetration des Aminoglykosids durch das β-Laktam), Piperacillin und Aminoglykoside gegen *P. aeruginosa* und auch Cephalosporine und Aminoglykoside gegen *K. pneumoniae*.

2 β-Laktam-Antibiotika

2.1 Allgemeine Charakterisierung

β-Laktam-Antibiotika sind Substanzen, die alle einen β-Laktam-Ring enthalten. Es handelt sich dabei um eine große, aus den vier Untergruppen Penicilline, Cephalosporine, Carbapeneme und Monobactame bestehende Stoffklasse. Ihr Wirkmechanismus beruht auf der Hemmung der Zellwandbiosynthese, der Wirkeffekt ist – konzentrationsabhängig – bakterizid. Typischerweise tragen β-Laktam-Antibiotika einen Doppelring (Ausnahme: Monobaktame), wobei dessen Struktur die Zugehörigkeit zu der jeweiligen Substanzgruppe festlegt. Viele β-Laktam-Antibiotika weisen einen **hohen therapeutisch-toxischen Quotienten** (= therapeutische Breite) und die Möglichkeit zur oralen oder parenteralen Anwendung auf. Sie gehören deshalb zu den am meisten verordneten Chemotherapeutika (Donowitz und Mandell 1988). Nach peroraler Aufnahme bzw. parenteraler Applikation werden β-Laktam-Antibiotika in den meisten Geweben und Körperflüssigkeiten verteilt. Die Ausscheidung erfolgt bei den meisten Substanzen vorrangig durch renale, zum Teil auch hepatische Eliminierung, wobei eine Dosisanpassung bei höhergradiger Nierenfunktionseinschränkung bei den meisten Substanzen erforderlich ist. Insgesamt sind β-Laktam-Antibiotika (abgesehen vom Vorliegen einer Überempfindlichkeit) gut verträglich; unerwünschte Wirkungen insbesondere bei Substanzen mit breitem Spektrum bestehen am ehesten in biologischen Nebenwirkungen durch Selektion resistenter Erreger oder Auftreten von Erkrankungen wie einer C.-difficile-Kolitis. Über die mögliche Potenzierung unerwünschter Wirkungen (z.B. Blutungsneigung, Nephrotoxizität) hinaus bestehen keine wesentlichen weiteren Interaktionen von β-Laktam-Antibiotika mit anderen Substanzen.

2.2 Struktur

Die Grundstruktur der β-Laktam-Antibiotika besteht aus einem Doppelring, der von dem durch Ringbildung der β-Aminopropionsäure entstandenden β-Laktam-Ring sowie einem fünfgliedrigen (Thiazolidin-) bzw. sechsgliedrigen (Dihydrothiazin-) Ring gebildet wird. Penicilline, β-Laktamase-Inhibitoren und Carbapeneme weisen einen siebengliedrigen, Cepheme einen achtgliedrigen Doppelring auf. Ein wesentliches, die Zugehörigkeit zu einer Stoffklasse bestimmendes Strukturmerkmal wird dabei dadurch festgelegt, ob das in 4-Position bzw. 5-Position befindliche Molekül ein Schwefel, ein Sauerstoff- oder ein Kohlenstoffatom ist. Darüber hinaus kommt die Vielfalt der β-Laktame durch Strukturvarianten der Seitenketten sowie gesättigten oder ungesättigten Bindungen (zwischen den Kohlenstoffatomen 2 und 3 der Doppelringe) zustande.

2.3 Wirkmechanismen

β-Laktam-Antibiotika **hemmen die Herstellung intakter bakterieller Zellwand** durch Wirkung auf die Peptidoglykan-Synthese. Eine Störung der Zellwandsynthese führt zur Auslösung von autolytischen Vorgängen und damit zum Absterben der Zelle. Die β-Laktam-Antibiotika binden dabei aufgrund ihrer sterischen Ähnlichkeit mit der Peptid-Seitenkette (das physiologische Substrat, die Acyl-D-Alanyl-D-Alanyl-Struktur wird von der Zellwand-synthetisierenden Carboxypeptidase mit der Amid-Bindung im β-Laktam-Ring verwechselt und führt zu einer Blockierung des aktiven Zentrums des Enzyms) an diese so genannten Penicillin-bindenden Proteine.

Die seit Anfang der achtziger Jahre eingeführte fixe Kombination eines Penicillins mit einem β-Laktamase-Inhibitor hat eine erhebliche Anwendungsverbreiterung für Aminopenicilline, aber auch für die Acylaminopenicilline mit sich gebracht. Das Wirkprinzip besteht hierbei im Schutz des „aktiven" Penicillins vor bakteriellen β-Laktamasen durch ein „Suizid"-β-Laktam, das bei hoher Affinität für β-Laktamasen diese präferentiell bindet und hierdurch die enzymatische Öffnung des β-Laktam-Ringes der aktiven Komponente verhindert (Moellering 1988). Drei β-Laktamase-Inhibitoren sind eingeführt (Clavulansäure, Sulbactam, Tazobactam) und mit unterschiedlichen Amino- und Acylamino-Penicillinen (Amoxicillin, Ampicillin, Ticarcillin, Piperacillin) kombiniert worden. Sulbactam ist auch als Monosubstanz zur freien Kombination mit Penicillinen oder auch Cephalosporinen verfügbar.

2.4 Resistenzmechanismen

Gegenüber β-Laktam-Antibiotika bestehen zwei wesentliche Resistenzmechanismen: Erstens die Bildung von Enzymen („β-Laktamasen"), die den β-Laktam-Ring an der 1-8- bzw. 1-7-Verbindung hydrolysieren, oder die Bildung „alternativer" Enzyme mit reduzierter Affinität für Penicilline (und alle anderen β-Laktam-Antibiotika), welche die Funktion der Carboxypeptidasen übernehmender (Livermore 1995). Unter den grampositiven β-Laktamasen haben die Penicillinasen der Staphylokokken die größte Bedeutung erlangt. Im Krankenhausbereich sind heutzutage bis zu 90% der durch Staphylokokken-Infektionen durch Penicillinase-bildende Isolate verursacht und erfordern die Gabe von Isoxazolyl-Penicillinen oder Cephalosporinen (Thornsberry 1995). Gramnegative β-Laktamasen umfassen β-Laktamasen-Klassen I bis V, von denen den chromosomal kodierten Klasse I-β-Laktamasen sowie der Plasmid-kodierten Klasse III-β-Laktamasen die klinisch größte Bedeutung zukommt. Die Rolle insbesondere der letzten Gruppe hat in den vergangenen Jahren stark zugenommen. Derivate der Klasse III-β-Laktamasen vom TEM-Typ gehören zu der Gruppe der so genannten „extended spectrum betalactamases" (ESBL's), die aufgrund ihrer schwierigen Nachweisbarkeit in Routine-Empfindlichkeitstestungen bei gleichzeitig dokumentierten Therapieversagern besondere diagnostische und therapeutische Probleme verursachen (Paterson und Bonomo 2005, Sirot 1995).

Der typischerweise für grampositive Erreger relevante, durch Ausbildung Penicillin-bindender Proteine (PBP) mit niedriger Affinität vermittelte Resistenzmechanismus hat zur Folge, dass eine Resistenz nicht nur gegenüber Penicillinen, sondern gegenüber allen β-Laktam-Antibiotika entsteht. Für Staphylokokken sind hierbei insbesondere die 2' PBP's (PBP2a) verantwortlich, die durch das **mecA-Gen** kodiert werden (Berger-Bächi 1997, Chambers 1997a). Analoge PBP's mit reduzierter Affinität für β-Laktam-Antibiotika existieren für Pneumokokken sowie für Enterokokken (Chambers 1999).

2.5 Substanzen

2.5.1 Penicilline

Alle Penicilline sind Derivate der 6-Aminopenicillansäure, einer bizyklischen Struktur bestehend aus dem β-Laktam-Ring und einem fünfgliedrigen Thiazolidin-Ring. An die Aminogruppe können Seitenketten angehängt werden, und die resultierenden Substanzen können aufgrund ihrer Struktur und ihres antibakteriellen Spektrums in weiteren Substanzgruppen zusammengefasst werden: Benzylpenicilline, Phenoxypenicilline, Isoxazolylpenicilline, Aminopenicilline und Acylpenicilline.

Schmalspektrum-Penicilline oder natürliche Penicilline

Zu diesen gehören neben Penicillin G (Benzylpenicillin) auch Penicillin V (Phenoxymethyl-Penicillin), Benzathin-Penicillin und Procain-Penicillin.

Wirkspektrum: Grampositive Kokken: *S. pyogenes*, *S. equinus* (schließt früheres Taxon *S. bovis* ein), Penicillinempfindliche *S. aureus*, viele Isolate von *S. pneumoniae* und so genannte „viridans" Streptokokken. Nur bakteriostatische Wirkung gegen Enterokokken. Gramnegative Aerobier: *N. meningitidis* und *P. multocida*. Bei protrahierter Anwendung/Wirkdauer gute Wirkung gegen Spirochäten (*T. pallidum*). Anaerobier: Gute bis sehr gute Aktivität gegen viele Aktinomyzeten, Clostridien, Fusobakterien. Keine zuverlässige Aktivität gegen *B. fragilis* (β-Laktamase-Bildner). Aktivität gegen *B. burgdorferi*, *B. afzelii*, *B. garinii* (Wright und Wilkowske 1991).

Zum Problem der Resistenzentwicklung bei Pneumokokken und Streptokokken siehe Kapitel B3, B4.2 und B5.2.

Pharmakokinetik: Oral angewendetes Penicillin G wird durch die Azidität der Magensäure inaktiviert. Durch eine Veränderung der Seitenkette (Phenoxymethyl-Rest) wird diese Inaktivierung gehemmt und es werden therapiewirksame Serumspiegel erzielt. Da Penicillin G primär renal eliminiert wird, ist bei der Verwendung von mäßigen bis hohen intravenösen Dosen von Penicillin G eine Dosierungsanpassung bei Niereninsuffizienz erforderlich, wobei primär eine Dosisreduktion, bei hochgradiger Nierenfunktionseinschränkung auch eine Intervallverlängerung erforderlich sind. Bei oraler Anwendung ist hingegen eine Dosisanpassung nicht erforderlich. Penicillin G wird durch Dialyse teilweise entfernt und ist gegebenenfalls nach Dialyse zu ersetzen.

Nebenwirkungen und Interaktionen: Allergische Reaktionen auf Penicillin gehören zu den häufigsten unerwünschten Wirkungen von Penicillin und treten bei 1–10% der Patienten auf (siehe auch Abschnitt 1.3). Das Risiko einer IgE-vermittelten Sofortreaktion liegt bei ungefähr fünf Fällen/10 000 Patienten, ein tödlicher Zwischenfall wird in einer Größenordnung von 0,2/10 000 Fällen berichtet. Allergien können sich entweder als Hypersensitivitätsreaktion vom Soforttyp (< 2 Stunden nach Einnahme oder Anwendung) oder als Spätreaktion (> 2 Stunden) – zu letzteren gehört ein makulopapulöses Exanthem, das besonders häufig nach Anwendung von Aminopenicillinen auftritt, jedoch auch bei anderen Penicillinen beobachtet wird (siehe Abschnitt „Aminopenicilline"). Zu den Spätreaktionen gehören auch seltenere Reaktionen des blutbildenden Systems (insbesondere eine Eosinophilie), eine Hypersensitivitätsvaskulitis, medikamenteninduzierte Autoimmunreaktionen, „drug fever" oder eine interstitielle Nephritis. Auch nichtimmunologische Mechanismen (parainfektiöse Effekte, Arzneimittelinteraktionen oder direkte Wirkungen auf das Gefäßendothel) können Symptome auslösen, die als allergische Reaktionen imponieren. Sowohl Früh- als auch Spätreaktionen erfordern ein Absetzen des Medikaments. Darüber hinaus ist eine Allergiediagnostik dringend geboten, da Patienten beispielsweise mit einem anamnestisch angegebenen Aminopenicillin-Exanthem nach Ausschluss einer IgE-vermittelten Allergie Penicillin G/V erhalten oder Cephalosporine erhalten können (bis zu 75% der Patienten mit „Penicillinallergie"). Zur Indikation und Durchführung der allergologischen Diagnostik siehe auch Abschnitt 1.3.

ZNS-Reaktionen, insbesondere Krampfanfälle, können bei hohen Dosierungen von Penicillin G auftreten. Diese sind häufiger bei fehlender Dosisanpassung an Nierenfunktion sowie bei Patienten mit Meningitis und bestehen hauptsächlich in tonisch-klonischen Krämpfen (Frühzeichen: Myoklonien).

Eine Herxheimer-Jarisch-Reaktion tritt in ca. der Hälfte von Patienten mit primärer und nahezu allen Patienten mit sekundärer Syphilis auf und manifestiert sich als Fieber, Verstärkung des Hautausschlages, Lymphadenopathie und teilweise auch Blutdruckabfall. Sie ist in fast allen Fällen selbstlimitierend und erfordert nur antipyretische Medikation, jedoch sollten Arzt und Patient mit der Reaktion rechnen. Selten, jedoch dann typischerweise mit klinisch schwerem Verlauf, tritt eine Coombs-Test-positive hämolytische Anämie auf.

Nach Procain-Penicillin kann eine unmittelbare, jedoch vorübergehende (5–30 Minuten nach Injektion) toxische Reaktion mit Verhaltensauffälligkeiten, erheblichen subjektiven Wahrnehmungsstörungen und Angstgefühl auftreten.

Indikationen und Kontraindikationen: Leichte Anwendbarkeit, große therapeutische Breite, exzellente Gewebspenetration, schmales Erregerspektrum und niedrige Kosten machen Penicillin G auch heute noch für viele klinische Situationen zu einem Medikament der Wahl. Penicillin G kann nur parenteral, typischerweise als Kalium-Salz zur intravenösen Anwendung, appliziert werden. Höhere Dosen erfolgen in Kurzinfusionen; aufgrund der schnellen renalen Exkretion (nach vier Stunden ist die Substanz im Blut nicht mehr nachweisbar) sind jedoch kurzfristige Applikationsintervalle (üblicherweise alle vier Stunden) erforderlich. Eine Hochdosis-Therapie von 4–5 Millionen IE alle vier Stunden (über 20–30 Minuten) (Gesamt-Tagesdosis: maximal 30 Millionen IE) wird bei schweren Infektionen wie Meningitis, Endokarditis oder nekrotisierenden Weichteilinfektionen, verursacht durch Penicillin-sensible Erreger, verwendet. Mittlere Dosen (8–12 Millionen IE täglich) werden bei ambulant erworbener Aspirationspneumonie und Lungenabszess angewandt.

Tab. A4-16 Natürliche Penicilline.

Freiname	Dosierung	Nebenwirkungen	Bemerkungen
Benzylpenicillin	• Erwachsene: 2–8 Mio E alle 6 Stunden i.v., Kurzinfusion • Kinder: 100 000–250 000 E/kg KG/Tag i.v. in 4–8 Einzeldosen	• Allergie • Herxheimer-Reaktion • Neurotoxizität • interstititelle Nephritis	• Elektrolyte kontrollieren
Procain-Penicillin	• 1,2–4 Mio E/Tag i.m.	• Procain-vermittelte ZNS-Nebenwirkung (v.a. bei höherer Dosis)	• nur zur i.m. Injektion
Benzathin-Penicillin	• Erwachsene: 1,2–2,4 Mio E alle 4 Wochen i.m. • Kinder: 50 000 E/kg KG i.m. • Lues: bis zu 3 × 2,4 Mio E in Abständen von 1 Woche	• i.m. Injektion schmerzhaft	• Prophylaxe des rheumatischen Fiebers; • Lues (*nicht* Neuro-Lues)

Procain-Penicillin besteht aus einem äquimolaren Verhältnis von Procain und Penicillin G und führt zu einer unlöslichen Salzverbindung. Es ist zur intramuskulären Gabe anwendbar; seine praktische Bedeutung ist aufgrund der begrenzten Tolerierbarkeit bei längerer Therapie, höherer Allergisierung, Procain-Nebenwirkungen und zunehmender Penicillin-Resistenz von Gonokokken erheblich zurückgegangen.

Benzathin-Benzylpenicilline-Depotpräparate sind zugelassen zur Prophylaxe des rheumatischen Fiebers und zur Behandlung der Syphilis (siehe Kap. C4). Bei früher Syphilis (< 1 Jahr) genügt die Applikation von 2 × 1,2 Mio E gluteal li./re. i.m., bei Spät-Syphilis (> 1 Jahr) oder unbekannter Dauer 3 × 2,4 Mio E (glutäal li./re. je 1,2 Mio E) i.m., jeweils mit einer Woche Abstand (Rolfs 1995). Schließlich besteht eine (off label) Indikation (bei Kindern) bei Streptokokken-Pharyngitis und schlechter Compliance (Dajani et al. 1995).

Kontraindikationen bestehen – abgesehen bekannter Überempfindlichkeit gegen Penicillin – nicht.

Eine embryopathische oder fetopathische Wirkung wurde bei den natürlichen Penicillinen nicht nachgewiesen. Sie werden daher – soweit ausgewiesen – der Gruppe 1 (unbedenklich) zugeordnet.

Dosierungen: Siehe Tabelle A4-16.

Oralpenicilline

Die Oralpenicilline Penicillin V und Propicillin gehören zur Gruppe der Phenoxypenicilline, die durch eine geringfügige Modifikation der Seitenkette Säurestabilität aufweisen. Das Spektrum entspricht Penicillin G. Eine Dosis von 500 mg (entspricht 0,8 Mio E) (Erwachsene) führt zu Serum-Spitzenspiegeln von 3–5 µg/mL. Diese Substanzen können bei Pharyngitiden oder leichteren enoralen oder Zahninfektionen eingesetzt werden und weisen keine klinisch relevanten pharmakokinetischen Unterschiede auf. Gruppe-A-Streptokokken sind unverändert empfindlich gegenüber Penicillin G und V (im Unterschied zu Makroliden), und ein 10-Tage-Schema mit Penicillin V (2 × 0,8 Mio E p.o./Tag für Kinder > 12 Jahren und Erwachsene und 2 × 0,4 Mio E mg/Tag für Kinder < 12 Jahren) gilt als Standardtherapie der Gruppe A-Streptokokken-Pharyngitis. Ein Nachteil von Penicillin V ist jedoch eine individuell stark schwankende Bioverfügbarkeit; aus diesem Grund wird häufig ein Aminopenicillin (Amoxicillin) vorgezogen. Nebenwirkungen und Kontraindikationen siehe Penicillin G.

Dosierungen: Siehe Tabelle A4-17.

Isoxazolylpenicilline

Penicillinase-feste Penicilline wurden durch Modifikation der Seitenkette des Penicillin-Moleküls synthetisiert und sind stabil gegen die durch Staphylokokken gebildete Penicillinase. Ihre Bedeutung besteht daher auch ausschließlich in der Behandlung von Penicillinase-produzierenden *Staphylococcus aureus* und Koagulase-negativen Staphylokokken (Nathwani und Wood 1993); gegen diese Erreger sind die Substanzen Mittel der Wahl bei invasiver Infektion (Fowler et al. 1998). Die antibakterielle Aktivität dieser Substanzen ist dabei im Vergleich zu Penicillin G gegenüber Penicillinase-negativen Staphylokokken ebenso wie gegenüber anderen grampositiven Aerobiern (z.B. *S. pyogenes* oder *S. pneumoniae*) deutlich geringer, sodass nach Spezies- bzw. Resistenzbestimmung entsprechend auf Penicillin G umgestellt werden sollte. Oxacillin, Dicloxacillin und Flucloxacillin sind säurestabil und können daher auch oral gegeben werden, jedoch werden aufgrund ihrer zuverlässigeren intestinalen Resorption nur noch Dicloxacillin und Flucloxacillin zur oralen Therapie verwendet.

Tab. A4-17 Oralpenicilline.

Freiname	Dosierung	Nebenwirkungen	Bemerkungen
Phenoxymethyl-Penicillin (Penicillin V)	• Erwachsene und Schulkinder: 3 × 0,4–1,2 Mio E/Tag • Kinder < 6 Jahre: 3 × 20 000–40 000 E/kg KG/Tag • bei Pharyngitis 2 × tgl. Dosierung möglich (siehe Text)	• Allergie • gastrointestinale Beschwerden	• Therapie der Wahl bei Streptokokken-Pharyngitis und Scharlach • alternativ zur Prophylaxe des rheumatischen Fiebers
Propicillin	• dto.	• dto.	• dto.
Azidocillin	• dto.	• dto.	• dto.

Unerwünschte Wirkungen entsprechen denen von Penicillin G. Dicloxacillin kann bei parenteraler Gabe Phlebitiden verursachen. Flucloxacillin ist mit einer cholestatischen Hepatitis assoziiert worden (Devereaux et al. 1995, Fairley et al. 1992), in einigen Fällen mit tödlichem Verlauf, während Oxacillin, insbesondere bei hohen Dosen, reversible Leberfunktionsstörungen hervorrufen kann.

Dosierungen: Siehe Tabelle A4-18.

Aminopenicilline
Zu den Aminopenicillinen gehören Ampicillin und Amoxicillin.

Wirkspektrum: Das antibakterielle Spektrum der Aminopenicilline entspricht dem von Penicillin G, wobei eine erhöhte Aktivität gegenüber Streptokokken und insbesondere Enterokokken sowie gegenüber Listerien nachweisbar ist (Bear et al. 1970). Penicillinase-bildende grampositive Erreger (insbesondere Staphylokokken) werden durch Aminopenicilline ebensowenig erfasst wie durch Penicillin G, und auch die bei Einführung dieser Stoffklasse besonders wertvolle Aktivität gegenüber gramnegativen Erregern (insbesondere Enterobacteriaceae) ist durch die β-Laktamase-vermittelte Resistenz vieler Erreger in der klinischen Praxis heutzutage stark eingeschränkt (laut den Daten der PEG-Studie 2004 sind > 50% der E.-coli-Stämme resistent). Aus diesem Grunde ergibt sich neben der gezielten Anwendung bei empfindlichen gramnegativen Erregern (z.B. β-Laktamase-negativen *Haemophilus influenzae*) ein Anwendungsbereich für diese Substanzen primär gegen Enterokokken und Listerien.

Pharmakokinetik: Die Verfügbarkeit nach oraler Gabe unterscheidet die Aminopenicilline beträchtlich. Während die Resorptionsquote von Ampicillin nur 30–40% beträgt, wird Amoxicillin zu über 90% resorbiert (Neu 1979a). Die hohe Resorptionsquote im proximalen Dünndarm schließt jedoch die Therapie einer Shigella-Infektion durch Amoxicillin aus.

Nebenwirkungen und Interaktionen: Eine für die Anwendung von Aminopenicillinen relativ typische Nebenwirkung ist das Auftreten eines makulopapulösen Exan-

Tab. A4-18 Penicillinase-feste Penicilline.

Freiname	Dosierung	Nebenwirkungen	Bemerkungen
Oxacillin	• Erwachsene: 4–8 (–12) g/Tag in 4 Einzeldosen i.v. • Kinder: 100–200 mg/kg KG/Tag in 4–6 Einzeldosen i.v.	• allergische Reaktionen, gastrointestinale Beschwerden, cholestatische Hepatitis	• Infektionen mit Penicillinase-bildenden Staphylokokken
Dicloxacillin	• Erwachsene: 1–4 g alle 8 Stunden i.v. oder 0,5–1 g alle 6 Stunden p.o. • Kinder: 40–80 (–100) mg/kg KG/Tag in 4–6 Einzeldosen i.v. oder p.o.	• dto.	• orale Gabe möglich, sonst wie Oxacillin
Flucloxacillin	• Erwachsene: 1–4 g alle 8 Stunden i.v. oder 0,5–1 g alle 6 Stunden p.o. • Kinder: 30–80 (–100) mg/kg KG/Tag in 4–6 Einzeldosen i.v. 20–60 mg/kg KG/Tag in 4–6 Einzeldosen p.o.	• dto.	• wie Dicloxacillin

thems (in 5–20% der Fälle bei 8- bis 14-tägiger Behandlung). Dieses Exanthem ist nicht notwendigerweise Folge einer generellen Penicillinallergie; nach längerem Intervall werden Penicilline wieder vertragen (Weiss 1994). Siehe auch Abschnitt „Schmalspektrum-Penicilline".

Indikationen und Kontraindikationen: Amoxicillin zur oralen Anwendung wird auch weiterhin als Standardtherapie der akuten Otitis media angesehen (Klein 2005, McCracken 1994), sofern eine antibiotische Therapie überhaupt indiziert ist. In Ländern mit erhöhter Prävalenz Penicillin-resistenter Pneumokokken ist eine Dosiserhöhung vorgeschlagen worden (auf 80 mg/kg KG/Tag). Amoxicillin stellt ein gutes Medikament zur kalkulierten Therapie ambulant erworbener Sinusitiden und Exazerbationen von Bronchitiden dar. Amoxicillin ist zur Therapie von Harnwegsinfekten zugelassen, der kalkulierte Einsatz bei dieser Indikation wird jedoch aufgrund der hohen Resistenzrate von Enterobacteriaceae eingeschränkt. Amoxicillin wird primär zur Prophylaxe der bakteriellen Endokarditis bei zahnärztlichen Eingriffen eingesetzt. Darüber hinaus wird Amoxicillin in der Therapie der frühen Borreliose (Erythema chronicum migrans) sowie in Kombination mit anderen Antibiotika zur Eradikationsbehandlung von *Helicobacter pylori* verwendet. Die früher gebräuchliche orale Gabe von Ampicillin bei der Behandlung von Shigellosen hatte ist heute aufgrund von Resistenzbildung weitgehend durch die Fluorquinolone ersetzt worden.

Die intravenöse Anwendung von Ampicillin zur Typhus-Behandlung ist ebenfalls durch Fluorchinolone ersetzt worden. Eine intravenöse Anwendung erfordernde kalkulierte Therapie bei schwerer Infektion mit gramnegativen Erregern wird ebenfalls nicht mehr mit Ampicillin durchgeführt. Daher ergibt sich als eine der wenigen verbliebenen Indikationen zur i.v. Ampicillin-Therapie die Behandlung der Listeriose.

Dosierungen: Siehe Tabelle A4-19.

Aminopenicillin-β-Laktamase-Inhibitor-Kombinationen
Die Anwendung fixer Kombinationen eines β-Laktam-Antibiotikums und eines β-Laktamase-Inhibitors hat sich, vor allem zur Behandlung polymikrobieller Infektionen, als ein gutes Konzept erwiesen zur Spektrumerweiterung gegenüber β-Laktamase-produzierenden Erregern (Sensakovic und Smith 1995). Da die Inhibitor-Komponente keine intrinsische antimikrobielle Aktivität aufweist, bestimmt die intrinsische Aktivität der Basiskomponente wesentlich die Aktivität der Kombination. Darüber hinaus wird die Gesamtaktivität von Faktoren wie Mischungsverhältnis der Einzelkomponenten am Infektionsort, Penetrationsfähigkeit durch die äußere Zellmembran (bei gramnegativen

Tab. A4-19 Aminopenicilline und Aminopenicillin-β-Laktamase-Inhibitor-Kombinationen.

Freiname	Dosierung	Nebenwirkungen	Bemerkungen
Ampicillin oder Amoxicillin	• Erwachsene: 3–12 g/Tag i.v. in 3 Einzeldosen, Kurzinfusion • Kinder ab 10 Jahre: 80–200 (–400) mg/kg KG/Tag in 3–4 Einzeldosen i.v.	• allergische Reaktionen („Aminopenicillin"-Exanthem), gastrointestinale Beschwerden	• spezielle Indikation: Listerien
Amoxicillin	• Erwachsene: 1,5–3 g/Tag p.o. • Kinder: 40–50 (–100) mg/kg KG/Tag p.o. • jeweils in 3–4 Einzeldosen	• dto.	• Gute Resorption bei oraler Gabe. Gabe bei unkomplizierten, Infektionen (Otitis media, respiratorische Infektionen, Frühstadium der Borreliose) sowie zur Endokarditis-Prophylaxe
Amoxicillin-Clavulansäure	• Erwachsene: 6,6 (–11) g/Tag i.v., 1,875–3,75 g (= 3 × 1 bis 3 × 2 Tbl.) p.o. • Kinder: 60–96 mg/kg KG/Tag i.v., 37,5–75 mg/kg KG/Tag p.o. • jeweils in 3 (–5) Einzeldosen	• Abdominalschmerzen und Diarrhö häufiger als durch Amoxicillin allein	• komplizierte respiratorische und Harnwegsinfektionen, Haut- und Weichteilinfektionen (inkl. Bissverletzungen)
Ampicillin-Sulbactam i.v. Sultamicillin p.o.	• Erwachsene: 6–12 g/Tag i.v., 0,75–1,5 g /Tag p.o. • Kinder: 100–200 mg/kg KG/Tag i.v., 50–100 mg/kg KG/Tag p.o. • jeweils in 2–4 Einzeldosen	• Transaminasen-Erhöhung; wie Amoxicillin-Clavulansäure	• wie Amoxicillin-Clavulansäure

Erregern) sowie Menge bakteriell produzierter β-Laktamase beeinflusst (Bush et al. 1995, Sensakovic und Smith 1995).

In Deutschland stehen Aminopenicillin-Kombinationen mit Clavulansäure oder mit Sulbactam zur Verfügung.

Wirkspektrum: β-Laktamase-Inhibitoren (Clavulansäure, Sulbactam) sind nur gegen β-Laktamasen der Ambler-Klasse A wirksam. Dies sind meistens Plasmidkodierte, selten chromosomale Penicillinasen wie typischerweise von Staphylokokken, *H. influenzae*, *B. catarrhalis* und vielen Enterobacteriaceae (TEM bzw. SHV β-Laktamasen) sowie von Anaerobiern der B.-fragilis-Gruppe produziert. Chromosomale β-Laktamasen (Klasse C), typischerweise in *Serratia spp.*, *Enterobacter spp.*, *C. freundii* und anderen Enterobacteriaceae, aber auch in *P. aeruginosa*, *S. maltophilia* und *B. cepacia*, werden jedoch ebenso wenig wie Metallo-β-Laktamasen erfasst.

In Deutschland zugelassene Aminopenicillin-β-Laktamase-Inhibitor-Kombinationen sind Amoxicillin-Clavulansäure sowie Ampicillin-Sulbactam. Beide Kombinationen stehen sowohl zur oralen als auch zur parenteralen Anwendung zur Verfügung. Die Wirkung von Sulbactam und Clavulansäure ist trotz kleinerer Unterschiede in antibakterieller Potenz und Spektrum aus klinischen Aspekten vergleichbar; Clavulansäure hemmt einige zusätzliche Klebsiella-Isolate, während Sulbactam eine intrinsisch antibakterielle Aktivität gegenüber vielen Stämmen von *A. baumannii* aufweist (Higgins et al. 2004).

Sulbactam ist darüber hinaus der einzige β-Laktamase-Inhibitor, der zur freien Kombination mit β-Laktam-Antibiotika verfügbar ist. Klinische Anwendungsmöglichkeiten ergeben sich beispielsweise in freier Kombination mit Piperacillin anstelle der fixen Kombination Piperacillin-Tazobactam (siehe Abschnitt „Acylpenicilline") (Zhiyong et al. 2005).

Pharmakokinetik: Sowohl Clavulansäure als auch Sulbactam werden oral gut absorbiert, unabhängig von Mahlzeiten oder Antazida. Hohe Urinspiegel machen die Substanzen zu geeigneten Harnwegstherapeutika. Clavulansäure weist auch therapeutische Konzentrationen in Gallenflüssigkeit und Mittelohrsekreten auf. Die biliäre Exkretion von Sulbactam ist vernachlässigbar. Sowohl Clavulansäure als auch Sulbactam penetrieren nicht ausreichend entzündete Meningen.

Nebenwirkungen und Interaktionen: Unerwünschte Wirkungen bestehen hauptsächlich in gastrointestinalen Nebenwirkungen (teilweise abhängig von der Clavulansäure-Dosis), sind insgesamt häufiger als bei Anwendung der Monosubstanz, führen nicht selten zum Therapieabbruch, können jedoch zum Teil durch gleichzeitige Einnahme mit den Mahlzeiten reduziert werden. Ein passagerer Anstieg der Transaminasen wird in bis zu ca. 6% der Fälle nach Sulbactam-Anwendung beobachtet. Unter Amoxicillin/Clavulansäure sind (sehr selten) Fälle schwerer Hepatitis beschrieben worden; ein kausaler Zusammenhang mit der Anwendung wird diskutiert.

Indikationen und Kontraindikationen: Die gute orale Resorbierbarkeit beider Komponenten (bzw. der Methylester-Verbindung von Sulbactam und Ampicillin in Sultamicillin) erlaubt den Einsatz dieser Kombination bei vielen leichteren bis mittelschweren Infektionen des Respirationstraktes (Otitis media, Sinusitis, exazerbierte Bronchitis, Pneumonie bei chronisch-obstruktiver Grundkrankheit), bei Haut- und Weichteilinfektionen (tierische und humane Bissverletzungen, oberflächliche Wundinfektionen, Haut- und Weichteilinfektionen bei Mikroangiopathien), Harnwegsinfekten und leichteren Fällen von Divertikulitis (Ball et al. 1997). Präparationen zur intravenösen Anwendung stehen zur Verfügung. Amoxicillin/Clavulansäure oder Ampicillin/Sulbactam sollten aufgrund begrenzter Bioverfügbarkeit der aktiven Komponente nicht zur Behandlung intravaskulärer Infektionen, Septikämien, Endokarditiden oder Infektionen beim immunsupprimierten Patienten sowie wegen der limitierten Inhibition komplexer β-Laktamasen nicht zur kalkulierten Therapie schwerer gramnegativer Infektionen verwendet werden.

Dosierungen: Siehe Tabelle A4-19.

Acylpenicilline

Zu den in Deutschland zugelassenen Acylpenicillinen gehören Mezlocillin und Piperacillin (auch als „Ureidopenicilline" bezeichnet) sowie die Kombination Piperacillin/Tazobactam.

Wirkspektrum: Mezlocillin zeigt die beste *In vitro*-Aktivität gegenüber Enterokokken (Tofte et al. 1984), wobei die Unterschiede zu den Aminopenicillinen möglicherweise klinisch nicht von erheblicher Relevanz sind. Piperacillin hat ein dem Mezlocillin vergleichbares Aktivitätsspektrum gegenüber Streptokokken und Enterobacteriaceae, darüber hinaus jedoch eine ausgeprägte Antipseudomonas-Wirkung (Fu und Neu 1978). Beide Substanzen sind aktiv gegen *Klebsiella sp.*, *Serratia sp.*, *E. coli*, *Proteus mirabilis*, *Citrobacter sp.* und *H. influenzae*. Sie werden jedoch durch Klasse A-β-Laktamasen (Penicillinasen) hydrolysiert und können daher gegen Staphylokokken und viele gramnegative Erreger nicht eingesetzt werden.

Der β-Laktamase-Inhibitor Tazobactam hat gegenüber Sulbactam und Clavulansäure ein erweitertes Spektrum gegenüber Gruppe Ic-β-Laktamasen (wie z.B. in *M. morganii*) sowie gegenüber Anaerobier-β-Laktamasen, jedoch werden die induzierbaren chromosomalen β-Laktamasen (wie in *Enterobacter, Citrobacter, Pseudomonas*) nicht gehemmt; die Wirkung der Kombination gegen diese Erreger ist daher nicht zuverlässig (Bryson und Brogden 1994). Zur Pseudomonas-Therapie sollte eine Kombinationstherapie (z.B. mit einem Aminoglykosid) eingesetzt werden.

Pharmakokinetik: Beide Substanzen sind nur zur intravenösen Anwendung bestimmt. Eine Dosis von 4 g Substanz ergibt Serumspiegel von 300 µg/mL und darüber. Bei hochgradiger Niereninsuffizienz besteht nur eine mäßiggradige Verlängerung der Halbwertzeit (auf 4–6 Stunden); die Substanzen werden durch Dialyse entfernt.

Nebenwirkungen und Interaktionen: Hämostaseologische Nebenwirkungen (verlängerte Blutungszeit und klinische Blutungskomplikationen) sind für Piperacillin und – seltener – Mezlocillin beschrieben (Fass et al. 1987). Die übrigen Nebenwirkungen entsprechen denen der übrigen Penicilline; Neutropenie kann auftreten nach höherer Dosierung und verlängerter Anwendung.

Indikationen und Kontraindikationen: Die Aktivität von Piperacillin gegen ein breites Spektrum gramnegativer Erreger sowie die gute Enterokokken-Aktivität zusammen mit der Hemmung vieler grampositiver und gramnegativer β-Laktamasen durch Tazobactam verleihen dieser Kombination jedoch ein sehr **breites Wirkspektrum,** das seinen Einsatz als primäres Antibiotikum bei schweren Infektionen rechtfertigt (Sanders und Sanders 1996).

Dosierungen: Siehe Tabelle A4-20.

2.5.2 Cephalosporine

Cephalosporine gehören zu den **am häufigsten verordneten Antibiotika.** Insbesondere im Krankenhausbereich werden sie aufgrund ihres breiten antibakteriellen Spektrums bei vergleichsweise geringer Toxizität häufig eingesetzt; jedoch ist zu beachten, dass Enterokokken, Listerien und Methicillin-resistente Staphylokokken gegenüber sämtlichen Cephalosporinen intrinsisch resistent sind. Sie werden häufig als Erst-, Zweit- und Dritt-Generations-Cephalosporine eingeteilt (Karchmer 1995); Cefepim wird auch als Viert-Generations-Cephalosporine bezeichnet (Chapman und Perry 2003). Zweckmäßig ist darüber hinaus die Unterteilung in oral resorbierbare und nicht resorbierbare Cephalosporine. Beim Vorliegen einer Penicillin-Unverträglichkeit können Cephalosporine wertvolle Zellwand-aktive Alternativen darstellen, allerdings muss das Vorliegen einer Kreuzallergie ausgeschlossen werden.

Struktur

Die Grundstruktur der Cephalosporine besteht aus einem β-Laktam-Ring und einem sechsgliedrigen Dihydrothiazinring. Dieser ist insgesamt resistenter gegenüber β-Laktamasen, aufgrund seiner ungesättigten Bindung zwischen den C-Atomen 2 und 3 jedoch chemisch instabiler als der fünfgliedrige Thiazolidin-Ring. Am β-Laktam-Ring können neben der – analog zu den Penicillinen – unterschiedlichen Acylierung der am C3-Atom gebundenen Aminogruppe Derivate auch durch eine weitere Substitution am C3-Atom (Methoxygruppe in 7-α-Stellung) erzeugt werden (Cephamycine). Darüber hinaus und im Unterschied zu Penicillin-Derivaten sind Derivatisierungen der Cephalosporine auch am C3-Atom des Dihydrothiazin-Ringes möglich. Schließlich ergeben sich weitere Modifikationsmöglichkeiten durch Ersatz des 5'-Schwefelatoms entweder durch ein Sauerstoffatom (Oxacepheme) oder ein Kohlenstoffatom (Carbacepheme). Alle diese Derivate können aufgrund ihrer biologischen Aktivität den Cephalosporinen zugerechnet werden. Die jeweiligen Kombinationsmöglichkeiten der Substituenten ermöglichen dabei eine deutlich größere Substanzvielfalt als der Penicilline.

Parenterale Cephalosporine

Wirkspektrum: Cefazolin ist ein Basis-Cephalosporin mit dem für Erst-Generations-Cephalosporine typischen Spek-

Tab. A4-20 Acylpenicilline.

Freiname	Dosierung	Nebenwirkungen	Bemerkungen
Mezlocillin	• Erwachsene: 8–16 g/Tag • Kinder: 225 mg/kg KG/Tag • in 3 Einzeldosen	• allergische Reaktionen (Blutbildveränderungen)	• Breitspektrum-Penicillin
Piperacillin	• Erwachsene: 12 (–16) g/Tag (max. 300 mg/kg KG) • Kinder: 200–300 mg/kg KG/Tag	• dto.	• Breitspektrum-Penicillin mit Pseudomonas-Wirkung
Piperacillin-Tazobactam	• Erwachsene: 7,5–13,5 (–18) g/Tag in 3–4 Einzeldosen • Kinder: 100–300 mg/kg KG/Tag	• dto.	• wie Piperacillin, zusätzlich breites Spektrum gegen grampositive und gramnegative β-Laktamasen-Bildner

trum (gute Wirksamkeit gegen hämolysierende Streptokokken, Oxacillin-empfindliche Staphylokokken und die meisten ambulant erworbenen Enterobakterien). Zweit-Generations-Cephalosporine wie Cefuroxim, Cefotiam und Cefoxitin sind im Vergleich zu Erst-Generations-Cephalosporinen aktiver gegenüber typischen respiratorischen Erregern (*H. influenzae, M. catarrhalis, S. pneumoniae,* Neisserien) sowie gegenüber vielen ambulant erworbenen Isolaten von Enterobacteriaceae, jedoch typischerweise mit Resistenz gegenüber nosokomiale Enterobakterien, Anaerobiern der Bacteroides-Gruppe sowie gegen *P. aeruginosa* und andere nichtfermentierende gramnegative Stäbchenbakterien. Cefoxitin ist ein Cephamycin, das gegen Staphylokokken, *E. coli* und *Klebsiella sp.* eine etwas geringere Aktivität hat als Cefazolin, aber gegen die meisten (jedoch nicht alle!) Isolate der B.-fragilis-Gruppe aufgrund seiner Resistenz gegen die von diesen Anaerobiern gebildeten β-Laktamasen aktiv ist. Dritt-Generations-Cephalosporine stellen nicht nur eine Gruppe von Substanzen mit einer Erweiterung des antibakteriellen Spektrums der Erst- und Zweit-Generations-Cephalosporine dar. Vielmehr weisen diese Substanzen typischerweise eine hohe Aktivität gegen viele gramnegative „Problem"-Keime bei insgesamt mäßiger bis guter Aktivität gegen Penicillinase-bildende Staphylokokken und guter bis sehr guter Aktivität gegen Streptococcaceae auf (Klein und Cunha 1995a). Dennoch gehören sie zu den Substanzgruppen, die in hohem Maße zur Ausbildung **nosokomialer Antibiotikaresistenzen** beitragen. Hierbei kommt es unter anderem zu einer Selektion von Plasmid-vermittelter β-Laktamasen (inklusive „extended spectrum betalactamases" oder ESBLs) sowie von Isolaten mit punktmutationsvermittelten, stabil dereprimierten chromosomalen β-Laktamasen (Klasse C) (unter anderem in *Enterobacter spp., Citrobacter freundii, Serratia spp., Morganella morganii, Providencia spp.*; Bennett und Chopra 1993). Diese führen in erheblichem Maße, nämlich bei bis zu 20% der mit Breitspektrum-Cephalosporinen behandelten Enterobacter-Bakteriämien (Chow et al. 1991), zur Selektion resistenter Isolate. Während Cefotaxim und Ceftriaxon zu den potentesten Cephalosporinen gegen Penicillin-minderempfindliche Pneumokokken gehören, hat Ceftazidim die breiteste Wirksamkeit gegen Pseudomonaden. Diese Substanzen haben jedoch gegenüber Staphylokokken einen im Vergleich zu Cefazolin deutlichen Wirkungsverlust, am ausgeprägtesten ist dieser bei Ceftazidim, welches auch ungenügend auf Streptokokken wirkt. Cefepim, das einzige Viert-Generations-Cephalosporin auf dem Markt (Cunha und Gill 1995), besitzt darüber hinaus ein noch breiteres Aktivitätsspektrum. Die Aktivität gegen Oxacillin-empfindliche Staphylokokken ist besser als die der Dritt-Generations-Cephalosporine, zudem hat Cefepim eine gute bis sehr gute Wirksamkeit auch gegen gramnegative Erreger wie *E. cloacae, E. aerogenes, C. freundii* und *S. marcescens*, und die Aktivität gegenüber bzw. die Selektion von Isolaten mit induzierbaren β-Laktamasen erscheint als ein Vorteil dieser Substanz im Vergleich zu Dritt-Generations-Cephalosporinen (Asbel und Levison 2000, Garau et al. 1997). Es ist darüber hinaus auch aktiv gegen viele P.-aeruginosa-Isolate wirksam. Keine ausreichende Aktivität besteht gegenüber gramnegativen Anaerobiern der B.-fragilis-Gruppe.

Weitere parenterale Cephalosporine mit erweitertem Spektrum, unter anderem Ceftobiprol mit Aktivität gegen MRSA, stehen derzeit vor der Zulassung (Bogdanovich et al. 2005, von Eiff et al. 2005).

Pharmakokinetik: Die Halbwertzeit der parenteralen Cephalosporine liegt zwischen einer (Cefotaxim) und zwei Stunden (Cefepim) mit der Ausnahme von Ceftriaxon mit einer Halbwertzeit von 7–8 Stunden. Entsprechend ist das übliche Dosierungintervall zwischen 4–8 Stunden mit Ausnahme von Ceftriaxon, das alle 24 Stunden angewendet wird. Bei Niereninsuffizienz ist eine angepasste Verlängerung der Anwendungsintervalle erforderlich, mit Ausnahme von Ceftriaxon. Drittgenerations-Cephalosporine penetrieren besonders gut entzündete und partiell auch nicht entzündete Meningen.

Nebenwirkungen und Interaktionen: Allergische Reaktionen treten in 1–3% der Anwendungen auf; anaphylaktische Reaktionen sind eher selten. Kreuzallergien bei Penicillinallergie sind möglich und erfordern einen allergologischen Ausschluss (insbesondere bei Allergie vom Sofort-Typ). Die von älteren Substanzen bekannte Nephrotoxizität sowie die mit dem Vorhandensein einer NMTT-Seitenkette-assoziierten Blutungskomplikationen wie auch ein Disulfiram-ähnlicher Effekt treten bei den heute noch zugelassenen Cephalosporinen nicht mehr oder nur eingeschränkt oder sehr selten auf. Unter hohen Dosen von Ceftriaxon können Symptome einer Cholezystitis verursacht durch Sludge-Bildung in der Gallenblase auftreten (Ettestad et al. 1995). Dies ist besonders häufig bei Neugeborenen, weshalb in dieser Altersklasse Cefotaxim vorgezogen werden sollte. Alle Cephalosporine können eine reversible, Coombs-positive Serumkrankheit auslösen.

Indikationen und Kontraindikationen: Erst-Generations-Cephalosporine (in Deutschland: Cefazolin) wurden hauptsächlich als Alternativen zu Penicillin bei der Behandlung von Staphylokokken- und Streptokokken-Infektionen sowie zur perioperativen Prophylaxe eingesetzt. Sie sind jedoch hier unter anderem aufgrund pharmakologischer Aspekte faktisch in vielen Fällen durch den Einsatz von Zweit-Generations-Cephalosporinen ersetzt worden. Insgesamt ergeben sich für Cefazolin nur noch wenige Indikationen zur gezielten sowie kaum noch zur kalkulierten Therapie, sodass sein Einsatz nur noch beschränkt ist.

Zweit-Generations-Cephalosporine finden ihren Einsatz bei ambulant erworbener Pneumonie (hier sollte aufgrund des möglichen Vorkommens von Penicillin-minderempfindlichen Pneumokokken üblicherweise eine Tagesdosis von 4,5 g Cefuroxim vorgesehen werden). Darüber hinaus werden sie bei Infektionen des oberen Respirationstraktes, bei Harnwegsinfektionen oder Haut- und Weichteilinfektionen eingesetzt (Nelson 1983). Cefoxitin gehört aufgrund seiner guten Anaerobier-Aktivität zu häufig angewandten Substanzen bei intraabdominalen, intrapelvinen und gynäkologischen Infektionen (häufig in Kombination mit Doxycyclin); zur Behandlung von Haut-Weichteil-Infektionen (Neu 1979b) sollte es jedoch aufgrund der schlechten Staphylokokken-Aktivität nicht mehr angewendet werden. Bei schwerer, z.B. abszedierend-phlegmonöser Infektion, bei nosokomial erworbenen Infektionen oder bei kritisch schwer kranken oder septischen Patienten ist Cefoxitin als Monotherapie nicht indiziert. Dieses Medikament wird außerdem zur chirurgischen Prophylaxe, vor allem in der Kolonchirurgie oder in der Gynäkologie, verwendet. Zweit-Generations-Cephalosporine sollten nicht zur empirischen Therapie von nosokomialen Infektionen oder bakterieller Meningitis verwendet werden.

Nach Beendigung des Patentschutzes sind auch viele Dritt-Generations-Cephalosporine relativ preiswerte Therapiealternativen geworden. Cefotaxim oder Ceftriaxon wird erfolgreich eingesetzt gegen eine Reihe nosokomialer Infektionen durch gramnegative Stäbchenbakterien wie komplizierte Haut- und Weichteilinfektionen, Pneumonie, Harnwegsinfektionen oder intraabdominelle Infektionen, bei der bakteriellen Meningitis, bei Infektionen mit gramnegativen Erregern mit Resistenz gegenüber Erst- und Zweit-Generations-Cephalosporinen sowie bei schweren (gramnegativen) Infektionen oder beim febrilen neutropenischen Patienten. Bei schweren Infektionen mit dieser Indikation muss jedoch berücksichtigt werden, dass resistente, primär nicht erkannte Subpopulationen insbesondere von *Enterobacter spp.* durch eine Cephalosporin-Monotherapie selektioniert werden können und Infektionen durch solche Erreger daher vorzugsweise in Kombinationstherapie (beispielsweise mit Aminoglykosiden oder Chinolonen) behandelt werden sollten (Marshall und Blair 1999). Darüber hinaus sollten Dritt-Generations-Cephalosporine bei schweren, chronischen, durch nicht sanierbare Wundgebiete (z.B. Verbrennungen), Fremdmaterial (z.B. Gallengangsdrain) oder Gewebsnekrosen (z.B. Osteomyelitis) komplizierten Infektionen nur gezielt nach Kenntnis des Antibiogrammes und unter Überwachung einer potentiellen Resistenzselektion verwendet werden. Eine empirische Monotherapie mit diesen Substanzen ist bei Vorliegen dieser Infektionen ebenso wie eine Monotherapie bei Pseudomonas-sp.-Infektionen nur ausnahmsweise indiziert. Einige dieser Substanzen sind auch zur perioperativen Prophylaxe zugelassen; ihr Einsatz bei dieser Indikation ist jedoch nicht unumstritten.

Cefotaxim als „Basis"-Dritt-Generations-Cephalosporin wird aufgrund der langjährigen Erfahrung im Umgang mit diesem Antibiotikum häufig verwendet. Es hat eine besondere Bedeutung in der Behandlung neonataler Infektionen, da es nicht mit dem Bilirubin-Metabolismus interferiert. Ceftriaxon stellt aufgrund seiner pharmakokinetischen Eigenschaften (6–8 Stunden Plasmahalbwertzeit!) bei einem dem Cefotaxim ähnlichen Spektrum ein Medikament mit spezifischen Anwendungsvorteilen dar. Ceftriaxon kann als das Antibiotikum der Wahl zur empirischen Therapie der Meningitis im Kindesalter aufgrund umfangreicher klinischer Studien betrachtet werden (Schaad et al. 1990). Es ist ebenfalls erfolgreich zur Behandlung neurologischer Manifestationen bei Tertiärstadien einer Borreliose (insbesondere bei ZNS-Affektion) verwendet worden (Dattwyler et al. 1987) und hat eine entsprechende Zulassung. Seine lange Halbwertzeit erlaubt die Durchführung ambulant durchgeführter intravenöser Therapieschemata, so z.B. zur Komplettierung eines Behandlungzyklus bei S.-viridans-Endokarditis nach Initialtherapie mit Penicillin G. Ceftazidim wird insbesondere zur Therapie gegen vermutete oder nachgewiesene invasive Infektionen durch Pseudomonaden verwendet. Bei dieser Indikation ist in der Regel jedoch auch bei Einsatz von Ceftazidim – wie auch bei Verwendung von Acylpenicillinen – eine Kombinationstherapie (z.B. mit Aminoglykosid) erforderlich. Eine besondere Rolle für das Medikament besteht – neben der Behandlung intensivmedizinischer Pneumonien oder Wundinfektionen – in der Behandlung von Patienten mit zystischer Fibrose, maligner externer Otitis oder von neutropenischen Patienten mit Fieber. Cefepim findet seinen Einsatz aufgrund seines breiten antibakteriellen Spektrums bei Sepsis, schwerer Pneumonie, schwerer Infektion der Harnwege, der Gallenwege und Gallenblase sowie bei Patienten mit Fieber unter Neutropenie, für Kinder auch bei bakterieller Meningitis.

Alle Cephalosporine sind bei bekannter Überempfindlichkeit gegen diese Substanzklasse kontraindiziert; eine eventuelle Kreuzallergie mit Penicillinen ist zu beachten.

Dosierungen: Siehe Tabelle A4-21.

Orale Cephalosporine

Cephalosporine gehören zu den **am häufigsten verschriebenen oralen Antibiotika,** obwohl es keine primären, sondern nur alternative Indikationen gibt. Gründe hierfür

Tab. A4-21 Parenterale Cephalosporine.

Freiname	Dosierung	Nebenwirkungen	Bemerkungen
Erst-Generations-Cephalosporin			
Cefazolin	• Erwachsene: 3–6 g/Tag i.v., • Kinder: 50 (–100) mg/kg KG/Tag i.v.	• Allergie, Leukopenie, reversibler Anstieg von Transaminasen, potentielle Nephrotoxizität	• „Basis"-Cephalosporin, perioperative Prophylaxe
Zweit-Generations-Cephalosporine			
Cefuroxim	• Erwachsene: 1,5–6 g/Tag i.v. • Kinder: 30–100 (–400) mg/kg KG/Tag i.v. • jeweils in 3 (–4) Einzeldosen	• wie Cefazolin, gastrointestinale Nebenwirkungen	• größere Enterobacteriaceae-Wirksamkeit bei erhaltener Wirksamkeit gegen Staphylokokken und *Haemophilus*
Cefotiam	• Erwachsene: 4–6 g/Tag i.v. • Kinder: 50–100 mg/kg KG/Tag i.v. • jeweils in (2–) 3 Einzeldosen	• wie Cefuroxim	• Indikationen wie Cefuroxim
Cefoxitin	• Erwachsene: 6–9 g/Tag i.v. • Kinder: 50–100 mg/kg KG/Tag i.v. • jeweils in 3 Einzeldosen	• wie Cefuroxim	• gegen Staphylokokken schlechter als Cefuroxim, zusätzlich wirksam gegen einen Teil von Bacteroides-Isolaten
Dritt-Generations-Cephalosporine			
Cefotaxim	• Erwachsene: (3–) 6 (–12) g/Tag i.v. • Kinder: 50–100 (–200) mg/kg KG/Tag i.v. • jeweils in 3 Einzeldosen	• wie Cefuroxim	• breite Wirkung gegen Enterobacteriaceae, reduzierte Wirkung gegen Staphylokokken
Ceftriaxon	• Erwachsene: 2 (–4) g/Tag i.v. • Kinder: 50 (–100) mg/kg KG/Tag. • Dosierung 1 × tgl.!	• wie Cefuroxim, zusätzlich „Sludge"-Konkrement-Bildung in Gallenwegen	• Therapie der Wahl bei bakterieller Meningitis, Neuro-Borreliose
Ceftazidim	• Erwachsene: 3–6 (–9) g/Tag i.v. • Kinder: 100–150 mg/Tag i.v. • jeweils in 2–3 Einzeldosen	• wie Cefuroxim	• wie Cefotaxim, zusätzlich erweitertes Spektrum gegen nosokomiale Nonfermenter (*Pseudomonas sp.* und *Acinetobacter sp.*)
Viert-Generations-Cephalosporin			
Cefepim	• Erwachsene und Kinder ab 12 Jahren: 4 g/Tag i.v.	• wie Cefuroxim	• besser als Ceftazidim gegen grampositive Kokken, gegen *Enterobacter/Citrobacter/Serratia* sowie gegen *Pseudomonas spp.*

liegen unter anderem einerseits in der niedrigeren Inzidenz gastrointestinaler Nebenwirkungen, andererseits in ihrem besseren Geschmack (wichtig bei Anwendung in der Pädiatrie), jeweils im Vergleich zu oral applizierbaren Penicillinderivaten.

Wirkspektrum: Der Indikationsbereich der „klassischen" Cephalosporine (Cephalexin, Cefaclor, Cefadroxil) ist vor allem aufgrund der unzuverlässigen Resistenz gegen H.-influenzae-β-Laktamasen begrenzt. Die neueren Zweit-Generations-Cephalosporine, die aufgrund einer Ester-Bindung enteral resorbierbar sind (Cefuroxim-Axetil), sind dagegen aktiver gegenüber β-Laktamase-positiven *H. influenzae, M. catarrhalis* und *N. gonorrhoeae*, gegen viele gramnegative aerobe Erreger sowie gegen *S. aureus* und A- und B-Streptokokken. Ein ähnliches Spektrum hat das Carbacephem Loracarbef. Enteral resorbierbare, in ihrer antibakteriellen Aktivität mit den parenteralen Dritt-Generations-Cephalosporinen vergleichbare Substanzen schlie-

Tab. A4-22 Mögliche Anwendungsgebiete oraler Cephalosporine.

Indikation	Substanz	Bemerkungen
Haut-/Weichteilinfektion	Cephalexin, Cefadroxil, Cefaclor, Cefuroxim-Axetil	S.-aureus- und Streptokokken-Aktivität erforderlich
Streptokokken-Pharyngitis	Cephalexin, Cefadroxil, Cefaclor, Cefuroxim-Axetil	Alternative bei Allergie und zur Compliance-Verbesserung (Kleinkinder!)
Otitis media, Sinusitis	Cefuroxim-Axetil, Loracarbef, Cefpodoxim-Proxetil	Bei Verdacht auf H. influenzae oder Penicillinallergie vom verzögerten Typ. Keine zuverlässige Aktivität von Cefixim/Ceftibuten gegen Pneumokokken und Staphylokokken.
tiefe Atemwegsinfektionen	Cefuroxim-Axetil, Loracarbef, Cefpodoxim-Proxetil	als Bestandteil wechselnder Therapieschemata bei exazerbierter chronisch-obstruktiver Bronchitis
Harnwegsinfektion	Cefixim, Ceftibuten	bei komplizierten Harnwegsinfekten (Anomalie) oder bei Kindern (Fluorchinolone relativ kontraindiziert)

ßen Cefixim, Cefpodoxim-Proxetil und Ceftibuten ein. Diese Antibiotika weisen eine gute Stabilität gegenüber gramnegativen β-Laktamasen auf, haben jedoch mit Ausnahme von Cefpodoxim-Proxetil keine ausreichende Aktivität gegen Staphylokokken (Jones 1995). Auch die Aktivität gegen *S. pneumoniae* (insbesondere gegen Penicillin-intermediärempfindliche oder -resistente Isolate) kann eingeschränkt sein.

Pharmakokinetik: Die Bioverfügbarkeit oraler Cephalosporine ist variierend. Einige Substanzen weisen zudem eine schnelle Ausscheidung (vor allem Cefalexin) auf und müssen daher ausreichend häufig dosiert werden. Cefadroxil sowie die oralen Cephalosporine mit erhöhter β-Laktamase-Resistenz haben eine längere Halbwertzeit. Dosisreduktion ist bei Niereninsuffizienz in der Regel erforderlich.

Nebenwirkungen und Interaktionen: Siehe Abschnitt „parenterale Cephalosporine".

Indikationen und Kontraindikationen: Hauptanwendungsgebiete der „klassischen" oralen Cephalosporine (Cephalexin, Cefadroxil) liegen in der Behandlung von Haut- und Weichteilinfektionen, wenn Streptokokken oder Staphylokokken vermutet werden (Tab. A4-22); nicht zur Behandlung polymikrobieller Weichteilinfektionen wie z.B. bei diabetischer Mikroangiopathie, nicht bei Tierbiss-Verletzungen (*P. multocida*). Eine ausreichende Dosierung (d.h. initial 4 × 1 g/Tag, bei klinischer Besserung Komplettierung mit 4 × 500 mg/Tag [für Cephalexin]) ist für die Anwendung dieser Substanzen wichtig, da insbesondere ihre Staphylokokken-Aktivität mäßig ist und ihre Ausscheidung schnell erfolgt. Die Oralcephalosporine mit erweitertem Spektrum (vor allem Cefuroxim-Axetil) haben ihr Haupteinsatzgebiet bei Atemwegsinfektionen wie Otitis media, Sinusitis, akuter oder exazerbierter Bronchitis, Streptokokken-Pharyngitis. Gegenüber den „klassischen" Cephalosporinen haben diese Substanzen den weiteren Vorteil einer 2-mal täglichen Dosierung. So genannte Dritt-Generations-Oralcephalosporine (Cefixim, Cefpodoxim-Proxetil, Ceftibuten) können zur Behandlung von Otitis media, Sinusitis, exazerbierter Bronchitis, ambulant erworbener Pneumonie und Harnwegsinfektionen eingesetzt werden; für viele dieser Indikationen stehen jedoch zum Teil kostengünstigere Alternativen zur Verfügung. Ein Vorteil von Ceftibuten ist die tägliche Einmalgabe. Zu beachten ist jedoch, dass Cefixim und Ceftibuten keine zuverlässige Eradikation von Pneumokokken aus dem Mittelohr gewährleisten (Ottolini et al. 1991).

Dosierungen: Siehe Tabelle A4-23.

2.5.3 Aztreonam und Carbapeneme

Aztreonam

Aztreonam ist ein Monobactam mit dem speziellen Wirkungsspektrum Enterobacteriaceae (mit Ausnahme vieler klinischer Isolate von *Citrobacter* und *Enterobacter*) (Johnson und Cunha 1995). Die Aktivität gegen *P. aeruginosa* ist unterschiedlich, aber mit MHK-Werten, die deutlich höher als die von Ceftazidim liegen. *B. cepacia* und *S. maltophilia* sind resistent. Gegen grampositive Erreger ist Aztreonam wirkungslos. Die Substanz weist keine Kreuzallergie mit Penicillinen und Cephalosporinen auf und hat keine antikoagulatorischen Nebenwirkungen. Aztreonam ist daher eine Alternative zur Behandlung gramnegativer Infektionen bei Patienten mit Penicillin- und Cephalosporin-Allergie sowie in der Schwangerschaft. Darüber hinaus besteht eine Bedeutung von Aztreonam als Kombinationspartner mit anderen β-Laktam-Antibiotika anstelle von Aminoglykosiden in der Behandlung von Infektionen

Tab. A4-23 Oralcephalosporine.

Freiname	Dosierung	Nebenwirkungen	Bemerkungen
Klassische Oralcephalosporine			
Cefalexin	• Erwachsene: 1–4 g/Tag • Kinder 25–100 mg/kg KG/Tag • jeweils in 4 Einzeldosen	• Allergie, gastrointestinale Nebenwirkungen	• v.a. für leichte bis mittelschwere Infektionen der Haut/Weichteile (insbes. durch S. aureus oder Streptokokken)
Cefadroxil	• Erwachsene: 1–2 (–4) g/Tag • Kinder: 30 (–50) mg/kg KG/Tag • jeweils in 2 Einzeldosen	• wie Cephalexin	• wie Cephalexin, längere Halbwertzeit
Oralcephalosporine mit erhöhter β-Laktamase-Resistenz			
Cefaclor	• Erwachsene: 0,75–1,5 (–3) g/Tag • Kinder: 20–30 (–50) mg/kg KG/d • jeweils in 3 Einzeldosen	• wie Cephalexin	• wie Cephalexin/Cefadroxil
Cefuroxim-Axetil	• Erwachsene: 0,5–1,0 g/Tag • Kinder: 20–30 mg/kg KG / Tag • jeweils in 2 Einzeldosen	• wie Cephalexin	• wie Cefaclor, verbesserte Aktivität gegen S. aureus, H. influenzae, M. catarrhalis.
Loracarbef	• Erwachsene: 0,4–0,8 g/Tag • Kinder: 15–30 mg/kg KG/Tag • jeweils in 2 Einzeldosen	• wie Cephalexin	• wie Cefuroxim-Axetil
Cefixim	• Erwachsene 0,2–0,4 g/Tag • Kinder: 8 (–12) mg/kg KG/Tag • jeweils täglich Einmaldosis oder 2 Einzeldosen	• wie Cephalexin	• verbesserte Aktivität gegen Enterobacteriaceae. Keine zuverlässige Staphylokokken-Aktivität.
Cefpodoxim-Proxetil	• wie Cefixim	• wie Cephalexin	• Aktivität gegen S. aureus, ansonsten wie Cefixim
Ceftibuten	• Erwachsene: 1 × 0,4 g/Tag • Kinder: 1 × 9 mg/kg KG/Tag	• wie Cephalexin	• wie Cefixim

durch *Pseudomonas aeruginosa* (nicht jedoch durch andere gramnegative Erreger). Schließlich ist möglicherweise das Auftreten von C.-difficile-Kolitiden unter Aztreonam seltener als unter Dritt-Generations-Cephalosporinen.

Dosierung: Erwachsene 2–4 (–8) g/Tag, Kinder 90 mg/kg KG/Tag; jeweils in 3 (–4) Einzeldosen i.m. oder i.v.

Carbapeneme

Von den zugelassenen β-Laktam-Antibiotika sind Carbapeneme die Substanzgruppe mit dem **breitesten antimikrobiellen Spektrum** (Cometta und Glauser 1996, Norrby 1995). Drei Substanzen sind in Deutschland gegenwärtig zugelassen: Imipenem (Balfour et al. 1996; in fixer Kombination mit dem Enzym-Inhibitor Cilastatin), Meropenem (Wiseman et al. 1995) und Ertapenem (Keating und Perry 2005). Cilastatin verhindert die Öffnung des β-Laktam-Ringes von Imipenem durch Dehydropeptidase-I (DHP-I, durch Zellen des renalen Bürstensaumes produziertes Enzym), während Meropenem sowie Ertapenem gegenüber diesem Enzym stabil sind. Gegenwärtige Entwicklungen für Carbapeneme schließen DHP-I-stabile Substanzen mit geringen neurologischen Nebeneffekten, verlängerter Halbwertzeit, oraler Absorbierbarkeit und Abwesenheit von Kreuzresistenz gegenüber den bisherigen Substanzen Imipenem und Meropenem (unter anderem mit Aktivität gegen MRSA und Penicillin-resistente *S. pneumoniae*) ein. Zu diesen, derzeit in Phase III befindlichen Substanzen, gehören unter anderem die oralen Carbapeneme Faropenem (Hamilton-Miller 2003) und Tebipenem (Kobayashi et al. 2005) sowie Doripenem, ein neues Carbapenem mit erhöhter P.-aeruginosa-Aktivität (Anonymous 2003). Auch Kombinationsmoleküle bestehend aus einem Carbapenem und einem Fluorchinolon sind in der Entwicklung.

Wirkspektrum: Das antibakterielle Spektrum von Imipenem und Meropenem ist ähnlich und schließt neben den meisten anderen grampositiven Erregern Penicillinase-produzierende Staphylokokken, Penicillin-resistente Pneumokokken und Enterokokken (mit Ausnahme Penicillin-resistenter *E. faecium*) ein. Die meisten Enterobacteriaceae, auch ESBL-Isolate und ein hoher Prozentsatz von *P. aeruginosa* weisen Empfindlichkeit gegenüber Imipenem und Meropenem auf, dagegen sind *S. maltophilia* und *B. cepacia* häufig resistent. Diese Substanzen haben eine exzellente Aktivität gegenüber Anaerobiern einschließlich der B.-fragilis-Gruppe. Imipenem ist ein ausgeprägter β-Laktamase-Induktor; dies wird jedoch durch die hohe intrinsische β-Laktamase-Resistenz der Substanz antagonisiert. Eine besondere Bedeutung haben Imipenem und Meropenem in der Behandlung nosokomialer Infektionen durch *Enterobacter* und *Acinetobacter*, bei Nokardiosen sowie zur Behandlung von invasiven Infektionen durch *Actinomyces spp.* (hier unter anderem aufgrund der exzellenten Aktivität gegenüber der nahezu ausnahmslos vorhandenen anaeroben Begleitflora).

Ertapenem hat ein schmaleres Spektrum als Imipenem oder Meropenem (Keating und Perry 2005, Livermore et al. 2001). Gute Aktivität besteht gegen grampositive aerobe Erreger bei allerdings fehlender Aktivität gegen *E. faecalis*. Ertapenem hat eine exzellente Aktivität gegen die meisten Enterobacteriaceae, darunter auch gegen Enterobacter- und Citrobacter-Isolate, sowie eine höhere Aktivität als Imipenem und Meropenem gegen langsam wachsende gramnegative Bakterien und *Moraxella*; im Vergleich zu Imipenem hat es jedoch wenig oder keine Aktivität gegen *Pseudomonas spp.* oder *Acinetobacter spp.* Ertapenem hat eine mit den anderen Carbapenemen vergleichbare gute Aktivität gegen Anaerobier.

Pharmakokinetik: Die derzeit zugelassenen Carbapeneme müssen parenteral appliziert werden. Die Ausscheidung erfolgt primär renal, Dosisadaptation ist erforderlich bei Niereninsuffizienz. Hämodialyse entfernt die Substanzen. Imipenem und Meropenem haben eine Halbwertzeit von ca. einer Stunde, während Ertapenem eine Halbwertzeit von ca. vier Stunden aufweist (ermöglicht Einmaldosierung pro Tag).

Nebenwirkungen und Interaktionen: Die Haupt-Nebenwirkung von Carbapenemen besteht im Auftreten biologischer Nebenwirkungen bei verlängerter Therapiedauer, hier insbesondere der Selektion multiresistenter Erreger und insbesondere von Pilzen (z.B. Fungämie durch Sprosspilze). Weitere substanzbedingte Nebenwirkungen sind allergische Reaktionen (relativ häufige Kreuzreaktion bei Penicillinallergie!) und zerebrale Krampfanfälle bei der Verwendung von Imipenem/Cilastatin (Dosis- und Prädispositions-abhängig), die auf den Cilastatin-Anteil zurückzuführen sind.

Indikationen und Kontraindikationen: Im klinischen Einsatz sind Imipenem und Meropenem geeignet zur gezielten Therapie von

- Infektionen mit resistenten Erregern (zur Behandlung von *P. aeruginosa* möglichst nur in Kombination mit einem Aminoglykosid oder einem Fluorchinolon)
- zur initialen kalkulierten Therapie nosokomialer abdomineller oder pulmonaler Infektionen
- bei schweren polymikrobiellen Infektionen (z.B. akut-nekrotisierender Pankreatitis)
- bei schweren Weichteilinfektionen ohne Erregernachweis (z.B. bei perirektaler Cellulitis beim immunsupprimierten Patienten)
- zur kalkulierten Behandlung tiefer, Extremität-gefährdender Infektionen bei Patienten mit peripherer Vaskulopathie (unter anderem beim „diabetischen Fuß") sowie
- Meropenem zur initialen Therapie von Hirnabszessen.

Der Indikationsbereich von Ertapenem besteht in intraabdominellen Infektionen, ambulant erworbenen Pneumonien und akuten gynäkologischen Infektionen. Da für diese Indikationen auch andere, zum Teil deutlich preiswertere Substanzen im Einsatz sind, ist der klinische Stellenwert zur kalkulierten Therapie noch nicht sicher etabliert (Anonymous 2002a), langes Dosierungsintervall und Wirkspektrum machen die Substanz jedoch zu einer wichtigen Behandlungsoption für die klinische Therapie komplizierter, ambulant erworbener Infektionen (Keating und Perry 2005) sowie zur gezielten Therapie gegen resistente Erreger (vor allem Enterobacteriaceae). Resistenzprobleme auch gegen Carbapeneme – inklusive ESBL-Bildner – sind im Vormarsch (Livermore 2005a), daher ist insgesamt ein rationaler Umgang mit den derzeit verfügbaren Carbapenemen von ganz besonderer Bedeutung für den Erhalt der Aktivität dieser Wirkstoffklasse.

Dosierungen: Siehe Tabelle A4-24.

Tab. A4-24 Dosierung der Carbapeneme.

Freiname	Dosierung
Imipenem/Cilastatin	• Erwachsene: 2,0–4,0 g/Tag • Kinder: 40–60 mg/kg KG (maximal 2 g) • jeweils in 4 Einzeldosen i.v.
Meronem	• Erwachsene: 1,5–3,0 g/Tag • Kinder: 10–20 mg/kg KG/Tag • jeweils in 3 Einzeldosen i.v.
Ertapenem	• Erwachsene: 1,0 g/Tag

3 Glykopeptide und Lipopeptide

3.1 Allgemeine Charakterisierung

Die Glykopeptide sind Substanzen mit Wirkung gegen die meisten grampositiven, jedoch fehlender Aktivität gegen gramnegative Erreger. Zwei Substanzen, Vancomycin (Cunha 1995) und Teicoplanin (Shea und Cunha 1995, Trautmann et al. 1994), sind zurzeit zugelassen, weitere (unter anderem Dalbavancin, Malabarba und Goldstein 2005, und Televancin) befinden sich in Entwicklung. Oritavancin (Guay 2004, Harland et al. 1998, Kaatz et al. 1998) ist ein Glykopeptid mit bakterizider Aktivität gegen MRSA sowie gegen Vancomycin-empfindliche und -resistente Enterokokken und gegenwärtig in Phase III-Studien. Daptomycin ist ein bereits in den 1980er Jahren charakterisiertes Lipopeptid (Fass und Helse 1986, Knapp und Washington 1996), das in den USA bereits 2003 und in Europa seit 2006 zur Behandlung von komplizierten Haut-/Weichteilinfektionen zugelassen worden ist.

3.1.1 Struktur

Glykopeptide sind komplexe lösliche hochmolekulare Substanzen mit Molekulargewichten von 1450–1900 Dalton. Lipopeptide sind zyklische Peptide, die mit einem Fettsäurerest verestert sind.

3.1.2 Wirkmechanismus

Die Hauptwirkung der Glykopeptide besteht in einer Hemmung der Zellwandsynthese durch Komplexbildung mit dem D-Alanyl-D-Alanin-Molekül, das in eine „Tasche" innerhalb des Vancomycin-Moleküls passt. Darüber hinaus haben Glykopeptide weitere Wirkungen auf die Transglykosilierung des Karbohydrat-Grundgerüsts der Zellwand und Wirkungen auf die Protoplasten-Zellmembran. Glykopeptide entwickeln einen bakteriziden Effekt unmittelbar nach schneller und irreversibler Interaktion mit Mikroorganismen, weisen allerdings insgesamt eine deutlich langsamere Abtötungskinetik als β-Laktam-Antibiotika auf. Sie haben einen mäßigen postantibiotischen Effekt.

Der Effekt von Daptomycin beruht auf einer Bindung von Calcium an der Zytoplasma-Membran mit nachfolgender Modifizierung des Membranpotentials, Ruptur der Zellmembran und Absterben der Bakterienzelle und ist damit unterschiedlich zu bisher beschriebenen Wirkmechanismen. Weitere beschriebene Wirkmechanismen bestehen in einer Hemmung der Zellwandsynthese sowie Interferenz mit der Lipoteichonsäure-Synthese. In vitro-Synergismus zwischen Daptomycin und β-Laktam-Antibiotika (Oxacillin, β-Laktamase-Inhibitor-Kombinationen) gegen MRSA (Rand und Houck 2004a) sowie mit Rifampicin und Ampicillin gegen Vancomycin-resistente Enterokokken (Rand und Houck 2004b) ist beobachtet worden; die In vivo-Bedeutung ist jedoch derzeit noch unklar.

3.1.3 Resistenzmechanismen

β-Laktam-Antibiotika und Glykopeptide haben einen unterschiedlichen Wirkmechanismus und entsprechend keine Kreuzresistenz. Daher liegt die besondere Rolle von Glykopeptid-Antibiotika im Einsatz gegen grampositive Erreger, deren Resistenz gegen β-Laktam-Antibiotika durch Penicillin-bindende Proteine (= Zellwand-Synthese-Moleküle) mit niedriger Affinität gegen β-Laktame vermittelt wird. Seit einigen Jahren werden jedoch zunehmend Resistenzen auch gegen die früher uneingeschränkt wirksamen Glykopeptide beobachtet. Neben intrinsisch resistenten, jedoch wenig virulenten Erregern wie *Pediococcus* und *Leukonostoc* sowie bestimmten Enterokokken-Spezies (unter anderem *E. casseliflavus* und *E. gallinarum*), ist vor allem eine Resistenzbildung von *E. faecium*, seltener *E. faecalis*, zu beobachten. Die Prävalenz ist besonders hoch in bestimmten Krankenhäusern und Intensivstationen in Nordamerika, wird jedoch auch häufiger in europäischen Ländern. Ausbrüche mit Vancomycin-resistenten Enterokokken haben auch in Deutschland in jüngster Zeit Anlass zu erheblicher Besorgnis gegeben (Anonymous 2006). Weitere Beobachtungen aus Japan und den USA belegen darüber hinaus, dass auch *S. aureus* mit reduzierter Vancomycin-Empfindlichkeit (MHK 8 µg/mL) nachweisbar sind (Hanaki et al. 1998, Hiramatsu et al. 1997); diese sind aber derzeit in Europa noch selten (Witte 2004). Schließlich sind in den USA in 2002 die ersten Isolate Vancomycin-resistenter S.-aureus-Stämme (MHK > 32 µg/mL) bei Patienten isoliert worden, die das van A-Gen (s.u.) aus *E. faecium* beinhalten (Anonymous 2002b, Anonymous 2002c).

Bei Enterokokken vermitteln drei Gene drei unterschiedliche Resistenztypen (Arthur et al. 1996). Van A ist der häufigste Resistenzmechanismus, vermittelt eine hohe Resistenz gegenüber Vancomycin und Teicoplanin und kann Plasmid-kodiert vorliegen. Van A ist Teil eines Genclusters, das die Herstellung eines atypischen Pentapeptids anstelle des D-Alanyl-D-Alanin-Zellwandvorläufers mit niedriger Vancomycin-Affinität vermittelt. Van B-Resistenz, die durch ein zytoplasmatisches Protein vermittelt wird, führt zu Vancomycin-Resistenz, jedoch nicht zu Teicoplanin-Resistenz. Van C-Resistenz ist konstitutiv exprimiert und vermittelt niedrige Vancomycin-, jedoch nicht Teicoplanin-Resistenz.

Daptomycin weist offensichtlich ein sehr niedriges Resistenzpotential auf; eine Resistenzentwicklung ist jedoch auch in vivo bereits für Staphylokokken (Marty et al. 2006) und Enterokokken (Lewis et al. 2005) beschrieben worden.

3.1.4 Wirkspektrum

Vancomycin ist aktiv gegen nahezu alle medizinisch bedeutsamen grampositiven aeroben und anaeroben Erreger inklusive Methicillin-resistenter und Methicillin-empfindlicher *S. aureus* und Koagulase-negativer Staphylokokken. Teicoplanin zeigt gegen empfindliche Erreger, vor allem gegen Enterokokken, eine etwas höhere Aktivität als Vancomycin, bei Koagulase-negativen Staphylokokken kommen jedoch Teicoplanin-resistente Stämme häufiger vor. Primäre Therapieversager bei Teicoplanin-Therapie invasiver Staphylokokken-Infektionen sind zahlreich beschrieben (Chambers 1997b) und zum Teil auf zu niedrige Dosierung bei Einführung des Medikamentes zurückzuführen – die Dosierungsempfehlungen bei invasiven Staphylokokken-Infektionen (Endokarditis) liegen zum Teil deutlich über den in Deutschland zugelassenen Dosierungen (Tab. A4-25). Darüber hinaus besteht Wirksamkeit gegenüber Streptokokken, einschließlich der anaeroben und mikroaerophilen Spezies, Penicillin-resistente und -empfindliche Pneumokokken, *Corynebacterium sp.* (inklusive *C. jeikeium*), Clostridien, *Listeria monocytogenes*, *Bacillus sp.* und Aktinomyzeten. Enterokokken (insbesondere *E. faecium*) werden nur bei hohen Glykopeptid-Konzentrationen (bis zu 100 µg/mL) abgetötet, die synergistische Kombination von Vancomycin und Gentamicin ermöglicht jedoch eine Bakterizidie auch bei therapeutischen Serumspiegeln. Viele Isolate von *Pediococcus* und *Leukonostoc* weisen eine intrinsische Vancomycin-Resistenz auf, und Van C-Resistenz besteht bei den meisten Isolaten von *E. gallinarum* und *E. casselliflavus*.

Einige gramnegative Kokken (inklusive Isolate von *N. gonorrhoeae* und *N. meningitidis*) zeigen eine In vitro-Empfindlichkeit gegenüber Vancomycin und Teicoplanin. Oritavancin weist eine gute In vitro-Aktivität gegen Vancomycin-empfindliche Erreger auf, ist darüber hinaus jedoch auch gegenüber Van A *E. faecium* (MHK$_{90}$= 4 µg/mL), *Leukonostoc, Pediococcus* und *Erysipelothrix* sowie gegen Vancomycin-intermediär empfindliche *S. aureus* aktiv (Garcia-Garrotte et al. 1998, Jones et al. 1997).

Auch Daptomycin ist aktiv gegen grampositive Kokken inklusive Vancomycin-resistente Enterokokken mit einer MHK von 1 µg/mL für *S. aureus* (inklusive Vancomycin intermediär-empfindliche *S. aureus* und von 2 µg/mL für Enterokokken; Rybak et al. 1998). Es ist nicht aktiv gegen gramnegative Erreger.

3.1.5 Pharmakokinetik

Zur systemischen Therapie müssen Glykopeptide parenteral verabreicht werden, nur Teicoplanin kann auch i.m. appliziert werden. Maximale Serumspiegel von Vancomycin und Teicoplanin von bis zu 50 µg/mL werden erzielt. Die Halbwertzeit von Vancomycin beträgt 6–8 Stunden, die von Teicoplanin ist mit ca. 100 Stunden deutlich länger. Beide Glykopeptide werden nahezu ausschließlich renal eliminiert und eine Dosisanpassung muss in Abhängigkeit von der Kreatinin-Clearance durch Intervallverlängerung oder Reduktion der Einzeldosis durchgeführt werden. Bei dialysepflichtiger terminaler Niereninsuffizienz wird Vancomycin 1-mal/Woche (1 g i.v.) appliziert. Vancomycin-Talspiegel betragen 5–12 µg/mL (Teicoplanin: 5–7 µg/mL). Signifikante Stuhlkonzentrationen von Vancomycin (1–9 mg/mL) werden nach oraler Vancomycin-Gabe (4 × 0,5 g tgl.) erreicht; nach i.v. Gabe ist die Substanz im Stuhl jedoch nicht nachweisbar. Vancomycin und Teicoplanin sind in

Tab. A4-25 Dosierung der Glykopeptide.

Freiname	Dosierungen		
Vancomycin	Erwachsene: 2 g/Tag in 2–4 Einzeldosen Kinder: 40 mg/kg KG/Tag in 2 Einzeldosen		
Teicoplanin	Erwachsene: schwere S.-aureus-Infektionen (Endokarditis)		
	nach Gilbert et al. (1998)	nach Chambers (1997b), Fortun et al. (1995)	Rote Liste 2005
	Initial 12 mg/kg KG/12 stdl. für 3 Dosen, anschl. 12 mg/kg KG/Tag (Talspiegel > 20 µg/mL)	20 mg/kg/Tag für 3 Tage, anschl. 12 mg/kg KG/Tag für 4 Tage, anschl. 7 mg/kg KG/Tag	max. 800 mg/Tag für bis zu 4 Tagen, anschl. 400 mg/Tag
	Kinder: 10 mg/kg KG, initial 12 stdl. für 3 Dosen, dann 24 stdl.		
Daptomycin	Erwachsene: 4 mg/kg KG/Tag Einzeldosierung		

Gewebe, Pleura, Perikard, Synovia und Aszites sowie in den meisten Geweben in bakterizider Konzentration nachweisbar. Therapeutische Liquor-Spiegel können nur bei entzündeten Meningen und empfindlichen Erregern (z.B. Pneumokokken) erzielt werden (< 1–7 μg/mL). Verglichen mit β-Laktam-Antibiotika weisen Glykopeptide eine langsamere Abtötungskinetik auf, was insbesondere bei der Behandlung invasiver, raschprogressiver Infektionen (Endokarditis, Osteomyelitis, Pneumonie, Weichteilinfektionen) durch hochvirulente Erreger wie S. aureus eine erhebliche klinische Bedeutung haben kann. Diese Tatsache bedingt die besondere **nosokomiale Bedeutung** Methicillin-resistenter S. aureus, deren Therapie mit Glykopeptiden nicht nur relativ nebenwirkungsreich (im Vergleich mit β-Laktam-Antibiotika), sondern häufig auch mit einem höheren Anteil primärer oder sekundärer klinischer Therapieversager assoziiert ist. Dies trifft noch stärker für Teicoplanin zu (Dosisproblem!).

Erste Studien zu einer Vancomycin-Hochdosis-Therapie, als kontinuierliche Infusion appliziert, weisen darauf hin, dass gerade bei komplizierter Infektion wie Osteomyelitis eine erhöhte Dosis (40 mg/kg KG/Tag) von Vancomycin in dieser Anwendungsform nicht nur besser verträglich, sondern auch mit einem besseren Therapieergebnis assoziiert sein kann als eine Standarddosierung (Blot 2005, Boffi et al. 2004, Byl et al. 2003).

Auch Daptomycin wird überwiegend renal ausgeschieden; eine Verlängerung des Dosierungsintervalles ist bei Patienten mit einer Kreatinin-Clearance von < 30 ml/min erforderlich (4 mg/kg KG alle 48 Stunden).

Dalbavancin (zurzeit in klinischer Erprobung) zeichnet sich durch eine extrem lange Halbwertzeit ($T_{1/2}$ ca. 2 Wochen) aus, die eine Anwendung 1 × pro Woche erlauben könnte.

3.1.6 Nebenwirkung und Interaktionen

Eine wichtige unerwünschte Wirkung von Vancomycin ist das „Red man"-Syndrom, eine durch infusionsassoziierte Hyperosmolarität und nicht immunologisch bedingte, durch Histamin-Ausschüttung vermittelte Reaktion, welche von echten allergischen Reaktionen (Hautausschläge, Bronchospasmus) zu unterscheiden ist. Diese Unverträglichkeit lässt sich durch eine verlängerte Infusionsdauer (> 2 Stunden) häufig vermeiden. Nephrotoxizität und Ototoxizität sind ohne gleichzeitige Gabe von z.B. Aminoglykosiden sehr selten; die früher routinemäßig empfohlene Bestimmung von Serumspiegeln ist heute nur noch bei längerer Therapie bei Niereninsuffizienz oder gleichzeitiger Anwendung anderer nephrotoxischer Medikamente indiziert (Moellering 1994). Weitere Nebenwirkungen sind Neutropenie und Phlebitis bei peripherer Infusion. Teicoplanin ist besser verträglich als Vancomycin (keine Thrombophlebitis, kein „Red man"-Syndrom; Davey und Williams 1991). Es bestehen keine nennenswerten Interaktionen mit anderen Pharmaka.

Unerwünschte Wirkungen von Daptomycin bestehen in einer toxischen Wirkung auf die Skelettmuskulatur, die sich durch klinische Beschwerden (Myalgien) manifestieren kann, sich aber auch allein durch einen Kreatinkinase-Anstieg ohne klinische Beschwerden manifestieren kann (Carpenter und Chambers 2004). Notwendig sind entsprechende klinische Fragen und regelmäßige Kontrolle der Kreatinkinase. Sehr seltene Fälle von Rhabdomyolyse sind nach klinischer Zulassung in den USA beobachtet worden; diese Fälle waren mit eingeschränkter Nierenfunktion und/oder gleichzeitiger Anwendung von Statinen assoziiert. Entsprechende besondere Vorsicht ist hier geboten. Die Anwendung von Daptomycin sollte durch langsame Infusion über minimal eine halbe Stunde erfolgen. Relevante Wechselwirkungen mit anderen Substanzen sind bei der Anwendung von Daptomycin nicht zu erwarten; allerdings sollte die konkomitante Gabe von Medikamenten, die Myopathien auslösen können, nur mit besonderer Vorsicht erfolgen.

3.1.7 Indikation und Kontraindikationen

Die wichtigsten Indikationen zur Glykopeptid-Therapie sind schwere Infektionen durch **β-Laktam-resistente grampositive Mikroorganismen** (Methicillin-resistente S. aureus und Koagulase-negative Staphylokokken, Penicillin-resistente Enterokokken, Corynebakterien sowie Penicillin-hochresistente Pneumokokken) oder Infektionen mit grampositiven Erregern beim β-Laktam-allergischen Patienten. Insbesondere intravaskuläre Infektionen (Endokarditis, Gefäßprothesen, Schrittmacher, implantierte Katheter), ZNS-Infektionen (Pneumokokken-Meningitis) oder Liquor-Ableitungs-Shunt-Infektionen, primäre oder postoperative Wundinfektionen, orthopädische (Implantat-)Infektionen, Infektionen beim immunkompromittierten Patienten und Infektionen von Peritonealdialyse-Shunts gehören zum Indikationsgebiet. In vielen Fällen ist die synergistische Gabe von Aminoglykosiden und auch von Rifampicin bei empfindlichen Erregern angezeigt. Darüber hinaus ist die (orale) Gabe von Vancomycin angezeigt zur Behandlung einer Antibiotika-assoziierten Kolitis, die gegenüber Metronidazol therapierefraktär (primärer Therapieversager, mehrfaches Rezidiv) ist. Schließlich kann die Gabe von Glykopeptiden bei Allergie zur Endokarditis-Prävention von Risikopatienten sowie *im Ausnahmefall* zur perioperativen Prophylaxe (kardiochirurgischer oder orthopädischer Implantateinsatz in Einrichtungen mit hoher Rate Methicillin-resistenter *S. aureus*) indiziert sein.

Für Daptomycin besteht eine Zulassung zur Behandlung von Haut-/Weichteilinfektionen vor (Arbeit et al. 2004). Daptomycin hat auch ein vielversprechendes Potential zur Behandlung von endovaskulären Infektionen durch grampositive Kokken (Segreti et al. 2006); publizierte Daten hierzu stehen jedoch derzeit hauptsächlich für experimentelle Infektionen zur Verfügung (Sakoulas et al. 2003).

Glykopeptide sind kontraindiziert bei vorbestehenden Störungen des Vestibular- oder Cochlear-Organs und dürfen in der Schwangerschaft nur bei strenger Indikationsstellung angewendet werden (Vancomycin: Gr. 5; Teicoplanin: Gr. 4).

3.2 Dosierungen

Siehe Tabelle A4-25.

4 Aminoglykoside

4.1 Allgemeine Charakterisierung

Aminoglykoside sind aufgrund ihrer bakteriziden Wirkung gegen gramnegative Erreger inklusive *P. aeruginosa* sowie ihrer tuberkulostatischen Wirkung seit der Einführung von Streptomycin Mitte der 1940er Jahre eine wichtige Gruppe von Antiinfektiva zur systemischen und lokalen Therapie (Pancoast 1988). Für Routineanwendungen werden heute Gentamicin, Tobramycin, Netilmicin und Amikacin verwendet. Die aufgrund der dosisabhängigen Toxizität **geringe therapeutische Breite** limitiert jedoch ihre Anwendung zunehmend, da heute weniger toxische Antibiotika mit vergleichbarem Spektrum verfügbar sind. Neuentwicklungen sind aus den letzten Jahren nicht bekannt (Lortholary et al. 1995).

4.1.1 Struktur

Aminoglykoside sind Aminoalkohole, die mit zwei Aminozuckern glykosidisch verbunden sind. Der Aminoalkohol besteht hierbei entweder aus Streptidin (in Streptomycin) oder aus 2-Desoxystreptamin (in den meisten anderen Aminoglykosiden). Die verschiedenen Aminoglykoside differieren hierbei durch die Zahl und Zusammensetzung der Aminozucker. Die aus Streptomyces-Arten isolierten Aminoglykoside werden in der Schreibweise durch die Endung „-mycin" gekennzeichnet, während die aus Micromonospora-Arten isolierten Aminoglykoside die Endung „-micin" tragen.

4.1.2 Wirkmechanismen

Die Hauptwirkung der Aminoglykoside besteht in einer irreversiblen Bindung im Bereich der Kontaktfläche zwischen der größeren und der kleineren ribosomalen Einheit. Als Resultat dieser Bindung entstehen einerseits eine **Hemmung der Proteinbiosynthese** und andererseits eine **Synthese nichtfunktioneller Proteine** durch Ungenauigkeit in der Translation der genetischen Information. Diese beiden Hauptwirkungen und mögliche weitere, bisher nicht sicher geklärte Mechanismen resultieren in einem überwiegend bakteriziden Effekt. Aminoglykoside müssen von der Bakterienzelle in einem vom elektrochemischen Membrangradienten abhängigen Prozess aktiv aufgenommen werden, wobei eine Herabsetzung des Gradienten durch saures oder anaerobes Milieu (Abszess!) die Aufnahme vermindert.

4.1.3 Resistenzmechanismen

Die Aminoglykosid-Resistenz kann durch drei Mechanismen erfolgen, nämlich ribosomale Resistenz, ineffektiver Transport oder enzymatische Modifikation des Aminoglykosides, welches den wichtigsten Resistenzmechanismus darstellt. In diesem Fall wird das Molekül durch Konjugation mit einer Acetylgruppe, einer Adenylgruppe oder einer Phosphorylgruppe modifiziert und dadurch inaktiviert. Diese Modifikation erfolgt durch Plasmid-kodierte Expression bakterieller Adenyl-, Acetyl- oder Phosphoryltransferasen, die spezifisch die Addition einer der obigen Gruppen an eine spezifische Position in einem oder mehreren Aminoglykosid-Molekülen katalysieren. Amikacin weist hierbei aufgrund der Tatsache, dass es nur an einer Stelle modifiziert werden kann, das breiteste antibakterielle Spektrum auf.

4.1.4 Wirkspektrum

Aminoglykoside zeigen gute Aktivität insbesondere gegen Enterobactericeae und gegen viele nosokomiale gramnegative Erreger, insbesondere gegen viele Stämme von *P. aeruginosa*. Grampositive aerobe Erreger (Staphylokokken, vergrünende Streptokokken) werden ebenfalls erfasst, müssen jedoch in Kombination (mit einem β-Laktam oder Glykopeptid) behandelt werden. Viele Enterokokken weisen eine intrinsisch verminderte Aminoglykosid-Empfindlichkeit auf, können jedoch durch eine synergistische Aminoglykosid/Penicillin-Kombination abgetötet werden unter der Voraussetzung, dass keine hochgradige Aminoglykosid-Resistenz besteht. Die Unempfindlichkeit gegen Adenyltransferasen lässt Netilmicin gegen einige Gentamicin-resistente Enterobacteriaceae wirksam sein, während Tobramycin einen etwas höheren Anteil empfindlicher Pseudomonaden als Gentamicin aufweist. Das gegen enzymatische Inaktivierung widerstandsfähigste Amikacin hat die breiteste Aktivität gegen Enterobacteriaceae und nichtfermentierende gramnegative Stächen. Die klinische Effizienz von Gentamicin, Tobramycin, Amikacin und Netilmicin gegen empfindliche Erreger ist äquivalent, Streptomycin ist jedoch besonders wirksam gegen *M. tuberculosis*, *F. tularensis* und *Y. pestis*, und Amikacin ist gegen viele atypische Mykobakterien wirksam. Die gegenüber Gentamicin, Tobramycin und Netilmicin deutlich niedrigere spezifische Aktivität von Amikacin muss durch Gabe höherer Dosen kompensiert werden, was wegen niedrigerer Toxizität möglich ist.

4.1.5 Pharmakokinetik

Bei Patienten mit vorbestehender Niereninsuffizienz oder beim älteren Patienten muss eine individuelle Dosisanpassung auf der Basis der geschätzten oder bestimmten Kreatinin-Clearance vorgenommen werden. Die kürzestmögliche Therapiedauer sollte durch ein bereits bei Beginn festgelegtes Therapieende angeordnet werden. Inzwischen hat das Konzept einer täglichen Einmalgabe breite klinische Anwendung gefunden. Dieses Konzept beruht auf dem ausgeprägten „postantibiotischen Effekt" der Aminoglykoside, d.h., dass im Unterschied z.B. zu β-Laktam-Antibiotika eine persistierende Suppression bakteriellen Wachstums auch Stunden nach Absinken des Serumspiegels unterhalb der MHK nachweisbar ist (Craig und Ebert 1990). Hinzu kommt eine von der Höhe des Antibiotika-Spitzenspiegels abhängige Abtötungskinetik sowie klinische und experimentelle Hinweise auf eine erniedrigte Nephro- und Ototoxizität nach Einmalgabe, die eine tägliche Einmaldosierung erlauben (Barza et al. 1996, Hatala et al. 1996, Urban und Craig 1997), *nicht* jedoch zur Erzielung eines Synergismus bei Enterokokken-Endokarditis (Carbon 1990). Die Antibiotika-Spiegelbestimmung, die bei konventioneller Applikationsform in allen Fällen einer vorbestehenden oder unter Therapie auftretenden Nierenfunktionseinschränkung sowohl als Spitzen- als insbesondere auch als Talspiegelbestimmung durchgeführt werden sollte, ist unter Einmalgabe jedoch schwierig zu interpretieren. Dennoch erfordert auch die Einmalgabe eine Nierenfunktions-abhängige Dosisanpassung.

4.1.6 Nebenwirkungen und Interaktionen

Das Hauptrisiko in der Anwendung von Aminoglykosiden besteht in ihrer geringen therapeutischen Breite. Aminoglykoside weisen, anders als z.B. β-Laktam-Antibiotika, eine erhebliche intrinsische Toxizität auf. Hier steht in der Häufigkeit die Nephrotoxizität im Vordergrund, die jedoch in der Regel nach Absetzen der Therapie weitgehend oder vollständig reversibel ist. Die Gefahr der Nephrotoxizität wird durch gleichzeitige Anwendung von Schleifendiuretika (Furosemid) sowie anderen potentiell nephrotoxischen Medikamenten (Vancomycin, Amphotericin B, Cyclosporin) oder Hypotension erhöht. Insgesamt sind für die Entwicklung einer Nephropathie wohl eher die kumulative Dosis, Therapiedauer und Serum-Talspiegel als der kurzfristig erreichte Spitzenspiegel ausschlaggebend. Besonders problematisch an der Aminoglykosid-induzierten Nephropathie ist die rein renale Ausscheidung dieser Substanzen, die bei Auftreten einer Nierenfunktionseinschränkung (typischerweise Schädigung der proximalen Tubuli) zu erhöhten Serumspiegeln und damit zu einer erhöhten Toxizität führt. Im Gegensatz zur Nephrotoxizität ist die Ototoxizität häufig irreversibel und kann entweder eine cochleäre, eine vestibuläre oder eine Kombination aus beiden Schädigungsformen beinhalten. Weitere Nebenwirkungen beinhalten eine seltene, reversible neuromuskuläre Paralyse sowie Allergien, die sich einerseits im blutbildenden System oder kutan manifestieren kann. Zusammenfassend sollten Aminoglykoside nur unter **klarer Definition von Behandlungsziel und -dauer** angewendet werden und nach längerer Behandlungsdauer (> 5 Tage) entweder durch weniger toxische Alternativen ersetzt oder ihre Anwendung nur unter strenger Kontrolle der Nierenfunktionswerte, bei langfristiger Therapie (z.B. Enterokokken-Endokarditis) auch unter audiologischer Funktionsprüfung fortgeführt werden.

4.1.7 Indikationen und Kontraindikationen

Praktisch sind Aminoglykoside nur in bestimmten Situationen als Medikamente erster Wahl anzusehen. Zu diesen zählt ein erzielbarer synergistischer Effekt bei endovaskulären Infektionen, die durch Enterokokken, vergrünende Streptokokken oder Staphylokokken verursacht werden. Darüber hinaus wird ein Synergismus bei schweren gramnegativen Infektionen (z.B. durch *P. aeruginosa* oder durch *E. cloacae*) erzielt; hier kann die kombinierte Gabe mit einem β-Laktam-Antibiotikum auch angewendet werden, um eine Selektion resistenter Erreger zu vermeiden. Die Verwendung der Aminoglykoside ist durch die Einführung neuer Antibiotika mit breitem Spektrum und niedriger

Tab. A4-26 Aminoglykoside.

Freiname	Indikation	Dosierung	Serumspiegel (in μg/mL)
Streptomycin	Tuberkulose, Tularämie, Brucellose, Pest. Reserve zur synergistischen Kombination	7,5 mg/kg KG/12 stdl., max. 1 g/Tag	
		Einmaldosierung bei Tbc: 1,0 g i.m. oder i.v./Tag	
Neomycin	Suppression intestinaler Flora: präoperativ und bei Leberkoma	1 g (–2 g) p.o. 4-stdl. für 1–3 Tage (präoperativ) bzw. bis zu 10 Tage (Leberkoma)	nur orale Therapie
Gentamicin	Routine-Aminoglykosid	initial 2 mg/kg KG, anschl. 1,7 mg/kg KG 8-stdl.	Maximum: 4–10 Minimum: 1–2
		Einmaldosierung: 5 mg/kg KG/Tag	Maximum: 16–24 Minimum: nicht nachweisbar
Tobramycin	Routine-Aminoglykosid	wie Gentamicin	wie Gentamicin
Amikacin	nosokomiale gramnegative Erreger, atypische Mykobakteriosen	7,5 mg/kg KG/12-stdl.	Maximum: 15–30 Minimum: 5–10
		Einmaldosierung: 15 mg/kg KG/Tag	Maximum: 56–64 Minimum: nicht nachweisbar
Netilmicin	Routine-Aminoglykosid; Wirksamkeit gegen viele Gentamicin-resistente S.-aureus-Isolate	initial 2,0 mg/kg KG, dann 2,0 mg/kg KG/8-stdl.	Maximum: 4–10 Minimum: 1–2
		Einmaldosierung: 6,5 mg/kg KG/Tag	Maximum: 22–30 Minimum: nicht nachweisbar
Spectinomycin	nur zur Behandlung der anogenitalen (nicht systemischen) Gonorrhö	2 g (–4 g) i.m., Einmaldosis	

Anzustrebende Spitzen- und Talspiegel nach Gilbert et al. (1998). Spitzenspiegelbestimmung einer Stunde nach Beginn der Infusion der dritten Applikation, Talspiegel unmittelbar vor Applikation. Dies sind klinisch häufig verwendete Parameter; ihre exakte Bedeutung bleibt jedoch umstritten (siehe auch McCormack und Jewesson 1992).

Toxizität eher eingeschränkt worden, dennoch behalten sie aufgrund ihres in spezifischen Situationen synergistischen Wirkungsprofils, ihres niedrigen Risikos zur Resistenzentwicklung unter Therapie sowie einer niedrigen Inzidenz allergischer Reaktionen und C.-difficile-assoziierter Kolitis einen festen Platz in der therapeutischen Anwendung.

Kontraindikationen bestehen in der Anwendung bei Patienten mit Vorschädigung des Vestibular- oder Cochlearorgans, bei terminaler Niereninsuffizienz sowie in der Schwangerschaft (Teratogenität beim Menschen) und Stillzeit. Die Anwendung bei Früh- und Neugeborenen ist aufgrund erhöhter Nephro- und Ototoxizität eingeschränkt.

4.2 Dosierungen

Siehe Tabelle A4-26.

5 Makrolide, Ketolide, Streptogramine und Lincosamine

5.1 Allgemeine Charakterisierung

Makrolide und Lincosamine sind chemisch unterschiedliche, in Bezug auf ihre biologischen Eigenschaften jedoch vergleichbare Antiinfektiva. Erythromycin als Basismakrolid hat insgesamt wenig Indikationen als primäres Antibiotikum, wird jedoch häufig als Alternative bei Penicillin-Unverträglichkeit verwendet. Die neueren Makrolide Azithromycin, Roxithromycin und Clarithromycin werden bei besserer gastrointestinaler Verträglichkeit häufig bei ambulant erworbenen Infektionen verwendet. Daneben haben Makrolide eine besondere Rolle bei der Behandlung von Infektionen mit intrazellulären Mikroorganismen inklusive nicht tuberkulöser Mykobakterien. Telithromycin ist ein Ketolid mit guter Aktivität gegen Erreger, die typischerweise von Makroliden gehemmt werden, jedoch darüber hinaus auch gegen Erythromycin-resistente grampositive Kokken (Zuckerman 2004). Streptogramine sind natürlich vorkommende Antibiotika aus verschiedenen *Streptomyces spp*. Von dieser Substanzklasse hat derzeit nur noch das Streptogramin Quinupristin/Dalfopristin aufgrund einer besonderen Wirkung gegen multiresistente grampositive Kokken eine gewisse Bedeutung. Clindamycin und Lincomycin sind Lincosamin-Antibiotika mit einer Hauptbedeutung zur Behandlung von Infektionen durch Staphylokokken und Streptokokken sowie Anaerobier.

5.1.1 Struktur

Makrolide sind eine Gruppe von Antibiotika, die aus einem 14 oder mehr C-Atomen bestehenden Lakton-Ring sowie (Amino-) Zuckerresten bestehen. Ketolide sind semisynthetische 14-Ring-Makrolide, die sich von Erythromycin durch die Substitution der L-Cladinose auf dem Erythronolid-A-Ring unterscheiden. Streptogramine bestehen aus zwei makrozyklischen Lakton-Peptoliden (als A- und B-Komponenten bezeichnet). Quinupristin/Dalfopristin enthält die B-Komponente (Quinupristin) und die A-Komponente (Dalfopristin) in einem 30:70-Anteil. Lincosamine sind Kondensationsprodukte aus einer Aminosäure und einem Aminozucker. Clindamycin ist am C7 durch ein Chloratom substiuiert.

5.1.2 Wirkmechanismen

Makrolide und Ketolide inhibieren die RNA-abhängige Protein-Synthese durch Hemmung der Transpeptidierung und/oder Translokation des wachsenden Peptidstranges im Bereich der 50S-ribosomalen Untereinheit. Quinupristin/Dalfopristin wirkt ebenfalls im Bereich der 50S-Untereinheit des Ribosoms, wobei durch die Kombination der Substanzen eine synergistische Wirkung mit resultierender Bakterizidie erzielt wird, die sowohl proliferierende als auch ruhende Mikroorganismen betrifft. Lincosamine binden ebenfalls an die 50S-Ribosom-Untereinheit im gleichen Bereich wie die Makrolide und inhibieren die Proteinsynthese durch Interferenz mit der Transpeptidierung.

5.1.3 Resistenzmechanismen

Intrinsisch wird eine Makrolid-Resistenz von Enterobacteriaceae und nichtfermentierenden gramnegativen Erreger durch verminderte Zellpermeabilität vermittelt.

Der klinisch bedeutsamste erworbene Resistenzmechanismus bei grampositiven Kokken besteht in der Methylierung einer Adenin-Base (Position 2058) im Bereich des Peptidyltransferase-Zentrums der 23S-ribosomalen RNA. Dieser Plasmid-kodierte Mechanismus vermittelt Resistenz gegenüber Makroliden, Lincosaminen und Streptograminen Typ B (so genannter MLS_B-Phänotyp), führt zu einer reduzierten Bindung des Antibiotikums an das Ribosom und kann konstitutiv oder induzierbar exprimiert werden. Induktion mit subinhibitorischen Erythromycin-Konzentrationen resultiert in phänotypischer Resistenz gegenüber allen Makroliden, Clindamycin. Bei dem Streptogramin Quinupristin/Dalfopristin führt die MLS_B-Resistenz zu einem Wirkungsverlust der Quinupristin-Aktivität; die Dalfopristin-Aktivität kann dabei noch erhalten sein (diese wird durch andere Resistenzmechanismen eingeschränkt), allerdings geht bei Staphylokokken und Enterokokken – nicht jedoch bei Streptokokken – die durch die Kombination vermittelte bakterizide Wirkung verloren. Durch eine weitere, die Regulation der Methylase betreffende Mutation kann sich aus einer induzierbaren MLS_B-Resistenz eine konstitutiv exprimierte, gegen alle drei Antibiotikaklassen vollständige Resistenz ausgebilden. Eine induzierbare MLS_B-Resistenz manifestiert sich bei Staphylokokken häufig als „dissoziierte" Resistenz: Isolate sind phänotypisch Erythromycin-resistent und Clindamycin-sensibel. Besondere Testverfahren sind erforderlich, um diese induzierbare Clindamycin-Resistenz nachzuweisen; ein solcher Nachweis hat jedoch praktische Konsequenz für die Therapie (siehe Abschnitt 5.1.7 „Lincosamide"). Neben der MLS_B-Resistenz sind Efflux-Mechanismen, inbesondere bei Staphylokokken, *S. pneumoniae* und *S. pyogenes*, aber auch bei anderen Streptokokken-Spezies von Bedeutung.

Das Spektrum von Quinupristin/Dalfopristin umfasst *S. aureus* und Koagulase-negative Staphylokokken (einschließlich Methicillin- und MLS_B-resistenter Stämme), Streptokokken (einschließlich Penicillin- und Makrolid-resistenter Stämme), *E. faecium* (*E. faecalis* ist intrinsisch resistent gegenüber Dalfopristin und Clindamycin), die gegenüber Makroliden empfindlichen gramnegativen Kokken sowie Anaerobier (Burghardt et al. 1998, Trautmann et al. 1997).

Die Aktivität von Ketoliden gegenüber Makrolid-resistenten Isolaten resultiert aus der Tatsache, dass Ketolide offensichtlich nur schwache MLS_B-Induktoren darstellen (Rosato et al. 1998). Außerdem binden Ketolide neben der A2058-Bindungsstelle noch an eine weitere Domäne auf der 23S-rRNA, eine Eigenschaft, die Aktivität des Moleküls sowohl gegen Isolate mit Makrolid-Resistenz vom Efflux-Typ als auch vom MLS_B-Typ vermitteln kann. Clindamycin-Resistenz wird ebenfalls durch Veränderung des 50S-ribosomalen Proteins sowie durch MLS_B-Resistenz vermittelt; darüber hinaus kann Clindamycin von *S. aureus* enzymatisch durch eine Nukleotidyltransferase inaktiviert werden.

5.1.4 Wirkspektrum

Das Wirkspektrum der Makrolide schließt im grampositiven Bereich α- und β-hämolysierende Streptokokken und *S. pneumoniae* ein, wobei laut der Resistenzstudie 2004 der Paul-Ehrlich-Gesellschaft nur noch ca. 85% von Pneumokokken Makrolid-empfindlich sind. In anderen Ländern ist dieser Anteil resistenter Streptokokken jedoch zum Teil noch deutlich höher, und Penicillin-resistente Pneumokokken sind dabei typischerweise auch Makrolid-resistent (Klugman und Lonks 2005). Makrolide sind gegenüber einer Reihe anderer grampositiver Erreger (*L. monocytogenes*, *Actinomyces sp.*, *Nocardia sp.*) in vitro wirksam, sind jedoch nicht Mittel der Wahl. Auch gegen Staphylokokken-Infektionen gelten Makrolide als bakteriostatische Antibiotika nicht als Substanzen der ersten Wahl. Gegen die vorherrschenden MRSA-Klone sind Makrolide unwirksam. Von gramnegativen Erregern werden *M. catarrhalis*, *Neisseria sp.*, *B. pertussis*, *Campylobacter sp.* und *Helicobacter pylori* erfasst. Schließlich sind Makrolide Mittel der Wahl zur Therapie einer Reihe intrazellulärer Erreger (aufgrund der im Vergleich zu Tetracyclinen höheren Wirksamkeit insbesondere gegenüber *Mycoplasma pneumoniae*, aber auch gegen *Ureaplasma urealyticum* und Chlamydien) sowie gegen *Legionella pneumophila*, Treponemen und Borrelien. Ketolide weisen eine gute bis sehr gute Aktivität gegen Streptokokken und Pneumokokken weitgehend unabhängig von ihrem Erythromycin- oder Clindamycin-Resistenzprofil auf, während die Mehrzahl von Erythromycin-resistenten Staphylokokken sowie von *E. faecium* auch Ketolid-resistent sind (Barry et al. 1998, Pankuch et al. 1998, Reinert et al. 1998).

Clindamycin hat eine den Makroliden vergleichbare Wirksamkeit gegen Staphylokokken, Pneumokokken, *S. pyogenes* und α-hämolysierende Streptokokken. Gramnegative Erreger wie Enterobacteriaceae, Nonfermenter, *H. influenzae*, *N. meningitidis* sind intrinsisch resistent. Dagegen ist Clindamycin gegen klinisch relevante anaerobe Erreger substantiell aktiver als Makrolide, insbesondere gegen *B. fragilis* und *Bacteroides sp.* sowie gegen die meisten Isolate von *Clostridium sp.*, Peptostreptokokken und Fusobakterien (Falagas und Gorbach 1995).

5.1.5 Pharmakokinetik

Siehe Tabelle A4-27.

Von Erythromycin stehen verschiedene orale Anwendungsformen (Erythromycin-Base, -Succinat, -Estolat, -Steorat und weitere) mit geringgradig unterschiedlicher Bioverfügbarkeit zur Auswahl, deren klinische Aktivität gegenüber empfindlichen Erregern jedoch wohl vergleichbar ist. Das Estolat kann beim Erwachsenen zu einer cholestatischen Hepatitis führen und sollte deshalb nur bei Kindern angewendet werden. Hier ergeben sich jedoch potentielle Vorteile dieser Verbindung aufgrund von Bioverfügbarkeit und vor allem der Geschmacksbeurteilung. Neben Erythromycin-Lactobionat kann Erythromycin-Gluceptat sowie Azithromycin i.v. angewendet werden. Alle Makrolide werden metabolisiert und sowohl biliär als auch im Urin ausgeschieden. Ein Dosisreduktion um 25–50% ist bei höhergradiger Nierenfunktionsstörung (GFR < 50 mL/min) erforderlich.

Nach i.v. Applikation zeigt Quinupristin/Dalfopristin eine rasche Plasma-Clearance durch Metabolisierung, wobei die beiden Komponenten eine unterschiedliche, durch die nichtlineare Elimination von Dalfopristin verursachte Pharmakokinetik aufweisen, die bei konstitutiver MLS$_B$-Expression beachtet und durch Gabe höherer Dosen kompensiert werden muss. Quinupristin/Dalfopristin wird vollständig nichtrenal eliminiert und weist einen ausgeprägten postantibiotischen Effekt auf.

Tab. A4-27 Pharmakokinetik der Makrolide und Clindamycin.

Präparat	Dosis (mg)	Applikation	orale Bioverfügbarkeit (%)	Serum-Spitzenspiegel (µg/mL)	Halbwertzeit (Stunden)
Erythromycin-Base	500	p.o.	30–40	0,3–1,9	1,5–2
Erythromycin-Lactobionat	500	i.v.		3–4	1,5–2
Azithromycin	500	p.o.	37	0,09–0,44	79
Clarithromycin	500	p.o.	50	2–3	5–7
Roxithromycin	150	p.o.		6	10
Quinupristin	10 mg/kg	i.v.		2–3	1
Dalfopristin	10 mg/kg	i.v.		6–7	0,5
Clindamycin	150 600	p.o. i.v.	75	2–4 10	2–3

Clindamycin wird oral zu etwa 90% resorbiert, weist eine gute Gewebsverteilung, insbesondere in Knochen und auch in Abszess-Flüssigkeit, jedoch nicht im Liquor, auf und wird intrazellulär aufgenommen. Die Ausscheidung ist primär hepatisch, wobei hohe Clindamycin-Konzentrationen in der (nichtobstruierten) Gallenflüssigkeit, jedoch auch eine hohe Konzentration von Metaboliten im Urin nachgewiesen wird. Die Halbwertzeit in Patienten mit hochgradiger Niereninsuffizienz ist verlängert und die Substanz wird nicht dialysiert; eine Dosisreduktion wird jedoch auch bei terminaler Niereninsuffizienz nicht routinemäßig empfohlen.

5.1.6 Nebenwirkungen und Interaktionen

Makrolide gehören zu den **sichersten verfügbaren Antibiotika.** Lebensbedrohliche Nebenwirkungen treten abgesehen von dem (eher geringgradigen) Risiko einer pseudomembranösen Kolitis sowie ventrikulärer Arrhythmien (bei i.v. Gabe oder im Rahmen einer medikamentösen Interaktion) nicht auf. Erythromycin verursacht hauptsächlich gastrointestinale Nebenwirkungen, sowohl bei intravenöser als auch oraler Anwendung aufgrund eines direkten, bei Patienten mit diabetischer Gastroparese auch therapeutisch genutzten Motilitäts-steigernden Effekt. Dieser kann sich mit abdominellen Krämpfen, Übelkeit bis Erbrechen und Diarrhö manifestieren. Clarithromycin, Roxithromycin und Azithromycin verursachen diese Nebenwirkungen nicht oder nur in geringem Maß. Weitere, eher seltene Nebenwirkungen schließen allergische kutane Reaktionen, eine cholestatische Hepatitis (nahezu immer nach Anwendung der Erythromycin-Estolat-Präparation bei Erwachsenen) und Ototoxizität (normalerweise reversibel) ein.

Gastrointestinale unerwünschte Wirkungen (hauptsächlich Stuhlveränderungen) sind unter Clindamycin, insbesondere bei höherer Dosierung, relativ häufig. Die wesentlichste kritische Nebenwirkung von Clindamycin ist die in ca. 0,1–10% behandelter Patienten beobachtete pseudomembranöse C.-difficile-assoziierte Kolitis. Ansonsten wird Clindamycin, abgesehen von seltenen schwereren Leberfunktionsstörungen, Blutbildveränderungen und allergischen Reaktionen, gut vertragen.

Quinupristin/Dalfopristin verursacht häufig Phlebitiden peripherer Venen und wird daher in der Regel über einen zentralen Zugang appliziert. Daneben werden Veränderungen des Blutbildes und der Leberfunktionsparameter nach längerer, höherer Dosierung beschrieben. Nennenswerte Interaktionen sind nicht bekannt.

Bezüglich einer Hepatotoxizität von Telithromycin siehe unten (Abschnitt 5.1.7 „Telithromycin").

5.1.7 Indikationen und Kontraindikationen

Für Makrolide gibt es heute praktisch keine Indikation als Medikamente der Wahl, allerdings werden sie häufig als **Alternativsubstanzen bei Unverträglichkeit** eingesetzt. Das Nebenwirkungsprofil der modernen Makrolide hat gegenüber dem Erythromycin deutliche Vorteile und rechtfertigt in vielen Fällen ihren Einsatz.

Ein Einsatzgebiet für Quinupristin/Dalfopristin findet sich zur Behandlung von Vancomycin-resistenten *E. faecium* (nicht *E. faecalis*). Die in den vorherrschenden MRSA-Klonen prävalente MLS_B-Resistenz schränkt den Einsatzbereich bei von Quinupristin/Dalfopristin gegen diese Erreger stark ein.

Clindamycin findet seinen Haupteinsatzbereich bei Infektionen mit Beteiligung von Anaerobiern, insbesondere *B. fragilis* oder anderen Penicillin-resistenten anaeroben Isolaten.

Eine Komplexbildung von Erythromycin, Clarithromycin und Roxithromycin mit dem Cytochrom P 450-Enzym-System führt zu multiplen Interaktionen mit anderen Substanzen wie Theophyllin, Cumarinen, Carbamazepin, Disopyramid, Phenotoin, Digoxin, Cyclosporin, Antiarrhythmika und Antihistaminika (Terfenadin und Astemizol) und kann zu schweren ventrikulären Arrhythmien führen. Telithromycin interferiert darüber hinaus mit CYP3A4-Inhibitoren wie Ketokonazol oder Protease-Hemmern bzw. CYP3A4-Induktoren wie Rifampin, Phenytoin, Carbamazepin, Johanniskraut. Einige dieser Kombinationen, z.B. Makrolide und Ketolide mit Terfenadin oder Astemizol, Erythromycin, Clarithromycin und Telithromycin mit Cisaprid, Roxithromycin und Telithromycin mit Ergotamin-Präparaten sowie Telithromycin mit verschiedenen Statinen (HMG-CoA-Reduktase-Hemmern), sind daher kontraindiziert. Nicht explizit kontraindizierte Kombinationen sollten dennoch möglichst vermieden oder nur unter besonderen Vorsichtsmaßnahmen (Dosisreduktion, Theophyllin-Spiegelmessungen) angewandt werden. Azithromycin interferiert anscheinend nicht mit dem Cytochrom-System.

Erythromycin

Erythromycin ist das „Basis"-Makrolid, das oral und parenteral eingesetzt werden kann. Mittel der Wahl ist Erythromycin zur Behandlung von Infektionen durch *B. pertussis*, *Arcanobacterium haemolyticum*, *H. ducrei*, *Borrelia burgdorferi* und *Bartonella henselae*. Darüber hinaus ist Erythromycin Mittel der Wahl gegen *C. diphtheriae* (wobei hier der Antitoxin-Gabe die größte Bedeutung zukommt). Bei Legionellosen sind heute neben Makroliden Fluorchinolone Medikamente der Wahl. Eine unsichere Wirkung besteht gegenüber *H. influenzae*. Schließlich ist Erythromycin ein Mittel der Wahl gegen Mykoplasmen (*M. pneumoniae* und *U. urealyticum*) und wird auch gegen Chlamydien (*C. trachomatis*, *C. pneumoniae* und *C. psittaci*) eingesetzt. Die Anwendung von Erythromycin in der Schwangerschaft und in der Stillzeit erscheint bei strenger Indikationsstellung ohne Risiko; Erfahrungen zu den neueren Substanzen liegen nicht ausreichend vor.

Clarithromycin und Roxithromycin
Diese neueren Makrolide weisen ein ähnliches Spektrum wie Erythromycin auf, wobei Clarithromycin eine erhöhte H.-influenzae-Aktivität zeigt. Der Vorteil der Substanzen besteht in einer höheren Bioverfügbarkeit und längeren Halbwertzeit nach oraler Aufnahme, die nur zweimal tägliche Dosierungsintervalle erfordern sowie in einer reduzierten Rate gastrointestinaler Nebenwirkungen. Dennoch sind diese heute häufig verwendeten Makrolide bei vielen Indikationen (z.B. bei respiratorischen Infektionen) aufgrund Resistenzbildung insbesondere von Pneumokokken als alternative Substanzen anzusehen. Dagegen spielen sie eine wichtige Rolle bei Chlamydien- oder Mykoplasmen-Infektionen im Urogenitalbereich sowie (für Clarithromycin) in Kombination bei der H.-pylori-Eradikation und zur Behandlung einiger schnellwachsender, atypischer Mykobakterien.

Azithromycin
Azithromycin ist das erste Azalid-Antibiotikum mit besonderen pharmakokinetischen Eigenschaften, die insbesondere hohe (10- bis 100fach höher als Serumspiegel) und anhaltende (Halbwertzeit 2–4 Tage) Gewebespiegel beinhalten. Darüber hinaus wird Azithromycin in einer Reihe von Zellen intrazellulär stark angereichert. Das Wirkspektrum von Azithromycin entspricht dem von Erythromycin, mit einer abgeschwächten Aktivität gegen Staphylokokken und Streptokokken und besserer Wirkung gegenüber *H. influenzae* und *M. catarrhalis* bei guter Aktivität gegen Mykoplasmen und Chlamydien. Der Hauptvorteil in der Anwendung von Azithromycin besteht daher in der Möglichkeit zur Einmalgabe bei Urethritis und Zervizitis (nicht durch *N. gonorrhoeae*) bzw. zur einmal täglichen Gabe (für drei Tage) zur Behandlung von unkomplizierten Infektionen des oberen und unteren Respirationstraktes, von unkomplizierten Haut- und Weichteilinfektionen und der akuten Otitits media. Azithromycin wird erfolgreich zur Behandlung nichttuberkulöser Mykobakteriosen (z.B. M.-avium-Komplex) und als alternatives Medikament bei der Lyme-Borreliose verwendet. Die Häufigkeit unerwünschter Wirkungen (gastrointestinale Nebenwirkungen) und die potentielle Interaktion mit anderen Pharmaka sind gegenüber Erythromycin bei geringer oder fehlender Cytochrom P450-Interaktion deutlich seltener.

Lincosamide
Clindamycin hat eine bessere Aktivität und Resorbierbarkeit im Vergleich zu Lincomycin und ist daher in der Regel diesem vorzuziehen. Clindamycin ist bei Infektionen durch Anaerobier (insbesondere *B. fragilis*) ein Mittel der Wahl. Bei Penicillin- und Cephalosporin-allergischen Patienten kann Clindamycin eine alternative Substanz sein, wirkt jedoch nicht bakterizid gegen *S. aureus* und ist somit nicht adäquat bei S.-aureus-Sepsis und Endokarditis (Falagas und Gorbach 1995). Aufgrund ihrer guten Knochengängkeit erscheint die Substanz besonders geeignet zum Einsatz bei chronischer Osteomyelitis, dies jedoch nur nach Empfindlichkeitstestung des Erregers. Eine induzierbare MLS_B-Resistenz, mit der bei Vorliegen einer Erythromycin-Resistenz gerechnet werden muss, verbietet den Einsatz von Clindamycin (s.v.). Weitere potentielle Indikationen sind anaerobe bronchopulmonale Infektionen (z.B. Aspirationspneumonie), Infektionen beim diabetischen Fuß (mit oder ohne Kombination mit einem Fluorchinolon), posttraumatische Endophthalmitis (*B. cereus*), odontogene Infektionen und chronische Sinusitis/Otitis. Eine besondere Indikation ist die frühzeitige und kurzfristige Anwendung von Clindamycin bei invasiven Infektionen durch Toxin-produzierende Stämme grampositiver Kokken, insbesondere von Gruppe A-Streptokokken und möglicherweise auch von *S. aureus*. Am ehesten aufgrund einer *in vitro* gut dokumentierten schnellen Suppression der bakteriellen Proteinbiosynthese sowie möglicher weiterer immunmodulatorischer Effekte hat hier Clindamycin einen den Penicillinen eventuell überlegenen, zumindest jedoch deutlichen synergistischen, Effekt (Stevens et al. 1995). Besondere Aufmerksamkeit in der Therapie ist bei Vorliegen einer Erythromycin-Resistenz und gleichzeitiger Clindamycin-Empfindlichkeit geboten: Sofern die Grundlage dieser dissoziativen Resistenz ein induzierbarer MLS_B-Resistenzmechanismus ist (siehe Abschnitt 5.1.3), können unter der Therapie deprimierte Subklone selektiert werden und zu sekundären Therapieversagern führen (Siberry et al. 2003).

Kontraindikationen zur Anwendung von Clindamycin bestehen in vorbestehenden inflammatorischen Intestinalerkrankungen sowie bei Mysthenia gravis, in der Schwangerschaft und Stillzeit.

Telithromycin
Der Indikationsbereich von Telithromycin beschränkt sich auf Atemwegsinfektionen, insbesondere exazerbierte chro-

nische Bronchitis, leichte bis mittelschwere ambulant erworbene Pneumonie sowie akute Sinusitis. Das Medikament ist im Allgemeinen gut verträglich; in jüngster Zeit sind jedoch Einzelfälle schwerer, zum Teil tödlich verlaufender Hepatotoxizität aufgetreten (Clay et al. 2006), die laut europäischer und US-amerikanischer Zulassungsbehörden eine Neubewertung zum Einsatzes dieses Medikaments erforderlich machen.

5.2 Dosierungen

Siehe Tabelle A4-28.

6 Tetracycline und Glycylcycline

6.1 Allgemeine Charakterisierung

Tetracycline sind in therapeutischer Dosierung bakteriostatisch wirkende Substanzen mit einem breiten Spektrum. Die kürzer wirkenden, älteren Derivate Chlortetracyclin, Oxytetracyclin und Tetracyclin sowie die intermediären Derivate Demeclocycline und Methacyclin haben heutzutage abgesehen für wenige topische Anwendungen keine praktische Bedeutung mehr. Die Anwendung beschränkt sich auf Doxycyclin und Minocyclin (Klein und Cunha

Tab. A4-28 Makrolide, Clindamycin und Telithromycin.

Freiname	Dosierung	Nebenwirkungen	Bemerkungen
Erythromycine (unterschiedliche Substanzen)	• Erwachsene: 1,0–4,0 g/Tag i.v., 1,0–2,0 g/Tag p.o. • Kinder: 20–50 mg/kg KG/Tag i.v. und p.o. • jeweils in 2–4 Einzeldosen	• gastrointestinale Nebenwirkungen, allergische Reaktionen, Cholestase, Ototoxizität, multiple Arzneimittelinteraktionen	• alternative Indikation: Streptokokken- und Staphylokokken-Infektionen (Pädiatrie) • spezielle Indikation: Chlamydien, Mykoplasmen, Legionellen
Josamycin	• Erwachsene: 1–2 g/Tag p.o. • Kinder: 20–50 mg/kg KG/Tag • jeweils in 2–3 Einzeldosen	• wie Erythromycin	• wie Erythromycin
Azithromycin	• Erwachsene: 1 × 250 mg/Tag p.o. für 3 Tage • Kinder: 1 × 5–12 mg/kg/Tag p.o. für 3 Tage	• wie Erythromycin, jedoch kaum gastrointestinale Nebenwirkungen, Arzneimittelinteraktionen reduziert	• intrazelluläre Anreicherung, lange Halbwertzeit. • Indikationen: Urogenital-Infektionen, nichttuberkulöse Mykobakteriosen
Clarithromycin	• Erwachsene: 500 mg/Tag p.o. • Kinder: 7,5 mg/kg KG/Tag p.o. • jeweils in 2 Einzeldosen	• wie Erythromycin, jedoch weniger gastrointestinale Nebenwirkungen	• wie Erythromycin, zusätzlich in H.-pylori-Eradikationsschemata
Roxithromycin	• Erwachsene: 600 mg/Tag • Kinder: 5 mg/kg KG/Tag • jeweils in 2 Einzeldosen	• wie Clarithromycin	• wie Erythromycin, nichttuberkulöse Mykobakteriosen
Spiramycin	• Erwachsene: 6 (–12) Mio IE bzw. • Kinder: 150 000 (–300 000) IE/kg KG/Tag • jeweils in 4 Einzeldosen	• wie Erythromycin	• Einsatz am ehesten bei akuter Toxoplasmose in der Schwangerschaft
Clindamycin	• Erwachsene: 1,2–2,7 g/Tag i.v. oder 0,6–1,8 g/Tag p.o. • Kinder: 8–25 mg/kg KG/Tag • jeweils in 3–4 Einzeldosen	• gastrointestinale Nebenwirkungen, C.-difficile-Kolitis	• Streptokokken, Staphylokokken, Anaerobier. Die Toxin-Produktion von grampositiven Kokken wird kurzfristig blockiert.
Quinupristin/ Dalfopristin	• Erwachsene: 15 mg/kg KG/Tag i.v. in 2–3 Einzeldosen	• Venenwandreizungen, Veränderung von Cholestase-Parametern und Transaminasen	• Reservemedikament für hochresistente grampositive Erreger (Vancomycin-resistente E. faecium)
Telithromycin	• Erwachsene und Kinder ab 12 Jahren: 800 mg einmal tgl.	• wie Makrolide, Vorsicht bei Myasthenie	• zurzeit nur Atemwegsinfektionen

1995b). Glycylcycline sind Minocyclin-Derivate. Eine neue, seit 2006 zugelassene Substanz ist Tigecyclin (Rubinstein und Vaughan 2005).

6.1.1 Struktur

Tetracycline bestehen aus einem Naphtacen-Ringsystem aus vier Ringen. Sie unterscheiden sich durch unterschiedliche Substitutionen an der 5-, 6- und 7-Position des Ringes. Das Glycylcyclin Tigecyclin ist durch eine 9-*tert*-butylglycylamido-Seitenkette substiuiert.

6.1.2 Wirkmechanismen

Tetracycline und Glycylcycline diffundieren passiv durch die Plasma-Membran, können aufgrund Magnesium-Chelatbildung nicht rückdiffundieren und werden dadurch intrazellulär angereichert. Sie binden primär an die 30S-ribosomale Einheit und verhindern so die Bindung von Aminoacyl-tRNA und damit die Inkorporation neuer Aminosäuren in die wachsende Peptidkette. Tetracycline wirken ebenso wie Glycylcycline bakteriostatisch.

6.1.3 Resistenzmechanismen

Bakterien entwickeln Tetracyclin-Resistenzen primär durch Entwicklung ribosomaler Protektion sowie durch Efflux-Mechanismen, wobei verschiedene Mechanismen zur Reduzierung des Influx bzw. zur erhöhten Fähigkeit zum Export bekannt sind. Die meisten dieser Resistenzmechanismen sind Plasmid-kodiert. Typischerweise liegt eine Kreuzresistenz gegenüber den verschiedenen Derivaten vor. Die vor allem früher weite Verbreitung von Tetracyclinen nicht nur in der Humanmedizin, sondern auch als Futterzusatz hat zu einer erheblichen Resistenzentwicklung geführt.

Die Substitution an der 9-Position des D-Ringes von Tigecyclin verursacht offensichtlich eine verstärkte Bindung an das Ribosom und eine sterische Inhibition der Efflux-Pumpen. Daraus resultiert eine Aktivität von Tigecyclin auch gegen viele Tetracyclin-resistente, zum Teil auch multiresistente grampositive und gramnegative Erreger. Hingegen besteht eine Resistenz gegenüber Erregern mit bestimmten „Multidrug"-Efflux-Systemen (z.B. MexXY oder AcrAB); solche Pumpen sind bei verschiedenen Arten gramnegativer Bakterien, insbesondere bei *Pseudomonas sp.* vor.

6.1.4 Wirkspektrum

Das antimikrobielle Spektrum nahezu aller Tetracycline ist weitgehend identisch, wobei die lipophilen Derivate Minocyclin und Doxycyclin eine leicht bessere Aktivität gegen die meisten Erreger aufweisen als die hydrophilen Derivate. Gegenüber *S. pneumoniae*, einschließlich Penicillin-intermediär sensibler Stämme, ist Doxycyclin aktiver als Minocyclin, während Minocyclin wiederum gegenüber den meisten Staphylokokken (inklusive MRSA) eine bessere Aktivität besitzt als Doxycyclin. Das Spektrum schließt grampositive und gramnegative, aerobe und anaerobe Bakterien, obligat intrazelluläre Erreger (Spirochäten, Mykoplasmen, Rickettsien, Chlamydien) sowie einige Protozoen ein. Obwohl bakteriostatische Spiegel gegenüber vielen Erregern im Urin und zu einem hohen Anteil auch im Serum/Gewebe erzielt werden, stehen effizientere Antiinfektiva zur Behandlung der meisten Infektionen zur Verfügung. In letzter Zeit rückt der Einsatz von Tetracyclinen zur Behandlung von bei leichten bis mittelschweren Infektionen durch MRSA jedoch wieder vermehrt als Alternative in den Vordergrund. Klinische Studien zu diesem Einsatz sind jedoch begrenzt.

Die Wirksamkeit von Tigecyclin wird durch erworbene Efflux-Mechanismen und Substrat-modifizierende Resistenzmechanismen nicht eingeschränkt; die Substanz hat daher ein breites *In vitro*-Wirkspektrum mit hoher Aktivität gegen *S. aureus* (einschließlich MRSA), Enterokokken (einschließlich VRE), resistente Pneumokokken, verschiedene atypische Mykobakterien und Enterobacteriaceae (nicht jedoch gegen *Proteus spp.*) sowie Anaerobier. Aufgrund chromosomaler Efflux-Mechanismen in *Pseudomonas sp.* ist die Aktivität von Tigecyclin gegenüber diesen Erregern jedoch eingeschränkt (Livermore 2005b).

6.1.5 Pharmakokinetik

Aufgrund einer bei oraler und intravenöser Gabe vergleichbaren Bioverfügbarkeit der neueren Derivate und Phlebitis-Neigung besteht eine Indikation zur i.v. Applikation nur ausnahmsweise (z.B. bei parenteraler Kombinationstherapie gegen akute oder chronische Salpingitis). Die Absorption ist durch Komplexbildung mit Kationen (Mg^{2+}, Ca^{2+}, Fe^{2+}) wie in Milch, Antacida oder orale Eisengabe deutlich eingeschränkt; auch die enterale Rückresorption wird durch diese Substanzen vermindert und führt zu verkürzter Halbwertzeit auch bei i.v. Gabe. Die Einnahme sollte mit ausreichend Flüssigkeit erfolgen. Doxycyclin und Minocyclin weisen die höchste, weitgehend nahrungsunabhängige Absorptionsrate (> 90%) sowie die längste Halbwertzeit (16–18 Stunden) und damit die beste Bioverfügbarkeit nach oraler Gabe auf. Tetracycline diffundieren gut in Gewebe und Körperflüssigkeiten, und Doxycyclin passiert auch teilweise in das Gehirn und den Liquor-Raum, ein Aspekt, der die Gabe von Doxycyclin in Frühstadien einer Lyme-Borreliose (bei der es bereits zu einer Erregerinvasion in das ZNS kommen kann) als potentiell vorteilhaft erscheinen lässt.

Tigecyclin kann nur parenteral angewandt werden. Es penetriert gut in Gewebe und Körperflüssigkeiten hinein; auch eine intrazelluläre Anreicherung (20- bis 30fach höhere Konzentrationen in neutrphilen Granulozyten) findet statt. Die Substanz wird kaum metabolisiert und in erster Linie mit dem Stuhl ausgeschieden. Die Serumhalbwertzeit beträgt bei der empfohlenen Dosierung ca. 40 Stunden.

Doxycyclin, Minocyclin und Tigecyclin können (ohne Dosisanpassung) auch bei Niereninsuffizienz angewendet werden, auf Hepatotoxizität ist dann jedoch besonders zu achten. Die übrigen Tetracycline sollten bei höhergradiger Niereninsuffizienz vermieden werden. Doxycyclin, Minocyclin und Tigecyclin werden primär hepatisch eliminiert und mit dem Stuhl ausgeschieden. Eine schwere Leberfunktionsstörung führt nicht zu erhöhten Tetracyclin-Spiegeln; bei Vorliegen einer solchen Situation sollten aufgrund eines potentiellen hepatoxischen Potentials jedoch nur mit zurückhaltender Indikation eingesetzt werden. Die Tigecyclin-Dosis sollte bei schwerer Leberfunktionsstörung halbiert werden.

6.1.6 Nebenwirkungen und Interaktionen

Tetracycline weisen einige wichtige unerwünschte Wirkungen auf. Hierbei sind vor allem die Wirkungen auf Knochen und Zahnschmelz im Wachstumsalter aufzuführen, aufgrund derer eine Anwendung von Tetracyclinen bei Kindern unter acht Jahren, Schwangeren und Stillenden eine Kontraindikation darstellt (Ausnahme: bestimmte Rickettsiosen und Ehrlichiosen). Allergische Reaktionen sind selten, allerdings tritt eine toxische Photosensibilisierung gehäuft auf. Gastrointestinale Nebenwirkungen sind relativ häufig, ebenso wie eine anogenitale oder orale Candidiasis. Darüber hinaus werden eine Reihe seltener unerwünschter Wirkungen beobachtet, von denen eine benigne intrakranielle Hypotonie, eine Serumharnstoff und -stickstofferhöhung und ein reversibles Fanconi-Syndrom zu nennen sind. Wichtig sind die Interaktionen mit oralen Antikoagulatien (reduzierte bakterielle Hydrolyse konjugierten Östrogens im Darm) und damit eine potentielle Reduzierung ihres Effektes. Die Wirkung oraler Antikoagulatien kann unter Tetracyclin-Therapie erhöht sein und erfordert eine regelmäßige Überwachung der Prothrombin-Zeit. Antikonvulsiva reduzieren die Halbwertzeit der Tetracycline deutlich (Enzyminduktion).

Tigecyclin weist ein den anderen Tetracyclinen vergleichbares Nebenwirkungsprofil auf; neben Übelkeit, Erbrechen und Durchfall können gehören hierzu Photosensibilisierung, Pankreatitis und eine antianabole Wirkung. Nennenswerte Wechselwirkungen mit anderen Substanzen sind nicht zu erwarten.

6.1.7 Indikationen und Kontraindikationen

Tetracycline sind zur Therapie bei früher üblichen Indikationen wie Harnwegsinfektionen, exazerbierter Bronchitis, Prostatitis oder Salpingitis nicht mehr als Mittel der Wahl anzusehen. Bei der Behandlung schwerer bakterieller Infektionen ist die Anwendung von Tetracyclinen im Regelfall nicht indiziert.

Auf der Grundlage von Zulassungsstudien (unter anderem Babinchak et al. 2005, Ellis-Grosse et al. 2005) ist Tige-

Tab. A4-29 Tetracycline als Mittel der Wahl bei folgenden Erregern/Infektionen.

Erreger	Indikationen
Borrelien • B. burgdorferi • B. recurrentis	• Lyme-Borreliose (Frühstadium) • Läuse-Rückfallfieber (Mittel der Wahl)
Rickettsien • Ehrlichia sp. • C. burnetii • R. prowazekii • R. rickettsii • R. conorii	• humane monozytäre/granulozytäre Ehrlichiose • Q-Fieber • Fleckfieber • Rocky Mountain spotted fever • Fièvre boutonneuse
Bartonellen • B. henselae • B. quintana	• bazilläre Angiomatose; hepatische Peliose • Wolhynisches Fieber
Brucellen • B. melitensis • B. abortus • B. suis	in Kombination mit Gentamicin • Maltafieber • Morbus Bang
Chlamydien • C. pneumoniae • C. trachomatis • C. psittaci	• atypische Pneumonie • Epididymitis, Salpingitis, Einschlusskonjunktivitis, Lymphogranuloma venereum, Trachom • Ornithose
H. pylori	als Alternative bei Penicillinallergie: In Kombination mit Bismuth plus Metronidazol (oder Clarithromycin) plus Omeprazol.
Burkholderia • B. pseudomallei	als Bestandteil einer Kombinationstherapie zur Anschlussbehandlung bei Melioidose (White 2003)
Vibrionen • V. cholerae • V. parahaemolyticus • V. vulnificus	• Cholera • Gastroenteritis • Dermatitis, Cellulitis, Myositis

cyclin inzwischen zur Behandlung komplizierter Haut- und Weichgewebsinfektionen sowie komplizierter intraabdomineller Infektionen zugelassen. Die gute Aktivität der Substanz gegenüber vielen multiresistenten Erregern und das breite Wirkspektrum machen die Substanz zu einem vielversprechenden **neuen Breitspektrum-Antibiotikum;** seine Position in der klinischen Anwendung muss im Vergleich zu anderen Substanzen jedoch derzeit noch etabliert werden.

Tetracycline als Mittel der Wahl sind Tabelle A4-29 zu entnehmen.

Weitere mögliche Indikationen: Infektionen durch Yersinien, *Campylobacter*, Vibrionen (hier sind jedoch Fluorchinolone heute Mittel der ersten Wahl), *F. tularensis, Mycobacterium marinum, Pasteurella multocida, Spirillum minus/moniliformis*, Ureaplasmen/Mykoplasmen, *Stenotrophomonas maltophilia* sowie bei schwerer Akne, Salpingitis, Urethritis.

6.2 Dosierungen

Siehe Tabelle A4-30.

Eine Dosisreduktion kann bei vorliegender schwerer Leberfunktionsstörung erforderlich sein.

7 Chinolone

7.1 Allgemeine Charakterisierung

Der Prototyp der Chinolone, Nalidixinsäure, ist seit den 1960er Jahren verfügbar. Erst die Entwicklung der Fluor- und Piperazinyl-substiuierten Derivate seit den 1980er Jahren hat jedoch dank erheblich verbesserter Aktivität und erweitertem Wirkspektrum, guter Bioverfügbarkeit und insgesamt guter Verträglichkeit eine erhebliche Entwicklung dieser Antibiotikaklasse bewirkt (Suh und Lorber 1995). Norfloxacin, Enoxacin und Ofloxacin sind erste Fluorchinolone mit einem heute nur noch eingeschränkten Indikationsbereich. Ciprofloxacin hat ein erweitertes Spektrum im gramnegativen Bereich (insbesondere *Pseudomonas spp.*), während Levofloxacin (das linksdrehende Enantiomer von Ofloxacin; Martin et al. 1998) verbesserte Wirkung gegenüber grampositiven Kokken, insbesondere Pneumokokken aufweist. Von den neuen Fluorchinolonen sind zahlreiche Entwicklungen im Rahmen der klinischen Prüfung gestoppt worden oder eine bereits erfolgte Zulassung wieder erloschen; in nahezu allen Fällen stand als

Tab. A4-30 Tetracycline und Glycylcycline.

Freiname	Dosierung
Tetracyclin	4 × 500 mg/Tag p.o. 1–3 × 500 mg/Tag i.v.
Minocyclin	1–2 × 100 mg/Tag p.o.
Doxycyclin	1–2 × 100 mg/Tag p.o. oder i.v.
Tigecyclin	Anfangsdosis 100 mg, gefolgt von 2 × 50 mg/Tag i.v.

Grund hier eine Kardio-, Hepatotoxizität und/oder Phototoxizität im Vordergrund. Von diesen neueren Substanzen ist in Deutschland derzeit nur Moxifloxacin (Stass et al. 1998) erhältlich.

7.1.1 Struktur

Alle zurzeit verwendeten Fluorchinolone weisen eine Doppelringstruktur, die mit mindestens einem Stickstoffatom in Position 1 substituiert ist und eine Carbonylgruppe an Position 4, eine Carboxylgruppe an Position 3 und ein Fluor-Molekül an Position 6 trägt. Derivate mit weiteren Stickstoffsubstitutionen im Zentral-Doppelring-Molekül gehören streng genommen zu anderen Substanzklassen, werden jedoch üblicherweise zu den Fluorchinolonen gerechnet. Die antibakterielle Aktivität und Pharmakokinetik wird durch Hinzufügung weiterer Gruppen modifiziert, wobei relativ gut beschriebene Struktur-Wirkungs-Beziehungen bestehen.

7.1.2 Wirkmechanismus

Die spezifisch antibakterielle Wirkung von Fluorchinolonen beruht auf der Tatsache, dass Prokaryonten-DNA im Gegensatz zur positiv suprahelikalen Eukaryonten-DNA eine negative suprahelikale Struktur aufweist. Die Suprahelizität wird durch mehrere Enzyme wie die aus zwei Untereinheiten bestehende DNA-Gyrase sowie DNA-Topoisomerasen reguliert, wobei die DNA-Gyrase den koordinierten Doppelstrangbruch, DNA-Passage durch den Bruch und Verschluss des Strangbruches vermittelt, während Topoisomerasen die eigentliche Suprahelizität vermitteln. Fluorchinolone binden und stabilisieren den DNA-Gyrase-Komplex nach Strangbruch und hemmen darüber hinaus die Topoisomerase IV-Aktivität. Die Akkumulation von Gyrase-DNA-Komplexen wirkt als Zellgift und resultiert in Bakterizidie. Darüber hinaus sind von der DNA-Synthese unabhängige, von der de novo-Protein-Synthese abhängige Mechanismen an der Bakterizidie beteiligt sind, deren genaue Wirkungsweise jedoch noch nicht aufgeklärt ist.

7.1.3 Resistenzmechanismen

Resistenz gegen Chinolone wird durch chromosomale Mutationen vermittelt, die entweder die DNA-Gyrase oder den transmembranären Transport modifizieren. Chinolondegradierende Enzyme wurden bisher nicht beschrieben, und Plasmid-vermittelte Resistenzgene scheinen keine wesentliche Bedeutung zu haben. In gramnegativen Bakterien sind gyrA-Mutationen häufiger und haben eine höhere Resistenzzunahme zur Folge als gyrB-Mutationen (Willmott und Maxwell 1993). Die Entwicklung einer Fluorquinolon-Resistenz ist von besonderer Bedeutung bei *P. aeruginosa*, insbesondere bei Selektion resistenter Mutanten unter protrahierter Therapie. In den letzten Jahren sind jedoch Fluorchinolon-Resistenzen bei weiteren wichtigen, ursprünglich Fluorchinolon-empfindlichen Erregergruppen von erheblicher Bedeutung geworden. Hierzu zählen Resistenzen bei bisher empfindlichen Enteropathogenen wie *E. coli* oder *Salmonella enterica* (inklusive *Salmonella typhi*) (Frost et al. 1996, Herikstad et al. 1997, Wain et al. 1999). Bei grampositiven Erregern spielt eine Mutation in der Topoisomerase IV eine besondere Rolle (Fournier und Hooper 1998). Der transmembranäre Chinolon-Transport kann durch verminderte Aufnahme aufgrund von Veränderungen in gramnegativen äußeren Membranproteinen verändert werden. Bei grampositiven Erregern wie Pneumokokken und *S. aureus* spielt ein erhöhter Chinolon-Efflux (z.B. norA in *S. aureus*) eine wichtige Rolle.

7.1.4 Wirkspektrum

Moxifloxacin und Levofloxacin haben eine gute Wirkung gegen Pneumokokken, wobei auch Penicillin-resistente Isolate erfasst werden (Dalhoff et al. 2001). Auch *S. pyogenes*, Gruppe B-Streptokokken und viele ‚viridans' Streptokokken werden gut erfasst, wobei die MHK_{90} von Moxifloxacin im Durchschnitt noch zwei Titerstufen unterhalb derjenigen von Levofloxacin liegt (Hooper 2005). Die Empfindlichkeit von *S. aureus* gegen Fluorchinolone ist geographisch sehr unterschiedlich, nosokomiale MRSA-Isolate sind jedoch fast immer resistent. Auch Koagulase-negative Staphylokokken-Isolate sind unterschiedlich Fluorchinolon-resistent. Die Empfindlichkeit von Enterokokken ist variabel, wobei E.-faecium-Stämme durchgängig resistent sind. Fluorchinolone besitzen auch Aktivität gegen verschiedene Mykobakterien-Spezies einschließlich *M. tuberculosis*. Die Empfindlichkeit ist jedoch unterschiedlich und hängt von der Spezies und dem untersuchten Fluorchinolon ab. Gegenüber *M. tuberculosis* liegen MHK-Werte häufig zwischen 0,1–4 μg/mL, wobei die neueren Fluorchinolone, besonders Moxifloxacin, aktiver sind als Ciprofloxacin. In jedem Fall muss eine Therapie auf der Basis der Empfindlichkeit des Isolates und der Patienten-Charakteristika individualisiert werden. Fluorchinolone werden heute noch praktisch ausschließlich gegen INH- oder Rifampicin-resistente Erreger eingesetzt (Berning 2001, Bozeman et al. 2005).

Alle Fluorchinolone sind hochwirksam gegen empfindliche gramnegative Kokken und gramnegative Stäbchen, allerdings ist die Empfindlichkeitsrate von Enterobacteriaceae in den letzten Jahren deutlich zurückgegangen: Laut PEG-Resistenzstudie 2004 sind in Deutschland nur noch 78% der geprüften Isolate von *E. coli* gegen Ciprofloxacin empfindlich, während andere Enterobacteriaceae, einschließlich *Enterobacter spp.* und *Serratia marcescens*, noch Empfindlichkeitsraten von 90% und darüber aufweisen. Auch knapp 20% der A.-baumannii-Stämme sind resistent. Ciprofloxacin ist das Fluorchinolon mit der höchsten Aktivität gegen *P. aeruginosa*, 77% der Isolate sind noch empfindlich; die neueren Fluorchinolone (Moxifloxacin) sind gegen diesen Erreger weniger wirksam. Gegen die meisten Isolate von *S. maltophilia* ist Ciprofloxacin unwirksam; hier ergibt sich jedoch *in vitro* ein Vorteil für Moxifloxacin mit einer Empfindlichkeit von 78% der Isolate. *N. gonorrhoeae* war früher hochempfindlich gegen Fluorchinolone, auch hier sind weltweit inzwischen jedoch hohe Resistenzraten beschrieben worden. Durchgängig gute bis sehr gute Aktivität besteht gegen gramnegative Atemwegserreger wie *H. influenzae* und *M. catarrhalis*. Gegen Legionellen werden Fluorchinolone inzwischen als Medikamente der Wahl angesehen; eine kürzliche Metaanalyse weist Levofloxacin (dem in vitro potentesten Legionellen-aktiven Fluorchinolon) klinische Therapieraten in über 90% der Fälle und damit Überlegenheit gegenüber der bisherigen Erythromycin/Rifampin-Kombination zu (Yu et al. 2004).

Intrazelluläre Erreger werden durch neuere Fluorchinolone ebenfalls mäßig gut bis gut erfasst. *C. trachomatis*, *C. pneumophila*, *M. hominis* und *M. pneumoniae* weisen eine MHK_{90} von 1–4 μg/mL auf; individuelle MHKs sind jedoch zum Teil auch deutlich niedriger.

Die Aktivität der älteren Fluorchinolone und von Ciprofloxacin gegen Anaerobier ist begrenzt bis fehlend. Levofloxacin hat eine bessere Aktivität, erfasst jedoch einigen *Clostridium spp.* und *Bacteroides spp.* nicht, während Moxifloxacin auch gegen viele dieser Anaerobier wirksam ist.

7.1.5 Pharmakokinetik

Fluorchinolone werden nach oraler Gabe sehr gut (> 90%) resorbiert, die Resorption kann jedoch durch Antazida sowie Eisen, Zink und Kalzium reduziert werden. Ciprofloxacin, Ofloxacin, Levofloxacin und Moxifloxacin können i.v. appliziert werden. Die Serumhalbwertzeit von Moxifloxacin erlaubt dabei eine Einmalgabe. Fluorchinolone penetrieren in die meisten Gewebe inklusive Lunge, Knochen, Augenkammer und Prostata sowie in den Intrazellulärraum. Therapeutische Liquor-Spiegel können bei entzündeten Meningen erreicht werden. Ihr Einsatz bei der Meningitis ist jedoch klinisch nicht geprüft. Die Exkretion ist primär renal und die Dosis auf 25–50% bei präterminaler bzw. terminaler Niereninsuffizienz zu reduzieren.

7.1.6 Nebenwirkung und Interaktionen

Gastrointestinale Symptome stellen mit ca. 5% die häufigste Nebenwirkung dar, sind jedoch selten eine Ursache zum Therapieabbruch. ZNS-Symptome treten bei 1–4% der Patienten auf und reichen von Kopfschmerzen, Unwohlsein, Schlafstörungen bis hin zur Entwicklung von organischen Psychosyndromen (insbesondere bei Überdosierung). Bei Patienten mit Disposition zu zerebralem Anfallsleiden können epileptische Anfälle auftreten. In unterschiedlichem Ausmaß können Fluorchinolone kardiale Repolarisationsstörungen verursachen oder verschlimmern und damit zu lebensbedrohlichen Herzrhythmusstörungen führen. Ciprofloxacin und Levofloxacin haben diese Nebenwirkung nicht; unter Moxifloxacin sind vereinzelt QT-Verlängerungen, jedoch ebenfalls ohne Auftreten von klinisch relevanten Herzrhythmusstörungen beobachtet worden. Dennoch ist bei der Anwendung von Moxifloxacin Vorsicht geboten bei Patienten mit akuter Myokardischämie (siehe auch Abschnitt 7.1.7). Eine (idiosynkratische) Hepatotoxizität hat zur Rücknahme der Zulassung von Trovafloxacin geführt; generell sind bei der Anwendung von Fluorchinolonen und bestehender Leberinsuffizienz oder bekannter Transaminasen-Erhöhung eine kritische Indikationsstellung und laborchemische Kontrollen angezeigt. Hautreaktionen treten ebenfalls gehäuft (0,5–2%) auf, wobei meist ein unspezifischer Hautausschlag zu beobachten ist. Eine bei polyhalogenierten Fluorchinolonen zum Teil ausgeprägte Phototoxizität ist bei den derzeit verfügbaren Präparaten selten. Fluorchinolone verursachen eine potentielle Neigung zu Sehnenentzündung bzw. Sehnenrupturen (insbesondere Achillessehnenrupturen) auf, wobei ältere, mit Kortikosteroiden vorbehandelte Patienten ein besonders erhöhtes Risiko haben.

Die orale Resorption ist bei gleichzeitiger Antazida-Therapie reduziert. Potentielle Interaktionen mit Theophyllin, oralen Antikoagulatien und Cyclosporin müssen zu entsprechende Spiegel- bzw. Prothrombinzeit-Messungen Anlass geben. Darüber hinaus besteht eine Interaktion mit dem Koffein-Metabolismus.

7.1.7 Indikationen und Kontraindikationen

Nichthalogenierte Chinolone sind nur zur Behandlung von Harnwegsinfekten zugelassen, werden jedoch kaum noch verwendet. Norfloxacin wird zur Behandlung unkomplizierter Zystitiden und Urethritiden eingesetzt. Für die Fluorchinolone bestehen folgende Indikationsbereiche (Tab. A4-31).

Grundsätzlich ist die Anwendung bei Überempfindlichkeit gegen Fluorchinolone kontraindiziert. Die Anwendung bei Kindern vor Beendigung der Wachstumsphase ist für alle Fluorchinolone aufgrund einer tierexperimentell nachgewiesenen Arthropathie sowie Knorpelerosionen kontraindiziert; umfangreiche Untersuchungen inbesondere mit Kindern mit zystischer Fibrose haben jedoch keine Hinweise auf Knorpelschäden erbracht (Burkhardt et al. 1997), auch wenn bei Patienten mit langdauernder Fluorchinolon-Behandlung reversible Arthralgien und Gelenkschwellung beschrieben wurden. Diese potentielle Arthropathie führt zu einer Indikationseinschränkung in der pädiatrischen Verwendung; bei besonderer Indikation (z.B. zystischer Fibrose) ist der Einsatz jedoch zugelassen. Weitere Kontraindikationen: schwere hepatische Funktionsstörung, Glucose-6-Phosphat-Dehydrogenase-Mangel, Schwangerschaft und Stillzeit. Sehnenerkrankungen und -schäden aufgrund einer Fluorchinolon-Therapie. Für Moxifloxacin besteht darüber hinaus eine Kontraindikation bei Vorliegen von kardialen, zu Herzrhythmusstörungen disponierenden Vorerkrankungen.

7.2 Dosierungen

Siehe Tabelle A4-32.

8 Nitroimidazole

8.1 Allgemeine Charakterisierung

Metronidazol und Tinidazol sind Nitroimidazol-Derivate, welche zur antibakteriellen Therapie verwendet werden. Zudem werden sie wie auch Nimorazol in der antiparasitären Therapie eingesetzt. Ihre antibakterielle Aktivität ist insofern ungewöhnlich, als die Substanz eine ausgeprägte bakterizide Wirkung ausschließlich gegen anaerobe bakterielle Erreger aufweist. Metronidazol diffundiert gut in alle

Tab. A4-31 Anwendungsbereiche neuerer Fluorchinolone.

Situation	Indikationen	Inadäquate Anwendung
Harnwegsinfektionen	Pyelonephritis, rekurrierende Infektion, resistente Erreger, nosokomiale Aquisition, Prostatitis (insbesondere chronisch-bakterielle P.), beim allergischen Patienten, zur Suppressionstherapie	Harnwegsinfekt bei liegendem Katheter oder bei Nierenstein: Selektionsrisiko resistenter Erreger
sexuell übertragbare Erkrankung	Gonorrhö (Einmaldosis); *Chlamydia trachomatis* (effektiv, Tetracycline jedoch besser), Ulcus molle (*H. ducreyi*).	empirische Therapie der Salpingitis/pelvischen Inflammation, Lues
Osteomyelitis und septische Arthritis	verursacht durch gramnegative Erreger	Monotherapie einer Staphylokokken-Osteomyelitis oder Implantatinfektion
Atemwegsinfektionen	Infektionen der Atemwege, des Mittelohrs oder der Nasennebenhöhlen, Option bei cystischer Fibrose. Ciprofloxacin: Akute Exazerbation einer chronischen Bronchitis durch gramnegative Erreger, nicht zur Behandlung von Pneumokokken-Infektionen Levofloxacin und Moxifloxacin: Ambulant erworbene Pneumonie inkl. Legionellose	Streptokokken-Pharyngitis Ofloxacin oder Ciprofloxacin zur Bronchitis- oder Pneumonie-Therapie
Gastroenteritis	Reisediarrhö mit schwerem Verlauf sowie bei *Shigella, Salmonella, Campylobacter*	
Abdominalinfektionen	Ciprofloxacin (in Kombination mit antianaeroben Antiinfektiva)	
Haut-/Weichteilinfektionen	Levofloxacin, Moxifloxacin. Ciprofloxacin ggf. in Kombination (z.B. mit Clindamycin) bei gemischten grampositiven/gramnegativen Infektionen	Ciprofloxacin als Monotherapie bei Infektionen mit möglicher Beteiligung von *S. aureus, S. pyogenes* oder Anaerobiern
Augeninfektionenen	Endophthalmitis durch gramnegative Erreger	
Otitis externa maligna	Ciprofloxacin zur systemischen Behandlung von *P. aeruginosa* Infektionen	
prophylaktische Therapie	akzeptiert zur Prophylaxe bei neutropenischen Patienten	
Mykobakterien	Reservemedikamente bei *M. tuberculosis*, Kombinationspartner bei *M. chelonae/fortuitum/kansasii*	

Gewebe inklusive des zentralen Nervensystems und wird insgesamt gut vertragen (Falagas und Gorbach 1995).

8.1.1 Struktur

Nitroimidazole sind niedermolekulare, aus einem 5er-Ring bestehende, den Nitrofuranen strukturell ähnliche Heterozyklen. Metronidazol ist ein 1-(2-Hydroxyethyl-)2-methyl-5-, Tinidazol ein 1-(2-ethylsulfonylethyl-)2-methyl-5-Nitroimidazol-Derivat.

8.1.2 Wirkmechanismen

Metronidazol und Tinidazol dienen nach Aufnahme durch die Bakterienzelle als präferentielle Elektronenakzeptoren und bilden nach Reduktion zelltoxische Stoffwechselprodukte, die durch Interaktion mit Nukleinsäuren und anderen Makromolekülen bakterizid wirken. Die Bakterizidie betrifft auch nicht oder nur langsam proliferierende Zellen.

8.1.3 Resistenzmechanismen

Eine primär bestehende bzw. unter Behandlung auftretende Resistenz kommt unter den empfindlichen Anaerobier-Arten praktisch nicht vor.

8.1.4 Wirkspektrum

Alle obligat anaeroben Bakterien (Clostridien und nicht sporenbildende Anaerobier) inklusive *Bacteroides spp.*,

Tab. A4-32 Fluorchinolone.

Freiname	Dosierung	Nebenwirkungen	Bemerkungen
Norfloxacin	• Erwachsene: 0,8 g/Tag p.o. in 2 Einzeldosen	• gastrointestinale Symptome, ZNS-Symptome, Überempfindlichkeitsreaktionen (Haut, Kreislauf) • Phototoxizität, Veränderungen des Blutbildes/Leberfunktion	• nur bei Harnwegsinfektionen
Enoxacin	• 0,4–0,8 g/Tag p.o. in 2 Einzeldosen	• wie Norfloxacin, tubuläre Nephropathie. Theophyllin-/Koffein-/Marcumar-Interaktion	• Harnwegsinfektionen, eingeschränkt auch bei respiratorischen oder Haut-/Weichteilinfektionen
Ofloxacin	• Erwachsene: 0,4–0,8 g/Tag p.o. oder i.v. • jeweils 2 Einzeldosen	• Wie Norfloxacin, Hepatotoxizität, Rhabdomyolyse, kutane Nekrosen (selten). Keine Interaktion mit Theophyllin, Koffein oder Antikoagulantien	• wie Enoxacin
Ciprofloxacin	• Erwachsene: 0,25–1,5 g/Tag p.o. oder 0,4–1,2 g/Tag i.v. • jeweils 2 Einzeldosen	• wie Norfloxacin, Sehnenentzündungen, Hepatotoxizität, intrakraniale Drucksteigerung	• wie Ofloxacin, Infektionen durch gramnegative Aerobier, einschließlich *Pseudomonas*
Levofloxacin	• Erwachsene: 0,5–1,0 g/Tag i.v. oder p.o. in 1–2 Einzeldosen	• wie Ofloxacin	• wie Ofloxacin, jedoch höhere Aktivität
Moxifloxacin	• Erwachsene: 400 mg i.v. oder p.o. als Einzeldosis	• wie Ciprofloxacin und Ofloxacin, zusätzlich QT-Zeit-Verlängerung	• Fluorchinolon mit höchster Aktivität gegen grampositive Kokken und Anaerobier

Prevotella spp., *Fusobacterium spp.*, anaerobe grampositive und gramnegative Kokken, *G. vaginalis* und die meisten Isolate von *H. pylori* sowie *Campylobacter fetus* werden erfasst, nicht jedoch *Actinomyces sp.* sowie *Propionibacterium sp.*

8.1.5 Pharmakokinetik

Metronidazol wird nach oraler Gabe schnell und vollständig absorbiert, deshalb wird bei oraler oder i.v. Gabe die gleiche Dosierung (beim Erwachsenen Initialdosis 1 g, danach 2–4 × 0,5 g/Tag) (i.v. Anwendung als Kurzinfusion) verwendet. Die Halbwertzeit von Tinidazol (13 Stunden) ist etwas länger als die von Metronidazol (7 Stunden). Therapeutische Spiegel werden in Amnionflüssigkeit und Genitalorganen, nichtobstruierten Gallenwegen, Knochen, Liquor und Hirnabszess, Pleuraempyem sowie in Vaginalsekret, Peritonealflüssigkeit und in Faeces erreicht. Metronidazol wird primär hepatisch metabolisiert; da der Hydroxymetabolit jedoch bei hochgradiger Nierenfunktion akkumuliert, sollte die Verwendung initial hoher Dosen hier vermieden werden. Tinidazol wird in der Leber geringer metabolisiert als Metronidazol. Eine weitere Dosiseinschränkung ist bei Nierenfunktionsstörung nicht erforderlich, bei hochgradiger Einschränkung der Leberfunktion sollte jedoch eine Dosisreduktion um 50% erfolgen.

8.1.6 Nebenwirkungen und Interaktionen

Insgesamt wird Metronidazol gut toleriert, Nebenwirkungen treten praktisch nur bei hoher Dosierung und/oder prolongierter Anwendung auf und betreffen hauptsächlich das zentrale oder periphere Nervensystem. Patienten mit Anfallsanamnese oder anderen ZNS-Erkrankungen sollten mit besonderer Vorsicht behandelt werden, beim Auftreten von ZNS-Symptomen (Krämpfe, Enzephalopathie, Ataxie) muss die Behandlung sofort unterbrochen werden. Eine auftretende periphere Neuropathie zeigt auch nach Absetzen der Behandlung häufig nur langsame Besserung. Weitere Nebenwirkungen schließen Alkoholintoleranz oder eine Pankreatitis sowie eine Reihe leichterer unterwünschter Wirkungen (hauptsächlich gastrointestinale Beschwerden, Metallgeschmack, Urinverfärbung, reversible Blutbildveränderungen, Hautreaktionen) ein.

Eine karzinogene Wirkung von Metronidazol ist für die Anwendung beim Menschen trotz seiner Anwendung seit mehr als drei Jahrzehnten nicht sicher auszuschließen, jedoch auch nicht schlüssig bewiesen. Der Verdacht gründet sich auf tierexperimentelle Unterschungen; eine Extrapolierbarkeit dieser Ergebnisse für Anwendung am Menschen wird unterschiedlich beurteilt, muss wohl jedoch nur bei prolongierter oder repetitiver Anwendung oder bei Schwangeren berücksichtigt werden. Eine teratogene Wirkung ist nicht nachgewiesen.

Metronidazol hemmt den Metabolismus oraler Antikoagulantien.

Tinidazol weist gegenüber Metronidazol möglicherweise eine etwas günstigere Nebenwirkungsrate auf.

8.1.7 Indikationen und Kontraindikationen

Es besteht eine breite Indikation zur Anwendung bei anaeroben Infektionen sowie anaerob-aeroben Mischinfektionen, wobei hier aerobe Erreger durch entsprechende Kombinationstherapie miterfasst werden müssen. Indikationen schließen Abszesse (Hirn, Weichteile) und intravaskuläre, durch Anaerobier verursachte Infektionen (inklusive Anaerobier-Endokarditis) ein. Das Auftreten resistenter Isolate gegen andere Antiinfektiva mit Anaerobier-Wirkung (Clindamycin, Cefoxitin) macht Metronidazol zum Antibiotikum der Wahl insbesondere bei B.-fragilis-Infektionen, jedoch auch bei anderen intraabdominalen, geburthilflichen oder gynäkologischen Infektionen. Zur Behandlung der C.-difficile-assoziierten, Antibiotika-induzierten pseudomembranösen Kolitis ist Metronidazol Mittel der Wahl, insbesondere da auf primäre Anwendung oralen Vancomycins wegen der Selektion Vancomycin-resistenter grampositiver Kokken verzichtet werden soll. Bei rezidivierenden oder therapierefraktären Verläufen ist jedoch immer noch ein Versuch mit Vancomycin p.o. indiziert. Schließlich wird Metronidazol bei verschiedenen H.-pylori-Eradikationsschemata eingesetzt sowie bei komplizierten Verläufen eines Morbus Crohn (Fistelbildung) verwendet. Bei der antibakteriellen Therapie eines Tetanus ist Metronidazol möglicherweise der „klassischen" Penicillintherapie überlegen (Ahmadsyah und Salim 1985).

Metronidazol ist im ersten Trimenon zur Trichomonaden-Therapie kontraindiziert. Strenge Indikationsstellung im zweiten und dritten Trimester. Kontraindiziert in der Stillzeit.

8.2 Dosierungen

Siehe Tabelle A4-33.

9 Rifamycine

9.1 Allgemeine Charakterisierung

Rifampicin (syn. Rifampin) ist ein semisynthetisch hergestelltes Derivat aus der Rifamycin-Familie. Von den übrigen Derivaten ist zurzeit nur Rifabutin zugelassen. Rifampicin ist eine wasser- und lipidlösliche Substanz mit einem relativ breiten antimikrobiellen Spektrum. Sie hat eine **besondere Bedeutung in der antimykobakteriellen Therapie,** wird in letzter Zeit jedoch auch zunehmend eingesetzt zur Behandlung von Infektionen durch grampositive oder intrazelluläre Erregern (Farr 1995, Morris et al. 1993).

9.1.1 Struktur

Rifamycine sind relative große, aus einer in einen aliphatischen Ring eingeschlossenen chromophoren Gruppe bestehende Antibiotika. Rifampin ist das 3-4-methyl-piperazinyl-iminomethyl-Derivat von Rifamycin SV. Rifabutin ist das Spiropiperidyl-Derivat von Rifamycin S.

9.1.2 Wirkmechanismen

Rifamycine haben einen bakteriziden Effekt durch Hemmung der DNA-abhängigen RNA-Polymerase.

9.1.3 Resistenzmechanismen

Bakterien entwickeln mit einer hohen Frequenz eine Resistenz gegenüber Rifampin aufgrund von Mutationen in der β-Untereinheit der RNA-Polymerase. Diese Mutationen können an unterschiedlichen Stellen auftreten und unterschiedliche Ausmaße der Resistenz vermitteln. Die Mutationsrate von schnell wachsenden Mikroorganismen liegt bei 10^{-7}–10^{-8} und für *M. tuberculosis* bei 10^{-11}. Die hohen Resistenzentwicklungsraten verbieten die Anwendung von Rifampicin in Monotherapie außer zur Prophylaxe.

Tab. A4-33 Nitroimidazole.

Freiname	Dosierung
Metronidazol	• Erwachsene: 1,0–2,0 g / Tag i.v., 0,8–1,2 g p.o., • Kinder: 15–30 mg/kg KG/Tag i.v. oder p.o. • jeweils in 2–3 Einzeldosen
Tinidazol	• 1,0 g/Tag (in 1–2 Einzeldosen)

9.1.4 Wirkspektrum

Rifampicin hat ein breites Wirkspektrum grampositiver und gramnegativer Mikroorganismen. Staphylokokken sind normalerweise sehr empfindlich (MHK$_{90}$ 0,015 µg/mL) und auch andere grampositive Kokken werden erfasst, wobei Pneumokokken, Enterokokken und Gruppe B-Streptokokken deutlich höhere Hemmkonzentrationen aufweisen als die übrigen Streptokokken. Von den gramnegativen Erregern zeigen *Haemophilus influenzae* und Neisserien mit einer MHK$_{90}$ von 0,5–1,0 µg/mL die höchste Empfindlichkeit, während andere gramnegative Erreger Rifampicin-resistent sind. Gegen unterschiedliche Spezies von *Legionella* zeigt Rifampicin eine deutlich höhere Aktivität als Erythromycin. Auch gegenüber *C. difficile* ist Rifampicin aktiv. Nur ca. 5% der Isolate von *M. tuberculosis* sind Rifampicin-resistent, allerdings mit steigender Tendenz. Die Empfindlichkeit nichttuberkulöser Mykobakterien ist variabel. Rifabutin hat auch gegen die Rifampicin-resistenten Spezies *M. avium-intracellulare* und *M. fortuitum* eine gute Aktivität. Zudem wirkt Rifabutin auch gegen andere langsam und schnell wachsende Mykobakterien.

9.1.5 Pharmakokinetik

Rifampicin hat eine rot-orange Farbe. Es wird im nüchternen Zustand gut absorbiert, es steht jedoch auch eine i.v. Darreichungsform zur Verfügung. Die übliche tägliche Dosis ist 600 mg für Erwachsene (10–20 mg/kg KG für Kinder). Die Substanz wird aufgrund seiner guten Lipidlöslichkeit im Gewebe gut verteilt und therapeutische Konzentrationen werden im Serum, Urin, Knochen, Pleura, Liquor und Augenkammer erzielt. Rifampicin wird primär hepatisch metabolisiert und biliär ausgeschieden. Bei terminaler Niereninsuffizienz sowie bei hepatischer Insuffizienz wird eine Dosisreduktion empfohlen. Die Substanz wird nicht dialysiert.

9.1.6 Nebenwirkungen und Interaktionen

Am wichtigsten sind toxische Nebenwirkungen. Hepatotoxizität tritt vor allem in Patienten mit Rifampicin-Überdosierung, vorbestehender hepatischer Funktionsstörung oder gleichzeitiger Verwendung von hepatotoxischen Medikamenten (Ketoconazol, Halothan) auf. Bei geringgradigen Veränderungen der Leberfunktionsteste kann Rifampicin unter Überwachung der Leberfunktion in üblicher Dosis verwendet werden. Eine Rifampicin-induzierte Hepatitis ist selten (unter 0,5%), tritt jedoch bei gleichzeitiger Gabe von INH zur Tuberkulose-Therapie in bis zu 2,5% der Patienten auf. Dosisabhängige Nausea wird bei 2–5% beobachtet. Seltenere Nebenwirkungen sind allergische Reaktionen („drug"-Fieber, Hautreaktionen, exudative Konjunktivitis), ein grippeähnliches Syndrom sowie renale Funktionsstörungen und zentralnervöse Symptome. Unter der Anwendung kommt es zu einer orange-gelben Urin-, Speichel- und Sklerenverfärbung, weiche Kontaktlinsen können dauerhaft verfärbt werden. Patienten sollten darauf vor Anwendung hingewiesen werden.

Von besonderer Bedeutung für Rifamycine ist die Interaktion mit anderen Substanzen aufgrund hepatischer Enzyminduktion. Dies hat einen gesteigerten Metabolismus und damit eine erhöhte Ausscheidung anderer Medikamente zur Folge, besonders hormonelle Kontrazeptiva, orale Antikoagulatien, Cyclosporin, Phenytoin und Antiarrhythmika. Darüber hinaus wird die Pharmakokinetik von Antiinfektiva (Chloramphenicol, Fluconazol, Dapson), Digoxin, Methadon, Theophyllin, Sulfonylharnstoffen, Haloperidol und einer Reihe weiterer Substanzen beeinflusst.

9.1.7 Indikationen und Kontraindikationen

Rifampicin ist zugelassen zur Therapie der Tuberkulose sowie zur Behandlung von Kontaktpersonen bei bakterieller Meningitis. Darüber hinaus wird Rifampicin für eine Reihe weiterer Indikationen verwendet, für die das Medikament jedoch nicht zugelassen ist. Dabei ist zu beachten, dass eine Therapie mit Rifampicin **grundsätzlich nur in Kombination** mit anderen Substanzen in Betracht kommt, da unter Monotherapie zu schnell eine Resistenzentwicklung erfolgt. Folgende Anwendungsgebiete bestehen für Rifampicin:
Siehe Tabelle A4-34.

Rifampicin ist kontraindiziert bei schweren Leberfunktionsstörungen (Leberzirrhose, akute Hepatitis), im ersten Trimenon der Schwangerschaft (außer zur Tuberkulose-Behandlung), während der Stillzeit sowie zur parenteralen Anwendung bei Säuglingen unter drei Monaten.

9.2 Dosierungen

Siehe Tabelle A4-35.

10 Fosfomycin

Fosfomycin ist ein von verschiedenen Streptomyzeten gebildetes, kleines Molekül (Strukturformel: (−)-(1R,2S)-1,2-

Tab. A4-34 Anwendungen für Rifampicin bei nicht mykobakteriellen Infektionen.

Situation	Bemerkungen
Methicillin-resistente S.-aureus-Infektionen und Kolonisation	• Rifampicin als Kombinationspartner von Vancomycin plus Gentamicin • Rifampicin als Kombinationspartner von TMP/SMX oder einem Chinolon zur Kolonisationseradikation (nur beim Versagen einer topischen Therapie)
Staphylokokken-Sepsis und -Endokarditis	• Wirksamkeit in der kombinierten Anwendung von β-Laktam plus Rifampicin plus Gentamicin bei der S.-aureus- oder S.-epidermidis-Prothesen-Endokarditis in klinischen Studien nachgewiesen. • Rifampicin plus Chinolon bei Rechtsherzendokarditis durch S. aureus.
Infektion zerebraler Ableitungssysteme	• In Kombination mit β-Laktam oder Glykopeptid bei S.-epidermidis-Infektion • Shunt-System muss allerdings in der Regel gewechselt werden.
chronische Osteomyelitis, Staphylokokken-Infektion von orthopädischen Implantaten	• Tierexperimentelle und klinische Studien zeigen Benefit der Kombinationstherapie mit Rifampicin (Zimmerli et al. 1998).
Sepsis und schwere Infektionen mit S. aureus und Koagulase-negativen Staphylokokken	• Rifampicin in Kombination mit Chinolon als orale Therapie der intravenösen Standardtherapie gleichwertig (Schrenzel et al. 2004)
Legionella-Infektionen	• Die frühere (Kombinations-) Therapie der Wahl (zusammen mit Erythromycin) ist heute durch Fluorchinolon-Monotherapie (Levofloxacin) ersetzt.
Brucellose	• Doxycyclin/Rifampicin äquivalent oder besser als Tetracyclin/Streptomycin-Therapie (insbesondere bei Neuro-Brucellose)
Meningitis durch Penicillin-hochresistente S. pneumoniae	• Hinweis auf Effekt durch kombinierte Vancomycin/Rifampicin-Gabe

Epoxypropyl-phosphonat-di-natrium), das die Bindung von Phosphoenolpyruvat zu UDP-N-Acetylglucosamin, einen frühen Schritt in der Synthese der Mureinsäure des Peptidoglykans, hemmt. Es besitzt ein breites Wirkspektrum gegen eine Reihe aerober grampositiver (*S. aureus*, Streptokokken; gegen *S. epidermidis* nicht zuverlässig wirksam; Peters et al. 1980) und gramnegativer (Enterobacteriaceae, *Haemophilus* und Neisserien, zum Teil auch *Pseudomonas*; nicht Klebsiellen, *Morganella, Providencia, Acinetobacter*) Erreger sowie gegen einige Anaerobier (nicht *Bacteroides spp.*). Fosfomycin gibt es zur i.v. und oralen Anwendung. Bei i.v. Infusion beträgt die Halbwertzeit zwei Stunden, es besteht eine gute Gewebegängigkeit. Zu beachten ist eine erhebliche Natriumbelastung bei höherer Dosierung. Fosfomycin wird nahezu vollständig renal ausgeschieden und es werden hohe Harnkonzentrationen erzielt, die die orale Anwendung (40%ige Absorption) zur Behandlung unkomplizierter Harnwegsinfekte ermöglichen. Gastrointestinale Nebenwirkungen treten gehäuft auf, darüber hinaus werden allergische Reaktionen sowie ein passagerer Anstieg der Transaminasen beobachtet. Fosfomycin ist ein Reserveantibiotikum, das bei Allergie gegen β-Laktam-Antibiotika oder Multiresistenz grampositiver Kokken, eventuelle auch gramnegativer Stäbchen – nur in Kombination – zum Einsatz kommt.

Dosierungen
Siehe Tabelle A4-36.

Tab. A4-35 Rifamycine.

Freiname	Einnahme	Dosierung
Rifampicin	• p.o. und i.v. • zum Teil auch in fixen Kombinationen mit anderen Tuberkulostatika	• Erwachsene: 0,6–0,9 g/Tag i.v. oder p.o. • Kinder: 10–20 mg/kg KG/Tag i.v. oder p.o. • jeweils in 1–2 Dosen
Rifabutin	• p.o.	• entsprechend Indikation und Therapiedauer: (150 mg–)300–600 mg/Tag

Tab. A4-36 Fosfomycin.

Freiname	Dosierung	Bemerkung
Fosfomycin	• Erwachsene 15 g/Tag i.v. • Kinder: 240 mg/kg KG/Tag, als i.v. Kurzinfusion • jeweils in 3 Einzeldosen	zur (Kombinations-)therapie gegen Fosfomycin-empfindliche Erreger (siehe Text)
Fosfomycin-Trometamol	• Einmaltherapie mit 5,6 g Fosfomycin-Trometamol p.o. (entsprechend 3 g Fosfomycin; Patel et al. 1997).	zur Behandlung unkomplizierter Harnwegsinfektionen

11 Sulfonamide und Trimethoprim

11.1 Allgemeine Charakterisierung

Sulfonamide waren die **ersten effektiven antibakteriellen Substanzen** zur systemischen Anwendung im Menschen (seit den 1930er Jahren). Diese Substanzen sind primär bakteriostatisch und wirken aufgrund einer Interferenz mit der bakteriellen Folsäure-Synthese (Reese 1987, Rubin und Swartz 1980). Zur antibakteriellen Behandlung spielen Sulfonamide nur noch als Sulfamethoxazol in fixer galenischer Kombination mit Trimethoprim (TMP/SMX) eine Rolle. Weitere Sulfonamide (Sulfadiazin) werden in der Toxoplasmose-Therapie verwendet. Trimethoprim hemmt ebenfalls die Folat-Synthese und wird neben der Kombination mit Sulfamethoxazol auch als Monosubstanz zur Behandlung von Harnwegsinfekten verwendet.

11.1.1 Struktur, Wirk- und Resistenzmechanismen

Sulfamethoxazol (5-methyl-3-sulfanilamidoisoxazol) hemmt aufgrund sterischer Inhibition die Inkorporation von Para-Aminobenzoesäure (PABA) in Dihydrofolsäure. Trimethoprim ist ein Pyrimidin-Analog (2,4-diamino-5-[3',4',5'-tri methoxybenzyl]pyrimidin), das die Dihydrofolat-Reduktase kompetitiv hemmt. Die Folsäure-Synthese ist erforderlich für die bakterielle Purin- und damit für die DNA-Synthese. Menschliche Zellen synthetisieren Folsäure nicht, benötigen aber extern zugeführte Folsäure. Deshalb wird die menschliche Purin-Synthese nicht durch die Sulfonamid- oder Trimethoprim-Wirkung signifikant beeinträchtigt. Bakterielle Sulfonamid-Resistenz wird durch eine Mutation, die zu PABA-Überproduktion oder struktureller Enzymmodifikation führt, oder durch Plasmid-übertragene Resistenzfaktoren vermittelt. Letztere ist besonders von Bedeutung, da die Trimethoprim-Resistenz (Veränderung der Zellpermeabilität oder Veränderungen der Dihydrofolat-Reduktase) häufig auf dem gleichen Plasmid lokalisiert ist. Eine kombinierte Trimethoprim-Sulfamethoxazol-Resistenz gibt es inzwischen insbesondere bei Enteropathogenen (*Salmonella*, *Shigella*), bei *E. coli* und *Haemophilus*, aber auch bei Staphylokokken, Streptokokken und Pneumokokken.

11.1.2 Wirkspektrum

Das Wirkspektrum von TMP/SMX schließt grampositive Kokken (*S. aureus*, *S. epidermidis*, *S. pneumoniae* und vergrünende Streptokokken), gramnegative Stäbchen (Enterobacteriaceae, *Salmonella*, *Shigella*, *H. influenzae*, *M. catarrhalis*) ein. TMP/SMX ist nicht wirksam gegen *P. aeruginosa*. B.-cepacia-Stämme können empfindlich sein und TMP/SMX kann bei ansonsten vollständig resistenten Isolaten von *S. maltophilia* aktiv sein. Es besitzt ebenfalls Aktivität gegen *Brucella* und *Nocardia*.

11.1.3 Pharmakokinetik

Die Kombination von Trimethoprim und Sulfamethoxazol liegt in einem 1:5-Verhältnis (bezogen auf das Substanzgewicht) als Tabletten (80/400 mg oder 160/800 mg [= ‚forte']), als i.v. Ampullen (80/400 mg) oder als Sirup vor. TMP/SMX wird vom oberen Gastrointestinaltrakt gut resorbiert. Serumspitzenspiegel nach i.v. Gabe erreichen 3,4 µg/mL. TMP/SMX diffundiert in die meisten Gewebe, eine Anreicherung wird in Prostata-Gewebe erreicht. TMP-Liquor-Spiegel erreichen ca. 40% der Serumspiegel. Die Halbwertzeit von TMP/SMX liegt bei ca. zehn Stunden, die Substanz wird vorwiegend renal eliminiert. Eine Dosisreduktion muss daher bei Niereninsuffizienz (durch Intervallverlängerung) vorgenommen werden; bei höhergradiger Funktionseinschränkung (GFR < 15 ml/min) wird die Gabe nicht mehr empfohlen.

11.1.4 Nebenwirkungen und Interaktionen

TMP/SMX wird in der üblichen Dosierung gut vertragen. Die sehr seltene, jedoch potentiell schwerste Nebenwirkung besteht in der Entwicklung eines Erythema exsudativum multiforme (Stevens-Johnsons-Syndrom), weitere sehr seltene, jedoch potentiell schwer verlaufende Nebenwirkungen sind Blutbildveränderungen (Leukopenie, Thrombozytopenie, Granulozytopenie) oder eine medikamenteninduzierte Hepatitis. Weitere Nebenwirkungen bestehen in gastrointestinalen Symptomen, Hautausschlägen (makulopapulär oder Erythem) und Kernikterus bei Säuglingen.

11.1.5 Indikationen und Kontraindikationen

Insgesamt ist der Einsatzbereich von TMP/SMX in den letzten Jahren aufgrund besser verträglicher und wirksamerer Alternativen zunehmend eingeschränkt worden. Gute primäre Indikationen sind der Tabelle A4-37 zu entnehmen.

Weitere mögliche Indikationen zu Prophylaxe oder Therapie: Zystische Fibrose, chronische Granulomatose; bei nichttuberkulösen Mykobakterien (*M. marinum*), Pilzen (*Pneumocystis jiroveci* Pneumonie) oder Protozoen (*Isospora belli*).

Kontraindikationen bestehen in Sulfonamid- oder Trimethoprim-Überempfindlichkeit, vorbestehenden Blutbildveränderungen, hochgradiger Niereninsuffizienz, schweren Leberfunktionsstörungen, Glucose-6-Phosphat-Dehydrogenase-Mangel sowie bei Frühgeborenen. Bei Neugeborenen bis zu einem Alter von fünf Wochen sowie in der Schwangerschaft muss die Indikation sehr streng gestellt werden.

11.2 Dosierungen

Siehe Tabelle A4-37.

Co-trimoxazol ist in verschiedenen Darreichungsformen erhältlich (verschiedene Hersteller):
- Tabletten: 80 mg Trimethoprim/400 mg Sulfamethoxazol
- „forte"-Tabletten: 160 mg Trimethoprim/800 mg Sulfamethoxazol
- Saft, Ampullen: 80 mg Trimethoprim/400 mg Sulfamethoxazol.

12 Chloramphenicol

Chloramphenicol ist ein heute synthetisch hergestelltes Phenylalanin-Derivat, dessen Wirkung auf der Hemmung der Proteinbiosynthese durch Hemmung der Aminoacyl-tRNA-Anbindung erfolgt. Dieses hat einen primär bakteriostatischen, gegen *H. influenzae*, *S. pneumoniae* und *N. meningitidis* in therapeutischer Dosierung jedoch auch bakteriziden Effekt (Neu 1987). Chloramphenicol ist aktiv gegen ein breites Spektrum von Mikroorganismen. Von den grampositiven Erregern sind vor allem Streptokokken (jedoch nicht Enterokokken) empfindlich, während Pneumokokken (insbesondere Penicillin-resistente Pneumokokken) nur bei höheren Konzentrationen (Friedland und McCracken 1994) und *S. aureus* (insbesondere Methicillin-resistente Stämme) nicht zuverlässig erfasst werden. Von

Tab. A4-37 Indikation und Dosierung von Co-trimoxazol.

Indikation	Bemerkungen	Dosierung
akuter unkomplizierter Harnwegsinfekt		Einmal-Therapie (3 Tabletten TMP/SMX ‚forte') oder besser 2 × tgl. 1 Tbl. TMP/SMX ‚forte' für drei Tage
Suppressionstherapie bei rekurrierender Harnwegsinfektion der Frau		Suppressionstherapie: ½ Tbl. TMP/SMX am Abend (auch als postkoitale Suppressionstherapie)
chronische Prostatitis	aufgrund der erforderlichen hochdosierten Langzeit-Therapie Fluorchinolone Mittel der Wahl	2 × tgl. 1 Tbl. TMP/SMX ‚forte'
Infektionsprävention nach Nierentransplantation	keine signifikante Toxizität, keine Selektion von resistenten Erregern.	2 × tgl. 2 Tbl. TMP/SMX ‚forte'
nosokomiale Infektion (gramnegative Erreger)	*B. cepacia*, *S. maltophilia*	10 mg/kg KG/Tag TMP i.v. in 2 Tagesdosen
Methicillin-resistente *S. aureus*, insbesondere auch ambulant erworbene MRSA (CA-MRSA)	wenige Daten, aber potentiell wertvolle Alternative (Grim et al. 2005)	15 mg/kg KG /Tag TMP i.v. in 2–4 Tagesdosen

den gramnegativen Erregern sind Neisserien und *Haemophilus* hochempfindlich, gegen Enterobakterien besteht eine wechselnde Aktivität und Pseudomonaden werden nicht erfasst. Anaerobier (inklusive *B. fragilis*) werden dagegen zuverlässig gehemmt.

Chloramphenicol wird nach oraler Gabe zuverlässig absorbiert mit Serum-Spitzenspiegeln von 12 μg/mL nach einer 1 g-Dosis; in Deutschland steht das Medikament zur oralen Anwendung jedoch nicht mehr zur Verfügung. Die intravenöse Anwendung führt aufgrund inkompletter Hydrolyse zu eher niedrigeren Serumspiegeln. Aufgrund seiner Lipidlöslichkeit diffundiert Chloramphenicol in viele Gewebe und Körperflüssigkeiten und wird insbesondere im Hirngewebe um ein Mehrfaches über dem Serumspiegel angereichert. Liquor-Spiegel erreichen auch in nicht entzündeten Meningen ca. 30–50% der Serumspiegel. Therapeutische Spiegel werden in Pleura, Aszites und im Augenkammerwasser erzielt. Chloramphenicol wird hepatisch metabolisiert und kann daher bei Leberfunktionsstörung (Neugeborene, Kinder, Leberzirrhose) für die Hämatopoese toxische Spiegel erreichen. In diesen Patientengruppen ist ein Monitoring der Serumspiegel daher unerlässlich.

Die Anwendung von Chloramphenicol wird durch hämatologische Toxizität so weit eingeschränkt, dass die Anwendung eine sehr enge, klar definierte Indikationsstellung verlangt. Zwei Arten von Knochenmarkstoxizität sind hierbei zu unterscheiden: Die erste ist eine reversible, dosisabhängige, sehr häufig toxische Wirkung auf das Knochenmark, vor allem bei Dosen von mehr als 3 g/Tag, einer kumulativen Dosis von mehr als 30 g oder Serumspiegeln über 25 μg/mL. Alle drei blutbildenden Reihen sind hier betroffen. Die zweite, seltene, nahezu immer irreversibel und fatal verlaufende Reaktion ist eine aplastische Anämie, die mit eine Häufigkeit von ca. 1:25 000–40 000 Anwendungen typischerweise mit einem Intervall von Wochen bis Monaten nach Beendigung der Therapie auftritt. Diese Reaktion tritt möglicherweise häufiger nach oraler oder topischer Anwendung als nach i.v. Anwendung auf. Eine weitere Nebenwirkung ist das Grau-Syndrom bei Neugeborenen aufgrund einer unvollständigen hepatischen Metabolismus und konsekutiver Chloramphenicol-Akkumulation (hohe Letalität). Schließlich ist eine Korrelation zwischen Chloramphenicol-Anwendung und von später auftretender Leukämie in Kindern beschrieben worden (Shu et al. 1987). Chloramphenicol interagiert mit einer Reihe anderer Substanzen (Halbwertzeit-Verlängerung aufgrund von Inhibierung des hepatischen Metabolismus), entsprechende Dosisreduktionen sind dann notwendig.

Die Indikationen erstrecken sich daher auf wenige klinische Situationen, in denen Chloramphenicol aufgrund seiner Gehirn/Liquor-Gewebegängigkeit und/oder aufgrund

Tab. A4-38 Chloramphenicol.

Chloramphenicol	zugelassene Dosierung
	• Erwachsene: 40 (–80) mg/kg KG/Tag. Gesamtdosis max. 30 g, jedoch muss bei entsprechender Indikation diese Dosis – teilweise erheblich – überschritten werden (unter engmaschiger Kontrolle aller drei hämatopoetischen Reihen!). • Kinder: 50 (–100) mg/kg KG/Tag

spezifischer antimikrobieller Wirksamkeit angewendet werden muss. Hierbei ist insbesondere der Hirnabszess bei nicht entzündlich veränderten Meningen zu nennen. Weiterhin kann die Anwendung bei bakterieller Meningitis und Penicillin/Cephalosporin-Allergie, bei Rickettsiosen (insbesondere zur parenteralen Therapie, bei jungen Kindern und bei Schwangeren), Ehrlichiosen und einer Reihe anderer seltener Indikationen als alternative Therapie gerechtfertigt sein. Gegen enteropathogene Erreger (inklusive *S. typhi*) besteht bei Fluorchinolon-Empfindlichkeit des Erregers auch bei Kindern keine Indikation mehr.

Die Anwendung von Chloramphenicol ist kontraindiziert im letzten Trimenon und während der Stillzeit.

Dosierungen
Siehe Tabelle A4-38.

13 Oxazolidinone

Die Oxazolidinone, eine neue Substanzklasse synthetischer antimikrobieller Wirkstoffe (Dresser und Rybak 1998, Ford et al. 1997), wurde 1987 zuerst beschrieben. Derzeit ist Linezolid zugelassen, weitere Oxazolidinone befinden sich zurzeit in der klinischen Entwicklung. Die besondere chemische Struktur der Oxazolidinone ohne molekulare Ähnlichkeit mit anderen bisher bekannten Antiinfektiva macht das Entstehen von Kreuzresistenten mit bekannten Substanzklassen wie Glykopeptiden, β-Laktamen oder Streptograminen unwahrscheinlich.

13.1 Allgemeine Charakterisierung

13.1.1 Wirkmechanismen

Die antimikrobielle Wirkung dieser Substanzen besteht in einer Hemmung der Proteinbiosynthese, wobei hierbei offensichtlich ein neuartiger Wirkmechanismus unabhängig von einer Interferenz mit dem 30S-Präinitiationskomplexes oder der Bindung von mRNA, sondern vielmehr eine Interaktion mit der 50S-Ribosomen-Untereinheit grampositiver Erreger erfolgt (Burghardt et al. 1998).

13.1.2 Resistenzmechanismen

Resistenzen sind sehr selten. Sekundäre Resistenzen treten zum Teil auch unter Therapie insbesondere bei so genannten Hypermutator-Stämmen mit einer besonderen Fähigkeit zum Austausch einer 23S-rRNA-Base (G2576T) auf. Da die 23S rDNA in multiplen Genkopien vorliegt, muss die Mutation in mehreren dieser Kopien erfolgen. Dieser Umstand erklärt die derzeit noch seltene Linezolid-Resistenz; allerdings sind vor allem Linezolid-resistente Enterokokken, aber auch S.-aureus-Stämme beschrieben worden (Willems et al. 2003).

13.1.3 Wirkspektrum

Oxazolidinone weisen ein Spektrum auf, das hauptsächlich grampositive Erreger inklusive Methicillin-resistenter und Vancomycin-intermediär empfindlicher Staphylokokken, Streptokokken und Vancomycin-resistenter Enterokokken (sowohl *E. faecalis* als auch *E. faecium*) einschließt. Linezolid wirkt außerdem noch gegen Listerien, Corynebakterien und weitere grampositive Kokken und Stäbchen wie *Micrococcus spp.*, *E. rhusiopathiae*, *Leuconostoc spp.*, *Rhodococcus sp.* und *Pediococcus spp.* Gegen gramnegative Erreger hat Linezolid nur Wirksamkeit gegenüber *H. influenzae* und *Neisseria spp.*, darüber hinaus auch gegen Aerobier einschließlich *B. fragilis*. Auch eine Reihe intrazellulärer Erreger werden durch Linezolid gehemmt, und schließlich hat die Substanz gute bis sehr gute Aktivität gegen *M. tuberculosis* und eine Reihe anderer Mykobakterien.

13.1.4 Pharmakokinetik

Linezolid steht zur oralen und parenteralen Anwendung zur Verfügung; die Bioverfügbarkeit beträgt ca. 100%. Die Halbwertzeit beträgt ca. sieben Stunden. Ca. 85% der Substanz werden renal eliminiert, eine Dosisanpassung ist jedoch weder für renale noch hepatische Insuffizienz erforderlich. Noch begrenzte Untersuchungen zur Gewebepenetration weisen auf ausreichend hohe Spiegel in pulmonal-epithelialer Flüssigkeit, Alveolarzell-Gewebe, Pankreas-Gewebe und Knochen hin. Auch im Liquor wird Linezolid vor allem bei entzündeten Meningen angereichert.

13.1.5 Nebenwirkungen und Interaktionen

Insgesamt wird Linezolid im Allgemeinen gut vertragen, mit gastrointestinalen Symptomen, Kopfschmerzen und unspezifischen Hauterscheinungen als häufigste unerwünschte Wirkungen. Von besonderer Bedeutung sind die erst kürzlich beschriebenen neurologischen Nebenwirkungen, die insbesondere nach längerer Linezolid-Anwendung auftreten und vorwiegend aus Neuropathien und Neuritiden, zum Teil mit schwerem, irreversiblem Verlauf (inklusive Retrobulbär-Neuritis) bestehen können (Bressler et al. 2004). Diese unerwünschte Wirkung hat zu einer derzeitig maximal zugelassenen Therapiedauer von 28 Tagen Anlass gegeben. Darüber hinaus hat Linezolid hämatologische Nebenwirkungen, die sich hauptsächlich als Myelodepression, vorwiegend einer Thrombozytopenie, aber auch der anderen myelopoetischen Reihen, manifestieren und eine engmaschige Kontrolle des blutbildenden Systems unter Linezolid-Therapie erfordern. Schließlich weist Linezolid eine Monoaminooxidase-Hemmung auf und kann zu Serotonin-Syndromen (Fieber, Blutdrucksteigerung, ZNS-Störungen) führen.

13.1.6 Indikationen und Kontraindikationen

Linezolid ist derzeit zugelassen zur Therapie einer ambulant oder nosokomial erworbenen Pneumonie sowie von schweren Haut- und Weichteilinfektionen durch nachgewiesene, Linezolid-empfindliche grampositive Erreger mit Resistenzen gegenüber einer Standardtherapie (MRSA, Vancomycin-resistente Enterokokken). Bei gleichzeitigem Nachweis bzw. Verdacht auf einer Mischinfektion durch grampositive und gramnegative Erreger darf Linezolid nur bei Fehlen von Behandlungsalternativen und bei gleichzeitiger Therapie gegen gramnegative Erreger eingesetzt werden. In Rahmen von klinischen Studien wurde Linezolid darüber hinaus unter anderem bei endovaskulären Infektionen sowie bei Knochen- und Gelenkinfektionen eingesetzt.

Linezolid ist kontraindiziert bei Patienten unter Therapie unter anderem mit Monoaminooxidase-Hemmern, Serotonin-Wiederaufnahmehemmern sowie anderen mit dem dopaminergen System interferierenden Substanzen. Entsprechend ist die Anwendung auch bei einer Reihe von klinischen Zuständen, die mit einer Störung des sympathischen oder dopaminergen Systems einhergehen, kontraindiziert. Bei Auftreten von Schwindel sollte vom Führen von Kraftfahrzeugen Abstand genommen werden. Patienten mit Leber- und Niereninsuffizienz erfordern eine besondere Vorsicht bei der Anwendung.

13.2 Dosierungen

Linezolid (Infusionslösung und Filmtabletten):
- Dosierung: 2 × 600 mg/Tag i.v. oder p.o.

14 Fusidinsäure

Fusidinsäure ist eine mit anderen Antiinfektiva nicht verwandte Substanz mit Steroidstruktur und lipophilen Eigenschaften. Es ist ein Reserveantibiotikum mit bakteriostatischer Wirkung durch Proteinsynthese-Hemmung und kommt zur systemischen Anwendung nur bei **schweren Staphylokokken-Infektionen** mit multiresistenten Erregern oder bei Allergie (Eykyn 1990, Shanson 1990). Die rasche Resistenzentwicklung unter Monotherapie erfordert eine Kombinationstherapie. Die Bioverfügbarkeit ist nach bzw. i.v. Gabe mit Serumspiegeln von 20–30 µg/mL gut. Als Nebenwirkungen treten hauptsächlich Thrombophlebitis und Ikterus nach intravenöser Anwendung auf; die orale Anwendung wird allgemein gut toleriert. Fusidinsäure stellt einen potenziell wertvollen Kombinationspartner insbesondere bei Infektionen durch Methicillin-resistente S. aureus dar, die aufgrund ihrer Pharmakokinetik durch Glykopeptide nicht gut behandelbar sind (z.B. S.-aureus-Pneumonie).

Eine spezielle Indikation bilden orthopädische Implantatinfektionen, bei welchen Fusidinsäure (3 × 500 mg p.o.) in Kombination mit Rifampicin (2 × 450 mg/Tag p.o.) bei der Langzeittherapie von Staphylokokken-Infektionen eine gute Wirksamkeit hat (Zimmerli et al. 2004).

Auf die Anwendung von Fusidinsäure zur topischen Therapie (Creme, Salbe, Gaze) sollte aufgrund der Resistenzentwicklung verzichtet werden (Sunderkötter et al. 2006).

15 Nitrofurantoin

Nitrofurantoin ist ein synthetisches Harnwegsantibiotikum, das eine antibakterielle Wirksamkeit aufgrund einer in seiner genauen Wirkungsweise schlecht verstandenen Interaktion mit verschiedenen enzymatischen Angriffspunkten in der Bakterienzelle entfaltet. Nitrofurantoin hemmt die meisten Isolate von *E. coli*, während *Enterobacter* und *Klebsiella* nur ausnahmsweise empfindlich und *P. aeruginosa* und *Proteus* resistent sind. Nitrofurantoin zeigt darüber hinaus Wirksamkeit gegen viele grampositive uropathogene Isolate (Enterokokken, *S. aureus, S. saprophyticus*). Die Substanz wird nach oraler Aufnahme gut resorbiert, therapeutische Wirkspiegel werden jedoch nur im Urin und im Nierenmark erzielt. Nitrofurantoin ist mit einer langen Liste potenzieller unerwünschter Wirkungen assoziiert, von denen pulmonale Reaktionen (akute und chronische Pneumonitis) die am häufigsten beobachtete schwere Nebenwirkung darstellt. Darüber hinaus kommen gastrointestinale Nebenwirkungen, Polyneuropathien, unerwünschte Wirkungen auf das blutbildende System, hepatotoxische Reaktionen und Hautveränderungen vor. Nitrofurantoin wird zur Rezidiv-Prophylaxe und Therapie von Harnwegsinfektionen eingesetzt, wobei es nur bei unteren Harnwegsinfektionen, *nicht* zur Primärtherapie einer Pyelonephritis, verwendet werden sollte. Bei Vorliegen einer Niereninsuffizienz (Kreatinin-Clearance < 40 mL/min) ist die Anwendung kontraindiziert (keine ausreichende bakterizide Konzentration im Urin, erhöhte Rate von unerwünschten systemischen Wirkungen!). Weitere Kontraindikationen sind Polyneuritiden sowie die Anwendung in den letzten drei Schwangerschaftswochen oder beim Neugeborenen bis zum dritten Lebensmonat.

Dosierungen
Nitrofurantoin-Kapseln und -Dragees (verschiedene Hersteller), Dosierung:
- Therapie: Erwachsene: 200–300 mg p.o. in 2–3 Einzeldosen/Tag; Kinder: 3–5 mg/kg KG/Tag
- Rezidivprophylaxe: 50–100 mg p.o. am Abend.

16 Polypeptid-Antibiotika

Colistinmesilat ist ein Polymyxin-Antibiotikum zur systemischen und zur inhalativen Therapie. Als Tabletten zur selektiven Darmdekontamination wird Colistin-Sulfat verwendet. Die absolut bakterizide Wirkung beruht auf einem Angriffspunkt an der Zytoplasma-Membran (Kationen-Detergenzien); daher gibt es keine Kreuzresistenz mit anderen Antibiotika-Stoffklassen. Die Wirkung besteht ausschließlich gegen gramnegative Erreger, auch solche mit häufiger Multiresistenz (Pseudomonaden, *Burkholderia, Stenotrophomonas*), jedoch nicht gegen *Proteus*, gramnegative Kokken und grampositive Erreger. Die systemische Anwendung von Colistinmesilat hat in jüngster Zeit aufgrund panresistenter gramnegativer Erreger eine Neubewertung des Toxizitätsprofils und damit eine gewisse Renaissance erfahren (Falagas und Kasiakou 2006, Kaye und Kaye 2005). Die Substanz (die zur intravenösen Anwendung teilweise nur noch als Importprodukt verfügbar ist) kann daher bei schweren, durch gramnegative multiresistente Erreger (z.B. *Acinetobacter spp., Pseudomonas spp.*) verursachten Infektionen (z.B. Pneumonie bei zystischer Fibrose, Endokarditis, Meningitis, Sepsis) eine therapeutische Alternative darstellen. Darüber hinaus steht Colistinmesilat zur inhalativen Therapie zur Verfügung. Colistinmesilat ist in der Schwangerschaft absolut kontraindiziert.

Parenterale Therapie
Dosierungsvorschlag (off-label bzw. Importprodukt; Dokumentations- und Aufklärungspflichten beachten):
- Erwachsene: 3–5 (–10) Mega/Tag
- bei Kindern altersabhängig: 7–12 Jahre: 1–2 Mega; 1–6 Jahre: ½–1 Mega; Säuglinge: ¼–½ Mega)
- jeweils in 2–4 Einzeldosen.

Inhalationstherapie
2 × 1 Millionen Einheiten bis 3 × 2 Millionen Einheiten durch Aerosoltherapie.

A4.3 Antimykotische Therapie
Werner J. Heinz, Holger Hebart und Hermann Einsele

1 Allgemeines

1.1 Inzidenz und klinische Relevanz

Pilzinfektionen haben in der modernen Medizin an Bedeutung und Häufigkeit zugenommen. Dies ist insbesondere auf demographische Entwicklungen und neue Behandlungsverfahren zurückzuführen. Bei einer insgesamt älter werdenden Bevölkerung werden mehr, auch ältere Patienten intensiv, über einen längeren Zeitraum therapiert. Anhaltende Chemotherapien bei Malignomen und insbesondere hämatologischen Erkrankungen sowie differenzierte, intensive immunsuppressive Behandlungen bei unterschiedlichsten Grunderkrankungen und ebenso nach Transplantation von soliden Organen oder Stammzellen haben die Anzahl schwer abwehrgeschwächter und damit für eine Pilzinfektion besonders gefährdete Patienten deutlich erhöht. Auch können heute schwerstkranke und polytraumatisierte Patienten durch moderne chirurgische und intensivmedizinische Betreuung in der akuten Phase ausreichend stabilisiert werden, sodass sich im weiteren Verlauf eine invasive Pilzinfektion manifestieren kann. Begünstigt wird dies zusätzlich durch die medizinischen Begleitfaktoren wie Langzeitbeatmung, Breitspektrumantibiose, parenterale Ernährung, zentralvenöse Verweilkatheter und andere.

Pilze unterscheiden sich als eukaryonte Erreger grundsätzlich von bakteriellen und viralen Infektionserreger. Die höhere Struktur mit Zellwand zusätzlich zur Zellmembran, Nukleus, Mitochondrien und Endoplasmatischem Retikulum demonstriert nicht nur eine nähere Verwandtschaft zum humanen Wirt, sondern impliziert auch andere Zielstrukturen und, bedingt durch homologe Moleküle und Peptide, Wechselwirkungen und Nebenwirkungen. So bilden das dem humanen Cholesterol nahe verwandte Ergosterol und ebenso die Lanosteroldemethylase, ein Isoenzym des Cytochrom-Systems P450, welches für die Metabolisierung in der Leber hohe Relevanz hat, Zielstrukturen der antimykotischen Therapie.

Pilzinfektionen werden durch eine relativ kleine Anzahl von Erregern des Reiches der Pilze hervorgerufen. Die Taxonomie erfährt aufgrund neuer molekulargenetischer Erkenntnisse anhaltend Änderungen, zusätzlich werden kontinuierlich neue Pilzspezies als opportunistische Infektionserreger beschrieben. Pilze werden nach Phyla, Gattung und Ordnung klassifiziert (Guarro et al. 1999). Besondere Relevanz für die Medizin hat jedoch die Differenzierung zwischen **Hefe- und Sprosspilzen** als humanpathogene Erreger. Diese können sehr unterschiedliche Erkrankungsbilder hervorrufen und werden, auch aufgrund von Resistenzen, unterschiedlich behandelt. Bei über tausenden bekannten Spezies sind maximal zehn Spezies für über 90 % der Infektionen verantwortlich. Dabei sind vor allem zu nennen die Schimmelpilze *Aspergillus fumigatus* und *A. niger* sowie die Candida-Spezies *C. albicans*, *C. glabrata*, *C. krusei*, *C. tropicalis* und *C. parapsilosis*. In den letzten Jahren zeigt sich ein Wandel im Erregerspektrum. So haben die Erkrankungen durch Sprosspilze und hier insbesondere Aspergillosen zugenommen, während die Inzidenz der Candida-Infektionen rückläufig war. Zusätzlich finden sich in jüngsten Publikationen erste Hinweise für eine Zunahme an Infektionen durch seltene Pilze, insbesondere durch Zygomyzeten. Auch bei den Hefepilzen konnte eine Änderung der Verteilung beobachtet werden. So nahm der Anteil an C.-albicans-Infektionen ab, wobei dieser zuletzt in US-Epidemiologien bereits unter 50% lag. Der Anteil an non-albicans Spezies und deren Verteilung hat regional unterschiedlich zugenommen. Da für eine Vielzahl der Antimykotika Spezies-spezifische Resistenzen bekannt sind, hat dieses direkte Konsequenzen für die zu berücksichtigenden Therapieoptionen.

1.2 Resistenzen

Wie bei Bakterien muss auch bei Pilzen die Resistenz des kausalen Erregers berücksichtigt werden. Resistenzen entwickeln sich nicht in der gleichen Geschwindigkeit und breiten sich nicht rasant in einem Krankenhaus aus, wie wir das bei prokaryonten Erregern kennen. Insbesondere die Übertragung von Resistenzmechanismen auf Speziesebene oder über diese hinaus spielt hier keine große Rolle, viel häufiger werden diese Eigenschaften unter anhaltender Therapie neu erworben oder liegen, dann meist speziesspezifisch, bereits initial vor. Die Resistenzmechanismen sind dabei denen von Bakterien sehr ähnlich. Die Empfindlichkeit eines Pilzes auf ein Antimykotikum hängt primär vom Vorliegen der erforderlichen Zielstruktur ab. Insbesondere Unterschiede in diesen Proteinen dürften für die primäre Resistenz einzelner Spezies oder von ganzen Gattungen auf bestimmte Antimykotika verantwortlich sein.

Dieser Angriffspunkt des Antimykotikums kann sich zusätzlich unter dem Selektionsdruck einer Therapie im Verlauf z.B. durch Punktmutationen ändern, oder das Protein kann kompensatorisch verstärkt exprimiert werden. Auch ist bekannt, dass zum Beispiel andere Bestandteile der Zellwand nach Reduktion des Glucans durch Echinocandine vermehrt gebildet werden, um den Defekt auszugleichen. Einen grundsätzlich anderen Weg stellt die Hemmung der Aufnahme des Antimykotikums, wie für 5-Flucytosin beschrieben, oder dessen Transport aus der Zelle dar. Insbesondere bei *Candida* wurden hier mehrere Transporter, wie MDR-Multidrug transporter oder ABC-(ATP-binding casette)transporter, welche für die Elimination des Antimykotikums aus der Pilzzelle über die Zellmembran verantwortlich sind, nachgewiesen.

Bei Einleitung einer gezielten Therapie ist daher zunächst die auslösende Spezies zu berücksichtigen. Bei einzelnen ist eine variable oder reduzierte Empfindlichkeit gegen Antimykotika bekannt. So zeigt *Candida glabrata* teilweise höhere minimale Hemmkonzentrationen gegenüber Fluconazol, welche aber auch erst unter Therapie entstehen können. Hier kann bereits eine initiale Resistenztestung die therapeutische Entscheidung verbessern. Eine solche Testung ist auch bei unzureichendem Ansprechen eines primär empfindlichen Erregers oder bei klinischer Verschlechterung unter Therapie anzustreben (Guarro et al. 1999).

1.3 Zielstrukturen

Das antimykotische Armentarium beschränkte sich über Jahrzehnte im Wesentlichen auf das Polyen Amphotericin B. Mit Neuentwicklungen des letzten Jahrzehnts konnte die therapeutische Breite wesentlich verbessert werden. Insbesondere sind durch neue Antimykotika-Klassen auch neue Zielstrukturen und damit grundsätzlich getrennte antimikrobielle Ansatzpunkte erschlossen worden (Abb. A4-8). Während Azole durch kompensatorische Hemmung der Ergosterol-Synthese diesen essentiellen Bestandteil der Zellmembran reduzieren, setzen Polyene im Wesentlichen direkt am fertigen Ergosterol an. Völlig getrennt hiervon blockieren die Echinocandine die Bildung von β-1/3-Glucan, dem Grundgerüstbaustein der Zellwand. 5-Flucytosin ist das einzige bekannte Nukleosid-Analogon in der antimykotischen Therapie, wegen häufiger Resistenzbildung jedoch nicht für die Monotherapie geeignet. Mit Mycograb wurde nun auch ein direkter monoklonaler Antikörper ge-

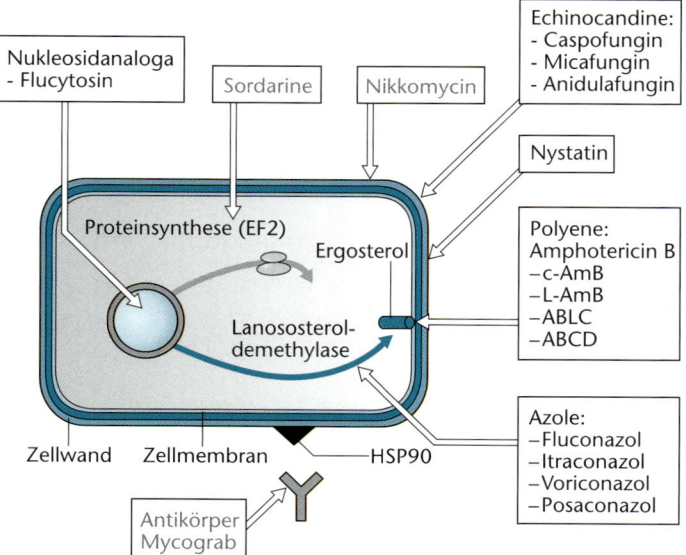

Abb. A4-8 Zielstrukturen antimykotischer Wirkstoffe. Grau: Substanzen in Entwicklung.

Polyene:

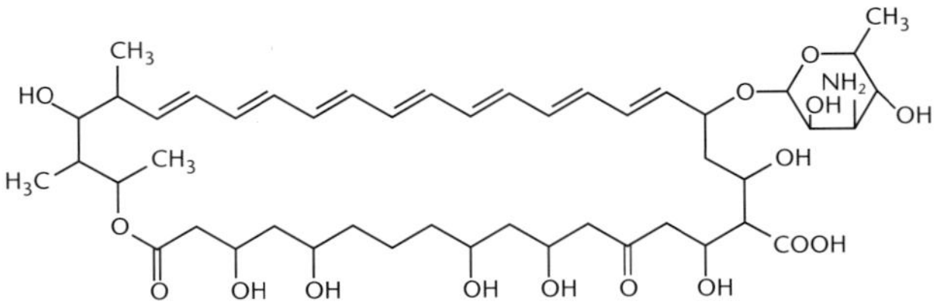

Amphotericin B

Echinocandin:

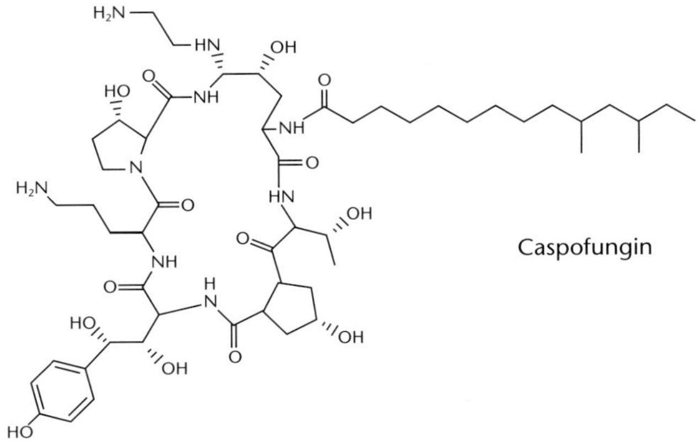

Caspofungin

Azole:

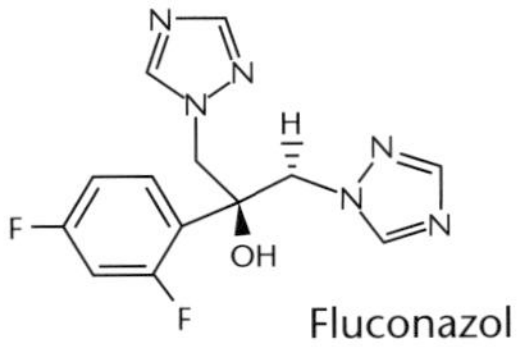

Fluconazol

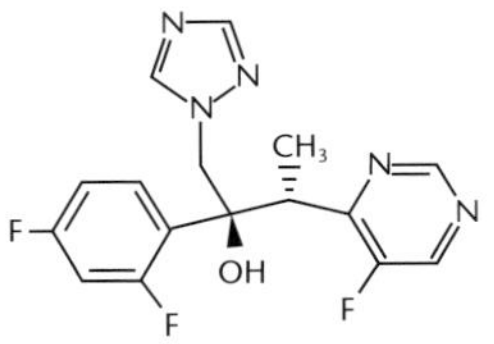

Voriconazol

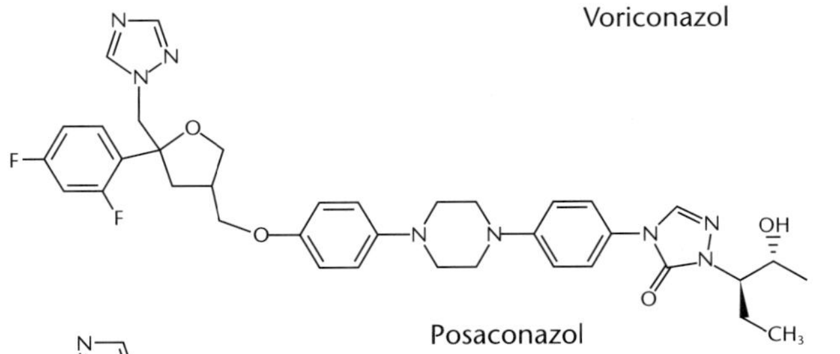

Posaconazol

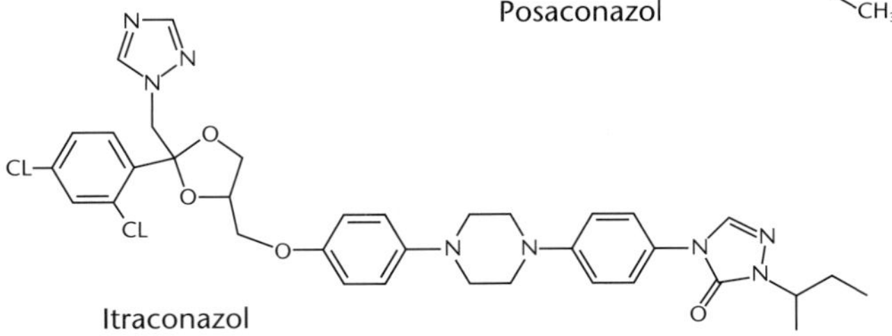

Itraconazol

Abb. A4-9 Strukturen der verschiedenen Antimykotika.

gen das zellwandständige Hitze-Schock-Protein HSP-90 erstmals in klinischen Untersuchungen getestet. Weitere Substanzgruppen finden sich in der Entwicklung, doch ist hier in naher Zukunft keine Marktreife zu erwarten. So werden andere Bausteine der Zellwand durch die in Entwicklung befindlichen Substanzen Nikkomycin, welches die Chitin-Synthetase hemmt, und Pradimicin sowie Benanomycine, welche an Mannoproteine binden, attackiert. Sordarine hemmen die Proteinsynthese durch Blockierung des ribosomalen Elongationsfaktors 2 (siehe Abb. A4-8).

2 Spezieller Teil I: Antimykotika

Siehe auch Abbildung A4-9.

2.1 Polyene

2.1.1 Allgemein

Polyene stellen die älteste Gruppe systemisch wirksamer Antimykotika dar, die klinisch eingesetzt werden. In den fünfziger Jahren wurde Amphotericin B (AmB) zugelassen und stellte für lange Zeit das einzige systemisch wirksame Therapeutikum bei Pilzinfektionen dar. Der therapeutische Nutzen bei breiter Wirksamkeit wurde jedoch von Anfang an eingeschränkt durch eine ausgeprägte, insbesondere renale Toxizität. Zur Verbesserung der Verträglichkeit wurden liposomale Formulierungen entwickelt, die in drei unterschiedlichen Formen vorliegen (Herbrecht et al. 2003). Liposomales Amphotericin B steht hiervon in Deutschland am längsten zur Verfügung, zuletzt wurde auch Amphotericin B-Lipidkomplex (ABLC) zugelassen, während es in anderen europäischen Ländern, inklusive Österreich und Schweiz, bereits seit Längerem eingesetzt wird. Amphotericin B-kolloidale Dispersion (ABCD) spielt hingegen in Europa bisher keine Rolle (Bowden et al. 2002). Die neueren Formulierungen konnten die Nebenwirkungsrate deutlich verbessern, auch wenn bedingt durch das Wirkprinzip eine Toxizität erhalten bleibt (Herbrecht et al. 2003, 1999). Es sind von diesen liposomalen Formen höhere Dosierungen erforderlich. Selbst wenn Letztere deutlich höhere Kosten verursachen, wird aufgrund der Nebenwirkungen von einer Empfehlung für das konventionelle Amphotericin B (c-AmB) zuletzt Abstand genommen. Die eigene Herstellung einer Fettemulsion bzw. Lösung mit konventionellem Amphotericin B kann in keinem Fall empfohlen werden.

2.1.2 Konventionelles Amphotericin B (c-AmB)

Siehe Tabelle A4-39.

Isoliert von *Streptomyces nodosus* wurde dieses älteste systemisch wirksame Antimykotikum bereits 1953 in Deutschland zugelassen. Amphotericin B bindet an Ergosterol in der Zellmembran von Pilzen und bildet hier über Polymere-Poren, welche zum Verlust des osmotischen Gradienten der Membran führen. Hierdurch hat AmB eine fungizide Wirkung. Cholesterol als Baustein der humanen Zellmembran ist dem Ergosterol ähnlich. Dieses erklärt eine, wenn auch in Relation deutlich geringere Affinität von AmB an die menschliche Zellmembran. Eine Wechselwirkung, welche wohl für die Mehrzahl der Nebenwirkungen verantwortlich ist.

AmB ist nicht wasserlöslich und wird bei oraler Applikationsform nicht wesentlich resorbiert. Die orale Gabe als Suspension dient somit allein zur lokalen Therapie von Soor oder zur Dekontamination. Als Deoxycholat sollte c-AmB vorwiegend zentral intravenös appliziert werden, bei Gabe über einen peripheren Zugang treten gehäuft Thrombophlebitiden auf. Die Dosis ist dabei abhängig von der Indikation und liegt zwischen 0,5–1,5 mg/kg Körpergewicht. Bei einer terminalen Eliminationshalbwertszeit von 15 Tagen wird c-AmB nach initial raschem Abfall deutlich verzögert ausgeschieden, dieses ermöglicht auch längere Therapieintervalle.

Das breite Wirkspektrum von AmB umfasst die meisten humanpathogenen Hefen der Gattung *Candida* und *Cryptococcus* sowie die Sprosspilze *Aspergillus*, *Mucor* und *Fusarium* sowie *Coccidioides*, *Blastomyces* und *Histoplasma*. Ausgenommen hiervon sind *A. terreus*, *Scedosporium* und

Tab. A4-39 Amphotericin B (c-AmB).

Applikation	i.v.
Wirkspektrum	Aspergillus spp., Candida spp., Cryptococcus, Mucor, Fusarium, Coccidiodes, Blastomyces, Histoplasma
unzureichend wirksam	Scedosporium, Paecilomyces, A. terreus, C. lusitaniae
Dosis	Aspergillose: 1 × 1 – 1,5 mg/kg, max. 1,5 mg/kg Candidämie: 1 × 0,5 – 1 mg/kg
Interaktionen	gering
wichtige NW + Toxizität	häufig, v.a. Nephrotoxizität, Kopfschmerz, Übelkeit, Hypokaliaemie etc., zusätzlich allergische und anaphylaktische Reaktionen

Paecilomyces. Auch für *C. lusitaniae* wurde eine erhöhte MHK beschrieben.

Nebenwirkungen sind bei der Therapie mit AmB häufig und umfassen vor allem Fieber, Kopfschmerz, Anämie, Übelkeit und Erbrechen. Aufgrund der häufig auftretenden Hypokaliämie und Niereninsuffizienz muss obligat eine engmaschige Kontrolle der Elektrolyte und Retentionsparameter erfolgen. Zur Reduktion der Nephrotoxizität wird eine Kochsalzbeladung (NaCl-Infusionen) vor und nach Applikation empfohlen. Wesentlich seltener, aber einer akuten Intervention bedürfen schwere akute allergische Reaktionen. Eine Vielzahl weiterer Nebenwirkungen einschließlich gastrointestinaler Beschwerden, generalisierter Schmerzen, Anämie und Hepatotoxizität sind bekannt. Spätestens bei relevantem Anstieg der Nierenretentionsparameter sollte ein Umsetzen der Therapie erfolgen.

Durch eine kontinuierliche Gabe als Dauerinfusion wurde in kleineren Untersuchungen eine Reduktion der Toxizität beschrieben, doch liegen für diese Therapieform keine ausreichenden Daten zur Effektivität vor. Als Aerosol zur Inhalation wird AmB ebenfalls zur Prophylaxe und additiv zur Therapie der pulmonalen Aspergillose eingesetzt, ebenfalls ohne ausreichenden Studienhintergrund.

2.1.3 Liposomales Amphotericin B (L-AmB)

Siehe Tabelle A4-40.

Bei L-AMB wurde das konventionelle Amphotericin B in eine Lipidhülle, bestehend aus unilamillären Phospholipiden mit zusätzlich eingebauten Cholesterin-Molekülen, eingeschlossen. Hierdurch werden höhere Gewebespiegel in Leber und Milz und niedrigere in der Niere erzielt. Im Vergleich aller Polyene wurden mit L-AmB die höchsten Liquor-Konzentrationen erzielt. Während diese Lipidhülle zu keiner Änderung des Wirkspektrums führt, konnte bei gleichem Spektrum die Rate an Nebenwirkungen und insbesondere die akute und die chronische Nephrotoxizität deutlich reduziert werden. Doch auch unter L-AmB müssen die Elektrolyte und Retentionsparameter beachtet werden. L-AmB wird enteral nicht ausreichend resorbiert und steht daher nur als Infusion zur Verfügung. Für die Therapie der invasiven Aspergillose wird eine Dosis von 3 mg/kg KG empfohlen, höhere Dosen haben keinen zusätzlichen Vorteil erbracht. Mit 1 mg/kg KG konnte ein Ansprechen in der empirischen Therapie belegt werden (Walsh et al. 1999). Aufgrund des ausreichend breiten Wirkspektrums und der geringeren Toxizität ist hoch dosiertes L-AmB die Therapie der Wahl bei Zygomyzeten-Infektionen. Erste kleinere Untersuchungen erfolgten auch zur prophylaktischen Gabe. Aufgrund der langen Halbwertszeit von 26–38 Stunden und die bei allen Polyenen deutlich verlängerte terminale Halbwertzeit werden hier intermittierende Applikationen (z.B. 3 × wöchentlich) untersucht (Penack et al. 2006).

2.1.4 Amphotericin B-Lipidkomplex (ABLC)

Siehe Tabelle A4-41.

Hierbei handelt es sich um eine weitere Formulierung von konventionellem Amphotericin B mit einer lipophilen Hülle, welche in diesem Fall aus Dimyristolphosphatidylcholin und Dimyristoylphosphatidylglycerol besteht und in einem bandförmigen räumlichen Komplex zusammengelagert ist (Walsh et al. 1998). Die Substanz unterscheidet sich nicht wesentlich von L-Amb. Die Liquor-Konzentrationen sind niedriger, die Gewebekonzentrationen der Lunge eventuell etwas höher. In einer doppelblinden Studie wurde die Sicherheit mit L-AmB (5 mg/kg/Tag und 3 mg/kg) bei Patienten mit febriler Neutropenie verglichen. Hier traten mehr Fieber, Schüttelfrost, Nierentoxizität unter ABLC auf. Im Vergleich zu c-AmB ist das Nebenwirkungsprofil deutlich günstiger. Aufgrund der häufigeren allergischen Reaktionen wird eine Testdosis von 0,1 mg/kg zu Therapiebeginn empfohlen. Die Studienlage für dieses Medikament ist, obwohl es schon länger auf dem amerikanischen Markt vorliegt, recht unbefriedigend, insbesondere große, verblindete Vergleichstudien zur Aspergillose liegen nicht vor

Tab. A4-40 Liposomales Amphotericin B (L-AmB).

Applikation	i.v.
Wirkspektrum	wie c-AmB + Leishmanien
unzureichend wirksam	wie c-AmB
Dosis	Aspergillose: 1 × 3 mg/kg Zygomyzeten: 1 × 5–8 mg/kg Candidämie: 1 × 1–3 mg/kg emp. Therapie: 1 × 1–3 mg/kg
Interaktionen	wie c-AmB
NW, Toxizität	wie c-AmB

Tab. A4-41 Amphotericin B-Lipidkomplex (ABLC).

Applikation	i.v.
Wirkspektrum	wie c-AmB
unzureichend wirksam	wie c-AmB
Dosis	1 × 5 mg/kg
Interaktionen	wie c-AmB
wichtige NW + Toxizität	wie c-AmB

(Herbrecht et al. 2001). Eine Empfehlung zur empirischen Therapie oder Prophylaxe kann daher nicht gegeben werden. Es wird für die invasive Aspergillose eine Dosierung von 5 mg/kg empfohlen.

2.2 Antimetabolite

2.2.1 Allgemein

Das Nukleosid-Analogon 5-Flucytosin (5-FC) ist der einzige Vertreter dieser Substanzklasse (Vermes et al. 2000).

2.2.2 5-Flucytosin

Siehe Tabelle A4-42.

Nach Membran-gebundenem Transport in die Zelle erfolgt die Umwandlung in 5-Fluoruracil. Dieses hemmt die DNS-Synthese über eine Blockierung der Thymidylat-Synthetase und hat hierdurch eine fungistatische Wirkung auf Pilze. Bei *Candida spp.* findet sich bereits initial eine Resistenzrate über 5%. Wegen der raschen Entwicklung an Resistenzen kann eine Monotherapie nicht empfohlen werden. Der Wirkstoff steht nur als Infusion zur Verfügung und wird überwiegend unverändert renal eliminiert. Aufgrund einer Nephrotoxizität werden regelmäßige Spiegelbestimmungen empfohlen. Zusätzlich besteht eine Myelosuppression. Diese beiden Nebenwirkungen sind auch bei der Auswahl der Begleitmedikation zu beachten, um additiv toxische Effekte zu vermeiden. 5-FC wird heute in Kombination mit c-AmB unter anderem wegen der guten Liquor-Gängigkeit bei zerebralen Infektionen, insbesondere der Kryptokokkose eingesetzt. Nach Entwicklung der neueren Azole hat die Bedeutung des Medikaments für andere Indikationen deutlich nachgelassen.

2.3 Azole

2.3.1 Allgemein

Azole hemmen die 14-α-Lanosteroldemethylase und damit einen essentiellen Schritt der Ergosterol-Synthese. Durch reduzierte Bildung dieses Bausteins der Zellmembran haben sie eine fungistatische Wirkung. Beim ersten systemisch wirksamen Vertreter Fluconazol handelt es sich um ein kleines symmetrisches hydrophiles Molekül. Dieses hat eine fungistatische Wirkung auf *Coccidioides*, *Histoplasma* und vor allem, mit einzelnen Einschränkungen, auf *Candida spp.* Mit Itraconazol konnte das Spektrum bereits

Tab. A4-42 5-Flucytosin (5-FC).

Applikation	i.v.
Wirkspektrum	*Candida, Aspergillus, Cryptococcus*
unzureichend wirksam	Zygomyzeten, *Histoplasma, Coccidioides*, Fusarien
Dosis	4 × 37,5 mg/kg Spiegelkontrolle empfohlen
Interaktionen	bei anderen nephrotoxischen Substanzen
wichtige NW + Toxizität	Nephro- und Myelotoxizität

auf *Aspergillus spp.* erweitert werden (Boogaerts und Maertens 2001), doch ist es schwierig, ausreichende Wirkspiegel zu erzielen. Für Voriconazol und Posaconazol ist *in vitro* eine sehr niedrige MHK gegenüber den humanpathogenen Hefen und gegenüber *Aspergillus spp.* belegt. Letztere Substanz zeigt darüber hinaus auch *in vitro* eine verbesserte Aktivität gegen Zygomyzeten. Isavuconazol und eventuell auch Ravuconazol stellen weitere Entwicklungen dar. Alle Weiterentwicklungen des Fluconazols sind jedoch nur noch mit Hilfe eines Lösungsvermittlers systemisch applizierbar und differieren in der Bioverfügbarkeit. Für Voriconazol und Itraconazol wird Cyclodextrin als Lösungsmittel eingesetzt, dieses kann bei deutlich eingeschränkter Nierenfunktion renal akkumulieren.

Da die Zielstruktur der Azole die Lanosteroldemethylase ist, die zur Familie der Cytochrom P450-Enzyme gehört, existieren für alle Azole substanzabhängig deutlich differierende Interaktionen mit diesem wichtigsten Bestandteil der hepatischen Metabolisierung. Dabei sind die einzelnen Azole nicht nur Substrat, sondern zum Teil auch Inhibitor und Induktor unterschiedlichster Isoenzyme und können somit die Pharmakokinetik anderer Medikamente erheblich beeinträchtigen, aber auch selbst verzögert oder beschleunigt abgebaut werden. Beispielhaft kann Rifampicin als starker Induktor von Cyp 3A4 die Halbwertszeit und Spiegel der meisten Azole deutlich reduzieren. Diese Wechselwirkungen müssen bei jeder Therapie spezifisch berücksichtigt werden.

2.3.2 Fluconazol

Siehe Tabelle A4-43.

Fluconazol hat unter den systemisch wirkenden Azolen die beste Bioverfügbarkeit und wird bei oraler Gabe zu über 90% resorbiert und auch bei reduzierter Magensäure ausreichend aufgenommen. Bei guter Gewebepenetration finden sich auch im Liquor zufrieden stellende Wirkspiegel.

Tab. A4-43 Fluconazol.

Applikation	p.o., i.v.,
Wirkspektrum	*Candida spp.* (erhöhte MHK bei *C. glabrata*), *Cryptococcus, Coccidioides, Histoplasma*
unzureichend wirksam	*C. krusei*, alle Schimmelpilze
Dosis	Tag 1: 400 mg dann: 1 × 200–800 mg (< 1 × 200 mg für nicht syst. Mykosen möglich)
Interaktionen	über Cyp 3A4, vgl. Fachinformation
wichtige NW + Toxizität	gering

Bei einer Halbwertszeit von 30 Stunden ist eine einmal tägliche Gabe ausreichend. Interaktionen sind vor allem bei höherer Dosierung relevant, jedoch geringer ausgeprägt als bei anderen Azolen. Der größere Teil wird unverstoffwechselt ausgeschieden, dennoch kann durch Metabolisierung über Cytochrom P450 3A4 unter anderem die Wirkung von Antikoagulantien verstärkt werden. Die Nebenwirkungsrate ist ausgesprochen gering. Das Wirkspektrum umfasst vor allem Hefepilze; gegenüber Schimmelpilzen, insbesondere *Aspergillus spp.* besteht keine relevante Aktivität. Auch *C. krusei* ist resistent und insbesondere bei *C. glabrata* wurden bei langzeitigen Behandlungen von HIV-Patienten ansteigende MHK-Werte bzw. erworbene Resistenzen beobachtet. Hier werden daher höhere Dosierungen von 400–800 mg/Tag empfohlen. Breite Anwendung findet Fluconazol zur Therapie und Prophylaxe von systemischen Candida-Infektionen und bei Soor-Ösophagitis.

Tab. A4-44 Itraconazol.

Applikation	p.o. (Kps., Saft): 2–4 × tgl. i.v.: 1 × tgl.
Wirkspektrum	*Candida, Aspergillus, Cryptococcus, Coccidioides, Histoplasma*
unzureichend wirksam	Zygomyzeten, Fusarien
Dosis	Sättigung: z.B. 2 × 200 mg i.v. Erhaltung: 1 × 200 mg i.v. oder 2 × 200–400 mg p.o.
Interaktionen	breit, über Cyp 3A4, vgl. Fachinformation
wichtige NW + Toxizität	bei oraler Gabe v.a. gastrointestinale NW, Nausea, Emesis

2.3.3 Itraconazol

Siehe Tabelle A4-44.

Aufgrund einer komplexen Seitenkette ist die Bioverfügbarkeit von Itraconazol im Vergleich zu Fluconazol wesentlich schlechter. Die Kapseln werden nur zu 25–55% resorbiert und sollten mit der Nahrung eingenommen werden. Eine bessere Resorption erzielt ein Saft durch Zugabe des Lösungsvermittlers Cyclodextrin. Dieser sollte nüchtern eingenommen werden, wird aber aufgrund eines bitteren Beigeschmacks von vielen Patienten nicht akzeptiert. Beide Formulierungen können erheblich durch andere Faktoren, wie z.B. Antazida in der Aufnahme gestört werden. Dieses Problem konnte erst durch die intravenöse Gabe mit demselben Lösungsvermittler überwunden werden (Boogaerts und Maertens 2001). Es wird grundsätzlich eine initial höhere Dosierung zur Sättigung empfohlen, ohne dass hierfür feste Richtlinien bestehen (Boogaerts et al. 2001). Am einfachsten und sichersten ist eine intravenöse Aufsättigung über zwei Tage mit 2 × 200 mg, alternativ wurde auch die orale Einnahme von 800–1000 mg in 2–4 Dosen über sieben Tage beschrieben (Glasmacher et al. 2006). Wegen dieser erheblichen Schwankungen ist eine Therapiekontrolle durch regelmäßige Plasmaspiegel-Bestimmungen dringend zu empfehlen. Auch finden sich deutlich vermehrt Interaktionen über Cytochrom P450 mit einer Vielzahl anderer Arzneimittel. So kann durch gleichzeitige Gabe von Zytostatika aus der Gruppe der Alkylanzien deren Toxizität erhöht werden. Aufgrund der über Jahrzehnte verteilten Zulassungen mit dementsprechend unterschiedlichen Vergleichspräparaten und Voraussetzungen ist das Indikationsspektrum umgekehrt proportional zur klinischen Aktivität der Formulierung. So hat die Infusionslösung die höchste Sicherheit ausreichender Gewebespiegel und damit auch Wirkung, aber nur eine Zulassung zur Zweitlinientherapie von Infektionen; dieses Paradoxon sollte bei der Auswahl berücksichtigt werden. Eine Verbesserung zu Fluconazol stellt die Erweiterung des Spektrums sowohl bei *Candida spp.*, als auch vor allem auf Aspergillosen dar. Eingesetzt wird Itraconazol insbesondere zur Prophylaxe bei hämatologischen Hochrisikopatienten (Glasmacher et al. 2006). Hier wird es zuletzt zunehmend abgelöst durch neuere Azole mit besserer Bioverfügbarkeit und stärkerer Aktivität gegen *Aspergillus spp.*

2.3.4 Voriconazol

Siehe Tabelle A4-45.

Voriconazol ähnelt strukturell noch weitgehend dem Fluconazol und verbindet dessen gute orale Bioverfügbarkeit und Gewebeverteilung inklusive ausreichender Liquor-

2.3.5 Posaconazol

Siehe Tabelle A4-46.

Mit diesem neuesten Azol konnte das Wirkspektrum nochmals verbreitert werden (Forrest 2006). Insbesondere zeigt sich *in vitro* und in Fallberichten eine Aktivität gegenüber Zygomyzeten, bei zugleich niedriger MHK gegenüber *Aspergillus spp.* und praktisch allen *Candida spp.* Ausnahmen stellen die sehr selten humanpathogenen Spezies *Scedosporium apiospermum* und *Sporothrix schenkii* dar. Klinisch wurde dieses Potential bisher vor allem in Studien zur Prophylaxe bei Hochrisikopatienten geprüft. Hier konnte eine Überlegenheit zu Itraconazol und Fluconazol nachgewiesen werden, weshalb es hier nun die primäre Option darstellen sollte. Zusätzlich liegt neben Einzelfallberichten eine retrospektiv vergleichende Untersuchung zur Zweitlinientherapie der Aspergillose (Walsh et al. 2007) und eine zur Soor-Ösophagitis bei HIV-Patienten vor. Weitere Studien sind nach Entwicklung einer intravenösen Applikationsform, welche bereits erfolgt, zu erwarten. Bisher steht das Medikament als Saft zur Verfügung. Die Verträglichkeit ist gut und der von Fluconazol vergleichbar, was Voraussetzung für eine prophylaktische Gabe ist. Auch die Wechselwirkungen sind deutlich geringer als bei Voriconazol, da eine relevante Inhibierung oder Induktion von Cytochrom-Isoenzymen bisher nicht nachgewiesen wurde, auch wenn Posaconazol zum Teil über CYP 3A4 abgebaut wird. Für die Prophylaxe wird eine Dosierung von 3 × 200 mg, für die Therapie von 2 × 400 mg empfohlen. Die Einnahme sollte zur Verbesserung der Resorption mit fettreicher Mahlzeit erfolgen. Bei Nahrungskarenz wird eine Aufteilung der therapeutischen Dosis auf vier Gaben zu 200 mg empfohlen. Durch eine Dosissteigerung konnten bei Probanden keine höheren Plasmaspiegel erzielt werden.

Spiegel mit einem auch gegenüber Itraconazol noch breiteren Aktivitätsspektrum. Durch Zugabe von Cyclodextrin ist Voriconazol intravenös applizierbar, für beide Formulierungen finden sich deutlich inter-individuell variierende Plasmaspiegel. Hierfür sind unter anderem genetische Variationen in den relevanten Isoenzymen der Cytochrom-Genfamilie verantwortlich. Dabei ist das Medikament nicht nur Substrat, sondern inhibiert und induziert selbst die Isoenzyme Cyp 2C9, 2C19 und 3A4. Dadurch verbreitert sich das Potential an Interaktionen erheblich. Die Begleitmedikation muss daher bei jeder Indikationsstellung im Einzelnen kontrolliert werden. An Nebenwirkungen ist neben einer Hepatotoxizität mit Erhöhung der Leberwerte und einem Exanthem die Sehstörung bemerkenswert, da Letztere stets und auch unter Therapie reversibel den unvorbereiteten Patienten verängstigen kann. Eine Zunahme der Nebenwirkungen mit erhöhten Spiegeln wurde beschrieben. Hier und auch bei unzureichendem Ansprechen oder möglichen Wechselwirkungen kann daher eine Spiegelkontrolle hilfreich sein.

In vitro, *in vivo* und in großen klinischen Untersuchungen konnte Voriconazol eine gute Wirksamkeit gegenüber *Candida spp.* und *Aspergillus spp.* belegen (Walsh et al. 2002). Insbesondere wurde in der bisher größten vergleichenden Studie zur invasiven Aspergillose eine signifikante Überlegenheit der Langzeittherapie mit Voriconazol über zwölf Wochen gegenüber der meist kürzeren Behandlung mit konventionellem c-AmB nachgewiesen (Herbrecht et al. 2002). Hierdurch konnte sich das Medikament aktuell zum Therapeutikum der ersten Wahl für diese Indikation etablieren. Keine ausreichende Wirkung besteht gegenüber Zygomyzeten, *Coccidioides spp.* und *Histoplasma capsulatum*.

Tab. A4-45 Voriconazol.

Applikation	p.o. (Kps., Saft), i.v.
Wirkspektrum	*Candida*, *Aspergillus*, Fusarien, *Cryptococcus*
unzureichend wirksam	Zygomyzeten, *Histoplasma*, *Coccidioides*
Dosis	Tag 1: 2 × 6 mg/kg i.v. oder 2 × 400 mg Kps ab Tag 2: 2 × 4 mg/kg oder 2 × 200 mg Kps.
Interaktionen	breites Spektrum vermittelt über Cyp 2C9, 2C19, 3A4, Induktion und Inhibierung, vgl. Fachinformation
wichtige NW + Toxizität	Transaminasen-Erhöhung, temporäre Sehstörung

Tab. A4-46 Posaconazol.

Applikation	p.o. (Saft)
Wirkspektrum	*Candida spp.*, *Aspergillus spp.*, Zygomyzeten, *Cryptococcus*, *Histoplasma*, *Coccidioides*, *Blastomyces*
unzureichend wirksam	Fusarien, *Scedosporium apiospermum*, *Sporothrix*
Dosis	Prophylaxe: 2 × 300 mg Therapie: 2 × 400 mg
Interaktionen	über Cyp 3A4 vgl. Fachinformation
wichtige NW + Toxizität	gering

2.4 Echinocandine

2.4.1 Allgemein

Die Pilzzelle wird zusätzlich zur Zellmembran von einer Zellwand umgeben. Letztere findet sich nicht bei Bakterien, Viren oder humanen Zellen. Sie stellt eine rigide, aber zugleich auch variable und adaptive Struktur dar, welche durch Umbauvorgänge an die Erfordernisse angepasst wird und morphologische Veränderungen wie Keimschlauch- oder Hyphen-Bildung in kürzester Zeit ermöglicht. Diese Zellwand besteht im Wesentlichen aus drei Bausteinen: dem Glucan, überwiegend β-1/3-Glucan und zu einem geringeren Anteil β-1/6-Glucan als Grundgerüst, dem pilzspezifischen Chitin und Mannoproteinen. β-1/3-Glucan wird durch die membranständigen Proteine FKS1p und FKS2p synthetisiert. Diese Enzyme werden durch die Echinocandine gehemmt und dadurch Bildung bzw. Erhaltung der Zellwand und die Integrität der Pilzzelle zerstört.

Caspofungin wurde als erste Substanz dieser Gruppe zugelassen, eine Zulassung für Anidulafungin und Micafungin (Chandrasekar und Sobel 2006, Yanada et al. 2006) existiert bereits unter anderem in den USA und wird für Europa erwartet. Bei fehlender Resorption ist eine intravenöse Applikation erforderlich. Für alle drei Wirkstoffe wurden Studien zur Behandlung von Candida-Infektionen durchgeführt; Untersuchungen zur Primärtherapie der Aspergillose liegen dagegen noch nicht vor. Signifikante Unterschiede zwischen den drei Substanzen wurden bisher nicht dargelegt.

2.4.2 Caspofungin

Siehe Tabelle A4-47.

Als bisher einziger zugelassener Wirkstoff der neuen Substanzklasse konnte für Caspofungin ein gutes Ansprechen bei der Behandlung von systemischen Candida-Infektionen, der empirischen Therapie und in einer kleineren Untersuchung bei der Behandlung der therapierefraktären Aspergillose oder bei schlechter Verträglichkeit von Amphotericin B nachgewiesen werden (Walsh et al. 2004). In vitro findet sich eine erhöhte MHK für *Candida parapsilosis*, ohne dass sich dieses in einer Einschränkung der klinischen Effektivität ausgewirkt hat. Caspofungin ist zu einem kleinen Anteil Substrat des Cytochroms 3A4. *In vitro* konnte keine Hemmung eines Isoenzyms und keine Induktion für Cyp 3A4 nachgewiesen werden. Bei gleichzeitiger Gabe wird aber der Spiegel von Tacrolimus reduziert, durch Ciclosporin A wird die Konzentration erhöht. Bei Rifampicin zeigen sich zuerst höhere und später niedrigere Caspofungin-Konzentration. Weitere Wechselwirkungen sind möglich. Die Nebenwirkungen sind meist tolerabel, eine wesentliche Nephrotoxizität besteht nicht, Leberwerterhöhungen sind selten.

2.5 Dosisanpassung bei eingeschränkter renaler oder hepatischer Funktion

Für Patienten mit eingeschränkter Nierenfunktion sind insbesondere die nephrotoxischen Substanzen mit Amphotericin B soweit klinisch möglich zu vermeiden. Hierbei ist L-AmB und auch ABLC deutlich weniger toxisch als die konventionelle Formulierung. Neben den absoluten Nierenretentionswerten ist unter Therapie insbesondere auch frühzeitig der Verlauf der Kreatinin-Clearance zu bewerten. Alternativ kann auch die errechnete glomeruläre Filtrationsrate verwendet werden. Die Daten für Patienten mit Hämodialyse sind unzureichend. Insbesondere für Voriconazol und Posaconazol kann hier zur Therapiesicherheit eine Spiegelkontrolle empfohlen werden. Bei terminaler Niereninsuffizienz ist auch die Gabe von Amphotericin B ohne weiteren nephrotoxischen Effekt denkbar. Für Details siehe bitte Tabelle A4-48.

2.6 Zulassungsstatus in Deutschland

Siehe Tabelle A4-49.

3 Spezieller Teil II: Pilzinfektionen

3.1 Hefepilzinfektionen

3.1.1 Allgemein

Diese Infektionen werden **überwiegend durch *Candida* spp.** verursacht. Der häufigste Erreger ist nach wie vor

Tab. A4-47 Caspofungin.

Applikation	i.v.
Wirkspektrum	*Candida* spp., *Aspergillus* spp.
unzureichend wirksam	*Cryptococcus*, Zygomyzeten, *Histoplasma*, *Coccidioides*, Fusarien
Dosis	Tag 1: 1 × 70 mg Tag 2: 1 × 50 mg
Interaktionen	gering, Tacrolimus, Ciclosporin A, Rifampicin
wichtige NW + Toxizität	gering

Tab. A4-48 Dosisanpassungen der Antimykotika.

Dosisanpassung bei	Niereninsuffizienz	Hämodialyse	Leberinsuffizienz
c-AmB	• relative KI • keine Richtlinien, aber dosisabhängige Toxizität • keine Angabe zum Grenzwert bei NI, sollte frühzeitig auf ein weniger toxische Substanz/Formulierung umgesetzt werden	• keine Empfehlungen	• keine Angaben
L-AmB	• relative KI • keine Richtlinien, aber dosisabhängige Nephrotoxizität	• keine Empfehlungen	• keine Angaben
ABLC	• relative KI • keine Richtlinien, aber dosisabhängige Nephrotoxizität	• keine Empfehlungen	• keine Angaben
5-FC	• Dosierungsintervall bei Kreatinin-Clearance < 40 ml/min alle 12 Stunden, < 20 ml/min alle 24 Stunden, < 10 ml/min nach Spiegel	• je nach Spiegel, ca. 50 mg nach Dialyse	• keine Angaben
Fluconazol	• Dosisanpassung bei Kreatinin-Clearance 11–50 ml/min doppeltes Intervall oder halbe Dosis	• nach Dialyse	• keine Angaben
Itraconazol	• keine Dosisanpassung für Kps. • für Infusion relative Kontraindikation ab einer Kreatinin-Clearance von 30 ml/min • Akkumulation von Cyclodextrin bei NI	• ggf. Therapie mit engmaschiger Spiegelkontrolle	• Dosisanpassung erwägen
Voriconazol	• keine Dosisanpassung für Kps. • für Infusion relative Kontraindikation ab einer Kreatinin-Clearance von 50 ml/min • bei Akkumulation von Cyclodextrin	• ggf. Therapie mit engmaschiger Spiegelkontrolle	• Child-Pugh A und B: halbe Erhaltungsdosis • Child-Pugh C: keine Empfehlung
Posaconazol	• keine Dosisanpassung für Kps.	• keine Empfehlungen	• keine Empfehlung • ggf. Spiegelkontrolle
Caspofungin	• keine Dosisanpassung	• keine Empfehlungen	• bei Child-Pugh Score 7–9: Erhaltungsdosis 35 mg/kg,

NI = Niereninsuffizienz; HD = Hämodialyse; KI = Kontraindikation; relative KI = hier wird eine Risikoabwägung empfohlen.

C. albicans, auch wenn der Anteil an non-albicans Spezies international zugenommen hat. Im Sentry-Programm wurden zwischen 1997–2000 insgesamt 2047 Candidämien aus 72 Zentren in den USA, Kanada, Lateinamerika und Europa erfasst. Hier Betrug der Anteil an *C. albicans* 54%, gefolgt von *C. glabrata* mit insgesamt 16%, *C. parapsilosis* (15%) und *C. tropicalis* (10%) (Pfaller et al. 2002). Der fünfte Vertreter *C. krusei* findet sich vermehrt nach längerer Behandlung mit Fluconazol. Die Verteilung entspricht weitgehend den Ergebnissen einer Untersuchung der European Confederation for Medical Mycology (ECMM) für den Zeitraum von 1997–1999, welche darüber hinaus aber auch eine deutliche Variation nach Ländern und Grunderkrankung aufzeigt. Auch die Mortalität ist Spezies-abhängig und war hier am günstigsten für *C. parapsilosis* (25,9%) und *C. albicans* (38,5%), insgesamt bei 37,9% (Tortorano et al. 2006).

Bei Candida-Infektionen handelt sich um häufige **Komplikationen** insbesondere nach chirurgischen Eingriffen, auf Intensivstationen, bei Patienten mit soliden Tumoren oder hämatologischer Grunderkrankung sowie nach längerer Steroid-Therapie oder als Katheter-assoziierte Infektionen. In den chirurgischen Fächern sind insbesondere Patienten nach solider Organtransplantation und operativer oder traumatischer Verletzung des Gastrointestinaltraktes gefährdet. Bei Letzterem kommt es zur Streuung der kolonisierenden Candida-Hefen in das Peritoneum und/oder die Blutbahn mit anschließender systemischer Ausbreitung. Häufig liegt hier auch eine Mischinfektion vor.

Tab. A4-49 Zulassungsstatus der Antimykotika in Deutschland.

	IA	2-Linie IA	ICI	2-Linie ICI	Prophylaxe	emp. Therapie in Neutropenie	andere IFI
c-AmB	+	+	+	+	–	–	+[2]
L-AmB	–	+	–	+	–	+	+[2]
ABLC	–	+	–	+	–	–	–
5-FC	–	–	+	+	–	–	Kryptokokkose Chromoblastomykose
Fluconazol	–	+	+	+	+	+	Kryptokokkose
Itraconazol[1]	±	+	±	+	±	+	Kryptokokkose, Histoplasmose
Voriconazol	–	+	+	+	–	–	Scedosporiose Fusariose
Posaconazol	–	+	–	+	+	–	Kokzidiodomykose[3] Chromoblastomykose[3] Fusariose[3]
Caspofungin	–	+	+	+	–	+	–

IA = invasive Aspergillose; ICI = invasive Candida-Infektion (Candidämie, Candidiasis); IFI = invasive fungale (Pilz-) Infektion
2-Linie = Zweitlinientherapie (nach Unverträglichkeit oder Versagen der ersten Therapie)
[1] Entsprechend der unterschiedlichen Zeitpunkte differiert das Spektrum der Zulassung für die unterschiedlichen Formulierungen von Itraconazol erheblich, dabei ist das zugelassene Spektrum jedoch invers zum jeweiligen Wirkungspotential der Formulierung.
[2] Für c-AmB und L-AmB liegt von der Zulassung für „Mykosen" bzw. „invasive Pilzinfektionen" keine Einschränkung für bestimmte Spezies vor.
[3] Zweitlinientherapie
+ = zugelassen
– = nicht zugelassen
± = Zulassung abhängig von Applikationsform

Infektionen durch *Candida spp.* können unterschieden werden nach Manifestationen, lokalisiert oder disseminiert, oder zeitlichen Verlauf, akut oder chronisch, in
- akute Candidämie
- hämatologisch disseminierte Candidiasis
- chronische (hepatolienale) Candidiasis
- Candida-Organinfektion.

Hierbei bestehen fließende Übergänge. Daher ist bei Infektionsnachweis eine **intensivierte Diagnostik zur Beurteilung der Ausbreitung** erforderlich. Eine Untersuchung auf Streuherde mit klinischer Untersuchung des gesamten Integuments nach embolischen Hautmanifestationen, eine abdominelle Bildgebung (Sonographie, CT oder MR) und eine Spiegelung des Augenhintergrundes sollte zumindest bei Einleitung und am Ende der Therapie erfolgen. Zur Prüfung eines ausreichenden Therapieansprechens sind darüber hinaus Verlaufskontrollen mit wiederholtem Versuch des Erregernachweises durchzuführen soweit dieses, z.B. bei Reoperationen oder durch Blutkulturen, möglich ist. Dieses ist nicht nur für die frühzeitige Erfassung eines Therapieversagens, sondern insbesondere auch für die Bestimmung des sinnvollen Therapieendes hilfreich.

Bei Beginn einer Behandlung und bei persistierender Infektion sollten Fremdkörper, insbesondere ein zentralvenöser Zugang, soweit möglich entfernt oder gewechselt werden. Candida-Hefen können als Biofilm auf Kunststoffen vorliegen und sind in dieser Form einer antimykotischen Therapie nur eingeschränkt oder unzureichend zugänglich, auch wenn zuletzt für Echinocandine eine verbesserte Eradikation von Oberflächen gezeigt werden konnte.

3.1.2 Candidämie und Candidiasis

Zwischenzeitlich liegen große, paarweise vergleichende Studien für eine Vielzahl von Antimykotika für die gemeinsame Indikation der Candidämie und invasiven Candidiasis vor. Während die ersten Untersuchungen c-AmB in unterschiedlicher Dosierung zum Vergleich hatten, erfolgten zuletzt auch Studien mit einem Vergleich zu L-AmB (Micafungin), Echinocandinen untereinander (Micafungin, Caspofungin) (Ostrosky-Zeichner et al. 2006), einer Sequenztherapie aus c-AmB und Fluconazol (versus Voriconazol) (Kullberg et al. 2005) oder einem Echinocandin (Anidulafungin) versus Fluconazol. Mit Ausnahme der letzten Untersuchung konnte in den Studien jeweils nachgewiesen werden, dass das neuere Präparat dem Standard oder Vergleichsmedikament nicht unterlegen war. Vorläufige Mitteilungen der bisher nicht publizierten Untersuchung zu Anidulafungin legen ein besseres Ansprechen im Vergleich zu Fluconazol nahe. Hier sind weitere Daten abzuwarten. Eine mögliche Ursache für schlechteres Ansprechen von Fluconazol kann aber in der inerten Resistenz für *C. krusei* und eingeschränkter Susceptibilität anderer non-albicans Spezies liegen. So waren in der Sentry-Studie nur 73% der C.-glabrata-Isolate Fluconazol-sensibel (Pfaller et al. 2002). Erhebliche Einschränkungen fanden sich hier auch für Itraconazol, während die moderneren Triazole Voriconazol, Posaconazol und Ravuconazol, aber auch Amphotericin B durchgehend eine gute Ansprechrate zeigten. Für die Echinocandine findet sich gegenüber *C. parapsilosis* eine erhöhte MHK, ohne dass hierfür durch reduzierte klinische Ansprechraten eine Relevanz belegt werden konnte (Pfaller et al. 2004). Die Zunahme an Isolaten mit erhöhten Hemmkonzentrationen für Fluconazol muss bei der Therapie berücksichtigt werden.

Bei stabilen Patienten ohne erhöhtes Risiko ist eine initiale Therapie mit einem Azol inklusive des Fluconazols oder c-AmB oder einem Echinocandin möglich (Tab. A4-50). Die Behandlung sollte dann nach Erhalt der Resistenztestung angepasst werden. Bei Nachweis einer non-albicans Spezies ist bereits vor Resistenztestung eine Therapie mit Fluconazol kritisch zu prüfen. Als Therapiedauer ist eine Behandlung bis 14 Tage nach dem ersten negativen Erregernachweis und dem Sistieren klinischer Infektionszeichen zu empfehlen.

Bei instabilen Patienten oder Patienten mit erhöhtem Risiko, hierzu zählen vor allem Patienten mit Neutropenie oder anderer fortgeschrittener Immunsuppression, sollte die umgehende, initiale Therapie bei Nachweis von Hefen eine hohe Sicherheit bieten und möglichst alle *Candida spp.* erfassen (Raad et al. 2006). Hier sollte daher die empirische Behandlung mit einem Echinocandin, c-AmB oder, bei Ausschluss einer Neutropenie, Voriconazol eingeleitet werden. Posaconazol ist hierfür nicht untersucht und für Voriconazol liegt keine Zulassung bei neutropenischen Patienten vor. Nach Erregerdifferenzierung und Resistenztestung kann dann das Antimykotikum angepasst werden (Spellberg et al. 2006).

Micafungin, Anidulafungin, L-AmB und ABLC sind für die Initialtherapie bisher nicht zugelassen, Itraconazol nur als Kapsel (siehe Abschnitt 2). Die Zweitlinientherapie bei fehlendem Ansprechen oder Unverträglichkeit kann unter Berücksichtigung aller zur Verfügung stehenden Substanzen gewählt werden. Ein Klassenwechsel ist hier meist sinnvoll.

3.1.3 Organmykosen durch *Candida spp.*

Organinfektionen durch Hefen können als Folge einer Streuung bei Candidämie oder isoliert nach lokaler Inokulation oder Einwanderung des Erregers auftreten. Hier muss neben der Spezies auch nach der Manifestation differenziert werden. Zur evidenzbasierten Behandlung dieser Indikationen liegen jedoch keine ausreichend qualitativen und organspezifischen Studien vor. In Richtlinien wird auf das am längsten bekannte und bewährte c-AmB zurückgegriffen. So gibt auch die European Society of Cardiology c-AmB oder L-AmB, gegebenenfalls in Kombination mit 5-FC, für die Therapie der Endokarditis vor. Weder für diese Medikamente noch für neuere Alternativen wurden adäquate, insbesondere prospektive, verblindete Vergleichsstudien durchgeführt. Aufgrund der niedrigen Inzidenz sind diese auch zukünftig nicht zu erwarten. Auch Gewebespiegel, insbesondere bei Entzündungsreaktion und deren erforderliche Grenzwerte, sind nicht ausreichend bekannt.

Tab. A4-50 Therapie der Candidämie und Candidiasis.

	initiale, empirische Therapie	Bemerkungen
stabiler Patient, ohne erhöhtes Risiko nicht auf der Intensivstation	• Fluconazol: 1 × 400–800 mg/Tag • Amphotericin B: 0,6–1 mg/kg • Caspofungin: 70 mg (Tag 1), dann 50 mg • Voriconazol Tag 1: 2 × 6 mg/kg i.v. oder 2 × 400 mg p.o.; ab Tag 2: 2 × 4 mg/kg i.v. oder 2 × 200 mg p.o.	
instabiler Patient immunsupprimiert neutropenisch	• Amphotericin: B 0,6–1 mg/kg • Caspofungin: 70 mg (Tag 1), dann 50 mg • Voriconazol Tag 1: 2 × 6 mg/kg i.v. oder 2 × 400 mg p.o.; ab Tag 2: 2 × 4 mg/kg i.v. oder 2 × 200 mg p.o.	Voriconazol ist bei Neutropenie nicht zugelassen.

Die erfolgreiche Therapie von Organmykosen inklusive der Endokarditis wurde aber auch für andere Antimykotika in Einzelfällen berichtet, für das älteste Antimykotikum, dem konventionellen Amphotericin B existieren naturgemäß die meisten empirischen Erfahrungen. Daneben sollte aber auch – soweit vorhanden – die Resistenztestung, mögliche Nebenwirkungen und Interaktionen der jeweiligen Antimykotika berücksichtigt werden. Im Einzelfall kann dann auch analog zu den Daten bei Candidämie und invasiver Candidiasis ein Therapeutikum ausgewählt werden.

Eine **Candida-Endokarditis** tritt gehäuft nach Klappenersatz oder intravenösem Drogenabusus als Klappenendokarditis auf. Neben der langfristigen antimykotischen Therapie, für welche wie oben beschrieben vor allem c-AmB, zusätzlich aber auch L-Amb (eventuell mit 5-FC) und nach Vorgaben der Britischen Gesellschaft für antimikrobielle Therapie (Elliott et al. 2004) auch Caspofungin empfohlen wird, ist eine frühzeitige operative Sanierung entscheidend.

Für die weiteren spezifischen Organinfektionen siehe Tabelle A4-51.

3.1.4 Kryptokokkose

Kryptokokkosen werden verursacht durch die einzigen humanpathogenen Spezies *Cryptococcus neoformans* und seltener *Cryptococcus gattii*. Zuvor wurden diese als Varietäten der gleichen Spezies behandelt. Kryptokokken haben eine dicke Kapsel, welche sie umweltresistent macht, immunmodulierende Bedeutung hat und in der Liquor-Diagnostik einen typischen Befund (Tuschefärbung) erzeugt. Der saprophytäre Erreger findet sich gehäuft bei Vögeln

Tab. A4-51 Therapie von Organmykosen, hervorgerufen durch Candida spp. Angegeben ist jeweils die Standarddosierung.

Organmykose	antimykotische Therapie	Therapiedauer	Bemerkungen
Endokarditis	• c-AmB 1 × 0,6–1 mg/kg ± 5 FC 4 × 37,5 mg • L-AmB 1 × 3–5 mg/kg ± 5 FC 4 × 37,5 mg • Fluconazol: 6–12 mg/kg • Caspofungin Tag 1: 1 × 70 mg, dann 1 × 50 mg	• 8–10 Wochen postoperativ	• frühzeitige chirurgische Klappensanierung, wenn nicht möglich z.B. Langzeittherapie mit Fluconazol • mindestens einjährige Nachbeobachtung empfohlen
Endophthalmitis	• c-AmB 1 × 0,6–1 mg/kg ± 5 FC 4 × 37,5 mg • Fluconazol: 800 mg, dann 400 mg	• 6–12 Wochen	• ggf. Vitrektomie • ggf. intravitreal AmB 0,5 mg/ml
Peritonitis	• c-AmB: 1 × 0,6–1 mg/kg • Fluconazol: 1 × 400–800 mg	• 3 Wochen	• uneinheitliche Daten zur additiven intraperitonealen Applikation von AmB
Osteomyelitis und Arthritis	• c-AmB: 1 × 0,6–1 mg/kg • Fluconazol: 400–800 mg	• c-Amb 6–10 Wochen • Fluconazol 6–12 Monate	• alternativ als Sequenztherapie • chirurgische Sanierung bzw. Débridement wenn möglich
Pneumonie	• Caspofungin Tag 1: 1 × 70 mg, dann 1 × 50 mg • Voriconazol Tag 1: 2 × 6 mg/kg, dann 2 × 4 mg/kg i.v. oder Tag 1 2 × 400 mg, dann 2 × 200 mg p.o. • c-AmB: 1 × 0,7–1 mg/kg	• nach Klinik • mindestens 14 Tage	• echte Candida-Pneumonie ist selten, häufig handelt es sich um eine Kontamination
Meningitis	• Fluconazol 1 × 800 mg ± 5 FC 4 × 25–37,5 mg • Voriconazol Tag 1: 2 × 6 mg/kg, dann 2 × 4 mg/kg i.v. oder Tag 1 2 × 400 mg, dann 2 × 200 mg p.o. • c-AmB 1 × 0,6–1 mg/kg ± 5 FC 4 × 25–37,5 mg	• mindestens 4 Wochen	• für Voriconazol bisher wenige klinische Daten

und deren Exkrementen. Es handelt sich um eine exogene Infektion, bei der *Cryptococcus spp.* meist durch Inhalation aufgenommen wird. Hier kann es zunächst zu einer Pneumonie kommen, welche häufig klinisch inapparent verläuft. Insbesondere bei Personen mit zellulärem Immundefekt treten in der Folge Meningitiden oder besser, aufgrund der häufigen Parenchym-Beteiligung, Meningoenzephalitiden auf. Diese schwere Infektionserkrankung hat auch heute noch eine Letalität von 10–30%. Am häufigsten findet sich die Erkrankung bei HIV-Patienten mit stark reduzierter CD4-Helferzellzahl und stellt hier ein AIDS-definierendes Ereignis dar. Andere Risikogruppen umfassen Patienten mit Sarkoidose, lymphoproliferativen Erkrankungen oder anderer fortgeschrittener Immunsuppression. Während in den 1980-Jahren die zerebrale Kryptokokkose in den USA eine Inzidenz < 1 pro einer Million hatte, nahm diese zu Beginn der HIV-Ära massiv zu. So stieg bei AIDS-Patienten die Rate zunächst auf über 6% an, um bereits 1993 auf etwa 0,7% abzufallen (Bicanic und Harrison 2004). Hierfür war neben einer Prophylaxe mit Fluconazol auch ein Rückgang der schweren zellulären Immundefekte unter der antiretroviralen Therapie verantwortlich. Zur Therapie hat sich eine Kombination aus Amphotericin B (c-AmB 0,7–1 mg/kg) und 5-FC (100 mg/kg) über zwei Wochen und anschließender Gabe von Fluconazol (400 mg) über acht Wochen bewährt. Alternativ kann auch die Kombination von c-AmB und 5-FC über acht Wochen erfolgen. Weitere therapeutische Möglichkeiten sind L-AmB (anstelle von c-AmB) und Itraconazol, aber auch mit Voriconazol und Posaconazol wurden erfolgreiche Behandlungen beschrieben. Echinocandine hingegen zeigen keine ausreichende Aktivität gegen *Cryptococcus spp.* Die Verläufe können sehr langwierig sein und insbesondere neurologische Defizite können persistieren. Bei Verlaufskontrollen ist zu beachten, dass der Erreger über einen längeren Zeitraum im Liquor mikroskopisch nachweisbar ist, hier muss der kulturelle Nachweis berücksichtigt werden. Zusätzlich zur antimikrobiellen Therapie gibt es immunmodulierende Ansätze (Pappas 2004). Diese umfassen neben der Immunstimulation insbesondere mit Interferon (IFN-γ) und Interleukin auch eine Immunsuppression mit Steroiden. Ausreichende klinische Daten für eine Therapieempfehlung liegen jedoch noch nicht vor.

3.2 Fadenpilzinfektionen

3.2.1 Allgemein

Sprosspilze können ein breites Spektrum an Erkrankungen, einschließlich allergischer Alveolitiden durch *Aspergillus spp.* verursachen. Im Folgenden soll nur auf die systemische Infektion als relevanteste Variante eingegangen werden. Die Inzidenz dieser Infektionen hat in den letzten Jahren zugenommen. Deutlich dominiert wird das Erregerspektrum durch Aspergillen, welche den ganz überwiegenden Anteil an **Schimmelpilzinfektionen** verursachen. Die häufigsten humanpathogenen Spezies sind *A. fumigatus, A. flavus* und *A. niger*. Kleinere Ausbrüche mit *A. terreus* wurden insbesondere im Rahmen von Baumaßnahmen beschrieben. Die Differenzierung dieser Spezies ist klinisch relevant, da es sich hierbei um den einzigen relevanten Vertreter mit regelmäßig erhöhter MHK für Amphotericin B handelt. Zuletzt wurde darüber hinaus in kleineren epidemiologischen Arbeiten eine Zunahme an seltenen Sprosspilzen, insbesondere Zygomyzeten, beobachtet, auch wenn deren Anteil weiterhin unter 5% liegt. Eine mögliche Ursache wird neben einer verbesserten Diagnostik mit erhöhter Rate an Erregerisolation und Differenzierung auch in einer Selektion durch eine Vorbehandlung z.B. mit Voriconazol gesehen, da dieses breit eingesetzte und potente Antimykotikum hier eine Lücke aufweist. Zugleich belegen Autopsiestudien anhaltend, dass nur ein Teil der systemischen Pilzinfektionen zu Lebzeiten des Patienten diagnostiziert werden. Durch vereinheitlichte Diagnosekriterien (EORTC-European Organisation for Research and Treatment of Cancer und MSG-Mycosis Study Group) wurde zuletzt versucht, die Diagnosequalität insbesondere in klinischen Studien zu verbessern und zu vereinheitlichen (Ascioglu et al. 2002).

Schimmelpilze sind ubiquitär vorkommende Erreger, welche in der Nahrung (Erdnüsse, Teeblätter etc.), auf Pflanzen und vor allem im Erdreich und in Baustoffen nachgewiesen werden können. Eine Häufung von Infektionen wird daher bei Bau- oder Erdarbeiten gefunden. Durch den Einsatz von Hochleistungsfiltern, wie Hepa-Filter oder Laminar air flow, kann die Exposition von Patienten reduziert werden. Da ein Teil der Erreger bereits vor klinisch manifester Infektion als Kolonisation im oberen Respirationstrakt, insbesondere den Nasennebenhöhlen, nachgewiesen werden kann, ist eine komplette Verhinderung nicht möglich. Eine klinisch manifeste Infektion betrifft in der Regel zunächst die unteren Atemwege in Form einer lokalisierten oder generalisierten Pneumonie. Anschließend können Streuherde auftreten. Besonders gefürchtet sind zerebrale Infektionsherde, welche eine Letalität im natürlichen Verlauf von annähernd 100% verursachen.

3.2.2 Aspergillose

Invasive Aspergillus-Infektionen finden sich insbesondere bei **schwerer oder anhaltender Immunsuppression**. Risikofaktoren sind hierbei eine Neutropenie, Leukozyten-Funktionsstörungen, eine hämatologische Grunderkrankung, andere erworbene oder angeborene Immundefekte und ein Zustand nach Organ- oder Knochenmarkstransplantation. Die höchste Infektionsrate findet sich bei Patienten mit akuter Leukämie und Chemotherapie-induzierter Neutropenie über mehr als zehn Tage oder längerfristig nach allogener Stammzelltransplantation (Bohme et al. 2003).

Nachdem über Jahrzehnte c-AmB die Standardtherapie der Aspergillose darstellte, konnte in der letzten Dekade für eine Vielzahl neuer Wirkstoffe *in vitro*, *in vivo* und in klinischen Studien ein Ansprechen nachgewiesen werden. Für die meisten dieser Präparate erfolgte jedoch bisher nur eine Untersuchung für die Behandlung nach Versagen oder Intoleranz der ersten Therapie. Als Kontrollgruppe wurden hierbei entweder historische Kollektive oder nicht randomisierte alternative Optionen verwendet. Ein direkter Vergleich dieser neuen Therapieoptionen ist daher bisher nicht ausreichend möglich. Einzig für Voriconazol konnte in einer großen Therapiestrategie-Studie erstmals eine Verbesserung auch in der Letalität nachgewiesen werden. Hierbei wurde eine Voriconazol-Behandlung über zwölf Wochen bei wahrscheinlicher oder nachgewiesener Aspergillose verglichen mit einer Therapie mit c-AmB. Letztere konnte bei Toxizität oder Intoleranz durch eine frei gewählte Sequenztherapie ergänzt werden. Durch Verbesserung der klinischen Ansprechrate um 21% und eine gesteigertes Langzeitüberleben nach zwölf Wochen von 57,9% auf 70,8 % konnte Voriconazol in dieser Indikation Amphotericin B als Therapiestandard ablösen. Darüber hinaus hat die Untersuchung gezeigt, dass eine Behandlung langfristig (zwölf Wochen oder bis zum vollständigen Abklingen aller klinischen Zeichen und Manifestationen) erforderlich ist.

Bei unzureichendem Ansprechen auf die Primärtherapie ist ein Wechsel auf die neueren Behandlungsalternativen indiziert. Auf eine Therapie mit konventionellem Amphotericin B sollte unter Berücksichtigung der erforderlichen Therapiedauer und der Toxizität unseres Erachtens verzichtet werden (Ostrosky-Zeichner et al. 2003). Bei Aspergillomen ist darüber hinaus eine chirurgische Entfernung zu prüfen.

Auch wenn eine Kombinationstherapie, insbesondere mit differenten Zielstrukturen und Nebenwirkungsprofilen, wie bei Echinocandinen mit Azolen oder mit Amphotericin B, theoretisch ein sehr attraktiver Ansatz erscheint, fehlen bisher ausreichend Daten, welche dieses Vorgehen rechtfertigen. Bisher wurde nur für Einzelfälle oder in kleinen retrospektiven Behandlungsgruppen ein Ansprechen gezeigt (Maertens et al. 2006). Hier sind die Ergebnisse größerer Vergleichsstudien abzuwarten.

Bei zerebralen Infektionen werden durch Caspofungin keine suffizienten Gewebe- bzw. Liquor-Spiegel erzielt. Die Behandlung sollte hier mit Voriconazol oder alternativ mit Posaconazol oder L-Amb durchgeführt werden.

Neben der ausreichend **konsequenten Therapie** kann durch eine **frühzeitige Behandlung** das Ansprechen verbessert oder gegebenenfalls bereits eine klinisch manifeste Infektion vermieden werden (Segal et al. 2007). Insbesondere für L-AmB und Caspofungin konnte der erfolgreiche empirische Einsatz bei persistierendem Fieber in Neutropenie nachgewiesen werden. Aktuell liegen nun auch Studien zur Prophylaxe bei Hochrisikopatienten vor (Cornely et al. 2003). Hierbei konnte durch Gabe von Posaconazol bei Patienten nach allogener Stammzelltransplantation und Abstoßungsreaktion (GVHD) eine Senkung der Infektionsrate im Vergleich zu Fluconazol nachgewiesen werden (Ullmann et al. 2007). Bei Prophylaxe nach Hochdosis-Chemotherapie bei akuter myeloischer Leukämie wurde im Vergleich zu Fluconazol oder Itraconazol darüber hinaus eine signifikante Senkung der Mortalität erzielt (Cornely et al. 2007).

3.2.3 Andere Fadenpilzinfektionen und seltene Pilzinfektionen

Zusätzlich zu dem oben beschriebene Patientenkollektiv finden sich Infektionen durch Zygomyzeten, auch gehäuft als zerebrale Manifestationen, ausgehend vom Nasopharyngealtrakt, bei chronisch immunsupprimierten Patienten, insbesondere bei Patienten mit schlecht eingestelltem langjährigen Diabetes mellitus. Typische Vertreter der Zygomyzeten (Jochpilze) sind die Gattungen *Mucor*, *Rhizomucor*, *Rhizopus*, *Absidia* und *Cunnighamella*.

Bei niedriger Inzidenz fehlen klinische, vergleichende Untersuchungen zur Therapie seltener Sprosspilzinfektionen. Die Empfehlungen müssen daher aus *In vitro*-Daten und der Erfahrung von einzelnen Fallserien abgeleitet werden. Aufgrund des breiten Wirkspektrums findet in erster Linie Amphotericin B Anwendung. Wegen der erforderlichen langfristigen Therapie sollte zur Reduktion der Toxizität auf die konventionelle zugunsten der zugelassenen liposomalen Formulierung L-AmB verzichtet werden. Für Fusarien konnten erfolgreiche Behandlungen mit Voriconazol und auch Posaconazol berichtet werden (Raad et al. 2006). Posaconazol ist das bisher einzige zugelassene Azol mit ausreichender Aktivität gegenüber Zygomyzeten *in vitro*, wodurch es hier eine interessante Therapiealternative (außerhalb der Zulassung) darstellen kann (siehe Tab. A4-52) (Greenberg et al. 2006).

Zusätzlich ist die chirurgische Intervention ein wesentlicher Bestandteil insbesondere bei rhinozerebralen und lokalisierten pulmonalen Infektionen.

Tab. A4-52 Therapie von Fadenpilzinfektionen und seltener Pilzinfektionen.

	Therapie der ersten Wahl	Alternativen	Bemerkungen
Aspergillus spp. (nicht A. terreus)	• Voriconazol	• L-AmB • ABLC • Caspofungin • Posaconazol (Itraconazol)	• Therapiedauer: bis vollständiges Abklingen bzw. 12 Wochen
A. terreus	• Voriconazol	• Caspofungin • Posaconazol • Itraconazol	• erhöhte AmB-Resistenzrate
Fusarien	• L-AmB, ABLC • Voriconazol	• Posaconazol • C-Amb	
Zygomyzeten	• L-AmB	• Posaconazol	• bisher keine Zulassung für Posaconazol
Scedosporium	• L-AmB • Voriconazol	• Posaconazol	• bisher keine Zulassung für Posaconazol

A4.4 Antiparasitäre Therapie

Gerd-Dieter Burchard und Achim Hörauf

1 Vorbemerkungen

Endoparasiten des Menschen sind Protozoen und Helminthen. Protozoen sind einzellige Eukaryota, man kann sie als Mikroparasiten bezeichnen, charakterisiert durch hohe Reproduktionsraten innerhalb eines Wirtes. Folge kann manchmal ein rascher, eventuell lebensbedrohlicher Krankheitsverlauf sein. Helminthen, Würmer, sind demgegenüber Makroparasiten, die sich im Allgemeinen nicht innerhalb eines Wirtes vermehren und deshalb für ihre Nachkommen in der Evolution eine Wirtfindungsstrategie entwickelt haben. Die Krankheitsverläufe sind eher chronisch, schwere Infektionen treten vor allem bei wiederholter Infektion bei Bewohnern endemischer Gebiete auf.

Antiparasitika sind Pharmaka mit einem chemotherapeutischen Effekt gegen die Adulten und Entwicklungsstadien von Parasiten. Entsprechend ihrer Wirksamkeit kann man sie in Antiprotozoika und Anthelminthika einteilen. Insgesamt steht der Vielzahl von verschiedenen Parasiten nur eine begrenzte Auswahl von Präparaten gegenüber, teilweise weil sich große Pharmafirmen aus der Weiterentwicklung von Antiparasitika zurückgezogen haben. Im Folgenden werden die wichtigsten Antiprotozoika zur Therapie der Malaria, der Erkrankungen durch Darmprotozoen und der Leishmaniasis genannt – die Betreuung von Patienten mit Schlafkrankheit oder Chagas-Krankheit sollte in spezialisierten Einrichtungen erfolgen. Unter den Anthelminthika werden die wichtigsten Medikamente zur Therapie Nematoden, Trematoden und Zestoden genannt.

Auch die Therapie parasitärer Erkrankungen sollte *evidence-based* sein. Eine systematische Evidenz-Recherche ist allerdings schwierig, da es zu vielen Fragestellungen keine ausreichenden kontrollierten Studien gibt. Viele Studien sind auch in Entwicklungsländern durchgeführt und nicht auf Deutschland übertragbar, werden doch viele parasitäre Erkrankungen relativ selten in Industrienationen importiert, sodass keine ausreichenden Fallzahlen zustande kommen. Auch die Publikationen der *Cochrane Collaboration* sind nicht für alle Fragen hilfreich, da nur ein kleiner Teil der Parasitologie abgedeckt wird und die Fragestellungen auf Entwicklungsländer zugeschnitten sind. Für Deutschland hat die Deutsche Gesellschaft für Tropenmedizin und Internationale Gesundheit (DTG) Leitlinien zur Therapie der Malaria, der Amöbiasis und der Leishmaniasis erarbeitet, die auf der Homepage der Arbeitsgemeinschaft Wissenschaftlicher Medizinischer Fachgesellschaften (AWMF) sowie der DTG (www.dtg.org) eingesehen werden können.

Eine Resistenz ist eine durch Selektion bestimmter Mutationen entstandene, vererbbare herabgesetzte Empfindlichkeit von Parasiten gegenüber bestimmten Medikamenten. Resistenzen spielen eine große Rolle in der Behandlung von Protozoen-Infektionen (s.u.), insbesondere bei der Malaria kommen deshalb auch **Kombinationspräparate** zur Anwendung. Resistenzen von Helminthen, obwohl in der Veterinärmedizin verbreitet, spielen in der Humanmedizin bisher noch keine gesicherte Rolle.

2 Malaria-Medikamente

2.1 Artemisinine

2.1.1 Allgemeine Charakterisierung

Artemisinine sind Derivate aus den Blättern der Pflanze *Artemisia annua*, deren Wirksamkeit in der chinesischen Herbalmedizin bereits seit Langem bekannt ist. Artemisinin, Dihydroartemisinin sowie Artesunat und Artemether töten Plasmodien im Blut rasch ab. Insbesondere in Entwicklungsländern werden die Artemisinine bevorzugt in Kombinationen eingesetzt (ACT = artemisinin-based combination therapy), um Resistenzentwicklungen zu verhindern (Ashley und White 2005).

2.1.2 Struktur und Wirkmechanismus

Artemisinin und seine Derivate sind chemisch Lacton-Peroxide. Der Wirkmechanismus erklärt sich auf molekularer Ebene durch die Freisetzung von Sauerstoffradikalen, die eine Reihe von biochemischen Reaktionsprozessen auslösen. Als Konsequenz werden die Mitochondrien des Parasiten geschädigt. Darüber hinaus wird der Abbau des Häms zu Hämozoin unterbunden. Weiterhin wird eine ATPase der Parasiten gehemmt. Mutationen dieser ATPase könnten zu Resistenzen führen – klinisch spielen Artemisinin-Resistenzen bisher allerdings keine Rolle.

Artemisinin-Derivate sind wirksam gegen die erythrozytären Stadien von *Plasmodium falciparum* und *P. vivax*.

2.1.3 Indikationen

Artemisinine werden parenteral und auch als Suppositorien in der Therapie der komplizierten Malalaria, oral bei unkomplizierter Malaria eingesetzt. Artemether in Kombination mit dem Medikament Lumefantrin ist als gleichwertig gegenüber Mefloquin oder Atovaquon/Proguanil zur Behandlung der unkomplizierten Malaria tropica anzusehen (Omari et al. 2006). Andere Artemisinine sind in Deutschland nicht zugelassen und deshalb entsprechend der Leitlinien der DTG nicht Medikamente der Wahl. Bei der komplizierten Malaria zeigte in einer kontrollierten Studie Artesunat intravenös Vorteile gegenüber dem Chinin (Dondorp et al. 2005). Zurzeit bleibt aber Chinin in Deutschland das Mittel der Wahl, unter anderem da Artesunate aus China importiert werden müssen und da eine gleich bleibende Qualität im Moment noch nicht gesichert erscheint.

2.1.4 Pharmakokinetik

Artemether und Artesunat werden gut resorbiert und erreichen hohe Plasmaspiegel. Artesunat wird rasch in den Hauptmetaboliten Dihydroartemisinin hydrolisiert, es kommt auch zu einem schnellen Wirkverlust durch Bindung an Plasmaproteine. Die Eliminationshalbwertszeit ist mit ca. 30 Minuten sehr kurz. Artemisinine sammeln sich selektiv und hoch konzentriert in parasitierten Erythrozyten an. Sie passieren die Blut-Hirn- und die Blut-Plazenta-Schranke.

2.1.5 Nebenwirkungen, Interaktionen, Kontraindikationen

Nebenwirkungen des Artemether/Lumefantrin sind Kopfschmerzen, Schwindel, Schlafstörungen, Palpitationen und abdominale Schmerzen.

Interaktionen sind zu erwarten bei gleichzeitiger Gabe von Substanzen, die ebenfalls durch CYP3A4 metabolisiert werden und mit Substanzen, die die QTc-Zeit verlängern.

Kontraindikationen sind Herzkrankheiten oder Verlängerung der QTc-Zeit, plötzlicher Herztod in der Familienanamnese oder die gleichzeitige Einnahme von Mitteln, die zu einer Verlängerung der QTc-Zeit führen können oder das Cytochrom CYP2D6 hemmen.

2.1.6 Dosierung

- Artemether/Lumefantrin: Therapiebeginn mit vier Tabletten Artemether/Lumefantrin, die gleiche Dosis nach acht Stunden, an Tag 2 und an Tag 3 jeweils 2 × 4 Tabletten.
- Artesunat bei komplizierter Malaria tropica: 2,4 mg/kg KG i.v. bei Aufnahme, nach 12 Stunden, nach 24 Stunden und dann einmal täglich bis orale Therapie möglich, dann Artesunat oral mit 2 mg/kg KG pro Tag bis insgesamt eine Woche.

2.1.7 Handelsname

In Deutschland ist das Kombinationspräparat Artemether/Lumefantrin (Riamet®) zugelassen.

2.2 Atovaquon/Proguanil

2.2.1 Allgemeine Charakterisierung

Atovaquon ist ein Breitspektrum-Antiprotozoenmittel, das auch eine Wirksamkeit gegenüber *Pneumocystis jiroveci* und *Toxoplasma gondii* aufweist. Proguanil ist seit Langem in der Therapie und Prophylaxe der Malaria eingesetzt (Osei-Akoto et al. 2005).

2.2.2 Struktur und Wirkmechanismus

Atovaquon gehört zur Gruppe der Hydroxynaphthochinone und ist dem Ubichinon ähnlich. Es hemmt selektiv den Elektronentransport der Atmungskette, wahrscheinlicher Angriffsort ist ein Cytochrom-Komplex. Proguanil inhibiert die Dihydrofolat-Reduktase der Plasmodien. Resistenzen von Plasmodien gegen Malarone kommen in Einzelfällen vor, dabei liegt der molekulare Mechanismus für Atovaquon-Resistenzen in Mutationen im Cytochrom B-Gen.

2.2.3 Wirkspektrum

Atovaquon/Proguanil ist wirksam gegen die Leberformen und gegen die erythrozytären Formen der Plasmodien.

2.2.4 Indikationen

Atovaquon/Proguanil ist zur Behandlung der unkomplizierten Malaria tropica zugelassen und als gleichwertig mit Mefloquin und Artemether/Lumefantrin anzusehen. Es ist ebenfalls zur Malariaprophylaxe geeignet. Atovaquon ist ansonsten auch zugelassen zur Akutbehandlung von milden und mäßig schweren Formen der P.-carinii-Pneumonie und der zerebralen Toxoplasmose (Boggild et al. 2007).

2.2.5 Pharmakokinetik

Atovaquon hat eine schlechte orale Bioverfügbarkeit, die mit der Dosis und der Nahrung variiert. Es wird über die Leber eliminiert. Proguanil wird rasch resorbiert und in das aktive Cycloguanil und 4-Chlorophenylbiguanid metabolisiert. Die Verstoffwechselung von Proguanil ist individuell stark schwankend.

2.2.6 Nebenwirkungen, Interaktionen, Kontraindikationen

Nebenwirkungen von Atovaquon/Proguanil sind Bauchschmerzen, Diarrhö, Husten, Übelkeit und Erbrechen, manchmal reversible Transaminasen-Anstiege, bei der Therapie der PcP auch Exantheme und Erythema multiforme.

Medikamenten-Interaktionen bestehen mit Co-trimoxazol und Sulfonamiden. Atovaquon sollte nicht gleichzeitig mit Rifampicin gegeben werden, da sich die Plasmaspiegel gegenläufig verändern, der Atovaquon-Wirkspiegel wird reduziert, derjenige von Rifampicin gesteigert. Auch die gleichzeitige Gabe von Tetracyclinen (Doxycyclin) sowie von Metoclopamid sollte vermieden werden.

Kontraindikationen sind eine schwere Niereninsuffizienz und bekannte Überempfindlichkeiten.

2.2.7 Dosierung

- Malariatherapie: 1000 mg Atovaquon + 400 mg Proguanil (= 4 Tbl.) als Einmaldosis an drei aufeinander folgenden Tagen bei Erwachsenen (Gesamtdosis 12 Tbl.).
- Malariaprophylaxe: 1 Tablette pro Tag (Beginn 2 Tage vor Einreise, Abbruch 7 Tage nach Verlassen des Malariagebietes)
- Therapie der P.-carinii-Pneumonie: 750 mg Atovaquon-Suspension 3× täglich mit fettreicher Kost für 21 Tage.

2.2.8 Handelsname

Atovaquon ist in Kombination mit Proguanil unter dem Handelsnamen Malarone® zugelassen.

2.3 Chinin

2.3.1 Allgemeine Charakterisierung

Chinin ist ein Beispiel für einen erfolgreichen antiparasitären Naturstoff. Es wurde bereits von den Ureinwohnern Südamerikas verwendet und wird seit 350 Jahren zur Behandlung der Malaria eingesetzt.

2.3.2 Struktur und Wirkmechanismus

Chinin ist ein Alkaloid aus der Rinde des Cinchona-Baumes. Kenntnisse über die molekularen Zielstrukturen des Chinins fehlen, vermutet wird eine Hemmung der Nukleinsäure-Biosynthese. Resistenzen sind insgesamt bisher selten.

Chinin wirkt gegen die ungeschlechtlichen Blutformen aller Malariaerreger. Die schizontozide Wirkung steht im Vordergrund, die gametozide Wirkung erstreckt sich auf *P. vivax*, *P. ovale* und *P. malariae*, nicht jedoch auf *P. falciparum*.

2.3.3 Indikationen

Chinin ist das Mittel der Wahl zur Behandlung der komplizierten Malaria tropica.

2.3.4 Pharmakokinetik

Der größte Teil des Chinins ist Protein-gebunden. Chinin wird in der Leber metabolisiert und anschließend werden die vorwiegend hydroxylierten Metaboliten im Urin ausgeschieden. Die Pharmakokinetik bei Malaria-Patienten korreliert mit der Schwere der Erkrankung, dabei findet sich eine verminderte Clearance. So beträgt die Eliminationshalbwertszeit 16 Stunden bei unkomplizierter Malaria und 18 Stunden bei zerebraler Malaria. Bei Nierenversagen (Clearance < 10 ml/min) oder bei dialysierten Patienten wird ebenfalls die *loading dose* gegeben, die Erhaltungsdosis dann aber um 30–50% reduziert.

2.3.5 Nebenwirkungen, Interaktionen, Kontraindikationen

Nebenwirkungen sind hyperinsulinämische Hypoglykämie, Hör- und Sehstörungen, Übelkeit, Lebertoxizität, sehr selten Coombstest-positive Hämolyse, Thrombozytopenie, Vaskulitis, granulomatöse Hepatitis oder Entwicklung eines Lungenödems. Chinin verstärkt die bei der Malaria häufige orthostatische Hypotension und hat ein arrhythmogenes Potential, was sich durch eine Verlängerung der QT_c-Zeit im EKG anzeigt. Milde Zeichen eines Cinchonismus mit Tinnitus, Kopfschmerzen, Vertigo und Diarrhö sollten nicht zum Therapieabbruch führen.

Die Plasmakonzentrationen von Digoxin und Digitoxin können bei gleichzeitiger Chinin-Gabe erhöht sein. Die Biosynthese von Vitamin K-abhängigen Gerinnungsfaktoren wird unterdrückt. Die Wirkung von Antikoagulanzien kann dadurch verstärkt werden.

Kontraindikationen sind bekannte Überempfindlichkeit und Herzrhythmusstörungen.

2.3.6 Dosierung

Die intravenöse Chinin-Therapie wird mit einer *loading dose* begonnen (Lesi und Meremikwu 2004): 20 mg/kg KG über vier Stunden. Anschließend wird über zehn Tage mit 10 mg/kg KG alle acht Stunden behandelt (in Kombination mit Doxycyclin, siehe unten). Plasmaspiegel-Bestimmungen sind normalerweise nicht möglich, man sollte deshalb regelmäßig ein EKG ableiten, die Dosis muss um die Hälfte reduziert werden, wenn die QTc-Zeit um mehr als 25% des Ausgangswertes oder auf über 500 msec ansteigt. Bei Patienten, die nach drei Tagen weiterhin Zeichen eines Multiorganversagens zeigen, sollte die Dosis grundsätzlich um 30–50% reduziert werden, um eine kontinuierliche Akkumulation zu verhindern.

2.3.7 Handelsname

Chinin wird in Deutschland nicht mehr zur intravenösen Anwendung vertrieben – somit empfiehlt sich die eigene Bevorratung oder ein enger Kontakt zu einem Zentrum, das i.v. Chinin kurzfristig bereitstellen kann.

2.4 Chloroquin

2.4.1 Allgemeine Charakterisierung

Chloroquin war über lange Jahre das Mittel der Wahl für Therapie und Prophylaxe der Malaria, kommt heute aber in Deutschland wegen **weit verbreiteter Resistenzen** nur noch bei der Malaria tertiana und quartana zum Einsatz.

2.4.2 Struktur und Wirkmechanismus

Chloroquin ist ein 4-Aminochinolin-Derivat. Seine Wirkung beruht auf einer Inhibition der Nukleinsäure- und Proteinsynthese. Außerdem reichert es sich in der Nahrungsvakuole des Parasiten an und hemmt dort den Abbau von Hämoglobin zu unschädlichen Stoffwechselprodukten.

Chloroquin wirkt gegen die ungeschlechtlichen Blutformen aller Malariaerreger. P.-falciparum-Stämme aus Mittelamerika sind noch Chloroquin-empfindlich, ansonsten ist weltweit mit Resistenzen zu rechnen. Auch P.-vivax-Stämme aus Südostasien und Ozeanien sind häufig resistent, P.-malariae-Stämme nur in Einzelfällen. Dabei können Plasmodien wahrscheinlich über unterschiedliche Mutationen in verschiedenen Genen resistent werden. Das pfcr-Gen (chloroquine resistance trait) kodiert für ein Transportprotein der vakuolären Membran, Mutationen in einem anderen Gen, dem pfmdr1 (mulitdrug resistance), das für ein P-Glykoprotein-Homolog kodiert, waren ebenfalls mit Resistenz assoziiert – die Resistenzen können also durch genetische Analysen erfasst werden.

2.4.3 Indikationen

Chloroquin wird zur Therapie der Malaria tertiana und der Malaria quartana eingesetzt.

2.4.4 Pharmakokinetik

Die Absorption nach oraler Gabe ist gut. Chloroquin wird zu 60% an Plasmaproteine gebunden und sowohl über die Nieren als auch über die Leber ausgeschieden. Chloroquin und der Hauptmetabolit Desethylchloroquin haben eine Eliminationshalbwertszeit von 20–60 Tagen.

2.4.5 Nebenwirkungen, Interaktionen, Kontraindikationen

Chloroquin ist gut verträglich. Manchmal treten kurzfristige Magenbeschwerden, Übelkeit, Erbrechen sowie Augenflimmern und Schwindel auf. Afrikaner können über quälenden Juckreiz klagen. Gelegentlich auftretende Hornhauttrübungen sind reversibel. Frühestes Symptom einer Retinopathie ist die Beeinträchtigung des Farbensehens, bleibende Schäden der Netzhaut sind in seltenen Fällen nur bei Dauereinnahme über Jahre zu erwarten.

Chloroquin darf nicht zusammen mit MAO-Hemmern oder Stoffen mit hepatotoxischem Potential gegeben werden. Phenylbutazon erhöht das Risiko einer exfoliativen Dermatitis. Durch Cimetidin wird die Ausscheidung von Chloroquin vermindert.

Kontraindikationen sind Retinopathie, Myasthenia gravis, Psoriasis und akute intermittierende Porphyrie.

2.4.6 Dosierung

Eine Tablette Resochin® (Chloroquin-Phosphat) enthält 155 mg Chloroquin-Base. Therapiebeginn mit 10 mg Chloroquin-Base/kg KG, dann nach 6, 24 und 48 Stunden jeweils 5 mg Chloroquin-Base/kg KG.

2.4.7 Handelsnamen

Resochin®
Weimer®quin.

2.5 Doxycyclin

2.5.1 Allgemeine Charakterisierung

Doxyclin ein **Breitbandantibiotikum,** das auch eine Wirksamkeit gegen Plasmodien aufweist. Es ist daher zur Therapie (wegen des langsamen Wirkungseintritts allerdings nur in Kombination mit Chinin) und zur Prophylaxe geeignet.

2.5.2 Struktur und Wirkmechanismus

Doxycyclin ist ein Tetracyclin (siehe Kap. A4.2). Man nimmt an, dass es die Proteinsynthese im Apicoplasten hemmt. Resistenzen sind nicht bekannt.

2.5.3 Indikationen

Therapie der komplizierten Malaria in Kombination mit Chinin, Malariaprophylaxe.

2.5.4 Pharmakokinetik

Die Ausscheidung ist unabhängig von der Nierenfunktion.

2.5.5 Nebenwirkungen, Interaktionen, Kontraindikationen

Gastrointestinale Beschwerden können häufiger auftreten, phototoxische Reaktionen sind selten. Weitere Nebenwirkungen sind gastrointestinale Beschwerden, Candida-Vaginitis oder Stomatitis.

Interaktionen: Bei Antikoagulantientherapie kann die Reduktion der Antikoagulantien-Dosis erforderlich sein. Bei Gabe von oralen Antidiabetika kann die Blutzuckersenkung verstärkt werden. Die toxische Wirkung von Ciclosporin A kann gesteigert werden.

Doxycyclin ist kontraindiziert in der Schwangerschaft und bei Kindern unter acht Jahren. Bei der Therapie der schweren Malaria ist zu beachten, dass Doxycyclin nicht bei schwerer Leberinsuffizienz gegeben werden darf. Bei Porphyrie darf kein Doxycyclin gegeben werden.

2.5.6 Dosierung

- Therapie der komplizierten Malaria: 3 mg/kg KG pro Tag für 7–10 Tage
- Prophylaxe: 100 mg/Tag (Beginn zwei Tage vor Einreise, Abbruch vier Wochen nach Verlassen des Malariagebietes).

2.5.7 Handelsnamen

Verschiedene Präparate.

2.6 Mefloquin

2.6.1 Allgemeine Charakterisierung

Mefloquin ist eines der wirksamsten Malariamittel und wird sowohl zur Therapie als auch zur Prophylaxe eingesetzt (Baird 2005).

2.6.2 Struktur und Wirkmechanismus

Mefloquin ist ein 4-Amino-Chinolin-Methanol. Der genaue Wirkmechanismus ist nicht näher bekannt. Aufgrund der Strukturverwandtschaft mit Chinolinen werden ähnliche Mechanismen wie bei Chinin angenommen.

Resistente P.-falciparum-Stämme werden häufig in Südostasien angetroffen, in Einzelfällen auch weltweit. Insgesamt sind Resistenzen (trotz der langen Halbwertzeit und damit der Möglichkeit subtherapeutischer Blutspiegel) bisher selten.

Mefloquin wirkt gegen die ungeschlechtlichen Blutformen aller Malariaerreger.

2.6.3 Indikationen

Mefloquin wird zur Behandlung der unkomplizierten Malaria tropica eingesetzt und ist als gleichwertig mit Atovaquon/Proguanil und Artemether/Lumefantrin anzusehen. Es ist ebenfalls zur Chemoprophylaxe geeignet. Nur bei Herkunft des Patienten aus Südostasien bzw. Reise dorthin sollte Mefloquin nicht eingesetzt werden.

2.6.4 Pharmakokinetik

Das wasserunlösliche Mefloquin wird mäßig rasch resorbiert, nach einmaliger oraler Einnahme wird die maximale Plasmakonzentration im Mittel nach 17 Stunden (Schwankungsbreite 6–24 Stunden) erreicht. Mefloquin wird in der Leber metabolisiert und unterliegt einer ausgeprägten enterohepatischen Zirkulation. Die mittlere Eliminationshalbwertszeit von Mefloquin beträgt drei Wochen, die Exkretion erfolgt hauptsächlich über die Fäzes.

2.6.5 Nebenwirkungen, Interaktionen, Kontraindikationen

Grundsätzlich sind Nebenwirkungen nach prophylaktischer und therapeutischer Anwendung zu unterscheiden. Hervorzuheben sind die neuropsychiatrischen Nebenwirkungen (akute Psychosen, Angstzustände, Krampfanfälle), die nach prophylaktischer Anwendung von Mefloquin sehr selten (ca. 1:13 000 Anwendungen), bei therapeutischer Dosierung häufiger (ca. 1:250 Anwendungen) auftreten. Übelkeit, Schwindel, Schlafstörungen, allergische Hautreaktionen, weiche Stühle und Bauchschmerzen werden eher bei der Therapie gesehen. Ein vorübergehender Anstieg der Transaminasen ist nicht selten.

Wechselwirkungen sind möglich mit β-Blockern, Kalzium-Antagonisten oder sonstigen Antiarrhythmika, ebenso mit Antidiabetika und Antikoagulanzien.

Kontraindikationen sind bekannte Epilepsie und neuropsychiatrische Vorkrankheiten.

2.6.6 Dosierung

Therapiebeginn mit drei Tabletten, zwei weitere Tabletten nach sechs Stunden, bei Körpergewicht über 60 kg eine weitere Tablette nach weiteren sechs Stunden.

2.6.7 Handelsname

Lariam®.

2.7 Primaquin

2.7.1 Allgemeine Charakterisierung

Primaquin wird vorwiegend eingesetzt, da es gegen die intrahepatischen Formen der Plasmodien wirksam ist.

2.7.2 Struktur und Wirkmechanismus

Chemisch handelt es sich um ein 8-Aminochinolin. Primaquin wirkt auf die Leberformen der Plasmodien, insbesondere aber auch auf die Hypnozoiten von *P. vivax* und *P. ovale*. Außerdem tötet es die Geschlechtsformen aller Plasmodien ab.

2.7.3 Indikationen

Die wichtigste Indikation liegt in der Nachbehandlung einer Malaria tertiana zum Abtöten der Hypnozoiten, um Rezidive zu verhindern. Primaquin ist auch zur Prophylaxe geeignet (Hill et al. 2006).

2.7.4 Pharmakokinetik

Primaquin wird nach oraler Gabe rasch resorbiert. Es wird schnell in der Leber metabolisiert und nur ein kleiner Teil wird unverändert im Urin ausgeschieden.

2.7.5 Nebenwirkungen, Interaktionen, Kontraindikationen

Nebenwirkungen sind Übelkeit und Erbrechen. Bei Glukose-6-phosphat-Dehydrogenase-Mangel kann eine hämolytische Anämie auftreten, deshalb ist vor Primaquin-Gabe ein G6PD-Mangel auszuschließen.

Kontraindikationen sind Schwangerschaft, Therapie mit anderen potentiell hämolytischen Medikamenten sowie Krankheiten, die zur Neutropenie prädisponieren wie rheumatoide Arthritis und Lupus erythematosus.

2.7.6 Dosierung

- Elimination von Hypnozoiten: 30 mg Base (0,5 mg Base/kg KG) einmal täglich über insgesamt 14 Tage
- Prophylaxe: 30 mg/Tag.

2.7.7 Handelsnamen

Primaquin ist in Deutschland nicht zugelassen und muss aus dem Ausland beschafft werden (off-label use).

3 Medikamente gegen Darmprotozoen

3.1 Nitroimidazole

3.1.1 Allgemeine Charakterisierung

Verschiedene Nitroimidazole sind gegen Darmprotozoen wirksam, das Standardmedikament ist Metronidazol.

3.1.2 Struktur und Wirkmechanismus

Die Struktur von Metronidazol ist in Abb. A4-10 dargestellt. Nitroimidazole sind gegen anaerobe Bakterien und verschiedene Darmprotozoen inklusive *Entamoeba histolytica* und *Giardia lamblia* wirksam, auch gegen *Trichomonas vaginalis*. Die Wirksamkeit gegen Amöben beruht auf einer Beeinträchtigung des anaeroben Stoffwechsels. Eine anthelmintische Wirksamkeit besteht gegen *Dracunculus medinensis*. In der Kultur lassen sich Metronidazol-resistente *E. histolytica* selektieren, in der klinischen Praxis spielen Resistenzen aber bisher keine Rolle.

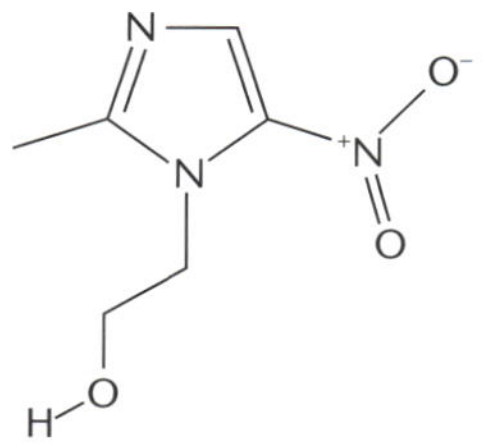

3.1.3 Indikationen

Behandlung von Amöbenruhr und Amöbenleberabszess, Giardiasis sowie Trichomoniasis.

3.1.4 Pharmakokinetik

Metronidazol wird nach oraler Gabe fast vollständig resorbiert. Die Plasmaeiweiß-Bindung ist gering, die Gewebepenetration ist gut. Metronidazol wird in der Leber metabolisiert, das Hydroxymetronidazol hat noch etwa 50% der Wirksamkeit und eine längere Halbwertszeit. Die Metaboliten werden über Leber und Nieren ausgeschieden, etwa 10% unverändert im Urin. Die Dosis muss bei Niereninsuffizienz nicht angepasst werden.

3.1.5 Nebenwirkungen, Interaktionen, Kontraindikationen

Nebenwirkungen sind Bauchschmerzen, Übelkeit und Erbrechen, metallischer Geschmack und Alkoholunverträglichkeit; selten bei längerer Einnahme sind periphere Neuropathie, Ataxie oder andere ZNS-Nebenwirkungen.

Die Halbwertszeit ist bei gleichzeitiger Gabe von Phenobarbital verkürzt; Cimetidin erhöht die Metronidazol-Blutspiegel, die Wirkung oraler Antikoagulantien kann potenziert werden.

Kontraindikationen sind bekannte Überempfindlichkeit, relative Kontraindikationen sind chronischer Alkoholabusus, schwere Leberkrankheiten, Erkrankungen des ZNS und des Knochenmarks.

Abb. A4-10 Struktur von Metronidazol.

3.1.7 Dosierung

- Metronidazol bei invasiver Amöbiasis: 3 × 10 mg/kg/Tag (max. 3 × 800 mg) über zehn Tage, i.v. oder oral, bei oraler Gabe zusammen mit Nahrung
- Metronidazol bei Giardiasis: 3 × 5 mg/kg/Tag über zehn Tage
- Metronidazol bei Trichomoniasis: 3 × 250 mg pro Tag über sieben Tage oder einmalig 2 g.

3.1.6 Handelsnamen

Metronidazol: verschiedene Handelsnamen (Arilin®, Clont, Flagyl® und andere).

3.2 Paromomycin

3.2.1 Allgemeine Charakterisierung

Paromomycin ist ein Aminoglykosid-Antibiotikum mit Wirksamkeit gegen Darmlumenformen von *Entamoeba histolytica* (Blessmann und Tannich 2002) sowie gegen Leishmanien.

3.2.2 Struktur und Wirkmechanismus

Paromomycin ist ein Aminoglykosid-Antibiotikum (siehe Kap. A4.2). Es hemmt die Proteinsynthese durch Wirkung auf die RNA der Amöben und der Leishmanien und beeinflusst die Membranpermeabilität.

3.2.3 Indikationen

Asymptomatische Darmlumeninfektionen mit *E. histolytica* werden mit Paromomycin behandelt, um eine invasive Amöbiasis zu verhindern. Eine invasive Amöbiasis wird kausal mit Metronidazol behandelt, anschließend mit Paromomycin, um Rückfälle zu verhindern.

Eine kutane Leishmaniasis kann lokal mit Paromomycin therapiert werden (Berman 2005).

3.2.4 Pharmakokinetik

Paromomyicin wird im Darm kaum resorbiert.

3.2.5 Nebenwirkungen, Interaktionen, Kontraindikationen

Es können leichte gastrointestinale Beschwerden auftreten.

3.2.6 Dosierung

- Amöbiasis: 3 × 500 mg pro Tag über zehn Tage
- Lokal bei Leishmaniasis: 15% in weichem Paraffin mit 12% Methylbenzethonium-Chlorid, 2 × täglich für 10–20 Tage (evtl. auch länger).

3.2.7 Handelsnamen

Humatin®.

3.3 Nitazoxanide

Nitazoxanide (Handelsname Alinia®) ist ein antiparasitäres Medikament mit breiter Wirksamkeit gegen Protozoen und Helminthen (Gilles und Hoffman 2002). Es ist ein Benzamid, das mit dem anaeroben Energiestoffwechsel interagiert. Es ist wirksam gegen *Giardia lamblia*, fraglich gegen Kryptosporidien sowie gegen *Fasciola hepatica*. Es ist in Deutschland zurzeit nicht zugelassen.

3.4 Trimethoprim/Sulfamethoxazol

TMP/SMZ wird eingesetzt gegen *Cyclospora cayetanensis* und gegen *Isospora belli* (siehe Kap. A4.2).

3.5 Albendazol

Albendazol ist ein Anthelminthikum (siehe Abschnitt 6.1), hat aber auch eine Wirksamkeit auf *Giardia lamblia* und *Encephalitozoon intestinalis*.

4 Medikamente gegen andere Protozoen

4.1 Liposomales Amphotericin B

4.1.1 Allgemeine Charakterisierung

Amphotericin B ist bekannt als **Antimykotikum** (siehe Kap. A4.3), ist aber auch wirksam gegen Leishmanien. Die Assoziation mit Lipid führt zu einer Verbesserung der Verträglichkeit (Olliaro et al. 2005).

4.1.2 Strukur und Wirkmechanismus

Amphotericin B ist ein makrozyklisches Polyen-Antibiotikum. Die Lipid-assoziierten Amphotericine werden von Makrophagen aufgenommen und bringen damit das Amphotericin B direkt an den Ort der Infektion.

4.1.3 Indikationen

Wegen seiner guten Verträglichkeit ist liposomales Amphotericin B das Mittel der Wahl bei viszeraler Leishmaniasis (Kala-Azar) sowie bei kutanen Verlaufsformen der Leishmaniasis, die systemisch behandelt werden müssen.

Bei Infektionen mit freilebenden Amöben kann ein Therapieversuch mit Amphotericin B gerechtfertigt sein.

4.1.4 Pharmakokinetik

Siehe Kapitel A4.3.

4.1.5 Nebenwirkungen, Interaktionen, Kontraindikationen

Die Nebenwirkungen sind deutlich geringer als bei Amphotericin B. Kopf-, Glieder- und Muskelschmerzen, insbesondere Rückenschmerzen treten bei zu schneller Infusion des Medikamentes auf. Überempfindlichkeitsreaktionen und Nierenfunktionsstörungen sind selten und es besteht nach bisherigen Erfahrungen keine Notwendigkeit, das Medikament abzusetzen. Selten sind reversible Anstiege von Leberenzymen, sehr selten Blutbildveränderungen.

4.1.6 Dosierung

Die Gesamtdosis beträgt 20–30 mg/kg i.v., verteilt auf mindestens fünf Einzeldosen von jeweils 3–4 mg/kg über einen Zeitraum von 10–21 Tagen (z.B. 3–4 mg/kg täglich am Tag 0, 1, 2, 3, 4 und 10).

4.1.7 Handelsnamen

Liposomales Amphotericin B: AmBisome®.

4.2 Miltefosine

4.2.1 Allgemeine Charakterisierung

Miltefosine wurde als Tumor-Medikament entwickelt. Es stellte sich als wirksam auch gegen Leishmanien heraus und kann oral appliziert werden kann – ein großer Vorteil insbesondere in Entwicklungsländern (Berman 2005).

4.2.2 Struktur und Wirkmechanismus

Miltefosine ist ein Alkylphosphocholin. Der biochemische Wirkungsmechanismus ist unklar. Resistenzen wurden in Einzelfällen bereits beschrieben.

4.2.3 Indikationen

Miltefosin ist das Mittel zweiter Wahl zur Therapie einer viszeralen Leishmaniasis. Die Wirksamkeit bei kutanen und mukokutanen Verlaufsformen ist weniger gut.

4.2.4 Pharmakokinetik

Es liegen nur wenige pharmakokinetische Daten vor. Cholin und Cholin-haltige Metaboliten sind die wahrscheinlichsten Ausscheidungsprodukte.

4.2.5 Nebenwirkungen, Interaktionen, Kontraindikationen

Häufigste Nebenwirkungen sind vorübergehende gastrointestinale Störungen, Erbrechen, Durchfall und Erhöhung der Leberenzyme und des Serumkreatinins.

Kontraindikationen sind Überempfindlichkeit gegenüber dem Wirkstoff, bereits bestehende schwere Schädigung der Leber- oder der Nierenfunktion, Sjögren-Larsson-Syndrom (eine seltene angeborene Fettstoffwechsel-Störung).

4.2.6 Dosierung

Tägliche Dosis von 1,5–2,5 mg/kg KG oral, Behandlungsdauer 28 Tage. Die Kapseln sollen zu den Mahlzeiten eingenommen werden.

4.2.7 Handelsname

Impavido®.

5 Andere Leishmanien-Medikamente

Fluconazol (siehe Kap. A4.3) und Ketoconazol sind ebenfalls gegen Leishmanien wirksam.

5.1 Pentamidin

5.1.1 Allgemeine Charakterisierung

Die Wirkung gegen Protozoen wurde 1938 entdeckt (Pearson 1985). Es handelt sich um ein wichtiges Mittel für die Behandlung der durch *Pneumocystis jiroveci* (früher *carinii*) hervorgerufenen Pneumonie (PcP) (wegen der Möglichkeit zur Inhalation oder bei Allergie auf Sulfamethoxazol/Trimethoprim) sowie der Schlafkrankheit. Die Relevanz für die Behandlung der Leishmaniasis ist gesunken.

5.1.2 Struktur und Wirkmechanismus

Es handelt sich um ein aromatisches Diamidin, das seine Wirkung durch Wechselwirkungen mit der DNA, Inhibierung der RNA und Proteinsynthese sowie Eingriff in den Folsäure-Metabolismus ausübt.

5.1.3 Indikationen

Prophylaxe und Therapie der PcP; hämolymphatisches Stadium (vor zerebralen Manifestationen) der afrikanischen Trypanosomiasis (Schlafkrankheit) des westafrikanischen Typs, hervorgerufen durch *Trypanosoma brucei gambiense*; ferner bei viszeralen und kutanen Leishmaniosen (nicht erste Wahl).

5.1.4 Pharmakokinetik

Hohe Bioverfügbarkeit bei i.m. oder s.c. Applikation (besser als i.v.). Die Substanz wird über die Nieren ausgeschieden.

Dosisanpassung bei stark eingeschränkter Nierenfunktion (Kreatinin-Clearance < 10 ml/min).

5.1.5 Nebenwirkungen, Interaktionen, Kontraindikationen

Schwere Nebenwirkungen wie anaphylaktischer Schock, Hypotension, Hypo- und Hyperglykämie, kardiale Arrhythmien (oft Verlängerung der QT-Zeit als Vorbote), Leukopenie und Thrombopenie machen die Verabreichung unter Beobachtung erforderlich.

Bei gleichzeitiger Anwendung von Foscarnet oder Amphotericin B besteht die Gefahr von ausgeprägten Nierenfunktionsstörungen.

Verabreichung an Schwangere nur bei vitaler Indikation (keine ausreichenden Erfahrungen). Es ist nicht bekannt, ob die Substanz in die Muttermilch übertritt.

5.1.6 Dosierung

- Trypanosomiasis und Leishmaniose: 4 mg/kg KG alle zwei Tage (Intervall nicht weniger als 48 Stunden).
- PcP: 300–600 mg/Tag als Inhalation; bei schwereren Fällen 4 mg/kg KG/Tag i.v. (alle zwei Tage), bei lebensbedrohlichen Fällen jeden Tag für 7–10 Tage.

5.1.7 Handelsname

Pentacarinat®.

5.2 Pyrimethamin

5.2.1 Allgemeine Charakterisierung

Pyrimethamin ist ein Folsäure-Antagonist, der zusammen mit einem Sulfonamid in tropischen Ländern zur Therapie und Prophylaxe der Malaria eingesetzt und unter dem Namen Fansidar® vertrieben wird. Weiteres Einsatzgebiet ist die Prophylaxe und Therapie der Toxoplasmose (McLeod et al. 2006) und die Prophylaxe der Pneumocystis-jiroveci (früher carinii)-Pneumonie. Seit dem häufigen Auftreten von Resistenzen bei Plasmodien und wegen der Nebenwirkungen wird das Medikament zur Chemoprophylaxe der Malaria von der DTG nicht mehr empfohlen.

5.2.2 Struktur und Wirkmechanismus

Die Substanz gehört zur Gruppe der Diaminopyridine. Sie hemmt spezifisch den Folsäure-Metabolismus bei Toxoplasmen, Plasmodien und bei *Pneumocystis jiroveci*.

5.2.3 Indikationen

In Kombination mit einem Sulfonamid (z.B. Sulfadiazin) zur Behandlung der Toxoplasmose, inklusive okulärer und kongenitaler Toxoplasmose sowie der Reaktivierung einer Toxoplasmose infolge von Immunschwäche (AIDS, iatrogen bei Transplantationen). Prävention einer Toxoplasmen-Enzephalitis und PcP bei AIDS-Patienten.

5.2.4 Pharmakokinetik

Pyrimethamin wird aufgrund seiner lipophilen Eigenschaften nach oraler Einnahme fast vollständig resorbiert. Die Plasmakonzentrationen sind 2–5 Stunden nach Einnahme am höchsten. Die Substanz hat eine lange Eliminationshalbwertszeit von 85 Stunden. Sie überwindet die Blut-Hirn-Schranke und ist in der Zerebrospinalflüssigkeit in ca. 20% der Plasmakonzentration nachweisbar. Pyrimethamin wird in der Leber metabolisiert und über die Nieren ausgeschieden.

5.2.5 Nebenwirkungen, Interaktionen, Kontraindikationen

Die wichtigsten Nebenwirkungen sind durch den Folsäure-Antagonismus bedingt: So tritt sehr häufig (mehr als 1/10) eine Anämie auf, häufig ist eine Leukopenie oder Thrombopenie (mehr als 1/100). Durch Folat-Gabe wird diese Beeinträchtigung der Blutbildung verringert. Bei vorbestehendem Folsäure-Mangel und fehlender Substitution sind tödliche Verläufe berichtet worden. Häufig sind außerdem Kopfschmerzen, Schwindel, Übelkeit, Erbrechen und Durchfall, Hautausschlag; selten ist eine exfoliative Dermatitis.

Hinzu kommen die Komplikationen bei Auftreten einer Sulfonamid-Allergie.

Vorsicht bei gleichzeitiger Verabreichung von Substanzen, die den Folsäure-Spiegel weiter absenken (Co-trimoxazol) oder myelosuppressiv wirken (z.B. Zytostatika wie Methotrexat).

5.2.6 Dosierung

- Erwachsene, Kinder über sechs Jahren: Täglich 1–2 Tabletten Pyrimethamin à 25 mg, plus 150 mg/kg Sulfadiazin, verteilt auf vier Einzeldosen. Am ersten Tag doppelte Dosis Pyrimethamin.
- Für Kleinkinder und Säuglinge gelten andere Schemata (z.B. bei Neugeborenen mit konnataler Toxoplasmose Verabreichung nur jeden zweiten Tag).
- Zur Prävention einer Toxoplasmen-Enzephalitis und PcP bei AIDS-Patienten hat sich die Gabe von 25 mg Pyri-

methamine-500 mg Sulfadoxine (Fansidar) plus 15 mg Folsäure 2 ×/Woche bewährt (Schurmann et al. 2002).

5.2.7 Handelsname

Daraprim®.

6 Medikamente gegen Helminthen

6.1 Mebendazol, Albendazol

6.1.1 Allgemeine Charakterisierung

In der Veterinärmedizin wurde 1964 das Benzimidazol-Derivat Tiabendazol als Breitspektrum-Anthelmintikum eingeführt. Weitere Benzimidazole wurden geprüft, von denen Mebendazol 1972 und Albendazol 1983 für die Behandlung von Infektionen mit Darmhelminthen zugelassen wurden. Beide Substanzen sind stark lipophil und werden schlecht resorbiert. Gegenüber Gewebshelminthen wirken sie daher nur bei hoher Dosierung. Albendazol wird im Rahmen der WHO-geführten „Global Alliance for the Elimination of Lymphatic Filariasis" von der Firma GlaxoSmithKline zur Massenbehandlung der lymphatischen Filariose kostenlos zur Verfügung gestellt (Molyneux et al. 2003). Es besteht allerdings keine ausreichende Evidenz für eine synergistische Wirkung zu den mikrofilariziden Medikamenten Ivermectin und DEC (Critchley 2005).

6.1.2 Struktur und Wirkmechanismus

Tiabendazol ist ein Thiazolyl-Benzimidazol-Derivat, Mebendazol und Albendazol sind davon abgeleitete synthetische Benzimidazole. Sie beeinflussen die Aktivität des Mikrotubulus-Systems intestinaler Zellen der Helminthen. Darüber hinaus ist eine Wirkung auf das Zytoskelett der Parasitenzellen über eine Vernetzung von Tubulin-Proteinen erwiesen. Benzimidazole binden direkt an das freie, zytoplasmatische Tubulin, sodass Mikrotubuli nicht gebildet werden können. An den intestinalen Epithelzellen der Würmer hat dies die Konsequenz, dass unter anderem die exogene Glukose-Aufnahme aus dem Darm inhibiert wird. Nach Verbrauch der eigenen Glykogen-Reserven kommt es zum Absterben der Parasiten. Über Resistenzen (durch Mutation der Tubulin-Gene) wird im veterinärmedizinischen Schrifttum berichtet, z.B. in (Anziani et al. 2004), beim Menschen zeigt sich unter Massenbehandlung eine Selektion von Genen, die mit Resistenz assoziiert sind (Schwab et al. 2005).

6.1.3 Indikationen

Behandlung von Erkrankungen durch Gewebeformen von Bandwürmern (Zystizerkose, Echinokokkosen), sofern diese noch vital sind (Abklärung durch NMR bzw. Ultraschall), und Infektionen mit Darmnematoden (außer Strongyloidiasis, Trichinen). Albendazol ist darüber hinaus zur Behandlung von Erkrankungen durch Larven tierischer Nematoden (z.B. Toxokariasis = Larva migrans visceralis, Larva migrans cutanea) geeignet.

Bei *Enterobius* (Oxyuren) sind nur die Adulten, nicht aber die sich entwickelnden Larven gegen die Medikamente empfindlich. Wegen der häufigen Auto- und Umgebungsinfektionen muss die Therapie deshalb mindestens einmal im Abstand von 2–3 Wochen wiederholt werden.

Albendazol wird in Kombination mit Diethylcarbamazin oder Ivermectin zur Massenbehandlung von Filariosen eingesetzt (die Evidenz einer synergistischen Wirkung ist hierbei umstritten, nicht aber die Verbesserung der Compliance der Bevölkerung, hervorgerufen durch die spürbare Wirkung auf Darmnematoden).

6.1.4 Pharmakokinetik

Mebendazol wird nur in geringem Umfang aus dem Gastrointestinaltrakt resorbiert. Zur Behandlung von Infektionen mit Gewebshelminthen ist somit eine höhere Dosierung als bei Darmhelminthen notwendig. Die Eliminationshalbwertzeit liegt zwischen zwei und acht Stunden, wobei aufgrund der hepatischen Verstoffwechselung die Elimination bei eingeschränkter Leberfunktion vermindert sein kann und individuelle Dosisanpassungen erforderlich werden. Mebendazol sollte nach den Mahlzeiten eingenommen werden.

Albendazol ist ebenfalls stark lipophil und wird daher nach oraler Gabe schlecht resorbiert (< 5%). Die Resorption wird durch Einnahme mit einer fettreichen Mahlzeit verbessert. Albendazol unterliegt nach peroraler Aufnahme einem ausgeprägten „First pass"-Effekt in der Leber. Es wird rasch zu dem Hauptmetaboliten Albendazol-Sulfoxid, der für die anthelminthische Wirkung verantwortlich ist, verstoffwechselt.

6.1.5 Nebenwirkungen, Interaktionen, Kontraindikationen

Bei der Behandlung intestinaler Nematoden-Infektionen sind keine wesentlichen Nebenwirkungen zu erwarten. Höhere Dosierungen zur Behandlung der zystischen oder alveolären Echinokokkose können jedoch zu gering bis mäßig erhöhten Leberenzymwerten und Blutbildveränderungen (reversibel: Leukopenie, selten Panzytopenie) führen. In seltenen Fällen kann es auch zu Überempfindlichkeitsreaktionen, Fieberschüben, reversiblen Leberfunktionsstörungen, Magen-Darm-Beschwerden und Haarausfall kommen.

Beide Substanzen sind in der Schwangerschaft und bei schweren Leberschäden kontraindiziert. Wegen fehlender therapeutischer Erfahrungen besteht Anwendungsbeschränkung bei Kindern unter zwei Jahren für Mebendazol, unter sechs Jahren für Albendazol.

6.1.6 Dosierung

In Tabelle A4-53 sind Indikationen und Dosierung der Benzimidazole zusammengefasst.

6.2 Triclabendazol

6.2.1 Allgemeine Charakterisierung

Obwohl Triclabendazol ein Anthelminthikum aus der Benzimidazol-Gruppe darstellt, ist sein Wirkprofil von dem der oben angegebenen Substanzen verschieden: Triclabendazol wirkt mit hoher Aktivität gegen immature und mature Stadien von *Fasciola hepatica*, *F. gigantica* und *Paragonimus*; es zeigt jedoch gegen Nematoden keine Wirksamkeit (Millan et al. 2000).

Die Substanz findet sich in der Liste der „essential drugs" der WHO (www.who.int/medicines/ oder www.essential-drugs.org/edrug/).

6.2.2 Struktur und Wirkmechanismus

Der Wirkmechanismus von Triclabendazol unterscheidet sich von dem der anderen Benzimidazole. Das Zielorgan von Triclabendazol ist das Tegumentum der adulten und juvenilen Leberegel. Wahrscheinlich wird die Polymerisation von Tubulin-Momomeren zu Mikrotubuli gehemmt, was die Reparatur des Teguments verhindert und somit dort toxische Wirkung entfaltet. Mikroskopisch wird eine Vakuolisierung, Disruption bis hin zum völligen Verlust der Tegumentum-Zellen beobachtet.

Tab. A4-53 Benzoimidazole – Indikationen und Dosierung.

Indikation	Präparat	Dosierung	Bemerkungen
Darmlumen-Infektion mit Nematoden	Mebendazol	Erwachsene: 2 × 1 Tbl. à 100 mg an 3 aufeinanderfolgenden Tagen (Gesamtdosis 6 Tbl.)	
	Albendazol	1 × 1 Tbl. à 400 mg als Einmaldosis	Wiederholungsbehandlung je nach Erreger
unkomplizierte Strongyloidiasis	Albendazol	10 mg/kg KG/Tag (in der Regel 2 × 1 Tbl. à 400 mg) für 3 Tage	
Trichinose	Albendazol	10 mg/kg KG/Tag (in der Regel 2 × 1 Tbl. à 400 mg) für 6 Tage	in der Regel nur ein Behandlungszyklus
	Mebendazol	3 × 1 Tbl. à 500 mg für 2 Wochen	
zystische Echinokokkose	Albendazol	10 mg/kg KG/Tag (bei Erwachsenen in der Regel 2 × 1 Tbl. à 400 mg) für 28 Tage	3 Behandlungszyklen jeweils unterbrochen von einer 14-tägigen Wash out-Phase
	Mebendazol	50 mg/kg KG/Tag (bei Erwachsenen in der Regel 3 × 2–3 Tbl. à 500 mg) kontinuierlich für 3 Monate	
alveoläre Echinokokkose	Albendazol	10 mg/kg KG/Tag (in der Regel 2 × 1 Tbl. à 400 mg) für 28 Tage Behandlungsdauer mindestens zwei Jahre nach radikaler Operation, bei Inoperabilität oder Rezidiv lebenslang (Chosidow 2006)	wiederholte Behandlungszyklen, jeweils unterbrochen von einer 14-tägigen Wash out-Phase
	Mebendazol	50 mg/kg KG/Tag kontinuierlich Behandlungsdauer wie bei Albendazol	
Neurozystizerkose	Albendazol	15 mg/kg KG/Tag für 8 Tage (Talaie et al. 2004)	
Fasciolose, Paragonimus-Infektion	Triclabendazol	1–2 × 10 mg/kg	

6.2.3 Indikationen

Therapie von Infektionen mit *Fasciola hepatica* und *F. gigantica* (auch bei erfolgloser vorangegangener Therapie mit Praziquantel) sowie *Paragonimus westermanni*.

6.2.4 Pharmakokinetik

Die Bioverfügbarkeit nimmt bei postprandialer Gabe um den Faktor 2–3 zu.

Triclabendazol unterliegt nach enteraler Absorption einem starken „First pass"-Metabolismus in der Leber. Durch Oxidation entstehen die aktiven Metaboliten Triclabendazol-Sulfoxid und Triclabendazol-Sulfon.

Im Gegensatz zu anderen Benzimidazolen binden die Triclabendazol-Metaboliten sehr stark an Plasma-Albumin und werden nur langsam von der Leber freigesetzt. Die starke Bindung an Albumin ist verantwortlich für die protrahierten, hohen Plasmakonzentrationen, die lange Halbwertzeit und die dadurch bedingten hohen AUC-Werte.

6.2.5 Nebenwirkungen, Interaktionen, Kontraindikationen

Kopfschmerzen, Nausea, Fieber, Pruritus, epigastrische Schmerzen. Die relativ häufigen Gallenkoliken (49%) können die Folge des Austreibens abgestorbener Würmer sein und treten 3–4 Tage nach Therapie auf; sie lassen eine Überwachung im Krankenhaus ratsam erscheinen.

Triclabendazol ist in Ratten weder teratogen noch embryotoxisch. Zur Sicherheit listet der Hersteller aber dennoch die Verabreichung in der Schwangerschaft und Stillzeit als kontraindiziert.

6.2.6 Dosierung

1–2 × 10 mg/kg (wenn 2 ×, dann im Abstand von zwölf Stunden) zusammen mit einer fettreichen Mahlzeit (Talaie et al. 2004).

6.3 Diethylcarbamazin (DEC)

6.3.1 Allgemeine Charakterisierung

Die Wirkung von Diethylcarbamazin auf den Haupterreger der lymphatischen Filariose, *Wuchereria bancrofti*, wurde 1947 entdeckt. Auch mehr als 50 Jahre danach bleibt die Substanz das Mittel der ersten Wahl für die Massen-Chemotherapie der lymphatischen Filariose (Adiss und Dreyer 2000) sowie für die Therapie der Loiasis. Ein partieller (30%), makrofilarizider Effekt auf *W. bancrofti* wurde nachgewiesen. In China wurde die lymphatische Filariose durch staatlich organisierte Beimengung von DEC zu Koch- und Speisesalz weitgehend eliminiert. Nach neueren Studien hat Doxycyclin (siehe Abschnitt 6.5) bei lymphatischer Filariose jedoch einen stärkeren makrofilariziden Effekt (> 80%).

6.3.2 Struktur und Wirkmechanismus

Es handelt sich hierbei um eine synthetische organische Substanz ($C_{10}H_{21}N_3O$), unähnlich anderen antiparasitären Mitteln, und ohne toxische Schwermetalle. Die Wirkungsweise ist nach wie vor unklar; wichtig ist die Beteiligung des Immunsystems des Wirtes, da eine starke In vivo-Aktivität einer nur geringen Aktivität in vitro gegenübersteht. Im Tiermodell wird die Wirkung von DEC in Abwesenheit von Stickstoffmonoxid (NO) aufgehoben und durch Hemmer des Prostaglandin-Stoffwechsels (Cox-A Inhibitoren) sowie Glukokortikoide stark reduziert. Im AIDS-Stadium ist keine verminderte Wirkung nachgewiesen (McGarry et al. 2005).

6.3.3 Indikationen

DEC wird zur Behandlung der lymphatischen Filariosen durch *W. bancrofti* und *Brugia malayi/timori* sowie der Loiasis verwendet.

6.3.4 Pharmakokinetik

Nach oraler Applikation wird DEC rasch aus dem Gastrointestinaltrakt resorbiert und erreicht Spitzenkonzentrationen nach 1–2 Stunden. Die Halbwertszeit beträgt 10–12 Stunden; die Substanz wird über die Nieren ausgeschieden.

6.3.5 Nebenwirkungen, Interaktionen, Kontraindikationen

Nebenwirkungen sind Kopfschmerzen, Nausea, gastrointestinale Störungen, Fieber, Myalgien (selten bei Einmalgabe). Häufig sind Schmerzen bei Männern im Skrotalbereich bei Therapie von W.-bancrofti-Infektionen; dies wird mit dem Absterben von ca. 50% der Würmer durch die Therapie erklärt, die sich bevorzugt in den supra- und paratestikulären Lymphbahnen aufhalten. Das Absterben der Würmer kann auch zu einer Lymphadenitis und retrograden Lymphangitis führen. Bei Loiasis mit hohen Mikrofilarien-Lasten kann durch massenhaftes Absterben in den Gehirnkapillaren eine Enzephalitis ausgelöst werden.

Bei gleichzeitigem Vorliegen einer Onchozerkose ist die Gabe von DEC wegen der Induktion von Augenschäden durch vor Ort abgetötete Mikrofilarien kontraindiziert.

6.3.6 Dosierung

Bei lymphatischen Filariosen steht dem Massen-Chemotherapieschema mit einmaliger Gabe von 6mg/kg das individuelle Schema mit 6 mg/kg für zwölf Tage (oder einschleichend bis zu einer Gesamtdosis von 72 mg/kg) gegenüber. Ob das längere Schema wirklich eine bessere Wirkung zeigt, ist nicht bewiesen.

Bei Loiasis sollte die Therapie einschleichend erfolgen. Folgendes Therapieschema hat sich bewährt:
- 0,5 mg/kg am 1. Tag
- 1,0 mg/kg am 2. Tag
- 2 × 1,0 mg/kg am 3. Tag
- 2 × 2,0 mg/kg am 4. Tag
- 3 × 2,0 (–3,0) mg/kg für 17 Tage.

Bei hoher Mikrofilarämie (> 5000 Mf/ml) wird wegen der Gefahr der Enzephalitis 3 × 1–2 mg Betamethason, beginnend 2–3 Tage vor Beginn bis Tag acht der Therapie mit DEC, empfohlen; angesichts der Wirkungsverluste im Tiermodell muss jedoch davon ausgegangen werden, dass damit auch die Effektivität reduziert wird.

6.4 Ivermectin

6.4.1 Allgemeine Charakterisierung

Ivermectin zählt zu den Avermectinen, natürlich vorkommenden Substanzen mit antiparasitärer Wirksamkeit, die von *Streptomyces avermitilis* gebildet werden. Die Substanz hat seit Langem einen festen Platz in der Veterinärmedizin. Es wirkt auf die wichtigsten humanen Filarien-Spezies mikrofilarizid und wird im Rahmen der WHO-Programme zur Bekämpfung von Onchozerkose und lymphatischer Filariose in Afrika beim Menschen mit Erfolg angewendet (Molyneux et al. 2003). Für diese Programme wird Ivermectin von der Firma MSD kostenlos zur Verfügung gestellt.

Darüber hinaus wird die Substanz in der Humanmedizin bei Strongyloidiasis und Scabies mit Erfolg eingesetzt (Chosidow 2006).

6.4.2 Struktur und Wirkmechanismus

Es handelt sich um ein makrozyklisches Lakton. Die Wirkung von Ivermectin beruht auf einer Stimulierung der Rezeptoren des Neurotransmitters γ-Aminobuttersäure (GABA). Hierdurch werden die inhibitorischen Signale von GABA an die Motoneurone verstärkt. Die massive Freisetzung an den Nerven peripherer Muskeln von Nematoden, Arthropoden, Läusen und Milben führt zur Paralyse der Parasiten. Neue Erkenntnisse zeigen, dass Ivermectin unabhängig von seiner Wirkung auf die GABA-Rezeptoren die Chlorid-sensitiven Membrankanäle öffnet und damit den Einstrom von Chlorid verstärkt. Dies führt zur Hyperpolarisation und ebenfalls zur Paralyse der Muskulatur. Erst nach Ivermectin-Behandlung werden Mikrofilarien durch Zellen des Immunsystems (Antikörper-abhängige Anlagerung von Neutrophilen, Eosinophilen, Makrophagen) angegriffen, wobei die Immobilität der Würmer die Suszeptibilität gegenüber diesen Zellen erhöht. Da die B Zell-Memory-Funktion bei HIV-Infektion nicht vermindert ist, ist die Wirkung von Ivermectin auch im AIDS-Stadium erwartungsgemäß nicht verringert.

Nach regelmäßiger Deparasitierung mit Ivermectin ist bei Schafen und Ziegen eine im Laufe von Jahren langsam zunehmende Resistenz parasitierender Helminthen zu beobachten; dies hat dazu geführt, dass die Substanz in manchen Bereichen für die Viehzucht unbrauchbar geworden ist. Es ist besorgniserregend, dass anscheinend auch bei der Onchozerkose unerwartete Wirkungsverluste nach mehrjähriger Verabreichung aufgetreten sind, was als ein Hinweis auf eine Resistenzentwicklung auch bei Helminthen des Menschen gewertet wird (Awadzi et al. 2004).

6.4.3 Indikationen

Filariosen: Zur Behandlung der Mikrofilarien bei Onchozerkose; dies führt zu einer Verbesserung von Dermatitis sowie okulärer Manifestationen (anders als beim DEC werden die MF nicht im Auge abgetötet, sondern immobilisiert, sodass sie mit dem Lymphfluss von dort wegtransportiert und erst im Lymphknoten unter Beteiligung des Immunsystems abgetötet werden, was iatrogene Augenschädigungen verhindert). Bei lymphatischen Filariosen wird Ivermectin in Afrika in Gebieten mit Ko-Endemizität von Onchozerkose an Stelle von DEC verwendet (wegen der DEC-induzierten Augenschäden bei Onchozerkose). Da die Wirkung auf Mikrofilarien beschränkt ist, wird bei Massen-Chemotherapie zwar eine Reduktion der Übertragung erreicht, die Pathologie (Lymphödem, Hydrozele) jedoch nicht verbessert, da sie hauptsächlich durch adulte Würmer hervorgerufen wird (mit Ausnahme der Überempfindlichkeitsreaktionen gegen Mikrofilarien, wie z.B. bei der tropischen pulmonalen Eosinophilie, bei denen kausal eingegriffen werden kann). Ivermectin wird auch zur Behandlung von Infektionen mit *Loa loa* und *Mansonella sp.* eingesetzt.

Andere: Die Wirkung gegen *Strongyloides stercoralis* ist besser als die von Albendazol; allerdings ist das Medikament für diese Indikation in Deutschland nicht zugelassen.

6.4.4 Pharmakokinetik

Ivermectin wird rasch resorbiert. Innerhalb von 3–5 Stunden wird die maximale Plasmakonzentration erreicht. Die Eliminationshalbwertzeit beträgt 16–45 Stunden. Ivermectin wird in der Leber metabolisiert. Die Blut-Hirn-Schranke wird nicht passiert.

6.4.5 Nebenwirkungen, Interaktionen, Kontraindikationen

Nebenwirkungen bei der Behandlung der Onchozerkose werden durch das Abtöten der Mikrofilarien induziert und sind entsprechend bei hoher Dichte häufiger und schwerer. Die wichtigsten Nebenwirkungen sind Gesichtsödeme, Fieber, allgemeines Krankheitsgefühl, Juckreiz sowie Hypotonus bis hin zum Kollaps. Diese Symptome treten innerhalb der ersten drei Tage nach Behandlungsbeginn auf und können durch Glukokortikoide gelindert werden. Bei einmaliger oraler Applikation zur Therapie der Scabies wurden keine Nebenwirkungen beobachtet.

Bei Erkrankungen des ZNS mit Störungen der Blut-Hirn-Schranke ist Ivermectin kontraindiziert. Ivermectin kann als Einmaldosis auch während der Schwangerschaft gegeben werden. Bei Kindern unter zwei Jahren wird Ivermectin nicht eingesetzt.

6.4.6 Dosierung

Bei Onchozerkose wird eine einmalige Dosis von 150 µg/kg KG oral verabreicht. Die einmalige Gabe in halbjährigen Abständen sorgt für eine kurzfristige starke Reduktion der Mikrofilarien in der Haut und Verbesserung der Dermatitis. Da die adulten Würmer (Lebenszeit > 10 Jahre) nicht abgetötet werden, muss Ivermectin **über Jahre verabreicht** werden. Das Medikament ist in Deutschland nicht zugelassen, kann jedoch über internationale Apotheken bezogen werden. Bei lymphatischer Filariose wird eine Einmaldosis von 200 µg/kg gegeben, ebenso bei Strongyloidose. Bei Scabies ist eine zweimalige orale Dosis von 12 mg (ca. 200 µg/kg KG) im Abstand von zwei Wochen ohne zusätzliche Lokaltherapie zu über 99% kurativ.

6.5 Doxycyclin

6.5.1 Allgemeine Charakterisierung

Siehe Kapitel A4.2.

6.5.2 Struktur und Wirkmechanismus

Siehe Kapitel A4.2.

Doxycyclin wirkt gegen Bakterien der Ordnung Rickettiales und deshalb auch gegen Endobakterien der Gattung *Wolbachia* aus dieser Ordnung, die in *Onchocerca volvulus*, *Wuchereria bancrofti* und *Brugia malayi* vorkommen (Hoerauf et al. 2003). Depletion der Endobakterien durch Doxycyclin-Therapie führt zu Sterilität der weiblichen Würmer und bei höherer Dosierung von Doxycyclin zur Makrofilarizidie.

6.5.3 Indikationen

Langzeit-Sterilisation der weiblichen Würmer (und neuerdings auch Makrofilarizidie) bei Onchozerkose; makrofilarizide Therapie bei lymphatischer Filariose (Taylor et al. 2005).

6.5.4 Pharmakokinetik

Siehe Kapitel A4.2.

6.5.5 Nebenwirkungen, Interaktionen, Kontraindikationen

Allgemeine Nebenwirkungen siehe Kapitel A4.2; die im Vergleich zur antibakteriellen Therapie längere Verabreichungsdauer führte in Placebo-kontrollierten Studien nicht zu einer höheren Nebenwirkungsrate.

6.5.6 Dosierung

- Onchozerkose: 100 mg/Tag für sechs Wochen
- lymphatische Filariose: Evidenzbasiert ist eine Dosierung von 200 mg/Tag für sechs Wochen, wahrscheinlich ist aber eine Dosis von 100 mg/Tag ausreichend; die Therapiedauer scheint entscheidend zu sein.

6.6 Praziquantel

6.6.1 Allgemeine Charakterisierung

Die Entwicklung des 1972 eingeführten Antihelminthikums Praziquantel stellt einen der **Meilensteine der Arzneimittelentwicklung** aus europäischen Laboratorien für die Anwendung in tropischen Regionen dar. Haupteinsatzgebiet ist seit über 20 Jahren die Behandlung der Schistosomiasis sowie anderer Trematoden-Infektionen. Darüber hinaus besteht Wirksamkeit gegen Bandwürmer (intestinale und Gewebsstadien) mit Ausnahme des Metazestoden-Stadiums von *Echinococcus*.

6.6.2 Struktur und Wirkmechanismus

Praziquantel ist ein Pyrazino-Isochinolin-Derivat (Abb. A4-11). Der genaue Wirkmechanismus gegenüber den Schistosomen-Arten ist weiterhin unklar. Molekulare Targets könnten spannungsgesteuerte Ca^{2+}-Kanäle sein, deren Tertiärstruktur sich von denen der Säugetiere und des Menschen unterscheidet. Es kommt zu einer spastischen Paralyse der Muskulatur, die Würmer verlieren hierdurch ihren Halt in den Mesenterialvenen. Daneben zeigt sich eine Veränderung des Wurmteguments mit Vakuolisierung und Blasenbildung an der Oberfläche. Infolge von Antigenfreisetzung werden die Schistosomen empfindlicher für den Angriff des Immunsystems. Da auch hier, wie bei den Filarien, die Antikörper-abhängige Zytotoxizität die Hauptrolle zu spielen scheint, ist die Wirkung bei HIV-Patienten im AIDS-Stadium nicht beeinträchtigt (Doenhoff und Pica-Mattoccia 2006). Wichtig für die Behandlung ist die Tatsache, dass Praziquantel unwirksam gegen noch nicht voll entwickelte Schistosomen ist. Dieses Stadium dauert bis mindestens sechs Wochen nach Infektion an (Doenhoff und Pica-Mattoccia 2006).

Epidemiologische Untersuchungen geben Anlass zur Vermutung, dass sich nach langjährigem Gebrauch eine Resistenz einstellt. Dies wurde erstmals für einen Schistosomiasis-Fokus mit hoher Übertragungsrate im Norden des Senegal dokumentiert. Über die möglichen Resistenzmechanismen ist wenig bekannt, es werden Mutationen der molekularen Targets (s.o.) angenommen. Suboptimale epidemiologische Erfolgsraten können aber auch in Gebieten mit sehr hoher Übertragung und damit einem hohen Anteil an unreifen Würmern durch stadienabhängige verminderte Wirksamkeit bedingt sein. Allerdings kann man bei klinisch teilweise resistenten Isolaten tatsächlich nachweisen, dass Praziquantel nur in höheren Dosen wirksam ist (Cioli et al. 2004).

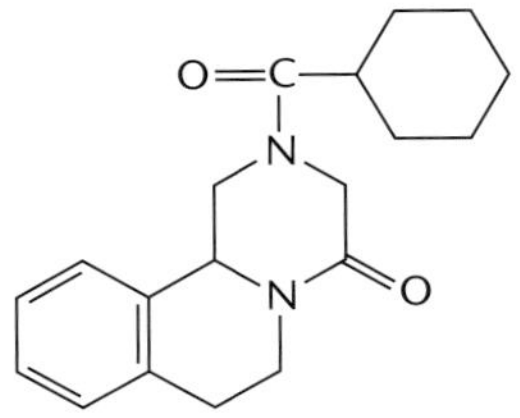

Abb. A4-11 Struktur von Praziquantel.

6.6.3 Indikationen

Praziquantel ist das Mittel der Wahl gegen Trematoden-Infektionen mit Ausnahme der Fasciolosis. Es ist weiterhin wirksam bei Zestoden-Infektionen und bei der Neurozystizerkose. Praziquantel ist allerdings nicht zuverlässig wirksam gegen die noch nicht völlig entwickelten adulten Schistosomen (s.o.).

6.6.4 Pharmakokinetik

Praziquantel wird nach oraler Einnahme rasch resorbiert. Die maximale Plasmakonzentration wird innerhalb von 1–2 Stunden erreicht. Die Plasma-Halbwertszeit beträgt 1,5 Stunden, die Eiweißbindung über 80%. Bei der ersten Leberpassage wird Praziquantel zu einer Reihe von inaktiven Produkten metabolisiert. Patienten, die eine eingeschränkte Leberfunktion aufweisen, z.B. infolge einer schweren Schistosomiasis, metabolisieren Praziquantel langsamer (Doenhoff und Pica-Mattoccia 2006). Die Ausscheidung der Metaboliten erfolgt vorwiegend über die Niere.

6.6.5 Nebenwirkungen, Interaktionen, Kontraindikationen

Die Substanz ist gut verträglich. Die Nebenwirkungen sind mild. Meist stehen abdominelle Beschwerden (bedingt durch das Absterben der Würmer) und Kopfschmerzen, gelegentlich Schwindel im Vordergrund. Das Präparat ist auch in der Schwangerschaft einsetzbar (strenge Nutzen-Risiko-Abwägung im ersten Trimenon). Erhöhte Plasmakonzentrationen können erreicht werden, wenn Praziquantel gleichzeitig mit anderen Medikamenten verabreicht wird, die das Cytochrom P450-Enzymsystem inhibieren. Rifampicin (P450-Induktor) darf nicht gleichzeitig gegeben werden, da keine ausreichenden Praziquantel-Wirkspiegel erreicht werden.

6.6.6 Dosierung

Trematoden-Infektionen

- Schistosomiasis (*S. mansoni*, *S. haematobium*, *S. intercalatum*, *S. japonicum*, *S. mekongi*): Tagesdosis 60 mg/kg KG, verteilt auf 2–3 Einnahmen (Behandlungsdauer: 3 Tage, dies ist eine Abweichung von den Empfehlungen im *Waschzettel*, die den Leitlinien der DTG entspricht – Näheres dort). Bei einer sehr frühen Diagnose (< 6 Wochen Inkubationszeit, Adultenreifung noch nicht abgeschlossen, s.o.) Therapiewiederholung nach drei Wochen.

- *Clonorchis sinensis*, *Opisthorchis spp.*: Tagesdosis 75 mg/kg KG, verteilt auf drei Einnahmen (Behandlungsdauer: 1–3 Tage).
- *Paragonimus westermani* und andere Unterarten: Tagesdosis 75 mg/kg KG, verteilt auf drei Einnahmen (Behandlungsdauer: 2–3 Tage).

Zestoden-Infektionen
- Neurozystizerkose (Metazestoden-Stadium von *Taenia solium*): Tagesdosis 60 mg/kg KG, verteilt auf 2–3 Einnahmen, Behandlungsdauer 15 Tage.
- Intestinaler Bandwurmbefall (z.B. *Taenia solium*, *T. saginata*, *Diphyllobothrium latum*): Einmaldosis 10 mg/kg KG, bei *Hymenolepis nana* Einmaldosis von 25 mg/kg KG.

6.7 Niclosamid

6.7.1 Allgemeine Charakterisierung

Seit Langem benutztes und nebenwirkungsarmes Mittel gegen Bandwürmer (Zestoden); es hat jedoch – wegen mangelnder Resorption – keine Wirkung bei extraintestinalen Zestoden-Larven (Finnen) des Schweinebandwurms (Zystizerkose) bzw. Echinokokken.

6.7.2 Struktur und Wirkmechanismus

Niclosamid hemmt die oxidative Phosphorylierung in den Mitochondrien der Parasiten. Nach Absterben des Wurmes verliert dieser seinen Halt im Darm und geht im ganzen oder in Teilen ab.

6.7.3 Indikationen

Taenia saginata (Rinderbandwurm), *Taenia solium* (Schweinebandwurm), *Diphyllobothrium latum* (Fischbandwurm), Mittel 2. Wahl (nach Praziquantel) bei *Hymenolepis nana* (Zwergbandwurm).

6.7.4 Pharmakokinetik

Das Mittel wird schlecht resorbiert. Nach oraler Gabe werden 2–25% der Dosis im Urin nachgewiesen.

6.7.5 Nebenwirkungen, Interaktionen, Kontraindikationen

Häufige Nebenwirkungen sind Störungen des Gastrointestinaltrakts (Übelkeit, Brechreiz). Selten sind Überempfindlichkeitsreaktionen (Exanthem, Pruritus).

6.7.6 Dosierung

- Kinder über sechs Jahren und Erwachsene: tägl. 4 Kautabletten (KT)
- Kinder 2–6 Jahre: 2 KT
- Kinder unter zwei Jahren: 1 KT
- Einnahme der Tagesdosis auf einmal, nach dem Frühstück.

Bei Infektionen mit *T. saginata*, *T. solium* und *D. latum* beträgt die Therapiedauer ein Tag, bei *H. nana* wird vom 2.–7. Tag jeweils zusätzlich die halbe Dosis gegeben, da nur gegen adulte Würmer eine Wirksamkeit besteht, Autoinfektionen häufig sind und die über die Eier schlüpfenden Larven (Zystizerkoide in der Darmwand) nicht abgetötet werden. Eventuell ist hier eine Wiederholung des Therapiezyklus nach drei Wochen nötig.

LITERATUR ZU A4.1
Shafer, R.W. 2002. Genotypic Testing for Human Immunodeficiency Virus Type 1 Drug Resistance. Clin Microbiol Rev 15: 247–277.

LITERATUR ZU A4.2
Anonymous. 2002a. Ertapenem (Invanz) – a new parenteral carbapenem. Med. Lett. Drugs Ther. 44: 25–26.
Anonymous. 2002b. Staphylococcus aureus resistant to vancomycin – United States, 2002. MMWR Morb. Mortal. Wkly. Rep. 51: 565–567.
Anonymous. 2002c. Vancomycin-resistant Staphylococcus aureus – Pennsylvania, 2002. MMWR Morb. Mortal. Wkly. Rep. 51: 902.
Anonymous. 2003. Doripenem: S 4661. Drugs R.D. 4: 363–365.
Anonymous. 2006. Zum Auftreten und zur Verbreitung glykopeptideresistenter Enterokokken. Epidemiol. Bulletin 17: 149–155.
Ahmadsyah, I., Salim, A. 1985. Treatment of tetanus: an open study to compare the efficacy of procaine penicillin and metronidazole. Br. Med. J. (Clin Res. Ed) 291: 648–650.
Alan, J.D., Moellering, R.C. Jr. 1985. Antimicrobial combinations in the therapy of infections due to gram-negative bacilli. Am. J. Med. 78 (suppl.): 65.
Arbeit, R.D., Maki, D., Tally, F.P., Campanaro, E., Eisenstein, B.I. 2004. The safety and efficacy of daptomycin for the treatment of complicated skin and skin-structure infections. Clin Infect Dis. 38: 1673–1681.
Arthur, M., Reynolds, P.E., Depardieu, F., Evers, S., Dutka-Malen, S., Quintiliani, R. Jr., Courvalin, P. 1996. Mechanisms of glycopeptide resistance in enterococci. J. Infect. 32: 11–16.

Asbel, L.E., Levison, M.E. 2000. Cephalosporins, carbapenems, and monobactams. Infect. Dis. Clin. North Am. 14: 435–47, ix.

Babinchak, T., Ellis-Grosse, E., Dartois, N., Rose, G.M., Loh, E. 2005. The efficacy and safety of tigecycline for the treatment of complicated intra-abdominal infections: analysis of pooled clinical trial data. Clin Infect Dis. 41 Suppl 5: S354–S367.

Balfour, J.A., Bryson, H.M., Brogden, R.N. 1996. Imipenem/cilastatin: an update of its antibacterial activity, pharmacokinetics and therapeutic efficacy in the treatment of serious infections. Drugs 51: 99–136.

Ball, P., Geddes, A., Rolinson, G. 1997. Amoxycillin clavulanate: an assessment after 15 years of clinical application. J. Chemother. 9: 167–198.

Barry, A.L., Fuchs, P.C., Brown, S.D. 1998. In vitro activities of the ketolide HMR 3647 against recent gram-positive clinical isolates and Haemophilus influenzae. Antimicrob. Agents Chemother. 42: 2138–2140.

Barza, M., Ioannidis, J.P., Cappelleri, J.C., Lau, J. 1996. Single or multiple daily doses of aminoglycosides: a meta-analysis. BMJ 312: 338–345.

Bear, D.M., Turck, M., Petersdorf, R.G. 1970. Ampicillin. Med. Clin. North Am. 54: 1145–1159.

Bennett, P.M. Chopra, I. 1993. Molecular basis of b-lactamase induction in bacteria. Antimicrob. Agents Chemother. 37: 153–158.

Berger-Bächi, B. 1997. Resistance to b-lactam antibiotics. Resistance not mediated by b-lactamase. In: Crossley K., Archer, G.L. (eds.): The Staphylococci in Human Disease. Churchill Livingstone, New York. 158–174.

Berning, S.E. 2001. The role of fluoroquinolones in tuberculosis today. Drugs 61: 9–18.

Blot, S. 2005. MRSA pneumonia: better outcome through continuous infusion of vancomycin? Crit Care Med. 33: 2127–2128.

Boffi, E.A., Vuagnat, A., Stern, R., Assal, M., Denormandie, P., Hoffmeyer, P., Bernard, L. 2004. High versus standard dose vancomycin for osteomyelitis. Scand. J. Infect Dis. 36: 712–717.

Bogdanovich, T., Ednie, L.M., Shapiro, S., Appelbaum, P.C. 2005. Antistaphylococcal activity of ceftobiprole, a new broad-spectrum cephalosporin. Antimicrob. Agents Chemother. 49: 4210–4219.

Boguniewicz, M., Leung, D.Y. 1995. Hypersensitivity reactions to antibiotics commonly used in children. Ped. Infect. Dis. J. 14: 221–231.

Bozeman, L., Burman, W., Metchock, B., Welch, L., Weiner, M. 2005. Fluoroquinolone Susceptibility among Mycobacterium tuberculosis Isolates from the United States and Canada. Clin. Infect. Dis. 40: 386–391.

Bressler, A.M., Zimmer, S.M., Gilmore, J.L., Somani, J. 2004. Peripheral neuropathy associated with prolonged use of linezolid. Lancet Infect. Dis. 4: 528–531.

Bryson, H.M., Brogden, R.N. 1994. Piperacillin/tazobactam. A review of its antibacterial activity, pharmacokinetic properties and therapeutic potential. Drugs 47: 506–535.

Burghardt, H., Schimz, K.-L., Müller, M. 1998. On the target of a novel class of antibiotics, oxazolidinones, active against multidrug-resistant Gram-positive bacteria. FEBS Lett. 425: 40–44.

Burkhardt, J.E., Walterspiel, J.N., Schaad, U.B. 1997. Quinolone arthropathy in animals versus children. Clin. Infect. Dis. 25: 1196–1204.

Bush, L.M., Calmon, J., Johnson, C.C. 1995. Newer penicillins and beta-lactamase inhibitors. Infect. Dis. Clin. North Am. 9: 653–686.

Byl, B., Jacobs, F., Wallemacq, P., Rossi, C., de Francquen, P., Cappello, M., Leal, T., Thys, J.P. 2003. Vancomycin penetration of uninfected pleural fluid exudate after continuous or intermittent infusion. Antimicrob. Agents Chemother. 47: 2015–2017.

Carbon, C. 1990. Impact of the antibiotic dosage schedule on efficacy in experimental endocarditis. Scand. J. Infect. Dis. Suppl. 74: 163–172.

Carpenter, C.F., Chambers, H.F. 2004. Daptomycin: another novel agent for treating infections due to drug-resistant gram-positive pathogens. Clin. Infect. Dis. 38: 994–1000.

Chambers, H.F. 1997a. Methicillin resistance in staphylococci: molecular and biochemical basis and clinical implications. Clin. Microbiol. Rev. 10: 781–791.

Chambers, H.F. 1997b. Parenteral Antibiotics for the treatment of bacteremia and other serious staphylococcal infections. In: Crossley, K.B., Archer, G.L. (eds.): The Staphylococci in Human Disease. Churchill Livingstone, New York. 583–601.

Chambers, H.F. 1999. Penicillin-binding protein-mediated resistance in pneumococci and staphylococci. J. Infect Dis. 179 Suppl 2: S353–S359.

Chapman, T.M., Perry, C.M. 2003. Cefepime: a review of its use in the management of hospitalized patients with pneumonia. Am. J. Respir. Med. 2: 75–107.

Chow, J.W., Fine, M.J., Shlaes, D.M., Quinn, J.P., Hooper, D.C., Johnson, M.P., Ramphal, R., Wagener, M.M., Miyashiro, D.K., Yu, V.L. 1991. Enterobacter bacteremia: clinical features and emergence of antibiotic resistance during therapy. Ann. Int. Med. 115: 585–590.

Clay, K.D., Hanson, J.S., Pope, S.D., Rissmiller, R.W., Purdum, P.P. III, Banks, P.M. 2006. Brief communication: severe hepatotoxicity of telithromycin: three case reports and literature review. Ann. Intern. Med. 144: 415–420.

Cometta, A., Glauser, M.P. 1996. Empiric antibiotic monotherapy with carbapenems in febrile neutropenia: a review. J. Chemother. 8: 375–381.

Craig, W.A., Ebert, S.C. 1990. Killing and regrowth of bacteria in vitro: a review. Scand. J. Infect. Dis. Suppl. 74: 63–70.

Cunha, B.A. 1995. Vancomycin. Med. Clin. North Am. 79: 817–831.

Cunha, B.A., Gill, M.A. 1995. Cefepime. Med. Clin. North Am. 79: 721–732.

Dajani, A., Taubert, K., Ferrieri, P., Peter, G., Shulman, S. 1995. Treatment of acute streptococcal pharyngitis and prevention of rheumatic fever: a statement for health professionals. Committee on Rheumatic Fever, Endocarditis, and Kawasaki Disease of the Council on Cardiovascular Disease in the Young. The American Heart Association. Pediatrics 96: 758–764.

Dalhoff, A., Krasemann, C., Wegener, S., Tillotson, G. 2001. Penicillin-resistant streptococcus pneumoniae: review of moxifloxacin activity. Clin. Infect. Dis. 32 Suppl 1: S22–S29.

Dattwyler, R.J., Halperin, J.J., Pass, H., Luft, B.J. 1987. Ceftriaxone as effective therapy in refractory Lyme disease. J. Infect. Dis. 155: 1322–1325.

Davey, P.G., Williams, A.H. 1991. A review of the safety profile of teicoplanin. J. Antimicrob. Chemother. 27 Suppl B: 69–73.

Devereaux, B.M., Crawford, D.H., Purcell, P., Powell, L.W., Roeser, H.P. 1995. Flucloxacillin associated cholestatic hepatitis. An Australian and Swedish epidemic? Eur. J. Clin. Pharmacol. 49: 81–85.

Donowitz, G.R., Mandell, G.L. 1988. Beta-lactam antibiotics. N. Engl. J. Med. 313: 490–500.

Dresser, L.D., Rybak, M.J. 1998. The pharmacologic and bacteriologic properties of oxazolidinones, a new class of synthetic antimicrobials. Pharmacotherapy 18: 456–462.

Ellis-Grosse, E.J., Babinchak, T., Dartois, N., Rose, G., Loh, E. 2005. The efficacy and safety of tigecycline in the treatment of skin and skin-structure infections: results of 2 double-blind phase 3 comparison studies with vancomycin-aztreonam. Clin Infect Dis. 41 Suppl 5: S341–S353.

Ettestad, P.J., Campbell, G.L., Welbel, S.F., Genese, C.A., Spitalny, K.C., Marchetti, C.M., Dennis, D.T. 1995. Biliary complications in the treatment of unsubstantiated Lyme disease. J. Infect. Dis. 171: 356–361.

Eykyn, S.J. 1990. Staphylococcal bacteremia and endocarditis and fusidic acid. J.Antimicrob.Chemother. 25 (suppl.B): 33–38.

Fairley, C.K., Boyd, I., Purcell, P., McNeil, J. 1992. Flucloxacillin jaundice. Lancet 339: 679.

Falagas, M.E., Gorbach, S.L. 1995. Clindamycin and metronidazole. Med. Clin. North Am. 79: 845–867.

Falagas, M.E., Kasiakou, S.K. 2006. Toxicity of polymyxins: a systematic review of the evidence from old and recent studies. Crit Care 10: R27.

Farr, B.M. 1995. Rifamycins. In: Mandell, G.L., Douglas, R.G., Bennett, J.E. (eds.): Principles and Practice of Infectious Diseases. Churchill Livingstone, New York. 317–329.

Fass, R.J., Helse, V.L. 1986. In vitro activity of LY146032 against staphylococci, streptococci, and enterococci. Antimicrob. Agents Chemother. 30: 781–784.

Fass, R.J., Copelan, E.A., Brandt, J.T., Moeschberger, M.L., Ashton, J.J. 1987. Platelet-mediated bleeding caused by broad-spectrum penicillins. J. Infect Dis. 155: 1242–1248.

Ford, C.W., Hamel, J.C., Stapert, D., Moerman, J.K., Hutchinson, D.K., Barbachyn, M.R., Zurenko, G.E. 1997. Oxazolidinones: new antibacterial agents. Trends Microbiol. 5: 196–200.

Fortun, J., Perez-Molina, J.A., Anon, M.T., Martinez-Beltran, J., Loza, E., Guerrero, A. 1995. Right-sided endocarditis caused by Staphylococcus aureus in drug abusers. Antimicrob. Agents Chemother. 39: 525–528.

Fournier, B., Hooper, D.C. 1998. Effects of mutations in GrlA of topoisomerase IV from Staphylococcus aureus on quinolone and coumarin activity. Antimicrob. Agents Chemother. 42: 2109–2112.

Fowler, V.G. Jr., Sanders, L.L., Sexton, D.J., Kong, L.K., Marr, K.A., Gopal, A.K., Gottlieb, G., McClelland, R.S., Corey, G.R. 1998. Outcome of Staphylococcus aureus bacteremia according to compliance with recommendations of infectious diseases specialists: Experience with 244 patients. Clin. Infect. Dis. 27: 478–486.

Friedland, I.R., McCracken, G.H. Jr. 1994. Management of infections caused by antibiotic-resistant Streptococcus pneumoniae. N. Engl. J. Med. 331: 377–382.

Frost, J.A., Kelleher, A., Rowe, B. 1996. Increasing ciprofloxacin resistance in salmonellas in England and Wales 1991–1994. J. Antimicrob. Chemother. 37: 85–91.

Fu, K.P., Neu, H.C. 1978. Piperacillin, a new penicillin active against many bacteria resistant to other penicillins. Antimicrob. Agents Chemother. 13: 358.

Garau, J., Wilson, W., Wood, M., Carlet, J. 1997. Fourth generation cephalosporins: A review of in vitro activity, pharmacokinetics, pharmacodynamics, and clinical utility. Clin Microbiol Infect 3 (Suppl 1): S87–S101.

García-Garrotte, F., Cercenado, E., Alcalá, L., Bouza, E. 1998. In vitro activity of the new glycopeptide LY333328 against multiply resistant gram-positive clinical isolates. Antimicrob. Agents Chemother. 42: 2452–2455.

Garnacho-Montero, J., Garcia-Garmendia, J.L., Barrero-Almodovar, A., Jimenez-Jimenez, F.J., Perez-Paredes, C., Ortiz-Leyba, C. 2003. Impact of adequate empirical antibiotic therapy on the outcome of patients admitted to the intensive care unit with sepsis. Crit Care Med. 31: 2742–2751.

Gilbert, D.N., Moellering, R.C. Jr., Sande, M.A. 1998. The Sanford Guide to Antimicrobial Therapy. Antimicrobial Therapy Inc., Vienna, VA.

Grim, S.A., Rapp, R.P., Martin, C.A., Evans, M.E. 2005. Trimethoprim-sulfamethoxazole as a viable treatment option for infections caused by methicillin-resistant Staphylococcus aureus. Pharmacotherapy 25: 253–264.

Guay, D.R. 2004. Oritavancin and tigecycline: investigational antimicrobials for multidrug-resistant bacteria. Pharmacotherapy 24: 58–68.

Hamilton-Miller, J.M. 2003. Chemical and microbiologic aspects of penems, a distinct class of beta-lactams: focus on faropenem. Pharmacotherapy 23: 1497–1507.

Hanaki, H., Labischinski, H., Inaba, Y., Kondo, N., Murakami, H., Hiramatsu, K. 1998. Increase in glutamine-non-amidated muropeptides in the peptidoglycan of vancomycin-resistant Staphylococcus aureus strain Mu50. J. Antimicrob. Chemother. 42: 315–320.

Harland, S., Tebbs, S.E., Elliott, T.S. 1998. Evaluation of the in-vitro activity of the glycopeptide antibiotic LY333328 in comparison with vancomycin and teicoplanin. J. Antimicrob. Chemother. 41: 273–276.

Hatala, R., Dinh, T., Cook, D.J. 1996. Once-daily aminoglycoside dosing in immunocompetent adults: a meta-analysis. Ann. Int. Med. 124: 717–725.

Herikstad, H., Hayes, P., Mokhtar, M., Fracaro, M.L., Threlfall, E.J., Angulo, F.J. 1997. Emerging quinolone-resistant Salmonella in the United States. Emerg. Infect. Dis. 3: 371–372.

Higgins, P.G., Wisplinghoff, H., Stefanik, D., Seifert, H. 2004. In vitro activities of the beta-lactamase inhibitors clavulanic acid, sulbactam, and tazobactam alone or in combination with beta-lactams against epidemiologically characterized multidrug-resistant Acinetobacter baumannii strains. Antimicrob.Agents Chemother. 48: 1586–1592.

Hiramatsu, K., Aritaka, N., Hanaki, H., Kawasaki, S., Hosoda, Y., Hori, S., Fukuchi, Y., Kobayashi, I. 1997. Dissemination in Japanese hospitals of strains of Staphylococcus aureus heterogeneously resistant to vancomycin. Lancet 350: 1670–1673.

Hooper, D.C. 2005. Quinolones. In: Mandell, G.L., Bennett, J.E., Dolin, R. (eds.): Principles and Practice of Infectious Diseases. Elsevier Churchill Livingstone, Philadelphia. 451–473.

Hughes, W.T., Armstrong, D., Bodey, G.P., Bow, E.J., Brown, A.E., Calandra, T., Feld, R., Pizzo, P.A., Rolston, K.V., Shenep, J.L. et al. 2002. 2002 guidelines for the use of antimicrobial agents in neutropenic patients with cancer. Clin. Infect. Dis. 34: 730–751.

Hyle, E.P., Lipworth, A.D., Zaoutis, T.E., Nachamkin, I., Bilker, W.B., Lautenbach, E. 2005. Impact of inadequate initial antimicrobial therapy on mortality in infections due to extended-spectrum beta-lactamase-producing enterobacteriaceae: variability by site of infection. Arch. Intern. Med. 165: 1375–1380.

Idsoe, O., Guthe, T., Willcox, r.r., de Weck, A.L. 1968. Nature and extent of penicillin side reactions with particular reference to fatalities from anaphylactic shock. Bull. World Health Organ. 38: 159–188.

Johnson, D.H., Cunha, B.A. 1995. Aztreonam. Med. Clin. North Am. 79: 733–743.

Jones, R.N. 1995. Ceftibuten: a review of antimicrobial activity, spectrum and other microbiologic features. Pediatr. Infect. Dis. 14 (suppl 7): S77–S83.

Jones, R.N., Barrett, M.S., Erwin, M.E. 1997. In vitro activity and spectrum opf LY333328, a novel glycopeptide derivative. Antimicrob. Agents Chemother. 41: 488–493.

Kaatz, G.W., Seo, S.M., Aeschlimann, J.R., Houlihan, H.H., Mercier, R.C., Rybak, M.J. 1998. Efficacy of LY333328 against experimental methicillin-resistant Staphylococcus aureus endocarditis. Antimicrob. Agents Chemother. 42: 981–983.

Karchmer, A.W. 1995. Cephalosporins. In: Mandell, G.L., Douglas, R.G., Bennett, J.E. (eds.): Principles and Practice of Infectious Diseases. Churchill Livingstone, New York. 247–264.

Kaye, K.S., Kaye, D. 2005. Polymyxins (Polymyxin B and Colistin). In: Mandell, G.L., Bennett, J.E., Dolin, R. (eds.): Principles and Practice of Infectious Diseases. Elsevier Churchill Livingstone, Philadelphia. 435–436.

Keating, G.M., Perry, C.M. 2005. Ertapenem: a review of its use in the treatment of bacterial infections. Drugs 65: 2151–2178.

Klein, J.O. 2005. Otitis externa, otitis media, and mastoiditis. In: Mandell, G.L., Bennett, J.E., Dolin, R. (eds.): Principles and Practice of Infectious Diseases. Elsevier Churchill Livingstone, Philadelphia. 766–772.

Klein, N.C., Cunha, B.A. 1995a. Third-generation cephalosporins. Med. Clin. North Am. 79: 705–719.

Klein, N.C., Cunha, B.A. 1995b. Tetracyclines. Med. Clin. North Am. 79: 789–801.

Klugman, K.P., Lonks, J.R. 2005. Hidden epidemic of macrolide-resistant pneumococci. Emerg. Infect. Dis. 11: 802–807.

Knapp, C.C., Washington, J.A. II. 1996. Antistaphylococcal activity of a cyclic peptide, LY146032, and vancomycin. Antimicrob. Agents Chemother. 30: 938–939.

Kobayashi, R., Konomi, M., Hasegawa, K., Morozumi, M., Sunakawa, K., Ubukata, K. 2005. In vitro activity of tebipenem, a new oral carbapenem antibiotic, against penicillin-nonsusceptible Streptococcus pneumoniae. Antimicrob. Agents Chemother. 49: 889–894.

Kollef, M.H., Sherman, G., Ward, S., Fraser, V.J. 1999. Inadequate antimicrobial treatment of infections: a risk factor for hospital mortality among critically ill patients. Chest 115: 462–474.

Korzeniowski, O.M. 1995. Antibacterial agents in pregnancy. Infect. Dis. Clin. North Am. 9: 639–651 (Abstr.)

Lewis, J.S., Owens, A., Cadena, J., Sabol, K., Patterson, J.E., Jorgensen, J.H. 2005. Emergence of daptomycin resistance in Enterococcus faecium during daptomycin therapy. Antimicrob. Agents Chemother. 49: 1664–1665.

Livermore, D.M. 1995. beta-Lactamases in laboratory and clinical resistance. Clin. Microbiol. Rev. 8: 557–584.

Livermore, D.M. 2005a. Overview of Carbapenem Resistance. 45th Interscience Conference on Antimicrobial Agents and Chemotherapy, Washington DC.

Livermore, D.M. 2005b. Tigecycline: what is it, and where should it be used? J. Antimicrob. Chemother. 56: 611–614.

Livermore, D.M., Carter, M.W., Bagel, S., Wiedemann, B., Baquero, F., Loza, E., Endtz, H.P., van Den, B.N., Fernandes, C.J., Fernandes, L. et al. 2001. In vitro activities of ertapenem (MK-0826) against recent clinical bacteria collected in Europe and Australia. Antimicrob. Agents Chemother. 45: 1860–1867.

Loo, V.G., Poirier, L., Miller, M.A., Oughton, M., Libman, M.D., Michaud, S., Bourgault, A.M., Nguyen, T., Frenette, C., Kelly, M. et al. 2005. A predominantly clonal multi-institutional outbreak of Clostridium difficile-associated diarrhea with high morbidity and mortality. N. Engl. J. Med. 353: 2442–2449.

Lortholary, O., Tod, M., Cohen, Y., Petitjean, O. 1995. Aminoglycosides. Med. Clin. North Am. 79: 761–787.

Malabarba, A., Goldstein, B.P. 2005. Origin, structure, and activity in vitro and in vivo of dalbavancin. J. Antimicrob. Chemother. 55 Suppl 2: ii15–ii20.

Marshall, W.F., Blair, J.E. 1999. The cephalosporins. Mayo Clin. Proc. 74: 187–195.

Martin, S.J., Meyer, J.M., Chuck, S.K., Jung, R., Messick, C.R., Pendland, S.L. 1998. Levofloxacin and sparfloxacin: new quinolone antibiotics. Ann. Pharmacother. 32: 320–336.

Marty, F.M., Yeh, W.W., Wennersten, C.B., Venkataraman, L., Albano, E., Alyea, E.P., Gold, H.S., Baden, L.R., Pillai, S.K. 2006. Emergence of a Clinical Daptomycin-Resistant Staphylococcus aureus Isolate during Treatment of Methicillin-Resistant Staphylococcus aureus Bacteremia and Osteomyelitis. J. Clin. Microbiol. 44: 595–597.

McCormack, J.P., Jewesson, P.J. 1992. A critical reevaluation of the „therapeutic range" of aminoglycosides. Clin. Infect. Dis. 14: 339 (Abstr.)

McCracken, G.H. Jr. 1994. Considerations in selecting an antibiotic for treatment of acute otitis media. Pediatr. Infect. Dis. J. 13: 1054–1057.

Moellering, R.C. Jr. 1994. Monitoring serum vancomycin levels: climbing the mountain because it is there? Clin. Infect. Dis. 18: 546.

Moellering, R.C. Jr. 1998. Importance of beta-lactamase inhibitors in overcoming bacterial resistance. Infect. Dis. Clin. Pract 4 (suppl. 1): S1.

Morris, A.B., Brown, R.B., Sands, M. 1993. Use of rifampin in nonstaphylococcal, nonmycobacterial disease. Antimicrob. Agents Chemother. 37: 1–7.

Nathwani, D., Wood, M.J. 1993. Penicillins. A current review of their clinical pharmacology and therapeutic use. Drugs 45: 866–894.

Nelson, J.D. 1983. Cefuroxime: A cephalosporin with unique applicability to pediatric practice. Pediatr. Infect. Dis. 2: 394–396.

Neu, H.C. 1979a. Diagnosis and treatment: drugs five years later. Amoxicillin. Ann. Int. Med. 90: 356.

Neu, H.C. 1979b. Cefoxitin: An overview of clinical studies in the United States. Rev. Infect. Dis. 1: 233–239.

Neu, H.C. 1987. Chloramphenicol and tetracyclines. Med. Clin. North Am. 71: 1155–1168.

Norrby, S.R. 1995. Carbapenems. Med. Clin. North Am. 79: 745–759.

Ottolini, M.G., Ascher, D.P., Cieslak, T.J., Modica-Lucero, S. 1991. Pneumococcal bacteremia during oral treatment with cefixime for otitis media. Pediatr. Infect. Dis. J. 10: 467–468.

Pancoast, S.J. 1988. Aminoglycoside antibiotics in clinical use. Med. Clin. North Am. 72: 581–612.

Pankuch, G.A., Visalli, M.A., Jacobs, M.R., Appelbaum, P.C. 1998. Susceptibilities of penicillin- and erythromycin-susceptible and -resistant pneumococci to HMR 3647 (RU 66647), a new ketolide, compared with susceptibilities to 17 other agents. Antimicrob. Agents Chemother. 42: 624–630.

Patel, S.S., Balfour, J.A., Bryson, H.M. 1997. Fosfomycin tromethamine. A review of its antibacterial activity, pharmacokinetic properties and therapeutic efficacy as a single-dose oral treatment for acute uncomplicated lower urinary tract infections. Drugs 53: 637–656.

Paterson, D.L., Bonomo, R.A. 2005. Extended-spectrum beta-lactamases: a clinical update. Clin. Microbiol. Rev. 18: 657–686.

Peters, G., Schumacher-Perdreau, F., Pulverer, G. 1980. Vergleich der Aktivität von Fosfomycin, Oxacillin und Penicillin G gegen Staphylokokken und Mikrokokken. Dtsch. Med. Wochenschr. 105: 1541–1543.

Rand, K.H., Houck, H.J. 2004a. Synergy of daptomycin with oxacillin and other beta-lactams against methicillin-resistant Staphylococcus aureus. Antimicrob. Agents Chemother. 48: 2871–2875.

Rand, K.H., Houck, H.J. 2004b. Daptomycin synergy with rifampicin and ampicillin against vancomycin-resistant enterococci. J. Antimicrob. Chemother. 53: 530–532.

Reese, R.E. 1987. Trimethoprim-sulfamethoxazole and other sulfonamides. Med. Clin. North Am. 71: 1177–1194.

Reese, R.E., Betts, R.F. 2003. Antibiotic use. In: Betts, R.F., Chapman, S.W., Penn, R.L. (eds.): A Practical Approach to Infectious Diseases. Lippincott Williams and Wilkins, Philadelphia. 988–998.

Reinert, R.R., Bryskier, A., Lutticken, R. 1998. In vitro activities of the new ketolide antibiotics HMR 3004 and HMR 3647 against Streptococcus pneumoniae in Germany. Antimicrob. Agents Chemother. 42: 1509–1511.

Rolfs, R.T. 1995. Treatment of syphilis, 1993. Clin. Infect. Dis. 20 (Suppl 1): S23–S28.

Rosato, A., Vicarini, H., Bonnefoy, A., Chantot, J.F., Leclercq, R. 1998. A new ketolide, HMR 3004, active against streptococci inducibly resistant to erythromycin. Antimicrob. Agents Chemother. 42: 1392–1396.

Rubin, R.H., Swartz, M.N. 1980. Trimethoprim-sulfamethoxazole. N. Engl. J. Med. 303: 426–432.

Rubinstein, E., Vaughan, D. 2005. Tigecycline: a novel glycylcycline. Drugs 65: 1317–1336.

Rybak, M.J., Hershberger, E., Moldovan, T. 1998. Comparative in vitro activity of daptomycin versus vancomycin, linezolid, and synercid against methicillin-resistant and susceptible staphylococci and vancomycin-intermediate susceptible staphylococcus aureus (VISA). 38th Interscience Conference on Antimicrobial Agents and Chemotherapy C-146 (Abstr.)

Sakoulas, G., Eliopoulos, G.M., Alder, J., Eliopoulos, C.T. 2003. Efficacy of daptomycin in experimental endocarditis due to methicillin-resistant Staphylococcus aureus. Antimicrob. Agents Chemother. 47: 1714–1718.

Sanders, W.E. Jr., Sanders, C.C. 1996. Piperacillin/tazobactam: A critical review of evolving clinical literature. Clin. Infect. Dis. 22: 107–123.

Schaad, U.B., Suter, S., Gianella-Borradori, A., Pfenninger, J., Auckenthaler, R., Bernath, O., Cheseaux, J.J., Wedgwood, J. 1990. A comparison of ceftriaxone and cefuroxime for the treatment of bacterial meningitis in children. N. Engl. J. Med. 322: 141–147.

Schrenzel, J., Harbarth, S., Schockmel, G., Genne, D., Bregenzer, T., Flueckiger, U., Petignat, C., Jacobs, F., Francioli, P., Zimmerli, W. et al. 2004. A randomized clinical trial to compare fleroxacin-rifampicin with flucloxacillin or vancomycin for the treatment of staphylococcal infection. Clin Infect Dis. 39: 1285–1292.

Segreti, J.A., Crank, C.W., Finney, M.S. 2006. Daptomycin for the treatment of gram-positive bacteremia and infective endocarditis: a retrospective case series of 31 patients. Pharmacotherapy 26: 347–352.

Sensakovic, J.W., Smith, L.G. 1995. Beta-lactamase inhibitor combinations. Med. Clin. North Am. 79: 695–704.

Shanson, D.C. 1990. Clinical relevance of resistance to fusidic acid in Staphylococcus aureus. J. Antimicrob. Chemother. 25 (suppl.B): 15–21.

Shea, K.W., Cunha, B.A. 1995. Teicoplanin. Med. Clin. North Am. 79: 833–844.

Shu, X.O., Gao, Y.T., Linet, M.S., Brinton, L.A., Gao, R.N., Jin, F., Fraumeni, J.F. Jr. 1987. Chloramphenicol use and childhood leukaemia in Shanghai. Lancet 2: 934–937.

Siberry, G.K., Tekle, T., Carroll, K., Dick, J. 2003. Failure of clindamycin treatment of methicillin-resistant Staphylococcus aureus expressing inducible clindamycin resistance in vitro. Clin. Infect. Dis. 37: 1257–1260.

Sirot, D. 1995. Extended-spectrum plasmid-mediated beta-lactamases. J. Antimicrob. Chemother. 36 Suppl A: 19–34.

Solomkin, J.S., Mazuski, J.E., Baron, E.J., Sawyer, R.G., Nathens, A.B., DiPiro, J.T., Buchman, T., Dellinger, E.P., Jernigan, J., Gorbach, S. et al. 2003. Guidelines for the selection of anti-infective agents for complicated intra-abdominal infections. Clin. Infect. Dis. 37: 997–1005.

Stass, H., Dalhoff, A., Kubitza, D., Schühly, U. 1998. Pharmacokinetics, safety, and tolerability of ascending single doses of moxifloxacin, a new 8-methoxy quinolone, administered to healthy subjects. Antimicrob. Agents Chemother. 42: 2060–2065.

Stevens, D.L., Bryant, A.E., Hackett, S.P. 1995. Antibiotic effects on bacterial viability, toxin production, and host response. Clin. Infect. Dis. 30 (suppl.2): S154–S157.

Suh, B., Lorber, B. 1995. Quinolones. Med. Clin. North Am. 79: 869–894.

Sunderkotter, C., Herrmann, M., Jappe, U. 2006. Antimicrobial therapy in dermatology. J. Dtsch. Dermatol. Ges. 4: 10–27.

Thornsberry, C. 1995. Trends in antimicrobial resistance among today's bacterial pathogens. Pharmacotherapy 15: 3S–8S.

Tofte, R.W., Solliday, J.A., Crossley, K.B. 1984. Susceptibilities of enterococci to twelve antibiotics. Antimicrob. Agents Chemother. 25: 532–533.

Trautmann, M., Ruhnke, M., Kresken, M., Brauers, J., Springslee, M., Marre, R. 1997. Quinupristin/Dalfopristin (RP59500, SynercidR). Chemotherapie Journal 6: 31–42.

Trautmann, M., Wiedeck, H., Ruhnke, M., Oethinger, M., Marre, R. 1994. Teicoplanin: 10 years of clinical experience. Infection 22: 430–436.

Trcka, J., Schäd, S.G., Pfeuffer, P., Raith, P., Bröcker, E.-B., Trautmann, A. 2004. Penicillintherapie trotz Penicillinallergie? Plädoyer für eine allergologische Diagnostik bei Verdacht auf Penicillinallergie. Deutsches Ärzteblatt 101: A2888–A2892.

Urban, A.W., Craig, W.A. 1997. Daily dosage of aminoglycosides. Curr. Clin. Top. Infect. Dis. 17: 236–255.

von Eiff, C., Friedrich, A.W., Becker, K., Peters, G. 2005. Comparative in vitro activity of ceftobiprole against staphylococci displaying normal and small-colony variant phenotypes. Antimicrob. Agents Chemother. 49: 4372–4374.

Wain, J., Hoa, N.T., Chinh, N.T., Vinh, H., Everett, M.J., Diep, T.S., Day, N.P., Solomon, T., White, N.J. 1999. Quinolone-resistant Salmonella typhi in Viet Nam: molecular basis of resistance and clinical response to treatment. Clin. Infect. Dis. 25: 1404–1410.

Weinstein, L. 1968. Common sense (clinical judgment) in the diagnosis and antibiotic therapy of etiologically undefined infections. Pediatr. Clin. North Am. 15: 141–156.

Weiss, M.E. 1994. Evaluation and treatment of patients with prior reactions to b-lactam antibiotics. Curr. Clin. Top. Infect. Dis. 13: 131–145.

White, N.J. 2003. Melioidosis. Lancet 361: 1715–1722.

Willems, R.J., Top, J., Smith, D.J., Roper, D.I., North, S.E., Woodford, N. 2003. Mutations in the DNA mismatch repair proteins MutS and MutL of oxazolidinone-resistant or – susceptible Enterococcus faecium. Antimicrob. Agents Chemother. 47: 3061–3066.

Willmott, C.J.R., Maxwell, A. 1993. A single point mutation in the DNA gyrase A protein greatly reduces binding of fluoroquinolones to the gyrase-DNA complex. Antimicrob.Agents Chemother. 37: 126–127.

Wiseman, L.R., Wagstaff, A.J., Brogden, R.N., Bryson,H.M. 1995. Meropenem. A review of its antibacterial activity, pharmacokinetic properties and clinical efficacy. Drugs 50: 73–101.

Witte, W. 2004. Glycopeptide resistant Staphylococcus. J. Vet. Med. B Infect Dis. Vet. Public Health 51: 370–373.

Wright, A.J., Wilkowske, C.J. 1991. The penicillins. Mayo Clin. Proc. 66: 1047–1063.

Yu, V.L., Greenberg, R.N., Zadeikis, N., Stout, J.E., Khashab, M.M., Olson, W.H., Tennenberg, A.M. 2004. Levofloxacin efficacy in the treatment of community-acquired legionellosis. Chest 125: 2135–2139.

Zhiyong, Z., Xiaoju, L., Yanbin, L., Yao, Y., Rujia, Y., Xueqin, F., Wenxiang, H., Sufang, C., Zebo, Y., Xingping, Z. et al. 2005. Piperacillin-sulbactam versus piperacillin-tazobactam: a multicentre, randomised, single-blind, controlled clinical trial. Int. J. Antimicrob. Agents 26: 22–27.

Zimmerli, W., Trampuz, A., Ochsner, P.E. 2004. Prosthetic-joint infections. N. Engl. J. Med. 351: 1645–1654.

Zimmerli, W., Widmer, A.F., Blatter, M., et al. 1998. Role of rifampin for treatment of orthopedic implant-related staphylococcal infections. JAMA 279: 1537–1541.

Zuckerman, J.M. 2004. Macrolides and ketolides: azithromycin, clarithromycin, telithromycin. Infect. Dis. Clin. North Am. 18: 621–49, xi.

LITERATUR ZU A4.3

Ascioglu, S., J. H. Rex, et al. 2002. Defining opportunistic invasive fungal infections in immunocompromised patients with cancer and hematopoietic stem cell transplants: an international consensus. Clin Infect Dis 34 (1): 7–14.

Bicanic, T., T. S. Harrison. 2004. Cryptococcal meningitis. Br Med Bull 72: 99–118.

Bohme, A., M. Ruhnke, et al. 2003. Treatment of fungal infections in hematology and oncology-guidelines of the Infectious Diseases Working Party (AGIHO) of the German Society of Hematology and Oncology (DGHO). Ann Hematol 82 Suppl 2: S133–140.

Boogaerts, M. A., J. Maertens, et al. 2001. Pharmacokinetics and safety of a 7-day administration of intravenous itraconazole followed by a 14-day administration of itraconazole oral solution in patients with hematologic malignancy. Antimicrob Agents Chemother 45 (3): 981–985.

Boogaerts, M., D. J. Winston, et al. 2001. Intravenous and oral itraconazole versus intravenous amphotericin B deoxycholate as empirical antifungal therapy for persistent fever in neutropenic patients with cancer who are receiving broad-spectrum antibacterial therapy. A randomized, controlled trial. Ann Intern Med 135 (6): 412–422.

Boogaerts, M., J. Maertens. 2001. Clinical experience with itraconazole in systemic fungal infections. Drugs 61 Suppl 1: 39–47.

Bowden, R., P. Chandrasekar, et al. 2002. A double-blind, randomized, controlled trial of amphotericin B colloidal dispersion versus amphotericin B for treatment of invasive aspergillosis in immunocompromised patients. Clin Infect Dis 35 (4): 359–366.

Casadevall, A. 2006. The Third Age of Antimicrobial Therapy. Clin Infect Dis 42 (10): 1414–1416.

Chandrasekar, P. H., J. D. Sobel. 2006. Micafungin: a new echinocandin. Clin Infect Dis 42 (8): 1171–1178.

Cornely, O. A., A. Bohme, et al. 2003. Prophylaxis of invasive fungal infections in patients with hematological malignancies and solid tumors-guidelines of the Infectious Diseases Working Party (AGIHO) of the German Society of Hematology and Oncology (DGHO). Ann Hematol 82 Suppl 2: S186–200.

Cornely, O. A., J. Maertens, et al. 2007. Posaconazole vs. fluconazole or itraconazole prophylaxis in patients with neutropenia. N Engl J Med 356 (4): 348–359.

Elliott, T.S., J. Foweraker et al. (2004). Guidelines for the antibiotic treatment of endocarditis in adults: report of the Working Party of the British Society for Antimicrobial Chemotherapy. J Antimicrob Chemother 54(6): 971–81.

Forrest, G. (2006). Role of antifungal susceptibility testing in patient management. Curr Opin Infect Dis 19 (6): 538–543.

Glasmacher, A., O. Cornely, et al. 2006. An open-label randomized trial comparing itraconazole oral solution with fluconazole oral solution for primary prophylaxis of fungal infections in patients with haematological malignancy and profound neutropenia. J Antimicrob Chemother 57 (2): 317–325.

Glasmacher, A., O. Cornely, et al. 2006. An open-label randomized trial comparing itraconazole oral solution with fluconazole oral solution for primary prophylaxis of fungal infections in patients with haematological malignancy and profound neutropenia 10.1093/jac/dki440. J. Antimicrob. Chemother. 57 (2): 317–325.

Greenberg, R. N., K. Mullane, et al. 2006. Posaconazole as salvage therapy for zygomycosis. Antimicrob Agents Chemother 50 (1): 126–133.

Guarro, J., J. Gene, et al. 1999. Developments in fungal taxonomy. Clin Microbiol Rev 12 (3): 454–500.

Herbrecht, R. 2004. Posaconazole: a potent, extended-spectrum triazole anti-fungal for the treatment of serious fungal infections. Int J Clin Pract 58 (6): 612–624.

Herbrecht, R., A. Auvrignon, et al. 2001. Efficacy of amphotericin B lipid complex in the treatment of invasive fungal infections in immunosuppressed paediatric patients. Eur J Clin Microbiol Infect Dis 20 (2): 77–82.

Herbrecht, R., D. W. Denning, et al. 2002. Voriconazole versus amphotericin B for primary therapy of invasive aspergillosis. N Engl J Med 347 (6): 408–415.

Herbrecht, R., S. Natarajan-Ame, et al. 2003. The lipid formulations of amphotericin B. Expert Opin Pharmacother 4 (8): 1277–1287.

Herbrecht, R., V. Letscher, et al. 1999. Safety and efficacy of amphotericin B colloidal dispersion. An overview. Chemotherapy 45 Suppl 1: 67–76.

Herbrecht, R., V. Letscher-Bru, et al. 2001. Treatment of 21 cases of invasive mucormycosis with amphotericin B colloidal dispersion. Eur J Clin Microbiol Infect Dis 20 (7): 460–466.

Kullberg, B. J., J. D. Sobel, et al. 2005. Voriconazole versus a regimen of amphotericin B followed by fluconazole for candidaemia in non-neutropenic patients: a randomised non-inferiority trial. Lancet 366 (9495): 1435–1442.

Maertens, J., A. Glasmacher, et al. 2006. Multicenter, noncomparative study of caspofungin in combination with other antifungals as salvage therapy in adults with invasive aspergillosis. Cancer 107 (12): 2888–2897.

Odds, F. C., A. J. P. Brown, et al. 2003. Antifungal agents: mechanisms of action. Trends in Microbiology 11 (6): 272–279.

Ostrosky-Zeichner, L., D. Kontoyiannis, et al. 2006. International, open-label, noncomparative, clinical trial of micafungin alone and in combination for treatment of newly diagnosed and refractory candidemia. Eur J Clin Microbiol Infect Dis 25 (1): 69.

Ostrosky-Zeichner, L., K. A. Marr, et al. 2003. Amphotericin B: time for a new „gold standard". Clin Infect Dis 37 (3): 415–425.

Pappas, P. G. 2004. Immunotherapy for invasive fungal infections: from bench to bedside." Drug Resist Updat 7 (1): 3–10.

Penack, O., S. Schwartz, et al. 2006. Low-dose liposomal amphotericin B in the prevention of invasive fungal infections in patients with prolonged neutropenia: results from a randomized, single-center trial. Ann Oncol 17 (8): 1306–1312.

Pfaller, M. A., D. J. Diekema, et al. 2002. Trends in antifungal susceptibility of Candida spp. isolated from pediatric and adult patients with bloodstream infections: SENTRY Antimicrobial Surveillance Program, 1997 to 2000. J Clin Microbiol 40 (3): 852–856.

Pfaller, M. A., S. A. Messer, et al. 2004. In vitro activities of voriconazole, posaconazole, and fluconazole against 4,169 clinical isolates of Candida spp. and Cryptococcus neoformans collected during 2001 and 2002 in the ARTEMIS global antifungal surveillance program. Diagn Microbiol Infect Dis 48 (3): 201–205.

Raad, II, R. Y. Hachem, et al. 2006. Posaconazole as salvage treatment for invasive fusariosis in patients with underlying hematologic malignancy and other conditions. Clin Infect Dis 42 (10): 1398–403.

Segal, B. H., N. G. Almyroudis, et al. 2007. Prevention and early treatment of invasive fungal infection in patients with cancer and neutropenia and in stem cell transplant recipients in the era of newer broad-spectrum antifungal agents and diagnostic adjuncts. Clin Infect Dis 44 (3): 402–409.

Sims, C. R., L. Ostrosky-Zeichner, et al. 2005. Invasive candidiasis in immunocompromised hospitalized patients. Arch Med Res 36 (6): 660–671.

Spellberg, B. J., S. G. Filler, et al. 2006. Current treatment strategies for disseminated candidiasis. Clin Infect Dis 42 (2): 244–251.

Tortorano, A. M., C. Kibbler, et al. 2006. Candidaemia in Europe: epidemiology and resistance. Int J Antimicrob Agents 27 (5): 359–366.

Ullmann, A. J., J. H. Lipton, et al. 2007. Posaconazole or fluconazole for prophylaxis in severe graft-versus-host disease. N Engl J Med 356 (4): 335–347.

Vermes, A., H. J. Guchelaar, et al. 2000. Flucytosine: a review of its pharmacology, clinical indications, pharmacokinetics, toxicity and drug interactions. J Antimicrob Chemother 46 (2): 171–179.

Walsh, T. J., H. Teppler, et al. 2004. Caspofungin versus liposomal amphotericin B for empirical antifungal therapy in patients with persistent fever and neutropenia. N Engl J Med 351 (14): 1391–4102.

Walsh, T. J., I. Lutsar, et al. 2002. Voriconazole in the treatment of aspergillosis, scedosporiosis and other invasive fungal infections in children. Pediatr Infect Dis J 21 (3): 240–248.

Walsh, T. J., I. Raad, et al. 2007. Treatment of invasive aspergillosis with posaconazole in patients who are refractory to or intolerant of conventional therapy: an externally controlled trial. Clin Infect Dis 44 (1): 2–12.

Walsh, T. J., J. W. Hiemenz, et al. 1998. Amphotericin B lipid complex for invasive fungal infections: analysis of safety and efficacy in 556 cases. Clin Infect Dis 26 (6): 1383–1396.

Walsh, T. J., R. W. Finberg, et al. 1999. Liposomal Amphotericin B for Empirical Therapy in Patients with Persistent Fever and Neutropenia 10.1056/NEJM199903113401004. N Engl J Med 340 (10): 764–771.

Yanada, M., H. Kiyoi, et al. 2006. Micafungin, a novel antifungal agent, as empirical therapy in acute leukemia patients with febrile neutropenia. Intern Med 45 (5): 259–264.

LITERATUR ZU A4.4

Adiss, D.G., Dreyer, G. Treatment of Lymphatic Filariasis. In: Nutman, T. B. (eds.): Lymphatic Filariasis. London, Imperial College Press, 2000.

Anziani, O. S., Suarez, .V, Guglielmone, A. A., Warnke, O., Grande, H., Coles, G. C. 2004. Resistance to benzimidazole and macrocyclic lactone anthelmintics in cattle nematodes in Argentina. Vet. Parasitol. 122: 303–306.

Ashley, E. A., White, N.J. 2005. Artemisinin-based combinations. Curr. Opin. Infect. Dis. 18: 531–536.

Awadzi, K., Boakye, D. A., Edwards, G., et al. 2004. An investigation of persistent microfilaridermias despite multiple treatments with ivermectin, in two onchocerciasis-endemic foci in Ghana. Ann. Trop. Med. Parasitol. 98: 231–249.

Baird, J. K. 2005. Effectiveness of antimalarial drugs. N. Engl. J. Med. 352: 1565–1577.

Berman, J. 2005. Miltefosine to treat leishmaniasis. Expert. Opin. Pharmacother. 6: 1381–1388.

Blessmann, J., Tannich, E. 2002. Treatment of asymptomatic intestinal Entamoeba histolytica infection. N. Engl. J. Med. 347: 1384.

Boggild, A. K., Parise, M. E., Lewis, L. S., Kain, K. C. 2007. Atovaquone-proguanil: report from the CDC expert meeting on malaria chemoprophylaxis (II). Am J Trop Med Hyg. 76: 208–223.

Chosidow, O. 2006. Clinical practices. Scabies. N. Engl. J. Med. 354: 1718–1727.

Cioli, D., Botros, S. S., Wheatcroft-Francklow, K., et al. 2004. Determination of ED50 values for praziquantel in praziquantel-resistant and -susceptible Schistosoma mansoni isolates. Int. J. Parasitol. 34: 979–987.

Critchley, J. 2005. Albendazole for lymphatic filariasis. Cochrane Database Syst. Rev.: CD003753

Doenhoff, M. J., Pica-Mattoccia, L. 2006. Praziquantel for the treatment of schistosomiasis: its use for control in areas with endemic disease and prospects for drug resistance. Expert. Rev. Anti. Infect. Ther. 4: 199–210.

Dondorp, A., Nosten, F., Stepniewska, K., Day, N., White, N. 2005. Artesunate versus quinine for treatment of severe falciparum malaria: a randomised trial. Lancet 366: 717–725.

Gilles, H. M., Hoffman, P. S. 2002. Treatment of intestinal parasitic infections: a review of nitazoxanide. Trends Parasitol. 18: 95–97.

Hill, D. R., Baird, J. K., Parise, M. E., Lewis, L. S., Ryan, E. T., Magill, A. J. 2006. Primaquine: report from CDC expert meeting on malaria chemoprophylaxis I. Am J Trop Med Hyg. 75: 402–415.

Hoerauf, A., Mand, S., Büttner, D. W. 2003. Doxycyclin zur Chemotherapie der Filariosen – Elimination von Wolbachien, essentiellen bakteriellen Endosymbionten in den Würmern. Dt. Ärzteblatt 100: 2383–2386.

Lesi, A., Meremikwu, M. 2004. High first dose quinine regimen for treating severe malaria. Cochrane Database Syst. Rev.: CD003341.

McGarry, H. F., Plant, L. D., Taylor, M. J. 2005. Diethylcarbamazine activity against Brugia malayi microfilariae is dependent on inducible nitric-oxide synthase and the cyclooxygenase pathway. Filaria J 4: 4.

McLeod, R., Boyer, K., Karrison, T., et al. 2006. Outcome of treatment for congenital toxoplasmosis, 1981–2004: the National Collaborative Chicago-Based, Congenital Toxoplasmosis Study. Clin. Infect. Dis. 42: 1383–1394.

Millan, J. C., Mull, R., Freise, S., Richter, J. 2000. The efficacy and tolerability of triclabendazole in Cuban patients with latent and chronic Fasciola hepatica infection. Am. J. Trop. Med. Hyg. 63: 264–269.

Molyneux, D. H., Bradley, M., Hoerauf, A., Kyelem, D., Taylor, M. J. 2003. Mass drug treatment for lymphatic filariasis and onchocerciasis. Trends Parasitol. 19: 516–522.

Olliaro, P. L., Guerin, P. J., Gerstl, S., Haaskjold, A. A., Rottingen, J. A., Sundar, S. 2005. Treatment options for visceral leishmaniasis: a systematic review of clinical studies done in India, 1980–2004. Lancet Infect. Dis. 5: 763–774.

Omari, A. A., Gamble, C., Garner, P. 2006. Artemether-lumefantrine (four-dose regimen) for treating uncomplicated falciparum malaria. Cochrane Database Syst. Rev.: CD005965.

Osei-Akoto, A., Orton, L., Owusu-Ofori, S. P. 2005. Atovaquone-proguanil for treating uncomplicated malaria. Cochrane Database Syst. Rev.: CD004529.

Schurmann, D., Bergmann, F., Albrecht, H., et al. 2002. Effectiveness of twice-weekly pyrimethamine-sulfadoxine as primary prophylaxis of Pneumocystis carinii pneumonia and toxoplasmic encephalitis in patients with advanced HIV infection. Eur. J. Clin. Microbiol. Infect. Dis. 21: 353–361.

Schwab, A. E., Boakye, D. A., Kyelem, D., Prichard, R. K. 2005. Detection of benzimidazole resistance-associated mutations in the filarial nematode Wuchereria bancrofti and evidence for selection by albendazole and ivermectin combination treatment. Am. J. Trop. Med. Hyg. 73: 234–238.

Talaie, H., Emami, H., Yadegarinia, D., et al. 2004. Randomized trial of a single, double and triple dose of 10 mg/kg of a human formulation of triclabendazole in patients with fascioliasis. Clin. Exp. Pharmacol. Physiol. 31: 777–782.

Taylor, M. J., Makunde, W. H., McGarry, H. F., Turner, J. D., Mand, S., Hoerauf, A. 2005. Macrofilaricidal activity following doxycycline treatment of Wuchereria bancrofti: a double-blind randomised controlled trial. Lancet 365: 2116–2121.

KAPITEL A5

Jan Leidel, Reinhild Strauss und Peter Helbling

Schnittstellen zwischen Infektionsmedizin und öffentlichem Gesundheitsdienst, ÖGD

1	Öffentlicher Gesundheitsdienst, Rolle des Staates 178	3	Schnittstellen 180	
2	Gesetzliche Grundlagen der Verhütung und Bekämpfung übertragbarer Krankheiten beim Menschen. 178	3.1	Schnittstellen in der Bundesrepublik Deutschland 180	
		3.2	Schnittstellen in Österreich 184	
		3.3	Schnittstellen in der Schweiz. 185	

1 Öffentlicher Gesundheitsdienst, Rolle des Staates

Öffentlich erbrachte Gesundheitsleistungen entstanden parallel zur privat organisierten Patientenbehandlung in den Städten des ausgehenden Mittelalters aus zwei Gründen:
- Es wuchs die Erkenntnis, dass Gesundheit nicht nur ein privates Gut darstellt, sondern dass – schon aus ganz pragmatischen Gründen – auch ein öffentliches Interesse an der Gesundheit der Bevölkerung besteht.
- Gerade unter dem Eindruck der mittelalterlichen Seuchenzüge kam es in den Städten zu zahlreichen Gesundheitsvorschriften, die fachlicher Begründung bedurften und deren Einhaltung mit dem notwendigen Sachverstand überwacht werden mussten.

Für die Wahrnehmung dieser Aufgaben waren Stadtärzte zuständig. Einer der berühmtesten war Bombastus Theophrastus von Hohenheim, genannt Paracelsus, seinerzeit Stadtarzt in Basel.

An die Stelle der Städte als Träger dieser Frühform eines „öffentlichen Gesundheitsdienstes" (ÖGD) trat mit der Entstehung der modernen Territorialstaaten der Staat, wobei es im Lauf politischer Entwicklungen immer wieder zu Aufgabenverschiebungen zwischen bürgernäheren (kommunalen) und -ferneren (staatlichen) Ebenen kam und kommt.

Der moderne freiheitliche Rechtsstaat folgt dem **Subsidiaritätsprinzip** und beschränkt sich auf die Wahrnehmung von Aufgaben, die entweder vom Individuum selbst oder diesem näher stehenden Ebenen (Gemeinde, Verbände, intermediäre Instanzen, Nachbarschaft, Familie) nicht erfüllt werden können oder die das Zusammenleben aller betreffen und im gesamtstaatlichen Interesse liegen. Dazu gehören immer der Schutz des Individuums vor Übergriffen anderer sowie der Schutz der Bevölkerung vor kollektiven Gefährdungen (z.B. der Schutz vor physikalischen, chemischen oder mikrobiologischen Risiken aus der Umwelt). Hierfür bedarf es stets gesetzlicher Regelungen, die den staatlichen Handlungsspielraum begrenzen. Besonders reguliert sind auch der Bereich der Nahrungsmittel inklusive Trinkwasser sowie die Kontrolle von Medikamenten einschließlich Seren und Impfstoffen. Im Bereich der übertragbaren Krankheiten begrenzen gesetzliche „Leitplanken" zum Gesundheitsschutz die individuelle Freiheit, wenn die Gesundheit anderer gefährdet sein kann (Meldepflicht, Absonderung, Schutzmaßnahmen).

> Wer Infektionskrankheiten diagnostiziert, ansteckungsfähige Patienten behandelt, mit Krankheitserregern oder anderem potentiell infektiösen Material umgeht, wird aufgrund der bestehenden Gesetze in unterschiedlichen Zusammenhängen Kontakte mit staatlichen Institutionen, mit dem ÖGD, haben.

2 Gesetzliche Grundlagen der Verhütung und Bekämpfung übertragbarer Krankheiten beim Menschen

Zur Festlegung der Pflichten und Aufgaben aller an infektionsmedizinischen Maßnahmen beteiligter öffentlicher und privater Institutionen und Personen sowie zur Definition und Begrenzung staatlicher Befugnisse bedarf es gesetzlicher Grundlagen.

Die in diesem Zusammenhang wichtigsten Gesetze sind
- in **Deutschland:** Das Gesetz zur Verhütung und Bekämpfung von Infektionskrankheiten beim Menschen (Infektionsschutzgesetz – IfSG) vom 20. Juli 2000 (siehe http://bundesrecht.juris.de/ifsg/index.html)
- in **Österreich:** Das Epidemiegesetz (1950), das Tuberkulosegesetz (1968), das Geschlechtskrankheitengesetz (1945), das AIDS-Gesetz (1993) und das Zoonosengesetz (2005) (siehe http://www.bmf.gv.at)
- in der **Schweiz:** Das Bundesgesetz vom 18. Dezember 1970 über die Bekämpfung übertragbarer Krankheiten des Menschen (Epidemiegesetz) (siehe http://www.admin.ch/ch/d//sr/81.html#818).

Seuchenrechtliche Bestimmungen können zur Abwehr von Infektionsrisiken in Grundrechte eingreifen (z.B. Recht auf informationelle Selbstbestimmung, auf Freizügigkeit, auf Unverletzlichkeit der Wohnung). Hierfür müssen drei Voraussetzungen erfüllt sein, deren Vorliegen sorgfältig und gewissenhaft zu prüfen ist:

Die vorgesehenen Maßnahmen müssen
- zur Abwehr einer Gefahr **erforderlich** sein,
- **geeignet** sein, die Gefahr abzuwehren und
- **verhältnismäßig** sein.

Kommen mehrere Maßnahmen in Betracht, so muss diejenige gewählt werden, die den hiervon Betroffenen am wenigsten in seinen Rechten beschneidet (Übermaßverbot).

Neben seuchenrechtlichen Eingriffen in persönliche Grundrechte spielt zunehmend auch die **Förderung der Eigenverantwortung** sowie die **Prävention durch Auf-**

klärung mit dem Ziel von Verhaltensänderungen eine wesentliche Rolle. So haben z.B. die Erfahrungen mit AIDS gezeigt, dass eine Strategie, die auf Eigenverantwortung sowie auf Information und Aufklärung über Risiken und Risikovermeidung setzt, durchaus erfolgreich sein kann.

Gesetze zur Verhütung und Bekämpfung übertragbarer Krankheiten enthalten unter anderem Bestimmungen über Meldepflichten, Schutzmaßnahmen zur Vermeidung einer Weiterverbreitung (z.B. ärztliche Überwachung, Duldung notwendiger Untersuchungen, Absonderung, Tätigkeitsverbote, Verbot von Veranstaltungen, Schließung von Schulen und ähnlichen Einrichtungen), Desinfektions- und Entwesungsmaßnahmen, Schutzimpfungen, Voraussetzungen für bestimmte berufliche Tätigkeiten sowie für den Umgang mit Krankheitserregern.

Sonderfall Meldepflicht, infektionsepidemiologische Überwachung

Eine zentrale Rolle spielt in den entsprechenden Gesetzen die Verpflichtung der behandelnden Ärzte sowie Untersuchungslaboratorien, bestimmte Krankheiten bzw. mikrobiologische Untersuchungsbefunde zu melden. Dies ist wohl auch die quantitativ bedeutsamste Schnittstelle zwischen den diagnostischen sowie kurativen Aspekten der Infektionsmedizin und dem ÖGD. Die Meldung hat im Allgemeinen namentlich unter Angabe weiterer personenbezogener Daten zu erfolgen. Nicht namentliche Meldungen können bei bestimmten Infektionen oder Infektionskrankheiten genügen. Die Meldepflichten werden durch freiwillige Meldesysteme ergänzt.

Da gerade Gesundheitsdaten als besonders schützenswert gelten, ist eine **namentliche Meldepflicht** rechtlich nicht unproblematisch. Sie bedarf einer verfassungsgemäßen gesetzlichen Grundlage, die dem rechtsstaatlichen Gebot der Normenklarheit entspricht. Bei seinen Regelungen hat der Gesetzgeber ferner den Grundsatz der Verhältnismäßigkeit zu beachten. Auch hat er organisatorische und verfahrensrechtliche Vorkehrungen zu treffen, welche der Gefahr einer Verletzung des Persönlichkeitsrechts entgegenwirken. Dies bedeutet, dass z.B. infektionsepidemiologische Erfordernisse allein eine namentliche Meldepflicht nicht begründen könnten. Vielmehr ist hierfür erforderlich, dass zur Verhinderung der Weiterverbreitung einer übertragbaren Krankheit unmittelbare Maßnahmen der örtlich zuständigen Behörden erforderlich sind, was Kenntnisse über möglicherweise ansteckungsfähige Personen zur Voraussetzung hat. Allerdings können die entsprechenden Daten in **anonymisierter Form** für infektionsepidemiologische Zwecke genutzt werden und stellen dabei eine wesentliche Ergänzung der mit anderen epidemiologischen Überwachungssystemen gewonnenen Erkenntnisse dar.

Die **epidemiologische Überwachung** ist eine der Methoden zur Erhebung von zuverlässigen Daten, die sich besonders für Infektionskrankheiten eignet. Technisch geht es dabei um die Erfassung einzelner Krankheitsereignisse, die zu einem größeren Bild aggregiert werden. Dieses soll Auskunft über die Häufigkeit einer Erkrankung und insbesondere über zeitliche Trends geben. Die epidemiologische Situations- und Verlaufsanalyse soll möglichst repräsentativ sein und nebst der zeitlichen und örtlichen Verteilung auch die Häufigkeit in bestimmten Bevölkerungsgruppen aufzeigen. Angaben zu Expositionen erlauben es, allgemeine Risiken zu identifizieren (z.B. Reiseort bei Malaria). Angaben zu Alter, Geschlecht, Herkunft etc. erlauben es, Risikogruppen zu identifizieren (z.B. Alter und Herkunft bei Tuberkulose) und mögliche Maßnahmen zu treffen.

Örtliche und zeitliche Häufungen, definiert als eine höhere Anzahl von Ereignissen als erwartet, können auf einen Ausbruch mit gemeinsamer Quelle (z.B. ein Lebensmittel) hinweisen. Angaben zu Expositionen geben Hinweise auf diese Quelle, denen mit weiteren Untersuchungen (z.B. eine Fall-Kontroll-Studie und Lebensmittelproben) nachgegangen werden kann. Zu den Maßnahmen, die sich daraus ergeben, gehören Interventionen zur Unterbrechung der Übertragungskette, zur individuellen Prävention oder entsprechende Information dazu (z.B. Empfehlungen zu Schutzimpfungen), Strategieentwicklung (z.B. Elimination der Polio), Bedarfsplanungen (z.B. Anzahl nötiger Isolierzimmer für Tuberkulose) und breit angelegte Kampagnen zur Verhaltensbeeinflussung (z.B. gegen sexuell übertragbare Krankheiten). Priorität überwacht werden sollen Erkrankungen, die insgesamt eine große Belastung bedeuten (Morbidität, Mortalität, Kosten), bei denen aber auch effektive Maßnahmen getroffen werden können.

Für die internationale Vergleichbarkeit infektionsepidemiologischer Daten sind möglichst **übereinstimmende Falldefinitionen und Erfassungssysteme** erforderlich. Unter Führung der WHO, der EU und weiterer internationaler Organisationen haben sich in den letzten Jahrzehnten Netzwerke gebildet, die oft thematisch orientiert sind (z.B. Enternet für nahrungsmittelübertragene Krankheiten, EuroHIV und EuroTB, EWGLI für reiseassoziierte Legionellosen etc.). Auf der Basis der nationalen Meldesysteme können so internationale Ausbrüche entdeckt sowie internationale Vergleiche gezogen werden. Die Inzidenzen sind dabei jeweils auch abhängig von der Vollständigkeit bei der Diagnostik und Datenerhebung. Immer müssen internationale Vergleiche vorsichtig erfolgen, da die klinische Praxis und die Meldesysteme Unterschiede aufweisen (z.B. bezüglich Intensität der Abklärungen und Vollständigkeit der Meldungen).

3 Schnittstellen

3.1 Schnittstellen in der Bundesrepublik Deutschland

3.1.1 Zuständigkeiten

In Deutschland liegt die gesetzgeberische Zuständigkeit für das Gesundheitswesen grundsätzlich bei den Bundesländern. Allerdings verfügt der Bund über eigene Kompetenzen für „Maßnahmen gegen gemeingefährliche und übertragbare Krankheiten" (ebenso wie z.B. den Schutz vor ionisierenden Strahlen oder den Gesundheitsschutz beim Verkehr mit Lebens- und Genussmitteln). So handelt es sich beim IfSG um ein Bundesgesetz, das allerdings der Zustimmung der Länder bedurfte.

Bundesgesetze werden von den Ländern umgesetzt. Diese wiederum bedienen sich hierfür der Kreise und kreisfreien Städte, der Ebene also, auf der die Gesundheitsämter bestehen. Daher werden Kontakte zwischen diagnostisch oder kurativ tätigen Ärzten und dem ÖGD in den allermeisten Fällen über die Gesundheitsämter erfolgen. Eine vor allem konzeptionelle und koordinierende Aufgabe bei der Vorbeugung übertragbarer Krankheiten, deren frühzeitiger Erkennung sowie bei der Verhinderung ihrer Weiterverbreitung hat aber auch der Bund. Diese wird nach § 4 IfSG vom Robert-Koch-Institut (RKI) wahrgenommen. Beim RKI sind auch die „Ständige Impfkommission" (STIKO) (§ 20 Abs. 2 IfSG) sowie die „Kommission für Krankenhaushygiene und Infektionsprävention" (§ 23 Abs. 2 IfSG) eingerichtet worden. Wichtige aktuelle Informationen zum Infektionsschutz sind auf der Website des RKI (www.rki.de) abrufbar.

3.1.2 Wesentliche Bestimmungen des IfSG

Mitwirkung und Zusammenarbeit, Prävention durch Aufklärung als Gemeinschaftsaufgabe
Das IfSG misst der Mitwirkung und Zusammenarbeit von Behörden, Ärzten, Tierärzten, Krankenhäusern, wissenschaftlichen Einrichtungen sowie sonstigen Beteiligten grundsätzliche Bedeutung zu, die „entsprechend dem jeweiligen Stand der medizinischen und epidemiologischen Wissenschaft gestaltet und unterstützt" werden sollen (§ 1 IfSG). In § 3 IfSG werden Information und Aufklärung der Allgemeinheit über die Gefahren übertragbarer Krankheiten und die Möglichkeiten zu deren Verhütung (insbesondere Schutzimpfungen) als öffentliche Aufgabe bezeichnet. Diese Bestimmung nimmt dabei insbesondere die nach Landesrecht zuständigen Stellen (hauptsächlich Gesundheitsämter) in die Pflicht. Der Auftrag ergeht aber auch an die Ärzteschaft, die Krankenkassen und andere Institutio-

Tab. A5-1 Meldepflichten nach § 6 IfSG.

Namentlich zu melden sind
der Krankheitsverdacht, die Erkrankung sowie der Tod an • Botulismus • Cholera • Diphtherie • humaner spongiformer Enzephalopathie, außer familiär-hereditäre Formen • akuter Virushepatitis • enteropathischem hämolytisch-urämischen Syndrom (HUS) • virusbedingtem hämorrhagischen Fieber • Masern • Meningokokken-Meningitis oder -Sepsis • Milzbrand • Poliomyelitis • Pest • Tollwut • Typhus abdominalis/Paratyphus
Erkrankung und Tod an einer behandlungsbedürftigen Tuberkulose
der Verdacht auf und die Erkrankung an einer mikrobiell bedingten Lebensmittelvergiftung oder an einer akuten infektiösen Gastroenteritis, wenn • eine Person betroffen ist, die eine Tätigkeit im Sinne des § 42 Abs. 1 (Umgang mit Lebensmitteln) ausübt, • zwei oder mehr gleichartige Erkrankungen auftreten, bei denen ein epidemischer Zusammenhang wahrscheinlich ist oder vermutet wird
der Verdacht einer über das übliche Ausmaß einer Impfreaktion hinausgehenden gesundheitlichen Schädigung
die Verletzung eines Menschen durch ein tollwutkrankes, -verdächtiges oder ansteckungsverdächtiges Tier sowie die Berührung eines solchen Tieres oder Tierkörpers
soweit nicht nach den oben genannten Punkten meldepflichtig, das Auftreten • einer bedrohlichen Krankheit oder • von zwei oder mehr gleichartigen Erkrankungen, bei denen ein epidemischer Zusammenhang wahrscheinlich ist oder vermutet wird, wenn dies auf eine schwer wiegende Gefahr für die Allgemeinheit hinweist und Krankheitserreger als Ursache in Betracht kommen, die nicht in § 7 genannt sind.
Dem Gesundheitsamt ist mitzuteilen, wenn Personen, die an einer behandlungsbedürftigen Lungentuberkulose leiden, eine Behandlung verweigern oder abbrechen.
Dem Gesundheitsamt ist unverzüglich das gehäufte Auftreten nosokomialer Infektionen, bei denen ein epidemischer Zusammenhang wahrscheinlich ist oder vermutet wird, als Ausbruch nichtnamentlich zu melden.

Tab. A5-2 Namentlich zu meldende Nachweise von Krankheitserregern nach § 7 Abs. 1 IfSG.

- Adenoviren; Konjunktivalabstrich
- *Bacillus anthracis*
- *Borrelia recurrentis*
- *Brucella spp.*
- *Campylobacter spp.*, darmpathogen
- *Chlamydia psittaci*
- *Clostridium botulinum* oder Toxin-Nachweis
- *Corynebacterium diphtheriae*, Toxin-bildend
- *Coxiella burnetii*
- *Cryptosporidium parvum*
- Ebolavirus
- EHEC
- *E. coli*, enterohämorrhagische Stämme (EHEC); *E. coli*, sonstige darmpathogene Stämme
- *Francisella tularensis*
- FSME-Virus
- Gelbfiebervirus
- *Giardia lamblia*
- *Haemophilus influenzae*; Liquor oder Blut
- Hantaviren
- Hepatitis-A-Virus
- Hepatitis-B-Virus
- Hepatitis-C-Virus; keine chronische Infektion
- Hepatitis-D-Virus
- Hepatitis-E-Virus
- Influenzaviren; nur direkter Nachweis
- Lassavirus
- *Legionella spp.*
- *Leptospira interrogans*
- *Listeria monocytogenes*; nur aus Blut, Liquor, Abstrichen von Neugeborenen
- Marburgvirus
- Masernvirus
- *Mycobacterium leprae*
- *Mycobacterium tuberculosis/africanum, Mycobacterium bovis*; Resistenzbestimmung
- *Neisseria meningitidis*; Liquor, Blut
- Norwalk-ähnliches Virus; Stuhl
- Poliovirus
- Rabiesvirus
- *Rickettsia prowazekii*
- Rotavirus
- *Salmonella paratyphi*; direkter Nachweis
- *Salmonella typhi*; direkter Nachweis
- *Salmonella*, sonstige
- *Shigella spp.*
- *Trichinella spiralis*
- *Vibrio cholerae* O 1 und O 139
- *Yersinia enterocolitica*, darmpathogen
- *Yersinia pestis*
- andere Erreger hämorrhagischer Fieber

nen des Gesundheitswesens, was wiederum die angesprochene sektorübergreifende Kooperation auf allen Ebenen erforderlich macht. Hier bestehen noch Defizite.

Meldewesen

Das IfSG differenziert zwischen der Meldepflicht der behandelnden Ärzte für bestimmte Erkrankungen (Tab. A5-1, § 6 IfSG) und derjenigen der Untersuchungslaboratorien für den Nachweis bestimmter Krankheitserreger (Tab. A5-2 und A5-3, § 7 IfSG). Entsprechende Meldebögen können über die Gesundheitsämter bezogen oder von der Website des RKI (www.rki.de – Infektionsschutz – Infektionsschutzgesetz) heruntergeladen werden. Ein weiteres Mittel zur Erhebung infektionsepidemiologischer Daten sind Sentinel-Erhebungen, die vom RKI in Zusammenarbeit mit ausgewählten Einrichtungen des Gesundheitswesen (besonders so genannte Beobachtungspraxen) durchgeführt werden können (§§ 13 und 14 IfSG).

Neben der **namentlichen** Meldepflicht für 47 Krankheitserreger gibt es für Labors die Pflicht zur **nichtnamentlichen** Meldung von sechs weiteren Erregern (siehe Tab. A5-3, § 7 Abs. 3 IfSG) direkt an das RKI. Die namentliche Meldung von Krankheiten und Krankheitserregern erfolgt demgegenüber **unverzüglich** („ohne schuldhafte Verzögerung") an das für den Aufenthaltsort des Patienten zuständige Gesundheitsamt. Dieses muss die beiden Meldungen anhand von Falldefinitionen des RKI zusammenführen und gemäß § 11 IfSG in anonymisierter Form über die zuständige Landesbehörde an das RKI übermitteln. Die Meldungen sind zugleich die Grundlage für die vor Ort durchzuführenden Ermittlungen des Gesundheitsamtes über Art, Ursache, Ansteckungsquelle und Ausbreitung der Krankheit sowie die von diesem zu treffenden weiteren Maßnahmen zur Verhütung einer Weiterverbreitung.

Neu aufgenommen wurde in das IfSG die Pflicht zur namentlichen Meldung des Verdachts auf eine über das übliche Ausmaß einer Impfreaktion hinausgehende gesund-

Tab. A5-3 Nichtnamentlich zu meldende Nachweise von Krankheitserregern nach § 7 Abs. 3 IfSG.

Treponema pallidum
HIV
Echinococcus spp.
Plasmodium spp.
Rubellavirus*
*Toxoplasma gondii**

* nur bei konnatalen Infektionen

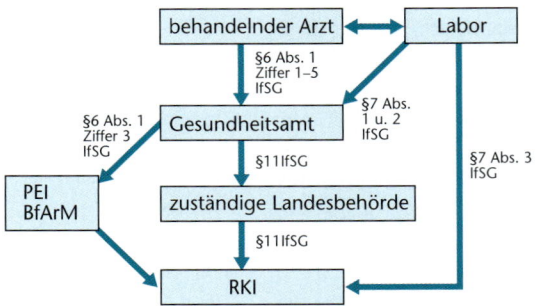

Abb. A5-1 Meldewege nach dem IfSG.

heitliche **Schädigung durch Schutzimpfungen** (§ 6 Abs. 3 IfSG). Diese Meldungen werden vom Gesundheitsamt auch an die nach Arzneimittelrecht zuständige Bundesoberbehörde (Paul-Ehrlich-Institut) weitergeleitet.

Mittlerweile stellt die Meldung keine „Einbahnstraße" mehr dar (Abb. A5-1). Unter der Bezeichnung SurvStat stellt das RKI im Internet ein sehr leistungsfähiges Programm zur Verfügung (www3.rki.de/SurvStat/), mit dem eine statistische Auswertung von Meldedaten bis auf die Kreisebene differenziert vorgenommen werden kann.

Nosokomiale Infektionen, Krankenhaushygiene, Tätigkeiten mit Krankheitserregern

Der Verhütung von Infektionen in Einrichtungen des Gesundheitswesens dienen eine Reihe von Bestimmungen des IfSG: So besteht nach § 23 Abs. 1 IfSG für die Leiter von Krankenhäusern und Einrichtungen für ambulantes Operieren die Verpflichtung zur gezielten Erfassung und Bewertung bestimmter, vom RKI festgelegter nosokomialer Infektionen sowie das Auftreten von Krankheitserregern mit speziellen Resistenzen. Die entsprechenden Aufzeichnungen müssen zehn Jahre aufbewahrt und dem Gesundheitsamt auf Verlangen zur Einsichtnahme vorgelegt werden.

Die bereits erwähnte Kommission für Krankenhaushygiene beim RKI erstellt Empfehlungen zur Prävention nosokomialer Infektionen sowie zu betrieblich-organisatorischen und baulich-funktionellen Maßnahmen der Hygiene in Krankenhäusern und anderen medizinischen Einrichtungen.

Krankenhäuser, Vorsorge- oder Rehabilitationseinrichtungen, Einrichtungen für ambulantes Operieren, Dialyseeinrichtungen, Tageskliniken sowie Entbindungseinrichtungen haben nach § 36 IfSG in Hygieneplänen innerbetriebliche Verfahrensweisen zur Infektionshygiene festzulegen. Diese Einrichtungen unterliegen der infektionshygienischen Überwachung durch das Gesundheitsamt.

Da Tätigkeiten mit Krankheitserregern ein Infektionsrisiko darstellen können, gibt es auch hierzu Regelungen im IfSG. Grundsätzlich bedarf jeder, der mit Krankheitserregern arbeiten möchte, hierfür einer Erlaubnis (§§ 44 ff IfSG). Die Voraussetzungen für eine solche Erlaubnis (unter anderem Abschluss eines entsprechenden Hochschulstudiums, zweijährige Tätigkeit mit Krankheitserregern unter Aufsicht) sind in § 47 IfSG geregelt. Ausnahmen von der Erlaubnispflicht gelten unter anderem für Ärzte, Zahnärzte und Tierärzte für mikrobiologische Untersuchungen zur orientierenden Diagnostik im Zusammenhang mit der unmittelbaren Behandlung der eigenen Patienten. Allerdings müssen auch solche erlaubnisfreien Tätigkeiten dem Gesundheitsamt angezeigt werden.

Maßnahmen zur Verhütung und Bekämpfung übertragbarer Krankheiten

Das IfSG unterscheidet zwischen Maßnahmen zur Verhütung (Primärprävention) und zur Bekämpfung (Verhinderung der Weiterverbreitung, Sekundärprävention) übertragbarer Krankheiten. Dabei gibt es jedoch Überschneidungen. Zentrale Bestimmung für die Verhütung ist die so genannte „Generalklausel" in § 16 IfSG: „*Werden Tatsachen festgestellt, die zum Auftreten einer übertragbaren Krankheit führen können, oder ist anzunehmen, dass solche Tatsachen vorliegen, so trifft die zuständige Behörde die notwendigen Maßnahmen zur Abwendung der dem Einzelnen oder der Allgemeinheit hierdurch drohenden Gefahren.*"

In der Umsetzung dieser Bestimmung wird den Beauftragten des Gesundheitsamtes ein **umfangreiches Betretungs- und Untersuchungsrecht** eingeräumt, das Grundrecht auf Unverletzlichkeit der Wohnung wird in soweit eingeschränkt.

Ein Novum stellt die Regelung in § 19 IfSG dar. Danach hat das Gesundheitsamt bei **sexuell übertragbaren Krankheiten** (STD) und der **Tuberkulose** nicht nur Beratung und Untersuchung anzubieten bzw. durch andere sicherzustellen. Es kann hierbei auch ambulant behandeln, „wenn dies zur Verhinderung der Weiterverbreitung der sexuell übertragbaren Krankheiten und der Tuberkulose erforderlich ist". Das IfSG trägt hiermit der Tatsache Rechnung, dass STD und Tuberkulose übertragbare Erkrankungen mit ausgeprägten sozialhygienischen Besonderheiten darstellen, deren zum Schutz Dritter erforderliche Behandlung im System der Regelversorgung nicht immer gewährleistet ist.

Die Regelungen für **Schutzimpfungen**, eine der effektivsten Möglichkeiten der Infektionsprophylaxe, enthält § 20 IfSG. Hier findet sich in Absatz 2 auch die Rechtsgrundlage für die Einrichtung einer Ständigen Impfkommission (STIKO) beim RKI. Die STIKO „gibt Empfehlungen zur Durchführung von Schutzimpfungen und zur Durchführung anderer Maßnahmen der spezifischen Prophylaxe übertragbarer Krankheiten und entwickelt Kriterien zur Abgrenzung einer üblichen Impfreaktion und einer über das übliche Maß einer Impfreaktion hinausgehenden gesundheitlichen Schädigung." Adressaten der STIKO-Empfehlungen sind vorrangig die obersten Ländergesundheitsbehörden, die auf dieser Grundlage „öffentliche Empfehlungen" aussprechen sollen. Die öffentliche Empfehlung hat eine wichtige Rechtsfolge: Kommt es durch eine öffentlich empfohlene Impfung zu einer über das übliche Maß einer Impfreaktion hinausgehenden gesundheitlichen Schädigung, erhält der Geschädigte wegen der gesundheitlichen und wirtschaftlichen Folgen des Impfschadens auf Antrag Versorgung aus öffentlichen Mitteln (§ 60 IfSG).

Auch für die Bekämpfung übertragbarer Krankheiten existiert mit § 25 IfSG eine Generalklausel: „Ergibt sich oder ist anzunehmen, dass jemand (im Sinne des Gesetzes) krank, krankheitsverdächtig, ansteckungsverdächtig oder Ausscheider ist oder dass ein Verstorbener krank, krankheitsverdächtig oder Ausscheider war, so stellt das Gesundheitsamt die erforderlichen Ermittlungen an, insbesondere über Art, Ursache, Ansteckungsquelle und Ausbreitung der Krankheit." Die Ermittlungen müssen von den Betroffenen geduldet werden, entsprechend werden auch hier, mehr noch als bei der Verhütung übertragbarer Krankheiten (§ 16 IfSG) die Grundrechte der körperlichen Unversehrtheit, der Freiheit der Person, und der Unverletzlichkeit der Wohnung eingeschränkt.

Das Ergebnis der Ermittlungen ist die Grundlage für Maßnahmen, die angeordnet werden können, soweit und solange dies zur Verhinderung der Verbreitung übertragbarer Krankheiten erforderlich ist. Eine Heilbehandlung darf gegen den Willen des Betroffenen nicht angeordnet werden (§ 28 IfSG). Zu den Schutzmaßnahmen gehören:
- Beschränkungen oder Verbote von Veranstaltungen oder sonstigen Ansammlungen einer größeren Zahl von Menschen (§ 28 IfSG)
- Schließung von Badeanstalten oder Gemeinschaftseinrichtungen (§ 28 IfSG)
- die Verpflichtung von Personen, ihren gegenwärtigen Aufenthaltsort nicht zu verlassen oder bestimmte Orte nicht zu betreten, bis die notwendigen Schutzmaßnahmen durchgeführt sind (§ 28 IfSG)
- die Anordnung einer „Beobachtung" für Kranke, Krankheitsverdächtige, Ansteckungsverdächtige und Ausscheider. Wer einer Beobachtung unterworfen ist, hat erforderliche Untersuchungen zu dulden, Anordnungen des Gesundheitsamtes Folge zu leisten, Auskünfte zu erteilen und einen Wohnungswechsel, den Wechsel einer Tätigkeit im Lebensmittelbereich oder den Wechsel einer Gemeinschaftseinrichtung mitzuteilen (§ 29 IfSG)
- die teilweise oder gänzliche Untersagung bestimmter beruflicher Tätigkeiten (§ 31 IfSG)
- die notfalls auch zwangsweise Absonderung unter Beachtung des Gesetzes über das gerichtliche Verfahren bei Freiheitsentziehungen (§ 30 IfSG).

Zusätzliche Vorschriften für Gemeinschaftseinrichtungen für Kinder und Jugendliche, Trinkwasser, Tätigkeiten in Küchen zur Gemeinschaftsverpflegung und im Lebensmittelbereich

Das IfSG enthält umfangreiche Vorschriften für Schulen und andere Gemeinschaftseinrichtungen. Unter anderem dürfen Personen, die an bestimmten Krankheiten erkrankt oder die verlaust sind, die dem Unterricht dienenden Räume von Schulen nicht betreten, Einrichtungen nicht benutzen und an Veranstaltungen der Gemeinschaftseinrichtung nicht teilnehmen, bis nach ärztlichem Urteil eine Weiterverbreitung der Krankheit oder der Verlausung nicht mehr zu befürchten ist (§ 34 IfSG). Vergleichbare Regelungen bestehen für Ausscheider und Personen, in deren Wohngemeinschaft eine entsprechende Krankheit aufgetreten ist.

Die Paragraphen 37 ff IfSG befassen sich mit der Beschaffenheit von Wasser für den menschlichen Gebrauch sowie von Schwimm- und Badebeckenwasser und deren Überwachung sowie mit der gefahrlosen Beseitigung von Abwasser.

Regelungen für Personal in Lebensmittelbetrieben und Küchen zur Gemeinschaftsverpflegung finden sich in §§ 42 und 43 IfSG. Das nach dem Vorgängergesetz vor erstmaliger Aufnahme einer Tätigkeit im Lebensmittelbereich geforderte Gesundheitszeugnis, durch das einmalig im Verlauf des Berufslebens nachgewiesen werden musste, dass weder eine ansteckungsfähige Tuberkulose der Atmungsorgane vorlag noch durch Lebensmittel übertragbare Enteritis-Erreger ausgeschieden wurden, ist im IfSG durch eine entsprechende Belehrung seitens des Gesundheitsamtes über Pflichten des Beschäftigten sowie eine Erklärung der betreffenden Person, dass ihr keine Tatsachen bekannt sind, die einer entsprechenden Tätigkeit widersprechen würden, ersetzt worden. Hinzu kommt eine vorgeschriebene jährliche Unterweisung in der Lebensmittel- bzw. Küchenhygiene durch den Arbeitgeber.

Dieses auf **Information und Stärkung von Eigenverantwortung** setzende Vorgehen scheint tatsächlich effektiver als die einmalige Untersuchung, die die deutsche Wirtschaft mit mehrstelligen Millionenbeträgen belastete und nur sehr selten positive Befunde erbrachte, deren Relevanz dann im Einzelfall überdies durchaus fraglich war.

3.2 Schnittstellen in Österreich

3.2.1 Zuständigkeiten

In Österreich liegt die gesetzgeberische Zuständigkeit für Infektionskrankheiten ebenfalls beim Bund, die Umsetzung obliegt im Rahmen der mittelbaren Bundesverwaltung den neun Bundesländern. Operative Drehscheiben bei der Datenerhebung und Ausbruchsbekämpfung sind aber laut Epidemiegesetz die Gesundheitsämter in den Bezirksverwaltungsbehörden. So erfolgen die Zusammenführung der Arzt- und der Labormeldung sowie die Durchführung von Reihenuntersuchungen und die Erhebungen im Rahmen der Ausbruchsbekämpfung durch die dortigen Amtsärzte und -innen. Das Epidemiegesetz sieht somit derzeit keine operative Einbindung der Landessanitätsdirektionen (= Gesundheitsämter auf Landesebene) vor, schließt aber die Wahrnehmung einer koordinierenden Funktion nicht aus. Im kürzlich erlassenen Zoonosengesetz, welches die Umsetzung der EU-Zoonose-Richtlinie (Directive 2003/99/EC of the European Parliament and of the Council on the Monitoring of zoonotic agents, amending Council Decision 90/424/EEC and repealing Council Directive 92/117/EEC) garantiert, wurden allerdings die Landessanitätsdirektionen dezidiert mit wichtigen operativen Aufgaben versehen: so wird die Landes-Zoonosenkommission (LKZoon) bei bezirksübergreifenden Ausbrüchen sofort tätig und arbeitet eng mit der Bundes-Zoonosenkommission (BKZoon) zusammen, welche auf nationale Ebene angesiedelt ist.

Ebenso wie in Deutschland übt der Bund eine wesentliche Rolle im Bereich des **Impfwesens** aus: einerseits erstellt der Impfausschuss des Obersten Sanitätsrates (= höchstes Beratungsgremium für die/den Gesundheitsminister/in) die jährlichen nationalen Impfempfehlungen und andererseits erstellt der Bund die Vorgaben für das „Impfkonzept" (= öffentlich finanzierte Kinderimpfungen). Die Distribution des Impfstoffes sowie die Erhebung der Durchimpfungsraten sind wiederum Aufgaben der Bundesländer. Im Bereich der **Krankenhaushygiene** hat der Bund die Richtlinienkompetenz im Sinne der Erstellung von nationalen Empfehlungen inne, die Umsetzung obliegt wiederum den Bundesländern.

3.2.2 Wesentliche Bestimmungen der Infektionsgesetze in Österreich

Das **Epidemiegesetz** regelt, welche Infektionskrankheiten der Anzeigepflicht unterliegen, welche Personen bzw. Institutionen zur entsprechenden Anzeige verpflichtet sind und an welche Institutionen die Anzeige zu erfolgen hat. Überdies werden die Vorkehrungen zur Verhütung und Bekämpfung anzeigepflichtiger Infektionskrankheiten (inklusive Erhebungen über das Auftreten einer solchen Krankheit) definiert.

Die anzeigepflichtige Person (z.B. Arzt/Ärztin in einer Krankenanstalt, niedergelassene/r Arzt/Ärztin, Laborarzt/Laborärztin) muss innerhalb von **24 Stunden** Namen, Alter und Wohnadresse der erkrankten, krankheitsverdächtigen oder verstorbenen Person sowie die Bezeichnung der Erkrankung beim Gesundheitsamt jener Bezirksverwaltungsbehörde melden, in deren Gebiet sich die/der Erkrankte aufhält oder deren/dessen Tod eingetreten ist. Die Bezirksverwaltungsbehörde wiederum ist nun für alle weiteren Maßnahmen zur Verhinderung der Weiterverbreitung der Krankheit zuständig (z.B. Erhebung der Kontaktpersonen, Umgebungsprophylaxe) und hat darüber hinaus auch eine Meldung an die zuständige Landessanitätsdirektion zu erstatten – allerdings werden **nur anonymisierte Daten** weitergeleitet. Das Gesundheitsministerium erhält derzeit einmal pro Monat die aggregierten und anonymisierten Daten aller anzeigepflichtigen Erkrankungen von den Landessanitätsdirektionen. In der Praxis jedoch herrscht eine rege anlassbezogene Kommunikation zwischen den Ländern und dem Bund. Weiterhin wird derzeit das gesamte Meldesystem elektronisiert und soll über datenschutzgesteuerte Zugriffsregelungen auf allen administrativen Ebenen einen sofortigen Überblick über die Infektionslage erlauben.

Das **Tuberkulosegesetz** regelt die Meldepflicht und die Maßnahmen speziell für Tuberkulose. Jede Erkrankung, die ärztlicher Behandlung und Überwachung bedarf, sowie jeder Todesfall sind innerhalb von **drei Tagen** an die zuständige Bezirksverwaltungsbehörde zu melden (Name, Geburtsdatum und Wohnadresse).

Das **Geschlechtskrankheitengesetz** regelt die Meldepflicht sowie die Maßnahmen für Gonorrhö, Syphilis, Lymphogranuloma venereum und inguinale. Hier besteht allerdings nur eingeschränkte Meldepflicht: Es ist nur dann eine Meldung an die zuständige Bezirksverwaltungsbehörde zu erstatten, wenn eine Weiterverbreitung der Krankheit zu befürchten ist oder sich der/die Erkrankte einer ärztlichen Behandlung/Beobachtung entzieht.

Im **AIDS-Gesetz** ist die Meldepflicht für jede manifeste AIDS-Erkrankung (Nachweis einer HIV-Infektion und zumindest einer Indikatorerkrankung) und jeden AIDS-Todesfall geregelt. Zum Schutz der Betroffenen erfolgt die (anonymisierte) Meldung direkt an das Gesundheitsministerium und nicht an die Bezirksverwaltungsbehörde. Innerhalb **einer Woche** müssen die Anfangsbuchstaben des Vor- und Nachnamens, Geburtsdatum, Geschlecht sowie relevante anamnestische und klinische Angaben übermittelt werden.

Das **Zoonosengesetz** regelt zusätzlich zum Epidemiegesetz die Vorgangsweise beim Auftreten von lebensmittelbedingten Krankheitsausbrüchen. Durch die Einführung von speziellen interdisziplinären Kommissionen auf Landes- und Bundesebene, welche sich aus Vertretern und -innen der Humanmedizin sowie des Lebensmittel- und Veterinärbereiches zusammensetzen, sollen besonders bezirks- und länderübergreifende Ausbrüche von Zoonosen besser erkannt und bekämpft werden. Die Zuständigkeiten sind auch hier klar geregelt: Die Bezirksverwaltungsbehörde ist wiederum – wie im Epidemiegesetz festgelegt – die operative Drehscheibe. Bei bezirksübergreifenden Ausbrüchen übernimmt die Landeszoonosen-Kommission (LKZoon) die Koordination und unterstützt die betroffenen Bezirksverwaltungsbehörden im Bedarfsfall personell und finanziell. Handelt es sich um einen Ausbruch, welcher mehrere Bundesländer umfasst, übernimmt der Bund die Koordination.

Die **Labormeldungen** für alle Infektionskrankheiten (außer HIV) ergehen an die zuständigen Bezirksverwaltungsbehörden, wo eine Zusammenführung der Arzt- und Labormeldungen derselben Person erfolgt. Diese Labormeldpflicht, welche alle Laborärzte und -innen inklusive der Referenzlabors betrifft, wurde kürzlich in einer Novelle des Epidemiegesetzes nochmals ausdrücklich definiert. Zusätzlich wurde speziell für Zoonosen die verpflichtende Übermittlung von Isolaten an die spezifische Referenzzentrale eingeführt.

Die **Bezirksverwaltungsbehörde** ist somit – mit Ausnahme von AIDS – die erste Anlaufstelle für die personenbezogenen Arzt- und Labormeldungen über Krankheits- und Todesfälle im Bereich der Infektionskrankheiten. Von dort erfolgt eine anonymisierte Weiterleitung der Daten an die Landessanitätsdirektionen bzw. das Gesundheitsministerium. Das Gesundheitsministerium verfügt daher – wenn auch zeitverzögert – über Informationen betreffend der Anzahl der Erkrankungsfälle und Todesfälle anzeigepflichtiger Infektionskrankheiten pro Monat und Bundesland.

Neben diesem verpflichtenden Meldesystem besteht für Influenza, welche nicht meldepflichtig ist, ein eigens eingerichtetes **Sentinella-System.** Dieses beruht auf den wöchentlichen Meldungen von Neuerkrankungen entsprechend der EU-Falldefinition für Influenza (ILI = influenza-like illness), welche von ausgewählten niedergelassenen Allgemeinmedizinern und -innen sowie Kinderfachärzten und -innen in Wien, Steiermark und Tirol durchgeführt werden und auf ganz Österreich ausgedehnt werden sollen. Zusätzlich werden in dieses System auch die Daten des Influenza-Labormeldesystems sowie die Meldungen über Krankenstände wegen Grippe bzw. grippalem Infekt von den Gebietskrankenkassen der Bundesländer eingespeist.

Mit den Krankenstandsmeldungen, den Informationen des Sentinella-Systems sowie dem Labormeldesystem können Aussagen über den zeitlichen Verlauf der Grippewelle und den verursachenden Virustyp gemacht werden. Eine Hochrechnung auf die gesamtösterreichischen Erkrankungsraten ist mit Einschränkungen ebenfalls möglich.

Zusammenfassend kann festgestellt werden, dass sich die Situation hinsichtlich der Überwachung und Bekämpfung von Infektionskrankheiten in Österreich im Umbruch befindet. Zur einheitlichen und vollständigen Dokumentation der meldepflichtigen Infektionskrankheiten wird gerade ein elektronisches und auf Einzeldatensätzen entsprechend den EU-Falldefinitionen aufbauendes Melderegister konzipiert. Dieses ist inhaltlich und technisch kompatibel mit den internationalen Datensystemen der WHO und der EU. Der Zugriff wird entsprechend den datenschutzrechtlichen Bestimmungen sowie den Aufgaben und dem Informationsbedarf der involvierten Institutionen über Zugriffshierarchien gestaltet. Weiterhin ist ein tagesaktuelles Frühwarnsystem sowie ein Kartographie-Tool zur anschaulichen geographischen Darstellung von Fallhäufungen bzw. Ausbrüchen implementiert.

3.3 Schnittstellen in der Schweiz

3.3.1 Zuständigkeiten

Wie in Deutschland und Österreich bietet die Bundesregierung in der Schweiz die Rahmenbedingungen für das Gesundheitswesen. Die meisten Zuständigkeiten liegen aber bei den Kantonen. Im Bereich der übertragbaren Krankheiten wurde der Bundesregierung allerdings eine verstärkte Rolle zugesprochen, nachdem in den 1960er Jahren ein Typhusausbruch in einem Schweizer Tourismusort nur dank dem britischen Meldesystem entdeckt wurde. Grundsätzlich ist das Bundesamt für Gesundheit (BAG) für die Organisation des Meldesystems und die Erarbeitung von Empfehlungen zuständig.

Weitere infektiologisch relevante Zuständigkeiten der Bundesregierung betreffen das Lebensmittelrecht, das auch das Trinkwasser umfasst, und die Veterinärmedizin. Weitere allenfalls indirekt relevante Gesetze für den Bereich der Infektionskrankheiten finden sich auf der Homepage www.admin.ch/ch/d/sr/81 (z.B. Heilmittelgesetzgebung, Zugang zu Leistungen des Gesundheitssystems und deren Finanzierung, Qualität der Berufsausübung).

Die Umsetzung des Epidemiegesetzes ist Aufgabe der Kantone, wozu mit dem Gesetz die Einrichtung des Kantonsarztes geschaffen wurde. Er kann sich auf ein kantonales mikrobiologisches Labor stützen, insbesondere für

Lebensmittel- und Wasseruntersuchungen. Auch Nichtregierungsorganisationen können im Auftrag der Kantonsärzte Unterstützung leisten, z.B. die Lungenliga Schweiz im Bereich der Tuberkulose.

Im Übrigen stützen sich die Kantonsärzte auf das kurative Gesundheitssystem, indem Ärztinnen und Ärzte der privaten Praxen oder der mehrheitlich öffentlichen Spitäler allenfalls für patientenbezogene Abklärungen z.B. von Kontakten zugezogen werden.

3.3.2 Wesentliche Bestimmungen des Schweizer Epidemiengesetzes

Das **Epidemiengesetz** regelt die Arbeitsteilung zwischen Bund und Kantonen in Bereich der übertragbaren Krankheiten, die Meldepflicht der Ärzte und Institutionen des Gesundheitswesens und den Umgang mit Erregern (z.B. Sorgfaltspflicht der Labors).

Die **Kantone** sind für die epidemiologisch notwendigen Maßnahmen zuständig. Es handelt sich insbesondere um Maßnahmen bei Gefahr der Ansteckung oder dem Verdacht darauf. Erkrankte, Kontaktpersonen von Erkrankten und gesunde Ausscheider können schon bei Verdacht zu Untersuchungen (nicht aber zur Behandlung) verpflichtet und gegebenenfalls isoliert werden. Die Kantone können die Berufszulassung dieser Personen regeln, Veranstaltungen verbieten, öffentliche Institutionen und private Unternehmen schließen. Sie können Impfungen für obligatorisch erklären, was aber nur in einzelnen Kantonen der Fall ist.

Lediglich bei außerordentlichen Umständen kann die **Bundesregierung** Maßnahmen für das ganze Land oder einzelne Landesteile anordnen und damit die Kantone beauftragen. Weitere Aufgaben der Bundesregierung nach dem Gesetz sind die Sicherung des Bedarfs an Impfstoffen und Seren. Maßnahmen gegen die Einschleppung von übertragbaren Krankheiten aus dem Ausland befassen sich vermehrt mit neu auftretenden Erkrankungen (z.B. SARS) und Pandemien (z.B. Grippe), während traditionell der Schwerpunkt bei der Tuberkulose lag. Die routinemäßige radiologische Thorax-Untersuchung wurde auch bei Asylsuchenden im Jahr 2006 aus Effizienzgründen abgeschafft.

Für den infektiologisch tätigen Arzt sind die Meldesysteme wichtig, da sie grundlegende Daten liefern. Diese liegen den Empfehlungen und Richtlinien auch der Fachgesellschaften zugrunde, an denen jeweils Expertengruppen beteiligt sind (z.B. Kommission für Impffragen). Jede Meldung trägt damit dazu bei, die infektiologische Praxis zu verbessern und ist damit Medizin zum Nutzen von Patienten.

In der Schweiz gibt es ein **obligatorisches** und mehrere **freiwillige Systeme.** Das BAG organisiert und betreut mehrere Meldesysteme und bereitet die Meldungen für die epidemiologische Datenanalyse auf. Alle Formulare, wöchentliche Analysen und periodische Berichte sind auf der Homepage www.bag.admin.ch erhältlich.

Obligatorisch müssen die diagnostizierenden Ärzte und Institutionen bestimmte Erkrankungen an die Kantonsärzte melden, welche die Meldungen an das BAG weiterleiten. Labors müssen bestimmte Resultate gleichzeitig auch an das BAG melden. Die entsprechenden Verordnungen (Meldeverordnung, Verordnung über Arzt und Labormeldungen, siehe www.admin.ch/ch/d/sr/81#818.1) beschreiben Art und Umfang der Meldungen.

Eines der freiwilligen Meldesysteme der Schweiz ist das **Sentinella-System,** an dem Grundversorger in privater Praxis angeschlossen sind. Sie sorgen für etwa 3% der ambulanten Konsultationen in der Schweiz. Für das System eignen sich Ereignisse, die relativ häufig sind und deren vollständige Erfassung damit wenig sinnvoll wäre, die aber typischerweise in der Privatpraxis auftauchen (z.B. saisonale grippeähnliche Erkrankungen). Das zweite selektive System (**Swiss Pediatric Surveillance Unit,** SPSU) umfasst alle Kinderkliniken der Schweiz und erfasst bestimmte pädiatrische Infektionen, die normalerweise eine Hospitalisation erfordern (z.B. hämolytisch-urämisches Syndrom). Daneben gibt es freiwillige Systeme (z.B. zu nosokomialen Infektionen), bei denen der Staat nicht federführend ist.

Während die Meldesysteme in der Schweiz ihren Zweck zuverlässig erfüllen, kann die Umsetzung der Maßnahmen noch verbessert werden. Ein überarbeitetes Epidemiengesetz wird in einigen Jahren in Kraft treten. Erfahrungen mit Aids, SARS und Bioterrorismus werden möglichst in die Gesetzgebung eingebaut. Probleme wie die ungenügende Durchimpfung, die Entschädigung bei Impfschäden und die Sicherstellung der Versorgung sollen ebenfalls angegangen werden. Dies wird mit einer Stärkung einiger Kompetenzen der Bundesregierung einhergehen, da viele Probleme kleinflächig nicht lösbar sind oder eine zentralistische Lösung effizienter ist. Andererseits sollen die Vorteile der föderalistischen Strukturen (z.B. Bürgernähe, Selbstbestimmung) nicht verloren gehen.

LITERATUR

Bales, St., H. G. Baumann, N. Schnitzler, N. (Hrsg.): Infektionsschutzgesetz. Kohlhammer, Stuttgart, 2002.

KAPITEL A6
Krankenhaushygienische Maßnahmen

Christine Geffers und Henning Rüden

1	Einleitung	188	4	Krankenhaushygienische Maßnahmen zur Prävention spezieller nosokomialer Infektionsarten 191
2	Surveillance.	188		
3	Standardhygienemaßnahmen und Hygienemaßnahmen in Abhängigkeit vom Übertragungsweg	189	4.1	Nosokomiale Harnwegsinfektionen 191
			4.2	Postoperative Wundinfektionen 192
3.1	Standardmaßnahmen	189	4.3	Gefäßkatheter-assoziierte Infektionen .. 193
3.2	Maßnahmen bei kontaktübertragenen Erregern	189	4.4	Pneumonien 194
			5	Maßnahmen zur Vermeidung der Weiterverbreitung von Erregern mit besonderen Resistenzen (MRSA, VRE, ESBL)........ 195
3.3	Maßnahmen bei tröpfchenübertragenen Erregern	190		
			6	Desinfektion und Sterilisation 196
3.4	Maßnahmen bei luftgetragenen Erregern	190	6.1	Aufbereitung von Flächen............ 196
			6.2	Aufbereitung von Medizinprodukten ... 197
			7	Hygienemanagement 198

1 Einleitung

Der Begriff Hygiene stammt aus dem Griechischen (griechisch hygieinos = gesund) und bedeutet: vorbeugende Maßnahmen zum Zweck der Gesunderhaltung. Krankenhaushygienische Maßnahmen spezifizieren die allgemeinen Präventionsmaßnahmen auf die besonderen Risiken von Patienten im Krankenhaus und haben die **Vermeidung von nosokomialen Infektionen** zum Ziel (siehe Kap. D1). Bei nosokomialen Infektionen besteht ein zeitlicher Zusammenhang zwischen einem Krankenhausaufenthalt und einer der stationären Aufnahme nachfolgenden Infektion. Nosokomiale Infektionen machen einen Großteil aller im Krankenhaus auftretenden Komplikationen aus und haben daher einen großen Einfluss auf die Qualität der stationären medizinischen Versorgung (Garcia-Martin et al. 1997).

Die Gründe für die **erhöhte Infektgefährdung im Krankenhaus** sind vielfältig. Ursächlich hierfür sind besondere endogene (vom Patienten ausgehende) und exogene (durch äußere Einflüsse begründete) Risikofaktoren, die im Krankenhaus gehäuft auftreten oder sogar nur hier anzutreffen sind.

Die Grundkrankheit des Patienten bzw. das akute Krankheitsgeschehen kann zu einer allgemeinen oder spezifischen Beeinträchtigung der Infektabwehr führen. Zusätzlich können medizinische Maßnahmen eine temporäre oder auch eine kontinuierliche Durchbrechung der natürlichen Barrieren, wie Haut oder Schleimhäute des Patienten, bewirken. Mit zunehmender Häufigkeit von invasiven Eingriffen und Manipulationen, durch therapeutische Beeinflussung des Immunsystems und durch die veränderte Altersstruktur der in Krankenhäusern behandelten Patienten nehmen die verschiedenen endogenen und exogenen Risikofaktoren von nosokomialen Infektionen immer mehr zu. Je länger ein multimorbider Patient durch immer mehr apparative und invasive Maßnahmen am Leben erhalten wird, umso mehr steigt auch sein Infektionsrisiko.

Bei der stationären Versorgung von Patienten müssen daher krankenhaushygienische Maßnahmen mit dem Ziel getroffen werden, die Infektgefährdung zu minimieren.

2 Surveillance

Obwohl nur ca. 5% aller nosokomialer Infektionen im Rahmen von Epidemien (Epidemie = zeitlich begrenzte Häufung von Infektionen) auftreten, werden nosokomiale Infektionen häufig erst im Rahmen solcher epidemischen Ereignisse wahrgenommen und als Problem erkannt (Haley et al. 1985b, Stamm et al. 1981, Wenzel et al. 1983). Die Akzeptanz von nosokomialen Infektionen als Problem hilft, die Notwendigkeit von Präventionsmaßnahmen erkennen und erforderliche **Präventionsmaßnahmen** etablieren und aufrechterhalten zu können. Überwiegend treten nosokomiale Infektionen jedoch außerhalb von Ausbrüchen auf. Die Umsetzung allgemeiner krankenhaushygienischer Maßnahmen wird von medizinischem Personal häufig als Reglementierung betrachtet, ohne Bezug auf den eigentlichen Sinn der Infektionsprävention. Die Registrierung von Infektionen auch außerhalb von Ausbrüchen und die Bestimmung des endemischen Niveaus einer Einrichtung kann so nicht nur wertvolle Hinweise auf Problembereiche und evtl. erforderliche Modifikationen der getroffenen krankenhaushygienischen Maßnahmen liefern, sondern auch die Notwendigkeit krankenhaushygienischer Maßnahmen verdeutlichen. Diese **Bestimmung des endemischen Niveaus** wird als Surveillance bezeichnet. Die Effizienz einer Surveillance im Hinblick auf die Reduktion nosokomialer Infektionen konnte in Studien bestätigt werden (Gastmeier et al. 2002, Haley et al. 1985a). Aufgrund der nachgewiesenen Wirksamkeit ist die Surveillance nosokomialer Infektionen inzwischen gesetzlich für alle Krankenhäuser in Deutschland verpflichtend (Infektionsschutzgesetz, § 23). Das primäre Ziel ist hierbei weniger das genaue Beziffern einer Infektionsrate. Die im Krankenhaus stattfindende Registrierung der Infektionshäufigkeit setzt vielmehr eine Kaskade von Mechanismen in Gang, an deren Ende die Prävention nosokomialer Infektionen steht. Hierbei wird zunächst durch Bestimmung der Höhe von Infektionsraten ein Orientierungswert geschaffen, der beim Vergleich zu den Infektionsraten anderer Einrichtungen oder nationaler Referenzdaten eine Zuordnung in Kategorien wie „niedrig", „normal" oder „erhöht" erlaubt. Werden erhöhte Infektionsraten erkannt, führt dies im Allgemeinen zu einer Betroffenheit des an der Versorgung von Patienten beteiligten ärztlichen und Pflegepersonals. Die Problemidentifizierung und Betroffenheit sind wichtige Vorraussetzungen für bewusste und unbewusste Verhaltensänderungen des Personals und die Bereitschaft zur Einführung von krankenhaushygienischen Interventionsmaßnahmen, welche die Behandlungsqualität weiter optimieren und so letztendlich zu einer Prävention nosokomialer Infektionen führen können. Die Surveillance ist so zu einem der wesentlichsten Elemente der krankenhaushygienischen Basismaßnahmen im Rahmen eines Infektionskontrollprogramms geworden.

Surveillance-Methode

Eine für alle Bereiche eines Krankenhauses gültige einheitliche ideale Surveillance-Methode kann es nicht geben. Die

Häufigkeit, mit der einzelne Infektionen in den verschiedenen Bereichen auftreten, unterscheidet sich in Abhängigkeit der dort anzutreffenden Risiken in Bezug auf die Patientenklientel, die Art und Häufigkeit der invasiven Eingriffe oder Anwendungen weiterer Risikofaktoren wie z.B. Durchführung einer maschinellen Beatmung oder auch die medikamentöse Immunsuppression. Alle diese Faktoren müssen bei der Auswahl der Surveillance-Methode berücksichtigt werden (siehe auch Kap. D1).

3 Standardhygienemaßnahmen und Hygienemaßnahmen in Abhängigkeit vom Übertragungsweg

Bei den krankenhaushygienischen Maßnahmen werden so genannte Standardmaßnahmen von speziellen Isolierungsmaßnahmen unterschieden. Die Standardmaßnahmen sind die **Grundlage der Vermeidung nosokomialer Infektionen** und sollen bei allen Patienten angewandt werden. Diese Maßnahmen berücksichtigen die Prävention von Infektionen, die durch **Blut, Körperflüssigkeiten, Sekrete und Ausscheidungen** übertragen werden können und sind in der Lage, Transmissionen von bekannten und unbekannten Infektionsquellen zu verhindern (Garner 1996).

3.1 Standardmaßnahmen

Anzuwenden bei allen Patienten im Krankenhaus sind:

Händedesinfektion:
- nach Kontakt mit Blut, Körperflüssigkeiten, Sekreten, Ausscheidungen oder kontaminierten Gegenständen (unabhängig davon, ob Handschuhe getragen wurden)
- nach dem Ausziehen von Handschuhen
- zwischen Patientenkontakten
- zwischen der Versorgung von unreinen und reinen Körperregionen am selben Patienten.

Tragen von (keimarmen) Handschuhen:
- Anziehen keimarmer Handschuhe vor dem Kontakt mit Blut, Körperflüssigkeiten, Sekreten, Ausscheidungen oder kontaminierten Gegenständen
- Anziehen keimarmer Handschuhe unmittelbar vor Kontakt mit Schleimhäuten oder nicht intakter Haut
- Handschuhwechsel zwischen der Versorgung am selben Patienten, jeweils unmittelbar nach Kontakt mit kontaminiertem Material

- Ausziehen der Handschuhe (mit anschließender Händedesinfektion) unmittelbar nach Gebrauch, bevor reine Gegenstände oder Oberflächen oder andere Patienten berührt werden.

Mund-Nasen-Schutz, Schutzbrille zum Personalschutz (Augen, Schleimhäute, Mund):
- Anlegen eines Mund-Nasen-Schutzes/Schutzbrille vor Handlungen, bei denen mit Verspritzen von Blut, Körperflüssigkeiten, Sekreten oder Ausscheidungen zu rechnen ist.

Schutzkittel zum Personalschutz (Kleidung, Haut):
- Anlegen des Schutzkittels vor Handlungen, bei denen mit einem Verspritzen von Blut, Körperflüssigkeiten, Sekreten oder Ausscheidungen zu rechnen ist.
- Ausziehen des Schutzkittels unmittelbar nach Verschmutzung.

Medizinprodukte:
- Benutzte Medizinprodukte nach Kontakt mit Blut, Körperflüssigkeiten, Sekreten oder Ausscheidungen so entsorgen, dass ein Kontakt zu Haut, Schleimhäuten, Kleidung und eine Übertragung von Erregern auf Oberflächen oder andere Patienten sicher verhindert werden kann.

Darüber hinaus existieren übertragungswegabhängige, über die Standardmaßnahmen hinausgehende Maßnahmen für infizierte oder kolonisierte Patienten mit speziellen hochinfektiösen oder epidemiologisch bedeutsamen Erregern (Garner 1996). Diese übertragungswegabhängigen Isolierungsmaßnahmen werden in Abhängigkeit von der Art des Ausbreitungsmodus des jeweiligen Erregers unterschieden in Maßnahmen bei Kontaktübertragung, bei Tröpfchenübertragung und bei luftgetragener Übertragung.

3.2 Maßnahmen bei kontaktübertragenen Erregern

Diese Maßnahmen stellen eine Ergänzung der Standardmaßnahmen dar und sollen Übertragungen von Erregern verhindern, die über **direkten** (physikalischer Haut-zu-Haut-Kontakt) oder **indirekten** (Oberflächen, Gegenstände) Kontakt verbreitet werden und epidemiologisch bedeutsam sind. Beispiele hierfür sind Patienten mit Diarrhöen infektiöser Ursache (z.B. Shigellen, Salmonellen, Rotaviren). Aber auch bei infizierten oder kolonisierten Patienten mit Erregern mit speziellen Resistenzen (MRSA,

VRE) sind diese Maßnahmen die Grundlage der Übertragungsprävention.

Räumliche Isolierung:
- Einzelunterbringung
- wenn Einzelunterbringung nicht möglich, alternativ Kohortenisolierung (Unterbringung mehrerer Patienten mit dem gleichen Erreger im gleichen Zimmer).

Tragen von (keimarmen) Handschuhen:
- Anziehen keimarmer Handschuhe vor Betreten des Patientenzimmers
- Handschuhwechsel unmittelbar nach grober Kontamination
- Ausziehen der Handschuhe vor Verlassen des Zimmers (anschließende Händedesinfektion).

Schutzkittel (Personal):
- Anlegen eines Schutzkittels vor dem Betreten des Patientenzimmers
  - wenn mit relevantem Kontakt zum Patienten, Oberflächen oder Gegenständen zu rechnen ist
  - bei Inkontinenz oder Diarrhöe des Patienten, wenn der Patient ein Ileostoma oder Colostoma hat oder eine offene Wunde nicht mit einem Verband versorgt ist.
- Ausziehen des Schutzkittels vor Verlassen des Patientenzimmers.

Transport des Patienten:
- Limitierung des Transports oder Aufenthaltes des Patienten außerhalb des Patientenzimmers auf medizinisch notwendige Indikationen.

Medizinprodukte:
- patientenbezogener Einsatz von Geräten
- wenn patientenbezogener Einsatz nicht möglich, adäquate Aufbereitung zwischen der Anwendung bei verschiedenen Patienten.

3.3 Maßnahmen bei tröpfchenübertragenen Erregern

Diese Maßnahmen müssen zusätzlich zu den Standardmaßnahmen durchgeführt werden, um Übertragungen von Erregern zu verhindern, die über Tröpfchen (> 5 µm) von infizierten Patienten oder asymptomatischen Trägern auf Schleimhäute oder Konjunktiven empfänglicher Personen übertragen werden können. Für tröpfchengetragene Infektionen ist ein enger Kontakt (≤ 1 m) zwischen Quelle und Empfänger notwendig, da Tröpfchen, die beim Niesen, Husten oder auch Sprechen entstehen, keine längeren Distanzen in der Luft überwinden können. Beispiele für tröpfchengetragene Infektionen sind Meningokokken-Infektionen, Diphtherie und Röteln.

Räumliche Isolierung:
- Einzelunterbringung
- wenn Einzelunterbringung nicht möglich, alternativ Kohortenisolierung (Unterbringung mehrerer Patienten mit dem gleichen Erreger im gleichen Zimmer)
- wenn Einzelunterbringung oder Kohortenisolierung nicht möglich, sollte ein Mindestabstand von einem Meter zwischen dem Patienten zu anderen Patienten oder Besuchern gewährleistet sein
- spezielle raumlufttechnische Anforderungen werden nicht gefordert.

Tragen eines chirurgischen Mund-Nasen-Schutzes (Personal):
- Anlegen eines Mund-Nasen-Schutzes vor Arbeiten direkt am Patienten (< 1 m).

Transport des Patienten:
- Limitierung des Transports oder Aufenthaltes des Patienten außerhalb des Patientenzimmers auf medizinisch notwendige Indikationen
- Beim Transport sollte der Patient einen chirurgischen Mund-Nasen-Schutz tragen.

3.4 Maßnahmen bei luftgetragenen Erregern

Bei luftgetragenen Erregern ist das infektiöse Agens kleiner als 5 µm und kann daher über längere Zeit in der Luft verbleiben und auch über längere Distanzen auf dem Luftweg weiterverbreitet werden. Die Lungentuberkulose gehört wie auch Masern und Varizellen zu den wichtigsten luftgetragenen Infektionen. Wie auch die anderen übertragungswegabhängigen Maßnahmen sind auch die Maßnahmen bei luftgetragenen Infektionen zusätzlich zu den Standardmaßnahmen durchzuführen.

Räumliche Isolierung:
- Einzelunterbringung in einem Raum mit speziellen raumlufttechnischen Anforderungen:
  - Unterdruck in Bezug auf die Nachbarräume, Türen geschlossen halten
  - 6- bis 12-facher Luftwechsel pro Stunde
  - Abluft muss bei Umluftanlagen effizient gefiltert oder direkt in die Außenluft abgeben werden.

- wenn Einzelunterbringung nicht möglich, alternativ Kohortenisolierung (Unterbringung mehrerer Patienten mit dem gleichen Erreger im gleichen Zimmer)
- wenn Unterbringung in Raum mit spezieller raumlufttechnischer Ausstattung nicht möglich, häufige Fensterlüftung gewährleisten.

Zuordnung des Personals:
- Bei Patienten mit Masern oder Varizellen nur immunes Personal (durchgemachte Infektion, geimpft) für die Versorgung dieser Patienten einsetzen.

Tragen einer Atemschutzmaske (Filterklasse FFP2):
- Anlegen der Atemschutzmaske bei Betreten des Zimmers von Patienten mit Tuberkulose oder Influenza (bei nichthustenden Influenza-Patienten ist ein eng anliegender Mund-Nasen-Schutz ausreichend)
- Anlegen der Atemschutzmaske bei Betreten des Zimmers durch nicht immune Personen von Patienten mit Masern oder Varizellen.

Transport des Patienten:
- Limitierung des Transports oder Aufenthaltes des Patienten außerhalb des Patientenzimmers auf medizinisch notwendige Indikationen
- Beim Transport sollte der Patient eine chirurgische Mund-Nase-Maske tragen.

4 Krankenhaushygienische Maßnahmen zur Prävention spezieller nosokomialer Infektionsarten

Gerade beim Umgang mit Medizinprodukten (device) oder bei der Durchführung invasiver Maßnahmen, die in der Lage sind, die natürlichen Abwehrmechanismen zu durchbrechen, ist das Risiko von nosokomialen Infektionen hoch. Die verschiedenen devices oder Maßnahmen bedingen spezielle nosokomiale Infektionsarten. Der liegende transurethrale Dauerkatheter ist der wichtigste Risikofaktor für Harnweginfektionen, Gefäßkatheter können die Ursache der primären Sepsis sein, während der maschinellen Beatmung steigt das Risiko für Pneumonien, und chirurgische Eingriffe können nachfolgende Infektionen im Eingriffsgebiet bedingen, wobei Wunddrainagen das Risiko noch weiter erhöhen können. Durch den **richtigen Umgang mit solchen Medizinprodukten** oder bei **der korrekten Durchführung invasiver Maßnahmen** lassen sich diese speziellen nosokomialen Infektionen wirkungsvoll verhindern. Die unter den einzelnen Infektionsarten aufgeführten Maßnahmen sind die jeweils bedeutsamsten Maßnahmen zur Prävention der speziellen Infektionsart. Alle im Folgenden unter den speziellen Infektionsarten aufgeführten Maßnahmen sind durch Studien in ihrer Wirksamkeit bewiesen und deren Umsetzung daher nachdrücklich zu empfehlen.

4.1 Nosokomiale Harnwegsinfektionen

Die Harnwegsinfektionen machen ca. 40% unter den nosokomialen Infektionen aus und sind damit die **häufigsten im Krankenhaus erworbenen** Infektionen (Rüden et al. 1997). Auch wenn diese Infektion meist ohne große Folgen für den Patienten verläuft, verursachen Harnwegsinfektion höhere Kosten durch den zusätzlichen Antibiotikaeinsatz und beeinflussen den Patienten in seinem Genesungsprozess. Etwa 80% der nosokomialen Harnwegsinfektionen entwickeln sich bei Patienten mit **Harnwegkatheter**, der den wichtigsten Risikofaktor dieser Infektion darstellt (Salgado et al. 2003, Stamm 1998). Die hygienischen Maßnahmen beim Umgang mit Harnwegkathetern sind daher essentiell für die Vermeidung von Katheter-assoziierten Harnwegsinfektionen. Die wichtigsten krankenhaushygienischen Maßnahmen zur Prävention Katheter-assoziierter Harnwegsinfektionen sind im Folgenden dargestellt und basieren im Wesentlichen auf den Empfehlungen des Robert-Koch-Instituts und der Centers for Disease Control and Prevention (CDC) (Robert-Koch-Institut 2002, Wong 1983).

Zur Umsetzung dringend empfohlene Maßnahmen zur Vermeidung von Katheter-assoziierten Harnwegsinfektionen:
- Wie bei vielen anderen infektionsrelevanten Handlungen erfordert auch der Umgang mit Harnwegkathetern adäquat ausgebildetes Personal. Zum Legen und zur Pflege sollte daher nur gut ausgebildetes und regelmäßig fortgebildetes Personal eingesetzt werden.
- Die Indikation zum Legen eines Harnwegkatheters sollte streng gestellt und das Fortbestehen der Indikation regelmäßig überprüft werden.
- Zum Schutz des Patienten sollte vor und zur Vermeidung der Weiterverbreitung von Erregern auch nach allen Manipulationen am Harnwegkatheter oder am Drainagesystem eine hygienische Händedesinfektion erfolgen (Falkiner 1993, Salgado et al. 2003).
- Das Legen eines Harnwegkatheters erfordert ein streng aseptisches Vorgehen mit Verwendung von sterilem Equipment.

- Der Katheter muss umgehend nach der Anlage gegen versehentliches Entfernen gesichert werden.
- Als Ableitungssystem sollten ausschließlich geschlossene Urindrainagesysteme zum Einsatz kommen, welche nicht mehr diskonnektiert werden.
- Bei Probennahmen aus dem Drainagesystem ist ein aseptisches Vorgehen zu gewährleisten.
- Ein freier Urinabfluss muss sichergestellt sein.

4.2 Postoperative Wundinfektionen

Postoperative Wundinfektionen gehören zu den wichtigsten perioperativen Komplikationen und sind ein **Problem aller chirurgischen Disziplinen.** Die NIDEP-1-Studie (Nosokomiale Infektionen in Deutschland – Erfassung und Prävention), hat gezeigt, dass die postoperativen Wundinfektionen (WI) mit einem Anteil von ca. 16% auch heute noch die dritthäufigste nosokomiale Infektionsart in deutschen Akutkrankenhäusern darstellt. In der Chirurgie sind die postoperativen Wundinfektionen nach den Harnwegsinfektionen die zweithäufigsten nosokomialen Infektionen (Rüden et al. 1995). Die krankenhaushygienischen Präventionsmaßnahmen beginnen bereits präoperativ und werden durch perioperative und postoperative Maßnahmen ergänzt. Die wesentlichsten Präventionsmaßnahmen wurden von der US-amerikanischen HICPAC-Gruppe zusammengefasst, bewertet und bereits 1999 als evidenzbasierte Empfehlungen veröffentlicht (Geffers et al. 2001, Mangram et al. 1999).

Zur Umsetzung dringend empfohlene präoperative Maßnahmen zur Vermeidung von Wundinfektionen:
Vorbereitung des Patienten:
- Vor elektiven Eingriffen sollten alle Infektionen außerhalb des Operationsgebietes identifiziert und behandelt werden und wenn möglich sollte der Eingriff bis zur erfolgreichen Behandlung der Infektion verschoben werden.
- Nur wenn es operationstechnisch notwendig ist, sollte eine präoperative Haarentfernung erfolgen.
- Wenn eine Haarentfernung unerlässlich ist, sollte diese erst unmittelbar vor der Operation bevorzugt mit einer elektrischen Haarschneidemaschine bzw. mit Enthaarungscremes durchgeführt werden.
- Das Operationsgebiet einschließlich der Umgebung sollte vor der Hautdesinfektion gründlich gereinigt werden. Für die präoperative Hautdesinfektion sollten geeignete Hautdesinfektionsmittel zur Anwendung kommen.

Zur Umsetzung dringend empfohlene perioperative Maßnahmen zur Vermeidung von Wundinfektionen:
Maßnahmen des OP-Teams:
- Das OP-Team sollte die Fingernägel kurz halten und keine künstlichen Fingernägel tragen.
- Alle Mitglieder des OP-Teams, die direkten Kontakt mit dem Operationsfeld, den sterilen Instrumenten oder Material, das im Operationsfeld verwendet wird, haben, müssen eine chirurgische Händedesinfektion durchführen.
- Das OP-Team muss sterile Handschuhe tragen. Anziehen steriler Handschuhe nach dem Anlegen der sterilen Kleidung.
- Das Material der OP-Kleidung und der Abdecktücher sollte auch im feuchten Zustand eine effektive Barriere gegen Flüssigkeitsdurchdringung darstellen.
- Bei Betreten des OP-Saals soll ein Mund-Nasen-Schutz getragen werden, wenn im OP-Saal die sterilen Instrumente bereits gerichtet sind, eine OP demnächst beginnen wird oder eine OP im Gange ist. Tragen des Mund-Nasen-Schutzes während der gesamten Operation.
- Bei Betreten des OP-Saals muss ein Haarschutz getragen werden, der Kopf- und Gesichtshaar vollständig bedeckt.

Perioperative Antibiotikaprophylaxe:
- Eine perioperative Antibiotikaprophylaxe sollte nur in indizierten Fällen durchgeführt werden. Die Auswahl des Antibiotikums sollte sich nach seiner Wirksamkeit gegen die häufigsten Wundinfektionserreger für die jeweilige Operationsart richten (jedoch keine routinemäßige Verwendung von Vancomycin zur perioperativen Prophylaxe).
- Die initiale Dosis des Antibiotikums sollte intravenös zu einem Zeitpunkt verabreicht werden, der ausreichende Gewebewirkstoffkonzentrationen bei der Inzision bewirkt. Erhaltung des therapeutischen Spiegels in Serum und Gewebe primär für den Zeitraum der Operation und höchstens bis einige Stunden nach Verschluss der Wunde im OP.
- Bei Sectio caesarea mit erhöhtem Risiko Gabe der erforderlichen Antibiokaprophylaxe erst unmittelbar nach Abklemmen der Nabelschnur.

Operationstechnik:
- Das Gewebe sollte möglichst behutsam behandelt und auf eine effektive Blutstillung sollte geachtet werden, devitalisiertes Gewebe und Fremdkörper sollten minimiert und Toträume im OP-Gebiet vermieden werden.
- Sofern eine Drainage erforderlich ist, sollten nur geschlossene Drainagen benutzt werden. Als Eintrittsstelle sollte bevorzugt eine separate Inzision und nicht die

Operationswunde gewählt werden. Die Drainage sollte so bald wie möglich wieder entfernt werden.

Zur Umsetzung dringend empfohlene postoperative Maßnahmen zur Vermeidung von Wundinfektionen:
Aufbereitung von Instrumenten und Reinigung/Desinfektion des OP-Saals:
- Sterilisation aller chirurgischen Instrumente gemäß veröffentlichter Empfehlungen.
- Bei sichtbaren Verschmutzungen oder Kontaminationen mit Blut oder anderen Körperflüssigkeiten auf Oberflächen oder Geräten muss eine Wischdesinfektion der betroffenen Stellen vor der nächsten OP erfolgen.

Wundpflege:
- Postoperativer Schutz einer primär verschlossenen Wunde durch einen sterilen Verband (für 24–48 Stunden).
- Händedesinfektion vor und nach jedem Verbandswechsel und Kontakt mit der Wunde.

Surveillance:
- Für die Festlegung einer postoperativen Wundinfektion sollten die CDC-Definitionen Anwendung finden.
- Es sollten regelmäßig nach Risikofaktoren stratifizierte operationsbezogene Wundinfektionsraten berechnet und den Chirurgen zur Verfügung gestellt werden.

4.3 Gefäßkatheter-assoziierte Infektionen

Die bedeutendste Gefäßkatheter-assoziierte Infektion ist die **primäre Sepsis.** Auf Intensivstationen hat sie einen Anteil von 15% an allen nosokomialen Infektionen (Rüden et al. 1995). Die Bedeutung der primären Sepsis liegt in ihrem großen Einfluss auf Morbidität und Letalität begründet. Die auf die Sepsis zurückzuführende Letalität kann bis zu 35% betragen (Pittet et al. 1994). Gefäßkatheter stellen mit Ausnahme der totalimplantierten Ports eine **permanente Durchbrechung der Haut** dar und verbinden die unsterile Umwelt mit dem sterilen Blutgefäßsystem und können so das Eindringen von Erregern begünstigen. Hauptverantwortlich für die Gefäßkatheter-assoziierte Sepsis sind **zentrale Venenkatheter** (ZVK) (O'Grady et al. 2002). Zusätzlich zur Gefahr der direkten Einschwemmung von Erregern über die verabreichten Parenteralia, kann es über eine Besiedlung der inneren und äußeren Oberfläche eines Gefäßkatheters zur **Biofilmbildung** kommen. Gefäßkatheter bestehen überwiegend aus Kunststoffen, die im Vergleich zu Metallen eine erhöhte Adhäsionsfähigkeit gegenüber Bakterien aufweisen. Biofilme bestehen aus den Erregern, welche sich mit einer Matrix aus Wirtsproteinen, Wirtszellen und einem selbst gebildeten extrazellulärem Schleim umgeben. In solchen Biofilmen sind die Erreger metabolisch aktiv und vermehrungsfähig, entziehen sich jedoch der Infektabwehr des Patienten und einem wirkungsvollen Antibiotikaeinsatz. Die Maßnahmen zur Prävention der Gefäßkatheter-assoziierten Sepsis zielen daher darauf ab, die Besiedlungshäufigkeit und den Besiedlungsgrad von Biofilmen an Gefäßkathetern zu reduzieren (O'Grady et al. 2002, Robert-Koch-Institut 2002).

Zur Umsetzung dringend empfohlene Maßnahmen zur Vermeidung der Katheter-assoziierten Sepsis:
- Es wird die Durchführung einer Surveillance ZVK-assoziierter Infektionen auf Intensivstationen empfohlen.
- Aus- und Fortbildung der Mitarbeiter bezüglich Indikation, Anlage und Pflege von Gefäßkathetern.
- Ausreichende Personalbesetzung auf Intensivstationen.
- Strenge Indikationsstellung und regelmäßige Überprüfung des Fortbestehens der Indikation.
- Regelmäßige Überwachung der Eintrittstelle auf Entwicklung von Infektionszeichen.
- Hygienische Händedesinfektion (unabhängig davon, ob Handschuhe getragen werden) vor und nach dem Legen, Palpationen des Verbandes über der Einstichstelle, Verbandwechsel, Katheterwechsel und allen übrigen Manipulationen am Gefäßkatheter oder dem Infusionssystem.
- Aseptische Technik ist bei der Anlage und der Pflege von Kathetern erforderlich.
- Bei der Anlage von ZVKs sind sterile Handschuhe, ein steriler Kittel, ein großes steriles Abdecktuch und eine Kopfhaube sowie eine Mund-Nase-Maske erforderlich.
- Routinemäßige Inzisionen bei der Anlage sind zu vermeiden.
- Vor der Anlage von Kathetern und beim Verbandwechsel muss die Einstichstelle mit einem adäquaten Hautdesinfektionsmittel unter Beachtung der Materialverträglichkeit und unter Einhaltung der Einwirkzeit bis zur vollständigen Abtrocknung desinfiziert werden.
- Als Verbandmaterial nur sterile Materialien (sterile Gaze oder sterile Folienverbände) benutzen.
- Zur Pflege der Einstichstelle von ZVKs keine Antibiotikasalben verwenden.
- Kein routinemäßiger Wechsel von ZVKs.
- Ein ZVK sollte entfernt werden, wenn an der Einstichstelle Zeichen einer Infektion vorliegen oder der Verdacht auf eine Katheter-assoziierte Sepsis besteht.
- Um die Anzahl kontaminationsträchtiger Diskonnektionen am Anschluss des Katheters zu minimieren, sollte ein Wechsel des gesamten Infusionssystems (einschließlich der Drei-Wege-Hähne) nicht häufiger als

alle 72 Stunden erfolgen. Ausnahmen hiervon sind Infusionssysteme zur Verabreichung von Lipidlösungen, Blut und Blutprodukten, welche nach spätestens 24 Stunden (Lipidlösungen) bzw. 6 Stunden (Blut und Blutprodukte) gewechselt werden müssen.
- Infusionssysteme zur Verabreichung von Propofol sind entsprechend der Herstellerhinweise in Abhängigkeit von der Anwendung nach 6 bzw. 12 Stunden zu wechseln.
- Ein eventueller Restinhalt von Parenteralia in Einzeldosisbehältnissen (z.B. NaCl-Ampullen) ist zu verwerfen und darf nicht weiter verwendet werden.
- Die Membran von Medikamentenbehältnissen ist vor dem Anstechen zu desinfizieren (Oberfläche der Membran auch unter Schutzkappen nicht steril!).
- Ausnahme: Garantiert der Hersteller der Kunststoffinfusionsflasche ausdrücklich die Sterilität auf der Oberfläche der Durchstechmembran (z.B. Ecoflac® plus), kann die Desinfektion der Membran entfallen.
- Bevorzugte Anlage von ZVKs in die V. subclavia unter Berücksichtigung der Gefahr mechanischer Komplikationen.
- Sofern keine Anzeichen einer lokalen oder systemischen Infektion vorliegen, kann ein wegen Dysfunktion zu wechselnder Katheter über Seldinger-Technik gewechselt werden.

4.4 Pneumonien

Wie die Gefäßkatheter-assoziierte Sepsis zählt auch die nosokomiale Pneumonie durch die hohe, der Pneumonie zuzuschreibende Letalität von bis zu 27% zu den **schwerstwiegenden nosokomialen Infektionen** (Fagon et al. 1993). Auf Intensivstationen ist die Pneumonie mit einem Anteil von ca. 50% an allen nosokomialen Infektionen zudem die häufigste Infektionsart. Grundlage für die Entwicklung einer Pneumonie ist die Dislokation von potentiell oder obligat pathogenen Erregern in die tiefen Atemwege. Grundsätzlich können Erreger durch (Mikro-)Aspiration, Inhalation von Aerosolen oder seltener durch hämatogene Streuung ins Lungenparenchym gelangen. Treffen Erreger in den tiefen Atemwegen auf eine nicht ausreichende Abwehrfunktion, wie sie gerade bei beatmeten Patienten auf Intensivstationen anzutreffen ist, kann sich eine Pneumonie entwickeln. Die **maschinelle Beatmung** erhöht nicht nur die Gefahr der Mikroaspiration, welche durch den Cuff des Tubus nicht verhindert werden kann, sondern schädigt auch die mechanischen Mechanismen in der Lunge zur Elimination von Sekreten und Erregern und führt über eine Schädigung des Lungenparenchyms zur weiteren Störung lokaler Abwehrmechanismen. Die invasive maschinelle Beatmung über Tubus oder Tracheostoma stellt den wichtigsten Risikofaktor für bakterielle Pneumonien auf Intensivstationen dar. Präventionsmaßnahmen zielen daher im Wesentlichen auf den richtigen Umgang mit Beatmungszubehör und auf eine Modifikation des endogenen Infektionsrisikos des Patienten (Robert-Koch-Institut 2000, Tablan et al. 2004).

Zur Umsetzung dringend empfohlene Maßnahmen zur Vermeidung der Beatmungs-assoziierten Pneumonie:
- Es wird die Durchführung einer Surveillance von Pneumonien bei besonders gefährdeten Personen (beatmete Patienten) empfohlen.
- Regelmäßige Aus- und Fortbildung der Mitarbeiter bezüglich der Ätiologie und der Präventionsmaßnahmen zur Vermeidung nosokomialer Pneumonien.
- Sorgfältige Reinigung von Beatmungszubehör vor der Desinfektion oder Sterilisation.
- Bevorzugt sollten thermische Aufbereitungsprozesse (Materialverträglichkeit beachten) gewählt werden.
- Beatmungsschläuche müssen beim Einsatz an einem Patienten nicht routinemäßig gewechselt werden, sondern können bis zum Ende der Beatmung verbleiben. Dies gilt sowohl bei aktiver als auch bei passiver Befeuchtung. Ein Wechsel wird nur bei Dysfunktion oder sichtbarer Verschmutzung notwendig.
- Bei aktiver Befeuchtung muss das Kondensat regelmäßig entfernt werden (zum Eigenschutz Handschuhe tragen, anschließende Händedesinfektion). Dabei ist darauf zu achten, dass keine Flüssigkeit zum Patienten zurückläuft.
- Für die aktive Befeuchtung ausschließlich steriles (kein destilliertes) Wasser verwenden.
- Für Inline-Vernebler oder Hand-Vernebler immer nur sterile Flüssigkeiten verwenden.
- Es sollten bevorzugt orotracheale Tuben verwendet und der nasotracheale Weg vermieden werden.
- Bei liegender Magensonde sollte deren korrekte Platzierung regelmäßig überprüft werden.

Für weitere Maßnahmen können zurzeit noch keine eindeutigen Aussagen zu deren Nutzen und Effektivität getroffen werden. Beispiele hierfür sind der Nutzen der **passiven Befeuchtung über HME** (heat and moisture exchanger) bzw. HME-Filter in Bezug auf eine eventuelle Pneumonieprävention, die halbaufrechte Lagerung von beatmeten Patienten und/oder Patienten mit Magensonde und der Einsatz von Tuben mit der Möglichkeit der subglottischen Absaugung.

HME stellen zur aktiven Befeuchtung mittels Kaskadenbefeuchter eine alternative Form der Befeuchtung und Erwärmung der Atemgase dar. Im Allgemeinen werden hygroskopische HME mit einer Membran aus Polypropylen eingesetzt, die über eine gute Rückhaltewirkung für Feuchtigkeit und Wärme verfügen. Daneben existieren hydrophobe HME-Filter, die durch den Einsatz von Keramikfasern über eine zusätzliche Filtereigenschaft für Bakterien verfügen. Mehrere Studien zur Wirksamkeit von HME erbrachten keine Vorteile in Bezug auf die Vermeidung Beatmungs-assoziierter Pneumonien durch den Einsatz von hygroskopischen HME im Vergleich zur Kaskadenbefeuchtung (Boots et al. 2006, Branson et al. 1993, Kollef et al. 1998). In einer Untersuchung von Kirton et al. zeigte sich jedoch beim Einsatz von hydrophoben HME-Filtern eine Reduktion der Pneumonien (Kirton et al. 1997). Basierend auf nur eine Untersuchung, die einen infektionspräventiven Vorteil ergab und da die HME-Filter im Vergleich zu den kostengünstigeren hygroskopischen HME zum Teil noch Nachteile bei der Rückhaltewirkung von Wärme und Feuchtigkeit aufweisen, kann für den generellen Einsatz zur Pneumonieprävention beim beatmeten Patienten noch nicht generell eine Empfehlung ausgesprochen werden.

In experimentellen Studien konnte gezeigt werden, dass die Mikroaspiration als wichtigster Pathomechanismus der Beatmungs-assoziierten Pneumonie abhängig ist von der **Lagerung des Patienten.** Eine Lagerung des Patienten mit Anhebung des Oberkörpers reduziert die Häufigkeit der Mikroaspiration (Orozco-Levi et al. 1995, Torres et al. 1992). In einer klinischen Studie zur Pneumoniehäufigkeit zeigte sich eine deutliche Reduktion der Pneumonie durch diese Maßnahme (Drakulovic et al. 1999). Als schwierig erweist sich allerdings die Aufrechterhaltung der angestrebten Oberkörperhochlagerung unter Praxisbedingungen (van Nieuwenhoven et al. 2006).

Eine weitere erfolgversprechende Innovation ist die Anwendung spezieller Tuben mit der Möglichkeit der subglottischen Sekretabsaugung durch einen separaten Absaugkanal am Tubus. Eine Metaanalyse von fünf Studien zeigte eine Reduktion der Beatmungs-assoziierten Pneumonien beim Einsatz dieser Tuben mit kontinuierlicher oder intermittierender Sekretabsaugung (Bo et al. 2000, Dezfulian et al. 2005, Kollef et al. 1999, Mahul et al. 1992, Smulders et al. 2002, Valles et al. 1995).

5 Maßnahmen zur Vermeidung der Weiterverbreitung von Erregern mit besonderen Resistenzen (MRSA, VRE, ESBL)

Die Problematik von Infektionen mit **Antibiotika-resistenten** Erregern besteht darin, dass die üblicherweise zur Behandlung von Infektionen mit dem betreffenden Erreger eingesetzten Antibiotika keine ausreichende Wirksamkeit mehr erzielen und auf Reserveantibiotika zurückgegriffen werden muss. Diese Reserveantibiotika sind im Allgemeinen schlechter wirksam, haben mehr Nebenwirkungen bzw. sind schlechter verträglich und verursachen meist höhere Kosten. Zudem schließt die initiale empirische Therapie einer Infektion häufig die resistente Variante eines Erregers nicht mit ein, woraus eine Verzögerung der adäquaten Behandlung resultieren kann. Der Nachweis von Erregern mit solchen besonderen Resistenzen wie **MRSA** (Methicillin-resistente *S. aureus*), **VRE** (Vancomycin-resistente Enterokokken) und **ESBL** (Erreger wie *E. coli* und *Klebsiella pneumoniae*, die Betalaktamasen mit erweitertem Spektrum bilden) nimmt weltweit immer mehr zu.

Während in den USA VRE unter den Erregern nosokomialer Infektionen nach wie vor eine große Rolle spielen, nimmt deren Bedeutung in Deutschland ab (National Nosocomial Infections Surveillance 2004). Unter den Enterococcus-faecalis-Isolaten lag der Anteil der VRE im Jahre 2001 bei 0,2%, unter den Enterococcus-faecium-Isolaten lag der VRE-Anteil bei 2,7% (Paul-Ehrlich-Gesellschaft 2003). In Deutschland scheinen VRE zur Zeit überwiegend epidemisch aufzutreten. Mehr noch als bei MRSA kann durch einen gezielten und zurückhaltenden Antibiotikaeinsatz (rationaler Einsatz von Vancomycin und Teicoplanin) die Selektion von VRE verhindert werden.

In den letzten Jahren an Bedeutung zugenommen haben ESBL. Bei ESBL handelt es sich um gramnegative Erreger (überwiegend *E. coli* und *K. pneumoniae*), deren wichtigster Resistenzmechanismus die enzymatische Hydrolyse des Betalaktam-Ringes von Antibiotika durch Betalaktamasen mit erweitertem Spektrum ist und die sich durch eine reduzierte Empfindlichkeit gegenüber Monobactamen und Breitspektrum-Cephalosporinen auszeichnen. In vitro sind diese ESBL durch Betalaktamase-Inhibitoren hemmbar. Da diese Resistenz die Behandlung infizierter Patienten erheblich erschwert, gilt auch diesen Erregern eine zunehmend erhöhte Aufmerksamkeit.

Insbesondere MRSA stellen Krankenhäuser vor immer größere Probleme. Daten des Krankenhaus-Infektions-Surveillance-Systems (KISS) zeigen für Deutschland eine **rasante Zunahme von MRSA** unter allen *S. aureus* als Erreger nosokomialer Infektionen auf Intensivstationen. Innerhalb von achteinhalb Jahren stieg der Anteil der MRSA an den *S. aureus* von 8% im Jahr 1997 auf 35% im ersten Halbjahr 2005 (Abb. A6-1) (Geffers et al. 2004). Inzwischen werden 8,7% aller nosokomialen Pneumonien auf Intensivstationen in Deutschland durch MRSA verursacht oder verkompliziert (unveröffentlichte Daten des KISS). Resistente Erreger entstehen dabei nicht in jedem Patienten neu. Häufiger werden sie von Patient zu Patient übertragen, hieraus leitet sich die Bedeutung krankenhaushygienischer Maß-

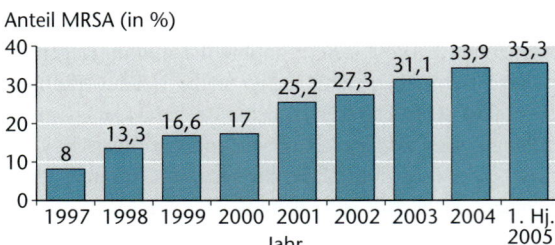

Abb. A6-1 Anteil MRSA (in %) an nosokomialen S-aureus-Infektionen auf Intensivstationen (Daten des ITS-KISS).

nahmen zur Vermeidung der Weiterverbreitung ab. Bei der Auswahl der zu treffenden Maßnahmen müssen jedoch die Risiken der Weiterverbreitung mit dem individuellen Risiko für den betroffenen Patienten abgewogen werden, die aus den Isolierungsmaßnahmen resultieren. Beobachtungsstudien zeigten Unterschiede in der Pflege und Behandlung von isolierten MRSA-Patienten zu Patienten außerhalb der Isolierung (Saint et al. 2003, Stelfox et al. 2003). Da MRSA-Patienten häufig auch zahlreiche Drainagen und Katheter, chronische Wunden und ein höheres Lebensalter aufweisen, wird deutlich, dass die Durchführung einer räumlichen Isolierung, die weniger Arztvisiten zur Folge hat und aus der häufiger vermeidbare unerwünschte Nebenwirkungen bei der Behandlung resultieren, ebenso wie der MRSA selbst eine Gefahr für den Patienten darstellen kann. Während in der Vergangenheit MRSA im Wesentlichen im Zusammenhang mit Krankenhausaufenthalten auftraten, nimmt die Bedeutung so genannter **cMRSA** (community-acquired), die aufgrund ihrer exprimierenden Eigenschaft von Panton-Valentine-Leukozidin auch als PVL-MRSA bezeichnet werden, immer mehr zu.

Das wesentliche Element der Transmissionsprävention von MRSA/VRE/ESBL ist die **strikte Einhaltung der Standardhygienemaßnahmen**, wie sie in Abschnitt 3.1 aufgeführt sind. Die in Tabelle A6-1 empfohlenen Maßnahmen stellen darüber hinausgehende ergänzende Maßnahmen dar und basieren auf den unter Abschnitt 3.2 genannten Maßnahmen bei kontaktübertragenden Erregern. Bis auf die Abstrichorte und den Mindestabstand zwischen den Abstrichabnahmen sind die Maßnahmen für MRSA/VRE/ESBL identisch anzuwenden.

6 Desinfektion und Sterilisation

Die adäquate Aufbereitung von medizinischen Geräten (Medizinprodukte) zwischen der Anwendung bei verschiedenen Patienten bzw. vor der Anwendung an Patienten gehört zusammen mit der korrekt durchgeführten hygienischen Händedesinfektion zu den **effektivsten Maßnahmen,** Übertragungen von Erregern und damit Infektionen zu verhindern. Flächen wie Fußböden spielen bei der Weiterverbreitung von infektionsrelevanten Erregern eine eher untergeordnete bis gar keine Rolle. Die Reinigung, Desinfektion und Sterilisation haben zum Ziel, den **Kontaminationsgrad** einer Oberfläche oder eines Gegenstandes so zu reduzieren, dass beim geplanten Einsatz keine Infektionsgefahr von dem Gegenstand oder der Oberfläche ausgeht. Die Art der Aufbereitung muss entsprechend dem geplanten Einsatz ausgewählt werden. Folgende Dekontaminationsverfahren werden unterschieden:

Reinigung: Meist mechanische Entfernung von Schmutz (organisches und nichtorganisches Material) und daran anhaftende Mikroorganismen. Durch Zugabe chemischer Detergenzien kann der Reinigungseffekt, z.B. durch proteinspaltende oder fettlösende Wirkung, noch erhöht werden. Die Reinigung ist auch bei Desinfektionen und Sterilisationen ein wichtiger Teilschritt, um eine ausreichende Desinfektions- oder Sterilisationswirkung erreichen zu können.

Desinfektion: Reduktion bzw. irreversible Inaktivierung von Mikroorganismen um 3–5 Zehnerpotenzen. Es kommen physikalische, physikalisch-chemische, und chemische Verfahren zur Anwendung.

Sterilisation: Abtötung bzw. irreversible Inaktivierung aller vermehrungsfähigen Mikroorganismen einschließlich der umweltstabilen bakteriellen Sporen (z.B. *Clostridium* spp. und *Bacillus* spp.) um mindestens 6 Zehnerpotenzen. Es werden physikalische und physikalisch-chemische Verfahren angewandt.

6.1 Aufbereitung von Flächen

Da die Weiterverbreitung von Erregern von kontaminierten Flächen auf Patienten im Allgemeinen über die Hände geschieht, sei hier noch einmal auf die Notwendigkeit der Durchführung einer hygienischen Händedesinfektion des medizinischen Personals vor infektionsrelevanten Maßnahmen hingewiesen (siehe Abschnitt 3 bis 5). Flächen gewinnen immer dann Infektionsrelevanz, wenn auf ihnen infektionsrelevante Handlungen vorgenommen werden (z.B. Arbeitsfläche beim Richten von Infusionen), ein häufiger Händekontakt stattfindet (z.B. Bedienflächen von Geräten, Monitoren) oder es sich um patientennahe Flächen handelt (Nachttisch). Eine Flächendesinfektion sollte immer als **Wischdesinfektion** durchgeführt werden, um die desinfizierende Wirkung des Desinfektionsmittels mit dem mechanischen Reinigungseffekt zu kombinieren.

Tab. A6-1 Maßnahmen bei Patienten mit MRSA/VRE/ESBL.

MRSA/VRE/ESBL-Patient	
Stationäre Unterbringung des MRSA/VRE/ESBL-Patienten	• wenn möglich räumliche Einzelunterbringung oder Kohortenisolierung mit weiteren MRSA/VRE/ESBL-Patienten • Zugang und Transport minimieren • vor Verlassen des Zimmers hygienische Händedesinfektion • vor Verlassen des Zimmers alle MRSA/VRE/ESBL-besiedelten Areale (z.B. Wunde) frisch abdecken
Abfall/Geschirr/Wäsche	• Abfall getrennt sammeln (B-Müll) • Geschirr mit Tablett in das Zimmer, normale Aufbereitung • Wäsche getrennt sammeln, normale Aufbereitung
Desinfektionsmaßnahmen	• Flächendesinfektion täglich und vor einer Neubelegung des Zimmers
Mögliche Dekolonisationsmaßnahmen	• MRSA: Mupirocin Nasensalbe, antimikrobielle Körperwaschungen • für VRE und ESBL existieren keine wirksamen Dekolonisationsmaßnahmen
Maßnahmen des Personals	• vorzugsweise feste Zuordnung des Pflegepersonals zu MRSA/VRE/ESBL-Patient
bei direktem Patientenkontakt (Untersuchungen, Bettenmachen usw.)	• Schutzkittel, Handschuhe und zum Eigenschutz ggf. Mund-/Nasenschutz (besonders wenn Verspritzen/Aerosolbildung zu erwarten), nach Gebrauch Schutzkleidung im Zimmer entsorgen • hygienische Händedesinfektion nach Ablegen der Handschuhe • hygienische Händedesinfektion vor Verlassen des Zimmers
bei Betreten des Zimmers ohne direkten Patientenkontakt	• hygienische Händedesinfektion vor Verlassen des Zimmers
Verhalten von Besuchern	• kein Besuchsverbot • hygienische Händedesinfektion vor Verlassen des Zimmers
Aufhebung der Maßnahmen	• bei Vorliegen von drei negativen Abstrichserien
Abstrichorte für Abstrichserie	• MRSA: Nase, Rachen, Leisten, Perineum, ggf. Wunde, ggf. Trachealsekret, wenn möglich ursprünglicher Nachweisort • VRE und ESBL: Rektalabstrich/Stuhl, Urin und ursprünglicher Nachweisort
Mindestabstand zwischen Abstrichserien	• MRSA: 24 Stunden • VRE und ESBL: 7 Tage
Sonstige allgemeine Präventionsmaßnahmen	
Screening von Patienten	• vormals MRSA-/VRE-/ESBL-positive Patienten bei Wiederaufnahme • evtl. zusätzlich: Patienten mit Risikofaktoren für MRSA-/VRE-/ESBL-Besiedlung in Abhängigkeit von der endemischen Situation
Screening von Personal	• kein routinemäßiges Personalscreening
Surveillance	• Erfassung der Patienten mit MRSA/VRE/ESBL und Berechnung der Inzidenzdichte (MRSA/VRE/ESBL-Patienten pro 1000 Patiententage)
Antibiotika	• kontrollierte und optimierte Antibiotikaanwendung

Unabhängig von der Infektionsrelevanz einer Fläche muss nach Kontamination mit Blut, Körperflüssigkeiten, Sekreten oder Ausscheidungen immer eine sofortige Reinigung und Desinfektion der Fläche (gezielte Desinfektion) durchgeführt werden. Eine routinemäßige Desinfektion von Flächen muss nur im patientennahen Umfeld und auf infektionsrelevanten Flächen erfolgen. Bei den übrigen Flächen reicht eine Reinigung (z.B. Fußböden).

6.2 Aufbereitung von Medizinprodukten

Die Auswahl des Dekontaminationsverfahrens richtet sich nach dem geplanten Einsatz des Gerätes und den damit verbundenen Risiken.

Entsprechend dem geplanten Einsatz können unkritische Medizinprodukte, semikritische Medizinprodukte und kritische Medizinprodukte unterschieden werden (Tab. A6-2).

Tab. A6-2 Aufbereitung von Medizinprodukten entsprechend ihrer Risikoeinteilung.

Kategorie	Beispiele	Aufbereitungsprozess
Unkritisch	EKG-Elektroden, Blutdruckmanschette, Stethoskop	Reinigung oder Desinfektion
Semikritisch	Spekulum, Endotracheal-Tubus, Beatmungsschlauch, flexible Endoskope	Reinigung und Desinfektion
Kritisch	Skalpell, OP-Besteck, OP-Kittel, Herzkatheter, starre Endoskope (z.B. Laparoskop)	Reinigung und Desinfektion und anschließende Sterilisation

Unkritische Medizinprodukte: Medizinprodukte, die nur mit intakter Haut in Berührung kommen.

Semikritische Medizinprodukte: Medizinprodukte, die mit Schleimhaut oder krankhaft veränderter Haut in Berührung kommen.

Kritische Medizinprodukte: Medizinprodukte zur Anwendung von Blut, Blutprodukten und anderen sterilen Arzneimitteln und Medizinprodukte, die die Haut oder Schleimhaut durchdringen und dabei in Kontakt mit Blut, inneren Geweben oder Organen kommen, einschließlich Wunden.

7 Hygienemanagement

Die wichtigste Aufgabe der Krankenhaushygiene besteht in der Etablierung eines **Infektionskontrollprogramms** im Krankenhaus. Ein Infektionskontrollprogramm sollte mindestens folgende Komponenten berücksichtigen:
- Surveillance nosokomialer Infektionen
- Kontrolle endemisch auftretender Infektionen
- Ausbruchsuntersuchungen
- Arbeitsablaufkontrollen mit Infektionsrelevanz
- Fortbildungen des medizinischen Personals
- Einige Aspekte der Arbeitsmedizin und Fragen zu Antibiotikaanwendungen, sofern Auswirkungen auf das Infektionskontrollprogramm daraus resultieren
- Erarbeitung hygienischer Standards für einzelne Bereiche des Krankenhauses
- Überprüfung der hygienischen Sicherheit bei Einführung neuer Medizinprodukte.

Die **Surveillance** ist dabei der zentrale Punkt eines Qualitätsmanagements. Surveillance-Daten erlauben dem Krankenhaushygieniker, Problembereiche zu identifizieren sowie endemische und epidemische Infektionsraten zu bestimmen. Aus diesen Daten können anschließend Prioritäten für das Infektionskontrollprogramm festgesetzt werden und krankenhaushygienische Empfehlungen resultieren.

Gleichzeitig erlaubt die Surveillance die Überprüfung der Wirksamkeit eingeleiteter Maßnahmen und sagt etwas über die weitere Notwendigkeit der Maßnahmen aus. Dabei beschränkt sich der Effekt der Surveillance nicht allein auf die Erfassung von Daten und die Kalkulation von Raten. Durch die regelmäßige Präsenz von Hygienepersonal auf den Stationen wird kontinuierlich an die Wichtigkeit hygienischer Maßnahmen erinnert. Allein hierdurch kann die **Compliance** hygienischer Maßnahmen verbessert werden. Zudem bietet die regelmäßige Anwesenheit auf Station die Möglichkeit der schnellen und direkten Kontaktaufnahme, eines unmittelbaren Feedbacks und den Aufbau eines kollegialen Netzwerkes zu infektionsrelevanten Fragen.

Ein weiteres zentrales Element eines Infektionskontrollprogramms ist die Entwicklung und Etablierung von **Hygienestandards**. Die Standards sollten auf den Erkenntnissen von Studien basieren, aber auch die spezifische Situation des Krankenhauses mit berücksichtigen. Hierbei müssen insbesondere die Patientenklientel, das endemische Niveau von Infektionen und Erregern, die finanzielle Ausstattung, die Personalsituation, aber auch regionale Besonderheiten und kulturelle Einflüsse Berücksichtigung finden. Die Krankenhaushygiene ist verantwortlich für die Bekanntmachung der Hygienestandards beim medizinischen Personal. Es sollte nach einem Konzept der Fortbildung gesucht werden, dass die individuelle Situation eines Krankenhauses mit einbezieht. Grundsätzlich hat sich als ideal erwiesen, wenn **Fortbildungsveranstaltungen** für das Pflegepersonal von Hygienefachpersonal durchgeführt werden und das ärztliche Personal vom Krankenhaushygieniker geschult wird.

Da immer mehr Produkte mit dem Argument angeboten werden, durch deren Einsatz die Häufigkeit nosokomialer Infektionen zu reduzieren, sollte die Krankenhaushygiene in den Prozess der Produktauswahl vor dem Einkauf mit einbezogen werden, um den Verantwortlichen für Neuanschaffungen Hilfe bei der Beurteilung der Wirksamkeit und Kosteneffizienz geben zu können. Eine effiziente Krankenhaushygiene reduziert nicht nur nosokomiale Infektionen und hilft so Kosten für verlängerte Aufenthalte, zusätzliche

Diagnostik und Therapie einzusparen, sondern kann auch der Anschaffung teurer, aber ineffektiver Produkte entgegenwirken und hierüber Kosten für das Krankenhaus einsparen (Simmons 1998).

LITERATUR

Bo, H., L. He, and J. Qu. 2000. Influence of the subglottic secretion drainage on the morbidity of ventilator associated pneumonia in mechanically ventilated patients. Zhonghua Jie He He Hu Xi Za Zhi 23: 472–474.

Boots, R. J., N. George, J. L. Faoagali, J. Druery, K. Dean, and R. F. Heller. 2006. Double-heater-wire circuits and heat-and-moisture exchangers and the risk of ventilator-associated pneumonia. Crit Care Med 34: 687–693.

Branson, R. D., K. Davis, Jr., R. S. Campbell, D. J. Johnson, and D. T. Porembka. 1993. Humidification in the intensive care unit. Prospective study of a new protocol utilizing heated humidification and a hygroscopic condenser humidifier. Chest 104: 1800–1805.

Dezfulian, C., K. Shojania, H. R. Collard, H. M. Kim, M. A. Matthay, and S. Saint. 2005. Subglottic secretion drainage for preventing ventilator-associated pneumonia: a meta-analysis. Am J Med 118: 11–18.

Drakulovic, M. B., A. Torres, T. T. Bauer, J. M. Nicolas, S. Nogue, and M. Ferrer. 1999. Supine body position as a risk factor for nosocomial pneumonia in mechanically ventilated patients: a randomised trial. Lancet 354: 1851–1858.

Fagon, J. Y., J. Chastre, A. J. Hance, P. Montravers, A. Novara, and C. Gibert. 1993. Nosocomial pneumonia in ventilated patients: a cohort study evaluating attributable mortality and hospital stay. Am J Med 94: 281–288.

Falkiner, F. R. 1993. The insertion and management of indwelling urethral catheters-minimizing the risk of infection. J Hosp Infect 25: 79–90.

Garcia-Martin, M., P. Lardelli-Claret, A. Bueno-Cavanillas, J. D. Luna-del-Castillo, M. Espigares-Garcia, and R. Galvez-Vargas. 1997. Proportion of hospital deaths associated with adverse events. J Clin Epidemiol 50: 1319–1326.

Garner, J. S. 1996. Guideline for isolation precautions in hospitals. The Hospital Infection Control Practices Advisory Committee. Infect Control Hosp Epidemiol 17: 53–80.

Gastmeier, P., H. Brauer, D. Forster, E. Dietz, F. Daschner, and H. Rüden. 2002. A quality management project in 8 selected hospitals to reduce nosocomial infections: a prospective, controlled study. Infect Control Hosp Epidemiol 23: 91–97.

Geffers, C., I. Zuschneid, D. Sohr, H. Rüden, and P. Gastmeier. 2004. Microbiological isolates associated with nosocomial infections in intensive care units: data of 274 intensive care units participating in the German Nosocomial Infections Surveillance System (KISS). Anasthesiol Intensivmed Notfallmed Schmerzther 39: 15–19.

Geffers, C., P. Gastmeier, F. Daschner, and H. Rüden. 2001. Prevention of postoperative wound infections. Evidence-based recommendations. Zentralbl Chir 126: 84–92.

Haley, R. W., D. H. Culver, J. W. White, W. M. Morgan, T. G. Emori, V. P. Munn, and T. M. Hooton. 1985a. The efficacy of infection surveillance and control programs in preventing nosocomial infections in US hospitals. Am J Epidemiol 121: 182–205.

Haley, R. W., J. H. Tenney, J. O. Lindsey 2nd, J. S. Garner, and J. V. Bennett. 1985b. How frequent are outbreaks of nosocomial infection in community hospitals? Infect Control 6: 233–236.

Kirton, O. C., B. DeHaven, J. Morgan, O. Morejon, and J. Civetta. 1997. A prospective, randomized comparison of an in-line heat moisture exchange filter and heated wire humidifiers: rates of ventilator-associated early-onset (community-acquired) or late-onset (hospital-acquired) pneumonia and incidence of endotracheal tube occlusion. Chest 112: 1055–1059.

Kollef, M. H., N. J. Skubas, and T. M. Sundt. 1999. A randomized clinical trial of continuous aspiration of subglottic secretions in cardiac surgery patients. Chest 116: 1339–1346.

Kollef, M. H., S. D. Shapiro, V. Boyd, P. Silver, B. Von Harz, E. Trovillion, and D. Prentice. 1998. A randomized clinical trial comparing an extended-use hygroscopic condenser humidifier with heated-water humidification in mechanically ventilated patients. Chest 113: 759–767.

Mahul, P., C. Auboyer, R. Jospe, A. Ros, C. Guerin, Z. el Khouri, M. Galliez, A. Dumont, and O. Gaudin. 1992. Prevention of nosocomial pneumonia in intubated patients: respective role of mechanical subglottic secretions drainage and stress ulcer prophylaxis. Intensive Care Med 18: 20–25.

Mangram, A. J., T. C. Horan, M. L. Pearson, L. C. Silver, and W. R. Jarvis. 1999. Guideline for prevention of surgical site infection, 1999. Hospital Infection Control Practices Advisory Committee. Infect Control Hosp Epidemiol 20: 250–278; quiz 279–280.

National Nosocomial Infections Surveillance (NNIS). 2004. System Report, data summary from January 1992 through June 2004, issued October 2004. Am J Infect Control 32: 470–485.

O'Grady, N. P., M. Alexander, E. P. Dellinger, J. L. Gerberding, S. O. Heard, D. G. Maki, H. Masur, R. D. McCormick, L. A. Mermel, M. L. Pearson, I.I. Raad, A. Randolph, and R. A. Weinstein. 2002. Guidelines for the prevention of intravascular catheter-related infections. Centers for Disease Control and Prevention. MMWR Recomm Rep 51: 1–29.

Orozco-Levi, M., A. Torres, M. Ferrer, C. Piera, M. el-Ebiary, J. P. de la Bellacasa, and R. Rodriguez-Roisin. 1995. Semirecumbent position protects from pulmonary aspiration but not completely from gastroesophageal reflux in mechanically ventilated patients. Am J Respir Crit Care Med 152: 1387–1390.

Paul-Ehrlich-Gesellschaft. 2003, posting date. Studie 2001. Arbeitsgemeinschaft „Empfindlichkeitsprüfung und Resistenz". Online: http://www.p-e-g.org/ag_resistenz/main.htm

Pittet, D., D. Tarara, and R. P. Wenzel. 1994. Nosocomial bloodstream infection in critically ill patients. Excess length of stay, extra costs, and attributable mortality (see comments). Jama 271: 1598–1601.

Robert-Koch-Institut, Kommission für Krankenhaushygiene und Infektionsprävention. 2000. Prävention der nosokomialen Pneumonie. Bundesgesundheitsbl-Gesundheitsforsch-Gesundheitsschutz 43: 302–309.

Robert-Koch-Institut, Kommission für Krankenhaushygiene und Infektionsprävention. 2002. Prävention Gefäßkatheter-assoziierter Infektionen. Bundesgesundheitsbl-Gesundheitsforsch-Gesundheitsschutz 45: 907–924.

Rüden, H., F. Daschner, and M. Schumacher. 1995. Nosokomiale Infektionen in Deutschland: Erfassung und Prävention; (NIDEP-Studie); Teil 1: Prävalenz nosokomialer Infektionen; Qualitätssicherung in der Krankenhaushygiene., vol. 56. Nomos, Baden-Baden.

Rüden, H., P. Gastmeier, F. D. Daschner, and M. Schumacher. 1997. Nosocomial and community-acquired infections in Germany. Summary of the results of the First National Prevalence Study (NIDEP) (see comments). Infection 25: 199–202.

Saint, S., L. A. Higgins, B. K. Nallamothu, and C. Chenoweth. 2003. Do physicians examine patients in contact isolation less frequently? A brief report. Am J Infect Control 31: 354–356.

Salgado, K., T. B. Karchner, and B. M. Farr. 2003. Prevention of Catheter-Associated Urinary Tract Infections, p. 297–311. In: R. Wenzel (ed.), Prevention and Control of Nosocomial Infections, 4th ed. Lippincott Williams & Wilkins, Philadelphia.

Simmons, B. P. 1998. The Hospital Epidemiologist, p. 17–22. In: P. S. Brachmann (ed.), Hospital Infections, 4th ed. Lippicott-Raven, Philadelphia.

Smulders, K., H. van der Hoeven, I. Weers-Pothoff, and C. Vandenbroucke-Grauls. 2002. A randomized clinical trial of intermittent subglottic secretion drainage in patients receiving mechanical ventilation. Chest 121: 858–862.

Stamm, W. 1998. Urinary Tract Infections, p. 477–485. In: Bennett, J. V., and P. S. Brachmann (ed.), Hospital Infections, 4th ed. Lippincott-Raven, Philadelphia.

Stamm, W. E., R. A. Weinstein, and R. E. Dixon. 1981. Comparison of endemic and epidemic nosocomial infections. Am J Med 70: 393–397.

Stelfox, H. T., D. W. Bates, and D. A. Redelmeier. 2003. Safety of patients isolated for infection control. Jama 290: 1899–1905.

Tablan, O. C., L. J. Anderson, R. Besser, C. Bridges, and R. Hajjeh. 2004. Guidelines for preventing health-care-associated pneumonia, 2003: recommendations of CDC and the Healthcare Infection Control Practices Advisory Committee. MMWR Recomm Rep 53: 1–36.

Torres, A., J. Serra-Batlles, E. Ros, C. Piera, J. Puig de la Bellacasa, A. Cobos, F. Lomena, and R. Rodriguez-Roisin. 1992. Pulmonary aspiration of gastric contents in patients receiving mechanical ventilation: the effect of body position. Ann Intern Med 116: 540–543.

Valles, J., A. Artigas, J. Rello, N. Bonsoms, D. Fontanals, L. Blanch, R. Fernandez, F. Baigorri, and J. Mestre. 1995. Continuous aspiration of subglottic secretions in preventing ventilator-associated pneumonia. Ann Intern Med 122: 179–186.

van Nieuwenhoven, C. A., C. Vandenbroucke-Grauls, F. H. van Tiel, H. C. Joore, R. J. van Schijndel, I. van der Tweel, G. Ramsay, and M. J. Bonten. 2006. Feasibility and effects of the semirecumbent position to prevent ventilator-associated pneumonia: a randomized study. Crit Care Med 34: 396–402.

Wenzel, R. P., R. L. Thompson, S. M. Landry, B. S. Russell, P. J. Miller, S. Ponce de Leon, and G. B. Miller Jr. 1983. Hospital-acquired infections in intensive care unit patients: an overview with emphasis on epidemics. Infect Control 4: 371–375.

Wong, E. S. 1983. Guideline for prevention of catheter-associated urinary tract infections. Am J Infect Control 11: 28–36.

KAPITEL A7

Matthias Trautmann und Werner Zimmerli

Allgemeine Symptome, klinische Befunde und Laborparameter bei Infektionen

1	Einleitung	202	3.3	Veränderungen aller drei Zellsysteme	206
2	Fieber und Begleitsymptome	202	3.4	Thrombozyten und Gerinnungsstatus	206
2.1	Definition, Messung und Fieberverlauf	202	3.5	Blutsenkungsgeschwindigkeit (BSG)	206
2.2	Infekt-assoziierte Symptome	203	3.6	Serum-Eiweißelektrophorese	206
2.3	Infekt-assoziierte Befunde	204	3.7	C-reaktives Protein (CRP)	207
3	Laborparameter	204	3.8	Procalcitonin (PCT)	207
3.1	Rotes Blutbild	205	3.9	Zytokine	208
3.2	Weißes Blutbild	205	3.10	Endotoxin und lösliches CD14	208

1 Einleitung

Viele Infektionskrankheiten präsentieren sich mit einer vorherrschenden klinischen Symptomatik (Leitsymptom), die eine rasche Organzuordnung der Erkrankung ermöglicht und die weiteren diagnostischen Schritte in eine bestimmte Richtung lenkt. Gewisse Lokalsymptome wie Bauchschmerzen, Durchfall oder Kopfschmerzen sind allerdings unspezifisch und können insbesondere im Kindesalter bei jeder schweren Allgemeininfektion in den Vordergrund treten. Dadurch sollte die Aufmerksamkeit des Untersuchers nicht von wegweisenden Symptomen und Befunden abgelenkt werden. Auch bei offensichtlichem Vorhandensein eines Leitsymptoms sollte daher stets eine sorgfältige, vollständige klinische Untersuchung aller Organsysteme einschließlich der Haut, der sichtbaren Schleimhäute sowie des Zentralnervensystems vorgenommen werden.

Das Fehlen eines Leitsymptoms bei febrilen Patienten stellt den Untersucher vor besondere Anforderungen, weshalb spezifische Befunde aktiv gesucht werden müssen. Es müssen gezielt kutane (Ikterus, Exanthem, Vaskulitis) neurologische (Kopfschmerz, Nackensteife, Bewusstseinsstörung), kardiale (neues Herzgeräusch), respiratorische (Husten, Auswurf), gastrointestinale (Erbrechen, Durchfall, Kolikschmerzen, Peritonismus), urogenitale (Dysurie, Schmerzen in der Nierenloge) und rheumatologische (Rückenschmerzen, Gelenk) Symptome und Befunde erfragt und gesucht werden. Der Fiebercharakter kann ebenfalls wegweisend sein, dies jedoch nur bei mehrmals täglicher Messung und beim Verzicht auf Antipyretika.

Eine zuverlässige Differenzierung zwischen viralem und bakteriellem Infekt gibt es nicht. Laborwerte wie Differentialblutbild, C-reaktives Protein und Procalcitonin geben lediglich mehr oder weniger gute Hinweise für die eine oder andere Ätiologie.

2 Fieber und Begleitsymptome

2.1 Definition, Messung und Fieberverlauf

Die normale Kerntemperatur wird vom Thermostat im Hypothalamus geregelt. Sie liegt bei 36,8 ± 0,4 °C mit einer Tagesschwankung von 0,6 °C (Mackowiak et al. 1992). Dabei werden der Tiefstwert um 6 Uhr morgens und der Höchstwert um 18 Uhr abends gemessen. Infektionen, Entzündungen und Nekrosen bewirken über exo- und endogene Pyrogene eine Sollwertverstellung des Wärmezentrums.

Die präziseste Temperatur wird intravasal (Intensivstation), rektal (Kleinkinder) oder im Ohr (alle Patienten ohne Otitis) gemessen. Aus praktischen Gründen wird heute in den meisten Kliniken die Ohrtemperatur registriert, nicht zuletzt, weil der Zeitaufwand bei weitem am geringsten ist. Axilläre und sublinguale Temperaturen sind sehr störungsanfällig und sollten deshalb nicht durchgeführt werden. Die rektale Temperatur kann Hinweise auf eine Infektion im kleinen Becken geben, falls die Temperaturdifferenz zur Ohrtemperatur über 0,5 °C ist. In der Regel wird eine Temperatur von 37,7–38 °C als subfebril bezeichnet. Die 99. Perzentile der Temperatur von gesunden Probanden liegt bei 37,7 °C. Über 38 °C spricht man von Fieber. Frauen haben nach der Ovulation und im ersten Schwangerschaftstrimenon eine um 0,6 °C höhere Temperatur im Vergleich zur präovulatorischen Zykluspase. Bei älteren Menschen entsprechen Kern-, Ohr- und Rektaltemperatur zwar jener der jüngeren Altersgruppe, axilläre bzw. orale Temperaturmessungen ergeben jedoch aufgrund von Alterungsprozessen der Haut und der Schleimhaut niedrigere Werte. Im Krankheitsfall kann bei älteren Menschen Fieber ganz fehlen oder niedriger sein als bei jüngeren. Bei einer Sepsis kann anstatt Fieber auch eine Hypothermie (< 36 °C) vorliegen.

In Abbildung A7-1a bis e sind typische Fieberkurven dargestellt, die allerdings nur dann in lehrbuchhafter Weise verlaufen, wenn keine antimikrobielle bzw. antipyretische Therapie erfolgt. Die dargestellten Verläufe werden daher heute meist nur noch in abgewandelter bzw. abortiver Form beobachtet. Unterschieden werden:

- **remittierendes Fieber:** Tagesschwankungen > 1 °C, hierbei jedoch Temperatur stets > 38 °C; typisch für eine Vielzahl von Infekten, u.a. Infekte der oberen Luftwege
- **intermittierendes Fieber:** Tagesschwankungen > 1 °C mit wiederholtem Abfall unter 38 °C; typisch für Sepsis, Abszesse, Pyelonephritis, Miliar-Tbc (DD: Antipyretika!) (Abb. A7-1a)
- **Kontinua:** Dauertemperatur von > 38 °C und Tagesschwankungen von < 1 °C; typisch für Typhus abdominalis, Paratyphus, Fleckfieber, Lobärpneumonie und Viruskrankheiten (Abb. A7-1b)
- **biphasisches Fieber:** nach zwischenzeitlicher Entfieberung folgt auf den initialen kurzen Fieberschub ein zweiter von meist längerer Dauer; typisch für Masern, Poliomyelitis, Dengue, hämorrhagisches Fieber, Leptospirose und lymphozytäre Choriomeningitis (Abb. A7-1c)
- **rekurrierendes Fieber:** wiederholte Fieberschübe mit variabler Dauer und variablen Zwischenabständen, typisch für Rückfallfieber (Erreger: *Borrelia recurrentis*),

Wolhynisches Fieber (Erreger: *Bartonella quintana*), Schlafkrankheit (Erreger: *Trypanosoma gambiense*) (Abb. A7-1d)
- **periodisches Fieber:** mit gleichlangen Fieberschüben und Zwischenabständen; typisch für die Malaria aller Formen, bei Nichtimmunen allerdings erst ab der zweiten Krankheitswoche, davor remittierend, intermittierend oder als Kontinua (Abb. A7-1e)
- **undulierendes Fieber:** wellenförmiger Verlauf mit mehrtägigen bis mehrwöchigen fieberfreien Intervallen; typisch für die unbehandelte Bruzellose und Tuberkulose sowie als Pel-Ebstein-Fieber bei Morbus Hodgkin.

Für die Beurteilung der Wirksamkeit einer eingeschlagenen antimikrobiellen Therapie bei kritischen Infektionen ist gerade in der Initialphase ein unbeeinflusster Fieberverlauf hilfreich. Bei der Auswahl von Schmerztherapeutika empfiehlt sich daher der Einsatz von Substanzen, die keine antipyretische Wirkung besitzen (z.B. Tilidin, Tramadol).

2.2 Infekt-assoziierte Symptome

Neben Fieber oder Hypothermie gibt es eine ganze Reihe weiterer Symptome, welche bei vielen Infektionen beobachtet werden können. Es sind dies Schüttelfrost oder Frösteln, Schwitzen, Schwächegefühl, Müdigkeit, Leistungsintole-

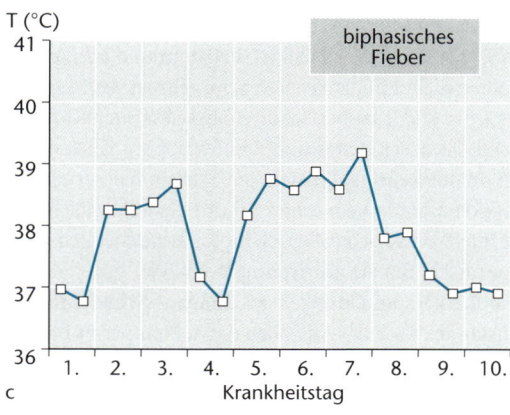

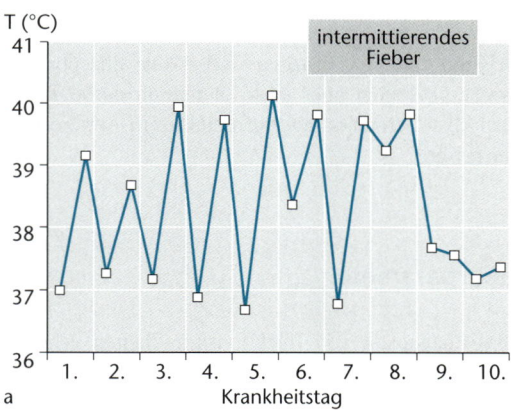

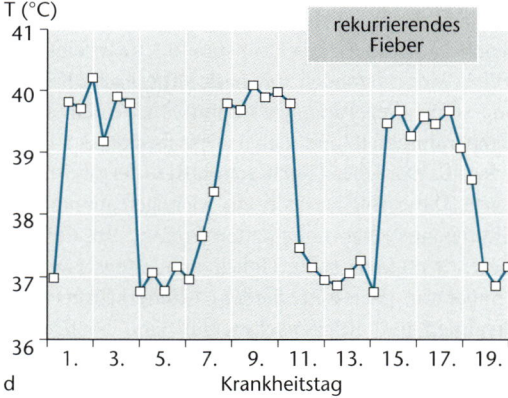

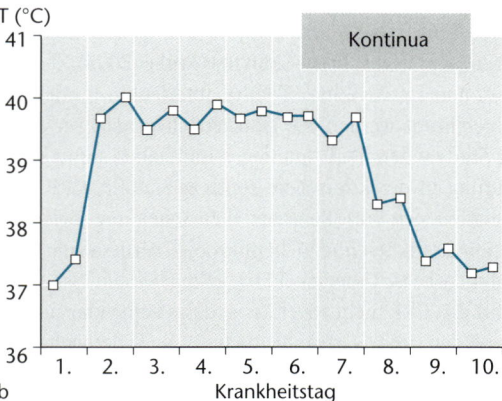

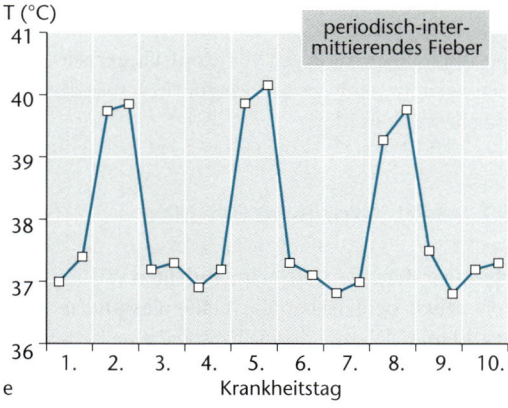

Abb. A7-1 Therapeutisch unbeeinflusste Fieberverläufe.

ranz, Gliederschmerzen, Arthralgien, Rückenschmerzen, Inappetenz, Herzklopfen und Kopfschmerzen. Diese Symptome sollten anamnestisch erfragt werden, da nicht jeder Patient Fieber als Leitsymptom einer Infektion angibt. Die meisten dieser Symptome sind durch Tumor-Nekrose-Faktor-α (TNF-α) verursacht. **Schüttelfrost** tritt bei der akuten Sollwertverstellung des Temperaturzentrums auf. Dabei kommt es zu Kältegefühl und asynchronen, willentlich nicht unterdrückbaren Kontraktionen der Skelettmuskulatur. Diese halten an, bis der neu eingestellte Sollwert des Wärmezentrums erreicht ist. **Frösteln** und leichtes Zittern sollten nicht mit dem echten Schüttelfrost verwechselt werden, der durch grobes Schütteln des gesamten Körpers einschließlich des Bettes und Zähneklappern gekennzeichnet ist. In der Regel ist Frösteln ein Symptom einer viralen Infektion, während ein echter Schüttelfrost für eine bakterielle Infektion spricht. Diese Symptome sind jedoch zu wenig spezifisch, um sie als Argument für oder gegen eine Antibiotikatherapie einsetzen zu können. **Schwitzen** kommt zustande durch das Absinken der Solltemperatur im Hypothalamus. Vermehrtes Schwitzen ist ein Leitsymptom bei remittierendem und intermittierendem Fieber, da die Tagesschwankungen der Temperatur besonders groß sind. Das physiologische Absinken der abendlichen auf die morgendliche Körpertemperatur um 0,5 °C erfolgt in den frühen Morgenstunden, d.h. nach Mitternacht. Bei febrilen und subfebrilen Patienten kommt es zu einem stärkeren Temperaturabfall und dabei typischerweise zu starken Schweißausbrüchen (**Nachtschweiß**) in der zweiten Nachthälfte. Diese sind deshalb ein wichtiger anamnestischer Hinweis auf einen fieberhaften Prozess. Bei der Angabe dieses Symptoms sollte täglich mindestens zweimal die Temperatur gemessen werden. **Gliederschmerzen, Arthralgien** und **Rückenschmerzen** sind häufige unspezifische Symptome sowohl bei viralem als auch bei bakteriellem Infekt. Allerdings können diese Symptome auch Leitsymptome für eine Arthritis oder Osteomyelitis sein. Auch **Inappetenz** und **Herzklopfen** sind in der Regel unspezifisch. Beim Vorliegen von **Kopfschmerzen** muss ein Meningismus aktiv gesucht werden, bevor sie als unspezifisch beurteilt werden.

2.3 Infekt-assoziierte Befunde

Objektive Befunde sind beim Patienten mit einer Infektion neben dem Fieber die **heiße Peripherie** und das **Erythem**, welche durch eine Vasodilatation zustande kommen, die **Tachykardie**, die **Konjunktivitis** und gelegentlich **Verwirrtheit mit Halluzinationen**. Das **Fieberdelir** mit Desorientiertheit, Bewusstseinseintrübung oder Wahnvorstellungen bis hin zu lebhaften paranoid-halluzinatorischen Erlebnissen ist bei alten Patienten häufiger als bei jungen.

Hohes, akut einsetzendes Fieber kann auch zur Reaktivierung eines **Herpes labialis** (Herpes simplex) führen. Die Fieberbläschen sind eine typische Begleiterscheinung bei der Pneumokokken-Pneumonie.

Etwa 3% aller Kinder mit entsprechender genetischer Disposition oder zerebralen Vorschäden erleiden in den ersten vier Lebensjahren **Fieberkrämpfe**. Diese bis zu 15 Minuten anhaltenden generalisierten Krampfanfälle treten vorwiegend bei viralen Infekten auf und wiederholen sich in 30% der Fälle. Von den Kindern mit Fieberkrämpfen haben 95% eine gute Prognose, 5% leiden im späteren Leben an einer Epilepsie. Als Prädiktoren eines späteren Anfallsleidens gelten das Auftreten des ersten Anfalls im Säuglingsalter, Vorkommen von Fieberkrämpfen nach dem vierten Lebensjahr, eine Anfallsdauer > 15 Minuten sowie eine familiäre Epilepsiebelastung. Fieberkrämpfe lassen sich durch Gabe von Diazepam als Rektiole oder i.v. mit Clonazepam in der Regel rasch beenden. Im weiteren Verlauf des Infektes sollte die Temperatur mit Antipyretika unter 38 °C gehalten werden. Krampfanfälle während fieberhafter Erkrankungen jenseits des Kindesalters sind ein Hinweis auf zerebrale Prozesse (z.B. fokale Enzephalitis, Hirnabszess), sollten aber auch an neurotoxische Reaktionen (z.B. Überdosierung von Betalaktam-Antibiotika) denken lassen.

3 Laborparameter

Zur Basisdiagnostik von Infektionskrankheiten gehören die Beurteilung des **Differentialblutbildes** und die Bestimmung des **C-reaktiven Proteins** (CRP). Aufgrund von neueren Arbeiten hat das Procalcitonin (PCT) wegen seiner besseren Sensitivität und Spezifität an einigen Zentren das CRP bereits ersetzt (Christ-Crain und Müller 2005). Zusätzlich können Interleukine (TNF-α, Interleukin-6 oder -8) zwar bestimmt werden, sie sind jedoch gemäß verschiedener Studien dem PCT unterlegen und haben somit keine Bedeutung in der klinischen Routine. Blutbild, CRP und PCT eignen sich vor allem zur Unterscheidung zwischen Infektionskrankheit und nicht mikrobiell verursachter Entzündungen. Diese Unterscheidung gelingt jedoch insbesondere für das CRP nicht zuverlässig, da es keine klar diskriminierenden Grenzwerte gibt. Auch für die Differenzierung zwischen verschiedenen Ätiologien, nämlich bakteriell, fungal oder viral, sind diese Parameter nur unzuverlässig. Die beste Diskriminierung bietet das PCT.

3.1 Rotes Blutbild

Bei länger dauernden Infektionen entwickelt sich eine **Infektanämie**. Es handelt sich um eine hypochrome Anämie bei einem so genannten „inneren" Eisenmangel, wegen Verlagerung des Eisens ins retikuloendotheliale System. Laborchemisch findet sich ein vermindertes Serumeisen, ein normales Transferrin und ein erhöhtes Ferritin; die Hämoglobinwerte liegen bei 9–11 g/dl. Auch ohne Anämie weist eine Verminderung des Serumeisens bei gleichzeitiger Erhöhung des Ferritins auf einen chronischen Infekt oder eine Tumorerkrankung hin. Ausnahmen sind der Typhus abdominalis, die Leptospirose und die Hepatitis, die mit einer Erhöhung des Serumeisens durch Ausschüttung aus den Hepatozyten einhergehen. Eine abweichende Pathogenese hat die Anämie im Gefolge einer Parvovirus-B19-Infektion, die durch Virusbefall von Erythrozytenvorläuferzellen im Knochenmark zustande kommt, sie entsteht somit durch **Aplasie**.

Die Anämie kann auch akut durch eine **Hämolyse** (Malaria, Mykoplasmen, Gasbrand etc.) zustande kommen.

Die Betrachtung der Erythrozyten im Blutausstrich durch eine erfahrene Fachperson ist unabdingbar für die Erkennung intraerythrozytärer Bakterien und Parasiten (Bartonellen, Plasmodien, Babesien). Das heute übliche maschinelle Blutbild gibt nur unzuverlässige und unspezifische Hinweise darauf.

3.2 Weißes Blutbild

Leukozytose. Das Ausmaß der Leukozytose lässt nicht auf die Ursache der Infektion rückschließen. In der Regel ist jedoch eine ausgeprägte Erhöhung der Leukozytenzahl (> 15 G/l) häufiger bei Abdominalinfektionen (Peritonitis) als bei anderen Infektionen. Wichtiger als die Anzahl der Leukozyten ist die Verteilung der verschiedenen Zellarten. Eine Neutrophilie kann sowohl bei bakteriellen als auch initial bei viralen Infektionen gesehen werden.

Leukopenie. Eine mäßige, passagere Leukopenie ist typisch für viele Viruskrankheiten (z.B. Influenza, Masern, Röteln, Windpocken). Allerdings kann auch jede bakterielle Sepsis initial zu einer Leukopenie führen. Länger dauernde Leukopenien werden typischerweise bei Typhus abdominalis, Bruzellose, Miliartuberkulose, granulozytärer Ehrlichiose, Rickettsiosen und Q-Fieber beobachtet. Unter den Protozoeninfektionen gehen Malaria und Kala-Azar mit einer Leukopenie einher, letztere auch oft mit einer Panzytopenie.

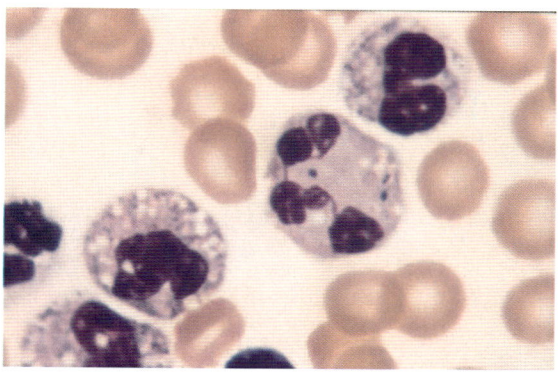

Abb. A7-2 Blutausstrich von einem Patienten mit fulminanter Pneumokokken-Sepsis nach Splenektomie: toxische Granulozytenveränderungen mit groben Granula und Vakuolen, zudem intrazelluläre Pneumokokken.

Morphologische Veränderungen der Granulozyten. Die absolute und relative Häufigkeit der einzelnen Zelltypen kann im maschinellen Routineblutbild gemessen werden. Für morphologische Besonderheiten ist jedoch die mikroskopische Beurteilung durch eine erfahrene Fachperson notwendig. Typisch für eine bakterielle Infektion sind bei den neutrophilen Granulozyten die so genannte **Linksverschiebung** (> 10% unreife stabkernige Granulozyten), **toxische Granula** und **Vakuolen** (Abb. A7-2).

Die relative **Monozytose** ist typisch für die Tuberkulose, Bruzellose, Protozoen- und Rickettsieninfektionen und findet sich auch im Rekonvaleszenzstadium akuter Infektionen.

Eine **Eosinopenie** wird allgemein bei akuten bakteriellen Infektionen gesehen. Die **Eosinophilie** ist ein charakteristischer Befund bei Gewebehelminthosen. Besonders ausgeprägt ist die Vermehrung der Eosinophilenzahl bei Trichinose (bis 90%), Filariosen, Strongyloides-Infestationen, Toxokariasis, bei der Askaridiasis nur während der Lungenpassage der Larven. Bei den rein intestinal parasitierenden Spul- und Madenwürmern (*Ascaris* und *Enterobius*) fehlt sie in der Regel, eine geringgradige Eosinophilie ist allenfalls bei Peitschenwurmbefall (*Trichuris*) zu beobachten.

Eine **Lymphozytose** findet sich bei Virusinfektionen, insbesondere im Kindesalter. Eine Lymphozytose kann fehlen, v.a. wenn der Patient Steroide einnimmt. Bei viralen Krankheiten, insbesondere der EBV-, CMV- und HIV-Infektion, herrschen im Blutbild so genannte atypische Lymphozyten vor. Dies sind meist große T-Lymphozyten, gekennzeichnet durch einen verbreiterten Plasmasaum, eingedellte Kerne sowie Granula (Abb. A7-3).

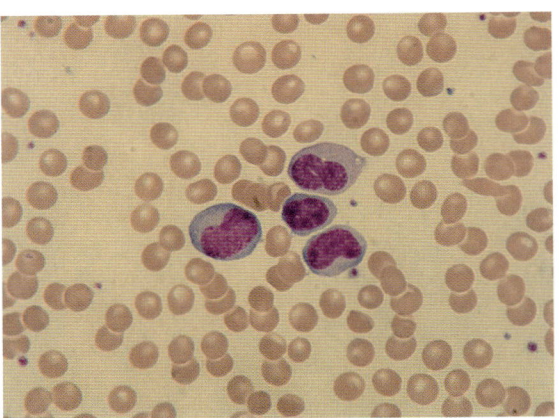

Abb. A7-3 Blutausstrich von einer Patientin mit akuter EBV-Infektion: atypische Lymphozyten mit breitem Zytoplasmasaum, Vakuolen und eingedelltem Kern.

3.3 Veränderungen aller drei Zellsysteme

Insbesondere Virusinfektionen gehen mit allgemeinen Störungen des blutbildenden Systems einher. **Parvovirus-B19-Infektionen** können neben der Anämie auch eine transiente Thrombopenie und Leukopenie zur Folge haben. Während diese beim normalen Wirt meist klinisch unbemerkt bleibt, kann es bei Patienten mit chronischer hämolytischer Anämie oder Erythrozytenbildungsstörung (z.B. Thalassämie, Eisenmangelanämie) zur Auslösung einer akuten, schweren aplastischen Krise kommen. Bei entsprechender supportiver Therapie kommt die Blutbildung nach ca. 7–10 Tagen wieder in Gang.

In seltenen Fällen kommt es auch bei primärer CMV-Infektion, die häufig unter dem Bild einer Mononukleose verläuft, zu Thrombopenie und hämolytischer Anämie. **CMV-Reaktivierungen** (z.B. unter Immunsuppression) gehen dagegen fast regelhaft mit einer mäßig ausgeprägten Panzytopenie einher. Thrombopenie und Leukopenie finden sich typischerweise auch beim **akuten retroviralen Syndrom** (1–6 Wochen nach HIV-Exposition).

3.4 Thrombozyten und Gerinnungsstatus

Während einer Sepsis wird häufig eine **Thrombopenie** (< 150 G/L) gesehen. Sie entsteht in der Regel durch einen vermehrten Verbrauch infolge der Aktivierung des Gerinnungssystems durch Lipopolysaccharide oder durch Bestandteile grampositiver Bakterien. Gleichzeitig kann ein Abfall der Gerinnungsfaktoren, insbesondere des Fibrinogens, beobachtet werden. Hinweise auf eine gleichzeitige Aktivierung der Gerinnung und eine gesteigerte Fibrinolyse sind erhöhte D-Dimere. Bei schweren Verläufen resultiert das klinische Bild der Verbrauchskoagulopathie. Dies findet sich sowohl bei Infektionen durch gramnegative Bakterienspezies, typischerweise bei der Meningokokken-Meningitis, als auch bei Infektionen durch gram-positive Erreger, typischerweise bei der Pneumokokken-Sepsis. Bei ambulant erworbener bakterieller Meningitis spricht eine ausgeprägte Thrombopenie für eine Meningokokkenätiologie. Eine Thrombopenie kennzeichnet auch die hämorrhagischen Fieber, die Leptospirose, das Hantavirus-Schocksyndrom, die granulozytären und monozytären Ehrlichiosen, das Dengue-Schocksyndrom und die Malaria tropica. Hämorrhagie und Thrombozytopenie bei **Leptospirose** sind im Gegensatz zu denen beim septischen Schock durch die Abwesenheit von Fibrinspaltprodukten gekennzeichnet.

3.5 Blutsenkungsgeschwindigkeit (BSG)

Die Bestimmung der BSG hat in der Infektiologie keine Bedeutung mehr, da sie von zu vielen unspezifischen Faktoren abhängig ist und das C-reaktive Protein und das Procalcitonin spezifischer sind. Die BSG ist erhöht bei einer Anämie, bei einer Hypalbuminämie und einer Erhöhung der Immunglobuline. Ihre Bestimmung hat jedoch auch heute noch eine Bedeutung beim Verdacht auf eine Polymyalgia rheumatica oder ein multiples Myelom.

3.6 Serum-Eiweißelektrophorese

Die durch akute oder chronische Infekte vermehrten „Akute-Phase-Proteine" wandern in der alpha$_1$- und alpha$_2$-Globulinfraktion, vermehrte Immunglobuline in der gamma- und in geringerem Maße in der beta-Globulinfraktion. Im frühen Infektionsstadium sind daher die alpha$_1$- und alpha$_2$-Globuline vermehrt, in späteren Stadien die Gammaglobuline. Bei Infekten mit kurzer Anlaufzeit (lokale Infektionen wie Tonsillitis, Abszesse, Pyelonephritis u.ä.) sind die Gammaglobuline stärker erhöht als bei zyklischen Infektionskrankheiten mit langer Inkubationszeit. Bei früh einsetzender antibiotischer Therapie können die genannten Veränderungen ausbleiben. Die Eiweißelektrophorese normalisiert sich 3–8 Wochen nach Besserung der klinischen Symptome. Virale Infekte verursachen lediglich geringgradige Veränderungen. Extrem hohe Gammaglobulinwerte finden sich bei Patienten mit HIV-Infektion, Kala-Azar und Amöbenabszess. Diagnostisch oder differentialdiagnostisch hat die Bestimmung der Serum-Eiweißelektrophorese jedoch in der Infektiologie keine Bedeutung.

3.7 C-reaktives Protein (CRP)

Das CRP ist ein „Akute-Phase-Protein", das unter dem Einfluss von Interleukin-6 (IL-6) in der Leber synthetisiert wird. Die Latenzzeit bis zum Anstieg des CRP beträgt ca. 6–10 Stunden, Höchstwerte werden in der Regel erst nach 2–3 Tagen erreicht, die Serumhalbwertszeit ist 24 Stunden. Das CRP ist ein ungeeigneter Parameter, um zwischen einer bakteriellen oder viralen Infektion zu unterscheiden. Insbesondere bedeutet ein tiefes oder sogar normales CRP nicht, dass der Patient keine bakterielle Infektion hat. Bei Patienten mit Steroidtherapie ist der CRP-Anstieg stark unterdrückt (Müller et al. 2002). Bei perakuten Septikämien ist in der Regel das CRP bei der Erstbestimmung noch normal, da für den Anstieg mehrere Stunden beansprucht werden.

In einer Übersichtsarbeit über den diagnostischen Wert des CRP bei unteren respiratorischen Infektionen zeigte sich ein sehr enttäuschendes Resultat (van der Meer et al. 2005). Die Sensitivität zur Erkennung einer Pneumonie war in verschiedenen Studien sehr unterschiedlich und lag zwischen 10% und 98%. Auch die Spezifität war mit 44–99% nicht zuverlässiger. Somit kann mit der CRP-Bestimmung eine Pneumonie nicht von einer Bronchitis abgegrenzt werden. Auch für die Differenzierung zwischen einer bakteriellen und einer viralen Ätiologie zeigte das CRP Sensitivitäten von lediglich 8–99% und Spezifitäten zwischen 27% und 95%.

Zusammenfassend zeigt diese Studie, dass das C-reaktive Protein weder genügend sensitiv noch genügend spezifisch ist, um eine Pneumonie zu diagnostizieren oder auszuschließen. Unzuverlässig ist auch die Abgrenzung einer bakteriellen von einer viralen Ätiologie bei einer unteren Atemwegsinfektion. Insgesamt ist das CRP diagnostisch weniger diskriminierend als das Procalcitonin (s.u.) bei Patienten mit vermuteter bakterieller Infektion (Simon et al. 2004).

Nützlich dagegen ist das C-reaktive Protein als Verlaufsparameter zur Beurteilung des Ansprechens auf eine antibiotische Therapie. Bei einer Halbwertszeit von knapp 24 Stunden kann das Ansprechen nach Erreichen des Spitzenspiegels durch den Abfall gut abgeschätzt werden. Beim Wiederanstieg des CRPs unter einer resistenzgerechten Antibiotikatherapie muss aktiv eine Komplikation (Abszess, Superinfektion etc.) gesucht werden.

3.8 Procalcitonin (PCT)

PCT ist ein Prohormon des Calcitonins, welches als Polypeptid von 114 Aminosäuren im Blut zirkuliert. Unter normalen Stoffwechselbedingungen wird PCT überwiegend in den C-Zellen der Schilddrüse gebildet, wo es praktisch vollständig intrazellulär in Calcitonin umgewandelt wird. Bei mikrobiellen Infektionen und unterschiedlichen Formen von Entzündungen zirkulieren verschiedene Vorstufen vom Calcitonin einschließlich Procalcitonin, nicht jedoch Calcitonin, in bis zu 100 000facher Menge im Blut (normale Werte < 0,01 μg/L, septischer Schock und Malaria bis über 100 μg/L). PCT wird während bakterieller Infektionen ubiquitär in den verschiedensten Geweben synthetisiert. Die vermehrte Expression von Calcitonin-mRNA ist stärker als diejenige der mRNA von TNF-α oder IL-6. Im infizierten Tiermodell verschlechtert die Gabe von PCT die Prognose. Umgekehrt kann die Neutralisierung von erhöhten PCT-Werten das Überleben von Tieren (Hamstern und Schweinen) in der Früh- und Spätphase einer Sepsis verbessern (Becker et al. 2003). Damit ist PCT ein potentiell nützlicher Infektionsparameter. Bei bakteriellen Infektionen steigt der PCT-Spiegel rascher als der CRP-Spiegel an, nämlich innerhalb weniger Stunden, und die Spitzenwerte werden bei akuten Infektionen innerhalb der ersten 24 Stunden erreicht, während das CRP 2–3 Tage braucht. Die Plasmahalbwertszeit beträgt 25–30 Stunden.

PCT ist ein zuverlässiger Marker für systemische bakterielle Infektionen als das CRP, und zwar sowohl in der Abgrenzung von bakteriellen Infektionen und anderen Entzündungen, als auch in der Abgrenzung zwischen bakteriellen und viralen Infektionen. Dieser bessere diagnostische Nutzen konnte für verschiedene Infektionen wie z.B. Meningitis, Endokarditis, Harnwegsinfektionen, Pneumonien und Sepsis gezeigt werden. Das Ausmaß des Anstieges ist abhängig vom Schweregrad der Infektion und der begleitenden Entzündung bzw. Co-Morbidität des Patienten. Beim septischen Schock werden Werte über 10 μg/L, bei schwerer Sepsis zwischen 2 und 10 μg/L, bei Sepsis zwischen 1 und 2 μg/L, bei Pneumonie zwischen 0,5 und 1 μg/L und bei Bronchitis unter 0,25 μg/L gefunden (Christ-Crain und Müller 2005, Müller et al. 2000). Besonders nützlich ist das Procalcitonin zur Einschränkung des Antibiotikaeinsatzes bei unteren respiratorischen Infektionen. In einer Studie von Christ-Crain et al. (2004) konnte durch die Therapiesteuerung mittels eines sensitiven Procalcitonin-Assays (Sensitivitätsgrenze 0,06 μg/L) der Antibiotikagebrauch gegenüber einer Kontrollgruppe um 47% gesenkt werden.

Abbildung A7-4 zeigt Grenzwerte des PCT als Argument für den Antibiotikaeinsatz. Diese Grenzwerte wurden in klinischen Studien erhoben. Bei berechtigtem klinischen Infektverdacht und tiefem PCT muss der Test nach 6–24 Stunden wiederholt werden, um einen verzögerten Anstieg nicht zu verpassen. Bei Patienten mit Pneumonien sind die Werte bei rund 75% nach drei Tagen und bei rund 90%

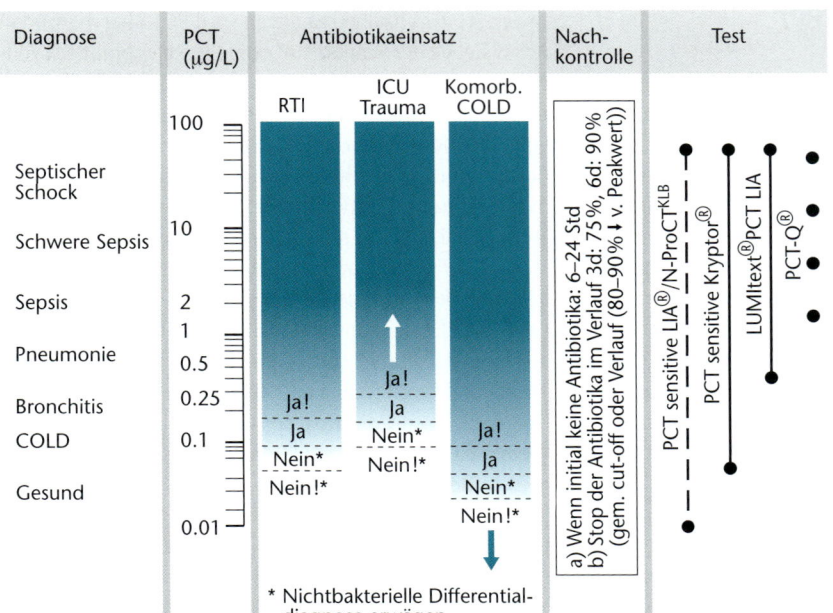

Abb. A7-4 Sinnvolle Anwendung des Procalcitoninspiegels für den Einsatz von Antibiotika bei Patienten mit respiratorischen Infektionen (RTI), Intensivpatienten (ICU, Trauma) und Patienten mit unklaren Infektsymptomen (Grundkrankheiten oder exazerbierter chronischer Bronchitis). Für die Interpretation der Grenzwerte siehe Text. Die Abbildung wurde modifiziert nach Christ-Crain et al. (2004) und von Prof. Beat Müller freundlicherweise zur Verfügung gestellt.

nach sechs Tagen wieder unter dem Grenzwert. Bei intensiv pflegebedürftigen oder schockierten Patienten soll eine empirische Antibiotikatherapie unabhängig vom initialen Procalcitoninwert unverzüglich begonnen werden. Bei diesen schwerstkranken Patienten ist neben dem Absolutwert vor allem auch der Verlauf des PCT entscheidend. Sinkt das PCT unter 80–90% des Höchstwertes, oder bleiben die Werte wiederholt unter 0,1–0,25 µg/L, sollte ein Absetzen der Antibiotikatherapie bzw. eine nichtinfektiöse Differentialdiagnose erwogen werden. Persistierend hohe PCT-Werte sprechen für einen komplizierten Infekt mit ernster Prognose oder für eine inadäquate antimikrobielle Therapie. Für die zur Antibiotikasteuerung nötigen tieferen Grenzwerte unter 0,5–0,25 µg/L sind speziell sensitive PCT-Assays notwendig (Christ-Crain et al. 2004, Christ-Crain und Müller 2005, Müller et al. 2000).

3.9 Zytokine

Mittels kommerziell erhältlicher Tests können heute proinflammatorische Zytokine, wie z.B. Tumor-Nekrose-Faktor-α (TNF-α), IL-6 und IL-8, sowie antiinflammatorische Zytokine wie IL-10 aus dem Serum oder Plasma bestimmt werden. Proinflammatorische Zytokine korrelieren beim Intensivpatienten mit dem Schweregrad der Sepsis (Calandra et al. 1990, Calandra et al. 1991, Fassbender et al. 1993, Harbarth et al. 2001). Die Messung dieser Parameter hat allerdings für die klinische Entscheidungsfindung beim individuellen Patienten keine Bedeutung. Mit einem Grenzwert von 35 pg/mL für IL-6 kann bei Intensivpatienten mit einer Sensitivität von 69% und einer Spezifität von 97% eine nosokomiale Infektion erfasst werden (Fassbender et al. 1993). Diese Sensitivität ist ungenügend und deshalb ist die Bestimmung des IL-6 trotz guter Spezifität ungeeignet als Entscheidungskriterium für die Gabe von Antibiotika. Harbarth et al. (2001) zeigten beim Intensivpatienten mit klinisch vermuteter Sepsis, dass lediglich das PCT, nicht jedoch IL-6 oder IL-8, den diagnostischen Wert von Standardindikatoren für eine Sepsis verbesserten. Aus diesen Gründen hat sich die Bestimmung von proinflammatorischen Zytokinen in der klinischen Routine nicht durchgesetzt.

Unter den antiinflammatorischen (TH2-Typ) Zytokinen hat das IL-10 als Marker für einen schweren Infektionsverlauf Bedeutung erlangt. Hohe Werte von > 70 pg/ml korrelieren bei Patienten mit ambulant erworbenen Infektionen (Pneumonie, Pyelonephritis) mit frühzeitiger hämodynamischer Verschlechterung und erhöhter Letalität (van Dissel et al. 1998). Allerdings hat auch dieser Parameter nicht Eingang in die klinische Routine gefunden.

3.10 Endotoxin und lösliches CD14

Die Messung des Plasmaendotoxinspiegels hat sich in der Klinik nicht durchsetzen können, weil die Höhe des Lipopolysaccharidspiegels weder eine diagnostische noch eine prognostische Bedeutung hat.

Einen höheren prädiktiven Wert hinsichtlich des Verlaufs schwerer Infektionen durch gramnegative Bakterien scheint die Bestimmung des löslichen CD14-Rezeptors im Plasma zu haben. CD14 ist ein Glykoprotein, das auf der Zelloberfläche verschiedener Zelltypen (v.a. der Makrophagen und neutrophilen Granulozyten) exprimiert wird und als Co-Rezeptor Lipopolysaccharide und Wandbestandteile grampositiver Bakterien bindet. Nach Bindung von Endotoxin kommt es zur Auslösung einer intrazellulären Signalkaskade, die zur Sekretion von TNF-α führt. Im Rahmen dieser Stimulation wird lösliches CD14 (sCD14) von den genannten Zellen in die Blutbahn abgegeben, wobei der sCD14-Spiegel als Surrogatmarker für den Schweregrad der Sepsis verwendet werden kann (Landmann et al. 1995). Das sCD14 hat zwar eine prognostische Bedeutung im Bezug auf die Letalität der Sepsis, seine Bestimmung hat sich jedoch klinisch ebenfalls nicht durchgesetzt.

LITERATUR

Becker KL, Nylen ES, Snider RH, Muller B, White JC: Immunoneutralization of procalcitonin as therapy of sepsis. J Endotoxin Res 9 (2003) 367–374.

Bone RC, Balk RA, Cerra FB, Dellinger RP, Fein AM, Knaus WA, Schein RM, Sibbald WJ: Definitions for sepsis and organ failure and guidelines for the use of innovative therapies in sepsis. The ACCP/SCCM Consensus Conference Committee. American College of Chest Physicians/Society of Critical Care Medicine. Chest 101 (1992) 1644–1655.

Calandra T, Baumgartner JD, Grau GE, Wu MM, Lambert PH, Schellekens J, Verhoef J, Glauser MP: Prognostic values of tumor necrosis factor/cachectin, interleukin-1, interferon-alpha, and interferon-gamma in the serum of patients with septic shock. Swiss-Dutch J5 Immunoglobulin Study Group. J Infect Dis 161 (1990) 982–987.

Calandra T, Gerain J, Heumann D, Baumgartner JD, Glauser MP: High circulating levels of interleukin-6 in patients with septic shock: evolution during sepsis, prognostic value, and interplay with other cytokines. The Swiss-Dutch J5 Immunoglobulin Study Group. Am J Med 91 (1991) 23–29.

Christ-Crain M, Jaccard-Stolz D, Bingisser R, Gencay MM, Huber PR, Tamm M, Müller B: Effect of procalcitonin-guided treatment on antibiotic use and outcome in lower respiratory tract infections: cluster-randomised, single-blinded intervention trial. Lancet 363 (2004) 600–607.

Christ-Crain M, Müller B: Procalcitonin in bacterial infections – hype, hope, more or less? Swiss Med Weekly 135 (2005) 451–460.

Fassbender K, Pargger H, Muller W, Zimmerli W: Interleukin-6 and acute-phase protein concentrations in surgical intensive care unit patients: diagnostic signs in nosocomial infection. Crit Care Med 21 (1993) 1175–1180.

Harbarth S, Holeckova K, Froidevaux C, Pittet D, Ricou B, Grau GE, Vadas L, Pugin J: Diagnostic value of procalcitonin, interleukin-6, and interleukin-8 in critically ill patients admitted with suspected sepsis. Am J Respir Crit Care Med 164 (2001) 396–402.

Landmann R, Zimmerli W, Sansano W, Sansano S, Link S, Hahn A, Glauser M, Calandra T: Increased circulating soluble CD14 is associated with high mortality in gram-negative septic shock. J Infect Dis 171 (1995) 639–644.

Lautenschlager S, Herzog C, Zimmerli W: Course and outcome of bacteremia due to Staphylococcus aureus: evaluation of different clinical case definitions. Clin Infect Dis 16 (1993) 567–573.

Mackowiak PA, Wasserman SS, Levine MM: A critical appraisal of 98.6°F, the upper limit of the normal body temperature, and other legacies of Carl Reinhold August Wunderlich. Jama 268 (1992) 1578–1580.

Müller B, Becker KL, Schächinger H, Rickenbacher PR, Huber PR, Zimmerli W, Ritz R: Procalcitonin peptides are reliable new markers of sepsis in a medical intensive care unit. Crit Care Med 28 (2000) 977–983.

Müller B, Peri G, Doni A, Perrchoud A, Landmann R, Pasqualini F, Mantovani A: High circulation levels of the IL-1 type II decoy receptor in critically ill patients with sepsis: association of high decoy receptor levels with glucocorticoid administration. J Leukocyte Biol 72 (2002) 643–649.

Simon L, Gauvin F, Amre DK, Saint-Louis P, Lacroix J: Serum procalcitonin and C-reactive protein levels as markers of bacterial infection: a systematic review and meta-analysis. Clin Infect Dis 39 (2004) 206–217.

van der Meer V, Neven AK, van den Broek PJ, Assendelft WJ: Diagnostic value of C reactive protein in infections of the lower respiratory tract: systematic review. Bmj 331 (2005) 26.

van Dissel JT, van Langevelde P, Westendorp RG, Kwappenberg K, Frolich M: Anti-inflammatory cytokine profile and mortality in febrile patients. Lancet 351 (1998) 950–953.

KAPITEL A8

Thomas Mertens und Reinhard Marre

Erregerdiagnostik

1	Einleitung	212	3.5	Welche Prognose hat die Infektionskrankheit?	213
2	Unterschiedliche Infektionsverläufe	212	4	Diagnostisches Vorgehen des behandelnden Arztes	213
3	Diagnostische Fragestellungen	212			
3.1	Besteht Immunität?	213	4.1	Präanalytische Phase	214
3.2	Verursacht der nachgewiesene Erreger die klinisch diagnostizierte Krankheit?	213	4.2	Im Labor	214
3.3	Besteht Infektiosität?	213	5	Methoden in der Diagnostik	214
3.4	Besteht eine Therapieindikation?	213	5.1	Untersuchungsmaterialien	214
			5.2	Untersuchungsmethoden	215

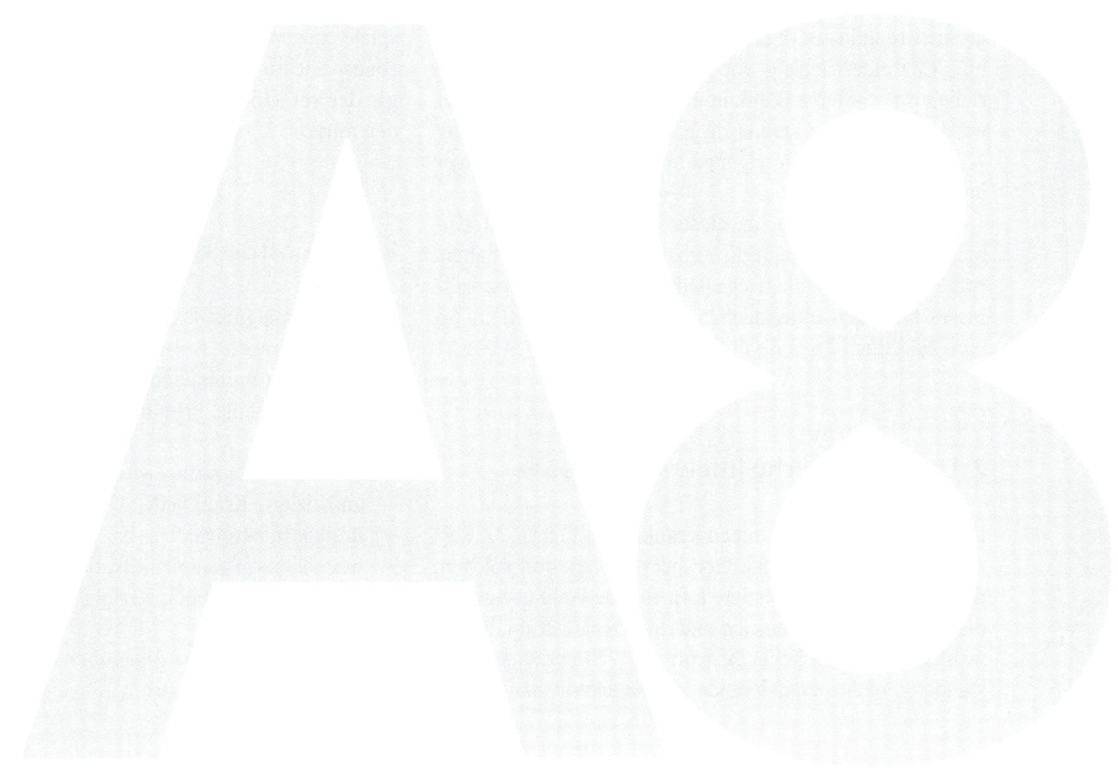

1 Einleitung

Die Erregerdiagnostik der Bakterien, Pilze, Protozoen und Viren findet zwar im Labor statt, kann jedoch häufig nur mit präzisen klinischen Angaben sinnvoll durchgeführt werden. Sie zeichnet sich im Vergleich zur klinisch-chemischen Diagnostik durch wesentliche Besonderheiten aus. Diese resultieren aus der Tatsache, dass bei einer Infektionskrankheit immer zwei individuelle biologische Systeme, nämlich Wirt (z.B. Mensch) und Mikroben (Bakterien/Pilze/Protozoen) oder Viren aufeinandertreffen. Der Wirt kann das biologische und pathogene Verhalten eines Erregers wesentlich bestimmen. Ein Picornavirus persistiert z.B. üblicherweise nicht in einem immungesunden Individuum, bei entsprechender Immundefizienz des Wirtes kann es jedoch sogar zu einer dauerhaften Ausscheidung mit dem Stuhl kommen. Auch die Tatsache der fakultativen Pathogenität hängt mit den Wechselwirkungen zwischen Wirt und Erreger zusammen. Charakteristika des Erregers und des Wirtes müssen somit bedacht und gegebenenfalls diagnostisch bestimmt werden (z.B. Immunreaktion, Immunkompetenz, Toxin-Bildung, Pathogenitätsvarianten, Erregerresistenz).

Da es sich um die Interaktion zweier individueller Partner (Wirtsvarianten/Erregervarianten) handelt, gibt es keine sinnvollen „Normalwerte". Ein Antikörpertiter von 1:32 gegen das Rötelnvirus ist nicht weniger „normal" als einer von 1:256.

Ein weiteres Problem der mikrobiologischen und virologischen Diagnostik ergibt sich daraus, dass bei Nachweis und Charakterisierung von Erregern biologische Materialien bzw. Systeme (Zellkulturen, Nährböden) verwendet werden, die schwer standardisierbar sind, und der Einsatz von individuellen laboreigenen Methoden nicht zu umgehen ist.

Die ärztliche Kunst bei dieser Diagnostik besteht also nicht nur darin, ein reproduzierbares Ergebnis zu erhalten, sondern die pathogenetische Bedeutung eines Laborergebnisses für einen individuellen Patienten zu ermitteln. So wird aus einem Ergebnis ein Befund.

2 Unterschiedliche Infektionsverläufe

Die Unterscheidung zwischen Krankheitserregern, die keine persistierenden Infektionen hervorrufen, und solchen, die im Infizierten persistieren, ist für die Wahl geeigneter diagnostischer Maßnahmen und die Interpretation der Ergebnisse von erheblicher Bedeutung. Während eine überstandene, nicht persistierende Virusinfektion häufig eine solide Immunität hinterlässt, die zwar nicht unbedingt vor Zweitinfektion, aber doch vor Zweiterkrankung schützt (z.B. Rötelnvirus), ist die Immunität bei persistierenden Infektionen nur relativ.

Kennzeichen aller **persistierenden Infektionen** ist, dass es dem Organismus nicht gelingt, den Erreger nach einer exogenen Primärinfektion mithilfe des Immunsystems oder unspezifischer Abwehrmechanismen zu eliminieren. Die Persistenz erreichen die Erreger durch ganz unterschiedliche Strategien:

Bei α-Herpesviren kommt es z.B. nach der Primärinfektion mit Virusvermehrung (produktive Infektion) zur latenten Infektion in Ganglien-Zellen, die durch fehlende Virusproduktion und sogar jegliches Fehlen von Viruspartikeln gekennzeichnet ist. Eine jahrzehntelang klinisch und virologisch inapparente latente Infektion kann z.B. bei Immunsuppression über eine endogene Reaktivierung zu Rekurrenz und schwerer Erkrankung führen.

Bei manchen persistierenden Virusinfektionen hält die Virusproduktion lebenslang an (z.B. chronische Hepatitis B). Retroviren (HIV, HTLV) integrieren nach reverser Transkription ihres RNA-Genoms dieses als provirale DNA in die zelluläre DNA.

Bei der Toxoplasmose persistiert der Erreger in Zysten, aus denen er bei Immunsuppression wieder aktiv werden kann.

Bei persistierenden Infektionen kann somit **lebenslang oder intermittierend Infektiosität** bestehen. Diese Beispiele mögen zeigen, dass für eine optimale Diagnostik ebenso wie für die Interpretation der Ergebnisse die **Biologie der verschiedenen Krankheitserreger** beachtet werden muss.

3 Diagnostische Fragestellungen

Die Erregerdiagnostik dient der Beantwortung ganz verschiedener Fragen:
- Besteht Immunität oder hat (bei persistierenden Infektionen) eine Primärinfektion irgendwann stattgefunden?
- Verursacht der nachgewiesene Erreger die klinisch diagnostizierte Krankheit?
- Besteht Infektiosität?
- Besteht eine Therapieindikation?
- Zeigt sich ein Therapieerfolg (Abnahme der Erregermenge)?
- Liegt eine Resistenz gegenüber antiviralen/antimikrobiellen Substanzen vor?

3.1 Besteht Immunität?

Die Frage, ob nach natürlicher Infektion oder nach aktiver Immunisierung ein **Schutz** vor einer bestimmten Infektion besteht, ist eine Domäne der Virologie (z.B. Rötelnimmunität vor Beginn einer Schwangerschaft oder Erfolg einer Hepatitis-B-Virus-Impfung).

Bei persistierenden Infektionen (z.B. *Toxoplasma gondii*, Herpesviren des Menschen) stellt sich analog die Frage, ob eine **Primärinfektion** bei einem Individuum bereits stattgefunden hat. Häufig wird hier der Begriff des **Serostatus** (positiv oder negativ) für den Nachweis von spezifischen Antikörpern verwendet.

> Es ist zu bedenken, dass Antikörper auch passiv übertragen werden können, und zwar diaplazentar, durch Immunglobulin-Gabe oder durch Bluttransfusion). Der Zeitpunkt einer Infektion lässt sich durch Nachweis von Antikörperanstiegen, spezifischen IgM-Antikörpern oder niedrigaviden IgG-Antikörpern eingrenzen.

3.2 Verursacht der nachgewiesene Erreger die klinisch diagnostizierte Krankheit?

Diese Frage muss beantwortet werden, wenn bestimmte Symptome die Verdachtsdiagnose einer Infektionskrankheit nahe legen und ein Erregernachweis erfolgt. Aktive Infektionen werden durch den Nachweis des Erregers oder durch den Nachweis von Erregerbestandteilen diagnostiziert. Letzteres umfasst den molekularbiologischen Nachweis von Erregergenomen oder auch Antigenen. Durch Nachweis von Antikörpern ergibt sich nur in bestimmten Fällen ein Hinweis auf eine aktive Infektion (z.B. HIV, Lues, Borreliose). Mittels bestimmter zusätzlicher Informationen (Erregermenge, Erregerkombination bei Mischkulturen, Erregerart, Gehalt an Granulozyten im Untersuchungsmaterial) wird in der Bakteriologie versucht, die Frage nach der klinischen Relevanz zu beantworten. So wird der Nachweis von *Streptococcus pneumoniae* aus dem Sputum nur dann als Hinweis auf die Infektionsursache bei Pneumonie gewertet, wenn der Erreger in großer Menge vorkommt und das Sputum purulent und nicht mit Plattenepithelien kontaminiert ist. Andernfalls kann es sich auch lediglich um einen Teil der Rachenflora handeln. Analog erfolgt zunehmend der **quantitative** Nachweis eines Virus.

Die **Unterscheidung zwischen Infektion und Erkrankung** ist häufig im Labor nicht möglich, eine Tatsache, die gelegentlich zu Missverständnissen führt. Insbesondere, weil der Begriff „Infektion" unterschiedlich verwendet wird. Prinzipiell gilt, dass im Labor nur der Erregernachweis (direkt oder indirekt) erfolgt, die Diagnose einer Infektionskrankheit hingegen ist eine klinische Aufgabe. In einigen Fällen jedoch ist der Erregernachweis beweisend für eine Infektionskrankheit. So ist der Nachweis von *Salmonella typhi* aus der Blutkultur beweisend für eine Typhuserkrankung, während der Nachweis derselben Spezies aus einer Stuhlkultur Hinweis auf einen Dauerausscheider sein kann.

3.3 Besteht Infektiosität?

Die Frage nach der Infektiosität stellt eine Sonderform der Frage nach dem Vorliegen einer aktiven Infektion dar. Sie kann bei der Isolierung von Patienten oder Kohortenbildung (Quarantäne) von Bedeutung sein, aber auch bei der Frage der Sicherheit von Blut und Blutprodukten (siehe Kap. D3).

3.4 Besteht eine Therapieindikation?

Der Erregernachweis unterstützt die Frage der Indikation und Wahl der antiviralen oder antibakteriellen Therapie, ersetzt aber nicht die klinische Entscheidung. Bei einigen Infektionskrankheiten ist der Erregernachweis für die Therapie entbehrlich. In diesen Fällen richtet sich die Therapie nach dem Ergebnis klinischer Studien oder Erfahrungswerten. Der Erregernachweis ist allerdings eine wichtige Voraussetzung für eine hoch spezifische antivirale, antimikrobielle Therapie. Besondere diagnostische Anforderungen ergeben sich beim Monitoring von Hochrisikopatienten, bei der Bestimmung des Therapieerfolges (z.B. Bestimmung der Erregermenge), bei Resistenztestungen und gegebenenfalls bei Therapieumstellung.

3.5 Welche Prognose hat die Infektionskrankheit?

Manche quantitative Verfahren zum Virusnachweis erlauben prognostische Rückschlüsse bei bestimmten Patienten. In der Bakteriologie ergibt sich die Prognosebewertung eher aus der Erregerspezies.

4 Diagnostisches Vorgehen des behandelnden Arztes

Indikationen für eine Infektionsdiagnostik ergeben sich also meist entweder

- bei **Vorliegen von Symptomen,** welche zur Verdachtsdiagnose/Differentialdiagnose einer Infektionskrankheit führen oder
- aufgrund **spezifischer Fragestellungen** (Infektiosität, Immunität, Therapieerfolg, Therapieversagen).

4.1 Präanalytische Phase

- Was ist die Verdachtsdiagnose, welche sind die Differentialdiagnosen?
- Was ist die Untersuchungsindikation?
- Auswahl der labordiagnostischen Leistung (Erreger-, Antikörpernachweise)
- Auswahl des geeigneten Patientenmaterials und Untersuchungszeitpunktes
- Anforderungsschein/papierlose Untersuchungsanforderung
- Materialabnahme
- Materialtransport.

4.2 Im Labor

- Auswahl der optimalen Untersuchungsmethodik
- Durchführung der diagnostischen Tests
- Validierung des Testergebnisses
- Befunderstellung.

Unter Einschluss anamnestischer und klinischer Angaben werden die **Laborergebnisse** interpretiert. Die so interpretierten Ergebnisse ergeben den **virologischen, bakteriologischen, mykologischen** oder **parasitologischen** Befund. Dieser führt zur Erregerdiagnose und gegebenenfalls zur Erkrankungsdiagnose (z.B. Hepatitis-B-Virusinfektion), Abschätzung der Prognose und unterstützt bei der Therapieentscheidung.

> Für eine optimale und kosteneffiziente Erregerdiagnostik ist der strukturierte Dialog zwischen dem Kliniker und dem Mikrobiologen/Virologen von ganz entscheidender Bedeutung. Behandlungspfade sind eine Hilfe, um den Umfang und Aufwand in der Diagnostik planbar zu gestalten.

Abbildung A8-1 zeigt einen Algorithmus, der den Ablauf der Erregerdiagnostik zusammenfasst.

5 Methoden in der Diagnostik

5.1 Untersuchungsmaterialien

Blut zur Gewinnung von **Serum** zum Antikörpernachweis oder Antigennachweis (z.B. Cryptococcus-Antigen, HBs-Ag) soll ohne Zusätze abgenommen werden und kann

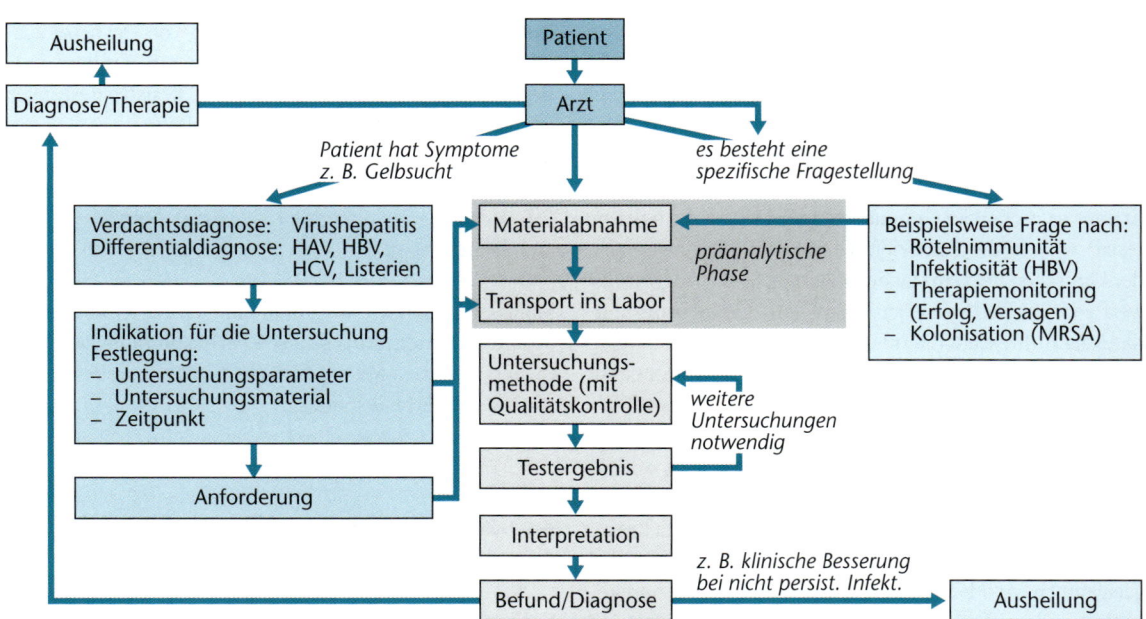

Abb. A8-1 Ablauf der Erregerdiagnostik.

meist bei Raumtemperatur versandt werden. Bei der Versendung von **Vollblut** ist eine außentemperaturbedingte Hämolyse zu vermeiden. Zum Nachweis der Virusmenge bei HIV und HCV wird **Plasma** oder Serum verwendet; hier sollte aus Gründen der standardisierten Quantifizierung eine Transportdauer von wenigen Stunden nicht überschritten werden. **Heparin-Blut** und **EDTA-Blut** sollten möglichst rasch ins Labor gelangen und am gleichen Tag verarbeitet werden (spätestens am folgenden Tag).

Materialien zur Virusisolierung sollten in einem speziellen flüssigen Virustransportmedium transportiert werden. Liquor, Urin und auch Nasen-Rachen-Sekrete (Absaugung) sollten nativ eingesandt werden. Trockene Abstriche oder Abstriche in Agar eingebettet sind für die Virusisolierung ungeeignet. Eine Kühlung der Proben (+4 °C) ist bei längerem Transport je nach Virus wichtig, insgesamt ist ein schneller Transport eher wichtiger.

> Für Genomnachweise wird das Material bei längerem Transport oder Lagerung eingefroren.

Untersuchungsmaterialien zum kulturellen Nachweis von Bakterien und Pilzen sollen in aller Regel ebenfalls bei 4 °C transportiert werden, um ein Überwuchern durch irrelevante Erregerspezies und eine Verfälschung des Untersuchungsergebnisses zu vermeiden. Blutkulturen sind eine Ausnahme von dieser Regel, da
- bei diesem Untersuchungsmaterial ein Überwuchern mit anderen Erregern nicht zu befürchten ist und
- die Probe bereits in ein Kulturmedium geimpft wurde.

Für Abstrichtupfer sind besondere Transportsysteme zu verwenden. Trockene Tupfer eignen sich nicht. Für den kulturellen Nachweis besonders empfindlicher Krankheitserreger (obligate Anaerobier) sind spezielle Transportmedien einzusetzen. Trotz der Lagerung bei 4 °C soll die Transport- und Lagerungszeit außerhalb des Laboratoriums vier Stunden nicht überschreiten.

5.2 Untersuchungsmethoden

Während noch vor 15 Jahren die Antikörperbestimmungen in der Virologie und der kulturelle Erregernachweis in der Bakteriologie ganz im Vordergrund der Diagnostik standen, wächst derzeit die Anzahl der Methoden zum **Direktnachweis** von Viren, Bakterien, Pilzen und Parasiten und ihrer Eigenschaften ständig.

Diese erfreuliche Entwicklung bedingt aber auch einige Probleme. Methodisch sind viele der neuen diagnostischen Verfahren zwar in einzelnen Laboratorien etabliert (laboreigene Tests) und standardisiert, aber eine **laborübergreifende Standardisierung fehlt** und eine externe Qualitätskontrolle ist, trotz vieler Bemühungen, nur zum Teil durchführbar. Demzufolge ist eine Vergleichbarkeit zwischen verschiedenen Laboratorien bei laboreigenen Verfahren nur bedingt möglich. Hinzu kommt das Problem der ausreichenden Validierung dieser Verfahren hinsichtlich Spezifität, Sensitivität sowie positivem und negativem Vorhersagewert. Viele, die eigene diagnostische Verfahren entwickeln, unterschätzen die Schwierigkeit der ausreichenden Testvalidierung bei weitem, die ohne eine verlässliche Kooperation mit den Klinikern und ohne ausreichende Inzidenz des nachzuweisenden Krankheitserregers praktisch nicht möglich ist. Aus diesem Grund ist es dem Mikrobiologen/Virologen auch gelegentlich nicht möglich, die Untersuchungsergebnisse aus anderen Laboratorien sicher zu interpretieren.

5.2.1 Antikörperbestimmungen

Ein Test auf erregerspezifische Antikörper erfolgt, wenn die Frage nach einer länger zurückliegenden Infektion (Immunitätsbestimmung) oder nach dem Bestehen einer behandlungsbedürftigen Infektion (z.B. HIV, Lues, Toxoplasmose) gestellt wird. Eine routinemäßige Bestimmung spezifischer zellvermittelter Immunität ist derzeit nur in Anfängen möglich.

Voraussetzungen für den auch möglichen Einsatz von Antikörpertests zur Diagnose von akuten Infektionen sind entweder die Untersuchung von **Doppelseren** zum Nachweis eines Antikörperanstieges, oder der Nachweis **erregerspezifischer IgM-Antikörper.** In einzelnen Fällen kann auch die Antikörperbestimmung mit bestimmten Methoden (z.B. VZV-KBR beim Zoster des älteren Menschen) oder der Nachweis von Antikörpern gegen ganz bestimmte Erregerantigene (z.B. Antikörper gegen EBNA des Epstein-Barr-Virus, Bewertung bestimmter Antikörperreaktivitäten bei der Borreliose) richtungweisend für die Diagnose einer akuten oder länger zurückliegenden Infektion sein. In manchen Fällen muss unbedingt versucht werden, den Infektionszeitpunkt einzugrenzen (z.B. Schwangerschaft).

Häufig wird die Antikörperbestimmung mithilfe eines ELISA durchgeführt, wie er beispielsweise bei der HBV-, Toxoplasmose- oder Borrelien-Diagnostik im Detail beschrieben ist. Ein anderes Verfahren ist der Test auf Antikörper durch Western-Blot (siehe unten). Bei Testverfahren, welche die an das Testantigen gebundenen Patientenantikörper mithilfe eines zweiten Antikörpers (Anti-human-Ig) nachweisen, kann prinzipiell während der Antikörperbestimmung – ohne vorherige Trennung – zwischen den Ig-Klassen unterschieden werden. Solche Teste sind

- Enzyme-linked immunosorbent assay (ELISA)
- Radioimmunoassay (RIA)
- Immunfluoreszenz-Test (IFT).

In der Praxis kann es aus Gründen der Kompetition um die Antigenbindungsstellen erforderlich sein, IgG-Antikörper zu entfernen. Dies gelingt entweder durch Einsatz der Anti-µ-capture-Technik oder durch immunologische Entfernung der IgG-Antikörper. Bei der Anti-µ-capture-Technik werden die IgM-Antikörper des Serums durch Immunadsorption an Anti-Human-IgM, welches an einer festen Phase (Mikrotiterplatte, Röhrchen, Kugel und Ähnliches) gebunden ist, zunächst isoliert, bevor die Antigenspezifität bestimmt wird.

Die modernen Antikörpernachweisverfahren wie der ELISA sind in Kombination mit dem Nachweis verschiedener **Ig-Klassen** (z.B. IgM), dem Nachweis von Antikörpern gegen verschiedene Antigene und mit **Aviditätsbestimmungen** geeignet, differenziertere Aussagen über Infektionszustände oder den Zeitpunkt der Infektion zu ermöglichen.

Der immunenzymatische **ELISA** ist relativ einfach und schnell (wenige Stunden) durchzuführen, wobei die Auswertung im Spektralphotometer erfolgt. Für die Enzymreaktion verwendet man ein lösliches Substrat, das in Gegenwart des Enzyms eine Farbänderung erfährt.

Der **Western-Blot** (WB) im engeren Sinne beschreibt den Transfer von Proteinantigenen nach Auftrennung aus einem SDS-(Sodium Dodecylsulphat)-Gel auf eine Membran (feste Phase). Er ist somit als Sonderform eines ELISA ebenfalls prinzipiell sowohl zum Antigen- als auch zum Antikörpernachweis einsetzbar. In der Diagnostik dient der WB zum Nachweis von spezifischen Antikörpern (z.B. Nachweis von HIV-spezifischen Antikörpern im humanen Serum als Bestätigungstest nach positivem ELISA-Suchtest).

Der **Neutralisationstest** (NT) bestimmt neutralisierende Antikörper, ist definitionsgemäß (sero)typspezifisch und z.B. zur Bestimmung der Poliovirus-Immunität unverzichtbar. Die Besonderheit des Neutralisationstests liegt somit darin, dass in diesem Test eine „infektiologisch relevante" Funktion der Antikörper getestet wird, nämlich einen Krankheitserreger oder ein Toxin zu neutralisieren (inaktivieren). Andere Tests weisen demgegenüber zunächst nur die Bindung bestimmter Antikörper an ein Antigen nach, ohne etwas über die biologische Bedeutung dieser Bindung auszusagen.

Komplement-bindende Antikörper (KBR-AK) werden bei vielen viralen Infektionen sowie bei Lues und anderen bakteriellen Krankheiten nachgewiesen. KBR-AK werden 10–14 Tage nach Auftreten klinischer Symptome nachweisbar und können nach mehreren Monaten wieder abfallen, mit unterschiedlichem Persistieren von Resttitern. In dieser Reaktion, welche historisch von größter Bedeutung war (Wassermann-Reaktion), werden Antikörper, die nach Bindung an das Antigen Komplement binden, nachgewiesen.

Beweis einer akuten Infektion ist ein **4-facher (oder höher) Titer-Anstieg.** Komplement-bindende Antikörper bleiben häufig nicht lange nach Infektion nachweisbar, was je nach Fragestellung hilfreich (Infektionszeitpunkt) oder hinderlich (Dauerimmunität) sein kann. Die KBR verliert ständig an Bedeutung in der Infektionsdiagnostik und wird nur noch bei bestimmten Fragestellungen durchgeführt.

Der **Hämagglutinations-Hemmtest** ist ein empfindliches Verfahren zum Nachweis virusspezifischer Antikörper. Er wird z.B. bei der Rötelnvirus-Diagnostik verwendet. Der Nachweis von Rötelnvirus-spezifischen Antikörpern durch den Hämagglutinations-Hemmtest basiert auf der Tatsache, dass das Rötelnvirus in seiner Hülle Proteine besitzt, die an Erythrozyten binden und diese vernetzen, agglutinieren können.

Neben den beschriebenen klassischen Nachweisverfahren für erregerspezifische Antikörper kommt auch der **Immunfluoreszenz** im Rahmen der Diagnostik Bedeutung zu. Dabei unterscheidet man zwei Verfahren, nämlich die direkte und die indirekte Immunfluoreszenz. Bei der **direkten** Immunfluoreszenz ist der Fluoreszenzfarbstoff [z.B. Fluorescein-Isothiocyanat (FITC)] direkt am Antikörper gebunden. Sie wird verwendet, um mit käuflichen oder selbst hergestellten Antikörpern Antigene nachzuweisen. Bei der **indirekten** Immunfluoreszenz wird die Antikörperbindung an ein Testantigen dagegen mit einem zweiten, fluoreszenzmarkierten Anti-Antikörper nachgewiesen. Da hier für alle menschlichen Proben ein einheitlicher zweiter markierter Antikörper verwendet werden kann, ist die indirekte Immunfluoreszenz gut zum Testen von Patientenseren geeignet.

5.2.2 Erregernachweisverfahren

Für viele diagnostische Fragen sind die Verfahren zum Erregernachweis oder zum Nachweis von Erregerbestandteilen (Antigennachweise) methodisch am besten geeignet. Dabei ist ein wesentliches Ziel der virologischen/mikrobiologischen Diagnostik die **Quantifizierung** der Erreger. Hierdurch ergeben sich zusätzliche Möglichkeiten der Verlaufsbeobachtung und der Therapiekontrolle.

Elektronenmikroskopie

Elektronenmikroskopie und auch der lichtmikroskopische Nachweis von Einschlusskörpern (z.B. Eulenaugenzellen) haben bei bestimmten Fragen (und bei Verfügbarkeit) in der Virologie durchaus noch Bedeutung (z.B. Verdacht auf Bioterrorismus). Die Elektronenmikroskopie ist auch ein diagnostisch schnelles Verfahren. Bei bestimmten Viren (Rotaviren, Astroviren, Varicella-Zoster-Virus, Poxviren, Adenoviren) kann der Virusnachweis schnell elektronenmikroskopisch erfolgen. Aufgrund des großen apparativen Aufwands und der Tatsache, dass hohe Viruskonzentrationen im Untersuchungsmaterial erforderlich sind, wird diese Methode nur selten angewendet.

Erregerisolierung und -kultur
In der Bakteriologie und Mykologie wurde mit dem Verfahren der Erregerkultur auf künstlichen Nährmedien das Tor zunächst für neue wissenschaftliche Fragestellungen (Nachweis der Erregerätiologie), dann für epidemiologische Untersuchungen und präventive Maßnahmen und später für individualdiagnostische Ansätze geöffnet. Die Erregerkultur ist auch heute noch aus der bakteriologischen und mykologischen Diagnostik nicht wegzudenken. Ihr besonderer Vorteil ist der Nachweis auch geringster Erregermengen, der verhältnismäßig geringe methodische Aufwand, die Möglichkeit einer späteren weiteren Charakterisierung des Erregers (Resistenzbestimmung, Toxin-Nachweis) und das breite Spektrum der in einem Arbeitsgang erfassbaren Erreger. Limitiert wird der Nutzen des kulturellen Erregernachweises in der Bakteriologie dadurch, dass sich einige Erreger kulturell kaum oder nur bei sehr großem methodischem Aufwand nachweisen lassen (Chlamydien, Rickettsien), ferner durch die mit dem Nachweis verbundenen Infektionsgefahren sowie die für therapeutische und hygienische Belange zu langen Bebrütungszeiten für den Nachweis einiger Krankheitserreger. Die Kunst der Bakteriologie und Mykologie besteht in der Auswahl der geeigneten Nährmedien und in der Auswahl der für den Kliniker relevanten Erreger aus einer großen Menge angewachsener Erreger.

Erregervermehrung und -nachweis in Zellkulturen
Die moderne Virologie wurde durch die Einführung zunächst von Organkulturen und danach von Zellkulturen möglich, weil Viren für ihre Vermehrung auf lebende Zellen angewiesen sind. Für einige Fragestellungen sind aber Tierversuche weiterhin unverzichtbar. Die **Virusisolierung** ist eine wesentliche Aufgabe der klinischen Virologie. Sie ermöglicht die biologische Charakterisierung eines Isolates. Diese wird aus Patientenmaterialien auf möglichst breit (d.h. für viele verschiedene Viren) empfänglichen Zellkulturen durchgeführt, in Versuchstieren (Coxsackie A-Viren) oder in embryonierten Hühnereiern.

Eine Infektion kann durch die Beobachtung eines **zytopathischen Effektes** oder durch andere Methoden (siehe unten) nachgewiesen und bestätigt werden. Meist dauert es mehrere Tage, bis eine endgültige Aussage möglich ist, allerdings lässt sich durch Kombination von Virusisolierung und Antigennachweis in der inokulierten Zellkultur die Zeitspanne deutlich verkürzen (Kurzzeitkultur, „shell vial culture"). Ein großer Vorteil des direkten Virusnachweises ist, dass ein positives Ergebnis unzweifelhaft eine aktive Infektion anzeigt.

Bei der **produktiven Virusinfektion** von Zellen werden zytozide und nicht zytozide Infektionen unterschieden. Zytozide Virusinfektionen führen zu gut erkennbaren zytopathischen Effekten (CPE) in den Zellkulturen. Die infizierten Zellen gehen aufgrund der Infektion zugrunde. Da sich nicht alle Viren mit CPE vermehren oder einen typspezifischen CPE hervorrufen, ist es notwendig, bei entsprechendem klinischem Verdacht Zusatzuntersuchungen zur Virustypisierung durchzuführen. Die **Typisierung** von Virus-Isolaten, aber auch von Chlamydien-Isolaten in Zellkulturen geschieht meist durch Anwendung monospezifischer Antiseren oder monoklonaler Antikörper.

Im Gegensatz zur Virologie spielt die Zellkultur im bakteriologischen und mykologischen Diagnostiklabor nur eine nachgeordnete Rolle, weil alternative, leichter handhabbare und verlässliche Methoden verfügbar sind.

Erregernachweis durch Untersuchung auf Erregerbestandteile
Die Verfahren zum Nachweis von Erregerbestandteilen sind meist wesentlich schneller als die Virusisolierung oder der kulturelle Nachweis von Mikroorganismen und darüber hinaus eher automatisierbar. In der Regel wird versucht, virale bzw. bakterielle Proteine oder Nukleinsäure nachzuweisen. Gelingt der Nachweis, dann kann häufig auf das Vorliegen einer Infektion geschlossen werden. Die Unterscheidung zwischen einer akuten und einer chronischen Infektion erfordert jedoch Zusatzuntersuchungen.

Antigennachweise
EIA (ELISA) werden besonders bei der Untersuchung auf Hepatitisantigene (z.B. HBsAg), Rotaviren, respiratorische Viren, Gonokokken oder Chlamydien eingesetzt. Eine modifizierte Form ist die **Doppelantikörper-Sandwichmethode,** die als ELISA oder als RIA aufgebaut werden kann. Hier wird zusätzlich ein spezifischer „Detektor-Antikörper" eingesetzt, an den erst der konjugierte Anti-Antikörper bindet. Damit können kleinste Konzentrationen des Erregers in klinischen Proben nachgewiesen und identifiziert werden.

Beispiele für diagnostische Antigennachweise sind die CMV-Antigenämie („pp65"), der Nachweis von Rotaviren im Stuhl, von Herpes-simplex-Viren in ausgestrichenen Zellen des Bläschengrundes oder von *Pneumocystis* in der brochoalveoären Lavage (BAL). Der Nachweis von Antigenen direkt im Patientenmaterial ist häufig rasch und quantitativ durchführbar, aber nicht grundsätzlich gleichbedeutend mit dem Nachweis der Infektiosität (z.B. HBsAg).

Nachweis von Nukleinsäuren

In-situ-Hybridisierung. Mit dieser Methode kann der Genomnachweis direkt am Ort der Replikation (in situ) erfolgen. Hierzu werden z.B. Gewebsschnitte mit markierten Nukleinsäure-Sonden inkubiert. Die Moleküle der Sonde binden dann an die Bereiche des Gewebeschnittes, die komplementäre virale Nukleinsäure enthalten. Mit dieser Methode kann in einem Gewebe eine Virusinfektion nachgewiesen werden, selbst wenn weniger als eine von Tausend Zellen infiziert ist.

In der Mikrobiologie wird zunehmend häufiger die **Fluoreszens-in-situ-Hybridisierung** (FISH) für den schnellen und spezifischen Erregernachweis direkt aus dem Untersuchungsmaterial, die Identifikation von bereits angezüchteten Erregern oder den Nachweis von Resistenzgenen eingesetzt.

Nukleinsäure-Amplifikation [z.B. Polymerase-Kettenreaktion (polymerase chain reaction [PCR], Ligase-Kettenreaktion und andere]. Die molekularbiologischen Methoden zum Nachweis von Genombestandteilen (Stichwort: PCR) revolutionierten die Infektionsdiagnostik. Bei diesem Verfahren werden DNA-Moleküle enzymatisch mit hoher Spezifität und Geschwindigkeit in vitro millionenfach vervielfältigt.

Besonders hilfreich sind die neuen und schnellen Möglichkeiten z.B. in der virologischen Liquor-Diagnostik, in der Diagnostik von urethralen Chlamydien-Infektionen und der Diagnostik von respiratorischen Infektionen durch *Chlamydia pneumoniae, Mycoplasma pneumoniae, Legionella spp.* und *Mycobacterium tuberculosis.* Eine weitere typische Anwendung in der virologischen Diagnostik ist der quantitative Nachweis von Virusgenomen im Serum. Dies ist mit anderen Methoden kaum möglich. Ein Problem der hohen Sensitivität dieser Methodik ist die Gefahr der Kontamination im Labor mit der Folge falsch positiver Ergebnisse. Zur Vermeidung von Kontaminationen werden hohe Anforderungen an die apparative und räumliche Ausstattung gestellt.

Infektionskrankheiten – organorientiert

B

KAPITEL B1

Hayrettin Tumani, Reinhard Marre und Klaus Korn

ZNS – Hirnhäute – peripheres Nervensystem

B1.1	**Allgemeine Empfehlungen zur Liquor-Diagnostik**	222
1	Blut-Liquor-Schrankenfunktion und intrathekale Antikörperproduktion	222
2	Spezifische Diagnostik	224
B1.2	**Akute bakterielle Meningitis**	225
1	Vorbemerkungen	225
2	Erregerspektrum	225
3	Infektionsweg und Pathogenese	226
4	Klinik	226
5	Diagnostik	227
5.1	Spezifische Diagnostik	228
5.2	Bildgebende Verfahren	228
6	Therapie	229
7	Prophylaxe und Prävention	232
B1.3	**Chronische Meningitis**	234
1	Vorbemerkungen	234
2	Erregerspektrum	234
3	Infektionsweg und Pathogenese	234
4	Klinik	235
5	Diagnostik	235
5.1	Spezifische Diagnostik	235
5.2	Bildgebende Verfahren	235
6	Therapie	235
7	Prophylaxe und Prävention	235
B1.4	**Hirnabszess**	236
1	Vorbemerkungen	236
2	Erregerspektrum	236
3	Infektionsweg und Pathogenese	237
4	Klinik	237
5	Diagnostik	237
6	Therapie	238
B1.5	**Subdurales Empyem und epiduraler Abszess des Gehirns**	238
1	Vorbemerkungen	238
2	Erregerspektrum	239
3	Infektionsweg und Pathogenese	239
4	Klinik	239
5	Diagnostik	239
6	Therapie	239
B1.6	**Septische Herdenzephalitis**	240
1	Vorbemerkungen	240
2	Erregerspektrum	240
3	Infektionsweg und Pathogenese	240
4	Klinik	241
5	Diagnostik	241
6	Therapie	241
B1.7	**Epiduraler Abszess des Rückenmarks**	242
1	Vorbemerkungen	242
2	Erregerspektrum	242
3	Infektionsweg und Pathogenese	242
4	Klinik	242
5	Diagnostik	242
6	Therapie	243
B1.8	**Virale Meningitis (aseptische Meningitis)**	243
1	Vorbemerkungen	243
2	Erregerspektrum	243
3	Infektionsweg und Pathogenese	244
4	Klinik	244
5	Diagnostik	244
6	Therapie	244
7	Prophylaxe und Prävention	244
B1.9	**Virusenzephalitis**	246
1	Vorbemerkungen	246
2	Erregerspektrum	246
3	Infektionsweg und Pathogenese	246
4	Klinik	246
5	Diagnostik	247
6	Therapie	247
7	Prophylaxe und Prävention	248
B1.10	**Herpes-simplex-Enzephalitis**	250
1	Vorbemerkungen	250
2	Erregerspektrum	250
3	Infektionsweg und Pathogenese	250
4	Klinik	251

5	Diagnostik	251		2	Erregerspektrum	257
6	Therapie	252		3	Infektionsweg und Pathogenese	257
				4	Klinik	257
B1.11	**Virusmyelitis**	**253**		5	Diagnostik	258
1	Vorbemerkungen	253		6	Therapie	258
2	Erregerspektrum	253				
3	Infektionsweg und Pathogenese	253		**B1.14**	**Tetanus**	**258**
4	Klinik	253		1	Vorbemerkungen	258
5	Diagnostik	253		2	Erreger	258
6	Therapie	254		3	Infektionsweg und Pathogenese	258
7	Prophylaxe und Prävention	254		4	Klinik	259
				5	Diagnostik	259
B1.12	**Periphere Fazialisparese**	**255**		6	Therapie	259
1	Vorbemerkungen	255		7	Prophylaxe und Prävention	259
2	Erregerspektrum	255				
3	Infektionsweg und Pathogenese	256		**B1.15**	**Botulismus**	**260**
4	Klinik	256		1	Vorbemerkungen	260
5	Diagnostik	256		2	Erreger	260
6	Therapie	256		3	Infektionsweg und Pathogenese	260
				4	Klinik	260
B1.13	**Polyneuroradikulitis (Guillain-Barré-Syndrom)**	**257**		5	Diagnostik	261
				6	Therapie	261
1	Vorbemerkungen	257		7	Prophylaxe und Prävention	261

B1.1 Allgemeine Empfehlungen zur Liquor-Diagnostik

Das ZNS bietet aufgrund seiner Blut-Liquor- und Blut-Hirn-Schranke sowie aufgrund der eingeschränkten diagnostischen Zugänglichkeit einige Besonderheiten, die die Diagnostik und Therapie erschweren. Eine wichtige Basis für die Differenzierung entzündlicher Krankheiten des Zentralnervensystems (ZNS) ist die Untersuchung des Liquors. Sie lässt sich in eine Basisdiagnostik und eine weiterführende Liquor-Analytik unterteilen (Tab. B1-1) (Felgenhauer 1998).

Nach **makroskopischer Beurteilung** des Liquors (klar, trübe, xanthochrom) erfolgt die zytologische Untersuchung mit Bestimmung der Gesamtzellzahl und der Zellverteilung.

Bei allen akut entzündlichen Prozessen im ZNS kann mit einer **Pleozytose** im Liquor gerechnet werden. Bei vielen Infektionen des Gehirns lassen sich drei Phasen voneinander abgrenzen: die neutrophile Zellreaktion, die lymphomonozytäre Sekundärreaktion und die humorale Tertiärphase (Felgenhauer 1998). Eine bakterielle Meningitis führt rasch zu einer granulozytären Reaktion mit mehr als 1000 Zellen/µl, die makroskopisch als Trübung erkennbar ist. Ausnahmen hiervon sind Patienten mit Immundefekten, bei denen eine adäquate granulozytäre Reaktion fehlt bzw. verzögert auftreten kann (Prange und Bitsch 1998) und Patienten mit einer Meningitis beispielsweise durch *Listeria monocytogenes*, *Borrelia burgdorferi* oder *Mycobacterium tuberculosis*. Bei verschleppten oder anbehandelten bakteriellen Meningitiden kann ein Übergang in die lymphozytäre Sekundärphase bereits eingetreten sein. Lokalisierte ZNS-Infektionen (Hirnabszess, embolische Herdenzephalitis) gehen in der Regel mit einer vorwiegend lymphomonozytären Reaktion und einer Gesamtzellzahl von meist unter 1000 Zellen/µl einher.

Die lymphozytäre Reaktion ist weiterhin typisch für eine Virusinfektion der Meningen und des Gehirns; in der Frühphase der viralen Meningitis können jedoch auch Granulozyten überwiegen. Die humorale Tertiärphase beginnt in der zweiten Krankheitswoche mit der Bildung von Antikörpern im ZNS.

1 Blut-Liquor-Schrankenfunktion und intrathekale Antikörperproduktion

Zur orientierenden Beurteilung der Blut-Liquor-Schrankenfunktion eignet sich die Bestimmung der Liquor-Eiweißkonzentration. Eine präzise Aussage zur Blut-Liquor-Schrankenpermeabilität und Liquor-Zirkulation erlaubt der **Liquor/Serum-Albuminquotient,** der auch in die weiteren differentialdiagnostischen Überlegungen eingeht (Tab. B1-2).

Für die Differentialdiagnose von Infektionen des Gehirns mit eher subakutem Verlauf und vorwiegend lymphozytärer Zellreaktion im Liquor lässt sich häufig auch die humorale Tertiärphase nutzen. Bedeutsam ist in diesem Zusammenhang die Klassendifferenzierung der intrathekalen Synthese von IgG, IgA und IgM. Die Auswertung erfolgt mithilfe der empirisch abgeleiteten **Quotientendiagramme,** bei denen Liquor/Serum-Quotienten für IgG, IgA und IgM jeweils gegen den Liquor/Serum-Albuminquotienten aufgetragen werden (Reiber 1998). Die Interpretation der Quotientendiagramme ist in Abbildung B1-1 aufgeführt. Die Diskriminierungslinie zwischen Fällen mit lokaler Immunglobulin-Synthese auf der einen und reinen Schrankenstörungen auf der anderen Seite wurde als Hyperbelfunktion definiert (Reiber 1998).

Nahezu alle entzündlichen Erkrankungen im ZNS mit humoraler Immunreaktion zeigen eine **Synthese von IgG** als Leitbefund. Durch den Nachweis einer zusätzlichen intrathekalen IgA- bzw. IgM-Synthese kann die Interpretation der Immunglobulin-Bestimmung erleichtert werden. So geht eine dominante intrathekale IgA-Synthese besonders häufig mit tuberkulöser Meningitis, Hirnabszess oder embolischer Herdenzephalitis einher (Felgenhauer 1998). Eine dominante IgM-Synthese bei wenig ausgeprägter IgG- und IgA-Synthese ist dagegen typisch für das Vorliegen einer Neuroborreliose (Tumani et al. 1995), insbesondere wenn auch noch eine mäßige bis starke Erhöhung des Albuminquotienten (Blut-Liquor-Schrankenfunktionsstörung) vorliegt.

Die Veränderungen der humoralen Immunreaktion durch Nachweis der Gesamtimmunglobuline sind allerdings unspezifisch und sollten gegebenenfalls durch den Nachweis der erregerspezifischen intrathekalen Antikörpersynthese ergänzt werden. Dies hat sich primär bei Virusinfektionen und auch bei einigen bakteriellen Infektionen (Borreliose, Neurolues) als nützlich erwiesen.

Die intrathekale Synthese von erregerspezifischen Antikörpern lässt sich als Antikörperindex nach der folgenden Formel berechnen:

Tab. B1-1 Stufen der Liquor-Diagnostik bei Verdacht auf Meningitis bzw. Meningoenzephalitis.

	Parameter	Untersuchungs-material
Basis-diagnostik	Gesamtzellzahl	Liquor
	Differentialzytologie	Liquor
	Gesamtprotein	Liquor
	Laktat	Liquor
	Glukose	Liquor/Serum
	Gramfärbung	Liquor
	Erregernachweis durch Kultur	Blut, Liquor, ggf. weitere
weiter-führende Diagnostik	Albumin, IgG, IgA, IgM	Liquor/Serum
	oligoklonale Banden	Liquor/Serum
	Nachweis erreger-spezifischer Antikörper	Liquor/Serum
	Agglutinationstests für bakterielle Antigene	Liquor
	spezifische Kulturver-fahren zum Nachweis von Mikroorganismen	Liquor/Blut
	spezifische mikroskopi-sche Verfahren zum Nachweis von *M. tuber-culosis,* Amöben, *C. neoformans*	Liquor
	Nukleinsäure-Amplifika-tionsverfahren zum Nachweis z.B. von HSV, CMV, Enteroviren, *M. tu-berculosis, B. burg-dorferi,* Polyomaviren	Liquor

Tab. B1-2 Ursachen eines pathologisch erhöhten Albuminquotienten (Schrankenstörung).

Liquor/Serum-Albuminquotient (Normbereich $< 8 \times 10^{-3}$)	mögliche Erkrankung
bis 10×10^{-3} (leichte Störung)	Zoster-Ganglionitis multiple Sklerose chronische HIV-Enzephalitis blande virale Meningitis
bis 20×10^{-3} (mittelgradige Störung)	virale Meningitis opportunistische Meningo-enzephalitiden
$> 20 \times 10^{-3}$ (schwergradige Stö-rung)	eitrige Meningitis tuberkulöse Meningitis HSV-Enzephalitis Guillain-Barré-Polyradikulitis

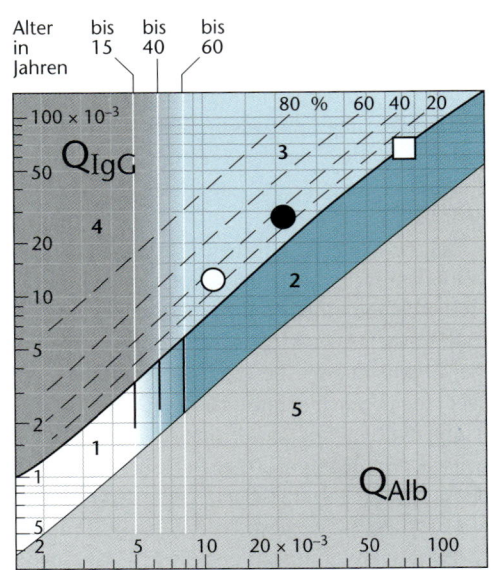
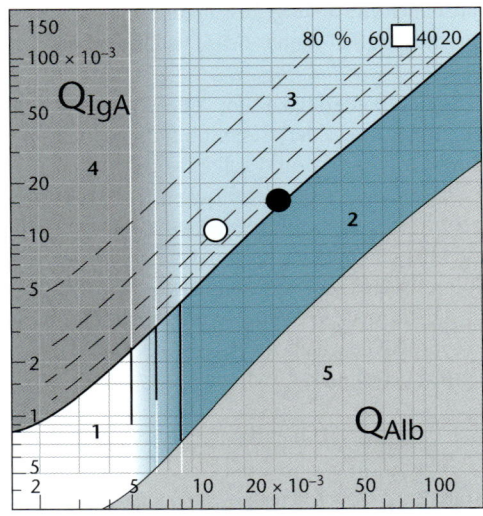
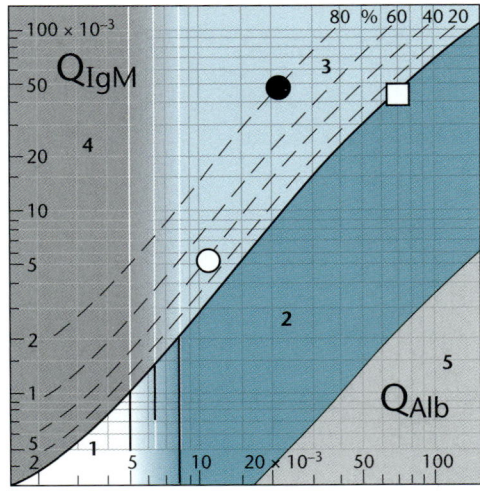

$$\frac{\text{spezifisches IgG im Liquor (Titer, Einheiten/ml)}}{\text{spezifisches IgG im Serum (Titer, Einheiten/ml)}}$$

$$\frac{\text{Gesamt-IgG im Liquor (mg/l)}}{\text{Gesamt-IgG im Serum (mg/l)}}$$

Diese Formel gilt entsprechend auch für IgM und IgA. Ein Antikörperindex $\geq$ 1,5 spricht für eine intrathekale erregerspezifische Antikörpersynthese, ist aber kein Beweis für eine frische Infektion, da er nach einer Infektion über mehrere Jahre erhöht bleiben kann (Tumani et al. 1995). Nur bei gleichzeitigem Vorliegen akuter Entzündungsparameter (Pleozytose und erhöhter Albuminquotient) ist ein erhöhter Antikörperindex als Hinweis für eine erregerbedingte ZNS-Entzündung zu werten.

2 Spezifische Diagnostik

Zur Identifikation des Erregers und gegebenenfalls zur Erstellung eines Antibiogramms sollte möglichst vor The-

Abb. B1-1 Liquor/Serum-Quotientendiagramm für IgG, IgA oder IgM (nach Reiber 1998).
Die dick gezeichneten Linien repräsentieren die obere nichtlineare Diskriminierungslinie. Werte oberhalb dieser Linie sind als IgG-, IgA- oder IgM-Synthese zu interpretieren. Die gestrichelten Linien geben das Ausmaß der intrathekalen Synthese als intrathekale Fraktion an. Ein erhöhter Q_{Alb} zeigt eine Störung der Blut-Liquor-Schrankenfunktion an, wobei altersabhängig folgende Grenzwerte (vertikale Linien) gelten: Q_{Alb} = 5 (bis 15 Jahre), Q_{Alb} = 6,5 (bis 40 Jahre) und Q_{Alb} = 8 (bis 60 Jahre).
Die dargestellten Daten stammen von einem Patienten mit Neuroborreliose (Q_{Alb} = 28, IgG = 30%, IgA = 20%, IgM = 80%), einem Patienten mit HSV-Enzephalitis (Q_{Alb} = 11, IgG = 30%, IgA = 40%, IgM = 35%) und von einem Patienten mit tuberkulöser Meningitis (Q_{Alb} = 70, IgG = 0%, IgA = 60%, IgM = 0%).

- ● Patient mit Neuroborreliose
- ○ Patient mit HSV-Enzephalitis
- □ Patient mit tuberkulöser Meningitis

- 1 = Normalbereich
- 2 = Störung der Blut-Liquor-Schrankenfunktion
- 3 = Synthese von IgG (bzw. IgA oder IgM) mit gestörter Schrankenfunktion
- 4 = Synthese von IgG (bzw. IgA oder IgM) mit intakter Schrankenfunktion
- 5 = Werte unterhalb der unteren Begrenzungslinie des Referenzbereiches sind als meßmethodische Fehler zu betrachten.

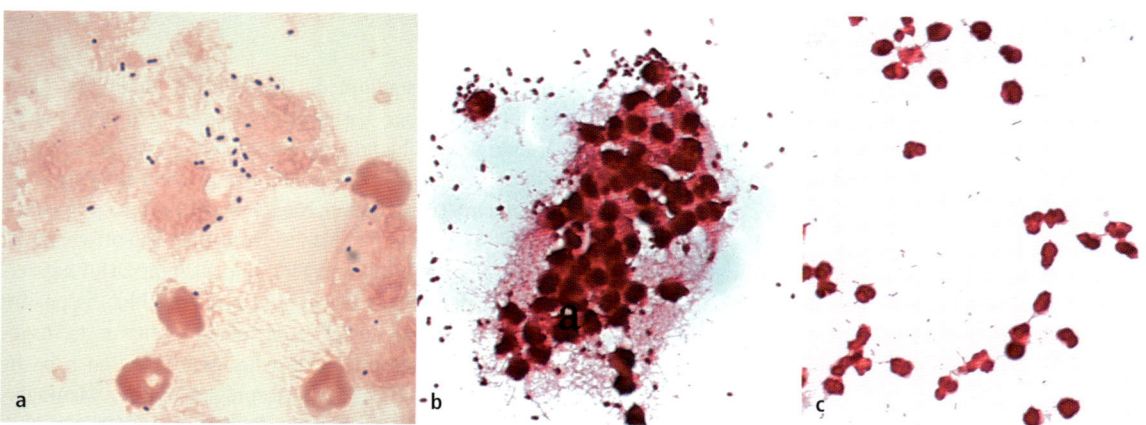

Abb. B1-2 Grampräparat von Liquor bei (**a**) Pneumokokken-Meningitis, (**b**) Meningokokken-Meningitis und (**c**) Haemophilus-influenzae-Meninigitis.

rapiebeginn eine Liquor-Probe zur **Kultur** in ein mikrobiologisches bzw. virologisches Labor versandt werden. Die **direkte mikroskopische Untersuchung** eines nach Gram gefärbten Liquor-Präparates kann bei akuter, nicht vorbehandelter bakterieller Meningitis Hinweise auf den Infektionserreger (insbesondere bei Pneumokokken, Meningokokken und *Haemophilus influenzae*) geben (Abb. B1-2). Dem in der Liquor-Diagnostik wenig erfahrenen Arzt bereitet jedoch gelegentlich die Unterscheidung zwischen diesen Bakterienarten erhebliche Schwierigkeiten.

Latex-Agglutinationstests erfassen erregerspezifische Antigene von Meningokokken, Pneumokokken und *H. influenzae*. Ihre Verwendung ist sinnvoll, wenn der Nachweis mittels Kultur und Mikroskopie trotz klinischen Verdachts auf eine bakterielle Meningitis negativ bleibt.

Nukleinsäure-Amplifikationsverfahren (PCR) haben sich für den Nachweis von Herpesviren, Enteroviren, Polyomaviren, aber auch weiteren Viren im Liquor bewährt (Jeffery et al. 1997, Muir 1999). Ihr Nutzen bei der Meningitis durch *M. tuberculosis* und *B. burgdorferi* ist nicht belegt.

Infektion benachbarter Organe (Sinusitis, Mastoiditis, Otitis, Hirnabszess, subdurales Empyem) oder entfernterer Organe (Sepsis, Endokarditis, Pneumonie), aber auch iatrogen (Ventrikeldrainage, paravertebrale Injektion, epidurale Anästhesie, Lumbalpunktion) oder posttraumatisch auftritt.

Die Inzidenz der Meningokokken-Meningitis lag in der Bundesrepublik Deutschland 1997 bei 0,99 Erkrankungen pro 100 000 Einwohner, die der „sonstigen bakteriellen Meningitiden" bei 1,4 pro 100 000 (Anonymous 1998, Sonntag und Ehrhard 1999). Die Letalität betrug nach den Daten des Robert-Koch-Instituts in den Jahren 1992–1997 für Meningitiden durch *E. coli*, Pneumokokken, Staphylokokken 20–30%, für die Meningokokken-Meningitis knapp 10%. Eine multizentrische Studie in den USA erbrachte folgende Letalität (Schuchat et al. 1997): 21% bei *Streptococcus pneumoniae*, 15% bei *Listeria monocytogenes*, 7% bei *Streptococcus agalactiae*, 6% bei *Haemophilus influenzae* und 3% bei *Neisseria meningitidis*. Meningitiden durch *H. influenzae* sind in Deutschland wie in anderen Ländern auch nach Einführung der Impfung deutlich zurückgegangen und liegen derzeit bei 0,1 Erkrankungen pro 100 000 Einwohner. Über die Hälfte der H.-influenzae-Isolate gehörten 2004 nicht zum Kapseltyp b, gegen den geimpft werden kann (Robert-Koch-Institut 2004).

B1.2 Akute bakterielle Meningitis

1 Vorbemerkungen

Die akute bakterielle Meningitis ist eine lebensbedrohliche Erkrankung, die jedes Lebensalter betreffen kann. Sie lässt sich unterteilen in die **primäre** Form ohne nachweisbaren Fokus und die **sekundäre** Form, die als Komplikation einer

2 Erregerspektrum

Die ambulant erworbene bakterielle Meningitis bzw. Meningoenzephalitis wird am häufigsten von **S. pneumoniae**, **N. meningitidis** und, insbesondere im höheren Lebensalter, von **L. monocytogenes** verursacht. Zu den sehr seltenen Ursachen einer akuten Meningitis gehören *Brucella spp.* (häufiger in Endemiegebieten wie den Mittelmeeranrainer-Staaten und Arabien) und die nichtbakteriellen Infektionserreger wie z.B. *Naegleria spp.*, *Acanthamoeba spp.* (frei lebende Süßwasseramöben) sowie der in Südostasien verbreitete Wurm *Angiostrongylus cantonensis* (Tunkel et al. 2004).

Höheres Alter, Alkoholmissbrauch, Zustand nach Splenektomie sowie Pneumonie, Sinusitis und andere Erkrankungen im HNO-Bereich sind Risikofaktoren für eine Pneumokokken-Meningitis (Dufour und Waldvogel 1991, Felgenhauer und Kober 1985, Scheld 1984). Die seltenen Defekte des Komplement-Systems, insbesondere des terminalen Komplexes, führen zu wiederholten Erkrankungen durch *N. meningitidis*.

Bei alten und durch eine Grundkrankheit oder therapeutische Immunsuppression geschwächten Patienten gehören *L. monocytogenes*, Enterobakterien und Enterokokken zu den häufigeren Erregern (Prange 1995, Prange 1998), während Meningitiden im Säuglingsalter überwiegend von *S. agalactiae*, *E. coli* (Kapseltyp K1) und *L. monocytogenes* verursacht werden.

Nach neurochirurgischen Eingriffen bzw. bei posttraumatischen Infektionen lassen sich überwiegend Koagulase-negative Staphylokokken, *Staphylococcus aureus* und Streptokokken nachweisen (Dufour und Waldvogel 1991, Zysk et al. 1994).

3 Infektionsweg und Pathogenese

Meningokokken, *H. influenzae* und *S. pneumoniae* werden aerogen übertragen. L.-monocytogenes-Infektionen entstehen nach oraler Aufnahme der Bakterien, die Neugeborenen-Meningitis wird durch Infektion mit Bakterien aus der mütterlichen Vaginalflora verursacht. Nach Kolonisation des Oronasopharynx überwinden die Bakterien die Mukosa und verursachen eine Bakteriämie. Die Kapsel vieler Infektionserreger vermittelt einen partiellen Schutz vor Phagozytose, der jedoch durch Komplement-Aktivierung und Komplement-vermittelte Phagozytose aufgehoben werden kann. Möglicherweise aufgrund spezifischer Bindung an Gefäßendothelien und die den Plexus chorioideus und die Ventrikel auskleidenden Epithelien entsteht die Meningitis. Bakterielle Bestandteile schädigen die Blut-Hirn-Schranke und induzieren einen massiven Entzündungsreiz, der den Einstrom von Leukozyten in den Liquor nach sich zieht und zu einem Hirnödem führt (Quagliarello und Scheld 1992).

4 Klinik

Im Prodromalstadium der bakteriellen Meningitis klagt der Patient über leichtere Kopfschmerzen, allgemeines Krankheitsgefühl und eine geringgradige Nackensteife, begleitet von Fieber. Das Vollbild zeigt die **Leitsymptome Kopfschmerzen, Fieber, Nackensteife** bis hin zu Opisthotonus, Verwirrtheit, Vigilanzstörung und epileptischen Anfällen. Neben der Nackensteife sind auch die Dehnungszeichen nach Lasègue, Kernig und Brudzinski häufig positiv. Der Meningismus ist bei der Mehrzahl der bewusstseinsgestörten Patienten mit bakterieller Meningitis noch nachweisbar. Unterschiedlich ausgeprägt kann der Meningismus bei Kindern und älteren Patienten sein (Pfister et al. 1993, Prange und Bitsch 1998).

Aus der klinischen Präsentation und Anamnese können bereits Hinweise auf den Infektionserreger abgeleitet werden. Typisch, aber nicht spezifisch für die Meningokokken-Meningitis und Meningokokken-Sepsis sind hämorrhagische Exantheme (Petechien, flächige Einblutungen, insbesondere in den unteren Körperpartien wie z.B. Gesäß, Beine). Einer Pneumokokken-Meningitis geht häufig eine Otitis media oder eine Sinusitis unmittelbar voraus.

Eine Abgrenzung der L.-monocytogenes-Meningoenzephalitis von anderen Ursachen einer bakteriellen Meningitis allein aufgrund der Klinik ist nicht sicher möglich. Eine Meningitis bzw. Enzephalitis durch *L. monocytogenes* sollte in Betracht gezogen werden bei Neugeborenen bzw. im Alter von > 50 Jahren, bei gleichzeitiger Infektion der Meningen und des ZNS-Parenchyms, bei subkortikalem Hirnabszess, bei neurologischen Herdsymptomen und beim Nachweis von „coryneformen Bakterien" oder von „Diphtheroiden" in Blutkultur oder Liquor (Lorber 1997). In 5–10% präsentiert sich die Listeriose des ZNS als isolierte Hirnstammenzephalitis. In typischen Fällen zeigt die Erkrankung einen biphasischen Verlauf. Im Prodromalstadium fehlen meningitische Zeichen. In der zweiten Phase treten rasch Meningitis sowie Herdsymptome und Hirnnervenausfälle (III, V, VI, VII, IX) auf.

In 10–15% aller Meningokokken-Meningitiden entsteht als besonders schwere Form des septischen Schocks das **Waterhouse-Friderichsen-Syndrom**, auch als Purpura fulminans bezeichnet, welches mit einer akuten hämorrhagischen Nekrose der Nebennieren einhergeht und auch bei Infektionen mit *S. pneumoniae* und anderen Bakterienspezies beobachtet wird (Abb. B1-3). Charakteristisch für das Waterhouse-Friderichsen-Syndrom sind ein rascher Fieberanstieg mit Kollapszeichen (Blässe, Erbrechen, Durchfall) und ein foudroyanter Verlauf. Infolge der Verbrauchskoagulopathie kommt es zu Hautblutungen (Petechien, Sugillationen).

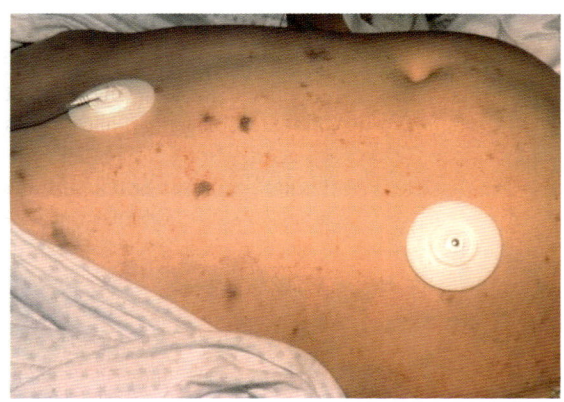

Abb. B1-3 Hautveränderungen (Petechien und Sugillationen) bei einem jungen Patienten mit Meningokokken-Meningitis.

5 Diagnostik

Die klinische Vorgehensweise bei Meningitis-Verdacht ist in Abbildung B1-4 dargestellt. Leukozytose, BSG-Beschleunigung und erhöhtes CRP sprechen für eine bakterielle Infektion. Erhöhte Leber-, Pankreas- und Muskelenzyme sowie erhöhte harnpflichtige Substanzen sind ein Hinweis auf begleitende Organkomplikationen. Zeichen einer Verbrauchskoagulopathie (Fibrinspaltprodukte, verminderte Thrombozyten-Zahl, erniedrigtes Fibrinogen, verlängerte PTT und erniedrigter Quick-Wert) erfordern unverzügliches therapeutisches Handeln.

Der **Liquor-Befund** zeigt bei der eitrigen Meningitis in 80–90% der Fälle typischerweise eine Leukozyten-Zahl > 1000/µl mit einem Granulozyten-Anteil von > 80% (Tab. B1-3). Niedrige Liquorzellzahlen können sehr früh im Krankheitsverlauf, bei der anbehandelten bakteriellen Meningitis, bei fulminantem Verlauf (apurulente Verlaufsform) und bei abwehrgeschwächten Patienten vorkommen. Die Liquor-Eiweißkonzentration liegt in der Regel > 1000 mg/l und der Laktatwert ist deutlich erhöht (> 2,5 mmol/l). Die Laktatkonzentration ist eher unspezifisch, sodass bei der außerhalb des Krankenhauses erworbenen Meningitis auf die Laktatbestimmungen verzichtet werden kann (Tunkel et al. 2004). Bei Patienten mit postoperativer Meningitis kann jedoch ein Laktatwert von ≥ 4,0 mmol/l einen verlässlichen Hinweis auf die Notwendigkeit einer Antibiotikatherapie ergeben. Ein deutlich erniedrigter Liquor/Serum-Glukosequotient (< 0,3) kann ebenfalls diagnostisch hilfreich sein. Bei der apurulenten bakteriellen Meningitis sind die zahlreichen mikroskopisch sichtbaren Bakterien bei Fehlen deutlich erhöhter Leukozyten-Zahlen im Liquor diagnostisch wegweisend.

Die tuberkulöse Meningitis geht mit lymphomonogranulozytärer Pleozytose im Liquor (einigen 100 Zellen/µl) sowie mit einer sehr starken Erhöhung des Liquor-Eiweißes und des Laktats einher. Zellzahlen von < 1000/µl mit einem hohen Anteil von Lymphozyten finden sich auch bei der Meningitis durch *L. monocytogenes*, *B. burgdorferi* und *Brucella spp.* (siehe Tab. B1-3). Eine Eosinophilie im Liquor kann als Hinweis auf eine Infektion mit Würmern wie z.B. *Angiostrongylus cantonensis*, einer Wurmart, die endemisch in Südostasien vorkommt, gewertet werden.

Die Abgrenzung von einer viralen Meningitis bereitet gelegentlich Schwierigkeiten. Die unter Kapitel B1.1 genannten charakteristischen Liquor-Befunde erleichtern die Differentialdiagnose. Als eine weitere Entscheidungshilfe könnte die Bestimmung von Procalcitonin (PCT) im Plasma dienen, das in der Kombination mit CRP und Leukozyten-Zahl die Differenzierung zwischen bakteriell und viral unterstützen kann (Thayyil et al. 2005). Die Richtlinien der Infectious Disease Society der USA enthalten

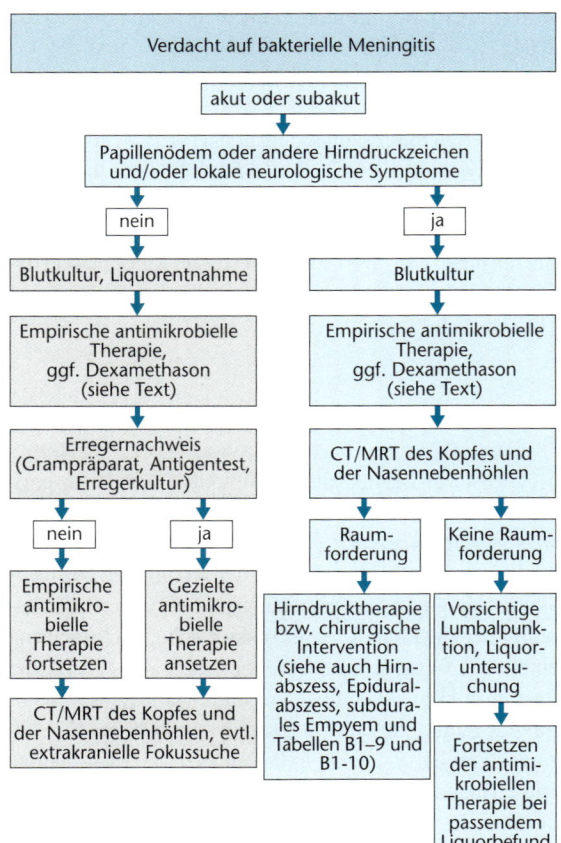

Abb. B1-4 Vorgehensweise bei Verdacht auf bakterielle Meningitis.

Tab. B1-3 Typische Liquor-Befundkonstellationen bei verschiedenen Formen der Meningitis bzw. Meningoenzephalitis.

	„eitrige Meningitis" (N. meningitidis, S. pneumoniae, H. influenzae)	„seröse Meningitis" (Viren)	Neuroborreliose (B. burgdorferi)	Listeriose (L. monocytogenes)	Tuberkulöse Meningitis (M. tuberculosis)
makroskopische Beurteilung	trüb	klar	klar	klar	klar Spinnwebsgerinnsel
Zellzahl (Zellen/µl)	> 1000	< 1000	< 1000	< 1000	< 1000
Differentialzellbild	granulozytär	lymphozytär	lymphozytär	lymphozytär	gemischt
Gesamtprotein (mg/l)	> 1000	< 1000	> 1000	< 1000	> 1000
Laktat (mmol/l)	> 3,5	< 3,5	< 3,5	< 3,5	> 3,5
Glukosequotient (Liquor/Serum in %)	< 50	> 50	> 50	> 50	< 50
Albuminquotient (Liquor/Serum × 10^{-3})	> 20	< 20	> 20	keine gesicherten Daten	> 20

derzeit keine Empfehlung zur PCT-Bestimmung. Hingegen wird eine CRP-Bestimmung empfohlen, wenn (Tunkel et al. 2004)
- der zytologische Liquor-Befund an eine Meningitis denken lässt
- Bakterien mikroskopisch nicht nachweisbar sind und
- von Seiten der Klinik Zweifel bezüglich der Indikation einer antibakteriellen Therapie bestehen.

Ein normaler CRP-Wert spricht bei dieser Konstellation dafür, dass eine antibakterielle Therapie nicht indiziert ist (Tunkel et al. 2004).

5.1 Spezifische Diagnostik

Möglichst vor Beginn einer Antibiotika- oder auch antiviralen Therapie sollten Materialien für den Erregernachweis gewonnen werden (Tab. B1-4). Dazu gehören **Blut- und Liquor-Kulturen** sowie bei der sekundären Form der akuten Meningitis Untersuchungsproben vom Ausgangspunkt der Infektion. Die **mikroskopische Untersuchung** eines nach Gram gefärbten Liquor-Präparates gibt bei der Pneumokokken-, H.-influenzae- und Meningokokken-Meningitis häufig (90% bei S. pneumoniae, 86% bei H. influenzae, 75% bei N. meningitidis; Tunkel et al. 2004) bereits Hinweise auf den Infektionserreger. Das Liquor-Präparat bei einer L.-monocytogenes-Meningitis ist wegen der geringen Erregerkonzentration in ca. 50% der Fälle negativ, im positiven Fall manchmal – wegen der Ähnlichkeit der gelegentlich kurzen grampositiven Stäbchen mit Pneumokokken – für den unerfahrenen Untersucher auch irreführend. Zur ergänzenden Diagnostik hat sich auch die Mikroskopie eines Abstriches aus Petechien bewährt.

Der **Antigennachweis als Schnelltest** umfasst S. pneumoniae, N. meningitidis und H. influenzae Typ b. Der Antigentest kann empfohlen werden, wenn der Patient bereits anbehandelt ist und Grampräparate und Liquor-Kulturen negativ sind. Amöben werden mikroskopisch im Nativpräparat nachgewiesen, häufig leider erst post mortem aufgrund histologischer Untersuchungen. Zum Nachweis von M. tuberculosis siehe Kapitel C3.

Der Antikörpernachweis kann zur Diagnose einer Brucellose hilfreich sein, nicht jedoch bei einer Meningitis bzw. Meningoenzephalitis durch L. monocytogenes (siehe Tab. B1-4). Molekulare Verfahren (FISH, PCR) haben sich bis auf Spezialsituationen in der bakteriologischen Meningitis-Diagnostik nicht durchgesetzt, obwohl erste Ergebnisse durchaus ermutigend sind (Poppert et al. 2005). Nützlich könnte die PCR dann sein, wenn das Grampräparat bei einer Meningitis mit typischer Liquor-Pleozytose negativ ist.

Zur mikrobiologischen Untersuchung gehört auch die **Resistenzbestimmung,** da nicht mehr von einer uneingeschränkten Penicillin-Empfindlichkeit (Pneumokokken, Meningokokken) bzw. Ampicillin-Empfindlichkeit (H. influenzae) auszugehen ist.

5.2 Bildgebende Verfahren

In der Notfalldiagnostik ist bei bewusstseinsklaren Patienten ohne Stauungspapille die Durchführung einer CCT vor der Liquor-Entnahme nicht erforderlich, da hierdurch der Beginn der antibiotischen Therapie und die Liquor-Gewinnung verzögert wird. Sie ist jedoch zum Ausschluss bzw. Nachweis eines Hirnödems indiziert. Ist der Patient bewusstseinsgestört oder liegen fokale neurologische Symptome vor, sollte nach Beginn der Antibiotikatherapie eine CCT und erst dann eine Lumbalpunktion durchgeführt werden. Bei klinischen Zeichen der Einklemmung (einseitig erweiterte und nicht reagible Pupille, Streckkrämpfe) oder einer deutlichen Raumforderung in der CCT ist die Lumbalpunktion kontraindiziert (Prange 1995).

Im Rahmen der ätiologischen Klärung einer bakteriellen Meningitis dient die CCT der Aufdeckung von zugrunde liegenden Erkrankungen (z.B. Sinusitis, Otitis media, Cholesteatom, Hirnabszess) und von Komplikationen (z.B. Abszedierung, Hirninfarkt, Hydrocephalus). Bei einer Hypodensität im CCT sollte Kontrastmittel (KM) verabreicht werden, um durch Muster und Intensität der KM-Aufnahme die differentialdiagnostische Bewertung zu erleichtern. Während ein Hirnabszess mit Kapselbildung eine ringförmige KM-Anreicherung aufweist, geht eine Herdenzephalitis mit fleckförmiger KM-Anreicherung einher.

Für den Nachweis einer Begleitenzephalitis oder Ischämie im Rahmen einer Vaskulitis ist die MRT sensitiver als die CT. Insbesondere mit der diffusionsgewichteten Aufnahmetechnik lassen sich auch bei einer Hirnstammenzephalitis frühzeitig Herde nachweisen (Campbell und Zimmerman 1998).

Tab. B1-4 Verfahren zum Nachweis ausgewählter Erreger von ZNS-Infektionen.

Infektionserreger	Untersuchungsverfahren
Acanthamoeba, Naegleria	Mikroskopie
Aspergillus	Kultur Antikörpernachweis
Borrelia burgdorferi	Nachweis der intrathekalen Antikörperproduktion ggf. Nukleinsäure-Amplifikation
Brucella	Kultur Antikörpernachweis
Coccidioides immitis	Antikörpernachweis
Cryptococcus neoformans	Antigennachweis (auch im Blut) Kultur
Enteroviren	Nukleinsäure-Amplifikation
Herpesviren (HSV, CMV)	Nukleinsäure-Amplifikation Nachweis der intrathekalen Antikörperproduktion
Histoplasma capsulatum	Antikörpernachweis
Mycobacterium tuberculosis	Mikroskopie, Kultur ggf. Nukleinsäure-Amplifikation
Nocardia	Kultur
Polyomaviren	Nukleinsäure-Amplifikation
Taenia solium	Antikörpernachweis
Toxoplasma gondii	Antikörpernachweis
Treponema pallidum	Nachweis der intrathekalen Antikörperproduktion
Trypanosoma brucei	Antikörpernachweis Mikroskopie eines Blut- und Liquor-Präparates (Nativ und Giemsa)

6 Therapie

Die wichtigste Behandlungsmaßnahme bei einer schweren lebensbedrohlichen Meningitis ist die rasche Gabe von **Antibiotika,** die bei Verdacht auf eine eitrige Meningitis unmittelbar nach der neurologischen Untersuchung und Entnahme der Untersuchungsmaterialien für den Erregernachweis erfolgen sollte (Scheld 1989). In Großbritannien wird der Beginn der parenteralen Therapie unmittelbar nach Stellung der Diagnose eines Verdachts auf bakterielle Meningitis, also bereits vor Transport des Patienten in die Klinik empfohlen. In jedem Fall soll eine bakterielle Meningitis als Notfall angesehen werden, der einer unverzüglichen Überweisung in die Klinik bedarf (Tunkel et al. 2004).

Wenn in der CCT mit Knochenfenster ein Entzündungsherd in der Nachbarschaft als mögliche Ursache nachgewiesen wird, sollte – neben der Antibiotikatherapie – die sofortige operative Sanierung erfolgen. Bei Patienten mit vorausgegangenem Schädel-Hirn-Trauma erfolgt im Gegensatz dazu die chirurgische Versorgung von Duradefekten nach Abklingen der akuten Meningitis, meist 10–14 Tage nach Antibiotikatherapie (Brandt et al. 1998, Prange 1995).

In der **Initialphase bei noch fehlendem Erregernachweis** sollte für die Wahl des Antibiotikums das Erregerspektrum der bakteriellen Meningitis in Abhängigkeit vom Patientenalter, von Grund- und Begleitkrankheiten und anderen klinischen Faktoren berücksichtigt werden (Tab. B1-5) (Bitsch et al. 1997, Brandt et al. 1998, Prange 1995). Die Dosierung der entsprechenden Antibiotika ist in Tabelle B1-6 dargestellt.

Im Neugeborenenalter (< sechs Wochen) treten gehäuft gramnegative Enterobakterien, Gruppe B-Streptokokken

Tab. B1-5 Typische Erreger und empfohlene empirische Therapie der bakteriellen Meningitis in Abhängigkeit von Alter und Prädisposition (Felgenhauer 1998).

Alter bzw. prädisponierende Faktoren	typische Erreger	empirische Therapie
Neugeborene < 6 Wochen	E. coli, S. agalactiae, L. monocytogenes	Cephalosporin der 3. Generation* plus Ampicillin
Kinder bis zum 12. Lebensjahr	N. meningitidis, S. pneumoniae, H. influenzae	Cephalosporin der 3. Generation*
Kinder ab dem 12. Lebensjahr und Erwachsene	N. meningitidis, S. pneumoniae, L. monocytogenes (im höheren Alter)	Cephalosporin der 3. Generation* evtl. in Kombination mit Ampicillin
nosokomial erworben, postoperativ bzw. posttraumatisch	Staphylokokken, Enterobakterien und P. aeruginosa	Cephalosporin der 3. Generation* plus Flucloxacillin plus Aminoglykosid
abwehrgeschwächte und ältere Patienten	L. monocytogenes, S. pneumoniae	Cephalosporin der 3. Generation* plus Ampicillin plus Aminoglykosid
Shunt-Infektion	S. epidermidis, S. aureus	Cephalosporin der 3. Generation* plus Vancomycin

* Cefotaxim oder Ceftriaxon

und *L. monocytogenes* auf, sodass in dieser Altersgruppe von der Paul-Ehrlich-Gesellschaft eine empirische Initialtherapie mit Cephalosporinen der dritten Generation (z.B. Cefotaxim oder Ceftriaxon) in Kombination mit Ampicillin und eventuell zusätzlich einem Aminoglykosid empfohlen wird (Helwig und Noack 1997).

Bei Kindern bis zum zwölften Lebensjahr wird eine Monotherapie mit Cephalosporinen der dritten Generation (z.B. Cefotaxim oder Ceftriaxon) empfohlen (Brandt et al. 1998, Helwig und Noack 1997).

Bei Kindern ab dem zwölften Lebensjahr und bei Erwachsenen ohne Grundkrankheiten wird zur initialen

Tab. B1-6 Dosierung von verschiedenen Antibiotika bei intravenöser Applikation zur Therapie von Infektionen des ZNS.

Substanz	Dosierungsintervall	Erwachsene	Kinder
Penicillin G	4–6 h	30 Mio. IE/d	0,25 Mio. IE/kg KG/d
Ampicillin	6 h	12 g/d	400 mg/kg KG/d
Cefotaxim	8 h	6 g/d	200 mg/kg KG/d
Ceftazidim	8 h	8 g/d	200 mg/kg KG/d
Ceftriaxon	12–24 h	2–4 g/d	100 mg/kg KG/d
Piperacillin	8 h	12 g/d	300 mg/kg KG/d
Flucloxacillin	6 h	8–12 g/d	200 mg/kg KG/d
Gentamicin*	8 h	360 mg/d	5 mg/kg KG/d
Fosfomycin	8 h	15 g/d	300 mg/kg KG/d
Rifampicin	24 h	600 mg	10 mg/kg KG/d
Trimethoprim + Sulfamethoxazol	8 h	480 mg + 2,4 g/d	10 + 50 mg/kg KG/d
Metronidazol	8 h	1,5 g/d	30 mg/kg KG/d
Chloramphenicol	8 h	3 g/d	100 mg/kg KG/d
Vancomycin	6 h	2 g/d	40–60 mg/kg KG/d

* Serumspiegel-Kontrollen erforderlich.

Antibiotikatherapie einer ambulant erworbenen Meningitis Penicillin G oder ein Cephalosporin der dritten Generation verwendet, wenn Kokken im Liquor (Grampräparat) nachweisbar sind. Lassen sich im Grampräparat keine Bakterien nachweisen, so kann initial ein Cephalosporin mit Ampicillin kombiniert werden, um eine Wirksamkeit gegen *L. monocytogenes* zu erhalten. Diese Kombination ist besonders bei älteren Patienten und Patienten mit Abwehrschwäche (maligne Grundkrankheit, immunsuppressive Therapie, nach Nierentransplantation, Alkoholiker) empfehlenswert, da in dieser Patientengruppe die Listeriose gehäuft auftritt (Scheld 1984).

Zur **gezielten Therapie** wird unter Berücksichtigung des Antibiogrammes ein hoch wirksames, ausreichend Liquor-gängiges Antibiotikum verwendet (Tab. B1-7). Therapie der Wahl bei einer Meningitis durch Penicillin-sensible S.-pneumoniae- und N.-meningitidis-Stämme ist Penicillin G, bei einer Meningitis durch *H. influenzae* Cefotaxim oder Ceftriaxon.

Bei Nachweis Penicillin-resistenter Pneumokokken bzw. bei begründetem Verdacht sollten initial Cephalosporine der dritten Generation (Cefotaxim oder Ceftriaxon) gegeben werden, eventuell alternativ auch Vancomycin oder Rifampicin (Brandt et al. 1998, Prange 1995). Aufgrund von In-vitro-Daten ist davon auszugehen, dass Cefotaxim und Ceftriaxon auch bei Meningokokken mit verminderter Penicillin-Empfindlichkeit wirksam sind.

Antibiotikum der ersten Wahl bei der Therapie der Meningitis bzw. Meningoenzephalitis durch *L. monocytogenes* ist Ampicillin in Kombination mit Gentamicin. Penicillin G und Co-trimoxazol sind Mittel der zweiten Wahl, wohingegen Cephalosporine unwirksam sind (Lorber 1997).

Geht der Meningitis ein Schädel-Hirn-Trauma oder ein neurochirurgischer Eingriff voraus, wird in Abhängigkeit von Erregernachweis und Antibiogramm therapiert (z.B. Cephalosporin der dritten Generation plus Anti-Staphylokokken-Antibiotikum wie Flucloxacillin, Fosfomycin oder Vancomycin plus Aminoglykosid).

Bei einer Shunt-Infektion sollte der Shunt entfernt und vorübergehend eine externe Liquor-Drainage angelegt werden. Die Antibiotikatherapie muss gezielt entsprechend dem nachgewiesenen Isolat hoch dosiert und für einen Zeitraum von ca. drei Wochen vorgenommen werden. Eine zusätzliche intrathekale Antibiotikaapplikation von Vancomycin (10–20 mg täglich) oder Teicoplanin (10 mg täglich) bei Staphylokokken- und Enterokokken-Infektionen oder Tobramycin (2 × 5–10 mg) bei *Pseudomonas* kann sinnvoll sein (Helwig und Noack 1997).

Eine Kontrollpunktion zum Nachweis eines bakteriologischen Therapieerfolgs ist bei unauffälligem klinischen Verlauf nicht indiziert. Lediglich bei der neonatalen Meningitis durch Enterobakterien und *Pseudomonas aeruginosa* ist eine Kontrollpunktion relevant, weil sich aus dem Ergebnis die Therapiedauer bestimmt. Die Therapiedauer beträgt bei ambulant erworbenen Meningitiden nicht weniger als sieben Tage, bei Meningokokken-Meningitiden nicht weniger als vier Tage. Eine Meningitis bzw. Meningoenzephalitis durch *L. monocytogenes* oder Enterobakterien sollte 3–4 Wochen behandelt werden. Eine Kontrollliquor-Untersu-

Tab. B1-7 Gezielte Therapie bei der bakteriellen Meningitis (nach Tunkel 2004).

Erreger	Therapie
Streptococcus pneumoniae Penicillin MHK	
• < 0,1 µg/ml	• Penicillin G
• 0,1–1,0 µg/ml	• Cephalosporin der 3. Generation*
• ≥ 2 µg/ml	• Vancomycin + Cephalosporin der 3. Generation*
Cefotaxim MHK	
• ≥ 1,0 µg/ml	• Vancomycin + Cephalosporin der 3. Generation*
Neisseria menigitidis Penicillin MHK	
• < 0,1 µg/ml	• Penicillin
• 0,1–1,0 µg/ml	• Cephalosporin der 3. Generation*
Listeria monocytogenes	Ampicillin + Aminoglykosid
Streptococcus agalactiae	Penicillin
Enterobakterien (*E. coli* u.a.)	Cephalosporin der 3. Generation*
Pseudomonas aeruginosa	Cefepim oder Ceftazidim (evtl. + Aminoglykosid)
Haemophilus influenzae • β-Laktamase-negativ • β-Laktamase-positiv	• Ampicillin • Cephalosporin der 3. Generation*
Staphylococcus aureus • Methicillin-empfindlich • Methicillin-resistent	• Flucloxacillin • Vancomycin evtl. + Rifampicin
Staphylococcus epidermidis	Vancomycin
Enterococcus-Spezies • Ampicillin-empfindlich • Ampicillin-resistent • Ampicillin- und Vancomycin-resistent	• Ampicillin + Gentamicin • Vancomycin + Gentamicin • Linezolid

* Cefotaxim oder Ceftriaxon
MHK = minimale Hemmkonzentration

chung am Ende der Behandlung ist bei komplikationslosem Verlauf nicht erforderlich. Die gramnegative Meningitis des Neugeborenen wird noch zwei Wochen nach der ersten negativen Liquor-Kultur weiterbehandelt. Minimale Behandlungsdauer beträgt drei Wochen.

Nicht mehr umstritten ist der routinemäßige Einsatz von Kortikosteroiden bei der Pneumokokken-Meningitis des Erwachsenen. Eine große prospektive Studie über neun Jahre an 301 Patienten mit bakterieller Meningitis ergab, dass Dexamethason-Behandelte gegenüber der Placebogruppe ein besseres Outcome aufwiesen (de Gans und van de Beek 2002, Tunkel et al. 2004). Empfohlen wird die Gabe von 4 × 0,15 mg/kg Dexamethason über vier Tage jeweils 15 Minuten vor Verabreichung des Antibiotikums. Bei Kindern mit bakterieller Meningitis soll die Gabe von Dexamethason über vier Tage (6-stündlich 0,15 g/kg KG) zu signifikant weniger Hörschäden und neurologischen Spätschäden führen (Anonymous 1990). Allerdings ist dabei zu bedenken, dass Dexamethason die Liquor-Gängigkeit von bestimmten Antibiotika (z.B. Vancomycin) beeinträchtigt. Daher sollte in der Behandlung der Penicillin-resistenten Pneumokokken-Meningitis der Kombination Ceftriaxon und Rifampicin gegenüber Ceftriaxon und Vancomycin der Vorzug gegeben werden. Ein günstiger Effekt von Dexamethason soll besonders bei der apurulenten bakteriellen Meningitis zu erwarten sein (Townsend und Scheld 1993, Townsend und Scheld 1996).

Bei Patienten mit einer Meningitis als Folge einer bakteriellen Endokarditis wird der Einsatz von Kortikosteroiden nicht empfohlen (Prange und Bitsch 1998).

Bei Auftreten von **Komplikationen** stehen zusätzlich folgende Therapiemaßnahmen zur Verfügung:
- Ein Waterhouse-Friderichsen-Syndrom erfordert eine intensivmedizinische Therapie.
- Patienten mit einer Meningitis-assoziierten Arteriitis werden in vielen Zentren mit Dexamethason behandelt (3 × 8 mg/d i.v. über vier Tage) (Pfister et al. 1993).
- Bei angiographischem Nachweis eines Vasospasmus großer Hirnbasisarterien kann eine Nimodipin-Behandlung und hypertensive bzw. hypervolämische Therapie erwogen werden.
- Bei venösen Gefäßkomplikationen wird eine Antikoagulation mit Heparin durchgeführt (Zielwert: Verdoppelung des PTT-Ausgangswertes).
- Bei Hirnödem und Hirndruckzeichen kommt eine Osmotherapie mit Mannit, Oberkörperhochlagerung 30° und gegebenenfalls Hyperventilation in Betracht. Bei einer Liquor-Abflussstörung bzw. bei computertomographisch nachgewiesenem Hydrozephalus ist die Anlage einer externen intraventrikulären Liquor-Drainage sowohl zur Entlastung als auch zur Registrierung des Hirndruckes wichtig. Je nach weiterem Verlauf kann langfristig ein ventrikuloperitonealer Shunt erforderlich werden (Prange 1995).
- Bei Auftreten eines symptomatischen epileptischen Anfalles ist eine antikonvulsive Medikation erforderlich.

7 Prophylaxe und Prävention

Ein Patient mit einer Meningokokken-Meningitis muss bis zu 24 Stunden nach Beginn einer wirksamen Therapie **isoliert** werden. Das mit der Pflege des Patienten betraute Personal sollte für diesen Zeitraum Schutzkittel, Handschuhe, Nasen-Mundschutz tragen und an die grundlegenden **Hygienemaßnahmen** erinnert werden. Kontaktpersonen sollten außerdem auf die Frühsymptome einer Meningokokken-Infektion hingewiesen werden (Booy und Kroll 1998, Brandt et al. 1998, Sonntag und Ehrhard 1999).

Das Erkrankungsrisiko für enge Kontaktpersonen von Patienten mit einer Meningitis durch *H. influenzae* Typ b oder Meningokokken ist 200- bis 1000fach gegenüber dem Risiko der Allgemeinbevölkerung erhöht.

Bei Meningokokken-Meningitis ist eine **Chemoprophylaxe** (Tab. B1-8) zur Eradikation von Erregern aus dem Nasopharynx für Mitglieder desselben Haushaltes, Personen mit engem Kontakt zum Erkrankten und für Krankenhauspersonal, das wahrscheinlich vor Therapiebeginn Kontakt mit respiratorischen Sekreten des Patienten hatte, indiziert. Rifampicin ist Mittel der Wahl für die Chemoprophylaxe, und es scheint für die kurze Therapiedauer (zwei Tage)

Tab. B1-8 Chemoprophylaxe der bakteriellen Meningitis mit Rifampicin.

Erreger	Erwachsene	Kinder (1 Monat bis 12 Jahre)	Neugeborene (< 1 Monat)
Meningokokken (Dauer 2 Tage)	2 × 600 mg/d p.o.	2 × 10 mg/kg KG/d p.o.	2 × 5 mg/kg KG/d p.o.
H. influenzae Typ b (Dauer 4 Tage)	600 mg/d p.o.	10 mg/kg KG/d p.o.	5 mg/kg KG/d p.o.

ohne Nebenwirkungen zu sein. Alternativ können Ceftriaxon, Minocyclin oder Ciprofloxacin eingesetzt werden. Während der Schwangerschaft sollten Rifampicin, Minocyclin und Ciprofloxacin nicht gegeben werden. Schwangere und Kinder können eine Prophylaxe mit Ceftriaxon (250 mg i.m. bei Erwachsenen und 125 mg i.m. bei Kindern) erhalten (Booy und Kroll 1998, Brandt et al. 1998).

Trotz erfolgreicher systemischer Therapie kann es nach einer Meningokokken-Meningitis zur Kolonisierung des oberen Respirationstrakts mit Meningokokken kommen. Zur Vermeidung von Übertragungen sollte bei diesen Patienten vor Krankenhausentlassung eine Chemoprophylaxe durchgeführt werden. Im Gegensatz zur Meningokokken-Meningitis scheint bei H.-influenzae-Meningitis das Infektionsrisiko fast ausschließlich für Kinder unter vier Jahren zu bestehen. Eine Chemoprophylaxe mit Rifampicin wird empfohlen für Haushalte, denen mindestens ein Kind unter vier Jahren angehört (siehe Tab. B1-8).

Neisseria meningitidis

Reinhard Marre

- **Erregerbeschreibung**
  Es handelt sich um gramnegative Kokken, die sich paarweise zusammenlagern. Meningokokken können Teil der physiologischen Standortflora des Rachens sein. Die Meningokokken werden in die Serogruppen A bis C, Y und W135 eingeteilt. Bei invasiven Erkrankungen werden in Deutschland zu ca. 60% Gruppe B, zu 30% C-Meningokokken nachgewiesen (Anonymous 2004).

- **Erreger-Wirts-Beziehung**
  Ein Teil der Pathogenität wird durch die Meningokokken-Kapsel vermittelt. Die Kapsel der Meningokokken der Gruppe B ähnelt immunologisch dem Zelladhäsionsmolekül N-CAM und induziert daher keine spezifische Immunität (Frosch et al. 1989). Weiterhin verursacht das von den Meningokokken abgegebene LPS Symptome des Endotoxin-Schocks.
  Die jährliche Inzidenz der systemischen Meningokokken-Infektionen in Deutschland beträgt 1 pro 100 000 Einwohner, 10% der Bevölkerung tragen Meningokokken im Nasopharynx. Die Übertragung der Meningokokken erfolgt aerogen durch erregerhaltige Aerosole. In Europa kommen Meningokokken der Serogruppe B in ca. 70–75% und der Serogruppe C in 20–25% vor. In einigen Entwicklungsländern, mit Meningokokken-Epidemien sind überwiegend Meningokokken der Serogruppe A nachweisbar.
  Meningokokken-Infektionen manifestieren sich als Sepsis mit oder ohne Beteiligung des ZNS. Gelegentlich gehen katarrhalische Symptome voraus. Typisch für die systemische Meningokokken-Erkrankung sind petechiale Hautblutungen, die bevorzugt an den unteren Extremitäten zu finden sind. Hinzu kommen die Zeichen einer bakteriellen Meningitis. Beim Waterhouse-Friderichsen-Syndrom besteht eine fulminante Sepsis mit massiven Hämorrhagien, Nekrosen der Haut und Einblutungen in innere Organe. Nach den Daten des Robert-Koch-Instituts betrug die Letalität der invasiven Meningokokken-Infektion 8%. Gelegentlich sind die Meningokokken auch verantwortlich für lokalisierte Infektionen des oberen Respirationstraktes mit Pharyngitis und Otitis media.
  Die Erregerübertragung erfolgt durch Tröpfcheninfektion. 24 Stunden nach Beginn einer wirksamen Antibiotikatherapie ist der Patient mit einer Meningokokken-Meningitis nicht mehr infektiös.

- **Diagnostik**
  Zum Nachweis einer invasiven Meningokokken-Infektion werden die Erreger kulturell aus Blut oder Liquor nachgewiesen. Als Schnellmethode eignet sich der mikroskopische Nachweis von Meningokokken in einem Liquor-Präparat bzw. der Antigennachweis.

- **Prophylaxe**
  Polysaccharid-Impfstoffe existieren für die Serogruppen A, C, W und Y, ebenso ein Konjugatimpfstoff gegen Serogruppe C, nicht jedoch für die in Deutschland verbreiteten Meningokokken der Gruppe B.

- **Spezifische Therapie**
  Meningokokken sind Penicillin-empfindlich, alternativ können Cephalosporine der 3. Generation (Cefotaxim oder Ceftriaxon) zur Therapie einer Meningokokken-Infektion verwendet werden.

- **Maßnahmen bei Patienten und Kontaktpersonen**
  Einzelzimmer bis 24 Stunden nach Beginn einer wirksamen Antibiotikatherapie. Unmittelbare Kontaktpersonen erhalten Rifampicin für zwei Tage oder eine Einmaldosis von Ciprofloxacin bzw., wenn kontraindiziert, Ceftriaxon.

- **Meldepflicht**
  Nach §6 Infektionsschutzgesetz ist der Verdacht, die Erkrankung sowie der Tod an Meningokokken-Meningitis und -Sepsis meldepflichtig. Nach §7 Infektionsschutzgesetz ist der Nachweis von *Neisseria meningitidis* aus Liquor, Blut, hämorrhagischen Hautinfiltraten und anderen normalerweise sterilen Substraten ebenfalls meldepflichtig.

- **Nationales Referenzzentrum**
  Nationales Referenzzentrum für Meningokokken, Institut für Hygiene und Mikrobiologie, Universität Würzburg, Josef-Schneider-Straße 2, D-97080 Würzburg; Internet: http://www.meningococcus.de

- **Literatur**
  Anonymous: Infektionsepidemiologisches Jahrbuch meldepflichtiger Krankheiten für 2004. Robert-Koch-Institut, Berlin 2004.
  Frosch M, Weisgerber C, Meyer TF: Molecular characterization and expression in Escherichia coli of the gene complex encoding the polysaccharide capsule of Neisseria meningitidis group-B. Proc Natl Acad Sci USA 1989; 86: 1669–1673.

Für Säuglinge und Kleinkinder stehen verschiedene **Impfstoffe** gegen *H. influenzae* Typ b zur Verfügung. Der Impfkalender der Ständigen Impfkommission empfiehlt die Grundimmunisierung ab dem zweiten vollendeten Lebensmonat. Nach dem 12. bzw. 15. Lebensmonat (siehe Packungsbeilage) ist eine einmalige Impfung ausreichend, jenseits des fünften Lebensjahres wird nur noch in Ausnahmefällen (Asplenie) geimpft. Zur aktiven Immunisierung von Kindern nach vollendetem zweiten Lebensjahr und Erwachsenen gegen Pneumokokkeninfektionen steht ein Impfstoff zur Verfügung. Die Impfung wird überwiegend bei Personen mit einem hohen Risiko für eine Pneumokokken-Infektion empfohlen (Asplenie, Sichelzellanämie, nephrotisches Syndrom). Es wird eine Impfdosis von 0,5 ml Pneumovax® 23 (s.c. oder i.m.) verabreicht.

Weiterhin stehen Impfstoffe gegen Meningokokken zur Verfügung (Mencevax ACWY®, Meningitec®, Menjugate®, Meningokokken-Impfstoff A+C Mérieux®, NeisVac-C®); der Impfschutz hält ca. zwei Jahre an. Diese Impfung wird Personen empfohlen, die sich in Meningokokken-Endemiegebieten aufhalten, Personen mit Gesundheitsrisiken, gefährdetem Laborpersonal sowie bei Ausbrüchen auf Empfehlung der Gesundheitsbehörden. Der auch bei Kindern gut immunogene Konjugat-Impfstoff wird als öffentlich empfohlene Impfung möglichst früh im 2. Lebensjahr eingesetzt. Eine Vakzine gegen Meningokokken der Serogruppe B, die in Deutschland die überwiegende Zahl der Meningokokken-Infektionen verursachen, gibt es bisher nicht.

Meldepflicht Nach § 6 Infektionsschutzgesetz sind der Verdacht, die Erkrankung sowie der Tod an Meningokokken-Meningitis und -Sepsis, nach § 7 Infektionsschutzgesetz ist der Nachweis von *Neisseria meningitidis* aus Liquor, Blut, hämorrhagischen Hautinfiltraten und anderen normalerweise sterilen Substraten meldepflichtig. Der Nachweis von *H. influenzae* aus Liquor oder Blut ist ebenfalls meldepflichtig.

B1.3 Chronische Meningitis

1 Vorbemerkungen

Die chronische Meningitis ist ein sehr uneinheitliches Krankheitsbild, das infektiöse Ursachen aufweisen kann, jedoch nicht selten auch auf eine nichtinfektiöse Ätiologie (Meningiosis, Sarkoidose, ZNS-Vaskulitis, Morbus Wegener) zurückzuführen ist. Bezüglich der tuberkulösen Meningitis, der Neuroborreliose und der chronischen Meningitis bei Immunsuppression und AIDS wird auf die Spezialkapitel verwiesen. Symptome einer chronischen Meningitis können auch entstehen, wenn eine fokale Infektion des ZNS besteht (siehe Kap. B1.4 bis B1.7).

Von einer chronischen Meningitis kann gesprochen werden, wenn die klinischen Symptome einer Meningitis zusammen mit entzündlichen Liquor-Veränderungen länger als vier Wochen andauern. Die Infektion kann die Meningen betreffen oder im Gehirnparenchym lokalisiert sein. Aus klinischer Sicht ist zwischen einer chronischen Meningitis mit überwiegender meningitischer Symptomatik, einer chronischen Meningitis mit fokalen neurologischen Symptomen und einer chronischen Meningitis mit enzephalitischen Symptomen zu unterscheiden. Des Weiteren ist die chronische Meningitis bei Immunsuppression von der ohne Immunsuppression abzugrenzen.

2 Erregerspektrum

Das Erregerspektrum ist in erheblichem Maß von der endemischen Situation abhängig. Häufige Erreger einer chronischen Meningitis ohne Immunsuppression sind in Zentraleuropa **Borrelia burgdorferi** und **Mycobacterium tuberculosis.** Als weitere Erreger kommen *Treponema pallidum*, *Toxoplasma gondii*, Aspergillen sowie Aktinomyzeten und Nokardien infrage, wobei diese mit Ausnahme von *T. pallidum* aber eher eine fokale neurologische Symptomatik verursachen. In Abhängigkeit von der Berufs- und Reiseanamnese ist auch an Brucellen, *Histoplasma capsulatum*, *Coccidioides immitis* oder auch an Helminthen (Zystizerkose, Echinokokkose) zu denken. Zu den seltenen bakteriellen Erreger gehören weiterhin: Rickettsien, Ehrlichien, Bartonellen und *Tropheryma whippelii*. In seltenen Fällen können auch Virusinfektionen (z.B. Masern, Tollwut, CMV-Infektion) klinisch als chronische Meningitis imponieren. Bei älteren Patienten kann eine VZV-Reaktivierung unter dem Bild einer protrahiert verlaufenden Meningitis auftreten. Bei HIV-infizierten Patienten kommt vor allem *Cryptococcus neoformans* als Erreger einer chronischen Meningitis in Betracht, während bei Patienten mit angeborenem Immundefekt eine chronische Meningitis oder Meningoenzephalitis durch Enteroviren häufiger ist.

3 Infektionsweg und Pathogenese

Aufgrund der vielfältigen Ursachen der chronischen Meningitis sind auch der Infektionsweg und die Pathogenese uneinheitlich. Häufig handelt es sich um Infektionserreger, die sich nach hämatogener Streuung im Gehirn oder den

Meningen abgesiedelt haben und – aufgrund ihrer geringen Stimulation inflammatorischer Reaktionen und ihrer meist niedrigen Vermehrungsrate – Infektionen mit nur langsamer Progredienz verursachen.

4 Klinik

Kopfschmerzen, Fieber und Nackensteife sind die führenden klinischen Symptome, die Infektion kann aber auch sehr blande verlaufen. In manchen Fällen liegen weitere Befunde vor, die auf eine spezifische Ätiologie hinweisen, wie das Erythema chronicum migrans bei Neuroborreliose, Hirnnervenausfälle bei Tuberkulose, bihiläre Adenopathie bei Neurosarkoidose, extrazerebrale Neoplasie bei Meningiosis (Anderson und Willoughby 1987).

Zur Abklärung einer chronischen Meningitis ist eine sorgfältige, gezielte Anamnese bezüglich besonderer Expositionen und Infektbahnung wichtig (frühere Krankheiten, Operationen, Malignome, Reisen, Zeckenstich/-biss, Sexualverhalten etc.) (Anderson und Willoughby 1987).

5 Diagnostik

Im Blut sind meist unspezifische Entzündungsparameter vorhanden. Bei einigen Erregern stellt auch der Nachweis spezifischer Antikörper im Serum bereits einen wichtigen Hinweis auf die Ätiologie dar (Brucellose, Pilzinfektionen, Zystizerkose). Im Liquor sind Hinweise für eine Entzündung im ZNS zu finden (Pleozytose, Proteinerhöhung, Immunglobulin-Synthese im ZNS). Auch die Differentialzytologie des Liquors kann hilfreich sein. Bei Wurmerkrankungen liegt oft eine Eosinophilie vor, während bei bakteriellen und pilzbedingten Infektionen meist neutrophile Granulozyten dominieren. Um eine höhere diagnostische Sensitivität zu erreichen und die Krankheitsdynamik zu erfassen, sollte der Liquor mindestens 3-mal im Abstand von 3–4 Tagen (bei stabilem klinischem Zustand auch in längeren Abständen) untersucht werden. Im Einzelfall ist eine Biopsie von Hirnparenchym und meningealem Gewebe nicht zu umgehen. Das Biopsat sollte sowohl histologisch als auch mikrobiologisch untersucht werden.

5.1 Spezifische Diagnostik

Mit der Basisdiagnostik (Blutkultur, Liquor-Kultur, Liquor-Mikroskopie) lassen sich viele für die chronische Meningitis typische Erreger nicht nachweisen, sodass häufig Spezialuntersuchungen notwendig sind (siehe Tab. B1-4).

5.2 Bildgebende Verfahren

In der MRT kann die chronische Meningitis nach Kontrastmittelgabe sichtbar gemacht und eine Hirnparenchymbeteiligung beurteilt werden. Weiterhin können mit dieser neuroradiologischen Technik parameningeale Infektionsherde sowie Komplikationen einer Meningitis (Hydrozephalus, multiple vaskulitische Infarkte) ausgeschlossen werden. In unklaren Situationen kann eine zerebrale Angiographie bzw. eine Hirnbiopsie mit der Frage nach vaskulitischen Gefäßveränderungen gerechtfertigt sein (Anderson und Willoughby 1987, Anderson et al. 1995, Prange 1995).

6 Therapie

In der Regel ist die Ätiologie einer chronischen Meningitis nicht bekannt, wenn eine therapeutische Entscheidung zu fällen ist. Bringt eine antibiotische Monotherapie (z.B. Cephalosporin der dritten Generation bei begründetem Verdacht auf Neuroborreliose) keine Besserung, so sollte mit einer tuberkulostatischen Therapie begonnen werden, auch wenn die Ergebnisse der Erregernachweise noch nicht vorliegen. Diese sollte so lange fortgeführt werden, bis mit Sicherheit eine tuberkulöse Meningitis ausgeschlossen werden kann. Eine negative PCR auf *M. tuberculosis* aus dem Liquor, ein negatives Liquor-Präparat und ein negativer Tuberkulin-Test schließen eine Tuberkulose nicht aus. Insbesondere sollte eine tuberkulostatische Therapie durchgeführt werden, wenn die Befundkonstellation für eine tuberkulöse Meningitis (siehe Tab. B1-3) vorliegt. Die Therapiedauer beträgt bei entsprechendem Verdacht zwölf Monate. Eine fungistatische Therapie sollte wegen ihrer Toxizität ohne begründeten Verdacht nicht primär erwogen werden (Anderson und Willoughby 1987). Bei Erkrankungen durch VZV erfolgt eine Therapie mit Aciclovir.

7 Prophylaxe und Prävention

Gezielte prophylaktische Maßnahmen sind bei einzelnen Ursachen der chronischen Meningitis möglich. Zur Bedeutung der BCG-Impfung zur Vermeidung der tuberkulösen Meningitis siehe Kapitel C3.

B1.4 Hirnabszess

1 Vorbemerkungen

Beim Hirnabszess handelt es sich um einen fokalen eitrigen Prozess im Hirnparenchym. Die jährliche Inzidenz des Hirnabszesses wird mit 0,3–1,0 Fällen pro 100 000 Einwohner angegeben. 25% aller Patienten mit Hirnabszess sind Kinder; insbesondere ist die Altersgruppe der 4- bis 7-Jährigen betroffen, meist in Verbindung mit einem angeborenen Herzfehler (Heilpern und Lorber 1996). Ein erhöhtes Erkrankungsrisiko haben auch Patienten mit Grunderkrankungen wie z.B. AIDS, Diabetes mellitus, Lymphom, Karzinom sowie Personen mit i.v. Drogenmissbrauch. Seit Einführung der gut auflösenden bildgebenden Verfahren und damit der frühen Erkennung lokalisierter Entzündungen im Hirnparenchym scheint die Inzidenz von Hirnabszessen zu sinken.

2 Erregerspektrum

Das Erregerspektrum umfasst im Wesentlichen *Bacteroides spp.*, *Prevotella spp.*, Propionibakterien, Streptokokken, Enterobakterien, *Staphylococcus aureus* und Pilze und spiegelt das Erregerspektrum des primären Infektionsherds wider (Tab. B1-9). Selten und abhängig von der geographischen Situation können auch Parasiten Ursache eines Hirnabszesses sein. 30–60% der Abszesse enthalten eine Mischflora von zwei und mehr Spezies.

Tab. B1-9 Hirnabszess – Lokalisation und Erregerspektrum (modifiziert nach Dufour und Waldvogel 1991).

Grundkrankheit	Abszesslokalisation	häufig isolierte Spezies
Otitis media Mastoiditis	Temporallappen oder zerebelläre Hemisphäre	Streptokokken *B. fragilis* Enterobakterien
Sinusitis frontalis Sinusitis ethmoidalis	Frontallappen	überwiegend Streptokokken *Bacteroides* Enterobakterien *S. aureus* *H. influenzae*
Sinusitis sphenoidalis	Frontal- oder Temporallappen	wie bei Sinusitis frontalis und Sinusitis ethmoidalis
dentale Sepsis	Frontallappen	Mischkultur von Fusobacterium, Bacteroides und Streptokokken
Schädelhirntrauma postoperative Infektion	Wundnähe	*S. aureus* Streptokokken Enterobakterien Clostridien
angeborener Herzfehler	multiple Abszesse (häufig im Verteilungsgebiet der A. cerebri media)	„Viridans-Streptokokken" anaerobe und mikroaerophile Streptokokken *H. influenzae*
Lungenabszess, -empyem Bronchiektasen	wie bei angeborenen Herzfehlern	*Fusobacterium* *Actinomyces* *Bacteroides* Streptokokken *Nocardia*
bakterielle Endokarditis	wie bei angeborenen Herzfehlern	*S. aureus* Streptokokken Enterokokken
Immunsuppression	wie bei angeborenen Herzfehlern	*Toxoplasma* Pilze *Nocardia*

3 Infektionsweg und Pathogenese

In etwa 50% der Infektionen geht ein Hirnabszess von **Entzündungen benachbarter Organe** aus (z.B. bei Otitis media, Mastoiditis, paranasale Sinusitis, dentaler Eiterherd, kraniofaziale Osteomyelitis, Gesichtsfurunkel, Tonsillitis, Gingivitis, siehe Tab. B1-9) (Heilpern und Lorber 1996). Otogene Abszesse treten überwiegend solitär auf und sind meist im Temporallappen oder im Kleinhirn lokalisiert. Mehr als 85% der Kleinhirnabszesse sollen Folge einer otogenen Infektion sein. Eine Hirnabszessentwicklung im Frontallappen geht in der Regel auf eine Sinusitis frontalis oder ethmoidalis zurück.

Hämatogen-metastatisch entstandene Hirnabszesse sind vorzugsweise an der Rindenmark-Grenze im Mediastromgebiet (Frontal- und Parietallappen) lokalisiert, können aber in allen Hirnregionen vorkommen. Ausgangsort sind Infektionen der Lungen, des Abdomens, der Zähne und der Tonsillen, eitrige Haut- und Wundinfektionen, abdominelle und pelvine Herde, Osteomyelitiden sowie das Herz im Rahmen einer Endokarditis oder eines angeborenen Herzfehlers.

Die Ausbildung eines Hirnabszesses verläuft in drei bis vier Phasen, die durch histopathologische und röntgendiagnostische Besonderheiten gekennzeichnet sind (Runge et al. 1998):
- Lokalisierte Hirnphlegmone (frühe Zerebritis): Im CCT zeigt sich eine unscharf begrenzte Hypodensität, die kaum Kontrastmittel aufnimmt.
- Späte Zerebritis: Im CCT noch unscharf begrenzte Hypodensität mit allerdings ringförmiger Kontrastmittelanreicherung.
- Ausbildung eines Abszesses mit Bildung einer Bindegewebskapsel und typischerweise ringförmiger Kontrastmittelaufnahme.
- Verstärkung der Abszesskapsel, sodass sie auch schon ohne Kontrastmittel gut identifizierbar ist.

Je nach Ätiologie und Lokalisation ist die Ausprägung der Kapsel unterschiedlich: Zum Ventrikel hin ist sie oft stärker, hämatogene Abszesse haben weniger ausgeprägte Kapseln. Immunsuppression oder Kortikosteroid-Therapie beeinträchtigen die Entwicklung einer Abszesskapsel, eine frühe Antibiotikagabe kann die Abszessentwicklung unterbrechen oder verlangsamen.

4 Klinik

Die klinische Symptomatik wird bestimmt durch die allgemeinen Symptome des Primär- oder Allgemeininfektes (Fieber), die allgemeinen Auswirkungen des erhöhten intrakraniellen Druckes (Kopfschmerzen, Übelkeit, Erbrechen) und die herdförmigen, von der intrazerebralen Lokalisation abhängigen Symptome (fokales neurologisches Defizit, epileptische Anfälle, psychopathologische Veränderungen). Vigilanz-Störungen bis hin zum Koma können im weiteren Verlauf in Erscheinung treten.

5 Diagnostik

Im Blut sind die Leukozyten, BSG und CRP meist erhöht. Blutkulturen sind in nur 10% positiv.

Der lumbale Liquor ist in 20% der Fälle unauffällig, in 75% der Fälle bietet er eine gemischtzelluläre oder lymphomonozytäre Pleozytose (< 1000 Zellen/µl), ein mäßig erhöhtes Gesamtprotein und eine Laktaterhöhung (in bis zu 70%). Eine intrathekale IgA-Produktion wird gelegentlich festgestellt.

Den entscheidenden Nachweis bringt die **CCT mit Kontrastmittelgabe.** Im zerebritischen Frühstadium ist die Kernspintomographie sensitiver als die CT. Sie erlaubt eine bessere Einschätzung der Ausdehnung des Abszesses wie auch der Kapsel- und Ödembildung und ermöglicht die Unterscheidung von Malignomen.

Bei Patienten mit einem nachgewiesenen Hirnabszess ist die Durchführung folgender Untersuchungen im Rahmen der primären Fokussuche empfehlenswert: CCT in Knochenfenstertechnik zur Beurteilung der Nasennebenhöhlen und des Mastoids, HNO-ärztliche Konsiliaruntersuchung, zahnärztliche Konsiliaruntersuchung, Röntgen-Thorax und -Abdomen, Ultraschalluntersuchung des Oberbauches, Echokardiogramm, HIV-Serologie.

Besteht bei typischer klinischer und computertomographischer Befundkonstellation der dringende Verdacht auf einen Abszess, so ist die Durchführung einer Lumbalpunktion, besonders bei Bestehen eines erhöhten Hirndruckes, aufgrund der Gefahr einer Einklemmung nicht indiziert.

Mikrobiologische Diagnostik. Blut- und Liquor-Kultur und die mikrobiologische Analyse möglicher Infektionsfoci gehören zur Basisdiagnostik eitriger Hirnabszesse, sind jedoch häufig unergiebig. Bei günstiger Lokalisation des Hirnabszesses kann eine CT-gesteuerte Feinnadelbiopsie Aufschluss über die Erreger geben. Wegen des häufigen Vorkommens von anspruchsvollen und obligat anaeroben Erregern sollte für den Transport des Untersuchungsmaterials unbedingt ein **Transportmedium** verwendet werden. Bei entsprechenden anamnestischen Hinweisen sind serologische Untersuchungen zum Nachweis von Antikörpern gegen *Toxoplasma gondii*, *Taenia solium* und Schistosomen sinnvoll. Zum Ausschluss einer erworbenen Immundefizienz sollte auch ein HIV-Antikörpertest vorgenommen werden.

6 Therapie

Zur Behandlung eines Hirnabszesses gehört die operative Entfernung des Eiters, die Behandlung des primären Fokus und eine systemische antibiotische Medikation sowie, falls erforderlich, eine antiödematöse und antiepileptische Therapie. Operative Maßnahmen sind bei Nachweis einer Ringstruktur möglich. Der operative Eingriff wird durchgeführt, um die raumfordernde Wirkung zu reduzieren, die Diagnose zu bestätigen und den Erregernachweis zu erbringen. Zur Anwendung kommen die CT-gesteuerte stereotaktische Aspiration oder eine Abszessexzision mit offener Kraniotomie (Tab. B1-10) (Wispelwey und Scheld 1992).

Beim Nachweis einer primären Infektionsquelle ist, wenn möglich, eine rasche **operative Sanierung** anzustreben. Der operativen Behandlung des Hirnabszesses ist jedoch bei zunehmendem neurologischen Defizit der Vorrang zu geben (Yang 1981, Yang und Zhao 1993).

Eine angemessene **antibiotische Initialtherapie** bei unbekannten Erregern ist die Kombination aus einem Cephalosporin der dritten Generation (Cefotaxim oder Ceftriaxon) in Kombination mit einem gegen Staphylokokken wirksamen Antibiotikum (Flucloxacillin oder Vancomycin) und einem gegen anaerobe Bakterien wirksamen Antibiotikum (Metronidazol). Bei bekanntem oder wahrscheinlichem primärem Infektionsherd sollte entsprechend Tabelle B1-11 vorgegangen werden (Dosierung siehe Tab. B1-6).

Im cerebritischen Frühstadium vor Bildung einer Abszessmembran kann die rein konservative Therapie mit Antibiotika ausreichend sein, insbesondere bei Patienten mit kleinen, multiplen oder tiefergelegenen Hirnabszessen.

Regelmäßige CT-Verlaufsuntersuchungen sind erforderlich, um eine Größenzunahme des Abszesses zu identifizieren.

Eine parenterale Antibiotikatherapie für die Dauer von vier Wochen bis zu drei Monaten wird allgemein empfohlen.

Bei intrakranieller Druckerhöhung werden Osmotherapeutika wie Mannit und kurzzeitig über wenige Tage auch Kortikosteroide verabreicht. Wenn die CCT ein deutliches perifokales Ödem zeigt, ist die Gabe von Dexamethason (zusätzlich zur Antibiotikatherapie) gerechtfertigt, bis eine Größenabnahme erfolgt. Treten epileptische Anfälle auf, wird eine antiepileptische Therapie (Phenytoin oder Carbamazepin) begonnen. Die antikonvulsive Medikation sollte für ein Jahr fortgeführt werden und bei Anfallsfreiheit danach ausschleichend abgesetzt werden.

B1.5 Subdurales Empyem und epiduraler Abszess des Gehirns

1 Vorbemerkungen

Das subdurale Empyem ist eine Eiteransammlung zwischen Dura und Arachnoidea, der epidurale Abszess eine Eiteransammlung zwischen Dura und Tabula interna.

Tab. B1-10 Therapie des Hirnabszesses in Abhängigkeit vom Abszess-Stadium.

Klinik und CCT-Befund	Therapie
lokalisierte Hirnphlegmone (frühe Cerebritis): unscharfe Hypodensität ohne KM-Anreicherung	Antibiotika (s. Tab. B1-11)
späte Zerebritis: ringförmige KM-Anreicherung; oberflächlich gelegen	stereotaktische Aspiration und Antibiotika (s. Tab. B1-11)
Bildung einer Bindegewebskapsel und geringförmige KM-Anreicherung	stereotaktische Aspiration und Antibiotika (s. Tab. B1-11)
gut identifizierbare Abszesskapsel auch ohne KM-Gabe Fremdkörper bzw. Gasbildung in der Abszesshöhle Kleinhirnabszess	Exzision und Antibiotika (s. Tab. B1-11)

Tab. B1-11 Therapie intrakranialer Infektionen (modifiziert nach Dufour und Waldvogel 1991).

Grundkrankheit	Antibiotikatherapie
Otitis media Mastoiditis	Penicillin G plus Metronidazol plus Ceftriaxon oder Cefotaxim
Sinusitis (frontalis, ethmoidalis, sphenoidalis)	Vancomycin plus Metronidazol plus Ceftriaxon oder Cefotaxim
dentale Sepsis	Penicillin G plus Metronidazol
Schädelhirntrauma postoperative Infektion	Vancomycin plus Ceftriaxon oder Cefotaxim
angeborener Herzfehler	Penicillin G plus Ceftriaxon oder Cefotaxim
Lungenabszess, -empyem Bronchiektasen	Penicillin G plus Metronidazol plus Trimethoprim/Sulfamethoxazol
bakterielle Endokarditis	Vancomycin plus Gentamicin

Subdurale Empyeme können sich im Subduralraum ausbreiten und werden infra- bzw. supratentoriell durch das Tentorium, wo Dura und Arachnoidea fest miteinander verbunden sind, begrenzt (Brandt et al. 1998, Prange 1995, Prange und Bitsch 1998). Das subdurale Empyem ist mit 15–25% aller intrakranialen fokalen Infektionen besonders häufig, die Letalität liegt bei 10–30%.

Am subduralen Empyem erkranken Männer im Verhältnis 3:1 häufiger als Frauen; bevorzugt ist das Alter von 10–40 Jahren (Heilpern und Lorber 1996). Ausgang ist in 60–70% eine Sinusitis frontalis, in 10–20% eine Otitis media oder Mastoiditis. Nächsthäufig folgen traumatisch bedingte Empyeme, während die hämatogene Entstehung eine Rarität darstellt. Bei Säuglingen und Kindern unter fünf Jahren bilden sich im Verlauf einer bakteriellen Meningitis relativ häufig sterile, manchmal aber auch infizierte subdurale Flüssigkeitsansammlungen.

2 Erregerspektrum

Das Erregerspektrum ist vergleichbar mit dem der otorhinogenen Hirnabszesse, wobei Anaerobier und Mischinfektionen seltener vorkommen. Am häufigsten finden sich Streptokokken, gefolgt von Staphylokokken, Enterobakterien und anderen aeroben gramnegativen Bakterien.

3 Infektionsweg und Pathogenese

Die meisten subduralen Empyeme entstehen fortgeleitet über das venöse System bei einer Sinusitis frontalis. Die Ausbreitung der Infektion in beide Hemisphären wird durch die nur lose Verbindung zwischen Hirngewebe und der Dura begünstigt.

4 Klinik

Das subdurale Empyem ist eine fulminant verlaufende Erkrankung. Kardinalsymptome sind Fieber, Kopfschmerzen, Erbrechen, neurologische Herdsymptome und Krampfanfälle. Im weiteren Verlauf kann eine Bewusstseinstrübung hinzukommen. Da die anatomischen Gegebenheiten eine schnelle Infektionsausbreitung erlauben, kann der Krankheitsverlauf rasch progredient sein. Häufig bestehen auch Symptome von Seiten der Primärinfektion. Andererseits kann sich auf dem Boden eines subduralen Empyems ein Hirnabszess, eine septische Sinusthrombose und bei Durchbruch in den Subarachnoidalraum eine bakterielle Meningitis entwickeln.

Der Patient mit einem subduralen Empyem ist typischerweise 10–20 Jahre alt, männlich und leidet an einer Stirnhöhlenvereiterung. Daher sollte bei jungen Patienten mit Sinusitis, Otitis media oder Mastoiditis und Neuauftreten neurologischer Symptome stets an ein subdurales Empyem oder einen epiduralen Abszess gedacht werden. Die Differentialdiagnose umfasst Meningitis, epiduralen Abszess, Hirnabszess, subdurales Hämatom, Enzephalitis und Hirntumor.

5 Diagnostik

Das periphere Blutbild zeigt oftmals eine Leukozytose. Im Liquor findet man eine granulozytär-lymphozytäre Pleozytose (5–500 Zellen/µl) und eine Erhöhung des Gesamtproteins. Bei ausgeprägtem Hirnödem oder Mittellinienverlagerung ist die Liquor-Entnahme allerdings wegen der Gefahr einer transtentoriellen bzw. bulbären Herniation kontraindiziert.

Diagnostisch weiterführend sind CCT bzw. MRT zusammen mit den allgemeinen Entzündungszeichen und der klinischen Symptomatik. Die CCT zeigt ebenso wie beim Subduralhämatom eine sichelförmige Hypodensität über den Hemisphären oder im Interhemisphärenspalt. Im MRT des Schädels ist diese Veränderung auf den T1-gewichteten Bildern hypo- oder isointens bezogen auf Hirngewebe und hyperintens im Vergleich zu Liquor, während sie auf T2-gewichteten Bildern hyperintens im Vergleich zu Hirngewebe und hypointens im Vergleich zu Liquor ist. Nach Kontrastmittelgabe kommt es zu einer gyralen Verstärkung infolge der benachbarten Entzündung. Die radiologische Diagnostik trägt wesentlich zur ätiologischen Klärung der ZNS-Infektion (Sinusitis, Osteomyelitis, Cholesteatom) bei.

Der mikrobiologische Erregernachweis erfolgt über Kultur und Mikroskopie aus dem Primärherd der Infektion oder aus intraoperativ gewonnenem Empyem-Material sowie über die Blutkultur. Die Liquor-Kultur ist negativ, es sei denn, die Infektion ist in den Subarachnoidalraum durchgebrochen.

6 Therapie

Die Behandlung des subduralen Empyems besteht in einer unverzüglichen parenteralen Gabe von **Antibiotika** und der **chirurgischen Drainage** (Brandt et al. 1998, Prange 1995, Prange und Bitsch 1998, Yang 1981).

Zur ungezielten Therapie wird ein Cephalosporin der dritten Generation und Metronidazol mit einem gut gegen Staphylokokken wirksamen Antibiotikum (Flucloxacillin, Vancomycin, Fosfomycin oder Rifampicin) i.v. verabreicht (Dosierungen siehe Tab. B1-6). Die empirische Therapie sollte auch den Ausgangsherd des subduralen Empyems berücksichtigen (siehe Tab. B1-11). Nach Erregeranzucht erfolgt die Weiterbehandlung gezielt.

Die **Kraniotomie** scheint der Trepanation und Drainage des Empyems überlegen zu sein, weil durch die Kraniotomie eine gründliche Entfernung des Eiters gelingt. Auch der primäre Infektionsherd sollte rasch chirurgisch saniert werden, da die alleinige konservative Therapie unzureichend ist.

B1.6 Septische Herdenzephalitis

1 Vorbemerkungen

Das wesentliche Merkmal der septischen Herdenzephalitis ist die **Erregerverschleppung in das ZNS** bei primärem bakteriellen Befall anderer Organe. Zwei Formen der septischen Herdenzephalitis werden unterschieden (Bitsch et al. 1996, Prange und Bitsch 1998): die **septisch-embolische** und die **septisch-metastatische** Herdenzephalitis. Sie stellen aufgrund ihrer unterschiedlichen Ätiologie und Pathogenese zwei selbstständige Krankheitsentitäten dar.

Etwa 50% der betroffenen Patienten haben ein Herzvitium, 10–30% ein Herzklappenimplantat. Bei der Mehrzahl der Erkrankten lassen sich disponierende Vorerkrankungen wie Diabetes mellitus, Hypertonus, koronare Herzkrankheit, Alkoholismus, immunsuppressive Therapie oder dialysepflichtige Niereninsuffizienz nachweisen.

Patienten mit metastatischer Herdenzephalitis sind in der Regel ein Jahrzehnt jünger als Patienten mit embolischer Herdenzephalitis (42 gegenüber 54 Jahre im Mittel). Disponierende Vorerkrankungen sind häufiger und die Liquor-Pleozytose ist ausgeprägter (> 1000 Zellen/µl gegenüber < 500 Zellen/µl) (Heilpern und Lorber 1996).

Die septisch-embolische Herdenzephalitis verläuft in ca. 45% der Fälle letal, wobei Patienten mit intrazerebralen Blutungen ein noch höheres Sterblichkeitsrisiko zeigen. Die letalen Krankheitsverläufe sind zumeist durch kardiologische Komplikationen oder aber auch durch Anstieg des intrakraniellen Drucks bedingt.

Die septisch-metastatische Herdenzephalitis hat eine bessere Prognose.

2 Erregerspektrum

Das Erregerspektrum bei der septisch-embolischen Herdenzephalitis spiegelt das der Endokarditis wider (siehe Kap. B5.2).

Bei der septisch-metastatischen Herdenzephalitis werden im Wesentlichen *Staphylococcus aureus*, Koagulase-negative Staphylokokken, Enterokokken und vergrünende Streptokokken nachgewiesen.

3 Infektionsweg und Pathogenese

Die septisch-embolische Herdenzephalitis entsteht fast immer als **Folgekrankheit** einer bakteriellen Endokarditis des linken Herzens. Lediglich die Fälle mit hämodynamisch wirksamem Vorhofseptumdefekt stellen eine Ausnahme dar. Auf der befallenen, oft ulzerierten Herzklappe bilden sich warzenähnliche Vegetationen, die reich an Erregern sind, flottieren und in Fragmenten vom Blutstrom abgeschwemmt werden können. Der hieraus entstehende Embolus passiert Aorta und Karotisarterien und erreicht neben anderen Organen das Hirngefäßsystem. In etwa 90% der Fälle entsteht ein thrombembolischer Verschluss von Arterien der vorderen Hirnzirkulation, mit der Folge eines Territorialinfarktes. Bei früheinsetzenden phlebolytischen Prozessen und konsekutivem Embolus-Zerfall in kleinere Fragmente kommt es zum Verschluss von kleineren Hirngefäßen und zu lokalen Ischämien. Es folgt eine lokale pyogene Arteriolitis, hervorgerufen durch die große Zahl an Erregern im Embolus. Da typischerweise die elastischen Gefäßanteile destruiert sind, blutet es in das Hirnparenchym ein, sodass in der CCT Infarzierungen und Hämorrhagien erkennbar werden (Prange und Bitsch 1998).

Die septisch-metastatische Herdenzephalitis entsteht auf der Basis einer abszedierenden Primärinfektion, von der aus Bakterien in die Blutbahn geraten und Mikroabszesse in verschiedenen Organen auslösen. Die Pathogenese der septisch-metastatischen Herdenzephalitis unterscheidet sich in folgenden Punkten von der der septisch-embolischen Herdenzephalitis:

- Der primäre Infektionsherd kann an einer beliebigen Stelle des Körpers liegen.
- Es gelangen keine Emboli, sondern einzelne Bakterien über das Venensystem zum rechten Herzen, von dort

über die Lunge in das linke Herz und dann weiter in das Gehirn.
- Es tritt keine primäre ischämische Hirngewebsschädigung auf, da das arterielle Gefäßbett nicht obliteriert.

4 Klinik

Bei der septisch-embolischen Herdenzephalitis entwickeln sich Hemiparesen, Hemianopsie und sonstige **Herdzeichen**, aber auch Schläfrigkeit, Sprachstörungen, Meningismus und delirante Bilder. Fieber ist nicht immer vorhanden, epileptische Anfälle relativ selten. Hauterscheinungen (kleine Hautembolien an den Extremitätenenden) treten bei etwa einem Drittel der Patienten auf. Manchmal sind transitorisch-ischämische Attacken die ersten Krankheitszeichen (Prange und Bitsch 1998). Zwischen Beginn der allgemeinen und der neurologischen Symptomatik liegen im Mittel etwa drei Monate.

Bei der septisch-metastatischen Herdenzephalitis sind die **neurologischen Initialsymptome** Kopfschmerz, psychopathologische Abweichungen, Somnolenz, Erbrechen, Schwindel und Meningismus. Erst im weiteren Krankheitsverlauf können neurologische Herdstörungen, Hirnnervenausfälle und Hirndrucksymptome infolge Hydrozephalus hinzukommen. Das Intervall zwischen ersten Symptomen des Grundleidens und neurologischen Ausfallserscheinungen ist kürzer als bei der septisch-embolischen Herdenzephalitis (im Mittel vier Tage), der Krankheitsbeginn jedoch schleichender (Prange und Bitsch 1998).

5 Diagnostik

Allgemeine diagnostische Maßnahmen umfassen den Nachweis systemischer Entzündungszeichen, die Suche nach einem septischen Streuherd, den Erregernachweis sowie die Aufdeckung der ZNS-Beteiligung durch bildgebende Verfahren und Liquor-Analytik.

Bei der septisch-embolischen Herdenzephalitis ist der Nachweis einer Endokarditis durch ein transösophageales Echokardiogramm in den meisten Fällen möglich. Nach Ausschluss einer Endokarditis muss nach weiteren **septischen Streuherden** gefahndet werden, insbesondere bei Vorliegen eines kardialen Rechts-links-Shunts.

Durch **bildgebende Verfahren** (Computertomographie, Kernspintomographie) können supra- bzw. infratentorielle Infarktzeichen nachgewiesen werden. Kleinere embolische Ischämien im Hirnstammbereich lassen sich zuverlässiger mittels Kernspintomographie erfassen.

Nach Ausschluss von Gerinnungsstörungen im Sinne einer disseminierten intravasalen Koagulopathie ist die Durchführung einer Lumbalpunktion erforderlich. In der Regel ergibt die **Liquor-Analytik** entzündliche Veränderungen mit einer granulozytären oder gemischten Pleozytose von 5–500 Zellen/μl. Das Gesamtprotein liegt zwischen 1000 und 1500 mg/l. Das Liquor-Laktat ist in der Regel erhöht (bis zu 7 mmol/l). Bei längerem Krankheitsverlauf kann die Pleozytose abfallen und in ein überwiegend monozytäres Zellbild übergehen.

Bei der septisch-metastatischen Herdenzephalitis sind **allgemeine Entzündungszeichen** als Hinweis auf das Grundleiden in der Regel vorhanden. Auch hier ist die kardiologische Diagnostik einschließlich transösophagealer Echokardiographie wichtig, da in bis zu 50% der Fälle ebenfalls eine Endokarditis vorliegt. Andere typische Streuherde sind Osteomyelitis, Infektionen des Urogenitalsystems, Phlegmone, Pyodermien sowie bakterielle Pankreatitis, Cholezystitis und Adnexitis. Die bildgebenden Verfahren wie z.B. Röntgen und Computertomographie sind wenig ergiebig, weil zerebrale Mikroabszesse schlecht darzustellen sind. Hier ist der Einsatz der **Kernspintomographie** besonders wichtig. Die diagnostische Verifizierung der septisch-metastatischen Herdenzephalitis gelingt im besonderen Maße durch die Liquordiagnostik. Hier zeigt sich eine deutliche Pleozytose (Zellzahlen bis 10 000/μl), eine erhebliche Proteinerhöhung (bis zu 4200 mg/l) und ein signifikanter Laktatanstieg. Das Liquorzellbild ist initial granulozytär, im weiteren Krankheitsverlauf lymphozytär.

Der **Erregernachweis** erfolgt aus Blutkulturen, gelegentlich auch aus dem Liquor. In Abhängigkeit von der Infektionsart sind weitere Untersuchungsmaterialien zum mikroskopischen und kulturellen Erregernachweis geeignet.

6 Therapie

Bei der septisch-embolischen Herdenzephalitis wird bei noch nicht identifiziertem Erreger die Kombination von Rifampicin (1 × 600 mg/d i.v.) mit Cefotaxim (3 × 2–4 g/d i.v.) bzw. Ceftriaxon (1 × 4 g/d i.v.) empfohlen (Prange und Bitsch 1998).

Des Weiteren sind die in Kapitel B5.2 genannten Empfehlungen zur Therapie einer Endokarditis zu berücksichtigen. Wegen der erhöhten Gefahr intrazerebraler Einblutungen sollte eine PTT-wirksame Heparinisierung unterbleiben (Bitsch et al. 1996).

Bei der septisch-metastatischen Herdenzephalitis ist von einer bakteriellen Mischbesiedelung auszugehen, sodass die Wahl der Antibiotika hierdurch bestimmt wird. Da Staphylokokken und Streptokokken dominieren, kann die für die embolische Herdenzephalitis angegebene Antibiotikakombination ebenso verwendet werden. Der septische Streuherd muss identifiziert und saniert werden. Bezüglich der Heparin-Therapie ergeben sich im Gegensatz zur septisch-embolischen Herdenzephalitis keine Einschränkungen, weil eine pyogene Vaskulitis nicht zu erwarten ist.

B1.7 Epiduraler Abszess des Rückenmarks

1 Vorbemerkungen

Im Gegensatz zum Schädelinneren existiert im Spinalraum sowohl ein reeller subduraler als auch epiduraler Raum, in welchem sich Infektionen ausbreiten können. Die mit Abstand häufigste Infektion des Rückenmarks und seiner Hüllen ist der epidurale Abszess. Er macht über zwei Drittel aller bakteriellen Infektionen im Spinalkanal aus. Ein epiduraler Abszess findet sich bei einem von 250–350 hospitalisierten Patienten einer neurologischen Klinik und kommt in jedem Alter vor. Der Abszess des Rückenmarks ist am häufigsten dorsal und lateral lokalisiert. Sowohl akute als auch chronische Verlaufsformen des epiduralen Abszesses kommen vor.

2 Erregerspektrum

In über 50% der Fälle ist der Erreger **Staphylococcus aureus.** Seltenere Erreger sind gramnegative aerobe Stäbchen sowie aerobe und anaerobe Streptokokken. Eine Mischinfektion kommt in etwa 10% vor. Zu den häufigeren Erregern eines fortgeleiteten epiduralen Abszesses gehört auch *Mycobacterium tuberculosis*.

3 Infektionsweg und Pathogenese

Akute Abszesse entstehen häufig **hämatogen,** während chronische Verlaufsformen oft durch eine **fortgeleitete** Infektion verursacht werden. Etwa in der Hälfte der Fälle ist die ursächliche Infektion bekannt. Bei hämatogener Streuung sind als Primärinfekte Furunkel, Dekubitalgeschwüre, Zahninfektionen und chronische Lungenerkrankungen beschrieben. Ein Diabetes mellitus ist disponierend. Fortgeleitete Infektionen gehen häufig von einer Diszitis, Spondylodiszitis oder Osteomyelitis aus. Auch durch Periduralanästhesie können Epiduralabszesse verursacht werden. Auch wurde über epidurale Abszesse berichtet, die nach seriellen Lumbalpunktionen entstanden sind (Prange 1995, Takenaka et al. 1989).

4 Klinik

Die neurologischen Symptome treten 15–30 Tage nach der Primärinfektion in Erscheinung.

Initial bestehen intensive Rückenschmerzen mit hartnäckigem Fieber und Abgeschlagenheit. Typischerweise ist der sehr starke Rückenschmerz auf ein oder einige Segmente begrenzt. Fast immer ist der betroffene Abschnitt der Wirbelsäule klopfschmerzhaft. Nach 2–4 Tagen treten **Wurzelsymptome** auf, nach weiteren 4–5 Tagen Rückenmarks- bzw. Kaudakompressionssymptome einschließlich Blasen- und Mastdarmstörungen. Die Paresen schreiten dann innerhalb eines Tages zur Plegie fort. Beim chronischen Abszess kann sich dieser Ablauf über Wochen bis Monate erstrecken.

5 Diagnostik

Die klinisch-chemische Analyse zeigt eine beschleunigte BSG und erhöhte CRP-Werte, eine Leukozytose kann fehlen. Die Methode der Wahl zur Diagnose eines spinalen epiduralen Abszesses ist heute das **MRT** (Abb. B1-5). Der Vorteil dieser Untersuchung besteht darin, dass sich der Abszess in seiner gesamten spinalen Ausdehnung darstellen lässt. In der Myelographie zeigt sich bei über 80% der Patienten eine vollständige Verlegung des Spinalkanales, wobei die kraniale Begrenzung mittels lumbaler Myelographie nicht darstellbar ist.

Die Liquor-Untersuchung ergibt häufig eine Erhöhung der Leukozyten-Zahl bis 1000 Zellen/µl (Mischzellbild) und eine stark erhöhte Eiweißkonzentration. Nach Durchbruch des Abszesses in den Subarachnoidalraum entsprechen die Liquor-Veränderungen denen der bakteriellen Meningitis. Eine Anzüchtung des Erregers aus dem Liquor ist in einem solchen Fall möglich.

Bei der Punktion des lumbalen Subarachnoidalraumes muss vorsichtig vorgegangen werden: In kleinen Schritten

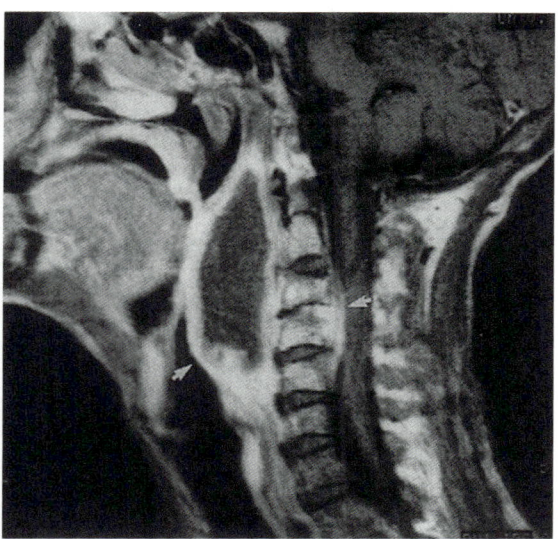

Abb. B1-5 T1-gewichtete sagittale MRT-Aufnahme bei einem Patienten mit Spondylitis und epiduralem Abszess in Höhe C3–C5.

wird die Nadel unter häufiger Aspiration vorgeschoben. Wenn Eiter aspiriert wird, ist die Verdachtsdiagnose bestätigt und ein weiteres Vorschieben der Nadel in dieser Höhe wäre wegen der Einschleppung von Erregern in den Subarachnoidalraum kontraindiziert.

Der Erregernachweis erfolgt mikroskopisch und kulturell aus **Abszesspunktat** oder aus intraoperativ gewonnenem Material bzw. durch Liquor- und Blutkultur. Bei Verdacht auf einen tuberkulösen Prozess ist eine gezielte Untersuchungsanforderung erforderlich.

6 Therapie

Die Therapie von spinalen Abszessen besteht in der **sofortigen chirurgischen Dekompression** in Verbindung mit einer **antibiotischen Behandlung.** Verzögerungen in der Therapie können zu einer Zunahme der klinischen Symptomatik und zur irreversiblen Plegie führen. Die Dekompressionsoperation (Laminektomie oder Fensterung im Bereich des Abszesses ohne Eröffnen der Dura) wird mit Spül-Saugdrainagen kombiniert.

Die ungezielte intravenöse antibiotische Therapie sollte auf jeden Fall vor der Operation begonnen werden, sich am Erregerspektrum des vermuteten Ausgangsherdes der Infektion orientieren und ein gegen Staphylokokken gut wirksames Antibiotikum einschließen.

Für die initiale antibiotische Therapie bei noch nicht identifiziertem Erreger empfiehlt sich daher Cefotaxim 3 × 4 g/d i.v. in Kombination mit Flucloxacillin 6 × 2 g/d i.v. und Tobramycin 3 × 120 mg/d i.v.

Die Therapiedauer erstreckt sich in Abhängigkeit von der Symptomatik über 4–6 Wochen.

Die Prognose hängt vom Ausmaß der präoperativ bestehenden neurologischen Symptome ab. Mit einer vollständigen Rückbildung der Ausfälle kann gerechnet werden, wenn präoperativ noch keine Plegie besteht.

B1.8 Virale Meningitis (aseptische Meningitis)

1 Vorbemerkungen

Die Virusmeningitis, auch als aseptische oder seröse Meningitis bezeichnet, führt zu Entzündungsreaktionen der Meningen, wobei im Gegensatz zu den bakteriellen Infektionen der klinische Befund und die Liquor-Veränderungen geringer ausgeprägt sind. Je nach auslösendem Erreger können zusätzlich Symptome von Seiten anderer Organsysteme (z.B. Hautexanthem oder Transaminasen-Anstieg) vorhanden sein (Dufour und Waldvogel 1991, Prange 1995).

Virale Meningitiden treten gehäuft in den Sommermonaten auf. Meist sind Kinder in den ersten vier Lebensjahren betroffen. Unter der Rubrik „Virus-Meningoenzephalitis" wurden dem Robert-Koch-Institut in den letzten Jahren der Erfassung nach dem Bundesseuchengesetz (1997–2000) jährlich zwischen ca. 800 und 1700 Fälle gemeldet (Anonymous 1999). Rückschlüsse auf die tatsächliche Inzidenz sind allerdings kaum möglich, da der Anteil der aseptischen Meningitiden an dieser Zahl nicht bekannt ist und gerade bei diesen blande verlaufenden Erkrankungen mit einer erheblichen Untererfassung zu rechnen ist.

2 Erregerspektrum

Aseptische Meningitiden bleiben in der Mehrzahl der Fälle ätiologisch ungeklärt, da sie spontan und ohne Residuen abheilen oder aus anderen Gründen keine eingehende virologische Diagnostik erfolgt. Die am häufigsten nachgewiesenen Erreger sind **Enteroviren,** wobei ECHO- und Coxsackie-B-Viren dominieren. Relativ selten ist aufgrund von Impfmaßnahmen die früher ebenfalls sehr häufige

Mumps-Meningitis geworden. Weitere Meningitis-Erreger sind das FSME-Virus und andere Vertreter aus der Familie der Flaviviren, Herpesviren (am häufigsten HSV 2 bei primärem Herpes genitalis), Adenoviren, Masernvirus, Rötelnvirus, Influenza- und Parainfluenzaviren sowie das lymphozytäre Choriomeningitisvirus (LCMV). Auch im Rahmen einer HIV-Primärinfektion kommt es nicht ganz selten zu einer aseptischen Meningitis (siehe Kap. C8).

3 Infektionsweg und Pathogenese

Bei dem breiten Spektrum an infrage kommenden Erregern sind die Infektionswege sehr unterschiedlich und reichen von Schmier- und Tröpfcheninfektion bis zu sexueller Transmission und Übertragung durch Zeckenstich/-biss Gemeinsam ist jedoch fast allen Erregern der viralen Meningitis, dass die primäre Replikation außerhalb des Nervensystems stattfindet. Die Infektion des ZNS folgt meist einer Virämie nach Infektion von Kapillarendothelzellen des Gehirns. Einige Viren (z.B. Mumpsvirus) können aber auch Leukozyten infizieren und bei Störungen der Blut-Hirn-Schranke auf diesem Weg das ZNS erreichen.

4 Klinik

Typische Symptome der Virusmeningitis sind **Kopfschmerz, Nackensteife, Photophobie, Übelkeit und Fieber.** Meist bestehen auch Allgemeinsymptome wie Müdigkeit, Abgeschlagenheit, Appetitmangel, Myalgien, Nausea, Bauchbeschwerden, Diarrhö oder ein Hautausschlag. Fokale neurologische Ausfälle und Bewusstseinstrübungen gehören nicht zum Bild der aseptischen Meningitis.

5 Diagnostik

Im Blut sind Entzündungsparameter und Leukozyten meist leicht erhöht; das Differentialblutbild ist in der Regel lymphomonozytär verändert. Im Liquor kann initial ein granulozytäres Zellbild vorhanden sein, das aber schon sehr früh in eine **mononukleäre Pleozytose** (< 1000 Zellen/µl) übergeht. Gesamtprotein und Laktat im Liquor sind normal oder nur leicht erhöht. Eine intrathekale Antikörperproduktion tritt erst im weiteren Krankheitsverlauf auf (frühestens zwei Wochen nach Infektion) und kann retrospektiv zur Diagnosesicherung beitragen. Die Anzüchtung des ursächlichen Virus aus dem Liquor gelingt meist nur bei Enterovirus-Infektionen und nur in den ersten Tagen nach Symptombeginn. Empfindlicher ist für diese Erreger der Nachweis viraler RNA mittels Nukleinsäure-Amplifikation (RT-PCR). Auch für HSV und CMV stellt die Nukleinsäureamplifikation die diagnostische Methode der Wahl dar. Der Enterovirus-Nachweis aus dem Stuhl ist unter Umständen bis zu vier Wochen nach Symptombeginn möglich und kann durch Virusisolierung oder PCR erfolgen. Die Typisierung von Virusisolaten erfolgt entweder durch typspezifische Antikörper oder durch Sequenzierung bestimmter Genomabschnitte. Zur Abklärung einer FSME-Infektion ist der IgM-Antikörpernachweis im Serum meist ausreichend. Wenn kein Erregernachweis erfolgt ist, kann gegebenenfalls ein Serumantikörper-Anstieg zwischen Akutserum und Zweitserum (10–12 Tage später) eine Verdachtsdiagnose retrospektiv erhärten.

Differentialdiagnostisch müssen die viralen Meningitiden von einigen bakteriellen Meningitiden, die ebenfalls mit dem Liquorbefund einer lymphozytären Meningitis einhergehen, abgegrenzt werden. Hierzu zählen vor allem Meningitiden durch Borrelien, seltener durch Treponemen, aber auch die tuberkulöse Meningitis. Auch parameningeale Infektionen, anbehandelte bakterielle oder neoplastische Meningitiden sowie nichtinfektiöse Entzündungen bei Vaskulitiden kommen als Differentialdiagnosen infrage.

6 Therapie

Die virale Meningitis verläuft praktisch immer gutartig, selbstlimitierend und heilt ohne Residuen ab. Entsprechend ist die Behandlung symptomatisch und besteht in Bettruhe, gegebenenfalls Analgetika und Antipyretika. Eine Therapie mit Aciclovir (3 × 5 mg/kg KG/d i.v. für sieben Tage) ist indiziert bei einer Meningitis im Zusammenhang mit einem Herpes genitalis.

7 Prophylaxe und Prävention

Unter den zahlreichen Enterovirus-Serotypen ist eine Impfprophylaxe nur gegen die drei Polioviren möglich, diese ist allerdings sehr effektiv und hat in Amerika, Australien und Europa bereits zum vollständigen Verschwinden dieser Viren geführt. Auch die Mumps-Masern-Röteln-Impfung, die bei Kindern ab dem zwölften Lebensmonat durchgeführt werden soll, hat insbesondere durch die Mumps-Kompo-

FSME-Virus

Klaus Korn

- **Taxonomie**
  Kleines, umhülltes Plusstrang-RNA-Virus aus der Familie Flaviviridae, Genus *Flavivirus*. Weitere humanpathogene Vertreter dieses Genus sind das Gelbfiebervirus, Denguevirus 1–4 und das Virus der Japanischen Enzephalitis.

- **Epidemiologie**
  Das FSME-Virus ist in Teilen Mittel- und Nordeuropas, im gesamten osteuropäischen Raum sowie im asiatischen Teil Russlands und angrenzenden Regionen verbreitet. Nach ihrer Verbreitung werden der „europäische" und der „fernöstliche" Subtyp unterschieden. Das Erregerreservoir sind kleine Nager und andere wild lebende Säugetiere. Die Hauptvektoren des Virus stellen Zecken *(Ixodes ricinus, Ixodes persulcatus)* dar. Das Virus kann in infizierten Zecken auch transovariell weitergegeben werden. Die Übertragung auf den Menschen erfolgt fast immer durch Zeckenstich. Vereinzelt wurden daneben Infektionen durch den Genuss roher Milch beschrieben, da auch Haustiere (insbesondere Ziegen) infiziert werden können. In Deutschland ist das Virus vor allem in Teilen Bayerns, Baden-Württembergs, Südhessens und Thüringen endemisch (Robert-Koch-Institut 2005); die Durchseuchung in den Endemiegebieten liegt bei ca. 2–5%. Auch in den Endemiegebieten ist nur mit einer Infektion auf ca. 500 Zeckenstiche zu rechnen. Pro Jahr werden in Deutschland etwa 250–450 Erkrankungen registriert, wobei meist zwei Erkrankungsgipfel, einer im Frühsommer und ein zweiter im Frühherbst, auftreten. Ein Zeckenstich ist auch bei serologisch gesicherter Erkrankung in etwa einem Drittel der Fälle nicht erinnerlich.

- **Erreger-Wirts-Beziehung**
  Nach einem infektiösen Zeckenstich findet eine lokale Virusvermehrung und Ausbreitung in die regionären Lymphknoten statt. Über das lymphatische System kommt es dann zur Virämie und anschließend zur Ausbreitung in verschiedene extraneurale Gewebe (vor allem Zellen des retikulohistiozytären Systems) und in das Nervensystem. Die durchgemachte Infektion hinterlässt eine lang dauernde Immunität.

- **Krankheitsspektrum**
  Die überwiegende Zahl der FSME-Infektionen verläuft inapparent. Manifeste Erkrankungen zeigen meist einen biphasischen Verlauf. Zunächst kommt es zu einem unspezifischen fieberhaften Infekt mit Kopf- und Gliederschmerzen von einigen Tagen bis zu einer Woche. Nach einem symptomfreien Intervall von einigen Tagen kommt es dann bei ca. 10–30% der Erkrankten in der zweiten Phase zur Beteiligung des Zentralnervensystems. Dabei lassen sich im Wesentlichen drei Verlaufsformen unterscheiden: aseptische Meningitis (überwiegend bei Kindern), Meningoenzephalitis und Meningomyeloradikulitis. Die Letalität liegt in Deutschland unter 2% und betrifft hauptsächlich Fälle mit rasch progredienten Paresen und Atemlähmung. Als bleibende Residuen können postenzephalitische Syndrome und persistierende schlaffe Lähmungen auftreten (Kaiser et al. 1997). Bei Infektionen mit dem fernöstlichen Subtyp ist der Verlauf meist schwerer und die Letalität deutlich höher.

- **Spezifische Diagnostik**
  Nachweis spezifischer Antikörper
  Routinemäßig wird für die Diagnostik der Nachweis von IgG- und IgM-Antikörpern im ELISA im Serum und gegebenenfalls auch im Liquor durchgeführt (Günther et al. 1997). Der Nachweis von IgM-Antikörpern im Serum sichert die Diagnose einer frischen Infektion. Antikörper gegen andere Flaviviren (Gelbfieber, Dengue, Japanische Enzephalitis) können allerdings zu Kreuzreaktionen im ELISA führen (Holzmann et al. 1996). Diese lassen sich nur über den Neutralisationstest ausschließen, der jedoch nur in wenigen Laboratorien verfügbar ist.
  Genom-Nachweis und Virusanzüchtung sind nur für epidemiologische Fragestellungen von Bedeutung.

- **Prophylaxe**
  Für die aktive Immunisierung stehen Totimpfstoffe aus Formalin-inaktiviertem Virus zur Verfügung. Die Grundimmunisierung besteht aus drei Impfungen, Auffrischimpfungen werden alle fünf Jahre empfohlen. Die Verträglichkeit des Impfstoffes ist gut, die Serokonversionsrate beträgt über 98% (Harabacz et al. 1992).
  FSME-Immunglobulin zur postexpositionellen Prophylaxe nach Zeckenstich ist seit Mitte 2003 nicht mehr verfügbar.

- **Spezifische Therapie**
  Wirksame Virustatika zur Behandlung der FSME sind nicht vorhanden.

- **Meldepflicht**
  Nach §7 Infektionsschutzgesetz sind Laborbefunde, die auf eine akute FSME-Infektion hinweisen, meldepflichtig.

- **Literatur**
  Günther G, Haglund M, Lindquist L, Sköldenberg B, Forsgren M: Intrathecal IgM, IgA and IgG antibody response in tick-borne encephalitis. Clin Diagn Virol 1997; 8: 17–29.
  Harabacz I, Bock H, Jungst C, Klockmann U, Praus M, Weber R: A randomized phase II study of a new tick-borne encephalitis vaccine using three different doses and two immunization regimens. Vaccine 1992; 10: 145–150.
  Holzmann H, Kundi M, Stiasny K, Clement J, McKenna P, Kunz C, Heinz FX: Correlation between ELISA, hemagglutination inhibition, and neutralization tests after vaccination against tick-borne encephalitis. J Med Virol 1996; 48: 102–107.
  Kaiser R, Vollmer H, Schmidtke K, Rauer S, Berger W, Gores D: Verlauf und Prognose der FSME. Nervenarzt 1997; 68 (4): 324–330.
  Robert-Koch-Institut: FSME – Risikogebiete in Deutschland. Epidemiologisches Bulletin 2006; 17: 129–133.

---

nente zu einem Rückgang der Erkrankungen an viraler Meningitis geführt.

Meldepflicht Im Gegensatz zum früheren Bundesseuchengesetz besteht nach dem Infektionsschutzgesetz für virale Meningitiden keine generelle Meldepflicht mehr. In einzelnen Bundesländern (z.B. Sachsen und Sachsen-Anhalt) werden virale Meningitiden aber weiterhin auf der Basis von Landesverordnungen über die erweiterte Meldepflicht erfasst.

B1.9 Virusenzephalitis

1 Vorbemerkungen

Bei der Virusenzephalitis kommt es zu einer Infektion und Entzündung des Hirnparenchyms und eventuell auch der Meningen (Meningoenzephalitis). Auch dieses Krankheitsbild verläuft in der Mehrzahl der Fälle gutartig. Vor allem die Herpes-simplex-Enzephalitis (siehe Kap. B1.10) nimmt jedoch unbehandelt einen sehr schweren Verlauf mit hoher Letalität (70%) und häufigen Spätschäden.

Zu den häufigsten Erregern zählen zum einen Viren, die durch Arthropoden übertragen werden, zum anderen Enteroviren, weshalb die Virusenzephalitis überwiegend in den Sommermonaten auftritt. Meldepflichtig nach § 6 IfSG sind FSME-Erkrankungen. Hier werden vor allem in Baden-Württemberg und Bayern jährlich 250–450 Erkrankungen registriert (mit steigender Tendenz), von denen etwa die Hälfte enzephalitische Verlaufsformen darstellen. Im Gegensatz zur FSME-Meningitis tritt die Enzephalitis überwiegend bei Erwachsenen auf.

2 Erregerspektrum

Die häufigsten Erreger sind Enteroviren und je nach geographischer Region unterschiedliche, durch Zecken oder Moskitos übertragene Viren aus den Familien Flavi-, Toga- und Bunyaviridae. In Europa und den westlichen und nördlichen Teilen Asiens spielt hierbei das **FSME-Virus** die Hauptrolle, in Süd- und Ostasien das Japanische-Enzephalitis-Virus. In Nordamerika hat sich das Erregerspektrum in den letzten Jahren stark verändert, nachdem 1999 das West-Nil-Virus eingeschleppt wurde und sich von New York aus innerhalb weniger Jahre über fast alle Bundesstaaten der USA sowie Teile Kanadas, Mittelamerikas und der Karibik verbreitet hat. Damit ist dieses durch Moskitos übertragene Virus mit mehr als 7000 neuroinvasiven Erkrankungen in den letzten fünf Jahren zur mit Abstand häufigsten Ursache viraler ZNS-Erkrankungen in den USA geworden (Hayes et al. 2005).

Die häufigste sporadische Virusenzephalitis weltweit ist die Herpes-simplex-Enzephalitis. Auch andere Herpesviren (CMV, EBV, VZV, HHV-6) können Enzephalitiden verursachen, insbesondere bei immundefizienten Patienten. Weitere mögliche Erreger einer Virusenzephalitis sind das Masernvirus sowie seltener Mumps-, Influenza-, Adeno- und Rötelnviren. Auch eine HIV-Enzephalitis kann vorkommen. Die meisten Enzephalitiden bei HIV-Infizierten und auch bei anderen immundefizienten Patienten sind aber durch opportunistische Erreger (siehe Kap. C8) bedingt. Das Erregerspektrum ist hierbei noch breiter und umfasst weitere virale Erreger (JC-Virus) sowie vor allem auch Pilzinfektionen und Parasitosen.

Raritäten sind hierzulande importierte Fälle von Enzephalitiden durch exotische Viren vorwiegend aus den Familien Togaviridae, Arenaviridae und Bunyaviridae. Daneben sollte auch die bei uns sehr seltene Tollwut in der Differentialdiagnose viraler Enzephalitiden nicht vergessen werden. So erkrankten im Jahr 2004 zwei Personen nach Aufenthalten in Indien an Tollwut. In einem dieser Fälle kam es durch Organtransplantation zur Übertragung auf drei Transplantatempfänger, da die Diagnose erst einige Wochen post mortem gestellt wurde (Johnson et al. 2005). Alle Erkrankungen verliefen tödlich.

3 Infektionsweg und Pathogenese

Die initiale Vermehrung der Enzephalitis-Erreger findet meist im Bereich der Eintrittspforte der Erreger statt (Gastrointestinaltrakt bei Entero- und Adenoviren, Respirationstrakt z.B. bei Masern- und Influenzavirus, subkutanes Gewebe bei Infektion durch Zecken oder Moskitos). Die Herpes-simplex-Enzephalitis immungesunder und viele Enzephalitiden immunsupprimierter Patienten gehen von einer schon länger bestehenden persistierenden/latenten, endogen reaktivierten Infektion aus. Die meisten Viren gelangen hämatogen, einige auch durch retrograden axonalen Transport entlang der peripheren Nerven (Tollwut, HSV, VZV) ins ZNS.

4 Klinik

Einer Virusenzephalitis geht häufig ein **unspezifischer fieberhafter Infekt** von einigen Tagen Dauer voraus. Ähnlich den Meningitiden präsentieren sich die meisten Virusenzephalitiden dann – teilweise nach einem kurzen symptomfreien Intervall – mit Kopfschmerzen, Nackensteifigkeit und anderen Zeichen der meningealen Entzündung. Hinzu kommen in wechselnden Kombinationen Vigilanz-Störungen, neurologische Herdbefunde, autonome Störungen, Aphasie, Ataxie, epileptische Anfälle, eine Hemiparese, Hirnnervenausfälle, Gesichtsfelddefekte sowie eine Stauungspapille. Bei einem Mitbefall des Rückenmarks kann es zu schlaffen Lähmungen und Störungen der Blasen- und Darmentleerung kommen. Auch ein psychotisches Bild mit Halluzinationen und Verhaltensstörungen kann auftreten, insbesondere bei der Herpes-simplex-Enzephalitis. Nahezu pathognomonisch für die Tollwut ist die nach anfangs meist uncharakteristischer Symptomatik auftretende Hydrophobie, die bedingt ist durch Angst und inspiratorischen Muskelkrampf, der beim Trinkversuch ausgelöst wird. Auch beim Versuch, den eigenen Speichel zu schlucken, oder durch Blasen von Luft ins Gesicht des Patienten kann das reflexähnliche Geschehen ausgelöst werden.

Subakut oder chronisch verlaufende Enzephalitiden werden vor allem bei immundefizienten Patienten beobachtet. Sonderfälle sind die progressive multifokale Leukenzephalopathie (PML), die durch das JC-Virus ausgelöst wird, und die subakute sklerosierende Panenzephalitis (SSPE) als späte Folge einer Masernvirus-Infektion. Sehr selten kommt ein vergleichbares Krankheitsbild auch nach konnataler Rötelvirusinfektion vor.

5 Diagnostik

Die Diagnose beruht vor allem auf **Liquor-Befunden** und **neuroradiologischen Befunden.** Zum Ausschluss einer Raumforderung sollte vor der Lumbalpunktion eine CCT oder MRT durchgeführt werden. In der Bildgebung lassen sich auch diffuse und fokale Enzephalitiden unterscheiden. In der MRT führen Enzephalitiden zu Signalverlust auf T1-gewichteten und zu Signalanhebung auf T2-gewichteten Bildern. Das EEG weist Allgemeinveränderungen auf, gegebenenfalls auch eine herdförmige Störung. Die Liquor-Untersuchung ist wie bei der viralen Meningitis weniger eindrucksvoll und zeigt eine Pleozytose von 50–500 mononukleären Zellen/μl sowie eine mäßige Protein- und Laktaterhöhung. Im späteren Verlauf kann eine lokale Synthese von Immunglobulinen (meist IgG) und eventuell auch eine spezifische intrathekale Antikörperproduktion nachgewiesen werden, die bei der differentialdiagnostischen Abklärung hilfreich sein kann.

Spezifische Diagnostik. Aufgrund des breiten Erregerspektrums kommt eine große Anzahl an virologischen Untersuchungen in Betracht und viele vermutlich virale Enzephalitiden bleiben im Hinblick auf den Erreger letztlich ungeklärt.

Bei den durch Arthropoden übertragenen Enzephalitiden (hierzulande im Wesentlichen die FSME) ist der Nachweis spezifischer IgM-Antikörper im Serum zusammen mit dem klinischen Bild für die Diagnosesicherung in aller Regel ausreichend. Auch bei Enzephalitiden im Zusammenhang mit akuten, charakteristischen Infektionen wie etwa Masern oder Windpocken ist eine spezifische Liquor-Diagnostik im Allgemeinen nicht erforderlich. Von zentraler Bedeutung für die Diagnostik ist der **Erregernachweis** mittels Nukleinsäure-Amplifikation aus dem Liquor dagegen bei Enterovirus-Infektionen und bei der Herpes-simplex-Enzephalitis (siehe Kap. B1.10). Auch bei Enzephalitiden durch andere Herpesviren (CMV, EBV, HHV-6), die besonders bei Immunsupprimierten auftreten, oder bei Enzephalitiden durch Influenza- oder Adenoviren ist die serologische Diagnostik meist unergiebig oder das Ergebnis kommt zu spät und der PCR-Nachweis der viralen Nukleinsäure im Liquor wesentlich aussagekräftiger (zur Enterovirus-Ausscheidung mit dem Stuhl s.o. bei Meningitis). Bei der PML sichert der Nachweis von JC-Virus-DNA im Liquor ebenfalls die meist aufgrund der neuroradiologischen Befunde und der Klinik bereits gestellte Verdachtsdiagnose. Der Nachweis einer erregerspezifischen intrathekalen Antikörpersynthese (Serum-Liquor-Paar!) ist von besonderer Bedeutung bei der SSPE (der Nachweis hoher Masern-Antikörperspiegel im Liquor ohne Virusnachweis ist pathognomonisch für SSPE) oder bei schon längerem Krankheitsverlauf und eventuell bereits begonnener Therapie bei Herpes-simplex-Enzephalitis und Enzephalitiden durch andere Herpesviren.

Andere Materialien als Blut und Liquor kommen bei Verdacht auf Tollwut in Betracht. Hier kann das Virus im Speichel, in Kornealabdruck-Präparaten oder auch in nuchalen Hautbiopsien nachgewiesen werden.

6 Therapie

Nur ein kleiner Teil der viralen Enzephalitiden ist einer spezifischen antiviralen Therapie zugänglich. Dennoch sollte bei allen ätiologisch unklaren Enzephalitiden möglichst rasch, idealerweise nach Liquor-Entnahme, eine **Aciclovir-Behandlung** begonnen werden, bis eine Herpes-simplex-Enzephalitis ausgeschlossen werden kann. Eine hoch dosierte intravenöse Aciclovir-Therapie (3×10 mg/kg KG/d) ist auch bei Enzephalitiden durch Varicella-Zoster-Virus angezeigt. Bei der CMV-Enzephalitis können Ganciclovir (2×5 mg/kg KG/d i.v.) oder als Mittel der zweiten Wahl

Foscarnet (3 × 60 mg/kg KG/d i.v.) eingesetzt werden. Bei gesicherter HIV- oder Influenzavirusinfektion ist eine spezifische antivirale Therapie möglich. Ansonsten ist nur eine **symptomatische Behandlung** möglich. Diese muss gegebenenfalls Maßnahmen zur Hirndrucksenkung und auch eine antikonvulsive Therapie beinhalten.

Eine infauste Prognose haben Tollwut, PML und SSPE. Auch die Herpes-simplex-Enzephalitis weist unbehandelt eine sehr schlechte Prognose auf. Durch eine relativ hohe Letalität und häufige Spätschäden sind außerdem einige durch Arthropoden übertragene Enzephalitiden gekennzeichnet, z.B. die fernöstliche Variante der FSME und manchmal die japanische Enzephalitis.

7 Prophylaxe und Prävention

Für eine Reihe von Virusinfektionen, die zu einer Enzephalitis führen können, stehen wirksame **Schutzimpfungen** zur Verfügung. Allgemein empfohlen ist die Masern-Mumps-Röteln-Impfung bei Kindern im 11.–14. und im 15.–23. Lebensmonat. Bei Personen, die in Endemiegebieten leben bzw. dorthin reisen, kommt als Indikationsimpfung die FSME-Impfung infrage (Grundimmunisierung mit drei Impfungen, Auffrischung alle 3–5 Jahre). Bei längeren Reisen in ländliche Gebiete Süd- und Südostasiens wird eine aktive Impfung gegen die japanische Enzephalitis empfohlen. Zur Verhütung der Tollwut besteht zum einen die Möglichkeit der präexpositionellen Prophylaxe durch aktive Impfung. Diese ist für bestimmte Berufsgruppen (Jäger, Tierärzte und andere), aber auch bei Reisen in Regionen mit hoher Tollwut-Inzidenz (z.B. indischer Subkontinent, wo mit 30 000 Fällen pro Jahr 80% der weltweit gemeldeten Erkrankungen vorkommen) zu empfehlen. Zum anderen besteht nach einer Bissverletzung durch ein tollwütiges oder tollwutverdächtiges Tier die Möglichkeit der postexpositionellen Prophylaxe. Dabei wird bei schweren Bissverletzungen zusätzlich zur aktiven Immunisierung auch Tollwut-Hyperimmunglobulin eingesetzt.

Meldepflicht Mit dem In-Kraft-Treten des Infektionsschutzgesetzes ist die frühere Meldepflicht für alle Erkrankungen und Todesfälle an Virus-Meningoenzephalitis entfallen. Meldepflichtig sind jetzt nach § 6 IfSG der Krankheitsverdacht, die Erkrankung sowie der Tod an Tollwut. Daneben besteht nach § 7 IfSG für einige Erreger viraler

---

Polyomaviren

Klaus Korn

- **Taxonomie**
  Familie kleiner nackter Viren mit doppelsträngigem DNA-Genom. Die beiden humanpathogenen Vertreter der Polyomaviren werden nach den Initialen der Patienten, von denen sie erstmals isoliert wurden, als JC-Virus und BK-Virus bezeichnet.

- **Epidemiologie**
  BK-Virus und JC-Virus sind weltweit verbreitet. Serologische Studien zeigen, dass die Durchseuchung bereits im Kindesalter beginnt und bei Erwachsenen Werte von über 50%, teilweise sogar annähernd 100% erreicht. Die Übertragung erfolgt vermutlich durch Tröpfcheninfektion über den Respirationstrakt. Zu Reaktivierungen kommt es z.B. in der Schwangerschaft, insbesondere aber bei immunsupprimierten Patienten (iatrogen, HIV-Infektion). In dieser Situation werden beide Polyomaviren häufig im Urin ausgeschieden. Polyomavirus-assoziierte Erkrankungen (siehe unten) sind insgesamt selten, jedoch nehmen ihre Häufigkeit und auch das klinische Spektrum mit der zunehmenden Zahl immunsupprimierter Patienten und der Einführung neuer immunsuppressiver Medikamente deutlich zu. Neben einem Anstieg der Häufigkeit der progressiven multifokalen Leukenzephalopathie (PML) im Zuge der AIDS-Epidemie (Holman et al. 1998) sind hier auch die BK-Virus-assoziierte Nephropathie nach Nierentransplantation sowie in jüngster Zeit Fälle von PML nach Behandlung der Multiplen Sklerose mit dem monoklonalen Antikörper Natalizumab (Yousry et al. 2006) zu nennen.

- **Erreger-Wirts-Beziehung**
  Über den Ablauf der Primärinfektion ist wenig bekannt. Eine persistente Infektion wird im Gefolge vermutlich in der Niere etabliert. Unter Immunsuppression kann JC- oder BK-Virus-DNA auch in Blutzellen nachgewiesen werden. Ob der PML vorausgehende JC-Virus-Infektion des ZNS erst in dieser Phase etabliert wird oder bereits im Rahmen der Primärinfektion erfolgt, ist ebenfalls ungeklärt (Demeter 1995). Die PML ist charakterisiert durch eine Infektion von Oligodendrozyten und Demyelinisierung, meist ohne ausgeprägte entzündliche Reaktion.

- **Krankheitsspektrum**
  Der normale Verlauf einer JC- oder BK-Virus-Infektion ist die asymptomatische Persistenz. Bei immunsupprimierten Patienten kann eine BK-Virus-Infektion zu einer hämorrhagischen Zystitis führen. Das JC-Virus ist, ebenfalls bei Patienten mit lang dauernder Immunsuppression, der Erreger der progressiven multifokalen Leukenzephalopathie (PML). Das klinische Bild ist abhängig von der Lokalisation der Infektionsherde im ZNS und kann sowohl motorische als auch sensorische und kognitive Ausfälle umfassen (Berger et al. 1998). Durch die Kombinationstherapie der HIV-Infektion hat sich die Prognose der PML bei AIDS-Patienten deutlich verbessert, und die mittlere Überlebensdauer ab Diagnose-

Polyomaviren (Fortsetzung)

stellung ist von wenigen Monaten auf mehr als ein Jahr angestiegen. In Einzelfällen wurde eine Überlebensdauer von mehr als sieben Jahren berichtet (Wyen et al. 2004).

- **Spezifische Diagnostik**
  Genom-Nachweis mittels PCR
  Beide Viren sind nur sehr schwer in Zellkultur anzüchtbar, sodass für den Erregernachweis nur die Nukleinsäure-Diagnostik infrage kommt. Der Nachweis von BK-Virus-DNA im Urin hat nur geringe diagnostische Aussagekraft, da das Virus gerade von Immunsupprimierten häufig auch ohne Erkrankung im Urin ausgeschieden wird. Eine größere diagnostische Relevanz kommt dem Nachweis im EDTA-Blut zu.
  Die Wertigkeit des Nachweises von JC-Virus-DNA in verschiedenen Materialien zur Diagnose der PML wurde in zahlreichen Studien untersucht. Dem Nachweis im Liquor kommt dabei eine relativ hohe Wertigkeit zu (Koralnik et al. 1999), allerdings ist selbst hierbei mit bis zu 20% falsch negativen und falsch positiven Ergebnissen zu rechnen.
  Der Nachweis spezifischer Antikörper ist nur für epidemiologische Untersuchungen von Bedeutung.

- **Prophylaxe**
  Prophylaxemöglichkeiten sind nicht vorhanden.

- **Spezifische Therapie**
  Während die antiretrovirale Therapie der HIV-Infektion die Prognose der PML deutlich verbessert hat, sind die Erfolge von Therapieversuchen mit Cytarabin, Interferon-α oder Interleukin-2 eher gering. Auch die Behandlung mit Cidofovir, das eine gute In-vitro-Wirksamkeit gegen Polyomaviren aufweist, hat nur in Einzelfällen Erfolge gebracht; bei Auswertung einer größeren Fallserie hatten die mit Cidofovir behandelten Patienten sogar einen eher schlechteren Verlauf (Wyen et al. 2004).

- **Literatur**
  Berger, JR, Pall L, Lanska D, Whiteman M: Progressive multifocal leukoencephalopathy in patients with HIV infection. J Neurovirol 1998; 4: 59–68
  Demeter LM: JC, BK, and other Polyomaviruses; progressive multifocal leukoencephalopathy. In: Mandell GL, Bennett JE, Dolin R (eds.): Principles and Practice of Infectious Diseases. 4th ed., Churchill-Livingstone, New York 1995, pp. 1400–1406.
  Holman RC, Torok TJ, Belay ED, Janssen RS, Schonberger LB: Progressive multifocal leukoencephalopathy in the United States, 1979–1994: increased mortality associated with HIV infection. Neuroepidemiology 1998; 17: 303–309.
  Koralnik IJ, Boden D, Mai VX, Lord CI, Letvin NL: JC virus DNA load in patients with and without progressive multifocal leukoencephalopathy. Neurology 1999; 52: 253–260.
  Wyen C, Hoffmann C, Schmeisser N, Wohrmann A, Qurishi N, Rockstroh J, Esser S, Rieke A, Ross B, Lorenzen T, Schmitz K, Stenzel W, Salzberger B, Fatkenheuer G: Progressive multifocal leukencephalopathy in patients on highly active antiretroviral therapy: survival and risk factors of death. J Acquir Immune Defic Syndr 2004; 37 (2): 1263–1268.
  Yousry TA, Major EO, Ryschkewitsch C, Fahle G, Fischer S, Hou J, Curfman B, Miszkiel K, Mueller-Lenke N, Sanchez E, Barkhof F, Radue EW, Jager HR, Clifford DB: Evaluation of patients treated with natalizumab for progressive multifocal leukoencephalopathy. N Engl J Med 2006; 354 (9): 924–933.

Tollwut-Virus

Klaus Korn

- **Taxonomie**
  Umhülltes, „geschossförmiges" Minusstrang-RNA-Virus aus der Familie Rhabdoviridae, Genus *Lyssavirus*.

- **Epidemiologie**
  Die Tollwut ist eine weltweit verbreitete Zoonose, die durch den Biss infizierter Säugetiere übertragen wird. Als Erregerreservoir spielen in Europa Füchse, in den USA Fledermäuse, Waschbären und Stinktiere und in Entwicklungsländern Hunde die wichtigste Rolle. Frei von Wildtollwut sind nur wenige Inseln wie Großbritannien und Irland. In Europa und Nordamerika ist die Tollwut eine seltene Erkrankung (wenige Fälle pro Jahr). Allein in Indien werden dagegen jedes Jahr über 10 000 Tollwut-Fälle registriert. Aus Ländern des indischen Subkontinents wurde auch die große Mehrzahl der in den letzten Jahrzehnten in Deutschland und Großbritannien beim Menschen aufgetretenen Fälle importiert (Johnson et al. 2005). In den USA und in Deutschland wurden in den letzten Jahren auch Tollwut-Infektionen durch Organtransplantation übertragen.

- **Erreger-Wirts-Beziehung**
  Nach Inokulation vermehrt sich das Tollwut-Virus zunächst im Bereich der Bissstelle in Muskel- und Bindegewebe. Durch rezeptorvermittelte Endozytose gelangt es in periphere sensorische Nervenzellen und wird dann entlang der Axone transportiert. Auch eine Ausbreitung von Zelle zu Zelle durch Membranfusion ist beschrieben. Daher ist das Fortschreiten der Erkrankung auch durch die im Verlauf der Infektion nachweisbare humorale Immunantwort letztlich nicht zu beeinflussen. Die Inkubationszeit hängt ab von der Schwere der Bissverletzung und der Lokalisation in Bezug zum ZNS. Sie kann zwischen etwa einer Woche bei schweren Bissverletzungen im Gesicht und mehreren Jahren betragen; überwiegend liegt sie zwischen drei Wochen und drei Monaten. Die manifest gewordene Erkrankung verläuft beim Menschen immer letal. Bei Fledermäusen kann die Infektion dagegen auch asymptomatisch verlaufen.

- **Krankheitsspektrum**
  In den Frühstadien äußert sich die Tollwut zunächst nur als unspezifischer fieberhafter Infekt und wird häufig erst mit Verzögerung diagnostiziert, speziell wenn keine Bissverletzung angegeben wird. Im weiteren Verlauf kommt es dann zu einer enzephalitischen Phase mit Bewusstseinsstörungen, Agitiertheit, phobischen Spasmen (z.B. Hydrophobie) und häufig auch vegetativen Symptomen. Schließlich kommt

Tollwut-Virus (Fortsetzung)

es zu Krampfanfällen, fortschreitender Paralyse, Koma und zum Tod. Seltener ist ein paralytischer, dem Guillain-Barré-Syndrom ähnlicher Verlauf ohne vorausgehendes Exzitationsstadium. Die gesamte Dauer des Krankheitsverlaufs variiert zwischen etwa drei Tagen und zwei Wochen.

- **Spezifische Diagnostik**
Bei Tollwut-Verdacht steht der spezifische Erregernachweis im Vordergrund, wobei der Genom-Nachweis mittels PCR insbesondere für die Intra-vitam-Diagnostik wegen seiner hohen Sensitivität zunehmend im Vordergrund steht. Antikörper werden erst mit einiger Verzögerung im Krankheitsverlauf nachweisbar. Insgesamt ist aber die Ante-mortem-Diagnostik der Tollwut mit erheblicher Unsicherheit behaftet (Smith 1996).
- **Erregernachweis**
Geeignete Materialien sind Speichel, Kornea-Abstriche oder -Abdruckpräparate und Hautbiopsien aus dem Nackenbereich. Methoden zum Erregernachweis (Anzüchtung in Zellkultur, Antigennachweis durch Immunfluoreszenz mit monoklonalen Antikörpern, Genom-Nachweis mittels RT-PCR) stehen nur in Speziallaboratorien zur Verfügung. Auch Erregernachweismethoden können speziell in der frühen Phase von Tollwut-Erkrankungen noch negativ sein.
Nachweis spezifischer Antikörper
Bedeutung im Wesentlichen nur für die Überprüfung des Immunschutzes in Sonderfällen, z.B. bei exponiertem Laborpersonal.
- **Prophylaxe**
Es stehen gut verträgliche Totimpfstoffe für die Prä- und Postexpositionsprophylaxe zur Verfügung (Jaiiaroensup et al. 1998). Präexpositionsprophylaxe ist neben beruflich exponierten Personen auch bei längeren Reisen nach Süd- und Südostasien oder Afrika zu empfehlen. Nach Bissverletzung durch Tollwut-verdächtige Tiere sollte eine Postexpositionsprophylaxe erfolgen. Hierzu ist gegebenenfalls neben der aktiven Immunisierung auch Tollwut-Immunglobulin nach den Richtlinien der Ständigen Impfkommission (STIKO) einzusetzen.
- **Therapie**
Eine spezifische antivirale Therapie der Tollwut ist nicht möglich.
- **Meldepflicht**
Nach § 6 Infektionsschutzgesetz sind Krankheitsverdacht, Erkrankung und Tod an Tollwut meldepflichtig, ferner die Verletzung eines Menschen durch ein Tollwut-krankes oder Tollwut-verdächtiges Tier sowie die Berührung eines solchen Tieres oder Tierkörpers. Nach §7 Infektionsschutzgesetz sind daneben alle Laborbefunde, die auf eine akute Tollwut-Infektion hinweisen, meldepflichtig.

- **Literatur**
Jaiiaroensup W, Lang J, Thipkong P, Wimalaratne O, Samranwataya P, Saikasem A, Chareonwai S, Yenmuang W, Prakongsri S, Sitprija V, Wilde H: Safety and efficacy of purified Vero cell rabies vaccine given intramuscularly and intradermally. Vaccine 1998; 16: 1559–1562.
Johnson N, Brookes SM, Fooks AR, Ross RS: Review of human rabies cases in the UK and in Germany. Vet Rec 2005; 157 (22): 715.
Smith JS: New aspects of rabies with emphasis on epidemiology, diagnosis, and prevention of the disease in the United States. Clin Microbiol Rev 1996; 9: 166–176.

Enzephalitiden eine Meldepflicht für Laborbefunde, die auf eine akute Infektion hinweisen (FSME-Virus, Masernvirus, Influenzaviren).

B1.10 Herpes-simplex-Enzephalitis

1 Vorbemerkungen

Die Herpes-simplex-Enzephalitis ist die häufigste sporadische Form einer akuten fokalen Enzephalitis. Die Inzidenz in Nordamerika und Mitteleuropa wird auf 2–5 Neuerkrankungen pro eine Million Einwohner und Jahr geschätzt. Etwa 30% der Erkrankungsfälle treten im Zusammenhang mit der Primärinfektion auf, bei rund 50%–70% handelt es sich um eine Virusreaktivierung. Ein gehäuftes Auftreten des Herpes labialis ist nicht mit der HSV-Enzephalitis korreliert.

Die Herpes-simplex-Enzephalitis tritt weltweit sporadisch, ohne saisonalen Gipfel und ohne Bevorzugung eines Geschlechts auf. Die Altersverteilung zeigt einen Höhepunkt in der zweiten Lebensdekade, während im Senium die Erkrankung seltener wird (Levitz 1998). Etwa 5–10% aller Virusenzephalitiden werden durch HSV verursacht, jedoch gehen 50% der Todesfälle an viralen Enzephalitiden zu Lasten der HSV-Enzephalitis.

2 Erregerspektrum

Mit Ausnahme der neonatalen HSV-Infektion, die ebenfalls zu einer Enzephalitis führen kann, werden mehr als 95% aller HSV-Enzephalitiden durch HSV-1 verursacht.

3 Infektionsweg und Pathogenese

Ein Infektionsweg verläuft über den I. Hirnnerven durch transaxonale Penetration. Über den Tractus olfactorius gelangt das Virus zu orbitofrontalen und temporalen Hirnstrukturen. Es kommt zum primären Befall von Nervenzellen, die im Rahmen der Virusreplikation zerstört werden. Nach der Virusreplikation in den rhinenzephalen Strukturen breiten sich die Viren per continuitatem zur Insula sowie transaxonal zu anderen Regionen des limbischen Systems, zum Gyrus cinguli, Stammganglien, Thalamus und Corpora mamillaria aus und erreichen schließlich Mittelhirn, Brücke und Medulla oblongata.

Die Infektion des ZNS kann, wenn auch seltener, über den V., VI. oder X. Hirnnerv erfolgen. Dabei zeigt sich das klinische Bild einer Rhombenzephalitis, die zumeist innerhalb weniger Tage letal verläuft (Prange 1995). Mithilfe von Sequenzvergleichen konnte gezeigt werden, dass in 65% der Fälle das Enzephalitis-verursachende Virus identisch mit einem oralen Virusisolat des Patienten war.

ge andauern. Die ZNS-Infektion manifestiert sich häufig zunächst mit **psychotischen Symptomen.** Typisch für diese Phase sind Wernicke-Aphasie, Geruchsmissempfindungen, Verhaltensänderungen, Verwirrtheit, Wahrnehmungsstörungen und Situationsverkennungen. Auch ein Temperaturanstieg auf Werte um 39 °C und ein Meningismus sind in dieser Phase häufig zu finden. Im folgenden Stadium kommt es zum ersten **Krampfanfall,** der oft als komplex-fokaler Anfall beginnt und später generalisiert und der in der Regel Anlass für die Klinikeinweisung ist. Der Übergang in Sopor und **Koma** kann dann innerhalb weniger Stunden erfolgen. Todesfälle können schon sehr früh im Krankheitsverlauf, aber auch erst nach einigen Monaten auftreten, zumeist unter den Zeichen einer **intrakraniellen Drucksteigerung** mit transtentorieller Herniation.

4 Klinik

Ein **rasch progredienter** Verlauf mit der Abfolge der verschiedenen Stadien ist typisch für die HSV-Enzephalitis (Levitz 1998, Prange 1995).

Als **Prodromalstadium** können unspezifische Symptome wie bei einem fieberhaften Infekt auftreten, die 1–4 Ta-

5 Diagnostik

Die allgemeine diagnostische Vorgehensweise ist in Abbildung B1-6 zusammengefasst.

Eine **Lumbalpunktion** sollte nach Ausschluss von Kontraindikationen und unter gleichzeitigen Maßnahmen zur Verhinderung einer transtentoriellen Herniation vorge-

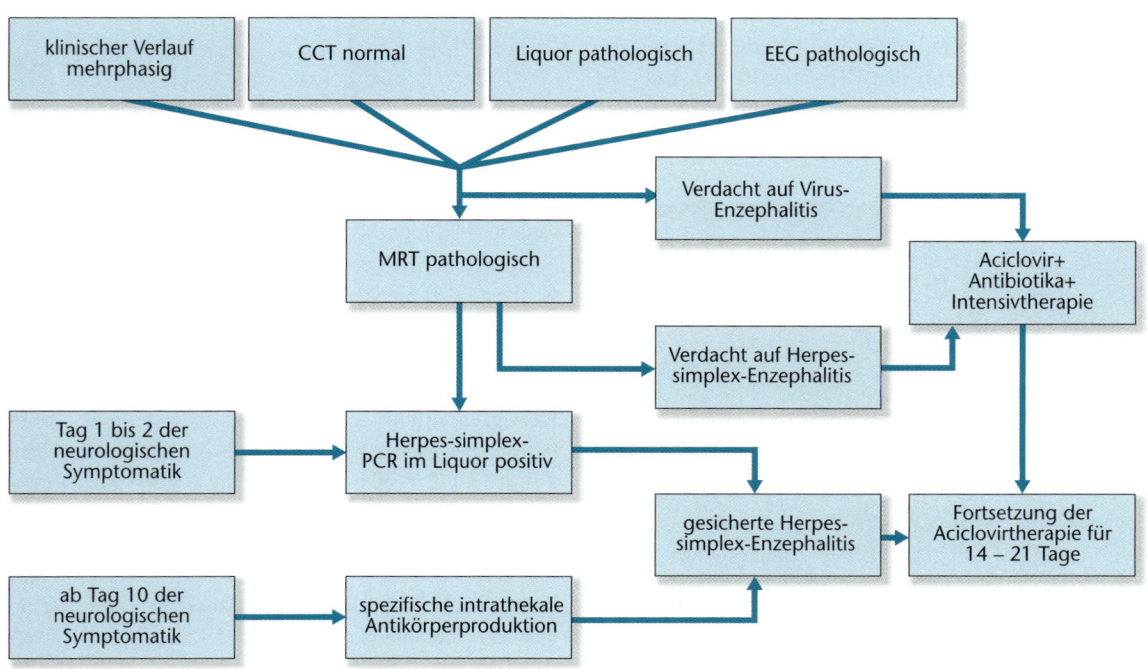

Abb. B1-6 Vorgehensweise bei Verdacht auf HSV-Enzephalitis.

nommen werden. In etwa 90% der Fälle wird eine Pleozytose bis 500 Zellen/μl gefunden. Meistens handelt es sich um ein mononukleäres Zellbild. Plasmazellen treten ab dem 3.–6. Krankheitstag auf. Erythrozyten und Erythrophagen sind Zeichen für den hämorrhagischen Charakter der Enzephalitis. Als Folge der Hirnparenchymschädigung kommt es zur Störung der Liquor-Zirkulation und zu erhöhter Permeabilität der Blut-Liquor-Schranke, sodass das Gesamtprotein im Liquor und der Liquor/Serum-Albuminquotient erhöht sind. Das Liquor-Laktat ist selten auf Werte > 3 mmol/l erhöht. Ab dem zehnten Krankheitstag sind lokal produzierte Immunglobuline mit einer Prädominanz des IgG im Quotientenschema nachweisbar.

Im **EEG** sieht man Herdbefunde mit oder ohne unterlagerte Zeichen erhöhter Krampfbereitschaft oder Allgemeinveränderungen. Charakteristische periodische Komplexe (scharfe Wellen alle 2–3 Sekunden) treten ein- oder beidseitig über den Temporalregionen auf.

Bildgebende Verfahren. Zur Frühdiagnostik eignet sich die Kernspintomographie, die bereits beim Auftreten erster neurologischer Symptome die Läsionen in typischer Lokalisation zeigt. Besonders aufschlussreich sind die T2-gewichteten Aufnahmen mit hyperintensen Entzündungsherden. Die CCT kann bis zum dritten Tag nach Auftreten der ersten Herdsymptome noch normal sein. Im weiteren Verlauf treten charakteristische, vorzugsweise links temporobasal lokalisierte hypodense Areale auf, mit Ausweitung auf den kontralateralen basalen Temporallappen inklusive Inselregion, Gyrus cinguli und die paramedianen basalen Frontallappen (Abb. B1-7). Oft besteht ein raumforderndes Ödem, das bis zur transtentoriellen Herniation führen kann. Es kann auch zu Einblutungen in die Entzündung kommen.

Die Abgrenzung von einem Insult ist durch das zeitgleiche Auftreten von Läsionen im Media- und Posteriorstromgebiet möglich. Weitere differentialdiagnostische Schwierigkeiten können alle zerebralen Erkrankungen mit rascher Entwicklung eines Hirnödems und ähnlicher temporobasaler Lokalisation bereiten. So wurden Fälle von Reye-Syndrom, akuter demyelinisierender Enzephalomyelitis (ADEM), Hirnvenenthrombose und Hirninfarkt als HSV-Enzephalitis verkannt.

Spezifische Diagnostik. Bereits ab dem 1.–2. Krankheitstag kann die PCR zum Nachweis von HSV-DNA im Liquor positiv sein. Die Sensitivität des PCR-Nachweises liegt zwar bei über 95% (Boivin 2004), dennoch sollte eine Aciclovir-Therapie auch bei negativem PCR-Nachweis nicht abgebrochen werden, wenn typische klinische bzw. neuroradiologische Zeichen einer HSV-Enzephalitis vorhanden sind. Der Stellenwert eines quantitativen HSV-DNA-Nachweises und von Verlaufskontrollen zur Beurteilung der Effektivität einer antiviralen Therapie ist derzeit noch unklar (Boivin 2004). Eine erregerspezifische intrathekale Antikörperproduktion lässt sich meist erst ab der dritten Krankheitswoche nachweisen. Virale DNA ist dann in der Regel nicht mehr nachweisbar. Bei frühem Beginn einer Aciclovir-Behandlung kann der HSV-DNA-Nachweis im Liquor auch schon nach wenigen Krankheitstagen negativ sein.

6 Therapie

Die Vorgehensweise bei Verdacht auf HSV-Enzephalitis ist in Abbildung B1-6 dargestellt. **Aciclovir** ist das Mittel der Wahl zur Behandlung der HSV-Enzephalitis. Bereits beim Verdachtsfall muss mit der Behandlung begonnen werden, weil für die Prognose der frühzeitige Therapiebeginn entscheidend ist. Die Letalität kann dadurch von 60–70% auf weniger als 30% gesenkt werden (Prange und Bitsch 1998). Empfohlen wird eine Dosis von 3×10 mg/kg KG/d i.v. über 14 Tage. Die Therapie kann gegebenenfalls auch auf drei Wochen ausgedehnt werden. Es ist auf ausreichende Flüssigkeitszufuhr zu achten. Als therapeutische Alternativen bei nachgewiesener Aciclovir-Resistenz kommen Foscarnet (2×60 mg/kg KG/d i.v.) oder Ganciclovir (2×5 mg/kg KG/d i.v.) infrage.

Da sich die Aufnahmediagnose einer HSV-Enzephalitis nur in der Hälfte der Fälle im weiteren Verlauf bestätigen lässt, sollte initial zur Sicherheit zusätzlich eine Cephalosporin-Therapie (Cefotaxim oder Ceftriaxon), bei Verdacht auf eine Listeriose in Kombination mit Ampicillin, erfolgen.

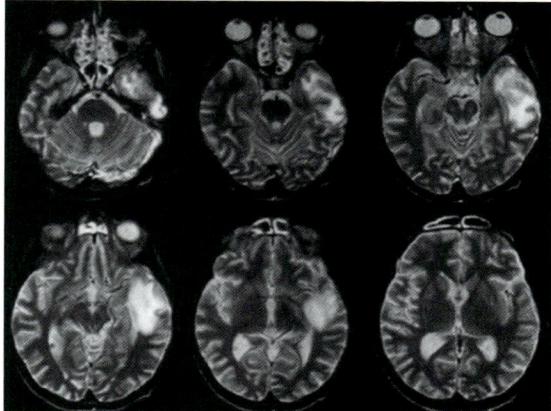

Abb. B1-7 T2-gewichtete transversale MRT-Aufnahmen eines Patienten mit HSV-Enzephalitis. Hyperintense Signale temporobasal links.

Patienten mit HSV-Enzephalitis sollten in neurologischen Schwerpunktkliniken mit angeschlossener **Intensivstation** behandelt werden. Oft wird im Verlauf eine **Hirndrucksenkung** erforderlich sein. Individuell ist auch über eine antikonvulsive Therapie und Ulkusprophylaxe zu entscheiden.

Durch den Einsatz einer frühzeitigen Aciclovir-Therapie und moderner intensivmedizinischer Maßnahmen konnte die Prognose der HSV-Enzephalitis zwar deutlich verbessert werden, dennoch überleben nur etwa 40% der Erkrankten ohne nennenswerte Defizite. In vielen Fällen bleiben mittel- bis hochgradige Defekte im Bereich der motorischen und psychischen Funktionen zurück. Häufig sind schwere amnestische Syndrome, die sich wie ein Korsakow-Syndrom präsentieren können, sowie ein postenzephalitisches Anfallsleiden.

B1.11 Virusmyelitis

1 Vorbemerkungen

Als Myelitis werden jene Erkrankungen bezeichnet, die im Rahmen einer Infektionskrankheit, einer allergischen Reaktion oder einer demyelinisierenden Erkrankung zum Befall des Rückenmarks führen. Die meisten Myelitiden betreffen, mit oder ohne enzephalitischer Beteiligung, verschiedene Stränge des Rückenmarks. Es kann zu einem mehr oder weniger ausgedehnten Befall des Rückenmarksquerschnittes führen, im Extremfall zu einer Querschnittsmyelitis. Für eine parainfektiöse Ätiologie spricht eine Infektion oder Impfung in den vorausgegangenen 1–4 Wochen.

2 Erregerspektrum

Myelitiden werden bei Masern, Mumps, HSV-, HIV- und anderen viralen Infektionen beobachtet. Auch nach Zoster kann vor allem bei immunsupprimierten Patienten ein Virusbefall des Rückenmarks stattfinden. Weiterhin zählen auch die Polioviren sowie das humane T-Zell-Leukämievirus Typ 1 (HTLV-1) zu den Erregern einer Myelitis. Auch Coxsackie-B-Viren können Myelitiden mit Paresen und gelegentlich Paralysen hervorrufen. Die Enteroviren 70 und 71 können Poliomyelitiden verursachen, die von Poliovirus-Erkrankungen nicht unterscheidbar sind.

3 Infektionsweg und Pathogenese

Die Infektion des Rückenmarks bei Myelitiden kann sowohl von einer Virämie ausgehen als auch durch Aszension über periphere Nervenfasern erfolgen. Postinfektiöse Myelitiden spielen sich hauptsächlich in der weißen Substanz des Rückenmarks ab. Bei der Poliomyelitis kommt es dagegen zu einem weitgehend selektiven Befall der motorischen Vorderhornzellen mit ausgedehnten Nekrosen in der grauen Substanz.

4 Klinik

Eine Myelitis äußert sich durch schlaffe, seltener spastische Lähmung der Extremitäten, Sensibilitätsstörungen und häufig auch durch Störungen der Blasen- und Darmentleerung.

Bei der **Poliomyelitis,** die typischerweise die motorischen Neurone der Vorderhörner des Rückenmarks und des Hirnstammes betrifft, folgen einer initialen unspezifischen Symptomatik (Fieber, Kopfschmerz, Übelkeit) Muskelschmerzen und asymmetrische schlaffe Paresen, die sich innerhalb von Tagen entwickeln. Eine Mitbeteiligung der Zwerchfell- und Interkostalmuskulatur kann zur Atemlähmung führen. Sensorium sowie Blase und Mastdarm sind dagegen meist nicht betroffen.

Charakteristisch für die **Myelitis bei Herpes genitalis** ist die Miktionsstörung, bei der es sich fast immer um einen akuten Harnverhalt durch Detrusorhypoaktivität handelt. Nicht nur die motorischen Efferenzen zum Blasenmuskel, sondern auch die viszerosensiblen Afferenzen der Blase werden dabei geschädigt. Daneben entwickeln sich auch spastische oder schlaffe Paresen der unteren Extremitäten sowie Sensibilitätsstörungen, die bis in den unteren Thorakalbereich aufsteigen können.

5 Diagnostik

Die CT ist zur Beurteilung der entzündlichen Veränderungen bei Myelitis unergiebig, kann aber zum Ausschluss raumfordernder Prozesse im Spinalkanal, insbesondere im Konus-Kauda-Bereich, dienen. Für den Nachweis entzündlicher Veränderungen, eines begleitenden Ödems und von Demyelinisierungen ist die **Kernspintomographie** wesentlich besser geeignet. Elektrophysiologische Zusatzuntersuchungen sind für die lokale Zuordnung der neurologischen Symptomatik und für die Verlaufskontrolle wünschenswert.

Der allgemeine **Liquor-Befund** zeigt eine mäßige lymphozytäre Pleozytose bis zu 200 Zellen/μl. Auch das Gesamtprotein im Liquor ist mit Werten von bis zu ca. 800 mg/l meist mäßig erhöht, die Laktatkonzentration ist dagegen normal.

Die Zuordnung zu einem bestimmten Erreger kann bereits aufgrund des klinischen Verlaufs möglich sein (z.B. vorausgegangener Zoster, Läsionen eines Herpes genitalis). Auch die Anamnese (z.B. Aufenthalt in Polio-Endemiegebieten, fehlender Polio-Impfschutz, Herkunft aus einem HTLV-1-Endemiegebiet) kann hilfreich sein. Die Diagnose einer HTLV-1-assoziierten Myelopathie kann dann durch den Antikörpernachweis im Serum gesichert werden. Bei Verdacht auf Poliomyelitis bzw. bei jeder akuten schlaffen Lähmung nichttraumatischer Genese sollen im Rahmen des Polio-Eradikationsprogramms der WHO zwei Stuhlproben auf Polioviren und andere Enteroviren in spezialisierten Laboratorien (LaNED) untersucht werden.

Neben viralen Infektionen können auch Leptospirosen und Rickettsiosen zu einer Myelitis führen. Weiterhin ist differentialdiagnostisch vor allem an spinale raumfordernde Prozesse oder die akute Exazerbation einer multiplen Sklerose und verwandter Entmarkungskrankheiten zu denken. Auch eine Tuberkulospondylitis kommt in Betracht.

6 Therapie

Eine spezifische antivirale Therapie ist nur für Myelitiden im Zusammenhang mit HSV- und anderen Herpesvirus-Infektionen verfügbar (Dosierungsempfehlungen siehe Kap. B1.10, Abschnitt 6). Da zumindest in einem Teil der Fälle von einer Immunpathogenese ausgegangen werden muss, ist ein Therapieerfolg nicht immer zu erwarten.

7 Prophylaxe und Prävention

Die Poliomyelitis wird seit den 1950er-Jahren durch umfangreiche **Impfkampagnen** bekämpft. Diese haben dazu geführt, dass die Poliomyelitis in Amerika, Australien und Europa vollständig verschwunden ist. Das von der World Health Assembly 1988 formulierte Ziel, die Poliomyelitis bis zum Jahr 2000 weltweit auszurotten, konnte jedoch nicht erreicht werden. Nachdem man im Jahr 2003 mit nur noch sechs Polio-endemischen Ländern dem Ziel sehr nahe gekommen war, kam es danach wieder zu einer Ausbreitung in mehr als ein Dutzend Länder in Afrika und Asien, die zum Teil schon seit mehr als zehn Jahren Polio-frei

---

Polioviren

Klaus Korn

- **Taxonomie**
  Die drei Serotypen der Polioviren zählen zum Genus *Enterovirus* der Familie Picornaviridae. Es sind kleine, nichtumhüllte Plusstrang-RNA-Viren. Weitere humanpathogene Vertreter dieses Genus sind die Coxsackie-A- und -B-Viren, die Echoviren und die neueren Enteroviren (derzeit EV68–EV91).

- **Epidemiologie**
  Die sehr umweltresistenten Polioviren werden von Infizierten über einige Wochen in großen Mengen im Stuhl ausgeschieden und verbreiten sich über Schmierinfektion und kontaminiertes Wasser, insbesondere unter schlechten hygienischen Bedingungen. Die seit den 1950er-Jahren durchgeführten Impfkampagnen haben zu einer drastischen Reduktion der Zahl von Erkrankungen an Poliomyelitis geführt; das Ziel einer kompletten Ausrottung der Polio bis zum Ende des Jahres 2000 wurde jedoch nicht erreicht. Nach einem historischen Tiefststand mit nur noch sechs Polio-endemischen Ländern im Jahr 2003, kam es danach – ausgehend im Wesentlichen von Nigeria – wieder zu einer Ausbreitung in mehr als ein Dutzend Länder in Afrika und Asien, die zum Teil schon seit mehr als als zehn Jahren Polio-frei waren (CDC 2006).

- **Erreger-Wirts-Beziehung**
  Polioviren werden oral aufgenommen und die primäre Virusvermehrung findet im lymphatischen Gewebe des Oropharynx und des Intestinaltrakts statt. Nach Infektion von Zellen des retikuloendothelialen Systems kann es dann zur Virämie kommen. Diese ist in der Regel das Korrelat der „minor illness". Erst danach kommt es in den Fällen, die zur paralytischen Poliomyelitis fortschreiten, zur Infektion des ZNS. Vermutlich ist hierbei der Weg von Muskelzellen in periphere Nervenzellen und die anschließende neurale Ausbreitung von größerer Bedeutung als eine direkte Infektion im Rahmen der Virämie. Im Zentralnervensystem sind die motorischen Vorderhornzellen des Rückenmarks und Motoneurone in Pons und Medulla oblongata besonders suszeptibel für Polioviren (Modlin 1995). Die Zerstörung dieser Zellen erklärt das charakteristische klinische Bild der schlaffen Lähmungen.

- **Krankheitsspektrum**
  Der weitaus größte Teil aller Poliovirus-Infektionen verläuft asymptomatisch. Bei den sympomatischen Infektionen lassen sich unterschiedliche Schweregrade unterscheiden. Am häufigsten ist die „minor illness" mit Fieber, Abgeschlagenheit, Kopfschmerzen und eventuell auch gastrointestinaler Symptomatik, die nach einigen Tagen wieder abklingt. Darüber hinaus kann eine Poliovirus-Infektion auch zu einer aseptischen Meningitis führen, deren Prognose ebenfalls noch gut ist. Das klassische Bild der paralytischen Poliomyelitis mit akut auftretenden schlaffen Lähmungen wird nur bei etwa einem von 1000 Infizierten beobachtet, in den

Polioviren (Fortsetzung)

meisten Fällen im Anschluss an eine vorausgegangene „minor illness". Die Manifestationsrate steigt mit zunehmendem Alter deutlich an.

- **Spezifische Diagnostik**
  Erregeranzüchtung in Zellkultur
  Polioviren lassen sich leicht in Zellkultur anzüchten. Geeignete Untersuchungsmaterialien sind in erster Linie Stuhl, daneben auch Gurgelwasser oder Rachensekret. Im Gegensatz zu anderen Enterovirus-Infektionen sind Polioviren bei paralytischer Poliomyelitis aus dem Liquor nicht anzüchtbar. Bei jedem Polio-Verdacht sollten mindestens zwei Stuhlproben innerhalb der ersten 14 Tage eingesandt werden.
  Genom-Nachweis
  Für die Diagnostik in der Regel nicht erforderlich. Häufig ist die Identifikation als Poliovirus problematisch, da meist gruppenspezifische RT-PCR für Enteroviren durchgeführt wird.
  Nachweis von Antikörpern
  Der Neutralisationstest erfasst typspezifische Antikörper und ist für epidemiologische Fragestellungen und für den Nachweis der Immunität, speziell bei Immunsupprimierten, erforderlich.
- **Prophylaxe**
  Nach den 1998 geänderten Richtlinien der Ständigen Impfkommission (STIKO) sollen nur noch trivalente Totimpfstoffe verwendet werden (STIKO 1998)! Die Polio-Impfung gehört zu den generell empfohlenen Impfungen für Kinder. Sie kann auch als Kombination mit Diphtherie/Pertussis/Tetanus, Hepatitis B und *Haemophilus influenzae* Typ B verabreicht werden, um die Zahl der Injektionen zu vermindern. Bei Erwachsenen ist eine Auffrischungsimpfung, ebenfalls mit trivalentem Totimpfstoff, vor Fernreisen (Asien, Afrika) zu empfehlen. Lebendimpfstoffe dürfen wegen des Risikos impfassoziierter Paralysen nur noch zur „Riegelungsimpfung" bei Ausbrüchen verwendet werden.
- **Spezifische Therapie**
  Es ist keine spezifische antivirale Therapie gegen Polioviren verfügbar.
- **Meldepflicht**
  Meldepflichtig nach § 6 Infektionsschutzgesetz sind der Krankheitsverdacht sowie Erkrankung und Tod an Poliomyelitis und nach § 7 Laborbefunde, die auf eine akute Poliovirus-Infektion hinweisen.

- **Literatur**
  Centers for Disease Control and Prevention (CDC): Resurgence of wild poliovirus type 1 transmission and consequences of importation-21 countries, 2002-2005. MMWR Morb Mortal Wkly Rep 2006; 55 (6): 145–50.
  Modlin, JF: Poliovirus. In: Mandell GL, Bennett JE, Dolin R (eds.): Principles and Practice of Infectious Diseases. 4th ed., Churchill-Livingstone, New York 1995, pp. 1613–1620.
  Ständige Impfkommission am Robert-Koch-Institut (STIKO): Impfempfehlungen der Ständigen Impfkommission am Robert-Koch-Institut, Stand März 1998. Epidemiologisches Bulletin 1998; 15: 101–114.

---

waren (CDC 2006). Da in Deutschland seit 1990 neben zwei importierten Infektionen nur noch impfassoziierte Poliofälle aufgetreten sind, wurden die Impfempfehlungen 1998 dahingehend geändert, dass nur noch Totimpfstoffe verwendet werden dürfen. Dadurch soll diese sehr seltene, aber schwerwiegende Impfkomplikation verhindert werden.

Meldepflicht Nach § 6 Infektionsschutzgesetz sind der Verdacht auf Poliomyelitis sowie Erkrankung und Tod an Poliomyelitis meldepflichtig. Daneben besteht nach § 7 IfSG eine Meldepflicht für Laborbefunde, die auf eine akute Infektion hinweisen, auch für einige Erreger viraler Myelitiden (Masernvirus, FSME-Virus).

B1.12 Periphere Fazialisparese

1 Vorbemerkungen

Die periphere Fazialisparese führt zur Parese der mimischen Muskulatur sowie zu verminderter Tränen- und Speichelsekretion, gestörter Geschmacksempfindung in den vorderen zwei Dritteln der Zunge und retroaurikulären Schmerzen.

Die Inzidenz der Fazialisparese beträgt 25 Fälle pro 100 000 Einwohner und Jahr. Beide Geschlechter erkranken etwa gleich häufig, alle Altersstufen werden befallen. Etwa 7% der Patienten zeigen rezidivierende Verläufe, bilaterale Paresen treten in weniger als 1% der Fälle auf.

2 Erregerspektrum

Als häufigste infektiöse Ursachen der peripheren Fazialisparese sind Infektionen durch **Borrelia burgdorferi** und durch **Varicella-Zoster-Virus** zu nennen. Weiterhin kommen auch andere Herpesviren (HSV, CMV), Influenzaviren und HIV infrage. Eine Otitis media kann ebenso wie die seltenen tuberkulösen Veränderungen im Bereich des Verlaufes des Nervus facialis zur Fazialisparese beitragen.

Bei der akuten einseitigen peripheren Fazialisparese ist in etwa 10% der Fälle eine VZV-Infektion die Ursache. In Borreliose-Endemiegebieten ist die Neuroborreliose eine der häufigsten Ursachen der Fazialisparese. Gleichzeitig auftretende, beidseitige periphere Fazialisparesen können im Rahmen einer Polyneuritis (Guillain-Barré-Syndrom, Neuroborreliose, basale Meningitis, Tuberkulose) oder einer Meningiosis carcinomatosa auftreten.

In den meisten Fällen von peripherer Fazialisparese lässt sich jedoch keine Ursache feststellen; diese werden als idiopathische Fazialisparese bezeichnet.

3 Infektionsweg und Pathogenese

Sehr vieles spricht dafür, dass es sich bei der peripheren Fazialisparese um eine kraniale Neuritis handelt.

Im Rahmen der Infektion kommt es über eine Störung der Blut-Nerven-Schranke zur Ausschüttung vasoaktiver Substanzen mit nachfolgender Vasodilatation und ödematöser Schwellung, welche zu einer Verminderung der Durchblutung und einer Kompression des Nerven im engen Knochenkanal führt. Anfänglich besteht die Schädigung nur in einer Neurapraxie, schreitet dann über eine Demyelinisierung zur Axonotmesis oder Neurotmesis fort. Denkbar ist auch eine direkte immunvermittelte Demyelinisierung des Nerven.

4 Klinik

Meist stellt sich innerhalb von Stunden oder im Verlauf von 1–3 Tagen eine einseitige Lähmung aller vom N. facialis versorgten Gesichtsmuskeln ein. Der Lähmungsgrad ist unterschiedlich und kann unvollständig sein. Oft ist die Parese am Morgen beim Erwachen voll ausgebildet. Das Allgemeinbefinden ist nicht gestört. In etwa der Hälfte der Fälle werden Parästhesien mit schmerzhaftem Charakter im Trigeminusbereich und insbesondere retroauriküläre Schmerzen auf der befallenen Seite erwähnt. In günstigen Fällen bilden sich die Symptome innerhalb von 4–6 Wochen zurück. Insgesamt weisen mehr als die Hälfte der Fälle eine gute Prognose auf. Prognostisch ungünstig sind Hyperakusis, verminderte Tränensekretion, Alter über 60 Jahre, Diabetes mellitus und arterielle Hypertonie. Im Rahmen der Rückbildung der Axonotomesis können Synkinesien, Kontrakturen sowie so genannte Krokodilstränen auftreten.

5 Diagnostik

Diagnostisch kommen **bildgebende Untersuchungen** (CCT und MRT) und die **Lumbalpunktion** zum Einsatz. Mit der Bildgebung können Entzündungen und Raumforderungen in der Nachbarschaft des N. facialis ausgeschlossen werden. In der Liquor-Untersuchung sind je nach Ursache (idiopathisch, viral oder bakteriell) unterschiedliche Befunde zu erwarten.

Durch eine Stimulationselektromyographie (frühestens nach 6–8 Tagen) lässt sich eine demyelinisierende von einer axonalen Schädigung unterscheiden. Die Reduktion des maximalen Muskelaktionspotentials des N. facialis ist im Seitenvergleich etwa dem Anteil degenerierter Nervenfasern proportional. Die Erfassung von Begleitsymptomen (Tränensekretionstest nach Schirmer, Elektrogustometrie, Hörprüfung, Prüfung der Speichelsekretion und des Stapediusreflexes) erlaubt eine Höhenlokalisation der Schädigung.

Spezifische Diagnostik. Wenn die Liquor-Analyse eine Zellzahlerhöhung oder eine Schrankenstörung ergibt, sollte eine weiterführende mikrobiologische/virologische Diagnostik veranlasst werden (Kohler et al. 1999). Dazu zählt vor allem der serologische Nachweis einer Infektion mit B. burgdorferi sowie einer floriden HSV- oder VZV-Infektion (Antikörperanstieg).

6 Therapie

Bei 50–60% der Patienten mit idiopathischer Fazialisparese kommt es zu einer spontanen Rückbildung der Symptome. Klinische Studien haben aber gezeigt, dass sich dieser Anteil durch eine Steroid-Behandlung auf 80–90% erhöhen lässt. Außerdem führt die Steroid-Gabe zu einer Beschleunigung des Heilungsprozesses. Daher sollte nach Ausschluss einer mikrobiellen Ursache eine Steroid-Behandlung nach dem Behandlungsschema von Adour (Adour und Hetzler 1984) mit 1 mg Prednisolon/kg KG/d über fünf Tage bei inkompletter bzw. 15 Tage bei kompletter Fazialisparese und anschließendem Ausschleichen über weitere fünf Tage durchgeführt werden.

Obschon der Verlauf einer Fazialisparese durch B. burgdorferi benigne ist und es spontan zur Rückbildung kommt, sollte zur Vermeidung späterer Komplikationen mit Antibiotika therapiert werden. Zur Therapie eignet sich Ceftriaxon 1×2 g/d i.v. für 10–14 Tage. Alternativen sind hoch dosiertes Penicillin G oder Doxycyclin oral für 2–3 Wochen (Dotevall und Hagberg 1999).

Bei peripherer Fazialisparese aufgrund eines Zoster oticus empfiehlt sich die folgende Behandlung: Aciclovir 3×5 mg/kg KG/d über sieben Tage mit begleitender Steroidtherapie (150 mg Prednisolon mit langsamer Reduktion über zwei Wochen) (Bier et al. 1988). Ein frühzeitiges

Einsetzen der Behandlung kann das eruptive Stadium verkürzen und die Akutschmerzen mildern.

Sofern eine Otitis media Ursache der Fazialisparese ist, wird eine Antibiotikatherapie der Otitis media in Kombination mit der Gabe von abschwellenden Nasentropfen und Prednisolon (0,5 mg/kg KG/d über fünf Tage) empfohlen (Adour und Hetzler 1984).

Zusätzlich zu der oben beschriebenen medikamentösen Therapie muss bei inkomplettem Lidschluss das Auge vor dem Austrocknen geschützt werden. Üblich ist ein Uhrglasverband oder eine Brille mit Seitenschutz sowie künstliche Tränen. Nachts sollte das Auge mit einer Augenklappe und einer Augensalbe versorgt werden.

Täglich sollten mehrfach mimische Bewegungsübungen vor dem Spiegel durchgeführt werden, um eine eventuelle Restfunktion des N. facialis zu verbessern und eine beschleunigte Regeneration des Nerven zu erreichen.

B1.13 Polyneuroradikulitis (Guillain-Barré-Syndrom)

1 Vorbemerkungen

Bei der Polyneuroradikulitis Guillain-Barré werden in symmetrischer Weise die spinalen Nervenwurzeln befallen, oft kommt auch eine Läsion kranialer Nerven hinzu. Akut, subakut oder auch langsam progredient treten fast ausnahmslos an den unteren Extremitäten beginnende und nach kranial aufsteigende Lähmungen auf. Die jährliche Inzidenz des Guillain-Barré-Syndroms (GBS) bewegt sich zwischen 0,5 und 2 pro 100 000 Einwohner; jede Altersgruppe kann betroffen sein. Varianten des GBS stellen das Miller-Fisher-Syndrom (Beteiligung des Kleinhirns) und die Bickerstaff-Enzephalitis (Beteiligung des Hirnstamms) dar.

2 Erregerspektrum

Etwa die Hälfte der Patienten mit Guillain-Barré-Syndrom weist eine **Assoziation mit einem respiratorischen oder gastrointestinalen Infekt** auf. Campylobacter-jejuni-Infektionen erwiesen sich dabei in letzter Zeit als häufigste vorausgehende Erkrankung. Weiterhin kann eine Polyneuroradikulitis auch bei infektiöser Mononukleose, Mykoplasmen-Pneumonie, Zoster oder Mumps auftreten. Einzelne Fälle folgten auf eine durch Zecken übertragene Infektion mit *B. burgdorferi* (siehe Kap. C3) und durch Infektion mit Mykobakterien. Auch retrovirale Infektionen sowie CMV-Infektionen können mit einer Polyradikulitis einhergehen (Hughes und Rees 1997, Visser et al. 1996).

3 Infektionsweg und Pathogenese

Wahrscheinlich ist das Syndrom **ätiologisch nicht einheitlich.** Es scheint sich um eine toxische oder neuroallergische Manifestation zu handeln, wobei sehr verschiedene Noxen ursächlich verantwortlich sein können. Pathogenetisch spielen immunologische Vorgänge eine entscheidende Rolle. Antikörper gegen Myelin und gleichzeitig gegen mehrere virale Erreger scheinen in Serum und Liquor von Patienten mit Polyradikulitis gehäuft vorzukommen. Die Bedeutung der polyspezifischen Immunreaktionen ist noch offen (Visser et al. 1996). Bei einer vorausgegangenen C.-jejuni-Infektion tritt häufig ein Axonenuntergang auf, was mit einem schwereren Krankheitsverlauf einhergeht.

4 Klinik

Den neurologischen Erscheinungen gehen häufig **uncharakteristische Allgemeinsymptome** voraus, insbesondere Infekte der oberen Luftwege oder gastrointestinale Beschwerden. Nach einigen Tagen bis einer Woche spürt etwa die Hälfte der Patienten zunächst **Parästhesien** an den Füßen, später auch an den Händen. Selten bestehen auch Schmerzen, die den Lähmungserscheinungen vorausgehen können. Bald darauf macht sich eine motorische Schwäche zunächst in den Beinen bemerkbar, die innerhalb von wenigen Tagen zu schweren **Paresen** oder gar zu einer Tetraplegie führen kann. Die Paresen können auch weiter aufsteigen und durch Befall der oberen zervikalen Wurzeln zur Atemlähmung führen.

Neurologisch findet sich eine schlaffe Parese mit Areflexie, in fast 50% eine nachweisbare Mitbeteiligung der kaudalen Hirnnerven und vor allem ein **beidseitiger Fazialisbefall.** Auffallend oft kommt es zu Störungen der autonomen Regulation mit orthostatischer Hypotonie und zu Schweißsekretionsstörungen.

Bei den meisten Patienten tritt allmählich eine Erholung in der umgekehrten Reihenfolge des Auftretens der Symptome ein, wobei je nach Schwere der Lähmungen innerhalb von Wochen bis wenigen Monaten eine vollständige Restitution zu erwarten ist. Die Gesamtletalität des Leidens hängt vorwiegend von der Qualität der Pflege und der gegebenenfalls notwendigen Beatmung ab. Restsymptome sind umso eher zu erwarten, je länger die Zeitspanne zwischen dem Maximum der Lähmungen und dem Beginn der Rückbildung ist. Auch bei perakutem Beginn mit vorausgegangener gastrointestinaler Störung sind bleibende Residuen häufiger.

5 Diagnostik

Im Liquor findet sich eine Eiweißvermehrung von bis zu 3000 mg/l bei normaler oder leicht erhöhter Zellzahl. In vielen Fällen ist diese Liquor-Veränderung erst 2–3 Wochen nach Lähmungsbeginn fassbar. Bei den **elektrophysiologischen Untersuchungen** zeigen sich die für demyelinisierende Erkrankungen typischen Befunde: Leitungsblöcke und eine verlängerte distale Latenz in mehreren Nerven. Pathologische Spontanaktivität ist selten und deutet auf eine schlechte oder zumindest verzögerte Erholungstendenz hin. Wie aufgrund der Pathogenese zu erwarten, ist der Erregernachweis im Liquor meist unergiebig. Gelegentlich gelingt allerdings der Nachweis von CMV-DNA im Liquor. Eine Infektassoziation ist daher häufig nur über serologische Untersuchungen – bei *Campylobacter jejuni* auch über den Erregernachweis im Stuhl – möglich, wenn sie nicht bereits aufgrund des klinischen Bildes (z.B. Mononukleose, Mumps, Zoster) offensichtlich ist.

6 Therapie

Die gute Spontanprognose der allermeisten Fälle erlaubt es, die Behandlung auf eine sorgfältige Pflege und die **Vermeidung sekundärer Komplikationen** zu beschränken. Einer Thrombose- und somit auch Lungenembolie-Prophylaxe kommt eminente Bedeutung zu. Kortikosteroide sind in der Regel nicht angezeigt, können aber bei einer Variante, der chronisch demyelinisierenden entzündlichen Polyneuroradikulopathie, angezeigt sein. **Plasmapherese** und vor allem die Gabe von Immunglobulinen (0,4 g/kg KG/d als i.v. Infusion an fünf aufeinanderfolgenden Tagen) sind angezeigt in Fällen mit besonders rasch progredientem Verlauf und mit Ateminsuffizienz. Sie können die Aufenthaltsdauer in der Intensivstation und die Zeit der Gehunfähigkeit verkürzen (Jeffery et al. 1997, Visser et al. 1996).

B1.14 Tetanus

1 Vorbemerkungen

Nach klinischen Kriterien wird der Tetanus (Wundstarrkrampf) in folgende vier Formen eingeteilt:
- lokalisierter Tetanus mit Auftreten von Spasmen in direkter Umgebung des Infektionsherdes
- generalisierter Tetanus mit typischem Befall der Kaumuskeln (Trismus), dann der Gesichtsmuskeln und später der gesamten übrigen quer gestreiften Muskulatur unter Einbeziehung der Atemmuskeln
- kephaler Tetanus mit Befall der Gesichtsmuskulatur und der Schluckmuskeln, wobei die Infektion von einer infizierten Hautwunde, aber auch von einem Mittelohrherd ausgehen kann
- neonataler Tetanus als Folge einer Nabelschnurinfektion, wenn bei der Mutter kein Antikörperschutz gegen Tetanus vorliegt.

In der Bundesrepublik Deutschland erkranken pro Jahr im Durchschnitt 50 Personen an Wundstarrkrampf. Bei ungünstigen hygienischen Verhältnissen, insbesondere in Entwicklungsländern, ist die Inzidenz von Tetanus-Erkrankungen hoch. Nach Schätzungen der WHO sterben weltweit über eine Million Menschen pro Jahr an Tetanus, die Morbidität wird in Asien und Afrika auf 10–50 pro 100 000 Einwohner geschätzt. Die Letalität einer Tetanuserkrankung beträgt etwa 50%.

2 Erreger

Clostridium tetani, der Erreger des Tetanus, gehört zu den obligat anaeroben, grampositiven Sporenbildnern, deren Sporen endständig lokalisiert sind.

3 Infektionsweg und Pathogenese

C. tetani ist ein Bodenbakterium, welches bei Verletzungen in die Haut eingebracht werden kann. Ursache der Erkrankung an Wundstarrkrampf ist das von *C. tetani* gebildete Tetanospasmin, das entlang der Nervenbahnen zu den Vorderhörnern des Rückenmarks transportiert wird. Tetanospasmin ist eine Metalloprotease mit großer Homologie zum Botulismus-Toxin. Das Toxin gehört zu den Toxinen vom A-B-Typ, bei dem die B-Untereinheit die spezifische

Bindung an Zellen vermittelt und die abgespaltene A-Untereinheit die toxische Aktivität ausübt. Die spezifische neurotoxische Wirkung besteht in der Blockierung der Freisetzung von Neurotransmittern (Schiavo und Montecucco 1997). Das Toxin entfaltet seine Wirkungen im Bereich der zentralen motorischen Kontrolle sowie des autonomen Nervensystems und der neuromuskulären Synapse.

4 Klinik

Nach einer Inkubationszeit von 1–2 Wochen kommt es zunächst zu **allgemeinen grippalen Erscheinungen.** Danach folgen die **spezifischen Tetanussymptome:** massive Tonuserhöhung praktisch der gesamten quergestreiften Muskulatur verbunden mit tonischen Krämpfen, die durch äußere Reize, z.B. Lärm oder pflegerische Maßnahmen, ausgelöst oder verstärkt werden, aber auch spontan auftreten können. Die Verspannung der Muskulatur beginnt zumeist im Gesichtsbereich (Risus sardonicus). Bei Beteiligung des Musculus masseter tritt der Trismus auf und führt zur Unfähigkeit, den Mund zu öffnen. Der oft frühzeitige Befall des Larynx, der Stimmbänder sowie der Atemmuskeln einschließlich des Zwerchfells führt zur Ateminsuffizienz. Durch die Tonuserhöhung der Bauchmuskulatur entsteht eine Blasen- bzw. Darmentleerungsstörung.

Als Zeichen einer Beteiligung des autonomen Nervensystems kommt es zu einem ausgeprägten Sympathikotonus mit hohen Blutdruckwerten, Tachykardie, Rhythmusstörungen und starkem Schwitzen. Bei all diesen motorischen und autonomen Symptomen und Dysfunktionen bleibt der Patient wach und erlebt die Erkrankung **bei vollem Bewusstsein,** wobei die tonischen Muskelkrämpfe äußerst schmerzhaft und quälend sind.

5 Diagnostik

Die Diagnose des Tetanus wird klinisch gestellt. Die Kreatinkinase ist je nach Intensität der Spasmen erhöht und kann Ausdruck einer Rhabdomyolyse sein. Die Liquor-Untersuchung und die bildgebenden Verfahren ergeben Normalbefunde. Die elektromyographische Untersuchung erbringt Zeichen der Denervation und Reinnervation.

Der kulturelle Erregernachweis gelingt selten, weil C. tetani außerordentlich sauerstoffempfindlich ist. Zum Toxin-Nachweis wird ein **Tierversuch** unter Verwendung von Wundmaterial oder Blut des Patienten durchgeführt.

Differentialdiagnostisch ist zu denken an neuroleptisch bedingte Symptome, tonische Krämpfe als Ausdruck eines epileptischen Anfalls, die Muskelsteifigkeiten beim Stiffman-Syndrom und die Intoxikation mit Strychnin, das durch seinen Glycinrezeptor-Antagonismus ebenso wie das Tetanus-Toxin zu einer präsynaptischen Inhibition führt.

6 Therapie

Die Behandlung des Tetanus besteht vor allem aus der unverzüglichen aktiven und passiven **Immunisierung** sowie einer umfassenden **Intensivtherapie,** die zum Ziel hat, die vitalen Funktionen aufrechtzuerhalten, die Muskulatur zu relaxieren sowie die möglichen Komplikationen (z.B. autonome Dysfunktionen) zu verhindern. Die vermutete Eintrittspforte muss gesucht und – wenn noch erforderlich – chirurgisch versorgt werden (Middlebrook und Brown 1995, Prange 1995).

Wegen der Gefahr einer rasch einsetzenden Ateminsuffizienz ist eine frühzeitige Intubation von größter Bedeutung. Die passive Immunisierung soll verhindern, dass das Tetanus-Toxin, welches noch nicht vom Nervensystem aufgenommen wurde, die Erkrankung prolongiert oder verschlimmert. Die Behandlung der muskulären Überaktivität erfolgt zunächst mit Benzodiazepinen über eine Infusionspumpe. Die zusätzliche Gabe von Muskelrelaxanzien kann erforderlich sein. Die intrathekale Applikation von Baclofen über ein Pumpsystem kann eine Alternative zu narkotisierenden Substanzen sein. Bei massiven Störungen des autonomen Nervensystems können symptomatische Therapiemaßnahmen erforderlich werden.

Betablocker sollten vermieden werden. Bei ausgeprägter Bradykardie werden transvenöse oder transkutane Herzschrittmacher und bei anhaltendem Hypotonus Katecholamine erforderlich.

Obwohl es sich beim Tetanus um eine Intoxikation handelt, wurde immer wieder versucht, den Krankheitsverlauf durch antibiotische Behandlung der inkorporierten Keime abzukürzen. Die einzige bekannte offene Studie zeigte für Metronidazol (4 × 500 mg/d über 7–10 Tage) gegenüber Penicillin eine deutlich langsamere Progredienz der Symptome auf.

7 Prophylaxe und Prävention

Die Tetanus-Schutzimpfung verleiht Immunität gegenüber dem Tetanus und sollte in Abständen von 5–10 Jahren nach einer Basisimpfung aufgefrischt werden. Bei unsicherem oder fehlendem Impfschutz gehört zur chirurgischen Wundversorgung die passive Immunisierung, um einen sofortigen Antikörperschutz zu erzielen, und die aktive Immunisierung für den Langzeitschutz.

Meldepflicht Im Gegensatz zum früheren Bundesseuchengesetz besteht nach dem Infektionsschutzgesetz für Tetanus keine Meldepflicht mehr.

B1.15 Botulismus

1 Vorbemerkungen

In der Bundesrepublik Deutschland sind von 1978–1982 insgesamt 195 Fälle von Botulismus berichtet worden, 15 von ihnen endeten letal. Nach dem infektionsepidemiologischen Jahrbuch meldepflichtiger Erkrankungen für 2004 (Robert-Koch-Institut 2004) traten in den letzten Jahren sechs bis elf Fälle von Botulismus auf. Fast ausschließlich handelte es sich um lebensmittelbedingte Botulismus-Erkrankungen. Todesfälle durch Botulismus wurden für 2004 nicht berichtet (Robert-Koch-Institut 2004). Selbsthergestellte Lebensmittel, insbesondere Fleisch- und Fischwaren, waren die überwiegende Ursache des Botulismus. In den USA gab es von 1950–1979 insgesamt 336 epidemieartige Ausbrüche. Dabei waren zu 70% alkalisch zubereitete Nahrungsmittel wie Gemüse, Früchte oder Würzmischungen beteiligt. In 16% handelte es sich um Fischprodukte mit Typ E-Toxin. Die meisten Intoxikationen kamen durch häuslich verarbeitete Nahrungsmittel zustande, aber auch kommerziell hergestellter Joghurt oder Knoblauchöl waren Ursache von Vergiftungen. Am häufigsten tritt Botulismus heute unter der Inuitbevölkerung in Alaska auf, was mit der traditionellen Nahrungsmittelzubereitung zusammenhängt. Eine besondere Gefahr stellen dort nicht ausgenommene, geräucherte oder getrocknete Fische dar.

2 Erreger

Clostridium botulinum, der Erreger des Botulismus, ist ein obligat anaerobes grampositives, sporenbildendes Stäbchen, das im Boden vorkommt. Es bildet sieben verschiedene Toxin-Typen, von denen die Typen A, B und E für den Menschen pathogen sind. Der Typ E ist mit dem Fischbotulismus assoziiert. Vergiftungen mit dem Typ E-Toxin wurden insbesondere in den skandinavischen Ländern und den Ostsee-Anrainerstaaten beobachtet. Neben der Lebensmittelintoxikation kann *C. botulinum* auch an Wundinfektionen beteiligt sein und zu Intoxikationserscheinungen führen.

3 Infektionsweg und Pathogenese

Erkrankungen entstehen, wenn Lebensmittel mit *C. botulinum* kontaminiert werden und sich die Erreger unter anaeroben Bedingungen weiter vermehren können. Die präformierten Toxine werden mit der Nahrung aufgenommen. Nach enzymatischer Aktivierung bei Typ E und Resorption kommt es zu einer Toxinämie und Bindung an Nervenzellen, wo sie die Freisetzung von Acetylcholin an der neuromuskulären Endplatte und an den Synapsen des autonomen Nervensystems hemmen. Bei dem Toxin handelt es sich um eine Metalloprotease, die in die Exozytose der Neurotransmitter-haltigen Vesikel inhibierend eingreift. Ebenso wie das Toxin von *C. tetani* besteht das Botulinustoxin aus zwei Untereinheiten. Die B-Untereinheit bindet an den zellulären Rezeptor und bewirkt die Zellspezifität, die A-Untereinheit wird in den Endosomen abgespalten und in das Zytoplasma transloziert, wo sie in die Exozytose eingreift. Botulinumtoxin A und E erkennen spezifisch SNAP-25, ein präsynaptisches Protein, Toxin B reagiert mit dem VAMP/Synaptobrevin (Schiavo und Montecucco 1997).

4 Klinik

Bei der Nahrungsmittelvergiftung kommt es nach kurzer Inkubationszeit von durchschnittlich 12–36 Stunden zu einem ausgeprägten anticholinergen Syndrom mit Mundtrockenheit, Schwindel und Erbrechen, motorischer Schwäche, Schluckstörungen, Doppelbildern, Atemstörungen, Mydriasis, Ptose, Verschwommensehen, Benommenheit, Schlafstörungen und Verstopfung. Die Symptome beginnen mit okulobulbären und dann absteigenden Paresen wie auch mit parasympathischen Störungen. Der Botulismus wird wegen seiner Seltenheit oft verkannt. Typische Fehldiagnosen sind Guillain-Barré-Syndrom, Miller-Fischer-Syndrom, Poliomyelitis, Myasthenia gravis, Diphtherie, Vergiftung mit Organophosphaten, hypokaliämische periodische Paralyse und andere Nahrungsmittelvergiftungen.

Der Säuglingsbotulismus wird beobachtet, wenn Säuglinge C.-botulinum-haltigen Honig zu sich nehmen. Es wird vermutet, dass die Sporen im Säuglingsdarm auskeimen und Toxin produzieren. Klinisch manifestiert sich der Säuglings-Botulismus in Schlaffheit, Mattigkeit (floppy infant) und Obstipation.

Die Wundinfektion ist der seltenste Vergiftungstyp. Ausgangspunkt sind eitrige, mit Erde verschmutzte Wunden. Die klinischen Symptome unterscheiden sich nicht von den anderen beiden Vergiftungstypen.

5 Diagnostik

Der **Toxin-Nachweis** erfolgt mittels Tierversuch aus Patientenblut, Nahrungsmitteln oder Erbrochenem. Lebensmittel, die Toxin E enthalten, führen beim Versuchstier nur dann zu den typischen Botulismus-Zeichen, wenn sie vom Tier oral aufgenommen werden, weil nur dadurch das Toxin aktiviert wird. Moderne immunologische Methoden erlauben die direkte Typisierung der Toxine. Neurophysiologische Untersuchungen erbringen nach repetitiver Reizung die Zeichen der Denervation mit Abnahme des motorischen Endplattenpotentials und posttetanischer Zunahme der Reizantwort.

6 Therapie

Die sofortige Gabe von polyvalentem **Antitoxin** ist die entscheidende Maßnahme zur Behandlung des Botulismus. Antibiotika sind, da es sich um eine Intoxikation handelt, unwirksam. Jeder Botulismus-Patient gehört darüber hinaus wegen der Gefahr eines Toxin-bedingten Atemstillstandes auf eine Intensivstation. In den seltenen Fällen einer Wundinfektion besteht die Therapie in der Wundrevision und antibiotischer Behandlung. Trotz intensivmedizinischer Behandlung, die sich meist über 20–40 Tage erstreckt, ist mit einer Letalität von etwa 10% nach Lebensmittelvergiftung zu rechnen. Beim Säuglingsbotulismus beträgt die Letalität ca. 2%.

7 Prophylaxe und Prävention

Ballonierte Konserven und andere verdorbene Lebensmittel sollten grundsätzlich nicht verzehrt werden. Eingemachte Bohnen sollten erst nach 20-minütigem Kochen, das zur Zerstörung des Toxins führt, verwendet werden.

Meldepflicht Nach § 6 Infektionsschutzgesetz ist der Verdacht, die Erkrankung sowie der Tod an Botulismus, nach § 8 der direkte oder indirekte Nachweis von *C. botulinum* bzw. seinem Toxin meldepflichtig.

LITERATUR

Adour KK, Hetzler DG: Current medical treatment for facial palsy. Am J Otol. 1984; 5: 499–502.

Anderson NE, Willoughby EW: Chronic meningitis without predisposing illness – a review of 83 cases. Q J Med 1987; 63: 283–295.

Anderson NE, Willoughby EW, Synek BJ: Leptomeningeal and brain biopsy in chronic meningitis. Aust N Z J Med 1995; 25: 703–706.

Anonymous: American Academy of Pediatrics Committee on Infectious Diseases: Dexamethasone therapy for bacterial meningitis in infants and children. Pediatrics 1990; 86: 130–133.

Anonymous: Bakterielle Meningitis. Epid Bulletin 1998: 79–81.

Anonymous: Infektionen des Zentralnervensystems. Epid Bulletin 1999; 17: 124–127.

Bier H, Bergler W, Keilmann A: Die Behandlung des Zoster oticus. Laryngol Rhinol Otol Stuttg 1988; 67: 188–190.

Bitsch A, Nau R, Hilgers RA, Verheggen R, Werner G, Prange HW: Focal neurologic deficits in infective endocarditis and other septic diseases. Acta Neurol Scand 1996; 94: 279–286.

Bitsch A, Prange H, Jansen J, Nau R: Frequent problems with antibiotic chemotherapy of bacterial CNS diseases. Case reports and recommendations for initial treatment. Nervenarzt 1997; 68: 331–335.

Boivin G: Diagnosis of Herpesvirus Infections of the Central Nervous System. Herpes 2004; 11 (Suppl 2): 4–12.

Booy R, Kroll JS: Bacterial meningitis and meningococcal infection. Curr Opin Pediatr 1998: 10: 13–18.

Brandt T, Dichgans J, Diener HJ: Therapie und Verlauf neurologischer Erkrankungen. Kohlhammer, Stuttgart 1998.

Campbell BG, Zimmerman RD: Emergency magnetic resonance of the brain. Top Magn Reson Imaging 1998; 9: 208–227.

Centers for Disease Control and Prevention (CDC). Resurgence of wild poliovirus type 1 transmission and consequences of importation-21 countries,2002–2005. MMWR Morb Mortal Wkly Rep. 2006; 55 (6):145–50.

de Gans J, van de Beek: Dexamethason in adults with bacterial meningitis. N Engl J Med 2002; 347: 1549–1556.

Dotevall L, Hagberg L: Successful oral doxycycline treatment of Lyme disease-associated facial palsy and meningitis. Clin Infect Dis 1999; 28: 569–574.

Dufour JF, Waldvogel F: Meningitis in adults in Geneva. Review of 257 cases. Schweiz Med Wochenschr Suppl 1991; 35: 1–37.

Felgenhauer K, Kober D: Apurulent bacterial meningitis (compartmental leucopenia in purulent meningitis). J Neurol 1985; 232: 157–161.

Felgenhauer K: Labordiagnostik neurologischer Erkrankungen. In: Thomas L (Hrsg.): Labor und Diagnose. TH Books, Frankfurt/Main 1998.

Hayes EB, Komar N, Nasci R, Montgomery, SP, O'Leary DR, Campbell, GL: Epidemiology and Transmission Dynamics of West Nile Virus Disease. Emerg Infect Dis [serial on the Internet]. Aug. 2005. Verfügbar unter http://www.cdc.gov/ncidod/eid/vol11no08/05-0289a.htm.

Heilpern KL, Lorber B: Focal intracranial infections. Infect Dis Clin North Am 1996; 10: 879–898.

Helwig H, Noack R: Diagnostik und antimikrobielle Therapie der bakteriellen Meningitis. Empfehlungen der Arbeitsgemeinschalt „ZNS-Erkrankungen" der Paul-Ehrlich-Gesellschaft für Chemotherapie e.V. (PEG) und der Deutschen Gesellschaft für Pädiatrische Infektiologie (DGPI). Klin Padiatr 1997; 209: 91–93.

Hughes RA, Rees JH: Clinical and epidemiologic features of Guillain-Barré syndrome. J Infect Dis 1997; 176 (Suppl 2): S92–S98.

Jeffery KJ, Read SJ, Peto TE, Mayon WR, Bangham CR: Diagnosis of viral infections of the central nervous system: clinical interpretation of PCR results. Lancet 1997; 349: 313–317.

Johnson N, Brookes SM, Fooks AR, Ross RS. Review of human rabies cases in the UK and in Germany. Vet Rec 2005; 157 (22): 715.

Kohler A, Chofflon M, Sztajzel R, Magistris MR: Cerebrospinal fluid in acute peripheral facial palsy. J Neurol 1999; 246: 165–169.

Levitz RE: Herpes simplex encephalitis: a review. Heart Lung 1998; 27: 209–212.

Lorber B: Listeriosis. Clin Infect Dis 1997; 24: 1–9.

McKinney WP, Heudebert GR, Harper SA, Young MJ, McIntire DD: Validation of a clinical prediction rule for the differential diagnosis of acute meningitis. J Gen Intern Med 1994; 9: 8–12.

Middlebrook JL, Brown JE: Immunodiagnosis and immunotherapy of tetanus and botulinum neurotoxins. Curr Top Microbiol Immunol 1995; 195: 89–122.

Muir P, Ras A, Klapper PE, Cleator GM, Korn K, Aepinus C, Fomsgaard A, Palmer P, Samuelsson A, Tenorio A, Weissbrich B, van Loon AM: Multicenter quality assessment of PCR methods for detection of enteroviruses. J Clin Microbiol 1999; 37: 1409–1414.

Pfister HW, Feiden W, Einhäupl KM: Spectrum of complications during bacterial meningitis in adults. Results of a prospective clinical study. Arch Neurol 1993; 50: 575–581.

Pfister HW, Scheld WM: Brain injury in bacterial meningitis: therapeutic implications. Curr Opin Neurol 1997; 10: 254–259.

Poppert S, Essig A, Stoehr B, Steingruber A, Wirths B, Juretschko S, Reischl U, Wellinghausen N: Rapid diagnosis of bacterial meningitis by real-time PCR and fluorescence in situ hybridization. J Clin Microbiol 2005; 43: 3390–3397.

Prange H: Infektionskrankheiten des ZNS. Chapman and Hall, London 1995.

Prange H, Bitsch A: Bakterielle ZNS-Erkrankungen. Steinkopff, Darmstadt 1998.

Quagliariello V, Scheld WM: Bacterial meningitis: pathogenesis, pathophysiology, and progress. N Engl J Med 1992; 327: 864–872.

Reiber H: Cerebrospinal fluid – physiology, analysis and interpretation of protein patterns for diagnosis of neurological diseases. Mult Scler 1998; 4: 99–107.

Robert-Koch-Institut: Infektionsepidemiologisches Jahrbuch meldepflichtiger Erkrankungen. Robert-Koch-Institut, 2004.

Runge VM, Williams NM, Lee C, Timoney JF: Magnetic resonance imaging in a spinal abscess model. Preliminary report. Invest Radiol 1998; 33: 246–255.

Scheld WM: Bacterial meningitis in the patient at risk: intrinsic risk factors and host defense mechanisms. Am J Med 1984; 76: 193–207.

Scheld WM: Drug delivery to the central nervous system: general principles and relevance to therapy for infections of the central nervous system. Rev Infect Dis 1989; 11 (Suppl 7): S1669–S1690.

Schiavo G, Montecucco C: The structure and mode of action of botulinum and tetanus toxin. In: Montecucco C, Capron A, Cooper M, Oldstone M, Potter M, Vogt PK, Ison I: The Clostridia: Molecular biology and pathogenesis, pp. 295–322. Currents Topics in Microbiology and Immunology (195). Springer, Berlin 1997.

Schuchat A, Robinson K, Wenger JD, Harrison LH, Farley MM, Reingold AL, Lefkowitz L, Perkins BA, Active Surveillance Team: Bacterial meningitis in the United States in 1995. Active Surveillance Team. N Engl J Med 1997; 337: 970–976.

Sonntag HG, Ehrhard J: Meningokokken-Erkrankungen. Epid Bulletin 1999; 68–71.

Takenaka K, Kobayashi H, Niikawa S, Hattori T, Ohkuma A, Nokura H, Sakai N, Yamada H, Sasaoka I: Spinal subdural abscess – report of a case and a review of the literature of 43 cases. No To Shinkei 1989; 41: 331–336.

Thayyil S, Shenoy M, Hamaluba M, Gupta A, Frater J, Verber IG: Is procalcitonin useful in early diagnosis of serious bacterial infections in children. Acta Paediatr 2005; 94: 155–158.

Townsend GC, Scheld WM: Adjunctive therapy for bacterial meningitis: rationale for use, current status, and prospects for the future. Clin Infect Dis 1993; 17 (Suppl 2): S537–S549.

Townsend GC, Scheld WM: The use of corticosteroids in the management of bacterial meningitis in adults. J Antimicrob Chemother 1996; 37: 1051–1061.

Tumani H, Nolker G, Reiber H: Relevance of cerebrospinal fluid variables for early diagnosis of neuroborreliosis. Neurology 1995; 45: 1663–1670.

Tunkel AR, Hartmann BJ, Kaplan SL, Kaufmann BA, Roos KL, Scheld WM, Whitley RJ: Practice guidelines for the management of bacterial meningitis. CID 2004; 39: 1267–1284.

van der Meche FG, Visser LH, Jacobs BC, Endtz HP, Meulstee J, van Doorn PA: Guillain-Barré syndrome: multifactorial mechanisms versus defined subgroups. J Infect Dis 1997; 176 (Suppl 2): S99–S102.

Visser LH, van der Meche FG, Meulstee J, Rothbarth PP, Jacobs BC, Schmitz PI, van Doorn PA: Cytomegalovirus infection and Guillain-Barré syndrome: the clinical, electrophysiologic, and prognostic features. Dutch Guillain-Barré Study Group. Neurology 1996; 47: 668–673.

Wispelwey B, Scheld WM: Brain abscess. Semin Neurol 1992; 12: 273–278.

Yang SY: Brain abscess: a review of 400 cases. J Neurosurg 1981; 55: 794–799.

Yang SY, Zhao CS: Review of 140 patients with brain abscess. Surg Neurol 1993; 39: 290–296.

Zysk G, Nau R, Prange H: Bacterial CNS infections in adults in Southern Lower Saxony. A retrospective study of the Gottingen Neurologic University Clinic. Nervenarzt 1994; 65: 527–535.

KAPITEL B2

Gerhard Lang, Reinhard Marre und Dieter Neumann-Haefelin

Auge

B2.1	Infektiöse Konjunktivitis	264
1	Vorbemerkungen	264
1.1	Definition	264
1.2	Einteilung	264
1.3	Epidemiologie	264
2	Erregerspektrum	264
3	Klinik	269
4	Infektionsweg und Pathogenese	269
5	Diagnostik	269
5.1	Spezifische Diagnostik	269
5.2	Stufendiagnostik	269
6	Therapie	270
7	Prophylaxe	270

B2.2	Infektiöse Keratitis	270
1	Vorbemerkungen	270
1.1	Definition	270
1.2	Einteilung	271
1.3	Epidemiologie	271
2	Erregerspektrum	271
3	Klinik	271
3.1	Anamnese	271
3.2	Symptome	271
3.3	Befunde	271
4	Infektionsweg und Pathogenese	272
5	Diagnostik	272
5.1	Spezifische Diagnostik	272
5.2	Stufendiagnostik	272
6	Therapie	273
7	Prophylaxe	273

B2.3	Intraokuläre Infektionen	273
1	Vorbemerkungen	273
1.1	Definition	273
1.2	Einteilung	274
1.3	Epidemiologie	274
2	Erregerspektrum	274
3	Klinik	274
3.1	Anamnese	274
3.2	Symptome	274
3.3	Befunde	275
4	Infektionsweg und Pathogenese	275
5	Diagnostik	275
6	Therapie	275
7	Prophylaxe	276

B2.1 Infektiöse Konjunktivitis

1 Vorbemerkungen

Die Konjunktiva ist eine dünne, transparente, gefäßführende und normalerweise glänzende Schleimhautschicht, die in der Lage ist, die üblichen pathogenen Erreger abzuwehren, da sich unter der Conjunctiva tarsi und in den Umschlagfalten follikelähnliche Ansammlungen von Lymphozyten und Plasmazellen (Lymphknoten des Auges) befinden. Diese produzieren bakterizide Substanzen, Immunglobuline, Interferon und Prostaglandine.

1.1 Definition

Unter einer Konjunktivitis versteht man einen entzündlichen Prozess der Bindehaut, der durch Gefäßerweiterung, zelluläre Infiltration und Exsudation charakterisiert ist.

1.2 Einteilung

Aus klinischer Sicht wird zwischen einer **akuten** Konjunktivitis (abrupter Beginn, zunächst einseitig, Entzündung des anderen Auges innerhalb einer Woche, Dauer vier Wochen) und einer **chronischen** Konjunktivitis mit einer Dauer von mehr als 3–4 Wochen unterschieden.

1.3 Epidemiologie

Die Konjunktivitis ist eine häufige ophthalmologische Erkrankung. Sie wird überwiegend von Bakterien, in ca. einem Fünftel von Viren und sehr selten von Protozoen und Pilzen verursacht. Die bakteriellen Infektionen entstehen durch direkten Kontakt, in der Regel als Folge einer direkten Inokulation, gelegentlich nach einem lokalen Trauma. Neben den infektiösen gibt es nichtinfektiöse Konjunktividen, beispielsweise durch permanente Reizzustände infolge von Tränenmangel (Sicca-Syndrom), Allergien, Noxen (Rauch, Staub) oder im Rahmen anderer Erkrankungen (z.B. Stevens-Johnson-Syndrom). Die weitaus häufigste virale Bindehautentzündung ist die Keratoconjunctivitis epidemica, die durch direkten Kontakt übertragen wird.

2 Erregerspektrum

Die wichtigsten Pathogene sind in Tabelle B2-1 zusammengefasst. *Staphylococcus aureus* (19%), *Corynebacterium macginleyi* (12%), *Streptococcus pneumoniae* (10%) und *Haemophilus influenzae* (8%) sind die häufigsten bakteriellen Erreger einer Konjunktivitis (Joussen et al. 2000). Die Konjunktivitis des Neugeborenen im Rahmen einer perinatalen Infektion wird im Wesentlichen durch *Chlamydia trachomatis*, seltener durch *Neisseria gonorrhoeae* verursacht. Die Chlamydien-Konjunktivitis ist außerdem eine Erkran-

Tab. B2-1 Klinik und Therapie der Konjunktivitis.

Symptome	Verlaufsform	Typische Infektionserreger	Therapie
Purulentes Sekret, Blepharitis, Keratitis punctata superficialis, Bindehautverdickung am Limbus		*Staphylococcus aureus*	lokal: 3–5 mal/d, Breitspektrumantibiotikum (z.B. Neomycin, Kanamycin, Tetracyclin, Gentamicin, Chloramphenicol)
wässrig-schleimiges Sekret, Bindehautschwellung, Pseudomembranen		Streptokokken	
mäßig purulentes Sekret, Chemosis, multiple subkonjunktivale Hämorrhagien, Hornhautulzerationen		*Streptococcus pneumoniae*	
mäßig purulentes Sekret, fest haftende Beläge dominieren (Membranen), Bindehautnekrosen, Lidödem		*Corynebacterium diphtheriae*	lokal: Breitspektrumantibiotikum (s.o.); systemisch: Diphtherieantitoxin i.v.; Antibiotika-Therapie: Penicillin, Tetracyclin oder Erythromycin

Tab. B2-1 Klinik und Therapie der Konjunktivitis. *(Fortsetzung)*

Symptome	Verlaufsform	Typische Infektionserreger	Therapie
rahmig-eitrige Sekretion, hochrote Bindehaut, Lid- und Bindehautschwellung		*Neisseria gonorrhoeae*	lokal: Breitspektrumantibiotikum (Gentamicin, Kanamycin, Tetracyclin, Chloramphenicol); systemisch: Penicillin für 5–6 Tage; • Neugeborene: 1 Mio E Penicillin/d • Kinder: 2 Mio E Penicillin/d • Erwachsene: 4–5 Mio E Penicillin/d
purulente Sekretion, häufig mit Hornhautbeteiligung, Hornhautulzera, foudroyanter Verlauf: Übertragung auch möglich durch unsterile Tropfflaschen und Kontaktlinsenbehälter, Bakterium sondert Enzyme ab, die eine Hornhautperforation in 24 h verursachen können		*Pseudomonas aeruginosa*	lokal: Breitspektrumantibiotikum (z.B. Gentamicin, Polymyxin B, Chloramphenicol)
seröse, mukopurulente Sekretion, tritt besonders bei Kindern auf, nur selten Hornhautbeteiligung		*Haemophilus influenzae*	lokal: Breitspektrumantibiotikum (s.o.)
hoch infektiöse Konjunktivitis in warmen Ländern (hier selten): Lidschwellung, Chemosis, subkonjunktivale Blutungen, Pseudomembranen, Hornhautulzera		*Haemophilus influenzae* Biogruppe *aegyptius*	oral: Rifampicin 20 mg/kg KG für 4 Tage
geringe Sekretion, mäßiger Reiz (umschrieben im Lidwinkel – daher auch Blepharokonjunktivitis), Hornhautulzeration kommt vor		*Moraxella catarrhalis*	lokal: Breitspektrumantibiotikum; 0,25–0,5% Zinksulfat – Augentropfen sollen spezifisch wirken
mäßig rotes Auge, typisch zäher Schleim, leicht verklebte Augen, Follikel am Ober- und Unterlidtarsus, Keratoconjunctivitis punctata superficialis, Bindehautüberwachsung des oberen Limbus (Pannus), manchmal periphere, subepitheliale korneale Infiltrate	akut bis chronisch	*Chlamydia trachomatis*, Serogruppe D–K	lokal: Erythromycin oder Tetracyclin für 2–3 Wochen; systemisch: Erythromycin oder Tetracyclin über mindestens 3 Wochen; Cave: nicht zu früh absetzen, sonst Rezidiv!
Trachom (bei uns selten, endemisch in warmen Klimazonen), Lymphfollikel in der tarsalen Bindehaut des Oberlides, Narbenentropium, Ptosis, Trichiasis, Hornhautnarben, Xerosis conjunctivae; Einteilung der Erkrankung in 4 Stadien	chronisch	*Chlamydia trachomatis*, Serogruppe A–C	wie bei Chlamydia trachomatis, Serogruppe D–K
Keratokonjunktivitis	subakut bis chronisch	*Chlamydia pneumoniae*	Erythromycin oder Tetracyclin systemisch

Tab. B2-1 Klinik und Therapie der Konjunktivitis. *(Fortsetzung)*

Symptome	Verlaufsform	Typische Infektionserreger	Therapie
Keratoconjunctivitis epidemica (hoch kontagiöse Keratokonjunktivitis): wäßrig-schleimiges Sekret, Chemosis, Lidödem, Rötung und Schwellung der Plica semilunaris und der Karunkel (charakteristisches Zeichen), Schwellung der präaurikulären Lymphknoten, häufig auch leichter grippaler Infekt, nach 8–15 Tagen nummuläre Keratitis (charakteristisches Zeichen) banale Konjunktivitis bei akuten respiratorischen Infekten	akut	Adenovirus	keine spezifische Therapie möglich – nur symptomatische, benetzende Therapie! Prophylaxe: exakte Hygiene
Keratitis und Keratokonjunktivitis	akut, mild	Herpes-simplex-Virus	lokal: Aciclovir-Augensalbe; systemisch: Aciclovir i.v. im Einzelfall
Keratokonjunktivitis, Zoster ophthalmicus, Hauteffloreszenzen insbesondere am Nasenrücken wegweisend	akut, bedrohlich	Varicella-Zoster-Virus	Aciclovir i.v.; Brivudin, Famciclovir oder Penciclovir oral
häufig mit mykotischer Keratitis vergesellschaftet oder auch von einer mykotischen Kanalikulitis ausgehend	akut	*Candida albicans* und andere Hefen	wie mykotische Keratitis: systemische und lokale antimykotische Therapie

kung sexuell aktiver Erwachsener. Im Kindesalter treten *Streptococcus pneumoniae*, *Moraxella catarrhalis* und *Haemophilus influenzae* in den Vordergrund. Bei zunehmend besseren Nachweismöglichkeiten ist auch damit zu rechnen, dass *Chlamydia pneumoniae* als häufiger Infektionserreger bei der Konjunktivitis erkannt wird (Lietman et al. 1998). Die Keratoconjunctivitis epidemica (Anonymous 1999) durch **Adenoviren** (meist Typ 8 oder 19) und banale Infektionen mit anderen Adenovirustypen sind mit Abstand die häufigsten viralen Bindehautentzündungen. *Haemophilus influenzae* Biogruppe *aegyptius* (früher Koch-Weeks-Bazillus) kommt in den tropischen Ländern ende-

Adenoviren

Dieter Neumann-Haefelin

- **Erregerbeschreibung**
  Unbehüllte, deshalb umweltresistente Doppelstrang-DNA-Viren; Durchmesser um 80 nm. Die kantige Gestalt des Ikosaeders sowie die zwölf, an den Ikosaederecken (Pentonproteinen) aufsitzenden Fibern geben allen Mitgliedern der Familie Adenoviridae elektronenoptisch das gleiche charakteristische Aussehen. Unter den Adenoviren der Säugetiere (Genus *Mastadenovirus* neben dem Genus *Aviadenovirus* der Vögel) gibt es 51 bis heute identifizierte humanpathogene Serotypen. Deren taxonomische Zuordnung zu den humanen Adenovirus-Spezies (früher Subgenera) A bis F hat keine nennenswerte medizinische Bedeutung.

- **Erreger-Wirts-Beziehung**
  Adenoviren infizieren alle Schleimhäute des Organismus. Zielzellen sind vor allem Epithelzellen und lymphoide Zellen. Die Inkubationszeit beträgt 2–10 Tage, die Manifestationsrate 20–40%. Morbiditätsraten bis 80% wurden bei Ausbrüchen unter Rekruten registriert. Die Infektionen sind meist selbstlimitierend, die Viren können aber in Einzelfällen, besonders bei Immundefizienz, längerfristig in Tonsillen und peripheren Lymphozyten bzw. im Darm und im Urogenitaltrakt persistieren. Exazerbationen mit letalem Ausgang kommen bei Knochenmarktransplantierten und AIDS-Patienten vor. Der Wirtszelltropismus wird offensichtlich durch die Fiberproteine bestimmt. Zelluläre Rezeptoren für Adenoviren wurden bisher jedoch nicht identifiziert. Infizierte Zellen unterliegen der Hemmung des eigenen Stoffwechsels, Akkumulation viraler Proteine (Einschlusskörperchen) und schließlich der Zelllyse. Die Adenovirus-Replikation zählt zu den am besten studierten Virus-Zell-Interaktionsmodellen

Adenoviren (Fortsetzung)

(Modrow et al. 2003, Shenk 2001). Die Untersuchung der Adenovirus-Genexpression führte zu der mit dem Nobelpreis ausgezeichneten Entdeckung des RNA-Spleißens (Berget et al. 1977, Chow et al. 1977), welche erstmals das volle Verständnis eukaryoter und viraler Genfunktionen zuließ. Die im Hamstermodell nachgewiesene Zelltransformation und Tumorinduktion durch Adenoviren (insbesondere Typ 12) hat sich als medizinisch nicht relevant erwiesen (Horwitz 2001). Bei Adenovirus-Infektionen des Menschen kommt die (partielle) Integration viraler DNA in die Wirtszell-DNA nur ausnahmsweise vor und hat auch bei Viruspersistenz keine gesicherte Bedeutung.

Adenoviren sind weltweit mit hoher Prävalenz verbreitet. Infektionen treten trotz dauerhafter Immunität wegen der Typenvielfalt in jedem Alter sporadisch und epidemisch auf. Die Durchseuchung mit einem Teil der Serotypen erfolgt im Säuglings- und Kleinkindesalter. Übertragungswege sind Tröpfchen- und Schmierinfektionen über die Eintrittspforten Nase, Oropharynx und Auge. Die Ausscheidungsdauer ist hoch variabel, von wenigen Tagen bei banalen Schleimhautinfektionen bis zu mehreren Monaten bei persistierenden Infektionen, insbesondere unter Immundefizienz. Alle Ausscheidungen (Tränenflüssigkeit, Nasen-, Mund-, Rachensekret, Urin und Stuhl) können infektiös sein.

Die Vielzahl der durch Adenoviren verursachten Krankheitsbilder umfasst okuläre, respiratorische und gastrointestinale Erkrankungen sowie die Zystitis, darüber hinaus persistierende Harnwegsinfektionen, Hepatitis und Meningoenzephalitis. Die drei Letztgenannten sind vor allem als Sonderformen bzw. Exazerbationen bei Immundefizienz, z.B. AIDS, anzusehen und weisen eine hohe Letalität auf. Obwohl eine strenge Zuordnung von Adenovirus-Serotypen zu speziellen Erkrankungen nicht möglich ist, fallen bestimmte Häufungen auf, die in der Tabelle aufgeführt sind. Die Adenovirus-Typen 42–51 wurden bisher, zum Teil ohne sichere Erkrankungsassoziation, ausschließlich bei AIDS-Patienten und Transplantierten isoliert (Modrow et al. 2003).

- **Diagnostik**

Der Direktnachweis der Erreger ist elektronenmikroskopisch und immunologisch (Hexon-Antigennachweis) als Schnelldiagnostik möglich und sollte in den Fachabteilungen (Virologie, Pathologie) diagnostischer Zentren etabliert sein. Kulturverfahren und DNA-Analysen sind erforderlich, um exakte Typendiagnosen zu stellen, und nur in Speziallabors verfügbar. Ein Erregernachweis ist im Allgemeinen bei sicherer klinischer Diagnose nicht erforderlich, da die Erkrankung selbstlimitierend ist. Bei epidemischer Keratokonjunktivitis und epidemischen Durchfällen sollte allerdings die vermutete klinische Diagnose durch direkten Erregernachweis, je nach Ermessen auch durch Kultur und Typisierung, bestätigt werden. Die PCR und andere Nukleinsäure-Amplifikationsverfahren für Adenoviren sind etabliert, bisher aber Speziallabors vorbehalten. Serologische Tests haben geringe Aussagekraft und sind höchstens epidemiologisch von Nutzen (Mertens et al. 2004).

Elektronenmikroskopie: Negative-Staining-Präparate von Stuhlsuspensionen, vorzugsweise nach Anreicherung durch Ultrazentrifugation.

Antigennachweis: Im Allgemeinen als Hexon-spezifischer ELISA mittels polyklonaler „Catching"-Antikörper und monoklonaler „Tracing"-Antikörper aus Nasopharyngeal- und Bronchialsekret sowie Stuhlsuspension. In Augenabstrich-, Biopsie- und Autopsiematerial werden Adenovirus-Antigene mittels monoklonaler Antikörper immunhistochemisch und immunzytochemisch bzw. durch Immunfluoreszenz nachgewiesen. Histologisch-zytologisches Screening auf basophile Einschlusskörper kann wegweisend sein. In positiven Einzelfällen ist die Bestätigung des Antigennachweises durch PCR (siehe unten) ratsam.

Kultur: Anzüchtung ist in diversen diploiden und permanenten Zellkulturen möglich; die langwierige Beurteilung des zytopathischen Effektes (CPE) kann durch immunologische Verfahren (Immunfluoreszenz- oder Immunperoxidase-Technik mit monoklonalen Antikörpern) abgekürzt werden; gegebenenfalls Typisierung durch Genomanalyse oder Neutralisationstest.

Genomnachweis: Restriktionsfragmentlängen-Analyse zur Typisierung von Isolaten; PCR mit Primern aus konservierten Regionen der Adenovirus-Genome an allen infrage kommenden Proben (z.B. Abstriche, Sekrete, Bronchiallavage, Liquor, Urin, Biopsien).

Antikörpernachweis: Prinzipiell möglich durch Neutralisationstest, HHT, ELISA und KBR. Wegen der Typenvielfalt ist die Serologie jedoch selten diagnostisch hilfreich.

- **Prophylaxe**

Impfstoffe und spezifische Seren zur aktiven bzw. passiven Immunisierung sind nicht verfügbar.

- **Therapie**

Es ist kein antivirales Medikament gegen Adenoviren zugelassen. Experimentelle Therapieergebnisse mit Ribavirin und Cidofovir sind bisher nicht durch systematische Studien belegt und nicht hinreichend aussagekräftig, um allgemein gültige Behandlungsindikationen bei Erkrankungen durch Adenoviren zu formulieren (Lankester et al. 2004, Ljungman et al. 2003).

- **Maßnahmen bei Patienten und Kontaktpersonen**

Expositionsprophylaxe sollte generell durch Hygienemaßnahmen wie Verwendung von Einmalhandtüchern und in medizinischen Einrichtungen durch die Anwendung zertifizierter, gegen Adenoviren wirksamer Desinfektionsmittel auf Halogen- oder Aldehydbasis bzw. thermische Instrumentensterilisation (Robert-Koch-Institut 1997, Thraenhart et al. 1998) gewährleistet sein. Gas- und Plasma-Sterilisationsverfahren sind nicht für die Virusdesinfektion validiert und möglicherweise gegen Adenoviren nicht wirksam. Wegen der hohen Übertragungsgefahr des Erregers sollte auf Stationen mit immunsupprimierten Patienten Personal mit symptomatischen mutmaßlichen Adenovirus-Infektionen von der Arbeit freigestellt werden.

Adenoviren (Fortsetzung)

- **Meldepflicht**
  Meldepflichtig nach dem Deutschen Infektionsschutzgesetz (IfSG §7) ist der direkte Adenovirus-Nachweis im Konjunktivalabstrich.

- **Konsiliarlaboratorium für Adenoviren**
  PD Dr. A. Heim, Institut für Virologie, Medizinische Hochschule Hannover, Carl-Neuberg-Str. 1, 30625 Hannover; Telefon: 0511/5324311, Fax: 0511/5328736, E-Mail: ahei@virologie.mh-hannover.de

- **Literatur**
  Berget SM, Moore C, Sharp PA: Spliced segments at the 5′ terminus of adenovirus 2 late mRNA. Proc Natl Acad Sci USA 74 (1977) 3171–3175.
  Chow LT, Gelinas RE, Broker TR, Roberts RJ: An amazing sequence arrangement at the 5′ ends of adenovirus 2 messenger RNA. Cell 12 (1977) 1–8.
  Horwitz MS: Adenoviruses. In: Knipe DM, Howley PM (eds.): Virology. 4th ed., Lippincott-Raven, Philadelphia PA 2001, pp. 2301–2326.
  Lankester AC, Heemskerk B, Claas EC, Schilham MW, Beersma MF, Bredius RG, van Tol MJ, Kroes AC: Effect of Ribavirin on the plasma viral DNA load in patients with disseminating adenovirus infection. Clin Infect Dis 38 (2004) 1521–1525.
  Ljungman P, Ribaud P, Everich M, Matthes-Martin S, Einsele H, Bleakley M, Machaczka M, Bierings M, Bosi A, Gratecos N, Cordonnier C: Infectious diseases working party of the European Group for Blood and Marrow Transplantation: Cidofovir for adenovirus infections after allogeneic hematopoietic stem cell transplantation – A survey by the Infectious Diseases Working Party of the European Group for Blood and Marrow Transplantation. Bone Marrow Transplant 31 (2003) 482–486.
  Mertens T, Haller O, Klenk HD (Hrsg.): Diagnostik und Therapie von Viruskrankheiten: Leitlinien der Gesellschaft für Virologie. 2. Aufl., Urban & Fischer, München 2004.
  Modrow S, Falke D, Truyen U: Molekulare Virologie. 2. Aufl., Spektrum Akademischer Verlag, Heidelberg/Berlin 2003.
  Robert-Koch-Institut: Liste der vom Bundesgesundheitsamt geprüften und anerkannten Desinfektionsmittel und -verfahren. Bundesgesundheitsblatt 40 (1997) 344–361.
  Shenk T: Adenoviridae: The viruses and their replication. In: Knipe DM, Howley PM (eds.): Virology. 4th ed., Lippincott-Raven, Philadelphia PA 2001, pp. 2265–2300.
  Thraenhart O, Doerr HW, Gerlich WH: Prophylaxe nosokomialer Virusinfektionen durch Verwendung viruswirksamer Desinfektionsmittel. Dtsch Ärztebl 95 A (1998) 880–888.

Erkrankungszuordnung der Adenovirus-Serotypen (nach Horwitz 2001 und Mertens et al. 2004).

Erkrankungen	Hauptbetroffene	häufigste Serotypen	Bemerkungen
akut fieberhafte Pharyngitis	Säuglinge, Kleinkinder	1–3, 5–7	DD: Streptokokken-Infektion
Pertussis-ähnliche Erkrankung	Säuglinge, Kleinkinder	5	häufig Koinfektion mit *Bordetella pertussis*
akuter grippaler Infekt	Säuglinge, Kleinkinder	1–3, 5, 6	insgesamt 5% bei Kindern < 5 Jahre
akuter respiratorischer Infekt	Rekruten	3, 4, 7, 14, 21	epidemisch, Kofaktoren?
Pneumonie	Rekruten	4, 7	–
Pneumonie	Säuglinge, Kleinkinder	1–3, 7	10% der kindlichen Pneumonien
pharyngokonjunktivales Fieber	Schulkinder	3, 7, 14	–
epidemische Keratokonjunktivitis	alle Altersgruppen	8, 19, 37	nosokomiale Infektionen
follikuläre Konjunktivitis	Kinder	3, 4, 7 und andere	–
Gastroenteritis	Säuglinge, Kleinkinder	40, 41	–
Darminvagination	Säuglinge, Kleinkinder	1, 2, 5, 6	Einzelfälle
akute hämorrhagische Zystitis	Säuglinge, Kleinkinder	11, 21	fast nur Jungen, selbst limitierend
persistierende Harnwegsinfektion	AIDS-Patienten, Immunsupprimierte	34, 35	–
Hepatitis	lebertransplantierte Kinder	1, 2, 5	hohe Mortalität
Meningoenzephalitis	Kinder, Immunsupprimierte	3, 5–7, 12	Einzelfälle
disseminierte Infektionen	AIDS-Patienten, Transplantierte	1, 2, 5, 6, 11, 31, 34, 35	Einzelfälle, hohe Mortalität

misch, z. T. auch epidemisch vor und verursacht eine eitrige Konjunktivitis, die in eine lebensgefährliche, mit petechialen Blutungen, Erbrechen und Schock einhergehende Krankheit, das „brazilian purpuric fever" übergehen kann (Anonymous 1992). Seltene Ursachen einer infektiösen Konjunktivitis sind *Mycobacterium tuberculosis* und andere Mykobakterien-Arten, *Bartonella henselae*, *Sporothrix schenckii*, *Borrelia burgdorferi*, *Leishmania donovani* und Enzephalitozoon (O'Brien und Green 1995).

3 Klinik

Die für die jeweiligen Erreger charakteristischen Symptome sind in Tabelle B2-1 zusammengefasst.

Die Keratoconjunctivitis epidemica beginnt meist typisch mit einem stark tränenden und juckenden Auge, das zudem ein wässrig-schleimiges Sekret absondert. Häufig ist das Lid, zum Teil auch die Bindehaut geschwollen. Die Patienten haben oft gleichzeitig einen leichten grippalen Infekt.

4 Infektionsweg und Pathogenese

Die meisten Infektionen entstehen aerogen oder durch direkten Kontakt. Bei Viruskrankheiten (z.B. Masern, Röteln, Mumps) kann es im Rahmen der generalisierten Infektion zu einer Konjunktivitis kommen. Die Erreger sind entweder auf der Konjunktiva oder in den oberen Zellschichten lokalisiert. Bei der Keratoconjunctivitis epidemica werden Adenoviren durch direkten Kontakt inokuliert. Die Inkubationszeit beträgt 8–10 Tage.

5 Diagnostik

Die Ursachen der Konjunktivitis sind vielfältig und das klinische Bild sowie die Beschwerden der Patienten können variieren. Umso wichtiger ist es, auf charakteristische Befunde, wie z.B. die Art der Exsudation, konjunktivale Befunde, korneale Beteiligung oder präaurikuläre Lymphknotenschwellung, zu achten, die eine verlässliche klinische Diagnose erlauben (siehe Tab. B2-1).

Charakteristische Befunde einer Keratoconjunctivitis epidemica sind Rötung und Schwellung der Plica semilunaris und der Karunkel sowie eine numuläre Keratitis nach 8–10 Tagen (also im Stadium des Abheilens).

5.1 Spezifische Diagnostik

Die **lichtmikroskopische Untersuchung** kann schnell wertvolle Hinweise auf die zelluläre Zusammensetzung des Exsudates, die bakterielle Morphologie und damit auf mögliche Ursachen einer Konjunktivitis geben (Weiss et al. 1993).

Bei schweren und bei rezidivierenden Konjunktividen sollte der **Erregernachweis** aus Abstrichen, Biopsie-Materialien und Geschabsel von den Konjunktiven versucht werden. Zum Versand der Untersuchungsmaterialien ist ein Transportmedium zu verwenden. Da Lokalanästhetika antimikrobiell wirksam sein können, ist bei deren Anwendung mit falsch negativen Kulturen zu rechnen (Anding et al. 1993).

Der kulturelle Erregernachweis umfasst die üblichen, leicht kultivierbaren Bakterienarten. Bei Verdacht auf eine Chlamydien-bedingte Konjunktivitis ist das entnommene Untersuchungsmaterial in Absprache mit dem zuständigen Labor und den dort etablierten Verfahren (Antigennachweis, Nukleinsäure-Amplifikationsverfahren) einzusenden.

Antikörpernachweise spielen bei der Konjunktivitis nur eine untergeordnete Rolle. Sie haben im Wesentlichen bei Konjunktividen im Rahmen systemischer Erkrankungen wie Röteln, Varizellen, Masern, Borreliose oder Leishmaniose ihren Platz. Auch rufen lokale Infektionen durch Adenoviren, Herpes-simplex-Viren oder Chlamydien nur unzuverlässige und diagnostisch nur begrenzt verwertbare Immunreaktionen hervor. Bei Verdacht auf seltene Erreger einer Konjunktivitis und auf virale Konjunktividen ist der Untersuchungsgang zuvor mit dem Laborpartner abzuklären. Der Nachweis von Antikörpern in der Tränenflüssigkeit hat sich diagnostisch nicht bewährt.

5.2 Stufendiagnostik

Leichtere Konjunktividen ohne Allgemeinsymptomatik und Einzelfälle einer Keratoconjunctivitis epidemica (Abb. B2-1) erfordern keine spezifische Diagnostik. Bei schweren Verläufen und Rezidivneigung ist zur Basisdiagnostik der kulturelle Nachweis der üblichen, leicht kultivierbaren Infektionserreger, eventuell unter Berücksichtigung von *Chlamydia trachomatis*, anzustreben.

Bei Versagen der Therapie innerhalb von 14 Tagen oder deutlicher Progredienz sollte nach erneuter gezielter Anamnese eine spezifische Diagnostik eingeleitet werden, die auch spezielle Infektionserreger umfasst. Beim Adenovirus, dem Erreger der Keratoconjunctivitis epidemica, kann sich insofern eine forensische Bedeutung ergeben, da unter Umständen in einer augenärztlichen Praxis bei

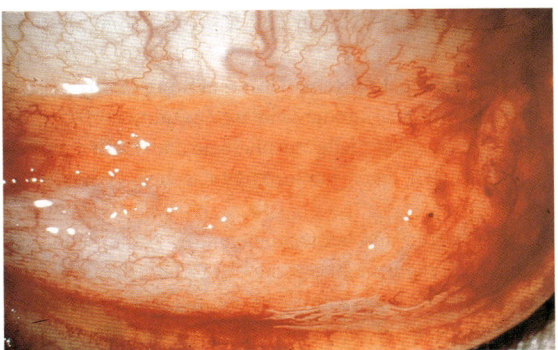

Abb. B2-1 Keratoconjunctivitis epidemica. Folliküläre Konjunktivitis mit Follikeln in der unteren Umschlagfalte der Bindehaut.

mangelnder Hygiene und Kontakt-Untersuchungsmethoden eine Erregerübertragung stattfinden kann, die bei dem Patienten zur Krankschreibung und zu Verdienstausfall führt.

6 Therapie

Die Therapie richtet sich nach der klinischen Verdachtsdiagnose bzw. dem Erregernachweis und ist für die häufigeren Infektionserreger in Tabelle B2-1 zusammengefasst (Lang 1998).

7 Prophylaxe

Die Prophylaxe einer konjunktivalen Infektion besteht in der Vermeidung einer Schmierinfektion bzw. bei der Chlamydien-Konjunktivitis in der Unterbrechung der okulogenitalen Infektkette durch **Mitbehandlung des Partners** („Ping-Pong-Infektion").

Die postnatale **Credé-Prophylaxe** mit Silbernitrat ist wirksam gegenüber dem seltenen Infektionserreger *N. gonorrhoeae*, jedoch unwirksam gegenüber dem weitaus häufigeren Erreger *Chlamydia trachomatis*. Bei bekannter Chlamydia-trachomatis-Infektion der Mutter sollte das Neugeborene systemisch mit einem Makrolid (z.B. Azithromycin) behandelt werden, weil auf diese Weise auch eine pulmonale Infektion des Kindes vermieden werden kann.

Zur Prävention der Keratoconjunctivitis epidemica in Gemeinschaftseinrichtungen, Kliniken usw. sind **Einmalhandtücher** zu verwenden; zur Desinfektion eignen sich Präparate, die ein DGHM- oder DVV-Zertifikat besitzen oder in der Desinfektionsmittelliste des Robert-Koch-Instituts aufgenommen sind. Die üblichen Sterilisationsverfahren sind – mit Ausnahme der Plasmasterilisation – bei unbehüllten Viren (Adeno- und Enteroviren) wirksam.

B2.2 Infektiöse Keratitis

1 Vorbemerkungen

Wie die Bindehaut besitzt auch die Hornhaut bestimmte Abwehrmechanismen. Im Einzelnen sind dies der reflektorische Lidschluss, der Spüleffekt und die antimikrobielle Wirkung der Tränenflüssigkeit, die Diffusionsbarriere durch hydrophobes Epithel und die gute und schnelle Regenerationsfähigkeit des Epithels.

> Eine Keratitis ist wegen der Gefährdung des Sehvermögens stets behandlungspflichtig.

Ein Hornhautulkus stellt einen augenärztlichen Notfall dar.

1.1 Definition

Bei der Keratitis handelt es sich um eine meist durch lokale Verletzung ausgelöste Entzündung der Hornhaut. Eine Vorderkammerreaktion mit Zell- und Eiteransammlung in der unteren Vorderkammer (Hypopyon) wird als Ulcus serpens (Abb. B2-2) bezeichnet. Rezidivierende Herpes-Keratitis und Zoster-Keratitis dagegen sind neurogene (reaktivierte) Virusinfektionen der Hornhaut.

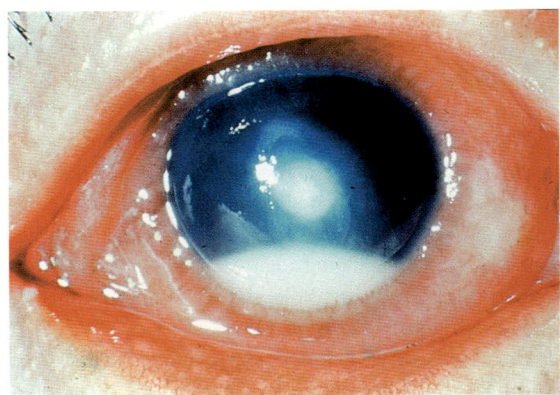

Abb. B2-2 Ulcus serpens. Bakterielles Hornhautulkus mit Eiterspiegel (Hypopyon) in der Vorderkammer.

1.2 Einteilung

Die Keratitis lässt sich hinsichtlich der **Infektionserreger** (Bakterien, Viren, Parasiten und Pilze) und – insbesondere bei der Herpes-Keratitis – der **Infektlokalisation** unterteilen.

1.3 Epidemiologie

Über 90% aller Hornhautentzündungen sind **bakteriell** verursacht. Begünstigende Faktoren sind die Lidrandentzündung (Blepharitis), Infektion der okulären Adnexe (z.B. Tränengangsverschluss in Verbindung mit bakteriell besiedeltem Tränensack), Veränderungen der Hornhautepithelbarriere (bullöse Keratopathie, trockenes Auge), Kontaktlinsen, Lagophthalmus, neuroparalytische Störungen, Traumata und lokale und systemische Immunsuppression.

2 Erregerspektrum

Zu den häufigsten bakteriellen Erregern einer Keratitis gehören *Staphylococcus aureus*, *Staphylococcus epidermidis*, *Streptococcus pneumoniae*, *Pseudomonas aeruginosa* und *Moraxella catarrhalis* (Neumann und Sjostrand 1993). Die selteneren viralen Keratitiden werden durch Herpes-simplex-Viren, Varicella-Zoster-Virus sowie Adenoviren, gelegentlich auch durch Zytomegalievirus, Masernvirus oder Rötelnvirus verursacht. Ebenfalls selten kommt die mykotische Keratitis (*Candida albicans* und andere Spezies) und die Amöben-Keratitis (*Acanthamoeba polyphaga*, *Acanthamoeba castellanii*) vor. Zu den Infektionserregern, die bei der üblichen Basisdiagnostik in der Regel nicht erfasst werden, gehören:

- Viren
- *Mycobacterium tuberculosis* und andere Mykobakterien-Spezies (*M. fortuitum*, *M. chelonae*, *M. gordonae*, *M. avium-intracellulare*)
- verschiedene Pilzspezies (*Pseudallescheria spp.*, *Fusarium spp.*, *Phialophora spp.*)
- Protozoen (Microsporidien, Trypanosomen, Leishmanien, Amöben) (O'Brien und Green 1995).

3 Klinik

3.1 Anamnese

Anamnestisch ist häufig eine **Hornhautverletzung** eruierbar, die das Eindringen der Infektionserreger ermöglicht. Auslöser für eine Herpes-simplex-Keratitis können äußere Reize (z.B. UV-Bestrahlung), Stress, Menstruation, allgemeine Resistenzminderung oder fiebrige Infekte sein. Eine Zoster-Keratitis kommt nur im Rahmen einer Gürtelrose mit Beteiligung des Nervus nasociliaris (Zoster ophthalmicus) vor. Während die mykotische Keratitis (Pilz-Keratitis) früher sehr selten und praktisch nur bei Landarbeitern zu beobachten war (Kontakt mit Pilzsporen), wird sie heute insbesondere bei Trägern von weichen Kontaktlinsen oder bei Patienten unter Therapie mit Antibiotika und Steroiden gesehen. Eine Amöben-Keratitis kommt in der Regel nur bei Kontaktlinsenträgern, insbesondere in Zusammenhang mit einem zusätzlichen Trauma vor.

3.2 Symptome

Patienten mit einer Keratitis klagen individuell unterschiedlich über mehr oder weniger starke Schmerzen. Das Spektrum reicht von der extrem schmerzhaften Akanthamöben- oder Herpes-simplex-Keratitis bis hin zur schmerzlosen Moraxella-Keratitis. Weiterhin typisch sind **Photophobie (Lichtscheu), Sehverschlechterung,** Epiphora (Augentränen) und Absonderung von Sekret. Die Absonderung von eitrigem Sekret ist typisch für bakteriell verursachte Keratitiden, das wässrige Sekret typisch für virale Keratitiden.

3.3 Befunde

Gemeinsames Symptom aller Formen einer Keratitis ist das **rote Auge** mit konjunktivaler und ziliarer Injektion.

Bakterielle Hornhautulzera weisen meist einen **Stromadefekt** mit angrenzender weißlicher, leukozytärer Infiltration auf.

Mykotische Hornhautulzera präsentieren sich ähnlich. Typisch weißliche Stromainfiltrate deuten auf *Candida albicans* hin. Die Infiltrate und Ulzera breiten sich nur sehr langsam aus. Charakteristisch, aber nicht immer vorhanden sind so genannte Satellitenläsionen, bei denen mehrere benachbarte kleinere Infiltrate um ein größeres Zentrum gruppiert sind.

Bei der Herpes-simplex-Virus-Keratitis lassen sich hinsichtlich Klinik, Verlauf und Prognose folgende Formen unterscheiden:

- epitheliale Keratitis (Keratitis dendritica, Abb. B2-3): Sie ist durch bäumchenartig verzweigte Epithelläsionen gekennzeichnet. Dieser Befund, der nach Anfärben der Hornhaut mit Fluorescein auch ohne Spaltlampe mit bloßem Auge zu erkennen ist, ist pathognomonisch für

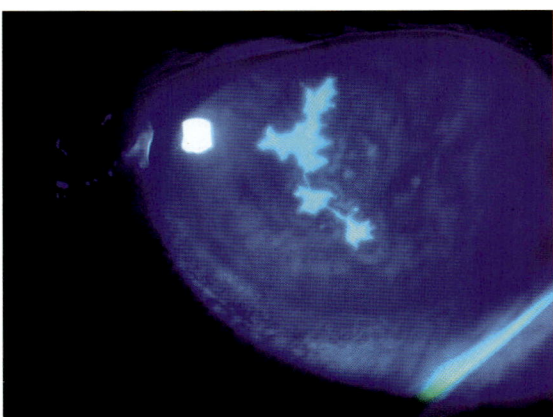

Abb. B2-3 Keratitis dendritica. Epitheliale Keratitis mit den typischen intraepithelialen Verzweigungen bei einer Herpes-simplex-Virus-Infektion.

die Keratitis dendritica. Die Sensibilität der Hornhaut ist aufgehoben. Eine mögliche Komplikation der epithelialen Keratitis ist der Übergang in eine stromale Keratitis.
- stromale Keratitis (Keratitis disciformis): Das Hornhautepithel ist intakt, es finden sich scheibenförmige, zentrale Hornhautinfiltrate.
- endotheliale Keratitis bzw. Uveitis: Die Ausschwemmung von Herpesviren in das Kammerwasser führt über Endothelzellschwellung zu einem sekundären Glaukom.

Eine Zoster-Keratitis tritt im Rahmen einer Gesichtsrose nur dann auf, wenn der Nervus ophthalmicus (1. Trigeminusast) und mit ihm zusammen der Nervus nasociliaris befallen ist, der auch das Augeninnere versorgt. Dies führt zum so genannten **Hutchinson-Zeichen**, bei dem die Hautbläschen bis zur Nasenspitze gehen. Es gibt wie bei der Herpes-simplex-Keratitis eine oberflächliche und eine tiefe Lokalisation.

4 Infektionsweg und Pathogenese

Die Infektion erfolgt im Allgemeinen auf dem direkten Weg der Schmierinfektion. Besonders gefährdet sind aufgrund der fehlenden Epithelschutzbarriere Patienten mit einer Keratopathia bullosa und rezidivierenden Erosionen.

Die Herpes-simplex- und die Varicella-Zoster-Virus-Keratitis sind Folge einer Reaktivierung der latent in Ganglienzellen vorhandenen neurotropen Erreger durch exogene und endogene Faktoren.

5 Diagnostik

Neben der allgemeinen ophthalmologischen Diagnostik ist die Untersuchung der **Hornhautsensibilität** wichtig, da sie die Differenzierung zwischen viraler Keratitis, bei der die Sensibilität herabgesetzt ist, und anderen Formen einer Keratitis erleichtert.

5.1 Spezifische Diagnostik

> Die schnelle Diagnose und frühzeitige Therapie von Infektionsprozessen der Hornhaut ist entscheidend, um einer dauerhaften Einschränkung der Sehfähigkeit vorzubeugen.

Zum Infektionserregernachweis wird ein **Abstrich aus dem Ulkusgrund** oder Hornhautgeschabsel gewonnen und in einem Transportmedium versandt (McLeod et al. 1996). Bei Kontaktlinsenträgern sollten die Kontaktlinse und die Aufbewahrungsflüssigkeit ebenfalls mikrobiologisch aufgearbeitet werden, um sicherzustellen, dass die Kontaktlinse nicht Auslöser der Infektion ist.

Der Erregernachweis erfolgt durch **Licht- oder Elektronenmikroskopie** (Färbung nach Gram, Giemsa, eventuell Spezialfärbungen zum Nachweis von Hefen, Mykobakterien, Chlamydien, Adenoviren) und **Kultur.** Zum kulturellen Nachweis von Amöben, Viren und Chlamydien sind spezielle Transportmedien erforderlich, die von den Fachlaboratorien zur Verfügung gestellt werden. Viele der bakteriellen Infektionserreger, die meisten Hefen, Adenoviren sowie Herpes-simplex-Virus bei oberflächlicher Keratitis dendritica sind problemlos anzüchtbar. Bleibt der Erregernachweis aus oberflächlichem Geschabsel trotz klinischer Hinweise auf eine mikrobielle Keratitis negativ und ist ein Therapieerfolg nicht erkennbar, so ist eine **Kornea-Biopsie** anzustreben, da insbesondere Amöben und Pilze erst in tieferen Gewebsschichten nachweisbar sind.

Antikörpernachweise sind bei der ätiologischen Klärung einer mikrobiellen Keratitis wenig hilfreich.

5.2 Stufendiagnostik

Bei Verdacht auf eine mikrobielle Keratitis sollte der Erregernachweis als Basis für eine spätere gezielte Therapie angestrebt werden. Erstdiagnosen der epithelialen Herpes-Keratitis sollten ebenso wie ungewöhnliche oder gehäufte Fälle der Keratoconjunctivitis epidemica ätiologisch gesichert werden. Bei Kontaktlinsenträgern sind neben den üblichen, leicht nachweisbaren Erregern auch Amöbeninfektionen durch spezielle Kulturverfahren und gezielte

Anforderung zu erfassen. Bei posttraumatischen oder postoperativen Infektionen der Hornhaut sollte zusätzlich der Nachweis langsam wachsender Infektionserreger (atypische Mykobakterien, Nokardien, Pilze) vom Labor verlangt werden, sofern die primären Kulturen negativ sind.

6 Therapie

> Bei der klinischen Verdachtsdiagnose einer Keratitis muss die Therapie sofort begonnen werden.

Eine vermutlich **bakterielle Keratitis** wird bis zum Ergebnis des Erregernachweises und der Resistenzbestimmung mit lokalen Breitspektrumantibiotika (z.B. Ofloxacin) oder Mischtropfen (z.B. Polymyxin B, Bacitracin und Neomycin, Dosierung 5-mal täglich ein Tropfen in das erkrankte Auge) behandelt, um sowohl grampositive als auch gramnegative Bakterien zu erfassen. Bei intraokularer Reizung (erkennbar am Hypopyon) ist die Ruhigstellung von Ziliarkörper und Iris durch eine therapeutische Mydriasis angezeigt. Bakterielle Keratitiden können zunächst ambulant behandelt werden (Augentropfen bzw. -salben). Bei fortgeschrittenem Ulkus, d.h. verschlepptem Verlauf, ist von einer Indolenz des Patienten und mangelnder Compliance auszugehen, sodass die stationäre Aufnahme erforderlich ist. Zusätzlich kann die subkonjunktivale Applikation eines Antibiotikums (z.B. Gentamicin) erforderlich sein, um die Wirkung der Therapie zu verstärken.

Für die **Herpes-simplex-** und die **Varicella-Zoster-Virus-Keratitis** stehen Aciclovir sowohl für die lokale Behandlung am Auge (als Salbe) als auch für die systemische Applikation zur Verfügung. Der Zoster ophthalmicus wird zunächst mit Aciclovir hoch dosiert i.v., später oral mit Valaciclovir, Brivudin, Famciclovir oder Penciclovir behandelt.

Patienten mit einer **mykotischen Keratitis** sollten zur Einleitung der Therapie stationär aufgenommen werden. Eine systemische Therapie ist nur bei intraokularer Beteiligung notwendig, sonst genügt eine lokale Therapie mit Antimykotika (z.B. Natamycin [Pima-Bicuron®], Nystatin, Amphotericin B). Lokale Antimykotika müssen von der Apotheke stets frisch hergestellt werden. Besonders zu beachten ist hier, dass sie aufgrund ihrer Molekülgröße nur bei offenem Hornhautepithel in das Hornhautstroma eindringen können.

Die **Akanthamöben-Keratitis** kommt nur bei Trägern von weichen Kontaktlinsen vor. Eine etablierte systemische Behandlung steht nicht zur Verfügung. Als lokale Therapeutika stehen zurzeit Propamidin (als Prolene nur über die internationale Apotheke erhältlich) oder Pentamidine (muss von der Apotheke als Augentropfen hergestellt werden) zur Verfügung. Es wird in einigen Studien die kombinierte Anwendung von Polyhexamethylbiguanid und Propamidin (Clinch et al. 1994) oder Chlorhexidin und Propamidin (Han et al. 1996, Seal et al. 1996) empfohlen. In der Regel wird zusätzlich mit breit wirkenden Antibiotika-haltigen Augentropfen systemisch behandelt. Eine Zykloplegie (Ruhigstellung von Pupille und Ziliarkörper) ist ebenfalls empfehlenswert.

Grundsätzlich gilt für alle Keratitisformen, dass beim Versagen der konservativen Therapie eine Keratoplastik à chaud (Notkeratoplastik) indiziert ist.

7 Prophylaxe

Eine Prophylaxe ist nur über die Vermeidung bzw. suffiziente Therapie von Hornhautverletzungen mit raschem Schluss des schützenden Epithelverbandes möglich. Die Infektionsneigung bei der bullösen Keratopathie kann konservativ medikamentös oder chirurgisch durch eine Keratoplastik gesenkt werden.

Meldepflicht: Der direkte Nachweis von Adenoviren im Konjunktivalabstrich ist nach §7 Infektionsschutzgesetz namentlich meldepflichtig.

B2.3 Intraokuläre Infektionen

1 Vorbemerkungen

Bei jedem chirurgischen Eingriff am offenen Auge bzw. jeder Bulbus-eröffnenden Verletzung muss mit einer intraokulären Infektion, die zu Visus- oder Augenverlust und einer okulogenen Sepsis führen kann, gerechnet werden. Eine Endophthalmitis kann ebenfalls infolge einer Keratitis, einer Reaktivierung latent vorhandener Infektionserreger oder einer hämatogenen Aussaat von Infektionserregern entstehen. Insbesondere kann sie im Rahmen einer Endokarditis auftreten. Eine solche muss deshalb bei Endophthalmitis aktiv gesucht werden. Die Zytomegalievirus-Retinitis wird in Kapitel C8 besprochen.

1.1 Definition

Unter einer **Endophthalmitis** versteht man eine akut oder chronisch verlaufende, mikrobiell bedingte Entzündung der

Augeninnenräume. Die **Retinitis** ist eine Entzündung der Netzhaut, die **Chorioiditis** die der Aderhaut. Von einer **Panophthalmie** spricht man, wenn die Entzündung die Augenhüllen und angrenzende Orbitastrukturen (z.B. Augenmuskel) mit einbezieht. Bei dem **akuten retinalen Nekrose-Syndrom** (ARN) handelt es sich um eine periphere Retinitis, die von einer retinalen Vaskulitis begleitet wird.

1.2 Einteilung

Es werden **exogene** Endophthalmitiden, die posttraumatisch oder postoperativ (jeweils mit Bulbus-Eröffnung) entstanden sind, von **endogenen** Endophthalmitiden unterschieden.

1.3 Epidemiologie

Posttraumatische Endophthalmitiden hängen in ihrer Ausprägung vom Ausmaß des Bulbus-eröffnenden Traumas und der mikrobiellen Verunreinigung des Perforationsgegenstandes (Stock, Messer, Eisensplitter, Pflanzenteile) ab.

Akute postoperative Endophthalmitiden mit Visus- und Augenverlust kommen nach elektiven Eingriffen in den ersten 6–24 Stunden bei etwa 0,02–0,7% aller Patienten vor. Stärkere intraokulare Reizzustände sind bei bis zu 5% der operierten Patienten dokumentiert worden. Hämatogene Endophthalmitiden sind seltene, jedoch für die Augenfunktion gefährliche Infektionen.

2 Erregerspektrum

Das Keimspektrum der akuten posttraumatischen und postoperativen Endophthalmitis in westlichen Ländern spiegelt im Wesentlichen das Spektrum der Eintrittspforten wider: Koagulase-negative Staphylokokken wurden in einer Studie in 70%, *Staphylococcus aureus* in 9%, Enterokokken in 3% und Streptokokken-Spezies in 2% gefunden (Bialasiewicz 1995, Han et al. 1996). In 7–16% werden gramnegative Bakterien (Enterobakterien, *Pseudomonas spp.*, *Acinetobacter spp.*), *Bacillus spp.* (*B. cereus* und andere Spezies) und in weniger als 3% Pilze (z.B. *Candida spp.*, *Aspergillus spp.*, Mucor, *Exophiala spp.*, *Acremonium spp.*) nachgewiesen (O'Brien und Green 1995). In einer Studie der Universitäts-Augenklinik Erlangen-Nürnberg an Patienten mit fulminanter Endophthalmitis nach Katarakt-Extraktion fanden sich überwiegend *Staphylococcus aureus* (62,6%) und verschiedene Streptokokken-Spezies (30%) (Bialasiewicz 1995).

Chronische Infektionen werden zu 20–50% Koagulase-negativen Staphylokokken und *Propionibacterium acnes* zugeordnet. Das Spektrum weiterer Infektionserreger ist breit und umfasst viele Raritäten, die in Kasuistiken beschrieben worden sind.

Als Erreger der endogenen intraokulären Infektionen kommen neben den typischen Sepsis-Erregern (*Staphylococcus aureus*, *Neisseria meningitidis*, *Streptococcus pneumoniae*, *Haemophilus influenzae*) auch *Candida spp.* (im Rahmen einer Candida-Sepsis, meist Katheter-assoziert oder bei i.v. Drogengebrauch), Herpesviren und Parasiten, wie z.B. *Toxocara spp.*, *Toxoplasma gondii* und, in Endemiegebieten, auch *Onchocerca volvulus* infrage (O'Brien und Green 1995).

3 Klinik

3.1 Anamnese

Bei der Endophthalmitis liegt meist eine perforierende Augenverletzung vor oder es wurde ein Bulbus-eröffnender Eingriff durchgeführt. Fehlen Hinweise auf eine traumatische Genese, bedarf es einer gezielten infektiologischen Anamnese (i.v. Drogenmissbrauch, i.v. Applikation möglicherweise kontaminierter Lösungen, akute Infektionen), um Hinweise auf die Genese der Endophthalmitis zu erhalten. Beim fehlenden Hinweis auf eine exogene Ursache muss eine Endokarditis (vor allem bei Viridans-Streptokokken) oder ein i.v. Drogengebrauch (vor allem bei *Candida spp.* oder *Staphylococcus aureus*) erfragt werden.

3.2 Symptome

Die klinischen Symptome einer akuten fulminanten postoperativen intraokulären Infektion beginnen meist 12–48 Stunden nach Operationsende mit zunehmenden **Schmerzen, Tränenfluss, Photophobie und Abnahme des Sehvermögens.** Die klinischen Symptome von chronischen posttraumatischen bzw. postoperativen Endophthalmitiden setzen erst nach 3–5 Tagen, manchmal erst nach Monaten ein und bestehen in verminderter Sehschärfe, Photophobie und rezidivierender Augenrötung ohne Schmerzen.

Die Symptome einer Endophthalmitis im Rahmen einer hämatogenen Streuung können von Patienten wegen der Schwere der Grunderkrankung häufig nicht geäußert werden, sodass es gezielter, routinemäßiger Untersuchungen bedarf, um auch Frühformen einer eitrigen Endophthalmitis zu erkennen.

Bei viral bedingten intraokulären Infektionen (akutes retinales Nekrose-Syndrom durch Herpes-simplex-Virus oder Varicella-Zoster-Virus) ist der beginnende Sehverlust ein Frühsymptom. Die Masern-bedingte Retinopathie entsteht 1–2 Wochen nach Erscheinen des Exanthems und führt zu akutem Sehverlust (O'Brien und Green 1995).

3.3 Befunde

Bei der akuten fulminanten postoperativen oder posttraumatischen intraokulären Infektion sind Lidschwellung, Chemosis conjunctivae, konjunktivale und ziliare Injektion sowie eine serofibrinöse Reaktion in der Vorderkammer zu beobachten, sofern es sich um Eingriffe am vorderen Augensegment gehandelt hat. Weiterhin werden beobachtet: Irishyperämie, -hämorrhagie, Hypopyon (siehe Abb. B2-2), Glaskörperinfiltration mit Verlust des Rotlichts.

Bei der chronischen Verlaufsform bietet das Auge eine konjunktivale Hyperämie, retrokorneale Präzipitate (Makrophagen-Klumpen), Entzündungszellen, Eiweiß und wenig Fibrin in der Vorderkammer, manchmal mit sichelförmigem Hypopyon, sowie einzelnen Entzündungszellen im Glaskörper und einer zystoiden Makulopathie, die die Sehschärfenminderung verursacht.

Bei der Herpes-simplex-Virus-Retinitis sind retinale Exsudate und lokale Entzündungsreaktionen erkennbar. Bei der Varicella-Zoster-Virus-Chorioiditis liegt der Befund in der Aderhaut, die darüberliegende Netzhaut ist unauffällig.

Pathognomonisch für die Toxoplasma-Retinochorioiditis sind der „motherspot" als Residuum einer älteren Infektion und die daneben liegenden frischen, flauschig wirkenden Herde (Abb. B2-4).

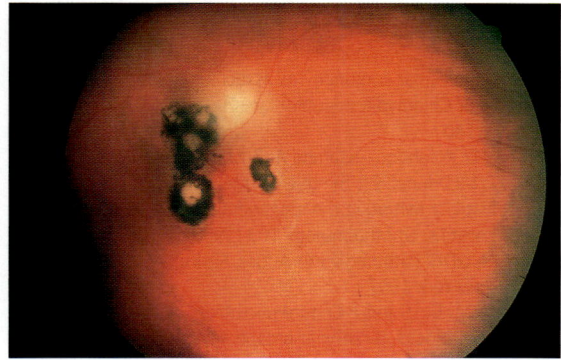

Abb. B2-4 Retinochorioiditis toxoplasmotica. Neben pigmentierten Netzhaut-/Aderhautnarben findet sich ein weißlich-gelber, frischer Retinochorioiditis-Herd, bedingt durch *Toxoplasma gondii*.

4 Infektionsweg und Pathogenese

Endophthalmitiden entstehen posttraumatisch bzw. postoperativ, hämatogen oder als Reaktivierung lokal persistierender Erreger. Eine allgemeine Infektabwehrschwäche sowie augenspezifische lokale Besonderheiten und Vorschädigungen erhöhen das Infektionsrisiko.

5 Diagnostik

Bei klinischem Anhalt für eine floride Endophthalmitis sollte unbedingt versucht werden, einen Erregernachweis zu führen. Von der gesamten Palette der Diagnostik, wie Grampräparat und Kultur aus einem Bindehautabstrich, Vorderkammerpunktion oder Glaskörperpunktion mit mikrobiologischer Aufarbeitung, ist die Gewinnung und Aufarbeitung von **infiltriertem Glaskörpermaterial** am Erfolg versprechendsten (Rubsamen et al. 1997).

Ebenso wie bei der Keratitis ist das Untersuchungsmaterial für verschiedene mikroskopische und kulturelle Erregernachweise zu verwenden. Im Einzelfall ist der Untersuchungsgang mit dem mikrobiologisch-virologischen Labor abzusprechen. Serologische Erregernachweise sind bei der posttraumatischen bzw. postoperativen Endophthalmitis nur von untergeordneter Bedeutung.

6 Therapie

Die Soforttherapie einer fulminanten, vermutlich bakteriell bedingten Endophthalmitis erfolgt aufgrund der möglicherweise zerstörten Blutkammerwasser-Schranke **topisch** (oberflächlich und subkonjunktival), **intravitreal** und **systemisch.** Bewährt hat sich die oberflächliche Gabe alternierend von Vancomycin und Amikacin-Augentropfen, kombiniert mit einer intravitrealen und systemischen Therapie. Unterschiedliche Therapiekonzepte bestehen nebeneinander. Nach Behrens-Baumann wird folgende Therapie empfohlen:
- Vancomycin 1 mg/0,1 ml
- Ceftazidim 2,25 mg/0,1 ml
- Dexamethason 0,4 mg/ml.

Die Gabe von Amikacin wird wegen der geringen therapeutischen Breite und der retinotoxischen Wirkung nur im Einzelfall zur Anwendung kommen.

Systemisch werden 3 × 2 g/Tag Ceftazidim plus 2 × 1 g/Tag Vancomycin verabfolgt. Andere Autoren empfehlen anstelle von Ceftazidime Cefepim wegen seiner besseren Wirkung gegen grampositive Kokken. In einer groß angelegten Studie aus den USA (Anonymous 1995) wurde jedoch die Wirkung der systemischen Antibiotikagabe bei exogener Endophthalmitis in Zweifel gezogen. Nach Erregernachweis kann auf eine gezielte Therapie umgestellt werden.

Wegen der notwendigen Suppression der entzündlichen Reaktion auf frei werdende Toxine ist eine systemische Kortikoid-Therapie angezeigt und kann ab dem ersten Tag erfolgen, da die biologische Wirksamkeit der Steroide erst nach mehr als 24 Stunden einsetzt. Mydriatika und augendrucksenkende Medikamente sind praktisch immer indiziert. Ein chirurgischer Eingriff mit Pars-plana-Vitrektomie sollte spätestens dann erwogen werden, wenn eine erhebliche Visusherabsetzung mit einer dichten Glaskörperinfiltration vorliegt.

Zur antiviralen Therapie bei akuter retinaler Nekrose und Varicella-Zoster-Virus-Infektion wird Aciclovir bzw. Brivudin, Famciclovir oder Penciclovir verwendet.

Die antiparasitäre Therapie der Toxoplasmose-Chorioretinitis besteht in einer Kombination aus Pyrimethamin und Sulfonamiden (vgl. Kap. C8).

7 Prophylaxe

Generell muss bei intraokulären Eingriffen ein Höchstmaß an Sorgfalt darauf verwendet werden, das Infektionsrisiko durch präoperative (Tränenwegsspülung, Antibiotika-haltige Augentropfen, Desinfektion von Lidrändern und Bindehautsack) und perioperative Maßnahmen (z.B. perioperative systemische und subkonjunktivale Antibiotikagabe, Antibiotika in der intraokularen Spüllösung) zu minimieren. Kurz vor elektiven Eingriffen sollte eine kulturelle Untersuchung eines Bindehautabstriches veranlasst werden, damit gegebenenfalls eine erhöhte Keimbesiedlung des Auges präoperativ behandelt werden kann. Jeder Patient mit einer postoperativen Endophthalmitis sollte Anlass für eine rigorose Überprüfung des Hygieneregimes sein.

LITERATUR

Anding K, Albrecht P, Heilmann C, Daschner F: Bakterizide Wirkung von Oxybuprocain. Eine mögliche Ursache von falsch negativen Ergebnissen bei der bronchoalveolären Lavage. Anaesthesist 42 (1993) 619–622.

Anonymous: Brazilian purpuric fever identified in a new region of Brazil. The Brazilian Purpuric Fever Study Group. J Infect Dis 165, Suppl. 1 (1992) 16–19.

Anonymous: Results of the Endophthalmitis Vitrectomy Study. A randomized trial of immediate vitrectomy and of intravenous antibiotics for the treatment of postoperative bacterial endophthalmitis. Endophthalmitis Vitrectomy Study Group. Arch Ophthalmol 113 (1995) 1479–1496.

Anonymous: Keratoconjunctivis epidemica – Erkennung und Verhütung. Merkblatt für Ärzte. Bundesgesundheitsbl Gesundheitsforsch Gesundheitsschutz 42 (1999) 284–286.

Behrens-Baumann W: Antiinfektive medikamentöse Therapie in der Augenheilkunde – Teil 1: Bakterielle Infektion. Klin Monatsbl Augenheilkd 221 (2004) 539–545.

Bialasiewicz AA: Infektionskrankheiten des Auges. Gustav Fischer, Stuttgart/Jena/New York 1995.

Clinch TE, Palmon FE, Robinson MJ, Cohen EJ, Barron BA, Laibson PR: Microbial keratitis in children. Am J Ophthalmol 117 (1994) 65–71.

Duch-Samper AM, Menezo JL, Hurtado-Sarrio M: Endophthalmitis following penetrating eye injuries. Acta Ophthalmol Scand 75 (1997) 104–106.

Duguid IG, Dart JK, Morlet N, Allan BD, Matheson M, Ficker L, Tuft S: Outcome of acanthamoeba keratitis treated with polyhexamethyl biguanide and propamidine. Ophthalmology 104 (1997) 1587–1592.

Fraunfelder FT, Roy FH: Current Ocular Therapy. 4th ed., Saunders, Philadelphia 1995.

Gerling J, Neumann-Haefelin D, Seufert HM, Schrader W, Hansen LL: Diagnosis and management of the acute retinal necrosis syndrome. German J Ophthalmol 1 (1992) 388–393.

Han DP, Wisniewski SR, Wilson LA, Barza M, Vine AK, Doft BH, Kelsey SF, Endophthalmitis Victrectomy Study Group: Spectrum and susceptibilities of microbiologic isolates in the Endophthalmitis Vitrectomy Study. Am J Ophthalmol 122 (1996) 1–17.

Hay J, Kirkness CM, Seal DV, Wright P: Drug resistance and Acanthamoeba keratitis: the quest for alternative antiprotozoal chemotherapy. Eye 8 (1994) 555–563.

Joussen AM, Funke G, Joussen F, Herbertz G: Corynebacterium macginleyi: a conjunctiva specific pathogen. Br J Ophthalmol 84 (2000) 1420–1422.

Lang GK: Augenheilkunde. Thieme, Stuttgart/New York 1998.

Levey SB, Katz HR, Abrams DA, Hirschbein MJ, Marsh MJ: The role of cultures in the management of ulcerative keratitis. Cornea 16 (1997) 383–386.

Lietman T, Brooks D, Moncada J, Schachter J, Dawson C, Dean D: Chronic follicular conjunctivitis associated with Chlamydia psittaci or Chlamydia pneumoniae. Clin Infect Dis 26 (1998) 1335–1340.

McLeod SD, Kolahdouz-Isfahani A, Rostamian K, Flowers CW, Lee PP, McDonnell PJ: The role of smears, cultures and antibiotic sensitivity testing in the management of suspected infectious keratitis. Ophthalmology 103 (1996) 23–28.

Naumann GOH: Pathologie des Auges. Springer, Berlin/Heidelberg/New York 1997.

Neumann M, Sjostrand J: Central microbial keratitis in a Swedish city population. A three-year prospective study in Gothenburg. Acta Ophthalmol (Copenh) 71 (1993) 160–164.

O'Brien TP, Green WR: Eye infection. In: Mandell GL, Bennett JE, Dolin R (eds.): Principles and Practice of Infectious Diseases. 4th ed., Churchill Livingstone, New York 1995.

Reinhard T, Hansen LL, Pache M, Behrens-Baumann W: Anti-infektive medikamentöse Therapie in der Augenheilkunde – Teil 2: Virale Infektionen. Klin Monatsbl Augenheilk 222 (2005) 81–83.

Rubsamen PE, Cousins SW, Martinez JA: Impact of cultures on management decisions following surgical repair of penetrating ocular trauma. Ophthalmic Surg Lasers 28 (1997) 43–49.

Seal D, Hay J, Kirkness C, Morell A, Booth A, Tullo A, Ridgeway A, Armstrong M: Successful medical therapy of Acanthamoeba keratitis with topical chlorhexidine and propamidine. Eye 10 (1996) 413–421.

Weiss A, Brinser JH, Nazar-Stewart V: Acute conjunctivitis in childhood. J Pediatr 122 (1993) 10–14.

KAPITEL B3

Henning Heumann, Andreas Podbielski und Therese Popow-Kraupp

Hals, Nase, Ohren

B3.1	**Schnupfen**	280
1	Vorbemerkungen	280
1.1	Definition	280
1.2	Epidemiologie	280
2	Erregerspektrum	280
3	Klinik	280
4	Infektionsweg und Pathogenese	280
5	Diagnostik	281
6	Therapie	281
7	Prävention	281
B3.2	**Sinusitis**	282
1	Vorbemerkungen	282
1.1	Definition	282
1.2	Epidemiologie	282
2	Erregerspektrum	283
3	Akute Sinusitis	283
3.1	Klinik	283
3.2	Infektionsweg und Pathogenese	283
3.3	Diagnostik	283
3.4	Therapie	283
3.5	Komplikationen	284
4	Chronische Sinusitis	285
4.1	Klinik	285
4.2	Pathogenese	285
4.3	Befund und Diagnostik	285
4.4	Therapie	285
B3.3	**Otitis externa, Otitis media, Mastoiditis**	286
1	Otitis externa	286
1.1	Definition	286
1.2	Epidemiologie	286
1.3	Erregerspektrum	286
1.4	Klinik	286
1.5	Infektionsweg und Pathogenese	286
1.6	Befund und Diagnostik	286
1.7	Therapie	286
1.8	Prävention	287
2	Otitis media und Mastoiditis	287
2.1	Definition	287
2.2	Epidemiologie	287
2.3	Erregerspektrum	287
2.4	Klinik	287
2.5	Infektionsweg und Pathogenese	288
2.6	Befund und Diagnostik	288
2.7	Therapie	289
2.8	Prävention	289
3	Tuben-Mittelohrkatarrh (Seromukotympanon, Otitis media mit Erguss)	289
3.1	Definition	289
3.2	Epidemiologie	289
3.3	Erregerspektrum	290
3.4	Klinik	290
3.5	Infektionsweg und Pathogenese	290
3.6	Befund und Diagnostik	290
3.7	Therapie	290
3.8	Prävention	290
4	Chronische Otitis media	290
4.1	Chronische Schleimhauteiterung	291
4.2	Die chronische Knocheneiterung (Cholesteatom)	292
B3.4	**Infektionen des Rachens**	292
1	Definition und Einteilung	292
2	Epidemiologie	292
3	Erregerspektrum	293
4	Klinik	293
5	Infektionswege und Pathogenese	295
6	Diagnostik	296
6.1	Laboruntersuchungen und bildgebende Verfahren	296
6.2	Spezifische Diagnostik	296
7	Therapie	296
8	Prävention	300
B3.5	**Sialadenitis**	302
1	Definition	302
2	Einteilung	303
3	Epidemiologie	303
4	Erregerspektrum	303
5	Klinik	303
6	Risikofaktoren	304
7	Infektionswege und Pathogenese	304
8	Diagnostik	304
9	Therapie	304

10	Prophylaxe	305	
B3.6	**Infektionen des Kehlkopfes**	306	
1	Definition und Einteilung	306	
2	Epidemiologie	306	
3	Erregerspektrum	307	
4	Klinik	307
5	Infektionswege und Pathogenese	308
6	Befund und Diagnostik	308
7	Therapie	309
8	Prävention	309

B3.1 Schnupfen

1 Vorbemerkungen

1.1 Definition

Der Schnupfen ist eine eigenständige, akute, durch Viren verursachte ansteckende Erkrankung der Schleimhaut von Nase, Nasennebenhöhlen, Nasenrachen und Tuben oder frühes Symptom anderer Infektionskrankheiten wie Keuchhusten, Epiglottitis, Masern und Diphtherie oder Ausdruck nicht infektionsbedingter Störungen (z.B. bei allergischer oder vasomotorischer Rhinitis).

1.2 Epidemiologie

Der Schnupfen ist **eine der häufigsten Infektionskrankheiten** des Menschen. Kinder erkranken durchschnittlich 3- bis 8-mal pro Jahr, Erwachsene 1- bis 3-mal. Kleine Kinder sind häufiger betroffen als große, Jungen öfter als Mädchen. Die Ausbreitung erfolgt im Kindergarten und in der Schule, vorzugsweise im Herbst und Winter (Cherry 1992).

2 Erregerspektrum

Die akute Rhinitis wird durch viele verschiedene Viren verursacht, die zu den folgenden Virusfamilien, Subfamilien und Genera gehören:
- Picornaviren (Rhinoviren, mehr als 110 antigenetisch verschiedene Typen nachgewiesen)
- (Para-)Myxoviren (Influenzaviren, Parainfluenzaviren, Respiratory-syncytial-Viren [RSV])
- Adenoviren (mehr als 40 verschiedene Typen bekannt)
- Coronaviren.

30–40% aller Infektionen werden durch **Rhinoviren** hervorgerufen, 10–15% durch RS-, Influenza-, Parainfluenza- und Adenoviren und 10% durch Coronaviren (Wald 1996).

3 Klinik

Der typische Schnupfen beginnt mit einem 1–2 Tage dauernden Vorstadium mit Kitzeln und Brennen in der Nase sowie Trockenheitsgefühl in Nase und Rachen. Kopfschmerzen und subfebrile Temperaturen sind möglich.

Nach 1–3 Tagen kommt es zum katarrhalischen Stadium. Die Nasenschleimhaut ist gerötet und geschwollen, es besteht eine zunächst wässrige Sekretion. Nasenatmung und Riechvermögen sind beeinträchtigt, die Stimme verändert sich (Rhinophonia clausa). Die Haut des Naseneingangs wird durch die mechanische Irritation wund. Bei Kleinkindern können Nahrungsaufnahme und Schlaf gestört sein, auch Erbrechen und Durchfall sind möglich. Das Nasensekret wird zunehmend visköser und führt zur Bildung von Krusten in den Nasenhaupthöhlen. Die Abheilung erfolgt in 1–2 Wochen. Ein längerer Verlauf ist bei bakterieller Superinfektion möglich (*Staphylococcus aureus*, *Streptococcus pneumoniae*, *Haemophilus influenzae*). Die akute Rhinitis kann zu Sinusitis maxillaris, Serotympanon, Otitis media oder Bronchitis führen.

4 Infektionsweg und Pathogenese

Die Eintrittspforte für die Infektion ist die Nasenschleimhaut. Die Übertragung erfolgt vermutlich durch Kontakt mit infiziertem Nasensekret über die Hände oder durch Inhalation infektiöser Partikel (Musher 2003). Die Infektion breitet sich in den Zellen der Nasenschleimhaut aus. Durch ein submuköses Ödem wird die Zilien-tragende Schleimhaut abgestoßen, der mukoziliare Transport ist gestört und die Viskosität des Nasensekrets erhöht sich durch Beimengung von abgestoßenen Epithelzellen und Leukozyten. Die Schleimhaut ist am fünften Tag der Infektion am stärksten geschädigt, die Regeneration erfolgt in den nächsten zehn Tagen. Die völlige Wiederherstellung der Transportfähigkeit des Flimmerepithels benötigt aber etwa vier Wochen, wodurch Reinfekte begünstigt werden (Wald 1996). Die maximale Virusvermehrung liegt zwischen dem zweiten und fünften Tag, die höchste Viruskonzentration findet sich im Nasensekret. Beim typischen Schnupfen bleibt die Infektion auf die Schleimhaut der oberen Luftwege beschränkt, es kommt nicht zur Virämie. Der Schweregrad der Infektion scheint von der Konzentration des freigesetzten Kinins abzuhängen (Wald 1996). Die Überwindung des Infektes wird durch das in der Schleimhaut gebildete Interferon ermöglicht. Die Infektion induziert die Bildung von humoralen Antikörpern, die eine erneute Infektion gegen denselben Erreger verhindern oder ihren Verlauf mildern können.

5 Diagnostik

Die Diagnose einer akuten Rhinitis kann bei kleinen Kindern Schwierigkeiten bereiten, ist aber bei älteren Kindern und Erwachsenen aufgrund der Anamnese und des klinischen Bildes leicht zu stellen. Laboruntersuchungen sind im Allgemeinen nicht erforderlich. Die Isolation von Viren im Nasensekret ist möglich, hat aber noch kaum Konsequenz für die Therapie. Mittlerweile stehen sehr gute Verfahren zum gleichzeitigen Nachweis von Influenza-A- und -B-Viren, RSV, Parainfluenzaviren und Adenoviren zur Verfügung.

6 Therapie

Eine kausale Therapie ist nur beschränkt möglich (Influenzaviren). Für Rhinovirus-Infektionen sind verschiedene Substanzen in der Erprobung (Canyonblocker, WIN-Substanzen). Ein Medikament aus dieser Substanzgruppe befindet sich in den USA im Zulassungsverfahren (Pleconaril).

Die Behinderung der Nasenatmung kann mit abschwellenden Nasentropfen und Inhalationen (z.B. von Kamillendampf) gelindert werden, gegen Schmerzen und gelegentliches Fieber können Analgetika/Antipyretika eingesetzt werden.

7 Prävention

Zur Verhinderung einer Ansteckung sollten Kontakte zu Menschen mit akuter Rhinitis vermieden werden (nicht die Hand geben!), im medizinischen Bereich sind Hygienemaßnahmen wichtig (Händedesinfektion usw.). Die Wirksamkeit von Vitamin C zur Verhinderung von Schnupfen ist nicht erwiesen. Die Anfälligkeit für Schnupfen wird durch kaltes Wetter oder nasse Füße nicht erhöht (Wald 1996).

Rhinoviren

Therese Popow-Kraupp

- **Erregerbeschreibung**
  Rhinoviren (RHV) gehören zu der Familie der Picornaviren, Genus Rhinoviren. Sie sind kleine (20–27 nm), nicht umhüllte RNS-Viren mit Dodekaeder-förmiger Symmetrie, bestehend aus vier Strukturproteinen. RHV sind Äther- und Chloroform-resistent und säurelabil. Bis jetzt konnten mehr als 100 verschiedene Serotypen identifiziert werden. Intertypen und antigene Unterschiede zwischen verschiedenen Stämmen eines Serotyps sprechen für eine Antigendrift. Die Bindungsstelle von RHV an den Zellrezeptor wird durch die so genannten Canyon an der Virusoberfläche gebildet, der durch Faltung der drei Oberflächenproteine an deren Grenzfläche entsteht. Der Canyon ist eine zwischen den Serotypen konservierte Struktur (Couch 2001).
- **Epidemiologie**
  Infektionen mit RHV treten weltweit auf, und etwa 30–50% akuter Atemwegsinfektionen werden durch RHV hervorgerufen. In den gemäßigten Klimazonen können RHV während des ganzen Jahres isoliert werden. Ein Anstieg der Infektionen ist meist im Frühherbst und im späten Frühling zu beobachten. Die höchsten Infektionsraten finden sich bei Kindern, und die Häufigkeit von RHV-bedingten akuten Atemwegsinfektionen nimmt mit zunehmendem Alter ab. RHV werden durch virushaltige Sekrete des Respirationstraktes von Mensch zu Mensch übertragen. Die Infektion erfolgt entweder durch Inhalation von Aerosolen oder über Hände durch den Kontakt mit kontaminierten Gegenständen (z.B. Türklinken). RHV sind relativ widerstandsfähig und überleben einige Stunden auf kontaminierten Oberflächen. Neben der Familie (Einschleppen meist durch Kinder im Vorschulalter, Ansteckungsrate innerhalb der Familie ca. 50%) gelten Schulen und Kasernen als Hauptübertragungsorte für RHV-Infektionen (Dick et al. 1998).
- **Erreger-Wirts-Beziehung**
  Die Inkubationszeit von RHV-Infektionen beträgt 1–4 Tage. Die höchsten Viruskonzentrationen finden sich nach 2–3 Tagen im Nasensekret, wobei ein direkter Zusammenhang zwischen der Viruskonzentration und dem Auftreten von Symptomen bzw. dem Schweregrad der Erkrankung besteht. Primär werden Epithelzellen der Nasenschleimhaut infiziert. Gravierende pathologische Veränderungen als Folge der RHV-Infektion treten nicht auf. Die für RHV-Infektionen charakteristische Hyperämie der Schleimhaut, das starke Ödem des subepithelialen Bindegewebes und die beträchtliche Transsudation von Serumproteinen in das Nasensekret werden zum Teil durch Freisetzung vasoaktiver Peptide und Aktivierung neurologischer Reflexe hervorgerufen. Eine Virämie im Rahmen einer RHV-Infektion konnte bis jetzt noch

Rhinoviren (Fortsetzung)

nicht nachgewiesen werden. Die Freisetzung von Interferon (vor allem α-Interferon), das Auftreten virusspezifischer zytotoxischer T-Zellen und die Bildung von virusneutralisierenden Antikörpern (Überdeckung des Canyons) im Serum und im Nasensekret führen zur Viruselimination und zur Beendigung der Infektion. Neutralisierende Antikörper bleiben über längere Zeit nachweisbar und schützen vor einer Reinfektion mit dem gleichen Serotyp.

- **Krankheitsspektrum**
RHV verursachen die typische Erkältungskrankheit, den so genannten Schnupfen, deren Symptome bis zu zwei Wochen dauern können. Eine rinnende und verstopfte Nase, Halsschmerzen, Husten und Heiserkeit sind die häufigsten Beschwerden. Fieber und andere Allgemeinsymptome sind bei gesunden Erwachsenen eher ungewöhnlich (10–20%) (Gwaltney und Jordan 1964).
Bei Säuglingen, Kleinkindern und immunsupprimierten Patienten können RHV auch Infektionen der tiefen Atemwege (Tracheobronchitis, Pneumonie) hervorrufen (Kellner et al. 1988). Infektionen mit RHV können zu einer akuten Verschlechterung chronischer Bronchitiden führen und Anfälle bei Asthma-Patienten auslösen. Sinusitis und Otitis media, meist bedingt durch bakterielle Superinfektionen, treten als Komplikationen von RHV-Infektionen auf.

- **Virologische Diagnostik**
  Erregernachweis
  Der Virusnachweis erfolgt mittels Nukleinsäure-Amplifikation (RT-PCR) oder Virusisolierung aus abgesaugten Nasen-Rachensekret, Nasenspülflüssigkeit, Trachealsekret, Bronchuslavage, Obduktionsmaterial (Trachealsekret, Lungengewebe in Transportmedium oder steriler physiologischer NaCl-Lösung). Die Proben sollten möglichst rasch und gekühlt (Gefäß mit Eiswürfeln) transportiert werden (Al-Nakib und Tyrrell 1988, Steininger et al. 2001).
  Antikörpernachweis
  Nicht von praktischer Relevanz.

- **Antivirale Therapie**
Es gibt keine zugelassenen antiviralen Substanzen. Nicht zugelassene, in der Prüfung befindliche antivirale Substanzen: So genannte Canyon-Blocker (Pleconaril) oder Picornavirus-spezifische, kurze interferierende RNS-Fragmente (siRNAs) (Whitton et al. 2005).

- **Prophylaxe**
Kontaktprophylaxe, Händehygiene.

- **Meldepflicht**
Keine.

- **Referenzzentren**
Konsiliarlaboratorium für respiratorische Infektionen (viral), Ansprechpartner: Dr. Dr. R. Heckler, Niedersächsisches Landesgesundheitsamt Hannover, Roesebeckstr. 4–6, 30449 Hannover; Telefon: 0511/4505-201, Fax: 0511/4505-240, E-Mail: Rolf.Heckler@nlga.niedersachsen.de
Speziallabor für respiratorische Virusinfektionen, Ansprechpartner: Prof. Dr. T. Popow-Kraupp, Institut für Virologie der Medizinischen Universität Wien, Kinderspitalgasse 15, A-1090 Wien; Telefon: 0043 1 40490-79521, Fax: 0043 1 40490-9795, E-Mail: theresia.popow-kraupp@meduniwien.ac.at

- **Literatur**
Al-Nakib W, Tyrrell DA: Picornaviridae: Rhinoviruses-common cold viruses. In: Lennette EH, Halonen P, Murphy FA (eds.): Laboratory Diagnosis of Infectious Diseases, Principles and Practice, Vol. II, pp. 723–742. Springer, Heidelberg 1988.
Couch RB: Rhinoviruses. In: Knipe DM, Howley PM et al. (eds.): Fields Virology, 4th ed., pp. 777–797. Lippincott Williams and Williams, Philadelphia 2001.
Dick EC, Inhorn SL, Glezen WP: Rhinoviruses. In: Feigin RD, Cherry JD (eds.): Textbook of Pediatric Infectious Diseases, 4th ed., Vol. II, pp. 1839–1865. Saunders Company, Philadelphia 1998.
Gwaltney JM, Jordan WS: Rhinoviruses and respiratory disease. Bacteriol Rev 28 (1964) 409–422.
Kellner G, Popow-Kraupp T, Kundi M et al.: Contribution of rhinoviruses to respiratory viral infections in childhood: A prospective study in a mainly hospitalized infant population. J Med Virol 25 (1988) 455–469.
Steininger C, Aberle SW, Popow-Kraupp T: Early detection of acute rhinovirus infections by rapid reverse transcription-PCR assay. J Clin Microbiol 39 (2001) 129–133.
Whitton Jl, Cornell CT, Feuer R: Host and virus determinants of picornavirus pathogenesis and tropism. Nature Reviews Microbiology 3 (2005) 765–776.

B3.2 Sinusitis

1 Vorbemerkungen

1.1 Definition

Die Sinusitis ist die Entzündung der Schleimhautauskleidung einer oder mehrerer Nasennebenhöhlen. Man unterscheidet zwischen der **akuten** und der **chronischen** Sinusitis. Zu den Nasennebenhöhlen gehören die Kieferhöhlen, die Siebbeinzellen, die Stirnhöhlen und die Keilbeinhöhlen. Die Nasennebenhöhlen sind von einem Flimmerepithel ausgekleidet, das Becherzellen und Schleimdrüsen enthält. Der Schleim, der die Schleimhaut bedeckt, ist an der Oberfläche mukös, um Partikel (z.B. Bakterien) aufnehmen zu können, auf der Zilien-Seite serös, um die Transportfunktion des Flimmerepithels zu ermöglichen.

1.2 Epidemiologie

Etwa 5% der mitteleuropäischen Bevölkerung leiden an akuter oder chronischer Sinusitis. Die akute Sinusitis entsteht meist in der Folge eines Virusinfekts der oberen Luftwege, der durch Schädigung der Schleimhaut in den Nasennebenhöhlen eine bakterielle Superinfektion ermöglicht (Cherry und Dudley 1992, Newton 1996). Bei Schwimmern kann chlorhaltiges oder mit Bakterien kontaminiertes Wasser eine Sinusitis verursachen. Allergien, angeborene Schleimhautschäden (Mukoviszidose, Kartagener-Syndrom) und Immundefekte disponieren zu Sinusitiden.

2 Erregerspektrum

Etwa zwei Drittel der Sinusitiden werden durch **Pneumokokken** und *Haemophilus influenzae* ausgelöst. Bei Kindern sind bis zu 20% der Infektionen durch *Moraxella catarrhalis* bedingt. Je nach Patienten sind auch fakultativ aerobe, gramnegative Stäbchen in bis zu 25% der Fälle nachweisbar. Der Anteil β-Lactamase-produzierender Stämme von *H. influenzae* und *M. catarrhalis* liegt zwischen 20 und 30% mit steigender Tendenz (Wald 1995). Bei Kindern mit Mukoviszidose muss auch an *Pseudomonas aeruginosa* und *Burkholderia cepacia* gedacht werden. Ein Virusnachweis (Rhino-, Adeno-, Parainfluenza- und Influenzaviren) ist in etwa 5–20% der Fälle möglich. Bei chronischer Sinusitis liegen in der Regel Mischinfektionen vor, in über 60% der Fälle unter Beteiligung von Anaerobiern, insbesondere Prevotella-Arten und anaerobe grampositive Kokken (Brook 2005, Finegold et al. 2002). Sowohl im Rahmen nosokomialer Infektionen (transnasal beatmete Patienten, Dialyse-Patienten) als auch ambulant in einem Endemiegebiet erworben können selten Pilze Erreger von Sinusitiden sein. Hierzu gehören Asperrgillus-Arten, aber auch so genannte Schwarze Hefen (Phaeohyphomyceten) und Zygomyzeten.

3 Akute Sinusitis

3.1 Klinik

Anhaltende, meist einseitige Sekretion aus der Nase nach einer Rhinitis weist auf eine akute Sinusitis hin. Hinzu kommen Gesichts- und Kopfschmerzen, die dumpf, bohrend oder stechend sein können und sich bei Druckerhöhung (z.B. durch Bücken oder Husten) verstärken. Bei Erwachsenen ist am häufigsten die Kieferhöhle betroffen, seltener Siebbein-, Stirn- und Keilbeinhöhle. Weder klinische Symptome noch radiologische Untersuchungsbefunde erlauben eine Unterscheidung hinsichtlich einer bakteriell oder viral bedingten Ätiologie mit akzeptabler Wahrscheinlichkeit (Lacroix et al. 2002).

3.2 Infektionsweg und Pathogenese

Die Infektion der Nasennebenhöhlen erfolgt über ihre Ostien von den Nasenhaupthöhlen aus. Ein Virusinfekt schädigt die Nebenhöhlenschleimhaut. Ein direkter zytopathischer Effekt ist z.B. bei Adenoviren nachgewiesen, bei anderen Spezies, wie z.B. Rhinoviren, dagegen nicht. Die Infektion kann das Ostium einengen und die Zusammensetzung des Schleims, der die Nebenhöhle auskleidet, verändern (Wald 1996). Der Luftaustausch zwischen Nasenhaupt- und Nasennebenhöhle ist beeinträchtigt, der Abtransport des Schleims verzögert sich bzw. es kommt zum Sekretstau. Die Zilien-Funktion ist durch Sauerstoffmangel (im Lumen der Nebenhöhle und in der Schleimhaut) beeinträchtigt. Die Bakterien gelangen beim Schneuzen oder infolge von Unterdruck in die Nasennebenhöhlen und können sich in der geschädigten Schleimhaut festsetzen. Bei Erwachsenen – selten bei Kindern – kann eine Sinusitis maxillaris von einer entzündeten Zahnwurzel ausgehen (typische fötide Sekretion).

3.3 Diagnostik

Die Diagnose stützt sich auf den klinischen Aspekt, die bildgebenden Verfahren und den Keimnachweis. Sie kann durch eine Röntgenuntersuchung gesichert werden. Charakteristisch für eine akute Sinusitis ist ein **Sekretspiegel** in der betroffenen Nebenhöhle. Ein durch Punktion oder Endoskopie gewonnenes Aspirat ist bei Verdacht auf Erreger mit besonderen Resistenzmustern bzw. im Rahmen von rezivierenden Infektionen für eine mikrobiologische Diagnostik unerlässlich, Abstriche oder Material von nasalen Spülungen sind dagegen wertlos (Sande und Gwaltney 2004).

3.4 Therapie

Ziel der Therapie ist die Ausheilung der akuten Entzündung der Nasennebenhöhle mit Wiederherstellung der Drainage und die Verhinderung von Komplikationen und Chronifizierung. Zur Behandlung gehören **abschwellende Nasentropfen** und Inhalationen (mit Kamilledampf oder ätherischen Ölen) sowie die Bekämpfung der Infektion durch Wärmeanwendung und der Einsatz von **Antibiotika.** Die antibiotische Therapie sollte eingeleitet werden, noch bevor das Ergebnis der bakteriologischen Untersuchung vorliegt (von Cauwenberge und Ingels 1996). Mittel der Wahl ist Amoxicillin (3 × 1 g/d) über 10–14 Tage, aber mindestens sieben Tage nach Beginn einer deutlichen Minderung der klinischen Symptome (Conrad und Jenson 2002). Bei dentogenen Prozessen ist die Gabe von Clindamycin (4 × 150 mg/d) vorzuziehen (Zambrano 1993). Bei Verdacht auf β-Lactamase-produzierende Keime sind Amoxicillin-Clavulansäure (3 × 1,2 g/d) oder Cephalosporine (z.B. Cefuroximaxetil, 2 × 250–500 mg/d) (Grimwood et al. 1997) geeignet. Tritt nach 48 Stunden keine Besserung ein, sollte die Nebenhöhle gespült und das aspirierte Sekret bakteriologisch untersucht werden (Carroll und Reimer 1996, Wald 1996). Die Spülung der Kieferhöhle wird über den unteren Nasengang vorgenommen, die der Stirnhöhle über eine Eröffnung ihrer Vorderwand (Becksche Bohrung). Bei Kindern ist eine Spülung der Nasennebenhöhlen zur Behandlung der akuten Sinusitis selten erforderlich. In der amerikanischen Literatur wird auch eine abwartend-beobachtende Haltung vor einer antibiotischen Therapie propagiert (Piccirillo 2004, Poole und Portugal 2005).

3.5 Komplikationen

Komplikationen entstehen durch Übergreifen der Entzündung auf benachbarte Strukturen und betreffen am häufigsten die Orbita (Abb. B3-1), seltener das Endokranium oder den knöchernen Schädel.

3.5.1 Orbitale Komplikationen

Orbitale Komplikationen sind fast ausschließlich Folge einer akuten Entzündung der Siebbeinzellen, die nur durch eine dünne Knochenwand von der Orbita getrennt sind und über klappenlose Venen mit ihr in Verbindung stehen. Wegen der frühen Ausformung der Siebbeinzellen können auch kleine Kinder betroffen sein. Ein entzündliches Ödem von Ober- und Unterlid weist auf eine Beteiligung der Augenhöhle hin (Abb. B3-2). In diesem Stadium kann durch eine antibiotische Therapie mit Amoxicillin-Clavulansäure oder Oralcephalosporinen und abschwellende Maßnahmen (abschwellende Nasentropfen, Abspreizung der mittleren Nasenmuschel) eine Heilung erreicht werden. Unterbleibt eine Therapie, kommt es zur orbitalen Zellulitis mit Durchbruch des Eiters durch die Lamina papyracea, zum subperiostalen Abszess und schließlich zur Orbitalphlegmone, bei der das Auge höchst gefährdet ist. Ein Einbruch der Entzündung in den Bereich der Orbitaspitze führt zum Apex-orbitae-Syndrom mit Beteiligung des II.–VII. Hirnnerven und der **Gefahr der Erblindung.** Zur Behandlung der orbitalen Zellulitis, des subperiostalen Abszesses und der Orbitalphlegmone sind Antibiotika alleine nicht ausreichend. Bei der orbitalen Zellulitis müssen die erkrankten Siebbeinzellen drainiert werden, beim subperiostalen Abszess und der Orbitalphlegmone ist zusätzlich die Orbita zu entlasten.

3.5.2 Intrakranielle Komplikationen

Etwa 5% aller Patienten mit Sinusitis weisen endokranielle Komplikationen auf. Sie gehen meist von der Stirnhöhle oder den Siebbeinzellen aus (Jones et al. 1995). Die Ausbreitung erfolgt über Knochenvenen oder direkt über entzündlich oder traumatisch bedingte Lücken im Knochen. Die häufigste endokranielle Komplikation einer Sinusitis ist der **Hirnabszess,** gefolgt von der **Meningitis,** dem **epi- und subduralen Abszess** und der **Sinus-cavernosus-Thrombose.** Die Therapie endokranieller Komplikationen besteht in der operativen Sanierung der betroffenen Nasennebenhöhle, der Abszess-Drainage durch den Neurochirurgen und einer antibiotischen Therapie, beginnend mit einer Kombination aus Penicillin G, einem Cephalosporin (z.B. Cefotaxim) und Metronidazol. Liegt das Ergebnis der bakteriologischen Untersuchung vor, wird die antibiotische Therapie entsprechend dem Antibiogramm umgestellt. Die Antibiotika müssen hoch dosiert und über lange Zeit (3–6 Wochen) verabreicht werden (Giannoni et al. 1997, Rosenfeld und Rowley 1994).

3.5.3 Knochenkomplikationen

Ausgehend von einer Sinusitis frontalis breitet sich die Entzündung direkt über die Gefäße oder – selten – auf hämatogenem Weg in der Diploe-Schicht des Stirnbeins aus. Es

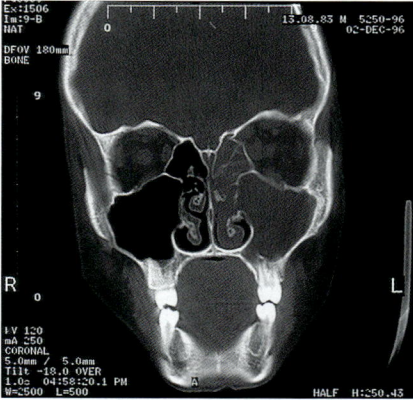

Abb. B3-1 Computertomographie der Nasennebenhöhlen eines 13-jährigen Jungen mit orbitaler Komplikation einer Siusitis.

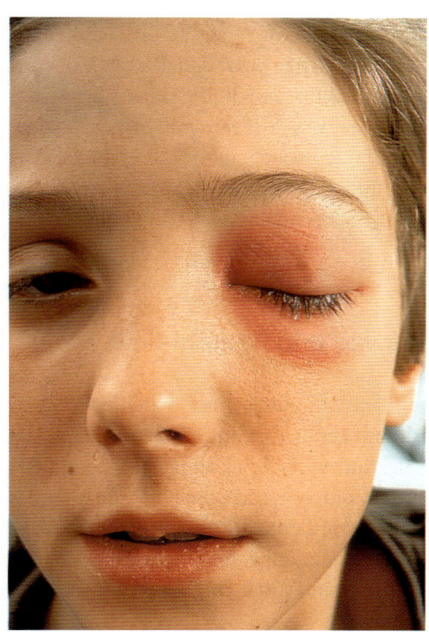

Abb. B3-2 Linksseitige orbitale Komplikation einer Pneumokokken-bedingten Sinusitis der Nasennebenhöhlen und der Kieferhöhle bei einem 13 Jahre alten Jungen (zu Abb. B3-1).

besteht die Gefahr des Durchbruchs nach innen (endokranielle Komplikation) oder nach außen (subperiostaler Abszess). Betroffen sind vor allem Jugendliche. Im Bereich des erkrankten Knochens tritt eine schmerzhafte Schwellung auf. Die BSG ist stark beschleunigt, das CRP erhöht. Die Diagnose wird nach dem klinischen Aspekt und der Computertomographie gestellt. Die Therapie beruht auf der **operativen Sanierung** der erkrankten Stirnhöhle und der Entnahme des befallenen Knochens in Kombination mit einer hoch dosierten antibiotischen Therapie (2–3 Wochen i.v., anschließend sechs Wochen p.o.), möglichst nach Antibiogramm.

4 Chronische Sinusitis

4.1 Klinik

Die chronische Sinusitis als eigenes Krankheitsbild entsteht auf dem Boden einer **nicht ausgeheilten akuten Sinusitis.** Die Beschwerden sind geringer und untypischer als bei der akuten Entzündung. Kopfschmerzen und ein dumpfes Druckgefühl, meist beidseitige Sekretion aus der Nase und in den Rachen, Behinderung der Nasenatmung durch die Schleimhautschwellung oder Polypen, unter Umständen Riechstörungen (respiratorische Hyp- oder Anosmie) werden beklagt (von Cauwenberge und Ingels 1996).

4.2 Pathogenese

Die chronische Sinusitis führt zu einer Schädigung der Nebenhöhlenschleimhaut mit Leukozyten-Infiltration und Einlagerung von Flüssigkeit und schließlich zur Bildung von **Polypen** (Melen 1994). Die chronische Sinusitis im Kindesalter tritt häufig zusammen mit Ohrproblemen auf (akute Mittelohrentzündung, chronische Belüftungsstörung). Sie kann sich durch subfebrile Temperaturen und Entwicklungsstörungen äußern (von Cauwenberge und Ingels 1996). Das Postulat einer durch Pilz- (insbesondere Aspergillus-) Besiedlung der Sinus hervorgerufene, vornehmlich allergische chronische Sinusitis ließ sich in prospektiven Studien weder mikrobiologisch noch ex iuvantibus bestätigen (Weschta et al. 2004).

4.3 Befund und Diagnostik

Die Diagnose stützt sich auf die **Inspektion** und die **Computertomographie** (Calderon et al. 1996). Bei der Inspektion mithilfe starrer Optiken (nach Abschwellung) ist eine Verlegung des Kieferhöhlenostiums erkennbar, oder Polypen verlegen den mittleren Nasengang bzw. die Choane (Choanalpolyp, ausgehend von der Kiefernhöhle oder dem Siebbein). Die Computertomographie ermöglicht die Beurteilung der Schleimhautbeschaffenheit in den einzelnen Nebenhöhlen und ist für die Diagnose der chronischen Sinusitis unverzichtbar. Auch in der konventionellen Röntgenuntersuchung können sich Hinweise auf eine chronische Sinusitis (Schleimhautschwellung, Polypen) ergeben.

4.4 Therapie

Bei der Erstmanifestation einer chronischen Sinusitis sollte über 3–4 Wochen antibiotisch behandelt werden, möglichst nach Antibiogramm. Nach Allergien, Medikamenten-Unverträglichkeiten, angeborenen Schleimhautstörungen (Mukoviszidose, Kartagener-Syndrom) oder Immundefekten muss gefahndet werden. Die Spülbehandlung ist bei der chronischen Sinusitis meistens nicht erfolgreich. Bei Rezidiven, vor allem mit Polypen-Bildungen, ist eine Operation mit Entnahme der Polypen und Wiederherstellung der Nebenhöhlenbelüftung notwendig.

Bei adäquater Behandlung hat die akute Sinusitis eine günstige Prognose. Die chronische Sinusitis neigt zu Rezidiven und gefährdet vor allem Patienten mit Immundefekten.

Als Prävention bei Kindern, die schon eine Sinusitis hatten, ist ein Schwimmverbot zu überlegen. Sind die Adenoide vergrößert, sodass sie zu einer Behinderung der Nasenatmung führen, sollte die Adenotomie durchgeführt werden. Wurde eine Allergie nachgewiesen, muss diese behandelt werden.

B3.3 Otitis externa, Otitis media, Mastoiditis

1 Otitis externa

1.1 Definition

Die Otitis externa ist eine akute oder chronische **Entzündung der Haut des Gehörgangs.** Diese enthält im äußeren, knorpeligen Anteil des Gehörgangs Talg und Ceruminaldrüsen, im inneren, knöchernen Anteil ist sie dünn, fest mit dem Periost verwachsen und besitzt keine Hautanhangsgebilde. Das Cerumen wirkt wasserabstoßend und verhindert wegen seines sauren pH-Wertes das Wachstum von Bakterien (Feigin 1992).

1.2 Epidemiologie

Die Otitis externa kommt gehäuft während der Badesaison vor, begünstigt durch feucht-warmes Klima.

1.3 Erregerspektrum

Am häufigsten ist bei der Otitis externa *Staphylococcus aureus* nachweisbar. Aber auch *Pseudomonas aeruginosa*, *Proteus spp.* und andere Enterobakterien, *Streptococcus pyogenes*, *Candida albicans*, *Aspergillus fumigatus* und *A. terreus* sowie Herpes-simplex- und Varicella-Zoster-Viren (Zoster oticus) sind für jeweils mehr als ein Prozent der Fälle verantwortlich.

1.4 Klinik

Die Otitis externa beginnt mit Juckreiz im Gehörgang, später kommen Schmerzen, Druckgefühl und Hörminderung hinzu. Druck auf den Tragus verstärkt die Schmerzen. Manchmal besteht eine eitrige Sekretion. Bei älteren Menschen mit Diabetes mellitus besteht die Gefahr der **Otitis externa maligna,** einer durch *P. aeruginosa* verursachten Entzündung, die auf das Felsenbein und die Schädelbasis übergreifen kann und mit Komplikationen wie Fazialisparese, Osteomyelitis bzw. endokranieller Infektion einhergehen kann.

1.5 Infektionsweg und Pathogenese

Die Erreger kommen von außen oder – bei einer chronischen Mittelohrentzündung – vom Mittelohr in den Gehörgang. Die Infektion wird durch eine Schädigung der Haut ermöglicht, z.B. durch unsachgemäße Reinigung des Gehörgangs, Aufstau von Cerumen bei Exostosen, Druckstellen von Hörgeräten oder durch Fremdkörper, besonders bei Kindern. Gefährdet sind vor allem Diabetiker.

1.6 Befund und Diagnostik

Der Gehörgang ist gerötet und geschwollen und außerordentlich schmerzhaft bei Reinigungsversuchen, es besteht ein Tragus-Druckschmerz.

Bei der Otitis externa maligna sind im Gehörgang Granulationen am Übergang vom knorpeligen zum knöchernen Anteil erkennbar. Die Ausbreitung der Entzündung kann mittels Computertomographie und Knochen-Szintigraphie festgestellt werden.

Zum Nachweis von Bakterien oder Pilzen erfolgt ein **Ohrabstrich.** Der Zoster oticus kann mit minimalen Bläschen einhergehen, ein Virusnachweis ist dann mittels Antigennachweis oder PCR möglich.

1.7 Therapie

Lokale Behandlung mit antiseptischen (z.B. Triphenyl-Farbstoffe, Solutio-Castellani DRF) oder antibiotischen Lösungen (z.B. Ciprofloxacin-Ohrentropfen) oder Salbenstreifen-Tamponaden (z.B. Gentamycin-Salbe), zusätzlich Kortison zur Abschwellung (Gentamycin- und Kortison-Salbe). Liegt ein Abszess vor, muss inzidiert werden. Eine systemische Therapie ist selten erforderlich. Beim Baden und Duschen sollte der Gehörgang mit einem wasserabweisenden Pfropfen verschlossen werden. Bis zur vollkommenen Ausheilung ist Schwimmbadkarenz ratsam. Beim Zoster oticus sind Aciclovir, Famciclovir und Brivudin wirksam.

1.8 Prävention

Der Gehörgang sollte nicht mit Wattestäbchen oder anderen Hilfsmitteln gereinigt werden. Exostosen, die zu Entzündungen führen, müssen abgetragen werden.

2 Otitis media und Mastoiditis

2.1 Definition

Die akute Otitis media ist eine rasch auftretende Entzündung der Schleimhautauskleidung des Mittelohrs, die nach wenigen Tagen wieder abklingt (Feigin et al. 1992). Infolge ungenügender Behandlung, bei virulenten Erregern oder bei Patienten mit eingeschränkter Infektabwehr kann die Entzündung auf die Zellen des Warzenfortsatzes (Mastoiditis), der Jochbogenwurzel (Zygomaticitis) oder der Felsenbeinspitze (Petroapiscitis) übergreifen. Eine Mastoiditis kann auch durch ein Cholesteatom, das das Antrum verlegt und damit die Belüftung und Drainage der Warzenfortsatzzellen blockiert, verursacht werden.

2.2 Epidemiologie

Die akute Otitis media ist eine **sehr häufige Infektionskrankheit,** die insbesondere Kinder im Vorschulalter betrifft. Bis zum dritten Lebensjahr haben mehr als 60% aller Kinder eine akute Otitis media durchgemacht, am häufigsten zwischen dem sechsten und zwölften Lebensmonat. Genetische und soziale Faktoren spielen eine Rolle. Kinder, die unter ungünstigen sozialen Bedingungen oder in Tagesstätten aufwachsen, erkranken häufiger (Uhari et al. 1996). Ähnlich wie die akuten Infekte der oberen Luftwege tritt die akute Otitis media gehäuft in den Wintermonaten auf. Aus einer akuten Entzündung des Mittelohrs kann sich eine Mastoiditis entwickeln.

2.3 Erregerspektrum

Bei **Kindern** sind für die akute Otitis media hauptsächlich verantwortlich (Feigin et al. 1992):
- 29–48% S. pneumoniae (vor allem die Serotypen 19 F, 14, 23 F, 6 B, 3, 9 V)
- 20–36% H. influenzae
- 3–23% M. catarrhalis.

Bei Neugeborenen finden sich häufiger Enterobakterien, *S. aureus* und *P. aeruginosa*. Anaerobier, insbesondere Peptostreptokokken, treten meist in Kombination mit anderen Keimen auf und werden in weniger als 15% der Fälle isoliert. Selten werden *S. aureus* und β-hämolysierende Streptokokken gefunden (Kilpi et al. 2001). Bei 5–15% der untersuchten Mittelohrsekrete sind Viren nachweisbar, am häufigsten RS-Viren, Rhino-, Influenza-, Parainfluenza- und Adenoviren (Bluestone und Klein 1995, Heikkinen et al. 1999, Pitkäranta et al. 1998, Vesa et al. 2001). Auch gemischt bakteriell-virale Infekte wurden beschrieben.

Bei **Erwachsenen** sind vor allem *H. influenzae* (26%) und *S. pneumoniae* (21%) für die akute Otitis media verantwortlich, selten auch *S. pyogenes* und *M. catarrhalis* (jeweils 3%). In etwa 30% werden keine Keime nachgewiesen (Bluestone und Klein 1995, Feigin et al. 1992, Willner et al. 1995). Die Einführung der molekularen Diagnostik erbrachte für einen Teil der kulturell sterilen Otitis-media-Fälle ebenfalls den Nachweis der zuvor genannten Bakterien, sodass der fehlende kulturelle Nachweis als durch bereits angesetzte Antibiotikatherapien, die Wirkung der Wirtsabwehr und bakterielle Autolyse-Phänomene begründet anzusehen ist (Post et al. 1995).

Die **Mastoiditis** kann durch viele verschiedene Erreger verursacht werden, am häufigsten durch *S. pneumoniae*, β-hämolysierende Streptokokken der Gruppe A und *S. aureus*. *H. influenzae* ist bei der Mastoiditis seltener nachweisbar als bei der akuten Otitis media (Lewis und Cherry 1992, Vassbotn et al. 2002).

2.4 Klinik

Die akute Otitis media folgt meistens einem **Infekt der oberen Luftwege.** Nach einem kurzen Stadium mit Druck- und Völlegefühl im Ohr und einer diskreten Hörminderung als Ausdruck der Tuben-Funktionsstörung treten Ohrenschmerzen und Fieber auf, die Hörminderung nimmt zu. Innerhalb weniger Stunden verstärken sich diese Symptome, hinzu kommen pulsierende Ohrgeräusche und Allgemeinsymptome (Appetitlosigkeit, Gliederschmerzen, gelegentlich Durchfall, Unruhe). Die Temperatur kann bis 40 °C ansteigen, die Ohrenschmerzen sind dumpf und bohrend. Ohrmuschel und Mastoid können berührungsempfindlich sein. Bei Kleinkindern äußern sich die Schmerzen durch erhöhte Reizbarkeit und Unruhe, Greifzwang nach dem Ohr oder unaufhörliches Weinen und Schreien.

In diesem Stadium, 2–3 Tage nach Auftreten der ersten Symptome, perforiert das Trommelfell. Es kommt zu einer blutig-serösen, später eitrigen Sekretion aus dem Gehörgang, und die Schmerzen und Allgemeinsymptome lassen nach. Der Sekretabfluss versiegt nach 1–2 Tagen. Die Heilung des Trommelfells erfolgt innerhalb von drei Wochen, kann aber auch längere Zeit in Anspruch nehmen.

Komplikationen entstehen durch Übergreifen der Entzündung auf die pneumatisierten Zellen des Felsenbeines und auf benachbarte Regionen. Eine Mastoiditis kann auch nach einem symptomfreien Intervall auftreten. Es gibt sogar Fälle von Mastoiditis mit sehr kurzer Anamnese ohne vorangegangene Mittelohrentzündung. Die Patienten haben häufig Fieber und machen einen kranken Eindruck.

2.5 Infektionsweg und Pathogenese

Eine entscheidende Rolle bei der Entstehung der akuten Otitis media spielt die **Eustachische Röhre.** Als Folge eines Virusinfekts der oberen Luftwege gelangen durch Reflux, Aspiration oder Insufflation Keime über die Tube ins Mittelohr (Fireman 1997). Eine hämatogene Infektion ist selten (Feigin et al. 1992). Der vorangegangene Virusinfekt schädigt die Mittelohrschleimhaut, sodass sich Bakterien ansiedeln können, und er führt zur Schwellung der Tuben-Schleimhaut, wodurch die Drainagefunktion der Tube zum Erliegen kommt. O_2-Spannung und pH-Wert in den Zellen der Mittelohrschleimhaut nehmen ab, wodurch der bakterielle Infekt begünstigt wird (Feigin et al. 1992). Die kurze, gerade Tube und die häufig ausgeprägte Vergrößerung der Adenoide erleichtern bei kleinen Kindern die Entstehung der akuten Otitis media. Die Adenoide können die Tuben-Funktion beeinträchtigen und Erregerreservoir sein (Bluestone und Klein 1995). Auch Patienten mit einer Gaumenspalte neigen wegen der Störung der Tuben-Funktion zu Mittelohrentzündungen.

Die akute Otitis media erstreckt sich auch auf die Schleimhaut der Zellen des Mastoids. Dabei können die engen Belüftungswege verlegt werden, es entsteht eine Infektion in einem abgeschlossenen Hohlraum. Die Entzündung im Warzenfortsatz führt zu Knochenabbau, bei längerem Verlauf auch zu Knochenneubildung. Der Eiter aus den Mastoid-Zellen kann sowohl nach außen durchbrechen und im Bereich des Planum mastoideum einen subperiostalen Abszess bilden als auch – bei Kindern – über Spalten in der knöchernen Gehörgangswand zur Senkung der oberen Gehörgangsauskleidung führen. Ein Durchbruch durch die Mastoid-Spitze in die Halsweichteile (Bezold-Mastoiditis) hat Schmerzen und eine Schwellung der betroffenen Halsseite zur Folge und führt zur Schonhaltung des Kopfes. Die Entzündung in der Pyramidenspitze verursacht dumpfe Schmerzen hinter dem Auge (als Folge eines Trigeminus-Reizes) und in der Tiefe des Ohres und kann zu einer Abduzensparese (Gradenigo-Syndrom) führen.

2.6 Befund und Diagnostik

Die Diagnose der akuten Otitis media kann nach der **Anamnese** und dem **Ohrbefund** gestellt werden. Zu Beginn führt die Tuben-Störung zu Unterdruck mit Einziehung des Trommelfells und zu Flüssigkeitsansammlung im Mittelohr. Im weiteren Verlauf kommt es zur Hyperämie der Trommelfellgefäße, zu Rötung und Vorwölbung des Trommelfells und schließlich zur Trommelfellruptur (meist im vorderen unteren Quadranten) mit Auslaufen des entzündlichen Sekrets aus dem Mittelohr. Die Beweglichkeit des Trommelfells und die Schallleitung vom Trommelfell zum Innenohr werden zu Beginn der Entzündung durch den Unterdruck im Mittelohr, später durch das entzündliche Sekret zunehmend eingeschränkt. Die Entzündungsparameter im Blut sind erhöht.

Auf den **Röntgenaufnahmen nach Schüller** sind die Zellen des Warzenfortsatzes verschleiert, die Zellsepten aber unversehrt. Als Differentialdiagnose kommt eine Otitis externa in Betracht. Hierbei ist der Gehörgang durch die entzündlich bedingte Schwellung seiner Auskleidung eingeengt, charakteristisch ist eine Verstärkung der Schmerzen bei Druck auf den Tragus. Das Allgemeinbefinden ist weniger beeinträchtigt als bei der Otitis media.

Zur Diagnose der **Mastoiditis** führen die Anamnese und das klinische Bild. Der typische Befund einer Mastoiditis mit der abstehenden Ohrmuschel (Abb. B3-3) und der bei Berührung schmerzhaften retroaurikulären Schwellung ist nicht zu übersehen. Das Trommelfell weist immer pathologische Veränderungen auf. Auf der Röntgenaufnahme nach Schüller ist der Warzenfortsatz verschattet, knöcherne Zellsepten können eingeschmolzen sein. Bei dem Verdacht auf Komplikationen einer Mastoiditis ist die **Computertomographie** erforderlich.

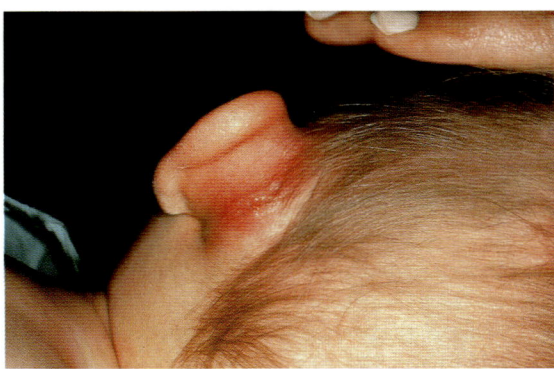

Abb. B3-3 Akute Pneumokokken-bedingte Mastoiditis bei einem 2-jährigen Jungen.

Die BSG ist stark beschleunigt (unter Umständen mit Werten > 100 mm in der ersten Stunde), Leukozyten-Zahl und CRP sind erhöht.

Bei der Operation kann Sekret aus dem Mastoid und dem Mittelohr für die bakteriologische und virologische Untersuchung gewonnen werden. Besteht der Verdacht auf endokranielle Komplikationen, ist eine Lumbalpunktion erforderlich. Bei Anzeichen einer Sepsis müssen Blutkulturen angelegt werden.

2.7 Therapie

Therapieziel ist die Ausheilung der Entzündung und die Wiederherstellung der Schallübertragung. Der schmerzhafte Verlauf soll abgekürzt und die Entstehung von Komplikationen verhindert werden. Dies gelingt durch den Einsatz von Antibiotika. Die **Antibiotikatherapie** hat das Bild der akuten Otitis media verändert. Die Infektion kann eingedämmt werden, bevor eine Spontanperforation des Trommelfells eintritt, eine Parazentese ist nur noch selten erforderlich. Die Zahl der Komplikationen, die in der vorantibiotischen Ära oft zum Tod führten, ist deutlich zurückgegangen.

Die Therapie der Wahl beruht auf der Gabe von Amoxicillin für 5–10 Tage (Bluestone und Klein 1995, Scholz 1997). Tritt damit nach 2–3 Tagen keine Besserung der klinischen Symptomatik ein, wird die Therapie auf Amoxicillin plus Clavulansäure (Augmentan®), ein neueres Makrolid (Clarithromycin, Azithromycin) oder auf ein orales Cephalosporin der zweiten Generation umgestellt. Dieses Vorgehen gilt auch für die Otitis media bei Neugeborenen und Säuglingen (Turner et al. 2002). Geht dem Infekt ein Aufenthalt in Ländern mit einer hohen Rate an Penicillin-resistenten Pneumokokken voraus (z.B. Spanien, Ungarn, Südafrika), wird sofort mit Cephalosporinen oder neueren Makroliden (Clarithromycin oder Azithromycin) therapiert (Block 1997, Scholz 1997). Abschwellende Nasentropfen sollen die Drainagefunktion der Tube normalisieren.

Kommt es nach 1- bis 2-tägiger Therapie nicht zur Besserung der Symptome, sollte die **Parazentese** (bei Kindern in Narkose, dann eventuell auch Adenotomie) durchgeführt werden, um das Mittelohr zu entlasten und Sekret für die bakteriologische Untersuchung zu gewinnen.

Nicht jede akute Otitis media muss antibiotisch behandelt werden, denn die **Selbstheilungsrate** ist hoch (> 60%). Der Verzicht auf ein Antibiotikum ist möglich, wenn der Patient nur gering beeinträchtigt ist und engmaschige ärztliche Kontrollen gewährleistet sind (Pichichero und Casey 2003, Rosenfeld 1996). Sollten die Beschwerden zunehmen oder Symptome auf eine drohende Komplikation hindeuten, kann mit einer antibiotischen Therapie begonnen werden.

Liegt das Frühstadium einer Mastoiditis vor (keine Fluktuation der retroaurikulären Schwellung, Entzündungsparameter im Blut nur mäßig verändert), kann eine Behandlung mit Amoxicillin-Clavulansäure oder Oxacillin sowie abschwellenden Nasentropfen ausreichen. Ist die retroaurikuläre Schwellung 24 Stunden nach Beginn einer parenteralen Antibiotikatherapie nicht zurückgegangen oder ist eine fluktuierende Schwellung hinter der Ohrmuschel zu tasten und durch die Blutuntersuchung eine ausgeprägte Entzündung nachgewiesen worden, muss operiert werden. Bei der Mastoid-Ektomie werden die entzündlich veränderten Zellen des Warzenfortsatzes entfernt und ein breiter Zugang zum Antrum geschaffen, um die Passage zur Pauke wiederherzustellen. Die meist schon vor der Operation eingeleitete antibiotische Therapie muss entsprechend dem Ergebnis des intraoperativ entnommenen Abstrichs aus der Mastoid-Höhle modifiziert werden.

2.8 Prävention

Kinder, die immer wieder eine akute Otitis media bekommen, sollten adenotomiert werden (falls nicht eine Gaumenspalte vorliegt). Bei bereits adenotomierten Kindern kann das Einsetzen von Paukenröhrchen in die Trommelfelle weitere Infektionen verhindern. Im Vorfeld eines chirurgischen Eingriffs kann auch eine probiotische Therapie mit Streptokokken der physiologischen Flora der oberen Atemwege versucht werden (Roos et al. 2001).

3 Tuben-Mittelohrkatarrh (Seromukotympanon, Otitis media mit Erguss)

3.1 Definition

Als Folge einer akuten Mittelohrentzündung oder nach einem Infekt der oberen Luftwege kann die Belüftung der Pauke und der mit ihr verbundenen pneumatisierten Zellen gestört sein. Ähnlich wie zu Beginn einer akuten Mittelohrentzündung bildet sich zunächst ein Unterdruck im Mittelohr, später werden die Mittelohrräume von serösem, bei längerem Verlauf auch muköse Sekret ausgefüllt.

3.2 Epidemiologie

Der Tuben-Mittelohrkatarrh bildet sich oft nach einer akuten Rhinitis, kommt wie diese überwiegend im Herbst und Winter vor und tritt bei Kindern gehäuft auf.

3.3 Erregerspektrum

Häufig ist das Mittelohrsekret steril (das erklärt den relativ symptomlosen Verlauf auch über einen langen Zeitraum), nur gelegentlich sind Keime nachweisbar (am häufigsten *H. influenzae*, *S. pneumoniae*, *M. catarrhalis*, seltener *S. aureus*, *E. coli*, *K. pneumoniae* und *P. aeruginosa* oder Anaerobier (Bluestone und Klein 1995, Feigin et al. 1992, Gok et al. 2001).

3.4 Klinik

Der Tuben-Mittelohrkatarrh kommt schleichend, verläuft symptomarm (Schwerhörigkeit, Druckgefühl im Ohr) und verursacht in der Regel keine Schmerzen. Bei Kindern entsteht er oft unbemerkt, da sie die Symptome noch nicht realisieren können und ihre Schwerhörigkeit übersehen oder fehlgedeutet wird. Der Tuben-Mittelohrkatarrh kann akut (bis drei Wochen), subakut (drei Wochen bis drei Monate) oder chronisch (länger als drei Monate) verlaufen.

3.5 Infektionsweg und Pathogenese

Eine Schlüsselstellung bei der Entstehung einer seromukösen Otitis nimmt die Tube ein. Ihre Funktion kann durch Infekte der oberen Luftwege, Allergien, Hyperplasie der Adenoide, Septum-Deviation, angeborene Anomalien (Gaumenspalte, Trisomie 21) und Tumoren (der Tuben-Schleimhaut und im Nasenrachen) beeinträchtigt sein. Eine längere Tuben-Funktionsstörung führt zur Verdickung der Mittelohrschleimhaut mit Vermehrung von Schleimzellen und Proliferation von Fibrozyten. Die Bindegewebsschicht des Trommelfells (Lamina propria) kann bei einem chronischen Tuben-Mittelohrkatarrh abgebaut werden, wodurch das Trommelfell seine Stabilität verliert und bei Unterdruck in das Mittelohr hineingezogen wird. Es kann den langen Ambossfortsatz und den Steigbügeloberbau zerstören und mit der Schleimhaut des Promontoriums verwachsen (Adhäsivprozess des Trommelfells). Auch eine Einziehung in den Kuppelraum oder die Zellen des Warzenfortsatzes ist möglich. Dadurch entsteht ein **Cholesteatom.** Selten bildet sich eine Paukenfibrose. Dabei ist die Paukenhöhle bei normaler Position des Trommelfells durch Bindegewebe obliteriert. Möglicherweise liegt eine besondere Reaktionsform der Mittelohrschleimhaut auf einen chronischen Paukenerguss vor.

3.6 Befund und Diagnostik

Die Diagnose des Tuben-Mittelohrkatarrhs kann nach dem Aspekt und der Prüfung der **Trommelfellbeweglichkeit** (Tympanometrie) gestellt werden. Bei der Untersuchung des Ohres mit dem Mikroskop ist ein **Mittelohrerguss** fast immer zu erkennen: Das Trommelfell ist eingezogen und hat durch den Erguss eine andere Farbe (Gelb bis Braun). Es kann durch Druckänderungen im Gehörgang nicht bewegt werden. Bei einem Mittelohrerguss besteht eine Schallleitungsschwerhörigkeit. Die Zellen des Warzenfortsatzes sind auf der Röntgenaufnahme verschattet.

3.7 Therapie

Therapieziel ist die Wiederherstellung der Tuben-Funktion. Bei der **akuten Form** des Tuben-Mittelohrkatarrhs kann dies durch abschwellende Nasentropfen und Inhalationen erreicht werden. Antibiotika sind nicht sinnvoll. Die Prognose ist günstig. Bei der **chronischen Form** gibt es bisher noch keine medikamentöse Therapie, deren Wirksamkeit über einen längeren Zeitraum erwiesen ist. Dies gilt für Antibiotika, Antihistaminika wie für Kortikosteroide (Luckhaupt 1997).

Bei älteren Kindern und Erwachsenen ist die Luftinsufflation des Mittelohres mit einem **Politzer-Ballon** möglich, bei kleineren Kindern gelingt dies manchmal dadurch, dass sie einen Luftballon mit der Nase aufblasen.

Die Indikation zur Operation ist gegeben, wenn ein Mittelohrerguss drei Monate besteht. Zusammen mit der Adenotomie wird die Parazentese durchgeführt und das Sekret abgesaugt. Bei einem Rezidiv, bei Patienten mit einem Spaltleiden oder bei deutlicher Einziehung des Trommelfells werden Paukenröhrchen eingesetzt.

3.8 Prävention

Zur Verhinderung eines Tuben-Mittelohrkatarrhs muss eine freie Nasenatmung sichergestellt sein. Hierzu dient im Kindesalter die Adenotomie, die Behandlung von Sinusitiden und Allergien, bei Erwachsenen die Korrektur einer Septum-Deviation. Auch Klimakuren können dazu beitragen.

4 Chronische Otitis media

Es gibt zwei Formen der chronischen Mittelohrentzündung: die **chronische Schleimhauteiterung** und die **chronische Knocheneiterung,** das Cholesteatom.

4.1 Chronische Schleimhauteiterung

4.1.1 Definition

Die chronische Schleimhauteiterung ist durch einen andauernden zentralen Defekt des Trommelfells charakterisiert. Die Mittelohrschleimhaut kann entzündungsfrei („trockene" Form der Schleimhauteiterung) oder entzündlich verändert sein (suppurative Form).

4.1.2 Erregerspektrum

Viele verschiedene Erreger können bei der chronischen Schleimhauteiterung nachgewiesen werden. Am häufigsten *P. aeruginosa* (60–90%), *S. aureus* (10–20%), *Alloiococcus otitidis* (bis 10%), Enterobakterien (*Proteus spp.*, *Klebsiella spp.*; insgesamt 5–10%) und Anaerobier (Peptostreptokokken, *Bacteroides spp.*, *Prevotella spp.*; insgesamt > 20%). Häufig liegt eine aerob-anaerobe Mischinfektion vor (Bluestone und Klein 1995). Selten kommt *Mycobacterium tuberculosis* als Erreger vor.

4.1.3 Klinik

Typischerweise besteht bei der chronischen Schleimhauteiterung eine **rezidivierende Sekretion.** Das schleimigeitrige Sekret ist im Gegensatz zum Cholesteatom nicht fötide, Schmerzen fehlen. Die Perforation des Trommelfells verursacht eine **Schwerhörigkeit**. Die chronische Schleimhauteiterung kann eine seröse Labyrinthitis, eine Fazialis-Schädigung oder endokranielle Komplikationen (über eine Ostitis) verursachen.

4.1.4 Infektionsweg und Pathogenese

Das Mittelohr kann bei der chronischen Schleimhauteiterung über die Tube oder über den Gehörgang infiziert werden. Die Trommelfellperforation erlaubt eine vermehrte Belüftung des Mittelohrs über die Tube, wodurch Infektionen erleichtert werden, insbesondere bei Infekten der oberen Luftwege. Zur Entstehung einer chronischen Schleimhauteiterung tragen viele Faktoren bei: genetische, familiäre und sozioökonomische Bedingungen sowie die Disposition zu Tuben-Funktionsstörungen und akuten Mittelohrentzündungen.

Die chronische Entzündung der Mittelohrschleimhaut kann zu Tympanosklerose und Ostitis führen. Die Tympanosklerose entsteht durch Kalkeinlagerungen in die Hyalin-umgewandelten Kollagenfasern der Schleimhaut. Durch die Ostitis sind die Gehörknöchelchen gefährdet. Die Pneumatisation des Warzenfortsatzes ist bei der chronischen Schleimhauteiterung im Allgemeinen gehemmt.

4.1.5 Befund und Diagnostik

Zur Diagnose führen die Inspektion des Trommelfells, die Hörschwellenaudiometrie und – bei Sekretion aus dem Ohr – eine bakteriologische Untersuchung. Da häufig Anaerobier beteiligt sind, muss die Probe in einem Transportmedium ins Labor geschickt werden. Einige der Erreger (z.B. *Alloiococcus otitidis*) wachsen nur langsam, weshalb die Kulturen länger als für eine Otitis-acuta-Diagnostik bebrütet werden müssen (Bosley et al. 1995). Um dies zu garantieren, muss auf dem Einsendeschein explizit auf die klinische (Verdachts-) Diagnose hingewiesen werden. Für eine Mittelohrtuberkulose sprechen weißlich-speckige, nicht blutende Granulationen, die mit ausgedehnten Gewebszerstörungen einhergehen.

4.1.6 Therapie

Die Behandlung der chronischen Schleimhauteiterung hat die Ausheilung der Entzündung und die Wiederherstellung der Anatomie des Ohres zum Ziel.

Die medikamentöse Therapie ist gegen die Entzündung gerichtet. Sie kann topisch oder systemisch durchgeführt werden. Zur Lokalbehandlung können 3%iges H_2O_2, Salicyl-Alkohol-Glyzerin- oder Dequalinium-Chlorid-Ohrentropfen verwendet werden. Sind im Abstrich gramnegative Keime nachgewiesen worden, können Antibiotika-haltige Ohrentropfen eingesetzt werden, die z.B. Ciprofloxacin (Ciloxan®) oder Polymyxin, Neomycin und Kortison (Dexa Polyspectran®) enthalten. Sie sind aber ototoxisch und können, wenn sie unkontrolliert verwendet werden, zu irreparablen Innenohrschäden führen! Eine systemische Therapie kann bei grampositiven Keimen und Anaerobiern mit Augmentan®, bei *S. aureus* mit oralen Cephalosporinen der zweiten Generation, bei Anaerobiern mit Clindamycin oder Metronidazol durchgeführt werden.

Die Wiederherstellung der Anatomie des Ohres zum Schutz vor Entzündungsschüben und zur Verbesserung des Gehörs ist nur durch eine Operation möglich.

Zur Therapie der Tuberkulose siehe Kapitel C3.

4.1.7 Prävention

Da ein Zusammenhang zwischen Tuben-Störung und chronischer Schleimhauteiterung besteht, muss versucht werden, die Tuben-Funktion durch therapeutische Maßnahmen zu verbessern. Dazu gehören Adenotomie, Septum-Korrektur, Sanierung der Nasennebenhöhlen und

Behandlung von Allergien (Fireman 1997). Wenn eine Trommelfellperforation besteht, muss das Eindringen von Wasser in das Mittelohr verhindert werden.

4.2 Die chronische Knocheneiterung (Cholesteatom)

4.2.1 Definition

Die Knocheneiterung entsteht durch verhornendes Plattenepithel, das sich im Mittelohr, also am falschen Ort, befindet. Das verhornende Plattenepithel ist von einer Schicht von Granulationsgewebe umgeben, das die Fähigkeit zum Knochenabbau besitzt. Betroffen sind alle Altersgruppen, besonders Menschen mit einer chronischen Belüftungsstörung des Mittelohres, z.B. bei Lippen-Kiefer-Gaumenspalte.

4.2.2 Erregerspektrum

Im Sekret eines infizierten Cholesteatoms sind ähnliche Keime nachweisbar wie bei der chronischen Schleimhauteiterung (siehe dort).

4.2.3 Klinik

Cholesteatom-Patienten leiden unter einer fötiden Sekretion aus dem Ohr und einer zunehmenden Schwerhörigkeit. Schmerzen sind selten. Im fortgeschrittenen Stadium kann die Knochenzerstörung Komplikationen verursachen und Schwindel, Taubheit, Fazialis-Lähmung sowie Symptome einer endokraniellen Beteiligung hervorrufen.

4.2.4 Pathogenese

Das Cholesteatom entsteht durch Unterdruck im Mittelohr, durch den sich verhornendes Plattenepithel des Trommelfells in die Mittelohrräume einsenkt oder aber durch Entzündungsprozesse im Mittelohr, die zu einem papillären Tiefenwachstum des Plattenepithels führen (primäres Cholesteatom). In den Gehörgang eindringendes Wasser kann zur Infektion des Cholesteatoms führen.

4.2.5 Diagnose

Die Diagnose des Cholesteatoms kann fast immer durch die **Inspektion** des Ohres mit dem Mikroskop gestellt werden. Die **Audiometrie** ergibt eine Schallleitungsschwerhörigkeit. Der Warzenfortsatz ist auf der **Röntgenaufnahme** meistens wenig pneumatisiert, in fortgeschrittenen Stadien können Knochenzerstörungen sichtbar sein.

4.2.6 Therapie

Eine **medikamentöse** Behandlung des Cholesteatoms ist nicht aussichtsreich. Zur Therapie ist die Operation notwendig. Ziel ist die Beseitigung des Cholesteatoms und die Wiederherstellung der Hörfähigkeit. Um vor der Operation das Ohr in einen entzündungsarmen Zustand zu bringen, können Ohrentropfen, z.B. Dequalinium-Chlorid- oder Salicyl-Alkohol-Glyzerin-Ohrentropfen bzw. Neomycin-Gentamycin-Kortison-Ohrentropfen (Dexa Polyspectran®) eingesetzt werden.

Auch bei Komplikationen muss – neben der Therapie mit breit wirksamen Antibiotika – operiert und somit der Ausgangsherd beseitigt werden.

4.2.7 Prävention

Zur Verhinderung eines Cholesteatoms muss für eine ausreichende Mittelohrbelüftung gesorgt werden.

B3.4 Infektionen des Rachens

1 Definition und Einteilung

Die Infektionen des Rachens als entzündliche Reaktionen im Oropharynx umfassen die **Pharyngitis** und die **Tonsillitis,** die meist gemeinsam als Tonsillopharyngitis imponieren. Hinzu kommen lokalisierte Sonderformen wie die Angina Plaut-Vincent, Kombinationen mit anderen Infektionsarten wie das Pharyngokonjunktivalfieber sowie Komplikationen und Folgeerkrankungen wie der retropharyngeale Abszess, das Lemièrre-Syndrom und das Nasopharynx-Karzinom.

2 Epidemiologie

Die Tonsillopharyngitis gehört zu den häufigsten Gründen für das Aufsuchen eines Arztes für Allgemeinmedizin bzw. für HNO-Erkrankungen. Sie ist bei Kindern unter einem Jahr selten und bei Kindern unter zwei Jahren ungewöhnlich. Sie zeigt einen Häufigkeitsgipfel im Alter von 4–7 Jahren. Auch in allen anderen Altersstufen ist die Erkrankung im Rahmen von Klein- und Großepidemien nachzuweisen.

Tab. B3-1 Erreger von Infektionen des Oropharynx und deren prozentuale Häufigkeit nach Carroll und Reimer 1996.

Erreger	Relativer Beitrag (%)	saisonale Häufung/Besonderheiten
Rhinovirus	≤ 20	Herbst bis Frühjahr
Streptococcus pyogenes	5–20	später Winter bis Frühjahr
Adenovirus	5–20	Sommer
Epstein-Barr-Virus	7–15	enger persönlicher Kontakt („kissing disease")
Coronavirus	5–10	Herbst bis Frühjahr
Influenzavirus (und andere Myxoviren)	5–10	Winter bis Frühjahr
Gruppe C- und G-Streptokokken	5–10	Epidemien im gesamten Jahr
Mycoplasma pneumoniae	2–10	Sommer bis Herbst
Herpes-simplex-Virus	4	enger persönlicher Kontakt
Parainfluenzaviren	2	Herbst bis Frühjahr
Respiratory-syncytial-Virus	2	Winter bis Frühjahr
Arcanobacterium haemolyticus	2	keine saisonale Häufung
seltene Erreger*	< 1	

* Coxsackie- und andere Enteroviren, Zytomegalievirus und andere Herpesviren, Hantaviren, HIV, Masernvirus, Reoviren, Rubella-Virus; Borrelia recurrentis, Chlamydia pneumoniae, Corynebacterium diphtheriae und C. ulcerans, Francisella tularensis, Fusobacterium spp. und andere Anaerobier, Haemophilus spp., Leptospiren, Neisseria gonorrhoeae, Rhodococcus equi, Streptobacillus monilliformis, Treponema pallidum und T. vincentii, Yersinia enterocolitica; Toxoplasmen; Candida spp., Histoplasma capsulatum und andere dimorphe Pilze.

Das Reservoir für die Erreger sind ebenfalls häufig Kinder, entsprechend finden sich Übertragungsketten innerhalb der Familie sowie in Kindergärten und Schulen (Gerber et al. 1991, Huovinen et al. 1989). Die verschiedenen Erreger treten zum Teil saisonal gehäuft auf. Die häufigsten viralen und bakteriellen Erreger zeigen in der nördlichen Hemisphäre eine Bindung an die kältere Jahreszeit (Tab. B3-1) (Middleton 1996).

3 Erregerspektrum

Das Erregerspektrum der Racheninfektionen ist überaus vielgestaltig (siehe Tab. B3-1), sodass umfassende Studien mit gleichberechtigter Erfassung aller potentiellen Erreger nicht existieren. Die in Tabelle B3-1 aufgeführten relativen Beiträge einzelner Erreger zur Morbidität beruhen also teilweise auf Schätzungen. Grundsätzlich gilt, dass Viren bis zu zwei Drittel dieser Infektionen auslösen, zum Teil auch in Mischinfektionen mit Bakterien (Esposito et al. 2004). Einige der wichtigsten Erreger weisen neben der saisonalen Häufung auch eine Assoziation mit dem Alter der Patienten auf. So sind Adenoviren bei Kindern zwischen sechs Monaten und fünf Jahren die häufigsten Auslöser einer Pharyngitis, Entsprechendes gilt für *S. pyogenes* in der Altersgruppe der 5- bis 12-jährigen Kinder und für Mykoplasmen bei Jugendlichen und Erwachsenen (Bisno 2001).

4 Klinik

Typische **klinische Zeichen** einer Pharyngitis sind Irritationsgefühl, „Rauhigkeit", Rötung, ödematöse Schwellung und womöglich Schmerzen im Rachen. Weitere klinische Zeichen hängen von der Art des Erregers ab und sind entsprechend der großen Zahl möglicher Erreger vielgestaltig. Primäres Ziel bei der Anamnese-Erhebung und der körperlichen Untersuchung ist die Unterscheidung zwischen einer **viralen** und einer **bakteriellen Genese** der Pharyngitis, um so diejenigen Patienten zu erkennen, die von einer spezifischen Therapie profitieren können. Diese Unterscheidung ist allerdings ohne weitere diagnostische Maßnahmen nicht sicher möglich (Perkins 1997).

Durch Anamnese und körperliche Untersuchung sollte klar werden, ob

- rhinitische Symptome der Pharyngitis vorausgingen
- ein Hustenreiz besteht

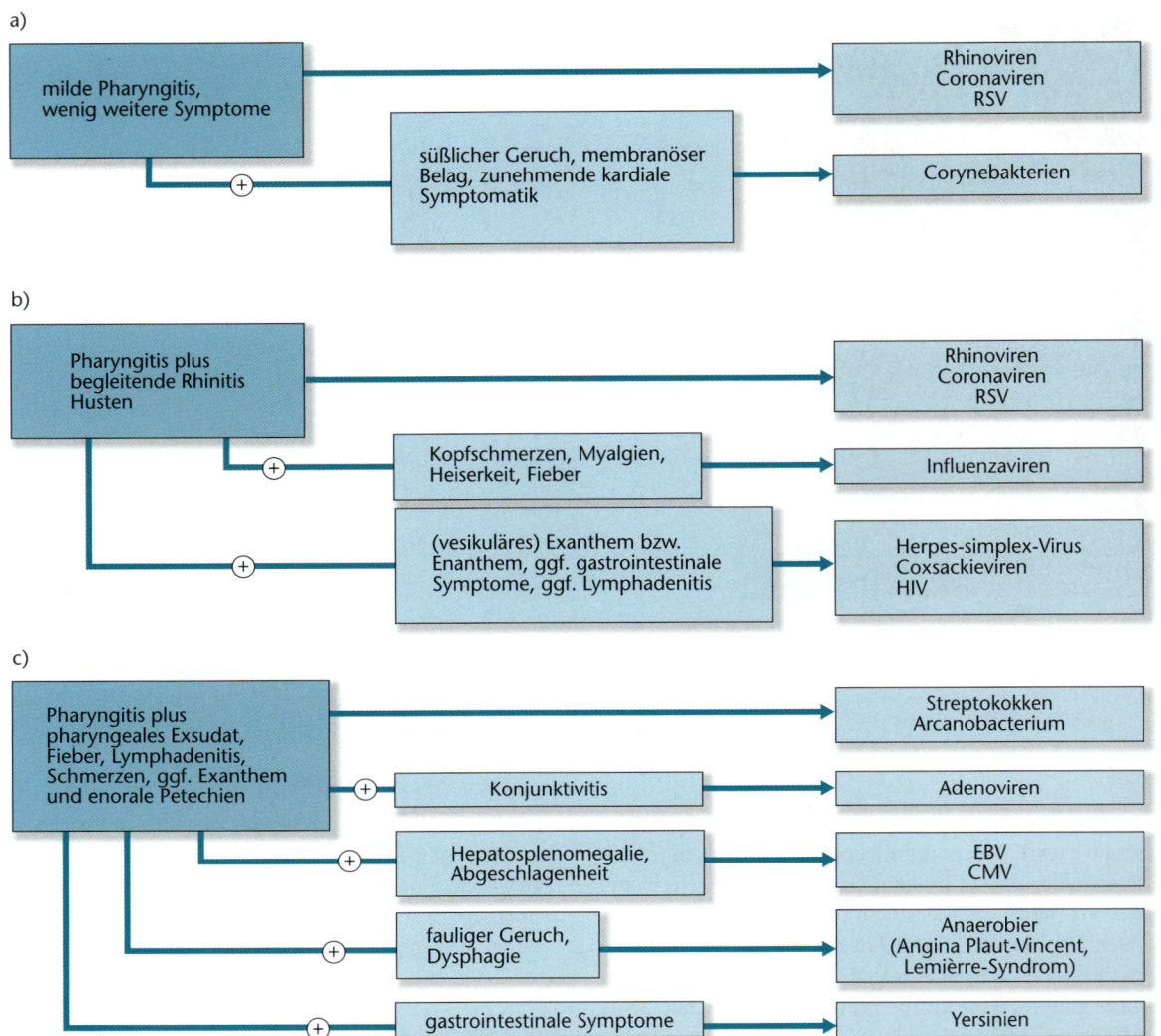

Abb. B3-4 Häufige Assoziationen zwischen klinischen Zeichen und bestimmten Erregern einer Pharyngitis. Milder Verlauf (a), Rhinitis und Husten (b) bzw. pharyngeales Exsudat (c) bestimmen jeweils die herausragende Symptomatik. Dagegen schließen sich Kombinationen wie pharyngeales Exsudat plus milder Verlauf oder plus Rhinitis und Husten meist aus.

- vorausgehend oder zeitgleich ein Exanthem und/oder Enanthem, womöglich in Verbindung mit Fieber berichtet oder erfasst wird
- eine Konjunktivitis oder zervikale bzw. generalisierte Lymphadenitis besteht
- über Kopf- und Gliederschmerzen und gastrointestinale Symptome berichtet wird
- ein pharyngeales Exsudat nachweisbar ist.

Je nach Befund sind dann bestimmte Erreger als Ursache der Pharyngitis wahrscheinlicher als andere (Abb. B3-4).

Für einzelne Erreger sind zusätzliche, spezifische Informationen von Bedeutung. So verlaufen EBV- (und CMV-)Infektionen bei kleinen Kindern eher asymptomatisch, bei Teenagern und Erwachsenen dagegen schwer, häufig auch mit länger anhaltenden oder fluktuierenden Erschöpfungszuständen.

Die enoralen Vesikel und Ulzera bei einer Coxsackie-A-Virus-Infektion sind im Vergleich zu einer Herpes-simplex-Virus-Infektion kleiner (1–2 mm versus 4–5 mm), haben einen breiten roten Saum und beschränken sich vornehmlich auf den harten Gaumen.

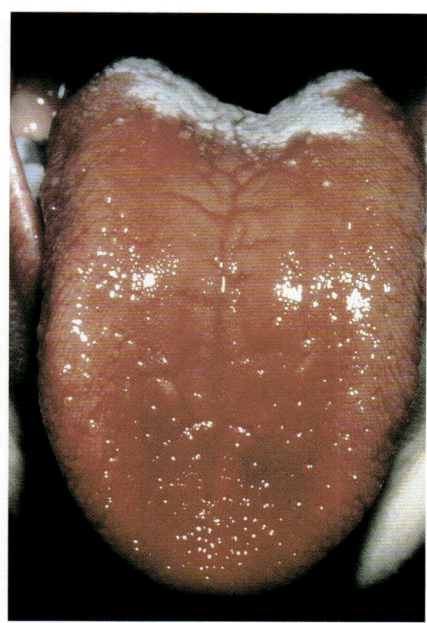

Abb. B3-5 „Himbeerzunge" bei Scharlach.

Eine Infektion mit *S. pyogenes* kann sich auch als Scharlach äußern. Dann fällt ein kleinfleckiges, sich zentrifugal ausbreitendes Exanthem mit perioraler Aussparung, die Himbeerzunge (Abb. B3-5) und eine Schuppung der Haut insbesondere der Handinnenflächen und der Fußsohlen auf. Die Tonsillitis ist bei Streptokokken-Infektionen meist beidseitig (Abb. B3-6), bei Anaerobier-Infektionen, z.B. im Rahmen einer Angina Plaut-Vincent, dagegen häufig nur einseitig.

Zu lokalen **Komplikationen** kommt es vornehmlich bei **bakteriellen Infekten**. Eine Verlagerung der Tonsillen nach medial und eine Dysphagie wird bei peritonsillärem Abszess beobachtet, während eine massive einseitige Halsschwellung auf eine Jugularvenenthrombose z.B. im Rahmen eines Lemièrre-Syndroms hindeutet (Sinave et al. 1989).

Ein juckendes, makulopapulöses Exanthem nach Gabe von Aminopenicillinen an einen Patienten mit akuter Mononukleose ist ebenfalls als Komplikation zu werten. Das Exanthem verschwindet nach Absetzen des Aminopenicillins rasch. In Verbindung mit der typischen Klinik der EBV-Infektion ist dieses Phänomen pathognomonisch. Weitere besondere Komplikationen der Mononukleose sind eine schwere Thrombozytopenie mit Blutungsgefahr und eine Splenomegalie mit Gefahr der Milzruptur auch bei relativ geringfügiger mechanischer Belastung.

Die überwiegende Zahl der Pharyngitiden heilt spontan in 7–10 Tagen aus, nur EBV-Infektionen dauern regelhaft mindestens 14 Tage.

Nichtinfektiöse **Differentialdiagnosen** der Pharyngitis umfassen Allergien, Traumata durch Fremdkörper oder Verbrühungen, Neoplasien, Chemotherapie- sowie Bestrahlungsfolgen und schließlich Reizungen durch Toxine, Staub, Rauch oder Trockenheit. Auch im Rahmen einer subakuten Thyreoiditis können Schmerz- und Reizgefühle in den Pharynx projiziert werden.

5 Infektionswege und Pathogenese

Die Übertragung der Erreger erfolgt am häufigsten **aerogen** (Tröpfcheninfektion z.B. bei Rhino- und Coronaviren), aber auch als **Schmierinfektion** (Streptokokken, Adenoviren, Familie der Herpesviren). Für einige Erreger ist der Übertragungsweg noch nicht genau bekannt (Larsson und Linde 1990), für andere bedarf es spezieller Kontakte (z.B. genitooraler Kontakt für Neisserien und *Treponema pallidum*, Wildtiere für *Francisella spp.*), wiederum andere stammen aus der lokalen physiologischen Flora (Fusobakterien und andere Anaerobier, *Candida spp.*).

S. pyogenes kann nach überstandener Infektion zumindest über Monate hinweg symptomlos die Tonsillen besiedeln. Dazu scheint ein phasenhafter Wechsel der Bakterien zu einem Virulenzfaktor-negativen Status und eine Invasion und Persistenz in Epithelzellen sowie die gezielte Apoptose-Induktion in den Wirtszellen zur Freisetzung der persistierenden Bakterien von besonderer Bedeutung zu sein (Österlund und Engstrand 1997, Wang et al 2006).

Epstein-Barr-Viren lassen sich noch bis zu 18 Monate nach einer Mononukleose aus dem Oropharynx der Betrof-

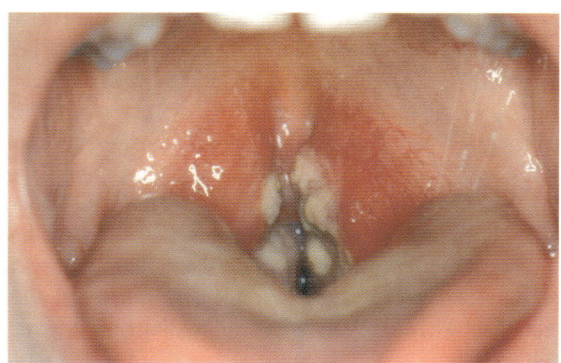

Abb. B3-6 Chronisch rezidivierende S.-pyogenes-bedingte Tonsillitis bei einem 21-jährigen Mann.

fenen isolieren (Miller et al. 1973). Der Status einer latenten Infektion wird durch die Aktivität von zytotoxischen T-Zellen erreicht und kontrolliert.

6 Diagnostik

6.1 Laboruntersuchungen und bildgebende Verfahren

Aufgrund der Häufigkeit dieser Erkrankung, der überwiegend guten Prognose und den beschränkten therapeutischen Möglichkeiten wird häufig auf eine allgemeine Diagnostik verzichtet. Prinzipiell können die **üblichen Entzündungsparameter** gemessen werden. Eine CRP-Erhöhung auf Werte > 30 mg/l ist in Verbindung mit einer entsprechenden klinischen Symptomatik richtungsweisend für eine bakterielle Infektion. Auch die Bestimmung des Procalcitonins hilft bei der Differenzierung zwischen den Erregergruppen, da nur bei bakteriellen und Pilzinfektionen pathologisch erhöhte Werte gemessen werden. Bildgebende Verfahren (z.B. CT) kommen nur bei lokalen und fortgeleiteten Komplikationen zur Anwendung.

6.2 Spezifische Diagnostik

Zum Nachweis bakterieller Infektionen werden mit einem trockenen Polyester-Tupfer beide Tonsillen(reste) und die hintere Pharynx-Wand kräftig abgestrichen. Dabei wird ein Kontakt des Tupfers mit Zunge oder Mundschleimhaut vermieden.

Für den **kulturellen Nachweis** von *S. pyogenes* und anderen Streptokokken sowie von *Corynebacterium diphtheriae* und anderen coryneformen Stäbchen wird der Tupfer schnellstmöglich (≤ 2 Stunden) in das Labor geschickt. Falls dies ausnahmsweise nicht möglich sein sollte, muss ein geeignetes Transportmedium (z.B. Port-a-cul®) verwendet werden, da nur so ein Überleben auch der selteneren Keime für länger als 24 Stunden garantiert werden kann. Bei Verdacht auf eine N.-gonorrhoeae-Infektion wird mit dem Tupfer ein vorgewärmtes Spezialmedium (z.B. GO-slide®) bestrichen und dieses bei Raumtemperatur möglichst rasch direkt ins Labor transportiert (Carroll und Reimer 1994, Kline und Runge 1994) bzw. wenn dies nicht möglich sein sollte ein molekularbiologischer Nachweis angestrebt.

Zum Nachweis des häufigsten bakteriellen Erregers, *S. pyogenes*, gibt es eine Reihe von **Antigennachweistests,** die schnell und unkompliziert am Patienten gehandhabt werden können. Diese Tests haben eine Spezifität von 90–99%, aber auch Neuentwicklungen wie der Gen-Probe-Gruppe-A-Streptokokken-Direkt-Test® und der BioStar-Strep-A-Optische-Immuntest® weisen nur eine Sensitivität von maximal 93% auf. In klinischen Testreihen lag die Sensitivität lediglich im Bereich von 60–80% (Caroll und Reimer 1996, Gerber et al. 1997, Middleton 1996). Daher wird bei Verdacht auf eine S.-pyogenes-Pharyngitis und negativem Antigennachweis häufig eine kulturelle Untersuchung empfohlen.

Infektionen durch RSV, Adeno-, Influenza- und Parainfluenzaviren werden aus Gründen ausreichender Sensitivität insbesondere bei Kindern durch Direktnachweis der Virusantigene mittels ELISA, Immunfluoreszenz-Test und/oder Kurzzeitkultur bestätigt. Eine frische EBV-Infektion wird durch den Nachweis heterophiler Antikörper (Paul-Bunnell-Test) wahrscheinlich. Diese treten bei ca. 90% der Jugendlichen und Erwachsenen mit einer Mononukleose auf. Bei Kindern unter zwei Jahren sind diese Antikörper nur sehr selten, bei Kindern zwischen zwei und zehn Jahren jedoch mit zunehmender Häufigkeit nachweisbar. Spezifischer und sensitiver ist der Nachweis von IgM und IgG gegen das virale Kapsid-Antigen (VCA). Diese Antikörper sind bei praktisch allen Mononukleose-Patienten zum Zeitpunkt des Aufsuchens eines Arztes nachweisbar. Das VCA-IgM verschwindet 4–8 Wochen nach Infektionsbeginn, während das VCA-IgG lebenslang nachweisbar ist.

7 Therapie

Eine spezifische Therapie **viraler Pharyngitiden** bleibt wenigen Erregern und speziellen, meist immunsupprimierten Patienten vorbehalten. HSV-Infektionen werden über fünf Tage mit 5 × 200 mg Aciclovir oder 3 × 250 mg Famciclovir bzw. Valaciclovir p.o. therapiert. Für die Therapie von CMV-Infektionen sind Ganciclovir und Foscarnet geeignet. Bei EBV-Infektionen beeinflusst zwar die Gabe von Aciclovir oder Ganciclovir die Virusvermehrung, ändert aber nichts am klinischen Verlauf der Infektion. Influenza-A-Virus-Infektionen können über fünf Tage mit 2 × 75 mg Oseltamivir bzw. in zweiter Linie auch über 5–7 Tage mit 2 × 100 mg Amantadin bzw. Rimantadin therapiert werden (Middleton 1996, Okano 1997, Whitley et al. 2001). Ein Präparat zur Therapie der Picornavirus-Infektionen (Pleconaril) befindet sich in klinischer Prüfung (Phase III).

Nur bei **bakteriellen Infektionen** ist eine Therapie mit Antibiotika sinnvoll. Gemessen am Anteil dieser Erreger an

Fusobacterium

Reinhard Marre

- **Erregerbeschreibung**
  Fusobakterien sind obligat anaerobe, gramnegative faden- bis spindelförmige Stäbchen. Die Gattung umfasst derzeit 13 Spezies, von denen die Spezies *F. nucleatum* und *F. necrophorum* die klinisch relevantesten Spezies sind.
- **Erreger-Wirts-Beziehung**
  Fusobakterien gehören zur physiologischen Standortflora des oropharyngealen bzw. gastrointestinalen Traktes. Das Krankheitsspektrum umfasst Infektionen, die vom Oropharynx ausgehen wie z.B. odontogene Infektionen, Peritonsillarabszesse, Sinusitis, Otitis, Pleuraempyem, Lungenabszesse, Bakteriämien im Rahmen lokaler Infektionen, Osteomyelitis (insbesondere des Gesichtskiefers und bei Gaucher-Syndrom). Gefürchtet ist das Lemièrre-Syndrom, eine eitrige, sich ausbreitende Seitenstrangangina, Jugularvenenthrombose mit metastatischer Absiedlung und Bakteriämie.
- **Diagnostik**
  Der Erregernachweis vom Fusobakterien ist aufwändig und setzt eine gute Präanalytik voraus. Da die Fusobakterien als obligate Anaerobier sauerstoffempfindlich sind, sollten die entsprechenden Untersuchungsmaterialien in geeigneten Transportmedien und ohne Zeitverzögerung in das mikrobiologische Labor gebracht werden.
- **Prophylaxe**
  Sanierung oraler Entzündungsherde und adäquate Mundhygiene sind wesentliche Maßnahmen zur Vermeidung von Fusobakterien-Infektionen.
- **Spezifische Therapie**
  Fusobakterien sind in aller Regel sensibel gegenüber Penicillinen, Cephalosporinen und Metronidazol. Die chirurgische Sanierung kann zusätzlich indiziert sein.
- **Maßnahmen bei Patienten und Kontaktpersonen**
  Besondere Maßnahmen sind nicht erforderlich.
- **Meldepflicht**
  Eine Meldepflicht besteht nach dem Infektionsschutzgesetz nicht.
- **Nationales Referenzzentrum**
  Konsiliarlaboratorium für anaerobe Bakterien, Zentrum für Infektionsmedizin, Institut für Medizinische Mikrobiologie und Infektionsepidemiologie, Prof. Dr. A. C. Rodloff (Ansprechpartner), Universität Leipzig, Liebigstr. 24, 04103 Leipzig; Telefon: 0341/9715-200, Fax: 0341/9715-209, E-Mail: acr@medizin.uni-leipzig.de.
- **Literatur**
  Smith GR, Thornton EA: Pathogenicity of Fusobacterium necrophorum strains from man and animal. Epidemiol Infect 11 (1993) 499–506.

der Pharyngitis-Morbidität werden diese Medikamente häufig unnötig verschrieben (Little und Williamson 1996, McIsaac et al. 1997). Die klassische Therapie der S.-pyogenes-Pharyngitis besteht in der täglichen Gabe von 2 × 50 000 U Penicillin V oder Propicillin pro kg KG. Diese Therapie muss – auch bei Verschwinden der Symptome nach nur einem Tag – über zehn Tage durchgeführt werden, denn nur so lässt sich eine ausreichend hohe Eradikations-

Epstein-Barr-Virus

Therese Popow-Kraupp

- **Taxonomie**
  Das Epstein-Barr-Virus (EBV) gehört zu der Familie der humanpathogenen Herpesviren und besitzt, wie alle Mitglieder dieser Virusfamilie, eine doppelsträngige DNS, ein Ikosaeder-förmiges Kapsid und eine Lipoproteinhülle mit spikeförmig eingelagerten Glykoproteinen. Seine Größe beträgt 180–200 nm. Die Virussynthese erfolgt im Kern der infizierten Zelle. EBV hat, ebenso wie alle anderen Herpesviren, die Fähigkeit nach klinisch oder subklinisch verlaufener Erstinfektion in einer latenten Form (nichtproduktive Infektion) im Organismus (B-Lymphozyten, undifferenzierte Epithelzellen) zu persistieren und bei Resistenzsenkungen endogen reaktiviert zu werden (Bildung infektiöser Viruspartikel = produktive Infektion) (Rickinson und Kieff 2001).
- **Epidemiologie**
  Infektionen mit EBV kommen weltweit vor, wobei die sozialen und hygienischen Bedingungen den Zeitpunkt der Primärinfektion beeinflussen. In den hoch entwickelten Ländern liegt der Erkrankungsgipfel zwischen dem 18. und 25. Lebensjahr, und eine vollständige Durchseuchung (90–95%) wird erst im mittleren Erwachsenenalter erreicht. Im Gegensatz dazu sind in den Entwicklungsländern bereits mehr als 95% der einjährigen Kinder mit EBV infiziert (Henle und Henle 1980). Die Übertragung erfolgt durch infektiösen Speichel, meist im Rahmen eines intimen oralen Kontaktes („kissing disease"). Parenterale Übertragungen im Rahmen von Transplantationen sind besonders bei Kindern beobachtet worden. Die Inkubationszeit beträgt üblicherweise 4–7 Wochen, bei Kindern kann sie auch kürzer sein (zwei Wochen). Nach durchgemachter Infektion wird das Virus noch monatelang mit dem Speichel ausgeschieden.
- **Erreger-Wirts-Beziehung**
  Die primären Zielzellen für die EBV-Infektion sind vermutlich die Endothelzellen des Zungenrandes, der Mundschleim-

Epstein-Barr-Virus (Fortsetzung)

haut und der Speicheldrüsen, wobei infektiöse Viruspartikel in großen Konzentrationen in den Speichel gelangen. Zusätzlich kommt es jedoch auch noch zu einer latenten Infektion von B-Lymphozyten (der EBV-Rezeptor auf den B-Lymphozyten, ein Glykoprotein, ist ein Rezeptor für die Komplement-Komponente C3d). Diese B-Lymphozyten werden durch das EBV transformiert und proliferieren. Die für die EBV-Infektion charakteristischen atypischen mononukleären Zellen im peripheren Blutbild sind aktivierte zytotoxische T-Zellen, die gegen die EBV transformierten proliferierenden B-Zellen gerichtet sind und diese eliminieren. Im Zuge der EBV-Infektion kommt es zur Expression von einer Reihe viruskodierter Proteine, gegen die Antikörper gebildet werden. Den Nachweis von Antikörpern gegen die verschiedenen Struktur- und Nichtstrukturproteine nützt man für die differenzierte labordiagnostische Abklärung von EBV-Infektionen.

- **Krankheitsspektrum**
Das charakteristische Krankheitsbild einer EBV-Infektion ist die infektiöse Mononukleose (IM), auch Pfeiffersches Drüsenfieber genannt. Dazu gehören Fieber (80–100%), Tonsillitis (80–100%) und eine pharyngeale lymphatische Hyperplasie (80–100%). Eine Erhöhung der Transaminasen findet sich häufig (80–100%), eine ausgeprägte Gelbsucht tritt jedoch nur in 5–10% der Fälle auf. Ein Exanthem wird nur sehr selten beobachtet. Gehäuftes Auftreten von Exanthemen nach Gabe von Ampicillin.

Atypische und chronische Krankheitsverläufe sind beschrieben. Seltene Komplikationen einer EBV-Infektion sind thrombozytopenische Purpura, aplastische und hämolytische Anämie, Milzruptur, Enzephalitis und Guillain-Barré-Syndrom (Sumaya 1998). Tödlich verlaufende Erstinfektionen, die mit der Entwicklung von Lymphomen oder einem Hämophagozytose-Syndrom einhergehen, treten familiär gehäuft bei männlichen Kindern mit einem seltenen, auf dem X-Chromosom lokalisierten Gendefekt (XLP-Syndrom) auf. Bei massiv immunsupprimierten Patienten (z.B. nach Transplantation) können EBV-assoziierte Lymphome (so genannte „posttransplantation lymphoproliferative disease", PTLD) auftreten, die in der Regel eine ungünstige Prognose haben (Williams und Crawford 2005).

- **Virologische Diagnostik**
Erregernachweis
Virusnachweis im Speichel durch Transformation von Nabelschnur-Lymphozyten. Diese aufwendige Methode ist für die Routinediagnostik nicht geeignet.
Ein quantitativer Nachweis von virusspezifischen DNS-Sequenzen (PCR, In-situ-Hybridisierung) in Speichel, Biopsie-Material, EDTA-Blut, Serum oder Liquor wird vor allem für die diagnostische Abklärung EBV-assoziierter Erkrankungen bei immunsupprimierten Patienten verwendet (Williams und Crawford 2005).
Die Abklärung einer EBV-Infektion erfolgt bei immunkompetenten Patienten in der Regel serologisch.
Antikörpernachweis
Mittels indirekter Immunfluoreszenz-Technik bzw. ELISA werden sowohl IgG- und IgM-Antikörper, die gegen den viralen Kapsid-Antigen-Komplex (VCA, Virusstrukturproteine) gebildet werden, als auch IgG-Antikörper, die gegen viruskodierte Nichtstrukturproteine (early Antigen-Komplex = EA, EBV-nukleäres Antigen 1 = EBNA1) gebildet werden, nachgewiesen. Im Verlauf einer Primärinfektion werden Antikörper, die gegen die verschiedenen EBV-Antigengruppen gebildet werden, zu unterschiedlichen Zeitpunkten nachweisbar. Diese Tatsache macht man sich für die Differenzierung von rezenten, länger zurückliegenden und reaktivierten Infektionen zunutze (Henle et al. 1987, Lennette 1988).

- **Prophylaxe und Therapie**
Eine spezifische Prophylaxe und antivirale Medikamente sind nicht zugelassen.
Bei lymphoproliferativen Erkrankungen von Transplantationspatienten (PTLD) ist die Reduktion der immunsuppressiven Therapie die erste Wahl. Die Gabe von anti-CD20-Antikörpern (Rituximab) sowie der adoptive Transfer von T-Zellen sind in der Prophylaxe wie auch in der präemptiven Therapie relativ erfolgreich.

- **Meldepflicht**
Keine.

- **Referenzzentren**
Konsiliarlaboratorium für EBV, HHV 6, 7, 8; Prof. Dr. N. Müller-Lantzsch/Dr. B. Gärtner (Ansprechpartner), Institut für Medizinische Mikrobiologie und Hygiene der Universität des Saarlandes, Haus 47, 66421 Homburg; Telefon: 06841/162-3931, Fax: 06841/162-3980, E-Mail: vinmue@uniklinik-saarland.de oder vibgae@uniklinik-saarland.de.
Speziallabor; Prof. Dr. H. Wolf (Ansprechpartner), Institut für Medizinische Mikrobiologie und Hygiene, Universität Regensburg, Franz-Josef-Strauß-Allee 11, 93053 Regensburg; Telefon: 0941/944-6401, Fax: 0941/944-6402, E-Mail: hans.wolf@klinik.uni-r.de.

- **Literatur**
Henle W, Henle G: Epidemiologic aspects of Epstein-Barr Virus (EBV)-associated diseases. Ann N Y Acad Sci 353 (1980) 326–331.
Henle W, Henle G, Andersson J et al.: Antibody responses to Epstein-Barr Virus-determined nuclear antigen (EBNA)-1 and EBNA 2 in acute and chronic Epstein-Barr virus infection. Proc Natl Acad Sci 84 (1987) 570–574.
Lennette ET: Herpesviridae: Epstein-Barr Virus. In: Lennette EH, Halonen P, Murphy FA (eds.): Laboratory Diagnosis of Infectious Diseases, Principles and Practice, Vol. II, pp. 230–246. Springer, Berlin 1988.
Rickinson AB, Kieff E: Epstein-Barr Virus. In: Knipe DM, Howley PM et al. (eds.): Fields Virology, 4th ed., pp. 2575–2628. Lippincott Williams and Williams, Philadelphia 2001.
Sumaya CV: Epstein-Barr Virus. In: Feigin RD, Cherry JD (eds.): Textbook of Pediatric Infectious Diseases, Vol. II, 4th ed., pp. 1751–1764. Saunders Company, Philadelphia 1998.
Williams H, Crawford DH: Epstein-Barr Virus: Impact of scientific advance on clinical practice. Blood 107 (2006) 862–869.

Corynebacterium diphtheriae
Andreas Podbielski

- **Erregerbeschreibung**

  Corynebacterium diphtheriae ist ein grampositives, sporenloses, unbekapseltes, pleomorphes Stäbchenbakterium. Es gibt vier Biotypen: gravis, intermedius, mitis, belfanti. Der Biotyp „mitis" produziert weniger häufig Diphtherie-Toxin und verursacht statistisch weniger schwere Erkrankungen als die anderen Biotypen. Das potenziell ähnlich pathogene *C. ulcerans* und das wenig pathogene *C. pseudotuberculosis* gehören ebenfalls zur C.-diphtheriae-Gruppe. Auch nicht Toxin-bildende gravis- und mitis-Stämme sind pathogen.

- **Epidemiologie**

  Der Mensch ist das einzige bekannte Reservoir. Ausbreitung aerogen, bei Hautläsionen über Schmierinfektionen, selten über Lebensmittel. Laborinfektionen sind möglich! Niedriger Kontagionsindex von 10–20%, Inkubationszeit 2–5 Tage. Weniger als 5% der Exponierten erkranken nicht, sondern werden zu symptomlosen Keimträgern und damit zum Erregerreservoir in nichtepidemischen Zeiten. Die Haut hat die bedeutendere Reservoirfunktion, da die Übertragung von hier besonders effizient ist. Wintersaison und beengte Wohnverhältnisse begünstigen die Ausbreitung. In epidemischen Zeiten erkranken besonders Kinder unter 15 Jahren, sonst gleichermaßen auch Erwachsene.

  Die Diphtherie-Inzidenz schwankt aus unverstandenen Gründen im Rhythmus von mehr als 100 Jahren. In Krisenzeiten (Weltkriege) kam es regelhaft zu größeren Epidemien. In Deutschland seit 1950 nur kleine Epidemien, in jüngster Zeit extrem geringe Inzidenz in Deutschland (2000, 2001, 2004: kein Fall; 1998, 1999, 2003: je ein Fall; 2002: vier Fälle). Endemie in anderen Regionen (östliches Mittelmeer, Pakistan, Indien, Indonesien, Philippinen, Brasilien, Nigeria) sowie der Rückgang eines suffizienten Impfschutzes auf < 50% der deutschen Erwachsenen erhöht die Gefahr des epidemischen Wiederauftretens in Deutschland.

- **Erreger-Wirts-Beziehung**

  Bei nur wenig invasivem Potential besiedelt *C. diphtheriae* den Wirt oberflächlich mit lokal milder Entzündungsreaktion. Weitergehende Krankheitserscheinungen werden durch die Produktion des Diphtherie-Exotoxins bedingt. Das Toxin-Gen wird von einem lysogenen Bakteriophagen kodiert. Der Phage kann andere C.-diphtheriae- bzw. C.-ulcerans-Stämme befallen und so das Toxin-Gen transferieren.

  Die Toxin-Produktion wird über die Eisenkonzentration der Wirtsumgebung reguliert und ist bei der Racheninfektion deutlich höher als bei der Hautinfektion. Die A-Komponente des Exotoxins (AB-Komponententyp) wird in jegliche menschliche Zelle eingeschleust und katalysiert dort die ADP-Ribosylierung des Elongationsfaktors 2. Dies führt zum Zusammenbruch der Proteinsynthese. Besonders starke Effekte auf Herzmuskel-, Nerven- und Nierentubulus-Zellen.

  Auf der Schleimhaut führt die Toxin-Wirkung zur Bildung eines nekrotischen Koagels aus Fibrin, Leukozyten, Epithelzellen und Bakterien. Beim Abheben dieser „Pseudomembran" blutet es aus der Submukosa. Die benachbarten Weichteile sind stark geschwollen und behindern die Atmung.

  Durch bisher unverstandene Virulenzmechanismen können nicht-Toxin-bildende C.-diphtheriae-Stämme insbesondere bei Immunsuppression oder Drogenabusus schwere Organ- und systemische Infektionen (Endokarditis) auslösen.

- **Krankheitsspektrum**

  C. diphtheriae verursacht eine Infektion des oberen und seltener des unteren Respirationstrakts. Die lokale Infektion mit Gaumensegellähmung, Schwellung und massiven Exsudaten kann zur Verlegung der Atemwege führen. Durch die Toxin-Wirkung kommt es zusätzlich zu Symptomen an Herz, Nerven (siehe unten), Lungen (Embolie) und Nieren (Anurie). Besonders in den (Sub-)Tropen lösen die Bakterien ulzerierende Hautinfektionen (häufig gemeinsam mit *S. aureus* und/oder *S. pyogenes*), ferner selten auch Bindehaut-, Nasen- und Vaginalinfekte aus.

  Bei 10–25% der Infizierten entwickelt sich 7–14 Tage nach Krankheitsbeginn eine schwere Myokarditis. Bei der Mehrzahl der schwer Erkrankten findet sich rasch auch eine toxische Neuropathie mit Paralyse des weichen Gaumens und der Hirnnerven, nach zehn Tagen bis drei Monaten eine periphere Neuritis. Die Letalität einer Atemwegsdiphtherie liegt bei 3,5 (2–23)%.

- **Mikrobiologische Diagnostik**

  Erregernachweis

  Für einen kulturellen Nachweis dienen – vor Beginn der antibiotischen Therapie entnommene – Rachen-, Tonsillen- und Nasenabstriche bzw. Proben eines sonstigen fraglich infizierten Bereichs. Die Kultur erfolgt auch auf Tellur-haltigen Spezialmedien, die eine präsumptive Diagnose aufgrund der Kulturmorphologie erlauben.

  Im mikroskopischen Bild nach Gramfärbung liegen die Stäbchen wegen der Längsteilung häufig (bizarr) aneinandergelagert (Palisaden, chinesische Schriftzeichen). Durch die Löffler-Spezialfärbung werden metachromatische Polkörperchen (Proteineinlagerungen) sichtbar.

  Der Nachweis der Toxin-Produktion erfolgt über einen Meerschweinchen-Test oder eine Immunpräzipitation des auf dem Agar gebildeten Toxins mit Antitoxin (Elek-Test). Die Toxin-Produktion in der Kultur ist instabil, daher können die Tests insbesondere in wenig erfahrenen Händen falsch negativ ausfallen. Deshalb gewinnt in letzter Zeit eine Toxingen- bzw. Eisen-Regulatorgen-spezifische PCR immer größere Bedeutung für die Diagnose.

  Antikörpernachweis

  Spezifische Antikörper gegen Toxin können mit kommerziellen Tests bzw. mit Neutralisationstests in der Zellkultur quantifiziert werden – nur für die Epidemiologie und unter Umständen die Überprüfung des Impfstatus von Bedeutung.

- **Spezifische Therapie**

  Entscheidend für den Therapieerfolg ist die Eliminierung des noch nicht zellgebundenen Toxins durch Gabe von Diphtherie-Serum. Daher ist die Serumtherapie sofort nach Stellung

Corynebacterium diphtheriae (Fortsetzung)

der Verdachtsdiagnose durchzuführen. In Abhängigkeit von der Dauer der Symptomatik einmalig Gabe von Antitoxin. Vorher Hypersensitivität gegenüber dem Pferdeserum durch Intrakutan- oder Bindehauttests ausschließen und gegebenenfalls durch therapeutische Immunsuppression umgehen. Die Antibiotikatherapie beendet die Toxin-Produktion des Erregers, eliminiert ihn und senkt so das Ansteckungsrisiko. Bis zur Wiederherstellung der Schluckfähigkeit werden Penicillin oder Erythromycin i.v. verabreicht, danach für insgesamt 14 Tage oral. Während der Therapie ist der Patient strikt zu isolieren. Der Therapieerfolg muss vor Aufhebung der Isolation durch mindestens 3 über 48 Stunden hinweg genommene negative Abstriche belegt werden. Enge Kontaktpersonen und symptomlose „Carrier" sollten unabhängig vom Impfstatus aus seuchenhygienischen Gründen über sieben Tage mit Oralerythromycin behandelt werden. Die Wiederzulassung zu einer Gemeinschaftseinrichtung ist dann nach dem dritten Behandlungstag möglich.

- **Spezifische Prophylaxe**
Die aktive Impfung mit dem Diphtherie-Toxoid gehört zu den ab dem dritten Lebensmonat öffentlich empfohlenen Impfungen. Der Impfstoff wird als einzelne Vakzine oder als Kombination mit der Tetanus-(DT-)- und zusätzlich der Pertussis-(DPT-)Vakzine angeboten. Für Personen über sieben Jahre sollten wegen Nebenwirkungen nur verminderte Antigenmengen („Td") verwendet werden.
Grundimmunisierung: dreimalige i.m. Applikation, danach ca. alle zehn Jahre Auffrischimpfungen. Dies trifft insbesondere auf Personen mit hohem Expositionsrisiko zu (medizinisches und Laborpersonal, Migranten aus Risikogebieten, Bedienstete der Bundespolizei und des Zolls). Es sollte gegebenenfalls vor Ablauf dieser Zeit der Antikörperspiegel überprüft werden, da offenbar bei einer nicht zu vernachlässigenden Zahl von Personen der Impfschutz auch vor Ende der 10-Jahres-Frist unzureichend ist. Die Impfung vermindert das Erkrankungsrisiko um ca. 75%, bei Erkrankung die Letalität um 93%.

- **Meldepflicht**
Erkrankungsverdacht, Erkrankung und Tod an Diphtherie sind nach § 6 IfSG und der Nachweis Toxin-bildender Stämme nach § 7 IfSG meldepflichtig.

- **Literatur**
Anonymus: Diphtherie. Epidemiol Bull 6 (2001) 39–42.
Brune I, Brinkrolf K, Kalinowski J et al.: The individual and common repertoire of DNA-binding transcriptional regulators of Corynebacterium glutamicum, Corynebacterium efficiens, Corynebacterium diphtheriae, and Corynebacterium jeikeium deduced from the complete genome sequences. BMC Genomics 6 (2005) 86.
Funke G, von Graevenitz A, Clarridge JE et al.: Clinical microbiology of coryneform bacteria. Clin Microbiol Rev 10 (1997) 125–159.
Sing A, Roggenkamp A, Heesemann J: Charakterisierung von C. diphtheriae-Isolaten und weiteren toxigene Corynebakterien. Epidemiol Bull 15 (2002) 119–121.
Wilson AP: Treament of infection caused by toxigenic and non-toxigenic strains of Corynebacterium diphtheriae. J Antimicrob Chemother 35 (1995) 717–720.

---

rate erzielen und die Rückfallhäufigkeit senken. Wegen Compliance-Problemen einerseits und möglichen Penicillinallergien andererseits wurden als äquivalent wirksame Therapien die Gabe von 2 × 20 mg pro kg KG und Tag Cefuroxim (bzw. entsprechende Dosierungen anderer Oralcephalosporine der ersten und zweiten Generation), 2 × 40 mg pro kg KG und Tag Erythromycin-Estolat oder 2 × 15 mg pro kg KG und Tag Claritromycin über jeweils fünf Tage etabliert (Adam et al. 2000). Eine Makrolid-Therapie ist auch für eine Arcanobacterium-Infektion angebracht.

Der bloße Verdacht auf **Diphtherie** rechtfertigt eine schnellstmögliche stationäre Aufnahme und eine sofortige Serumtherapie. Zum Ausschluss einer anaphylaktischen Reaktion werden 0,1 ml Serum 1:10 verdünnt intrakutan oder auf der Bindehaut des Patienten getestet. Dann werden 200–1 000 IE Antitoxin/kg KG fraktioniert i.m. verabreicht. Bei toxischen Verläufen wird die Hälfte des Antiserums i.v. appliziert (gegebenenfalls unter gleichzeitiger Gabe von Prednisolon). Parallel wird eine Therapie mit 2 × 50 000 U Penicillin G über 14 Tage begonnen. Bei Penicillinallergie können alternativ 3 × 250 mg Erythromycin ebenfalls über 14 Tage gegeben werden.

8 Prävention

Für Influenzaviren A und B existiert eine – aufgrund der Antigenvariabilität der Viren jährlich zu erneuernde – i.m. Impfung mit einer Totvakzine. Für Adenoviren wurde vom amerikanischen Militär eine Schluckimpfung entwickelt, die aber nie der Zivilbevölkerung zugänglich gemacht wurde. Schließlich ist die Diphtherie-Impfung mit einem Toxoid breit eingeführt. Angesichts der Erfahrung mit kurzfristig auftretenden Diphtherie-Epidemien z.B. 1995–1998 in den Ländern der GUS, ist die konsequente Auffrischung dieser Impfung europaweit zu empfehlen.

Bei besonders gefährdeten Personen kann eine Chemoprophylaxe gegen HSV und CMV mit Aciclovir bzw. Ganci-

Streptococcus pyogenes, „Gruppe-A-Streptokokken" (GAS)
Andreas Podbielski

- **Erregerbeschreibung**
  Grampositive Kettenkokken, deren Kolonien auf Blutagar von einem Hof vollständiger Hämolyse (β-Hämolyse) umgeben sind. Serologische Gruppe A innerhalb der Streptokokken-Familie aufgrund des besonderen Zellwand-Carbohydrats (C-Substanz). Ca. 80 M-Protein-Serotypen, zurzeit mehr als 200 M-Proteingen (emm)-Genotypen. Acht dieser Typen bedingen im mehrjährigen Wechsel ca. 57% der Infektionen. Sequenzierung von bisher zwölf vollständigen GAS-Genomen und Array-Analytik der Genome von über 1000 Stämmen ergab, dass sprunghafte Veränderung der GAS-Virulenz durch genomische Integration/Desintegration > 20 lysogenen Bakteriophagen offenbar ein häufiges Ereignis ist. Eine Erregertypisierung zur Aufdeckung von Infektketten wird modernerweise durch Multilokus-Sequenz-Typisierung durchgeführt.

- **Epidemiologie**
  Der Mensch ist das einzige bekannte Reservoir. Insbesondere in der Wintersaison sind bis zu 20% der gesunden Bevölkerung im Rachen mit GAS symptomlos kolonisiert. Symptomatisch infizierte Personen sind deutlich effizientere Überträger als asymptomatisch infizierte. Übertragung aerogen und durch Schmierinfektionen, selten durch Nahrungsmittel. Ein Zusammenleben auf engem Raum begünstigt die Ausbreitung. Die Inkubationszeit beträgt durchschnittlich 2–4 Tage. Individuelle Konstitution für Krankheitsverlauf mitentscheidend, daher Manifestationsindex und Symptomatik bei Ansteckung auch mit „invasiven Stämmen" kaum vorhersagbar. Nosokomiale Übertragung insbesondere von invasiven Stämmen wurde beschrieben, daher entsprechende Patienten zunächst isolieren. Ferner besteht die Möglichkeit von Laborinfektionen. In aller Regel sind GAS-Infizierte 24 Stunden nach Therapiebeginn nicht mehr infektiös. Pharyngeale GAS-Infektionen sind im Winterhalbjahr häufiger. Die Altersgipfel liegen für Hautinfektionen im Kleinkind-, für pharyngeale Infektionen im frühen Schulkindalter. Spezifische Folgeerkrankungen weisen entsprechende Altersgipfel auf. Jegliche GAS-bedingten Einzelerkrankungen sind nach IfSG nicht meldepflichtig, daher sind keine Inzidenzdaten verfügbar. Die Erfassung invasiver GAS-Infektionen in den USA deutet auf eine seit fünf Jahren sinkende Inzidenz.

- **Erreger-Wirts-Beziehung**
  GAS liegen extra- und intrazellulär vor, wobei erstere Form mit der Infektion, letztere Form wahrscheinlich mit der asymptomatischen Persistenz assoziiert ist.
  GAS bilden eine Vielzahl von Virulenz-Faktoren in Abhängigkeit vom Status der Infektion. Die Anheftung an Zielzellen erfolgt durch verschiedene Fibronektin-bindende Proteine. Inhaltsstoffe der Zielzellen werden durch das Streptolysin S freigesetzt. Eine rasche Ausbreitung im Interzellularraum wird durch eigene Enzyme (z.B. Hyaluronidase), aber auch durch Aktivierung wirtseigener Proteasen erreicht. Durch eine Protease kann die Gerinnungskaskade, die Fibrinolyse und das Kinin-System maximal stimuliert werden. Die Phagozytose und die Komplement-Wirkung werden unterdessen durch die Kapsel und M(-ähnliche) Proteine blockiert. Immunglobuline werden durch Bindung am Fc-Teil ihrer Wirkung beraubt. Die kontrollierte Zytokin-Aktivität wird durch Superantigene und durch Bildung mehrerer, teils sehr spezifischer (Ziele: IL-2, IL-8, C5a) Proteasen nachhaltig gestört. Invasive Stämme zeichnen sich zudem durch Bildung eines Typ III-Sekretionssystem Äquivalentes (simultan gesteuerte Fibronektin- und Kollagen I-bindende Adhäsine, porenbildendes Streptolysin O plus in die Wirtszelle geschleuste NADase) aus. Die effiziente Abwehr bedarf der konzertierten Aktion von spezifischen T-Zellen und Antikörpern. Nach überwundenem Infekt womöglich lebenslange, M-Proteintyp-spezifische Immunität.

- **Krankheitsspektrum**
  GAS verursachen eitrige Pharyngotonsillitiden, Pyodermien (häufig zusammen mit S. aureus) und das Erysipel. Von all diesen Erkrankungen ausgehend kann zusätzlich ein Scharlach entstehen, sofern der Stamm einen lysogenen Bakteriophagen mit einem Toxin-Gen trägt. Derzeit sind zwei Toxin-Gene (speA, speC) sicher sowie über zehn Kandidatengene identifiziert. 10–20 Tage nach einer oberflächlichen GAS-Infektion kann es besonders bei 4- bis 10-jährigen Kindern und fehlender Antibiotikatherapie zum akuten rheumatischen Fieber oder zur akuten Glomerulonephritis kommen. Beide sowie die ebenfalls durch GAS getriggerten OCDs (obsessive-compulsive disorders, z.B. Tourette-Syndrom) und Exazerbationen der Psoriasis guttata beruhen auf immunologischen Fehlreaktionen. Selten kommt es zu invasiven, lebensbedrohenden Infektionen wie der nekrotisierenden Fasziitis, der Myositis und dem STSS (streptococcal toxic shock syndrome) bzw. Infektionen anderer solider Organe. Leichte GAS-Infektionen verlaufen innerhalb von 5–10 Tagen selbstheilend, schwere weisen trotz maximaler Therapie eine Letalität von 20–100% auf.

- **Mikrobiologische Diagnostik**
  Erregernachweis
  Mikroskopie: Der mikroskopische Nachweis grampositiver Kettenkokken im Untersuchungsmaterial ist bei typischer Klinik zwar richtungweisend, aber wenig spezifisch, da morphologisch kein Unterschied zu anderen β-hämolysierenden Streptokokken besteht.
  Kultur: Der kulturelle Nachweis gilt weiterhin als Goldstandard. Typischerweise ist er aus Tonsillen- und Hautabstrichen, Punktaten und gegebenenfalls Blutkulturen zu führen. Bei Transportzeiten über zwei Stunden trotz relativer Trocknungsresistenz der Bakterien Abstriche mit mikrobiologischen Transportmedien (z.B. Port-a-cul®) einsenden. Die anwesende Begleitflora z.B. im Rachenabstrich kann eine Verlängerung der Bebrütungszeit von den üblichen 24 Stunden auf 48 Stunden erfordern.
  Antigennachweise: Die in der Praxis durchführbaren Schnelltests sind nur mäßig sensitiv. Ein negatives Testergebnis erfordert eine kulturelle Untersuchung zum Aus-

Streptococcus pyogenes, „Gruppe-A-Streptokokken" (GAS) (Fortsetzung)

schluss der Erkrankung. Die Zuverlässigkeit und die geringen Kosten eines kulturellen Nachweises machten bisher den Einsatz von prinzipiell verfügbaren Nukleinsäuretests überflüssig.

Antikörpernachweis: Antikörperuntersuchungen sind nur bei Verdacht auf eine Streptokokken-Folgeerkrankung und bei epidemiologischen Studien sinnvoll. Testantigene sollen immer Streptolysin O und DNase B sein. Altersabhängig gelten Titer von > 180 bzw. > 240 I.E. als pathologisch. Selektiv erhöhte Anti-DNase-B-Werte deuten auf eine vorangegangene GAS-Hautinfektion.

- **Spezifische Therapie**
GAS sind gegenüber Penicillinen und Cephalosporinen grundsätzlich empfindlich. Resistenzen gegen Makrolide und Tetrazykline sind je nach Untersuchungsland unterschiedlich ausgeprägt. Eine Gabe dieser Antibiotika empfiehlt sich nur nach Resistenztestung. Co-trimoxazol und Fosfomycin sind meist unwirksam, während Rifampicin, Glykopeptide und Linezolid – soweit überprüft – immer wirksam sind.
Therapiemöglichkeiten der Wahl bei oberflächlichen GAS-Infektionen sind eine 10-tägige Gabe von Oralpenicillin bzw. eine 5-tägige Gabe verschiedener Oralcephalosporine oder neuerer Makrolide wie Azithromycin. Jeweils kürzere Regime erhöhen die Rückfallquote.
Bei schweren Infektionen wird eine initiale 3-tägige Therapie mit Clindamycin simultan zur 10-tägigen i.v. Penicillintherapie empfohlen. Zudem kann die 1- bis 5-tägige Gabe von polyvalentem Immunglobulin hilfreich sein.

- **Meldepflicht**
Eine Meldepflicht nach § 7(2) bzw. (3) IfSG besteht nur im Rahmen von Infektionsketten bei invasiver Infektion oder bei nosokomialen Infektionen. In den USA werden schwere Infektionen erfasst. Aktuelle Zahlen sind wöchentlich aktualisiert über die CDC bzw. das MMWR einsehbar.

- **Prophylaxe**
Eine aktive Impfung gegen GAS existiert weiterhin nicht. Eine Chemoprophylaxe mit Benzathin-Penicillin ist für Patienten mit akutem rheumatischem Fieber (ARF) indiziert. Die Dauer der Prophylaxe ist umstritten. Sie sollte minimal über fünf Jahre verabreicht werden, nach einem ARF-Rezidiv lebenslang. Die Chemoprophylaxe bei Kontaktpersonen von an invasiven GAS-Infektionen Erkrankten scheint aufgrund retrospektiver Studien nicht indiziert zu sein.

- **Literatur**
Bisno AL, Gerber MA, Gwaltney JM et al.: Diagnosis and management of group A streptococcal pharyngitis: a practice guideline. Clin Infect Dis 25 (1997) 574–583.
Kreikemeyer B, McIver KS, Podbielski A: Virulence factor regulation and regulatory networks in Streptococcus pyogenes and their impact on bacteria-host interactions. Trend Microbiol 11 (2003) 224–232.
Norrby-Teglund A, Norrby SR, Low DE: The treatment of severe group A streptococcal infections. Curr Infect Dis Rep 5 (2003) 28–37.
Sumby P, Porcella SF, Madrigal AG et al.: Evolutionary origin and emergence of a highly successful clone of serotype M1 group A Streptococcus involved multiple horizontal gene transfer events. J Infect Dis 192 (2005) 771–782.
The Prevention of Invasive Group A Streptococcal Infections Workshop Participants: Prevention of invasive group A streptococcal disease among household contacts of case patients and among postpartum and postsurgical patients: recommendations from the Centers for Disease Control and Prevention. Clin. Infect. Dis. 35 (2002) 950–959.
Vlaminckx B, van Pelt W, Schouls L et al.: Epidemiological features of invasive and noninvasive group A streptococcal disease in the Netherlands, 1992–1996. Eur J Clin Microbiol Infect Dis 23 (2004) 434–444.

---

clovir oder gegen Influenza-A-Virus mit Amantadin indiziert sein.

Gegen *S. pyogenes* ist in nächster Zukunft kein Impfstoff absehbar. Patienten mit einem akuten rheumatischen Fieber müssen gegen Reinfektionen mindestens über fünf Jahre mit Penicillin V geschützt werden. Die früher häufig durchgeführte Tonsillektomie wird heute nur noch empfohlen, wenn ein Betroffener sieben S.-pyogenes-Pharyngitiden innerhalb eines Jahres oder jeweils fünf innerhalb von zwei Jahren bzw. jeweils drei innerhalb von drei Jahren durchmacht. Ähnlich wie bei der rezidivierenden Otitis media kann auch hier vor einer Entscheidung zu einem operativen Eingriff die Gabe von Probiotika aus der Gruppe der vergrünenden Streptokokken, Laktobazillen oder Enterokokken angebracht sein, da dadurch persistierende S.-pyogenes-Bakterien verdrängt werden können (Falck et al. 1999, Glück und Gebbers 2003).

B3.5 Sialadenitis

1 Definition

Die Sialadenitis ist eine virale oder bakteriell bedingte Entzündung der Glandula parotis, G. submandibularis und G. sublingualis. Nichtinfektiöse Ursachen für die Entzündung der Speicheldrüsen sind z.B. das Sjögren-Syndrom im Rahmen verschiedener Vaskulitiden, die Sarkoidose sowie die Exposition gegenüber einer Reihe von Medikamenten und Schwermetallen. Nur die Entzündung der G. parotis hat eine geläufige eigenständige Bezeichnung („Parotitis").

Tab. B3-2 Erreger von Sialadenitiden.

Häufigkeit	Erreger
häufig	Mumpsvirus, Parainfluenzavirus 1, 2 und 3 (akute Parotitis)
seltener	Haemophilus influenzae, Pneumokokken, Staphylococcus aureus, vergrünende Streptokokken (akute und chronische Parotitis)
sehr selten	Adenovirus, Coxsackievirus, EBV, HIV, HSV, Zytomegalievirus, Influenzavirus A und B, Bartonella henselae, Burkholderia pseudomallei, Klebsiellen, Mykobakterien, Pseudomonas aeruginosa, Salmonellen, Histoplasmen

2 Einteilung

Bei den **akuten** Sialadenitiden werden viral bedingte und eitrige, bakteriell verursachte Infektionen unterschieden. Bei der **chronischen** Sialadenitis unterscheidet man eine rekurrente von einer chronisch obstruktiven Form.

3 Epidemiologie

Sialadenitiden sind relativ häufige Erkrankungen, umfassende Zahlen zur Morbidität existieren allerdings nicht. Von den akuten Formen sind insbesondere die viral bedingten bei Kindern häufig. Die Parotitis-Fälle bei Mumps nehmen in den letzten Jahren zu (Zimmermann et al. 1995). Die Inzidenz liegt bei ca. 12 pro 100 000 Einwohner. Bakteriell bedingte Formen kommen meist bei hospitalisierten Patienten oder bei älteren, schlecht ernährten und dehydrierten Personen vor. Rekurrente Formen sind überwiegend Folge von kongenitalen Abnormalitäten der Drüsenausführungsgänge und sind seltener als die chronisch obstruktive Form, die am häufigsten die G. submandibularis involviert (Chitre und Premchandra 1997, Goldberg 1987).

4 Erregerspektrum

Unter den Viren sind besonders die Vertreter der Paramyxoviren (Mumps- und Parainfluenzaviren) sowie CMV häufige Erreger. Bei den bakteriell bedingten Sialadenitiden stehen bei Kindern vergrünende Streptokokken, möglicherweise auch Pneumokokken und *H. influenzae* im Vordergrund (Chiu und Lin 1996, Giglio et al. 1997), während bei Erwachsenen *S. aureus* mit Abstand der häufigste Erreger sowohl der akuten als auch der chronischen Sialadenitis ist. Nicht selten werden Mischinfektionen mit anaeroben Bakterien gesehen. In Südostasien manifestiert sich eine lokalisierte Melioidose (Lumbiganon und Viengnondha 1995) bei Kindern am häufigsten als Parotitis (Tab. B3-2).

5 Klinik

In aller Regel macht sich die Infektion durch lokale Schmerzen (bei Parotitis Ohrenschmerzen), Schwellung, Kau- und Schluckbeschwerden sowie Fieber bemerkbar. Bei einem **viralen Infekt** geschieht dies nach 2- bis 3-wöchiger Inkubationszeit, häufig nach Prodromalsyndromen und betrifft bei der Parotitis zu ca. 70% beide Speicheldrüsen. Der Kieferwinkel der betroffenen Seite ist verstrichen (Abb. B3-7) und das Ohr erscheint, vom Hinterkopf aus betrachtet, verschoben. Durch den Druck kann es zu einer vorübergehenden Fazialis-Lähmung kommen.

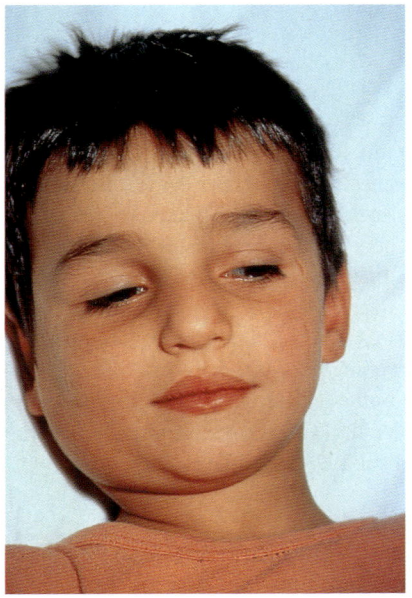

Abb. B3-7 Rechtsseitige Mumps-Parotitis bei einem 8 Jahre alten Jungen.

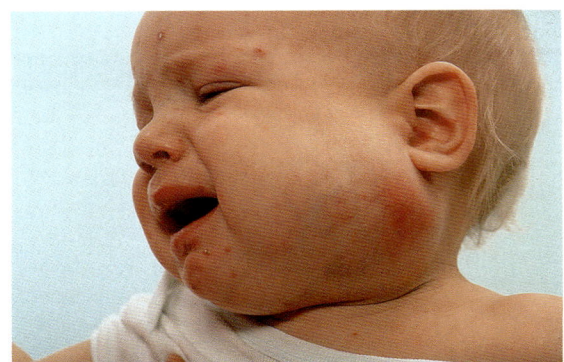

Abb. B3-8 Parotis-Abszess bei einem 1-jährigen Jungen in der Folge einer Varizellen-Infektion.

Komplikationen einer Mumpsvirus-Infektion sind in 3–15% der Fälle Affektionen des ZNS, in 15–40% der Fälle eine leichte Pankreas-Mitbeteiligung und selten Epididymitis, Orchitis, Akustikus-Neuritis und Labyrinthitis.

Die **bakterielle Infektion** beginnt abrupter, ist meist von einer lokalen Rötung und Erwärmung begleitet und in aller Regel einseitig. Im Gegensatz zur serösen Absonderung aus den Drüsenausführungsgängen beim viralen Infekt kann das Sekret bei der bakteriellen Infektion eitrig werden. Ohne Therapie besteht die Gefahr einer Abszedierung (Abb. B3-8) und, in der Folge, einer massiven Halsschwellung mit Obstruktion der Atemwege sowie einer Osteomyelitis der Gesichtsschädelknochen.

6 Risikofaktoren

Für die Infektion mit dem Mumpsvirus besteht im fehlenden oder unzureichenden Impfschutz das höchste Risiko. Störungen der normalen Speichelproduktion sowie die Immunsuppression bedeuten ein besonderes Risiko für eine akute bakterielle Infektion. Für die chronischen Formen sind angeborene oder erworbene Beeinträchtigungen der Anatomie der Drüsenausführungsgänge relevant. Dies kann z.B. durch vorangegangene akute Infektionen, aber auch durch Zahnprothesen oder -korrekturhilfen und häufiges Aufblasen der Backen („Pneumoparotitis") bewirkt werden (Goguen et al. 1995, McDuffie et al. 1993).

7 Infektionswege und Pathogenese

Paramyxo- und Herpesviren werden aerogen oder durch Schmierinfektion übertragen. Nach einer virämischen Phase kommt es im Rahmen eines unverstandenen Tropismus zur Infektion der Speicheldrüsen. Die Erreger bakterieller Infekte rekrutieren sich in der Regel aus der Mundflora des Patienten. Eine ungenügende Spülung der Drüsenausführungsgänge bei vermindertem Speichelfluss, häufig gepaart mit der Bildung von Speichelsteinen, begünstigt die Kolonisierung und Infektion des Gangsystems. Bei der Melioidose und Tuberkulose gelangen die Keime hämatogen oder lymphogen in die Speicheldrüsen.

8 Diagnostik

Die Diagnostik der Sialadenitiden dient vor allem zur Unterscheidung von viral und bakteriell bedingten Infektionen. Deswegen kann zur Basisdiagnostik ein **Differentialblutbild** oder die Bestimmung des CRP herangezogen werden. Als bildgebendes Verfahren wird heute die Sonographie eingesetzt, die allerdings als weniger spezifisch als die klassische Sialographie beurteilt wird (Yoshiura et al. 1997).

Für den kulturellen Nachweis von Bakterien wird nach Spülen des Mundes mit Wasser vom eitrigen Sekret des Ausführungsgangs ein **Abstrich** entnommen oder es werden Eiterproben durch eine extraorale Punktion gewonnen. Bei Verdacht auf hämatogen verschleppte Keime werden zusätzlich Blutkulturen angelegt. Die infrage kommenden viralen Erreger werden durch Virusisolierung oder durch PCR nachgewiesen. Für Mumps- und Parainfluenzaviren sollten spezifische IgM-Antikörpernachweise angefordert werden.

9 Therapie

Die meisten viralen Sialadenitiden sind therapeutisch nicht spezifisch beeinflussbar. Die Mumps-Parotitis heilt innerhalb einer Woche von selbst. Die symptomatische Therapie besteht aus der Gabe von Schmerzmitteln, reichlich Flüssigkeit und einer Suppen- und Breidiät sowie der Spülung der entzündeten Ausführungsgänge mit warmer Salzlösung (Peter und Haney 1996). Eine antibakterielle Therapie mit einem Cephalosporin (z.B. Orelox® 2 × 200 mg/d p.o. oder Cefotaxim 3 × 1 g/d i.v.) deckt die statistisch häufigsten Erreger ab. Für die chronische Parotitis muss zusätzlich eine Parotidektomie (Sadeghi et al. 1996) oder eine niedrig dosierte Strahlentherapie (Trott 1994) ins Auge gefasst werden.

10 Prophylaxe

Aerogen übertragene virale Sialadenitiden können allgemein durch eine Expositionsprophylaxe eingedämmt werden. Dies bedeutet, dass Mumps-infizierte Kinder frühestens zehn Tage nach Beginn der Infektion Gemeinschaftseinrichtungen besuchen sollten. Mumps-spezifische Antiseren zur passiven Immunprophylaxe stehen nicht zur Verfügung. Für die aktive Impfung wird zurzeit in Deutschland der attenuierte Mumpsvirus-Stamm „Jeryl Lynn" allein oder in Kombination mit einer Masern- oder Röteln-Vakzine verimpft. Die erste Impfung wird ab dem 15. Lebensmonat verabreicht, eine Booster-Impfung sollte ab dem sechsten Lebensjahr erfolgen. Über den Anteil an Geimpften mit protektiven Antikörperspiegeln existieren divergierende Angaben (15–95%). Der Impfschutz besteht wahrscheinlich lebenslang. Bei inkomplettem Impfschutz kann es durch die Infektion noch zu einer Parotitis kommen, die Ausbildung von Komplikationen ist aber unwahrscheinlich (Zimmermann et al. 1995).

Mumpsvirus

Therese Popow-Kraupp

- **Taxonomie**

Das Mumpsvirus, ein Mitglied der Familie der Paramyxoviren, ist ein umhülltes pleomorphes RNS-Virus (sphärisch bis filamentös, Durchmesser 100–600 nm). Die Reifung der Viruspartikel erfolgt durch einen Knospungsprozess an der Zytoplasmamembran der Wirtszelle, wobei deren Bestandteile (Lipidmembran) für die Virushülle verwendet werden. In diese sind zwei viruskodierte transmembrane Glykoproteine (HN und F) eingelagert, die spikeförmig aus der Virusoberfläche herausragen. Diese beiden Oberflächenglykoproteine besitzen hämagglutinierende, Neuraminidase- und zellfusionierende Aktivität. Sie sind für die Bindung des Virus an den Zellrezeptor und für die Fusion der Virushülle mit der Zellmembran – eine Voraussetzung für das Eindringen der viralen RNS in die Zelle – verantwortlich. Antikörper, die gegen diese beiden Glykoproteine gerichtet sind, schützen vor einer Infektion mit dem Mumpsvirus (Carbone und Wolinsky 2001).

- **Epidemiologie**

Infektionen mit dem Mumpsvirus treten weltweit endemisch auf. Epidemische Ausbrüche wurden vor Einführung der Impfung alle 2–5 Jahre mit 50% der Erkrankungen in der Gruppe der 5- bis 9-Jährigen und 90% der Infektionen vor dem 14. Lebensjahr beobachtet (CDC 1974). Durch die Einführung der Impfung kam es zu einer Veränderung in der Altersverteilung der Erkrankungen (25% bei den 5- bis 9-jährigen und > 50% bei den über 14-jährigen Kindern) (Cochi et al. 1988). Die Übertragung erfolgt durch Kontakt mit kontaminierten Tröpfchen und Speichel über Nase und Mund, wobei jedoch ein relativ enger Kontakt für die Virusübertragung notwendig ist. Die Inkubationszeit beträgt durchschnittlich 16–18 Tage. Die Virusausscheidung mit dem Speichel beginnt um den fünften Tag vor Beginn der klinischen Symptome und endet nach der ersten Krankheitswoche. Die Virusausscheidung mit dem Harn dauert einige Wochen. Etwa 30% der Infektionen verlaufen subklinisch.

- **Erreger-Wirts-Beziehung**

Die primäre Virusvermehrung findet wahrscheinlich in den Epithelzellen der Nase und des oberen Respirationstraktes statt. Nach einer weiteren Vermehrung in den regionalen Lymphknoten kommt es über die Virämie (Plasmazellen- und T-Lymphozyten-assoziiert) zur Infektion der Zielorgane (Speicheldrüsen, ZNS, Hoden, Eierstöcke, Pankreas, Myokard). Die Infektion der Epithelzellen in den Speicheldrüsengängen führt zu degenerativen Zellveränderungen, Nekrosen, lokalen Entzündungsreaktionen (hauptsächlich sind Lymphozyten und Makrophagen involviert) und zu einem interstitiellen Ödem. Ähnliche mikroskopische Veränderungen findet man auch bei einer Infektion der Hoden und des Pankreas. Die Invasion des ZNS erfolgt über den Plexus chorioideus durch infizierte mononukleäre Zellen. Nach der Vermehrung in den chorioidalen Epithelzellen kommt es zur Ausbreitung über den Liquor und zur Infektion der Meningen und sehr selten auch von Neuronen. Mit dem Auftreten virusneutralisierender Antikörper (ca. ab dem elften Krankheitstag) beginnt die Viruselimination. Die Rolle der zellvermittelten Abwehrmechanismen bei Mumpsvirus-Infektionen ist noch weitgehend ungeklärt.

- **Krankheitsspektrum**

Das klassische klinische Bild der Mumpsinfektion ist die fieberhafte Parotitis (entweder einseitig oder nacheinander beidseitig). Als Komplikationen können ein- oder beidseitige Orchitiden (meist nur bei Infektion nach der Pubertät) und eine Pankreatitis auftreten. Relativ häufig kommt es zu einer Infektion des ZNS, meist als seröse Meningitis (1–10% der Patienten mit Parotitis; 40–50% der Patienten mit Mumps-Meningitis haben keine Parotitis). Sehr selten (ca. 1/6000 Infektionen) wird eine Enzephalitis diagnostiziert, wobei diese in der frühen Erkrankungsphase (Virusvermehrung in den Neuronen) oder erst 7–10 Tage nach Erkrankungsbeginn (postinfektiöser Demyelinisierungsprozess durch die Immunantwort) auftreten kann. Darüber hinaus können im Rahmen einer Mumpsvirus-Infektion eine Reihe anderer Organe befallen werden (z.B. Ovarien, Niere) (Cherry 1998). Eine bleibende Schwerhörigkeit kann in mehr als 4% der Fälle auftreten.

- **Virologische Diagnostik**

Erregernachweis

Nukleinsäure-Amplifikation (RT-PCR) und Virusisolierung aus Speichel, Rachenabstrichmaterial, Urin und Liquor innerhalb der ersten Woche nach Krankheitsbeginn. Das Virus ist nicht sehr stabil und die Proben sollten daher in einem

Mumpsvirus (Fortsetzung)

speziellen Transportmedium so rasch wie möglich in das Labor transportiert werden.

Antikörpernachweis

Der Nachweis von virusspezifischen IgM- und IgG-Antikörpern mittels ELISA in Serum und Liquor ist die Methode der ersten Wahl für die labordiagnostische Absicherung einer Mumpsvirus-Infektion, wobei die Impfanamnese für die Interpretation der Laborbefunde wichtig ist (Örvell 1988).

- **Prophylaxe**
  Aktive Immunisierung mit einem Lebendimpfstoff.
- **Therapie**
  Es ist keine spezifische Therapie verfügbar.
- **Meldepflicht**
  Keine.
- **Referenzzentren**
  Nationales Referenzzentrum für Masern, Mumps, Röteln; Dr. E. Gerike (Ansprechpartner), Robert-Koch-Institut/Fachbereich Virologie, Nordufer 20, 13353 Berlin; Telefon: 030/4547-2647, Fax: 030/4547-2328 oder -2605, E-Mail: gerikee@rki.de.

Speziallabor; Prof. Dr. U.G. Liebert (Ansprechpartner), Institut für Virologie, Universität Leipzig, Johannisallee 30, 04103 Leipzig; Telefon: 0341/9714-301, Fax: 0341/9714-309, E-Mail: liebert@medizin.uni-leipzig.de.

- **Literatur**
  Carbone KM, Wolinsky JS: Mumps Virus. In: Knipe DM, Howley PM et al. (eds.): Fields Virology, 4th ed., pp. 1381–1400. Lippincott Williams and Williams, Philadelphia 2001.
  Centers for Disease Control and Prevention (CDC): Mumps surveillance 1973. MMWR 23 (1974) 431.
  Cherry, JD: Mumps. In: Feigin RD, Cherry JD (eds.): Textbook of Pediatric Infectious Diseases, Vol. II, 4th ed., pp. 2075–2083. Saunders Company, Philadelphia 1998.
  Cochi SL, Preblud SR, Orenstein WA: Perspectives on the relative resurgence of mumps in the United States. Am J Dis Child 142 (1988) 499–507.
  Örvell C: Paramyxoviridae: Mumps Virus. In: Lennette EH, Halonen P, Murphy FA (eds.): Laboratory Diagnosis of Infectious Diseases, Principles and Practice, Vol. II, pp. 507–524. Springer, Berlin 1988.

B3.6 Infektionen des Kehlkopfes

1 Definition und Einteilung

Unter den infektiösen Erkrankungen des Kehlkopfes versteht man die akute Laryngitis, die akute subglottische Laryngitis bzw. Laryngotracheitis (Pseudokrupp), die Epiglottitis (Infektion der supraglottischen Teile des Kehlkopfes) und die laryngeale Papillomatose.

2 Epidemiologie

Die **akute Laryngitis** tritt meist im Rahmen einer viralen Infektion des oberen Respirationstraktes auf und ist eine Erkrankung, die üblicherweise ältere Kinder und Erwachsene betrifft.

Im Gegensatz dazu ist die **subglottische Laryngitis** bzw. Laryngotracheitis eine Erkrankung des Kleinkindesalters mit einem Altersgipfel zwischen dem 7. und 36. Lebensmonat und wird nur selten nach dem sechsten Lebensjahr beobachtet. Ein gehäuftes Auftreten von akuten Laryngitiden und von Pseudokrupp findet sich vorwiegend im Spätherbst und frühen Winter und korreliert mit der gesteigerten Aktivität respiratorischer Viren zu dieser Jahreszeit (Denny et al. 1983). Eine Zusammenstellung der mit diesen Krankheitsbildern assoziierten Viren findet sich in Tabelle B3-3. Die Übertragung erfolgt durch virushaltige Sekrete der Atemwege, die Infektion findet entweder direkt von Mensch zu Mensch durch Inhalation von Aerosolen oder durch den Kontakt mit kontaminierten Gegenständen statt. Eine häufige Infektionsquelle für Kleinkinder sind Erwachsene mit einer Rhinitis. Beispielsweise sind Parainfluenzaviren bei Erwachsenen häufig die Ursache einer Erkältungskrankheit, bei Kleinkindern verursachen sie aber eine subglottische Laryngitis.

Die **akute Epiglottitis** (supraglottische Laryngitis) ist eine bakterielle Infektion, die fast immer durch *H. influenzae* Typ b verursacht wird und vorwiegend in der wärmeren Jahreszeit auftritt (Broughton und Warren 1984, Vernon und Sarnaik 1986). Am häufigsten sind Kinder zwischen dem ersten und fünften Lebensjahr betroffen (75% aller Fälle). Die Häufigkeit akuter Epiglottiden ist seit Einführung der Impfung gegen *H. influenzae* Typ b signifikant zurückgegangen.

Die **laryngeale Papillomatose**, eine sehr seltene Erkrankung, ist die Folge einer Infektion mit den humanen Papillomaviren Typ 6 und 11 (HPV-6 und HPV-11), den beiden häufigsten Erregern genitaler Kondylome. Obwohl laryngeale Papillome in jedem Alter auftreten können, besteht für Kinder vor dem fünften Lebensjahr (51% der Fälle) das höchste Risiko, daran zu erkranken. Die Virusübertragung während der Geburt gilt als die wahrscheinlichste Ursache kindlicher Infektionen (Quick et al. 1980). Bei Erwachsenen (Erkrankungsgipfel zwischen dem 20. und 40. Lebensjahr) sind Larynxpapillome typischerweise

Tab. B3-3 Virale und bakterielle Erreger akuter Infektionen des Kehlkopfes.

virale und bakterielle Erreger	akute Laryngitis	akute subglottische Laryngitis	akute Epiglottis
Adenoviren	+++	++	
Influenzavirus Typ A und B	+++	++	
Parainfluenzavirus Typ 1, 2, 3	++	+++	
Rhinoviren	++	+	
Respiratory-syncytial-Virus	++	++	
Enteroviren	+	+	
Streptococcus pyogenes	++		
Haemophilus influenzae Typ b			+++
Streptococcus pneumoniae			(+)
Staphylococcus aureus			(+)
Haemophilus parainfluenzae			(+)
Haemophilus influenzae untypisierbar			(+)

+++ sehr häufig
++ häufig
+ selten
(+) sehr selten

solitär und stellen Präkanzerosen dar, die in ca. 20% der Fälle maligne entarten.

3 Erregerspektrum

Eine Zusammenstellung der wichtigsten viralen und bakteriellen Erreger akuter Infektionen des Kehlkopfes und ihrer relativen Häufigkeit bei den verschiedenen Erkrankungsbildern findet sich in Tabelle B3-3.

Die Ursache der **akuten Laryngitis** und **subglottischen Laryngotracheitis** ist fast immer eine **Virusinfektion,** wobei das Spektrum der viralen Pathogene relativ breit ist und die einzelnen Viren mit unterschiedlicher Häufigkeit nachgewiesen werden können. Influenza- und Adenoviren sind sehr häufige Erreger akuter Laryngitiden, während Parainfluenzaviren (vor allem Typ 1 und 2) besonders häufig bei Patienten mit Pseudokrupp nachgewiesen werden können (Chanock et al. 1967, Hope-Simpson und Higgins 1969, Macasaet et al. 1968, Parrott et al. 1961, Parrott et al. 1962a, Tyrrel 1965).

Die akute Epiglottitis wird fast immer durch *H. influenzae* Typ b verursacht (Broughton und Warren 1984, Vernon und Sarnaik 1986). Nur sehr selten können *S. pneumoniae, S. aureus* und *H. parainfluenzae* nachgewiesen werden. Bei immunsupprimierten Patienten kommen zusätzlich *Pasteurella multocida, Klebsiella pneumoniae* und *Aspergillus flavus* in Betracht.

4 Klinik

Die spezifische klinische Manifestation der **akuten Laryngitis** ist die **Heiserkeit.** Alle weiteren Symptome hängen maßgeblich vom krankheitsauslösenden Erreger ab. Adeno- und Influenzaviren verursachen sehr schwere Krankheitsverläufe mit hohem Fieber, stark gerötetem Rachen sowie Muskel- und Kopfschmerzen. Im Gegensatz dazu treten bei Infektionen mit Rhinoviren, Parainfluenzaviren und RSV Allgemeinsymptome in einem nur sehr geringen Ausmaß auf. Im Vordergrund steht bei diesen Infektionen die Rhinitis. Ein inspiratorischer Stridor tritt nicht auf (DD: akute subglottische Laryngotracheitis). Die klinischen Symptome enden meist nach 4–7 Tagen. Gelegentlich kommt es, als Folge einer bakteriellen Superinfektion, zu einer länger anhaltenden Heiserkeit (2–3 Wochen).

Bei der **akuten subglottischen Laryngotracheitis** steht die Obstruktion der oberen Atemwege, d.h. ein **inspiratorischer Stridor,** im Vordergrund der klinischen Symptome. Die Erkrankung beginnt meist harmlos mit einer trockenen oder rinnenden Nase, Husten und Halsschmerzen. Üblicherweise tritt dann innerhalb von 24 Stunden Fieber und nach weiteren 12–48 Stunden ein zunehmender inspiratorischer Stridor auf. Bei leichtem Krankheitsverlauf dauert die Erkrankung 3–7 Tage. Schwere Verlaufsformen gehen mit Zyanose, supra-, infraklavikulären und sternalen Einziehungen einher und können ohne Intervention zum Tod durch Asphyxie führen. Die Krankheitsdauer beträgt in diesen Fällen sowohl mit als auch ohne Therapie 7–14 Tage. In seltenen Fällen kann die subglottische Laryngitis fortschreiten und zu einer obstruktiven Erkrankung der tiefen Atemwege führen, die so gravierend sein kann, dass eine Intubation oder eine Tracheostomie erforderlich wird.

Die **akute Epiglottitis** beginnt abrupt mit starken Halsschmerzen und einer beeinträchtigten Atmung bei nur geringgradig gesteigerter Atemfrequenz. Die Patienten leiden unter einem extremen **Erstickungsgefühl,** das zu gesteigerter Angst und Unruhe führt. Vorangehende Symptome einer Infektion der oberen Atemwege werden von ca. 25–50% der Patienten geschildert, und die Dauer bis zur Krankenhauseinweisung beträgt 2–24 Stunden. Bei Aufnahme findet sich bei etwa einem Drittel der Patienten eine eingeschränkte Bewusstseinslage, Zyanose und Fieber. In seltenen Fällen kann zusätzlich noch eine Tonsillitis, eine Otitis media, eine Meningitis, eine septische Arthritis oder eine Perikarditis vorhanden sein (Cherry 1998).

Bei **laryngealen Papillomen** sind die charakteristischen klinischen Symptome Heiserkeit und eine veränderte Stimme, da die Stimmlippen am häufigsten von dieser Virusinfektion betroffen sind. Laryngeale Papillome können zu einer Obstruktion der Atemwege führen, lokale Rezidive nach chirurgischer Entfernung sind häufig (Shah und Howley 1996).

5 Infektionswege und Pathogenese

Bei der **akuten Laryngitis** und **Laryngotracheitis** kommt es zunächst zu einer Virusinfektion der nasalen und pharyngealen Epithelzellen mit anschließender lokaler Ausbreitung in den Larynx und die Trachea. Die Infektion dieser Zellen führt zur Hemmung der Zilien-Funktion und zur Destruktion des respiratorischen Epithels und damit zu einer Infektion der Lamina propria, die mit Rötung und Schwellung einhergeht. Oft kommt es auch zu einer Schwellung der Stimmlippen, wodurch ihre Beweglichkeit beeinträchtigt wird. Bei der subglottischen Laryngitis breitet sich diese Schwellung bis unterhalb der Stimmlippen aus und führt zu einer massiven Einengung der Trachea, die durch ein fibrinöses Exsudat noch gesteigert wird.

Histologisch findet sich ein Ödem und eine Infiltration der Lamina propria, der Submukosa und der Adventitia mit Makrophagen, Lymphozyten, Plasmazellen und neutrophilen Granulozyten. Eine durch virusspezifische IgE-Antikörper vermittelte Hypersensitivitätsreaktion scheint zumindest bei Infektionen mit RSV und Parainfluenzaviren eine entscheidende Rolle zu spielen (Welliver et al. 1980, Welliver et al. 1982).

Bei der **akuten Epiglottitis** bewirkt die bakterielle Infektion eine ausgeprägte Schwellung der Epiglottis und der aryepiglottischen Falten. Mit zunehmendem Ödem kommt es zum Einrollen der Epiglottis und es besteht die Tendenz, den entzündeten supraglottischen Ring bei der Inspiration in den Larynx zu ziehen (Kugelklappeneffekt). Histologisch finden sich eine diffuse Infiltration mit neutrophilen Leukozyten, ein hämorrhagisches Ödem und Fibrin-Ablagerungen. Üblicherweise geht die Epiglottitis mit einer direkten bakteriellen Invasion und geringgradiger Bakteriämie von kurzer Dauer einher.

Bei der **laryngealen Papillomatose** führen die Papillome an den Stimmlippen zur Einschränkung ihrer Beweglichkeit und – durch ihre räumliche Ausdehnung – zur Obstruktion der oberen Atemwege.

6 Befund und Diagnostik

Die Diagnose beruht auf der klinischen Untersuchung und den Ergebnissen der bildgebenden Verfahren und der mikrobiologischen/virologischen Laboruntersuchungen.

Bei der **akuten Laryngitis** ergibt die Untersuchung des Patienten einen normalen oder geröteten Rachen und eine normale, nicht vergrößerte Epiglottis. Die Laborparameter sind in der Regel unauffällig. Bei länger anhaltender Heiserkeit sollten Tumoren, Papillome, Fremdkörper und andere chronische Erkrankungen durch eine laryngoskopische Untersuchung ausgeschlossen werden.

Bei der Inspektion eines Patienten mit **akuter subglottischer Laryngotracheitis** findet sich ein normaler oder nur minimal geröteter Rachen und eine leicht gesteigerte Atemfrequenz mit einer verlängerten inspiratorischen Phase. Das Differentialblutbild ergibt üblicherweise Leukozytenwerte von > 10 G/l mit 70% neutrophilen Granulozyten. Bei Leukozyten-Werten von > 20 G/l muss an eine bakterielle Superinfektion oder an eine akute Epiglottitis gedacht werden. In der p.-a. Thorax-Röntgenaufnahme findet sich eine subglottische Verengung, und das laterale Hals-Röntgenbild zeigt eine nicht vergrößerte Epiglottis.

Bei der Untersuchung von Patienten mit einer **akuten Epiglottitis**, die nur in Intubationsbereitschaft durchgeführt werden darf, findet man neben meist sehr hohem Fieber einen stark geröteten Rachen und eine vergrößerte, kirschrote Epiglottis. In der seitlichen Röntgenaufnahme fällt ein dilatierter Hypopharynx und eine Verengung der Vallecula epiglottica auf. Das periphere Blutbild zeigt eine Leukozytose (> 10 G/l) mit einem Anteil an neutrophilen Granulozyten von ca. 80%, das CRP ist meist auf Werte > 20 µg/ml erhöht. Die Differentialdiagnose der akuten Epiglottitis umfasst die virale Laryngotracheitis, die bakterielle Tracheitis, Fremdkörper in den Vallecula epiglottica, das angioneurotische Ödem, angeborene Anomalien und die laryngealen Papillome.

Für die **labordiagnostische Absicherung** einer viralen bzw. bakteriellen Infektion stehen der **direkte Erregernachweis** aus abgesaugtem Nasen-Rachen-Sekret (insbesondere für den Virusnachweis bei Kleinkindern) bzw. aus Abstrichmaterial vom Nasen-Rachen-Kehlkopfbereich (geeignete Transportmedien!) mittels **ELISA** (Arstila und Halonen 1988) und die **Virusisolierung** zur Verfügung. Bei Verdacht auf eine akute Epiglottitis sollte zusätzlich der Nachweis von *H. influenzae* Typ b aus dem Blut angestrebt werden (Ward et al. 1978). Der Nachweis virusspezifischer Antikörper mittels Komplement-Bindungsreaktion und/oder ELISA bzw. Immunoblot bleibt, insbesondere bei kleinen Kindern, nicht selten unbefriedigend (Meurmann et al. 1984, Parrott et al. 1962b, Popow-Kraupp et al. 1989).

Bei klinischem Verdacht auf laryngeale Papillome kann zur Absicherung der Diagnose der Nachweis viraler DNS in Biopsie-Material mittels PCR durchgeführt werden.

7 Therapie

Die Therapie der **akuten Laryngitis** besteht im Prinzip aus Stimmschonung, vermehrter Flüssigkeitszufuhr und Luftbefeuchtung. Bei sichtbar eitriger Infektion bzw. nach kulturellem Nachweis von Bakterien ist eine Therapie mit (oralen) Cephalosporinen der 2. Generation (z.B. Cefuroxim-Axetil) bzw. einem Antibiotikum nach Resistenztestung (z.B. Ampicillin) angezeigt.

Die **akute Laryngotracheitis** ist in erster Linie eine virale Erkrankung, und klinische Erfahrungen mit einer spezifischen antiviralen Therapie (z.B. Ribavirin) gibt es nicht. Die symptomatische Behandlung besteht aus Luftbefeuchtung, periodischer Inhalation von (razemischem) Epinephrin, alternativ bzw. zusätzlich der inhalativen oder rektalen Gabe von Steroiden sowie Sauerstoffzufuhr bei Hypoxämie. Bei bakterieller Superinfektion erfolgt eine antibiotische Therapie in Abhängigkeit vom Kulturergebnis.

Die Therapie der **akuten Epiglottitis** besteht primär in der Sicherung der Luftzufuhr (Tracheostomie oder nasotracheale Intubation) und einer antibiotischen Therapie wie bei der Laryngitis.

Laryngeale Papillome müssen chirurgisch entfernt werden. Regelmäßige Nachkontrollen für das frühzeitige Erfassen von Rezidiven sind angezeigt. Die Rezidiv-freien Intervalle können bei einem Teil der Patienten durch Einspritzen von Cidofovir in die Papillombeete verlängert werden (Naiman et al. 2003).

8 Prävention

Eine Immunprophylaxe steht derzeit gegen Infektionen mit Influenza A (Immunisierung mit inaktivierten Ganzviren, Spaltimpfstoff, Subunit-Impfstoff) und *H. influenzae* Typ b (Immunisierung mit gereinigten Kapsel-Polysaccharid) zur Verfügung.

Als Chemoprophylaxe gegen eine Influenza-A-Virusinfektion kann Amantadin verabreicht werden. Eine Rifampin-Prophylaxe kann bei Haushaltskontakt mit einer H.-influenzae-Typ-b-infizierten Person durchgeführt werden.

LITERATUR
B3.1 Schnupfen
Cherry JD: The common cold. In: Feigin RD, Cherry JD: Textbook of Pediatric Infectious Disease, vol. 1, pp. 137 ff. Saunders, Philadelphia 1992.
Musher DM: How contagious are common respiratory tract infections? N Engl J Med 348 (2003) 1256–1266.
Wald ER. Rhinitis and acute and chronic sinusitis. In: Bluestone CD, Stool SE, Kenna MA: Pediatric Otolaryngology, vol. 1, pp. 843 ff. Saunders, Philadelphia 1996.

B3.2 Sinusitis
Brook I: Bacteriology of acute and chronic ethmoid sinusitis. J Clin Microbiol 43 (2005) 3479–3480.
Calderon E, O'Neal ML, Fox RW et al.: Chronic sinusitis in children. J Investig Allergol Clin Immunol 6 (1996) 5–13.
Carroll K, Reimer L: Microbiology and laboratory diagnosis of upper respiratory tract infections. Clin Infect Dis 23 (1996) 442–448.
Cherry JD, Dudley JP: Sinusitis. In: Feigin RD, Cherry JD: Textbook of Pediatric infectious disease, vol. 1, pp. 142 ff. Saunders, Philadelphia 1992.

Conrad DA, Jenson HB: Management of acute bacterial rhinosinusitis. Curr Opin Pediatr 14 (2002) 86–90.

Finegold SM, Flynn MJ, Rose FV, Jousimies-Somer H, Jakielaszek C, McTeague M, Wexler HM, Berkowitz E, Wynne B: Bacteriologic findings associated with chronic bacterial maxillary sinusitis in adults. Clin Infect Dis 35 (2002) 428–433.

Giannoni CM, Stewart MG, Alford EL: Intracranial complications of sinusitis. Laryngoscope 107 (1997) 863–867.

Grimwood K, Collignon PJ, Currie BJ et al.: Antibiotic management of pneumococcal infections in an era of increased resistance. J Paediatr Child Health 33 (1997) 287–295.

Jones RL, Violaris NS, Chavda SV et al.: Intracranial complications of sinusitis: The need for aggressive management. J Laryngol Otol 109 (1995) 1061–1062.

Klein JO: Current issues in upper respiratory tract infections in infants and children: Rationale for antibacterial therapy. Pediatr Infect Dis J 13 (1994) S5–S9.

Lacroix JS, Ricchetti A, Lew D, Delhumaeu C, Morabia A, Stalder H, Terrier F, Kaiser L: Symptoms and clinical and radiological signs predicting the presence of pathogenic bacteria in acute rhinosinusitis. Acta Otolaryngol 122 (2002) 192–196.

Melen I: Chronic sinusitis: Clinical and pathophysiological aspect. Acta Otolaryngol Suppl (Stockh) 515 (1994) 45–48.

Newton DA: Sinusitis in children and adolescents. Prim Care 23 (1996) 701–717.

Piccirillo JF: Acute bacterial sinusitis. N Engl J Med 351 (2004) 902–910.

Poole MD, Portugal LG: Treatment of rhinosinusitis in the outpatient setting. Am J Med 118 (2005) 45S–50S.

Rosenfeld EA, Rowley AH: Infectious intracranial complications of sinusitis, other than meningitis, in children: 12-year review. Clin Infect Dis 18 (1994) 750–754.

Sande M, Gwaltney JM: Acute community-acquired bacterial sinusitis: continuing challenges and current management. Clin Infect Dis 39 (2004) S151–S158.

von Cauwenberge P, Ingels K: Effects of viral and bacterial infection on nasal and sinus mucosa. Acta Otolaryngol (Stockh) 116 (1996) 316–321.

Wald ER: Sinusitis. In: Mandell GL, Brook I: Atlas of Infectious Disease, vol. 4. Churchill Livingstone, Philadelphia 1995.

Wald ER: Rhinitis and acute and chronic sinusitis. In: Bluestone CD, Stool SE, Kenna MA: Pediatric Otolaryngology, vol. 1, pp. 843 ff. Saunders, Philadelphia 1996.

Weschta M, Rimek D, Formanek M, Polzehl D, Podbielski A, Riechelmann H: Topical antifungal treatment of nasal polyps – a randomized double blind clinical trial. J Allergy Clin Immunol 113 (2004) 1122–1128.

Zambrano D: The role of anaerobic bacteria in human infections. Clin Ther 15 (1993) 244–260.

B3.3 Otitis externa, Otitis media, Mastoiditis

Block SL: Causative pathogenes, antibiotic resistance and therapeutic considerations in acute otitis media. Pediatr Infect Dis J 16 (1997) 449–456.

Bluestone CD, Klein JO: Otitis media in Infants and Children. Saunders, Philadelphia 1995.

Bosley GS, Whitney AM, Pruckler JM et al.: Characterization of ear fluid isolates of Alloiococcus otitidis from patients with recurrent otitis media. J Clin Microbiol 33 (1995) 2876–2880.

Feigin RD, Kline MW, Hyatt SR et al.: Otitis media. In: Feigin RD, Cherry JD: Textbook of Pediatric Infectious Diseases, vol. 1, pp. 174 ff. Saunders, Philadelphia 1992.

Feigin RD: Otitis externa. In: Feigin RD, Cherry JD: Textbook of Pediatric Infectious Diseases, vol. 1, pp. 172 ff. Saunders, Philadelphia 1992.

Fetter TW: Infections of the external ear. In: Mandell GL, Brook I: Atlas of Infectious Diseases, vol. 4. Churchill-Livingstone, Philadelphia 1995.

Fireman P: Otitis media and its relation to allergic rhinitis. Allergy Asthma Proc 18 (1997) 135–143.

Gok U, Bulut Y, Keles E, Yalcin S, Doymaz MZ: Bacteriological and PCR analysis of clinical material aspirated from otitis media with effusions. Int J Pediatr Otorhinolaryngol 60 (2001) 49–54.

Heikkinen T, Thint M, Chonmaitree T: Prevalence of various respiratory viruses in the middle ear during acute otitis media. N Engl J Med 340 (1999) 260–264.

Kilpi T, Herva E, Kaijalainen T, Syrjänen R, Takala AK: Bacteriology of acute otitis media in a cohort of finnish children followed for the first two years of life. Pediatr Infect Dis J 20 (2001) 654–662.

Leggiadro RJ: The clinical impact of resistance in the management of pneumococcal disease. Infect Dis Clin North Am. 11 (1997) 867–874.

Lewis K, Cherry JD: Mastoiditis. In: Feigin RD, Cherry JD: Textbook of Pediatric Infectious Diseases, vol. 1, pp. 189 ff. Saunders, Philadelphia 1992.

Luckhaupt H: Otitis media mit Erguß. Chemother J 6 Suppl 16 (1997) 35–38.

Pichichero ME, Casey JR: Acute otitis media management. Minerva Pediatr 55 (2003) 415–438.

Pitkäranta A, Jero J, Arruda E, Virolainen A, Hayden FG: Polymerase chain reaction beased detection of rhinovirus, respiratory syncytial virus, and coronavirus in otitis media with effusion. J Pediatr 133 (1998) 390–394.

Post JC, Preston RA, Aul JJ, Larkins-Pettigrew M, Rydquist-White J, Anderson KW, Wadowsky RM, Reagan DR, Walker ES, Kingsley LA, Magit AE, Ehrlich GD: Molecular analysis of bacterial pathogens in otitis media with effusion. JAMA 273 (1995) 1598–1604.

Roos K, Hakansson EG, Holm S: Effect of recolonisation with „interfering" a streptococci on recurrences of acute and secretory otitis media in children: randomised placebo controlled trial. Brit Med J 322 (2001) 210–212.

Rosenfeld RM: An evidence-based approach to treating otitis media. Pediatr Clin North Am 43 (1996) 1165–1181.

Scholz H: Antibakterielle Chemotherapie der akuten Otitis media. Chemother J 6 Suppl 16 (1997) 15–20.

Turner D, Leibovitz E, Aran A, Piglansky L, Raiz S, Leiberman A, Dagan R: Acute otitis media in infants younger than two months of age: microbiology, clinical presentation and therapeutic approach. Pediatr Infect Dis 21 (2002) 669–674.

Uhari M, Mantysaari K, Niemela M: A meta-analytic review of the risk factors for acute otitis media. Clin Infect Dis 22 (1996) 1079–1083.

Vassbotn FS, Klausen OG, Lind O, Moller P: Acute mastoiditis in a Norvegian population: a 20 yar retrospective study. Int J Pediatr Otorhinolaryngol 62 (2002) 237–242.

Vesa S, Kleemola M, Blomqvist S, Takala A, Kilpi T, Hovi T: Epidemiology of documented viral respiratory infections and

acute otitis media in a cohort of children followed from two to twenty-four months of age. Pediatr Infect J 20 (2001) 574–581.
Weerda H: Entzündungen des äußeren Ohres (Otitis externa). In: Naumann HH, Helms J, Herberhold C, Kastenbauer E: Oto-Rhino-Laryngologie in Klinik und Praxis, Bd. 1, S. 499 ff. Thieme, Stuttgart 1994.
Willner A, Grundfast KM, Lazar RH: Otitis media and infections of the inner ear. In: Mandell GL, Brook I: Atlas of Infectious Diseases, vol. 4. Churchill Livingstone, Philadelphia 1995.

B3.4 Infektionen des Rachens
Adam D, Scholz H, Helmerking M: Short course antibiotic treatment of 4782 culture-proven cases of group A streptococcal tonsillopharyngitis and incidence of poststreptococcal sequelae. J Infect Dis 182 (2000) 509–516.
Bhakdi S, Bayley H, Valeva A et al.: Staphylococcal alpha-toxin, streptolysin-O, and Escherichia coli hemolysin: prototypes of pore-forming bacterial cytolysins. Arch Microbiol 165 (1996) 73–79.
Bisno AL: Acute pharyngitis. N Engl J Med 344 (2001) 205–211.
Carroll K, Reimer L: Microbiology and laboratory diagnosis of upper respiratory tract infections. Clin Infect Dis 23 (1996) 442–448.
Esposito S, Blasi F, Bosis S, Droghetti R, Faelli N, Lastrico A, Principi N: Aetiology of acute pharyngitis: the role of atypical bacteria. J Med Microbiol 53 (2004) 645–651.
Falck G, Grahn-Hakansson E, Holm SE, Roos K, Lagergren L: Tolerance and efficacy of interfering alpha-streptococci in recurrence of streptococcal pharyngotonsillitis: a placebo-controlled study. Acta Otolaryngol 119 (1999) 944–948.
Gerber MA, Randolph MF, Martin NJ et al.: Community-wide outbreak of group G streptococcal pharyngitis. Pediatrics 87 (1991) 598.
Gerber MA, Tanz RR, Kabat W et al.: Optical immunoassay test for group A β-hemolytic streptococcal pharyngitis. JAMA 277 (1997) 899–903.
Glück U, Gebbers J-O: Ingested probiotics reduce nasal colonization with pathogenic bacteria (Staphylococcus aureus, Streptococcus pneumoniae, and β-hemolytic streptococci). Am J Clin Nutr 77 (2003) 517–520.
Huovinen P, Lahtonen R, Ziegler T et al.: Pharyngitis in adults: the presence and co-existence of viruses and bacterial organisms. Ann Intern Med 110 (1989) 612.
Kline JA, Runge JW: Streptococcal pharyngitis: a review of pathophysiology, diagnosis, and management. J Emerg Med 12 (1994) 665–680.
Larsson BO, Linde A: Intrafamilial transmission of Epstein-Barr virus infection among six adult members of one adult family. Scand J Infect Dis 22 (1990) 363–366.
Linder R: Rhodococcus equi and Arcanobacterium haemolyticum: two „coryneform" bacteria increasingly recognized as agents of human infection. Emerg Infect Dis 3 (1997) 145–153.
Little P, Williamson I: Sore throat management in general practice. Fam Pract 13 (1996) 317–321.
McIsaac WJ, Goel V, Slaughter PM et al.: Reconsidering sore throats. Can Fam Physician 43 (1997) 485–500.
Middleton DB: Pharyngitis. Primary Care 23 (1996) 719–739.
Miller G, Niederman JC, Andrews LL: Prolonged oropharyngeal excretion of Epstein-Barr virus after infectious mononucleosis. N Engl J Med 288 (1973) 229–232.
Okano M: Therapeutic approaches for severe Epstein-Barr virus infection. Pediatr Hematol Oncol 14 (1997) 109–119.
Österlund A, Engstrand L: An intracellular sanctuary for Streptococcus pyogenes in human tonsillar epithelium – studies of asymptomatic carriers and in vitro cultured biopsies. Acta Otolaryngol 117 (1997) 883–888.
Oudejans JJ, Jiwa NM, Meijer CJ: Epstein-Barr virus in Hodgkin's disease: more than just an innocent bystander. Pathol 181 (1997) 353–356.
Perkins A: An approach to diagnosing the acute sore throat. Am Fam Physician 55 (1997) 131–138.
Proud D. Naclerio RM, Gwaltney JM et al.: Kinins are generated in nasal secretions during natural rhinovirus colds. J Infect Dis 161 (1990) 120–123.
Sinave CP, Hardy GJ, Fardy PW: The Lemièrre Syndrome: suppurative thrombophlebitis of the internal jugular vein secondary to oropharyngeal infection. Medicine 68 (1989) 85–94.
Vasef MA, Ferlito A, Weiss LM: Nasopharyngeal carcinoma, with emphasis on its relationship to Epstein-Barr virus. Ann Otol Rhinol Laryngol 106 (1997) 348–356.
Wang B, Li S, Southern PJ, Cleary PP: Streptococcal modulation of cellular invasion via TGF-β1 signaling. Proc Acad Natl Sci USA 103 (2006) 2380–2385.
Whitley RJ, Hayden FG, Reisinger KS, Young N, Dutkowski R, Ipe D, Mills RG, Ward P: Oral oseltamivir treatment of influenza in children. Pediatr Infect Dis J 20 (2001) 127–133.

B3.5 Sialadenitis
Chitre V, Premchandra D: Recurrent parotitis. Arch Dis Child 77 (1997) 359–363.
Chiu C, Lin T: Clinical and microbiological analysis of six children with acute suppurative parotitis. Acta Paediatr 85 (1996) 106–108.
Giglio M, Landaeta M, Pinto M: Microbiology of recurrent parotitis. Pediatr Infect Dis J 16 (1997) 386–390.
Goguen L, April M, Karmody C et al.: Self-induced pneumoparotitis. Arch Otolaryngol Head Neck Surg 121 (1995) 1426–1429.
Goldberg M: Infections of the salivary glands. In: Topazian RG, Goldberg MH (eds.): Oral and Maxillary Infections, 2nd ed., pp. 239–249. Saunders, Philadelphia 1987.
Lumbiganon P, Viengnondha S: Clinical manifestations of melioidosis in children. Pediatr Infect Dis J 14 (1995) 136–140.
McDuffie M, Brown F, Raines W: Pneumoparotitis with orthodontic treatment. Am J Orthod Dentofacial Orthop 103 (1993) 377–379.
Peter J, Haney H: Infections of the oral cavity. Pediatric Annals 25 (1996) 572–576.
Sadeghi N, Black M, Frenkiel S: Parotidectomy for the treatment of chronic recurrent parotitis. J Otolaryngol 25 (1996) 305–307.
Trott K: Therapeutic effects of low radiation doses. Strahlenther Onkol 170 (1994) 1–12.
Yoshiura K, Yuasa K, Tabata O et al.: Reliability of ultrasonography and sialography in the diagnosis of Sjogren's syndrome. Oral Surg Oral Med Oral Pathol Oral Radiol Endod 83 (1997) 400–407.
Zimmermann H, Matter H, Kiener T: Mumps epidemiology in Switzerland: results from the Sentinella surveillance system 1986–1993. Sentinella Work Group. Soz Präventivmed 40 (1995) 80–92.

B3.6 Infektionen des Kehlkopfes

Arstila PP, Halonen PE: Direct antigen detection. In: Lennette EH, Halonen P, Murphy FA (eds.): Laboratory Diagnosis of Infectious Diseases, Principles and Practice, vol. II, pp. 60–75. Springer, Berlin 1988.

Broughton SJ, Warren RE: A review of Haemophilus influenzae infections in Cambridge 1975–1981. J Infect 9 (1984) 30–42.

Chanock R, Chambon L, Chang W et al.: WHO respiratory disease survey in children: A serological study. Bull WHO 37 (1967) 363–369.

Cherry DJ: Epiglottitis (Supraglottitis) and Croup (Laryngitis, Laryngotracheitis, Spasmodic Croup, Laryngotracheobronchitis, Bacterial Tracheitis, and Laryngotracheobronchopneumonitis). In: Feigin RD, Cherry JD (eds.): Textbook of Pediatric Infectious Diseases, vol. I, pp. 218–241. Saunders, Philadelphia 1998.

Denny FW, Murphy TF, Clyde WA et al.: Croup: An 11-year study in a pediatric practice. Pediatrics 71 (1983) 871–876.

Hope-Simpson RE, Higgins PG: A respiratory virus study in Great Britain: Review and evaluation. Prog Med Virol 11 (1969) 354–407.

Macasaet FF, Kidd PA, Bolano CR et al.: The etiology of acute respiratory infections. III. The role of viruses and bacteria, pp. 829–839. J Pediatr 72 (1968).

Meurmann O, Ruuskanen O, Sarkkinen H et al.: Immunoglobulin class-specific antibody response in repiratory syncytial virus infection measured by enzyme immunoassay. J Med Virol 14 (1984) 67–72.

Naiman AN, Ceruse P, Coulombeau B, et al.: Intralesional Cidofovir and surgical excision for laryngeal papillomatosis. Laryngoscope 113 (2003) 2174–2181.

Parrott RH, Vargosko AJ, Kim HW et al.: Respiratory syncytial virus. II. Serologic studies over a 34-month period of children with bronchiolitis, pneumonia, and minor respiratory disease. J Am Med Ass 176 (1961) 653–657.

Parrott RH, Vargosko AJ, Kim HW et al.: Acute respiratory diseases of viral etiology. III. Myxoviruses: Parainfluenza. Am J Public Health 52 (1962a) 907–917.

Parrott RH, Vargosko AJ, Kim HW et al.: Clinical syndromes among children. Am Rev Respir Dis 88 (1962b) 73–76.

Popow-Kraupp Th, Lakits E, Kellner G et al.: Immunoglobuline class-specific immune response to respiratory syncytial virus structural proteins in infants, children, and adults. J Med Virol 27 (1989) 215–223.

Quick CA, Watts SL, Krzyzek RA et al.: Relationship between condylomata and laryngeal papillomata. Clinical and molecular virological evidence. Ann Otol Rhinol Laryngol 89 (1980) 467–471.

Shah KV, Howley PM: Papillomavirus. In: Fields BN, Knipe DM, Howley PM, Chanock RM, Monath TP, Melnick JL, Roizman B, Straus SE (eds.): Fields Virology, 3rd ed., pp. 2077–2109. Lippincott Williams and Williams, Philadelphia 1996.

Tyrrel DAJ: Common Colds and Related Diseases, pp. 1–197. Williams and Wilkins, Baltimore 1965.

Vernon DD, Sarnaik AP: Acute Epiglottitis in children: A conservative approach to diagnosis and management. Crit Care Med 14 (1986) 23–25.

Ward JI, Siber GR, Scheifele DJ et al.: Rapid diagnosis of Haemophilus influenzae type B infections by latex particle agglutination and counterimmunelectrophoresis. J Pediatr 93 (1978) 37–42.

Welliver RC, Kaul TN, Ogra PL: The appearance of cell-bound IgE in respiratory tract epithelium after respiratory syncytial virus infection. N Engl J Med 303 (1980) 1198–1202.

Welliver RC, Wong DT, Middleton E et al.: Role of parainfluenza-virus-specific IgE in pathogenesis of croup and wheezing subsequent to infection. J Pediatr 101 (1982) 889–896.

KAPITEL B4

Torsten T. Bauer, Gert Höffken, Wolfgang Jilg, Carl H. Wirsing von König, Reinhard Marre und Carsten Schwarz

Unterer Respirationstrakt

B4.1	Trachea und Bronchien	314
1	Akute Tracheobronchitis	314
1.1	Vorbemerkungen	314
1.2	Erregerspektrum	314
1.3	Klinik	314
1.4	Infektionsweg und Pathogenese	314
1.5	Diagnostik	316
1.6	Therapie	316
1.7	Prävention	316
2	Akute Exazerbation der chronischen Bronchitis	316
2.1	Vorbemerkungen	316
2.2	Erregerspektrum	317
2.3	Klinik	317
2.4	Infektionsweg und Pathogenese	317
2.5	Diagnostik	318
2.6	Therapie	319
2.7	Prävention	319
3	Keuchhusten (Pertussis)	320
3.1	Vorbemerkungen	320
3.2	Erreger	320
3.3	Klinik	321
3.4	Infektionsweg und Pathogenese	321
3.5	Diagnostik	321
3.6	Therapie	321
3.7	Prävention	322
B4.2	Lunge	322
1	Vorbemerkungen	322
1.1	Definition	322
1.2	Einteilung	322
1.3	Epidemiologie	323
2	Erregerspektrum	323
3	Klinik	325
3.1	Anamnese und Schweregradeinteilung	325
3.2	Physikalische Befunde	327
4	Infektionsweg und Pathogenese	328
4.1	Ambulant erworbene Pneumonien	328
4.2	Nosokomiale Pneumonien	329
4.3	Pneumonien bei Immundefekten und Immunsuppression	330
5	Diagnostik	330
5.1	Laboruntersuchungen	330
5.2	Radiologische Diagnostik	330
5.3	Spezifische Diagnostik	332
5.4	Stufenplan der spezifischen Diagnostik	335
6	Therapie	337
6.1	Ambulant erworbene Pneumonie	337
6.2	Nosokomiale Pneumonie	341
6.3	Pneumonie beim immunkompromittierten Patienten	344
7	Prävention	344
B4.3	Pleura	346
1	Vorbemerkungen	346
1.1	Definition	346
1.2	Einteilung	346
1.3	Epidemiologie	347
2	Erregerspektrum	347
3	Klinik	348
4	Infektionsweg und Pathogenese	348
5	Diagnostik	349
6	Therapie	352

B4.1 Trachea und Bronchien

Gert Höffken, Carl H. Wirsing von König und Wolfgang Jilg

1 Akute Tracheobronchitis

1.1 Vorbemerkungen

Unter einer akuten Tracheobronchitis wird eine akute Entzündung im Bereich der Tracheal- und Bronchialschleimhaut unter Aussparung der kleinen Bronchiolen verstanden. Im Allgemeinen geht sie mit einer Rhinitis, Sinusitis und/oder Pharyngitis einher.

Diese akuten Infektionen der Atemwege treten bevorzugt in den Wintermonaten in allen Altersgruppen auf. Im Verlauf von Epidemien können bis zu 50% aller ärztlichen Konsultationen durch diese Erkrankung bedingt sein. Die Entzündung tritt im Allgemeinen nicht isoliert in Luftröhre und Bronchien auf, sondern manifestiert sich, je nach Art des Erregers und Alter des Patienten, mehr oder weniger im gesamten Bereich des Respirationstraktes. Während bei Kleinkindern die akute Laryngotracheobronchitis mit bevorzugtem Befall subglottischer Strukturen das klinische Bild bestimmt, findet sich beim Erwachsenen die Tracheobronchitis als Teil einer Entzündung der Luftwege, die als grippaler Infekt bzw. Katarrh der Luftwege bezeichnet wird.

Die akute Laryngotracheitis ist eine meist virale Infektion im Bereich des Larynx und der Trachea, die im Zusammenspiel mit immunpathogenetischen und psychosozialen Faktoren bei Kleinkindern zum Pseudokrupp führen kann. Die akute Laryngotracheobronchitis bzw. Laryngotracheobroncho-Pneumonitis betrifft größere Areale des Respirationstraktes und führt insbesondere bei bakterieller Genese zu einem klinisch deutlich schwereren Krankheitsbild.

1.2 Erregerspektrum

Erreger der akuten Tracheobronchitis sind in etwa 90% der Fälle **Viren**. Insbesondere bei Risikopatienten kann es nach einer viralen Infektion zu einer **bakteriellen Superinfektion** kommen. Die häufigsten Erreger der akuten Tracheobronchitis sind in Tabelle B4-1 aufgelistet. Bei Erwachsenen zeigt sich mitunter eine Infektion mit *Bordetella pertussis* als Tracheobronchitis. Die ätiologische Rolle von *Streptococcus pneumoniae* oder *Haemophilus influenzae* ist nicht klar, da diese Spezies als Kolonisationsflora in den oberen Atemwegen vorkommen und ihr Nachweis im Sputum daher eine Kontamination darstellen kann.

1.3 Klinik

Bei Erwachsenen entwickelt sich nach einer Inkubationszeit von 2–6 Tagen im Anschluss an Schnupfen und/oder Heiserkeit ein trockener Husten, der später mukoid oder aber bei bakterieller Superinfektion purulent werden kann.

Weiterhin klagen die Patienten über Brustenge, erhöhte Temperaturen mit allgemeinem Krankheitsgefühl, Kopfschmerzen, Arthralgien und Abgeschlagenheit. Diese Symptomatik hält meist 4–6 Tage an. Besonders nach Infektionen mit Influenzaviren kann sich der Husten noch über Wochen hinziehen und ganz die klinische Symptomatik diktieren.

Bei Kindern kann sich insbesondere bei Infektionen mit Parainfluenzavirus Typ 2 eine Pseudokrupp-Symptomatik mit inspiratorischem Stridor, bellendem Husten und Heiserkeit entwickeln.

Anamnestisch werden häufig entsprechende Infekte bei Familienangehörigen bzw. bei Freunden oder Arbeitskollegen als mögliche Infektionsquelle angegeben.

1.4 Infektionsweg und Pathogenese

Die Erreger werden aerogen übertragen. Die Eintrittspforte ist der **Nasenrachenraum,** wo sich die Erreger lokal auf den Schleimhäuten vermehren. Anschließend kommt es zu einer deszendierenden Infektion mit Beteiligung des Larynx, der Trachea, der Bronchien und gegebenenfalls

Tab. B4-1 Häufige Erreger der akuten Tracheobronchitis.

Erreger	Bedeutung	Schwere
Adenoviren (Typ 1–7, 12)	+++	+ bis +++
Rhinoviren	++	+ bis ++
Coxsackieviren B	+	+
andere Enteroviren	+	+
Influenzavirus A und B	+++	+ bis +++
Influenzavirus C	+	+
Parainfluenzavirus 1, 2	++	++
Parainfluenzavirus 3	+++	++
RSV	+++	+ bis +++
Metapneumovirus	++	+ bis +++
Mycoplasma pneumoniae	+++	+ bis +++
Chlamydia pneumoniae	+	++

Parainfluenzaviren

Wolfgang Jilg

- **Erregerbeschreibung**
Die im Tierreich weit verbreiteten Parainfluenzaviren gehören der Familie Paramyxoviridae an. Sie enthalten die humanpathogenen Typen 1, 2, 3, 4A und 4B. Es handelt sich um behüllte, sphärische bis pleomorphe Viren mit einem Durchmesser von 150–200 nm. Sie besitzen eine einzelsträngige RNA negativer Polarität, die zusammen mit einem RNA-bindenden Nukleokapsid-Protein und weiteren viralen Proteinen das helikale Nukleokapsid des Erregers bildet (Wright 2001).

- **Erreger-Wirts-Beziehung**
Parainfluenzaviren sind weltweit verbreitete Erreger von meist banalen Erkältungskrankheiten vor allem im Kindesalter. Kleinere epidemieartige Ausbrüche kommen gelegentlich vor allem im Herbst und Winter vor. Die Übertragung erfolgt vorwiegend durch Tröpfcheninfektion (Wright 2001). Parainfluenzaviren befallen primär die Epithelien des oberen, in der Folge gelegentlich auch des unteren Respirationstrakts. Der Befall der Schleimhaut des Larynx und der oberen Trachea kann zum Bild des Pseudokrupp führen, an dessen Pathogenese auch immunologische Vorgänge beteiligt sind, wie aus erhöhten virusspezifischen IgE-Spiegeln und vermehrter Histamin-Ausschüttung geschlossen werden kann. Die Infektion ist im Allgemeinen lokalisiert, disseminierte Erkrankungen sind sehr selten. An der Kontrolle der akuten Infektion sind wahrscheinlich zelluläre Immunmechanismen beteiligt; neutralisierende Antikörper sind gegen die Oberflächenproteine HN (Hämagglutinin-Neuraminidase-Glykoprotein) und F (Fusions-Glykoprotein) gerichtet. Neutralisierende Antikörper der Klasse IgA finden sich im Nasensekret und im Bronchialschleim, spezifische IgG, IgM und IgA-Antikörper auch im Serum. Die durch eine Infektion induzierte Immunität ist nur begrenzt; Reinfektionen mit dem gleichen Typ kommen vor, verlaufen aber in der Regel deutlich milder als die Erstinfektion (Denny 1995, Knott et al. 1994).
Die Inkubationszeit beträgt 1–4 Tage. Die häufigste Form der Erkrankung bei Kindern ist ein fieberhafter Infekt mit Rhinitis, Pharyngitis und Bronchitis. Schwere Verläufe, die hauptsächlich bei Kleinkindern beobachtet werden, führen zum Bild eines Pseudokrupps (Heiserkeit, Husten, inspiratorischer Stridor, Zyanose), gelegentlich auch – insbesondere bei Infektionen mit Typ 3 – zu einer Pneumonie (Rosekrans 1998). Jugendliche und Erwachsenen erkranken in der Regel nur an einem mild verlaufenden Katarrh der oberen Luftwege. Bei Patienten nach Knochenmarks- oder Lungentranplantation können allerdings auch Parainfluenza-Infektionen zu schweren Verläufen (Pneumonien) führen.

- **Diagnostik**
Der Erreger kann in Rachenspülwasser, Rachen- oder Nasenabstrichen oder Bronchialsekret nachgewiesen werden. Verwendet werden Immunfluoreszenz-Verfahren zum Nachweis viraler Antigene oder RNA-Nachweis mittels PCR. Auch die Virusanzucht ist möglich. Serologische Verfahren (KBR, ELISA) erlauben den Nachweis spezifischer Antikörper, sind aber wegen der kurzen Inkubationszeit und dem vergleichsweise späten Auftauchen der Antikörper nur von untergeordneter Bedeutung.

- **Prophylaxe**
Verschiedene Versuche mit Tot- und Lebendimpfstoffen wurden unternommen, eine etablierte Vakzine ist aber derzeit nicht vorhanden.

- **Therapie**
Eine spezifische Therapie existiert gegenwärtig nicht; der Einsatz von Ribavirin in schweren Fällen wird diskutiert.

- **Maßnahmen bei Patienten und Kontaktpersonen**
Angezeigt sind die zum Schutz vor respiratorischen Infektionen üblichen Maßnahmen (strikte Handhygiene, Mund-Nasenschutz), die Infizierte vor allem im Umgang mit besonders gefährdeten Personen (Menschen mit Immundefekten, Transplantierte) wahrnehmen sollten.

- **Nationale Referenzzentren**
Konsiliarlaboratorium für respiratorische Syncytialviren (RSV), Parainfluenzaviren, Metapneumoviren: Institut für Virologie und Immunologie, Universität Würzburg, Versbacher Str. 7, 97078 Würzburg (Ansprechpartner: Herr Prof. Dr. A. Rethwilm, Herr Dr. B. Weißbrich), Telefon 0931/201-49962 oder -49554, Telefax 0931/201-49561, E-Mail: virusdiag@vim.uni-wuerzburg.de.

- **Literatur**
Denny FW Jr: The clinical impact of human respiratory virus infections. Am J Respir Crit Care Med 152 (1995) S4–12.
Knott AM, Long CE, Hall CB: Parainfluenza viral infections in pediatric outpatients: seasonal patterns and clinical characteristics. Pediatr Infect Dis J 13 (1994) 269–273.
Rosekrans JA: Viral croup: current diagnosis and treatment. Mayo Clin Proc 73 (1998) 1102–1106.
Wright PF: Parainfluenza Viruses. In: Knipe DM, Howley PM (eds.): Fields Virology. 4th ed., Lippincott Williams & Wilkins, Philadelphia 2001, pp. 1998–2003.

der unteren Atemwege. Verschiedene Viren haben ziliotoxische oder zoliostatische Eigenschaften, was zu einer Hemmung der mukoziliären Funktion der Schleimhäute mit Destruktion des Epithels führen kann. Lokal kommt es zu einer unterschiedlich starken Entzündungsreaktion. Während beispielsweise Rhinoviren nur geringe zytotoxische Wirkungen auf das Bronchialepithel zeigen, können Influenzaviren zu extensiven Destruktionen führen. Es gibt auch Hinweise, dass bei Patienten mit akuten Tracheobronchitiden vermehrt ein hyperreagibles Atemwegssystem mit erhöhtem Atemwegswiderstand gefunden werden kann.

Die Destruktion des Bronchialschleimhaut-Epithels bildet die Basis für eine bakterielle Superinfektion, z.B. durch *S. pneumoniae* oder durch *S. aureus*.

1.5 Diagnostik

Eine mikrobiologische Diagnostik ist im Allgemeinen nicht erforderlich. Bei Verdacht auf eine bakterielle Superinfektion kann eine mikrobiologische Sputum-Untersuchung bzw. eine Röntgen-Thoraxaufnahme (zum Ausschluss einer Pneumonie) notwendig werden.

Das Blutbild zeigt gewöhnlich eine mäßige Leukozytose mit Linksverschiebung. Differentialdiagnostisch ist die Abgrenzung zu Entzündungen der oberen Atemwege („grippaler Infekt") und Bronchopneumonien fließend. Tritt bei Kleinkindern eine Pseudokrupp-Symptomatik auf, muss dringend die potentiell lebensgefährliche Epiglottitis ausgeschlossen werden. Dies ist insbesondere bei der Untersuchung der Kinder wichtig, da zum Betrachten der hinteren Halsregion, bei Verdacht auf Epiglottitis keinesfalls intrumentiert werden darf. Ein inspiratorischer Stridor kann zudem durch Fremdkörper, durch ein angioneurotisches Ödem sowie durch Diphtherie (siehe Kap. B3.4) bedingt sein.

1.6 Therapie

Die Therapie ist symptomatisch: Anfeuchtung der Atemluft, Förderung der Expektoration durch ausreichende Flüssigkeitszufuhr (2–3 l/Tag), Linderung der Beschwerden durch Einreiben mit externen Bronchialsalben bzw. Inhalation von Lösungen, die ätherische Öle wie Eukalyptusöl, Cineol, Menthol oder Kampfer enthalten. Eine symptomatische Therapie mit Analgetika und, bei quälendem Husten, die abendliche Verabreichung von Antitussiva (Hydrocodon 15 mg, Dihydrocodein 10–20 mg oder Noscapin 50 mg) kann erforderlich sein. Bei immunkompetenten Patienten ist eine antibiotische Behandlung im Allgemeinen nicht erforderlich. Sie kann allerdings bei Risikopatienten notwendig werden, wobei folgende Risikofaktoren zu berücksichtigen sind:
- Lungenvorerkrankungen (z.B. zystischer Fibrose), Herzfehler und Abwehrschwäche im Säuglingsalter
- simultane bakterielle Infekte im HNO-Bereich
- Alter über 70 Jahre
- schwere Begleiterkrankungen wie Herzinsuffizienz, Nieren- und Lebererkrankungen, Diabetes mellitus
- Immunmangelkrankheiten (z.B. HIV-Infektion) oder immunsuppressive Therapie.

Beim Hinweis auf eine bakterielle Ursache sind geeignete Antibiotika Aminopenicilline, Makrolide oder Oralcephalosporine.

Bei Pseudokrupp lassen sich leichte Symptome durch Sedation des Kindes mit 1 mg/kg Promethazin oral oder mit einer Chloraldurat-Rektiole 600 mg beherrschen. In schwereren Fällen ist das Anfeuchten der Luft, ein Abkühlen der Raumtemperatur, die Gabe von Sauerstoff und Antitussiva sowie gegebenenfalls von Glukokortikoiden (0,3 mg/kg initial, gegebenenfalls wiederholte Gaben) erforderlich. Bei bakterieller Superinfektion ist eine antibiotische Therapie mit Aminopenicillinen in Kombination mit β-Laktamase-Inhibitoren, alternativ mit oralen Cephalosporinen oder Makroliden erforderlich.

1.7 Prävention

Die Ständige Impfkommission (STIKO) empfiehlt eine **Impfung** gegen Influenzaviren bei über 60-Jährigen sowie bei Kindern, Jugendlichen und Erwachsenen mit chronischen Herz-, Lungen-, Kreislauf- und Stoffwechselkrankheiten. Die Impfung muss in der von der WHO vorgeschlagenen Zusammensetzung jährlich wiederholt werden, um sich der epidemiologischen Situation anzupassen.

Eine Impfung gegen Pneumokokken wird bei Asplenie, unter Immunsuppression, bei schweren Grunderkrankungen, bei Kindern bis zum zweiten Lebensjahr und bei Patienten über 60 Jahren empfohlen. Die Wirkung des gegenwärtig zur Verfügung stehenden Impfstoffs bei älteren Patienten beträgt gegen invasive Pneumokokken-Infektionen etwa 50%, der Schutz vor Pneumokokken-Pneumonien wird kontrovers diskutiert wird, dürfte aber bei etwa 30% liegen (Conaty et al. 2004).

2 Akute Exazerbation der chronischen Bronchitis

2.1 Vorbemerkungen

Die American Thoracic Society und die WHO definieren die chronische Bronchitis des Erwachsenen als eine Erkrankung, bei der in **zwei aufeinander folgenden** Jahren über mindestens drei Monate an den meisten Tagen **Husten und Auswurf** bestehen, wobei andere pulmonale oder kardiale Erkrankungen ausgeschlossen sein müssen. Die chronische Bronchitis ohne Obstruktion wird als einfache chronische Bronchitis bezeichnet, die als mukopurulente chronische Bronchitis exazerbieren kann. Kommt es zu einer nicht reversiblen Obstruktion der Atemwege, die sich funktionell durch einen verringerten maximalen exspiratorischen Fluss ohne Änderungen über mehrere Monate manifestiert, spricht man von einer **chronisch-obstruktiven Lun-**

generkrankung (COLD = chronic obstructive lung disease oder COPD = chronic obstructive pulmonary disease).

Die COPD unterscheidet sich vom Lungenemphysem, welches durch eine dauerhafte Erweiterung der Atemwege distal der terminalen Bronchioli mit Destruktion der Alveolarwände ohne begleitende Fibrose gekennzeichnet ist. Obwohl COPD und Lungenemphysem häufig koinzident sind, stellen sie zwei unterschiedliche Diagnosen dar.

Die chronisch-entzündlichen Erkrankungen der Atemwege zählen zu den **Volkskrankheiten** und besitzen eine enorme volkswirtschaftliche Bedeutung. Sie stehen an vierter Stelle der Todesursachenstatistik, die 10-Jahres-Letalität nach Diagnosestellung beträgt 50%. In Deutschland gehören sie zu den häufigsten Ursachen für Arbeitsunfähigkeit und Frühberentung. In mehr als 95% stellt die Inhalation von Zigarettenrauch den dominierenden Risikofaktor dar.

Tab. B4-2 Häufige Erreger von akuten Exazerbationen einer chronischen Bronchitis.

Bakterien, ca. 50–80%	Viren, ca. 20–40%
Haemophilus influenzae Streptococcus pneumoniae Moraxella catarrhalis Staphylococcus aureus Mycoplasma pneumoniae	Influenzaviren Parainfluenzaviren Respiratory-Syncytial-Virus Adenoviren
Pseudomonas aeruginosa Escherichia coli Enterobacter spp. Klebsiella spp.	

2.2 Erregerspektrum

Akute Exazerbationen einer chronischen Bronchitis können durch Mikroorganismen, aber auch durch Substanzen mit toxischer und/oder allergisierender Wirkung (z.B. Schimmelpilze) sowie durch Staub (Kohlebergbau, Steinbruch etc.) und Gase (SO_2, Nitrosegase etc.) hervorgerufen werden. Bei einer infektiösen Genese (Tab. B4-2) geht mitunter eine Virusinfektion (siehe Tab. B4-1) einer bakteriellen Infektion voraus. Die häufigsten bakteriellen Erreger sind:

- *Haemophilus influenzae* (in Deutschland meist Ampicillin-sensibel)
- *Streptococcus pneumoniae* (in Deutschland in > 90% Penicillin-sensibel)
- *Staphylococcus aureus* (in Deutschland in < 30% Penicillin-sensibel).

Von klinischer Bedeutung ist die Beobachtung, dass mit fortschreitender Transformation und Zerstörung der Bronchialschleimhaut gramnegative Spezies, insbesondere Enterobakteriazeen und *Pseudomonas aeruginosa*, zahlenmäßig als Krankheitserreger zunehmen.

2.3 Klinik

Die klinische Symptomatik der chronischen Bronchitis wird im Wesentlichen vom Stadium der Erkrankung bestimmt. Die einfache chronische Bronchitis ist durch Husten und Auswurf geprägt, bei der chronisch-mukopurulenten Bronchitis treten häufig eitrige Exazerbationen hinzu. Die Entwicklung der bronchialen Obstruktion führt zu einer zunächst nur unter körperlicher Belastung auftretenden Luftnot, die sich bei akuten Exazerbationen bis zur Ruhedyspnoe steigern kann.

Klinisch ist eine Exazerbation wie folgt definiert:
- Auftreten bzw. Zunahme von Luftnot
- pathologischer Auskultationsbefund
- Entwicklung eines purulenten Sputums (Zunahme der Menge, Änderung der Farbe zu gelb/grün)
- Verschlechterung exspiratorischer Lungenfunktionswerte
- Nachweis akuter Entzündungszeichen (Leukozytose, Linksverschiebung, Erhöhung des C-reaktiven Proteins).

Fieber ist kein obligates Zeichen einer akuten Exazerbation.

Differentialdiagnostisch sind Pneumonie, Linksherzinsuffizienz, Lungenembolie und ein Pneumothorax abzugrenzen.

2.4 Infektionsweg und Pathogenese

Obwohl kein allgemein akzeptiertes pathogenetisches Modell der chronischen Bronchitis existiert, nimmt man an, dass durch **exogene Faktoren** (Noxen im Zigarettenrauch, Umweltgifte) eine chronische Entzündungsreaktion der Bronchialschleimhaut ausgelöst wird, die durch den Einstrom von neutrophilen Granulozyten und Makrophagen charakterisiert ist. Die Aktivierung dieser Zellen im Zusammenwirken mit Lymphozyten führt zur Freisetzung von Zytokinen und zu einer Störung des Protease/Antiprotease-Gleichgewichts, was zu einer Schädigung und Zerstörung der bronchialen Schleimhaut führen kann. Es kommt zur Beeinträchtigung der mukoziliären Clearance durch Schädigung des Zilien-Apparates, zur Produktion eines dyskri-

Haemophilus influenzae
Reinhard Marre

- **Erregerbeschreibung**
  Haemophilus influenzae gehört zur Gruppe der gramnegativen Stäbchen und ist auf die Wuchsstoffe Hämin (= X-Faktor) und Nicotinamid-Adenin-Dinukleotid (V-Faktor) angewiesen. Die Gattung Haemophilus enthält weitere Spezies, die im Anhang beschrieben sind. Innerhalb der Spezies Haemophilus influenzae lassen sich nach den Polysaccharid-Kapselantigenen die Kapseltypen a bis f unterscheiden. Insbesondere H. influenzae Kapseltyp b kann zu invasiven, lebensbedrohlichen Infektionen führen. Bei Infektionen des oberen Respirationstraktes werden meist kapsellose Stämme (nicht typisierbare) nachgewiesen.

- **Erreger-Wirts-Beziehung**
  H. influenzae kommt ebenso wie H. parainfluenzae in der physiologischen Rachenflora vor und ist in seiner Ausbreitung auf den Menschen beschränkt. Die Übertragung erfolgt aerogen oder durch direkten Kontakt. Der Anteil invasiver H.-influenzae-Infektionen durch den Kapseltyp b ist aufgrund der inzwischen verfügbaren Impfung für Kinder erheblich zurückgegangen. Im Jahr 2004 wurden in Deutschland insgesamt 68 Fälle von invasiven Haemophilus-influenzae-Infektionen gemeldet. Die höchste altersspezifische Inzidenz wurde bei Säuglingen im ersten Lebensjahr mit 1,3 Erkrankungen pro 100 000 Einwohner registriert (Robert Koch-Institut 2005).
  Unbekapselte Stämme von H. influenzae verursachen im Wesentlichen Otitis media, Sinusitis, Epiglottitis, Bronchitis und andere bronchopulmonale Infektionen. Bei Infektionen mit dem Kapseltyp b kann es im Rahmen der hämatogenen Aussaat, insbesondere bei nicht geimpften Kindern, zur septischen Arthritis und Osteomyelitis kommen. Eine durch diesen Erreger hervorgerufene lebensbedrohliche Erkrankung ist die bakterielle Meningitis, die überwiegend bei ungeimpften Kindern auftritt und in der Ära vor der Impfung für ca. 20% aller Meningitiden bei Kindern bis zum 15. Lebensjahr verantwortlich war. Bei Erwachsenen (vorwiegend nach Schädeltrauma, Operation oder unter Immunsuppression) kommen sehr selten auch Meningitiden und/oder Septikämien durch unbekapselte H.-influenzae-Stämme vor.

- **Spezifische Diagnostik**
  Der Erreger kann kulturell durch Anzucht auf Spezialmedien nachgewiesen werden. Bei Liquor-Proben sind zusätzlich der mikroskopische Nachweis und der Antigennachweis, der allerdings nur den Kapseltyp b erfasst, sinnvoll. Insbesondere bei Materialien aus dem oberen Respirationstrakt muss bedacht werden, dass H. influenzae auch Teil der physiologischen Flora sein kann.

- **Prophylaxe**
  Die Ständige Impfkommission empfiehlt eine dreifache Grundimmunisierung gegen H. influenzae b im ersten Lebensjahr im Alter von zwei, drei und vier Monaten, in der Regel kombiniert mit weiteren Impfstoffen.

- **Spezifische Therapie**
  H. influenzae ist normalerweise empfindlich gegenüber Aminopenicillinen; eine Resistenz, die durch β-Laktamasen entsteht, wird derzeit in Deutschland bei weniger als 3% der Isolate beobachtet. Unverändert niedrig mit Werten von weniger als 1% ist der Anteil von Stämmen mit Resistenz gegen Cephalosporinen. Die Erythromycin-Wirksamkeit befindet sich überwiegend im intermediären Bereich, die neueren Makrolide wie Azithromycin und Clarithromycin sind besser wirksam.

- **Maßnahmen bei Patienten und Kontaktpersonen**
  Die Ständige Impfkommission bei dem Robert Koch-Institut empfiehlt eine Chemoprophylaxe mit Rifampicin (20 mg/kg Kg/Tag für 4 Tage) für engere Kontaktpersonen eines Patienten mit H.-influenzae-Meningitis, die insbesondere dann sinnvoll ist, wenn innerhalb der Kontaktfamilie ein ungeimpftes Kind lebt, welches jünger ist als vier Jahre. Über die Wirksamkeit dieser Prophylaxe gibt es jedoch international keinen Konsens.

- **Meldepflicht**
  Namentlich meldepflichtig ist der Nachweis von Haemophilus influenzae aus Liquor oder Blut.

- **Nationales Referenzzentrum**
  Konsiliarlaboratorium für Haemophilus influenzae. Zentrum für präventive Pädiatrie, Johannes-Gutenberg-Universität, Langenbeckstraße 1, 55101 Mainz (Ansprechpartner: Prof. Dr. H. J. Schmitt), Telefon 06131/175033, Telefax 06131/175662, E-Mail: hjschmit@mail.uni-mainz.de

- **Literatur**
  Robert Koch-Institut: Infektionsepidemiologisches Jahrbuch für 2004. Berlin, 2005.

---

nen Schleimes und zur Hyper- bis Metaplasie des Epithels. Die daraus resultierende lokale Abwehrstörung begünstigt eine Besiedelung mit z.B. H. influenzae oder Pneumokokken, welche sich wiederum durch Bildung von Proteasen bzw. Freisetzung von Virulenz-Faktoren der regionalen Immunantwort entziehen.

Die Bedeutung von Infektionen in der Pathogenese einer COPD ist unklar. Es gibt Hinweise, dass Bakterien bzw. deren Produkte über eine Akkumulation von Abwehrzellen und Verstärkung lokaler Immunreaktionen durch Bildung von Elastasen und reaktiven Sauerstoffintermediaten die Bronchialepithelien zusätzlich schädigen.

2.5 Diagnostik

Die Diagnostik orientiert sich an dem Stadium der chronischen Bronchitis und dem klinischen Schweregrad des entzündlichen Schubes. Während einer akuten Exazerbation der einfachen bzw. mukopurulenten chronischen Bronchitis ist eine mikrobiologische Diagnostik im Allgemeinen nicht erforderlich. Zum Ausschluss einer Lungenentzündung kann die röntgenologische Darstellung der Thorax-Organe notwendig sein.

Eine Indikation zur mikrobiologischen Diagnostik besteht bei:
- fortgeschritteneren Stadien der Erkrankung
- häufigen Schüben in geringerem zeitlichen Abstand (< 2 Monate)
- Therapieversagen
- stationärer Behandlung
- Nachweis von resistenten Erregern oder „Problemkeimen" (z.B. *P. aeruginosa*) in vorausgegangenen akuten Exazerbationen.

Je nach der Wahrscheinlichkeit einer Kontamination mit oropharyngealem Sekret werden ungeschützte von geschützten Methoden zur Gewinnung geeigneter respiratorischer Untersuchungsmaterialien unterschieden.

Sputum ist zwar einfach zu gewinnen, besitzt aber keine hohe Spezifität. Die Qualität kann verbessert werden, wenn morgendliches Sputum nach ausreichender Mundhygiene gewonnen und innerhalb von 3–4 Stunden im Labor verarbeitet wird. Die Aussagekraft mikrobiologischer Befunde wird gesteigert, wenn nur Sputum untersucht wird, das mikroskopisch mehr als 25 neutrophile Zellen und weniger als 10 Plattenepithelien pro Gesichtsfeld aufweist.

Bei Patienten mit therapierefraktärem oder kompliziertem Verlauf ist eine gezielte Probenentnahme aus den tieferen Atemwegen durch invasive Verfahren (Bronchoskopie mit geschützter Bürste oder bronchoalveolärer Lavage) indiziert. Auch hier kann durch die mikroskopische Beurteilung die Qualität des Probenmaterials (Plattenepithelanteil < 1%) überprüft werden.

2.6 Therapie

Die Behandlung der akuten Exazerbation einer chronischen obstruktiven Bronchitis erfordert die Anpassung der antientzündlichen und bronchodilatatorischen Medikation an die aktuelle klinische Symptomatik; eine ausreichende **Bronchialtoilette** sollte durch atemphysikalische und physiotherapeutische Maßnahmen gesichert werden, je nach klinischer Ausprägung müssen die Gaben von Sauerstoff und nichtinvasive und invasive Beatmungsformen bedacht werden.

Bei stationären Patienten mit akuter Infektexazerbation fanden sich Risikofaktoren für die Letalität, die möglicherweise zu einer Risikostratifizierung dieser Patientenpopulation geeignet sind: Alter > 65 Jahre, Ausmaß der Lungenfunktionseinschränkung (FEV_1 < 50%) sowie die Schwere nichtpulmonaler Begleiterkrankungen.

Da bakterielle Infektionen im Rahmen eines akuten Schubs einer chronischen Bronchitis Schleimhautinfektionen mit einer **hohen Spontanheilungsrate** sind, ist in den frühen Stadien der Erkrankung der Stellenwert einer antibiotischen Behandlung umstritten, insbesondere wenn schwerere Begleiterkrankungen fehlen. Es ist nicht geklärt, ob Antibiotika zu einer rascheren Besserung der klinischen Symptome oder zu einer Normalisierung der Lungenfunktion beitragen. Auch ließ sich in Studien kein Einfluss auf die Verhinderung einer akuten pulmonalen Dekompensation bzw. auf eine Verlangsamung der fortschreitenden Zerstörung der Atemwege und des Lungenparenchyms im Verlauf der Erkrankung feststellen.

Gemäß der klassischen Studie von Anthonisen et al. (1987) profitieren nur Patienten mit mindestens zwei klinischen Zeichen der Exazerbation (vermehrte Dyspnoe, vermehrte Sputum-Menge, purulentes Sputum) von einer antibiotischen Therapie. Mit diesen Kriterien werden allerdings immer noch zu viele Patienten antibiotisch behandelt. In einer kürzlich kontrollierten Studie konnte gezeigt werden, dass mithilfe eines sensitiven Procalcitonin-Tests 56% weniger Patienten mit exazerbierter COPD antibiotisch behandelt wurden (Christ-Crain et al. 2004). Auch wenn in der Procalcitonin-Gruppe nur Patienten mit ≥ 0,25 µg/L Procalcitonin Antibiotika erhielten, war das klinische Resultat für beide Gruppen (klinische Gruppe vs. Procalcitonin-Gruppe) gleich. Risikopatienten mit Mukoviszidose, Neutropenie, Transplantation oder HIV-Infektion sollten allerdings weiterhin bereits bei klinischen Kriterien für eine Infektexazerbation antibiotisch behandelt werden. Vom Spektrum her eignen sich β-Laktamase-geschützte Aminopenicilline, Cephalosporine der zweiten bzw. dritten Generation oder Fluorochinolone. Tetracycline und Trimethoprim/Sulfamethoxazol sind aufgrund der hohen Resistenzraten gegenüber Pneumokokken, Streptokokken und Staphylokokken nur bei entsprechendem mikrobiologischem Befund gezielt einzusetzen. Die Therapiedauer ist nicht durch Studien festgelegt, sollte jedoch 5–10 Tage nicht überschreiten.

2.7 Prävention

Die Ständige Impfkommission empfiehlt Patienten mit chronischen Lungenerkrankungen eine **Impfung** gegen Influenza (jährliche Impfung mit der aktuellen Impfvakzine), da eine Infektion durch Influenzaviren als mögliche Schrittmacherinfektion für bakterielle Superinfektionen gilt. Ebenso wird diesen Patienten eine Impfung gegen Pneumokokken empfohlen. Der Wert der zugelassenen

Pneumokokken-Vakzine für diese Patientengruppe ist allerdings umstritten, an ihrer, wenn auch mäßigen Wirksamkeit speziell gegen invasive Pneumokokken-Infektionen ist nicht zu zweifeln (siehe Kap. B4.2). Die Pneumokokken-Impfung muss alle 5–10 Jahre wiederholt werden.

3 Keuchhusten (Pertussis)

3.1 Vorbemerkungen

Keuchhusten (Pertussis) ist eine Infektionserkrankung, die durch Vertreter der Gattung *Bordetella* hervorgerufen wird. Sie kommt weltweit vor und zeigt trotz kontinuierlichen Vorkommens epidemiologische Zyklen von 3–5 Jahren. Die Erkrankung ist unabhängig von Jahreszeiten, bei Zyklen werden Häufungen im Spätwinter und Frühjahr beobachtet. Erwachsene und – besonders in geimpften Populationen – Heranwachsende stellen ein Erregerreservoir für Infektionen im Kindesalter dar. Die Kontagiosität ist hoch, die Übertragungsraten liegen bei engem Kontakt zu Infizierten zwischen 50 und 90%. Maternale Antikörper schützen bei Pertussis nicht oder nur begrenzt. Ungeimpfte Säuglinge bis sechs Monate zeigen die schwersten Verläufe und haben die höchste Sterblichkeit. Todesfälle an Keuchhusten sind **meldepflichtig.**

3.2 Erreger

Das klinische Bild des Keuchhustens wird zumeist durch *Bordetella pertussis* hervorgerufen. Klinisch ähnliche,

---

Bordetella pertussis
Reinhard Marre

- **Erregerbeschreibung**
  Bordetella pertussis ist ein kurzes, kokkoides anspruchsvolles gramnegatives Stäbchenbakterium.
- **Erreger-Wirts-Beziehung**
  Das Erregerreservoir von *B. pertussis* ist der Mensch. *Bordetella pertussis* ist die Ursache des Keuchhustens. Nach 5- bis 10-tägiger Inkubationszeit entwickelt sich das so genannte „Stadium catarrhale" mit unspezifischen Symptomen wie Abgeschlagenheit, leicht erhöhten Temperaturen, Schnupfen und Bindehautreizung. Im darauf folgernden Stadium, dem „Stadium convulsivum", kommt es zu den typischen stakkatoartigen Hustenanfällen, dem inspiratorischen Keuchen und eventuell anschließendem Erbrechen. In der Phase der Rekonvaleszenz nehmen die Hustenanfälle langsam ab. Bei älteren Kindern und Erwachsenen sind die Symptome des Keuchhustens eher atypisch und lassen an virale Infektionen des Respirationstraktes oder an Infektionen durch *Chlamydia pneumoniae* oder *Mycoplasma pneumoniae* denken. Neben *B. pertussis* kann auch die nahe verwandte Spezies *B. parapertussis* eine Keuchhusten-ähnliche Erkrankung versuchen.
- **Spezifische Diagnostik**
  Der kulturelle Erregernachweis von *Bordetella pertussis* ist aufgrund seines anspruchsvollen Wachstumsverhaltens Speziallaboratorien vorbehalten. Der Erregernachweis mittels Nukleinsäure-Amplifikation erfolgt aus nasopharyngealen Aspiraten oder Abstrichen. Der serologische Nachweis einer Bordetella-pertussis-Infektion mittels ELISA ist sensitiv und spezifisch, sofern ein vierfacher Anstieg der IgG-Antikörper nachweisbar ist.
- **Prophylaxe**
  Die Ständige Impfkommission empfiehlt eine dreifache Grundimmunisierung im ersten Lebensjahr im Alter von zwei, drei und vier Monaten, in der Regel kombiniert mit weiteren Impfstoffen. Im Alter von 11–14 Monaten und im Alter von 5–6 und von 9–17 Jahren soll jeweils eine weitere Immunisierung erfolgen.
- **Spezifische Therapie**
  Erythromycin ebenso wie die neueren Makrolide wie z.B. Clarythromycin und Azithromycin reduzieren zwar die Infektiösität, haben jedoch selbst bei einem frühen Therapiebeginn keinen wesentlichen Einfluss auf den Schweregrad und die Dauer der Infektion.
- **Maßnahmen bei Patienten und Kontaktpersonen**
  Bei stationärer Aufnahme eines Patienten mit Keuchhusten werden die bei aerogen übertragbaren Infektionen üblichen Isolierungsmaßnahmen empfohlen. Dazu gehören Einzelzimmer, Händedesinfektion vor Betreten und Verlassen des Zimmers, Schutzkleidung und Mund- und Nasenschutz bei empfänglichen Personen sowie Einmalhandschuhe bei direktem und indirektem Patientenkontakt. Die Isolierung soll für ca. eine Woche nach Beginn einer wirksamen antimikrobiellen Therapie erfolgen. Patienten außerhalb des Krankenhauses können eine Woche nach Beginn einer wirksamen antimikrobiellen Chemotherapie Gemeinschaftseinrichtungen wie z.B. Kindergarten und Schule wieder besuchen. Empfängliche Personen mit engem Patientenkontakt sollten sich einer Chemoprophylaxe mit einem Makrolid unterziehen.
- **Meldepflicht**
  Eine allgemeine Meldepflicht entsprechend dem Infektionsschutzgesetz besteht nicht.
- **Nationales Referenzzentrum**
  Konsiliarlaboratorium für Bordetella pertussis: Institut für Hygiene und Labormedizin, Klinikum Krefeld, Lutherplatz 40, 47805 Krefeld (Ansprechpartner: Prof. Dr. C.H. Wirsing von Koenig), Telefon 02151/32-2466, Telefax 02151/32-2079, E-Mail: wvk_hyg@klinkum-krefeld.de.

häufig aber leichtere Verläufe werden nach Infektion mit *B. parapertussis* gefunden. Bei den beiden Spezies handelt sich um gramnegative, aerobe Stäbchen; der einzige natürliche Wirt von *B. pertussis* ist der Mensch, *B. parapertussis* kommt bei Menschen und auch bei Tieren (Schafen) vor.

3.3 Klinik

Pertussis ist definiert als ein mindestens 14 (CDC-Definition) oder 21 Tage (WHO Definition) dauernder **paroxysmaler Husten**, bei dem durch Laboruntersuchungen oder mittels einer Kontaktanamnese die Diagnose gesichert wurde.

Bei ungeimpften Kindern kommt es nach einer Inkubationszeit von 1–2 (maximal 3) Tagen zu Abgeschlagenheit, leicht erhöhten Temperaturen, Schnupfen und Bindehautreizung. Nach wenigen Tagen beginnt das so genannte Stadium convulsivum mit dem typischen anfallsweise auftretenden, trockenen Husten, der in einem inspiratorischen Keuchen (engl. whoop) endet. Die Attacken treten bis zu 30-mal pro 24 Stunden mit nächtlicher Häufung auf. Nach 3–6 Wochen nehmen die Anfälle an Intensität und Dauer allmählich ab. Die Kontagiosiät ist in den ersten beiden Krankheitswochen am höchsten und nimmt dann kontinuierlich ab. Eine Woche nach Beginn einer Therapie mit Erythromycin ist der Patient im Allgemeinen nicht mehr infektiös.

Bei jungen ungeimpften Säuglingen ist die Klinik untypisch und häufig durch Apnoe-Phasen gekennzeichnet.

Die meisten Pertussis-Fälle werden heute als Reinfektion älterer Kinder, von Jugendlichen und bei Erwachsenen gesehen. Hier kommt es gleichfalls zu einer nicht völlig typischen Symptomatik, wobei hier der länger andauernde (> 14 Tage bis zu mehreren Monaten) trockene und quälende Husten, zum Teil von Würgen und Erbrechen begleitet, im Vordergrund steht.

Als Komplikationen werden Pneumonien, Aspiration während der Hustenattacken, Apnoe-Phasen bei Säuglingen und die gefürchtete Enzephalopathie, die mitunter tödlich verlaufen kann, beobachtet. Weitere Komplikationen sind mechanisch bedingt: Einblutungen in Konjunktiven und Skleren, Hernien und Pneumothorax.

3.4 Infektionsweg und Pathogenese

Der Erreger wird durch **Tröpfcheninfektion** übertragen. In den pathophysiologischen Prozess der Entstehung des Krankheitsbildes sind eine Reihe mehr oder minder gut charakterisierter Virulenz-Faktoren eingebunden (Tab. B4-3).

Tab. B4-3 Virulenz-Faktoren von *B. pertussis* in der Pathogenese des Keuchhustens.

Prozess	Virulenzfaktor/en
Tröpfcheninfektion	ganze Zellen von B. pertussis
Haften im Nasopharynx	Fimbrien (FIM) Filament-Hämagglutinin (FHA) Pertactin (PER)
Besiedelung der Trachea	Fimbrien Filament-Hämagglutinin Pertactin Petussis-Toxin (PT)
Umgehen der Wirtsabwehr	Pertussis-Toxin Adenylzyklasetoxin (ACT) Trachea-Zytotoxin (TCT)
Zellschädigung	Trachea-Zytotoxin dermonekrotisches Toxin

Nach Bindung des Erregers an die Zilien-bewehrten Epithelien der Atemwege dienen weitere Virulenz-Faktoren der Ausschaltung der Wirtsabwehr sowie der Induktion einer Ziliostase und einer Zytotoxizität. Zu den Virulenz-Faktoren zählen unter anderem das Filament-Hämagglutinin (FHA), das Pertussis-Toxin (PT), das Pertactin, die Fimbrien, das Adenylzyklase-Toxin, das Trachea-Zytotoxin sowie das so genannte dermonekrotische Toxin.

3.5 Diagnostik

Neben der charakteristischen Klinik findet sich bei Kindern häufig eine deutliche Lymphozytose. Der Erregernachweis erfolgt aus Nasopharyngealabstrichen mittels Kultur und/oder PCR.

Serologisch können IgG- und auch IgA-Antikörper gegen PT mittels ELISA nachgewiesen werden, wobei die Diagnose auf einem Titer-Anstieg oder auf dem Vergleich mit altersentsprechenden Referenzwerten basiert.

Pertussiforme Hustenattacken können auch durch Adenoviren, RSV, Rhinoviren, Parainfluenzaviren und *Mycoplasma pneumoniae* hervorgerufen werden, sodass diese Erreger in die Differentialdiagnose länger dauernder Hustenattacken insbesondere bei Geimpften mit einbezogen werden sollten.

3.6 Therapie

Makrolide sind Antibiotika der Wahl zur Unterbrechung der Infektkette. Sie verringern jedoch die klinische Symptomatik nicht wesentlich bzw. nur bei sehr frühem Therapiebeginn (Haushaltskontakte). Die tägliche Dosis ist abhängig von der Wahl des Präparates. Amoxicillin sollte trotz einer In vitro-Empfindlichkeit der Bakterien nicht verwendet werden; gegen Oralcephalosporine sind Bordetellen resistent.

Bei schweren Verläufen berichten Studien über die Wirksamkeit von Prednisolon (inhalativ oder systemisch) und β_2-Sympathikomimetika (z.B. Salbutamol); Dosierung, Dauer und Applikationsform sind jedoch noch nicht abschließend geklärt.

Zur Frühtherapie nach Kontakt sind bei Jugendlichen und Erwachsenen wegen der besseren Verträglichkeit neuere Makrolide wie Azithromycin und Clarithromycin vorzuziehen.

3.7 Prävention

Die Impfempfehlungen der Ständigen Impfkommission sehen eine **dreifache Grundimmunisierung** im Abstand von vier Wochen ab dem 2. Lebensmonat sowie eine Auffrischimpfung im Alter von 11–14 Monaten vor. Eine weitere Impfung mit einem Kombinationsimpfstoff mit reduzierter Dosis (dTap) erfolgt im Vorschulalter (5–6 Jahre) sowie im Alter von 9–17 Jahren. In Deutschland werden ausschließlich azelluläre Pertussis-Impfstoffe verwendet. Die in Deutschland zugelassenen Impfstoffe enthalten Pertussis-Toxoid und Filament-Hämagglutinin, bei einigen Herstellern auch noch Pertactin oder Fimbrien-Antigene. Die Pertussis-Impfstoffe werden im Rahmen der Grundimmunisierung in Kombination mit Diphtherie-Toxoid und Tetanus-Toxoid (DTaP) sowie mit *Haemophilus influenzae* Typ B (DTaP-HiB), inaktivierten Polioviren und Hepatitis-B-Impfstoff (hexavalenter Impfstoff DTaP-HiB-IPV-HB) verwendet. Die Schutzdauer nach Impfung beträgt etwa sechs Jahre, ist aber auch nach natürlicher Infektion nicht länger als etwa zehn Jahre, sodass ältere Kinder, Jugendliche und Erwachsene erneut erkranken können. Grund für die Impfung im Erwachsenenalter ist neben dem eigenen Schutz die Verhütung der Übertragung der Erreger auf andere, speziell Neugeborene und Kleinkinder. Die EG-Biostoffverordnung sieht eine Impfung für gefährdetes medizinisches und nichtmedizinisches Personal mit Kontakt zu Säuglingen und Kleinkindern vor. Daneben sollten alle geimpft werden, die engen Kontakt zu Neugeborenen und Säuglingen haben bzw. haben werden, so z.B. Frauen mit Kinderwunsch, Haushaltskontaktpersonen (Eltern, Geschwister) und Betreuer (z.B. Tagesmütter, Babysitter, Großeltern).

B4.2 Lunge

Torsten T. Bauer, Reinhard Marre und Wolfgang Jilg

1 Vorbemerkungen

1.1 Definition

Pneumonien sind akute Entzündungen des alveolären und/oder interstitiellen Lungengewebes. Sie werden am **häufigsten durch Bakterien** verursacht, Viren und Pilze spielen aber in Abhängigkeit von der Immunität des Patienten und der klinischen Situation ebenfalls eine wichtige Rolle (z.B. Zytomegalievirus-Infektion nach Lungentransplantation). Pneumonische Infiltrate treten darüber hinaus in der Umgebung von Zysten von Metazoen (z.B. *Echinococcus*, *Paragonimus*) bzw. als perifokale Reaktion bei hämatogener Parasiteneinschwemmung (z.B. Spulwurmlarven-Passage) auf. Wird die Entzündung durch physikalische oder chemische Noxen (z.B. Strahlen, Aspiration) verursacht, dann spricht man von einer Pneumonitis. Pneumonische Infiltrate können darüber hinaus im Rahmen von Autoimmunerkrankungen oder als eigenständiges Krankheitsbild (z.B. eosinophile Pneumonie) entstehen. Das folgende Kapitel befasst sich ausschließlich mit den mikrobiell und viral verursachten pneumonischen Infiltraten. Für die Tuberkulose sei auf das Kapitel C3 verwiesen.

1.2 Einteilung

Während früher die morphologische Ausbreitung der Pneumonie im Lungenparenchym die Einteilung bestimmte (z.B. Lobärpneumonie bei der Ausbreitung in einem Lungenlappen), wird die Pneumonie heute nur noch **nach klinischen Gesichtspunkten** unterschieden. Auch die Einteilung nach dem klinisch-physikalischen Lungenbefund („klassisch" vs. „atypisch") und dem Erscheinungsbild im Thorax-Röntgenbild sind verlassen worden, da sich hieraus keine therapeutischen Konsequenzen ableiten lassen. Heute werden Pneumonien in Entitäten eingeteilt, welche sich im Bezug auf die Erreger unterscheiden und somit für die initiale Therapie entscheidend sind. Zuerst stellt sich die Frage, ob eine **Immunsuppression** vorliegt oder nicht. Ist dies der Fall, muss die Art der Immunstörung (Neutropenie, HIV-Infektion, medikamentöse Immunsuppression, Knochenmarktransplantation) definiert werden, da sie entscheidend für die Differentialdiagnose der Erreger ist (siehe Kap. C8, D7 und D9). Bei immunkompetenten Patienten wird die **ambulant erworbene** von der **nosokomialen Pneumonie** unterschieden. Diese Abgrenzung hat Auswirkungen auf die Therapie, da es Unterschiede hinsichtlich des zu erwartenden Erregerspektrums gibt. Die ambulant erworbene Pneumonie wird im klinischen Sprachgebrauch häufig mit dem englischen Akronym CAP für *community-acquired pneumonia* belegt und kann sowohl in der Praxis als auch im Krankenhaus behandelt werden. Die nosokomiale Pneumonie ist per definitionem im Krankenhaus entstanden und kann somit erst 48–72 Stunden nach Krankenhausaufnahme oder bei Wiederaufnahme innerhalb von 30 Tagen nach Entlassung diagnostiziert werden. Die Beatmungspneumonie ist die häufigste Sonderform der nosokomialen Pneumonie, die 48–72 Stunden nach Intubation auftritt. Diese Pneumonie-Form wird im Sprachgebrauch häufig mit dem englischen Akronym VAP für *ventilator-associated pneumonia* beschrieben.

1.3 Epidemiologie

Sowohl in der Praxis als auch im Klinikbereich ist weltweit die Pneumonie die **häufigste registrierte Infektionserkrankung** (Lopez und Murray 1998). Exakte Angaben zur Morbidität und Mortalität ambulant erworbener Pneumonien sind in Deutschland nicht möglich, da nach dem Infektionsschutzgesetz lediglich die Ornithose, das Q-Fieber und die Tuberkulose meldepflichtig sind. Das Statistische Bundesamt gab für 2000 insgesamt 244 844 Patienten an, die mit der Hauptdiagnose Pneumonie in deutschen Krankenhäusern behandelt wurden (Höffken et al. 2005, Statistisches Bundesamt 2004a). Dies beinhaltet allerdings sowohl nosokomiale als auch ambulant entstandene Infektionen, wobei Letztere jedoch die überwiegende Zahl darstellen dürfte. Unbekannt ist, wie viele ambulant erworbene Pneumonien-Fälle ambulant behandelt und wie viele Patienten stationär aufgenommen wurden. In einer finnischen Studie wurden 42% der an Pneumonie erkrankten Patienten ins Krankenhaus eingewiesen, 4% verstarben (Jokinen et al. 1993). Im Gegensatz dazu zeigen amerikanische Studien, dass jede zweite CAP ambulant behandelbar ist (Marrie et al. 2000). Die Pneumonie geht mit einer **beachtlichen Letalität** einher. In den USA stellt die ambulant erworbene Pneumonie die sechsthäufigste Todesursache dar, wobei eine Steigerung von 0,5–1% jährlich zu verzeichnen ist. Gründe hierfür sind einerseits die veränderte Bevölkerungsdemographie mit Steigerung der Lebenserwartung (siehe Kap. D6) und andererseits die bessere Therapie chronischer Erkrankungen. In Deutschland weist das Statistische Bundesamt für 2002 über 19 000 Todesfälle infolge einer Pneumonie auf, wobei diese Zahl aufgrund unzuverlässiger Angaben in Totenscheinen wahrscheinlich zu niedrig ist (Statistisches Bundesamt 2004b).

Nosokomiale Pneumonien stellen die zweithäufigste Infektion in den westlichen Industrieländern dar. Die Prävalenz nosokomialer Infektionen betrug in einer repräsentativen Studie aus dem Jahr 1990 etwa 4% (siehe Kap. D1). Die unteren Atemwegsinfektionen lagen wie im angelsächsischen Schrifttum mit 20% an der zweiten Stelle. Darunter entfielen 75% auf Pneumonien. In der Intensivmedizin wurde die höchste Prävalenz der unteren Atemwegsinfektionen im Krankenhaus ermittelt; ihr Anteil an allen nosokomialen Infektionen betrug 53%. Dies ist vor allem deshalb von Bedeutung, weil Infektionen die führende Todesursache bei nosokomial bedingten Todesfällen sind (Lorenz et al. 2003). Der wichtigste Risikofaktor für nosokomiale Pneumonien ist die **maschinelle Beatmung** mit endotrachealer Intubation; bei beatmeten Patienten ist das kumulative Risiko vielfach höher als bei anderen Patienten. Unter maschineller Beatmung steigt das Risiko, an einer nosokomialen Pneumonie zu erkranken, proportional zur Beatmungsdauer. Die kumulative Inzidenz der nosokomialen Pneumonie beim beatmeten Patienten beträgt 10–20%. In Deutschland gibt es jährlich ca. 200 000 Erkrankungsfälle an nosokomialer Pneumonie. Die Sterblichkeit kann vor allem bei Patienten, die auf einer Intensivstation behandelt werden, bis zu 50% betragen, wobei die direkt auf die Pneumonie zurückzuführende Letalität ebenfalls bis zu 50% betragen kann.

2 Erregerspektrum

Das Erregerspektrum der ambulant erworbenen Pneumonien wird maßgeblich von der Komorbidität und dem Lebensalter der Patienten, der Jahreszeit sowie geographischen und epidemiologischen Faktoren beeinflusst. Da die Aufklärung der Ätiologie von der Intensität der Diagnostik abhängt, findet sich in verschiedenen Studien auch ein unterschiedlich hoher Anteil ätiologisch ungeklärter Fälle, der meistens über 20–40% beträgt. Tabelle B4-4 zeigt das Erregerspektrum der ambulant erworbenen Pneumonien in Europa. ***Streptococcus pneumoniae, Mycoplasma pneumoniae*** und ***Haemophilus influenzae*** werden in den meisten Studien als häufigste Erreger angegeben. Während frühere Studien auch ***Chlamydia pneumoniae*** als wichtigen Erreger eingestuft haben, zeigt die prospektive bundesweite Studie CAPNETZ (www.capnetz.de), dass die Prävalenz nicht über 2% hinausreicht. Bei den viralen Erregern stehen die **Influenzaviren** ganz im Vordergrund, die vor allem bei älteren Patienten in den Wintermonaten Atem-

Tab. B4-4 Häufigkeit von Erregern der ambulant erworbenen Pneumonie in Europa (unterschiedliche Stichproben, Mittelwert mit Minimal- und Maximalwert in %), modifiziert nach Höffken et al. 2005.

Erreger	ambulant	hospitalisiert/ Normalstation	hospitalisiert/ Intensivstation
	Finch und Woodhead 1998, Jokinen et al. 2001, Macfarlane et al. 1993, Macfarlane et al. 2001	Allewelt et al. 1997, Ewig et al. 2002, Höffken et al. 1995, Lim und Macfarlane 2001, Riquelme et al. 1997, Ruiz et al. 1999	Leroy et al. 1995, Rello et al. 2002, Rello et al. 2003, Ruiz et al. 1999
S. pneumoniae	38% (30–49%)	27% (15–48%)	28% (20–31%)
M. pneumoniae	8% (n.g.–13%)	5% (2–9%)	2% (n.g.–3%)
H. influenzae	13% (4–22%)	6% (n.g.–7%)	7% (n.g.–10%)
C. pneumoniae	21% (n.g.–32%)	11% (n.g.–17)	4% (n.g.–7%)
S. aureus	1,5% (n.g.–2%)	3% (n.g.–4%)	9% (n.g.–22%)
Enterobacteriaceae	0%	4% (1–8%)	9% (2–18%)
P. aeruginosa	1%	3% (n.g.–4%)	4% (n.g.–5%)
Legionella spp.	0%	5% (2–8%)	12% (n.g.–23%)
C. burnetii	1%	4% (n.g.–11%)	7%
respiratorische Viren	17% (n.g.–35%)	12% (n.g.–23%)	3% (n.g.–6%)
ungeklärt	50% (40–66%)	41% (25–58%)	45% (34–57%)

n.g. = nicht gefunden

wegsinfektionen verursachen. Etwa 40% der Influenza-Infektionen bei Patienten über 65 Jahren gehen mit pulmonalen Infiltraten einher, die allerdings zumeist auf bakterielle Superinfektionen (*S. aureus, H. influenzae* und andere) zurückzuführen sind. Das **Respiratory-syncytial-Virus** (RSV) und das humane Metapneumovirus (HMPV), bekannt als Erreger von Pneumonien im Säuglings- und Kleinkindesalter, verursachen nach neueren Erkenntnissen auch bei älteren und immunsupprimierten Patienten tiefe Atemwegsinfektionen mit ähnlichem klinischen Verlauf wie die Influenza A. Auch die saisonale Verteilung (Winterhalbjahr) und das gehäufte Auftreten bei Patienten mit chronisch-obstruktiver Lungenkrankheit und kardialen Vorerkrankungen gleichen der Influenza (Falsey et al. 2005). **Adenoviren** verursachen dagegen vorwiegend im jugendlichen Alter atypische Pneumonien. Ein weiterer, erst Anfang der 1990er-Jahre identifizierter Pneumonie-Erreger ist das Sin-Nombre-Virus (zunächst als Four-Corner-Virus oder Muerto-Canyon-Virus bezeichnet). Das Virus gehört zur Gruppe der Hantaviren und wird wie die anderen Vertreter dieser Familie durch Kot oder Urin infizierter Mäuse übertragen. Im Gegensatz zu anderen Hantaviren, die Nierenaffektionen und Gerinnungsstörungen hervorrufen (siehe Kap. B12, Erregersteckbrief „Hantaviren"), wurde dieser Erreger aber noch nie in Deutschland bzw. Europa entdeckt (Ulrich et al. 2004). 2002/2003 trat mit dem SARS-Coronavirus erstmals ein neuer Erreger in Erscheinung, der vor allem in Südostasien, aber auch in einer Reihe weiterer Länder teilweise sehr schwer verlaufende Pneumonien verursachte (Peiris et al. 2003). Seitdem die erste Epidemie mit diesem sehr effektiv von Mensch zu Mensch übertragenen Erreger Mitte 2003 zum Stillstand kam, wurden allerdings nur noch Einzelfälle beobachtet.

Das Erregerspektrum **nosokomialer Pneumonien** reflektiert einerseits die Flora der jeweiligen Klinik, andererseits das oropharyngeale und intestinale Keimspektrum des individuellen Patienten. Im nosokomialen Bereich werden primär endogene, sekundär endogene und exogene Infektionen unterschieden. Bei der primär endogenen Infektion (< 5 Tage Krankenhausaufenthalt) hat sich die oropharyngeale Flora noch nicht der Krankenhausflora angepasst und entspricht somit im ganz überwiegenden Anteil dem ambulanten Spektrum. Nach fünf Tagen stehen Enterobakterien und *Pseudomonas aeruginosa* im Vordergrund. Exogene Infektionen, zum Beispiel durch infizierte Bronchoskope, können zu jedem Zeitpunkt auftreten. Hier sind insbesondere die schwer zu behandelnden Infektionen mit *Pseudomonas aeruginosa* und Methicillin-resistentem *Staphylococcus aureus* (MRSA) zu nennen. Legionellen können im Zusammenhang mit einer Kontamination des Wassersystems lokal eine Rolle spielen (Tab. B4-5). Die Bedeutung von obligaten Anaerobiern, die vermutlich relativ häufig an den durch aerobe gramnegative Stäbchen verursachten Pneumonien beteiligt sind, kann aufgrund der in den meisten Studien unzureichend oder gar nicht durchgeführten spezifischen Anaerobier-Diagnostik nicht sicher beurteilt werden.

Bei immunkompromittierten Patienten wird das Erregerspektrum zum einen von der Art und Schwere der immunologischen Störung, zum anderen von der Dauer der Immuninkompetenz bis zum Auftreten der Pneumonie bestimmt (siehe Kap. C8 und D7). Nach Transplantationen kommt es z.B. in der Frühphase (< 4 Wochen) meist zu bakteriellen Pneumonien durch typische Krankenhauskeime (exogener Infektionsmodus), während in späteren Phasen (> 4 Wochen) endogene Infektionserreger (CMV, VZV, *Pneumocystis jiroveci* (früher: *P. carinii*), bei früherer Tuberkulose-Infektion auch *M. tuberculosis*) vorherrschen. Das Risiko einer durch endogene Erreger verursachten Pneumonie wird durch spezifische Prophylaxe (z.B. CMV-Prophylaxe mit Hyperimmunglobulin, in einzelnen Zentren auch mit Ganciclovir, VZV-Prophylaxe mit Aciclovir, Tbc-Prophylaxe mit INH und andere) stark verringert, obwohl mitigierte bzw. subklinisch verlaufende Infektionen durchaus weiterhin möglich sind. Eine Übersicht über die bei einzelnen Formen der Immunsuppression im Erwachsenenalter zu erwartenden Erreger sind in Kapitel D7 und C8 zu finden.

Tab. B4-5 Erregerspektrum nosokomialer Pneumonien (modifiziert nach Höffken et al. 2005, Lorenz et al. 2003).

Erreger	Häufigkeit
gramnegative Bakterien	50–70%
• *Enterobacter spp.*	• 8–12%
• *Klebsiella spp.*	• 5–8%
• *Escherichia coli*	• 4–8%
• *Pseudomonas aeruginosa*	• 15–25%
• *Haemophilus influenzae*	• 5–10%
• *Legionella spp.*	• 0–15%
grampositive Kokken	10–20%
• *Staphylococcus aureus*	• 10–30%
• *Streptococcus pneumoniae*	• 5–10%
• Anaerobier	• 0–35%
Viren	selten
Pilze	0–14%
Protozoen	selten

3 Klinik

3.1 Anamnese und Schweregradeinteilung

Auf eine Pneumonie hinweisende Symptome sind Fieber, Husten mit und ohne Auswurf, Atemnot und atemabhängige einseitige Thorax-Schmerzen. Zusätzlich können extrapulmonale Symptome wie Müdigkeit, Kopf-, Glieder- und Muskelschmerzen oder abdominelle Beschwerden (Erbrechen, Übelkeit, Bauchschmerz, Durchfall) vorhanden sein. Die Pneumonie unterscheidet sich klinisch von der banalen Erkältungskrankheit durch diese **schwere Störung des allgemeinen Wohlbefindens.** Hat man früher den Versuch gemacht, anhand der Klinik typische und atypische Pneumonien zu unterscheiden, um durch diese Information Rückschlüsse auf die Ätiologie ziehen zu können, so steht heute die Beurteilung des Schweregrades der Erkrankung ganz im Vordergrund der Anamnese-Erhebung. Zwei Instrumente sind gut geeignet für die Schweregradbestimmung: der CRB-65- bzw. CURB-Index (Lim et al. 2000) sowie der „pneumonia severity index" (PSI oder Fine-Score) (Fine et al. 1997). CURB, ein Akronym aus dem Englischen, ist einfacher und schneller durchzuführen als der Fine-Score, da CURB nur vier Faktoren beinhaltet: Verwirrtheit des Patienten (Confusion), hoher Harnstoffgehalt im Blut (> 7 mmol/l, Urea), hohe Atemfrequenz (> 30/min, Respiratory rate) und niedriger systolischer oder diastolischer Blutdruck (< 90 mmHg bzw. < 60 mmHg Blood pressure) (Lim et al. 2000). CURB spiegelt gut den Schweregrad der Pneumonie und die damit verbundene Organdysfunktion wider. Da aber in der klinischen Praxis – zumindest außerhalb des Krankenhauses – die Bestimmung des Harnstoffes nicht kurzfristig verfügbar ist, ist der modifizierte Index als CRB-65 praktikabler (Bauer et al. 2006). Der Harnstoff entfällt hier als Kriterium; stattdessen wird das Patientenalter über 65 Jahre als weiterer ungünstiger Faktor aufgenommen. Wenn keine der Risikofaktoren vorhanden sind, beträgt die Letalität ca. 1% und diese Patientengruppe kann ambulant behandelt werden. Bei einem bis zwei Risikofaktoren steigt die Letalität auf ca. 8% und diese Patientengruppe kann stationär aufgenommen werden. Bei drei oder vier Risikofaktoren ist die Letalität mit über 30% sehr hoch, sodass diese Patientengruppe ausschließlich stationär oder sogar auf der Intensivstation behandelt werden sollte.

Bei der Anamnese-Erhebung sollte ferner gezielt nach folgenden Risikofaktoren und Vorerkrankungen gefragt werden:

- **Immuninkompetenz:** Gefragt werden sollte nach primären Immunmangelzuständen, hämatologisch/onkologischen Grundkrankheiten und Organtransplantationen. Bei HIV-Patienten und Organtransplantierten einschließlich Knochenmarksempfängern ist die Frage nach der Pneumocystis-jiroveci (carinii)-Prophylaxe, der CMV-Prophylaxe und dem Tuberkulin-Status für die Beurteilung pneumonischer Infiltrate von erheblicher Bedeutung, weshalb die entsprechenden Angaben – sofern sie nicht von dem Patienten selbst zu erhalten sind – möglichst rasch aus den Krankenunterlagen entnommen werden sollten. Die humorale Immunität ist darüber hinaus durch Asplenie, CLL, Plasmozytom, Eisenmangel, Verbrennungen und z.B. ein nephrotisches Syndrom kompromittiert.

- **Steroid-Therapie:** Bei Patienten mit einer vorbestehenden Steroid-Therapie von mindestens 10 mg/Tag Prednisolon-Äquivalent über eine Dauer von mindestens vier Wochen oder einer kumulativen Dosis von 700 mg ist ein gehäuftes Auftreten von *P. aeruginosa* und *Legionella spp.* beschrieben worden (Leroy et al. 1995, Man-

Chlamydia psittaci

Reinhard Marre

- **Erregerbeschreibung**
  Obligat intrazelluläre gramnegative Bakterienart aus der Familie der Chlamydiaceae. Die Spezies wurde in Chlamydophila psittaci umbenannt, in der nur noch die aviären Stämme enthalten sind. Nicht mehr darin enthalten ist Chlamydophila abortus, ein Erreger, der bei Schafen und Kälbern mit Abort assoziiert ist und der bei Schwangeren, die mit infizierten Tieren Kontakt haben, zum Abort führen kann.

- **Erreger-Wirts-Beziehung**
  C. psittaci infiziert Papageienvögel, Wirtschaftsgeflügel, Tauben und wild lebende Vögel wie Möwen. Diese können akut, chronisch und latent erkrankt sein und scheiden den Erreger mit respiratorischen Sekreten oder Fäkalien aus. Letztere bleiben bei Raumtemperatur selbst bei Austrocknung ca. vier Wochen infektiös. Übertragung auf den Menschen aerogen, selten von Mensch zu Mensch.
  In Deutschland wurden früher ca. 200 Psittakose-Erkrankungen gemeldet, die aber, wegen der Unspezifität der Testverfahren, zum Teil auch C.-pneumoniae-Infektionen gewesen sein dürften. Nach Veröffentlichung einer stringenten Falldefinition wurde 2004 nur noch von 15 Fällen berichtet, was vermutlich eher der Realität entsprechen mag.
  C. psittaci führt als Erreger der Psittakose (Papageienkrankheit) bzw. Ornithose (Vogelkrankheit) zu einer atypischen, gelegentlich chronisch verlaufenden Pneumonie, oft begleitet von Hepatosplenomegalie oder gastrointestinalen Symptomen. Selten kommen extrapulmonale Manifestationen wie Endokarditis, Myokarditis, Perikarditis oder Konjunktivitis vor.

- **Spezifische Diagnostik**
  Der mikroskopische Nachweis von C. psittaci ist nicht zu empfehlen. Der kulturelle Nachweis gilt zwar als Goldstandard zum Nachweis von C. psittaci, ist jedoch wegen des Risikos der Laborinfektion und besonderer örtlicher Auflagen nur in Speziallaboratorien verfügbar. Die Nukleinsäure-Amplifikation ist hinsichtlich Spezifität und Sensitivität wenig evaluiert. Spezifische Antikörper lassen sich mithilfe des Mikroimmunfluoreszenz-Testes nachweisen, die Interpretation eines erhöhten Antikörpertiters kann jedoch im Einzelfall schwierig sein (Essig et al. 1995). Die früher übliche Komplementbindungsreaktion erfasst nur gattungsspezifische Antikörper und erlaubt somit keinen spezifischen Nachweis einer Chlamydia-psittaci-Infektion. Bei einem erhöhten Titer ist jedoch durch eine gezielte Anamnese unbedingt die Möglichkeit einer Ornithose zu prüfen (zusätzliche Information bei Essig 2007).

- **Prophylaxe**
  Aktive und passive Immunisierungen gegen C. psittaci sind nicht etabliert. In verseuchten Vogelbeständen soll das Personal neben Schutzkleidung auch Mund- und Nasenschutz tragen. Veterinärmedizinische Maßnahmen sind beim Import von Ziervögeln vorgeschrieben. C. psittaci ist nach Biostoffverordnung ein Erreger der Risikogruppe 3, sodass Laboratorien beim Umgang mit diesem Erreger besondere Schutzmaßnahmen treffen müssen und einer Genehmigung bedürfen.

- **Spezifische Therapie**
  Tetracycline sind Mittel der ersten Wahl zur Behandlung einer Psittakose. Vermutlich sind Makrolide (Erythromycin) und Fluorchinolone (z.B. Ciprofloxacin) ebenfalls wirksam, wegen der Seltenheit der Erkrankung jedoch nicht evaluiert.

- **Maßnahmen bei Patienten und Kontaktpersonen**
  Übertragungen von Mensch zu Mensch sind unbekannt, sodass keine besonderen klinikhygienischen Maßnahmen zu treffen sind.

- **Meldepflicht**
  Nach § 7 des Infektionsschutzgesetzes ist eine namentliche Meldung bei dem direkten oder indirekten Nachweis von Chlamydia psittaci vorgeschrieben, soweit der Nachweis auf eine akute Infektion hinweist.

- **Nationales Referenzzentrum**
  Konsiliarlaboratorium für Chlamydien: Institut für Med. Mikrobiologie am Klinikum der Friedrich-Schiller-Universität Jena, Semmelweisstraße 4, 07740 Jena (Ansprechpartner: Prof. Dr. E. Straube), Telefon 03641/93-3196, Telefax 0364/93-3474, E-Mail: eberhard.straube@med.uni-jena.de.

- **Literatur**
  Essig A: Chlamydia und Chlamydophila. In: Murray PR, Baron EJ, Jorgensen JH, Pfaller MA, Yolken RH (eds): Manual of Clinical Microbiology. 9. ed., ASM, Washington D.C., 2007.
  Essig A, Zucs P, Susa M, Wasenauer G, Mamat U, Hetzel M, Vogel U, Wieshammer S, Brade H, Marre R: Diagnosis of ornithosis by cell culture and polymerase chain reaction in a patient with chronic pneumonia. Clin Infect Dis 21 (1995) 1495–1497.

dell et al. 2007). Das gleiche trifft für Patienten mit strukturellen Lungenerkrankungen (COPD, Bronchiektasen, Mukoviszidose; siehe Kap. D9) und stationärem Aufenthalt in den letzten 30 Tagen (mehr als 2 Tage) zu (Arancibia et al. 2002). Eine Antibiotika-Vortherapie prädisponiert zu Infektionen durch resistente Erreger (Clavo-Sanchez et al. 1997).

- **Reiseanamnese:** Bei Reiseanamnese in Ländern mit hoher Legionellose-Prävalenz und/oder Exposition gegenüber Wasser aus speziellen Aufbereitungsanlagen ist eine Infektion durch *Legionella spp.* differentialdiagnostisch zu berücksichtigen (Lück et al. 1994). Klimaanlagen in Flugzeugen, moderne Reisezüge und Hotels begünstigen pulmonale Infektionen.
Legionella-Infektionen treten deshalb gehäuft nach Aufenthalten in klimatisierten Konferenzräumen, Hotelzimmern und Großraumbüros auf. Die Übertragung von Legionellen kann jedoch auch beim Duschen durch kontaminierte Brauseköpfe und/oder bei Aufenthalten in Kurbädern mit hoher Wassertemperatur erfolgen.
- **Alter:** Bei älteren Patienten über 65 Jahren werden vermehrt gramnegative Erreger gefunden, wobei diese Assoziation nicht konstant in allen Untersuchungen beobachtet wird (Garcia-Ordonez et al. 2001, Riquelme et al. 1996). Es konnte bisher nicht überzeugend gezeigt werden, ob das Alter einen unabhängigen Risikofaktor für diese Erreger darstellt oder ob die Kofaktoren Komorbidität und Antibiotika-Vorbehandlung bzw. vorangegangene Hospitalisation hierfür ausschlaggebend sind.
- **Grundkrankheiten:** Bei **Diabetes mellitus** ist die Mortalität höher und die Häufigkeit von Pleura-Ergüssen größer (Falguera et al. 2005). Eine bestimmte Ätiologie konnte in dieser Studie nicht belegt werden. Nikotinabusus, oft assoziiert mit einer **chronischen Bronchitis**, begünstigt zusätzlich eine Kolonisation des Bronchialsystems mit *H. influenzae* oder *Moraxella catarrhalis*, einem Erreger, der fast immer β-Laktamase produziert, was bei der Auswahl des Antibiotikums berücksichtigt werden muss. Gezielt sollte auch nach schweren pulmonalen Grunderkrankungen wie zum Beispiel Bronchiektasen oder einer **Mukoviszidose** gefragt werden, da in diesen Fällen die Besiedlung mit *S. aureus* und *P. aeruginosa* häufig ist.
- **Alten- und Pflegeeinrichtungen bzw. Krankenhausvorbehandlung:** Bei Patienten aus einem Pflegeheim/Altersheim ist vermehrt mit Infektionen durch Enterobakterien und *S. aureus* sowie mit Aspirationspneumonien zu rechnen (El Solh et al. 2001). Diese Assoziation wurde bisher nur in Untersuchungen in den USA gefunden.
- **Alkoholkonsum:** Chronischer Alkoholabusus ist überzufällig häufig mit S.-pneumoniae-Pneumonien assoziiert und die Wahrscheinlichkeit der Aspiration ist höher (de Roux et al. 2006). Insbesondere in Zusammenhang mit schlechtem Zahnstatus und akuten Alkoholexzessen können oropharyngeale Anaerobier in tiefere Abschnitte des Bronchialsystems und in die Lunge gelangen.
- **Zerebrale Anfallsleiden:** Bei zerebralen Anfällen kann es ebenfalls zu Mikro- und Makroaspirationen kommen. Durch Einnahme von Antikonvulsiva werden darüber hinaus Mikroaspirationen während des Schlafes begünstigt. Gleiches gilt für die regelmäßige Einnahme von Sedativa und Hypnotika.
- **Tierkontakte:** Gefragt werden sollte nach Kontakten mit Papageien, Wellensittichen (Ornithose) und Hausgeflügel (Ornithose, aviäre Influenza), Umgang mit Schafen, Ziegen oder anderen Paarhufern (Q-Fieber), beruflichem Umgang mit Wald- und Wildtieren wie Hasen und Füchsen (Tularämie) und nach landwirtschaftlichen Aktivitäten wie Arbeit in Viehställen (Hantavirus-Infektion).

3.2 Physikalische Befunde

Die körperliche Untersuchung sollte mit der Temperaturmessung und der Atemfrequenzkontrolle beginnen. Bei der Inspektion des Patienten sollte auf Zeichen einer chronisch-obstruktiven Lungenerkrankung wie Emphysem-Thorax und Trommelschlegelfinger geachtet werden. Das Nachschleppen einer Thorax-Seite kann auf eine ausgedehnte Pneumonie bzw. auf einen Pleura-Erguss hinweisen. Bei der **Auskultation** der Lunge finden sich in der Frühphase einer Pneumonie zunächst feinblasige, klingende Rasselgeräusche („Crepitatio indux"), die nach wenigen Tagen wieder verschwinden. Auf dem Höhepunkt der Erkrankung bestehen lediglich eine ausgeprägte perkutorische Dämpfung sowie ein verschärftes Atemgeräusch, jedoch kann zu diesem Zeitpunkt bereits das klassische rostfarbene Sputum auftreten. Erst bei beginnender Genesung kommt es wieder zum Auftreten von ohrnahen Rasselgeräuschen („Crepitatio redux"). Im Kontrast zu den unter Umständen ausgeprägten radiologischen Veränderungen sind die physikalischen Befunde bei Mykoplasmen- und Chlamydien-Pneumonie, Q-Fieber und Viruspneumonien oft außerordentlich spärlich. Es sei jedoch an dieser Stelle noch einmal ausdrücklich darauf hingewiesen, das klinische Symptome nicht einer bestimmte Ätiologie zugeordnet werden können.

In einem geringen Prozentsatz der Pneumonien finden sich **extrapulmonale Befunde.** Bei Pneumokokken-Pneumonie kommt es in schwer verlaufenden Fällen gelegentlich zu einer Hepatosplenomegalie mit Ikterus („biliäre" Pneumonie), bei hämatogen im Rahmen einer Sepsis entstandenen Pneumonien können septische Hautmetastasen vorhanden sein. Legionellosen werden in bis zu 25% der Fälle durch neurologische Symptome kompliziert, wobei Bewusstseinsstörungen bis hin zum Stupor, aber auch fokale neurologische Ausfälle und Krampfanfälle auftreten können. Bei Mykoplasmen-Pneumonie kommt es in 0,1% der Fälle zu neurologischen Symptomen (aseptische Meningitis, Querschnittssymptomatik aufgrund einer Transversalmyelitis).

Zyklische Infektionskrankheiten wie Typhus abdominalis, Tularämie, Leptospirose, Pest oder Milzbrand können mit pneumonischen Manifestationen einhergehen. Auf entsprechende Hinweise aus der Anamnese sollte daher stets geachtet werden. Bei einigen der genannten Erkrankungen gibt der körperliche Untersuchungsbefund aufgrund charakteristischer Symptome (z.B. Ikterus und Hautblutungen bei Leptospirose) wichtige diagnostische Hinweise.

4 Infektionsweg und Pathogenese

4.1 Ambulant erworbene Pneumonien

Pneumonie-Erreger können die Lunge durch **Tröpfcheninfektion** (Inhalation infektiöser Aerosole), durch **Deszension** über den Oropharynx und Bronchialbaum oder **hämatogen** erreichen. Ein inhalativer bzw. bronchogener Infektionsweg liegt in der Regel der Pneumokokken-, Klebsiellen-, Mykoplasmen- und Chlamydien-Pneumonie sowie der Legionellose und der Grippe-Pneumonie zugrunde. Auf hämatogenem Wege entstehen Pneumonien im Rahmen verschiedener systemischer Viruskrankheiten (Masern-, Varizellen-Pneumonie), bei Sepsis und Endokarditis. Pneumonien können aber auch pulmonale Reaktionen auf systemische parasitäre Erkrankungen darstellen.

Tröpfcheninfektionen setzen meist einen engen Kontakt mit anderen Personen voraus. Bei der Pneumokokken-Pneumonie wird in der Vorgeschichte häufig Kontakt mit Kleinkindern, der Besuch von Großveranstaltungen, ein Aufenthalt in Militärtrainingslagern oder – bei Kindern – der Besuch von Kindertagesstätten angegeben. Zusätzliche Beeinträchtigungen der Zilien-Motorik und Schleimhautdurchblutung, z.B. durch Unterkühlung, Alkohol- und Sedativakonsum, eine vorangegangene virale respiratorische Infektion oder starkes Rauchen, begünstigen das Vordringen der Erreger über den Bronchialbaum in die Lunge.

Tierische Erregerreservoire spielen bei Ornithose (*Chlamydia psittaci*), Q-Fieber (*Coxiella burnetii*), pulmonaler Hantavirus-Infektion und der aviären Influenza („Vogelgrippe") eine Rolle. Diese Erreger werden meist durch Inhalation infektiöser Staubpartikel übertragen. *C. psittaci* kommt bei zahlreichen Vogelspezies vor, die den Erreger mit dem Kot ausscheiden. Eingetrockneter, aufgewirbelter Vogelkot ist demzufolge die häufigste Infektionsquelle bei der Ornithose. *C. burnetii* wird meist direkt oder indirekt von Schafen, Kühen oder Ziegen erworben, wobei die Infektion am häufigsten aerogen durch Einatmen erregerhaltigen Staubes, seltener auch auf oralem Weg durch Trinken roher Milch erfolgt. Beide Erreger verursachen nicht nur eine Pneumonie, sondern streuen offenbar meist auch hämatogen, wobei allerdings klinisch apparente Absiedlungen (Endokarditis, Hepatitis, Osteomyelitis, Infektionen von Gefäßprothesen) nur beim Q-Fieber beschrieben wurden. Eine direkte Übertragung von Mensch zu Mensch wurde bei beiden Erregern beschrieben, stellt jedoch eine extreme Rarität dar. Das Hantavirus hat sein Reservoir in kleinen Nagetieren (Mäuse, Ratten), deren Exkremente die Infektionsquelle darstellen. Aktivitäten, bei denen infektiöser Staub aufgewirbelt werden kann, wie das Ausmisten von Viehställen oder die Reinigung von Getreidesilos und Scheunen, sind mit einem erhöhten Infektionsrisiko behaftet (Zeitz et al. 1995). Ursache für die sehr seltenen Infektionen mit aviären Influenzaviren ist enger Kontakt mit infiziertem Geflügel oder Geflügelkot durch Inhalation von erregerhaltigen Aerosolen oder Stäuben oder durch direkten Kontakt beim Schlachten oder Zubereiten infizierter Tiere. Eine Übertragung von Mensch zu Mensch dürfte eine extrem seltene Ausnahme sein (The Writing Committee of the Word Health Organization (WHO) Consultation on Human Influenza 2005).

Im Gegensatz zu den vorgenannten Erregern haben Infektionen durch Legionellen ihren Ursprung fast immer in **kontaminierten Wassersystemen.** Aufgrund der hohen Temperaturtoleranz der Erreger (Vermehrungsfähigkeit bis 60 °C) sind Warmwasserreservoire häufig mit Legionellen besiedelt, insbesondere wenn keine periodische oder dauerhafte Erhitzung des Heißwassers auf über 60 °C erfolgt. Gute Vermehrungsbedingungen finden die Erreger in nicht durchflossenen Leitungsarmen (Totleitungen) mit entsprechender Schlickbildung, weshalb gerade alte und verzweigte Wasserleitungssysteme zur Legionellen-Verkeimung neigen. Frei im Wasser lebende Amöben ermöglichen den Erregern eine intrazelluläre Persistenz und schützen sie vor physikalischen und chemischen Einflüssen, z.B. Chlorierung. Die Übertragung erfolgt durch Inhalation z.B. beim Duschen, jedoch kann zunächst auch eine orale Besiedlung (Zähneputzen, Wassertrinken an kontaminierten Auslässen) mit anschließender langsamer Deszension der Erreger durch Mikroaspirationsvorgänge stattfinden (Lettinga et al. 2002). Das Trinken von Leitungswasser stellte bei der ersten, zur Identifikation des Erregers führenden Epidemie in Philadelphia einen unabhängigen Risikofaktor (neben der Klimaanlage) dar (Fraser et al. 1977).

4.2 Nosokomiale Pneumonien

Das heute allgemein akzeptierte Schema zur Pathogenese der nosokomialen Pneumonie wurde Anfang der 1980er-Jahre von LaForce etabliert (Abb. B4-1) (LaForce 1981). Im Mittelpunkt steht hierbei die **Mikroaspiration** von potentiell pathogenen Keimen aus dem Oropharynx, der bereits kurze Zeit nach Krankenhausaufnahme eine deutlich veränderte Flora aufweist. Die im Krankenhaus ubiquitär vorkommenden und austrocknungsresistenten Staphylokokken sowie anspruchslose gramnegative Bakterien wie Enterobacteriaceae, *Pseudomonas spp.* und *Stenotrophomonas maltophilia* und andere werden exogen vom Personal bei pflegerischen oder diagnostischen Maßnahmen (Mundpflege, Absaugen, Endoskopie) an den Patienten herangetragen. Die Erreger können jedoch auch endogen vom Patienten selbst herrühren, indem sie beispielsweise bei gestörter intestinaler Motorik und verminderter gastraler Säuresekretion von den unteren Darmabschnitten über Magen und Ösophagus in die Mundhöhle aufsteigen.

Die Beziehung zwischen erhöhtem **Magen-pH** (z.B. bei Stressulkus-Prophylaxe mit Antazida, Protonenpumpen-Hemmern oder H_2-Rezeptorenblockern), gastraler Kolonisation mit gramnegativen Stäbchenbakterien und dem späteren Auftreten der gleichen Spezies im Trachealsekret konnte bereits in den 1980er-Jahren eindrucksvoll belegt werden (Abb. B4-2). Diese Befunde haben zur Empfehlung geführt, anstelle der Säureblocker Sucralfat zu verwenden. Neuere Studiendaten unterstützen jedoch diese theoretisch plausible Vorstellung nicht (Bonten et al. 1997). Für die Vermehrung der Erreger in der Mundhöhle und die verstärkte Adhärenz am Epithel spielen zahlreiche Faktoren wie verminderter Speichelfluss bei Nahrungskarenz (z.B. postoperativ, bei Beatmung und parenteraler Ernährung), verminderte Lactoferrin-Konzentration im Speichel, Rückgang der mukosalen IgA-Produktion, aber auch die Elimination der autochthonen Mundhöhlenflora durch Antibiotika eine Rolle. Die für die Pneumonie-Entstehung ausschlaggebende Mikroaspiration von Oropharynx-Sekret wird durch einen verminderten Hustenreflex, z.B. nach Narkosen oder unter Sedativa-Einwirkung, begünstigt.

Bei **Beatmungspneumonie** stellt die oberhalb der Manschette („cuff") des endotrachealen Tubus fast stets anzutreffende Flüssigkeitsansammlung ein Erregerreservoir dar. Auch im aufgeblasenen Zustand bildet der „cuff" kein

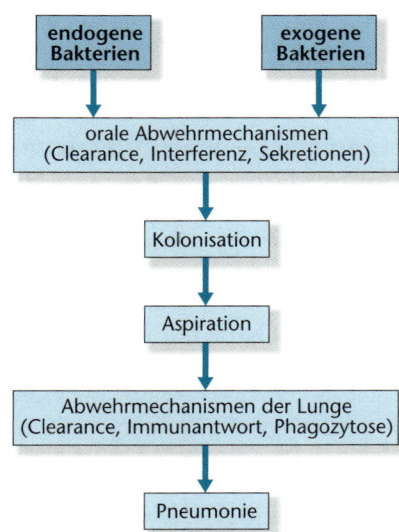

Abb. B4-1 Pathogenese der nosokomialen Pneumonie (nach LaForce 1981).

Hindernis für die Deszension der Erreger. Massive Aspirationen aus diesem Reservoir können bei Extubation und Umintubation vorkommen. Für die Vermehrung der Keime im Alveolarraum spielen eine verminderte Ventilation, hypostatische Flüssigkeitsansammlungen in den Alveolen bzw. eine verminderte Durchblutung infolge einer Rechtsherzinsuffizienz eine Rolle. Die pneumonischen Infiltrate

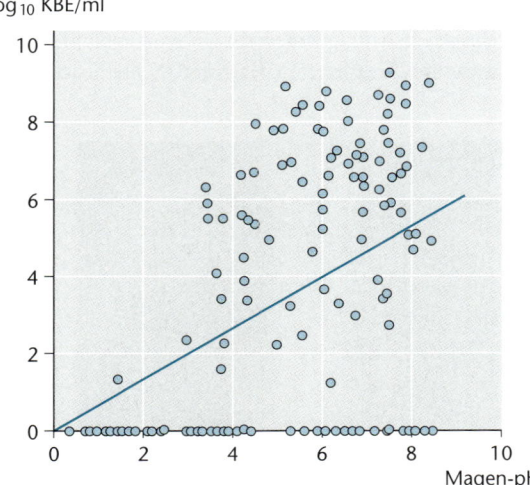

Abb. B4-2 Beziehung zwischen pH-Wert und Konzentration aerober gramnegativer Stäbchen im Magensaft von Intensivpatienten (nach Du Moulin et al. 1982).
KBE = koloniebildende Einheit

entwickeln sich daher initial meist in den dorsobasalen Lungenabschnitten.

4.3 Pneumonien bei Immundefekten und Immunsuppression

Aufgrund der Vielfalt der zugrunde liegenden Störungen der Immunabwehr ist die Pathogenese dieser Pneumonie-Formen nicht einheitlich (Dalhoff et al. 2003). Bei den angeborenen Immundefekten lassen sich auf humoraler Seite das primäre Antikörpermangelsyndrom (PAMS) und Defekte einzelner Immunglobulin-Klassen bzw. -subklassen unterscheiden. Diese Störungen führen meist zu einem vermehrten Auftreten von respiratorischen Infektionen durch bekapselte grampositive und gramnegative Stäbchenbakterien, z.B. Pneumokokken und *Haemophilus influenzae*. Angeborene Defekte der T-Zellabwehr und kombinierte Defekte (combined immunodeficiency, severe combined immunodeficiency, SCID) gehen mit einem vielfältigen Spektrum an Infektionen durch fakultativ intrazelluläre, aber auch extrazelluläre Erreger einher, wie sie auch nach Knochenmarktransplantation oder bei AIDS gefunden werden. Eine ausführliche Darstellung erfolgt in Kapitel D7 und C8.

5 Diagnostik

5.1 Laboruntersuchungen

Zur Basisdiagnostik gehören ein Differentialblutbild, CRP, Leberenzyme, Kreatinin und Harnstoff-N. Zur Abschätzung der Gasaustauschstörung sollte eine arterielle Blutgasanalyse aus dem hyperämisierten Ohrläppchen oder der A. radialis vorgenommen werden. Diese Bestimmung sollte unbedingt ohne bzw. vor Sauerstoffgabe durchgeführt werden, da nur so der Wert korrekt beurteilt werden kann. Es gibt keine typischen Laborkonstellationen, die es erlauben würden, Rückschlüsse auf eine bestimmte bakterielle Ätiologie zu ziehen. Gelegentlich finden sich Kälteagglutinine in Verbindung mit Mykoplasmen-Infektionen. Erste Hinweise hierauf kann ein stark erhöhtes MCV sein, da die Erythrozyten agglutinieren und in der Zählkammer fälschlicherweise als ein Körperchen gezählt werden. Weder besonders hohe noch besonders niedrige CRP-Werte noch hohe oder niedrige Lymphozyten-Anteile geben weitere Hinweise. Ist der jedoch der Anteil der eosinophilen Leukozyten im Differentialblutbild erhöht (> 5%), kann eine bakterielle infektiöse Ursache praktisch ausgeschlossen werden und es muss differentialdiagnostisch an eine allergische Erkrankung, einen Wurmbefall oder ein Hypereosinophile-Syndrom gedacht werden.

5.2 Radiologische Diagnostik

Für die sichere Diagnose einer Pneumonie wird der Nachweis eines Infiltrates in der **Röntgen-Thoraxaufnahme** in zwei Ebenen gefordert. Sensitivität und Spezifität sowie Zuverlässigkeit des Infiltratnachweises in der Röntgen-Thoraxaufnahme sind jedoch begrenzt (Melbye und Dale 1992, Young und Marrie 1994), vor allem bei leichter Erkrankung mit nur geringer Infiltratausbildung. In der ambulanten Praxis kommt erschwerend hinzu, dass nicht immer die zeitnahe Durchführung und Befundung einer Röntgen-Thoraxaufnahme sichergestellt werden kann. Die Abbildun-

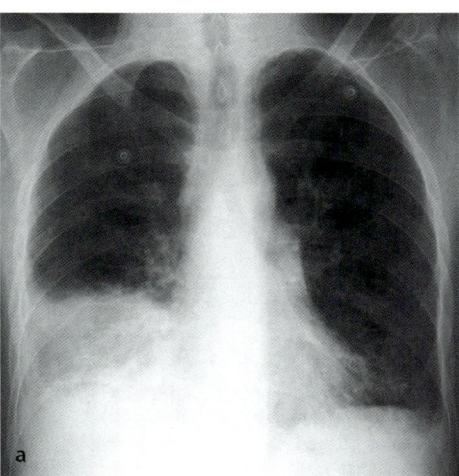
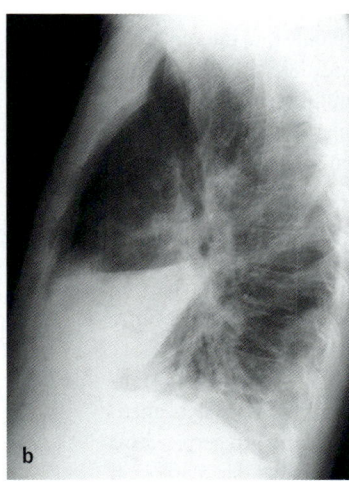

Abb. B4-3 Ambulant erworbene Pneumonie im Mittellappen.
a) Annähernd homogene, weichteildichte Verschattung.
b) Im Seitbild wird die konvexbogige äußere Begrenzung der Verschattung sichtbar, die – neben dem klinischen Befund – die Abgrenzung zu einer Atelektase ermöglicht (mit freundlicher Erlaubnis von Herrn Prof. Dr. H.-J. Brambs, Ulm).

gen B4-3, B4-4, B4-5, B4-6, B4-7 und B4-8 zeigen typische Beispiele verschiedener Pneumonie-Formen. In diagnostisch unklaren Fällen kann ergänzend eine Computertomographie durchgeführt werden. Retrokardiale oder kleinere Infiltrate können so sichtbar gemacht werden. Eine Verlaufskontrolle durch Röntgen-Thorax ist in der Regel erst nach 6–8 Wochen indiziert, es sei denn, der Zustand des Patienten hat sich innerhalb von 48 Stunden deutlich verschlechtert.

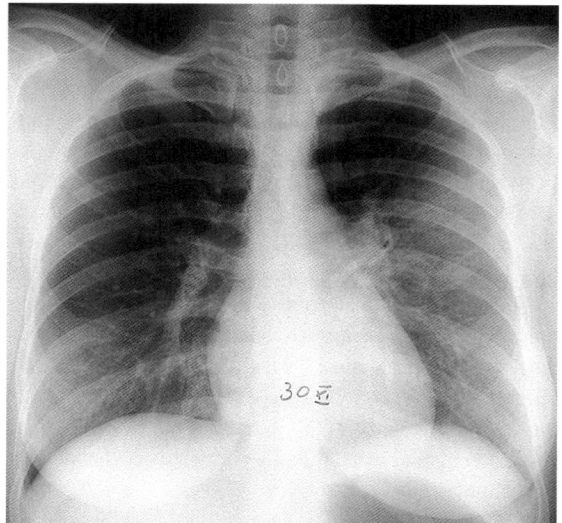

Abb. B4-4 Ambulant erworbene Pneumonie bei einer 27-jährigen Patientin. Homogene, flächige, transparente Verschattung des linken Mittel- und Unterfeldes. Eine Infektion durch *M. pneumoniae* wurde serologisch nachgewiesen.

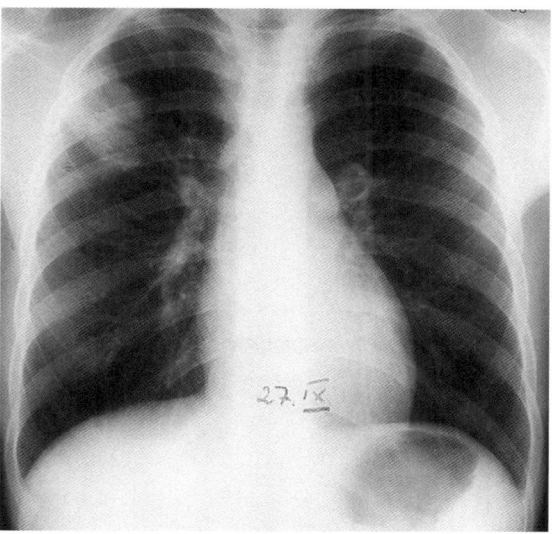

Abb. B4-5 Flaues, transparentes, ovaläres Infiltrat im rechten Oberfeld bei einem 18-jährigen Patienten. Die Familie hatte kürzlich einen Papageien erworben und eine Infektion mit Chlamydien konnte nachgewiesen werden. Außer dem Indexfall erkrankten weitere Familienmitglieder (mit freundlicher Erlaubnis von Frau Prof. Dr. M. Alexander, Berlin).

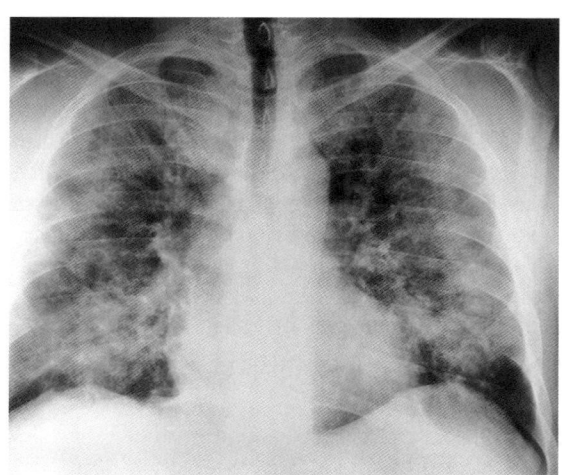

Abb. B4-6 Ambulant erworbene Pneumonie bei einem 40-jährigen Patienten, der unmittelbar vor Erkrankungsbeginn von einer Interkontinentalreise zurückgekehrt war. Wenige Tage zuvor hatte er in einem klimatisierten Hotel in Hongkong übernachtet. Die ätiologische Untersuchung erbrachte den Nachweis von *Legionella pneumophilia*.

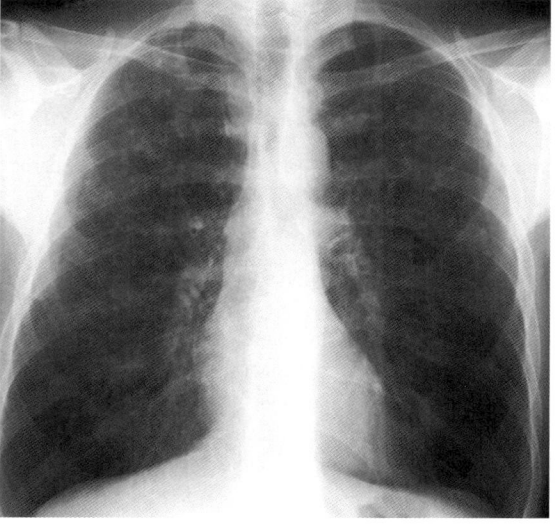

Abb. B4-7 Ambulant erworbene Pneumonie bei einem 44-jährigen Patienten mit feinnodulären, bilateralen Infiltraten. Klinisch war ein typisches Exanthem wie bei einem Varizellen-Infekt aufgefallen, sodass es sich in diesem Fall um eine Varizellen-Pneumonie handelte (mit freundlicher Erlaubnis von Herrn Prof. Dr. H.-J. Brambs, Ulm).

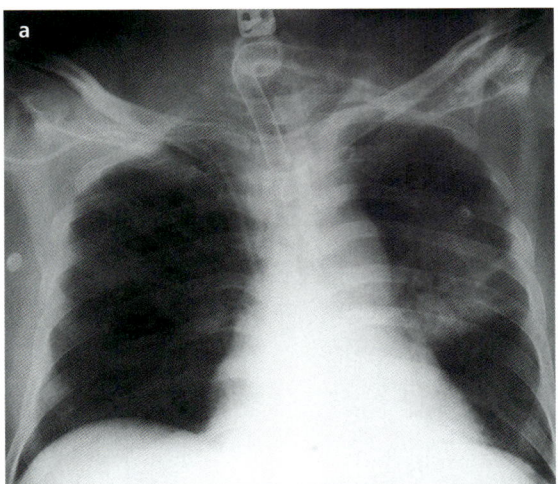

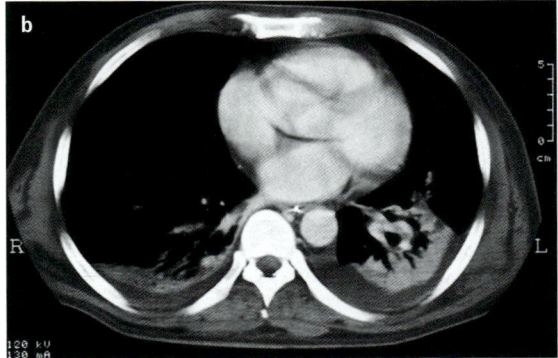

Abb. B4-8 48-jähriger Patient mit nosokomialer Pneumonie nach einem Autounfall mit zervikaler Querschnittssymptomatik und Intubation.
a) Das im Liegen angefertigte Thorax-Röntgenbild zeigt ein unregelmäßig begrenztes, weichteildichtes Infiltrat mit positivem Pneumobronchogramm im linken Mittelfeld.
b) Im Computertomogramm zeigen sich beidseitige Pleura-Ergüsse sowie beidseitige, links stärker als rechts, ausgeprägte bronchopulmonale Infiltrate mit Pneumobronchogramm.

5.3 Spezifische Diagnostik

Unmittelbar nach der stationären Aufnahme sollten zwei Blutkulturpaare (aerob und anaerob) im Abstand von wenigen Minuten von zwei unterschiedlichen Einstichstellen entnommen werden. Der Erregernachweis in der Blutkultur ist in der Frühphase der Erkrankung bei bis zu 20% der Pneumonien möglich.

5.3.1 Sputum-Diagnostik

Die mikrobiologische Sputum-Diagnostik setzt eine einwandfreie Qualität des gewonnenen Materials voraus. Das Sputum sollte vom nüchternen Patienten nach einer Spülung der Mundhöhle mit Aqua dest. gewonnen werden. Sofern kein Sputum produziert wird, kann die Inhalation von hyperosmolaren NaCl-Lösung (3%) die Expektoration erleichtern. Das Material sollte gekühlt innerhalb von 2–4 Stunden im Labor eintreffen. Sofern die Möglichkeit besteht, frühzeitig im Labor einen Sputum nach Gram zu färben, kann dies unter Umständen hilfreich sein. Allerdings sind nur Sputum-Proben aussagekräftig, welche bei 400facher Vergrößerung mehr als 25 polymorphkernige Granulozyten und weniger als 10 Plattenepithelien pro Gesichtsfeld aufweisen (Höffken eta l. 2005). Der Nachweis von Pneumokokken im Grampräparat (bekapselte grampositive, längliche Diplokokken) gelingt in ca. 60–70% der später kulturell bzw. durch Antigentests bestätigten Pneumokokken-Pneumonien. Von einer signifikanten, durch Kultur nachgewiesenen Bakterienzahl ist bei fakultativ pathogenen Bakterien wie z.B. Pneumokokken, *H. influenzae* oder *M. catarrhalis* auszugehen, wenn die Bakterienkonzentration sehr hoch ist, ein eitriges Sekret (siehe oben) vorliegt und eine Materialtransportzeit von weniger als zwei Stunden eingehalten wurde.

5.3.2 Trachealsekret, Bronchialsekret

Die tracheale Aspiration liefert bei ambulant erworbenen Pneumonien Material von einwandfreier Qualität, erfordert jedoch spezielle Erfahrung und hat sich daher weder in den USA noch in Deutschland durchsetzen können. Kulturen aus Trachealsekret von beatmeten Intensivpatienten haben hinsichtlich der Erkennung eines potentiellen Pneumonie-Erregers nur eine Sensitivität und Spezifität von 68 bzw. 84%, selbst wenn sie mit quantitativen Kulturen kombiniert werden (Jourdain et al. 1995). Zur Erregerdiagnostik beim beatmeten Patienten steht noch die bronchoalveoläre Lavage (BAL) zur Verfügung. Da bei beatmeten Patienten der tracheobronchiale Baum nicht mehr steril ist, wird in diesen Fällen immer die Kombination mit quantitativen Kulturen gefordert, um Kolonisation von Infektion zu unterscheiden. Akzeptierte Erregerkonzentrationen für die Infektion sind $> 10^3$ Kolonien-formende Einheiten (KFE) für die geschützte Bürste, $> 10^4$ KFE für die BAL und $> 10^5$ KFE für das endotracheale Aspirat (Bodmann et al. 2003).

5.3.3 Bronchoalveoläre Lavage und endobronchialer Bürstenabstrich

Die Materialgewinnung mittels Bronchoskopie und bronchoalveolärer Lavage (BAL) oder geschütztem Bürstenabstrich („protected specimen brush", PSB) ist heute weitgehend standardisiert. Das betroffene Lungenareal wird hierbei mit ca. 150 ml vorgewärmter, steriler physiologischer Kochsalzlösung gespült, von denen etwa 100 ml zurückgewonnen werden sollten. Abstriche mit der geschützten Bürste müssen vor der Lavage entnommen werden. Ist intrabronchial eitriges Sekret sichtbar, kann dieses direkt mit der Bürste abgestrichen werden. Bei fehlendem Sekretnachweis werden einzelne Subsegmentbronchien in dem betroffenen Lungenbereich aufgesucht, in denen die Bürste soweit peripher vorgeschoben wird, bis sie nicht mehr sichtbar ist. Die Bürste wird unter leichter Rotation mehrmals vor- und zurückbewegt und ohne Zurückziehen durch das Bronchoskop in 1 ml physiologischer NaCl-Lösung ausgeschüttelt. Die kulturelle Untersuchung von BAL-Flüssigkeit und Bürstenabstrichen sollte stets quantitativ erfolgen. Bei nosokomialer Pneumonie und Beatmungspneumonie korrelieren Keimzahlen von $> 10^4$ KFE/ml BAL-Flüssigkeit bzw. $> 10^3$ KFE/ml bei peripheren Bürstenabstrichen gut mit dem histologischen und mikrobiologischen Nachweis einer Pneumonie in Lungengewebsproben (Abb. B4-9).

5.3.4 Feinnadelaspiration und Lungenbiopsie

In der Vergangenheit ist die Feinnadelaspiration meist zur Diagnostik unklarer Infiltrationen unter Immunsuppression eingesetzt worden, um differentialdiagnostisch auch ein Tumorgeschehen durch zytologische Diagnostik zu erfassen. Bei Pneumonien schwankt die diagnostische Sensitivität je nach Indikation und technischem Vorgehen zwischen 40 und 85% (Höffken et al. 2005). Durch Verwendung ultrafeiner Nadeln (22–25 G) konnte die früher angegebene Rate des postpunktionellen Pneumothorax von 25% auf 7–8% gesenkt werden. Die **offene Lungenbiopsie** in Narkose gilt als Goldstandard der Pneumonie-Diagnostik, wird jedoch aufgrund des erheblichen organisatorischen Aufwandes und der daraus resultierenden zeitlichen Verzögerungen meist nur als ultima ratio durchgeführt (Ruiz-Gonzalez et al. 1999).

5.3.5 Antigennachweise, Direktnachweise

Die Untersuchung von Urin zum Antigennachweis bei Pneumokokken-Pneumonie ist noch zu wenig sensitiv bei allerdings guter Spezifität. Es handelt sich um einen immunchromatographischen Membrantest (ICT), der das Pneumokokken-Zellwand-Polysaccarid nachweist, das bei allen Serotypen von S. pneumoniae – und auch bei S. oralis und S. mitis – vorhanden ist (Marcos et al. 2003). Eine Konzentrierung des Urins verlängert den Arbeitsablauf, verbessert nicht wesentlich das Testergebnis und wird daher nicht empfohlen (Gutierrez et al. 2003). Die Sensitivität des ICT

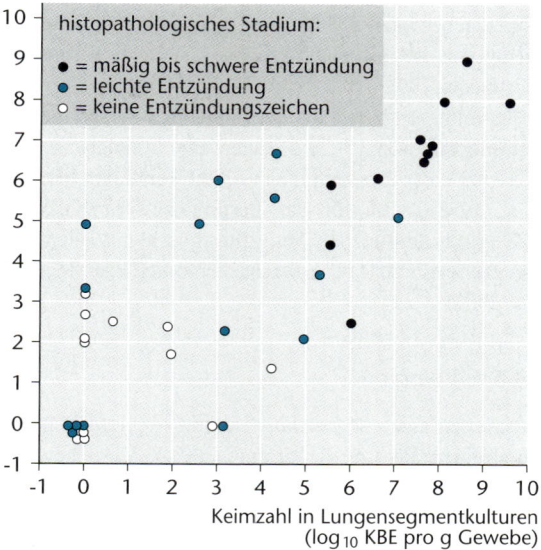

Abb. B4-9 Korrelation der Keimzahlen im Bürstenabstrich und in Lungenbiopsien mit dem histologischen Befund im Lungengewebe. Keimzahlen $> 10^3$/ml im Bürstenabstrich zeigten in der Mehrzahl der Fälle eine Pneumonie an (rho = 0,76; p < 0,0001; nach Chastre et al. 1995).
KBE = koloniebildende Einheit

betrug bei Erwachsenen, verglichen mit konventionellen diagnostischen Methoden, 50–80%, die Spezifität wurde mit etwa 90% angegeben. In einer japanischen Studie an 349 Patienten wurde der positive prädiktive Wert mit 91,3% ermittelt, der negative prädiktive Wert mit 82,6% (Dominguez et al. 2001, Gutierrez et al. 2003, Hinoda et al. 2004, Marcos et al. 2003, Smith et al. 2003). Aufgrund der Daten zu Sensitivität und Spezifität schließt ein negativer Test eine Pneumokokken-Pneumonie zwar nicht sicher aus, mit einem positiven Test kann bei entsprechender Klinik jedoch eine Pneumokokken-Pneumonie mit großer Sicherheit angenommen werden. Wir empfehlen aber diesen Test zurzeit noch nicht als Routinemethode, zumal alle empfohlenen Therapieformen S. pneumoniae mit einschließen.

Ein Legionella-Antigentest im Urin wird bei allen Patienten mit erhöhter Wahrscheinlichkeit für eine Legionellen-Infektion (Reiseanamnese, Immunsuppression, Exposition gegenüber Wasser von Aufbereitungsanlagen) empfohlen. Der Test erfasst ausschließlich das Antigen der L.-pneumophila-Serogruppe 1. Er weist eine Sensitivität von über 90% auf und führt zu einer signifikant rascheren Diagnosestellung insbesondere von schweren Infektionen durch die L.-pneumophila-Serogruppe 1 als die Kultur (Helbig et al. 2003). Trotzdem sollte bei berechtigtem Verdacht eine Kultur auf Spezialmedien angesetzt werden, vor allem wenn es um die Abklärung von nosokomialen Fällen geht. Ein verzögerter Therapiebeginn einer Legionellen-Pneumonie ist mit einer erhöhten Letalität verbunden (Heath et al. 1996).

Für Influenza-Viren stehen Schnelltests zur Verfügung, die innerhalb von 15–20 Minuten eine ätiologische Diagnose mit einer Sensitivität von 70–90% erlauben (Bartlett et al. 1998). Auch für das Respiratory-syncytial-Virus (RSV) sind kommerzielle Antigentests verfügbar, allerdings liegt die Sensitivität bei Erwachsenen unter 15% (Mandell et al. 2003).

5.3.6 Serologie

Infektionen durch *M. pneumoniae* und respiratorische Viren (Influenza A und B, Parainfluenza, RSV, Adenoviren) werden häufig nur serologisch (ELISA, KBR) nachgewiesen. Dabei ist zu beachten, dass diese Erreger eine sehr kurze Inkubationszeit von nur wenigen Tagen haben und daher zu Beginn der Erkrankung Antikörper noch nicht oder nur in niedrigen Konzentrationen vorhanden sind. Bei Legionellose kommt es oft erst spät im Krankheitsverlauf zum Anstieg der Serumantikörper, weshalb Kontrollen bis 6–8 Wochen nach Erkrankungsbeginn sinnvoll sind. Für die akute Therapieentscheidung ist dieser Zeitraum zu lang, weshalb wie in der Legionellose-Diagnostik bei gegebenem Verdacht primär die oben genannten Methoden (direkte Immunfluoreszenz und Kultur aus Trachealsekret und BAL-Flüssigkeit, Urin-Antigennachweis) sowie die PCR (s.u.) eingesetzt werden sollten. Die CMV- und VZV-Serodiagnostik ist bei immunsupprimierten Patienten, z.B. bei Transplantatempfängern, meist nur von geringer Aussagekraft. Hier sollte nach Möglichkeit der direkte Nachweis in durch BAL oder Bürstenabstrich gewonnenem Material mittels Kurzzeitkultur oder Nukleinsäure-Amplifikations-

---

Chlamydia pneumoniae

Reinhard Marre

- **Erregerbeschreibung**
  Obligat intrazelluläre Bakterienart der Gattung *Chlamydia* (früher auch als TWAR bekannt). Aufgrund taxonomischer Arbeiten wurde der Name *Chlamydophila pneumoniae* vorgeschlagen, der sich jedoch bisher nicht durchgesetzt hat.

- **Erreger-Wirts-Beziehung**
  Chlamydia-pneumoniae-Infektionen kommen nur beim Menschen vor. Die Ersterkrankung erfolgt meist im Kindesalter. Ähnlich wie *M. pneumoniae* ist das Auftreten von C.-pneumoniae-Infektionen großen Schwankungen unterworfen. Zurzeit werden in Deutschland Chlamydia-pneumoniae-Infektionen sowohl im Kindesalter als auch im Erwachsenenalter nur selten nachgewiesen (PID-ARI.net und BMBF Kompetenznetzwerk CAPNETZ 2006, Wellinghausen et al. 2006).
  Chlamydia pneumoniae verursacht überwiegend leichte Infektionen des oberen Respirationstraktes (Pharyngitis und Bronchitis), gelegentlich Otitis media, Konjunktivitis sowie Pneumonien. Eine früher intensiv diskutierte Beteiligung von *C. pneumoniae* an der Arteriosklerose erscheint eher unwahrscheinlich.

- **Diagnostik**
  Der mikroskopische Nachweis durch Immunfluoreszenz-Techniken ist unsicher und von der Erfahrung des Untersuchers abhängig, der kulturelle Nachweis Speziallaboratorien vorbehalten. Genomnachweise durch kommerzielle Labore sind verfügbar, die meisten Laboratorien setzen jedoch In-House-Tests an, die kaum evaluiert sind (Reischl et al. 2003).
  Der Nachweis der Spezies-spezifischen Antikörper mit Mikroimmunfluoreszenz lässt sich nur mit Einschränkung einsetzen (schwierige Beurteilung, Durchseuchungstiter, im Einzelfall fehlende Serokonversion), ist jedoch international das akzeptierteste serologische Verfahren. Die so genannte C.-psittaci-KBR reagiert mit einem Titer-Anstieg auch auf eine C.-pneumoniae-Primärinfektion, sodass Fehlbewertungen möglich sind.

- **Prophylaxe**
  Spezifische Prophylaxemaßnahmen sind nicht bekannt.

- **Spezifische Therapie**
  Makrolide (Erythromycin, Clarithromycin, Roxithromycin, Azithromycin), Fluorchinolone, Tetracycline werden eingesetzt und führen zu einer Verkürzung der Krankheitsdauer.

- **Maßnahmen bei Patienten und Kontaktpersonen**
  Es werden keine besonderen Maßnahmen empfohlen.

- **Meldepflicht**
  Eine Meldepflicht besteht nicht.

- **Nationales Referenzzentrum**
  Konsiliarlabor: Institut für Medizinische Mikrobiologie am Klinikum der Friedrich-Schiller-Universität Jena, Semmelweisstraße 4, 07740 Jena (Ansprechpartner: Prof. Dr. E. Straube), Telefon 03641/93-3196, Fax 0341/93-3474, E-Mail: eberhard.straube@med.uni-jena.de

- **Literatur**
  PID-ARI.net, BMBF Kompetenznetzwerk: Akute respiratorische Infektionen bei Kindern. Abfrage Mai 2006. www.pid-ari.net.
  Reischl U, Lehn N, Simnacher U, Marre R, Essig A: Rapid and standardized detection of Chlamydia pneumoniae using light cycler real-time fluorescence PCR. Eur J Clin Microbiol Infect Dis 22 (2003) 54–57.
  Wellinghausen N, Straube E, Freidank H, von Baum H, Marre R, Essig A: Low Prevalence of Chlamydia pneumoniae in community-acquired pneumonia. Int J Med Microbiol 296 (2006) 485–491.

verfahren angestrebt werden. Zusätzlich braucht es zur Unterscheidung einer Infektion von einer Kolonisation eine zytologische Beurteilung.

5.3.7 Nukleinsäure-Amplifikationsverfahren

Die PCR und andere Amplifikationsverfahren haben bislang beim Erregernachweis außer bei der Tuberkulose (siehe Kap. C3) nur eine geringe Bedeutung. Studien zeigen jedoch, dass sie den serologischen Verfahren bei dem Nachweis von *C. pneumoniae, Legionella* und *M. pneumoniae* überlegen sind (höhere Sensitivität und höhere Spezifität). Das Gleiche gilt für alle viralen Erreger von Erkrankungen des Respirationstrakts, für welche die PCR die Nachweismethode der 1. Wahl darstellt.

5.4 Stufenplan der spezifischen Diagnostik

Die Indikation für den Einsatz der oben genannten Methoden ist unter Berücksichtigung der Anamnese, des klinischen Schweregrades und der Grundkrankheiten zu stellen.

Bei *ambulant erworbener Pneumonie* junger Patienten ohne Grundkrankheit und bei klinisch günstigem Verlauf ist in der Regel keine spezifische Diagnostik erforderlich. Wenn eine Erregerdiagnostik aufgrund eines Therapieversagens oder wegen der epidemiologischen Häufung ätiologisch ungeklärter Pneumonien angestrebt wird, sollte sie neben einer Sputum-Mikroskopie und -Kultur Verfahren zum Nachweis von *M. pneumoniae, C. pneumoniae, Legionella pneumophila* und – falls es die epidemiologische Situation erfordert – auch den direkten Nachweis von Influenzaviren mittels Antigentest oder PCR umfassen. Eine intensivierte Diagnostik empfiehlt sich bei älteren Patienten oder Vorliegen von Grundkrankheiten.

Bei *nosokomialer Pneumonie* orientiert sich das diagnostische Vorgehen am Schweregrad des klinischen Bildes, wobei jedoch auch das Umfeld der Pneumonie-Entstehung (Normalstation/Intensivstation) berücksichtigt werden sollte. Handelt es sich um einen immunkompetenten Patienten auf einer Normalstation, kann in der Regel wie bei ambulant erworbener Pneumonie vorgegangen werden (Blutkulturen, Sputum-Kultur, eventuell Serologie und Legionella-Antigentest im Urin). Bei Risikopatienten sollte frühzeitig eine invasive Diagnostik betrieben werden (BAL, Bürstenabstrich).

Besondere Probleme bereitet die Diagnostik der Pneumonie *beim beatmeten Patienten* sowie *bei Immundefekten und Immunsuppression*. Bereits die exakte Feststellung einer Pneumonie ist beim beatmeten Patienten außerordentlich problematisch. Neben neu aufgetretenen Lungeninfiltraten ist insbesondere auf Veränderungen der Körpertemperatur ($> 38{,}5\,°C$ oder $< 36\,°C$), purulentes Tracheasekret, eine Verschlechterung des Gasaustausches, Leukozytose (> 10 G/l) und CRP-Erhöhung (> 60 mg/l) zu achten. Die invasive Diagnostik mit Durchführung einer BAL bzw. geschützten Bürstenabstrichen gilt heute neben dem tracheobronchialem Aspirat in Kombination mit quantitativen Kulturen als Standard. Bei immunsupprimierten Patienten geben die Art des Immundefekts, der Zeitpunkt des Auftretens der Pneumonie nach Beginn der

---

Respiratory-syncytial-Virus (RSV)

Wolfgang Jilg

- **Erregerbeschreibung**
  Wie die Parainfluenzaviren gehört auch das Respiratory-syncytial-Virus (RSV) der Familie der Paramyxoviridae an. Auch hier handelt es sich um ein behülltes Virus mit einem Durchmesser von 150–300 nm und einer ausgeprägten Pleomorphie. Das Genom des Virus besteht aus einer einzelsträngigen RNA negativer Polarität, die zusammen mit einem RNA-bindenden Nukleokapsid-Protein und weiteren viralen Proteinen das helikale Nukleokapsid des Erregers bildet. Im Gegensatz zu allen anderen Vertretern der Familie der Paramyxoviridae besitzt das RSV keine hämagglutinierenden Eigenschaften; auch eine Neuraminidase-Aktivität fehlt (Hall und McCarthy 2001).

- **Erreger-Wirts-Beziehung**
  RSV ist weltweit verbreitet. Es ist einer der wichtigsten und häufigsten Erreger von kindlichen Atemwegserkrankungen, insbesondere Säuglinge zwischen sechs Wochen und neun Monaten entwickeln schwere Bronchiolitiden und Pneumonien. In der nördlichen Hemisphäre kommt es zu jährlichen Epidemien mit einem Erkrankungsgipfel im Februar und März. Infolgedessen sind bereits 2-Jährige zu nahezu 100% durchseucht. Reinfektionen kommen in allen Altersgruppen vor. Sie verlaufen im Allgemeinen milder als die Erstinfektion, aber ältere Menschen und vor allem Personen mit Immundefekten können schwer erkranken (Domachowske und Rosenberg 1999). Das Virus wird durch Tröpfcheninfektion und Kontakt mit infiziertem Nasenrachensekret übertragen. Es ist ein häufiger Erreger von Hospitalinfektionen, wo es über eine Infektion von Pflegepersonen, aber auch durch kontaminierte Hände des Personals weiterverbreitet wird (Karanfil et al. 1999).
  RSV befällt die Epithelien des Nasopharynx und breitet sich von hier per continuitatem und durch aspiriertes Sekret in die tieferen Atemwege (Bronchien, Bronchiolen, Alveolen)

Respiratory-syncytial-Virus (RSV) (Fortsetzung)

aus. Bei der für die RSV-Infektion typischen Bronchiolitis kommt es zur Nekrose und Zerstörung des Flimmerepithels, zu einem ödematösen peribronchiolären Infiltrat und massiver Schleimsekretion. Eine intakte zelluläre Immunabwehr ist wichtig für eine Beendigung dieses Zustandes, wie die besonders schweren Verläufe bei Immunsupprimierten zeigen; andererseits werden Immunmechanismen auch für die Pathogenese der Erkrankung verantwortlich gemacht. So werden eine gesteigerte Zellzerstörung durch spezifische CD8-positive Lymphozyten, eine Komplement-Aktivierung durch Immunkomplexe und – aufgrund der häufig bei Kindern mit Bronchiolitis beobachteten verstärkten IgE-Sekretion – eine autoimmune Komponente als zusätzliche pathogene Faktoren diskutiert. Für die Überwindung der Infektion sind neben zellulären Faktoren auch spezifische Antikörper in Atemwegssekreten und im Serum notwendig. Trotzdem ist die resultierende Immunität nur kurzlebig und unvollständig. Reinfektionen sind häufig, wobei allerdings die Schwere der Erkrankung in diesem Fall geringer ist und mit jeder erneuten Infektion weiter abzunehmen scheint.

Der erste Kontakt mit RSV findet üblicherweise in den ersten beiden Lebensjahren statt. Zeichen einer Infektion der oberen Atemwege mit Schnupfen, Halsentzündung und Fieber sind die Folge. In der besonders gefährdeten Altersgruppe der sechs Wochen bis neun Monate alten Kinder kommt es bei 25–40% zu einem Übergreifen auf die tieferen Atemwege. Bronchitis, Bronchiolitis oder Pneumonie sind die Folgen, die sich in Fieber, keuchendem Husten, zunehmender Dyspnoe und Zyanose äußern. Häufige Folgekrankheit ist eine Otitis media (Heikkinen et al. 1999). Ein besonders hohes Risiko für schwere Verläufe haben Kinder mit einem Geburtsgewicht unter 2500 g, Frühgeborene, Kinder mit Immundefekten oder mit chronischen Herz- oder Lungenerkrankungen. Bei älteren Kindern, Jugendlichen und Erwachsenen imponiert eine (Re-)Infektion mit RSV meist als banale Erkältungskrankheit, kann aber bei Immunsupprimierten und Älteren schwere Formen bis hin zur Pneumonie annehmen (Ebbert und Limper 2005).

- **Diagnostik**
Der Erreger kann in Rachenspülwasser, Rachen- oder Nasensekret oder Bronchialsekret nachgewiesen werden. Verwendet werden Immunfluoreszenz-Verfahren zum Nachweis viraler Antigene oder RNA-Nachweis mittels PCR. Auch die Virusanzucht ist möglich. Serologische Verfahren (KBR, ELISA) erlauben den Nachweis spezifischer Antikörper; für die Diagnose einer akuten Erkrankung sind sie aber nur bedingt tauglich, da sie zu Beginn der Erkrankung unter Umständen noch nicht oder nur in niedrigen Titern vorhanden sind. Zweiterkrankungen führen oft zu nur geringen Antikörperanstiegen, eine IgM-Antikörper-Antwort kann ausbleiben oder ist verzögert.

- **Prophylaxe**
Mehrfache Versuche mit experimentellen Tot- und Lebendimpfstoffen waren erfolglos; derzeit gibt es keine etablierte aktive Immunisierung gegen RSV. Für besonders gefährdete Kinder (Frühgeborene, die zu Beginn der RSV-Saison jünger als sechs Monate sind, Kinder unter zwei Jahren mit bronchopulmonaler Dysplasie oder hämodynamisch signifikanten Herzfehlern) besteht die Möglichkeit einer passiven Immunisierung mit dem „humanisierten" monoklonalen Antikörper Palivizumab. Das Präparat wird monatlich während der RSV-Saison intramuskulär verabreicht (Vogel et al. 2002).

- **Therapie**
Ribavirin als Aerosol zur Inhalation wird bei schweren Formen der Bronchiolitis und bei Pneumonien eingesetzt; seine Wirkung ist aber umstritten (Ventre und Randolph 2004).

- **Maßnahmen bei Patienten und Kontaktpersonen**
Vor allem im Krankenhaus sind strikte Infektionskontrollmaßnahmen zur Verhütung nosokomialer Infektionen notwendig: Infizierte sollten isoliert werden (Einzelisolierung bzw. Kohortenisolierung), konsequente Handhygiene des Personals ist essentiell, möglicherweise infiziertes Personal sollte im Umgang mit einen Patienten Mund-Nasenschutz tragen und nicht mit Hochrisikopatienten (Frühgeborene, Kleinkinder mit chronischen pulmonalen oder kardialen Erkrankungen) in Kontakt treten.

- **Meldepflicht**
Eine Meldepflicht besteht nicht.

- **Nationale Referenzzentren**
Konsiliarlaboratorium für respiratorische Syncytialviren (RSV), Parainfluenzaviren, Metapneumoviren: Institut für Virologie und Immunologie, Universität Würzburg, Versbacher Str. 7, 97078 Würzburg (Ansprechpartner: Herr Prof. Dr. A. Rethwilm, Herr Dr. B. Weißbrich), Telefon 0931/201-49962 oder -49554; Telefax 0931/201-49561, E-Mail: virusdiag@vim.uni-wuerzburg.de.

- **Literatur**
Domachowske JB, Rosenberg HF: Respiratory syncytial virus infection: immune response, immunopathogenesis, and treatment. Clin Microbiol Rev 12 (1999) 298–309.
Ebbert JO, Limper AH: Respiratory syncytial virus pneumonitis in immunocompromised adults: clinical features and outcome. Respiration 72 (2005) 263–269.
Hall CB, McCarthy C: Respiratory Syncytial Virus. In: Knipe DM, Howley PM (eds.): Fields Virology. 4th ed., Lippincott Williams & Wilkins, Philadelphia 2001, pp. 2008–2026.
Heikkinen T, Thint M, Chonmaitree T: Prevalence of various respiratory viruses in the middle ear during acute otitis media. N Engl J Med 340 (1999) 260–264.
Karanfil LV, Conlon M, Lykens K, Masters CF, Forman M, Griffith ME, Townsend TR, Perl TM: Reducing the rate of nosocomially transmitted respiratory syncytial virus. Am J Infect Control 27 (1999) 91–96.
Ventre K, Randolph A: Ribavirin for respiratory syncytial virus infection of the lower respiratory tract in infants and young children. Cochrane Database Syst Rev 4 (2004) CD000181.
Vogel AM, Lennon DR, Broadbent R, Byrnes CA, Grimwood K, Mildenhall L, Richardson V, Rowley S. Palivizumab prophylaxis of respiratory syncytial virus infection in high-risk infants. J Paediatr Child Health 38 (6) (2002) 550–554.

Immunsuppression und der Infiltratcharakter erste Hinweise auf die mögliche Ätiologie. Eine invasive Diagnostik muss hier frühzeitig erfolgen, und das Spektrum der mikrobiologischen, parasitologischen und serologischen Untersuchungen ist in enger Absprache mit dem mikrobiologischen Labor festzulegen. Die diagnostischen Möglichkeiten bei verschiedenen, unter Immunsuppression auftretenden Pneumonie-Formen werden in Kapitel D7, die speziellen diagnostischen Vorgehensweisen bei HIV-positiven Patienten in Kapitel C8 ausführlich dargestellt.

6 Therapie

6.1 Ambulant erworbene Pneumonie

Die symptomatische Therapie besteht in ausreichender Flüssigkeitszufuhr und der Gabe von Analgetika bei Pleura-Schmerzen und Sauerstoffgabe bei schwerer Gasaustauschstörung. Die Expektoration wird durch die ausreichende Flüssigkeitsgabe begünstigt und kann durch orale Gabe von Mukolytika zusätzlich gefördert werden. Schlüssel zur Genesung der Patienten ist aber die kalkulierte antibiotische Therapie anhand der beschriebenen Risikofaktoren, der Art der Pneumonie, epidemiologischer Aspekte und der lokalen Resistenzsituation. Für die Therapie werden verschiedene Gruppen von Patienten mit ambulant erworbener Pneumonie unterschieden, nämlich Patienten mit und diejenigen ohne Risikofaktoren sowie Patienten mit ambulanter Therapie und diejenigen, welche hospitalisiert werden müssen. Grundlage für diese Empfehlung sind die gemeinsamen Leitlinien der Deutschen Gesellschaft für Pneumologie, der Paul-Ehrlich-Gesellschaft für Chemotherapie und der Deutschen Gesellschaft für Infektiologie, die wir hier auszugsweise wiedergegeben (Höffken et al. 2005).

6.1.1 Therapie bei ambulanten Patienten ohne Risikofaktoren

Die kalkulierte Initialtherapie soll die in dieser Gruppe häufigen Erreger erfassen und bei oraler Applikation eine gute Bioverfügbarkeit aufweisen, ohne unnötig breit zu sein. Geeignet hierfür sind z.B. die neueren Makrolide Azithromycin, Clarithromycin und Roxithromycin. Trotz einzelner Fallberichte und einer Fallkontrollstudie über Therapieversagen einer Makrolid-Therapie kann diese Substanzgruppe bei Patienten mit unkomplizierter ambulant erworbener Pneumonie in Ländern, wo die Makrolid-Resistenz der Pneumokokken nicht zu hoch ist, immer noch empfohlen werden. Die Erfolgsraten klinischer Studien bei Patienten mit unkomplizierten, ambulant therapierbaren Pneumonien liegen mit einer Makrolid-Monotherapie unverändert um 90%, ohne dass Unterschiede gegenüber Vergleichssubstanzen (unter anderem Fluorchinolone, Ketolide) gefunden wurden (Tellier et al. 2004). Bei einem weiteren Anstieg der Resistenzraten gegenüber Makroliden sind ausreichende Ansprechraten möglicherweise nicht mehr gewährleistet. Zu therapeutischen Alternativen in einer solchen Situation gehören auch Ketolide wie Telithromycin, die eine ausreichende Aktivität gegenüber Makrolid-resistenten Pneumokokken aufweisen. In kontrollierten Therapiestudien war eine Monotherapie mit hoch dosiertem Amoxicillin mit oder ohne β-Laktamase-Inhibitor ebenfalls gut wirksam (Petipretz et al. 2002). Die hierbei in Kauf zu nehmende Wirkungslücke gegenüber M. pneumoniae, C. pneumoniae und L. pneumophila scheint bei unkomplizierter Erkrankung die Effektivität dieser Therapie nicht zu beeinträchtigen. Eine hochgradige Penicillinresistenz von S. pneumoniae ist weiterhin so selten, dass bei ausreichender Dosierung nicht mit resistenzbedingtem Therapieversagen bei Pneumokokken-Infektionen zu rechnen ist. Eine Alternative ist Doxycyclin. Die Resistenzraten sind derzeit bei Pneumokokken nicht höher als die gegenüber Makroliden. Bei Unverträglichkeit gegenüber den genannten Substanzklassen können die Oralcephalosporine Cefuroxim-Axetil oder Cefpodoxim-Proxetil eingesetzt werden. Für die Überlegenheit einer Kombinationstherapie von β-Laktam-Antibiotika mit Makroliden gibt es bei dieser Patientengruppe keine ausreichende Evidenz aus kontrollierten Studien.

Die Therapie mit den Fluorchinolonen Levofloxacin oder Moxifloxacin ist eine weitere Alternative, erfasst aber ein unnötig breites Spektrum und wird, um eine Resistenzentwicklung zu vermeiden, in dieser Patientengruppe nicht empfohlen. Der Einsatz von Ciprofloxacin ist wegen der bekannten unzureichenden Aktivität gegenüber S. pneumoniae, der Dokumentation von Therapieversagen und der Entwicklung von Resistenzen gegenüber modernen Fluorchinolonen in der Therapie der CAP grundsätzlich nicht indiziert (Gordon und Kauffman 1990).

6.1.2 Therapie bei ambulanten Patienten mit Risikofaktoren

Wegen des erweiterten Erregerspektrums wird für die kalkulierte Therapie in dieser Gruppe primär die Gabe eines auch gegenüber Enterobakterien wirksamen β-Laktam-Antibiotikums empfohlen. Eine Aminopenicillin/β-Laktamase-Inhibitor-Kombination ist auch gegenüber S. aureus, den meisten β-Laktamase-bildenden Enterobakterien sowie Anaerobiern wirksam (Lode et al. 2004, Okimoto et al. 2003). Zu den alternativ einsetzbaren Cephalosporinen gehören Cefuroxim-Axetil und Cefpodoxim-Proxetil. Wenn *Legionella spp.*, *C. pneumoniae* und *M. pneumoniae* ebenfalls erfasst werden sollen, kann zusätzlich ein Makrolid-Antibiotikum gegeben werden. Für die Notwendigkeit einer generellen Kombinationstherapie liegen allerdings für den ambulanten Bereich keine ausreichenden Daten vor.

Eine weitere Alternative stellt die Monotherapie mit einem neueren Fluorchinolon mit Pneumokokken-Wirksamkeit (Levofloxacin, Moxifloxacin) dar. Diese Substanzen sind gegenüber allen relevanten Erregern wirksam und haben sich in randomisierten Studien als mindestens so effektiv wie die teils in Kombination eingesetzten Vergleichssubstanzen erwiesen (File et al. 1997, Gotfried et al. 2002, Höffken et al. 2001). Gegen einen zu breiten Einsatz spricht allerdings das Risiko der Resistenzentwicklung (Scheld 2003).

Legionella pneumophila, Legionella-Spezies

Reinhard Marre

- **Erregerbeschreibung**
  Legionella pneumophila gehört zur Gattung *Legionella* mit mehr als 40 Spezies, von denen die meisten nur im aquatischen System nachweisbar sind, jedoch keine Humanpathogenität besitzen. Neben *Legionella pneumophila* werden unter anderem *L. micdadei*, *L. bozemanii* und *L. dumoffi* gelegentlich als Infektionserreger nachgewiesen. *Legionella pneumophila* und auch andere Legionella-Spezies lassen sich aufgrund ihrer antigenen Eigenschaften noch in Serovare differenzieren.

- **Erreger-Wirts-Beziehung**
  Bakterien der Gattung *Legionella* kommen im aquatischen Milieu vor. Freilebende Amöben dienen als Erregerreservoir. Bei Inhalation erregerhaltiger Aerosole und bei lokaler oder allgemeiner Infektabwehrschwäche kann es zu Infektionen kommen. Es erkranken überwiegend Männer an Legionellose. Rauchen, chronische Emphysem-Bronchitis und maschinelle Beatmung erhöhen die Empfänglichkeit für Legionellen. Die Legionärskrankheit tritt sowohl endemisch als auch epidemisch auf, gelegentlich im Rahmen nosokomialer Ausbrüche.
  Die Legionärskrankheit ist eine Broncho- oder Lobärpneumonie und für ca. 5% aller bakteriellen Pneumonien verantwortlich. Extrapulmonale Lokalisationen von Legionellen sind sehr selten, werden jedoch im Einzelfall nachgewiesen. Die Letalität der Legionellen-Infektion wird auf 20–30% geschätzt. Eine andere Variante der Legionellen-Infektion ist das Pontiac-Fieber, welches grippeähnlich verläuft, 2–3 Tage anhält und spontan ausheilt.

- **Spezifische Diagnostik**
  Der kulturelle Nachweis aus bronchoalveolavärer Lavage, Bronchialspülungen und Trachealaspiraten ist in qualifizierten Laboratorien möglich, erfordert jedoch mehrere Tage. Er ist zum Nachweis anderer Spezies als *L. pneumophila* 1 und zur Identitätsabklärung bei Epidemien nützlich. Der Nachweis mittels direktem Immunfluoreszenz-Test ist zugunsten eines Antigennachweises mittels ELISA verlassen worden. Der ELISA-Test weist Legionella-pneumophila-Antigen, das im Urin ausgeschieden wird, nach und erfasst mit hoher Sensitivität schwere Infektionen durch *Legionella pneumophila* Serogruppe 1 (Yzerman et al. 2002). Nukleinsäure-Amplifikations-Verfahren sind etabliert und setzen sich vor allem für den Nachweis aus respiratorischen Materialien zunehmend in der Diagnostik durch (Reischl et al. 2002).
  Der Antikörper-Nachweis gelingt oft erst in der Phase der Rekonvaleszens und ist daher für epidemiologische Zwecke sinnvoll.

- **Prophylaxe**
  Krankenhaushygienische Maßnahmen und Überwachung bzw. Sanierung des Leitungswassersystems sind für die Prävention nosokomialer Legionella-Infektionen entscheidend.

- **Spezifische Therapie**
  Die Therapie einer Legionellose erfolgt mit Fluorchinolonen (Levofloxacin, Moxifloxacin) oder Makroliden. Der Nutzen einer Kombination mit Rifampicin ist nur mit Erythromycin sinnvoll. Die Kombination mit Clarithromycin senkt den Serumspiegel ab und sollte deshalb vermieden werden.

- **Maßnahmen bei Patienten und Kontaktpersonen**
  Eine Übertragung von Mensch zu Mensch ist nicht beobachtet worden. Allerdings sollte der Nachweis einer Legionellose Anlass für eine Suche nach Infektionsquellen sein, damit durch geeignete hygienische Maßnahmen weitere Legionellen-Infektionen vermieden werden können.

- **Meldepflicht**
  Namentlich ist der direkte oder indirekte Nachweis von *Legionella* meldepflichtig, sofern der Nachweis auf eine akute Infektion hinweist.

- **Nationales Referenzzentrum**
  Konsiliarlaboratorium für Legionellen: Institut für Med. Mikrobiologie und Hygiene des Universitätsklinikums der TU Dresden, Fiedlerstraße 42, 01307 Dresden (Ansprechpartner: Dr. Chr. Lück), Telefon 0351/458-6580, Telefax 0351/458-6310, E-Mail: christian.lueck@mailbox.tu-dresden.de.

- **Literatur**
  Reischl U, Linder H, Lehn N, Landt O, Barratt K, Wellinghausen N: Direct detection and differentiation of *Legionella* spp. and *Legionella pneumophila* in clinical specimens by dual-color real-time PCR and melting curve analysis. J Clin Microbiol 40 (2002) 3814–3817.
  Yzerman EPF, Boer JW, Lettinga KD, Schellekens J, Dankert J, Peeters M: Sensitivity of three urinary antigen tests associated with clinical severity in a large outbreak of Legionnaires' Disease in The Netherlands. Journal of Clinical Microbiology 40 (2002) 3232–3236.

6.1.3 Therapie bei hospitalisierten Patienten

Im Gegensatz zum ambulanten Bereich sollte die initiale Therapie im Krankenhaus zunächst parenteral erfolgen. Ein Umsetzen auf eine orale Sequenztherapie kann rasch (z.B. nach 2–3 Tagen) erfolgen. Vorteile sind kürzere Liegezeiten und niedrigere Gesamttherapiekosten bei gleicher klinischer Wirksamkeit (Castro-Guardiola et al. 2001). Prinzipiell eignen sich in erster Linie Kombinationen aus β-Laktam-Antibiotika mit Makroliden. Als Alternative

Metapneumovirus
Dieter Neumann-Haefelin

- **Erregerbeschreibung**
  Im Jahr 2001 wurde in niederländischen Archivproben von Kindern mit Atemwegserkrankungen ungeklärter Ätiologie ein neues respiratorisches Virus der Paramyxovirus-Unterfamilie Pneumovirinae entdeckt (van den Hoogen et al. 2001). Mit ca. 40% Homologie auf Proteinebene zu Respiratory-syncytial-Virus (RSV) und ca. 70% zu dem aviären Metapneumovirus sowie aufgrund seiner typischen Genom-Architektur wurde es dem Genus Metapneumovirus zugeordnet und trägt den Speziesnamen Humanes Metapneumovirus (HMPV). Aus bisherigen Studien ist auf die Verbreitung von zwei HMPV-Subtypen (A und B) mit mehreren Untergruppen und erheblicher Variabilität zu schließen (Huck et al. 2006). Die Morphologie (Negativ-Einzelstrang-RNA mit helikalem Kapsid in einer ca. 200 nm weiten Lipidhülle mit Glykoprotein-Spikes) und die geringe Umweltresistenz entsprechen den lange bekannten Mitgliedern der Paramyxovirus-Familie.

- **Erreger-Wirts-Beziehung**
  Die Durchseuchung scheint weltweit ohne größere geographische Unterschiede bis zum fünften Lebensjahr nahezu 100% zu erreichen. Die meisten HMPV-Infektionen treten im ersten und zweiten Lebensjahr, vornehmlich in den Wintermonaten auf, und ihr Häufigkeitsgipfel scheint in der Regel außerhalb der Hauptinzidenz-Perioden der RSV-Infektion zu liegen.
  HMPV infiziert das Schleimhautepithel der oberen und unteren Atemwege und verursacht dort nach kurzer Inkubationszeit (3–7 Tage) destruktive und entzündliche Veränderungen. Das bis heute beschriebene Spektrum subklinischer bis schwerster Erkrankungen bei Kindern ähnelt weitgehend dem der RSV-Infektion. Schwere Verläufe kommen aber wohl seltener als bei RSV vor. Die Bedeutung von HMPV als Krankheitserreger bei Erst- und Reinfektionen von Kindern, Erwachsenen und (z.B. immundefizienten) Risikopatienten ist aber noch nicht eindeutig definiert (Boivin et al. 2002). Die Möglichkeit einer Prädisposition für spätere obstruktive Atemwegserkrankungen wird bei HMPV ebenso wie bei RSV diskutiert.
  Die Ausscheidung von HMPV in allen respiratorischen Sekreten führt zur Übertragung durch Tröpfchen- und Schmierinfektion (bei hospitalisierten Patienten auch nosokomial; Boivin et al. 2003).

- **Diagnostik**
  Bisher ist nur der HMPV-Nukleinsäure-Nachweis aus Nasopharyngealsekret, Rachenabstrich- oder Bronchiallavage-Material mittels RT-PCR in Speziallabors etabliert. Immunologische Teste (Antikörper- und Antigennachweis) sind noch im Entwicklungsstadium und die Virusisolierung hat nur wissenschaftliche Bedeutung.

- **Prophylaxe**
  Es gibt bisher keine Erfolg versprechenden Ansätze zur Entwicklung aktiver oder passiver Immunisierungsverfahren.

- **Therapie**
  Medikamente zur kausalen Therapie HMPV-verursachter Erkrankungen sind nicht verfügbar. In den allermeisten Fällen ist eine lindernde symptomatische Therapie bis zur Spontanheilung ausreichend.

- **Maßnahmen bei Patienten und Kontaktpersonen**
  Im täglichen Leben sind die Übertragung von HMPV und die Erkrankungsinzidenz bei Kindern kaum zu beeinflussen. In Kinderkrankenhäusern und in Pflegeeinrichtungen für komplikationsgefährdete Patienten jeden Alters sind aber strikte Hygiene, einschließlich Händedesinfektion mit den üblichen alkoholischen Desinfektionsmitteln, im Hochrisikobereich Gebrauch von Einmalhandschuhen angezeigt, um nosokomiale Erkrankungen zu verhindern. Besonders bei immunsupprimierten Patienten muss mit längerer Ausscheidungsdauer gerechnet werden.

- **Meldepflicht**
  In Deutschland, Österreich und der Schweiz besteht keine Meldepflicht.

- **Konsiliarlaboratorium**
  Institut für Virologie und Immunologie, Universität Würzburg, Versbacher Straße 7, 97078 Würzburg (Ansprechpartner: Prof. Dr. Axel Rethwilm, Dr. B. Weißbrich), Telefon 0931/201-499 62 oder -495 54, Telefax 0931/201-495 61, E-Mail: virusdiag@vim.uni-wuerzburg.de.

- **Literatur**
  Boivin G, Abed Y, Pelettier G, Ruel L, Moinsan D, Cote S, Peret TC, Erdman DD, Andersen LJ: Virological features and clinical manifestations associated with human metapneumovirus: a new paramyxovirus responsible for acute respiratory-tract infections in all age groups. J Infect Dis 186 (2002) 1330–1334.
  Boivin G, de Serres G, Cote S, Gilca R, Abed Y, Rochette L, Bergeron M, Dery P: Human Metapneumovirus infections in hospitalized children. Emerg Infect Dis 9 (2003) 634–640.
  Huck B, Scharf G, Neumann-Haefelin D, Puppe W, Weigl J, Falcone V: Novel human metapneumovirus sublineage. Emerg Infect Dis 12 (2006) 147–150.
  van den Hoogen BG, de Jong JC, Groen J, Kuiken T, de Groot R, Fouchier RA, Osterhaus AD: A newly discovered human pneumovirus isolated from young children with respiratory tract disease. Nature Med 7 (2001) 719–724.

können die Pneumokokken-wirksamen Fluorchinolone Levofloxacin oder Moxifloxacin eingesetzt werden. Diese können dank der ausgezeichneten oralen Bioverfügbarkeit schon initial oral verabreicht werden. Zusätzlich wird das Risiko einer Infektion mit *P. aeruginosa* anhand der folgenden Risikofaktoren abgeschätzt: pulmonale Komorbidität, stationärer Aufenthalt in den letzten 30 Tagen, Glukokortikoid-Therapie, Aspiration, Breitspektrum-Antibiotikatherapie über mehr als sieben Tage innerhalb des letzten Monats und/oder Malnutrition.

Bei hospitalisierten Patienten *ohne Risiko* für eine Infektion mit *P. aeruginosa* wird trotz des geringen Evidenz-Niveaus eine Kombinationstherapie bestehend aus einem nicht Pseudomonas-aktiven β-Laktam-Antibiotikum plus einem Makrolid empfohlen. Eine Monotherapie mit einem β-Laktam-Antibiotikum ist ebenfalls möglich. Eine Alternative stellt eine Therapie mit den Fluorchinolonen Levofloxacin oder Moxifloxacin dar.

Bei hospitalisierten Patienten *mit Risiko* für eine Infektion mit *P. aeruginosa* wird eine Kombinationstherapie aus einem Pseudomonas-aktiven β-Laktam-Antibiotikum in Kombination mit einem Makrolid oder eine Therapie mit einem Pseudomonas-aktiven Fluorchinolon empfohlen.

Eine Monotherapie mit einem Pseudomonas-aktiven β-Laktam-Antibiotikum ist ebenfalls möglich. Bei Gabe von Ciprofloxacin muss zusätzlich ein Antibiotikum mit Wirksamkeit gegen grampositive Kokken (z.B. Clindamycin) verabreicht werden.

Über die **optimale Therapiedauer** liegen bei der ambulant erworbenen Pneumonie keine zuverlässigen Daten vor. Es ist jedoch davon auszugehen, dass in der Regel zu lange therapiert wird. In einer kürzlich erschienen Studie konnte gezeigt werden, dass die mediane Therapiedauer bei gleichem Therapieresultat von zwölf auf fünf Tage reduziert werden konnte, wenn bei einem Procalcitonin-Wert < 0,25 ng/ml die Therapie gestoppt wurde (Christ-Crain et al. 2006). Die bisher empfohlene Therapiedauer von 7–10 Tagen dürfte somit immer noch zu lang sein. In der Erforschung befinden sich derzeit galenische Formulierungen, die z.B. auch eine Einmalgabe eines Antibiotikums bei milder ambulant erworbener Pneumonie ermöglichen sollen (Drehobl et al. 2005).

Bei **viraler Pneumonie** ist eine spezifische Therapie im Falle der Influenza sowie der seltenen Varizellen-Pneumonie möglich. Die Therapie der Influenza A mit Amantadin

Mycoplasma pneumoniae
Reinhard Marre

- **Erregerbeschreibung**
  Mycoplasma pneumoniae besitzt keine Zellwand und ist daher auch mittels Gramfärbung nicht darstellbar. Mykoplasmen wurden früher den Viren zugeordnet.
- **Erreger-Wirts-Beziehung**
  Hohe Wirtsspezifität. Aerogene Übertragung; endemische, zum Teil epidemische Ausbreitung, die in mehrjährigen Zyklen erfolgt.
  Mycoplasma pneumoniae verursacht im Wesentlichen leichtere, spontan ausheilende Infektionen des Respirationstraktes (Tracheobronchitis, Pneumonie), jedoch auch schwere Verläufe insbesondere bei Immunsuppression, vorausgehenden anderen bakteriellen pulmonalen Infektionen und Sichelzellanämie. Extrapulmonale Infektionen wie Exantheme, Erythema nodosum, Stevens-Johnson-Syndrom, Herzrhythmusstörungen, EKG-Veränderungen und neurologische Komplikationen werden beobachtet. Kälteagglutinine wurden in einer finnischen Studie in 50–70% aller M.-pneumoniae-Infektionen nachgewiesen. Sie sind auf oligoklonale Antikörper gegen das I-Antigen der Erythrozyten zurückzuführen.
- **Spezifische Diagnostik**
  Der kulturelle Nachweis von *M. pneumoniae* ist langwierig, unsicher und aufwändig und daher Speziallaboratorien und Spezialfragestellungen vorbehalten. Nukleinsäure-Amplifikations-Verfahren zum Nachweis von *Mycoplasma pneumoniae* aus respiratorischen Materialien setzen sich zuneh-
  mend durch. Der IgM-ELISA-Nachweis ist eher im Kindesalter, der IgG-ELISA-Nachweis eher im Erwachsenenalter positiv. Die Relevanz des IgA-Nachweises bei akuter Mycoplasma-pneumoniae-Infektion ist umstritten und wird wahrscheinlich überschätzt.
- **Prophylaxe**
  Spezifische, prophylaktische Verfahren sind nicht etabliert.
- **Spezifische Therapie**
  Die Therapie einer M.-pneumoniae-Infektion erfolgt mit Tetracyclinen oder Makroliden. Zellwandwirksame Antibiotika sind bei *M. pneumoniae* unwirksam.
- **Maßnahmen bei Patienten und Kontaktpersonen**
  Es werden keine besonderen Maßnahmen empfohlen.
- **Meldepflicht**
  Eine Meldepflicht besteht nicht.
- **Nationales Referenzzentrum**
  Konsiliarlaboratorium für Mycoplasmen: Institut für Med. Mikrobiologie und Hygiene des Universitätsklinikums der TU Dresden, Fiedlerstraße 42, 01307 Dresden (Ansprechpartner: Prof. Dr. E. Jacobs) Telefon 0351/458-6550, Telefax 0351/458-6310, E-Mail: enno.jacobs@mailbox.tu-dresden.de.

- **Literatur**
  Waites KB, Talkington DF: Mycoplasma pneumoniae and its role as a human pathogen. Clinical Microbiology Reviews 17 (2004) 697–728.

hat sich in Deutschland nicht durchgesetzt, obwohl eine entsprechende Präparatezulassung existiert. Mittel der Wahl sind heute die Neuraminidase-Inhibitoren Zanamivir und Oseltamivir, die sich zur Therapie der Influenza A und B eignen (siehe Kap. C2). Beide Substanzen sind sehr gut verträglich und führen – im Gegensatz zu Amantadin – nur sehr selten zur Ausbildung von therapieresistenten Stämmen. Entscheidend für die Wirksamkeit ist die **möglichst frühe Gabe** nach Beginn der Symptomatik, idealerweise innerhalb von zwölf Stunden. Die Behandlung reduziert die Beschwerden, verkürzt die Erkrankungsdauer und verringert die Gefahr von bakteriellen Komplikationen. Eine Gabe 36–48 Stunden oder länger nach Beginn der Symptomatik ist in der Regel nicht mehr sinnvoll (Moscona 2005).

Zanamivir wird in einer Dosierung von 10 mg zweimal täglich als Inhalation eingesetzt; die Therapiedauer beträgt fünf Tagen (The MIST Study Group 1998). Oseltamivir wird oral appliziert; Erwachsene und Jugendliche ab 13 Jahren erhalten täglich zweimal eine Kapsel à 75 mg, jüngere Kinder entsprechend weniger (als Suspension). Wie bei Zanamivir wird die Therapie fünf Tage lang durchgeführt. Oseltamivir kann auch prophylaktisch angewandt werden. Eine Varizellen-Pneumonie sollte sofort mit Aciclovir (3 × 10 mg/kg KG/Tag i.v. über 5–10 Tage) behandelt werden.

6.2 Nosokomiale Pneumonie

Auf der Intensivstation ist es von ausnehmender Bedeutung, das lokale Erregerspektrum zu kennen, da es in Deutschland erhebliche Unterschiede zum Beispiel für die Häufigkeit von MRSA-Isolaten gibt (siehe Kap. C1 und D1). Somit sind **Kenntnisse über das Erregerspektrum** der nosokomialen Pneumonie und ihr Resistenzverhalten auf der jeweiligen Station die Grundlage. Wo dies nicht gegeben ist, können ersatzweise nationale epidemiologische Daten herangezogen werden. Nach Erhebungen des KISS aus dem Jahr 2003 sind die folgenden Erreger und Erregerfamilien für mehr als 75% der Pneumonien auf Intensivstationen verantwortlich (Gastmeier 2003):

- *Staphylococcus aureus* (darunter 18% Methicillin-resistente Stämme): 24%
- gramnegative Enterobakterien (*Klebsiella spp.* > *Escherichia coli* > *Enterobacter spp.*): 33%
- *Pseudomonas aeruginosa*: 17%.

Mikrobiologische Überwachungskulturen (Rachen- und Analabstrich einmal wöchentlich) sind im Intensivbereich unter Umständen sinnvoll, da sie das aktuelle Keimspektrum einschließlich der Resistenzsituation reflektieren. Da die Kolonisierung der Patienten der Infektion in der Regel vorausgeht, können aus dieser Information unter Umständen Rückschlüsse auf die Ätiologie gezogen werden (Bonten 1996). Die initiale antimikrobielle Therapie muss aber in der Regel in Unkenntnis des zugrunde liegenden Erregers als empirische Therapie begonnen werden. Die Grundlage der Auswahl von Antibiotika in der Therapie der nosokomialen Pneumonie ist ihre Wirksamkeit gegenüber den oben genannten bakteriellen Erregern. Für die kalkulierte antimikrobielle Therapie ist weiter die Tatsache entscheidend, ob ein Patient spontan atmet oder maschinell (invasiv oder nichtinvasiv) beatmet wird. Bei spontan atmenden Patienten werden seltener multiresistente Erreger gefunden (typisches frühes Erregerspektrum bei diesen Patienten: *Staphylococcus aureus, Streptococcus pneumoniae,* Enterobacteriaceae). Darüber hinaus ist von Bedeutung, ob die Pneumonie innerhalb der ersten fünf Tage nach der Krankenhausaufnahme (Erregerspektrum: *Staphylococcus aureus, Haemophilus influenzae, Streptococcus pneumoniae,* Enterobacteriaceae) oder später aufgetreten ist (Erregerspektrum: zusätzlich MRSA, *Pseudomonas spp., Acinetobacter spp., Enterobacter spp.* etc.). Zusätzliche Faktoren, die das Erregerspektrum beeinflussen, sind: Alter, strukturelle Lungenerkrankungen, eine antibiotische Vorbehandlung sowie der Schweregrad der Pneumonie. Im Wesentlichen können drei verschiedenen Therapien empfohlen werden:

- In der Therapieoption I stehen alternativ Cephalosporine der Gruppe 2/3a, Aminopenicilline in Kombination mit einem β-Laktamase-Inhibitor (BLI) sowie Fluorchinolone der Gruppe 3/4 als Monotherapie zur Verfügung.
- In der Therapieoption II stehen Acylaminopenicilline in Kombination mit einem BLI, Cephalosporine der Gruppe 3b, Fluorchinolone der Gruppe 2/3 oder Carbapeneme als Monotherapie zur Verfügung.
- In der Therapieoption III ist grundsätzlich eine Kombinationstherapie erforderlich. Hier werden Cephalosporine der Gruppe 3b, Acylaminopenicilline in Kombination mit einem BLI oder Carbapeneme vorzugsweise mit einem Fluorchinolon der Gruppe 2/3 kombiniert.

Diese Therapieempfehlungen gelten ausschließlich für die kalkulierte Antibiotikatherapie vor oder ohne Erregernachweis. Bei Nachweis von *Pseudomonas spp.* oder *Acinetobacter spp.* sollte abweichend von diesem Schema immer eine geeignete Kombinationstherapie durchgeführt werden. Traditionell sind Aminoglykoside die bevorzugten Kombinationspartner für β-Laktam-Antibiotika. Allerdings wird diese Kombination heute kritischer gesehen, da eine Meta-Analyse keinen Überlebensvorteil der β-Laktam-Therapie in Kombination mit einem Aminoglykosid zumindest bei

SARS-Coronavirus

Christian Drosten

- **Erregerbeschreibung**
Behülltes Plusstrang-RNA-Virus: Genus Coronavirus, Familie Coronaviridae, Ordnung Nidovirales. Prototypen für humanpathogene Coronaviren sind neben SARS-Coronavirus: humanes Coronavirus 229E und NL63 (phylogenetische Gruppe I), humanes Coronavirus OC43 und HKU1 (phylogenetische Gruppe II). SARS-Coronavirus gehört der Gruppe II an, bei allerdings sehr entfernter Verwandtschaft. Die Gruppe III enthält keine humanpathogenen Stämme (aviäre Coronaviren). Virion-Durchmesser aller Coronaviren ca. 120 nm. Auffällig sind ca. 20 nm große Glykoproteine (Peplomere), die elektronenoptisch als „Strahlenkranz" (Corona) imponieren. Die Genome der Coronaviren sind mit ca. 27–32 kb deutlich größer als bei allen übrigen RNA-Viren. Das Genom des SARS-Coronavirus liegt mit etwa 29 700 kb im mittleren Bereich. SARS-Coronavirus verliert bei Eintrocknen auf Oberflächen innerhalb von Stunden seine Infektiosität. Alle für behüllte Viren verfügbaren Desinfektionsmittel sind gegen SARS-Coronavirus sehr gut wirksam.

- **Erreger-Wirts-Beziehung**
Das wahrscheinlichste Wirtstier des SARS-Coronavirus ist die chinesische Hufeisenfledermaus (*Rhinolophus spp.*). Ein Teil der in diesem Wirt persistierenden Viruspopulation ist in der Lage, über eine Bindung an das membranständige Angiotensin-Konversionsenzym II (ACE2) in menschliche Pneumozyten einzudringen. Der gleiche Rezeptor findet sich auch auf Zellen der Darmmukosa und des Nierenepithels. Nach Rezeptorbindung, Membranverschmelzung und Nukleinsäure-Freisetzung erfolgt zunächst von der 5'-cap-tragenden, 3'-polyadenylierten Genom-RNA die Translation eines großen offenen Leserahmens (ORF 1a), der unter anderem zwei Proteasen kodiert. Durch ribosomale Leserahmenverschiebung wird vom gleichen Startcodon auch ein zweiter, noch größerer Leserahmen translatiert (ORF 1ab), aus dem die Hauptprotease die wichtigsten Replikationsenzyme proteolytisch freisetzt. Durch die RNA-abhängige RNA-Polymerase wird dann vom Genom-Ende her eine Minusstrangkopie erstellt. Neben der Vollgenom-Kopie entstehen auch Minusstränge, deren Synthese durch einen noch nicht vollständig geklärten Mechanismus an definierten Regulationssequenzen (TRS, transcription regulating sequences) unterbrochen wird. Wahrscheinlich durch einen Matrizenwechsel der RNA-Polymerase wird ein 68 bp umfassender Abschnitt des Genom-Anfangs (Leader) an die entstehenden subgenomischen Minusstränge fusioniert. Durch unterschiedlich starke Ausprägung des Stop-/Fusionsmechanismus entsteht ein Satz verschieden großer subgenomischer RNAs, die sämtlich an ihrem 5'- und 3'-Ende mit dem Gesamtgenom identisch sind. Von allen Minussträngen werden Plusstrang-Kopien erstellt, die nach Ankopplung der cap-Struktur als mRNAs fungieren. Die gesamte Transkription und Replikation des Genoms findet im Zytoplasma statt, jedoch gibt es Hinweise auf eine nukleäre Lokalisation des Kapsid-Proteins.
SARS-Coronavirus repliziert vor allem in der Lunge und löst dort durch direkte Zytopathogenität und durch immunologische Reaktionen ein schweres akutes Atemwegssyndrom im Sinne eines ARDS (acute respiratory distress syndrome) aus. Auch im Darm findet eine Replikation statt, die in variablen Anteilen von Patienten (30–60%) mit Diarrhö einhergeht. Aus dem Darm wird das Virus deutlich länger ausgeschieden als aus der Lunge. Nach Auftreten einer humoralen Immunantwort wird das Virus schnell aus dem Körper eliminiert. Persistierende Infektionen sind bei Menschen nicht bekannt.

- **Krankheitsverlauf**
Nach einer Inkubationszeit von deutlich unter zehn Tagen kommt es zu plötzlich einsetzendem hohen Fieber in nahezu allen Infizierten, welches den dann folgenden respiratorischen Symptomen um 1–3 Tage vorausgeht. Die Symptomatik des Respirationstrakts ist zunächst gekennzeichnet durch unproduktiven Husten und Atemnot. Diarrhö wird bei 30–60% der Patienten beobachtet, ein Anstieg der Leberwerte und anderer Organparameter (LDH, Kreatinin, etc.) ist nicht selten. In deutlich geringeren Anteilen von Patienten treten neurologische Symptome auf. Die Symptome halten bei den meisten Patienten für 7–14 Tage an. In ca. 70% der Fälle erfolgt eine langsame Verbesserung mit vollständiger Ausheilung nach 3–5 Wochen. Etwa 30% der Patienten erfahren nach der ersten bis zweiten Krankheitswoche eine deutliche Verschlechterung, die zeitlich oft mit dem Auftreten von Antikörpern einhergeht. Diese Patienten werden beatmungspflichtig und zeigen auch nach Ausheilung lange, schwere Folgeerscheinungen mit Zeichen einer Lungenfibrosierung. Insgesamt versterben ca. 10% der Patienten an SARS.

- **Epidemiologie**
SARS-Coronavirus ist ein zoonotischer Erreger, der im ersten Halbjahr 2003 eine Epidemie mit etwa 8000 Infizierten und 774 gemeldeten Verstorbenen zunächst in Südchina und später in mehreren Ländern Süd- und Ostasiens sowie Kanada verursachte. Einzelfälle infizierter Patienten wurden in viele andere Länder importiert. In Deutschland traten drei akute importierte Fälle auf, bei denen das Virus eindeutig nachgewiesen werden konnte. Die anhand von rein klinischen Falldefinitionen gemeldeten Fälle lagen in Deutschland und weltweit deutlich höher, die Validität der Diagnose ist jedoch in Abwesenheit einer retrospektiven Laboruntersuchung bei vielen Fällen anzuzweifeln. Abgesehen von der Epidemie in 2003 existieren vielfältige Hinweise für ein wiederkehrendes Auftreten von Infektionen mit SARS-Coronavirus-Stämmen in der Bevölkerung von Guangdong/China. Untersuchungen mit Virusneutralisations-Tests ergaben spezifische Hintergrundprävalenzen von anti-SARS-Antikörpern bei bis zu 10% der Untersuchten bereits vor der Epidemie. Im Winter 2003/2004 wurde bei drei Patienten in Guangdong eine akute Infektion mit SARS-Coronavirus festgestellt, welches jedoch von dem Epidemiestamm aus 2003 zu unterscheiden war. Die Labordiagnose war eindeutig. Inwieweit verschiedene Dachs-, Marder und Schleichkatzenarten eine Rolle bei der Übertragung auf den Men-

SARS-Coronavirus (Fortsetzung)

schen spielen bleibt unklar. In diesen Tieren, die traditionell zur regionalen Küche gehören, konnte das Virus sporadisch nachgewiesen werden. Als letztendliche Virusquelle ist jedoch die oben erwähnte Hufeisenfledermaus anzusehen.

Ein besonderes Augenmerk gilt der Gefahr der Laborinfektion. Seit der Epidemie in 2003 traten Laborinfektionen bei zwei Einzelfällen in Singapur und Taiwan auf sowie als Infektionskette mit vier Infektionsgenerationen in Peking. Arbeiten mit SARS-Coronavirus erfordern Labors der Schutzstufe 3, möglichst mit erweitertem Atemschutz (Kopfhauben mit HEPA-gefilterter Atemluftzufuhr).

- **Spezifische Diagnostik**

  Untersuchung auf Antikörper

  Außerhalb einer Epidemie ist die Screening-Untersuchung auf anti-SARS-Antikörper wegen des geringen positiv prädiktiven Werts grundsätzlich nicht indiziert. Innerhalb einer Epidemie sollte sicherheitshalber ein SARS-Verdachtsfall erst dann als virologisch ausgeschlossenen betrachtet werden, wenn nach 28 Tagen die IgG-Antikörperbildung ausbleibt. Die Immunfluoreszenz ist dabei als Goldstandard-Methode zu betrachten. Der Immunfluoreszenz-Test (IFA) war die erste Methode, deren Sensitivität anhand von klinisch definierten Patientenkohorten erprobt wurde. In Hongkong zeigten dabei 92% von 417 mit der IFA getesteten Patienten einen vier- oder mehrfachen Anstieg von Antikörpern (Serokonversion) während der Erkrankung. IgG war nach einer mittleren Latenzzeit von 20 (± 5,1) Tagen nach Krankheitsbeginn nachweisbar. Weder IgA noch IgM sind signifikant früher als IgG nachweisbar.

  Enzym-Immunoassays (EIA) sind von verschiedenen Herstellern kommerziell erhältlich. Außerhalb einer Epidemie sollten diese jedoch nur mit äußerster Vorsicht angewendet werden, da Kreuzreaktionen mit anderen humanpathogenen Coronaviren wahrscheinlicher als ein echt positiver anti-SARS-Befund sind.

  Western-Blots und Virusneutralisationstests (NT) kommen als Bestätigungstests in Betracht. Beide Verfahren sollten unbedingt Speziallaboratorien vorbehalten sein, da ein bestätigt positiver SARS-Laborbefund gravierende Konsequenzen hat.

  Untersuchung auf Virus

  Der Direktnachweis wird mit der RT-PCR aus nasopharyngealen Aspiraten und Sputum geführt. Achtung: Die Abnahme von proviziertem Sputum kann infektiöse Aerosole generieren. Ab der zweiten Erkrankungswoche sind auch Stuhlproben geeignet. Ein initial negatives RT-PCR-Ergebnis muss nach 2–3 Tagen nochmals bestätigt werden, da die RT-PCR in keiner größeren Studie eine Sensitivität von ca. 70% überschritt. In der ersten Krankheitswoche ist das Virus nur bei ca. einem Drittel aller später bestätigten Patienten nachzuweisen. Keine Ausschlussdiagnostik mit der RT-PCR!

- **Therapie**

  Versuche mit Rhesus-Makaken zeigten ein gutes Ansprechen auf pegyliertes Interferon-α. Da dieser Wirkstoff verfügbar und für die Therapie der HCV-Infektion zugelassen ist, wird er bei Wiederauftreten von sporadischen Fällen die therapeutische Option der ersten Wahl darstellen. Experimentelle Therapiekonzepte im Bereich der antiviralen Substanzen setzen insbesondere auf Inhibitoren der Hauptprotease. Weitere Optionen sind Inhibitoren der viralen Helikase, strukturanaloge Peptide für die Fusionsdomäne des viralen Spike-Proteins sowie rekombinante neutralisierende Antikörper-Präparationen.

- **Prophylaxe**

  Verschiedene Impfstoffansätze wurden im Tiermodell vielversprechend umgesetzt. In Abwesenheit einer gesicherten Wiederkehr von Epidemien wird jedoch weder die Produktion noch die Anwendung von Impfstoffen in Betracht gezogen. Generelle Maßnahmen zur Prophylaxe lassen sich schwer definieren. Eine Elimination der Wirtstiere ist nicht aussichtsreich und auch aus ökologischen Erwägungen bedenklich.

- **Meldepflicht**

  SARS ist nach § 6 des Infektionsschutzgesetzes als allgemein öffentlich bedrohliche Erkrankung namentlich meldepflichtig.

- **Literatur**

  Drosten C: SARS- und andere Coronaviren. In: Mittermayer H, Allerberger F: Spektrum der Infektionskrankheiten. Spitta Verlag Balingen, 2005, S. 310–316.

  Drosten C, Leitmeyer K: SARS Laboratory Diagnostics. In: World Health Organisation Western Pacific Regional Office, SARS, 2005.

  Drosten C, Chan KH, Poon LLM: Viral diagnostics of SARS. In: Peiris M et al.: Severe acute respiratory syndrome. Blackwell Scientific Oxford, 2005, S. 64–71.

---

immunkompetenten Patienten mit Sepsis zeigen konnte (Paul et al. 2004). Bei ausgewählten Sepsis-Patienten kann diese Kombination aber nach wie vor günstig sein (Safdar et al. 2004). Die Alternative, Fluorchinolone als Kombinationspartner für β-Laktam-Antibiotika einzusetzen, ist durch pharmakokinetische Vorteile, eine geringere Toxizität und die fehlende Notwendigkeit von regelmäßigen Spiegelbestimmungen trotz höherer direkter Therapiekosten begründet (Rello et al. 2001). Ausreichende klinische Daten zu dieser Empfehlung existieren zum Zeitpunkt der Drucklegung nicht. Im Gegensatz zur Therapieoption I müssen in den Therapieoptionen II und III alle Antibiotika parenteral und in hoher Dosierung appliziert werden, da weder die Empfehlung einer Sequenztherapie noch die einer Dosisreduktion in dieser Indikation durch Studien belegt sind (Bauer et al. 2005).

Die Therapiedauer sollte sich am Verlauf der klinischen Symptome orientieren. Bei klinischer Besserung (Entfieberung, Besserung des Allgemeinzustands und des pulmonalen Gasaustauschs sowie extrapulmonaler Manifestationen) kann die Therapie in der Therapieoption I mit oral applizierbaren Medikamenten fortgeführt werden (Sequenztherapie). Die Therapie kann 3–5 Tage nach klinischer Besserung, in der Regel nach einer Gesamtdauer von höchstens 10–14 Tagen beendet werden. In einer randomisierten Studie zum Vergleich von 8 und 15 Tagen Therapiedauer zeigte sich kein Unterschied außer in der Unterklasse der Patienten mit Infektion durch *Pseudomonas aeruginosa*, die im Arm mit der kurzen Therapie eine häufigere Rückfallquote hatten (Chastre et al. 2003).

6.3 Pneumonie beim immunkompromittierten Patienten

Aufgrund des vielfältigen Erregerspektrums ist eine „kalkulierte" empirische Therapie bei immunkompromittierten Patienten kaum möglich (siehe Kap. C8 und D7). Neuere Studien bei HIV-negativen immunkompromittierten Patienten haben gezeigt, dass nur eine **konsequente Diagnostik** zum Erfolg führen kann (Rano et al. 2001). So konnte in dieser prospektiven Studie die Ätiologie der Lungeninfiltrate in 162/200 (81%) der Patienten geklärt werden. Die diagnostische Wertigkeit der verschiedenen Methoden war: Blutkulturen 30/191 (16%), Sputum-Kulturen 27/88 (31%) und tracheobronchiales Aspirat 35/55 (65%). Auch die bronchoskopischen Verfahren hatten eine gute Wertigkeit: fiberoptische gesteuertes Aspirat 16/28 (57%), bronchoalveoläre Lavage 68/135 (51%) und die geschützte Bürste 30/125 (24%). Die invasive Diagnostik sollte daher bei dieser Patientenpopulation, wenn irgend möglich, frühzeitig zum Einsatz kommen.

Ist aufgrund des Allgemeinzustandes des Patienten die Bronchoskopie kontraindiziert bzw. aufgrund eines foudroyanten klinischen Verlaufes ein sofortiger Therapiebeginn zwingend, sollte nach Abnahme von Blut- und Sputum-Kulturen eine empirische Therapie begonnen werden. Bei Patienten mit Knochenmarkssuppression, nach Transplantation bzw. unter hoch dosierter immunsuppressiver Therapie wird in der Regel zunächst ein gegen *Pseudomonas spp.* wirksames β-Laktam-Antibiotikum mit einem Aminoglykosid kombiniert. Bei fokalen Infiltraten und Krankheitsprogression trotz breiter antibiotischer Therapie muss die invasive Diagnostik entweder nachgeholt oder, bei weiter bestehenden Kontraindikationen gegen die Bronchoskopie, die Therapie durch Antimykotika mit Wirksamkeit gegen Aspergillen ergänzt werden. Bei diffusen Infiltraten muss je nach Genese der Immunsuppression auch an eine Pneumocystis-jirovecii- oder CMV-Pneumonie oder an eine Mykobakteriose (Tuberkulose oder nicht tuberkulöse Mykobakterien) gedacht werden. Diagnostisch kann zumindest durch eine breitgefächerte nichtinvasive Diagnostik die Klärung der Ätiologie versucht werden. Hierzu gehören ein Urin-Antigentest auf *Legionella pneumophila*, eine Candida- und Aspergillus-Serologie (Ramco- bzw. Galactomannan-Antigentest), eine Ziehl-Neelsen-Färbung von Sputum und Trachealsekret auf säurefeste Stäbchen, ein Kryptokokken-Antigentest und die intensivierte CMV-Diagnostik (PCR aus Blut, Urin, Rachenspülwasser, Antigennachweis in peripheren Blutleukozyten). Bei Identifikation des Erregers kann die Therapie gezielt fortgeführt werden.

7 Prävention

Spezifische Präventionsmöglichkeiten für außerhalb des Krankenhauses auftretende Pneumonien existieren in Form der **aktiven Immunisierung** gegen Pneumokokken (23-valenter Impfstoff) und gegen Influenza. Die ständige Impfkommission des Robert Koch-Instituts empfiehlt beide Impfungen für bestimmte Risikogruppen wie Patienten mit chronischen Lungen- und Herzkrankheiten und Diabetes mellitus. Humorale Immundefekte (Hypo- bzw. Dysgammaglobulinämie, auch sekundär infolge hämatologischer Erkrankungen bzw. bei Aspleniesyndrom) stellen eine weitere Indikation für die Pneumokokken-Impfung dar. Dabei muss allerdings berücksichtigt werden, dass zwar die Sepsis und Meningitis, jedoch nicht die Pneumonie verhindert werden kann.

Exogene nosokomiale Pneumonien können durch strikte Beachtung hygienischer Vorgehensweisen bei der Pflege und Versorgung hospitalisierter Patienten vermieden werden. Auf der Intensivstation sind insbesondere bei der maschinellen Beatmung strenge Richtlinien hinsichtlich des Schlauchwechsels, der Luftbefeuchtung und der Absaugung zu befolgen. Angesichts der Bedeutung der endotrachealen Intubation für die Pathogenese der nosokomialen Pneumonie kommen Methoden eine wichtige Rolle zu, die eine maschinelle Beatmung überhaupt entbehrlich machen wie z.B. die nichtinvasive Beatmung (Ferrer et al. 2003). Vielfach wird auch Sucralfat anstelle von Antazida und H_2-Blockern zur Stressprophylaxe verwendet, damit die Säurebarriere im Magen den endogenen Infektionsweg unterbricht. Dieses in der Theorie überzeugende Konzept ist jedoch durch Daten nicht belegbar (Cook et al. 1996). Andere einfache und effektive Präventionsmaßnahmen wie z.B. die Oberkörperhochlagerung sind unter Umständen auf der Intensivstation schwierig durchzusetzen (Drakulovic et al. 1999). Der endogene Infektionsweg kann durch selektive oropharyngeale und intestinale Dekontamination (SDD) bei bestimmten Patientenkollektiven unterbunden

Streptococcus pneumoniae, Pneumokokken

Reinhard Marre

- **Erregerbeschreibung**
  Grampositive Diplokokken mit über 80 Kapsel-Serotypen, von denen ca. 20% den Hauptteil aller Infektionen beim Menschen verursachen.

- **Erreger-Wirts-Beziehung**
  Bei 10–20% der gesunden Bevölkerung Bestandteil der physiologischen Rachenflora. Übertragung aerogen, Massenunterkünfte fördern die Ausbreitung. Die Infektiosität erlischt vermutlich innerhalb von 24 Stunden nach Beginn einer antimikrobiellen Therapie. Die Isolierung von Patienten mit Pneumokokken-Pneumonie ist nicht notwendig, jedoch sollten für Pneumokokken-Infektionen prädisponierte Patienten die Exposition meiden.
  Die Häufigkeit von Pneumokokken-Infektionen unterliegt saisonalen Schwankungen parallel zu Erkältungskrankheiten. Die Inzidenz der Pneumokokken-Bakteriämie fällt von 160 pro 100 000 im Kindesalter auf geringe Werte im Erwachsenenalter und steigt bei alten Menschen wieder steil an.
  Pneumokokken verursachen zumeist Infektionen der Atemwege und der angrenzenden Höhlen. Neben *Haemophilus influenzae* sind sie Leitkeim der akuten Otitis media und der akuten Sinusitis (Nachweis in ca. 40%). Da die H.-influenzae-Meningitis aufgrund der Impfung sehr selten geworden ist, sind Pneumokokken die häufigsten Erreger bakterieller Meningitiden des älteren Erwachsenen. Die Hälfte der mikrobiologisch geklärten, ambulant erworbenen Pneumonien sind durch Pneumokokken verursacht. Eine weitere typische Pneumokokken-Erkrankung ist die Konjunktivitis, eventuell mit Ulcus serpens.

- **Prophylaxe**
  Die aktive Impfung mit definierten Kapsel-Antigenen ist bei Personen im Alter von mehr als 60 Jahren und bei Patienten mit erhöhtem Infektionsrisiko (Immundefekte, COPD usw.) entsprechend den Empfehlungen der Ständigen Impfkommission vorzunehmen. Eine große Studie ergab, dass der Nutzen der Impfung nicht in der Verhinderung von Pneumokokken-Pneumonien, jedoch in der Vermeidung schwerer, mit einer Bakteriämie einhergehenden Infektionen liegt.

- **Spezifische Diagnostik**
  Der mikroskopische Nachweis gelingt zuverlässig aus Liquor, jedoch können vorgeschädigte Pneumokokken unter Umständen als gramnegative Diplokokken erscheinen und mit Meningokokken verwechselt werden. Bei respiratorischen Sekreten auf die typische Morphologie (Diplokokken mit Kapselbildung) und die Anwesenheit von Leukozyten achten! Der mikroskopische Nachweis aus Blut (buffy coat) ist bei hoher Erregerdichte (z.B. Pneumokokken-Sepsis nach Splenektomie) möglich.
  Bei üblicherweise sterilen Materialien wie Liquor und Pleura-Punktat ist der mikroskopische Nachweis von Pneumokokken für die gezielte Therapie hilfreich. Falls mit oropharyngealen Kontaminationen zu rechnen ist (Trachealsekret, BAL, Sputum), ist die Spezifität der Methode aufgrund der Verwechslungsmöglichkeit mit apathogenen Streptokokken geringer.
  Je nach Infektionslokalisation kann der kulturelle Nachweis aus respiratorischen Sekreten, Augenabstrichen, Liquor und Blut erfolgen. Wegen autolytischer Enzyme soll die Probe spätestens 4–6 Stunden nach Abnahme im mikrobiologischen Labor ankommen und dort angelegt werden.
  In den letzten Jahren hat sich der Nachweis von Pneumokokken-Antigen aus dem Urin als wertvolles Hilfsmittel bei dem Nachweis von Pneumokokken-Infektionen entwickelt. Insbesondere bei schweren, septisch verlaufenden Pneumokokken-Infektionen ist der Antigennachweis positiv und erlaubt somit eine frühzeitige, gezielte Therapie (Murdoch et al. 2001). Es gibt Hinweise darauf, dass der Antigennachweis bei Kindern eher unspezifisch ist und eventuell lediglich Hinweis auf eine Kolonisation mit Pneumokokken darstellt (Navarro et al. 2004).
  Der Antikörpernachweis ist für epidemiologische Fragestellungen, nicht jedoch für die Infektionsdiagnostik geeignet.

- **Spezifische Therapie**
  Pneumokokken sind in Deutschland überwiegend gegenüber Penicillin G sensibel (Reinert et al. 2005). In Frankreich und Spanien jedoch lassen sich nur noch in etwa 50% voll Penicillin-empfindliche Pneumokokken nachweisen. Die verminderte Penicillin-Empfindlichkeit ist auf Veränderungen Penicillin-bindender Proteine zuführen. Daher ist die Kombination eines β-Laktam-Antibiotikums mit einem β-Laktamase-Inhibitor (z.B. Clavulansäure) nicht sinnvoll! Die Erythromycin-Resistenz ist in den letzten Jahren in Deutschland deutlich bis auf Werte zwischen 20 und 30% angestiegen. Eine Tetracyclin-Resistenz findet sich in etwa 10%.

- **Maßnahmen bei Patienten und Kontaktpersonen**
  Es werden keine besonderen Maßnahmen empfohlen.

- **Meldepflicht**
  Eine Meldepflicht besteht nach dem Infektionsschutzgesetz nicht.

- **Nationales Referenzzentrum**
  Nationales Referenzlabor für Streptokokken am Institut für Medizinische Mikrobiologie des Universitätsklinikums Aachen (Ansprechpartner: Prof. Dr. R. R. Reinert und Prof. Dr. R. Lütticken), Pauwelstr. 30, 52057 Aachen, Telefon 0241/80-89510, Fax 0241/8082483.

- **Literatur**
  Murdoch DR, Laing RTR, Mills GD, Karalus NC, Town GI, Mirrett S, Reller LB: Evaluation of a rapid immunochromatographic test for detection of Streptococcus pneumoniae antigen in urine samples from adults with community-acquired pneumonia. Journal of Clinical Microbiology 39 (2001) 3495–3498.
  Navarro D, Garcia-Maset L, Gimeno C, Escribano A, Garcia-de-Lomas J, the Spanish Pneumococcal Infection Study Network: Performance of the Binax NOW Streptococcus pneumoniae urinary antigen assay for diagnosis of pneumonia in children with underlying pulmonary diseases in the absence of acute pneumococcal infection. Journal of Clinical Microbiology 42 (2004) 4853–4855.
  Reinert RR, Reinert S, van der Linden M, Cil MY, Al Lahham A, Appelbaum P: Antimicrobial susceptibility of Streptococcus pneumoniae in eight european countries from 2001 to 2003. Antimicrob Agents Chemother 49 (2005) 2903–2913.

werden. Die meisten Studien belegen zwar eine reduzierte Pneumonie-Inzidenz unter SDD, nicht jedoch eine Senkung der Gesamtletalität auf der Intensivstation. Nach neueren Studien können vermutlich insbesondere polytraumatisierte, zuvor gesunde Patienten, aber auch Lebertransplantatempfänger von der SDD profitieren (D'Amico et al. 1998).

B4.3 Pleura

Carsten Schwarz und Torsten T. Bauer

1 Vorbemerkungen

1.1 Definition

Dieses Kapitel befasst sich mit den infektiösen Erkrankungen der Pleura. Die intrathorakalen Infektionen stellen weltweit führende Ursachen für Mortalität und Morbidität dar. Entscheidend ist die rasche und korrekte Diagnose, da sie die Grundlage für die Art der Therapie bildet.

Die **Pleuritis** ist eine akute oder chronische Entzündung der Pleura-Blätter, die sich in vier Stadien einteilen lässt (Pleuritis sicca, Pleuritis exsudativa, fibrinös-purulentes Stadium und Stadium der Organisation). In den Industrienationen sind heute maligne Grunderkrankungen, pulmonale Infektionen sowie die dekompensierte Herzinsuffizienz die häufigsten Ursachen für einen **Pleura-Erguss** (Jimenez et al. 2005, Porcel und Vives 2003).

Nach Rückgang der Tuberkulose stehen heute unter den Pleura-Infektionen die **parapneumonischen Pleuritiden** bei ambulant erworbenen Pneumonien in der Häufigkeit an erster Stelle. Eine wichtige Rolle spielt jedoch die untersuchte Population (siehe Abschnitt 1.3), da eine hohe Variabilität der verschiedenen Ursachen abhängig vom Alter, vom Beruf, vom Immunstatus und von der geographischen Herkunft besteht.

Das **Pleura-Empyem** ist durch eine Eiteransammlung in der Pleura-Höhle charakterisiert. Ursächlich liegt meist eine ipsilaterale pulmonale Erkrankung (Pneumonie, Lungenabszess, zerfallender Tumor) zugrunde, aber auch andere Ursachen sind in ihrer Bedeutung nicht zu unterschätzen wie zum Beispiel Traumen und vaskuläre Disseminationen (Tab. B4-6).

1.2 Einteilung

Pleuritiden können nach ihrer Ursache als allgemein **infektiös** oder **nichtinfektiös** (Tab. B4-7) und nach der Art der zugrunde liegenden Erkrankung eingeteilt werden. Bei der letztgenannten Einteilung lassen sich eigenständige pleuropulmonale Prozesse (infektiöse, neoplastische oder vaskuläre Erkrankungen der Pleura und Lunge) von extrapleuralen bzw. extrathorakalen Erkrankungen oder Systemkrankheiten mit Pleura-Beteiligung abgrenzen. Als lokalisierte, extrathorakale Ursache einer Pleuritis kommen z.B. eine akute nekrotisierende Pankreatitis oder ein subdiaphragmaler Abszess mit Durchwanderung der Pleura in Betracht. Systemische Erkrankungen, die sich an der Pleura manifestieren können, sind metabolische Erkrankungen mit einer Urämie, die Sarkoidose oder Autoimmunkrankheiten wie zum Beispiel der systemische Lupus erythematodes, die rheumatoide Arthritis und die Wegener'sche Granulomatose. Zusätzlich ist an eine Medikamenteninduzierte Genese der Pleuritis, z.B. verursacht durch Bleomycin, Methotrexat, Cyclophosphamid, Amiodaron, Penicillamin, Clozapin oder Nitrofurantoin zu denken (Huggins und Sahn 2004). Schließlich sind Asbest-assoziierte PleuraVeränderungen bei entsprechender Exposition in Erwägung zu ziehen.

Im Folgenden wird lediglich auf infektiöse Pleuritiden eingegangen; hinsichtlich der vielfältigen internistischen

Tab. B4-6 Ursachen des Pleura-Empyems.

- pulmonale Infektion
- Thorax-Trauma
- Ösophagus-Ruptur
- Thorakotomie oder Thorax-Punktion
- subdiaphragmale Infektion oder abdomineller Abszess
- Sepsis

Tab. B4-7 Ursachen der nichtinfektiösen Pleuritis.

Systemische Autoimmunerkrankungen
- systemischer Lupus erythematodes
- Medikamenten-induzierter Lupus
- rheumatoide Arthritis
- Sjögren-Syndrom
- Wegener Granulomatose

Medikamenten-induziert (z.B. Nitrufurantoin, Bromocriptin)
- Pankreatitis
- Thorax-Bestrahlung
- Postkardiothomie-Syndrom
- Pneumokoniosen (Asbestose)
- metabolisches Syndrom (Urämie)
- metastasierter Tumor

Ursachen wird auf die einschlägige Literatur verwiesen (Light 2006, Loddenkemper und Antony 2002, Sahn 2006).

1.3 Epidemiologie

Die exsudative Pleuritis ist eine Komplikation verschiedenartiger Erkrankungen. Aussagen zur Inzidenz sind kaum möglich, da keine Informationen zu allgemeinen unselektierten Populationen existieren. Die ätiologische Aufteilung ist sehr stark von der geographischen Region, dem Alter der Population, dem Stadium der ursächlichen Erkrankungen und deren Therapie abhängig.

Absolute Zahlen zur Häufigkeit einzelner infektionsbedingter Pleuritis-Formen sind weder in Deutschland noch in anderen Ländern verfügbar, da die Pleuritis nicht als eigenständige Erkrankung erfasst wird.

Das *Pleura-Empyem* ist jedoch häufiger bei Kindern und älteren Patienten (Davies et al. 1999, Givan und Eigen 1998) und stellt am häufigsten eine Komplikation einer bakteriellen Pneumonie dar. Eine *parapneumonische Pleuritis* ist bei 20–40% der ambulant erworbenen Pneumonien zu beobachten. Zur Häufigkeit von Pleura-Empyemen existieren keine zuverlässigen Daten. Patienten, die ein Risiko für eine Pneumonie haben, sind gleichermaßen gefährdet für ein Pleura-Empyem. Risikofaktoren sind: Diabetes mellitus, Alkoholabusus, intravenöser Drogenabusus und gastroösophageale Reflux-Krankheit, aber bei einem Drittel der Patienten lässt sich kein eindeutiger Risikofaktor evaluieren (Ferguson et al. 1996, Light 2006).

Für die Tuberkulose werden vom Robert Koch-Institut die Zahlen zur Epidemiologie der Tuberkulose in Deutschland veröffentlicht. Danach hatten in 2004 von 6397 erfassten Patienten mit mikrobiologisch oder pathologisch-anatomisch gesicherter Tuberkulose 3,6% eine Pleura-Beteiligung im Sinne einer Pleuritis tuberculosa. Bezogen auf die Gesamtzahl extrapulmonaler Tuberkulosen trat die Pleuritis tuberculosa bei 17,6% der Fälle auf und ist nach der Lymphknoten-Tuberkulose die häufigste extrapulmonale Tuberkulose-Form (Robert Koch-Institut 2006). In Entwicklungsländern und Ländern mit hoher Tuberkulose-Inzidenz – insbesondere in Regionen mit hoher HIV-Prävalenz – kommt die tuberkulöse Pleuritis wesentlich häufiger vor (Ferrer 1997, Liam et al. 2006, Trejo et al. 1997) (siehe auch Kap. C3).

2 Erregerspektrum

Die infektiöse Pleuritis wird durch Bakterien, Viren, Parasiten oder Pilze ausgelöst. In Abhängigkeit von Komorbidität und ambulanter respektive nosokomialer Infektion sind unterschiedliche Erreger ursächlich zu finden. In der Mehrzahl der Fälle handelt es sich um parapneumonische Manifestationen, wobei auffällig ist, dass einige Pneumonie-Formen häufig (Pneumokokken, *Staphylococcus aureus*, *Haemophilus influenzae*, Gruppe A-Streptokokken, Anaerobier), andere selten (*Mycoplasma pneumoniae*, *Chlamydia pneumoniae*) mit einer Begleitpleuritis einhergehen (Boersma et al. 1993, Requejo et al. 1997). Bei HIV-infizierten Patienten ist mit einem sehr breiten Erregerspektrum zu rechnen (unspezifische bakterielle Erreger, Mykobakterien, *Pneumocystis jiroveci*, *Cryptococcus neoformans*, *Strongyloides stercoralis*, HHV-8 (Kaposi-Sarkom; siehe Kap. C8) (Trejo et al. 1997).

Ähnlich wie bei den Pneumonien besteht auch bei der pleuralen Infektion ein großer Unterschied in Bezug auf die Erreger bei **ambulant** und **im Krankenhaus** erworbenen Infektionen (Tab. B4-8 und B4-9). Ambulant erworbene

Tab. B4-8 Erreger ambulant erworbener pleuraler Infektionen (Maskell et al. 2006).

Erreger	Häufigkeit
Streptokokken • Streptococcus-milleri-Gruppe • *Streptococcus pneumoniae*	52% • 32% • 13%
andere Streptokokken	7%
Anaerobier	16%
Enterobacteriaceae	7%
Haemophilus influenzae	3%
Proteus spp.	3%
andere	8%

Tab. B4-9 Erreger nosokomialer pleuraler Infektionen (Maskell et al. 2006).

Erreger	Häufigkeit
Methicillin-resistente *S. aureus*	25%
Methicillin-sensible *S. aureus*	18%
Enterokokken	12%
Enterobacteriaceae	18%
Pseudomonas spp.	5%
Streptococcus-milleri-Gruppe	5%
andere Streptokokken	5%
Anaerobier	5%
andere	5%

Pleura-Infektionen werden zur Hälfte durch Streptokokken und in über 15% der Fälle durch Anaerobier verursacht. Die Untersuchung der nosokomialen Pleura-Infektionen ergab in 60% der Fälle multiresistente Erreger, darunter Methicillin-resistente *Staphylococcus aureus* (25%), Enterobacteriaceae (18%), Enterokokken (12%) und *Pseudomonas spp.* (5%) (Maskell et al. 2006).

3 Klinik

Anamnestisch sollte nach internistischen Vor- und Grundkrankheiten, nach Tuberkulose-Kontakt und nach Auslandsreisen (resistente Erreger, parasitäre Pleuritis) gefragt werden. Zusätzlich ist die Frage nach einem Thorax-Trauma zu beantworten. Hinweisend auf eine infektiöse Genese der Pleuritis sind Fieber, Nachtschweiß und Abgeschlagenheit. Patienten mit einem Pleura-Empyem haben oft hohes, septisches Fieber und eine hochgradige Erschöpfung.

Typisch für die Pleuritis sicca sind ziehende oder stechende Thorax-Schmerzen und Hustenreiz. Charakteristisch ist die Schmerzlokalisation mit maximaler Ausprägung an der lateralen Thorax-Wand und die deutliche Atemabhängigkeit mit Schmerzzunahme bei tiefer In- und Exspiration. Tritt ein Erguss auf, wird der Schmerz geringer oder verschwindet ganz. Bei ausgedehnten Ergüssen kommt es zu Atemnot, Beklemmungsgefühl und beschleunigter, flacher Atmung.

Bei der klinischen Untersuchung zeigt sich typischerweise eine verzögerte Thorax-Exkursion auf der erkrankten Seite bei der Atmung. Perkutorisch findet sich eine Dämpfung mit lateral ansteigender Begrenzung, auskultatorisch Pleura-Reiben bei trockener Pleuritis oder abgeschwächtes bis fehlendes Atemgeräusch beim Vorliegen eines Pleura-Ergusses.

4 Infektionsweg und Pathogenese

Bei unspezifischer bakterieller Pneumonie kann eine Pleuritis durch Entzündung subpleuraler Lungenabschnitte entstehen. Die hierdurch bedingten Fibrin-Absonderungen auf der Pleura visceralis führen zum Bild der trockenen Pleuritis. Durch Vasodilatation pleuraler Gefäße und Behinderung des Lymphabflusses kommt es im Folgenden zur Bildung eines zunächst sterilen Exsudates, das später in einem Teil der Fälle von den aus der Lunge einwandernden Erregern besiedelt wird. Erfolgt keine antibiotische Therapie, kann sich schließlich ein Empyem entwickeln.

Stadium der Pleuritis sicca

Der entzündliche Prozess des Lungenparenchyms breitet sich auf die Pleura visceralis aus und führt so zu einer lokalen Pleura-Reizung, die charakterisiert ist durch eine Hyperämie der Pleura-Gefäße und eine Infiltration der Pleura-Blätter durch Leukozyten. Zusätzlich kommt es zu einer Fibrin-Ausschwitzung. Die Folge sind das typische Pleura-Reiben („Lederreiben") und der Thorax-Schmerz, welcher durch die Pleura parietalis, die sensibel innerviert ist, verursacht wird.

Stadium der Exsudation

Mit fortwährender bakterieller Infektion und persistierender Entzündungsreaktion des Lungenparenchyms und der Pleura-Blätter findet eine Mediator-induzierte Zunahme der lokalen Gewebe- und Kapillarpermeabilität statt. Nennenswert sind die proinflammatorischen Zytokine Interleukin-8 und der Tumor-Nekrose-Faktor-α (TNF-α). Die Folge ist eine Ansammlung einer Flüssigkeit aus interstitiellem Gewebe und mikrovaskulärem Exsudat. Normalerweise ist diese Pleura-Flüssigkeit steril und klar. In der zytologischen Untersuchung dominieren neutrophile Granulozyten und die pH-Messung ergibt Werte über 7,2 (Antony 2003).

Fibrinös-purulentes Stadium

Das fibrinös-purulente Stadium (Abb. B4-10) kann sich sehr rasch innerhalb von Stunden entwickeln, wenn keine Antibiotikatherapie erfolgt oder ein Ansprechen auf die Therapie ausbleibt. Charakteristisch sind die Bildung von Fibrin-Strängen und -membranen im Pleura-Raum, die durch Gerinnungsfaktoren aus dem Serum, welche in den

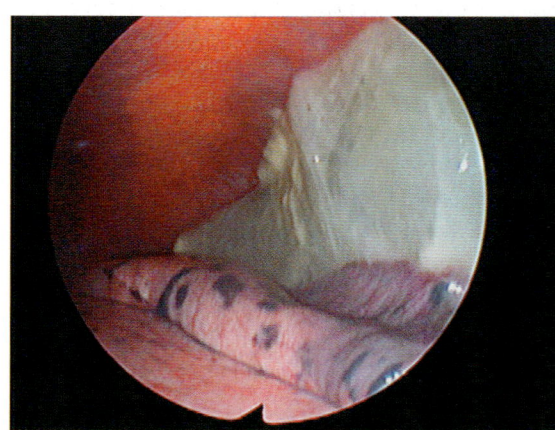

Abb. B4-10 Pleuroskopische Aufnahme eines parapneumonischen Ergusses im fibrinös-purulenten Stadium (oben im Bild: Pleura parietalis; unten: Lunge; rechts: abgekapselter Erguss mit Fibrin-Membran).

Pleura-Raum penetrieren, begünstigt wird. Die Folge sind multiple Taschenbildungen im Pleura-Raum, die häufig nur schwer mit einer Drainage erreichbar sind. Die punktierte Flüssigkeit ist eitrig und zytologisch finden sich neben neutrophilen Granulozyten degenerativ veränderte Zellen. Die Gramfärbung und bakteriologische Kultur sind häufig positiv. Die hohe metabolische Aktivität spiegelt sich in einem pH-Wert kleiner 7,2 und der Zerfall der Granulozyten in einer stark erhöhten Laktat-Dehydrogenase (LDH) wieder (Porcel und Light 2006, Rahman et al. 2006).

Stadium der Organisation
Im Endstadium steht die Invasion von Fibroblasten in den Pleura-Raum im Vordergrund. Aus den Fibrin-Membranen entsteht eine dicke und unelastische Pleura-Schwarte, die zu einem verminderten Gasaustausch und Veränderung der Lungenfunktion führt (restriktive Ventilationsstörung). Die Lunge expandiert häufig nicht mehr vollständig. Komplikationen durch die chronischen Infektionen sind ein Lungenabszess, bronchopleurale Fistel oder Empyema necessitans (spontane Perforation durch die Brustwand) (Domej et al. 2003, Hamm und Light 1997).

Im Hinblick auf die einzelnen Erreger sind unterschiedliche Pathomechanismen zufinden. Bei nosokomialer Pneumonie (*S. aureus*, Enterobacteriaceae, Anaerobier) kann es durch Ausbreitung *per continuitatem* zum Befall des Pleura-Raums kommen (Antony 2003, Antony und Mohammed 1999). Viren und **Chlamydien** (*C. pneumoniae*, *C. trachomatis*) verursachen sehr selten eine Pleura-Infektion. Der Infektionsweg ist nicht bekannt, sodass nicht zwischen hämatogenem Weg und z.B. Ausbreitung *per continuitatem* unterschieden werden kann. Gleiches gilt für den Infektionsweg der **Mykoplasmen** in die Pleura. Bei Pleura-Empyemen im Rahmen eines pleuropulmonalen Aspergilloms liegt dagegen ein direkter Einbruch des nekrotisierenden pulmonalen Prozesses in den Pleura-Raum zugrunde; entsprechend können die Erreger durch kulturelle Anzucht aus dem Pleura-Exsudat nachgewiesen werden (Massard et al. 1992, Regnard et al. 2000).

Eine Sonderstellung nimmt die **tuberkulöse Pleuritis** ein, die häufig im Rahmen der tuberkulösen Erstinfektion auftritt (siehe Kap. C3). Pathogenetisch steht eine granulomatöse Reaktion in der Pleura im Vordergrund, die wahrscheinlich aus einer Ruptur des Fokus innerhalb der Lunge in die Pleura resultiert. Vermehrungsfähige Mykobakterien lassen sich aber nur selten aus dem Erguss nachweisen, weshalb andere Methoden hinzugezogen werden sollten entsprechend der Darstellung im Diagnostikteil (Abrams und Small 1960, Chakrabarti und Davies 2006, Loddenkemper 1998). Die **Pneumocystis-jiroveci-Pneumonie** bei HIV-Patienten geht gelegentlich ebenfalls mit einem Pleura-Erguss einher (siehe Kap. C8). Da diese Fälle vermehrt bei Patienten auftraten, die eine inhalative Prophylaxe mit Pentamidin (heutzutage ist erste Wahl Co-trimoxazol) durchführten, wird vermutet, dass die Erreger im subpleuralen Lungengewebe eine chronisch-schwelende Pneumonie mit begleitender Pleuritis induzieren. *P. jiroveci* konnte in mehreren Fällen aus der Pleura-Flüssigkeit nachgewiesen werden (Ewig und Rockstroh 1994, Horowitz et al. 1993). Das **Pleura-Empyem** entsteht somit in den meisten Fällen als so genanntes para- oder metapneumonisches Empyem im Gefolge einer putriden Pneumonie, häufiger bei vorerkrankten oder abwehrgeschwächten Patienten. Typische Grundkrankheiten sind Diabetes mellitus, Leberzirrhose oder ein Bronchialkarzinom. Seltener sind Pleura-Empyeme nach intrathorakalen Operationen, Ösophagus-Perforation, abdominal-chirurgischen Eingriffen oder als Folge einer Sepsis (Ferguson et al. 1996).

5 Diagnostik

Das Vorliegen von Fieber und der Nachweis **infektionstypischer Laborparameter** (beschleunigte BSG, Leukozytose und Anstieg des CRP) machen eine infektiöse Genese wahrscheinlich. Liegt eine trockene Pleuritis vor, wird sich die weitere Diagnostik auf die Abgrenzung eines pulmonalen Prozesses mittels konventionellem Röntgenbild oder CT konzentrieren. Sofern ein pneumonischer Prozess zugrunde liegt, kann die ätiologische Abklärung entsprechend dem in Kapitel B4.2 dargestellten Stufenschema durchgeführt werden. Stellt sich die Lunge mit den genannten Methoden unauffällig dar, sollte nach einer Infektionsquelle im Abdomen, im Mediastinum und im kraniozervikalen Weichteilbereich gefahndet werden. Das weitere Vorgehen richtet sich nach der Grunddiagnose. Differentialdiagnostisch ist bei seitlichem Thorax-Schmerz auch an eine Pleurodynie (z.B. Infektion durch Coxsackie-Virus Typ B) zu denken, bei der es sich jedoch nicht um eine trockene Pleuritis, sondern um eine Myositis der Interkostalmuskulatur handelt. Die Diagnose erfolgt mittels PCR oder Virusisolierung aus Stuhl bzw. Rachenabstrich oder Rachenspülwasser (in der Frühphase der Infektion).

Liegt eine exsudative Pleuritis vor (Abb. B4-11), so sollte eine diagnostische Punktion vorgenommen werden. In der Regel reichen ca. 40–50 ml Ergussflüssigkeit zur Durchführung sämtlicher relevanter Laboruntersuchungen aus. Nur bei kleinen Pleura-Ergüssen (z.B. < 10 mm Ausdehnung bei Thorax-Aufnahme in Seitenlage) kann eventuell zu-

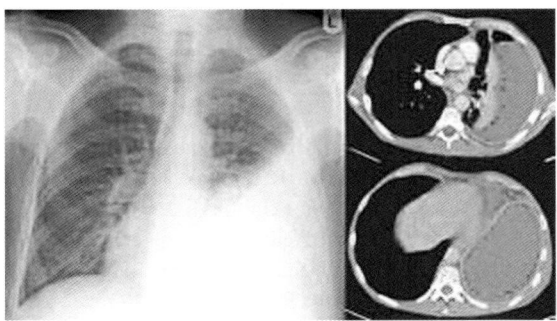

Abb. B4-11 Röntgen- und CT-Thorax-Aufnahmen eines Pleura-Empyems.

nächst auf eine Punktion verzichtet und der weitere Verlauf abgewartet werden.

Das **Aussehen der Ergussflüssigkeit** liefert wichtige diagnostische Hinweise. Wird bereits makroskopisch Eiter gewonnen, so liegt ein Pleura-Empyem vor; in diesem Fall sind die pH-Bestimmung, die LDH-Messung, das Grampräparat und aerobe sowie anaerobe Kulturen erforderlich. Bei serösem Erguss lässt sich durch die weitere laborchemische Analyse ein Transsudat (überwiegend nichtinfektiöser Genese) von einem Exsudat (oft, aber keinesfalls immer infektiöser Genese) abgrenzen. Ein Gesamteiweißgehalt > 3 g/dl und ein Cholesterin-Gehalt > 60 mg/dl sprechen für ein Exsudat. Cholesterin im Pleura-Erguss ist als alleiniger Parameter zur Unterscheidung zwischen Exsudat und Transsudat ein gleichwertiger effektiver Wert wie die Ratio- von Protein oder LDH im Erguss und im Serum (Heffner et al. 2003, Schönfeld 2002). Bei unklarer Zuordnung kann dementsprechend die LDH-Bestimmung im Pleura-Erguss und im Serum als weiteres Kriterium hinzugezogen werden, wie es in den Kriterien von Light (2006) beschrieben wird (Quotient LDH Pleura/LDH Serum > 0,6 typisch für Exsudat). Ist ein Exsudat gesichert, folgen als weitere Untersuchungen Gramfärbung und zytologische Untersuchung der Ergussflüssigkeit sowie die Anlage einer Kultur auf aerobe und anaerobe Erreger. Für das unmittelbare weitere Vorgehen ist die Bestimmung des pH-Wertes und/oder der Glukosekonzentration der Ergussflüssigkeit von Bedeutung (siehe Abschnitt 6). Diese beiden Parameter sind eng miteinander korreliert, sodass die alleinige pH-Wert-Bestimmung (z.B. mit dem Blutgas-Analysegerät) ausreichen kann (Domej et al. 2003, Porcel und Light 2006). Heffner et al. (1995) fanden in einer Meta-Analyse den pH-Wert als die höchste Aussagekraft bei parapneumonischen Ergüssen heraus und zwar gemessen durch die so genannte „Area under the ROC Curve" verglichen mit der Pleura-Ergussglukose und der LDH im Erguss.

Ist bei parapneumonischem Erguss die Ätiologie der Pneumonie noch nicht auf anderem Wege gesichert, können neben der kulturellen Untersuchung der Ergussflüssigkeit auch **Antigen-Nachweismethoden** (immunochromatographischer Test (ICT), PCR) eingesetzt werden. Diese liefern vor allem bei Pneumokokken-Pneumonie und kindlicher Pneumonie durch *H. influenzae* Typ b in einem hohen Prozentsatz positive Ergebnisse (Andreo 2006, Balfour-Lynn et al. 2005, Boersma et al. 1993, Le Monnier et al. 2006).

Zusätzliche Untersuchungen richten sich nach den jeweils bekannten Grundkrankheiten oder anamnestischen Besonderheiten. Bei Verdacht auf tuberkulöse Pleuritis ist die Bestimmung der Adenosin-Deaminase-Aktivität (ADA) im Erguss zusätzlich möglich. ADA-Werte > 40 U/ml sprechen bei lymphozytärem Erguss und positivem Tuberkulin-Test für eine tuberkulöse Genese, jedoch sind falsch-positive Ergebnisse möglich (Porcel und Light 2006). Bei eosinophilem Erguss, der nicht durch Fremdkörper oder Lufteinschlüsse im Pleura-Raum erklärt ist, sollte nach pulmonalen Parasiten gefahndet werden (*Toxocara canis*, *Ascaris lumbricoides*, bei vorangegangenem Auslandsaufenthalt *Drancunculus medinensis*, *Paragonimus westermanii*) (Roberts 1988). Häufig bleibt die Ätiologie eosinophiler Pleura-Ergüsse jedoch unklar.

Bei zugrunde liegender *HIV-Infektion* oder *Immunsuppression* anderer Genese muss das gesamte Spektrum diagnostischer Methoden zum Einsatz kommen. Bei gleichzeitigem Vorliegen pulmonaler Infiltrate ist frühzeitig eine bronchoalveoläre Lavage mit entsprechenden mikrobiologischen Untersuchungen indiziert (siehe Kap. B4.2). Erbringt diese keine ätiologische Diagnose, können als spezielle Untersuchungen aus der Ergussflüssigkeit die PCR auf Mykobakterien (M.-tuberculosis-Komplex, ubiquitäre Mykobakterien), Antigennachweise (Kryptokokken-Antigen), Pilzfärbungen und -PCR (*Pneumocystis*, *Candida*) und Virus-PCR-Methoden (CMV, HSV, HHV-8) durchgeführt werden.

Kann die Ätiologie einer Pleuritis unter Einsatz der genannten Methoden nicht geklärt werden, ist bei persistierender klinischer Symptomatik die Durchführung einer **Pleuroskopie** (auch bekannt als internistische Thorakoskopie) mit Entnahme von Pleura-Biopsien indiziert (Loddenkemper 1998). Als Abgrenzung zur Pleuroskopie gibt es die chirurgische Thorakoskopie; die Unterschiede liegen zum einen im technischen Vorgehen und zum anderen in der Indikationsstellung. Die Pleuroskopie findet grundsätzlich in Lokalanästhesie statt und wird in der Regel in der Einloch- bzw. Zweilochtechnik durchgeführt (Loddenkemper 1998). Das starre Thorakoskop (Abb. B4-12) hat seine Form im Grunde seit der Erstbeschreibung der Methode

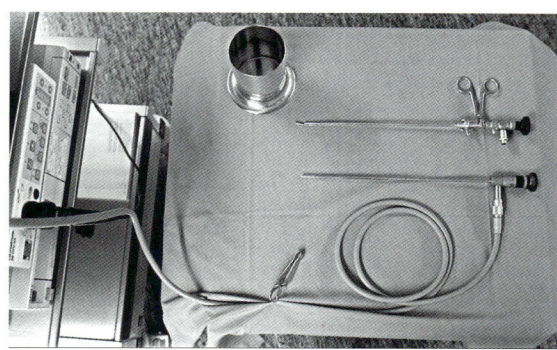

Abb. B4-12 Starres Pleuroskop mit starrer Zange.

Tab. B4-10	Indikationen für die Pleuroskopie versus chirurgische Thorakoskopie (VATS).
Pleuroskopie/ VATS	**Indikationen**
Pleuroskopie	Pleura-Erguss • unklarer Ätiologie • Staging beim Lungenkarzinom • Staging beim diffusem Mesotheliom • Pleurodese mit Talkumpuderung
Pleuroskopie oder VATS (Grauzone)	spontaner Pneumothorax • Staging • Pleurodese mit Talkumpuderung Pleura-Empyem (Stadium I/II) • Drainage diffuse Lungenkrankheiten • Biopsie lokalisierte Läsionen • Brustwand, Zwerchfell, Lunge
VATS	Lungenprozeduren • Lobektomie • Decortication • Lungen-Volumen-Reduktion Pleura-Prozeduren • Pleurektomie • Drainage/Dekortikation beim Pleura-Empyem St. III Ösophagus-Prozeduren Exzision von Zysten und benignen Tumoren Ösophagektomie • anti-Reflux-Prozeduren mediastinale Prozeduren • Resektion von mediastinalen Raumforderungen • Lymphadenektomie Ligatur des Ductus th. perikardiales Fenster • Sympathektomie

nicht verändert. Das semiflexible Pleuroskop ist eine jüngste technische Neuerung und vom Aufbau dem flexiblen Bronchoskop sehr ähnlich, ermöglicht dementsprechend Untersuchern, die mit dieser Technik bereits vertraut sind, einen leichteren Einstieg in die Handhabung (Abb. B4-13) (Ernst et al. 2002). Zur Steuerbarkeit innerhalb der freien Thorax-Höhle besitzt das Instrument einen starren proximalen Anteil, die flexible Spitze ermöglicht den Zugang zu ansonsten schwerer zugänglichen Bezirken. Sehr vorteilhaft ist die Möglichkeit zur vollständigen Ergussentfernung unter Sicht auch bei geringen Mengen.

Die chirurgische Thorakoskopie oder auch videoassistierte Thorax-Operation (VATS) wird dagegen mittels Doppellumen-Intubation in Vollnarkose durchgeführt. Es gelten hier dieselben Prinzipien wie bei großen thorakalen Operationen (Kaiser et al. 1993). Für die Untersuchung wird üblicherweise eine Dreilochtechnik gewählt, somit ist die chirurgische Thorakoskopie invasiver und kostenintensiver, was heutzutage immer mehr an Bedeutung bekommt. Die Indikationsstellung für die beiden Untersuchungen ist unterschiedlich (Tab. B4-10).

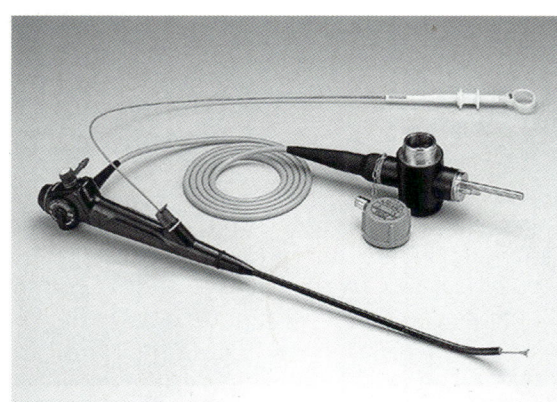

Abb. B4-13 Semiflexibles Pleuroskop mit flexibler Zange.

In einer prospektiven Studie mit 100 Tuberkulose-Erkrankten konnte bereits 1983 von Loddenkemper et al. (1983) die hohe Sensitivität der Pleuroskopie bei der Tuberkulose festgestellt werden. Die Pleuroskopie erreicht bei der Kombination von histologischen und bakteriologischen (Kultur) Ergebnissen eine Sensitivität von 99%, in der Kombination mit der Flüssigkultur werden 100% erreicht. Die Flüssigkultur allein ergibt eine Sensitivität von 28%, die Nadelbiopsie von 51%, beides zusammen erreicht 61%. Interessanterweise wurde hierbei eine stadienabhängige positive Kultur der Pleuritis tuberculosa gefunden (Tab. B4-11). Ohne makroskopisch sichtbare Fibrin-Stränge waren im Frühstadium die Tuberkulose-Kulturen bei 8% positiv. Waren dagegen fibrinöse Veränderungen bei der Pleuroskopie sichtbar (spätes

Tab. B4-11 Sensitivität der Pleuroskopie bei Pleuritis tuberculosa.

	Sensitivität	
Pleura-Stanze	51%	61%
Pleura-Ergusspunktion	28%	100%
Pleuroskopie	99%	

Sensitivität der unterschiedlichen Biopsie-Methoden (histologisch und bakteriologisch kombiniert) für den Nachweis einer Infektion mit Mycobacterium tuberculosis. Die Zahlen stehen für die Sensitivität; angelehnt an Loddenkemper et al. (33).

Stadium mit einer Pleura-Glukose über 50 mg/dl), so waren die Tuberkulose-Kulturen bereits in 26% der Fälle positiv. Im fortgeschrittenen Stadium, in denen die Pleura-Glukose unter 50 mg/dl lag, konnte eine positive Tuberkulose-Kultur sogar in 59% der Fälle erreicht werden. Diacon et al. (2003) konnten ebenfalls eine Sensitivität und Spezifität von 100% mit der Pleuroskopie bei der Pleuritis tuberculosa erzielen. Zusammenfassend stellt die Pleuroskopie bei negativen Ergebnissen von Pleura-Ergusspunktion und Nadelbiopsie eine Untersuchungsmethode mit hoher Sensitivität respektive Spezifität von bis zu 100% dar, die eine schnelle und effiziente antituberkulöse Therapie ermöglicht (Loddenkemper et al. 1983). Die Abbildung B4-14 zeigt eine pleuroskopische Aufnahme einer Pleuritis tuberculosa.

6 Therapie

Die kausale Behandlung der infektiösen Pleuritis richtet sich gezielt gegen den jeweils zugrunde liegenden, meist pulmonalen oder abdominellen Infektionsprozess.

Ausgedehnte Pleura-Ergüsse bei bakterieller Pneumonie sollten durch Punktion weitgehend entleert werden, um einer späteren Schwartenbildung vorzubeugen. Mehrfache und wiederholte Punktionen sollten jedoch wegen der Gefahr von Septen-Bildung und einer Lungenverletzung vermieden werden. Bei großen Ergüssen sollen nicht mehr als 1000–1500 ml in einer Sitzung entleert werden, um intrapleurale Unterdrucksymptome (Hustenreiz, Engegefühl, selten unilaterales Lungenödem) zu vermeiden. Ein pH-Wert des Ergusses < 7,2 sowie eine erniedrigte Glukosekonzentration < 40% der Serumglukose sprechen unabhängig vom Kulturergebnis für eine bakterielle Besiedlung der Pleura-Höhle. In diesen Fällen ist die Anlage einer **Saug-Spül (Doppellumen)- oder Saugdrainage** indiziert, um Komplikationen vorzubeugen (Colice et al. 2000, Davies et al. 2003). Das *Pleura-Empyem* wird noch vor dem Eintreffen des bakteriologischen Kulturbefundes hoch dosiert **antibiotisch** behandelt. In der Regel ist eine i.v. Therapie mit einem breit wirksamen β-Laktam-Antibiotikum mit Anaerobier-Wirkung sinnvoll. Möglicherweise werden die neuen Chinolone mit Anaerobier-Wirkung (z.B. Moxifloxacin, Clinafloxacin) bei dieser Indikation Bedeutung erlangen. Nach Eintreffen des Kulturergebnisses mit Antibiogramm kann die Therapie gezielt fortgeführt werden. Zusätzlich ist in jedem Fall sofort nach Diagnosestellung eine Entlastung des Empyems durch Saug-Spüldrainage (Doppellumen), möglichst großlumig (26–28 Ch) durchzuführen, wobei die kontinuierliche Ableitung so lange fortgeführt werden sollte, bis nach Abklemmen der Drainage keine Ergussflüssigkeit mehr nachläuft sowie radiologische Kontrolluntersuchungen eine Obliteration der Empyem-Kavität zeigen (Colice et al. 2000, Davies et al. 2003).

Grundsätzlich gibt es beim Pleura-Empyem die Möglichkeit einer **fibrinolytischen Lokaltherapie** der Empyem-Höhle (zum Beispiel mit Streptokinase oder Urokinase). Die Empfehlung der britischen Thorax-Gesellschaft (BTS) war 2003 zurückhaltend im Hinblick auf eine fibrinolytische Lokaltherapie aufgrund fehlender aktueller randomisierter Studien (Davies et al. 2003). In einer aktuellen Meta-Analyse von fünf Studien mit insgesamt 575 Patienten konnte keine Reduktion der chirurgischen Intervention und der Mortalität gezeigt werden, allerdings waren die Studien an eher kleineren Patientenkollektiven durchgeführt worden (Tokuda et al. 2006).

Nicht berücksichtigt bei dieser Meta-Analyse war eine Publikation von 1999 von Frey et al. (1999). Bei 336 Patienten konnte in einer retrospektiven Studie von 1985–1995 die erfolgreiche Kombination von Doppellumen-Drainage und fibinolytischer Therapie unter Beweis gestellt werden.

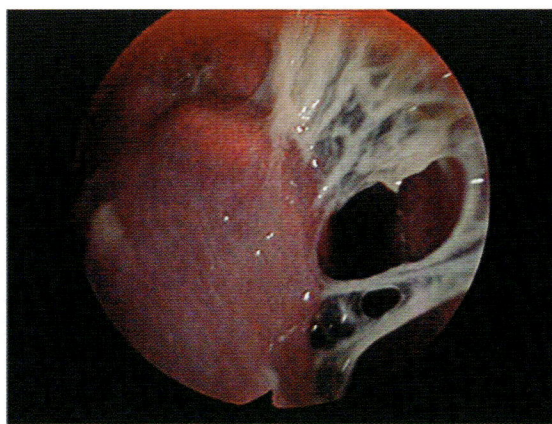

Abb. B4-14 Pleuroskopische Aufnahme einer Pleuritis tuberculosa eines 18-jährigen Patienten.

Nur sechs Patienten (5%) konnten nicht geheilt werden. Die Mortaltitätsrate war mit 2,3% relativ niedrig. Dem gegenüber steht die größte doppelblinde randomisierte Studie zur Anwendung von fibrinolytischer Lokaltherapie mit 454 Patienten von 2005. Auch hier ergab sich kein signifikanter Effekt auf die Reduktion der Mortalität, die Notwendigkeit einer Operation oder die Dauer des Krankenhausaufenthaltes (Maskell et al. 2005).

Die Erklärung für diese sehr unterschiedlichen Ergebnisse zur Wirkung der fibrinolytischen Lokaltherapie findet sich in mehreren Punkten. Frey et al. (1999) verwendeten Streptokinase kombiniert mit Streptodornase deutlich mehr als drei Tagen und unterbrachen zur besseren Wirkungsentfaltung des Medikamentes für 3–6 Stunden den Sog an der Thorax-Drainage. Zusätzlich verwendeten sie Doppellumen-Drainagen ab 1989 für besseren Sog und Instillation der Streptokinase/Streptodornase. Diese Drainagen wurden immer unter radiologischer Kontrolle gezielt in die Empyem-Gebiete gelegt und zum Teil mit einer zweiten und dritten Drainage zur besseren Ableitung ergänzt. Regelmäßig wurde nach initialer Evakuieruing des Pleura-Raumes eine Spülung mit 500–1000 ml physiologischer Kochsalzlösung bis zur Klärung der Spülflüssigkeit vorgenommen. Zusätzlich wurde ein- bis zweimal täglich eine Spülung mit einem desinfizierenden Medikament wie z.B. Povidon-Jod verwendet. Nicht zuletzt die Tatsache, dass die retrospektive Studie in einem hoch spezialisiertem Krankenhaus durchgeführt wurde und nicht, wie bei Maskell et al. (2005) an insgesamt 52 unterschiedlichen Krankenhäusern, zeigt einen erheblichen Unterschied im Umgang mit der fibrinolytischen Lokaltherapie beim Pleura-Empyem.

Zusammenfassend kann eine fibrinolytischer Lokaltherapie nach wie vor in Erwägung gezogen werden.

Das Pleura-Empyem stellt neben der diagnostischen auch eine therapeutische Indikation für die Pleuroskopie dar. Vor allem im frühen Stadium, in dem noch keine Organisation der Flüssigkeit oder starke Verwachsungen stattgefunden haben und ein Zugang in den Pleura-Raum auf diesem Wege möglich ist, kommt diese Methode zum Einsatz (Loddenkemper und Antony 2002). Die beim Pleura-Empyem vorhandenen Taschenbildungen durch fibrinös-purulente Membranen und Stränge können unter Sicht im frühen Stadium durchtrennt werden (siehe Abb. B4-10) und mit dieser Technik ein größeres Cavum im Pleura-Raum geschaffen werden. Dies führt zu einer besseren Drainage und Spülmöglichkeit, die durch die bereits genannte fibrinolytische Lokaltherapie (z.B. Streptokinase) durchgeführt werden kann. In der späteren organisierenden Phase des Pleura-Empyems stehen die videoassistierte Thorax-Operation (VATS) respektive die Thorakotomie mit Dekortikation als ultima ratio zur Verfügung. Auch bei adäquater, frühzeitiger Drainage ergibt sich immer wieder die Notwendigkeit einer Operation. Diese kann erforderlich werden, wenn das Empyem wegen Kammerung nicht genügend wirksam abgeleitet werden kann, wenn bronchopleurale Fisteln bestehen oder wenn eine zunehmende Restriktion durch ausgeprägte Schwartenbildung eintritt (Kaiser 1989). Auch die Grundkrankheit (z.B. Bronchialkarzinom) kann einen thorax-chirurgischen Eingriff erforderlich machen (Cassina et al. 1999, Wait et al. 1997). Zusätzlich lassen sich während der durchaus weniger invasiven Pleuroskopie in Lokalanästhesie neben der Gewinnung von Material für bakteriologische Untersuchungen ebenfalls anhand der gewonnenen Gewebeproben histopathologische Untersuchungen durchführen. Prospektive randomisierte Studien zur Pleuroskopie beim Pleura-Empyem sind bis heute in der Literatur nicht vorhanden, aber es wurde ebenfalls die Effizienz der Pleuroskopie bei Kindern mit Pleura-Empyem evaluiert, diese erfolgt vorzugsweise minimal invasiv chirurgisch unter Vollnarkose (Balfour-Lynn et al. 2005). In 2006 ist eine Multizenterstudie zur Pleuroskopie versus Thorax-Drainage-Therapie gestartet worden (ESMITE: European study on mini-invasive thoracoscopy in empyema). Hiermit wird ein weiterer Schritt zur Klärung der optimalen Therapie des Pleura-Empyems getan.

Als Sonderform der pleuralen Infektion wird die *tuberkulöse Pleuritis* chemotherapeutisch wie jede andere Tuberkulose-Form behandelt (siehe Kap. C3). Die Tendenz zur Schwartenbildung ist bei Pleura-Tuberkulose besonders ausgeprägt; ca. 50% der Patienten entwickeln innerhalb von 6–12 Monaten eine Pleura-Schwarte. Eine adjuvante Steroid-Therapie beeinflusst die Schwartenbildung ebenso wenig wie wiederholte Thorakozentesen. Entscheidend ist neben dem sofortigen Beginn einer wirksamen Antibiotikatherapie eine initiale, möglichst vollständige **Entleerung des Ergusses,** gegebenenfalls unter pleuroskopischer Lösung von Adhäsionen und Entleerung von Ergusskammern. Frühzeitig sollte mit einem krankengymnastischen Übungsprogramm begonnen werden. Schwere, zu restriktive Ventilationsstörungen führende Pleura-Verklebungen werden bei einem derartigen Vorgehen in spezialisierten Zentren nicht mehr beobachtet.

Fazit

Die Pleura-Infektion stellt – mit seiner weltweit hohen Mortalität und Morbidität – eine ernstzunehmende klinische Krankheit dar. Vor allem die Erreger der im Krankenhaus erworbenen pleuralen Infektion erweisen sich wegen der hohen Resistenzrate als schwierig zu behandelnde Infektionskrankheit. In der Diagnostik des infektiösen Pleura-Ergusses nimmt neben der rasch durchzuführenden

Pleura-Ergusspunktion die Pleuroskopie eine zentrale und wichtige Funktion ein. Diese zeichnet sich durch eine weniger invasive und kostengünstigere Technik als die VATS aus und besitzt eine hohe Sensitivität und Spezifität. Die Therapie der pleuralen Infektion ist bis heute vor allem beim Pleura-Empyem nicht einheitlich. Ausblickend ist eine für den Patienten effiziente und einheitliche Therapiemöglichkeit wünschenswert.

Anmerkung

An dieser Stelle sei ein außerordentlicher Dank an meinen über Jahre zur Seite stehenden Lehrer, Ausbilder und Mentor Prof. Dr. R. Loddenkemper gerichtet. Das Thema Pleura wurde mir durch ihn anschaulich und stets begeisternd weitervermittelt, wodurch es für mich das zentrale pneumologische Thema geworden ist.

LITERATUR B4.1

American Thoracic Society: Standards for the diagnosis and care of patients with chronic obstructive pulmonary disease. Am J Respir Crit Care Med 152 (1995) 77–120.

Anthonisen, NR, Manfreda, J, Warren, CP, Hershfield, ES, Harding, GK, Nelson, NA: Antibiotic therapy in exacerbations of chronic obstructive pulmonary disease. Ann Intern Med 106 (1987) 196–204.

Christ-Crain M, Jaccard-Stolz D, Bingisser R, Gencay MM, Huber PR, Tamm M, Müller B: Effect of procalcitonin-guided treatment on antibiotic use and outcome in lower respiratory tract infections: cluster-randomised, single-blinded intervention trial. The Lancet 363 (2004) 600–607.

Conaty S, Watson L, Dinnes J, Waugh N: The effectiveness of pneumococcal polysaccharide vaccines in adults: a systematic review of observational studies and cvomparison with results from randomised controlled trials. Vaccine 22 (2004): 3214–3224.

Edwards KM, Decker MD: Pertussis Vaccine, pp. 471–528. In: Plotkin SA, Orenstein WA (eds.): Vaccines. 4. ed., Saunders, Philadelphia PA, 2004.

Kayhty H, Eskola J: New vaccines for the prevention of pneumcoccal infections. Emerg Infect Dis 2 (1996) 289–298.

Konietzko N (ed.): Bronchitis. Urban und Schwarzenberg, München/Wien/Baltimore 1995.

Murphy TF, Sethi S: Bacterial Infection in chronic obstructive pulmonary disease. Am Rev Respir Dis 146 (1992) 1067–1083.

Plotkin SA (ed.): The global pertussis initiative; Ped.Inf.Dis. J. 24: 5, S1–S98 (2005)

Sendi K, Crysdale WS, Yoo J: Tracheitis: outcome of 1700 cases presenting to the emergency department during 2 years. J Otorhinolaryngol 21 (1992) 20–24.

Senior BA, Radkowski D, MacArthur C, et al.: Changing patterns in pediatric supraglottitis: A multi-institutional review. 1980 to 1992. Laryngoscope 104 (1994) 1314–1322.

Siafakas NM, Vermeire P, Pride NB, et al.: Optimal assessment and management of chronic obstructive pulmonary disease (COPD). Eur Respir J 8 (1995) 1398–1420.

Vogel F, Naber KG, Wacha H, et al.: Parenterale Antibiotika bei Erwachsenen. Chemother J 8 (1999) 2–49.

Wirsing von König CH, Halperin S, Riffelmann M, Guiso N. Pertussis of adults and infants. Lancet Infect Dis 2 (2002) 744–750.

B4.2

Allewelt M, Steinhoff D, Rahlwes M, Vogel-Hartmann H, Hoffken G, Schaberg T, et al.: Wandel im Erregerspektrum ambulant-erworbener Pneumonien (1982–1992). Dtsch Med Wochenschr 122 (1997) 1027–1032.

Arancibia F, Bauer TT, Ewig S, Sanchez F, Mensa J, Gonzales J, et al.: Community-acquired Pneumonia caused by Gram-negative bacteria: Incidence and risk and prognosis. Arch Intern Med 162 (2002) 1849–1858.

Bartlett JG, Breiman RF, Mandell LA, File TM Jr.: Practice Guidelines for the management of community-acquired pneumonia in adults. Clin Infect Dis 26 (1998) 811–838.

Bauer TT, Lorenz J, Bodmann KF, Vogel F: Aktualisierte Kurzfassung der Leitlinien zur Prävention, Diagnostik und Therapie der nosokomial erworbenen Pneumonie. Med Klin (Munich) 100 (2005) 355–360.

Bauer TT, Ewig S, Marre R, Suttorp N, Welte T, CAPNETZ study group: CRB-65 predicts death from community-acquired pneumonia. J Int Med 260 (2006) 93–101.

Bodmann KF, Lorenz J, Bauer TT, Ewig S, Trautmann M, Vogel F: Nosokomiale Pneumonie: Prävention, Diagnostik und Therapie. Chemotherapie J 12 (2003) 33–44.

Bonten MJ: The role of colonization in the pathogenesis of nosocomial infections. Infect Control Hosp Epidemiol 17 (1996) 193–200.

Bonten MJ, Gaillard CA, de Leeuw PW, Stobberingh EE: Role of colonization of the upper intestinal tract in the pathogenesis of ventilator-associated pneumonia. Clin Infect Dis 24 (1997) 309–319.

Castro-Guardiola A, Viejo-Rodriguez AL, Soler-Simon S, Armengou-Arxe A, Bisbe-Company, Penarroja-Matutano G, et al.: Efficacy and safety of oral and early-switch therapy for community-acquired pneumonia: a randomized controlled trial. Am J Med 111 (2001) 367–374.

Chastre J, Fagon JY, Bornet-Lesco M, Calvat S, Dombret MC, Al Khani R, et al.: Evaluation of bronchoscopic techniques for the diagnosis of nosocomial pneumonia. Am J Respir Crit Care Med 152 (1995) 231–240.

Chastre J, Wolff M, Fagon JY, Chevret S, Thomas F, Wermert D, et al.: Comparison of 8 vs 15 days of antibiotic therapy for ventilator-associated pneumonia in adults: a randomized trial. JAMA 290 (2003) 2588–2598.

Christ-Crain M, Stolz D, Bingisser R, Muller C, Miedinger D, Huber PR, et al.: Procalcitonin guidance of antibiotic therapy in community-acquired pneumonia: a randomized trial. Am J Respir Crit Care Med 174 (1) (2006) 84–93.

Clavo-Sanchez AJ, Giron-Gonzalez JA, Lopez-Prieto D, Canueto-Quintero J, Sanchez-Porto A, Vergara-Campos A, et al.: Multivariate analysis of risk factors for infection due to penicllin-resistant and multidrug-resistant Streptococcus pneumoniae: A multicenter study. Clin Infect Dis 24 (1997) 1052–1059.

Cook DJ, Reeve BK, Guyatt GH, Heyland DK, Griffith LE, Buckingham L, et al.: Stress ulcer prophylaxis in critically ill patients. Resolving discordant meta-analyses. JAMA 275 (1996) 308–314.

Dalhoff K, Ewig S, Höffken G, Lorenz J, Maass M, Niedermeyer J, et al.: Empfehlungen zur Diagnostik, Therapie und Prävention von Pneumonien bei erworbenem Immundefizit. Pneumologie 56 (2003) 807–831.

D'Amico R, Pifferi S, Leonetti C, Torri V, Tinazzi A, Liberati A: Effectiveness of antibiotic prophylaxis in critically ill adult patients: systematic review of randomised controlled trials. BMJ 316 (1998) 1275–1285.

de Roux A, Cavalcanti M, Marcos MA, Garcia E, Ewig S, Mensa J, et al.: Impact of alcohol abuse in the etiology and severity of community-acquired pneumonia. Chest 129 (2006) 1219–1225.

Dominguez J, Gali N, Blanco S, Pedroso P, Prat C, Matas L, et al.: Detection of Streptococcus pneumoniae antigen by a rapid immunochromatographic assay in urine samples. Chest 119 (2001) 243–249.

Drakulovic M, Torres A, Bauer TT, Nicolas JM, Nogué S, Ferrer M: Supine body position as a risk factor for nosocomial pneumonia in mechanically ventilated patients: a randomised trial. Lancet 354 (1999) 1851–1858.

Drehobl MA, De Salvo MC, Lewis DE, Breen JD: Single-dose Azithromycin microspheres vs Clarithromycin extended release for the treatment of mild-to-moderate community-acquired pneumonia in adults. Chest 128 (4) (2005) 2230–2237.

Du Moulin GC, Paterson DG, Hedley-Whyte J, Lisbon A: Aspiration of gastric bacteria in antacid-treated patients: a frequent cause of postoperative colonisation of the airway. Lancet 1 (1982) 242–245.

El Solh AA, Sikka P, Ramadan F, Davies J: Etiology of severe pneumonia in the very elderly. Am J Respir Crit Care Med 163 (2001) 645–651.

Ewig S, Torres A, Marcos MA, Angrill J, Rano A, de Roux A, et al.: Factors associated with unknown aetiology in patients with community-acquired pneumonia. Eur Respir J 20 (2002) 1254–1262.

Falguera M, Pifarre R, Martin A, Sheikh A, Moreno A: Etiology and outcome of community-acquired pneumonia in patients with diabetes mellitus. Chest 128 (2005) 3233–3239.

Falsey AR, Hennessey PA, Formica MA, Cox C, Walsh EE: Respiratory syncytial virus infection in elderly and high-risk adults. The New England Journal of Medicine 352 (2005) 1749–1759.

Ferrer M, Esquinas A, Leon M, Gonzalez G, Alarcon A, Torres A: Noninvasive ventilation in severe hypoxemic respiratory failure: a randomized clinical trial. Am J Respir Crit Care Med 168 (2003) 1438–1444.

File TM Jr., Segreti J, Dunbar L, Player R, Kohler R, Williams RR, et al.: A multicenter, randomized study comparing the efficacy and safety of intravenous and/or oral levofloxacin versus ceftriaxone and/or cefuroxime axetil in treatment of adults with community-acquired pneumonia. Antimicrob Agents Chemother 41 (1997) 1965–1972.

Finch RG, Woodhead MA: Practical considerations and guidelines for the management of community-acquired pneumonia. Drugs 55 (1998) 31–45.

Fine MJ, Auble TE, Yealy DM, Hanusa BH, Weissfeld LA, Singer DE, et al.: A prediction rule to identify low-risk patients with community-acquired pneumonia. N Engl J Med 336 (1997) 243–250.

Fraser DW, Tsai TR, Orenstein W, Parkin WE, Beecham HJ, Sharrar RG, et al.: Legionnaires' disease: description of an epidemic of pneumonia. N Engl J Med 297 (1977) 1189–1197.

Garcia-Ordonez MA, Garcia-Jimenez JM, Paez F, Alvarez F, Poyato B, Franquelo M, et al.: Clinical aspects and prognostic factors in elderly patients hospitalised for community-acquired pneumonia. Eur J Clin Microbiol Infect Dis 20 (2001) 14–19.

Gastmeier P: Pneumonieerreger bei Beatmeten. Infection 31 (Suppl.) (2003) 48.

Gordon JJ, Kauffman CA: Superinfection with Streptococcus pneumoniae during therapy with ciprofloxacin. Am J Med 89 (1990) 383–384.

Gotfried MH, Dattani D, Riffer E, Devcich KJ, Busman TA, Notario GF, et al.: A controlled, double-blind, multicenter study comparing clarithromycin extended-release tablets and levofloxacin tablets in the treatment of community-acquired pneumonia. Clin Ther 24 (2002) 736–751.

Gutierrez F, Masia M, Rodriguez JC, Ayelo A, Soldan B, Cebrian L, et al.: Evaluation of the immunochromatographic Binax NOW Assay for detection of Streptococcus pneumoniae urinary antigen in a prospective study of community-acquired pneumonia in Spain. Clin Infect Dis 36 (2003) 286–292.

Heath CH, Grove DI, Looke DF: Delay in appropriate therapy of Legionella pneumonia associated with increased mortality. Eur J Clin Microbiol Infect Dis 15 (1996) 286–290.

Helbig JH, Uldum SA, Bernander S, Luck PC, Wewalka G, Abraham B, et al.: Clinical utility of urinary antigen detection for diagnosis of community-acquired, travel-associated, and nosocomial legionnaires' disease. J Clin Microbiol 41 (2003) 838–840.

Hinoda Y, Sasaki S, Ishida T, Imai K: Monoclonal antibodies as effective therapeutic agents for solid tumors. Cancer Sci 95 (2004) 621–625.

Höffken G, Steinhoff D, Lode H, Heidrich B, Rolfs A, Fehrenbach FJ, et al.: Ätiologie von ambulant erworbenen Pneumonien bei älteren Menschen. Chemotherapie J 4 (1995) 13–19.

Höffken G, Meyer HP, Winter J, Verhoef L: The efficacy and safety of two oral moxifloxacin regimens compared to oral clarithromycin in the treatment of community-acquired pneumonia. Respir Med 95 (2001) 553–564.

Höffken G, Lorenz J, Kern W, Welte T, Bauer TT, Dalhoff K, et al.: S3-Leitlinie der Paul-Ehrlich-Gesellschaft für Chemotherapie, der Deutschen Gesellschaft für Pneumologie, der Deutschen Gesellschaft für Infektiologie und vom Kompetenznetzwerk CAPNETZ zu Epidemiologie, Diagnostik, antimikrobieller Therapie und Management von erwachsenen Patienten mit ambulant erworbenen tiefen Atemwegsinfektionen (akute Bronchitis, akute Exazerbation einer chronischen Bronchitis, Influenza und andere respiratorische Virusinfektionen) sowie ambulant erworbener Pneumonie. Pneumologie 59 (2005) 612–664.

Jokinen C, Heiskanen H, Juvonen H, Kallini S, Karkola K, Karppi M, et al.: Incidence of community aquired pneumonia in the population of four municipalities in Eastern Finland. Am J Epidemiol 6 (1993) 14–18.

Jokinen C, Heiskanen L, Juvonen H, Kallinen S, Kleemola M, Koskela M, et al.: Microbial etiology of community-acquired pneumonia in the adult population of 4 municipalities in eastern Finland. Clin Infect Dis 32 (2001) 1141–1154.

Jourdain B, Novara A, Joly-Guillou ML, Dombret MC, Calvat S, Trouillet JL, et al.: Role of quantitative cultures of endotracheal aspirates in the diagnosis of nosocomial pneumonia. Am J Respir Crit Care Med 152 (1995) 241–246.

LaForce FM: Hospital-acquired gram-negative rod pneumonias: an overview. Am J Med 70 (1981) 664–669.

Leroy O, Santre C, Beuscart C, Georges H, Guery B, Jacquier JM, et al.: A five-year study of severe community-acquired pneumonia with emphasis on prognosis in patients admitted to an intensive care unit. Intensive Care Med 21 (1995) 24–31.

Lettinga KD, Verbon A, Weverling GJ, Schellekens JF, Den Boer JW, Yzerman EP, et al.: Legionnaires' disease at a Dutch flower show: prognostic factors and impact of therapy. Emerg Infect Dis 8 (2002) 1448–1454.

Lim WS, Lewis S, Macfarlane JT: Severity prediction rules in community acquired pneumonia: a validation study. Thorax 55 (2000) 219–223.

Lim WS, Macfarlane JT: A prospective comparison of nursing home acquired pneumonia with community acquired pneumonia. Eur Respir J 18 (2001) 362–368.

Lode H, Magyar P, Muir JF, Loos U, Kleutgens K: Once-daily oral gatifloxacin vs three-times-daily co-amoxiclav in the treatment of patients with community-acquired pneumonia. Clin Microbiol Infect 10 (2004) 512–520.

Lopez AD, Murray CC: The global burden of disease, 1990–2020. Nat Med 4 (1998) 1241–1243.

Lorenz J, Bodmann KF, Bauer TT, Ewig S, Trautmann M, Vogel F: Nosokomiale Pneumonie: Prävention, Diagnostik und Therapie. Pneumologie 57 (2003) 532–545.

Lück PC, Lobeck G, Stenzel G, Conzendorf C, Helbig JH: Legionella pneumonia after travel to Mediterranean countries. Z Arztl Fortbild (Jena) 88 (1994) 433–436.

Macfarlane JT, Colville A, Guion A, Macfarlane RM, Rose DH: Prospective study of aetiology and outcome of adult lower-respiratory-tract infections in the community. Lancet 341 (1993) 511–514.

Macfarlane J, Holmes W, Gard P, Macfarlane R, Rose D, Weston V, et al.: Prospective study of the incidence, aetiology and outcome of adult lower respiratory tract illness in the community. Thorax 56 (2001) 109–114.

Mandell LA, Bartlett JG, Dowell SF, File TM Jr., Musher DM, Whitney C: Update of practice guidelines for the management of community-acquired pneumonia in immunocompetent adults. Clin Infect Dis 37 (2003) 1405–1433.

Mandell LA, Wunderink RG, Anzueto A, Bartlett JG, Campbell GD, Dean NC, et al.: Infectious Diseases Society of America/American Thoracic Society Consensus Guidelines on the management of community-acquired pneumonia in adults. Clin Infect Dis 44 (Suppl.) (2007) S27–S72.

Marcos MA, Jimenez de Anta MT, de la Bellacasa JP, Gonzalez J, Martinez E, Garcia E, et al.: Rapid urinary antigen test for diagnosis of pneumococcal community-acquired pneumonia in adults. Eur Respir J 21 (2003) 209–214.

Marrie TJ, Lau CY, Wheeler SL, Wong CJ, Vandervoort MK, Feagan BG: A controlled trial of a critical pathway for treatment of community-acquired pneumonia. CAPITAL Study Investigators. Community-Acquired Pneumonia Intervention Trial Assessing Levofloxacin. JAMA 283 (2000) 749–755.

Melbye H, Dale K: Interobserver variability in the radiographic diagnosis of adult outpatient pneumonia. Acta Radiol 33 (1992) 79–81.

Moscona A: Neuraminidase Inhibitors for Influenza. Engl J Med 353 (2005) 1363–1373.

Okimoto N, Kurihara T, Honda N, Asaoka N, Fujita K, Ohba H, et al.: Clinical effect of ampicillin with beta-lactamase inhibitor (sulbactam/ampicillin) on community-acquired pneumonia in the elderly. J Infect Chemother 9 (2003) 183–186.

Paul M, Benuri-Silbiger I, Soares-Weiser K, Leibovici L: b-lactam monotherapy versus b-lactam-aminoglycoside combination therapy for sepsis in immunocompetent patients: systematic review and meta-analysis of randomised trials. BMJ 328 (2004) 668.

Peiris JS, Lai ST, Poon LL, Guan Y, Yam LY, Lim W, et al.: Coronavirus as a possible cause of severe acute respiratory syndrome. Lancet 361 (2003) 1319–1325.

Petitpretz P, Chidiac C, Soriano F, Garau J, Stevenson K, Rouffiac E: The efficacy and safety of oral pharmacokinetically enhanced amoxycillin-clavulanate 2000/125 mg, twice daily, versus oral amoxycillin-clavulanate 1000/125 mg, three times daily, for the treatment of bacterial community-acquired pneumonia in adults. Int J Antimicrob Agents 20 (2002) 119–129.

Rano A, Agusti C, Jimenez P, Angrill J, Benito N, Danes C, et al.: Pulmonary infiltrates in non-HIV immunocompromised patients: a diagnostic approach using non-invasive and bronchoscopic procedures. Thorax 56 (2001) 379–387.

Rello J, Paiva JA, Baraibar J, Barcenilla F, Bodi M, Castander D, et al.: International conference for the development of consensus on the diagnosis and treatment of ventilator-associated pneumonia. Chest 120 (2001) 955–970.

Rello J, Catalan M, Diaz E, Bodi M, Alvarez B: Associations between empirical antimicrobial therapy at the hospital and mortality in patients with severe community-acquired pneumonia. Intensive Care Med 28 (2002) 1030–1035.

Rello J, Bodi M, Mariscal D, Navarro M, Diaz E, Gallego M, et al.: Microbiological testing and outcome of patients with severe community-acquired pneumonia. Chest 123 (2003) 174–180.

Riquelme R, Torres A, El-Ebiary M, de la Bellacasa JP, Estruch R, Mensa J, et al.: Community-acquired pneumonia in the elderly: a multivariate analysis of risk and prognostic factors. Am J Respir Crit Care Med 154 (1996) 1450–1455.

Riquelme R, Torres A, El-Ebiary M, Mensa J, Estruch R, Ruiz M, et al.: Community-acquired pneumonia in the elderly. clinical and nutritional aspects. Am J Respir Crit Care Med 156 (1997) 1908–1914.

Ruiz M, Ewig S, Marcos MA, Martinez JA, Danés C, Arancibia F, et al.: Etiology of community-acquired pneumonia in hospitalized patients: Impact of age, comorbidity and severity. Am J Respir Crit Care Med 160 (1999) 397–405.

Ruiz-Gonzalez A, Falguera M, Nogues A, Rubio-Caballero M: Is Streptococcus pneumoniae the leading cause of pneumonia of unknown etiology? A microbiologic study of lung aspirates in consecutive patients with community-acquired pneumonia. Am J Med 106 (1999) 385–390.

Safdar N, Handelsman J, Maki DG: Does combination antimicrobial therapy reduce mortality in Gram-negative bacteraemia? A meta-analysis. Lancet Infect Dis 4 (2004) 519–527.

Scheld WM: Maintaining fluoroquinolone class efficacy: review of influencing factors. Emerg Infect Dis 9 (2003) 1–9.

Smith MD, Derrington P, Evans R, Creek M, Morris R, Dance DA, et al.: Rapid diagnosis of bacteremic pneumococcal infections in adults by using the Binax NOW Streptococcus pneumoniae

urinary antigen test: a prospective, controlled clinical evaluation. J Clin Microbiol 41 (2003) 2810–2813.
Statistisches Bundesamt: Diagnosedaten der Krankenhauspatientinnen und -patienten 2002. 6.2 ed., 2004a.
Statistisches Bundesamt. Todesursachen in Deutschland. 4 ed., 2004b.
Tellier G, Niederman MS, Nusrat R, Patel M, Lavin B: Clinical and bacteriological efficacy and safety of 5 and 7 day regimens of telithromycin once daily compared with a 10 day regimen of clarithromycin twice daily in patients with mild to moderate community-acquired pneumonia. J Antimicrob Chemother 54 (2004) 515–523.
The MIST (Management of Influenza in the Southern Hemisphere Trialists) Study Group: Randomised trial of efficacy and safety of inhaled zanamivir in treatment of influenza A and B virus infections. Lancet (1998) 352 1877–1881.
The Writing Committee of the World Health Organization (WHO) Consultation on Human Influenza: Avian Influenza A (H5N1) infection in humans. Engl J Med 353 (2005) 1374–1385.
Ulrich R, Meisel H, Schutt M, Schmidt J, Kunz A, Klempa B, et al.: Verbreitung von Hantavirusinfektionen in Deutschland. Bundesgesundheitsblatt Gesundheitsforschung Gesundheitsschutz 47 (2004) 661–670.
Young M, Marrie TJ: Interobserver variability in the interpretation of chest roentgenograms of patients with possible pneumonia. Arch Intern Med 154 (1994) 2729–2732.
Zeitz PS, Butler JC, Cheek JE, Samuel MC, Childs JE, Shands LA, et al.: A case-control study of hantavirus pulmonary syndrome during an outbreak in the southwestern United States. J Infect Dis 171 (1995) 864–870.

B4.3
Abrams WB Small MJ: Current concepts of tuberculous pleurisy with effusion as derived from pleural biopsy studies. Dis Chest 38 (1960) 60–65.
Andreo F: Usefulness of pneumococcal antigen detection in pleural fluid samples by immunochromatographic assay for diagnosis of pneumococcal pneumonia. Clin Micobiol Infect 12 (2006) 682–684.
Antony VB: Immunological mechanisms in pleural disease. Eur Respir J 21 (2003) 539–544.
Antony VB, Mohammed KA: Pathophysiology of pleural space infections. Semin Respir Infect 14 (1999) 9–17.
Balfour-Lynn IM, Abrahamson E, Cohen G, et al.: Paediatric Pleural Diseases Subcommittee of the BTS Standards of Care Committee. BTS guidelines for the management of pleural infection in children. Thorax 60 (2005) 1–21.
Boersma WG, Holloway Y, Kuttschrutter H, et al.: Rapid detection of pneumococcal antigen in pleural fluid of patients with community acquired pneumonia. Thorax 48 (1993) 160–162.
Cassina PC, Hauser M, Hilleian L, et al.: Video-assisted thoracoscopy in the treatment of pleural empyema: stage-based management and outcome. J Thorac Cardiovasc Surg 117 (1999) 234–238.
Chakrabarti B, Davies PD: Pleural tuberculosis. Monaldi Arch Chest Dis 65 (2006) 26–33.
Colice GL, Curtis A, Deslauriers J, et al.: Medical and surgical treatment of parapneumonic effusions: an evidence-based guideline. Chest 118 (2000) 1158–1171.

Davies CW, Kearney SE, Gleeson FV, et al.: Predictors of outcome and long-term survival in patients with pleural infection. Am J Respir Crit Care Med 169 (1999) 1682–1687.
Davies CWH, Gleeson FV, Davies RJO. BTS guidelines for the management of pleural infection. Thorax 58 (2003) 18–28.
Diacon AH, van de Wal BW, Wyser C, et al.: Diagnostic tools in tuberculous pleurisy: a direct comparative study. Eur Respir J 22 (2003) 589–591.
Domej W, Wenisch C, Demel U, et al.: From pneumonic infiltration to parapneumonic effusion-from effusion to pleural empyema: internal medicine aspects of parapneumonic effusion development and pleural empyema. Wien Med Wochenschr 153 (2003) 349–353.
Ernst A, Hersh CP, Herth F, et al.: A novel instrument for the evaluation of the pleural space: an experience in 34 patients. Chest 122 (2002) 1530–1534.
Ewig S, Rockstroh J: Diagnosis of Pneumocystis carinii infection in HIV-seropositive patients by identification of P carinii in pleural fluid. Chest 106 (1994) 644.
Ferguson AD, Prescott RJ, Selkon JB, et al.: The clinical course and management of thoracic empyema. QJM 89 (1996) 285–289.
Ferrer J: Pleural tuberculosis. Eur Respir J 10 (1997) 942–947.
Frey DJ, Klapa J, Kaiser D: Spül-Drainage und Fibrinolyse zur Behandlung des metapneumonischen Pleuraempyems. Pneumologie 53 (1999) 596–604.
Givan DC, Eigen H: Common pleural effusions in children. Clin Chest Med 19 (1998) 363–371.
Hamm H, Light RW: Parapneumonic effusion and empyema. Eur Resp J 10 (1997) 1150–1156.
Heffner JE, Brown LK, Barbieri C, et al.: Pleural fluid chemical analysis in parapneumonic effusions. A meta-analysis. Am J Respir Crit Care Med 151 (1995) 1700–1708.
Heffner JE, Higjland K, Brown LK: A meta-analysis derivation of continuous likelihood ratios for diagnosing pleural fluid exudates. Am J Respir Crit Care Med 167 (2003) 1591–1599.
Horowitz ML, Schiff ML, Samuels J, et al.: Pneumocystis carinii pleural effusion. Pathogenesis and pleural fluid analysis. Am Rev Resp Dis 148 (1993) 232–234.
Huggins JT, Sahn SA: Drug-induced pleural disease. Clin Chest Med 25 (2004) 141–153.
Jimenez D, Diaz G, Gil D: Etiology and prognostic significance of massive pleural effusions. Respir Med 99 (2005) 1183–1187.
Kaiser D: Indications for thoracoscopy in pleural empyema. Pneumologie 43 (1989) 76–79.
Kaiser D, Ennker IC, Hartz C: Video-assisted thoracoscopic surgery-indications, results, complications, and contraindications. Thorac Cardiovasc Surg 41 (1993) 330–334.
Le Monnier A, Carbonnelle E, Zahar JR, et al.: Microbiological diagnosis of empyema in children: comparative evaluations by culture, polymerase chain reaction, and pneumococcal antigen detection in pleural fluids. Clin Infect Dis 42 (2006) 1135–1140.
Liam CK, Lim KH, Wong CM: Causes of pleural exudates in a region with a high incidence of tuberculosis. Respirology 5 (2006) 33–38.
Light RW: Parapneumonic effusions and empyema. Am Thorac Soc 3 (2006) 75–80.
Loddenkemper R: Thoracoscopy – state of the art. Eur Respir J 11 (1998) 213–221.

Loddenkemper R, Antony VB: Pleural diseases. Eur Respir Mon 7 (2002) 1–326.

Loddenkemper R, Grosser H, Mai J, et al.: Diagnosis of tuberculous pleural effusion: prospective comparison of laboratory chemical, bacteriologic, cytologic and and histologic study results. Prax Klin Pneumol 37 (1983) 1153–1156.

Maskell NA, Davies CWH, Nunn AJ, et al.: U.K. Controlled trial of intrapleural streptokinase for pleural infection. N Engl J Med 352 (2005) 865–874.

Maskell NA, Batt S, Hedley EL, et al.: The bacteriology of pleural infection by genetic and standard methods and its mortality significance. Am J Respir Crit Care Med 174 (2006) 817–823.

Massard G, Roeslin N, Wihlm J, et al.: Pleuropulmonary aspergilloma: clinical spectrum and results of surgical treatment. Ann Thorac Surg 47 (1992) 147–151.

Porcel JM, Vives M: Etiology and pleural fluid characteristics of large and massive effusions. Chest 124 (2003) 978–983.

Porcel JM, Light RW: Diagnostic approach to pleural effusion in adults. Am Fam Physician 73 (2006) 1211–1220.

Rahman NM, Chapman SJ, Davies RJ: The approach to the patient with a parapneumonic effusion. Clin Chest Med 27 (2006) 253–266.

Regnard JF, Icard P, Nicolosi M, et al.: Aspergilloma: a series of 89 surgical cases. Ann Thorac Surg 69 (2000) 898–903.

Requejo HI, Guerra ML, Dos Santos M, et al.: Immunodiagnoses of community-acquired pneumonia in childhood. J Trop Pediatr 43 (1997) 208–212.

Robert Koch-Institut: Bericht zur Epidemiologie der Tuberkulose in Deutschland für 2004. Druckhaus, Berlin, 2006.

Roberts PP: Parasitic infections of the pleural space. Semin Respir Infect 3 (1988) 362–382.

Sahn SA: Pleural disease. Clin chest med 27 (2006) 157–394.

Schönfeld N: Critical issues in pleural fluid examinations: laboratory parameters, tumour markers and cytological methods. Eur Respir Mon 22 (2002) 110–119.

Tokuda Y, Matsushima D, Stein GH, et al.: Intrapleural fibrinolytic agents for empyema and complicated parapneumonic effusions: a meta-analysis. Chest 129 (2006) 783–790.

Trejo O, Giron JA, Perez-Guzman E, et al.: Pleural effusion in patients infected with the human immunodeficiency virus. Eur J Clin Microbiol Infect Dis 16 (1997) 807–815.

Wait MA, Sharma S, Hohn J, et al.: A randomized trial of empyema therapy. Chest 111 (1997) 1548–1551.

KAPITEL B5

Reinhard Kandolf, Matthias Pauschinger, Parham Sendi, Werner Zimmerli und Reinhard Marre

Herz und große Gefäße

B5.1	Perikarditis und Myokarditis	360
1	Vorbemerkungen	360
1.1	Definition	360
1.2	Einteilung	360
1.3	Epidemiologie	361
2	Erregerspektrum	361
3	Klinik	364
4	Pathogenese	365
5	Diagnostik	368
5.1	Laboruntersuchungen	368
5.2	Radiologische Diagnostik	368
5.3	Elektrokardiogramm	368
5.4	Echokardiographie	369
5.5	MRT	369
5.6	Endomyokard-Biopsie	369
6	Therapie	371
7	Prävention	372

B5.2	Endokarditis	372
1	Vorbemerkung	372
2	Definition und Einteilung	372
2.1	Definition	372
2.2	Einteilung	373
3	Epidemiologie	373
4	Erregerspektrum, Infektionswege und Pathogenese	374
4.1	Erregerspektrum	374
4.2	Infektionswege und Pathogenese	378
5	Klinik	379
5.1	Anamnese	379
5.2	Symptome	379
5.3	Befunde	380
5.4	Komplikationen	382
6	Diagnostik und Diagnose	382
6.1	Diagnostik	382
6.2	Diagnose	385
6.3	Differentialdiagnose	385
7	Therapie	385
7.1	Antimikrobielle Therapie	386
7.2	Chirurgie	389
8	Prophylaxe	390

B5.3	Nicht-endokardiale intravaskuläre Infektionen	392
1	Vorbemerkung	392
2	Septische Thrombophlebitis (ohne Katheterinfektion)	392
2.1	Definition und Einteilung	392
2.2	Septische Thrombophlebitis der oberflächlichen Venen	392
2.3	Septische Thrombophlebitis der tiefen Venen	393
2.4	Septische intrakranielle Thrombophlebitis	395
2.5	Septische Thrombophlebitis der Portalvene	396
2.6	Prophylaxe	398
3	Infektiöse Arteriitis und mykotisches Aneurysma	398
3.1	Definition	398
3.2	Epidemiologie und Risikofaktoren	398
3.3	Erregerspektrum, Infektionswege und Pathogenese	398
3.4	Klinik	399
3.5	Diagnostik und Diagnose	400
3.6	Therapie	400
4	Intravaskuläre Fremdkörper-Infektionen (ohne Katheter und Gefäßprothesen)	401
4.1	Verschluss-Systeme	401
4.2	Infektionen intraaortaler Ballonpumpe	402
4.3	Infektionen von Koronarstents	402
4.4	Periphere Stent-Infektionen	402
4.5	TIPS-Infektionen	403
4.6	Cava-Schirm-Infektionen	404

B5.1 Perikarditis und Myokarditis
Reinhard Kandolf und Matthias Pauschinger

1 Vorbemerkungen

1.1 Definition

Unter Myokarditis versteht man eine Schädigung kardialer Myozyten mit reaktiver Infiltration des Herzmuskels durch Entzündungszellen. Ausgenommen sind ischämische Läsionen. Die WHO-Klassifikation bezeichnet die Myokarditis mit chronischem Krankheitsverlauf in Kombination mit einer kardialen Dysfunktion als inflammatorische Kardiomyopathie. Davon abzugrenzen sind die idiopathische dilatative Kardiomyopathie mit bioptischem Ausschluss einer myokardialen Entzündung bzw. Viruspersistenz, die hypertrophe Kardiomyopathie mit und ohne Obstruktion, die restriktive Kardiomyopathie und die rechtsventrikuläre arrhythmogene Dysplasie sowie auch bisher nicht näher klassifizierte Kardiomyopathien. Ätiologisch spielen neben Infektionen und virusgetriggerten autoimmunologischen Prozessen auch allergisch-hyperergische Reaktionen und Toxine eine Rolle. In seltenen Fällen findet sich die ätiologisch unklare Erkrankung der Riesenzellmyokarditis. Darüber hinaus kann sich eine Myokarditis auch im Rahmen von Systemerkrankungen wie Sarkoidose bzw. Kollagenosen (z.B. Lupes erythematodes) entwickeln.

Bei Beteiligung des Perikards spricht man von einer Perimyokarditis. Eine alleinige Perikarditis ist selten, da zumeist die epikardialen Myokard-Anteile von der Entzündung mitbetroffen sind. Dennoch ist es fraglos berechtigt und sinnvoll, eine Krankheitsentität Perikarditis abzugrenzen, insbesondere bei bestimmten Erregern (z. B. *Mycobacterium tuberculosis*), bei bestimmten Manifestationen (z.B. eitrige Perikarditis) und bei besonderen Verlaufsformen (z.B. Pericarditis constrictiva).

1.2 Einteilung

Der klinische Verlauf der Myokarditis ist sehr variabel und nicht allein auf der Basis klinischer Parameter einzuschätzen. Die kardiale Beteiligung kann sowohl fokal begrenzt als auch diffus sein. Des Weiteren ist die Ausprägung der myokardialen Dilatation sowie die Einschränkung der linksventrikulären Funktion sehr variabel (Abelmann 1973, Abelmann und Lorell 1989, Bolte 1996, Kandolf 1998, Kandolf 2004, McManus und Kandolf 1991, Strauer et al. 1994, Strauer et al. 2001). Bei seltenen fulminanten Verlaufsformen der akuten Myokarditis kommt es innerhalb weniger Tage zum Pumpversagen des linken Ventrikels (Grabellus et al. 2003, Hetzer et al. 2000, McCarthy et al. 2000, Yacoub 2001). Des Weiteren kann sich eine Myokarditis klinisch auch als eine isolierte endotheliale und/oder diastolische Dysfunktion manifestieren (Tschoepe et al. 2005). Darüber hinaus bleibt zu bedenken, dass sich trotz einer primär geringen klinischen Beschwerdesymptomatik, wie z.B. atypische Angina pectoris bzw. Rhythmusstörungen, bei einem Teil der Patienten eine chronisch progressive Erkrankung entsprechend dem klinischen Bild einer dilatative Kardiomyopathie (DCM) entwickeln kann (D'Ambrosio et al. 2001).

Als infektiöse Ursachen kommen sowohl Viren, Bakterien, Pilze als auch Parasiten infrage (Bowles et al. 2003, Bültmann et al. 2003, Bültmann et al. 2005, Haas 2001, Hagar und Rahimtoola 1995, Kandolf 2004, Kühl et al. 2003a, Kühl et al. 2005a, Pauschinger et al. 1998, Pauschinger et al. 1999a, Rohayem et al. 2001). Bei der infektiösen Myokarditis spielen neben dem direkten Erregerbefall auch infektiös-toxische Prozesse (z.B. Diphtherie) sowie allergisch-hyperergische Reaktionen (rheumatische Karditis) eine Rolle. Daneben können eine Reihe nichtinfektiöser Ursachen zu dem Bild einer Myokarditis führen, wobei insbesondere Systemerkrankungen wie Kollagenosen und granulomatöse Erkrankungen (Wijetunga und Rockson 2002), aber auch die Riesenzellmyokarditis von klinischer Bedeutung sind (Cooper et al. 1997, Cooper 2000). Zu nennen sind hier aber auch die Medikamenten-induzierte Hypersensitivitäts-Myokarditis (z.B. Antibiotika) und das hypereosinphile Syndrom (Abril et al. 2003, Corssmit et al. 1999, Fenoglio et al. 1981).

Zu den bislang nicht beantworteten Fragen gehört der pathogenetische Zusammenhang zwischen einer virusassoziierten akuten Myokarditis und der Entwicklung einer chronisch progredienten linksventrikulären Dysfunktion entsprechend dem klinischen Bild einer dilatativen Kardiomyopathie, welche im terminalen Stadium der Erkrankung eine Indikation für die Herztransplantation darstellen kann. Aufgrund klinischer Verläufe und differenzierter Analysen von Myokard-Proben konnte gezeigt werden, dass bei einem Großteil der Patienten mit der klinischen Diagnose einer dilatativen Kardiomyopathie eine myokardiale Entzündung auf dem Boden einer Erregerpersistenz bzw. einer postinfektiösen Autoimmunität im Myokard nachweisbar ist.

Entsprechend der WHO-Klassifikation der Kardiomyopathien 1996 (Maisch 1998, Richardson et al. 1996) wurde die dilatative Kardiomyopathie mit Entzündung als inflammatorische Kardiomyopathie klassifiziert. Die vorliegenden bioptischen Studien weisen darauf hin, dass ein ätiopathogenetischer Zusammenhang zwischen einer akuten viralen Myokarditis und der Entwicklung einer chronisch progredienten kardialen Dysfunktion besteht, die dem klinischen Bild einer DCM entspricht (D'Ambrosio et al. 2001, Kandolf 1998, Kandolf 2004, Schultheiß et al. 1998).

Perikarditiden lassen sich nach verschiedenen Gesichtspunkten unterteilen. Neben der typischen akuten Perikarditis gibt es chronische, zum Teil rezidivierende Formen mit immunpathologischer (postinfektiöser), nicht selten aber auch unklarer Genese. Weiter lassen sich primäre, spontane und sekundäre Perikarditiden (posttraumatisch, postoperativ, metastatisch, etc.) unterscheiden.

Bei den primären akuten Perikarditiden ergibt sich im Wesentlichen eine pragmatische Dreiteilung:
- infektiöse Perikarditis
- idiopathische Perikarditis
- Perikarditis anderer bekannter Genese.

1.3 Epidemiologie

Die Häufigkeit der Myokarditis ist schwer zu ermitteln, weil die klinische Diagnose mit Unsicherheiten belastet ist. In unausgelesenem autoptischem Untersuchungsgut werden allerdings mit einer Häufigkeit von 5% Myokard-Narben gefunden, die als Folge entzündlicher Myokard-Erkrankungen aufzufassen sind und Folgezustände von Virusinfektionen darstellen können. Bei 17–20% der Kinder und Jugendlichen, die unter dem Bilde des plötzlichen Herztodes verstarben, finden sich entzündliche myokardiale Veränderungen (Kandolf et al. 1987b). Bei Infektionen mit Coxsackieviren der Gruppe B (CVB) wird die Inzidenz einer kardialen Beteiligung anhand epidemiologischer Studien auf 5–20% geschätzt.

Die Inzidenz der klinisch manifesten Myokarditis scheint altersabhängig zu sein. Für die Coxsackievirus-Myokarditis ist bekannt, dass insbesondere Neugeborene und Kinder unter sechs Monaten fulminante Krankheitsverläufe aufweisen können (Foulis et al. 1990, Martino et al. 1994). Enterovirale Infektionen im Säuglingsalter erfolgen meist peri- oder postnatal, nur vereinzelt wurde auch über klinische Hinweise auf eine Infektion in utero berichtet. Die Coxsackievirus-induzierte Säuglingsmyokarditis ist durch eine Letalität von bis zu 50% belastet.

Epidemiologische Untersuchungen haben gezeigt, dass die Virus-Myokarditis in industrialisierten Ländern zunehmend bei jungen Erwachsenen auftritt (Martino et al. 1994, Woodruff 1980). Etwa die Hälfte der Virus-Myokarditiden (52%) manifestiert sich im Alter von 20–39 Jahren, annähernd 10% aller Fälle werden bei Patienten im Alter von 10–19 Jahren beobachtet. Neugeborene und Säuglinge tragen mit ca. 4% zur Inzidenz der Virus-Myokarditis bei. Im Rahmen einer allgemein gesteigerten Permissivität für enterovirale Infektionen während der Schwangerschaft wird eine hohe Inzidenz der Myokarditis auch für Patientinnen mit peripartaler Kardiomyopathie berichtet. Ansonsten sind Männer im Vergleich zu Frauen doppelt so häufig von einer Virus-Myokarditis betroffen.

Des Weiteren ist zu bedenken, dass eine akute Myokarditis in eine dilatative Kardiomyopathie übergehen kann und daher die dilatative Kardiomyopathie hinsichtlich Prävalenz und Inzidenz der Myokarditis ebenfalls berücksichtigt werden muss. So weisen neuere Untersuchungen darauf hin, dass ca. 30% der Patienten mit Herzinsuffizienz als Grunderkrankung eine dilatative Kardiomyopathie aufweisen. In der Bundesrepublik Deutschland liegt derzeit die Prävalenz der Herzinsuffizienz bei ca. 1,5 Millionen Patienten. Folglich wäre davon auszugehen, dass mindestens 500 000 Patienten an einer DCM leiden, von denen ca. zwei Drittel eine infektiöse Pathogenese haben.

Verlässliche epidemiologische Daten zur Inzidenz von Perikarditiden gibt es nicht. Bei kardiologischen (somit selektionierten) Patienten sind Perikard-Ergüsse (12%) und Perikard-Verdickungen (3%) offenbar nicht selten. Bei den akuten primären Perikarditiden sind ca. 20% gesichert infektiösen Ursprungs und je nach diagnostischem Vorgehen ein erheblicher Anteil (30–80%) idiopathisch. Es liegt auf der Hand, dass ein erheblicher Teil der idiopathischen Perikarditiden in Wahrheit infektiös verursacht, meist virusbedingt sein dürfte.

2 Erregerspektrum

Die **virale Myokarditis** ist die häufigste Form der Myokarditis in industrialisierten Ländern (Kandolf et al. 1993, Woodruff 1980). Tabelle B5-1 gibt eine Übersicht über verschiedene virale Erreger, von denen angenommen wird, dass sie eine Myokarditis hervorrufen können. Eine Virusvermehrung im menschlichen Myokard ist derzeit allerdings nur für humanpathogene Enteroviren, insbesondere für **Coxsackieviren der Gruppe B** (Typ 1 bis Typ 5), gesichert. So konnte neben dem qualitativen Nachweis von enteroviralen Genomen auch die aktive Replikation enteroviraler RNA im menschlichen Herzen nachgewiesen werden (Bowles et al. 2003, Hofschneider et al. 1990, Kandolf 1998, Kandolf 2004, Kühl et al. 2005a, Kühl et al. 2005b, Pauschinger et al. 1998, Pauschinger 1999b, Rohayem et al. 2001, Szalay et al. 2006). Bei Neugeborenen, Kindern und Erwachsenen gelang in Einzelfällen durch die Isolierung

Tab. B5-1 Virale Myokarditis-Erreger.

Viren, deren ätiologische Bedeutung erwiesen ist
- Coxsackieviren B1–B5
- einige Serotypen der Coxsackie-A-Viren
- einige Serotypen der ECHO-Viren
- Adenoviren
- Parvovirus B19
- HHV6

Viren, bei denen gut belegte Einzelfälle mit Virusisolierung aus dem Herzen oder andere Hinweise auf eine ätiologische Beteiligung existieren
- HIV
- Mumpsvirus
- Influenza-A-Virus
- Zytomegalievirus (bei immunsupprimierten Patienten)
- Varicella-Zoster-Virus
- Epstein-Barr-Virus
- Respiratory-Syncytial-Virus (RSV)
- Flaviviren
- Influenza-B-Viren
- Masernvirus
- Polioviren
- Tollwutvirus
- Togaviren (z.B. Rötelnvirus)
- Vakzinia- und Variolavirus

dieser Viren aus dem Herzen, in der Mehrzahl der Fälle post mortem. In solchen Fällen waren entsprechende klinische Verläufe vorausgegangen, weiterhin waren histomorphologische Veränderungen mit nekrobiotischen Veränderungen von Myozyten und reaktiver Entzündungsinfiltration vorhanden. Von direkter ätiologischer Bedeutung scheinen zudem die Coxsackieviren A4 und A16 sowie die ECHO-Viren 9 und 22 zu sein. Neue Untersuchungen konnten zeigen, dass die Häufigkeit einer enteroviral bzw. adenoviral assoziierten Myokarditis eher in den Hintergrund tritt und neuerdings zunehmend über den Nachweis anderer Viren wie z.B. Parvovirus B19 (PVB19) und humanes Herpesvirus 6 (HHV6) im Myokard dieser Patienten berichtet wird (Bowles et al. 2003, Bultmann et al. 2003, Bultmann et al. 2005, Frustaci et al. 2003, Klingel et al. 2004, Kühl et al. 2003a, Kühl et al. 2005a, Pauschinger et al. 1998, Pauschinger et al. 1999a, Pauschinger et al. 1999b). Auch bei zahlreichen anderen Viren gibt es Hinweise für eine Zuordnung zur Myokarditis (Mertens 1995), z.B. Mumpsvirus, Zytomegalievirus (bei immunsupprimierten Patienten), Varicella-Zoster-Virus, Epstein-Barr-Virus, Respiratory-syncytial-Virus (RSV), Flaviviren, Masernvirus, usw. (siehe Tab. B5-1). Klinische Arbeiten zeigen, dass z.B. bei 50% der Patienten mit Influenza, bei 40% der Patienten mit infektiöser Mononukleose und bei 5–15% der Patienten mit Mumps elektrokardiographische Veränderungen beobachtet werden, die zumindest im Sinne einer Begleitmyokarditis zu interpretieren sind.

Von den gesichert **infektiösen Perikarditiden** werden etwas mehr als die Hälfte durch *Viren* verursacht. Die in der Tabelle B5-1 angegebenen Erreger für Myokarditis schließen auch die möglichen Erreger einer Perikarditis ein, wobei die Influenzaviren offenbar häufiger eine Perikarditis verursachen.

Im Gegensatz zur lymphozytären Virus-Myokarditis ist die eitrige **bakterielle Myokarditis,** die in der Regel eine Komplikation der bakteriellen Endokarditis darstellt, seit Einführung der Antibiotikatherapie seltener geworden (Becker 1991, Böcker et al. 1997). Zu den häufigsten bakteriellen Erregern einer eitrigen Myokarditis gehören Staphylokokken, *Pseudomonas*, *Proteus*, Klebsiellen und Pneumokokken. Ausgangsherde der eitrigen Myokarditis können die unterschiedlichsten bakteriellen Infektionen im Organismus sein. Ebenfalls rückläufig ist die rheumatische Myokarditis als allergisch-hyperergische Reaktion mit Ausbildung rheumatischer Granulome im Rahmen des durch β-hämolysierende Streptokokken ausgelösten rheumatischen Fiebers. Bei der diphtherischen Myokarditis, die zumeist auch die Ursache plötzlicher Spättodesfälle nach Infektionen mit *Corynebacterium diphtheriae* darstellt, handelt es sich um ein infektiös-toxisches Geschehen.

Kardiale Symptome im Sinne einer akuten Myoperikarditis können sich auch im Rahmen der Lyme-Borreliose entwickeln, und zwar mit oder ohne vorausgehendem oder begleitendem Erythema chronicum migrans. Da im Rahmen der Lyme-Borreliose meist das Reizleitungssystem betroffen ist, zeigen diese Patienten oft Erregungsausbreitungsstörungen im Sinne von Reizleitungsstörungen (z.B. AV-Blockierungen). Eine kardiale Mitbeteiligung im Rahmen einer Borreliose liegt bei rund 10%.

Verschiedene Bakterien kommen gelegentlich als Ursache einer akuten primären Perikarditis infrage, wobei Streptokokken und Staphylokokken mehr als die Hälfte ausmachen. Eitrige Perikarditiden können aber auch Komplikationen einer Meningokokken-Meningitis sein und ca. 1% der hospitalisierten Patienten mit Mycoplasma-pneumoniae-Infektionen entwickelt eine Perikarditis.

Neben viralen und bakteriellen Infektionen sind auch Infektionen mit **Endoparasiten,** insbesondere Protozoen, von Bedeutung. *Trypanosoma cruzi* ist die häufigste Ursache einer Myokarditis in Südamerika, die bei Erwachsenen durch einen protrahierten chronischen Verlauf mit zunehmender Herzinsuffizienz gekennzeichnet ist (Haas 2001, Hagar und Rahimtoola 1995). Die Prognose ist insbesondere auch bei Kindern ungünstig. Infektionen mit *Toxoplasma gondii* mit möglicher Herzbeteiligung im Sinne

Coxsackieviren

Thomas Mertens

- **Erregerbeschreibung**
Coxsackieviren sind kleine, hüllenlose, sehr umweltresistente, ikosaedrische Partikel (ca. 30 nm), die eine Positivstrang-RNA (ca. 7,4 kb) enthalten. Die Kapside bestehen aus 60 Untereinheiten, die jeweils aus vier Proteinen (VP1, VP2, VP3 und VP4) gebildet werden. Diese entstehen durch posttranslationale Spaltung eines Polyproteins. Die Virusreplikation findet im Zytoplasma der Wirtszelle statt. Coxsackieviren gehören zum Genus *Enterovirus* (EV), zu welchem folgende Spezies gehören:
  - Polioviren (PV) Typ 1–3
  - Coxsackieviren (CVA, CVB) A1–22, 24, B1–6
  - ECHO-Viren (ECV) 1–7, 9, 11–27, 29–34
  - Enteroviren (HEV) 68–71.

Man unterscheidet Coxsackie-A-Viren (CVA) und Coxsackie-B-Viren (CVB). Die Einteilungskriterien sind Neutralisation (Serotypen) und Tierpathogenität (z.B. Lähmungstyp bei Mäusen).

Historisch wurden die Enteroviren zunächst in die Untergruppen Polioviren, Coxsackieviren und ECHO-Viren eingeteilt. Diese Unterteilung wurde mit Enterovirus 68 verlassen unter Beibehaltung der alten Bezeichnungen. Coxsackieviren besitzen verschiedene Epitope auf den Kapsid-Proteinen VP1, VP2 und VP3, von denen einige kreuzreagierende, nicht neutralisierende Antikörper, andere aber auch weitgehend typenspezifische (siehe unten) neutralisierende Antikörper induzieren. Unter natürlichen Bedingungen sind die Viren artspezifisch.

- **Erreger-Wirts-Beziehung**
Allgemein
Nach Übertragung und Schleimhautinfektion kommt es zur Infektion von lokalen lymphatischen Geweben im Nasopharynx-Bereich und/oder des Darms (Peyer-Plaques). Über Lymphbahnen und den Blutweg erreichen die Viren das retikulo-endotheliale System. Virämie und/oder neurale Ausbreitung führen zur Infektion bestimmter Zielorgane und zur Organmanifestation (Respirationstrakt, Muskulatur, ZNS, Myokard). Infektionen erfolgen sehr häufig asymptomatisch im Kindesalter, wobei wiederholte Infektionen durch die verschiedenen Serotypen lebenslang auftreten. Die Virulenz einzelner Virusstämme und nicht genau bekannte Wirtsfaktoren bestimmen den Verlauf einer Infektion. Ein Wirtsfaktor für die Pathogenität ist das Alter des Infizierten. Eine Viruspersistenz ist möglich als chronische Myokarditis (Meningitis?) mit restringierter Replikation von Coxsackieviren oder als „Carrier state"-Infektion bei Immunsupprimierten. Das Auftreten eines Diabetes mellitus Typ 1 wurde nach Infektionen mit Coxsackieviren (z.B. CVB4) vereinzelt beobachtet.

Schwangerschaft
Neonatale (nicht diaplazentare) Enterovirus-Infektionen mit Coxsackieviren (besonders Typ B3 und B5, selten A) kommen vor. Der Verlauf ist variabel, perinatal meist schwer mit Multiorganbefall.

Immunsuppression
Eine Viruspersistenz ist möglich (z.B. lang andauernde inapparente Virusausscheidung, aber auch chronische Meningoenzephalitis, Myokarditis). Folglich ist bei diesen Patienten eine Impfung mit Salk-Impfstoff absolut indiziert.

- **Epidemiologie**
Coxsackieviren (Enteroviren) sind weltweit sehr verbreitet, wobei Infektionen epidemisch und sporadisch, in den gemäßigten Zonen vor allem in den Sommermonaten, in tropischen Regionen ganzjährig auftreten. Die Übertragung erfolgt meist fäkal-oral (verunreinigtes Trinkwasser und Lebensmittel), Tröpfcheninfektionen kommen je nach Virustyp ebenfalls vor. Eintrittspforte ist der Oropharynx (Ausnahme: Konjunktivitis-Augensekrete). Die Dauer der Ausscheidung mit dem Stuhl kann 1–2 Monate betragen. Die Infektiosität ist hoch und die Viren sind bei Kälte und Feuchtigkeit sehr stabil. In saurem Milieu (pH 3–4) bleiben sie mehrere Stunden, bei pH 4–8 über mehrere Tage infektiös. Sie sind auch relativ unempfindlich gegenüber Desinfektionsmitteln (wie z.B. 70% Ethanol).

- **Krankheitsspektrum**
Die Inkubationszeit beträgt 2–14 Tage (bis zu 35 Tagen), 1–2 Tage bei akuter hämorrhagischer Konjunktivitis. In der Inkubationszeit lässt sich das Virus meist aus dem Pharynx isolieren.

Alle Enteroviren können unspezifische fieberhafte Infekte hervorrufen („Sommergrippe"), viele auch Exantheme. Einige Enteroviren sind mit bestimmten Erkrankungen assoziiert, insgesamt ist aber eine strenge Zuordnung bestimmter Krankheitsbilder zu bestimmten Serotypen nicht möglich.

Durch Coxsackieviren werden vor allem folgende Erkrankungen hervorgerufen:

Coxsackievirus A
- „Sommergrippe", Atemwegserkrankungen, Schnupfen (Typ 21), Pneumonie bei Säuglingen, Herpangina, lymphonoduläre Pharyngitis
- Exantheme, Hand-Fuß-Mund-Krankheit (Typ 16), Gingivostomatitis
- akute hämorrhagische Konjunktivitis (Typ 24)
- aseptische Meningitis, Meningoenzephalitis, Paralyse (Typ 7)
- Myokarditis, Perikarditis

Coxsackievirus B
- „Sommergrippe", Atemwegserkrankungen
- Pleurodynie (Morbus Bornholm)
- aseptische Meningitis, Meningoenzephalitis, Paralyse
- Myokarditis, Perikarditis
- Diarrhö
- Insulitis, Typ-1-Diabetes (Kofaktoren?)
- schwere systemische Erkrankungen von Neugeborenen (ZNS, Myokarditis)

- **Virologische Diagnostik**
Die meisten Coxsackievirus-Infektionen verlaufen mit uncharakteristischer Symptomatik. Die Infektionen sind häufig, die Ausscheidung kann im respiratorischen Sekret über Tage

> **Coxsackieviren (Fortsetzung)**
>
> und im Stuhl über Monate persistieren. Daher ist streng genommen nur der Virusnachweis im erkrankten (histologisch veränderten) Organ ein sicherer Hinweis auf einen ätiologischen Zusammenhang des Virusnachweises mit einem bestimmten Krankheitsbild, z.B. Meningitis (RNA-Nachweis im Liquor). Bei einer Myokarditis erfolgt der RNA-Nachweis im Myokard. Dennoch ist in der Praxis natürlich auch der EV-Nachweis im Stuhl als diagnostischer Hinweis wichtig. Der Nachweis einer Serokonversion im Neutralisationstest oder auch in der KBR weist auf eine EV-Infektion hin.
> Standardverfahren ist die Virusisolierung mit anschließender Typisierung durch Neutralisationsteste. Wichtig für eine ausreichende Sensitivität ist dabei die Verwendung mehrerer Zelllinien. Coxsackieviren A wachsen in der Regel deutlich schlechter (effizienter ist hier die Säuglingsmaus), werden also vermutlich zu selten diagnostiziert.
> Sensitiver und schneller ist die RT-PCR bei Beachtung rigider Kontrollen, insbesondere in der Liquor- und Gewebediagnostik.
>
> Die Antikörperdiagnostik, vor allem mit dem relativ typspezifischen Neutralisationstest, steht in der Regel nur für Coxsackieviren B Typ 1–5 zur Verfügung. Ein Problem der Serologie sind heterotypische Antikörperreaktionen bei Infektionen mit anderen Enteroviren. IgM-Titer können über Monate persistieren.
> - **Spezifische Therapie**
>   Ein spezifisches antivirales Medikament aus der neuen Gruppe der so genannten Kapsid-Hemmer (Canyon-Blocker) befindet sich zurzeit in Phase III der klinischen Prüfung (siehe Kap. A4.1).
> - **Spezifische Prophylaxe**
>   Das Infektionsrisiko ist aufgrund der Umweltresistenz wesentlich höher einzuschätzen als bei umhüllten Viren, daher sind bei Ausbrüchen strikte Hygienemaßnahmen einzuhalten.
> - **Literatur**
>   Mertens T, Haller O, Klenk HD (Hrsg.): Diagnostik und Therapie von Viruskrankheiten: Leitlinien der Gesellschaft für Virologie. 2. Aufl., Urban & Fischer, München 2004.

einer Myoperikarditis haben als Komplikation bei erworbener Immundefizienz (AIDS, zytostatische Behandlung) klinisch an Bedeutung gewonnen.

Zudem kann eine **systemische Pilzinfektion** bei immunsupprimierten Patienten zu einer relevanten kardialen Beteiligung führen. Neben abszedierenden werden bei Pilzinfektionen granulomatöse Veränderungen im Myokard beobachtet. Pilze (*Histoplasma capsulatum*, *Coccidioides immitis*) sind seltene Erreger einer Perikarditis, meist postoperativ. Pilzinfektionen des Perikards werden gelegentlich bei schweren systemischen Mykosen immunsupprimierter Patienten beobachtet.

Ein hämorrhagischer Perikard-Erguss kann auf eine Tuberkulose hinweisen. In seltenen Fällen kommt es hierbei zu einer panzerartigen narbigen Verschwielung des Perikards (Pericarditis constrictiva) mit Verkalkungen, welche die Herzfunktion nachhaltig beeinträchtigt (so genanntes Panzerherz).

3 Klinik

Eine manifeste virusbedingte Herzerkrankung wird meist klinisch erkannt (Bolte 1996). Akut klagen die meist jungen Patienten im Zusammenhang mit einem vorausgegangenen Virusinfekt über Müdigkeit, Schwäche und gelegentlich über febrile Temperaturen. Auch Palpitationen und Luftnot können im Vordergrund stehen. Typische Hinweise auf eine Virus-Myokarditis sind der relativ plötzliche Beginn der kardialen Beschwerden, wie z.B. Belastungsdyspnoe, Rhythmusstörungen oder auch Präkordialschmerz in Folge einer Perikard-Beteiligung. Beim Vorliegen einer relevanten myokardialen Dysfunktion besteht meist eine Bedarfstachykardie. Auch ein Galopprhythmus in der Protodiastole kann auf eine relevante myokardiale Funktionsstörung hinweisen. Im Rahmen dieser myokardialen Dysfunktion mit der daraus oft resultierenden ventrikulären Dilatation kann es zur Entwicklung einer relativen Mitral- oder Trikuspidalinsuffizienz kommen, die sich durch ein entsprechendes pathologisches Systolikum auskultieren lassen. Bei einem kleinen Teil der Patienten kommt es zu einem fulminanten Verlauf mit einem innerhalb von Stunden bis Tagen auftretendem Pumpversagen des linken Ventrikels bis hin zum kardiogenen Schock, der eine äußerst schlechte Prognose hat (McCarthy et al. 2000). Für diese schwer kranken Patienten steht als Ultima Ratio nur noch die Implantation eines linksventrikulären Unterstützungssystems (LVAD) zur Verfügung (Grabellus et al. 2003, Hetzer et al. 2000, McCarthy et al. 2000, Yacoub 2001). Atypische Angina-pectoris-Beschwerden können in einigen Fällen aufgrund der akut einsetzenden thorakalen Beschwerdesymptomatik oft nur sehr schwer von einem Myokard-Infarkt unterschieden werden (Constanzo-Nordin et al. 1985, Dec et al. 1992, Kühl et al. 2003a). Diese akute thorakale Beschwerdesymptomatik ist oft auch begleitet von EKG-Veränderungen in Kombination mit serologischem Nachweis einer relevanten myokardialen Ischämie (Serumwerte für Troponin bzw. CK, CK-MB erhöht). Des Weiteren lassen sich bei diesen Patienten auch echokardiographisch regionale Wandbewegungsstörungen nachweisen. Auch alleinige Rhythmusstörungen (sowohl bradykarder als auch tachykarder Natur) bis hin zum plötzlichen Herztod können ein typisches klinisches Korrelat einer akuten Myokarditis sein. Weiterhin ist sowohl die systolische als auch die diastolische Dysfunktion, begleitet vom Symptom der Herzinsuffizienz mit eingeschränkter Belastbarkeit sowie Belastungsdyspnoe, ein weiteres typisches klinisches Korrelat einer akuten Myokarditis (Haas 2001, Tschoepe et al. 2005). Hier ist es wichtig festzuhalten, dass sich bei bis zu 50% der Patienten mit initial schwerster Herzinsuffizienz-Symptomatik innerhalb von Wochen, aber auch noch von Monaten hinsichtlich ihrer myokardialen Funktion eine signifikante Besserung zeigt. Neben diesen akuten Krankheitsverläufen gibt es häufig auch subklinische Verläufe mit passageren Repolarisationsstörungen im EKG bzw. mit geringen Wandbewegungsstörungen im Echokardiogramm, begleitet von unspezifischen kardialen Beschwerden wie atypischer Angina pectoris oder Palpitationen. Ein Großteil der Patienten ist allerdings nicht in der Lage, das infektiöse Agens zu eliminieren und entwickelt daher eine chronische myokardiale Entzündung auf dem Boden einer Erregerpersistenz. Dies führt bei diesen Patienten zu einer chronisch progredienten linksventrikulären Dysfunktion, begleitet von einer ventrikulären Dilatation, was sich klinisch als DCM manifestiert.

Retrosternale, atemabhängige Thorax-Schmerzen, Thorax-Drehschmerzen wie Trapeziuskanten-Schmerz können auf eine Perikarditis hinweisen; diese Schmerzen werden meist von Fieber, Dyspnoe und Tachykardie begleitet. Das pathognomonische Perikardreiben ist allerdings nur in 30–60% der Fälle auskultierbar. Je nach Ausmaß des Perikard-Ergusses zeigen sich ein paradoxer Puls und EKG-Veränderungen.

4 Pathogenese

Die Eintrittspforte der Enteroviren als häufigen Erregern einer Virus-Myokarditis ist der Mund mit initialer Virusvermehrung in Pharynx und Intestinaltrakt. Vorraussetzung für die Infektion von Myozyten ist die Bindung des Virus an zelluläre Rezeptorproteine. Hauptsächliches Rezeptorprotein ist ein 46 kDa-Transmembranprotein der Immunglobulin-Superfamilie mit Spezifität für Coxsackieviren der Gruppe B sowie für Adenovirus Typ 2 und 5, wobei dieses so genannte CAR-Protein (Coxsackie-Adenovirus-Rezeptorprotein) präferentiell in den Glanzstreifen des menschlichen Herzens exprimiert wird (Fechner et al. 2003, Selinka et al. 2002, Selinka et al. 2004). Die von Poller und Mitarbeitern (Selinka et al. 2004) berichtete hoch variable Expression dieses Rezeptors könnte neben viralen und weiteren wirtsspezifischen Faktoren durchaus die hoch variablen klinischen Verläufe der Erkrankung erklären. Im Verlauf einer Coxsackievirus-Infektion werden infektiöse Viruspartikel über mehrere Wochen mit dem Stuhl ausgeschieden. Dies ist bei der virologischen Diagnostik zu berücksichtigen.

Typischerweise findet man in der initialen Phase der Virusreplikation vornehmlich infizierte Myozyten, jedoch keine entzündlichen Infiltrate; diese treten erst später auf. Durch Übertragung der *In situ*-Hybridisierung auf die ultrastrukturelle Ebene wurde bestätigt, dass für die initiale Organschädigung eine virusinduzierte Lyse von Myozyten verantwortlich ist, die bereits vor Formierung der zellulären Entzündungsreaktion nachweisbar ist (Hofschneider et al. 1990). Somit ist eine immunsuppressive Therapie bei der akuten Virus-Myokarditis kontraindiziert (Frustaci et al. 2003, Heim et al. 1994). Die reaktive Entzündungsreaktion mit Makrophagen und natürlichen Killerzellen in einer ersten Welle der Entzündungsantwort, gefolgt von T-Helferzellen (CD4) und zytotoxischen T-Lymphozyten (CD8) in einer zweiten Welle, scheint trotz Expression kardiodepressiver Zytokine wie Interleukin-1β und TNF-α protektiv zu sein, da es der **zellulären Immunität** in der Regel gelingt, infizierte myokardiale Zellen zu eliminieren (Klingel et al. 1992, Mall 1995). Dementsprechend heilen die meisten Myokarditiden aus. Im Rahmen der narbigen Defektheilung kann es jedoch zu einer bleibenden funktionellen Schädigung des Herzmuskels kommen (Pauschinger et al. 1999c).

Abbildung B5-1 illustriert typische Muster der Infektion des menschlichen Herzens, wobei die Interpretation dieser Befunde Rückschlüsse auf pathogenetische Mechanismen ermöglicht. Abbildung B5-1a zeigt die Frühphase der **akuten Virusreplikation** in Myozyten, welche hämatogen im Rahmen der Virämie infiziert werden. Die Dichte der autoradiographischen Silberkristalle belegt eine hohe Kopienzahl enteroviraler Genome im Rahmen der akuten Virusreplikation vor Entwicklung eines reaktiven Entzündungsinfiltrats. Durch direkte Zell-zu-Zell-Ausbreitung des Virus kommt es zur fortschreitenden Organinfektion, welche für die initiale virusinduzierte Schädigung verantwortlich ist. Nachfolgend ist eine reaktive Infiltration von Entzündungszellen mit Ausbildung von Entzündungsherden (Abb. B5-1b) zu beobachten. Die reaktive Entzündung ist offenbar protektiv, da in den Bereichen der entzündlichen Areale infizierte Zellen abgeräumt werden. In der frühen Phase der Entzündungsreaktion kommt es weiterhin zu einer Ausbreitung der Infektion, welche zunehmend durch die humorale und zelluläre Immunantwort eingedämmt wird. In Abhängigkeit von bislang unbekannten genetischen Faktoren bzw. Effektoren der frühen Infektabwehr gelingt es jedoch dem Virus unter Umständen, eine persistierende Infektion zu etablieren. Ein entsprechender Befund ist in

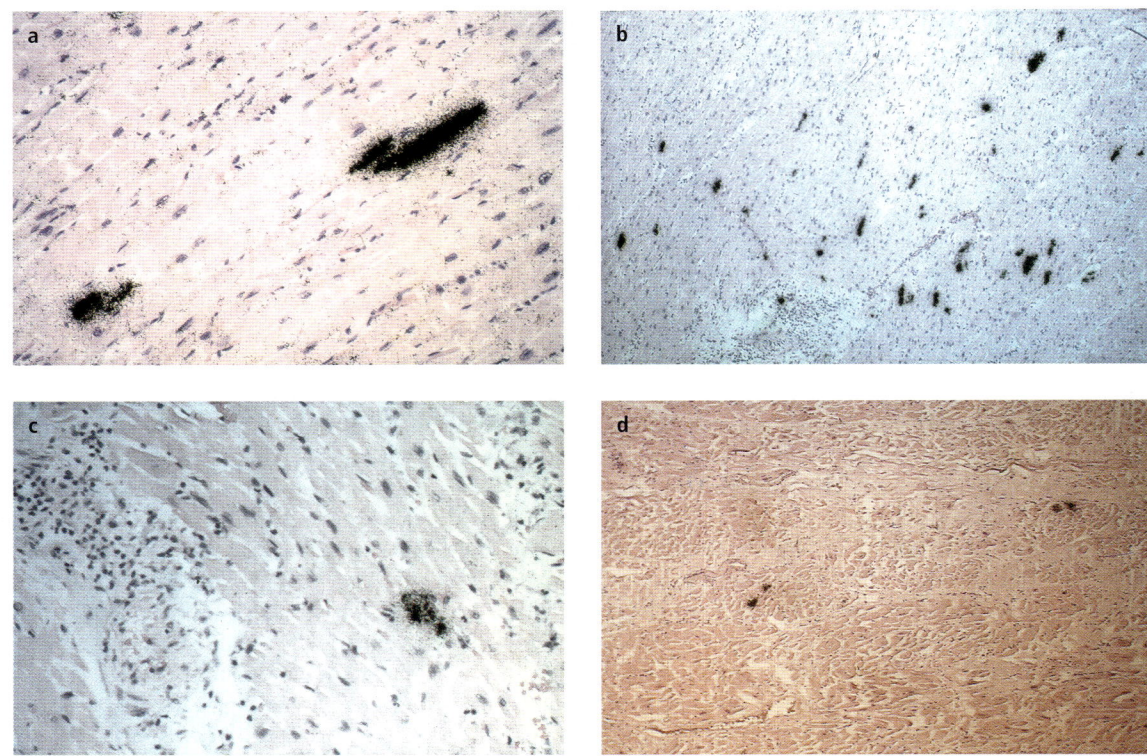

Abb. B5-1 (a bis c) Enterovirale Infektionsmuster des menschlichen Herzens, dargestellt durch radioaktive In situ-Hybridisierung im autoptischen Herzen bei adulter Myokarditis und (d) dilatativer Kardiomyopathie.

Abbildung B5-1c gezeigt, wobei sich das infektiöse Agens offensichtlich einer voll ausgeprägten Entzündungsreaktion entzieht. Des Weiteren konnten neuere Untersuchungen zeigen, dass neben den Enteroviren neuerdings andere Viren und hier im Wesentlichen Parvovirus B19 und humanes Herpesvirus B6 für die Entstehung einer infektiösen Myokarditis eine Rolle spielen (siehe Tab. B5-1) (Kandolf et al. 2002).

Bei der **chronischen Myokarditis/inflammatorischen Kardiomyopathie** muss es sich nicht notwendigerweise um eine persistierende enterovirale Infektion handeln, da manche klinische Befunde auch eine postvirale Immunpathogenese der Myokard-Schädigung ohne Viruspersistenz belegen (Leslie et al. 1989, Maisch et al. 1995, Schultheiß et al. 1998). Eine persistierende enterovirale Infektion kann zudem auch im Stadium der chronischen Myokarditis noch spontan mit und ohne Residualschädigung ausheilen. Andererseits entwickeln bis zu 50% der Patienten mit akut aufgetretener schwerster Herzinsuffizienz-Symptomatik ein chronisch progredientes Krankheitsbild im Sinne einer dilatativen Kardiomyopathie, welche wiederum mit Viruspersistenz assoziiert sein kann. Abbildung B5-1d zeigt das Muster einer offensichtlich persistierenden enteroviralen Infektion bei klinisch und histologisch manifester dilatativer Kardiomyopathie entsprechend einer inflammatorischen Kardiomyopathie, die sich auf dem Boden einer persistierenden enteroviralen Myokarditis entwickelt hat. Dabei ist die Viruspersistenz im Endstadium der Erkrankung nicht notwendigerweise mit einer chronischen Entzündungsreaktion assoziiert.

Im Vergleich zu den In situ-Hybridisierungsmustern des Herzmuskels erwachsener Patienten (siehe Abb. B5-1a bis B5-1d) erscheinen die enteroviralen Infektionsmuster bei der Neugeborenen-Myokarditis (Abb. B5-2) wesentlich ausgeprägter, entsprechend der hohen Letalität von 50%. Abbildung B5-2a zeigt in typischer Weise eine fulminante enterovirale Myokarditis eines Neugeborenen mit massiver Virusbeladung des Herzens. Dabei erfolgt die direkte Zell-zu-Zell-Ausbreitung des Virus im Herzmuskel (Abb. B5-2b). In einer retrospektiven autoptischen Studie zur Neugeborenen-Myokarditis gelang der Nachweis einer enteroviralen Infektion in 12 von 20 autoptischen Herzen (60%) (Foulis et al. 1990).

Eine Zusammenstellung verschiedener molekularbiologischer Studien an Endomyokard-Biopsien, autoptischen und explantierten Herzen belegt, dass sich bei über 50%

der Patienten mit Myokarditis und dilatativer Kardiomyopathie eine **Viruspersistenz** im Myokard nachweisen lässt (Bowles et al. 2003, Kandolf 2004, Klingel et al. 2004, Kühl et al. 2005a, McManus und Kandolf 1991, Pauschinger et al. 1998, Pauschinger et al. 1999a).

Die Entdeckung einer möglichen Persistenz von Enteroviren im menschlichen Herzmuskel wurde zwischenzeitlich in tierexperimentellen Studien bestätigt. Persistent infizierte Myozyten zeigen im Vergleich zur akuten Infektion eine Down-Regulation der Replikationsfrequenz. Während der chronischen enteroviralen Myokarditis sind durchschnittlich nur 0,01% der Zellen infiziert, was etwa 30 infizierten Zellen/mm³ Myokard-Gewebe entspricht (Klingel et al. 1992).

Für das Verständnis der Besonderheiten der enteroviralen Replikation in Myozyten ist bedeutsam, dass die viruskodierte RNA-abhängige RNA-Polymerase die im Viruspartikel mitgebrachte genomische Plusstrang-RNA in die komplementäre Minusstrang-RNA umschreibt, die wiederum als Matrize für die Synthese viraler Plusstrang-RNA-Kopien dient. Im Rahmen der Virusreplikation kommt es zur Interferenz mit dem zellulären Stoffwechsel infizierter Zellen. Diese Hemmung der zellulären RNA- und Proteinsynthese wird als „host shut off" bezeichnet.

Durch strangspezifische In situ-Hybridisierung wurde gezeigt, dass die virale Replikation in persistent infizierten myokardialen Zellen auf der Ebene der viralen Plusstrang-RNA-Synthese restringiert ist (Hohenadl et al. 1991, Klingel et al. 1992). Während in akut infizierten Zellen virale Plusstrang-RNA im Vergleich zum Minusstrang-RNA-Intermediat im Überschuss synthetisiert wird, finden sich in persistent infizierten myokardialen Zellen annähernd gleiche Mengen viraler Plus- und Minusstrang-RNA. Dementsprechend findet sich eine restringierte Expression viraler Struktur- und Nichtstrukturproteine. Diese Befunde der Replikation enteroviraler RNA konnten auch in endomyokardialen Biopsien bei Patienten mit eingeschränkter linksventrikulärer Funktion und einer bestehenden Persistenz von enteroviralem Genom gezeigt werden (Pauschinger et al. 1999b).

Veränderte Replikationsstrategie, die Unfähigkeit von Effektoren der lokalen Immunität, persistent infizierte Zellen zu eliminieren sowie die Infektion von Immunzellen sind essentielle Mechanismen der Induktion und Aufrechterhaltung virusassoziierter chronischer Entzündungsreaktionen (Ahmed und Stevens 1996, Oldstone 1989). Pathogenetische Faktoren, die den Übergang einer akuten Enterovirus-Myokarditis in eine chronische Myokarditis erklären könnten, sind derzeit nicht bekannt. Allerdings erscheint das Ausmaß der initialen Virusbeladung des Herzmuskels ein Prädiktor für die Entwicklung einer chronischen Myokarditis zu sein (Kandolf 1998, Kandolf 2004,

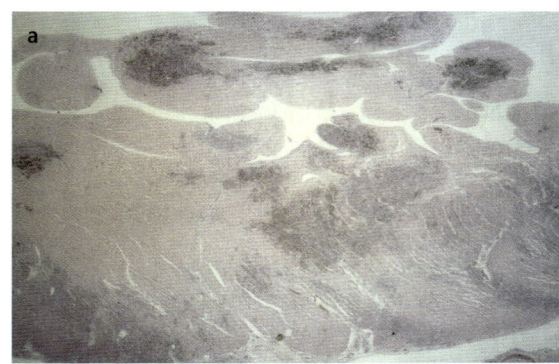

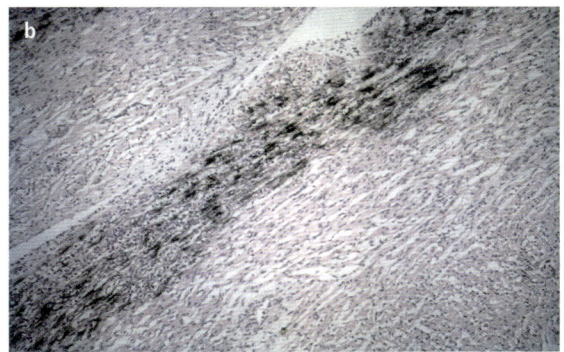

Abb. B5-2 (a) Neonatale Coxsackie-Myokarditis mit massiver Virusbeladung und (b) Zell-zu-Zell-Ausbreitung der Infektion nach perinataler Infektion, dargestellt durch In situ-Hybridisierung im autoptischen Herzen.

Schultheiß et al. 1998). Auf molekularer Ebene ist bekannt, dass enterovirale Proteinasen durch proteolytische Spaltung zellulärer Zielstrukturen mit dem Myozyten-Stoffwechsel interferieren. Die präferenziellen Zielstrukturen der viralen Proteinase 2A^{pro} sind nicht nur Initiationsfaktoren der zellulären Translation, sondern auch zytoskelettale Proteine wie das Dystrophin, wobei diese von Bardorff und Kollegen (Badorff et al. 1999) erhobenen Befunde erstmals eine Verbindung der viralen Herzerkrankung mit den genetisch determinierten Kardiomyopathien aufzeigten. Eigene Untersuchungen belegen, dass die virale Proteinase 3C^{pro} bereits 5–6 Stunden nach der Infektion das p21^{ras}-Guanosintriphosphatase-aktivierende Protein (^{ras}GAP) proteolytisch spaltet, wodurch der p21^{ras}-Signalweg aktiviert wird mit konsekutiver Induktion des ERK/MAPK-Signalwegs (Huber et al. 1999). Hierdurch kommt es zu einer mitogenen Stimulierung der terminal differenzierten Myozyten, wodurch sich das Virus offensichtlich Replikationsvorteile im Sinne einer gesteigerten Virulenz verschafft. Die Aktivierung von MAP-Kinasen resultiert aber auch in einer Mobilisierung des intrazellulären Kalziums und ist somit an der Nekrobiose infizierter Myozyten beteiligt.

5 Diagnostik

5.1 Laboruntersuchungen

Bei infektiöser und auch bei nichtinfektiöser Myokarditis kann eine Beschleunigung der BSG nachweisbar sein. Auch ein Anstieg der Herzmuskel-spezifischen Kreatinkinase sowie des Troponins sind vereinbar mit akuten Myozytolysen. Allerdings sind diese Befunde nur hinweisend auf die Diagnose einer akuten Myokarditis und somit letztendlich nicht beweisend.

Serologische Untersuchungen gepaarter Seren zum Nachweis einer akuten systemischen Infektion sollten, wenn kein gezielter klinischer Verdacht auf eine bestimmte Virusinfektion vorliegt, wegen der Vielzahl potentiell kardiotroper Erreger zunächst auf die am häufigsten zu erwartenden begrenzt werden: Coxsackieviren der Gruppe B (CVB1 bis CVB5), Adenoviren (bei Kindern), Parvovirus B19, Influenzaviren, EBV, HCMV (bei immunsupprimierten Patienten). Antikörpernachweise sind unter Umständen zum Ausschluss einer Infektion (Seronegativität) sinnvoll. Jedoch sind serologische Untersuchungen vor allem in der chronischen Phase der Erkrankung nur bedingt verwertbar. Ein wesentliches Problem der serologischen Diagnostik besteht darin, dass man zwar oft Aussagen über eine durchgemachte Infektion machen kann, jedoch keinerlei Aussagen über das erkrankte Organ möglich sind.

Die mikrobiologische Diagnostik von nichtviralen Infektionen sollte bei Vorliegen entsprechender anamnestischer Hinweise *Borrelia burgdorferi*, *Corynebacterium diphtheriae*, *Mycoplasma pneumoniae*, *Toxoplasma gondii* sowie Mycobakterien des Tuberkulosis-Komplexes bei Pericarditis exsudativa einschließen. Bei fehlenden Hinweisen auf eine infektiöse Myokarditis ist insbesondere die Diagnostik von Systemerkrankungen (Kollagenose, Sarkoidose) zu berücksichtigen. Differentialdiagnostisch ist neben einer Medikamenten-induzierten Hypersensitivitäts-Myokarditis auch an eine toxische Myokarditis zu denken (siehe Tab. B5-1).

Die Möglichkeiten der klassischen Virologie in der Diagnostik einer Virus-Myokarditis werden insgesamt zurückhaltend bewertet (Mertens 1995), nicht nur weil es keine Myokarditis-Viren im eigentlichen Sinne gibt, sondern weil zahlreiche Viren, die normalerweise vielfältige andere Erkrankungen hervorrufen, ebenfalls eine Myokarditis verursachen können. Die Enteroviren als wichtige Verursacher einer Myokarditis entziehen sich aufgrund der Vielzahl potentiell kardiotroper Serotypen vielfach der Antikörperdiagnostik. Die Methode der Wahl zum Nachweis einer systemischen Enterovirus- und auch Adenovirus-Infektion ist die Virusisolierung aus Stuhlmaterial, da diese Viren einige Wochen lang ausgeschieden werden können. Prinzipiell ist auch ein Nachweis viraler Genome mit Hilfe der PCR aus dem Stuhl möglich. Die Virusisolierung ist insbesondere im Rahmen der Charakterisierung prävalenter Serotypen und Pathogenitätsvarianten sinnvoll. Die diagnostischen Probleme sowie die Tatsache, dass die akute Virusinfektion der Entwicklung einer klinisch manifesten Myokarditis in der Regel zeitlich vorausgeht, erfordern den Nachweis der Erreger in Endomyokard-Biopsien mithilfe molekularbiologischer Methoden (Bowles et al. 2003, Kühl et al. 2005a, Muir und Kandolf 1993, Pauschinger et al. 1998, Pauschinger et al. 1999a, Rohayem et al. 2001). Der Nachweis des Erregers im Herzmuskel sichert auch am besten den ätiologischen Zusammenhang zwischen der Infektion und der kardialen Symptomatik. Im Vorfeld der Diagnostik anhand von Endomyokard-Biopsien ist bei klinischem Verdacht auf eine infektiöse Myokarditis der PCR-Nachweis potentiell kardiotroper Erreger in peripheren Leukozyten-Präparationen sowie im Plasma zu empfehlen (Pauschinger et al. 2006).

5.2 Radiologische Diagnostik

Das Thorax-Röntgenbild zeigt bei der akuten Myokarditis meist eine normale Herzgröße und Ventrikelkonfiguration (Strauer et al. 1994, Strauer et al. 2001). Bei schweren Erkrankungen mit akut aufgetretener Herzinsuffizienzsymptomatik kommt es rasch zur Herzvergrößerung wie in Abbildung B5-3a anhand eines Fallbeispieles mit molekularpathologisch gesicherter Enterovirus-Myokarditis gezeigt wird (Abb. B5-3b). Im Falle einer Perimyocarditis exsudativa finden sich abhängig vom Ausmaß des Perikard-Ergusses Abrundungen der Herzform bis zur „Bocksbeutelkonfiguration". Bei den fulminanten Formen der Myokarditis kann es rasch zum Auftreten einer Lungenstauung kommen.

5.3 Elektrokardiogramm

Das Elektrokardiogramm zeigt in der Regel unspezifische negative T-Wellen sowie Anomalien der ST-Strecke. In Einzelfällen können die ST-Streckenveränderungen wie bei einem akuten Myokard-Infarkt imponieren (Constanzo-Nordin et al. 1985, Dec et al. 1992, Kandolf 2004, Kühl et al. 2003a). Außerdem werden atrioventrikuläre Überleitungsstörungen, Störungen der atrialen und ventrikulären Erregungsausbreitung und -rückbildung sowie alle Formen supraventrikulärer und ventrikulärer Arrhythmien beob-

B5.1 Perikarditis und Myokarditis

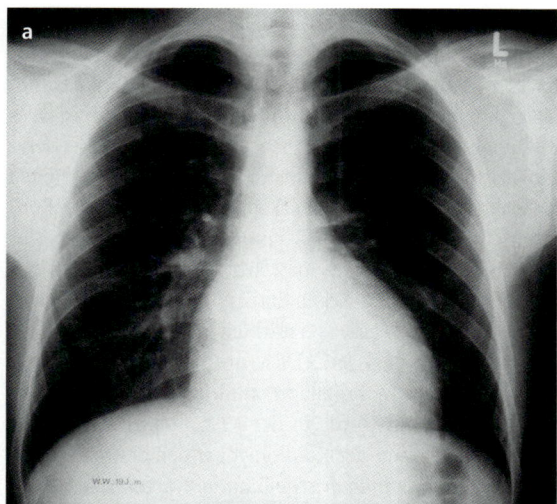

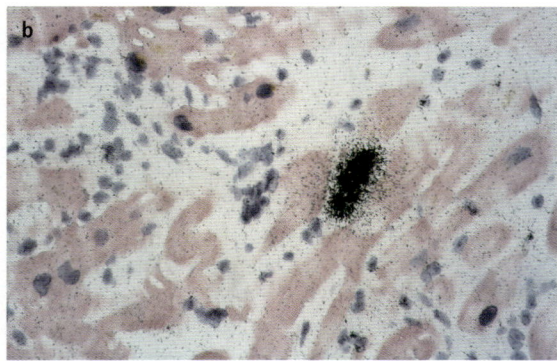

Abb. B5-3 (a) Enterovirus-Myokarditis bei einem 21-jährigen Patienten. Der klinische Verdacht auf Virusmyokarditis wurde bei allseits über die Norm vergrößertem Herzen und (b) akut aufgetretener Herzinsuffizienz-Symptomatik in der Endomyokard-Biopsie durch In situ-Hybridisierung unter Verwendung radioaktiv markierter Enterovirus-gruppenspezifischer Gensonden bestätigt.

achtet. Neben einer Sinustachykardie sind bradykarde Herzrhythmusstörungen bis zum Bild eines AV-Blocks Grad III insbesondere bei der Borreliose beschrieben, wobei eine passagere Schrittmacherimplantation erforderlich sein kann (Bolte 1996).

5.4 Echokardiographie

In der Echokardiographie sind die Ventrikeldimensionen häufig normal und die Kontraktionen nur regional im Sinne einer fokalen Myokarditis gestört (Erdmann und Riecker 1996, Strauer et al. 1994, Strauer et al. 2001). Bei den fulminanten Verlaufsformen kommt es zu einer raschen Ventrikeldilatation. Gelegentlich detektierbare Ventrikelwandverdichtungen finden sich bei regionalem Myokard-Ödem. Frühzeitig findet sich auch eine diastolische Dysfunktion mit entsprechenden doppler-echokardiographischen Befunden wie einem verminderten E/A-Verhältnis (Tschoepe et al. 2005). Bei 15% der Patienten mit akuter Myokarditis können sich Strukturen finden, die auf wandständige Thromben hinweisen. Ferner kann ein Perikard-Erguss, der eine Perikard-Beteiligung im Sinne einer Perimyokarditis belegt, im Echokardiogramm sicher diagnostiziert werden. Ein tamponierender Perikard-Erguss wird selten beobachtet. Bei AIDS ist eine echokardiographisch fassbare Funktionsbeeinträchtigung des Ventrikels in bis zu 50% vorhanden, sodass hier eine diagnostische Möglichkeit zur Früherkennung einer AIDS-Myokarditis besteht.

Die Methode der Wahl zur Diagnose eines Perikard-Ergusses ist die Echokardiographie.

5.5 MRT

Als vielversprechend erweist sich zunehmend die Integration der kardialen Magnetresonanztomographie (MRT) in das diagnostische Prozedere bei Myokarditis und Kardiomyopathie. Bei histologisch gesicherter Myokarditis reflektiert eine Kontrastverstärkung im kardialen MRT den myokardialen Gewebeschaden mit Ödem und Zelllyse, wobei in der akuten Phase häufig auch fokale Entzündungsprozesse im Herzmuskel beobachtet werden können (Friedrich et al. 1998, Marholdt et al. 2004). Eine ätiologische Differentialdiagnostik mit entsprechenden therapeutischen Optionen erfordert allerdings die Entnahme von Herzmuskelgewebe.

5.6 Endomyokard-Biopsie

> Die Diagnose einer Myokarditis ist absolut zweifelsfrei nur aus der Endomyokard-Biopsie unter Einbeziehung histologischer, immunhistologischer und molekularpathologischer Methoden möglich (Pauschinger et al. 2006).

Die Endomyokard-Biopsie erfolgt im Rahmen der invasiven kardiologischen Diagnostik (Erdmann und Riecker 1996, O'Connel 1992, Pauschinger et al. 2006) und ist bei all denjenigen Patienten indiziert, bei denen eine neu aufgetretene ungeklärte progrediente Herzinsuffizienz, lebensbedrohliche ventrikuläre Rhythmusstörungen oder ein reanimationspflichtiger Zustand vorliegt. Auch bei Patienten mit einer chronisch progredienten linksventrikulären Dysfunktion nach klinisch durchgemachter akuter Myokarditis entsprechend dem klinischen Bild einer dilatativen Kardio-

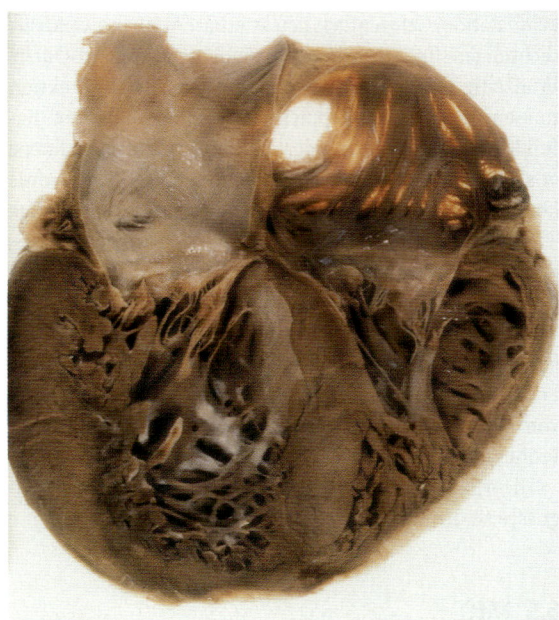

Abb. B5-4 Dilatative Kardiomyopathie mit vergrößertem rechten und linken Ventrikel. In situ-Hybridisierungsstudien legen nahe, dass sich ein Teil der „idiopathischen" dilatativen Kardiomyopathien auf dem Boden einer persistierenden enteroviralen Infektion entwickelt (siehe Abb. B5-1d).

myopathie (Abb. B5-4) sollte eine weitere Abklärung der Erkrankung durch die differenzierte Diagnostik von endomyokardialen Biopsien erfolgen. Differentialdiagnostisch müssen im Rahmen der invasiven kardiologischen Diagnostik eine koronare Herzerkrankung durch Koronarangiographie sowie auch andere sekundäre Ursachen für die myokardiale Dysfunktion (z.B. relevantes Vitium cordis, cor hypertensivum) ausgeschlossen werden.

Eine Endomyokard-Biopsie sollte nur dann durchgeführt werden, wenn sichergestellt ist, dass eine **umfassende histologische, immunhistochemische und molekularpathologische Diagnostik** durchgeführt werden kann. Tabelle B5-2 gibt eine Übersicht über das diagnostische Prozedere bei der Untersuchung von Endomyokard-Biopsien von Patienten mit klinischem Verdacht auf akute Myokarditis, Zustand nach akuter Myokarditis oder bei Verdacht auf dilatative Kardiomyopathie. Zur Minimierung des Probenfehlers wird allgemein die Entnahme von mindestens fünf rechtsventrikulären oder linksventrikulären Endomyokard-Biopsien empfohlen.

Die so genannten Dallas-Kriterien (Aretz 1987) für die histologisch-pathologische Beurteilung von Endomyokard-Biopsien basieren auf histologischen Routinefärbungen ohne immunhistochemische und infektiologische Untersuchungen und sind deshalb lediglich für die morphologische Beurteilung einer akuten Myokarditis mit nekrobiotischen Veränderungen von Myozyten in Anwesenheit eines ausgeprägten Entzündungsinfiltrats nützlich. Wichtig ist es festzuhalten, dass eine chronische Entzündung des Herzmuskels nur durch immunhistologische Spezialfärbungen sicher diagnostiziert werden kann (siehe Tab. B5-2). Routinemäßig sollten $CD3^+$ T-Lymphozyten, $CD68^+$ Makrophagen und Killerzellen angefärbt werden. Hilfreich zur Beurteilung der chronischen Entzündungsreaktion ist dann auch der Nachweis einer verstärkten Expression von MHC-Klasse II-Molekülen (HLADRA) in professional Antigen-präsentierenden Makrophagen und dendritischen Zellen. Dementsprechend wurde in der 1996 publizierten WHO/ISFC-Klassifikation der Kardiomyopathien erstmalig auch der Begriff *inflammatorische Kardiomyopathie* als myokardale Entzündung mit kardialer Dysfunktion definiert (Richardson et al. 1996). Entzündliche Veränderungen des Herzmuskels im Sinne einer chronischen Myokarditis/inflammatorischen Kardiomyopathie werden durch mehr als 14 Lymphozyten/Makrophagen/mm² definiert. Somit werden für die inflammatorische Kardiomyopathie durch die WHO/ISFC-Task-Force auf Grundlage immunhistochemischer Untersuchungen (siehe Tab. B5-2) Kriterien für die Entzündungsdiagnostik festgelegt und die Dallas-Kriterien an die neue Definition der inflammatorischen Kardiomyopathie angepasst (Maisch 1998).

Molekularbiologische Analysen unter Verwendung der In situ-Hybridisierung bzw. der Polymerase-Kettenreak-

---

Tab. B5-2 Histologische, immunhistologische und molekularbiologische Diagnostik von Endomyokard-Biopsien bei Verdacht auf Myokarditis/dilatative Kardiomyopathie.

Histologie
- Hämatoxylin-Eosin-Färbung
- Trichrom-Färbung
- optional: Spezialfärbungen zum Ausschluss einer Glykogenose, Hämochromatose, Amyloidose, etc.

Immunhistologie
- anti-CD3 (T-Lymphozyten)
- anti-CD68 (Makrophagen)
- anti-CD4 (Helfer-T-Zellen), anti-CD8 (zytotoxische/Suppressor-T-Zellen)

Molekularbiologie
- nested PCR bzw. nested RT-PCR (Enteroviren, Adenoviren, Parvovirus B19, HHV6, Influenzaviren, EBV, Borrelien, Chlamydien)
- In situ-Hybridisierung (Enteroviren, Parvovirus B19, EBV, HCMV, etc.)
- Sequenzierung von PCR-Amplifikaten
- Quantifizierung des amplifizierten Genoms

tion (PCR) sind etablierte Methoden zur Erfassung einer myokardialen Infektion (Kandolf 1988). Durch den Einsatz dieser molekularbiologischen Methoden gelingt es, in endomyokardialen Biopsien bei histolgisch gesicherter akuter bzw. chronischer Myokarditis die verschiedenen kardiotropen Viren nachzuweisen (siehe Tab. B5-1).

Die Sensitivität der *In situ*-Hybridisierung liegt bei Verwendung radioaktiv markierter Gensonden bei durchschnittlich 10–20 viralen Genomkopien/Zelle, sodass auch persistierende Infektionen sicher diagnostiziert werden können. Diese hohe Sensitivität wird allerdings im Falle persistierender Infektionen nur durch eine relativ lange Expositionszeit der Gewebeschnitte von durchschnittlich 14 Tagen erreicht. Die nested *Polymerase-Kettenreaktion* hat eine vergleichbare Sensitivität. Im Gegensatz zur In situ-Hybridisierung, die die enteroviralen Infektionen virusgruppenspezifisch erfasst, ist die Nachweisbreite der publizierten PCR-Methoden zum Nachweis von Enteroviren weniger weit, sie erfassen insbesondere Coxsackieviren der Gruppe B. Zudem ist eine Kontamination durch infiziertes Blut auszuschließen, da die PCR im Gegensatz zur In situ-Hybridisierung keine Zuordnung der Infektion zu Zellen des Herzmuskels ermöglicht.

Bei Perikarditis-Verdacht ist in besonderen Fällen nicht nur eine Perikard-Punktion zur Gewinnung von Material indiziert, sondern auch eine Perikardioskopie mit der Möglichkeit einer Perikard-Biopsie.

6 Therapie

> Bei viruspositiver Myokarditis ist eine immunsuppressive Therapie mit Kortikosteroiden kontraindiziert, da hierdurch eine erhöhte Virusreplikation und eine Hemmung des endogenen Interferonsystems induziert werden kann (Frustaci et al. 2003, Kandolf et al. 1987a, Kilbourne und Horsfall 1951, Vilcek und Sen 1996).

Die Therapie der Myokarditis richtet sich primär nach dem klinischen Beschwerdebild. Als Allgemeinmaßnahme ist eine **körperliche Schonung** zu empfehlen, da in Tierversuchen gezeigt werden konnte, dass es bei akuter Myokarditis unter körperlicher Belastung zur Zunahme der myokardialen Entzündung, begleitet von einer Ausweitung der myokardialen Nekrose kommt. So ist eine allgemeingültige therapeutische Empfehlung, dass sich Patienten mit histologisch gesicherter Myokarditis für 3–6 Monate körperlich schonen sollten.

Ist eine bestehende *Herzinsuffizienz* das führende Beschwerdebild, so richtet sich die Behandlung der Herzinsuffizienz nach den entsprechenden kardiologischen Leitlinien unter Verwendung von ACE-Hemmern, AT 1-Rezeptorblockern, β-Blockern, Diuretika und Aldosteron-Antagonisten (Hoppe et al. 2005). Kommt es trotz dieser Maßnahmen zu einer weiteren Progression der linksventrikulären Dysfunktion bis hin zur terminalen Katecholamin-pflichtigen terminalen Herzinsuffizienz, ist neben der Implantation einer intraaortalen Gegenpulsation (IABP) eine mechanische Herzunterstützung mit linksventrikulären *assist devices* (LVAD) vor allem bei den meist jungen Patienten klar indiziert (Grabellus et al. 2003, Hetzer et al. 2000, McCarthy et al. 2000, Yacoub 2001). In der Behandlung von *Herzrhythmusstörungen* muss bedacht werden, dass bei einem relevanten Anteil der Patienten die myokardialen Veränderungen reversibel sind. Dies muss vor allem bei Überlegungen zur Implantation von permanenten Schrittmachern bzw. automatischen Defibrillatoren (ICD's) berücksichtigt werden. Sollte allerdings die linksventrikuläre Dysfunktion persistieren bzw. sollten maligne Herzrhythmusstörungen anhalten, muss die Indikation zur ICD-Implantation entsprechend den kardiologischen Richtlinien erfolgen (Gregoratos et al. 2002). Handelt es sich um *nichtinfektiöse Formen* der akuten Myokarditis auf dem Boden einer entsprechenden Systemerkrankungen wie z.B. systemischer Lupus erythematodes, rheumatoider Arthritis oder Churg-Strauss-Syndrom ist eine gemäß den Richtlinien durchgeführte Behandlung der Grunderkrankung wesentlich (Abril et al. 2003). Bei der medikamentös induzierten eosinophilen Myokarditis bzw. Hypersensitivitäts-Myokarditis ist eine detaillierte Medikamentenanamnese wesentlich. 75% der Hypersensitivitäts-Myokarditiden sind verursacht durch eine *allergische Reaktion* auf Sulfonamide, Penicillin und Methyldopa. Besteht eine ausgeprägte eosinophile Myokarditis mit Nekrosen ist neben dem Absetzen der für die eosinophile Myokarditis möglicherweise verantwortlichen Medikamente auch eine Immunsuppression indiziert. Neben der Hypersensitivitäts-Myokarditis kann eine eosinophile Myokarditis auch durch eine Blut-Eosinophilie verschiedenster Genese bedingt sein. Auch hier ist wiederum die Behandlung der Grunderkrankung wesentlich.

Derzeit wird die Effektivität einer antiviralen Therapie mit Typ-I-Interferonen untersucht. Die Effektivität dieses antiviralen Therapieansatzes bei der enteroviralen Myokardtis konnte sowohl in In vitro- als auch in Patientenstudien gezeigt werden (Heim et al. 1992, Heim et al. 1994, Heim et al. 1995, Kandolf et al. 1985, Kandolf et al. 1987b, Klingel et al. 2003, Kühl et al. 2003b, Stille-Siegener et al. 1993, Wessely et al. 2001). Dementsprechend werden derzeit prospektive randomisierte multizentrische Therapiestudien bei Kindern (Schmaltz et al. 1998) und Erwachsenen (BICC-Trial: Betaferon® in Chronic Viral Cardiomyopathy) durchgeführt. Die entsprechenden Ergebnisse bleiben abzuwarten.

Die *immunsuppressive Therapie* bei immunistologisch gesicherter virusnegativer Myokarditis repräsentiert einen durch Einzelstudien gesicherten Therapiefortschritt (Strauer et al. 1994, Strauer et al. 2001). Bei der postviralen autoreaktiven Myokarditis wird bei hämodynamisch beeinträchtigten oder rhythmogen stark gefährdeten Patienten eine immunsuppressive Therapie gegenwärtig nur im Rahmen von randomisierten Studien empfohlen. Vor Einleitung immunsuppressiver Therapiemaßnahmen (unter anderem Steroide, Azathioprin) ist eine Kontrollbiopsie, meist im Abstand von 3–6 Monaten zur ersten diagnostischen Biopsie, erforderlich, um Spontanheilungen zu erkennen.

Eine allgemeingültige therapeutische Empfehlung wird bei histologisch gesicherter Myokarditis stets körperliche Schonung für 3–6 Monate, ACE-Inhibitoren, Digitalis und Diuretika beinhalten. Eine Herztransplantation als ultima ratio in der Therapie der Virus-Myokarditis sollte möglichst vermieden werden, da die Ergebnisse ungünstig sind.

Die Therapie der Perikarditis ist abhängig von Art und Verlauf der Erkrankung. Die lebensbedrohliche eitrige Perikarditis bedarf neben intensiver antibiotischer Therapie unter Umständen der Drainage und Spülung des Herzbeutels. Auch bei infektiösen Perikarditiden kann im postakuten Verlauf die Gabe von Steroiden indiziert sein, um spätere postentzündliche Perikard-Veränderungen zu vermeiden. Die meist gutartige virale Perikarditis (z.B. durch Influenzaviren) bedarf demgegenüber häufig nur der Bettruhe, Beobachtung und symptomatischen Therapie. Eine Behandlung mit Neuraminidase-Hemmern sollte in akuten Fällen unbedingt erwogen werden.

Für die Therapie der seltenen bakteriellen, parasitären oder mykologischen Myokarditiden ist stets ein erregerspezifischer Einsatz der entsprechenden antimikrobiellen Substanzen in enger Zusammenarbeit mit der Mikrobiologie anzustreben. Etablierte Therapieschemata stehen nicht zur Verfügung

7 Prävention

Bei den Enteroviren ist eine spezifische Prophylaxe bisher nur gegen Poliovirus-Infektionen möglich. Die Entwicklung einer aktiven Schutzimpfung gegen andere Enteroviren erschien bislang aufgrund der Vielzahl potentiell kardiotroper Serotypen nicht praktikabel und wurde bei unklarer pathogenetischer Bedeutung als nicht notwendig erachtet. Diese Einstellung wird sich möglicherweise in den kommenden Jahren ändern. Dabei besteht die Hoffnung, dass die Charakterisierung protektiver B-Zell-Epitope verschiedener Coxsackieviren mittels Konstruktion von Antigen-Chimären einen Beitrag zur Entwicklung einer polyvalenten Coxsackievirus-Vakzine leisten könnte (McPhee et al. 1994, Reimann et al. 1991).

Die prophylaktische Injektion von γ-Globulin, welches spezifische Antikörper enthält, hat sich bei Früh- und Neugeborenen sowie bei Patienten mit A-γ-Globulinämie als wirksam erwiesen (Nagington et al. 1983). Dementsprechend erscheint auch eine passive Immunisierung mit hoch dosiertem Immunglobulin bei klinisch manifester akuter Virus-Myokarditis im Rahmen der virämischen Phase gerechtfertigt.

B5.2 Endokarditis

Parham Sendi, Werner Zimmerli und Reinhard Marre

1 Vorbemerkung

Die infektiöse Endokarditis stellt über 100 Jahre nach der Publikation von Sir William Osler immer noch eine interdisziplinäre Herausforderung dar. Obwohl mittlerweile Antibiotika, Echokardiographie sowie Herz- und Thorax-Chirurgie zur Verfügung stehen, bleibt die Letalität hoch (Mylonakis und Calderwood 2001). Neue Erkenntnisse über die Pathogenese haben zu einem besseren Verständnis dieser Krankheit geführt. Ebenso wurden Diagnosekriterien modifiziert und eine neue Einteilung erstellt. Therapie-Empfehlungen der häufigsten Erreger basieren auf klinischen Studien. Die Richtlinien für die Endokarditis-Prophylaxe sind in den letzten Jahren deutlich vereinfacht worden. In diesem Kapitel wird eine problemorientierte Übersicht präsentiert und auf wichtige klinische Merkmale hingewiesen. Zudem werden die aktuellen Richtlinien zur Prophylaxe und Therapie vorgestellt.

2 Definition und Einteilung

2.1 Definition

Die infektiöse Endokarditis beschreibt eine **Entzündung der Herzinnenhaut** (Endokard) und impliziert eine mikrobielle Besiedelung einer Endokard-Läsion. Sie findet typischerweise an den Herzklappen statt, kann aber auch im Bereich der Vorhof- und Kammerwände, der Septen, sowie der Sehnenfäden oder Papillarmuskeln auftreten.

2.2 Einteilung

Heute wird die infektiöse Endokarditis in der Regel in folgende vier Gruppen eingeteilt:
- Endokarditis an nativen Klappen
- Endokarditis an prothetischen Klappen
- Endokarditis bei intravenösem Drogenabusus und
- nosokomiale Endokarditis (Moreillon 2000).

Die frühere Einteilung in akute, subakute und chronische Endokarditis (Endocarditis lenta) stammt aus der präantibiotischen Zeit und bezog sich auf die Dynamik der unbehandelten Krankheit. Sie wurde durch die Zeitspanne zwischen Erstsymptomatik und Tod definiert: akut ≤ sechs Wochen, subakut = sechs Wochen bis drei Monate, und chronisch ≥ drei Monate. Diese Definition ist seit der Einführung von Antibiotika und somit von kurativen Möglichkeiten hinfällig. Trotzdem sind die Begriffe „akut" und „subakut" zur **Beschreibung der klinischen Präsentation** (siehe Abschnitt 5) hilfreich für die initiale empirische Therapie, da sie eine Assoziation mit den beteiligten Erregern zulassen (siehe Abschnitt 4.1). Typischerweise lässt eine akute Endokarditis an *Staphlyococcus aureus* oder *Streptococcus pyogenes* und eine subakute Endokarditis an Viridans-Streptokokken denken.

Die **Endokarditis an prothetischen Klappen** wird – basierend auf dem Intervall zwischen Operation und Auftreten der Infektion – weiter unterteilt. Tritt eine Endokarditis innerhalb der ersten 60 Tage nach der Implantation auf, wird sie als **frühe Manifestation** bezeichnet. Das Intervall bei der **intermediären** oder **verzögerten Manifestation** beträgt 2–12 Monate und bei der **späten Manifestation** ≥ 12 Monate (Akowuah et al. 2003, Mylonakis und Calderwood 2001). Diese Unterteilung hilft bei der Suche nach potentiellen Ursachen und Erregern (siehe Abschnitte 4.1 und 4.2).

3 Epidemiologie

Publizierte Zahlen über die weltweite Inzidenz und Prävalenz der Endokardits sind schwierig zu interpretieren, da relevante Unterschiede zwischen Industrie- und Drittweltländern bestehen. Die Gründe hierfür liegen unter anderem im Patientengut, an den Diagnosekriterien und in der ungenügenden statistischen Erfassung. Die nachfolgenden Zahlen stammen aus europäischen und nordamerikanischen Studien.

Die Prävalenz wird auf ca. 0,5–1 Fall pro 1000 Zuweisungen geschätzt (Netzer et al. 2000, von Reyn et al. 1981).

Die Inzidenz beträgt zwischen 2–7 Fälle pro 100 000 Personen und Jahr (Hogevik et al. 1995). Das Alter der Erkrankten liegt im Median zwischen 50 und 70 Jahren (Lien et al. 1988, Watanakunakorn und Burkert 1993). Männer sind 1,7-mal häufiger betroffen und im Durchschnitt 6–7 Jahre älter.

Prävalenz und Inzidenz haben sich in den letzten 30 Jahren nicht signifikant geändert, ebenso nicht die Letalität (14–33%; Netzer et al. 2000, Tleyjeh et al. 2000). S.-aureus-Infektionen, Immunsuppression und Alter (proportional) sind unabhängige Faktoren, welche das Letalitätsrisiko bis um das 1,5fache erhöhen (Cabell et al. 2002).

Risikofaktoren

Die unveränderte Prävalenz und Inzidenz der infektiösen Endokarditis mag in Anbetracht des deutlichen Rückgangs des rheumatischen Fiebers erstaunen (Kaye 1985). Jedoch sind durch höhere Lebenserwartung (sklerosierte Herzklappen), intravenösen Drogenkonsum, zentralvenöse Katheter, intravaskuläre Elektroden, künstliche Herzklappen oder Hämodialyse neue Risikogruppen hinzugekommen (Cabell et al. 2002). Weitere prädisponierende Faktoren sind schlechte Mundhygiene, Diabetes mellitus, Zustand nach Endokarditis, Mitralklappenprolaps mit Insuffizienz, und kongenitale Herzfehler (bikuspide Aortenklappe, Ventrikelseptum-defekt etc.; Kim et al. 1996, Strom et al. 1998, Strom et al. 2000).

Beteiligte Klappen

Risikofaktoren beeinflussen den Vegetationsort der infektiösen Endokarditis wesentlich; so ist die Trikuspidalklappe typischerweise bei intravenösem Drogenabusus befallen. Aus epidemiologischer Sicht und unabhängig von prädisponierenden Faktoren ist die Mitralklappe am häufigsten befallen (bis 45%). Am zweithäufigsten ist die Aortenklappe (bis 35%) involviert, gefolgt von einer bivalvulären Beteiligung, d.h. der Mitral- und Aortenklappe (11%; Tleyjeh et al. 2005). Die Trikuspidalklappe ist insgesamt selten (bis 6%) und die Pulmonalisklappe kaum (< 1%) befallen (Roberts und Buchbinder 1972).

Endokarditis an nativen Klappen

70–85% aller Endokarditiden finden an nativen Klappen statt (Hoen et al. 2002, Tleyjeh et al. 2005, Tornos et al. 2005). Dabei spielen degenerativ bedingte **Valvulopathien**, wie Aortenstenose oder Mitralinsuffizienz, eine besondere Rolle.

Solche Klappenveränderungen liegen in bis zu 50% der über 60-jährigen Patienten mit Endokarditis vor (McKinsey et al. 1987). Entsprechend ist je nach Schweregrad des valvulären Vitiums eine Endokarditis-Prophylaxe notwendig (siehe Abschnitt 8). In der Pathogenese des **akuten** Krankheitsbildes haben degenerative Veränderungen möglicherweise eine geringere Bedeutung. In einer Studie wurde bei der Subanalyse der akuten Fälle nur bei der Hälfte ein Vitium gefunden (Watanakunakorn und Burkert 1993).

Endokarditis bei prothetischen Klappen

Die Angaben über die Prävalenz von Protheseninfektionen variieren je nach Studienpopulation und werden mit bis zu 30% aller Endokarditis-Fälle beziffert (Cabell et al. 2002, Hoen et al. 2002, Sidhu et al. 2001, Tleyjeh et al. 2005, Wallace et al. 2002). Auffallend ist eine Zunahme der Infektionsrate in dieser Risikogruppe seit den 1990er Jahren (Cabell et al. 2004). Einige Untersuchungen deuten darauf hin, dass Bioprothesen in den ersten sechs Monaten nach Klappenersatz gegenüber mechanischen Klappen ein geringeres Risiko für eine Endokarditis aufweisen. Im weiteren Verlauf, d.h. bis fünf Jahre postoperativ, ist dieser Unterschied nicht mehr nachweisbar. Im Langzeitverlauf (> 5 Jahre) sprechen die Daten hingegen für ein erhöhtes Infektrisiko von Bioprothesen gegenüber mechanischen Klappen (Arvay und Lengyel 1988, Calderwood et al. 1985, Grover et al. 1994, Sidhu et al. 2001).

Endokarditis bei intravenösem Drogenabusus

Die Erkrankten in dieser Gruppe sind deutlich jünger (Median 30–40 Jahre) als in den anderen Gruppen. Bei 60–80% der Fälle wird keine vorbestehende Herzkrankheit gefunden (Mathew et al. 1995). In 6–13% aller Endokarditisfälle stellt intravenöser Drogenabusus die Prädisposition dar (Hoen et al. 2002, Netzer et al. 2000). Insgesamt ist bei Patienten mit intravenösem Drogenkonsum in 60% der Fälle eine akute Infektion der Grund für eine Hospitalisation; dabei handelt es sich in bis zu 15% dieser Infektionen um eine Endokarditis (Levine et al. 1986). In der Hälfte der Fälle ist die Trikuspidalklappe betroffen (Mathew et al. 1995).

Bei gleichzeitiger HIV-Infektion ist das Risiko nicht zusätzlich erhöht, solange der CD4-Wert über 500 Zellen/µl liegt. Fällt der CD4-Wert unter 200 Zellen/µl, steigt das Risiko fast um das Vierfache an (Wilson et al. 2002). HIV-Patienten ohne Drogenabusus erkranken selten an einer infektiösen Endokarditis.

Nosokomiale Endokarditis

Die nosokomiale Endokarditis wurde in den letzten Jahren immer häufiger (Martin-Davila et al. 2005). Gründe hierfür liegen einerseits in der vermehrten Anwendung invasiver Techniken (zentralvenöse Katheter, Koronarangiographie, Schrittmacher-Elektroden-Einlage etc.), andererseits am erhöhten Infektionsrisiko bei der Behandlung schwerer Krankheitsbilder (Hämodialyse, Organ- und Knochenmarkstransplantationen etc.). Es ist wichtig bei der epidemiologischen Erfassung *frühe* Protheseninfekte (siehe oben) und nosokomiale Infekte zu unterscheiden. Abhängig von der Untersuchungsgruppe wird ein Anteil von 10–30% aller Endokarditis-Fälle angegeben (Fernandez-Guerrero et al. 1995, Martin-Davila et al. 2005). Die Letalität ist gegenüber vergleichbaren, ambulant erworbenen Endokarditis-Fällen fast dreimal höher (Martin-Davila et al. 2005).

4 Erregerspektrum, Infektionswege und Pathogenese

4.1 Erregerspektrum

Die Liste der potentiellen Erreger enthält fast sämtliche für den Menschen pathogenen Mikroorganismen, allerdings mit sehr unterschiedlicher Häufigkeit. Tabelle B5-3 gibt die häufigsten Keime in den jeweiligen Gruppen wieder. Bei der Endokarditis an nativen Klappen werden *Staphylococcus aureus* und Viridans-Streptokokken bei weitem am häufigsten isoliert. Bei der frühen Prothesen-Endokarditis dominieren die Koagulase-negativen Staphylokken, während bei der späten Manifestation das Erregerspektrum – mit Ausnahme von Koagulase-negativen Staphylokokken – jenem der Endokarditis an Nativklappen gleicht. Bei Endokarditis-Fällen, welche zwischen zwei und zwölf Monaten postoperativ auftreten, handelt es sich pathogenetisch um eine Mischung von späten Frühinfekten und frühen Spätinfekten; entsprechend kann diese Gruppe mikrobiologisch nicht dokumentiert werden.

Staphyloccocus aureus dominiert sowohl bei der Endokarditis bei intravenösem Drogenabusus, als auch bei der nosokomialen Endokarditis.

In Tabelle B5-4 werden prädisponierende Faktoren und klinische Besonderheiten den jeweiligen Keimen zugeordnet. Diverse Keime (z.B. Enterokokken) können basierend auf ihre Virulenz-Faktoren sowohl akute als auch subakute Verläufe verursachen. Staphylokokken und Streptokokken sind für 80–90% aller Endokarditis-Fälle verantwortlich (Tleyjeh et al. 2005). Die in den Diagnosekriterien erwähnten Keime der HACEK-Gruppe kommen im Vergleich zu den anderen Mikroorganismen selten vor.

Tab. B5-3 Endokarditis-Mikroorganismen geordnet nach Häufigkeit und Kategorie.

Endokarditis an nativen Klappen[1]	%	Endokarditis an prothetischen Klappen[2]			
		früh (≤ 60 Tage postoperativ)	%	spät (≥ 12 Monate postoperativ)	%
Staphylococcus aureus	26–38				
Viridans-Streptokokken	21–36	CoNS*	30–47	Streptococcus-Spezies	15–40
Streptococcus-Spezies (nicht viridans, nicht Enterokokken)	10–11	Staphylococcus aureus	20–24	CoNS*	10–28
Enterococcus-Spezies	6–11	Bacillius-Spezies	10–15	Staphylococcus aureus	13–20
CoNS*	6–7	Enterococcus-Spezies	5–10	Enterococcus-Spezies	8–18
HACEK	4–5	Fungi	5–10	HACEK**	3–8
andere Organismen	3–4	Streptococcus-Spezies	1–5	andere Organismen	4–9
Fungi	1	andere Organismen	3–7	Fungi	1–5
Kultur negativ	6	Kultur negativ	3–12	Kultur negativ	3–12
Endokarditis bei intravenenösem Drogenkonsum[3]	**%**	**nosokomiale Endokarditis (inkl. späte Prothesen-Endokarditis)[4]**			**%**
Staphylococcus aureus	73–85	Staphylococcus aureus			26–68
Streptococcus-Spezies	3–13	CoNS*			9–32
Fungi	3	Enterococcus-Spezies			13–31
Pseudomonas-Spezies	2	Fungi			9–13
Enterococcus-Spezies	2	Pseudomonas-Spezies			9
Bacillius-Spezies	2	Streptococcus-Spezies			5–9
andere Organismen	2	Kultur negativ			5
Kultur negativ	3–5				

CoNS* = Koagulase-negative Staphylokokken
HACEK** = *Haemophilus, Actinobacillus, Cardiobacterium, Eikinella, Kingella*
[1] = Fowler et al. 2005, Hasbun et al. 2003, Miro et al. 2005, Moreillon und Que 2004
[2] = Moreillon und Que 2004, Mylonakis und Calderwood 2001, Piper et al. 2001
[3] = Bouza et al. 2001, Hecht und Berger 1992, Wilson et al. 2002
[4] = Fernandez-Guerrero et al. 1995, Gouello et al. 2000, Martin-Davila et al. 2005

Viridans-Streptokokken

Reinhard Marre

- **Erregerbeschreibung**
  Viridans-Streptokokken gehören zur Gattung *Streptococcus*. Die Gruppe umfasst zahlreiche Spezies, die zum Teil wiederum in Gruppen zusammengefasst werden. Die Namensgebung erfolgte aufgrund der unvollständigen Hämolyse auf Blutagar, jedoch umfasst diese Spezies auch nichthämolysierende und sogar β-hämolysierende Streptokokken. Die folgenden Spezies lassen sich als so genannte Viridans-Streptokokken zusammenfassen: *S. constellatus, S. gordonii, S. intermedius, S. mitis,* Streptococcus-mutans-Gruppe, *S. oralis, S. parasanguis, S. salivarius, S. sanguis, S. vestibularis*. Eine zusätzliche Gruppenbildung (Mitis-Gruppe, Anginosus-Gruppe, Salivarius-Gruppe und Bovis-Gruppe) soll Ordnung bringen und die Verwandtschaft der einzelnen Spezies deutlich machen.
  Streptococcus pneumoniae wird wegen seiner herausgehobenen Bedeutung in einem getrennten Erregersteckbrief besprochen

- **Erreger-Wirts-Beziehung**
  Streptokokken der Viridans-Gruppe gehören zur Standortflora von Oropharynx, Gastrointestinaltrakts und weiblichem Genitaltrakt. Bakterien der Streptococcus-mutans-Gruppe sind an der Entwicklung von Karies beteiligt und bilden einen dicken Biofilm auf schlecht gepflegten Zähnen. Die so genannten vergrünenden Streptokokken (insbesondere *S. sanguis, S. mitis, S. oralis* und *S. gordonii*), jedoch auch

Viridans-Streptokokken (Fortsetzung)

S. mutans sind typische Ursachen einer subakuten bakteriellen Endokarditis. Streptokokken der Viridans-Gruppe können weiterhin Ursache von Abszessen in Oropharynx und Lunge sein. Bei neutropenischen Patienten werden gelegentlich lebensbedrohliche Bakteriämien durch vergrünende Streptokokken (insbesondere S. mitis) beobachtet.

- **Spezifische Diagnostik**
  Der Erregernachweis erfolgt kulturell aus Blutkulturen und Abszess-Punktaten bzw. Abszess-Abstrichen. Schwierig ist gelegentlich die Abgrenzung zwischen Streptokokken der physiologischen Standortflora und Streptokokken mit Krankheitsbedeutung. Ein Problem ist auch die Spezies-Identifikation, die durch kommerzielle biochemische Standardverfahren nur unzuverlässig gelingt.
- **Spezifische Therapie**
  Penicillin G ist unverändert Mittel der ersten Wahl bei der Behandlung von Infektionen durch Streptokokken der Viridans-Gruppe. Alternativen sind Cephalosporine und Makrolide. Allerdings ist ein Trend zu höheren Penicillin-MHK-Werten zu beobachten, sodass bei lebensbedrohlichen Infektionen eine Resistenzbestimmung der kulturell nachgewiesenen Streptokokken unerlässlich ist.
- **Prophylaxe**
  Spezifische prophylaktische Methoden sind nicht etabliert. Bei Vorliegen von Herzvitien sollte jedoch eine Antibiotikaprophylaxe vorgenommen werden, wenn zahnchirurgische Eingriffe geplant werden.
- **Maßnahmen bei Patienten und Kontaktpersonen**
  Besondere Maßnahmen sind nicht indiziert.
- **Meldepflicht**
  Eine Meldepflicht besteht nach dem Infektionsschutzgesetz nicht.
- **Nationales Referenzzentrum**
  Nationales Referenzlabor für Streptokokken am Institut für Medizinische Mikrobiologie des Universitätsklinikums Aachen (Ansprechpartner: Prof. Dr. R.R. Reinert und Prof. Dr. R. Lütticken), Pauwelstr. 30, 52057 Aachen. Tel.: 0241/80-89510, Fax: 0241/8082483.

- **Literatur**
  Ruoff, K. L., R. A. Wiley, D. Beighton. 2003. In: Murray, P. R., E. J. Barron, J. H. Jorgensen, M. A. Pfaller, R. H. Yolken (ed.): Streptococcus. Manual of Clinical Microbiology. 8th ed., ASM Press, Washington D.C., pp 405–421.

Tab. B5-4 Erregerspektrum: prädisponierende Faktoren und klinische Besonderheiten der Endokarditis (Baddour und Bisno 1986, Bernaldo de Quiros et al. 1997, Fowler et al. 2005, Gelfand und Threlkeld 1992, Komshian et al. 1990, Megran 1992).

Erreger	%	prädiponierende Faktoren	klinische Besonderheiten
Streptokokken	60–80%	vorbestehende Kardiopathie in 80%	subakuter Verlauf, 20% embolische Ereignisse
Viridans-Streptokokken	30–40%		häufigste Erreger bei Mitralklappenprolaps
• S. sanguis, S. oralis (mitis), S. salivarius, S. mutans		schlechte Mundhygiene, nach Zahnbehandlung	
• S.-„milleri"- oder -anginosus-Gruppe (S. intermedius, S. anginosus, S. constellatus)			Neigen dazu, Abszesse zu bilden und hämatogen zu streuen. Bsp. Leber- und Milzabszess, septische Arthritis, Wirbelkörperosteomyelitis
• S. bovis (S. gallolyticus, S. infantarius)		Assoziation mit Kolonkarzinom und anderen Läsionen im Magen-Darm-Trakt	Kolonoskopie empfohlen
Enterococcus-Spezies • E. faecalis, E. faecium	5–20%	nosokomiale Bakteriämie nach Eingriffen am Urogenitaltrakt, vorbestehende Kardiopathie	meist subakuter Verlauf, selten periphere Manifestationen, Urinkultur empfohlen
S. pneumoniae	1–3%	Aethylabusus, Assoziation mit paravalvulärem Abszess	meist fulminanter Verlauf, 70% Begleitmeningitis, hohe Mortalität
S. pyogenes	selten	intravenöser Drogenkonsum, Phlebitis, Hautabszesse	akuter Verlauf, septische Lungenembolien
Staphylokokken	20–35%		
S. aureus	10–30%	nosokomial erworben (Katheter), intravenöser Drogenkonsum	akuter Verlauf, hämatogene Streuung, paravalvulärer Abszess
CoNS*	1–5%	künstliche Herzklappen, Mitralklappenprolaps	meist subakuter Verlauf

Tab. B5-4 Erregerspektrum: prädisponierende Faktoren und klinische Besonderheiten der Endokarditis. *(Fortsetzung)*

Erreger	%	prädiponierende Faktoren	klinische Besonderheiten
gramnegative Bakterien	2–15%	Drogenkonsum, künstliche Herzklappen, Leberzirrhose	häufig subakuter Verlauf, andere Foci sollen ausgeschlossen werden
Enterobacteriaceae • *Salmonella spp.*		abnorme Herzklappen	mykotisches Aneurysma (siehe Kap. B5.3)
Pseudomonas spp.		intravenöser Drogenkonsum	neurologische Komplikationen, Chirurgie bei Linksherz-Endokarditis empfohlen
N. gonorrhoeae	selten		jüngere Männer, seit Einführung der Antibiotika subakuter Verlauf, früher akut
HACEK-GRUPPE			
• *Haemophilus spp.*	1%	vorbestehende valvuläre Herzkrankheit	subakuter Verlauf, neurologische Komplikationen
• *Actinobacillus spp.*	sehr selten		subakuter Verlauf
• *Cardiobacterium hominis*	sehr selten		ähnlich wie Haemophilus spp.
• *Eikenella corrodens*	sehr selten	intravenöser Drogenkonsum, schlechte Mundhygiene	meist subakuter Verlauf
• *Kingella spp.*	sehr selten		neurologische Komplikationen (Stroke)
grampositive Stäbchen			
Corynebacterium spp.	selten	vorgeschädigte oder künstliche Herzklappe, intravenöser Drogenkonsum	
Listeria spp.	selten	vorbestehende Herzkrankheit	Durchschnittsalter ca. 50 Jahre, ca. 50% Mortalität
Lactobacilli spp.	sehr selten	Zahnmanipulationen	subakuter Verlauf, hohe Rezidiv-Rate
anaerobe Bakterien			
Bacteroides fragilis	sehr selten		Mortalität 21–46%
Bacteroides oralis			
Prevotella melaninogenica		vorbestehende Herzkrankheit	subakut, außer *Fusobacterium necrophorum*: fulminanter Verlauf mit starker Tendenz zu Embolien
Fucobacterium necrophorum			
Fusobacterium nucleatum			
Clostridium spp.			
Propionibacterium acnes			
Dialister granuliformans			
Fungi • *Candida spp.* • *Aspergillus spp.*	2–4%	intravenöser Drogenkonsum, Herz-Thorax-Chirurgie, prolongiert i.v. Antibiotika, langer Aufenthalt auf Intensivstation, vorbestehende Herzkrankheit, künstliche Herzklappe, zentralvenöse Katheter	schlechte Prognose, chirurgische Intervention meist notwendig, neigen zu myokardalem Abszess, häufig ausgedehnte septische Streuung
kulturnegative Endokarditis	ca. 5%		subakuter Verlauf bei Rechtsherz-Endokarditis, langsam wachsende oder schwer zu kultivierende Organsimen

CoNS* = Koagulase-negative Staphylokokken

Aufgrund des katabolen Zustandes leiden die Patienten an allgemeiner Schwäche und Gewichtsverlust. Symptome, die aufgrund lokaler Komplikationen oder Herzinsuffizienz entstehen, werden vom Patienten als Atemnot, Brustschmerz, Husten, Palpitationen und/oder Gewichtszunahme (Ödeme) beschrieben. Embolisationen in andere Organe können zu Halbseitenlähmung, Visus-Verschlechterung oder -verlust, Bewusstlosigkeit oder heftigsten ischämischen Schmerzen des jeweiligen Organs oder der Extremität führen. Zirkulierende Immunkomplexe sind unter anderem verantwortlich für die vom Patienten festgestellte Hämaturie oder Hautmanifestationen.

5.3 Befunde

Die infektiöse Endokarditis kann sich an allen Organen manifestieren, weshalb eine umfassende klinische Untersuchung wichtig ist. Fieber und reduzierter Allgemeinzustand imponieren in fast allen Fällen.

Haut: Die Hautfarbe kann als Zeichen einer Anämie blass oder ikterisch erscheinen. Abszesse (Abb. B5-5a), Einstichstellen oder andere Hautdefekte können die Eintrittspforte von Bakterien darstellen. Petechien finden sich im Rahmen vaskulitischer Phänomene oder bei Sepsis-induzierter Koagulaopathie. „Janeway lesions" (Abb. B5-5b) sind indolente, makulöse, hämorrhagische Effloreszenzen, die typischerweise an den Handflächen und Fußsohlen auftreten. Sie sind wahrscheinlich Folge von Mikroembolien und treten gehäuft bei S. aureus auf. „Splinter-Hämorrhagien" (Abb. B5-5c) finden sich unter Finger- und Zehennägel als rötlich-bräunliche lineare Streifen. „Osler-Knötchen" sind kleine, subkutane, noduläre, schmerzhafte Läsionen, die sich typischerweise an Fingerbeeren und Thenar manifestieren. Sie werden den immunologischen Phänomenen der Endokarditis zugeordnet und vor allem bei Viridans-Streptokokken-Endokarditis gesehen.

Augen: Auch an den Konjunktiven können Petechien auftreten (Abb. B5-6a). „Roth spots" (Abb. B5-6b) sind ovale, helle Läsionen der Retina mit einem hämorrhagischen Randsaum, die sich bei der Betrachtung des Augenhintergrunds in der Nähe der Papilla nervi optici finden. Eine Embolisierung in die Arteria centralis retinae kann zu einem plötzlichen kompletten Visus-Verlust führen.

Mundhöhle: Neben Petechien auf der Wangenschleimhaut ist besonders der Zahnstatus zu inspizieren. Ein desolater Zahnstatus (Abb. B5-7) kann der Ursprung repetitiver Bakteriämien sein.

Lungen: Septische Komplikationen mit Entwicklung von Pneumonien (und entsprechendem Auskultationsbefund) treten vorwiegend bei der Rechts-Herz-Endokarditis respektive bei der Endokarditis bei intravenösem Drogenkonsum auf. Lokale Komplikationen an den linken Herzklappen können zur Dekompensation einer Herzinsuffizienz mit konsekutivem Lungenödem führen (Abb. B5-8a).

Herz und Kreislauf: Herzgeräusche sind bei Patienten mit Endokardits sehr häufig vorhanden (bis 85%), jedoch

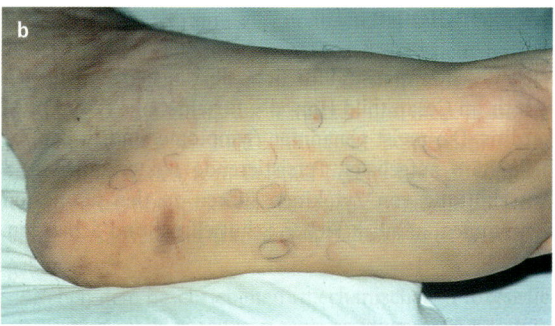
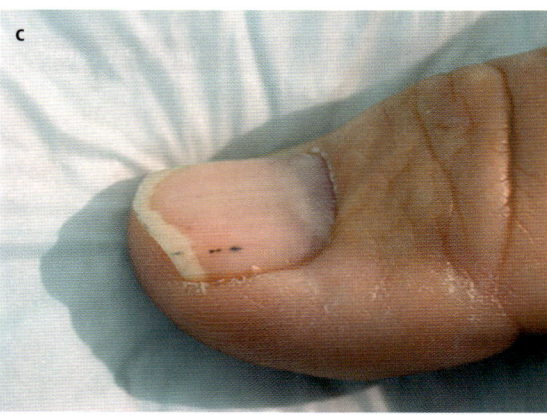

Abb. B5-5 Hautmanifestationen. (a) Weichteilabszess mit β-hämolytischen Streptokokken der Gruppe A als Primärherd einer akuten Endokarditis bei einem Patienten mit i.v. Drogenabhängigkeit. (b) Janeway-Läsionen bei S.-aureus-Endokarditis. (c) Subunguale Splinter-Hämorrhagien bei Viridans-Streptokokken-Endokarditis.

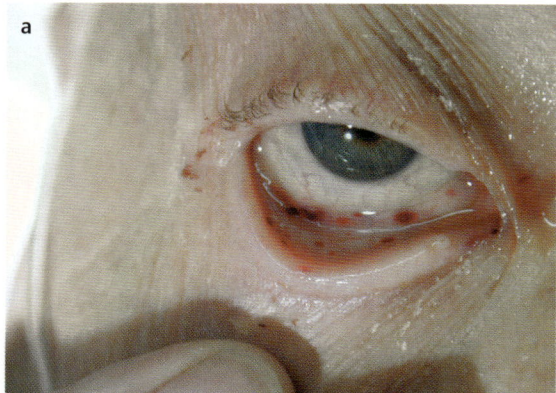

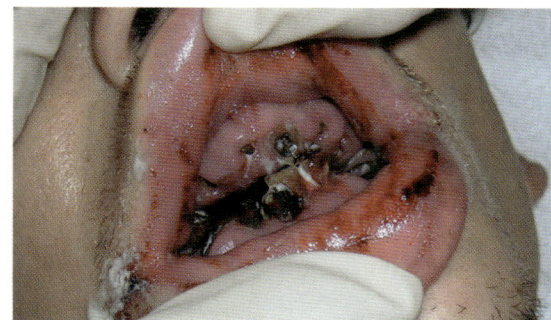

Abb. B5-7 Desolater Zahnstatus als Primärherd bei Viridans-Streptokokken-Endokarditis.

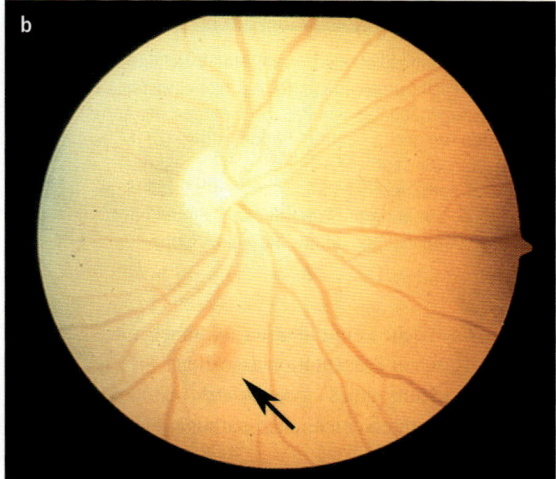

Abb. B5-6 Augenmanifestationen. (a) Konjunktivale Einblutung bei S.-aureus-Endokarditis. (b) Roth'scher Fleck am Augenhintergrund bei Viridans-Streptokokken-Endokarditis.

meist vorbestehend (Mylonakis und Calderwood 2001). Zu achten ist besonders auf ein neu aufgetretenes oder verändertes Klappeninsuffizienz-Geräusch, wie beispielsweise ein Diastolikum, das an eine Aorteninsuffizienz denken lässt. Das Fehlen dieser Befunde schließt aber eine Endokarditis nicht aus: Zum einen sind ein verändertes (5–10%) oder neues (3–5%) Herzgeräusch selten, zum anderen kann bei einer muralen oder Rechtsherz-Endokarditis das Herzgeräusch fehlen. Das Perikardreiben bei einer Endokarditis ist ein rarer Befund und meist Ausdruck eines Myokard-Abszesses.

Eine hohe Blutdruckamplitude kann ein Hinweis auf eine neue entstandene Aorteninsuffizienz geben.

Abdomen: Eine Splenomegalie tritt eher beim subakuten Verlauf einer Endokarditis auf, wobei die Inzidenz dieses Befundes abnehmend ist. In der Regel verursachen septische Embolien in die Milz keine Symptome. Sie können sich als Schmerzen im linken oberen Quadranten mit Ausstrahlung in die linke Schulter darstellen. Durch Embolien bedingter Niereninfarkt oder -abszess können akute Flankenschmerzen und Hämaturie bewirken.

Bewegungsapparat: Rückenschmerzen, Myalgien, Arthralgien und Arthritiden treten häufig auf und können bei der initialen klinischen Untersuchung als einzige Befunde auffallen. Besonders dolente Wirbelkörper sollen an septische Streuherde (Osteomyelitis, Spondylodiszitis) denken lassen und erfordern deshalb weitere Diagnostik.

Gefäßstatus: Ein *Pulsus celer et altus* der A. carotis kann auf eine Aortenklappeninsuffizienz hindeuten. Fragmente von Vegetation können in sämtliche periphere Gefäße embolisieren und so nichtpalpable Pulse oder gar Nekrosen von Finger und Zehen verursachen. Mykotische Aneurysmen werden in der klinischen Untersuchung in der Regel sehr selten erfasst, weil sie häufiger die intrazerebralen Arterien betreffen und meistens (bis zur Ruptur) keine Symptome verursachen.

Neurologischer Status: Neurologische Manifestationen, meist als Folge embolischer Komplikationen, treten in einem Drittel aller Fälle auf und können das Krankheitsbild verfälschen, insbesondere bei Patienten mit komatöser Bewusstseinslage, mit Meningismus und/oder mit Hemiplegie. Psychische Auffälligkeiten bis hin zu Wahnvorstellungen treten eher (aber nicht ausschliesslich) bei älteren Menschen auf. Die **Überprüfung der Hirnnerven** ist wichtig, da ihre Ausfälle auf schwere Komplikationen der Endokarditis deuten können (septische Embolien, mykotisches Aneurysma, intrazerebrale oder subarachnoidale Blutungen). Entsprechend ist bei Vorliegen eines Hirnnervausfalls umgehend weitere bildgebende Diagnostik erforderlich. Selten treten epileptische Anfälle auf.

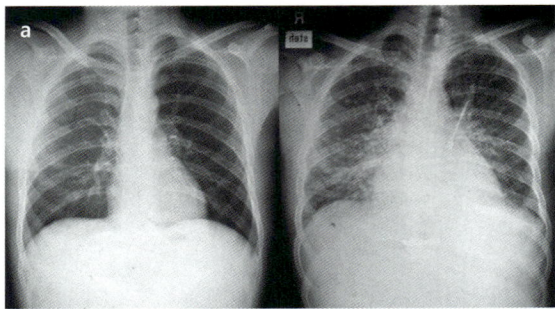
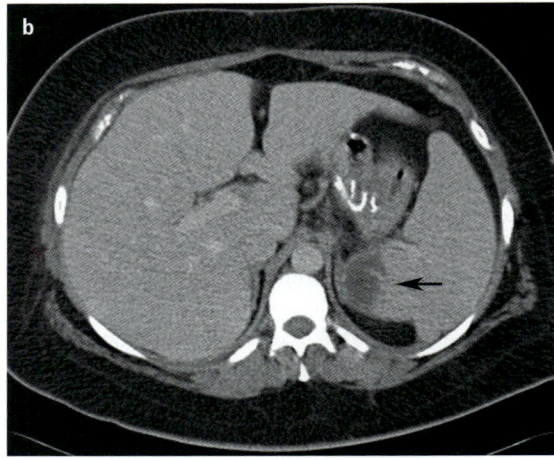
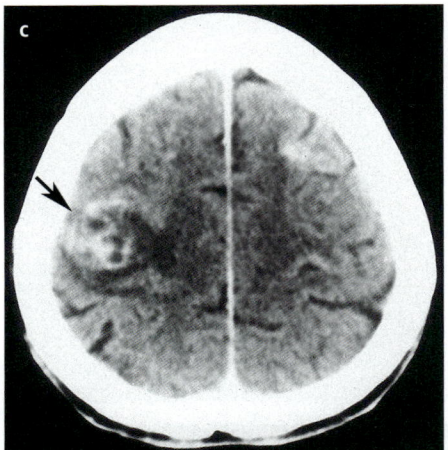

Abb. B5-8 Komplikationen. (a) NYHA IV-Herzinsuffizienz innerhalb einer Woche unter adäquater Antibiotikatherapie bei 25-jährigem i.v. drogenabhängigem Patienten mit rascher Aortenklappendestruktion wegen S.-aureus-Endokarditis. (b) Milzinfarkt als Komplikation von septischen Embolien bei 32-jähriger Patientin mit Viridans-Streptokokken-Endokarditis der Mitralklappe. (c) Hirnabszess bei 55-jährigem Patienten als Erstmanifestation einer Streptococcus-mitis-Endokarditis der Mitralklappe.

5.4 Komplikationen

Lokale Komplikationen sind durch das stetige invasive Fortschreiten der Vegetation und den konsekutiven Gewebeschaden bedingt. Diese können je nach Lokalisation des Herdes zur Destruktion einer Klappe, zur Ruptur der Chordae tendinae, zum totalen Klappenabriss, zu einem intramuralen oder paravalvulären Abszess oder zur Septum-Perforation führen. Wird das Erregungsleitungssystem betroffen, kommt es zur Rhythmusstörungen (siehe Abschnitt 6.1). Folglich können diese lokalen Prozesse akute Kreislaufkomplikationen verursachen.

Septische Embolien treten in einem Drittel aller Fälle auf und führen bei der Rechtsherz-Endokarditis zu Lungenabszessen. Im großen Kreislauf sind vor allem Milz (Abb. B5-8b), Gehirn (Abb. B5-8c), Niere, Haut und Koronarien betroffen (siehe Abschnitte 5.3 und 6.1).

Immunkomplex-Ablagerungen können praktisch jedes Organ betreffen, zeigen sich aber typischerweise auf der Haut (siehe Abschnitt 5.3) und in der histologischen Untersuchung der *Niere*. Die Immunkomplexe lagern sich an die glomeruläre Basalmembran und führen lokal zu einer Entzündung, welche zu Mikrohämaturie und Proteinurie führt.

Diese nephritische Komplikation ist meist mit einer subakuten klinischen Präsentation assoziiert.

Die Entstehung eines *mykotischen Aneurysmas* basiert auf folgenden unterschiedlichen pathogenetischen Mechanismen:
- Endotheliale Immunkomplex-Ablagerungen, welche zu einer Gefäßwandläsion führen,
- Adhäsion und Invasion der Erreger in die Gefäßwand mit darauf folgender Abszess-Formation und
- rein thrombogene oder septische Embolisation in die Vasa vasorum.

Sie treten häufig in den zerebralen Gefäßen auf, können aber auch in allen anderen Arterien vorkommen. Die Inzidenz des mykotischen Aneurysma bei der infektiösen Endokarditis ist unbekannt.

6 Diagnostik und Diagnose

6.1 Diagnostik

Labor
Anämie, erhöhte Blutsenkung und erhöhtes C-reaktives Protein sind praktisch immer vorhanden. Eine Leukozytose

ist bei subakuter klinischer Präsentation selten, aber bei akutem Verlauf jedoch häufig vorhanden. Rheumafaktoren, Kryoglobuline und zirkulierende Immunkomplexe sind oft vorhanden, hauptsächlich bei einer seit mehreren Wochen bestehenden Symptomatik. Sie sollten bei unklaren Fällen respektive bei „möglicher Endokarditis" bestimmt werden, da sie zu den diagnostischen Kriterien gehören (siehe Abschnitt 6.2). Bei einer Nierenbeteiligung oder schweren Sepsis sind erhöhte Kreatinin- und Harnstoffwerte anzutreffen. Proteinurie und Hämaturie in der Urinanalyse deuten auf eine Glomerulonephritis hin, welche eher bei der subakut verlaufen Streptokokken-Infektion auftritt (Löhlein-Nephritis).

Mikrobiologie

> Die Abnahme von mindestens drei anaerob/aeroben Paaren von Blutkulturen ist bei der infektiösen Endokarditis von entscheidender Bedeutung.

Die Identifizierung des Erregers erlaubt es, die empirische Therapie auf eine gezielte Antibiotikatherapie umzustellen. Da es sich bei der Vegetation um einen ‚intravaskulären' Herd handelt, entwickelt sich eine kontinuierliche Bakteriämie. Entsprechend sind die Blutkulturen in 90–100% positiv, falls vorgängig keine Antibiotika verabreicht wurden. Selbst bei Patienten, die vorgängig Antibiotika erhielten, sind die Blutkulturen immer noch in zwei Drittel der Fälle positiv (Pazin et al. 1982).

Elektrokardiogramm

Ein EKG sollte, sowohl bei Eintritt, als auch im Verlauf durchgeführt werden. Insbesondere bei Befall der Aortenklappe kann eine Ausdehnung der Vegetation ins Myokard zu Block-Bildern führen (AV-Block, faszikulärer oder Schenkel-Block). Bei Auftreten solcher Überleitungsstörung ist eine adäquate Rhythmusüberwachung nötig.

Echokardiographie

Die Echokardiographie hat einen obligaten Stellenwert in der Diagnostik der Endokarditis und dient dem Nachweis von Vegetationen oder Abszessen (Abb. B5-9). Eine oszillierende intrakardiale Masse, ein Abszess am Anulus, eine neue Klappeninsuffizienz oder eine Dehiszenz einer Prothesenklappe gelten als Hauptkriterien bei der Diagnose der infektiösen Endokarditis (siehe Abschnitt 6.2). Primär kann bei Verdacht einer infektiösen Endokarditis eine transthorakale Echokardiographie (TTE) durchgeführt werden. Diese hat bei der Rechtsherz-Endokarditis eine hohe Spezifität, weil Trikuspidal- und Pulmonalisklappe aufgrund ihrer Nähe zur Thorax-Wand gut einsehbar sind. Die transösophageale Echokardiographie (TEE) ist viel sensitiver als die TTE und wird bei künstlichen Herzklappen, bei paravalvulärem Abszess oder bei fortbestehendem Verdacht einer Endokarditis und ungenügendem oder fehlendem Nachweis in der TTE empfohlen (Moreillon und Que 2004). Es sei darauf hingewiesen, dass die Echokardiographie bei fehlenden Hinweisen für eine Vegetation eine Endokarditis nicht ausschließt. Deshalb sollte bei persistierendem klinischen (und mikrobiologischen) Verdacht und negativer echokardiographischer Untersuchung die TEE nach ca. einer Woche wiederholt werden (Baddour et al. 2005). Ob und wie häufig die Echokardiographie während des Krankheitsverlaufes wiederholt werden soll, bleibt dem interdisziplinären Behandlungsteam überlassen und hängt unter anderem vom Verlauf der klinischen Befunde und von der Größe und Lokalisation der Vegetation ab (Baddour et al. 2005, Tischler und Vaitkus 1997). Nach Abschluss der Therapie empfehlen gewisse Autoren ebenfalls die Durchführung einer Echokardiographie (Baddour et al. 2005). Dies begründet sich hauptsächlich als ‚Standortbestimmung' des gesetzten Schadens. Da alle Patienten, die je an einer Endokarditis erkrankt sind, ein erhöhtes Risiko für eine Zweitinfektion tragen (siehe Abschnitt 8), können solche Vergleichswerte später hilfreich sein.

Weitere bildgebende Verfahren

Bei Hinweisen für embolische Komplikationen ist eine weitere Bildgebung, meist mittels Computertomographie

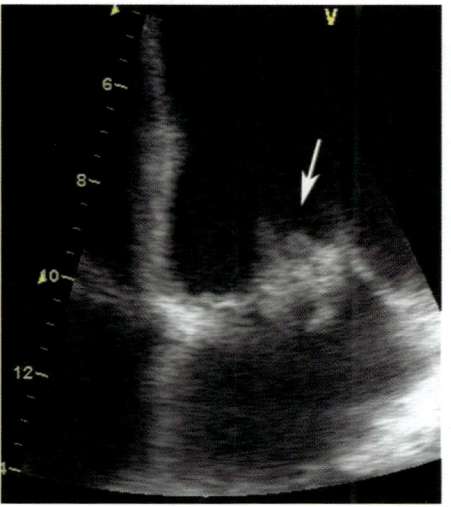

Abb. B5-9 Echokardiographie. Transösophageales Echokardiogramm (4-Kammer-Sicht) mit Nachweis einer großen Vegetation auf der Mitralklappe bei S.-aureus-Endokarditis.

(CT), notwendig. Bei der Rechtsherz-Endokarditis und septischen Lungenembolien empfiehlt es sich im Verlauf die Bildgebung zu wiederholen, um den Therapieerfolg zu überprüfen – ebenso bei der Linksherz-Endokarditis mit septischen Embolien beispielsweise in die Milz oder Niere. Eine CT des Abdomens im Verlauf ist auch hilfreich, um zwischen Embolien und Abszessen zu differenzieren, was wiederum therapeutische Konsequenz hat. MRT-Untersuchungen werden bei Verdacht von septischen Streuherden in Gehirn, Wirbelkörpern oder Bandscheiben eingesetzt. Zur Identifizierung und Verlaufskontrolle eines mykotischen Aneurysma empfiehlt sich eine Angiographie.

Bei allen Kontrastmittel-enthaltenden Untersuchungen ist eine vorgängige Evaluation des potentiellen nephrotoxischen Schadens erforderlich.

Die Duplex-Sonographie ist nützlich zur Identifizierung von septischen Embolien in periphere Gefäße.

Tab. B5-7 Modifizierte Duke-Kriterien zur Diagnose der infektiösen Endokarditis (Li et al. 2000).

Diagnose bestätigt: 2 Major-Kriterien oder 1 Major-Kriterium und 3 Minor-Kriterien oder 5 Minor-Kriterien		Diagnose möglich: 1 Major-Kriterium und 1 Minor-Kriterium oder 3 Minor-Kriterien	
Major-/Minor-Kriterien	**Kriterien**	**Befund**	**Spezifizierung**
Major-Kriterien	Blutkulturen	• ≥ 2 positive Blutkulturen mit typischen Mikroorganismen	• Viridans-Streptokokken, *S. aureus*, *Streptococcus bovis*, HACEK-Gruppe oder Enterokokken ohne primären Fokus
		• persistierend positive Blutkulturen	• 2 Blutkulturen im Abstand von ≥ 12 Stunden abgenommen. • Bei ≥ 2 Blutkulturflaschen beträgt der Abstand zwischen der ersten und letzten Flasche mindestens 1 Stunde.
		• *Coxiella burnetti*	• IgG-Antikörper-Titer von ≥ 1: 800
	Endokard-Beteiligung	• Echokardiographie-Befund vereinbar mit Endokarditis, mit Nachweis von →	• oszillierender intrakardialer Masse • Abszess • neue partielle Dehiszenz einer Prothesenklappe
		• neue Klappeninsuffizienz	
Minor-Kriterien	prädisponierende Faktoren	• vorbestehende Herzkrankheit, intravenöser Drogenkonsum	
	Fieber ≥ 38 °C		
	vaskuläre Phänomene	• arterielle Embolien • septische Lungenembolien/septischer Lungeninfarkt • mykotisches Aneurysma • intrakranielle Einblutungen • konjunktivale Einblutungen • Janeway's Läsionen	
	immunologische Phänomene	• Glomerulonephritis und/oder • Osler-Knoten • Roth's spots • Rheumafaktoren	
	Mikrobiologie	• positive Blutkulturen (aber nicht Major-Kriterium erfüllend) • serologischer Nachweis einer aktiven Infektion mit einem plausiblem Keim	

6.2 Diagnose

Zur besseren Erfassung der Krankheit wurden 1981 die **von-Reyn-Kriterien** zur Diagnose der infektiösen Endokarditis publiziert (von Reyn et al. 1981). Bei diesen fehlten jedoch echokardiographische Befunde, weshalb 1994 die **Duke-Kriterien** vorgeschlagen wurden (Durack et al. 1994). Letztere wurden im Jahr 2000 durch Li et al. (2000) verfeinert und gelten heute als Standard zur klinischen Diagnose der infektiösen Endokarditis (Tab. B5-7). Die modifizierten Duke-Kriterien stützen sich auf drei Pfeiler, nämlich Blutkultur, Echokardiographie und Klinik. Handelt es sich aufgrund dieser Kriterien um eine „mögliche Endokarditis", sollte der Patient empirisch behandelt und die Diagnostik im Verlauf wiederholt werden. Kultur-negative Endokarditiden benötigen aufwändige mikrobiologische Untersuchungen inklusive Serologien, PCR und andere. Diese sind aber notwendig, da atypische Erreger eventuell nicht auf die empirische Therapie ansprechen und der Krankheitsprozess fortschreitet. Tabelle B5-8 fasst einige atypischen Erreger und geeigneten Nachweismethoden zusammen.

6.3 Differentialdiagnose

Der Differentialdiagnose muss Rechnung getragen werden, wenn die Duke-Kriterien nicht erfüllt sind. In diesen Fällen liegt häufig Fieber als alleiniges Leitsymptom oder ein echokardiographischer Befund ohne typische klinische Befunde vor. Tumorleiden, Kollagenosen, granulomatöse Erkrankungen, Medikamente und andere Infektionskrankheiten sind als Ursachen von Fieber zu erwähnen. Echokardiographisch sind die Befunde auch mit Myxomen, atrialen Tumoren oder Thromben, Lupus erythematodes, Karzinoid oder mit der zuvor erwähnten nichtbakteriellen thrombogenen Endokarditis (siehe Abschnitt 4.2) vereinbar.

7 Therapie

Therapie und Management von Patienten mit infektiöser Endokarditis benötigen eine **interdisziplinäre Besprechung** mit Internisten/Intensivmedizinern, Infektiologen/Mikrobiologen und Kardiologen/Herz-Thorax-Chirurgen.

Tab. B5-8 Atypische Erreger der infektiösen Endokarditis (Moreillon und Que 2004).

Erreger	Diagnostik	Bemerkungen
Coxiella burnetti	• Serologie • Gewebeprobe (befallene Herzklappe) mit Kultur, Immunhistologie und PCR	• Major-Kriterium • Q-Fieber • Hepatitis, Hepatosplenomegalie • Thrombopenie
Chlaymdia spp.	• Serologie • Gewebeprobe (befallene Herzklappe) mit Kultur, Immunhistologie und PCR	• sehr selten • Vogelexposition • Peri- und Myokarditis • subakuter Verlauf
Tropheryma whipplei	• Gewebeprobe (befallene Herzklappe) mit Histologie und PCR	• sehr selten (z.B. Mittelmeerraum, Endemiegebiet)
Brucella spp.	• Blutkultur (14 Tage bebrüten) • Gewebeprobe (befallene Herzklappe) mit Kultur, Immunhistologie und PCR	• sehr selten
Bartonella spp.	• Serologie • Gewebeprobe (befallene Herzklappe) mit Kultur, Immunhistologie und PCR	• sehr selten
Mycoplasma spp.	• Serologie • Gewebeprobe (befallene Herzklappe) mit Kultur, Immunhistologie und PCR	
Legionella spp.	• Serologie • Gewebeprobe (befallene Herzklappe) mit Kultur, Immunhistologie und PCR	

Tab. B5-9 Empfehlung der empirische Therapie der Nativklappen-Endokarditis bis zum Kulturresultat.

Klinik	Therapie	Dosis	Bemerkung
akut	Flucloxacillin + Gentamicin	6 × 2 g/24 h i.v. 2 × 1,5 mg/kg KG/24 h i.v.	kein MRSA
akut	Vancomycin + Gentamicin	2 × 15 mg/kg KG/24 h i.v. (max. 2 g/Tag i.v.) 3 × 1 mg/kg KG/24 h i.v.	bei Penicillin-Allergie oder Verdacht auf MRSA
subakut	Ceftriaxon + Gentamicin	1 × 2 g/24 h i.v. 2 × 1,5 mg/kg KG/24 h i.v.	*Haemophilus spp.* möglich
subakut	Amoxicillin + Gentamicin	6 × 2 g/Tag i.v. 2 × 1,5 mg/kg KG/24 h i.v.	*Enterococcus spp.* möglich

Die angegebenen Dosen beziehen sich auf eine normale Nierenfunktion.

7.1 Antimikrobielle Therapie

Nach Abnahme von Blutkulturen soll bereits bei Verdacht einer infektiösen Endokarditis eine empirische Therapie eingeleitet werden. Es ist wichtig, sowohl während der Therapie als auch zwei Wochen nach Abschluss der Therapie ‚Kontroll-Blutkulturen' zu veranlassen, um den Therapieerfolg zu dokumentieren.

Die Wahl der antibiotischen Therapie soll epidemiologische Aspekte (Resistenzlage), klinische Präsentation (subakut vs. akut) und Klappenmaterial (nativ oder Prothese) berücksichtigen (Tab. B5-9 und Tab. B5-10). Beim Einsatz von Aminoglykosiden ist es wichtig, auf Nebenwirkungen zu achten (besonders Nephro- und Ototoxizität) und Patienten auf das Vorliegen dieser repetitiv zu untersuchen.

Sobald der verursachende Erreger bekannt ist, soll auf eine gezielte antibiotische Therapie umgestellt werden. Bei einigen Keimen ist zur korrekten Wahl der Therapie zusätzlich die Bestimmung der minimalen Hemmkonzentration notwendig (MHK).

Tabelle B5-11 zeigt die Therapieempfehlungen bei nativen Klappen und Tabelle B5-12 bei prothetischen Klappen.

Streptokokken: Besonders bei den Viridans-Streptokokken ist die Bestimmung der MHK für Penicillin G sehr wichtig, da sie einen entscheidenden Einfluss auf die Therapiewahl hat. Durch die Kombination mit einem Aminoglykosid-Präparat kann die Therapiedauer verkürzt werden (Sexton et al. 1998). Aufgrund des Nebenwirkungspotentials von Aminoglykosiden sollten diese Antibiotika nur bei normaler Nierenfunktion und Alter unter 65 Jahre angewendet werden. Bei Auftreten von Komplikationen (siehe Abschnitt 5.4) ist eine zweiwöchige Kombinationstherapie nie ausreichend. Bei Klappenprothesen wird aufgrund der schweren Keimeradikation eine Therapie von mindestens sechs Wochen empfohlen (Moreillon und Que 2004).

Enterokokken: Bei Enterokken sollten die MHK für Ampicillin und Gentamicin, der Gentamicin-Synergie-Test und allenfalls eine β-Laktamase-Testung durchgeführt werden. Die Resultate ermöglichen die geeignete Therapiewahl zu treffen.

Staphylococcus aureus: Die Hinzugabe von Aminoglykosiden hat insgesamt keinen Einfluss auf die Überlebensrate, jedoch führt sie zur schnelleren Entfieberung und raschen Negativierung der Blutkulturen. Bei Klappenprothesen sollte Rifampicin hinzugegeben werden, da es auch

Tab. B5-10 Empfehlung der empirische Therapie der Prothesenklappen-Endokarditis bis zum Kulturresultat.

Therapie	Dosis	Bemerkung
Vancomycin + Gentamicin + Rifampicin +	2 × 15 mg/kg KG/24 h i.v. (max. 2 g/Tag i.v.) 2 × 1,5 mg/kg KG/24 h i.v. 2 × 450 mg/24 h p.o. oder i.v.	
Vancomycin + Gentamicin + Rifampicin + Cefepime +	2 × 15 mg/kg KG/24 h i.v. (max. 2 g/Tag i.v.) 2 × 1,5 mg/kg KG/24 h i.v. 2 × 450 mg/24 h p.o. oder i.v. 3 × 2 g/24 h i.v.	*Pseudomonas spp.* möglich

Die angegebenen Dosen beziehen sich auf eine normale Nierenfunktion.

Tab. B5-11 Therapie-Empfehlungen bei infektiöser Endokarditis mit nativer Klappe nach Erhalt des Kulturresultates (Baddour et al. 2005, Gilbert et al. 2005, Horstkotte et al. 2004, Moreillon und Que 2004, Naber et al. 2004).

Erreger	MHK	Therapie	Dosis	Dauer	Bemerkung
Streptokokken • Viridans-Streptokokken • *Streptococcus bovis* • β-hämolysierende Streptokokken • *Streptococcus pneumoniae*	Penicillin G ≤ 0,1 µg/ml	Penicillin G oder	12–20 Mio E/24h i.v.	4 Wochen	
		Ceftriaxon oder	1 × 2 g/24 h i.v.	4 Wochen	bei Penicillin-Allergie (nicht Sofort-Typ)
		Penicillin G + Gentamicin oder	12–20 Mio E/24 h i.v 2 × 1,5 mg/kg KG/24 h i.v.	2 Wochen	Kombinationstherapie bei Alter ≤ 65 und normaler Nierenfunktion
		Ceftriaxon + Netilmicin	1 × 2 g/24 h i.v 1 × 5 mg/kg KG/24 h i.v.	2 Wochen	
		Vancomycin	2 × 15 mg/kg KG/24 h i.v. (max. 2 g/24 h i.v.)	4 Wochen	bei Penicillin- und Cephalosporin-Allergie
Streptokokken • Viridans-Streptokokken • *Streptococcus bovis* • β-hämolysierende Streptokokken • *Streptococcus pneumoniae*	Penicillin G > 0,1 bis < 0,5 µ/ml	Penicillin G (+) Gentamicin oder	20–24 Mio E/24 h i.v 2 × 1,5 mg/kg KG/24 h i.v.	4 Wochen (siehe Bemerkung)	2 Wochen Kombinationstherapie (Penicillin G + Gentamicin), gefolgt von 2 Wochen Monotherapie mit Penicillin G
		Ceftriaxon (+) Netilmicin	1 × 2 g/24 h i.v 1 × 5 mg/kg KG/24 h i.v.	4 Wochen (siehe Bemerkung)	2 Wochen Kombinationstherapie (Ceftriaxion + Netromycin), gefolgt von 2 Wochen Monotherapie mit Ceftriaxion
		Vancomycin	2 × 15 mg/kg KG/24 h i.v. (max. 2 g/24 h i.v.)	4 Wochen	bei Penicillin- und Cephalosporin-Allergie
Streptokokken • Viridans-Streptokokken • *Streptococcus bovis* • β-hämolysierende Streptokokken • *Streptococcus pneumoniae*	Penicillin G > 0,1 bis < 0,5 µ/ml	Penicillin G + Gentamicin oder	20–24 Mio E/24 h i.v 2 × 1,5 mg/kg KG/24 h i.v.	4 Wochen 2 Wochen	2 Wochen Kombinationstherapie, gefolgt von 2 Wochen Monotherapie
		Ceftriaxon + Netilmicin	1 × 2 g/24 h i.v 1 × 5 mg/kg KG/24 h i.v.	4 Wochen 2 Wochen	
		Vancomycin	2 × 15 mg/kg KG/24 h i.v. (max. 2 g/24 h i.v.)	4 Wochen	bei Penicillin- und Cephalosporin-Allergie
Streptokokken • Viridans-Streptokokken • *Streptococcus bovis* • β-hämolysierende Streptokokken • *Streptococcus pneumoniae* • *Abiotrophia defectiva* • *Granulicatella spp.* • *Gemella spp.*	Penicillin G ≥ 1,0 µg/ml	Penicillin G + Gentamicin oder	20–30 Mio E/24 h i.v 2 × 1,5 mg/kg KG/24 h i.v.	4–6 Wochen	Symptome ≤ 3 Monate: 4 Wochen Therapie Symptome ≥ 3 Monate: 6 Wochen Therapie
		Vancomycin + Gentamicin	2 × 15 mg/kg KG/24 h i.v. (max. 2 g/24 h i.v.) 2 × 1,5 mg/kg KG/24 h i.v.	4–6 Wochen	bei Penicillin-Allergie vom Sofort-Typ, keine Cephalosporine (!)
Enterococcus spp.	Penicillin-sensibel + Aminoglykosid-Synergie-Test sensibel gleiche Therapie wie Streptokokken mit MHK für Penicillin G ≥ 1,0 µg/ml				

Tab. B5-11 Therapie-Empfehlungen bei infektiöser Endokarditis mit nativer Klappe nach Erhalt des Kulturresultates. *(Fortsetzung)*

Erreger	MHK	Therapie	Dosis	Dauer	Bemerkung
Enterococcus spp. • Penicillin-sensibel • Gentamicin-resistent	Streptomycin > 2000 mg/µl Gentamicin > 500 mg/µl	Penicillin G oder	20–30 Mio E/24 h i.v	8–12 Wochen	bei Penicillin-Allergie
		Amoxicillin oder	6 × 2 g/24 h i.v		
		Vancomycin	2 × 15 mg/kg KG/24 h i.v. (max. 2 g/24 h i.v.)		
Enterococcus spp. • Penicillin-resistent intrinsisch • Amoxicillin-resistent • Gentamicin-sensibel	Penicillin G ≥ 8,0 µg/ml Gentamicin < 500 mg/µl	Vancomycin + Gentamicin	2 × 15 mg/kg KG/24 h i.v. (max. 2 g/24 h i.v.) 2 × 1,5 mg/kg KG/24 h i.v.	4–6 Wochen	
Enterococcus spp. • Penicillin-resistent • Gentamicin-resistent • Vancomycin-sensibel	Penicillin G ≥ 8,0 µg/ml Gentamicin > 500 mg/µl	Vancomycin	2 × 1,5 mg/kg KG/24 h i.v. (max. 2 g/24 h i.v.)	8–12 Wochen	
Staphylococcus aureus	• Methicillin-sensibel	Flucloxacillin oder Oxacillin + Gentamicin oder	6 × 2 g/24 h i.v. 2 × 1,5 mg/kg KG/24 h i.v.	4–6 Wochen	Bei Befall der Trikuspidalklappe: 2-wöchige Therapie 3–5 Tage
	• Methicillin-sensibel	Cefazolin + Gentamicin oder	3 × 2 g/24 h i.v. 2 × 1,5 mg/kg KG/24 h i.v.	4–6 Wochen 3–5 Tage	bei Penicillin-Allergie (nicht vom Sofort-Typ)
	• Methicillin-sensibel	Vancomycin	2 × 15 mg/kg KG/24 h i.v. (max. 2 g/24 h i.v.)	4–6 Wochen	bei Penicillin-Allergie
Staphylococcus aureus	• Methicillin-resistent	Vancomycin	2 × 15 mg/kg KG/24 h i.v. (max. 2 g/24 h i.v.)	4–6 Wochen	
gramnegative Bakterien • HACEK-Gruppe		Ceftriaxon	1 × 2 g/24 h i.v.	4 Wochen	
Bartonella spp.	–	Gentamicin + Doxycyclin	2 × 1,5 mg/kg KG/24 h i.v. 2 × 100 mg/24 h	≥ 6 Wochen	
Coxiella burnetti	Serologie	Doxycyclin + Hydrochloroquin	2 × 100 mg/24 h 3 × 200 mg/24 h	≥ 18 Monate	allenfalls Chirurgie notwendig
Pseudomonas spp.	–	Tobramycin + Piperacillin oder Ceftazidim oder Cefepime	2 × 2,5 mg/kg KG/24 h i.v. 20 g/24 h i.v. 6–8 g/24 h i.v. 3 × 2 g/24 h i.v.	≥ 6 Wochen	meistens Chirurgie notwendig
Enterobacteriaceae	–	Gentamicin + Ceftriaxon oder Cefotaxim	2 × 1,5 mg/kg KG/Tag i.v. 1 × 2 g/24 h i.v. 3–4 × 2 g/24 h i.v.	≥ 4 Wochen	
Candida spp.		Amphotericin B + Flucytosin	0,8–1,0 mg/kg KG/24 h i.v. 3 × 50 mg/kg KG/24 h i.v.	≥ 6 Wochen	Resistenz-Testung notwendig Chirurgie notwendig
Aspergillus spp.		Amphotericin B	1–1,2 mg/kg	≥ 6 Wochen	Resistenz-Testung notwendig Chirurgie notwendig

Tab. B5-12 Therapie-Empfehlungen bei infektiöser Endokarditis mit künstlicher Klappe nach Erhalt des Kulturresultates (Baddour et al. 2005, Gilbert et al. 2005, Horstkotte et al. 2004, Moreillon und Que 2004, Naber et al. 2004).

Erreger	MHK	Therapie	Dosis	Dauer
Staphylococcus epidermidis und andere Koagulase-negative Staphylokokken	Methicillin-sensibel	Flucloxacillin + Rifampicin + Gentamicin	6 × 2 g/24 h i.v. 2 × 450 mg/24 h p.o. 2 × 1,5 mg/kg KG/24 h i.v.	6 Wochen 6 Wochen 2 Wochen
	Methicillin-resistent	Vancomycin + Rifampicin + Gentamicin	2 × 15 mg/kg KG/24 h i.v. 2 × 450 mg/24 h p.o. 2 × 1,5 mg/kg KG/24 h i.v.	6 Wochen 6 Wochen 2 Wochen
Staphylococcus aureus	Methicillin-sensibel	Flucloxacillin + Rifampicin + Gentamicin	6 × 2 g/24 h i.v. 2 × 450 mg/24 h p.o. 2 × 1,5 mg/kg KG/24 h i.v.	6 Wochen 6 Wochen 2 Wochen
	Methicillin-resistent	Vancomycin + Rifampicin + Gentamicin	1 × 2 g/24 h i.v 2 × 450 mg/24 h p.o. 2 × 1,5 mg/kg KG/24 h i.v.	6 Wochen 6 Wochen 2 Wochen
Streptococcus spp. Enterococcus spp.		Siehe Therapie-Empfehlung bei nativer Klappe (siehe Tab. B5-11). Therapiedauer mindestens sechs Wochen		

Implantat adhärierende Staphylokokken eliminieren kann. Methicillin-Resistenz erfordert den Einsatz von Glykopeptiden.

Koagulase-negative Staphylokokken: Diese Erregergruppe spielt fast ausschließlich bei Klappenprothesen eine Rolle und benötigen bei Methicillin-Resistenz den Einsatz von Glykopeptiden. Die Therapie wird dann in der Regel mit einem Aminoglykosid und Rifampicin ergänzt.

Enterobacteriaceae: Diese Keime benötigen die Kombinationstherapie eines Aminoglykosids mit einem Cephalosporin der 3. Generation. Bei Keimen der HACEK-Gruppe ist eine Monotherapie mit einem Cephalosporin der 3. Generation (beispielsweise Ceftriaxon) ausreichend.

Pseudomonas spp.: Gewöhnlich wird eine Kombinationstherapie mit einem Aminoglykosid und einem Cephalosporin der 3. oder 4. Generation durchgeführt. Resistenzprüfung ist bei diesen Keimen besonders zwingend. Erfahrungswerte zeigen, dass eine Pseudomonas-Endokarditis häufig zusätzlich eine chirurgische Therapie benötigt.

Pilze: Endokarditiden mit *Candida* oder Aspergillen sind oft schwer zu diagnostizieren, da Blutkulturen lange negativ bleiben. Die Therapie benötigt fast immer eine chirurgische Intervention (Ellis et al. 2001). Die Dauer der postoperativen antimykotischen Therapie sollte mindestens sechs Wochen betragen. Darüber hinaus wird eine 2-jährige Sekundärprophylaxe mit Flucoconazol bei Candida- und Itraconazol bei Aspergillen-Endokarditis empfohlen (Muehrcke et al. 1995).

Seltene Erreger: Große Erfahrungswerte und entsprechende Evidenzen fehlen bei diesen Keimen. Bei *Coxiella spp.*, *Bartonella spp.* und *Brucella spp.* werden häufig Tetrazykline, meist in Kombination mit einem Aminoglykosid empfohlen. Die Therapiedauer ist lang und muss individuell festgelegt werden. Erreger, die eigentlich aus der Kategorie der atypischen Pneumonie bekannt sind, wie *Chlamydia spp.*, *Legionella spp.* oder *Mycoplasma spp.* sind ebenso selten. Legionellen erfordern eine Therapie mit Levofloxacin oder eine Kombinationstherapie mit Erythromycin und Rifampicin. Die Therapiedauer sollte mindestens sechs Monate betragen. Bei Chlamydien und Mykoplasmen werden Tetrazykline eingesetzt.

7.2 Chirurgie

Die chirurgische Behandlung ist ein wichtiger Therapiebaustein bei der infektiösen Endokarditis. Sie wird sowohl bei der Klappenrekonstruktion als auch bei Einsatz einer Klappenprothese angewendet. Bei akuten Verläufen ist ein chirurgisches Verfahren in 25–30% der Fälle notwendig. Abhängig vom Ansprechen auf die Therapie und vom klinischen Verlauf kommt sie in 20–40% der Fälle zu einem späteren Zeitpunkt zum Einsatz (Jault et al. 1997, Larbalestier et al. 1992). Indikationen für eine chirurgische sind:

- persistierende oder zunehmende Herzinsuffizienz
- schwere septische Embolien (> 1 Embolie) trotz adäquater antibiotischer Therapie
- Progression der Krankheit trotz adäquater antibiotischer Therapie
- schwere Klappendysfunktion

- Keime, welche sich mit antimikrobieller Therapie nicht eradizieren lassen, zum Beispiel Pilze, *Pseudomonas spp.* etc.
- Prothesen-Endokardits (abhängig vom Infektionszeitpunkt und vom Keim)
- lokale Komplikationen wie zum Beispiel paravalvulärer oder myokardialer Abszess.

Diese Aufzählung verdeutlicht die Notwendigkeit der bereits frühen interdisziplinären Beurteilung.

> Ein häufiger Diskussionspunkt in der Behandlung der infektiösen Endokarditis ist der **optimale Zeitpunkt** einer Operation. Entscheidend hierfür ist der hämodynamische Zustand des Patienten.

Entwickelt der Patient eine schwere Herzinsuffizienz, welche medikamentös nicht kontrollierbar ist, resultiert aus dem Hinauszögern der Operation zugunsten einer verlängerten antibiotischen Therapie kein Vorteil, da die präoperative Antibiotikadauer einen geringen Einfluss auf das Überleben hat (Alexiou et al. 2000). Findet ein Herzklappenersatz in der akuten Phase statt, wird eine Fortsetzung der antibiotischen Therapie für einige Wochen empfohlen. Die Dauer muss individuell für den jeweiligen Patienten entschieden werden. Während bei der Linksherz-Endokarditis hämodynamische Faktoren die Indikation des operativen Eingriffs dominieren, sind es bei der Rechtsherz-Endokarditis nichteliminierbare Keime die häufigste Indikation zum Klappenersatz. Insgesamt weist ein Trend darauf hin, dass – sofern die Indikation vorliegt – ein operatives Vorgehen früh in Angriff genommen werden sollte. Allerdings muss beim Klappenersatz in den ersten Wochen häufiger mit einem paravalvulären Leck oder einer Prothesen-Endokarditis gerechnet werden (Zimmerli et al. 1992).

8 Prophylaxe

Obwohl klinische Studien zum Nachweis eines Nutzens fehlen, ist die Endokarditis-Prophylaxe allgemein anerkannt. Der Anteil von Endokarditiden, denen ursächlich ein ‚invasiver Eingriff' zugeordnet wird, beläuft sich auch etwa 15% (van der Meer et al. 1992a). Von diesen können wiederum (errechnet) ca. 5% mittels einer Endokarditis-Prophylaxe

Tab. B5-13 Endokarditis-Risikogruppen (Moreillon 2000, Paul-Ehrlich-Gesellschaft 1999, Stöllberger 2003).

Risiko-Gruppe	Erkrankung/Risiko
Hochrisiko-Patienten	• Herzklappenprothesen • Zustand nach Endokarditis • komplexe kongenitale zyanotische Vitien (z.B. univentrikuläres Herz, Transposition der großen Gefäße und Fallot'sche Tetralogie) • nicht oder chirurgisch unvollständig korrigiertes zyanotisches Vitium • chirurgisch geschaffene systemisch-pulmonalen Shunts
Patienten mit mittlerem Risiko	• angeborene Herzklappenfehler (sofern nicht zur Hochrisikogruppe zählend), z.B. bikuspide Aortenklappe • isolierter Vorhofseptum-Defekt • Zustand nach operativem Verschluss eines Vorhof- oder Ventrikelseptum-Defekts oder eines offenen Ductus arteriosus Botalli (< 6 Monate postinterventionell). • chirurgisch vollständig korrigiertes Vititum • erworbene Herzklappenfehler (z.B. schwere Aortenstenose) • hypertrophe obstruktive Kardiomyopathie • Mitralklappenprolaps mit Insuffizienz und/oder Verdickung der Mitralklappe
Patienten mit einem niedrigen Risiko (Prophylaxe NICHT empfohlen)	• isolierter Vorhofseptum-Defekt vom Secundum-Typ • Zustand nach operativem Verschluss eines Vorhof- oder Ventrikelseptum-Defekts oder eines offenen Ductus arteriosus Botalli ($\geq$ 6 Monate postinterventionell) • Zustand nach aortokoronarer Bypass-Operation • Zustand nach Implantation von Schrittmacher oder Defibrillator • Zustand nach Herztransplantation • Mitralklappenprolaps ohne Mitralinsuffizienz oder morphologische Veränderungen • Zustand Morbus Kawasaki ohne Klappendysfunktion • Zustand nach rheumatischem Fieber ohne Klappendysfunktion • funktionelles Herzgeräusch

verhindert werden (van der Meer et al. 1992b). Dementsprechend ist es wichtig, eine Risikostratifizierung vorzunehmen, was bedeutet, jene Personen zu identifizieren, die im Vergleich zur Normalpopulation ein erhöhtes Risiko tragen, während einer transienten Bakteriämie eine Endokarditis zu entwickeln. Aufgrund vorbestehender Herzkrankheit, wird in Niedrig-, Mittel- und Hochrisiko-Gruppen unterteilt, wobei eine Endokarditis-Prophylaxe nur in den beiden letztgenannten Gruppen notwendig ist (Tab. B5-13). Transiente Bakteriämien können im Alltag durch geringe Schleimhautverletzungen verursacht werden (siehe Tab. B5-5). Deshalb sollte eine Endokarditis-Prophylaxe bei zahnärztlichen, HNO-ärztlichen, endoskopischen, chirurgischen und urologischen Eingriffen evaluiert werden (Tab. B5-14; Moreillon 2000, Paul-Ehrlich-Gesellschaft 1999, Stöllberger 2003). Es ist wichtig, den betroffenen Patienten einen Ausweis für die Endokarditis-Prophylaxe abzugeben, damit die Empfehlungen korrekt durchgeführt werden können.

Tab. B5-14 Endokarditis-Prophylaxe (Moreillon 2000, Paul-Ehrlich-Gesellschaft 1999, Stöllberger 2003).

Eingriff	hohes Risiko	mittleres Risiko
dental • Zahnextraktion, Zahnimplantation • paradontologische Eingriffe • Einlage von Bändern • Zahnsteinentfernung oder Instrumentation mit Blutung • Wurzelbehandlung/Wurzelspitzenresektion • intraligamentäre Lokalanästhesie • Reinigung und zu erwartende Blutung **HNO-ärztliche Eingriffe** • Tonsillektomie, Adenoidektomie • chirurgische Eingriffe mit Einbezug der Atemwegsmukosa **endoskopische Eingriffe** • Bronchoskopie mit dem starren Bronchoskop • Sklerotherapie bei Ösophagus-Varizen • Ösophagus-Dilatation • Gastroskopie/Kolonoskopie (nur bei hohem Risiko)	• 2 g Amoxicillin p.o. 1 Stunde vor Eingriff + 1 g Amoxicillin p.o. 6 Stunden nach Eingriff • bei Unvermögen zu schlucken: 2 g Amoxicillin i.v. 30 Minuten vor Eingriff + 1 g Amoxicillin i.v. 6 Stunden nach Eingriff bei Penicillin-Allergie oder Unvermögen zu schlucken: • 600 mg Clindamycin p.o. oder i.v. 1 Stunde vor Eingriff *oder* • 500 mg Clarithromycin p.o., 1 Stunde vor Eingriff *oder* • 500 mg Azithromycin p.o., 1 Stunde vor Eingriff *oder* • 1 g Vancomycin i.v., 1 Stunde vor Eingriff *oder* • 400 mg Teicoplanin i.v., 1 Stunde vor Eingriff bei Penicillin-Allergie (nicht Sofort-Typ) oder Unvermögen zu schlucken: • 2 g Cefadroxil p.o., 1 Stunde vor Eingriff *oder* • 1 g Cefuroxim p.o., 1 Stunde vor Eingriff *oder* • 1 g Cefazolin i.v., 1 Stunde vor Eingriff	
abdominal-chirurgische Eingriffe • Gallenblasen-/gangs-Operation inkl. ERCP bei biliärer Abflussbehinderung • Chirurgie mit Verletzung der intestinalen Mukosa **gynäko-urologische Eingriffe** • Prostata-Chirurgie • Zystoskopie, Urethra-Dilatation • Vaginalgeburt (nur bei hohem Risiko) • vaginale Hysterektomie (nur bei hohem Risiko)	• 2 g Amoxicillin + Gentamicin 1,5 mg/kg KG (≤ 120mg) i.v. 1 Stunde vor Eingriff + 1 g Amoxicillin i.v. 6 Stunden nach Eingriff bei Penicillin-Allergie • 1 g Vancomycin oder 400 mg Teicoplanin i.v. (30 min. vor Eingriff Infusion beenden!) + Gentamicin 1,5 mg/kg KG (≤ 120mg) i.v. 1 Stunde vor Eingriff	• 2 g Amoxicillin p.o. oder i.v. 1 Stunde vor Eingriff + 1 g Amoxicillin p.o. oder i.v. 6 Stunden nach Eingriff bei Penicillin-Allergie oder Unvermögen zu schlucken: • 1 g Vancomycin oder 400 mg Teicoplanin i.v. (30 min. vor Eingriff Infusion beenden!)
andere • Manipulationen im Bereich infizierter Regionen (z.B. Hautabszesse)	• 1 g Flucloxacillin i.v. 30 min. vor Eingriff + 1 g Flucloxacillin i.v. 6 Stunden nach Eingriff bei Penicillin-Allergie: • 1 g Vancomycin oder 400 mg Teicoplanin i.v. (30 min. vor Eingriff Infusion beenden!) *oder* • 600 mg Clindamycin p.o. 1 Stunde vor dem Eingriff + 300 mg Clindamycin 6 Stunden nach dem Eingriff *oder* • bei Penicillin-Allergie (nicht Sofort-Typ): • 1 g Cefuroxim oder Cefazolin i.v. 1 Stunde vor Eingriff	

B5.3 Nicht-endokardiale intravaskuläre Infektionen

Parham Sendi und Werner Zimmerli

1 Vorbemerkung

Im vorliegenden Kapitel werden extrakardiale intravaskuläre Infektionen vorgestellt. Die Endokarditis, Katheter-, Gefäßprothesen- und Schrittmacher-Infektionen finden sich in den Kapiteln B5.2, D2.1 und D2.2. Analog zu einer Rechts- oder Linksherz-Endokarditis, können solche Infektionen ebenso das venöse oder das arterielle Gefäßsystem betreffen. Der erste Abschnitt befasst sich mit der septischen Thrombophlebitis, die abhängig von der Lokalisation große Unterschiede in der Klinik, Diagnostik und Therapie aufweisen kann. Im zweiten Abschnitt werden intraarterielle Infektionen von Nativgefäßen besprochen. Im letzten Abschnitt werden seltene Infektionen von zum Teil häufigen intravaskulären Fremdkörpern dargestellt.

Die Kenntnis dieser Krankheiten ist wichtig, da sie **alle potentiell rasch tödlich** verlaufen können. Bei stetiger Zunahme der endoluminalen Eingriffe sollten diese Infektionskomplikationen rasch erfasst und behandelt werden. Die Therapieentscheidung bedingt oft eine multidisziplinäre Besprechung.

2 Septische Thrombophlebitis (ohne Katheterinfektion)

2.1 Definition und Einteilung

2.1.1 Definition

Als septische Thrombophlebitis bezeichnet man eine Venenentzündung mit thrombotischem Verschluss oder Stenose des Lumens und gleichzeitiger mikrobieller Besiedelung.

2.1.2 Einteilung

Die septische Thrombophlebitis kann unabhängig von ihrer Ätiologie basierend auf Ihrer Lokalisation in folgende vier Gruppen eingeteilt werden:
- septische Thrombophlebitis der oberflächlichen Venen
- septische Thrombophlebitis der tiefen Venen
- septische intrakranielle Thrombophlebitis
- septische Thrombophlebitis der Portalvene.

2.2 Septische Thrombophlebitis der oberflächlichen Venen

2.2.1 Epidemiologie

Diese Form tritt als Komplikation von Hautinfektionen, unsterilen Injektionen (z.B. i.v. Drogen) oder am häufigsten als Folge von Katheterinfektionen auf, welche hier nicht besprochen sind (siehe Kap. D2.1).

2.2.2 Erregerspektrum

S. aureus, andere grampositive Kokken, *Candida spp.* und *E. coli* sind die häufigsten Erreger (Brook und Frazier 1996). Bei gleichzeitiger Gabe von Breitspektrumantibiotika werden vermehrt gramnegative Keime (*Klebsiella spp.* und *Enterobacter spp.*) selektioniert.

2.2.3 Infektionswege

Der Infektionsweg beruht auf einer hämatogenen Streuung (endogen) oder auf einer Kontamination von Hautwunden und Entwicklung einer Weichteilinfektion im entsprechenden Venengebiet (exogen).

2.2.4 Klinik

Anamnese: Risikofaktoren wie i.v. Drogengebrauch, andere intravenöse Injektionen, vorangegangene Venenkatheter, Hautverletzungen und -infekte und Insektenstiche müssen erfragt werden. Dies ist entscheidend, weil die septische Thrombophlebitis auch nach dem Entfernen von Kathetern entstehen kann. Zeitintervalle zwischen potentieller Ursache und Auftreten der Symptome sind zu eruieren. Ebenso zur Anamnese gehört das Erfragen von dermatologischen Erkrankungen sowie von rezidivierender Furunkulose, da diese Leiden mit einem S.-aureus-Trägertum assoziiert sind.

Symptome und Befunde: Die Beschwerden werden lokal und als Schmerzen, Rötung, Schwellung und Überwärmung angegeben. Fieber tritt bis in zu drei Viertel der Fälle auf, Schüttelfrost ist hingegen selten (O'Neill et al. 1968). Bei der klinischen Untersuchung zeigt sich ein druckdolenter, derber Venenstrang (Abb. B5-10). Palpabel vergrößerte Lymphknoten und Begleitlymphangitis sind weitere mögliche Befunde.

Komplikationen: Ein Großteil (> 80%) der Patienten entwickelt eine Bakteriämie mit klinischen Zeichen der Sepsis. Septische Lungenembolien mit sekundärer Pneumonie sowie die Bildung eines Weichteilabszesses sind weitere mögliche Komplikationen. Sehr selten bei Er-

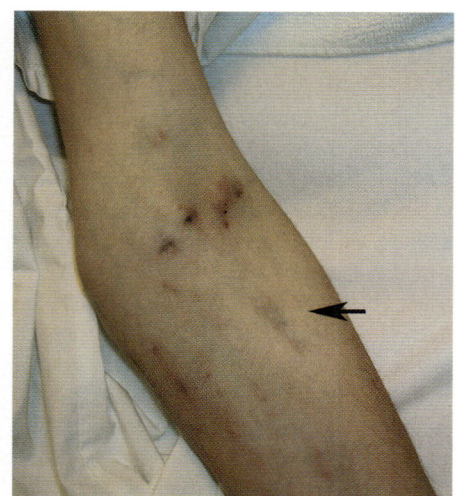

Abb. B5-10 Septische Thrombophlebitis mit *S. aureus* der Vena cephalica bei einer Patientin mit i.v. Drogenabhängigkeit.

wachsenen (meist bei schlanken oder kachektischen Personen), häufiger bei Kindern, kann es einer Osteitis der darunter liegenden Röhrenknochen kommen (Jupiter et al. 1982).

2.2.5 Diagnostik und Diagnose

Der klinische Untersuchungsbefund erlaubt in der Regel bereits die Diagnose. Die Abnahme von Blutkulturen zur **Keimdiagnose** ist notwendig. Bei der Blutanalyse des Labors zeigen sich erhöhte unspezifische Entzündungswerte (CRP, Procalcitonin, Leukozytose). Eine Bildgebung ist nur beim Verdacht von Komplikationen notwendig (z.B. Sonographie bei Weichteilabszess, CT-Thorax bei septischen Lungenembolien).

2.2.6 Therapie

Abhängig vom Ausmaß der Thrombophlebitis kann zusätzlich zur antibiotischen Therapie eine Phlebotomie zur Entleerung des Eiters ausreichend sein. In der Regel ist aber eine chirurgische Exzision der Vene anzustreben (Stein und Pruitt 1970). Bis zum Erhalt des Kulturresultats sollte die empirische Therapie bakterizid gegen *S. aureus* und Enterobacteriaceae wirken. Entsprechend kann eine intravenöse Therapie mit Amoxicillin/Clavulansäure ($3 \times 2{,}2$ g i.v./24 h) oder bei Penicillin-Allergie (nicht Sofort-Typ) mit Ceftriaxon (1×2 g i.v./24 h) eingeleitet werden. Bei Penicillin-Allergie vom Sofort-Typ und bei Verdacht auf MRSA empfiehlt sich eine empirische Kombinationstherapie von Vancomycin (2×1 g i.v./24 h) plus Gentamicin ($2 \times 1{,}5$ mg/kg KG i.v./24 h) oder plus einem Chinolon (z.B. Ciprofloxacin p.o. 2×750 mg/24 h). Die spezifische Therapie richtet sich nach dem Erreger und dessen Empfindlichkeit. Die Dauer der antibiotischen Therapie muss individuell evaluiert werden und beträgt in der Regel nach Exzision der septischen Vene zwei Wochen, bei konservativer Therapie 4–6 Wochen.

2.3 Septische Thrombophlebitis der tiefen Venen

2.3.1 Epidemiologie

Bei der Thrombophlebitis der tiefen Venen ist meist eine Zentralvene (d.h. Vena jugularis oder subclavia) oder eine Beckenvene betroffen. Die Inzidenz der septischen Thrombophlebitis der Zentralvenen ist unbekannt. Sie ist aber praktisch immer eine Folge von Katheter-assoziierten Thromben und Bakteriämien (siehe Kap. D2.1). Bei der septischen Thrombophlebitis der Beckenvene sind gynäkologische Eingriffe oder Geburten als Risikofaktoren zu nennen. In einer Studie aus Atlanta (USA) mit einer 9-jährigen Beobachtungsperiode wurden 27 Fälle von septischer Thrombophlebitis einer Beckenvene bei über 54 000 Geburten notiert (Josey und Staggers 1974).

2.3.2 Erregerspektrum

Bei der Thrombophlebitis der VV. jugularis und subclavia ist das Erregerspektrum wie bei der oberflächlichen. Hinzu kommen Keime aus der Mundflora, *Fusobacterium necrophorum* und *Bacteroides spp.* (Lemierre-Syndrom). Bei der septischen Phlebitis der Beckenvene wurden meist *Bacteroides spp.*, anaerobe Streptokokken (Peptostreptokokken), *E. coli* oder β-hämolytische Streptokokken dokumentiert.

2.3.3 Infektionswege und Pathogenese

Bei den Zentralvenen wird ein großer Prozentsatz durch frühere oder aktuelle Katheter verursacht. Als Komplikation einer Angina tonsillaris kann eine septische Thrombophlebitis der V. jugularis entstehen, die als Lemierre-Syndrom bezeichnet wird.

Bei der Becken-Thrombophlebitis ist meist das Venensystem der Ovarien oder des Uterus auch mit betroffen, da nach Unterleibsoperationen oder Geburten eine erhöhte Thromboseneigung besteht. Beim Vorliegen von Thromben können diese durch die vaginale oder perineale Flora sowohl lymphogen als hämatogen besiedelt werden.

2.3.4 Klinik

Anamnese: Es müssen die gleichen Risikofaktoren wie bei der Thrombophlebitis der oberflächlichen Venen erfragt werden. Zusätzlich soll bei der Anamnese besonders eine Angina tonsillaris, intravenöser Drogenkonsum, frühere zentrale venöse Katheter, parentarale Ernährung, Aufenthalt auf der Intensivstation sowie gynäkologische Eingriffe und Geburten erfragt werden. Das Zeitintervall zwischen Geburt oder gynäkologischem Eingriff und einer septischen Beckenvenen-Thrombophlebitis beträgt in der Regel 1–2 Wochen (Josey und Staggers 1974).

Symptome: Fieber typischerweise mit Schüttelfrost ist das Leitsymptom. Lokale Zeichen, wie sie auch bei der oberflächlichen Thrombophlebitis vorkommen, können fehlen. Wenn gynäkologische Patienten zusätzlich über Übelkeit, Erbrechen, Bauch- und Flankenschmerzen berichten, muss an eine septische Beckenvenen-Thrombophlebitis gedacht werden.

Befunde: Eintrittsstellen von entfernten intravenösen Kathetern müssen genau inspiziert werden. Analog einer aseptischen tiefen Venenthrombose kann eine Schwellung der Extremität vorliegen. Bei Befall der Beckenvenen findet sich eine abdominale Druckdolenz mit Akzentuierung in den unteren Quadranten, meist rechtsseitig, da diese Seite häufiger betroffen ist. Die Untersuchung des Uterus ist oft unauffällig.

Komplikationen: Gleich jenen der septischen Thrombophlebitis der oberflächlichen Venen sind Lungenembolien mit konsekutiver Pneumonie sowie die Entwicklung eines Abszesses gefürchtet. Bei verzögerter oder fehlender Therapie kommt es zu einem konstanten Wachstum des Thrombus. Bei der septischen Beckenvenen-Thrombophlebitis kann es zu Aborten kommen. Eine Becken-Osteomyelitis ist eine sehr seltene Komplikation. Die Letalitätsrate der Beckenvenen-Thrombophlebitis wird auf 18/1 000 000 Schwangerschaften geschätzt (Derrick et al. 1970).

2.3.5 Diagnostik und Diagnose

Schlüsselbefund sind persistierend positive Blutkulturen. Es sollten deshalb analog zur Abklärung der Endokarditis mindestens drei Paar Blutkulturen abgenommen werden. Da bei der pelvinen Phlebitis 20–30% der Blutkulturen negativ bleiben, schließt ein solches Resultat die Diagnose nicht aus (Josey und Staggers 1974). Während bei Befall der meisten tiefen Venen eine Leukozytose nachweisbar ist, kann diese bei der septischen Beckenvenen-Thrombophlebitis fehlen. Eine Bildgebung zum Nachweis der Thrombose ist bei Infektionen der tiefen Venen zwingend. Diese kann mittels Sonographie, Computertomographie, Phlebographie oder Magnetresonanztomographie (MRT) erfolgen. Die Sonographie ist bei einer jugulären septischen Thrombose oft ausreichend. Bei Befall anderer Venen empfiehlt sich eine Computertomographie. Die septische Phlebitis der Beckenvenen sollte mittels MRT untersucht werden, da die Sensitivität hoch ist und eine Unterscheidung zwischen frischem und bereits organisiertem Thrombus möglich ist (Martin et al. 1986). Weil die Rate der septischen Streuung bei der septischen Thrombophlebitis der tiefen Venen höher ist, als jene bei den oberflächlichen Venen, sollte bei klinischem oder laborchemischen (Blutgasanalyse) Verdacht auf eine Lungenembolie eine Computertomographie des Thorax veranlasst werden.

Da die Symptome der Beckenvenen-Thrombophlebitis (Unterbauchschmerzen) unspezifisch sind, ist die Differentialdiagnose sehr breit. Sie umfasst die Pyelonephritis, Ureter-Obstruktion, Appendizitis, Torsion oder Einblutungen von Ovarialzysten, extrauterine Schwangerschaft, Endo- und Parametrium-Entzündungen, andere pelvine Infektionen, Adnexitis, Weichteilabszesse, Infarktkrisen einer Sichelzellanämie und anderes mehr.

2.3.6 Therapie

Eine chirurgische Exzision der tiefen Venen ist meist nicht möglich. Bisherige Daten deuten jedoch darauf hin, dass eine medikamentöse Therapie ausreichend ist (Slagle und Gates 1986, Strinden et al. 1985). Diese besteht aus einer Antikoagulation in therapeutischer Dosierung und einer intravenösen antibiotischen Therapie. Es ist wichtig, bei der Wahl des Antibiotikums auch die genannten anaeroben Keime zu berücksichtigen. Als empirische Therapie empfiehlt sich Amoxicillin/Clavulansäure (3 × 2,2 g i.v./24 h) oder Piperacillin/Tazobactam (3 × 4,5 g i.v./24 h). Bei einer Penicillin-Allergie kann ein Carbapenem (z.B. Imipenem i.v. 4 × 500 mg/24 h) eingesetzt werden. Die Dauer der antibiotischen Therapie ist abhängig vom Erreger und Ausmaß des Thrombus und sollte mindesten vier Wochen, beim Nachweis von *S. aureus* oder *Candida spp.* sogar sechs Wochen betragen. Die Dauer der Antikoagulation für Venenthrombose beträgt in der Regel sechs Monate. Abhängig von der Thrombus-Größe, Krankheitsgrad und Ansprechen auf die medikamentöse Therapie ist eine Thrombektomie in einem interdisziplinären Team zu evaluieren.

Als empirische antibiotische Therapie der septischen Beckenenven-Thrombose ist basierend auf das Erregerspektrum eine Zweier-Kombination mit Ceftriaxon (1 × 2 gr i.v./24 h) plus Clindamycin (4 × 600 mg i.v./24 h) oder plus Metronidazol (3 × 500 mg i.v./24 h) empfohlen. Eine Alternative ist Piperacillin/Tazobactam (3 × 4,5 g i.v./24 h). Der Einsatz von Heparin in therapeutischer Dosierung wird kontrovers beurteilt (Josey und Staggers 1974, Witlin und Sibai 1995). Im Gegensatz zu den Zentral- oder Femoralvenen wird die Antikoagulation bei der Becken- und Ovarialvenen-Thrombophlebitis wenige Tage nach Normalisierung der Köpertemperatur oder nach etwa einer Woche wieder sistiert. Bei ungenügendem Ansprechen auf die medikamentöse Therapie oder bei Entwicklung von Komplikationen (Abszess) kann eine chirurgische Therapie notwendig sein.

2.4 Septische intrakranielle Thrombophlebitis

2.4.1 Epidemiologie

Die septische intrakranielle Thrombophlebitis kann primär sowohl durch eine Thrombose (z.B. Sinusvenen-Thrombose) als auch durch eine Infektion aus dem benachbarten Gebiet (Nasennebenhöhlen, Mittelohr, Mastoid, etc.) oder durch Einbezug einer Vene in einen Infektionsherd (sub- oder epiduraler Abszess, bakterielle Meningitis) entstehen. Somit stellen diese Vorstufen klare Risikofaktoren dar. Gelegentlich kommt eine intrakranielle Thrombophlebitis als Folge einer septischen Embolie vor. Die Inzidenz ist selten und die Daten basieren auf Fallbeschreibungen oder auf Komplikationsraten von Infektionen im HNO-Bereich.

2.4.2 Infektionswege und Pathogenese

Unmittelbar benachbarte Strukturen spielen als Infektionswege eine bedeutende Rolle. Besonders bei der Sinusvenen-Thrombophlebitis geht die Infektion meist von einer Sinusitis aus (Ebright et al. 2001). Entsprechend der Lokalisation sind die Otitis media und Mastoiditis Primärherde für die Thrombophlebitis der lateralen Sinus und die Meningitis für diejenige der sagitalen Sinus (Syms et al. 1999).

2.4.3 Erregerspektrum

S. aureus ist bei weitem der häufigste Erreger (Ebright et al. 2001). Da die Infektion von einer Nasennebenhöhle ausgehen kann, schliesst das Spektrum auch Erreger der Sinusitis (siehe Kap. B3.2) ein. Bei vorbestehender chronischer Otitis sollte an Mischinfektionen, besonders mit Beteiligung von *Bacteroides fragilis* gedacht werden (Syms et al. 1999). Invasive Pilzinfektionen wie Mucor-Mykose oder Aspergillose sind selten und spielen vor allem bei Immunsupprimierten eine Rolle.

2.4.4 Klinik

Anamnese: Eine vorangegangene Infektion im Hals-Nasen-Ohren-Bereich (unter anderem chronische Sinusitis, Furunkel, Erysipel, Zahnwurzelabszess) sollte erfragt werden. Die Lokalisation der Beschwerden, die Dauer der Erkrankung sowie deren Verlauf sind wichtig. Das Krankheitsbild kann sich sowohl akut als auch chronisch präsentieren. Die akute Form ist meist Folge einer Infektion im Gesicht, hat eine kurze Anamnese (< 1 Woche) und zeigt einen rasch progredienten Verlauf. Sinusitis und Otitis sind meist Ursprung der chronischen Form, die sich eher mit einem weniger schweren Krankheitsbild präsentiert.

Symptome: Fieber wird von fast allen betroffenen Patienten angegeben. Andere Symptome hängen von der Lokalisation der Thrombophlebitis ab und können dementsprechend unterschiedliche Symptome verursachen. Bei Befall des Sinus cavernosus werden am häufigsten periorbitale Schwellung und Kopfschmerzen angegeben (Southwick et al. 1986). Schläfrigkeit, Augentränen, Doppelbilder und Photophobie sind weitere Symptome. Bei Befall der lateralen Sinus klagen Patienten über Ohrschmerzen, Gesichtsschmerzen und Sensibilitätsstörungen im Gesicht.

Befunde: Beim Status soll besonders auf pathologische Befunde bei der Untersuchung der Augen, der Nasennebenhöhlen, der Zähne und der Hirnnerven geachtet werden. Bei den Augen können sich Ptose, Lidrötung (Abb. B5-11), periorbitales Ödem, Chemosis, sowie Augenmuskelparesen zeigen. Pupillenreaktionen können verlangsamt und der Visus vermindert sein. Bei der ophthalmoskopischen Untersuchung sollen ein Papillen-Ödem und dilatierte retinale Venen gesucht werden. Befunde einer Sinusitis (Druckschmerz, Eiterstraße in den Nasengängen oder an der Rachenhinterwand) oder eines Wurzelabszesses (Klopfdolenz der Zähne) müssen aktiv gesucht werden. Druckdolenz am Mastoid oder Meningismus können bei der anatomischen Zuordnung der beteiligten Sinus helfen. Bei der septischen Thrombophlebitis des Sinus cavernosus kann es zum Ausfall der Hirnnerven III, IV, VI, und je nach Ausmaß

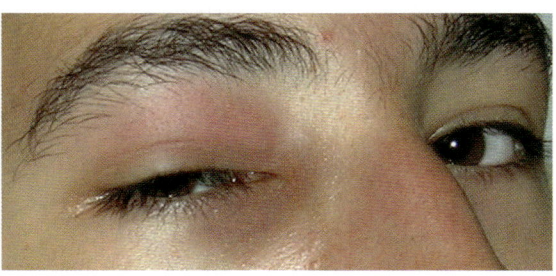

Abb. B5-11 Lidphlegmone im inneren Augenwinkel als Primärherd für eine Sinus-cavernosus-Thrombophlebitis mit *S. aureus*.

der Thrombose, des V. Hirnnerven kommen (Southwick et al. 1986). Beim Befall der lateralen Sinus kann eine Fazialisparese vorliegen. Ist der Sinus sagitalis betroffen finden sich zusätzlich zu Allgemeinsymptomen und Meningismus, Konzentrationsstörungen und motorische Defizite.

Komplikationen: Abhängig von der Dauer und der Schwere der Erkrankung kann es zu einer bleibenden Läsion der genannten Hirnnerven oder zu einem kompletten Visus-Verlust kommen. Durch Fortschreiten der Infektion besteht die Gefahr eines Hirnabszesses oder eines Subduralempyems. Unabhängig von der Therapie (unter anderem Antikoagulation) können Hirnblutungen auftreten, besonders wenn sich die Thrombophlebitis auf die kortikalen Venen ausbreitet oder die Wand der A. carotis (im Sinus cavernosus) arrodiert wird. Epileptische Anfälle treten typischerweise bei Erkrankung des Sinus sagitalis auf. Die Letalität der septischen intrakraniellen Thrombophlebitis liegt über 30% (Ebright et al. 2001).

2.4.5 Diagnostik und Diagnose

Sofern aufgrund des intrakraniellen Druckes eine Lumbalpunktion möglich ist, kann diese eine Pleozytose (alle Formen) und erhöhte Proteinkonzentration zeigen. Kulturen sollen aus dem Liquor und dem Blut angelegt werden. Als notwendige Bildgebung wird eine CT-Angiographie oder eher eine MRT empfohlen (Igarashi et al. 1995). Neben dem Nachweis einer Sinusthrombose können Umgehungskreisläufe (Abb. B5-12) und/oder Zeichen eines Hirnödems gesehen werden. Die Bildgebung sollte ebenfalls dazu benutzt werden, um benachbarte Infektherde wie zum Beispiel Sinusitiden zu eruieren.

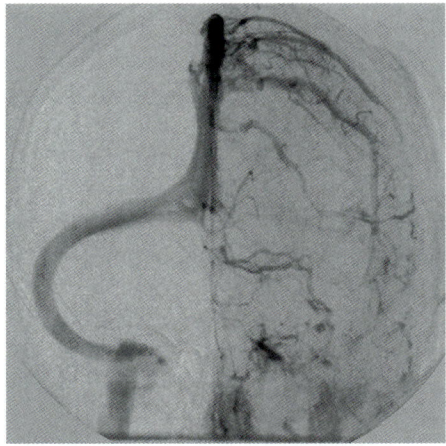

Abb. B5-12 CT-Angiographie des Schädels bei einem Patienten mit septischer intrakranieller Thrombophlebitis: Umgehungskreislauf bei Verschluss des linken Sinus sagitalis.

2.4.6 Therapie

Folgende vier Faktoren müssen bei der Therapie evaluiert werden: Antibiotika, Antikoagulation, Steroide und Chirurgie. Die antibiotische Therapie sollte *S. aureus* sowie Keime die aufgrund des vermuteten Ursprungs (Sinusitis, Zahnwurzelabszess etc.) erfassen. Eine Therapie mit Amoxicillin/Clavulansäure (3 × 2,2 g i.v./24 h) empfiehlt sich als empirische Therapie. Alternativ kann Cefepim (3 × 2 g i.v./24 h) allein oder bei Verdacht auf Anaerobier-Beteiligung mit Clindamycin (4 × 600 mg i.v./24 h) verabreicht werden. Bei Penicillin-Allergie oder Verdacht auf MRSA kann Vancomycin (2 × 1 g i.v./24 h) mit Clindamycin (4 × 600 mg i.v./24 h) kombiniert werden. Die empirische Therapie sollte nach Keimnachweis gemäß Resistenzprüfung optimiert werden. Es gehört zur Aufgabe des klinischen Infektiologen auf dem Boden der Gesamtsituation (Klinik, Bildgebung, Begleiterkrankung, Erreger) die Relevanz allfälliger nicht erfasster Bakterien abzuschätzen und diese empirisch weiterzubehandeln. Die Dauer der intravenösen antibiotischen Therapie muss individuell bestimmt werden, sollte aber nicht weniger als drei Wochen betragen. Die Antikoagulation scheint bei Vorliegen einer Thrombose sinnvoll, birgt jedoch auch die Gefahren von Blutungen besonders im ZNS. Bei intrakranieller Blutung, Abszess oder durch die Thrombophlebitis bedingte neurologische Ausfälle ist die Antikoagulation kontraindiziert. Deshalb sollte vor und während Anwendung von Heparin eine engmaschige Kontrolle (Klinik und Bildgebung) des Patienten stattfinden. Die Dauer der Antikoagulation kann aufgrund fehlender prospektiver Daten nicht allgemeingültig festgelegt werden. Individuelle Entscheidungen führen von einer mehrwöchigen bis zu einer mehrmonatigen Therapie. Der Nutzen von Steroiden ist bei der zerebralen septischen Thrombophlebitis nicht erwiesen. Der Einsatz der Chirurgie kann bei fehlendem Ansprechen auf die medikamentöse Therapie notwendig sein und wird bei der Sinusitis sphenoidales empfohlen (Lew et al. 1983). Abhängig von diversen Faktoren (Größe, Lokalisation, benachbarte anatomische Strukturen etc.) muss die chirurgische Sanierung des Primärherdes (Sinusitis, Zahnwurzelabszess, Hirnabszess usw.) durchgeführt werden.

2.5 Septische Thrombophlebitis der Portalvene

2.5.1 Epidemiologie

Die septische Thrombophlebitis der Portalvene – auch Pylephlebitis genannt – ist eine seltene Erkrankung, die jedoch wegen ihrer hohen Mortalitätsrate (über 30%) erwähnt werden soll. Epidemiologische Daten sind aufgrund ihrer Rarität nicht vorhanden.

2.5.2 Erregerspektrum

Oft sind mehrere Keime gleichzeitig beteiligt, wobei *Bacteroides fragilis* am häufigsten isoliert wird (Plemmons et al. 1995). Da als Ursache meist ein Infekt im Abdomen vorausgeht, werden *E. coli, Proteus mirabilis, Klebsiella pneumoniae* und *Enterobacter spp.* ebenfalls häufig isoliert.

2.5.3 Infektionswege und Pathogenese

Die Pylephlebitis ensteht in der Regel als Folge von Infektionen im Abdominalbereich (z.B. Appendizitis oder Divertikulitis) via zufließendes Venensystem oder durch einen Infektionsherd in unmittelbarer Nähe (z.B. Leberabszess oder Cholangitis). Am häufigsten ist sie mit einer Divertikulitis assoziiert (Lim et al. 1989, Plemmons et al. 1995). Als eher seltener Infektionsweg gilt die sekundäre mikrobielle Besiedelung einer Pfortader-Thrombose (Witte et al. 1985).

2.5.4 Klinik

Anamnese: Da die Krankheit meist sekundär von einem Abdominalinfekt ausgeht, muss die Anamnese den Primärherd erfassen. Zu den häufigsten Vorerkrankungen werden Divertikulitis, Leberabszess und Appendizitis gezählt. Neben den oben genannten Foci kann die Pylephlebitis auch bei Darmperforationen, Magenulzera und bakterieller Enteritis entstehen (Plemmons et al. 1995). Zudem müssen Risikofaktoren für eine Pfortader-Thrombose erfragt werden (Thrombose-Risikofaktoren, Tumoren, Pankreas-Zysten usw.).

Symptome: Aufgrund der Pathogenese ist eine klinische Unterscheidung zwischen Primärherd und sekundär entstandener Pylephlebitis schwierig, da sowohl Symptome als auch Befunde bei beiden Erkrankungen vorkommen können. Das häufigste Leitsymptom ist Fieber. Drei Viertel der Patienten klagen zusätzlich über Abdominalbeschwerden. Über die Hälfte berichtet über Schüttelfrost (Plemmons et al. 1995). Weitere Symptome sind Nausea, Erbrechen, Diarrhö, Gewichtsverlust, Myalgien, Arthralgien und Nachtschweiß.

Befunde: Bei einem Drittel der Patienten finden sich Zeichen einer Sepsis. Das Integument kann ikterisch imponieren. Bei der Untersuchung des Abdomens dominieren meist die Befunde der Primärinfektion. Eine Hepato- und/oder Splenomegalie wird bei einem Viertel der Patienten gefunden.

Komplikationen: Leberabszesse finden sich bei einem Großteil der Patienten (> 50%). Diese können als Primärherd die Pylephlebitis verursachen, aber auch sekundär deren Folge sein. Als weitere Komplikation muss die septische Lungenembolie erwähnt werden. Insgesamt handelt es sich um ein schweres Krankheitsbild mit einer Mortalität von über 30% (Plemmons et al. 1995).

2.5.5 Diagnostik und Diagnose

Blutkulturen sind meist positiv (Plemmons et al. 1995). Entzündungszeichen im Blut sind typischerweise erhöht, ebenso können Transaminasen- und Cholestase-Parameter leicht erhöht sein. Bei Vorliegen von positiven Blutkulturen mit einem typischen Keim und einem Abdominalinfekt (oder auch bei fehlendem fassbarem Focus) ist eine Pfortader-Thrombose beweisend für eine Pylephlebitis; deshalb muss eine solche mit der Bildgebung, in der Regel mit einer Computertomographie des Abdomens, gesucht werden. Durch Kontrastmittelapplikation können auch Thromben in anderen zuführenden Venen gesichtet werden. Eine Sonographie als Bildgebung ist ebenfalls möglich. Diese wird jedoch meistens zur Verlaufskontrolle der Thrombus-Größe eingesetzt.

2.5.6 Therapie

Die antibiotische Therapie bildet wichtigste Therapiemodalität. Da die Infektion meist polymikrobiell verursacht ist, empfiehlt sich eine Therapie mit Tazobactam/Piperacillin ($3 \times 4{,}5$ g i.v./24 h) oder bei einer Penicillin-Allergie der Einsatz eines Carbapenems (z.B. Imipenem 4×500 mgr i.v./24 h). Im Gegensatz zu anderen Infektionen sollte die empirische Therapie nicht auf eine spezifische Therapie gewechselt werden, da wie bereits erwähnt, meist mehrere Erreger verantwortlich sind und möglicherweise nicht all diese Erreger mittels Blutkulturen nachgewiesen werden können. Die Dauer der Therapie muss aufgrund des klinischen, laborchemischen und radiologischen Verlaufs entschieden werden. Sie sollte mindestens zwei Wochen und bei Vorliegen eines Leberabszesses mindestens sechs Wochen betragen (Plemmons et al. 1995). Der Nutzen einer Antikoagulation ist nicht bewiesen, und Empfehlungen beruhen auf Fallbeschreibungen oder Fallserien. Sollte sich, bei ansonsten stabilen klinischen Verlauf, der Thrombus nur in der Pfortader befinden, kann möglicherweise auf eine Antikoagulation verzichtet werden (Baril et al. 1996). Bei Thrombus-Progression und/oder Ausdehnung in die Mesenterialvenen sowie bei allgemein erhöhtem Thrombose-Risiko (Tumor, Hyperkoagulabilität usw.) sollte Heparin angewendet werden. Die Dauer der Therapie richtet sich nach dem Erfolg der Therapie und dem Grad der Rekanalisation. Die Rolle der perkutanen Thrombus-Aspiration als Therapieoption ist unbekannt und beruht auf Kasuistiken.

2.6 Prophylaxe

Prophylaktische Maßnahmen sind bei allen iatrogen verursachten Fremdkörper-assoziierten Veneninfektionen möglich. Diese beinhalten hauptsächlich Einhaltung der Hygienerichtlinien und aseptisches Arbeiten bei Venenpunktionen oder Einführen eines Venenkatheters (siehe Kap. D2.1).

3 Infektiöse Arteriitis und mykotisches Aneurysma

3.1 Definition

Als infektiöse Arteriitis bezeichnet man durch Mikroorganismen verursachte Entzündung einer Arterienwand. Beim mykotischen Aneurysma kommt es zusätzlich zu einer Erweiterung („Aneurysma") der Arterie. Das Aneurysma kann vorbestehend sein oder sekundär durch die Infektion entstehen (siehe Abschnitt 3.3). Der Begriff „mykotisch" stammt von Sir William Osler, der die Form einer erweiterten Arterie bei einem Patienten mit Endokarditis als pilzartig bezeichnete.

3.2 Epidemiologie und Risikofaktoren

Seit Einführung der Antibiotika sind diese Infektionen selten geworden. Zur Epidemiologie liegen nur retrospektive Daten zum mykotischen Aneurysma vor. Die infektiöse Endarteriitis (ohne Aneurysma) ist eine sehr seltene Infektionskrankheit und wird wahrscheinlich meist nicht diagnostiziert.

In einer Studie, in welcher 2585 Aneurysmen untersucht wurden, galten lediglich 22 (0,9%) als mykotisch (Chan et al. 1989). In einer weiteren Arbeit wurden während fünf Jahren 7795 Personen mit intravenösem Drogenkonsum untersucht und die Prävalenz auf 0,03% geschätzt. Männer sind dreimal häufiger als Frauen betroffen und das Durchschnittsalter beträgt 65 Jahre. Tritt das mykotische Aneurysma als Folge einer Endokarditis auf, sind Männer und Frauen gleich häufig betroffen und das Durchschnittsalter beträgt 40 Jahre. Entsprechend ist die Inzidenz bei der Endokarditis mit ca. 15% deutlich höher als jene in anderen Populationen (Jarrett et al. 1975). Ein Drittel der Aneurysmen entwickelt sich im ZNS (Bohmfalk et al. 1978, Frazee et al. 1980), wobei diese Lokalisation aufgrund potentieller Hirnblutungen eine hohe Mortalitätsrate aufweist (Bullock et al. 1981).

Risikofaktoren sind mit jenen der Endokarditis (siehe Kap. B5.2) vergleichbar. Hinzu kommt bei dieser Erkrankung die Atherosklerose, die eine ideale Matrix für die bakterielle Adhärenz darstellt wie auch ein vorbestehendes nicht infektiöses Aneurysma. Als weitere Risikofaktoren sind Trauma oder Verletzung einer Arterie (Unfall, Drogenabusus, PTCA) und eingeschränkte Immunitätslage (Alkoholabusus, Diabetes, Steroide, Chemotherapie, Tumoren) beschrieben (Qureshi et al. 1999, Samore et al. 1997).

3.3 Erregerspektrum, Infektionswege und Pathogenese

Erregerspektrum

Bei Vorliegen einer Endokarditis ist das Erregerspektrum identisch, es dominieren Streptokokken und Staphylokokken. In Fällen ohne Endokarditis unterscheidet sich das Erregerspektrum, da gramnegative Bakterien (hauptsächlich *Salmonella spp.*) in einem Drittel aller Fälle isoliert werden. *Treponema pallidum*, früher der Haupterreger (luetische Aortitis), wird heute nur noch selten diagnostiziert. Das Erregerspektrum ist in Tabelle B5-15 zusammengefasst. Zahlreiche Erreger sind vereinzelt aus Fallbeschreibungen bekannt. In einer Arbeit wurden von 1945–1999 41 Fälle mit *Mycobacterium tuberculosis* zusammengestellt. Diese Infektion entsteht bei drei-viertel der Erkrankten per continuitatem eines benachbarten Lymphknotens (Long et al. 1999). Bei Personen mit intravenösen Drogenabusus dominieren *Pseudomonas aeruginosa* (18%) und *S. aureus* (> 75%), wobei in dieser Untersuchung zwei Drittel der Stämme Methicillin resistent waren (Johnson et al. 1983).

Infektionswege und Pathogenese

Vier Infektionswege werden bei der Entstehung einer infektiösen Arteriitis und eines mykotischen Aneurysma postuliert.

- Durch septische Embolien kommt es zum Verschluss der vasa vasorum der Arterie. Dadurch werden unter anderem die glatten Muskelzellen der Arterienwand zerstört. Das Gefäß erweitert sich als Folge des intraarteriellen Drucks und formiert sich so zu einem Aneurysma.

Tab. B5-15 Erregerspektrum beim mykotischen Aneurysma (Brown et al. 1984, Johnson et al. 1983, Moneta et al. 1998).

Erreger	Häufigkeit (%)
Staphylococcus aureus	28–71
Salmonella spp.	1–24
polymikrobiell	8
Häufigkeit unbekannt, Dokumentation aus Fallbeschreibungen • *Streptococcus spp.* • *Pseudomonas spp.* • *E. coli* • *Proteus spp.* • *Klebsiella spp.* • *Citrobacter freundii* • *Serratia marcescens* • *Listeria monocytogenes* • *Neisseria gonorhoeae* • *Campylobacter spp.* • *Yersinia spp.* • *Brucella spp.* • *Clostridium spp.* • *Corynebacterium* • *Coxiella burneti* • *Rothia dentacariosa* • *Mycobaterium tuberculosis* • *Candida spp.* • *Cryptococcus spp.* • *Aspergillus spp.*	

- Ein paravaskulärer Infektionsherd kann durch Progression und per continuitatem auf die Arterienwand übergreifen. Dieser Infektionsweg kann zum Beispiel bei einem mit *Mycobacterium tuberculosis* infizierten paravaskulären Lymphknoten oder bei einer vertebralen Osteomyelitis vorkommen.
- Hämatogene Streuungen führen zum Befall von Intima-Läsionen oder von atherosklerotische Plaques. Die arterielle Intima ist in der Regel ein guter Schutz gegen Infektionen. Bei Alteration der Intima, sei es durch eine Aortenisthmus-Stenose oder durch Atherosklerose, ist dieser Schutz vermindert. Analog zur Hypothese der nichtbakteriellen thrombogenen Endokarditis können solche Intima-Läsionen eine Matrix für Vegetationen bilden.
- Durch eine Verletzung der Arterienwand und gleichzeitiger bakterieller Kontamination kann eine Infektion entstehen. Dieser Vorgang kann nicht nur bei intraarteriellem Drogenkonsum, Unfällen, Stich- oder Schussverletzungen stattfinden, sondern wurde auch bei zahlreichen medizinischen Eingriffen, wie z.B. Gefäßchirurgie, Herzkatheter, Punktion für arterielle Blutgasanalyse, dokumentiert.

Die infektiöse Arteriitis oder das mykotische Aneurysma kann jede Arterie befallen. In einer Untersuchung von 243 extracerebralen und extrathorakalen mykotischen Aneurysmen waren 38% femoral, 31% abdominal, 8% mesenterial, 7% brachial, 6% iliakal und 5% an den Karotiden lokalisiert (Brown et al. 1984). In anderen Arbeiten ist der Befall der abdominalen Aorta am häufigsten, weil dort in der Regel die Atherosklerose am ausgeprägtesten ist. Im gesamten Kreislauf findet sich die Vegetation typischerweise an einer Gefäßbifurkation. Beim Befall der zerebralen Arterien ist die A. cerebri media am häufigsten betroffen (Tunkel und Kaye 1993). Bei infektiöser Arteriitis der Viszeralgefäße ist die A. mesenterica superior am häufigsten betroffen. Mykotische Aneurysmen können sowohl solitär als auch an multiplen Orten vorkommen.

3.4 Klinik

Anamnese
Primäre Infektionsherde (z.B. Endokarditis) sowie Risikofaktoren wie bekannte Atherosklerose, Arterienverletzungen (auch invasive arterielle Untersuchungen), Immunsuppression und Chemotherapie sollen erfragt werden. In der persönlichen Anamnese ist auf vorbestehende Aneurysmen wie auch auf frühere Infektionen (z.B. Tuberkulose) zu achten. Lokalisation der Symptomatik, zeitlicher Beginn und Intervall nach allfälliger Primärinfektion helfen für eine effizientere Diagnostik.

Symptome und Befunde
Die Symptomatik der infektiösen Endarteriitis kann jener der Endokarditis gleichen. Wie auch beim Aneurysma verum ist die Symptomatik hauptsächlich von der Lokalisation abhängig, wobei eine rasch wachsende pulsierende Masse bei gleichzeitigem Fieber immer suspekt ist. Ist die Aorta abdominalis mit einer Vegetation befallen, klagen Patienten meist über Fieber (> 75%), Bauch- und Rückenschmerzen. Mykotische Aneurysmen im Neurokranium verlaufen in der Regel bis zur Hirnblutung (siehe Abschnitt „Komplikationen") klinisch asymptomatisch. Bei Befall der A. subclavia kann sich ein Halstumor mit Dysphagie und Heiserkeit präsentieren. Ein solcher Tumor kann beim mykotischen Aneurysma der Lungenarterie auch endobronchial gesichtet werden. Bei infektiöser Arteriitis der A. mesenterica superior werden akut einsetzen kolikartige Bauchschmerzen angegeben. Ist das Aneurysma in der A. hepatica lokalisiert, werden akute Koliken im rechten

oberen Quadranten bei gleichzeitigem Auftreten von Fieber und Ikterus beschrieben. Wächst in der A. iliaca externa eine infektiöse Arteriitis zum mykotischen Aneurysma, sind ischämische Zeichen der unteren Extremität vorhanden (Schmerzen, Blässe, schwacher/fehlender Puls). Je peripherer die betroffene Arterie liegt, desto eher findet sich eine pulsierende, palpable Masse, die ein Strömungsgeräusch aufweist. Distal von peripheren Aneurysmen finden sich in der Regel schwach palpable Pulse und petechialen Hautveränderungen (Purpura).

Komplikationen
Hirnblutungen als Folge eines intrakraniellen Aneurysma treten nicht aufgrund einer Ruptur, sondern aufgrund der septisch bedingten Nekrosen auf (Selky und Roos 1992). Diese könne sich als akut einsetzende heftigste Kopfschmerzen, fokal neurologische Ausfälle, Krampfanfälle, Gesichtsfeldausfälle, Bewusstseinseintrübung bis hin zum Koma präsentieren. Die Letalität dieser Komplikation beträgt 60–90% (Selky und Roos 1992).

Bei Übergreifen eines abdominalen mykotischen Aneurysma auf das Duodenum kommt es zu schweren gastrointestinalen Blutungen. Ebenso kann bei benachbarten Wirbelkörpern eine Osteomyelitis entstehen. Gastrointestinale Blutungen sowie Hämobilie können als Komplikationen beim Aneurysma der A. hepatica auftreten. Bei Ruptur der A. coeliaca können Hämatothorax wie auch Hämoptoe auftreten.

Als weitere Komplikation sind Kompressionsschädigungen zu erwähnen, die durch den mechanischen Druck des Aneurysma entstehen. Je nach Lokalisation treten z.B. Nervenkompressionen oder Obstruktion von Uretern auf. Bei peripheren Arterien kann es zu kritischer Ischämie mit trockener Gangrän kommen.

3.5 Diagnostik und Diagnose

Die Diagnose beruht auf dem mikrobiologischen und radiologischen Nachweis. Deshalb sollten drei Paare anaerobe/aerobe Blutkulturflaschen abgenommen und eine Bildgebung veranlasst werden. In 50–85% der Fälle kann ein Erreger isoliert werden (Soravia-Dunand et al. 1999). Verschiedene Modalitäten in der Bildgebung sind möglich. Die **Angiographie** gilt als Goldstandard, da sie Lokalisation und Größe des Aneurysma gut darstellen kann (Benjamin et al. 1999). Sowohl Ultraschalluntersuchung und vor allem die Computertomographie sind gute Alternativen. Diese scheinen aber nicht genügend sensitiv für zerebrale mykotische Aneurysmen zu sein (Tunkel und Kaye 1993). Die Magnetresonanztomographie und -angiographie zeigen in der Diagnostik des mykotischen Aneurysma gute Resultate (Walsh et al. 1997). Besonders bei der infektiösen Arteriitis ohne Aneurysma-Formation kann die MRT-Untersuchung aufgrund der Darstellung der Weichteile Vorteile haben. Bei Befall der thorakalen Aorta kann die Vegetation auch mit einer transthorakalen Echokardiographie gesichtet werden.

Zur Beurteilung des Verlaufes sind serielle angiographische Aufnahmen hilfreich, da sich die Größe von mykotische Aneurysmen rasch ändern kann oder gar mehrere Aneurysmen auftreten können.

Die Blutanalyse des Labors zeigt in über 80% der Fälle unspezifisch erhöhte Entzündungsparameter (Leukozytose, CRP).

Die Unterscheidung zu einem nichtinfizierten Aneurysma ist schwierig, sodass bei Verdacht einer Infektion und Vorliegen eines Aneurysma verum andere Infektionsherde – soweit möglich – ausgeschlossen werden müssen. Ebenso ist bei einer Arteriitis differentialdiagnostisch an andere entzündliche (vaskulitische) Ursachen zu denken.

3.6 Therapie

Antibiotische Therapie
Die Therapiewahl sollte auf dem Boden der Anamnese, der Lokalisation und der potentiellen Primärherde entschieden werden. Bei Vorliegen einer Endokarditis als Ursache ändert sich die Therapie nicht. Die Therapiedauer sollte aber mindestens 4–6 Wochen betragen (Soravia-Dunand et al. 1999). Bei fehlendem Primärherd ist eine Kombinationstherapie mit Ceftriaxon (1 × 2 g i.v./24 h) und Gentamicin (2 × 1,5 mg/kg KG i.v./24 h) sinnvoll. Bei Penicillin-Allergie vom Sofort-Typ sowie Verdacht auf MRSA sollte Ceftriaxon durch Vancomycin (2 × 1 g i.v./24 h) ersetzt werden. Nach Kultur und Resistenzprüfung des Erregers muss auf eine spezifische Therapie gewechselt werden. Als Entscheidungshilfe für eine längere Therapie können Entzündungswerte im Blut (CRP, Leukozyten) dienen. In vereinzelten Fällen kann eine langjährige orale Suppressionstherapie notwendig sein (Brown et al. 1984).

Chirurgische Therapie
Sowohl bei Diagnosestellung wie auch bei Größenzunahme des Aneurysmas sollte die Notwendigkeit eines chirurgischen Vorgehens evaluiert werden. Eine individuelle Risiko-Nutzen-Einschätzung in einem interdisziplinären Team (Chirurgie (Neurochirurgie), Infektiologie, Anästhesie und Intensivmedizin, Angiologie, Radiologie) ist zwingend.

Als Maßnahmen sind Exzision des Aneurysma, die in-situ-Rekonstruktion oder eine Bypass-Operation möglich.

Embolisation oder endoluminales Management sind nur in Kasuistiken beschrieben.

Exzision: Bei der Entfernung einer Arterie muss präoperativ das Ischämie-Risiko des Versorgungsgebiets abgeschätzt werden. Geringes Ischämie-Risiko liegt besonders bei den peripheren Arterien (z.B. A. radialis, brachialis) vor. Bei der A. femoralis communis beträgt sie jedoch 30–50% (Johnson et al. 1983).

In situ-Rekonstruktion: Grundsätzlich ist eine Rekonstruktion mit autologem Material einem synthetischen Graft vorzuziehen sowie eine Einlage in einem nicht-(mehr)-infektiösen Gebiet anzustreben. Entsprechend ist eine genügend lange präoperative antibiotische Therapie und ein elektiver Eingriff vorteilhaft. Eine Graft-Einlage birgt das Risiko einer raschen bakteriellen Kolonisation. Eben deshalb muss der Eingriff individuell analysiert und die Anlage eines extra-anatomischen Bypasses evaluiert werden. Die Graft-Einlage wird beim mykotischen Aneurysma der suprarenal gelegenen Aorta oft praktiziert (von Segesser et al. 1997). Falls nach der Graft-Einlage die Sepsis oder Bakteriämie persistiert, ist ein extra-anatomischer Bypass notwendig.

Postoperative antibiotische Therapie: Die korrekte Dauer ist unbekannt. Aufgrund der Möglichkeit, dass im resezierten Areal noch Keime persistieren, ist beim Vorliegen von Implantaten eine postoperative antibiotische Therapie von 6–8 Wochen sinnvoll (Parsons et al. 1983, Taylor et al. 1988).

4 Intravaskuläre Fremdkörper-Infektionen (ohne Katheter und Gefäßprothesen)

4.1 Verschluss-Systeme

4.1.1 Definition

Nach Abschluss einer Herzkatheter-Untersuchung erfolgte früher die Blutstillung der Punktionsstelle mittels manuellen Abdrückens und anschließendem Anlegen eines Druckverbandes. Seit Anfang der 1990er Jahre sind arterielle Verschluss-Systeme erhältlich, die im Rahmen von Komplikationen mikrobiell besiedelt werden und eine Infektion auslösen können.

4.1.2 Epidemiologie

Die Inzidenz ist sehr gering und wird aufgrund von etwa 50 Fallberichten auf 0,2–0,7% geschätzt (Cherr et al. 2001, Johanning et al. 2001, Whitton-Hollis und Rehring 2003). In einer retrospektiven Analyse von 2003 Patienten fanden sich keine Infektionskomplikationen bei jener Gruppe, bei der die Punktionsstelle manuell komprimierte wurde, während fünf Infektionen (1,6%) in der Gruppe mit Verschluss-System auftraten (Smith et al. 2001).

4.1.3 Erregerspektrum

Bei 75% der Fälle kann *S. aureus* isoliert werden. Bei je etwa 10% sind Koagulase-negative Staphylokokken und gramnegative Erreger für die Infektion verantwortlich (Antonios und Baddour 2004).

4.1.4 Infektionswege und Pathogenese

Das Einbringen eines kontaminierten Verschluss-Systems oder das Einwandern von Hautkeimen entlang des Punktionskanals mit konsekutiver bakterieller Besiedelung sind wahrscheinliche Infektionswege.

4.1.5 Klinik

Das Zeitintervall vom Einbringen des Verschluss-Systems bis zur Entwicklung einer Infektion beträgt im Median 10 Tage (2–35 Tage). Es kann ein subkutaner Abszess in der Leistengegend oder eine infektiöse Arteriitis entstehen, die wiederum weitere Komplikationen verursacht. Patienten klagen meist über Leistenschmerzen mit Brennen oder einem pulsierenden Gefühl.

4.1.6 Diagnostik und Diagnose

Der meist sichtbare klinische Untersuchungsbefund ist der wichtigste Bestandteil der Diagnose. Blutkulturen zur Keimisolierung sind obligat. Bildgebende Verfahren (Sonographie, CT) helfen, das Ausmaß der Infektion abzuschätzen und dienen auch der präoperativen Abklärung.

4.1.7 Therapie

In der Regel ist neben einer resistenzgerechten antibiotischen Therapie eine chirurgische Intervention mit Entfernung des Verschluss-System, Abszess-Ausräumung und Débridement notwendig. Abhängig vom Ausmaß ist eine vaskuläre Rekonstruktion notwendig.

4.1.8 Prophylaxe

Aufgrund der niedrigen Inzidenz ist keine antibiotische Prophylaxe zum Einlegen eines Verschluss-Systems notwendig.

4.2 Infektionen intraaortaler Ballonpumpe

Die intraaortale Ballonpumpe wird zur mechanischen Kreislaufunterstützung eingesetzt. Je länger sie plaziert ist, desto höher ist das Risiko einer mikrobiellen Besiedelung und somit einer Infektion. Insgesamt handelt es sich in der Regel bei diesem Patientengut um schwerkranke Personen, die meist weitere Risikofaktoren (Ko-Morbidität, multiple Interventionen, Intensivstation) haben. Bei Verdacht einer infizierten Ballonpumpe muss diese umgehend entfernt und bakteriologisch kultiviert werden. Das Prozedere der antibiotischen Therapie bei Neueinlage kann in Analogie zu einer Katheter-Sepsis durchgeführt werden. Einschränkend muss erwähnt werden, dass hierzu weder Daten noch reichlich Expertenerfahrungen vorliegen. Nach der Intervention müssen Patienten klinisch und laborchemisch engmaschig kontrolliert werden, da als Komplikation durch die intraarterielle Bakteriämie sekundär eine infektiöse Arteriitis entstehen kann, die wiederum eine lange Therapie notwendig macht.

4.3 Infektionen von Koronarstents

4.3.1 Definition

Infektionen von Stents, die sich in den Kornoararterien befinden.

4.3.2 Epidemiologie

Die Koronarangiographie ist mittlerweile eine der häufigsten Untersuchungen in der Kardiologie. Sie wird nicht nur diagnostisch, sondern auch therapeutisch angewendet, wobei in über 60% der Untersuchungen eine Stent-Einlage erfolgt (Marso et al. 1999). Stent-Infektionen treten extrem selten auf. Eine Literaturrecherche (Publikationen 1966–2005) brachte nur ein halbes Dutzend Kasuistiken hervor (Antonios und Baddour 2004). Drei Patienten überlebten die Infektion nicht.

4.3.3 Erregerspektrum

S. aureus in vier und *P. aeruginosa* in zwei Fällen waren die beschriebenen Erreger.

4.3.4 Klinik

Die Symptome traten bei diesen Patienten zwischen vier Tagen und vier Wochen auf (bei vier Patienten innerhalb der ersten Woche). Als Symptome werden Brustschmerzen sowie Fieber/Schüttelfrost angegeben. Myokard-Infarkt (-Abszess), Perikard-Erguss (-Empyem) und die Entwicklung eines mykotischen Aneurysma führten in diesen Fällen schlussendlich zur Diagnose der Koronarstent-Infektion.

4.3.5 Diagnostik und Diagnose

Die Anamnese einer kürzlich stattgehabter Konorangiographie mit Stent-Einlage, die Symptomatik sowie radiologische Untersuchungen (Echokardiographie, CT) können zur Diagnose führen. Blutkulturen waren in allen sechs Fällen positiv.

4.3.6 Therapie

Neben einer resistenzgerechten antibiotischen Therapie sollte der Patient möglichst rasch in ein Herz- und Thoraxchirurgie-Zentrum verlegt werden. In vier der sechs Fälle war eine chirurgische Intervention notwendig, wobei nur zwei Patienten überlebten.

4.3.7 Prophylaxe

Aufgrund der Seltenheit dieser Komplikation ist eine antibiotische Prophylaxe bei Herzkatheter-Untersuchungen nicht notwendig.

4.4 Periphere Stent-Infektionen

4.4.1 Definition

Infektionen von Stents, die sich in periphere Arterien oder Venen als Primärherd manifestieren.

4.4.2 Epidemiologie

Die Stent-Infektion ist eine sehr seltene Komplikation der endovaskulären Therapie. Die Inzidenz wird auf weniger als 1/10 000 Fälle geschätzt (Myles et al. 2000) und bisher sind weniger als 50 Fälle beschrieben (Antonios und Baddour 2004, Dosluoglu et al. 2001). Potentielle Risikofaktoren sind unter anderem intravaskuläre Katheter, thrombolytische Therapie, wiederholte Punktion der gleichen Femoralarterie (innerhalb einer Woche) und aufwändige Stent-Einlage (Dosluoglu et al. 2001). Die häufigste Lokalisation ist die A. iliaca communis, gefolgt von Aorta, Nierenarterie, und Femoralarterie.

4.4.3 Erregerspektrum

S. aureus wird in den meisten Fällen als Erreger isoliert. Weitere bisher beschriebene Erreger sind *S. epidermidis*, *E. faecalis*, *Streptococcus agalactiae* und *Listeria monocytogenes* (Antonios und Baddour 2004).

4.4.4 Infektionswege und Pathogenese

Die Analyse der beschriebenen Fälle ermöglicht eine Einteilung in „frühe" ($\leq$ 1 Monat nach Stent-Implantation) und „späte" Infektionen (> 1 Monat). Bei frühen Manifestationen ist eine Stent-Kontamination wahrscheinlich. Hierfür spricht, dass der häufigste Gefäßzugang (Leiste) in der Regel eine hohe Kolonisationsrate von *S. aureus* aufweist. Als Infektionsweg von späten Infektionen wird eine hämatogene Streuung angenommen.

4.4.5 Klinik

Fast alle Patienten zeigen Zeichen einer Sepsis. Lokale Beschwerden in der Stent-Region wie z.B. Schmerzen, Brennen oder pulsierendes Gefühl sind weitere Symptome.

4.4.6 Diagnostik und Diagnose

Zusätzlich zum anamnestischen und klinischen Verdacht sollte eine Computertomographie veranlasst werden. Hierbei ist besonders auf perivasukäre Flüssigkeitskollektion, Abszess-Formation oder mykotische Aneurysmen zu achten. In den Blutkulturen kann häufig der verursachende Keim nachgewiesen werden. Bei einer allfälligen Operation sollten zur Diagnostik mehrere Biopsien aus dem perivaskulären Gewebe entnommen werden.

4.4.7 Therapie

Die empirische antibiotische Therapie sollte das Erregerspektrum, insbesondere *S. aureus* erfassen. Eine gefäßchirurgische Beurteilung ist notwendig. Es sollte interdisziplinär eruiert werden, ob eine antibiotische Therapie ausreichend oder ob eine Gefäß- und Stent-Exzision und die Anlage eines extraanatomischen Bypasses notwendig ist. Bei schweren Ko-Morbiditäten und hohem Operations- und Anästhesie-Risiko kann eine langjährige Suppressivtherapie erforderlich sein.

4.4.8 Prophylaxe

Eine antibiotische Prophylaxe ist bei Stent-Einlage nicht notwendig.

4.5 TIPS-Infektionen

4.5.1 Defintion

Infektionen von transjugulären intrahepatischen portocavalen Shunts.

4.5.2 Epidemiologie

Diese Infektionen sind sehr selten, da die Einlage dieses Stents nur bei einem selektiven Patientengut und erst nach sorgfältiger Evaluation zur Anwendung kommt. Die retrospektiv geschätzte Infektionsrate von TIPS beträgt zwischen 2–5%. Andere Hochrechnungen schätzen die Inzidenz auf 0,7% (Armstrong und MacLeod 2003, De Simone et al. 2000).

4.5.3 Erregerspektrum

Das Erregerspektrum lässt sich zum einen durch die Keimflora der Gallengänge und des Darmes (*E. coli*, *Enterococcus faecalis*, *Klebsiella pneumoniae* etc.), zum anderen durch das Spektrum von nosokomialen/iatrogenen Infektionen erfassen (*S. aureus*, *Pseudomonas spp.*). In den bisher publizierten Fällen wurde *E. faecalis* am häufigsten dokumentiert (Armstrong und MacLeod 2003, De Simone et al. 2000).

4.5.4 Infektionswege und Pathogenese

Eine TIPS-Infektion kann in eine „frühe" und in eine „späte" Manifestation eingeteilt werden. Frühe Infektionen entstehen kurz nach Einsetzen des Stents und sind Folge von technischen Komplikationen oder Folge iatrogener Fisteln zwischen Gallengängen und Portalvene. Symptome zeigen sich oft unmittelbar nach dem Eingriff oder noch während der gleichen Hospitalisation. Späte TIPS-Infektionen treten Monate ($\geq$ 3) oder Jahre nach Plazierung auf und sind durch erneute Stent-Manipulationen oder wie auch bei anderen Fremdkörpern durch eine transienten Bakteriämie verursacht. Häufig ist auch ein Stent-Verschluss nachweisbar (Armstrong und MacLeod 2003).

4.5.5 Klinik

Anamnese: Die Grunderkrankung (Leberzirrhose), deren Stadium (Child-Pugh-Klassifikation) sowie deren Ursache (Alkohol, sklerosierende Cholangitis, virale Hepatitis etc.) und die Indikation für die TIPS-Einlage (Ösophagus-Varizenblutung) müssen evaluiert werden. Auch Fragen zur Art der Einlage (notfallmäßig, elektiv), zur antibiotischen

Prophylaxe, zum technischen Verlauf der Einlage und zum Zeitintervall zwischen TIPS-Einlage und Auftreten der Symptomatik sind wichtig. Das Erfragen von anderen stattgefundenen Infektionen (Pneumonie, Cholezystitis, spontan bakterielle Peritonitis, usw.) ist ebenfalls Bestandteil der Anamnese.

Symptome: Von den bisher dokumentierten Fällen werden neben dem fast obligaten Fieber (eventuell mit Schüttelfrost) nur wenige unspezifische Symptome wie Müdigkeit, Durchfall, Gewichtsverlust und Myalgien/Arthralgien angegeben (Armstrong und MacLeod 2003, De Simone et al. 2000).

Befunde: In der klinischen Untersuchung dominieren die Befunde der Grunderkrankung, nämlich jener der Leberzirrhose mit portaler Hypertension (Kollateralkreislauf, Splenomegalie, Aszites). Zusätzlich spezifische Symptome liegen in der Regel nicht vor, jedoch sollte bei febrilen TIPS-Trägern ohne fassbaren Fokus differentialdiagnostisch an eine TIPS-Infektion gedacht werden.

Komplikationen: Bei einem Großteil der Patienten kann ein meist okkludierender Thrombus im Stent nachgewiesen werden. Dieser kann primär oder sekundär als Komplikation entstehen. Sekundäre Streuung in andere Organe sind möglich (z.B. Spondylodiszitis; Armstrong und MacLeod 2003). Bei Progression der Sepsis kann sich ein Multiorganversagen entwickeln. Patienten mit einer Leberzirrhose haben per se eine erhöhte Mortalitätsrate, wobei Infektionen als Ursache einen bedeutenden Teil darstellen. Entsprechend wird die Letalität bei TIPS-Infektionen über 50% geschätzt (Armstrong und MacLeod 2003, De Simone et al. 2000).

4.5.6 Diagnostik und Diagnose

Entzündungswerte im Blut sind nicht immer hilfreich, weil bei Patienten mit Leberzirrhose diese Werte tendenziell tiefer sind (Bota et al. 2005). Da der Stent nicht entfernt werden kann, wird die Diagnose nur bei der Autopsie oder bei einer Lebertransplantation zu beweisen sein. Aus diesem Grund haben De Simone et al. (2000) empfohlen, bei Vorliegen eines TIPS und Ausschluss eines anderen Infektherdes folgende Definition zur Diagnose eines TIPS-Infekt anzuwenden: Zwei positive Blutkulturen mit demselben Erreger, die in einem Abstand von mindestens zwölf Stunden abgenommen wurden oder drei positive Blutkulturen mit demselben Erreger, die in einem Abstand von mindestens einer Stunde abgenommen wurden. Eine Bildgebung des Abdomens mit Sonographie oder CT ist notwendig, da in mindestens zwei Drittel der Fälle ein Pfortader-Thrombus vorliegt (Armstrong und MacLeod 2003).

4.5.7 Therapie

Aufgrund der Rarität liegen keine Therapieempfehlungen vor, sie müssen individuell in einem interdisziplinären Team (Infektiologie, Gastroenterologie, Intensivmedizin, Transplantationschirurgie) besprochen werden. Die antibiotische Therapie richtet sich nach den Erregern. Die empirische Therapie sollte die oben genannten Keime erfassen. Dies ist durch Tazobactam/Piperacillin ($3 \times 4{,}5$ g i.v./24 h) oder durch eine Dreiertherapie mit Vancomycin (2×1 g i.v./24 h), Gentamicin ($2 \times 1{,}5$ mg kg KG i.v./24 h) und Metronidazol (3×500 mg i.v./24 h) möglich. Im Gegensatz zu den meisten anderen Fremdkörpern kann bei Persistenz der Infektion der TIPS-Stent nicht entfernt werden. Die einzige Möglichkeit besteht in der Lebertransplantation. Einschränkend hierfür ist wiederum, dass es sich beim Empfänger um einen septischen schwer kranken Patienten handelt. Die Dauer der antibiotischen Therapie beruht auf dem klinischen und laborchemischen Ansprechen und beträgt in der Regel zwischen zwei und sechs Wochen (De Simone et al. 2000). In einzelnen Fällen kann eine langjährige Suppressionstherapie notwendig sein.

4.5.8 Prophylaxe

Wenige Daten existieren über den Einsatz einer prophylaktischen Therapie und nicht alle Studien zeigen einen Vorteil (Deibert et al. 1998). Bei der Entscheidung zur Prophylaxe scheint eine Einmaldosis Ceftriaxon (1×1 g i.v.) ausreichend zu sein (Gulberg et al. 1999).

4.6 Cava-Schirm-Infektionen

Cava-Schirm-Infektionen sind ebenso selten wie Koronarstent-Infektionen. Bisher sind weniger als ein halbes Dutzend Fälle beschrieben und bei wenigen dieser wurde die Diagnose durch Nachweis der Erreger auf dem explantierten Schirm bewiesen. In allen Fällen handelt es sich um eine Staphylokokken-Infektion und meist trat die Symptomatik innerhalb der ersten 14 Tage nach Implantation auf. Dies lässt die Kontamination als wahrscheinlichste Ursache vermuten. Bei denen Patienten, die überlebten, wurde der Schirm meist entfernt und in einem Fall eine langjährige suppressive Therapie durchgeführt.

LITERATUR B5.1

Abelmann, W.H., B.H. Lorell. 1989. Challenge of cardiomyopathy. J Am Coll Cardiol 13: 1219–1239.

Abelmann, W.H. 1973. Viral myocarditis and its sequelae. Annu Rev Med 24: 145–152.

Abril, A., K. T. Calamia, M. D. Cohen. 2003. The Churg Strauss syndrome: review and update. Semin Arthritis Rheum 33: 106–114.

Ahmed, R., J.G. Stevens. 1996. Viral persistence. In: Fields B. N., D. M. Knipe (eds.): Virology. Raven Press, New York, pp. 219–249.

Aretz, H. T. 1987. Myocarditis: the Dallas criteria. Hum Pathol 18: 619–624.

Badorff, C., G. H. Lee, B. J. Lamphear, M. E. Martone, K. P. Campbell, R. E. Rhoads, K. U. Knowlton. 1999. Enteroviral protease 2A cleaves dystrophin: evidence of cytoskeletal disruption in an acquired cardiomyopathy. Nat Med 5: 320–326.

Becker, A. E. 1991. Myocarditis. In: Silver, M. D. (ed.): Cardiovascular Pathology. Churchill Livingstone 1, Edinburgh/London/New York, pp. 719–741.

Bolte, H. D. 1996. Entzündliche Herzerkrankungen und Kardiomyopathien. In: Erdmann, E., G. Riecker (Hrsg.): Klinische Kardiologie – Krankheiten des Herzens, des Kreislaufs und der Gefäße. Springer, Berlin, pp. 193–308.

Bowles, N. E., J. Ni, D. L. Kearney, M. Pauschinger, H.-P. Schultheiss, R. McCarthy, J. Hare, J. T. Bricker, K. R. Bowles, J. A. Towbin. 2003. Detection of viruses in myocardial tissues by polymerase chain reaction – evidence of adenovirus as a common cause of myocarditis. J Am Coll Cardiol 6 (3): 466–472.

Bültmann, B. D., K. Klingel, M. Nabauer, D. Wallwiener, R. Kandolf. 2005. High prevalence of viral genomes and inflammation in peripartum cardiomyopathy. Am J Obstet Gynecol 193 (2): 363–365.

Bültmann, B. D., Kirkpatrick, C. J., Baba H. A. 2004. Herz. In: Böcker, W., H. Denk, P. U. Heitz (Hrsg.): Pathologie, pp. 471–479. Elsevier Urban & Fischer, München.

Bültmann, B. D., K. Klingel, K. Sotlar, C. T. Bock, R. Kandolf. 2003. Parvovirus B19: a pathogen responsible for more than hematologic disorders. Virchows Arch 442: 8–17.

Constanzo-Nordin, M. R., J. B. O'Connell, R. Subramanian, J. A. Robinson, P. J. Scanlon. 1985. Myocarditis confirmed by biopsy presenting as acute myocardial infarction. Br Heart J 53 (1): 25–29.

Cooper, L. T., G. J. Berry, R. Shabetai. 1997. Idiopathic giant-cell-myocarditis – natural history and treatment. Multicenter Giant Cell Myocarditis Study Group Investigators. N Engl J Med 336 (26): 1860–1866.

Cooper, L. T. 2000. Giant cell myocarditis: diagnosis and treatment. Herz 25: 291–298.

Corssmit, E. P., M. D. Trip, J. D. Durrer. 1999. Loffler's endomyocarditis in the ideopathic hypereosinophilic syndrome. Cardiology 91(4): 272–276.

D'Ambrosio, A., G. Patti, A. Manzoli, G. Sinagra, A. Di Lenarda, F. Silvestri, G. Di Sciascio. 2001. The fate of acute myocarditis between spontaneous improvement and evolution to dilated cardiomyopathy: a review. Heart 85: 499–504.

Dec, G. W., H. Waldman, J. Southern, J. T. Fallon, A. M. Hutter, I. Palacios. 1992. Viral myocarditis mimicking acute myocardial infarction. J Am Coll Cardiol 20 (1): 85–89.

Fechner, H., M. Noutsias, C. Tschoepe, K. Hinze, X. Wang, F. Escher, M. Pauschinger, D. Dekkers, R. Vetter, M. Paul, J. Lamers, H.-P. Schultheiss, W. Poller. 2003. Induction of Coxsackie-Adenovirus-Receptor Expression During Myocardial Tissue Formation and Remodeling – Evidence of Cell-Cell Contact Dependent Regulation. Circulation 107: 876–882.

Fenoglio, J. J., H. A. McAllister, F. G. Mullick. 1981. Drug related myocarditis. I. Hypersensitivity myocarditis. Hum Pathol 12: 900–907.

Foulis, A. K., M. A. Farquharson, S. O. Cameron et al. 1990. A search for the presence of the enteroviral capsid protein VPI in pancreases of patients with Type 1 (insulin-dependent) diabetes and pancreases and hearts of infants who died of coxsackieviral myocarditis. Diabetologia 33: 290–298.

Friedrich, M. G., O. Strohm, J. Schulz-Menger, H. Marciniak, F. C. Luft, R. Dietz. 1998. Contrast media-enhanced magnetic resonance imaging visualizes myocardial changes in the course of viral myocarditis. Circulation 97: 1802–1809.

Frustaci, A., C. Chimenti, F. Calabrese, M. Pieroni, G. Thiene, A. Maseri. 2003. Immunosuppressive therapy for active lymphocytic myocarditis: virologic and immunologic profile of responders versus non-responders. Circulation 107: 857–863.

Grabellus, F., A. Hoffmeier, K. J. Schmitz, R. Kandolf, B. D. Bultmann, H. H. Scheld, H. A. Baba. 2003. Resolved hypersensitivity myocarditis after ventricular circulatory assist. Ann Thorac Surg 76 (6): 2102–2104.

Gregoratos, G., J. Abramas, A. E. Epstein, R. A. Freedman, D. L. Hayes, M. A. Hlatky, R. E. Kerber, G. V. Naccarelli, M. H. Schoenfeld, M. J. Silka, S. L. Winters. 2002. ACC/AHA/NASPE 2002 Guideline update for implantation of cardiac pacemakers and antiarrhythmia devices J Am Coll Cardiol 6; 40 (9): 1703–1719.

Haas, G. J. 2001. Etiology, evaluation, and management of acute myocarditis. Cardiol Rev. 9 (2): 88–95.

Hagar, J. M., S. H. Rahimtoola. 1995. Chagas' heart disease. Curr Probl Cardiol 20: 825–924.

Heim, A., A. Canu, P. Kirschner, et al. 1992. Synergistic interaction of interferon-beta and interferon-gamma in coxsackievirus B3 infected carrier cultures of human myocardial fibroblasts. J. Infect Dis 166: 958–965.

Heim, A., G. Brehm, M. Stille-Siegener, et al. 1995. Cultured human myocardial fibroblasts of pediatric origin: Natural human interferon-alpha is more effective than recombinant interferon-alpha-2a in carrier-state coxsackievirus B3 replication. J Mol Cell Cardiol 27: 2199–2208.

Heim, A., M. Stille-Siegener, R. Kandolf, et al. 1994. Enterovirus-induced myocarditis: Hemodynamic deterioration with immunosuppressive therapy and successful application of interferon-alpha. Clin Cardiol 17: 563–565.

Hetzer, R., J. H. Muller, Y. G. Weng, M. Loebe, G. Wallukat. 2000. Midterm follow-up of patients who underwent removal of a left ventricular assist device after cardiac recovery from end-stage dilated cardiomyopathy. J Thorac Cardiovasc Surg 120: 843–853.

Hofschneider, P. H., K. Klingel, R. Kandolf. 1990. Toward understanding the pathogenesis of enterovirus-induced cardiomyopathy: Molecular and ultrastructural approaches. J Struct Biol 104: 32–37.

Hohenadl, C., K. Klingel, J. Mertsching, et al. 1991. Strand-specific detection of enteroviral RNA in myocardial tissue by in situ hybridization. Molec Cell Prob 5: 11–20.

Hoppe, U. C., M. Böhm, R. Dietz, P. Hanrath, H. K. Kroemer, A. Osterspey, A. A. Schmaltz, E. Erdmann. 2005. Leitlinien zur Therapie der chronischen Herzinsuffizienz. Z Kardiol 94: 488–509.

Huber, M, K. A. Watson, H. C. Selinka, C. M. Carthy, K. Klingel, B. M. McManus, R. Kandolf. 1999. Cleavage of RasGAP and phosphorylation of mitogen-activated protein kinase in the course of coxsackievirus B3 replication. J Virol 73 (5): 3587–3594.

Kandolf, R. 1988. The impact of recombinant DNA technology on the study of enterovirus heart disease. In: Bendinelli, M., H. Friedman (eds.): Coxsackieviruses – A General Update. Plenum Press, New York, pp. 293–318.

Kandolf, R. 1998. Enterovirus Myocarditis and Dilated Cardiomyopathy. Med Klin 93: 215–222.

Kandolf, R. 2004. Virus etiology of inflammatory cardiomyopathy. Dtsch Med Wochenschr 129: 2187–2192.

Kandolf, R., A. Canu, P. H. Hofschneider. 1985. Coxsackie B3 virus can replicate in cultured human foetal heart cells and is inhibited by interferon. J Molec Cell Cardiol 17: 167–181.

Kandolf, R., D. Ameis, P. Kirschner, et al. 1987a. In situ detection of enteroviral genomes in myocardial cells by nucleic acid hybridization: An approach to the diagnosis of viral heart disease. Proc Natl Acad Sci (USA) 84: 6272–6276.

Kandolf, R., P. Kirschner, D. Ameis, et al. 1987b. Cultured human heart cells: a model system for the study of the antiviral activity of interferons. Europ Heart J 8: 453–456.

Kandolf, R., K. Klingel, R. Zell, et al. 1993. Molecular pathogenesis of enterovirus-induced myocarditis: Virus persistence and chronic inflammation. Intervirology 35: 140–151.

Kandolf, R., H. C. Selinka, K. Klingel. 2002. Pathogenesis of Coxsackievirus B Infections. In: Seminar, B. L., E. Wimmer (eds.): Molecular Biology of Picornaviruses. ASM Press, Washington, pp. 405–413.

Kilbourne, E., F. Horsfall. 1951. Lethal infections with coxsackievirus of adult mice given cortisone. Proc Soc Exp Biol Med 77: 135–138.

Klingel, K., C. Hohenadl, A. Canu, et al. 1992. Ongoing enterovirus-induced myocarditis is associated with persistent heart muscle infection: Quantitative analysis of virus replication, tissue damage, and inflammation. Proc Natl Acad Sci (USA) 89: 314–318.

Klingel, K., J. J. Schnorr, M. Sauter, G. Szalay, R. Kandolf. 2003. Beta2-microglobulin-associated regulation of interferon-gamma and virus-specific immunoglobulin G confer resistance against the development of chronic coxsackievirus myocarditis. Am J Pathol 162 (5): 1709–1720.

Klingel, K., M. Sauter, C. T. Bock, G. Szalay, J. J. Schnorr, R. Kandolf. 2004. Molecular pathology of inflammatory cardiomyopathy. Med Microbiol Immunol (Berl) 193 (2–3): 101–107.

Konius, N. G., G. M. Zavras, G. D. Soufras, M. P. Kitrou. 1989. Hypersensitivity myocarditis. Ann Allergy 62: 71–74.

Kühl, U., M. Pauschinger, T. Bock, K. Klingel, P. L. Schwimmbeck, B. Seeberg, L. Krautwurm, W. Poller, H.-P. Schultheiss, R. Kandolf. 2003a. Parvovirus B19 infection mimicking acute myocardial infarction. Circulation 108: 945–950.

Kühl, U., M. Pauschinger, P. L. Schwimmbeck, B. Seeberg, C. Lober, M. Noutsias, W. Poller, H.-P. Schultheiss. 2003b. Interferon-β treatment eliminates cardiotropic viruses and improves left ventricular function in patients with myocardial persistence of viral genome and left ventricular dysfunction. Circulation 107 (22): 2793–2798.

Kühl, U., M. Pauschinger, M. Noutsias, B. Seeberg, T. Bock, D. Lassner, W. Poller, R. Kandolf, H.-P. Schultheiss. 2005b. High prevelance of viral genomes and multiple viral infections in the myocardium of adults with „idiopathic" left ventricular dysfunction. Circulation 22; 111 (7): 887–893.

Kühl, U., M. Pauschinger, B. Seeberg, D. Lassner, M. Noutsias, W. Poller, H.-P. Schultheiss. 2005b. Viral persistence in the myocardium is associated with progressive cardiac dysfunction. Circulation 27; 112 (13): 1965–1970.

Leslie, K., R. Blay, C. Haisch, et al. 1989. Clinical and experimental aspects of viral myocarditis. Clin Microbiol Rev 2: 191–203.

Maisch, B., U. Schönain, M. Herzum, et al. 1995. Immunserologische und immunhistologische Untersuchungen bei Myokarditis und Perimyokarditis. Internist 36: 448–457.

Maisch, B. 1998. Classification of cardiomyopathies according to WHO/ISFC Task Force – More questions than answers? Med Klin 93: 199–209.

Mall, G. 1995. Morphologie der Myokarditis. Internist 36: 426–429.

Marholdt, H., C. Goedecke, A. Wagner, G. Meinhardt, A. Athanasiadis, H. Vogelsberg, P. Fritz, K. Klingel, R. Kandolf, U. Sechtem. 2004. Cardiovascular magnetic resonance assessment of human myocarditis: a comparison to histology and molecular pathology. Circulation 109: 1250–1258.

Martino, T. A., P. Liu, M. J. Sole. 1994. Viral infection and the pathogenesis of dilated cardiomyopathy. Circulat Res 74: 182–188.

McCarthy, R. E. 3rd, J. P. Boehmer, R. H. Hruban, G. M. Hutchins, E. K. Kasper, J. M. Hare, K. L. Baughman. 2000. Longterm outcome of fulminant myocarditis as compared with acute (nonfulminant) myocarditis. N Engl J Med 342 (10): 690–695.

McManus, B.M., R. Kandolf. 1991. Evolving concepts of cause, consequence, and control in myocarditis. Curr Opin Cardiol 16: 418–427.

McPhee, F., R. Zell, B. Y. Reimann, et al. 1994. Characterization of the N-terminal part of the neutralizing antigenic site I of coxsackievirus B4 by mutation analysis of antigen chimeras. Virus Res 34: 139–151.

Mertens, T. 1995. Möglichkeiten und Grenzen der virologischen Diagnostik beim Verdacht einer virusverursachten Herzmuskelerkrankung. Internist 36: 439–447.

Muir, P., R. Kandolf. 1993. The laboratory diagnosis of enterovirus-induced heart disease. In: Banatvala, J. E. (ed): Viral Infections of the Heart. Hodder R Stoughton, London, pp. 210–229.

Nagington, J., G. Gandy, J. Walker, et al. 1983. Use of normal immunoglobulin in an echovirus outbreak in a special-care baby unit. Lancet 2: 443–446.

O'Connel, J.B. 1992. Endomyocardial biopsy in the diagnosis and treatment of myocarditis. In: Fowels, R. (ed.): Cardiac biopsy. Futura, Mont Kisco, pp. 165–179.

Oldstone, M. B. A. 1989. Viral persistence. Cell 56: 517–520.

Pauschinger, M., U. Kühl, A. Doerner, K. Schieferecke, S. Petschauer, U. Rauch, P. L. Schwimmbeck, R. Kandolf, H.-P. Schultheiss. 1998. Nachweis enteroviraler RNA in endomyokardialen Biopsien bei inflammatorischer Kardiomyopathie und idiopathischer dilatativer Kardiomyopathie. Z Kardiol 87 (6): 443–452.

Pauschinger, M., N. E. Bowles, F. J. Fuentes-Garcia, V. Pham, U. Kühl, P. L. Schwimmbeck, H.-P. Schultheiss, J. A. Towbin. 1999a. Detection of adenoviral genome in the myocardium of adult patients with idiopathic left ventricular dysfunction. Circulation. 99 (10): 1348–1354.

Pauschinger, M., A. Doerner, U. Kühl, P. L. Schwimmbeck, W. Poller, R. Kandolf, H.-P. Schultheiss. 1999b. Enteroviral RNA replication in the myocardium of patients with left ventricular dysfunction and clinically suspected myocarditis. Circulation 99 (7): 889–895.

Pauschinger, M., D. Knopf, S. Petschauer, A. Doerner, W. Poller, P. L. Schwimmbeck, U. Kühl, H.-P. Schultheiss. 1999c. Dilated cardiomyopathy is associated with significant changes in collagen type I/III ratio. Circulation 99 (21): 2750–2756.

Pauschinger, M., M. Noutsias, D. Lassner, H.-P. Schultheiss, U. Kuehl. 2006. Inflammation, ECG changes and pericardial effusion – Whom to biopsy in suspected myocarditis? Clin Res Cardiol, in press.

Reimann, B. Y., R. Zell, R. Kandolf. 1991. Mapping of a neutralizing antigenic site of coxsackievirus B4 by construction of an antigen chimera. J Virol 165: 3475–3480.

Richardson, P., W. McKenna, M. Bristow, et al. 1996. Report of the 1995 World Health Organization/International Society and Federation of Cardiology Task Force on the Definition and Classification of Cardiomyopathies. Circulation 93: 841–842.

Rohayem, J., J. Dinger, R. Fischer, K. Klingel, R. Kandolf, A. Rethwilm. 2001. Fatal myocarditis associated with acute parvovirus B19 and human herpesvirus 6 coinfection. J Clin Microbiol 39 (12): 4585–4587.

Schmaltz, A. A., K. P. Demel, R. Kallenberg, et al. 1998. Successful Immunosuppressive Therapy of Chronic Myocarditis in Children: Three Cases and the design of a randomized prospective trial of therapy. Pediatr Cardiol 19: 235–239.

Schultheiß, H.-P., M. Pauschinger, U. Kühl. 1998. Pathogenese der entzündlichen Kardiomyopathie. Med Klin 93: 229–235.

Selinka, H. C., A. Wolde, A. Pasch, K. Klingel, J. J. Schnorr, J. H. Kupper, A. M. Lindberg, R. Kandolf. 2002. Comparative analysis of two coxsackievirus B3 strains: putative influence of virus-receptor interactions on pathogenesis. J Med Virol 67 (2): 224–233.

Selinka, H. C., A. Wolde, M. Sauter, R. Kandolf, K. Klingel. 2004. Virus-receptor interactions of coxsackie B viruses and their putative influence on cardiotropism. Med Microbiol Immunol (Berl) 193 (2–3): 127–131.

Stille-Siegener, M., A. Heim, K. Klingel, et al. 1993. Interferon therapy in enterovirus-associated idiopathic dilated cardiomyopathy. In: Figulla, H. R., R. Kandolf, B. M. McManus (eds.): Idiopathic Dilated Cardiomyopathy – Molecular and Structural Mechanisms. Clinical Consequences. Springer, Berlin/Heidelberg/New York, pp. 369–372.

Strauer, B. E., R. Kandolf, G. Mall, B. Maisch, T. Mertens, H. R. Figulla, B. Schwartzkopff, M. Brehm, H.-P. Schultheiss. 2001. Update 2001. Myocarditis-cardiomyopathie. Med Klin 96: 608–625.

Strauer, B. E., R. Kandolf, G. Mall, et al. 1994. Konsensus-Bericht: Myokarditis – Kardiomyopathie. Med Klin 89: 23–38.

Szalay, G., S. Meiners, A. Voigt, J. Lauber, C. Spieth, N. Speer, M. Sauter, U. Kuckelkorn, A. Zell, K. Klingel, K. Stangl, R. Kandolf. 2006. Ongoing coxsackievirus myocarditis is associated with increased formation and activity of myocardial immunoproteasomes. Am J Pathol 168 (5): 1542–1552.

Tschoepe, C., C.-T. Bock, M. Kasner, M. Noutsias, D. Westermann, P.-L. Schwimmbeck, M. Pauschinger, W.-C. Poller, U. Kühl, R. Kandolf, H.-P. Schultheiss. 2005. High prevelance of cardiac parvovirus B19 infection in patients with isolated left ventricular diastolic dysfunction. Circulation 22; 111 (7): 879–886.

Vilcek, J., G. C. Sen. 1996. Interferons and other cytokines. In: Fields B. N., D. M. Knipe (eds.): Virology. Raven Press, New York, pp. 375–399.

Wessely, R., K. Klingel, K. U. Knowlton, R. Kandolf. 2001 Cardioselective infection with coxsackievirus B3 requires intact type I interferon signaling: implications for mortality and early viral replication. Circulation 6; 103 (5): 756–761.

Wijetunga, M., S. Rockson. 2002. Myocarditis in systemic lupus erythematosus. Am J Med 113 (5): 419–423

Woodruff, J. F. 1980. Viral myocarditis. Amer J Pathol 101: 427–479.

Yacoub, M. H. 2001. A novel strategy to maximize the efficacy of left ventricular assist devices as a bridge to recovery. Eur Heart J 22: 534–540.

B5.2

Akowuah, E. F., W. Davies, S. Oliver, et al. 2003. Prosthetic valve endocarditis: early and late outcome following medical or surgical treatment. Heart 89: 269–272.

Alexiou, C., S. M. Langley, H. Stafford, et al. 2000. Surgery for active culture-positive endocarditis: determinants of early and late outcome. Ann Thorac Surg 69: 1448–1454.

Arvay, A., M. Lengyel. 1988. Incidence and risk factors of prosthetic valve endocarditis. Eur J Cardiothorac Surg 2: 340–346.

Baddour, L. M., A. L. Bisno. 1986. Infective endocarditis complicating mitral valve prolapse: epidemiologic, clinical, and microbiologic aspects. Rev Infect Dis 8: 117–137.

Baddour, L. M., W. R. Wilson, A. S. Bayer, et al. 2005. Infective endocarditis: diagnosis, antimicrobial therapy, and management of complications: a statement for healthcare professionals from the Committee on Rheumatic Fever, Endocarditis, and Kawasaki Disease, Council on Cardiovascular Disease in the Young, and the Councils on Clinical Cardiology, Stroke, and Cardiovascular Surgery and Anesthesia, American Heart Association: endorsed by the Infectious Diseases Society of America. Circulation 111: e394–434.

Ben Ismail, M., N. Hannachi, F. Abid, et al. 1987. Prosthetic valve endocarditis. A survey. Br Heart J 58: 72–77.

Bernaldo de Quiros, J. C., S. Moreno, E. Cercenado, et al. 1997. Group A streptococcal bacteremia. A 10-year prospective study. Medicine (Baltimore) 76: 238–248.

Bouza, E., A. Menasalvas, P. Munoz, et al. 2001. Infective endocarditis-a prospective study at the end of the twentieth century: new predisposing conditions, new etiologic agents, and still a high mortality. Medicine (Baltimore) 80: 298–307.

Cabell, C. H., J. G. Jollis, G. E. Peterson, et al. 2002. Changing patient characteristics and the effect on mortality in endocarditis. Arch Intern Med 162: 90–94.

Cabell, C. H., P. A. Heidenreich, V. H. Chu, et al. 2004. Increasing rates of cardiac device infections among Medicare beneficiaries: 1990-1999. Am Heart J 147: 582–586.

Calderwood, S. B., L. A. Swinski, C. M. Waternaux, et al. 1985. Risk factors for the development of prosthetic valve endocarditis. Circulation 72: 31–37.

Donlan, R. M. 2001. Biofilm formation: a clinically relevant microbiological process. Clin Infect Dis 33: 1387–1392.

Durack, D. T., A. S. Lukes, and D. K. Bright. 1994. New criteria for diagnosis of infective endocarditis: utilization of specific echocardiographic findings. Duke Endocarditis Service. Am J Med 96: 200–209.

Ellis, M. E., H. Al-Abdely, A. Sandridge, et al. 2001. Fungal endocarditis: evidence in the world literature, 1965–1995. Clin Infect Dis 32: 50–62.

Everett, E. D., J. V. Hirschmann. 1977. Transient bacteremia and endocarditis prophylaxis. A review. Medicine (Baltimore) 56: 61–77.

Fernandez-Guerrero, M. L., C. Verdejo, J. Azofra, et al. 1995. Hospital-acquired infectious endocarditis not associated with cardiac surgery: an emerging problem. Clin Infect Dis 20: 16–23.

Fowler, V. G. Jr., J. M. Miro, B. Hoen, et al. 2005. Staphylococcus aureus endocarditis: a consequence of medical progress. Jama 293: 3012–3021.

Gelfand, M. S., M. G. Threlkeld. 1992. Subacute bacterial endocarditis secondary to Streptococcus pneumoniae. Am J Med 93: 91–93.

Gilbert, N. D., R. C. Moellering Jr., G. M. Eliopoulos, et al. 2005. The Sandford Guide to Antimicrobial Therapy, 35th ed., Hyde Park.

Gouello, J. P., P. Asfar, O. Brenet, et al. 2000. Nosocomial endocarditis in the intensive care unit: an analysis of 22 cases. Crit Care Med 28: 377–382.

Grover, F. L., D. J. Cohen, C. Oprian, et al. 1994. Determinants of the occurrence of and survival from prosthetic valve endocarditis. Experience of the Veterans Affairs Cooperative Study on Valvular Heart Disease. J Thorac Cardiovasc Surg 108: 207–214.

Hasbun, R., H. R. Vikram, L. A. Barakat, et al. 2003. Complicated left-sided native valve endocarditis in adults: risk classification for mortality. Jama 289: 1933–1940.

Hecht, S. R., M. Berger. 1992. Right-sided endocarditis in intravenous drug users. Prognostic features in 102 episodes. Ann Intern Med 117: 560–566.

Hoen, B., F. Alla, C. Selton-Suty, et al. 2002. Changing profile of infective endocarditis: results of a 1-year survey in France. Jama 288: 75–81.

Hogevik, H., L. Olaison, R. Andersson, et al. 1995. Epidemiologic aspects of infective endocarditis in an urban population. A 5-year prospective study. Medicine (Baltimore) 74: 324–339.

Horstkotte, D., F. Follath, E. Gutschik, et al. 2004. Guidelines on prevention, diagnosis and treatment of infective endocarditis executive summary; the task force on infective endocarditis of the European society of cardiology. Eur Heart J 25: 267–276.

Jault, F., I. Gandjbakhch, A. Rama, et al. 1997. Active native valve endocarditis: determinants of operative death and late mortality. Ann Thorac Surg 63: 1737–1741.

Kaye, D. 1985. Changing pattern of infective endocarditis. Am J Med 78: 157–162.

Kim, S., T. Kuroda, M. Nishinaga, et al. 1996. Relationship between severity of mitral regurgitation and prognosis of mitral valve prolapse: echocardiographic follow-up study. Am Heart J 132: 348–355.

Komshian, S. V., O. C. Tablan, W. Palutke, et al. 1990. Characteristics of left-sided endocarditis due to Pseudomonas aeruginosa in the Detroit Medical Center. Rev Infect Dis 12: 693–702.

Larbalestier, R. I., N. M. Kinchla, S. F. Aranki, et al. 1992. Acute bacterial endocarditis. Optimizing surgical results. Circulation 86: II68–74.

Levine, D. P., L. R. Crane, and M. J. Zervos. 1986. Bacteremia in narcotic addicts at the Detroit Medical Center. II. Infectious endocarditis: a prospective comparative study. Rev Infect Dis 8: 374–396.

Li, J. S., D. J. Sexton, N. Mick, et al. 2000. Proposed modifications to the Duke criteria for the diagnosis of infective endocarditis. Clin Infect Dis 30: 633–638.

Lien, E. A., C. O. Solberg, T. Kalager. 1988. Infective endocarditis 1973–1984 at the Bergen University Hospital: clinical feature, treatment and prognosis. Scand J Infect Dis 20: 239–246.

Martin-Davila, P., J. Fortun, E. Navas, et al. 2005. Nosocomial endocarditis in a tertiary hospital: an increasing trend in native valve cases. Chest 128: 772–779.

Mathew, J., T. Addai, A. Anand, et al. 1995. Clinical features, site of involvement, bacteriologic findings, and outcome of infective endocarditis in intravenous drug users. Arch Intern Med 155: 1641–1648.

McKinsey, D. S., T. E. Ratts, A. L. Bisno. 1987. Underlying cardiac lesions in adults with infective endocarditis. The changing spectrum. Am J Med 82: 681–688.

Megran, D. W. 1992. Enterococcal endocarditis. Clin Infect Dis 15: 63–71.

Miro, J. M., I. Anguera, C. H. Cabell, et al. 2005. Staphylococcus aureus native valve infective endocarditis: report of 566 episodes from the International Collaboration on Endocarditis Merged Database. Clin Infect Dis 41: 507–514.

Moreillon, P. 2000. Endocarditis prophylaxis revisited: experimental evidence of efficacy and new Swiss recommendations. Swiss Working Group for Endocarditis Prophylaxis. Schweiz Med Wochenschr 130: 1013–1026.

Moreillon, P., Y. A. Que. 2004. Infective endocarditis. Lancet 363: 139–149.

Moreillon, P., Y. A. Que, A. S. Bayer. 2002. Pathogenesis of streptococcal and staphylococcal endocarditis. Infect Dis Clin North Am 16: 297–318.

Muehrcke, D. D., B. W. Lytle, D. M. Cosgrove 3rd. 1995. Surgical and long-term antifungal therapy for fungal prosthetic valve endocarditis. Ann Thorac Surg 60: 538–543.

Mylonakis, E., S. B. Calderwood. 2001. Infective endocarditis in adults. N Engl J Med 345: 1318–1330.

Naber, C. K., A. Bauhofer, M. Block, et al. 2004. S2 guideline for infectious endocarditis. MMW Fortschr Med 146: 123–135.

Netzer, R. O., E. Zollinger, C. Seiler, et al. 2000. Infective endocarditis: clinical spectrum, presentation and outcome. An analysis of 212 cases 1980–1995. Heart 84: 25–30.

Paul-Ehrlich-Gesellschaft. 1999. Revidierte Empfehlungen zur Prophylaxe der bakteriellen Endokarditis. Chemotherapie Journal 8: 150–152.

Pazin, G. J., S. Saul, M. E. Thompson. 1982. Blood culture positivity: suppression by outpatient antibiotic therapy in patients with bacterial endocarditis. Arch Intern Med 142: 263–268.

Piper, C., R. Korfer, D. Horstkotte. 2001. Prosthetic valve endocarditis. Heart 85: 590–593.

Roberts, W. C., N. A. Buchbinder. 1972. Right-sided valvular infective endocarditis. A clinicopathologic study of twelve necropsy patients. Am J Med 53: 7–19.

Sexton, D. J., M. J. Tenenbaum, W. R. Wilson, et al. 1998. Ceftriaxone once daily for four weeks compared with ceftriaxone plus gentamicin once daily for two weeks for treatment of endocarditis due to penicillin-susceptible streptococci. Endocarditis Treatment Consortium Group. Clin Infect Dis 27: 1470–1474.

Sidhu, P., H. O'Kane, N. Ali, et al. 2001. Mechanical or bioprosthetic valves in the elderly: a 20-year comparison. Ann Thorac Surg 71: S257–260.

Stöllberger, C. 2003. Endokarditis-Prophylaxe: Theoretische Grundlagen, aktuelle Empfehlungen und praktische Durchführung. Journal für Kardiologie 10: 262–264.

Strom, B. L., E. Abrutyn, J. A. Berlin, et al. 1998. Dental and cardiac risk factors for infective endocarditis. A population-based, case-control study. Ann Intern Med 129: 761–769.

Strom, B. L., E. Abrutyn, J. A. Berlin, et al. 2000. Risk factors for infective endocarditis: oral hygiene and nondental exposures. Circulation 102: 2842–2848.

Tischler, M. D., P. T. Vaitkus. 1997. The ability of vegetation size on echocardiography to predict clinical complications: a meta-analysis. J Am Soc Echocardiogr 10: 562–568.

Tleyjeh, I. M., J. M. Steckelberg, H. S. Murad, et al. 2005. Temporal trends in infective endocarditis: a population-based study in Olmsted County, Minnesota. Jama 293: 3022–3028.

Tornos, P., B. Iung, G. Permanyer-Miralda, et al. 2005. Infective endocarditis in Europe: lessons from the Euro heart survey. Heart 91: 571–575.

Tuazon, C. U., J. N. Sheagren. 1974. Increased rate of carriage of Staphylococcus aureus among narcotic addicts. J Infect Dis 129: 725–727.

Tunkel, A. R., W. M. Scheld. 1992. Experimental models of endocarditis. In: Kaye D (ed.): Infective Endocarditis. Raven Press, New York.

van der Meer, J. T., W. Van Wijk, J. Thompson, et al. 1992a. Efficacy of antibiotic prophylaxis for prevention of native-valve endocarditis. Lancet 339: 135–139.

van der Meer, J. T., J. Thompson, H. A. Valkenburg, et al. 1992b. Epidemiology of bacterial endocarditis in The Netherlands. II. Antecedent procedures and use of prophylaxis. Arch Intern Med 152: 1869–1873.

Venezio, F. R., G. O. Westenfelder, F. V. Cook, et al. 1982. Infective endocarditis in a community hospital. Arch Intern Med 142: 789–792.

Von Reyn, C. F., B. S. Levy, R. D. Arbeit, et al. 1981. Infective endocarditis: an analysis based on strict case definitions. Ann Intern Med 94: 505–518.

Wallace, S. M., B. I. Walton, R. K. Kharbanda, et al. 2002. Mortality from infective endocarditis: clinical predictors of outcome. Heart 88: 53–60.

Watanakunakorn, C., T. Burkert. 1993. Infective endocarditis at a large community teaching hospital, 1980–1990. A review of 210 episodes. Medicine (Baltimore) 72: 90–102.

Wilson, L. E., D. L. Thomas, J. Astemborski, et al. 2002. Prospective study of infective endocarditis among injection drug users. J Infect Dis 185: 1761–1766.

Zimmerli, W., M. Foiada, E. Gradel, et al. 1992. Role of antibiotics in surgically treated active endocarditis. Schweiz Med Wochenschr 122: 266–268.

B5.3

Antonios, V. S., L. M. Baddour. 2004. Intra-arterial Device Infections. Curr Infect Dis Rep 6: 263–269.

Armstrong, P. K., C. MacLeod. 2003. Infection of transjugular intrahepatic portosystemic shunt devices: three cases and a review of the literature. Clin Infect Dis 36: 407–412.

Baril, N., S. Wren, R. Radin, et al. 1996. The role of anticoagulation in pylephlebitis. Am J Surg 172: 449–552; discussion: 452–453.

Benjamin, M. E., E. J. Cohn Jr., W. A. Purtill, et al. 1999. Arterial reconstruction with deep leg veins for the treatment of mycotic aneurysms. J Vasc Surg 30: 1004–1015.

Bohmfalk, G. L., J. L. Story, J. P. Wissinger, et al. 1978. Bacterial intracranial aneurysm. J Neurosurg 48: 369–382.

Bota, D. P., M. van Nuffelen, A. N. Zakariah, et al. 2005. Serum levels of C-reactive protein and procalcitonin in critically ill patients with cirrhosis of the liver. J Lab Clin Med 146: 347–351.

Brook, I., E. H. Frazier. 1996. Aerobic and anaerobic microbiology of superficial suppurative thrombophlebitis. Arch Surg 131: 95–97.

Brown, S. L., R. W. Busuttil, J. D. Baker, et al. 1984. Bacteriologic and surgical determinants of survival in patients with mycotic aneurysms. J Vasc Surg 1: 541–547.

Bullock, R., J. R. van Dellen, C. M. van den Heever. 1981. Intracranial mycotic aneurysms. A review of 9 cases. S Afr Med J 60: 970–973.

Chan, F. Y., E. S. Crawford, J. S. Coselli, et al. 1989. In situ prosthetic graft replacement for mycotic aneurysm of the aorta. Ann Thorac Surg 47: 193–203.

Cherr, G. S., J. A. Travis, J. Ligush, Jr., et al. 2001. Infection is an unusual but serious complication of a femoral artery catheterization site closure device. Ann Vasc Surg 15: 567–570.

Deibert, P., S. Schwarz, M. Olschewski, et al. 1998. Risk factors and prevention of early infection after implantation or revision of transjugular intrahepatic portosystemic shunts: results of a randomized study. Dig Dis Sci 43: 1708–1713.

Derrick, F. C. Jr., W. R. Turner, E. E. House, et al. 1970. Incidence of right ovarian vein syndrome in pregnant females. Obstet Gynecol 35: 37–38.

De Simone, J. A., K. G. Beavis, D. J. Eschelman, et al. 2000. Sustained bacteremia associated with transjugular intrahepatic portosystemic shunt (TIPS). Clin Infect Dis 30: 384–386.

Dosluoglu, H. H., G. R. Curl, R. J. Doerr, et al. 2001. Stent-related iliac artery and iliac vein infections: two unreported presentations and review of the literature. J Endovasc Ther 8: 202–209.

Ebright, J. R., M. T. Pace, A. F. Niazi. 2001. Septic thrombosis of the cavernous sinuses. Arch Intern Med 161: 2671–2676.

Frazee, J. G., L. D. Cahan, J. Winter. 1980. Bacterial intracranial aneurysms. J Neurosurg 53: 633–641.

Gulberg, V., P. Deibert, A. Ochs, et al. 1999. Prevention of infectious complications after transjugular intrahepatic portosystemic shunt in cirrhotic patients with a single dose of ceftriaxone. Hepatogastroenterology 46: 1126–1130.

Igarashi, H., S. Igarashi, N. Fujio, et al. 1995. Magnetic resonance imaging in the early diagnosis of cavernous sinus thrombosis. Ophthalmologica 209: 292–296.

Jarrett, F., R. C. Darling, E. D. Mundth, et al. 1975. Experience with infected aneurysms of the abdominal aorta. Arch Surg 110: 1281–1286.

Johanning, J. M., D. P. Franklin, J. R. Elmore, et al. 2001. Femoral artery infections associated with percutaneous arterial closure devices. J Vasc Surg 34: 983–985.

Johnson, J. R., A. M. Ledgerwood, C. E. Lucas. 1983. Mycotic aneurysm. New concepts in therapy. Arch Surg 118: 577–582.

Josey, W. E., S. R. Staggers, Jr. 1974. Heparin therapy in septic pelvic thrombophlebitis: a study of 46 cases. Am J Obstet Gynecol 120: 228–233.

Jupiter, J. B., M. G. Ehrlich, R. A. Novelline, et al. 1982. The association of septic thrombophlebitis with subperiosteal abscesses in children. J Pediatr 101: 690–695.

Lew, D., F. S. Southwick, W. W. Montgomery, et al. 1983. Sphenoid sinusitis. A review of 30 cases. N Engl J Med 309: 1149–1154.

Lim, G. M., R. B. Jeffrey Jr., P. W. Ralls, et al. 1989. Septic thrombosis of the portal vein: CT and clinical observations. J Comput Assist Tomogr 13: 656–658.

Long, R., R. Guzman, H. Greenberg, et al. 1999. Tuberculous mycotic aneurysm of the aorta: review of published medical and surgical experience. Chest 115: 522–531.

Marso, S. P., S. G. Ellis, R. Raymond. 1999. Intracoronary stenting: an overview for the clinician. Cleve Clin J Med 66: 434–442.

Martin, B., G. P. Mulopulos, P. J. Bryan. 1986. MRI of puerperal ovarian-vein thrombosis (case report). AJR Am J Roentgenol 147: 291–292.

Moneta, G. L., L. M. Taylor, Jr., R. A. Yeager, et al. 1998. Surgical treatment of infected aortic aneurysm. Am J Surg 175: 396–399.

Myles, O., W. J. Thomas, J. T. Daniels, et al. 2000. Infected endovascular stents managed with medical therapy alone. Catheter Cardiovasc Interv 51: 471–476.

O'Neill, J. A., Jr., B. A. Pruitt, Jr., F. D. Foley, et al. 1968. Suppurative thrombophlebitis-a lethal complication of intravenous therapy. J Trauma 8: 256–267.

Parsons, R., J. Gregory, D. L. Palmer. 1983. Salmonella infections of the abdominal aorta. Rev Infect Dis 5: 227–231.

Plemmons, R. M., D. P. Dooley, R. N. Longfield. 1995. Septic thrombophlebitis of the portal vein (pylephlebitis): diagnosis and management in the modern era. Clin Infect Dis 21: 1114–1120.

Qureshi, T., A. B. Hawrych, N. F. Hopkins. 1999. Mycotic aneurysm after percutaneous transluminal femoral artery angioplasty. J R Soc Med 92: 255–256.

Samore, M. H., M. A. Wessolossky, S. M. Lewis, et al. 1997. Frequency, risk factors, and outcome for bacteremia after percutaneous transluminal coronary angioplasty. Am J Cardiol 79: 873–877.

Selky, A. K., K. L. Roos. 1992. Neurologic complications of infective endocarditis. Semin Neurol 12: 225–233.

Slagle, D. C., R. H. Gates Jr. 1986. Unusual case of central vein thrombosis and sepsis. Am J Med 81: 351–354.

Smith, T. P., C. P. Cruz, M. M. Moursi, et al. 2001. Infectious complications resulting from use of hemostatic puncture closure devices. Am J Surg 182: 658–662.

Soravia-Dunand, V. A., V. G. Loo, I. E. Salit. 1999. Aortitis due to Salmonella: report of 10 cases and comprehensive review of the literature. Clin Infect Dis 29: 862–868.

Southwick, F. S., E. P. Richardson Jr., M. N. Swartz. 1986. Septic thrombosis of the dural venous sinuses. Medicine (Baltimore) 65: 82–106.

Stein, J. M., B. A. Pruitt, Jr. 1970. Suppurative thrombophlebitis. A lethal iatrogenic disease. N Engl J Med 282: 1452–1455.

Strinden, W. D., R. B. Helgerson, D. G. Maki. 1985. Candida septic thrombosis of the great central veins associated with central catheters. Clinical features and management. Ann Surg 202: 653–658.

Syms, M. J., P. D. Tsai, M. R. Holtel. 1999. Management of lateral sinus thrombosis. Laryngoscope 109: 1616–1620.

Taylor, L. M., Jr., D. M. Deitz, D. B. McConnell, et al. 1988. Treatment of infected abdominal aneurysms by extraanatomic bypass, aneurysm excision, and drainage. Am J Surg 155: 655–658.

Tunkel, A. R., D. Kaye. 1993. Neurologic complications of infective endocarditis. Neurol Clin 11: 419–440.

von Segesser, L. K., P. Vogt, M. Genoni, et al. 1997. The infected aorta. J Card Surg 12: 256–260; discussion 260–261.

Walsh, D. W., V. B. Ho, M. F. Haggerty. 1997. Mycotic aneurysm of the aorta: MRI and MRA features. J Magn Reson Imaging 7: 312–315.

Whitton-Hollis, H. Jr., T. F. Rehring. 2003. Femoral endarteritis associated with percutaneous suture closure: new technology, challenging complications. J Vasc Surg 38: 83–87.

Witlin, A. G., B. M. Sibai. 1995. Postpartum ovarian vein thrombosis after vaginal delivery: a report of 11 cases. Obstet Gynecol 85: 775–780.

Witte, C. L., M. L. Brewer, M. H. Witte, et al. 1985. Protean manifestations of pylethrombosis. A review of thirty-four patients. Ann Surg 202: 191–202.

KAPITEL B6

Bernhard Glasbrenner und Manfred Kist

Ösophagus und Magen

1	Vorbemerkungen	412
2	Definition und Einteilung	412
3	Epidemiologie	412
4	Erregerspektrum, Infektionswege und Pathogenese	413
5	Klinik	418
6	Diagnostik	420
7	Therapie	422
8	Prävention	425

1 Vorbemerkungen

Bei den Infektionen des Gastrointestinaltraktes stand in den letzten zwei Jahrzehnten der Magen sehr viel mehr im Zentrum neuer Erkenntnisse als die Speiseröhre, was sich entsprechend auch in der Themengewichtung dieses Kapitels niederschlägt. Die Entdeckung der Helicobacter-pylori-Infektion des Magens durch Marshall und Warren vor über 20 Jahren (Warren und Marschall 1983), die inzwischen mit dem Nobelpreis für Medizin ausgezeichnet wurde, hat unser Verständnis von der Pathogenese verschiedener Magenerkrankungen grundlegend verändert. Wenn auch die ersten seriösen Untersuchungen über eine Assoziation zwischen Ulcus duodeni und bakterieller Antrum-Gastritis bereits 1923 vom Kieler Chirurgen Kosjetzny publiziert wurden (Kosjetzny 1923) und schon 1932 in einem Handbuch der mikroskopischen Anatomie des Menschen ein eigenes Kapitel über die „Spiralbakterien der Magengrübchen" nebst gutem Photo nachzulesen waren (Plenk 1932), wer hätte Anfang der 1980er Jahre in einem Lehrbuch der klinischen Infektiologie ein Kapitel über Erkrankungen des Magens erwartet? Heute können wir auf dem Boden einer Fülle von Daten und Fakten feststellen, dass zu den infektiösen Erkrankungen des Magens die chronische Gastritis, die Ulkus-Krankheit und das MALT-Lymphom zählen. Die ätiopathogenetische Bedeutung der Helicobacter-pylori-Infektion für das Magenkarzinom ist inzwischen ebenfalls weitgehend unbestritten.

2 Definition und Einteilung

Infektionen der Speiseröhre
Die Ösophagitis ist eine Entzündung der Speiseröhre, die in der überwiegenden Anzahl der Fälle (siehe Abschnitt 3) nichtinfektiös im Rahmen einer **Reflux-Krankheit** auftritt (ERD = erosive reflux disease). Eine ähnliche klinische Symptomatik, aber ein anderes endoskopisches und histologisches Bild zeigen die infektiös verursachten Ösophagitiden im Rahmen einer Beteiligung der Speiseröhre bei Infektionskrankheiten. Je nach Krankheitserreger kann von einer Virusösophagitis, einer bakteriellen Ösophagitis (äußerst selten) oder einer Pilzinfektion der Speiseröhre gesprochen werden. Mischinfektionen kommen ebenso vor wie auch die Kombination einer Reflux-Ösophagitis mit einer Soor-Infektion.

Infektionen des Magens
Die **Gastritis** ist eine akute oder chronische Entzündung der Magenschleimhaut, die den gesamten Magen, häufiger jedoch bevorzugt das Antrum oder den proximalen Magen betrifft. Bei Magen- und Duodenalulzera handelt es sich um peptische Läsionen, die in entzündeter Schleimhaut unter Mitwirkung von Salzsäure entstehen. Sie treten oft periodisch-rezidivierend auf und können erhebliche klinische Beschwerden und Komplikationen hervorrufen.

Im „ABC" der Gastritiden werden die Typ A-Gastritis (Autoimmunerkrankung mit Parietalzellantikörpern) und die Typ C-Gastritis (chemisch-toxisch bedingt durch Medikamente oder Gallereflux) von der sehr viel häufigeren **Typ B-Gastritis** (bakteriell bedingt) abgegrenzt, die ganz überwiegend durch *Helicobacter pylori* verursacht wird. Möglicherweise bestehen Zusammenhänge in der Pathogenese der Typ A- und der Typ B-Gastritis, da überzeugend gezeigt wurde, dass *H. pylori* eine Autoimmunantwort induzieren kann (Appelmelk et al. 1997). Die ätiopathogenetische Bedeutung der H.-pylori-Infektion für die Entstehung und Progression des niedrig malignen MALT-Lymphoms des Magens steht inzwischen außer Zweifel (Bayerdörffer et al. 1995, Fischbach 2004, Fischbach et al. 2004).

Bei den **Magen- und Duodenalulzera** unterscheidet man aufgrund der Anamnese und des mikrobiologischen Befundes (Nachweis von *H. pylori*) Läsionen, die durch Einwirkung exogener Faktoren (vor allem nichtsteroidale Antirheumatika) verursacht werden, von den häufigeren, auf dem Boden einer chronischen Typ B-Gastritis im Rahmen einer Helicobacter-Infektion entstandenen. Darüber hinaus können Ulzera im Zusammenhang mit einer Intensivtherapie („Stressulkus") oder im Rahmen des Zollinger-Ellison-Syndroms entstehen. Viren (vor allem HSV, CMV) sind bisher als Auslöser einer Gastroenteritis nur selten und dann praktisch ausschließlich bei immundefizienten Patienten nachgewiesen worden. Die nachfolgende Darstellung beschränkt sich auf Helicobacter-assoziierte Magenerkrankungen.

3 Epidemiologie

Infektionen der Speiseröhre
Die Mehrzahl der entzündlichen Veränderungen der Speiseröhre tritt im Rahmen der Reflux-Krankheit auf. Erregerbedingte Ösophagitiden und Ösophagus-Ulzera sind dagegen vergleichsweise selten (< 10% der symptomatischen Patienten) und werden durch veränderte Erreger-Wirts-Verhältnisse oder durch mechanische Behinderungen der Ösophagus-Passage begünstigt. Sie finden sich insbesondere bei schweren Grundkrankheiten (Alkoholkrankheit, Diabetes mellitus, hämatologische Erkrankungen, maligne

Erkrankungen, Kachexie), bei angeborenen oder erworbenen Immundefekten (AIDS) sowie unter Therapie mit Antibiotika oder Immunsuppressiva (Baehr und McDonald 1994). Ursächlich kommt – vor allem bei den Patienten mit HIV-Infektion und AIDS – ein breites Spektrum an Erregern infrage, teilweise werden auch Mischinfektionen gesehen (Connally et al. 1989). In seltenen Fällen manifestieren sich infektiöse Systemerkrankungen im Ösophagus (z.B. Tuberkulose, Lues, Chagas-Krankheit).

Infektionen des Magens
Sowohl die Gastritis vom Typ B als auch Magen- und Duodenalulzera sind überwiegend Erkrankungen des **mittleren Lebensalters.** Im Laufe des Lebens entwickeln ca. 10% der europäischen Bevölkerung ein Ulkus, die jährliche Inzidenz beträgt ca. 0,3%. Bei der atrophischen Gastritis vom Typ A handelt es sich demgegenüber um eine Erkrankung der zweiten Lebenshälfte. Das meist jenseits des 45. Lebensjahres auftretende Adenokarzinom des Magens entwickelt sich vorwiegend auf dem Boden einer atrophischen Korpusgastritis.

Es gilt heute als gesichert, dass sowohl die Typ B-Gastritis als auch das damit assoziierte Ulkus-Leiden als Folge einer **chronischen Besiedlung mit *H. pylori*** anzusehen sind. Durch die Entdeckung dieses gramnegativen, spiralförmigen Bakteriums im Magen des Menschen wurde die Vorstellung erschüttert, der Magen sei ein steriles Organ (Warren und Marshall 1983). Inzwischen ist *H. pylori* zu einem intensiv untersuchten Krankheitserreger geworden. Die Prävalenz der H.-pylori-Infektion (ca. 50% der Weltbevölkerung) zeigt große regionale Unterschiede und ist in den Entwicklungsländern am höchsten (Blaser 1997). Man kann inzwischen davon ausgehen, dass die Infektion überwiegend im frühen Lebensalter stattfindet und dass die **intrafamiliäre Infektion** die Hauptrolle spielt. Die Übertragung wird durch beengte Lebensverhältnisse und schlechte hygienische Bedingungen begünstigt, worauf auch die höhere Infektionsinzidenz in Immigrantenfamilien hinweist (Rothenbacher et al. 1998). Der mütterliche Infektionsstatus stellt offenbar die Hauptdeterminante einer kindlichen Infektion im ersten Lebensjahr dar; hierfür spricht die signifikant höhere Infektionsrate bei Kindern von Müttern mit bekannter Ulkus-Krankheit oder dokumentierter H.-pylori-Infektion (Rothenbacher et al. 1998). Ein relevantes Erregerreservoir außerhalb des menschlichen Magens konnte bisher nicht identifiziert werden. Sofern *H. pylori* nicht bewusst oder unabsichtlich durch antibiotische Therapie eradiziert wird, persistiert der Erreger in dem betroffenen Individuum vermutlich lebenslang. Nach erfolgreicher Sanierung beträgt die Reinfektionsrate bei Erwachsenen in Mitteleuropa weniger als 1% pro Jahr.

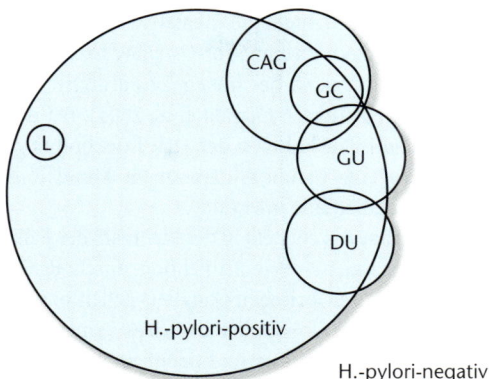

Abb. B6-1 Häufigkeit des H.-pylori-Nachweises bei verschiedenen Magenerkrankungen.
CAG: chronisch-atrophische Gastritis; GC: Magenkarzinom; GU: Magenulkus; DU: Duodenalulkus; L: niedrigmalignes B-Zell-Lymphom des Magens vom MALT-Typ

Die Nachweisrate von *H. pylori* bei verschiedenen Magen- und Duodenalerkrankungen ist aus Abbildung B6-1 ersichtlich. Bei ca. 95% der Patienten mit **Ulcus duodeni** und bei ca. 70% der Patienten mit Ulcus ventriculi wird der Erreger nachgewiesen. Ein Großteil der Helicobacter-Infektionen verlaufen asymptomatisch.

4 Erregerspektrum, Infektionswege und Pathogenese

Infektionen der Speiseröhre
Häufigster Erreger einer Ösophagitis, sowohl bei Immunkompetenten als auch bei AIDS-Patienten, ist ***Candida albicans***, seltener werden andere Pilzspezies angetroffen (*C. tropicalis*, *C. glabrata*, als Rarität bei AIDS-Patienten auch *Aspergillus fumigatus*, *Cryptococcus neoformans* oder *Histoplasma capsulatum*). Unter den Viren sind vor allem das Herpes-simplex-Virus Typ 1 (HSV 1) und das Zytomegalievirus (CMV) hervorzuheben. Andere Virusösophagitiden sind Raritäten (Epstein-Barr-Virus, Papillomavirus, Varicella-Zoster-Virus). Parasitäre Infektionen der Speiseröhre (Kryptosporidien, *Trypanosoma cruzi*) spielen ebenso wie bakterielle Infektionen (*Mycobacterium tuberculosis* oder *M. avium intracellulare*, *Treponema pallidum*, *Corynebacterium diphtheriae*) in Mitteleuropa derzeit eine untergeordnete Rolle bzw. werden nur in Einzelfällen bei AIDS-Patienten diagnostiziert.

Bei vielen Patienten mit Candida-Ösophagitis liegen mehrere prädisponierende Faktoren vor (z.B. Diabetes, maligne Erkrankungen, inhalative Steroide und andere).

Über ein Drittel der Patienten, die inhalative Steroide anwenden, weist endoskopisch eine Soor-Ösophagitis auf; mit besonders hoher Prävalenz bei hohen Dosierungen des Steroids und bei Diabetikern (Kanda et al. 2003). Bei der Candida-Ösophagitis im Rahmen der HIV-Infektion liegt meist gleichzeitig eine Candida-Infektion in Mund und Rachen vor (deszendierende Infektion).

Die **HSV-Ösophagitis** entsteht in der Mehrzahl der Fälle lange nach überstandener Primärinfektion durch Reaktivierung des in den sensorischen Ganglien-Zellen persistierenden Virus und das Übergreifen der Virusvermehrung auf das Epithel von Oropharynx und Ösophagus. Auslöser für eine Reaktivierung können konsumierende Grundkrankheiten, eine therapeutische Immunsuppression, eine Kortikoid-Therapie oder eine Intensivtherapie sein. Begünstigt wird die Virusausbreitung durch vorbestehende Mikroläsionen in der Schleimhaut (Zustand nach Magensonde, thorakaler Strahlentherapie, saurer Magenreflux und andere). Typischerweise finden sich in diesen Fällen keine oralen Herpesläsionen. Sehr selten entsteht die HSV-Ösophagitis beim Immungesunden im Rahmen einer massiven Primärinfektion mit dem Virus; in diesen Fällen liegt gleichzeitig eine ausgeprägte Gingivostomatitis herpetica vor (Becker et al. 1996).

Die **CMV-Ösophagitis** ist meist Folge einer endogenen Reaktivierung bei zurückliegender Erstinfektion. Bei Patienten mit dieser Symptomatik manifestiert sich die CMV-Infektion vielfach auch außerhalb des Ösophagus in anderen Organen. Die Pathogenese solitärer ösophagealer CMV-Ulzera bei AIDS-Patienten ist ungeklärt.

Weitgehend unbekannt ist auch der pathogenetische Hintergrund der gelegentlich in der Serokonversionsphase der HIV-Infektion auftretenden Ulzera, in denen Retroviruspartikel und HIV-Antigene nachgewiesen werden konnten. Andere Infektionserreger (*T. pallidum*, *T. cruzi*) gelangen hämatogen in die Ösophagus-Schleimhaut.

Infektionen des Magens

Bakterien der Gattung **Helicobacter** sind spiralig gewundene oder gekrümmte, polar-lophotrich begeißelte gramnegative Stäbchen mit einem spezifischen Habitat im Magen oder Intestinum. Im Magen lässt sich neben *H. pylori* sehr selten eine weitere Helicobacter-Gruppe, die nach ihrem Erstbeschreiber als „*H. heilmannii*" (früher *Gastrospirillum hominis*) bezeichnet wird, nachweisen (Heilmann und Borchard 1991). *H. heilmanni* unterscheidet sich von *H. pylori* durch eine eng gewundene Spiralform („Korkenzieherform"). Der Erreger besiedelt in meist niedriger Keimdichte vor allem das Antrum (Stolte et al. 1997). Die Bezeichnung *H. heilmannii* ist taxonomisch ungesichert, da die bisher bekannten Isolate mindestens zwei genetisch unterschiedliche Typen beinhalteten (*H. heilmanni* Typ 1 und *H. heilmannii* Typ 2). Inzwischen ist klar, dass der Typ 1 identisch ist mit einem Erreger, der beim Schwein, bei Primaten und beim Menschen vorkommt und der gegenwärtig als „*Candidatus Helicobacter suis*" bezeichnet wird (De Groote et al. 1999).

Helicobacter heilmanni Typ 2 ist genetisch eng verwandt mit den Spezies *H. felis* (Katze), *H. bizzozeroni* (Hund) und *H. salomonis*, kann aber mit speziellen genetischen Verfahren von diesen abgegrenzt werden. Für dieses Isolat wurde die Bezeichnung „*Candidatus H. heilmannii*" vorgeschlagen.

Für die Praxis ist bedeutsam, dass außer *H. felis* keiner der genannten Organismen auf künstlichen Nährböden züchtbar ist. Bei einigen gelingt eine Vermehrung im Magen oral inokulierter Mäuse. Eine sichere morphologische Unterscheidung der genannten Arten untereinander im Rahmen der Histopathologie ist ebenfalls nicht sicher möglich. Dies gilt auch für die Genotypisierung auf 16S rRNA-Ebene (Bohr et al. 2002).

Über die pathogenetische Bedeutung der letztgenannten Erregergruppe, die wahrscheinlich von Haustieren übertragen wird und meistens nur eine geringgradige und wenig aktive Gastritis auslöst, liegen bisher noch keine ausreichenden Erkenntnisse vor. Inzwischen wurden in verschiedenen Wirtsorganismen über 30 weitere Helicobacter-Spezies beschrieben, die nach bisherigem Wissen eine hohe Wirts- und Organspezifität aufweisen.

Der genaue Übertragungsweg von *H. pylori* ist ungeklärt; epidemiologische Daten sprechen für eine fäkoorale oder orooorale Übertragung. Bei Patienten mit nachgewiesener Magenbesiedlung kann *H. pylori* in einem sehr variablen Prozentsatz (3–80%) aus der Mundhöhle, z.B. aus Gingiva-Taschen oder „Plaques", kulturell angezüchtet werden (Thomas et al. 1997). Diese Befunde werden überwiegend im Sinne einer passageren, retrograden Besiedlung der Mundhöhle durch Magenreflux interpretiert. Es ist denkbar, dass durch enge orooorale Kontakte zwischen Mutter und Kind (z.B. durch Vorkosten von Flaschennahrung und ähnlichem) eine Übertragung im ersten Lebensjahr erfolgt.

Beim Eintritt in das saure Milieu des Magens gelingt es dem Erreger, den bakteriziden Einfluss der Magensäure mittels seiner **starken Urease-Aktivität** (Alkalisierung durch Entstehung von Ammonium-Ionen) zu überleben. Urease, die etwa 6% des Gesamteiweißes von *H. pylori* ausmacht, ist ein ca. 550 kDa großes, aus sechs großen (UreB, 61kDa) und sechs kleinen (UreA, 26 kDa) Untereinheiten bestehendes Nickel-abhängiges Enzym, das die Spaltung von Harnstoff zu Ammoniak und Kohlenwasserstoff katalysiert. Für eine ausreichende Nickelverfügbarkeit sorgen der Nickeltransporter NixA sowie die Nickel-bindenden Proteine Hpn und HspA. Die Regulation des Harnstoffeinstroms in die Bakterienzelle wird durch UreI, einem pH-abhängigen Harnstoffkanal, gesteuert (Weeks et al. 2000). Mit zunehmender Azidität öffnet sich der Kanal und ermöglicht so einen vermehrten Substrateinstrom und eine dadurch verstärkte Enzymaktivität, die einer Ansäuerung des Bakterieninneren entgegenwirkt. Nach dem Eindringen in den viskösen Magenschleim, das durch die hochgradige Motilität und die Spiralform des Erregers ermöglicht wird, konzentrieren sich die meisten Bakterien Chemotaxis-gesteuert in einer laminaren Schicht in unmittelbarer Nähe der Schleimhaut, wo sie sich dank ihrer Beweglichkeit dauerhaft etablieren können (Schreiber et al. 2004). Ein geringerer Prozentsatz bindet direkt an die Schleimhautzellen des Magens. Hierbei spielen eine Reihe von Adhäsinen eine Rolle, so das BabA (Blutgruppen-Antigen-bindendes Adhäsin), das SabA (Sialinsäure-bindendes Adhäsin), weiterhin das AlpA und AlpB. Alle Adhäsionsproteine gehören zur Superfamilie der „Helicobacter outer mebrane proteins" (Hops), BabA und SabA binden an glykolysierte Blutgruppenantigene, unter anderem an das Lewis b-Antigen, das sowohl auf Epithelzellen als auch im Magenschleim vorkommt (Gerhard et al. 1999, Ilver et al. 1998, Mahdavi et al. 2002, Rieder et al. 2005).

Die entzündliche Reaktion der Magenschleimhaut ist eng mit bestimmten **Virulenz-Eigenschaften** des Erregers korreliert. Bereits gegen Ende der 1980er Jahre konnte gezeigt werden, dass bei H.-pylori-Patienten eine Immunreaktion gegen ein hoch spezifisches Antigen nachweisbar ist, das als 120 kDa Protein bezeichnet wurde (Apel et al. 1988, Cover et al. 1990). Spätere Untersuchungen ergaben, dass dieses dann als CagA bezeichnete Protein, das häufiger bei Isolaten von Ulkus-Patienten als bei Isolaten von asymptomatischen Patienten nachweisbar war, nicht selbst als Pathogenitätsfaktor, sondern lediglich als Marker für den Besitz weiterer, pathogenetisch bedeutsamer Merkmale anzusehen ist (Blaser 1997). Das Gen, das für CagA kodiert, ist Teil der so genannten cag-Pathogenitätsinsel, die insgesamt 29 Gene umfasst (Censini et al. 1996). Ein Großteil dieser Gene kodiert für Komponenten eines bakteriellen Typ IV-Sekretionssystems, das das CagA-Protein aus dem Bakterium in die infizierte Epithelzelle translozieren kann (Odenbreit et al. 2000). Nach erfolgter Translokation wird CagA über wirtszelleigene Src-Kinasen phosporyliert und kann dann mit zellulären Signaltransduktionsketten interferieren. Letzteres geht mit veränderten Migrations- und Wachstumseigenschaften der infizierten Zelllinien einher. Die Anzahl der Thyrosin-Phosporylierungs-Motive variiert stark zwischen einzelnen Isolaten, wobei eine höhere Anzahl mit einer vermehrten Pathogenität einhergeht (Argent et al. 2004). Als weiterer CagA-vermittelter Effekt wird eine vermehrte NF-κ-B-abhängige Produktion und Freisetzung des chemotaktischen Faktors IL-8 beobachtet, der über einen verstärkten lokalen Einstrom von Granulozyten entzündungsfördernd wirkt (Brandt et al. 2005). Dieser Effekt wird bei cag-positiven H.-pylori-Stämmen noch deutlich dadurch verstärkt, dass über das Typ IV-Sekretionssystem auch Peptidoglycan-Fragmente in die Zelle gelangen, die das angeborene Immunsystem über intrazelluläre Rezeptoren (Nod1) zusätzlich aktivieren (Viala et al. 2004). Die Präsenz der cag-Pathogenitätsinsel geht zumindest in der westlichen Hemisphäre mit einem erhöhten Risiko für peptische Ulkus-Krankheit (Nomura et al. 2002) und Magenkarzinom (Blaser et al. 1995) einher. CagA-positive Stämme bilden weiterhin nahezu regelmäßig ein porenbildendes, vakuolisierendes **Zytotoxin (VacA),** das in vitro eine massive Vakuolisierung von Zielzellen auslöst. Es wird durch das so genannte vacA-Gen kodiert, das im Genom aller bisher untersuchter H.-pylori-Stämme nachgewiesen wurde, aber nur in etwa der Hälfte der Fälle phänotypisch exprimiert wird. Der phänotypisch nachweisbare Effekt des Toxins hängt allerdings vom Allel-Aufbau des vacA-Gens ab. Man unterscheidet dabei eine Signalsequenz (s) von einem Mittelabschnitt (m). Beide können in verschiedenen Allelen vorkommen. Die Signalsequenz s1, kombiniert mit dem Mittelabschnitt m1, geht nicht nur gemeinhin mit dem stärksten phänotypischen Effekt (Vakuolisierung geeigneter Gewebekulturzellen) einher, sondern ist in westlichen Ländern auch mit der peptischen Ulkus-Krankheit und mit der Entwicklung des Magenkarzinoms assoziiert (Atherton et al. 1997, Miehlke et al. 2000, Strobel et al. 1998). Toxin-Moleküle mit der Signalsequenz s2 sind durch eine geringfügige Verlängerung des N-terminalen Endes charakterisiert, die anscheinend die Vakuolisierung blockiert (Letley et al. 2003) und die Porenbildung reduziert. Das VacA wird zunächst als 140 kDa großes Vorläufertoxin gebildet, von dem zusätzlich zur N-terminalen Signalsequenz eine 50 kDa große Domäne die Translokation durch die Bakterienwand vermittelt. Nach proteolytischer Spaltung wird das native 90 kDa große vakuolisierende Zytotoxin abgegeben, das dann teilweise in eine N-terminale 34 kDa-Domäne (p34) und eine 58 C-terminale 58 kDa-Domäne (p58) zerfällt. Anscheinend bindet die p58-Domäne an einen Membranrezeptor, gefolgt von einer Oligomerisierung in der Membran und einer Anionen-selektiven Porenbildung, über die, so wird vermutet, die p34-Domäne ins Zytosol gelangen kann. Der molekulare Wirkmechanismus des VacA ist noch nicht endgültig aufgeklärt. Das typische Auftreten großer Vakuolen wird auf eine Störung der ATPase-abhängigen transmembranösen Transportwege lysosomaler und endosomaler intrazellulärer Kompartimente zurück-

Helicobacter pylori

Bernhard Glasbrenner

- **Erregerbeschreibung**

  Für die Entdeckung eines spiralförmigen pathogenen Bakteriums im Magens, über die Marshall und Warren 1983 in einem Brief im Lancet berichteten, wurde 2005 der Nobelpreis für Medizin vergeben (Warren und Marshall 1983). Der Keim heißt heute nach mehreren Umbenennungen *Helicobacter pylori* und ist inzwischen zu einem der am intensivsten untersuchten Krankheitserreger geworden. Bereits 1994 hat die WHO das Bakterium in die Gruppe I der definitiven Karzinogene eingeordnet (Logan 1994).

  Bakterien der Gattung *Helicobacter* sind spiralig gewundene oder gekrümmte, polar lophotrich begeißelte gramnegative Stäbchen mit hoher Wirts- und Organspezifität. Im menschlichen Magen wurde mit dem nach seinem Erstbeschreiber bezeichneten Keim *Helicobacter heilmanii* noch ein zweiter sehr viel seltener auftretender Keim entdeckt, dessen taxonomische Zuordnung noch unsicher ist. Inzwischen wurden in verschiedenen Wirtsorganismen (Mensch, Katze, Hund und anderen) über 30 verschiedene Helicobacter-Spezies beschrieben (Bohr et al. 2002).

- **Erreger-Wirts-Beziehung**

  Die Prävalenz der H.-pylori-Infektion (ca. 50% der Weltbevölkerung, ca. 30% der deutschen Bevölkerung) zeigt große regionale Unterschiede und ist in den Entwicklungsländern am größten. Die Infektion findet überwiegend im frühen Lebensalter statt und wird durch beengte Lebensverhältnisse und schlechte hygienische Bedingungen begünstigt. Der genaue Übertragungsweg von *H. pylori* ist ungeklärt; epidemiologische Daten sprechen aber für eine fäkoorale oder orooorale Übertragung. Der mütterliche Infektionsstatus stellt eine Hauptdeterminante für eine frühkindliche Infektion dar; wahrscheinlich durch enge orooorale Kontakte zwischen Mutter und Kind (Rothenbacher et al. 1998). Ein relevantes Erregerreservoir außerhalb des menschlichen Magens konnte bisher nicht gefunden werden.

  H. pylori überlebt den bakteriziden Einfluss der Magensäure mittels seiner starken Urease-Aktivität (Alkalisierung durch Entstehung von Ammonium-Ionen), die ca. 6% des Gesamteiweißes von *H. pylori* ausmacht. Die hochgradige Motilität ermöglicht ein Eindringen in den viskösen Magenschleim, wo sich die meisten Bakterien Chemotaxis-gesteuert in einer laminaren Schicht in unmittelbarer Nähe der Schleimhaut dauerhaft etablieren. Ein geringer Prozentsatz der Keime bindet unter dem Einfluss verschiedener Adhäsionsproteine direkt an die Schleimhautzellen des Magens und löst die immer nachweisbare chronische Gastritis (Typ B) aus. Die entzündliche Reaktion der Magenschleimhaut ist eng mit bestimmten Virulenz-Eigenschaften des Erregers korreliert.

  Nur bei einem Teil der infizierten Personen treten über die chronische Gastritis hinaus weitere H.-pylori-assoziierte Erkrankungen auf. Möglich sind die Entwicklung eines Ulcus ventriculi oder duodeni (ca. 20% der Infizierten) oder eines Magenkarzinoms (< 1%). Andererseits sind ca. 95% der Patienten mit Ulcus duodeni und ca. 75% der Patienten mit Ulcus ventriculi H.-pylori-positiv, und die H.-pylori-Infektion erhöht das Risiko für die Erkrankung an einem Magenkarzinom um das 3- bis 6fache. Das Auftreten dieser Folgeerkrankungen korreliert mit der Infektion durch H.-pylori-Stämme mit bestimmten Pathogenitätsinseln (CagA, VacA).

- **Diagnostik**

  Es bestehen vielfältige diagnostische Möglichkeiten zum Nachweis der H.-pylori-Infektion, bei denen zwischen invasiven (mit Endoskopie) und nichtinvasiven (ohne Endoskopie) Verfahren unterschieden werden (Kist et al. 2005).

  Wird eine Endoskopie (aufgrund von Beschwerden) durchgeführt, erfolgt der Keimnachweis in Gewebsproben aus Magenantrum und Corpus. Im Urease-Schnelltest wird durch die Spaltung des in den Teströhrchen enthaltenen Harnstoffs die Urease-Produktion des Keims nachgewiesen, was mittels Farbstoffindikator sichtbar gemacht wird (Sensitivität und Spezifität von ca. 95%). Der histologische Keimnachweis gelingt optimal mit der Warthin-Starry-Färbung, bei entsprechender Erfahrung und adäquater Vergrößerung (40fach) aber auch mit den Routinefärbungen (Hämatoxylin/Eosin, Giemsa). Die kulturelle Anzüchtung des Keimes mit der Möglichkeit der antimikrobiellen Sensitivitätstestung erfolgt auf hochwertigen Agar-Medien (Columbia-, Brucella- oder Wilkens-Chalgren-Agar) mit Zusatz von 7–10% Pferdeblut oder gewaschenen Human-Erythrocyten in mikroaerophiler Atmosphäre. Molekularbiologische Methoden (PCR-Verfahren) werden bisher fast ausschließlich für wissenschaftliche Fragestellungen eingesetzt.

  Nichtinvasive Nachweisverfahren sind für epidemiologische Untersuchungen und für Therapiekontrollen die bevorzugten Methoden. Der ^{13}C-Harnstoff-Atemtest und der H.-pylori-Stuhl-Antigentest können als gleichwertige Verfahren mit einer Sensitivität und Spezifität über 90% angesehen werden. Der Antikörpernachweis im Serum (mittels ELISA oder Western-Blot) weist spezifisches IgG in 98% und IgA in ca. 70% und IgM nur in ca. 4% der Infizierten nach; generell wird die Untersuchung auf IgG empfohlen (verschiedene kommerzielle Anbieter). Ein Absinken des Antikörpertiters nach erfolgreicher Eradikation findet erst nach mehreren Monaten statt (Therapiekontrolle frühestens nach drei Monaten möglich). Verfahren zur Antikörperbestimmung aus Speichel- und Urinproben sowie ein H.-pylori-Kapsel-Fadentest (zur H.-pylori-Anzucht aus dem Magen ohne Endoskopie) haben bisher keinen Eingang in die Routinediagnostik gefunden.

- **Prophylaxe**

  Fundierte Empfehlungen zur Prophylaxe der H.-pylori-Infektion können in Anbetracht der noch sehr spekulativen Übertragungswege nicht gegeben werden. Impfstoffe sind in Entwicklung und wurden bereits in klinischen Studien erprobt (rekombinante H.-pylori-Urease, andere Bakterienstämme als Vakzine-Träger für H.-pylori-Urease), ohne dass sich bisher bahnbrechende Erfolge abzeichnen. Weitere schützende Antigene werden in Tiermodellen gesucht. In den nächsten Jahren ist nicht mit der Zulassung eines Impfstoffes zur Prophylaxe der H.-pylori-Infektion zu rechnen.

Helicobacter pylori (Fortsetzung)

- **Therapie**

Die von nationalen und internationalen Gremien auf dem Boden zahlreicher Studien empfohlene Therapie der ersten Wahl einer H.-pylori-Infektion (bei bestehender Indikation, siehe Abschnitt Maßnahmen) ist die Tripeltherapie aus einem Säurehemmer (am besten ein Protonenpumpen-Inhibitor) und zwei Antibiotika (zwei der drei Antibiotika Amoxicillin, Clarithromycin und Metronidazol) über sieben Tage (Caspary et al. 1996, Malfertheiner et al. 2002). Die „französische Tripeltherapie" aus Protonenpumpen-Hemmer 2 × 1 Standarddosis/Tag + Amoxicillin 2 × 1000 mg/Tag + Clarithromycin 2 × 500 mg (rezeptierbar z.B. als ZacPac) oder alternativ die „italienische Tripeltherapie" aus Protonenpumpen-Hemmer 2 × 1 Standarddosis/Tag + Metronidazol 2 × 500 mg/Tag + Clarithromycin 2 × 250 mg/Tag erscheinen unter Abwägung von Eradikationsrate (über 90%), Verträglichkeit und Kosten am geeignetsten. Die französische Tripeltherapie hat den Vorteil, dass im Falle eines erfolglosen Eradikationsversuches weniger Doppelresistenzen als nach der italienischen Tripeltherapie beobachtet werden.

Nach einmaligem Therapieversagen ist eine mikrobiologische Anzucht des Erregers mit Bestimmung der antimikrobiellen Sensitivität prinzipiell empfehlenswert; insbesondere weil die Clarithromycin-Resistenz nach erfolgloser Clarithromycin-haltiger Vorbehandlung von ca. 5% auf ca. 50% zunimmt und dieses Antibiotikum in diesen Fällen meistens nicht mehr erfolgreich eingesetzt werden kann. Dagegen werden trotz einer bestehenden Resistenz gegen Metronidazol mit diesem Antibiotikum in verschiedenen Zweitlinienschemata noch Eradikationsraten zwischen 60 und 80% erreicht. Besteht nach einem erfolglosen Eradikationsversuch keine Möglichkeit, den Erreger anzuzüchten, muss auf eine Auswahl an empirischen Behandlungsregimen zur Zweitlinientherapie („Rescue-Therapieschemata") zurückgegriffen werden, die Tabelle B6-4 zu entnehmen sind.

- **Maßnahmen bei Patienten und Kontaktpersonen**

Als zweifelsfreie Therapieindikationen einer vorliegenden H.-pylori-Infektion sind das Vorliegen von Magen- oder Duodenalulzera (aktiv oder anamnestisch) oder eines niedrigmalignen MALT-Lymphoms in einem frühen Stadium anzusehen. Auch nach endoskopischer Therapie eines Magenfrühkarzinoms und bei atrophischer Gastritis sowie bei Verwandten ersten Grades von Patienten mit Magenkarzinom ist die Infektionsbehandlung nach aktuellem Kenntnisstand empfehlenswert. Für eine generelle Eradikation zur Magenkarzinom-Prophylaxe sind die Datenlage und der hierfür erforderliche Behandlungszeitpunkt noch sehr ungewiss. Nur ein kleiner Teil der Patienten mit funktioneller Dyspepsie profitiert von einer Eradikationstherapie.

Maßnahmen bei Kontaktpersonen sind nicht erforderlich; zumal die Kontagiosität im Erwachsenenalter sehr gering zu sein scheint (siehe auch Abschnitt Erreger-Wirts-Beziehung). Für eine generelle Behandlung beschwerdefreier Partner von Patienten mit H.-pylori-assoziierten Erkrankungen (im ärztlichen Alltag oft angefragt) fehlt bisher jegliche wissenschaftliche Grundlage; bei Beschwerden gelten die üblichen Regeln der Diagnostik und Therapie. Nach erfolgreicher Sanierung beträgt die Reinfektionsrate in Europa weniger als 1% pro Jahr.

- **Meldepflicht**

Nach dem Bundesseuchengesetz besteht keine Meldepflicht.

- **Nationale Referenzzentren**

Das nationale Referenzzentrum für *Helicobacter pylori* am Universitätsklinikum Freiburg steht unter der Leitung von Professor Manfred Kist. Ein aktuelles Hauptprojekt ist die multizentrische Studie „ResiNet", die eine Optimierung der Heilungsrate durch Anpassung des Behandlungsschemas an die regionale Resistenz-Lage zum Ziel hat (Kist und Glocker 2003).

- **Literatur**

Bohr URM, Primus A, Zagoura A, Glasbrenner B, Wex T, Malfertheiner P: A group-specific PCR assay for the detection of Helicobacteraceae in human gut. Helicobacter 7 (2002) 378–383.
Caspary WF, Arnold R, Bayerdörffer E, Behrens R, Birkner B, Braden B, Domschke W, Labenz J, Koletzko S, Malfertheiner P, Menge H, Rosch W, Schepp W, Strauch M, Stolte M: Diagnostik und Therapie der Helicobacter-pylori-Infektion. Leitlinien der Deutschen Gesellschaft für Verdauungs- und Stoffwechselkrankheiten. Z Gastroenterol 34 (1996) 392–401.
Kist M, Glocker E, Suerbaum S: Pathogenese, Diagnostik und Therapie der Helicobacter pylori-Infektion. Bundesgesundheitsblatt Gesundheitsforschung Gesundheitsschutz 48 (2005) 669–678.
Kist M, Glocker E: Helicobacter pylori Infektionen: ResiNet – eine bundesweite Sentinelstudie zur Resistenzentwicklung. Epidemiologisches Bulletin 2003/47 (2003) 389–391.
Logan RPH: Helicobacter pylori and gastric cancer. Lancet 344 (1994) 1078–1079.
Malfertheiner P, Megraud F, O'Morain C, Hungin AP, Jones R, Axon A, Graham DY, Tytgat T; European Helicobacter Pylori Study Group (EHPSG): Current concepts in the management of Helicobacter pylori infection - the Maastricht 2-2000 Consensus Report. Aliment Pharmacol Ther 16 (2002) 167–180.
Rothenbacher D, Bode G, Berg G, Gommel R, Gonser T, Adler G, Brenner H: Prevalence and determinants of Helicobacter pylori infection in preschool children: a population-based study from Germany. Int J Epidemiol 27 (1998) 135–141.
Warren JR, Marshall B: Unidentified curved bacilli on gastric epithelium in active chronic gastritis. Lancet I (1983) 1273–1275.

geführt. Neben der vakuolisierenden Wirkung verringert VacA den transepithelialen elektrischen Widerstand in modifizierten Ussing-Kammer-Versuchen. Somit könnte VacA auch die gastrointestinale, epitheliale Barriere beeinträchtigen, die damit verstärkt für nutritive niedermolekulare Verbindungen durchlässig wird. Zellen, die durch VacA vergiftet wurden, zeigen zudem **apoptotische Veränderungen.** Als Ursache wird eine Schädigung der Mitochondrien vermutet, die sich nach Translokation von VacA in Mitochondrien in einer massiven Freisetzung unter anderem von Cytochrom C und anderer apoptotisch wirksamer Substanzen manifestiert (Blaser und Atherton 2004). Die Rolle des Toxins im klinischen Verlauf der H.-pylori-Infektion ist allerdings nach wie vor nicht eindeutig geklärt. Neuere Untersuchungen weisen darüber hinaus auch auf immunmodulierende Eigenschaften (Hemmung der T-Zellproliferation, Blockade der Phagosomen-Reifung in Makrophagen, selektive Inhibition der Antigen-Präsentation bei T-Zellen) hin (Boncristiano et al. 2003, Cover und Blanke 2005, Gebert et al. 2003, Molinari et al. 1998, Zheng und Jones 2003).

CagA- und VacA-positive H.-pylori-Stämme werden heute als Typ I-Stämme bezeichnet und den CagA-negativen, Toxin-negativen Typ II-Stämmen gegenübergestellt. Typ I-Stämme kommen signifikant häufiger bei schweren klinischen Manifestationen der H.-pylori-Infektion als bei asymptomatischer Infektion vor.

Als weitere Pathogenitätsfaktoren wurden die Katalase, die Superoxiddismutase, verschiedene Adhäsine sowie das Lipopolysaccharid von *H. pylori* identifiziert. Letzteres imitiert Strukturen, die den ubiquitär vorkommenden menschlichen Blutgruppenantigenen (Lewis-Antigenen) entsprechen (Appelmelk et al. 1997). Die chronische Helicobacter-Infektion triggert möglicherweise das Auftreten von Lewis-spezifischen Autoantikörpern, welche mit entsprechenden Blutgruppen-Antigenen auf Magenepithelien kreuzreagieren. Weiterhin werden bei Patienten mit H. pylori Infektion signifikant gehäuft Autoantikörper gegen H^+/K^+-ATPase gastrischer Parietalzellen gefunden. Derartige Autoimmunreaktionen spielen vermutlich für die Entstehung der chronisch-atrophischen Gastritis eine Rolle (Claeys et al. 1996), die als Spätfolge einer jahrzehntelang bestehenden H.-pylori-Infektion auftritt und das Risiko der Entstehung eines Magenkarzinoms um den Faktor 3 bis 6 erhöht.

Bereits 1994 hat die WHO den Erreger in die Gruppe I der definitiven **Karzinogene** eingeordnet (Logan 1994). Nach ersten Hinweisen, dass sich durch eine H.-pylori-Eradikationsbehandlung Magenkarzinome verhindern lassen, wurden vor allem in Asien Kohortenstudien mit infizierten und nichtinfizierten Probanden durchgeführt, die ein H.-pylori-abhängiges Risiko eindeutig belegen, insbesondere wenn eine Korpus-betonte Pangastritis besteht (Uemura et al. 2001). Auch in der Pathogenese von primären Magenlymphomen wird der H.-pylori-Infektion inzwischen eine wichtige Rolle zugesprochen; insbesondere konnte gezeigt werden, dass auf die Mukosa und Submukosa beschränkte niedrigmaligne MALT-Lymphome des Magens durch eine erfolgreiche H.-pylori-Eradikation geheilt werden können (Bayerdörffer et al. 1995).

5 Klinik

Infektionen der Speiseröhre

Die Symptomatik bei infektiösen Erkrankungen der Speiseröhre ist klinisch nicht grundsätzlich anders als bei anderen Erkrankungen der Speiseröhre (z.B. Reflux-Ösophagitis oder Tumoren) und somit **mehr organ- als erkrankungsspezifisch.** Leichte Infektionen der Speiseröhre können asymptomatisch verlaufen, meistens treten jedoch als Leitsymptome Schluckstörungen (Dysphagie), Schluckschmerzen (Odynophagie) und nichtkardiale Thorax-Schmerzen auf. Komplikationen wie Blutungen (mit Hämatemesis oder Teerstuhl) und Perforationen (heftiger Thorax-Schmerz) werden in Abhängigkeit von der Schwere der Erkrankung beobachtet.

Infektionen des Magens

Eine typische klinische Symptomatik der H.-pylori-Infektion gibt es nicht. Nachdem ca. 40–50% der Weltbevölkerung und ca. 35% der Europäer eine chronische Gastritis und davon ca. 90% eine H.-pylori-Infektion aufweisen, ist diese in der Mehrzahl der Fälle **asymptomatisch.** Möglicherweise akzentuiert durch nutritive Faktoren können jedoch auch Beschwerden wie epigastrische Schmerzen, Völlegefühl, Appetitmangel und Übelkeit auftreten. Als funktionelle Dyspepsie werden gleichartige, oft passager auftretende Symptome bezeichnet, wobei jedoch endoskopisch keine akute Gastritis und kein Ulkus als fassbares pathologisch-anatomisches Korrelat nachgewiesen werden kann. Die H.-pylori-Infektion spielt für die Entstehung der funktionellen Dyspepsie wahrscheinlich nur eine untergeordnete Rolle; zumindest liegen keine überzeugenden, einheitlichen Studienergebnisse vor (Glasbrenner et al. 1996, Malfertheiner et al. 2002b, Talley und Vakil 2005).

Magen- und Duodenalulzera (Abb. B6-2a und B6-2b) verursachen meist die charakteristischen **epigastrischen Beschwerden** (Nüchternschmerz, Nachtschmerz), die sich nach Nahrungsaufnahme bessern können. Häufig ist das periodische Auftreten der Schmerzattacken in Schüben von mehrwöchiger Dauer, denen beschwerdefreie Intervalle folgen. Bei der klinischen Untersuchung sind die Patienten meist normal ernährt. Bis auf einen Druckschmerz im Epigastrium ist der Untersuchungsbefund oft unauffällig, sofern nicht eine Anämie infolge akuter oder chronischer Blutung besteht. Neben der gastrointestinalen Blutung sind die Ulkus-Perforation und die Magenausgangs- oder Duo-

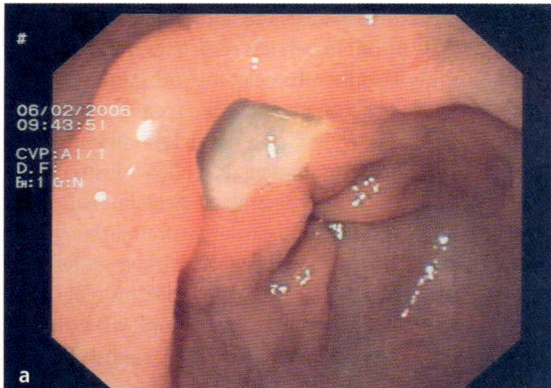 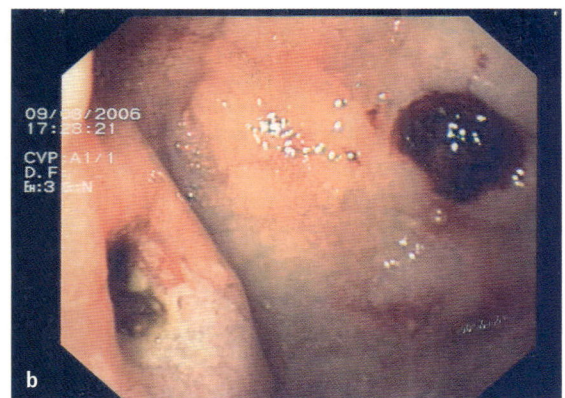

Abb. B6-2a, b a: H.-pylori-positives Ulcus ventriculi (Histologie benigne) bei einem 54-jährigen Patienten mit Oberbauchschmerzen unter gleichzeitiger ASS-Einnahme. Nach Eradikationstherapie Ulkus-Abheilung, unter Dauermedikation mit ASS (wegen KHK) aber weitere Protonenpumpenhemmertherapie.
b: H.-pylori-positive Ulcera duodeni bei einer 67-jährigen Patientin mit oberer gastrointestinaler Blutung: zur Bulbus-Vorderwand tiefer Ulkus-Krater mit Fibrin und Hämatin (Forrest IIC), zum oberen Duodenalknie nach distal weiteres Koagel-belegtes Ulkus (Forrest IIB). Nach endoskopischer Injektionsbehandlung des Koagel-bedeckten Ulkus und anschließender Eradikationstherapie Abheilung der Ulzera.

denalstenose weitere Komplikationen der Ulkus-Krankheit, die das klinische Bild im Verlauf prägen können.

MALT-Lymphome sind im frühen Stadium häufig symptomarm, können aber bei Progredienz und Schleimhautdefekten gleiche Symptome und Komplikationen wie Magen- und Duodenalulzera hervorrufen (Abb. B6-3a und B6-3b). Als B-Symptome können auch bei gastralen Lymphomen Fieber und Nachtschweiß auftreten, wohingegen bei einem signifikanten Gewichtsverlust auch die Lokalisation der Erkrankung und die damit verbundenen Beschwerden ursächlich sein können. Magenkarzinome weisen ebenfalls keine typischen Frühsymptome auf und werden deshalb leider oft erst im fortgeschrittenen Stadium diagnostiziert, wenn Passagestörungen (an Cardia oder Pylorus) oder eine obere gastrointestinale Blutung oder Allgemeinsymptome (Appetitlosigkeit, Gewichtsabnahme) Anlass zur Diagnostik geben (Abb. B6-4).

Neben einer Reihe von vermuteten **extragastralen Manifestationen** der H.-pylori-Infektion wie koronare Herzkrankheit, Migräne, Rosazea, Psoriasis, Alopecia areata, plötzlicher Kindstod, die sich nicht bestätigen ließen, liegen zumindest seriöse Hinweise dafür vor, dass die chronische Urtikaria (Fukuda et al. 2004), die thrombotisch-thrombozytopenische Purpura (TTP) (Jackson et al. 2005) sowie die

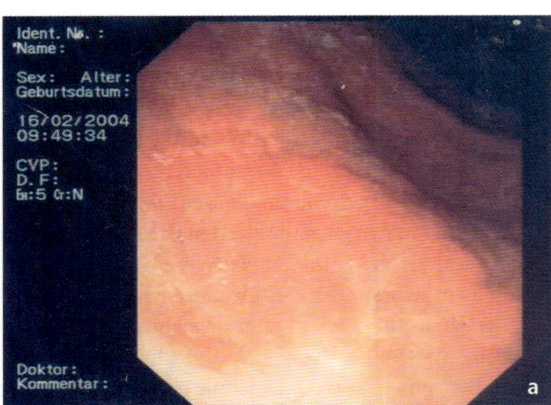 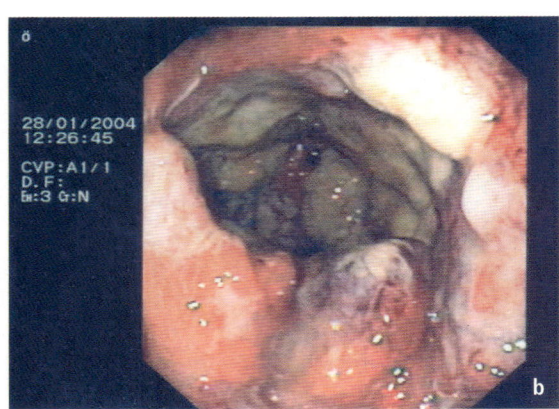

Abb. B6-3a, b a: H.-pylori-positives indolentes MALT-Lymphom im Stadium I am Corpus-Antrum-Übergang bei einem 68-jährigen Patienten mit uncharakteristischen Abdominalbeschwerden. Nach Eradikationstherapie komplette Remission seit zwei Jahren.
b: H.-pylori-positives aggressives B-Zell-Lymphom des Magenantrums (Stadium II) bei einem 74-jährigen Patienten mit Gewichtsabnahme und Anämie. Nach Chemotherapie mit vier Zyklen Rituximab-CHOP-14 und Involved-Field-Bestrahlung komplette Remission mit Entwicklung einer Magenausgangsstenose; nach endoskopischer Dilatationsbehandlung Gewichtszunahme und gute Lebensqualität.

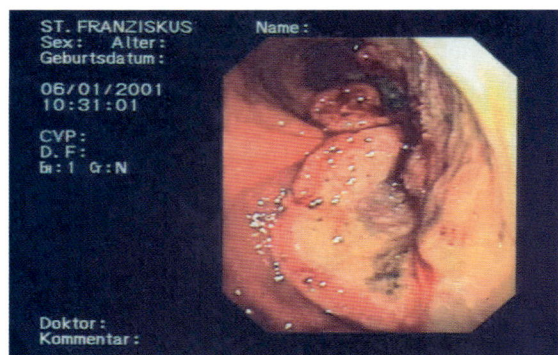

Abb. B6-4 Lokal fortgeschrittenes H.-pylori-positives Magenkorpuskarzinom bei einer 62-jährigen Patientin mit uncharakteristischen Oberbauchbeschwerden und Teerstuhl (histologisch Adenokarziom, intestinaler Typ); bei fehlender Fernmetastasierung Indikation zur Gastrektomie.

ungeklärte Eisenmangelanämie im Kindesalter (Sherman und Lin 2005) mit einer H.-pylori-Infektion kausal korreliert sein könnten.

6 Diagnostik

Infektionen der Speiseröhre

Bei infektiösen Erkrankungen der Speiseröhre gibt manchmal die Inspektion des Rachens bereits erste diagnostische Hinweise (z.B. Candida-typische Beläge, Herpes-simplex-Virusläsionen). Laborwerte sind wenig richtungsweisend. Methode der Wahl ist die **Endoskopie.** Oft erlaubt der makroskopische Aspekt der Erkrankung bereits eine zutreffende Verdachtsdiagnose, die aber durch **Biopsie** und gegebenenfalls **Bürstenabstrich** erhärtet werden sollte.

Die **Candida-Ösophagitis** zeigt im Frühstadium oft nur eine geringe fleckige Rötung mit wenig cremig-weißlichem Exsudat; bei zunehmender Schwere der Erkrankung finden sich die typischen zusammenhängenden, abstreifbaren Pseudomembranen auf vulnerabler Schleimhaut (Abb. B6-5). Die Diagnose wird meist durch Gramfärbung oder kulturelle Anzüchtung von Bürstenabstrichen gestellt, bei Vorliegen von Ulzerationen auch durch den histologischen Nachweis von Myzel-Fäden im Ulkus-Grund. Wird die Diagnose einer Candida-Ösophagitis bei der endoskopischen Abklärung von Schluckbeschwerden immungesunder Personen gestellt, sollte sich stets die Suche nach einer organischen oder funktionellen Anomalie des Ösophagus (Stenose, Pseudodivertikulose, Achalasie und andere) anschließen.

Kennzeichnend für die **HSV-Ösophagitis** sind kleine, flache, wie ausgestanzt imponierende Ulzera mit leicht erhabenen und oft gelblichen Rändern, die vor allem in den mittleren und distalen Abschnitten des Ösophagus auftreten, aber auch die gesamte Länge des Ösophagus einbeziehen können. Die Diagnose wird durch die Polymerase-Kettenreaktion (PCR) und/oder die direkte Immunfluoreszenz aus Bürstenabstrichen oder Biopsien aus dem Ulkus-Rand gestellt (Becker et al. 1996).

Bei **CMV-Infektion** der Speiseröhre zeigen sich makroskopisch meist wenige, dafür größere und tiefere Ulzerationen; besonders typisch sind solitäre CMV-Ulzera bei AIDS-Patienten (Connally et al. 1989). Für die Diagnosesicherung sollten Biopsien aus dem Ulkus-Rand und der Ulkus-Basis entnommen werden. Histopathologisch sind die typischen Eulenaugenzellen pathognomonisch; ein spezifischer Virusnachweis wird am besten mit der PCR und/oder der direkten Immunfluoreszenz mit monoklonalen Antikörpern geführt. Bei 60% der AIDS-Patienten mit ulzerösen Ösophagus-Läsionen gelingt – entsprechend intensive Diagnostik vorausgesetzt – ein Virusnachweis (50% CMV, 4% CMV und HSV, 2% HSV allein). In den übrigen Fällen wird von einem HIV-assoziierten idiopathischen Ösophagus-Ulkus gesprochen. Wegen der weiten Verbreitung des CMV in einem infizierten Organismus ist der bloße Nachweis des Virus im Bereich einer Ösophagus-Läsion aber keineswegs als eindeutiger Beweis auf deren Ursache zu werten. Bei immunsupprimierten Patienten sollte eine systemische aktive CMV-Infektion durch quantitative Bestimmung der Antigenämie bzw. der Virus-DNA in Leukozyten bewiesen oder ausgeschlossen werden.

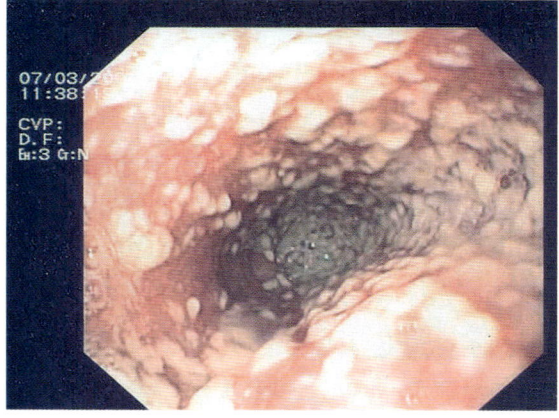

Abb. B6-5 Soor-Ösophagitis bei einem 64-jährigen Diabetiker mit Leberzirrhose und COPD; Therapieeinleitung z.B. mit Fluconazol oder Nystatin-Suspension per os möglich.

Infektionen des Magens

Die diagnostischen Möglichkeiten zum Nachweis der H.-pylori-Infektion sind vielfältig (Kist et al. 2005). Wird aufgrund von Oberbauchbeschwerden eine **Endoskopie** durchgeführt, erfolgt der Keimnachweis in Gewebsproben aus Magenantrum und -korpus. In der Praxis hat sich hierfür der **Urease-Schnelltest** durchgesetzt, mit dem die Urease-Produktion des Keimes meist innerhalb von 30–60 Minuten nachgewiesen werden kann. Durch die Spaltung des in den Teströhrchen enthaltenen Harnstoffs entsteht (alkalisches) Ammonium, welches mittels pH-Indikator sichtbar gemacht wird. Der Urease-Schnelltest anhand von zwei Biopsien (aus Antrum und Korpus) weist eine Sensitivität und Spezifität von ca. 95% auf.

Der **histologische Keimnachweis** gelingt optimal mit der Warthin-Starry-Färbung, bei entsprechender Erfahrung und adäquater Vergrößerung (40fach) aber auch mit den Routinefärbungen (Hämatoxylin/Eosin, Giemsa; Abb. B6-6). Die **kulturelle Anzüchtung** des Keimes erfolgt auf hochwertigen Agar-Medien (Columbia-, Brucella- oder Wilkens-Chalgren-Agar) mit Zusatz von 7–10% Pferdeblut oder gewaschenen Human-Erythrozyten in mikroaerophiler Atmosphäre. Die Kultur wird wegen der Möglichkeit der antimikrobiellen Sensitivitätstestung zunehmend wichtiger. Für diese sollte der Epsilometer-Test (E-Test) oder das Agardilutionsverfahren eingesetzt werden. Molekularbiologische Methoden werden bisher fast ausschließlich für wissenschaftliche Fragestellungen eingesetzt, können aber auch bei Routineuntersuchungen hilfreich sein, bei denen klassische mikrobiologische Verfahren versagen (Rescue-Diagnostik). Wurden früher molekularbiologische Techniken wie PCR in der Regel beispielsweise nur für Genotypisierungen eingesetzt, so werden sie heute nicht nur zum Nachweis von *H. pylori* aus klinischem Untersuchungsmaterial, sondern auch für genotypische Empfindlichkeitsprüfungen gegenüber bestimmten Antibiotika angewandt. Für solche diagnostischen Untersuchungen werden heute überwiegend Real-time-PCR-Verfahren eingesetzt. So wurden bereits zahlreiche Real-time-PCR-Verfahren entwickelt, welche über eine Detektion von Punktmutationen in den 23S rRNA-Genen von *H. pylori* eine Resistenz gegenüber Clarithromycin und anderen Makroliden nachweisen (Matsumura et al. 2001, Oleastro et al. 2003). Die Sensitivität dieser FRET-basierten Real-time-PCR-Verfahren übertrifft sowohl die der Kultur als auch der Histopathologie, und in ca. 98% der Fälle stimmt diese genotypische Resistenz-Bestimmung mit der phänotypischen Resistenz-Bestimmung durch E-Test überein (Lascols et al. 2003). Inzwischen ist auch eine genotypische Resistenz-Testung von *H. pylori* gegenüber Gyrase-Hemmern wie Ciprofloxacin durch Detektion von Mutationen im gyrA-Gen des Bakteriums möglich (Glocker und Kist 2004). Eine weitere Real-time-PCR zur genotypischen Resistenz-Bestimmung gegen Tetrazykline ist bereits ebenfalls verfügbar (Glocker et al. 2005).

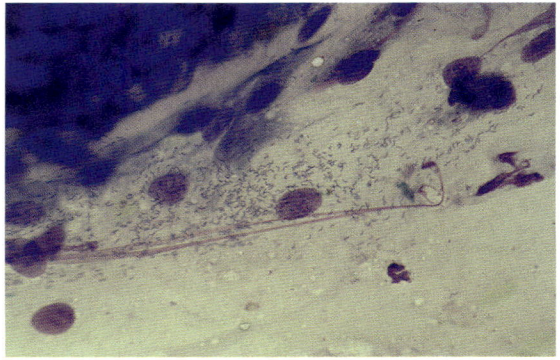

Abb. B6-6 Nachweis von *H. pylori* im Magenschleim mittels HE-Färbung (Vergrößerung 1:300).

Unter den **nichtinvasiven Nachweisverfahren** sind der ^{13}**C-Harnstoff-Atemtest** (Abb. B6-7) und der **H.-pylori-Antigennachweis** aus dem Stuhl als gleichwertige Verfahren anzusehen. Sie sind sowohl für Therapiekontrollen als auch für epidemiologische Untersuchungen geeignet und die Methoden der ersten Wahl. Sensitivität und Spezifität der Verfahren liegen über 90%. Der **Antikörpernachweis** im Serum kann mittels ELISA oder Western-Blot (verschiedene kommerzielle Anbieter) vorgenommen werden (Kist et al. 2005). Spezifisches IgG ist in 98%, IgA in ca. 70% und IgM nur in ca. 4% der Fälle nachweisbar. Da bei IgA-Positivität stets auch IgG nachweisbar ist, wird generell lediglich die Untersuchung auf IgG empfohlen. Die serologischen Methoden sind mit dem Nachteil behaftet, dass ein Absinken des Antikörpertiters nach erfolgreicher Eradikation erst nach mehreren Monaten stattfindet, sodass eine Therapiekontrolle frühestens nach drei Monaten möglich ist. Sie eignen sich aber uneingeschränkt für epidemiologische Prävalenz-Studien, bei denen der Nachweis einer aktiven Infektion nicht zwingend erforderlich ist sowie zur Screening-Diagnostik bei nicht vorbehandelten Patienten. Verfahren zur Antikörperbestimmung aus Speichel- und Urinproben und wurden ebenfalls entwickelt, haben aber bisher keinen Eingang in die Routinediagnostik gefunden. Gleiches gilt für einen Kapsel-Fadentest, bei dem eine Anzucht von *H. pylori* ohne Notwendigkeit einer Endoskopie durchgeführt werden kann (Caspary et al. 1996, Treiber et al. 2005).

Die verschiedenen diagnostischen Verfahren sollten **gezielt eingesetzt** werden. So wird sich z.B. das diagnostische Prozedere bei der Erstdiagnose eines nicht vorbehandelten Patienten von der Diagnostik bei einem antimikrobiell vorbehandelten Patienten mit bekannter H.-pylori-Infektion unterscheiden (Kist et al. 2005). Während bei der Erstdiagnose der Nachweis des Erregers und die klinische Ein-

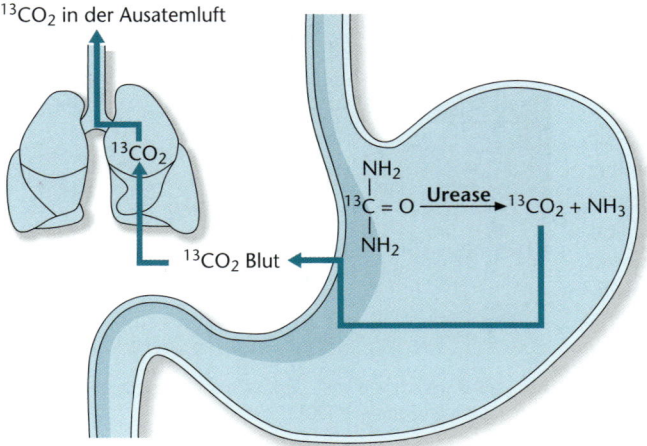

Abb. B6-7 Prinzip des ^{13}C-Harnstoff-Atemtests. Der Patient bekommt ein Testgetränk mit einer bestimmten Menge ^{13}C-markiertem Harnstoff (nicht radioaktiv). Bei Vorhandensein von *H. pylori* im Magen kommt es durch die Urease-Aktivität des Keimes zur Spaltung des Harnstoffes, wobei das ^{13}C-markierte CO_2 ins Blut diffundiert und abgeatmet wird. Vor Einnahme des Testgetränkes und 30 Minuten danach werden Atemproben gesammelt, in denen der Anteil von ^{13}C in der CO_2-Fraktion der Ausatemluft massenspektrometrisch oder infrarotspektrometrisch gemessen wird.

grenzung des Krankheitsbildes im Vordergrund stehen, dient die Diagnostik nach erfolglosen Therapieversuchen in erster Linie dazu, eine Resistenz-Entwicklung des Erregers zu erkennen. Ein patientenspezifisches Vorgehen ist in Tabelle B6-1 dargestellt.

Tab. B6-1 Patientenadaptierte Diagnostik bei Helicobacter-pylori-Infektion.

Patientengruppe	diagnostisches Vorgehen
Erstdiagnose bei nicht vorbehandelten Patienten	invasiv (Endoskopie mit Biopsie) • Urease-Schnelltest aus der Biopsie und/oder • Histopathologie mit Bakterioskopie
	nicht invasiv (wenn keine Endoskopie möglich) • ^{13}C-Harnstoffatemtest • H.-pylori-Stuhl-Antigentest • Serologie (ohne Einschränkung)[a]
Diagnostik bei vorbehandelten Patienten mit bekannter H.-pylori-Infektion	invasiv (Endoskopie mit Biopsie) • mikrobiologische Untersuchung von zwei Biopsien (Antrum/Corpus) mit Antibiogramm
	nicht invasiv (nur wenn keine Endoskopie möglich) • ggf. ^{13}C-Harnstoffatemtest oder H.-pylori-Stuhl-Antigentest zur Sicherung einer aktiven Infektion (fakultativ) • Einsatz von Zweitlinientherapie-Schemata (Rescue-Therapie) (siehe Abschnitt 7)

[a] Da keine Vorbehandlung vorliegt, kann ein positiver serologischer Befund als Hinweis auf eine aktuelle Infektion gewertet werden.

7 Therapie

Infektionen der Speiseröhre

Leichtere Candida-Infektionen bei Immunkompetenten können spontan ausheilen, sofern die ursächlichen lokalen Faktoren beseitigt werden. In allen anderen Fällen ist eine **antimykotische Therapie** erforderlich. Die bevorzugt oralen Therapieoptionen bei ösophagealer Candidiasis sind in Tabelle B6-2 aufgelistet. Eine i.v. Therapie (Optionen: Fluconazol, Voriconazol, Amphotericin B oder Caspofungin; Dosierungsempfehlungen siehe Fachinformationen oder IDSA-Leitlinien zur Behandlung von Candidiasis) kann notwendig sein bei Patienten mit schwerer und/oder refraktärer Ösophagitis (Pappas et al. 2004). Bei HIV-Patienten empfiehlt sich spätestens nach der zweiten oropharyngealen und/oder ösophagealen Candida-Episode eine lebenslange Suppressionstherapie. Die Langzeitsuppression mit Fluconazol 200 mg/Tag scheint nicht zu einer Zunahme der Fluconazol-Resistenz zu führen.

Virale Ösophagitiden sollten ebenfalls spezifisch systemisch behandelt werden (siehe Tab. B6-2) (Baehr und McDonald 1994, Parente und Bianchi Porro 1998). Idiopathische HIV-assoziierte Ösophagusulzera sprechen offenbar gut auf kurze Kortikoid-Stöße an, allerdings liegen hierzu nur kleinere Fallmitteilungen und keine größeren Untersuchungen vor.

Infektionen des Magens

Auf der Grundlage zahlreicher Studiendaten bietet sich eine Unterteilung in gesicherte und ratsame Indikationen zur Therapie der H.-pylori-Infektion an. In Tabelle B6-3 sind die Therapieindikationen der H.-pylori-Infektion und die aktuelle Einschätzung ihrer wissenschaftlichen Evidenz zusammengetragen (Treiber et al. 2005). Bei der Ulkus-Blu-

Tab. B6-2 Therapie bei Infektionen der Speiseröhre.

Erreger	Medikament	Tagesdosis	Alternative	Tagesdosis	Therapiedauer
Candida					
immunkompetenter Patient	Fluconazol	1 × 50 mg p.o.			
			Amphotericin B (Lutschtabletten, 10 mg)	4 × 1–2 Tabletten p.o.	7–14 Tage
			Nystaatin (Suspension)	4 × 2–6 ml	7–14 Tage
immunsupprimierter Patient, AIDS	Fluconazol	1 × 100–200 mg p.o.			
			Itraconazol	1 × 200 mg p.o.	14–21 Tage
			Voriconazol	2 × 200 mg p.o.	14–21 Tage
Herpes-simplex-Virus					
immunkompetenter Patient	Aciclovir	5 × 200–400 mg p.o.			
			Valaciclovir	2 × 500 mg p.o.	5–10 Tage
schwer vorerkrankter Patient, immunsupprimierter Patient, AIDS	Aciclovir	3 × 5 mg/kg KG i.v.			
			Foscarnet	• 3 × 60 mg/kg KG oder • 2 × 90 mg/kg KG i.v.	14–21 Tage
Zytomegalievirus					
	Ganciclovir	2 × 5 mg/kg KG i.v.			
			Foscarnet	• 3 × 60 mg/kg KG oder • 2 × 90 mg/kg KG i.v.	14–21 Tage

tung sollte erst zum Zeitpunkt des Kostaufbaues mit der oral durchzuführenden **Eradikation** der H.-pylori-Infektion begonnen werden. Bei MALT-Lymphomen des Magens im lokalisierten Stadium I führt eine erfolgreiche H.-pylori-Eradikation in 70–80% der Fälle zu einer kompletten Remission. Weitere 10–20% der Patienten weisen nach die-

Tab. B6-3 Therapieindikationen bei Helicobacter-pylori-Infektion.

gesicherte Indikationen	wissenschaftliche Evidenz
*Duodenalulkus/Magenulkus (aktiv oder nicht, einschließlich der komplizierten Ulzera)	1
*MALT-Lymphom (niedrigmaligne)	2
*atrophische Gastritis	2
*Zustand nach partieller Magenresektion (bei Magenkarzinom, peptischem Ulkus)	3
*Verwandte 1. Grades von Patienten mit Magenkarzinom	3
ratsame Indikationen	**wissenschaftliche Evidenz**
*funktionelle Dyspepsie	2
*gastroösophageale Reflux-Krankheit	3
*Einnahme von ASS/NSAR	2
*Patientenwunsch	4
1 = höchster Evidenz-Grad; 4 = niedrigster Evidenz-Grad	

ser Therapie eine Normalisierung des endoskopischen Befundes auf, lassen aber histologisch Lymphom-Residuen erkennen, die nach derzeitigem Wissensstand als „minimal residual disease" einer „Wait and watch"-Strategie unter Verzicht auf Bestrahlung oder Chemotherapie oder Operation zugeführt werden dürfen (Fischbach 2004, Fischbach et al. 2004). Die Therapieindikation „atrophische Gastritis" beruht auf deren gesicherter Einschätzung als Risikofaktor für die Entstehung eines Magenkarzinoms; wenngleich es wohl Stadien der Erkrankung gibt, bei denen die alleinige Eradikation das Fortschreiten der Kanzerogenese nicht mehr entscheidend beeinflussen kann (Wong et al. 2004). Bei Patienten mit funktioneller Dyspepsie ist die H.-pylori-Eradikation im Vergleich zu säurehemmenden oder prokinetischen oder phytotherapeutischen Medikamenten eher von untergeordneter Bedeutung (Malfertheiner et al. 2002b, Talley und Vakil 2005). Auch ist es bisher nicht gelungen, anhand des Beschwerdebildes oder histologischer Parameter die wenigen Patienten mit funktionellen Oberbauchbeschwerden prätherapeutisch zu identifizieren, die von einer erfolgreichen H.-pylori-Eradikation langfristig profitieren. Bei den Indikationen „gastroösophageale Reflux-Krankheit" und „Einnahme von ASS/NSAR" ist die Datenlage immer noch sehr komplex und zum Teil widersprüchlich; hier wird auf die weiterführende Literatur verwiesen (Malfertheiner et al. 2002a, Treiber et al. 2005).

Extraintestinale Manifestationen, die verschiedentlich mit H.-pylori-Infektionen in Zusammenhang gebracht wurden, stellen nach Einschätzung der Maastricht-2-Konsensuskonferenz derzeit keine Indikation zur Eradikationstherapie dar (Malfertheiner et al. 2002a). Einzelfallausnahmen können gemacht werden für Patienten mit Erkrankungen wie chronische Urtikaria und Anämie/Autoimmunthrombozytopenie nach Ausschluss aller anderen möglichen Ursachen.

Unter Abwägung von Eradikationsrate, Verträglichkeit (und damit Patientencompliance) und Kosten hat sich inzwischen die **Tripeltherapie** aus einem **Säurehemmer** (am besten Protonenpumpen-Inhibitoren) und **zwei Antibiotika** (zwei der drei Antibiotika Amoxicillin, Clarithromycin und Metronidazol) durchgesetzt und wird als Therapie der ersten Wahl von nationalen und internationalen Gremien empfohlen (Caspary et al. 1996, Malfertheiner et al. 2002a). Die Dosierungen der Antibiotika in den verschiedenen Schemata sind in Tabelle B6-4 dargestellt. Sie sind den jeweiligen Studien entnommen und können gegebenenfalls geringfügig an in Deutschland gebräuchliche Dosen angepasst werden, wozu in der Regel auf die nächst höhere verfügbare Einzeldosis zurückgegriffen werden sollte. Es ist sinnvoll, das therapeutische Vorgehen für die Behandlung von nicht vorbehandelten Patienten (Erstlinientherapie) von solchen bei erfolglos vorbehandelten Patienten zu unterscheiden (Zweitlinien- oder Rescue-Schemata) (siehe Tab. B6-4).

Nach den Ergebnissen einer laufenden bundesweiten, systematischen und prospektiven Sentinel-Studie des Nationalen Referenzzentrums für *Helicobacter pylori* „ResiNet" (Kist und Glocker 2003) sind ca. 80–85% der Patienten, die sich bei niedergelassenen Gastroenterologen wegen entsprechender Beschwerden zur Gastroskopie vorstellen, **nicht vorbehandelt**. H.-pylori-Isolate solcher Patienten sind überwiegend sensibel gegen die bei der H.-pylori-Eradikation eingesetzten Antibiotika. In Deutschland (Stand 12/2005; Kist, unveröffentliche Daten) waren nach dieser Studie bei Patienten ohne Vorbehandlung 27,4% der Isolate resistent gegen Metronidazol, 5,2% gegen Clarithromycin, und 2,7% gegen beide Antibiotika. Gegen Fluorchinolone

Tab. B6-4 Primäre Therapieschemata und „Rescue-Therapien" zur Eradikationsbehandlung der H.-pylori-Infektion (nach Kist et al. 2005, Literatur siehe dort).

primäre Therapieschemata
• Pantoprazol [a]) 2×40 mg + Amoxicillin 2×1000 mg + Clarithromycin 2×500 mg (7 Tage); „französische Tripeltherapie" [b])
• Omeprazol [a]) 2×20 mg + Metronidazol 2×500 mg + Clarithromycin 2×250 mg (7 Tage); „italienische Tripeltherapie" [b])
• Omeprazol [a]) 2×20 mg + Amoxicillin/Clavulansäure 2×1000 mg + Clarithromycin 2×500 mg [c])
• PPI $2 \times$ täglich + Amoxicillin 2×1000 mg (Tag 1–5) → PPI $2 \times$ täglich + Clarithromycin 2×500 mg + Tinidazol 2×500 mg (Tag 6–10) („sequentielle Therapie") [c])

Rescue-Therapieschemata
• Omeprazol [a]) 3×40 mg + Amoxicillin 3×1000 mg (14 Tage) [c])
• Pantoprazol [a]) 2×40 mg + Rifabutin 2×150 mg + Amoxicillin 2×1000 mg (7–10 Tage) [c])
• Omeprazol [a]) 2×20 mg + Wismutsubzitrat 2×120 mg (nur in internationaler Apotheke) + Tetracyclin 4×500 mg + Metronidazol 3×400 mg (7 Tage) [b])
• Pantoprazol [a]) 2×40 mg + Amoxicillin 2×1000 mg + Levofloxacin 2×200 mg (7–10 Tage) [c])
• Rabeprazol [a]) 2×20 mg + Rifabutin 1×300 mg + Levofloxacin 1×500 mg [c])
• französische oder italienische Tripeltherapie mit Verlängerung der Behandlungsdauer [c])

PPI = Protonenpumpen-Inhibitor
[a]) in der Originalpublikation angegeben, kann durch andere PPI ersetzt werden
[b]) im Maastricht-Konsensus 2000 (Malfertheiner et al. 2002a) empfohlen
[c]) neues Schema, nicht durch Konsensus sanktioniert

(FC) und Rifabutin (RIF), zwei mögliche Reserveantibiotika, waren 13,4 bzw. 6,1 % der Isolate resistent. Bereits nach nur einer erfolglosen Vorbehandlung erhöhten sich diese Quoten auf 47,6% (MTZ), 52,4% (CLA) und 31,0% (MTZ and CLA) sowie 21,4 % (FC) und 13,3% (RIF). Bei mehr als einmaligem Therapieversagen waren 88,2% der Isolate MTZ-resistent, 86,3% CLA-resistent und 80,4% resistent gegen beide Antibiotika. Eindeutige Resistenzen gegen Ampicillin und Tetracyclin wurden in Deutschland bisher nicht gefunden.

Unter diesen Voraussetzungen können bei **nicht vorbehandelten** Patienten sowohl mit der klassischen Italienischen Tripeltherapie mit einem Protonenpumpen-Inhibitor (PPI) (2 × täglich Normaldosis), 2 × 250 mg Clarithromycin und 2 × 500 mg Metronidazol als auch mit der so genannten französischen Tripeltherapie aus PPI 2 × täglich Normaldosis, 2 × 500 mg Clarithromycin und 2 × 1000 mg Amoxicillin Eradikationsquoten von über 90% erreicht werden. Dabei hat die französische Tripeltherapie den Vorteil, dass nach erfolgloser Vorbehandlung weniger Doppelresistenzen als nach der italienischen Tripeltherapie beobachtet werden (Ellenrieder et al. 1999, Kist und Glocker 2003, Murakami et al. 2000).

Kürzlich wurden in einer Übersichtsarbeit weitere Erstlinientherapie-Schemata (siehe Tab. B6-4) beschrieben, zu denen allerdings bisher nur wenige Studien vorliegen (McLoughlin et al. 2004). So wurde bei der französischen Tripeltherapie das Amoxicillin (2 × 1000 mg) durch Amoxicillin/Clavulansäure (z.B. Augmentan®) 2 × 1000 mg ersetzt, wobei allerdings H. pylori nach heutiger Kenntnis keine β-Laktamasen bildet. Weiterhin wurde eine sequentielle Therapie vorgeschlagen aus 2 × täglich PPI (Normaldosis) und Amoxicillin 2 × 1000 mg für fünf Tage, gefolgt von 2 × täglich PPI (Normaldosis) zusammen mit 2 × 500 mg Clarithromycin und 2 × 500 mg Tinidazol für weitere fünf Tage (Zullo et al. 2003). Um diese Behandlungsschemata uneingeschränkt für die primäre Eradikationstherapie empfehlen zu können, sind weitere Studien oder Erfahrungsberichte abzuwarten.

Aus der Selektion resistenter Isolate nach einmaligem Therapieversagen lässt sich bereits zu diesem Zeitpunkt eine rationale Indikation zur mikrobiologischen Anzucht des Erregers mit Bestimmung der antimikrobiellen Sensitivität ableiten. Bei bekannter Erregerempfindlichkeit können Antibiotika und Antibiotikakombinationen dann gezielt eingesetzt und damit der Therapieerfolg gegenüber der ungezielten Therapie optimiert werden (Lamouliatte et al. 2003). Dabei ist zu beachten, dass trotz einer bestehenden isolierten Resistenz gegen Metronidazol mit diesem Antibiotikum dennoch Eradikationsquoten zwischen 60 und 80% erreicht werden, während mit Clarithromycin bei entsprechender Resistenz praktisch keine Eradikation mehr erzielt werden kann (Bazzoli et al. 2002).

Besteht nach einem erfolglosen Eradikationsversuch keine Möglichkeit, den Erreger anzuzüchten, um seine Antibiotikaempfindlichkeit zu bestimmen oder verweigert der Patient eine weitere Gastroskopie, muss auf empirische Behandlungsregime zur Zweitlinientherapie, so genannte „Rescue-Therapieschemata" zurückgegriffen werden (McLoughlin et al. 2004) (siehe Tab. B6-4). Erfolge mit einer verlängerten Therapie wurden besonders bei Fällen mit nicht ulzeröser Dyspepsie und endoskopisch normaler Schleimhaut beobachtet (Gisbert et al. 2001).

8 Prävention

Infektionen der Speiseröhre

Das Potential zur Prävention von Infektionen der Speiseröhre liegt in der Vermeidung oder Behandlung der zugrunde liegenden Risikofaktoren (siehe Abschnitt 4).

Infektionen des Magens

Fundierte Empfehlungen zur Prophylaxe der H.-pylori-Infektion können praktisch nicht gegeben werden; hierzu sind die Übertragungswege noch zu spekulativ. Impfstoffe sind in Entwicklung und wurden bereits in ersten klinischen Studien erprobt (rekombinante H.-pylori-Urease, rekombinanter Salmonella-typhimurium-Stamm als Vakzine-Träger für H.-pylori-Urease). Durchschlagende Erfolge sind bisher allerdings ausgeblieben. Weitere schützende Antigene werden in Tiermodellen gesucht. Möglicherweise wird sich für eine vollständige Eradikation von *H. pylori* auch eine Kombination von antimikrobieller Therapie und therapeutischer Impfung als sinnvoll erweisen. Da die H.-pylori-Infektion ein bedeutendes Risiko für mögliche spätere Komplikationen (Ulkus, Magenkarzinom) darstellt, bietet die erfolgreiche Keimeradikation nach den aufgezeigten Prinzipien eine Chance zu deren Prävention.

LITERATUR

Apel I, Jacobs E, Kist M, Bredt W.: Antibody response of patients against a 120 kDa surface protein of campylobacter pylori. Zbl Bakt Hyg A 268 (1988) 271–276.

Appelmelk BJ, Negrini R, Moran AP, Kuipers EJ: Molecular mimicry between Helicobacter pylori and the host. Trends Microbiol 5 (1997) 70–84.

Argent RH, Kidd M, Owen RJ, Thomas RJ, Limb MC, Atherton JC: Determinants and consequences of different levels of CagA phosphorylation for clinical isolates of Helicobacter pylori. Gastroenterology 127 (2004) 514–523.

Atherton JC, Peek RM Jr, Tham KT Cover TL, Blaser MJ: Clinical and pathological importance of heterogeneity in vacA, the vacuolating cytotoxin gene of Helicobacter pylori. Gastroenterology 112 (1997) 92–99.

Baehr PH, McDonald GB: Esophageal infections: risk factors, presentation, diagnosis and treatment. Gastroenterology 106 (1994) 509–532.

Bayerdörffer E, Neubauer A, Rudolph B, Thiede C, Lehn N, Eidt S, Stolte M: MALT Lymphoma Study Group: Regression of primary gastric lymphoma of mucosa-associated tissue type after cure of Helicobacter pylori infection. Lancet 345 (1995) 1591–1594.

Bazzoli F, Pozzato P, Rokkas T: Helicobacter pylori: the challenge in therapy. Helicobacter 7 Suppl 1 (2002) 43–49.

Becker K, Lubke HJ, Borchard F, Haussinger D: Entzündliche Speiseröhrenerkrankungen durch Herpes-simplex-Virusinfektionen – Übersicht und Bericht über 15 eigene Fälle. Z Gastroenterol 34 (1996) 286–295.

Blaser MJ, Atherton JC: Helicobacter pylori persistence: biology and disease. J Clin Invest 113 (2004) 321–333.

Blaser MJ, Perez-Perez GI, Kleanthous H, Cover TL, Peek RM, Chyou PH, Stemmermann GN, Nomura A: Infection with Helicobacter pylori strains possessing cagA is associated with an increased risk of developing adenocarcinoma of the stomach. Cancer Res 55 (1995) 2111–2115.

Blaser MJ: Introduction: Medical significance of Helicobacter pylori. In: Clayton CL, Mobley HLT (eds.): Methods in Molecular Medicine, Helicobacter Pylori Protocols, pp. 1–6. Humana Press Inc, Totowa 1997.

Bohr URM, Primus A, Zagoura A, Glasbrenner B, Wex T, Malfertheiner P: A group-specific PCR assay for the detection of Helicobacteraceae in human gut. Helicobacter 7 (2002) 378–383.

Boncristiano M, Paccani SR, Barone S, Ulivieri C, Patrussi L, Ilver D, Amedei A, D'Elios MM, Telford JL, Baldari CT: The Helicobacter pylori vacuolating toxin inhibits T cell activation by two independent mechanisms. J Exp Med 198 (2003) 1887–1897.

Brandt S, Kwok T, Hartig R, Konig W, Backert S: NF-kappaB activation and potentiation of proinflammatory responses by the Helicobacter pylori CagA protein. Proc Natl Acad Sci USA 102 (2005) 9300–9305.

Caspary WF, Arnold R, Bayerdörffer E, Behrens R, Birkner B, Braden B, Domschke W, Labenz J, Koletzko S, Malfertheiner P, Menge H, Rosch W, Schepp W, Strauch M, Stolte M: Diagnostik und Therapie der Helicobacter-pylori-Infektion. Leitlinien der Deutschen Gesellschaft für Verdauungs- und Stoffwechselkrankheiten. Z Gastroenterol 34 (1996) 392–401.

Censini S, Lange C, Xiang Z, Crabtree JE, Ghiara P, Borodovsky M, Rappuoli R, Covacci A: Cag a, pathogenicity island of Helicobacter pylori, encodes type I-specific and disease-associated virulence factors. Proc Natl Acad Sci USA 93 (1996) 14648–14653.

Claeys D, Faller G, Appelmelk BJ, Negrini R, Kirchner T: The gastric H+, K+-ATPase is a major autoantigen in chronic Helicobacter pylori gastritis with body mucosa atrophy. Gastroenterology 115 (1996) 340–347.

Connally GM, Hawkins D, Harcourt-Webster JN, Parsons PA, Husain OAN, Gazzard BG: Oesophageal symptoms, their causes, treatment, and prognosis in patients with the acquired immunodeficiency syndrome. Gut 30 (1989) 1033–1039.

Cover TL, Blanke SR: Helicobacter pylori VacA, a paradigm for toxin multifunctionality. Nat Rev Microbiol 3 (2005) 320–332.

Cover TL, Dooley CP, Blaser MJ: Characterization of and human serologic response to proteins in Helicobacter pylori broth culture supernatants with vacuolizing cytotoxin activity. Infect Immun 58 (1990) 603–610.

De Groote D, van Doorn LJ, Vandamme P: Candidatus Helicobacter suis', a gastric helicobacter from pigs and its phylogenetic relatedness to other gastrospirilla. Int J Syst Bacteriol 49 (1999) 1769–1777.

Ellenrieder V, Boeck W, Richter C, Marre R, Adler G, Glasbrenner B: Prevalence of resistance to clarithromycin and ist clinical impact on the efficacy of Helicobacter pylori eradication. Scand J Gastroenterol 34 (1999) 750–756.

Fischbach W, Goebeler-Kolve ME, Dragosics B, Greiner A, Stolte M: Long term outcome of patients with gastric marginal zone B cell lymphoma of mucosa associated lymphoid tissue (MALT) following exclusive Helicobacter pylori eradication therapy: experience from large prospective series. Gut 53 (2004) 34–37.

Fischbach W: Gastrointestinal lymphomas. Z Gastroenterol 42 (2004) 1067–1072.

Fukuda S, Shimoyama T, Umegaki N et al.: Effect of Helicobacter pylori eradication in the treatment of Japanese patients with chronic idiopathic urticaria. J Gastroenterol 39 (2004) 827–830.

Gebert B, Fischer W, Weiss E et al.: Helicobacter pylori vacuolating cytotoxin inhibits T lymphocyte activation. Science 301 (2003) 1099–1102.

Gerhard M, Lehn N, Neumayer N, Boren T, Rad R, Schepp W, Miehlke S, Classen M, Prinz C: Clinical relevance of the Helicobacter pylori gene for blood-group antigen-binding adhesin. Proc Natl Acad Sci USA 96 (1999) 12778–12783.

Gisbert JP, Hermida C, Pajares JM: Are twelve days of omeprazole, amoxicillin and clarithromycin better than six days for treating H. pylori infection in peptic ulcer and in non-ulcer dyspepsia? Hepatogastroenterology 48 (2001) 1383–1388.

Glasbrenner B, Malfertheiner P, Nilius M, Steinbrück C, Brückel J, Wiesneth M, Adler G: Prevalence of Helicobacter pylori infection and dyspepsia in young adults in Germany. Z Gastroenterol 34 (1996) 478–482.

Glocker E, Berning M, Gerrits MM, Kusters JG, Kist M: Real-time PCR screening for 16S rRNA mutations associated with resistance to tetracycline in Helicobacter pylori. Antimicrob Agents Chemother 49 (2005) 3166–3170.

Glocker E, Kist M: Rapid detection of point mutations in the gyrA gene of Helicobacter pylori conferring resistance to ciprofloxacin by a fluorescence resonance energy transfer-based real-time PCR approach. J Clin Microbiol 42 (2004) 2241–2246.

Heilmann KL, Borchard F: Gastritis due to spiral shaped bacteria other than Helicobacter pylori: clinical, histological, and ultrastructural findings. Gut 32 (1991) 137–140.

Ilver D, Arnqvist A, Ogren J, Frick IM, Kersulyte D, Incecik ET, Berg DE, Covacci A, Engstrand L, Boren T: Helicobacter pylori adhesin binding fucosylated histo-blood group antigens revealed by retagging. Science 279 (1998) 373–377.

Jackson S, Beck PL, Pineo GF, Poon MC: Helicobacter pylori eradication: novel therapy for immune thrombocytopenic purpura? A review of the literature. Am J Hematol 78 (2005) 142–150.

Kanda N, Yasuba H, Takahashi T, Mizuhara, Y, Yamazaki S, Imada Y, Izumi Y, Kobayashi Y, Yamashita K, Kita H, Tamada T, Chiba T: Prevalence of esophageal candidiasis among patients treated with inhaled fluticasone propionate. Am J Gastroenterol 98 (2003) 2146–2148.

Kist M, Glocker E, Suerbaum S: Pathogenese, Diagnostik und Therapie der Helicobacter pylori-Infektion. Bundesgesundheitsblatt Gesundheitsforschung Gesundheitsschutz 48 (2005) 669–678.

Kist M, Glocker E: Helicobacter pylori Infektionen: ResiNet – eine bundesweite Sentinelstudie zur Resistenzentwicklung. Epidemiologisches Bulletin 2003/47 (2003) 389–391.

Kosjetzny GE: Chronische Gastritis und Duodenitis als Ursache des Magenduodenalgeschwürs. Beiträge zur pathologischen Anatomie und allgemeinen Pathologie 71 (1923) 595–618.

Lamouliatte H, Megraud F, Delchier JC, Bretagne JF, Courillon-Mallet A, De Korwin JD, Fauchere JL, Labigne A, Flejou JF, Barthelemy P; Multicentre Study Group: Second-line treatment for failure to eradicate Helicobacter pylori: a randomized trial comparing four treatment strategies. Aliment Pharmacol Ther 18 (2003) 791–797.

Lascols C, Lamarque D, Costa JM, Copie-Bergmann C, Le Glaunec JM, Deforges L, Soussy CJ, Petit JC, Delchier JC, Tankovic J: Fast and accurate quantitative detection of Helicobacter pylori and identification of clarithromycin resistance mutations in H. pylori isolates from gastric biopsy specimens by real-time PCR. J Clin Microbiol 41 (2003) 4573–4577.

Letley DP, Rhead JL, Twells RJ, Dove B, Atherton JC: Determinants of non-toxicity in the gastric pathogen Helicobacter pylori. J Biol Chem 278 (2003) 26734–26741.

Logan RPH: Helicobacter pylori and gastric cancer. Lancet 344 (1994) 1078–1079.

Mahdavi J, Sonden B, Hurtig M, Olfat FO, Forsberg L, Roche N, Angstrom J, Larsson T, Teneberg S, Karlsson KA, Altraja S, Wadstrom T, Kersulyte D, Berg DE, Dubois A, Petersson C, Magnusson KE, Norberg T, Lindh F, Lundskog BB, Arnqvist A, Hammarstrom L, Boren T: Helicobacter pylori SabA adhesin in persistent infection and chronic inflammation. Science 297 (2002) 573–578

Malfertheiner P, Megraud F, O`Morain C, Hungin AP, Jones R, Axon A, Graham DY, Tytgat T; European Helicobacter Pylori Study Group (EHPSG): Current concepts in the management of Helicobacter pylori infection – the Maastricht 2 – 2000 Consensus Report. Aliment Pharmacol Ther 16 (2002a) 167–180.

Malfertheiner P, Moessner J, Fischbach W, Layer P, Leodolter A, Stolte M, Demleitner K, Fuchs W: Helicobacter pylori eradication is beneficial in the treatment of functional dyspepsia. Aliment Pharmacol Ther 18 (2002b) 615–625.

Matsumura M, Hikiba Y, Ogura K, Togo G, Tsukuda I, Ushikawa K, Shiratori Y, Omata M: Rapid detection of mutations in the 23S rRNA gene of Helicobacter pylori that confers resistance to clarithromycin treatment to the bacterium. J Clin Microbiol 39 (2001) 691–695.

McLoughlin R, Racz I, Buckley M, O'Connor HF, O'Morain C: Therapy of Helicobacter pylori. Helicobacter 9 Suppl 1 (2004) 42–48.

Miehlke S, Kirsch C, Agha-Amiri K, Gunther T, Lehn N, Malfertheiner P, Stolte M, Ehninger G, Bayerdorffer E: The Helicobacter pylori vacA s1, m1 genotype and cagA is associated with gastric carcinoma in Germany. Int J Cancer 87 (2000) 322–327.

Molinari M, Salio M, Galli C, Norais N, Rappuoli R, Lanzavecchia A, Montecucco C: Selective inhibition of Ii-dependent antigen presentation by Helicobacter pylori toxin VacA. J Exp Med 187 (1998) 135–140.

Murakami K, Fujioka T, Okimoto T, Sato R, Kodama M, Nasu M: Drug combinations with amoxycillin reduce selection of clarithromycin resistance during Helicobacter pylori eradication therapy. Int J Antimicrob Agents 19 (2000) 67–70.

Nomura AMY, Perez-Perez GI, Lee J, Stemmermann G, Blaser MJ: Relation between Helicobacter pylori cagA status and risk of peptic ulcer disease. Am J Epidemiol 155 (2002) 1054–1059.

O'Rourke JL, Solnick JV, Neilan BA, Seidel K, Hayter R, Hansen LM, Lee A: Description of „Candidatus Helicobacter heilmannii" based on DNA sequence analysis of 16S rRNA and urease genes. Int J Syst Evolution Microbiol 54 (2004) 2203–2211.

Odenbreit S, Puls J, Sedlmaier B, Gerland E, Fischer W, Haas R: Translocation of Helicobacter pylori CagA into gastric epithelial cells by type IV secretion. Science 287 (2000) 1497–1500.

Oleastro M, Menard A, Santos A, Lamouliatte H, Monteiro L, Barthelemy P, Megraud F: Real-time PCR assay for rapid and accurate detection of point mutations conferring resistance to clarithromycin in Helicobacter pylori. J Clin Microbiol 41 (2003) 397–402.

Pappas PG, Rex JH, Sobel JD, Filler SG, Dismukes WE, Walsh TJ, Edwards JE ; Infectious Diseases Society of America: Guidelines for treatment of candidiasis. Clin Infect Dis 38 (2004) 161–189.

Parente F, Bianchi Porro G: Treatment of cytomegalovirus esophagitis in patients with acquired immune deficiency syndrome: a randomized controlled study of foscarnet versus ganciclovir. The Italian Cytomegalovirus Study Group. Am J Gastroenterol 93 (1998) 317–322.

Plenk H: Der Magen. In: v. Moellendorff W (Hrsg.): Handbuch der mikroskopischen Anatomie des Menschen, pp. 154–233. Springer, Berlin 1932.

Rieder G, Fischer W, Haas R: Interaction of Helicobacter pylori with host cells: function of secreted and translocated molecules. Curr Opin Microbiol 8 (2005) 67–73.

Rothenbacher D, Bode G, Berg G, Gommel R, Gonser T, Adler G, Brenner H: Prevalence and determinants of Helicobacter pylori infection in preschool children: a population-based study from Germany. Int J Epidemiol 27 (1998) 135–141.

Schreiber S, Konradt M, Groll C, Scheid P, Hanauer G, Werling HO, Josenhans C, Suerbaum S: The spatial orientation of Helicobacter pylori in the gastric mucus. Proc Natl Acad Sci USA 101 (2004) 5024–5029.

Selbach M, Moese S, Hurwitz R, Hauck CR, Meyer TF, Backert S: The Helicobacter pylori CagA protein induces cortactin dephosphorylation and actin rearrangement by c-Src inactivation. EMBO J 22 (2003) 515–528.

Sherman PM, Lin FYH: Extradigestive manifestations of Helicobacter pylori infection in children and adolescents. Can J Gastroenterol 19 (2005) 421–424.

Stolte M, Kroher G, Meining A, Morgner A, Bayerdorffer E, Bethke B: A comparison of Helicobacter pylori and H. heil-

B7.1 Morbus Whipple

1 Vorbemerkungen

Die Bedeutung des Morbus Whipple liegt nicht in der zahlenmäßigen Häufung, sondern darin, dass diese Diagnose zu spät bedacht wird. Die meisten Patienten haben eine langjährige Vorgeschichte, ehe die Diagnose gestellt wird.

2 Definition

Der Morbus Whipple ist eine bakteriell induzierte chronisch rezidivierende Systemerkrankung, die jedes Organsystem befallen kann, und die durch *Tropheryma whipplei* hervorgerufen wird.

3 Epidemiologie

Der Morbus Whipple gilt als **seltene Erkrankung,** wobei es zur Inzidenz keine verlässlichen Angaben gibt. Nach der Erstbeschreibung durch Whipple im Jahre 1907 stammen die meisten Fallbeschreibungen und Patientenserien aus dem mitteleuropäischen und angloamerikanischen Bereich, wobei Männer 7- bis 8-mal häufiger betroffen sind als Frauen. Das Alter der Patienten liegt im Mittel zwischen 40 und 50 Jahren (Altersspektrum von 3 Monaten bis 83 Jahren). Eine familiäre Häufung ist trotz des definierten Erregers nicht beschrieben. In 25–30% existiert eine Assoziation mit dem HLA-B-27-Antigen.

4 Erreger, Infektionsweg und Pathogenese

Mithilfe der Elektronenmikroskopie gelang es, in der Dünndarmmukosa und anderen betroffenen Geweben ein 0,2 µm breites und 1,5–2,5 µm langes Bakterium darzustellen. Der Erregernachweis gelang sowohl extrazellulär als auch innerhalb der Makrophagen-Vakuolen entsprechend den PAS-positiven Granula und teilweise auch in Granulozyten. Dieses grampositive Stäbchen weist eine dreifach geschichtete Außenhülle auf, ein Merkmal das sonst eher für gramnegative Keime charakteristisch ist. Für die ätiologische Bedeutung von *Tropheryma whipplei* spricht die rasche klinische Besserung und das gleichzeitige Verschwinden der Mikroorganismen unter antibiotischer Therapie. Die phylogenetische bakterielle Zuordnung beruht auf dem Nachweis einer 16 S-rRNA Gensequenz, die für die bakterielle Proteinsynthese von zentraler Bedeutung ist. Durch die Analyse dieses Gens war es möglich, *Tropheryma whipplei* der Spezies der Aktinobakterien und der Ordnung der Aktinomyzeten zuzuordnen. Erst vor Kurzem ist es gelungen, den Keim zu kultivieren. *Tropheryma whipplei* dürfte allgemein in unserer Umgebung vorkommen und ist im Stuhl von gesunden Probanden mittels PCR nachgewiesen worden.

Der Infektionsmodus beim Morbus Whipple ist noch ungeklärt. Es wird jedoch ein **peroraler Infektionsweg** vermutet. Bis heute bleibt es unklar, warum diese Infektion so selten auftritt und weshalb Kinder in Entwicklungsländern nicht häufiger befallen werden. Auch aufgrund der Geschlechtsverteilung mit überwiegendem Auftreten bei Männern und der Altersverteilung (im Alter von über 40 Jahren) ist neben dem bakteriellen Erreger ein weiterer wirtsbezogener ätiologischer **Cofaktor** zu vermuten. So wurde in mehreren Studien ein persistierender Defekt der zellulären Immunität beschrieben. Es wird daher angenommen, dass dieser immunregulatorische Defekt eine Störung der Phagozytose und der intrazellulären Elimination der Bakterien zur Folge hat. Es bleibt jedoch die Frage unbeantwortet, ob es sich um eine primäre oder sekundäre Dysfunktion der zellulären Immunität handelt. Das humorale Immunsystem bleibt beim Morbus Whipple intakt. Erhöhte Werte von IgG und IgA normalisieren sich nach einer adäquaten antibiotischen Therapie.

5 Klinik

Da es sich beim Morbus Whipple um eine Systemerkrankung handelt, sind in der Regel **mehrere Organsysteme** infiziert. Dennoch müssen nicht notwendigerweise organspezifische Symptome oder klinische Befunde auftreten. Zu den Leitsymptomen gehören:

- Gewichtsverlust (> 90% aller Patienten)
- Diarrhö (> 75%)
- Gelenkbeschwerden (70%)
- abdominelle Schmerzen (60%)
- Fieber (50%)
- Lymphadenopathie (50%)
- kardiale Manifestation (50%)
- Hyperpigmentierung (45%)
- Myalgien (25%)
- Hepatosplenomegalie (10%)
- ZNS-Manifestation (10%).

Charakteristisch ist die Trias von **Gewichtsverlust, Gelenkbeschwerden und Diarrhö,** die bei 75% aller Patienten vorliegt. Die durchschnittliche Dauer vom Erstsymptom bis zur Diagnosestellung wird in einer Studie mit

9,5 Jahren angegeben. Aufgrund des schleichenden Verlaufes können drei Stadien unterteilt werden. Im **Initialstadium** werden Arthralgien, Müdigkeit und Gewichtsverlust sowie eine Anämie beschrieben. Die Gelenksymptomatik kann der gastrointestinalen Symptomatik lange vorausgehen. Im **fortgeschrittenen Stadium** stehen Abdominalschmerzen, Diarrhö und Steatorrhö im Vordergrund. Mit zunehmender Malabsorption können außerdem Ödeme, Aszites und Lymphadenopathie auftreten. Im **Spätstadium** liegen eine schwere Mangelernährung, kardiologische und neurologische Störungen vor. Dennoch ist es vom klinischen Ablauf her oftmals schwer, eine genaue Stadieneinteilung vorzunehmen.

6 Diagnostik

Die Diagnose beruht auf der histopathologischen Untersuchung der **Dünndarmbiopsien.** Selbst bei makroskopisch unauffälligem Endoskopie-Befund können sich die PAS-positiven Makrophagen darstellen. Dennoch kann das Vorhandensein von PAS-positiven Makrophagen die Diagnose nicht eindeutig sichern, da auch der Befall mit *Mycobacterium avium intracellulare* bei Immunsupprimierten ein ähnliches histologisches Bild zur Folge hat. Ferner muss eine Infektion durch *Histoplasma capsulatum* differentialdiagnostisch abgegrenzt werden. Die Probenentnahme aus dem Dünndarm sollte möglichst weit distal erfolgen, da im proximalen Duodenum der Befall diskontinuierlich sein kann. Auch aus anderen Biopsien (z.B. aus Lymphknoten oder solidem Gewebe) kann die Diagnose mithilfe der Elektronenmikroskopie oder PCR gesichert werden. Die PCR aus Blut wird nicht empfohlen. Eine erfolgreiche Anzucht des Bakteriums in der Zellkultur aus Biopsien oder Blut ist Spezieallaboratorien vorbehalten.

Die Laboruntersuchungen erbringen meist nur Hinweise auf ein chronisch entzündliches Geschehen mit Erhöhung von BSG und C-reaktivem Protein sowie Leukozytose und hypochromer, mikrozytärer Anämie. Die Liquor-Analyse ergibt selbst bei ZNS-Beteiligung oft nur unspezifische Resultate. In den bildgebenden Verfahren können häufig vergrößerte retroperitoneale Lymphknoten nachgewiesen werden.

7 Therapie

Nach dem Einsatz von Antibiotika kommt es zu einer raschen Besserung der Symptomatik und in vielen Fällen zu einer Heilung. Wegen der geringen Häufigkeit des Morbus Whipple gibt es jedoch keine kontrollierten Therapiestudien, sodass alle Empfehlungen für Antibiotikaregime empirisch begründet sind. Da sich *Tropheryma whipplei* bisher routinemäßig nicht kultivieren lässt, existieren auch keine In-vitro-Daten zum Resistenzverhalten. Die klinische Besserung geht mit dem Verschwinden der extrazellulären Bakterien innerhalb von Wochen einher. Die intrazellulären Bakterien können noch über mehrere Monate (in Einzelfällen auch Jahre) nachweisbar sein. Zur Initialtherapie hat sich eine 2-wöchige Therapie mit Ceftriaxon (2 g i.v. 1 × täglich) etabliert; früher wurde initial mit Penicillin G (1,2 Mill. IE i.v.) und Streptomycin (1 g i.m.) behandelt. Bei ZNS-Manifestationen wird wegen der guten Liquor-Gängigkeit ebenfalls Ceftriaxon (2 g i.v.) verabreicht. Anschließend sollte eine langfristige Therapie mit Co-trimoxazol (160 mg Trimethoprim/800 mg Sulfamethoxazol 2 × täglich) für mindestens ein Jahr verabreicht werden. Gelegentlich muss die Therapie auch länger durchgeführt werden, insbesondere wenn weiter PAS-positive Zellen histologisch nachweisbar sind. Kontrollbiopsien sollten dann alle sechs Monate erfolgen. Auch nach Beendigung der Therapie sind endoskopische Verlaufskontrollen in regelmäßigen Abständen zu empfehlen. Rückfälle können wie die erste Episode behandelt werden. Unter der lang dauernden Co-trimoxazol-Therapie sind Rückfälle seltener als unter einer Tetracyclin-Therapie, und es kann bei 90% der Patienten eine langfristige Rezidiv-Freiheit erreicht werden.

8 Krankheitsmanagement und Meldepflicht

Patienten mit Morbus Whipple werden nicht isoliert. Eine Meldepflicht besteht nicht.

9 Prophylaxe

Aufgrund des bisher nicht eindeutig geklärten Infektionsmodus gibt es derzeit für Morbus Whipple keine Empfehlungen zur Prophylaxe und Prävention.

B7.2 Enteritis und Kolitis

1 Vorbemerkungen

Durchfallerkrankungen werden durch eine Vielzahl bakterieller, viraler und parasitärer Erreger verursacht. Das klinische Spektrum ist aber relativ uniform und erlaubt per se keine ätiologische Zuordnung. Diarrhö-Erkrankungen sind zahlenmäßig außerordentlich bedeutsam: Man geht von fünf Millionen Todesfällen weltweit bei Kindern aus; in Deutschland schätzt man, dass jeder im Durchschnitt eine Erkrankungsepisode pro Jahr erleidet.

2 Definition und Einteilung

Man unterscheidet die akute Form der Enteritis/Kolitis (Dauer < 2 Wochen) von der chronischen Form. Leitsymptom ist die **Diarrhö,** d.h., es werden täglich mehr als zwei ungeformte Stühle abgesetzt. Oft bestehen gleichzeitig Allgemeinsymptome wie Fieber, Übelkeit, Erbrechen, Schmerzen oder Meteorismus. Für eine infektiöse Genese sprechen gleichartige Krankheitserscheinungen in der Umgebung, ein meist akuter Verlauf und allgemeine Entzündungszeichen.

Besondere Konstellationen, auch bezüglich des Erregerspektrums, liegen bei der Reisediarrhö sowie bei Durchfallerkrankungen bei HIV-infizierten Patienten vor (siehe Abschnitt 8).

3 Epidemiologie

Weltweit gesehen sind Durchfallerkrankungen nach den Herz-Kreislauf-Erkrankungen die **zweithäufigste Todesursache.** Mehr als 50% der kindlichen Todesfälle in Entwicklungsländern sind auf Durchfallerkrankungen zurückzuführen. Man schätzt, dass weltweit 4,5–6 Millionen Kinder jährlich an einer Diarrhö versterben. Neben dieser erheblichen Mortalität ist die Morbidität mit Malabsorption und Malnutrition nicht zu unterschätzen. Die akute infektiöse Diarrhö führt über einen erhöhten Katabolismus im Rahmen des Infektes zu einem Nährstoffmangel und verstärkt dadurch Anorexie und Mangelernährung. Andererseits reduziert Unterernährung die Resistenz eines Individuums gegenüber akuten Durchfallerkrankungen, sodass mangelernährte Kinder im Rahmen eines Circulus vitiosus eine erhöhte Infektneigung aufweisen. In Mitteleuropa und Nordamerika hat im Durchschnitt jede Person eine Diarrhö-Episode pro Jahr. Die klinische Bedeutung einer Diarrhö nimmt bei Erwachsenen mit steigendem Lebensalter zu, da Begleiterkrankungen sogar zu letalen Verläufen prädisponieren können. Säuglinge sind durch mütterliche Kolostrum-Antikörper zum Teil vor Infekten geschützt, in der Abstillphase besteht jedoch ein erhöhtes Risiko, an einer Diarrhö zu erkranken. Ferner sind die sozioökonomischen Bedingungen mit dem daraus folgenden Hygienestandard für die Übertragungsmodalitäten bedeutsam. Auch die geographische Anamnese ist wichtig, da ein Reisender sich im Gastland mit einem anderen Keimspektrum auseinandersetzt. Bei Fernreisen gelten die Enterotoxin-bildenden E. coli (ETEC) als wichtigste Durchfallerreger (siehe Abschnitt 8.1).

4 Erregerspektrum, Infektionswege und Pathogenese

Erregerspektrum und Infektionswege
Das Erregerspektrum der Enteritis bzw. Kolitis umfasst eine Vielzahl bakterieller, parasitärer sowie viraler Erreger. Diese können aufgrund ihres Pathomechanismus in drei Gruppen eingeteilt werden:
- Erreger, deren Wirkung vorwiegend durch die Wirkung von Toxinen ohne Invasion der Epithelzellen (so genannter Sekretionstyp) vermittelt ist.
- Erreger, deren Wirkung vorwiegend durch die Invasion von Epithelzellen und Zytotoxizität vermittelt ist (so genannter Invasionstyp).
- Erreger, die sich durch Penetration der Epithelschicht ohne Zerstörung der Epithelzellen auszeichnen (so genannter Penetrationstyp).

Tabelle B7-1 gibt, angelehnt an diese Einteilung, einen Überblick über die wichtigsten Erreger einer Enteritis bzw.

Tab. B7-1 Erregerspektrum bei Enteritis, eingeteilt nach dem Pathomechanismus.

Sekretionstyp	Invasionstyp	Penetrationstyp
Vibrio cholerae	Shigella spp.	Salmonella spp.
ETEC	EIEC	Yersinia spp.
EPEC	EHEC	
EAEC	Campylobacter spp.	
Giardia lamblia	Entamoeba istolytica	
Cryptosporidium parvum		
Rotaviren		
Noroviren		

ETEC = enterotoxigene E.-coli-Stämme
EPEC = enteropathogene E.-coli-Stämme
EAEC = enteroaggregative E.-coli-Stämme
EIEC = enteroinvasive E.-coli-Stämme
EHEC = enterohämorrhagische E.-coli-Stämme

Caliciviren

Axel Rethwilm

- **Erregerbeschreibung**
Caliciviren sind kleine (27–32 nm) nicht umhüllte, sehr einfach aufgebaute Viren mit einem einzelsträngigen RNA-Genom positiver Polarität von etwa 7,5 kb Größe (Atmar und Estes 2002, Clarke und Lambden 2005). Es werden zwei Genera menschlicher Caliciviren unterschieden: Noro- und Sapoviren. Die Viren werden nach ihrem Ursprungsort bezeichnet, wobei die Prototypen „Noro" für Norwalk (Ohio, USA) und „Sapo" für Sapporo (Japan) stehen. Beide Virusgenera werden weiter in jeweils zwei Genogruppen und Noroviren in zahlreiche Genotypen unterteilt. Noroviren verfügen über eine extrem breite genetische Variabilität, die durch Punktmutationen sowie durch Rekombinationen bei Doppelinfektionen mit verschiedenen Viren eines Genotyps oder mit unterschiedlichen Genotypen hervorgerufen wird. Caliciviren sind ausgesprochen umweltresistent. Menschliche Caliciviren lassen sich nicht in Zellkultur vermehren.

- **Epidemiologie**
Noroviren sind die weltweit häufigsten Erreger von infektiösem Brechdurchfall in allen Altersstufen (Atmar und Estes 2002, Clarke und Lambden 2005). In Ländern mit gemäßigtem Klima treten Norovirus-Infektionen in der kalten Jahreszeit häufiger als im Sommer auf („winter vomiting disease"). Sapovirus-Infektionen betreffen in erster Linie Kleinkinder. Die Übertragung erfolgt als Schmierinfektion fäkaloral, durch Aerosolbildung beim Erbrechen oder durch kontaminierte Nahrungsmittel. Wenige Viruspartikel (10–100) reichen aus, eine Infektion auszulösen. Massenausbrüche bei Versorgung durch eine Gemeinschaftsküche und/oder geschlossener Unterbringung (z.B. in Heimen, Krankenhäusern, Soldatenunterkünften, auf Kreuzfahrtschiffen) sind gefürchtet. Eine Immunität ist nur von kurzer Dauer, sodass Reinfektionen möglich sind. Es ist nicht bekannt, ob diese durch antigenetisch identische oder eher durch distinkte Erreger erfolgen.

- **Erreger-Wirts-Beziehung**
Bindungsstudien mit rekombinant hergestellten Viruskapsiden deuten darauf hin, dass der Sekretorstatus von Oberflächenglykoproteinen des ABO-Blutgruppensystems, die als zelluläre Anheftungsmoleküle für Noroviren dienen, mit der individuellen Empfänglichkeit für Norovirus-Infektionen zusammenhängt. Die exakten Zielzellen im menschlichen Verdauungstrakt sind nicht bekannt. Untersuchungen an einem kürzlich gefundenen Maus-Norovirus, das sich im Gegensatz zu den menschlichen Noroviren in Zellkultur vermehren lässt, lassen Dendritische Zellen des Gastrointestinaltrakts als Zielzellen vermuten. Es kommt innerhalb von Stunden zu einer Virusreplikation, die mit einer Abflachung der Villi im Jejunum einhergeht (Atmar und Estes 2002, Clarke und Lambden 2005). Im Darminhalt finden sich bis zu 10^6/ml Viruspartikel, die mit dem Erbrochenen oder dem Stuhl ausgeschieden werden. Beim Immungesunden kann eine Virusausscheidung auch noch 14 Tage nach Sistieren der Symptomatik festgestellt werden. Längere Ausscheidungsphasen sind von Immungeschwächten bekannt.

- **Krankheitsspektrum**
Nach einer kurzen Inkubationszeit von im Mittel 24 (18–48) Stunden beginnt die Erkrankung akut mit Übelkeit, Durchfall und teils heftigem Erbrechen. Gelegentlich können abdominelle Schmerzen und leichtes Fieber auftreten. Nach 1–3 Tagen klingt die Erkrankung ab. Die Infektion kann auch subklinisch verlaufen oder mit nur geringen Beschwerden einhergehen. Schwere Verläufe mit Dehydratation sind ausgesprochen selten.

- **Diagnostik**
Erregernachweis
Die Methode der Wahl für die Diagnose einer akuten Calicivirus-Infektion ist der direkte Virusgenom-Nachweis in Stuhl oder Erbrochenem mittels RT-PCR. Dem Nachweis durch Elektronenmikroskopie kommt eine untergeordnete Bedeutung zu. Antigenteste auf Norovirus-Infektionen sind kommerziell verfügbar, allerdings weniger sensitiv und spezifisch als der Virusgenom-Nachweis. Eine Isolierung menschlicher Caliciviren ist nicht möglich.
Antikörpernachweis
Für die Labordiagnose einer Calicivirus-Infektion sind Antikörpernachweise ohne Bedeutung.

- **Prophylaxe und Therapie**
Eine spezifische Therapie der Calicivirus-Infektion existiert nicht. Wenn klinisch erforderlich, können unterstützende Maßnahmen (Volumenersatz) ergriffen werden. Ein Impfstoff ist nicht verfügbar. Der Befolgung restriktiver Hygienemaßnahmen ist höchste Priorität beizumessen. Alle möglicherweise kontaminierten Flächen sind zu desinfizieren, Wäschestücke müssen gewaschen werden, einer Infektion durch Aerosolbildung bei Erbrechen ist durch die Verwendung von Schutzmasken vorzubeugen. Es sind viruzide Desinfektionsmittel, die auch gegen Caliciviren wirksam sind, zu benutzen. Betroffene Mitarbeiter (z.B. in Krankenhäusern und Pflegeheimen) sollten bis mindestens zwei Tage nach völliger Symptomfreiheit von der Arbeit freigestellt werden (Arbeitskreis Krankenhaus- und Praxishygiene der AWMF). Darüber hinaus sollte im Zeitraum von 4–6 Wochen nach der Erkrankung eine sorgfältige Händehygiene am Arbeitsplatz besonders beachtet werden.

- **Meldepflicht**
Klinische Meldepflicht (§ 6 IfSG): Der Verdacht auf und die Erkrankung an einer akuten infektiösen Gastroenteritis sind meldepflichtig, wenn
  - eine Person betroffen ist, die eine Tätigkeit im Sinne des § 42 Abs. 1 ausübt und
  - wenn zwei oder mehrere gleichartige Erkrankungen auftreten, bei denen ein epidemischer Zusammenhang wahrscheinlich ist oder vermutet wird.

Labormeldepflicht (§ 7 IfSG): Der direkte oder indirekte Nachweis von Caliciviren ist namentlich meldepflichtig, sofern der Nachweis auf eine akute Infektion hinweist.

Caliciviren (Fortsetzung)

• **Literatur**
Arbeitskreis Krankenhaus- und Praxishygiene der AWMF: Hygienemaßnahmen bei Gastroenteritis-Ausbrüchen durch Noro-Viren. AWMF Online 2005, http://leitlinien.net, Nr. 029/037.
Atmar RL, Estes MK: Norwalk virus and related caliciviruses causing gastroenteritis. In: Richman DD, Whitley RJ, Hayden FG (eds.): Clinical Virology. pp. 1041–1060, ASM Press, Washington 2002.
Clarke IN, Lambden PR: Human enteric RNA viruses: noroviruses and sapoviruses. In: Mahy BWJ, ter Meulen V (eds.): Virology. pp. 911–927, Vol. 2, Hodder Arnold, London 2005.

Kolitis. Das Erregerspektrum wird dabei maßgeblich von der Infektionsquelle, dem Alter und Immunstatus des Patienten sowie von geographischen und epidemiologischen Faktoren beeinflusst. In Deutschland werden am häufigsten Infektionen mit Noroviren, gefolgt von *Campylobacter spp.* und Salmonellen gemeldet.

Es liegt in der Regel ein **fäkal-oraler Infektionsweg** vor: „Diarrhö-Erreger isst und trinkt man". Wichtigste Infektionsquellen sind kontaminierte Lebensmittel, hierzulande insbesondere Eiprodukte und Geflügel, während in Regionen mit niedrigem hygienischen Standard auch kontaminiertes Trinkwasser eine wichtige Rolle als Infektionsquelle spielt. In seltenen Fällen können auch Erkrankte oder Dauerausscheider direkt oder indirekt eine Infektionsquelle darstellen. Der Nachweis bestimmter Diarrhö-Erreger lässt oftmals schon Rückschlüsse auf mögliche Infektionsquellen zu.

Pathogenese

Unter pathogenetischen Gesichtspunkten sind sowohl **mikrobielle Faktoren** als auch **Wirtsfaktoren** zu diskutieren, die für die Krankheitsentstehung, den klinischen Verlauf und die Ausprägung der Erkrankung bedeutsam sind.

Unter erregerbedingten Aspekten können zwei pathogenetische Varianten gegenübergestellt werden. Dazu gehört zum einen die **Toxin-vermittelte Diarrhö,** zum andern die **Diarrhö durch Zerstörung der mukosalen Resorptionsflächen** (invasive Erreger).

Die Toxine können in die Untergruppen Neurotoxine, Enterotoxine und Zytotoxine eingeteilt werden.

Neurotoxine werden in der Regel als präformierte Toxine aufgenommen, sodass die gleichzeitige Anwesenheit des Erregers nicht erforderlich ist. Das **Botulismus-Toxin** hat einen direkten Effekt auf die neuromuskuläre Synapse und kann die Freisetzung von Acetylcholin aus den präsynaptischen Vesikeln verhindern. *Bacillus cereus* kann ein hitzestabiles Toxin produzieren, das Erbrechen auslöst und somit bei Nahrungsmittelvergiftungen bedeutsam ist. Die von *Staphylococcus aureus* produzierten Toxine haben einen **direkten Effekt auf das zentrale autonome Nervensystem** und lösen auf diese Art Übelkeit, Erbrechen und Diarrhö aus.

Enterotoxine wirken direkt auf die intestinale Mukosa und führen zu einer Flüssigkeitssekretion ins Darmlumen. Als typisches Enterotoxin gilt das **Cholera-Toxin.** Die Gangliosid-bindende Untereinheit führt zur Freisetzung des A2-Toxins, welches über die Aktivierung der epithelialen Adenylatzyklase zum Anstieg der intestinalen zyklo-AMP (cAMP)-Konzentration führt. Diese Erhöhung löst dann die **sekretorische Diarrhö** aus. Als weitere Mediatoren von der Gewebeseite spielen Prostaglandine, Plättchen-aktivierende Faktoren (PAF) und andere mögliche neurohumorale Mediatoren wie Serotonin eine Rolle. Bei den Enterotoxin-bildenden E.-coli-Stämmen (ETEC) werden zwei Enterotoxine unterschieden: das hitzelabile Enterotoxin (LT) und das hitzestabile Toxin (ST). Das hitzelabile Toxin hat eine Antigenverwandtschaft zum Cholera-Toxin und führt zur Aktivierung der Adenylatkinase mit nachfolgend erhöhtem cAMP-Spiegel. E.-coli-Stämme, die das hitzelabile Toxin produzieren, sind mit einer wässrigen

---

Rotaviren

Axel Rethwilm

• **Erregerbeschreibung**
Rotaviren gehören zur Familie der Reoviridae (Desselberger et al. 2005, Franco und Greenberg 2002). Sie sind nicht umhüllt, besitzen ein dreischaliges Kapsid und haben einen Durchmesser von ca. 75 nm. Im inneren Kapsid liegt das aus elf Segmenten bestehende doppelsträngige RNA-Genom. Es kodiert für sechs Struktur- und sechs Nichtstrukturproteine. Die mittlere Kapsid-Schale wird durch das Struktur-protein VP6 aufgebaut, das für die Serogruppen-spezifische Antigenität verantwortlich ist. Sieben antigene Gruppen (A–G) werden unterschieden, wobei Rotaviren der Serogruppe A infektiologisch und epidemiologisch die größte Bedeutung haben. Die anderen Serogruppen treten vor allem im Tierreich und nur sporadisch bei Menschen auf. Serogruppe A-Rotaviren werden weiter anhand der beiden Strukturproteine VP4 und VP7, die die äußere Kapsid-Schale

Rotaviren (Fortsetzung)

aufbauen und neutralisierende Antikörper induzieren, serologisch und genetisch unterschieden. Wegen des segmentierten Genoms sind zahlreiche Kombinationen von VP4 und VP7, die von unterschiedlichen Gensegmenten kodiert werden, möglich. Dabei wird eine duale Nomenklatur verwendet, ähnlich wie bei Influenza-A-Viren, wobei mindestens 14 G-Serotypen (für das **G**lykoprotein VP7) und 20 P-Genotypen (für das **P**rotease-sensitive VP4) bekannt sind (Desselberger et al. 2005, Franco und Greenberg 2002).

- **Epidemiologie**
Rotaviren sind weltweit verbreitet und in industrialisierten Ländern nach den Calici- und vor Astro- und Adenoviren die zweithäufigste Ursache viraler Gastroenteritiden. Die Primärinfektion erfolgt im Kleinkindalter, in der gemäßigten Zone vor allem in der kalten Jahreszeit. Reinfektionen mit verschiedenen Serotypen sind häufig. Rotavirus-Infektionen verlaufen wesentlich schwerwiegender als Infektionen mit den anderen viralen Gastroenteritis-Erregern. Jährlich versterben ungefähr 600 000 Kleinkinder in Entwicklungsländern an den Folgen einer Rotavirus-Infektion; in Industrieländern sind sie zwar die häufigste Ursache für therapiebedürftige Dehydratation bei Kindern, verlaufen jedoch nur äußerst selten tödlich.

- **Erreger-Wirts-Beziehung**
Die Übertragung erfolgt fäkaloral in erste Linie durch Schmierinfektionen, seltener durch kontaminiertes Wasser oder Lebensmittel. Rotaviren sind relativ stabil gegenüber Umwelteinflüssen und werden in großen Mengen mit dem Stuhl ausgeschieden (bis zu 10^{11} Viruspartikel/ml Stuhl). Die von einer Malabsorption begleitete Virusreplikation erfolgt zytolytisch in den reifen Enterozyten an der Spitze der Dünndarmvilli. Bei der folgenden reaktiven Hyperplasie kommt es zu einer verstärkten Sekretion. Häufig findet sich kein histopathologisches Korrelat für die Schwere der Symptomatik. Als zusätzliche Erklärung für die Pathogenese wird der Effekt des Nichtstrukturproteins NSP4 herangezogen. NSP4 wirkt als virales Enterotoxin und kann über eine Störung der intrazellulären Ca^{2+}-Homöostase zu Flüssigkeitsverlust in Abwesenheit histopathologischer Veränderungen führen. Die Infektion hinterlässt eine Serotyp-spezifische, schützende humorale Immunität. Eine Virusausscheidung tritt vor Beginn der klinischen Symptomatik auf und hält nach ihrem Sistieren für mindestens zehn Tage an. Beim immunkompetenten Wirt können eine extraintestinale Virusreplikation und protrahierte Verläufe auftreten.

- **Krankheitsspektrum**
Nach einer Inkubationszeit von durchschnittlich zwei (1–4) Tagen beginnt die Erkrankung akut mit wässrigen Durchfällen und Erbrechen. Als Begleitsymptome können Fieber und abdominelle Schmerzen auftreten. Ohne Flüssigkeitsersatz kommt es leicht zur Exsikkose. Bei entsprechender symptomatischer Therapie dauert die Erkrankung 3–8 Tage. Klinisch asymptomatische Infektionen sind nicht selten.

- **Diagnostik**
Erregernachweis
Die Methode der Wahl für die Diagnose einer akuten Rotavirus-Infektion ist der direkte Virus-Antigennachweis im Stuhl durch EIA. Über 95% der symptomatischen Rotavirus-Infektionen können auf diese Art nachgewiesen werden. Dem Nachweis durch Elektronenmikroskopie kommt eine untergeordnete Bedeutung zu. Für eine epidemiologische Abklärung kann auf molekulargenetische Verfahren (Darstellung der RNA-Segmente in der Gelelektrophorese, Genom-Amplifikation durch PCR, Sequenzanalyse) zurückgegriffen werden. Die Virusisolierung in der Zellkultur ist für die Diagnostik ohne Bedeutung.

Antikörpernachweis
Eine serologische Diagnostik ist wegen der zeitlichen Verzögerung der Immunantwort wenig hilfreich. Neutralisierende Serotyp-spezifische IgA- und IgG-Antikörper treten meist zehn Tage nach Erkrankungsbeginn auf und lassen sich auch bei asymptomatischer Infektion nachweisen.

- **Prophylaxe und Therapie**
Zur Vermeidung einer Ausbreitung in Kinderkliniken, Kindergärten und vergleichbaren Einrichtungen ist eine strikte Befolgung der Hygienevorschriften notwendig. Der Hände- und Flächenhygiene kommt hierbei besondere Bedeutung zu. Eine Behandlung mit absolutem Alkohol (95% Äthanol) inaktiviert das Virus. Seit Kurzem stehen zwei Lebendvakzinen (Rotarix® und Rotateq®) zur Verfügung, die nach zwei- bzw. dreimaliger oraler Applikation einen nahezu 100%igen Schutz gegen sehr schwere Rotavirus-Gastroenteritiden und einen sehr guten Schutz gegen Rotavirus-Infektionen verleihen (Glass und Parashar 2006). Die Impfung erfolgt im frühen Säuglingsalter (6–24 Wochen) und wird in der Regel gut vertragen.
Eine kausale Therapie einer symptomatischen Rotavirus-Infektion gibt es nicht. Eine Behandlung erfolgt symptomatisch mit dem Ziel der Vermeidung einer Dehydratation bzw. der Kompensation des Flüssigkeitsverlusts.

- **Meldepflicht**
Klinische Meldepflicht (§ 6 IfSG): Der Verdacht auf und die Erkrankung an einer akuten infektiösen Gastroenteritis sind meldepflichtig, wenn
  - eine Person betroffen ist, die eine Tätigkeit im Sinne des § 42 Abs. 1 ausübt und
  - wenn zwei oder mehrere gleichartige Erkrankungen auftreten, bei denen ein epidemischer Zusammenhang wahrscheinlich ist oder vermutet wird.

Labormeldepflicht (§ 7 IfSG): Der direkte oder indirekte Nachweis von Rotaviren ist namentlich meldepflichtig, soweit der Nachweis auf eine akute Infektion hinweist.

- **Literatur**
Desselberger U, Gray J, Estes MK: Rotaviruses. In: Mahy BWJ, ter Meulen V (eds.): Virology. pp. 946–954, Hodder Arnold, London 2005.
Franco MA, Greenberg HB: Rotaviruses. In: Richman DD, Whitley RJ, Hayden FG (eds.): Clinical Virology. pp. 743–762, ASM Press, Washington 2002.
Glass RI, Parashar DU: The promise of new rotavirus vaccines. N Engl J Med 354 (2006) 75–77.

Enteritis-Salmonellen (ohne *S. typhi, S. paratyphi*)

Oliver Liesenfeld und Thomas Weinke

- **Erregerbeschreibung**

Die Gattung *Salmonella* gehört zur Familie der Enterobakteriazeen. Die medizinisch wichtige Unterscheidung erfolgt in Serotypen (z.B. *S. enteritidis* oder *S. typhi*) und wird mittels Agglutination mit Antikörpern gegen O-, H- und Vi- (nur bei *S. typhi, S. paratyphi* und *S. dublin*) Antigene anhand des Kauffmann-White-Schemas vorgenommen. Derzeit sind mehr als 2000 unterschiedliche Serotypen bekannt, neue Serotypen werden oftmals nach dem Ort der Erstisolierung benannt. Die Erreger sind nach dem amerikanischen Bakteriologen C.D. Salmon benannt, in dessen Labor die Enteritis-Salmonellen 1886 entdeckt wurden. Klinisch und mikrobiologisch ist die Unterscheidung zwischen so genannten typhösen (die Krankheitsbilder Typhus und Paratyphus auslösenden) Salmonellen wie *S. typhi* und *S. paratyphi* A, B, C und den so genannten Enteritis-Salmonellen (die Enteritiden und selten Sepsis verursachen) wie *S. enteritidis* und *S. typhimurium* wichtig.

- **Epidemiologie**

Die Enteritis-Salmonellen sind im Tierreich weit verbreitet. Infektionen des Menschen werden meist durch den Verzehr kontaminierter Nahrungsmittel, insbesondere von Geflügel und mit Eiern angesetzter Produkte, erworben und sind oftmals als Ausbrüche beschrieben (Glynn et al. 1998). Dabei sind insbesondere die modernen Tierhaltungs- und Prozessierungsmethoden in Industrieländern sowie die Zubereitung von Nahrungsmitteln im industriellen Stil für die Zunahme der Infektionen mit Salmonellen bei Geflügel und Eiern verantwortlich. Auch die fäkalorale Übertragung von Mensch zu Mensch ist beschrieben. Nach einem dramatischen Anstieg der Zahl der Salmonellen-Infektionen Mitte der 1980er-Jahre sind die Meldungen seit Mitte der 1990er-Jahre wieder rückläufig und seit 1997 gleichbleibend. 2005 wurden in Deutschland 52 245 Infektionen durch Salmonellen gemeldet, die Dunkelziffer dürfte dabei 10fach höher liegen. Salmonellen sind damit hinter *Campylobacter spp.* die zweithäufigsten bakteriellen Durchfallerreger in Deutschland. *S. enteritidis* ist der derzeit am häufigsten isolierte Serotyp. Der *S.-typhimurium*-Stamm DT104 ist wegen der Resistenz gegen eine Vielzahl von Antibiotika von großer Bedeutung.

- **Erreger-Wirts-Beschreibung**

Es müssen mindestens 10^5 Erreger aufgenommen werden, damit es zu einer Salmonellen-Enteritis kommt. Bei herabgesetzter Azidität des Magens (z.B. Achlorhydrie) ist die minimale Infektionsdosis geringer. Nach der Passage des Magens dringen Salmonellen durch die Mukusschicht im Bereich des terminalen Ileums in die M-Zellen ein und treten dann mit Makrophagen und Lymphozyten in Kontakt. Zur Pathogenese der Enteritiden durch Salmonellen ist relativ wenig bekannt. Salmonellen besitzen ein Typ-III-Sekretionssystem, das die Porenbildung und Einschleusung einer Vielzahl von Virulenz-Proteinen in die Zielzelle vermittelt. Histologisch zeigt sich eine massive Einwanderung von Neutrophilen in das Darmgewebe.

- **Krankheitsspektrum**

Enteritis-Salmonellen verursachen eine in der Regel selbstlimitierend verlaufende Enteritis. Todesfälle sind mit weniger als 0,5% der Fälle selten. Gelegentlich kommt es zur hämatogenen Aussaat und Absiedlung der Salmonellen in anderen Organen. Vor allem Patienten mit zellulären Immundefekten (z.B. AIDS) weisen ein erhöhtes Risiko für hämatogene Ausbreitung auf (Bakteriämie, Sepsis, Abszess). Erreger werden mit dem Stuhl über Tage ausgeschieden, das Auftreten von Dauerausscheidern wird im Gegensatz zum Typhus nur selten beschrieben.

- **Diagnostik**

Erregernachweis

Der kulturelle Nachweis der Enteritis-Salmonellen aus dem Stuhl (bzw. aus Blut und Punktaten bei hämatogener Streuung und Absiedelung) stellt die Methode der Wahl dar.

Antikörpernachweis

Antikörpernachweise lassen sich anhand des Widal-Tests aus Serum führen, spielen aber eine untergeordnete Rolle, da die Agglutination des Patientenserums mit Typhus-Salmonellen (O- und H-Antigene) wenig sensitiv und wenig spezifisch ist.

- **Prophylaxe**

Die Nahrungsmittelhygiene in Nahrungsmittelproduktionsstätten sowie die individuelle Prophylaxe des Verbrauchers bei Lagerung und Zubereitung von Speisen, insbesondere mit rohen Eiern, sind wesentlichste Schutzmaßnahmen. Eine Impfung ist nicht etabliert.

- **Therapie**

Salmonellen-Enteritis

Vorrangiges Ziel ist die Rehydratation der Patienten mit Flüssigkeit und Elektrolyten. Antibiotika kommen nur in Ausnahmefällen zum Einsatz. Hierbei stehen Ciprofloxacin, Trimethoprim-Sulfamethoxazol und β-Lactam-Antibiotika zur Verfügung.

Dauerausscheider

Bei der Behandlung von Dauerausscheidern sollte neben der antibiotischen Therapie auch die chirurgische Sanierung eventuell vorhandener Gallen- oder Nierensteine bedacht werden. Nach mehrwöchiger Therapie mit Ciprofloxacin konnte bei der Mehrzahl der Patienten eine Eradikation der Bakterien erreicht werden.

- **Meldepflicht**

Klinische Meldepflicht (§ 6 IfSG): Der Verdacht auf und die Erkrankung an einer akuten infektiösen Gastroenteritis sind meldepflichtig, wenn

- eine Person betroffen ist, die eine Tätigkeit im Sinne des § 42 Abs. 1 ausübt und
- wenn zwei oder mehr gleichartige Erkrankungen auftreten, bei denen ein epidemischer Zusammenhang wahrscheinlich ist oder vermutet wird.

Labormeldepflicht (§ 7 IfSG): Der direkte oder indirekte Nachweis einer akuten Infektion mit Enteritis-Salmonellen ist namentlich meldepflichtig.

Enteritis-Salmonellen (Fortsetzung)

- **Nationale Referenzzentren**
  Das nationale Referenzzentrum für Salmonellen und andere bakterielle Enteritis-Erreger befindet sich am Robert-Koch-Institut im Bereich Wernigerode und am Hygiene-Institut Hamburg.

- **Literatur**
  Glynn MK, Bopp C, Dewitt W, Dabney P, Mokhtar M, Angulo FJ: Emergence of multidrug-resistant Salmonella enterica serotype Typhimurium DT104 infections in the United States. N Engl J Med 338 (1998) 1333–1338.
  Olsen SJ, DeBess EE, McGivern TE, Marano N, Eby T, Mauvais S, Balan VK, Zirnstein G, Cieslak PR, Angulo FJ: A nosocomial outbreak of fluoroquinolone-resistant salmonella infection. N Engl J Med 344 (2001) 1572–1579.
  Saphra I, Winter JW: Clinical manifestations of salmonellosis in man: An evaluation of 7779 human infections identified at the New York Salmonella Center. N Engl J Med 256 (1957) 1128–1134.

Diarrhö assoziiert; diese Keime kommen vorwiegend in tropischen Gebieten vor und sind der häufigste Auslöser der **Reisediarrhö**. Das hitzestabile Toxin hat eine schwächere antigene Eigenschaft und führt zur spezifischen Aktivierung der intestinalen Guanylatzyklase mit konsekutiver Erhöhung der cGMP-Spiegel. So ist auch dieses Toxin in der Lage, eine Diarrhö auszulösen.

Auch andere Erreger des Intestinaltraktes können über die Bildung von Enterotoxinen eine meist **wässrige Diarrhö** induzieren, z.B. Enteritis-Salmonellen, Klebsiellen, *Citrobacter spp.*, *Aeromonas spp.*, *Shigella dysenteriae* und *Clostridium perfringens*. Über die Pathomechanismen dieser Enterotoxine ist deutlich weniger bekannt.

Zytotoxine werden von verschiedenen Enteropathogenen produziert und sind für die **Zerstörung der Mukosa** verantwortlich; dies führt in der Regel zu einer **entzündlichen Kolitis**. Im Rahmen der bakteriellen Ruhr kommt es zu einer Schleimhautdestruktion der Kolonmukosa durch ein von *Shigella dysenteriae* produziertes Zytotoxin. Enterohämorrhagische E.-coli-Stämme (EHEC), die zu einer hämorrhagischen Kolitis und komplizierend zu einem **hämolytisch-urämischen Syndrom** (HUS) führen können, produzieren ein Shiga-ähnliches Zytotoxin. Auch bei anderen Erregern wie *C. perfringens*, *S. aureus*, *Vibrio parahaemolyticus* und *Clostridium difficile* sind Zytotoxine beschrieben, die für den Pathomechanismus der **entzündlichen Diarrhö** bedeutsam sind.

Neben den bereits erwähnten zytotoxischen Eigenschaften einiger Erreger sind **Merkmale der Invasivität** wichtig, damit es zu einer inflammatorischen Diarrhö kommen kann. Invasive Erreger manifestieren sich meist im Kolonbereich mit histologischen Zeichen einer muko-

Campylobacter spp.

Oliver Liesenfeld und Thomas Weinke

- **Epidemiologie**
  Campylobacter spp. sind kommaförmige, bewegliche gramnegative Stäbchenbakterien. Das Genus besteht aus derzeit elf Spezies, von denen *C. jejuni*, *C. coli*, *C. lari* sowie *C. fetus* subspez. *fetus* die humanmedizinisch bedeutendsten sind.

- **Epidemiologie**
  Die Infektion mit *Campylobacter spp.* ist eine weltweit verbreitete Zoonose. Die Erreger kommen als Kommensalen im Darmtrakt einer Vielzahl von Tieren wie Rinder, Schafe, Schweine, Hunde, Katzen sowie verschiedener Geflügelarten vor. Bei der Schlachtung infizierter Tiere kommt es zur Kontamination des Fleisches, das vermutlich die wichtigste Infektionsquelle des Menschen darstellt. Daneben können *Campylobacter spp.* auch durch nichtpasteurisierte Milch und Trinkwasser übertragen werden. Infektionen mit *Campylobacter spp.* können das ganze Jahr über auftreten, zeigen aber eine Häufung im Sommer. Die Campylobacter-Enteritis ist in Deutschland mit 62114 gemeldeten Fällen (2005) vor der Salmonellose die häufigste bakterielle Darmerkrankung.

- **Erregerbeschreibung**
  Nicht alle Infektionen mit *Campylobacter spp.* verlaufen symptomatisch. Die Inkubationszeit beträgt 1–7 Tage, die minimale Infektionsdosis liegt je nach Spezies vermutlich zwischen 10^3 und 10^6 Erreger. Die intestinalen Infektionen mit *Campylobacter spp.* (vor allem *C. jejuni*) verlaufen nach Adhäsion der Erreger an die Mukosa des Jejunums, Ileums oder Kolons mittels eines Adhäsionsantigens (PEB1) als eitrige, ulzerierende Entzündung der Lamina propria. Dabei stehen die Wirkung eines hitzelabilen Enterotoxins sowie eines Zytotoxins (und LPS) im Vordergrund. Selten breitet sich die Infektion von der Lamina propria in die Blutbahn aus. Vermutlich aufgrund der Kreuzreaktion von Antikörpern gegen das LPS von *C. jejuni* mit Myelin-Gangliosid kann es zu immunpathologischen Folgeerkrankungen (siehe unten) kommen. Nach Infektion mit *Campylobacter spp.* entwickelt sich eine spezifische Antikörperantwort, im Darmlumen sind spezifische IgA-Antikörper nachweisbar. Schwere Verläufe und rekurrierende Infektionen mit *C. jejuni* bei Patienten mit Hypogammaglobulinämien weisen auf eine protektive Rolle dieser Antikörperantwort hin.

Campylobacter spp. (Fortsetzung)

Während bei intestinalen Infektionen durch *Campylobacter spp.* in der Regel keine Immunsuppression vorliegt, ist bei extraintestinalen Infektionen durch *C. fetus* subspez. *fetus* oftmals eine eingeschränkte Immunität durch Alkoholismus, Alter, Lebererkrankungen, Diabetes oder maligne Erkrankungen nachweisbar.

- **Krankheitsspektrum**
Das Krankheitsspektrum der Infektionen durch *Campylobacter spp.* reicht von der akuten Gastroenteritis und Kolitis über systemische Erkrankungen wie Bakteriämien und Vaskulitiden bis hin zu immunpathologischen Erkrankungen wie Guillain-Barré-Syndrom, Bickerstaff-Enzephalitis oder reaktiver Arthritis. Verschiedene *Campylobacter spp.* (insbesondere *C. jejuni*, seltener *C. coli*) verursachen ein identisches, als akute Gastroenteritis imponierendes Krankheitsbild. Bakteriämien als Folge intestinaler Infektionen mit *Campylobacter spp.* sind selten und vorwiegend bei sehr alten Patienten oder bei Kindern anzutreffen.
Im Gegensatz dazu verlaufen Infektionen durch *C. fetus* subspez. *fetus* in der Regel als Bakteriämien, es können aber auch gastrointestinale Symptome auftreten. Eine direkte Organmanifestation ist oftmals nicht zu finden, *C. fetus* subspez. *fetus* scheint jedoch einen Tropismus für das Gefäßsystem zu haben. Die Thrombophlebitis ist eine häufige Manifestation, wobei unklar ist, ob es sich bei *C. fetus* subspez. *fetus* um die Ursache der Thrombophlebitis oder um eine sekundäre Besiedlung handelt. Neben den systemischen Manifestationen sind auch lokale Infektionen wie septische Arthritis, Meningoenzephalitis, Peritonitis, Salpingitis und Abszesse beschrieben.
Bei HLA-B27-positiven Patienten kann es bis zu mehrere Wochen nach der intestinalen Infektion mit *Campylobacter spp.* zu einer reaktiven Arthritis kommen. Weniger häufig kommt es 2–3 Wochen nach der Durchfallsymptomatik zu einem Guillain-Barré-Syndrom (periphere motorische Polyneuropathie mit Lähmungen), wobei in 10–40% dieser Fälle eine Infektion mit *C. jejuni* zugrunde liegt.

- **Diagnostik**
  Erregernachweis
  Kultur: Routinemethode zur Diagnose intestinaler Infektionen ist die Anzucht aus Stuhl, bei systemischen Infektionen erfolgt die Anzucht in der Blutkultur.
  Genomnachweis: Nukleinsäure-Amplifikationsnachweise (z.B. PCR) sind Spezlaboratorien vorbehalten und werden vor allem zur Typisierung der Campylobacter-Isolate eingesetzt.
  Antikörpernachweis
  Der Nachweis spezifischer Antikörper ist die Routinemethode bei immunpathologischen Nachkrankheiten wie Guillain-Barré-Syndrom, reaktiver Arthritis und Enzephalitis. Es stehen KBR oder ELISA zur Verfügung. Der Nachweis spezifischer Antikörper gelingt bei Gastroenteritiden erst nach Abklingen der Symptomatik.

- **Prophylaxe**
Die Prophylaxe besteht wie bei anderen nahrungsmittelassoziierten Darminfektionen aus allgemeinen hygienischen und lebensmittelhygienischen Maßnahmen.

- **Therapie**
Flüssigkeits- und Elektrolytsubstitution ist die wichtigste therapeutische Maßnahme bei Durchfallerkrankungen durch *Campylobacter spp.* Ein kleiner Teil der Erkrankten, vor allem diejenigen mit Fieber und blutigen Durchfällen oder persistierenden Symptomen, profitiert von einer antibiotischen Therapie. Azithromycin ist das Mittel der Wahl, Ciprofloxacin wird aufgrund des breiten Wirkspektrums oft als kalkulierte Initialtherapie von Enteritiden eingesetzt. Aufgrund der breiten Anwendung in der Tierhaltung und beim Menschen werden jedoch zunehmend Resistenzen gegen Fluorochinolone (ca. 40%) beobachtet. Bakteriämische oder septische Episoden der Campylobacter-Enteritis sollten ebenfalls mit Azithromycin behandelt werden.
Systemische Infektionen durch *C. fetus* subsp. *fetus* erfordern eine parenterale Antibiotikatherapie, wobei allerdings Erythromycin nicht immer wirksam ist. Alternativ stehen hier Gentamicin (vor allem bei Vaskulitiden), Ampicillin, Chloramphenicol (vor allem bei zerebralen Formen) oder Cephalosporine der 3. Generation zur Verfügung.

- **Meldepflicht**
Klinische Meldepflicht (§ 6 IfSG): Meldepflichtig sind der Verdacht auf und die Erkrankung an einer akuten infektiösen Gastroenteritis, wenn
  – eine Person betroffen ist, die eine Tätigkeit im Sinne des § 42 Abs. 1 ausübt
  – zwei oder mehrere gleichartige Erkrankungen auftreten, bei denen ein epidemischer Zusammenhang wahrscheinlich ist oder vermutet wird.

Labormeldepflicht (§ 7 IfSG): Meldepflichtig sind der direkte oder indirekte Nachweis einer akuten Infektion mit *Campylobacter jejuni*.

- **Nationale Referenzzentren**
Das nationale Referenzzentrum für Salmonellen und andere bakterielle Enteritis-Erreger befindet sich am Robert-Koch-Institut im Bereich Wernigerode und am Hygiene-Institut Hamburg.

- **Literatur**
Bereswill S, Kist M: Recent developments in Campylobacter pathogenesis. Curr Opin Infect Dis 16 (2003) 487–491.
Black RE, Levine MM, Clemens ML, Hughes TP, Blaser MJ: Experimental Campylobacter jejuni infection in humans. J Infect Dis 157 (1988) 472–479.
Blaser MJ, Taylor DN, Feldman RA: Epidemiology of Campylobacter jejuni infections. Epidemiol Rev 5 (1983) 157–176.
Koehler KM, Lasky T, Fein SB, Delong SM, Hawkins MA, Rabatsky-Ehr T, Ray SM, Shiferaw B, Swanson E, Vugia DJ: Population-based incidence of infection with selected bacterial enteric pathogens in children younger than five years of age, 1996–1998. Pediatr Infect Dis J 25 (2006) 129–134.
Luber P, Wagner J, Hahn H, Bartelt E: Antimicrobial resistance in Campylobacter jejuni and Campylobacter coli strains isolated in 1991 and 2001–2002 from poultry and humans in Berlin, Germany. Antimicrob Agents Chemother 47 (2003) 3825–3830.

salen Ulzeration und akuter entzündlicher Reaktion der Lamina propria (Toxin-produzierende Erreger kolonisieren eher den oberen Dünndarm und sind nicht invasiv). Der exakte Mechanismus, der zur Diarrhö führt, ist bei den invasiven Erregern allerdings nicht bekannt. Es gibt jedoch unterschiedliche Theorien:

Shigella spp.

Oliver Liesenfeld und Thomas Weinke

- **Erregerbeschreibung**
  Shigellen sind gramnegative, unbewegliche Stäbchen aus der Familie der Enterobacteriaceae, die das Krankheitsbild der Shigellen-Ruhr (bakterielle Ruhr) verursachen. Sie sind nach dem japanischen Bakteriologen Shiga benannt, der 1898 S. dysenteriae entdeckte; der Begriff der Ruhr stammt von dem althochdeutschen Wort „ruora", heftige Bewegung. Es gibt etwa 40 verschiedene Serotypen, die in vier Gruppen eingeteilt werden: S. dysenteriae, S. flexneri, S. boydii und S. sonnei. Letztere ist in Deutschland für mehr als 80% aller Fälle von bakterieller Ruhr verantwortlich.
- **Epidemiologie**
  Shigellen sind weltweit verbreitet. Die Infektion zeigt eine charakteristische Häufung in warmen Monaten, wobei vor allem Kinder betroffen sind (Lopez et al. 2000). Für die Übertragung sind die „4 F" bedeutsam: Finger, Futter, Fliegen, Fäzes. Die direkte Übertragung von Mensch zu Mensch ist vermutlich der häufigste Übertragungsweg. 2005 wurden in Deutschland 1 168 Fälle von Shigellose gemeldet.
- **Erreger-Wirts-Beziehung**
  Nach oraler Aufnahme erfolgt die Invasion der Kolonmukosa durch Penetration von M-Zellen. Shigellen besitzen die Fähigkeit, schon bei einer minimalen oralen Infektionsdosis von weniger als 200 Bakterien klinische Symptome auslösen zu können. Im Dickdarm vermehren sie sich intrazellulär, verlassen die phagozytäre Vakuole, infizieren benachbarte Zellen und verursachen eine durch LPS und ein Zytotoxin, das so genannte Shiga-Toxin, vermittelte eitrige Entzündung mit Zerstörung der Epithelzellen. Nach Ausbildung von Mikroabszessen, welche zu größeren Abszessen und Ulzerationen der Schleimhaut führen, treten Enterotoxin-vermittelt Durchfälle auf. Im Verlauf der Infektion kommt es zu einer Antikörperantwort, die im Darmlumen als Anstieg der Konzentration von anti-Shigella-IgA-Antikörpern messbar ist.
- **Krankheitsspektrum**
  Shigellen verursachen die Shigellen-Ruhr, welche durch schleimig-blutige Durchfälle charakterisiert ist. Infektionen mit S. dysenteriae verlaufen dabei meist schwerer als solche mit den übrigen Shigella-Spezies. Unbehandelt hält die klinische Symptomatik im Mittel sieben Tage an. Bei Patienten mit dem HLA-B27-Histokompatibilitäts-Antigen kann sich ein Post-Shigella- Reiter-Syndrom entwickeln.
- **Diagnostik**
  Erregernachweis
  Während der akuten Infektion ist der Erreger in großen Mengen im Stuhl nachweisbar, sodass der kulturelle Nachweis in der Regel gelingt. Da sich die Infektion nur selten über die Mukosa hinaus ausbreitet, gelingt der Nachweis in Blutkulturen nur äußerst selten.
  Antikörpernachweis
  Da spezifische Antikörper im Serum erst verspätet nachweisbar sind, bleiben serologische Untersuchungen epidemiologischen Fragestellungen sowie der Klärung von immunpathologischen Nachkrankheiten vorbehalten.
- **Prophylaxe**
  Aufgrund der häufigen direkten Übertragung von Mensch zu Mensch sind persönliche Hygiene und allgemeine Aufklärung über mögliche Übertragungswege die wichtigsten Maßnahmen zur Prävention der Shigellen-Ruhr. Ein Impfstoff steht nicht zur Verfügung. Patienten mit Shigellose sollten aufgrund der hohen Kontagiosität isoliert werden.
- **Therapie**
  Neben der symptomatischen Therapie, bei der die Flüssigkeitssubstitution im Mittelpunkt steht, spielen auch Antibiotika bei der Therapie eine wichtige Rolle. Die Antibiotikatherapie verkürzt die Dauer der klinischen Symptome sowie die Dauer der Ausscheidung der Shigellen. Zur Anwendung kommen bei Kindern Trimethoprim/Sulfamethoxazol, bei Erwachsenen Ciprofloxacin.
- **Meldepflicht**
  Klinische Meldepflicht (§ 6 IfSG): Meldepflichtig sind der Verdacht auf und die Erkrankung an einer akuten infektiösen Gastroenteritis, wenn
  - eine Person betroffen ist, die eine Tätigkeit im Sinne des § 42 Abs. 1 ausübt
  - zwei oder mehr gleichartige Erkrankungen auftreten, bei denen ein epidemischer Zusammenhang wahrscheinlich ist oder vermutet wird.

  Labormeldepflicht (§ 7 IfSG): Der direkte oder indirekte Nachweis einer akuten Infektion mit Shigella spp. ist namentlich meldepflichtig.
- **Nationale Referenzzentren**
  Das nationale Referenzzentrum für Salmonellen und andere bakterielle Enteritis-Erreger befindet sich am Robert-Koch-Institut im Bereich Wernigerode und am Hygiene-Institut Hamburg.

- **Literatur**
  Lopez EL, Prado-Jimenez V, O'Ryan-Gallardo M, Contrini MM: Shigella and Shiga toxin-producing Escherichia coli causing bloody diarrhea in Latin America. Infect Dis Clin North Am 14 (2000) 41–65.
  Sansonetti PJ: Microbes and microbial toxins: paradigms for microbial-mucosal interactions III. Shigellosis: from symptoms to molecular pathogenesis. Am J Physiol Gastrointest Liver Physiol. 280 (2001) G319–323.

- Die Schädigung des Oberflächenepithels verhindert eine Rückresorption von Flüssigkeit aus dem Lumen, was sich als Diarrhö bemerkbar macht.
- Eine lokale Prostaglandin-Synthese im Zentrum der entzündlichen Reaktion erhöht die Flüssigkeitssekretion.

Bei einigen Erregern (z.B. Salmonellen, *Campylobacter spp.*, Yersinien und Shigellen) ist die Kombination aus Toxin-Produktion und invasiven Eigenschaften pathogenetisch bedeutsam. Viren führen in erster Linie zur Zerstörung von Zellen im Schleimhautepithel des Dünndarmes. Durch den ausgeprägten Zelltropismus der Rotaviren kommt es dabei zu einer selektiven Zerstörung der adsorptiven Enterozyten und in der Folge zu einer massiven Störung der Nährstoffaufnahme.

In Anbetracht der Vielzahl der potentiellen enteropathogenen Erreger ist es erstaunlich, dass intestinale Infektionen nicht häufiger vorkommen. Dies wird durch zahlreiche Wirtsfaktoren (Magensäurebarriere, intestinale Mikroflora, Immunsystem) bewirkt, die bei der wirtseigenen Abwehr gegen intestinale Erreger eine bedeutsame Rolle spielen.

Die besondere Bedeutung des **intestinalen Immunsystems** bei der Entstehung einer Darminfektion wird bei der HIV-Infektion (siehe Abschnitt 8.2) ersichtlich. Neben dem Mukosa-assoziierten lymphatischen Gewebe (MALT) spielen M-Zellen, aber auch sekretorische IgA-Antikörper eine wichtige Rolle.

Yersinia spp.

Oliver Liesenfeld und Thomas Weinke

- **Erregerbeschreibung**
Zu den humanpathogenen Spezies des Genus *Yersinia* gehören *Y. enterocolitica*, *Y. pseudotuberculosis* und *Y. pestis*. Yersinien sind nach dem Schweizer Bakteriologen Emile Yersin (1863–1943) benannt.
- **Epidemiologie**
Infektionen durch *Y. enterocolitica* werden zumeist durch kontaminierte Nahrungsmittel übertragen; als Erregerreservoir dienen Tiere, vor allem Nager und Vieh. Die in Nordeuropa am häufigsten isolierten Stämme gehören zu den Serogruppen O:3, O:9 und O:5. Infektionen mit *Y. pseudotuberculosis* werden vor allem durch orale Aufnahme der Erreger nach Kontakt mit einer Vielzahl von Tieren, unter anderem Nagetiere und Vögel, übertragen. Infektionen (in Deutschland vor allem Serogruppen I, II und III) treten gehäuft in den Wintermonaten auf. Meist sind Kinder zwischen eins und fünf Jahren betroffen. Männer erkranken 3-mal häufiger als Frauen.
Y. pestis ist der Erreger der Pest, einer weltweit verbreiteten Zoonose. Die meisten Infektionen des Menschen werden aus Asien und Afrika gemeldet. Nagetiere, insbesondere Ratten, stellen das Erregerreservoir dar, innerhalb dessen die Erreger durch Flöhe übertragen werden. Der Mensch ist ein akzidenteller Wirt, die Infektion erfolgt durch Bisse infizierter Nagetiere. In seltenen Fällen ist auch eine direkte Übertragung von Mensch zu Mensch durch Patienten mit Pneumonien oder durch Kontakt mit infizierten Tieren beschrieben worden.
- **Erreger-Wirts-Beziehung und Krankheitsspektrum**
Y. enterocolitica und *Y. pseudotuberculosis*
Y. enterocolitica dringt nach oraler Aufnahme in die Mukosa des terminalen Ileums ein. Nach 4–7 Tagen kommt es zu Ulzerationen im terminalen Ileum, die von nekrotischen Läsionen in den Peyerschen Plaques und mesenterialen Lymphknoten begleitet sind. Bei Dissemination können sich Läsionen in verschiedenen Organen, vor allem Lunge, Leber und Meningen entwickeln. *Y. pseudotuberculosis* dringt nach oraler Infektion in die Mukosa des Ileums ein und wandert nachfolgend in die ileozökalen Lymphknoten ein. Im Jahr 2005 wurden in Deutschland 5.624 Yersiniosen gemeldet.
Sowohl *Y. enterocolitica* als auch *Y. pseudotuberculosis* können, insbesondere bei Patienten mit dem HLA-B27-Histokompatibilitäts-Antigen, zu Nachkrankheiten wie Arthritis, Arthralgien, Myokarditis, Erythema nodosum und Morbus Reiter führen. Hierbei spielt vermutlich ein molekulares Mimikry zwischen HLA-B27- und Yersinia-Antigenen eine Rolle.
Die Enterokolitis ist die Hauptmanifestation der Infektion mit *Y. enterocolitica*. Vor allem Kinder unter fünf Jahren sind betroffen. Bei älteren Kindern und vor allem Jugendlichen kommt es häufiger zu dem Bild einer mesenterialen Adenitis und/oder terminalen Ileitis. Die Symptome sind meist von denen einer akuten Appendizitis nicht zu unterscheiden. Die Infektion verläuft in den meisten Fällen selbstlimitierend. Bei Patienten mit Grundleiden wie Diabetes mellitus, Anämien, malignen Tumoren und solchen mit Eisenüberladung, wie z.B. Thalassämie, treten jedoch gehäuft septische Verläufe mit Absiedlung der Bakterien in Milz, Knochen, Wunden oder Meningen auf.
Infektionen mit *Y. pseudotuberculosis* verlaufen meist als mesenteriale Adenitis. Es besteht eine Häufung von Infektionen in der kalten Jahreszeit.
Etwa 10–30% der Patienten entwickeln Tage oder Wochen nach Beginn der Enterokolitis mit *Y. enterocolitica* oder *Y. pseudotuberculosis* eine reaktive Polyarthritis oder ein Erythema nodosum. Insbesondere bei HLA-B27-positiven Patienten kann die klinische Symptomatik mehr als ein Jahr anhalten.

Yersinia spp. (Fortsetzung)

Y. pestis

Nachdem sich Flöhe während der Blutmahlzeit bei einem Tier mit *Y. pestis* infiziert haben, führt die Wirkung der Koagulase des Bakteriums zum Gerinnen des Blutes im Darm des Flohs und zur dortigen Vermehrung der Bakterien. Während einer zweiten Blutmahlzeit kann es zur Regurgitation der Bakterien und damit zur Injektion einer Vielzahl von Bakterien in die Haut des Patienten kommen. Aufgrund verschiedener Virulenz-Faktoren dringt *Y. pestis* über die Lymphwege in die regionalen Lymphknoten ein und vermehrt sich in polymorphkernigen Granulozyten und Makrophagen. 2–8 Tage nach Infektion kommt es im Lymphknoten zur hämorrhagischen Nekrose. Ausgehend von Lymphknoten können die Erreger in unterschiedliche Organe streuen, in welchen sich eitrige, nekrotische und hämorrhagische Läsionen entwickeln, die das jeweilige klinische Bild bestimmen.

Y. pestis ist der Erreger der Pest, welche als Bubonenpest (Beulenpest), Sepsis oder Lungenpest auftreten kann. Der Name „Schwarzer Tod" resultiert vermutlich aus der Nekrotisierung von Purpura-ähnlichen Hautläsionen, welche bei systemischer Erkrankung auftreten und zur Extremitätengangrän führen können. Eine gefürchtete Komplikation der Pest ist die sekundäre Pneumonie nach hämatogener Ausbreitung der Bakterien ausgehend von Bubonen. Meningitis und Pharyngitis sind seltenere Manifestationen der Infektion mit *Y. pestis*.

- **Diagnostik**

Der kulturelle Erregernachweis aus einer Stuhlprobe bzw. aus infizierten Lymphknoten und, bei septischen Verläufen, aus Blut, ist die Methode der Wahl. Bei reaktiver Arthritis gelingt der kulturelle Nachweis von Yersinien aus betroffenen Gelenken nicht, hier sollten serologische Verfahren angewandt werden. Bei immunpathologischen Nachkrankheiten wie reaktiver Arthritis und Erythema nodosum ist der Antikörpernachweis mittels ELISA oder Westernblot indiziert.

Die Diagnose der Pest kann durch einen 4-fachen Titer-Anstieg im indirekten Hämagglutinations-Test (Speziallaboratorien) bestätigt werden.

- **Prophylaxe**

Die Prävention von Infektionen mit *Y. enterocolitica* und *Y. pseudotuberculosis* besteht vor allem in der Sanierung der Erregerreservoire bzw. Vermeidung der Kontamination von Nahrungsmitteln. Hierbei stehen allgemeine hygienische und lebensmittelhygienische Maßnahmen im Vordergrund.

Patienten mit unkompliziert verlaufender Pest, die unverzüglich antibiotisch behandelt werden, stellen kein Infektionsrisiko dar. Patienten mit Husten oder anderen Anzeichen von Pneumonie müssen jedoch strikt isoliert werden, bis im Sputum keine Yersinien mehr nachweisbar sind (mindestens zwei Tage nach Beginn der Antibiotikatherapie). Ein Totimpfstoff steht für Reisende in Endemiegebiete und Laborpersonal zur Verfügung. Wichtig sind zudem allgemeine hygienische Maßnahmen zum Schutz gegen Nagetiere und Flöhe sowie die Kenntnis und Kontrolle der Erregerreservoire durch öffentliche Gesundheitsdienste.

- **Therapie**

Die Yersinien-Enterokolitis und die mesenteriale Adenitis durch *Y. enterocolitica* bzw. *Y. pseudotuberculosis* verlaufen in der Regel selbstlimitierend und bedürfen meist keiner antibiotischen Therapie. Bei systemischen Infektionen sollten auch hier Fluorchinolone (Ciprofloxacin, Ofloxacin) oder Cephalosporine der 3. Generation (z.B. Ceftriaxon oder Cefotaxim) eingesetzt werden (Frean et al. 2003).

Eine unbehandelte Pest verläuft in mehr als 50% der Fälle letal. Fluorchinolone (Ciprofloxacin, Ofloxacin) oder Cephalosporine der 3. Generation (z.B. Ceftriaxon oder Cefotaxim) haben sich in der Therapie durchgesetzt. Aufgrund der ausgeprägten Hypotension und Dehydratation ist vor allem der Ersatz der Flüssigkeits- und Elektrolytverluste von Bedeutung.

- **Meldepflicht**

Klinische Meldepflicht (§ 6 IfSG): Meldpflichtig sind der Verdacht auf und die Erkrankung an einer akuten infektiösen Gastroenteritis, wenn

– eine Person betroffen ist, die eine Tätigkeit im Sinne des §42 Abs. 1 ausübt
– zwei oder mehrere gleichartige Erkrankungen auftreten, bei denen ein epidemischer Zusammenhang wahrscheinlich ist oder vermutet wird.

Krankheitsverdacht, Erkrankung und Tod an Pest sind namentlich meldepflichtig.

Labormeldepflicht (§ 7 IfSG): Meldpflichtig sind der direkte oder indirekte Nachweis einer akuten Infektion mit darmpathogenen Stämmen von *Yersinia enterocolitica*. Die Pest bzw. der Labornachweis von *Y. pestis* sind meldepflichtig nach § 6 und 7 IFSG.

- **Nationale Referenzzentren**

Das nationale Referenzzentrum für Salmonellen und andere bakterielle Enteritis-Erreger befindet sich am Robert-Koch-Institut im Bereich Wernigerode und am Hygiene-Institut Hamburg.

- **Literatur**

Abdel-Haq NM, Asmar BI, Abuhammour WM, Brown WJ: Yersinia enterocolitica infection in children. Pediatr Infect Dis J 19 (2000) 954–958.

Drancourt M, Houhamdi L, Raoult D: Yersinia pestis as a telluric, human ectoparasite-borne organism. Lancet Infect Dis 6 (2006) 234–413.

Frean J, Klugman KP, Arntzen L, Bukofzer S: Susceptibility of Yersinia pestis to novel and conventional antimicrobial agents. J Antimicrob Chemother 52 (2003) 294–296.

Hoogkamp-Korstanje JAA, de Koning J, Samsom JP: Incidence of human infection with Yersinia enterocolitica serotypes O:3, O:8 and O:9 and the use of indirect immunofluorescence in diagnosis. J Infect Dis 158 (1986) 138–141.

Neubauer HK, Sprague LD: Epidemiology and diagnostics of Yersinia-infections. Adv Exp Med Biol 529 (2003) 431–438.

Weber J, Finlayson NB, Mark JBD: Mesenteric lymphadenitis and terminal ileitis due to Yersinia pseudotuberculosis. N Engl J Med 283 (1970) 172–174.

5 Klinik

Anamnese

Es ist bedeutsam in der Anamnese Auffälligkeiten zu eruieren, wie z.B. den Verzehr bestimmter Nahrungsmittel, eine vorangegangene Reise in südliche Länder, den Kontakt zu anderen Patienten mit einer Durchfallsymptomatik, den vorangegangenen Einsatz von Antibiotika sowie einen akuten Erkrankungsbeginn, ohne dass beim Patienten vorher gastrointestinale Vorerkrankungen bestanden haben. Ferner sind Ernährungsauffälligkeiten, Gewichtsverlust oder relevante Begleiterkrankungen zu erfragen. Auch die persönliche Hygienesituation oder das Alter kann den Kontakt mit Enteropathogenen erheblich beeinflussen. Zusammenfassend lassen sich als bedeutsam für die Anamnese die fünf „A" auflisten: Alimentation, Alter, Antibiotika, Abwehrschwäche, Ausland.

Symptome und Befunde

Wie bei vielen anderen Infektionskrankheiten gibt es ein breites Spektrum klinischer Manifestationen. Es reicht von asymptomatisch verlaufenden Infektionen bis zu schweren Erkrankungen mit erheblicher Dehydratation, abdominellen Krämpfen und kollapsartigen Zuständen. Die eher milde akute infektiöse Enterokolitis dauert in der Regel nur wenige Tage bis Wochen. Es gibt aber auch chronische Verläufe, die undiagnostiziert ein bis zwei Jahre andauern können und z.B. von Yersinien, *Entamoeba histolytica* oder *Giardia lamblia* ausgelöst werden. Gerade bei den invasiven Erregern wie Shigellen oder *E. histolytica* kann es zu krampfartigen Bauchschmerzen, Tenesmen, Fieber und Blutbeimengungen zum Stuhl kommen. Ein beachtlicher Teil von Komplikationen wird durch **Dehydratation** hervorgerufen, die zu Kreislaufbeeinträchtigung und Nierenversagen führen kann. Weitere Komplikationen sind das toxische Megakolon, die Begleitpankreatitis, das hämolytisch-urämische Syndrom oder bakteriämische Verläufe, die mit septischen Metastasen einhergehen können. Postinfektiöse Komplikationen sind die reaktive Arthritis, besonders bei HLA-B27-positiven Patienten (siehe Kap. B15), und das Guillain-Barré-Syndrom.

6 Diagnostik

Das diagnostische Vorgehen hängt vom klinischen Zustand, der Erkrankungsdauer, dem Patientenalter, der Anamnese und den verfügbaren Labormöglichkeiten (Abb. B7-1) ab. Wichtige diagnostische Anhaltspunkte können sich aus der **Stuhlvisite** ergeben. Sie erlaubt eine Objektivierung der Patientenangaben, ermöglicht die Beurteilung der Stuhlkonsistenz, kann auf eine Pankreas-Insuffizienz hinweisen und erlaubt die einfache mikroskopische Untersuchung auf Stuhl-Leukozyten, wie sie bei invasiven Erregern nachweisbar sind (Abb. B7-2).

Eine **Stuhlkultur** auf enteropathogene Bakterien ist obligat bei Patienten mit schwerem klinischem Verlauf, bei erhöhter Körpertemperatur (> 38 °C) und bei Nachweis von Blut oder Leukozyten im Stuhl bzw. bei diagnostisch nicht geklärter länger andauernder Diarrhö. Die Stuhlkultur er-

---

Entamoeba histolytica

Oliver Liesenfeld und Thomas Weinke

- **Erregerbeschreibung**
  Entamoeba histolytica gehört zur Familie der Entamoebidae innerhalb der Pseudopoden-bildenden Protozoen-Klasse der Rhizopoden. Zur gleichen Familie gehören eine Reihe weiterer apathogener Amöben wie *E. hartmanni*, *E. polecki* und *E. coli*. 1992 wurden *E. dispar*, eine morphologisch identische, jedoch apathogene Spezies, und *Entamoeba histolytica* getrennt. Erste Hinweise auf das Vorliegen unterschiedlicher Spezies ergaben sich durch Isoenzym-Untersuchungen. Die Identifikation von bisher 22 unterschiedlichen Isoenzym-Mustern (Zymodeme) ergab, dass bestimmte Zymodeme mit dem Auftreten von symptomatischen Infektionen assoziiert sind. Erst mittels molekularbiologischer Untersuchungen wurden die genetischen Unterschiede eindeutig nachgewiesen. Da in der älteren Literatur nicht zwischen *E. histolytica* und *E. dispar* unterschieden wird, sind die Ergebnisse vieler Studien, insbesondere zur Epidemiologie, nur bedingt aussagekräftig.

- **Erreger-Wirts-Beziehung und Epidemiologie**
  E. histolytica liegt in einer Zystenform sowie in der Trophozoitenform vor. Die Infektion erfolgt durch Ingestion der 10–15 µm großen, runden bis leicht ovalen Zysten, aus denen im unteren Dünndarm die vierkernige Amöbe schlüpft. Aus dieser entwickeln sich Trophozoiten, welche den Dickdarm als kommensalische 5–7 µm große so genannte Minutaform besiedeln. Trophozoiten der Minutaform enzystieren und werden mit dem Stuhl ausgeschieden. Aus ungeklärten Gründen können sich aus der Minutaform bis zu 40 µm große Magnaformen entwickeln, welche durch Ausbildung von fingerförmigen Fortsätzen, so genannten Pseudopodien, höchst beweglich sind. Sie adhärieren mittels eines Adhäsionslektins an Mukus und Epithelzellen des Dickdarmes und perforieren diese durch das porenbildende Protein Amoeba-Pore. Es kommt zur Lyse der Epithelzelle, und Amöben dringen in die Mukosa des Dickdarmes ein. Eine Reihe proteolytischer Enzyme sind vermutlich für die Gewebezer-

Entamoeba histolytica (Fortsetzung)

störung verantwortlich. Vom Dickdarm können die Erreger auf dem Blutweg in verschiedene Organe transportiert werden und dort zur Abszessbildung führen (vor allem in der Leber). Die Infektion mit E. histolytica hinterlässt vermutlich eine lang anhaltende Immunität, bei der humorale Faktoren, insbesondere sekretorische IgA-Antikörper im Darmtrakt eine lokale Immunität bewirken, während zelluläre Abwehrmechanismen bei der Eingrenzung invasiver Infektionen eine Rolle spielen.

Pro Jahr gibt es weltweit (China nicht eingerechnet) etwa 50 Millionen Fälle von invasiven Infektionen mit E. histolytica und etwa 100 000 Todesfälle.

E. histolytica ist weltweit verbreitet. Risikofaktoren für die fäkalorale Übertragung sind ein niedriger sozioökonomischer Status in einer endemischen Region, eine hohe Bevölkerungsdichte und das Fehlen sanitärer Anlagen. In wenig entwickelten Regionen kann die Prävalenz bis zu 50% betragen. Zahlen zum Vorkommen asymptomatischer Infektionen rangieren zwischen 10% (in Südafrika) und 99% (in China). In Industrieländern liegt die Prävalenz bei weniger als 5%, bei Risikogruppen, wie z.B. Reiserückkehrern, Patienten in Heimen und sexuell aktiven Homosexuellen, sind jedoch höhere Prävalenzen festzustellen.

- **Krankheitsspektrum**

Klinische Manifestationen der Infektion mit E. histolytica lassen sich in intestinale und extraintestinale Formen unterteilen. Die Infektion des Dickdarmes mit Minutaformen, nicht jedoch mit dem apathogenen Kommensalen E. dispar, kann zu unspezifischen gastrointestinalen Symptomen und einer im Serum messbaren Antikörperantwort führen. Invasive Infektionen des Dickdarmes (Kolitis) werden als Amöbenruhr bezeichnet. Die extraintestinale Form, welche sich am häufigsten als Amöbenabszess der Leber manifestiert, kann isoliert oder – seltener – parallel zur Amöbenruhr auftreten. Extraintestinale Infektionen treten im Mittel drei Monate nach Rückkehr aus einem Endemiegebiet auf. Durch Abszess-Ruptur kann sich die Infektion auch über die Grenzen der Leber hinweg ausbreiten, was häufig mit einer Peritonitis oder Pleuropneumonie einhergeht.

- **Diagnostik**

Erregernachweis

Mikroskopie: Der mikroskopische Nachweis von Zysten gibt einen wichtigen Hinweis auf eine Infektion mit E. histolytica. Jedoch ist bei alleinigem Zysten-Nachweis eine Unterscheidung zwischen E. dispar und E. histolytica sowie zwischen Ausscheidertum und invasiver Amöbiasis nicht möglich. Trophozoiten können nur in warmem frischem Stuhl (oder in endoskopisch entnommener Darmbiopsie) nachgewiesen werden. Sie zeichnen sich durch ihre charakteristische Beweglichkeit mit Ausbildung von Pseudopodien aus und enthalten oftmals Erythrozyten als Ausdruck der Invasivität. Die Sensitivität der mikroskopischen Untersuchungsverfahren ist von Labor zu Labor unterschiedlich. Es sollten mindestens drei Stuhlproben untersucht werden.

Kultur: Der kulturelle Nachweis ist – wie auch die PCR – nur in Speziallaboratorien etabliert.

Antigennachweis: Eine wesentliche Verbesserung der Diagnostik ist mit Einführung von Antigennachweisen (aus dem Stuhl) mittels ELISA unter Verwendung monoklonaler Antikörper eingetreten. Diese Antigen-ELISA zeichnen sich durch hohe Sensitivität und Spezifität aus.

Antikörpernachweis

Der Antikörpernachweis wird in Verbindung mit dem direkten Erregernachweis und der klinischen Symptomatik zur Diagnostik der invasiven intestinalen Amöbiasis sowie extraintestinaler Infektionen, insbesondere des Amöbenleberabszesses, angewendet. Es kommen indirekte Hämagglutinations-Tests (IHA) und Enzym-Immunoassays (ELISA) unter Verwendung definierter gereinigter oder rekombinanter Antigene zur Anwendung.

Bildgebende Verfahren

Sonographie, CT oder MRT sind zwar nicht spezifisch, liefern aber meist den wichtigsten Hinweis für das Vorliegen eines Amöbenleberabszesses, der in der Regel durch den Antikörpernachweis bestätigt wird.

- **Prophylaxe**

Die effektivste Methode zur Prophylaxe einer Amöbiasis besteht in allgemeinen hygienischen und lebensmittelhygienischen Vorkehrungen, insbesondere der Vermeidung der Kontamination von Wasser und Nahrungsmitteln.

- **Therapie**

Die Therapie der asymptomatischen Lumeninfektion mit E. histolytica, insbesondere in Endemiegebieten wird mit Paromomycin oder Metronidazol durchgeführt. Metronidazol ist auch das Mittel der Wahl für invasive Formen der Amöbiasis. Bei Unverträglichkeit von Metronidazol wird Tinidazol zur Behandlung der Amöbenruhr und Chloroquin zur Behandlung des Leberabszesses eingesetzt. Während die Therapie bei Amöbenleberabszess in der Regel innerhalb von fünf Tagen zu einer Besserung der Symptomatik führt, verschwindet die Abszesshöhle meist erst nach Monaten. Die Aspiration von Abszessinhalt kann bei drohender Perforation zur Größenreduktion durchgeführt werden. Bei schwerkranken Patienten mit Leberabszess ist auch die symptomatische Therapie zum Ausgleich der Wasser- und Elektrolytstörungen von großer Bedeutung. Der Metronidazol-Therapie sollte sich in allen Fällen eine Therapie mit Paromomycin zur Elimination intraluminal verbliebener Zysten anschließen.

- **Literatur**

Stanley SL Jr: Amoebiasis. Lancet 361 (2003) 1025–1034.
Tannich E, Horstmann RD, Knobloch J, Arnold HH: Genomic DNA differences between pathogenic and nonpathogenic Entamoeba histolytica. Proc Natl Acad Sci USA 86 (1989) 118–122.
Tanyuksel M, Petri WA Jr: Laboratory diagnosis of amebiasis. Clin Microbiol Rev 16 (2003) 713–729.
Weinke T, Grobusch MP, Güthoff W: Amebic liver abscess – rare need for percutaneous treatment modalities. Eur J Med Res 7 (2002) 25–29.

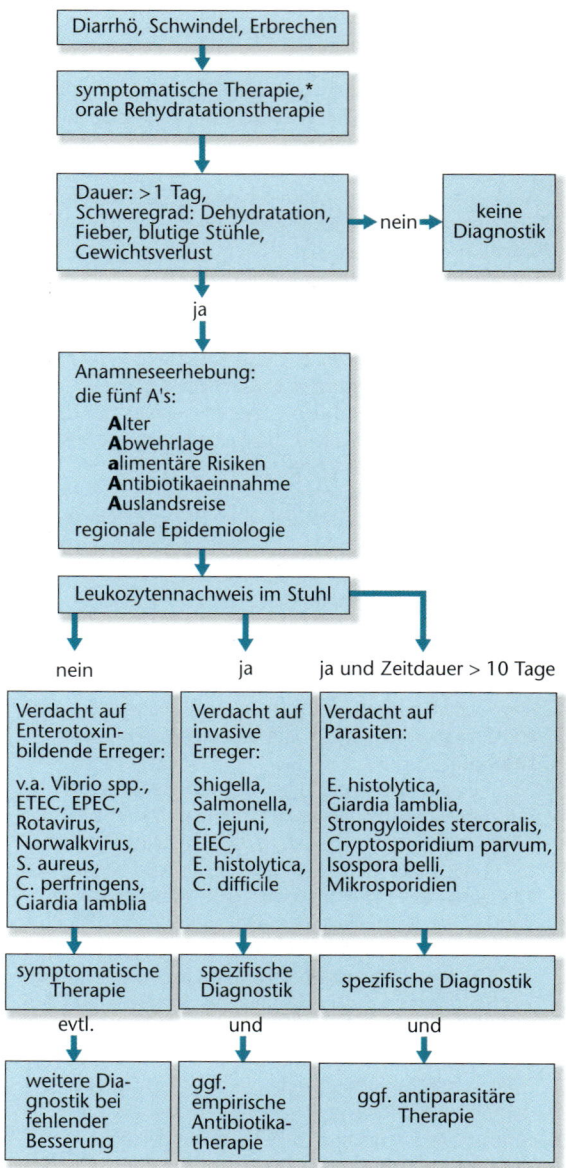

Abb. B7-1 Fließdiagramm zu Diagnose und weiterem Vorgehen bei Patienten mit Enteritis (modifiziert nach Guerrant 2006). * Motilitätshemmer sind bei blutigen Stühlen kontraindiziert.

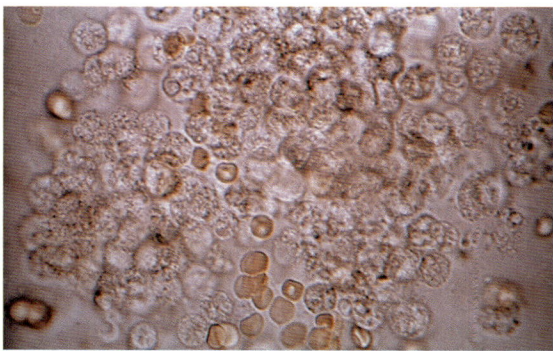

Abb. B7-2 Nativpräparat einer Granulozyten-reichen Stuhlprobe bei Shigellen-Enteritis.

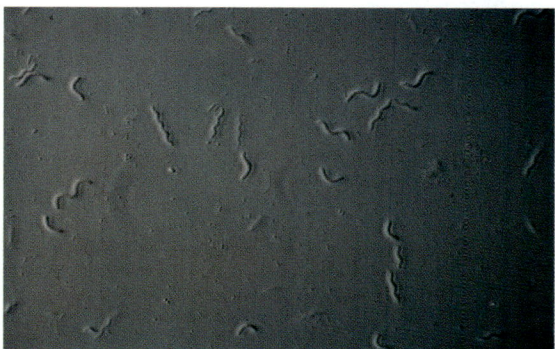

Abb. B7-3 Nativpräparat von *Campylobacter jejuni*.

laubt den Nachweis von Shigellen, Salmonellen, *Campylobacter spp.*, Yersinien, *Aeromonas spp.*, *Plesiomonas spp.* sowie bei **gezielter Fragestellung** den Nachweis von Vibrionen, *Clostridium difficile* und anderen Erregern. Die mikroskopische Untersuchung einer Stuhlprobe gibt gelegentlich bereits Hinweise auf das Vorhandensein von *Vibrio cholerae* oder *Campylobacter spp.* (Abb. B7-3). Die **Stuhlanreicherung auf Parasiten** ermöglicht die Diagnostik von Wurmeiern und Protozoen-Zysten oder Trophozoiten. Zusätzliche Untersuchungen auf seltenere Protozoen wie Kryptosporidien, *Cyclospora spp.*, Mikrosporidien oder auch auf Viren gehören nicht zum Basisprogramm, sind jedoch aus epidemiologischen und z.B. auch aus krankenhaushygienischen Gründen von Interesse. Die **Untersuchung von Duodenalsaft** ist besonders hilfreich, wenn *Giardia lamblia* als Erreger vermutet wird. Der Nachweis von ETEC ist meist Speziallaboratorien vorbehalten.

Zur Diagnostik der enteropathogenen Viren siehe Tabelle B7-2.

Die mikrobiologische Diagnose postinfektiöser Komplikationen erfolgt serologisch über den Nachweis spezifischer Antikörper.

7 Therapie

Die entscheidende therapeutische Maßnahme bei der Diarrhö ist der **Ersatz von Flüssigkeit und Elektrolyten**. Dies

Tab. B7-2 Enteropathogene Viren (Al-Abri et al. 2005).

Erreger	Charakteristika/Struktur	Pathogenese	Epidemiologie	Klinik	Nachweisverfahren
Rotaviren	Reoviridae, RNA-Viren, ca. 70 nm groß, Rotavirus-Gruppe A bei 90% der Infektionen, Gruppe B und C seltener	Adhäsion durch Kapsidprotein, direkte Penetration der Epithelzellen, relativer Verlust absorptiver Zellen in Zotten	weltweit verbreitet, wichtigste Ursache der Gastroenteritis bei Kindern	Fieber, Durchfall, Erbrechen, Exsikkose, Dauer 2–5 Tage	Stuhl-Antigen-ELISA, PCR
Norovirus und andere Caliciviren	Caliciviridae, RNA-Viren, ca. 30 nm groß	Vermehrung im Dünndarmepithel	weltweit wichtigste Ursache epidemisch auftretender Gastroenteritiden, häufig Ausbrüche durch kontaminierte Nahrungsmittel (v.a. Meerestiere) und Wasser	abdominelle Krämpfe und/oder Übelkeit, danach Erbrechen und Diarrhö, Dauer 1–2 (selten 3) Tage	EM, IEM, ELISA, PCR
enterale Adenoviren	Adenoviridae, DNA-Viren, 70 nm groß, Subgenus F, Serotyp 40 und 41 für enterale Infektionen bedeutsam	Vermehrung im Dünndarmepithel	weltweit verbreitet, v.a. bei Säuglingen und Kleinkindern	wässrige Diarrhö, Fieber, Dauer 1–2 Wochen	EM, Anzucht nur auf transformierten Zelllinien, ELISA
Astroviren	Astroviridae, RNA-Viren, ca. 34 nm groß, 5 Serogruppen bekannt	Vermehrung im Dünndarmepithel	weltweit verbreitet, v.a. bei Säuglingen und Kleinkindern in gemäßigten Klimazonen (v.a. Winter)	Diarrhö, Übelkeit, ähnlich aber milder als bei Rotaviren, Dauer 3–4 Tage	EM, ELISA, PCR

EM = Elektronenmikroskopie
IEM = Immunelektronenmikroskopie

ist in der Regel durch orale Flüssigkeitsaufnahme mit Hydratationslösungen, die Glukose und Elektrolyte enthalten müssen, möglich. Bei erheblichen Flüssigkeitsverlusten oder bei Erbrechen ist entsprechend dem klinischen Zustand (Hypotension, verminderter Hautturgor, stehende Hautfalten) eine intravenöse Flüssigkeitssubstitution erforderlich. Nahrungskarenz ist nur bei gleichzeitigem Erbrechen zu fordern. Für die weitere symptomatische Therapie hat das synthetische Opioid Loperamid aufgrund der rasch einsetzenden Wirkung Bedeutung erlangt. Es sollte jedoch nicht bei fieberhaften oder dysenterischen Verläufen eingesetzt werden und bei Fortbestehen der Symptome nicht länger als 48 Stunden eingenommen werden. Ein Einsatz bei fieberhaften oder dysenterischen Patienten kann zur längeren Verweildauer der Keime führen und damit Komplikationen wie dem toxischen Megakolon den Weg bahnen.

Eine antimikrobielle Therapie ist bei fieberhaften oder dysenterischen Verläufen erforderlich bzw. beim Nachweis bestimmter Erreger (Tab. B7-3). Abhängig vom klinischen Zustand wird man sich bei schweren Verläufen für eine empirische Therapie z.B. mit Chinolonen (z.B. Ciprofloxacin) entscheiden. Nachdem die Chinolone bisher als universelles Antibiotikum einsetzbar waren, hat sich in den letzten Jahren gezeigt, dass Chinolon-Resistenzen insbesondere von Campylobacter-Spezies beschrieben wurden. Derartige Resistenzen sind nicht nur in tropischen Ländern, sondern inzwischen auch in Deutschland vorgekommen, sodass für *Campylobacter spp.* heute primär ein Makrolid eingesetzt werden sollte (z.B. Azithromycin).

8 Besondere Konstellationen

8.1 Reisediarrhö

Die Reisediarrhö gilt als die häufigste Krankheit bei Fernreisen. Es wird davon ausgegangen, dass bei Tropenreisen

Tab. B7-3 Gezielte Antibiotikatherapie akuter Enteritiden.

Erreger	Indikation	Antibiotikum (Tagesdosis)	Alternative (Tagesdosis)
Enteritis-Salmonellen	Immunsuppression (Lymphome, AIDS, Leberzirrhose etc.) Alter > 65 Jahre	Ciprofloxacin 2 × 500 mg oral für 5–7 Tage	Co-trimoxazol 2 × 960 mg oral für 5–7 Tage
Shigella spp.	möglichst frühzeitig	Ciprofloxacin 2 × 500 mg oral für 7 Tage *oder* Amoxicillin 2–3 g oral für 7 Tage	Co-trimoxazol 2 × 960 mg oral für 7 Tage *oder* Doxycyclin 2 × 100 mg oral für 7 Tage
Campylobacter spp.	nur bei schwerem Verlauf	Azithromycin 1 × 500 mg oral für 5 Tage	Doxycyclin 2 × 100 mg oral für 3–7 Tage
Yersinia spp.	nur bei schwerem Verlauf	Doxycyclin 2 × 100 mg oral für 7 Tage	Co-trimoxazol 2 × 480 mg oral für 7 Tage
Vibrio cholerae	nach Flüssigkeitssubstitution	Doxycyclin 2–3 100 mg oral für 4–5 Tage *oder* Tetracyclin 4 × 500 mg oral für 4–5 Tage *oder* Azithromycin 1 g einmalig	Co-trimoxazol 2 × 960 mg oral für 4 Tage
Entamoeba histolytica	symptomatische Infektion	Metronidazol 3 × 500 mg bis 3 × 750 mg oral für 7–10 Tage	Tinidazol 2 × 1 g oral für 7 Tage
	asymptomatischer Lumenbefall	Paromomycin 3 × 10 mg für 7 Tage	
Giardia lamblia	symptomatische Infektion	Metronidazol 2 g oral für 3 Tage *oder* 3 × 250 mg oral für 10 Tage	Tinidazol Einmaldosis von 2 g oral *oder* 3 × 200 mg oral für 7–10 Tage
Rotaviren	–	–	–
Staphylokokken-Toxin	–	–	–
enterotoxigene E. coli	–	–	–
Clostridium difficile	pseudomembranöse Kolitis	Metronidazol 4 × 250 mg oral für 10 Tage	Vancomycin 4 × 250 mg oral für 10 Tage
Kryptosporidien	–	–	–

jeder Dritte eine Durchfallerkrankung erleidet. Kontaminierte Nahrungsmittel und verunreinigtes Trinkwasser sind die entscheidenden Übertragungsmechanismen für die enteropathogenen Keime. Das Risiko steigt mit der Größe der Unterschiede im Hygienestandard zwischen Heimat und Reiseland. **Enterotoxin-bildende E. coli** (ETEC) stellen die weltweit häufigste Ursache einer Reisediarrhö dar. In Lateinamerika wurde bei 40% der Reisenden mit Diarrhö dieser Erreger nachgewiesen, in Afrika bei etwa 35% und in Asien bei 15%. Auch andere Enterobakterien wie Shigellen, Salmonellen und *Campylobacter spp.* sind von Bedeutung. Die Cholera ist eine extrem seltene Ursache einer Reisediarrhö. Bei einer länger andauernden Diarrhö (> 10–14 Tage) spielen intestinale Parasiten, insbesondere *Entamoeba histolytica* und *Giardia lamblia*, eine zunehmende Rolle. Auch bei der Malaria tropica kommt es in etwa 20% der Fälle aufgrund der Schizogenie von *Plasmodium falciparum* in den tiefen intestinalen Organen zu einer begleitenden Diarrhö.

Die Symptomatik der Reisediarrhö tritt meist innerhalb der ersten Tage im Reiseland auf, der Häufigkeitsgipfel fällt auf den dritten Tag des Auslandsaufenthaltes.

Obligat pathogene Escherichia-coli-Stämme

Oliver Liesenfeld und Thomas Weinke

- **Erregerbeschreibung**

Escherichia coli ist eine Spezies gramnegativer Stäbchenbakterien aus der Familie der Enterobacteriaceae, benannt nach dem in Ansbach geborenen Pädiater Theodor Escherich (1857–1911). Von Bedeutung ist die Unterscheidung in fakultativ und obligat pathogene Stämme. Fakultativ pathogene Stämme kommen als physiologische Flora des Darmtrakts vor und führen nach Durchbrechen der Mukosa-Barriere vor allem zu Harnwegsinfektionen, Pneumonien und Sepsis. Die obligat pathogenen E.-coli-Stämme werden oral aufgenommen und verursachen Enteritiden, seltener auch disseminierte Infektionen. Zu den obligat pathogenen E.-coli-Stämmen werden die enterotoxigenen (ETEC), enteropathogenen (EPEC), enterohämorrhagischen (EHEC), enteroinvasiven (EIEC) sowie die enteroaggregativen (EAEC) und diffus enteroaggregativen E.-coli-Stämme gezählt. Die meisten enteropathogenen Stämme können aufgrund ihrer somatischen Antigenstruktur in charakteristische Serovare eingeteilt werden (z.B. O157:H7 für EHEC); heutzutage setzt sich jedoch zur Einteilung vermehrt der Nachweis bestimmter, für die jeweiligen Stämme charakteristischer Virulenz-Gene durch.

- **Epidemiologie**

Obligat pathogene E.-coli-Stämme werden fäkal-oral übertragen. Während bei EIEC, EPEC, ETEC, und EAEC der Mensch das Erregerreservoir darstellt, sind Tiere, vor allem Rinder, das Erregerreservoir der EHEC-Stämme. Kontaminiertes Wasser oder Nahrungsmittel sind die bedeutendsten Erregerquellen für Infektionen durch ETEC, EIEC und EHEC. ETEC-Stämme sind vor allem in den warmen und feuchten Monaten in tropischen Regionen aufgrund ungenügender hygienischer Bedingungen als Durchfallerreger bei Kleinkindern sowie als Erreger der Reisediarrhö bei Erwachsenen (bis zu 60% aller Fälle) von Bedeutung.
EPEC-Stämme treten vor allem auf Neugeborenenstationen in Ländern mit geringem hygienischem Standard auf und werden dort durch kontaminierte Hände oder Lebensmittel übertragen. EAEC-Stämme sind gehäuft bei Patienten mit persistierenden Diarrhöen in tropischen Regionen, aber auch bei Ausbrüchen auf Neugeborenen- und Kinderstationen in Europa nachgewiesen worden.
Erregerreservoir für EHEC-Stämme sind landwirtschaftlich genutzte Tiere, insbesondere Rinder, sowie von diesen gewonnene kontaminierte Lebensmittel wie Milchprodukte und Fleisch. Neben der Übertragung durch Rindfleisch (so genannte „Hamburger"-Krankheit) ist eine Übertragung der Erreger in Streichelzoos von Bedeutung. In Gemeinschaftseinrichtungen sind auch Übertragungen von Mensch zu Mensch möglich. EIEC-Stämme können sowohl sporadisch als auch im Rahmen von Epidemien vor allem nach dem Verzehr von kontaminierten Lebensmitteln oder Wasser auftreten. 2005 wurden in Deutschland 1 162 Infektionen durch EHEC, 78 Fälle des hämolytisch-urämischen Syndroms (HUS) und 5 881 Infektionen durch andere obligat pathogene E.-coli-Stämme gemeldet.

- **Erreger-Wirts-Beziehung und Krankheitsspektrum**

Nach Aufnahme von mehr als 10^8 ETEC heften sich die Bakterien mittels verschiedener Fimbrien, so genannten „colonization-factor-antigens" (CFA), an das Epithel des Dünndarms an. Die kombinierte Wirkung eines hitzelabilen (LT) und eines hitzestabilen Toxins (ST) führt zu einer sekretorischen Diarrhö. EPEC-Stämme lagern sich nach oraler Aufnahme mittels des EPEC-Adhärenz-Faktors (EAF) an die Epithelzellen der Villusspitzen des Dünndarms an (Nataro und Kaper 1998) und zerstören die Mikrovilli. Klinisch resultiert die so genannte „Säuglingsdyspepsie", die sich als Diarrhö und Dehydratation vor allem auf Neugeborenenstationen manifestiert.
Infektionen mit EAEC verlaufen vermutlich in drei Phasen: der durch Fimbrien vermittelten Adhäsion, einer gesteigerten Mukus-Produktion sowie der Produktion eines Zytotoxins. Auch EAEC-Stämme verursachen Durchfallerkrankungen bei Kleinkindern, wobei sowohl Ausbrüche auf Neugeborenenstationen als auch persistierende Diarrhöen bei Kindern mit begleitender Wachstumsverlangsamung beschrieben sind.
EHEC-Stämme binden bereits bei einer minimalen Infektionsdosis von 10^2-Erregern an die Epithelzellen des Dickdarmes, wo sie nachfolgend die als Verotoxin oder Shiga like-Toxin bezeichneten Toxine VT1 und VT2 bilden. Infektionen können inapparent verlaufen. Es kann jedoch auch, insbesondere bei Säuglingen, Kleinkindern und Abwehrgeschwächten zu hämorrhagischer Kolitis oder – häufig nach Sistieren der Durchfälle – zum hämolytisch-urämischen Syndrom (HUS) kommen. Das HUS ist durch hämolytische Anämie, Nierenversagen (bis hin zu Anurie mit Dialysepflicht) und thrombotische Mikroangiopathie charakterisiert. Bis zu 10% der Fälle von HUS (vor allem bei Kleinkindern) verlaufen tödlich, und bis zu 30% der Erkrankten tragen einen irreversiblen Nierenschaden mit chronischer Dialysepflicht davon. Des Weiteren ist die thrombozytisch-thrombozytopenische Purpura (TTP) mit Thrombozytopenie, Hautblutungen, hämolytischer Anämie und neurologischen Symptomen beschrieben.
Die Pathogenese der Infektionen mit EIEC-Stämmen verläuft ähnlich der Shigellose. Klinisch imponieren meist wässrige oder blutig-schleimige Durchfälle.

- **Diagnostik**

Erregernachweis
Der Nachweis der Erreger erfolgt in der Regel durch Anzucht aus dem Stuhl. Während in der Vergangenheit die Zugehörigkeit von E.-coli-Stämmen zu bestimmten Serogruppen (O-Antigene) als diagnostisches Kriterium verwendet wurde, setzen sich heute zunehmend molekularbiologische Methoden zum Nachweis der charakteristischen Virulenz-Gene durch. Für den klinisch bedeutsamen schnellen Nachweis der Infektion mit EHEC-Stämmen sind die Anzucht in Spezialbouillons und Agglutination mit speziellen Antiseren etabliert.

> **Obligat pathogene Escherichia-coli-Stämme** (Fortsetzung)
>
> **Antikörpernachweis**
> Der serologische Nachweis ist nur bei Infektionen mit EHEC von Bedeutung, da hier bei Einsetzen der klinischen Symptomatik oftmals keine Erreger mehr nachweisbar sind.
>
> - **Prophylaxe**
> Die üblichen hygienischen Maßnahmen zur Verhinderung einer fäkal-oralen Übertragung von Infektionserregern sind indiziert. Spezifische Impfungen sind nicht etabliert.
>
> - **Therapie**
> Die Flüssigkeits- und Elektrolytsubstitution steht bei allen Durchfall-Erkrankungen durch enteropathogene E.-coli-Stämme im Vordergrund. Bismuthsubsalizylat und – bei Abwesenheit von Fieber – Motilitätshemmer können symptomatisch bei Reisediarrhö eingesetzt werden. Bei schweren Infektionen mit ETEC-, EPEC- und EIEC-Stämmen können Antibiotika erwogen werden, insbesondere Chinolone. Ziel einer antibiotischen Therapie ist die Verkürzung der Krankheitssymptome und der Erregerausscheidung. Die Infektionen mit EHEC-Stämmen und deren Komplikationen werden in der Regel nur symptomatisch behandelt, da eine antibiotische Therapie möglicherweise zu gesteigerter Toxin-Bildung und verlängerter Ausscheidung der Erreger führt.
>
> - **Meldepflicht**
> Klinische Meldepflicht (§ 6 IfSG): Meldepflichtig sind Verdacht auf und die Erkrankung an einer akuten infektiösen Gastroenteritis, wenn
> - eine Person betroffen ist, die eine Tätigkeit im Sinne des § 42 Abs. 1 ausübt
> - zwei oder mehrere gleichartige Erkrankungen auftreten, bei denen ein epidemischer Zusammenhang wahrscheinlich ist oder vermutet wird. Das enteropathische HUS ist bei Verdacht, Erkrankung sowie Tod nach §6 des IfSG namentlich zu melden.
>
> Labormeldepflicht (§ 7 IfSG): Der direkte oder indirekte Nachweis einer akuten Infektion mit EHEC- oder anderen enteropathogenen E.-coli-Stämmen ist namentlich meldepflichtig.
>
> - **Nationale Referenzzentren**
> Das nationale Referenzzentrum für Salmonellen und andere bakterielle Enteritis-Erreger befindet sich am Robert-Koch-Institut im Bereich Wernigerode und am Hygiene-Institut Hamburg.
>
> - **Literatur**
> Clarke SC: Diarrhoeagenic Escherichia coli - an emerging problem? Diagn Microbiol Infect Dis 41 (2001) 93–98.
> Karmali MA, Petric M, Lim C, Fleming PC, Steele BT: Escherichia coli cytotoxin, haemolytic-uraemic syndrome, and haemorrhagic colitis. Lancet 2 (1983) 1299–1300.
> Nataro JP, Kaper JB: Diarrheagenic Escherichia coli. Clin Microbiol Rev 11 (1998) 142–201.

8.2 Diarrhö bei HIV-Patienten

Exposition mit den üblichen darmpathogenen Bakterien finden bei HIV-Infizierten nicht häufiger statt als bei anderen Personen. Demzufolge liegen der erhöhten Inzidenz HIV-induzierte *Empfänglichkeitsstörungen* zugrunde. Das Erregerspektrum ist aus Tabelle B7-4 ersichtlich, therapeutische Empfehlungen sind in Tabelle B7-5 aufgelistet.

Die Infektion mit **Mycobacterium-avium-Komplex** (MAC) ist die häufigste systemische und gastrointestinale bakterielle Infektion bei AIDS-Patienten. Eine disseminierte Infektion kann bei 18–34% der AIDS-Patienten nachgewiesen werden. Im Rahmen der HIV-Infektion kommt es primär zu einer Kolonisation der Intestinalschleimhaut mit den atypischen Mykobakterien (meistens asymptomatisch), es folgt die Keiminvasion in die Darmwand (Beginn der klinischen Apparenz) und schließlich die hämatogene bzw. lymphogene Ausbreitung mit Befall von Leber und Milz und Bakteriämie. Neben der Diarrhö, die in etwa 30% der Fälle beobachtet wird, finden sich häufig intermittierendes Fieber, Gewichtsverlust, Nachtschweiß und krampfartige Leibschmerzen.

Erkrankungen durch **Enteritis-Salmonellen** finden sich bei HIV-Infizierten bis zu 20-mal häufiger als in der Allgemeinbevölkerung. Rezidivierende Salmonellen-Bakteriämien gehören zu den AIDS-definierenden Erkrankungen. Der Krankheitsverlauf ist durch Besonderheiten gekennzeichnet: Neben akuten Enteritis-Episoden können häufig bakteriämische Verlaufsformen mit und ohne Diarrhö beobachtet werden.

Virale Durchfallerreger haben eine deutlich höhere Bedeutung. Dazu zählt insbesondere das **Zytomegalievirus** (CMV). HIV-Infizierte sind in 80–100% der Fälle latent mit CMV infiziert. Erst bei weit fortgeschrittener Immundefizienz (< 50 CD_4-Lymphozyten/µl) entwickelt sich bei bis zu 30% der Patienten durch Reaktivierung eine disseminierte CMV-Infektion. Neben der Retina manifestiert sich die Erkrankung am häufigsten im Gastrointestinaltrakt mit Bevorzugung von Kolon und Ösophagus. Bei der CMV-Kolitis kommt es zu Diarrhöen mit Blutbeimengungen und Tenesmen. Endoskopisch sind Schleimhautulzerationen und Blutungen nachweisbar.

Von den **parasitären Infektionen** sind insbesondere **Kryptosporidien** und **Mikrosporidien** zu erwähnen. Kryptosporidien sind als Erreger einer selbstlimitierenden Diarrhö bei Kleinkindern bekannt. Bei AIDS-Patienten hingegen verursachen sie chronische, wäßrige, nicht blutige Diarrhöen mit Flüssigkeitsverlust von täglich mehreren Li-

Tab. B7-4 Gastrointestinale Infektionen bei HIV-Infektion.

Erreger	Häufigkeit		Krankheitsbild/Manifestation
	ohne Diarrhö (%)	bei Diarrhö (%)	
Bakterien			
Salmonella spp.	0–1	5–15	Gastroenteritis
Campylobacter spp.	3–8	7–19	Enterokolitis
Shigella spp.	0–1	3–9	Enterokolitis
Clostridium difficile	0	2–12,5	Kolitis
Mycobacterium tuberculosis	0	0–1	Ileokolitis
MAC	5–10	5–23	Enteritis, Enteropathie
Parasiten			
Cryptosporidium sp.	0–1	4–30	Enteritis
Microsporidium spp.	0–15	15–22	Enteritis
Isospora belli	0	1–3	Enteritis
Strongyloides stercoralis	0	0–6	Enteritis
Entamoeba histolytica	1–25	4–29	Kolitis
Giardia lamblia	2–4	10–14	Enteritis
Blastocystis hominis	2–15	2–16	Kolitis?
Viren			
Zytomegalievirus	0–5	5–10	Ulzera mit Schwerpunkt im Ösophagus, Zökum und Kolon
andere Viren*	12	37	v.a. Enteritis
HIV	–	15–55	HIV-Enteropathie**

* Rota-, Adeno-, Astro-, Corona-like-, Noro-like
** erhöhte Sekretion, Malabsorption, chronische Diarrhö
MAC = Mycobacterium avium complex

tern. Nur bei guter Immunität ist der Verlauf selbstlimitierend. Gefürchtet ist der hepatobiliäre Befall, der im fortgeschrittenen Krankheitsstadium unter dem Bild einer intra- und posthepatischen Cholestase fast immer zum Tode führt. Eine kurative Therapie ist bisher nicht bekannt. Therapieversuche mit Paromomycin erbrachten eine vorübergehende klinische Besserung. Mikrosporidien können in bis zu 20 % der ätiologisch unklaren Diarrhöen bei HIV-Infizierten nachgewiesen werden. Dabei überwiegt *Enterozytozoon bieneusi*. Andere Mikrosporidien-Spezies wie *Septata intestinalis* oder Enzephalitozoon-Spezies wurden bisher nur selten im Intestinaltrakt beobachtet. Mit Albendazol konnte kasuistisch eine klinische Besserung erzielt werden, dennoch existiert bisher keine gut etablierte Standardtherapie.

Differentialdiagnostisch ist bei HIV-Patienten die nicht erregerabhängige Diarrhö abzugrenzen, die durch Malignome des Gastrointestinaltraktes (Kaposi-Sarkom, Non-Hodgkin-Lymphom), durch Arzneimittelnebenwirkungen oder im Rahmen der HIV-Enteropathie zu sehen ist.

Das diagnostische Vorgehen bei HIV-assoziierten Diarrhöen wird vom Grad der Immundefizienz und vom klinischen Zustand des Patienten bestimmt. Insbesondere bei Patienten mit CD4-Lymphozyten < 100/µl muss nach Ausschluss einer bakteriellen oder parasitären Ursache frühzeitig eine invasive intestinale Diagnostik durchgeführt werden. Dies beinhaltet insbesondere die kulturelle Untersuchung auf Mykobakterien.

8.3 Intestinale Helminthen-Infektionen

Intestinale Helminthen können bei starkem Parasitenbefall zum Bild einer Diarrhö führen. Bei geringer Parasitenzahl

Tab. B7-5 Therapie HIV-assoziierter intestinaler Infektionen.

Erreger	Therapie	Dosis/Tag	Rezidivprophylaxe	Therapiedauer
Bakterien				
Salmonella ssp.	Ciprofloxacin	2 × 500 mg	fakultativ	1–2 Wochen
	Amoxicillin	4 × 1 g		
	Chloramphenicol	2 × 1 g		
Campylobacter spp.	Azithromycin	500 mg 1 × täglich	nein	5–7 Tage
	Ciprofloxacin	2 × 500 mg		
Shigella spp.	Ciprofloxacin	2 × 500 mg	nein	1–2 Wochen
	Amoxicillin	4 × 1 g		
	Co-trimoxazol	2 × 1 g		
Clostridium difficile	Metronidazol	3 × 250 mg p.o.	nein	1 Woche
	Vancomycin	4 × 125 mg p.o.		
MAC	Rifabutin Clarithromycin Ethambutol	300 mg 1 × täglich + 2 × 1 g + 15 mg/kg KG	fakultativ, individuell entscheiden	6–12 Wochen
Viren				
Zytomegalievirus	Valganciclovir	2 × 900 mg p.o.	fakultativ	3 Wochen
	Ganciclovir	2 × 5 mg/kg i.v.		
	Foscavir	2 × 90 mg/kg i.v.		
	antiretrovirale Kombinationstherapie obligat			lebenslang
Parasiten				
Kryptosporidien	Paromomycin	3 × 500 mg	unklar	mehrere Monate
	Azithromycin	2 × 600 mg		
Isospora belli	Co-trimoxazol	2 × 1 g	Co-trimoxazol	10 Tage
	Metronidazol	3 × 500 mg		
Mikrosporidien	Albendazol	2 × 400 mg	unklar	mindestens 4 Wochen
Giardia lamblia	Metronidazol	3 × 250 mg	nein	10 Tage
Entamoeba histolytica	Metronidazol	3 × 500 mg	nein	10 Tage
	ggf. zusätzlich Paromomycin	3 × 10 mg/kg KG		5–10 Tage

MAC = Mycobacterium avium complex

stehen asymptomatische Verläufe oder unspezifische abdominelle Beschwerden im Vordergrund. Intestinale Helminthen werden in Nematoden (Fadenwürmer) und Zestoden (Bandwürmer) eingeteilt. Details zur Epidemiologie, Klinik und Therapie sind aus Tabelle B7-6 zu ersehen (siehe auch Kap. A4.4).

9 Krankheitsmanagement und Meldepflicht

Patienten mit Durchfallerkrankungen sind potentiell infektiös, solange im Stuhl Erreger ausgeschieden werden. Die mittlere Ausscheidungsdauer beträgt 2–4 Wochen. Falls

Tab. B7-6 Intestinale Helminthen.

Art	Epidemiologie/Klinik	wichtigste Nachweisverfahren	Therapie/Tagesdosierung
Nematoden			
Ancylostoma duodenale (Hakenwurm)	tropische Regionen, lokale Hautrötung, Eisenmangelanämie, Eosinophilie	Stuhlmikroskopie der Eier (MIF)	Mebendazol: 2 × 100 g über 3 Tage; Albendazol: 400 mg einmalig
Ascaris lumbricoides (Spulwurm)	weltweit, v.a. bei Kindern in tropischen Regionen, Obstruktion des Darms, Pneumonitis	Stuhlmikroskopie der Eier (MIF), makroskopischer Nachweis des Wurmes im Stuhl	Mebendazol: 2 × 100 g über 3 Tage; Albendazol: 400 mg einmalig
Enterobius vermicularis (Oxyuren, Madenwurm)	weltweit verbreitet, v.a. bei Kindern, perianaler Pruritus	Mikroskopie der Eier (Klebestreifen-Methode)	Mebendazol: 100 g, 3 × im Abstand von 14 Tagen; Albendazol: 400 mg, 1 × wiederholen
Strongyloides stercoralis (Zwergfadenwurm)	v.a. in tropischen Regionen, oft asymptomatisch, abdominelle Beschwerden, Eosinophilie, Autoinfektion bei Immunsuppression	Stuhlmikroskopie der Larven (MIF) in Stuhl oder Duodenalflüssigkeit	Albendazol: 400–800 mg über 3 Tage; Mebendazol: 2 × 100 g über 3 Tage
Trichuris trichiura (Peitschenwurm)	weltweit, v.a. in tropischen Regionen, meist asymptomatisch, Anämie	Stuhlmikroskopie der Eier (MIF)	Mebendazol: 2 × 100 g über 3 Tage; Albendazol: 400 mg einmalig
Cestoden			
Hymenolepis nana (Zwergbandwurm)	wärmere Regionen, milde abdominelle Beschwerden	Stuhlmikroskopie der Eier (MIF, SAF)	Praziquantel: 15–25 mg/kg KG einmalig
Taenia saginata (Rinderbandwurm)	weltweit verbreitet, Prävalenz unterschiedlich (Essgewohnheiten), meist asymptomatisch, abdominelle Beschwerden	makroskopischer Nachweis der Proglottiden im Stuhl; Mikroskopie: Uterus des Wurms mit 15–30 Seitenästen	Praziquantel: 5–10 mg/kg KG einmalig; Niclosamid: 4 × 500 mg einmalig
Taenia solium (Schweinebandwurm)	v.a. in tropischen Regionen, meist asymptomatisch, Autoinfektion führt zur Zystizerkose	makroskopischer Nachweis der Proglottiden im Stuhl; Mikroskopie: Uterus mit 7–12 Seitenästen	Praziquantel: 5–10 mg/kg KG einmalig

klinisch oder epidemiologisch indiziert, kann bei bakteriellen Enteropathogenen die Ausscheidung mit Antibiotika verkürzt werden (Ausnahme Enteritis-Salmonellen). Bei immungeschwächten Personen (z.B. bei AIDS-Patienten) ist oft mit einer längeren Keimausscheidung zu rechnen.

Stationäre Patienten sollten isoliert werden oder zumindest eine eigene separate Toilette haben, ambulante Patienten sollten während der Dauer der Erkrankung zu Hause bleiben und strikt Hygienemaßnahmen beachten, um eine Weiterverbreitung des Erregers zu verhindern. Nach Abklingen des Durchfalls können Gemeinschaftseinrichtungen wieder besucht werden. Für Kontaktpersonen sind keine besonderen Maßnahmen erforderlich, solange keine enteritischen Symptome auftreten.

Bei Ausbrüchen ist es wichtig, die Infektionsquelle bzw. das übertragende Vehikel schnell zu erkennen, um eine **weitere Ausbreitung zu verhindern.** Dies erfordert eine enge Kooperation mit den Gesundheitsämtern, insbesondere wenn der Verdacht auf eine Übertragung durch bestimmte Lebensmittel oder infizierte Tiere besteht.

Personen, die an einer infektiösen Gastroenteritis erkrankt oder dessen verdächtig sind, dürfen gemäß §42 Infektionsschutzgesetz (IfSG) nicht in Lebensmittelbetrieben tätig sein bzw. nicht mit Lebensmitteln in Berührung kommen. Lebensmittel gemäß §42 IfSG sind Fleisch, Geflügelfleisch und Erzeugnisse daraus, Milch und Erzeugnisse auf Milchbasis, Fische, Krebse oder Weichtiere und Erzeugnisse daraus, Eiprodukte, Säuglings- und Kleinkindernahrung, Speiseeis und Speiseeishalberzeugnisse, Backwaren mit

Enterobius vermicularis

Reinhard Marre

- **Erregerbeschreibung**
  Enterobius vermicularis (Oxyuren, Madenwurm, siehe Abbildung) gehört zu den Nematoden und kommt nur beim Menschen vor. Die Wurmeier werden oral aufgenommen, schlüpfen im Dünndarm und entwickeln sich im Dickdarm zu den erwachsenen Würmern mit einer Lebenserwartung von ca. einem Monat. Zur Eiablage schlüpfen die weiblichen Würmer nachts aus dem Anus und legen die an der Oberfläche klebrigen Eier im Analbereich ab. Innerhalb von sechs Stunden entsteht im Ei eine infektionsfähige Larve. Die Infektionsfähigkeit bleibt nur für wenige Tage erhalten.

- **Erreger-Wirts-Beziehung**
  Oxyuren sind weltweit verbreitet und kommen auch in Mitteleuropa vor, insbesondere bei Kindern. Die Übertragung erfolgt anooral von Mensch zu Mensch und als Autoinfektion über die Wurmeier, die von den adulten Würmern im Analbereich abgelegt werden und zu heftigem Juckreiz führen. Die Prävalenz ist bei Kindern im Alter von 5–15 Jahren am höchsten.
  Oxyuren leben im Dickdarm, ohne dass es zu einer immunologischen Reaktion des Wirtes kommt.

- **Krankheitsspektrum**
  Normalerweise ist der Befall mit dem Madenwurm asymptomatisch. Es kann jedoch zu analem Juckreiz, unruhigem Schlaf und dadurch bedingter Unausgeglichenheit des Kindes kommen.

- **Diagnostik**
  Nachweis der Eier mikroskopisch. Am besten bewährt hat sich ein Klebefilmstreifen, der abends im Bereich des Anus aufgeklebt wird. Die Wurmeier bleiben am Klebestreifen hängen. Dieser wird auf einen Objektträger geklebt und bei niedriger Vergrößerung mikroskopiert. Die Sensitivität dieser Methode liegt bei über 90%.

- **Prophylaxe**
  Spezifische Maßnahmen sind nicht verfügbar.

- **Therapie**
  Mittel der Wahl sind Pyrviniumembonat (Molevac®, 50 mg Base als Saft oder Dragee), Mebendazol (Vermox) oder Albendazol, die nach einmaliger Gabe bereits wirksam sind; eine Wiederholung der Therapie nach einer Woche ist jedoch ratsam. Mikroskopische Erfolgskontrollen sind zu empfehlen. Alle infizierten Angehörigen einer Wohngemeinschaft bzw. von Gemeinschaftseinrichtungen wie Kindergärten sollten simultan behandelt werden.

- **Maßnahmen bei Patienten und Kontaktpersonen**
  Reinfektionen innerhalb einer Familie sind häufig und stellen eine erhebliche, auch psychologische Belastung dar.

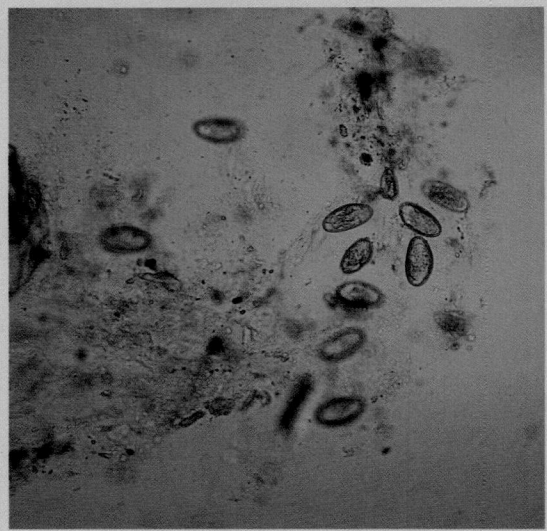

  Daher sollten bei einem Indexfall alle Familienmitglieder auf Oxyuren untersucht werden und gleichzeitig eine Therapie durchführen. Bei hartnäckigen lokalen Epidemien ist es sinnvoll, eine weitere Wurmkur nach 3–4 Wochen zu wiederholen. Der wichtigste Übertragungsweg neben der Autoinfektion ist die Übertragung durch kontaminierte Leib- und Bettwäsche sowie Spielzeug, gelegentlich auch über Staub in massiv belasteten Räumen. Maßnahmen zur Vermeidung einer Reinfektion bestehen in einer peinlich genauen persönlichen Hygiene mit gründlichem Händewaschen vor dem Essen (unter Benutzung einer Nagelbürste, da die Wurmeier beim Kratzvorgang insbesondere dort zu finden sind) und nach dem Stuhlgang, dem täglichen Wechseln der Unterwäsche und der Bettwäsche, dem Auskochen der Wäsche (Waschtemperatur mindestens 55 °C), Desinfektion von Spielzeug und dem täglichen Reinigen der Fußböden.

- **Meldepflicht**
  Eine Meldepflicht besteht nach dem Infektionsschutzgesetz nicht.

- **Nationales Referenzzentrum**
  Ein nationales Referenzzentrum ist nicht eingerichtet.

- **Literatur**
  Löscher T, Burchard GD, Kretschmar H, Meier-Brook C: Wurminfektionen des Darmes und Wurmlarveninfektionen. In: Knobloch J: Tropen und Reisemedizin. S. 355–358, Gustav Fischer Verlag, Stuttgart Jena 1996.

nicht durchgebackener oder durcherhitzter Füllung oder Auflage, Feinkost-, Rohkost- und Kartoffelsalate, Marinaden, Mayonnaisen, andere emulgierte Soßen, Nahrungshefen.

Eine Meldepflicht gemäß § 6 IfSG liegt bei Verdacht auf oder Erkrankung an akuter infektiöser Gastroenteritis vor, wenn eine Person betroffen ist, die im Lebensmittelbereich tätig ist, oder zwei oder mehrere gleichartige Erkrankungen auftreten, bei denen ein epidemischer Zusammenhang wahrscheinlich ist oder vermutet wird. Nach § 7 ist jeglicher Nachweis folgender darmpathogener Erreger unverzüglich,

Ascaris lumbricoides
Reinhard Marre

- **Erregerbeschreibung**
  Ascaris lumbricoides (Spulwurm, siehe Abbildung) gehört zu den Nematoden. Die Spulwurmeier entwickeln sich in der Umwelt innerhalb von einer Woche bis zwei Monaten je nach Außentemperatur zu einem infektionsfähigen Stadium. Nach oraler Aufnahme der larvenhaltigen Eier schlüpfen die Larven im Dünndarm, penetrieren die Dünndarmwand und wandern über das venöse Blut in Richtung Herz und Lungen, wo sie dann in die Alveolen eindringen, über Bronchen und Trachea aufsteigen und anschließend verschluckt werden. Im Dünndarm entwickeln sie sich weiter zu erwachsenen Würmern. Ein weiblicher Wurm kann täglich ca. 200 000 Eier ablegen und hat eine Lebenserwartung von 1–2 Jahren. Erregerreservoir ist der Mensch.

- **Erreger-Wirts-Beziehung**
  Die Übertragung von Ascaris erfolgt im Wesentlichen über kontaminierte Lebensmittel wie Salate und Gemüse. Der Ascaris-Befall ist im Kindesalter besonders hoch. Eier bleiben bei Austrocknung 2–3 Wochen infektionsfähig, in feuchtem Klima bis zu zwei Jahren.

- **Krankheitsspektrum**
  Wenn Symptome durch Ascaris auftreten, handelt es sich im Wesentlichen um flüchtige pulmonale Symptome und vorübergehende Obstruktion des Darmes oder der Gallenwege. Der Befall der Gallenwege bewirkt Gallenkolik-ähnliche Beschwerden mit Schmerzen, Übelkeit und Erbrechen. Eine intestinale Obstruktion kann sich mit Erbrechen und Bauchkrämpfen manifestieren. Bei schlechter Ernährungslage, insbesondere in den Entwicklungsländern, führt der Wurmbefall zusätzlich zu einer verminderten Resorption von Nährstoffen.
  Sehr selten ist Ascaris lumbricoides auch in anderen Organen nachweisbar und führt dann zu erheblichen diagnostischen Problemen.

- **Diagnostik**
  Mikroskopischer Nachweis der Eier in einer Stuhlprobe; selten Nachweis der Larven im Sputum bei pulmonaler Wanderung.

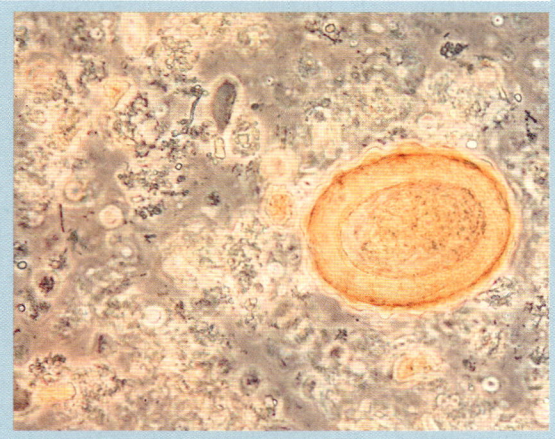

- **Prophylaxe**
  Vermeidung ungenügend gekochter Lebensmittel in Endemiegebieten, gründliche Reinigung von Lebensmitteln, die roh verzehrt werden sollen.

- **Therapie**
  Mebendazol (Vermox® je 100 mg an drei aufeinanderfolgenden Tagen), Albendazol, Levamisol oder Pyrviniumembonat sind Mittel der Wahl.

- **Meldepflicht**
  Eine Meldepflicht besteht nach dem Infektionsschutzgesetz nicht.

- **Nationales Referenzzentrum**
  Ein nationales Referenzzentrum ist nicht eingerichtet.

- **Literatur**
  Löscher T, Burchard GD, Kretschmar H, Meier-Brook C: Wurminfektionen des Darmes und Wurmlarveninfektionen. In: Knobloch J: Tropen und Reisemedizin. S. 355–358, Gustav Fischer Verlag, Stuttgart Jena 1996.

---

spätestens jedoch innerhalb von 24 Stunden durch das untersuchende Labor dem für den Einsender zuständigen Gesundheitsamt zu melden: Campylobacter spp., Kryptosporidien, EHEC, Lamblien, Noroviren, Rotaviren, Salmonellen, Shigellen, Cholera-Vibrionen, Yersinien.

10 Prophylaxe

Die wichtigste Maßnahme zur Prävention von Enteritiden besteht in der **Vermeidung der Aufnahme** kontaminierter Nahrungsmittel oder kontaminierten Wassers („Diarrhö-Erreger isst und trinkt man"). Allgemeine Maßnahmen zur Prophylaxe der Übertragung von Durchfallerregern sind das Waschen der Hände mit seifenhaltigen Mitteln und der Einsatz der Händedesinfektion nach jedem Toilettenbesuch, nach Kontakt mit vermutlich kontaminierten Gegenständen (z.B. Windeln), Arbeitsgeräten und -flächen in der Küche und vor der Zubereitung von Mahlzeiten. Händewaschen führt zwar nicht zur sicheren vollständigen Beseitigung, aber zur deutlichen Reduzierung der bakteriellen Keimkonzentration an den Händen.

Eine spezifische Immunprophylaxe existiert gegen Rotaviren (siehe Erregersteckbrief) sowie gegen Cholera mit einer Kreuzreaktivität gegen ETEC (das hitzelabile Toxin LT). Bei dem Cholera-Impfstoff handelt es sich um eine Schluckimpfung mit Vibrio-Ganzkeimen und der B-Untereinheit des Cholera-Toxins (WC-BS) (Dukoral®). Die Schutzwirkung gegen Cholera wird mit 80–100% angegeben, die gegen das LT von ETEC liegt bei ca. 70%. Die Prophylaxe gegen die ETEC-Reisediarrhö kann bei definierten Risikogruppen (fehlende Magensäurebarriere, Immunsupprimierte, chronisch entzündliche Darmerkrankungen etc.) Anlass für die Impfung sein.

B7.3 Typhus abdominalis und Paratyphus

1 Vorbemerkungen

Typhus abdominalis und Paratyphus sind hierzulande seltene Erkrankungen, die praktisch fast nur noch als **Importinfektionen** eine Rolle spielen, da die Durchseuchung mit den Erregern in den Tropen deutlich höher ist.

2 Definition und Einteilung

Typhus abdominalis und Paratyphus sind zyklische generalisierte Infektionskrankheiten, die im Rahmen der hämatogenen Aussaat alle Organsysteme befallen können. Erreger sind **Salmonella enterica serovar typhi** bzw. **S. paratyphi** A, B oder C. In der englischen Terminologie wird der Typhus abdominalis als „typhoid fever" oder „enteric fever" bezeichnet. Unter dem englischen Krankheitsbegriff „typhus" wird das Fleckfieber verstanden.

3 Epidemiologie

Salmonella enterica serovar typhi und *S. paratyphi* besiedeln und befallen nur den Menschen. Daher kann die Erkrankung **nur fäkal-oral** von erkrankten Personen oder chronischen Ausscheidern übertragen werden. Die Verbreitung von Typhus-Salmonellen ist daher eng mit schlechten hygienischen Verhältnissen assoziiert. Dies erklärt die hohen Erkrankungszahlen in tropischen und subtropischen Gebieten. Die WHO geht von jährlich 12,5 Millionen Erkrankungsfällen aus. Im Vergleich zu den Tropen ist die Typhus-Inzidenz in den Industrienationen außerordentlich niedrig. In Deutschland wurden in den letzten Jahren 150–250 Erkrankungsfälle pro Jahr an Typhus und Paratyphus gemeldet. Bei der überwiegenden Mehrzahl handelt es sich um Importfälle von Reisenden. Typhus-Ausbrüche in den Tropen können mit erheblicher Morbidität und Mortalität einhergehen.

4 Erreger, Infektionsweg und Pathogenese

Erreger sind *Salmonella enterica serovar typhi* bzw. *paratyphi* A, B und C, die fäkooral übertragen werden. Sie sind in der Lage, auch in Makrophagen zu überleben und sich weiter zu vermehren.

Die Pathogenese der Infektion ist durch drei Phasen gekennzeichnet, die auch den klinischen Manifestationen entsprechen:
- *S. enterica serovar typhi* vermehrt sich in der ersten Phase (**Inkubation**) in Makrophagen, es kommt zu einer kurzfristigen primären Bakteriämie und der Infektion mononukleär-phagozytärer Zellen in Leber, Milz und Knochenmark.
- Nach 10–14 Tagen, in der zweiten Phase (**Generalisation**), werden die Salmonellen aus den Phagozyten freigesetzt und dringen während der sekundären Bakteriämie in mononukleäre Zellen unterschiedlicher Organe ein (vor allem Leber, Milz, Knochenmark, Haut und Peyerscher Plaques). Es kommt zu den ersten klinischen Symptomen und Aufbau einer spezifischen Immunität.
- In der dritten Phase der Infektion (**Organmanifestation**) verschwinden die Salmonellen aus der Blutbahn und lassen sich nur noch in Organen nachweisen, wo sich Granulome (so genannte Typhome) ausbilden. Die Einschmelzung der Granulome, z.B. in den Peyerschen Plaques, kann zu lebensbedrohlichen Zuständen wie Peritonitis führen. Nach Ende des Organmanifestationsstadiums kommt es zur Besserung des Krankheitsbildes.

5 Klinik

Sowohl Typhus als auch Paratyphus sind **schwere systemische Erkrankungen**, die durch Fieber und abdominelle Beschwerden charakterisiert sind. Trotz einer adäquaten antibiotischen Therapie können beim Typhus Todesfälle vorkommen. In der präantibiotischen Ära verstarben etwa 15–20% der Typhus-Patienten. Nach klinischen Gesichtspunkten ist eine Unterscheidung zwischen Typhus und Paratyphus nicht möglich. Der Verlauf beim Paratyphus ist jedoch zeitlich gerafft und weniger schwer. Insgesamt ist die Symptomatik mit akutem fieberhaftem Erkrankungsbeginn und abdominellen Beschwerden relativ unspezifisch, sodass erst die Kombination der klinischen Zeichen in Verbindung mit der Reiseanamnese und der Laborkonstellation den Verdacht auf einen Typhus abdominalis aufkommen lässt. Dennoch sollte bei jedem fieberhaften Tropenrückkehrer der Typhus in die Differentialdiagnose einbezogen werden.

Die **Inkubationszeit** nach der Aufnahme der Salmonellen variiert von 5–21 Tagen und hängt von der aufgenommenen Keimzahl bzw. dem vorbestehenden Gesundheits- und Immunstatus des Patienten ab. Nach dieser asymptomatischen Inkubationszeit beginnt die Erkrankung allmählich mit einem **stufenförmigen Temperaturanstieg.** Innerhalb von 3–5 Tagen erreicht die Körpertemperatur einen Wert von etwa 40 °C und verweilt in dieser Höhe über einen Zeitraum von 1–3 Wochen. Wird die Fieberkurve nicht durch Antipyretika modifiziert, ergibt sich dann das klassische Bild der Kontinua. Schüttelfröste gehören nicht zum Bild eines Typhus abdominalis, können jedoch im Einzelfall gerade bei Einsatz von Antipyretika vorkommen, wenn es zu einem raschen Wechsel zwischen hohen und normalen Körpertemperaturen kommt. In der Phase der Kontinua **(Generalisationsphase)** klagen die Patienten über Abgeschlagenheit, Inappetenz, Kopf- und Muskelschmerzen und wirken dabei teilweise verwirrt. Von dieser **zerebralen Beeinträchtigung** rührt auch der Name Typhus (griech. Typhos: der Nebel) her. In dieser Phase ist der Patient apathisch, liegt teilnahmslos im Bett und reagiert desinteressiert oder gereizt. Er ist zwar ansprechbar, wirkt insgesamt aber deutlich ermüdet und schlaff. In sehr seltenen Fällen kann es sogar zu komatösen Verläufen oder generalisierten Krampfanfällen kommen. In der Phase der Generalisation sind die Patienten meist obstipiert, Durchfälle treten in der Regel erst in der Phase der Organmanifestationen auf, d.h. dann, wenn die schwere Beeinträchtigung des Allgemeinbefindens sich eher schon wieder bessert.

Bei der körperlichen Untersuchung macht der Patient in der Regel einen schwer kranken Eindruck. In Relation zur hohen Temperatur ist der Puls erniedrigt, sodass von einer **relativen Bradykardie** gesprochen wird. Dennoch ist dies kein verlässliches diagnostisches Zeichen, da es in nur etwa 40–50 % der Fälle vorkommt. Das Auftreten der Typhus-Roseolen kommt beim Paratyphus praktisch überhaupt nicht vor und auch beim Typhus nur mit einer Häufigkeit von 10–30 %. Dabei handelt es sich um ein dezentes makulopapuläres Exanthem im Stammbereich, das gerade auf dunklem Hautkolorit schwer erkennbar ist. Auffällige pulmonale Auskultationsbefunde wurden in früheren Veröffentlichungen oft beschrieben, werden aber neuerdings nur noch selten berichtet. Das Röntgenbild des Thorax ergibt in der Regel einen unauffälligen Befund. Bei der abdominellen Palpation klagen die Patienten oft über Schmerzen, häufig findet sich eine Splenomegalie, die von einer Hepatomegalie begleitet sein kann. Die Haut ist in der Regel heiß und trocken, das Gesicht blass und die Zunge belegt unter Aussparung der Zungenränder. Unter dem Einsatz von Antibiotika entfiebern die Patienten in der Regel erst nach 3–5 Tagen. Es sind aber auch länger bestehende Fieberschübe bis über eine Woche hinaus möglich. Viele der **Typhus-Komplikationen** beim unbehandelten Patienten treten in der 3.–4. Erkrankungswoche auf (Organmanifestation). Dazu gehören die Darmperforation, Darmblutungen oder andere fokale Infektionsherde wie ein Leber- oder Milzabszess oder eine Perikarditis. Die schweren intestinalen Komplikationen beruhen auf einer Hyperplasie des Lymphgewebes (insbesondere in der Ileozökalregion) und führen zu einer Ulzeration bzw. Nekrose mit nachfolgender Blutung und Perforation. Unter Einsatz von Antibiotika lassen sich diese Komplikationen jedoch drastisch reduzieren und gelten heute als absolute Ausnahmen im klinischen Verlauf.

6 Diagnostik

Die Diagnosesicherung erfolgt durch den **kulturellen Nachweis** von S. enterica serovar typhi bzw. S. paratyphi aus Blut, Knochenmark, Stuhl oder Urin. Im Stadium der Kontinua wird der Erregernachweis nur über die Blutkultur oder aus dem Knochenmark möglich sein. Erst ab der dritten Krankheitswoche gelingt der Erregernachweis auch aus dem Stuhl. In dieser überlappenden Phase kann der Erreger noch im Blut und schon im Stuhl nachweisbar sein. Eine vorangegangene Antibiotikatherapie reduziert die Nachweisrate in Blutkulturen, sodass in Einzelfällen die Diagnosesicherung schwierig werden kann. Serologische Untersuchungen spielen für die Diagnosesicherung eine eher untergeordnete Rolle. Eine positive Reaktion erhärtet zwar den Verdacht, doch ist dies aufgrund unspezifischer positiver Reaktionen vorsichtig zu interpretieren.

Ein zusätzlicher Hinweis kann eine **Leukopenie** sein, die bei bis zu 50 % der Patienten vorkommt. Ferner liegt anfangs eine **Eosinopenie** vor, meist sogar ein absolutes Fehlen von eosinophilen Granulozyten. Es kann zu einem Anstieg der Transaminasen wie auch der Cholestase-Parameter kommen. Einige Patienten weisen eine Thrombopenie auf, jedoch in der Regel ohne Blutungszeichen.

Zu den **Differentialdiagnosen** gehören insbesondere tropisch relevante Erkrankungen wie Malaria, Dengue-Fieber, viszerale Leishmaniose oder Rickettsiosen, aber auch vom Darm ausgehende Infektionen wie die Amöbiasis oder die Yersiniose. Auch andere fieberhafte Erkrankungen wie Brucellose, Leptospirose, Miliartuberkulose, infektiöse Mononukleose oder Sepsis-Verläufe sind differentialdiagnostisch zu bedenken.

7 Therapie

Verschiedene Antibiotika haben sich für die Typhus-Therapie als außerordentlich effektiv erwiesen. Dazu zählen die Chinolone, Chloramphenicol, Trimethoprim-Sulfamethoxazol und β-Lactam-Antibiotika. Klinische Studien haben überzeugend dokumentiert, dass Chinolone (z.B. Ciprofloxazin) bei einer Dosierung von 2 × 500 mg per os über 10–14 Tage gegen Typhus wirksam sind und darüber hinaus die Anzahl der Dauerausscheider und die Rückfallraten senken. Allerdings wurden inzwischen vereinzelte Resistenzen beobachtet. Bei schweren klinischen Verläufen ist die parenterale Applikation von 2 × 400 mg i.v. Ciprofloxacin möglich. Kürzere Therapieschemata sind in den Tropen erfolgreich eingesetzt worden. Da Chinolone nicht routinemäßig bei Schwangeren oder bei Kleinkindern angewandt werden können, empfiehlt sich hier der empirische Einsatz eines Cephalosporins der dritten Generation wie z.B. Ceftriaxon. Co-trimoxazol ist lange Zeit erfolgreich eingesetzt worden, doch wird in letzter Zeit zunehmend über Resistenzen berichtet.

Auch heute gilt der Typhus abdominalis als eine der wenigen Indikationen, in denen Chloramphenicol verabreicht werden kann. Angesichts bakterieller Resistenzen, einer hohen Rückfallrate, der potentiellen Knochenmarkstoxizität und der bakteriostatischen Wirkungsweise wird Chloramphenicol zur Therapie des Typhus nur noch selten eingesetzt. Die durchschnittliche Tagesdosis beträgt 30–50 mg/kg KG, sodass beim Erwachsenen eine Dosis von 2–3 g pro Tag verabreicht werden sollte.

Bei schwersten klinischen Verläufen kann die Gabe von Kortison hilfreich sein und zu einer raschen Besserung führen (Temperaturabfall, Aufklärung des Bewusstseins). Eine Dosierung von 1 mg pro kg KG Prednisolon ist in der Regel ausreichend, sollte aber nicht länger als 2–3 Tage durchgeführt werden, weil es sonst zu erhöhten Rückfallraten kommen kann.

Eine Dauerausscheidung von *S. enterica* serovar typhi kommt bei etwa 1–3% der Patienten vor, wobei von einer Dauerausscheidung erst dann gesprochen wird, wenn diese länger als drei Monate anhält. In diesen Fällen sollte eine Sanierung mit Chinolonen versucht werden.

8 Krankheitsmanagement und Meldepflicht

An Typhus oder Paratyphus erkrankte Personen sollten in der Regel stationär behandelt werden. Die Pflege der Patienten erfordert **strikte hygienische Bedingungen,** z.B. Unterbringung im Einzelzimmer, wirksame Händehygiene, Kitteltausch nach jedem Patienten. Nach dem Abschluss der Behandlung sind Stuhlproben erforderlich, bis ein negatives Ergebnis von insgesamt drei Stuhluntersuchungen vorliegt (erste Stuhlprobe frühestens 24 Stunden nach Abschluss der antimikrobiellen Therapie, Abstand der Proben 1–2 Tage). Eine Wiederzulassung zu Schulen und sonstigen Gemeinschaftseinrichtungen bzw. zu beruflicher Tätigkeit ist nach klinischer Genesung und Vorliegen von drei aufeinander folgenden negativen Stuhlbefunden möglich.

Personen, die an Typhus oder Paratyphus erkrankt sind oder bei denen der Verdacht auf eine Erkrankung besteht, dürfen gemäß § 42 des **Infektionsschutzgesetzes** beim Herstellen, Behandeln oder Inverkehrbringen bestimmter Lebensmittel nicht tätig sein, wenn sie mit den Lebensmitteln in Berührung kommen. Das gilt auch für Personen, die zeitweilige Ausscheider bzw. Dauerausscheider sind sowie für Beschäftigte in Küchen von Gaststätten und sonstigen Einrichtungen mit oder zur Gemeinschaftsverpflegung.

Bei **Ausscheidern** ist eine Belehrung über hygienische Verhaltensregeln und die Vermeidung von Infektionsrisiken erforderlich; eine Sanierung sollte angestrebt werden.

Entsprechend § 34 IfSG ist ein Ausschluss von **Kontaktpersonen** aus Gemeinschaftseinrichtungen bis zum Vorliegen von drei aufeinander folgenden negativen Stuhlproben im Abstand von 1–2 Tagen notwendig. Ausnahmen können in Absprache mit dem Gesundheitsamt erfolgen, wenn keine Typhus-verdächtigen Symptome vorliegen und wenn eine strikte Einhaltung der Hygienemaßnahmen gegeben ist.

Bei Ausbrüchen ist das schnellstmögliche Ermitteln der Infektionsquelle bzw. des übertragenden Vehikels entscheidend, um Maßnahmen zur Erfassung der möglicherweise Infizierten und zur Verhinderung der weiteren Ausbreitung einleiten zu können. Das zuständige Gesundheitsamt muss daher unverzüglich informiert werden.

Nach § 7 IfSG besteht eine **Meldepflicht** für alle direkten Nachweise von *Salmonella enterica sarovar typhi* und *Salmonella paratyphi*. Gemäß § 6 IfSG sind Krankheitsverdacht, Erkrankung und Tod an Typhus abdominalis und Paratyphus meldepflichtig.

9 Prophylaxe

Die Übertragung von *S. enterica sarovar typhi* und *S. paratyphi* kann wirksam durch das Vermeiden von fäkal-oralen Schmierinfektionen, vor allem durch eine **effektive Händehygiene** (gründliches Waschen der Hände nach jedem Stuhlgang und vor der Zubereitung von Mahlzeiten, Verwendung von Einmal-Papierhandtüchern, Desinfektion mit alkoholischem Händedesinfektionsmittel), verhütet werden.

Zur Immunisierung stehen ein oral und ein parenteral zu applizierender Impfstoff gegen Typhus zur Verfügung, die besonders vor Reisen in die tropischen Endemiegebiete, speziell bei einfachen Lebensbedingungen, sowie bei Ausbrüchen oder Katastrophen indiziert sind:

- Der **orale Lebendimpfstoff** (Typhoral®) besteht aus einer Suspension attenuierter S.-typhi-Bakterien des Stammes Ty21a. Er wird 3-mal als magensaftresistente Kapsel im 2-Tage-Abstand eingenommen, besitzt eine gute Verträglichkeit und verleiht einen ca. 70%igen Schutz für etwa drei Jahre.
- Der **parenteral zu verabreichende Impfstoff** aus hoch gereinigtem Vi-Antigen ist ebenfalls gut verträglich und bietet nach einmaliger Gabe ca. 70% der geimpften Erwachsenen und Kinder (über zwei Jahre) einen Impfschutz bis zu drei Jahren.

B7.4 Bakterielle Lebensmittelvergiftung

1 Vorbemerkungen

Bakterielle Lebensmittelvergiftungen können als Einzelfälle oder aber im Rahmen von Ausbrüchen auftreten. Die Diagnose einer Nahrungsmittelvergiftung sollte in Erwägung gezogen werden, wenn sich eine akute Symptomatik innerhalb von wenigen Stunden mit gastrointestinalen oder neurologischen Symptomen manifestiert. Sowohl die Symptome als auch die Inkubationszeit können Rückschlüsse auf die Ätiologie geben.

2 Definition und Einteilung

Unter Lebensmittelvergiftungen werden solche Erkrankungen verstanden, bei denen sich **kurze Zeit** (meist 1–16 Stunden) nach Verzehr kontaminierter Lebensmittel Toxinvermittelte, akute Krankheitszeichen entwickeln. Lebensmittelvergiftungen durch *Clostridium botulinum* werden in Kapitel B1 besprochen.

3 Epidemiologie der Krankheit

Nahrungsmittelvergiftungen können als Einzelerkrankung oder aber als Ausbrüche nach Verzehr kontaminierter Nahrungsmittel auftreten. Häufungen finden sich vor allem in den Sommermonaten. Für Deutschland liegen keine genauen Zahlen zur Häufigkeit vor.

4 Erregerspektrum, Infektionswege und Pathogenese

Das Erregerspektrum umfasst eine Reihe bakterieller Erreger, von denen vor allem **S. aureus** und seine Enterotoxine sowie **Bacillus cereus** im Vordergrund stehen. Deutlich seltener werden Intoxikationen durch *Clostridium perfringens* nachgewiesen. Nahrungsmittelvergiftungen durch *S. aureus* sind meist mit dem Verzehr proteinreicher Nahrungsmittel wie Schinken, Geflügel, Kartoffel- oder Eiersalat sowie Sahne assoziiert, welche bei der Zubereitung kontaminiert wurden. Das Auftreten der emetischen Form der Intoxikation mit *B. cereus* mit kurzer Inkubationszeit ist überwiegend mit dem Verzehr von gebratenem Reis assoziiert, der über Stunden warmgehalten wurde; bei der nichtemetischen Verlaufsform mit längerer Inkubationszeit sowie der Intoxikation durch *C. perfringens* sind meist Fleisch (vor allem Rind und Geflügel) und Bratensaucen die Quelle der Erreger. Intoxikationen durch S.-aureus-Toxine zeigen einen saisonalen Gipfel im Sommer, während für *B. cereus* keine saisonale Häufung gefunden wurde. Bei allen Formen der Lebensmittelvergiftung steht die Kontamination des Lebensmittels durch **Träger Toxin-produzierender Bakterienstämme** bzw. durch Personen mit S.-aureus-infizierten Hautläsionen im Vordergrund. Fünf immunologisch unterschiedliche Enterotoxine (Enterotoxin A, B, C, D und E) mit Molekulargewichten zwischen 28 und 35 Kilodalton sind bei *S. aureus* bekannt; Enterotoxin A ist für 44–69% der Intoxikationen durch *S. aureus* verantwortlich. Die Pathogenese der Intoxikationen durch *B. cereus* ist weniger gut geklärt; für die nach kurzer Inkubationszeit mit Erbrechen ablaufende Form wird die Wirkung eines hitzestabilen Toxins von weniger als 5000 Dalton vermutet.

5 Klinik

Lebensmittelvergiftungen können sich nach sehr kurzer Inkubationszeit (1–6 Stunden, im Mittel 3 Stunden) als Erbrechen, abdominelle Krämpfe und seltener auch Durchfälle manifestieren. Im Vordergrund stehen massives **Erbrechen und Übelkeit.** Die Symptome können zu metabolischer Alkalose, gelegentlich auch zu Hypotonie und Schwäche führen und in seltenen Fällen von geringem Fieber begleitet sein. Innerhalb von meist zwölf Stunden kommt es zu einer völligen Erholung. Diese durch eine extrem kurze Inkubationszeit und Erbrechen charakterisierte Form der Nahrungsmittel-Intoxikation wird meist durch präformierte, mit der Nahrung aufgenommene Toxine von *S. aureus* und *B. cereus* (emetische Verlaufsform) verursacht. *B. cereus* kann des Weiteren nach einer Inkubationszeit von im Mittel neun Stunden (8–16 Stunden) eine durch Diarrhö und abdominelle Krämpfe, jedoch nur selten durch Erbrechen und Fieber charakterisierte Erkrankung verursachen. Die längere Inkubationszeit erklärt sich hierbei durch das Fehlen präformierter Toxine; die Toxin-Produktion erfolgt erst in vivo, sodass es sich nicht um eine charakteristische Nahrungsmittel-Intoxikation handelt. Die Krankheitssymptome können bei dieser Verlaufsform bis zu 24 Stunden fortbestehen. Bei Lebensmittelvergiftungen durch *C. botulinum* Typ E (Fischbotulismus) kann zunächst die gastrointestinale Symptomatik das Krankheitsbild prägen, später treten die typischen neurologischen Symptome hinzu (siehe Kap. B1).

6 Diagnostik

Zum Erregernachweis können Nahrungsmittel, Stuhl, Serum und Erbrochenes herangezogen werden. Im Vordergrund steht die **Sicherstellung des auslösenden Nahrungsmittels** für lebensmittelhygienische Untersuchungen. Die Kontaminationsquelle kann durch Typisierung der S.-aureus-Isolate identifiziert werden und hat im Wesentlichen forensische Bedeutung. Differentialdiagnostisch sind gastrointestinale Infektionen zu bedenken, die in der Regel aus dem Stuhl nach kultureller Anzucht identifiziert werden.

7 Therapie

Die Therapie der Lebensmittelvergiftungen beruht im Wesentlichen auf symptomatischen Maßnahmen, insbesondere dem **Ausgleich des Flüssigkeitsverlustes.** Die meisten Formen sind selbstlimitierend, Todesfälle sind vereinzelt bei jungen und älteren Patienten mit Intoxikationen durch *C. botulinum* oder *S. aureus* beschrieben worden. Antiemetika und antiperistaltische Medikamente können hilfreich sein, die letzteren sind bei hohem Fieber, blutigen Diarrhöen und dem Nachweis von Leukozyten im Stuhl kontraindiziert. Antibiotika sind bei diesen Intoxikationen nicht angezeigt.

8 Krankheitsmanagement und Meldepflicht

Der Verdacht auf und die Erkrankung an einer mikrobiell bedingten Lebensmittelvergiftung sind meldepflichtig, wenn
- eine Person betroffen ist, die eine Tätigkeit im Sinne des § 42 Abs. 1 ausübt
- zwei oder mehrere gleichartige Erkrankungen auftreten, bei denen ein epidemischer Zusammenhang wahrscheinlich ist oder vermutet wird.

9 Prophylaxe

Die Prävention von Lebensmittelvergiftungen sollte auf mehreren Ebenen erfolgen. Im Vordergrund steht die richtige Zubereitung und Lagerung von Nahrungsmitteln. Eine der Hauptursachen einer Kontamination ist die Lagerung bei nicht angemessenen Temperaturen. Bei Intoxikationen mit *S. aureus* und *B. cereus* führt auch die mangelnde persönliche Hygiene während der Zubereitung der Nahrungsmittel zur Kontamination. Das Kochen der Nahrungsmittel inaktiviert zwar die Toxine von *B. cereus*, nicht jedoch die Toxine von *S. aureus*. Bei *C. perfringens* sind hitzelabile und hitzestabile Toxine beschrieben. Aufgrund der zunehmenden kommerziellen Verbreitung von Nahrungsmitteln und der damit verbundenen Gefahr von großen Ausbrüchen, kommt der Prävention von Kontaminationen in der Nahrungsmittelindustrie immer größere Bedeutung zu.

B7.5 Antibiotika-assoziierte Diarrhö

1 Vorbemerkungen

Die Antibiotika-assoziierte Diarrhö (AAD) stellt ein schwerwiegendes klinisches Problem bei Patienten nach Antibiotikatherapie dar. In Deutschland liegen keine Zahlen zur Häufigkeit und den Kosten vor, es wird jedoch geschätzt, dass Patienten mit AAD zwischen einer und drei Wochen länger in der Klinik verweilen und Kosten von ca. drei Millionen Euro/Jahr in Europa verursachen. Da es sich um eine **typischerweise nosokomiale Infektion** handelt, können Unterschätzung des Problems und das Fehlen einer standardisierten Diagnostik die Übertragung im Krankenhaus begünstigen.

2 Definition und Einteilung

Unter AAD versteht man eine zumeist selbstlimitierende Form der Diarrhö, die charakteristischerweise unter oder nach Antibiotikatherapie auftritt. Das Spektrum der Erkrankung reicht von nichtblutigen Durchfällen über schleimige Durchfälle bis zur akut lebensbedrohlichen pseudomembranösen Kolitis (PMC). Die PMC war bereits in der „Prä-Antibiotika-Ära" bekannt und wurde ätiologisch mit *Staphylococcus aureus* assoziiert. Mit Einführung der Antibiotika, insbesondere von Lincomycin und Clindamycin, später auch Ampicillin und Cephalosporinen, kam der PMC und AAD zunehmende Bedeutung zu. In den 1970er-Jahren wurden zuerst in Tiermodellen, später auch beim Menschen das Enterotoxin A und Zytotoxin B von *Clostridium difficile* identifiziert. In mehr als 50% der Fälle von AAD oder PMC werden jedoch keine C.-difficile-Toxine nachgewiesen, sodass weitere infektiöse oder nichtinfektiöse Ursachen diskutiert werden.

3 Epidemiologie

In der überwiegenden Zahl der Fälle von AAD handelt es sich um ätiologisch ungeklärte Erkrankungen. Erregerbedingte Fälle von AAD werden vor allem durch **C. difficile** verursacht. Toxigene Stämme sind bei bis zu 5% der gesunden Erwachsenenbevölkerung, bei bis zu 50% der gesunden Neugeborenen im Darm nachgewiesen worden. Im Gegensatz zu den Erwachsenen verlaufen Infektionen bei Neugeborenen bis zum ersten Lebensjahr asymptomatisch, vermutlich aufgrund der noch nicht abgeschlossenen Entwicklung des Enterotoxin-Rezeptors auf Enterozyten. Der Einsatz von Antibiotika sowie die Kontamination der Umgebung des Patienten mit C.-difficile-Sporen sorgen für häufige Infektionen bei stationären Patienten, die in bis zu 30% der Fälle *C. difficile* im Darm tragen. Die Inzidenz der AAD liegt bei bis zu 2%. Nosokomiale Übertragungen sind häufig, Ausbrüche in Altersheimen sind beschrieben und oftmals schwer zu kontrollieren. Die Verbreitung von *C. difficile* und die Häufigkeit des Auftretens von AAD und PMC ist starken regionalen, aber auch intra-institutionellen Schwankungen unterworfen und hängt von der Häufigkeit der Antibiotikaanwendung sowie von den hygienischen Verhältnissen ab. Praktisch jedes Antibiotikum kann eine Infektion mit *C. difficile* auslösen; aufgrund der weiten Verbreitung werden vor allem Aminopenicilline, Cephalosporine und Moxifloxacin als Auslöser identifiziert. C.-difficile-assoziierte Durchfallerkrankungen betreffen meist ältere und immungeschwächte Patienten im Krankenhaus.

4 Erregerspektrum, Infektionsweg und Pathogenese

Nur in etwa 10–25% aller Fälle von AAD, jedoch in fast allen Fällen von PMC werden *C. difficile* und die Toxine A und B nachgewiesen. Während in der Zeit vor Identifikation der C.-difficile-Toxine vor allem *S. aureus* als ätiologisches Agens diskutiert wurde, ist in letzter Zeit vermehrt der Nachweis von Clostridium-perfringens-Enterotoxin bei Patienten mit AAD geführt worden. Die Infektion wird in der Regel nosokomial, durch kontaminierte Gegenstände oder Personen, auf den Patienten übertragen. Durch die Zerstörung der physiologischen Darmflora kommt es zur Besiedelung mit C.-difficile-Sporen. Diese entwickeln sich im Darm zu vegetativen Formen. Toxigene Stämme sezernieren daraufhin die Toxine A und B, die mit einem Molekulargewicht von 308 bzw. 270 kD zu den größten bakteriellen Toxinen zählen. Während es sich bei Toxin A um ein Enterotoxin handelt, welches zu Flüssigkeitssekretion, Zerstörung der Mukosa und lokaler Entzündungsreaktion führt, stellt das Toxin B ein Zytotoxin dar. In den letzten Jahren wurde eine deutliche Zunahme von Infektionen mit „hypervirulenten" C.-difficile-Stämmen vor allem in Nordamerika beobachtet. Diese hypervirulenten Stämme besitzen neben dem Toxin A und B zudem ein binäres Toxin und eine Deletion in einem Suppressor-Gen der Toxin-Produktion, was zu deutlich gesteigerter Toxin-Produktion führt.

5 Klinik

Anamnese
Einer Durchfallerkrankung mit *C. difficile* geht meist eine Antibiotikatherapie, Chemotherapie oder ein bauchchirur-

gischer Eingriff voraus. Dabei kann die Antibiotikatherapie bis zu sechs Wochen zurückliegen.

Symptome

Die klinischen Manifestationen der Infektionen mit *C. difficile* reichen – in der Schwere der Infektion zunehmend – von asymptomatischem Trägertum über die benigne Antibiotika-assoziierte Kolitis bis hin zur pseudomembranösen und fulminanten Kolitis. Symptome stellen sich entweder unter oder kurz (seltener auch Wochen) nach Antibiotikatherapie ein. Die häufigste Form ist die benigne Antibiotika-assoziierte Kolitis, bei der es zu milden Durchfällen kommt, die in seltenen Fällen von Unterbauchkrämpfen begleitet sind. Schwere Formen der Kolitis ohne Pseudomembran-Bildung können mit ausgeprägten Durchfällen, starken Bauchschmerzen und Krämpfen, begleitet von allgemeinem Krankheitsgefühl, Übelkeit, Fieber, Dehydratation und Gewichtsverlust einhergehen. Es kann auch zu okkulten Blutungen im Kolon kommen. Die **PMC ist die dramatischste Manifestation** einer Infektion mit *C. difficile*. In diesem Fall sind die oben genannten Symptome deutlich stärker ausgeprägt. Gleichzeitig kommt es zu ulzerativen Läsionen, die vulkanartig in das Darmlumen einbrechen und zur Ausbildung von so genannten „Pseudomembranen" (Abb. B7-4) führen. Bei schweren Verlaufsformen fließen die Membranen zusammen und bedecken große Mukosa-Areale. Eine C.-difficile-Kolitis kann in seltenen Fällen auch unter dem Bild eines akuten Abdomens oder einer fulminanten lebensbedrohlichen Kolitis verlaufen. Durch Wegfall des intestinalen Muskeltonus kann es zum toxischen Megakolon kommen. Die Gesamtletalität der AAD liegt bei ca. 1–2%, bei Patienten mit PMC steigt die Letalität auf 6–30%. Ein erhebliches Problem in der Therapie der C.-difficile-assoziierten Diarrhö (CDAD) stellt das Rezidiv dar. Ein solches tritt meist innerhalb von 3–21 Tagen nach durchgemachter CDAD auf und wird in knapp der Hälfte der Fälle durch einen differenten Stamm verursacht. Risikofaktoren für ein Rezidiv sind erneute Antibiotikaexposition, Alter über 65 Jahre, schwere Grunderkrankung, Hypalbuminämie, längerer Krankenhausaufenthalt, Aufenthalt auf Intensivstationen sowie noch nicht näher charakterisierte bakterielle Faktoren.

Befunde

Leukozytose, Dehydratation und Hypalbuminämie werden häufig bei Patienten mit AAD nachgewiesen.

6 Diagnostik

Diagnostische Maßnahmen sollten eingeleitet werden, wenn Durchfälle unter oder nach Antibiotikatherapie länger als drei Tage andauern. Die Labordiagnose der Infektionen durch *C. difficile* basiert auf dem Nachweis der C.-difficile-Toxine aus dem Stuhl. Enzym-Immunoassays (**ELISA**) zum Nachweis der C.-difficile-Toxine A und B aus dem Stuhl besitzen eine gute Sensitivität (70–95%) und hohe Spezifität (99–100%) und erlauben den Nachweis der Toxine innerhalb weniger Stunden. Der **Zytotoxizitäts-Test** zum Nachweis des Toxin B in der Zellkultur stellt den Goldstandard dar. Kulturelle Nachweisverfahren haben keine Bedeutung für die Diagnose einer C.-difficile-Infektion, da einige Stämme keine Toxine bilden; sie werden aber für epidemiologische Fragestellungen eingesetzt. Der Nachweis der Erreger und ihrer Toxin-Gene mittels PCR ist Speziallaboratorien vorbehalten. Differentialdiagnostisch müssen intestinale Infektionen (Salmonellose und andere), chronisch entzündliche Darmerkrankungen ausgeschlossen werden.

7 Therapie

Die Therapie der Infektionen durch *C. difficile* ist von der Schwere der Erkrankung abhängig. Die zur Infektion führende Antibiotikatherapie sollte, wenn möglich, abgesetzt oder zumindest umgestellt werden. Im Falle einer unkomplizierten AAD ohne schwere Krankheitszeichen ist meist eine symptomatische Therapie, bestehend aus **Flüssigkeits- und Elektrolytzufuhr** ausreichend. Die Gabe von Antiperistaltika oder Opiaten ist zu vermeiden, da es zu

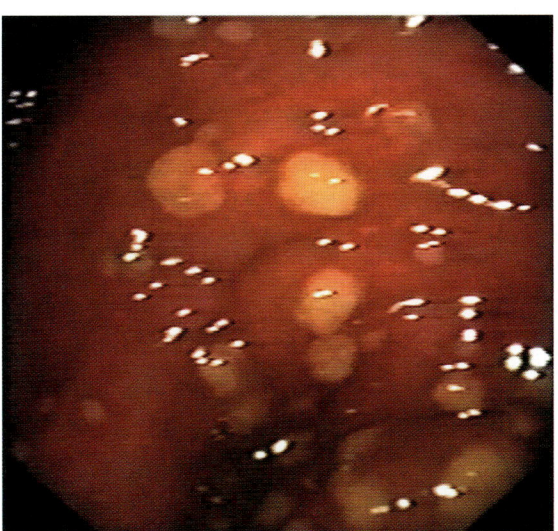

Abb. B7-4 Pseudomembranöse Kolitis.

einer Maskierung der Symptome und zur Konzentrierung des Toxin-beladenen Darminhaltes im Kolon kommen kann. Bei Patienten mit schweren Krankheitssymptomen, bei fehlender Besserung unter symptomatischer Therapie und bei immunsupprimierten Patienten sollte eine **spezifische antibiotische Therapie** durchgeführt werden. Oral verabreichtes Metronidazol oder Vancomycin sind die am besten untersuchten und am häufigsten angewandten Antibiotika. C.-difficile-Isolate sind immer gegen Vancomycin und meist gegen Metronidazol empfindlich. In der Regel ist ein gutes Ansprechen auf beide Substanzen zu beobachten. Metronidazol sollte bei der empirischen und spezifischen Behandlung der AAD durch *C. difficile* bevorzugt werden, da es neben geringeren Kosten nicht die Gefahr einer weiteren Ausbreitung von Vancomycin-resistenten Enterokokken und eines Aufkommens von Vancomycin-resistenten Staphylokokken nach sich zieht. Die Therapie wird in der Regel zehn Tage durchgeführt, nur bei schweren Verläufen oder bei fortbestehender Symptomatik sollte länger behandelt werden. Ein Versagen der oben beschriebenen antibiotischen Therapie ist vor allem bei schweren Verläufen auch unter kombinierter Gabe von oralem und intravenösem Vancomycin und/oder Metronidazol beobachtet worden. In diesen Fällen ist oftmals eine **chirurgische Therapie** mit Notfallresektion des Kolons indiziert. Bei Rückfällen erfolgt die erste Re-Therapie erneut mit Metronidazol in Standarddosierung über zehn Tage, für häufiger wiederkehrende Rezidive wurde *Saccharomyces boulardii* sowie eine prolongierte Vancomycin-Therapie beschrieben.

8 Prävention und Prophylaxe

Zur Prävention von Epidemien durch *C. difficile* (AAD und PMC) gehören **klinikhygienische Maßnahmen** (Händedesinfektion mit Seifen, Einmalhandschuhe, Desinfektion kontaminierter Gegenstände), des Weiteren ein zurückhaltender Gebrauch von Antibiotika. Wichtig ist der Einsatz von geeigneten Händedesinfektionsmaßnahmen (vor allem Seife), da die Sporen von *C. difficile* durch eine alkoholische Händedesinfektion nicht abgetötet werden.

B7.6 Proktitis

1 Definition

Proktitis ist eine entzündliche Erkrankung des Rektums, die sich als lokale Infektion oder als Begleitsymptom einer anderen Erkrankung, wie z.B. einer Gastroenteritis, Kolitis oder Colitis ulcerosa manifestieren kann.

2 Erregerspektrum

Das Erregerspektrum umfasst bakterielle, virale und selten parasitäre Erreger. Aufgrund des meist venerischen Übertragungsweges werden bevorzugt *Chlamydia trachomatis* (Serovare D–K und L1, 2 und 3, siehe Kap. B12.3), *Neisseria gonorrhoeae* (siehe Kap. B12.3), Herpes-simplex-Virus (siehe Kap. B17.2), *Treponema pallidum* (siehe Kap. C4), das humane Immundefizienz-Virus (siehe Kap. C8), das Zytomegalievirus (siehe Kap. D7) und Papillomaviren (siehe Kap. C7) sowie *Entamoeba histolytica* und *Giardia lamblia* angetroffen (siehe Kap. B7.2).

3 Epidemiologie, Infektionswege und Pathogenese

Bei Homosexuellen steht die meist direkte Infektion der anorektalen Schleimhaut während des **Analverkehrs** im Vordergrund. Genaue Zahlen zur Häufigkeit der einzelnen Erreger liegen nicht vor. Die Infektionsrate steht wohl in Zusammenhang mit den sexuellen Praktiken, der Zahl der Sexualpartner sowie der Benutzung von Kondomen. Es werden auch Mischinfektionen gesehen. Aufgrund der Ausbreitung der HIV-Infektion und groß angelegten Informationskampagnen über den Zusammenhang von sexuellen Praktiken und der Infektion mit dem HI-Virus ist die Häufigkeit der infektiösen Proktitis deutlich gesunken. Bei Frauen ist im Rahmen von Infektionen der Zervix auch die Ausbreitung von *C. trachomatis* bis in das Rektum beschrieben.

Neben der direkten Infektion kann es auch bei verschiedenen anderen Erkrankungen zu einer Beteiligung des Rektums kommen. So können Patienten mit Colitis ulcerosa oder M. Crohn sowie Patienten mit Enteritiden durch Salmonellen, Shigellen, *Campylobacter spp.* und Amöben an einer Proktokolitis erkranken.

4 Klinik

Das Auftreten von schmerzhaften oder schmerzlosen Läsionen (Schanker) auf der Haut um den Anus sollte an eine Infektion mit *T. pallidum* denken lassen. Läsionen im Rektalkanal sind aufgrund der häufigen Sekundärinfektionen meist schmerzhaft.

Differentialdiagnostisch kommen Hämorrhoiden, Fissuren, Fisteln oder Abszesse im Zusammenhang mit chronisch entzündlichen Darmerkrankungen, vaskulären Erkrankungen oder Strahlentherapie in Betracht. Oft sind die inguinalen Lymphknoten geschwollen und die Patienten klagen über schmerzhaften und blutigen Stuhlabgang. Proktitiden durch C. trachomatis können asymptomatisch oder aber schmerzhaft, von eitrigem Ausfluss, abdominellen Schmerzen, Durchfall und Blutungen begleitet, verlaufen. Durch granulomatöse Veränderungen kann es zu Läsionen mit Strikturen, perirektalen Abszessen und Fisteln kommen.

Histologisch liegt eine Degeneration der Mukosa und Einwanderung von inflammatorischen Zellen vor. In der Sigmoidoskopie finden sich Erytheme und ein eitriges Exsudat. Diese können von Ödemen, Fissuren und Ulzerationen begleitet sein. Infektionen mit dem H.-simplex-Virus können sowohl asymptomatisch als auch symptomatisch mit rektalen Schmerzen, Ausfluss, Obstipation und Fieber verlaufen. Auf der Haut, nicht aber im Rektalkanal, können von einem Erythem umgebene Bläschen vorhanden sein. Es können auch Ulzerationen im Analkanal auftreten. Häufig tritt eine beidseitige inguinale Lymphknotenschwellung auf. Bei Immungesunden verläuft die Infektion selbstlimitierend, bei bakterieller Superinfektion sowie bei Immunsupprimierten (AIDS) sind schwere und länger dauernde Verläufe (über ein Monat) beschrieben. In Zusammenhang mit Zytomegalie-Virusinfektionen wurde bei Immungesunden nur in sehr seltenen Fällen und dann immer selbstlimitierend verlaufend eine Proktokolitis beobachtet. Bei AIDS-Patienten führen derartige Infektionen jedoch vielfach zu perianalen Ulzerationen und Fissuren.

5 Diagnostik

Bei der Auswahl der diagnostischen Methoden sollte immer an das Auftreten von Mischinfektionen gedacht werden. Die mikrobiologische Diagnostik der Infektion mit N. gonorrhoeae stützt sich auf den kulturellen Nachweis der Erreger. Rektalabstriche und während der Sigmoidoskopie entnommene Biopsien sind geeignet. Der Nachweis von T. pallidum wird serologisch geführt, die Erreger können in einigen Fällen auch aus den Läsionen des Rektums mittels Dunkelfeldmikroskopie nachgewiesen werden. Der direkte Erregernachweis aus Abstrichmaterialien durch Antigennachweis oder Nukleinsäure-Amplifikationsverfahren (z.B. PCR) sowie der Nachweis spezifischer Antikörper stehen im Mittelpunkt der Diagnostik von Infektionen durch C. trachomatis. Das H.-simplex-Virus wird vorzugsweise in aus Läsionen gewonnenem Material mittels Immunfluoreszenz und Zellkultur nachgewiesen. Bei der CMV-Infektion finden sich im Biopsie-Material charakteristische Einschlusskörper, der Virusnachweis kann auch direkt (Antigennachweis, Zellkultur) erbracht werden. Serologische Untersuchungen liefern sowohl bei der HSV-Infektion als auch bei der CMV-Infektion nur beschränkt verwertbare Ergebnisse.

6 Therapie

Bei Nachweis von N. gonorrhoeae wird mit Ceftriaxon intramuskulär als Einmaldosis, alternativ mit Doxycyclin oder mit Erythromycin therapiert. Infektionen mit T. pallidum werden mit Benzathin-Penicillin behandelt, alternativ kommen Doxycyclin und Erythromycin zum Einsatz. Bei der Chlamydien-Proktitis sind neuere Makrolidantibiotika, insbesondere Azithromycin Therapie der Wahl. Alternativ werden Ofloxacin und Erythromycin eingesetzt. Herpes-Proktitiden werden mit Aciclovir behandelt, bei nachgewiesener CMV-Infektion wird Ganciclovir eingesetzt. Die Mitbehandlung der Sexualpartner sollte bedacht werden. Neben der Behandlung der Proktitis muss der Patient unbedingt über das HIV-Infektionsrisiko bei Analverkehr aufgeklärt werden.

7 Prophylaxe

Im Vordergrund steht die Information über das Risiko der Übertragung unterschiedlicher Krankheitserreger bei ungeschütztem Geschlechtsverkehr und die Aufklärung über sichere Sexualpraktiken.

LITERATUR
B7.1
Bentley SD, Maiwald M, Murphy LD, Pallen MJ, Yeats CA, Dover LG, Norbertczak HT, Besra GS, Quail MA, Harris DE, von Herbay A, Goble A, Rutter S, Squares R, Squares S, Barrell BG, Parkhill J, Relman DA: Sequencing and analysis of the genome of the Whipple's disease bacterium Tropheryma whipplei. Lancet 361 (2003) 637–644.

Durand DV, Lecomte C, Cathebras P, Rousset H, Godeau P: Whipple's disease. Clinical review of 52 cases. Medicine 76 (1997) 170–184.

Fenollar F, Puechal X, Raoult D: Whipple's disease. N Engl J Med 356 (2007): 55–66.
Feurle GE, Marth T: An evaluation of antimicrobial treatment for Whipple´s disease. Dig Dis Sci 39 (1994) 1642–1648.
Mahnel R, Kalt A, Ring S, Stallmach A, Strober W, Marth T: Immunosuppressive therapy in Whipple´s disease patients is associated with the appearance of gastrointestinal manifestations. Am J Gastroenterol 100 (2005) 1167–1173.
Mahnel R, Marth T: Progress, problems, and perspectives in diagnosis and treatment of Whipple´s disease. Clin Exp Med 4 (2004) 39–43.
Maiwald M, Relman D: Whipple´s disease and Troperyma whippelii: secrets slowly revealed. Clin Infect Dis 32 (2001) 457–463.
Marth T, Raoult D: Whipple´s disease. Lancet 361 (2003) 239–246.
Ring S, Schneider T, Marth T: Mucosal immune response to Tropheryma whipplei. Int J Med Microbiol 293 (2003) 69–76.
Singer R: Diagnosis and treatment of Whipple´s disease. Drugs 55 (1998) 699–704.
von Herbay A, Otto HF, Stolte M, Borchard F, Kirchner T, Ditton HJ, Maiwald M: Epidemiology of Whipple´s disease in Germany. Analysis of 110 patients diagnosed in 1965–1995. Scand J Gastroenterol 32 (1997) 52–57.

B7.2
Al-Abri SS, Beeching NJ, Nye FJ: Traveller´s diarrhoea. Lancet Infect Dis 5 (2005) 349 –360.
Cheng AC, McDonald JR, Thielman NM: Infectious diarrhea in developed and developing countries. J Clin Gastroenterol 39 (2005) 757–773.
Epple HJ, Schmidt W, Zeitz M: Gastrointestinale Manifestationen der HIV-Infektion. Med Klin 97 (2002) 12–21.
Gadewar S, Fasano A: Current concepts in the evaluation, diagnosis and management of acute infectious diarrhea. Curr Opin Pharmacol 5 (2005) 559–565.
Goodgame RW: Viral causes of diarrhea. Gastroenterol Clin North Am 30 (2001) 779–795.
Guerrant RL, Steiner TS: Principles and syndroms of enteric infection. In: Mandell GL, Bennett JE, Dolin R (eds.): Principles and Practice of Infectious Diseases. 6th ed., pp 1215–1230, Churchill Livingstone, New York 2006.
Guerrant RL, van Gilder T, Steiner TS, Thielman NM, Slutsker L, Tauxe RV, Hennessy T, Griffin PM, DuPont H, Sack RB, Tarr P, Neill M, Nachamkin I, Reller LB, Osterholm MT, Bennish ML, Pickering LK; Infectious Diseases Society of America: Practice guidelines for the management of infectious diarrhea. Clin Infect Dis 32 (2001) 331–351.
Hakanen A, Jousimies-Somer H, Siitonen H, Huovinen P, Kotilainen P: Fluoroquinolone resistance in Campylobacter jejuni isolates in travelers returning to Finland: association of ciprofloxacin resistance to travel destination. Emerg Infect Dis 9 (2003) 267–270.
Hohmann EL: Nontyphoid salmonellosis. Clin Infect Dis 32 (2001) 263 –269.
Lee SD, Surawicz CM: Infectious causes of chronic diarrhea. Gastroenterol Clin North Am 30 (2001) 679–692.
Lopman BA, Reacher MH, van Duijnhoven Y, Hanon FX, Brown D, Koopmans M: Viral gastroenteritis outbreaks in Europe, 1995–2000. Emerg Infect Dis 9 (2003) 90–96.
Mitra AK, Hernandez CD, Hernandez CA, Siddiq Z: Management of diarrhoea in HIV-infected patients. Int J STD AIDS 12 (2001) 630–639.
Schottelius J, Burchard GD, Sobottka I: Mikrosporidiosen des Menschen: Parasitologie, Klinik, Therapie. Dtsch Med Wschr 128 (2003) 87–91.
Steffen R, Castelli F, Nothdurft HD, Rombo L, Zuckerman JN: Vaccination against enterotoxigenic Escherichia coli, a cause of travelers´ diarrhea. J Travel Med 12 (2005) 102–107.
Tarr PI, Gordon CA, Chandler WL: Shiga-toxin-producing Escherichia coli and haemolytic uraemic syndrome. Lancet 365 (2005) 1073–1086.
Thielman NM, Guerrant RL: Clinical practice. Acute infectious diarrhea. N Engl J Med 350 (2004) 38–47.
Thorpe CM: Shiga toxin-producing Escherichia coli infection. Clin Infect Dis 38 (2004) 1298–1303.
Ullrich R, Weinke T, Zeitz M, Riecken EO: Bacterial infections of the gastrointestinal tract in patients infected with the human immunodeficiency virus. Eur J Gastroenterol & Hepatol 4 (1992) 409–414.
Vernacchio L, Vezina RM, Mitchell AA, Lesko SM, Plaut AG, Acheson DW: Diarrhea in American infants and young children in the community setting: incidence, clinical presentation and microbiology. Pediatr Infect Dis J 25 (2006) 2–7.
von Sonnenburg F, Tornieporth N, Waiyaki P, Lowe B, Peruski L Jr, DuPont H, Mathewson J, Steffen R: Risk and aetiology of diarrhoea at various tourist destinations. Lancet 356 (2000) 133–134.
Weinke T, Güthoff W, Liesenfeld O: Reisediarrhö. Dtsch Med Wschr 123 (1998) 533–536.
Weinke T, Liebold I, Burchard GD et al.: Impfprophylaxe gegen ETEC-Reisediarrhoe und Cholera: Ist sie sinnvoll und für wen? Dtsch Med Wschr 131 (2006) S. 1660–1664.
Wilcox CM, Schwartz DA, Cotsonis G, Thompson SE: Chronic unexplained diarrhea in human immunodeficiency virus infection: determination of the best diagnostic approach. Gastroenterol 110 (1996) 30–37.

B7.3
Alam MN, Haq SA, Das KK, Baral PK, Mazid MN, Siddique RU, Rahman KM, Hasan Z, Khan MA, Dutta P: Efficacy of ciprofloxacin in enteric fever: comparison of treatment duration in sensitive and multidrug-resistant Salmonella. Am J Trop Med Hyg 53 (1995) 306–311.
Azad AK, Islam R, Salam MA, Alam AN, Islam M, Butler T: Comparison of clinical features and pathologic findings in fatal cases of typhoid fever during the initial and later stages of the disease. Am J Trop Med Hyg 56 (1997) 90–93.
Basnyat B, Maskey AP, Zimmerman MD, Murdoch DR: Enteric (typhoid) fever in travelers. Clin Infect Dis 41 (2005) 1467–1472.
Crump JA, Luby SP, Mintz ED: The global burden of typhoid fever. Bull World Health Organ 82 (2004) 346–353.
Hoffmann SL, Punjabi NH, Kumala S, Moechtar MA, Pulungsih SP, Rivai AR, Rockhill RC, Woodward TE, Loedin AA: Reduction of mortality in chloramphenicol-treated severe typhoid fever by high-dose dexamethasone. N Engl J Med 310 (1984) 82–88.
Limson BM: Short course quinolone therapy of typhoid fever in developing countries. Drugs 49 (1995) 136–138.

Phongmany S, Phetsouvanh R, Sisouphone S, Darasavath C, Vongphachane P, Rattanavong O, Mayxay M, Ramsay AC, Blacksell SD, Thammavong C, Syhavong B, White NJ, Newton PN: A randomized comparison of oral chloramphenicol versus ofloxacin in the treatment of uncomplicated typhoid fever in Laos. Trans R Soc Trop Med Hyg 99 (2005) 451–458.

Plotkin SA, Bouveret-Le Cam N: A new typhoid vaccine composed of the Vi capsular polysaccharide. Arch. Intern Med 155 (1995) 2293–2299.

Rao PS, Rajashekar V, Varghese GK, Shivananda PG: Emergency of multidrug-resistant Salmonella typhi in rural southern India. Am J Trop Med Hyg 48 (1993) 108–111.

Vollaard AM, Ali S, van Asten HA, Widjaja S, Visser LG, Surjadi C, van Dissel JT: Risk factors for typhoid and paratyphoid fever in Jakarta, Indonesia. JAMA 291 (2004) 2607–2615.

B7.4

Bishai WR, Sears CL: Food poisoning syndromes. Gastroenterol. Clin North Am 22 (1993) 579–608.

Flint JA, Van Duynhoven YT, Angulo FJ, DeLong SM, Braun P, Kirk M, Scallan E, Fitzgerald M, Adak GK, Sockett P, Ellis A, Hall G, Gargouri N, Walke H, Braam P: Estimating the burden of acute gastroenteritis, foodborne disease, and pathogens commonly transmitted by food: an international review. Clin Infect Dis 41 (2005) 698–704.

Dinges MM, Orwin PM, Schlievert PM: Exotoxins of Staphylococcus aureus. Clin Microbiol Rev 13 (2000) 16–34.

Fry AM, Braden CR, Griffin PM, Hughes JM: Foodborne disease. In: Mandell GL, Bennett J, Dolin R: Principles and Practise of Infectious Diseases, 6th ed., pp 1286–1300, Churchill Livingstone, Philadelphia 2006.

Mead PS, Slutsker L, Dietz V, McCaig LF, Bresee JS, Shapiro C, Griffin PM, Tauxe RV: Food-related illness and death in the United States. Emerg Infect Dis 5 (1999) 607–625.

B7.5

Bricker E, Garg R, Nelson R, Loza A, Novak T, Hansen J: Antibiotic treatment for Clostridium difficile-associated diarrhea in adults. Cochrane Database Syst Rev 1 (2005) CD004610.

Fekety R: Guidelines for the diagnosis and management of Clostridium difficile-associated diarrhea and colitis. Am J Gastroenterol 92 (1997) 739–750.

Lyerly DM, Krivan HC, Wilkins TD: Clostridium difficile: its disease and toxins. Clin Microbiol Rev 1 (1988) 1–18.

McDonald LC, Owings M, Jernigan DB: Increasing rates of Clostridium difficile infection among patients discharged from US short-stay hospitals, 1996–2003. Emerg Infect Dis. 12 (2006) 409–415.

McFarland LV, Mulligan ME, Kwork RY, Stamm WE: Nosocomial acquisition of Clostridium difficile infection. N Engl J Med 320 (1989) 204–210.

B7.6

Anonymus: Drugs for sexually transmitted diseases. Med Lett 37 (1995) 177–121.

Klausner JD, Kohn R, Kent C: Etiology of clinical proctitis among men who have sex with men. Clin Infect Dis 38 (2004) 300–302.

Quinn TC, Stamm W: Proctitis, proctocolitis, enteritis, and esophagitis in homosexual men. In: Holmes KK, Mardh P-A, Sparling PF (eds.): Sexually transmitted diseases. McGraw-Hill, New York 1990.

KAPITEL B8

Markus Cornberg, Michael P. Manns und Ulrike Protzer

Leber

1	Vorbemerkungen	466	7	Therapie	494
1.1	Definition	466	7.1	Akute Hepatitis	494
1.2	Einteilung	466	7.2	Chronische Hepatitis	494
2	Epidemiologie	466	8	Management und Meldepflicht	499
3	Erregerspektrum	466	9	Prophylaxe	500
4	Infektionsweg, Immunpathogenese und natürlicher Verlauf	467	9.1	Hepatitis A	500
4.1	Fäkal-oral übertragene Hepatitis	467	9.2	Hepatitis B	501
4.2	Parenteral übertragene Hepatitis	470	9.3	Hepatitis Delta	502
5	Klinik	481	9.4	Hepatitis C	502
5.1	Akute Hepatitis	481			
5.2	Chronische Hepatitis	481			
5.3	Besondere Verlaufsformen	484			
6	Diagnostik	484			
6.1	Klinische Chemie	484			
6.2	Virologische Diagnostik	485			
6.3	Bildgebung	486			
6.4	Histologie	487			
6.5	Differentialdiagnose	487			

1 Vorbemerkungen

1.1 Definition

Eine Virushepatitis ist eine Virusinfektion, bei der Leberentzündung und Leberzellnekrose im Vordergrund stehen, die sich durch eine Erhöhung der Transaminasenaktivität im Serum und evtl. durch einen Ikterus manifestieren. Die Hepatitis stellt eine uniforme Reaktion der Leber auf verschiedene Pathogene dar. Das klinische Bild einer Hepatitis kann von **verschiedenen Viren,** aber auch von Bakterien, Protozoen und Parasiten sowie durch Toxine hervorgerufen werden, oder in Folge einer **Autoimmunerkrankung** auftreten.

1.2 Einteilung

Man unterscheidet nach dem Verlauf eine **akute** von einer **chronischen Hepatitis.** Das klinische Spektrum reicht von vollkommen asymptomatischen Verläufen bis zum fulminanten Leberversagen. Nach der Infektion unterscheidet man das Stadium der Inkubation, das Prodromalstadium, das ikterische Stadium und das Stadium der Rekonvaleszenz bzw. in Abhängigkeit vom Erreger mit unterschiedlicher Häufigkeit das der Chronizität. Die akute Virushepatitis dauert kürzer als sechs Monate. Die chronische Infektion ist durch die Persistenz eines Erregers über mehr als sechs Monate definiert.

2 Epidemiologie

Als infektiöse Gelbsucht ist die Virushepatitis schon seit dem Altertum bekannt. Ausbrüche wurden vor allem in Kriegszeiten beschrieben. Schon vor dem Nachweis spezifischer Erreger konnte aufgrund der Epidemiologie und des Verlaufs der Erkrankung sowie aus Übertragungsversuchen postuliert werden, dass es mindestens zwei verschiedene Erreger gibt, die entweder parenteral („Serumhepatitis") oder enteral („infektiöse Hepatitis") übertragen werden.

Obwohl eine Reihe epidemiologischer Charakteristika den verschiedenen Virushepatitiden gemeinsam ist, lassen sich einige wichtige Unterschiede feststellen. So werden das Hepatitis-A-Virus (HAV) und das Hepatitis-E-Virus (HEV) enteral (fäkal-oral) übertragen, eine parenterale Übertragung ist aber auch möglich.

Im Gegensatz dazu werden die Hepatitisviren B, C und Delta (HBV, HCV, HDV) nur parenteral, z.B. durch Blutkontakt bzw. sexuell, übertragen. Andere Übertragungswege sind bislang nie zweifelsfrei dokumentiert worden.

Eine durch HAV oder HEV verursachte Hepatitis kann selten fulminant verlaufen, wird aber nicht chronisch. Die parenteral übertragenen Viren HBV, HCV und HDV hingegen können chronische Verlaufsformen der Virushepatitis bedingen.

Die Virushepatitis gehört weltweit zu den **bedeutendsten Infektionserkrankungen.** 5–7% der Weltbevölkerung (ca. 350 Millionen Menschen) sind chronisch mit HBV, 3% (ca. 170 Millionen Menschen) chronisch mit HCV infiziert (WHO 2002, Robert Koch Institut 2006b). Die Erkrankung ist vor allem in tropischen und subtropischen Gebieten weit verbreitet. Die enteral übertragenen Viren HAV und HEV dominieren in den Gegenden, in denen schlechte hygienische Verhältnisse herrschen.

Aber auch in Industrienationen Europas und in den USA spielen diese Erkrankungen immer noch eine wichtige Rolle. In Europa variiert die Inzidenz regional sehr deutlich. In Deutschland werden jährlich über 10 000 Fälle von Virushepatitis bei den Gesundheitsämtern gemeldet. Die tatsächliche Neuinfektionsrate dürfte aber vor allem bei der Hepatitis A und der Hepatitis B um ein Vielfaches über den gemeldeten Zahlen liegen.

Die Seroprävalenz von Anti-HCV als Marker einer HCV-Infektion in der deutschen Bevölkerung wird mit 0,4% angegeben, die des HBsAg als Marker der HBV-Infektion mit 0,6%. Vermutlich wird hierbei die Zahl der tatsächlich Infizierten noch unterschätzt, da einige Risikogruppen bei den Erhebungen nicht eingeschlossen waren. Man nimmt an, dass je 400 000–500 000 Menschen in Deutschland mit HBV bzw. HCV infiziert sind (Robert-Koch-Institut 2006b). Eine chronische Hepatitis B oder C sind die Hauptrisikofaktoren für die Entstehung eines Leberzellkarzinoms.

3 Erregerspektrum

Die viralen Hepatitiserreger im engeren Sinne (Tab. B8-1) umfassen mindestens fünf verschiedene Erreger (HAV, HBV, HCV, HDV, HEV) (siehe auch Erregersteckbriefe). „Hepatitis G"-Virus (HGV) wurde von Hepatitispatienten isoliert, seine ätiologische Bedeutung als Hepatitiserreger ist jedoch fraglich, daher ist die bessere Bezeichnung GB-Virus Typ C (GBV-C). Das Vorkommen eines früher als Hepatitis-F-Virus bezeichneten Erregers konnte in weiteren Untersuchungen nicht bestätigt werden; er wurde daher von der Liste der potentiellen Hepatitiserreger gestrichen.

Tab. B8-1 Eigenschaften humanpathogener Hepatitisviren im engeren Sinn.

Spezies[a] (Abkürzung)	Hepatitis-A-Virus human (HAV)	Hepatitis-B-Virus (HBV)	Hepatitis-C-Virus (HCV)	Hepatitis-Delta-Virus (HDV)	Hepatitis-E-Virus (HEV)
Virusfamilie	Picornaviridae	Hepadnaviridae	Flaviviridae	[b]	[b]
Genus[c]	Hepatovirus	Orthohepadnavirus	Hepacivirus	Deltavirus	Hepevirus
Genotypen	I–VII	A bis H	1 bis 6, 10, 11	1 bis 3	1 bis 4
Virusgröße[d] (nm)	27–32	42–45	35–55	36	30–34
Genom[e]	+RNA	DNA, partiell ds[e] zirkulär	+RNA	–RNA zirkulär	+RNA
Genomlänge (kb)	7,5	3,2	9,4	1,7	7,5
Hüllproteine	nicht umhüllt	L, M, S (HBsAg)	E1, E2	HBV L, M, S (HBsAg)	nicht umhüllt
Kapsid-Proteine	VP1–VP4	Core (HBcAg)	C (Core)	Core (HDAg)	ORF2
Übertragung	fäkal-oral	parenteral	parenteral	parenteral, nur bei HBV-Infektion	fäkal-oral
maximaler Titer[f]	10^9/g	10^9/ml	10^6/ml	10^{11}/ml	?
Prävalenz	hoch	hoch regional	mittel	niedrig regional	mittelhoch regional
fulminanter Verlauf	selten	selten	selten	häufiger als HBV-Infektionen alleine	bei Schwangeren
chronischer Verlauf	nein	3–10% (Erwachsene); > 90% (Neugeborene)	50–80%	70–80%[h]	nein
Leberzellkarzinom	nein	ja	ja	ja	nein
Therapie	nein	Interferon[g] Nukleosid-Analoga	Interferon Ribavirin	(Interferon)[g]	nein
Impfung	Totvakzine	rekombinantes HBsAg	nein	rekombinantes HBsAg	nein

[a] Einteilung gemäß dem „International Committee on Taxonomy of Viruses" (ICTV), Virusindex 2005
[b] bisher nicht klassifiziert; HEV verwandt mit Caliciviridae
[c] alle Viren repräsentieren eigene Genera innerhalb ihrer Familien
[d] alle Viren sind sphärisch aufgebaut
[e] +: Plusstrang; –: Minusstrang; ds: Doppelstrang
[f] infektiöse Viren per g Stuhl oder ml Serum
[g] Interferon-α ist bei wenigen Patienten wirksam
[h] bei Superinfektion

Begleithepatitiden finden sich bei anderen systemischen Virusinfektionen (z.B. Zytomegalievirus (CMV), Epstein-Barr-Virus (EBV), Herpes-simplex-Virus (HSV), humanes Immundefizienzvirus (HIV), Gelbfiebervirus, Denguevirus, Mumpsvirus). Meist ist die Symptomatik hier aber nicht durch die Hepatitis bestimmt, sondern weist auf die Beteiligung anderer Organsysteme hin (z.B. Exanthem, Lymphknotenschwellungen, Splenomegalie, Hämorrhagien).

4 Infektionsweg, Immunpathogenese und natürlicher Verlauf

4.1 Fäkal-oral übertragene Hepatitis

4.1.1 Hepatitis A

Die Hepatitis-A-Virus (HAV)-Infektion ist weltweit die **häufigste Ursache für eine akute Virushepatitis.** HAV

Hepatitis-A-Virus (HAV)

Ulrike Protzer

- **Erregerbeschreibung**

  Kleine (27–32 nm), ikosaedrische, sehr stabile, nicht umhüllte Positivstrang-RNA-Viren der Familie Picornaviridae, Gattung Hepatovirus (siehe Tab. B8-1). Das Virus ist genetisch wenig variabel. Bisher wurden sieben Genotypen identifiziert, es gibt aber nur einen Serotyp. Das Virus ist gegenüber Umwelteinflüssen äußerst stabil.

- **Erreger-Wirts-Beziehung**

  Das Virus tritt vermutlich über den Dünndarm und die Pfortader in die Leber ein. Nach 1–2 Wochen starke Virusvermehrung in der Leber, die aber asymptomatisch bleibt. Das Virus wird in die Galle und von da weiter in den Stuhl ausgeschieden. Zugleich besteht eine Virämie. Erst beim Einsetzen der Immunabwehrreaktion nach ca. vier Wochen wandern zytotoxische T-Lymphozyten in die Leber ein und es kommt zum Leberzelluntergang, der sich klinisch als Hepatitis manifestiert. Daneben erscheinen neutralisierende Antikörper (Anti-HAV-IgM und -IgG). Die Erkrankung heilt meist innerhalb von 2–4 Wochen aus, aber protrahierte Verläufe (3–4 Monate oder länger) sind möglich. Nach Überstehen der Virämie besteht eine regelmäßig lebenslange Immunität.

- **Epidemiologie**

  Das enge Wirtsspektrum umfasst den Menschen und verschiedene Primaten-Spezies. Das Virus wird fäkal ausgeschieden und normalerweise oral aufgenommen; ausnahmsweise Übertragung auch parenteral. Der Stuhl ist am Ende der Inkubationszeit und zu Beginn der Erkrankungsphase hoch infektiös. Daneben besteht eine Virämie, die 50–100 Tage nach Ikterus-Beginn persistiert. Das Virus ist hitzeresistent bis 70 °C, resistent gegen Austrocknung, Oxidation und Detergentien, und überlebt im Meerwasser (z.B. in Muscheln) jahrelang. Die Verbreitung erfolgt durch Schmierinfektionen oder durch kontaminiertes Trinkwasser oder nicht (ausreichend) erhitzte Speisen, selten durch Blutkontakt (z.B. i.v. Drogenabusus), nie aerogen. Die Erkrankung ist endemisch in Ländern mit niedrigem Hygienestatus, dort besteht eine hohe Durchseuchung ab dem Kindesalter. In westlichen Industrieländern ist die Inzidenz niedrig, in Deutschland tritt die Erkrankung vorwiegend als Reisehepatitis auf (ca. 5000 gemeldete Fälle pro Jahr).

- **Krankheitsspektrum**

  In der Prodromalphase kommt es zu grippeähnlichen Symptomen, zunehmender Appetitlosigkeit, Übelkeit, Diarrhöen, starke Abgeschlagenheit, gelegentlich Fieber. Nach wenigen Tagen kommt es zur Manifestation einer akuten Hepatitis mit Anstieg der Leberwerte, Ikterus der Skleren und schließlich der gesamten Haut, Hellfärbung des Stuhls, Dunkelfärbung des Urins, Leberdruckschmerz, Oberbauchschmerzen. Nach 2–4 Wochen klingen die Symptome normalerweise ab.

  Die Infektion verläuft bei Kindern meist, bei Erwachsenen in bis zu 25% der Fälle asymptomatisch. Bei Erwachsenen ist der Verlauf mit zunehmendem Alter schwerer. Vor allem bei vorgeschädigter Leber gibt es schwere Verläufe bis hin zu einer fulminanten Hepatitis mit Leberversagen.

  Eine Hepatitis A wird nicht chronisch, kann aber biphasisch (ca. 15% der Erwachsenen) oder protrahiert verlaufen.

- **Spezifische Diagnostik**

  Beim Bild einer akuten Hepatitis oder bei Verdacht auf eine Hepatitis A (Reiseanamnese oder Kontakte zu Hepatitis-A-Kranken) sollten im Serum Anti-HAV-IgM-Antikörper mittels EIA bestimmt werden. Der positive Nachweis von Anti-HAV-IgM zeigt eine aktuelle Infektion mit dem HAV an. Zur Bestätigung positiver Befunde sowie differentialdiagnostisch zum Ausschluss einer protrahierten Hepatitis A bei längerem Verlauf zusätzlich Bestimmung der Gesamt-Anti-HAV-Antikörper (IgG und IgM). Während der Inkubationszeit ist das Anti-HAV-IgM noch negativ, bei protrahiertem Verlauf kann es bis zu zwei Jahre lang positiv bleiben. Wiederholt fehlende Anti-HAV-Antikörper bei symptomatischer Hepatitis schließen HAV als Ursache aus. In der Inkubationszeit und frühen akuten Phase kann man HAV-Antigen im Stuhl mit einem Enzym-Immunoassay (EIA) oder HAV-RNA mittels PCR im Stuhl oder Serum nachweisen. Nach überstandener (auch inapparenter) Infektion bleibt Anti-HAV-IgG meist lebenslang positiv ($\geq$ 10 U/l) und zeigt – wie nach einer Impfung – eine Immunität an.

- **Spezifische Therapie**

  Es gibt bisher keine spezifische Therapie.

  Als Postexpositionsprophylaxe wird aufgrund der meist großen Zahl an möglichen Kontaktpersonen eine aktive Immunisierung (siehe unten) empfohlen. Zur passiven Postexpositionsprophylaxe steht zusätzlich ein Immunglobulin zur i.m. Gabe zur Verfügung. Es kann innerhalb von zehn Tagen nach engem Kontakt mit Infizierten bei Patienten mit bereits bestehenden Lebererkrankungen oder anderen Risikofaktoren, oder zum Eindämmen von Ausbrüchen in Kindergärten, Heimen etc. zusätzlich zur aktiven Immunisierung verabreicht werden.

- **Prophylaxe**

  Als Expositionsprophylaxe sollte man in Endemiegebieten Trinkwasser abkochen und ungekochte oder schwach erhitzte Lebensmittel (Salate, Schalentiere) vermeiden. Bei Ausbrüchen ist auf eine verstärkte persönliche Hygiene zu achten, um Schmierinfektionen zu verhindern.

  Eine prophylaktische Impfung ist verfügbar. Der Impfstoff steht als alleiniger oder als Kombinationsimpfstoff zur Hepatitis-A- und -B-Prophylaxe zur Verfügung. Für einen sicheren Hepatitis-A-Schutz sind zwei Injektionen des Impfstoffs im Abstand von vier Wochen erforderlich. Die dritte Impfung erfolgt dann sechs bzw. zwölf Monate später und schützt für mindestens zehn Jahre. Eine Impfkontrolle ist nicht erforderlich. Eine Impfindikation besteht für Risikogruppen mit erhöhtem beruflichen oder individuellen Risiko eines HAV-Kontaktes, Patienten in psychiatrischen Einrichtungen, bei homosexuellen Männern, Hämophilie und chronischen Lebererkrankungen bzw. Erkrankungen mit Leberbeteiligung, bei Reisen in Endemiegebiete sowie als Postexpostionsprophylaxe (siehe oben).

Hepatitis-A-Virus (HAV) (Fortsetzung)

- **Meldepflicht**
  Namentliche Meldung nach IfSG § 6 für eine akute Hepatitis sowie nach § 7 für den direkten oder indirekten Erregernachweis, der auf eine akute Infektion hinweist.

- **Weiterführende Literatur**
  Sjogren MH. Hepatitis A. In: Boyer TD, Wright TL, Manns M (eds.). Zakim and Boyer's Hepatology, 5th ed.,Vol. 1, chapter 30, pp. 627–634. Elsevier Saunders, Philadelphia 2006.
  Mertens Th, Haller O, Klenk HD. Hepatitis A Virus. In: Diagnostik und Therapie von Viruskrankheiten, Leitlinie der Gesellschaft für Virologie, 2. Aufl., pp. 89–93. Elsevier Urban & Fischer, München 2004.
  Hollinger FB, Emerson SU. Hepatitis A Virus. In: Knipe DM, Holey PM (eds). Fields Virology, 4th ed., Vol. 2, pp. 799–840. Lippincott Williams & Wilkins, Philadelphia 2001.
  Robert Koch-Institut, Ständige Impfkommission (STIKO). Empfehlungen der Ständigen Impfkommission (STIKO) am Robert-Koch-Institut/Stand: Juli 2005. Epidemiologisches Bulletin 30: 257–272, 2005.

---

wird fast ausschließlich fäkal-oral übertragen. Dies erklärt das epidemische Auftreten der Erkrankung durch kontaminiertes Trinkwasser. Die unterschiedliche HAV-Prävalenz erklärt sich aus den unterschiedlichen Hygienestandards weltweit.

Während in den Hochendemiegebieten (Entwicklungsländer) in erster Linie Kinder infiziert werden, bei denen in der Mehrzahl der Fälle die Erkrankung inapparent verläuft, ist die Hepatitis A in den industrialisierten Ländern hauptsächlich eine Erkrankung des Erwachsenenalters, die häufig auf Reisen in Endemiegebiete erworben wird. Infektionsquellen sind insbesondere kontaminiertes, nicht abgekochtes Trinkwasser (dementsprechend damit gewaschene Salate oder damit hergestellte Eiswürfel für kalte Getränke), nicht oder ungenügend erhitzte Meeresfrüchte und Schalentiere (vor allem Muscheln). Erhöhte Raten an HAV-Infektionen werden aber auch bei homosexuellen Personen und bei Personen mit intravenösen Drogenabusus beobachtet. Erwachsene, die in Kindertagesstätten arbeiten, und Arbeiter in der Kanalisation und der Abwasserentsorgung gelten in unseren Breiten als Risikogruppen. In bis zu der Hälfte aller Infektionen lässt sich jedoch kein Risikofaktor ausmachen (Hadem et al. 2004).

Die Isolierung zytotoxischer T-Lymphozyten aus der Leber bei Patienten mit akuter HAV-Infektion legt nahe, dass die Leberzellschädigung in erster Linie durch die zelluläre Immunantwort gegen immunogene Bestandteile des Virus entsteht. In der akuten Phase zeigen sich nekroinflammatorische Veränderungen in der Periportalregion und Plasmazellinfiltrate. HAV-Antigen kann immunhistochemisch im Zytoplasma von Hepatozyten und Kupffer-Zellen nachgewiesen werden. Bei Kindern unter 5 Jahren verlaufen ca. 20%, bei älteren Kindern und Erwachsenen bis zu 80% der HAV-Infektionen symptomatisch mit Ausbildung eines Ikterus.

Eine HAV-Infektion heilt immer spontan aus und wird nicht chronisch. Bei ca. 10% der Erwachsenen kommt es zu einem protrahierten Verlauf, der sich über 6–9 Monate hinziehen kann. Fulminante Verläufe sind selten, kommen aber vor allem bei älteren Menschen vor. Laut Todesursachenstatistik kommt es in Deutschland jährlich zu über zehn HAV-assoziierten Todesfällen.

4.1.2 Hepatitis E

Das Hepatitis-E-Virus (HEV) wird ebenfalls fäkal-oral übertragen und ist damit in Gegenden endemisch, wo ein niedriger hygienischer Standard besteht. Die Übertragung erfolgt analog zur HAV-Infektion hauptsächlich durch kontaminiertes Trinkwasser. Anders als bei HAV wurde eine Übertragung auch durch infiziertes Fleisch beschrieben. Das HEV konnte z.B. in Schweinen, Affen, Rehen, Ratten und Mäusen nachgewiesen werden. Hochrisikogebiete sind vor allem Entwicklungsländer in Südostasien. In Indien findet man beispielsweise bei bis zu 40% der Erwachsenen über 25 Jahre Antikörper gegen HEV. In Deutschland ist die akute HEV-Infektion eine Rarität (Hadem et al. 2004, Robert Koch Institut 2006b).

Bei Patienten mit einer akuten HEV-Infektion erkennt man histologisch im Portalfeld die Infiltration mit Lymphozyten, aber auch mit Neutrophilen. Es werden fokale intralobuläre Nekrosen beobachtet mit Akkumulierung mononukleärer Makrophagen, Aktivierung der Kupffer-Zellen und Nachweis von zytotoxischen CD8-T-Lymphozyten. Eine HEV-Infektion heilt bei immunkompetenten Personen spontan aus. Es gibt Einzelfallberichte (z.B. nierentransplantierter Patient), wo die HEV-RNA mehr als sechs Monate nachweisbar war. Verglichen mit den akuten Hepatitiden ist die Häufigkeit schwerer cholestatischer Verläufe mit 20–25% relativ hoch. Eine Besonderheit ist das hohe Risiko für die Entwicklung einer fulminanten Hepatitis E bei einer Infektion im zweiten und dritten Trimenon der Schwangerschaft (siehe Kap. D5).

Hepatitis-E-Virus (HEV)
Ulrike Protzer

- **Erregerbeschreibung**
  Kleine (30–34 nm), ikosaedrische, sehr stabile, nicht umhüllte Positivstrang-RNA-Viren. Das Virus bildet eine eigene Gattung, die Hepeviren, und ist verwandt mit den Caliciviridae, aber bisher keiner Virusfamilie zugeordnet. Es gibt vier Genotypen, aber nur einen Serotyp (siehe Tab. B8-1), die genetische Variabilität ist gering. Das 7,5 kb große Genom hat drei offene Leserahmen, die für die viralen Proteine kodieren: ORF1 kodiert mehrere virale Nichtstruktur-Proteine, die für die Virusvermehrung notwendig sind, ORF2 kodiert das Kapsid-Protein und ORF3 ein Phosphoprotein unbekannter Funktion. Das Virus ist sehr stabil gegenüber Umwelteinflüssen.

- **Erreger-Wirts-Beziehung**
  Das Virus wird fäkaloral übertragen. Die Vermehrung erfolgt in Hepatozyten, die Ausscheidung schon in der Inkubationszeit in die Galle und damit in den Stuhl; daneben besteht auch eine Virämie. Die Infektion der Hepatozyten ist selbstlimitiert, es kommt nicht zur Viruspersistenz. Antikörper gegen ORF-2- und -3-Proteine erscheinen zu Beginn der Transaminasen-Erhöhung. Es entsteht vermutlich eine lebenslange Immunität mit schützenden Antikörpern.

- **Epidemiologie**
  Das Wirtsspektrum umfasst Primaten, Schweine, Rinder und Nager.
  Das Virus ist weltweit in Regionen mit unzureichender Trinkwasserhygiene verbreitet und löst dort gelegentlich Hepatitisepidemien aus. In Westeuropa ist die Erkrankung selten und fast immer eingeschleppt. Das Erregerreservoir ist unbekannt, eine Persistenz im Tierreich wird vermutet. Die Übertragung erfolgt vorwiegend durch Wasser oder Schmierinfektionen, jedoch seltener als bei HAV.

- **Krankheitsspektrum**
  Die Inkubationszeit beträgt im Mittel fünf Wochen (3–8 Wochen), die Infektion verläuft als selbstlimitierende Hepatitis. Infektionen im Kindesalter sind häufig asymptomatisch. Symptomatische Infektionen treten vor allem im Alter von 15–40 Jahren auf und verlaufen als akute, ikterische Hepatitis. Das Krankheitsbild ähnelt dem einer Hepatitis A, schwerere Verläufe sind allerdings häufiger bei der Hepatitis E. Die Krankheit verursacht z.B. in Indien ca. 50% der Fälle von fulminanter Hepatitis. Vor allem bei Schwangeren gibt es häufig (bis 20%) fulminante Verläufe. Die Krankheitsdauer beträgt 1–2 Monate, chronische Verläufe sind nicht bekannt.

- **Spezifische Diagnostik**
  Bei Reiseanamnese in Endemiegebiete und entsprechender Symptomatik sollte der Nachweis von Anti-HEV-Antikörpern mittels Enzym-Immunoassay (EIA) erfolgen. Der Nachweis von IgM-Antikörpern weist auf eine akute Infektion hin. HEV-RNA kann in Stuhl und Blut mittels PCR nachgewiesen werden und beweist eine aktive Infektion.

- **Prophylaxe**
  Als Expositionsprophylaxe sollte man in Endemiegebieten Trinkwasser abkochen und ungekochte oder schwach erhitzte Lebensmittel (Salate, Schalentiere) vermeiden. Bei Ausbrüchen ist auf eine verstärkte persönliche Hygiene zu achten, um Schmierinfektionen zu verhindern.
  Ein Immunglobulin, das Anti-HEV-Antikörper enthält, schützt vor einer Infektion. Man kann rekombinante Kapsid-Partikel herstellen, die schützende Antikörper induzieren. Beide Präparate sind aber nicht kommerziell verfügbar.

- **Weiterführende Literatur**
  Mertens Th, Haller O, Klenk HD. Hepatitis E Virus. In: Diagnostik und Therapie von Viruskrankheiten, Leitlinie der Gesellschaft für Virologie, 2. Aufl., pp. 120–122. Elsevier Urban & Fischer, München 2004.
  Balayan MS, Andjaparidze AG, Savinskaya SS, Ketiladze ES, Braginsky DM, Savinov AP, Poleschuk VF. Evidence for a virus in non-A, non-B hepatitis transmitted via the fecal-oral route. Intervirology 20: 23–31, 1983.
  Meng XJ, Purcell RH, Halbur PG, Lehman JR, Webb DM, Tsareva TS, Haynes JS, Thacker BJ, Emerson SU. A novel virus in swine is closely related to the human hepatitis E virus. Proc Natl Acad Sci USA 94: 9860–9865, 1997.
  Purcell RH, Emerson SU. Hepatitis E Virus. In: Knipe DM, Holey PM (eds.). Fields Virology, 4th ed., Vol. 2, pp. 3051–3061. Lippincott Williams & Wilkins, Philadelphia 2001.

4.2 Parenteral übertragene Hepatitis

4.2.1 Hepatitis B

Die Hepatitis-B-Virus (HBV)-Infektion ist verantwortlich für die **meisten chronischen Virushepatitiden,** Leberzirrhosen und hepatozellulären Karzinome weltweit (Perz 2006). Die Anzahl der chronisch Infizierten wird auf bis zu 420 Millionen geschätzt. Schätzungsweise sterben weltweit über eine Millionen Menschen pro Jahr an den Folgen einer HBV-Infektion. In Deutschland wird mit ca. 500 000 Personen gerechnet, die chronisch mit HBV infiziert sind.

Die Prävalenz von Anti-HBc als Zeichen für eine durchgemachte HBV-Infektion steigt mit dem Lebensalter an. Nur ein geringer Teil der Virusträger hat anamnestisch eine Hepatitis-B-Erkrankung durchgemacht, wahrscheinlich verläuft die Erkrankung in über der Hälfte asymptomatisch. In den Hochendemiegebieten sind bis zu 90% der über 20-Jährigen Anti-HBc-positiv.

Die weite Verbreitung der HBV-Infektion und ihre Häufigkeit sind bedingt durch die hohe Viruskonzentration. Neben Blut und Serum konnte das HBV auch in Sperma, Speichel, Vaginalflüssigkeit und Tränen von infizierten Personen nachgewiesen werden, wenngleich auch in 1000fach geringerer Konzentration. Bisher fehlen allerdings Beweise dafür, dass dies bei einer Infektion von Bedeutung ist. HBV wird nicht in Stuhl oder Urin ausgeschieden. Die Übertragung des HBV setzt eine Verletzung der äußeren Haut der Schleimhäute voraus.

In den Ländern mit hoher HBV-Prävalenz ist die **Mutter-Kind-Übertragung** für die meisten chronischen HBV-Infektionen verantwortlich. Die Infektion der Säuglinge durch die Mutter erfolgt perinatal, entweder direkt unter der Geburt oder durch engen Kontakt postpartal. Eine intrauterine HBV-Infektion ist äußerst selten. Das Risiko für die Übertragung der Virusinfektion von der Mutter auf das Kind hängt in starkem Maße von der Viruskonzentration im Serum ab. Übertragungen finden häufig zwischen kleineren Kindern, selten in der Schule statt.

Eine zweite Welle von Infektionen findet sich dann bei Heranwachsenden und jungen Erwachsenen durch **sexuellen Kontakt.** Dies ist gegenwärtig der bedeutendste Risikofaktor für die normale Bevölkerung in einem multikulturellen Umfeld. Besondere Risikogruppen sind Drogenabhängige, Personen mit häufig wechselnden Sexualpartnern, aber auch nicht geimpftes Personal im medizinischen Bereich, Hämophilie- und Dialysepatienten. Weitere Übertragungswege stellen Tätowierungen, Piercing und Akupunktur dar, wenn keine genügenden hygienischen Maßnahmen eingehalten werden, insbesondere bei Reisen in Hochrisikogebiete. In den westlichen Ländern bleibt in 50% aller Fälle von chronischer Hepatitis B die Quelle der Infektion ungeklärt.

HBV ist nicht zytopathisch, d.h., das Virus alleine führt nicht zu einer Zerstörung von Hepatozyten. Zytotoxische CD8-T-Lymphozyten führen zur Zell-Lyse, wenn infizierte Hepatozyten virale Proteine zusammen mit Klasse I-HLA-Molekülen exprimieren (Chisari und Ferrari 1995). Auch CD4- und NK-Zellen können zur Zell-Lyse und zur Kontrolle der Virusvermehrung beitragen (Baron et al. 2002, Kakimi et al. 2000). Die Zell-Lyse im Rahmen der Immunantwort, aber auch die Freisetzung von Mediatoren (Zytokine, NO) führen einerseits zur Virussuppression, andererseits auch zur Leberentzündung (Guidotti et al. 1996, Guidotti et al. 2000, Dumortier et al. 2005).

Da im Verlauf einer HBV-Infektion in Schimpansen keine wesentliche Genregulation stattfindet, nimmt man an, dass sich HBV fast „unsichtbar" für das Immunsystem vermehren kann (Wieland und Chisari 2005).

Eine akute HBV-Infektion kann – abhängig von der einsetzenden Immunantwort – persistieren und in eine chronische Infektion übergehen (Abb. B8-1). Grund für einen chronischen Verlauf ist vermutlich eine qualitativ und/oder quantitativ nicht ausreichende HBV-spezifische T-Zellantwort in der akuten Phase. So genannte „Evasions"-Strategien wie Mutationen in immunogenen B- oder T-Zellepitopen sind bei der HBV-Infektion selten. Vor allem sezernierte HBV-Proteine (HBeAg, HBsAg) können die HBV-spezifische Immunantwort beeinflussen und zur Chronifizierung beitragen (Protzer und Schaller 2000, Ganem und Prince 2004). Definitionsgemäß spricht man von einer chronischen Hepatitis B, wenn das HBsAg als Zeichen der Infektion länger als sechs Monate besteht (persistiert).

Mit steigendem Alter nimmt die Chronifizierungsrate ab, sie ist bei Neugeborenen am höchsten. Diese werden bei einer Infektion wie oben beschrieben in über 90% der Fälle zu chronischen Virusträgern. Noch bei vierjährigen Patienten verläuft die Hälfte aller Infektionen chronisch. Im Erwachsenenalter liegt die Chronifizierung bei 5–10%. Bei etwa 30% aller chronischen HBV-Infizierten ist ein progredienter Verlauf zu beobachten, der dann zu Folgeschäden wie Leberzirrhose und/oder Leberkarzinom führt.

Die chronische Hepatitis B ist eine dynamische Infektionserkrankung. Infizierte Personen können verschiedene

Hepatitis-B-Virus (HBV)

Ulrike Protzer

- **Erregerbeschreibung**
  Kleines (42–45 nm), umhülltes DNA-Virus aus der Familie Hepadnaviridae, Gattung Orthohepadnavirus (siehe Tab. B8-1). Es gibt acht identifizierte Genotypen A bis H sowie mehrere serologische Subtypen des Hepatitis-B-surface (HBs-)-Antigens mit den Determinanten d oder y sowie w1–4 und r. Das HBV bleibt bei 30 °C in Flüssigkeiten mehrere Monate, bei –20 °C sogar mehrere Jahre infektiös. Es kann durch Natrium-Hypochlorid, Formalin, hoch prozentigen Alkohol (80% Äthanol bzw. 70% Isopropanol, 11 °C, 2 Minuten), durch Hitzebehandlung (98 °C, 2 Minuten) oder Autoklavieren inaktiviert werden.

- **Erreger-Wirts-Beziehung**
  Replikation
  Hepatitis-B-Viren erreichen die Leber über den Blutweg und vermehren sich in Hepatozyten; eine Vermehrung in anderen Zellen ist nicht bewiesen. Nach Eintritt in die Zelle transportiert das virale Kapsid die genomische DNA des Virus in den Zellkern, wo sie in die Persistenzform, die cccDNA, umgeschrieben wird. Von ihr werden die viralen RNAs transkribiert. Die längste dient als Matrize für das virale Core-Protein und die virale Polymerase, eine reverse Transkriptase und zugleich als virales Prägenom. Diese prägenomische RNA wird während der Virusreplikation im viralen Kapsid,

Hepatitis-B-Virus (HBV) (Fortsetzung)

das aus Core-Protein-Untereinheiten (HBcAg) besteht, in das neue DNA-Virusgenom umgeschrieben (reverse Transkription). Nach Abschluss der reversen Transkription werden die Kapside mit einer Membranhülle versehen, die die drei Hüllproteine (small S, middle M, large L) enthält, und aus der Zelle ausgeschleust. Alternativ können die Kapside zurück zum Kern transportiert werden, um einen Vorrat an cccDNA-Molekülen aufzubauen. Daneben werden leere Hüllen sezerniert, die als Hepatitis-B-surface-Antigen (HBsAg) im Blut in Mengen von 100 µg/ml und mehr nachweisbar sind, und ein dem Core-Protein verwandtes, lösliches Protein, das HBeAg.

Infektionsverlauf

HBV selbst ist nicht zytopathogen. Krankheitssymptome und ein Leberschaden sind in der Regel nicht durch das Virus, sondern durch die Immunantwort des Wirtes bedingt. Um die Immunantwort abzulenken, sezerniert das Virus in großen Mengen lösliche Antigene: HBsAg und HBeAg. HBV deponiert im Zellkern infizierter Zellen mehrere Kopien einer so genannten cccDNA, von der aus es sich jederzeit erneut vermehren kann. Das sichert seine Persistenz z.B. unter antiviraler Therapie.

Zudem kann es zur Integration von HBV-DNA in das Wirtsgenom kommen. Dabei geht die Integrität der viralen Erbinformation verloren. Bei HBV-assoziierten, hepatozellulären Karzinomen findet man fast immer mono- oder oligoklonale Insertionen kompletter HBV-DNA. In der Tumorgenese spielen neben dem Mutationseffekt dieser integrierten DNA vermutlich auch die viralen Transaktivatoren HBx sowie die Hüllprotein L und M eine Rolle.

Bei perinataler Infektion oder bei Immundefizienz verläuft eine HBV-Infektion in über 90% chronisch, es kommt zu einer weitgehenden Immuntoleranz mit hoher Virämie, oft ohne Krankheitszeichen.

Immunkompetente Personen entwickeln Krankheitssymptome 2–6 Monate nach dem Infektionszeitpunkt mit dem Einsetzen der zellulären und humoralen Immunantwort. Bei Kindern und Immunsupprimierten, aber auch bei Immunkompetenten kann die akute Hepatitis asymptomatisch verlaufen.

Nach akuter Hepatitis B im Erwachsenenalter verschwinden HBeAg und HBsAg in über 90% der Fälle, Anti-HBe- und Anti-HBs-Antikörper werden nachweisbar (Serokonversion). Das Auftreten von Anti-HBs ist in der Regel verbunden mit einer Immunität. Rund 5% der Infektion im Erwachsenenalter verlaufen chronisch. Bei Kindern und älteren Menschen ist die Chronizitätsrate höher. Während einer chronischen Infektion kann es zu einer HBeAg-Serokonversion kommen. Dabei fallen die Virustiter ab (siehe Abb. B8-1). Chronische Infektionen führen nach 10–20 Jahren häufig zur Entwicklung einer Leberzirrhose und/oder eines hepatozellulären Karzinoms.

- **Epidemiologie und Übertragung**

Das enge Wirtsspektrum des HBV umfasst nur den Menschen und wenige höhere Primaten. Insgesamt schätzt man rund 350 Millionen Virusträger weltweit, ca. 500 000 in Deutschland. Rund 5 000 Fälle einer akuten Hepatitis B werden in Deutschland pro Jahr gemeldet. Viele Erkrankungen bleiben aber unentdeckt, da sie asymptomatisch verlaufen mit nachfolgender Immunität.

In Hochendemie-Gebieten (z.B. südliches Afrika, Südostasien, Ozeanien oder China) sind bis zu 15% der Bevölkerung chronische Virusträger. Hier erfolgt die Übertragung meist vertikal von der Mutter auf ihr Kind, in unseren Breitengraden eher durch Sexual- bzw. Blut-Blut-Kontakte im Erwachsenenalter.

Weltweit sterben pro Jahr über eine Million Menschen an HBV-bedingter Leberzirrhose bzw. an einem HBV-bedingten hepatozellulären Karzinom.

Das Virus ist im Blut nachweisbar, aber nicht im Stuhl und im Urin. Die Übertragung erfolgt parenteral, nicht oral oder aerogen. Das höchste Infektionsrisiko besteht nach i.v. Inokulation, Übertragungen sind aber auch durch perkutane Kontakte (z.B. Nadelstichverletzungen) bzw. Schleimhautkontakt (z.B. Sexualkontakt, Blutspritzer im Auge oder Ähnliches) möglich. Der Grad der Virämie ist sehr unterschiedlich, bei positivem HBeAg (siehe unten) finden sich häufig $> 10^8$, bei negativem HBeAg meist $< 10^6$ infektiöse Einheiten/ml.

- **Krankheitsspektrum**
  - akute Hepatitis nach einer mittleren Inkubationszeit von zehn Wochen (4–25 Wochen je nach Infektionsdosis), meist nach perkutaner Inokulation
  - asymptomatische Verläufe (> 50%), häufig bei geringer Infektionsdosis oder bei vertikaler Übertragung
  - fulminante Verläufe bei weniger als 1% der Patienten mit akuter Hepatitis; oft tödlich verlaufend
  - Entwicklung einer chronischen Hepatitis bei 5% der Erwachsenen und bei mehr als 90% der im Neugeborenenalter Infizierten, nicht selten auch nach asymptomatischer akuter Hepatitis.
  - Im Laufe einer chronischen Infektion nach mehreren Jahren Entwicklung einer Leberfibrose/Leberzirrhose und/oder eines hepatozellulären Karzinoms; manchmal bereits bei erstmaliger Vorstellung der Patienten vorhanden.
  - Extrahepatische Manifestation durch Immunkomplexe bei hoch virämischen Virusträgern möglich: Periarteriitis nodosa, Glomerulonephritis, infantile papuläre Akrodermatitis (Giannotti-Crosti-Syndrom), Arthralgie (selten Arthritis), dies oft auch in der Prodromalphase der akuten Hepatitis B. Selten kommt es zu einer aplastischen Anämie.

- **Spezifische Diagnostik**
  - Die Diagnose erfolgt durch Antigen- und Antikörpernachweis sowie durch Nachweis der HBV-DNA-Genome (siehe Abb. B8-3).
  - Das HBsAg im Serum zeigt eine aktive HBV-Infektion an. Der Nachweis durch EIA ist hoch empfindlich (< 1 ng/ml) und hoch spezifisch (> 99,9%). Der Titer des HBsAg kann einen Hinweis auf die Menge an persistierender HBV cccDNA in der Leber geben.

Hepatitis-B-Virus (HBV) (Fortsetzung)

- Das HBeAg im Serum (Nachweis mittels EIA) zeigt eine hoch aktive Virusreplikation und meist auch eine hohe Virämie von > 10^6 Genomen/ml an.
- Der Nachweis von Anti-HBc-Antikörpern zeigt eine aktive oder eine inaktive/frühere HBV-Infektion an; er wird mit Einsetzen der Immunantwort bzw. der Krankheitssymptome positiv. Es handelt sich dabei nicht um schützende Antikörper. Der alleinige Nachweis von Anti-HBc sowie HBsAg und/oder HBeAg kann unspezifisch sein, aber auch eine niedrigtitrige Infektion anzeigen. Die Avidität der Antikörper lässt eine Aussage über die Dauer der Infektion zu.
- Das Anti-HBc-IgM ist hoch (> 200–600 Einheiten/ml) bei akuter Hepatitis B, mittel (10–200 Einheiten/ml) bei Schüben einer chronischen Hepatitis und niedrig (< 10 Einheiten/ml) bei inaktiver HBV-Infektion bzw. Immuntoleranz.
- Ein positiver Nachweis von Anti-HBe-Antikörpern weist bei asymptomatischen HBV-Trägern auf eine niedrige Virämie hin. Bei Patienten mit Virusvarianten (z.B. Prä-Core-Stop-Codon-Variante) ist auch eine hohe Virämie möglich.
- Ein positive Nachweis von Anti-HBs-Antikörpern mittels EIA weist auf schützende Antikörper nach Überstehen einer Infektion (hier meist zusammen mit Anti-HBc) oder nach erfolgreicher Impfung mit HBsAg hin.
- Bestimmung der HBV-DNA im Serum durch DNA-Hybridisierung oder Nukleinsäure-Amplifikation (z.B. PCR) nur bei HBsAg-positivem Befund. Aufgrund der deutlich höheren Sensitivität sind Nukleinsäure-Amplifikationsverfahren zu bevorzugen. Der quantitative HBV-DNA-Nachweis dient der Indikationsstellung und Verlaufskontrolle bei antiviraler Therapie, der Abschätzung der Infektiosität sowie des Risikos der Entwicklung eines hepatozellulären Karzinoms.
- Mittels Sequenzierung bzw. Hybridisierung mit Genotypspezifischen Sonden kann bei positivem Nachweis von HBV-DNA der Genotyp des HBV bestimmt werden. Dies ist zur Aufklärung von Infektionsketten essentiell, und kann als prognostischer Parameter für ein Ansprechen auf eine Interferon-Therapie Bedeutung haben.
- Bei Nichtanprechen einer Therapie mit Nukleos(t)id-Analoga ist eine Resistenztestung sinnvoll, da Mutationen im Polymerase-Gen des HBV die Hemmung der Reversen-Transkriptase-Aktivität vermindern können.

- **Spezifische Therapie**
Zur Therapie der chronischen Hepatitis B sind Interferon-α sowie die Nukleos(t)id-Analoga Lamivudine, Adefovir und Entecavir als reverse Transkriptase-Hemmer zugelassen, Telbivudin ist kurz vor der Zulassung. Letztere sind gut verträglich und eignen sich auch zur Reinfektionsprophylaxe bei Organempfängern. Weitere Nukleosid-Analoga sind in der klinischen Testung. Aufgrund der besseren Pharmakokinetik wird heute statt konventionellem meist pegyliertes (PEG) Interferon-α verwendet. Mit den verfügbaren Therapien kann die Virusreplikation kontrolliert werden, oft kommt es nach dem Absetzen der Medikamente aber zum Wiederaufflammen der HBV-Replikation. Eine Resistenzentwicklung gegenüber den verfügbaren Nukleos(t)id-Analoga ist möglich. Eine Kombinationstherapie hatte in bisherigen Studien keinen Vorteil. Die Chance einer Elimination des Virus und damit einer Ausheilung der Erkrankung sind relativ gering (20–30%). Als prognostisch günstig gelten hohe Transaminasen und niedrige HBV-DNA-Titer vor Therapie.

- **Prophylaxe**
Expositionsprophylaxe
Gebrauch von Einmalgeräten für invasive Eingriffe, sauberes Arbeiten mit Blut, Desinfektion, Kondome bei sexuellen Kontakten.
Impfung
Impfung mit drei Dosen HBsAg (rekombinant aus Hefe oder Zellkultur) im Abstand von 4–6 Wochen und nach 6–12 Monaten. Bei erhöhtem Risiko sollte 4–8 Wochen nach der zweiten Impfung eine Erfolgskontrolle erfolgen. Der Nachweis von Anti-HBs > 10 IU/L gilt als schützend. Jedoch sollte ein Titer > 100 IU/L angestrebt werden. Für Nonresponder (< 10 IU/L) steht ein höher dosierter Impfstoff zur Verfügung.
Passive Immunprophylaxe/Postexpositionsprophylaxe
Gabe von Hyperimmunglobulinen binnen 48 Stunden nach möglicher Infektion bei fehlendem Impfschutz; in Kombination mit der aktiven Impfung für Neugeborene HBsAg-positiver Mütter; bei Lebertransplantierten zur Reinfektionsprophylaxe, hier mit hohen Dosen zur Erhaltung von ≥ 100 IU/L Anti-HBs.

- **Meldepflicht**
Der Verdacht sowie Erkrankung und Tod an akuter Virushepatitis sind meldepflichtig. Der direkte (HBsAg oder HBV-DNA) oder indirekte Nachweis des HBV (Anti-HBc ohne Anti-HBs) ist meldepflichtig, wenn bei der betroffenen Person keine chronische Hepatitis B bekannt ist und bereits gemeldet wurde.

- **Weiterführende Literatur**
Mertens Th, Haller O, Klenk HD. Hepatitis B Virus. In: Diagnostik und Therapie von Viruskrankheiten, Leitlinie der Gesellschaft für Virologie, 2. Aufl., pp. 94–107. Elsevier Urban & Fischer, München 2004.
Perillo R, Nair S. Hepatitis B. In: Boyer TD, Wright TL, Manns M (eds.). Zakim and Boyer's Hepatology, 5th ed., Vol. 1, chapter 30, pp. 635–664. Elsevier Saunders, Philadelphia 2006.
Ganem D, Schneider R. Hepadnaviridae: The Viruses and Their Replication. In: Knipe DM, Holey PM (eds). Fields Virology, 4th ed., Vol. 2, pp. 2923–2970. Lippincott Williams & Wilkins, Philadelphia 2001.
Hollinger FB, Liang TJ. Hepatitis B Virus. In: Knipe DM, Holey PM (eds). Fields Virology, 4th ed., Vol. 2, pp. 2971–3036. Lippincott Williams & Wilkins, Philadelphia 2001.
Robert-Koch-Institut, Ständige Impfkommission. Empfehlungen der Ständigen Impfkommission (STIKO) am Robert Koch-Institut/Stand: Juli 2005. Epidemiologisches Bulletin 30: 257–272, 2005.

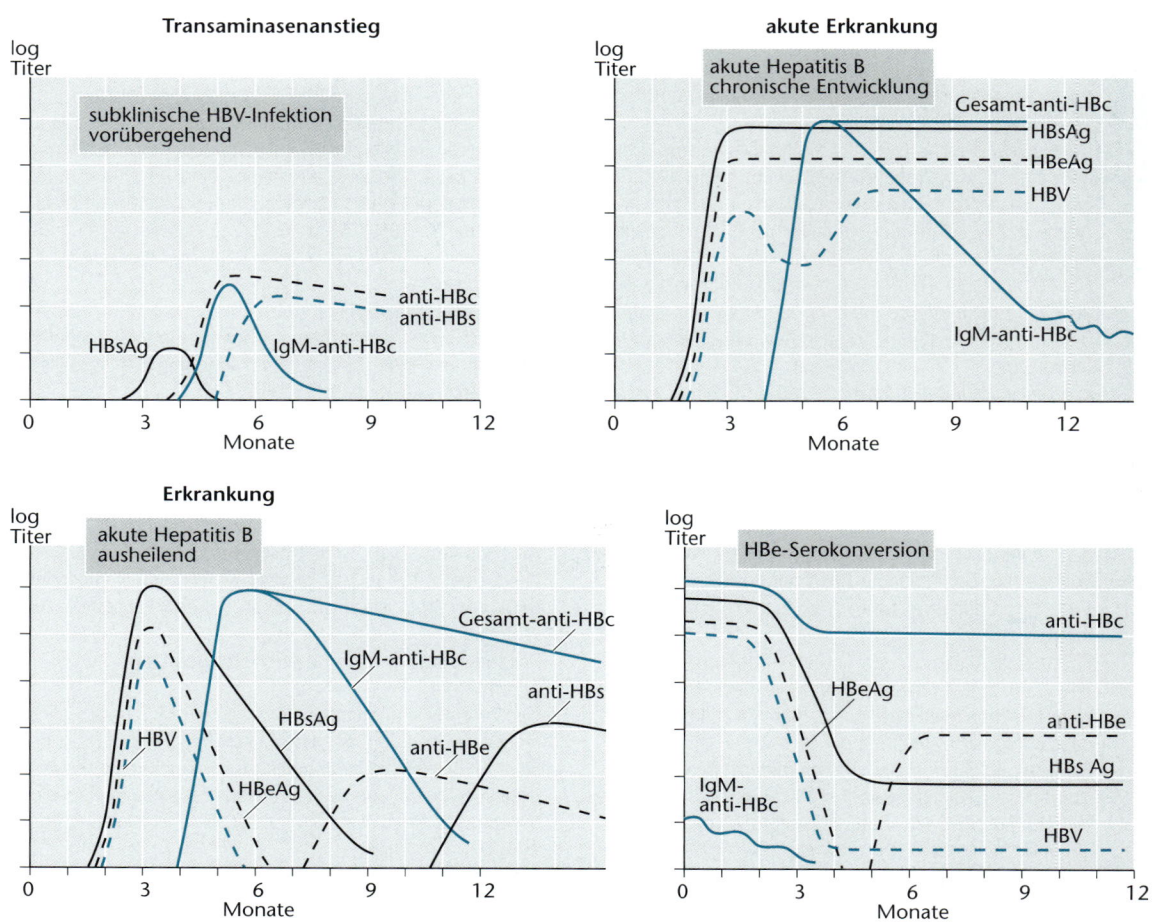

Abb. B8-1 Serologie der vier Verlaufsformen der Hepatitis B (freundlicherweise von W. Gerlich zur Verfügung gestellt).

Stadien durchlaufen, von einem hoch virämischen, immuntoleranten Stadium mit geringer Entzündung bis hin zu einer aktiven Hepatitis, mit hohem Risiko für die Entwicklung von Folgekomplikationen (Tab. B8-2). Diese Stadien bedürfen unterschiedlicher Behandlungskonzepte (siehe Abschnitt 7.2.1).

4.2.2 Hepatitis Delta

Die Hepatitis-Delta-Virus (HDV)-Infektion kann nur bei gleichzeitig bestehender HBV-Infektion auftreten. Die Übertragungswege ähneln denen der HBV-Infektion, jedoch scheint die Übertragung überwiegend parenteral durch kontaminierte Blutprodukte, Nadeln etc., in selteneren Fällen auch durch Sexualkontakte zu erfolgen. Nosokomiale Übertragungen des HDV sind selten. Die HDV-Infektion ist weltweit verbreitet, ihre Prävalenz weist jedoch ausgeprägte geographische Unterschiede auf. Die Prävalenz der chronischen Hepatitis Delta liegt bei etwa 5–10% aller HBV-Infizierten, mit einem Schwerpunkt in Ost- und Südeuropa sowie Afrika und Südamerika. In den asiatischen Ländern ist sie hingegen niedriger als zu erwarten (Rizzetto 2000).

Die Pathogenese der HDV-Infektion ist bisher nicht gut untersucht. Klinische Beobachtungen lassen vermuten, dass auch hier immunvermittelte Prozesse im Vordergrund stehen. Jedoch wurden auch zytopathische Läsionen ohne gleichzeitige Entzündung bei Patienten mit fulminanter HDV-Infektion beobachtet. Durch eine HDV-Superinfektion kommt es zur Teilsuppression der HBV-Infektion, wobei die molekularen Mechanismen bisher nicht geklärt sind.

Die simultane Infektion mit HBV und HDV kann sehr schwer verlaufen und fulminante Verläufe sind häufiger als bei einer HBV-Monoinfektion, die Chronifizierungsrate der HBV-Infektion bleibt jedoch gleich. Eine HDV-Superinfektion bei bestehender persistierender HBV-Infektion führt

Tab. B8-2 Stadien der chronischen Hepatitis-B-Virus-Infektion.

	Hochvirämisches Stadium	Aktive Hepatitis	Nach HBe-Serokonversion (spontan oder durch Therapie)	HBeAg-minus-Variante (aktive Hepatitis)	Inaktiver HBsAg-Träger-Status	Komplette Serokonversion (cave: okkulte HBV-Infektion möglich)
HBsAg	positiv	positiv	positiv	positiv	positiv	negativ
Anti-HBs	negativ	negativ	negativ	negativ	negativ	positiv
Anti-HBc	positiv	positiv	positiv	positiv	positiv	positiv
HBeAg	positiv	positiv	negativ	negativ	negativ	negativ
Anti-HBe	negativ	negativ	positiv	positiv	positiv	positiv
HBV-DNA	meist sehr hoch (> 10^7 Kop./ml)	meist hoch (> 10^6 Kop./ml)	niedrig (< 10^5 Kop./ml)	> 10^5 Kop./ml	minimal < 10^3 Kop./ml	unter der Nachweisgrenze
Transaminasenaktivität im Serum	normal	erhöht (> 2fach)	initial ALT Anstiege (flair), dann normal	erhöht	normal, asymptomatisch	normal
Risiko für HCC	hoch	hoch	mäßig	hoch	gering	nein

Hepatitis-Delta-Virus (HDV)

Ulrike Protzer

- **Erregerbeschreibung**
  Kleines (ca. 36 nm), umhülltes Minusstrang-RNA-Virus, das seine Hülle vom Hepatitis-B-Virus ableitet, das gleichzeitig vorhanden sein muss. Es besteht aus einer 1,7 kb großen, zirkulären RNA und dem virusspezifischen Kapsid-Protein, das als Hepatitis-Delta-Antigen (HDAg) bezeichnet wird (siehe Tab. B8-1). Es liegt in einer 24 kd (HDAg-S)- und einer 27 kd (HDAg-L)-Form vor, die sich nur im C-Terminus unterscheiden. Wegen seiner HBV-Abhängigkeit wird es als Satellitenvirus klassifiziert. Es gibt drei Genotypen 1 bis 3. HDV-RNA vermehrt sich ähnlich wie RNA-Viroide der Pflanzen und hat Ribozym-Eigenschaften.

- **Erreger-Wirts-Beziehung**
  HDV wird über den Blutweg in die Leber transportiert. Durch die Abhängigkeit vom HBV kann sich eine Hepatitis Delta nur in HBV-Trägern als Ko- oder Superinfektion etablieren. Das HDV-RNA-Genom wird im Zellkern nach Basenpaarung mit dem gegenüberliegenden Teil des zirkulären Genoms durch die zelluläre RNA-Polymerase II unter Mitwirkung des HDAg-S transkribiert und repliziert. Durch RNA-Editing unter Mitwirkung der zellulären dsRNA-abhängigen Adenosin-Desaminase entsteht eine zweite Form des HDV-Genoms, das als Matrize für das HDAg-L dient. Das HDAg-L bewirkt die Umhüllung des HDV (mit den Hüllproteinen des HBV) und damit seine Sekretion. HDV ist möglicherweise zytopathogen, jedoch besteht auch eine Immunpathogenese durch zytotoxische T-Zellen. Bei chronischen HBV-Trägern entsteht keine schützende Immunantwort gegen HDV. Anti-HD-Antikörper werden gebildet, schützen aber nicht.

- **Epidemiologie**
  Das Virus kommt häufig vor in Regionen oder Risikogruppen mit hoher HBV-Trägerrate, dort sind die Verbreitungsgebiete oft lokal begrenzt. In Deutschland ist das Virus auch bei HBsAg-positiven Personen selten.
  Die Virämie ist in der Inkubationszeit hoch (bis 10^{11} infektiöse Einheiten/ml), in der akuten und chronischen Phase geringer. Die Übertragung erfolgt durch perkutane Inokulation (i.v. Drogenabusus) und durch sexuelle Kontakte, aber auch durch Haushaltskontakte sind Infektionen beschrieben.

- **Krankheitsspektrum**
  Koinfektion einer suszeptiblen Person mit HBV und HDV bewirkt einen ähnlichen Verlauf wie bei Hepatitis B, wobei die Replikation des HBV häufig vermindert ist. Es kann zu asymptomatischen Verläufen kommen, aber seltener als bei HBV alleine. Die Prognose ist meist günstig.
  Bei Superinfektion eines HBV-Trägers mit HDV kommt es häufig zu schweren, nicht selten fulminanten Verläufen. Die Chronizitätsrate beträgt 70–90%, die Progredienz der Lebererkrankung ist rascher als bei alleiniger Hepatitis B. 70–80% der Patienten mit chronischer Hepatitis Delta entwickeln eine Leberzirrhose, das Risiko der Entwicklung eines hepatozellulären Karzinoms verdreifacht sich, die Mortalität als Folge der HDV-Superinfektion ist 2- bis 10fach erhöht.

- **Spezifische Diagnostik**
  Nur bei HBsAg-positiven Personen macht es Sinn, nach Anti-HDV-Antikörpern mittels EIA zu suchen; ein positiver Nachweis von Anti-HDV beweist das Vorliegen einer HDV-Infektion. Für die Unterscheidung zwischen akuter und

> **Hepatitis-Delta-Virus (HDV) (Fortsetzung)**
>
> chronischer Infektion ist der IgM-Nachweis nicht geeignet. Der Nachweis von HDV-RNA mittels PCR zeigt eine aktive Infektion mit bestehender Virämie und damit Infektiosität an. In der Inkubationszeit und der frühen Phase der akuten Hepatitis ist HDAg nachweisbar.
>
> - **Therapie**
>   Eine Therapie mit Interferon-α oder pegyliertem (PEG) Interferon-α sollte versucht werden, obwohl die Erfolgsrate < 20% ist. Nukleos(t)id-Analoge haben keinen direkten Effekt, können aber die zugrunde liegende Hepatitis B kontrollieren.
> - **Prophylaxe**
>   Eine spezifische Prophylaxe für HDV gibt es nicht, die HBV-Schutzimpfung verhindert auch eine HDV-Infektion. Für HBV-Träger ist eine Expositionsprophylaxe wichtig.
>
> - **Weiterführende Literatur**
>   Mertens Th, Haller O, Klenk HD. Hepatitis D Virus. In: Diagnostik und Therapie von Viruskrankheiten, Leitlinie der Gesellschaft für Virologie, 2. Aufl., pp. 115–119. Elsevier Urban & Fischer, München 2004.
>   Gerin JL, Casey JL, Purcell RH. Hepatitis Delta Virus. In: Knipe DM, Holey PM (eds.). Fields Virology, 4th ed., Vol. 2, pp. 3037–3050. Lippincott Williams & Wilkins, Philadelphia 2001.
>   Lai MMC. The molecular biology of hepatitis delta virus. Ann Rev Biochem 64: 259–286, 1995.

in bis zu 90% der Fälle auch zur HDV-Persistenz. Die chronische Hepatitis Delta ist assoziiert mit einem beschleunigten Zelltod und dementsprechend finden sich bei der chronischen Hepatitis Delta prozentual mehr Patienten mit fortgeschrittener Leberfibrose oder Leberzirrhose als bei der chronischen Hepatitis B.

4.2.3 Hepatitis C

Gemäß Schätzungen sind weltweit ca. 170 Millionen Menschen chronisch mit dem Hepatitis-C-Virus (HCV) infiziert. In Deutschland geht man von 400 000–500 000 Personen mit chronischer Hepatitis C aus. HCV wird meist über Blutkontakt übertragen (Robert Koch Institut 2006b). Gemeinsame Verwendung von Injektionsnadeln und Spritzen bei Drogenabhängigen ist der häufigste Übertragungsweg in entwickelten Ländern. Zwischen 65% und 95% der Drogenabhängigen sind HCV-positiv (Alter und Moyer 1998). In Westeuropa und in den USA ist eine HCV-Infektion der wichtigste Risikofaktor für die Entwicklung einer Leberzirrhose oder eines hepatozellulären Karzinoms (Perz 2006).

Vor Einführung der Testung von Blutprodukten waren Transfusionen und Immunglobulin-Präparate die häufigste Infektionsursache. Auch die Hämodialyse war ein hoher Risikofaktor. Seit 1990 werden alle Blutkonserven auf HCV getestet. Durch präzise Virusnachweismethoden und verbesserte Hygienevorschriften wurde das Infektionsrisiko fast komplett eliminiert. Die Gefahr einer Ansteckung ist daher in den industrialisierten Ländern heute sehr gering.

Bei 10–40% der HCV-Infektionen kann die Infektionsursache nicht eruiert werden. Übertragungen durch Nadelstichverletzungen oder Schnittverletzungen im medizinischen Bereich sind dokumentiert. Das Risiko einer HCV-Übertragung nach Nadelstichverletzung hängt von der Verletzung und der Menge des kontaminierten Blutes ab, liegt aber im Durchschnitt bei ca. 1,8% und ist damit im Vergleich niedriger als bei HBV, aber höher als bei HIV. Die Übertragung durch Geschlechtsverkehr ist bei Hepatitis C sehr viel seltener als bei einer HBV- oder HIV-Infektion. Häufig lassen sich dann auch andere Risikofaktoren feststellen (Drogenmilieu) oder es handelt sich um besondere Sexualpraktiken.

Übertragungen innerhalb der Familie wurden nur vereinzelt beschrieben. Eine vertikale Übertragung ist abhängig von der Viruslast der Mutter und kommt bei bis zu 5% der Kinder HCV-RNA-positiver Mütter vor. Die Übertragungswahrscheinlichkeit ist höher bei Müttern mit zusätzlicher HIV-Infektion. Beim Stillen besteht keine Gefahr einer Ansteckung des Kindes. Theoretisch kann HCV durch Tätowieren, Piercing und Akupunktur mit unsterilem Material übertragen werden. Vorsicht ist geboten beim gemeinsamen Verwenden von Rasierklingen, Zahnbürsten und Nagelscheren.

Die HCV-spezifische Immunantwort scheint die entscheidene Rolle bei der Pathogenese der Infektion zu spielen, da das Virus anscheinend nicht direkt zytopathisch ist (Rehermann und Nascimbeni 2005). Dabei ist die HCV-spezifische Immunantwort ähnlich wie bei der HBV-Infektion als ein zweischneidiges Schwert zu betrachten. Die Immunantwort ist zwar wichtig, um bei der akuten HCV-Infektion das Virus zu kontrollieren und damit eine spontane Ausheilung zu ermöglichen. Gelingt dies aber nicht, kann die Immunantwort zum Ausmaß der entzündlichen Aktivität in der Leber beitragen. Eine spontane Elimination des Hepatitis-C-Virus in der Akutphase ist mit einer starken und multispezifischen CD4- und CD8-T-Zellantwort assoziiert. Dennoch kommt es nur in 20–50% der Fälle zu einer spontanen Ausheilung (Abb. B8-2).

Ausheilung der akuten Virusinfektion
Hepatitis B: 90–95 % (Erwachsene)
Hepatitis C: 15–50 %

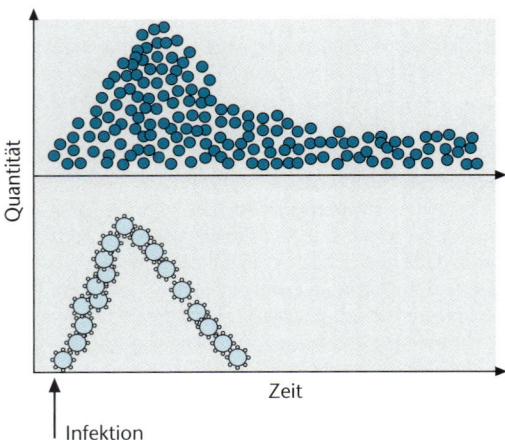

- breite und starke T-Zellantwort
- häufiger symptomatische Verläufe
- die Immunantwort als „zweischneidiges Schwert"

Chronischer Verlauf der akuten Virusinfektion
Hepatitis B: 5–10 % (Erwachsene)
Hepatitis C: 50–85 %

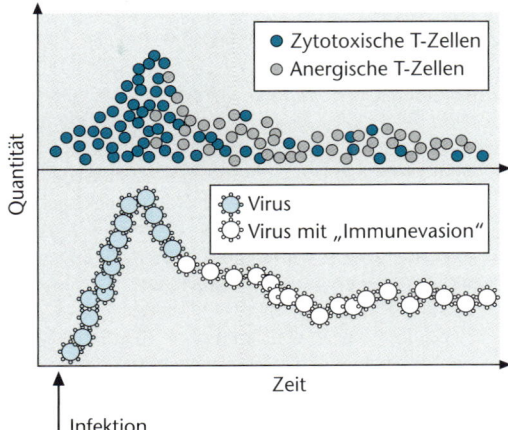

Gründe für einen chronischen Verlauf:
- initial hohe Viruslast
- schwache T-Zellantwort
- eingeengtes Repertoire von T-Zellen
- Escape-Mutationen in immunogenen Bereichen
- Virusbestandteile inhibieren die Immunantwort
- Anergie von T-Zellen

Abb. B8-2 Immunantworten und Viruslast bei unterschiedlichen Verläufen der akuten Virushepatitis.

Hepatitis-C-Virus (HCV)

Ulrike Potzer

- **Erregerbeschreibung**
Umhülltes Positivstrang-RNA-Virus (ca. 55 nm) aus der Familie der Flaviviridae, das eine eigene Gattung (Hepaciviren) bildet. Es sind elf Genotypen und zahlreiche Subtypen bekannt. Das ca. 9600 Nukleotide lange RNA-Genom des Virus ist hoch variabel, da die RNA Polymerase keine „Proof reading"-Aktivität hat. Das virale Genom kodiert für ein einziges Polyprotein, das co- bzw. posttranslational in die einzelnen Virusproteine gespalten wird (siehe Tab. B8-1): das Kapsid-Protein C, die Hüllproteine E1 und E2 sowie die Nichtstrukturproteine NS2, NS3, NS4A, NS4B, NS5A, NS5B. Das Hüllprotein E2 hat eine hypervariable Region, die die Erkennung durch neutralisierende Antikörper erschwert. Im Serum sind die Viruspartikel häufig mit Antikörpern oder Lipoproteinen assoziiert.
Das HCV kann bei Raumtemperatur mehrere Tage infektiös bleiben. Es wird inaktiviert durch Detergentien, UV-Bestrahlung, Formalin, Hitzebehandlung (60 °C, 10 Minuten) oder Autoklavieren.
- **Erreger-Wirts-Beziehung**
  Replikation
Die Virusvermehrung erfolgt in Hepatozyten und in geringem Maß auch in Monozyten und Lymphozyten. An Bindung und Aufnahme des Virus in die Zelle sind verschiedene Rezeptoren beteiligt. Hierbei scheint das CD81 als Bindungsrezeptor zu fungieren. Nach der Fusion der Virushülle mit der Zellmembran wird das RNA-Genom ins Zytoplasma freigesetzt. Das virale Genom dient sowohl als mRNA für die Expression des HCV-Polyproteins, das von zellulären und viralen Proteasen in die verschiedenen Virusproteine gespalten wird (siehe oben), als auch als Matrize für eine Minusstrang-RNA, über die das Virusgenom vermehrt wird. Die Replikation der RNA erfolgt mithilfe des NS5B-Proteins, einer RNA-abhängigen RNA-Polymerase. Die Reifung der Viruspartikel findet an spezifischen Membranstrukturen im Zellinneren statt.

Infektionsverlauf
3–12 Wochen nach Infektion kommt es zu einem Anstieg der Virämie. Die Primärinfektion verläuft meist inapparent oder mit einer milden Symptomatik (Appetitlosigkeit, Oberbauchbeschwerden, Müdigkeit, eventuell Übelkeit, Gelenkbeschwerden, selten Fieber). Nach 12–27 Wochen werden im Blut Anti-HCV-Antikörper nachweisbar, die das Virus aber nicht neutralisieren. In 25% der Fälle kommt es zu einem ikterischen Verlauf mit Anstieg der Transaminasen. Die Symptomatik korreliert zeitlich mit dem Einsetzen einer

Hepatitis-C-Virus (HCV) (Fortsetzung)

adaptiven Immunantwort. Fulminante Verläufe sind selten. Bei ca. 40% der Infizierten kommt es zu einer Elimination des Virus (WHO 2002), der Rest der Infektionen verläuft chronisch. Eine chronische Infektion ist durch ein Persistieren der Virämie von über sechs Monate definiert. Durch die hohe Variabilität des RNA-Genoms, insbesondere im Bereich des Hüllproteins E2, entgeht das Virus der adaptiven Immunantwort. Zusätzlich beeinflusst HCV aktiv die angeborene Immunantwort, z.B. indem es Signalwege ausschaltet, die in infizierten Zellen in dem Moment aktiviert werden können, in dem die Replikation eines RNA-Virus erkannt wird. Auch die Vermehrung des Virus in der Leber hilft vermutlich, einer effektiven Immunantwort zu entgehen.

Ca. 20% der chronischen HCV-Infizierten entwickeln nach 20–25 Jahren eine Leberzirrhose; ca. 20% der Patienten mit einer Leberzirrhose entwickeln ein hepatozelluläres Karzinom. Die Ausbildung einer Leberfibrose bzw. -zirrhose ist stark davon abhängig, ob und wie viele zusätzliche leberschädigende Faktoren (z.B. Übergewicht, Alkoholkonsum, Koinfektionen) einwirken.

- **Epidemiologie und Übertragung**

Das enge Wirtsspektrum des HCV umfasst nur Menschen und Schimpansen, wobei der Mensch das Reservoir bildet. Das Virus ist weltweit verbreitet mit einer geschätzten Prävalenz von 3% der Weltbevölkerung. Es bestehen jedoch geographisch deutliche Unterschiede in der Verbreitung der HCV-Infektion.

Die Seroprävalenz einer HCV-Infektion liegt bei mitteleuropäischen Blutspendewilligen bei 0,1%. Es gibt ca. 400 000–500 000 HCV-Träger in Deutschland, weltweit ca. 170 Millionen.

Die HCV-Genotypen 1 bis 3 sind weltweit verbreitet, wobei 1a und 1b 60% der Infektionen ausmachen. Genotyp 1b herrscht bei Patienten in Mitteleuropa und Japan vor, 1a und 3a eher bei i.v. Drogenabhängigen. Die Genotypen 2 und 3 sprechen besser auf eine Interferon-Therapie an als der Genotyp 1.

Die Übertragung des HCV erfolgt parenteral, vorwiegend perkutan durch Blut oder Blutprodukte bzw. durch den gemeinsamen Gebrauch von Injektionskanülen bei Drogenabusus. Die Übertragung erfolgte in Mitteleuropa früher häufig durch Blutprodukte, aber auch durch invasive Eingriffe mit kontaminiertem Material, heute vorwiegend durch i.v. Drogenmissbrauch. Das Virus wird nicht in Stuhl oder Urin ausgeschieden. Eine sexuelle Übertragung ist möglich, aber selten, und vermutlich durch kleine Blutungen getriggert. Die Mutter-Kind-Übertragung wird mit 3–5% angegeben und ist vor allem bei hoher Virämie der Mutter beschrieben. Eine hohe Virämie (bis 10^6 infektiöse Einheiten/ml) findet man vorwiegend in der Inkubationszeit oder bei Immundefizienz (z.B. HIV-Koinfektion). Eine HCV-Übertragung beim Stillen ist unwahrscheinlich.

- **Krankheitsspektrum**

Die Inkubationszeit beträgt in der Regel 6–10 Wochen. 75–80% der Infektionen verlaufen ohne oder nur mit leichten, grippeähnlichen Symptomen. In 20–25% der Fälle entwickelt sich eine akute Hepatitis, die häufig mit Appetitlosigkeit, Oberbauchbeschwerden und Müdigkeit beginnt, begleitet von mäßig erhöhten Transaminasen und eventuell einem Ikterus. Die Entwicklung einer fulminanten Hepatitis ist außerordentlich selten. Ca. 60% der Infektionen im Erwachsenenalter verlaufen chronisch mit einer Transaminasen-Erhöhung über mehr als sechs Monate.

10–20% der chronisch Infizierten entwickeln nach 20–30 Jahren eine Leberzirrhose, ca. 5% sterben an deren Folgen oder an einem hepatozellulären Karzinom. Als Begleiterkrankungen können eine Kryoglobulinämie, eine Porphyria cutanea tarda und Glomerulonephritiden, aber auch Vaskulitiden und andere Autoimmunphänomene auftreten. Das Spektrum der klinischen Verläufe einer chronischen Hepatitis C ist sehr breit und reicht vom Fehlen einer nachweisbaren Lebererkrankung über milde Hepatitiden bis hin zur progredienten Leberzirrhose. Mit entscheidend für den Verlauf scheint das Vorliegen weiterer, leberschädigender Faktoren zu sein, wie z.B. Alkohol, Koinfektionen, Übergewicht etc.

- **Spezifische Diagnostik**

Zur Diagnose einer HCV-Infektion sollten zunächst spezifische Anti-HCV-Antikörper im Serum mittels EIA nachgewiesen werden. Bei einem positiven Nachweis sollte eine qualitative HCV-RNA-PCR folgen, die eine HCV-Virämie und damit eine aktive Infektion anzeigen. Alternativ können andere Nukleinsäure- [z.B. transcription mediated amplification (TMA)] oder Signal-Amplifikationsverfahren [branched DNA (bDNA)] oder ein Nachweis des HCV-Core-Antigen verwendet werden. Der Nachweis von Anti-HCV-IgM hilft nicht, eine akute von einer chronischen Infektion zu unterscheiden.

Bei Verdacht auf eine akute Infektion sollte 2–4 Wochen nach der möglichen Infektion ebenfalls ein Nachweis der HCV-RNA oder des HCV-Core-Antigens erfolgen, da Anti-HCV-Antikörper verzögert auftreten können. In der Inkubationszeit ist Anti-HCV negativ, HCV-RNA positiv. Nach durchschnittlich 7–8 Wochen werden mit den EIA der dritten Generation Anti-HCV-Antikörper nachweisbar. Ein isoliert positiver HCV-RNA Befund ist durch einen späteren Nachweis von Anti-HCV zu verifizieren. Bei Verdacht auf eine Mutter-Kind-Übertragung sollte beim Neugeborenen zwei Monate nach Geburt ein HCV-RNA-Nachweis erfolgen. Da mütterliche Antikörper beim Neugeborenen bis zu 18 Monate persistieren können, ist ein Anti-HCV-Nachweis erst danach sinnvoll.

Die Konstellation Anti-HCV-positiv, HCV-RNA (wiederholt) negativ zeigt eine durchgemachte Infektion an. Längere Zeit nach Viruselimination kann allerdings auch der Anti-HCV-Nachweis negativ werden.

Vor Einleitung einer Therapie sollte der HCV-Genotyp bestimmt werden und ein quantitativer HCV-RNA-Nachweis durchgeführt werden, um die HCV-Viruslast zu bestimmen. Unter Therapie muss das Therapieansprechen durch wiederholte quantitative HCV-RNA-Nachweise überprüft werden.

- **Spezifische Therapie**

Eine akute Hepatitis C kann durch eine 24-wöchige Therapie mit Interferon-α in über 90% der Fälle geheilt werden.

Hepatitis-C-Virus (HCV) (Fortsetzung)

Die Standardtherapie bei chronischer Hepatitis C (Transaminasen-Erhöhung mehr als sechs Monate) ist pegyliertes Interferon-α (1-mal/Woche) in Kombination mit Ribavirin. Bei chronischer Hepatitis C, bei der eine Virämie vorliegt und eine Progredienz der Erkrankung mit Risiko der Entwicklung einer Leberzirrhose besteht, sollte eine Therapie eingeleitet werden. Vor Therapiebeginn sollten zusätzliche Risikofaktoren einer Lebererkrankung (Alkohol- oder Drogenkonsum, Übergewicht, Diabetes mellitus, Koinfektionen) minimiert werden. Auch extrahepatische Manifestationen oder ein berufliches Übertragungsrisiko können eine Therapie-Indikation darstellen.

Für die Therapiedauer ist der HCV-Genotyp wichtig. Infektionen mit HCV-Genotyp 2 oder 3 werden momentan 24 Wochen, die restlichen Infektionen 48 Wochen behandelt. Nach zwölf Wochen sollte die Viruslast kontrolliert werden. Ist die Viruslast nicht um mehr als $2\log_{10}$ abgefallen oder beträgt sie noch über 30 000 IE/ml, ist ein Therapieansprechen unwahrscheinlich und man muss einen Therapieabbruch erwägen. Die Therapie-Empfehlungen werden aber weiter evaluiert und angepasst. Therapien sollten daher von erfahrenen Ärzten durchgeführt werden, die den aktuellen Stand der Literatur kennen. Die beste Prognose für ein Therapieansprechen haben Patienten mit Genotyp 2 oder 3 und einer niedrigen Viruslast, hier wird unter Therapie in über 90% der Fälle eine Viruselimination erreicht. Insgesamt liegen die Eliminationsraten bei 54–63%.

Bei terminaler Lebererkrankung ist eine Lebertransplantation indiziert. Eine Reinfektion ist nicht vermeidbar, scheint aber prognostisch nicht bedeutsam zu sein.

- **Prophylaxe**
Für HCV sind zurzeit keine Impfstoffe zur aktiven oder passiven Impfung verfügbar. Wichtig ist, das Risiko einer Übertragung zu minimieren. Hierzu gehört das Screening von Blutprodukten sowie von Blut-, Samen- und Organspendern, der Ausschluss von Risikospendern, eine ausreichende Sterilisation sämtlicher Instrumente, die bei ärztlichen oder zahnärztlichen Eingriffen verwendet werden, und die Bereitstellung von sauberen Nadeln und Spritzen für i.v. Drogenabhängige. Personen mit häufig wechselnden Geschlechtspartnern sollten Kondome verwenden. Da das Übertragungsrisiko von der Mutter auf das Kind gering ist, sind keine speziellen Verhütungsmaßnahmen erforderlich. Das Kind kann gestillt werden.

- **Meldepflicht**
Der Verdacht sowie Erkrankung und Tod an akuter Virushepatitis sind meldepflichtig. Der positive Nachweis von Anti-HCV oder HCV-RNA ist meldepflichtig, wenn bei der betroffenen Person keine chronische Hepatitis C bekannt ist und bereits gemeldet wurde.

- **Weiterführende Literatur**
Mertens Th, Haller O, Klenk HD. Hepatitis C Virus. In: Diagnostik und Therapie von Viruskrankheiten, Leitlinie der Gesellschaft für Virologie, 2. Aufl., pp. 108–114. Elsevier Urban & Fischer, München 2004.
Major ME, Rehemann B, Feinstone SF. Hepatitis C Viruses. In: Knipe DM, Holey PM (eds.): Fields Virology, 4th ed., Vol. 2, pp. 1127–1161. Lippincott Williams & Wilkins, Philadelphia 2001.
Wakita T, Pietschmann T, Kato T, Date T, Miyamoto M, Zhao Z, Murthy K, Habermann A, Krausslich HG, Mizokami M, Bartenschlager R, Liang TJ. Production of infectious hepatitis C virus in tissue culture from a cloned viral genome. Nat Med 11: 791–796, 2005.
Wright TL, Manns M: Hepatitis C. In: Boyer TD, Wright TL, Manns M (eds.). Zakim and Boyer's Hepatology, 5th ed.,Vol. 1, chapter 30, pp. 665–686. Elsevier Saunders, Philadelphia 2006.

Die Mechanismen, die zu einer Chronizität führen, sind bislang nicht genau verstanden. Eine Reihe von Faktoren scheinen eine Rolle zu spielen. Z.B. können Virusmutationen in immunogenen Bereichen (Epitopen) zu einem „Immunescape" führen. Eine initial hohe oder durch Immunescape weiter bestehende Viruslast führt zur Erschöpfung und Anergie der HCV-spezifischen T-Zellen. Bei Patienten mit chronischer Hepatitis C findet man zwar HCV-spezifische T-Zellen, diese sind aber kaum funktionsfähig, d.h., sie produzieren kaum Zytokine wie Interferon-γ (Wedemeyer et al. 2002). Der angeborenen Immunität scheint bei der Immunpathogenese der Hepatitis C eine große Bedeutung zuzukommen. So können z.B. Bestandteile des HC-Virus (E2-Protein) durch Interaktion mit CD81, dem Oberflächenrezeptor für das HCV, natürliche Killerzellen (NK) in ihrer Funktion hemmen (Crotta et al. 2002). CD81 ist auch auf B-Lymphozyten zu finden, sodass das HC-Virus über diesen Weg zu unspezifischer Aktivierung von B-Lymphozyten und Bildung von Immunkomplexen unklarer Zusammensetzung führen kann. Hierdurch könnte das gehäufte Auftreten von meist niedrigtitrigen Autoantikörpern erklärt werden, wie antinukleäre Antikörper (ANA), Antikörper gegen glatte Muskelzellen (SMA) sowie vor allem Liver-Kidney-Microsomes-Antikörper (Anti-LKM) im Serum. Ebenso ist die chronische HCV-Infektion die häufigste Ursache der gemischten essentiellen **Kryoglobulinämie** und ist assoziiert mit dem Auftreten eines malignen Non-Hodgkin-B-Zelllymphoms (Manns und Rambusch 1999).

4.2.4 Hepatitis G oder GB-Virus Typ C

Das „Hepatitis-G"-Virus oder GB-Virus Typ C wird hauptsächlich vertikal und durch Sexualkontakte, aber auch parenteral durch Blut und Blutprodukte übertragen. Das Virus findet sich in Deutschland bei rund 2% der gesunden Blutspender. Anti-GBV-C-Antikörper, die gegen das E2-Protein des Virus gerichtet sind und auf eine durchgemachte GBV-C-Infektion hindeuten, sind bei mehr als 10% der Bevölkerung nachweisbar.

Nach der Erstbeschreibung einer Infektion mit HGV im Zusammenhang mit einer Hepatitis wurde vermutet, es handele sich um einen Hepatitiserreger. Daher wurde das Virus anfänglich als Hepatitis-G-Virus bezeichnet. In weiteren Untersuchungen bestätigte sich diese Annahme jedoch nicht, sodass nicht von einem Hepatitisvirus ausgegangen werden kann. Daher ist die bessere Bezeichnung GB-Virus Typ C (GBV-C).

Bisher sieht es so aus, als ob das Virus für Menschen nicht pathogen ist. Interessant ist, dass eine persistierende GBV-C Virämie **bei Patienten mit einer HIV-Infektion einen Überlebensvorteil** für den HIV-Patienten zu haben scheint. Mehrere Arbeitsgruppen konnten feststellen, dass HIV-Patienten mit einer GBV-C-Koinfektion weniger häufig das Endstadium AIDS entwickeln als HIV-Patienten ohne GBV-C-Infektion oder Patienten mit ausgeheilter GBV-C Infektion (positive Anti-GBVc-Antikörper) (Tillmann et al. 2001, Williams et al. 2004). Dieser Effekt war auch im Zeitalter der kombinierten antiretroviralen Therapie noch signifikant. Daher sollte die GBV-C-Diagnostik bei Patienten mit HIV eine Rolle spielen.

„Hepatitis-G"-Virus (HGV)/GB-Virus Typ C (GBV-C)

Ulrike Protzer

- **Erregerbeschreibung**
  Umhülltes Positivstrang-RNA-Virus (ca. 9,5 kb) aus der Familie der Flaviviridae, das aber eine eigene Gattung bildet. Das „Hepatitis-G"-Virus wurde zunächst aus Hepatitispatienten isoliert. Da sich seine Bedeutung als Hepatitiserreger aber nicht bestätigen ließ, wird jetzt häufig wieder die synonyme Bezeichnung GB-Virus Typ C verwendet. Das Virus ist entfernt verwandt mit dem HCV, repliziert aber nicht leberspezifisch und ist deutlich weniger variabel.

- **Erreger-Wirts-Beziehung**
  Das Virus kann durch Blutkontakte übertragen werden, z.B. bei Bluttransfusionen oder durch Nadeln bei Drogenabusus. Eine sexuelle sowie eine vertikale Übertragung sind möglich. Es gibt daher nicht selten Koinfektionen bei HIV-Positiven. Die Infektion persistiert häufig, es ist eine jahrelange Virämie nachweisbar. In einigen Studien wurde eine Senkung der HIV-assoziierten Mortalität bei GBV-C-Virämie beschrieben. Als Ort der Replikation werden Blutlymphozyten vermutet. Mit Erscheinen von Antikörpern gegen E2-Hüllprotein verschwindet die Virämie.

- **Epidemiologie**
  Das Virus ist weltweit verbreitet, vermutlich spezifisch für Primaten. Es besteht eine jahrelange Virämie, die dann spontan abklingt. Die Prävalenz der Virämie liegt bei 1–2%, bei Personen mit Risiko für parenterale oder sexuelle Infektionen (Dialysepatienten, HIV-Positive) deutlich höher.

- **Krankheitsspektrum**
  Das Virus verursacht keine Hepatitis. Bisher gibt es keinen sicheren Hinweis auf ein pathogenetische Bedeutung des Virus beim Menschen und keine sichere Krankheitsassoziation. Die beobachtete, häufig persistierende Virämie scheint asymptomatisch zu sein. Ein positiver Einfluss einer GBV-C-Virämie auf den Verlauf einer fortgeschrittenen HIV-Infektion wird diskutiert.

- **Spezifische Diagnostik**
  Nachweis der für „HGV"-RNA im Blut mittels PCR; Nachweis von Anti-E2-Antikörpern bei überstandener Immunität. Es sind keine kommerziellen Tests verfügbar.

- **Prophylaxe**
  Eine spezifische Prophylaxe ist nicht verfügbar, aber aus medizinischer Sicht auch nicht erforderlich.

- **Weiterführende Literatur**
  Mertens Th, Haller O, Klenk HD. Hepatitis B Virus. In: Diagnostik und Therapie von Viruskrankheiten, Leitlinie der Gesellschaft für Virologie, 2. Aufl., pp. 123–125. Elsevier Urban & Fischer, München 2004.
  Feucht HH, Zöllner B, Polywka S, Knodler B, Schroter M, Nolte H, Laufs R. Distribution of hepatitis G viremia and antibody response to recombinant proteins with special regard to risk factors in 709 patients. Hepatology 26: 491–494, 1997.
  Linnen J, Wages I Jr., Zhang-Keck ZY, Fry KE, Krawczynski KZ, Alter H, Koonin E, Gallagher M, Alter M, Hadziyannis S, Karayiannis P, Fung K, Nakatsuji Y, Shih JW, Young L, Piatak M Jr, Hoover C, Fernandez J, Chen S, Zou JC, Morris T, Hyams KC, Ismay S, Lifson JD, Hess G, Foung SK, Thomas H, Bradley D, Margolis H, Kim JP. Molecular cloning and disease association of hepatitis G virus: a transfusion-transmissible agent. Science 271: 505–508, 1996.
  Simons JN, Lear TP, Dawson GJ et al. Isolation of novel virus-like sequences associated with human hepatitis. Nat Med 1: 564, 1995.
  Tillmann HL, Heiken H, Knapik-Botor A, Heringlake S, Ockenga J, Wilber JC, Goergen B, Detmer J, McMorrow M, Stoll M, Schmidt RE, Manns MP. Infection with GB virus C and reduced mortality among HIV-infected patients. N Engl J Med 345: 715–724, 2001.
  Williams CF, Klinzman D, Yamashita TE, Xiang J, Polgreen PM, Rinaldo C, Liu C, Phair J, Margolick JB, Zdunek D, Hess G, Stapleton JT. Persistent GB virus C infection and survival in HIV-infected men. N Engl J Med 350: 981–990, 2004.

5 Klinik

5.1 Akute Hepatitis

Das klassische Leitsymptom der akuten Virushepatitis ist der **Ikterus**. Weitere Symptome sind Hautjucken, Übelkeit und Inappetenz. Bei schweren Verläufen kommen eine Blutungsneigung und eine Enzephalopathie dazu. Infektionen mit Hepatitiserregern können aber auch völlig asymptomatisch verlaufen.

5.1.1 Anamnese

Die Infektion mit Hepatitiserregern kann sowohl enteral (fäkal-oral) als auch parenteral erfolgen.

Häufige Infektionsquellen für eine enteral übertragene Hepatitis sind roh oder ungenügend gekochte Muscheln, Austern oder andere Schalentiere sowie nicht abgekochtes Wasser insbesondere bei Auslandsreisen in tropischen oder subtropischen Länder (Hadem et al. 2004).

Eine parenterale Übertragung kann bei Kontakt mit Blut oder kontaminierten Instrumenten, z.B. bei Operationen, Bluttransfusionen, intravenösem Drogengebrauch, Nadelstichverletzungen oder bei ungeschütztem Sexualverkehr erfolgen. Nach erkrankten Kontaktpersonen ist zu fragen. Auch sollte nach bereits früher erhöhten Leberwerten gefragt werden, da sich unter Umständen eine chronische Hepatitis mit entzündlichem Schub als akute Hepatitis präsentieren kann.

5.1.2 Klinische Symptomatik

Die klinische Symptomatik wird durch das Immunsystem des Infizierten, nicht durch das Virus selbst hervorgerufen. Daher ist das klinische Erscheinungsbild sehr variabel und reicht von asymptomatischen bis hin zu schweren Krankheitsverläufen mit fulminantem Leberversagen.

Ein klassischer Verlauf hat eine relativ lange Inkubationszeit (30–200 Tage), gefolgt von folgenden Stadien:

- **Prodromalstadium:** Bei Kindern sind Leibschmerzen und Erbrechen häufig. Bei Erwachsenen stehen Glieder- und Muskelschmerzen im Vordergrund, außerdem gastrointestinale Symptome, Abneigung gegen Essen und Rauchen. Flüchtige Exantheme, eine Polyarthritis und die sehr seltene Glomerulonephritis sind als Zeichen einer systemischen Immunreaktion zu werten.
- **Ikterische Krankheitsphase:** Die meisten Patienten mit akuter Virushepatitis klagen über Hautjucken und bemerken einen Ikterus sowie eine Dunkelfärbung des Urins und eine Entfärbung des Stuhls. Ein Ikterus kann zwar bei allen Hepatitisinfektionen vorkommen, muss aber nicht zwangsläufig auftreten. So ist er zum Beispiel sehr selten bei der akuten Hepatitis A im Kindesalter, dagegen tritt er bei über 70% der akuten HAV-Infektionen im Erwachsenenalter auf. Bei der akuten Hepatitis B kommt es in ca. 30% der Fälle zu einem ikterischen Krankheitsbild. Die akute HCV-Infektion geht nur selten einem Ikterus einher. Fieber kann auftreten. Gelenkbeschwerden sind häufige extrahepatische Manifestationen der Erkrankung, selten sind Urtikaria, Vaskulitiden, Myopathien, Begleitpankreatitiden, Aszites und Pleura-Ergüsse.
- **Rekonvaleszenzphase:** Auch nach Normalisierung der erhöhten Transaminasen kann die körperliche Leistungsfähigkeit über einen längeren Zeitraum eingeschränkt sein. Über Monate besteht eine Abneigung gegen Alkohol und fette Speisen. Dies wird auch als „posthepatitisches Syndrom" beschrieben.

5.1.3 Körperlicher Untersuchungsbefund

Die Leber ist meistens tastbar und druckdolent, da es zur Leberschwellung mit Kapselspannung kommt. In einem Viertel der Fälle ist auch eine Milzvergrößerung nachweisbar. Tastbare Lymphknotenschwellungen sind selten. Einen Ikterus erkennt man am frühesten durch die Gelbfärbung der Skleren. Ein Ikterus muss aber nicht vorhanden sein. Vorübergehend können Spider-naevi (Teleangiektasien) auftreten.

5.2 Chronische Hepatitis

Die enteral übertragenen Virusinfektionen (Hepatitis A und Hepatitis E) heilen aus und werden nicht chronisch. Die Chronizität der HBV-Infektion liegt bei 5–10%, wenn die Infektion im Erwachsenenalter auftritt. Kommt es dagegen zu einer Infektion in der Perinatalperiode oder im ersten Lebensjahr, so steigt die Chronizitätsrate auf über 90%. Die HCV-Infektion verläuft in 50–80% chronisch. Eine Infektion mit HDV kommt nur zusammen mit HBV vor. Sie kann als Simultaninfektion oder als Superinfektion erfolgen und führt in 5% bei Simultan- und in 70–90% bei Superinfekion zu schweren, chronischen Verläufen. Folgen einer chronischen Virushepatitis können die Ausbildung einer **Leberzirrhose** und die Entwicklung eines **primären Leberzellkarzinoms** sein.

5.2.1 Anamnese

Die Anamnese ist oft schwierig, da es außer einem Ikterus, der aber nur bei 10–30% der Erkrankten auftritt, keine spezifischen körperlichen Symptome gibt. In der Regel fallen die Patienten mit einer chronischen Virushepatitis durch erhöhte Transaminasen auf. Aber auch hier können bis zu 20% der Patienten mit einer chronischen Hepatitis dauerhaft oder intermittierend normale Transaminasen aufweisen. Zwei Drittel der Patienten mit chronischer Hepatitis C berichten z.B. über Abgeschlagenheit, Müdigkeit (Müdigkeit = Schmerz der Leber) und Leistungsverlust. Einige Patienten klagen über ein Druckgefühl im Oberbauch. Zwischen der Höhe der Transaminasen und der Beschwerdeintensität gibt es keine gute Korrelation.

In der Vorgeschichte ist nach möglichen Risikofaktoren zu fragen. Die HBV-Infektion wird bei Erwachsenen in zwei Drittel aller Fälle durch ungeschützten Sexualverkehr mit HBV-positiven Personen übertragen. Weitere Übertragungsmöglichkeiten sind kontaminierte Blutprodukte, Spritzen, z.B. bei Drogenmissbrauch oder Nadelstichverletzungen im medizinischen Bereich. Die Hauptübertragungsquelle bei der HCV-Infektion ist der intravenöse Drogenabusus. Übertragung einer Infektion durch Blutprodukte ist selten geworden (0,01% für Hepatitis-B-Virus und 0,005% für Hepatitis-C-Virus). Für das HCV stehen seit 1990 geeignete Testsysteme zur Verfügung. Deshalb sollte man nach Bluttransfusionen vor 1990 fragen. In dieser Zeit haben sich auch viele Patienten mit Hämophilie und Dialysepatienten angesteckt. Das Herkunftsland des Patienten ist von großer Bedeutung. Die Hepatitis B und C ist beispielsweise wesentlich häufiger in (Süd-) Osteuropa, Asien oder Afrika. Migranten aus diesen Regionen haben deshalb eine höhere Wahrscheinlichkeit, eine chronische Virushepatitis zu haben.

Tab. B8-3 Klinische Zeichen bei Leberzirrhose.

Hautzeichen	Erklärung
Ikterus	Gelbfärbung der Haut, Schleimhäute und der Skleren (zuerst) durch Anstieg des Bilirubins. Meist sichtbar ab einem Bilirubin-Anstieg auf das 2fache der Norm
Xanthome, Xanthelasmen, Kratzspuren durch Juckreiz	Bei schwerer Cholestase steigen auch die Serum-Phospholipide und das Serum-Cholesterin an.
Spider naevi oder Lebersternchen	Arterielle Gefäßerweiterung mit sternförmiger Gefäßsprossung. Bei Aufdruck eines Glasspatels blassen die Sternchen ab und füllen sich anschließend wieder auf.
Caput medusae	Venenerweiterungen im Bereich des Abdomens als Zeichen der portalen Hypertension
Geldscheinhaut mit Weißfleckung, Lackzunge, Lacklippen, Palmarerythem	Atrophie der Haut mit arteriellen Kapillargefäßerweiterungen
Weißnägel	vermutlich Ausdruck einer gestörten Proteinsynthese
Petechien und Ekchymosen	kleine Blutungen bei fortgeschrittener Zirrhose oder Leberversagen durch Gerinnungsstörungen
Körperliche Symptome	**Ursache**
Dupuytren-Kontraktur	Strangförmige Verhärtung und Schrumpfung an der Palmaraponeurose unklarer Pathogenese führen zur Beugekontraktur des 4./5. Fingers.
Gynäkomastie, Hodenatrophie, Muskelatrophie, Rückgang der Körper- und Schambehaarung	unzureichender Abbau von Östrogen
Aszites	Störung der Homöostase durch erhöhten hydrostatischen Druck in den Kapillaren des Peritoneums und verminderten onkotischen Druck in den Kapillaren des Peritoneums als Zeichen der portalen Hypertension
Ösophagusvarizen/Fundusvarizen	Erweiterung der Venen im Rückstaugebiet der V. gastrica sinistra als Zeichen der portalen Hypertension (Durchführung einer oberen Intestinoskopie ist bei einer Leberzirrhose immer zu empfehlen).
Splenomegalie	Vergrößerung der Milz (oft auch einhergehend mit einer Thrombopenie) als Zeichen der portalen Hypertension (V. lienalis).
Curveilhier von Baumgarten-Syndrom	Wiedereröffnung der Umbilicalvene als Zeichen der portalen Hypertension
Enzephalopathie	Einteilung in vier Schweregrade. Hyperammoniämie und damit ein erhöhter Ammoniakspiegel im Liquor durch sinkende Entgiftungskapazität der Leber

5.2.2 Klinischer Untersuchungsbefund

Patienten mit einer chronischen Virushepatitis zeigen kaum spezifische klinische Untersuchungsbefunde. Erst bei Auftreten einer Leberzirrhose kann man eindeutige klinische Befunde erheben. Besonders sollte auf die so genannten Leberhautzeichen geachtet werden (Tab. B8-3). Aszites und Enzephalopathie werden erst bei einer dekompensierten Leberzirrhose beobachtet. Gewichtsverlust und Muskelatrophie können vorhanden sein. Als extrahepatische Manifestationen der chronischen Hepatitis findet sich bei einem Teil der Patienten, auch ohne das Bestehen einer Leberzirrhose, eine Vaskulitis mit polyarthritischen Beschwerden, neurologischen Veränderungen oder eine Glomerulonephritis. Bei einer chronischen Hepatitis C tritt häufig eine Kryoglobulinämie auf, die aber nicht immer mit Symptomen einhergeht (Tab. B8-4).

Tab. B8-4 Extrahepatische Manifestationen bei Virushepatitis (Manns und Rambusch 1999, Pyrsopoulos und Reddy 2001, Tillmann und Schwarz 2003).

Hepatitis A und E	
unspezifische Hautsymptome	Bei der Hepatitis A sind meist makulopapulöse Exantheme zu beobachten, seltener treten leukozytoklastische Vaskulitis und thrombozytopenische Purpura auf. Bei Patienten mit Hepatitis-E-Infektion werden urtikariellen Läsionen beobachtet.
Hepatitis B (10–20% aller Patienten) – Pathogenese: vermutlich Immunkomplexe gekoppelt an HBsAg	
Serumkrankheit-ähnliches Syndrom	In der Prodromalphase der akuten HBV-Infektion können Fieber, abdominelle Schmerzen, Arthralgien, Exanthem, Urtikaria, Angioödem, selten auch durch Hämaturie und Proteinurie auftreten.
Polyarteritis nodosa	40–50% der Patienten mit Polyarteritis nodosa sind HBsAg-positiv. Es handelt um eine systemische, nekrotisierende Arteritis mittelgroßer Arterien, die mit Fieber, Myalgien, Koliken, Nierenbefall, neurologischen Symptomen (z.B. Polyneuropathie) und Hautveränderungen einhergeht.
Arthralgien, Arthritis	Alle Gelenke können betroffen sein und nicht auf ein Gelenk festgelegt. Die Entzündung ist nicht destruierend und kann unabhängig von der Entzündung in der Leber auftreten und persistieren. Meist sind Frauen betroffen.
membranöse Glomerulonephritis, seltener membranoproliferative Glomerulonephritis	In Ländern mit hoher HBV-Prävalenz (Asien) häufigste Ursache eines nephrotischen Syndroms bei Kindern, besonders bei Jungen im Alter von 6–7 Jahren.
infantile papulöse Akrodermatitis (Gianotti-Crosti-Syndrom)	Entzündliche Hautkrankheit meist infolge akuter HBV-Infektion bei Kindern mit Trias von nichtjuckendem lichenoid-papulösen Exanthem an Wangen und Extremitäten, generalisierter Lymphknotenschwellung und Hepatitis.
Hepatitis C (30–90% aller Patienten in unterschiedlicher Ausprägung)	
gemischte Kryoglobulinämien (Typ II und III)	Chronisch rezidivierende Immunkomplex-Vaskulitiden mit Nachweis abnormaler, kältepräzipitierender Serumproteine. Bei den gemischten Kryoglobulinämien kommt es zum Auftreten von Immunkomplexen aus polyklonalem IgG und monoklonalem IgM (Typ II) oder polyklonalem IgM (Typ III). Klinische Manifestationen reichen von milder Vaskulitis, Müdigkeit, Arthralgien bis hin zu schweren Formen mit Beteiligung des Nervensystems und der Nieren. Entwicklung eines Raynaud-Phänomens.
membranoproliferative Glomerulonephritis	Mit Kryoglobulinen assoziiert, sodass auch der Ausdruck „kryoglobulinämische Glomerulonephritis" benutzt wird.
Porphyria cutanea tarda	Porphyrin-Stoffwechselstörung (20% heriditär, 80% erworben). Hohe Prävalenz in Südeuropa. Hyperpigmentierung der sonnenexponierten Haut und vor allem eine hohe Verletzlichkeit der mechanisch beanspruchten Haut mit Blasen, Milien und Narben.
Lichen ruber planus	Hell-livide, juckende Papeln vor allem an Handbeugen, Mundschleimhaut, Genitale, Streckseite der Unterschenkel und Sakralregion. Die Mundschleimhautläsionen sind oft durch eine weißliche, farnkrautartige Zeichnung gekennzeichnet.
Sjögren-Syndrom (nicht primär), Sicca-Syndrom, Uveitis	Lymphozytäre Sialadenitis mit Funktionsstörung der Speicheldrüsen. Anders als beim primären Sjögren-Syndrom finden sich aber keine spezifischen Antikörper.
Autoimmunthyreoiditis	Bereits vor einer Interferon--Behandlung finden sich gehäuft Autoimmunthyreopathien bei Patienten mit chronischer Hepatitis C.

5.3 Besondere Verlaufsformen

5.3.1 Cholestatische Virushepatitis

In vielen Fällen verläuft die akute Virushepatitis mit cholestatischen Symptomen, diese können auch ganz im Vordergrund stehen. Differentialdiagnostisch ist diese Verlaufsform von einer extrahepatischen Cholestase oder einer medikamenteninduzierten Cholestase abzugrenzen.

5.3.2 Fulminante Hepatitis

Die fulminante Virushepatitis ist definiert als Auftreten von **akutem Leberversagen** und **hepatischer Enzephalopathie** innerhalb kurzer Zeit nach Auftreten des Ikterus. Man unterscheidet ein hyperakutes Leberversagen (innerhalb von sieben Tagen nach Ikterus), ein akutes Leberversagen (bis 28 Tage nach Ikterus) und ein subakutes Leberversagen (bis 72 Tage nach Ikterus).

Der Anteil der einzelnen Erreger an den fulminanten Hepatitiden ist regional unterschiedlich. In Entwicklungsländern Südostasiens steht bei schwangeren Patientinnen die Hepatitis E mit 20% fulminanten Verläufen im Vordergrund. In Industrieländern wird die höchste Rate von fulminanten Verläufen (1%) durch die HBV/HDV-Simultan-Infektion verursacht. Aber auch die akute HBV-Monoinfektion kann fulminant verlaufen. Eine fulminante Hepatitis C ist extrem selten. Unabhängig vom Erreger werden fulminante Verläufe vor allem bei jüngeren und dann wieder bei Patienten über 50 Jahren beobachtet.

Innerhalb von 1–4 Wochen kommt es bei fulminanter Hepatitis ohne eine Lebertransplantation zu einem meist tödlichen Leberversagen. Die Patienten haben in der Regel einen ausgeprägten Ikterus, werden lethargisch, somnolent, verwirrt und letztlich komatös. Insgesamt werden vier Stadien des Leberkomas unterschieden. Klinisch imponiert ein **Foetor hepaticus**. Aufgrund der verminderten Lebersyntheseleistung für Gerinnungsfaktoren besteht eine ausgeprägte Blutungsneigung, wobei gastrointestinale Blutungen im Vordergrund stehen. Die anfangs massiv erhöhten Transaminasen fallen relativ rasch ab, parallel dazu kommt es zum Abfall der Lebersyntheseleistung. Prinzipiell ist ein Leberkoma reversibel, jedoch steigt die Letalität in fortgeschrittenen Stadien auf über 70%. Die orthotope **Lebertransplantation** stellt hier die einzige therapeutische Option dar. Die Prognose ohne Transplantation ist abhängig vom Erreger. Bei fulminanter Hepatitis B liegt die Letalität unbehandelt (siehe Abschnitt 7.2.1) bei 80%, bei der fulminanten Hepatitis A bei ca. 50%.

6 Diagnostik

6.1 Klinische Chemie

Die klinisch-chemischen Laborbefunde zeigen in der Regel ein charakteristisches Bild und erlauben in der Mehrzahl der Fälle, die akute Virushepatitis von Lebererkrankungen anderer Genese abzugrenzen. Bewiesen wird die Diagnose Virushepatitis durch die **virologische Diagnostik.** Differentialdiagnostisch kann zusätzlich die bildgebende Diagnostik eingesetzt werden. Durch Virushepatitiden bedingte Leberparenchym-Veränderungen werden mithilfe der Histopathologie diagnostiziert.

6.1.1 Leberenzyme

Die Erhöhung der Transaminasen GOT (AST) und der GPT (ALT) steht im Vordergrund. Durch Zerfall von Hepatozyten werden diese Enzyme aus den Zellen freigesetzt, und ihre Aktivität ist im Serum nachweisbar. Die Transaminasen sind schon in der Prodromalphase erhöht und erreichen in der Regel beim Auftreten des Ikterus ihr Maximum. Bei der akuten Virushepatitis können die Transaminasen bis zum 100fachen der oberen Normgrenze erhöht sein. Diese Höhe wird außer beim Schock, beim akuten Rechtsherzversagen mit Leberstauung oder bei toxischer Leberschädigung (Halothan, Paracetamol oder Phalloidin) bei keiner anderen Erkrankung der Leber beobachtet. Von diesen Erkrankungen lässt sich die akute Hepatitis auch durch ein charakteristisches Verhältnis von GOT (AST) zu GPT (ALT) von unter 1 abgrenzen (De-Ritis-Quotient, De und Cacciatore 1978). Weitere Enzyme wie die GLDH und LDH sind nur von geringerer Bedeutung, jedoch weist die LDH vor allem bei Schock, Rechtsherzversagen und toxischen Leberschäden häufig noch höhere Werte auf als die Transaminasen und kann hierbei für die Differentialdiagnose von Bedeutung sein.

Die alkalische Phosphatase und die γ-GT sind bei der akuten Virushepatitis, wenn überhaupt, oft nur um das 2- bis 3fache erhöht; bei cholestatisch verlaufenden Hepatitiden findet man jedoch auch deutlich höhere Werte.

6.1.2 Serum-Bilirubin

Klinisch erkennt man einen Ikterus, wenn das Serum-Bilirubin Werte von 3 mg/dl erreicht. Es handelt sich dann um einen ikterischen Verlauf der Virushepatitis. Erhöht sind direktes und indirektes Bilirubin. Bilirubin-Transport, -Konjugation und -Exkretion sind bei der Virushepatitis in unterschiedlichem Ausmaß gestört. Zusätzliche Komponenten wie Hämolyse können zu einem weiteren Anstieg des indirekten Bilirubins führen. Störungen im Bilirubin-Metabolismus führen schon in der Frühphase der Erkrankung zur Bilirubinurie und sind häufig ein erstes Zeichen für eine zugrunde liegende Hepatitis. Bei ikterischen Verläufen der Virushepatitis kommt es zu einem verzögerten Abfall des erhöhten Serum-Bilirubins.

6.1.3 Gerinnungsparameter

Bei der unkompliziert verlaufenden Hepatitis ist die Prothrombin-Zeit nicht verlängert. Ein Anstieg der Prothrombin-Zeit deutet auf eine Einschränkung der Lebersyntheseleistung hin, ihr Abfall (Quick-Wert < 15%) ist prognostisch ungünstig. Bei lang bestehenden ikterischen Zuständen ist die Vitamin K-Resorption vermindert, sodass stets ein Versuch mit parenteral verabreichtem Vitamin K gemacht werden sollte. Fehlender Anstieg des Quick-Wertes unter dieser Therapie deutet dann auf eine schwere Leberfunktionsstörung hin.

6.1.4 Blutbild

In der Regel ist bei der akuten Hepatitis das Blutbild nicht verändert. Eine Leukopenie mit relativer Lymphozytose kann vorkommen, ein Abfall des Hämoglobins mit Retikulozytose deutet auf eine zusätzliche Hämolyse hin, jedoch sind Coombs-positive hämolytische Anämien selten. Die Thrombozyten sind bei der akuten Hepatitis im Normbereich, ein Abfall der Thrombozyten wird bei der komplizierten Hepatitis beobachtet. Eine Thrombozytopenie kann Ausdruck einer Splenomegalie bei Patienten mit Leberzirrhose und portaler Hypertension sein. Eine seltene Folgeerkrankung der akuten Virushepatitis ist die aplastische Anämie.

6.1.5 Weitere klinisch-chemische Befunde

Die restlichen klinisch-chemischen Befunde sind meist unauffällig. Serum-Albumin und Serum-Immunglobuline sind bei der akuten Hepatitis praktisch immer normal. Lediglich bei der Hepatitis A beobachtet man einen Anstieg der IgM-Konzentration. Hypoglykämien werden vereinzelt beobachtet und durch eine Störung der Glukoneogenese und der Glykogenspeicherung erklärt. Serum-Eisen und andere Spurenelemente wie Kupfer und Mangan sind einerseits durch verminderte Speicherung in der Leber, andererseits durch erhöhte Freisetzung aus untergehenden Leberzellen erhöht.

6.1.6 Autoantikörper

Bei chronischen Virushepatitiden können Autoantikörper nachweisbar sein, die manchmal die Abgrenzung zu einer Autoimmunhepatitis schwierig machen. Insbesondere bei der chronischen Hepatitis C finden sich in bis zu 50% der Fälle Autoantikörper. Extrahepatische Manifestationen, insbesondere bei der chronischen Hepatitis B und C, können sich auch in Form von Autoimmunphänomenen bemerkbar machen (siehe Tab. B8-4).

6.2 Virologische Diagnostik

Bei klinischem und laborchemischem Verdacht auf eine Virushepatitis muss die **differentialdiagnostische Zuordnung** anhand der virologischen Parameter erfolgen (Abb. B8-3). Da ursächlich die Hepatitisviren A bis E infrage kommen, sollte eine abgestufte Diagnostik für diese Erreger erfolgen. Hierbei sollte parallel auf HAV, HBV, HCV und HEV getestet werden. Da eine HDV-Infektion nur auf dem Boden einer HBV-Infektion auftreten kann, ist die Diagnostik für HDV nur bei HBsAg-positiven Patienten sinnvoll und notwendig.

- Zur Diagnose einer akuten **HAV-Infektion:** Nachweis von Anti-HAV-IgM im Serum; Anti-HAV-IgG zeigt Immunität bei zurückliegender Infektion an. Der Nachweis der HAV-RNA im Stuhl und im Blut ist möglich und zeigt eine aktive Virusvermehrung an.
- Zur Diagnose einer **HBV-Infektion:** Zunächst Nachweis von HbsAg und Anti-HBc (gesamt); bei positivem Nachweis oder klinischem Verdacht auf eine akute Hepatitis Test auf HBeAg und Anti-HBc-IgM; HBsAg zeigt eine aktive HBV-Infektion an, Anti-HBc-IgM eine akute Infektion.

Ergänzend sollten als serolgischer Parameter bei negativem HBeAg Anti-HBe bestimmt werden sowie die

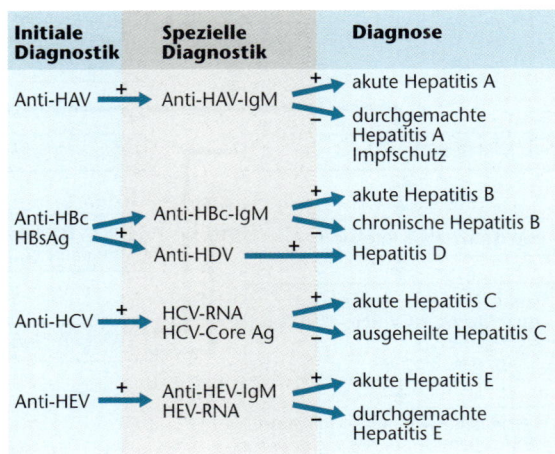

Abb. B8-3 Diagnostischer Stufenplan bei Virushepatitis.

HBV-DNA quantitativ, da HBeAg Positivität und die Virämie prognostische Relevanz haben. Der Nachweis von Anti-HBs bei negativem HBsAg zeigt eine Immunität bzw. eine durchgemachte Infektion an (siehe Tab. B8-2).

Um die Ausheilung einer akuten Infektion zu überwachen, sollen nach sechs Wochen und dann vierteljährlich HBsAg, HBV-DNA quantitativ und Anti-HBs bestimmt werden.

Bei chronischer Infektion sollten vierteljährlich HBeAg und HBV-DNA kontrolliert werden, bei Negativierung HbsAg und Anti-HBe. Als Therapie-Monitoring sollte alle 3 Monate HBV-DNA quantitativ im Serum bestimmt werden. Unter Therapie mit Nukleos(t)id-Analoga sollte das Auftreten von Resistenzen überwacht werden. Die quantitative Bestimmung von HBsAg unter Therapie kann Aufschlüsse über einen Einfluss auf die virale Persistenzform (cccDNA) geben.

Die Bestimmungen der HBV-Genotypen (A bis G) sollte bei geplanter Interferon-Therapie erfolgen, da Patienten mit bestimmten HBV-Genotypen besser auf Interferon-α ansprechen (Erhardt et al. 2005).

- Zur Diagnose einer **HCV-Infektion:** Nachweis von Anti-HCV im Serum. Bei positivem Ergebnis (oder Verdacht auf akute Infektion): Nachweis von HCV-RNA (z.B. mittels RT-PCR) oder alternativ von HCV-Core-Antigen. HCV-RNA oder HCV Core-Antigen zeigen eine aktive Infektion an. Bei fehlendem Nachweis Anti-HCV bestätigen (durchgemachte Infektion); zur Therapieplanung ist die Bestimmung des HCV-Genotyps und ein quantitativer HCV-RNA-Nachweis wichtig; zum Therapiemonitoring sollte ein quantitativer HCV-RNA-Nachweis im Verlauf erfolgen; bei akuter Infektion oder Immunsuppression kann der Anti-HCV-Nachweis noch negativ sein (Abb. B8-4).
- Zur Diagnose einer **HDV-Infektion:** Nachweis von Anti-HDV im Serum (nur bei positivem HBsAg!); Unterscheidung akute/chronische Infektion mittels IgM schwierig; Beweis einer aktiven Infektion mittels RT-PCR auf HDV-RNA.
- Zur Diagnsoe einer **HEV-Infektion:** Nachweis von Anti-HEV-IgG; bei akuter Infektion Anti-HEV-IgM positiv (cave: falsch positive Nachweise), zum Nachweis einer aktiven Infektion HEV-RNA mittels RT-PCR testen.

Zum virologisch-diagnostischen Vorgehen siehe auch Abbildung B8-3 und Tabelle B8-2.

6.3 Bildgebung

Die Oberbauchsonographie ist als bildgebendes Verfahren für die Diagnosestellung der akuten Hepatitis nicht nötig. Der Ultraschall wird aber als primäre Screening-Untersuchung bei allen Lebererkrankungen eingesetzt, da er Hinweise auf parenchymale Veränderungen geben kann und hilft, fokale Läsionen wie z.B. Zysten, Abszesse oder Tumoren abzugrenzen. Von Bedeutung ist diese Untersuchungsmethode damit vor allem für die Differentialdiagnostik, unter anderem zum Ausschluss von Gallenabfluss-Störungen bei ikterischen Patienten und zum Nachweis von Aszites.

Große Bedeutung hat die Sonographie für die Verlaufskontrollen bei chronischen Hepatitiden. Auch wenn die Diagnosestellung alleine mittels Ultraschall ohne Leber-

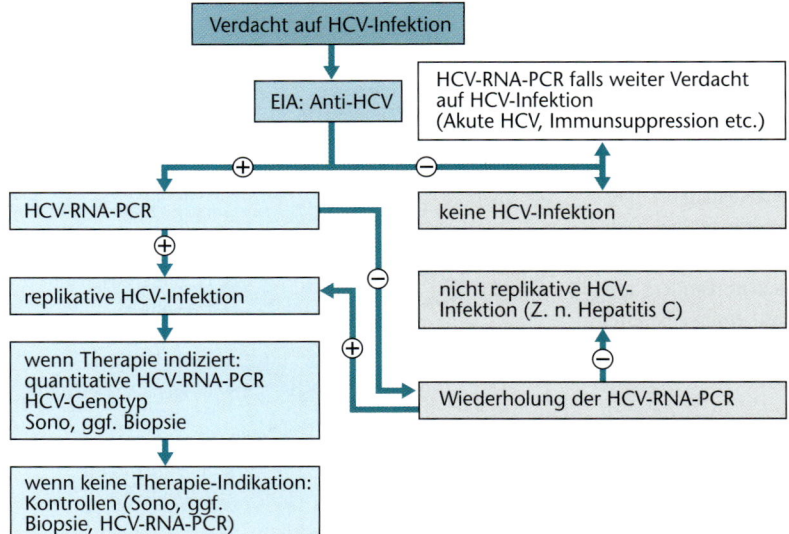

Abb. B8-4 Diagnostisches Vorgehen bei Verdacht auf eine HCV-Infektion.

biopsie oft nicht eindeutig möglich ist, lassen sich Hinweise auf fibrotische oder zirrhotische Leberveränderungen mittels Ultraschall in Kombination mit der Dopplersonographie gewinnen, und fokale Veränderungen z.B. im Rahmen eine hepatozellulären Karzinoms abgrenzen. Vor allem zur weiteren Abgrenzung benigner oder maligner fokaler Läsionen werden ergänzend das CT oder das MRT eingesetzt. Ist die Klassifizierung und/oder Einstufung von Parenchym-Veränderungen erforderlich, sollte eine perkutane Leberbiopsie gewonnen werden.

6.4 Histologie

6.4.1 Akute Hepatitis

Eine Leberbiopsie zur Gewinnung einer Histologie ist bei der akuten Virushepatitis nur äußerst selten indiziert. Makroskopisch zeigt sich bei Laparoskopie eine gerötete und geschwollene Leber, die bei ausgeprägtem Ikterus auch leicht grünlich erscheinen kann.

Histopathologisch ist die akute Virushepatitis ein diffuser nekroinflammatorischer Prozess. Die häufigsten Veränderungen sind umschriebene Nekrosen, die durch eine vermehrte Zellularität, Pleomorphismus der Hepatozyten und fokale Parenchymnekrosen gekennzeichnet sind. Es besteht ein Nebeneinander von Veränderungen, die zum Teil einer Nekrose, zum Teil einer Apoptose entsprechen: eosinophile Degeneration mit der Bildung eosinophiler oder azidophiler Verdichtungen (Councilman-Körperchen, Apoptose) sowie Schwellung der Hepatozyten mit nachfolgender lytischer Zellnekrose. Regenerationsvorgänge in Form von Mitosen und Mehrkernigkeit der Hepatozyten lassen sich nachweisen. Lymphozyten, Makrophagen, vereinzelt Plasmazellen und Eosinophile, jedoch kaum Neutrophile infiltrieren die Portalfelder und Sinusoide. Die Portalfelder sind entzündlich verbreitert, jedoch ohne Fibrosierung oder Gallengangsproliferate. In schwereren Fällen sieht man Brückennekrosen sowie multilobuläre Nekrosen, aber auch ausgedehnte Nekrosen mit Zerstörung großer Läppchenteile. Die Cholestase ist gering ausgeprägt und tritt erst im späteren Verlauf der Erkrankung auf. Eine nennenswerte Verfettung findet sich nicht.

6.4.2 Chronische Hepatitis

Die früher übliche Einteilung in chronisch aktive (CAH), chronisch persistierende (CPH) oder chronisch lobuläre (CLH) Hepatitis ist verlassen worden, da insbesondere die chronische Hepatitis C nur schwer in dieses Schema zu pressen war.

Stattdessen wurde eine neue Klassifikation eingeführt, die Ursache, Entzündungs- und Fibrose-Grad beschriebt (Desmet et al. 1994):

- Bei minimalen Formen der chronischen Hepatitis findet sich eine auf das Portalfeld beschränkte, geringe lymphozytäre Infiltration mit intakter Grenzlamelle sowie spärlichen intralobulären Einzelzellnekrosen.
- Milde Formen zeigen eine stärkere lymphozytäre Infiltration mit Verbreiterung des Portalfelds mit vereinzelten Mottenfraßnekrosen, im Läppchen nur vereinzelt Einzelzellnekrosen. Dieses Bild wurde früher als CPH beschrieben.
- Die mäßiggradige chronische Hepatitis zeigt zahlreiche Mottenfraßnekrosen mit Aufbruch der Grenzlamelle. Intralobulär zeigen sich neben gehäuften Einzelzell- auch Gruppennekrosen, wobei das lymphozytäre Infiltrat im Leberläppchen dichter ist.
- Bei schwerer chronischer Hepatitis finden sich so genannte Brückennekrosen, in denen sich Entzündungsinfiltrate zwischen zwei Portalfeldern oder zwischen Portalfeld und Zentralvene ausgebildet haben.

Der Fibrose-Grad wird ebenfalls in vier Stadien unterteilt:

- Eine minimale Fibrose liegt vor bei einer geringen Bindegewebsvermehrung des Portalfelds ohne Verbreiterung.
- Bei milder Fibrose zeigt sich das Portalfeld verbreitert mit zipfeligen Ausziehungen, jedoch ohne bindegewebige Septen.
- Einer mäßiggradigen Fibrose entspricht der Nachweis von kompletten Septen, die die verbreiterten Portalfelder verbinden.
- Die schwere Fibrose entspricht einer Zirrhose, die sich in einem Verlust der Läppchenarchitektur sowie der Ausbildung von Pseudoläppchen äußert.

6.5 Differentialdiagnose

Eine Leberbeteiligung tritt im Verlauf vieler viraler, aber auch bakterieller und parasitärer Infektionen auf und wird meist erst nach Ausschluss der Hepatitiserreger im engeren Sinne (siehe Abschnitt 3) diagnostiziert. Die Ätiopathogenese der Leberbeteiligung von Infektionskrankheiten umfasst ein weites Spektrum. Im Folgenden können daher nur paradigmatisch ausgewählte Krankheitsbilder erwähnt werden, im Übrigen wird auf die Darstellung in anderen Kapiteln verwiesen. Häufig sind die Transaminasen nur mäßig erhöht und es besteht eine Hepatomegalie, im Vordergrund stehen aber andere Symptome.

6.5.1 Begleithepatitis bei anderen viralen Infektionen

Herpesvirus-Infektionen
- In bis zu 20% der Fälle kommt es bei der infektiösen Mononukleose, der akuten Epstein-Barr-Virus-(EBV)-Infektion zu einer Mitbeteiligung der Leber. Die Transaminasen sind bis auf das 10fache der Norm erhöht, häufig besteht ein leichter Ikterus. Neben der Lymphozytose im Blutbild ist eine stärkere Erhöhung der LDH im Vergleich zu den Transaminasen charakteristisch. Generalisierte Lymphknotenschwellung, Hepatosplenomegalie und typische Befunde der Tonsillen sowie Fieber sind hinweisend auf eine EBV-Infektion. Schwerwiegende oder chronische Leberschädigungen durch diese Erkrankung sind nicht bekannt, es kann aber zu protrahierten Verläufen kommen.
- Die klinische Manifestation der Zytomegalievirus (CMV)-Infektion ist abhängig von Alter und Immunitätslage des Wirts. Bei der Infektion eines Föten während der Schwangerschaft kommt es zu einer ausgeprägten Schädigung mit Hepatitis, hämolytischer Anämie und Thrombozytopenie sowie Choreoretinitis und zerebraler Verkalkung. Die CMV-Infektion bei Kindern und Erwachsenen führt gelegentlich zu einem Mononukleose-ähnlichen Krankheitsbild mit Pharyngitis, Lymphadenopathie und Hepatosplenomegalie. Abgeschlagenheit und Müdigkeit sind führende Symptome. Schwere Verläufe mit Hepatitis, Ikterus, Transaminasen-Erhöhungen und Blutbildveränderungen sind sehr selten. Bei der CMV-Infektion immunsupprimierter Patienten (z.B. bei Transplantierten) und im Rahmen der HIV-Infektion stehen andere Organsysteme im Vordergrund, eine Begleithepatitis kann jedoch immer auftreten und zur Organabstoßung nach Lebertransplantation führen.
- Lebermitbeteiligung bei disseminierter Herpesvirus-Infektion sowohl durch Herpes-simplex-Virus Typ 1 (HSV-1) als auch durch HSV-2 wird bei immunsupprimierten Patienten oder Neugeborenen beobachtet. Geringgradige Erhöhung der Transaminasen findet man bei 15% der Patienten bei Erstinfektion durch das HSV.
- Eine Mitbeteiligung der Leber bei Infektionen mit dem Varicella-Zoster-Virus (VZV), dem Erreger der Windpocken und der Gürtelrose, ist möglich.
- Die Primärinfektion durch das humane Herpesvirus 6 (HHV6) erfolgt meist im Kindesalter und verursacht das Exanthema subitum (Dreitagesfieber). Eine Leberbeteiligung tritt gelegentlich auf.

Humanes Immundefizienzvirus (HIV)
Die Primärinfektion mit HIV verläuft mild und wird häufig nicht diagnostiziert. Grippeähnliche Symptome mit Lymphknotenschwellung, Mononukleose-ähnlichen Blutbildveränderungen und Leberbeteiligung sollten den Verdacht wecken. Katamnestisch können die Symptome und die dokumentierte Leberbeteiligung für die Ermittlung des Infektionszeitpunkts herangezogen werden.

Hämorrhagische Fieberviren
- Durch den Massentourismus ins tropische Ausland hat das Denguefiebervirus, übertragen durch Aedes-Mücken, als Verursacher einer Begleithepatitis die größte Bedeutung. Der Ausbruch des **Dengue-Fieber** ist durch das plötzliche Auftreten von heftigem Fieber verbunden mit extremen Gliederschmerzen („break bone fever") und retrobulbärem Augenschmerz charakterisiert. Übelkeit und Erbrechen als Zeichen der gastrointestinalen Beteiligung kommen hinzu. Hepatomegalie und deutlicher Transaminasen-Anstieg finden sich regelmäßig, sodass immer die differentialdiagnostische Abgrenzung des Prodromalstadiums einer akuten Virushepatitis notwendig wird.
- Durch die Aedes-Mücke wird das Gelbfiebervirus übertragen, dessen Name schon auf den entstehenden Ikterus bei **Gelbfieber** hinweist. Nach 3–6 Tagen zeigen sich die ersten Symptome mit Fieber, Kopf- und Gliederschmerzen sowie Übelkeit. Nach kurzfristiger Besserung können die Symptome wieder zunehmen und werden begleitet von Blutungszeichen, Dehydrierung, abdominellen Beschwerden und Nierenversagen, gefolgt von einem Ikterus durch Leberzellschädigung. Neben fulminanten Verläufen mit tödlichem Ausgang finden sich subklinische und abortive Verlaufsformen, bei denen die Symptome abgeschwächt auftreten
- Auch andere hämorrhagische Fieberviren infizieren die Leber. Nach Infektionen mit dem Lassafiebervirus treten in der Leber fokale und diffuse hepatozelluläre Nekrosen auf. Der fatale Verlauf der Erkrankung ist in der Regel aber durch Versagen des kardiovaskulären Systems bedingt. Infektionen durch das Krim-Kongo-Virus, das Rift-Valley-Fieber-Virus, das Marburgvirus und das Ebolavirus können sich mit dem klinischen Bild einer Hepatitis und/oder Enzephalitis präsentieren.

Sonstige Viren
Enteroviren führen nur selten zu einer Leberbeteiligung, die zudem klinisch nicht im Vordergrund steht. Eine akute Parvovirus-B19-Infektion kann gelegentlich eine Hepatitis verursachen. Grippeähnliche Symptome und ein Exanthem

sind führend. Bei der Infektion von Schwangeren im zweiten und dritten Trimester besteht die Gefahr der diaplazentaren Übertragung auf den Feten. Durch die Infektion entsteht eine hochgradige Anämie. Dies führt unter dem Bild eines Hydrops fetalis zu Abort oder Totgeburt. Selten können auch Adenovirus, Mumpsvirus oder das Frühsommer-Meningoenzephalitis (FSME)-Virus Hepatitiden verursachen.

6.5.2 Begleithepatitis bei bakteriellen Infektionen

Bakterielle Erkrankungen können eine Begleithepatitis verursachen. In der Regel sind die Transaminasen und die alkalische Phosphatase hierbei nur mäßig erhöht. Aber auch im Rahmen einer bakteriellen Sepsis kommt es häufig zu Leberfunktionsstörungen mit begleitendem Ikterus.

- **Salmonellen-Infektionen** einschließlich Typhus und Paratyphus zeigen eine Lebermitbeteiligung. Dies gilt im Besonderen in den Stadien der Bakteriämie. Systemische Symptome und Enteritis stehen im Vordergrund. Beim **Typhus abdominalis** ist in der Hälfte der Fälle mit Hepatosplenomegalie und ausgeprägten Leberfunktionsstörungen zu rechnen.
- Auch eine **Pneumokokken-Pneumonie** oder der durch Streptokokken verursachte **Scharlach** gehen nicht selten mit einer Leberfunktionsstörung und Hyperbilirubinämie einher.
- Mit Süßwasser, das durch Nagerurin kontaminiert ist, können Leptospiren aufgenommen werden und lösen das schwere Krankheitsbild des **Morbus Weil** aus. Beim Morbus Weil, der **ikterischen Leptospirose,** sind Fieber und Ikterus die führenden klinischen Zeichen. Der Ikterus ist jedoch in erster Linie die Folge der gestörten Exkretion von Bilirubin und nicht die Folge von Leberzellnekrosen. Aufgrund des ausgeprägten Ikterus muss diese Erkrankung jedoch differentialdiagnostisch bei der akuten Virushepatitis in Erwägung gezogen werden. Zusätzlich finden sich starke Muskelschmerzen, Hepatosplenomegalie und Fieber.
- Unter den Geschlechtskrankheiten ist die **Syphilis** (verursacht durch *Treponema pallidum*) hervorzuheben, die im Sekundärstadium eine Hepatitis, im Tertiärstadium Gummata in der Leber verursachen kann. **Gonokokken-Infektionen** können vor allem bei Frauen auch längerer Zeit nach der Primärinfektion noch eine Perihepatitis verursachen.
- In tropischen oder subtropischen Regionen verursachen Infektionen mit *Burkholderia pseudomallei* eine **Melioidose,** die mit multiplen granulomatösen oder abszedierenden Läsionen der Leber einhergeht.
- Im Rahmen der miliaren Streuung einer **Tuberkulose** kann es zu granulomatösen Hepatitiden kommen.
- Der klassische Infektionsweg für die **Brucellose** ist der Genuss von roher Milch oder Schafskäse, die von infizierten Tierbeständen stammen. Es entwickelt sich ein schweres Krankheitsbild mit granulomatöser Hepatitis.
- Der Erreger der **Katzenkratzkrankheit,** *Bartonella hensela*, wird perkutan übertragen. Nach Befall der regionalen Lymhknoten mit Abszedierung kann sich bei ausgeprägter Abwehrschwäche eine granulomatöse Lebererkrankung entwickeln.

6.5.3 Leberbeteiligung bei parasitären Infektionen

- Eine ausgeprägte Periportalfibrose kennzeichnet das Bild der hepatolienalen **Bilharziose,** die als Komplikation der chronischen Schistosomiasis (*Schistosoma mansoni, S. japonicum*) auftreten kann. Die Beschwerden sind meistens wenig ausgeprägt und uncharakteristisch. Die Patienten klagen über Allgemeinsymptome und fallen durch die Vorwölbung des Leibes auf. Ösophagus-Varizenblutungen, Aszites und Enzephalopathie treten erst spät im Krankheitsverlauf auf.
- Verwandt mit den Schistosomen sind Leberegel (*Fasciola hepatica*), die in den Gallengängen lokalisiert sind, und Ascariden, die sich in den Portalgefäßen und Lebersinusoiden absiedeln können. Sie können eine Cholestase, Leberfibrosen, Granulome, aber auch Abszess-ähnliche Raumforderungen in der Leber verursachen.
- Durch den Stich einer infizierten Sandmücke erfolgt die Infektion mit *Leishmania donovani, L. infantum* oder *L. chagasi*, die Erreger der **viszeralen Leishmaniose** (Kala Azar). Ein Teil der Infektionen geht mit remittierendem Fieber, Lymphknotenschwellungen, Hepatosplenomegalie, Panzytopenie, dunkler Pigmentierung der Haut und eventuell Kachexie einher. Ikterus, Ödeme und Aszites sind Folgen eine ausgeprägten Leberfunktionsstörung.
- Durch die Anopheles-Mücke werden Plasmodien, die Erreger der **Malaria,** übertragen, die sich zunächst ungeschlechtlich in Hepatozyten vermehren, bevor sie in die Blutbahn gelangen und die Erythrozyten befallen. *Plasmodium vivax* und *P. ovale* können in der Leber persistieren. Die Malaria tropica (*P. tropicana*) kann mit einer schweren Leberfunktionsstörung einhergehen. Der Ikterus beruht einerseits auf der Zerstörung der Erythrozyten, andererseits auf einer Leberzellschädigung.

Echinococcus multilocularis

Peter Kern

- **Erregerbeschreibung**
Der Kleine Fuchsbandwurm (*Echinococcus multilocularis*) ist ein endoparasitisch lebender Zestode (Familie *Taeniidae*). Hauptendwirt ist der Fuchs, aber es können auch Hunde befallen sein. Zwischenwirte sind Nagetiere. Die Larve (auch als Metazestode bezeichnet) entwickelt sich zu einem „alveolären" Tumorgewebe. Der Mensch ist ein Fehlzwischenwirt und erkrankt an der alveolären Echinokokkose bzw. der E.-multilocularis-Infektion. In der medizinischen Fachliteratur wird gelegentlich noch der ungültige Artname E. alveolaris verwendet.

- **Erreger-Wirts-Beziehung**
Im Dünndarm der Endwirte parasitieren die erwachsenen, nur 3 mm „kleinen" Bandwürmer. Die mit dem Kot ausgeschiedenen Eier werden vom Zwischenwirt aufgenommen. Die geschlüpfte Hakenlarve (Onkosphäre) penetriert die Dünndarmmukosa und gelangt auf dem Blutweg in die Leber. Dort entwickelt sich ein schwammartiges Gewebe aus vielen 2–15 mm großen Bläschen, die zahlreiche Protoskolizes enthalten. Mit dem Erlegen des infizierten Beutetiers schließt sich der Zyklus.
Der Metazestode ist durch eine lamelläre Membran perfekt geschützt und moduliert die Immunantwort des Zwischenwirts durch bislang nicht näher charakterisierte Mechanismen. Es stellt sich langfristig eine stabile Wirt-Parasit-Beziehung ein, die funktionell von einer Th2-dominierten Reaktion begleitet wird. Bei T-Zell-Defizienz kommt es zur raschen Progression und Aussaat des Erregers (Craig 2003).

- **Epidemiologie**
  Vorkommen im Endwirt
  E. multilocularis kommt weltweit in der nördlichen Hemisphäre bis zum Schwarzen Meer mit Ausnahme Skandinaviens vor. Endemiegebiete in Europa sind in Süddeutschland, in der Nordschweiz, in Westösterreich, im Osten Frankreichs und dem Zentralmassiv. In Europa breitet sich der Erreger gegenwärtig weiter nach Norden und Osten aus (Romig 2003). Das Verbreitungsgebiet im Endwirt deckt sich nicht überall mit dem Auftreten von Krankheitsfällen der alveolären Echinokokkose.
  Vorkommen beim Menschen
  Die Inzidenz ist in den Endemiegebieten unterschiedlich hoch; in Zentraleuropa liegt sie bei 0,1–1,4 Fällen pro 100 000 Einwohner (Romig 2003). Die weltweit höchste Inzidenz findet man in den östlichen Provinzen Chinas (Craig 2003, Schantz 2006). Eine Infektionsgefährdung besteht besonders im landwirtschaftlichen Bereich. Der Mensch nimmt die Wurmeier durch verschmutze Hände entweder nach direktem Kontakt mit infizierten Endwirten, an deren Fell die Eier haften können, oder durch Umgang mit kontaminierter Erde auf. Eine neue Gefährdung besteht durch Etablierung von Fuchspopulationen in Städten und urbanen Zyklen des Parasiten in städtischen oder stadtnahen Erholungsgebieten z.B. in Parkanlagen. Die Möglichkeit der Übertragung durch kontaminierte Nahrungsmittel (Waldbeeren, Pilze, Fallobst) bzw. kontaminiertes Wasser ist wissenschaftlich nicht geklärt (Kern et al. 2004).

- **Krankheitsspektrum**
Die Inkubationszeit ist unbekannt, kann aber mehr als 10–15 Jahre betragen. Das mittlere Erkrankungsalter liegt bei 50–60 Jahren (Craig 2003, Pawlowski et al. 2001). Die Leber ist nahezu immer betroffen. Die Erkrankung kann asymptomatisch oder symptomatisch verlaufen. Dann bestehen uncharakteristische, dumpfe Oberbauchbeschwerden bis hin zu Krankheitszeichen einer schweren, konsumierenden Erkrankung. Bei 40% der Patienten liegt bereits bei Diagnosestellung ein Befall benachbarter Organe oder Fernmetastasierung vor. Symptome der jeweils betroffenen Bereiche treten hinzu. Bei Diagnosestellung können daher je nach Ausdehnung des Parasitenbefalls unterschiedliche Schweregrade der Erkrankung vorliegen. Der anatomische Befund wird in Anlehnung an die TNM-Klassifikation nach einem standardisierten Verfahren erhoben (Kern et al. 2006). Die WHO-Klassifikation der alveolären Echinokokkose beschreibt mit PNM das Ausmaß des Befalls der Leber (P), die Invasion in Nachbarorgane (N) und das Vorliegen von Metastasen (M). Die weitere Stadieneinteilung (I bis IV) bestimmt das therapeutische Vorgehen. Die wichtigste Differentialdiagnose ist das Leberzellkarzinom. Der Krankheitsverlauf weist eine stetige Progedienz auf. Unbehandelt führt die Erkrankung zum Tod.

- **Spezifische Diagnostik**
  Bildgebende Verfahren bei Leberbefall
  Ultraschall, CT oder MRT erfassen die unscharf begrenzte Raumforderung mit heterogener, teils solider, teils kleinzystischer Struktur. Im CT sind die häufigen Randverkalkungen gut zu erkennen, im MRT die traubenförmige Einwucherung in das Leberparenchym. Zentrale Nekrose-Höhlen erwecken den Eindruck von „Zysten". Der resultierende Befund trägt zur Verwechslung mit der zystischen Echinokokkose bei. Die Proliferationszone der Larve befindet sich in den Randbereichen des befallenen Gewebes und kann mittels moderner Bildgebung (Positronen-Emissions-Tomographie, PET) visualisiert werden. Die kombinierte PET/CT-Untersuchung erlaubt indirekt einen Rückschluss auf die Viabilität der Larve unter den spezifischen Behandlungsmaßnahmen (Reuter et al. 2004).

- **Erregernachweis**
Eine definitive parasitologische oder histopathologische Diagnose ist am Operationsmaterial oder an Biopsien möglich. Mikroskopisch können nur in Ausnahmefällen Häkchen nachgewiesen werden. Für besondere Fragestellungen stehen in Speziallaboratorien Methoden zur Verfügung, die einen parasitenspezifischen Nukleinsäure-Nachweis ermöglichen. Für diese Verfahren liegen wegen zu geringer Untersuchungszahlen bisher keine Validierungsdaten vor.

- **Antikörpernachweis**
Serologisch lassen sich mit verschiedenen Methoden (ELISA, IHA, IFT u.a.) in über 90% der Fälle gattungs- und artspezifische Antikörper nachweisen. Eine serologische Stufen-

Echinococcus multilocularis (Fortsetzung)

diagnostik wird empfohlen. Zunächst sollte ein Suchtest mittels ungereinigter Antigene von *E. multilocularis* und/oder *E. granulosus* (beachte Kreuzreaktionen) durchgeführt werden. Antikörper gegen das biochemisch aufgereinigte E.-multilocularis-Antigen Em2 oder das rekombinante Antigen EM10 oder Em18 sind bei der Mehrzahl der Patienten mit alveolärer Echinokokkose nachweisbar (Konsiliarlabor für Echinokokken, Prof. Frosch, Institut für Hygiene und Mikrobiologie, Würzburg, E-Mail: mfrosch@hygiene.uni-wuerzburg.de).

- **Spezifische Therapie**
Bei der Mehrzahl der Patienten ist die alveoläre Echinokokkose als chronische Krankheit zu bewerten (Kern et al. 2006, WHO 1996). Dies erfordert ein individuell angepasstes klinisches Management. Die langfristige medikamentöse Therapie und gegebenenfalls interventionelle Maßnahmen sind die Hauptpfeiler der Therapie.

Operation
Im Frühstadium gilt die radikale Operation als Therapie der Wahl bei umschriebenem Befall. Leider kommt es auch unter diesen Bedingungen in ca. 60% zum Spätrezidiv (Pawlowski et al. 2001). Nach WHO-Empfehlung wird die Therapie daher durch eine medikamentöse Dauerbehandlung ergänzt (Minimum zwei Jahre) (WHO 1996). Von palliativen Eingriffen wird abgeraten. Die Indikation zur Lebertransplantation muss sehr streng gestellt werden, da unter Immunsuppression die Rezidiv-Rate sehr hoch ist (Pawlowski et al. 2001).

Medikamentöse Behandlung
Bei Inoperabilität des Leberbefalls, bei Ausdehnung der Erkrankung auf die Nachbarorgane oder bei Metastasierung ist die alleinige Dauerbehandlung mit Benzimidazol-Präparaten (Albendazol oder Mebendazol) indiziert (WHO 1996). Die Therapie muss lebenslang durchgeführt werden, da die Benzimidazole ausschließlich parasitostatisch wirken. Bei Auslassversuch besteht ein hohes Rezidiv-Risiko. Zur Therapiekontrolle können moderne bildgebende Verfahren herangezogen werden (Reuter et al. 2004).

Interventionelle Behandlung
Bei ausgedehntem Organbefall und Kompression wichtiger Gefäße sind interventionelle Maßnahmen entscheidend. Hierzu zählen unter anderem die Einlage von Stents, die Entlastung von Nekrose-Höhlen sowie die Versiegelung von neu gebildeten Hohlräumen.

- **Prophylaxe**
In Endemiegebieten ist eine regelmäßige prophylaktische Entwurmung von Haustieren mit freiem Auslauf entscheidend. Eine sorgfältige Handhygiene sollte von Personen, die in der Landwirtschaft tätig sind oder Umgang mit Hunden haben, eingehalten werden. Es gibt keinen wissenschaftlichen Beleg dafür, dass Freizeitaktivitäten, wie sie häufig in den Medien thematisiert werden (Beeren- oder Pilze sammeln), risikobehaftet sind (Kern et al. 2004).

- **Meldepflicht**
Nach § 7 Abs. 3 IfSG ist der direkte oder indirekte Nachweis von *Echinococcus spp.* nichtnamentlich direkt an das Robert-Koch-Institut zu melden. Zur zentralen Erfassung der Krankheitsfälle für epidemiologische Zwecke ist das Europäische Echinokokkose-Register in Ulm eingerichtet (Universität Ulm, Institut für Biometrie, Schwabstraße 13, 89070 Ulm, E-Mail: echinoreg@uni-ulm.de).

- **Literatur**
Craig P. Echinococcus multilocularis. Curr Opin Infect Dis 16: 437–444, 2003.
Kern P, Ammon A, Kron M, Sinn G, Sander S, Petersen LR, Gaus W, Kern P. Risk factors for alveolar echinococcosis in humans. Emerg Infect Dis 10: 2088–2093, 2004.
Kern P, Wen H, Sato N, Vuitton DA, Gruener B, Shao Y, Delabrousse E, Kratzer W, Bresson-Hadni S. WHO Classification of alveolar echinococcosis: Principles and application. Parasitol Int 55: S283–S287, 2006.
Pawlowski ZS, Eckert J, Vuitton DA, Ammann RW, Kern P, Craig PS, Kar F, De Rosa F, Filice C, Gottstein B, Grimm F, Macpherson CNL, Sato N, Todorov T, Uchino J, von Sinner W, Wen H. Echinococcosis in humans: clinical aspects, diagnosis and treatment. WHO/OIE Manual on Echinococcosis in Humans and Animals: a Public Health Problem of Global Concern. Eckert J et al. (eds.), 20–71, 2001.
Reuter S, Buck A, Manfras B, Kratzer W, Seitz HM, Darge K, Reske SN, Kern P. Structured treatment interruption in patients with alveolar echinococcosis. Hepatology 39: 509–517, 2004.
Romig T. Epidemiologiy of echinococcosis. Langenbecks Arch Surg 388: 209–217, 2003.
Schantz PM. Progress in diagnosis, treatment and elimination of echinococcosis and cysticercosis. Parasit Int 55: S7–S13, 2006.
WHO. Guidelines for treatment of cystic and alveolar echinococcosis in humans. Bull Wld Hlth Org 74: 231–232, 1996.

- Echinococcus-Larven können Leberzysten verursachen, die lange asymptomatisch bleiben; eine invasive Amöbiasis, aber auch die Rundwürmer *Toxocara canis* oder *Ascaris lumbricoides* können Leberabszesse auslösen, die oft als schweres Krankheitsbild imponieren. Aber auch andere, seltenere parasitäre Infektionen können Ursachen einer granulomatösen Hepatitis oder einer Leberfibrose sein.

6.5.4 Andere differentialdiagnostisch bedeutsame Erkrankungen

- Systemische **Pilzinfektionen**, verursacht durch Candida-Spezies, können bei hämatogener Streuung diffuse Abszedierungen in der Leber verursachen.
- Das **hepatozelluläre Karzinom** (HCC) verläuft in den frühen Stadien stumm. Später klagen die Patienten über

Echinococcus granulosus

Peter Kern

- **Erregerbeschreibung**
  Der Hundebandwurm (*Echinococcus granulosus*) ist ein endoparasitisch lebender Zestode (Familie Taeniidae). Endwirte sind Haushund und wildlebende Carnivoren, Zwischenwirte sind Wiederkäuer wie Schaf, Rind, Kamel, Pferd oder Schwein. Man unterscheidet heute die Genotypen G1 bis G10 und hat hierzu unter anderem die Artbezeichnungen *E. granulosus* (G1, Zwischenwirt Schaf), *E. ortleppi* (G5, Zwischenwirt Rind), *E. equinus* (G4, Zwischenwirt Pferd) oder *E. intermedius* (G7, Zwischenwirt Schwein) gewählt (Romig 2003). Der Mensch ist ein Fehlzwischenwirt und erkrankt an der zystischen Echinokokkose durch die Larve von *E. granulosus*. In der medizinischen Fachliteratur wird häufig noch der ungültige Name E. cysticus verwendet.

- **Erreger-Wirts-Beziehung**
  Im Dünndarm von Hunden parasitieren die erwachsenen, nur 3–7 mm langen Bandwürmer. Die mit dem Kot ausgeschiedenen Eier werden vom geeigneten Zwischenwirt aufgenommen. Die geschlüpfte Larve penetriert die Darmwand, gelangt über die Pfortader in die Leber bzw. erreicht nach der Leberpassage andere Organe, wo sich das Finnenstadium (Metazestode) entwickelt. Es bilden sich wassergefüllte Zysten (Hydatiden). Mit dem Verfüttern von larvenhaltigen Schlachtabfällen an Hunde schließt sich der Hund-Wiederkäuer-Zyklus. Beim Menschen als Fehlzwischenwirt entwickelt sich ebenfalls das Zysten-Stadium. Die Larve bildet mit einer Chitin-ähnlichen, der so genannten lamellären Membran die Endozyste und ist hierdurch gegen die Immunabwehr des Wirts perfekt geschützt. Um die Zyste herum bildet der Wirt eine dicke Kapsel aus Granulationsgewebe, die so genannte Perizyste, die dem hohen Turgor der Endozyste Stand hält.

- **Epidemiologie**
  Der Hundebandwurm ist weltweit verbreitet und kommt überall dort vor, wo Hunde mit rohen, finnenhaltigen Schlachtabfällen gefüttert werden. Die Befallsrate der Wiederkäuer variiert erheblich. In Gebieten intensiver Schafzucht trägt der enge Kontakt mit den Hütehunden erheblich zur Transmission der E.-granulosus-Infektion auf den Menschen bei. Die Erkrankung tritt mit einer hohen Inzidenz in Ostafrika, Nordostchina und Zentralasien auf, ist häufig in Süd- und Osteuropa, aber auch in Australien, Südafrika und Südamerika. Der Mittelmeerraum gilt als hoch endemisches Gebiet (McManus et al. 2003, Romig 2003). Die zystische Echinokokkose kann in Deutschland als importierte Infektion diagnostiziert werden.

- **Krankheitsspektrum**
  Die Inkubationszeit ist sehr variabel und kann sich über mehrere Jahre erstrecken. Zysten entwickeln sich vorwiegend in der Leber (65%) oder in der Lunge (etwa 25%), können jedoch in allen anderen Organen und Geweben vorkommen. Beschwerden entstehen aufgrund der Lokalisation, der Größenzunahme und der daraus resultierenden Schädigung des umgebenden Gewebes. Zerebrale Zysten können Anfälle oder fokale neurologische Symptome auslösen, ein Knochenbefall kann zu pathologischen Frakturen führen. Platzt die unter erheblichem Binnendruck stehende Zyste, löst die wasserklare, Antigen-haltige Zysten-Flüssigkeit eine anaphylaktische Reaktion aus. Diese kann zum allergischen Exanthem bis hin zum Schock oder zum Tod führen (McManus et al. 2003, Pawlowski et al. 2001).

- **Spezifische Diagnostik**
  Bildgebende Verfahren
  Ultraschall und Computertomographie, bei besonderen Lokalisationen auch die Kernspintomographie, sind heute für die Diagnose entscheidend. Sonomorphologisch können Leberzysten anhand der Binnenstruktur in sechs WHO-Stadien (CL, CE1 bis CE5) klassifiziert werden (WHO Informal Working Group 2003). Verkalkungen, besonders im Randbereich der Zyste, sind häufig bei Leberzysten. 20–40% der Patienten haben mehrere Zysten im befallenen Organ oder Zysten in mehreren Organen. Bei regressiven Veränderungen kann die Diagnose erschwert sein.

  Serologische Verfahren
  Serologisch können nur bei 60–80% der Patienten mit zystischer Echinokokkose spezifische Antikörper nachgewiesen werden. Die serologische Stufendiagnostik erfolgt zunächst mit Testverfahren, die auf der Verwendung von Rohantigen (Hydatiden-Flüssigkeit, Protoskolizes) beruhen (ELISA, IHA, IFT und andere). Wegen großer antigenetischer Gemeinsamkeiten zwischen *E. granulosus* und *E. multilocularis* kann mit diesen Antigenen und Testverfahren sowohl die zystische als auch die alveoläre Echinokokkose diagnostiziert werden. Für die Bestätigungsteste kommen gereinigte bzw. rekombinante Antigene (z.B. für E.-granulosus-Antigen B oder Eg55) zur Anwendung. Insgesamt sind Sensitivität und Spezifität der Antikörperteste derzeit unbefriedigend. Nur nach vollständiger Entfernung einer Zyste sinken die Antikörpertiter ab, ansonsten ist die Titer-Kontrolle als Verlaufsparameter unter Therapie ungeeignet (Konsiliarlabor für Echinokokken, Prof. Frosch, Institut für Hygiene und Mikrobiologie, Würzburg, E-Mail: mfrosch@hygiene.uni-wuerzburg.de).

  Parasitologische Untersuchung
  Die parasitologische Untersuchung des meist wasserklaren, selten gelblich gefärbten Zysten-Inhalts führt zur definitiven Diagnose. Darin finden sich makroskopisch die weintraubenartigen Tochterzysten oder mikroskopisch Brutkapseln, Protoskolizes und Häkchen. Die Viabilität kann mittels Trypanblau überprüft werden. Der Nachweis von Häkchen in degenerierten Zysten ist pathognomonisch für *E. granulosus*.

- **Spezifische Therapie**
  Bei der zystischen Echinokokkose haben sich die Therapiekonzepte in den vergangenen Jahren geändert. Die sonomorphologische WHO-Klassifikation der Leberzysten (WHO Informal Working Group 2003) bildet die Basis für das therapeutische Vorgehen (WHO Guidelines 1996). Die operative Zysten-Entfernung ist nicht mehr die Methode der ersten Wahl, vielmehr haben sich interventionelle Verfahren in

Echinococcus granulosus (Fortsetzung)

Kombination mit einer anthelminthischen Behandlung oder die alleinige medikamentöse Therapie durchgesetzt. Auch ohne spezifische Behandlungsmaßnahmen kann es zur Regression von Zysten kommen. Je nach Zysten-Lokalisation, -Größe und -Morphologie kommt daher auch das Prinzip „Watch and Wait" zur Anwendung.

Operation
Verschiedene chirurgische Techniken sind gebräuchlich. Die Eröffnung der Zyste, Entleerung und Desinfektion der Endozyste sowie das Einlegen einer Netzplombe in die Perizyste ist ein schonendes chirurgisches Verfahren. Durch radikale Perizystektomie wird das Rezidiv-Risiko vermindert, die Maßnahme birgt jedoch ein weit höheres Operationsrisiko (McManus et al. 2003, Pawlowski et al. 2001).

PAIR
Bei PAIR (Punktion-Aspiration-Instillation-Reaspiration) wird die einzelne Zyste oder Tochterzyste perkutan unter sonographischer Kontrolle punktiert und mit Alkohol oder hochprozentiger NaCl-Lösung desinfiziert. Die Endozyste stirbt ab und es folgt die langsame Ausheilung. Unter strikt einzuhaltenden Kautelen hat sich dieses Verfahren inzwischen als nebenwirkungsarm und effektiv bewährt (WHO 1996).

Medikamentöse Therapie
Die Benzimidazole (Albendazol oder Mebendazol) wirken parasitozid. Die Behandlung wird über mehrere Monate durchgeführt. Es kommt zur Schädigung und schließlich zum Absterben der Endozyste. Die Zyste schrumpft langsam, schließlich wird auch die Wirtskapsel resorbiert oder verkalkt (McManus et al. 2003, Pawlowski et al. 2001).

Watch and wait-Strategie
Eine spontane Regression der Zysten ist nicht selten. Somit ist es in Abhängigkeit von der Zysten-Lokalisation und -Größe sinnvoll, vor Einleitung einer medikamentösen oder chirurgischen/interventionellen Behandlung den natürlichen Verlauf abzuwarten. Eine Verlaufsbewertung erfolgt in langfristigen Beobachtungszeiträumen.

- **Spezifische Prophylaxe**
  Eine regelmäßige Entwurmung von Hunden, Fleischbeschau und die sachgerechte Entsorgung von Schlachtabfällen sind die wichtigsten Maßnahmen, um die zystische Echinokokkose in den Endemiegebieten unter Kontrolle zu bekommen. Der Impfstoff Eg95 wurde in Neuseeland für die Anwendung bei Nutztieren entwickelt. Die Studienergebnisse in Australien, Südamerika und China sind Erfolg versprechend.

- **Meldepflicht**
  Nach § 7 Abs. 3 IfSG ist der direkte oder indirekte Nachweis von *Echinococcus spp.* nichtnamentlich direkt an das Robert-Koch-Institut zu melden. Ein mit *Echinococcus granulosus* vereinbarter Befund in der Bildgebung ist daher meldepflichtig.

- **Literatur**
  McManus DP, Zhang W, Bartley PB. Echinococcosis. Lancet 362: 1295–1304, 2003.
  Pawlowski ZS, Eckert J, Vuitton DA Ammann RW, Kern P, Craig PS, Kar F, De Rosa F, Filice C, Gottstein B, Grimm F, Macpherson CNL, Sato N, Todorov T, Uchino J, von Sinner W, Wen H. Echinococcosis in humans: clinical aspects, diagnosis and treatment. WHO/OIE Manual on Echinococcosis in Humans and Animals: a Public Health Problem of Global Concern. Eckert J et al. (eds.), 20–71, 2001.
  Romig T. Epidemiology of echinococcosis. Langenbecks Arch Surg 388: 209–217, 2003.
  WHO Informal Working Group. Guidelines for treatment of cystic and alveolar echinococcosis in humans. Bull Wld Hlth Org 74: 231–232, 1996.
  WHO Informal Working Group. Puncture Aspiration Injection Re-Aspiration – An option for the treatment of cystic echinococcosis. WHO/CDS/CSR/APH/2001.6, 2001.
  WHO Informal Working Group. International classification of ultrasound images in cystic echinococcosis for application in clinical and field epidemiological settings. Acta Tropica 85: 253–261, 2003.

---

abdominelle Schmerzen, Gewichtsverlust, allgemeines Schwächegefühl, Zunahme des Bauchumfangs. Epidemiologische, histopathologische und molekularbiologische Befunde sprechen für einen ätiologischen Zusammenhang zwischen HCC und HBV- bzw. HCV-Infektion.

- Die **Medikamenten-toxische** akute Hepatitis ist differentialdiagnostisch bei jeder akuten Hepatitis von großer Bedeutung. Eine Vielzahl von Medikamenten kann zu einer toxischen Leberschädigung führen. Hierzu sei auf die einschlägige Literatur verwiesen. Die Leberschädigung kann direkt durch die Substanz, durch ihre Metaboliten oder in Form einer idiosynkratischen Reaktion erfolgen. Die häufigsten medikamentösen Ursachen für eine akute Hepatitis sind Aspirin, Paracetamol, Isoniazid, Rifampicin, Azathioprin, Methotrexat, Methyldopa und halogenierte Narkotika (z.B. Halothan). Bei jeder akuten Hepatitis sollten daher die Medikamente abgesetzt oder auf eine andere Medikamentengruppe umgesetzt werden.
- Die häufigste toxische Hepatitis ist die **alkoholische Hepatitis**. Hier sind die Transaminasen in der Regel nicht über das 5-fache der Norm erhöht, jedoch können ein ausgeprägter Ikterus und eine Begleithämolyse bestehen. Bedingt durch Enzyminduktion findet sich in der Regel eine erhöhte γ-GT.
- Primär **cholestatische Lebererkrankungen** (primär biliäre Zirrhose, primär sklerosierende Cholangitis, Gallengangsatresien bei Kindern) können mit einer Hepatitis einhergehen, obwohl zunächst eine 3- bis 4-fache

Erhöhung der alkalischen Phosphatase im Vordergrund steht.
- Ein massiver Transaminasen-Anstieg wird beobachtet bei der akuten **Rechtsherzbelastung** mit konsekutiver Leberstauung oder nach Leberperfusionsstörung **(Schock)**. Die Transaminasen und die LDH weisen ein charakteristisches Muster auf: Die LDH ist stark erhöht, das Verhältnis GOT/GPT (AST/ALT) ist größer als 1.
- Die **Autoimmunhepatitis** kann klinisch und histologisch einer Virushepatitis ähneln. Typische Charakteristika sind die Häufung des weiblichen Geschlechts, eine Hypergammaglobulinämie, der Nachweis von Autoantikörpern, eine Assoziation zu den HLA-Allelen A1, B8, DR3 oder DR4 und die Koinzidenz mit anderen Autoimmunerkrankungen.
- Hepatitische Bilder können in seltenen Fällen auch durch **Speichererkrankungen** verursacht werden, z.B. durch einen Morbus Wilson (Kupferspeichererkrankung) oder eine Hämochromatose (Eisenspeicherkrankheit).

7 Therapie

7.1 Akute Hepatitis

Die Behandlung der akuten Hepatitis hat primär das Ziel, schwere Komplikationen wie z.B. ein **Leberversagen zu vermeiden.** Die Krankenhauseinweisung wird empfohlen, wenn aufgrund steigender Bilirubin-Werte oder Abfall des Quick-Wertes ein komplizierter Verlauf erwartet werden muss. Körperliche Schonung ist bis zur Stabilisierung des klinischen Bildes und Besserung des Zustands gerechtfertigt. In der akuten Phase sollte auf potentiell lebertoxische Medikamente sowie auf jeglichen Alkoholkonsum verzichtet werden. In der Regel bevorzugen die Patienten mehrere kleine und fettarme Mahlzeiten. Es sollte nur die absolut medizinisch indizierte Medikation eingenommen werden. Orale Kontrazeptiva haben keinen Einfluss auf den Verlauf der Virushepatitis oder die Chronifizierungsrate. Bei Abfall des Quick-Wertes sollte ein Versuch mit parenteraler Vitamin K-Applikation gemacht werden. Transaminasen, alkalische Phosphatase, Bilirubin-Spiegel und Quick-Wert sollten in der Anfangsphase ein- bis zweimal wöchentlich, später dann in wöchentlichen Abständen kontrolliert werden.

Bei einer akuten Virushepatitis bedingt durch die Erreger HBV oder HCV kann eine frühe antivirale Therapie in bestimmten Fällen von Vorteil sein. Bei akuter HCV-Infektion kann eine frühzeitig begonnene **Interferon(IFN)-α-Therapie** über 24 Wochen die Entwicklung einer chronischen HCV-Infektion in über 90% verhindern (Jaeckel et al. 2001, Wedemeyer et al. 2004, Wiegand et al. 2006). Dennoch sollte jede diagnostizierte akute HCV-Infektion möglichst im Rahmen von Studien behandelt werden (Zeuzem 2004). Hilfestellung leistet das Kompetenznetz Hepatitis (www.hep-net.de). Gegenwärtig wird untersucht, ob eine sofortige Behandlung mit pegyliertem IFN-α oder aber eine abwartende Haltung und anschließende frühe Behandlung nur der Patienten, die nicht spontan das HC-Virus eliminiert haben, besser ist.

Für die akute HBV-Infektion gibt es aufgrund der geringeren Chronizitätsrate bisher keine Studie, die einen Vorteil einer frühen antiviralen Theapie zeigt. Bei einer fulminanten Hepatitis B ist eine frühzeitige Therapie mit einem Nukleosid-Analogon für den Patienten jedoch von großem Nutzen (Tillmann 2006). In einer aktuellen Untersuchung benötigten nur ca. 20% der behandelten Patienten mit fulminanter Hepatitis B eine Lebertransplantation im Gegensatz zu den historischen 80%. Daher wird die Lamivudin-Therapie bei fulminanter Hepatitis B in Deutschland empfohlen (Manns et al. 2004). Ob eine frühe Lamivudin-Therapie den Krankheitsverlauf bei symptomatischer, aber nicht fulminanter Hepatitis B begünstigen kann, wird ebenfalls aktuell in Studien untersucht.

Im Falle einer fulminanten Hepatitis oder eines subfulminanten Leberversagens stehen weiterhin **intensivmedizinische und supportive Maßnahmen** im Vordergrund. Die therapeutischen Richtlinien entsprechen denjenigen des akuten Leberversagens nichtviraler Genese. Diesbezüglich wird auf die einschlägige Literatur im intensivmedizinischen Bereich verwiesen. In jedem Fall empfiehlt sich, rechtzeitig mit einem Transplantationszentrum Kontakt aufzunehmen, um Indikation und Termin zur Lebertransplantation zu evaluieren.

> Die frühe Behandlung der akuten HCV-Infektion kann fast immer eine chronische Hepatitis C verhindern.
> Die Behandlung der fulminanten Hepatitis B mit Lamivudin kann helfen, eine Transplantation abzuwenden.

7.2 Chronische Hepatitis

7.2.1 Chronische Hepatitis B

Das Ziel der Therapie der chronischen Hepatitis B ist die **Verhinderung einer Leberzirrhose und/oder eines hepatozellulären Karzinoms** (HCC). Daher besteht insbesondere eine Therapieindikation für Patienten mit einem hohen Risiko für diese Komplikationen. Das sind Patienten mit deutlicher entzündlicher Aktivität, die sich in der Höhe der Transaminasen widerspiegelt und insbesondere Patienten mit fortgeschrittener Leberfibrose/-zirrhose. Studien haben gezeigt, dass Patienten mit einer Hepatitis-B-Viruslast ein 3-fach, ab $> 10^4$ Kopien/ml ein 10-fach erhöhtes relatives Risiko für die Entstehung eines hepatozellulären Karzinoms haben, unabhängig von Alter, Geschlecht, Alkohol oder Anti-HCV-Status (Chen et al. 2006). Eine dauerhafte Unterdrückung der HBV-DNA führte bei Patienten mit fortgeschrittener Leberfibrose und Leberzirrhose zu einer deutlichen Reduktion der Krankheitsprogression (Liaw et al. 2004). Daher wird eine Indikation zur antiviralen Therapie auch nach Höhe der HBV-DNA-Viruslast gestellt und die dauerhafte Virussuppression als primäres Therapieziel definiert (Keeffe et al. 2004), auch wenn man keine Elimination des Virus erreichen kann.

Einige Patienten, vor allem aus Ländern mit hoher HBV-Prävalenz, haben HBsAg, HBeAg und HBV-DNA im Serum, jedoch normale Transaminasen. Histologisch findet sich eine geringe oder gar fehlende Entzündung in der Leber. Hier liegt eine Immuntoleranz gegen das HBV vor. Eine aktuelle Studie hat den klaren Zusammenhang zwischen der Entwicklung eines HCC und einer hohen Viruslast gezeigt (Chen et al. 2006). Das hat die Diskussion einer Therapie mit den mittlerweile zur Verfügung stehen **Nukleos(t)id-Analoga** angefacht, auch wenn keine Entzündungsaktivität besteht. Auf jeden Fall sind Kontrollen der Transaminsen angezeigt. Kommt es zu einem Anstieg der Transaminasen, besteht auf jeden Fall Handlungsbedarf.

Dann gibt es Patienten, die trotz nachweisbarem HBsAg keine nachweisbare oder eine nur geringe HBV-DNA-Replikation im Serum haben. Diese werden als inaktive HBsAg-Träger bezeichnet. Histologische Veränderungen bis hin zur inaktiven Zirrhose können vorliegen, sind aber im Regelfall nicht progredient. Eine Therapie ist nicht indiziert, allerdings sollten Transaminasen regelmäßig überwacht werden, da 15–30% der Patienten im Langzeitverlauf eine aktive Hepatitis entwickeln können. Die Langzeitprognose dieser Personen ist gut, die Entwicklung hepatozellulären Karzinome in dieser Gruppe ist selten, aber möglich (Manno et al. 2004). Grundsätzlich sind aber bei allen Personen mit einer chronischen Hepatitis B ein Screening auf ein HCC mittels Ultraschalluntersuchungen indiziert.

Zum gegenwärtigen Zeitpunkt sind zur Therapie der chronischen Hepatitis B Interferon-α (IFN-α), pegyliertes Interferon-α-2a sowie die direkt antiviral wirkenden Nukleos(t)id-Analoga Lamivudin, Adefovir und Entecavir (siehe unten) zugelassen (Tab. B8-5).

Interferon-α wirkt sowohl direkt antiviral auf die Replikation des HBV, aber auch immunmodulatorisch. Ein komplettes Ansprechen, d.h. eine Elimination des HBs-Antigens unter IFN-α wird selten beobachtet und kann sich über Jahre hinziehen, sodass die HBe-Serokonversion von HBeAg nach Anti-HBe als Ausdruck einer reduzierten HBV-Replikation als Therapieziel definiert wird (Ausnahme HBeAg-minus-Variante siehe unten). Damit verbunden ist die Reduktion der Mortalität und Morbidität, unabhängig von der Elimination des HBsAg (Niederau et al. 1996). Gemäß einer Metaanalyse von 15 kontrollierten Studien erfolgte eine Serokonversion bei 33% der Behandelten verglichen mit 12% der Kontrollgruppen, sodass etwa 20–25% von einer Therapie profitieren (Wong et al. 1993). Mit dem pegyliertem Interferon-α (PEG-IFN-α) wurden ähnlich hohe Serokonversionsraten erzielt (Lau et al. 2005). Das PEG-IFN-α hat allerdings den Vorteil, dass es aufgrund der verbesserten Pharmakokinetik nur einmal und nicht dreimal pro Woche appliziert wird. Günstige prädiktive Parameter für eine erfolgreiche Therapie mit IFN-α bzw. PEG-IFN-α sind hohe entzündliche Aktivität (hohe Transaminasen), niedrige HBV-DNA im Serum und HBeAg-Positivität. Bestimmte Genotypen (A und B) scheinen besonders gut auf eine IFN-α Therapie anzusprechen (Erhardt et al. 2005). Nachteil der IFN-α-Therapie sind die erheblichen Nebenwirkungen, die den Einsatz bei Leberzirrhose (CHILD B und C) einschränken (Tab. B8-6).

Die Nukleos(t)id-Analoga **Lamivudin, Adefovir, Entecavir und Telbivudin** zeichnen sich vor allem durch ihre hohe antivirale Potenz bei guter Verträglichkeit aus. Die gute Verträglichkeit ermöglicht jetzt auch eine effektive Therapie der chronischen Hepatitis B bei fortgeschrittener Leberzirrhose. Der HBV-Titer fällt im Verlauf der Therapie sehr schnell ab. Leider kommt es nach Absetzen der Therapie häufig zu einem Relapse (erneuter Anstieg der Virustiter). Die HBe-Serokonversionsrate ist niedriger als bei einer IFN-α-Therapie. Bei Ausbleiben der Serokonversion müssen Nukleos(t)id-Analoga meist dauerhaft verabreicht werden (Manns et al. 2004). Leider kommt es im Verlauf einer Nukleos(t)id-Therapie in einem nicht unerheblichen Prozentsatz zu Resistenzentwicklungen. Hierfür sind Mutationen im Bereich des HBV-Polymerase-Gens verantwortlich (Locarnini 2005). Bei Lamivudin wird die Resistenzentwicklung mit ca. 10–20% pro Jahr angegeben. In Langzeitstudien hatten nach fünf Jahren Therapie mehr als 65% der Patienten eine Lamivudin-Resistenz. Bei Adefovir ist diese Rate niedriger und liegt bei 28% nach fünf Jahren Therapie (Hadziyannis et al. 2005, Locarnini 2005, Lok et al. 2003). Adefovir kann bei Lamivudin-Resistenz eingesetzt werden, da es keine Kreuzresistenz gibt. Tritt eine Lamivudin-Resistenz auf, sollte das Lamivudin zunächst für einige Zeit zusätzlich zum Adefovir weiter verabreicht werden. Es wird

Tab. B8-5 Aktuelle Behandlungsempfehlungen der chronischen Hepatitis B.

Patientengruppe	Therapieform	Therapiedauer
Therapie mit Interferon-α (IFN-α)		
Therapie-naive Patienten	Therapie mit IFN-α Standardinterferon-α-2b/-2a (Intron A® oder Roferon®-A): • 9–10 Mio. i.E., 3 × pro Woche oder • 5–6 Mio. i.E. täglich subkutan	4–6 Monate
	Therapie mit PEG-IFN-α Peg-IFN-α-2a (Pegasys®): 180 µg 1 × pro Woche subkutan	6–12 Monate
Therapie mit Nukleos(t)id-Analoga		
Therapie-naive Patienten	• Lamivudin (Zeffix® oder Epivir®): 100 oder 150 mg täglich • Adefovir (Hepsera®): 10 mg täglich • Entecavir (Baraclude®): 0,5 mg täglich; bei Lamivudin-Resistenz: 1 mg täglich • Telbivudin (Sebivo®): 600 mg täglich (Zulassung 2007) • Tenofovir (Viread®, für HIV zugelassen): 300 mg täglich	mindestens 48–52 Wochen bzw. bis 6 Monate nach Serokonversion zu Anti-HBe (meist dauerhafte Therapie notwendig)
Patienten mit Lamivudin-Resistenz	Zusätzliche Gabe von Adefovir (Hepsera®) empfohlen, oder Therapie umsetzen auf Entecavir	dauerhafte Therapie
Patienten mit Adefovir- oder Entecavir-Resistenz	Behandlung in einem spezialisierten Zentrum entsprechend der Sequenzanalyse	
Hepatitis B und Zirrhose	Therapie mit Lamivudin oder Adefovir empfohlen (ggf. Indikation zur Lebertransplantation überprüfen lassen)	dauerhafte Therapie
Hepatitis Delta (nur in Kombination mit Hepatitis B möglich)	Behandlung im Rahmen von Studien empfohlen (Informationen im „Study House" unter www.hep-net.de)	

diskutiert, ob eine dauerhafte Weitergabe von Lamivudin vorteilhaft ist.

Neu auf dem Markt sind die Nukleosid-Analoga Entecavir und Telbivudin; zusätzlich hervorzuheben ist Tenofovir, das bereits für die HIV-Therapie zugelassen ist. Damit stehen im Fall von Resistenzentwicklungen weitere Reservemedikamente zur Verfügung. Zurzeit wird untersucht, ob eine Kombinationstherapie von mehreren Nukleos(t)id-Analoga einen Nutzen bringt.

Die Kombinationstherapie aus pegyliertem Inteferon-α und Lamivudin ist nach aktuellem Kenntnisstand nicht zu empfehlen. Die Kombination hat zwar eine initial höhere antivirale Potenz, die Serokonversionsraten waren aber nicht höher als mit einer PEG-IFN-α-Monotherapie (Lau et al. 2005). Weitere Kombinationen, z.B. PEG-IFN-α und Adefovir oder sequentielle Therapien, werden getestet.

Bei einer mittlerweile hohen Anzahl von Patienten sind trotz negativem HBeAg und positiven Anti-HBe-Antikör-

Tab. B8-6 Vor- und Nachteile der verschiedenen Hepatitis-B-Therapien.

Vorteile IFN-α	Vorteile Nukeos(t)id-Analoga Lamivudin/Adefovir
• definierte (kurze) Behandlungsdauer • dauerhafter Therapieerfolg möglich, insbesondere bei Patienten mit hohen Transaminsen, niedriger HBV-DNA, HBV-Genotyp A/B	• sehr gute Verträglichkeit ermöglicht Einsatz bei Leberzirrhose • kaum Kontraindikationen • hohe antivirale Potenz
Nachteile IFN-α	**Nachteile Nukeos(t)id-Analoga Lamivudin/Adefovir**
• starke Nebenwirkungen, dadurch eingeschränkter Einsatz bei Patienten mit Leberzirrhose oder bei Kontraindikationen gegen IFN-α (z.B. Autoimmunerkrankungen)	• bei Abbruch der Therapie häufig Relapse, daher ist meist eine Dauertherapie notwendig • häufiges Auftreten von Resistenzen

pern mehr als 10⁵ Kopien/ml HBV-DNA im Serum nachweisbar. Ursächlich ist meist eine so genannte „pre-core Mutante" oder „HBeAg-minus-Variante". Bei diesen Patienten kann der Therapieerfolg nicht an der HBe-Serokonversion gemessen werden, sondern an der dauerhaften Normalisierung der Transaminasen und an einer Reduktion der HBV-DNA. Diese Patienten sprechen besonders schlecht auf IFN-α an. Erneute entzündliche Schübe nach Therapieende sind häufig. Die Langzeittherapie mit einem Nukleos(t)id-Analogon ist hier meist die bessere Wahl (Manns et al. 2004).

Bei immunsupprimierten Anti-HBc-positiven Personen (z.B. Organtransplantation) sollte trotz negativem HBsAg und positivem Anti-HBs-Antikörpern an eine okkulte Hepatitis B gedacht werden und bei Bedarf eine antivirale Therapie mit Lamivudin durchgeführt werden.

> Die Unterdrückung der HBV-Replikation durch eine effektive antivirale Therapie kann helfen, Folgekomplikationen wie Leberzirrhose und hepatozelluläres Karzinom zu verhindern.

7.2.2 Chronische Hepatitis Delta

Insgesamt ist die Therapiemöglichkeit der chronischen Hepatitis Delta unbefriedigend. Die HBV-spezifischen Nukleos(t)id-Analoga haben keinen Effekt auf die HDV-Replikation. Lediglich IFN-α in hoher Dosierung (9–10 Mio. i.E. IFN-α dreimal pro Woche) über zwölf Monate führte zu einer gewissen Besserung der Transaminasen und der Histologie, allerdings wurde eine dauerhafte Suppression des HDV nur selten erzielt (Haussinger et al. 2004, Niro et al. 2005). Niedrigere Dosierungen von IFN-α sind nicht effektiv. Ob eine IFN-α-Therapie einen positiven Langzeiteffekt auf den natürlichen Verlauf der HDV-Infektion hat, ist nicht klar. Die Therapie mit pegyliertem IFN-α und der Kombination von PEG-IFN-α und einem Nukleos(t)id-Analogon wird derzeit in einer Studie des Kompetenznetz Hepatitis geprüft.

Für Patienten mit fortgeschrittener Leberzirrhose sollte eine Lebertransplantation in Betracht gezogen werden. Die HBV/HDV-koinfizierten Patienten weisen eine vergleichsweise geringe Reinfektionsrate und eine niedrige Abstoßungsrate auf. Die Langzeitüberlebensraten nach Transplantation liegen sehr hoch (Haussinger et al. 2004).

7.2.3 Chronische Hepatitis C

Das primäre Ziel der Therapie der chronischen Hepatitis C ist die **Verhinderung der Entwicklung einer Leberzirrhose** sowie die **Prävention eines hepatozellulären Karzinoms.** Demzufolge besteht eine Indikation zur Therapie insbesondere für Patienten mit einem Risiko für die Entstehung von Komplikationen, d.h. bei Patienten mit histologisch nachgewiesener Leberfibrose (Desmet/Scheuer Fibrose-Score > 1; Ishak > 2).

Vor einer möglichen antiviralen Therapie sollten alle Optionen zur Vermeidung von Risikofaktoren, die mit der Entstehung dieser klinischen Komplikationen assoziiert sind, evaluiert werden. Hierzu gehören unter anderem die konsequente Beendigung von Alkohol- oder Drogenkonsum, eine Gewichtsreduktion bei Übergewicht, eine optimale Einstellung eines Diabetes mellitus und die adäquate Therapie von eventuellen Koinfektionen. Ob diese Maßnahmen vor oder begleitend zu einer antiviralen Therapie eingeleitet werden, ist im Einzelfall abzuwägen. Bei dieser Sichtweise ist berücksichtigt, dass die antivirale Therapie basierend auf IFN-α mit nicht unerheblichen Nebenwirkungen assoziiert ist und bislang nicht zu 100% erfolgreich ist. Durch eine erhebliche Verbesserung der antiviralen Therapie (Tab. B8-7) können mittlerweile dauerhafte Ansprechraten von über 60% erreicht werden. Ein verbessertes Nebenwirkungsmanagement erlaubt eine breitere Anwendung der Therapie, insbesondere bei Patienten, die besonders gut auf eine Therapie ansprechen (z.B. HCV-Genotypen 2 und 3, niedrige Ausgangsviruslast). Die berufliche (medizinisches Personal) und soziale (Stigmatisierung) Indikation sollte ebenfalls berücksichtigt werden. Patienten ohne nennenswerte Leberfibrose können extrahepatische Manifestationen haben, die eine Indikation zur Therapie darstellen können. Dementsprechend rückt die Indikation zur Leberbiopsie bei vielen Patienten in den Hintergrund (siehe Abschnitt 6.4).

Die Basis der derzeitigen antiviralen Therapie der Hepatitis C ist die Gabe von rekombinantem **Interferon-α.** IFN-α ist bereits Mitte der 1980er-Jahre bei Patienten mit NonA/NonB-Hepatitis eingesetzt worden (Hoofnagle et al. 1986). IFN-α kann die Virusreplikation auf verschiedenen Ebenen inhibieren. Weiterhin hat IFN-α immunstimulatorische, antiproliferative und proapoptotische Effekte.

Mit einer 24-wöchigen IFN-α-Monotherapie (dreimal pro Woche verabreicht) waren zunächst transiente Normalisierungen der Transaminasen in 30–50% der Fälle zu erreichen, dauerhafte Viruselimination traten aber nur in etwa 5–10% der Fälle auf. Die Therapieoptionen der chronischen Hepatitis C haben sich zuerst durch eine Verlängerung der Therapie auf 48 Wochen und dann insbesondere durch die Kombination mit dem Virusstatikum Ribavirin verbessert. Eine Ribavirin-Monotherapie ist zwar gegen zahlreiche Viren direkt antiviral wirksam, führt jedoch nur zu einem geringeren Abfall der HCV-RNA (Di Bisceglie et al. 1992). Eine Ribavirin-Therapie wird daher nur in Kombination mit IFN-α durchgeführt.

Mittlerweile wurde das IFN-α weiterentwickelt. Durch eine Pegylierung des IFN-α konnte die Pharmakokinetik

Tab. B8-7 Aktuelle Behandlungsempfehlungen bei Hepatitis C.

Patientengruppe	Therapieform	Therapiedauer
akute Hepatitis C	Monotherapie mit Standard-Interferon-α (Jaeckel et al. 2001) oder	
	möglichst Therapie im Rahmen der aktuellen Studie des Hep-Net (siehe „Study House" unter www.hep-net.de)	24 Wochen
Therapie-naive Patienten mit chronischer Hepatitis C	Kombinationstherapie aus PEG-IFN- und Ribavirin: • Peg-IFN-α-2b (Peg-Intron®): 1,5 µg/kg Körpergewicht 1 × pro Woche subkutan + Ribavirin (Rebetol®): < 65 kg: 800 mg, 65–85 kg: 1000 mg, > 85 kg: 1200 mg täglich oder • Peg-IFN-α-2a (Pegasys®): 180 µg 1 × pro Woche subkutan + Ribavirin (Copegus®): < 75 kg: 1000 mg, > 75 kg: 1200 mg täglich (bei Patienten mit HCV-Genotypen 2 und 3: 800 mg Ribavirin täglich)	• HCV-Genotyp 1: 48 Wochen[1] • HCV-Genotyp 2 und 3: 24 Wochen • HCV-Genotyp 4: 36–48 Wochen • HCV-Genotyp 5 und 6: 48 Wochen (in Anlehnung an den Genotyp 1, da es zu den Genotypen 5 und 6 kaum Daten gibt)
	Kombinationstherapie aus Consensus-Interferon (CIFN) und Ribavirin: • CIFN (Inferax®): 9 µg 3 × pro Woche[2] subkutan + Ribavirin: Dosierung siehe oben	siehe oben
Non-Responder Relapse-Patienten nach Kombitherapie	• Behandlung im Rahmen klinischer Studien empfohlen (siehe „Study House" unter www.hep-net.de)	
Patienten mit fortgeschrittener Leberzirrhose und/oder Kontraindikationen für die Therapie	• Behandlung im Rahmen klinischer Studien empfohlen (siehe „Study House" unter www.hep-net.de) • ggf. Indikation zur Lebertransplantation überprüfen lassen	

[1] Unter Umständen kann die Therapie kürzer oder länger durchgeführt werden, weil der Arzt die Geschwindigkeit des Virusabfalls mit berücksichtigen sollte.
[2] Die tägliche Dosierung mit CIFN wird aktuell in Studien untersucht, ist aber noch nicht zugelassen.

verbessert werden, die eine Applikation einmal pro Woche ermöglicht. Die Kombinationstherapie aus PEG-IFN-α und Ribavirin ist die derzeitige Standardtherapie und führt zu dauerhaften Ansprechraten von 54–63% (Cornberg et al. 2002). Bei Patienten mit den HCV-Genotypen 2 und 3 kann mit einer Therapiedauer von nur 24 Wochen sogar eine Ausheilung von bis zu 90% erreicht werden.

Probleme bleiben Patienten mit HCV-Genotyp 1 und hoher Ausgangsviruslast (> 600 000 i.E./ml). Hier liegen die dauerhaften Ansprechraten noch unter 50%. Die PEG-IFN-α wird ständig optimiert und individualisiert (Cornberg und Manns 2005). Momentan wird untersucht, ob Patienten mit den HCV-Genotypen 2 und 3 nur 12–16 Wochen behandelt werden brauchen oder ob Patienten mit HCV-Genotyp 1 und langsamen Therapieansprechen sogar 72 Wochen behandelt werden sollen. Dabei scheint die Geschwindigkeit der Abnahme der Virämie eine besondere Rolle zu haben. In Zukunft wird die Kinetik vermutlich über die individuelle Therapiedauer entscheiden. Bereits jetzt entscheidet sie, wann die Therapie abgebrochen werden soll. Ist die HCV-RNA nach zwölf Wochen Behandlung nicht um mehr als $2\log_{10}$-Stufen abgefallen oder noch höher als 30 000 i.E./ml, so ist nicht mehr mit einem dauerhaften Ansprechen zu rechnen (Berg et al. 2003).

Besonders wichtig ist das Management von Nebenwirkungen der Anti-HCV-Therapie (Fried 2002). Durch erfahrenen Umgang mit Nebenwirkungen können voreilige Dosisreduktionen oder Therapieabbrüche vermieden werden und die Therapieadhärenz gesteigert werden. Von besonderer Bedeutung sind die IFN-α-induzierten Depressionen. **Antidepressiva,** z.B. Paroxetin oder Citalopram (Schaefer et al. 2005), können diese Problematik vermindern und auch die Compliance erhöhen. Das Konzept der psychiatrischen Unterstützung (Arzt und Medikament) wird momentan prospektiv in einer vom Kompetenznetz Hepatitis unterstützten Studie untersucht. Durch Verbesserung der Therapieadhärenz und Compliance könnten noch einmal bessere Ansprechraten erzielt werden (McHutchison et al. 2002).

Leider kann die PEG-IFN-α/Ribavirin-Kombinationstherapie nicht bei jedem Patienten angewendet werden. Es gibt zahlreichen Kontraindikationen, die den Einsatz limitieren. Absolute Kontraindikationen sind Schwangerschaft und Patienten mit fehlender Einsicht zur effektiven Kontrazeption, instabile pulmonale/kardiale Grunderkrankungen, instabile neurologische und psychiatrische Grunderkrankungen, Patienten mit fehlender Compliance, aktiver Drogenkonsum und Alkoholismus. Ein weiteres Problem sind Konstellationen, bei denen besondere Probleme auftreten können. Die Nebenwirkungen der Therapie, insbesondere die IFN-α-induzierte Leukopenie, sind ein Problem bei immunsupprimierten Patienten. Dosisreduktionen oder Therapieabbrüche sind z.B. ein Grund für die schlechten Erfolgsraten der Therapie bei HCV-Patienten nach Lebertransplantation (Neff et al. 2004).

Patienten mit einer zusätzlichen HIV-Infektion sprechen ebenfalls schlechter an, können aber durchaus von einer Therapie der chronischen Hepatitis C profitieren. Hier muss die Therapieentscheidung vom Allgemeinzustand des Patienten und der CD4-Zellzahl abhängig gemacht werden. Die Ribavirin-induzierte Anämie ist dann häufig der limitierende Faktor während der Therapie. Mit verbessertem Nebenwirkungsmanagement konnten aber die dauerhaften Erfolgsraten mit PEG-IFN-α und Ribavirin auf über 40% gesteigert werden. Vorsicht vor allem bei HCV/HIV-infizierten Patienten mit Leberzirrhose und antiretroviraler Therapie mit Didanosin (Manns und Wedemeyer 2004). Die Entwicklung von Zellkultur-Systemen zur In-vitro-Untersuchung der HCV-Infektion lässt hoffen, dass die Entwicklung neuer Medikamente einen Impuls bekommt (Tab. B8-8).

Autoimmunerkrankungen können unter einer Therapie mit IFN-α exazerbieren. Bei einigen Patienten mit einer Hepatitis C finden sich Autoantikörper, die auf eine Autoimmunhepatitis hinweisen, insbesondere ANA und LKM. Zunächst kann hier, unter engmaschiger Kontrolle der Transaminasen, die Hepatitis C behandelt werden. Sollten die Transaminasen während der Therapie stark ansteigen, sollte die antivirale Therapie abgebrochen und gegebenenfalls die Autoimmunhepatitis behandelt werden. Generell ist die antivirale Behandlung sicher und es kommt selten zu Problemen (Dalekos et al. 1999).

Bei HCV-bedingter Glomerulonephritis, Vaskulitis oder Kryoglobulinämie können durch eine Anti-HCV-Therapie die Begleiterkrankungen gebessert werden, aber Rezidive nach Absetzen sind häufig. Bei Versagen der Anti-HCV-Therapie sollte eine immunsuppressive Therapie erwogen werden.

Eine große Anzahl von Patienten mit chronischer Hepatitis C leiden unter einer Polytoxikomanie. Bei diesen Patienten ist oft der Alkoholmissbrauch oder die Drogenabhängigkeit das größere Problem und nicht die Hepatitis C. Bei der Behandlung dieser Patienten kann die Gefahr bestehen, dass die Patienten während der nebenwirkungsreichen Therapie einen Drogenrückfall erleiden. In Anbetracht des meist langsamen Fortschreitens der Lebererkrankung ist hier vor einer voreiligen Behandlung mit IFN-α zu warnen. Patienten, die mit Methadon substituiert werden, können jedoch unter engmaschigen Kontrollen durchaus erfolgreich therapiert werden (Mauss et al. 2004). Methadon scheint sogar die Nebenwirkungen der Interferon-Therapie zu verbessern.

> Die chronische Hepatitis C ist mittlerweile eine „heilbare" Infektionserkrankung. Mit einer effektiven Therapie kann bei mehr als 50% aller Patienten das HC-Virus dauerhaft eliminiert werden.

8 Management und Meldepflicht

Patienten, die an einer akuten Virushepatitis erkrankt sind, müssen nach § 6 des Infektionsschutzgesetzes (IfSG) vom feststellenden Arzt namentlich dem Gesundheitsamt des Wohnortes der betroffenen Person gemeldet werden. Zusätzlich besteht eine namentliche Meldepflicht nach § 7 IfSG für den direkten oder indirekten Nachweis des HAV, HBV, HCV, HDV oder HEV, soweit er auf eine akute Infektion hinweist, bzw. nicht bekannt ist, dass eine chronische Infektion vorliegt. Die Meldung erfolgt durch das Labor, das die Diagnostik durchgeführt hat. Das Robert-Koch-Institut hat für die Arztmeldungen (IfSG § 6) einen Muster-Meldebogen erarbeitet, der als Vorschlag gedacht ist. Dieser wird nach Modifikation durch die zuständigen Landesgesundheitsbehörden in einigen Bundesländern in leicht abgewandelter Form verwendet. Der aktuelle Muster-Meldebogen kann auf den Seiten des RKI heruntergeladen werden (www.rki.de).

Um eine Ausbreitung der Erkrankung durch Kontaktpersonen zu verhindern, ist eine genaue Aufklärung des Patienten über den Infektionsweg und über die einzuhaltenden hygienischen Maßnahmen erforderlich. Diese beinhalten bei Hepatitis A und E das strikte Einhalten einer Toilettenhygiene. In der Klinik sollte – wenn irgendwie möglich – der Patient in einem Einzelzimmer mit eigener Toilette untergebracht werden. Hygienische Maßnahmen verhindern zudem die perkutane oder mukokutane Übertragung von HBV. Bei einer HBV-Infektion sollten enge Kontaktpersonen gegen Hepatitis B geimpft werden (siehe Abschnitt 9.2.2).

Tab. B8-8 Aktuelle und neue Entwicklungen im Bereich der Anti-HCV-Therapie (nach Cornberg et al. 2002, Cornberg und Manns 2005).

Therapieform	Eigenschaften
bereits für die Therapie der chronischen Hepatitis C zugelassene Medikamente	
Interferon-α-2a und Interferon-α-2b (IFN-α)	Antivirale und immunmodulatorische Eigenschaft. Applikation 3-mal pro Woche. In der Monotherapie liegen die dauerhaften Ansprechraten bei 5–20%.
Consensus-Interferon (CIFN)	CIFN hat eine höhere biologische Aktivität als IFN-α in vitro. Die Datenlage zeigt jedoch keine deutlich besseren Ergebnisse als Standard-IFN-α. Die tägliche Dosis von CIFN plus Ribavirin scheint gute Ansprechraten bei Nonrespondern zu erzielen.
Ribavirin	In der Monotherapie kaum antivirale Eigenschaft. In der Kombination mit IFN-α Verbesserung der dauerhaften Ansprechraten auf 38–47%.
pegyliertes Inteferon-α-2a und pegyliertes Inteferon-α-2b (PEG-IFN-α)	Verbesserte Pharmakokinetik des IFN-α, dadurch Applikation einmal pro Woche möglich. In Kombination mit Ribavirin Verbesserung der dauerhaften Ansprechraten auf 54–63%.
für die Indikation Hepatitis C noch nicht zugelassene Medikamente	
Amantadin (3-fach-Therapie PEG-IFN-α/Ribavirin/Amantadin)	Bislang keine klare Daten, ob die zusätzliche Amantadin-Therapie einen Vorteil hat. Amantadin scheint die IFN-α-induzierten Nebenwirkungen (Depressionen) zu verringern.
Thymosin-α-1 (3-fach-Therapie PEG-IFN-α/Ribavirin/Thymosin)	Kleine Studien haben einen zusätzlichen Effekt einer Kombination von IFN-α und Thymosin gezeigt. Die Dreifachtherapie wird zurzeit getestet.
Albuferon-α	Längere Halbwertszeit als PEG-IFN-α durch Fusion von Albumin mit IFN-α (85,7 kDa). Eine Applikation alle 2–4 Wochen wird möglich. Phase III-Studien in Kombination mit Ribavirin laufen.
Viramidin	Ein so genanntes „Prodrug" von Ribavirin. Verursacht weniger Anämie als Ribavirin. Phase III-Studien in Kombination mit PEG-IFN-α laufen.
HCV-Protease-Inhibitoren, HCV-Polymerase-Inhibitoren	Direkte antivirale Wirkung durch Hemmung der HCV-Enzyme, die für die Virusreplikation essentiell sind. In der Monotherapie haben die ersten Präparate zu einer Senkung der HCV-RNA um 1–4 $\log_{10}$-Stufen innerhalb von 2–14 Tagen geführt. Die Kombination mit PEG-IFN-α verstärkt die antivirale Wirkung und wird vermutlich das Auftreten von Resistenzen verringern. Phase II-Studien in Kombiantion mit PEG-IFN-α laufen.
weitere so genannte „kleine Moleküle" mit direkt antiviraler Wirkung (Ribozyme, siRNA, Antisense-Moleküle)	Direkte antivirale Wirkung durch Interferrenz mit dem HCV-Genom oder direkte Blockierung der Protein-Translation. Phase I-Studien laufen.
Toll-like-Rezeptor-Agonisten	Stimulation der angeborenen Immunantwort. Phase-I/II-Studien laufen.
Caspase-Inhibitoren	Antifibrogener Effekt durch Hemmung von Apoptose. Phase I-Studien laufen.
therapeutische Impfungen	Stimulation der eingeschränkten HCV-spezifischen Immunantwort wird angestrebt, um die HCV-RNA zu kontrollieren oder eine Verbesserung des natürlichen Verlaufs der HCV-Infektion zu bewirken. Phase I/II-Studien laufen.

9 Prophylaxe

9.1 Hepatitis A

Die passive Immunprophylaxe der HAV-Infektion in Form einer Prä- wie auch einer Postexpositionsprophylaxe wurde zugunsten der aktiven Impfung weitestgehend verlassen. Zurzeit stehen in Deutschland für die aktive Immunisierung mehrere Monokomponenten-, aber auch Kombinationsimpfstoffe zur Hepatitis-A-Impfung zur Verfügung. Es handelt sich meist um Formalinin-aktivierte, auf Fibroblasten gezüchtete HAV-Partikel, die an Aluminiumhydroxid adsorbiert sind. Aufgrund der Kosten der Impfung sollte serologisch der Anti-HAV-Status vor der Impfung festgestellt werden, wenn aufgrund des Alters (> 50-Jährige) und der Herkunft eine Immunität vermutet werden kann. Nonresponder wurden bisher im Gegensatz zur Hepatitis-B-Impfung nicht beobachtet, eine Impferfolgskontrolle ist nicht notwendig. Nach erfolgter Auffrischimpfung kann man davon ausgehen, dass der Schutz sich auf ca. zehn Jahre erstreckt (Hadem et al. 2004). Inzwischen stehen Kombinationsimpfstoffe (Hepatitis A und B) zur Verfügung. Immunisierungsschemata sollten den jeweiligen Herstellerangaben folgen.

Impfempfehlungen der STIKO (Robert-Koch-Institut 2006a) bestehen für homosexuelle Männer, Patienten mit substitutionspflichtiger Hämophilie oder chronischer Lebererkrankung bzw. anderen chronischen Erkrankungen mit Leberbeteiligung (bei negativem Anti-HAV) sowie Personen in psychiatrischen Einrichtungen oder vergleichbaren Fürsorgeeinrichtungen. Zudem sollte Personal in Kindertagesstätten, Kinderheimen und in psychiatrischen Einrichtungen und Kanal- und Klärwerksarbeiter mit direktem Kontakt zu Abwasser geimpft werden sowie HAV-gefährdetes Personal im Gesundheitswesen (z.B. in Laboratorien oder auf Infektionsstationen).

9.2 Hepatitis B

Für die passive Immunisierung steht ein Hepatitis-B-Hyperimmunglobulin zur Verfügung. Es enthält mindestens 200 i.E. Anti-HBs pro Milliliter. Die passive Immunprophylaxe ist aufgrund der hohen Kosten und der eingeschränkten Effizienz auf Sonderfälle im Rahmen der Postexpositionsprophylaxe beschränkt: Nadelstichverletzung mit HBV-positivem Serum und Neugeborene HBsAg-positiver Mütter. Sie muss schnell erfolgen!

Für die i.v. Applikation steht ein Präparat mit 50 i.E. pro Milliliter zur Verfügung. Dieses wird fast ausschließlich im Rahmen der Reinfektionsprophylaxe bei Lebertransplantation eingesetzt.

Für die aktive Immunisierung stehen rekombinant in Hefen hergestellte Hepatitis-B-Surface-Antigen (HBsAg)-Partikel zur Verfügung. Sie sind erhältlich als Monokomponenten-Impfstoff, aber auch in Kombinationsimpfstoffen. Die gereinigten Partikel sind an Aluminiumhydroxid adsorbiert. Eine Grundimmunisierung wird zum Zeitpunkt 0, nach einem und nach sechs Monaten nach Empfehlung des Herstellers durchgeführt. Ein akzeleriertes Impfschema (0, 7 Tage, 21 Tage) mit dem kombinierten Hepatitis A/B-Impfstoff ist ebenso effektiv (Kallinowski et al. 2003). Bei Erwachsenen wird i.m. in den M. deltoideus, bei Säuglingen in den M. vastus lateralis geimpft. Eine subkutane Verabreichung ist bei besonderer Blutungsneigung möglich. Aufgrund der Kosten des Impfstoffes ist bei Erwachsenen mit erhöhter Wahrscheinlichkeit einer bereits bestehenden Immunität eine Testung auf Anti-HBc sinnvoll. Durch die Bestimmung des Anti-HBs-Titers nach der Grundimmunisierung können Empfehlungen für eine Wiederimpfung gegeben werden, da sich aufgrund der Titer-Höhe des Anti-HBs nach der dritten Impfung die Länge der Persistenz der Antikörper im Serum vorhersagen lässt. Bei Anti-HBs-Titern über 100 i.E./ml ist eine Auffrischung nach zehn Jahren erforderlich, bei Anti-HBs Titern < 100 i.E./ml sollte umgehend eine erneute Impfung erfolgen (Robert-Koch-Institut 2006a).

Eine Postexpositionsprophylaxe ist nur sinnvoll, wenn sie innerhalb von 48 Stunden nach Kontakt mit dem Virus erfolgt. Die Dosierung beträgt 0,06 ml des HBV-Immunglobulin pro Kilogramm Körpergewicht, bei hohen Virusdosen das Doppelte; Wiederholung nach vier Wochen. Die Kombination der passiven Immunisierung mit einer gleichzeitig eingeleiteten aktiven Immunisierung steigert die Effektivität und ist daher als Standard anzusehen. Trotz passiver Immunisierung kommt es in bis zu 33% der Fälle zur Ausbildung einer Hepatitis B.

Neugeborene HBsAg-positiver Mütter werden in den ersten zwölf Stunden nach der Geburt passiv und aktiv immunisiert (5 µg rekombinanter Impfstoff und 1 ml HBV-Immunglobulin i.m.). Die begonnene HB-Grundimmunisierung wird einen Monat nach der ersten Impfung durch eine zweite und sechs Monate nach der ersten Impfung durch eine dritte Impfung vervollständigt. Der Impferfolg muss serologisch kontrolliert werden.

Bei Neugeborenen von Müttern mit unklarem HBsAg-Status wird unabhängig vom Geburtsgewicht ebenfalls unmittelbar post partum die Grundimmunisierung mit HB-Impfstoff begonnen. Wird nachträglich das HBsAg bei der Mutter positiv getestet, kann beim Neugeborenen innerhalb von sieben Tagen postnatal die passive Immunisierung nachgeholt werden.

Eine prophylaktische Impfung sollten folgende Personen nach der STIKO-Empfehlung (Robert-Koch-Institut 2006a) erhalten:

- alle Säuglinge im Rahmen der Regelimpfung nach Impfkalender
- alle 9- bis 17-Jährigen, die noch nicht oder inkomplett geimpft wurden (möglichst vor Beginn der Pubertät)
- Personen im Gesundheitsdienst einschließlich Auszubildender bzw. Studenten sowie Reinigungspersonal; Personal in psychiatrischen Einrichtungen oder vergleichbaren Fürsorgeeinrichtungen; Personen, die potentiell Blutkontakte mit möglicherweise infizierten Personen haben (z.B. ehrenamtliche Ersthelfer, Mitarbeiter von Rettungsdiensten, Polizisten, Sozialarbeiter und Gefängnispersonal mit Kontakt zu Drogenabhängigen).
- Patienten mit chronischer Nierenkrankheit, Dialysepatienten, Patienten mit häufiger Übertragung von Blut oder Blutbestandteilen (z. B. Hämophile), Patienten vor

ausgedehnten chirurgischen Eingriffen (z. B. vor Operationen unter Verwendung der Herz-Lungen-Maschine). Entscheidend sind die Dringlichkeit des Eingriffes sowie der Wunsch des Patienten nach einem Impfschutz.
- Personen mit chronischer Leberkrankheit einschließlich chronischer Krankheiten mit Leberbeteiligung sowie HIV-Positive ohne HBV-Marker
- Patienten in psychiatrischen Einrichtungen oder Bewohner vergleichbarer Fürsorgeeinrichtungen für Zerebralgeschädigte oder Verhaltensgestörte sowie Personen in Behindertenwerkstätten
- durch Kontakt mit HBsAg-Trägern in der Familie oder Wohngemeinschaft gefährdete Personen, Sexualpartner von HBsAg-Trägern
- besondere Risikogruppen, wie z. B. homosexuell aktive Männer, Drogenabhängige, Prostituierte, länger einsitzende Strafgefangene
- durch Kontakt mit HBsAg-Trägern in einer Gemeinschaft (Kindergärten, Kinderheime, Pflegestätten, Schulklassen, Spielgemeinschaften) gefährdete Personen.
- Eine Impfung für Reisende in Endemiegebiete ist nur bei engem Kontakt zur einheimischen Bevölkerung notwendig. HBV-Infektionen bei erfolgreich geimpften Personen sind extrem selten und sind auf Infektionen durch Viren mit Mutationen im HBs-Gen zurückzuführen.

Aktuell wird von den Krankenkassen in Deutschland nur die generelle Impfung gegen Hepatitis B bei unter 18-Jährigen finanziert, sowie die Impfung bei Erwachsenen mit erhöhtem Infektionsrisiko (siehe oben). Langfristig ist jedoch eine Durchimpfung der gesamten Bevölkerung anzustreben (Robert-Koch-Institut 2006a).

Anmerkung zur Sicherheit der Hepatitis-B-Impfung: Die Impfung erfolgt mit einem rekombinanten Antigen aus Hefe und gilt als einer der sichersten Impfung überhaupt. Mittlerweile sind über 1000 Millionen Dosen des Impfstoffs in mehr als 150 Ländern verabreicht worden. Vereinzelt gibt es Berichte über die Induktion von Autoimmunphänomenen nach Hepatitis-B-Impfung, wie z.B. ein gehäuftes Auftreten von Multipler Sklerose. Ein Zusammenhang mit der Impfung konnte in methodisch sauber durchgeführten Studien nicht bestätigt werden, und selbst die Autoren der Negativberichte schlussfolgern, dass das Nutzen-Risiko-Verhältnis der Impfung positiv bleibt (Zuckerman 2006).

9.3 Hepatitis Delta

Durch Prophylaxe der Hepatitis B wird die Hepatitis Delta verhindert. Gegen eine Superinfektion von HBsAg-Trägern hilft nur eine Expositionsprophylaxe (geschützter Geschlechtsverkehr, Einmalbestecke etc., siehe auch unten).

9.4 Hepatitis C

Eine spezifische Immunprophylaxe ist noch nicht verfügbar. Normales Immunglobulin ist nicht wirksam. Daher sollte eine sorgfältige Expositionsprophylaxe erfolgen.

Zur Prävention der intrafamiliären Übertragung wird empfohlen, keine gemeinsamen Zahnbürsten, Rasierer oder Nagelscheren zu verwenden sowie im Umgang mit Blut von HCV-Infizierten Vorsicht walten zu lassen (Fleig et al. 2004). Spezielle Desinfektionsmaßnahmen im Haushalt sind nicht erforderlich. Der generelle Gebrauch eines Kondoms wird bei häufig wechselnden Geschlechtspartnern empfohlen, ist bei stabilen Zweierbeziehungen nicht zwingend, da prospektive Untersuchungen zeigen, dass das HCV nur selten sexuell übertragen wird. Vor Tätowierungen und Piercings unter nicht hygienischen Bedingungen, insbesondere in Gebieten mit hoher HCV-Prävalenz (z.B. im Strandurlaub in Ägypten), ist Vorsicht geboten. Bei intravenösen Drogenabhängigen kommt es insbesondere durch die Benutzung derselben Nadel der Spritze durch verschiedene Personen („needle sharing") sehr schnell zu einer HCV-Infektion. Weltweit sind bis zu 95% aller intravenösen Drogenkonsumenten mit dem HC-Virus infiziert (Alter und Moyer 1998). Programme zur Aufklärung, Entzug und Vermeidung von needle sharing sind anzustreben. Bluttransfusionen sind in den westlichen Industrieländern durch die Testung mittels sensitiver Testmethoden als sicher einzustufen (siehe auch Kap. D3). Bei Reisen in Entwicklungsländern ist aber auch an die Möglichkeit einer Übertragung durch Bluttransfusion zu denken.

LITERATUR

Alter MJ, Moyer LA. The importance of preventing hepatitis C virus infection among injection drug users in the United States. J Acquir Immune Defic Syndr Hum Retrovirol 18 Suppl 1: S6–10, 1998.

Baron JL, Gardiner L, Nishimura S, Shinkai K, Locksley R, Ganem D. Activation of a nonclassical NKT cell subset in a transgenic mouse model of hepatitis B virus infection. Immunity 16: 583–594, 2002.

Berg T, Sarrazin C, Herrmann E, Hinrichsen H, Gerlach T, Zachoval R, Wiedenmann B, Hopf U, Zeuzem S. Prediction of treatment outcome in patients with chronic hepatitis C: significance of baseline parameters and viral dynamics during therapy. Hepatology 37: 600–609, 2003.

Chen CJ, Yang HI, Su J, Jen CL, You SL, Lu SN, Huang GT, Iloeje UH. Risk of hepatocellular carcinoma across a biological gradient of serum hepatitis B virus DNA level. JAMA 295: 65–73, 2006.

Chisari FV, Ferrari C. Hepatitis B virus immunopathogenesis. Annu Rev Immunol 13: 29–60, 1995.

Cornberg M, Manns MP. New approaches and therapeutic modalities for the treatment of patients with chronic hepatitis C. Ann Hepatol 4: 144–150, 2005.

Cornberg M, Wedemeyer H, Manns MP. Treatment of chronic hepatitis C with PEGylated interferon and ribavirin. Curr Gastroenterol Rep 4: 23–30, 2002.

Crotta S, Stilla A, Wack A, D'Andrea A, Nuti S, D'Oro U, Mosca M, Filliponi F, Brunetto RM, Bonino F, Abrignani S, Valiante NM. Inhibition of natural killer cells through engagement of CD81 by the major hepatitis C virus envelope protein. J Exp Med 195: 35–41, 2002.

Dalekos GN, Wedemeyer H, Obermayer-Straub P, Kayser A, Barut A, Frank H, Manns MP. Epitope mapping of cytochrome P4502D6 autoantigen in patients with chronic hepatitis C during alpha-interferon treatment. J Hepatol 30: 366–375, 1999.

De RF, Cacciatore L. Clinical enzyme diagnosis in chronic hepatitis. Possibilities and limitations (author's transl). MMW Munch Med Wochenschr 120: 1531–1534, 1978.

Desmet VJ, Gerber M, Hoofnagle JH, Manns M, Scheuer PJ. Classification of chronic hepatitis: diagnosis, grading and staging. Hepatology 19: 1513–1520, 1994.

Di Bisceglie AM, Shindo M, Fong TL, Fried MW, Swain MG, Bergasa NV, Axiotis CA, Waggoner JG, Park Y, Hoofnagle JH. A pilot study of ribavirin therapy for chronic hepatitis C. Hepatology 16: 649–654, 1992.

Dumortier J, Schonig K, Oberwinkler H, Low R, Giese T, Bujard H, Schirmacher P, Protzer U. Liver-specific expression of interferon gamma following adenoviral gene transfer controls hepatitis B virus replication in mice. Gene Ther 12: 668–677, 2005.

Erhardt A, Blondin D, Hauck K, Sagir A, Kohnle T, Heintges T, Haussinger D. Response to interferon alfa is hepatitis B virus genotype dependent: genotype A is more sensitive to interferon than genotype D. Gut 54: 1009–1013, 2005.

Fleig WE, Krummenerl P, Lesske J, Dienes HP, Zeuzem S, Schmiegel WH, Haussinger D, Burdelski M, Manns MP. Diagnosis, progression and therapy of hepatitis C virus infection as well as viral infection in children and adolescents-results of an evidenced based consensus conference of the German Society for Alimentary Metabolic Disorders and and in cooperation with the Hepatitis Competence Network. Z Gastroenterol 42: 703–704, 2004.

Fried MW. Side effects of therapy of hepatitis C and their management. Hepatology 36: S237–S244, 2002.

Ganem D, Prince AM. Hepatitis B virus infection – natural history and Clinical consequences. N Engl J Med 350: 1118–1129, 2004.

Guidotti LG, Ishikawa T, Hobbs MV, Matzke B, Schreiber R, Chisari FV. Intracellular inactivation of the hepatitis B virus by cytotoxic T lymphocytes. Immunity 4: 25–36, 1996.

Guidotti LG, McClary H, Loudis JM, Chisari FV. Nitric oxide inhibits hepatitis B virus replication in the livers of transgenic mice. J Exp Med 191: 1247–1252, 2000.

Hadem J, Wedemeyer H, Manns MP. Hepatitis as a travel disease. Internist (Berl) 45: 655–668, 2004.

Hadziyannis S, Tassopoulos N, Chang TT, Heathcote J, Kitis G, Rizzetto M, Marcellin P, Lim SG, Goodman Z, Arterburn S, Ma J, Xiong S, Borroto-Esoda K, Brosgart C, Currie G. Long-term adefovir dipivoxil treatment induces regression of liver fibrosis in patients with HBeAg-negative chronic hepatitis B: Results after 5 years of therapy. Hepatology 42: 754A, 2005.

Haussinger D, Erhardt A, Oette M. Coinfection in hepatitis. Z Gastroenterol 42: 724–730, 2004.

Hoofnagle JH, Mullen KD, Jones DB, Rustgi V, Di Bisceglie A, Peters M, Waggoner JG, Park Y, Jones EA. Treatment of chronic non-A, non-B hepatitis with recombinant human alpha interferon. A preliminary report. N Engl J Med 315: 1575–1578, 1986.

Jaeckel E, Cornberg M, Wedemeyer H, Santantonio T, Mayer J, Zankel M, Pastore G, Dietrich M, Trautwein C, Manns MP. Treatment of acute hepatitis C with interferon alfa-2b. N Engl J Med 345: 1452–1457, 2001.

Kakimi K, Guidotti LG, Koezuka Y, Chisari FV. Natural killer T cell activation inhibits hepatitis B virus replication in vivo. J Exp Med 192: 921–930, 2000.

Kallinowski B, Jilg W, Buchholz L, Stremmel W, Engler S. Immunogenicity of an accelerated vaccination regime with a combined hepatitis a/b vaccine in patients with chronic hepatitis C. Z Gastroenterol 41: 983–990, 2003.

Keeffe EB, Dieterich DT, Han SH, Jacobson IM, Martin P, Schiff ER, Tobias H, Wright TL. A treatment algorithm for the management of chronic hepatitis B virus infection in the United States. Clin Gastroenterol Hepatol 2: 87–106, 2004.

Lau GK, Piratvisuth T, Luo KX, Marcellin P, Thongsawat S, Cooksley G, Gane E, Fried MW, Chow WC, Paik SW, Chang WY, Berg T, Flisiak R, McCloud P, Pluck N. Peginterferon Alfa-2a, lamivudine, and the combination for HBeAg-positive chronic hepatitis B. N Engl J Med 352: 2682–2695, 2005.

Liaw YF, Sung JJ, Chow WC, Farrell G, Lee CZ, Yuen H, Tanwandee T, Tao QM, Shue K, Keene ON, Dixon JS, Gray DF, Sabbat J. Lamivudine for patients with chronic hepatitis B and advanced liver disease. N Engl J Med 351: 1521–1531, 2004.

Locarnini S. Molecular virology and the development of resistant mutants: implications for therapy. Semin Liver Dis 25 Suppl 1: 9–19, 2005.

Lok AS, Lai CL, Leung N, Yao GB, Cui ZY, Schiff ER, Dienstag JL, Heathcote EJ, Little NR, Griffiths DA, Gardner SD, Castiglia M. Long-term safety of lamivudine treatment in patients with chronic hepatitis B. Gastroenterology 125: 1714–1722, 2003.

Manno M, Camma C, Schepis F, Bassi F, Gelmini R, Giannini F, Miselli F, Grottola A, Ferretti I, Vecchi C, De Palma M, Villa E. Natural history of chronic HBV carriers in northern Italy: morbidity and mortality after 30 years. Gastroenterology 127: 756–763, 2004.

Manns MP, Rambusch EG. Autoimmunity and extrahepatic manifestations in hepatitis C virus infection. J Hepatol 31 Suppl 1: 39–42, 1999.

Manns MP, Wedemeyer H, Meyer S, Roggendorf M, Niederau C, Blum HE, Jilg W, Fleig WE. Diagnosis, progression and therapy of hepatitis-B-virus infection-results of an evidenced based consensus conference of the German Society for Alimentary Metabolic Disorders and and in cooperation with the Hepatitis Competence Network. Z Gastroenterol 42: 677–678, 2004.

Manns MP, Wedemeyer H. Treatment of hepatitis C in HIV-infected patients: significant progress but not the final step. JAMA 292: 2909–2913, 2004.

Mauss S, Berger F, Goelz J, Jacob B, Schmutz G. A prospective controlled study of interferon-based therapy of chronic hepatitis C in patients on methadone maintenance. Hepatology 40: 120–124, 2004.

McHutchison JG, Manns M, Patel K, Poynard T, Lindsay KL, Trepo C, Dienstag J, Lee WM, Mak C, Garaud JJ, Albrecht JK. Adherence to combination therapy enhances sustained response in genotype-1-infected patients with chronic hepatitis C. Gastroenterology 123: 1061–1069, 2002.

Neff GW, Montalbano M, O'Brien CB, Nishida S, Safdar K, Bejarano PA, Khaled AS, Ruiz P, Slapak-Green G, Lee M, Nery J, De Medina M, Tzakis A, Schiff ER. Treatment of established recurrent hepatitis C in liver-transplant recipients with pegylated interferon-alfa-2b and ribavirin therapy. Transplantation 78: 1303–1307, 2004.

Niederau C, Heintges T, Lange S, Goldmann G, Niederau CM, Mohr L, Haussinger D. Long-term follow-up of HBeAg-positive patients treated with interferon alfa for chronic hepatitis B. N Engl J Med 334: 1422–1427, 1996.

Niro GA, Rosina F, Rizzetto M. Treatment of hepatitis D. J Viral Hepat 12: 2–9, 2005.

Perz JF, Armstrong GL, Farrington LA, Hutin YJ, Bell BP. The contributions of hepatitis B virus and hepatitis C virus infections to cirrhosis and primary liver cancer worldwide. J Hepatol 45: 529–538, 2006.

Protzer U, Schaller H. Immune escape by hepatitis B viruses. Virus Genes 21: 27–37, 2000.

Pyrsopoulos NT, Reddy KR. Extrahepatic manifestations of chronic viral hepatitis. Curr Gastroenterol Rep 3: 71–78, 2001.

Rehermann B, Nascimbeni M. Immunology of hepatitis B virus and hepatitis C virus infection. Nat Rev Immunol 5: 215–229, 2005.

Rizzetto M. Hepatitis D: virology, clinical and epidemiological aspects. Acta Gastroenterol Belg 63: 221–224, 2000.

Robert-Koch-Institut (Ständige Impfkommission). Empfehlung der Ständigen Impfkommission (STIKO) am Robert-Koch-Institut/Stand: Juli 2006. Epidemiologisches Bulletin 30: 235–254, 2006a. www.rki.de

Robert-Koch-Institut. Zur Situation wichtiger Infektionserkrankungen in Deutschland: Virushepatitis B, C und D im Jahr 2005. Epidemiologisches Bulletin 46: 399–407, 2006b.

Schaefer M, Schwaiger M, Garkisch AS, Pich M, Hinzpeter A, Uebelhack R, Heinz A, van Boemmel F, Berg T. Prevention of interferon-alpha associated depression in psychiatric risk patients with chronic hepatitis C. J Hepatol 42: 793–798, 2005.

Tillmann HL, Heiken H, Knapik-Botor A, Heringlake S, Ockenga J, Wilber JC, Goergen B, Detmer J, McMorrow M, Stoll M, Schmidt RE, Manns MP. Infection with GB virus C and reduced mortality among HIV-infected patients. N Engl J Med 345: 715–724, 2001.

Tillmann HL, Schwarz A. Virus associated glomerulonephritis. Internist (Berl) 44: 1098–1106, 2003.

Tillmann HL, Hadem J, Leifeld L, Zachou K, Canbay A, Eisenbach C, Graziadei I, Encke J, Schmidt H, Vogel W, Schneider A, Spengler U, Gerken G, Dalekos GN, Wedemeyer H, Manns MP. Safety and efficacy of lamivudine in patients with severe acute or fulminant hepatitis B, a multicenter experience. J Viral Hepat 13: 256–263, 2006.

Wedemeyer H, He XS, Nascimbeni M, Davis AR, Greenberg HB, Hoofnagle JH, Liang TJ, Alter H, Rehermann B. Impaired effector function of hepatitis C virus-specific CD8+ T cells in chronic hepatitis C virus infection. J Immunol 169: 3447–3458, 2002.

Wedemeyer H, Jaeckel E, Wiegand J, Cornberg M, Manns MP. Whom? When? How? Another piece of evidence for early treatment of acute hepatitis C. Hepatology 39: 1201–1203, 2004.

Wiegand J, Buggisch P, Boecher W, Zeuzem S, Gelbmann CM, Berg T, Kauffmann W, Kallinowski B, Cornberg M, Jaeckel E, Wedemeyer H, Manns MP, The German Hep-Net Acute HCV Study Group. Early monotherapy with pegylated interferon alfa-2b for acute hepatitis C infection: The HEP-NET Acute-HCV-II Study. Hepatology 43: 250–256, 2006.

Wieland SF, Chisari FV. Stealth and cunning: hepatitis B and hepatitis C viruses. J Virol 79: 9369–9380, 2005.

Williams CF, Klinzman D, Yamashita TE, Xiang J, Polgreen PM, Rinaldo C, Liu C, Phair J, Margolick JB, Zdunek D, Hess G, Stapleton JT. Persistent GB virus C infection and survival in HIV-infected men. N Engl J Med 350: 981–990, 2004.

Wong DK, Cheung AM, O'Rourke K, Naylor CD, Detsky AS, Heathcote J. Effect of alpha-interferon treatment in patients with hepatitis B e antigen-positive chronic hepatitis B. A meta-analysis. Ann Intern Med 119: 312–323, 1993.

Zeuzem S. Standard treatment of acute and chronic hepatitis C. Z Gastroenterol 42: 714–719, 2004.

Zuckerman JN. Protective efficacy, immunotherapeutic potential, and safety of hepatitis B vaccines. J Med Virol 78: 169–177, 2006.

KAPITEL B9

Christoph M. Seiler, Johannes Veit, Reinhard Marre, Thomas Mertens und Markus W. Büchler

Gallenblase und Gallenwege

1	Vorbemerkung	506	6.1	Labor	508
2	Definition und Einteilung	506	6.2	Spezifische Diagnostik	508
3	Epidemiologie der Krankheit	506	6.3	Bildgebende Verfahren	508
4	Erregerspektrum, Infektionswege und Pathogenese	506	6.4	Gastroskopie	510
5	Klinik	507	7	Therapie	510
5.1	Anamnese	507	7.1	Konservative Therapie	510
5.2	Symptome	507	7.2	Operative Therapie	510
5.3	Befunde	507	8	Krankheitsmanagement und Meldepflicht	511
6	Diagnostik	508	9	Prophylaxe	511

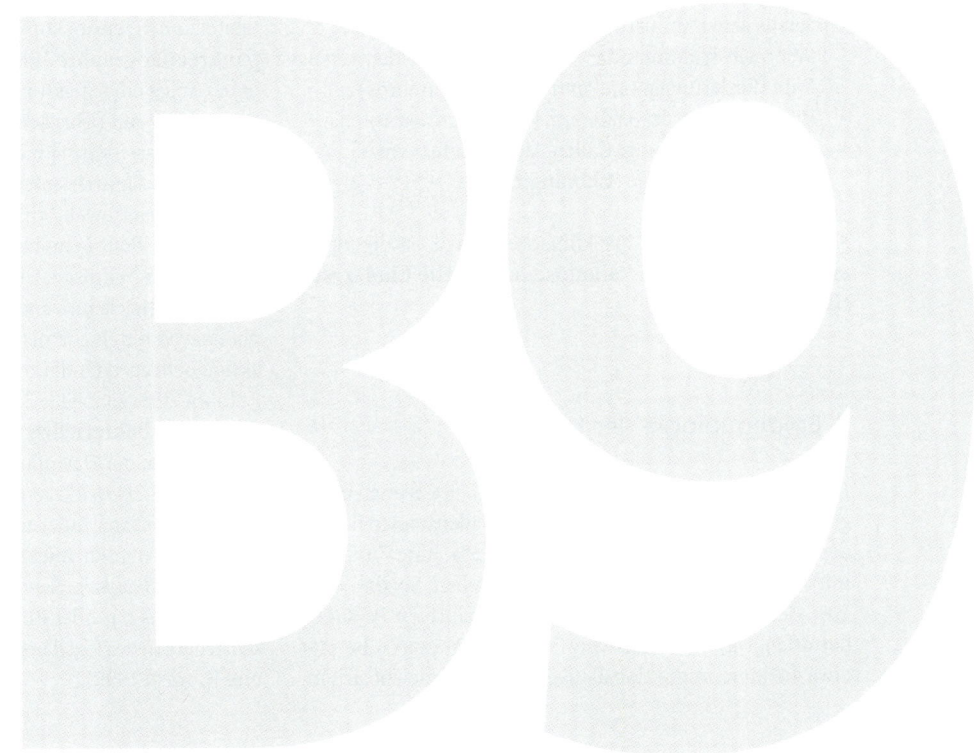

1 Vorbemerkung

Entzündungen der Gallenblase und Gallenwege sind in der Regel durch **Gallensteine** bedingt. Bereits seit vorchristlicher Zeit ist das Gallensteinleiden bekannt. Seit dem 17. Jahrhundert wurden erste tierexperimentelle **Cholezystektomien** vorgenommen. Die erste Cholezystektomie am Menschen wurde 1882 durch den Berliner Chirurgen Langenbuch durchgeführt (Koslowski et al. 1999). Aufgrund der hohen Prävalenz von Gallensteinen sind Infektionen des Galle ableitenden Systems häufig und von besonderer klinischer Relevanz.

2 Definition und Einteilung

Entzündliche Erkrankungen des Galle ableitenden Systems sind definiert als Infektionen, bei denen es zu klinisch, histologisch und/oder bakteriologisch nachweisbaren Veränderungen des Systems kommt und die eine medizinische Intervention in Form einer Medikamentgabe und/oder Operation notwendig machen.

Die Einteilung der entzündlichen Erkrankungen orientiert sich nach vier Hauptaspekten:
- Art der Entzündung: Akut versus chronisch sowie einfach versus kompliziert (gangränöse Entzündung, Empyem, Perforation, Sepsis)
- Ursache der Entzündung: Obstruktion oder Verschluss versus keine Abflussbehinderung
- Wenn Obstruktion oder Verschluss: Steinleiden versus Raumforderungen (entzündlich versus tumorös)
- Infektionserreger: Bakterien, Pilze, Viren, Parasiten
- Ort der Entzündung: Gallenblase (**Cholezystitis**) und/oder die Gallenwege (**Cholangitis**).

Als häufigste Form in der klinischen Praxis ist die **akute einfache obstruktive kalkulöse bakterielle Cholezystitis** anzutreffen.

3 Epidemiologie der Krankheit

Die Inzidenz der akuten Cholezystitis bei Gallensteinträgern ist unbekannt. Die Prävalenz von Gallensteinen liegt in der Gesamtbevölkerung bei etwa 10–15%. Eine Zunahme mit steigendem Lebensalter ist festzustellen. So sind etwa 20% der 40-jährigen und 30% der 70-jährigen Personen betroffen. Das Verhältnis von Frauen zu Männern beträgt etwa 4:1 im reproduktionsfähigen Alter und gleicht sich im Verlauf an (Schirmer et al. 2005). Ca. 60–80% Gallensteinträger bleiben im Laufe ihres Lebens asymptomatisch. Die Wahrscheinlichkeit, Symptome und/oder Komplikationen zu entwickeln, liegt bei 1–4% pro Jahr (Neubrand et al. 2000).

Die Ursache der akuten Cholezystitis ist in 95% durch Steine bedingt. Die akute kalkulöse Cholezystitis ist bei Frauen bis 50 Jahre 3-mal und bei den über 50-jährigen 1,5-mal häufiger als bei Männern (Godlee et al. 2005).

Als Risikofaktoren gelten die **6 Fs:** „female", „fat", „fertile", „fourty", „fair", „family", also weibliches Geschlecht, Adipositas, Kinderreichtum, höheres Lebensalter, helle Hautfarbe, kaukasische Abstammung und positive Familienanamnese.

4 Erregerspektrum, Infektionswege und Pathogenese

Die entzündlichen Erkrankungen der Gallenblase und Gallenwege entstehen meist in der Folge eines obstruktiven Prozesses. In ca. 90% der Fälle wird die **Obstruktion** durch Gallensteine (**Cholezystolithiasis**) oder Gallengangssteine (**Choledocholithiasis**) hervorgerufen (Indar und Beckingham 2002). Weitere seltenere Ursachen sind benigne und maligne **Tumore** sowie **Parasiten** (z.B. *Ascaris lumbricoides, Echinococcus granulosus* [Abou-Khalil et al. 1996, Baldwin et al. 1993]). Außerdem tritt bei etwa 5% der Patienten nach **endoskopischer retrograder Cholangiopankreatikographie** (ERCP) eine akute Cholangitis oder in der Folge eine Striktur der Gallenwege mit konsekutiver Obstruktion auf (Christensen 2004).

Durch das Abflusshindernis kommt es zu einem Gallestau. Der dadurch entstehende Druck führt zum Ödem der Gallenblasenwand und beeinträchtigt die Blutzirkulation sowie den Lymphabfluss. Aufgrund der Ischämie können sich Nekrosen, Ulzerationen, Gangräne und Perforationen entwickeln. Daneben können Gallesalze und Phospholipasen durch chemische Reizung zur Entzündungsreaktion beitragen (Indar und Beckingham 2002).

In ca. 75% der Fälle kommt es zu einer meist **aszendierenden bakteriellen Superinfektion** durch gramnegative Keime der Darmflora, so genannte **Enterobakteriaceae** (u.a. *Escherichia coli, Klebsiella spp., Proteus spp.* oder *Enterobacter spp.* [Indar und Beckingham 2002]).

Seltener werden Infektionen mit *Pseudomonas aeruginosa, Enterokokken, Salmonella spp., Campylobacter spp., Haemophilus spp.* oder **Pilzen** wie z.B. *Candida albicans* beschrieben. In der Regel liegen Mischinfektion vor (Westphal und Brogard 1999).

Eine **akute Cholezystitis** primär infektiöser Genese ist selten. Am häufigsten ist sie als hämatogene Komplikation einer systemischen Erkrankung wie z.B. Typhus, Brucellose oder Miliartuberkulose anzutreffen.

Die Sonderform der **akalkulären Cholezystitis** ist bei schwerkranken Patienten mit Verbrennungen, Zustand nach Polytraumata oder Rückenmarksverletzungen sowie nach herzchirurgischen Eingriffen anzutreffen. Die Pathogenese ist nicht restlos geklärt, Störungen der Mikrozirkulation und eine Minderperfusion der Gallenblasenschleimhaut scheinen eine Rolle zu spielen (Laurila et al. 2004).

Die **emphysematöse Cholezystitis** ist eine fulminante Verlaufsform der akuten Cholezystitis, die jedoch nur in ca. 1% aller Fälle auftritt. Risikofaktoren sind männliches Geschlecht, höheres Alter, Gallensteine und Diabetes mellitus. Die emphysematöse Entzündung wird durch eine Bakterienmischflora ausgelöst, zu denen immer Gas bildende Organismen (z.B. *Clostridium perfringens*) gehören (Lorenz und Steffen 1990) (Abb. B9-1).

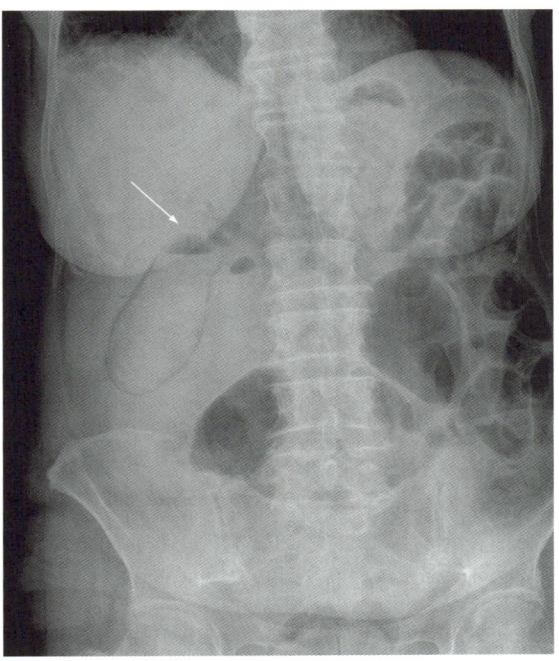

Abb. B9-1 Emphysematöse Cholezystitis. Es zeigt sich eine deutliche Vergrößerung der Gallenblase mit zusätzlichem Luftnachweis am Gallenblasendach (Pfeil) [Rechte: Bildarchiv Photo und Medien der Chirurgischen Universitätsklinik Heidelberg].

5 Klinik

5.1 Anamnese

Die Patienten berichten über **Dauerschmerzen im rechten Oberbauch**, die sich oft über den Zeitraum von 2–3 Tagen entwickeln und in die rechte Schulter und das Schulterblatt ausstrahlen können. In der Regel wird ein Unwohlsein angegeben. Des Weiteren kann über Übelkeit, Erbrechen und Fieber geklagt werden. Die Mehrzahl der Patienten mit akuter Cholezystitis hat eine positive Anamnese mit rezidivierenden Oberbauchbeschwerden im Sinne eines bestehenden Gallensteinleidens oder einer chronischen Cholezystitis. Zu unterscheiden ist der cholezystitische Dauerschmerz bei Vorliegen einer Infektion vom kolikartigen Schmerz bei Gallensteinleiden ohne Entzündung. Die Symptome können nach schweren fettreichen Mahlzeiten, wenn die Gallenblase sich zu leeren versucht, auftreten. Die akuten Oberbauchschmerzen können auch als Erstmanifestation der Erkrankung auftreten (Berger et al. 2000, Scheurer 1995).

5.2 Symptome

An klinischen Symptomen finden sich beim wachen ansprechbaren Patienten eine Schonhaltung mit Entspannung der Bauchmuskulatur sowie eine flache Atmung. Der maximale Schmerzpunkt kann durch den Patienten im rechten Oberbauch lokalisiert werden. Ursache ist die Beteiligung des parietalen Peritoneums. Bei weiter fortgeschrittenen Erkrankungen mit Komplikationen wie Gallenblasenempyem, gangränöser Cholezystitis oder Perforation mit beginnender Peritonitis oder der Sonderform der emphysematösen Cholezystitis sind die Symptome entsprechend stärker ausgeprägt und es treten auch fulminante Krankheitsverläufe auf. Die Patienten sind septisch, tachykard, febril, gegebenenfalls somnolent und in deutlich reduziertem Allgemeinzustand (Bedirli et al. 2001).

Die bereits 1877 beschriebene **Charcot-Trias** mit intermittierendem Fieber mit Schüttelfrost, Ikterus und Oberbauchschmerzen weist auf eine Cholangitis hin (Scheurer 1995).

5.3 Befunde

Die körperliche Untersuchung kann eine Druckdolenz und eine Abwehrspannung im rechten Oberbauch zeigen. Durch eine Kompression des Rippenbogens verstärkt sich die Symptomatik. Bei einem Teil der Patienten ist die Gallenblase als druckschmerzhafte Resistenz tastbar. Der Schmerz

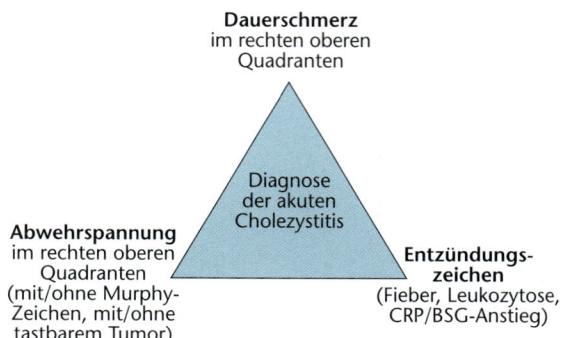

Abb. B9-2 Klinische Diagnose der akuten Cholezystitis: Diagnose ist wahrscheinlich, wenn Merkmale aus allen drei Kategorien zutreffen (nach Indar und Beckingham 2002).

ist gelegentlich auch im Mittelbauch oder im Epigastrium lokalisiert. Das Murphy-Zeichen ist pathognomonisch für die Cholezystitis: Bei tiefer Inspiration und gleichzeitiger subcostaler Palpation im rechten Oberbauch erfolgt ein schmerzbedingter Inspirationsstop. Bei 10–15% der Patienten ist ein Sklerenikterus, eine Stuhlentfärbung und eine Dunkelfärbung des Urins zu beobachten. Dies ist als deutlicher Hinweis auf einen obstruierenden Prozess zu deuten (Indar und Beckingham 2002).

Bei der komplizierten Cholezystitis finden sich je nach Komplikation entsprechend stärker ausgeprägte Befunde: bei Perforation mit beginnender Peritonitis kann sich eine Abwehrspannung im rechten oberen Quadranten, bei manifester Peritonitis im gesamten Ober- u. Unterbauch finden. Die Darmgeräusche können bei einem paralytischen Ileus vermindert sein (Braunwald et al. 2001).

Abbildung B9-2 fasst die diagnostischen Symptome und Befunde zusammen.

6 Diagnostik

6.1 Labor

In der Labordiagnostik zeigt sich eine mäßige **Leukozytose** (12–15 G/l) bei der blanden Cholezystitis und eine ausgeprägte Leukozytose (> 20 G/l) beim Gallenblasenempyem oder beginnender Peritonitis. Das C-reaktive Protein (CRP) ist mittelgradig erhöht, die Blutsenkungsgeschwindigkeit (BSG) beschleunigt. Je nach Grad, Ort und Dauer der Obstruktion liegt eine Erhöhung vor allem des direkten, konjugierten **Bilirubins** vor. Bei einer Obstruktion des Ductus choledochus zeigt sich zudem ein Anstieg der Cholestaseparameter: γ-Glutamyl-Transferase, alkalische Phosphatase und Leuzin-Aminopeptidase. Bei 30–50% der Patienten findet sich zusätzlich eine Erhöhung der Transaminasen.

6.2 Spezifische Diagnostik

Erregernachweis Der kulturelle Nachweis aus intraoperativ oder im Rahmen der ERCP gewonnenem Untersuchungsmaterial erfasst die häufigsten Infektionserreger. Bei Verdacht auf obligat anaerobe Infektionserreger ist auf die Aufrechterhaltung anaerober Bedingungen zu achten. Blutkulturen sind bei der akuten bakteriellen Cholezystitis im Allgemeinen unergiebig, bei der akuten Cholangitis jedoch in ca. 20–70% positiv (Westphal und Brogard 1999).

6.3 Bildgebende Verfahren

Die Primärdiagnostik bildet in beiden Krankheitsbildern die Ultraschalluntersuchung. Als nichtinvasives Verfahren ohne Strahlenbelastung, welches schnell verfügbar ist, stellt sie den Goldstandard dar (Indar und Beckingham 2002). Abhängig von Klinik, Laborkonstellation und Ultraschallbefund werden, falls notwendig, weitere Techniken herangezogen. Zur Abklärung des Gallenwegsystems und gegebenenfalls therapeutischen Intervention folgt bei Erhöhung von direktem Bilirubin und sonographischer Erweiterung der Gallenwege die ERCP (s.u.). Bei unklaren Raumforderungen kann eine Schnittbildgebung (CT und MRT) begründet sein. Alle anderen Verfahren sind in der Routine eher selten.

Ultraschall Die Sensitivität für die Diagnose einer akuten Cholezystitis mittels Ultraschall wird mit 91%, die Spezifität mit 79% angegeben (Black et al. 1999).

Bei der akuten Cholezystitis zeigen sich meist zusätzlich eine Wandverdickung auf über 4 mm, eine Konturunschärfe und eine Dreischichtigkeit der Wand. Oft wird die Gallenblase bei Entzündung von einem Flüssigkeitssaum umgeben (Indar und Beckingham 2002). Bei einer Vergrößerung der Gallenblase auf über 5 cm Querdurchmesser liegt ein so genannter **Gallenblasenhydrops** vor. Wird bei Druck durch den Ultraschallkopf auf die Gallenblase Schmerz ausgelöst, spricht man vom **sonographischen Murphy-Zeichen**, was einen weiteren Hinweis auf eine Entzündung liefert.

Die Ultraschalluntersuchung ist der Goldstandard in der Diagnostik der Cholezystolithiasis. Die Sensitivität liegt bei ca. 95% für Steine, die größer als 2 cm sind. Die Treffsicherheit bei Gallengangssteinen liegt mit 50% Sensitivität deutlich tiefer, steigt aber auf ca. 75%, wenn man das indirekte Zeichen einer Erweiterung des Ductus choledochus auf über 6 mm heranzieht (Godlee et al. 2005) (Abb. B9-3).

ERCP und perkutane transhepatische Cholangiographie (PTC) Die Untersuchung der Wahl bei Verdacht auf Gallenwegssteine ist die ERCP, welche eine Sensitivität und Spezifität im Bereich von 90% hat (Abb. B9-4). Diese Untersuchung bietet den Vorteil, dass sie gleichzeitig als Therapie dient. Gallengangssteine können während der Untersuchung aus den Gallengängen extrahiert werden. In diesem Rahmen kann eine **endoskopische biliäre Sphinkterotomie** (EST) oder eine **endoskopische Ballon-Dilatation** (EPBD) durchgeführt werden. Als häufigere Komplikationen der ERCP sind die akute Pankreatitis (1,3–9%), die akute Cholangitis (ca. 5%) und eine Letalität von ca. 0,2% zu nennen. Daher sollte die Indikation genau geprüft werden (Christensen et al. 2004, Romagnuolo et al. 2003). Falls die ERCP technisch nicht durchführbar ist, besteht die Möglichkeit zur PTC, wobei ein intrahepatischer Gallengang von transkutan punktiert und dann das Gallengangsystem mit Kontrastmittel dargestellt wird.

Magnetische Resonanz-Cholangiopankreatographie (MRCP) Die MRCP bietet als nichtinvasives Verfahren ohne Kontrastmittel den Vorteil der faktischen Komplikationsfreiheit im Vergleich zur ERCP. Die Sensitivität der MRCP liegt bei über 90%, wobei sie bei kleineren Steinen deutlich sinkt. Die Spezifität gerade bei der Unterscheidung von benignen und malignen Prozessen im Bereich der Gallenwege ist etwas geringer ist. Ein weiterer Nachteil der MRCP liegt darin, dass beim Nachweis einer Choledocholithiasis meist die therapeutische ERCP folgen muss (Romagnuolo et al. 2003).

Sequenzszintigraphie Die Sensitivität für die Diagnose der akuten Cholezystitis wird mit etwa 97% bei einer Spezifität von 90% angegeben (Black et al. 1999). Hierbei kann die biliäre Exkretion und der Abfluss von 99Tc (Technetium) beurteilt werden. Nach i.v. Gabe des Tracers werden sequenzielle Bilder alle 10–15 Minuten durchgeführt. In der Folge stellen sich erst die Gallenblase, dann die Gallengänge und am Ende das Duodenum dar. Bei Obstruktion des Ductus cysticus stellt sich die Gallenblase nicht dar. Das Verfahren hat aufgrund der Durchführungsbedingungen in der klinischen Praxis einen geringen Stellenwert, da es sehr zeitaufwändig und von Spezialeinrichtungen abhängig ist.

Cholezysto-Cholangiographie Die Sensitivität für das Erkennen von Gallensteinen ist mit etwa 75% und die Spezifität mit ca. 96% angegeben. Es erfolgt eine orale Kontrastmittelgabe am Vorabend mit einer fettreichen Mahlzeit

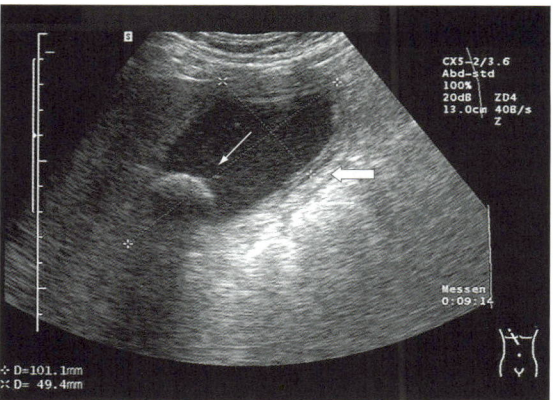

Abb. B9-3 Akute Cholezystitis mit Steinnachweis, sonographische Darstellung einer Gallenblase mit entzündlich verdickter Wand (3-Schichtung, großer Pfeil) und großem Solitär-Konkrement (kleiner Pfeil) [Mit freundlicher Erlaubnis von Dr. J. Guntau, Albertinen-Krankenhaus, Hamburg].

bzw. die intravenöse Injektion. Das Kontrastmittel sammelt sich in der Gallenblase und bei Konkrementen sind diese als Aussparungen zu erkennen. Dieses Verfahren ist aufgrund von **schweren Nebenwirkungen**, in einem Viertel der Patienten mit Dysurie, Nausea und Hautausschlägen bis hin zu Nierenversagen und schweren Diarrhöen (Black et al. 1999), heute nicht mehr anzuwenden.

Konventionelles Röntgenbild Die klassische Röntgen-Abdomen-Übersichtsaufnahme besitzt heute einen unter-

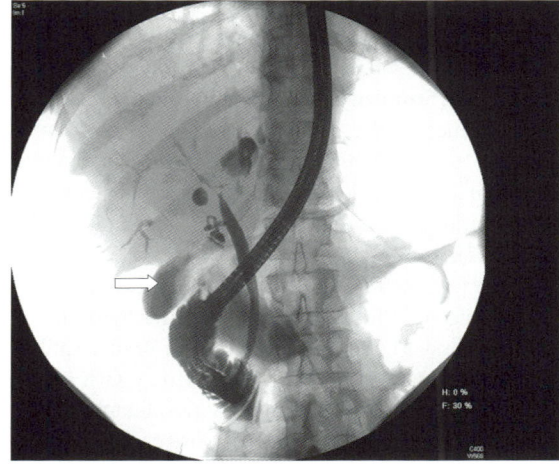

Abb. B9-4 ERCP: Es zeigt sich eine hochgradige Stenose der Gabelung des Ductus hepaticus (kleiner Pfeil), hier durch einen Klatskin-Tumor, eine sackförmige Erweiterung der Gallengänge links sowie eine unauffällige Gallenblase (großer Pfeil) [Rechte: Bildarchiv Photo und Medien der Chirurgischen Universitätsklinik Heidelberg].

geordneten Stellenwert in der Diagnostik. Sie zeigt in nur etwa 10% der Fälle Konkremente bei verkalkten Gallensteinen. Außerdem kann eine **Porzellangallenblase** mit Verkalkungen in der Wand nachgewiesen werden. Bei der seltenen emphysematösen Cholezystitis kann der Nachweis einer **Aerobilie** gelingen (siehe Abb. B9-1).

Computertomographie Die Sensitivität für die Diagnose einer Cholezystolithiasis wird mit 79% und die Spezifität mit 99% angegeben (Black et al. 1999). Eine CT-Untersuchung wird bei Verdacht auf akute Cholezystitis selten angewendet, lediglich zur differentialdiagnostischen Abgrenzung, z.B. zur akuten Pankreatitis oder intrahepatischen Abszessen, kann sie indiziert sein. Kann die Diagnose durch Ultraschall nicht gesichert werden oder ist die Ursache der Gallenwegsobstruktion unklar, stellt die CT-Untersuchung eine sehr spezifische Untersuchung zur Diagnosesicherung dar.

6.4 Gastroskopie

Zum differentialdiagnostischen Ausschluss einer Gastritis und eines Ulkusleidens sollte bei anamnestischem Verdacht gegebenenfalls eine Gastroskopie durchgeführt werden.

7 Therapie

7.1 Konservative Therapie

Das initiale Management der akuten Cholezystitis ist konservativ, gefolgt von der **frühelektiven Operation innerhalb von 72 Stunden** nach Symptombeginn (s.u.). Lediglich bei Patienten mit akuten lebensbedrohlichen Komplikationen wie Peritonitis, emphysematöser Cholezystitis oder Verdacht auf Gallenblasenperforation besteht die Notfallindikation zur sofortigen Operation (Indar und Beckingham 2002).

Am Anfang der konservativen Therapie steht die Hydrierung, Analgesie, Antibiotikagabe, Nahrungskarenz und gegebenenfalls das Legen einer Magensonde. Bei der Antibiotikagabe muss neben dem Erregerspektrum auch auf die Gallengängigkeit geachtet werden. Mezlocillin und Piperacillin in Monotherapie haben in mehreren Studien eine gleiche oder bessere Wirkung bei geringeren Nebenwirkungen gezeigt als Amoxicillin in Kombination mit einem Aminoglykosid. Alternativ können Cephalosporine der 3. Generation in Kombination mit Metronidazol oder Clindamycin bzw. Ampicillin in Kombination mit Gentamicin und Metronidazol gegeben werden (Daschner 2004). Auch Fluorchinolone der Gruppe 2/3, z.B. Ciprofloxacin und Levofloxacin, zeigen eine gute Wirksamkeit (Swoboda et al. 2003). Sie haben allerdings keine genügende Wirksamkeit gegen Enterokokken und Anaerobier. Es gibt derzeit noch keine systematischen Untersuchungen zur genauen Dauer und Art der Antibiotikatherapie bei akuter Cholezystitis und Cholangitis (Kanafani et al. 2005).

Bei der chronisch rezidivierenden Cholangitis hat sich die orale Gabe von Cotrimoxazol bewährt (Westphal und Brogard 1999). Dabei muss allerdings berücksichtigt werden, dass mindestens 20% der Escherichia-coli-Stämme resistent sind. Der Nutzen einer prophylaktischen Gabe von Antibiotika bei der elektiven Cholezystektomie konnte bisher nicht belegt werden (Catarci et al. 2004).

Grundsätzlich sind die Kontraindikationen, Nebenwirkungsprofile und Dosisanpassungen bei Begleiterkrankungen (z.B. Niereninsuffizienz) beim patientenzentrierten Einsatz der Antibiotika zu beachten.

7.2 Operative Therapie

Die heutige Therapie der Wahl der akuten Cholezystitis ist die **laparoskopische oder konventionelle Cholezystektomie.** Diese beiden Operationstechniken haben in mehreren randomisiert kontrollierten Studien keine signifikanten Unterschiede hinsichtlich Mortalität und Morbidität gezeigt. Allerdings zeigt sich in manchen Studien eine kürzere Krankenhausverweildauer bei der laparoskopischen Technik bei jedoch signifikant längerer Operationszeit (Braunwald et al. 2001, Johansson et al. 2005, Majeed et al. 1996).

Die frühe chirurgische Therapie (72 Stunden) zeigte in einer Metaanalyse kein erhöhtes operatives Komplikationsrisiko und in der Folge eine Verminderung der Morbidität sowie eine kürzere Krankenhausverweildauer im Vergleich zur Operation im entzündungsfreien Intervall (Papi et al. 2004).

In der klinischen Praxis hat sich diese Therapie bisher jedoch noch nicht durchgesetzt. Eine umfangreiche Untersuchung in England zeigte, dass die große Mehrheit der chirurgischen Fachärzte eine konservative antibiotische Therapie gefolgt von einer elektiven, meist laparoskopischen Operation durchführen. Zusätzlich lag der Anteil der offenen Operationen bei der Cholezystitis mit Komplikationen wie beginnender Peritonitis, Empyem oder Perforation bei 50% (Cameron et al. 2004) (Abb. B9-5).

Die akute Cholangitis bedarf primär **keiner chirurgischen Therapie**. Das initiale konservative Management gleicht dem der akuten Cholezystitis. Die anschließende Therapie der Wahl, bei bestehender Obstruktion, ist die

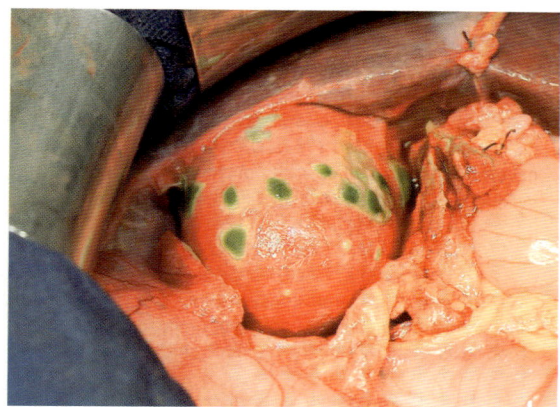

Abb. B9-5 Offene Cholezystektomie bei akuter Cholezystitis. Es zeigt sich eine deutliche Vergrößerung der Gallenblase sowie eine entzündliche Durchsetzung der Wand [Rechte: Bildarchiv Photo und Medien der Chirurgischen Universitätsklinik Heidelberg].

8 Krankheitsmanagement und Meldepflicht

Bei der Behandlung der akuten Cholezystitis und Cholangitis ist es von entscheidender Bedeutung, die Schwere des Krankheitsbildes korrekt zu erfassen. Unkomplizierte Verläufe können primär konservativ versorgt werden. Bei komplizierten Verlaufsformen wie der gangränösen, perforierten oder emphysematösen Cholezystitis sowie bei schweren Verlaufsformen der Cholangitis besteht die Notfallindikation zur interventionellen Therapie, da sonst fulminante Krankheitsverläufe mit Sepsis und hoher Mortalität auftreten (Bedirli et al. 2001, Braunwald et al. 2001).

Für die entzündlichen Gallenwegserkrankungen besteht aufgrund des Erregerspektrums in der Regel keine Meldepflicht, außer bei noch nicht bereits vorgängig gemeldeten Salmonellenträgern.

ERCP mit Beseitigung der Galleabflussstörung, mit Steinextraktion bzw. Stenteinlage bei Tumoren oder Strikturen. Alternativ kann eine perkutane Galleableitung im Sinne einer **perkutanen transhepatischen Cholangiodrainage** (PTCD) durchgeführt werden. Bei schweren Verläufen besteht gegebenenfalls die Indikation zur chirurgischen Intervention mit Cholezystektomie, Choledochusrevision und T-Drainagen-Einlage.

9 Prophylaxe

Hinsichtlich der Prophylaxe der Erkrankung kann eine Optimierung der beeinflussbaren Risikofaktoren empfohlen werden. Dies sind im Wesentlichen eine **Gewichtsreduktion** bei Adipositas sowie eine **cholesterinarme, ballaststoffreiche Ernährung**. Die große Mehrheit der Risikofaktoren ist jedoch nicht beeinflussbar.

LITERATUR

Abou-Khalil S, Smith BM, MacLean JD, Poenaru D, Fried GM, Bret P: Acute cholecystitis and cholangitis caused by Echinococus granulosus. Am J Gastroenterol 91 (1996) 805-807.
Baldwin M, Eisenman RE, Prelipp AM, Breuer RI: Ascaris lumbricoides resulting in acute cholecystitis and pancreatitis in the Midwest. Am J Gastroenterol 88 (1993) 2119–2121.
Bedirli A, Sakrak O, Sozuer EM, Kerek M, Guler I: Factors effecting the complications in the natural history of acute cholecystitis. Hepatogastroenterology 48 (2001) 1275–1278.
Berger MY, van der Velden JJ, Lijmer JG, de Kort H, Prins A, Bohnen AM: Abdominal symptoms: do they predict gallstones? A systematic review. Scand J Gastroenterol 35 (2000) 70–76.
Black E, Bordley D, Tape T, Panzer R: Diagnostic Strategies for Common Medical Problems, 2nd ed. American College of Physicans, Philadelphia 1999.
Braunwald E, Fauci AS, Kasper DL, Hauser SL, Longo DL, Jameson JL (eds): Harrison's Principals of Internal Medicine, 15th ed. McGraw-Hill, New York 2001.
Cameron IC, Chadwick C, Phillips J, Johnson AG: Management of acute cholecystitis in UK hospitals: time for a change. Postgrad Med J 80 (2004) 292–294.

Catarci M, Mancini S, Gentileschi P, Camplone C, Sileri P, Grassi GB: Antibiotic prophylaxis in elective laparoscopic cholecystectomy. Lack of need or lack of evidence? Surg Endosc 18 (2004) 638–641.
Christensen M, Matzen P, Schulze S, Rosenberg J: Complications of ERCP: a prospective study. Gastrointest Endosc 60 (2004) 721–731.
Daschner F: Antibiotika am Krankenbett, 12 Aufl. Springer, Berlin 2004.
Godlee F, Tovey D, Bedford M: Clinical evidence. London 2005.
Indar AA, Beckingham IJ: Acute cholecystitis. BMJ 325 (2002) 639–643.
Johansson M, Thune A, Nelvin L, Stiernstam M, Westman B, Lundell L: Randomized clinical trial of open versus laparoscopic cholecystectomy in the treatment of acute cholecystitis. Br J Surg 92 (2005) 44–49.
Kanafani ZA, Khalife N, Kanj SS, Araj GF, Khalifeh M, Sharara AI: Antibiotic use in acute cholecystitis: practice patterns in the absence of evidence-based guidelines. J Infect 51 (2005) 128–134.
Koslowski L, Bushe KA, Junginger T, Schwemmle K (Hrsg): Die Chirurgie. Schattauer, Stuttgart–New York 1999.

Laurila J, Syrjala H, Laurila PA, Saarnio J, Ala-Kokko TI: Acute acalculous cholecystitis in critically ill patients. Acta Anaesthesiol Scand 48 (2004) 986-991.

Lorenz RW, Steffen HM: Emphysematous cholecystitis: diagnostic problems and differential diagnosis of gallbladder gas accumulations. Hepatogastroenterology 37 Suppl 2 (1990) 103–106.

Majeed AW, Troy G, Nicholl JP, Smythe A, Reed MW, Stoddard CJ: Randomised, prospective, single-blind comparison of laparoscopic versus small-incision cholecystectomy. Lancet 347 (1996) 989–994.

Neubrand M, Sackmann M, Caspary WF: Leitlinien der Deutschen Gesellschaft für Verdauungs- und Stoffwechselerkrankungen zur Behandlung von Gallensteinen. Z Gastroenterol (2000) 06.

Papi C, Catarci M, D'Ambrosio L, Gili L, Koch M, Grassi GB: Timing of cholecystectomy for acute calculous cholecystitis: a meta-analysis. Am J Gastroenterol 99 (2004) 147–155.

Romagnuolo J, Bardou M, Rahme E, Joseph L, Reinhold C, Barkun AN: Magnetic resonance cholangiopancreatography: a meta-analysis of test performance in suspected biliary disease. Ann Intern Med 139 (2003) 547–557.

Scheurer U: Clinical manifestations of cholelithiasis and its complications. Schweiz Rundsch Med Prax 84 (1995) 590–595.

Schirmer BD, Winters KL, Edlich RF: Cholelithiasis and cholecystitis. J Long Term Eff Med Implants 15 (2005) 329–338.

Swoboda S, Oberdorfer K, Klee F, Hoppe-Tichy T, von Baum H, Geiss HK: Tissue and serum concentrations of levofloxacin 500 mg administered intravenously or orally for antibiotic prophylaxis in biliary surgery. J Antimicrob Chemother 51 (2003) 459–462.

Westphal JF, Brogard JM: Biliary tract infections: a guide to drug treatment. Drugs 57 (1999) 81–91.

KAPITEL B10

Jens Werner, Reinhard Marre, Thomas Mertens und Markus W. Büchler

Pankreas

1	Vorbemerkungen.	514
2	Definition und Einteilung	514
3	Epidemiologie der akuten Pankreatitis . .	514
4	Erregerspektrum, Infektionswege und Pathogenese	514
5	Klinik.	515
6	Diagnostik.	515
7	Therapie	516

1 Vorbemerkungen

Seit über 100 Jahren wird diskutiert, ob bei einer akuten Pankreatitis die optimale Therapie konservativ oder chirurgisch sein sollte. In den letzten zwei Jahrzehnten wurden entscheidende Erkenntnisse über die Pathophysiologie und den natürlichen Verlauf der akuten Pankreatitis gewonnen (Beger et al. 1986, Klar und Werner 2000). Patienten mit einer milden Pankreatitis sprechen meist gut auf eine medikamentöse Therapie an und bedürfen keiner intensivmedizinischen Behandlung und keiner chirurgischen Intervention (Büchler et al. 2000, Uhl et al. 2002b). Die schwere nekrotisierende Pankreatitis hat auch heute noch eine Letalität von 10–20% (Uhl et al. 2002b, Working Party 2005, Werner et al. 2005).

2 Definition und Einteilung

Die **akute Pankreatitis** ist definiert durch abdominelle Schmerzen, die mit einer Erhöhung der Amylase und/oder Lipase auf mindestens das 3fache der Norm einhergehen (Bradley 1993).

Der Verlauf der Erkrankung variiert von einer **milden selbstlimitierenden** (80%) bis hin zu einer **schweren nekrotisierenden Form** (20%). Die schwere akute Pankreatitis wird heute nach der Atlanta-Klassifikation definiert (Bradley 1993). Die schwere akute Pankreatitis ist hiernach durch lokale Komplikationen des Pankreas (Nekrosen, Abszessen oder Pseudozysten) und/oder systemische Organkomplikationen in folgende Gruppen eingeteilt:

- I akute Pankreatitis
- II milde akute Pankreatitis
- III schwere akute Pankreatitis
- IV akute Flüssigkeitskollektion/Flüssigkeitsnekrosen
- V Pankreas-Nekrosen
- VI Pseudozyste
- VII Pankreas-Abszess.

3 Epidemiologie der akuten Pankreatitis

In der westlichen Welt sind 75–80% aller Fälle der akuten Pankreatitis biliär oder alkoholtoxisch verursacht, wobei die Prävalenz der einzelnen Ätiologien zwischen unterschiedlichen Regionen und Ländern stark variieren. Neben diesen beiden häufigsten Ursachen sind viele weitere Auslöser der akuten Pankreatitis bekannt (Tab. B10-1).

4 Erregerspektrum, Infektionswege und Pathogenese

Pathogenese
Die Pathogenese der akuten Pankreatitis folgt einem vergleichbaren Reaktionsablauf unabhängig vom jeweiligen ätiologischen Faktor. Eine frühzeitige intrazelluläre Aktivierung von Trypsinogen und im Gefolge auch der übrigen digestiven Enzyme führt zusammen mit der Bildung von Sauerstoffradikalen zum **Azinuszellschaden.** Die konsekutiv freigesetzten vasoaktiven Mediatoren und proinflammatorischen Zytokine wirken chemotaktisch auf Leukozyten, aktivieren das vaskuläre Endothel mit der Folge einer gestörten Mikroperfusion des Pankreas, Extravasation von Leukozyten und Entzündungsinfiltrat (Klar und Werner 2000).

Die milde Pankreatitis ist selbstlimitierend und führt zu einer restitutio ad integrum. Die schwere Pankreatitis verläuft in zwei Phasen. In den ersten zwei Wochen treten häufig systemische Komplikationen im Rahmen des **„systemic inflammatory response syndrome"** (SIRS) auf. Gleichzeitig bilden sich **pankreatische Nekrosen** in den ersten vier Tagen der Erkrankung aus (Beger et al. 1986). Wichtig ist, dass in dieser Phase das SIRS trotz Fehlen von klar abgrenzbaren pankreatischen Nekrosen und auch bei fehlender Infektion der Pankreas-Nekrosen auftritt.

Im Gegensatz hierzu besteht mit der fortschreitenden Dauer der Erkrankung ein zunehmendes Risiko der **Pan-**

Tab. B10-1 Ätiologie der akuten Pankreatitis.

Faktoren	Ätiologie
mechanische	• biliär • Trauma • endoskopisch retrograde Cholangiographie (ERCP) • Pankreas-Tumor • Duodenaldivertikel • Wurminfektionen
toxisch und metabolische	• Alkohol • Hyperlipidämie • Hyperkalzämie • Medikamente
vaskuläre	• kardiovaskulär • Ischämie • Embolie • Hypothermie
idiopathische	
postoperative	

kreas-Infektion. Die Infektion der Pankreas-Nekrosen findet meistens 2–3 Wochen nach Krankheitsbeginn statt und kann bei 40–70% der Patienten mit nekrotisierender Pankreatitis nachgewiesen werden (Beger et al. 1986). Das Risiko einer Infektion korreliert mit dem Ausmaß der intra- und peripankreatischen Nekrosen. Da die Intensivmedizin in den letzten Jahren deutliche Fortschritte gemacht hat, überleben heutzutage mehr Patienten die erste Phase (SIRS) einer schweren akuten Pankreatitis. Dadurch steigt die Gefahr der Entwicklung einer Sepsis zu einem späteren Zeitpunkt der Erkrankung (Büchler et al. 2000).

Infektionswege

Die Infektionswege der superinfizierten Pankreas-Nekrose sind deszendierende Infektionen bei infizierten Gallenwegen, aszendierende Infektionen aus dem Duodenum, die hämatogene Streuung von Erregern sowie die Translokation von Darmkeimen aus dem Gastrointestinaltrakt mit anschließender lymphogener Streuung. In den meisten Fällen handelt es sich um eine endogene Infektion mit Erregern, die der Darmflora entstammen. Daher überrascht es nicht, dass häufig Mischinfektionen beobachtet werden.

Erregerspektrum

Während früher das Erregerspektrum vor allem ein gramnegatives Keimspektrum war, besteht heute vor allem nach Antibiotikaprophylaxe ein zunehmender Wandel zu einem grampositiven Spektrum. *Escherichia coli* ist der häufigste Erreger, gefolgt von Enterokokken, Streptokokken, *Enterobacter spp.*, Klebsiellen und *Staphylococcus aureus*. Anaerobier werden seltener gefunden. Ein Drittel der Fälle sind **Mischinfektionen**. Der Einfluss der Antibiotikatherapie auf die Inzidenz von Pilzinfektionen und Infektionen mit multiresistenten Keimen ist noch unklar, scheint jedoch bisher keine größere Rolle zu spielen (Büchler et al. 2000, Uhl et al. 2002b).

5 Klinik

Die akute Pankreatitis wird durch **abdominelle Schmerzen,** die mit einer Amylase oder Lipase-Erhöhung auf mindestens das 3fache der Norm einhergehen, klinisch diagnostiziert (Bradley 1993). In seltenen Fällen kann die Diagnose erst durch bildgebende Verfahren gestellt werden (Working Party 2005).

Obwohl die Mehrheit der Patienten mit akuter Pankreatitis einen milden Krankheitsverlauf hat, ist es schwierig, die Patienten, welche Komplikationen entwickeln werden, bei der stationären Aufnahme oder in der frühen Phase des

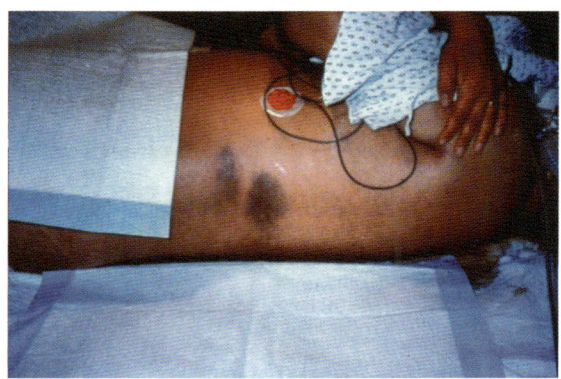

Abb. B10-1 Grey-Turner-Zeichen.

Krankenhausaufenthaltes zu erkennen. Das Hauptproblem ist das Fehlen eines zuverlässigen Markers für das Vorliegen von schweren Krankheitsverläufen, mit welchem die Entwicklung von Nekrose, Organversagen, infizierter Nekrose und Sepsis vorhersagt werden kann (Werner et al. 2003).

Bei Aufnahme kann mithilfe der **klinischen Untersuchung** die Schwere des Krankheitsverlaufs nur sehr unzuverlässig beurteilt werden (Larvin und McMahon 1989). Selten vorliegende klinische Zeichen einer schweren akuten Pankreatitis sind das Grey-Turner-Zeichen (Rötung in der Flanke, Abb. B10-1) oder das Cullen-Zeichen (Nabel).

6 Diagnostik

Die Diagnose der akuten Pankreatitis wird klinisch (abdomineller Schmerz) und laborchemisch (Amylase/Lipase) gestellt.

Die **Kontrastmittel-CT** ist heute der „Goldstandard" für die Diagnose der Pankreas-Nekrose und damit für die Identifizierung der lokal komplizierten Pankreatitis (Balthazar et al. 1990, Uhl et al. 2002a). Da die Nekrose jedoch erst nach 4–5 Tagen im kompletten Ausmaß ausgebildet ist, kann eine früher angefertigte CT das Nekrose-Ausmaß nicht richtig einschätzen (Beger et al. 1986, Working Party 2005). Eine Superinfektion von Pankreas-Nekrosen ist alleine durch eine CT kaum möglich, da Gaseinschlüsse als Hinweis auf eine bakterielle Infektion nur selten auftreten (Balthazar et al. 1990, Uhl et al 2002a).

Obwohl die schweren Krankheitsverläufe vor allem bei Patienten mit nekrotisierender Pankreatitis zu beobachten sind (Büchler et al. 2000, Working Party 2005), werden auch bei exudativer Pankreatitis schwere Krankheitsverläufe mit Organversagen beobachtet (Tenner et al. 1997). Es existieren verschiedene **Scoring-Systeme** zur Einschätzung und

Prädiktion der Schwere des Krankheitsverlaufes, unter anderem der Ranson, Glasgow und APACHE II-Score (Wilson et al. 1990). Sie sind jedoch auch nur bedingt geeignet, das Risiko eines Patienten für einen schweren Krankheitsverlauf einzuschätzen. Auch werden sie aufgrund ihrer Komplexität in der klinischen Praxis nur selten eingesetzt.

Viele verschiedene **laborchemische Marker** wurden als spezifische und zuverlässige Prädiktoren von schweren Krankheitsverläufen untersucht. Das C-reaktive Protein (CRP) ist aber weiterhin der am besten evaluierte Parameter und gilt als zuverlässiger Prädiktor der Pankreas-Nekrose ab dem dritten Krankheitstag (Werner et al. 2003). Der Cut off-Wert für einen schweren Krankheitsverlauf ist ein CRP über 150 mg/L (Büchler et al. 1986). Da die Mehrzahl der fatalen Verläufe durch die Infektion der Pankreas-Nekrosen verursacht wird, ist die Erkennung besonders wichtig. Bisher gibt es jedoch noch keinen Parameter, der zuverlässig die Infektion der Pankreas-Nekrose vorhersagt. Procalcitonin ist ein Marker, der bereits in den ersten zwei Tagen Hinweise auf einen schweren Krankheitsverlauf geben kann (Werner et al. 2003).

Heute werden **infizierte Nekrosen** des Pankreas und des umliegenden Gewebes als entscheidende Faktoren für den Krankheitsverlauf bei Patienten mit akuter Pankreatitis angesehen (Büchler et al. 2000, Uhl et al. 2002b). Wenn die pankreatischen Nekrosen ausgebildet sind, ist es deshalb von höchster Wichtigkeit, sterile von infizierten Nekrosen zu unterscheiden. Der Verdacht einer Infektion von pankreatischen Nekrosen liegt nahe, wenn ein Patient Zeichen eines septischen Krankheitsbildes entwickelt (Uhl et al. 2002b). Bei diesen Patienten sollte eine CT- oder ultraschallgesteuerte Feinnadelaspiration (FNA) der Nekrosen zur Diagnosesicherung durchgeführt werden (Uhl et al. 2002b). Diese Methode ist komplikationsarm. Bei der FNA mit bakteriologischer Untersuchung, Kultivierung des Aspirationsmaterials und Gramfärbung wird eine diagnostische Sensitivität und Spezifität von 88% und 90% erreicht.

7 Therapie

Die Therapieziele in der frühen Krankheitsphase der akuten Pankreatitis sind die rasche **supportive Behandlung** sowie die **Vermeidung von spezifischen Komplikationen.** Eine kausale Therapie ist nur für die biliäre Pankreatitis bekannt. Alle Patienten mit mäßiggradiger bis schwerer Pankreatitis sollten auf einer Überwachungs- oder Intensivstation aufgenommen und kontinuierlich überwacht werden (Abb. B10-2), da sich Komplikationen jederzeit einstellen können (Uhl et al. 2002b). Diese Patienten sollten auch frühzeitig in Zentren verlegt werden, die alle Fachdisziplinen (Innere Medizin, Intensivmedizin, Gastroenterologie für ERCP, Radiologie und Chirurgie), die gegebenenfalls bei der Behandlung der akuten Pankreatitis benötigt werden, zur Verfügung haben (Working Party 2005). Im weiteren Krankheitsverlauf ist die Hauptgefahr die durch Superinfektion der Pankreas-Nekrosen induzierte Sepsis, welche **interventionell oder chirurgisch** behandelt werden muss (Werner et al. 2005).

Konservative Therapie

Supportive Therapie Ziel der Basistherapie ist es, sekundäre Komplikationen der akuten Pankreatitis wie pulmonale, kardiozirkulatorische, renale und metabolische Dekompensationen zu vermeiden. Eine therapeutische Beeinflussung ist nur durch **frühzeitige Erkennung** der komplizierten Verläufe durch konstantes Monitoring sämtlicher Patienten möglich. Die sofortige Einleitung der symptomatischen intensivmedizinischen Standardtherapie ist die Basis zur Senkung der hohen Letalität. Als Besonderheit der akuten Pankreatitis führt in der Frühphase die Verschiebung von mehreren Litern Flüssigkeit von intravaskulär in den „dritten Raum", Elektrolyt-Verschiebungen sowie die Einschwemmung von toxischen und vasoaktiven Substanzen zur Entwicklung einer kardiozirkulatorischen Dekompensation (Buter et al. 2002, Klar und Werner 2000, Werner und Klar 1999). Zur Rekompensation des intravaskulären Volumens, des zentralen Venendruckes und des systemischen Blutdruckes ist eine massive Volumensubstitution (oft 300–500 ml/Std.) notwendig.

Antibiotikatherapie Die Infektion von Pankreas-Nekrosen in der zweiten Phase der Erkrankung ist der Hauptrisikofaktor einer Sepsis, des Multiorganversagen und der krankheitsspezifischen Letalität (Beger et al. 1986, Gloor et al. 2001, Büchler et al. 2000). Da die schwere nekrotisierende Pankreatitis wie oben erwähnt in der Regel die gleichen Symptome wie eine Sepsis macht (SIRS mit Fieber, Leuko-

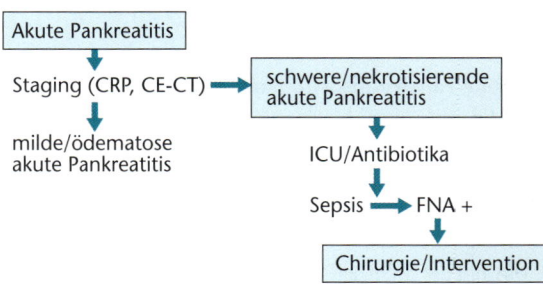

Abb. B10-2 Algorithmus zur Therapie der akuten Pankreatitis. CE-CT = Kontrastmittel-CT, ICU = Intensivstation, FNA = Feinnadelaspiration.

zytose, Linksverschiebung und CRP-Erhöhung), ist der korrekte Zeitpunkt des Einsatzes von Antibiotika klinisch und labormäßig nicht eindeutig definierbar. Die prophylaktische Antibiotikatherapie reduziert bei der schweren nekrotisierenden Pankreatitis die Infektkomplikationen und damit die Rate der notwendigen Operationen, die septischen Verläufen sowie die Letalität. Die Wirksamkeit einer **prophylaktischen Antibiotikatherapie** wurde in vielen randomisierten, kontrollierten Studien und in Metaanalysen nachgewiesen (Sharma und Howden 2001). Sie wird deshalb auch international von den Fachgesellschaften als Standardtherapie bei nekrotisierenden Verläufen empfohlen (Uhl et al. 2002b). In einer neueren Multizenterstudie zeigte sich jedoch kein Vorteil einer prophylaktischen Gabe von Ciprofloxacin plus Metronidazol gegenüber Plazebo bei Patienten mit akuter Pankreatitis. Methodisch ist dies die beste zurzeit publizierte Studie, da sie multizentrisch, randomisiert und doppelblind ist (Isenmann et al. 2004). Aufgrund dieser Studie wurde in den Leitlinien zur Therapie der akuten Pankreatitis in Großbritannien bereits auf die generelle Empfehlung einer Antibiotikaprophylaxe verzichtet (Working Party 2005). Bei genauerer Betrachtung zeigt sich jedoch, dass in dieser Studie zwar lediglich Patienten mit einer prognostizierten schweren Pankreatitis (CRP > 150 mg/L) eingeschlossen wurden, dass aber tatsächlich lediglich 10% der eingeschlossenen Patienten eine nekrotisierende Pankreatitis mit mehr als 30% Nekrose entwickelten. Auch die Letalität von 5–7% weist darauf hin, dass offensichtlich nicht Patienten mit einer schweren nekrotisierenden Pankreatitis rekrutiert wurde. Das aktuelle Cochrane Review zu diesem Thema empfiehlt unter Berücksichtigung aller publizierten Daten die prophylaktische Antibiotikaadministration bei Patienten mit nekrotisierender Pankreatitis, da die Letalität gesenkt werden kann (Villatoro et al. 2006). Carbapeneme sind dieser Analyse zufolge anderen Antibiotikakombinationen überlegen und sollten auch aufgrund ihres Wirkspektrums und ihrer guten Penetrationsfähigkeit in das Pankreas-Gewebe die Antibiotika der ersten Wahl bei nekrotisierender Pankreatitis sein (Büchler et al. 1992, Villatoro et al. 2006).

Sondenernährung In den letzten Jahren weisen mehrere Studien darauf hin, dass die enterale Ernährung über eine Jejunalsonde in schweren Verläufen der akuten Pankreatitis günstig sein könnte (UK Guidelines 2005). Vorausgesetzt, dass die Sonde jenseits des Treitz'schen Bandes plaziert ist, ist die Methode selbst bei Ileus-Zuständen komplikationsarm und verspricht vor allem septische Komplikationen zu vermeiden. Die frühzeitige enterale Ernährung scheint die mukosale Integrität zu erhalten und damit eine Reduktion der Mukosa-Barriere zu verhindern, welche die häufigste Ursache septischer Verläufe bei akuter Pankreatitis ist. Festzuhalten ist, dass die enterale Ernährung vom Ausmaß des Subileus abhängt und nicht in jedem Fall praktikabel ist. Es ist jedoch nachgewiesen, dass die Nahrungszufuhr in das Ileum zu einer Hemmung der Pankreas-Sekretion führt und somit ebenfalls zu einer „Stilllegung" des Pankreas führt. Das Postulat einer ausschließlich parenteralen Ernährung in der Frühphase der akuten Pankreatitis ist somit nicht mehr haltbar (Working Party 2005).

Kausale Therapie Eine ursächliche Therapie existiert nur für die biliäre Pankreatitis. Bei impaktierten Gallensteinen, biliärer Sepsis und obstrukivem Ikterus besteht die Indikation zur endoskopischen retrograden Cholangiographie (ERCP) und gegebenenfalls Sphinkterotomie (ES) (Fan et al. 1993, Fölsch et al. 1997, Neoptolemos et al. 1988). ERCP und ES vermindern die Symptome der akuten Pankreatitis und verhindern die Progression zur schweren Verlaufsform.

Chirurgische Therapie

Indikation für die chirurgische Therapie Die nachgewiesene infizierte Nekrose ist eine allgemein akzeptierte Indikation für eine chirurgische Intervention (Tab. B10-2, siehe Abb. B10-2). Die Mortalität dieser Patienten mit septischen Komplikationen beträgt 30–80% (Büchler et al. 2000, Gloor et al. 2001, Uhl et al. 2002b). Sterblichkeitsraten von bis zu 100% werden berichtet, wenn bei Patienten mit infizierten Nekrosen und Organkomplikationen auf eine chirurgische Intervention verzichtet wird (Widdison und Karanjia 1993). Durch eine moderne chirurgische Therapie in spezialisierten Zentren kann die Mortalität der nekrotisierenden Pankreatitis mit infizierter Nekrose jedoch auf ca. 15–20% gesenkt werden (Bradley und Allen 1991, Büchler et al. 2000, Fernandez-del Castillo et al. 1998, Gloor et al. 2001, Sarr et al. 1991, Tsiotos et al. 1998).

Während das chirurgische Vorgehen bei infizierten Nekrosen einer akuten Pankreatitis obligatorisch ist, wird bei sterilen Nekrosen ein primär konservativer Ansatz all-

Tab. B10-2 Indikation für chirurgische Therapie bei akuter Pankreatitis.

Indikation
infizierte Pankreas-Nekrose
sterile Pankreas-Nekrose • persistierende nekrotisierende Pankreatitis • fulminante akute Pankreatitis
Notfallindikationen • Darmperforation • akute Blutung

gemein akzeptiert (Uhl et al. 2002b). Bradley und Allen (1991) konnten bei 38 Patienten mit akuter Pankreatitis und sterilen Nekrosen durch eine konservative Therapie Überlebensraten von 100% erreichen. Trotz dieser Ergebnisse bleibt es kontrovers, ob bzw. wann bei sterilen Nekrosen und Organdysfunktionen eine chirurgische Therapie indiziert ist (Uhl et al. 2002b). Während die meisten Patienten mit dieser Konstellation sich gut unter konservativer Therapie erholen, versterben andere, wenn eine zeitgerechte operative Intervention ausbleibt.

Früher wurde die frühzeitige chirurgische Therapie bei nekrotisierender Pankreatitis empfohlen, um bei ausgedehnten pankreatischen Nekrosen das Risiko einer sekundären Infektion zu verhindern. Auch sollte die systemische Entzündungsreaktion durch die Entfernung der Nekrosen reduziert werden. Im Vergleich zur Chirurgie zeigen jedoch die alleinige intensivmedizinische Betreuung und prophylaktische Antibiotikatherapie deutlich bessere Resultate. Tatsächlich kam es durch die chirurgische Intervention bei akuter Pankreatitis in ca. 30% der Fälle zu einer sekundären Infektion primär steriler Nekrosen, sodass die Operation bei sterilen Nekrosen nur in einigen Ausnahmen durchgeführt werden sollte (siehe Tab. B10-2).

Chirurgische Interventionsverfahren Das Ziel der chirurgischen Intervention ist die **Entfernung von infizierten Nekrosen.** Diese Fokussanierung soll weitere Komplikationen durch einen Progress der Infektion/Sepsis verhindern. Bei den meisten Fällen der nekrotisierenden Pankreatitis sind nur Randbereiche des Pankreas nekrotisch, während die zentralen Parenchym-Abschnitte nicht betroffen sind. Diese so genannte „oberflächliche nekrotisierende Pankreatitis" sollte nicht als totale Pankreas-Nekrose fehlgedeutet werden. Pankreas-Resektionen bei nekrotisierender Pankreatitis haben nicht nur eine sehr hohe postoperative Morbidität und Mortalität, sondern führen durch die Resektion von gesundem Pankreas-Gewebe zur exo- und endokrinen Pankreas-Insuffizienz. Aus diesem Grund sollte sich der Chirurg präoperativ ein genaues Bild über die tatsächliche Morphologie des Pankreas machen. Hierfür sind moderne Bildgebungsverfahren wie die kontrastmittelverstärkte Computertomographie das Mittel der Wahl (Uhl et al. 2002a).

Der optimale Operationszeitpunkt ist ca. 3–4 Wochen nach Krankheitsbeginn. Nur bei gesicherten infizierten Nekrosen oder bei Auftreten seltener Komplikationen wie massiven Blutungen oder Darmperforationen ist eine chirurgische Therapie in der Frühphase der Erkrankung indiziert (siehe Tab. B10-2).

Eine chirurgische Nekrosen-Abtragung ermöglicht eine vollständige Entfernung der Nekrosen aus dem Pankreas und dem umliegenden Gewebe. Da eine wiederkehrende intraabdominelle Sepsis ein bestehendes Problem nach einzeitiger Nekrosektomie war, benutzen moderne chirurgische Konzepte eine Kombination aus Nekrosektomie und anschließender Technik, nekrotisches Gewebe und Exudat auszuleiten. Es werden heute vier Verfahren eingesetzt: Die Nekrosektomie wird kombiniert mit

- „Open Packing"
- geplanten wiederholten Relaparatomien und Lavagen
- geschlossener kontinuierlicher Lavage der Bursa Omentalis und des Retroperitoneums (Abb. B10-3)
- „Closed Packing".

Die Mortalität der vier Operationsverfahren ist in etwa gleich und liegt bei erfahrenen Chirurgen unter 20%. Es bestehen jedoch Unterschiede in der Indikation und der Morbidität (Beger et al. 1998, Bradley und Allen 1991, Büchler et al. 2000, Fernandez-del Castillo et al. 1998, Gloor et al. 2001, Sarr et al. 1991, Tsiotos et al. 1998).

Die ersten zwei Methoden, das „Open Packing" und die geplante wiederholte Relaparatomie mit Lavage, haben gemeinsam, dass die komplette Nekrosektomie erst nach multiplen Laparotomien komplettiert ist. Die postoperative Morbidität ist bei diesen Verfahren hoch, da wiederholte Nekrosektomien mit häufigem Auftreten von Magenausgangsstenosen, gastrointestinalen Fisteln, Narbenhernien und lokalen Blutungen korrelieren. Die geschlossene kontinuierliche Lavage der Bursa Omentalis und des Retroperitoneums und das „Closed Packing" (Beger et al. 1998, Büchler et al. 2000, Fernandez-del Castillo et al. 1998, Gloor et al. 2001) ermöglichen eine postoperative kontinuierliche Drainage von Nekrose-Anteilen. Hierdurch kann meist auf eine Relaparatomie verzichtet werden und die chirurgische Behandlung in über 80% mit lediglich einem einzigen Eingriff abgeschlossen werden. Dadurch ist die postoperative Morbidität reduziert.

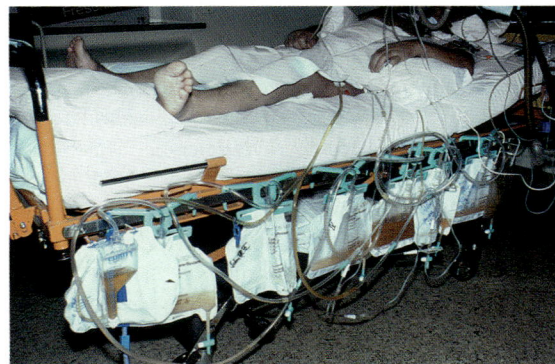

Abb. B10-3 Postoperative kontinuierliche Lavage.

Minimal invasive Techniken des Débridement Seit Kurzem werden in spezialisierten Zentren minimal invasive Verfahren verwendet, um in der Spätphase der Erkrankung pankreatische Nekrosen zu drainieren. Wie bei anderen intraabdominellen Eiteransammlungen ist es auch hier verlockend, perkutane Drainage-Techniken anzuwenden (Werner et al. 2005). Die interventionelle Anlage von perkutanen Drainagen sowie die transabdominelle Laparoskopie spielen heute keine Rolle bei der Behandlung von infizierten Nekrosen. Im Gegensatz hierzu werden an einigen Zentren die Nekrosen minimal invasiv retroperitoneoskopisch entfernt (Carter et al. 2000). Diese Technik wird jedoch zurzeit noch variiert, und es besteht noch keine klare Indikation für dieses minimal invasive Verfahren. Der theoretische Vorteil ist das kleinere Operationstrauma für den Patienten. Nachteilig ist sicherlich, dass lediglich umschriebene Nekrose-Areale angegangen werden können. So werden selbst in Zentren lediglich 30–50% aller operativ zu behandelnder Fälle retroperitoneoskopisch behandelt. Zurzeit sind die minimal invasiven Operationsverfahren bei infizierten Nekrosen somit noch nicht zu empfehlen. Die Methoden sollten jedoch in spezialisierten Zentren im Rahmen von kontrollierten randomisierten Studien weiter evaluiert werden.

LITERATUR

Balthazar, E., Robinson, D., Megibow, A., Ranson, J. 1990. Acute pancreatitis: value of CT in establishing prognosis. Radiology. 174: 331–336.

Beger, H. G., Bittner, R., Block, S., Büchler, M. 1986. Bacterial contamination of pancreatic necrosis – a prospective clinical study. Gastroenterology. 91: 433–441.

Beger, H. G., Büchler, M. W., Bittner, R., Block, S., Nevalainen, T., Roscher, R. 1998. Necrosectomy and postoperative local lavage in necrotizing pancreatitis. Br J Surg. 75: 207–212.

Bradley, A., Allen, K. 1991. A prospective longitudinal study of observation versus surgical intervention in the management of necrotizing pancreatitis. Am J Surg. 161: 19–24.

Bradley, E. L. d. 1993. A clinically based classification system for acute pancreatitis. Summary of the International Symposium on Acute Pancreatitis, Atlanta, Ga, September 11 through 13, 1992. Arch Surg. 128: 586–590.

Büchler, M. W., Malfertheiner, P., Schoetensack, C., Uhl, W., Beger, H. G. 1986. Sensitivity of antiproteases, complement fctors and C-reactive protein in detecting pancreatic necrosis: results of a prospective clinical trial study. Int J Pancreatol. 1: 227–235.

Büchler, M. W., Malfertheiner, P., Friess, H., Isenmann, R., Vanek, E., Grimm, H., Schlegel, P., Friess, T., Beger, H. G. 1992. Human pancreatic tissue concentration of bactericidal antibiotics. Gastroenterology. 103: 1902–1908.

Büchler, M. W., Gloor, B., Müller, C. A., Friess, H., Seiler, C. A., Uhl, W. 2000. Acute necrotizing pancreatitis: treatment strategy according to the status of infection. Ann Surg. 232: 619–626.

Buter, A., Imrie, C., Carter, C., Evans, S., McKay, C. 2002. Dynamic nature of early organ dysfunction determines outcome in acute pancreatitis. Br J Surg. 89: 298–302.

Carter, C., McKayCJ, Imrie, C. 2000. Percutaneous necrosectomy and sinus tract endoscopy in the management of infected pacreatic necrosis: an initial experience. Ann Surg. 232: 175–180.

Fan, S. T., Lai, E. C., Mok, F. P., Lo, C. M., Zheng, S. S., Wong, J. 1993. Early treatment of acute biliary pancreatitis by endoscopic papillotomy. N Eng J Med. 328. 282–232.

Fernandez-del Castillo, C., Rattner, D. W., Makary, M. A., Mostafavi, A., McGrath, D., Warshaw, A. L. 1998. Debridement and closed packing for the treatment of necrotizing pancreatitis. Ann Surg. 228: 676–684.

Fölsch, U. R., Nitsche, R., Ludtke, R., Hilgers, R. A., Creitzfeld, W. 1997. Early ERCP and papillotomy compared with conservative treatment for acute biliary pancreatitis. The German Study Group on Acute Biliary Pancreatitis. N Engl J Med. 336: 237–242.

Gloor, B., Müller, C., Worni, M., Martignoni, M., Uhl, W., Büchler, M. W. 2001. Late mortality in patients with severe acute pancreatitis. Br J Surg. 88: 975–979.

Isenmann, R., Runzi, M., Kron, M., Kahl, S., Kraus, D., Jung, N., Maier, L., Malfertheiner, P., Goebell, H., Beger, H. 2004. Prophylactic antibiotic treatment in patients with predicted severe acute pancreatitis: a placebo-controlled, double-blind trial. Gastroenterology. 126: 997–1004.

Klar, E., Werner, J. 2000. New pathophysiological findings in acute pancreatitis. Chirurg. 71: 253–264.

Larvin, M., McMahon, M. 1989. APACHE II score for assessment and monitoring of cute pancreatitis. Lancet. 22: 201–205.

Neoptolemos, J. P., Carr-Locke, D. L., London, N. J., Bailey, I., Fossard, D. P. 1988. Controlled trial of urgent endoscopic retrograde cholangiopancreatography and endoscopic sphincterotomy versus conservative treatment for acute pancreatitis due to gallstones. Lancet. 2: 979–983.

Sarr, M. G., Nagorney, D. M., Mucha, P. Jr., Farnell, M. B., Johnson, C. D. 1991. Acute necrotizing pancreatitis: management by planned, staged pancreatic necrosectomy/debridement and delayed primary wound closure over drains. Br J Surg. 78: 576–581.

Sharma, V. K., Howden, C. W. 2001. Prophylactic antibiotic sepsis and mortality in acute necrotizing pancreatitis: a meta-analysis. Pancreas. 22: 28–31.

Tenner, S., Sica, G., Hughes, M., Noordhoek, E., Feng, S., Zinner, M., Banks, P. 1997. Relationship of necrosis to organ failure in severe acute pancreatitis. Gastroenterology. 113: 899–903.

Tsiotos, G. G., Luque-de Leon, E., Sarr, M. G. 1998. Long-term outcome of necrotizing pancreatitis treated by necrosectomy. Br J Surg. 85: 1650–1653.

Uhl, W., Roggo, A., Kirschstein, T., Anghelcopoulos, S., Gloor, B., Mueller, C., Malfertheiner, P., Büchler, M. 2002a. Influence of contrast-enhanced computed tomography on course and outcome in patients with acute pancreatitis. Pancreas. 24: 191–197.

Uhl, W., Warshaw, A., Imrie, C., Bassi, C., McKay, C., Lankisch, P., Carter, R., DiMagno, E., Banks, P., Whitcomb, D., Dervenis, C.,

Ulrich, C., Satake, K., Ghaneh, P., Hartwig, W., Werner, J., McEntee, G., Neoptolemos, J., Büchler, M. 2002b. IAP Guidelines for the surgical management of acute pancreatitis. Pancreatology.2: 565–573.

Villatoro, E., Bassi, C., Larvin, M. 2006. Antibiotic therapy for prophylaxis against infection of pancreatic necrosis in acute pancreatitis (review). The Cochrane Collaboration 4: 1–24.

Working Party of the British Society of Gastroenterology; Association of Surgeons of Great Britain and Ireland; Pancreatic Society of Great Britain and Ireland; Association of Upper GI Surgeons of Great Britain and Ireland: UK Guidelines for the management of acute pancreatitis. 2005. Gut. 54: 256–276.

Werner, J., Klar, E. 1999. Effective treatment regimens in the management of acute pancreatitis. Chir Gastroenterol. 15: 328–333.

Werner, J., Hartwig, W., Uhl, W., Müller, C., Büchler, M. 2003. Acute pancreatitis: Are there useful markers for monitoring disease progression?. Pancreatology 3: 115–128.

Werner, J., Feuerbach, S., Uhl, W., Büchler, M. 2005. Management of acute pancreatitis: from surgery to interventional intensive care. Gut. 54: 426–436.

Widdison, A. L., Karanjia, N. D. 1993. Pancreatic infection complicating acute pancreatitis. Br J Surg. 80: 148–154.

Wilson, C., Heath, D. I., Imrie, C. W. 1990. Prediction of outcome in acute pancreatitis: a comparative study of APACHE II, clinical assessment and multiple factor scoring systems. Br J Surg. 77: 1260–1264.

KAPITEL B11

Hanns-Peter Knaebel, Christoph M. Seiler und Markus W. Büchler

Bauchhöhle

1	Vorbemerkungen	522
2	Definition und Einteilung	522
3	Epidemiologie	523
4	Erregerspektrum, Infektionswege und Pathogenese	523
5	Klinik	525
5.1	Anamnese	525
5.2	Symptome	528
5.3	Befunde	529
6	Diagnostik	530
7	Therapie	531
8	Meldepflicht	535
9	Prophylaxe	535

1 Vorbemerkungen

Bakterielle Infektionen der Bauchhöhle lösen eine Entzündung des Peritoneums, eine so genannte **Peritonitis**, aus. Das Krankheitsbild der Peritonitis ist trotz verbesserter Diagnostik und Therapiemöglichkeiten eine erhebliche Herausforderung für die Medizin geblieben. Die Auswahl der vorhandenen Mittel und der Zeitpunkt ihres Einsatzes entscheiden heute wesentlich über die Prognose des Patienten (Gajic et al. 2002). Die Sterblichkeitsraten zu Beginn des 20. Jahrhunderts lagen zwischen 50 und 80%. Eine Reduktion der Letalität auf 20–30% konnte in den letzten Jahrzehnten durch Einführung der Intubations-Narkose, effektiver Antibiotikatherapie, moderner Intensivtherapie inklusive Organ-Ersatzverfahren (Hämodialyse) sowie einer Verbesserung der chirurgischen Technik und der verfügbaren Materialien (z.B. Klammernaht-Instrumente, Drainagen, Nahtmaterial) erreicht werden (Seiler et al. 2000).

In der praktischen chirurgischen Tätigkeit dominiert die **sekundäre** Peritonitis mit Perforation von intraabdominellen Hohlorganen. Demgegenüber spielen die primäre Peritonitis (hämatogene, lymphogene oder Translokation pathologischer Keime) und die tertiäre Peritonitis (persistierende Peritonitis) quantitativ eine untergeordnete Bedeutung (Bosscha et al. 1999).

Die Therapie der Peritonitis ist nur im **interdisziplinären Ansatz** erfolgreich zu bewältigen. Das Behandlungsteam besteht aus Radiologie, klinischer Infektiologie, Anästhesiologie und Chirurgie. Zentrale Aufgabe der Chirurgie ist die rechtzeitige und adäquate Behandlung der Ursachen durch Fokussanierung. Eine Peritonitisbehandlung nach evidenz-basierten Kriterien kann durchgeführt werden und orientiert sich dabei am Patienten, an der Infrastruktur und den Möglichkeiten einer Klinik sowie den vorhandenen Kenntnissen aus der Literatur (Schein 2002). Die Herausforderung der Peritonitisbehandlung sollte durch den Chirurgen in enger Kooperation mit den anderen Fachgebieten angenommen und gelöst werden. Hierbei empfiehlt sich, die therapeutischen Bemühungen der interdisziplinären Partner auch intern in klinisch umsetzbare Standards festzuschreiben (interne Leitlinien, „Clinical Pathway"), damit dem evidenz-basierten Therapiegedanken auch bei Notfallpatienten Rechnung getragen werden kann.

2 Definition und Einteilung

Die Peritonitis wird in vier Untergruppen eingeteilt, nämlich die primäre, sekundäre, tertiäre und quartäre Peritonitis (Tab. B11-1). Die **primäre Peritonitis** tritt selten bei Kindern auf, wo sie meist durch β-hämolysierende Streptokokken verursacht wird. Viel häufiger ist die spontan-bakterielle Peritonitis bei Patienten mit Leberzirrhose, wobei die portale Hypertension und der Aszites die direkte bakterielle Translokation begünstigt (Garcia-Tsao 1992). Die **sekundäre Peritonitis** stellt die weitaus häufigste Form der intraabdominellen Infektion dar. Sie ist hauptsächlich Folge einer **Organperforation** (Perforation eines Ulcus ventriculi oder duodeni, einer Appendizitis, einer Cholezystitis oder einer Sigma-Divertikulitis). Sie tritt jedoch auch **postoperativ** bei Nahtinsuffizienz (Levy et al. 1988) und posttraumatisch bei Perforation auf. Die Abgrenzung der postoperativen Peritonitis von der sekundären Peritonitis nach Hohlorganperforation geht auf Trede und Kollegen zurück (1980). Schlechte Immunitätslage, Immunsuppression und schwerwiegende Begleiterkrankungen (z.B. HIV, Malignome, Leberzirrhose) begünstigen eine persistierende **(tertiäre) Peritonitis**. Die Häufigkeit abdomineller Infektionen als Fokus einer schweren Sepsis liegt in aktuellen großen Sepsis-Studien zwischen 28 und 38% (Abraham et al. 2003, Barie et al. 2004, Bernard et al. 2001, Panacek et al. 2002, Warren et al. 2001) (Tab. B11-2). Von einigen Autoren wird schließlich eine **quartäre Form** der Peritonitis abgegrenzt. Ausgelöst durch abdominelle Lavage, Peritonealdialyse oder spontane und auch iatrogen ausgelöste Abszesse, spielt diese Unterform der Peritonitis im Vergleich zu den sekundären Formen ebenfalls keine wesentliche Rolle (Johnson et al. 1997). Somit stellt die Peritonitis bei Peritonealdialyse eine Sonderform der komplizierten intraabdominellen Infektion dar, die nachfolgend nochmals separat beschrieben

Tab. B11-1 Klassifikation der Peritonitis.

Primär	• Hämatogene Peritonitis im Kindesalter • Spontane bakterielle Peritonitis im Erwachsenenalter • Tuberkulöse Peritonitis • Hämatogene, lymphogene und intraluminale Keiminvasion
Sekundär	• Perforations-Peritonitis (Hohlorganperforation, z.B. bei: akuter Sigma-Divertikultitis, akuter Appendizitis, toxischem Mega-Colon, Ulcus ventriculi/duodeni, Boerhave-Syndrom [Perforation des distalen Ösophagus]) • Postoperative Peritonitis • Posttraumatische Peritonitis
Tertiär	• Persistierende Peritonitis
Quartär	• Intraabdomineller Abszess • Katheter-assoziierte Peritonitis

Tab. B11-2 Häufigkeit abdomineller Infektionen als Fokus einer Sepsis in aktuellen großen Therapiestudien zur Sepsis.

Studienname	Häufigkeit
PROWESS-Studie (Bernard et al. 2001)	20,0%
PROWESS-Studie („Chirurgische Patienten") (Barie et al. 2004)	66,5%
KyberSept-Studie (Warren et al. 2001)	28,5%
OPTIMIST-Studie (Abraham et al. 2003)	28,0%
MONARCS-Studie (Panacek et al. 2004)	37,9%

wird, da sie eine Domäne der antibiotischen Therapie repräsentiert und keine Indikation für eine chirurgische Intervention darstellt.

Die Peritonitis ist eine häufige Komplikation bei der **Peritonealdialyse** (CAPD), die bei 20% der Patienten im ersten Jahr der Dialyse auftritt; über 20% der Patienten leiden an rezidivierenden Peritonitiden. Ein trübes Dialysat entwickelt sich nur in wenigen Fällen, andererseits darf ein trübes Dialysat nicht mit einer Peritonitis gleichgestellt werden, sollte aber bis zum Resultat der Kulturen als solche behandelt werden.

3 Epidemiologie

Die Inzidenz der postoperativen Peritonitis nach einer Laparotomie wird mit 1% angegeben. Peter et al. evaluierten 58 958 Laparotomien und konnten hierbei jedoch eine deutliche Abhängigkeit vom jeweiligen Organ und durchgeführter Intervention feststellen (Peter et al. 1989). Während nach Eingriffen an Hernien oder an der Appendix vermiformis die Inzidenz mit 0,03% bzw. 0,3% niedrig ist, finden sich bei postoperativen Peritonitiden nach Eingriffen an Magen und Duodenum mit 2,3% oder nach Operationen an Dünn- und Dickdarm mit 2,6% mit deutlich höheren Inzidenzen. Wacha et al. (1999) untersuchten in ihrer prospektiven Studie **Risikofaktoren** für einen komplizierten bzw. gar tödlichen Verlauf bei Vorliegen einer Peritonitis. Negative Prädiktoren sind Ursprung der Infektion, hohes Alter des Patienten und Exsudatbeschaffenheit (faekal > purulent > fibrinös > klar). Unbeeinflusst blieb in dieser Studie der Verlauf der Peritonitis vom primären, intraoperativen Ausmaß der Peritonitis. Mit bis zu 60% Letalität der postoperativen Peritonitis liegt diese deutlich höher als diejenige der Perforations-Peritonitis (14%) (Farthmann und Schoffel 1990, Wacha et al. 1999).

4 Erregerspektrum, Infektionswege und Pathogenese

Die Peritonitis ist eine **polymikrobielle Infektion**, bei der das verantwortliche Spektrum in enger Korrelation mit der zugrunde liegenden Pathogenese und dem Ort der Pathologie steht (Tab. B11-3). Bei Kindern wird die primäre Peritonitis meist durch **Pneumokokken** oder **β-hämolysierende Streptokokken**, neuerdings auch durch **Staphylokokken** oder **Enterobakterien** verursacht. Mehr-

Tab. B11-3 Zusammensetzung und Verteilung der physiologischen Standortflora des Gastrointestinaltraktes (GI-Traktes).

	Abschnitt	Population		Häufigkeit	Dichte
Oberer GI-Trakt	Ösophagus Magen	*Lactobacillus spp.*		< 10%	10^3–10^5/g
	Duodenum	*Lactobacillus spp.* *Streptococcus spp.*		10–25%	10^5–10^8/g
Unterer GI-Trakt	Jejunum	Enterokokken *Bacteroides spp.*		10–25%	10^5–10^8/g
	Ileum Kolon	*Bacteroides spp.* *Fusobacterium spp.* *E. coli* *Lactobacillus spp* *S. aureus* *Clostridium spp.*	Enterokokken *Klebsiella spp.* *Bifidobacterium spp.* *Streptococcus spp.* *Pseudomonas spp.*	25–75%	10^8–10^{10}/g
	Rektum (Faeces)	Keime wie im Kolon		100%	> 10^{10}/g

Bacteroidaceae

Andreas Essig

- **Erregerbeschreibung**
Obligat anaerobe gramnegative Stäbchenbakterien der *Bacteroidaceae* können von den fakultativ anaeroben Bakterien durch ihre Unfähigkeit, sich in der Anwesenheit von Luft-Sauerstoff zu vermehren, und ihre Empfindlichkeit gegenüber Metronidazol abgegrenzt werden. Die *Bacteroidaceae* umfassen unter anderem die humanmedizinisch relevanten Genera *Bacteroides, Porphyromonas, Prevotella* und Fusobakterien (s. Erregersteckbrief in Kap. B3). Die Gattung Bacteroides beinhaltet die Galle-resistenten Arten, die früher zur Bacteroides-fragilis-Gruppe zusammengefasst wurden. Die Taxonomie der gramnegativen anaeroben Stäbchenbakterien war in den vergangenen Jahren großen Änderungen unterworfen.

- **Erreger-Wirts-Beziehung**
Unter den Anaerobiern, die im klinischen Untersuchungsmaterial gefunden werden, sind die Vertreter der Gattung *Bacteroides* am häufigsten, wobei davon wiederum *Bacteroides fragilis* und *Bacteroides thetaiotamicron* die größte klinische Relevanz besitzen. Sie bilden auch den Großteil der normalen Kolonflora, finden sich in geringerer Zahl im weiblichen Genitaltrakt, jedoch kaum in der Mundhöhle oder dem oberen Respirationstrakt. Das Krankheitsspektrum umfasst intraabdominelle Infektionen wie Peritonitis und intraabdominelle Abszesse (z.B. nach Darmperforation), bei Frauen auch gelegentlich Infektionen des kleinen Beckens (Tuboovarialabszess). Häufig sind Infektionen des Abdomens oder des kleinen Beckens Ausgangspunkt für schwer verlaufende Septikämien durch Anaerobier.
Prevotella spp. und *Porphyromonas spp.* umfassen die pigmentierten anaeroben gramnegativen Stäbchenbakterien. Diese Arten kommen vor allem in der Mundhöhle vor und spielen eine Rolle bei oralen bzw. dentogenen Infektionen sowie Infektionen nach Tier- oder Menschenbiss. *Porphyromonas gingivalis* spielt eine Schlüsselrolle bei den aggressiven Formen der Parodontitis.
Obligat anaerobe gramnegative Stäbchenbakterien sind häufig bei abszedierenden Mischinfektionen beteiligt, wo sich durch gleichzeitige Anwesenheit sauerstoffzehrender Bakterien und der Entstehung von nekrotischem Gewebe ideale Wachstumsbedingungen für obligat anaerobe Bakterien bilden können. Bacteroidaceae spielen daher auch eine wichtige Rolle bei Hirnabszessen, tiefen Dekubitalulzera, der Aspirationspneumonie sowie den polymikrobiellen, oft stammnahen Formen der nekrotisierenden Fasziitis (siehe auch Kap. B16).

- **Spezifische Diagnostik**
Wegen der Sauerstoffempfindlichkeit von Anaerobiern sind die Untersuchungsmaterialien unbedingt in ein dafür vorgesehenes spezielles Transportmedium zu geben (ggf. Rücksprache mit dem mikrobiologischen Labor). Lagerung und Transport der Materialien sollte bei Raumtemperatur erfolgen. Eiter und exzidiertes Gewebe sind gegenüber einfachen Abstrichen zu bevorzugen, weil sie aufgrund des größeren untersuchten Volumens eine bessere Ausbeute bieten und Anaerobier gegenüber Austrocknung empfindlich sind. Die kulturelle Anzüchtung erfolgt in strikt anaerober Atmosphäre mithilfe von Universalmedien (z.B. Schaedler-Agar) und Selektivmedien, die das Wachstum der fakultativ anaeroben Begleitflora unterdrücken. Mithilfe miniaturisierter biochemischer Identifizierungssysteme kann innerhalb von 1–2 Tagen die Identifizierung von Bacteriodes- sowie von Prevotella- und Porphyromonas-Isolaten zumindest auf der Genusebene gut gelingen. Eine Empfindlichkeitsprüfung ist insbesondere für Vertreter der Gattung *Bacteroides* indiziert, da diese häufig β-Laktamasen produzieren und vereinzelt auch Stämme mit Resistenz gegenüber Carbapenemen und Metronidazol gefunden wurden.

- **Prophylaxe**
Die rasche chirurgische Sanierung von abszedierenden Prozessen, die Abtragung von nekrotischem Gewebe und Wiederherstellung ausreichender Perfusionsverhältnisse verhindern das Wachstum und die systemische Disseminierung von obligat anaeroben Bakterien. Die Parodontitis-Prophylaxe umfasst eine professionelle Zahnreinigung mit supra- und subgingivaler Entfernung der erregerhaltigen Plaques. Eine effektive perioperative Antibiotikaprophylaxe umfasst bei entsprechenden Eingriffen Antibiotika mit Anaerobier-Wirksamkeit.

- **Spezifische Therapie**
Die Antibiotikatherapie von obligat anaeroben Bakterien erfolgt üblicherweise mit Metronidazol, Clindamycin, Carbapenemen oder Amino- bzw. Ureido-Penicillinen mit β-Laktamasen-Inhibitor. Dabei muss bei Mischinfektionen bei der Auswahl des Antibiotikums auch das Spektrum der beteiligten aeroben oder fakultativ anaeroben Erreger berücksichtigt werden.

- **Maßnahmen bei Patienten und Kontaktpersonen**
Es handelt sich überwiegend um endogene Infektionen, in der Regel erfolgt keine Übertragung von Mensch zu Mensch.

- **Meldepflicht**
Eine spezielle Meldepflicht nach dem Infektionsschutzgesetz besteht für diese Erregergruppe nicht.

- **Nationales Referenzzentrum**
Konsiliarlaboratorium für anaerobe Bakterien, Zentrum für Infektionsmedizin, Institut für Medizinische Mikrobiologie und Infektionsepidemiologie (Ansprechpartner: Prof. Dr. A. C. Rodloff), Universität Leipzig, Liebigstraße 24, 04103 Leipzig, Tel.: 0341-9715200, E-Mail: acr@medizin.uni-leipzig.de.

- **Literatur**
Jousimies-Somer HR, Summanen PH, Wexler H, Finegold SM, Gharbia SE, Shah HN: Bacteroides, Porphyromonas, Prevotella, Fusobacterium and other anaerobic gram-negative bacteria. In: Murray PR, Baron EJ, Jorgensen JH, Pfaller MA, Yolken RH (eds): Manual of Clinical Microbiology. 8th ed., ASM press, Washington DC 2003, pp. 880–901.

heitlich sind Mädchen unter zehn Jahren ohne Risikofaktoren betroffen.

Bei Erwachsenen werden vor allem **Bakterien der physiologischen Darmflora,** also Enterobakterien, Enterokokken, selten auch Anaerobier gefunden. In Einzelfällen können auch primäre Peritonitiden durch sogenannte „spezifische" Infektionserreger wie *Mycobacterium tuberculosis*, *Chlamydia trachomatis* oder *Neisseria gonorrhoeae* (als Fitz-Hugh-Curtis-Syndrom) verursacht werden.

Die sekundäre Peritonitis ist in aller Regel eine polymikrobielle Infektion unter Beteiligung von **fakultativen anaeroben** (Enterobakterien wie *E. coli*, *Proteus*, *Klebsiella*, *Citrobacter* sowie *Enterococcus*) und **obligat anaeroben** (*Bacteroides*, *Peptostreptococcus*, *Clostridium*) Infektionserregern, die der physiologischen Flora des Gastrointestinaltraktes entstammen.

Bei der CAPD-Peritonitis sind die ursächlichen Erreger in 60–80% grampositive Spezies (Koagulase-negative Staphylokokken, *Staphylococcus aureus*, Streptokokken, Diphtheroide), in 20–30% gramnegative Spezies (*Escherichia coli* und andere Enterobakterien, *Pseudomonas*) und in einem geringen Anteil auch *Candida*. Selten sind auch atypische **Mykobakterien** Ursache der CAPD-Peritonitis. Die Besiedlung der Peritonealhöhle kann exogen via Peritonealdialyse-Katheter oder durch kontaminiertes Dialysat und endogen durch bakterielle Translokation der Darmflora, induziert durch den Katheter selbst, stattfinden.

Reaktion des Peritoneums im Rahmen einer peritonealen Infektion

Eine der wesentlichen Funktionen des Peritoneums ist die Aufrechterhaltung einer Balance zwischen Flüssigkeitssekretion und -resorption im Abdomen. Die Fläche dieser semipermeablen Grenzschicht beträgt etwa 1 m². Normalerweise finden sich in der Peritonealhöhle weniger als 100 ml freie Flüssigkeit. Im Rahmen einer Peritonitis kann unter der Wirkung des aus Mastzellen freigesetzten Histamins die Sekretion und damit Aszitesbildung deutlich zunehmen. Diese intraperitoneale Flüssigkeit wird innerhalb des Abdomens kranialwärts drainiert, wodurch die Ausbildung subphrenischer Abszesse begünstigt wird. Im Gegensatz dazu ist der peritoneale Überzug des Zwerchfells in der Lage, intraabdominelle Keime vollständig zu resorbieren, diese atemabhängig über die Lymphbahnen des Zwerchfells und regionären Lymphknoten in Richtung Ductus thoracicus zu drainieren, was zu einer frühen Bakteriämie im Rahmen einer bakteriellen Peritonitis führen kann. Peritoneale Phagozyten wie Peritonealmakrophagen und eingewanderte neutrophile Granulozyten übernehmen eine Schlüsselfunktion in der angeborenen immunologischen Infektabwehr innerhalb des Abdomens. Im Rahmen einer Peritonitis ist deren **Phagozytoseaktivität erheblich vermindert,** insbesondere wenn die Peritonitis durch einen septischen Schock oder ein Multiorganversagen kompliziert wird. Selbst eine einfache Laparotomie führt bereits innerhalb weniger Stunden zu einer messbaren Minderung der Aktivität peritonealer Phagozyten, wodurch in Abhängigkeit vom operativen Trauma die Ausbildung intraabdomineller Infektionen begünstigt wird. Phagozyten und insbesondere Mesothelzellen tragen zu einer substantiellen Produktion intraperitonealer Zytokine bei. Die Fähigkeit des Peritoneums, Infektionen einzugrenzen und immunologisch abzuwehren, ist herabgesetzt bei Patienten mit **Immunsuppression**. Dazu gehören die hoch dosierte Steroidtherapie, Mangelernährung, AIDS oder Verbrennungen. Gestört ist die peritoneale Abwehr bei Hypoxie, Schock, schlecht kontrolliertem Diabetes mellitus und proteinreichem Aszites (Leberzirrhose, Peritoneal-Karzinose).

Die peritonealen Mesothelzellen setzen Plasminogen-Aktivatoren frei, wodurch normalerweise das fibrinolytische System aktiviert und die Gerinnung gehemmt wird. Bei der Peritonitis wird durch Freisetzung von Gewebethromboplastin die Gerinnungskaskade im Abdomen aktiviert und damit die Bildung und Ablagerung **großer Fibrinmengen** induziert. Des Weiteren ist im peritonitischen Abdomen die Fibrinolyse-Aktivität gehemmt, sodass die peritonealen Mesothelzellen dazu beitragen, dass Bakterien in der Fibrinmatrix adhärieren und sich **intraabdominelle Abszesse** ausbilden.

5 Klinik

5.1 Anamnese

Die Diagnose einer Peritonitis ist eine klinische. Für das klinische Bild beim Patienten wird sehr häufig der Begriff des **„akuten Abdomens"** synonym verwandt. Die Definition des akuten Abdomens beinhaltet die Notwendigkeit einer sofortigen (operativen) Intervention, um die unmittelbare Lebensgefahr zu bannen. Somit wird die Operationsindikation rein klinisch gestellt, die weitere nachfolgende Diagnostik inklusive aller bildgebenden Verfahren dient zur Eingrenzung und zur präoperativen Abklärung der Grunderkrankung. Damit kann einerseits der Patient vor dem Eingriff über das Ausmaß der vorgesehenen Intervention aufklärt werden, andererseits das Ausmaß der Operation logistisch besser geplant werden. Dazu gehören die Lagerung des Patienten, das erforderliche Instrumentarium und die geschätzte Operationsdauer. Klinische Unter-

Enterokokken

Andreas Podbielski

- **Erregerbeschreibung**

Enterokokken sind grampositive kugelförmige Bakterien, die unter dem Mikroskop einzeln, in Diploform oder in kurzen Ketten erscheinen. Sie sind eine eigenständige Gattung innerhalb der Familie der Streptokokken. Das Genus *Enterococcus* umfasst zurzeit 32 Spezies. E. faecalis hat mit Abstand die größte infektiologische Relevanz, danach folgt *E. faecium*, und wiederum mit einigem Abstand *E. avium*, *E. casseliflavus*, *E. durans*, *E. gallinarium*, *E. hirae*, *E. malodoratus*, *E. mundtii*, *E. pseudoavium* und *E. raffinosus*. Unabhängig von der unmittelbaren infektiologischen Bedeutung zeichnen sich Enterokokken durch natürliche Resistenzen gegen Cephalosporine und gegen Clindamycin sowie das Tragen zahlreicher Plasmid- und chromosomal kodierter Resistenzgene aus. Diese können sie mit hoher Effizienz verwandten grampositiven, mit geringerer Effizienz auch wenig verwandten, gramnegativen Bakterien übertragen. Zusammen mit ihrem ubiquitären Vorkommen nicht nur in der Dickdarmflora von Mensch und Tieren, sondern auch in vielen Lebensmitteln (z.B. Starterkultur der Wurstherstellung) sowie ihrer hohen Umweltstabilität (Austrocknungsresistenz, Stabilität gegenüber widrigen Temperaturen und Konzentrationen aggressiver Chemikalien, Bildung von „VNBC" [viable but non culturable]-Dauerformen in nährstoffarmen Medien) haben sie daher größte Bedeutung bei Entstehung und Verbreitung von Antibiotikaresistenzen. Die höchste Aufmerksamkeit erfuhr in den letzten Jahren die Glykopeptid-Resistenz (Vancomycin, Teicoplanin) insbesondere von E.-faecium-Stämmen, weil diese bei Infektionen mit entsprechenden Stämmen ein großes therapeutisches Problem darstellen kann und zumindest im Labor eine Übertragung der verantwortlichen Resistenzgene auf z.B. Staphylokokken möglich ist.

- **Erreger-Wirts-Beziehung**

Die Virulenz der Enterokokken ist generell gering. Infektionen mit diesen Bakterien entwickeln sich nur, wenn die Bakterien durch vorangegangene Schädigung der Haut oder Schleimhaut in den Wirt eindringen können und dieser gegenüber den Bakterien angeboren oder erworben keine adäquate Abwehrleistung aufbringt. Eine Katheterisierung begünstigt daher Harnwegsinfektionen, ein Endothelschaden die Endokarditis mit diesen Bakterien. Als Virulenzfaktoren bilden die Enterokokken mindestens zwei Adhäsine, Esp und die Aggregationssubstanz. Letztere hat eine duale Funktion, da sie als Adhäsin auch zur Internalisierung der Enterokokken in eukaryote Zellen und damit womöglich zu deren intrazellulären Persistenz beiträgt und als Brückenmolekül zwischen einzelnen Enterokokken-Zellen eine zentrale Rolle bei der interbakteriellen Übertragung von Resistenzgenen hat. Sowohl bei der Besiedlung des vorgeschädigten Endokards als auch der von Fremdkörpern nützt den Enterokokken ihre Fähigkeit zur Biofilmbildung. Weitere Virulenzfaktoren sind ein Zwei-Komponenten-Zytolysin sowie Gewebe-lysierende Enzyme (Gelatinase, Serin-Protease, Hyaluronidase). Die Expression dieser Virulenzeigenschaften/-faktoren wird über ein „Quorum-Sensing"-Regulationssystem gesteuert. Damit zeigen die Enterokokken ein „Herdentier"-Verhalten, d.h., nur wenn ihre lokale Populationsdichte hoch genug ist, werden die Virulenzgene exprimiert. Die molekular-epidemiologischen Daten zur Assoziation der einzelnen Virulenzfaktoren bzw. des Quorum-Sensing-Systems mit der Enterokokken-Kolonisierung bzw. Enterokokken-Infektionen oder deren Komplikationen (Bakteriämie, Mortalität) sind widersprüchlich.

- **Epidemiologie**

Das natürliche Reservoir der Enterokokken ist der Darm der Menschen und vieler Wirbeltiere bzw. wirbelloser Tiere. Die meisten Infektionen mit Enterokokken sind endogenen Ursprungs, eine nosokomiale Übertragung ist möglich. Der Übertragungsweg ist in aller Regel der Kontakt mit Bakterien-tragenden Oberflächen – direkt von Mensch zu Mensch oder über Zwischenablagen – sowie die Ingestion kontaminierter Lebensmittel. Die berichteten Inzidenzen nosokomialer Enterokokken-Infektionen schwanken stark in Abhängigkeit von der Geographie und den Interessen der Untersucher. Die Güte der publizierten Daten leidet unter der Tatsache, dass häufig nicht zwischen einer Kolonisation, einer Selektion (z.B. im Rahmen von Cephalosporin-Therapien) und einer echten Infektion unterschieden wird. So fehlen z.B. bisher überzeugende molekulare, pathogenetische und Tierversuchs- Daten, die eine Fähigkeit der Enterokokken zur Auslösung oder Unterhaltung einer Wundinfektion belegen könnten. Trotzdem werden Enterokokken in vielen Statistiken als dritt- oder vierthäufigste Erreger von nosokomialen Wundinfektionen geführt.

- **Krankheitsspektrum**

Die Auslösung von zwei Infektionsarten durch Enterokokken ist in jeder Hinsicht gut belegt – die Harnwegsinfektion (in der Regel nach vorangegangener Manipulation an der Urethra, ca. 2–5% der nosokomialen HWI) und die Endokarditis (< 1% aller Endokarditiden). Letztere stellt wegen der Antibiotikaresistenz und der Biofilmbildung der Bakterien eine therapeutische Herausforderung dar. Die Auslösung einer mit bauchchirurgischen Eingriffen assoziierten Peritonitis ist nicht endgültig belegt, da der Erfolg einer Antibiotikatherapie bei solchen Infektionen auch nach kulturellem Nachweis der Bakterien im Peritonealexsudat unabhängig davon ist, ob die Therapie Enterokokken mit einschließt. Die Assoziation zu Hautinfektionen wird postuliert, kann zurzeit aber nur im Rahmen von Mischinfektionen als möglich angesehen werden. Der vermehrte Nachweis von Enterokokken in Materialien aus dem Respirationstrakt muss dagegen ausschließlich als Selektionsfolge insbesondere von Cephalosporin-Therapien angesehen werden. Nach Eindringen in das Blutgefäßsystem, z.B. im Rahmen von aufsteigenden Harnwegsinfektionen oder ausgehend von bewachsenen Venenkathetern, können Enterokokken bei schwer immungeschädigten Patienten auch eine Sepsis auslösen. Bei diesen Patienten hat die Sepsis mit Vancomycin-resistenten Enterokokken (VRE) ähnlich wie entsprechende Infektionen

Enterokokken (Fortsetzung)

mit anderen multiresistenten Bakterien (MRSA, MRE) eine schlechtere Prognose als eine solche Infektion mit weniger resistenten Stämmen der jeweiligen Spezies.

- **Mikrobiologische Diagnostik**
  Enterokokken sind auf allen mikrobiologischen Universalmedien leicht kultivierbar – was womöglich der Grund für ein epidemiologisches „Overreporting" sein könnte. Bei Nachweis aus mit Enterokokken-Infektionen assoziierten Materialien (s.o.) sowie aus allen primär sterilen Materialien wird eine Speziesbestimmung und Antibiotikaresistenztestung durchgeführt, um so die Therapie optimieren zu können. Bei Nachweis aus allen anderen Materialien sind Enterokokken primär als Kontaminationen bzw. als Teil der physiologischen lokalen Mikroflora anzusehen. Andere Nachweistechniken als die Kultur sind nicht verfügbar bzw. kommen aufgrund der allerhöchstens gleichen Sensitivität/Spezifität und der höheren Kosten nicht infrage.

- **Spezifische Therapie**
  Für eine kalkulierte Therapie von Enterokkken-Infektionen kommt in erster Linie Ampicillin oder ein anderes Amino- bzw. Acylureidopenicillin infrage. Bei schweren Infektionen sowie bei Infektionen durch eine der anderen Enterokokken-Arten ist immer eine Antibiotikaresistenztestung anzustreben und nach deren Ergebnis gezielt, gegebenenfalls auch in Kombination z.B. mit einem Aminoglykosid, zu therapieren. Die Wirksamkeit von Ampicillin kann durch Veränderungen der Penicillin-bindenden Proteine sowie durch eine erworbene β-Lactamase eingeschränkt sein. Als Alternative zu den Penicillinen kommt dann primär Vancomycin in Betracht.
  Die bei deutschen Enterokokken-Stämmen seltene Gykopeptid-Resistenz wird durch fünf verschiedene, vanA bis vanE benannte Gene bedingt. Bei der in E.-faecalis- und E.-faecium-Stämmen häufigsten vanA-vermittelten Resistenz sind Vancomycin und Teicoplanin unwirksam, während bei der selteneren vanB-vermittelten Resistenz Teicoplanin weiterhin wirksam bleibt. Die weiteren van-Resistenzgene finden sich nur bei den selten nachgewiesenen Enterokokken-Arten.
  Von besonderer klinischer Bedeutung für die Endokarditis-Therapie ist die so genannte Aminoglykosid high level-Resistenz. Auf Stämme mit dieser Resistenz wirkt eine Kombination aus β-Lactam und Aminoglykosid (Amikacin, Gentamicin, Netilmicin, Tobramycin) nicht mehr synergistisch. Lediglich Streptomycin kann bei solchen Isolaten noch wirksam sein, allerdings ist vor dessen Verwendung die Präsenz einer selektiven Streptomycin Hoch-Resistenz zu testen. Die sichere Erkennung der β-Lactamase-, der Vancomycin- und der Aminoglykosid high-level-Resistenz bei Enterokokken erfordert spezielle Testmethoden, sodass sich der Untersuchungsauftraggeber gegebenenfalls erkundigen sollte, inwieweit das beauftragte Labor über diese Methoden verfügt. Als Theapiealternativen können bei Vancomycin-resistenten Enterokokken-Stämmen Linezolid oder Tigecyclin verwendet werden. Für hoch resistente E.-faecium-Stämme kann zudem das nur noch über die internationale Apotheke zu beziehende Medikament Synercid (eine Kombination aus Quinupristin und Dalfopristin) angewandt werden.

- **Meldepflicht**
  Eine Meldepflicht für Enterokokken-bedingte Erkrankungen nach § 7(3) IfSG besteht nur bei gehäuften Auftreten z.B. im Rahmen von nosokomialen Infektionen. Nach § 23 IfSG sind im Krankenhaus nachgewiesene VRE-Stämme zu erfassen.

- **Spezifische Prophylaxe**
  Eine aktive oder passive Immunisierung ist nicht verfügbar. Nosokomiale Infektionen sind durch eine diszipliniert einzuhaltende Basishygiene vermeidbar. Zur Notwendigkeit der Isolierung von VRE-Patienten besteht bisher keine einhellige Meinung, da weder eine validierte Screening-Methode noch verlässliche Regime zu einer Sanierung der Patienten zur

Indikationen für eine erweiterte urologische Diagnostik (Winkeltau 1992).

Patientengruppe	zusätzliche Diagnostik
Jungen	Sonographie, Miktionszysturethrographie zum Ausschluss eines vesikoureteralen Refluxes
junge Männer, inadäquates Therapieergebnis	4-Gläser-Probe zum Ausschluss einer Prostatitis, Prostatauntersuchung, Sonographie, eventuell i.v. Pyelogramm
ältere Männer	4-Gläser-Probe zum Ausschluss einer Prostatitis, Prostatauntersuchung, Sonographie, Zystoskopie, eventuell i.v. Pyelogramm
Mädchen bis zum 5. Lebensalter beim ersten Harnwegsinfekt	Sonographie, Miktionszysturethrographie
Mädchen > 5 Jahre bei wiederholten Harnwegsinfekten	Sonographie, Miktionszysturethrographie
Frauen bei wiederholten Harnwegsinfekten mit demselben Erreger	Sonographie, eventuell i.v. Pyelogramm, Miktionszysturethrographie
Pyelonephritis mit Persistenz > 72 Stunden nach Therapiebeginn	Sonographie, CT zum Ausschluss von Abszessen, nuklear medizinische Untersuchungen (z.B. ^{99}Tc-DMSA)

> **Enterokokken (Fortsetzung)**
>
> Verfügung stehen. Besonders gefährdete Patienten sollten in Gegenwart von VRE-tragenden Patienten aus Gründen der Expositionsprophylaxe isoliert werden.
>
> - **Literatur**
>
> DiazGranados CA, Zimmer SM, Klein M, Jernigan JA: Comparison of mortality associated with vancomycin-resistant and vancomycin-susceptible enterococcal bloodstream infections: a meta-analysis. Clin Infect Dis 41 (2005) 327–333.
> Mayhall CG: Control of vancomycin-resistant enterococci: it is important, it is possible, and it is cost-effective. Infect Control Hosp Epidemiol 23 (2002) 420–423.
> Mohamed JA, Murray BE: Lack of correlation of gelatinase production and biofilm formation in a large collection of Enterococcus faecalis isolates. J Clin Microbiol 43 (2005) 5405–5407.
> Mundy LM, Sahm DF, Gilmore M: Relationships between enterococcal virulence and antimicrobial resistance. Clin Microbiol Rev 13 (2000) 513–522.
> Pfeffer JM, Strating H, Weadge JT, Clarke AJ: Peptidoglycan O acetylation and autolysin profile of Enterococcus faecalis in the viable but nonculturable state. J Bacteriol 188 (2006) 902–908.
> Vergis EN, Shankar N, Chow JW, Hayden MK, Snydman DR, Zervos MJ, Linden PK, Wagner MM, Muder RR: Association between the presence of enterococcal virulence factors gelatinase, hemolysin, and enterococcal surface protein and mortality among patients with bacteremia due to Enterococcus faecalis. Clin Infect Dis 35 (2002) 570–575.
> Winkeltau G: Differenzierte chirurgische Therapie der diffusen Peritonitis. Chirurg 63 (1992) 1035–1040.

suchung und Laborstatus dienen somit der Indikationsstellung zur Operation (Marshall und Innes 2003). Zeitverluste in der Diagnostik sind zu vermeiden, um die Prognose nicht zu verschlechtern (Gajic et al. 2002).

5.2 Symptome

Die klinische Symptomatik entscheidet unter Berücksichtigung der Nebenerkrankungen des Patienten, der vermuteten Ursache sowie der Verfügbarkeit der radiologischen Ressourcen über den Einsatz der unterschiedlichen Diagnostika.

Leitsymptome

Das klinische Bild des akuten Abdomens wird von Leitsymptomen geprägt, die je nach Erkrankung unterschiedlich stark ausgeprägt sein können. Im Vordergrund stehen Schmerzen, Störungen der Peristaltik, eine vermehrte Bauchdeckenspannung, Übelkeit und Erbrechen sowie verschiedene vegetative Symptome.

Schmerz

Der Schmerz ist das wohl häufigste Symptom beim akuten Abdomen. Eine schleichende dumpfe Schmerzentwicklung spricht eher für eine entzündliche Genese mit Reizung des viszeralen Peritoneums oder für einen lokal abgedeckten entzündlichen Prozess, wie etwa bei einer Abszedierung, Sigma-Divertikulitis oder retrozoekalen Appendizitis.

Für die Beurteilung des Schmerzcharakters sind Kenntnisse über die Innervation des Peritoneums von Bedeutung. Das Peritoneum stammt vom Mesoderm ab und überzieht als Peritoneum viscerale die intraabdominellen Organe und als Peritoneum parietale die innenseitige Bauchwand. Obwohl das Peritoneum viscerale und parietale ineinander übergehen, haben beide eine voneinander unabhängige nervale Versorgung. Das viszerale Peritoneum wird durch das vegetative sympathische und parasympathische Nervensystem innerviert. Diese Innervation ist seitenunabhängig, sodass die typischerweise dumpfen **viszeralen Schmerzen** schlecht lokalisierbar sind und mehr im mittleren Bereich des Abdomens wahrgenommen werden. Sie können auch als Krampf oder Kolik imponieren und werden häufig von vegetativen Symptomen begleitet. Der Patient ist unruhig und versucht, durch Lageveränderung seine Schmerzen zu beeinflussen. Das parietale Peritoneum erhält dagegen seine Innervation segmental und seitengetrennt aus somatischen Nerven spinalen Ursprungs, etwa durch die N. intercostales, N. ileoinguinalis und N. ileohypogastricus. Dieser **somatische Schmerz** wird als brennend, schneidend und scharf charakterisiert und kann meist punktuell auf den Ursprung bzw. das betroffene Organ lokalisiert werden.

Jede Erschütterung, Bewegung (insbesondere aktive Hüftbeugung) und Husten verstärken den somatischen Schmerz, weshalb Patienten mit einer Peritonitis ruhig mit angezogenen Knien liegen und flach atmen. Dann besteht in der Regel eine Operationsindikation.

Störungen der Peristaltik

Die Anamnese muss vorbestandene pathologische **Stuhlgewohnheiten** sowie die akute Änderung von Stuhlgewohnheiten erfassen. Änderungen der Peristaltik machen sich als Diarrhoe, Obstipation oder gar Stuhl- und Windverhalt bemerkbar. Eine starke Reizung des Peritoneums, sei es durch Entzündung (z.B. Peritonitis, postoperative Sepsis, Hohlorganperforation, Cholezystitis), Ischämie oder Überdehnung (z.B. Spätstadium eines mechanischen Ileus, Ogilvie-Syndrom), geht über viszerospinale Reflexbahnen mit einer reflektorischen Paralyse der Darmperistaltik einher. Klinisch imponiert ein distendiertes Abdomen mit erheblichem Meteorismus.

Bauchdeckenspannung
Die Erhöhung der Bauchdeckenspannung durch Meteorismus, Obstipation oder Aszites mit einem über das Niveau des Rippenbogens distendierten und ansonsten weichen Abdomen ist von einer reflektorischen muskulär bedingten Erhöhung der Bauchdeckenspannung beim peritonitischen Abdomen zu unterscheiden. Letztere kann lokal oder beim Vollbild der diffusen Peritonitis generalisiert als brettharres (gespanntes) Abdomen imponieren.

Erbrechen
Erbrechen kann als vegetative Begleiterscheinung mit dem akuten Abdomen assoziiert sein und dem Auftreten von Schmerzen vorausgehen (z.B. bei der Gastroenteritis). Meist aber steht das Erbrechen in einem unmittelbaren Zusammenhang mit der zugrunde liegenden Pathologie.

Begleitsymptome
Der Allgemeinzustand des Patienten ist deutlich reduziert. Der Patient ist ängstlich, anfangs unruhig, unter Umständen verwirrt und desorientiert. Es finden sich vegetative Symptome wie Übelkeit, Tachykardie, schnelle und flache Atmung, Hypotonie, Blässe und Schwitzen. Eine verminderte Nahrungsaufnahme, Erbrechen, Sequestration von Flüssigkeit im Darmlumen und Fieber tragen zur Exsikkose und Oligurie bei.

5.3 Befunde

Körperliche Untersuchung
Bei der körperlichen Untersuchung ist inspektorisch neben einer Beurteilung der Konturen (z.B. Symmetrie, Distension des Abdomens) zu achten auf Narben, Hernien, Bauchwanddefekte, sichtbare Pulsation der Bauchdecke bei Aortenaneurysmen, Hautverfärbungen bei Pankreatitis, Prellmarken nach Traumen, Hämatome nach Spontanblutungen, Stomadurchblutung, einliegende Drainagen sowie Qualität und Quantität der Sekretförderung. Eine Hyperventilation ohne subjektive Dyspnoe kann auf eine respiratorische Kompensation einer metabolischen Azidose hinweisen. Tachypnoe mit flacher Atmung dient der Schonatmung bei Peritonitis oder Rippenfrakturen. Der Blutdruck ist seitengetrennt an beiden Armen zu bestimmen, um gegebenenfalls Druckdifferenzen bei einer Aortendissektion zu erkennen.

Die **Auskultation** des Abdomens beurteilt die Häufigkeit und Qualität der Darmgeräusche in allen vier Quadranten (z. B. spritzend, plätschernd, hochgestellt). Eine vorsichtige **Perkussion** der Bauchdecke weist das Vorhan-

---

Klebsiella pneumoniae
Reinhard Marre

- **Erregerbeschreibung**
  Klebsiella pneumoniae ist eine Spezies aus der Familie der Enterobacteriacea. Es handelt sich daher um gramnegative, fakultativ anaerobe Stäbchenbakterien.
- **Erreger-Wirts-Beziehung**
  Das natürliche Habitat von *Klebsiella pneumoniae* ist der Intestinaltrakt. *Klebsiella pneumoniae* verursacht – wie der Name bereits sagt – ambulant oder nosokomial erworbene Pneumonien. Zum Krankheitsspektrum gehören weiterhin Wundinfektionen, Harnwegsinfektionen und Gallenwegsinfektionen, die gelegentlich bakteriämisch verlaufen können.
- **Diagnostik**
  Der Erregernachweis erfolgt kulturell aus Blut, respiratorischen Sekreten, Urin oder Wundabstrich.
- **Prophylaxe**
  Neben den üblichen hygienischen Empfehlungen sind weitere prophylaktische Verfahren nicht indiziert.
- **Spezifische Therapie**
  Klebsiella pneumoniae produziert üblicherweise SHV-β-Laktamasen (sulfhydrilvariable β-Laktamasen) und ist daher resistent gegenüber Breitbandpenicillinen, jedoch gegenüber Cephalosporinen empfindlich. Therapeutische und hospitalhygienische Probleme verursachen Klebsiella-pneumoniae-Stämme, die Breitspektrum-β-Laktamasen (Extended spectrum β-lactamase, ESBL) produzieren. Die Breitspektrum-β-Laktamasen leiten sich üblicherweise von TEM- oder SHV-β-Laktamasen ab, die aufgrund von Punktmutationen ihr Wirkspektrum verändern (TEM steht für die ersten drei Buchstaben der griechischen Patientin, bei der einer der ersten TEM-E.-coli dokumentiert wurde. ESBL-Klebsiella-pneumoniae-Stämme sind resistent gegenüber Breitband-Penicillinen und Cephalosporinen, jedoch empfindlich gegenüber Fluorochinolonen und Carbapenemen.
- **Maßnahmen bei Patienten und Kontaktpersonen**
  Krankenhaushygienische Maßnahmen sind indiziert.
- **Meldepflicht**
  Eine Meldepflicht nach dem Infektionsschutzgesetz besteht nicht, es sei denn, es kommt zu einem gehäuften Auftreten.
- **Nationales Referenzzentrum**
  Konsiliarlaboratorium für Klebsiellen: Institut für Med. Mikrobiologie und Virologie im Klinikum der Christian-Albrechts-Universität zu Kiel (Ansprechpartner: Prof. Dr. R. Podschun), Brunswiker Straße 4, 24105 Kiel. Tel. 0431/507-3305, Fax 0431/507-3296, E-Mail: podschun@med.mikrobio.uni-kiel.de.

densein und punctum maximum einer Reizung des parietalen Peritoneums nach. Die **palpatorische Untersuchung** beginnt in einem möglichst schmerzfreien Bereich des Abdomens und beurteilt die Druckschmerzhaftigkeit bei geringer und tiefer Palpation.

Labordiagnostik
Bestandteil einer Basisdiagnostik beim akuten Abdomen ist die Analyse des kleinen Blutbildes, der Elektrolyte (Na^+, K^+, Ca^{2+}), Glukose, Nierenretentionswerte (Harnstoff, Kreatinin), Amylase, Blutgerinnung (Quick, PTT) und des C-reaktiven Proteins (CRP) oder Procalcitonins. Grundsätzlich ist zu bedenken, dass die Leukozytenzahl nur eine Entscheidungshilfe im Management des akuten Abdomens bietet, dass die Diagnose jedoch weder gesichert noch ausgeschlossen werden kann. So kann die Leukozytenzahl bei der akuten Appendizitis im Normbereich sein oder bei einer Peritonitis der Rückgang der Leukozytose in den Normbereich und darunter einen schweren Verlauf anzeigen. Hilfreicher ist die Suche einer **Linksverschiebung**, welche bei einer schweren Infektion praktisch nie fehlt.

Score-Systeme
Seit vielen Jahren werden große Anstrengungen unternommen, den **Schweregrad** einer Peritonitis und der hieraus eventuell resultierenden **Sepsis** einzuschätzen („Scoring") und diesen erhobenen Wert („Score") als klinische Entscheidungshilfe zu verwenden. Zur Verfügung stehen prinzipiell zwei diagnostische Varianten:
- Systemische Sepsis-Scores
- Peritonitis-Scores

Die systemischen Sepsis-Scores wie der Sepsis-Severity-Score (Skau et al. 1985), der Elebute-and-Stoner-Score (Elebute und Stoner 1983) oder der noch allgemeinere APACHE-II-Score (Knaus et al. 1985) beziehen die systemische Reaktion des Organismus wie auch die Co-Morbiditäten des individuellen Patienten mit ein. Allerdings bleiben die chirurgischen Aspekte der Peritonitis unberücksichtigt und sind daher wenig spezifisch. Aus diesem Grund haben einige deutsche Arbeitsgruppen Scores entwickelt (Peritonitis Index Altona (PIA) und Mannheimer Peritonitis Index (MPI)) (Linder et al. 1987, Teichmann et al. 1986), die allgemeine und auch chirurgische Gesichtspunkte berücksichtigen, um diese in einem System zur Prognoseerfassung zusammenzuführen. Dies hat jedoch die Sensitivität und Spezifität mit Werten von 86% respektive 74% nicht weiter optimieren können. In einer multivariaten Analyse im Jahre 1996 zur prognostischen Bedeutung verschiedener Faktoren konnte gezeigt werden, dass den systemischen Zeichen der Infektion (Sepsis) gegenüber den chirurgischen Aspekten eine entscheidende Bedeutung zukommt (Jacobson et al. 1997). Somit wurde dann 1997 zur Verbesserung der Aussagekraft ein „Prognostic Peritonitis Model" entwickelt, welches den APACHE-II-Score mit einem „Organ-Failure-Score" und einem Parameter „suffiziente Herdsanierung" kombinierte (Ohmann et al. 1993). Die verbesserte Aussagekraft war jedoch rein deskriptiv, um eine Stratifizierung von Patienten innerhalb von Studien zu ermöglichen. Klinische Entscheidungen kann man hierauf weiterhin nicht stützen.

Score Systeme stellen wichtige Hilfsmittel für die Beschreibung einer Peritonitis und des begleitenden septischen Krankheitsbildes dar. Die bereits beschriebene Unschärfe lässt sie jedoch keinesfalls zu einer therapeutischen Entscheidungshilfe im klinischen Alltag werden, auch wenn eine Einschätzung des Schweregrades der lokalen und der systemischen Erkrankung durch sie ermöglicht wird.

6 Diagnostik

Bei den bildgebenden Verfahren ist die sequentielle Durchführung von **Röntgen-Abdomen** (Abb. B11-1, intraoperatives Korrelat Abb. B11-2), **Sonographie** und als Referenzverfahren bzw. so genannter Goldstandard die **Computertomographie des Abdomens mit Kontrastmittel** (CT-Abdomen) der logische Aufbau der Diagnostik. Eine engmaschige Überwachung und Re-Evaluation während der Diagnostik dient dem optimalen Zeitmanagement und der Indikationsstellung zur Operation (Marshall und Innes 2003). Bei dramatischer Verschlechterung des klinischen Zustandsbildes sollte daher die Komplettierung der bildgebenden Diagnostik nicht dogmatisch angestrebt werden, sondern die technische Evaluation des Patienten stets der Klinik angepasst werden. Schließlich ist kritisch zu hinterfragen, welche Diagnostik noch einen weiteren Informationsgewinn bringt und ob dieser auch zur erfolgreichen Therapie beiträgt. Die Diagnostik unserer Wahl bei Infektionen der Bauchhöhle mit noch unklarem abdomiellen Fokus ist die kontrastmittelunterstützte Computertomographie mit gegebenenfalls auch enteral appliziertem, wasserlöslichen Kontrastmittel (Abb. B11-3) (Marshall und Innes 2003).

Differentialdiagnose des akuten Abdomens
Die Dringlichkeit und das Ausmaß der diagnostischen Abklärung des akuten Abdomens sind abhängig davon, ob
- der Patient hämodynamisch (in)stabil ist
- ein diffuser oder lokaler Peritonismus vorliegt
- sich der klinische Zustand des Patienten rapide verschlechtert.

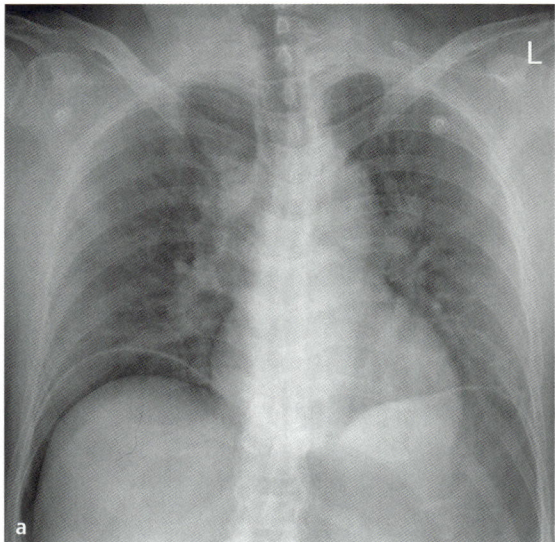

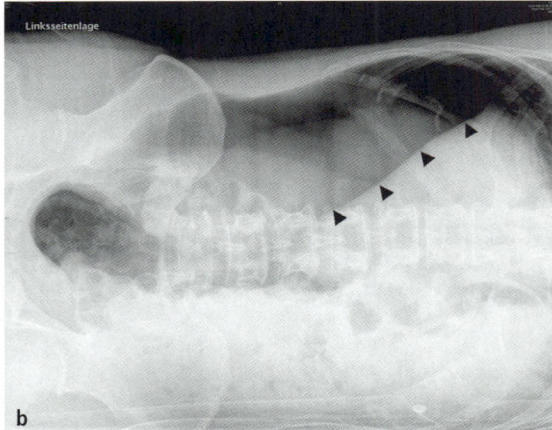

Abb. B11-1 Nachweis freier Luft.
a: Röntgen-Thorax im Stehen mit freier Luft als Luftsichel unter beiden Zwerchfellkuppeln als Hinweis auf eine Hohlorganperforation.
b: Die Dreiecke markieren den Rand der rechten Leber in der Linksseitenaufnahme.

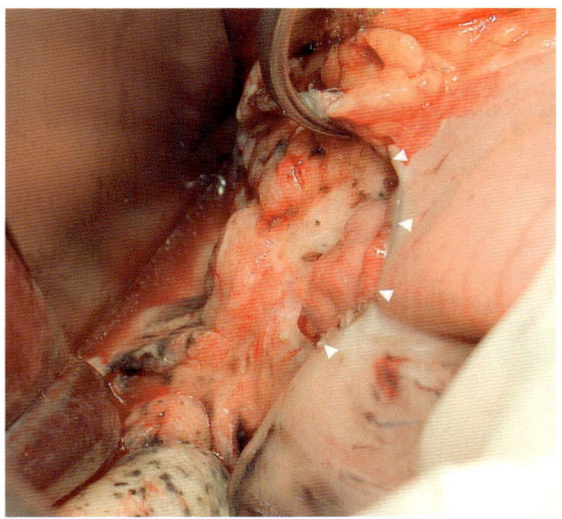

Abb. B11-2 Perforiertes, kleinkurvaturseitiges Ulcus ad pylorum (Markierung) mit Vier-Quadranten-Peritonitis als intraoperatives Korrelat von Abb. B11-1. Die oberflächlichen Nekrosen auf dem Duodenum infolge der Säureeinwirkung und Entzündung sind gut erkennbar.

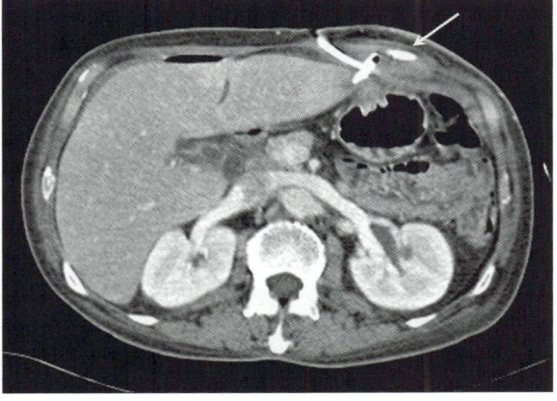

Abb. B11-3 Dislokation einer PEG-Sonde in die Bauchdecke mit Nachweis freier Luft im Abdomen im CT. Beim Anspritzen der Sonde mit Kontrastmittel kontrastiert sich der Bauchdeckenabszess (Pfeil), jedoch nicht der Magen.

Eine Zusammenfassung der wichtigsten Differentialdiagnosen unter Berücksichtigung der quadrantenbezogenen Lokalisation der abdominellen Schmerzsymptomatik findet sich in Tabelle B11-4.

7 Therapie

Die chirurgische Therapie der Peritonitis geht auch heute noch auf die drei **Grundprinzipien der Sanierung,** die Johann von Mikulicz-Radecki bereits 1889 definiert hat (Mikulicz 1889), zurück, nämlich die **frühzeitige Operation, die Elimination der Ursache und die abdominelle Lavage.** Der Grundsatz der frühen Operation weist jeden Patienten mit einer Peritonitis als einen chirurgischen Notfall aus, der somit unverzüglich der operativen Versorgung zugeführt werden muss, um die Prognose möglichst günstig zu halten. Voraussetzung für die beiden letztgenannten Aspekte ist die Exploration der gesamten Abdominalhöhle,

Tab. B11-4 Differentialdiagnosen des akuten Abdomens in Abhängigkeit von der quadrantenbezogenen Lokalisation der abdominellen Schmerzsymptomatik.

Lokalisation	Differentialdiagnosen
Rechter Oberbauch	• akute (perforierte) Cholezystitis, Cholezystolithiasis, Choledocholithiasis, Cholangitis • akute Stauungsleber • retrozoekale Appendizitis, rechtsseitiges Kolonkarzinom • Pneumonie, Lungenembolie, basale Pleuritis, Pleuraempyem • Nierenkolik, Niereninfarkt, Pyelitis, Pyelonephritis
Linker Oberbauch	• akute Pankreatitis • Milzinfarkt, Milzabszess, Milzruptur • subphrenischer Abszess • Myokardinfarkt (Hinterwand) • Pneumonie, Lungenembolie, basale Pleuritis, Pleuraempyem • Nierenkolik, Niereninfarkt, Pyelitis, Pyelonephritis
Epigastrium	• Ulcus ventriculi, Ulcus duodeni • akute Pankreatitis • beginnende akute Appendizitis • Myokardinfarkt (Hinterwand)
Rechter Unterbauch	• akute Appendizitis, Enteritis, gedeckt perforiertes Coecumdivertikel, Meckel Divertikel, Ileitis terminalis Crohn, Ogilvie-Syndrom, mechanischer Kolonileus • Harnleiterkolik • Mittelschmerz, Adnexitis, Tuboovarialabszess, stielgedrehte Ovarialzyste, Zystenruptur, Extrauterin-Gravidität und Endometriose • inkarzerierte Leistenhernie, Hodentorsion • Invagination (bei Kindern) • selten: akute Cholezystitis
Linker Unterbauch	• akute Sigma-Divertikulitits, Enteritis, Colitis ulcerosa, Sigmatumor • Harnleiterkolik • Mittelschmerz, Adnexitis, Tuboovarialabszess, stielgedrehte Ovarialzyste, Zystenruptur, Extrauterin-Gravidität und Endometriose • Inkarzerierte Leistenhernie, Hodentorsion • Invagination (bei Kindern)
Mittlerer Unterbauch	• Enteritis • akute Zystitis, obstruktiver Harnverhalt, Blasenruptur, postinterventionelle Blasentamponade
Diffuse Peritonitis (Patient hämodynamisch stabil)	• Hohlorganperforation • dekompensierter mechanischer Dünndarmileus • Mesenterialischämie • ohne OP-Indikation: Pseudoperitonitis diabetica/uraemica, spontan-bakterielle Peritonitis bei Leberzirrhose, Addison-Krise, Hyperkalzämie, akute intermittierende Porphyrie, Intoxikation, Opiatentzugssyndrom
Diffuse Peritonitis (Patient hämodynamisch instabil)	• rupturiertes Aortenaneurysma • traumatische Leberruptur und/oder Milzruptur • ausgedehntes retroperitoneales Hämatom unter Antikoagulation

um den Fokus zu entdecken, wozu ein ausreichender Zugang zum Abdomen notwendig ist. Der Standardzugang hierfür ist die **mediane Laparotomie** (Seiler et al. 2000), da sie sowohl bei Problemen am ösophago-gastralen Übergang als auch im kleinen Becken einen adäquaten Zugang und eine optimale Übersicht gewährleistet. Die quere Laparotomie hat sich, obwohl von einigen Chirurgen bei elektiven Operationen vorgezogen, beim viszeralchirurgischen Notfallpatienten aus den genannten Gründen nicht durchgesetzt.

Fokussanierung
Entscheidend in der erfolgreichen chirurgischen Therapie der Peritonitis ist die Sanierung und **präventive Verhinde-**

rung der Kontamination der Peritonealhöhle durch Bakterien und andere Substanzen (Galle, Blut, Stuhl, etc.) (Büchler et al. 1997). Die Auswahl des operativen Verfahrens und die Anlage eines vorübergehenden **künstlichen Darmausganges** orientieren sich bei der sekundären Peritonitis am Ursprung der Perforation, dem Ausmaß der Kontamination, dem Grad der Sepsis bzw. des Systemic-Inflammatory-Response-Syndrome (SIRS) und den Nebenerkrankungen. Zusätzlich sind das Wissen und Können des verantwortlichen Operateurs als wichtige Parameter zu nennen. Hierbei scheint insbesondere die Erfahrung des Chirurgen in der Einschätzung der Ursache und der erforderlichen therapeutischen Optionen relevant, da oberstes Therapieziel immer die unbedingte Ursachenelimination im Sinne der Fokussanierung sein muss.

Aufgrund der genannten Bedingungen sind heute absolute Kontraindikationen für ein sofortiges operatives Vorgehen sehr selten (z.B. Risiko einer Allgemeinanästhesie). Sollte das perioperative Risiko den angenommenen therapeutischen Nutzen beim individuellen Patienten überwiegen, so stellen in manchen Situationen bei abszedierenden Erkrankungen interventionelle radiologische Verfahren (z.B. Abszessdrainage) eine temporäre Alternative (therapeutisches Bridging) dar. Es muss jedoch betont werden, dass freie Perforationen in die Abdominalhöhle mit der resultierenden Peritonitis immer eine absolute Operationsindikation darstellen.

Das Ausmaß der chirurgischen Therapie variiert und ist **stark vom Primärherd abhängig.** Bei der perforierten Appendizitis oder Cholezystitis muss das betroffene Organ stets entfernt werden. Dies trifft bei den Pathologien am Magen, Duodenum, Dünn- und Dickdarm nicht regelhaft zu. Lediglich bei der kompletten Ischämie eines Darmabschnittes ist eine **Resektion** und im Bedarfsfall die Anlage eines temporären Anus praeter notwendig (Berger und Buttenschoen 1998).

Bezogen auf den Magen und das Duodenum können bei Perforationen heute als Methode der Wahl die lokale **Exzision und Übernähung** und als Alternative die Resektion angesehen werden. Für den übrigen Dünndarm gilt in der Regel die kurzstreckige Resektion des betroffenen Abschnittes, gefolgt von einer primären **Anastomose** als ausreichende Behandlung.

Im Bereich des proximalen Dickdarms (Zoekalpol bis Colon descendens) kommt ebenfalls die Resektion mit primärer Anastomose häufig zum Einsatz. Bei Sigma- und Rektumperforationen ist bei schwerer Peritonitis ein zweizeitiges Vorgehen mit Anlage einer **Hartmannsituation** (Verschluss des Rektumstumpfes und Anlage eines Descendostomas) an vielen Zentren das Standardverfahren. Die Wiederherstellungsoperation sollte 3–6 Monate nach dem Primäreingriff erfolgen. Bei milder oder frischer Peritonitis kann auch die Anlage einer primären Anastomose mit oder ohne protektivem Loop-Ileostoma erwogen werden, sodass die Diskontinuitätsresektion mit den konsekutiven, meist technisch anspruchsvollen Kontinuitätswiederherstellungen keinesfalls regelhaft erfolgen muss.

Intraabdominelle Lavage

Wesentliches Element der intraoperativen Behandlung ist die ausgiebige Spülung des Abdomens mit bis zu 30 Litern auf Körpertemperatur erwärmter isotoner Kochsalzlösung (Büchler et al. 1997). Hier sind die entscheidenden therapeutischen Grundgedanken einerseits die weitgehende **mechanische Reinigung** der Abdominalhöhle von allen makroskopischen Rückständen der vorliegenden Peritonitis und andererseits die **Verdünnung der mikroskopischen Keimzahl** im Abdomen.

Bezüglich der Radikalität des chirurgischen Vorgehens wurde in einer randomisiert kontrollierten Studie im Vergleich zum Routinemanagement für ein radikales abdominelles Debridement kein Unterschied in der Letalität festgestellt, sodass gemäß dem Ursachenprinzip die entsprechende Behandlung des perforierten Hohlorgans ausreichend ist (Polk und Fry 1980). Aus diesen Ergebnissen kann geschlossen werden, dass die Resektion von Nachbarstrukturen und -organen mit begleitender, aber nicht ursächlicher, inflammatorischer Alteration keine Verbesserung der Prognose des Patienten ergibt.

Einlage von Drainagen/Spüldrainagen

Falls intraoperativ eine residuelle makroskopische Kontamination des Abdomens nach Abschluss der chirurgischen Maßnahmen vorliegt, kann in der Annahme einer ungenügenden bzw. unmöglichen Herdsanierung auf das Konzept der **kontinuierlichen Lavage** zurückgegriffen werden. Je nach Fokuslokalisation wird in jedem Quadranten des Abdomens eine Drainage platziert. Dabei kommen doppellumige Spüldrainagen der Größe 18–32 Charriere zur Anwendung. Gespült wird je nach Befund mit bis zu 30 Litern einer 1,5%igen Glucose-CAPD-Lösung in 24 Stunden. Die Spülung wird individuell, nach klinischer Verbesserung des septischen Krankheitsbildes und sauberen Drainageninhalt reduziert und beendet. Vor der Entfernung werden die Drainagen 24 Stunden auf Ablauf gestellt, um keine vorzeitige Beendigung der Lavage durchzuführen. Bei der Platzierung von Spüldrainagen sollte jedoch stets beachtet werden, dass diese wesentlich rigider als z.B. Easy-Flow-Drainagen sind. Somit muss die **potentielle Gefahr einer Arrosion** von abdominalen (Hohl-) Organen berücksichtigt werden, um nicht sekundäre iatrogene Komplikationen zu verursachen. Um dies zu vermeiden, wird die Mobilisation („Kürzen") der Drainagen um 2 cm alle 4–5 Tage dringlich empfohlen.

Das dargestellte Vorgehen dient der Vermeidung von Re-Laparotomien, die mit einer bekannt hohen Komplikationsrate und erhöhten Mortalität einhergehen. Van Goor et al. (1997) haben in einer Serie von 24 Patienten diese exemplarisch aufgeführt. Dabei traten bei 17 Patienten schwerwiegende Komplikationen zum Teil mehrfach auf. Darunter fallen 23 intraabdominelle Blutungen bei 14 Patienten, 12 Darmperforationen und Fisteln bei 9 Patienten und 6 Stomanekrosen bzw. Perforationen bei 20 Patienten.

Dieses Vorgehen wird unterstützt durch die einzige derzeit existierende systematische Metaanalyse zur Klärung der Frage, ob eine „on-demand" versus eine „planned-relaparotomy" Strategie bei schwerer Peritonitis verfolgt werden soll (Lamme et al. 2002). Die Ergebnisse zeigen eine nicht signifikante Reduktion der Mortalität durch das konservative Vorgehen „on demand" (Odds ratio 0,70 (0,27; 1,8), p = 0,5). In den Niederlanden wird derzeit eine randomisierte kontrollierte Studie zur endgültigen Prüfung dieser Frage durchgeführt (M. A. Boermeester und D. J. Gouma, Amsterdam).

Verschluss der Abdominalhöhle
In vielen großen viszeralchirurgischen Zentren wird heute der **Faszienverschluss** an der Bauchdecke (engl. abdominal wall closure, AWC) bei elektiven Operationen in fortlaufender Nahttechnik durchgeführt. Unzählige Studien haben in der Vergangenheit belegt, dass Wundheilungsvorgänge bei Patienten mit einer Peritonitis alteriert und Wundinfektionsraten deutlich erhöht sind. Aus diesen Gründen erfolgt der Faszienverschluss nach Operationen wegen Peritonitis in Einzelknopftechnik mit einem geflochtenen Nahtmaterial. Die vorliegenden Daten weisen dies als Maßnahme zur Platzbauchprophylaxe aus, da bei einer Lockerung eines einzelnen Fadens wegen Durchschneidens oder Faszienekrose keine komplette Lockerung des Faszienverschlusses mit Faszienddehiszenz resultiert, wie dies bei einer fortlaufenden Naht möglich ist (Seiler et al. 2000). Bei ödematösen oder dilatierten Intestinum kann gelegentlich ein sofortiger Bauchdeckenverschluss problematisch sein oder gar ein abdominelles Kompartmentsyndrom verursachen. Bei zu hohem Tonus auf der Fasziennaht sollte dann ein Laparostoma mit sekundärem Verschluss der Bauchdecke erfolgen.

Antimikrobielle Therapie
Die adäquate antimikrobielle Therapie ist **essentielle Grundbedingung** der Peritonitistherapie (Wheeler und Bernard 1999). Allerdings kann die Antibiotikatherapie durch Freisetzung mikrobieller Produkte wie Endotoxin vorübergehend zu einer Aggravierung der Sepsis-Symptome führen. Die Kenntnis über Ursache der Peritonitis und das Ergebnis der Gramfärbung sind zunächst die wichtigsten Anhaltspunkte für die Antibiotikaauswahl, die prinzipiell hoch dosiert und nur parenteral eingesetzt werden sollte. Die Therapie beginnt bereits vor dem Hautschnitt zur operativen Intervention und richtet sich nach Schwere der Infektion, potentieller Ursache und Patienteneigenschaften (Allergien, Niereninsuffizienz, Endokarditis-Risiko).

Pharmakokinetische und pharmakodynamische Daten von Antibiotika existieren nur in geringem Ausmaß für den septischen Patienten, der ein deutlich höheres Verteilungsvolumen besitzen kann. Insbesondere für Aminoglykoside sollte deshalb die erforderliche Dosis durch Antibiotika-Spiegelbestimmung angepasst werden. Da viele Antiinfektiva zu einem großen Teil renal ausgeschieden werden, muss bei Niereninsuffizienz eine Dosisadaptation entsprechend der Creatinin-Clearance in Betracht gezogen werden.

Bei unbekanntem Erreger erfolgt die Therapie zunächst als kalkulierte Antibiotikatherapie mit einem **Breitspektrumantibiotikum** bzw. bei lebensgefährlichen Infektionen mit der Kombination aus Breitspektrumantibiotika nach den Leitlinien der Paul-Ehrlich-Gesellschaft (PEG) (Bodmann und Vogel 2001, Vogel und Bodmann 2004) und/oder den Guidelines der Infectious Disease Society of America (IDSA) (Solomkin et al. 2003). Dabei sollte das Empfindlichkeitsspektrum der Mikroorganismen im Umfeld und im Krankenhaus berücksichtigt werden. Die Leitlinien der PEG enthalten Therapieempfehlung bei Sepsis (Bodmann und Graninger 2004), bei nosokomialer Pneumonie (Vogel et al. 2004) und bei Peritonitis (Wacha et al. 2004). Aufgrund der großen Bedeutung einer frühen adäquaten Antibiotikatherapie für die Prognose wird in den neuen Empfehlungen der PEG bei lebensbedrohlich erkrankten Patienten initial immer eine **Kombinationstherapie** durchgeführt (Bodmann und Graninger 2004). Dieses Vorgehen ist jedoch nicht durch Studien belegt. Azylamino-Penicilline zusammen mit einem Betalaktamase-Inhibitor wie das Kombinationspräparat Piperacillin/Tazobactam oder Carbapeneme wie Imipenem/Cilastatin und Meropenem allein oder in Kombination sind bei fast allen, insbesondere nosokomial erworbenen, septischen Zuständen mit unbekanntem Erreger in den Therapieempfehlungen enthalten (Bochud et al. 2001).

Sobald mikrobiologische Daten verfügbar sind, kann die antibiotische Therapie fokussiert und spezifisch auf die gefundenen Erreger ausgerichtet werden. Eine Übersicht der Therapieempfehlungen zur gezielten Antibiotikatherapie bei bekanntem Erreger ist ebenfalls in den Empfehlungen der Paul-Ehrlich-Gesellschaft enthalten (Bodmann und Vogel 2001).

Die CAPD-Peritonitis ist eine Domäne der konservativen, antibiotischen Therapie. Da die Infektion lokal abläuft, kann die Therapie auch lokal über das Dialysat erfolgen. Bei negativen Kulturen (< 20%) werden als ungezielte Therapie Ceftazidim und Vancomycin bzw. Teicoplanin gegeben, alternativ zum Ceftazidim kann auch ein Aminoglykosid appliziert werden. Ein Therapieerfolg ist innerhalb von drei Tagen zu erwarten. Nach Erregernachweis sollte die Therapie gegebenenfalls umgestellt werden: Bei gramnegativen Erregern wird die Therapie mit Gentamicin als Monotherapie fortgeführt, bei grampositiven Erregern mit einem Glykopeptid, bei Enterokokken mit Amoxicillin (Keane et al. 1996). Bleibt der Therapieerfolg innerhalb von sieben Tagen aus, sollte der Dialysekatheter entfernt werden. Bei Nachweis von *Staphylococcus aureus* sollte untersucht werden, ob der Nasenvorhof mit demselben Erreger kolonisiert wird. Ist dies der Fall, ist ein Therapieversuch mit Mupirocin (lokal, alle vier Wochen für fünf Tage) im Nasenvorhof empfehlenswert, um das Risiko eines Rezidivs zu vermindern. Die initialen bzw. Erhaltungskonzentrationen im Dialysat betragen für Amoxicillin 500 bzw. 125 mg/l, für Ceftazidim 250 bzw. 125 mg/l, für Vancomycin 1000 bzw. 25 mg/l. Alternativ kann intermittierend behandelt werden (Glykopeptid einmal wöchentlich und Ceftazidim einmal täglich).

Bei einer Candida-Peritonitis als Komplikation der CAPD wird mit Amphotericin (Erhaltungsdosis 1,5 mg/l Dialysat) behandelt (Keane et al. 1996). Die Entfernung des Dialysekatheters ist in der Regel indiziert.

Neben der standardisierten und leitlinienorientierten Antibiotikatherapie der sekundären Peritonitis kommt der Behandlung von Patienten im Rahmen von randomisiert kontrollierten Studien eine besondere Bedeutung zu.

8 Meldepflicht

Für die Infektionen der Bauchhöhle besteht aufgrund des Erregerspektrums keine Meldepflicht. .

9 Prophylaxe

Bezüglich der Entstehung der bekannten und beschriebenen Peritonitisformen existiert keine wirksame Prophylaxe. Die Chirurgie dient der Ursachenbehebung und somit sind die frühzeitige Erkennung und rasche Therapie von Patienten mit einer Peritonitis die einzig effektiven Maßnahmen.

LITERATUR

Abraham E, Reinhart K, Opal S, Demeyer I, Doig C, Rodriguez AL, Beale R, Svoboda P, Laterre PF, Simon S, Light B, Spapen H, Stone J, Seibert A, Peckelsen C, De Deyne C, Postier R, Pettila V, Artigas A, Percell SR, Shu V, Zwingelstein C, Tobias J, Poole L, Stolzenbach JC, Creasey AA: Efficacy and safety of tifacogin (recombinant tissue factor pathway inhibitor) in severe sepsis: a randomized controlled trial. JAMA 290 (2003) 238–247.

Barie PS, Williams MD, McCollam JS, Bates BM, Qualy RL, Lowry SF, Fry DE: Benefit/risk profile of drotrecogin alfa (activated) in surgical patients with severe sepsis. Am J Surg 188 (2004) 212–220.

Berger D, Buttenschoen K: Management of abdominal sepsis. Langenbecks Arch Surg 383 (1998) 35–43.

Bernard GR, Vincent JL, Laterre PF, LaRosa SP, Dhainaut JF, Lopez-Rodriguez A, Steingrub JS, Garber GE, Helterbrand JD, Ely EW, Fisher CJ Jr.: Efficacy and safety of recombinant human activated protein C for severe sepsis. N Engl J Med 344 (2001) 699–709.

Bochud PY, Glauser MP, Calandra T: Antibiotics in sepsis. Intensive Care Med 27 Suppl 1 (2001) 33–48.

Bodmann KF, Graninger W: Sepsis. Chemother J 13 (2004) 89–93.

Bodmann KF, Vogel F: Antimikrobielle Therapie der Sepsis. Chemother J 10 (2001) 43–56.

Bosscha K, van Vroonhoven TJ, van der Werken C: Surgical management of severe secondary peritonitis. Br J Surg 86 (1999) 1371–1377.

Büchler MW, Baer HU, Brugger LE, Feodorovici MA, Uhl W, Seiler C: Chirurgische Therapie der diffusen Peritonitis: Herdsanierung und intraoperative extensive Lavage. Chirurg 68 (1997) 811–815.

Elebute EA, Stoner HB: The grading of sepsis. Br J Surg 70 (1983) 29–31.

Farthmann EH, Schoffel U: Principles and limitations of operative management of intraabdominal infections. World J Surg 14 (1990) 210–217.

Gajic O, Urrutia LE, Sewani H, Schroeder DR, Cullinane DC, Peters SG: Acute abdomen in the medical intensive care unit. Crit Care Med 30 (2002) 1187–1190.

Garcia-Tsao G: Spontaneous bacterial peritonitis. Gastroenterol Clin North Am 21(1992) 257–275.

Jacobson LE, Gomez GA, Broadie TA: Primary repair of 58 consecutive penetrating injuries of the colon: should colostomy be abandoned? Am Surg 63 (1997) 170–177.

Johnson CC, Baldessarre J, Levison ME: Peritonitis: update on pathophysiology, clinical manifestations, and management. Clin Infect Dis 24 (1997) 1035–1045.

Keane WF, Alexander SR, Bailie GR, Boeschoten E, Gokal R, Golper TA, Holmes CJ, Huang C-C, Kawaguchi Y, Piraino B, Riella M, Schaefer F, Vas S: Peritoneal dialysis-related peritonitis treatment recommendations: 1996 update. Perit Dial Int 16 (1996) 557–573.

Knaus WA, Draper EA, Wagner DP, Zimmerman JE: APACHE II: a severity of disease classification system. Crit Care Med 13 (1985) 818–829.

Lamme B, Boermeester MA, Reitsma JB, Mahler CW, Obertop H, Gouma DJ: Meta-analysis of relaparotomy for secondary peritonitis. Br J Surg 89 (2002) 1516–1524.

Levy E, Palmer DL, Frileux P, Hannoun L, Nordlinger B, Tiret E, Honiger J, Parc R: Septic necrosis of the midline wound in postoperative peritonitis. Successful management by debridement, myocutaneous advancement, and primary skin closure. Ann Surg 207 (1988) 470–479.

Linder MM, Wacha H, Feldmann U, Wesch G, Streifensand RA, Gundlach E: The Mannheim peritonitis index. An instrument for the intraoperative prognosis of peritonitis. Chirurg 58 (1987) 84–92.

Marshall JC, Innes M: Intensive care unit management of intraabdominal infection. Crit Care Med 31 (2003) 2228–2237.

Mikulicz J: Weitere Erfahrungen über die operative Behandlung der Perforationsperitonitis. Arch Klin Chir (Berl) 39 (1889) 756–784.

Ohmann C, Wittmann DH, Wacha H: Prospective evaluation of prognostic scoring systems in peritonitis. Peritonitis Study Group. Eur J Surg 159 (1993) 267–274.

Panacek EA, Marshall JC, Albertson TE, Johnson DH, Johnson S, MacArthur RD, Miller M, Barchuck WF, Fischkoff S, Kaul M, Teoh L, Van Meter L, Daum L, Lemeshow S, Hicklin G, Doig C: Efficacy and safety of the monoclonal anti-tumor necrosis factor antibody F(ab')2 fragment afelimomab in patients with severe sepsis and elevated interleukin-6 levels. Crit Care Med 32 (2004) 2173–2182.

Peter FW, Haring R, Hirner A, Sobel A: Early relaparotomy in postoperative peritonitis. Zentralbl Chir 114 (1989) 844–850.

Polk HC Jr., Fry DE: Radical peritoneal debridement for established peritonitis. The results of a prospective randomized clinical trial. Ann Surg 192 (1980) 350–355.

Schein M: Surgical management of intra-abdominal infection: is there any evidence? Langenbecks Arch Surg 387 (2002) 1–7.

Seiler CA, Brugger L, Forssmann U, Baer HU, Buchler MW: Conservative surgical treatment of diffuse peritonitis. Surgery 127 (2000) 178–184.

Skau T, Nystrom PO, Carlsson C: Severity of illness in intra-abdominal infection. A comparison of two indexes. Arch Surg 120 (1985) 152–158.

Solomkin JS, Mazuski JE, Baron EJ, Sawyer RG, Nathens AB, DiPiro JT, Buchman T, Dellinger EP, Jernigan J, Gorbach S, Chow AW, Barlett J: Guidelines for the selection of anti-infective agents for complicated intra-abdominal infections. Clin Infect Dis 37 (2003) 997–1005.

Teichmann W, Wittmann DH, Andreone PA: Scheduled reoperations (etappenlavage) for diffuse peritonitis. Arch Surg 121 (1986) 147–152.

Trede M, Linder MM, Wesch GG: Die Indikation zur Relaparotomie bei der postoperativen Peritonitis. Langenbecks Arch Chir 352 (1980) 295.

van Goor H, Hulsebos RG, Bleichrodt RP: Complications of planned relaparotomy in patients with severe general peritonitis. Eur J Surg 163 (1997) 61–66.

Vogel F, Bodmann KF: Empfehlungen zur kalkulierten parenteralen Initialtherapie bakterieller Erkrankungen bei Erwachsenen. Chemother J 13 (2004) 46–105.

Vogel F, Elies W, Bodmann KF, Lode H, Scholz H: Respiratorische Infektionen/HNO-Infektionen. Chemother J 13 (2004) 64–73.

Wacha H, Hau T, Dittmer R, Ohmann C: Risk factors associated with intraabdominal infections: a prospective multicenter study. Peritonitis Study Group. Langenbecks Arch Surg 384 (1999) 24–32.

Wacha H, Kujath P, Trautmann M: Intraabdominelle Infektionen. Chemother J 13 (2004) 74–78.

Warren BL, Eid A, Singer P, Pillay SS, Carl P, Novak I, Chalupa P, Atherstone A, Penzes I, Kubler A, Knaub S, Keinecke HO, Heinrichs H, Schindel F, Juers M, Bone RC, Opal SM: Caring for the critically ill patient. High-dose antithrombin III in severe sepsis: a randomized controlled trial. JAMA 286 (2001) 1869–1878.

Wheeler AP, Bernard GR: Treating patients with severe sepsis. N Engl J Med 340 (1999) 207–214.

KAPITEL B12

Kurt G. Naber, Florian Wagenlehner, Andreas Podbielski, Klaus Friese und Joachim Kühn

Niere, Blase und Harnwege

B12.1	Zystitis und Pyelonephritis	538
1	Vorbemerkungen	538
1.1	Definition	538
1.2	Einteilung	538
1.3	Epidemiologie	538
2	Erregerspektrum	539
3	Klinik	540
4	Infektionsweg und Pathogenese	542
5	Diagnostik	543
5.1	Urinuntersuchung	543
5.2	Mikroskopische Diagnostik	543
5.3	Mikrobiologische Diagnostik	543
5.4	Bildgebende Verfahren und Endoskopie	544
6	Therapie	545
6.1	Akute unkomplizierte Harnwegsinfektion	545
6.2	Komplizierte Harnwegsinfektionen	546
7	Prävention	546
B12.2	Infektiöse Nephritis	546
1	Vorbemerkungen	546
1.1	Definition	546
1.2	Epidemiologie	547
2	Erregerspektrum	547
3	Klinik	550
3.1	Anamnese	550
3.2	Befund	550
4	Infektionsweg und Pathogenese	550
5	Diagnostik	550
6	Therapie	552
7	Prävention	552
B12.3	Urethritis	552
1	Vorbemerkungen	552
1.1	Definition	552
1.2	Epidemiologie	552
2	Erregerspektrum	553
3	Infektionsweg und Pathogenese	554
4	Klinik	554
5	Diagnostik	554
6	Therapie	554
7	Prävention	555

Das vorliegende Kapitel befasst sich mit den Infektionen der harnerzeugenden und harnableitenden Organe; immunologisch vermittelte Erkrankungen, auch wenn sie einen infektiösen Auslöser haben, werden ebenso wie toxisch bedingte Erkrankungen hier nicht besprochen. Die Urogenitaltuberkulose wird in Kapitel C3 behandelt.

B12.1 Zystitis und Pyelonephritis
Kurt G. Naber, Florian Wagenlehner und Andreas Podbielski

1 Vorbemerkungen

1.1 Definition

Unter einer Harnwegsinfektion (HWI) versteht man das Auftreten und die Vermehrung von Infektionserregern in den ableitenden Harnwegen. Die echte HWI muss differentialdiagnostisch unterschieden werden von einer artifiziellen Kontamination infolge unsachgemäßer Uringewinnung und -aufarbeitung. Von einer asymptomatischen **Bakteriurie** wird gesprochen, wenn wiederholt eine signifikante Bakteriurie ohne Krankheitssymptome nachgewiesen wird.

Tab. B12-1 Terminologie der Harnwegsinfektionen (nach Ward und Jones 1006).

Zystitis	Infektion der Harnblase
untere Harnwegsinfektion	Infektion der Harnblase oder Urethra
akute Pyelonephritis	Infektion des Nierenparenchyms
rezidivierende Harnwegsinfektion	häufige Reinfektionen oder Wiederauftreten eines Harnwegsinfektes
unkomplizierte Harnwegsinfektion	untere Harnwegsinfektion bei jungen Erwachsenen und Frauen mittleren Alters ohne funktionelle oder anatomische Veränderungen der Harnwege
komplizierte Harnwegsinfektion	• Harnwegsinfektion, die nicht auf die Blase beschränkt ist; • Harnwegsinfektion bei Kindern, Männern, Schwangeren; • Harnwegsinfektion bei anatomischen, funktionellen Störungen, Restharnbildung, bei Fremdkörpern, Immunsuppression

Als **akute unkomplizierte Zystitis** wird eine erstmalig bzw. vereinzelt wiederholt auftretende entsprechende Infektion bei Frauen im gebärfähigen Alter ohne anatomische Malformationen oder Grunderkrankungen bezeichnet. Die Zystitis bei Kindern, Männern, Frauen im höheren Alter sowie im Zusammenhang mit anatomischen Malformationen oder Grunderkrankungen wie Stoffwechselstörungen oder Immundefizienzen sowie alle rezidivierend auftretenden Verläufe wird als **komplizierte Zystitis** bezeichnet. Rezidierende Harnwegsinfektionen werden tatsächlich in der Mehrzahl durch neu erworbene Bakterien ausgelöst. Daher ist der Begriff Reinfektion für diese Form der Erkrankung zutreffender. Reinfektionen durch einen bestimmten Bakterienstamm/-klon sind in der Regel durch besondere Eigenschaften dieses Stamms/Klons bedingt. Dazu gehört die Expression besonderer Fimbrien, eine ausgeprägte Antibiotikaresistenz, die Fähigkeit zur extra- oder intrazellulären Biofilmbildung oder der Übergang in einen Sporen-ähnlichen Zustand (VNBC, viable but non culturable).

Infektionen des harnableitenden Systems (Tab. B12-1) sind sehr häufige Krankheitsursachen, deren klinische Manifestationen von der isolierten, akuten unkomplizierten Zystitis ohne Folgeschäden bis hin zu rezidivierenden Erkrankungen mit lebensbedrohenden Konsequenzen **(akute und chronische Pyelonephritis)** reichen (Naber 1998). Die **emphysematöse** Pyelonephritis ist durch Gasbildung im Nierenparenchym und perirenal gekennzeichnet (Huang et al. 1991), die xanthogranulomatöse Pyelonephritis durch eine chronisch eitrige, verfettende Entzündung des Nierenparenchyms, Nierenbeckens und Nierenhilusgewebes (Alken und Walz 1992).

1.2 Einteilung

Nach pathologisch-anatomischen Kriterien kann die Entzündung des Nierenparenchyms (Nephritis im eigentlichen Sinne) von der des Interstitiums und des Nierenbeckens (Pyelonephritis) und der der Harnblasenschleimhaut (Zystitis) abgegrenzt werden. Unter pathogenetischen Gesichtspunkten lässt sich die weitaus häufigere aszendierende Infektion von der hämatogen-deszendierenden unterscheiden. Im Hinblick auf das diagnostische und therapeutische Vorgehen ist eine Einteilung nach patientenspezifischen Risikofaktoren sinnvoll (Naber 1998).

1.3 Epidemiologie

Etwa 3% aller Patienten beim allgemeinmedizinisch tätigen Arzt haben Symptome einer HWI, und 30–40%

Tab. B12-2 Überblick über die Epidemiologie von Harnwegsinfektionen (nach Stamm 1992).

Altersgruppe (Jahre)	Frauen		Männer	
	Prävalenz pro Altersgruppe (%)	Risikofaktoren	Prävalenz pro Altersgruppe (%)	Risikofaktoren
< 1	1	anatomische oder funktionelle urologische Abnormalitäten	1	anatomische oder funktionelle urologische Abnormalitäten
1–5	4–5	angeborene urologische Abnormalitäten, vesikoureteraler Reflux	0,5	angeborene urologische Abnormalitäten
6–15	4–5	vesikoureteraler Reflux	0,5	keine
16–35	20	Geschlechtsverkehr, Diaphragma	0,5	homosexuelles Verhalten
36–65	35	gynäkologische Chirurgie, Blasenprolaps	20	Prostatahypertrophie, Obstruktion, Katheter, urologische Chirurgie
> 65	40	urologische Abnormalitäten, zusätzlich Inkontinenz, Dauerkatheter	35	urologische Abnormalitäten, zusätzlich Inkontinenz, Dauerkatheter

aller **nosokomialen Infektionen** sind HWI (McLaughlin und Carson 2004). 80% der nosokomialen HWI sind mit dem Gebrauch von transurethralen Kathetern assoziiert (Laupland et al. 2002, Melekos und Naber 1999). Eine detaillierte Darstellung der Epidemiologie der HWI in den verschiedenen Altersgruppen ist in Tabelle B12-2 zu finden.

Die akute, unkomplizierte Pyelonephritis macht einen Anteil von 77%, bei sexuell aktiven Frauen von 88% aller Pyelonephritiden aus (Bailey 1997). Die komplizierten HWI erreichen bei Erwachsenen einen Anteil von etwa 5% (Krieger et al. 1983). Bei Kindern und Neugeborenen, vor allem bei unreifen Neugeborenen, kommen HWI in 4–25% der Fälle vor (Eliakim et al. 1997). Der Anteil der Pyelonephritiden an den kindlichen HWI liegt bei 10 bis nahe 100%, je nach Alter und Geschlecht der Patienten (Winberg et al. 1974).

Die Infektionen der Blase durch *Schistosoma haematobium* (Blasenbilharziose) sind im Wesentlichen auf die Endemiegebiete in Afrika, im östlichen Mittelmeerraum sowie auf der arabischen Halbinsel und im mittleren Osten beschränkt (Bichler et al. 1997). Eine weitere, seltene parasitäre Erkrankung des Harntrakts ist die Echinokokkose durch *Echinococcus granulosus*.

Nach allogener Knochenmarktransplantation oder nach Nierentransplantation können hämorrhagische Zystitiden durch Adeno- oder Polyomaviren auftreten (Kawakami et al. 1997, Yagisawa et al. 1995). Einzelne Fallbeispiele berichten über hämorrhagische Zystitiden, die durch Viren der Herpesgruppe verursacht wurden (McClanahan et al. 1994).

2 Erregerspektrum

Das bakterielle Erregerspektrum bei unkompliziertem und kompliziertem, präklinisch erworbenen HWI ist in Tabelle B12-3 dargestellt. Häufigster Erreger ist *Escherichia coli* mit einem Anteil von über 80%. **Staphylococcus saprophyticus** kommt besonders häufig bei sexuell aktiven, jungen Frauen vor. Bei nosokomial erworbenen HWI kann sich die Zusammensetzung des Erregerspektrums je nach klinisch-hygienischer Situation erheblich unterscheiden. Andere Erreger wie *S. epidermidis* oder Mischinfektionen werden bei komplizierten HWI häufig gefunden, ihre ätiologische Bedeutung wird aber kontrovers diskutiert.

Bei Patienten mit Immunsuppression, Diabetes mellitus, bei Dialysepatienten und Patienten nach Nierentransplantation können sich HWI durch *Candida albicans* entwickeln. Die bei hospitalisierten Patienten häufige Candidurie kann Ausdruck einer harmlosen Kolonisation, aber auch einer potentiell lebensbedrohlichen systemischen Infektion sein.

Bei der selteneren hämatogenen Infektion infolge von Fremdkörper-assoziierten Infektionen, Endokarditis, Osteomyelitis, Pneumonie oder Abszess findet sich hauptsächlich *Staphylococcus aureus*, gelegentlich auch *Mycobacterium tuberculosis*.

Selten werden in Zentraleuropa Infektionen der Harnwege durch *Schistosoma haematobium* oder *Echinococcus granulosus* nachgewiesen.

Die viralen Infektionen des Harntraktes sind ebenfalls selten, können jedoch bei stark immunsupprimierten Patienten (z.B. nach Knochenmarktransplantation, Nierentransplantation) eine Rolle spielen. Es wird vermutet, dass

Tab. B12-3 Mikrobielle Spezies bei Harnwegsinfektionen (nach Falagas und Gorbach 1995).

	Akute unkomplizierte Zystitis (%)	Akute unkomplizierte Pyelonephritis (%)	Komplizierte Harnwegsinfektion (%)	Katheter-assoziierte Harnwegsinfektion (%)
E. coli	79	89	32	24
S. saprophyticus	11	0	1	0
Proteus	2	4	4	6
Klebsiella	3	4	5	8
Enterokokken	2	0	22	7
Pseudomonas	0	0	20	9
Pilze	0	0	1	28
andere	0	2	5	10
Mischkultur	3	5	10	11

es durch die Immunsuppression zu einer Reaktivierung insbesondere von Adenoviren (meist Typ 11) und Polyomaviren in den iliakalen Lymphknoten oder in der Niere kommt. Bei Kindern mit akuter hämorrhagischer Zystitis wurde über die Isolierung von Adenovirus Typ 7 berichtet (Lee et al. 1996). Die Viren können nach Infektion in den Zellkernen der Uroepithelien nachgewiesen werden (Kawakami et al. 1997, Yagisawa et al. 1995).

Sehr selten werden Infektionen des Harntraktes durch Herpes-simplex-, Varicella-Zoster- oder Zytomegalie-Viren verursacht. Eine Immunsuppression kann prädisponierend sein (Broseta et al. 1993, McClanahan et al. 1994).

Humane Papillomaviren (HPV) können bei etwa 19% der Patienten mit chronischer Zystitis nachgewiesen werden. Am häufigsten kommen HPV 6, 11, 16 und 18 vor. Ihre ätiologische Bedeutung für das Krankheitsbild ist jedoch noch unklar (Ludwig et al. 1996).

3 Klinik

Die akute Zystitis zeichnet sich durch Dysurie, Schmerzen bei der Miktion, Pollakisurie, Pyurie, Bakteriurie und häu-

Polyomavirus hominis Typ 1 (BK-Virus)

Hans H. Hirsch

- **Erregerbeschreibung**

Polyomaviridae werden als eine eigenständige Virusfamilie klassifiziert, die sich molekular, immunologisch und epidemiologisch von den Warzen verursachenden Papillomaviridae unterscheidet (Hirsch 2005). Elektronenmikroskopisch stellen sich Viruspartikel von 40–50 nm Durchmesser mit ikosaedrischer Kapsidsymmetrie ohne Lipidhülle dar. Das Virusgenom ist eine zirkuläre Doppelstrang-DNA von ca. 5300 Basenpaaren und kodiert für drei Regulationsproteine (large T-antigen, small T-antigen, Agnoprotein) und drei Strukturproteine (Kapsidproteine VP-1, VP-2, VP-3). Die nichtkodierende Kontrollregion beherbergt die Information für Replikation der viralen DNA und koordiniert die frühe und späte virale Genexpression. Virusreplikation und -zusammenbau findet im Zellkern statt, dessen morphologisches Korrelat Kerneinschlüsse bzw. elektronenmikroskopisch Aggregationen von Viruspartikel sind. Wie für hüllenlose Viren typisch, ist die Freisetzung infektiöser Nachkommen lytisch, also per se zytopathisch. Beim Menschen finden sich zwei Polyoma-

viren, *Polyomavirus hominis* Typ 1 und Typ 2, die auch nach den Initialen der ersten Patienten BK-Virus (BKV) und JC-Virus (JCV) genannt werden. BKV wurde 1971 im Urin eines nierentransplantierten Patienten mit Ureter-Stenose nachgewiesen, während JCV aus Hirngewebe von Patienten mit progressiver multifokaler Leukoenzephalopathie isoliert wurde. Als weiterer Infektionserreger wird das Affenvirus Simian Virus-40 (SV40) diskutiert, welches 1960 Polio- und Adenovirus-Impfstoffe kontaminierte. Seroepidemiologische Untersuchungen geben keine Hinweise auf eine signifikante Zirkulation von SV40 in der Allgemeinbevölkerung, obwohl es möglicherweise in Zoos und in Tierparks, insbesondere in Asien fortgesetzt zu Exposition mit SV40 kommt (Knowles et al. 2005).

- **Erreger-Wirts-Beziehung**

Polyomaviren sind bei Wirbeltieren weit verbreitet und optimal an ihren jeweiligen Wirt angepasst, mit hoher Durchseuchung und meist geringer Pathogenität bei immunkompetenten Personen. Für BKV und JCV zeigt sich unabhängig

Polyomavirus hominis Typ 1 (BK-Virus) (Fortsetzung)

voneinander ein Anstieg der spezifischen Antikörpertiter in der Kindheit auf Werte von 60–90% bei Erwachsenen (Hirsch 2005). Die natürliche Transmission ist nicht abschließend geklärt, geschieht aber wahrscheinlich als Tröpfchen- bzw. Schmierinfektionen mit respiratorischen bzw. mit fäkal kontaminierten Flüssigkeiten. Darüber hinaus kann eine Transmission durch Transfusion und Organe, insbesondere durch Nierentransplantation stattfinden.

Nach initialer Replikation und primärer Virämie kommen die Polyomaviren mit verschiedenen Geweben in Kontakt einschließlich Blutzellen, Darm, Leber, Lunge und ZNS. Die Nieren und ableitenden Harnwege wurden jedoch als die epidemiologisch wichtigste anatomische Lokalisation der Polyomavirus-Latenz und Reaktivierung identifiziert (Chesters et al. 1983). Bei 5% bzw. 30% der gesunden Erwachsenen kann intermittierend eine asymptomatische BKV- bzw. JCV-Reaktivierung und niedrige Replikation mit Viruslast-Werten um 10^5/ml Urin beobachtet werden. Bei Schwangerschaft, Immunsuppression oder Chemotherapie steigt die BKV-Reaktivierungsrate im Urin auf > 60% der betroffenen Personen an, mit erhöhter BKV-Last > 10^7/ml, welche lichtmikroskopisch mit dem Auftreten von atypischen Urothel- bzw. Tubulusepithel-Zellen mit Kerneinschlüssen („decoy cells") korreliert.

Klinische und pathologische Manifestationen von BKV-Infektionen entstehen im Zusammenhang mit einer naiven oder immunsupprimierten Immunlage (Hirsch 2005). Nicht alle BKV-Erkrankungen werden direkt durch eine zytopathische BKV-Replikation verursacht. Kontrovers ist die Rolle von BKV als Auslöser von Autoimmunerkrankungen wie systemischer Lupus erythematodes oder von Malignomen im Urogenitaltrakt (Prostata, Urothel-Karzinom).

Die Primärinfektionen bei immunkompetenten Individuen verlaufen weitgehend asymptomatisch oder unspezifisch mit einer grippeähnlichen Symptomatik. Fälle von Tonsillitis, Zystitis und Enzephalitis sind vor allem bei Kindern beschrieben worden und basieren entweder auf serologischer Evidenz (Serokonversion, IgM-Nachweis) oder seltener auf einem Virusdirektnachweis, meist mittels PCR. Eine vertikale Transmission mit Hydrops fetalis bzw. Abort, basierend allein auf einem PCR-Genomnachweis, ist umstritten.

Die Polyoma-BKV-assoziierte Nephropathie zeigt histologisch eine extensive BKV-Replikation in Tubulusepithel-Zellen der Niere mit fortschreitender Entzündung, Fibrose und Transplantatversagen. Polyomavirus-assoziierte Nephropathie (PVAN) wird bei 1–10% der Nierentransplantationen beobachtet und auf eine starke Immunsuppression mit modernen Immunsuppressiva zurückgeführt. Der histologischen Diagnose geht der Nachweis von BKV im Urin mit Werten um 10^9/ml und im Blut mit Werten von 10^5 bzw. 10^6/ml Plasma voraus, die beide als nichtinvasive Marker für Diagnose und Verlauf verwendet werden. Über seltene Einzelfälle von PVAN wurde auch in autologen Nieren anderer immunsupprimierter Patienten (Organ- oder Knochenmarkstransplantation, HIV/AIDS, angeborene Immunschwäche) berichtet (Hirsch 2005). Eine weitere Manifestation der BKV-Replikation ist die Ureter-Stenose, die ebenfalls häufiger nach Nierentransplantation beschrieben wurde.

Die mit BKV assoziierte hämorrhagische Zystitis tritt bei etwa 5% der Patienten nach allogener Stammzelltransplantation auf bei Patienten mit sehr hoher BKV-Replikation im Urin (> 10^9/ml). Anders als die frühe, durch die zytotoxische Konditionierung verursachte hämorrhagische Zystitis korreliert die späte hämorrhagische Zystitits mit dem Engraftment, typischerweise 2–4 Wochen nach Transplantation und stellt wahrscheinlich eine Immunrekonstitutionserkrankung dar.

- **Diagnostik**

Serologische Untersuchungen zur Diagnose von Erkrankungen sind nur bei Immunkompetenz sinnvoll, aber in Bedeutung limitiert durch das Fehlen standardisierter Tests und dem meist retrospektiven Charakter. BKV kann mittels Zellkultur isoliert werden, was aber ineffizient und zeitaufwändig ist. Der Nachweis der BKV-Viruslast mittels quantitativer PCR ist heute der wichtigste diagnostische Test, insbesondere wenn der Nachweis im Plasma, Liquor cerebrospinalis oder mit Augenkammerwasser durchgeführt wird. So wird der 3-monatliche Nachweis der BKV-Replikation im Plasma in der Nachsorge nach Nierentransplantation generell empfohlen, um Risikopatienten frühzeitig zu erfassen (Hirsch et al. 2005). Der Nachweis von BKV allein im Urin ist nicht pathognomonisch. Die histologische Diagnose in Biopsien wird kombiniert mit spezifischer Immunfluoreszenz oder In-situ-Hybridisierung und gilt als beweisend für Organmanifestationen wie PVAN, ist aber für andere Manifestationen nicht gut untersucht.

- **Prophylaxe und Therapie**

Derzeit ist keine Prophylaxe für BKV-Replikation bzw. -erkrankung bekannt. Bei immunsupprimierten Patienten sollte eine Verbesserung der Immunantwort zur immunologischen Kontrolle der BKV-Replikation beitragen, z.B. durch Vermeiden bzw. Reduzieren der Immunsuppression (Hirsch 2005). Als antiviral wirksame Substanzen werden Cidofovir, Leflunomid und Chinolone diskutiert. Es gibt aber derzeit noch keine randomiserten prospektiven Studien zur deren Verträglichkeit und Wirksamkeit.

- **Literatur**

Chesters PM, Heritage J, McCance DJ: Persistence of DNA sequences of BK virus and JC virus in normal human tissues and in diseased tissues. J Infect Dis 147 (1983) 676–684.

Hirsch HH: BK virus: opportunity makes a pathogen. Clin Infect Dis 41 (2005) 354–360.

Hirsch HH, Brennan DC, Drachenberg CB, Ginevri F, Gordon J, Limaye AP, Mihatsch MJ, Nickeleit V, Ramos E, Randhawa P, Shapiro R, Steiger J, Suthanthiran M, Trofe J: Polyomavirus-associated nephropathy in renal transplantation: interdisciplinary analyses and recommendations. Transplantation 79 (2005) 1277–1286.

Knowles WA, Pipkin P, Andrews N, Vyse A, Minor P, Brown DW, Miller E: Population-based study of antibody to the human polyomaviruses BKV and JCV and the simian polyomavirus SV40. J Med Virol 71 (2005) 115–123.

fig auch Hämaturie aus. Die akute unkomplizierte Pyelonephritis wird klinisch anhand Fieber, Schüttelfrost, Flankenschmerzen, Pyurie und Bakteriurie diagnostiziert. In fast allen Fällen verläuft die akute Pyelonephritis einseitig. Symptome einer akuten Zystitis können dabei gleichzeitig vorhanden sein, da die akute Pyelonephritis in der Regel eine aufsteigende Infektion ist (Fihn 2003). Gibt der Patient eine Fäkalurie oder Pneumurie an, deutet dies auf eine enterovesikale Fistel hin.

Anamnestisch ist das Bestehen einer Urolithiasis, Prostata-Hyperplasie, Niereninsuffizienz, Diabetes mellitus, Schwangerschaft, hämatologischer Erkrankungen, AIDS, Transplantationen etc. von Bedeutung. Die komplizierten HWI erreichen bei Erwachsenen einen Anteil von etwa 5% (Naber 1998). Außerdem ist insbesondere bei rezidivierenden HWI zu klären, ob andere Risikofaktoren, wie z.B. der Gebrauch von Spermiziden oder Diaphragma, vorliegen und ob eine zeitliche Korrelation zum Geschlechtsverkehr besteht. Bei Kindern kann eine Enuresis wegweisendes Symptom sein. Insbesondere bei atypisch verlaufenden HWI sollte auch die Reiseanamnese (Blasenbilharziose) erhoben und nach einer früher durchgemachten Tuberkulose gefragt werden.

Bei plötzlichem Erkrankungsbeginn und schwerem Krankheitsgefühl, Abgeschlagenheit, Rückenschmerzen, Erbrechen, paralytischem Ileus, Fieber und Tachykardie sollte auch an eine akute fokale bakterielle Nephritis, einen Nierenabszess, perinephritischen Abszess, die emphysematöse Pyelonephritis und die xanthogranulomatöse Pyelonephritis gedacht werden.

Klopfempfindlichkeit des kostovertebralen Winkels, Raumforderung und Rötung im Bereich der Flanke und Schonung der oberen lumbalen und paraspinalen Muskeln weisen auf einen Nierenabszess mit Ruptur in die Nierenkelche oder auf einen perinephritischen Abszess hin. Die Symptome können aber auch sehr subtil sein, vor allem bei bettlägerigen Patienten. Hier können respiratorische Insuffizienz, hämodynamische Instabilität oder ein reflektorischer paralytischer Ileus im Vordergrund stehen. An eine abszedierende Infektion der Niere muss auch gedacht werden, wenn Fieber und Leukozytose trotz antibiotischer Therapie und Beseitigung eines Abflusshindernisses über mehr als 72 Stunden persistieren. Die Urinkultur kann in diesem Fall in 14–20% negativ sein (Elkin 1997).

Bei Dysurie, Algurie und Hämaturie ohne signifikante Bakteriurie, eventuell in Kombination mit Ureter-Strikturen, ist bei entsprechender Reiseanamnese an die Bilharziose zu denken, bei steriler Pyurie an eine Nierentuberkulose. Langsam wachsende Nierenzysten, die mit dumpfem Schmerz und Völlegefühl in der Flanken- oder Lumbalregion der betroffenen Seite einhergehen, können sehr selten durch eine Echinokokkose verursacht werden.

Eine Infektion mit dem Varicella-Zoster-Virus im urogenitalen Bereich kann einerseits durch neurologische Befunde (z.B. akut auftretender Harnverhalt ohne mechanische Abflussbehinderung) imponieren, andererseits als Hemizystitis mit meistens gleichzeitig auftretenden kutanen Bläschen.

4 Infektionsweg und Pathogenese

Bei der bakteriellen HWI handelt es sich im Regelfall um eine **endogene Infektion;** Infektionsquelle ist die Darmflora. Die Kolonisation des Darmes mit uropathogenen Bakterien, funktionelle und anatomische Gegebenheiten, hormonelle Einflüsse oder iatrogene Maßnahmen begünstigen die Keimaszension und die Entstehung des Harnwegsinfektes. Für den Kolonisationsprozess sind bakterielle Haftfaktoren, so genannte Adhäsine (Fimbrien) verantwortlich, die eine spezifische Bindung an Rezeptoren auf uroepithelialen Zellen vermitteln, zur mikrobiellen Kolonisation der Harnwege führen und eine lokale Zellschädigung auslösen.

Bei uropathogenen E.-coli-Bakterien sind dies beispielsweise P-Fimbrien und das α-Hämolysin. Das Hämolysin führt zur Porenbildung in der eukaryotischen Zellmembran und damit zur Zerstörung der Zelle. *Proteus mirabilis* und *S. saprophyticus* verfügen über Ureasen, die den Urin alkalisieren und zur Bildung von Magnesiumammonium- und Calciumphosphatsteinen beitragen sowie das körpereigene Gewebe schädigen (Finer und Landau 2004).

Die bakterielle Interaktion (zumindest von E. coli) mit mukosalen Adhäsionsrezeptoren scheint spezielle Toll like-Rezeptoren (TLR-11) zu aktivieren. Als unmittelbare oder mittelbare Folge führt dies zur Ausschüttung von Zytokinen wie IL-6 und IL-8. Polymorphkernige Leukozyten und Mastzellen werden angezogen und zur Degranulation stimuliert (Connell et al. 1997, Hedges et al. 1992).

Chronisch rezidivierende Infektionen können im Zusammenhang mit der Fähigkeit von Harnwegs-pathogenen Erregern zur intrazellulären Persistenz gegebenenfalls unter intrazellulärer Biofilmbildung stehen. Ferner wurde zumindest für E. coli nachgewiesen, dass diese Bakterienart in der Harnblase in einen lebenden, aber nicht kultivierbaren Zustand übergehen kann. Aus diesem heraus können die Bakterien nach Wiedererlangen ihrer Replikationsfähigkeit Infektionen hervorrufen, sind aber nicht mit den üblichen auf Nachweisen von Stoffwechselaktivitäten oder Vermehrbarkeit basierenden Untersuchungsmethoden detektierbar (Anderson et al. 2004, Trülsch et al. 2003).

5 Diagnostik

Eine unkomplizierte untere HWI wird durch Klinik (z.B. Dysurie, Algurie, Pollakisurie), laborchemische Urinanalyse (Pyurie) und mikrobiologischen Erregernachweis ausreichend diagnostiziert (Graham und Galloway 2001, Wilson und Gaido 2004).

Bei einem oberen HWI und einem komplizierten HWI umfasst die Basisdiagnostik Urin-, Blut- und Serumuntersuchungen mit Blutzucker, BSG, Blutbild, Differentialblutbild, CRP, Serumkreatinin und Serumharnstoff. Die **Kreatinin-Clearance** gibt die glomeruläre Filtrationsrate an und ist eine wertvolle Messgröße, auch im Hinblick auf die zu erzielende Antibiotikakonzentration im Urin; sie ergänzt die Bestimmung des Serumkreatinins.

Bei Auftreten von Fieber sollten eine oder mehrere Blutkulturen abgenommen werden, da HWI für 21% aller ambulant erworbenen Bakteriämien verantwortlich sind (Applemann und Winn 1992). Die Indikationen zu weiteren Untersuchungen ergeben sich aus der Klinik und den bei der Basisdiagnostik erhobenen Befunden.

5.1 Urinuntersuchung

Aus dem Urin sollten folgende laborchemische Parameter bestimmt werden:
- pH (eine pH-Erhöhung kann auf Urease-bildende Bakterien hinweisen)
- Nitrit (Enterobakterien besitzen eine Nitratreduktase und können Nitrat zu Nitrit reduzieren)
- Leukozyten (Nachweis der Leukozyten-Esterase)
- Erythrozyten (Nachweis von Hämoglobin)
- spezifisches Gewicht/Urinosmolalität (Rückschlüsse auf den Dilutionsgrad)
- Eiweiß- und Glukosebeimengung sowie Urobilinogen.

Viele der kommerziell angebotenen Teststäbchen erlauben eine zuverlässige, halbquantitative Bestimmung dieser Parameter, sodass eine mikroskopische Urinuntersuchung (siehe Abschnitt 5.2) speziellen Fragestellungen vorbehalten ist.

5.2 Mikroskopische Diagnostik

Es wird Nativurin (Leukozyten- und Erythrozyten-Zahl in der Zählkammer) und Urinsediment nach Standardmethoden verwendet. Nach Auszählen von mindestens zehn Gesichtsfeldern bei 400facher Vergrößerung wird der Mittelwert für Leukozyten, Erythrozyten, Bakterien, Protozoen und Hefen ermittelt; Zylinder und dysmorphe Erythrozyten weisen auf Prozesse in den Nieren hin.

Im Nativurin sollten maximal fünf Erythrozyten und Leukozyten pro mm^3 bzw. ein Bakterium pro mm^3 nachweisbar sein; im Urinsediment sind bis zu drei Leukozyten, fünf Erythrozyten und drei Bakterien pro Gesichtsfeld normal (Hofstetter et al. 1997a).

5.3 Mikrobiologische Diagnostik

Idealerweise wird der Keimnachweis im Nativurin angestrebt; dieser muss sofort nach Abnahme verarbeitet werden. Lediglich kurze Transportzeiten (< 4 Stunden) können durch Kühlung überbrückt werden. Alternativen sind der Zusatz vermehrungshemmender Substanzen bzw. die Verwendung von Eintauchobjektträgern (Gatermann et al. 1997), die allerdings wegen einer Reihe von inhärenten Problemen (Keimmengenverschiebungen, Überwachsen wichtiger Keime und damit Zeitverlust) gegenüber der Untersuchung des Nativurins unterlegen sind.

Die mikrobiologische Diagnostik muss eine Keimzahlbestimmung beinhalten, um eine Kontamination durch physiologische Flora von einer Infektion der ableitenden Harnwege zu unterscheiden. Eine signifikante Bakteriurie liegt für eine unkomplizierte Zystitis bei einer Keimzahl von $> 10^5$/ml Mittelstrahlurin vor. Nach Urinentnahme kann es durch ungeeignete Aufbewahrungsbedingungen zu einer Bakterienvermehrung kommen und so eine signifikante Bakteriurie vorgetäuscht werden. Zu beachten ist, dass trotz bestehendem Harnweginfekt die Keimzahl unterhalb der Signifikanzgrenze liegen kann, wenn der Urin durch Einnahme großer Flüssigkeitsmengen verdünnt ist oder wenn kurz vor Materialgewinnung Antibiotika eingenommen wurden. Die Interpretation der kulturellen Ergebnisse sollte die möglichen Störfaktoren in Betracht ziehen (Gatermann et al. 1997, Hofstetter et al. 1997a). Auch bei der Untersuchung von durch Punktion gewonnenem Urin sowie bei jeglichen Urinproben im Rahmen der komplizierten Zystitis und bei Hefepilzinfektionen gelten typischerweise geringere Grenzwerte für einen pathologischen Urinbefund.

Für die Diagnose der Virus-assoziierten Zystitis gelten die in den erregerspezifischen Abschnitten genannten Vorgehensweisen. Die Blasenbilharziose wird durch den Nachweis im Urin ausgeschiedener Schistosomen-Eier diagnostiziert. Der sichere Nachweis erfolgt mit dem Mirazidien-Schlüpftest. Die Diagnose der Echinokokkose des Harntraktes wird durch den Nachweis von Hydatiden-Stücken im Harn gestellt, sie wird gestützt durch den Nachweis spezifischer Antikörper.

5.4 Bildgebende Verfahren und Endoskopie

Indikationen für eine weiterführende urologische Diagnostik sind in Tabelle B12-4 zusammengefasst. Eine **Ultraschalluntersuchung** des Harntraktes sollte bei Verdacht auf eine komplizierte HWI *immer* durchgeführt werden, um Anomalien zu diagnostizieren bzw. auszuschließen. Die **Ausscheidungsurographie** bzw. die retrograde Pyelographie geben über das Nierenbecken-Kelchsystem und die Ureteren zusätzliche Informationen, z.B. über Abflusshindernisse (Abb. B12-1). Ergänzend ist die **Computertomographie** (CT) zur Beurteilung des Nierenparenchyms, angrenzender Gebiete und Organe und der Gesamtausdehnung eines infektiösen Prozesses eine wertvolle diagnostische Hilfe (Abb. B12-2). Die sensitivste Methode, um Parenchym-Narben oder eine parenchymatöse Mitbeteiligung bei der akuten Pyelonephritis darzustellen, ist die **Szintigraphie** mit 99mTc-DMSA (Bailey et al. 1996).

Um die Ausdehnung und den Schweregrad einer Zystitis zu bemessen, führt der Urologe im Einzelfall die Zystoskopie durch. Sie ist eine einfache und seit Einführung der flexiblen Instrumente nahezu schmerzfreie Untersuchung, die es erlaubt, umfassende morphologische und gegebenenfalls histologische Informationen über die Blase einzuholen. Eine rezidivierende Infektion der Blase kann mit einem Blasentumor oder einem Blasenstein assoziiert sein. Die Beschaffenheit der Harnröhre und der Prostata wird in einem Untersuchungsgang ebenso beurteilt wie die Ureterostien und das Blasenurothel. Bei suspekten Befunden wird eine **Biopsie** entnommen.

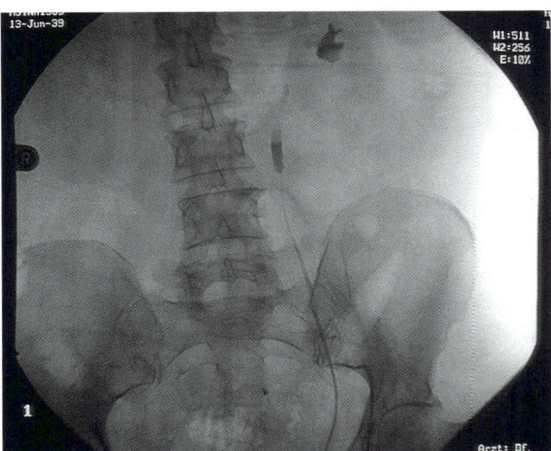

Abb. B12-1 Retrograde Pyelographie einer 59-jährigen Patientin mit Urosepsis als Folge eines kompletten Verschlusses durch einen Harnleiterstein auf der linken Seite.

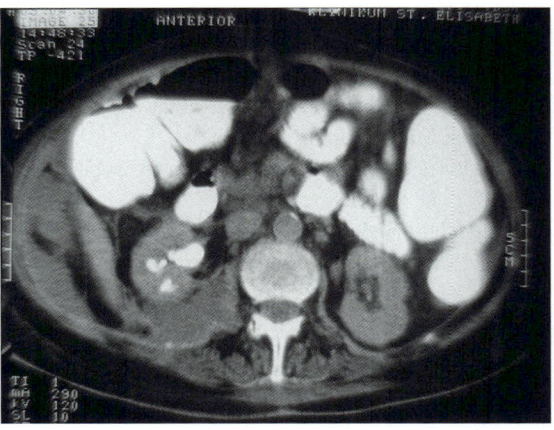

Abb. B12-2 Nativ-CT einer 67-jährigen Patientin mit einem ausgedehnten perinephritischen Abszess rechts. Zu erkennen ist der Nierenbecken-Ausgussstein rechts. Die Patientin war Trägerin eines Dauerkatheters aufgrund einer Blasenentleerungsstörung wegen Multipler Sklerose. Begleitend besteht ein ausgeprägter paralytischer Ileus (kontrastierte Darmschlingen). Bei der Eröffnung des Retroperitonealraumes fand sich Pus von der Leber bis in das kleine Becken.

Tab. B12-4 Indikationen für eine erweiterte urologische Diagnostik (nach Applemann und Winn 1992).

Patientengruppe	Zusätzliche Diagnostik
Jungen	Sonographie, Miktionszysturethrographie zum Ausschluss eines vesikoureteralen Refluxes
junge Männer, inadäquates Therapieergebnis	4-Gläser-Probe zum Ausschluss einer Prostatitis, Prostatauntersuchung, Sonographie, evtl. i.v. Pyelogramm
ältere Männer	4-Gläser-Probe zum Ausschluss einer Prostatitis, Prostatauntersuchung, Sonographie, Zystoskopie, evtl. i.v. Pyelogramm
Mädchen bis zum 5. Lebensjahr beim ersten Harnwegsinfekt	Sonographie, Miktionszysturethrographie
Mädchen > 5 Jahre bei wiederholten Harnwegsinfekten	Sonographie, Miktionszysturethrographie
Frauen bei wiederholten Harnwegsinfekten mit demselben Erreger	Sonographie, evtl. i.v. Pyelogramm, Miktionszysturethrographie
Pyelonephritis mit Persistenz > 72 h nach Therapiebeginn	Sonographie, CT zum Ausschluss von Abszessen, nuklearmedizinische Untersuchungen (z.B. 99Tc-DMSA)

6 Therapie

6.1 Akute unkomplizierte Harnwegsinfektion

Bei der akuten Zystitis der Frau ist eine **Kurzzeittherapie,** d.h. Einmaldosierung bzw. eine Therapie bis zu drei Tagen, ausreichend. Jedoch sollten nur solche Antibiotika verwendet werden, die auch ausreichend lange wirksame Konzentrationen im Urin erreichen (Hofstetter et al. 1997b). Trimethoprim allein oder in der Kombination mit Sulfonamiden, z.B. Co-trimoxazol, wird sehr häufig mit gutem Ergebnis bei der akuten Zystitis eingesetzt. Eine Metaanalyse hat ergeben, dass Co-trimoxazol am besten für drei Tage verabreicht wird. Die klassischen oralen Cephalosporine und Amoxicillin sind keine geeigneten Antibiotika für die Kurzzeittherapie; mit diesen Substanzen sollte eine Therapie mindestens über fünf Tage erfolgen. Bei den Fluorchinolonen wie Norfloxacin, Ciprofloxacin und Ofloxacin wird eine 3-Tages-Therapie empfohlen. Mit Pefloxacin und Fleroxacin kann eine Einmaltherapie durchgeführt werden. Ebenso ist Fosfomycin-Trometamol für die Einmaltherapie geeignet. Alternative Substanzen stellen Fosfomycin, Mecillinam, Nitrofurantoin oder neuere orale Cephalosporine dar (Tab. B12-5).

Bei der verifizierten asymptomatischen Bakteriurie in der Schwangerschaft wird eine Kurzzeittherapie mit einem geeigneten Antibiotikum, z.B. neuere orale Cephalosporine oder Fosfomycin-Trometamol, empfohlen. Kann die Bakteriurie damit nicht beseitigt werden, empfiehlt sich eine Antibiotikaprophylaxe bis zum Ende der Schwangerschaft (Nicolle et al. 2005).

Zur Therapie der akuten unkomplizierten Pyelonephritis sind Fluorchinolone, Cephalosporine und Breitbandpenicilline in Kombination mit β-Lactamase-Inhibitoren sowie, als Kombinationspartner, Aminoglykosiden geeignet. Die Therapiedauer beträgt in der Regel 5–14 Tage. Das CRP, das im akuten Stadium meistens stark erhöht ist, kann zur Verlaufskontrolle dienen.

Zusätzlich zur antimikrobiellen Therapie eines Harnwegsinfektes wird gelegentlich die Einnahme Diurese-fördernder Tees empfohlen, deren Wirksamkeit jedoch nicht zu belegen ist. Auch das regelmäßige Trinken von Cranberry-Saft oder die orale oder vaginale Applikation von Probiotika scheint weder für die Therapie noch für eine Prophylaxe zu signifikanten Erfolgsraten zu führen bzw. können auf der Basis der gegenwärtig verfügbaren Daten nicht empfohlen werden (Raz et al. 2004).

Tab. B12-5 Empfohlene Antibiotika bei Harnwegsinfektionen (mod. nach Naber et al. 2001).

Diagnose	Uropathogene	Empirische initiale Therapie	Therapiedauer
Cystitis akut, unkompliziert	• Escherichia coli • Klebsiella spp. • Proteus spp. • Staphylokokken	• Trimethoprim + Sulfonamid* (3 T) • Fluorchinolone* (3 T) • Fosfomycin-Trometamol (1 T) • Pivmecillinam (7 T) • Nitrofurantoin (7 T)	1–3–7 Tage
Pyelonephritis akut, unkompliziert	• Escherichia coli • Proteus spp. • Klebsiella spp. • andere Enterobakterien • Staphylokokken	• Fluorchinolone* • Cephalosporine Gr. 2/3(a) alternativ • Aminopenicillin/ BLH • Aminoglykoside (max. 3T, dann • orale Therapie mit alternativen Antibiotika)	7–10–14 Tage
HWI kompliziert nosokomiale HWI Pyelonephritis akut, kompliziert	• Escherichia coli • Enterokokken • Pseudomonas spp. • Staphylokokken • Klebsiella spp. • Proteus spp. • Enterobacter spp. • andere Enterobakterien • (Candida spp.)	• Fluorchinolone • Aminopenicillin/BLH • Cephalosporine Gr.3(a) • Carbapenem Gr.1 wenn initiale Therapie versagt nach 1–2 Tagen • Pseudomonas aktives Acylaminopenicillin/BLH • Cephalosporine Gr.3b/4 • Carbapenem Gr.1 • Im Fall von Candida spp.: – Fluconazol – Amphotericin B	mindestens 3–5 Tage nach Entfieberung, bzw. Entfernung des komplizierenden Faktors 2–3 Tage nach Entfieberung bei Patienten mit Dauerkatheter

* = empirische Therapie bei unkomplizierten HWI abhängig von lokaler Resistenzlage; BLH = Betalaktamasehemmer

Eine Kontrolluntersuchung (Klinik, Urinanalyse, Urinkultur) sollte 1–2 Wochen nach Beendigung der Antibiotikatherapie erfolgen.

6.2 Komplizierte Harnwegsinfektionen

Komplizierte HWI weisen ein wesentlich **breiteres Erregerspektrum** als die unkomplizierten HWI auf (siehe Tab. B12-3). Deshalb sollte bei komplizierten HWI die Antibiotikagabe nach Möglichkeit die Erregerspezies und ihre Resistenz berücksichtigen. Zumindest sollte vor Therapiebeginn eine Urinkultur angelegt werden, damit im Fall einer empirischen Initialtherapie nach Eintreffen von Antibiogramm und Differenzierung die begonnene Therapie gegebenenfalls modifiziert werden kann. Infrage kommen die in Tabelle B12-5 (Naber et al. 2001) aufgeführten Antibiotika. Im Gegensatz zur unkomplizierten Zystitis sind hier schon Keimzahlen von 10^3–10^4 Bakterien einer oder zweier Spezies/ml Urin als signifikant anzusehen. Liegt der HWI eine **Anomalie des Harntraktes** zugrunde (z.B. Urolithiasis, benigne Prostata-Hyperplasie), muss diese beseitigt werden. Oftmals genügt bei subvesikaler Abflussbehinderung die temporäre Anlage eines Blasenkatheters, transurethral oder suprapubisch. Bei höher gelegenen Abflussbehinderungen mit konsekutiver Harnstauungsniere muss der Abfluss jeder einzelnen Niere, z.B. durch Anlegen einer perkutanen Nephrostomie oder einer inneren Ureterschienung, wiederhergestellt werden. Eine Kontrolluntersuchung sollte 1–2 Wochen nach Beendigung der Antibiotikatherapie erfolgen.

Die Behandlung der **akuten Blasenbilharziose** erfolgt mit Praziquantel oder Metrifonat, wobei Praziquantel den Vorteil hat, dass es als orale Einzeldosis gegeben werden kann.

Für die Behandlung der mit Adeno- oder Polyomaviren assoziierten Zystitis ist die Gabe von Vidarabin für die Dauer von fünf Tagen, in Kombination mit einer alkalischen Diurese und einer kontinuierlichen Blasenspülung mit Prostaglandin E1 (Kawakami et al. 1997) bei Hämaturie, beschrieben worden.

7 Prävention

Für die Prophylaxe der rezidivierenden unkomplizierten Zystitis bieten sich folgende Möglichkeiten an (Hofstetter et al. 1997b):
- Die tägliche Gabe eines Antibiotikums in niedriger Dosierung. Hierfür geeignet sind z.B. Trimethoprim, Co-trimoxazol oder Fluorchinolone. Bei Jugendlichen, Schwangeren oder Stillenden sollte ein orales Cephalosporin, z.B. Cephalexin, eingesetzt werden.
- Bei Patientinnen, die Episoden einer akuten Zystitis zeitlich dem Geschlechtsverkehr zuordnen können, reicht eine postkoitale Dosis (s.o.) aus.
- Einige Patientinnen, die bereits gute Erfahrungen mit der Einmaltherapie gemacht haben, führen diese Therapie selbst durch, sobald die ersten Anzeichen eines Rezidivs auftreten.
- Bei Patientinnen in der Postmenopause bzw. bei Hormoninsuffizienz, z.B. durch Adnektomie, sollte bei häufigen Rezidiven zunächst eine lokale Hormonsubstitution mit einer Östrogencreme durchgeführt werden. Diese wird zunächst jeden Abend für zwei Wochen, dann 3-mal wöchentlich für acht Monate periurethral und intravaginal appliziert. Hierdurch kann die Reinfektionsrate signifikant abgesenkt werden (Raz und Stamm 1993). Erst wenn diese Maßnahme nicht ausreicht, sollte zusätzlich eine Antibiotikaprophylaxe erfolgen.
- Mit oralen, parenteralen und intravaginalen Vakzinen wurde ebenfalls versucht, die Rezidivraten zu senken. In einer Plazebo-kontrollierten Studie zeigte die Verumgruppe signifikant weniger Rezidive (Stamm 1992), diese Ergebnisse sind jedoch umstritten.

Zur Prophylaxe der nosokomialen, Katheter-assoziierten HWI sollten geschlossene Harnableitungssysteme verwendet werden. Mit der suprapubischen Harnableitung kann die Rate der HWI gegenüber der transurethralen Ableitung gesenkt bzw. der Beginn einer HWI hinausgezögert werden. Einige Autoren empfehlen, transurethrale Katheter mit einem Katheterfähnchen zu versehen (sterile Kompresse, die um den Meatus urethrae externum gewickelt wird), welches das Urethralsekret aufsaugt und so den Nährboden für die Bakterien entfernt. Der Wert dieser Maßnahme ist aber umstritten (Trautner et al. 2005).

B12.2 Infektiöse Nephritis

Kurt G. Naber, Florian Wagenlehner und Andreas Podbielski

1 Vorbemerkungen

1.1 Definition

Neben den HWI existieren seltenere, aber gelegentlich dramatisch verlaufende Infektionen der Nieren durch Viren

(Hantavirus-Infektion) oder Bakterienarten, wie z.B. Leptospiren. Im Gegensatz zu den HWI sind diese meist **hämatogenen Ursprungs**.

1.2 Epidemiologie

Die infektiöse Nephritis wird insbesondere durch **Hantaviren** verursacht. Die jährliche Inzidenz des durch Hantaviren ausgelösten **hämorrhagischen Fiebers mit renalem Syndrom (HFRS)** beträgt ca. 200 000 Fälle weltweit (Letalität 2–6%). Die meisten Erkrankungen treten im südostasiatischen Raum (vor allem China) auf (Lee und Dalrymple 1989). Jeweils einige hundert klinisch manifeste Erkrankungen können in Zentral-, Nord- und Südeuropa erwartet werden. Im gesamten südostasiatischen Raum sowie im östlichen Russland und in Südeuropa (vornehmlich in Griechenland) herrscht eine schwer verlaufende Variante des HFRS vor, die durch die Hantavirus-Serotypen Hantaan (Südostasien) bzw. Dobrava (Balkan) hervorgerufen wird. In Zentral- und Nordeuropa kommt eine milder verlaufende Form des HFRS vor, die auch als Nephropathia epidemica (früher: Kriegsnephritis oder Feldnephritis) bezeichnet wird und durch den Serotyp Puumala induziert wird (Laupland et al. 2002). Der Serotyp Seoul tritt weltweit auf und verursacht auch eine durch Labortiere (insbesondere Ratten) übertragene Form des HFRS.

Hantavirus-Infektionen treten auch in Deutschland auf (Zöller et al. 1995). Insgesamt wurden bislang ca. 500–600 klinische Fälle diagnostiziert. Die durchschnittliche Antikörperprävalenz in der Normalbevölkerung liegt bei 1,85% und reicht von 1,2–3,1%. Es existieren lokale Schwerpunkte im Sinne von Endemiegebieten (z.B. Schwäbische Alb, Unterfranken, Eifel). Nahezu alle Erkrankungsfälle werden durch den Serotyp Puumala hervorgerufen. Dagegen wurden in Deutschland bisher nur einzelne klinische Infektionen durch den Serotyp Hantaan beobachtet. Prädilektionsalter des HFRS ist das 20.–40. Lebensjahr. Männer erkranken häufiger als Frauen. Nur selten werden Krankheitsfälle bei Kindern beobachtet.

Eine Nierenbeteiligung tritt auch bei Infektionen mit **Hepatitis-C-Virus** und mit **Leptospiren** auf. Gefährdet gegenüber Letzteren sind Personen mit Kontakt zu Nagern bzw. deren Urin. Seltene Erreger einer Nephritis bei Immunkompetenten sind Parvovirus B19 sowie Brucella- und Mycoplasma-Arten. Bei AIDS-Patienten wurden Enzephalitozoon-Nephritiden bzw. Infektionen mit anderen Microsporidien-Arten nachgewiesen. Bei schwerer Immunsuppression kann es auch zu Candida- bzw. Aspergillus- oder Adenovirus- sowie BK-Virus-Nephritiden kommen.

2 Erregerspektrum

Durch neue diagnostische Möglichkeiten gewannen in den letzten Jahren die Hantaviren zunehmend als Erreger einer interstitiellen Nephritis an Bedeutung. Es handelt sich um eine Organmanifestation, die im Rahmen des durch verschiedene Hantavirus-Serotypen (siehe Erregersteckbrief) hervorgerufenen hämorrhagischen Fiebers mit renalem Syndrom auftritt. Man geht davon aus, dass in Zentraleuropa ein erheblicher Teil der bisher als idiopathische interstitielle Nephritiden klassifizierten Erkrankungen durch Hantavirus-Infektionen verursacht wird.

Daneben kommen interstitielle Nephritiden durch Leptospiren (siehe Erregersteckbrief) und durch Adenoviren vor. Eine Beteiligung der Nieren im Rahmen einer hämatogenen Streuung von Staphylokokken oder Salmonellen ist ebenfalls ein typisches, wenngleich seltenes Ereignis.

Hantaviren

Barbara C. Gärtner

- **Erregerbeschreibung**
  Familie der Bunyaviridae, Genus *Hantavirus*, mindestens elf humanpathogene Serotypen (Tabelle). Bunyaviren sind behüllte RNA-Viren mit einem Durchmesser von ca. 80–110 nm. Sie besitzen eine segmentierte Negativstrang-RNA, die mit dem Nukleokapsid-Protein assoziiert ist. Sie besteht aus den Segmenten L (large, kodiert die Polymerase), M (medium, kodiert die Hüllproteine G1 und G2) und S (small, kodiert das Nukleokapsid-Protein). Aufgrund der Hülle sind sie für Desinfektionsmaßnahmen leicht zugänglich.

- **Erreger-Wirts-Beziehung**
  Die Hantavirus-Infektion ist eine Zoonose. Im Gegensatz zu vielen anderen Bunyaviren werden sie nicht über Vektoren übertragen. Die Erreger verursachen persistierende Infektionen in Nagetieren und sind für die Tiere völlig apathogen. Die jeweiligen Serotypen kommen in der Regel nur in einer Wirtsspezies vor. Diese Fakten sprechen für eine Koevolution von Virus und Nagerspezies. Die Tiere scheiden große Mengen Virus in Sekreten und Exkreten aus, die von Menschen über Aerosole, kontaminierten Staub oder direkten Kontakt

Hantaviren (Fortsetzung)

mit den Ausscheidungen über die Atemwege aufgenommen werden. Epidemiologisch bedeutsam ist, dass die Viren in proteinhaltigem Material getrocknet tagelang infektiös bleiben.
Eine Mensch-zu-Mensch-Übertragung kommt nur bei dem Serotyp Andes in Südamerika vor (Martinez et al. 2005, Wells et al. 1997).

- **Epidemiologie**
Die Verbreitung der verschiedenen Hantavirus-Serotypen ist an die Verbreitung der jeweiligen Nagerspezies, für die sie spezifisch sind, eng gekoppelt.
In Deutschland wurden bisher jährlich etwa 70 Hantavirus-Infektionen gemeldet. Aktuell zeigt sich ein Anstieg auf über 400 Fälle im Jahr 2005. Neben einer jahreszeitlichen Zyklik mit einem Maximum im Sommer und Herbst finden sich im 3- bis 5-Jahres-Rhythmus Häufungen. Man muss von einer hohen Dunkelziffer ausgehen. In Deutschland sind hauptsächlich die Typen Dobrava (vor allem Nord und Ost) sowie Puumala (vor allem West und Süd) prävalent. Ingesamt habe etwa 1–2% der Bevölkerung Antikörper gegen Hantaviren (Ulrich et al. 2004). Hantaviren haben militärisch eine große Bedeutung, da sie zum einen ein Infektionsrisiko für Soldaten, zum anderen eine Biowaffe sind.

- **Krankheitsspektrum**
Hantaviren können zwei Krankheitsbilder verursachen: das hämorrhagische Fieber mit renalem Syndrom (HFRS, darunter fällt auch die so genannte Nephritis epidemica und das koreanische hämorrhagische Fieber (KHF)) und das hantavirale (kardio)pulmonale Syndrom (HCPS oder HPS). Man geht von einer Immunpathogenese aus, bei der es durch Entzündungsmediatoren zur verstärkten Kapillarpermeabilität kommt (Kilpatrick et al. 2004, Raftery et al. 2002).
Die Klinik ist vom Serotyp abhängig. Die in Europa und Asien prävalenten Typen verursachen das HFRS. Die amerikanischen Hantaviren hingegen das HCPS.
Beim HFRS handelt es sich um eine Erkrankung mit niedriger (< 1% bei Puumala) bis mäßiger Letalität (5–12% bei Dobrava). Nach einer Inkubationszeit von 2–6 Wochen kommt es zu einer Prodromalphase mit grippeartigen Symptomen. Das hohe Fieber persistiert, und es folgen Thrombozytopenie, (Leukozytose) und ein akutes Nierenversagen (Proteinurie, Hämaturie, Anstieg der Retentionswerte). Etwas seltener, dafür aber sehr typisch, kommt es zu einer Sehverschlechterung (akute Myopie). Ebenso kann es zu einer Hepatitis und einer Lungenbeteiligung kommen (Schutt et al. 2004). Von den Erkrankten sind etwa drei Viertel Männer.
Das HCPS hingegen hat eine hohe Mortalität, die bis zu 50% erreichen kann. Nach einer Inkubationszeit von 9–35 Tagen zeigt sich auch hier ein uncharakteristisches Prodromalstadium mit grippeartigem Verlauf und hohem Fieber. Es folgt ein akutes Lungenversagen infolge eines Lungenödems, Hypotension und evtl. ein kardiogener Schock. Thrombozytopenien zeigen sich hier ebenfalls universell, gelegentlich auch eine Hepatitis (Hallin et al. 1996). Das Geschlechterverhältnis ist beim HCPS ausgewogen.

Eine Hantavirus-Infektion hinterlässt eine Serotyp-spezifische Immunität, die über Kreuzreaktionen wahrscheinlich vor verwandten Seroytpen schützt.

- **Diagnostik**
Führend beim Nachweis von Hantaviren sind Antikörpertests. Virusspezifische Antikörper (IgM und IgG) sind meist zu Beginn der klinischen Symptomatik bereits nachweisbar. Die initiale Antikörperantwort richtet sich in erster Linie gegen das Nukleokapsid-Protein. Die IgG-Antwort erreicht ihr Maximum bereits nach einer Woche und persistiert lebenslang. Die IgM-Antwort persistiert hingegen nur über 4–8 Wochen und kann bei Symptombeginn bereits wieder negativ sein. Daher ist ein IgG-Titeranstieg in einem Zweitserum sicherer zum Nachweis einer Infektion. Als Methoden kommen in erster Linie Enzymimmunoassays (EIA), Immunfluoreszenztests (IFT) und Blottechniken zur Anwendung (Schmidt et al. 2005). Durch den Einsatz von zwei Antigenen, z.B. Hantaan und Puumala, kann man über die häufigen Kreuzreaktionen die meisten anderen Hantavirus-Serotypen miterfassen. Im Neutralisationstest als Bestätigungstest lassen sich die jeweils infizierenden Serotypen meist gut differenzieren (Heider et al. 2001).
Die Nukleinsäure-Amplifikationstechnik (NAT) eignet sich zum Nachweis von Hantaviren aus Lymphoyzten, Serum, Urin und Lungenbiopsien. Sie wird nur in Spezialaboratorien durchgeführt (sofortiger Transport, +4 °C).

- **Prophylaxe**
Neben der Expositionsprophylaxe (Bekämpfung von Ratten und Mäusen in Wohnbereichen oder Stallungen, Mundschutz und Handschuhe bei hohem Risiko z.B. bei Beseitigung von toten Mäusen) gibt es derzeit keine Möglichkeit, die Krankheit zu verhindern (Krüger et al. 2001). Aktuell werden Totimpfstoffe als Vollvirusimpfstoffe, Sub-unit-Vakzine oder DNA-Impfstoffe erprobt, die bisher im Menschen noch keine befriedigenden Ergebnisse zeigten.

- **Therapie**
In den meisten Fällen von HFRS ist eine symptomatische Therapie ausreichend. In einer kontrollierten Studie war Ribavirin (loading dose 33 mg/kg, 4 × 16 mg/kg für 4 Tage, 3 × 8 mg/kg für 3 Tage) effektiv gegen HFRS (Huggins et al. 1991). Hingegen ergab sich bei HCPS in einer kleinen kontrollierten Studie für Ribavirin in der gleichen Dosis kein Vorteil gegenüber Plazebo (Mertz et al. 2004).

- **Maßnahmen**
Da Mensch-zu-Mensch-Übertragungen nur in Südamerika vorkommen, sind außer der üblichen Hygiene keine Maßnahmen erforderlich. Beim Typ Andes ist hingegen auf Mundschutz und Handschuhe im Umgang mit den Patienten zu achten, wobei in der Prodromalphase die höchste Ansteckungsgefahr besteht.

- **Meldepflicht**
Der Nachweis einer Hantavirus-Infektion ist nach § 7 IfSG für das feststellende Labor namentlich meldepflichtig. Nach § 6 IfSG (Meldepflicht des feststellenden Arztes) ist das virusbedingte hämorrhagische Fieber ebenfalls meldepflichtig.

Hantaviren (Fortsetzung)

- **Nationales Konsiliarlabor für Hantaviren**
  Institut für Medizinische Virologie, Campus Charite Mitte, Helmut-Ruska-Haus, 10098 Berlin. Ansprechpartner: Prof. Dr. D.H. Krüger und Frau Dr. H. Meisel, Telefon: 030/405-525092, Fax: 030/405-525007, E-Mail: detlef.krueger@charite.de oder helga.meisel@charite.de.

- **Literatur**
  Hallin GW, Simpson SQ, Crowell RE, James DS, Koster FT, Mertz GJ, Levy H: Cardiopulmonary manifestations of hantavirus pulmonary syndrome. Crit Care Med 24 (1996) 252–258.
  Heider H, Ziaja B, Priemer C, Lundkvist A, Neyts J, Krüger DH, Ulrich R: A chemiluminescence detection method of hantaviral antigens in neutralisation assays and inhibitor studies. J Virol Methods 96 (2001) 17–23.
  Huggins JW, Hsiang CM, Cosgriff TM, Guang MY, Smith JI, Wu ZO, LeDuc JW, Zheng ZM, Meegan JM, Wang QN et al.: Prospective, double-blind, concurrent, placebo-controlled clinical trial of intravenous ribavirin therapy of hemorrhagic fever with renal syndrome. J Infect Dis 164 (1991) 1119–1127.
  Kilpatrick ED, Terajima M, Koster FT, Catalina MD, Cruz J, Ennis FA: Role of specific CD8+ T cells in the severity of a fulminant zoonotic viral hemorrhagic fever, hantavirus pulmonary syndrome. J Immunol 172 (2004) 3297–3304.
  Krüger DH, Ulrich R, Lundkvist AA: Hantavirus infections and their prevention. Microbes Infect 3 (2001) 1129–1144.
  Martinez VP, Bellomo C, San Juan J, Pinna D, Forlenza R, Elder M, Padula PJ: Person-to-person transmission of Andes virus. Emerg Infect Dis [serial on the Internet] (2005) www.cdc.gov/ncidod/EID/vol11no12/05-0501.htm.
  Mertz GJ, Miedzinski L, Goade D, Pavia AT, Hjelle B, Hansbarger CO, Levy H, Koster FT, Baum K, Lindemulder A, Wang W, Riser L, Fernandez H, Whitley RJ: Placebo-controlled, double-blind trial of intravenous ribavirin for the treatment of hantavirus cardiopulmonary syndrome in North America. Clin Infect Dis 39 (2004) 1307–1313.
  Raftery MJ, Kraus AA, Ulrich R, Krüger DH, Schonrich G: Hantavirus infection of dendritic cells. J Virol 76 (2002) 10724–10733.
  Schmidt J, Meisel H, Hjelle B, Krüger DH, Ulrich R: Development and evaluation of serological assays for detection of human hantavirus infections caused by Sin Nombre virus. J Clin Virol 33 (2005) 247–253.
  Schutt M, Meisel H, Krüger DH, Ulrich R, Dalhoff K, Dodt C: Life-threatening Dobrava hantavirus infection with unusually extended pulmonary involvement. Clin Nephrol 62 (2004) 54–57.
  Ulrich R, Meisel H, Schutt M, Schmidt J, Kunz A, Klempa B, Niedrig M, Pauli G, Krüger DH, Koch J: Prevalence of hantavirus infections in Germany. Bundesgesundheitsblatt Gesundheitsforschung Gesundheitsschutz 47 (2004) 661–670.
  Wells RM, Sosa Estani S, Yadon ZE, Enria D, Padula P, Pini N, Mills JN, Peters CJ, Segura EL: An unusual hantavirus outbreak in southern Argentina: person-to-person transmission? Hantavirus Pulmonary Syndrome Study Group for Patagonia. Emerg Infect Dis 3 (1997) 171–174.

Charakteristika der humanpathogenen Hantavirus-Serotypen.

Serotyp	Klinische Manifestation	Hauptreservoir	Verbreitung
Seoul	HFRS mildes KHF	*Rattus norvegicus* (Wanderratte) *Rattus rattus* (Hausratte)	weltweit
Hantaan	HFRS KHF	*Apodemus agrarius* (Brandmaus) *Apodemus flavicollis* (Gelbhalsmaus)	Südostasien Südeuropa
Puumala	HFRS Neuphropathia epidemica	*Clethrionomys glareolus* (Rötelmaus)	Europa: Mittel- und Nordeuropa
Dobrava	HFRS schweres KHF	*Apodemus flavicollis* (Gelbhalsmaus)	Europa: Mitteleuropa
Tula	HFRS	*Microtus arvalis* (gemeine Feldmaus)	Europa: Osteuropa, Mitteleuropa
Sin nombre	HCPS	*Peromyscus maniculatus* (Hirschmaus)	Nordamerika: West-USA, Mittel-USA, Kanada
Bayou	HCPS	*Oryzomys palustris* (Reisratte)	Nordamerika: USA
New York	HCPS	*Peromyscus leukopus* (Weißfußmaus)	Nordamerika: Kanada, Ost-USA, Mexiko
Black Creek Canal	HCPS	*Sigmodon hispidus* (Baumwollratte)	Nordamerika: Südost-USA
Andes	HCPS	*Oryzomys longicaudatus* (langschwänzige Reisratte)	Südamerika: Argentinien, Chile
Laguna Negra	HCPS	*Calomys laucha* (echte Verspermaus)	Südamerika: Paraguay

HFRS = hämorrhagisches Fieber mit renalem Syndrom
KHF = koreanisches hämorrhagisches Fieber
HCPS = hantavirales (kardio)pulmonales Syndrom

3 Klinik

3.1 Anamnese

Die klinische Symptomatik der in Zentral- und Nordeuropa endemischen, durch den Puumala-Serotyp hervorgerufenen Variante des HFRS weist ebenso wie die labordiagnostischen Veränderungen keine pathognomonischen Zeichen auf. Eine Leptospirose manifestiert sich ebenfalls zunächst mit uncharakteristischen Symptomen, auf Nachfrage lässt sich gelegentlich ein Kontakt mit eventuell kontaminiertem Wasser als eine mögliche Infektionsquelle eruieren.

> Eine plötzliche fieberhafte Erkrankung im Erwachsenenalter, die mit Lumbalgien einhergeht und von Kreatinin-Anstieg und gegebenenfalls Thrombopenie begleitet ist, sollte immer an ein HFRS denken lassen.

3.2 Befund

Nach einer Inkubationszeit von 5–35 Tagen beginnen die klinischen Manifestationen der Hantavirus-Infektion meist abrupt mit **hohem Fieber,** das über 3–4 Tage anhält. **Unspezifische Allgemeinsymptome** wie Schüttelfrost, Photophobie, Pharynx-Erythem, Husten und Konjunktivitis stehen zunächst im Vordergrund. Häufig werden in diesem Stadium Analgetika, Antipyretika oder Antibiotika verabreicht, die später fälschlich in ursächlichen Zusammenhang mit der hinzutretenden Niereninsuffizienz gebracht werden können.

Nach 3–6 Tagen haben die meisten Patienten ausgeprägte **Lumbalgien,** die auch unilateral auftreten und urologische Schmerzursachen vortäuschen können. Gelegentlich treten abdominale Schmerzen, Nausea und Erbrechen auf. Bereits während der Fieberphase beginnt der **Anstieg der Retentionswerte.** Ca. 4–10 Tage nach Fieberbeginn erreichen sie ihr Maximum, während die unspezifischen Allgemeinsymptome bereits wieder abgeklungen sind. Im Vordergrund der Symptomatik stehen jetzt die **renalen Manifestationen.** Typisch ist eine Oligurie, die sich bis zur dialysepflichtigen Niereninsuffizienz entwickeln kann. Die beim schweren HFRS im Anschluss an die Fieberphase meist auftretende hypotensive oder Schockphase fehlt in der Regel bei der Infektion durch den Serotyp Puumala. Ausgeprägte Blutungskomplikationen sind bei Infektionen durch den Puumala-Serotyp eher selten. Ihre Letalität liegt unter 0,5%. Nur ca. 5–10% der Infektionen werden klinisch manifest. Allerdings wurden auch bei der Puumala-Virus-Infektion gelegentlich schwere Verläufe mit Lungenbeteiligung bis hin zum ARDS beschrieben (Pilaski et al. 1994).

Eine polyurische Phase leitet schließlich die Rekonvaleszenz ein. Nach Ablauf der Infektion kommt es in der Regel zur Restitutio ad integrum, wobei die Rekonvaleszenz-Periode im Einzelfall prolongiert verlaufen kann.

Das durch Viren des Hantaan-Serotyps verursachte Erkrankungsbild, das in Südostasien als koreanisches hämorrhagisches Fieber (KHF) bezeichnet wird, verläuft schwer. Ausgeprägte hämorrhagische Komplikationen, die letztlich die Prognose bestimmen, sind ebenso häufig (80% der Fälle) wie eine Beteiligung des ZNS. Bei diesen Erkrankungen beträgt die Letalität 4–6%.

Zur Klinik der Leptospirose wird auf den Erregersteckbrief verwiesen.

4 Infektionsweg und Pathogenese

Die Übertragung der Hantaviren auf den Menschen erfolgt durch die **Ausscheidungen infizierter Nager.** Eintrittspforte sind die **Atemwege.** Eine Übertragung von Mensch zu Mensch ist bei den Erregern des HFRS nicht beschrieben, kommt aber offenbar bei bestimmten Hantavirus-Serotypen, die in Südamerika das Hantavirus-Lungensyndrom verursachen, vor. Jahreszeitliche Populationsgipfel bei den Nagerreservoiren im Frühjahr und Herbst korrelieren mit der Häufigkeit der Hantavirus-Infektionen beim Menschen. Darüber hinaus unterliegt die Populationsdynamik einer 3- bis 4-jährigen Periodik, die mit Häufigkeitsgipfeln der Hantavirus-Infektionen in diesem zeitlichen Abstand einhergeht. Risikogruppen wie Waldarbeiter, bei denen eine erhöhte Expositionsrate gegenüber den Reservoirwirten vorliegt, haben eine höhere Antikörperprävalenz als die Durchschnittsbevölkerung (Zöller et al. 1995). Kleinere Ausbrüche von Hantavirus-Infektionen wurden bei Soldaten während Übungsplatzaufenthalten beobachtet (Clement et al. 1996).

5 Diagnostik

Die klinische Verdachtsdiagnose eines HFRS bedarf der Verifikation durch einen spezifischen labordiagnostischen Nachweis. Dieser erfolgt serologisch, am besten durch den Nachweis von **IgM-Antikörpern gegen Hantaviren.** Im Zweifelsfall kann der Erreger auch direkt aus Blut oder Urin mithilfe der PCR nachgewiesen werden. Diese Methode wird aber nur von Speziallaboratorien angeboten.

Nahezu alle Patienten weisen einen Kreatinin-Anstieg auf, der bei ca. 50% Werte über 6 mg/dl erreicht. Fast

Leptospiren

Andreas Podbielski und Sören G. Gatermann

- **Erregerbeschreibung**
  Bei den Leptospiren handelt es sich um aerobe Spirochäten, die eine einzige axiale Fibrille besitzen, die ihnen eine charakteristische Beweglichkeit an den Enden verleiht. Die Gattung wird in die zwei Spezies, *Leptospira interrogans*, die die pathogenen Serovare umfasst, und *Leptospira biflexa* eingeteilt. Die früher in Speziesrang verwendeten Bezeichnungen wie „icterohaemorrhagiae", „bataviae", „canicola" etc. werden heute als Serovare von *L. interrogans* geführt.

- **Erreger-Wirts-Beziehung**
  Leptospiren können durch intakte Haut in den Körper eindringen. Virulenzfaktoren des Erregers sind insgesamt wenig erforscht, jedoch scheint ihre Fähigkeit, in eukaryote Zellen eindringen zu können, mit der Virulenz korreliert zu sein. Die Erkrankung ist durch einen zweiphasigen Verlauf gekennzeichnet, in dem es zunächst zu einer septischen Generalisation und später zu immunologischen Komplikationen kommt.

- **Epidemiologie**
  L. interrogans ist weltweit verbreitet und infiziert Nutztiere sowie frei lebende Tiere. In diesen Wirten können die Bakterien eine chronische Infektion der Nieren hervorrufen, die zu einer langdauernden Ausscheidung der Mikroorganismen mit dem Urin führt. Infizierter Urin ist deshalb auch die wichtigste Infektionsquelle für den Menschen. Epidemiologisch stellen Ratten weltweit das insgesamt wichtigste Reservoir dar. Infektionen sind deshalb meistens auf den (auch indirekten) Kontakt mit Rattenurin zurückzuführen. Dabei kann es sich durchaus auch um durch Rattenurin kontaminiertes Wasser handeln, in dem die Erreger einige Tage überleben können.

- **Krankheitsspektrum**
  Die Klinik ist durch den typischen zweiphasigen Verlauf geprägt. Nach einer Inkubationszeit zwischen 5 und 15 Tagen (Extreme 2–30 Tage) beginnt die **septische Phase,** die insgesamt etwa 4–7 Tage dauert. Die Symptome sind bei leichten Formen sehr uncharakteristisch, es kann aber auch zu schweren Verläufen mit hohem Fieber, Kopfschmerzen, schweren Muskelschmerzen sowie Nausea und Erbrechen kommen. In dieser Zeit kann der Erreger in Blut, Liquor und in vielen Körpergeweben gefunden werden. Wegen der häufig in dieser Phase auftretenden Vaskulitis kann es zu konjunktivalen Blutungen kommen.
  Nach 2-tägiger Fieberfreiheit kommt es dann zur so genannten **Immunphase** der Erkrankung. In dieser Krankheitsphase sind die Leptospiren nicht mehr im Blut und Liquor nachweisbar, sondern nur noch im Urin und in Nierengewebe. Das Fieber ist nun nicht mehr so hoch, und das Krankheitsbild ist von schweren Kopfschmerzen und Myalgien geprägt. Ophthalmologische Manifestationen wie konjunktivale Einblutungen und Bulbärschmerzen sind in dieser Phase häufig. Es kann zu einer pulmonalen Beteiligung mit Husten, blutig-tingiertem Auswurf und Infiltraten kommen. Relativ häufig tritt ein Exanthem auf. In selteneren Fällen kommt es zur ikterischen Verlaufsform der Erkrankung – dem Morbus Weil im eigentlichen Sinne. Neben dem Ikterus kann ein akutes Nierenversagen auftreten, das durch eine interstitielle Nephritis hervorgerufen wird. Bei schweren Verlaufsformen kommt es gehäuft zu Hämorrhagien, die vorwiegend den Gastrointestinaltrakt und die Lunge betreffen. Die Prognose der anikterischen Form ist sehr gut, und die Erkrankung heilt normalerweise folgenlos aus. Auch beim echten Morbus Weil ist die Letalität relativ gering (unter 10%), und Todesfälle sind in der Regel auf renale, hepatische oder kardiale Komplikationen zurückzuführen. Bei den Überlebenden werden gelegentlich noch sehr spät auftretende chronische Uveitiden beobachtet.

- **Mikrobiologische Diagnostik**
  Während der Phase der Generalisation können die Mikroorganismen im Blut oder Liquor nachgewiesen werden. Dazu wird das Material entweder direkt mikroskopisch in der Dunkelfeldtechnik untersucht oder in spezielle Nährmedien inokuliert, die dann regelmäßig mit der gleichen Technik untersucht werden. Während der zweiten, der Immunphase der Erkrankung, ist der kulturelle Nachweis nur aus dem Urin möglich. Bevor der Nachweis angefordert wird, sollte Rücksprache mit den zuständigen Mikrobiologen erfolgen, da die Erreger spezielle Nährmedien benötigen und der Transport nicht unkritisch ist. Abstriche sind kein geeignetes Untersuchungsmaterial. Meist wird die Diagnose jedoch anhand serologischer Tests gestellt. Hierfür steht neben den direkten Agglutinationsverfahren auch ein sensitiver ELISA zur Verfügung. Sämtliche Verfahren haben den Nachteil, dass die Antikörper erst 1–2 Wochen nach Beginn der Erkrankung nachweisbar werden. Bei einer früh begonnenen Therapie können Serokonversion und Titer-Anstieg auch ausbleiben.

- **Spezifische Therapie**
  Obwohl die Infektion in den meisten Fällen selbstlimitierend verläuft, wird insbesondere für die schwereren Fälle eine Antibiotikatherapie vorgeschlagen. Mittel der Wahl ist Penicillin G, in leichteren Fällen auch oral verabreichtes Amoxicillin. Alternative ist Doxycyclin.

- **Spezifische Prophylaxe**
  Passive oder aktive Immunisierungen stehen nicht zur Verfügung. Eine Antibiotikaprophylaxe kann bei Aufsuchen von Hochrisikobereichen oder nach wahrscheinlichem Kontakt mit dem Erreger durchgeführt werden. Hierzu bieten sich die gleichen Antibiotika wie für die Therapie an.
  Erkrankung und Tod an Leptospirose sind **meldepflichtig.**

- **Literatur**
  Farr, RW: Leptospirosis. Clin Infect Dis 21 (1995) 1–8.

immer ist auch eine **Proteinurie** vorhanden, die außerordentlich massiv werden kann. Eine **Thrombopenie** lässt sich bei 50% der in Deutschland erkrankten Patienten nachweisen, nur in 19% erreicht sie jedoch Werte unter 50 000/mm^3. Auffällig sind die bei ca. 80% der Patienten beobachtete **Leukozytose** und **CRP-Erhöhung,** die bei Virusinfektionen ungewöhnlich sind. In ca. 40% der Fälle weist eine **Transaminasen-Erhöhung** auf eine Begleithepatitis hin.

Bei Verdacht auf eine Leptospirose kann der Erreger – in Abhängigkeit von der Krankheitsphase – serologisch, kulturell bzw. mikroskopisch nachgewiesen werden.

6 Therapie

Zur Therapie schwer verlaufender Hantavirus-Infektionen (koreanisches hämorrhagisches Fieber) ist das (in Deutschland nicht zugelassene) Virostatikum Ribavirin® erfolgreich eingesetzt worden (Huggins et al. 1991). Es muss allerdings bereits in der frühesten Krankheitsphase gegeben werden. Bei den durch das Puumala-Virus hervorgerufenen Nephropathia epidemica-Fällen genügt in der Regel eine symptomatische Therapie. Bisweilen ist eine passagere Hämodialyse erforderlich.

7 Prävention

Eine Prävention des HFRS ist nur durch **Expositionsvermeidung** in bekannten Endemiegebieten möglich. An der Entwicklung eines Impfstoffes wird gearbeitet (Schmaljohn 1994). Verschiedene Vakzinekandidaten haben sich bereits in Feldversuchen als wirksam erwiesen. Allerdings steht derzeit noch kein zulassungsfähiger Impfstoff in Aussicht.

B12.3 Urethritis

Klaus Friese, Kurt G. Naber, Andreas Podbielski und Joachim Kühn

1 Vorbemerkungen

1.1 Definition

Es handelt sich bei der primären Urethritis um eine Infektion der Harnröhre, die wegen des engen Erregerspektrums in einem eigenen Kapitel besprochen wird. Aus therapeutischer und klinischer Sicht ist zwischen der **gonorrhoischen** und der **nicht-gonorrhoischen** Urethritis (NGU) zu unterscheiden. Die primäre Urethritis ist von der sekundären Urethritis zu unterscheiden, die beispielsweise bei Katheterträgern und Urethrastrikturen entstehen kann und durch uropathogene Bakterien und Staphylokokken verursacht wird. Sie ist jedoch nicht Gegenstand des vorliegenden Kapitels.

Neben den infektiösen Ursachen einer Urethritis ist an Beschwerdebilder zu denken, die durch chemische oder mechanische Irritation der Urethra entstehen. Der Morbus Wegener kann mit einer destruktiven Urethritis einhergehen (Ebo et al. 1998).

1.2 Epidemiologie

Die nicht-gonorrhoische Urethritis ist in Zentraleuropa um ein Vielfaches häufiger als die gonorrhoische Urethritis. Promiskuität und niedriger sozioökonomischer Status korrelieren mit der Häufigkeit des Nachweises von *Neisseria gonorrhoeae* und *Chlamydia trachomatis*. Die Übertragung erfolgt durch sexuelle Kontakte. *C. trachomatis* existiert in mehreren Serovaren. Die unkomplizierte Urethritis wird durch Bakterien der Serovare A-K, das ulzerierende Lym-

---

Chlamydia trachomatis

Reinhard Marre

- **Erregerbeschreibung**
  Bei *Chlamydia trachomatis* handelt es sich um obligat intrazelluläre Bakterien, die sich in die Serovare A–C (Trachom), D–K (okulogenitale Infektionen) sowie L1–L3 (Lymphogranuloma venereum) einteilen lassen.
- **Erreger-Wirts-Beziehung**
  Es handelt sich bei *Chlamydia trachomatis* um humanpathogene Erreger, die je nach Krankheitsbild durch sexuelle Kontakte, perinatal oder durch Schmierinfektionen übertragen werden.
  Die Serovare D–K verursachen im männlichen Genitaltrakt Urethritis, Epididymitis und möglicherweise auch die Prostatitis. Bei der Frau kommt es neben der Urethritis zur Zervizitis, Endometritis, Salpingitis und, jedoch selten, zur Perihepatitis. Insbesondere bei der Frau können Chlamydia-trachomatis-Infektionen asymptomatisch verlaufen. Folgen einer C.-tra-

Chlamydia trachomatis (Fortsetzung)

chomatis-Infektion können Extrauteringravidität oder Infertilität sein. Bei der Übertragung der Infektion auf das Neugeborene entsteht eine Konjunktivitis oder eine Pneumonie. Die reaktive Arthritis isoliert oder als Reiter-Syndrom ist eine typische Folge einer Chlamydia-trachomatis-Infektion.

Die Serovare L1–L3 verursachen das Lymphogranuloma venereum mit Ulcus oder Papel an der Primärläsion und begleitender Lymphadenitis. Das Lymphogranuloma venereum ist in Deutschland selten; es kam jedoch in den letzten Jahren insbesondere in der homosexuellen Szene zu kleinen Ausbrüchen, z.T. auch mit atypischer Lokalisation.

- **Diagnostik**
  Der Nachweis von Chlamydia trachomatis ist aufgrund methodischer Entwicklungen erheblich erleichtert worden (Boel et al. 2005). Kommerziell verfügbare Nukleinsäure-Amplifikationsverfahren sind aufgrund ihrer Sensitivität und Spezifität die Verfahren der Wahl zum Nachweis urogenitaler Chlamydia-trachomatis-Infektionen (van Dyck et al. 2001) und ermöglichen auch die Untersuchung von nichtinvasiv gewonnenen Materialien wie Urin oder Vulvovaginalabstrichen. Der kulturelle Nachweis ist speziellen Fragestellungen vorbehalten, eine standardisierte Empfindlichkeitsprüfung ist nicht verfügbar und der Nachweis von Antkörpern zur Diagnostik einer akuten Infektion ist nicht indiziert.
- **Prophylaxe**
  Die Prophylaxe entspricht den Grundsätzen zur Verhütung von Geschlechtskrankheiten. Neugeboreneninfektionen werden durch eine rechtzeitige Therapie der Schwangeren verhindert; Screening in der Schwangerschaft gehört zu den Vorsorgeuntersuchungen. Insbesondere in den angloamerikanischen Ländern und Skandinavien wurden Screening-Programme für die Hauptrisikogruppe der 15- bis 30-jährigen jungen Frauen etabliert, um asymptomatisch Infizierte zu identifizieren und zu behandeln und somit auch die Prävalenz der Folgeerkrankungen zu reduzieren (Spiliopoulou et al. 2005, Welte et al. 2000).
- **Spezifische Therapie**
  Azithromycin, Tetracycline, Makrolide und Gyrasehemmer
- **Maßnahmen**
  Patienten mit einer genitalen Chlamydia-trachomatis-Infektion und ihre Partner sollten bis zur Beendigung der Therapie keinen ungeschützten Geschlechtsverkehr haben.
- **Meldepflicht**
  Eine Meldepflicht besteht nach dem Infektionsschutzgesetz nicht.
- **Nationales Referenzzentrum**
  Konsiliarlaboratorium für Chlamydien: Institut für Med. Mikrobiologie am Klinikum der Friedrich-Schiller-Universität Jena, Semmelweissstraße 4, 07740 Jena. Ansprechpartner: Prof. Dr. E. Straube, Telefon: 03641/93-3196, Fax: 0341/93-3474, E-Mail: eberhard.straube@med.uni-jena.de.

- **Literatur**
  Boel CH, van Herk CM, Berretty PJ, Onland GH, van den Brule AJ: Evaluation of conventional and real-time PCR assays using two targets for confirmation of results of the COBAS AMPLICOR Chlamydia trachomatis/Neisseria gonorrhoeae test for detection of Neisseria gonorrhoeae in clinical samples. J Clin Microbiol 43 (2005) 2231–2235.
  Spiliopoulou A, Lakiotis V, Vittoraki A, Zavou D, Mauri D: Chlamydia trachomatis: time for screening? Clinical Microbiology and Infection 11 (2005) 687–689.
  van Dyck E, Ieven M, Pattyn S, van Damme L, Laga M: Detection of Chlamydia trachomatis and Neisseria gonorrhoeae by enzyme immunoassay, culture, and three nucleic acid amplification tests. J Clin Microbiol 39 (2001) 1751–1756.
  Welte R, Kretzschmar M, Leidl R, van den Hoek A, Jager JC, Postma MJ: Cost-effectiveness of screening programs for Chlamydia trachomatis. Sex Transm Dis 27 (2000) 518–529.

---

phogranuloma venereum durch Bakterien der Serovare L1–L3 ausgelöst. Letztere kommen in Europa hauptsächlich im Rahmen von importierten Erkrankungen bzw. bei Männer, die Sex mit Männern haben, vor (Blank et al. 2005).

2 Erregerspektrum

Das Erregerspektrum umfasst **Neisseria gonorrhoeae, Chlamydia trachomatis,** Ureaplasma urealyticum, Mycoplasma genitalium, Herpes-simplex-Virus und Trichomonas vaginalis. Die Häufigkeit der verschiedenen Spezies ist in erheblichem Maße von der untersuchten Patientenpopulation abhängig. In einer Studie an einer Londoner Klinik fanden sich bei weißen Frauen überwiegend Chlamydien-Infektionen (5%), gefolgt von Trichomoniasis und Gonorrhö (jeweils 2%) (Evans et al. 1998b). Die entsprechenden Zahlen für weiße Männer betrugen 8% (Chlamydia trachomatis) sowie 1% (Neisseria gonorrhoeae) (Ebo et al. 1998). Mycoplasma genitalium (PCR-Nachweis) fand sich bei 10% der untersuchten Männer einer anderen Studie (Busolo et al. 1997), Trichomonas vaginalis bei 12% der Männer (Borchardt et al. 1995). Die Trichomoniasis des Mannes verläuft relativ symptomarm (Krieger 1998). Mycoplasma hominis verursacht vermutlich keine, Ureaplasma urealyticum selten eine Urethritis. Es handelt sich bei dem Nachweis der Mykoplasmen oder Ureaplasmen in den meisten Fällen um eine symptomlose Besiedlung des Genitale. Der Nachweis anderer Bakterienarten wie z.B. Anaerobier, Branhamella, Gardnerella oder Haemophilus wird selten berichtet. Die Wertigkeit dieser Nachweise ist nicht sicher einzuordnen, da in den berichteten Fällen meist nicht nach den typischen Urethritis-Erregern gefahndet wurde (Wolley et al. 1990).

und Ureaplasmen lassen sich kulturell, *Trichomonas* mikroskopisch und kulturell nachweisen.

3 Infektionsweg und Pathogenese

Die Infektionserreger bleiben entweder extrazellulär auf der Epithelschicht oder dringen in die Epithelien ein (*N. gonorrhoeae, C. trachomatis*) und verursachen auf diese Weise eine eitrige Infektion. Ausgehend von der Urethritis können sich Chlamydien und Gonokokken weiter ausbreiten und zur Epididymitis beim Mann (siehe Kap. B14) bzw. zur Zervizitis, Endometritis und Salpingitis bei der Frau (siehe Kap. B13) führen.

4 Klinik

Zu den Symptomen einer Urethritis gehört der eitrige Ausfluss und Brennen beim Wasserlassen, allerdings verlaufen viele Infektionen der Urethra ausgesprochen symptomarm.

5 Diagnostik

Einen Hinweis auf die Ätiologie einer eitrigen Urethritis ergibt bereits das Grampräparat aus Sekret oder einem Urethralabstrich, welches bei der Urethritis mehr als fünf Leukozyten pro Gesichtsfeld (Ölimmersion) aufweist und gegebenenfalls den Nachweis von Gonokokken als intrazellulär liegende gramnegative Diplokokken erlaubt. Ein positiver Leukozyten-Esterase-Test oder mehr als zehn Leukozyten pro Gesichtsfeld in der ersten Portion einer Harnprobe sind ebenfalls Hinweise auf eine Urethritis.

Selbst wenn in vielen Fällen einer typischen Urethritis eine kurative Behandlung bereits aufgrund der klinischen Diagnostik vorgenommen bzw. eingeleitet werden kann, sollte ein Erregernachweis versucht werden.

Der kulturelle **Nachweis von Gonokokken** erlaubt die Untersuchung der Antibiotikaresistenz und ist daher eine Entscheidungshilfe bei eventuellem Therapieversagen. Als weitere Verfahren stehen der Antigennachweis, Hybridisierung und Amplifikation zur Verfügung. Bei Anwendung von Amplifikationssystemen kann anstelle eines Urethralabstriches auch die erste Portion einer Urinprobe verwendet werden.

Der **Chlamydien-Nachweis** erfolgt mittels Antigennachweis oder Genamplifikations-Verfahren. Mykoplasmen

6 Therapie

Die folgenden Empfehlungen zur Therapie orientieren sich an den Empfehlungen der European STD Guidelines bzw. der älteren Empfehlung des Centers for Disease Control and Prevention (Anonymous 1998, Radcliffe 2001).

Zur Behandlung einer **Gonorrhö** können alternativ gegeben werden:
- Ceftriaxon 250 mg i.m. als Einzeldosis (unter Verwendung der für die i.m. Applikation vorgesehenen Handelsform, die ein Lokalanästhetikum enthält)
  oder
- Ciprofloxacin 500 mg p.o. als Einzeldosis
  oder
- Cefixim 400 mg p.o. als Einzeldosis
  oder
- Spectinomycin 2 g i.m. als Einzeldosis.

> Da die Gonorrhö häufig von einer Chlamydien-Infektion begleitet wird, ist zusätzlich zur Gonorrhö-Therapie eine Chlamydien-wirksame Therapie durchzuführen.

Zur Behandlung einer **Chlamydia-trachomatis-Infektion** haben sich die folgenden Therapieschemata bewährt:
- 1. Wahl:
  - Azithromycin
    1 g (= 4 Kapseln à 250 mg) p.o. als Einmaldosierung
    oder
  - Doxycyclin
    2 × 100 mg/d p.o. für 7 Tage
- 2. Wahl:
  - Erythromycin
    4 × 500 mg/d p.o. für 7 Tage
    oder
  - Ofloxacin
    2 × 200 mg/d p.o. für 7 Tage.

Doxycyclin und Azithromycin werden bei der Therapie der Infektion mit Chlamydien der Serovare A-K als gleich wirksam angesehen. Bei Infektionen mit Chlamydien der Serovare L1-L3 (Lymphogranuloma venereum) ist Azithromycin dem Doxycyclin offenbar unterlegen (Davis et al. 2006). Doxycyclin ist preiswerter, setzt jedoch die konsequente Durchführung der Therapie voraus, während die Azithromycin-Therapie sofort und unter Aufsicht vorgenommen

Neisseria gonorrhoeae – Gonokokken

Reinhard Marre

- **Erregerbeschreibung**
  Gramnegative Diplokokken, die meist paarweise gelagert sind.
- **Erreger-Wirts-Beziehung**
  Erregerreservoir der Gonokokken ist der Mensch. Gonokokken kommen weltweit vor und werden meist durch sexuelle Kontakte übertragen.
  Die Inkubationszeit beträgt beim Mann zwischen 1 und 7 Tagen, bei der Frau 8–10 Tage. Das Krankheitsspektrum der Gonokokken ähnelt dem der Chlamydien. Bei der Frau kommt es primär zu einer Urethritis und Endozervizitis, eventuell auch Endometritis und Adnexitis. Beim Mann ist der primäre Infektionsort in der Regel die Urethra, von wo aus die Infektion aufsteigen kann und zu einer Prostatitis oder Epididymitis führt. Eine Spätfolge einer Gonokokken-bedingten Salpingitis kann eine Extrauteringravidität oder Sterilität sein. In Abhängigkeit von sexuellen Praktiken ist auch eine rektale Gonorrhö oder eine Gonorrhö des Oropharynx zu beobachten. Während die Urethritis beim Mann in aller Regel, bei der Frau häufig symptomatisch verläuft, ist die oropharyngeale Gonorrhö meist asymptomatisch. In seltenen Fällen entsteht eine disseminierte Gonokokken-Infektion mit Hauteinblutungen, Arthralgien und Arthritis. Bei einer Übertragung einer Infektion während der Geburt entsteht die Gonoblennorrhö (GO-Konjunktivitis).
- **Spezifische Diagnostik**
  Bei Verwendung von Urethralabstrichen ist der mikroskopische Nachweis gramnegativer Kokken in Diploform hochsensitiv und hochspezifisch (über 90%). Bei Verwendung von Endozervikal- oder Rektalabstrichen ist die Sensitivität und Spezifität allerdings deutlich geringer, da auch andere gramnegative Diplokokken im Untersuchungsmaterial vorkommen können. Der erfolgreiche kulturelle Erregernachweis setzt günstige Bedingungen der Präanalytik voraus, da die Überlebensfähigkeit der Gonokokken bei ungeeigneten Transportbedingungen eingeschränkt ist. Der kulturelle Erregernachweis ist insbesondere anzustreben, wenn aufgrund der Anamnese oder eines Therapieversagens mit Antibiotikaresistenzen zu rechnen ist.
  Kommerziell verfügbare Nukleinsäure-Amplifikationsverfahren sind aufgrund ihrer Sensitivität und Spezifität ebenfalls geeignet zum Nachweis urogenitaler Gonokokken-Infektionen und ermöglichen auch die Untersuchung von nichtinvasiv gewonnenen Materialien wie Urin oder Vulvovaginalabstrichen (Boel et al. 2005). Ihr Vorteil ist, dass keine besonderen Anforderungen an den Transport gestellt werden und aus derselben Probe ein Nachweis von C. trachomatis erfolgen kann.
- **Prophylaxe**
  Aktive Immunisierungen sind nicht etabliert und wegen der Antigenvariation der Gonokokken vermutlich schwer zu erreichen. Die Crede´sche Prophylaxe mit Silbernitrat dient zur Verhinderung der GO-Konjunktivitis beim Neugeborenen.
- **Spezifische Therapie**
  Die in Deutschland endemisch verbreiteten Gonokokken-Stämme sind überwiegend gegenüber Penicillin, Tetracyclin, Spektinomycin und Gyrasehemmern empfindlich. Sofern eine isolierte unkomplizierte Gonokokken-Infektion vorliegt, genügt – unabhängig von der Lokalisation der GO – eine einzige Dosis mit beispielweise Ceftriaxon i.m., Ciprofloxacin p.o. oder Azithromycin. Der Vorteil einer Therapie mit Azithromycin besteht darin, dass gleichzeitig auch C. trachomatis erfasst wird. Wie bei anderen sexuell übertragbaren Infektionen ist die Behandlung des Partners unerlässlich, um Reinfektionen (Ping-Pong-Effekt) zu vermeiden.
- **Maßnahmen**
  Die Suche und Identifikation der Infektionsquelle und Behandlung sollte angestrebt werden.
- **Meldepflicht**
  Eine Meldepflicht besteht nach dem Infektionsschutzgesetz nicht.
- **Nationales Referenzzentrum**
  Ein nationales Referenzzentrum ist nicht eingerichtet.
- **Literatur**
  Boel CH, van Herk CM, Berretty PJ, Onland GH, van den Brule AJ: Evaluation of conventional and real-time PCR assays using two targets for confirmation of results of the COBAS AMPLICOR Chlamydia trachomatis/Neisseria gonorrhoeae test for detection of Neisseria gonorrhoeae in clinical samples. J Clin Microbiol 43 (2005) 2231–2235.

werden kann. Oral appliziertes Erythromycin ist wegen der geringen und zudem schwankenden Resorption mit in der Folge geringen Gewebespiegeln weniger effektiv und führt zu mehr Nebenwirkungen; Ofloxacin ist teurer als die Präparate der 1. Wahl.

Bleibt der Therapieerfolg aus, ist an Infektionen durch T. vaginalis und/oder Mykoplasmen zu denken, die mit einer Kombination von Metronidazol (2 g p.o. als Einmaldosierung) und Erythromycin (4 × 500 mg/d p.o. für 7 Tage) behandelt werden können. Wie bei anderen sexuell übertragbaren Infektionen ist die **Partnerbehandlung** unerlässlich, um Reinfektionen zu vermeiden.

7 Prävention

Patienten mit einer Urethritis sollten für die Dauer der Behandlung und bis zum Verschwinden der Symptome auf den Geschlechtsverkehr verzichten.

LITERATUR

B12.1 und B12.2 Zystitis, Pyelonephritis und infektiöse Nephritis

Alken P, Walz PH: Urologie, S. 132–152 und 460–461. VCH, Weinheim 1992.

Anderson M, Bollinger D, Hagler A, Hartwell H, Rivers B, Ward K, Steck TR: Viable but nonculturable bacteria are present in mouse and human urine specimens (2004) J Clin Microbiol 42: 753–758.

Applemann ME, Winn RE: Urinary tract infections. In: Civetta JM, Taylor RW, Kirby RR (eds.): Critical Care, p. 1609–1615. Lippincott, Philadelphia 1992.

Bailey RR, Lynn KL, Robson RA, Smith AH, Maling TMJ, Turner JG: DMSA renal scans in adults with acute pyelonephritis. Clin Nephrol 46(2) (1996) 99–104.

Bailey RR: Uncomplicate acute pyelonephritis. In: Bergan T (eds.): Urinary Tract infections. Infectiology, p. 14–18. Karger, Basel 1997.

Bichler KH, Feil G, Nelde HJ: Bilharziose (Schistosomiasis) der Harnblase. Chemotherapie Journal 6(4) (1997) 147–154.

Broseta E, Osca JM, Morera J, Martinez-Agullo E, Jimenez-Cruz JF: Urological manifestations of Herpes Zoster. Eur Urol 24 (1993) 244–247.

Clement J, Underwood P, Ward D, Pilaski J, LeDuc J: Hantavirus outbreak during military manoeuvres in Germany. Lancet 347 (1996) 336.

Connell H, Svanborg K, Hedges S, Agace W, Hedlund M, Svensson M, Benson M, Jodal U: Adherence and the pathogenesis of urinary tract infection. Infectiology 1 (1997) 109–117.

Eliakim A, Dolfin T, Korzets Z, Wolach B, Pomeranz A: Urinary tract infection in premature infants: the role of imaging studies and prophylactic therapy. J Perinatol 17 (1997) 305–308.

Elkin M: Renal cysts and abscesses. Curr Probl Radiol 5 (1997) 1–56.

Falagas ME, Gorbach SL: Practical guidelines: urinary tract infections. Infect Dis Clin Pract 4 (1995) 242.

Fihn SD: Acute uncomplicated urinary tract infection in women. N Engl J Med 349 (2003) 259–266.

Finer G, Landau D: Pathogenesis of urinary tract infections with normal female anatomy. Lancet Infect Dis 4 (2004) 631–635.

Gatermann S, Podschun R, Schmidt H, Wittke JW, Naber KG, Sietzen W, Straube E: Harnwegsinfektionen. In: Mauch H, Lütticken R, Gatermann S (Hrsg.): Qualitätsstandards in der mikrobiologisch-infektiologischen Diagnostik, S. 9. Fischer, Stuttgart 1997.

Graham JC, Galloway A: The laboratory diagnosis of unrinary tract infection. J Clin Pathol 54 (2001) 911–991.

Hacker J: Virulenzfaktoren aus mikrobiologischer Sicht. In: Hofstetter A (Hrsg.): Urologische Infektionen. Springer, Berlin/Heidelberg/New York 1999.

Hedges S, Svensson M, Svanborg K: Interleukin-6 response of epithelial cell lines to bacterial stimulation in vitro. Infect Immun 60(4) (1992) 1295–1301.

Hofstetter A, Brühl P, Naber KG et al.: Diagnostik der Infektionen des Urogenitaltraktes. Leitlinien der DGU. Der Urologe [A] 5 (1997a) 487–489.

Hofstetter A, Brühl P, Naber KG et al.: Therapie von Harnwegsinfektionen. Leitlinien der DGU. Der Urologe [A] 5 (1997b) 490–492.

Huang JJ, Chen KW, Ruaan MK: Mixed acid fermentation of glucose as a mechanism of emphysematous urinary tract infections. J Urol 146 (1991) 148–151.

Huggins JW, Hsiang CM, Cosgriff TM: Prospective, double-blind, concurrent placebo-controlled clinical trial of intravenous therapy of hemorrhagic fever with renal syndrome. J Infect Dis 164 (1991) 1119–1127.

Kawakami M, Ueda S, Maeda T, Karasuno T, Teshima H, Hiraoka A, Nakamura H, Tanaka K, Masaoka T: Vidarabine therapy for virus-associated cystitis after allogenic bone marrow transplantation. Bone Marrow Transplant 20 (1997) 485–490.

Krieger JN, Kaiser DL, Wenzel RP: Urinary tract etiology of bloodstream infections in hospitalized patients. J Infect Dis 148 (1983) 57.

Laupland KB, Zygun DA, Davies HD, Church DL, Louie TJ, Doig CJ: Incidence and risk factors for acquiring nosocomial urinary tract infection in the critically ill. J Crit Care 17 (2002) 50–57.

Lee HJ, Pyo JW, Choi EH, Ha IS, Cheong HI, Choi Y, Kasel JA, Piedra PA: Isolation of adenovirus type 7 from the urine of children with acute hemorrhagic cystitis. Pediatr Infect Dis J 15 (1996) 633–634.

Lee HW, Dalrymple JL: Manual of hemorrhagic fever with renal syndrome. WHO Collaborating Center for Virus Reference and Research, Seoul 1989.

Ludwig M, Köchel HG, Fischer C, Ringert RH, Weidner W: Human Papillomavirus in tissue of bladder and bladder carcinoma specimens. Eur Urol 30 (1996) 96–102.

McClanahan C, Grimes MM, Callaghan E, Stewart J: Hemorrhagic cystitis associated with Herpes Simplex virus. J Urol 151(1) (1994) 152–153.

McLaughlin SP, Carson CC: Urinary tract infections in women. Med Clin N Am 88 (2004) 417–429.

Melekos MD, Naber KG: Complicated urinary tract infections. In: Weissenbacher ER, Jäckel C (eds.): International Standard Book for Infectious Diseases in Obstetrics, Gynecology, Dermatology, Urology and Clinical Immunology. Medifact, München 1999.

Naber, K. G., B. Bergman, M. C. Bishop, T. E. Bjerklund-Johansen, H. Botto, B. Lobel, F. Jinenez Cruz, and F. P. Selvaggi. EAU guidelines for the management of urinary and male genital tract infections. Urinary Tract Infection (UTI) Working Group of the Health Care Office (HCO) of the European Association of Urology (EAU). Eur Urol (2001) 40:576–88.

Naber KG: Optimal management of uncomplicated and complicated urinary tract infections. Adv Clin Exp Med 7 (1998) 41–46.

Nicolle LF, Bradley S, Colgen R, Rice JC, Schaeffer A, Hooton TM: Infectious Disease Society of America Guidelines for the diagnosis and treatment of asymptomatic bacetriuira in adults. Clin Infect Dis 40 (2005) 643–654.

Pilaski J, Feldmann H, Morzunov S, Rollin PE, Ruo SL, Lauer B, Peters CJ, Nichol ST: Genetic identification of a new Puumala virus strain causing severe haemorrhagic fever with renal syndrome in Germany. J Infect Dis 170 (1994) 1456–1462.

Raz R, Chazan B, Dan M: Cranberry juice and urinary tract infection. Clin Infect Dis 38 (2004) 1413–1419.

Raz R, Stamm WE: A controlled trial of intravaginal estriol in postmenopausal women with recurrent urinary tract infections. N Engl J Med 329 (1993) 753–756.

Reid G, Bruce AW: Probiotics to prevent urinary tract infections: the rationale and evidence. World J Urol 24 (2006) 28–32.

Schmaljohn C: Prospects for vaccines to control viruses in the family Bunyaviridae. Rev Med Virol 4 (1994) 185–196.

Stamm WE: Approach to the Patient with Urinary Tract Infections. In: Gorbach SL, Bartlett JG, Blacklow NR (eds.): Infectious Diseases. Saunders, Philadelphia 1992.

Tammen H: Imunbiotherapy with Uro-Vaxom in recurrent urinary tract infection. Brit J Urol 65 (1990) 6–9.

Trautner BW, Hull RA, Darouiche RO: Prevention of catheter-associated urinary tract infection. Curr Opin Infect Dis 18 (2005) 37–41.

Trülsch K, Hoffmann H, Keller C, Schubert S, Bader L, Heesemann J, Roggenkamp A: Highly resistnat metabolically dwarf mutant of Escherichia coli is the cause of a chronic urinary tact infection. J Clin Microbiol 41 (2003) 5689–5694.

van Ypersele de Strihou C, van der Groen G, Desmyter J: Néphropathie à Hantavirus en Europe occidentale. Ubiquité des fièvres hémorrhagiques avec syndrome rénal. Actualités Néphrologiques de l'Hôpital Necker (1985) 133–157.

Ward TT, Jones SR: Genitourinary tract infections. In: Reese RE, Betts RF (eds.): A Practical Approach to Infectious Diseases, 4th ed. Little, Brown and Company, Boston 1996.

Wilson ML, Gaido L: Laboratory diagnosis of urinary tract infections in adult patients. Clin Infect Dis 38 (2004) 1150–1158.

Winberg JJ, Andersen H, Bergström T, Jacobsson B, Larson H, Lincoln K: Epidemiology of symptomatic urinary tract infections in childhood. Acta Paediatr Scand 252 (Suppl. 1) (1974) 1–20.

Yagisawa T, Nakada T, Takahshi K, Toma H, Ota K, Yaguchi H: Acute hemorrhagic cystitis caused by adenovirus after kidney transplantation. Urol Int 54 (1995) 142–146.

Zöller L, Faulde M, Meisel H, Ruh B, Kimmig P, Schelling U, Zeier M, Kulzer P, Becker C, Roggendorf M, Bautz EKF, Krüger DH, Darai G: Seroprevalence of Hantavirus antibodies in Germany as determined by a new recombinant enzyme immunoassay. Eur J Clin Microbiol Infect Dis 14 (1995) 305–313.

B12.3 Urethritis

Anonymous: 1998 guidelines for treatment of sexually transmitted diseases. Centers for Disease Control and Prevention. Morb Mortal Wkly Rep 47 (1998) 1–111.

Blank S, Schillinger JA, Harbatkin D: Lymphogranuloma venereum in the industrialized world. Lancet 365 (2005) 1607–1608.

Borchardt KA, al-Haraci S, Maida N: Prevalence of Trichomonas vaginalis in a male sexually transmitted disease clinic population by interview, wet mount microscopy, and the InPouch TV test. Genitourin Med 71 (1995) 405–406.

Busolo F, Camposampiero D, Bordignon G, Bertollo G: Detection of Mycoplasma genitalium and Chlamydia trachomatis DNAs in male patients with urethritis using the polymerase chain reaction. New Mikrobiol 20 (1997) 325–332.

Davis BT, Thiim M, Zukerberg LR: Case 2-2006: a 31-year-old, HIV-positive man with rectal pain. N Engl J Med 354 (2006) 284–289.

Ebo DG, Mertens AV, De-Clerck LS, Gentens P, Daelemans R: Relapse of Wegener's granulomatosis presenting as a destructive urethritis and penile ulceration. Clin Rheumatol 17 (1998) 239–241.

Evans BA, Bond RA, MacRae KD: Racial origin, sexual behaviour, and genital infection among heterosexual men attending a genitourinary medicine clinic in London (1993 –1994). Sex Transm Infect 74 (1998a) 40–44.

Evans BA, Kell PD, Bond RA, MacRae KD: Racial origin, sexual lifestyle, and genital infection among women attending a genitourinary medicine clinic in London (1992). Sex Transm Infect 74 (1998b) 45–49.

Krieger JN: Trichomoniasis in men: old issues and new data. Sex Transm Dis 22 (1998) 83 –96.

Radcliffe K: European STD Guidelines. Intern J STD & AIDS 12 (2001) 1–102.

Woolley PD, Kingshorn GR, Talbot MD, Duerden BL: Micriological flora in men with non-gonococcal urethritis with particular reference to anaerobic bacteria. Int J STD & AIDS 1 (1990) 122–125.

KAPITEL B13 Weibliche Geschlechtsorgane

Ioannis Mylonas, Michael Bolz, Barbara Spellerberg, Joachim Kühn und Klaus Friese

B13.1 Kolpitis/Vaginitis 560
1 Definition und Einteilung 560
2 Epidemiologie der Krankheit.......... 560
3 Erregerspektrum, Infektionswege und Pathogenese 561
4 Klinik............................ 561
5 Diagnostik....................... 561
6 Therapie 561
7 Krankheitsmanagement und Meldepflicht 561
8 Prophylaxe 561
9 Spezielle Formen der Kolpitis 562
9.1 Soor-Kolpitis 562
9.2 Bakterielle Vaginose/Amin-Kolpitis 562
9.3 Trichomonaden-Kolpitis.............. 564

B13.2 Zervizitis 568
1 Definition 568
2 Erreger und Epidemiologie 568
3 Klinik........................... 568
4 Diagnostik....................... 568
5 Therapie 569
6 Krankheitsmanagement und Meldepflicht 569
7 Prophylaxe 569

B13.3 Adnexitis....................... 571
1 Definition und Einteilung 571
2 Epidemiologie der Krankheit.......... 571
3 Erregerspektrum, Infektionswege und Pathogenese 571
4 Klinik............................ 572
5 Diagnostik....................... 572
6 Therapie 572
7 Krankheitsmanagement und Meldepflicht 574
8 Prophylaxe 575

B13.1 Kolpitis/Vaginitis

1 Definition und Einteilung

Das physiologische Scheidensekret hat ein konstantes saures pH von 3,8–4,5. Die Stabilität dieses Scheidenmilieus wird durch milchsäurebildenden Döderlein-Bakterien gewährleistet. Hinter dem Begriff Döderlein-Bakterien verbergen sich als Hauptbestandteil der physiologischen Vaginalflora vor allem die bakteriellen Spezies *Lactobacillus crispatus* und *L. jensenii* (Antonio et al. 1999). Es handelt sich um unbewegliche grampositive Stäbe, die fakultativ anaerob wachsen und sich durch $H_2O_2^-$ und Milchsäureproduktion auszeichnen. Eine Störung des als Symbiose beschriebenen Regelmechanismus führt zu einer Herabsetzung des physiologischen Schutzmechanismus und begünstigt die Entwicklung einer Entzündung.

Ein normales Scheidenmilieu lässt sich folgendermaßen charakterisieren:
- pH ≤ 4,5
- ausreichend Laktobazillen (Nativpräparat)
- reichlich Vaginalepithelien (Nativpräparat)
- fehlende/vereinzelte Leukozyten (Nativpräparat)
- geruchsneutraler vaginaler Fluor
- subjektiv keine Beschwerden
- fehlende Entzündungszeichen.

Mögliche Ursachen einer Kolpitis sind unter anderem
- endogene Faktoren (unter anderem Hormonmangel, Diabetes mellitus, psychosexuelle Störung, Schwangerschaft)
- deszendierende Faktoren (unter anderem Zervizitis mit Fluor, Menstrualblut, eingelegtes Intrauterinpessar?)
- exogene Faktoren (unter anderem mechanische Reize wie z.B. Geschlechtsverkehr, Fremdkörper, Spülungen oder aszendierende infektiöse Ursachen)
- iatrogene Faktoren (unter anderem Antibiotika, chemische Kontrazeptiva)

Man unterscheidet einige Formen einer Kolpitis, wobei die häufigsten eine bakterielle Kolpitis, Soor-Kolpitis sowie Trichomonaden-Kolpitis sind (Tab. B13-1).

2 Epidemiologie der Krankheit

Die Vulvovaginitis bzw. Kolpitis ist eine häufige Erkrankung. Es wird geschätzt, dass 50% aller Frauen bis zu einem Alter von 25 Jahren mindestens eine vom Arzt diagnostizierte Candidose der Vagina hatten. An einer Trichomoniasis erkranken in den USA pro Jahr 2–3 Millionen Frauen, und 20–40% aller Frauen in amerikanischen Spezialambulanzen leiden an einer bakteriellen Vaginose. Bezogen auf den Anteil von Patientinnen mit einer infektiösen Vaginitis leiden 40–50% an einer bakteriellen Vaginose, 20–25% an einer vulvovaginalen Candidose und 15–20% an einer Trichomoniasis (Sobel 1997).

Tab. B13-1 Formen einer Kolpitis und Differentialdiagnose (nach Friese et al. 2002, Petersen 2003).

Diagnose	Kommentar zur Diagnose
primäre Kolpitis	• direkte Beeinflussung des Scheidenmilieus durch virulente Erreger
sekundäre Kolpitis	• indirekte Beeinflussung des Scheidenmilieus durch mechanische Reize (z.B. intravaginale Spülungen) oder systemische Erkrankungen (z.B. Diabetes mellitus) • Scheide ist demzufolge ungeschützter gegenüber mechanischen und mikrobiologischen Einflüssen • starke Vermehrung von neuen oder auch vorhandenen Erregern
bakterielle Vaginose (Amin-Kolpitis bzw. bakterielle Kolpitis)	• direkte Infektion durch bakterielle Erreger (*Gardnerella vaginalis*, Mykoplasmen, *E. coli*, Enterokokken, Staphylokokken, Streptokokken oder Chlamydien) • Stellt mit ca. 60% die häufigste Kolpitisform dar.
Soor-Kolpitis (Vaginalmykose)	• häufigster Erreger *Candida albicans* (80%) • häufig mit einer Vulvitis assoziiert
Trichomonaden-Kolpitis	• Infektion mit *Trichomonas vaginalis* • ca. 10% der Kolpitis-Fälle • durch Geschlechtsverkehr übertragen
Alterskolpitis (Colpitis senilis)	• Östrogen-Mangel führt zur Atrophie des Scheidenepithels • Scheide ist ungeschützter gegenüber mechanischen und mikrobiologischen Einflüssen • Differentialdiagnose: Karzinom (bei postmenopausalen Frauen)
Vulvovaginitis infantum	• Ursächlich dafür ist ein Hormonmangel, wobei auch Fremdkörper, Tumoren oder Harnwegsinfekte bei Kindern in Betracht gezogen werden sollten.

3 Erregerspektrum, Infektionswege und Pathogenese

In der Vagina sind zahlreiche Bakterien nachweisbar, deren Vorkommen teils durch die anatomische Lage (Haut, Perianalbereich) und teils durch die Funktion (z.B. Sexualität) bedingt sind. Prinzipiell können pathogene Erreger wie

- Aerobier (*Escherichia coli* und andere Enterobakterien)
- Anaerobier (Peptokokken, Clostridien, Bacteroides-Arten)
- intrazelluläre Erreger (z.B. Chlamydien und Mykoplasmen)
- seltener Viren (z.B. Herpes) oder
- Würmer (z.B. Oxyuren)

eine Verdrängung der protektiven vaginalen Normalflora mit nachfolgender Etablierung einer veränderten polymikrobiellen Kolonisation hervorrufen.

4 Klinik

Entsprechend der Variabilität des Keimspektrums ist das klinische Bild vielgestaltig. Charakteristisch ist ein Fluor vaginalis (Tab. B13-2). Des Weiteren können Jucken, Brennen und Schmerzen auftreten. Eine begleitende Urethritis mit Miktionsbeschwerden ist ebenfalls möglich. In einigen Fällen treten Kohabitationsbeschwerden, sekundäre Vulvitis oder Blutungen (selten) auf (Friese et al. 2002, Petersen 2003).

5 Diagnostik

Eine Diagnostik erfolgt primär durch Anamnese, gynäkologische Untersuchung, Charakterisierung des Fluor vaginalis (Mitchell 2004), pH-Wert-Bestimmung des Scheidensekrets und gegebenenfalls einen Erregernachweis (Friese et al. 2002, Petersen 2003). Ein Abstrich zur Untersuchung auf Erreger sowie gegebenenfalls eine Resistenztestung sollte zur genauen Bestimmung des Erregerspektrums bei therapieresistenten bzw. rezidivierenden Infektionen und in der Schwangerschaft erfolgen.

6 Therapie

Die Therapie richtet sich nach dem jeweiligen Erreger und hat als Ziel eine Heilung (CDC 2002, Friese et al. 2000, Marrazzo 2004).

7 Krankheitsmanagement und Meldepflicht

Bei rezidivierender Kolpitis sollten systemische Erkrankungen (unter anderem Diabetes mellitus, Östrogen-Mangel) in Erwägung gezogen werden. Auch psychogene Ursachen (z.B. Dyspareunie, gestörte Partnerbeziehung) müssen bedacht werden (Mitchell 2004).

8 Prophylaxe

Eine entsprechende Aufklärung von Kindern und Jugendlichen über Geschlechtskrankheiten sowie Sexualhygiene sollte erfolgen. Bei Geschlechtskrankheiten (z.B. Trichomoniasis) muss der Partner mitbehandelt werden, um eine Wiederansteckung auszuschließen. Einen gewissen Schutz vor Ansteckung bieten Kondome (Friese et al. 2002).

Tab. B13-2 Unterschiedliche Charakteristika des Fluor vaginalis (nach Friese et al. 2002).

Verdachtsdiagnose	Konsistenz	Farbe	Geruch
Mittelfluss neurovegetative Ursachen	mittel	klar	keiner
bakterielle Vaginose	dünnflüssig	weiß-grau	fischartig
Soor-Kolpitis	cremig-käsig	weißlich-gelb	keiner, modrig
Trichomonaden-Kolpitis	schaumig	grün-gelb	fötid
Malignom	wässrig	braun-blutig	faulig

9 Spezielle Formen der Kolpitis

9.1 Soor-Kolpitis

Erreger: *Candida albicans* ist in 80–90% Ursache der Soor-Kolpitis, gefolgt von *Candida glabrata* (Petersen 2003). Bei der Candida-Infektion der Vagina handelt es sich im Regelfall um eine endogene Infektion, die jedoch auf den Partner (Candida-Balanitis) übertragen werden kann. Das Risiko einer manifesten Infektion mit Veränderung der ortständigen physiologischen Flora steigt mit zunehmender Keimzahl (Spence 2005).

Epidemiologie: Heute wird angenommen, dass drei von vier Frauen mindestens einmal in ihrem Leben an einer Vaginalmykose erkranken. Bei 3–4% dieser Frauen tritt sie rezidivierend auf (Richter et al. 2005, Sheary und Dayan 2005) und wird dann den komplizierten Vaginalmykosen zugeordnet. Eine rezidivierende Vaginalmykose wird diagnostiziert, wenn sie mindestens 4-mal im Jahr auftritt.

Pathogenese: Eine klinisch manifeste Candidose entwickelt sich nur, wenn zusätzlich zur ausreichenden Keimzahl eine entsprechende Disposition besteht. Exogene und endogene Faktoren, die eine Prädisposition für das Auftreten einer Candidose darstellen, sind z.B. mit Candida infizierte oder besiedelte Partner, Diabetes mellitus, Antibiotikatherapie, Abwehrschwäche aus unterschiedlichen Gründen (z.B. HIV, Zytostatikatherapie etc.), Schwangerschaft oder auch Stress (Bradshaw et al. 2005, Gingelmaier und Friese 2005, Reed und Eyler 1993, Spence 2005). Entgegen der gängigen Meinung wird jedoch eine Soor-Kolpitis nicht durch die Einnahme von Kontrazeptiva begünstigt.

Klinik: Patientinnen mit einer Candida-Infektion der Vagina klagen über Juckreiz im Bereich des Introitus, gelegentlich dickflüssigen, weißlichen Ausfluss und gegebenenfalls weiße Ablagerung an der Vulva. Oft ist eine Soor-Kolpitis mit einer Vulvitis vergesellschaftet. Eine voranschreitende Infektion ist oft mit Dysurie und Dyspareunie assoziiert (Gingelmaier und Friese 2005, Petersen 2003). Klinisch kann zwischen einer unkomplizierten Candidose und einer komplizierten Candidose unterschieden werden (CDC 2002). Die komplizierte Candidose zeichnet sich durch eines oder mehrere der folgenden Kriterien aus:

- rezidivierendes Auftreten
- schwere Verlaufsform
- nicht durch *C. albicans* verursacht
- Diabetes
- Schwangerschaft oder
- immunkompromittierte Patienten.

Diagnose: Im Vordergrund stehen neben einem weiß-krümeligen Ausfluss auch grau-weißliche, rasenartige Beläge am Introitus. Die Vagina erscheint erythematös verändert, eventuell mit weißlichen Auflagerungen. Im Nativpräparat sind ein Pseudomycel oder Sprosspilze zu erkennen. Bei unkomplizierten Formen ist die Klinik und Mikroskopie zur Diagnostik ausreichend. Eine mikrobiologische Kultur der Erreger sollte bei Patienten mit komplizierten Verlaufsformen angestrebt werden.

Therapie: Mit der lokalen Antimykotikatherapie ist eine Heilung von 75–90% erreichbar. Bei einer rezidivierenden Soormykose kann ebenfalls eine systemische Therapie erfolgen (CDC 2002, Cha und Sobel 2004, Friese und Mendling 1996, Mendling und Seebacher 2003, Sobel et al. 2004). Bei unkomplizierten Formen ist eine Kurzzeittherapie indiziert (Tab. B13-3). Komplizierte Formen erfordern eine Therapiedauer von bis zu sieben Tagen. Bei ungenügendem Ansprechen sollte gegebenenfalls eine Resistenztestung in einem qualifizierten mykologischen Labor erfolgen.

9.2 Bakterielle Vaginose/Amin-Kolpitis

Erreger: Bei der bakteriellen Vaginose (bakterielle Kolpitis, Amin-Kolpitis) kommt es zu einer starken Veränderung der physiologischen Vaginalflora mit deutlicher Reduzierung der Laktobazillen und hohen Keimzahlen von Anaerobier (unter anderem *Prevotella spp.*, *Mobiluncus spp.*). *Gardnerella vaginalis* und Mykoplasmen sind häufig nachweisbar. Insbesondere die Rolle von Gardnerellen, die man häufig bei gesunden Patientinnen findet, ist dabei zunehmend umstritten. In neueren Publikationen, die auf nichtkulturellen Nachweismethoden von Bakterien beruhen, scheint vor allem der Nachweis von Spezies wie *Atropobium vaginae*, *Megasphaera*-α und Eggerthella-ähnlichen Bakterien spezifisch mit der bakteriellen Vaginose assoziiert zu sein (Fredricks et al. 2005).

Epidemiologie: Die bakterielle Vaginose ist die häufigste bakterielle Störung der Vaginalflora und wird bei ca. 5–8% der Frauen angetroffen (Sobel 2000). Es handelt sich um eine häufig rezidivierende Erkrankung, mit Hinweisen auf eine sexuelle Übertragbarkeit (Bradshaw et al. 2006).

Risiken: Neben der Belästigung der Patientin liegt die besondere Bedeutung einer bakteriellen Vaginose während der Schwangerschaft in einer möglichen peripartalen Infektion sowie einer Frühgeburt. Des Weiteren kann eine Aszension von z.B. Chlamydien erleichtert werden und somit schwere Infektionen des oberen Genitaltraktes (z.B. Adnexitis) verursachen.

Klinik: Die bakterielle Vaginose kann mit nur leichten Symptomen wie verstärkt „fischig" riechendem Ausfluss

Tab. B13-3 Therapie einer Soor-Kolpitis.

	Medikament	Applikation
lokale Therapie Erstmanifestation oder Rezidive	Clotrimazol (Creme/Vaginalovula, Kombipackung)	am Tag: Creme 2–3 täglich auftragen
		am Abend: Vaginal-Ovula 1 × täglich an 3–6 Tagen
	Clotrimazol (Vaginaltabletten)	2 × 100 mg x über 5–7 Tage
		1 × 500 mg als Einmaltherapie
	Miconazol (2% Creme)	5 g täglich über 14 Tage
	Miconazol (Vaginalovula)	1 × 100 mg als Einmaltherapie
		1 × 100 mg über 7 Tage
	Tioconazol (Vaginaltabletten)	1 × 100 mg über 7 Tage
	Fenticonazolnitrat (600 mg Vaginalovula)	1 × 600 mg als Einmaltherapie
		Cave: schädigt Kondome
	Isoconazol (Vaginaltabletten)	1 × 100 mg über 7 Tage
	Isoconazol (Vaginalovula)	1 × 600 mg Vaginalsupp. als Einzelgabe
	Econazol (1% Creme)	intravaginal 5 g täglich über 14 Tage
	Econazol (Vaginalovula)	1 × 150 mg über 3 Tage
		2 × 150 mg mit 12 Stunden Abstand über 1–3 Tage
		Cave: schädigt Kondome
	Nystatin (100 000 I.E.)	1–2 × täglich über 10–14 Tage
systemische Therapie	Fluconazol	1 × 150 mg p.o. Einmaltherapie
		1 × 50 mg p.o. über 7–14 Tage
		bei immunsupprimierten Patienten: 1 × 100 mg p.o. über 14 Tage
	Itraconazol	2 × 200 mg p.o. als Einmaltherapie
		1 × 200 mg p.o. über 3–7 Tage
bei chronisch-rezidivierender Candida-albicans-Vaginitis	Fluconazol	1 × 150 mg p.o. Einmaltherapie
		gefolgt von
		150 mg 1 oder 2 × pro Woche, Anwendungsdauer: 4–6 ×
		gefolgt von
		150 mg 1 × alle 2 Wochen, Anwendungsdauer: 4–6 ×
		gefolgt von
		150 mg 1 × alle 4 Wochen, Anwendungsdauer: 4–6 ×
	Itraconazol	2 × 200 mg p.o. über 1 Tag
		gefolgt von
		2 × 200 mg oder 2 × pro Woche, Anwendungsdauer: 4–6 ×
		gefolgt von
		2 × 200 mg alle 2 Wochen, Anwendungsdauer: 4–6 ×
		gefolgt von
		2 × 200 mg alle 4 Wochen, Anwendungsdauer: 4–6 ×
begleitende Vulvitis	Clotrimazol (Creme)	Creme 2–3 × pro Tag auftragen

mit Rötung des Vaginalepithels einhergehen; allerdings ist auch eine stärkere Schmerzsymptomatik mit Brennen und Pruritus möglich, die einer Harnwegsinfektion ähnelt (Sobel 2000). Insbesondere, wenn die Zervix aufgrund einer Chlamydien- oder Gonokokken-Infektion vulnerabel wurde, kann sich die bakterielle Vaginose auch mit den Symptomen einer akuten Aszension manifestieren.

Diagnose: Die Diagnose wird durch die klinische Symptomatik gestellt und beruht auf folgenden Kriterien (Amsel-Kriterien) (Amsel et al. 1983, CDC 2002, Sobel 2000):
- homogener weißlicher Ausfluss
- Nachweis von „Clue"-Zellen im mikroskopischen Präparat
- pH-Erhöhung auf > 4,5 (normal 3,8–4,4)
- positiver Amin-Test: Verstärkung des fischartigen Geruchs nach Zugabe von 10% Kalilauge zum Vaginalsekret.

Eine Leukozytose fehlt und eine mikrobiologische Erregerdiagnostik ist in den allermeisten Fällen nicht indiziert, da der Nachweis von *Gardnerella* unspezifisch ist. Ein Abstrich zur Untersuchung auf Erreger sowie gegebenenfalls eine Resistenztestung sollte zur genauen Bestimmung des Erregerspektrums bei therapieresistenten bzw. rezidivierenden Infektionen erfolgen. Zuverlässige diagnostische Methoden für den Nachweis der erst kürzlich in Zusammenhang mit der bakteriellen Vaginose beschriebenen Spezies existieren bisher nicht.

Therapie: Metronidazol und Clindamycin (Paavonen et al. 2000) gelten als Mittel der ersten Wahl bei der Amin-Kolpitis (Tab. B13-4). Eine ähnliche Erfolgsrate konnte sowohl bei oraler als auch vaginaler Applikation festgestellt werden, wobei der vaginalen Applikation, aufgrund geringer systemischer Nebenwirkungen, der Vorzug gegeben wird (CDC 2002, Owen und Clenney 2004, Sobel 2000). Eine Einmalgabe ob oral oder vaginal ist ebenfalls möglich (CDC 2002). Besonders nach Clindamycin-Therapie wird manchmal ein Wiederaufbau und Normalisierung der dysbiotischen Flora mit Lactobacillus-Präparaten durchgeführt, wenngleich es für deren Effektivität keine wissenschaftlichen Beweise gibt. Aus diesem Grund wird die Gabe von Lactobacillus-Präparaten in den Leitlinien der Gesellschaft für Gynäkologie und Geburtshilfe (DGGG) nicht empfohlen. Die Notwendigkeit einer Partnertherapie ist ebenfalls wissenschaftlich nicht gesichert.

9.3 Trichomonaden-Kolpitis

Erreger: *Trichomonas vaginalis*, der Erreger einer Trichomoniasis oder Trichomonaden-Kolpitis, ist ein fakultativ-pathogener Flagellat und die Ursache von ca. 10% aller Kolpitiden (Peipert 2003, van der Pol et al. 2005).

Epidemiologie und Übertragung: Die Infektion mit *Trichomonas vaginalis* ist weltweit verbreitet und ist eine der häufigsten beim Geschlechtsverkehr übertragenen Krankheiten. Trichomoniasis ist mit 120 Millionen Fällen pro Jahr die bei weitem häufigste sexuell übertragbare Erkrankung in der Welt (Friese et al. 2002, van der Pol et al. 2005). Die Erkrankung zählt nicht zu den meldepflichtigen Geschlechtskrankheiten.

Klinik: Hauptsymptome bei der Frau sind reichlich weißlich-gelblicher, schaumiger und scharf riechend Fluor (Abb. B13-1), Juckreiz, diffuse Vulvitis, Dyspareunie, Irritation und Reibungsgefühl in der Scheide. In bis zu einem Drittel der Fälle fallen zusätzlich kleine Bläschenbildungen auf. Am häufigsten findet man Reizungen und sogar Blutungen im Vaginalepithel im hinteren Fornix der Vagina. Zusätzlich, vor allem bei kolposkopischer Betrachtung, können kleine Einblutungen auf der Portio als Kolpitis granularis auffallen. Entzündungen der Gebärmutter und höherer Genitalabschnitte durch Hochwandern der Keime

Tab. B13-4 Therapie einer bakteriellen Vaginose.

Therapie	Medikamente	Dosierung
systemische Therapie	Metronidazol	2 × 500 mg/d p.o. über 7 Tage
	Metronidazol	3 × 250 mg/d p.o. über 7 Tage (95% Therapieerfolg, Sobel 1997)
	Metronidazol	1 × 2000 mg p.o. als Einmaltherapie
	Clindamycin	2 × 300 mg/d p.o. über 7 Tage
	Amoxicillin	3 × 0,5–1 g/d p.o. über 7 Tage
lokale Therapie	Metronidazol (5% Creme)	2–3 × täglich über 7 Tage
	Tetracyclin/Amphotericin B (Vaginalovula)	1–2 × 1 Ovulum/d über 5–10 Tage
	Tetracyclin/Amphotericin B (Creme)	1–2 × 1 Applikatorfüllung/d über 5–10 Tage

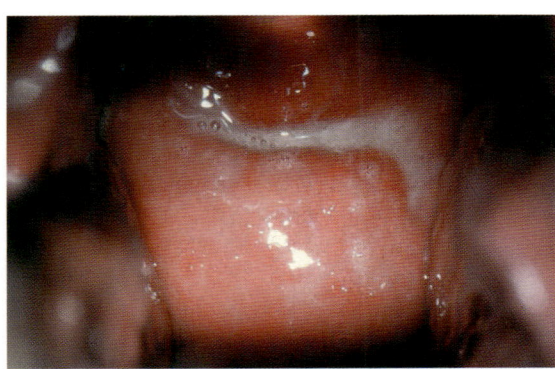

Abb. B13-1 Zervizitis, verursacht durch eine Trichomonaden-Infektion.

(Aszension) sind nicht beschrieben. Dagegen betrifft die Krankheit auch die Harnröhre, die dort befindlichen Drüsen (Skene'sche Gänge) und die Drüsen im Vulvabereich (Bartholin'sche Drüsen). Weitere Erreger der Trichomonaden-Erkrankung sind oft Begleitkeime der Amin-Kolpitis (Petersen 2003). Trichomonaden kommen symptomlos mit einer geschätzten Häufigkeit von bis zu 15% im Urogenitaltrakt des Mannes vor (Friese et al. 2002, Petersen 2003). Allenfalls eine mehr oder weniger starke Urethritis mit einem schleimigen, milchigen Ausfluss, der durch eine Ansammlung von Leukozyten bedingt ist, lässt an eine Infektion denken (Petersen 2003).

Diagnose: Zusätzlich zu den lokalen Infektionszeichen und dem typischen Fluor ist ein erhöhter vaginaler pH

Trichomonas vaginalis

Barbara Spellerberg

- **Erregerbeschreibung**
  Trichomonas vaginalis ist ein Protozoon, das zu den Flagellaten gehört. Die Erreger haben eine Größe von ca. 9 × 7 µm und weisen vier vordere und eine hintere Geißel auf. Ein starres Axostyl zieht sich durch die komplette Zelle und überragt diese um wenige µm. Charakteristische Eigenschaften sind schnelle hektische Bewegungen im Nativpräparat und eine undulierende Membran, die sich über die Hälfte der Zelle erstreckt. Trichomonaden liegen als Trophozoiten vor, Zysten werden nicht ausgebildet, die Vermehrung erfolgt über Zellteilung.

- **Erreger-Wirts-Beziehung, Epidemiologie**
  T. vaginalis ist die einzige humanpathogene Spezies der Trichomonaden, und Infektionen treten ausschließlich bei Menschen auf. Nach Schätzungen der WHO sind Trichomonaden für fast die Hälfte aller heilbaren sexuell übertragenen Infektionen verantwortlich. In den USA findet man Trichomonaden bei bis zu 25% der Patienten, die eine STD-Klinik aufsuchen. Häufig existieren Koinfektionen mit anderen sexuell übertragbaren Erregern, vor allem *Neisseria gonorrhoeae*. Obwohl ein Überleben der Erreger außerhalb des Schleimhautmilieus dokumentiert ist, wird davon ausgegangen, dass Infektionen fast ausschließlich durch sexuelle Kontakte zustande kommen.

- **Krankheitsspektrum**
  Bei Frauen sind ungefähr 50% der Infektionen asymptomatisch, bei Männern liegt dieser Anteil wesentlich höher. Symptomatische Infektionen bei Frauen gehen mit vaginalem Ausfluss, Juckreiz, ödematösen und erythematösen Veränderungen der Schleimhaut und Geruchsbelästigung einher. Neuere Studien bei Schwangeren mit Trichomoniasis legen eine Assoziation mit vorzeitigem Blasensprung und Frühgeburtlichkeit nahe. Bei Männern wird *T. vaginalis* als ein Verursacher der nichtgonorrhöischen Urethritis diskutiert.

- **Diagnostik**
  Die Diagnose erfolgt in den meisten Fällen durch Mikroskopie eines Nativpräparates, bei dem die Erreger anhand der typischen Beweglichkeit und Morphologie identifiziert werden. Die Untersuchung sollte innerhalb einer Stunde nach Abnahme des Präparates erfolgen, die Proben dürfen nicht gekühlt werden. Die Sensitivität liegt in Abhängigkeit von der Erfahrung des Untersuchers zwischen 50 und 70%. Eine Kultur der Erreger in Spezialnährmedien und Nukleinsäurenachweise mittels PCR weisen höhere Sensitivitäten auf, sind jedoch nur in wenigen Speziallaboratorien etabliert.

- **Prophylaxe**
  Eine spezifische Prophylaxe vor Trichomonas-Infektionen existiert nicht. Die Übertragung der Erreger bei sexuellen Kontakten kann durch Präservative unterbunden werden.

- **Spezifische Therapie**
  Eine Einmaldosis Metronidazol (2 g oral) ist die Therapie der Wahl bei Trichomonas-Infektionen. Zusätzlich ist die Therapie des Sexualpartners indiziert, um Reinfektionen zu vermeiden. Die Metronidazol-Resistenz von *T. vaginalis* wird auf 2,5–5% der Stämme geschätzt. Methoden zur Resistenzbestimmung sind bisher nur in wenigen Speziallaboratorien etabliert und befinden sich häufig noch im experimentellen Stadium.

- **Maßnahmen bei Patienten und Kontaktpersonen**
  Die Sexualpartner von erkrankten Personen sollten antibiotisch behandelt werden, um Ping-Pong-Infektionen und eine weitere Verbreitung der Erreger zu vermeiden.

- **Meldepflicht**
  Eine Meldepflicht von Trichomonas-Infektionen nach dem IFSG besteht nicht.

- **Nationale Referenzzentren**
  Ein nationales Referenzzentrum wurde für diesen Erreger bisher nicht eingerichtet.

- **Literatur**
  Schwebke JR, Burgess D. 2004. Trichomoniasis. Clin Microbiol Rev 17(4): 794–803.

Gardnerella vaginalis

Barbara Spellerberg

- **Erregerbeschreibung**
  Gardnerrella vaginalis ist aufgrund von Zellwandanalysen der Gruppe der grampositiven Stäbe zuzuordnen und weist eine entfernte Verwandtschaft zu Bifidobakterien auf. In der Gramfärbung stellen sich die Erreger als dünne gramvariable Stäbe dar. G. vaginalis ist unbeweglich und fakultativ anaerob; es ist die einzige Spezies des Genus Gardnerella.

- **Erreger-Wirts-Beziehung, Epidemiologie**
  Der natürliche Standort des Erregers sind die Schleimhäute des weiblichen Vaginaltraktes bzw. der Anorektalregion von Erwachsenen und Kindern beiderlei Geschlechts. Auch wenn man den Erreger überproportional häufig (> 80%) bei Patientinnen mit bakteriellen Vaginose (BV) findet, so sind bis zu 25% der Frauen ohne klinische Symptome einer BV kulturell positiv.

- **Krankheitsspektrum**
  Die klinische Bedeutung von G. vaginalis liegt in der Assoziation des Erregers mit der Diagnose „bakterielle Vaginose". Ob G. vaginalis in diesem Zusammenhang eine kausale Rolle spielt, ist jedoch unklar. Der Erreger kann auch bei den Sexualpartnern von BV-Patientinnen nachgewiesen werden. Ob bei männlichen Patienten ein Zusammenhang zu Krankheitssymptomen (Urethritis) besteht, ist fraglich. Die Assoziation einer BV während der Schwangerschaft mit vorzeitigem Blasensprung und Frühgeburtlichkeit ist gut dokumentiert. Vereinzelt treten postpartal und nach Aborten invasive Infekte mit Blutkulturisolaten von G. vaginalis auf.

- **Diagnostik**
  Die Diagnose der bakteriellen Vaginose wird über klinische Symptome und die standardisierte Interpretation mikroskopischer Grampräparate des Vaginalsekretes gestellt, die unter anderem auf dem Nachweis von Clue-Zellen und einer Mischflora aus überwiegend kleinen gramnegativen Stäben (Prevotella spp., Porphyromonas spp.) und gramvariablen Stäben (G. vaginalis) beruht. Der kulturelle Nachweis des Erregers kann auf Humanblutplatten durchgeführt werden. G. vaginalis imponiert nach (24–) 48 Stunden Inkubation unter 5% CO_2 als kleine (< 0,5 mm) β-hämolysierende Kolonien und ist Katalase-negativ. Die diagnostische Aussagekraft des kulturellen Nachweises ist sehr eingeschränkt, da G. vaginalis auch häufig bei Patientinnen ohne klinische Hinweise auf eine BV gefunden wird. Eine routinemäßige Diagnostik der BV auf der Basis des kulturellen Nachweises ist daher nicht möglich.

- **Prophylaxe**
  Spezifische prophylaktische Maßnahmen gegen eine G.-vaginalis-Infektion sind nicht bekannt. Während der Schwangerschaft kann durch regelmäßige Überprüfung des vaginalen pH (auch als Selbstkontrolle der Schwangeren) eine BV frühzeitig erkannt werden.

- **Spezifische Therapie**
  Metronidazol (500 mg oral 2 ×/d für sieben Tage, alternativ eine Einmaldosis von 2 g) ist die Therapie der Wahl für die bakterielle Vaginose. Während der Schwangerschaft wird eine Therapie mit Clindamycin (300 mg oral 2 ×/d für sieben Tage) empfohlen. In-vitro-Metronidazol-Resistenzen des Erregers und klinisches Versagen der Therapie wurden beschrieben, die Interpretation dieser Befunde ist erschwert durch das Fehlen standardisierter Empfehlungen zur Antibiotikaresistenz-Testung des Erregers.

- **Maßnahmen bei Patienten und Kontaktpersonen**
  Spezifische Maßnahmen sind nicht indiziert.

- **Meldepflicht**
  Eine Meldepflicht nach dem IFSG besteht nicht.

- **Nationale Referenzzentren**
  Ein nationales Referenzzentrum wurde für diesen Erreger bisher nicht eingerichtet.

- **Literatur**
  Aroutcheva AA, Simoes JA, Behbakht K, Faro S. 2001. Gardnerella vaginalis isolated from patients with bacterial vaginosis and from patients with healthy vaginal ecosystems. Clin Infect Dis 33 (7): 1022–1027.
  Catlin BW. 1992. Gardnerella vaginalis: characteristics, clinical considerations, and controversies. Clin Microbiol Rev 5 (3): 213–237.
  Centers for Disease Control and Prevention (CDC). 2002. Sexually transmitted diseases treatment guidelines 2002. MMWR Recomm Rep 51 (RR-6): 1–78.
  Friese K. 2003. The role of infection in preterm labour. BJOG 110 Suppl 20: 52–54.
  Nugent RP, Krohn MA, Hillier SE. 1991. Reliability of diagnosing bacterial vaginosis is improved by a standardized method of gram stain interpretation. J Clin Microbiol 29 (2): 297–301.

Mykoplasmen und Ureaplasmen

Barbara Spellerberg

- **Erregerbeschreibung**
  Mykoplasmen und Ureaplasmen gehören zur Klasse der Mollicutes. Aufgrund der geringen Zellgröße (0,2–0,3 μm) und des kleinen Genoms (< 1MB) sind diese Erreger die kleinsten bekannten freilebenden Organismen. Sie besitzen keine typische prokaryote Zellwand, sind daher nicht nach Gram anfärbbar und unempfindlich gegenüber β-Lactam-Antibiotika. Die anspruchsvollen Nährstoffbedingungen der Erreger sind nur mit Spezialnährmedien zu erfüllen.

- **Erreger-Wirts-Beziehung, Epidemiologie**
  Das Wirtsspektrum von Mykoplasmen umfasst alle Säugetiere und reicht bis zu Insekten und Pflanzen. Zu den human-

Mykoplasmen und Ureaplasmen (Fortsetzung)

pathogenen Spezies der Mykoplasmen und Ureaplasmen, die in Material aus dem Urogenitaltrakt zu finden sind, zählen vor allem *Mycoplasma hominis, Mycoplasma genitalium, Ureaplasma urealyticum* und *Ureaplasma parvum*. Die Erreger werden durch sexuellen Kontakt übertragen und finden sich häufig als Kommensalen der urogenitalen Schleimhäute bei Erwachsenen beiderlei Geschlechts.

- **Krankheitsspektrum**
Mykoplasmen und Ureaplasmen sind bei Patientinnen mit bakterieller Vaginose als Teil einer Mischflora nachzuweisen, inwieweit jedoch ein kausaler Zusammenhang besteht, ist unklar. Eine Assoziation von Mykoplasmen mit Salpingitis, Zervizitis, Endometritis, Pyelonephritis und Urethritis begleitet von entsprechenden Antikörperanstiegen wurde beschrieben. Postpartal können auch Wundinfekte und Bakteriämien auftreten. Eine Übertragung von Ureaplasmen unter der Geburt mit Verursachung respiratorischer oder in seltenen Fällen invasiver Infekte des Neugeborenen ist möglich und scheint bei Frühgeborenen die Entwicklung einer bronchopulmonalen Dysplasie zu begünstigen. Ureaplasmen-Infektionen konnten auch in einen kausalen Zusammenhang mit Frühgeburtlichkeit und Untergewicht der Neugeborenen gebracht werden. Als extragenitale Mykoplasmen-Infektionen treten unter anderem septische Arthritiden bei immunsupprimierten Patienten und möglicherweise reaktive Arthritiden nach genitalen Infekten auf.

- **Diagnostik**
Die Anzucht von *Mycoplasma hominis* und Ureaplasmen aus dem Urogenitalbereich erfolgt nach Anreicherung der Erreger in serumhaltigen Flüssignährmedien (kommerziell erhältlich) durch Subkultur auf Spezialnährmedien und Bebrütung bei 5% CO_2 bzw. anaeroben Bedingungen. *M. hominis* und Ureaplasmen wachsen auf diesen Medien innerhalb von 2–4 Tagen, die Kulturdauer für *M. genitalium* beträgt mehrere Wochen. Die morphologische Identifikation verdächtiger Kolonien erfolgt mikroskopisch. Antigennachweise oder serologische Antikörpernachweise haben sich bisher in der Routinediagnostik nicht etablieren können. Ein Nukleinsäurenachweis durch PCR kann für spezielle klinische und diagnostische Fragestellungen sinnvoll sein.

- **Prophylaxe**
Die Erreger sind Kommensalen der Schleimhäute des Urogenitaltraktes, spezielle prophylaktische Maßnahmen zur Vermeidung einer Mykoplasmen- bzw. Ureaplasmen-Infektion existieren daher nicht.

- **Spezifische Therapie**
Therapeutisch können Tetrazykline, Makrolide, Clindamycin und Gyrasehemmer eingesetzt werden. *M. hominis* ist resistent gegen Erythromycin, aber sensibel für Lincomycin. Tetrazyklin-Resistenzen bei bis zu 10% der Isolate sind beschrieben, die Interpretation ist allerdings durch das Fehlen standardisierter Empfehlungen zur Antibiotikaresistenz-Testung erschwert.

- **Maßnahmen bei Patienten und Kontaktpersonen**
Besondere Maßnahmen bei Patienten und Kontaktpersonen sind nicht indiziert.

- **Meldepflicht**
Eine Meldepflicht nach dem IFSG besteht nicht.

- **Nationale Referenzzentren**
Konsiliarlaboratorium für Mykoplasmen, Prof. Dr. E. Jacobs (Ansprechpartner), Institut für Medizinische Mikrobiologie und Hygiene des Universitätsklinikums der TU Dresden, Fiedlerstraße 42, 01307 Dresden.

- **Literatur**
Taylor-Robinson D, Furr PM. 1997. Genital mycoplasma infections. Wien Klin Wochenschr 109 (14–15): 578–583.
Waites KB, Katz B, Schelonka RI. 2005. Mycoplasmas and ureaplasmas as neonatal pathogens. Clin Microbiol Rev 18 (4): 757–789.

(> 4,5) festzustellen. Der Nachweis der Trichomonaden erfolgt mittels Phasenkontrastmikroskopie im Nativpräparat (Friese et al. 2002, Petersen 2003), wobei diese Flagellaten neben ihrer birnenförmigen Morphologie auch durch peitschenartige Fortsätze auffallen (Abb. B13-2). Zusätzlich besteht häufig eine bakterielle Begleitinfektion, bakterielle Vaginose, Zervizitis oder eine Soor-Kolpitis.

Therapie: Nitroimidazolderivate sind bei Trichomoniasis gut wirksam. Die Therapie erfolgt wegen einer begleiteten Zervizitis systemisch mit Metronidazol und Clotrimazol (z.B. Metronidazol 2 × 500 mg/d p.o. über sieben Tage oder Metronidazol 1 × 2 g als Einmaltherapie an einen Tag) (CDC 2002, Nanda et al. 2006, Swygard et al. 2004). Eine Partnerbehandlung und sexuelle Enthaltsamkeit während der Behandlung sind unerlässlich.

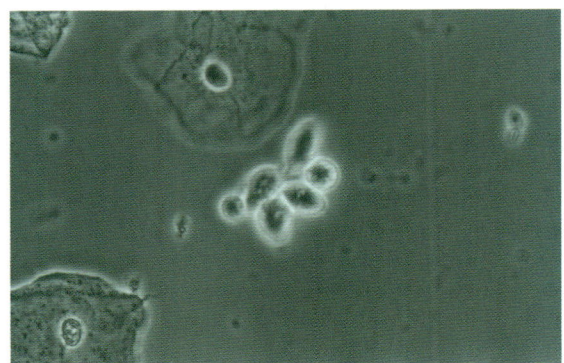

Abb. B13-2 Trichomonas-Nachweis im Nativ-Präparat.

B13.2 Zervizitis

1 Definition

Die akute Zervizitis, eine Entzündung des einschichtigen Zylinderepithels der Zervix, ist von anderen Erkrankungen des weiblichen Genitales klinisch zum Teil schlecht abzugrenzen und verläuft gelegentlich symptomarm, was die Ausbreitung der Infektionserreger erleichtert. Die Zervix ist wegen ihres einschichtigen Zylinderepithel gegenüber Erregern nicht so geschützt wie das mehrschichtige Vulva- und Vaginalepithel.

Etliche Faktoren können eine Zervizitis verursachen bzw. beeinflussen:
- primäre Infektion (z.B. Chlamydien, Gonokokken, Trichomonaden, Pilze, Herpesviren, HPV)
- Zervix-Erkrankungen (z.B. Erosion, Zervix-Risse und Zervix-Polypen)
- Aszension vaginaler Infekte (z.B. bakterielle Vaginose)
- psychogene Ursachen (z. B. frustrane Libido, Anorgasmie).

2 Erreger und Epidemiologie

Auch wenn keine aktuellen epidemiologischen Daten vorliegen, ist doch davon auszugehen, dass der größte Teil der Infektionen der Zervix von *Chlamydia trachomatis* (siehe auch Kap. B12), Herpes-simplex-Virus (HSV) Typ II (siehe auch Kap. B19) und Papillomaviren (siehe auch Kap. C7) verursacht wird. Auch Trichomonaden und Pilze können eine Zervizitis verursachen. *Neisseria gonorrhoeae* (siehe auch Kap. B12) ist ein zwar seltener, jedoch typischer Erreger einer Zervizitis (Tab. B13-5).

3 Klinik

Symptome sind primär ein vermehrt gelblicher, schleimig-eitriger und übel riechender Ausfluss, Kontaktblutungen und Blutungsstörungen. Allgemeinsymptome sind selten.

4 Diagnostik

Bei der gynäkologischen Untersuchung zeigt sich die Portio mit weiß-gelblichem, zähem Schleim bedeckt. Nach Entfernung kann es zu Kontaktblutungen kommen. Der Fluor cervicalis enthält reichlich Leukozyten, ohne dass allerdings Erreger im Nativpräparat zu sehen sind. Bei der Palpation der Zervix treten Schmerzen auf. Abstriche von Zervix und Vagina mit einem Erregernachweis sind möglich (mikrobiologische Kultur, Amin-Test).

Tab. B13-5 Wichtigste Erreger einer Zervizitis (Friese et al. 2002, Peipert 2003, Petersen 2003).

Erreger	Übertragung	Klinik/Diagnose	Risiken
Chlamydia trachomatis (Serotyp D–K)	• Übertragung durch Geschlechtsverkehr • häufigste Form einer akuten Zervizitis	• wässrig-klarer Fluor (evtl. eitrig oder blutig-tingiert) • keine wesentlichen Beschwerden (ca. 90%) • selten Dysurie • Kontaktblutung • Zwischenblutung	• Erregeraszension mit Adnexitis und Sterilität • intrapartale Infektion des Neugeborenen • Endometritis im Wochenbett
Neisseria gonorrhoeae	• Übertragung durch Geschlechtsverkehr • Assoziation mit anderen Erregern (*Chlamydia trachomatis*, HIV, HBV, HCV und *Treponema pallidum*)	• zervikaler Fluor (80–90%) • eitrige, schmerzhafte Urethritis	• Erregeraszension mit Adnexitis und Sterilität • disseminierte Form mit Arthritis und/oder Hautmanifestationen (selten) • neonatale Konjunktivitis (Gonoblenorrhö) mit Erblindung (bei fehlender Behandlung)
Herpes genitalis	• Übertragung durch Geschlechtsverkehr • Assoziiert mit Vulvitis/Vaginitis	• Bläschen, Erosionen und Ulzerationen • ggf. Ausfluss • Superinfektion	• neonatale Erkrankung mit schwer wiegenden Folgen

Bei Verdacht auf eine Herpesinfektion können aus Abstrichmaterial ein Direktnachweis und eine Virusisolierung mit anschließender Differenzierung zwischen HSV-1 und HSV-2 mittels typspezifisch reagierender monoklonaler Antikörper erfolgen. In begründeten Einzelfällen lässt sich ein Nachweis von HSV-DNA mittels Polymerase-Kettenreaktion erreichen. Der Nachweis HSV-2-spezifischer Antikörper im Serum ist mittlerweile ebenfalls möglich (siehe auch Kap. B17).

5 Therapie

Ziel einer antiinfektiven Therapie ist die Elimination der Beschwerden, eine Verhinderung der Erregeraszension mit entsprechenden Folgen (z.B. Adnexitis mit folgender weiblicher Sterilität) sowie eine Vermeidung von neonatalen Komplikation in der Schwangerschaft. *Chlamydia trachomatis* sowie *Neisseria gonorrhoeae* sollten systemisch mit Antibiotika behandelt werden (CDC 2002, Marrazzo et al. 2002, Martin et al. 1992) (siehe auch Kap. B12). Bei eindeutiger Klinik wird eine Therapie mit Azithromycin 1 g als Einmalgabe (Martin et al. 1992) oder Doxycyclin 2 × 100 mg p.o. für sieben Tage empfohlen, um beide Erreger zu erfassen. Alternativen sind Fluorchinolone (z.B. Ofloxacin 2 × 300 mg p.o. über sieben Tage) oder Makrolide (z.B. Erythromycin 4 × 500 mg/d p.o. über sieben Tage) (Tab. B13-6 und B13-7). Eine Herpes-simplex-Infektion sollte mit Virostatika behandelt werden (Tab. B13-8).

6 Krankheitsmanagement und Meldepflicht

Indikationen zur Therapie einer Chlamydien-Infektion stellen primär die Verhinderung einer Aszension des Erregers mit Salpingitis und/oder Adnexitis mit folgender Sterilität (Friese et al. 1996, Mendling und Seebacher 2003, Paavonen und Eggert-Kruse 1999), eine Infektion des Neugeborenen bei der Geburt sowie eine Endometritis im Wochenbett dar (Marrazzo et al. 2002, Paavonen und Eggert-Kruse 1999). Bei der klinischen Diagnose einer Zervizitis soll stets eine Untersuchung zum Ausschluss einer Infektion durch *Chlamydia trachomatis* erfolgen. Je nach klinischer Präsentation und Risikogruppe ist ein Nachweis von *Neisseria gonorrhoeae* bzw. Herpes simplex zu versuchen. Vor allem bei Patientinnen mit Nachweis von *Neisseria gonorrhoeae* findet sich häufig eine Doppelinfektion. Sexuelle Enthaltsamkeit für eine Woche nach Therapiebeginn und eine Partnerbehandlung werden empfohlen. Eine Meldepflicht bei dem Nachweis von *Chlamydia trachomatis* oder *Neisseria gonorrhoeae* besteht nicht.

7 Prophylaxe

Eine entsprechende Aufklärung von Kindern und Jugendlichen über Sexualität, Geschlechtskrankheiten sowie Sexualhygiene sollte erfolgen.

Tab. B13-6 Therapie einer Chlamydia-trachomatis-Infektion.

	Medikament	Dosierung
unkomplizierte Infektion	Doxycyclin	2 × 100 mg/d p.o. über 7 Tage
	Azithromycin	1 g p.o. Einzelgabe
	Erythromycin	4 × 500 mg/d p.o. über 7 Tage
	Erythromycinethylsuccinat	4 × 800 mg/d p.o. über 7 Tage
	Ofloxacin	2 × 300 mg/d p.o. über 7 Tage
	Levofloxacin	1 × 500 mg/d p.o. über 7 Tage
Schwangerschaft	Amoxicillin	3 × 500 mg/d p.o. über 7 Tage
	Erythromycin	4 × 500 mg/d p.o. über 7 Tage
	Azithromycin	1 g p.o. Einzelgabe
	Erythromycin	4 × 250 mg/d p.o. über 14 Tage
	Erythromycinethylsuccinat	4 × 400 mg/d p.o. über 14 Tage
	Erythromycinethylsuccinat	4 × 800 mg/d p.o. über 7 Tage
Neugeborene/Kinder	Erythromycin	50 mg/kg/d p.o. über 21 Tage

Tab. B13-7 Therapie einer Neisseria-gonorrhoeae-Infektion.

	Komplikationen/ Alternativen	Medikament	Dosierung
unkomplizierte Infektion		Cefixim	400 mg p.o. Einzelgabe
		Ceftriaxon	250 mg i.m. Einzelgabe
	Alternativtherapie	Cefpodoxim	200 mg p.o. Einzelgabe
		Ciprofloxacin	500 mg p.o. Einzelgabe
		Ofloxacin	400 mg p.o. Einzelgabe
		Spectinomycin	2 g i.m. Einzelgabe
unkomplizierte Infektion in der Schwangerschaft		Cefixim	400 mg p.o. Einzelgabe
		Cefpodoxim	200 mg p.o. Einzelgabe
		Ceftriaxon	250 mg i.m. Einzelgabe
		Erythromycin	4 × 500 mg p.o über 7 Tage
disseminierte Form		Ceftriaxon	1 × 1 g/d i.m. oder i.v. über 7 Tage
		Cefotaxim	3 × 1–2 g/d i.v. über 7 Tage
	Meningitis	Ceftriaxon	1 × 1 g/d i.m. oder i.v. über 14 Tage
	Endokarditis	Ceftriaxon	1 × 1 g/d i.m. oder i.v. über 28 Tage
	Alternativtherapie	Spectinomycin	2 × 2 g i.m. über 7 Tage
Konjunktivitis		Ceftriaxon	1 × 1 g i.m. über 7 Tage
		Ofloxacin oder Erythromycin	lokale Gabe
		Spectinomycin	1 × 2 g i.m. über 7 Tage
Neugeborene		Ceftriaxon	25–50 mg/kg KG/d (max. 125 mg) als Einzelgabe
Kinder mit Hyperbilirubinämie		Cefotaxim	50–100 mg/kg KG/d über 3–7 Tage

Tab. B13-8 Therapie des Herpes genitalis. Bei Kindern unter zwei Jahren sollte die halbe Dosierung verabreicht werden.

	Medikament	Dosierung
Primärinfektion	Aciclovir	5 × 200 mg/d p.o. über 5 Tage
		3 × 400 mg/d p.o. für 10 Tage
	Valaciclovir	2 × 1 g/d p.o. für 10 Tage
	Famciclovir	3 × 250 mg für 5–10 Tage (keine Zulassung)
	Foscarnet (bei Aciclovir-Resistenz)	2–3 × 40 mg/kg KG/d für 7–21 Tage.
	in schweren Fällen Aciclovir	3 × 5 mg/kg KG/d i.v. für 5–7 Tage
Rezidiverkrankungen	Aciclovir	5 × 200 mg p.o. über 5 Tage
		3 × 400 mg/d p.o. für 5 Tage
	Valaciclovir	2 × 500 mg p.o. über 5 Tage
	Famciclovir	2 × 125 mg für 5 Tage
Prophylaxe	Aciclovir	4 × 200 mg/d p.o. (nicht länger als 6–12 Monate)
	Valaciclovir	1 × 0,5–1 g/d p.o.
	Famciclovir	2 × 250 mg
	Aciclovir (bei Immunsuppression)	4 × 400 mg p.o.

Der Partner sollte im Falle einer Chlamydien- bzw. Gonokokken-Infektion mitbehandelt werden, um eine Wiederansteckung zu vermeiden. Kondomnutzung schützt nicht immer vollständig vor Ansteckung.

B13.3 Adnexitis

1 Definition und Einteilung

Als Adnexitis werden Entzündungen des weiblichen Genitales bezeichnet. Dabei handelt es sich in den meisten Fällen um eine aszendierende, seltener um eine deszendierende oder postoperative Infektion. Die Adnexitis wird im angloamerikanischen Sprachraum auch als „pelvic inflammatory disease" (PID) bezeichnet (Barrett 2005). Frauen mit einer anamnestischen Adnexitis/PID haben schwer wiegende gesundheitliche und reproduktionsmedizinische Probleme, einschließlich Infertilität (ca. 20%), chronische pelvine Schmerzen (ca. 18%) oder extrauterine Gravidität (ca. 6%) (Friese et al. 2002).

Eine Adnexitis kann man in unterschiedliche Verlaufsformen unterteilen:
- **akute Adnexitis:** akute und sehr heftige Schmerzen im Unterbauch mit Fieber
- **subakute Adnexitis:** Schmerzen und subfebrile Temperaturen, Druckempfindlichkeit im Unterbauch sowie häufig ein relativ gut abgrenzbarer Tastbefund im Adnex-Bereich.
- **chronische Adnexitis:** Häufig lässt sich nur noch eine Druckempfindlichkeit im Adnex-Bereich ohne erhöhte Temperaturen nachweisen. Aus diesem Zustand heraus kann jederzeit wieder eine Exazerbation mit stärkeren Beschwerden auftreten.

2 Epidemiologie der Krankheit

Von einer Adnexitis sind etwa 10 von 1000 Frauen betroffen. Das mittlere Erkrankungsalter liegt zwischen dem 15. und 39. Lebensjahr. Mehr als 70% der Patientinnen sind jünger als 25 Jahre, etwa 33% der Patientinnen erkranken vor dem 20. Lebensjahr. Nulliparae sind etwa doppelt so häufig betroffen wie Frauen, die bereits mindestens eine Schwangerschaft ausgetragen haben. Dieser Aspekt ist wegen der Langzeitfolgen, insbesondere wegen der möglichen späteren Sterilität, zu beachten.

3 Erregerspektrum, Infektionswege und Pathogenese

Erregerspektrum: Eine Vielzahl von Bakterienarten können das klinische Bild einer Adnexitis hervorrufen. Im Vordergrund stehen *Chlamydia trachomatis* und *Neisseria gonorrhoeae*, aber auch Keime, die sich in der Vaginalflora finden wie Anaerobier, *Gardnerella vaginalis*, *Haemophilus influenzae*, Enterobakterien und *Streptococcus agalactiae*, wurden mit der Erkrankung in kausalen Zusammenhang gebracht (CDC 2002). Zytomegalievirus, Mykoplasmen und *Ureaplasma urealyticum* werden ebenfalls diskutiert. Häufig sind es Mischkulturen. Actinomyces wird im Einzelfall insbesondere im Zusammenhang mit einem Intrauterinpessar (intrauterine device, IUD) als Ursache einer Adnexitis nachgewiesen. Peptostreptokokken, Bacteroides und andere obligate Anaerobier verursachen gehäuft eine Adnexitis bei älteren Patientinnen.

Infektionswege: Die Auslösung einer entzündlichen Erkrankung im weiblichen Genitalbereich kann durch prädisponierende Faktoren begünstigt werden. Hierzu zählen: Menstruation, Intrauterinpessar, fraktionierte Abrasio, Abortkürettage, Geburt/Wochenbett, diagnostische Eingriffe (Hysteroskopie, Hysterosalpingographie), Promiskuität und frühe Aufnahme sexueller Beziehungen.

Folgende Infektionswege sind typisch:
- aszendierende Infektion: Die Keime gelangen über die Zervix im Rahmen einer klinisch häufig unauffälligen Zervizitis zum Endometrium. Im weiteren Verlauf breiten sich die Erreger über die Tuben in Richtung Ovarien aus, wobei die Erkrankung nicht zwingend beidseitig auftreten muss und vom Schweregrad her seitendifferent sein kann. Schließlich resultiert eine Pelveoperitonitis.
- deszendierende Infektion: von einer Appendizitis, Peritonitis oder entzündlichen Darmerkrankungen ausgehend.
- postoperative Infektion: Sie kommen selten nach gynäkologischen bzw. chirurgischen Eingriffen vor.
- hämatogene Infektion: z.B. im Rahmen einer Tuberkulose.

Pathogenese: Als Folge der Aszension entsteht im Bereich der Tuben eine Entzündung, charakterisiert durch eine ödematöse Gewebsschwellung und eine leukozytäre Infiltration des Stromas. Fibrinöse Verklebungen und Ödem bewirken Veränderungen der Tuben mit einer Verlegung des Lumens, Einstülpung und Verklebung der Fimbrien-Enden, Verlegung des uterinen Tubenostiums und einer Perisalpingitis. Durch weitere Exsudation wird die Tube aufgetrie-

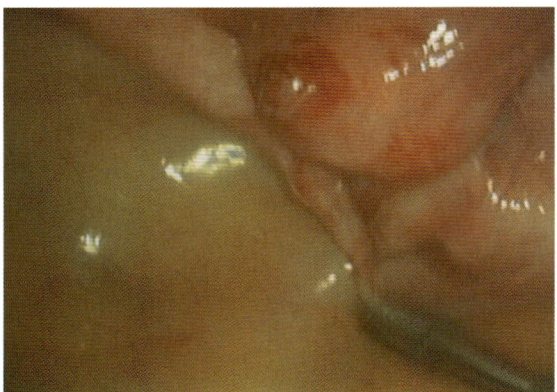

Abb. B13-3 Intraoperative akute Adnexitis mit Entleerung von reichlich Eiter (rechts unten) aus den nicht zu erkennenden Tuben.

ben. Hydro-, Pyo- und Hämatosalpinx sind die möglichen Folgen. Bei nicht verklebten Fimbrien-Enden kann in das kleine Becken gelangendes, infektiöses Exsudat eine Pelveoperitonitis hervorrufen (Abb. B13-3). Erhebliche Eitermengen im Douglas-Raum führen zum so genannten Douglas-Abszess. Die Mitbeteiligung der Ovarien im Sinne einer Perioophoritis bzw. eines Tuboovarialabszesses ist möglich, selten entsteht eine Perihepatitis (Fitz-Hugh-Curtis-Syndrom) (Friese et al. 2002). Wenn Anteile vom Netz oder Darmschlingen in das entzündliche Geschehen involviert werden, liegt ein so genannter entzündlicher Adnex-Tumor vor (Pseudotumor). Nach Abklingen der akuten Entzündung kommt es in der Heilungsphase zur bindegewebigen Umwandlung mit Entstehung starrer, möglicherweise unbeweglicher Tuben. In der Umgebung der Salpingen können Adhäsionen unterschiedlicher Ausprägung auftreten.

4 Klinik

Das klinische Bild der akuten Adnexitis ist vielfältig und reicht von symptomarmen, verkannten bis zu lebensbedrohlichen Entzündungsformen. Oft treten akut einsetzende, starke und seitenbetonte Unterbauchschmerzen auf mit eventueller Abwehrspannung im ganzen Unterbauch. Fieber, Übelkeit und Erbrechen können ebenfalls auftreten (Friese et al. 2002, Petersen 2003). Des Weiteren können Blutungsstörungen (z.B. azyklische Blutungen), vaginaler Fluor, Dysurie, Dyspareunie sowie Obstipation oder Diarrhö auftreten.

5 Diagnostik

Die Diagnose der Adnexitis erfolgt durch die Anamnese, verbunden mit der klinischen Untersuchung, bildgebenden Verfahren einschließlich der invasiven Diagnostik sowie der Erhebung klinisch-chemischer und mikrobiologischer Daten. Die klassischen Symptome sind Fieber, schmerzhafte Adnex-Schwellungen mit Portio-Schiebeschmerz sowie pathologische Entzündungszeichen im Serum (erhöhtes CRP). Das Nativpräparat aus der Vagina oder aus dem Zervikalkanal mit dem Nachweis von zahlreichen Leukozyten kann ebenfalls hilfreich sein (Friese et al. 2002). Ultraschall des kleinen Beckens kann ebenfalls mit Flüssigkeit im Douglas-Raum, verdickten Tuben (Flüssigkeitsansammlung) sowie vergrößerten Ovarien einhergehen.

Zu den erforderlichen mikrobiologischen Verfahren gehört die Untersuchung auf *C. trachomatis* und im Einzelfall auch *N. gonorrhoeae* aus Zervix- oder Urethralabstrichen (CDC 2002). Abstriche von den Salpingen, die im Rahmen einer diagnostischen Laparoskopie durchgeführt werden können, sollten unter Verwendung eines Transportmediums an das Labor geschickt werden, damit auch der Nachweis der sauerstoffempfindlichen, obligaten Anaerobier gelingen kann. Abstriche aus dem Douglas-Raum sind weniger aussagekräftig.

Die Diagnostik der subakuten/chronischen Adnexitis unterscheidet sich nicht von der einer akuten Adnexitis. Die Pelviskopie ist besonders wichtig, um auch zurückliegende Erkrankungen zu erkennen. In Verbindung mit einem in regelmäßigen Abständen erhobenen bimanuellen Palpationsbefund gestattet die Sonographie eine Verlaufskontrolle. Im Rahmen der Diagnostik ist eine Reihe von Erkrankungen differentialdiagnostisch in Erwägung zu ziehen:

- Chirurgie: Appendizitis, M. Crohn, Colitis ulcerosa, Divertikulitis Adhäsionen, Hernien
- Gynäkologie: ektope Schwangerschaft, Endometriose, Ovarialtumor, rupturierte Ovarialzyste, ovariale Stieldrehung, Blutung des Corpus luteum
- Urologie: Zystitis, Urolithiasis, Pyelonephritis
- Sonstiges: Yersiniose, Shigellen, Salmonellen, Koprostase.

Die wichtigsten und häufigsten differentialdiagnostischen Erkrankungen stellen allerdings die **Appendizitis** und **Extrauteringravidität** dar (Tab. B13-9).

6 Therapie

Jede Patientin mit einer akuten Adnexitis sollte unverzüglich hospitalisiert und therapeutische Maßnahmen sollten

Tab. B13-9 Häufigste Differentialdiagnosen einer Adnexitis.

	Differentialdiagnose	Adnexitis	Appendizitis	Extrauterine Gravidiät (EU)
Allgemein	Alter (15–25)	++	±	+
	Schwangerschaft	–	–	++
Symptome	Übelkeit und Erbrechen	±	++	±
	Stuhlunregelmäßigkeiten	±	++	±
	Fluor vaginalis	++	–	±
	Fieber (über 38 °C)	+	++	–
	Unterbauchschmerzen	±	+	±
	• krampfartig	±	+	+
	• beidseitig ziehend	++	–	–
	• einseitig stehend		++	++
	• Loslassschmerz	–	++	–
	• McBurney-Punkt	–	++	–
	• Portioschiebeschmerz	++	–	+
Labor	Leukozytose	++	++	
	erhöhtes CRP	++	++	–
Sonographie	freie Flüssigkeit	++	±	++
	unscharfe Ovarien	+	–	–
	darstellbare Tube		–	++
	Adnex-Tumor	++	–	+
	extrauterine Fruchtblase	–	–	++
	leeres Cavum	–	–	++
Komplikationen		Begleitappendizitis	Begleitadnexitis	Tubarruptur
		Pelveoperitonitis	Perforation	Sepsis
		EU	Verwachsungen	erneute EU

– kein Kriterium
± geringes Kriterium
+ bzw. ++ schwaches bis starkes Kriterium

eingeleitet werden (Friese et al. 2002, Petersen 2003, Ross 2003) (Tab. B13-10). Bei leichten Adnexitis-Fällen und fehlendem palpablen Tumor bzw. fehlendem Ultraschallbefund sowie nach Ausschluss einer Appendizitis oder bei fehlender Compliance der Patientin kann im Einzelfall die Therapie auch oral unter ambulanten Bedingungen durchgeführt werden.

Allgemeine Maßnahmen: Bettruhe (!), Eisblase, Analgetika/Spasmolytika. Ein IUD muss entfernt werden! Ein bekannter Diabetes sollte überwacht bzw. neu eingestellt werden, um annähernd normoglykämische Verhältnisse zu erreichen. Die Glukokortikoid-Therapie zur Verhinderung entzündlicher Tuben-Verschlüsse wird kontrovers diskutiert, bei Tuberkulose und Diabetes mellitus ist sie kontraindiziert.

Resorptionsfördernde Maßnahmen: Im Anschluss bzw. in Ergänzung der Akuttherapie gelangen antiphlogistische und resorptionsfördernde physikalische Maßnahmen zur Anwendung: lokale Kälteapplikation, Priesnitzumschläge, Wickel, ansteigende Sitzbäder, Kurzwelle, Fango, Moorpackungen. Ihre klinische Wirksamkeit ist allerdings sehr fraglich.

Medikamentöse Therapie: Nach Möglichkeit sollte die antibiotische Therapie entsprechend dem Antibiogramm

Tab. B13-10 Therapeutische Maßnahmen einer Adnexitis (Petersen 2003).

ergänzende Maßnahmen	Allgemein	stationäre Behandlung, leichte Kost, schonende Stuhlregulierung
		strenge Bettruhe
		Überwachung der Bilanzierung
		Entfernung eines liegenden Intrauterinpessars (IUD)
	physikalische Maßnahmen	lokale Kälteanwendung: Eisakku, Eisblase
		feuchte Wärme: feucht-warme Wickel (nach Rückbildung des Lokalbefundes; während Monatsblutung bzw. bei Verschlechterung der Entzündungsparameter wieder Kälteanwendung)
	septische Temperaturen	Heparinisierung
	starke Beschwerden	bei Bedarf nichtsteroidale Analgetika bzw. Antiphlogistika
konservative Therapie	akutes Stadium vor Erregernachweis	Antibiotikatherapie (siehe Tab. B13-9)
	akutes Stadium nach Erregernachweis	ggf. Therapieänderung entsprechend Kulturergebnis
	subakutes Stadium	Bettruhe
		zunehmende trockene Wärmeapplikation
		Fango- oder Moorpackungen
	chronisches Stadium	ambulante Therapie möglich
		Resorptions- bzw. Bädertherapie
operative Therapie	frühe operative Therapie (alternativ zur konservativen Therapie)	Laparoskopie (alternativ Laparotomie) mit Punktion/Drainage bei • wirkungsloser konservativer Therapie • Verschlechterung des Allgemeinzustandes • septischen Temperaturen • Zunahme des Adnex-Befundes • persistierenden Peritonitis-Zeichen • nachgewiesenem Ovarial-, Tuboovarial-, Douglas-Abszess oder Pyosalpinx
	späte operative Therapie (nach unbefriedigender konservativer Therapie)	große Restbefunde
		unterschiedliche objektivierbare Befunde (Palpation, Sonographie)
		wiederholte Rezidive
		durchgängige Beschwerden

in ausreichender Dosierung über einen angemessenen Zeitraum erfolgen (CDC 2002). Die Antibiotikatherapie sollte unmittelbar nach der Entnahme des Untersuchungsmaterials für den Erregernachweis beginnen. Für die kalkulierte Therapie einer akuten Adnexitis sind Antibiotika mit einem breiten Wirkungsspektrum zu wählen (Peipert 2003), welches die wichtigsten aeroben und anaeroben Bakterienspezies umfasst (Tab. B13-11). Eine Verlängerung der Therapiedauer auf drei Wochen ist bei der chronischen Adnexitis indiziert.

Operative Maßnahmen: Wenn die medikamentösen Maßnahmen keinen Erfolg zeigen (Fieber bleibt bestehen, Adnex-Tumor persistiert, Allgemeinbefinden schlechter), ist die operative Sanierung durch Pelviskopie/Laparotomie möglich. Die operative Therapie ist im akuten Stadium nur bei eitriger Peritonitis außerhalb des kleinen Beckens, insbesondere bei Insuffizienz der konservativen Therapie, indiziert. Besonderer Aufmerksamkeit bedürfen dabei der Douglas-, Ovarial- und Tuboovarialabszess, die immer stationär behandelt werden müssen. Die chirurgische Therapie muss dem Alter sowie dem eventuellen Kinderwunsch der Patientin Rechnung tragen.

7 Krankheitsmanagement und Meldepflicht

Nur bei rechtzeitiger und konsequenter Therapie können Spätfolgen wie z.B. chronisch rezidivierende Adnexitis, Tu-

Tab. B13-11 Medikamentöse Therapievorschläge einer Adnexitis (modifiziert nach CDC 2002).

	Medikament und Dosierung	Dauer	Bemerkung
ambulant	Ofloxacin 400 mg 2 ×/d p.o + Metronidazol 500 mg 2 ×/d p.o.	14 Tage	• leichte Adnexitis-Fälle • fehlender palpabler Tumor • fehlender Ultraschallbefund • Ausschluss einer Appendizitis • Entfernung eines Intrauterinpessars (IUD) • Azithromycin kann bei Therapieversagen wiederholt werden
	Ceftriaxon 250 mg i.m. einmalig + Doxycyclin 100 mg 2 ×/d p.o. + Metronidazol 500 mg 2 ×/d p.o.	14 Tage	
	bei *N. gonorrhoeae:* Ceftriaxon 250 mg i.m. Einmaltherapie		
	bei *C. trachomatis:* Azithromycin 1 g p.o. Einmaltherapie		
stationär	Cefoxitin 2 g i.v. 4×/d + Doxycyclin 100 mg i.v. oder 100 mg p.o. 2×/d	10–14 Tage	• nicht ausgeschlossene Appendizitis • Fieber, Nausea, Erbrechen • Peritonitis, Adnex-Befund • V.a. auf Tuboovarialabszess • Adoleszenz, Schwangerschaft • Nichtansprechen der peroralen Therapie nach maximal 48 Stunden • 24 Stunden nach klinischer Besserung kann auf perorale Therapie gewechselt werden.
	Clindamycin 900 mg i.v. 3×/d + Gentamycin (initial 2 mg/kg KG i.v. oder i.m., dann 1,5 mg/kg KG alle 8 Stunden)	10–14 Tage	
	Ofloxacin 400 mg i.v. 2×/d + Metronidazol 500 mg 3×/d i.v. oder p.o.	10–14 Tage	
	Ampicillin/Sulbactam 3g 4×/d i.v. + Doxycyclin 100 mg i.v. oder p.o. 2×/d	10–14 Tage	
	Ciprofloxacin 200 mg i.v. 2×/d + Doxycyclin 100 mg i.v. oder p.o. 2×/d + Metronidazol 500 mg i.v. 3×/d	10–14 Tage	

ben-Verschluss bzw. -funktionsstörung mit Sterilität oder erhöhtem Risiko für Tubargravidität, Dyspareunie und psychische Alterationen vermieden werden. Deshalb ist eine **frühzeitige und exakte Diagnosestellung** einschließlich eines qualifizierten mikrobiologischen Erregernachweises erforderlich. Bei nachgewiesener Gonorrhö oder Chlamydien-Infektion ist die Mitbehandlung des Partners zur Vermeidung von wechselseitigen Reinfektionen unverzichtbar (Friese et al. 2002, Petersen 2003).

8 Prophylaxe

Die Prävention beinhaltet mehrere Aspekte:
- entsprechende Aufklärung von Kindern und Jugendlichen über Sexualhygiene
- keine Einlage eines Intrauterinpessars (IUD) zur Kontrazeption bei Nulliparae
- möglichst kein IUD bei Diabetikerinnen.

Streptococcus agalactiae

Barbara Spellerberg

- **Erregerbeschreibung**
  Streptococcus agalactiae (Gruppe B-Streptokokken, GBS) gehört zu den grampositiven Kokken aus der Familie der Streptococcaceae. Die Erreger sind bekapselt, β-hämolysierend und weisen das Lancefield-Antigen B auf. Es existieren neun verschiedene Kapseltypen (Ia, Ib, II–VIII). Infektionen treten im veterinärmedizinischen Bereich (bovine Mastitis) und in der Humanmedizin auf, es handelt sich jedoch um separate Erregerpopulationen, die an den jeweiligen Wirt adaptiert sind und nicht als Zoonose übertragen werden.
- **Erreger-Wirts-Beziehung, Epidemiologie**
  Eine vaginale oder rektale Kolonisierung mit *Streptococcus agalactiae* ist in 10–30% der weiblichen und männlichen Bevölkerung zu finden und verursacht keine Krankheitssymptome. In aktuellen Daten aus Deutschland wurde eine GBS-Besiedlung bei 16% der schwangeren und nicht schwangeren Patientinnen gefunden. Ähnliche epidemiologische Daten findet man in anderen europäischen Ländern und den USA. Die Übertragung der Erreger auf Neugeborene ist bei besiedelten Müttern bei ca. 50% der Fälle zu erwarten und stellt den wichtigsten Risikofaktor für den Erwerb einer neonatalen invasiven S.-agalactiae-Infektion dar.
- **Krankheitsspektrum**
  Streptococcus agalactiae ist in der Humanmedizin vor allem als Erreger von invasiven Neugeborenen-Infektionen be-

Streptococcus agalactiae (Fortsetzung)

kannt. Die überwiegende Mehrheit dieser Infektionen manifestiert sich unmittelbar nach der Geburt (0–7 Tage) in Form einer so genannten Early onset-Infektion mit Pneumonie und Sepsis. Seltener findet man das Krankheitsbild einer Late onset-Infektion (eine Woche bis drei Monate), bei dem die Meningitis im Vordergrund steht. Neben den Neugeboreneninfektionen werden seit einigen Jahren auch zunehmend invasive Infekte, Weichteilinfektionen und Harnwegsinfekte bei erwachsenen Patienten beobachtet. Gefährdet sind in erster Linie immunkompromittierte Patienten, die einen Diabetes oder eine maligne Grunderkrankung aufweisen.

- **Diagnostik**
  Kultur. Zur kulturellen Anzucht von *S. agalactiae* werden in vielen Fällen Universalnährmedien benutzt. Zum Nachweis einer Besiedlung in der Schwangerschaft reicht die Sensitivität von Blutagarplatten jedoch nicht aus. Hierzu erfolgt die Erregeranzucht aus vaginalen und rektalen Abstrichen in der 35.–37. Schwangerschaftswoche zunächst in flüssigen Anreicherungsmedien, die aufgrund von Antibiotikazusätzen andere Erreger der Vaginalflora im Wachstum hemmen und dadurch eine deutlich höhere Sensitivität aufweisen. Mit herkömmlichen Tupfern entnommene Abstriche sollten in Standardtransportmedien eingebracht werden und können so bis zu 96 Stunden gelagert werden.
  Antigennachweis. Kommerziell erhältliche Immunoassays zum Antigennachweis aus dem Vaginaltrakt weisen eine unzureichende Sensitivität auf und sind daher nicht zu empfehlen. Es existiert jedoch eine neue, kommerziell erhältliche Light cycler-PCR, die über eine hohe Sensitivität und Spezifität verfügt und sich in ersten klinischen Studien bewährt hat.
- **Prophylaxe**
  Zur Vermeidung der Übertragung von *S. agalactiae* auf Neugeborene wird in Übereinstimmung mit nationalen und internationalen Leitlinien eine peripartale Antibiotikaprophylaxe bei vaginaler oder rektaler Besiedlung empfohlen. Die maternale Besiedlung ist der wichtigste Risikofaktor für den Erwerb von neonatalen invasiven S.-agalactiae-Infektionen. Ein Impfstoff steht derzeit noch nicht zur Verfügung.
- **Spezifische Therapie**
  Die empfohlene peripartale Antibiotikaprophylaxe erfolgt durch eine systemische antibiotische Behandlung der besiedelter Mütter mit Penicillin oder Ampicillin (bzw. bei Penicillinallergie mit Erythromycin) und muss spätestens vier Stunden vor der Geburt begonnen werden, um eine Übertragung auf das Neugeborene effektiv zu verhindern. Eine Behandlung besiedelter Frauen während der Schwangerschaft ist nicht indiziert, da eine dauerhafte Eliminierung des Erregers in den meisten Fällen nicht gelingt. Eine Kolonisierung außerhalb der Schwangerschaft ist bei 10–30% der Bevölkerung zu finden und bedarf ebenfalls keiner Therapie. Zur Therapie einer invasiven S.-agalactiae-Infektion ist eine Kombination aus einem β-Lactam-Antibiotikum und einem Aminoglykosid indiziert.
- **Maßnahmen bei Patienten und Kontaktpersonen**
  Da *S. agalactiae* bei vielen Personen zur Normalflora zählt, sind keine spezifischen Hygienemaßnahmen erforderlich.
- **Meldepflicht**
  Eine Meldepflicht von S.-agalactiae-Infektionen nach dem IFSG besteht nicht.
- **Nationale Referenzzentren**
  NRZ für Streptokokken, Prof. Dr. R. Lütticken (Ansprechpartner), Institut für Medizinische Mikrobiologie der RWTH-Aachen, Pauwelsstraße 30, 52057 Aachen.

- **Literatur**
  Brimil N, Barthell E, Heindrichs U, Kuhn M, Lütticken R, Spellerberg B. 2006. Epidemiology of Streptococcus agalactiae colonization in Germany. Int J Med Microbiol 296 (1): 39–44.
  Davies HD, Miller MA, Faro S, Gregson D, Kehl SC, Jordan JA. 2004. Multicenter study of a rapid molecular-based assay for the diagnosis of group B Streptococcus colonization in pregnant women. Clin Infect Dis 39 (8): 1129–1135.
  Schrag S, Gorwitz R, Fultz-Butts K, Schuchat A. 2002. Prevention of perinatal group B streptococcal disease. Revised guidelines from CDC. MMWR Recomm Rep 51 (RR-11): 1–22.

LITERATURVERZEICHNIS

Amsel R, Totten PA, Spiegel CA, Chen KC, Eschenbach D, Holmes KK. 1983. Nonspecific vaginitis – diagnostic criteria and microbial and epidemiologic associations. Am J Med 74: 14–22.

Antonio MA, Hawes SE, Hillier SL. 1999. The identification of vaginal Lactobacillus species and the demographic and microbiologic characteristics of women colonized by these species. J Infect Dis 180: 1950–1956.

Barrett S, Taylor C. 2005. A review on pelvic inflammatory disease. Int J STD AIDS 16: 715–720; quiz 721.

Bradshaw CS, Morton AN, Garland SM, Morris MB, Moss LM, Fairley CK. 2005. Higher-Risk Behavioral Practices Associated With Bacterial Vaginosis Compared With Vaginal Candidiasis. Obstet Gynecol 106: 105–114.

Bradshaw CS, Morton AN, Hocking J, Garland SM, Morris MB, Moss LM, Horvath LB, Kuzevska I, Fairley CK. 2006. High recurrence rates of bacterial vaginosis over the course of 12 months after oral metronidazole therapy and factors associated with recurrence. J Infect Dis 193: 1478–1486.

Centers for Disease Control and Prevention (CDC). 2002. Sexually transmitted diseases treatment guidelines 2002. MMWR Recomm Rep 51: 1–78.

Cha R, Sobel JD. 2004. Fluconazole for the treatment of candidiasis: 15 years experience. Expert Rev Anti Infect Ther 2: 357–366.

Deutsche Gesellschaft für Gynäkologie und Geburtshilfe e.V. (DGGG). 2006. Leitlinien, Empfehlungen, Stellungnahmen. http://www.dggg.de.

Fredricks DN, Fiedler TL, Marrazzo JM. 2005. Molecular identification of bacteria associated with bacterial vaginosis. N Engl J Med 353: 1899–1911.

Friese K, Mendling W. 1996. Oral vs local treatment of vaginal mycosis. Gynakologe 29: 221–228.

Friese K, Neumann G, Siebert J, Harke HP, Kirschner W. 2000. Randomized trial of two local antiseptics in bacterial vaginal infections. Geburtshilfe Und Frauenheilkunde 60: 308–313.

Friese K, Schäfer A, Hof H. 2002. Infektionskrankheiten in Gynäkologie und Geburtshilfe. Springer, Berlin/Heidelberg/New York/Tokio.

Gingelmaier A, Friese K. 2005. Genital mycoses. Med Monatsschr Pharm 28: 309–312; quiz 313.

Marrazzo JM, Handsfield HH, Whittington WL. 2002. Predicting chlamydial and gonococcal cervical infection: implications for management of cervicitis. Obstet Gynecol 100: 579–584.

Marrazzo JM. 2004. Evolving issues in understanding and treating bacterial vaginosis. Expert Rev Anti Infect Ther 2: 913–922.

Martin DH, Mroczkowski TF, Dalu ZA, McCarty J, Jones RB, Hopkins SJ, Johnson RB. 1992. A controlled trial of a single dose of azithromycin for the treatment of chlamydial urethritis and cervicitis. The Azithromycin for Chlamydial Infections Study Group. N Engl J Med 327: 921–925.

Mendling W, Seebacher C. 2003. Guideline vulvovaginal candidosis: guideline of the German Dermatological Society, the German Speaking Mycological Society and the Working Group for Infections and Infectimmunology of the German Society for Gynecology and Obstetrics. Mycoses 46: 365–369.

Mitchell H. 2004. Vaginal discharge-causes, diagnosis, and treatment. Bmj 328: 1306–1308.

Nanda N, Michel RG, Kurdgelashvili G, Wendel KA. 2006. Trichomoniasis and its treatment. Expert Rev Anti Infect Ther 4: 125–135.

Owen MK, Clenney TL. 2004. Management of vaginitis. Am Fam Physician 70: 2125–2132.

Paavonen J, Eggert-Kruse W. 1999. Chlamydia trachomatis: impact on human reproduction. Hum Reprod Update 5: 433–447.

Paavonen J, Mangioni C, Martin MA, Wajszczuk CP. 2000. Vaginal clindamycin and oral metronidazole for bacterial vaginosis: a randomized trial. Obstet Gynecol 96: 256–260.

Peipert JF. 2003. Clinical practice. Genital chlamydial infections. N Engl J Med 349: 2424–2430.

Petersen EE. 2003. Infektionen in Gynäkologie und Geburtshilfe. Thieme, Stuttgart.

Reed BD, Eyler A. 1993. Vaginal infections: diagnosis and management. Am Fam Physician 47: 1805–1818.

Richter SS, Galask RP, Messer SA, Hollis RJ, Diekema DJ, Pfaller MA. 2005. Antifungal susceptibilities of Candida species causing vulvovaginitis and epidemiology of recurrent cases. J Clin Microbiol 43: 2155–2162.

Ross J. 2003. Pelvic inflammatory disease. Clin Evid: 1871–1877.

Sheary B, Dayan L. 2005. Recurrent vulvovaginal candidiasis. Aust Fam Physician 34: 147–150.

Sobel JD. 1997. Vaginitis. N Engl J Med 337: 1896–1903.

Sobel JD. 2000. Bacterial vaginosis. Annu Rev Med 51: 349–356.

Sobel JD, Wiesenfeld HC, Martens M, Danna P, Hooton TM, Rompalo A, Sperling M, Livengood C III, Horowitz B, von Thron J, Edwards L, Panzer H, Chu TC. 2004. Maintenance fluconazole therapy for recurrent vulvovaginal candidiasis. N Engl J Med 351: 876–883.

Spence D. 2005. Candidiasis (vulvovaginal). Clin Evid: 2200–2215.

Swygard H, Sena AC, Hobbs MM, Cohen MS. 2004. Trichomoniasis: clinical manifestations, diagnosis and management. Sex Transm Infect 80: 91–95.

van der Pol B, Williams JA, Orr DP, Batteiger BE, Fortenberry JD. 2005. Prevalence, incidence, natural history, and response to treatment of Trichomonas vaginalis infection among adolescent women. J Infect Dis 192: 2039–2044.

KAPITEL B14 Männliche Geschlechtsorgane

Wolfgang Weidner, Reinhard Marre und Joachim Kühn

1	Vorbemerkungen	580
1.1	Definition	580
1.2	Epidemiologie	580
2	Erregerspektrum	580
3	Klinik	580
4	Infektionsweg und Pathogenese	581
5	Diagnostik	581
6	Therapie	582
7	Prävention	582

1 Vorbemerkungen

Entzündungen der männlichen Geschlechtsorgane entstehen im Rahmen generalisierter Infektionen (z.B. Mumps-Orchitis, tuberkulöse Epididymitis, abszedierende Prostatitis) oder fortgeleitet durch Infektionen der harnableitenden Organe (z.B. Harnwegsinfektionen, Gonorrhö, Chlamydien-Infektion).

1.1 Definition

Eine **akute Prostatitis** ist eine Erkrankung, die mit plötzlichem Fieber, Störungen bei der Miktion und intensiven Schmerzen im Bereich des Perineums und Rektums einhergeht. Das Syndrom der **chronischen Prostatitis** verursacht ähnliche Symptome, ist jedoch klinisch und kausal uneinheitlich.

Bei einer **Epididymitis** handelt es sich um eine üblicherweise einseitige akute oder chronische Entzündung des Nebenhodens, die sich bis in die Hoden ausdehnen kann.

Die **Orchitis** ist eine Entzündung der Hoden.

1.2 Epidemiologie

Die akute Prostatitis ist eine Erkrankung mit einer Inzidenz von < 1 pro 1000 erwachsener Männer. Prostatitische Symptome hingegen sind häufig. Es wird geschätzt, dass ca. 25% der Männer mit urologischen Beschwerden Prostatitis-ähnliche Symptome aufweisen, jedoch nur 5–10% dieser Patienten haben nachweislich eine bakterielle Infektion. Bei den anderen Patienten handelt es sich um eine nichtbakterielle Prostatitis mit oder ohne erhöhte Leukozyten-Zahlen in der Prostataflüssigkeit, ein Symptomenkomplex, der als **Prostatadynie** zusammengefasst wird. Die nichtbakterielle Prostatitis und die Prostatadynie werden neuerdings auch als inflammatory/non-inflammatory „chronic pelvic pain syndrome" zusammengefasst (Meares 1992, Nickel 1998, Weidner und Schiefer 1995).

Die Epididymitis ist in der Gruppe der sexuell aktiven Männer mit einem Risiko-Sexualverhalten (Promiskuität, homosexuelle Praktiken ohne Kondom) eine der Hauptursachen für eine stationäre Aufnahme von Soldaten. Sie kommt bei ca. 1–2% der Patienten mit einer Gonokokken- oder einer Chlamydien-Urethritis vor. Bei Männern jenseits des 50. Lebensjahres ist die Epididymitis im Allgemeinen Folge eines Harnwegsinfektes. Weitere Risikofaktoren einer Epididymitis sind Dauerkatheter, Obstruktion der distalen Harnwege oder anatomische Fehlbildungen (Thirumavalavan und Ransley 1992).

Seit Einführung der Mumps-Impfung ist die Mumps-Orchitis eine sehr seltene Erkrankung. Sie entsteht bei 20–30% der Männer, die postpubertär an Mumps erkranken.

2 Erregerspektrum

Leitkeim bei der akuten und chronischen Prostatitis ist *Escherichia coli*, gefolgt von anderen Spezies aus der Familie der Enterobakterien. Die Rolle von *Chlamydia trachomatis* und *Ureaplasma urealyticum* bei der chronischen bakteriellen Prostatitis ist umstritten. Zu den ungewöhnlichen oder besonders anspruchsvollen Erregern einer Prostatitis gehören *Haemophilus influenzae*, *Neisseria gonorrhoeae*, *Mycobacterium tuberculosis*, obligate Anaerobier und Hefen. Bei der chronischen Prostatitis finden sich mit besonderen Kulturmethoden und der PCR Hinweise auf nichtzüchtbare oder sehr anspruchsvolle Erreger, deren Bedeutung unklar ist (Domingue und Hellstrom 1998).

Leitkeime bei der Epididymitis oder Epididymo-Orchitis sind *C. trachomatis*, *N. gonorrhoeae* und andere uropathogene Infektionserreger.

Hauptursachen der Orchitis sind eine Mumpsvirus- oder Enterovirus-Infektion (z.B. ECHO-Virus 6, Coxsackievirus A9, Coxsackievirus B5). Daneben liegen Berichte über begleitende Orchitiden im Rahmen schwerer, generalisierter Virusinfektionen vor (z.B. West-Nile-Virus, Arenavirus). Eine Orchitis entsteht auch im Rahmen von Septikämien. Bei 10% aller Patienten mit einer Brucellose ließ sich mittels Doppler-Sonographie eine Hodenbeteiligung nachweisen (Bayram und Kervancioglu 1997). In Endemiegebieten sind ca. 17% aller Orchitiden mit einer Brucellose assoziiert (Yurdakul et al. 1995). Ein Risikofaktor für bakterielle Orchitis ist auch die wiederholte Katheterisierung (Weidner und Schiefer 1995).

Bei immungeschwächten Patienten (z.B. bei AIDS) muss bei allen Infektionen der männlichen Geschlechtsorgane auch an atypische Erreger (z.B. *Nocardia spp.*, *Toxoplasma spp.*, Zytomegalievirus, Adenoviren) gedacht werden.

3 Klinik

Der Patient mit einer akuten bakteriellen Prostatitis ist akut fieberhaft erkrankt und klagt über Pollakisurie, Dysurie oder Harnverhalt, weiterhin über Schmerzen im Bereich des Perineums und Rektums. Die Symptome einer chronischen bakteriellen Prostatitis sind deutlich weniger akzentuiert und eher unspezifisch. Die Patienten leiden ebenso wie bei der akuten Prostatitis unter Dysurie, Pollakisurie, Nykturie, gelegentlich kommt es zu einer Sekretabsonderung über die Urethra. Hinzu kommen Druckgefühl und Schmerzen im Bereich des Schambeins, diffuse anorektale Dysästhesien und sexuelle Dysfunktionen, z.B. Schmerzen nach der Ejakulation.

Bei der Epididymitis kommt es zu einer schmerzhaften Schwellung des Nebenhodens, die gelegentlich die Hoden mit umfasst, sodass ein großes, schmerzhaftes Konglomerat im Hodensack entsteht (Abb. B14-1).

Die Mumps-Orchitis entwickelt sich ca. eine Woche nach der Parotitis, ist im Regelfall einseitig und geht mit lokaler Schwellung und Schmerz, gelegentlich auch mit Fieber und Erbrechen einher. Die Symptome bilden sich meist innerhalb weniger Tage, bei schwereren Verläufen innerhalb von 3–4 Wochen zurück. Enterovirus-bedingte Orchitiden haben eine vergleichbare Klinik. Ebenso führt die bakterielle Orchitis zu einer schmerzhaften Schwellung, manchmal verbunden mit Allgemeinsymptomen.

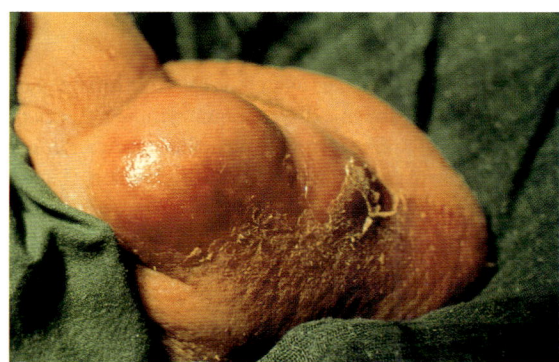

Abb. B14-1 Akute Epididymitis.

4 Infektionsweg und Pathogenese

Bei der Prostatitis und Epididymitis handelt es sich meistens um fortgeleitete Infektionen durch Infektionserreger, die bereits zu einer Urethritis oder einem Harnwegsinfekt geführt haben. Im Gegensatz dazu entsteht die Orchitis häufig aufgrund einer generalisierten Infektion im Rahmen einer Virämie. Bakterielle Orchitiden entwickeln sich durch metastatische Absiedlung bei Sepsis oder durch ein Übergreifen einer bakteriellen Prostatitis bzw. Epididymitis auf die Hoden.

5 Diagnostik

Die **akute bakterielle Prostatitis** kann aufgrund der klinischen Symptomatik und des Nachweises einer schmerzempfindlichen und geschwollenen Prostata zuverlässig diagnostiziert werden. Die Gewinnung von Prostatasekret durch eine Prostatamassage ist kontraindiziert. Mittels transrektaler Ultrasonographie lassen sich Prostataabszesse erkennen. Die Urinuntersuchung ergibt im Regelfall eine Leukozyturie. Zum Nachweis des Infektionserregers dienen Urin- und, bei septischem Verlauf, Blutkulturen. Die Diagnostik einer **chronischen bakteriellen Prostatitis** ist schwierig. Die erhöhte Zahl von Neutrophilen (> 10 Leukozyten/Gesichtsfeld bei 400-facher Vergrößerung) oder fettspeichernden Makrophagen im Prostatasekret sind typische Zeichen einer chronischen bakteriellen Prostatitis. Zur besseren Lokalisation der Infektion wird empfohlen, die Keimzahl im Urin vor, im Prostatasekret und im Urin nach Prostatamassage zu bestimmen. Bei der Diagnose „bakterielle chronische Prostatitis" sollte die Keimkonzentration in der Probe nach Prostatamassage um den Faktor 10 höher sein als vor Prostatamassage. Zusätzlich kann eine mikrobiologische Analyse des Ejakulates Aufschluss über beteiligte Infektionserreger geben (Krieger und McGonagle 1989).

Die mikrobiologische Diagnostik einer **akuten Epididymitis** sollte die üblichen uropathogenen Erreger und bei entsprechender Anamnese auch N. gonorrhoeae und C. trachomatis umfassen. Als Untersuchungsmaterial eignen sich Urethralabstriche und Ejakulat; sofern der Chlamydien- oder Gonokokken-Nachweis mittels Nukleinsäure-Amplifikation erfolgt, kann auch die Untersuchung der ersten Urinportion (first catch urine, erster Abschnitt der Harnentleerung) zuverlässige Ergebnisse bringen. Blutkulturen sind dann sinnvoll, wenn der Patient Zeichen einer septischen Allgemeininfektion bietet. Der Nachweis von Antikörpern im Serum zur Diagnose einer Gonorrhö oder Chlamydien-Infektion bringt keinen diagnostischen Gewinn.

Die virologische Diagnostik einer **viralen Orchitis** erfolgt in der Regel serologisch über den Nachweis Virusspezifischer IgM-Antikörper (Mumps, Enteroviren) oder durch Nachweis eines Antikörper-Titeranstiegs im Neutralisationstest (Enteroviren). In Einzelfällen ist auch ein direkter Virusnachweis über Anzucht (bei Enteroviren auch Versuch der Virusisolierung aus Stuhl sinnvoll) oder Genomnachweis mittels Polymerase-Kettenreaktion möglich. Bei einer bakteriellen Orchitis kann ein Erregernachweis durch Urin- oder Blutkulturen erfolgen.

6 Therapie

Die Initialtherapie einer akuten Prostatitis erfolgt parenteral mit Aminopenicillin in Kombination mit einem β-Lactamase-Inhibitor (z.B. Amoxicillin/Clavulansäure), einem Cephalosporin oder einem Fluorchinolon (Lipsky 1989, Naber 1993). Nach dem kulturellen Erregernachweis und dem Ergebnis der Resistenzbestimmung soll auf eine gezielte Antibiotikatherapie umgestellt werden, die nach Besserung der klinischen Situation als orale Therapie für mindestens 4–6 Wochen fortgesetzt wird.

Zur Therapie einer chronischen bakteriellen Prostatitis haben sich Fluorchinolone (z.B. Ciprofloxacin) bewährt. Basis der Therapieentscheidung ist die Antibiotika-Empfindlichkeit des im Prostatasekret nachgewiesenen Infektionserregers. Bei chronischen Prostatitiden durch Enterobakterien ist eine Therapiedauer von 4–6 Wochen im Allgemeinen ausreichend. Patienten mit Prostatitis durch *Pseudomonas aeruginosa* oder Enterokokken bedürfen einer längeren Therapie.

Zur Therapie einer Epididymitis durch *C. trachomatis* oder *N. gonorrhoeae* wird auf Kapitel B13 verwiesen. Die bakterielle Epididymitis und Orchitis wird mit Fluorchinolonen oder Co-trimoxazol behandelt. Zusätzlich sollte Bettruhe eingehalten und eine Hodenhochlagerung vorgenommen werden. Bei Blasenentleerungsstörungen erfolgt eine suprapubische Harnableitung.

Für die viral bedingte Orchitis gibt es keine spezifische Therapie. Bei der Mumps-Orchitis wird die Gabe von Interferonen diskutiert. Zur symptomatischen Therapie gehören Bettruhe und Hodenhochlagerung. Hodenabszesse müssen chirurgisch versorgt werden.

7 Prävention

Maßnahmen wie die rechtzeitige und wirksame Therapie von Harnwegsinfektionen und die Verhütung von sexuell übertragbaren Erkrankungen (z.B. mit Kondomen) schützen vor Gonorrhö und Chlamydien-Infektionen. Eine Impfung gegen Mumps – vorzugsweise als Kombinationsimpfung gegen Masern, Mumps und Röteln (MMR-Impfung) – sollte bereits im Kleinkindalter, in der Regel zwischen dem 12. und 15. Lebensmonat, durchgeführt werden; eine zweite Impfung wird ab dem 6. Lebensjahr empfohlen. Für die MMR-Impfung besteht keine Altersbegrenzung und es gibt keine Hinweise auf Nebenwirkungen bei mehrmaliger MMR-Impfung. Auf Wunsch oder bei gegebener Indikation (z.B. seronegatives Personal im Gesundheitswesen oder der Kinderbetreuung) kann in jedem Alter geimpft werden.

LITERATUR

Bayram MM, Kervancioglu R: Scrotal gray-scale and color Doppler sonographic findings in genitourinary brucellosis. J Clin Ultrasound 25 (1997) 443–447.

Domingue GJ, Hellstrom WJG: Prostatitis. Clin Microbiol Rev 11 (1998) 604–613.

Krieger JN, McGonagle LA: Diagnostic considerations and interpretation of microbiological findings for evaluation of chronic prostatitis. J Clin Microbiol 27 (1989) 2240–2244.

Lipsky, BA: Urinary tract infections in men: epidemiology, pathophysiology, diagnosis, and treatment. Ann Intern Med 110 (1989) 138–148.

Meares EM: Prostatitis and related disorders. In: Walsh PC, Retik AB, Starney TA, Vaughan ED (eds.): Campbell's Urology. 6th ed., Saunders, Philadelphia 1992, pp. 807–822.

Naber KG: Role of quinolones in treatment of chronic bacterial prostatitis. In: Hooper DC, Wofson JS (ed.): Quinolone Antimicrobial Agents. 2nd ed., American Society of Microbiology, Washington CD 1993, pp. 289–297.

Nickel JC: Effective office management of chronic prostatitis. Urologic Clin North America 25 (1998) 677–684.

Thirumavalavan VS, Ransley PG: Epididymitis in children and adolescents on clean intermittent catheterisation. Eur Urol 22 (1992) 53–56.

Weidner W, Schiefer HG: Inflammatory disease of the prostate: frequency and pathogenesis. In: Garraway M (ed.): Epidemiology of Prostate Disease. Springer, Berlin 1995, pp. 85–93.

Yurdakul T, Sert U, Acar A, Karalezli G, Akcetin Z: Epididymoorchitis as a complication of brucellosis. Urol Int. 55 (1995) 141–142.

KAPITEL B15

Werner Zimmerli, Mathias Herrmann, Joachim Sieper, Jürgen Heesemann und Wolfgang Jilg

Knochen und Gelenke

B15.1	Osteomyelitis	584
1	Vorbemerkung	584
2	Definition und Einteilung	584
3	Epidemiologie	585
4	Erregerspektrum, Infektionswege und Pathogenese	585
4.1	Erregerspektrum	585
4.2	Infektionswege und Pathogenese	587
5	Symptome und Befunde	588
6	Differentialdiagnose	589
7	Diagnostik	589
7.1	Laboruntersuchungen	589
7.2	Mikrobiologische Diagnostik	589
7.3	Bildgebende Verfahren	589
8	Therapie	590

B15.2	Posttraumatische Osteomyelitis	593
1	Vorbemerkungen	593
2	Definition und Einteilung	593
3	Epidemiologie	594
4	Erregerspektrum, Infektionswege und Pathogenese	594
4.1	Erregerspektrum	594
4.2	Infektionswege und Pathogenese	594
5	Symptome und Befunde	594
6	Differentialdiagnose	595
7	Diagnostik	595
7.1	Mikrobiologische Diagnostik	596
7.2	Bildgebende Diagnostik	596
8	Therapie	596
9	Prophylaxe	597

B15.3	Gelenkinfektionen	597
1	Vorbemerkung	597
2	Definition	597
3	Epidemiologie	597
4	Erregerspektrum, Infektionswege und Pathogenese	598
4.1	Erregerspektrum	598
4.2	Infektionswege und Pathogenese	599
5	Symptome und Befunde	599
6	Diagnostik	600
6.1	Laboruntersuchungen	600
6.2	Bildgebende Verfahren	601
7	Differentialdiagnose	602
8	Therapie	602
9	Krankheitsmanagement und Meldepflicht	602

B15.4	Infekt-assoziierte Arthritis – Reaktive Arthritis	603
1	Vorbemerkungen	603
1.1	Definition	603
1.2	Einteilung	604
1.3	Epidemiologie	604
2	Erregerspektrum	605
3	Klinik	605
3.1	Anamnese	605
3.2	Symptome und Befunde	605
4	Pathogenese und Risikofaktoren	607
4.1	HLA-B27-assoziierte Arthritiden	607
4.2	Weitere Infekt-assoziierte Arthritiden	607
5	Diagnostik	608
6	Therapie	608
6.1	Antiinfektiöse Therapie und Prophylaxe	608
6.2	Antiphlogistische und Remission-induzierende Therapie	609

B15.1 Osteomyelitis
Werner Zimmerli und Mathias Herrmann

1 Vorbemerkung

Die Osteomyelitis wird von Ärzten verschiedener Fachrichtungen diagnostiziert und behandelt. Deshalb sind die diagnostischen und therapeutischen Konzepte in der Literatur sehr vielfältig. Für den Pädiater ist die **hämatogene** Osteomyelitis der Röhrenknochen am häufigsten, der Rheumatologe ist differentialdiagnostisch besonders mit Patienten mit **Spondylitis** konfrontiert, der Allgemeinpraktiker oder Internist sieht den septischen Patienten mit der **akuten hämatogenen** oder dem Rezidiv der **chronischen** Osteomyelitis, der Diabetologe behandelt den Patienten mit dem diabetischen Fuß und der Angiologe den Patienten mit **Fußosteomyelitis** infolge einer peripheren arteriellen Verschlusskrankheit. Der Orthopäde und der Chirurg betreuen insbesondere Patienten mit **posttraumatischer** Osteomyelitis (siehe Kap. B15.2) oder diejenigen mit chronischer Osteomyelitis jeder Genese. Aufgabe des klinischen Infektiologen und des Mikrobiologen bleibt es, eine rationale Diagnostik zu machen, welche die mikrobiologische Grundlage der Therapie liefert, und eine optimale chirurgische und antibiotische Therapie vorzuschlagen. Alle erwähnten Fachspezialisten haben unterschiedliche Erfahrungen aus ihrem Gebiet und verschiedene Konzepte von der Abklärung und Therapie dieser Infektion.

2 Definition und Einteilung

Die Osteomyelitis ist eine entzündliche Krankheit des Knochens, welche durch Mikroorganismen, meist Bakterien, verursacht wird (Lew und Waldvogel 1997, Lew und Waldvogel 2004, Waldvogel et al. 1970). Diese Infektion führt zu einer Zerstörung des Knochens, deren Ausmaß abhängig von der Virulenz des Erregers und der Zeitdauer der Infektion ist. Sie umfasst in der Regel nicht nur den Knochen (**Osteitis**), sondern auch das Knochenmark (**Osteomyelitis**) und das Periost (**Periostitis**). Häufig sind auch die umgebenden **Weichteile** betroffen, dies insbesondere bei der posttraumatischen (siehe Kap. B15.2) oder bei der chronischen Osteomyelitis irgendeiner Genese.

Da die Osteomyelitis in der Literatur nach verschiedenen Gesichtspunkten klassifiziert wird, werden hier verschiedene Einteilungen vorgestellt. Entscheidende Kriterien sind die Dauer, die Histologie, die Pathogenese, die Lokalisation, die Ausdehnung und die Begleitumstände (Grundleiden, Implantate). Historisch wurde die Osteomyelitis lediglich in eine **akute** und eine **chronische Form** eingeteilt, und zwar nach der Dauer der Infektion oder der histologischen Entzündungsform. Da zwischen der Dauer und der histologischen Chronizität nur eine schlechte Korrelation besteht, haben Waldvogel et al. (1970) eine Einteilung eingeführt, welche auf **pathogenetischen Gesichtspunkten** beruht. Sie teilten die Fälle in drei Gruppen ein, nämlich mit hämatogener Osteomyelitis, mit einer lokal weitergeleiteten (per continuitatem) oder mit einer Osteomyelitis bei peripherer arterieller Verschlusskrankheit.

Hilfreicher für die optimale Wahl der chirurgischen und antibiotischen Therapie ist die Klassifikation von Cierny-Mader (Adams et al. 1992, Mader et al. 1997). Sie ist vor allem anwendbar auf die Osteomyelitis der Röhrenknochen und somit besonders nützlich für Orthopäden und Traumatologen. Sie basiert auf der **Anatomie und dem Zustand des Patienten** (Tab. B15-1a und B15-1b). Ins Stadium 1 können die hämatogene und die marknagelassoziierte Osteomyelitis eingeteilt werden. Das Stadium 2 beschreibt

Tab. B15-1 Klassifikation nach Cierny & Mader (Adams et al. 1992).

a) Anatomische Ausdehnung der Infektion
Stadium 1: Medulläre Osteomyelitis • Nekrose auf Mark und endostale Oberfläche beschränkt • Ursache: Marknagelinfekt oder hämatogene Osteomyelitis
Stadium 2: Oberflächliche Osteomyelitis • Nekrose auf Corticalis beschränkt • Ursache: Infektion von benachbartem Infektherd oder tiefer Wunde
Stadium 3: Lokalisierte Osteomyelitis • Kombination von Stadium 1 und 2, lokalisiert und mechanisch stabil • Ursache: Operation, Trauma oder fortgeschrittenes Stadium 1 oder 2
Stadium 4: Diffuse Osteomyelitis • Infekt/Nekrose umfasst die ganze Zirkumferenz, mechanisch instabil • Ursache: Operation, Trauma oder fortgeschrittenes Stadium 3

b) Physiologischer Zustand des Patienten (Details Tab. B15-2)	
A Patient	Keine Komorbidität
B Patient	systemische Risikofaktoren lokalisierte Risikofaktoren systemisch und lokalisierte Risikofaktoren
C Patient	Behandlung belastender als Krankheit

eine oberflächliche Osteitis, angrenzend an eine Wunde, eine Hautnekrose oder einen Infektherd. Das Stadium 3 umfasst lokalisiert die ganze Knochendicke. Bei dieser Form können Corticalis-Sequester ohne Stabilitätsprobleme entfernt werden. Im Stadium 4 oder der diffusen Osteomyelitis muss in der Regel der ganze Knochen entfernt werden, und es braucht somit zusätzlich eine Stabilisierung des Knochens. Das therapeutische Vorgehen ist zudem vom Zustand des Patienten abhängig. Als Klasse A wird der ansonsten gesunde Patient mit Osteomyelitis, als Klasse B derjenige mit systemischer oder/und lokalisierter Störung (Tab. B15-1b und B15-2) und als Klasse C der Patient, bei welchem die Therapie belastender als die Osteomyelitis selbst ist, klassiert.

In der Cierny-Mader-Klassifikation ist die Anwesenheit oder das Fehlen eines Implantates nicht speziell erwähnt, außer beim Stadium 1 (marknagelassoziert). Wegen des unterschiedlichen therapeutischen Vorgehens ist diese Information jedoch sehr wichtig. Diese Formen werden in den Kapiteln B15.2 und D2.2 vorgestellt.

Tab. B15-2 Systemische und lokalisierte Faktoren, welche die Immunkompetenz, den Metabolismus oder die lokale Gefäßsituation kompromittieren.

Systemische Risikofaktoren
Malnutrition
Nieren- oder Leberinsuffizienz
Diabetes mellitus
Respiratorische Insuffizienz
Immunstörung (z.B. AIDS, Granulozytendefekt, Komplementdefekt etc.)
Malignom
Neugeborene oder sehr betagte Menschen
Immunsuppression (z.B. Chemotherapie, Transplantation etc.)

Lokale Risikofaktoren
Chronisches Lymphödem
Chronische venöse Insuffizienz
Makroangiopathie
Arthritis
Ausgedehnte Narbenbildung
Strahlenfibrose
Vaskulitis der kleinen Gefäße
Neuropathie
Nikotinabusus

3 Epidemiologie

Die Inzidenz der hämatogenen Osteomyelitis bei Kindern ist abnehmend. Dies ist einerseits der rascheren antibiotischen Therapie von bakteriellen Infektionen, anderseits der wirksamen **Haemophilus-influenzae-b-Impfung** zu verdanken. In einer Studie aus Schottland bei Kindern unter 13 Jahren wurde für eine Beobachtungszeit zwischen 1970 und 1996 eine Reduktion der jährlichen Inzidenz der Osteomyelitis von 85/10 000 auf 40/10 000 Einwohner beschrieben (Blyth et al. 2001). Beim Erwachsenen dagegen ist kein Rückgang der hämatogenen Osteomyelitis (meist Spondylitis) festzustellen. Die Osteomyelitis, welche per continuitatem entsteht, nahm in den letzten 20 Jahren sogar zu (Gillespie 1990). Dies dürfte mit den zunehmenden Straßenverkehrsunfällen und den häufigeren Osteosynthesen von Frakturen zusammenhängen.

4 Erregerspektrum, Infektionswege und Pathogenese

4.1 Erregerspektrum

Das Erregerspektrum ist von der Art der Osteomyelitis, von der geographischen Epidemiologie, vom Alter des Patienten, seiner Komorbidität, der mikrobiologischen Technik (konventionell versus molekularbiologisch) und der Dauer der Infektion (Keimwechsel bei Fistel) abhängig (Lew und Waldvogel 1997). Eine Übersicht über relevante Erreger findet sich in Tabelle B15-3.

Staphylococcus aureus stellt den häufigsten Erreger sowohl bei der primär hämatogenen Osteomyelitis (50–90%) als auch bei der fortgeleiteten Osteomyelitis dar. Andere Erreger sind bezüglich ihrer Nachweishäufigkeit von deutlich untergeordneter Bedeutung; bei bestimmten klinischen Konstellationen oder Risikofaktoren ist mit ihnen jedoch zum Teil auch vermehrt zu rechnen (siehe Tab. B15-3). Während die Unterscheidung von *S. aureus* und Koagulase-negativen Staphylokokken durch phänotypische Verfahren normalerweise gut gelingt und nur im Einzelfall (z.B. durch molekularbiologische Verfahren) ergänzt werden muss, ist der Nachweis so genannter **small colony variants** (SCV) zum Teil schwierig. Hierbei handelt es sich um Subpopulationen von *S. aureus* (oder auch *S. epidermidis*), die sich durch atypisch kleine Kolonien, reduzierte oder fehlende Pigmentbildung, fehlende Hämolyse auf Standardnährmedien und/oder eine abgeschwächte oder fehlende Katalasereaktion auszeichnen (Proctor et al. 1994). Diese Erreger sind insgesamt mit persistierenden und rezidivierenden Infektionen assoziiert worden. Ihre besondere

Tab. B15-3 Typische Erreger bei Osteomyelitis.

Klinisch-epidemiologischer Kontext	Typische Erreger
Hämatogene Osteomyelitis	
Spontan	Staphylococcus aureus, Streptokokken, Haemophilus influenzae, Erreger der HACEK-Gruppe, Mycobacterium tuberculosis
Zoonose	Brucella spp.
Hämatologisches Grundleiden (insbesondere Sichelzellanämie)	Salmonella spp.
Immunsuppression	Bartonella henselae, Atypische Mykobakterien, Aspergillus spp., Candida spp.
Neu-/Frühgeborenes	Verschiedene Streptokokkenspezies, Enterobacteriaceae
Fortgeleitete (per continuitatem) Osteomyelitis	
Diabetischer Fuß	Polymikrobielle Ätiologie typisch: u.a. S. aureus, Enterokokken, Enterobacteriaceae, Anaerobier
Kontakt mit Erde	Sporenbildner (Clostridium spp., Bacillus spp.)
Kontakt mit (Süß-)Wasser	Aeromonas spp., Plesiomonas spp., Pseudallescheria boydii, Mycobacterium marinum, Mycobacterium ulcerans
Bissverletzung (tierisch, menschlich)	Streptokokken, Anaerobier, Pasteurella multocida, Capnocytophaga canimorsus, Eikenella corrodens
Perforierende (Fuß-)Verletzung	u.a. Nonfermenter, z.B. Pseudomonas aeruginosa

Bedeutung bei der Osteomyelitis liegt in ihrem gehäuften Nachweis bei chronischer, Implantat-assoziierter Erkrankung (von Eiff et al. 1997, Sendi et al. 2006). Mikrobiologische Untersuchungsgänge müssen daher die besonderen Anforderungen zum erfolgreichen Nachweis dieser Erregersubtypen speziell beachten.

Von der Gruppe der Streptokokken ist **Streptococcus pneumoniae** am häufigsten bei einer Osteomyelitis nachzuweisen (Turner et al. 1999). S. pneumoniae kann dabei eine reduzierte Empfindlichkeit bzw. Resistenz gegenüber Penicillinen und anderen Betalaktamen aufweisen; die Konsequenzen eines solchen Nachweises für die Therapie einer **Pneumokokken-Osteomyelitis** sind nicht sicher belegt, erfordern jedoch in jedem Fall ein individualisiertes Vorgehen. Auch β-hämolysierende Streptokokken (Garcia-Lechuz et al. 1999) und orale Streptokokken (typischerweise der S.-anginosus-Gruppe) (Adeotoye und Kupfer 1999) sind als Verursacher beschrieben. Streptokokkeninfektionen des Knochens treten dabei am häufigsten als spinale Osteomyelitis auf; dies kann auch im Rahmen einer (nosokomialen) Inokulation erfolgen.

Neben Haemophilus influenzae können auch andere **gramnegative Erreger der Mundflora (HACEK)** hämatogene Osteomyelitiden verursachen. Diagnostisch zu beachten sind hier besonders verlängerte Bebrütungszeiten auch von Blutkulturmaterialien. Während Haemophilus aphrophilus (Colson et al. 2001), Actinobacillus actinomycetemcomitans (Muhle et al. 1979), Cardiobacterium hominis und Eikenella corrodens (Raab et al. 1993) selten Verursacher einer hämatogenen Osteomyelitis sind, hat offensichtlich **Kingella kingae** bezüglich der Nachweishäufigkeit bei der Osteomyelitis des Kleinkindes H. influenzae abgelöst (Yagupsky 1999). Humanpathogene Erreger der Gattung Brucella werden heute der Spezies B. melitensis, darunter mehrere Biovare, zugeordnet. Als zentraleuropäisch autochthone Erreger kommen diese heute nicht mehr vor. Da jedoch eine Knochen- oder Gelenkbeteiligung bei der **Brucellose** häufig ist (60%), sind diese Erreger bei hämatogener Osteomyelitis von Patienten mit entsprechender Anamnese (siehe Abschnitt 5) aktiv mit Spezialkulturverfahren und Serologie zu suchen. Bei einer hämatogenen Osteomyelitis bzw. bei einem unklaren Knochenprozess muss auch ohne spezifische Anamnese eine **Mykobakteriose** differentialdiagnostisch in Erwägung gezogen werden. Als Erreger kommen hierbei neben Mycobacterium tuberculosis s.s. auch M. bovis BCG (Abu-Nader und Terrel 2002) sowie atypische Mykobakterien (M.-avium-intracellulare-Komplex, M. abscessus, M. simiae, M. fortuitum, M. kansasii, M. xenopi, M. marinum, M. scrofulaceum, M. szulgai) in Betracht (Sarria et al. 1998).

Andere Erreger der hämatogenen Osteomyelitis, die insbesondere durch den Einsatz **molekularbiologischer Verfahren** nachgewiesen werden können, sind z.B. Tropheryma whippeli (Altwegg et al. 1996), Bartonella spp. (Robson et al. 1999), Coxiella burnetii (Lew und Waldvogel 1997), Borrelia burgdorferi, Mycoplasma pneumoniae und weitere andere. Hierbei ist jedoch festzustellen, dass Erfahrungen zum molekularbiologischen Erregernachweis bei Osteomyelitiden (mit Ausnahme des NAT-Einsatzes bei M. tuberculosis) bisher nur sehr begrenzt vorhanden sind und die Nachweismethoden als nicht validiert zu gelten haben. Der Nachweis bakterieller DNA auch aus Untersuchungsmaterialien, die insgesamt als „bakterienfrei" anzusehen sind, sowie die Erfahrungen mit zum Teil multiplem Erregernachweis durch den Einsatz von Universalprimern und anschließender Sequenzierung insbesondere bei der Arthritis (siehe Kap. B15.3) (Kempsell et al. 2000) zeigt auf, dass der Nachweis seltener Erreger ausschließlich auf dem Boden einer NAT-Technik bei hämatogener oder fortgeleiteter Osteomyelitis zumindest kritisch und in jedem Fall individualisiert beurteilt werden muss.

Patienten mit einem **Grundleiden** können Erreger haben, die ansonsten bei der Osteomyelitis kaum gesehen werden. Neben der geradezu typischen Ätiologie einer Osteomyelitis bei **Sichelzellanämie** durch *Salmonella spp.* (Chambers et al. 2000), sind hier besonders auch Patienten mit **Immunsuppression** zu nennen. Neben Bakterien und Mykobakterien können bei dieser Patientengruppe auch Spross- (Miller und Mejicano 2001) und Schimmelpilze eine Osteomyelitis verursachen. Dimorphe Pilze sind ebenfalls als Verursacher von Ostemyelitiden beschrieben worden und müssen bei entsprechender Anamnese ebenso wie eine Reihe atypischer Pilzerreger aus tropischer Umgebung berücksichtigt werden (MacDonald et al. 1990).

Bei der direkt inokulierten Osteomyelitis ist das Keimspektrum abhängig von der klinischen Situation. Zuverlässige Angaben über das Erregerspektrum der direkt inokulierten Osteomyelitis sind selten, da nur bei einer Minderheit der Patienten ein Knochenbiopsat mikrobiologisch untersucht wird.

Bei der **Fußosteomyelitis** des Diabetikers geben oberflächliche Hautabstriche keinen zuverlässigen Hinweis auf den Infektionserreger. In einer großen Studie an Patienten mit diabetischem Fußulkus wurde in 54 relevanten Proben bei 37% *S. aureus*, bei 32% *S. epidermidis*, bei 27% Enterokokken und bei 22% Peptostreptokokken gefunden (Wheat et al. 1986). Eine Vielzahl von anderen Erregern inklusive Enterobacteriaceae und *Pseudomonas aeruginosa* konnte nachgewiesen werden.

Bei der Osteomyelitis nach **offener Fraktur** muss mit Bakterien aus dem Erdreich und aus Pfützen gerechnet werden. Deshalb werden neben den Staphylokokken auch *Clostridium spp.*, *Bacillus spp.*, *Nocardia spp.*, Enterobacteriaceae, *Aeromonas spp.*, *Plesiomonas spp.* und *Pseudomonas aeruginosa* gefunden.

Die speziellen Aspekte der **Implantat-assoziierten** Arthritis und Osteomyelitis sind in den Kapiteln B15.2 und D2.2 zusammengefasst. Die häufigsten Erreger in dieser Situation sind *S. aureus* und Koagulase-negative Staphylokokken.

Bei **chronisch fistelnden Wunden** sind Anaerobier (v.a. anaerobe Streptokokken und *Bacteroides spp.*) häufiger. Bei chronischer Osteomyelitis nach multiplen Eingriffen und Antibiotikatherapien und auch bei fistelnder Osteomyelitis sind polymikrobielle Infektionen die Regel.

4.2 Infektionswege und Pathogenese

Die Osteomyelitis entsteht entweder hämatogen, durch direkte Inokulation bei offener Fraktur oder operativem Eingriff oder per continuitatem bei angrenzendem Weichteilinfekt.

Die hämatogene Osteomyelitis betrifft bei Kindern vor allem die Röhrenknochen, bei Erwachsenen dagegen die Wirbelsäule (Spondylitis). Zu den lokal weitergeleiteten Formen zählen einerseits die von außen entstandene (offene Fraktur, chronische Wunde, postoperativ) und anderseits die durch einen internen Fokus (Zahngranulom, Sinusitis frontalis etc.) entstandene Osteomyelitis.

Die häufigste per continuitatem entstandene Form ist die Fußosteomyelitis. Sie tritt in der Regel bei Patienten mit einer vaskulären Insuffizienz und/oder einer Neuropathie, besonders im Rahmen eines Diabetes mellitus auf. Da die Fußosteomyelitis bei Patienten mit Diabetes mellitus graduell aus einer initial scheinbar banalen Druckstelle entsteht, wurde diese Form von Wagner (1981) als separate Entität klassiert. Basierend auf dieser Klassierung können prophylaktische Maßnahmen ergriffen werden, bevor überhaupt eine Osteomyelitis entsteht. Der so genannte diabetische Fuß entsteht in der Regel als kombinierte Folge einer Neuropathie, Mikroangiopathie und peripherer Verschlusskrankheit. Dieses Leiden beginnt mit einem Hautulkus, später sind auch Sehnen und Gelenkkapseln und schließlich der Knochen befallen.

Die Osteomyelitis beginnt mit der Adhärenz des Erregers an den Knochen (Gristina 1987). Dieser Prozess, bei welchem es um die Interaktion von Keim und Wirtsorganismus geht, ist für den häufigsten Osteomyeliserreger, nämlich den *S. aureus*, besonders gut untersucht. Von Seiten des Keimes sind verschiedene Adhäsine (MSCRAMM: microbial surface components recognizing adhesive matrix molecules) für die Interaktion mit den Wirtsproteinen (Fibrinogen, Fibronectin, Kollagen, Laminin u.a.m.) verantwortlich. Kapselproteine schützen vor der Elimination durch Phagozytose. Der adhärierte Keim penetriert mithilfe von Exotoxinen (v.a. Proteasen) ins Gewebe und kann in der Folge persistieren. Insbesondere die Endozytose durch Endothel- und Epithelzellen erlaubt es dem *S. aureus* geschützt über Jahre oder Jahrzehnte zu überleben.

Die akute Osteomyelitis dauert einige Tage bis wenige Wochen. Eine klare klinische Abgrenzung zur chronischen Osteomyelitis gibt es nicht. Entscheidend ist das Entstehen von nekrotischem Knochen, ein Ereignis, das nur bildgebend, histologisch oder klinisch intraoperativ diagnostiziert werden kann. Die Nekrose entsteht durch die granulozytäre Entzündung, bakterielle Exotoxine und Gefäßverschlüsse (lokale Vaskulitis). Im Bereich der Nekrose kommt es zu vermehrtem Knochenumbau, der radiologisch als Demineralisation, periostale Apposition und Knochenneubildung sichtbar ist.

5 Symptome und Befunde

Hämatogene Osteomyelitis der Röhrenknochen

Leitsymptome sind Fieber, lokale Schmerzen, Schwellung und Rötung sowie bei chronischem Verlauf Fisteln mit Sekretion. Im Kleinkindesalter fehlen diese Symptome oder können nicht kommuniziert werden. Dann muss bei unklarem Fieber, Reizbarkeit, Lethargie und unklarem Hinken an die Möglichkeit einer Osteomyelitis gedacht werden. Bei unklaren Schmerzen nach durchgemachter bakterieller Infektion muss eine Osteomyelitis aktiv gesucht werden. Da die Weichteile initial intakt sind und die Gelenke in der Regel initial nicht befallen sind, kann die klinische Diagnose schwierig sein.

Hämatogene Osteomyelitis der Wirbelsäule (Spondylodiscitis)

Leitsymptome sind Fieber und Rückenschmerzen. Lokale Infektionszeichen wie Rötung und Schwellung fehlen in der Regel. Typisch dagegen sind Klopf- und Stauchungsschmerz. Die häufigste Lokalisation ist lumbal oder sakral (56–58%), gefolgt von thorakal (20–21%) und von zervikal (10–11%) (Jensen et al. 1998, Perronne et al. 1994). Multiple Lokalisationen sind selten. Fieber fehlt häufig, vor allem bei Patienten, welche Analgetika oder nichtsteroidale Antirheumatika einnehmen. Beim Vorliegen eines paravertebralen, subduralen oder epiduralen Abszesses kann es zu neurologischen Symptomen, initial radikulären Ausfällen kommen. Leitsymptom des Epiduralabszesses sind therapierefraktäre lokale Schmerzen, bevor es zur Querschnittssymptomatik kommt (Curry et al. 2005, Savage et al. 2005, Weinberg und Silber 2004). Ein Primärherd wird häufig nicht gefunden. Gesucht werden muss eine Hautinfektion, eine eitrige Thrombophlebitis, eine Harnwegsinfektion, Zahnwurzelabszesse und eine Endokarditis. Andere Primärherde sind seltener. Am häufigsten tritt die Spondylitis jedoch im Rahmen einer **S.-aureus-Sepsis** auf, bei welcher der fassbare Primärherd in fast der Hälfte der Fälle fehlt (Lautenschlager et al. 1993). Bei Drogenabhängigen, welche intravenöse Substanzen injizieren, ist die Spondylodiscitis besonders häufig.

Spezielle Formen wie die tuberkulöse Spondylitis und die Brucellen-Spondylitis sind in Mitteleuropa heute sehr selten. Die **Tuberkulose** muss vor allem bei Immigranten aus Endemiegebieten (Ferner Osten, Türkei, Balkanländer) gesucht werden. In der Regel handelt es sich um die Reaktivierung einer alten Tuberkulose, somit geht sie meist nicht mit einer simultanen Lungentuberkulose einher. Die **Brucellose** ist in den Mittelmeerländern immer noch endemisch, sie muss deshalb v.a. bei Immigranten aus Portugal, Spanien und Griechenland differentialdiagnostisch in Erwägung gezogen werden.

Direkt inokulierte Osteomyelitis

Bei dieser Form der Osteomyelitis gelangt der Erreger entweder von exogen (siehe Kap. 15.2) oder per continuitatem von einem internen Herd an den Knochen. Eine Sonderform ist die heute sehr seltene **Kieferosteomyelitis**, welche in der Regel dentogen verursacht wird. Deshalb sind nicht Staphylokokken, sondern Streptokokken und Anaerobier die häufigsten Erreger. Nach Zahnextraktionen muss insbesondere mit der Kieferactinomykose gerechnet werden. Sie manifestiert sich mit einer bretthartigen Entzündung am Kieferwinkel, hält sich nicht an anatomische Grenzen und fistelt in fortgeschrittenem Stadium. Nach dem Einsetzen von Kieferimplantaten kann es selten zu einer Peri-Implantitis kommen, eine lokalisierte Osteomyelitis, welche bei Patienten mit vorgängiger Periodontitis häufiger ist (Klinge et al. 2005).

Osteomyelitis bei vaskulärer Insuffizienz oder Neuropathie (Fußosteomyelitis bei Druckulkus)

Beim Patienten ohne Neuropathie sind Schmerzen das Leitsymptom. Gemäß der Einteilung nach Wagner (1981) bestehen in den Stadien 0–2 nur Druckstellen (Stadium 0), Hautulzera (Stadium 1) oder tiefere Ulzera (Stadium 2). Als Osteomyelitis werden die Stadien 3–5 klassiert, und zwar die Osteomyelitis ohne Nekrose (Stadium 3), diejenige mit lokalisierter Hautnekrose (Stadium 4) oder mit ausgedehnter Gangrän (Stadium 5). Das Problem wird vom Patienten häufig erst spät erkannt, wenn **tiefe sezernierende Wunden** vorliegen. Systemische Zeichen wie Lymphangitis, Lymphadenopathie und Fieber sind Spätmanifestationen. Zeichen der peripheren arteriellen Verschlusskrankheit (fehlende Pulse, pathologischer Ratschow-Test, Nekrose) und der Neuropathie (fehlende Reflexe, gestörte Tiefensensibilität) müssen gesucht werden. In der Regel können Fußdeformitäten gesehen werden. Eine perifokale Rötung und ein schmierig-gelber Wundgrund sind zwar typisch, jedoch nicht spezifisch für die Osteomyelitis. Die Diagnose einer Osteomyelits kann bei Patienten mit Druckulzera nur gemacht werden, wenn der Knochen sondierbar ist. Ansonsten unterscheiden sich die klinischen und labormäßigen Zeichen nicht bei Patienten mit und ohne Osteomyelitis (Darouiche et al. 1994, Grayson et al. 1995).

6 Differentialdiagnose

Hämatogene Osteomyelitis der Röhrenknochen
Beim Kind und Jugendlichen ist die wichtigste Differentialdiagnose der primäre Knochentumor und die akute Leukämie. Die Abgrenzung gelingt gelegentlich mit der Bildgebung nicht, sodass eine offene Biopsie notwendig ist. Bei rezidivierender radiologisch dokumentierter Osteomyelitis ohne Erregernachweis muss an eine chronisch rezidivierende multifokale Osteomyelitis gedacht werden. Dies ist eine lymphoplasmazelluläre Entzündung ohne bekannten Erreger und ohne Ansprechen auf Antibiotika (Holden und David 2005). Eine spezielle Form davon ist das SAPHO-Syndrom, welches mit dem Symptomenkomplex Synovitis, Akne, Pustulosis, Hyperostose und Osteitis klinisch gut erkannt werden kann.

Spondylodiscitis
Unspezifische febrile Rückenschmerzen sind im Gegensatz zur Spondylodiscitis häufig. Deshalb ist ein hoher Grad an Aufmerksamkeit notwendig. Differentialdiagnostisch kommen eine Diskushernie, ein unspezifisches Lumbovertebralsyndrom, ein viraler Infekt oder eine Meningitis infrage. Radiologisch muss differentialdiagnostisch an eine erosive Osteochondrose gedacht werden. Eine Metastase präsentiert sich in der Regel radiologisch anders, es sind nicht benachbarte Boden- und Deckplatten betroffen.

Fußosteomyelitis bei Druckulkus
Klinisch ist die Unterscheidung zwischen Weichteilinfekt und Osteomyelitis nicht möglich, wenn der Knochen nicht direkt sichtbar oder sondierbar ist („probe to bone") (Grayson et al. 1995). Diese Unterscheidung muss jedoch wegen der unterschiedlichen Therapiedauer mit geeigneten Zusatzuntersuchungen (s.u.) gemacht werden.

7 Diagnostik

7.1 Laboruntersuchungen

Eine Leukozytose und/oder Linksverschiebung wird v.a. bei der akuten hämatogenen Osteomyelitis beobachtet. Bei anderen Formen der Osteomyelitis sind diese Werte häufig normal. Die Blutsenkungsgeschwindigkeit und das C-reaktive Protein (CRP) dagegen sind in der Regel deutlich erhöht. Das C-reaktive Protein ist besonders hilfreich als Verlaufsparameter. Über den Wert des Procalcitonins gibt es noch keine zuverlässigen publizierten Daten. Serumspiegel von Calcium, Phosphat und alkalischer Phosphatase sind im Gegensatz zum neoplastischen Knochenbefall bei der Osteomyelitis normal.

7.2 Mikrobiologische Diagnostik

Blutkulturen sind nur in einer Minderheit der Fälle positiv. Bei Patienten mit hämatogener Osteomyelitis sollten jedoch unbedingt 2–3 aerob/anaerobe Paare abgenommen werden. Bei der Probenentnahme müssen die in Tabelle B15-4 zusammengefassten Prinzipien berücksichtigt werden. Weichteilabszesse oder eventuelle Gelenkergüsse sollten punktiert und kultiviert werden. Fistelabstriche oder auch Wundabstriche bei diabetischem Fuß sind unzuverlässig, da nur eine schlechte Korrelation zur Mikrobiologie des Knochens besteht (Mackowiak et al. 1978, Tan et al. 1996). Da die Osteomyelitis sehr lange behandelt werden muss und ein empirisches Ansprechen häufig erst sehr spät gesehen werden kann, muss eine ätiologische Diagnose unbedingt erzwungen werden. Die offene Biopsie ist häufig notwendig, wenn die Blutkulturen negativ bleiben und kein Weichteilabszess punktierbar ist. Die CT-gesteuerte Biopsie ist häufig falsch negativ und sollte nur an Zentren mit entsprechend guter Treffsicherheit gemacht werden.

7.3 Bildgebende Verfahren

Das 3-Phasen-Knochen-Szintigramm mit Technetium-99 Methylen-Diphosphonat (Tc 99m) ist innerhalb weniger Tage nach Beginn der Infektion positiv, jedoch unspezifisch (Abb. B15-1a). Das Infekt-Szintigramm, heute meist mit dem Antigranulozyten-Szintigramm, ist spezifischer und kann der Bestätigung dienen (Rubello et al. 2004). Allerdings ist die Interpretation bei der Spondylitis häufig schwierig, da nicht eine Anreicherung, sondern eine Aussparung nachgewiesen werden muss (Abb. B15-1b). Mit der konventionellen Radiologie können Veränderungen erst nach einigen Wochen nachgewiesen werden, da mindestens 50% der Knochenmatrix abgebaut sein muss, damit lytische Zonen sichtbar werden. Indirekte Zeichen wie Weichteilschwellung, periostale Reaktion (Verdickung oder Abhebung) können früher gesehen werden. Das Computertomogramm hat seit der Einführung des MRT in der Diagnostik der Osteomyelitis an Bedeutung verloren. Allerdings können in Abwesenheit von Implantaten intramedulläres Gas, nekrotische Knochenanteile und Weichteilschäden gut sichtbar gemacht werden. Heutiger Goldstandard ist das MRT. Im Gegensatz zur Infektszintigraphie kann das MRT klar zwischen Weichteil- und Knocheninfektion diffe-

Tab. B15-4 Präanalytische Prinzipien zur mikrobiologischen Diagnostik bei Knochen- und Gelenkinfektionen.

Prinzipien	
Strikte Hygiene bei der Probennahme	Auch eine diagnostische Materialgewinnung kann zur Kolonisierung mit Mikroorganismen führen, die primär an der Pathologie nicht beteiligt waren (Hansis et al. 2000).
Keine Oberflächenabstriche	Diese sind bei Verdacht auf Knochen- oder Gelenkinfektionen grundsätzlich als inadäquat anzusehen.
Biopsien, Punktate	Essentielle Untersuchungsmaterialen zum kulturellen Erregernachweis bei fortgeleiteter oder traumatischer Osteomyelitis sowie bei Arthritis. Auf ausreichende, klinisch vertretbare Dimensionierung der Probenmengen achten. Intraoperative Abstriche sind nicht ausreichend.
Multiple Proben	Entnahme möglichst aus regionär unterschiedlichen Abschnitten des infizierten Bereiches (möglichst 3, besser 4 bis 5) im Rahmen des klinisch und operativ Möglichen.
Kurze Lagerungs- und Transportzeiten	Aufgrund der potentiellen Erregerempfindlichkeit und der Bedeutung des Erregernachweises sind für den Regelfall Lagerungs- und Transportzeiten von insgesamt < 2 Stunden erforderlich (Miller und Holmes 1999).
Blutkulturen	(mindestens 2, maximal 4 separat entnommene Blutkulturpaare). Grundsätzlich bei Verdacht auf hämatogene Osteomyelitis. Bei Nachweis eines typischen Erregers in der Blutkultur lässt sich insbesondere im Kindesalter eine Knochenbiopsie vermeiden, wenn die klinische Symptomatik und das Resultat bildgebender Verfahren damit vereinbar sind (Dagan 1993).
Keine Antibiotikatherapie vor Probenahme	Bei subakuter Infektion und antimikrobieller Vorbehandlung 10–14 Tage Antibiotikapause vor Probengewinnung. Auch sollte die Antibiotikatherapie erst nach Probenentnahme gegeben werden bei operativer Revision einer periprothetischen Infektion.
Wiederholung der Probennahme	bei zweifelhafter oder erfolgloser mikrobiologischer Diagnostik

renzieren. Bei der akuten Osteomyelitis sind lokalisierte Areale von abnormem Marködem sichtbar (Abb. B15-1c). Auch Fistelgänge und andere Weichteilschäden können gut beurteilt werden. Die hohe Sensitivität der MRT kann ein Nachteil sein, indem das Ausmaß der Osteomyelitis überschätzt wird. Deshalb ist es keine gute Untersuchung zur Abschätzung des Therapieerfolges. Eine neue Technik ist die Positron-Emissions-Tomographie (PET). Dabei wird der Metabolismus von 18-fluoro-D-deoxyglucose (FDG) in Entzündungs- und Tumorzellen gemessen. Heute wird das PET für die Diagnostik der Osteomyelitis in der Regel mit dem CT kombiniert. Das PET hat in einer größeren Studie seine Wertigkeit für die Diagnose von muskuloskelettalen Infektionen gezeigt (Crymes et al. 2004). Mit geeigneten Schwellenwerten konnte die chronische Osteomyelitis mit einer Sensitivität von 100% und einer Spezifität von 98% diagnostiziert werden (Guhlmann et al. 1998).

8 Therapie

Die Therapie der Osteomyelitis sollte mit einer **interdisziplinären** (Infektiologie, Innere Medizin, Chirurgie) Besprechung geplant werden. Zu den Bausteinen des Managements gehören die diagnostische Biopsie, die antibiotische Therapie, das Débridement mit Sequesterentfernung, das Totraummanagement, die Knochenstabilisierung und die Weichteil- und Hautsanierung. Für unterschiedliche Osteomyelitisformen ist ein unterschiedliches Vorgehen notwendig. Der **Keimnachweis** ist für die adäquate Therapie der Osteomyelitis von großer Bedeutung. Weil die unterschiedlichsten Erreger eine Osteomyelitis verursachen können, sollte die Therapie auf einem Keimnachweis basieren. Da selbst bei der hämatogenen Osteomyelitis nur in 30–60% der Fälle die Blutkultur positiv ist, sollte in jedem Fall mit negativer Blutkultur eine **diagnostische Biopsie** durchgeführt werden. Eine sofortige empirische Therapie nach Abnahme der Blutkulturen und vor der Entnahme der Knochenbiopsie sollte nur durchgeführt werden, wenn der Patient eine klinisch offensichtliche Sepsis („systemic inflammatory response syndrome") hat und die rasche Therapie prognostisch wichtig ist. Ausnahme von dieser Regel ist die Fußosteomyelitis infolge eines Druckulkus. In dieser Situation kann der oberflächliche Abstrich fehlleiten (Tan et al. 1996) und eine diagnostische Biopsie wird in der Regel nur gemacht, wenn ein Wunddébridement ohnehin notwendig ist. Deshalb empfiehlt sich bei der Fußosteomyelitis

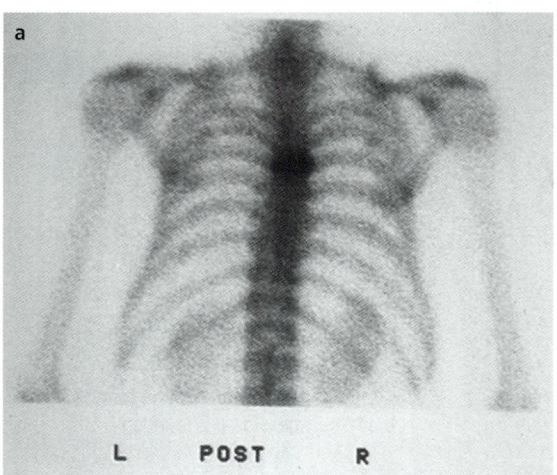
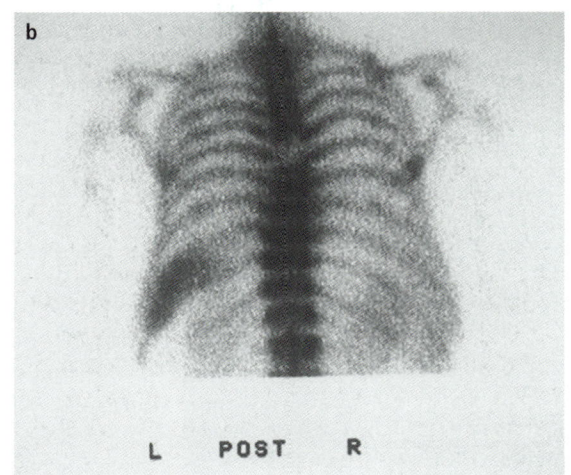

meist eine empirische Therapie gegen die wahrscheinlichsten Erreger, nämlich *S. aureus,* und Anaerobier, bei antibiotischer Vorbehandlung auch gegen Enterobacteriaceae.

Akute hämatogene Osteomyelitis/Spondylodiscitis
Die akute hämatogene Osteomyelitis kann in der Regel mit **Antibiotika** allein erfolgreich behandelt werden. Eventuelle paravertebrale Abszesse können in der Regel durch den interventionellen Radiologen perkutan drainiert werden. Ein chirurgisches Vorgehen ist nur in seltenen Fällen mit ausgedehnten oder perkutan nicht erreichbaren Abszessen notwendig. Zudem müssen Implantat-assoziierte Infektionen (siehe Kap. B15.2 und D2.2) immer kombiniert chirurgisch und antibiotisch behandelt werden. In der Regel sollte eine 6-wöchige hochdosierte Antibiotikatherapie durchgeführt werden. Wenn keine Substanz mit sehr guter Bioverfügbarkeit zur Verfügung steht, muss die Therapie intravenös verabreicht werden. Zu beachten ist, dass mit allen oralen Betalaktamen lediglich Spiegel erreicht werden können, die weniger als 10% des Spiegels einer parenteralen Therapie betragen. Dies hängt mit der beschränkten oralen Toleranz und der relativ schlechten Bioverfügbarkeit aller Substanzen dieser Stoffklasse zusammen. Mit anderen Substanzen wie z.B. Chinolonen, Rifampicin und Clindamycin werden oral die gleichen Spiegel wie parenteral erreicht, weshalb sie bereits initial oral verabreicht werden können. Die akute hämatogene Osteomyelitis sollte **bakterizid** behandelt werden. Deshalb sollte sie nicht mit Clindamycin behandelt werden. Trotzdem kann meist eine orale Therapie gegeben werden, nämlich eine **Chinolon/Rifampicin-Kombination** (Schrenzel et al. 2004). Tabelle B15-5 zeigt Therapievorschläge für die wichtigsten Erreger der

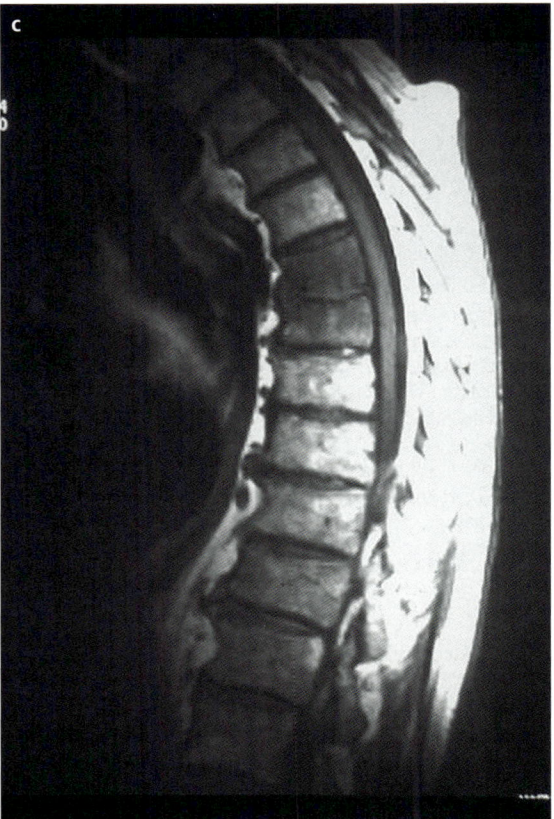

Abb. B15-1 86-jähriger Patient mit akuter Spondylitis BWK 6/7 bei Endokarditis und Sepsis mit *Streptococcus bovis.*
a) ^{99m}Tc-MDP Knochenszintigramm: Anreicherung in BWK 6 und 7.
b) ^{99m}Tc-anti-NCA-90Fab Szintigramm (Antigranulozyten-Szintigramm): Aussparung im Bereich von BWK 6 und 7.
c) Magnetresonanztomographie der Wirbelsäule T1-gewichtet ohne Kontrastmittel. BWK 6 und 7 zeigen ein Knochenmarködem.

Tab. B15-5 Gezielte Antibiotikatherapie der akuten Osteomyelitis.[1]

Erreger	Antibiotikum	Tagesdosis	Applikation
Staphylococcus aureus oder Koagulase-negative Staphylokokken			
Methicillin-sensibel	Flucloxacillin[2]	4 × 2 g	IV
	oder Ciprofloxacin	2 × 750 mg	PO
	oder Levofloxacin	1 × 750 mg	PO
	beide + Rifampicin	2 × 300–450 mg	PO
Methicillin-resistent[3]	Vancomycin	2 × 1 g	IV
	oder Teicoplanin	1 × 400 mg	IV/IM
Streptococcus spp.	Penicillin G	4 × 5 Millionen E	IV
	oder Ceftriaxon	1 × 2 g	IV
Enterobacteriaceae (Chinolon-sensibel)	Ciprofloxacin	2 × 750 mg	PO
Nonfermenter (z.B. Pseudomonas aeruginosa)	Ceftazidim or Cefepim	4 × 2 g	IV
	+ Aminoglykoside		IV
	Für 2 Wochen, gefolgt von 2–4 Wochen		
	Ciprofloxacin	2 × 750 mg	PO
Anaerobier[4]	Clindamycin	3 × 600 mg	IV
	Für 2 Wochen, gefolgt von 2–4 Wochen		
	Clindamycin	4 × 300 mg	PO
Mischinfekt ohne MRSA	Amoxicillin/Clavulansäure	3 × 2,2 g	IV
	oder Ampicillin/Sulbactam	3 × 3 g	IV
	Carbapenem	gemäß Substanz	IV

Beachte: Für die gezielte Langzeittherapie muss eine Resistenzprüfung vorliegen. Die angegebene Dosis entspricht der Erwachsenendosis bei normaler Nieren- und Leberfunktion. PO = per os; IV = intravenös; IM = intramuskulär; Fortetablette: Trimethoprim 160 mg, Sulfamethoxazol 800 mg.
[1] Die gesamte Therapiedauer beträgt 6 Wochen.
[2] Bei Patienten mit Penicillinallergie des verzögerten Typs kann Cefazolin (3 × 2 g IV) gegeben werden. Bei Patienten mit Soforttypallergie müssen Betalaktame durch Vancomycin (2 × 1 g IV) ersetzt werden.
[3] Der Methicillin-resistente *Staphylococcus aureus* ist in der Regel Chinolon-resistent. Ausnahmen sind die ambulant erworbenen MRSA, welche ebenfalls mit einem Chinolon + Rifampicin behandelt werden können.
[4] Alternativen gegen grampositive Anaerobe (z.B. *Propionibacterium acnes*) sind Penicillin G oder Ceftriaxon und gegen gramnegative Anaerobe (e.g. *Bacteroides spp.*) Metronidazol.

akuten Osteomyelitis, welche sechs Wochen behandelt werden sollte.

Chronische Osteomyelitis

Die Grenze zwischen der akuten und der chronischen Osteomyelitis ist fließend und kann nicht mit einem allgemein gültigen Zeitintervall angegeben werden. Entscheidend ist das Vorliegen von **Sequestern**, die mit CT oder MRT gesucht werden müssen. Der Grundpfeiler der Therapie ist somit die **chirurgische Entfernung aller Nekroseherde.** Das Vorgehen bei Implantat-assoziierter Osteomyelitis ist in Kapitel B15.2 zusammengefasst. Prinzipiell muss die Sanierung einer chronischen Osteomyelitis immer von der Tiefe nach der Oberfläche gemacht werden. Die plastische Behandlung von kompromittierter Haut und von Weichteilfisteln ohne Knochensanierung wird immer scheitern. Das bedeutet, dass der Orthopäde/Traumatologe zuerst mit einem sorgfältigen **Knochendébridement** und bei Bedarf einer Knochenstabilisierung die Voraussetzungen für ein „Remodelling" des verbleibenden vitalen Knochens schaffen muss. Unmittelbar danach oder in der gleichen Sitzung muss der plastische Chirurg die Weichteile effizient sanieren, sodass der betroffene Knochen überall von vitalem Gewebe bedeckt ist. Zusätzlich muss eine **langzeitige antibiotische Therapie** verabreicht werden. Initial kann wie bei der akuten Osteomyelitis gemäß Tabelle B15-5 behandelt werden. Nach den ersten zwei Wochen sollte eine orale Substanz mit guter Bioverfügbarkeit gewählt werden, da in der Regel eine Langzeittherapie von mindestens zwei Monaten durchgeführt werden muss. Bei der chronischen Osteomyelitis mit *S. aureus* hat sich im Tiermodell das **Clindamycin** besonders bewährt (Mader et al. 1989). Es sollte jedoch wegen des Risikos der Resistenzinduktion nur gegeben werden, wenn der Keim sowohl auf Clindamycin, als auch auf Makrolide sensibel ist (Steward et al. 2005). Für die notwendige Therapiedauer gibt es keine Vergleichsstudien. Sie basiert somit auf der individuellen Erfahrung der behandelnden Ärzte. Argumente für eine besonders lange Therapie sind das unvollständige Débridement, liegende Implantate und eine vorgängig jahrelange Infektdauer.

Fußosteomyelitis
Bei der Fußosteomyelitis muss zuerst die Gefäßsituation untersucht und saniert werden. Bei günstigen Durchblutungsverhältnissen kann ein sparsames **Débridement** erwogen werden. Ist die Blutversorgung schlecht, muss bei klinischer Sepsis oder lokal feuchter Gangrän die **Amputation** auf adäquater Höhe gemacht werden. Bei einer trockenen Gangrän oder bei ausschließlicher Entzündung ohne Nekrose sollte mit einer 6- bis 8-wöchigen **Antibiotikatherapie** versucht werden, die Amputation zu vermeiden. Wegen der schlechten Korrelation zwischen der oberflächlichen Wundflora und des Osteomyelitiserregers führen wir beim Fehlen von Knochenbiopsiekulturen eine empirische Therapie durch (Tan et al. 1996). Ohne vorgängige Antibiotikatherapie wählen wir **Clindamycin** (4 × 300 mg/d p. os), welches eine gute Wirkung gegen Staphylokokken und Anaerobier hat. Bei vorbehandelten Patienten kombinieren wir es mit **Ciprofloxacin** (2 × 750 mg/d p.os), da mit *Pseudomonas aeruginosa* gerechnet werden muss. Diese Patienten profitieren wegen der Gefahr der Resistenzentwicklung von einer initialen 2-wöchigen parenteralen Therapie z.B. mit Piperacillin/Tazobactam (3 × 4,5 g/d i.v.). Für den allfälligen Nutzen der hyperbaren Sauerstofftherapie gibt es keine kontrollierten Studien.

B15.2 Posttraumatische Osteomyelitis
Werner Zimmerli und Mathias Herrmann

1 Vorbemerkungen

Die posttraumatische Knocheninfektion wird gelegentlich auch als **Osteitis** bezeichnet. Da klinisch eine Osteitis nicht von einer Osteomyelitis abgegrenzt werden kann, soll im Folgenden nur der Ausdruck Osteomyelitis gebraucht werden (Lew und Waldvogel 1997). Es ist berechtigt, die posttraumatische Osteomyelitis gesondert zu besprechen, da diese immer **in erster Linie chirurgisch behandelt** werden muss. Die ausschließliche antibiotische Therapie ist falsch, da sie langfristig eine sehr hohe Versagerquote hat. Anderseits ist auch die chirurgische Therapie ohne gleichzeitige resistenzgerechte Langzeittherapie mit Antibiotika zum Scheitern verurteilt. In beiden Fällen muss mit einer lebenslangen chronischen Osteomyelitis gerechnet werden. Nach diesen ungenügenden Therapien können typischerweise langjährige Fisteln mit lokalen Entzündungszeichen persistieren, es können aber auch lange asymptomatische Intervalle beobachtet werden. Ein solches symptomfreies Intervall kann bis zum Rezidiv Jahrzehnte dauern (Widmer et al. 1988).

2 Definition und Einteilung

Die posttraumatische Osteomyelitis ist eine Knocheninfektion, welche exogen nach einem Knochentrauma (**Fraktur**) oder einer chirurgischen Intervention am Knochen (**Osteosynthese**) entsteht. Diese Infektionen werden eingeteilt in **frühe**, welche sich innerhalb von zwei Wochen nach Trauma oder Infektion manifestieren, **verzögerte** Infektionen, welche in den ersten zehn postoperativen Wochen auftreten, und die **späten Infektionen**, welche sich erst nach der zehnten Woche manifestieren (Willenegger und Roth 1986). Für die Wahl der optimalen chirurgischen und antibiotischen Therapie ist die Klassifikation von Cierny-Mader (Mader et al. 1997) nützlich (siehe Tab. B15-1 und B15-2). Die wichtigste Entscheidungsgrundlage für die korrekte Therapie ist jedoch die Einteilung in eine **Osteomyelitis mit und eine solche ohne Implantat.** Die posttraumatische **Implantat-assoziierte Osteomyelitis** wird in Europa in der Regel eingeteilt nach der Art der Osteosynthese, nämlich in eine **Osteosynthese-Platteninfektion**, eine **Marknagelinfektion** und eine „Pin-track"-Infektion (Ochsner et al. 2006).

Eine Spezialform der postoperativen Osteomyelitis, welche nicht vom Orthopäden, sondern vom Herz-/Thoraxchirurgen behandelt wird, ist die **Sternumosteomyelitis**. Sie wird nach Sternotomie beobachtet und muss bei liegender Sternumcerclage als Implantat-assoziierte Form beurteilt werden. Die Besonderheit liegt in der anatomischen Nähe des Mediastinums und den fehlenden Weichteile über dem Knochen. Deshalb ist ein postoperativer Wundinfekt nach Sternotomie in der Regel eine Sternumosteomyelitis kombiniert mit einer Mediastinitis (Bitkover und Gardlund 1998, Blanchard et al. 1995).

3 Epidemiologie

Zur Epidemiologie der posttraumatischen Osteomyelitis bezogen auf die Bevölkerung gibt es keine quantitativen Daten. Sicher ist jedoch die Häufigkeit zunehmend, da sie parallel geht mit der Anzahl Verkehrs-, Arbeits- und Sportunfällen und Kriegsverletzungen sowie dem Anteil von Patienten, welche eine operative anstatt einer konservativen Frakturstabilisation erhalten. Am häufigsten betroffen sind Männer zwischen 20 und 30 Jahren. Während die Anzahl der akuten Episoden von posttraumatischer Osteomyelitis stetig steigt, nimmt die Anzahl der Fälle mit chronisch rezidivierender Osteomyelitis ab, da besser definierte und wirksamere Therapiekonzepte zur Verfügung stehen, mit welchen die Infektionen nicht nur unterdrückt, sondern eliminiert werden können.

Die Infektrate nach geschlossener Fraktur oder offener Grad-I-Fraktur (Wunde < 1cm, saubere Perforationsstelle) beträgt 0–2%. Bei offener Grad-II-Fraktur (Lazeration > 1cm, wenig Weichteilschaden) muss mit 2–7% und nach offener Grad-III-Fraktur (Hochenergietrauma mit ausgedehnterem Weichteilschaden mit Periostabriss (IIIB) oder Arterienläsion (IIIC)) mit 10–50% Infektionen gerechnet werden (Gustilo et al. 1984, Smith 2005). Nach Sternotomie beträgt die Rate der Sternumosteomyelitis 0,8–2% (Grossi et al. 1985).

4 Erregerspektrum, Infektionswege und Pathogenese

4.1 Erregerspektrum

Wie bei jeder Art von Osteomyelitis sind **Staphylokokken** die häufigsten Erreger. Bei den Implantat-assoziierten sind jedoch die Koagulase-negativen Staphylokokken mindestens ebenso häufig wie S. aureus. Von den posttraumatischen Fällen von Osteomyelitis sind bis über zwei Drittel polymikrobiell. In der Studie von Jupiter et al. (1988) wurden bei 30 posttraumatischen Episoden insgesamt 66 Isolate gefunden, nämlich 20% S. epidermidis, 15% S. aureus, 14% Pseudomonas aeruginosa und 11% Enterobacter spp. Insgesamt wurden noch zwölf weitere Erreger gefunden, inklusive Anaerobier. In einer retrospektiven Studie von 132 Patienten mit Implantat-assoziierter Osteomyelitis fanden wir S. aureus (35%), Koagulase-negative Staphylokokken (27%), Enterokokken (9%), Streptokokken (6%), gramnegative Stäbchen (17%) und Anaerobier (6%) (Trampuz und Zimmerli 2006). Nach offenen Frakturen und bei der chronischen, fistelnden Osteomyelitis kommen aufgrund des langen Verlaufs **Mischinfektionen** mit aeroben und anaeroben Keimen infrage. Bei tiefer Wundinfektion nach Sternotomie ist S. aureus der wichtigste Erreger. Koagulase-negative Staphylokokken werden ebenfalls häufig isoliert (Tegnell et al. 2000).

4.2 Infektionswege und Pathogenese

Die posttraumatische und postoperative Osteomyelitis wird in der Regel **exogen** verursacht. Daneben gibt es jedoch dokumentierte Fälle von hämatogenen Infektionen, besonders durch S. aureus und Salmonellen (Murdoch et al. 2001, Zerahn et al. 1997). Die akute posttraumatische Osteomyelitis findet immer in einem Gebiet statt, welches durch ein Trauma oder eine Operation geschädigt ist und deshalb in der Regel nekrotische Knochenstücke und Wundhämatom enthält. Da die Gegenwart eines Implantates die Infektanfälligkeit um mehr als das 10 000-fache erhöht, sind **Implantat-assoziierte** Infektionen nach offenen Frakturen besonders häufig (Gustilo et al. 1990, Zimmerli et al. 1982, Zimmerli et al. 1984). Bakterien, welche exogen oder hämatogen in die Fraktur gelangen, adhärieren am Knochen oder am Osteosynthesematerial (Gristina 1987). Sie bilden nach der Adhärenz insbesondere auf Implantaten oder an Knochennekrosen (Sequester) einen **Biofilm von metabolisch inerten Bakterien**, welcher über Jahre asymptomatisch persistieren kann. Durch nicht näher definierte Ereignisse, zum Teil lokale Traumen, können solche Infektionen lebenslang wieder reaktiviert werden. Entscheidend ist das Persistieren von Sequestern. Diese entstehen entweder durch das Hochenergietrauma selbst, durch Schäden in der Gefäßversorgung oder später als Folge einer lokalen Knochenischämie wegen erhöhtem intraossärem Druck durch die Eiterbildung.

5 Symptome und Befunde

Anamnestisch sollte nach Risikofaktoren gefragt werden, um die Wahrscheinlichkeit einer posttraumatischen Osteomyelitis abzuschätzen. Am wichtigsten ist die **Klassierung der Wunde**. Nach der Osteosynthese offener Frakturen ist das Risiko abhängig von der Art der Verletzung, es geht von < 2% bis zu 50% (Gustilo et al. 1984). Dementsprechend muss bei hohem Risiko bei jeder Wundheilungsstörung sofort ein Infekt gesucht werden. Risikofaktoren sind auch gut untersucht bei Patienten mit Sternotomiewunden nach Herzchirurgie. Es sind dies kardiopulmonale Reanimation, Steroidbehandlung, Diabetes mellitus, Rauchen, Niereninsuffizienz, Alter und Adipositas (Peivandi et al. 2003). Ein erhöhtes Risiko für einen postoperativen Wund- bzw. Sternuminfekt wurde auch bei Patienten, welche in der Nase mit S. aureus kolonisiert sind, beobachtet (De Feo et al. 2001, Grossi et al. 1985, Kluytmans et al. 1995, Ruef et al. 1996).

Extremitätenosteomyelitis

Klinisch findet man frühestens ein paar Tage (4–8 Tage) bis zu einem Jahr nach der Operation die klassischen Entzündungszeichen mit lokaler Überwärmung und Rötung. Aus der Narbe tritt trübes oder eitriges Sekret. Die Narbe wird dehiszent und über Wochen kann, falls keine adäquate Behandlung eingeleitet wird, eine Fistel entstehen (Abb. B15-2a). In der Studie von Ueng et al. (1999) trat bei 15 Patienten mit chirurgisch behandelten Femurfrakturen die Osteomyelitis durchschnittlich vier Monate (1–10 Monate) nach der Osteosynthese auf. Dieses Intervall ist viel kürzer, wenn schlecht heilende oder sezernierende Wunden frühzeitig als Osteosynthese-assoziierte Infektionen interpretiert werden. Die rasche Diagnose innerhalb von weniger als drei Wochen ist entscheidend, da die Therapie bei früher Infektion viel weniger invasiv ist und das Implantat in der Regel belassen werden kann (Zimmerli et al. 1998, Zimmerli et al. 2004). Verzögerte Infektionen sind klinisch schwieriger zu erfassen. Die typischen Infektzeichen können fehlen, und der Patient hat nur unklare postoperative Schmerzen.

Sternumosteomyelitis

In der Regel kann die Sternumosteomyelitis in den ersten 2–4 postoperativen Wochen erkannt werden. Gelegentlich tritt die Infektion jedoch erst nach Wochen auf, besonders wenn die Erreger wenig virulent (Koagulase-negative Staphylokokken) sind. Typisch sind Zeichen der Wundinfektion (Rötung, Schmerz, Wundheilungsstörung, Dehiszenz oder Wundsekretion) (Abb. B15-2b). Beim Fehlen von lokalen Infektionszeichen ist die **Mediastinitis**, welche typischerweise mit der S.-aureus-Sternumosteomyelitis einhergeht, schwierig zu diagnostizieren. Sie muss aktiv gesucht werden bei postoperativer Sepsis, unklarem schlechtem Allgemeinzustand, Luftaustritt aus der Sternumwunde und hämodynamischer Instabilität (Upton et al. 2005).

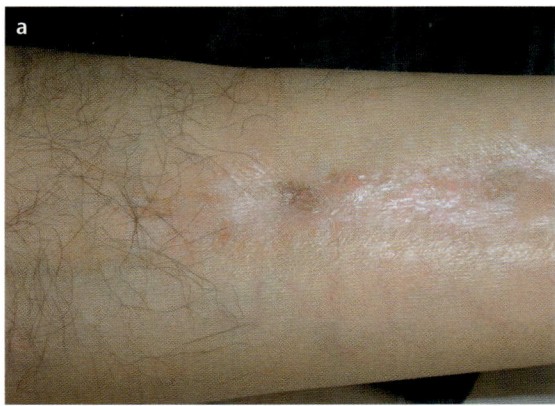

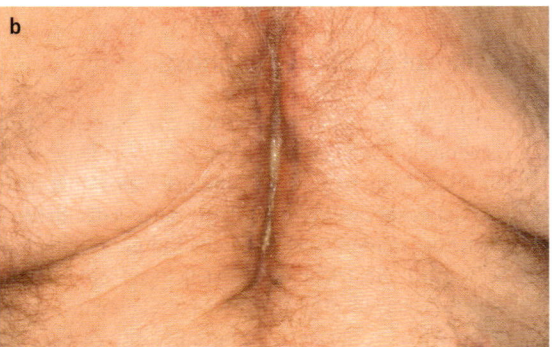

Abb. B15-2 a) 49-jähriger Mann mit chronischer posttraumatischer Osteomyelitis an der Tibia links. 27 Jahre zuvor nach Verkehrsunfall primäre Osteosynthese und Metallentfernung ein Jahr später. Acht Jahre postoperativ Beginn mit Schmerzen und Fisteln mit Eitersekretion. Mehrere Operationen und antibiotische Therapien ohne Erfolg.
b) 74-jähriger Patient mit Sternumosteomyelitis und Mediastinitis. Wundheilungsstörung im Anschluss an die Sternotomie bei aortokoronarem Bypass. Fieber und Sepsiszeichen sowie Nachweis von S. aureus in den Blutkulturen und im retrosternalen Abszess.

zenz kommt auch eine **Knochenischämie** insbesondere nach Gebrauch der Arteria mammaria für die Bypassoperation infrage. Auch die korrekte chirurgische Technik bei der Sternumcerclage scheint eine wichtige Rolle für die Sternumstabilität zu spielen. Beim Verdacht auf eine Sternumosteomyelitis mit Mediastinitis muss auch eine **postoperative Blutung** (Mediastinumverbreiterung) differentialdiagnostisch erwogen werden.

6 Differentialdiagnose

Bei postoperativen oder posttraumatischen Schmerzen im Wundbereich muss mit weitergehender Diagnostik die Differentialdiagnose zwischen **mechanischer Instabilität** und **Infektion** abgeklärt werden. Bei einer Sternumdehis-

7 Diagnostik

Postoperativ muss jede Wunde täglich kontrolliert werden. Bei Verdacht auf einen Wundinfekt muss ein chirurgisches

Débridement mit Erregerdiagnostik aus tief liegendem Gewebe, idealerweise aus **Knochenbiopsien** durchgeführt werden. Der histologische Nachweis eines Infektes und die mikrobiologische Keimidentifikation aus Knochenbiopsien bleibt der Goldstandard der Osteomyelitisdiagnostik.

Beim akut auftretenden postoperativen Wundinfekt mit Osteomyelitis sind die Entzündungszeichen in der Regel erhöht. Ein nur diskret pathologisches C-reaktives Protein (CRP) schließt jedoch eine Osteomyelitis nicht aus. Fieber, Leukozytose mit Linksverschiebung und ein stark erhöhtes CRP deuten auf eine bakteriämische Osteomyelitis hin.

7.1 Mikrobiologische Diagnostik

Mit intraoperativen Gewebe- und Knochenbiopsien kann die Osteomyelitis bewiesen werden. Da die postoperative Osteomyelitis in mehr als der Hälfte der Fälle durch multiple Bakterienspezies verursacht ist, muss jeder Erreger berücksichtigt werden. Auch anaerobe Kulturen sollten gemacht werden. Abstriche aus Fistelgängen sind unzuverlässig (Mackowiak et al. 1978). Sie korrelieren insbesondere schlecht beim Nachweis von gramnegativen Keimen. Aus diesem Grund sollten, wenn immer möglich, Biopsien aus Knochen und tief liegenden Geweben gemacht werden.

Da bei der posttraumatischen oder der Sternumosteomyelitis auch ungewöhnliche Erreger wie z.B. nicht-tuberkulöse Mykobakterien gefunden werden können, werden neben den aeroben und anaeroben Kulturen auch Kulturen für Pilze und Mykobakterien empfohlen (Samuels et al. 1996). Dieses teure Vorgehen ist allerdings kontrovers im Bezug auf Kosten und Nutzen (Kems et al. 1998).

7.2 Bildgebende Diagnostik

Bei den bildgebenden Verfahren kommen neben der konventionellen Röntgenaufnahme, die Skelett-Szintigraphie, die Entzündungsszintigraphie, die Computertomographie (CT) und die Kernspintomographie (MRT) zum Einsatz. Mit der **konventionellen Aufnahme** kann die Implantatlockerung, die Pseudoarthrose und das Fehlen von periostaler Knochenneubildung (Avaskularität) beobachtet werden. Das **CT** gibt Information über das Ausmaß der Knochennekrose. Das **MRT** hat die höchste Sensitivität und Spezifität bei der hämatogenen Osteomyelitis beim Kind und der akuten Spondylodiscitis beim Erwachsenen (Morrison et al. 1993). Dagegen ist die diagnostische Aussagekraft bei der frühen, postoperativen Osteomyelitis wegen Implantatartefakten beschränkt.

Bei der chronischen postoperativen Osteomyelitis können Infektzeichen (Demineralisation, Periostitis) in der Standard-Röntgenaufnahme gesehen werden. Implantate zeigen einen Aufhellungssaum. Falls keine Implantate mehr liegen, können Sequester im CT gut erkannt werden. Die höchste Sensitivität mit 100% und einer Spezifität von 60% erreicht jedoch bei der chronischen Osteomyelitis ohne Implantat die MRT-Untersuchung (Kaim et al. 2000). Mit der **Knochen-Szintigraphie** können avaskuläre Zonen („cold spots") diagnostiziert werden. Bei subakuter oder chronischer Osteomyelitis ist die Knochenszintigraphie kombiniert mit der **Infekt-Szintigraphie** (Antigranulozyten- oder Granulozyten-Szintigramm) hilfreich (Kaim et al. 2000). Mit der **Positron-Emissions-Tomographie** (PET) kann sowohl die akute, als auch die chronische Osteomyelitis diagnoziert werden (Robiller et al. 2000, Schiesser et al. 2003).

8 Therapie

Wichtigstes Prinzip ist es, die postoperative Osteomyelitis früh zu erkennen und zu behandeln, damit sich nicht eine chronische, oft jahrelang persistierende Osteomyelitis ausbildet. Bei **früher und korrekter Therapie** ist die Heilungschance groß, nämlich je nach Art der Infektion bis über 80% (Trebse et al. 2005, Zimmerli et al. 1998). Bei Infektionen nach drittgradigen offenen Frakturen kommt es trotzdem nicht selten zu funktionellen Defektheilungen und gelegentlich ist sogar die **Amputation** notwendig.

Extremitätenosteomyelitis

Die korrekte Therapie der posttraumatischen Osteomyelitis umfasst die adäquate Drainage, das sorgfältige Débridement, das Auffüllen von eventuellem Totraum, die Korrektur einer allenfalls gestörten Gefäßversorgung, die plastische Wunddeckung und die antibiotische Therapie (Lazzarini 2004, Ochsner et al. 2006). Daraus folgt, dass die Therapie immer **multidisziplinär** zu erfolgen hat. Ob der Totraum initial mit Antibiotika-imprägniertem Material oder direkt mit Knochenspongiosa geschlossen werden soll, ist kontrovers. Gemäß Chan et al. (2000) werden bei letzterer Methode mehr Rezidive beobachtet. Die Wahl der optimalen chirurgischen Technik sollte einem erfahrenen Traumatologen oder Orthopäden überlassen werden (Gustilo et al. 1984, Ochsner et al. 2006). Nicht kontrovers dagegen ist die Indikation zur **Implantatentfernung**. Alles instabile

Material soll entfernt und durch eine externe Fixation, einen Gipsverband oder eine Orthese ersetzt werden. Stabiles Osteosynthesematerial kann und soll jedoch bis zum Knochendurchbau belassen werden (Ochsner et al. 2006). In der Regel ist es allerdings sinnvoll, dieses Material zum frühestmöglichen Zeitpunkt nach stabilem Durchbau zu entfernen.

Die Dauer der **antibiotischen Therapie** hängt von der klinischen Beurteilung und vom lokalen Befund ab. Eine postoperative Osteomyelitis ist in der Regel mit hoch dosierten intravenös verabreichten Antibiotika zu behandeln. Eine akute Osteomyelitis wird sechs Wochen, eine chronische Osteomyelitis sogar bis zwölf Wochen behandelt. Wenn das stabile Osteosynthesematerial belassen wird, ist die Therapiedauer abhängig vom Erreger und von den verfügbaren Antibiotika. Da **Rifampicin** adhärierende Staphylokokken eliminieren kann, soll es bei geschlossenen Wunden, d.h. nach dem Débridement in Kombination mit einem anderen Antibiotikum eingesetzt werden (Zimmerli et al. 2004). Die Wahl des Antibiotikums kann Tabelle D2-5 im Kapitel D2.2 entnommen werden. Gegen adhärierende gramnegative Erreger können erfolgreich **Chinolone** eingesetzt werden (Widmer et al. 1991). Falls die Elimination der Keime vom Implantat nicht erwartet werden kann, muss bis ungefähr zwei Wochen nach Entfernung des Implantates suppressiv mit einem Antibiotikum mit guter Bioverfügbarkeit behandelt werden.

Sternumosteomyelitis

Alle Patienten mit einer Sternumosteomyelitis, welche klinisch oder bildgebend den Verdacht auf eine Mediastinitis haben, brauchen vom Thoraxchirurgen ein Débridement und eine retrosternale Spüldrainage (Farinas et al. 1995). Gelegentlich ist auch eine plastische Deckung mit einem Muskellappen notwendig (Grossi et al. 1985). Zusätzlich muss eine mindestens 6-wöchige Antibiotikatherapie durchgeführt werden, die sich von der oben erwähnten nicht unterscheidet.

9 Prophylaxe

Die antibiotische Prophylaxe zur Reduktion der Wundinfektion nach Osteosynthese ist heute etablierter Standard (Gillespie et al. 2001, Ochsner et al. 2006, Zimmerli 2006). Bei offenen Grad-III-Frakturen ist sowohl die frühe Gefäß- und Weichteilchirurgie als auch die sofortige präemptive Antibiotikatherapie während ungefähr einer Woche, z.B. mit Amoxicillin/Clavulansäure ($3 \times 2{,}2$ g/d iv), wichtig (Patzakis et al. 1983, Smith 2005).

B15.3 Gelenkinfektionen
Werner Zimmerli und Mathias Herrmann

1 Vorbemerkung

Die akute Arthritis kann entweder durch Mikroorganismen, durch Bestandteile von Mikroorganismen, Immunkomplexe oder durch Kristalle verursacht werden. Wegen der unterschiedlichen Prognose und Therapie ist die rasche Erkennung der pathogenetischen Ursache sehr wichtig. Besonders schwierig ist die Abgrenzung der **Kristallsynovitis** (Gicht, Chondrokalzinose) von der **infektiösen Arthritis** (Becker 2005). Sowohl die lokalen als auch die systemischen Zeichen können identisch sein. Fieber beweist also eine infektiöse Ursache nicht. Zudem können in einem infizierten Gelenk gleichzeitig Pyrophoshatkristalle nachweisbar sein, was die Differentialdiagnose noch weiter erschwert. Einfacher ist es in der Regel, zwischen einer infektiösen und einer **reaktiven** (vgl. Kap. B15.4) Arthritis abzugrenzen, da die systemischen Infektionszeichen bei der Letzteren fehlen (Colmegna et al. 2004). Allerdings gibt es auch zwischen diesen beiden Ätiologien Übergangsformen. Diese werden besonders bei der Meningokokken- (Vienne et al. 2003), Gonokokken- (O'Brien et al. 1983), Salmonellen- und Borrelien-Arthritis (Aguero-Rosenfeld et al. 2005) gesehen. Der gleiche Patient kann entweder simultan oder zeitlich verschoben direkt infizierte, reaktiv durch Immunkomplexe oder durch Autoimmunmechanismen (Antibiotika-resistente Borrelien-Arthritis) entzündete Gelenke haben.

2 Definition

Die Gelenkinfektion oder **septische Arthritis** ist eine Entzündung des Gelenkes, welche durch vitale und vermehrungsfähige Mikroorganismen verursacht wird. Dabei kann es sich um Bakterien, Viren, Pilze oder Parasiten handeln. In der Regel ist ein einziges Gelenk befallen (**Monoarthritis**), gelegentlich jedoch auch mehrere (**Oligo- oder Polyarthritis**) (Dubost et al. 1993).

3 Epidemiologie

Bezogen auf die Bevölkerung ist die akute bakterielle Arthritis mit einer Inzidenz von jährlich 2–10 Fällen pro

100 000 Einwohner eine **seltene Krankheit** (Cooper und Cawley 1986, Kaandorp et al. 1997a). Auf 10 000 hospitalisierte Patienten einer akutmedizinischen Klinik muss mit 5–10 Fällen von Arthritis gerechnet werden (unpublizierte Beobachtung). Häufiger ist die infektiöse Arthritis bei Patienten mit **Risikofaktoren** (Kaandorp et al. 1995, Kaandorp et al. 1997b). Generell können diese eingeteilt werden in Gelenkleiden (chronische Polyarthritis, Kristallsynovitis, Arthrose, Charcotgelenk), systemische Komorbidität (Niereninsuffizienz, Leberzirrhose, Diabetes mellitus, maligne Tumoren, Kollagenosen und Sichelzellanämie), Immunsuppression (Transplantation, HIV-Infektion, Hypogammaglobulinämie, Neutropenie) und Zustände mit erhöhtem Risiko für Bakteriämien (intravenöser Drogengebrauch, Endokarditis und andere systemische Infektionen, S.-aureus-Kolonisation) (Kaandorp et al. 1995).

Neben der hämatogenen Ursache kann die Arthritis auch durch direkte Inokulation entstehen. Bei 1/22 000 Gelenkpunktionen muss mit einer bakteriellen Arthritis gerechnet werden (Pal und Morris 1999). Nach einer Arthroskopie ist dieses Risiko deutlich höher, nämlich 1:250 bis 1:1000 (Armstrong et al. 1992, Kieser 1992). Besonders hoch ist das Risiko bei **arthroskopischer Steroidinjektion**, nämlich 1:80 (Armstrong und Bolding 1994). Zu einer direkten Inokulation kann es auch während Gelenkoperationen kommen. Anlässlich von Prothesenimplantationen (vgl. Kapitel D2) muss je nach implantiertem Gelenk mit einer Infektionsrate von 0,5–5% gerechnet werden (Zimmerli et al. 2004).

4 Erregerspektrum, Infektionswege und Pathogenese

4.1 Erregerspektrum

Die **akute infektiöse Arthritis** kann durch die unterschiedlichsten Erreger verursacht werden (Dubost et al. 2002). Gewisse Erreger haben einen **Gelenktropismus**, d.h., sie sind bei Gelenkinfektionen relativ überrepräsentiert. Dazu gehören vor allem die **Staphylokokken** und **Gonokokken** (Goldenberg 1998, Shirtliff und Mader 2002). Tabelle B15-6 zeigt die Erregerverteilung bei 2302 Episoden im nativen Gelenk (Ross et al. 2003). *S. aureus* ist heute bei weitem der häufigste Erreger der Arthritis. Koagulase-negative Staphylokokken werden im Nativgelenk praktisch nur nach Arthroskopie gefunden (Zimmerli 1994). Die zweithäufigste Erregergruppe sind die **Streptokokken** mit 21%. Alle anderen Erreger sind selten. Schlüssel zum Erreger können klinische und epidemiologische Gegebenheiten liefern. *S. aureus* ist bei Patienten ohne jegliche Prädisposition, bei solchen mit chronischer Polyarthritis, bei intravenösem Drogengebrauch, Diabetes mellitus und Immuninkompetenz am häufigsten. Bei i.v. Drogenabhängigen muss zudem mit Gruppe-A-Streptokokken (eitrige Phlebitis), *Pseudomonas aeruginosa* (Wasser in gebrauchter Spritze) und *Candida spp.* (Drogenzubereitung mit Zitronensaft) gerechnet werden. Bei Kleinkindern unter zwei Jahren ist *Kingella kingae* ein typischer Erreger (Yagupsky und Dagan 1997), *Haemophilus influenzae* ist dagegen seit der entsprechenden Impfung praktisch verschwunden (Peltola et al. 1998). Nach Katzen- oder Hundebiss kommt es typischerweise zu *Pasteurella multocida* oder *Capnocytophaga spp.*, nach Rattenbiss zu *Streptobacillus moniliformis* und nach Menschenbiss (z.B. Fingergelenkarthritis nach „Fist-to-mouth"-Verletzung) zu Erregern der **HACEK-Gruppe**. Nach gynäkologischen Interventionen (Currettage, Geburt) oder bei gestörter humoraler Immunität muss *Mycoplasma hominis* aktiv gesucht werden (Sendl et al. 2004). Nach Promiskuität und ungeschütztem Geschlechtsverkehr ist insbesondere

Tab. B15-6 Bakterielle Erreger der infektiösen Arthritis gemäß einer Sammelstatistik von 2407 Fällen.*

Mikroorganismus	Anzahl Erreger (%)
Staphylococcus aureus	1066 (44%)
Gruppe-A-Streptokokken	183 (8%)
Streptococcus pneumoniae	156 (6%)
Andere β-hämolysierende Streptokokken	104 (4%)
Haemophilus influenzae	104 (4%)
Mycobacterium tuberculosis	101 (4%)
Escherichia coli	91 (4%)
Koagulase-negative Staphylokokken	84 (3%)
Neisseria gonorrhoeae	77 (3%)
Gruppe-B-Streptokokken	69 (3%)
Pseudomonas aeruginosa	36 (1%)
Neisseria meningitidis	28 (1%)
Salmonella spp.	25 (1%)
Pilze	4 (<1%)
Verschiedene (inkl. Anaerobier)	136 (6%)
Andere gramnegative Stäbchen	110 (5%)
Polymikrobiell	33 (1%)

* Modifiziert nach Ross et al. (2003)

beim Befall mehrerer Gelenke und einem makulösen Exanthem die Gonokokken-Arthritis wahrscheinlich (O'Brien et al. 1983). *Brucella spp.* war früher ein häufiger und typischer Erreger der Arthritis. Heute muss praktisch nur noch bei Patienten, welche in einem Mittelmeerland (besonders Portugal, Spanien, Südfrankreich, Griechenland) rohe Milchprodukte gegessen haben, danach gesucht werden.

Auch **Viren** können sowohl eine infektiöse als auch eine **parainfektiöse** akute Arthritis verursachen (Masuko-Hongo et al. 2003, Smith und Piercy 1995). Typische Erreger sind das HPV-B19, das Rötelnvirus, das Mumpsvirus, das Hepatitis A-, B-, C-Virus, das HIV-Virus, das Varizella-Zoster-Virus, Adenoviren und Enteroviren. Diese Arthritiden sind meist polyartikulär und passager. Sie brauchen keine Lokalbehandlung, da sie nicht eitrig sind und das Gelenk nicht schädigen.

Die **subakute** oder **chronische** Arthritis wird selten durch spezielle **Bakterien** (*Borrelia burgdorferi, Tropheryma whippeli, Nocardia spp.*) und durch **Mykobakterien** (*M. tuberculosis* und nichttuberkulöse Mykobakterien) verursacht. Mit einer Pilzarthritis (*Candida spp., Cryptococcus neoformans, Sporothrix schenckii, Aspergillus spp., Fusarium* etc.) muss vor allem bei Patienten mit gestörter zellvermittelter (z.B. AIDS, Transplantation) und/oder Neutropenie gerechnet werden. Arthritiden, welche durch Parasiten (Helminthen, Filarien) verursacht werden, sind extreme Seltenheiten.

4.2 Infektionswege und Pathogenese

Die infektiöse Arthritis ist in der Regel **hämatogen** erworben. Die Synovialis ist ein stark vergrößertes Kapillarbett ohne Basalmembran, welches Mikroorganismen frei ins Gelenk passieren lässt (Shirtliff und Mader 2002). Seltener werden Bakterien **direkt ins Gelenk inokuliert,** z.B. nach offener Fraktur, bei gelenknaher Osteomyelitis, bei eitriger Bursitis (v.a. Ellenbogen), nach chirurgischem Eingriff im Gelenk, Arthroskopie oder Gelenkpunktion. Die Ansammlung von Granulozyten und die Degranulation ihrer Proteasen führt innerhalb sehr kurzer Zeit zu irreversiblen Knorpelschäden. Deshalb ist die **Erkennung und Behandlung einer Arthritis ein akuter Notfall,** bei dem die Zeitverzögerung in einer höheren Arthroserate resultiert (Kaandorp et al. 1997b).

5 Symptome und Befunde

Symptome und Anamnese
Leitsymptome der akuten bakteriellen Arthritis sind Gelenkschmerzen und gestörte Gelenkfunktion wegen Schmerzen und Erguss. Der Patient hat bereits in Ruhe Schmerzen, bei Belastung verstärken sie sich. Beim Befall des Sakroiliakalgelenkes ist der Patient häufig nicht mehr in der Lage, auf dem ipsilateralen Bein zu stehen. In etwa 90% der Fälle ist nur ein einziges Gelenk befallen. Die häufigsten Lokalisationen sind Knie- (45–55%) und Hüftgelenke (15–25%). In 5–10% sind Schulter-, Ellenbogen-, Sprung- oder Handgelenke und in weniger als 5% der Fälle andere Gelenke beteiligt (Kaandorp et al. 1997a). Zu diesen gehören z.B. das Sakroiliakalgelenk, welches besonders bei Frauen nach gynäkologischem Eingriff befallen ist (Spoendlin und Zimmerli 1988). Als Besonderheit findet man besonders bei iv-Drogenabhängigen einen Befall von Syndesmosen, nämlich der Symphyse, des Sacroiliacal- und des Sternoclavikulargelenkes (Shirtliff und Mader 2002, Spoendlin und Zimmerli 1988). Fragen, welche Hinweise auf spezielle Erreger ergeben, sind in Abschnitt 4.1 erwähnt. Dazu gehören die Reiseanamnese (Brucellose), die Nahrungsmittelanamnese (Salmonellen), die Tieranamnese (*Pasteurella multocida, Capnocytophaga canimorsus*), die Sexualanamnese (Gonorrhoe, akute HIV-Infektion), Verletzungsanamnese (z.B. Trauma der proximalen Interphalangeal-Gelenke [PIP-Gelenke] durch Faustschlag auf Mund: *Eikenella corrodens*), iv-Drogenapplikation und Zubereitungsart (*Pseudomonas aeruginosa, Candida spp.*) sowie gynäkologische Anamnese (Geburt, Curretage: *Mycoplasma hominis*). Die Fragen nach Zeckenexposition und früher durchgemachtem Erythema migrans sind wegen der Lyme-Borreliose wichtig.

Klinische Befunde
In der Regel ist das betroffene Gelenk schmerzhaft bei Palpation und Bewegung, gerötet, überwärmt und zeigt einen Erguss (Abb. B15-3). Im Hüftgelenk fehlen diese Entzün-

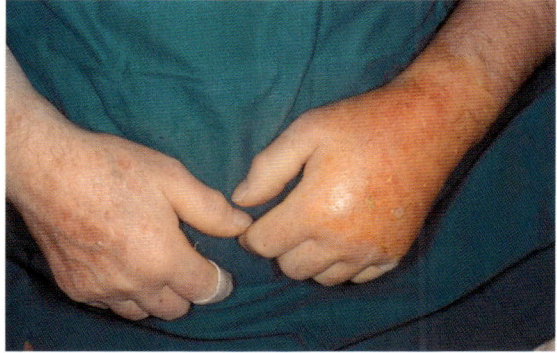

Abb. B15-3 85-jähriger Patient mit S.-aureus-Endokarditis. Unter adäquater Therapie Streuung der Erreger in linkes Handgelenk. Besserung erst nach wiederholter Spülung und offener Synovektomie.

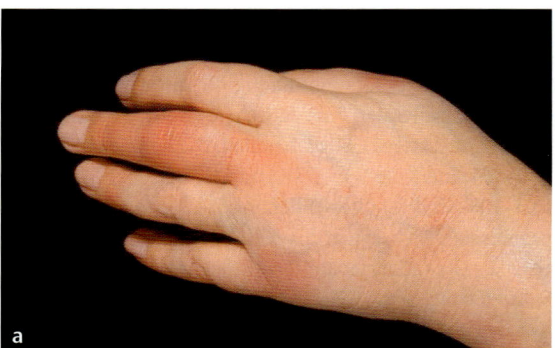 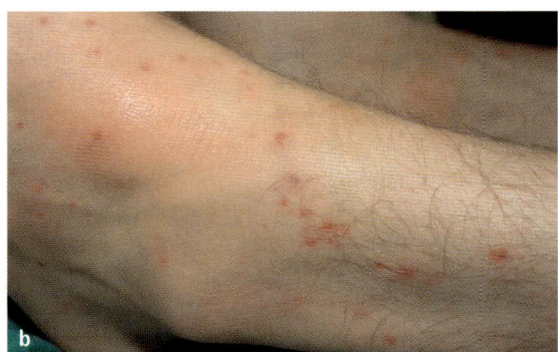

Abb. B15-4 a) Tenosynovitis bei 46-jährigem Patienten mit Gonokokken-Oligoarthritis.
b) Makulöses Exanthem bei 42-jähriger Patientin mit chronischer Meningokokken-Bakteriämie und Oligoarthritis.

dungszeichen. Der Patient hat Schmerzen, welche sich durch Gelenkbewegung und axiale Kompression verstärken lassen (Goldenberg 1998). Typischerweise ist der Patient febril, wobei jedoch Fieber > 39 °C eher die Ausnahme ist. Mehr als ein Drittel der Patienten ist sogar nur subfebril (Shirtliff und Mader 2002). Grund dafür sind wahrscheinlich die bei der Arthritis häufig eingenommenen Analgetika und Antirheumatika. Systemische Zeichen werden besonders im Rahmen einer sekundären bakteriellen Streuung ins Gelenk gesehen. Diese sind abhängig vom Grundleiden, also z.B. Pneumokokken-Pneumonie, Endokarditis, S.-aureus-Sepsis, Meningokokken-Sepsis, Gonokokken-Sepsis. Die entsprechenden Krankheitsbilder sind in den speziellen Kapiteln beschrieben. Typisch für die heute seltene Gonokokken-Arthritis sind der Befall mehrerer Gelenke, eine Tenosynovitis (Abb. B15-4a) und ein makulöses Exanthem. Dieses Exanthem ist klinisch identisch wie bei der Meningokokken-Bakteriämie und Arthritis (Abb. B15-4b).

6 Diagnostik

6.1 Laboruntersuchungen

Systemische Entzündungszeichen wie Leukozytose, Linksverschiebung, CRP-Erhöhung oder Beschleunigung der Blutsenkungsgeschwindigkeit sind zwar häufig vorhanden, jedoch völlig unspezifisch (Shirtliff und Mader 2002). Es sollten 2–3 anaerob/aerobe Blutkulturen abgenommen werden. Allerdings kann nur bei gut der Hälfte der Fälle mit dem Nachweis eines Erregers gerechnet werden (Goldenberg 1998). Besonderes pathologisch sind diese Parameter, wenn die Arthritis im Rahmen einer systemischen Infektion, also Sepsis oder Endokarditis, auftritt. Gelegentlich zeigen sie im Rahmen einer behandelten Sepsis (v.a. S.-aureus-Sepsis) nach vorübergehender Besserung das Auftreten einer Arthritis als Sekundärherd an (Lautenschlager et al. 1993). Schlüsseluntersuchung ist die Gelenkpunktion, welche immer vor einer antibiotischen Therapie gemacht werden muss, da die Differentialdiagnose (infektiöse, parainfektiöse Arthritis, Kristallsynovitis) vom Nachweis eines Erregers abhängt. Tabelle B15-7 zeigt die differentialdiagnostische Interpretation des Gelenkpunktates. Nichtentzündliche Synovia wird besonders bei einer aktivierten Arthrose oder anderen mechanischen Ursachen gesehen. Der Grenzwert von ≤ 2000 **Leukozyten**/µl hat eine Sensitivität und Spezifität von je 84%, der Neutrophilenanteil von ≤ 75% eine Sensitivität von 75% und eine Spezifität von 92% zur Abgrenzung einer nichtentzündlichen (Arthrose, Trauma) von einer entzündlichen Arthritis (Kristallsynovitis, chronische Polyarthritis, infektiöse Arthritis etc.) (Shmerling et al. 1990). Die parainfektiöse Immunkomplex-Arthritis oder die subakuten Formen der Arthritis (Lyme-Borreliose, Whipple usw.) haben die Charakteristika der entzündlichen Synovia. Die Abgrenzung der steril entzündlichen gegenüber der kulturpositiven infektiösen Arthritis gelingt in der Regel nicht zuverlässig. Der Grenzwert von 20 000/µl wurde in der Studie von Shmerling et al. (1990) zwar von 81% der 27 Patienten mit septischer Arthritis überschritten, von den 36 Patienten mit chronischer Polyarthritis oder Kristallsynovitis hatten jedoch ebenfalls 31% > 20 000 Leukozyten pro µl. Andere Parameter wie Glukose, LDH und Protein sind nur unzuverlässig diskriminierend, weshalb auf ihre Bestimmung verzichtet werden kann (Shmerling et al. 1990).

Die **Kultur** ist bei 80–90% der Patienten mit bakterieller Arthritis positiv, das Grampräparat jedoch nur bei 50% (Ryan et al. 1997). Schlechter ist die Sensitivität bei vor-

Tab. B15-7 Interpretation des Gelenkpunktates.

Parameter	Nichtentzündlich	Entzündlich	Bakteriell-infektiös**
Aussehen	Transparent, gelblich	Trübe, gelb	Eitrig, gelb, grünlich
Leukozytenzahl/µl	< 2000	2000–40 000	> 20 000
Neutrophile	< 75%	> 75%	> 75%
Mononukleäre	> 50%	< 50%	< 20%
Viskosität*	> 8 cm	< 8 cm	aufgehoben

* Viskosität kann als Fadenlänge beim Abtropfen von der Nadelspitze abgeschätzt werden
** Differentialdiagnose: Gichtarthritis

gängiger Antibiotikatherapie, besser bei der Inokulation in eine Blutkulturflasche (wenn möglich pädiatrische) (Hughes et al. 2001). Dabei ist jedoch auch die **Kontaminationsgefahr** am höchsten, weshalb vor der Gelenkpunktion mit der Kanüle immer eine Stichinzision mit einer Klinge gemacht werden sollte. Die Inokulation einer Blutkulturflasche sollte nur als Ergänzung zur direkten Kultur gemacht werden, da sonst kein Grampräparat vorliegt. Beim anamnestischen oder klinischen Verdacht auf eine Gonokokken-Arthritis muss das Punktat sofort für die Kultur verarbeitet werden. Die Untersuchung sollte mit einem Urethral bzw. Zervixabstrich ergänzt werden. Eine bessere Sensitivität hat die **Polymerase-Kettenreaktion** (PCR), welche jedoch die Kultur wegen der fehlenden Resistenzprüfung nicht ersetzen kann (Chapin-Robertson 1993). Bei der Lyme-Borreliose ist die Resistenzprüfung nicht entscheidend, deshalb kann auf die Spezialkultur zu Gunsten der PCR verzichtet werden. Diese ist in > 90% der unbehandelten Fälle positiv (Nocton et al. 1994). Beim Verdacht auf eine der oben erwähnten viralen Ätiologien ist eine **Serologie** sinnvoll.

6.2 Bildgebende Verfahren

Bei den bildgebenden Verfahren ist das **konventionelle Röntgenbild** nur nützlich zum Nachweis eines vorbestehenden Gelenkleidens (z.B. chronische Polyarthritis), einer gelenknahen Osteomyelitis mit Durchbruch, einer bereits seit Wochen dauernden Arthritis (Erosionen) oder einer Chondrokalzinose (Becker 2005). Die **Ultraschalluntersuchung** erlaubt den Nachweis eines Gelenkergusses (Shirtliff und Mader 2002). Dies kann bei den meisten Gelenken nützlich sein, beim Kniegelenk ist die Sensitivität der klinischen Untersuchung allerdings genügend gut. Die Ultraschalluntersuchung kann auch der gezielten Nadelaspiration dienen. Die **Knochen-Szintigraphie** ist bereits innerhalb von zehn Tagen positiv, ist jedoch wegen der fehlenden Spezifität höchstens nützlich zum Nachweis einer einseitigen Sakroiliitis (Spoendlin und Zimmerli 1988). Diese wird heute allerdings meist mit dem **Computertomogramm** (CT) gesucht. Das CT erfasst sensitiv Erosionen, Gelenkergüsse sowie Weichteilinfektionen. Es kann somit der Durchbruch in die umgebenden Weichteile oder im Fall des Musculus-iliopsoas-Abszesses das Eindringen in das Hüftgelenk nachgewiesen werden. Die **Magnet-Resonanz-Tomographie** (MRT) ist sensitiver als die anderen Modalitäten, ist jedoch im Gegensatz zur Osteomyelitis bei der Arthritis selten notwendig. Indikationen bestehen bei der Sternoklavikulararthritis (Abb. B15-5), Sakroiliitis oder Symphysitis.

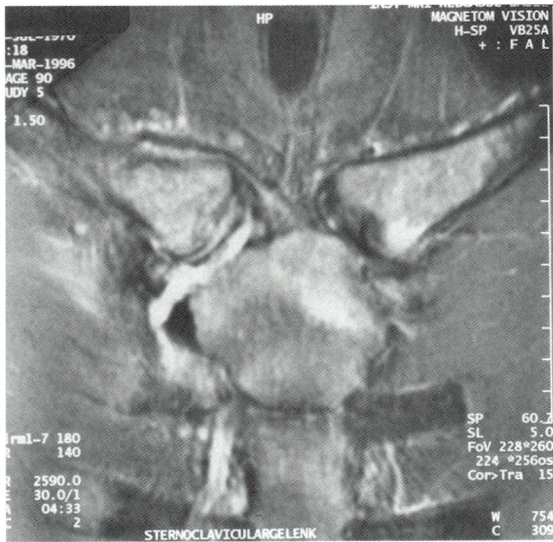

Abb. B15-5 26-jähriger Patient mit Anamnese von Angina tonsillaris. Am 5. Tag Schwellung und Schmerzen im rechten Sternoklavikulargelenk. MRT-Aufnahme zeigt Arthritis des rechten Sternoklavikulargelenkes. Im Punktat des Gelenkes Nachweis von β-hämolysierenden Streptokokken der Gruppe A.

7 Differentialdiagnose

Die wichtigsten Differentialdiagnosen zur **bakteriellen** Arthritis sind die reaktive, die **entzündlich-rheumatische** und die **Kristallsynovitis** (Baker und Schumacher 1993, Smith und Piercy 1995). Nicht immer gelingt die Abgrenzung mit der Anamnese und den Krankheitszeichen zwischen der **entzündlich-infektiösen** und **nichtinfektiösen** Arthritis. Wie oben erwähnt ist auch die Synovia nicht gut diskriminierend, sodass die Bedingungen für eine positive Kultur optimiert werden sollen (keine antibiotische Therapie vor der Gelenkpunktion) (Shmerling et al. 1990). Auch eine Hämarthrose kann gelegentlich eine infektiöse Arthritis vortäuschen. Zur Abgrenzung ist jedoch die Anamnese hilfreich (Hämophilie, Hämodialyse, Antikoagulation, Trauma).

8 Therapie

Antibiotikatherapie
Liegt klinisch oder im Grampräparat kein Hinweis für den Erreger vor, sollte ein Antibiotikum gegeben werden, das eine gute Wirksamkeit gegen Staphylokokken und Streptokokken hat. Dies ist gewährleistet mit einem **Erst- oder Zweitgenerations-Cephalosporin** (z.B. Cefazolin 3–4 × 2 g/d oder Cefuroxim 3–4 × 1,5 g/d iv). Beim Nachweis von grampositiven Kokken ist **Amoxicillin/Clavulansäure** (3 × 2,2 g/d iv) eine sinnvolle Wahl. Beim Nachweis von gramnegativen Kokken ist **Ceftriaxon** (1 × 2 g/d iv) und von gramnegativen Stäbchen **Cefepim** (2–3 × 2 g/d iv) eine wirksame Initialtherapie. Sobald der Erreger und seine Resistenz bekannt ist, kann gemäß Tabelle B15-8 behandelt werden. Über die Therapiedauer gibt es keine kontrollierten Studien, weshalb die Angaben der Meinung von Experten entspricht. Für die Gonokokken- oder Meningokokkenarthritis reicht eine Behandlungszeit von 2–3 Wochen. Infektionen durch andere Erreger sollten 4–6 Wochen behandelt werden. Bei einer Begleitosteomyelitis oder bei nur langsamen klinischem oder labormässigem (CRP) Ansprechen ist eine 6-wöchige Therapie wegen der Rezidivgefahr sinnvoll. Diese Dauer muss bei der Staphylokokken-Arthritis meistens gewählt werden. Dank der Möglichkeit einer oralen Therapie mit einer Chinolon/Rifampicin-Kombination bedingt diese lange Therapiedauer heute nicht mehr eine langzeitige Hospitalisation (Schrenzel et al. 2004).

Lagerung und Zusatzmaßnahmen
Das Gelenk sollte nicht belastet werden (Bettruhe oder Entlastung mit zwei Stöcken) und in funktionell günstiger Stellung (nicht vollständig gestreckt) gelagert werden. Ein passives Durchbewegen und isometrische Kraftübungen beschleunigen die Rehabilitation. Durch regelmäßige Punktionen und Spülungen mit physiologischer Kochsalzlösung, bei Bedarf mittels Arthroskopie, sollte die **Granulozytenzahl täglich reduziert werden**, um den Knorpelschaden gering zu halten. Bei protrahiertem Verlauf und vor allem beim arthroskopischen Nachweis eines Einwachsens von Synovialis in den Knorpel muss eine offene oder arthroskopische **Synovektomie** durchgeführt werden (Giebel et al. 1990, Shirtliff und Mader 2002, Stutz et al. 2000). Diese wird auch empfohlen bei fehlender Gelenksterilisation. Bei S.-aureus-Arthritis kann der Erreger gelegentlich trotz korrekter Antibiotikatherapie während > 2 Wochen aus dem Gelenk kultiviert werden.

9 Krankheitsmanagement und Meldepflicht

Die antibiotische Therapie der Arthritis sollte ohne Zeitverzögerung begonnen werden. Allerdings muss unbedingt vorgängig das Gelenk punktiert werden. Diese Punktion muss unter sterilen Kautelen von einem erfahrenen Untersucher gemacht werden. Bei fehlender Erfahrung sollte die Behandlung in Zusammenarbeit mit einem Orthopäden oder Rheumatologen gemacht werden, damit die initial tägliche Gelenktoilette fachgerecht durchgeführt wird und der Zeitpunkt der allenfalls notwendigen Synovektomie nicht verpasst wird.

Die Meldepflicht ist je nach Land unterschiedlich, was hier mit den Abkürzungen D (Deutschland), CH (Schweiz) und AU (Österreich) angezeigt wird. Diejenigen Infektionskrankheiten, die ausschließlich nach dem Labornachweis des Erregers meldepflichtig sind, also bei denen der Kliniker keine eigene Meldepflicht hat, werden weggelassen. Im Zusammenhang mit der Arthritis sind folgende Infektionen für den Kliniker meldepflichtig: **Brucellose** (AU: namentlich, Erkrankung und Tod), **Gonorrhoe** (AU: nur falls Weiterverbreitung befürchtet oder Behandlung verweigert wird), **Gruppe A- und B-Streptokokken** (AU: namentlich Erkrankung und Tod) sowie **Tuberkulose** (D: Meldung namentlich von Erkrankung und Tod, auch bei fehlendem bakteriologischem Nachweis, wenn eine vollständige tuberkulostatische Therapie indiziert ist oder bei Lungentuberkulose die Therapie verweigert wird). Für die Meldepflicht der viralen Erkrankungen, welche eine Begleitarthritis verursachen können, sei auf die entsprechenden Krankheiten verwiesen.

Tab. B15-8   Gezielte Antibiotikatherapie der bakteriellen Arthritis.[1]

Erreger	Antibiotikum	Tagesdosis	Applikation
Staphylococcus aureus oder Koagulase-negative Staphylokokken			
Methicillin-sensibel	Flucloxacillin[2]	4 × 2 g	IV
	oder Ciprofloxacin	2 × 750 mg	PO
	oder Levofloxacin	1 × 750 mg	PO
	beide + Rifampicin	2 × 300–450 mg	PO
Methicillin-resistent[3]	Vancomycin	2 × 1 g	IV
	oder Teicoplanin	1 × 400 mg	IV/IM
	oder Cotrimoxazol	3 × 1 Fortetablette	PO
	oder Ciprofloxacin	2 × 750 mg	PO
	oder Levofloxacin[3]	1 × 750 mg	PO
	oder Fusidinsäure	3 × 500 mg	PO
	oder Minocycline	2 × 100 mg	PO
	alle + Rifampin	2 × 300–450 mg	PO
Streptococcus spp.	Penicillin G	4 × 5 Millionen E	IV
	oder Ceftriaxon	1 × 2 g	IV
Enterobacteriaceae, Gonokokken, Meningokokken (Chinolon-sensibel)	Ciprofloxacin	2 × 750 mg	PO
Nonfermenters (z.B. Pseudomonas aeruginosa)	Ceftazidim oder Cefepim	4 × 2 g	IV
	+ Aminoglykoside		IV
	Für 2 Wochen, gefolgt von 2–4 Wochen		
	Ciprofloxacin	2 × 750 mg	PO
Mischinfekt ohne MRSA	Amoxicillin/Clavulansäure	3 × 2,2 g	IV
	oder Ampicillin/Sulbactam	3 × 3 g	IV
	Carbapenem	gemäß Substanz	IV

Beachte: Für die gezielte Langzeittherapie muss eine Resistenzprüfung vorliegen. Die angegebene Dosis entspricht der Erwachsenendosis bei normaler Nieren- und Leberfunktion. PO = per os; IV = intravenös; IM = intramuskulär; Fortetablette: Trimethoprim 160 mg, Sulfamethoxazol 800 mg.
[1] Die gesamte Therapiedauer beträgt 3–6 Wochen, abhängig vom Erreger, vom Therapieansprechen und einer allfälligen Begleitosteomyelitis.
[2] Bei Patienten mit Penicillinallergie des verzögerten Typs kann Cefazolin (3 × 2 g IV) gegeben werden. Bei Patienten mit Soforttypallergie müssen Betalaktame durch Vancomycin (2 × 1 g IV) ersetzt werden.
[3] Der Methicillin-resistente *Staphylococcus aureus* ist in der Regel Chinolon-resistent. Ausnahmen sind die ambulant erworbenen MRSA.

B15.4 Infekt-assoziierte Arthritis – Reaktive Arthritis

Joachim Sieper, Jürgen Heesemann und Wolfgang Jilg

1 Vorbemerkungen

1.1 Definition

Infektionserreger können ein breites Spektrum von unterschiedlichen Gelenkentzündungen verursachen, das von der infektiös-septischen Arthritis mit eitrigem Gelenkerguss (siehe Kap. B15.3) bis zur sterilen Arthritis mit seröser Synovitis reicht. Aus ätiologischer und pathogenetischer Sicht werden heute unter dem Begriff „reaktive Arthritis" meist nichterosive Gelenkerkrankungen zusammengefasst, bei denen es wenige Tage bis Wochen, in Einzelfällen auch Monate nach initialer Infektion an einem gelenkfernen Ort (Urogenital-, Gastrointestinal-, Respirationstrakt) zu einer **sterilen, nichteitrigen Arthritis** kommt. Typischerweise entwickeln diese Patienten in der Regel eine selbstlimitierende **Oligoarthritis** mit asymmetrischem Befall von 1–4 Gelenken überwiegend der unteren Extremitäten (Kobayashi und Kida 2005). Mit Beginn der arthritischen Phase ist die auslösende akute Infektion häufig bereits abgeklungen, ohne dass es zur vollständigen Erregereliminierung gekommen ist. Im strengen Sinne handelt es sich hier nicht um eine postinfektiöse, sondern um eine Infekt-assoziierte Arthritis. Aus diesem Grund, wie auch aus pathogenetischer Sicht, können auch die so genannte Poststreptokokken-Arthritis als Sonderform des akuten rheumatischen Fiebers, die Lyme-Arthritis und durch Viren verursachte Arthritiden (siehe Kap. B15.3) zu den Infekt-assoziierten Arthritiden gezählt werden. Im Unterschied zur rheumatoiden Arthritis ist der Rheumafaktor bei Infekt-assoziierten Arthritiden stets negativ (seronegative Arthritis).

1.2 Einteilung

Die Infekt-assoziierten Arthritiden können nach ihrem Infektionsmodus, den auslösenden Erregern und ihrer genetischen Prädisposition unterteilt werden. Infektionen, die vom Urogenitaltrakt oder vom Gastrointestinaltrakt ausgehen, führen bei Patienten mit dem Histokompatibilitätsantigen HLA-B27 besonders häufig zur **reaktiven Arthritis** (ReA) (Aho et al. 1973, Keat 1983, Khan 1995, Kobayashi und Kida 2005, Leirisalo-Repo 1995, Leirisalo-Repo 2005, Toivanen und Toivanen 1997, Wollenhaupt und Zeidler 1998). Diese Gruppe von Gelenkerkrankungen wird deshalb auch als HLA-B27-assoziierte reaktive Arthritis bezeichnet. Die als **Poststreptokokken-Arthritis** bezeichnete Gelenkerkrankung geht von einer Infektion der Rachentonsillen mit *Streptococcus pyogenes* der Klasse-I-Serotypen (rheumatogene M-Serotypen) aus (Hammer et al. 1990). Die Poststreptokokken-Arthritis kann als Sonderform des akuten rheumatischen Fiebers angesehen werden, da sie ohne kardiale Beteiligung verläuft, früher beginnt, später abklingt und auf Acetylsalicylsäure nicht so gut anspricht (Kobayashi und Kida 2005).

Die **Lyme-Arthritis**, die sich Monate nach Infektion mit *Borrelia burgdorferi* sensu lato (s.l.) durch Zeckenbiss entwickelt, gehört im strengen Sinne zur infektiösen Arthritis. Vom klinischen Verlauf zeigt sie aber Ähnlichkeiten mit der reaktiven Arthritis (Evans 1997).

1.3 Epidemiologie

In den industrialisierten Ländern Europas und Nordamerikas verursachen **STD (sexually transmitted disease)-Erreger** (siehe Kap. B17), **Enteritis-Erreger** und ***B. burgdorferi*** s.l. den größten Teil der Infekt-assoziierten Arthritiden. Aufgrund des wenig klar umrissenen Krankheitsbildes, der problematischen Diagnostik, des zeitlich begrenzten Verlaufs und der fehlenden Meldepflicht sind epidemiologische Daten zu Infekt-assoziierten Arthritiden durch wenige Feldstudien und Analysen von Infektionsausbrüchen belegt. Es ist davon auszugehen, dass Infektionen mit Chlamydien oder Enteritis-Erregern mit einer Häufigkeit von 3–15% zu Gelenkbeschwerden, insbesondere zur reaktiven Arthritis oder zum **Reiter-Syndrom** (Arthritis, Urethritis, Uveitis) führen können. Verschiedene Studien kommen zu Inzidenzen von 2–5/100 000 für reaktive Arthritiden durch Enteritis-Erreger oder *Chlamydia trachomatis* (Leirisalo-Repo 2005, Mäki-Ikola et al. 1991, Sieper et al. 2002, Toivanen und Toivanen 1997). Umgekehrt ist bei 21% der Patienten mit undifferenzierter Arthritis eine urogenitale Chlamydien-Infektion und damit wahrscheinlich eine Chlamydien-induzierte Arthritis nachgewiesen worden (Wollenhaupt und Zeidler 1998). *C. trachomatis* ist daher derzeit eine der häufigsten Ursachen einer reaktiven Arthritis insbesondere bei sexuell aktiven Patienten.

Ergebnisse zur Häufigkeit der reaktiven Arthritis nach Infektion mit bakteriellen Enteritis-Erregern wurden aus sorgfältigen Analysen von Enteritis-Ausbrüchen durch kontaminierte Lebensmittel gewonnen. Bei einem Salmonella-Typhimurium-Ausbruch in Kanada mit 473 Fällen von Gastroenteritis entwickelten 6,4% der Patienten eine reaktive Arthritis (Imman et al. 1988, Thomson et al. 1994). 22% der Patienten waren HLA-B27-positiv.

Bei Campylobacter-jejuni-Infektionen muss in 2–5% mit der Entwicklung rheumatischer Beschwerden gerechnet werden, die über mehrere Monate anhalten können (Bereswill und Kist 2003, Bremell et al. 1991, Leirisalo-Repo 1995) und nicht immer mit einer typischen Infektionssymptomatik oder einer positiven Stuhlkultur einhergehen. Eine HLA-B27-Assoziation konnte bisher nicht überzeugend nachgewiesen werden, spielt aber vermutlich bei den schweren Verläufen eine Rolle.

Eine Assoziation von Yersinia-induzierter Arthritis mit dem HLA-B27-Antigen wurde erstmalig von einer finnischen Arbeitsgruppe beschrieben (Aho et al. 1973). Yersiniosen werden durch *Yersinia enterocolitica* und seltener durch *Y. pseudotuberculosis* verursacht. In Europa gehören sie zu den dritthäufigsten bakteriellen Enteritis-Erregern. Unter Berücksichtigung neuerer Studien kann mit einer HLA-B27-Assoziation bei Yersinia-induzierter Arthritis von über 50% ausgegangen werden. Wegen der Assoziation mit HLA-B27 werden Arthritiden, verursacht durch Enteritis-Erreger oder Chlamydien, auch als **HLA-B27-assoziierte Arthritiden** bezeichnet (Leirisalo-Repo 1995).

Die genetische Prädisposition durch HLA-B27 variiert geographisch und reicht von 10–16% in Nordskandinavien über 6–9% in Westeuropa und 2–6% in Südeuropa bis nahezu 0% beispielsweise in Nigeria oder Japan (Khan 1995). Bei ca.

97 000 gemeldeten Salmonellosen und 114 000 gemeldeten Fällen von Enteritis infectiosa in Deutschland (1998) sollten mit einer Wahrscheinlichkeit von 5% jährlich mindestens 10 500 Fälle von reaktiver Arthritis durch Enteritis-Erreger auftreten und davon ca. 3000 in chronische Spondylarthritiden übergehen. Die wirkliche Fallzahl könnte um den Faktor 5–10 höher liegen, da nur ein Bruchteil der infektiösen Enteritiden gemeldet wird. Unter Einbeziehung der Inzidenz von Chlamydien-induzierten Arthritiden von ca. 4 pro 100 000 Einwohner (ca. 3200 Fälle pro Jahr in Deutschland) stellen die HLA-B27-assoziierten Arthritiden auch ein volkswirtschaftliches und gesundheitspolitisches Problem dar.

Infektionen im Rachenbereich mit *Streptococcus pyogenes* können besonders bei Kindern zum akuten rheumatischen Fieber führen. Schätzungsweise 10–20 Mio. Fälle von akutem rheumatischem Fieber treten jährlich in den nichtindustrialisierten Ländern auf (Gibofsky und Zabrieskie 1995). Mit Einführung der Penicillin-Therapie und -Prophylaxe von Streptokokken-Infektionen ist die Inzidenz in den industrialisierten Ländern von 100 Fällen pro 10 000 Einwohner auf 0,2–2 in der Zeit von 1962–1980 zurückgegangen. Die Abgrenzung der Arthritis bei klassischem akuten rheumatischen Fieber von der Poststreptokokken-Arthritis spielt vor allen Dingen bei Erwachsenen eine Rolle, weniger bei Kindern. Jedenfalls sollte bei reaktiver Arthritis verstärkt auf Racheninfektionen mit Streptokokken, insbesondere bei Kindern, geachtet werden.

Seit der Entdeckung von *B. burgdorferi* im Jahre 1982 nimmt die klinische Bedeutung der Lyme-Arthritis kontinuierlich zu. In zwei groß angelegten epidemiologischen Studien in Südschweden und Deutschland ist eine Inzidenz von ca. 70 Borrelien-Infektionen bzw. 4,8 Lyme-Arthritis-Fällen pro 100 000 Einwohner ermittelt worden (Berglund et al. 1995, Evans 1997, Huppertz et al. 1995b). Da die Lyme-Arthritis eine Spätkomplikation der Infektion mit *B. burgdorferi* s.l. ist, gibt es – im Gegensatz zum Erythema migrans – kaum jahreszeitliche Häufungen.

2 Erregerspektrum

Die Erreger der reaktiven Arthritis und anderer rheumatischer Gelenkbeschwerden können nach ihrer Eintrittspforte eingeteilt werden. In Tabelle B15-9 sind die Erregergruppen, die Jahreszeiten mit Infektionshäufung, die Übertragungswege und die Art der rheumatischen Gelenkbeschwerden zusammengefasst. Bei zahlreichen Arthritis-Erregern wie *Salmonella enterica, Neisseria gonorrhoeae, Brucella spp., Haemophilus influenzae, Neisseria meningitidis, Borrelia burgdorferi* und Viren können in einigen Fällen kultivierbare Mikroorganismen aus dem Gelenkpunktat oder der Synovialisbiopsie nachgewiesen werden, was der strengen Definition der ReA widersprechen würde (Hammer et al. 1990, Huppertz et al. 1995a, Sieper et al. 1992). Die Krankheitsverläufe entsprechen aber denen der ReA. *Clostridium difficile* verursacht die Antibiotika-induzierte pseudomembranöse Kolitis (siehe Kap. B7.5). Durch die Schädigung der Kolonmukosa könnte es zur Translokation von normaler Darmflora und zur Absiedelung bakterieller entzündungsinduzierender Produkte (Peptidoglykan, Lipopolysaccharide u.a.) in den Gelenken und damit zu entsprechenden Beschwerden kommen. *C. difficile* wäre insofern eher indirekt als Wegbereiter an der reaktiven Arthritis beteiligt. In dem veröffentlichten Fall von Nikkari et al. handelte es sich um eine C.-difficile-Kolitis mit gleichzeitiger Parvovirus-B19-Infektion (Wollenhaupt und Zeidler 1998).

3 Klinik

3.1 Anamnese

Bei Verdacht auf eine reaktive Arthritis sollte unter Beachtung der infrage kommenden Erreger (siehe Tab. B15-9) zunächst gezielt nach einer vorausgegangenen oder noch bestehenden Infektion des Urogenital-, Gastrointestinal- oder Respirationstrakts sowie nach vorausgegangenem Zeckenbiss gefragt werden (Fieber, Durchfall, Bauchschmerzen, Erkältungssymptomatik, Sexualpartnerwechsel). Hierbei ist zu beachten, dass die mutmaßliche „Trigger-Infektion" untypisch verlaufen kann (Bremell et al. 1991, Khan 1995, Leirisalo-Repo 1995, Leirisalo-Repo 2005, Thomson et al. 1995, Wollenhaupt und Zeidler 1998). So können Urogenitalinfektionen besonders bei Frauen asymptomatisch verlaufen. Yersiniosen können das klinische Bild eines grippalen Infektes mit Pharyngitis verursachen. Nicht selten liegt das akute Infektionsgeschehen länger als einen Monat zurück oder ist, aufgrund des blanden Verlaufs, vom Patienten nicht besonders beachtet worden. Fragen zu simultanen Erkrankungen im Bekanntenkreis, die auf ein epidemisches Geschehen hinweisen könnten und nach Auslandsaufenthalten (z.B. Shigellen- oder Brucellen-Infektion) sollten in der Anamnese nicht fehlen.

3.2 Symptome und Befunde

Je nach Erreger gibt es unterschiedliche Manifestationen und Verläufe. Bei den so genannten **HLA-B27-assoziierten**

Tab. B15-9 Erreger rheumatischer Gelenkbeschwerden.

Eintrittspforte	Erreger	Jahreszeit	Übertragung	Erkrankungsart
Urogenitaltrakt	**Chlamydia trachomatis**	unabhängig	Sexualkontakt	ReA/Reiter-Syndrom
	Ureaplasma urealyticum	unabhängig	Sexualkontakt	ReA/Reiter-Syndrom
	Mycoplasma hominis	unabhängig	Sexualkontakt	ReA/Reiter-Syndrom
	Neisseria gonorrhoeae	unabhängig	Sexualkontakt	ReA-ähnlich
Gastro-intestinaltrakt	**Salmonella enterica**	Sommer	Lebensmittel	ReA/Reiter-Syndrom
	Campylobacter jejuni	Sommer	Lebensmittel	ReA/Reiter-Syndrom
	Yersinia enterocolitica	kalte Jahreszeit	Lebensmittel	ReA/Reiter-Syndrom
	Yersinia pseudotuberculosis	kalte Jahreszeit	Lebensmittel	ReA/Reiter-Syndrom
	Shigella sonnei	Sommer	Lebensmittel, Kontakt	ReA/Reiter-Syndrom
	Clostridium difficile	unabhängig	nosokomial	ReA-ähnlich
	Brucella spp.	unabhängig	Lebensmittel, Kontakt	ReA-ähnlich
Respirationstrakt	Chlamydia pneumoniae	kalte Jahreszeit	aerogen	ReA
	Streptococcus pyogenes	kalte Jahreszeit	aerogen	ARF, ReA-ähnlich
	Haemophilus influenzae	kalte Jahreszeit	aerogen	ReA-ähnlich
	Neisseria meningitidis	kalte Jahreszeit	aerogen	ReA-ähnlich
	Parvovirus B 19	Frühjahr	aerogen	ReA-ähnlich, Polyarthritis
	Rötelnvirus	Frühjahr	aerogen	Polyarthritis, oft rezidivierend
Parenteral	**Borrelia burgdorferi sensu lato**	Frühjahr/Sommer	Zecken	Lyme-Arthritis
	Hepatitis-B-Virus/ Hepatitis-C-Virus	unabhängig	Sexualkontakt, Fremdblutkontakt	Oligo-/Polyarthritis
	HIV	unabhängig	Fremdblutkontakt	Oligo-/Polyarthritis

ReA = reaktive Arthritis
ARF = akutes rheumatisches Fieber
Fettdruck = in Deutschland häufige Infektionserreger

reaktiven Arthritiden steht eine asymmetrische, häufig oligoartikuläre Arthritis mit Bevorzugung der unteren Extremitäten (Kniegelenk, Sprunggelenk) im Vordergrund (Kobayashi und Kida 2005, Sieper und Kingsley 1996, Toivanen und Toivanen 1997). Bei der Chlamydien-induzierten Arthritis sind häufig auch die Hand- und Schultergelenke betroffen (Rich et al. 1996). Die Gelenkbeschwerden manifestieren sich durch Ergussbildung, Gelenkschwellung, Druckdolenz und Bewegungsschmerz. Hautrötung und Überwärmung des Gelenkbereichs sind selten feststellbar. Vor allem bei HLA-B27-Trägern kann es zum Auftreten von extraartikulären Manifestationen kommen: Enthesitis (Entzündung der Sehnenansatzpunkte insbesondere der Achillessehne), Erythema nodosum, Reiter-Syndrom (Arthritis, Urethritis, Konjunktivitis). Auch die Wirbelsäulengelenke (Spondylarthritis, Sakroiliitis) können betroffen sein. Diese entzündlichen Rückenschmerzen äußern sich besonders in Ruhe und bessern sich bei Bewegung.

Beim klassischen **akuten rheumatischen Fieber** entsteht 2–4 Wochen nach vorausgegangener Streptokokken-Tonsillitis oder Scharlach eine Arthritis der großen Gelenke („springt" von Gelenk zu Gelenk) mit Karditis und hochfieberhafter Allgemeinerkrankung (Gibofsky und Zabrieskie 1995). Die Gelenkbeschwerden klingen in der Regel nach drei Wochen wieder ab. Das akute rheumatische Fieber spricht auf Acetylsalicylsäure gut an. Im Unterschied dazu beginnt die Poststreptokokken-Arthritis (häufig symmetrische Polyarthritis) früher (innerhalb der ersten zehn Tage nach akuter Streptokokken-Pharyngitis), zeigt eine Verlaufsdauer über Monate, eine Karditis fehlt und die Gelenkbeschwerden bessern sich kaum auf Acetylsalicylsäure. Diese Sonderform des akuten rheumatischen Fiebers wird deshalb auch Streptokokken-reaktive Arthritis genannt (Gibofsky und Zabrieskie 1995).

Bei der **Lyme-Arthritis** handelt es sich, ähnlich wie bei der reaktiven Arthritis, um eine rezidivierende Mono- oder Oligoarthritis hauptsächlich der großen Gelenke im Bereich der unteren Extremitäten (Evans 1997, Huppertz et al. 1995b). Anders als bei der reaktiven Arthritis treten die Gelenkentzündungen bei den Patienten im Mittel erst sechs Monate (bis zwei Jahre) nach der Erstinfektion auf. In den ersten Wochen nach Infektion können rheumatologische

Symptome in Form von flüchtigen Arthralgien und Myalgien von oft nur kurzer Dauer beobachtet werden. Nur etwa ein Drittel aller Patienten mit Lyme-Arthritis erinnert sich an einen vorausgegangenen Zeckenstich oder an die Erstmanifestation der Lyme-Erkrankung, dem Erythema migrans.

Zusammenfassend sollten die anamnestischen Daten und die klinischen Befunde zu einer Diagnose „reaktive Arthritis" mit einer Prätestwahrscheinlichkeit von mindestens 50% führen.

4 Pathogenese und Risikofaktoren

4.1 HLA-B27-assoziierte Arthritiden

Die HLA-B27-assoziierten Arthritiden werden durch **Infektionen des Urogenital- oder des Gastrointestinaltraktes** mit gramnegativen (Endotoxin-haltigen) Bakterien ausgelöst. Diese Erreger haben sehr unterschiedliche Invasionsstrategien. *C. trachomatis* besiedelt als obligat intrazellulärer Mikroorganismus das Übergangs- und Plattenepithel der ableitenden Harnwege und das Zylinderepithel der Adnexe und führt zu einer lokalen Entzündungsreaktion mit Infiltration von zunächst neutrophilen und später mononukleären Zellen. In den arthritischen Gelenken können Chlamydia-Antigen, r-RNA, DNA und ganz selten auch kultivierbare Chlamydien nachgewiesen werden (Mäki-Ikola und Granfors 1993, Rich et al. 1996, Sieper et al. 1992, Zhang et al. 1996). Offensichtlich gelangen Chlamydien vom primären Entzündungsherd des Urogenitaltrakts über die Blutbahn in die Synovialis/Synovia.

Die reaktive Arthritis nach einer **Enteritis** durch *Salmonella enterica*, Yersinien, Shigellen oder *Campylobacter jejuni* manifestiert sich in der Regel 1–4 Wochen nach der akuten Infektionsphase. In den arthritischen Gelenken kann Erreger-Antigen nachgewiesen werden (Hammer et al. 1990, Huppertz et al. 1995a). In einigen chronischen Arthritisfällen ist Yersinia-Antigen sogar noch nach vier Jahren in Blutzellen detektiert worden. Häufig werden auch hohe persistierende IgG- und IgA-Antikörpertiter gegen das Arthritiserreger-Antigen beobachtet (Toivanen und Toivanen 1997). Diese Ergebnisse sprechen für eine Persistenz von Antigen- oder Erregerdepots in lymphatischem Gewebe oder Submukosa, die als Antigenstreuquelle die Gelenkentzündung unterhalten. Alle Versuche, Yersinien aus Gelenkpunktaten anzuzüchten oder Yersinia-DNA mittels PCR nachzuweisen, sind bisher fehlgeschlagen (Braun et al. 1997). In den betroffenen Gelenken sind Antigen-spezifische und MHC-Klasse-II- und MHC-Klasse-I-restringierte T-Zellen nachgewiesen worden (Burmester et al. 1995, Probst et al. 1994). Die Spezifität der T-Zellen richtet sich gegen bakterielles Hitzeschockprotein (Hsp60), bakterielle kationische Proteine (Urease, ribosomales Protein) und gegen wirtseigenes HLA-B27-Antigen.

Die Erkenntnisse zur Arthritis-Pathogenese konnten durch Studien an einem Ratten-Yersinia-Arthritismodell und einem Maus-Infektionsmodell wesentlich erweitert werden. In der präarthritischen Phase (1. Woche nach Infektion) konnten Yersinien aus Blut und Gelenken der Ratten isoliert werden. Zwei Wochen nach Infektion entwickelten die Ratten eine Arthritis/Synovitis, die mit hohen spezifischen IgM- und IgG-Titern im Serum assoziiert war (Gaede et al. 1995). Eine Antibiotikatherapie verhinderte die Arthritis nur dann, wenn sie 3–5 Tage nach Infektion begonnen wurde (Zhang et al. 1996).

Diese Tiermodellergebnisse sprechen dafür, dass in der frühen Phase der Arthritis **Antigen-Antikörper-Komplexe** im Gelenk maßgeblich an der Entzündung beteiligt sind. Danach, besonders auch im Fall der Chronifizierung der Gelenkentzündung, könnten Erreger-spezifische und autoreaktive T-Zellen verantwortlich sein (Burmester et al. 1995, Probst et al. 1994). Kinder entwickeln seltener eine reaktive Arthritis nach Infektion mit Enteritis-Erregern, was durch Unterschiede in der Immunantwort im Vergleich zu Erwachsenen erklärbar ist. Verschiedene Hypothesen wurden bisher formuliert, um das HLA-B27-Antigen in einen pathogenetischen Zusammenhang mit der Arthritis-Prädisposition zu stellen (Burmester et al. 1995, Granfors et al. 2002, Khan 1995, Mear et al. 1999):

- Die **HLA-B27-Autoreaktivitätshypothese** geht von autoreaktiven T-Zellklonen aus, die HLA-B27-Peptide im MHC-Klasse-I-Kontext erkennen.
- Eine erhöhte Tendenz von HLA-B27 zur **Fehlfaltung** im endoplasmatischen Retikulum (ER) kann zu einer Stressantwort der Zelle mit Aktivierung von proinflammatorischen Genen führen.

Schließlich sollte erwähnt werden, daß bei 40–50% der Spondarthritis-Patienten entzündliche Veränderungen der Darmmukosa vorliegen, wodurch mikrobielle Bestandteile leichter in die Submukosa und Zirkulation gelangen könnten (Gaston 1997). Die Darmflora könnte bei diesen Patienten als Streuquelle für mikrobielle Entzündungsmediatoren in Gelenken wirksam sein.

4.2 Weitere Infekt-assoziierte Arthritiden

Bei der **Poststreptokokken-Arthritis** wird eine Immunkomplex-induzierte Gelenkentzündung diskutiert (Gibofsky und Zabrieskie 1995). Andererseits sind Streptokokken-Zellwandbestandteile sehr entzündungsaktiv. Inwieweit die Kreuzreaktivität des Streptokokken-M-Proteins mit Tropomyosin der Wirtszellen und die T-Zell-stimulierenden Superantigene für die Arthritis eine Rolle spielen, ist unklar.

Bei der **Lyme-Arthritis** wird zurzeit diskutiert, ob Borrelien durch ihre Fähigkeit, an ihrer Oberfläche Plasmin zu binden, Entzündungsreaktionen im Gelenk induzieren. Ein erhöhtes Risiko sollen Träger der MHC-Klasse-II-Antigene DR4 und DR2 haben (Evans 1997).

5 Diagnostik

Labordiagnostik. Die Labordiagnostik zur Bestätigung oder zum Ausschluss einer Infekt-assoziierten Arthritis umfasst gezielte **Erreger- und spezifische Antikörpernachweisverfahren** (serologische Infektionsdiagnostik). Darüber hinaus sollen mindestens **C-reaktives Protein** und **Rheumafaktoren** bestimmt werden. Auch wenn, insbesondere bei gastrointestinalen Beschwerden in der Anamnese, der Erregernachweis im Stuhl häufig negativ ist (60–90% der Fälle), sollten trotzdem gezielte Untersuchungen vorgenommen werden (auch aus epidemiologischen und seuchenhygienischen Gründen). In Tabelle B15-10 sind die wichtigsten Laboruntersuchungen zusammengestellt. Die serologischen Verfahren mit Erreger-spezifischen Antigenen (gegebenenfalls rekombinante Antigene) sollten IgG- und IgA-Antikörper erfassen. Insbesondere hohe IgA-Titer (ELISA, Westernblot) oder Agglutinations-Titer haben einen hohen prädiktiven Wert (Mäki-Ikola et al. 1991, Sieper und Kingsley 1996, Sieper et al. 1992, Sieper et al. 2002). Serologische Untersuchungen sollten vergleichend mit Seren, die im Abstand von vier Wochen entnommen wurden, durchgeführt werden. Die Erregeranzucht sollte gezielt erfolgen bzw. Anreicherungskulturen berücksichtigen (Mäki-Ikola und Granfors 1993). Je kürzer der Infekt zurückliegt, desto erfolgreicher ist die Erregeranzucht (insbesondere wenn die Stuhlkultur sofort erfolgt!). Der Antigennachweis in Synovialzellen ist sehr spezifisch, aber für den hohen Aufwand nicht sensitiv genug (Hammer et al. 1990, Huppertz et al. 1995a).

Die Borrelien-Serologie sollte bei einer Lyme-Arthritis immer positiv im IgG-Immunoblot sein, da die Arthritis erst Wochen bis Monate nach initialer Infektion auftritt (Berglund et al. 1995, Evans 1997, Huppertz et al. 1995b).

Zusammenfassend lassen sich die labordiagnostischen Parameter nur sinnvoll interpretieren, wenn die Diagnose „reaktive Arthritis" bereits mit einer Prätestwahrscheinlichkeit von 50% vorliegt (Sieper et al. 2002).

6 Therapie

6.1 Antiinfektiöse Therapie und Prophylaxe

Entsprechend der Ätiologie und Pathogenese der Infekt-assoziierten Arthritiden werden unterschiedliche Antibiotikatherapie-Konzepte empfohlen (siehe Tab. B15-10). Für die Chlamydien-induzierte Arthritis, besonders mit Reiter-Syndrom, weisen diverse Studien auf eine Besserung der Symptomatik und Verringerung der Rezidivrate hin, wenn

Tab. B15-10 Empfohlene Labordiagnostik bei Verdacht auf Infekt-assoziierte Arthritis.

Erreger	Material	Erregernachweis	Serumantikörper
Chlamydia trachomatis	Urethralabstrich, Morgenurin	z.B. PCR, LCR, IF, ELISA, Kultur	ELISA mit LPS-Antigen, Mikroimmunfluoreszenztest zum Nachweis von IgG, IgA
Salmonellen	Stuhl	Anreicherungskultur	ELISA mit LPS-Antigen zum Nachweis von IgG, IgA, Agglutinationstest
Yersinien	Stuhl	Kälteanreicherung	Agglutinationstest, Immunoblot/ELISA gegen Yop-Antigen zum Nachweis von IgG/IgA
Campylobacter jejuni	Stuhl	Campylobacter-Kultur	ELISA/Immunoblot mit Zellextrakten zum Nachweis von IgG/IgA
Shigellen	Stuhl	Anzucht	nicht empfehlenswert
Streptococcus pyogenes	Rachenabstrich	Anzucht	Antistreptolysintiter
Borrelia burgdorferi sensu lato	–	–	ELISA mit Zellextrakten, Immunoblot mit rekombinanten Proteinen zum Nachweis von IgG

eine Antibiotikatherapie durchgeführt wird (Rich et al. 1996). Bei Arthritiden, die durch Enteritis-Erreger verursacht werden, gibt es widersprüchliche Berichte über den Erfolg einer Antibiotikatherapie mit Gyrasehemmern, Azithromycin oder Tetracyclin, aus heutiger Sicht werden keine Antibiotika empfohlen (Kvien et al. 2004, Leirisalo-Repo 2005, Sieper und Braun 1998). Bei einigen Arthritispatienten mit persistierender entzündlicher Darmmukosa sollen Antibiotika (z.B. Metronidazol oder Gyrasehemmer) einen positiven Effekt auf die Darmflora bzw. die Darmentzündung haben. Dieses Konzept ist aber noch spekulativ. Für eine Penicillintherapie bzw. -prophylaxe bei der Poststreptokokken-Arthritis als Sonderform des akuten rheumatischen Fiebers gibt es keine überzeugenden Ergebnisse. Die Lyme-Arthritis dagegen sollte immer mit Antibiotika behandelt werden, da bis zu 90% Heilungen beschrieben wurden (Evans 1997).

Prophylaktische Antibiotikagaben sind bisher nur bei akutem rheumatischem Fieber (Penicillin) empfohlen. Die Wirksamkeit von Antibiotika nach Zeckenbiss zur Prophylaxe einer Borreliose ist bisher nicht bewiesen (Evans 1997).

Hierbei ist zu beachten, dass das Infektionsrisiko nach Zeckenbiss sehr klein ist. Borrelia-burgdorferi-Impfstoffe sind in Erprobung (3. klinische Phase).

6.2 Antiphlogistische und Remission-induzierende Therapie

Die Behandlung von Infekt-assoziierten Arthritiden konzentriert sich auf antiphlogistische Maßnahmen. Im akuten Stadium: kalte Umschläge, gegebenenfalls Gelenkpunktion zur Entlastung, Gabe von nichtsteroidalen Antirheumatika. Bei Ausbleiben des Therapieerfolges können Steroide (z.B. Methylprednisolon) eingesetzt werden. Bei chronischem Verlauf konnten auch Besserungen unter Sulfasalazin erzielt werden (Mear et al. 1999, Toivanen und Toivanen 1997, Wollenhaupt und Zeidler 1998). Als Ultima Ratio kann neuerdings auch Methotrexat bei chronischen Gelenkbeschwerden mit Erfolg eingesetzt werden. Bei chronifizierten monoartikulären reaktiven Arthritiden haben sich arthroskopisch durchgeführte Synovektomien bewährt.

LITERATUR ZU B15.1

Abu-Nader R, Terrell CL: Mycobacterium bovis vertebral osteomyelitis as a complication of intravesical BCG use. Mayo Clin Proc 77 (2002) 393–397.

Adams K, Couch L, Cierny G, Calhoun JH, Mader JT: In vitro and in vivo evaluation of antibiotic diffusion from antibiotic-impregnated polymethylmethacrylate beads. Clin Orthop 278 (1992) 244–252.

Adeotoye O, Kupfer R: Streptococcus viridans vertebral osteomyelitis. J R Soc Med 92 (1999) 306–307.

Altwegg M, Fleisch-Marx A, Goldenberger D, Hailemariam S, Schaffner A, Kissling R: Spondylodiscitis caused by Tropheryma whippelii. Schweiz Med Wochenschr 126 (1996) 1495–1499.

Blyth MJ, Kincaid R, Craigen MA, Bennet GC: The changing epidemiology of acute and subacute haematogenous osteomyelitis in children. J Bone Joint Surg Br 83 (2001) 99–102.

Chambers JB, Forsythe DA, Bertrand SL, Iwinski HJ, Steflik DE: Retrospective review of osteoarticular infections in a pediatric sickle cell age group. J Pediatr Orthop 20 (2000) 682–685.

Colson P, La Scola B, Champsaur P: Vertebral infections caused by Haemophilus aphrophilus: case report and review. Clin Microbiol Infect 7 (2001) 107–113.

Crymes WB Jr, Demos H, Gordon L: Detection of musculoskeletal infection with 18F-FDG PET: review of the current literature. J Nucl Med Technol 32 (2004) 12–15.

Curry WT Jr, Hoh BL, Amin-Hanjani S, Eskandar EN: Spinal epidural abscess: clinical presentation, management, and outcome. Surg Neurol 63 (2005) 364–371; discussion 371.

Dagan R: Management of acute hematogenous osteomyelitis and septic arthritis in the pediatric patient. Pediatr Infect Dis J 12 (1993) 88–92.

Darouiche R, Landon G, Klima M, Musher D, Markowski J: Osteomyelitis associated with pressure sores. Arch Intern Med 154 (1994) 753–758.

Garcia-Lechuz J, Bachiller P, Vasallo F, Munoz P, Padilla B, Bouza E: Group B streptococcal osteomyelitis in adults. Medicine (Baltimore) 78 (1999) 191–199.

Gillespie WJ: Epidemiology in bone and joint infection. Infect Dis Clin North Am 4 (1990) 361–376.

Grayson ML, Gibbons GW, Balogh K, Levin E, Karchmer AW: Probing to bone in infected pedal ulcers. A clinical sign of underlying osteomyelitis in diabetic patients. JAMA 273 (1995) 721–723.

Gristina AG: Biomaterial-centered infection: microbial adhesion versus tissue integration. Science 237 (1987) 1588–1595.

Guhlmann A, Brecht-Krauss D, Suger G, Glatting G, Kotzerke J, Kinzl L, Reske SN: Fluorine-18-FDG PET and technetium-99m antigranulocyte antibody scintigraphy in chronic osteomyelitis. J Nucl Med 39 (1998) 2145–2152.

Hansis M, Christiansen B, Jürs U, Zastrow K, Unger G: Anforderungen der Hygiene bei Operationen und anderen invasiven Eingriffen. Bundesgesundheitsblatt 43 (2000) 644–648.

Holden W, David J: Chronic recurrent multifocal osteomyelitis: two cases of sacral disease responsive to corticosteroids. Clin Infect Dis 40 (2005) 616–619.

Jensen AG, Espersen F, Skinhoj P, Frimodt-Moller N: Bacteremic Staphylococcus aureus spondylitis. Arch Intern Med 158 (1998) 509–517.

Kempsell KE, Cox CJ, Hurle M, Wong A, Wilkie S, Zanders ED, Gaston JS, Crowe JS: Reverse transcriptase-PCR analysis of bacterial rRNA for detection and characterization of bacterial species in arthritis synovial tissue. Infect Immun 68 (2000) 6012–6026.

Klinge B, Hultin M, Berglundh T: Peri-implantitis. Dent Clin North Am 49 (2005) 661–676, vii–viii.

Lautenschlager S, Herzog C, Zimmerli W: Course and outcome of bacteremia due to Staphylococcus aureus: evaluation of different clinical case definitions. Clin Infect Dis 16 (1993) 567–573.

Lew DP, Waldvogel FA: Osteomyelitis. Lancet 364 (2004) 369–379.

Lew DP, Waldvogel FA: Osteomyelitis. N Engl J Med 336 (1997) 999–1007.

MacDonald PB, Black GB, MacKenzie R: Orthopaedic manifestations of blastomycosis. J Bone Joint Surg Am 72 (1990) 860–864.

Mackowiak PA, Jones SR, Smith JW: Diagnostic value of sinus-tract cultures in chronic osteomyelitis. JAMA 239 (1978) 2772–2775.

Mader J, Adams K, Morrison L: Comparative evaluation of cefazolin and clindamycin in the treatment of experimental Staphylococcus aureus osteomyelitis in rabbits. Antimicrob Agents Chemother 33 (1989) 1760–1764.

Mader JT, Shirtliff M, Calhoun JH: Staging application in osteomyelitis. Clin Infect Dis 25 (1997) 1303–1309.

Miller DJ, Mejicano GC: Vertebral osteomyelitis due to Candida species: case report and literature review. Clin Infect Dis 33 (2001) 523–530.

Miller M, Holmes H: Specimen collection, transport, and storage. In: Murray PR, Baron EJ, Pfaller MA, Tenover FC, Yolken RH (eds): Manual of Clinical Microbiology, p. 3363. Washington DC, ASM Press 1999.

Muhle I, Rau J, Ruskin J: Vertebral osteomyelitis due to Actinobacillus actinomycetemcomitans. JAMA 241 (1979) 1824–1825.

Perronne C, Saba J, Behloul Z, Salmon-Ceron D, Leport C, Vilde JL, Kahn MF: Pyogenic and tuberculous spondylodiskitis (vertebral osteomyelitis) in 80 adult patients. Clin Infect Dis 19 (1994) 746–750.

Proctor RA, Balwit JM, Vesga O: Variant subpopulations of Staphylococcus aureus as cause of persistent and recurrent infections. Infect Agents Dis 3 (1994) 302–312.

Raab MG, Lutz RA, Stauffer ES: Eikenella corrodens vertebral osteomyelitis. A case report and literature review. Clin Orthop Relat Res (1993) 144–147.

Robson JM, Harte GJ, Osborne DR, McCormack JG: Cat-scratch disease with paravertebral mass and osteomyelitis. Clin Infect Dis 28 (1999) 274–278.

Rubello D, Casara D, Maran A, Avogaro A, Tiengo A, Muzzio PC: Role of anti-granulocyte Fab' fragment antibody scintigraphy (LeukoScan) in evaluating bone infection: acquisition protocol, interpretation criteria and clinical results. Nucl Med Commun 25 (2004) 39–47.

Sarria JC, Chutkan NB, Figueroa JE, Hull A: Atypical mycobacterial vertebral osteomyelitis: case report and review. Clin Infect Dis 26 (1998) 503–505.

Savage K, Holtom PD, Zalavras CG: Spinal epidural abscess: early clinical outcome in patients treated medically. Clin Orthop Relat Res (2005) 56–60.

Schrenzel J, Harbarth S, Schockmel G, Genne D, Bregenzer T, Flueckiger U, Petignat C, Jacobs F, Francioli P, Zimmerli W, Lew DP: A randomized clinical trial to compare fleroxacin-rifampicin with flucloxacillin or vancomycin for the treatment of staphylococcal infection. Clin Infect Dis 39 (2004) 1285–1292.

Sendi P, Wolf A, Graber P, Zimmerli W: Multiple opportunistic infections after high-dose steroid therapy for giant cell arteritis in a patient previously treated with a purine analog. Scand J Infect Dis 38 (2006) 922–924.

Steward C, Raney P, Morrell A, Williams P, McDougal L, Jevitt L, McGowan J Jr, Tenover F: Testing for induction of clindamycin resistance in erythromycin-resistant isolates of Staphylococcus aureus. Clin Microbiol 43 (2005) 1716–1721.

Tan JS, Friedman NM, Hazelton-Miller C, Flanagan JP, File TM Jr: Can aggressive treatment of diabetic foot infections reduce the need for above-ankle amputation? Clin Infect Dis 23 (1996) 286–291.

Turner D, Weston V, Ispahani P: Streptococcus pneumoniae spinal infection in Nottingham, United Kingdom: not a rare event. Clin Infect Dis 28 (1999) 873–881.

von Eiff C, Bettin D, Proctor RA, Rolauffs B, Lindner N, Winkelmann W, Peters G: Recovery of small colony variants of Staphylococcus aureus following gentamicin bead placement for osteomyelitis. Clin Infect Dis 25 (1997) 1250–1251.

Wagner FW Jr: The dysvascular foot: a system for diagnosis and treatment. Foot Ankle 2 (1981) 64–122.

Waldvogel FA, Medoff G, Swartz MN: Osteomyelitis: a review of clinical features, therapeutic considerations and unusual aspects. 3. Osteomyelitis associated with vascular insufficiency. N Engl J Med 282 (1970) 316–322.

Weinberg J, Silber JS: Infections of the spine: what the orthopedist needs to know. Am J Orthop 33 (2004) 13–17.

Wheat LJ, Allen SD, Henry M, Kernek CB, Siders JA, Kuebler T, Fineberg N, Norton J: Diabetic foot infections. Bacteriologic analysis. Arch Intern Med 146 (1986) 1935–1940.

Yagupsky P: Diagnosis of Kingella kingae arthritis by polymerase chain reaction analysis. Clin Infect Dis 29 (1999) 704–705.

LITERATUR ZU B15.2

Bitkover CY, Gardlund B: Mediastinitis after cardiovascular operations: a case-control study of risk factors. Ann Thorac Surg 65 (1998) 36–40.

Blanchard A, Ruchat P, Stumpe F, Fischer A, Sadeghi H: Incidence of deep and superficial sternal infection after open heart surgery. A ten years retrospective study from 1981 to 1991. Eur J Cardiothorac Surg 9 (1995) 153–157.

Chan YS, Ueng SW, Wang C, Lee SS, Chen CY, Shin CH: Antibiotic-impregnated autogenic cancellous bone grafting is an effective and safe method for the management of small infected tibial defects: a comparison study. J Trauma 48 (2000) 246–255.

De Feo M, Renzulli A, Ismeno G, Gregorio R, Della Corte A, Utili R, Cotrufo M: Variables predicting adverse outcome in patients with deep sternal wound infection. Ann Thorac Surg 71 (2001) 324–331.

Farinas MC, Gald Peralta F, Bernal JM, Rabasa JM, Revuelta JM, Gonzalez-Macias J: Suppurative mediastinitis after open-heart surgery: a case-control study covering a seven-year period in Santander, Spain. Clin Infect Dis 20 (1995) 272–279.

Gillespie WJ, Walenkamp G: Antibiotic prophylaxis for surgery for proximal femoral and other closed long bone fractures (Cochrane Review). Cochrane Database Syst Rev 2001.

Gristina AG: Biomaterial-centered infection: microbial adhesion versus tissue integration. Science 237 (1987) 1588–1595.

Grossi EA, Culliford AT, Krieger KH, Kloth D, Press R, Baumann FG, Spencer FC: A survey of 77 major infectious complications

of median sternotomy: a review of 7,949 consecutive operative procedures. Ann Thorac Surg 40 (1985) 214–223.
Gustilo RB, Merkow RL, Templeman D: The management of open fractures. J Bone Joint Surg Am 72 (1990) 299–304.
Gustilo RB, Mendoza RM, Williams DN: Problems in the management of type III (severe) open fractures: a new classification of type III open fractures. J Trauma 24 (1984) 742–746.
Jupiter JB, First K, Gallico GG 3rd, May JW: The role of external fixation in the treatment of posttraumatic osteomyelitis. J Orthop Trauma 2 (1988) 79–93.
Kaim A, Ledermann HP, Bongartz G, Messmer P, Muller-Brand J, Steinbrich W: Chronic post-traumatic osteomyelitis of the lower extremity: comparison of magnetic resonance imaging and combined bone scintigraphy/immunoscintigraphy with radiolabelled monoclonal antigranulocyte antibodies. Skeletal Radiol 29 (2000) 378–386.
Kems F, Zimmermann M, Tu K: Cultures for sternal infection. J Thorac Cardiovasc Surg 166 (1998) 374.
Kluytmans JA, Mouton JW, Ijzerman EP, Vandenbroucke-Grauls CM, Maat AW, Wagenvoort JH, Verbrugh HA: Nasal carriage of Staphylococcus aureus as a major risk factor for wound infections after cardiac surgery. J Infect Dis 171 (1995) 216–219.
Lazzarini L, Mader JT, Calhoun JH: Osteomyelitis in long bones. J Bone Joint Surg Am 86-A (2004) 2305–2318.
Lew DP, Waldvogel FA: Osteomyelitis. N Engl J Med 336 (1997) 999–1007.
Mackowiak PA, Jones SR, Smith JW: Diagnostic value of sinus-tract cultures in chronic osteomyelitis. JAMA 239 (1978) 2772–2775.
Mader JT, Shirtliff M, Calhoun JH: Staging application in osteomyelitis. Clin Infect Dis 25 (1997) 1303–1309.
Morrison WB, Schweitzer ME, Bock GW, Mitchell DG, Hume EL, Pathria MN, Resnick D: Diagnosis of osteomyelitis: utility of fat-suppressed contrast-enhanced MR imaging. Radiology 189 (1993) 251–257.
Murdoch DR, Roberts SA, Fowler VG Jr, Shah MA, Taylor SL, Morris AJ, Corey GR: Infection of orthopedic prostheses after Staphylococcus aureus bacteremia. Clin Infect Dis 32 (2001) 647–649.
Ochsner PE, Sirkin MS, Trampuz A: Acute infection. In: Rüedi RP, Murphy WM (eds.): AO Principles of Fracture Management. Thieme, Stuttgart 2006.
Patzakis MJ, Wilkins J, Moore TM: Use of antibiotics in open tibial fractures. Clin Orthop Relat Res (1983) 31–35.
Peivandi AA, Kasper-Konig W, Quinkenstein E, Loos AH, Dahm M: Risk factors influencing the outcome after surgical treatment of complicated deep sternal wound complications. Cardiovasc Surg 11 (2003) 207–212.
Robiller FC, Stumpe KD, Kossmann T, Weisshaupt D, Bruder E, von Schulthess GK: Chronic osteomyelitis of the femur: value of PET imaging. Eur Radiol 10 (2000) 855–858.
Ruef C, Fanconi S, Nadal D: Sternal wound infection after heart operations in pediatric patients associated with nasal carriage of Staphylococcus aureus. J Thorac Cardiovasc Surg 112 (1996) 681–686.
Samuels LE, Sharma S, Morris RJ, Solomon MP, Granick MS, Wood CA, Brockman SK: Mycobacterium fortuitum infection of the sternum. Review of the literature and case illustration. Arch Surg 131 (1996) 1344–1346.
Schiesser M, Stumpe KDM, Trentz O, Kossmann T, von Schulthess GK: Detection of metallic implant-associated infections with FDG PET in patients with trauma: correlation with microbiologic results. Radiology 226 (2003) 391–398.
Smith M: Early wound care in open fractures. AO Dialogue 18 (2005) 14–16.
Tegnell A, Aren C, Ohman L: Coagulase-negative staphylococci and sternal infections after cardiac operation. Ann Thorac Surg 69 (2000) 1104–1109.
Trampuz A, Zimmerli W: Diagnosis and treatment of infections associated with fracture fixation devices. Injury (2006) (in press).
Trebse R, Pisot V, Trampuz A: Treatment of infected retained implants. J Bone Joint Surg Br 87 (2005) 249–256.
Ueng SW, Wei FC, Shih CH: Management of femoral diaphyseal infected nonunion with antibiotic beads local therapy, external skeletal fixation, and staged bone grafting. J Trauma 46 (1999) 97–103.
Upton A, Roberts SA, Milsom P, Morris AJ: Staphylococcal post-sternotomy mediastinitis: five year audit. ANZ J Surg 75 (2005) 198–203.
Widmer A, Wiestner A, Frei R, Zimmerli W: Killing of nongrowing and adherent Escherichia coli determines drug efficacy in device-related infections. Agents Chemother. 35 (1991) 741–746.
Widmer A, Barraud GE, Zimmerli W: Reactivation of Staphylococcus aureus osteomyelitis after 49 years. Schweiz Med Wochenschr 118 (1988) 23–26.
Willenegger H, Roth B: Treatment tactics and late results in early infection following osteosynthesis. Unfallchirurgie 12 (1986) 241–246.
Zerahn B, Storgaard M, Arendrup M: Deep wound infection with Salmonella enteritidis following osteosynthesis. Ugeskr Laeger 160 (1997) 53.
Zimmerli W: Antibiotic prophylaxis. In: Rüedi RP, Murphy WM (eds.): AO Principles of Fracture Management. Thieme, Stuttgart 2006
Zimmerli W, Widmer AF, Blatter M, Frei R, Ochsner PE: Role of rifampin for treatment of orthopedic implant-related staphylococcal infections: a randomized controlled trial. Foreign-Body Infection (FBI) Study Group. JAMA 279 (1998) 1537–1541.
Zimmerli W, Trampuz A, Ochsner PE: Prosthetic-joint infections. N Engl J Med 351 (2004) 1645–1654.
Zimmerli W, Lew DP, Waldvogel FA: Pathogenesis of foreign body infection: Evidence for a local granulocyte defect. J. Clin. Invest 73 (1984) 1191–1200.
Zimmerli W, Waldvogel FA, Vaudaux P, Nydegger UE: Pathogenesis of foreign body infection: Description and characteristics of an animal model. J Infect Dis 146 (1982) 486–497.

LITERATUR ZU B15.3
Aguero-Rosenfeld ME, Wang G, Schwartz I, Wormser GP: Diagnosis of lyme borreliosis. Clin Microbiol Rev 18 (2005) 484–509.
Armstrong RW, Bolding F: Septic arthritis after arthroscopy: the contributing roles of intraarticular steroids and environmental factors. Am J Infect Control 22 (1994) 16–18.
Armstrong RW, Bolding F, Joseph R: Septic arthritis following arthroscopy: clinical syndromes and analysis of risk factors. Arthroscopy 8 (1992) 213–223.
Baker DG, Schumacher HR Jr: Acute monoarthritis. N Engl J Med 329 (1993) 1013–1020.

Becker M: UpToDate: Clinical manifestations and diagnosis of calcium pyrophosphate crystal deposition disease. www.uptodate.com (800) (781) 998–6374 237–4788, 2005.

Chapin-Robertson K: Use of molecular diagnostics in sexually transmitted diseases. Critical assessment. Diagn Microbiol Infect Dis 16 (1993) 173–184.

Colmegna I, Cuchacovich R, Espinoza LR: HLA-B27-associated reactive arthritis: pathogenetic and clinical considerations. Clin Microbiol Rev 17 (2004) 348–369.

Cooper C, Cawley MI: Bacterial arthritis in an English health district: a 10 year review. Ann Rheum Dis 45 (1986) 458–463.

Dubost JJ, Fis I, Denis P, Lopitaux R, Soubrier M, Ristori JM, Bussiere JL, Sirot J, Sauvezie B: Polyarticular septic arthritis. Medicine (Baltimore) 72 (1993) 296–310.

Dubost JJ, Soubrier M, De Champs C, Ristori JM, Bussiere JL, Sauvezie B: No changes in the distribution of organisms responsible for septic arthritis over a 20 year period. Ann Rheum Dis 61 (2002) 267–269.

Giebel G, Thermann H, Tscherne H: Synovektomie beim Knieinfekt. Unfallchirurg 93 (1990) 77–80.

Goldenberg DL: Septic arthritis. Lancet 351 (1998) 197–202.

Hughes JG, Vetter EA, Patel R, Schleck CD, Harmsen S, Turgeant LT, Cockerill FR 3rd: Culture with BACTEC Peds Plus/F bottle compared with conventional methods for detection of bacteria in synovial fluid. J Clin Microbiol 39 (2001) 4468–4471.

Kaandorp CJ, van Schaardenburg D, Krijnen P, Habbema JD, van de Laar MA: Risk factors for septic arthritis in patients with joint disease. A prospective study. Arthritis Rheum 38 (1995) 1819–1825.

Kaandorp CJ, Dinant HJ, van de Laar MA, Moens HJ, Prins AP, Dijkmans BA: Incidence and sources of native and prosthetic joint infection: a community based prospective survey. Ann Rheum Dis 56 (1997a) 470–475.

Kaandorp CJ, Krijnen P, Moens HJ, Habbema JD, van Schaardenburg D: The outcome of bacterial arthritis: a prospective community-based study. Arthritis Rheum 40 (1997b) 884–892.

Kieser C: A review of the complications of arthroscopic knee surgery. Arthroscopy 8 (1992) 79–83.

Lautenschlager S, Herzog C, Zimmerli W: Course and outcome of bacteremia due to Staphylococcus aureus: evaluation of different clinical case definitions. Clin Infect Dis 16 (1993) 567–573.

Masuko-Hongo K, Kato T, Nishioka K: Virus-associated arthritis. Best Pract Res Clin Rheumatol 17 (2003) 309–318.

Nocton JJ, Dressler F, Rutledge BJ, Rys PN, Persing DH, Steere AC: Detection of Borrelia burgdorferi DNA by polymerase chain reaction in synovial fluid from patients with Lyme arthritis. N Engl J Med 330 (1994) 229–234.

O'Brien JP, Goldenberg DL, Rice PA: Disseminated gonococcal infection: a prospective analysis of 49 patients and a review of pathophysiology and immune mechanisms. Medicine (Baltimore) 62 (1983) 395–406.

Pal B, Morris J: Perceived risks of joint infection following intraarticular corticosteroid injections: a survey of rheumatologists. Clin Rheumatol 18 (1999) 264–265.

Peltola H, Kallio MJ, Unkila-Kallio L: Reduced incidence of septic arthritis in children by Haemophilus influenzae type-b vaccination. Implications for treatment. J Bone Joint Surg Br 80 (1998) 471–473.

Ross JJ, Saltzman CL, Carling P, Shapiro DS: Pneumococcal septic arthritis: review of 190 cases. Clin Infect Dis 36 (2003) 319–327.

Ryan MJ, Kavanagh R, Wall PG, Hazleman BL: Bacterial joint infections in England and Wales: analysis of bacterial isolates over a four year period. Br J Rheumatol 36 (1997) 370–373.

Schrenzel J, Harbarth S, Schockmel G, Genne D, Bregenzer T, Flueckiger U, Petignat C, Jacobs F, Francioli P, Zimmerli W, Lew DP: A randomized clinical trial to compare fleroxacin-rifampicin with flucloxacillin or vancomycin for the treatment of staphylococcal infection. Clin Infect Dis 39 (2004) 1285–1292.

Sendi P, Zimmerli W, Michot M: Spondylitis and arthritis due to Mycoplasma hominis: the case for awareness in undefined pleuropneumonia. Clin Infect Dis 39 (2004) 1250–1251.

Shirtliff ME, Mader JT: Acute septic arthritis. Clin Microbiol Rev 15 (2002) 527–544.

Shmerling RH, Delbanco TL, Tosteson AN, Trentham DE: Synovial fluid tests. What should be ordered? Jama 264 (1990) 1009–1014.

Smith JW, Piercy EA: Infectious arthritis. Clin Infect Dis 20 (1995) 225–30; quiz 231.

Spoendlin M, Zimmerli W: Pyogenic sacroiliitis. Review of 8 personal cases and 200 cases from the literature. Schweiz Med Wochenschr 118 (1988) 799–805.

Stutz G, Kuster MS, Kleinstuck F, Gachter A: Arthroscopic management of septic arthritis: stages of infection and results. Knee Surg Sports Traumatol Arthrosc 8 (2000) 270–274.

Vienne P, Ducos-Galand M, Guiyoule A, Pires R, Giorgini D, Taha MK, Alonso JM: The role of particular strains of Neisseria meningitidis in meningococcal arthritis, pericarditis, and pneumonia. Clin Infect Dis 37 (2003) 1639–1642.

Yagupsky P, Dagan R: Kingella kingae: an emerging cause of invasive infections in young children. Clin Infect Dis 24 (1997) 860–866.

Zimmerli W: Bakterielle Arthritis. Arthroskopie 7 (1994) 102–105.

Zimmerli W, Trampuz A, Ochsner PE: Prosthetic-joint infections. N Engl J Med 351 (2004) 1645–1654.

LITERATUR ZU B15.4

Aho K, Ahvonen P, Lassus A, Sievers K, Tillikainen A: HLA antigen 27 and reactive arthritis. Lancet ii (1973) 157.

Bereswill S, Kist M: Recent developments in Campylobacter pathogenesis. Curr. Opin. Inf. Dis. 16 (2003) 487–491.

Berglund J, Eitrem R, Ornstein K, Lindberg A, Ringner Å, Elmrud H, Carlsson M, Runehagen A, Svanborg C, Norrby R: An epidemiologic study of Lyme Disease in Southern Sweden. N Engl J Med 333 (1995) 1319–1324.

Braun J, Tuszewski M, Ehlers S, Haberle J, Bollow M, Eggens U, Distler A, Sieper J: Nested polymerase chain reaction strategy simultaneously targeting DNA sequences of multiple bacterial species in inflammatory joint diseases. II. Examination of sacroiliac and knee joint biopsies of patients with spondyloarthropathies and other arthritides. J Rheumatol 24 (1997) 1101–1105.

Bremell T, Bjelle A, Svedhem Å: Rheumatic symptoms following an outbreak of campylobacter enteritis: a five year follow up. Ann Rheum Dis 50 (1991) 934–938.

Burmester GR, Daser A, Kamradt T, Krause A, Mitchison NA, Sieper J, Wolf N: Immunology of reactive arthritides. Ann Rev Immunol 13 (1995) 229–250.

Evans J: Lyme disease. Curr Opin Rheumatol 9 (1997) 328–336.

Gaede K, Nazet M, Bosse D, Hünig T, Heesemann J: Treatment of arthritis in Lewis rats by a monoclonal antibody against $\alpha\beta$ T cell receptor: Differential sensitivity of Yersinia-induced arthritis versus adjuvant arthritis. Clin Immunol Immunopathol 77 (1995) 339–348.

Gaston JSH: Pathogenic role of gut inflammation in the spondyloarthropathies. Curr Opin Rheumatol 9 (1997) 302–307.

Gibofsky A, Zabrieskie JB: Rheumatic fever and poststreptococcal reactive arthritis. Curr Opin Rheumatol 7 (1995) 299–305.

Granfors K, Märker-Hermann E, de Keyser F, Khan MA, Veys EM, Yu DTY: The Cutting Edge of Spondylarthropathy Research in the Millennium. Arthritis Rheum. 46 (2002) 606–613.

Hammer M, Zeidler H, Klimsa S, Heesemann J: Yersinia enterocolitica in the synovial membrane of patients with Yersinia-induced arthritis. Arthritis Rheum 33 (1990) 1795–1800.

Huppertz HI, Karch H, Heesemann J: Diagnostic value of synovial fluid analysis in children with reactive arthritis. Rheumatol Int 15 (1995) 167–170.

Huppertz HI, Karch H, Suschke HJ, Döring E, Ganser G, Thon A, Bentas W: Lyme Arthritis in European children and adolescents. Arthritis Rheum 38 (1995) 361–368.

Inman RD, Johnston MEA, Hodge M, Falk J, Helewa A: Postdysenteric reactive arthritis: a clinical and immunogenetic study following an outbreak of salmonellosis. Arthritis Rheum 31 (1988) 1377–1383.

Keat A: Reiter's syndrome and reactive arthritis in perspective. N Engl J Med 309 (1983) 1606–1615.

Khan MA: HLA-B27 and its subtypes in world populations. Curr Opin Rheumatol 7 (1995) 263–269.

Kobayashi S, Kida I: Reactive Arthritis: Recent Advances and Clinical Manifestations. Internal Medicine 44 (2005) 408–412.

Kvien TK, Gaston JSH, Bardin T, Butrimiene I, Dijkmans BAC, Leirisalo-Repo M, Solakov P, Altwegg M, Mowinckel P, Plan PA, Vischer T: Three month treatment of reactive arthritis with azithromycin: a EULAR double blind, placebo controlled study. Ann. Rheum. Dis. 63 (2004) 1113–1119.

Leirisalo-Repo M: Early arthritis and infection. Curr. Opin. Rheumatol. 17 (2005) 433–439.

Leirisalo-Repo M: Enteropathic arthritis, Whipple's disease, juvenile spondyloarthropathy, uveitis, and SAPHO syndrome. Curr Opin Rheumatol 7 (1995) 284–289.

Mäki-Ikola O, Granfors K: The bacteriology of reactive arthritis. Rev Med Microbiol 4 (1993) 144–150.

Mäki-Ikola O, Heesemann J, Lahesmaa R, Toivanen A, Granfors K: Combined use of released proteins and lipopolysaccharide for serologic screening of Yersinia infections by enzyme-linked immunosorbent assay. J Infect Dis 163 (1991) 409–412.

Mear JP, Schreiber KL, Münz C, Zhu X, Stevanovic S, Rammensee HG, Rowland-Jones SL, Colbert RA: Misfolding of HLA-B27 as a result of its B pocket suggests a novel mechanism for its role in susceptibility to spondyloarthropathies. J Immunol. 163 (1999) 6665–6670.

Probst P, Hermann E, Fleischer B: Role of bacteria-specific T cells in the immunopathogenesis of reactive arthritis. Trends Microbiol 329 (1994) 329–332.

Rich E, Hook EW 3rd, Alarcon GS, Moreland LW: Reactive arthritis in patients attending an urban sexually transmitted diseases clinic. Arthritis Rheum 39 (1996) 1172–1177.

Sieper J, Braun J, Brandt J, Miksits K, Heesemann J, Laitko S, Sörensen H, Distler A, Kingsley G: Pathogenetic role of Chlamydia, Yersinia and Borrelia in undifferentiated oligo-arthritis. J Rheumatol 19 (1992) 1236–1242.

Sieper J, Braun J: Editorial: Treatment of reactive arthritis with antibiotics. Br J Rheumatol 37 (1998) 717–720.

Sieper J, Kingsley G: Recent advances in the pathogenesis of reactive arthritis. Immunol Today 17 (1996) 160–163.

Sieper J, Rudwaleit M, Braun J, van der Heijde D: Diagnosing Reactive Arthritis. Arthritis Rheum. 46 (2002) 319–327.

Thomson GTD, Alfa M, Orr K, Thomson BRJ, Olson N: Secretory Immune Response and Clinical Sequelae of Salmonella Infection in a Point Source Cohort J Rheumatol 21 (1994) 132–137.

Thomson GTD, DeRubeis DA, Hodge MA, Rajanayagam C, Inman RD: Post-Salmonella Reactive Arthritis: Late Clinical Sequelae in a Point Source Cohort. Am J Med 98 (1995) 13–21.

Toivanen A, Toivanen P: Reactive arthritis. Curr Opin Rheumatol 9 (1997) 321–327.

Wollenhaupt J, Zeidler H: Undifferentiated arthritis and reactive arthritis. Curr Opin Rheumatol 10 (1998) 306–313.

Zhang Y, Gripenberg-Lerche C, Söderström KO, Toivanen A, Toivanen P: Antibiotic prophylaxis and treatment of reactive arthritis: Lessons from an Animal Model Arthritis Rheum 39 (1996) 1238–1243.

KAPITEL B16 Weichteile

Florian Gebhard und Andreas Essig

B16.1	**Nekrotisierende Weichteilinfektionen**	616	5.3	Befunde	628
1	Vorbemerkungen	616	6	Diagnostik	628
2	Definition und Einteilung	616	7	Therapie	629
3	Epidemiologie	617	8	Krankheitsmanagement und Meldepflicht	630
4	Erregerspektrum, Infektionswege und Pathogenese	617	9	Prophylaxe	630
5	Klinik	618			
5.1	Anamnese	618			
5.2	Symptome	619			
5.3	Befunde	619			
6	Diagnostik	620			
7	Therapie	621			
8	Krankheitsmanagement und Meldepflicht	622			
9	Prophylaxe	622			
B16.2	**Abszedierende Weichteilinfektionen**	623			
1	Vorbemerkungen	623			
2	Definition und Einteilung	623			
3	Epidemiologie	623			
4	Erregerspektrum, Infektionswege und Pathogenese	623			
5	Klinik	624			
5.1	Anamnese	624			
5.2	Symptome	624			
5.3	Befunde	625			
6	Diagnostik	625			
7	Therapie	625			
8	Krankheitsmanagement und Meldepflicht	626			
9	Prophylaxe	626			
B16.3	**Weichteilinfektionen durch Bissverletzungen**	627			
1	Vorbemerkungen	627			
2	Definition und Einteilung	627			
3	Epidemiologie der Krankheit	627			
4	Erregerspektrum, Infektionswege und Pathogenese	627			
5	Klinik	628			
5.1	Anamnese	628			
5.2	Symptome	628			

Weichteilinfektionen (engl. soft tissue infections), welche die Kutis überwunden haben und tiefer gelegene Strukturen betreffen, können unter klinischen Gesichtspunkten in folgende Kategorien eingeteilt werden:
- **Nekrotisierende Weichteilinfektionen** mit rasch progredientem (innerhalb von Stunden) und potentiell lebensbedrohlichem Verlauf, die eine unverzügliche chirurgische und gegebenenfalls intensivmedizinische Therapie erfordern.
- **Abszedierende Weichteilinfektionen,** die sich innerhalb von Tagen entwickeln und dringlich chirurgisch und antibiotisch versorgt werden müssen.
- **Bissverletzungen der Weichteile,** die wegen ihres hohen Infektionspotentials und dem besonderen Erregerspektrum besonderer Erwähnung bedürfen.

Die primären Infektionen der Haut samt ihrer Anhangsorgane umfassen Impetigo, Erysipel, Erysipeloid, Zellulitis, Follikulitis, Furunkel, Karbunkel, und Paronychie und werden ebenso wie die Lymphangitis in Kapitel B17 behandelt.

B16.1 Nekrotisierende Weichteilinfektionen

1 Vorbemerkungen

Nekrotisierende Weichteilinfektionen sind durch ihren invasiven und gewebezerstörenden Verlauf gekennzeichnet, führen zu einer systemischen Begleitreaktion und erfordern aufgrund ihres lebensbedrohlichen Potentials besondere Behandlungsstrategien. Obwohl nekrotisierende Weichteilinfektionen in Abhängigkeit der mikrobiologischen Ursache und der anatomischen Lokalisation ein klinisch variables Bild bieten, ist bei allen Formen das initiale Vorgehen zur diagnostischen Abklärung und Therapie sowie die Entscheidungsfindung für eine operative Therapie ähnlich.

2 Definition und Einteilung

Nekrotisierende Fasziitis Die nekrotisierende Fasziitis ist eine lebensbedrohliche bakterielle Weichteilinfektion, die durch sich foudroyant ausbreitende Nekrosen der Subkutis und der betroffenen Faszien gekennzeichnet ist. Betroffen sind häufig die unteren Extremitäten, doch kann sich, in Abhängigkeit der Eintrittspforte der Erreger, eine nekrotisierende Fasziitis prinzipiell auch an anderen Körperregionen wie den oberen Extremitäten, dem Kopf-Hals-Bereich und dem Stamm manifestieren. Der Begriff Fasziitis impliziert fälschlicherweise, dass nur die Muskelfaszien und die Aponeurose involviert sind. Tatsächlich sind jedoch **sämtliche zwischen Haut und Muskulatur liegende Gewebeschichten** betroffen, wobei die Ausdehnung der Infektion in der Tiefe weit über die oberflächlich sichtbaren Hautveränderungen hinweg fortgeschritten sein kann. Man unterscheidet monomikrobielle Formen, die überwiegend ambulant erworben werden und durch *Streptococcus pyogenes* verursacht sind, von polymikrobiellen Formen, die mit abdominalchirurgischen Eingriffen, Dekubitalgeschwüren, Abszessen der Genital- und Perianalregion sowie i.v. Drogenabusus assoziiert sind und überwiegend durch obligat und fakultativ anaerobe Bakterien der physiologischen Darm-, Haut- und Schleimhautflora verursacht werden. Die nekrotisierende Fasziitis durch *Streptococcus pyogenes* wird auch als **Streptokokken-Gangrän** bezeichnet. Die **Fourniersche Gangrän** ist die spezielle Form der Fasziitis, die sich an Skrotum und Penis oder Vulva manifestiert und in der Regel durch eine aerob/-anaerobe Mischflora verursacht ist.

Nekrotisierende Myositis Der Befall des Muskels mit *Streptococcus pyogenes* führt zu einer fulminant verlaufenden Myositis, die durch eine Rhabdomyolyse („flesh eating bacteria") und durch eine hochgradige Schmerzhaftigkeit gekennzeichnet ist. Oft erlaubt erst die chirurgische Exploration eine sichere Abgrenzung zwischen nekrotisierender Fasziitis und Myositis.

Streptococcal toxic shock syndrome (STSS) Pyrogene Exotoxine von *Streptococcus pyogenes* können als Superantigene fungieren und zum klinischen Bild eines toxischen Schocksyndroms führen, welches im Rahmen von invasiven Streptococcus-pyogenes-Infektionen insbesondere aber bei nekrotisierende Fasziitis und Myositis gehäuft auftritt (siehe Kap. D10). Eine Konsensusdefinition für das STSS beinhaltet die Isolierung des Erregers aus primär sterilen Materialien in Verbindung mit klinischen Zeichen des Organversagens.

Pyomyositis Es handelt sich um eine überwiegend durch *Staphylococcus aureus* verursachte tiefe eitrige Infektion einzelner Muskelgruppen, die vor allem in den Tropen (tropische Pyomyozitis) oder bei Patienten mit AIDS vorkommt.

Gasbrand Es handelt sich um eine durch *Clostridium spp.*, meist *Clostridium perfringens* verursachte hochschmerzhafte, rasch progrediente Myonekrose, die im befallenen Gewebe zu einer charakteristischen Gasbildung führt und von Zeichen der systemischen Toxizität begleitet wird. Der Gasbrand, auch als clostridiale Gasgangrän oder clostridiale Myonekrose bezeichnet, muss von der anaeroben Zellulitis abgegrenzt werden, bei der es sich um eine lokale gasbildende Infektion des Subkutangewebes ohne Beteiligung der Muskulatur handelt.

3 Epidemiologie

Nekrotisierende Fasziitis, nekrotisierende Myositis, STSS Durch eine Reihe von Ausbrüchen, die sich in Nordamerika und einigen europäischen Ländern in den späten 1980er und frühen 1990er Jahren ereigneten, rückten schwer verlaufende invasive Infektionen mit *Streptococcus pyogenes* in den Blickpunkt einer breiten Öffentlichkeit. Folgt man Daten aus den USA, so beträgt die Inzidenz invasiver Infektionen mit *Streptococcus pyogenes* 3,5 Fälle je 100 000 Einwohner, wobei ca. 13% an einer nekrotisierenden Fasziitis oder einem STSS erkranken (O'Brien et al. 2002). Diese Daten stimmen weitestgehend mit den berichteten Inzidenzraten einiger europäischer Länder überein (Lamagni et al. 2005). Die Mortalitätsraten schwerer Weichteilinfektionen durch *Streptococcus pyogenes* liegen zwischen 20 und 50% und steigen bei der Streptokokken-Myositis bis auf 80%. Einer kanadischen Studie zufolge sind rund 12% der invasiven Infektionen durch *Streptococcus pyogenes* nosokomial erworben. Bei der Hälfte davon handelt es sich um postoperative Wundinfektionen, die dann wiederum in rund 12% der Fälle in eine nekrotisierende Fasziitis und ein STSS münden (Daneman et al. 2005). Deutlich seltener als *S. pyogenes* können auch andere β-hämolysierende Streptokokken (z.B. *S. agalactiae*, *S. dysgalactiae*) entsprechend schwer verlaufende Weichteilinfektionen auslösen. Dies ist auf die Verbreitung der verantwortlichen bakteriellen Virulenzgene durch lysogene Bakteriophagen zurückzuführen.

Gasbrand Der Gasbrand ist eine seltene Erkrankung. Präzise Daten zur Prävalenz für die Bundesrepublik Deutschland waren bis zum Jahre 2000 verfügbar, solange die Erkrankung nach dem alten Bundesseuchengesetz noch meldepflichtig war. Demnach erkrankten in der Bundesrepublik Deutschland jährlich zwischen 50 und 100 Patienten an Gasbrand. Von diesen versterben ca. 30–50%.

4 Erregerspektrum, Infektionswege und Pathogenese

Nekrotisierende Fasziitis, nekrotisierende Myositis, STSS Bei den **monomikrobiellen Formen** der nekrotisierenden Fasziitis bzw. Myositis ist primär an *Streptococcus pyogenes* zu denken. Eintrittspforte für die Erreger ist die **verletzte Haut,** wobei sich der Großteil der Infektionen in der Folge von Bagatellverletzungen entwickelt (Stevens et al. 2005). Initial entwickelt sich, begleitet von hohem Fieber, eine Infektion der Subkutis (engl. cellulitis), die dann auf die Faszien und Muskulatur übergreift und sehr rasch progredient in ein STSS mit disseminierter intravasaler Gerinnung und Multiorganversagen münden kann. Eine ausgeprägte Mikrothromben-Bildung mit konsekutiver Verminderung der Perfusion und Hypoxie im betroffenen Areal ist sowohl für den quälenden Schmerz als auch für die Gewebenekrosen verantwortlich (Bryant 2003). Darüber hinaus kann bei der Streptokokken-Myositis der hohe Gewebedruck im muskulären Kompartment zur Kompression der muskelversorgenden Gefäße führen und zur weiteren raschen Progression der Myonekrose beitragen. Pathogenetisch sind dabei eine Reihe bakterieller Virulenzfaktoren (Bisno et al. 2003) beteiligt:

- **Streptococcus-pyrogene Exotoxine** (darunter unter anderem SpeA und SpeC), die als Phagen-kodierte, so genannte Superantigene in der Lage sind, MHC II-Moleküle von Antigen-präsentierenden Zellen mit T-Zell-Rezeptoren zu vernetzen und dadurch die direkte Aktivierung von bis zu 30% der gesamten T-Zell-Population zu induzieren. Die daraus resultierende massive Ausschüttung proinflammatorischer Zytokine führt dann zur klinischen Symptomatik des STSS.
- **M-Proteine,** Oberflächenproteine, die als Adhäsine fungieren und darüber hinaus die so genannte „innate immunity" durch Blockade der Phagozytose und Inhibition der Komplementaktivierung beeinträchtigen können. Insbesondere die M-Typen 1 und 3 sollen mit schwer verlaufenden Infektionen assoziiert sein (Bisno und Stevens 1996).
- **Cystein-Protease (SpeB),** die von gewebeinvasiven Stämmen sezerniert wird, Matrixmoleküle spaltet und zur Aktivierung humaner Proteasen führt.
- **Phospholipase A,** lysiert Wirtszellmembranen
- **NADasen,** ADP-ribosylierende Enzyme, die mit einem dem Typ-III-Sekretionssystem der gramnegativen Bakterien ähnlichen Translokationssystem in die Wirtszellen eingeschleust werden und dort zu Fehlfunktionen bis hin zur Apoptose-Induktion führen.
- **Streptokinase,** ein Plasminogen-bindendes Protein, welches im Komplex mit dem Fibrinogen-bindenden M-Protein als Plasminogen-Aktivator fungiert und damit zu einer disseminierten intravasalen Koagulopathie beitragen kann (Bryant 2003).
- **Streptolysine,** lytische Enzyme, die zur Nekrose von Wirtszellen führen.

Eher selten auftretende Erreger der monomikrobiellen nekrotisierenden Fasziitis umfassen *Staphylococcus aureus*, *Vibrio vulnificus*, *Aeromonas hydrophila* und anaerobe grampositive Kokken. Insbesondere in den USA wurde jedoch kürzlich vom gehäuften Auftreten ambulant erworbener Methicillin-resistenter Staphylococcus-aureus (cMRSA)-Isolate berichtet (Miller et al. 2005). Diese Erreger tragen mit dem Panton-Valentin-Leukozidin-Gen (pvl) ein Virulenzgen, welches auch in Europa bereits mit anderen nekrotisierenden Infektionen, insbesondere nekrotisierenden Pneumonien assoziiert wurde (Gillet et al. 2002, Witte et al. 2005).

Bei den **polymikrobiellen,** oft stammnahen Formen der nekrotisierenden Fasziitis können häufig eine Vielzahl unterschiedlicher Erreger von den Faszien-Oberflächen isoliert werden. Es handelt sich in Abhängigkeit der Eintrittspforte um ein breites Erregerspektrum, das v.a. Anaerobier, Enterobakterien, Streptokokken der Viridansgruppe, Staphylokokken umfasst. Typischerweise kann eine polymikrobielle nekrotisierende Fasziitis in der Folge einer Laparatomie bei peritonealer Kontamination oder anderer chirurgischer Eingriffe sich entwickeln. Die **Fourniersche Gangrän** kann ebenfalls als eine Mischinfektion imponieren, oft unter Beteiligung von *Staphylococcus aureus* und *Pseudomonas aeruginosa*, die sich entlang den Faszien-Strukturen des Beckens ausbreiten. Je nach intestinalem oder Hautträgerstatus der betroffenen Person kann diese Erkrankung auch monobakteriell durch *S. pyogenes* bedingt sein. Betroffen sind überwiegend ältere Patienten, typischerweise mit einem Diabetes mellitus oder Alkoholabusus als Grunderkrankung.

Pyomyositis   Bei der (tropischen) Pyomyositis handelt es sich nicht um einen sekundären Prozess in Folge einer Infektion der benachbarten Haut, Weichteile oder Knochen, sondern um eine initiale intramuskuläre Eiteransammlung, die meistens durch *Staphylococcus aureus* und gelegentlich durch *Streptococcus pneumoniae* oder Enterobakterien hervorgerufen werden.

Gasbrand   Es wird der Trauma-assoziierte vom spontan auftretenden Gasbrand unterschieden. *Clostridium perfringens* ist für den weitaus überwiegenden Teil der Fälle des Trauma-assoziierten Gasbrandes verantwortlich, der sich gewöhnlich in der Folge eines Weichteiltraumas bei verschmutzter Wunde und Muskelverletzung oder manchmal als nosokomiale Infektion nach einem chirurgischen Eingriff entwickelt. Offenbar ist die Empfindlichkeit gegenüber dem Erreger gesteigert, wenn das Gewebe devitalisiert ist oder einen Fremdkörper enthält, wie dies besonders nach offenen Frakturen oder penetrierenden Kriegsverletzungen der Fall sein kann. Aber auch kleine, oft interdigitale Wunden an den Füßen können bei Kontakt mit hoher Clostridien-Konzentration (Jauche) Eintrittspforten für eine Clostridieninfektion sein. Extrazelluläre Toxine wie das α-Toxin, eine Phospholipase C und das θ-Toxin (Perfringolysin O), ein Zytolysin spielen auf molekularer Ebene wichtige pathogenetische Rollen, wobei die Phospholipase C der entscheidende Letalfaktor sein soll (Stevens und Bryant 2002). Die Phospholipase C erhöht die Kapillarpermeabilität, führt zu einer Hämolyse und ist zytotoxisch gegenüber Blutplättchen, Leukozyten und verschiedenen weiteren Wirtszellen. Dabei greift die Phospholipase C an eukaryoten Zellmembranen an und induziert durch Hydrolyse von Sphingomyelin und Phosphatidylcholin die Lyse der betroffenen Zellen. Das Perfringolysin O weist bemerkenswerte Sequenzhomologien zu bekannten Zytolysinen von Pneumokokken (Pneumolysin), *Streptococcus pyogenes* (Streptolysin) und *Listeria monocytogenes* auf, wobei Funktionen und molekulare Ansatzpunkte der Vertreter dieser Toxinfamilie allerdings deutlich differieren. Weitere wichtige Pathogenitäts-Mechanismen, bei denen diese Toxine beteiligt sind, umfassen eine lokale vaskuläre Dysregulation und die Beeinträchtigung der Endothel- und Neutrophilenfunktion (Stevens und Bryant 2002).

Andere Clostridien-Arten wie *Clostridium novyi*, *Clostridium histolyticum* und *Clostridum septicum* verursachen seltener eine clostridiale Myonekrose. Der spontan auftretende, nichttraumatische Gasbrand ist vor allem mit **Clostridum septicum**, einer sauerstofftoleranteren Clostridien-Spezies, assoziiert. Die Infektion erfolgt ausgehend von einer Läsion der Darmschleimhaut nach systemischer Dissemination. Dadurch erklären sich auch gelegentlich auftretende bilaterale Verlaufsformen. Eine Prädisposition besteht bei Neutropenie und Kolonkarzinom. Bei i.v Drogenabhängigen wurden Ausbrüche von nekrotisierender Fasziitis durch *Clostridum sordelli* nach kutaner oder intramuskulärer Applikation von kontaminiertem Heroin beobachtet (Kimura et al. 2004).

5 Klinik

5.1 Anamnese

Bei nekrotisierenden Weichteilinfektionen können eine Reihe von anamnestischen Angaben diagnostisch wegweisend sein: So gehen einer nekrotisierenden Fasziitis durch *Streptococcus pyogenes* häufig **Bagatellverletzungen** der Haut wie eine geringgradige Abschürfung oder Verbrühung, Kratzer, Schnitte und Insektenstiche voraus. Insbesondere bei betroffenen Kindern kann sich zuvor eine **Varizellen-**

Infektion abgespielt haben. Bei den stammnahen Verlaufsformen sind chirurgische Eingriffe wie Bauchoperationen nach intestinaler Perforation wegen einer Divertikulitis, Neoplasie oder eines verschluckten Fremdkörpers von größter anamnestischer Bedeutung. Die iatrogene Fourniersche Gangrän entwickelt sich nach einer Vasektomie und Hämorrhoidektomie oder als spontane Variante, nach Analfissuren sowie in der Folge von Perianal- und Bartholiniabszessen oder Dekubitalgeschwüren. Für die (tropische) Pyomyositis sind die Reiseanamnese sowie eine etwa zugrunde liegende HIV-Infektion anamnestisch relevant. Die Vervollständigung der Anamnese umfasst das Erfassen von Grunderkrankungen wie Diabetes mellitus, Neoplasien, Alkohol- und i.v. Drogenmissbrauch, eine periphere arterielle Verschlusskrankheit sowie Schuss- bzw. andere Fremdkörperverletzungen.

5.2 Symptome

Charakteristisches Leitsymptom der Streptococcus-pyogenes-assoziierten Fasziitis bzw. Myositis und des STSS ist der **außerordentliche lokale Schmerz** („pain out of proportion"). Beim STSS tritt dieser Schmerz deutlich vor Einsetzen der **Schocksymptomatik** und des **Organversagens** auf. Oft entwickelt sich zunächst ein akutes Nierenversagen mit Oligoanurie bzw. Anurie und ein Anstieg der Retentionsparameter. In der Folge kann dann ein ARDS (adult respiratory distress syndrome) auftreten. Die ungewöhnliche, konstant heftige Schmerzsymptomatik steht im Widerspruch zu dem relativ diskreten klinischen Initialbefund (siehe Abschnitt 5.3). Die typischen lividen, landkartenartigen Hautnekrosen mit oder ohne Bullae sind als ein Spätstadium aufzufassen.

Beim Gasbrand stehen ebenfalls die schlagartig einsetzenden zunehmenden Schmerzen, die sich innerhalb von 24 Stunden (oft bereits nach 6–8 Stunden) am Ort des Traumas manifestieren, zunächst im Mittelpunkt der Symptomatik. Tachykardie, Fieber und Kaltschweißigkeit kündigen die darauf rasch folgende Schocksymptomatik mit Multiorganversagen an.

5.3 Befunde

Nekrotisierende Fasziitis Die nekrotisierende Fasziitis betrifft am häufigsten die unteren Extremitäten. Grundsätzlich können jedoch alle Körperteile betroffen sein. Prädilektionsstellen der polymikrobiellen Formen, die häufig einen intestinalen Ursprung haben, sind die Bauchdecke, Perianal- und Leistenregion, aber auch die untere Extremität, wenn sich die Infektion entlang des M. Psoas ausbreitet. Bei rund 80% der Betroffenen findet sich eine **sichtbare Hautläsion.** Lokal ist die Haut zunächst nur erythematös und ödematös verändert, doch breitet sich der inflammatorische Prozess im Laufe von 24–72 Stunden rasch in die Subkutis aus, von der er die Faszien und Muskulatur erreicht. Oft imponiert in der darüber liegenden Haut ein breiter erythematöser Strang, der proximal entlang der Infektionsausbreitung fortschreitet. Die Haut wird zunehmend livide, und es bilden sich Blasen mit hämorrhagischem Inhalt. Ein charakteristischer klinischer Befund der nekrotisierenden Fasziitis ist der **hölzernharte Palpationsbefund** der beteiligten tiefen Gewebeschichten, der es nicht mehr erlaubt, die einzelnen Muskelgruppen und Faszienschichten palpatorisch voneinander zu unterscheiden. Sofern eine offene Wunde vorhanden ist, können die Ränder mit einem stumpfen Instrument sondiert und dadurch leicht von den oberflächlichen Faszien-Schichten weit über die Wundgrenzen hinweg dissektiert werden (Stevens et al. 2005). Ab dem zweiten bis fünften Tag werden die typischen **gangränösen, oft landkartenförmigen Veränderungen** der betroffenen Haut erkennbar. Mit zunehmender Progression entwickeln die Patienten Zeichen der systemischen Toxizität, insbesondere **hohes Fieber, Desorientiertheit und Lethargie.** Häufig sind die Patienten **bakteriämisch**, sodass sich zusätzlich metastatische Abszesse bilden können. Der Patient macht einen schwer kranken und extrem geschwächten Eindruck und reagiert nicht auf eine adäquate antibiotische Therapie.

Gasbrand Lokal ist die an die Wunde angrenzende Haut noch blass und geschwollen, doch kommt es sehr rasch zu einer bronzeähnlichen und dann zunehmend lividen Verfärbung der ödematös gespannten Haut (Abb. B16-1). So-

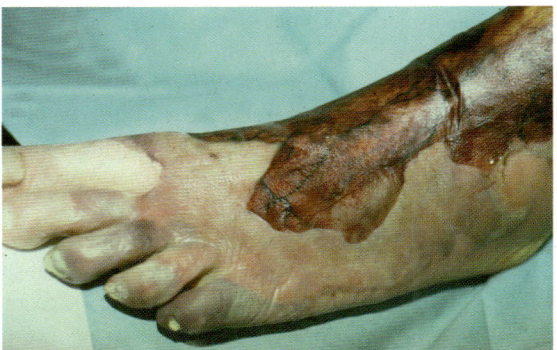

Abb. B16-1 Gasbrandinfektion nach Jauchekontakt und Eintrittsstelle interdigital D4/5. Lokal an die Wunde angrenzende Haut mit zunehmend livider Verfärbung der ödematös gespannten Haut. Daneben bronzeähnliche Verfärbung und landkartenartiges Muster der Haut durch nekrotische subkutane Gefäße.

fern ein offenes Trauma vorliegt, entleert sich daraus ein übelriechendes Clostridien-haltiges Wundsekret mit Klumpen des zersetzten Weichteils, in dem sogar Gasbläschen sichtbar sein können. In fast allen Fällen sind Krepitationen, wenn auch nicht unbedingt prominent, bei der Palpation vorhanden. Es bilden sich zunächst gespannte hämorrhagische Blasen und dann schwarzgrüne nekrotische Areale in der darüber liegenden Haut. Das infizierte Gebiet kann sich innerhalb weniger Stunden dramatisch ausdehnen. Der Patient macht dabei sehr rasch einen schwer kranken Eindruck und ist blass und kaltschweißig. Er kann zunächst noch apathisch, jedoch mental klar sein, bevor er in Delir, Stupor oder Bewusstlosigkeit verfällt. Die Körpertemperatur überschreitet selten 39 °C. Gelegentlich tritt ein Ikterus auf. Der Verlauf ist fulminant und kann innerhalb weniger Stunden trotz adäquater chirurgischer und antibiotischer Therapie fatal enden. Der Verlauf des **spontan auftretenden Gasbrandes** durch *Clostridium septicum* kann bei einer Mortalitätsrate von 67–100%, wobei die meisten Patienten innerhalb von 24 Stunden nach Beginn der Symptomatik sterben, sogar noch fulminanter sein (Lorber 2000).

6 Diagnostik

Nekrotisierende Fasziitis, nekrotisierende Myositis, STSS Die erfolgreiche Behandlung einer nekrotisierenden Fasziitis bzw. Myositis ist abhängig von einer **frühen Diagnose,** möglichst zu einem Zeitpunkt, solange bei systemischen Entzündungszeichen die kutane Läsion noch relativ diskret ist. Oft ist es differentialdiagnostisch schwierig, eine tiefe nekrotisierende Weichteilinfektion von einer Infektion der Subkutis, die noch auf eine konservative Therapie anspricht, sicher abzugrenzen. Sofern keine Eintrittspforte erkennbar ist, kann darüber hinaus differentialdiagnostische eine tiefe Beinvenenthrombose infrage kommen. Bei Vorliegen systemischer Entzündungszeichen (Fieber oder Hypothermie, Tachykardie > 90/min, Tachypnoe > 20 min) sollten Blutkulturen entnommen und Differentialblutbild, Gerinnungsparameter, Kreatinin, Kreatininkinase (CK) sowie das C-reaktive Protein bestimmt werden. Die bildgebende Diagnostik kann zwar ein Ödem, das sich entlang der Faszien ausbreitet, sichtbar machen, bisher sind jedoch keine zuverlässigen Daten zu Sensitivität und Spezifität bildgebender Verfahren wie Sonographie, CT oder MRT bei nekrotisierender Fasziitis verfügbar. Im Ernstfall besteht somit die Gefahr, dass die Durchführung dieser Untersuchungen die Diagnosestellung sogar noch weiter verzögert. Daher kommt in der Praxis der **chirurgischen Beurteilung** die größte Bedeutung zu. Bei klinischem Verdacht auf eine nekrotisierende Weichteilinfektion sollte eine explorative Inzision im verdächtigen Areal unverzüglich durchgeführt werden (Stevens et al. 2005). Bei direkter Inspektion erscheint die Faszie geschwollen und dunkelgrau mit zähen nekrotischen Arealen. Das angrenzende Gewebe ist unterminiert und die Gewebeschichten können mit einem stumpfen Instrument dissektiert werden. Aus der Wunde entleert sich ein dünnes, braunes Exsudat, jedoch kein typischer Eiter. Eine Gramfärbung des Exsudates erlaubt dann innerhalb weniger Minuten eine vorläufige Diagnose (Abb. B16-2). Bei Nachweis von grampositiven Kokken, die in Ketten gelagert sind, ist eine nekrotisierende Fasziitis durch β-hämolysierende *Streptokokken* wahrscheinlich; der simultane Nachweis von gramnegativen Stäbchen und grampositiven Kokken deutet auf eine polymikrobielle Fasziitis hin; bei Nachweis von grampositiven Kokken, die in Haufen gelagert sind, muss eine Infektion durch *Staphylococcus aureus* angenommen werden. Aus dem Exsudat ist zur Bestätigung der Verdachtsdiagnose unbedingt der **kulturelle Erregernachweis** anzustreben. Bei nekrotisierenden Infektionen, die nicht durch β-hämolysierende Streptokokken verursacht werden, ist für die gezielte Therapie unbedingt eine Empfindlichkeitsprüfung durchzuführen.

Gasbrand Aufgrund des fulminanten Verlaufes ergibt sich beim Gasbrand der Infektionsverdacht häufig erst bei

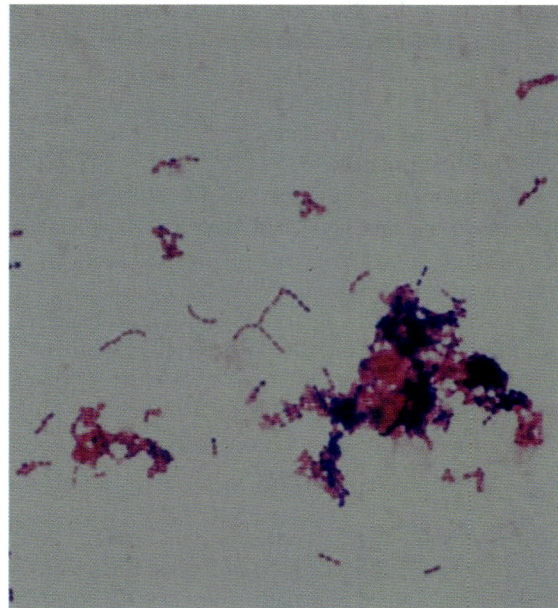

Abb. B16-2 Mikroskopisches Direktpräparat und Gramfärbung des Wundexsudates bei nekrotisierender Fasziitis. Grampositive, in Ketten gelagerte Kokken. Vergrößerung × 1000.

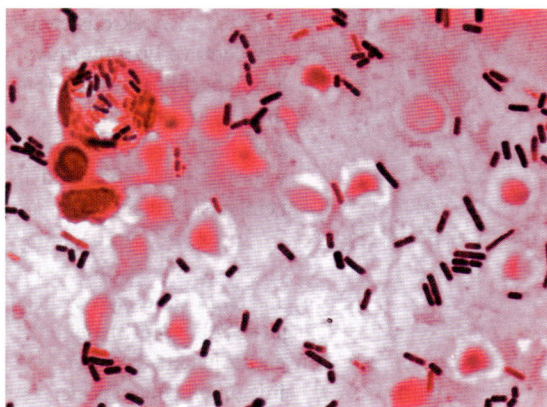

Abb. B16-3 Mikroskopisches Direktpräparat und Gramfärbung der Myonekrosen bei Gasbrand. Massenhaft grampositive, plumpe Stäbchen. Im Hintergrund ist das nekrotische Gewebe rot angefärbt. Vergrößerung × 1000.

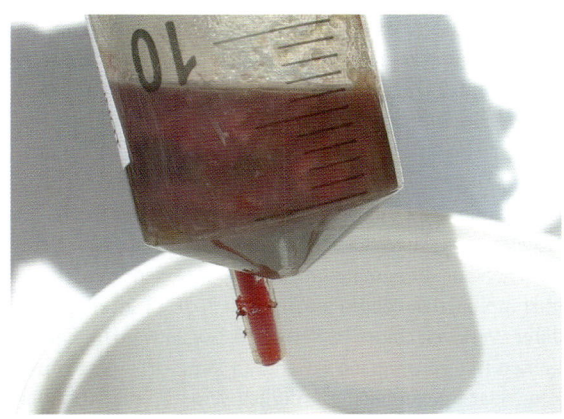

Abb. B16-4 Aspirat von zerfallenem, nekrotischem Muskelgewebe bei Gasbrand durch Clostridum perfringens.

Gasbildung im Gewebe oder bei systemischen Infektionszeichen. Eine Gramfärbung des Wundsekretes bestätigt den Verdacht, sofern grampositive große Stäbchenbakterien nachgewiesen werden (Abb. B16-3). Ist bereits Blasenbildung vorhanden, kann der Erregernachweis auch aus einem Aspirat des Blaseninhaltes geführt werden. Der Befund der chirurgischen Inspektion bei Vorliegen eines Gasbrandes macht in der Regel ein radikales Débridement des nekrotischen Gewebes erforderlich. Das entfernte Gewebe sollte zur Sicherung der Diagnose ebenfalls einer mikroskopischen und kulturellen mikrobiologischen Diagnostik zugeführt werden (Abb. B16-4). Eine Röntgenaufnahme der Region in Weichstrahltechnik zeigt bei tiefer Gasbildung in der Muskulatur eine globuläre Struktur, gelegentlich auch eine Fiederung (Abb. B16-5). Sie ist jedoch für eine Gasbrandinfektion nicht beweisend, sondern auch bei anaerob-aeroben Mischinfektionen anderer Genese zu finden.

7 Therapie

Nur bei frühzeitiger und radikaler **chirurgischer Therapie** können die betroffenen Patienten überleben. Die dringende Indikation zur chirurgischen Therapie besteht, falls
- der Patient nicht auf eine adäquate Antibiotikatherapie anspricht
- die systemische Symptomatik progredient ist
- Nekrosen auftreten und
- Gasbildung im betroffenen Gewebe festgestellt wird (Stevens et al. 2005).

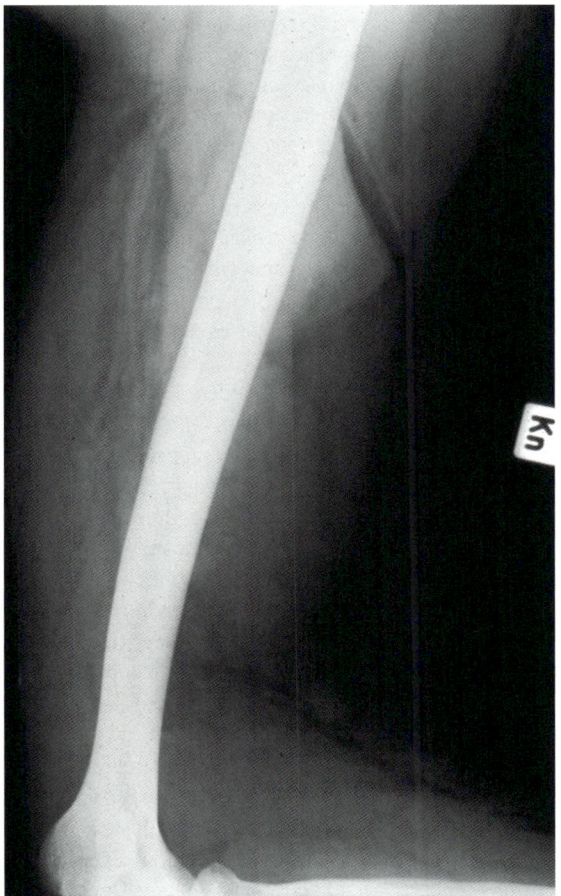

Abb. B16-5 Typische Fiederung der Oberarmmuskulatur bei Gas bildender Infektion. Eine klare Abgrenzung der muskulären Septen ist erkennbar.

Inzision und Drainage sind als Therapie für die nekrotisierende Fasziitis keinesfalls ausreichend. Ein **radikales Débridement** und **Fasziotomie**, gefolgt von **programmierten Re-Débridements** sind vielmehr als Standards in der chirurgischen Therapie anzusehen. Eine Amputation ist zur adäquaten Therapie der nekrotisierenden Fasziitis und der Myositis primär nicht indiziert. Beim Gasbrand muss jedoch bei ausgedehnter Muskelzerstörung eine Amputation der entsprechenden Gliedmaße frühzeitig erwogen werden. In unkomplizierten Fällen kann nach ca. 7–10 Tagen ein sekundärer Wundverschluss in Betracht gezogen werden. Bei Patienten mit Fournierscher Gangrän kann die Anlage eines Ileo- oder Kolostomas erforderlich sein, um die Wundheilung zu ermöglichen. Nach Abschluss der Wundheilung kann dieses zurückverlagert werden. Die Deckung der großen Defekte gelingt über Sekundärnaht, Meshgraft-Transplantationen oder weitere plastisch-chirurgische Maßnahmen.

Die empirische **antibiotische Therapie** muss das zu erwartende Erregerspektrum erfassen und in Abhängigkeit der nachgewiesenen Erreger und den Ergebnissen der Empfindlichkeitsprüfung gegebenenfalls adaptiert werden. Die antibiotische Therapie kann beendet werden, sofern keine weiteren Débridements erforderlich sind, der Patient sich eindeutig klinisch gebessert und mehr als zwei Tage entfiebert hat. Bei klinischem Verdacht auf eine polymikrobielle Fasziitis ist eine gute empirische Wahl Piperacillin/Tazobactam oder Clindamycin plus Ciprofloxacin. Alternativ kommt eine Monotherapie mit einem Carbapenem oder eine Kombinationstherapie mit Cefepime plus Clindamycin infrage. Bei Streptococcus-pyogenes-assoziierter nekrotisierender Fasziitis/Myositis bzw. STSS sollte zur Penicillintherapie Clindamycin zugefügt werden. Daten aus In-vitro-Untersuchungen haben gezeigt, dass Clindamycin offenbar in der Lage ist, die Toxin-Bildung zu supprimieren und die Zytokin-Bildung zu modulieren (Stevens et al. 2005). Die Gabe von intravenös verabreichten Immunglobulin-Präparaten bei der Therapie des STSS kann aufgrund der unsicheren Datenlage derzeit nicht empfohlen werden. Bei Weichteilinfektionen durch *Staphylococcus aureus* wird ein Penicillinase-festes Penicillin, Cefazolin oder Clindamycin empfohlen. Bei MRSA kann auf Vancomycin oder Linezolid zurückgegriffen werden. Die antibiotische Therapie des Gasbrands erfolgt mit einer Kombination aus Penicillin und Clindamycin. Der Stellenwert der hyperbaren Oxygenation beim Gasbrand ist aufgrund widersprüchlicher Studien unklar (Stevens et al. 2005). Es handelt sich eine um Behandlungsform, bei welcher der Patient in einer Druckkammer reinen Sauerstoff bei einem höheren Umgebungsdruck als dem Luftdruck auf Meereshöhe atmet. Vorgeschlagen wird bei nekrotisierenden Weichteilinfektionen eine möglichst frühe Behandlung von je 90 Minuten Dauer mehrfach täglich (Bisno et al. 2003), welche in Zentren durchgeführt werden kann (1st European Consensus Conference on Hyperbaric Medicine, Lille 1994).

8 Krankheitsmanagement und Meldepflicht

Das erfolgreiche Management nekrotisierender Weichteilinfektionen hängt entscheidend von deren **frühzeitiger Erkennung** ab. Eine verzögerte Klinikeinweisung und zu spät begonnene chirurgische Therapie kann zum **Verlust von Gliedmaßen oder zum Tod** führen. Die Verabreichung von nichtsteroidalen, antiinflammatorisch wirkenden Schmerzmitteln kann die Symptomatik coupieren und die Diagnosefindung weiter verzögern. Bei Vorliegen diagnostisch wegweisender Befunde wie

- überproportionaler Schmerz im Vergleich zum sichtbaren klinischen Befund
- hämorrhagische Blasen
- Nekrosen
- Anästhesie der Haut
- rasche Ausbreitung der Infektion
- Gasbildung

ist sowohl aus diagnostischen als auch therapeutischen Gründen eine unverzügliche chirurgische Beurteilung von größter Bedeutung. Leider wird ein Teil dieser Befunde oft erst spät im Verlauf nekrotisierender Infektionen klinisch evident. Es wurde daher empfohlen, bei Patienten mit Verdacht auf Weichteilinfektionen und Zeichen der systemischen Toxizität (z.B. Hypotonie oder erhöhtes Kreatinin, niedriges Serum-Bicarbonat, 2- bis 3fach erhöhtes CK, Linksverschiebung oder erhöhter CRP-Spiegel) eine unverzügliche Krankenhauseinweisung und konsequente diagnostische Abklärung zu veranlassen (Stevens et al. 2005).

Nach dem Infektionsschutz besteht in Deutschland keine Meldepflicht für nekrotisierende Weichteilinfektionen durch *Streptococcus pyogenes*, *Clostridium perfringens* oder *Staphylococcus aureus*, es sei denn, dass die Infektionen gemäß § 6 IfSG nicht nur vereinzelt auftreten.

9 Prophylaxe

Die **sorgfältige Inspektion, Reinigung und Desinfektion** von Wunden, auch nach Bagatellverletzungen, gehört zu den Standards einer ärztlichen Behandlung und verhindert effektiv Weichteilinfektionen. Wunden, die kontaminiert oder verunreinigt sind, müssen offen weiter behandelt werden. Promptes und gründliches Débridement von traumatisiertem und devitalisiertem Gewebe hat dazu geführt, dass der Gasbrand selbst nach schwersten Weichteilverletzungen extrem selten geworden ist.

Über die Notwendigkeit zur Isolierung von STSS-Patienten sowie den Umgang mit engen Angehörigen von STSS-Patienten im Sinne einer prophylaktischen Antibiotikagabe besteht weiterhin Unklarheit. Auf der Basis einer kleineren Studie scheinen beide Maßnahmen nicht erforderlich zu sein. Eine Häufung von Wundinfektionen durch *Streptococcus pyogenes* in einem Krankenhaus muss Anlass für krankenhaushygienische Nachforschungen sein. Dazu gehören auch Screening-Untersuchungen des medizinischen Personals zur Ermittlung möglicher Keimträger.

Eine effektive Vakzine gegen *Streptococcus pyogenes* und *Clostridium perfringens* ist nicht verfügbar.

B16.2 Abszedierende Weichteilinfektionen

1 Vorbemerkungen

In diesem Abschnitt werden abszedierende Infektionen des Subkutangewebes besprochen. Abszesse spezieller Organsysteme wie Hirnabszesse, Leberabszesse, etc. werden in den entsprechenden Spezialkapiteln behandelt.

2 Definition und Einteilung

Ein Abszess ist eine Eiteransammlung in einer nicht präformierten Höhle, wobei die Abszesshöhle von einer Abszessmembran ausgekleidet und damit gegen das umliegende Gewebe abgegrenzt wird. Im Weichteilgewebe müssen Abszesse von eitrigen Prozessen, die sich phlegmonös ausbreiten, differenziert werden. Die Unterteilung abszedierender Weichteilinfektionen in Spritzenabszess, metastatischer Abszess, Psoasabszess oder Perianalabszess orientiert sich im Wesentlichen an ätiologischen Faktoren oder der Lokalisation.

3 Epidemiologie

Abszesse stellen im Patientengut chirurgischer Ambulanzen relativ häufige Krankheitsbilder dar. Haut- oder Weichteilabszesse finden sich bei bis zu 30% der i.v. Drogenabhängigen (Binswanger et al. 2000) und gehören damit mittlerweile zu den häufigsten Infektionen in diesem speziellen Patientengut (Gordon und Lowy 2005).

4 Erregerspektrum, Infektionswege und Pathogenese

Staphylococcus aureus gilt als der typische Abszesserreger. Eine Abszessbildung kann dabei gelegentlich von einer oberflächlichen Infektion wie einer Follikulitis oder einem Furunkel ausgehen, in der Regel überwinden die Erreger die mechanische Hautbarriere jedoch durch Einwirkung von Fremdkörpern oder nach Traumen. Es entsteht in der Tiefe eine charakteristische Läsion bestehend aus Fibrin, Zelldetritus und Granulozyten. Die Plasmakoagulase von *S. aureus* induziert als Prothrombin-Aktivator die Bildung von Fibrin-Polymeren, die wiederum bei der Bildung von Abszessmembranen eine wichtige Rolle spielen. Das extrazellulär sezernierte Leukozidin ist ein Toxin von *S. aureus*, das zur Zerstörung von Leukozyten führt, sodass sich im Abszesseiter vermehrt avitale Granulozyten, Zelldetritus und nekrotisches Material befinden. Subkutane Weichteilabszesse können auch durch hämatogene Streuung der Erreger bei Bakteriämie oder Endokarditis entstehen. Andererseits sind wiederum Abszesse Ausgangspunkt für die systemische Dissemination der Erreger, wenn die lokalen phagozytären Abwehrmechanismen überwunden werden können und die Bakterien Anschluss an das lymphatische System oder den Blutkreislauf gewinnen. Osteomyelitis, Pneumonie und Endokarditis können dann weitere gefährliche Komplikationen eines S.-aureus-Abszess sein. Insbesondere bei Kindern kann ein subkutaner Weichteilabszess im Bereich der Extremitäten auf eine zugrunde liegende Osteomyelitis der langen Röhrenknochen hindeuten, wenn beispielsweise Erreger aus einem subperiostalen Abszess in die umliegenden Gewebe durchgebrochen sind.

Eher selten, wobei vermutlich aus mikrobiologisch-technischen Gründen auch unterdiagnostiziert, können subkutane Abszesse auch im Rahmen einer zervikofazialen oder thorakalen **Aktinomykose** auftreten. Dabei handelt es sich um eine chronisch-progrediente, granulomatös-eitrige bakterielle Infektion, die zur Fistelbildung und multipler Abszedierung neigt. Als kausale Erreger der Aktinomykose gelten *Actinomyces israelii*, *Actinomyces gerencseriae* und eher seltener *Actinomyces naeslundii* und *Actinomyces viscosus*. Die Aktinomykose ist ein polymikrobielles Geschehen, bei der häufig auch andere Anaerobier und Staphylokokken oder Streptokokken mitbeteiligt sind. Insbesondere eine Koinfektion mit *Actinobacillus actinomycetemcomitans*, einem gramnegativen Stäbchenbakterium, das beim Menschen als Schleimhautkommensale vorkommt, scheint zu ausgeprägten synergistischen Effekten und damit zu besonders schweren und chronischen Verläufen zu führen.

Kutane Abszesse sind typischerweise ebenfalls polymikrobiell und von verschiedenen aeroben und anaerober Bakterien verursacht, die zur physiologischen Standortflora der Haut oder der angrenzenden Schleimhäute gezählt werden. Dazu gehören v.a. Staphylokken, Streptokokken, Enterobakterien, Peptostreptokokken und *Bacteroides spp.*. *S. aureus* als Erreger eines monomikrobiellen kutanen Abszesses findet sich in ca. 25% der Fälle (Stevens et al. 2005).

Periproktitische bzw. **perianale Abszesse** können in der Folge einer Proktitis oder eines Morbus Crohn entstehen und werden üblicherweise durch fakultativ anaerobe Erreger der Darmflora wie Enterokokken, Enterobakterien und obligat anaerobe Erreger wie *Bacteroides fragilis* verursacht.

Ein ähnliches Erregerspektrum findet sich beim **Psoasabszess**, der inzwischen am häufigsten in der Folge einer intraabdominellen Infektion wie Divertikulits, Appendizitis oder bei Morbus Crohn gesehen wird. Gelegentlich resultiert ein Psoasabszess auch aus einem perinephritischen Abszess oder eines sekundär infizierten retroperitonealen Hämatoms. Inzwischen selten geworden ist der Psoasabszess nach Spondylodiszitis, wobei *S. aureus* dabei der am häufigsten nachgewiesene Erreger ist, aber auch *Mycobacterium tuberculosis* mit in die Differentialdiagnose miteinbezogen werden sollte. Insbesondere mit *S. aureus* ist auch zu rechnen, falls ein Psoasabszess hämatogen durch eine unter Umständen unerkannte Bakteriämie entstanden ist. Man spricht dann von einem primären Psoasabszess.

Spritzenabszesse bei **i.v. Drogenmissbrauch** werden meist durch Erreger der individuellen Standortflora verursacht, wobei *S. aureus*, β-hämolysierende Streptokokken und Streptokokken der S.-anginosus-Gruppe am häufigsten nachgewiesen werden. Haut und Schleimhäute sind bei Drogenabhängigen in einem höheren Maß als bei Nicht-Drogenabhängigen mit *S. aureus* besiedelt (Gordon und Lowy 2005). Die Erreger werden dann durch die Injektion bei unsachgemäßer Hautdesinfektion in das umliegende Gewebe eingebracht. Insbesondere Abhängige, die wegen schlechter Venen Drogen direkt kutan oder intramuskulär injizieren, haben ein erhöhtes Risiko dabei, eine Weichteilinfektion zu setzen (Binswanger 2000). Darüber hinaus muss in Abhängigkeit der Praktiken bei der Aufbereitung und Verabreichung der Droge (Ablecken der Injektionsnadel) sowie der Hygienepraktiken im Umgang mit den Drogenutensilien auch mit in diesem Zusammenhang eher ungewöhnlichen Erregern gerechnet werden. Hierzu gehören beispielsweise *Pseudomonas aeruginosa*, Enterobakterien wie *Escherichia coli*, *Klebsiella spp.*, *Enterobacter spp.* und in der Mundhöhle vorkommenden Anaerobier wie *Eikenella corrodens*, *Bacteroides spp.* oder *Fusobacterium spp.* (Gordon und Lowy 2005). Spritzenabszesse finden sich jedoch auch infolge **therapeutischer Injektionen** entweder durch unzureichende Desinfektion oder kontaminierte Injektionslösungen. Infizierte Hämatome nach therapeutischer Injektion können die Quelle von verzögert einsetzenden Infektionen sein. Ätiologisch sind meistens *Staphylococcus aureus*, Enterobakterien und Anaerobier beteiligt.

Schließlich sind bei rekurrentem Verlauf und falls keine Eintrittspforte ersichtlich ist, **selbstinduzierte Abszesse** differentialdiagnostisch zu erwägen. In Abhängigkeit davon, welche Substanzen von den Patienten absichtlich ins Gewebe injiziert werden, handelt es sich um mono- oder polymikrobielle Abszesse mit einem breiten und unter Umständen ungewöhnlichen Erregerspektrum.

5 Klinik

5.1 Anamnese

Anamnestisch sind Traumata, bei denen es zu einer Verletzung der mechanischen Hautbarriere gekommen sein könnte, von Bedeutung. Oft dringen die Erreger über ein Bagatelltrauma ein. Parenteral verabreichte Medikamente oder i.v. Drogenabusus sind diagnostisch wegweisend für einen Spritzenabszess. Bei Verdacht auf hämatogener Entstehung ist eine Endokarditis auszuschließen. Bei Verdacht auf Psoasabszess und periproktitischen Abszessen sind chronisch-entzündliche Darmerkrankungen anamnestisch zu berücksichtigen.

5.2 Symptome

In Abhängigkeit der Abszesslokalisation klagt der Patient über Bauch- oder Rückenschmerzen (Psoasabszess) bzw. auch Bewegungsschmerzen bis hin zur Bewegungsunfähigkeit, sofern die Extremitäten betroffen sind. Beim periproktitischen Abszess werden Schmerzen bei der Defäkation angegeben. Schwerere Verläufe gehen einher mit allgemeinen Krankheitszeichen wie Abgeschlagenheit, Fieber und Myalgien.

5.3 Befunde

Nachdem sich der Abszess abgekapselt und vergrößert hat, werden die klassischen Entzündungszeichen Schwellung, Rötung und Überwärmung deutlich. Es besteht Schmerzempfindlichkeit und der Abszessinhalt ist fluktuierend. Beim Psoasabszess ist das Psoaszeichen positiv, es kann es zu einer reflektorischen Flexion der Hüfte kommen und in den Leisten kann eine schmerzhafte Schwellung palpabel sein. Eine schmerzlose, solide sehr derbe Schwellung (bretthart) im Bereich des Kieferwinkels ist für eine zervikofaziale Aktinomykose typisch.

6 Diagnostik

Bei oberflächlichen Befunden erfolgt die Diagnostik zunächst klinisch. Bei ausgedehnteren Befunden sind Infektionsparameter wie CRP und Leukozyten stets erhöht. Eine radiologische Diagnostik ist erforderlich, wenn der Verdacht besteht, dass im Abszess Fremdkörper vorhanden sind. Bei Abszessen im Bereich des Skelettes dient die MRT-Untersuchung zur primären Darstellung der Abszesslokalisation und Ausdehnung. Die CT-Untersuchung ist erforderlich, um das Ausmaß einer etwaigen knöchernen Destruktion zu erfassen. Beide diagnostische Verfahren sind die Grundlage einer chirurgischen Intervention im Skelettbereich.

Im Rahmen der chirurgischen Therapie des Abszesses empfiehlt es sich, den Abszessinhalt einer mikrobiologischen Diagnostik und Empfindlichkeitsprüfung zuzuführen. Dies ist insbesondere dann erforderlich, wenn mit Methicillin-resistenten *Staphylococcus aureus* (MRSA), Aktinomyceten oder einem ungewöhnlichem Erregerspektrum bei Immunsupprimierten, i.v. Drogenmissbrauch oder selbstinduzierten Abszessen gerechnet werden muss. Aufgrund der relativ häufigen Beteiligung von obligat anaeroben Bakterien sollte für den Versand unbedingt ein geeignetes Transportmedium verwendet werden. Bei Verdacht auf Aktinomykose erlaubt die Beschaffenheit des Eiters (so genannter Druseneiter) in Verbindung mit einem Grampräparat (verzweigte grampositive Stäbchenbakterien) eine rasche Verdachtsdiagnose (Abb. B16-6).

7 Therapie

Im Vordergrund steht die **chirurgische Therapie.** Diese besteht in der Öffnung des Abszesses, der Ausräumung von Eiter und nekrotischem Material sowie der Entfernung der Abszessmembranen. Nach chirurgischer Sanierung des Abszesses bietet sich bei kleinen Befunden die Möglichkeit, diesen durch Einlage von antibakteriell wirkenden Wundauflagen, die täglich gewechselt werden, offen zu behandeln. Bei kleinen Defekten und im perianalen Bereich sollte die Wunde sekundär granulieren. Bei größeren Abszesshöhlen bietet sich heute die Durchführung einer so genannten **Vakuumversiegelungstechnik** an, bei der nach sorgfältigem Entfernen von nekrotischem Material und Eiter durch Einlegen eines Schwammes und Aufkleben einer Folie die Wunde gegenüber der Umwelt versiegelt wird und durch den gleich bleibenden Dauersog der Drainage eine kontinuierliche Reinigung und Stimulation zur Granulation erfährt (Abb. B16-7). Regelmäßige Wechsel der Vakuumversiegelung mit Inspektion der Wunde auf Infektzeichen sind obligat und werden fortgeführt, bis die Wunde sekundär genäht oder mit Spalthaut gedeckt werden kann. Bei subkutanen Abszessen nach i.v. Drogenmissbrauch sollte ein angemessenes **Débridement** die Exzision betroffener Venen beinhalten, da diese oft infizierte Thromben oder Eiter enthalten.

Bei unkomplizierten kleineren Abszessen kann die chirurgische Ausräumung des Abszesses genügen. Ansonsten können bei Prozessen, bei denen *Staphylococcus aureus* vermutet wird, ein Penicillinase-festes Penicillin oder ein Cephalosporin der 1. oder 2. Generation eingesetzt werden. Bei Nachweis von MRSA kommen Vancomycin und Linezolid infrage. Bei klinischem Verdacht auf Mischinfektionen mit Beteiligung von Anaerobiern empfiehlt sich bis zum Vorliegen eines Antibiogramms der Einsatz von

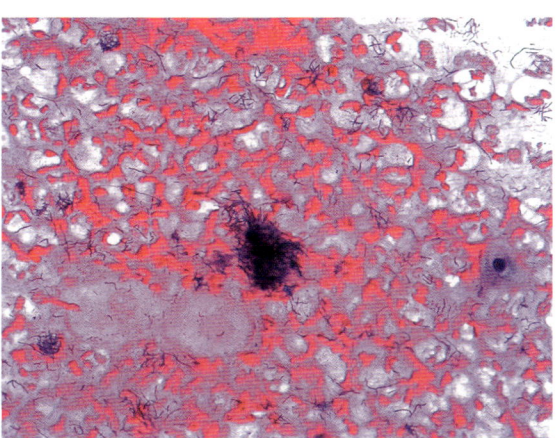

Abb. B16-6 Grampräparat, Druseneiter (engl. sulfur granules): Konglomerat aus verzweigten, myzelialen grampositiven Stäbchenbakterien (kultureller Nachweis von *Actinomyces israelii*), umgeben von Granulozyten. Vergrößerung × 1000.

Amoxicillin/Clavulansäure. Bei Aktinomykose ist in der Regel eine mehrmonatige Therapie mit Penicillin oder Clindamycin erforderlich, allerdings wurden gerade bei der zervikofazialen Form von erfolgreichen Verläufen bei erheblich kürzer Therapiedauer berichtet (Sudhakar und Ross 2004).

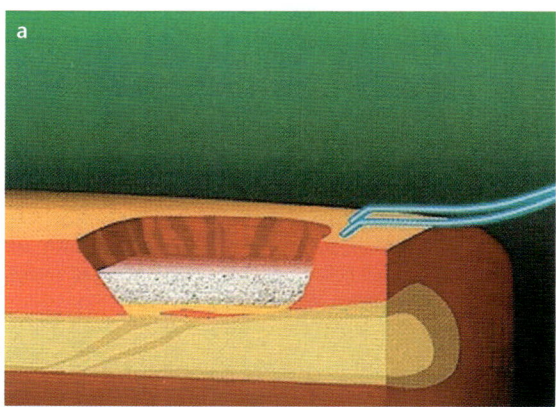

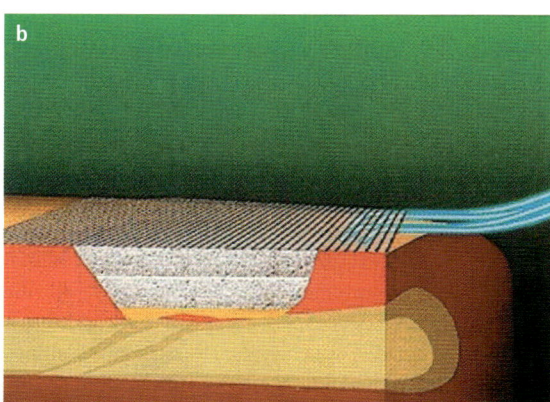

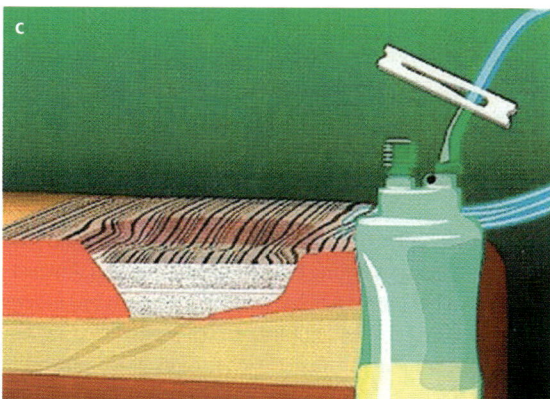

Abb. B16-7 Vacuumversiegelungstechnik mit (**a**) Einlegen des Coldexschaums, (**b**) Auflegen der Verbandsfolie und (**c**) Anlegen des Vacuumsogs mit dann kontinuierlichem Sog zur Wundreinigung.

8 Krankheitsmanagement und Meldepflicht

In Zentrum des Krankheitsmanagement stehen chirurgische und lokal hygienische Maßnahmen (ubi pus ibi evacua), um rechtzeitig eine Ausbreitung des Abszesses in angrenzende Organsystem oder eine systemische Disseminierung und metastatische Absiedelung der Erreger zu verhindern. Die begleitende empirische Antibiotikatherapie wird bei Vorliegen eines Antibiogrammes adaptiert und unterstützt die chirurgischen Maßnahmen. Ein sorgfältiges Krankheitsmanagement schließt die Abklärung der Infektionsquelle mit ein. Dabei ist bei Verdacht auf eine hämatogene Abszessentstehung eine Endokarditis auszuschließen. Eine Meldepflicht für Abszesse und den dabei üblicherweise nachgewiesenen Erreger besteht nicht. Eine Ausnahme könnte sich nach § 6 Abs 3 Infektionsschutzgesetz ergeben, wenn Abszesse im Rahmen von nosokomialen Infektionen (z.B. nach therapeutischen Injektionen) gehäuft auftreten.

9 Prophylaxe

Durch **rasche Beseitigung der Infektionsquelle** kann eine hämatogene Abszessentstehung vermieden werden. Die **Beachtung entsprechender Hygienekautelen** bei der Zubereitung von Injektionslösungen, eine sorgfältige Desinfektion der Haut und eine sachgerechte Injektionstechnik verhindern die Bildung von Abszessen nach therapeutischer Injektion.

Die Prävalenz der nasalen Besiedlung mit *S. aureus* in der Bevölkerung liegt zwischen 20–40%, wobei ungeklärt ist, warum einige Träger davon immer wieder rezidivierende Staphylokokken-Pyodermien bekommen und andere nicht. Bei Patienten mit rekurrierender Furunkulose kann die Erradikation der nasalen Besiedlung mit *S. aureus* durch topisch applizierbare Mupirocin-Nasensalbe (2-mal täglich, jeweils die ersten fünf Tage jeden Monats) die Rezidivrate um ca. 50% reduzieren. Deutsche Empfehlungen sehen jedoch vor, dass Mupirocin nur intranasal zur MRSA-Erradikation eingesetzt werden soll (Schöfer et al. 2005). Eine gute und möglicherweise auch effektivere Alternative bietet die tägliche orale Gabe von niedrig dosiertem Clindamycin (1-mal 150 mg/Tag für drei Monate), welches offensichtlich therapeutisch relevante Spiegel in Nasensekreten erreicht und die Infektionsrate um 80% senken konnte.

B16.3 Weichteilinfektionen durch Bissverletzungen

1 Vorbemerkungen

Bisse von Mensch und Tier können entweder direkt durch die traumatische Einwirkung, aber auch durch Infektionen, die von der Bisswunde ausgehen, zu erheblicher Morbidität führen. Fernreisen oder Haltung exotischer Tiere können dabei auch ungewöhnliche Bissformen und Gifte nach Europa bringen. Dem initial oft unscheinbaren Schaden der betroffenen Gewebeanteile steht ein nicht unerhebliches Risiko infektiöser Komplikationen gegenüber, das sich bei der Inspektion einer Bisswunde nur schwer voraussagen lässt.

2 Definition und Einteilung

Bissverletzungen liegen bei einer oberflächlichen oder tiefen Traumatisierung von Weichteilgewebe durch Zähne vor. Sinnvoll ist eine Einteilung nach Ausmaß und Lokalisation der Bissform sowie nach dem Verursacher, wodurch eine Abschätzung des mutmaßlichen Infektionsrisikos und des infrage kommenden Erregerspektrums möglich wird:
- tangentiale Bissverletzung mit oberflächlicher Hautläsion
- tiefe Bissverletzung mit Quetschung der Weichteile, Gewebenekrosen und/oder Substanzdefekt (z.B. Hundebisse)
- tiefe Bissverletzungen ohne wesentliche Weichteilkomponente, aber mit Punktionsgefahr von Knochen (z.B. Katzenbisse)
- Zahnschlagverletzung (clenched fist injury).

3 Epidemiologie der Krankheit

Folgt man den Angaben der deutschen Haftpflichtversicherer, so ist in der Bundesrepublik Deutschland von etwa 30 000–50 000 Bissverletzungen jährlich auszugehen (Gawenda 1996). Die Dunkelziffer dürfte relativ hoch sein, da nur ein Teil der Betroffenen aufgrund der Geringfügigkeit der Verletzung eine medizinische Versorgung in Anspruch nimmt. So wird die Hälfte aller US-Amerikaner mindestens einmal in ihrem Leben gebissen, wobei ca. 20% medizinisch versorgt werden und damit immerhin 1% der gesamten Notaufnahmen ausmachen (Stevens et al. 2005). In mehr als 50% der Fälle handelt es sich um Kinder. Ursächlich stehen Hundebisse mit großem Abstand und ca. 80% der Fälle und an vorderster Stelle, gefolgt von Katzen- und Menschenbissen. Eher selten sind Bissverletzungen durch Ratten, Pferde, Affen, exotische Ziervögel oder Reptilien sowie Wildtiere. In durchschnittlich 15–20% der Fälle, die ärztlich behandelt werden, findet sich eine Wundinfektion (Kuntz et al. 1996). Todesfälle durch Bissverletzungen sind sehr selten und in der Regel traumatisch bedingt.

4 Erregerspektrum, Infektionswege und Pathogenese

Bisswunden sind oft sehr früh bereits mit potentiellen Pathogenen kolonisiert. Das nachgewiesene Erregerspektrum rekrutiert sich in der Regel aus der physiologischen oralen Standortflora des verursachenden Tieres bzw. des Menschen. Ferner können Erreger der Hautflora und Erreger mit invasivem Potential wie *Staphylococcus aureus* und *Streptococcus pyogenes* mitbeteiligt sein. Pasteurellen werden charakteristischerweise nach **Tierbissen** am häufigsten nachgewiesen. Bei **Katzen- und Hundebissen** handelt es sich meistens um aerob-anaerobe Mischinfektionen unter Beteiligung von mehreren verschiedenen Erregern, wobei neben Pasteurellen auch Staphylokokken und Streptokokken regelmäßig isoliert werden (Talan et al. 1999). Insbesondere nach Bissen von Katzen erreichen die übertragenen Erreger, aufgrund des punktionsartigen Charakter des Bisses, relativ leicht tiefere Gewebeschichten. Sofern Knochen oder Sehnen betroffen sind, kann es dabei zu einer chronischen Osteomyelitis oder Tendomyositis bzw. Tendosynovitis kommen. Unter den am häufigsten isolierten Anaerobiern nach Hunde- und Katzenbissen finden sich *Bacteroides spp.*, *Fusobacterium spp.*, *Porphyromonas spp.*, *Prevotella spp.*, *Propionibacterium spp.* und *Peptostreptococcus spp.* (Goldstein 1998, Talan et al. 1999). Bei Kindern und Jugendlichen, die Ratten halten, muss an *Streptobacillus moniliformis*, den Erreger des Rattenbissfiebers gedacht werden (Andre et al. 2005). Bei Viren, die durch Tierbisse übertragen werden, ist in erster Linie an das Tollwutvirus zu denken. Virusreservoire in Europa sind hauptsächlich Füchse, in Endemiegebieten vor allem Hunde, aber auch Fledermäuse.

Bei **Bissverletzungen durch Menschen** werden grundsätzlich zwei Formen unterschieden: Es kann sich einerseits um Verletzungen handeln, die durch aggressiven Zahnbiss in ein Körperteil verursacht werden, und andererseits um so genannte Zahnschlagverletzungen, die im Rahmen von tätlichen Auseinandersetzungen nach Schlag mit der geschlossenen Faust gegen das Gebiss des Kontrahenten im

Bereich der Hand resultieren. Dabei kann insbesondere die Strecksehne und die Gelenkkapsel eines Metakarpophalangealgelenkes perforiert werden, sodass Erreger der oralen Flora direkt in das Gelenk inokuliert werden. Bei Streckung der Finger sind solche Verletzungen der Gelenkkapsel leicht zu übersehen (Kulissenphänomen) (Kall und Vogt 2005). Das Erregerspektrum umfasst einer neueren Arbeit zufolge vor allem Streptokokken der Viridans-Gruppe, insbesondere *Streptococcus anginosus*, *Staphylococcus aureus*, *Eikenella corrodens*, und obligat anaerobe Erreger wie *Prevotella spp.*, *Fusobacterium spp.* und *Veillonella spp.* Ähnlich wie bei Tierbissen handelt es sich hier in der Regel um Mischinfektionen, bei denen mehrere aerobe und/oder anaerobe Erreger nachgewiesen werden können (Talan et al. 2003). In Einzelfällen muss auch an die Übertragung viraler Erreger wie Hepatitis-B-, Hepatitis-C-Virus und HIV gedacht werden.

Sowohl nach Menschen- als auch nach Tierbissen kann es zu einer systemischen Disseminierung der in die Bisswunde inokulierten Erreger kommen. Daraus kann sich eine Meningitis oder Endokarditis ebenso wie eine septische Arthritis oder eine Osteomyelitis primär nicht beteiligter Knochen und Gelenke entwickeln (Kuntz et al. 1996). Schwere Verläufe von systemischen Infektionen mit *Capnocytophaga canimorsus* bis hin zur Sepsis und Meningitis nach Hundebissen wurden insbesondere bei Patienten mit immunkompromittierenden Grunderkrankungen wie Asplenie, Alkoholabusus oder chronischen Lebererkrankungen beschrieben (Le Moal et al. 2003).

5 Klinik

5.1 Anamnese

Die allgemeine Anamnese erfasst den Verursacher des Bisses, die Grunderkrankungen und den Impfstatus des Patienten. Bei Patienten, die sich unmittelbar nach Bissverletzung vorstellen, steht die Wundversorgung und eine mögliche Tetanus-Prophylaxe oder Tollwut-Impfung im Vordergrund. Bei Patienten, die sich erst mit einer zeitlichen Latenz von 8–12 Stunden oder später nach der Bissverletzung vorstellen, hat sich oft eine Wundinfektion bereits manifestiert. Gerade bei Zahnschlagverletzungen kommen die Patienten bereits mit einer fortgeschrittenen Infektion, da ärztliche Hilfe von den Betroffenen meist erst in Anspruch genommen wird, wenn deutliche Infektionszeichen sich bemerkbar machen.

5.2 Symptome

Meist dominiert ein lokales Geschehen mit den typischen Entzündungszeichen Schwellung, Überwärmung, Rötung, Schmerz, Funktionsverlust. Betroffen sind überwiegend die Extremitäten, wobei die oberen Extremitäten und dabei die Hände dominieren. Bei Zahnschlagverletzungen sind vor allem die Metacarpalköpfchen III–V betroffen. Wenn der Schmerz inadäquat zur Schwere der Verletzung ist und knochen- bzw. gelenknah lokalisiert wird, ist an eine periosteale Penetration zu denken.

5.3 Befunde

Das Spektrum der primären Erscheinungsbilder reicht von oberflächlichen Kratzwunden über offene Fleischwunden bis hin zu schweren Substanzdefekten. Bei Katzenbissen findet man regelmäßig eine Bisswunde mit punktionsartigen Läsionen (Abb. B16-8). Bei Wundinfektionen nach Menschenbissen handelt es sich in der Regel um eitrige Infektionen, bei denen es relativ häufig zur Abszessbildung kommt (Talan et al. 2003). Bei Hunde- und Katzenbissen scheint eine Abszessbildung eher seltener zu sein, wohingegen eine Zellulitis mit regionaler Lymphanginits insbesondere nach Katzenbissen häufig beobachtet wird (Talan et al. 1999). Fieber, Exanthem mit Blasenbildung sowie bilaterale Arthralgien wurde bei Patienten mit Rattenbissfieber durch *Streptobacillus moniliformis* beobachtet (Andre et al. 2005).

6 Diagnostik

Bei einer unverzüglich versorgten Bisswunde ohne Infektionszeichen ist eine mikrobiologische Diagnostik nicht erforderlich. Bei einer infizierten Wunde, insbesondere wenn die Infektion trotz adäquater Antibiotikatherapie persistiert oder gar progredient ist, sollte hingegen ein **Erregernachweis einschließlich Empfindlichkeitsprüfung** angestrebt werden. Geeignete Untersuchungsmaterialien sind Eiter, Abszesspunktate und intraoperativ entnommene Abstriche. Bei punktionsartigen Bisswunden wird ein dünner Abstrichtupfer nach vorheriger Desinfektion der umgebenden Haut in den Bisskanal eingeführt. Aufgrund der Empfindlichkeit der infrage kommenden Erreger sind die Verwendung eines Anaerobier-tauglichen Transportmediums und der rasche Transport des Untersuchungsmaterials von entscheidender Bedeutung. Die komplizierte Bakteriologie infizierter Bisswunden kann nur von mikrobiologischen Laboratorien bewältigt werden, die kompetent im Nachweis schwer kultivierbarer Erreger einschließlich Anaerobier sind. Für die sichere Identifizierung ungewöhnlicher Erreger sollten molekularbiologische Methoden wie z.B. die 16S rRNA-basierte Gensequenzierung verfügbar sein. Bei Fieber und Verdacht auf systemische Disseminierung sind **Blutkulturen** abzunehmen. Darüber hinaus sind bei Bissverletzungen, die einer chirurgischen Versorgung bedürfen, außerhalb einer gegebenenfalls erforderlichen präoperativen Routinediagnostik keine weiteren Laboruntersuchungen erforderlich. Eine erhöhte Leukozytenzahl im peripheren Blut deutet auf eine Infektion der Wunde hin, ist jedoch dafür kein hinreichend sensitiver Marker (Talan et al. 1999, Talan et al. 2003).

Aus klinischen und forensischen Aspekten sollte bei Bissverletzungen immer eine **konventionelle Röntgendiagnostik** der betroffenen Extremität erfolgen.

7 Therapie

Die **chirurgische Therapie** sollte unbedingt durch die entsprechende Fachdisziplin (z.B. Unfallchirurgie, Hand- bzw. plastische Chirurgie, Mund-, Kiefer- und Gesichts-Chirurgie) erfolgen. Generell müssen Bissverletzungen ausreichend **lokal gereinigt** werden, z.B. durch Spülung mit desinfizierenden Lösungen wie Octenisept. Beim Sondieren von Bisskanälen muss beachtet werden, dass dadurch Erreger nicht weiter in die Tiefe verschleppt werden. Sondieren unter gleichzeitigem Spülen ist daher zu bevorzugen. In Abhängigkeit von der Lokalisation der Bissverletzung und des Weichteilschadens erfolgt die chirurgische Revision der Bissverletzungen. Insbesondere im Hand- und Unterarmbereich ist bei tiefen Bissverletzungen (Katzenbiss) eine frühzeitige ausgedehnte chirurgische Intervention in Betracht zu ziehen. Während im Gesicht ein primärer Verschluss der Bissverletzungen anzustreben ist, sollte im Bereich der Extremitäten ein Verschluss nicht erzwungen werden. Bisswunden an der Hand sind komplett auszuschneiden und nicht primär zu verschließen. Bei Zahnschlagverletzungen ist ein ausgiebiges Débridement des betroffenen Gelenkes mit Synovektomie und Spülung erforderlich (Kall und Vogt 2005). Die postoperative Gipsruhigstellung und Hochlagerung der betroffenen Extremität ist obligat. Auf eine ausreichende **Drainage**, auch bei Adaptieren der Wundränder, ist zu achten. Engmaschige Kontrollen (täglich) sind erforderlich. Eine chirurgische Reintervention muss frühzeitig erfolgen. Die stationäre Überwachung von Patienten mit infizierten Bissverletzungen ist obligat.

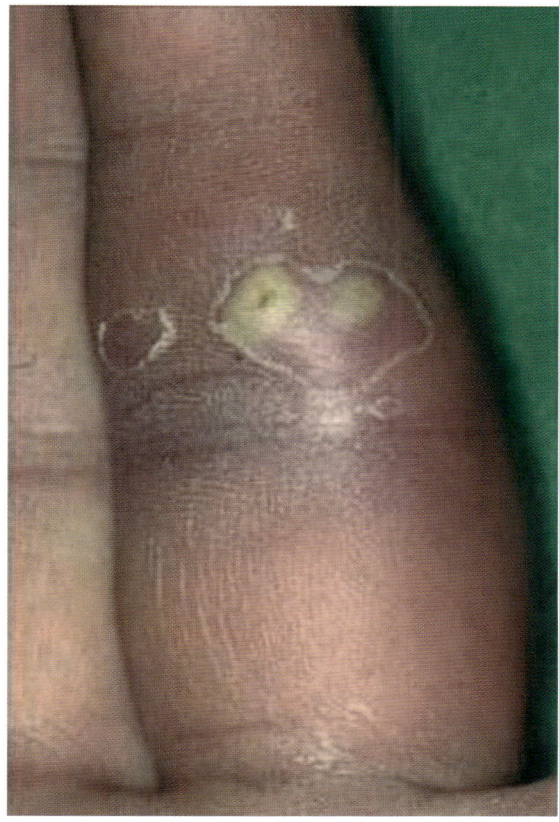

Abb. B16-8 Katzenbissverletzung am Finger mit den typischen „Punktionsmarken" durch die langen spitzen Zähne. Die daraus resultierende Infektion ist an den Eiterstippchen erkennbar, die nur die Spitze des Eisberges darstellen (Punktionsgefahr von Knochen).

Für die empirische **Antibiotikatherapie** nach Biss- und Zahnschlagverletzungen sind β-Laktam plus β-Laktamase-Inhibitor-Kombinationen wie Amoxicillin/Clavulansäure Mittel der Wahl. Als Alternativen, gerade auch für eine orale Therapie, kommen Doxycyclin (gute Wirksamkeit gegenüber *Pasteurella multocida*) und Fluorochinolone mit verbesserter Anaerobier-Wirksamkeit wie Moxifloxacin infrage (Talan et al. 2003). Für die intravenöse Antibiotikatherapie stehen darüber hinaus bei ausgedehnten Defekten oder infizierten Wunden z.B. Piperacillin/Tazobactam, Carbapeneme wie Ertapenem sowie Cephalosporine der 2. und 3. Generation in Kombination mit einem Anaerobier-Mittel zur Verfügung. Die Dauer der Therapie variiert in Abhängigkeit des Lokalbefundes zwischen fünf und zehn Tagen. Eine Knochen- oder Gelenkbeteiligung erfordert eine mehrwöchige Antibiotikatherapie. Eine Monotherapie mit Penicillin G kann aufgrund der relativ häufigen Prävalenz von β-Laktamase-produzierenden Anaerobiern und *S. aureus* riskant sein. Ebenso würde eine Monotherapie mit Clindamycin wichtige Erreger wie *Eikenella corrodens* (bei Menschenbissen) und *Pasteurella multocida* (bei Tierbissen) nicht erfassen.

8 Krankheitsmanagement und Meldepflicht

Das Ziel der chirurgischen Wundversorgung und antiinfektiven Therapie ist die Vermeidung infektiöser Komplikationen und Folgeerkrankungen. Von entscheidender Bedeutung ist ein ausreichendes chirurgisches Débridement der Bisswunden. Handwunden sind komplikationsgefährdeter als Wunden von eher „fleischigeren" Körperteilen. Ambulante Patienten sollten überwacht werden und sich spätestens innerhalb von 24 Stunden noch einmal vorstellen.

In Deutschland ist gemäß § 6 Infektionsschutzgesetz dem örtlichen Gesundheitsamt der Krankheitsverdacht, die Erkrankung sowie der Tod an Tollwut namentlich zu melden. Darüber hinaus ist durch den feststellenden Arzt auch die Verletzung eines Menschen durch ein tollwutkrankes oder -verdächtiges Tier zu melden.

9 Prophylaxe

Die Entscheidung, eine Antibiotikatherapie frühzeitig bei einer noch nicht infizierten Wunde zu initiieren, hängt bei Bissverletzungen durch Tiere vor allem von der Lokalisation und dem Ausmaß der Wunde ab (Rittner et al. 2005), während sie bei Bissverletzungen durch Menschen unabhängig vom Aussehen der Wunde empfohlen wird (Stevens et al. 2005). So ist bei Bissverletzungen durch Tiere eine 3- bis 5-tägige präemptive Gabe von Antibiotika indiziert für Patienten

- mit Verletzungen der Hände, Füße und Haut- und Weichteile, die unmittelbar über Gelenken oder Knorpel (Ohr, Nase) liegen
- mit mittleren und schweren Läsionen, die durch Ödembildung, Quetschung oder Substanzdefekte gekennzeichnet sind
- mit Beeinträchtigung des Immunsystems
- Implantaten, z.B. Endoprothesen, Herzklappen.

Dabei kann initial, bevor die orale Therapie begonnen wird, einmalig ein parenteral zu verabreichendes Antibiotikum gegeben werden.

Die Überprüfung des Tetanus-Schutzes ist obligat. Sofern abgelaufen oder falls der Impfstatus unbekannt ist, erfolgt eine **Tetanus-Immunprophylaxe** gemäß den aktuellen Empfehlungen der STIKO (2005).

Eine **Tollwut-Immunprophylaxe** ist grundsätzlich nach Bissen durch Wildtiere und in Tollwut-Endemiegebieten z.B. nach Bissen durch streunende Hunde zu bedenken. Gegebenenfalls ist zur Klärung Kontakt mit dem lokalen Gesundheitsamt aufzunehmen. Bei jeglicher Bissverletzung durch ein tollwutverdächtiges Tier ist gemäß den aktuellen Empfehlungen der STIKO die Aktivimmunisierung und einmalige simultane Passivimmunisierung mit Tollwut-Immunglobulin unverzüglich durchzuführen. Möglicherweise kontaminierte Körperstellen sind unverzüglich mit Seife oder Detergentien zu reinigen, mit Wasser zu spülen und mit 70%igem Alkohol zu desinfizieren. Von dem Tollwut-Immunglobulin wird so viel wie möglich in und um die Wunde instilliert und die verbleibende Menge intramuskulär verabreicht. Die Aktivimpfung mit dem Tollwut-Zellkulturimpfstoff erfolgt kontralateral. Wird der Tollwut-Verdacht beim Tier durch tierärztliche Untersuchung entkräftet, kann die Immunprophylaxe abgebrochen oder als präexpositionelle Impfung weitergeführt werden (STIKO 2005).

Bei Bissverletzungen durch HIV-infizierte Personen ist eine **HIV-Postexpositionsprophylaxe** zu erwägen. Die aktuellen Empfehlungen sehen eine 4-wöchige antiretrovirale Kombinationstherapie vor, z.B. bestehend aus Zidovudin, Lamivudin und Indinavir. Es sei jedoch darauf hingewiesen, dass die Empfehlungen zur HIV-Postinfektionsprophylaxe immer wieder Änderungen unterliegen, die auf den Internetseiten des Robert-Koch-Institutes (www.rki.de) veröffentlicht sind und berücksichtigt werden müssen.

LITERATUR

Andre, J. M., A. M. Freydiere, Y. Benito, A. Rousson, S. Lansiaux, A. Kodjo, C. Mazzocchi, J. C. Berthier, F. Vandenesch, D. Floret. 2005. Rat bite fever caused by Streptobacillus moniliformis in a child: human infection and rat carriage diagnosed by PCR. J.Clin.Pathol. 58: 1215–1216.

Binswanger, I. A., A. H. Kral, R. N. Bluthenthal, D. J. Rybold, B. R. Edlin. 2000. High prevalence of abscesses and cellulitis among community-recruited injection drug users in San Francisco. Clin.Infect.Dis. 30: 579–581.

Bisno, A. L., D. L. Stevens. 1996. Streptococcal infections of skin and soft tissues. N.Engl.J.Med. 334: 240–245.

Bisno, A. L., M. O. Brito, C. M. Collins. 2003. Molecular basis of group A streptococcal virulence. Lancet Infect.Dis. 3: 191–200.

Bryant, A. E. 2003. Biology and pathogenesis of thrombosis and procoagulant activity in invasive infections caused by group A

streptococci and Clostridium perfringens. Clin.Microbiol.Rev. 16: 451–462.
Daneman, N., A. McGeer, D. E. Low, G. Tyrrell, A. E. Simor, M. McArthur, B. Schwartz, P. Jessamine, R. Croxford, K. A. Green. 2005. Hospital-acquired invasive group a streptococcal infections in Ontario, Canada, 1992–2000. Clin.Infect.Dis. 41: 334–342.
Gawenda, M. 1996. Therapeutische Sofortmaßnahmen und Behandlungsstrategien bei Bissverletzungen. Deutsches Ärzteblatt 93 (43): 2776–2780.
Gillet, Y., B. Issartel, P. Vanhems, J. C. Fournet, G. Lina, M. Bes, F. Vandenesch, Y. Piemont, N. Brousse, D. Floret, J. Etienne. 2002. Association between Staphylococcus aureus strains carrying gene for Panton-Valentine leukocidin and highly lethal necrotising pneumonia in young immunocompetent patients. Lancet 359: 753–759.
Goldstein, E. J. 1998. New horizons in the bacteriology, antimicrobial susceptibility and therapy of animal bite wounds. J.Med.Microbiol. 47: 95–97.
Gordon, R. J., F. D. Lowy. 2005. Bacterial infections in drug users. N.Engl.J.Med. 353: 1945–1954.
Kall, S., P. M. Vogt. 2005. Surgical therapy for hand infections. Part I. Chirurg 76: 615–625.
Kimura, A. C., J. I. Higa, R. M. Levin, G. Simpson, Y. Vargas, D. J. Vugia. 2004. Outbreak of necrotizing fasciitis due to Clostridium sordellii among black-tar heroin users. Clin.Infect.Dis. 38: e87–e91.
Kuntz, M., E. Pieringer-Müller, H. Hof. 1996. Infektionsgefährdung durch Bissverletzungen. Deutsches Ärzteblatt 93 (49): 969–972.
Lamagni, T., A. Efstratiou, J. Vuopio-Varkila, A. Jasir, C. Schalen. 2005. The epidemiology of severe Streptococcus pyogenes associated disease in Europe. Euro.Surveill 10 (9): 179–184.
Le Moal, G., C. Landron, G. Grollier, R. Robert, C. Burucoa. 2003. Meningitis due to Capnocytophaga canimorsus after receipt of a dog bite: case report and review of the literature. Clin.Infect.Dis. 36: e42–e46.
Lorber, B. 2000. Gas Gangrene and Other Clostridium-Associated Diseases. In: Mandell, G. L., J. E. Bennett, R. Dolin (eds.). Mandell, Douglas and Bennetts Principles of Infectious Diseases. 5th ed., Vol. 2, p. 2556. Edinburgh, Churchill Livingstone, W.B. Saunders.
Miller, L. G., F. Perdreau-Remington, G. Rieg, S. Mehdi, J. Perlroth, A. S. Bayer, A. W. Tang, T. O. Phung, B. Spellberg. 2005. Necrotizing fasciitis caused by community-associated methicillin-resistant Staphylococcus aureus in Los Angeles. N.Engl.J.Med. 352: 1445–1453.
O'Brien, K. L., B. Beall, N. L. Barrett, P. R. Cieslak, A. Reingold, M. M. Farley, R. Danila, E. R. Zell, R. Facklam, B. Schwartz, A. Schuchat. 2002. Epidemiology of invasive group a streptococcus disease in the United States, 1995–1999. Clin.Infect. Dis. 35: 268–276.
Rittner, A. V., K. Fitzpatrick, A. Corfield. 2005. Best evidence topic report. Are antibiotics indicated following human bites? Emerg.Med.J. 22: 654.
Schöfer, H., N. Brockmeyer, J. Dissemond, I. Effendy, S. Esser, H. K. Geiss, S. Harder, M. Hartmann, U. Jappe, A. Plettenberg, H. Reimann, P. Shah, E. Tschachler, T. Wichelhaus. 2005. Staphylokokken-Infektionen der Haut und Schleimhäute – Leitlinie der Deutschen Dermatologischen Gesellschaft (DDG), Arbeitsgemeinschaft für Dermatologische Infektiologie (ADI). Chemother.J. 14 (3): 67–73.
Ständige Impfkommission (STIKO) am Robert-Koch-Institut. 2005. Empfehlungen der Ständigen Impfkommission am Robert-Koch-Institut. Epidemiologisches Bulletin 30: 257–272.
Stevens, D. L., A. E. Bryant. 2002. The role of clostridial toxins in the pathogenesis of gas gangrene. Clin.Infect.Dis. 35: 93–100.
Stevens, D. L., A. L. Bisno, H. F. Chambers, E. D. Everett, P. Dellinger, E. J. Goldstein, S. L. Gorbach, J. V. Hirschmann, E. L. Kaplan, J. G. Montoya, J. C. Wade. 2005. Practice guidelines for the diagnosis and management of skin and soft-tissue infections. Clin.Infect.Dis. 41: 1373–1406.
Sudhakar, S. S., J. J. Ross. 2004. Short-term treatment of actinomycosis: two cases and a review. Clin.Infect.Dis. 38: 444–447.
Talan, D. A., D. M. Citron, F. M. Abrahamian, G. J. Moran, E. J. Goldstein. 1999. Bacteriologic analysis of infected dog and cat bites. Emergency Medicine Animal Bite Infection Study Group. N.Engl.J.Med. 340: 85–92.
Talan, D. A., F. M. Abrahamian, G. J. Moran, D. M. Citron, J. O. Tan, E. J. Goldstein. 2003. Clinical presentation and bacteriologic analysis of infected human bites in patients presenting to emergency departments. Clin.Infect.Dis. 37: 1481–1489.
Witte, W., C. Braulke, C. Cuny, B. Strommenger, G. Werner, D. Heuck, U. Jappe, C. Wendt, H. J. Linde, D. Harmsen. 2005. Emergence of methicillin-resistant Staphylococcus aureus with Panton-Valentine leukocidin genes in central Europe. Eur.J.Clin.Microbiol.Infect.Dis. 24: 1–5.

KAPITEL B17 Haut

Cord Sunderkötter, Barbara C. Gärtner und Andreas Essig

B17.1	**Infektionskrankheiten der Haut**	**634**
1	Vorbemerkungen	634
2	Diagnostik	635
3	Meldepflicht und gesetzliche Regelungen	636
4	Hautinfektionen durch Bakterien	636
4.1	Oberflächliche Hautinfektionen durch Erreger der residenten Hautflora	636
4.2	Follikuläre Pyodermien	638
4.3	Impetigo contagiosa, Ekthym(a)	639
4.4	Bulla repens (Umlauf)	641
4.5	Paronychie und Panaritium	642
4.6	Kutane Abszesse	642
4.7	Erysipel (Wundrose)	642
4.8	Lymphangitis	645
4.9	Zellulitis, Phlegmone	645
4.10	Hautdiphtherie, Wunddiphtherie	650
4.11	(Beulen-)Pest	650
4.12	Tularämie	652
4.13	Hautmilzbrand	652
4.14	Bazilläre Angiomatose	653
4.15	Katzenkratzkrankheit	654
4.16	Nichtvenerische Treponematosen	654
4.17	Atypische Mykobakteriosen der Haut	657
4.18	Lepra	660
4.19	Hautmanifestationen der Borreliose	664
5	Durch Flagellaten und Rhizopoden verursachte Hautinfektionen	667
5.1	Kutane und mukokutane Leishmaniasis	667
5.2	Amerikanische Trypanosomiasis (Chagas-Krankheit)	671
5.3	Hauteffloreszenzen bei Amöbiasis Rhizopode *Entamoeba histolytica*	671
6	Hautinfektionen durch Würmer (Helminthen)	672
6.1	Trematoden	672
6.2	Hauterkrankungen bei Infektion mit Nematoden (Rundwürmer)	674
6.3	Hydatidenzysten bei *Echinokokkus* (Hunde- oder Fuchsbandwurm) (Zestoden)	678
7	Ektoparasitäre Hauterkrankungen	678
7.1	Acari (Milben und Zecken)	678
7.2	Zecken	683
7.3	Flöhe	683
7.4	Tungiasis	684
7.5	Läuse	685
7.6	Wanzen	688
7.7	Hautflügler (Hymenoptera)	688
7.8	Zweiflügler (Diptera)	689
7.9	Myiasis	690
8	Hautinfektionen durch Pilze (Dermatomykosen)	690
8.1	Infektion durch Dermatophyten	691
8.2	Tinea der freien Haut	692
8.3	Onychomykose	693
8.4	Tinea capitis	694
8.5	Diagnostik der Dermatomykosen	694
8.6	Therapie der Dermatomykosen	695
8.7	Pityriasis versicolor	696
8.8	Candida-Infektionen	697
8.9	Subkutane Mykosen	699
9	Hautinfektionen durch Viren	699
9.1	Erkrankungen durch humane Papillomaviren	699
9.2	Erkrankungen durch das Herpes-simplex-Virus (HSV)	700
9.3	Herpes zoster	704
9.4	Molluscum contagiosum	706
9.5	Erkrankungen durch tierische Pockenviren	706
B17.2	**Haut als Manifestationsorgan systemischer Infektionen**	**709**
1	Vorbemerkungen	709
2	Erregerspektrum	710
3	Virale Infektionen	711
3.1	Masern (Morbilli)	711
3.2	Varizellen (Windpocken)	714
3.3	Erythema infectiosum (Ringelröteln)	718
3.4	Röteln (Rubella)	719
3.5	Exanthema subitum (Roseola infantum, Dreitagefieber)	720
3.6	Akrodermatitis papulosa eruptiva infantum	723
3.7	Hand-Fuß-Mund-Krankheit	724

3.8	Exantheme durch andere Enteroviren	725	4.6	Rattenbissfieber	732
3.9	Infektiöse Mononukleose	725	4.7	Hauttuberkulose	733
3.10	Herpes-Sepsis des Neugeborenen	726	4.8	Rickettsiosen	736
3.11	Kaposi-Sarkom	726	5	Systemmykosen	739
4	Bakterielle Infektionen	726			
4.1	Scharlach	726	**B17.3**	**Erosive-ulzeröse Infektionen des äußeren Genitale**	**739**
4.2	Streptococcal Toxic Shock Syndrome (STSS)	728	1	Vorbemerkungen	739
4.3	Staphylococcal Scalded Skin Syndrome (SSSS)	729	2	Herpes genitalis	740
			3	Syphilis	741
4.4	Staphylococcal Toxic Shock Syndrome (TSS)	730	4	Lymphogranuloma venereum (LGV)	741
			5	Ulcus molle (weicher Schanker, engl. chancroid)	742
4.5	Hautefloreszenzen bei Endokarditis und Sepsis	731	6	Granuloma inguinale (Donovanose)	743

B17.1 Infektionskrankheiten der Haut

Cord Sunderkötter, Andreas Essig und Barbara C. Gärtner

1 Vorbemerkungen

Die Haut ist die Grenzfläche und Barriere zwischen dem Menschen und seiner Umwelt. Auf der Haut und den Schleimhäuten des Menschen leben zehnmal mehr Mikroben als sein Organismus selber Zellen hat. Die Inzidenz bakterieller Infektionen ist an der Haut höher als bei jedem anderen Organ. Der Haut und ihrer Abwehrfunktion ist es zu verdanken, dass solche Infektionen mit pathogenen Erregern meist mit dem Leben vereinbar bleiben und sich ein Gleichgewicht einstellt zwischen dem Menschen und den vielen Organismen, die sich auf ihm und in ihm niedergelassen haben. Die **Epidermis** ist ein *geschichtetes Plattenepithel* das als mechanische Barriere wirkt und für Wasser, wasserlösliche Substanzen und viele pathogene Erreger zunächst nahezu undurchlässig ist, deren Kontinuität aber durch die Hautanhangsgebilde (Haarfollikel, Schweißdrüsen) unterbrochen wird. Bakterien wie *S. aureus* vermögen kraft ihrer Proteasen zwar theoretisch die Epidermis lokal aufzulockern und zu durchwandern, aber die mechanische Barriere des Epithels verzögert diesen Vorgang so lange, dass die anderen Schutzmechanismen wirksam werden. Die **Dermis,** auch Korium genannt, ist das bindegewebige Gerüst der Haut mit hoher Reißfestigkeit und Elastizität, ausgestattet mit Nerven, Blut- und Lymphgefäßen. In die Dermis eingebettet, aber epidermaler Herkunft sind die **Adnex-Organe (Hautanhangsgebilde)** wie Schweißdrüsen, Talgdrüsen, Haare und Nägel. Die **Subkutis** bildet das Fettgewebspolster. Darunter liegt, von einer Faszie abgegrenzt, die Muskulatur.

Die Haut ist mit einem sehr wirksamen **Schutzsystem** gegenüber Infektionen ausgerüstet. Dazu gehören in erster Linie:

- die **mechanische Barriere** der Hornschicht
- **Antibakteriell** wirksame Substanzen der Haut. **Antibakterielle Peptide** wie die α- und β-Defensine, Cathelicidine; Lysozym, Melatonin Stimulating Hormone (MSH) sowie **Fettsäuren**
- die relative **Trockenheit** der Hautoberfläche
- immunologisch aktive Substanzen wie **sekretorisches IgA**
- relativ **niedrige Oberflächentemperatur**
- das Vorhandensein einer **residenten** zum Teil symbiontischen **mikrobiellen Flora (Standortflora).**

Die **antibakteriellen Peptide** sind evolutionär alte, meist kationische Peptide, deren Bedeutung erst in den letzten Jahren zunehmend erkannt wird. Der saure pH ist wahrscheinlich weniger von Bedeutung. Die **Mikroflora der Haut** besteht aus einer **residenten Flora,** welche sich permanent auf der Haut aufhält und einer **transienten Flora** („Anflugflora"). Zu der residenten Flora gehören in erster Linie Koagulase-negative Staphylokokken, insbesondere Mikrokokken, Korynebakterien, Proprionibakterien, Brevibakterien sowie *Malassezia furfur* und *Demodex folliculorum.* Die Aufgaben der residenten Flora bestehen vor allem in der kompetitiven Verdrängung anderer Bakterien mit größerem pathogenem Potential. Zur transienten Flora gehören *S. aureus*, Bacillus-Arten und gramnegative Bakterien, gewissermaßen als Spiegel der Umgebung. Besiedlung mit oder Wachstum von gramnegativen Bakterien (*Pseudomonas aeruginosa*) wird unter bestimmten Bedingungen wie Antibiotikatherapie, Immunsuppression oder nach Mikrotraumen in kontaminierter Umgebung (Whirlpools) möglich. Die transiente Flora der Hände ist maßgeblich an der Übertragung nosokomialer Infekte beteiligt. Eine hohe Keimdichte besteht in feuchten Arealen (Intertrigo-Areale) und in den Haarfollikeln; trockene Areale wie der Unterschenkel sind bakterienarm.

Der **Haarfollikel** ist kolonisiert mit kommensalen Bakterien und Hefen. Sein spezielles Milieu ist geprägt durch Sekrete der ekkrinen Drüsen und Talgdrüsen und durch eine niedrige Sauerstoffspannung. In den oberflächlichen Teilen des Follikels um das Ostium besteht die Mikroflora aus der bakteriellen Flora der Haut (*S. epidermidis, Micrococci*, transient *S. aureus*). Das Akroinfundibulum enthält die Hefe *Malassezia furfur*. Die größtenteils anaeroben Bedingungen des Infrainfundibulums fördern z.B. auch das Wachstum von *Propionibacterium acnes*. Zu den Mikroben, die von außen in den Follikel eindringen und eine Primärinfektion verursachen können, gehören Pathogene wie zoophilie oder geophile Dermatophyten (z.B. *Micorsproum canis, Trichophyton tonsurans, Trichophyton verrucosum* oder *Trichophyton gypseum*). Das Gleichgewicht wird gestört, wenn die Lebensbedingungen sich ändern. So führen z.B. Schwitzen und ein hohes Lipid-Angebot zu stärkerer Proliferation bestimmter Mikroorganismen (bei Pityriasis versicolor), Antibiotika und Immundefizienz ändern ebenfalls die Homöostase mit pathogener Wirkung (gramnegative Follikulitis).

Infektionen der Haut entstehen
- primär durch direkte Inokulaltion
- sekundär durch Superinfektion von Läsionen bzw. Eintrittspforten der Haut (Interdigitalmykose, Ekzem) oder per continuitatem aus bestehenden Infektionen (Skrophuloderm)
- metastatisch durch z.B. hämatogene Streuung (septischhämorrhagische Papeln, Rickettsiosen, Filariosen)
- Reaktivierung von persistierenden Erregern (Viren, *M. tuberculosis*).

Darüber hinaus zeigen sich an der Haut Effloreszenzen durch Toxine oder Immunreaktionen, die von **extrakutanen** oder **generalisierten** Infektionen herrühren (siehe Kap. B17.2).

Die **oberflächlichen Infektionen** sind auf die Epidermis, Dermis, die Hautanhangsgebilde und die Hautgefäße beschränkt. Infektionen mit Ausdehnung auf tiefere Gewebsschichten, wie Faszie und Muskulatur, werden in Kapitel B16 abgehandelt.

Die mit Abstand **häufigsten bakteriellen Erreger** von Haut- und Weichteilinfektionen sind *Staphylococcus aureus* und *Streptococcus pyogenes*, die beide nicht zur residenten Hautflora gehören. Deutlich seltener kommen Enterokokken, *Escherichia coli, Pseudomonas aeruginosa*, Klebsiellen, *Proteus spp.* und andere Bakterienarten vor.

Obwohl Infektionen durch **Protozoen** und **Würmer** zu den weltweit häufigsten Hautkrankheiten überhaupt gehören (von der kutanen Leishmaniasis sind weltweit ca. zwölf Millionen Patienten betroffen), sind sie in Europa selten geworden. Sie gewinnen aber durch den internationalen Reiseverkehr wieder größere Bedeutung. Es handelt sich überwiegend um Krankheiten, die in den Tropen und Subtropen vorkommen.

2 Diagnostik

Indikation und Entnahmetechnik für Haut- und Wundabstriche
Während einige Hautinfektionen klinisch diagnostiziert werden können, ist bei anderen eine mikrobiologische Diagnostik notwendig.

Ein **Erregernachweis** sollte erfolgen, um
- eine Diagnose korrekt zu stellen, wenn sie klinisch nicht eindeutig ist
- gezielt nach Antibiogramm therapieren zu können, wenn die Empfindlichkeit des Erregers gegenüber Antibiotika nicht bekannt ist.

Bei Wunden sind z.B. keine Abstriche nötig, wenn es sich um unkomplizierte Erosionen oder kontaminierte Ulzera ohne Ausbreitung der Infektion handelt, es sei denn, es besteht das Risiko einer MRSA-Besiedlung (siehe auch Kap. C1 und D1).

Jedes Ulkus und jede Wunde sind oberflächlich mit Bakterien kolonisiert. Die für eine Infektion oder Superinfektion einer Wunde bedeutsamen Mikroorganismen besiedeln aber den Wundgrund und befinden sich unter Krusten oder an den Wundrändern. Abstriche aus oberflächlichen Bereichen einer tieferen Wunde oder dem Ausgang einer Fistelöffnung sind wenig aussagekräftig. Daher müssen oberflächliche Sekrete mit sterilem Tupfer entfernt und fibrinöse oder nekrotische Beläge abgehoben werden, bevor das geeignete Material entnommen wird. Eiter enthält größtenteils abgestorbene Erreger und ist mikrobizid. Es sollte daher unbedingt versucht werden, mit mehreren Abstrichtupfern auch den Rand oder Grund eines Abszesses abzustreichen (Sunderkötter et al. 2006).

Bei Verdacht auf Infektionen, welche die Subkutis einbeziehen und bei Verdacht auf eine Mykobakteriose oder bei komplizierten tiefen Wunden kann es erforderlich sein, mehrere steril entnommene Gewebestücke (z.B. im Rahmen eine Probebiopsie) mikrobiologisch zu untersuchen. Außerdem sollte, insbesondere bei Verdacht auf schwere Weichteilinfektionen im Rahmen der oben beschriebenen Abstrichtechnik, auch ein Grampräparat angefertigt werden, um schnell einen Überblick über die Art der Besiedlung zu bekommen (siehe auch Kap. B16). Wenn bei komplizierten Wunden oder Weichteilinfektionen **Fieber** auftritt, sollten außerdem Blutkulturen entnommen werden, ebenso, wenn bei älteren oder immunsupprimierten Patienten andere Zeichen einer Bakteriämie oder Sepsis auftreten (z.B. Verschlechterung des Allgemeinzustandes, plötzliche Teilnahmslosigkeit, Desorientiertheit, Sinken des Blutdruckes), da diese Patienten nicht immer Fieber entwickeln.

Zu beachten ist, dass die Lagerungs- und Transportzeiten der Proben so kurz wie möglich sein und 24 Stunden nicht überschreiten sollten. Bei klinischem Verdacht auf eine Beteiligung von Anaerobiern müssen geeignete Transportmedien verwendet werden.

Für die **mikrobiologische Bearbeitung und Interpretation** sind folgende Angaben auf der Untersuchungsanforderung hilfreich:

- Antibiotikagabe vor Abstrichnahme
- Immunsuppression oder relevante Grunderkrankungen
- Entnahmestelle
- Abnahmezeitpunkt (zur Bestimmung der Transportdauer)
- Spezialdiagnostik.

3 Meldepflicht und gesetzliche Regelungen

§ 34 Infektionsschutzgesetz nennt einen Katalog von Erkrankungen, die in Gemeinschaftseinrichtungen (Kinderkrippen, Kindergärten, Erziehungsheimen, Ferienheim, Schulen etc.) zum Besuchs- und Tätigkeitsverbot führen. Dazu gehören auch eine Reihe von **Infektionen, welche direkt die Haut betreffen**, wie Diphtherie (Wund- bzw. Hautdiphtherie), Impetigo contagiosa, Pest, Skabies, Scharlach und sonstige Streptococcus-pyogenes-Infektionen sowie Windpocken. Außerdem ist der Läusebefall genannt. Die Entscheidung über die Wiederzulassung – wann im Einzelfall eine Weiterverbreitung der Erkrankung nicht mehr zu befürchten ist –, trifft der behandelnde Arzt.

§ 42 Infektionsschutzgesetz sieht ein Beschäftigungs- und Tätigkeitsverbot von Personen vor, die in Küchen von Gaststätten oder anderen Einrichtungen sowie der Lebensmittel-herstellenden oder -verarbeitenden Industrie arbeiten wenn sie an **infizierten Wunden oder Hautkrankheiten erkrankt** sind, bei denen die Möglichkeit besteht, dass deren Krankheitserreger über Lebensmittel übertragen werden können.

4 Hautinfektionen durch Bakterien

Cord Sunderkötter und Andreas Essig

4.1 Oberflächliche Hautinfektionen durch Erreger der residenten Hautflora

Erreger der residenten Keimflora können sich unter für sie günstigen Umständen (warmer, feuchter Umgebung, Okklusion oder schlechte Hygiene) stärker vermehren und klinisch Symptome einer Infektion hervorrufen.

4.1.1 Intertrigo

Definition
Mazeration an den Intertrigo-Stellen (axillar, Genitalbereich, inguinal und an den proximalen Oberschenkeln, Submammärregion, zwischen anliegenden Fettfalten) mit Proliferation residenter Bakterien.

Prädisposition, Epidemiologie
Adipöse, ältere Menschen, schlechte Hygiene, Stoffwechselerkrankung wie Diabetes mellitus.

Erreger
Mikrokokken, Korynebakterien. Pathogenetisch verwandt ist die intertriginöse Candidose.

Klinik
Feuchte Erytheme, scharf auf die Kontaktflächen begrenzt; Beläge mit Foetor.

Diagnostik
Klinische Differentialdiagnose: intertriginöse Candidiasis, intertriginöses Ekzem, Erythrasma, inverse Psoriasis.

Therapie
Gewichtsreduktion, antiseptische Seifen, Einlegen von Leinenläppchen. Bei starker Ekzem-Komponente kurzfristig lokales Kortikosteroid.

4.1.2 Erythrasma

Definition und Einteilung
Durch *Corynebacterium minutissimum* verursachte oberflächliche Dermatitis.

Epidemiologie
Verbreitet, häufiger bei Männern und in den Tropen, bei unzureichender Hygiene.

Erreger, Infektionswege und Pathogenese
Es handelt sich um grampositive, nichtsporenbildende Stäbchenbakterien, die Bestandteil der physiologischen Hautflora sind. Bei Vorliegen prädisponierender Faktoren wie warmes feuchtes Klima, längere Okklusion der Haut, Mazeration, Diabetes mellitus, Adipositas und Hyperhidrosis kann sich ein rasenartiger Bewuchs der pigmentbildenden Bakterien auf der oberflächlichen Haut entwickeln.

Klinik
Prädilektionsorte sind die Intertrigo-Areale und die Zehenzwischenräume. Das Erythrasma ist charakterisiert durch scharf begrenzte, polyzyklische, homogene Erytheme von hell- bis dunkelbrauner, manchmal rötlicher Farbe ohne Randbetonung mit diskreter, pityriasiformer Schuppung (Abb. B17-1). Gelegentlich besteht milder Juckreiz.

Diagnostik
Die Diagnose erfolgt klinisch, gegebenenfalls auch mithilfe der Wood-Lampe. Dann zeigt sich nach UVA-Anregung durch die Porphyrinsynthese der Bakterien eine typische karminrote Fluoreszenz.

Die wichtigsten Differentialdiagnosen sind Epidermomykose, intertriginöses Ekzem und Psoriasis. Bei fraglichem klinischem Befund kann der kulturelle Erregernachweis aus Hautschuppen versucht werden.

Therapie
Die Therapie des Erythrasmas erfolgt lokal durch regelmäßige Hygiene, Beseitigung der prädisponierenden Faktoren und durch hier wirksame antimykotische Azolpräparate; Antiseptika vom Typ des Octenidins oder Polihexanid sind ebenfalls wirksam.

4.1.3 Trichobacteriosis palmellina

Synonym: Trichomycosis palmellina (Misnomer)

Definition und Einteilung
Festhaftender, durch Bakterienpigmente gelblich-rötlich erscheinender Belag um die Achselhaare durch Proliferation von *Corynebacterium tenuis*.

Epidemiologie
Die Erkrankung kommt häufig bei Patienten mit Hyperhidrosis und mangelnder Körperpflege vor.

Klinik
Charakteristisch sind der zum Teil festhaftende, durch Bakterienpigmente gelblich-rötlich erscheinende Belag, der die Achselhaare umscheidet, sowie ein ranzig-säuerlicher Geruch.

Diagnostik
Die Diagnose erfolgt klinisch.

Therapie
Abschneiden der Achselhaare, angemessene Körperhygiene unter Einsatz von antiseptischen Syndets.

4.1.4 Keratoma sulcatum

Synonym: Pitted Keratolysis (Abb. B17-2).

Definition, Erreger, Klinik, Therapie
Wurmstichartige Mazeration an der hyperhidrotischen und verquollenen Haut an den Plantae durch residente Mikrokokken infolge Okklusion und Hyperhidrosis. Übler Geruch durch Fettsäuremetaboliten. Behandlung der Hyperhidrose und Vermeidung der Okklusion. Antiseptische Lösungen und Seifen.

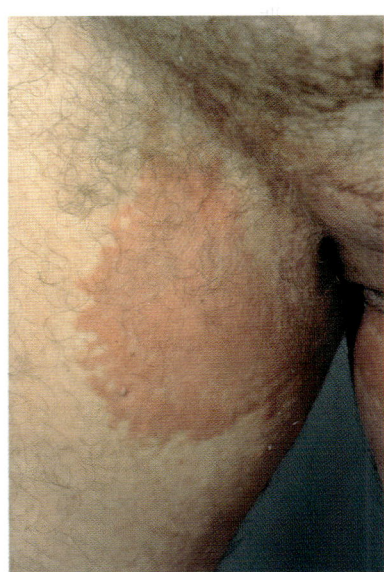

Abb. B17-1 Erythrasma.

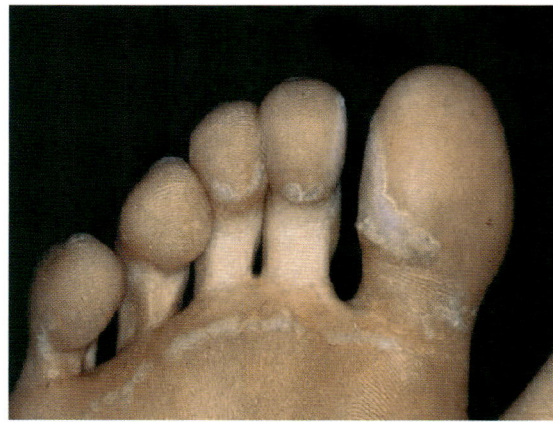

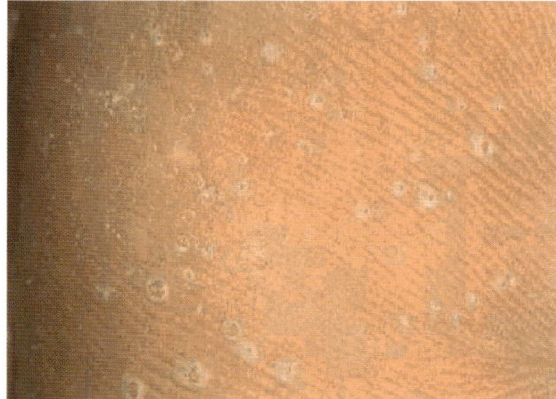

Abb. B17-2   Pitted Keratolysis, Keratoma sulcatum.

4.2 Folliculäre Pyodermien

Definition und Einteilung

Infektion einzelner oder mehrerer Haarfollikel, meist durch **S. aureus** in unterschiedlichen Follikeletagen. In Abhängigkeit von Lokalisation und Ausdehnung bildet sich eine

- oberflächliche Follikulitis (Ostiofollikulitis)
- Follikulitis/Perifollikulitis
- Furunkel, Furunkulose und Karbunkel.

Epidemiologie

Weltweit verbreitete Infektionen der Haut, da die Haarfollikel das natürliche Erregerreservoir der Haut darstellen und häufig mit *S. aureus* kolonisiert sind.

Erregerspektrum, Infektionswege und Pathogenese

Das Erregerspektrum umfasst vor allem **Staphylococcus aureus** sowie unter bestimmten Umständen auch

- **Enterobakterien** wie *Escherichia coli*, Klebsiellen und *Proteus mirabilis* bei Immunsuppression, Diabetes mellitus oder infolge Erregerselektion bei der antibiotischen Aknetherapie.
- **Pseudomonas aeruginosa** insbesondere bei Schwimmbad- oder Whirlpool-assoziierter („hot tub") Follikulitis (Eindringen durch Mikroläsionen bei aufgeweichter Haut).

S. aureus besiedelt bei 10–30% der nicht atopischen Bevölkerung und bei über 90% der Patienten mit atopischer Dermatitis die Nasenvorhöfe und/oder die Perinealregion. Viele Infektionen erfolgen daher endogen durch Autoinokulation. *S. aureus* kann jedoch auch leicht durch direkten Kontakt oder indirekt durch Kontakt mit kontaminierten Oberflächen und Wäsche von Mensch zu Mensch übertragen werden. Ausbrüche von Furunkulosen in Familien, Dorfgemeinschaften oder anderen Einrichtungen, in denen oft ein enger körperlicher Kontakt gegeben ist (Gefängnisse, Sport), sind bekannt. Begünstigend wirken hohe Temperaturen und Luftfeuchtigkeit (Tropen, Subtropen, Saunabesuch), ungünstige sozioökonomische Bedingungen (mangelnde Hygiene, Unterernährung, enges Zusammenleben), außerdem Okklusion (auch durch Fettsalben, Teer oder Verbände), Mikrotraumen, Diabetes mellitus und eine atopische Diathese. Männer sind aufgrund der stärkeren Körperbehaarung und wahrscheinlich auch wegen der stärkeren Talgproduktion häufiger betroffen als Frauen.

Klinik

Oberflächliche Follikulitis (Ostiofollikulitis): Im infundibulären Haarfollikelausgang lokalisierte, follikulär gebundene (d.h. mit zentralständigem Haar) Infektion; die Pusteln treten einzeln oder disseminiert, bevorzugt am Stamm und an den Extremitäten auf.

Follikulitis/Perifollikulitis: Tiefer in den Haarfollikel vordringende Infektion mit Begleitentzündung (Perifollikulitis). Es zeigen sich follikulär gebundene Papeln und Pusteln mit perifollikulärem entzündlichem Erythem, einzeln oder disseminiert auftretend, bevorzugt an den Extremitäten, im Gesicht und am Kapillitium. Im Bartbereich oft durch die Rasur dichte Aussaat (Follikulitis barbae). Eine Follikulitis im Bereich des äußeren Gehörgangs kann einer Otitis externa zugrunde liegen.

Furunkel: Infektion, die den gesamten Haarfollikel sowie das unmittelbar umgebende Gewebe erfasst und zentral abszessartig eitrig einschmilzt. Klinisch bildet sich ein **schmerzhafter,** prall gespannter **Knoten** mit anschließender „Reifung" und Fluktuation, zentraler Nekrose sowie schließlich spontaner Entleerung des Eiters. Bei multiplem oder schubweisem Auftreten spricht man von einer **Furunkulose.**

Ein **Karbunkel** entsteht aus einem Konglomerat mehrerer benachbarter Furunkel unter Einbeziehung der Subkutis. Weniger bei Furunkeln, aber fast immer bei Karbunkeln bestehen ausgeprägte Allgemeinsymptome (Abeck et al. 1998), dann auch oft Lymphangitis und Lymphadenitis. Narbige Abheilung unter Verlust des Haares. Prädilektionsstellen: Gesicht, Nackenregion, Axillen, Gesäßbacken, Oberschenkel. Furunkel/Karbunkel im Gesicht oberhalb der Nasolabialfalte können zu Sinus cavernosus-Thrombosen und Orbitaphlegmonen führen, da zwischengeschaltete Lymphknoten fehlen. Weitere Komplikationen sind Zellulitis, Phlegmone oder gar Bakteriämie.

Diagnostik
Bei den follikulären Pyodermien handelt es sich um primär klinische Diagnosen. Eine mikrobiologische Diagnostik aus dem Eiter ist selten nötig, z.B. bei Therapieresistenz, bei Grunderkrankungen oder bei hoher Prävalenz von MRSA/cMRSA. Bei Furunkulose sollte nach Ursachen gesucht werden (Ausschluss eines Diabetes mellitus oder einer Immundefizienz). Differentialdiagnostisch kommen bei follikulären Pyodermien vor allem infrage (Schofer et al. 2005):

- Demodex-Follikulitis
- Follikulitis durch *Malassezia furfur* („Pityrosporum-Follkulitis")
- Candida-Follikulitis (tritt in der Umgebung einer Candidiasis auf, insbesondere bei lang andauernder Antibiotika- und Kortikosteroid-Therapie)
- tiefe Trichophytie
- Myiasis
- infizierte Trichilemmal- („Atherome") oder Epidermalzysten
- arzneimittelbedingte Follikulitiden (z.B. unter Kortikosteroiden)
- Milaria rubra oder cristallina
- Follikulitis bei Rosacea
- Akne vulgaris, Akne conglobata
- Akne inversa.

Therapie
Antiseptische Lokaltherapie (Polyvidon, Ocentidin, Polyhexanid); bei ausgedehnten Follikulitiden empfehlen sich Umschläge oder zusätzlich Körperduschen mit einem Antiseptikum (z.B. Povidon-Jod). Lokal applizierte feuchte Wärme und Zugsalben (Ichthyol-Watteverbände) beschleunigen die „Reifung" von Furunkeln. Bei ausgedehntem Befund oder bei Gesichtsfurunkeln intravenöse antibiotische Behandlung mit Penicillinase-festen Antibiotika (z.B. Cefalexin, Dicloxacillin, bei V.a. zusätzliche Anaerobier Amoxicillin/Clavulansäure); bei Penicillinallergie Clindamycin (Schofer et al. 2005, Stevens et al. 2005).

Krankheitsmanagement und Meldepflicht
Im Vordergrund steht die lokale antiseptische Therapie (keine lokalen Antibiotika). Reife (fluktuierende) Einzelherde werden inzidiert („ubi pus ibi evacua"), bis dahin gelten aber Manipulationsverbot und bei Furunkeln im Gesicht auch Ruhigstellung und weiche Kost. Bei massivem Befund kann eine stationäre Aufnahme erforderlich sein. Eine Meldepflicht besteht nicht.

Prophylaxe
Regelmäßige Körperhygiene, vor allem bei ausgeprägtem Schwitzen (konstitutionell oder beruflich), Ausschaltung prädisponierender Faktoren (Einstellung eines Diabetes, Sanierung von Erregerreservoirs), bei Rezidiven Körperduschen mit Antiseptikum (z.B. Polyvidon-Jod).

Die Prävalenz der nasalen Besiedlung mit *S. aureus* in der Bevölkerung liegt zwischen 10 und 30%, (Anmerkung: s.o.) wobei ungeklärt ist, warum einige Träger immer wieder rezidivierende Staphylokokken-Pyodermien bekommen und andere nicht. Bei Patienten mit rekurrierender Furunkulose kann die Erradikation der nasalen Besiedlung mit *S. aureus* durch topisch applizierbare Mupirocin-Nasensalbe (2 × täglich, jeweils die ersten fünf Tage jeden Monats) die Rezidivrate um ca. 50% reduzieren (Stevens et al. 2005). Deutsche Empfehlungen sehen jedoch vor, dass Mupirocin nur intranasal zur MRSA-Erradikation eingesetzt werden soll (Schofer et al. 2005). Eine gute und möglicherweise auch effektivere Alternative bietet die tägliche orale Gabe von niedrigdosiertem Clindamycin (1 × 150 mg/Tag für drei Monate), welches offensichtlich therapeutisch relevante Spiegel in Nasensekreten erreicht und die Besiedlungsrate um 80% senken kann (Stevens et al. 2005).

4.3 Impetigo contagiosa, Ekthym(a)

Definition und Einteilung
Die **Impetigo contagiosa** ist eine übertragbare, **oberflächliche** Infektion der Haut durch β-hämolysierende Streptokokken und/oder *S. aureus*. Die Impetigo kann zwar von Ekzemen oder Exkoriationen ausgehen, ist aber nicht gleichzusetzen mit der sekundären Impetiginisierung vorbestehender Hauterkrankungen (Neurodermitis, Ekzeme, Wunden). Bei der tiefer **ulzerierenden** Form der Impetigo handelt es sich um ein **Ekthym.**

Epidemiologie
Weltweit verbreitet, vor allem bei Kindern zwischen dem zweiten und fünften Lebensjahr (ein Zehntel ihrer Hauterkrankungen) mit niedrigem sozioökonomischen Status und in tropischen und subtropischen Regionen; in den

Sommermonaten auch in der nördlichen Hemisphäre. Endemische Ausbrüche ereignen sich unter Kindern in Kindergärten oder Schulen vor allem im Spätsommer.

Erregerspektrum, Infektionswege und Pathogenese
Als Erreger werden β-hämolysierende Streptokokken vor allem der Serogruppe A (*Streptococcus pyogenes*), gelegentlich auch der Serogruppen C und G sowie *S. aureus* nachgewiesen. Bakterielle Enzyme führt zu lokaler Akantholyse und Ablösung der Epidermis von der Haut sowie zu einer entzündlichen Reaktion. Der Impetigo geht eine Besiedlung der unversehrten Haut mit β-hämolysierenden Streptokokken voraus, bevor die Erreger durch Abschürfungen, Insektenstiche, Kratzexkoriationen in die Haut inokuliert werden. Solche kleineren Verletzungen ereignen sich leichter auf der zarteren, empfindlicheren Haut von Kindern. Bei der Staphylokokken-Impetigo (Abb. B17-3) sind die Patienten üblicherweise zuvor nasal mit *S. aureus* besiedelt worden. In gemäßigten Klimazonen ist die Staphylokokken-bedingte Impetigo contagiosa häufiger als die Streptokokken-bedingte Impetigo. Die **bullöse Impetigo** wird durch S.-aureus-Stämme verursacht, welche genetisch in der Lage sind, Exfoliativtoxine zu bilden (siehe Kap. B17.2, staphylococcal scalded skin syndrome).

Klinik
Die **Impetigo** manifestiert sich am häufigsten im Gesicht oder an den Extremitäten. Klinisches Zeichen ist ein dünnwandiges Bläschen auf erythematösem Grund, welches jedoch schnell aufbricht und sich peripher ausbreitet, während das Blasendach und das austretende Serum die honigfarbene braun-gelbe Kruste auf der Erosion bilden. Die Läsionen können einzeln oder multipel auftreten und haben eine langsame Heilungstendenz. *S. aureus* kann aufgrund seiner Toxine eine großblasige Impetigo verursachen.

Prädilektionsstellen des **Ekthyms** sind die Beine, wo sich ein in die Dermis reichendes Ulkus mit scharf begrenzten, gleichsam ausgestanzten Rändern und umgebendem Erythem bildet, häufig von einer Pustel, einer Erosion, einem Insektenstich oder auch einer Follikulitis ausgehend. Die primäre Läsion dehnt sich innerhalb von wenigen Tagen auf 1–3 cm aus. Unter einer gräulich-gelbliche Kruste sammelt sich Eiter.

Diagnostik
Die Diagnose wird klinisch gestellt. Der Erregernachweis aus dem Bläscheninhalt oder Erosionen erfolgt kulturell. Eine Empfindlichkeitsprüfung empfiehlt sich bei hoher Prävalenz Makrolid-resistenter *S.-aureus*- oder *Streptococcus pyogenes*-Stämme sowie bei Ausbreitung von außerhalb des Krankenhauses erworbenen MRSA, so genannte community-acquired MRSA (cMRSA). Der Nachweis von Antikörpern gegen *Streptococcus pyogenes* ist für die Diagnostik und Therapie der Impetigo nicht hilfreich, kann aber bei Patienten mit Verdacht auf Poststreptokokken-Glomerulonephritis einen Hinweis auf eine durchgemachte Streptokokken-Infektion geben. Dabei finden sich vor allem erhöhte anti-Streptodornase-(DNAse) B-Antikörper, während anti-Streptolysin O-Antikörper nach einer Streptokokken-Impetigo oft kaum erhöht sind.

Die klinischen **Differentialdiagnosen** der **Impetigo** umfassen
- Herpes-simplex-Infektionen: gruppierte Bläschen auf rotem Grund und nicht mehrere Herde mit honiggelben Krusten
- Pemphigus foliaceus: Er ist bei Kindern selten und generell chronischer im Verlauf, die Impetigo-typischen honiggelben Krusten fehlen.
- Entzündlich-pustulöse Tinea durch zoophile und geophile Fungi: Hier liegen Follikulitiden und hoch entzündliche, zum Teil eitrig einschmelzende Plaques vor

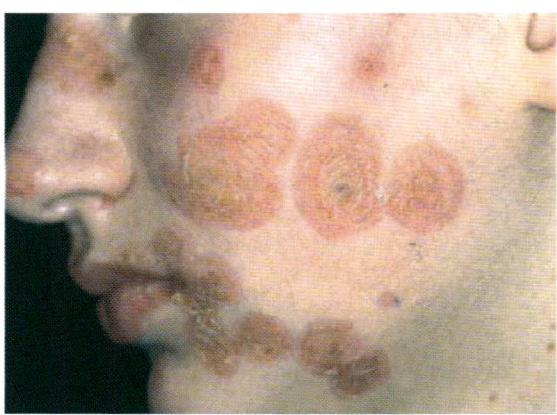
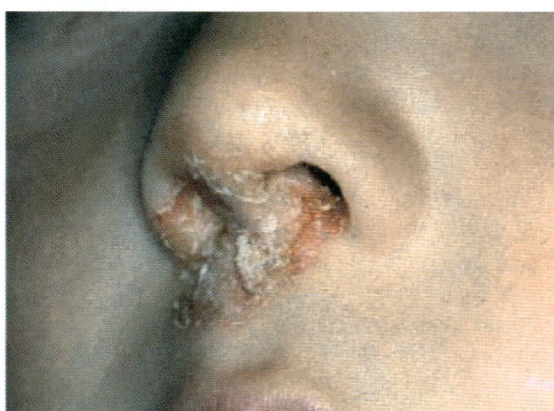

Abb. B17-3 Staphylokokken-Impetigo.

sowie meist auch eine entsprechende Anamnese. Sicherheit gibt auch hier der mikrobiologische Erregernachweis.

Für das **Ekthym** kommen **differentialdiagnostisch** infrage
- Pyoderma gangraenosum: dort unterminierte Ränder und Nekrosen im Ulkus-Grund, rotlivider Rand und je nach Aktivität breiteres Erythem; stärkere Schmerzen
- venöses Ulkus: typische Prädilektion am Innenknöchel und stets vergesellschaftet mit den Zeichen einer chronisch venösen Insuffizienz (CVI)
- Ekthyma gangraenosum: Ulzera bei Bakteriämie mit *Pseudomonas aeruginosa*.

Therapie
Für die topische Therapie eignen sich lokal applizierbare Antiseptika (Polyvidon, Ocentidin, Polyhexanid). Die topische Antibiotikatherapie mit Mupirocin ist in ihrer Effektivität vergleichbar mit der systemischen Gabe von Antibiotika und kann gemäß US-amerikanischen Empfehlungen eingesetzt werden, wenn die Zahl der Läsionen noch begrenzt ist (Stevens et al. 2005). Beim lokalen Einsatz von Antibiotika sollte aber Zurückhaltung geübt werden; insbesondere Mupirocin sollte der Erradikationstherapie von MRSA-Trägern vorbehalten bleiben. Zur systemischen Antibiotikatherapie eignen sich für die Streptokokken-bedingte Impetigo Penicillin und bei S.-aureus-bedingter Impetigo ein Penicillinase-resistentes Penicillin (Dicloxacillin und Flucloxacillin, 3–4 × 1 g). Ein Cephalosporin der ersten (z.B. Cefazolin) oder zweiten Generation (z.B. Cefuroxim) erfasst *S. aureus* (außer MRSA) und *S. pyogenes*. Alternativ kommen Makrolid-Antibiotika infrage (Schofer et al. 2005).

Krankheitsmanagement und Meldepflicht
Bei Vorliegen von einzelnen Herden ohne rasche Ausbreitungstendenz ist zunächst die Behandlung mit lokalen Antiseptika ausreichend. Wenn die Impetigo sich ausbreitet sowie eine Lymphadenopathie vorliegt, sollte eine systemische Antibiotikagabe erfolgen. Wegen der möglichen Poststreptokokken-Erkrankungen wird die Indikation für eine systemische Antibiotikatherapie bei Streptokokken-bedingter Impetigo großzügiger gestellt, insbesondere wenn im Umfeld nephritogene *S. pyogenes* bereits isoliert wurden.
Eine Meldepflicht besteht nicht.
Nach **§ 34 (1) Infektionsschutzgesetz** dürfen Personen, die an einer Streptococcus-pyogenes-Infektion erkrankt oder dessen verdächtig sind, in Gemeinschaftseinrichtungen wie Kinderkrippen, Kindergärten, Schulen u.ä. nicht tätig sein, ebenso wie die dort Betreuten, die Räume der Einrichtung so lange nicht betreten können, so lange sie nach ärztlichem Urteil noch ansteckend sind.

Prophylaxe
Eliminierung oder Vermeidung der auslösenden Faktoren, regelmäßige Körperhygiene vor allem bei starkem Schwitzen (konstitutionell oder beruflich), Ausschaltung prädisponierender Faktoren (Einstellung eines Diabetes, Sanierung des Erregerreservoirs), bei Rezidiven Körperduschen mit Antiseptikum (z.B. Polyvidon-Jod). Untersuchung und Behandlung der Umgebung bei Endemien mit Impetigo.

4.4 Bulla repens (Umlauf)

Definition
Oberflächlich subepidermale blasenbildende Infektion im Bereich der Finger und Zehen.

Erregerspektrum, Infektionswege und Pathogenese
Häufig *S. pyogenes*, seltener auch *S. aureus*. Die ausgedehnte Blase wird mitbedingt durch die festere straffere Leistenhaut an den Fingern und Zehen (Norcross und Mitchell 1993). Das feste Blasendach ermöglicht eine Ausbreitung um den gesamten Umfang des Fingers, daher auch die klinische Bezeichnung Umlauf.

Klinik
Erst seröse und dann schnell eitrige Blase auf gerötetem Grund. In der Regel keine Erregerverschleppung in andere Körperregionen, da eine spontane Ruptur des Blasendaches unterbleibt. Als Komplikation kann eine Paronychie, ein Panaritium oder eine Phlegmone entstehen. Bei Befall des Nagelbettes ist eine Ablösung des Nagels möglich.

Diagnostik
Die Diagnose wird klinisch gestellt. Eine Gramfärbung und die Anzüchtung des Erregers können veranlasst werden, wenn eine systemische Antibiotikatherapie angebracht erscheint. **Differentialdiagnostisch** sind zu bedenken
- Herpes-simplex-Infektionen
- Panaritium: hier liegt eine tiefer reichende Infektion im Gewebe vor
- Combustio: bei entsprechender Anamnese.

Therapie
Abtragung des Blasendachs, lokale Anwendung von Antiseptika. Systemische Antibiotika (β-Laktamase-feste Peni-

cilline) sind nur bei ausgedehntem Befund erforderlich (Schofer et al. 2005).

4.5 Paronychie und Panaritium

Definition und Einteilung
Die **Paronychie** (Nagelfalzentzündung) ist eine Infektion des lateralen und/oder proximalen Nagelwalls. Das **Panaritium** ist eine lokalisierte, eitrig einschmelzende (phlegmonöse) Infektion an der Fingerkuppe oder der Volarseite eines Fingers oder einer Zehe.

Erregerspektrum, Infektionswege und Pathogenese
Das Erregerspektrum umfasst *S. aureus*, seltener *S. pyogenes* oder andere Erreger (gramnegative Bakterien). Die Infektion wird durch Mikrotraumen, Mazeration, eingewachsene Nägel, beim Panaritium auch durch hämatogene Streuung ausgelöst.

Klinik
Die **Paronychie** imponiert durch entzündliche, druckempfindliche, rötliche Schwellung der Nagelwälle, gegebenenfalls mit nachfolgender Abszedierung. Das **Panaritium** zeigt sich als umschriebene, druckschmerzhafte, nach proximal progrediente Schwellung mit klopfenden Schmerzen. Es kann zu Bewegungseinschränkung sowie Lymphangitis und Lymphadenitis führen. Als Komplikation kann sich eine Osteomyelitis oder eine Handphlegmone bilden.

Diagnostik
Es handelt sich üblicherweise um eine klinische Diagnose. Sofern eine chirurgische Eröffnung erforderlich ist, wird ein tiefer Wundabstrich oder Eiter für die mikrobiologische Diagnostik gewonnen.
  Differentialdiagnosen:
- Paronychien durch *Candida albicans* oder Herpes-simplex-Virus
- Bulla repens.

Therapie
Antiseptische Lokaltherapie und gegebenenfalls systemische Antibiotika. Bei Panaritium: Ruhigstellung und chirurgische Eröffnung mit Drainage bei Abszedierung oder Progredienz (cave: Osteomyelitis, Handphlegmone).

Prophylaxe
Vermeidung der auslösenden Faktoren, wie z.B. Manipulationen und übertriebene Maniküre.

4.6 Kutane Abszesse

Definition
Abgekapselter, infolge Gewebezerstörung durch Granulozyten entstandener, mit Eiter gefüllter Hohlraum in der Dermis und Subkutis.

Erregerspektrum, Infektionswege und Pathogenese
Kutane Abszesse sind meist polymikrobiell durch Bakterien bedingt, die sich in der residenten oder transienten Hautflora des Patienten finden.. Bei ca. 25% der Fälle ist *S. aureus* der einzige nachgewiesene Erreger. Die Infektion erfolgt durch Inokulation nach kleinerer Verletzung oder durch hämatogene Streuung.

Klinik
Prall fluktuierende, düsterrote, schmerzhafte, überwärmte Schwellung mit meist intakter Epidermis. Differentialdiagnostisch zu bedenken sind
- Abszesse im engeren Sinn
- Tumore.

Therapie
Inzision, gründliche Ausräumung des Eiters, Offenhalten durch Drainage, Abdecken der Wunde durch Pflaster oder einen trockenen Verband.

Krankheitsmanagement und Meldepflicht
Die lokale, chirurgische Therapie steht im Vordergrund. Eine mikrobiologische Diagnostik und die systemische Gabe von Antibiotika sind nur ausnahmsweise nötig, z.B. bei multiplen Herden, Immunsuppression oder atypischer klinischer Manifestation mit extensiver Umgebungsreaktion (Zellulitis) oder Gangrän.
  Eine Meldepflicht besteht nicht.

4.7 Erysipel (Wundrose)

Definition und Einteilung
Das Erysipel ist eine akut bakterielle, nichteitrige Infektion des subepidermalen Interstitiums durch β-hämolysierende Streptokokken, welche die Lymphspalten und Lymphgefäße mit einbeziehen.

Epidemiologie
Inzidenz: ca. 100/100 000 Einwohner.

Erregerspektrum, Infektionswege und Pathogenese
Meist β-hämolysierende Streptokokken der Gruppe A (*S. pyogenes*), aber auch Streptokokken der Gruppe B, C

oder G. B-Streptokokken spielen als Infektionsursache vor allem bei gynäkologischen Patientinnen nach Tumor-Chirurgie und Bestrahlung eine Rolle. Es ist zweifelhaft, ob das klassische Bild des Erysipels auch von anderen Bakterien verursacht werden kann, wie z.B. *S. pneumoniae*, *S. aureus* oder *Haemophilus influenzae*. Infektionen mit diesen Erregern führen eher zu lividen, ödematösen und unscharf begrenzten erythematösen Plaques (siehe Abschnitt 4.9). Sie mögen zwar bei bestehendem Erysipel aus möglichen Eintrittspforten isoliert werden, doch Infektionen mit diesen Erregern führen eher zu einer Zellulitis bzw. Phlegmone (siehe Abschnitt 4.9).

Voraussetzung für die Infektion ist eine Verletzung der Epidermis als Eintrittspforte für die Erreger. β-hämolysierende Streptokokken besiedeln z.B. die mazerierte Haut der Zehenzwischenräume in der Folge einer Zehenzwischenraum-Mykose. Die Erreger können transient im Rachen symptomloser junger Erwachsener und Kinder (2–8%), außerdem bei Schwangeren in 0,03% aller Vaginalabstriche nachgewiesen (Gunnarsson et al. 1997, Mead und Winn 2000) und z.B. durch Kratzexkoriationen verschleppt werden. Auf der gesunden Haut kommen sie nicht dauerhaft vor.

Nicht ausreichend behandelte Erysipele oder ausbleibende Behandlung der Eintrittspforte führen zu Rezidiven. Wiederholte Erysipele (Rezidiv-Erysipele) wiederum bedingen eine Schädigung der Lymphgefäße und damit ein Lymphödem. Daraus können massive Schwellungen durch fibrosierende Ödeme folgen (Elephantiasis nostras).

Klinik

Klinische Kennzeichen sind ein überwärmtes Erythem oder ein nur leicht erhabener erythematöser Plaque mit einer glänzenden Oberfläche, scharf begrenzten Rändern und charakteristischen zungenförmigen Ausläufern als Folge der Infektionsausbreitung entlang der Lymphspalten und Lymphgefäße (Abb. B17-4). **Prädilektionsstellen** sind die **Unterschenkel** oder das **Gesicht**, aber es kann jedes Hautareal betroffen sein. Die drainierenden Lymphknoten schwellen an. Je nach Enzym- und Toxin-Expression durch die Streptokokken entstehen im Erysipel Blasen und Einblutungen (hämorrhagische Blase).

Begleitend kommt es bereits initial zu einer – wenn auch nicht immer deutlichen – systemischen Entzündungsreaktion mit Fieber und Frösteln, selten Schüttelfrost sowie entsprechenden Laborwerten in Form erhöhter BSG, eines erhöhten CRP und Neutrophilie. Auffällig ist, dass das Erysipel meist nicht direkt an der Eintrittspforte (z.B. an der Interdigitalmykose) beginnt, sondern einige Zentimeter proximal davon.

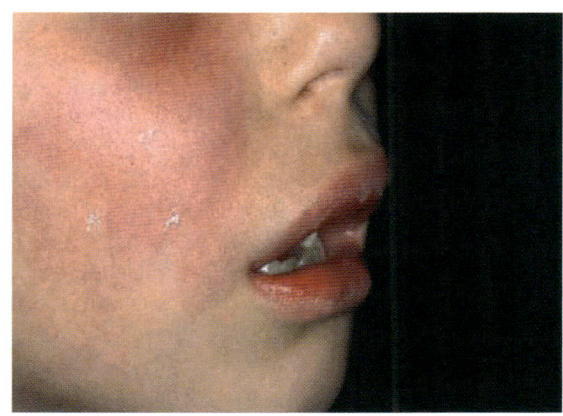

Abb. B17-4 Erysipel im Gesicht mit zungenförmigen Ausläufern.

Diagnostik

Die Diagnose wird klinisch gestellt anhand des überwärmten glänzenden Erythems mit scharf begrenzten, zungenförmigen Ausläufern, regionaler Lymphadenitis und gegebenenfalls Fieber. Die mikrobiologische Diagnostik durch kulturellen Erregernachweis aus Aspiraten oder Biopsien von den Läsionen ist unergiebig. Blutkulturen haben eine Sensitivität von weniger als 5%. Der serologische Infektionsnachweis ist für die Akutdiagnostik des Erysipels ebenfalls ungeeignet.

Histologisch finden sich ein deutliches Ödem im Gewebe, Vasodilation und Infiltrate aus Neutrophilen und mononukleären Zellen im infizierten Areal. Mitunter können in den Lymphspalten und Lymphgefäßen Kokken ausgemacht werden.

Die wesentlichen **klinischen Differentialdiagnosen** sind
- Zellulitis, Erysipel-Phlegmone (siehe unten)
- H.-influenzae-bedingte bukkale Zellulitis: fast ausschließlich bei Kindern auftretende unilaterale Infektion der Wangen oder Periorbitalregion durch *H. influenzae*. Gefahr der Bakteriämie mit *H. influenzae*.
- initiale Phlegmone
- Stasisdermatitis an den Unterschenkeln bei chronisch venöser Insuffizienz (CVI): hier führt v.a. die akute Stasisdermatitis zu Fehldiagnosen. Sie kann einen hellroten statt sonst lividroten Farbton haben, zeigt aber eher eine matte statt glänzende Rötung, ein deutlicheres Ödem (tiefer eindrückbar als bei Erysipel), keine schmalen zungenförmigen, sondern eher breitere Ausläufer, und sie ist typischerweise vergesellschaftet mit einer tastbaren Dermatoliposklerose
- entzündungsbedingtes Erythem am Wundrand im Rahmen der Wundheilung

- nekrotisierende Fasziitis: hier typischerweise schwerste Schmerzen trotz zunächst vergleichsweise gering ausgebreiteter rotlivider ödematöser Schwellung an der Haut
- Erysipeloid (Schweinerotlauf, s. Abschnitt 4.9.3)
- Thrombophlebitis: durch Anamnese und klinische Zeichen (schmerzhafte strangförmigen Verhärtung) sowie mittels Duplex-Sonographie abgrenzbar
- Phlebothrombose: Rötung und Schwellung betreffen meist den gesamten Beinumfang und sind livider sowie weniger scharf begrenzt als beim Erysipel.
- Erythema nodosum im akuten entzündlichen Stadium; hier ermöglichen die subkutanen Knoten (Nodi) die Abgrenzung vom regelmäßig und nur leicht erhabenen Erysipel
- akute Kontaktdermatitis
- Erysipelas carcinomatosum: regionale lymphogene Ausbreitung aus einem Primärtumor oder Lokalrezidiv (meist von einem Mamma-Karzinom)
- periodisches Mittelmeerfieber: hier kann das Erythem einem Erysipel sehr ähneln, aber es tritt rezidivierend auf und wird zusätzlich begleitet von rezidivierendem Fieber mit arthritischen, peritonitischen (Pseudoperitonitis) und pleuritischen Beschwerden.

Die häufigsten Fehldiagnosen in der medizinischen Praxis sind wahrscheinlich die akute Stasisdermatitis an den Unterschenkeln, das entzündungsbedingte Erythem am Wundrand im Rahmen der Wundheilung und die Zellulitis (auch Erysipelphlegmone genannt).

Therapie
Mittel der Wahl ist Penicillin, da bisher noch keine Penicillin-resistenten S.-pyogenes-Stämme nachgewiesen wurden. Dagegen sind bei klassischen Erysipel Aminopenicillin oder Penicillinase-feste Penicilline aufgrund der geringeren Wirksamkeit nicht die Mittel erster Wahl (Sunderkötter et al. 2006). Bei Penicillinallergie muss bedacht werden, dass β-hämolysierende Streptokokken zunehmend gegen Makrolide (Erythromycin, Azithromycin) resistent werden (in den USA zurzeit etwa 25% mit regionalen Schwankungen). Es sollte zunächst ein Makrolid eingesetzt werden (z.B. Roxithromycin 2 × 150 mg/Tag), aber bei ausbleibender Besserung nach zwei Tagen auf Clindamycin umgestellt werden (Sunderkötter et al. 2006). In diesen Fällen sind der Versuch einer Isolierung von Streptokokken aus der möglichen Eintrittspforten und ein Resistogramm sinnvoll.

Krankheitsmanagement und Meldepflicht
Bei **unkomplizierten Erysipelen** (z.B. am Unterschenkel ohne schwere CVI oder pAVK) reicht die **orale Gabe** von Penicillin V aus (3 × 1,2–1,5 Mio. IE/Tag). Bei **schweren oder komplizierten Erysipelen** wie hämorrhagischen bzw. blasigen Erysipelen sowie deutlicher systemischer Symptomatik oder bei venösen oder arteriellen Durchblutungsstörungen erfolgt eine **parenterale Therapie** mit Penicillin G (4 × 5 Mio. IU/Tag oder 3 × 10 Mio IU/Tag) i.v. für zehn Tage, oder nach 5–7 Tagen sequentielle Therapie mit Penicillin V p.o. oder einem oralen Cephalosporin der zweiten Generation. Beim **Gesichtserysipel** des Erwachsenen wird, da Infektionen mit S. aureus ein sehr ähnliches klinisches Bild zeigen können wie das klassische S.-pyogenes-bedingte Erysipel, in der angloamerikanischen Literatur ein Penicillinase-festes Antibiotikum empfohlen (z.B. Flucloxacillin 3 × 1 g/Tag, Oxacillin 4 × 0,5–1 g/Tag, oder Cephalosporin der zweiten Generation (z.B. Cefuroxim 2 × 500 mg (Gilbert et al. 2005, Stevens et al. 2005).

Wichtige **Begleitmaßnahmen** zur medikamentösen Therapie mit Antibiotika umfassen:
- Ruhigstellung und Hochlagern der betroffenen Extremität
- kühlende Umschläge
- lokale Antiseptika
- Antikoagulanzien.

Die Behandlung der möglichen Eintrittspforte (Tinea pedis) ist eine entscheidende Maßnahme für eine kausale **Rezidiv-Prophylaxe.** Bei wiederholten Rezidiven kann durch eine antibiotische Dauerprophylaxe mit Penicillin V oder Makroliden (z.B. Erythromycin 250 mg 2 ×/d) (Kremer et al. 1991) bzw. mit einem Depotpenicillin (intramuskuläre Gabe von Benzathin-Penicillin 2,4 MU alle 2–3 Wochen) die Rückfallrate gesenkt werden

Nach **§ 34 (1) Infektionsschutzgesetz** dürfen Personen, die an einer Streptococcus-pyogenes-Infektion erkrankt oder dessen verdächtig sind, in Gemeinschaftseinrichtungen wie Kinderkrippen, Kindergärten, Schulen u.ä. nicht tätig sein, ebenso wie die dort Betreuten, die Räume der Einrichtung so lange nicht betreten können, so lange sie nach ärztlichem Urteil noch ansteckend sind. Hier ist aber zu berücksichtigen, dass Erysipele im Gegensatz zu einer Impetigo kaum ansteckend sind.

Prävention
Das Aufsuchen einer Eintrittspforte ist notwendig, da sie behandelt werden muss. Ebenso müssen prädisponierende Faktoren angegangen werden. Dies sind chronische Ödeme bei chronisch venöser Insuffizienz (CVI) oder Abfluss-Störungen des Lymphsystems (z.B. nach Mastektomie oder nach operativer Entfernung von Lymphknoten), Diabetes mellitus oder eine periphere arterielle Verschlusskrankheit (pAVK).

4.8 Lymphangitis

Definition und Einteilung
Akute Entzündung der subkutanen Lymphgefäße meistens durch β-hämolysierende Streptokokken. Eine mehr phlegmonöse oder eitrig einschmelzende Form durch *S. aureus* verursacht, ist aber seltener. Chronische Lymphangitiden mit Knoten entlang der Lymphbahn entstehen durch den Pilz *Sporothrix schenkii*.

Erreger, Infektionswege und Pathogenese
Eine akute Lymphangitis durch β-hämolysierende Streptokokken kann auch ohne Erysipel von möglichen Eintrittspforten, wie z.B. einem Insektenstiche oder kleinen Verletzungen, ausgehen. Infektionen mit *Sporothrix schenkii* erfolgen typischerweise nach Verletzung an Rosendornen.

Klinik
Klinisch manifestiert sich die Lymphadenitis als längliche, manchmal strangförmige, schmerzhafte Rötung von einigen Zentimetern Länge und meist schmerzhafter Lymphadenopathie im entsprechenden Abflussgebiet. **Differentialdiagnostisch** ist eine oberflächliche Thrombophlebitis zu erwägen, bei der meist ein dickerer Strang tastbar ist.

Therapie
Die Therapie der nichteitrigen Lymphangitis entspricht der des Erysipels. Bei Verdacht auf andere bakterielle Erreger entsprechende Therapie einleiten (siehe Abschnitt 4.9).

4.9 Zellulitis, Phlegmone

Definition und Einteilung
Der Begriff Zellulitis entstammt dem angloamerikanischen Sprachraum und bezeichnet im weiteren Sinn alle sich von Eintrittspforten ausbreitende Hautinfektionen. Im engeren Sinn ist mit der **Zellulitis** eine lokale (Super-)Infektion durch Staphylokokken und andere Bakterien gemeint, welche sich tiefer als das klassische Erysipel in **Dermis** und **Subkutis** ausbreitet. Im Deutschen käme ihm der Begriff **Phlegmone** nahe, wobei unter Phlegmone aber eher eine schwere eitrige Infektion von Dermis und Subkutis verstanden wird, sodass für die leichteren Formen mitunter auch der Begriff Erysipel-Phlegmone verwendet wird. Eine Unterscheidung zwischen dem allein durch Streptokokken verursachten klassischen Erysipel und der tiefer verlaufenden Zellulitis oder (Erysipel-)Phlegmone ist klinisch manchmal schwierig, jedoch in der Regel möglich und aus therapeutischen Gründen wünschenswert, da bei der Zellulitis ein breiteres Erregerspektrum erwartet werden muss (Sunderkötter et al. 2006). Der Begriff Zellulitis oder Cellulitis ist in diesem Sinn nicht zu verwechseln mit dem Begriff Cellulite oder besser Dermopanniculosis deformans aus der ästhetischen Dermatologie und Kosmetik.

Epidemiologie
Weltweit verbreitete Infektionen, präzise Daten zur Häufigkeit sind nicht verfügbar.

Erregerspektrum, Infektionswege und Pathogenese
Eintrittspforten für die Erreger sind Ulzera (venöser, arterieller oder anderer Genese), Traumata, Stichverletzungen, Wunden nach operativen Eingriffen, ekzematöse Veränderungen wie atopische Dermatitis etc. Mitunter ist jedoch die Eintrittspforte unklar, da die Hautläsionen klein und klinisch inapparent sind. Als prädisponierende Faktoren gelten insbesondere Fettleibigkeit, vorangegangene Hautschädigungen und venöse Insuffizienz, darüber hinaus operative Eingriffe, die zu lymphatischer Obstruktion führen können, wie die Ausräumung der axillären Lymphknoten bei Mamma-Karzinom.

Die meisten Infektionen werden durch **S. aureus** verursacht, mit denen die Patienten kolonisiert sind. Bei chronischen Wunden wie **Dekubitalgeschwüren** oder **Ulzera bei pAVK** oder venöser Insuffizienz sind es oft auch polymikrobielle Infektion unter Beteiligung von β-hämolysierenden Streptokokken, *S. aureus*, Enterokokken, grampositiven und gramnegativen Anaerobiern sowie *Pseudomonas aeruginosa*.

Unter **bestimmten Voraussetzungen** sind ferner noch folgende Erreger zu berücksichtigen

- *Pasteurella spp.* und *Capnocytophaga spp.* nach Tierbissen (siehe auch Kap. B16.3)
- *Aeromonas hydrophila* nach Süßwasser-, und *Vibrio spp.* (*Vibrio vulnificus*, *Vibrio alginolyticus*, *Vibrio parahaemolyticus*) nach Salzwasserexposition (Tauchverletzungen, z. B. an Korallenriffen)
- *Erysipelothrix rhusiopathiae* bei beruflicher Exposition mit Fleisch und Fisch
- *Haemophilus influenzae* bei Kindern (periorbitale Zellulitis)
- *Pseudomonas aeruginosa* bei Neutropenie
- *Cryptococcus neoformans* bei Störungen der zellvermittelten Immunantwort.

Klinik
Klinisch imponiert bei der **Zellulitis** eine überwärmte, ödematöse, schmerzhafte Rötung bzw. teigige Schwellung, welche livider, matter und weniger scharf begrenzt ist als das klassische Erysipel und welches seltener initial mit systemischen Infektionszeichen einhergeht. Bei fortschreiten-

der Infektion stellen sich aber Fieber, Schüttelfrost sowie eine regionale Lymphadenitis und Lymphangitis ein. Die **Phlegmone** wird oft als schwere Zellulitis oder Steigerungsform der Zellulitis begriffen, mit diffuser Ausbreitung, nekrotisierender Einschmelzung der gesamten Dermis und unter Umständen Fortleitung in die darunter liegende Subkutis, Faszien, Muskeln und Sehnen, woraus dann eine nekrotisierende Fasziitis oder auch ein septisches Krankheitsbildes entstehen kann.

Diagnostik

Die Diagnose wird klinisch gestellt. Blutkulturen sind nur bei hohem Fieber bzw. beginnenden Sepsis-Zeichen unbedingt indiziert. Die mikrobiologische Untersuchung von Hautaspiraten oder -biopsien ist sinnvoll, wenn aufgrund der Anamnese oder besonderen Klinik ungewöhnliche Erreger (siehe oben) als Infektionsursache vermutet werden, außerdem in allen Fällen, wo eine Empfindlichkeitsprüfung indiziert ist z.B. bei hoher Prävalenz von MRSA oder Makrolid-Resistenz von β-hämolysierenden Streptokokken.

Differentialdiagnostisch kommen infrage
- Erysipel (siehe auch Abschnitt 4.7)
- nekrotisierende Fasziitis: hier schwerste Schmerzen trotz zunächst vergleichsweise gering ausgebreiteter rot-livider ödematöser Schwellung an der Haut (siehe auch Kap. B16.1)
- ausgeprägte Stasisdermatitis an den Unterschenkeln bei chronisch venöser Insuffizienz (CVI) und tastbarer Dermatoliposklerose
- Phlebothrombose.

Therapie

Die empirische Therapie sollte Antibiotika berücksichtigen, die eine gute Aktivität gegen β-hämolysierende Streptokokken und S. aureus haben.
- Bei leichter bis mittelschwer Infektionen: z.B. Clindamycin, 4 × 300–450 mg/Tag p.o.
- Bei mittelschwerer oder schwerer Erkrankung oder bei kritischer Lokalisation (z.B. Hand- oder Gesichtsbereich): Isoxazolyl-Penicilline (z.B. Flucloxacillin oder Oxacillin, 4 × 1–2 g/Tag i.v.), alternativ Cephalosporin der zweiten Generation (z.B. Cefuroxim 3 × 0,75–1,5 g/Tag i.v.).
- Wenn gramnegative Erreger nicht auszuschließen sind bei Verletzung und Salz- oder Süßwasserkontakt, sollte ein Cephalosporin der dritten Generation (Cefotaxim oder Ceftriaxon) in Kombination mit einem Aminoglykosid gegeben werden, oder auch ein Gyrasehemmer.
- Für Vorgehen bei komplizierten Infektionen (durch Diabetes mellitus oder pAVK) siehe Kapitel B16. Bei komplizierten, chronischen, meist polymikrobiellen Infektionen (z.B. Decubitus, Ulcus cruris) liegen meist Mischinfektion aus grampositiven bzw. gramnegativen Erregern und typischerweise auch Anaerobiern vor. Hier zunächst mit β-Laktamase-Inhibitor (z.B. Augmentan® 3 × 2,2 g/Tag i.v. oder Unacid® 4 × 1,5–3 g i.v.) oder einem modernem Fluorchinolon (z.B. Levofloxacin oder Moxifloxacin 400 mg/Tag p.o. oder i.v.) plus Clindamycin behandeln; bei ausbleibendem Therapieerfolg ist eine erweiterte mikrobiologische Diagnostik (unter anderem Gewebprobe) und resistenzentsprechende antimikrobielle Therapie erforderlich.
- Bei Nachweis von MRSA Vancomycin oder Linzolid anwenden.
- Bei septischen Krankheitsbildern, die ätiologisch auf polymikrobiell infizierten Ulzera zurückzuführen sind, ist der Einsatz von Carbapenemen (z.B. Ertapenem), Piperacillin/Tazobac oder modernen Fluorochinolonen eventuell in Kombination mit Metronidazol indiziert.

Krankheitsmanagement und Meldepflicht

Bei starken Schmerzen und dazu unverhältnismäßig geringfügig erscheinender Hautläsion ist, insbesondere bei beginnender systemischer Begleitreaktion (Fieber, Hypotonie, Tachykardie), an ein beginnendes Toxic shock-Syndrom und/oder eine nekrotisierende Fasziitis zu denken und eine umgehende stationäre Überwachung einschließlich gegebenenfalls einer chirurgischen Intervention zu veranlassen. Bei schweren Phlegmonen ist zur Prävention einer nekrotisierenden Fasziitis (siehe auch Kap. B16.1) neben der hoch dosierten, intravenösen Antibiose eine großzügige operative Eröffnung des infizierten Areals, gegebenenfalls mit Spaltung der Faszien, notwendig.

Immer sollte die sytemische Antibiotikatherapie mit einer geeigneten topischen Therapie (Wundspülung und Antiseptika) kombiniert werden. Bei polymikrobiell infizierten Ulzera ohne starke Entzündungszeichen kann das gründliche Débridement der Beläge, begleitet von einer lokalen antiseptischen Therapie ausreichen (siehe auch Abschnitt 4.9.1).

§42 Infektionsschutzgesetz sieht ein **Beschäftigungs- und Tätigkeitsverbot** für Personen vor, die in Küchen von Gaststätten oder anderen Einrichtungen sowie der Lebensmittel-herstellenden oder -verarbeitenden Industrie arbeiten und die an **infizierten Wunden oder Hautkrankheiten erkrankt** sind, bei denen die Möglichkeit besteht, dass deren Krankheitserreger über Lebensmittel übertragen werden können.

Prophylaxe

Sorgfältige Wundtoilette bei Hautverletzungen, Behandlung von Grunderkrankungen, physikalische Therapie z.B. bei Lymphabfluss-Störungen.

4.9.1 Exkurs: Management superinfizierter chronischer Wunden

(Super-)Infektionen chronischer Wunden beeinträchtigen deren Heilungsverlauf und erfordern daher eine adäquate Therapie. Die entsprechenden antibakteriellen Maßnahmen bergen jedoch Risiken für den Patienten und die Wundheilung, sei es durch die Nebenwirkungen der systemischen und lokalen Antibiotika, oder durch die Gewebetoxizität bei unsachgemäßem Gebrauch von lokalen Antiseptika. Eine angemessene Wundversorgung kann daher Wundinfektionen verhindern und damit eine spezielle antibakterielle Behandlung unnötig machen.

Alle chronischen Wunden sind unvermeidbar mit Bakterien besiedelt. Der Prozess der physiologischen Wundheilung umfasst aber antimikrobielle Mechanismen, welche dafür sorgen, dass eine unkontrollierte Proliferation kolonisierender Bakterien nicht erfolgt und dadurch zunächst keine maßgebliche Störung der Wundheilung auftritt. Zu den antibakteriellen Aktivitäten der Wunde gehört z.B. die Freisetzung mikrobizider Produkte aus den eingewanderten Leukozyten in die Wundflüssigkeit.

Ein **Ziel der Wundbehandlung** ist es folglich, die Zahl der Bakterien auf chronischen Wunden möglichst gering zu halten. Dies erreicht man oft schon durch regelmäßige Wundspülungen mit steriler physiologischer Kochsalzlösung. Die klinische Erfahrung zeigt, dass durch die mechanischen Effekte einer Spülung zunächst mehr Bakterien entfernt werden als durch lokales Auftragen von Antiseptika. Ein Bad der betroffenen Region (z.B. Fußbad bei Ulzera am Unterschenkel oder Knöchel) ist hingegen weniger empfehlenswert, da dadurch Bakterien aus anderen Körperregionen (Enterobakterien, *S. aureus*) oder auch Bakterien aus Biofilmen wasserführender Systeme (*Pseudomonas aeruginosa*) in die offene Wunde geschwemmt werden können. Zusätzlich werden mit den heutigen Techniken der Wundversorgung und den hierfür zur Verfügung stehenden Wundauflagen die antimikrobiellen Prozesse der physiologischen Wundheilung wirksam unterstützt. So reichern sich infolge der semipermeablen Wundabdeckungen nicht nur Wachstumsfaktoren in der Wundflüssigkeit an, sondern auch körpereigene antibakterielle Substanzen.

Es muss also nicht jede chronische Wunde mit lokalen Antiseptika oder gar systemischen Antibiotika antibakteriell behandelt werden. Dies gilt, solange die Bedingungen für eine Wundheilung gegeben sind, und die Keimbesiedlung nicht überhand nimmt. Nekrosen sollten allerdings abgetragen werden, da sie den Bakterien als Nahrung dienen, ohne irgendeine Abwehrfunktion zu haben.

Indikation für eine lokale antibakterielle Behandlung
Handlungsbedarf im Sinne einer antibakteriellen Therapie entsteht dann, wenn
- die chronische Wunde nicht nur mit Bakterien besiedelt, sondern (super-)infiziert ist, oder
- Störungen der normalen Wundheilung vorliegen, und das Risiko einer Superinfektion durch Grunderkrankungen wie Durchblutungsstörungen oder einen Diabetes mellitus deutlich erhöht ist.

Im Gegensatz zur Kolonisation bedeutet eine (Super-)Infektion die Ansiedlung und Vermehrung eines pathogenen oder fakultativ pathogenen Mikroorganismus, welcher zur zusätzlichen Schädigung des Gewebes, zumindest aber zu einer klinisch fassbaren Abwehr- und Entzündungsreaktion mit Störungen der physiologischen Wundheilung führt.

Mikrobiologisch spricht man mitunter von einer Superinfektion, wenn mehr als 10^6 Erreger/cm² Wundgewebe vorliegen. In der Praxis ist jedoch eine präzise Quantifizierung der Keimzahl aufgrund der kaum standardisierbaren Probenentnahmen nicht möglich. Wichtiger sind die klinischen Zeichen einer Superinfektion. Der Verdacht darauf besteht, wenn
- vermehrt Eiter in der Wunde auftritt (mehr Eiter als Wundexsudat)
- es zu entsprechender Geruchsentwicklung kommt
- sich kein neues Granulationsgewebe mehr bildet
- Nekrosen entstehen
- der Wundrand rotlivide und ödematös wird
- vermehrt Schmerzen auftreten.

In diesen Fällen reicht zunächst die zusätzliche Lokalbehandlung mit einem Antiseptikum aus. Eine zeitlich begrenzte antiseptische Lokaltherapie kann darüber hinaus angeraten werden, wenn die Wunde stärker verschmutzt ist oder schon eine Weile besteht, ohne dass eine angemessene Lokaltherapie eingeleitet wurde. Topische Antibiotika sollten vermieden werden. Bei **chronischen Wunden** sind somit **Antiseptika** und **bakterizide Wundauflagen** (z.B. silberhaltige Wundauflagen) das Mittel der Wahl für eine lokale antibakterielle Therapie.

Elementares **Silber** besitzt eine gute antimikrobielle Breitbandwirkung gegen grampositve und gramnegative Bakterien. Durch die geeignete Einarbeitung von Silber in Wundverbände (z.B. Aktivkohleflies mit Silber) wird eine deutliche Verringerung der Keimbelastung erreicht. Zusätzlich können durch die Aktivkohleschicht Geruchsstoffe gebunden werden. Die Zytotoxizität und die Gefahr einer Sensibilisierung sind gering.

An Antiseptika (siehe oben) stehen zur Verfügung: Iodophore, Octenidin und Polyhexanid. Bei Anwesenheit von

Blut, Albumin und Muzin, also Gegebenheiten wie sie bei infizierten Wunden vorliegen, muss den lokalen Antiseptika eine genügend lange Einwirkzeit gegeben werden (mindestens 10–20 Minuten) (Pitten et al. 2003).

Da auch bei den modernen Antiseptika eine gewisse Gewebetoxizität nicht ausgeschlossen ist, sollten sie nicht während der ganzen Zeit der Wundheilung angewendet werden, sondern nur bis zum Sistieren der Infektionszeichen. Bei erhöhtem Risiko wegen Grunderkrankungen oder Immunsuppression muss die Entscheidung individuell getroffen werden.

Indikation für den Einsatz systemischer Antibiotika
Systemische Antibiotika sollten bei der Wundheilung in der Regel nicht prophylaktisch eingesetzt werden und auch nicht bei nur lokal superinfizierten Wunden. Ihr hoher Nutzen hat unter dem häufig unkritischen Einsatz über die Jahre gelitten. Neben den jedem Antibiotikum eigenen Nebenwirkungen besteht das Risiko einer Resistenzentwicklung und einer Eliminierung der residenten Keimflora, wodurch sich pathogene Bakterienstämme im Bereich der Wunde ausbreiten können. **Systemische Antibiotika** sind in der Regel bei **kutanen Superinfektionen** dann angezeigt, wenn zusätzlich folgende Umstände vorliegen:
- Zeichen einer systemischen Entzündung bzw. Infektion (hohe BSG oder hohes CRP, Leukozytose mit Neutrophilie, Fieber)
- Ausbreitung der Infektion in das umliegende Gewebe
  - als Erysipel, verursacht in fast allen Fällen durch β-hämolysierende *S. pyogenes*, mit den Zeichen überwärmtes Erythem mit glänzender Oberfläche und zungenförmigen Ausläufern sowie Schmerzhaftigkeit
  - als tiefer, in Dermis und Subkutis sich ausbreitender, durch Staphylokokken und andere Bakterien verursachter Prozess mit den klinischen Zeichen eines livid-roten, überwärmten Erythems mit Ödem und Schmerzhaftigkeit (Zellulitis, siehe oben)
- Phlegmone oder tiefe Weichteilinfektionen, d.h. Infektionen mit Einschmelzung der gesamten Dermis und der Subkutis, Zerstörung größerer Gewebeabschnitte die auch die Faszie oder den Muskel erfassen können
- chronische Wunden mit Superinfektion, die infolge schwerer Grunderkrankungen wie Diabetes mellitus, schwere periphere arterielle Verschlusskrankheit, peripherer Neuropathie oder infolge einer Immunsuppression leicht zu Komplikationen führen
- Wunden an besonderer Lokalisation, wie z.B. eine subkutane Infektion an der Handfläche, wegen des Risikos schnell entstehender, irreversibler Schäden an Nerven und Sehnen.

- Besondere Wundinfektionen wie z.B. Hautinfektionen durch schnell wachsende Mykobakterien (siehe 4.17.3) oder die in unseren Bereichen seltene Infektion der Haut mit *Corynebacterium diphtheriae* (chronische schlecht heilende Ulzera mit schmutzig-grauen Belägen)

Folgende, in der ärztlichen Praxis nicht seltene Befunde sind aber in der Regel keine Indikation für eine systemische Antibiotikagabe:
- Superinfektion mit Pseudomonaden auf einer chronischen, aber sonst unkomplizierten Wunde (hier reichen Wundspülungen und Antiseptika)
- reaktive, Entzündungs- oder Stasis-bedingte Rötung um ein venöses Ulkus.

Mikrobiologische Diagnostik
Eine mikrobiologische Diagnostik bei superinfizierten Wunden ist erforderlich, falls eine systemische Antibiotikatherapie geplant ist. Die Materialgewinnung sollte aus den tieferen Wundschichten erfolgen, bei progredienter Ausdehnung möglichst an den Wundrändern, wo am ehesten zu erwarten ist, dass die kausalen Erreger zu finden sind. Da bei tiefen, polymikrobiell verursachten Infektionen manchmal Anaerobier beteiligt sind, ist ein entsprechendes Transportmedium zu benutzen oder auf einen raschen Transport ins Labor zu achten. Die Untersuchung von Wundkrusten, oberflächlichen Abstrichen oder oberflächlichem Eiter kann irreführend sein, da diese Materialien häufig transient mit anderen Bakterien kontaminiert sind, welche nicht den Infektionsprozess in tieferen Gewebeschichten verursachen.

Auswahl des Antibiotikums
Patienten mit chronischen Wunden haben oft schon Behandlungsversuche mit systemischen Antibiotika durchlaufen, in deren Folge resistente Erreger selektiert wurden. Daher sollte vor jeder Antibiotikatherapie kritisch geprüft werden, ob eine Indikation vorliegt.

4.9.2 Perianale Streptokokken-Dermatitis, perianale Zellulitis, perianale streptogene Dermatitis

Definition und Einteilung
Sonderform der Zellulitis.

Epidemiologie
Häufig bei Kindern.

Erreger
β-hämolysierende Streptokokken der Gruppe A (*Streptococcus pyogenes*).

Klinik
Es handelt sich um ein perianales, scharf begrenztes Erythem, welches manchmal auch zusätzlich Pusteln und Erosionen hervorbringt (Abb. B17-5). Symptome sind Brennen und Juckreiz, nicht selten auch Schmerzen, insbesondere beim Stuhlgang. Anders als beim Erysipel ist bei der Streptokokken-Dermatitis das Allgemeinbefinden nicht beeinträchtigt. Die perianale Zellulitis kann sehr schmerzhaft sein. Da sie mitunter für ein perianales Ekzem gehalten und daher nicht antibiotisch therapiert wird, sind chronische Verläufe nicht selten.

Diagnostik
Die Diagnose wird klinisch gestellt und über den mikrobiologischen Erregernachweis bestätigt. Wenn der perianale Herd trotz adäquater Therapie persistiert oder sich andere Verdachtsmomente für einen malignen Prozess ergeben, muss unbedingt eine Biopsie erfolgen. Wichtige **Differentialdiagnosen** umfassen

- Analekzem: dann zusätzlich Juckreiz und Effloreszenzen im Sinne eines Ekzems
- anale Candidose: dann meist großflächigere Rötung, mit weißlichen Belägen
- Psoriasis inversa: dann meist auch Befall und Rhagade der weiteren Rima ani, gegebenenfalls weitere Psoriasis-Herde
- Morbus Bowen: dann meist mehr braunrote, unscharf begrenzte, erosiv nässende Herde, intraanal allerdings auch eher samtartig roter Herd mit weißlichen Leukoplakie-artigen Herden
- extramammärer analer Morbus Paget: dann rosa bis rötlicher, leicht erhabener Plaque, die Schuppen und teilweise Erosionen aufweist.

Therapie
Orale Penicillintherapie, bei Allergie Makrolid-Antibiotika.

4.9.3 Erysipeloid (Schweinerotlauf, Fischrotlauf)

Definition
Zoonose duch *Erysipelothrix rhusiopathiae*, welche als schmerzhafte Zellulitis meist an Händen oder Fingern von Menschen auftritt, die mit Fisch, Meerestieren, Schweinen oder Geflügel zu tun haben.

Epidemiologie
Selten, jedoch keine präzisen Daten verfügbar.

Erreger und Pathogenese
Das Erregerreservoir von *Erysipelothrix rhusiopathiae* sind Fische, Vögel, Säugetiere, jedoch insbesondere Hausschweine. Es handelt sich um dünne grampositive, nicht sporenbildende Stäbchenbakterien. Die Erreger nutzen kleine Hautverletzungen als Eintrittspforte und breiten sich möglicherweise durch Neuraminidasen und Hyaluronidasen im Gewebe aus.

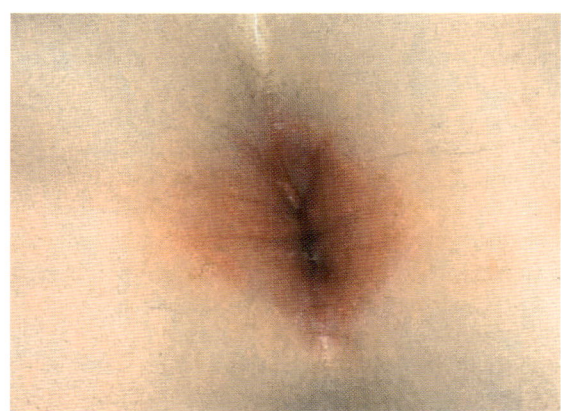

Abb. B17-5 Perianaler Streptokokken-Infekt.

Klinik
Nach einer Inkubationszeit von 2–7 Tagen entsteht an der Inokulationsstelle (üblicherweise Hände oder Finger) eine rote, schmerzhafte makulopapulöse Läsion. Das Erythem breitet sich unter zentraler Aufhellung zentrifugal aus mit scharf begrenztem, meist lividem, erhabenem Rand (zielscheibenähnlich). Begleitend können regionale Lymphadenitis und Lymphangits auftreten. Eine systemische Ausbreitung mit Fieber, Endokarditis oder Arthritis ist selten.

Diagnostik
Die Diagnose wird klinisch gestellt. Die mikrobiologische Sicherung der Diagnose erfolgt durch Isolierung des Erregers aus tieferen Hautschichten (Biopsie) möglichst vom Rand der Läsion sowie bei Fieber durch Entnahme von Blutkulturen. Die direkte mikroskopische Untersuchung ist oft unergiebig; wenn jedoch lange, schlanke, grampositive Stäbchen im Biopsie-Präparat gesehen werden, so ist das bei entsprechender Anamnese ein deutlicher Hinweis auf ein Erysipeloid. Als **Differentialdiagnosen** sind zu berücksichtigen

- Erysipel
- Erythema migrans
- Zellulitis durch andere Bakterien (bei Verletzung und Kontakt mit Süßwasser bzw. Salzwasser *Aeromonas hydrophila* bzw. *Vibrio spp.*)
- initiale Phlegmone
- akute Kontaktdermatitis.

Therapie

Penicillin ist Therapie der Wahl für lokale und systemische Infektionen. Bei Patienten mit Penicillinallergie kommen Cephalosporine, Clindamycin oder Fluorochinolone infrage. *Erysipelothrix* ist resistent gegenüber Glykopeptid-Antibiotika.

Krankheitsmanagement und Meldepflicht

Unbehandelt heilt das Erysipeloid nach ca. vier Wochen ab. Eine 7- bis 10-tägige Antibiotikatherapie soll den Heilungsverlauf beschleunigen und systemische Komplikationen verhindern. Die optimale Therapiedauer bei systemischer Infektion mit Endokarditis ist bislang noch unklar.

Die sorgfältige Erhebung der Anamnese (Beruf, Tierkontakt, Wasserkontakt) ist entscheidend für die Diagnosestellung dieser relativ seltenen Infektion. Das Erysipeloid hat bei bestimmten Berufsgruppen (Veterinäre, Schlachter, Fleisch- bzw. Fisch-verarbeitende Industrie) eine Bedeutung als Berufskrankheit.

Es besteht keine Meldepflicht.

Prophylaxe/Prävention

Tragen von Handschuhen und sorgfältige Beachtung der Hygienebestimmungen beim Schlachten von Schweinen und Fischen. Es existiert ein Lebendimpfstoff für Tiere.

4.10 Hautdiphtherie, Wunddiphtherie

Siehe auch Erregersteckbrief „*Corynebacterium diphtheriae*" in Kapitel B3.

Definition und Einteilung

Infektion der Haut mit *Corynebacterium diphtheriae* auf dem Boden einer vorbestehenden Dermatose oder Wunde.

Epidemiologie

Die Diphtherie ist noch in vielen Entwicklungsländern mit schlechten Durchimpfungsraten endemisch. Insbesondere in den Tropen finden sich immer wieder Fälle von Haut- und Wunddiphtherie. In Deutschland wurden in den vergangenen Jahren kaum noch Fälle von Diphtherie gemeldet. Mit sporadischen importierten Infektionen, insbesondere auch bei Asylbewerbern aus entsprechenden Gebieten, muss gerechnet werden.

Erreger, Infektionswege und Pathogenese

Die initial oberflächliche Besiedlung von geschädigter Haut mit *Corynebacterium diphtheriae* führt zunächst zu einer lokal milden Infektion. Sofern der Stamm mit einem Diphtherie-Toxingen-tragenden lysogenen Phagen infiziert ist, kommt es zur Toxin-Produktion, die jedoch bei Hautinfektionen deutlich geringer ist als bei Racheninfektionen. Bei der Hautdiphtherie werden die Erreger in der Regel durch Schmierinfektion übertragen.

Klinik

Chronische schlecht heilende Ulzera mit schmutzig-grauen Belägen, nur selten von einer Toxin-vermittelten Allgemeinsymptomatik begleitet. Oft handelt es sich um Mischinfektionen unter Beteiligung von *S. aureus* und *Streptococcus pyogenes*.

Diagnostik

Da die klinische Differentialdiagnose zu anderen ulzerierenden Hautinfektionen schwierig ist, ist der kulturelle Nachweis eines Toxin-produzierenden Stammes von *C. diphtheriae* aus Haut- bzw. Wundabstrichen erforderlich, um die Diagnose zu sichern. Der Nachweis des Toxin-Gens aus Kulturisolaten erfolgt inzwischen zunehmend mittels PCR.

Therapie

Die rasche Antitoxin-Gabe verhindert eine toxische Allgemeininfektion, führt jedoch nicht zur Rückbildung der Ulzera. Eine antibiotische Therapie mit Penicillin oder Erythromycin führt zur Beendigung der Toxin-Synthese, dient der schnelleren Erregereliminierung und damit der Verhinderung der Übertragung auf andere Personen.

Krankheitsmanagement und Meldepflicht

Durch geeignete klinikhygienische Maßnahmen ist eine Übertragung auf andere Patienten unbedingt zu verhindern. Patienten mit Hautdiphtherie können ein Erregerreservoir für die Rachendiphtherie darstellen. Erkrankte sollten nur von Personal mit aktivem Impfschutz betreut werden.

Sowohl für die Erkrankung als auch den Labornachweis von Toxin-bildenden *Corynebacterium diphtheria* besteht eine namentliche Meldepflicht nach dem Infektionsschutzgesetz. Erkrankte Personen haben Besuchs- und Tätigkeitsverbot in Gemeinschaftseinrichtungen.

Prophylaxe

Öffentlich empfohlene Impfung. Die induzierte Immunität richtet sich gegen das Toxin, sodass Geimpfte durchaus noch Keimträger sein können.

4.11 (Beulen-)Pest

Definition und Einteilung

Durch *Yersinia pestis* verursachte Zoonose, die nach relativ diskreter kutaner Symptomatik und lymphogener

Streuung eine schwere Allgemeinsymptomatik verursacht.

Epidemiologie

Endemieherde gibt es noch in Zentralafrika, Südostasien, Südamerika und im Südwesten der USA. Zwischen 1977 und 1998 wurden in den USA knapp 300 Erkrankungsfälle registriert. In Deutschland wurden bereits seit Jahren keine Erkrankungsfälle mehr gemeldet.

Erreger, Infektionswege und Pathogenese

Fakultativ anaerob- kokkoid- gramnegative Stäbchenbakterien, gemäß Biostoffverordnung als Risikogruppe-3-Erreger klassifiziert. *Yersinia pestis* wird auch als mögliches Agens bioterroristischer Angriffe diskutiert. Das natürliche Reservoir für *Yersinia pestis* stellen Nagetiere (Ratten, Kaninchen, Squirrel), aber auch viele andere Säugetiere (Katzen) dar. Die Übertragung innerhalb der Nagetierpopulation erfolgt durch Flöhe, die die Erreger auch auf den Menschen übertragen können. Katzen infizieren sich vermutlich, indem sie infizierte Nager fressen. Eine Übertragung kann auch erfolgen, wenn Menschen mit infizierten Tieren direkt in Kontakt geraten, und die Bakterien durch Bisse, Kratzer oder andere Läsionen in die Haut eindringen können und unmittelbar darauf in die regionalen Lymphknoten vordringen. Die Expression antiphagozytär wirkender Proteine (F1-Kapselprotein, YOPs) ermöglicht die weitere Proliferation der Bakterien in den Lymphknoten. *Yersinia pestis* hat sich evolutionsgeschichtlich erst innerhalb der letzten 20000 Jahre in einer Nebenlinie aus *Yersinia pseudotuberculosis* entwickelt.

Klinik

Die Inkubationszeit beträgt ca. 2–6 Tage. An der Eintrittspforte findet sich manchmal eine Läsion in Form einer Papel, eines Vesikels oder einer Pustel. Die häufigste klinische Manifestationsform ist die **Beulenpest** (engl. bubonic plague). Dabei kommt es zu einer rasch progredienten schmerzhaften Lymphadenopathie (Bubo-Bildung), begleitet von Fieber, Schüttelfrost und Kopfschmerzen. Nach lymphohämatogener Disseminierung kann als gefürchtete Komplikation einer **Septikämie** eine **Meningitis** oder eine **sekundäre Lungenpest** mit sehr hoher Letalität eintreten. Insbesondere bei Patienten mit Lungenpest besteht durch Tröpfcheninfektion auch die Gefahr der Weiterverbreitung der Erkrankung von Mensch zu Mensch. Die Bezeichnung „Schwarzer Tod" für die Pest resultiert vermutlich aus den hämorrhagisch-nekrotischen Hautveränderungen, zu denen es in der Folge von Septikämien mit *Yersinia pestis* kommt.

Diagnostik

Im klinischen Untersuchungsmaterial, z.B. Lymphknoten-(Bubonen-)Aspirat lassen sich die Erreger mikroskopisch nach **Giemsa-**, Wright-, Wayson- oder **Methylenblau-Färbung** als bipolare Stäbchen (**sicherheitsnadelähnliche Morphologie**) nachweisen. Die Gramfärbung ist für die Darstellung dieser charakteristischen Morphologie nicht geeignet. Der **kulturelle Nachweis** von *Y. pestis* erfolgt aus Bubonen-Punktat, Blut oder Sputum, erfordert jedoch Sicherheitsmaßnahmen der Schutzstufe 3 (z.B. Labor mit Schleusenfunktion und Unterdruck) zur Vermeidung von Laborinfektionen. Nach 24-Stunden-Inkubation bei 25–30 °C finden sich auf Festnährböden stecknadelkopfgroße Kolonien. Ältere Kulturen zeigen oft eine spiegeleiförmige Koloniemorphologie. Aufgrund seiner relativ geringen biochemischen Aktivität kann die Identifizierung von *Y. pestis* schwierig sein. Verdächtige Stämme sollten daher umgehend an Speziallaboratorien weitergeleitet werden. Serologisch kann die Diagnose anhand von gepaarten Serumproben aus der Akut- und Rekonvaleszenten-Phase mittels ELISA oder Hämagglutinationstest in Speziallaboratorien bestätigt werden. Dort stehen auch PCR-Verfahren für den Direktnachweis von *Yersinia pestis* aus klinischem Untersuchungsmaterial zur Verfügung.

Therapie

Kontrollierte Studien zur Behandlung der Pest fehlen. Als Mittel der Wahl bei der Beulenpest gilt bisher Streptomycin intramuskulär für 10–14 Tage. Aufgrund von Kasuistiken, Tierversuchen und In-vitro-Daten kommt inzwischen auch die i.v. Gabe von Gentamicin, Chloramphenicol, Doxycyclin oder Ciprofloxacin infrage. Während des Vietnamkrieges wurden Patienten auch mit einer Kombination von Streptomycin plus Tetracyclin oder Chloramphenicol behandelt.

Krankheitsmanagement und Meldepflicht

Patienten mit Beulenpest sind zu isolieren. Dabei ist insbesondere zu bedenken, dass diese Patienten sekundär eine Lungenpest entwickeln können und daher die Bakterien durch Aerosole weiterverbreiten können. Eine Entisolierung kann frühestens 48 Stunden nach Beginn einer effektiven Antibiotikatherapie erfolgen.

Die Erkrankung und der direkte und indirekte Labornachweis des Erregers sind nach dem Infektionsschutzgesetz namentlich den zuständigen Gesundheitsbehörden und über die zuständige oberste Landesbehörde dem Robert-Koch-Institut zu melden.

Prophylaxe

In einigen Ländern stehen ein attenuierter Lebendimpfstoff bzw. eine Formalin-inaktivierte Ganzzellvakzine eines virulenten Stammes für den Einsatz bei besonders gefährdeten Personen zur Verfügung (Laborpersonal, Soldaten in Endemiegebieten). Die prophylaktische Einnahme von Doxycyclin oder Ciprofloxacin zur Prävention der Pest kommt bei Exposition gegenüber Biowaffen infrage.

4.12 Tularämie

Definition und Einteilung
Durch *Francisella tularensis* verursachte Zoonose, die sich nach initialer Ulkus-Bildung und hämatogen-lymphogener Streuung zu einer schweren systemischen Allgemeininfektion entwickeln kann (Hasenpest).

Epidemiologie
Vor allem in Osteuropa und Nordamerika bei Nagetieren verbreitet. In Deutschland wurden 15 Fälle im Jahr 2005 gemeldet.

Erreger, Infektionswege und Pathogenese
Empfindliche, aerobe kokkoide gramnegative Stäbchenbakterien, gemäß Biostoffverordnung als Risikogruppe 3-Erreger klassifiziert. *Francisella tularensis* wird als potentielles Agens bioterroristischer Angriffe diskutiert. Die Übertragung erfolgt direkt durch Umgang mit infizierten Tieren (Jäger), Bissverletzungen (Katzen) oder durch Stich von Vektoren (Zecken, Mücken).

Klinik
Nach einer Inkubationszeit von 3–10 Tagen entsteht an der Inokulationsstelle aus einer hämorrhagischen papulopustulösen Läsion ein Ulkus mit schmerzhafter regionaler Lymphadenopathie, unter Umständen mit Einschmelzung (typische **ulzeroglanduläre Form**). Bei rascher Abheilung der initialen Läsion und anhaltender Lymphadenitis kommt es zur **glandulären Tularämie**. Seltener tritt eine **okulo-** oder **oroglanduläre** Form auf. Bei systemischer Erregerdisseminierung kann ein Typhus-ähnliches Krankheitsbild oder eine Pneumonie im Vordergrund der klinischen Symptomatik stehen. Bei Tularämie finden sich als Begleitsymptomatik regelmäßig hohes Fieber, Kopfschmerzen und schweres Krankheitsgefühl.

Diagnostik
Die Verdachtsdiagnose wird üblicherweise **serologisch** in Speziallaboratorien (z.B. Bernhard-Nocht-Institut Hamburg) bestätigt. Der kulturelle Erregernachweis erfordert Spezialmedien (supplementiert mit Zystein) und birgt die Gefahr von Laborinfektionen, insbesondere wenn der Erreger im Untersuchungsmaterial nicht erwartet wird. Molekularbiologische Verfahren zur Nukleinsäure-Amplifikation von *Francisella tularensis* können die Diagnostik beschleunigen und das Risiko von Laborinfektionen senken, sind jedoch bislang nur in Speziallaboratorien verfügbar.

Therapie
Die Therapie von schwer kranken Patienten erfolgt mit einem Aminoglykosid-Antibiotikum (Streptomycin oder Gentamicin) i.v. für 7–10 Tage. Nach Überwindung der akuten Krankheitsphase kann für weitere 14 Tage auf ein orales Regime (Doxycyclin, Ciprofloxacin oder Levofloxacin) umgestellt werden. Bei milderen Verläufen kann auch mit einem oralen Regime begonnen werden.

Krankheitsmanagement und Meldepflicht
Bei schwerem klinischen Verlauf und typischer Anamnese sollte mit einer adäquaten Antibiotikatherapie sofort begonnen werden, auch wenn noch keine mikrobiologischen Ergebnisse vorliegen. Randomisierte Studien zur Therapie und der optimalen Therapiedauer liegen jedoch nicht vor.

Patienten mit Tularämie sind zu isolieren. Durch strikte klinikhygienische Maßnahmen ist eine Übertragung auf weitere Patienten und das Personal zu vermeiden. Die Erkrankung und der Labornachweis ist nach dem Infektionsschutzgesetz namentlich den regionalen Gesundheitsbehörden zu melden.

Prophylaxe
Expositionsprophylaktische Maßnahmen; ein Impfstoff für Menschen ist nicht verfügbar.

4.13 Hautmilzbrand

Definition und Einteilung
Der Hautmilzbrand ist die klinisch häufigste Manifestation des Anthrax, einer durch *Bacillus anthracis* verursachten Zoonose.

Epidemiologie
Endemiegebiete gibt es noch auf der Iberischen Halbinsel sowie in Afrika und Asien. In Deutschland werden seit Jahren keine Erkrankungsfälle mehr gemeldet. Mit dem sporadischen Auftreten importierter Infektionen muss gerechnet werden. In jüngster Zeit hat der Erreger Bedeutung als mögliches Agens bioterroristischer Attacken erlangt.

Erreger, Infektionswege und Pathogenese
Es handelt sich um aerobe, grampositive, sporenbildende Stäbchenbakterien, die gemäß der Biostoffverordnung als

Risikogruppe 3-Erreger klassifiziert sind. Die Sporen von *Bacillus anthracis* sind ausgesprochen umweltresistent und jahrzehntelang lebensfähig. Insbesondere pflanzenfressende Tiere (Schafe, Ziegen, Rinder), welche Sporen mit der Nahrung aufnehmen, erkranken. Die Übertragung auf den Menschen erfolgt direkt durch den Umgang mit erkrankten Tieren (Tierärzte, Landwirte) oder indirekt durch Kontakt mit kontaminierten Tierprodukten (Wolle, Felle). Wenn Anthrax-Sporen durch Wunden in die Haut gelangen, erfolgt eine Ausdifferenzierung in die vegetative Form mit Kapsel- und Toxin-Bildung (Germination). Die wichtigsten Virulenzfaktoren von *Bacillus anthracis* sind das antiphagozytäre Kapselprotein und das Anthrax-Toxin, welche beide Plasmid-kodiert sind. Das Anthrax-Toxin gehört zu den AB-Toxinen und besteht aus einem protektiven Antigen, dem Ödemfaktor und einem Letalfaktor.

Klinik

An der Inokulationsstelle entwickelt sich nach einer Inkubationszeit von 1–12 Tagen eine papulopustulöse bzw. vesikuläre Läsion, aus der ein mit einem schwärzlichen Schorf bedecktes Ulkus entsteht (**Pustula maligna,** engl. eschar). In der unmittelbaren Umgebung findet sich eine unter Umständen schwere ödematöse Schwellung (**malignes Ödem**) mit einer regionalen Lymphadenopathie. Die oft vorhandene Begleitsymptomatik umfasst Fieber, Kopfschmerzen und Krankheitsgefühl. Die Prognose des Hautmilzbrandes ist bei rechtzeitig einsetzender Antibiotikatherapie gut. Es kann aber zu massiven Ödemen (malignes Ödem) kommen, die zu einer Verengung der Atemwege führen können (intensivmedizinische Überwachung).

In den USA haben sich Menschen beim Öffnen von Briefsendungen, die in bioterroristischer Absicht mit sporenhaltigem Material von *Bacillus anthracis* kontaminiert waren, infiziert. Dabei kam es auch zu tödlichen Verläufen, insbesondere dann, wenn sporenhaltiges Material eingeatmet wurde und sich daraus ein Lungenmilzbrand entwickeln konnte (siehe Kap. D11).

Diagnostik

Der kulturelle Erregernachweis erfolgt aus Abstrichen des Blasen- bzw. Pustelinhaltes nach Eröffnung des Blasendaches. Abstriche vom Ulkus-Grund oder vom Rand des Ulkus sollten mit einem vorbefeuchteten Abstrichtupfer entnommen werden. Gezielte Arbeiten mit *Bacillus anthracis* erfordern zur Vermeidung von Laborinfektionen Schutzmaßnahmen der Sicherheitsstufe 3. *Bacillus anthracis* wächst über Nacht auf bluthaltigen Nährböden in Form von typischen, fransigen Kolonien mit Hämolyse. PCR-Verfahren wurden entwickelt für den direkten Erregernachweis aus Untersuchungsmaterial und als Koloniebestätigungstest.

Serologische Nachweisverfahren sind in Speziallaboratorien verfügbar, spielen für die Diagnostik der akuten Erkrankung jedoch kein Rolle.

Therapie

Bacillus anthracis ist Penicillin-empfindlich. Penicillin ist damit Mittel der Wahl bei natürlich erworbenem Hautmilzbrand. Bei Penicillinallergie kommen Erythromycin, Doxycyclin und Ciprofloxacin infrage. Bei Infektionen vor einem mutmaßlichen bioterroristischen Hintergrund – wo auch mit gentechnisch veränderten Stämmen gerechnet werden muss – wird bis zum Vorliegen eines Antibiogramms die empirische Therapie mit Ciprofloxacin empfohlen. Die Therapiedauer beträgt 5–9 Tage. Nach 3-tägiger Therapie ist davon auszugehen, dass die Hautläsionen nicht mehr infektiös sind.

Krankheitsmanagement und Meldepflicht

Bei rechtzeitig einsetzender effektiver Antibiotikatherapie ist die Prognose des Hautmilzbrandes gut. Bei massiver Ödem-Bildung (malignes Ödem) unbedingt parenterale Therapie und gegebenenfalls intensivmedizinische Überwachung einleiten, da durch Verengung der Atemwege eine vorübergehende maschinelle Beatmung erforderlich sein kann. Der Stellenwert von Kortikosteroiden bei Patienten mit malignem Ödem ist unklar.

Eine Quarantäne exponierter oder an Hautmilzbrand erkrankter Personen ist nicht notwendig, da eine Übertragung von Mensch zu Mensch höchst unwahrscheinlich ist (Robert-Koch-Institut 2006). Die Erkrankung und der Labornachweis ist nach dem Infektionsschutzgesetz namentlich den regionalen Gesundheitsbehörden zu melden.

Prophylaxe

Expositionsprophylaktische Maßnahmen, vor allem beim Umgang mit krankheitsverdächtigen Tieren. In Deutschland ist derzeit kein Impfstoff verfügbar. Personen sollten eine postexpositionelle Antibiotikaprophylaxe erhalten, wenn sie, insbesondere vor einem möglichen bioterroristischen Hintergrund, potentiell mit Material exponiert waren welches in der labordiagnostischen Untersuchung eine Kontamination mit *B. anthracis* ergeben hat. Die Dauer der Antibiotikaprophylaxe beträgt 60 Tage bzw. solange, bis der Expositionsverdacht ausgeschlossen werden kann (Robert-Koch-Institut 2001).

4.14 Bazilläre Angiomatose

Siehe Erregersteckbrief „Bartonella-Spezies".

4.15 Katzenkratzkrankheit

Siehe Erregersteckbrief „Bartonella-Spezies".

4.16 Nichtvenerische Treponematosen

Definition und Einteilung
Unter dem Begriff nichtvenerische Treponematosen werden die Erkrankungen **Frambösie, Pinta** und die **endemische Lues** zusammengefasst. Ihnen gemeinsam ist, dass sie im Gegensatz zur klassischen Lues **nicht durch Geschlechtsverkehr** übertragen werden. Bei den kausalen Erregern handelt es sich um Spirochäten der Gattung *Treponema*, die morphologisch, antigenetisch und genotypisch kaum voneinander zu differenzieren sind und vorwiegend aufgrund ihrer unterschiedlichen klinischen und pathogenetischen Ausprägungen beim Menschen bzw. bei experimentell infizierten Tieren in verschiedene Spezies und Subspezies eingruppiert wurden. Vergleichbar der klassischen Syphilis sind die nichtvenerischen Treponematosen charakterisiert durch **selbstlimitierende Läsionen** des **Primär- und Sekundärstadiums**, eine **Latenzphase** ohne klinische Symptomatik und **destruierende Läsionen** im Spätstadium. Im Gegensatz zur sexuell übertragenen Syphilis spielen aber konnatale Infektionen keine große Rolle, da die Primärinfektion und hämatogene Streuung überwiegend bereits im Kindesalter erfolgt. **Serologische Nachweisverfahren** für *Treponema pallidum*, die in der klassischen Syphilis-Diagnostik eingesetzt werden, wie TPPA und FTA-Abs, aber auch Verfahren zum Nachweis antilipoidaler Antikörper reagieren auch bei nichtvenerischen Treponematosen positiv. Daher sind unbedingt Alter, Herkunft, Anamnese, Lokalisation der Läsionen und der mögliche Übertragungsweg bei der Diagnosestellung zu berücksichtigen. Bei Kindern aus Endemiegebieten und positiver Syphilis-Serologie ist daher stets auch eine nichtvenerische Treponematose differentialdiagnostisch zu erwägen.

4.16.1 Endemische Syphilis

Synonym: nichtvenerische Lues, Bejel.

Epidemiologie
Die endemische Syphilis (nichtvenerische Lues, Bejel) tritt unter primitiven hygienischen Verhältnissen noch in einigen ländlichen Regionen Afrikas und des Mittleren Ostens auf.

Erreger, Infektionswege und Pathogenese
Treponema pallidum subsp. *endemicum* gilt als kausaler Erreger und ist morphologisch und genotypisch bislang nicht von *Treponema pallidum* subsp. *pallidum*, dem Erreger der klassischen Lues, zu unterscheiden. Die Übertragung erfolgt jedoch nicht auf geschlechtlichem Weg, sondern durch erregerhaltige Schleimhautläsionen nach direktem (Mund zu Mund) oder indirektem Kontakt mit gemeinsamen Ess- und Trinkutensilien.

Klinik
Wegen der Lokalisation im Mund und der geringen Größe entgeht die Primärläsion oft der Beobachtung. Das Sekundärstadium kann sich in Form von oropharyngealen Plaques, Papeln am Mundrand, Condylomata lata, Periostitis und Lymphadenopathie manifestieren. Das Spätstadium umfasst im Wesentlichen Gummata im Bereich der Haut, des Nasopharynx und der Knochen. Kardiovaskuläre und neurologische Komplikationen sind eher ungewöhnlich.

Diagnostik
Die klinischen Zeichen und die serologischen Befunde können identisch mit denen der venerischen Syphilis sein. Daher ist für die Diagnosestellung die Herkunft der Patienten aus einem Endemiegebiet ein entscheidendes Kriterium.

Therapie
Die einmalige Gabe eines Depotpenicillins (1,2 Mega) ist Mittel der Wahl bei Erkrankten und ihren Kontaktpersonen.

Bartonella-Spezies

Andreas Essig

- **Erregerbeschreibung**
  Anspruchsvoll wachsende, gramnegative, fakultativ intrazelluläre Stäbchenbakterien. Innerhalb der Familie der Bartonellaceae sind vor allem *Bartonella henselae*, *Bartonella quintana* und *Bartonella bacilliformis* von humanmedizinischer Relevanz.
- **Erreger-Wirts-Beziehung**
  Bartonella henselae ist der Erreger der **Katzenkratzkrankheit** und weltweit verbreitet. In den USA beträgt die Inzidenz ca. 25 000 Fälle pro Jahr, präzise Daten zur Inzidenz in Deutschland liegen nicht vor. In Einzelfällen wurde über den Nachweis von *Bartonella clarridgeiae* als Verursacher der Katzenkratzkrankheit berichtet. In 80 % der Fälle sind Kinder und Jugendliche, insbesondere die Altersgruppe zwischen 2 und 15 Jahren betroffen. Die Katzenkratzkrankheit tritt gehäuft im Herbst und Winter auf. Die Übertragung auf den Menschen erfolgt in der Regel durch Biss- und Kratzverletzungen von infizierten bzw. kolonisierten Katzen, wo sich die Erreger bevorzugt in den Erythrozyten vermehren. Bei der Katzenkratzkrankheit entsteht nach einer Inkubations-

Bartonella-Spezies (Fortsetzung)

zeit von 3–10 Tagen an der Verletzungsstelle eine erythematöse Papel oder Pustel. Im weiteren Verlauf entwickelt sich eine regionale ipsilaterale Lymphadenopathie der drainierenden Lymphknoten, eher selten wird eine multifokale Lymphadenopathie beobachtet. Bei etwa 10% der Patienten entwickeln sich Abszedierungen und Ulzerationen der betroffenen Lymphknoten. Allgemeinsymptome wie Fieber, Abgeschlagenheit, Kopf- und Halsschmerzen können die klinische Symptomatik vervollständigen. In ca. 2% der Fälle kommt es zu Komplikationen wie ZNS-Befall, Granulome der Leber und Milz, Pneumonie und Osteomyelitis. Bei vorgeschädigten Klappen und Katzenkontakt ist an eine Bartonellen-Endokarditis zu denken. Vermutlich durch Inokulation des Erregers durch Reiben mit der Hand nach Katzenkontakt kann ein okuloglanduläres Syndrom (Parinaud) mit granulomatöser Konjunktivitis und präaurikulärer Lymphadenopathie entstehen (1,2).

Bartonella henselae und *Bartonella quintana* verursachen etwa in gleicher Häufigkeit bei immunkompromittierten Patienten, insbesondere bei AIDS, die **bazilläre Angiomatose**, eine durch Gefäßproliferationen gekennzeichnete fieberhafte Infektion, die noch von einer Lymphadenopathie und einer Hepato- und/oder Splenomegalie begleitet werden kann. Bei der kutanen Form finden sich rote Knötchen, die solitär oder multipel auftreten können und differentialdiagnostisch von einem Kaposi-Sarkom abzugrenzen sind. Bei der viszeralen Form, der so genannten **Peliosis hepatis** finden sich Gefäßproliferationen in Leber und Milz. Darüber hinaus ist *Bartonella quintana* Erreger des **Fünftagefiebers** (Wolhynisches Fieber), eine Erkrankung, bei der in Zeiten miserabler hygienischer Bedingungen (Schützengrabenfieber) die Erreger durch Läuse von Mensch zu Mensch übertragen werden (3).

Bartonella bacilliformis ist die Ursache des **Oroya-Fiebers**, eine in den Anden (Peru, Ecuador, Bolivien) endemische, durch Arthropoden übertragene Erkrankung, die durch Fieber, Anämie, Hepatosplenomegalie und grippeartige Beschwerden gekennzeichnet ist. Im chronischen Stadium bilden sich charakteristische warzenförmige bzw. noduläre Haut- und Schleimhautläsionen **(Verruga plantana)**.

- **Diagnostik**
Die Diagnostik der Katzenkratzkrankheit basiert auf den klinischen Befunden, einer dazu passenden Anamnese und dem Nachweis von IgM-Antikörper bzw. einem signifikanten Anstieg der IgG-Antikörper mittels indirektem Immunfluoreszenz-Test. Es besteht Kreuzreaktivität zwischen *Bartonella henselae* und *Bartonella quintana*. Isoliert erhöhte IgG-Titer sind schwierig zu interpretieren, da unklar ist, wie lange IgG-Antikörper nach durchgemachter Infektion noch persistieren. Bei außergewöhnlich hohen Antikörpertitern ist an eine Endokarditis zu denken. In Speziallaboratorien ist der Nachweis von *Bartonella spp.* mittels PCR aus Lymphknotenpunktaten oder Biopsien möglich. Ein kultureller Erregernachweis erfordert mehrtägige Bebrütung auf Spezialnährmedien und ist ebenfalls nur in Speziallaboratorien verfügbar (4). Durch Spezialfärbungen wie der Warthin-Starry-Silberfärbung können die Erreger in Lymphknoten-Biopsien dargestellt werden. Histologisch findet sich eine granulomatöse Entzündung der Lymphknoten.

- **Prophylaxe**
Aufgrund des gutartigen Verlaufes ist eine medikamentöse Prophylaxe gegenüber *Bartonella henselae* nach Kratzverletzungen durch Katzen nicht erforderlich. Immunsupprimierte und HIV-positive Patienten sollten den Kontakt insbesondere zu jungen Katzen meiden. Ein Impfstoff steht bisher nicht zur Verfügung.

- **Therapie**
Der Nutzen der Antibiotikatherapie bei **Katzenkratzkrankheit** ist umstritten, da es in der Regel bei unkompliziertem Verlauf zu einer spontanen Rückbildung der Lymphadenopathie innerhalb von 2–4 Monaten kommt. Eine Therapie mit Azithromycin kann zu einer schnelleren Rückbildung der vergrößerten Lymphknoten führen (5). Die Therapie der **bazillären Angiomatose** umfasst eine 8-wöchige Therapie mit einem Makrolid, Doxycyclin oder bei schweren Verläufen einer Kombination aus Doxycyclin und Rifampicin. Bei Rezidiven wird eine mehrmonatige Wiederholung der Therapie empfohlen.

- **Maßnahmen bei Patienten und Kontaktpersonen**
Bei Auftreten von Abszedierungen in den betroffenen Lymphknoten führt eine Entlastung durch Punktion zur Schmerzlinderung. Maßnahmen zu Ungezieferbekämpfung, insbesondere in Obdachlosenunterkünften sind wichtig, um die Verbreitung von *Bartonella quintana* durch Kleiderläuse zu vermeiden.

- **Meldepflicht**
Weder für die Erkrankung noch für den Erregernachweis besteht eine Meldepflicht gemäß dem Infektionsschutzgesetz.

- **Konsiliarlaboratorium für *Bartonella***
Institut für Medizinische Mikrobiologie und Hygiene, Universität Tübingen, Elfriede-Aulhorn-Straße 6, 72076 Tübingen. Ansprechpartner: Prof. Dr. I. B. Autenrieth, Tel. 07071/2982349, E-Mail: ingo.autenrieth@med.uni-tuebingen.de

- **Literatur**
Bass, J. W., B. C. Freitas, A. D. Freitas, C. L. Sisler, D. S. Chan, J. M. Vincent, D. A. Person, J. R. Claybaugh, R. R. Wittler, M. E. Weisse, R. L. Regnery, L. N. Slater. 1998. Prospective randomised double blind placebo-controlled evaluation of azithromycin for treatment of cat-scratch disease. Pediatr. Infect. Dis. J. 17: 447–452.
Foucault, C., P. Brouqui, D. Raoult. 2006. Bartonella quintana characteristics and clinical management. Emerg. Infect. Dis. 12 (2): 217–223.
Ridder, G. J., C. C. Boedeker, K. Technau-Ihling, R. Grunow, A. Sander. 2002. The role of cat-scratch disease in lymphadenopathy of the head and the neck. Clin. Infect. Dis. 35: 643–649.
Welch, D. F., L. N. Slater. 2003. Bartonella and Afipia. In: Murray, P. R., E. J. Baron, M. A. Pfaller, J. H. Jorgensen, R. H. Yolken (eds.): Manual of Clinical Microbiology. 8th ed., ASM Press, pp. 824–834.
Wellinghausen, N., A. Essig. 2005. Katzenkratzkrankheit als Ursache einer Lymphadenitis colli. Laryngo-Rino-Otol. 84: 1–8.

4.16.2 Frambösie

Engl. Yaws.

Epidemiologie
Von der WHO unterstützte Erradikationskampagnen haben die Prävalenz der Erkrankung drastisch reduziert. Endemieherde gibt es noch in ländlichen Populationen tropischer Regionen Afrikas, Südamerikas und Südostasiens.

Erreger, Infektionswege und Pathogenese
Treponema pallidum subsp. *pertenue* gehört zu den Spirochäten, kann in vitro nicht kultiviert werden und ist morphologisch und genotypisch von *Treponema pallidum* subsp. *pallidum* nicht zu unterscheiden. Die Primärinfektion erfolgt überwiegend bereits vor der Pubertät, wenn mittels Schmierinfektion traumatisierte Haut in Kontakt mit Exsudaten von erregerreichen Frühläsionen anderer Kinder gerät. Durch hämatogene Disseminierung gelangen die Erreger von der Primärläsion in Knochen, Lymphknoten und entfernte Hautpartien.

Klinik
Nach einer Inkubationszeit von 3–5 Wochen beginnt die Frambösie mit einem **papulösen Primäraffekt,** der sich rasch papillomatös bzw. frambösiform (framboise: Himbeere) vergrößert und oberflächlich erodiert. Begleitend findet sich häufig eine regionale, schmerzlose, harte Lymphknotenschwellung. Der Primäraffekt heilt innerhalb von sechs Monaten spontan ab. Eine tiefere Ulzeration entsteht nur bei Superinfektion. Nach einer Latenz von einigen Wochen bis Monaten schießen **generalisiert** ähnliche Läsionen auf (**Sekundärstadium**). Bei Abheben oder Abfallen der Kruste wiederum himbeerartiges Aussehen. Das seröse Exsudat der Läsionen ist infektiös. Innerhalb dieses Sekundärstadiums kann es zu **multiplen Rezidiven** oft begleitet von einer Lymphadenopathie kommen. Der Befall der Knochen führt zu **Osteitis** und **Periostitis**, insbesondere der Finger (Polydactylitis) und der langen Röhrenknochen (Tibia). Das **Tertiärstadium** ist charakterisiert durch kutane Plaques, noduläre und ulzerative Läsionen, Hyperkeratosen der Handinnenflächen und Fußsohlen („pitted keratolysis") sowie Gummata der Knochen (vor allem Schädel, Sternum und Tibia).

Diagnostik
Bei unklaren Haut- und Knochenläsionen von Personen, vor allem von Kindern, die aus Endemiegebieten kommen (z.B. Asylbewerber), sollte an die Erkrankung gedacht werden. Bei Exsudaten von Frühläsionen können Spirochäten mittels Dunkelfeldmikroskopie im Wundexsudat nachgewiesen werden. In Spätläsionen oder im Knochen finden sich nur noch selten Erreger. In der Latenzphase oder den späten Stadien bietet sich der serologische Nachweis mittels TPPA, FTA-Abs oder VDRL an. **Differentialdiagnostisch** sollten folgende Erkrankungen bedacht werden:
- Pyodermie, tropisches Ulkus
- kutane Leishmaniasis
- Lepra
- Tuberkulose.

Therapie
Die Therapie der Frambösie erfolgt durch einmalige Gabe von Penicillin G (1,2 Mega bei Patienten über zehn Jahren und 600 000 IU bei Kindern unter zehn Jahren). Die Läsionen der frühen Stadien heilen innerhalb von 1–2 Wochen ab, Rezidive sind selten.

4.16.3 Pinta

Epidemiologie
Einige hundert Fälle pro Jahr in tropischen Regionen von Südmexiko, Zentral- und Südamerika.

Erreger, Infektionswege und Pathogenese
Der Mensch stellt das einzig bekannte Erregerreservoir für *Treponema carateum* dar. Die Übertragung aus infektiösen Hautläsionen erfolgt überwiegend bereits im Kindesalter mittels Schmierinfektion, wobei die Erreger durch Mikrodefekte, Kratzer und Risse in die Haut gelangen. Lokal erfolgt zunächst die Vermehrung des Erregers und anschließend kommt es zur lymphohämatogenen Verbreitung.

Klinik
Die durchschnittliche Inkubationszeit beträgt 7–21 Tage. Bei der **Primärläsion** handelt es sich um kleine, erythematöse, juckende Papeln an den Extremitäten, im Gesicht und Nacken oder Bauch. Daraus entwickeln sich papulosquamöse Läsionen, die sich vergrößern und mit benachbarten Läsionen konfluieren. Primärläsionen können mehrere Jahre persistieren, bevor sie unter Hinterlassung **hypopigmentierter Areale** abheilen. Nach 3–12 Monaten kommt es im **Sekundärstadium** als Ausdruck der lymphohämatogenen Generalisation zu disseminierten makulopapulösen, schuppenden Effloreszenzen (engl. pintids) am gesamten Körper. Die Läsionen können über viele Jahre hinweg mehrmals rezidivieren. Das **Spätstadium** ist gekennzeichnet durch auffällige **depigmentierte Hautareale,** die bei den Patienten zu sozialer Ausgrenzung führen kann.

Diagnostik
Bei Vorliegen suspekter Hautläsionen (papulosquamöse Läsionen, Depigmentierung) von Personen, die aus abgeschiedenen Regionen Lateinamerikas kommen, sollte an die Erkrankung gedacht werden. Aus Reizexsudat von frühen Läsionen lohnt sich der direkte Erregernachweis mittels Dunkelfeldmikroskopie. Serologische Verfahren (FTA-Abs) sind erst im Sekundärstadium sinnvoll und bleiben unter Umständen lebenslang positiv.

Therapie
Die Therapie der Wahl beinhaltet die einmalige Gabe eines Depotpenicillins. Die Prognose ist bei Primär- und Sekundärläsionen gut, während es bei achromatischen Spätläsionen zu keiner Verbesserung kommt.

4.17 Atypische Mykobakteriosen der Haut

Definition und Einteilung
Es handelt sich um Erkrankungen durch fakultativ intrazelluläre, **säurefeste Stäbchenbakterien,** die **nicht** dem **Mykobacterium-tuberculosis-Komplex** angehören. Inzwischen sind davon mehr als 80 verschiedene Spezies beschrieben, die auch als so genannte **atypische Mykobakterien** (engl. MOTT, **M**ycobacteria **O**ther **T**han **T**uberculosis) bezeichnet werden, obwohl sie aufgrund ihrer mikrobiologischen Eigenschaften durchaus als typische Mykobakterien anzusehen sind. Atypische Mykobakterien sind überwiegend von geringer Pathogenität und ubiquitär (Erdboden, Gewässern) verbreitet, wobei manche Spezies auch auf bestimmte Regionen beschränkt sein können. Die Infektion erfolgt durch Umweltkontakte, üblicherweise jedoch nicht von Mensch zu Mensch. Bei **immunkompetenten** Menschen mit funktionsfähigem T-Zell-System manifestiert sich die Infektion meist lokal regional z.B. als zervikale Lymphadenitis (vor allem Kinder), als chronische bronchopulmonale Infektion oder als **Haut- und Weichteilinfektion.** Die Kontrolle der Infektion geht einher mit der Bildung von Granulomen. Bei **Störung der T-Zell-Funktion,** insbesondere der T-Zell-abhängigen Makrophagen-Aktivierung (z.B. CD4-Defizienz bei HIV-Infektion, Zustand nach Knochenmarktransplantation), kann es dagegen zu einer **systemischen Disseminierung** der Erreger mit Organbefall und septischen Metastasen in die Haut kommen. Bei Immunkompetenten hingegen kommt es zur Disseminierung nur im Rahmen einer Katheter- oder Infusions-assoziierten nosokomialen Infektionen. Untersuchungen hinsichtlich potentieller Virulenzfaktoren wurden vor allem mit *Mycobacterium avium* durchgeführt und ergaben die Verhinderung der Ansäuerung des Phagosoms und der Phagosom-Lysosom-Verschmelzung. Die **Diagnostik** stützt sich auf den kulturellen Erregernachweis mittels speziellen Flüssig- und Festnährböden. In Abhängigkeit der Spezies sind Bebrütungszeiten bis zu zwölf Wochen erforderlich. Die Identifizierung der Isolate erfolgt mit molekularbiologischen Verfahren auf der Basis speziesspezifischer Sequenzen des 16S rRNA-Gens. Die Abgrenzung atypischer Mykobakterien gegenüber dem Mycobacterium-tuberculosis-Komplex ist unter anderem aus **therapeutischen Gründen** relevant, da atypische Mykobakterien oft eine natürliche Resistenz gegen tuberkulostatisch wirkende Chemotherapeutika wie z.B. Pyrazinamid oder Isoniazid zeigen.

4.17.1 Schwimmbadgranulom

Definition
Granulomatöse, papulonoduläre Hautläsion durch *Mycobacterium marinum* meist im Bereich der Extremitäten.

Epidemiologie
Weltweit vorkommend, verursacht *M. marinum* im Gegensatz zu anderen Mykobakterien fast nur kutane Infektionen, dies aber häufiger als die anderen Mykobakterien.

Erreger, Infektionswege und Pathogenese
M. marinum kommt in warmen Süß- und Salzgewässern, sowie in unzureichend chlorierten Schwimmbädern und Aquarien vor. Garnelen, Wasserflöhe, Schnecken und Fische können Vektoren sein. Der Erreger gehört zu den langsam wachsenden Mykobakterien-Arten. Das Wachstumsoptimum liegt bei 32 °C. Der Erreger gelangt durch Verletzungen oder Wunden in die Haut, typischerweise beim Säubern des Aquariums, oder wenn Patienten sich beim Umgang mit kontaminierten Fischen oder Meerestieren Kratzer oder Risse der Haut zugezogen haben.

Klinik
Innerhalb von 2–6 Wochen bildet sich am Verletzungsort eine rote Papel, die zu einem entzündlichen lividroten Knötchen mit hyperkeratotisch, verruköser Oberfläche heranwächst (Abb. B17-6). Die Läsion kann exulzerieren, es entleert sich dann blutig-seröses oder eitriges Exsudat. Die Läsionen entstehen wegen des Wachstumsoptimum von 32 °C häufig über einem Knochenvorsprung (Ellbogen), an den Fingern (bei Rechtshändern an der rechten Hand) oder am Knie. Meistens handelt es sich um eine singuläre Läsion. Gelegentlich können entlang der Lymphgefäße proximal von der ursprünglichen Läsion jedoch auch multiple subkutane oder intradermale Knötchen auftreten (sporotrichoide Ausbreitung). Die Lymphknoten werden meist nicht

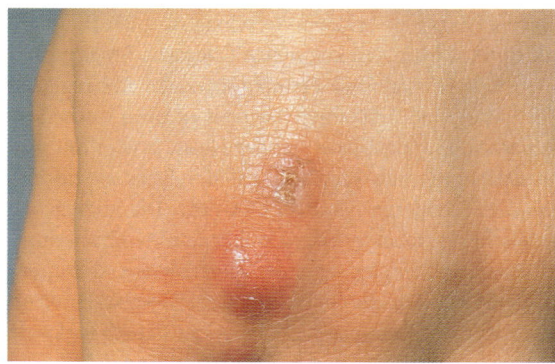

Abb. B17-6 Schwimmbadgranulom.

befallen. Der Verlauf ist gutartig; unbehandelt kommt es nach jahrelangem Verlauf zur Spontanheilung mit Narben. Selten können auch tiefer gelegene Strukturen (Sehnen und Gelenke) befallen sein, eine Disseminierung ist extrem rar und tritt nur bei Immunsuppression auf.

Diagnostik

Der kulturelle Nachweis von *Mycobacterium marinum* aus Biopsien bzw. Wundexsudaten wird bei einer Bebrütungstemperatur von 30 °C durchgeführt. Der Erreger ist photochromogen und kann so von dem genetisch eng verwandten *M. ulcerans* abgegrenzt werden. Die Diagnose berücksichtigt ferner die typische Anamnese. Histologisch kann die Diagnose nach 6 Monaten durch den Nachweis tuberkuloider Granulome mit fibrinoider Nekrose, aber ohne Verkäsung bestätigt werden; vorher finden sich ein eher unspezifisches Infiltrat aus Lymphozyten, Neutrophilen und Makrophagen sowie Akanthose und Hyperkeratose.

Differentialdiagnostisch ist an Verruca vulgaris, Sporotrichose, Tuberculosis cutis verrucosa, Leishmaniasis, Aktinomykose, (Rumpfhaut-)Basliome und Plattenepithelkarzinome, z.B. im Sinne eines Morbus Bowen, zu denken.

Therapie

Kleine Herde sollten im Gesunden exzidiert werden. Eine antimykobakterielle Standardtherapie gibt es nicht. Aufgrund guter klinischer Wirksamkeit und geringer Nebenwirkungen wird zunehmend eine Monotherapie mit Clarithromycin (2 × 500 mg) für drei Monate empfohlen, auch wenn es dazu relativ wenig publizierte Daten gibt. Leichte Vorteile ergab auch eine Kombinationstherapie bestehend aus Rifampicin (600 mg) plus Ethambutol (25 mg/kg KG), alternativ können Doxycyclin, Minocyclin (2 × 100 mg/d) und Cotrimoxazol eingesetzt werden. Ein Therapieversagen ist vereinzelt für alle Substanzen beschrieben worden. Die Dauer sollte ca. 12–24 Wochen, mindestens aber bis zum Verschwinden der Lasionen, und weitere 4–8 Wochen darüber hinaus betragen.

4.17.2 Buruli-Ulkus, Bairnsdale-Ulkus

Definition

Nodulär ulzerierende Hautinfektion durch *Mycobacterium ulcerans*, die unbehandelt bis zur Deformation und Funktionseinschränkung der Extremitäten führen kann.

Epidemiologie

Die Infektion durch *Mycobacterium ulcerans* gilt **weltweit als dritthäufigste mykobakteriell bedingte Erkrankung** nach der Tuberkulose und der Lepra. Die Erkrankung ist vor allem in abgelegenen Regionen in Westafrika häufig, wo Menschen kaum Zugang zu einer medizinischen Versorgung haben. Weitere Endemieherde finden sich in Australien, Asien, Mexiko und Südamerika. Die betroffenen Gebiete sind in der Nähe von stehenden (Sümpfen) oder langsam fließenden Gewässern lokalisiert, welche die Regenwälder drainieren. Betroffen sind vor allem Kinder und junge Erwachsene.

Erreger, Infektionswege und Pathogenese

M. ulcerans gehört zur Gruppe der langsam wachsenden atypischen Mykobakterien. Das Wachstumsoptimum des Erregers liegt bei 30 °C. Die Bakterien bilden ein Toxin (Mycolacton), das zytotoxisch und immunsuppressiv wirkt. Patienten, die eine effiziente Th1-vermittelte Immunantwort ausbilden, sind offensichtlich geschützt. Obwohl *M. ulcerans* immer wieder mit Wasser in Verbindung gebracht wird, sind letztlich das natürliche Habitat des Erregers und der Übertragungsmechanismus noch unklar, da es bisher nur ganz vereinzelt gelungen ist, den Erreger in Boden- und Wasserproben kulturell nachzuweisen. Vermutlich erfolgt die Inokulation des Erregers durch Hautverletzungen, wobei jedoch zunehmend die Bedeutung von Insekten bei der Erregerübertragung diskutiert wird.

Klinik

Primär handelt es sich um eine Infektion des subkutanen Fettgewebes. Nach ca 3 Monaten entsteht am Eintrittsort (Mikrotraumata durch Pflanzen) ein schmerzloser, subkutaner, beweglicher Knoten, der sekundär auch ulzeriert und sich dann schnell ausbreitet. Weitere Hautveränderungen, die vor der Ulkus-Entstehung beobachtet werden, umfassen Papeln (vor allem in Australien), schmerzlose Plaques und bei schwerem Verlauf eine Ödem-Bildung. Die Ulzeration zeigt sich charakteristischerweise mit unterminierten Rändern und kann auch tiefere Schichten einbeziehen (Osteomyelitis) und zu Gelenkbeteiligung führen. Charakteristisch sind Schmerzlosigkeit und Fehlen von Allgemeinsymptomen. Unter Narbenbildung und schweren Folgeschäden wie Kontrakturen, Lymphödem und Deformitäten kann es nach Monaten und Jahren zur Spontanheilung kommen.

Diagnostik
Die Patienten in Endemiegebieten suchen oft erst im fortgeschrittenen Stadium medizinische Hilfe auf. Die Diagnose erfolgt dann klinisch, ist aber in den frühen Stadien schwierig. **Differentialdiagnostisch** sind bei nodulären Veränderungen pyogene Abszesse, bei Plaqueentstehung und bei ödematösen Formen eine Zellulitis in Erwägung zu ziehen.

Die Bestätigung der klinischen Verdachtsdiagnose erfolgt durch mikroskopischen Nachweis säurefester Stäbchenbakterien aus dem Ulkus-Abstrich oder einer Gewebeprobe. Die Kultur von *M. ulcerans* aus menschlichem Untersuchungsmaterial kann mehrere Wochen in Anspruch nehmen. PCR-Nachweisverfahren erlauben bei einer Sensitivität von mehr als 90% den raschen Erregernachweis aus dem Untersuchungsmaterial, stehen aber bisher nur in Speziallaboratorien und leider nicht in Endemiegebieten zur Verfügung.

Therapie und Krankheitsmanagement
Die großzügige **chirurgische Exzision**, die über die Wundränder hinaus und in das gesunde Gewebe hineinreicht, ist das Verfahren der Wahl, um ein Rezidiv an der gleichen Stelle zu verhindern. Insbesondere in frühen Krankheitsstadien ist die chirurgische Therapie kurativ und sehr kosteneffektiv. In den späteren Stadien kann eine weitere Ausbreitung der Infektion nur durch sehr ausgedehnte traumatisierende Eingriffe verhindert werden.

Die antibiotische Therapie umfasst eine Kombination aus Rifampicin plus Streptomycin für acht Wochen oder eine Kombination aus Rifampicin plus einem modernen Fluorochinolon. Das Ziel der Antibiotikatherapie ist es, die Heilungsdauer zu verkürzen, die Rezidiv-Raten zu senken und das Ausmaß des chirurgischen Eingriffes zu begrenzen, wobei allerdings die Effektivität der Antibiotikatherapie durch publizierte Daten nicht belegbar ist (Sizaire et al. 2006).

Prophylaxe
Die Anstrengungen der öffentlichen Gesundheitsbehörden in den betroffenen Ländern zielen darauf ab, durch Aufklärungsmaßnahmen erkrankte Patienten in frühen Krankheitsstadien aufzuspüren und rasch zu behandeln. Die BCG-Impfung hat nur eine limitierte Effektivität. Eine spezifische Vakzine ist derzeit nicht verfügbar.

4.17.3 Hautinfektionen durch schnell wachsende Mykobakterien

Definition
(Posttraumatische) Hautinfektionen durch atypische Mykobakterien, die relativ schnell (innerhalb von 3–5 Tagen) auch auf bluthaltigen Agarnährböden wachsen können.

Epidemiologie
Weltweit in der Natur vorkommend (im Wasser, im Boden, in Tieren; *M. fortuitum* auch im menschlichen Speichel), präzise Daten zur Prävalenz liegen nicht vor.

Erreger, Infektionswege und Pathogenese
M. fortuitum, *M. abscessus* und *M. chelonae* sind die häufigsten Spezies, die bei ambulant erworbenen Haut- und Weichteilinfektionen durch atypische Mykobakterien nachgewiesen werden. Oft handelt es sich um **posttraumatische Wundinfektionen** nach Stich- oder offenen Schnittverletzungen. Bei *M. chelonae* liegt in der Hälfte der Fälle eine disseminierte Infektion vor (über 90% der Patienten erhielten eine Steroidmedikation), bei *M. abscessus* ereignet sich eine Disseminierung fast nur bei Immunsuppression. **Nosokomiale** Haut- und Weichteilinfektionen durch diese Erreger treten eher sporadisch auf. Ausbrüche wurden beschrieben, wenn kontaminierte Flüssigkeiten verwendet wurden oder wenn Eis, welches aus kontaminiertem Leitungswasser gewonnen wurde, zur Kühlung von Wunden verwendet wurde. Disseminierte Infektionen kommen bei immunsupprimierten Patienten oft aufgrund infizierter, dauerhaft implantierter Gefäßkatheter (Hickman-Katheter, Port) vor. Die Bakterien gelten als ausgesprochen umweltresistent, teilweise auch als Desinfektionsmittel-resistent.

Klinik
M. fortuitum verursacht verschiedenartige Symptome (schmerzhafte rote Knoten, Zellulitis, Abszesse), nach Disseminierung kommt es typischerweise zu mehreren Episoden mit rezidivierenden Abszesen an den Extremitäten oder zu morbilliformen Exanthemen.

M. chelonae verursacht ebenfalls verschiedenartige Symptome wie lokal eine Zellulitis, Abszesse oder eine Osteomyelitis, bzw. nach Disseminierung linear angeordnete, erythematöse, subkutane Knoten und mögliche Fistelbildung.

M. abscessus verursacht rote oder rotlivide Knoten oder schmerzarme, fluktuierende Abszesse.

Histologisch zeigen sich jeweils Mikroabszesse mit Neutrophilen, Granulome mit Fremdkörperriesenzellen und Nekrosen ohne Verkäsung.

> Infektionen mit atypischen Mykobakterien können sich an der Haut als schlecht heilende Zellulitis, schmerzlose noduläre Läsionen, nekrotische Ulzera und subkutane Abszesse manifestieren.

Diagnostik

Aus Wundabstrichen und/oder Gewebebiopsien erfolgt der mikroskopische Nachweis säurefester Stäbchenbakterien. Der kulturelle Nachweis von schnell wachsenden Mykobakterien aus dem Untersuchungsmaterial kann innerhalb weniger Tage gelingen. Die Identifizierung der Isolate erfolgt in den meisten Laboratorien inzwischen mit molekularbiologischen Methoden wie der Sequenzierung charakteristischer Abschnitte des 16S rRNA-Gens oder auch kommerziell verfügbarer DNA-Strip-Technologie mit initialer Amplifizierung des Zielgens und anschließender Hybridisierung an membrangebundene Sonden. Die Empfindlichkeitstestung bei schnell wachsenden Mykobakterien ist bislang noch wenig standardisiert und erfolgt üblicherweise in Speziallaboratorien (z.B. Nationales Referenzzentrum für Mykobakterien, Borstel).

Differentialdiagnosen: Zellulitis, Phlegmone, Abszess durch andere Bakterien, Ulkus-Erkrankungen.

Therapie

Bei lokalisierter Erkrankung sollten einzelne Herde im Gesunden, d.h. vollständig mit schmalem Sicherheitsabstand exzidiert und eine antibiotische Therapie nach Resistogramm durchgeführt werden. Die chirurgische Therapie bei *M. chelonae* und *M. abscessus* wird begleitet von einer 3- bis 6-monatigen medikamentösen Therapie (bei disseminierter Erkrankung mindestens 6 Monate). Empirisch kann initial Clarithromycin eingesetzt werden, am Besten aber in Kombination mit z.B. Doxycyclin, Ciprofloxazin (*M. chelonae*) oder Amikacin oder Cefoxitin (*M. abscessus*). Bei schweren disseminierten Infektionen zusätzlich noch Tobramycin und Imipenem. Bei *M. fortuitum* initial die Kombinationstherapie mit Amikacin, Cefoxitin, Probenecid starten und anschließend noch mehrere Monate mit Cotrimoxazol oder Doxycyclin therapieren.

4.17.4 Sekundäre Hautinfektionen durch Mycobacterium-avium-intracellulare-Komplex

Siehe auch Kapitel C8.

Epidemiologie

Weltweit vorkommend; präzise Daten zur Prävalenz liegen nicht vor. Meist Hautinfektion im Rahmen disseminierter Infektionen unter Immunsuppression.

Erreger, Infektionswege und Pathogenese

Diese Gruppe von Bakterien bestehen im Wesentlichen aus den beiden Spezies **M. avium** und **M. intracellulare.** Sie gehören zu den langsam wachsenden Mykobakterien-Spezies und lassen sich ubiquitär (Wasser, Boden, Pflanzen und bei Tieren, in Gemüse, Eiern, Milch) nachweisen. Ihre Bedeutung als Krankheitserreger ist vor allem durch die AIDS-Pandemie deutlich geworden. Bei HIV-positiven Patienten mit einer CD4-Zellzahlen < 100/μl, aber auch bei anderen Patienten mit schweren T-Zell-Defekten kann ein **disseminierte Infektion** – in der Regel durch *M. avium* – entstehen, die jedes Organsystem, insbesondere auch die **Haut** betreffen kann. Viele weitere atypische Mykobakterien, wie *M. kansasii*, *M. genavense*, *M. intracellulare*, *M. malmoense*, können bei AIDS-Patienten auch disseminierte Infektionen verursachen, werden jedoch im Vergleich zu *M. avium* deutlich seltener nachgewiesen. Die Erreger verbreiten sich im Organismus vermutlich über zirkulierende Monozyten. *M. avium* und *M. intracellulare* können mit molekularbiologischen Verfahren voneinander differenziert werden. Die traditionelle Einteilung in verschiedene Serotypen ist nicht von klinischer Relevanz.

> Erreger des Mycobacterium-avium-intracellulare-Komplexes werden bei immungesunden Kindern relativ häufig als Erreger einer zervikalen Lymphadenitis isoliert.

Klinik

> Neben den Hautläsionen (multiple papulonoduläre Läsionen, nekrotische Ulzera und subkutane Abszesse) gehen disseminierte Mykobakteriosen in der Regel einher mit Fieber, Gewichtsverlust und einer Splenomegalie.

Diagnostik

Der Nachweis von *M. avium intracellulare* erfolgt bei disseminierten Infektionen aus Blut oder auch Hautbiopsien mittels Spezialnährmedien (Flüssig- und Festnährböden). Eine Resistenzprüfung erfolgt in Speziallaboratorien.

Therapie

Kombinationstherapie mit Clarithromycin, Ethambutol und Rifabutin. Danach kann eine Sekundärprophylaxe zur Vermeidung rekurrierender Infektionen erforderlich sein.

4.18 Lepra

Definition und Einteilung

Die Lepra wird durch *Mycobacterium leprae* verursacht. Sie ist gekennzeichnet durch einen langsamen Verlauf und den

Befall von Haut und peripheren Nerven mit nachfolgend peripherer sensibler, sensorischer und/oder motorischer Neuropathie und deren Folgen wie Kontrakturen und Mutilationen. Hinzu kommen immunologische Begleitphänomene.

Art und Ausmaß der Organbeteiligung, sowie wahrscheinlich die Anfälligkeit für die Infektion überhaupt, sind, ähnlich wie bei der Tuberkulose, abhängig von der genetisch festgelegten natürlichen Resistenz der Menschen die mit *M. leprae* in Kontakt kommen. Entsprechend wird die manifeste Lepra klinisch und immunologisch in ein Spektrum klinischer Manifestationen eingeteilt: an einem Extrem (Pol) befindet sich die durch wirksame zelluläre Immunität gekennzeichnete, daher bakterienarm und milder verlaufende **tuberkuloide** Lepra (TT), am anderen Ende die gegenüber *M. leprae* anerge, erregerreiche **lepromatöse** Lepra (LL). Dazwischen liegen klinisch und immunologisch ausreichend definierte Übergangsformen (BT, BB, BL) (Ridley und Jopling 1966).

Epidemiologie
Weltweit sind ca. **5,5 Millionen Menschen an Lepra erkrankt** und behandlungspflichtig, zahlreiche weitere leiden an Folgezuständen. Jährlich treten mindestens **eine Million Neuerkrankungen** auf. Heutige **Endemiegebiete** sind Afrika, Süd- und Ostasien sowie Süd- und Zentralamerika. In unseren Breiten kommt Lepra wegen der guten sozioökonomischen Verhältnisse kaum noch vor, war aber im Mittelalter weit verbreitet und noch bis ins 19. Jahrhundert mancherorts endemisch (davon zeugen noch heute Leprosorien wie z.B. in Münster (Westf.)). Die Inkubationszeit beträgt mindestens 2–5 Jahre, die Erkrankung fällt meist in die zweite Lebensdekade.

Erreger, Infektionswege und Pathogenese
M. leprae ist ein bislang unkultivierbares, säurefestes Stäbchen, das hitzelabil ist (optimales Wachstum in vivo bei ca. 30 °C, daher bevorzugter Befall der peripheren Gewebe), sehr langsam proliferiert (Generationszeit ca. zwei Wochen) und einen Tropismus für periphere Nerven (nicht ZNS) besitzt. Wichtigstes **Erregerreservoir** ist der Mensch; Vorkommen in einzelnen Tierarten (Armadillo) wurde beschrieben.

Die soziale Ausgrenzung der betroffenen Menschen (Aussatz) beruhte auf den Entstellungen infolge der sensibel/sensorischen Ausfälle und auf der irrtümlichen Annahme, dass Lepra hoch kontagiös sei. Dem ist nicht so, vielmehr scheint eine **Ansteckung** nur bei **lang anhaltendem** und **engem körperlichen Kontakt** mit solchen Menschen zu erfolgen, die an der bakterienreichen Form erkrankt sind. Wesentliche Infektionsquellen sind dabei Sekrete der Nase und oberen Luftwege sowie exulzerierter Hautläsionen. *M. leprae* dringt wahrscheinlich durch kleine Läsionen in die Schleimhaut oder Haut ein. In der Dermis werden die Bakterien vor allem von Makrophagen und Schwann-Zellen aufgenommen, worin sie sich auch vermehren können.

Die ersten Symptome sind wahrscheinlich häufig (wenn auch nicht immer erkannt) die der Frühform der Lepra: die „**indeterminierte**" Lepra (Abb. B17-7). Es entstehen wenige kleine, unscharf begrenzte, meist depigmentierte Flecken, in denen oft schon klinisch eine Hypästhesie festgestellt werden kann. Die weitere Entwicklung hängt von der Fähigkeit des Organismus ab, eine zelluläre Immunität gegen *M. leprae* auszubilden. Die indeterminierte Lepra kann wohl innerhalb mehrerer Monate spontan ausheilen, oder aber sich zu einer „**determinierten**" Lepra in Richtung einer der beiden möglichen „**Polformen**" entwickeln. Die **tuberkuloide Lepra** mit ihrem Granulom als Ausdruck der zellvermittelten Immunantwort kann sogar abheilen, die **lepromatöse Lepra** geht einher mit Disseminierung der Erreger im Körper, Bakteriämie und progredientem Verlauf. Die lepromatöse Lepra ist durch eine **spezifische Anergie unbekannter Ursache** gegen *M. leprae* gekennzeichnet. Daher kommt es nicht zur Bildung der Epitheloidzellgranulome, sondern zu einer diffusen Ansammlung bestimmter inflammatorischer, bakterienhaltiger Makrophagen (Schaumzellen) (Sunderkötter et al. 2004). Die zelluläre Reaktion gegen andere mikrobielle oder Tumor-Antigene ist hingegen normal. Bei der anergen lepromatösen Lepra entstehen zwar *M.-leprae*-spezifische Antikörper, sie schützen aber nicht vor der Infektion (Abulafia und Vignale 2001, Maeda et al. 2003).

Da diese Polformen genetisch determiniert sind, bleiben sie auch nach erfolgreicher Therapie bestehen, d.h. ein Patient mit lepromatöser Lepra wird anerg und infektionsbereit bleiben. Bei den Zwischenformen („dimorphe Lepra", Synonym „**Borderline Lepra**") ist noch ein Übergang in

Abb. B17-7 „Indeterminierte" Lepra.

die eine oder andere Extremform möglich. In der immer noch gebrauchten Klassifikation von Ridley und Jobling werden die Formen der Borderline Lepra definiert (Ridley und Jopling 1966). Innerhalb des Spektrums kann der Immunstatus und damit die Erkrankung spontan und auch durch die Therapie schwanken (Verschlechterung der Immunitätslage bei tuberkuloider Lepra kann zu einem „Downgrading" in eine dimorphe oder lepromatöse Lepra führen).

Klinik

Klinische Manifestationen der Lepra hängen von der Immunitätslage des Wirtes ab. Die **klinischen Symptome** der Lepra bestehen vor allem aus **Veränderungen an der Haut** und **Nervenläsionen.** Bei allen Formen der Lepra werden an der Haut die **kühlen Hautstellen** bevorzugt (Extremitäten, Gesicht, Rumpf). Bei den Nerven können sowohl größere (z.B. N. ulnaris) als auch Hautnerven der tiefen Dermis betroffen sein.

Tuberkuloide Lepra (TT). Per definitionem gekennzeichnet durch das Vorhandensein nur eines Granuloms. Dies ist klinisch tastbar als Plaque oder Knoten, oft hypopigmentiert. Eine langsame periphere Ausbreitung ist möglich. Das betroffene Areal kann anästhetisch (Berührung, Schmerz, Temperatur), anhidrotisch und oft schuppend sein. Infolge der Mononeuritis sind strangartig verhärtete und verdickte Nerven am oder beim Herd tastbar (typische Tastpunkte dort, wo der Nerv nahe an die Hautoberfläche und auf knöchernem Widerlager läuft, also z.B. Fibula, Olecranon, Os occipitale). Bei der tuberkuloiden Lepra können die Nerven durch Verkäsung der Granulome zerstört werden, die Ausfälle einzelner peripherer Nerven sind daher ausgeprägter als bei der lepromatösen Lepra.

Borderline tuberkuloide Lepra (BT). Es bestimmen auch tuberkuloide Granulome das Bild, aber im Gegensatz zur TT Auftreten von **multiplen Granulomen**, die größer werden als bei TT, regellos verteilt sind und durch periphere Ausbreitung und zentrale Abheilung polyzyklisch werden. Außerdem entsprechend Befall multipler Nerven. Histologisch findet man typische tuberkuloide Granulome (ein oder mehrere) und eine Infiltration der tiefen Hautnerven. Mykobakterien sind außerordentlich spärlich und selten nachweisbar, Ausstrichpräparate aus der Haut sind negativ **(Lepromin-Test stark positiv).**

Borderline Lepra (BB). Hier liegen multiple, annähernd symmetrisch verteilte, infiliert-„saftige" Plaques vor, oft mit bizarrer girlandenartiger Anordnung. Der Nervenbefall ist variabel. Histologisch findet man diffusere Granulome ohne Riesenzellen. Mykobakterien sind in mäßiger Zahl vorhanden (auch im Ausstrichpräparat) **(Lepromintest negativ).**

Borderline lepromatöse Lepra. Multiple umschriebene, meist kleine und „saftige" Infiltrate. Kein diffuser Befall, keine Leprome. Plaques oft mit zentraler Abheilung („Schweizer Käse-Muster").

Lepromatöse Lepra (LL). Hier kommt es zu mehreren, oft zunächst unscheinbaren Makulae, die zart infiltriert und etwas glänzend, typischerweise aber weder hypopigmentiert noch wesentlich anästhetisch sind. Diese breiten sich im Lauf von Monaten und Jahren über den ganzen Körper aus. Später nimmt die Infiltration zu, sodass ausgedehnte „wachsige" Verdickungen (Gesicht, Extremitäten, Schleimhäute, oberer Respirationstrakt) sowie multiple Knoten (Leprome) an Gesicht, Stirn und Ohren („Facies leonina") und Rumpf entstehen (Abb. B17-8). Es kann sich Haarausfall, vor allem auffällig an den Augenbrauen, hinzugesellen. Im späteren Verlauf Verdickung zahlreicher Nerven (oft symmetrisch), mit sensorischem und motorischem Defizit im Versorgungsgebiet und Mutilationen infolge der sensorischen Ausfälle (Abb. B17-9). Histologisch keine

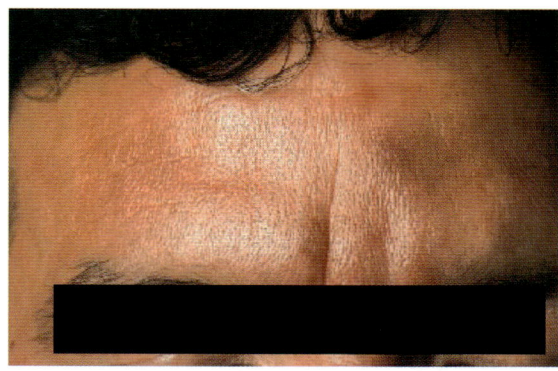

Abb. B17-8 Lepra lepromatosa.

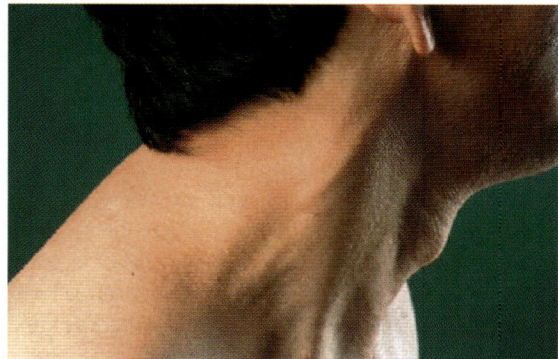

Abb. B17-9 Verdickter Nervus retroauricularis bei Lepra lepromatosa, hinter dem M. sternocleidoclavicularis hervortretend.

Granulome, dafür breite Infiltrate mit vakuoligen Makrophagen (Schaumzellen). Lymphozytäre Reaktion (fast ausschließlich CD8$^+$-Zellen).

Immunphänomene („reversal reactions"). Besserung der Immunlage, spontan oder therapiebedingt, führt zu einem Aufflammen entzündlicher Vorgänge (von den Patienten oft als störender empfunden als die indolente Grundkrankheit). Je nach immunologischer Ausgangslage handelt es sich um **humorale** (Typ II; bei LL) oder um **zelluläre** Reaktionen (Typ I; z. B. bei BT).

- **Typ-I-Reaktionen** sind akute Episoden von Erythem, Schwellung und Schmerzhaftigkeit innerhalb der Läsionen (sie werden erythematös). Durch die Entzündung kommt es oft zu Schmerzen und bleibender Schädigung der Nerven.
- **Typ-II-Reaktionen** treten oft unter oder nach Therapie einer bakterienreichen Form auf. Typisch sind attackenartiges Auftreten von **Erythema leprosum** (Abb. B17-10), Fieber, Polyneuritis, Polyarthritis, Glomerulonephritis, manchmal Iridozyklitis. Als Ursache werden **zirkulierende Immunkomplexe** angenommen, einhergend mit erhöhten TNF-Spiegeln.
- **Lucio-Phänomen** ist eine der Livedo-Vaskulopathie ähnliche Reaktionsform unbekannter Ursache bei lepromatöser Lepra.

Ein **Befall innerer Organe** tritt nur bei der obligat mit Bakteriämie assoziierten **lepromatösen Lepra** auf und betrifft vorwiegend die Augen (Iridozyklitis), Nieren (nephrotisches Syndrom) und Testes (Hodenatrophie). Folgen sind schwere Knochen- und Gelenksdestruktionen durch Polyneuropathie, Multilation durch Verletzungen, Verbrennungen, Gynäkomastie, systemische Amyloidose und anderes mehr. Unbehandelt bedingt Lepra ein jahrzehntelanges Leiden, Invalidität und neurologische Defektheilungen, führt jedoch in der Regel nicht selbst zum Tod. Mögliche Todesursachen sind Obstruktion der Atemwege durch Leprome, Zweitinfektionen und systemische Amyloidose. Die wichtigsten Komplikationen entstehen durch die Läsionen der peripheren Nerven: Muskelatropie, Anästhesien, Paresen und Paralysen, neuropathische Ulzera, Knochenresorption (Gesicht, Akren – mutilierender Effekt), Gelenkveränderungen etc.

Lepra gilt zwar als eine der ältesten bekannten Infektionskrankheiten, da sie unter anderem in der Bibel Erwähnung findet und die Erreger in Mumien detektiert wurden. Aber wahrscheinlich waren nicht alle als Lepra angesehenen Erkrankungen wirklich Lepra. So ist aus heutiger Sicht vorstellbar, dass manch harmloser Patient mit einer Schuppenflechte ebenfalls von der Gemeinschaft ausgeschlossen wurde.

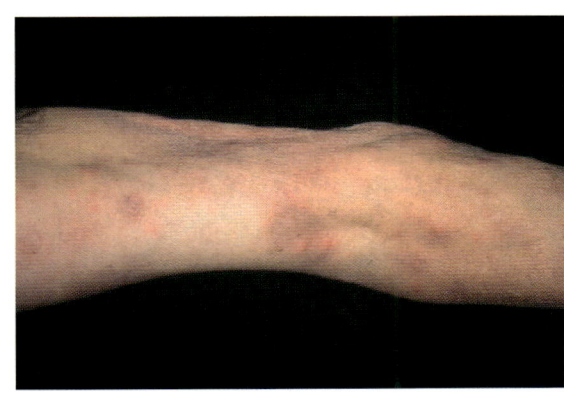

Abb. B17-10   Erythema (nodosum) leprosum.

Diagnostik

Die Diagnose basiert auf der klinischen Symptomatik und berücksichtigt die Anamnese (Herkunft aus einem Endemiegebiet) und die Histologie (Granulome oder Schaumzellen). **Mikroskopischer Nachweis säurefester Stäbchenbakterien** erfolgt aus verdächtigen Hautläsionen, Biopsie-Material und Nasenabstrichen oder nach Skarifikation der betroffenen Haut oder des Ohrläppchens bei multibazillärer Lepra durch die Technik der so genannten „slit skin smears".

Eine Kultivierung der Erreger in künstlichen Nährmedien ist nicht möglich. PCR-Verfahren für den direkten Erregernachweis sind in Speziallaboratorien etabliert. Im lepromatösem Stadium (LL-Form), ebenfalls nur in Speziallaboratorien möglich, kann der Nachweis hoher spezifischer Antikörper unter Verwendung des M.-leprae-spezifischen Glykolipid I-Antigens erfolgen.

Patienten mit tuberkuloider Lepra (TT) bilden gegenüber *M. leprae* eine zellvermittelte Immunantwort aus, die mit der Lepromin- (Mitsuda) Reaktion (standardisiertes Extrakt abgetöteter Lepra-Bazillen) gemessen werden kann.

Therapie

Grundsätzlich müssen alle Fälle von Lepra (auch die indeterminierte und tuberkuloide) behandelt werden. Wegen zunehmender Resistenzentwicklung gegen das Hauptmedikament, Dapson, wird grundsätzlich eine Kombinationstherapie durchgeführt. Bei **paucibazillärer** Lepra (TT, BT, interdeterminierte) werden Dapson (100 mg/Tag) und Rifampicin (600 mg/Monat) über sechs Monate hinweg gegeben. Bei **multibazillärer** Lepra (alle anderen Formen) wird diesem Schema Clofazimin (300 mg/Tag) hinzugefügt und die Behandlungsdauer auf zumindest zwei Jahre ausgedehnt (bis „slit-skin smears" negativ sind). Bei korrekter Durchführung der Therapie ist die Rezidiv-Rate gering

(0,1%). Die WHO hat inzwischen kürzere Schemata vorgeschlagen, in Endemiegebieten wird allerdings noch bezweifelt, ob diese verkürzten Therapien genauso wirksam sind.

Gegen schwere Typ II-Reaktionen helfen maßvoller Gebrauch von systemischen Steroiden und Thalidomid, da es die Bildung des in dieser Erkrankung entscheidenden Tumor Nekrose Faktors behindert; wegen der z.T. schweren neurologischen Nebenwirkungen, wird zu sehen sein, ob sich TNF-Antagonisten (Biologika) in der Therapie bewähren. Bei Typ I-Reaktionen helfen Clofazimin und maßvoller Gebrauch von systemischen Steroiden.

Krankheitsmanagement und Meldepflicht

Die Verbesserung der sozioökonomischen und allgemein hygienischen Verhältnisse ist die entscheidende Voraussetzung dafür, dass die Lepra in Endemiegebieten wirkungsvoll bekämpft werden kann. Darüber hinaus wird versucht, durch eine frühe Erkennung und Behandlung von Erkrankten die Entstehung irreversibler Spätfolgen zu vermeiden und Infektionsquellen auszuschalten.

Es besteht eine namentliche Meldepflicht nach § 7 Infektionsschutzgesetz.

Prophylaxe

Patienten mit der LL sollten nach Diagnose kurzzeitig isoliert werden, bis eine Multi-Drug-Therapie eingeleitet ist. Patienten, die an einer offenen Lepra erkrankt sind, können die Erreger auch durch Hustenstoß oder Niesen ausscheiden.

M. leprae wird gemäß Biostoffverordnung in die Risikogruppe 3 eingestuft, was in hiesigen Laboratorien jedoch von geringer praktischer Relevanz ist, da der Erreger nicht kultiviert werden kann, die Infektiosität im Vergleich zu anderen Risikogruppe 3 Erregern relativ gering ist und importierte Erkrankungsfälle selten sind.

4.19 Hautmanifestationen der Borreliose

Definition und Einteilung

Eine durch *Borrelia burgdorferi* hervorgerufene, durch Zeckenstich übertragene, in Stadien ablaufende Systemkrankung mit hauptsächlicher Manifestation an der Haut, am Nervensystem, am Herzen und an den Gelenken. Einteilung siehe auch Kapitel C5.

Kutane Frühmanifestationen im Stadium I:
- Erythema migrans (häufigste Frühmanifestation und Leitsymptom der Borreliose)
- Borrelien-Lymphozytom.

Kutane Spätmanifestation im Stadium III:
- Akrodermatitis chronica athrophicans (ACA) (fast nur in Europa).

Epidemiologie

Schätzungsweise 16–140 von 100 000 Einwohnern erkranken pro Jahr an Borreliose. Frühmanifestationen korrelieren zeitlich mit der Aktivität des Vektors, d.h. der Zecken (Frühsommer bis Herbst). In Europa ist dies *Ixodes ricinus*, ihre durchschnittliche Befallsraten mit Borrelien betragen ca. 10–20%. Die Mehrzahl der Infektionen verläuft höchstwahrscheinlich subklinisch mit nachfolgender Immunität (Personen mit hoher Zeckenexposition haben häufig signifikant erhöhte Antikörpertiter ohne Anamnese einer Lyme-Borreliose). Die ACA wird nur in Europa beobachtet.

Erreger, Infektionswege und Pathogenese

Borrelia burgdorferi gehört in die Ordnung der Spirochäten. Molekulargenetisch ließen sich bisher gesichert drei humanpathogene Arten (*B. burgdorferi* sensu stricto, *B. garinii* und *B. afzelii*) und eine fraglich humanpathogene Art (*B. valaisiana*) erfassen (siehe Kap. C5). Die verschiedenen Spezies bzw. OspA-Serotypen weisen offenbar einen unterschiedlichen Organotropismus und/oder unterschiedliche Disseminationsfähigkeit in Patienten (und auch Zecken) auf. Die Spezies *B. afzelii* wird ganz überwiegend bei Hautisolaten gefunden. Die Erreger im Liquor oder aus Gelenkpunktaten bei der Lyme-Arthritis sind heterogen, wobei *B. garinii* am häufigsten aus Liquor isoliert wurde. Erregerreservoir sind vor allem Mäuse, aber insgesamt ist das Wirtsspektrum breit (Haustiere, Vögel, Reh- und Rotwild, Füchse, Kaninchen). Borrelien gelangen im Rahmen des Saugaktes der Zecke in die Dermis; dieser Vorgang kann 24 Stunden in Anspruch nehmen. Mithilfe ihrer Endoflagellen führen sie schraubenförmige Bewegungen aus und können sich so auch in der viskösen extrazellulären Matrix fortbewegen. Zunächst breiten sie sich zentrifugal in der Dermis aus und rufen eine kutane zelluläre Immunabwehrreaktion hervor **(Erythema migrans).** Schon in diesem Stadium kann es zur Bakteriämie kommen (disseminiertes Erythema migrans, in den USA häufig, grippeähnliche Allgemeinsymptome). Das Immunsystem bildet innerhalb von 3–4 Wochen IgM- und nach 4–6 Wochen IgG-Antikörper. Einige Wochen später folgt dann regelhaft das Stadium der generellen Disseminierung mit Tropismus für die Haut, das Nervensystem, die Synovia und das Herz (Multisystemerkrankung) (siehe Kap. C5).

Eine seltenere kutane Reaktion im späten Frühstadium ist das **Borrelien-Lymphozytom,** das eine lymphomatöse Reaktion („Pseudolymphom") auf die Borellien darstellt.

Klinik

Die Lyme-Borreliose ist eine Multisystemerkrankung, die sich überwiegend als lokalisierte Hautinfektion manifestiert (Erythema migrans). Der natürliche Verlauf der unbehandelten Infektion ist variabel, da jede der klinischen Manifestationen isoliert, aber auch in unterschiedlichen Kombinationen auftreten kann. Das **Erythema migrans** ist die häufigste Frühmanifestation und Leitsymptom der Borreliose (Inkubationszeit: Tage bis Wochen nach Zeckenbiss). Infolge der zentrifugalen Wanderung der Borrelien entsteht um die Stichstelle ein scheibenförmiges Erythem. Das meist blasse und subjektiv symptomlose Erythern bildet sich zentral zurück, während es sich langsam ringförmig peripher ausbreitet, es kann aber auch zentral homogen bleiben. Der sich ausbildende Ring kann über den ganzen Körper wandern. Nach hämatogener Disseminierung oder multiplen Zeckenbissen können auch multiple Erytheme beobachtet werden (vor allem in den USA). Das Erythema migrans ist selbstlimitiert, doch von sehr unterschiedlich langer Dauer (Wochen bis Monate). Schon während dieses Stadiums I der Lyme-Borreliose (siehe Kap. C5) kann es zur Bakteriämie und zu Allgemeinsymptomen wie Fieber, Myalgien, Kopfschmerzen und selten auch Meningismus kommen.

Das **Borrelien-Lymphozytom** ist eine seltenere, besondere Reaktionsform an der Haut im späten Frühstadium (Inkubationszeit: Wochen bis Monate nach Zeckenbiss), vor allem bei Kindern und Jugendlichen (Abb. B17-11). Es kommt zu rötlich-lividen oder rötlich-bräunlichen kalottenförmigen, mittelweichen Knoten, typischwerweise an Ohrläppchen, Mamillen, Nasenflügeln oder Skrotum.

Akrodermatitis chronica athrophicans (ACA) gehört neben der Lyme-Arthritis zur häufigsten Spätmanifestationen des Stadiums III. Die Lyme-Arthritis ist in aller Regel mono- oder oligoarticulär und befällt am häufigsten die Kniegelenke. Der Verlauf ist meist intermittierend und nur etwa jeder zehnte Fall entwickelt einen chronischen Gelenkbefall. Die ACA tritt Monate bis Jahre nach einem meist nicht mehr erinnerlichen Zeckenstich oder einem unbehandelten Erythema migrans auf. Häufig einseitig und meist an der unteren Extremität, aber auch an der Hand kommt es zu einer großfleckigen roten bis dunkel-lividen, ödematösen Schwellung, die subjektiv symptomlos bleibt (initiales infiltratives Stadium, Abb. B17-12). Nach einigen Monaten gehen sie unter Rückgang des Ödems in die charakteristischen Veränderungen des atrophischen Stadiums über, mit zigarettenpapierdünner, gefälteter Haut, livider Verfärbung und plastischem Hervortreten der Gefäße (Abb. B17-13).

Diagnose

Die Diagnose oder Verdachtsdiagnose erfolgt primär aufgrund der klinischen Symptome. Durch die mikrobiologischen bzw. serologischen (Nachweis spezifischer Antikörper) Befunde kann die Diagnose gesichert oder bei Spätstadien eine Borreliose weitestgehend ausgeschlossen werden. **Differentialdiagnostisch** kommen ein Erysipel, Erysipeloid, fixes Arzneimittelexanthem, gyrierte Erytheme, aber auch eine superfizielle Tinea infrage.

Die Durchführung und Interpretation der mikrobiologischen und serologischen Methoden sollte kritisch erfolgen, um eine unzulässige Assoziationen zwischen Borrelien

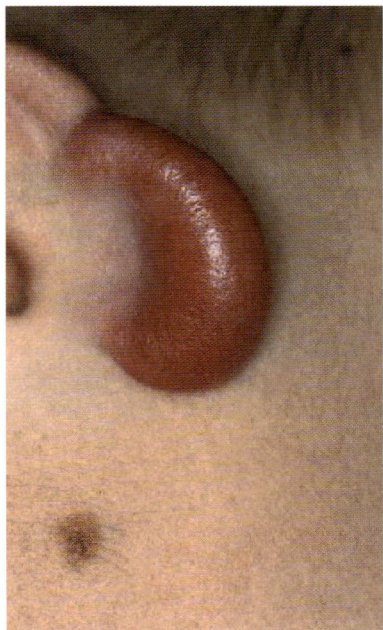
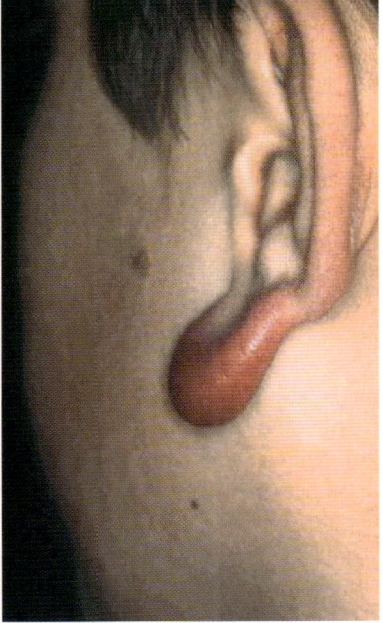

Abb. B17-11 Borreliose: Lymphozytom.

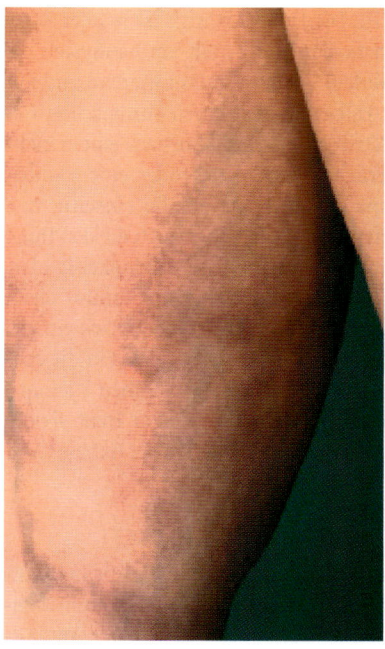

Abb. B17-12 Borreliose: Acrodermatitis atrophicans Herxheimer, initiales infiltratives Stadium.

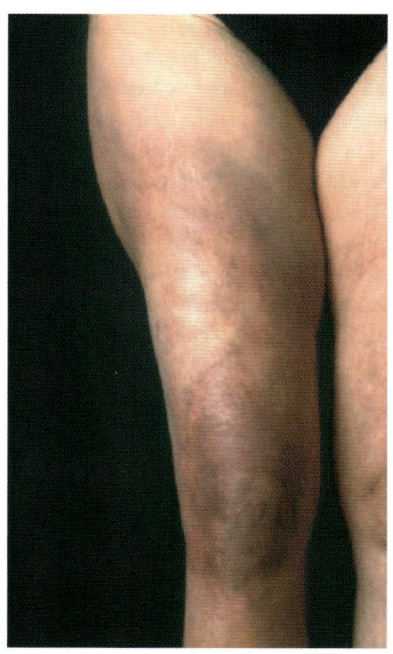

Abb. B17-13 Borreliose: Acrodermatitis atrophicans Herxheimer, spätes sklerosierendes, atrophes Stadium.

und bestimmten Erkrankungen und ungerechtfertigte Therapien zu vermeiden.

Ausführliche Richtlinien (MIQs) zur mikrobiologischen Diagnostik der Lyme-Borreliose finden sich bei der Deutschen Gesellschaft für Hygiene und Mikrobiologie (2006). Meist wird der **Antikörpernachweis im Serum** durchgeführt. Bei Verdacht auf Neuroborreliose sollte grundsätzlich auch Liquor cerebrospinalis (Liquor-/Serum-Paar vom selben Tag erforderlich) untersucht werden. Bei diagnostisch schwierigen Fällen (Hautmanifestationen mit atypischer Symptomatik nach Zeckenstich, Verdacht auf akute Neuroborreliose bei negativer Serologie) kann der Erregernachweis durch spezialisierte Labore (z.B. im Nationalen Referenzzentrum für Borrelien, München) angestrebt werden (Hautbiopsat, unter Umständen aber auch Liquor cerebrospinalis, Gelenkpunktat). Hierfür müssen empfindlichere Verfahren, wie der kulturelle Nachweis oder die Polymerase-Kettenreaktion (PCR), durchgeführt werden (in der Haut ungefähr gleichwertig).

Die PCR aus Urin und Blut wird zurzeit nicht für die Diagnostik empfohlen werden.

Die serologischen Untersuchungen werden als **Stufendiagnostik** durchgeführt. Als erste Stufe wird der ELISA empfohlen, der Immunblot soll erst in der zweiten Stufe eingesetzt werden. Die Standardisierung der serologischen Tests, insbesondere des Immunblots, ist schwierig. Bei Patienten mit kurzer Krankheitsdauer oder mit lokalisierter Infektion liegen meist noch keine Antikörper vor. Bei Erythema migrans und Neuroborreliose wurden auch Fälle mit positivem IgG- und negativem IgM-Antikörpernachweis beobachtet. Bei Verdacht auf ACA spricht ein negativer IgG-Befund (auch bei Nachweis von IgM-Antikörpern) gegen die Diagnose einer chronischen Lyme-Borreliose (Spätmanifestation). Eine mögliche Erklärung für das alleinige Vorkommen von IgM-Antikörpern mag darin liegen, dass nach Eliminierung der Antigen kein Anlass mehr für den IgG-Shift besteht.

Ein hoher Antikörpertiter bedeutet nicht notwendigerweise eine klinisch manifeste Infektion, sondern kann auch einen Durchseuchungstiter darstellen.

Serologische Verlaufskontrollen werden insbesondere zur Diagnostik der Frühmanifestationen angeraten. Eine frühe Antibiotikatherapie kann, muss aber nicht die Bildung von Antikörpern hemmen (Serokonversionen nach Antibiotikatherapie). Eine Therapiekontrolle mittels Serologie wird nicht empfohlen.

Therapie

Jede Manifestation der Lyme-Borreliose muss antibiotisch behandelt werden (siehe Kap. C5). Der klinische Erfolg der Antibiotikatherapie ist in frühen Infektionsstadien am größten. Bei typischem klinischen Bild eines

Erythema migrans ist vor der Therapie bzw. generell keine mikrobiologische Diagnostik erforderlich. Bei der Frühinfektion der Haut kann die Entzündung auch spotan abklingen, die Borelien persistieren jedoch und können in andere Organe disseminieren, bevorzugt ins zentrale und periphere Nervensystem, in die Gelenke und den Herzmuskel.

Das Erythema migrans heilt spontan aus, eine Antibiotikatherapie ist aber indiziert, um spätere Stadien zu verhindern. Hierfür ist Doxycyclin das bevorzugte Antibiotikum, da es im Falle der Disseminierung liquorgängig ist und auch gegen möglicherweise gleichzeitig übertragene Ehrlichien wirksam ist (200mg/Tag für 14 Tage). Nurselten treten bei lege artis durchgeführter Antibiotikatherapie spätere Manifestationen auf (in 1–2% Neuroborreliosen, in ca. 1% Arthritis). Es kommt jedoch häufig (ca 30%) zu einem postinfektiösen Syndrom mit Arthralgien und Myalgien. Bei Kindern unter zehn Jahren ist Amoxicillin das Mittel der Wahl (50 mg/kg KG/Tag für 14 Tage) oder Cefuroximaxetil (30 mg/kg KG/Tag) (die aber gegen Ehrlichien unwirksam sind), alternativ ist auch eine Behandlung mit Azithromycin (500 mg/Tag für 6 Tage) möglich (Hofmann 2005) oder Azithromycin (500 mg/Tag für 6 Tage) (siehe NRZ für Borrelien).

Die ACA ist eine Spätmanifestation der Haut und heilt in der Regel nicht spontan aus. Bei gleichzeitig bestehender Neuropathie ist Ceftriaxon 2 g täglich i.v. über 21 Tage sehr gut wirksam, ohne Neuropathie ist auch eine orale Therapie mit Doxycyclin 200 mg über 21–28 Tage oder Amoxicillin 2 × 100 mg wirksam. Die Besserung der klinischen Symptome tritt langsam über Wochen bis Monate ein. S1-Leitlinien zur Diagnostik und Therapie der Lyme Borreliose – kutane Manifestationen sind derzeit in Entwicklung (Federführung: Frau Prof. H Hofmann; http://leitlinien.net/).

Einige Patienten haben unspezifische persistierende oder neu auftretende Symptome wie Myalgien, Arthralgien, Schlafstörungen, Kopfschmerzen oder Konzentrationsstörungen nach korrekter antibiotischer Therapie einer Lyme-Borreliose. In den Medien wurde hierfür der Begriff „Postlyme-Syndrom" geprägt. Es zeigte sich aber, dass die angegebe Symptomatik in einem Vergleichskollektiv ohne Borrelien-Infektion gleich häufig auftrat und es somit für die Entität „Postlyme-Syndrom" keine Berechtigung gibt (Wormser et al. 2000).

Meldepflicht
Es besteht keine Meldepflicht.

Prophylaxe
Zecken sitzen in der bodennahen Vegetation und werden von ihren Wirten abgestreift. Adäquate Kleidung kann daher vor Zeckenbefall schützen. Außerdem sollte nach möglicher Exposition regelmäßig eine sorgfältige Inspektion des Körpers erfolgen, um die Zecke möglichst rasch zu entfernen. Die Wahrscheinlichkeit der Übertragung von Borrelien steigt mit der Dauer des Saugaktes der Zecken. Bei der Entfernung sollte der Zeckenleib nicht gequetscht oder die Zecke durch Anwendung von Öl etc. nicht erstickt werden, da dadurch Erreger aus der Speicheldrüse der Zecke in die Wunde gepresst werden könnten. In Europa wird eine **prophylaktische Antibiotikatherapie** nach Zeckenstich zwar nicht generell empfohlen, die einmalige Gabe von 200 mg Doxycyclin innerhalb von 72 Stunden nach Zeckenstich war in den USA aber vorbeugend wirksam gegen Erythema migrans und Serokonverison (Nadelman et al. 2001).

Hauterscheinungen bei Rattenbissfieber, Tuberkulose und Rickettsiose siehe Kap. B 17.2, Abschnitte 4.6 bis 4.8.

5 Durch Flagellaten und Rhizopoden verursachte Hautinfektionen

Cord Sunderkötter

5.1 Kutane und mukokutane Leishmaniasis

Synonyme für kutane Form: Orientbeule, Aleppobeule.
Synonym für mukokutane Form: Espundia.

Definition und Einteilung
Protozoen des Genus *Leishmania* verursachen einen Komplex an kutanen und viszeralen Erkrankungen (Leishmaniasis), deren jeweilige Form und Schwere von der Leishmania-Spezies und bis zu einem gewissen Grad von der Immunantwort des befallenen Individuums abhängen.

Die Leishmaniasis wird in viszerale und kutane Formen eingeteilt, zudem in die Leishmaniasis der „Alten Welt" (dort v. a. Leishmanien des Subgenus *Leishmania*) und „Neuen Welt" (Leishmanien des dort ursprünglich vorhandenen Subgenus *Viannia*, aber auch Leishmanien des Subgenus *Leishmania* (L.-mexicana-Komplex) die wahrscheinlich durch Einwanderer aus der Alten Welt eingeführt wurden).

Kutane Formen:
- ulzerierende, selbst limitierte kutane Leishmaniasis (am häufigsten) (unter anderem *L. major*, *L. tropica* in der Alten Welt, in der Neuen Welt L.-mexicana-Komplex mit *L. mexicana*, *L. amazonensis* und L.-brasiliensis-

Komplex mit *L. brasiliensis, L. peruvia* und *L. guyanensis*-Komplex *mit, L. panamensis, L. guyanensis*)
- chronisch-rezidivierende Leishmaniasis (vor allem *L. tropica,* auch *L. brasiliensis*)
- diffuse kutane Leishmaniasis (unter anderem *L. aethiopica; L. amazonensis, L. mexicana,* bei Anergie gegenüber Leishmanien)
- disseminierte kutane Leishmaniasis (v. a. *L. brasiliensis,* selten *L. guyanensis, L. panamensis* und *L. amazonensis*
- mukokutane Leishmaniasis (aus dem Subgenus *Viannia* der L.-brasiliensis-Komplex vor allem *L. brasiliensis,* aber auch *L. guyanesis* und *L. panamensis* und gegebenenfalls auch *L. peruviana*).

Viszerale Formen:
- viszerale Leishmaniasis (Kala azar) (L.-donovani-Gruppe mit *L. donovani, L. infantum* [vor allem bei Kindern und immungeschwächten Patienten; HIV], *L. chagasi,* nur in Brasilien)
- viszerotrope Leishmaniasis (*L. tropica*).

Die viszeralen Formen beginnen primär nicht mit Hautsymptomen. Die Form der viszerotropen Leishmaniasis wurde erst nach den Golfkriegen erkannt, da ihr Erreger, *L. tropica,* ausschließlich als Erreger der kutanen Form erachtet wurde.

Einige Fälle mit viszeraler Leishmaniasis können sekundär eine Post-Kala-azar-dermale Leishmaniasis entwickeln.

Epidemiologie

Leishmaniasis ist endemisch in ca. 90 Ländern (in der Alten Welt im Mittelmeerraum, Nahen und Mittleren Osten, Afrika; in der Neuen Welt in Mittel- und Südamerika). Jährlich kommt es zu 1–1,5 Millionen Neuerkrankungen an kutaner Leishmaniasis (90% davon in den Ländern Afghanistan, Algerien, Saudi Arabien, Sudan, Brasilien und Peru).

Erregerspektrum, Infektionswege und Pathogenese

Ungefähr 15 Leishmanien-Spezies verursachen die kutanen Formen, häufigste Erreger sind *L. major* (vor allem in trockenen Wüsten) oder *L. tropica* (urbane Gebiete).

Übertragen wird die Erkrankung durch Sandmücken (sandfly) (Gattung *Phlebotomus* in der Alten Welt und *Lutzomyia* oder *Psychodopygus* in der Neuen Welt), die als Vektoren auch die Heranreifung infektiöser, promastigoter Leishmanien ermöglichen. Gelangen Leishmanien bei der Blutmahlzeit der Sandmücke in ein Säugetier, können sie dort nur innerhalb der Zellen des Makrophagen-Phagozyten-Systems überleben und sich vermehren. Intrazellulär nehmen die Leishmanien eine amastigote Gestalt an.

Erregerreservoir sind kleine Säugetiere, aber auch Menschen. Infolge der Rekrutierung von Granulozyten und Makrophagen an den Inokulationsort kommt es zu einer fortschreitenden Entzündung mit Gewebenekrose und Ulzeration (Kolde et al. 1996, Sunderkötter et al. 1993). Durch die Ausbildung einer zellvermittelten Immunantwort bleibt die Infektion in den meisten Fällen auf den Infektionsort beschränkt und heilt aus. Aufgrund der spezifischen T-Zell-Antwort besteht in immunkompetenten Menschen lebenslange Immunität. In einigen Fällen (bis zu 6%) (Gurel et al. 2002) kann es nach 1–15 Jahren zu einer rezidivierenden kutanen Leishmaniasis kommen, bei der die Betroffenen nach Abheilung rötliche, unregelmäßig konturierte, schuppende Papeln in oder um die Primärläsion entwickeln (tuberkuloide Granulome). Die Läsionen enthalten nur wenige Leishmanien (meist *L. tropica* oder *L. brasiliensis*), die spezifische zellvermittelte Immunreaktion auf Leishmanien-Antigene im Montenegro-Test ist intakt. Bisweilen kommt es bei Infektion mit *L. aethiopica,* häufiger aber in Mittel- und Südamerika in 0,2–1,9% der Fälle drei Tage bis acht Wochen nach Infektion mit *L. amazonensis* (Turetz et al. 2002), *L. guyanensis* oder *L. mexicana* zur diffusen kutanen Leishmaniasis. Bei ihr liegt eine selektive Anergie gegenüber Leishmanien-Antigene vor, und es kommt zum Auftreten multipler, Knoten mit hoher Parasitendichte. Bei der disseminierten kutanen Leishmaniasis können 10–800 lymphogen oder hämatogen gestreute, pleomorphe Läsionen mit geringer Parasitenzahl auftreten bei reduzierter zellulärer Immunantwort.

Bei der mukutanen Form handelt es sich um eine schwere Form der Disseminierung von Leishmanien des L.-brasiliensis-Komplexes aus den ursprünglich kutanen Herden in die Schleimhäute. Diese Form tritt bei ca. 1–5% der Patienten auf, wenn sie unzureichend oder nicht behandelt wurden; weitere Risikofaktoren sind eine hohe Anzahl an kutanen Läsionen und männliches Geschlecht. In der Hälfte der Patienten tritt diese Erkrankungsform nach zwei Jahren auf, bei 90% innerhalb von zehn Jahren nach der primären kutanen Infektion auf (Grevelink und Lerner 1996), die daher oft nur noch an den verbliebenen Narben erkennbar ist. Sie geht eher mit einer gesteigerten zellulären Immunreaktion einher.

Klinik

Anamnese Aufenthalt in Endemiegebieten 2–12 Wochen vor Erscheinen der ersten Papel.

Symptome Die Ulzera sind meist symptomlos, Schmerzen entwickeln sich meist nach einer Superinfektion.

Befunde Ca. 2–12 Wochen nach der Infektion entwickelt sich eine rote Papel, die zu einem Knoten oder Plaque heranwächst und schließlich ulzeriert. Das Ulkus ist unregelmäßig konturiert, hat leicht erhabene, manchmal hyperkeratotische Ränder und typischerweise oft krustige Beläge (Abb. B17-14). Mitunter befinden sich weitere Ulzera in unmittelbarer Nähe (Autoinokulation) oder an weiteren unbedeckten Körperteilen (multilokale Infektion). Prädilektionsstellen sind unbedeckte Hautareale. In Südamerika befinden sich die Läsionen meist an den Unterschenkeln, da *Lutzomyia* oder *Psychodopygus* nicht höher über dem Boden fliegen; bei Infektion liegender Menschen können aber entsprechend auch Gesicht und Arme befallen sein (im Orient erreichen Phlebotomus-Sandmücken in Häusern zumindest keine höheren Stockwerke). Die Ulzera heilen in der Regel innerhalb von zwei Jahren spontan unter Hinterlassung einer flachen Narbe ab (von Stebut und Sunderkötter 2007). Bei der rezidivierenden kutanen Leishmaniasis entwickeln sich in oder um die Primärläsion rötliche, unregelmäßig konturierte, schuppende Papeln. Bei der diffusen kutanen Leishmaniasis ist das klinische Bild gekennzeichnet durch das verstreute Auftreten multipler Knoten mit hoher Parasitendichte, aber in der Regel ohne Ulzerationen. Bei der disseminierten Form können es bis zu 800 pleomorphe (Papeln, akneiform, Ulzera) Läsionen sein. Bei der mukokutanen Leishamanisasis beginnt die Gewebsdestruktion meist am Nasenseptum mit nachfolgender Perforation. Die Primärinfektion an der Haut ist dann meist schon abgeheilt. Der Prozess schreitet auf den Nasen-Rachenraum, den Pharynx, den Larynx und die Trachea fort. Unbehandelt kommt es häufig durch Destruktion, Superinfektion und Obstruktion zur Schluckunfähigkeit und Kachexie. Unbehandelt ist die mukokutane Form daher mit hoher Letalität behaftet (Abb B17-15).

Diagnose
Wegweisend sind die **Reiseanamnese** und der **klinische Befund.** Beweisend ist der mikroskopische oder kulturelle **Erregernachweis.** Hierfür kann man am einfachsten Abstrichpräparate vom Rand eines Ulkus (jenseits der nekrotischen Zentren) auf einen Objektträger bringen und z.B. nach Giemsa färben. Höhere Sensitivität haben Abklatschpräparate von Hautbiopsien auf Objektträgern oder Anlage von Kulturen aus Exsudat oder Gewebebiopsien in geeigneten Medien (Novy-McNeal-Nicolle oder Schneiders Drosphila-Medium). Für Nadelaspirate zum kulturellen Leishmanien-Nachweis sollen Gewebesaft und Zellen in ca. 0,1 ml einer 0,9%igen NaCl-Lösung enthaltenden Spritze aufgezogen werden. Wegen der unterschiedlichen Verlaufsformen ist eine Identifizierung der Leishmanien-Spezies bei Infektionen in Südamerika notwendig und bei Infektionen im Nahen Osten dringend empfehlenswert. Sie kann in entsprechenden Instituten durchgeführt werden (z.B. Tropeninstitut an der Charité, Berlin):

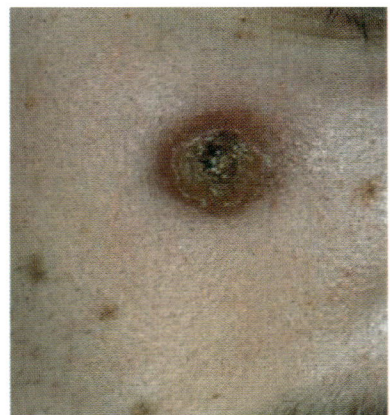

Abb. B17-14 Kutane Leishmaniasis im Gesicht.

Zum Erregernachweis bei der viszeralen Leishmaniasis dienen die Mikroskopie oder der kulturelle Nachweis von Punktaten aus Knochenmark, Lymphknoten oder Milz. Die diagnostische Ausbeute aus Milzpunktaten ist mit 98% im Vergleich zu anderen Materialien (Sensitivität < 90%) am höchsten, jedoch ist die Milzpunktion aufgrund möglicher Blutungen riskanter.

Therapie
S1-Leitlinien zur Diagnostik und speziesspezifischen Therapie der kutanen Leishmaniasis sind derzeit unter Schriftleitung von G. Boecken in Entwicklung und sollen noch 2007 vorgestellt werden (siehe http://www.awmf.org/) (Inhalte des Kapitels wurden mit dem bisherigen Entwurf abgeglichen).

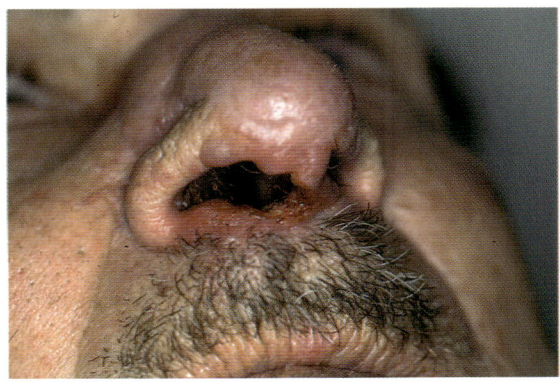

Abb. B17-15 Mukokutane Leishmaniasis mit perforiertem Nasenseptum.
(Bild freundlicherweise überlassen von Prof. J. Tomimori-Yamashita und dem Department of Dermatology, University of São Paulo, Brasilien).

Nicht jede kutane Leishmaniasis der Alten Welt muss therapiert werden, da im Falle von *L. major* keine größeren Komplikationen zu erwarten sind und da die meisten Läsionen über Monate bis Jahre von selbst ausheilen: ca. die Hälfte der Geschwüre bei *L. major* nach 3 Monaten, bei *L. tropica* nach 10 Monaten (bei *L. braziliensis* dagegen nach bis zu 3 Jahren). Eine früh einsetzende Therapie kann generell die Läsion klein halten und das Risiko einer Superinfektion minimieren. Bei der einfachen kutanen Leishmaniasis der Alten Welt, v.a. mit *L. major,* und bei unkompliziert verlaufenden Infektionen mit Erregern des L.-mexicana-Komplex ist dann aber eine Lokaltherapie meist ausreichend. Auch Patienten, die eine Kontraindikation für eine systemische Therapie aufweisen, und schwangere Patientinnen sollten bevorzugt lokal behandelt werden.

Lokaltherapien:
- Exzision (wenn komplette Exzision möglich ist)
- Kryotherapie (topische Behandlung mit flüssigem Stickstoff per Kontakt für 10–25 Sekunden bzw bis die Läsion und 1–2 mm der umgebenden Haut eingefroren sind; in z.B. dreimaliger Anwendung innerhalb kurzer Zeitabstände)
- Intraläsionale Gabe von Stibogluconat (wirksam, aber schmerzhaft)
- Lokale Wärmeanwendung einmalig 55 °C für 5 Minuten, am Besten durch den Einsatz von Radiowellen (geringere Schädigung der tieferen Schichten), aber auch durch Infrarotlicht, Ultraschall oder Laser. Problematisch ist die Kontrolle der angewandten Temperatur, daher wurden thermochirurgische Apparate entwickelt.
- Paromomycin (Aminosidinsulfat) 15%, z.B. in 12% Mehylbenzethoniumchlorid, Wirksamkeit in dieser Rezeptur am besten nachgewiesen gegen *L. major* mit dem Fertigpräparat Leishcutan® (in Israel zugelassen und erhältlich, Firma Teva Pharmaceutical Industries, Petach Tikva, Israel, gilt dort als ein Mittel der ersten Wahl gegen *L. major*).
- Einzelne Fallberichte zum erfolgreichen Einsatz von Imiquimod.

Eine systemische Therapie sollte bei Vorliegen oder Antizipation von Komplikationen erfolgen, d.h. bei (angelehnt an die in Entwicklung befindlichen S1-Leitlinien (s.o.)) sehr großen (> 4 cm Durchmesser) oder multiplen (> 3) Läsionen, oder bei einer Lokalisation an kosmetisch und funktionell kritischen Hautarealen (z.B. im Gesicht, an Händen, über Gelenken). Außerdem sollten das Bestehen von Satellitenläsionen und das Vorliegen von Grundkrankheiten oder einer Immunsuppression berücksichtigt werden.

Da *L. tropica* die chronisch-rezidivierende Leishmaniasis und nach neustem Stand auch eine viszerotrope Form verursachen kann, ist bei Infektion mit dieser Spezies eine systemische Therapie möglich oder gar empfehlenswert.

Eine systemische Therapie ist auf jeden Fall außerdem indiziert bei
- der diffusen, disseminierte und wahrscheinlich auch rezidivierenden kutanen Leishmaniasis
- der mukokutanen Leishmaniasis
- einer kutanen Leishmaniasis in Südamerika, wenn eine Infektion durch den L.-braziliensis-Komplex oder durch *L. guyanensis, L. panamensis* oder auch *L. peruviana* nicht ausgeschlossen werden kann; das Ziel ist es, vor allem die mukokutane Form zu verhindern
- Patienten mit kutaner Leishmaniasis durch *L. amazonensis, L. mexicana* oder durch *L. aethiopica* in der Alten Welt, wenn bzw. bevor es zu einer diffusen kutaner Leishmaniasis kommt.

Keines der derzeitig verfügbaren lokalen und systemischen Therapeutika ist im Hinblick auf Wirksamkeit und Nebenwirkungen optimal (S1-Leitlinien zur Diagnostik und Therapie der kutanen Leishmaniasis sind in Arbeit unter Schriftleitung von G. Boecken, siehe http://www.awmf.org/).

Systemische Therapien:
- Miltefosin (2,5 mg/kg/d bzw. für Erwachsene 100–150 mg für 4 Wochen p.o.), zugelassen für die viszerale Leishmaniasis durch die L.-dononvani-Gruppe (*L. donovani, L. infantum;* aber noch keine Studie zu der kleinen Fallgruppe der *L.-chagasi*-Infektionen) und für die kutane (und damit auch mukokutane) Leishmaniasis der Neuen Welt (*L.-mexicana-* und *L.-brasiliensis-*Komplex). Nach neueren Berichten scheint Miltefosin auch bei der kutanen Leishmaniasis der Alten Welt wirksam zu sein (*in vitro* hat es eine 10-fach geringere Leishmanizidität als andere leishmanizide Präparate). Eine Zulassung für *L. major* und *L. tropica* sei in Vorbereitung.
- Pentavalentes Antimon (Meglumin Antimonat oder Stibogluconat Antimon) (20 mg/kg KG/d für 10 Tage (gleicht in der Wirksamkeit der bisherigen 20-tägigen Therapie). Diese Behandlung ist wirksam, aber nebenwirkungsreich. *L. donovani* und *L. brasiliensis* sind empfindlicher für pentavalente Antimone als *L. major, L. tropica* und *L. mexicana*.
- Pentamidin (ähnlich wirksam wie Antimon, aber auch ähnlich nebenwirkungsreich).
- Fluconazol (200 mg/d für mindestens 6 Wochen): Wirksamkeit gegen *L. major*
- Itraconazol (200 mg/d für mindestens 6–8 Wochen): wirksam gegen *L. major, L. tropica* in den meisten,

aber wohl nicht in allen Endemiegebieten, und ggfs auch gegen *L. braziliensis*), Nebenwirkungs-arme und oral durchführbare Therapie.
- Einzelne Fallberichte zum erfolgreichen Einsatz von Interferon-γ (Kolde et al. 1996)
- Liposomales Amphotericin B (AmBisone) (3 mg/kg KG/Tag über 14–21 Tage) ist zwar teuer, in ersten Fallserien aber vielversprechend. Placebokontrollierte, randomisierte, verblindete Studien stehen noch aus. Bei dieser liposomalen Form sind die Nierenschäden mit Hypokaliämie, Leberschäden Fieber, Schüttelfrost, seltener als bei Amphotericin B; zu achten ist auf ventrikuläre Arrhythmien
- Die Berichte zu Therapieerfolgen mit Allopurinol (20 mg/kg KG/d für 15–30 d) sind nicht einheitlich. Es verbessert aber die Heilungsraten wenn es unterstützend zu Antimonen gegeben wird.

5.2 Amerikanische Trypanosomiasis (Chagas-Krankheit)

Definition und Einteilung
Parasitäre Infektion, durch Flagellaten bzw. Trypanosomen (*Trypanosoma cruzi*) übertragen (zu den Trypanosomen zählen auch die Erreger der Schlafkrankheit oder afrikanischen Trypanosomiasis). Die Trypanosomen-Infektionen sind durch Befall innerer Organe gekennzeichnet (Herz, ZNS, Leber). Es existieren zumeist tierische Reservoirs. Vektoren für *Trypanosoma cruzi* sind Raubwanzen.

Epidemiologie
Zentral- und Südamerika, Durchseuchungsgrad in dortigen Endemiegebieten bis 30%. Untersuchungen an Mumien deuten darauf hin, dass die Chagaskrankheit bereits um 7050 v. Chr. Menschen in Süd- und Mittelamerika befallen hat. Nach neuen Erhebungen sind gegenwärtig rund 18 Millionen Menschen infiziert, jährlich sterben mehr als 40 000 Menschen an dieser Parasitose.

Erregerspektrum, Infektionswege und Pathogenese
Trypanosoma cruzi, Vektor: flügellose Raubwanzen aus der Familia *Triatoma* („kissing bug"). Trypanosomen können sich durch vielgestaltigen Wandel ihrer Oberflächenantigene dem Immunsystem entziehen.

Klinik
Nach dem Stich – meist im Gesicht (Konjunktiven) – entsteht ein Knoten an der Bissstelle (Chagom), begleitet von einem Gesichtsödem, Lymphadenopathie, Fieber und dann vergrößerte Leber und Milz. Sekundär können an der Haut multiformeartige Exantheme entstehen.

Danach kann die Krankheit ausheilen oder – nach einem symptomfreien Intervall- in eine chronische Form mit Kardiomyopathie, Hepatomegalie, Megakolon (Befall der Neuronen), und ZNS Befall übergehen.

Diagnose
Direkter Erregernachweis aus dem Blut. Oder auch aus Biopsien von Muskeln oder Knochenmark; serologische Untersuchungen.

Therapie
Es gibt noch kein wirksames Mittel gegen Amastigote und damit gegen die chronische Form.

5.3 Hautefloreszenzen bei Amöbiasis Rhizopode *Entamoeba histolytica*

Definition und Einteilung
Bei Infektion mit *Entamoeba histolytica* entstehen die Amöbenruhr und ein Leberabszess; Hautinfektionen bilden sich durch Ausbreitung der Läsionen um Darm in den Anogenitalbereich, seltener durch Inokulation infolge Kratzens oder Intimverkehrs (dann Herde im Gesicht oder an den Genitalien).

Epidemiologie
Weltweit, vorwiegend dort wo schlechte sanitäre Verhältnisse bestehen (Tropen). Nur humanpathogen (kein Tierreservoir). Weltweit die Ursache für 40 000–100 000 Todesfälle im Jahr.

Erregerspektrum, Infektionswege und Pathogenese
Enamoeba histolytica: pathogen ist die mobile Amöbenform, während die unbewegliche Zystenform die Erkrankung überträgt.

Die Ansteckung erfolgt über kontaminierte Nahrung oder auch anal-oral über Sexualkontakte. Die Zysten wandeln sich im Darm in die mobile Amöben um, welche die Darmwand zerstören und in die Leber einwandern können. Ein großer Anteil infizierter Menschen erkrankt allerdings nicht, wird aber Dauerausscheider. Hierfür sind u.a. Virulenzfaktoren von *Entamoeba histolytica* beteiligt. Deren Genom ist seit 2005 bekannt, so dass eine weitere Charakterisierung der daran beteiligten Mechanismen zu erwarten ist.

Klinik
An der Haut infolge Autoinokulation schmierig belegte Geschwüre mit unterminierten Rändern oder ulzerierende

Granulome, einhergehend mit schmerzhaften Lymphknotenschwellungen.

Diagnose
Direkter Erregernachweis aus Stuhl und aus unterminierten Geschwürsrändern.

Therapie
Metronidazol.

Prophylaxe
Siehe Maßnahmen zum Schutz vor Diptera (siehe Abschnitt 6.8).

6 Hautinfektionen durch Würmer (Helminthen)

Cord Sunderkötter

6.1 Trematoden

Mehrere Wurmarten stellen für den Menschen Parasiten dar. Die parasitären Würmer gehören zu den Stämmen der Fadenwürmer (Nematoden) und Plattwürmer, letztere enthalten die Klassen der Saugwürmer (Trematoden) und Bandwürmer (Zestoden). Die Inzidenz von Wurmerkrankungen ist vor allem in Entwicklungsländern hoch.

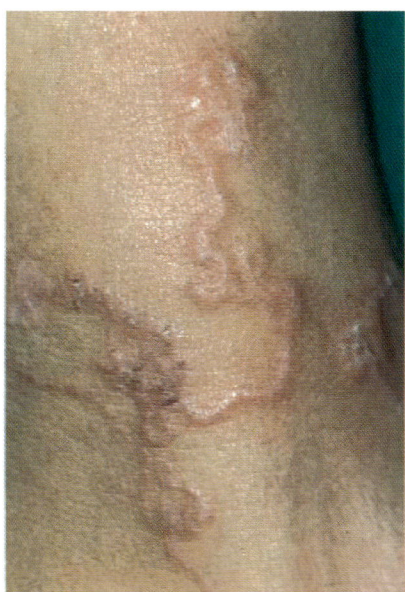

Abb. B17-16 Kutane Larva migrans.

Im Gegensatz zu Protozoen vermehren sich die meisten Wurmarten nach Aufnahme im Menschen nicht mehr. Somit entscheidet die Anzahl an eingedrungenen Parasiten, sei es durch einmalige Aufnahme einer hohen oder durch wiederholte Aufnahme einer niedrigen Zahl, ob klinische Symptome auftreten.

Larven oder Wurmeier können auf verschiedenen Wegen in die Haut bzw. den Körper gelangen: durch direktes Eindringen über die Haut (Schistosomen, Larva migrans, Hakenwürmer), über Nahrung die mit menschlichen oder tierischen Ausscheidungen kontaminiert wurde (Oxyuren, Ascariden, *Dracunculus*, Echinokokken), durch infizierte Nahrung (ungekochtes Fleisch, welches Trichinen oder Finnen des Rinder- oder Schweinebandwurms enthält) oder durch Einbringen über Vektoren (Insekten) (Onchozerken, *Loa loa*, *Wucheria*). Würmer verbleiben entweder am Ort der Inokulation (Bandwürmer, Larva migrans) oder siedeln sich nach Wanderung durch den Körper in bestimmten, von ihnen bevorzugten Geweben an (*Dracunculus* in der Subkutis, *Wucheria* in Lymph-, Schistosomen in Blutgefäßen; Trichinen im Muskel).

Infektionen mit Würmern verursachen Hautsymptome am Ort der Infektion, z.B. als papulourtikarielle Reaktion an der Eindringstelle (Schistosomen), als Gänge (Larva migrans, Abb. B17-16) oder als subkutane Knoten mit Ulzeration (Drakunkuliasis). Bedingt durch immunologisch-entzündliche Reaktionen führen sie lokal, aber auch indirekt zu Ekzemen (perianales Ekzem bei Oxyuriasis, Onchodermatitis) oder systemisch zu einer chronisch rezidivierenden Urtikaria (z.B. bei Ascariasis, Echinokokkose, Oxyuriasis, Trichinellose), mitunter vergesellschaftet mit umschriebenen Angioödemen, die entweder persistieren (periorbitale Ödeme bei *Trichina*) oder vorübergehen (*Loiasis*) können. Trichinen (und der Schweinebandwurm) verursachen darüber hinaus Myalgien, ähnlich wie bei Dermatomyositis. Viele Würmer bedingen eine ausgeprägte Eosinophilie.

6.1.1 Hauteffloreszenzen durch Schistosomen – Bilharziose

Definition und Einteilung
Schistosomen verursachen verschiedene Formen der Bilharziose und die Zerkariendermatitits. Je nach Sitz der adulten Würmer im Körper und nach Ort der Eiablagerung kommt es zur urogenitalen oder zur intestinalen Schistosomiasis.

Epidemiologie
An Bilharziose sind auf der Welt ca. 200 Millionen Menschen erkrankt, meist aber außerhalb Zentraleuropas.

Die Zerkariendermatitis (swimmer's itch) ist hingegen in unseren Zonen und in den Tropen in Süß- und Salzwasser verbreitet.

Erregerspektrum, Infektionswege und Pathogenese

Aus ausgeschiedenen Eiern im Wasser geschlüpfte Schistosomen-Larven befallen als Zwischenwirt Wasserschnecken, über die sie sich in eine besondere Larvenform (Zerkarien) umwandeln, welche sich im Süßwasser aktiv fortzubewegen vermag. Sie dringt innerhalb kurzer Zeit durch die Haut von Menschen, die sich in Zerkarien-haltiges Wasser begeben haben. Dabei verursachen sie juckende, papulovesikulöse Effloreszenzen. Von der Haut erreichen sie über Lunge und Leber die Venen der Blase (S. haemobium → Blasenbilharziose) oder des Darmes (S. mansoni und S. japoonicum) → Darmbilharziose).

Die Krankheitssymptome werden vor allem durch die in hoher Zahl abgegebenen Eier und die daraufhin einsetzende entzündlich-immunologische Abwehrreaktion verursacht. Die Ausscheidung der Eier (Fäkalien, Harn) ist Voraussetzung für weitere Infektionen.

Klinik

Anamnese Auftreten nach Aufenthalt in Zerkarien-haltigem Gewässer.
Symptome Zunächst Juckreiz an den Eindringstellen.
Befunde Juckende, papulovesikulöse Effloreszenzen an unbedeckter Haut. Bei Darm- und Blasenbilharziose im weiteren Verlauf Fieber und an der Haut Urtikaria und Ödeme als Reaktion auf den systemischen Parasitenbefall. Vor allem *S. hämobium* kann außerdem zu perigentialen Granulomen und Fisteln führen.

Diagnostik

Verteilung der Hauteffloreszenzen. Bei viszeraler Erkankung Nachweis von Eiern im Stuhl, Urinsediment oder in Gewebebiopsien; Serumantikörper.

Therapie

Bei Darm- und Blasenbilharziose Behandlung mit Praziquantel. Meiden der Schistosomen-haltigen Gewässer.

6.1.2 Zerkariendermatitis

Synonyme: Schistosomen-Dermatitis, Badedermatitis, Swimmer's itch.

Erregerspektrum, Infektionswege und Pathogenese

Bei der Zerkariendermatitis sind es im Gegensatz zur Bilharziose meist Larven vogelpathogener Trematoden (*Trichobilharzia stagnicolae*), die durch die Haut eindringen und dabei mehrere juckende Papeln an unbekleideten Körperstellen verursachen. Die Eier gelangen mit dem Kot der Vögel ins Wasser. Die daraus schlüpfenden Larven (Mirazidien) dringen in ufernah lebende, als Zwischenwirt dienende Süßwasserschnecken ein, in denen sie sich vermehren und die sie in großer Zahl als infektionstüchtige Larven (Gabelzerkarien) wieder verlassen. Diese Larven müssen innerhalb weniger Tage in die Haut eines neuen Wirtes eindringen. Befallen können sie alle Warmblüter. Menschen die an heißen Sommertagen ufernah in befallenen Gewässern baden, können auf diese Weise zu Fehlwirten werden. Beim ersten Befall mit Zerkarien tritt in der Regel keine große Reaktion an der Haut ein. Die eigentliche als Zerkariendermatitis bezeichnete Krankheit mit stark juckenden Papeln und perifokalem Erythem ist Folge einer Immunreaktion, die frühestens erst 10–14 Tage später oder bei erneuter Infektion auftritt.

Da der Mensch ein Fehlwirt ist und die eingedrungenen Trematoden somit nach einigen Tagen wieder absterben, bleibt die Krankheit selbstlimitiert (ca. 1–21 Tage).

Klinik

Anamnese Auftreten nach Aufenthalt in Zerkarien-haltigem Gewässer.
Symptome Juckreiz.
Befunde Juckende, makulopapulöse, mitunter gar vesikuläre Effloreszenzen an unbedeckter Haut, ähnlich wie bei der Bilharziose (Abb. B17-17) Die Erstinfektion führt allenfalls zu Juckreiz, ausgelöst durch die eindringenden Zerkarien. Weitere 10–14 Tage später oder bei erneuter Infektion löst die induzierte Immunantwort dann das als Zerkariendermatitis bezeichnete Krankheitsbild aus: stark juckende Papeln mit perifokalem Erythem, die 7–10 Tage bestehen bleiben und die bei massiver Invasion eventuell mit ödematöser Schwellung der betroffenen Region und periorbitalem Ödem einhergehen.

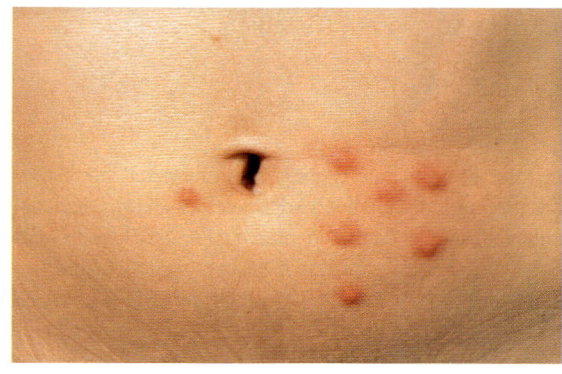

Abb. B17-17 Zerkariendermatitis.

Diagnostik
Anamnese und die Verteilung der Effloreszenzen. Charakteristischerweise sind die vom Badeanzug bedeckten Körperpartien nicht betroffen. Meist sind in der Gegend weitere Fälle bekannt.

Therapie
Lokale antipruriginöse Therapie.

Prophylaxe
Baden in verseuchten Süßwasserseen an heißen Tagen sollte vermieden werden, insbesondere am Vormittag, wenn die Schnecken ihre Zerkarien ins Wasser entlassen. Schwimmen in tiefen Gewässern birgt ein geringeres Infektionsrisiko. Zum Eindringen in die Haut brauchen die Zerkarien ca. 3–5 min. und können in dieser Zeit durch Abreiben mit dem Handtuch evtl. noch entfernt werden.

6.2 Hauterkrankungen bei Infektion mit Nematoden (Rundwürmer)

Nematoden entwickeln sich typischerweise vom Ei über vier Larvenstadien (genannt L1-L4) zu den geschlechtsreifen Adultwürmern. Dies geschieht entweder indirekt über ein Insekt als Zwischenwirt oder direkt im Freiland. In letzterem Fall findet die Infektion entweder oral oder perkutan statt.

Filarien bilden eine Untergruppe der Nematoden. Eine besondere Eigenart ist ihre Abhängigkeit von symbiotischen intrazellulären Bakterien (*Wolbachia*), die für die normale Entwicklung und Fortpflanzung essentiell sind (Endosymbionten). *Wolbachia* ist an der begleitenden Entzündungsreaktion und an den Nebenwirkungen der Medikamenten gegen Filarien beteiligt (Taylor et al. 2005a, Taylor 2005b).

6.2.1 Larva migrans (Creeping disease)

Kutane Form

Definition und Einteilung
In ihrer Morphologie typische Hautinfektion durch Eindringen und anschließende dermale Wanderung regional unterschiedlicher Nematodenlarven. Bei der (klassischen) kutanen Larva migrans durch tierpathogene Wurmlarven bleibt die Infektion auf die Haut beschränkt (der Mensch ist Fehlwirt), bei der viszeralen Larva migrans durch menschenpathogene Nematodenlarven folgt ein viszeraler Befall (s. a. Abschnitte über systemische Larva migrans).

Epidemiologie
Larva migrans ist verbreitet an warmen sandhaltigen Plätzen (Stränden) in Südamerika, Afrika, in der Karibik, teilweise auch am Mittelmeer (Urlaubsdermatose). Die Prävalenz ist dort hoch, wo viele Menschen barfuß laufen, engen Umgang mit Tieren haben und mit ihnen gemeinsame Latrinenorte aufsuchen. In seltenen Fällen ist eine Infektion auch in Europa möglich, am ehesten durch z.B. Larven des Hundehakenwurms (*Toxocara canis*) (viszerale und okuläre Larva migrans), aber auch eine kutane Form erscheint möglich (siehe unten).

Erregerspektrum, Infektionswege und Pathogenese
Die unterschiedlichen tierpathogenen Nematodenlarven (der Mensch ist Fehlwirt) umfassen *Ancylostoma* oder *Uncinaria* wie z.B. *A. caninum*, *A. braziliense* oder *U. stenocephale*. Fälle von Infektion mit Larva migrans in Europa gehen in den meisten Fällen auf *Toxocara ssp.* zurück; hierbei handelt es sich indes um eine viszerale Form. Die Durchseuchung mit *Toxocara ssp.* ist in bestimmten ländlichen Gegenden und Berufsgruppen hoch, die darauf zurückgehenden klinischen Erscheinungen (Asthma, Eosinophilie, Entzündung des Auges, ZNS-Befall) mögen häufiger sein, als bislang bekannt (Auer und Aspock 2004). Aber auch Ancylostomatidae und *U. stenocephale* sind in Deutschland bzw. Polen bei Hunden, Katzen und Wölfen nachgewiesen worden, sodass eine kutane Larva-migrans-Infektion unter bestimmten Umständen denkbar ist (Barutzki und Schaper 2003, Wolfe et al. 2001). Die Larven müssen sich allerdings bei für sie günstigen Bedingungen (in Kulturen bei 28 °C und > 80% relative Luftfeuchte) innerhalb einer Woche aus den ausgeschiedenen Eiern zu den infektiösen Larven- (L3) Stadien entwickeln können – eine Konstellation, wie sie in Mitteleuropa eventuell bei warmen Wetterperioden in überschwemmten Gebieten möglich ist. Bei geringer Kontamination bedarf es zudem einer ausreichend langen Exposition unbedeckter Haut.

Die Larven dringen in die intakte Haut (Füße oder Gesäß) ein und wandern zickzackförmig unter Hinterlassung charakteristischer Gänge durch die Epidermis (siehe Abb. B17-16). Sie bewegen sich je nach Art unterschiedlich schnell vorwärts (einige Millimeter bis Zentimeter/Tag) (im Fall der viszeralen Creeping disease mit *Strongyloides stercoralis* bis 10 cm/Stunde).

Klinik
Anamnese Auftreten nach Besuch verseuchter, vor allem sandiger Böden.
Symptome Juckreiz, vor allem am Ende des gegrabenen Tunnels.

Befunde Die bizarr gewundenen, gebohrten Gänge werden von einer lokal begrenzten Entzündungsreaktion begleitet und sind oft mit seröser Flüssigkeit gefüllt. Vor allem das Gangende verursacht oft heftigen Juckreiz. Die kutane Form ist selbstlimitierend, es kann sich aber eine bakterielle Superinfektion (z.B. Erysipel) entwickeln.

Diagnostik
Die serpiginösen, juckenden Gänge sind pathognomonisch, die entsprechende Anamnese bestätigt den Verdacht. Wenn kein Aufenthalt in Endemiegebieten vorliegt, aber eine Infektion mit *Toxocara canis* oder *Toxocara cati* möglich ist, empfiehlt sich gegebenenfalls eine serologische Untersuchung (ELISA), spätestens aber bei weiter anhaltender Symptomatik.

Therapie
Die kutane Larva migrans endet nach 1–3 Monaten, wird aber dennoch vor allem wegen des ausgeprägten Juckreizes behandelt. Therapie der ersten Wahl ist die Lokaltherapie mit Thiabendazol in einer lipohilen Grundlage [15% Thiabendazol-Creme 2-mal täglich oder unter Okklusion für fünf Tage auf einem genügend großen Areal (die Larve ist weiter gewandert, als es die Entzündung anzeigt)] (Chatel et al. 2000). Die oft genannte Kryotherapie ist weniger gut geeignet, da der genaue Aufenthaltsort der Larve und generell ihre Empfindlichkeit auf Kälte nicht genau bekannt sind (Albanese et al. 2001). Bei sehr ausgeprägtem Befall systemische Therapie mit Albendazol (300 mg/Tag für 3–5 Tage) oder als zweite Wahl Ivermectin 12 mg einmalig p.o.

Systemische Larva migrans im Rahmen einer Infektion mit Strongyloides stercoralis

Synonym: Zwergfadenwurm.

Erregerspektrum, Infektionswege und Pathogenese
Larven dringen von verseuchten feuchten Böden in die Haut des Menschen und können Zeichen einer Creeping disease (Larva migrans) verursachen. Bei Sensibilisierung (also bei bereits bestehender Infektion) kommt es regelmäßig zu Hautreaktionen in Form von Erythemen, Papeln oder gar Blasen. Bei Autoinokulation über den Darm finden sich entsprechende Effloreszenzen im Perianalbereich (während der Lungenpassage in sensibilisierten Patienten entspechend Infiltrate und Blutungen mit Zeichen einer Bronchopneumonie).

Nach Passage durch Blut, Herz und Lunge besiedeln die Würme den Dünndarm. Oft verläuft die Infektion symptomlos, wobei eine Eosinophilie im Blut das einzige Zeichen der Infektion sein mag. Ein starker Befall der Darmmukosa verursacht eine schwere Gastroenteritis. Bei immunsupprimierten Patienten kann die Infektion tödlich sein.

Diagnostik
Mikroskopischer Nachweis im Stuhl (Stuhlkultur) oder Sputum gelingt nicht immer. Kein endeutiger serologischer Test verfügbar.

Therapie
Thiabendazol u.a. Ivermectin (200 μg/kg KG).

Systemische Larva migrans im Rahmen einer Infektion mit Ancylostoma duodenale

Synonym: Hakenwurm der Alten Welt.

Erregerspektrum, Infektionswege und Pathogenese
Larven dringen von verseuchten feuchten Böden in die Haut des Menschen, können Zeichen einer Creeping disease (Larva migrans) machen, verursachen aber regelmäßig nur bei sensibilisierten (also infizierten) Patienten ekzematöse, juckende Hautreaktionen. Bei etablierter Infektion im Darm und hoher Parasitenzahl Eisenmangelanämie und Eiweißverlust.

Diagnostik
Mikroskopischer Nachweis im Stuhl.

Therapie
Mebendazol u.a.

6.2.2 Filariosen

Filarien bilden eine Untergruppe der Nematoden. Eine besondere Eigenart ist ihre Abhängigkeit von symbiotischen intrazellulären Bakterien (Wolbachia), die für die normale Entwicklung und Fortpflanzung essentiell sind (Endosymbionten). Wolbachia sind an der begleitenden Entzündungsreaktion und an den Nebenwirkungen der Medikamenten gegen Filarien beteiligt (Taylor et al. 2005a, 2005b).

Lymphatische Filariose
(Wucheria bancrofti, Brugia nialayi)

Definition und Einteilung
Rezidivierende Entzündung der Lymphwege mit zunächst akuten Erscheinungen und später Verödung der Lymphbahnen durch adulte Würmer, die Übertragung erfolgt durch deren Larven (Mikrofilarien).

Epidemiologie
Tropische und subtropische Gebiete.

Erregerspektrum, Infektionswege und Pathogenese
Die Erreger dieser Filariose sind *Wucheria bancrofti* (einziges Infektionsreservoir: Mensch), *Brugia nialayi* (Infektionsreservoir: auch Katzen). Sie werden von verschiedenen Moskitoarten übertragen. Die Larven wandern entlang der Lymphgefäße in Richtung Lymphknoten, vor allem von Leiste, Genitalien und Extremitäten. Dort entwickeln sie sich zum adulten Wurm. Die weiblichen Würmer geben Mikrofilarien (210–320 × 7,5–10 μm) ins Blut ab, ihr Auftreten im Blut unterliegt einer typischen Tagesperiodizität, angepasst an die Zeit der höchsten Saugaktivität der Moskitovektoren (nachts zwischen 23 und 2 Uhr bei *Wucheria bancrofti*; bei *Loa loa* dagegen um die Mittagszeit). In den Lymphgefäßen verursachen Filarien schubweise eine rezidivierende Lymphangitis. Aus nicht genau bekannten Gründen kommt es bei einem Teil der Patienten durch subkutane Fibrose zu allmählicher Verödung der Lymphabflusswege mit Lymphödem und zur Elephantiasis tropica.

Klinik
Ein großer Teil der Infektionen bleibt lange oder immer symptomlos.
Anamnese Aufenthalt in Endemiegebieten.
Symptome Im akuten Stadium mitunter Fieber.
Befunde Es kommt zu Lymphangitis und Lymphadenitis, beim Mann damit einhergehend zu ausgeprägter Funikulitis, Epididymitis und Hydrozele. Wochen bis Monate danach bei einigen Patienten allmählich Lymphödeme und schließlich Elephantiasis (Beine, Skrotum, Mamma).

Diagnose
Mikrofilarien sind im Blustausstrich oder im Dicken Tropfen nachweisbar, allerdings nur bei hoher Parasitendichte. Daher sollte die Blutentnahme während der nächtlichen Mikrofilarämie erfolgen. Im Stadium der subkutanen Fibrose und Lymphödeme sind die Mikrofilarien nicht mehr nachweisbar.
Der Nachweis von Antikörpern ist wegen Kreuzreaktivität zu anderen Nematoden nur begrenzt brauchbar.

Therapie
Albendazole (400 mg) und Ivermectin (150 μg/kg KG), wegen der Endosymbiose mit Bakterien werden zurzeit Schemata mit vorangehender Doxycyclin-Therapie erprobt (Taylor et al. 2005b, Turner et al. 2006). Medikation von großen Bevölkerungsteilen in Endemiegebieten mit Diäthylcarbamazin und Albendazole hat zu einem drastischen Rückgang der Prävalenz und Inzidenz geführt.

Loiasis
(Loa loa)

Synonym: Calabar-Schwellung.

Definition und Einteilung
Rezidivierende Ödeme (Urtikaria) durch Infektion mit *Loa loa*.

Epidemiologie
West- und Zentral-Afrika.

Erregerspektrum, Infektionswege und Pathogenese
Erreger sind *Loa loa*. Die Übertragung der Mikrofilarien erfolgt durch tagaktive Bremsen der Gattung *Chrysops*. Die Würmer reifen in der Subkutis heran und verursachen wechselnde Ödeme, wahrscheinlich als Reaktion auf ihre Stoffwechselprodukte.

Klinik
Anamnese Aufenthalt in Endemiegebieten.
Symptome/Befunde 6–12 Monate nach Infektion juckende oder gar schmerzende Schwellungen (Urtikaria) an wechselnden Stellen (Abb. B17-18).

Diagnostik
Mikrofilarien sind im Blutausstrich oder im Dicken Tropfen nachweisbar, allerdings nur bei hoher Parasitendichte. Somit sollte die Blutentnahme während der mittäglichen Mikrofilarämie erfolgen (färbbar mit Hämatoxylin).

Therapie
Ivermectin gegen die Mikrofilarien; bei hoher Zahl an Filarien muss die Therapie wegen möglicher, z.T. allergischer Reaktionen überwacht werden. Selten kann es bei hoher Anzahl an Mikrofilarien nach Gabe microfilarizider Substanzen zu einer ernsten, mitunter tödlichen Enzephalo-

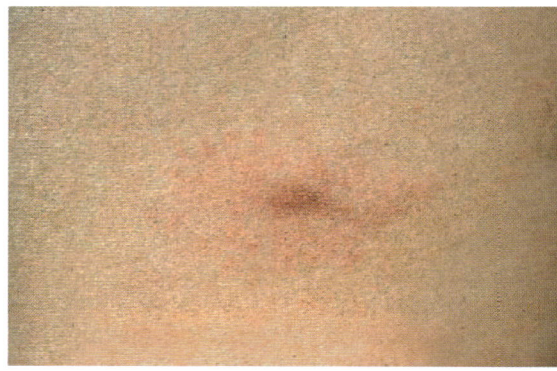

Abb. B17-18 Loa loa.

pathie kommen. Wegen der Endosymbiose mit Bakterien werden zurzeit Schemata mit vorangehender Doxycyclin-Therapie erprobt. Gegen die adulten Würmer gibt es noch keine sehr wirksamen Mittel. Als Prophylaxe (z.B. bei längeren Aufenthalten in Endemiegebieten) hat sich Diäthylcarbamazin bewährt (Nutman et al. 1988).

(Mikro-)Filariose: Onchozerkose (Flussblindheit, Knotenfilariose)

Definition und Einteilung
Haut- und anschließend Augenerkrankung durch *Onchocerca volvulus*. Sie wird im Gegensatz zu den vorgenannten Filariosen nicht durch adulte Würmer, sondern durch die Mikrofilarien verursacht.

Epidemiologie
Zentralafrika, Zentral- und Südamerika.

Erregerspektrum, Infektionswege und Pathogenese
Mikrofilarien werden durch die Kriebmücken von Mensch zu Mensch übertragen. Nach dem Stich wachsen die Mikrofilarien in derben Knoten zu adulten Würmern heran, in denen die Weibchen aufgeknäult liegen und massenhaft Mikrofilarien produzieren.

Mikrofilarien breiten sich subkutan (nicht hämatogen) aus, unter anderem in die Kornea und vordere Augenkammer. Sie (und absterbende Mikrofilarien) verursachen eine chronische Entzündungsreaktion, die am Auge zu Keratitis, Iridozyklitis und Neoangiogenese mit Visusminderung und schließlich zur Erblindung führen.

An der Haut bedingt die chronische Entzündungsreaktion eine juckende, akute oder chronische papulöse Onchodermatitis (16%) (Sowda) mit Hyperkeratosen, oder lichenoider Reaktion, mitunter auch Depigmentierungen, Elastizitätsverlust und Atrophie. Die Stärke der Reaktionen ist weniger abhängig von der Anzahl der Mikrofilarien, als vielmehr von der Stärke der zellulären Immunantwort des Patienten.

Klinik
Anamnese Aufenthalt in Endemiegebieten.
Symptome Juckreiz.
Befunde Während der Reifungsphase der Filarien bestehen dermal derbe, Filarien-haltige Knoten, danach kommt es während der Ausbreitungsphase zu papulösen, oft lichenifizierten Herden, welche in depigementierte, atrophe Herde übergehen.

Diagnostik
Durch Hautbiopsie und Einlegen des Gewebes in physiologische Kochsalzlösung kann man nach 15–20 Minuten, bei geringer Erregerdichte später, mikroskopische ausgetretene Larven erkennen.

Therapie
Ivermectin gegen die Mikrofilarien. Unter der Therapie kann es v.a. bei Patienten mit Sowda (Onchodermatitis) zu einer Verstärkung der Dermatitis und zu Ödemen kommen. In Gebieten in denen auch *Loa loa* endemisch ist, muss diese Therapie eng überwacht werden, da Ivermectin bei Infektion mit hoher Loa-loa-Zahl zu schweren (unter Umständen allergischen) Reaktionen und zu einer schweren Enzephalopathie führen kann (Gardon et al. 1997) (daher ärztliche Beobachtung zu Beginn der Therapie). Gegen die adulten Würmer gibt es noch keine sehr wirksamen Mittel. Es empfiehlt sich aber, die subkutanen Knoten chirurgisch zu entfernen, da dadurch auch die adulten Würmer und damit die Quelle neuer Mikrofilarien eliminiert werden.

6.2.3 Drakunkuliasis

Definition und Einteilung
Subkutane Infektion mit dem Medinawurm *Dracunculus medinensis*.

Epidemiologie
In Indonesien und im Mittleren Osten weit verbreitet.

Erregerspektrum, Infektionswege und Pathogenese
Die Infektion erfolgt durch Trinkwasser, welches Copepoden (z.B. Ruderfußkrebse) mit Larven von *Dracunculus medinensis* enthält. Die Larven werden im Darmtrakt freigesetzt und durchbohren die Darmwand. Nach ca. 10–14 Monaten Wanderzeit erreichen die Würmer das Unterhautgewebe, meist im Unterschenkel. Die Männchen sterben dort nach der Begattung ab. Die Weibchen erreichen eine Länge von bis zu einem Meter und verursachen eine Ulzeration der Haut. Daraus werden bei Kontakt mit Wasser erneut Larven freigesetzt.

Klinik
In der Subkutis, meist am Unterschenkel, entstehen entzündliche Knoten und Ulzera; eine bakterielle Superinfektion ist häufig.

Diagnose
Die Diagnose erfolgt klinisch durch Auffinden des Wurms im Ulkus.

Therapie
Die klassische Therapie besteht im behutsamen Herausziehen des Wurms, wobei das lose Ende um einen schmalen

Stab gewickelt wird. Diese Extraktion kann durch vorherige Gabe von Diäthylcarbamazin oder Mebendazol unterstützt werden.

6.3 Hydatidenzysten bei *Echinokokkus* (Hunde- oder Fuchsbandwurm) (Zestoden)

Definition und Einteilung
Während bei Infektionen mit dem Rinderfinnen- oder Schweinefinnenbandwurm die Haut nicht direkt beteiligt wird, kann es bei Infektion mit Echinococcusarten in seltenen Fällen zu Absiedlungen an der Haut kommen, da hier der Mensch nicht End-, sondern – cum grano salis – Zwischenwirt ist (auch wenn er normalerweise nicht in die Nahrungskette von Hunden- oder Katzen-artigen Raubtieren fällt).

Epidemiologie
In Mitteleuropa, im Mittelmeerraum, Mittleren Osten und den USA

Erregerspektrum, Infektionswege und Pathogenese
Echinococcus granulosum oder *Echinococcus alveolaris*

Nach Aufnahme von Nahrung, die mit *Echinococcus granulosum* (Hundebandwurm) oder *Echinococcus alveolaris* (Fuchsbandwurm) durch Faeces kontaminiert ist, schlüpfen die Embryonen im Darm aus den Eiern und wandern in die Leber, selten auch einmal in die Lunge, in das Gehirn oder in die Haut. Nach Infektion mit dem Hundebandwurm bilden sich dort große unilokuläre Hydatidenzysten in denen eine große Anzahl an Bandwurmköpfen gebildet wird. Wenn keine Ruptur geschieht, kommt es innerhalb vieler Jahre zur Resorption oder zur Verkalkung. Beim Fuchsbandwurm entwickelt sich eine infiltrativ wachsende Larve welche das Gewebe zerstört (alveoläre Echinokokkose).

Klinik
In der Subkutis große bis riesige, weiche, aber ansonsten symptomlose Zysten.

Diagnose
Ultrsaschall und CT, sowie serologischer Nachweis von Antikörpern. Eine Punktion ist v.a. an den inneren Organen mit großem Risiko behaftet (Verschleppung der proliferationsfähigen Keimmembran). Aber auch an der Haut könnte frei werdendes Antigen einen anaphylaktischen Schock verursachen.

Therapie
Wenn möglich chirurgische Entfernung. Bei Inoperabilität Chemotherapie (Mebendazol, Albendazol), welche aber nebenwirkungsreich und nicht sicher wirksam ist.

7 Ektoparasitäre Hauterkrankungen

Cord Sunderkötter

Skabies-Milben, Läuse, Flöhe und Wanzen waren die klassischen Plagegeister in unseren Breiten, aber wachsendes Hygienebewusstsein und die Entwicklung potenter Antiparasitika haben sie seltener werden lassen (Vanek 2000). Dennoch sind sie in manchen Gegenden oder Milieus noch endemisch und können von dort über Ansteckung (Infestation) – dann oft unabhängig vom Hygienestatus der betroffenen Personen – übertragen werden.

Eine scharfe Trennung zwischen Ektoparasiten, die in die Haut eindringen und Dermatosen verursachen, und jenen, die die Haut lediglich zum Blutsaugen aufsuchen oder in einer Abwehrreaktion stechen, ist nicht immer möglich.

7.1 Acari (Milben und Zecken)

Milben und Zecken haben als Spinnentiere im Nymphen- und Adultstadium vier Beinpaare, das erste Larvenstadium besitzt jedoch nur drei Beinpaare. Als Milben werden in der Regel die unter einem Millimeter messenden Acari bezeichnet.

7.1.1 Skabies

Definition und Einteilung
Skabies ist die durch die Krätzemilbe *Sarcoptes scabiei variatio hominis* hervorgerufene stark juckende, ekzemartige Hautinfektion.

Epidemiologie
Die Übertragung wird begünstigt durch schlechte hygienische und sozioökonomische Verhältnisse. Die Infestationsprävalenz hängt wesentlich ab von der Bevölkerungsdichte, der medizinischen Versorgung, der Häufigkeit an Körperkontakten (Meinking et al. 1995) sowie dem individuellen Hygiene- und Immunstatus der Menschen (Kotb et al. 2002). Die Prävalenz ist daher in verschiedenen Ländern und auch verschiedenen Regionen eines Landes sehr unterschiedlich und schwankt zwischen unter 1% und 33–36% (Glaziou et al. 1993, Heukelbach et al. 2004, Lawrence et al. 2005, Taplin et al. 1991).

Erregerspektrum, Infektionswege und Pathogenese

Die Krätzemilbe *Sarcoptes scabiei variatio hominis* ist ein auf den Menschen spezialisierter permanenter Parasit (siehe auch Erregersteckbrief).

Zur Infestation genügt die Übertragung eines einzigen begatteten Milbenweibchens oder mehrerer, geschlechtlich unterschiedlich determinierter Larven. Die Übertragungswahrscheinlichkeit ist umso größer, je länger und intensiver der Körperkontakt ist.

Klinik

Anamnese In der Vorgeschichte muss es zu intensivem Körperkontakt mit einem an Skabies erkrankten Patienten oder auch nur zu flüchtigem Kontakt mit einem Patienten

---

Sarcoptes scabiei variatio hominis

Cord Sunderkötter

- **Erregerbeschreibung**

  Sarcoptes scabiei variatio hominis sind Milben mit vier Beinpaaren im Nymphen- und Adultstadium, aber nur drei Beinpaaren im ersten Larvenstadium. Die für Insekten bezeichnende Gliederung in Kopf, Thorax und Abdomen besteht nicht. Die Sauerstoffaufnahme erfolgt durch Diffusion über die Körperoberfläche (astigmate Milben). Krätzemilben können kurze Zeit ohne Wirt leben, allerdings nur bei niedrigen Temperaturen und vor allem bei einer relativen Luftfeuchte, die nahe der Sättigung liegen muss.

- **Erreger-Wirts-Beziehung**

  Da die Milben Sauerstoff über Diffusion aufnehmen, können sie nicht tiefer als bis in die Hornschicht eindringen. Weibliche Skabies-Milben werden 0,3–0,5 mm groß, männliche Milben 0,21–0,29 mm. Die Begattung findet auf der Hautoberfläche statt. Die männlichen Milben sterben danach, die Weibchen graben sich in feinen tunnelförmigen Gängen in das Stratum corneum. Dort legen sie pro Tag 2–3 Eier und hinterlassen regelmäßig Kotballen (Skybala). Sie bleiben für den Rest ihrer Lebensspanne von etwa 30–60 Tagen in diesem Tunnelsystem. Hingegen suchen die nach 2–3 Tagen aus den Eiern schlüpfenden Larven den Weg zur Hautoberfläche, um sich dort in Falten und Haarfollikeln zu Nymphen und nach etwa 2–3 Wochen zu geschlechtsreifen Milben zu entwickeln.

  Im Laufe der Infektion entsteht eine zellvermittelte Immunantwort (Spätreaktion) gegen Milbenprodukte mit Eintreten einer entsprechenden Ekzemreaktion. Diese Immunreaktion sowie Entfernung der Milben durch Waschen und Kratzen sind die Gründe, warum sich bei immunkompetenten Patienten trotz der regelmäßigen Eiablage nur ca. 11–12 Milbenweibchen auf der Haut befinden (Roberts und Burgess 2005), manchmal noch weniger (oft nicht erkannte, so genannte gepflegte Skabies). Bei immunsupprimierten Patienten vermehren sich die Milben indes ungehemmt (Roberts und Burgess 2005) und es kommt zu großflächigen, psoriasiformen Ekzemen sowie zu Hyperkeratosen mit Betonung der Plantae, Palmae und Fingerseitenkanten (Scabies norvegica sive crustosa (Borkenkrätze). Der ansonsten typische, quälende Juckreiz kann bei dieser Skabies-Form fehlen.

- **Übertragung**

  Zur Infestation genügt die Übertragung eines einzigen begatteten Milbenweibchens oder mehrerer, geschlechtlich unterschiedlich determinierter Larven. Diese Stadien kommen aber bei immunkompetenten Patienten nur in geringer Anzahl auf der Haut vor (Roberts und Burgess 2005). Die Übertragungswahrscheinlichkeit wird daher nur dadurch größer, wenn der Körperkontakt länger und intensiv ist. Händeschütteln oder gemeinsame Nutzung von Gegenständen reichen in der Regel nicht aus. Begünstigende Faktoren für eine Infestation sind mangelnde Reinigungshygiene und vor allem eine hohe Anzahl von Milben. Letzteres erklärt die hohe Kontagiosität der Scabies norvegica sive crustosa mit Hunderten bis Tausenden von Milben, bei der bereits abgelöste Hautschuppen zur Ansteckung führen. Während sonst die Übertragung durch kontaminierte Bettwäsche, Wolldecken, Unterwäsche, Polster etc. zwar möglich, aber sehr selten ist, stellt sie bei Scabies norvegica sive crustosa die Regel dar. In Heimen und Krankenhäusern kommt es mitunter zu Endemien, da sich dort viele ältere, teilweise immungeschwächte Menschen befinden und da es zu engerem Hautkontakt zwischen Patienten und Pflegepersonal kommt.

- **Krankheitsspektrum**

  Siehe Abschnitt 7.1.1 (Skabies, Klinik).

- **Mikrobiologische Diagnostik**

  Die Diagnose wird gesichert durch den Nachweis von Milben, Eiern oder Skybala. Er erfolgt aus den Gängen an den Prädilektionsstellen (nicht an den Ekzem-Effloreszenzen). Der Milbengang muss dazu mit einer feinen Kanüle, Lanzette oder einem feinen Skalpell eröffnet werden (Clayman 1990). Der Inhalt wird auf einen Objektträger aufgebracht und nativ mit Deckgläschen in Lupenvergrößerung mikroskopiert. Einfacher und bei entsprechender Erfahrung hinreichend sicher ist die Diagnostik mittels Auflichtmikroskopie. Gesucht wird nach einer bräunlichen Dreieckskontur, die vom Vorderleib der Milbe gebildet wird, in Verbindung mit dem lufthaltigen intrakornealen Gangsystem (Kreusch und Wolff 1996). Bei Scabies norvegica sive crustosa lässt sich der Milbennachweis bereits an einzelnen Schuppen führen.

- **Literatur**

  Clayman, J. L. 1990. Did they see mites? Arch. Dermatol. 126: 966–967.

  Kreusch, J., H. Wolff. 1996. Diagnose und Ausschluß der Skabies bei Kindern durch Auflichtmikroskopie. Tägl. prax 37: 755–762.

  Roberts, R.J., I. F. Burgess. 2005. New head-lice treatments: hope or hype? Lancet 365: 8–10.

mit Scabies norvegica gekommen sein. Bei Erstinfektion erscheinen die ersten Symptome nach einer Inkubationszeit von acht Tagen bis drei Wochen, bei Reinfektion aufgrund der bestehenden Sensibilisierung häufig bereits innerhalb von 1–3 Tagen.

Symptome Als Ausdruck einer zellvermittelten Immunantwort (Spätreaktion) gegen Milbenprodukte tritt eine Ekzem-Reaktion mit disseminierten, milbenfreien Bläschen und Papulovesikeln auf. Diese Reaktion verursacht auch den charakteristischen starken Pruritus, besonders in der Bettwärme. Er wird nicht durch die Bewegung der Milben verursacht, da im Stratum corneum entsprechende Sinnesrezeptoren fehlen. Auch gibt es keinen Beleg für die Behauptung, Milben würden unter Einfluss der Bettwärme eine besondere Aktivität entfalten. Die Wärme führt vielmehr zu einer Senkung der Juckreizschwelle.

Befunde Skabies-Milben bevorzugen Areale mit verhältnismäßig hoher Temperatur und dünner Hornschicht. Prädilektionsstellen der Skabies sind daher die Interdigitalfalten der Hände und Füße, Axillarregion, Brustwarzenhof, Nabel, Penisschaft (Abb. B17-19), Perianalregion, Knöchelregion und die inneren Fußränder (Abb. B17-20), bei Säuglingen und Kleinkindern auch der behaarte Kopf, Gesicht und die Palmoplantarregion (Abb. B17-20). Die Primäreffloreszenzen bestehen aus kommaartigen, oft unregelmäßig gewundenen, wenigen Millimetern bis ein Zentimeter langen, papulösen Milbengängen. Durch Kratzeffekte, Verkrustung und mögliche Impetiginisierung entsteht ein vielfältiges morphologisches Bild, das sehr unterschiedlich ausgeprägt sein kann.

Nach erfolgreicher Behandlung kann ein postskabiöses Ekzem persistieren als Ausdruck einer Immunantwort vom Spättyp, außerdem kann durch die verwendeten Mittel ein irritatives Ekzem entstanden sein. Milben lassen sich beide Male nicht mehr nachweisen.

Diagnostik
Siehe *Sarcoptes scabiei variatio hominis,* Kap. E3.

Differentialdiagnose
- atopisches Ekzem

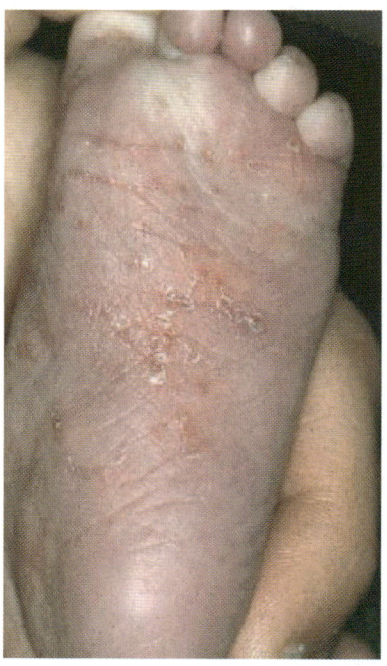

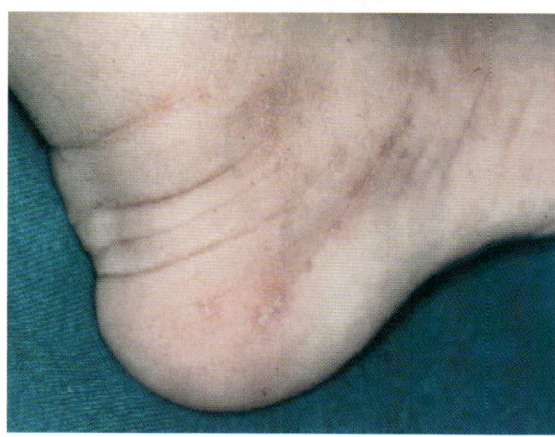

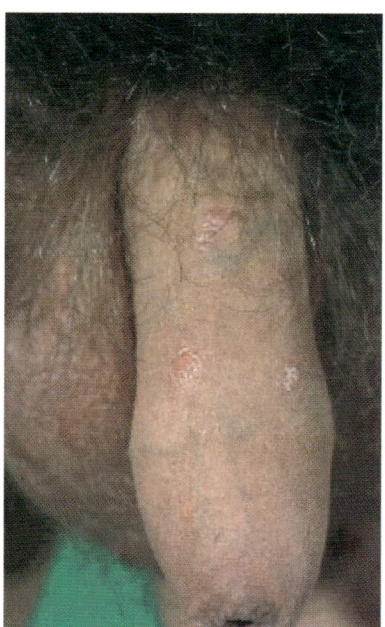

Abb. B17-19 Skabies: längliche Papeln am Penisschaft.

Abb. B17-20 Skabies beim Kleinkind (plantar und Fußrand).

- allergisches Kontaktekzem
- Psoriasis (bei Borkenkrätze).

Therapie
Die hier vorgestellte Therapie lehnt sich eng an die S1-Leitlinien zur Skabies-Behandlung an (Sunderkötter et al. 2007).

Therapie der Wahl ist die lokale Behandlung mit Permethrin (5% in Cremegrundlage, als InfectoScab® zugelassen für Skabies) (Hamm et al. 2006). Permethrin hat in Wirksamkeit und Nebenwirkungsrate Vorteile gegenüber Lindan, Crotamiton und Benzylbenzoat (Amer und el-Gharib 1992, Schultz et al. 1990, Taplin et al. 1986, Walker und Johnstone 2000). Es wird einmalig für 8–12 Stunden aufgetragen. Nur wenn nach 14 Tagen noch Zeichen einer aktiven Skabies bestehen, wird die Behandlung wiederholt. Im Falle einer stärkeren Hornschicht an Palmae, Plantae und hyperkeratotischer Nägel sollten diese Areale vorsichtshalber ebenfalls nach einer Woche erneut behandelt und bis dahin keratolytischen Maßnahmen unterzogen werden.

Bei der Therapie der Skabies norvegica. sive crustosa sind gar 1- bis 3-wöchentliche Wiederholungen der Permethrin-Behandlung angezeigt, falls bei der letzten Auftragung Schuppung und Hyperkeratosen noch nicht vollständig entfernt waren. Außerdem wird synchron zur externen Therapie die Gabe von Ivermectin 0,2 mg/kg KG p.o. mit 1- bis 2-maliger Wiederholung im Abstand von jeweils 10–14 Tagen angeraten. Eine schriftliche Aufklärung und Zustimmung des Patienten ist vor Ivermectin-Gabe empfehlenswert, da es in Deutschland nicht zugelassen ist. Da der Einfluss der Nahrungsaufnahme auf die Resorption nicht bekannt ist, sollte Ivermectin nüchtern (mind. aber nach 2 Std. Nahrungskarenz) eingenommen werden, und es sollte 2 Std. nach Einnahme nichts gegessen werden.

Säuglinge und Kleinkinder sollen stationär behandelt werden (Behandlung auch des Kopfes). Auch hier bietet sich die Behandlung mit Permethrin an, ebenso bei Schwangeren oder bei stillenden Müttern, auch wenn hierfür eine Zulassung fehlt (Sunderkötter et al. 2007). Kleider, Bettwäsche, Handtücher oder andere Gegenstände mit längerem Körperkontakt sollten entweder bei 60 °C gewaschen oder, wenn dies nicht möglich ist, mindestens vier Tage lang möglichst über Raumtemperatur (d.h. mindestens über 20 °C) und vor allem trocken in Plastiksäcken gelagert werden.

Um ein irritatives bzw. Exsikkationsekzem zu vermeiden, sollte nach der spezifischen Therapie eine pflegende Behandlung erfolgen. Kontrolluntersuchungen sollten bis mindestens vier Wochen nach Therapie erfolgen (Abschluss eines Zyklus der Milben).

Krankheitsmanagement und Meldepflicht
Bei Scabies norvegica sive crustosa, aber auch bei Reinfestation immunkompetenter Patienten sollten sicherheitshalber alle Gegenstände, mit denen der Patient ungeschützten Kontakt hatte, gereinigt werden, auch wenn die Infestationsrate über Gegenstände sehr niedrig ist. Matratzen lassen sich entwesen (autoklavieren). Kontaktpersonen sollten ebenfalls auf Zeichen einer Skabies untersucht werden (Sunderkötter et al. 2007).

Es gilt für Skabies §34 Absatz 1 IfSG (siehe Abschnitt 5.3.5).

Prophylaxe
Die **Vermeidung des längeren Hautkontaktes** zu Personen mit Skabies-Infektion ist zwingend. Im Übrigen bilden die oben genannten allgemeinen Empfehlungen die beste Prophylaxe unabhängig davon, ob Hautveränderungen vorliegen oder nicht, und es müssen Personen, die mit dem Patienten engeren oder längeren körperlichen Kontakt hatten, im Regelfall also alle Mitglieder einer Familie oder Wohngemeinschaft, gleichzeitig behandelt werden. Im Falle der Patienten mit Scabies norvegica sive crustosa sollten alle Kontaktpersonen behandelt werden, also auch die Personen, die nur flüchtigen Kontakt zu dem Patienten hatten (Sunderkötter et al. 2007). Nach Abschluss der ersten ordnungsgemäßen Behandlung können betroffene Kinder wieder in die Schule, und Erwachsene zur Arbeit gehen – bei Behandlung ansonsten gesunder, nicht immunsupprimierter Patienten mit Permethrin also nach der ersten 8- bis 12-stündigen Behandlung.

7.1.2 Tierräude

Definition und Einteilung
Pruriginöse Papulovesikel durch Befall mit Sarcoptes scabiei oder nah verwandten Milben (Mensch ist Fehlwirt).

Epidemiologie
Ganzjährig.

Erregerspektrum, Infektionswege und Pathogenese
Bestimmte Sarcoptes scabiei oder nahe verwandte Milben sind auf verschiedene Tierarten (Hunde, Katzen, Kaninchen, Nagetiere) adaptiert, können aber bei engem Kontakt vorübergehend den Menschen befallen und bei ihm juckende Papulovesikel hervorrufen, die sich durch Kratzen leicht superinfizieren. Die Milben lösen mit ihren Mundwerkzeugen Gewebepartikel aus der Haut heraus. Da der Mensch ein Fehlwirt ist, sind sie nach wenigen Tagen verschwunden, die Infektion bleibt selbstlimitiert.

Klinik
Anamnese Kontakt zu Hunden Katzen, Kaninchen, Nagetieren.
Symptome Juckreiz.
Befunde Papulovesikel, mitunter impetiginisiert.

Therapie
Antipruriginöse und antiseptische Lokaltherapie, Untersuchung und Behandlung der Tiere.

7.1.3 Cheyletiellose

Definition
Pruriginöse Papulovesikel durch Befall mit Cheyletielliden (Pelzmilben). Der Mensch ist Fehlwirt.

Epidemiologie
Ganzjährig.

Erregerspektrum, Infektionswege und Pathogenese
Pelzmilben (Cheyletielliden) sind Ektoparasiten auf Pelz tragenden Tieren (Kaninchen, junge Hunde, langhaarige Katzen), die vorübergehend den Menschen als Fehlwirt infestieren können.

Klinik
Anamnese Kontakt zu Kaninchen, jungen Hunden, langhaarigen Katzen, die selbst meist symptomlos sind.
Symptome Juckreiz.
Befunde Gruppierte Quaddeln oder Papeln an den Kontaktstellen.

Therapie
Antipruriginöse und antiseptische Lokaltherapie, Untersuchung und Behandlung der Tiere.

7.1.4 Gamasidiose

Definition und Einteilung
Pruriginöse Papulovesikel durch Befall mit Vogelmilben (Mensch ist Fehlwirt).

Epidemiologie
Ganzjährig.

Erregerspektrum, Infektionswege und Pathogenese
Die Vogelmilbe (vor allem *Dermanyssus gallinae*) befällt ihre eigentlichen Wirte (Hausvögel, Tauben, Hühner) nur zur Nahrungsaufnahme, ansonsten verweilen die Milben in der Umgebung (Nest, Käfig, Stall) (Dermanyssiden bzw. Raubmilben). Übertragung durch Kontakt oder über Wind, Staub und Klimaanlagen.

Klinik
Anamnese Aufenthalt in der Nähe von Hausvögeln oder deren Umgebung.
Symptome Juckreiz.
Befunde Gruppierte, stark juckende Papeln an den frei getragenen Körperstellen. Bei Kindern oft Strophulus-artiges Bild; Gesicht und Hände oft ausgespart.

Therapie
Antipruriginöse und antiseptische Lokaltherapie, Untersuchung und Behandlung der Tiere.

7.1.5 Trombidiose (Erntekrätze)

Definition und Einteilung
Weltweit verbreitete pruriginöse, urtikarielle bis papulöse Infestation durch im Herbst schlüpfende Larven der auf Gräsern und Sträuchern lebenden Herbstmilbe.

Epidemiologie
Inzidenzgipfel im Oktober, da die Larven im Herbst schlüpfen.

Erregerspektrum, Infektionswege und Pathogenese
Bei den weltweit auf Gräsern, Sträuchern etc. lebenden Herbstmilben (bei uns *Neotrombicula autumnalis*) leben ausgewachsene Milben zwar von Arthropoden, die Larven dagegen bedürfen für die Nahrungsaufnahme eines Wirtes (meist Tiere, seltener Menschen). Sie schlüpfen meist im Spätsommer und Herbst. Nach Befall eines warmblütigen Wirtes graben sie keine Gänge und saugen kein Blut, sondern leben vielmehr von Gewebepartikeln, die sie mit ihren Mundwerkzeugen aus der Haut heraus- und mit ihrem Speichel auflösen, um sie während mehrerer Tage aufzusaugen.

Klinik
Anamnese Aufenthalt im Freien, wo Gräser und Sträucher befallen sind; Endemiegebiete sind lokal oft bekannt.
Symptome Juckreiz.
Befunde Wenige Stunden nach Befall Quaddeln, dann bis ein Zentimeter große, urtikarielle Papeln an den Beinen und dann an Regionen, an denen die Kleidung eng anliegt, da die Larven bis dahin wandern. Beim Kratzen oder Scheuern in die Haut eingeriebene Larventeile können den Prozess über 1–2 Wochen aufrechterhalten.

Bei Tieren werden haararme Regionen, z.B. um die Augen und Ohren, bevorzugt befallen.

Diagnose
Die 0,15–0,3 mm großen orange- oder rotfarbenen, mit bloßem Auge kaum sichtbaren Larven sitzen meist zu mehreren an einem Futterplatz und sind dann als rötlicher Streifen oder Flecken zu erkennen. Auf der Haut sind die Larven nur initial als zentraler roter Punkt zu ahnen.

Therapie
Antipruriginöse und antiseptische Lokaltherapie, Vermeiden von direktem Kontakt mit Gräsern und Sträuchern in endemischen Gebieten.

7.1.6 Getreidekrätze
Auf Gräsern, im Getreide, Stroh oder Heu können Kornschädlinge auftreten (Kugelbauchmilben), die nach Berührung als Fehlwirt auf den Menschen übergehen können.

Klinik
Anamnese Kontakt mit Getreide, Stroh oder Heu.
Symptome Juckreiz.
Befunde Prurigoartiges Bild.

7.1.7 Weitere Hautreaktionen auf Milben
Nahrungsmittel- oder Vorratsmilben (Tyroglyphides) sind Schädlinge auf Getreide- oder Milchprodukten, die an exponierten Stellen (zumeist Händen) am ehesten eine irritative Kontaktdermatitis hervorrufen.

Haarbalgmilben *Demodex folliculorum* und *Demodex brevis* besiedeln die Haarfollikel und Talgdrüsenausführung fast aller erwachsenen Menschen, bei Kindern sind sie wegen der geringeren Talgproduktion noch nicht sehr verbreitet. Eigentlich Saprophyten, können sie aber bei Immunsuppression und Störungen des Milieus auch bei Kindern zu Rosazeaartiger papulöser Dermatitis führen (Demodex-Follikulitis).

Hausstaubmilben (*Dermatophagoides pteronyssinus*) haben Bedeutung als Antigen für Sensibilisierungen, insbesondere bei Patienten mit Atopie.

7.2 Zecken

Erregerspektrum
Bei uns kommen vor:
- Holzbock (*Ixodes ricinus*)
- braune Hundezecke (*Rhipicephalus sanguineus*).

Letztere ist bei uns selten, wird über Hunde aus dem Mittelmeergebiet importiert und hält sich vorwiegend in Gebäuden auf.

Klinik
Die Stichstelle verheilt reaktionslos. Bei gewaltsamer Entfernung, z.B. durch Kratzen, verursachen die im Stichkanal zurückgelassenen, dann in einem Fremdkörpergranulom integrierten Mundwerkzeuge der Zecke einen über Wochen bestehenden bleibenden Juckreiz.

Infektionsweg und Pathogenese
Die Zecken brauchen mehrere Tage, um sich mit Blut vollzusaugen und sich dann spontan abzulösen.

Diagnostik
Die lokalen Reaktionen nach gewaltsamer Entfernung der Zecke sollten nicht mit dem Erythema chronicum migrans der Borreliose verwechselt werden.

Therapie
Eine chirurgische Entfernung der Granulome nach Entfernung der Zecke ist nicht gerechtfertigt.

7.3 Flöhe

Definition und Einteilung
Die Pudiculosis ist durch uritkarielle Papeln als Folge von Flohstichen durch den Menschenfloh (*Pulex irritans*), Hunde- und Katzenfloh (*Ctenophalides canis* und *C. felis*) oder den Hühnerfloh (*Ceratophyllus gallinae*) gekennzeichnet.

Der Sandfloh (*Tunga penetrans*) kommt im tropischen Amerika und Afrika vor und entspricht damit nicht den auf anderen Sandstränden aufgelesenen Flöhen.

Epidemiologie
Befall mit dem Menschenfloh ist durch hygienische Maßnahmen und veränderte Wohnungsverhältnisse seltener geworden. Die beim Menschen am häufigsten anzutreffenden Floharten sind daher der Hunde- und Katzenfloh, seltener der europäische Hühnerfloh.

Erregerspektrum, Infektionswege und Pathogenese
Flöhe sind flügellose, 2–4 mm große, seitlich abgeflachte Insekten mit stark ausgebildetem hinterem Beinpaar, welches sie zu Sprüngen von 20–30 cm und mehr befähigt.

Von den über 2000 bekannten weltweit verbreiteten Arten belästigen nur wenige den Menschen. Adulte Flöhe leben 6–12, manchmal bis zu 24 Monate. Sie saugen, wenn möglich, mehrmals am Tag Blut, können aber auch bis zu einem halben Jahr hungern. Sie leben oft verborgen zwischen Dielen in Spalten (*Pulex irritans*) oder im Fell bzw. in den Federn ihrer eigentlichen Wirte und befallen von dort aus den Menschen. Flöhe legen ihre Eier in Nestern, Ställen und Wohnungen auf dem Boden ab. Die Entwicklung vom Ei bis zur Verpuppung dauert 2–3 Wochen. Die in der Puppe herangereiften Flöhe schlüpfen erst, wenn sich ein potentieller Wirt nähert und sich durch Erschütterung des Bodens verrät. Diese Wartezeit (auch Puppenruhe genannt) kann über ein Jahr andauern, sodass Menschen auch in vormals verflohten und danach zunächst leer stehenden Wohnung von Flöhen angefallen werden.

Nach einer Blutmahlzeit verlassen sie den Menschen in der Regel, es sei denn, sie verfangen sich in dessen Kleidung. Daher kann ein Befall auch in dichten Menschenansammlungen geschehen.

Klinik
Anamnese Längerer Aufenthalt in Räumen oder Besuch von Theater, Kino, Schulen, öffentlichen Verkehrsmittel etc.
Symptome Juckreiz, bei wiederholten Stichen aufgrund von Sensibilisierung auch an alten Stichstellen.
Befunde Die meisten Stiche finden sich in der Regel im Bereich der Knöchel und an den Beinen, 20–30 cm oberhalb des Bodens, es sei denn, der Floh befällt liegende Menschen. Viele Gestochene spüren den Stich, während der Juckreiz sich erst in der darauf folgenden halben Stunde einstellt und an der Stichstelle sich eine Quaddel mit erkennbarer zentraler Stichstelle bildet. Die Effloreszenzen sind oft linear angeordnet (Abb. B17-21). Blasige Reaktionen sind möglich. Bei sensibilisierten Menschen bilden sich danach stark juckende Papeln mit einem Gipfel am zweiten oder dritten Tag, die durch Kratzen sekundär infiziert werden können. Bereits abgeheilte Stichstellen können bei erneutem Flohstich aufgrund der Sensibilisierung wieder aufflackern.

Diagnostik
Die Diagnose ist aufgrund der Hautbefunde zu stellen.

Therapie
Die stark juckenden Effloreszenzen werden symptomatisch mit Antihistaminika behandelt.

Prophylaxe
Vor einem Besuch verzollter Räume sollten Beinkleider mit Repellentien besprüht werden. Haustiere sind mit Flohbändern zu versehen und ihre Liege- und Schlafstellen mit Insektiziden zu sanieren. In verflohten Wohnungen Entfernung mit dem Staubsauger.

7.4 Tungiasis

Definition und Einteilung
Permanente Infestation mit dem in den Tropen heimischen Sandfloh (*Tunga penetrans*).

Epidemiologie
Tropen.

Erregerspektrum, Infektionswege und Pathogenese
Das begattete Weibchen von *Tunga penetrans* bohrt sich subungual, plantar oder interdigital in die Haut des Fußes. Der durch die Eiproduktion geschwollene Hinterleib ist außerhalb der Haut sichtbar.

Klinik
Anamnese Aufenthalt in den Tropen.
Symptome Juckreiz.
Befunde Papel an den Prädilektionsstellen mit Erosion oder Ulzeration. Hinterleib des Sandflohs ist mit etwas Mühe in der entzündeten Papel zu sehen, ebenso darum liegende weißlich-ovaläre Eier. Nicht selten komplizierende Sekundärinfektionen.

Diagnose
Detektion des Sandflohs in entzündeter Haut.

Therapie
Mechanische Entfernung.

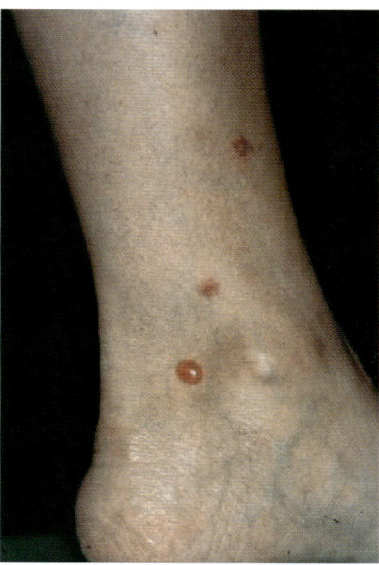

Abb. B17-21 Flohstiche, in linearer Anordnung („breakfast, lunch and dinner"), zum Teil blasig.

7.5 Läuse

Definition und Einteilung

Pediculosis ist der Befall mit den humanspezifischen Kopf- (*Pediculus humanus capitis*), Kleider- (*Pediculus humanus vestimentorum*) oder Filzläusen (*Phthirus pubis*, daher auch Phthiriasis genannt).

Epidemiologie

Läuse sind **streng humanspezifische Ektoparasiten**, Tierläuse können sich beim Menschen nicht entwickeln. In der gemäßigten Zone sind Läuse stärker verbreitet als in den Tropen. Die Inzidenz des Kopflausbefalls nimmt in Deutschland in den letzten Jahren wieder zu und steigt generell transient nach den Ferien an (Sommerreisen) (Roberts und Burgess 2005).

Die Übertragung der Kopf- und Filzlaus erfolgt fast ausschließlich von Mensch zu Mensch bei nahem Körperkontakt (daher *Pediculosis capitis* häufiger bei Kindern und Phthiriasis mehr bei sexuell aktiven Erwachsenen). Andere Übertragungswege, z.B. von Gegenständen (Kämme, Bürsten, Bett, Bettwäsche, Kleidung, Toilettensitze), bilden die Ausnahme. Den Befall begünstigen Unterkunft in engen Lebensgemeinschaften, Kindergärten und Schulen; häufige Haarwäsche vermag das nicht zu verhindern.

Die Kleiderlaus ist weit verbreitet in Kriegs- und Elends-, selten in Friedenszeiten und in geordneten Verhältnissen. Verlauste Nichtsesshafte, Heimbewohner und Gefängnisinsassen sind auch heute eher noch Ausnahmen. Die Kleiderlaus hat seuchenhygienische Bedeutung als Überträger von Fleckfieber (*Rickettsia prowazekii*), Rückfallfieber (*Borrelia recurrentis*) und Wolhynischem Fieber („Trench Fever") (*Bartonella quintana*).

Erregerspektrum, Infektionswege und Pathogenese

Läuse scheinen während der Evolution ständige Wegbegleiter des Menschen gewesen zu sein. Entsprechend fällt die Abspaltung der Kleiderlaus von der Kopflaus molekulargenetischen Erkenntnissen zufolge ungefähr in den Zeitraum vor ca. 30 000–70 000 Jahren, in dem der Homo sapiens seine starke Körperbehaarung oder sein Fell verlor.

Läuse sind flügellose, 3–4 mm große dorsoventral abgeplattete Insekten mit sechs so genannten Klammerbeinen. Die Lebensspanne der Läuse auf dem Wirt beträgt ca. ein Jahr.

Befruchtete Weibchen kleben mit wasserunlöslichem Kitt aus der Anhangsdrüse des Ovars täglich 6–9 Eier in Form der ovalen 0,8 mm langen Nissen an die Kopf- oder Schamhaare (Kopf- und Filzläuse) oder in die Säume der auf der Haut anliegenden Kleidung (Kleiderläuse). Bei Hauttemperatur schlüpfen die Larven der Kopfläuse nach

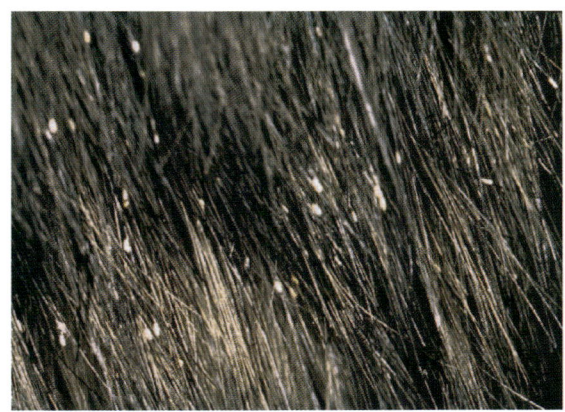

Abb. B17-22 Nissen von Kopfläusen (*Pediculosis capitis*).

7–10 Tagen und werden nach mehreren Häutungen innerhalb von 8–9 Tagen geschlechtsreif. Die Eiablage erfolgt ca. 2–3 Tage nach der Paarung, der gesamte Zyklus dauert 14–28 Tage.

Die Eier an den Haaren bleiben bis zum Schlüpfen der Larven als weißliche, leere, deckellose Nissen haften und wachsen mit ihnen heraus (Abb. B17-22).

Die **Kopflaus** (*Pediculus capitis*) ist 2–3,5 mm lang, befällt sowohl Kinder als auch Erwachsene. Die Infektion erfolgt leichter, wenn lange Haare getragen werden. *P. capitis* ist alle 2–3 Stunden auf eine Blutmahlzeit angewiesen. Getrennt von ihrem obligaten Wirt können Kopfläuse daher nur 24–36 Stunden, in Ausnahmefällen bis zu 55 Stunden überleben. Meist fallen aber nur bereits geschwächte und daher nicht mehr besonders kontagiöse Läuse ab. Ungeachtet der geringen Infektiosität abgefallener Läuse werden im Rahmen der Therapie entsprechende hygienische Maßnahmen (Entwesung) empfohlen.

Die **Filzlaus** (*Phthirus pubis*) ist kleiner als die Kopf- bzw. Kleiderlaus (1,5–2 mm Länge) und von breiter, schildförmiger Körperform (so breit wie lang). Sie befällt Regionen mit apokrinen Schweißdrüsen: Scham-, Achsel- und Brusthaare, bei starkem Befall auch Bart und Wimpern (Abb. B17-23), ganz selten, und dann nur bei Kindern, auch das Kopfhaar. Sie sitzen vorwiegend hautnah an den Haaren der Anogenitalregion und heften ihre Nissen – im Gegensatz zu den beiden anderen Arten – auch zu mehreren an ein einzelnes Haar. Filzläuse bewegen sich im Gegensatz zu Kopf- und Kleiderläusen wenig und sind daher schwerer zu erkennen. Die Eiablage in Form der Nissen ist jedoch leichter zu diagnostizieren. Adulte Läuse überleben von ihren Wirten getrennt höchstens zwei Tage.

Die **Kleiderlaus** (*Pediculus vestimentorum*) ist mit 3–4,5 mm Länge größer als die Kopflaus und findet sich unter

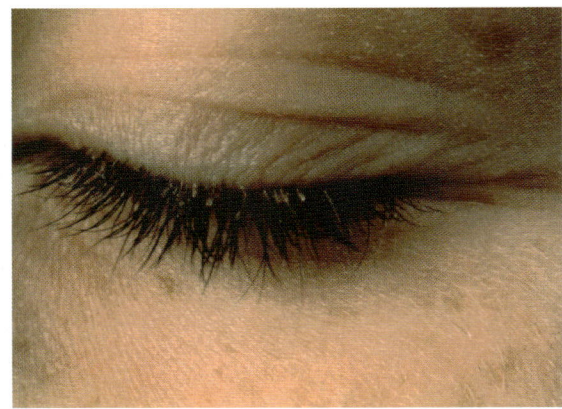

Abb. B17-23 Filzläuse an den Wimpern.

geordneten sozialen Verhältnissen nur selten. Sie sitzt nicht am Körper, sondern an anliegender Kleidung (rosenkranzartig an den Säumen der Kleider). Während sich Kopf- und Filzlaus nur wenige Millimeter von der Haut ihres Wirtes entfernen können, ohne Schaden zu nehmen, überlebt die Kleiderlaus in abgelegten Kleidern bis zu zehn Tagen, ihre Nissen vier Wochen. Kleiderläuse nisten sich in der Kleidung ihres Wirtes ein, legen dort auch ihre Eier ab und suchen ihn nur zum Blutsaugen auf. Sie sind temperaturempfindlich, verlassen deshalb fiebernde und auch tote Wirte. Ein stark verlauster Mensch kann 400–10 000 Läuse in den Nähten der Kleidung beherbergen, in der Regel aber nicht mehr als 100.

Klinik

Anamnese Naher Körperkontakt zu infizierten Menschen oder mit Kleidern, die mit *Pediculus vestimentorum* befallen sind.

Symptome Heftiger Juckreiz.

Befunde *Pediculosis capitis.* Im Kopfhaarbereich ist die retroaurikuläre Region die bevorzugte Lokalisation. Ansonsten werden das gesamte Capillitium sowie in manchen Fällen der Bartbereich und selten auch die Schamhaare heimgesucht.

Leitsymptom ist ein variabler, oft intensiver Juckreiz. Durch Biss der Kopfläuse entstehen hochrote, urtikarielle, juckende Papeln (unter anderem durch Immunreaktion gegen Speichelenzyme), durch anschließendes Kratzen Exkoriationen, punktförmige Krusten und mitunter sekundäre Impetiginisierung (charakteristisches Läuseekzem). Die Haare sind klebrig oder verfilzt, bei massenhaftem Befall zu einer Haube verklebt ("Weichselzopf").

Der über längere Zeit beim Saugen immer wieder injizierte Speichel kann toxische Wirkung haben und die Betroffenen sich „lausig" fühlen lassen: Müdigkeit, Reizbarkeit, Verstimmung.

Phthirus pubis. Die Bisse der Filzlaus jucken nur wenig. Die Stichstellen imponieren infolge des langen Saugaktes durch Blutaustritt und Abbau des Hämoglobins als bläulich bis braungrünliche Maculae (Taches bleues).

Pediculosis vestimentorum. Bei Kleiderläusen finden sich Stichstellen und Kratzeffekte im Bereich des bekleideten Körpers, insbesondere dort, wo Kleider eng anliegen. Kratzen, Ekzematisierung und Impetiginisierung können durch Narben und Pigmentverschiebungen zur Vagantenhaut führen.

Diagnose

Subjektives Leitsymptom ist erheblicher Pruritus. Häufig gelingt der Nachweis von Nissen, die sich im Gegensatz zu Kopfschuppen nicht vom Haar abstreifen lassen. Eier mit noch enthaltender Larve erscheinen dunkel und finden sich immer nah an der günstig temperierten Ablagestelle in Kopfhautnähe (28–32 °C), während die „Nissen" (leere Eihüllen) weiß wirken. Da Haare 0,3–0,5 mm pro Tag (1 cm pro Monat) wachsen und die Larven bereits nach acht Tagen schlüpfen, sind die gut sichtbaren, mit 1 cm Abstand vom Haaransatz sitzenden Nissen in der Regel leer. Das Auffinden wird durch Kämmen des angefeuchteten Haares mit einem Metallkamm (Zinkenabstand maximal 0,2–0,3 mm) und Verwendung einer Leuchtlupe erleichtert („Wet combing"). Kopfläuse selbst sind schwieriger zu finden, da die meisten Betroffenen höchstens 10–20 Läuse beherbergen. Filzläuse sind leichter mit der Lupe zu finden, Kleiderläuse halten sich in den Nähten der Wäsche und der Kleidung auf.

Therapie

> Die Läuse und ihre Eier müssen abgetötet werden. Kontaktpersonen sollten untersucht und gegebenenfalls ebenfalls behandelt werden.

Insgesamt finden sich nur wenige Evidenz-basierte Studien (Evidenzgrad I–III) zur Behandlung der Pediculose. Permethrin [in Deutschland 0,5%ige Lösung (Infectopedicul®), in der Schweiz 1%ige Lösung (Loxazol®)] wirkt in besonderem Maße ovozid und wird länger im Haar deponiert. Es muss daher nur einmal auf das feuchte Haar aufgetragen und kann nach 30–45 Minuten ausgewaschen werden. Laut Fachinformation sollte das Präparat während der Schwangerschaft, in der Stillzeit und bei Säuglingen unter zwei Monaten jedoch nicht angewandt werden. Es handelt sich um eine relative Kontraindikation, da entsprechende Studien bei diesen Patientengruppen bisher nicht durchgeführt wurden, laut WHO aber keine Hinweise auf toxische oder teratogene Eigenschaften bestehen.

Pyrethrumextrakte (Goldgeist forte®) kommt bei Kleinkindern in einer Dosis von maximal 25 Millilitern über 30 Minuten zur Anwendung. Säuglinge sind nur unter ärztlicher Aufsicht zu behandeln. Da die ovozide Wirkung gering ist, ist eine zweite Anwendung nach 5–8 Tagen (nicht 8–10 Tage aufgrund der Zyklen) zu empfehlen.

Pyrethroide sind im Vergleich zu anderen Insektiziden, insbesondere zu γ-Hexachlorcyclohexan (Lindan) und organischen Phosphorsäureestern, weniger toxisch, bergen aber ein größeres toxisches Potential als Permethrin, da sie ein Vielstoffgemisch mit Anteilen von Diethylenglykol und Chlorocresol sind.

Therapieversagen ist meist auf ungenügende Behandlung, insbesondere auf die fehlende Mitbehandlung von Kontaktpersonen zurückzuführen. In der Literatur finden sich jedoch auch Angaben über eine Resistenzentwicklung von Läusen insbesondere gegenüber Pyrethroiden. Hier muss gegebenenfalls auf eine andere Substanzklasse (z.B. Malathion) gewechselt werden (Evidenzgrad IV).

Eier und Nissen können durch Waschen mit warmem Essigwasser (1 Teil 6%iger Speiseessig – kein Essigkonzentrat – auf 2 Teile Wasser; Einwirkzeit 60 Minuten) in ihrer Anhaftung an das Haar gelockert (Denaturierung der Kittsubstanz) und anschließend mit einem feinzinkigen „Nissenkamm" ausgekämmt werden. Diese Behandlung kann unterstützend zur Anwendung kommen, als alleinige Behandlung ist sie mühsam (Wiederholung mindestens nach 5–8 Tagen) und oft unzureichend, da insbesondere die larvenhaltigen Eier nahe der Kopfhaut nicht immer vollzählig erreicht werden. Da bei ständigen „Rezidiven" dann die Rasur der Haare nicht zu vermeiden ist und diese Maßnahme für Mädchen schwer zumutbar ist, stellt das Auskämmen keine gute Therapie dar. Andere alternative „natürliche" oder „pflanzliche" Produkte wie Neembaum-, Teebaum-, Anis- oder Kokusnussöl sind bisher im Vergleich zu den gebräuchlichen Mitteln weniger gut untersucht (Wirksamkeit, Sicherheit, Unbedenklichkeit), sodass bis zum Vorliegen evidenzbasierter Studien Permethrin und den Pyrethrumextrakten der Vorzug gegeben werden sollte. Unzureichende Therapien verlängern überdies die Ansteckungsgefahr.

Eine orale Therapie mit Ivermectin ist nach neuesten Angaben sehr wirksam und wird auch von Kindern gut angenommen (kleine Tabletten). Allerdings ist das Präparat in Deutschland nicht zugelassen.

Die Therapie der Filzlaus entspricht jener beim Kopflausbefall. Sie sollte neben den Schamhaaren auch auf eine eventuell vorhandene stärkere Körperbehaarung und auf die Achselhaare ausgedehnt werden. Das Abrasieren der Schamhaare ist nicht erforderlich. Von den Wimpern sollten Läuse und Nissen mit einer feinen Pinzette entfernt werden. Kontaktpersonen sind mitzubehandeln.

Weitere Maßnahmen sind das Waschen und Wechseln der Bettwäsche und möglicherweise der Kleidung bei über 60 °C (mit längstem Waschgang). Alternative Entwesungsverfahren sind Aushungern durch Lagerung kontaminierter Gegenstände in dicht verschlossenen Plastiksäcken über 2–4 Wochen bei möglichst hoher Raumtemperatur oder Tiefkühlen bei 20 °C über zwei Tage. Kämme und Bürsten sollten für 30 Sekunden in über 60 °C heißes Wasser gelegt werden.

In den Wohnräumen verstreute und eventuell an Kopfstützen und Postermöbeln haftende Haare müssen mit dem Staubsauger entfernt werden. Bei Kindern können nicht waschbare Utensilien, die engen Kontakt mit dem kindlichen Kopf hatten (Plüschtiere u.a.), durch Einfrieren im Tiefkühlfach eines nornalen Haushaltsgefrierschranks (–18 °C) über 24 Stunden läusefrei gemacht werden.

Bei Befall mit Kleiderläusen erfolgt neben der Entwesung der Kleider eine symptomatische Behandlung der Hauterscheinungen, Insektizide sind nicht erforderlich.

Krankheitsmanagement und Meldepflicht
Patienten mit Pediculosis sollten behandelt, ihre Kontaktpersonen untersucht und gegebenenfalls ebenfalls behandelt werden.

Eine Melde- oder Behandlungspflicht der Kopfläuse besteht nicht. Aber gemäß §34 Absatz 1 IfSG dürfen „Personen, [...] bei denen ein Kopflausbefall festgestellt wurde [...] in [...] Gemeinschaftseinrichtungen [insbesondere Kinderkrippen, Kindergärten, Kindertagesstätten, Kinderhorte, Schulen oder sonstige Ausbildungseinrichtungen, Heime, Ferienlager und ähnliche Einrichtungen] keine [...] Tätigkeiten ausüben, bei denen sie Kontakt zu den dort Betreuten haben, bis nach ärztlichem Urteil eine Weiterverbreitung der [...] Verlausung nicht mehr zu befürchten ist. Dies [...] gilt entsprechend für die in der Gemeinschaftseinrichtung Betreuten mit der Maßgabe, dass sie [...] Einrichtungen der Gemeinschaftseinrichtung nicht benutzen und an Veranstaltungen der Gemeinschaftseinrichtung nicht teilnehmen dürfen."

Nach einer korrekten Behandlung mit einem Pedikulozid ist die Wiederzulassung zur Schule oder zum Kindergarten nach einem Tag möglich. Streng genommen müssen der behandelnde Arzt oder ein Mitarbeiter des öffentlichen Gesundheitsdienstes sich davon überzeugt haben, dass keine lebenden Läuse oder vermehrungsfähigen Eier mehr vorhanden sind. Nissen, d.h leere Eihüllen, die einen Zentimeter über der Kopfhaut sitzen, sind kein Indiz für einen aktuellen Befall und kein Hinderungsgrund mehr für den Schulbesuch.

Prophylaxe

Isolierung von befallenen unbehandelten Kindern ist notwendig. Die Behandlung von Personen mit engem Kontakt sowie die übrigen Maßnahmen sollten zeitgleich durchgeführt werden, um weitere Ansteckungen zu vermeiden. Regelmäßiges Waschen der Haare beugt einer Infestation nicht vor.

7.6 Wanzen

Definition und Einteilung

Urtikarielle Papeln nach vorübergehendem Befall mit Bettwanzen (Cimicose).

Epidemiologie

Die Bettwanze (*Cimex lectularius*) ist weltweit verbreitet, aber nach Einführung der Insektizide selten geworden. Bettwanzen sind flügellose, dorsoventral abgeflachte, 4–7 mm große, braunrote Insekten (Abb. B17-24).

Erregerspektrum, Infektionswege und Pathogenese

Männchen und Weibchen saugen oft in großer Zahl vorwiegend in der Nacht bzw. bei Dunkelheit Blut. In der übrigen Zeit verbergen sie sich in Bett- oder Wandritzen, hinter Tapeten und Bildern. Sie sind nicht wirtsspezifisch, saugen auch an Tieren und Vögeln und können monatelang hungern. Sie verraten sich durch auf ihren Wegstrecken hinterlassene Kotablagerungen sowie durch einen unangenehmen Geruch.

Ihre Opfer erreichen sie direkt aus ihren Verstecken in den Betten, auch indem sie sich von der Zimmerdecke auf ihre Opfer herabfallen lassen. Mit Gepäck oder Möbeltransporten gelangen sie an andere weiter entfernte Orte, innerhalb von Gebäuden verbreiten sie sich durch ihren **ausgeprägten Wandertrieb**. Es wird angenommen, dass Bettwanzen Hepatitis-B-Viren übertragen können, aber keine anderen Krankheiten.

Substanzen im injizierten Speichel führen zu immunologischen Reaktionen, sodass die Effloreszenzen je nach Sensibilisierungsgrad variieren.

Klinik

Anamnese Aufenthalt in verwanzten Räumen, Einschleppung mit Gepäck, Erwerb verwanzter Möbel.
Symptome Ihre Stiche stören den Schlaf.
Befunde Meistens liegen mehrere Stiche nah oder in einer Linie beisammen an Stellen, die von Schlafanzug oder Bettdecke nicht bedeckt werden. Die urtikariellen Papalen zeigen eine deutlich erkennbare Einstichstelle in der Mitte. Je nach Sensibilisierungsgrad kommt es zu minimalen oder ausgeprägten Irritationen und Schwellungen (Lidschwellungen).

Diagnostik

Die Diagnose wird anhand des Hautbefunds und der Anamnese gestellt.

Therapie

Die lokale Behandlung erfolgt durch Cremes mit Antihistaminika, Zinkschüttelmixtur, eventuell mit Steroid-haltigen Lotionen oder Cremes, sowie ggfs Antiseptika auf Erosionen. Bei starkem Juckreiz können Antihistaminika oral verabreicht werden. Wichtig ist die Entwesung der Räume mit Insektiziden.

Prophylaxe

Räume müssen mit Insektiziden von Wanzen befreit werden. Vor der Abreise aus verwanzten Zimmern sollten die Koffer damit besprüht werden. In den Tropen sind Moskitonetze zu benutzen.

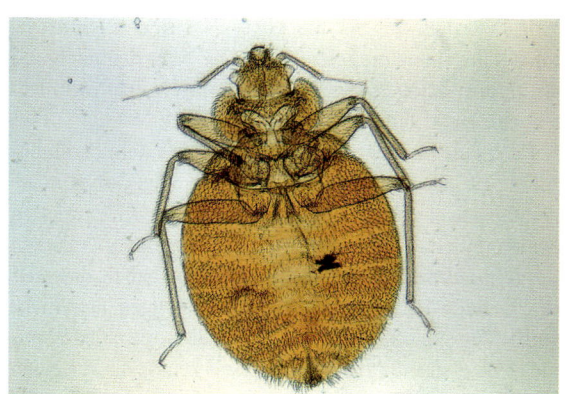

Abb. B17-24 Bettwanze (natürliche Größe 4–7 mm).

7.7 Hautflügler (Hymenoptera)

Wespen, Bienen, Hornissen und Hummeln sind keine Ektoparasiten im eigentlichen Sinne, können aber lokale oder systemische Reaktionen beim Menschen hervorrufen.

Lokale Erytheme und Schwellungen gehören zum Praxisalltag. Bei einem relativ kleinen Teil der Gestochenen entwickelt sich eine IgE-vermittelte Allergie, die bei erneuter Exposition zu einer lebensgefährlichen anaphylaktischen Reaktion (Typ I-Allergie nach Coombs und Gell) führen kann.

Der Tod durch direkte Giftwirkung setzt dagegen mehr als 50 Stiche voraus und ist im Vergleich zur Anaphylaxie selten (Barutzki und Schaper 2003).

Therapie
Bei akuten Stichreaktionen. Kühlende Maßnahmen, bei ausgeprägter urtikarieller Reaktion Antihistaminika.
Bei anaphylaktischen Reaktionen. Entsprechende Notfallmaßnahmen mit Antihistaminika, systemischen Kortikosteroiden und Adrenalin.

7.8 Zweiflügler (Diptera)

Definition und Einteilung
Lokale Reaktion durch verschiedene Unterordnungen und Familien. Da Fliegen und vor allem die Unterordnung Nematocera (Mücken) hervorragend befähigt sind, Wirte aufzuspüren und an verschiedenen Wirten Blut zu saugen, sind sie sehr gut als Vektoren für Krankheitserreger geeignet, so für ca. 40 Viren (unter anderem Gelb- und Dengue-Fieber), Plasmodien (Malaria), Leishmanien und einige Filarien.

Epidemiologie
Weltweit verbreitet durch regional verschiedene Arten.

Erregerspektrum, Infektionswege und Pathogenese
Anopheles, *Culex*, *Aedes*, *Mansonia*, Gnitzen, Kriebelmücken, Sandmücken (Phlebotomen) (oft nicht ganz korrekt als Sandfliegen bezeichnet), Glossinidae. Sie reagieren auf erhöhten CO_2-Gehalt der Luft, Wärmestrahlung, Gerüche sowie dunkle Farben (Kleidung). Bei groben Mundwerkzeugen (Bremsen) oder bestimmten Toxinen im Speichel (Kriebelmücken) sind die Stiche schmerzhaft. Aedes- sowie Anopheles- und Culex-Arten (Fieber- bzw. Hausmücken) haben lange Stechrüssel und können durch nicht allzu dichtes Gewebe (Socken, Hemden) hindurch stechen. Die zu jeder Tageszeit stechenden Simulien (Kriebelmücken) und Culicoides-Arten (Gnitzen) haben nur kurze Mundwerkzeuge, mit denen sie auf schweißfeuchter Haut kleine Kapillaren aufreißen und das austretende Blut aufsaugen. Fieber- und Hausmücken stechen in der Dämmerung und nachts. Die Stallfliegen oder Wadenstecher beißen nur tagsüber, meist an den Beinen.

In gemäßigten Zonen übertragen Zweiflügler nur selten Krankheiten, können aber in bestimmten Jahreszeiten und Gegenden den Aufenthalt im Freien zur Plage machen. Das gilt insbesondere für die nördlichen bis subarktischen Gebiete der nördlichen Halbkugel, wo z.B. Aedes-Stechmücken („Wald- und Wiesen-", „Überschwemmungsmücken"), Kriebelmücken und Gnitzen zahlenmäßig viel stärker vertreten sind als in den Tropen. Völlig frei davon sind lediglich die Antarktis und einige Inseln.

Klinik
Symptome Schmerzen, Brennen oder Juckreiz an den Stichstellen.
Befunde Lokale Eryhteme und Schwellungen, Papeln. Die Reaktion auf Insektenstiche wird bestimmt von der Insektenart und der individuellen Reaktionsbereitschaft des Gestochenen. Eine anaphylaktische Reaktion ist im Vergleich zum Hymenopteren-Stich äußerst selten.

Die Stiche der Simulien und Culicoides-Arten sind schmerzhaft, bluten oft nach und brauchen Tage bis Wochen zur Heilung.

Diagnostik
Stechmückenstiche sind ebenso wie die Stiche anderer Insekten an dem in der Mitte der Effloreszenz (Macula, Quaddel, Papel) sichtbaren Einstich zu erkennen, eventuell mithilfe eines Glasspatels (Abb. B17-25).

Therapie
Juckreiz-stillende Creme, sekundär infizierte Stichstellen mit Antiseptika.

Prophylaxe
Zum persönlichen Schutz vor Stichen sollte beim Aufenthalt im Freien möglichst wenig unbedeckte Angriffsfläche dargeboten (lange Ärmel etc.) und mit Repellents geschützt werden [z.B. Diäthyltoluamid- und PiCaridin/Hepidarinhaltige Präparate (Autan®)].

Die für die Tropen konzipierten Moskitonetze mit ihrer Maschenweite von ca. 1,8 mm sind gut luftdurchlässig und für Anophelien und Culicinen ausreichend dicht, nicht jedoch für die in den nördlichen Gebieten der gemäßigten Klimazone (Kanada, Skandinavien, Sibirien) verbreiteten kleineren Kriebelmücken (1,5–4 mm) und Gnitzen (1–2 mm), die nur durch Netze mit einer Maschenweite von ca. 1,2 mm oder insektizide Imprägnierung (Pyrethro-

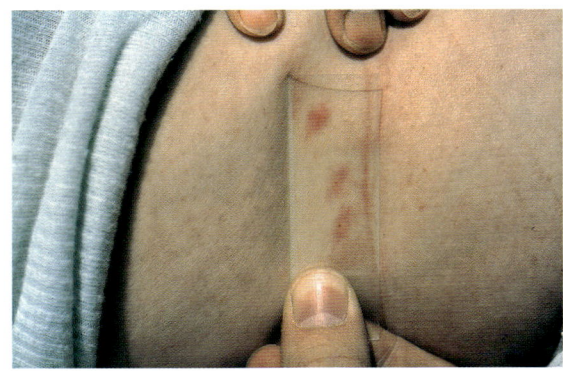

Abb. B17-25 Insektenstiche.

ide) fernzuhalten sind. Das gilt auch für die im Mittelmeergebiet verbreiteten Phlebotomen (1,3–3,5 mm). Vor dem Schlafengehen vorher eingedrungene Mücken mit Insektizidspray (Pyrethrum) abtöten.

Blaues Licht (Leuchtstoffröhren) zieht Insekten viel stärker an als gelbes und wird deshalb in Mückenfallen benutzt. Vitamin-B-Präparate sind zur Prophylaxe gegen Mückenstiche wirkungslos.

7.9 Myiasis

Synonym: Fliegenmadenkrankheit.

Definition und Einteilung
Befall des Körpers durch Fliegenlarven.
- **Obligate Myiasis:** Erreger der obligaten Myiasis sind im Larvenstadium vom Leben im Wirtskörper abhängig (Tumbu-Fliege in Afrika; amerikanische Dasselfliegen in Mittel- und Südamerika, *Wohlfahrtia magnifica* im Mittelmeerraum und Asien).
- **Fakultative Myiasis:** Für die Erreger der fakultativen Myiasis sind Mensch oder Tier statt Aas oder Detritus (unter anderem *Calliphora*) nur eine akzidentelle Alternative für die Entwicklung der Larven.

Epidemiologie
Obligate Myiasis vor allem in Afrika, Mittel- und Südamerika, zum Teil auch im Mittelmeerraum; in unseren Breiten selten.
Fakultative Myiasis weltweit.

Erregerspektrum, Infektionswege und Pathogenese
- Obligate Myiasis: Die Tumbu-Fliege legt ihre Eier in uringetränkten Boden, die Larven wandern auch in zum Trocknen ausgelegte Wäsche ein. Von der Wäsche oder vom Boden penetrieren sie die Haut und verursachen schmerzhafte Furunkel (furunkuläre Dermatomyiasis). Die reifen Larven fallen nach 8–15 Tagen aus den Läsionen auf den Boden. Bei der Dasselfliege in Mittel- und Südamerika währt die Larvenreifung hingegen 1–3 Monate.
- Fakultative Myiasis: Schlecht gepflegte Wunden bzw. Ulzera ermöglichen es Fliegen der Familie Calliphoridae (Fleisch-, Aas- oder Schmeißfliegen) ihre Eier oder Larven dort abzulegen, zum Teil auch indem sie unter den Verband gelangen. Die Fliegen fallen durch ihre Größe (8–14 mm), ihr brummendes Fluggeräusch und durch ihre metallische Färbung auf. Da die Larven das nekrotische Gewebe aber durch ihre Enzyme abzubauen vermögen, werden industriell gezüchtete Lucilia-sericata-Larven mit gutem Erfolg zur enzymatischen Wundreinigung eingesetzt (so genannte Madentherapie oder Biosurgery).

Klinik
Anamnese Bei obligater Myiasis Aufenthalt in Endemiegebieten.
Symptome Bei manchen Formen der obligaten Myiasis Schmerzen, bei der fakultativen Myiasis in der Regel keine Symptome.
Befunde
- Obligate Myiasis: Bei der obligaten Myiasis, Follikulitis oder Furunkel an vorher unauffälliger Haut, (Abb. B17-26), darin ist bei genauer Inspektion die Made erkennbar.
- Fakultative Myiasis: Bei der fakultativen Myiasis bewegliche Maden in der Wunde.

Diagnostik
Genaue Inspektion zur Erkennung der Larven oder Eier. Am Furunkel Atemloch anstelle des Furunkel-Pfropfes.

Therapie
Entfernung, mechanische Wundreinigung durch Abbrausen und anschließend Antiseptika.

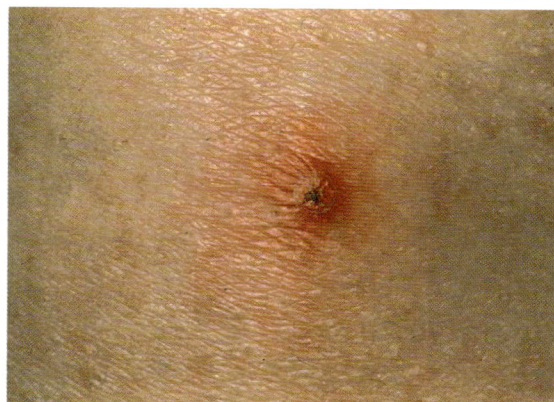

Abb. B17-26 Myiasis.

8 Hautinfektionen durch Pilze (Dermatomykosen)

Cord Sunderkötter

Definition und Einteilung
Pilze sind Eukaryonten mit Chitin in der Zellwand. Ihre wissenschaftliche Einteilung erfolgt nach Regeln der Bota-

nik unter Heranziehung von morphologischen Kriterien der geschlechtlichen Formen (teleomorph). Da jedoch bei vielen Pilzen, die dermatologisch relevant sind, noch keine Geschlechtsform bekannt ist, werden diese Pilze („fungi imperfecti") in der heterogenen Gruppe der Deuteromyzeten eingeteilt und nach ihrer ungeschlechtlichen, vegetativen Vermehrungsform (anamorph) benannt. So kann es sein, dass für einen Pilz nebeneinander die Namen für anamorphe (*Cryptococcus neoformans*, *Candida krusei*) und teleomorphe Formen bestehen (*Filobasidiella neoformans*, *Issatchenkia orientalis*). Aufgrund der molekularbiologischen Sequenzierung ergibt sich aber auch, dass einzelne der bisherigen Spezies (*Trichophyton mentagrophytes*) drei unterschiedlichen Teleomorphen zugeordnet werden.

Da die botanische Einteilung für die Medizin wenig praktikabel ist, wird für die medizinische Mykologie das simplifizierte, so genannte **DHS-System** verwandt: Dermatophyten – Hefen – Schimmelpilze.

Epidemiologie
Infektionen mit Hautpilzen (Dermatophyten) gehören zu den **häufigsten Infektionen überhaupt.** Die Prävalenz von Tinea pedis und/oder einer Onychomykose in Europa beträgt ca. 30% (Abeck et al. 2000). Die Mikrosporie hingegen ist seltener geworden. Manche Pilze werden durch Einwanderer oder Touristen eingeführt (*Trichophyton soudanense*, genetisch identisch mit *Trichophyton violaceum*).

Systemische Infektionen werden häufig durch opportunistische Pilze verursacht, die einen Menschen besiedeln, aber erst unter für sie günstigen Bedingungen Krankheitserscheinungen verursachen. Einige pathogene Pilze verursachen allerdings bei gesunden exponierten Menschen in hoher Inzidenz eine Systemmykose.

Erregerspektrum, Infektionswege und Pathogenese
Dermatomykosen werden verursacht durch
- Dermatophyten (= Fadenpilze der Gattung *Trichophyton*, *Microsporum* und *Epidermophyton*)
- Angehörige der Gattung *Malassezia* (vor allem *Malassezia furfur*)
- *Candida spp.*
- Piedra (unter anderem *Trichosporon spp.*).

Subkutane Mykosen sind
- die Sporotrichose (*Sprothrix schenkii*)
- Chromoblastomykose.

Bei der Chromoblastomykose sind, wie bei Candida, auch systemische Infektionen möglich.

8.1 Infektion durch Dermatophyten

Die Dermatophyten erscheinen in Fadenform und bilden ein Pilzgeflecht (Myzel). *Candida spp.* dagegen sind Sprosspilze, welche als rundliche Zellen (Blastosporen) vorliegen und sich ungeschlechtlich durch Knospung (Sprossung) vermehren, indem aus einer Mutterzelle eine kleine neue Tochterzelle sich abschnürt und größer wird. Durch bestimmte Umgebungseinflüsse können sich Rundzellen mancher Hefearten strecken und filamentöse Formen bilden (Keimschläuche, z.B. bei *Candida albicans*).

Dermatophyten ernähren sich hauptsächlich von Keratin und befallen daher ausschließlich die Epidermis und Keratin-haltige Hautanhangsgebilde (Haare, Nägel). Sie adhärieren auf Korneozyten im Stratum corneum, wo sich Konidien und Hyphen bilden. Die Pilze sezernieren keratinolytische Proteasen (Keratinasen aus der Pepsin-, Subtilisin- und Metalloprotease-Familie) und andere proteolytische Enzyme (Elastase, Aminopeptidasen, Carboxipeptidasen, Chymotrypsin-ähnliche Protease). Antibiotische Substanzen erlauben ihnen das Bestehen gegen die lokale mikrobielle Flora, können aber auch resistente Populationen selektieren. Aufgrund von Spezialisierungen befällt *Microsporum audouinii* nur Haare, *Epidermophyton floccosum* ausschließlich Nägel und Haut.

Unspezifische **Abwehrmechanismen der Haut** umfassen die Abschuppung, den „Serum inhibitory factor", der die Pilze des essentiellen Eisens beraubt, die Aktivierung des alternativen Komplement-Systems sowie wachstumshemmende Fettsäuren aus den Talgdrüsen; deren geringe Aktivität vor der Pubertät erklärt, warum die Tinea capitis in der Regel nur im Kindesalter vorkommt.

Als Teil der angeborenen Immunität werden Granulozyten chemotaktisch angezogen, adhärieren an Hyphen und töten die Konidien vor allem durch die Bildung von Sauerstoffradikalen. Für die vollständige Entfernung der Pilze bedarf es der zellvermittelten Immunantwort, teilweise messbar anhand des Trichophytin-Tests (DTH-Antwort). Chronische Infektionen gehen mit einer unzureichenden T-Zell-Antwort einher.

Der klinische Entzündungsverlauf ist zusätzlich **von Herkunft und Habitat der Pilze abhängig.** Pilze, die primär von Tieren oder aus dem Erdreich stammen (zoophile Pilze wie *Trichophyton verrucosum*, *Trichophyton mentagrophytes*, *Microsporum canis* und geophile Pilze wie *Microsporum gypseum*, *Trichophyton terrestre*) rufen eine heftigere Entzündungsreaktion auf Menschen hervor als Pilze, deren Hauptreservoir Menschen sind (anthropophile Pilze wie *Trichophyton rubrum*, *Trichophyton interdigitale*), da letztere an den Menschen adaptiert sind und z.B. antiinflammatorische Substanzen sezernieren (*T. rub-*

rum). Dafür ist die Kontagiosität der anthrophilen Pilze höher.

Die Art der klinischen Symptome hängt zudem vom **Ort der Infektion** ab. Da derselbe Pilz verschiedene Körperteile befallen kann, ist eine Untergliederung nach Lokalisation (Tinea capitis, Tinea manuum, Tinea pedis) zwar nachrangig, kann aber aufgrund klinischer, diagnostischer und therapeutischer Besonderheiten medizinisch sinnvoll sein.

Voraussetzung für eine Infektion sind ein genügend großes Inokulum an infektiösen Pilzen (Umkleideräume, öffentliche Duschen, Tiere) und auf Wirtsseite solche Faktoren, die das Eindringen in die Haut erleichtern (Durchfeuchtung, Wärme, Mikrotraumen).

Für die Tinea pedis und insbesondere für die häufige Interdigitalmykose wurde z.B. folgende Gewichtung der Risikofaktoren in absteigender Reihenfolge ermittelt (Seebacher et al., 2004a) (bei barfuß laufenden Naturvölkern wird eine Tinea pedis nicht beobachtet):

- familiäre Disposition
- Fußfehlstellungen
- Benutzung öffentlicher Badeeinrichtungen
- männliches Geschlecht
- Traumen
- periphere Neuropathie
- Diabetes mellitus
- Durchblutungsstörungen.

8.2 Tinea der freien Haut

8.2.1 Tinea pedis

Die Tinea pedis ist die Mykose der Fußsohlen und/oder der Zehenzwischenräume. Sie ist weltweit verbreitet und wird meist von *T. rubrum*, an zweiter Stelle von *T. interdigitale* und seltener von anderen Dermatophyten verursacht.

Klinik

Anamnese Die Übertragung erfolgt **von Mensch zu Mensch** unter Zwischenschaltung von Gegenständen wie Schuhen, Strümpfen, aber auch Fußbodenflächen. Ansteckungsmöglichkeiten sind überall dort gegeben, wo durch barfuß gehende Personen infektiöse Hautschuppen auf den Boden und an den Fuß anderer Personen gelangen können (hohe Inzidenz der Tinea pedis bei Personen die im Beruf oder nach Freizeitsport täglich Gemeinschaftsduschen benutzen). *T. rubrum* und *T. interdigitale* sind bei Trockenheit bzw. in ex-vivo-Situationen viele Monate überlebensfähig.

Befunde Klinisch werden unterschieden:
- interdigitale Form (am häufigsten)
- squamös-hyperkeratotische Form
- vesikulös-dyshidrotische Form.

Die **interdigitale Form** befällt zunächst meist den Interdigitalraum zwischen den Zehen 4 und 5. Die Symptome reichen von geringer Rötung und Schuppung bis zu weißer, verquollener Epidermis und schmerzhaften Rhagaden. Für den oft unangenehmen Geruch ist eine bakterielle Begleitflora verantwortlich. Die Interdigitalmazeration kann die Eintrittspforte für ein Erysipel sein.

Die **squamös-hyperkeratotische Form** ist an den Fußsohlen lokalisiert und greift langsam auf die Fußkanten und Fußrücken über (Mokassin-Mykose). Sie reicht von einer initial feinen, trockenen Schuppung auf nur mäßig entzündeter Haut bis zu dicken Hyperkeratosen und schmerzhaften Rhagaden, insbesondere an den belasteten Fersen.

Die **vesikulös-dyshidrotische Form** zeigt im Fußgewölbe und an den Fußkanten wegen der dicken Hornschicht persistierende Bläschen, die nicht platzen, sondern eintrocknen.

Die Tinea pedis kann Ausgangspunkt für Mykosen anderer Lokalisationen, z.B. Nagelmykosen der Zehen und Finger, der Leistenbeugen oder anderer Körperregionen sein.

8.2.2 Tinea manuum

Anamnese

Die Tinea manuum ist die oberflächliche akute oder oft chronische Mykose einer Hand (Abb. B17-27). Sie wird überwiegend von *T. rubrum* aus einer an Füßen oder Nägeln befindlichen Mykose übertragen. Als Eintrittpforte sind ebenfalls Schädigungen der Haut, zumeist an der jeweiligen Arbeits- bzw. Sporthand, anzusehen.

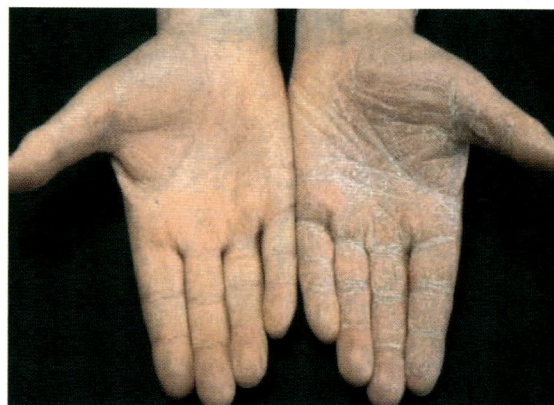

Abb. B17-27 Tinea manuum: typisch der bevorzugte Befall einer Hand.

Befunde

Überwiegend einseitig und erst bei längerem Bestand auf die andere Hand übergreifende dyshidrosiform (juckende, reiskornähnliche Bläschen in den Palmae, Handkanten oder Fingerseitenflächen) oder hyperkeratotisch-squamös ablaufende Infektion (schnell eintrocknende Bläschen, die sich zu schuppenden Rundherden entwickeln oder „mehlstaubartiger" Befall entlang der Handlinien). Es kann zum Rhagaden-durchsetzten Befall des gesamten Handtellers kommen.

8.2.3 Tinea inguinalis

Anamnese

Die mykotische Infektion der Inguinalregion und der Nates (bei Personen mit überwiegend sitzender Tätigkeit) durch *T. rubrum*, gefolgt von *T. mentagrophytes* und *E. floccosum*, nimmt häufig von einer Tinea pedis ihren Ausgang.

Befunde

Meist zunächst rote Flecken an der Innenseite der Oberschenkel auf Höhe des Skrotums, bei Ausdehnung leicht entzündlicher schuppender Randsaum und abblassendes Zentrum mit bräunlicher Hyperpigmentierung, Mitbefall von Skrotum, Penis oder Vulva möglich. Abzugrenzen sind Candidose, Erythrasma (*Corynebacterium minutissimum*) und Psoriasis inversa.

8.2.4 Tinea corporis et faciei

Die Tinea corporis ist eine entzündliche Dermatophytose der lanugobehaarten Haut einschließlich des Gesichts" (Seebacher et al. 2004a). Als Erreger kommen fast alle Dermatophyten infrage (vor allem *T. rubrum, T. mentagrophytes, M. canis, E. floccosum*).

Anamnese

Im Falle der zoophilen Dermatophyten erfolgt die Infektion meist vom Tier auf den Menschen, gelegentlich unter Zwischenschaltung von Gegenständen, selten von Mensch zu Mensch. Im Falle anthropophiler Erreger erfolgt die Infektion durch direkten Hautkontakt (auch bei Sportlern, wie bei der „Tinea corporis gladiatorum" durch *T. tonsurans*).

Klinik

Nach Eindringen des Pilzes in das Follikelostium kommt es zu einer Follikulitis. Die weitere Ausbreitung erfolgt im Stratum corneum unter Befall weiterer Haarfollikel. Dadurch entsteht eine entzündlich gerötete, gering schuppende Plaque mit zentrifugaler Ausdehnung. Später können mehrere Herde konfluieren und polyzyklische, großflächige

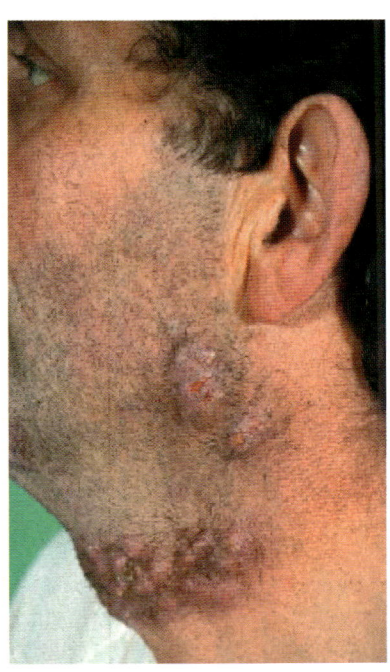

Abb. B17-28 Tinea faciei: Zoophile Trichomykose (*T. verrucosum*) mit deutlicher Entzündungsreaktion.

Figuren bilden. Bei Infektionen mit anthropophilen Dermatophyten (*T. rubrum, T. tonsurans, E. floccosum*) bleibt der Prozess in der Regel auf die oberen Abschnitte des Haarfollikels beschränkt und verursacht nur geringe entzündliche Reaktionen. Zoophile Pilze dringen zudem oft in die keratogenen Zonen des Haarschaftes ein und durchsetzen ihn von innen her (meist *T. verrucosum*, Abb. B17-28). Nachfolgend entwickelt sich ein Infiltrat, welches einschmilzt und einen schmerzhaften, sezernierenden Knoten, Lymphknotenschwellungen sowie Fieber und Abgeschlagenheit zur Folge haben kann. Prädilektionsstellen sind bei Kindern Unterarme und der behaarte Kopf, bei Männern Bart- und Halsregion.

8.3 Onychomykose

Anamnese

Die Onychomykose besteht häufig lange unbeachtet. Prädisponierende Faktoren sind für ihre Entstehung erforderlich (siehe Abschnitt 8.1).

Neben Sprosspilzen können bei stärker vorgeschädigtem Nagel auch Schimmelpilze wie z.B. *Scopulariopsis brevicaulis* oder *Aspergillus spp.* eine Nagelpilzerkrankung verursachen.

Klinik

Am häufigstem dringen Dermatophyten (meist *Trichophyton rubrum*, sonst *Trichophyton interdigitale*, vereinzelt Microsporum-Arten) von einer Infektion der umgebenden Haut in die Unterseite der freien distalen Nagelplatte ein und breitet sich langsam nach proximal zur Matrix aus. Durch die sich langsam entwickelnde subunguale Hyperkeratose wird die Nagelplatte angehoben. Hyperkeratose und Pigmente von Bakterien oder Pilzen bedingen eine schmutzig-gelbliche Verfärbung (**distolaterale subunguale Onychomykose**).

Seltener erfolgt die Infektion über die Haut des proximalen Nagelwalles auf die Cuticula übergreifend, entlang des Eponychiums (Epithel der Unterseite des proximalen Nagelwalles). Von der Nagelmatrix aus dringen die Pilze in die Nagelplatte ein und wachsen in der Nagelplatte nach distal weiter aus (**proximale subunguale Onychomykose**).

Bei der Leukonychia trichophytica kommt es zu einer weißen superfiziellen Infektion in den oberen Schichten des Nagelkeratins von Zehennägeln (meist *Trichophyton interdigitale*).

Candida ssp. können in Ermangelung von Keratinasen die Nagelplatte nicht direkt befallen. Sie befallen im Rahmen einer chronischen Entzündung den proximalen und lateralen Nagelwall (Onychia et Paronychia candidosa). Nach längerer Bestandsdauer wird die Matrix geschädigt, und es kommt zu einer unregelmäßigen Struktur der Nagelplatte mit Querrillen und mitunter zusätzlicher Bakterienbesiedlung (Verfärbung).

> Die Onychomykose weist keine Selbstheilungstendenz auf und kann zum Ausgangspunkt weiterer Mykose-Herde der Haut werden. Sie ist eine Infektionskrankheit und sollte schon deshalb, sofern keine Kontraindikationen bestehen, behandelt werden.

8.4 Tinea capitis

Die Mykose der behaarten Kopfhaut tritt bei Kindern auf (Ausnahme: Infektion durch *M. audouinii*).

Anamnese

Sie wird in Mitteleuropa vor allem durch *Microsporum canis* hervorgerufen. Infektionsquellen sind Meerschweinchen und in südeuropäischen Ländern oft streunende Katzen. Das Fell der Tiere kann ohne klinische Symptome kolonisiert sein. Möglich sind auch Übertragungen durch Gegenstände (Autositze, Plüschtiere usw.) sowie von Mensch zu Mensch. Weitere Erreger sind *T. mentagrophytes*, *T. verrucosum*, *T. violaceum/T. soudanense*, *T. tonsurans*, *M. audouinii*. Das Erregerspektrum zeigt deutliche geographische Unterschiede (Seebacher et al. 2004b).

Befunde

Es wird eine Ektothrix-Infektion, wobei der Pilz überwiegend in Form von Arthrosporen sich an der Oberfläche des Haarschaftes befindet (*M. canis, M. audouinii, T. mentagrophytes*), von einer Endothrix-Infektion unterschieden, bei der der Erreger in den Haarschaft eindringt (*T. verrucosum, T. tonsurans, T. violaceum*). Dies ist wichtig für das Ansprechen der Therapie, da bei ektotrichem Befall das Antimykotikum nur über den Talg an den Erreger gelangt. Bei der Tinea capitis superfizialis durch *M. canis* können Entzündungsreaktionen fehlen und stattdessen kreisrunde, scharf begrenzte haarlose Bezirke ausbilden, teilweise von dichten, grau gefärbten Schuppen bedeckt. Die Haarschäfte brechen knapp über der Hautoberfläche ab („Stoppelfeld"). Nach Infektion mit Trichophyton-Arten ist eine Entzündungsreaktion häufiger und es kommt zu erythematosquamösen Plaques mit abgebrochenen Haaren. In ausgeprägten Fällen (meist durch *T. verrucosum*) kommt es zur Tinea capitis profunda (Kerion celsi), die der Tinea profunda im Gesicht gleicht (Seebacher et al. 2004b).

8.5 Diagnostik der Dermatomykosen

Die Diagnose kann meist klinisch gestellt werden. Wenn die klinischen Zeichen nicht eindeutig sind (z.B. bei Plantamykose) oder eine systemische Therapie notwendig ist, sollte die Diagnose durch Nachweis des Erregers gesichert werden.

Da der mikrobiologische Pilznachweis gelegentlich wegen ungeeigneten Untersuchungsmaterials unergiebig ist, sollte das Vorgehen der **korrekten Materialentnahme** genau beachtet werden.

Für die Materialgewinnung wird, nach vorheriger Beseitigung von Anflugkeimen durch 70%igen Alkohol und Entfernung eventueller Eiterkrusten, vom Rand schuppender Herde (Randbereich wegen der peripheren Ausbreitungstendenz der Pilze), von Blasendecken, subungual schuppendes bzw. hyperkeratotisches Material abgeschabt oder ein Haar, besser Haarstumpf entnommen. Lebende Pilze sind vorzugsweise an der Grenze zwischen der mykotischen Veränderung und der gesunden Haut oder Restnagelplatte zu finden. Bei Onychomykosen wird daher der Nagel zurückgeschnitten und das subunguale Material möglichst weit proximal entnommen. Mit dem Material können einerseits nativ nach Aufquellung des Keratins durch z.B. 10- bis 30%ige Kalilauge oder 20%iger Tetraethylammoniumhydroxid-Lösung Pilzelemente mikroskopisch (10er- und 40er-Objektiv) nachgewiesen werden. Andererseits können aus dem Material Erreger in Kulturen angezüchtet werden (auf Kimmig- bzw. Sabouraud-Glukose- oder vergleichbarem Agar bei 28 °C bzw. Raumtemperatur über 3–6 Wochen; bei Verdacht auf *T. verrucosum* beschleunigen Temperaturen von 37 °C das Kulturwachstum). Die **Identifizierung** erfolgt durch Beurteilung des Wachstums, der Farbstoffbildung und mikroskopisch durch die Bestimmung der Makro- und Mikrokonidien sowie anderer typischer Wachstumsformen. Zur sicheren Unterscheidung von *Trichophyton rubrum* und *Trichophyton interdigitale*, aber auch zur Bestimmung seltener Dermatophyten können zusätzliche Spezialnährböden erforderlich werden, wie z.B. Kartoffel-Glukose-Agar oder der Harnstoff-Agar (Harnstoffspaltung von *Trichophyton interdigitale*). Wenn die Kultur negativ ist, vorher aber antimykotisch behandelt wurde empfiehlt sich eine Wiederholungsuntersuchung nach 2-wöchiger Therapiepause (Seebacher et al. 2004a, 2004b).

Bei Mykose-verdächtigen Stellen in der Mundhöhle, Vagina, Glans, perianal und inguinal werden Abstriche mit einem Stieltupfer entnommen.

Bei der Untersuchung mit der **Wood-Licht-Lampe** bringt das langwellige UVA-Licht (365 nm) fluoreszierende Pigmente zur Darstellung. Die Untersuchung muss im abgedunkelten Raum durchgeführt werden. Es hilft bei der ungefähren Einordnung der Erreger (Mikrosporon, Malassezia-Arten), bei Reihenuntersuchungen auf Mikrosporie und bei der Aufdeckung klinisch nur diskret befallener Areale. *Microsporum spp.* ergibt eine gelblich grüne Fluoreszenz, Pityriasis versicolor fluoresziert meist rotgelb bis grüngelb.

8.6 Therapie der Dermatomykosen

Die Entscheidung, ob allein eine topische ausreichende oder ob zusätzlich eine systemische Therapie erforderlich ist, hängt vom **Ausmaß und der Lokalisation der Dermatomykose** ab, zusätzlich gegebenenfalls auch vom Immunstatus des Patienten.

Die **Lokaltherapie** erfolgt mit den Wirkstoffklassen Azolen (z.B. Clotrimazol, Miconazol, Econazol, Bifonazol, Sertaconazol), Hydroxypyridone (Ciclopiroxolamin), Allylaminen (Terbinafin) und Morpholinen (Amorolfin). Die Substanzen hemmen auf verschiedenen Stufen die Ergosterol-Biosythese an der Zellmembran des Pilzes und wirken damit überwiegend auf proliferierende Pilzzellen. Ciclopiroxolamin und Terbinafin sind in hohen Konzentrationen überdies mykozid (Seebacher 2003).

Ciclopiroxolamin, Terbinafin und Amorolfin sind wirksamer gegen Dermatophyten als die Azole, Letztere sind aber zusätzlich gegen *Candida ssp.* wirksam. Ciclopiroxolamin hat zusätzlich antibakterielle Wirkung und ist daher für Interdigitalmykosen gut geeignet.

Wenn zusätzlich **systemisch behandelt** werden muss, dann sollten systemisches und topisches Antimykotikum unterschiedlichen Stoffklassen angehören (ergänzende Wirkung). Bei der Tinea capitis sollte extern ein fungizider Wirkungstyp, wie Ciclopiroxolamin oder Terbinafin, verwandt werden, um die Ansteckungsgefahr wirksam zu mindern.

Um **Rezidive** zu vermeiden, sollte die Lokalbehandlung, vor allem der Tinea pedis, etwa 3–4 Wochen über die klinische Heilung hinaus fortgesetzt werden, bis die ruhenden Arthrosporen durch den physiologischen Erneuerungsprozess der Haut mit den oberen Schichten des Stratum corneum eliminiert sind (bei den mikobiziden Substanzen Terbinafin und Ciclopiroxolamin mögen sieben Tage ausreichen) (Seebacher et al. 2004a).

Die Nagelmykose kann allein lokal behandelt werden, wenn nicht mehr als 50–70% der Nagelplatte und nicht die Matrix betroffen sind (Ciclopirox- oder Amorolfin-Nagellack).

Eine systemische Behandlung von Dermatomykosen ist erforderlich bei großer Ausdehnung einer Tinea corporis, bei Tinea profunda, hyperkeratotischer Tinea pedum sowie ab 50–70%igem Befall der Nagelplatte.

Gegen die Tinea corporis und Tinea capitis ist Terbinafin effektiver als Griseofulvin, zwischen Itraconazol und Terbinafin waren keine signifikanten Wirkunterschiede feststellbar (Bell-Syer et al. 2002, Seebacher et al. 2004). Die Behandlungszeiten richten sich nach dem klinischen Bild und dem Ausfall der Pilzuntersuchung, die ab der vierten Behandlungswoche in 14-tägigem Abstand kontrolliert werden sollte. Wegen ihrer Infektiosität sollten Tinea corporis, vor allem aber Tinea capitis, bis zur mykologisch gesicherten Heilung behandelt werden.

Die Heilung einer Tinea capitis tritt wegen der stärkeren Sezernierung von Talg und darin enthaltenem Antimykotikum bei Erwachsenen schneller ein als bei Kindern. Terbinafin wird außerdem nicht im Schweiß ausgeschieden (daher für den ektotrichen Befall mit *M. canis* weniger gut geeignet), die anderen Antimykotika wenigstens in geringen Konzentrationen. Zur Behandlung von **Kindern** ist in Deutschland lediglich Griseofulvin zugelassen, Fluconazol für Kinder über einem Jahr bei Fehlen einer therapeutischen Alternative. In Österreich und der Schweiz ist Terbinafin hingegen ab dem zweiten Lebensjahr zugelassen.

Bei der Behandlung der **Onychomykose** müssen Besonderheiten beachtet werden. Hier können Pilzsporen

(Arthrosporen) in den zahlreichen Hohlräumen des subungualen Gewebes über Wochen lebensfähig bleiben. Da Arthrosporen keine Ergosterol-haltigen Membranen aufbauen, sind Hemmer der Ergosterol-Biosynthese (Azole, Terbinafin, Amorolfin) gegen dieses Stadium wirkungslos. Daher sollte zusätzlich zur systemischen Therapie die erkrankte Nagelplatte **atraumatisch** (Kalium iodatum 35% in Lanolin oder Urea 20–30% in einer Salbengrundlage) oder mit einer Fräse vorsichtig entfernt werden. Die chirurgische Nagelextraktion ist **nicht** indiziert, da sie schmerzhaft ist, Arbeitsunfähigkeit bedingt und das Nagelbett verletzen kann. Bei der systemischen Behandlung der Onychomykose erfordert Griseofulvin eine lange kontinuierliche Gabe (oft zwölf und mehr Monate). Bei Itraconazol hat sich die Pulstherapie (eine Woche lang täglich 2 × 2 Kapseln à 200 mg, drei Wochen Pause, mindestens dreimalige Wiederholung) bewährt (Ginter und de Doncker 1998), am wirksamsten scheint jedoch Terbinafin zu sein [kontinuierlich täglich eine Tablette (250 mg) für ca. drei Monate] (Brautigam et al. 1995). Fluconazol hat den Vorteil, nur einmal pro Woche (mit 150 oder 300 mg) eingenommen werden zu müssen, die Behandlung muss aber bis zur Heilung fortgesetzt werden (im Mittel 9,25 Monate) (Seebacher et al. 2004a, Scher et al. 1998).

Die Onychia et Paronychia candidosa wird mit hefewirksamen Präparaten behandelt, z.B. Fluconazol oder Itraconazol kontinuierlich, zur Behandlung der von *Scopulariopsis brevicaulis* verursachten Onychomykose haben sich Itraconazol und Terbinafin als gut, bedingt auch Fluconazol, als wirksam erwiesen.

Krankheitsmanagement und Meldepflicht
Bei Tinea capitis ist eine Untersuchung der Familienmitglieder mit entsprechender kultureller Abklärung (Ausbürsten der Haare) dringend zu empfehlen. Im Falle einer klinisch stummen Pilzkolonisation werden 2-mal wöchentlich Haarwäschen mit antimykotischem Povidon-Iod oder Selendisulfid-Shampoo, Batrafen® S Shampoo oder Sebiprox® empfohlen (Higgins et al. 2000). Insbesondere Haustiere (asymptomatische Überträger!) sollten sehr intensiv durch mykologisch versierte Tierärzte untersucht und bei Vorliegen einer Pilzinfektion auch konsequent behandelt werden. Kinder mit manifester Tinea capitis sollten bis zwei Wochen nach Einleitung der lokalen und systemischen Behandlung Schule oder Kindergarten nicht besuchen, bei nässenden Herden auch länger befreit bleiben. Friseurbesuche sollten während der Infektiosität unterbleiben (Seebacher et al. 2004b).

Die Tinea capitis ist gemäß IfSG nur dann meldepflichtig, sofern zwei oder mehr gleichartige Erkrankungen auftreten, bei denen ein epidemischer Zusammenhang wahrscheinlich ist oder vermutet wird, und wenn dies auf eine schwerwiegende Gefahr für die Allgemeinheit hinweist. Über Maßnahmen wie z.B. epidemiologische Untersuchungen und Frequentierung von Schulen und Kindergärten entscheidet das zuständige Gesundheitsamt im Falle einer Meldung bzw. nach Benachrichtigung durch den behandelnden Arzt.

Vom Tier auf den Menschen übertragene Dermatophyten-Infektionen können, sofern ein Kausalzusammenhang mit der beruflichen Tätigkeit nachweisbar ist, als Berufskrankheit nach der Ziffer 3102 der Liste der Berufskrankheiten anerkannt und entschädigt werden. Mykosen, die von Mensch zu Mensch übertragen werden und Versicherte betreffen, die im Gesundheitsdienst, in der Wohlfahrtspflege oder in einem Laboratorium tätig sind oder durch eine andere Tätigkeit der Infektionsgefahr in ähnlichem Maße ausgesetzt waren, können nach BK-Ziffer 3101 entschädigt werden.

Prophylaxe
Wichtig ist die Aufklärung der Bevölkerung über die Übertragungswege und über mögliche einfache prophylaktische Maßnahmen (z.B. Tragen von Badepantinen in öffentlichen Bädern und Duschen, Vermeiden des barfuß Gehens auf dem Teppichbelag von Hotelzimmern, Waschen der Füße mit Seife und intensives Abtrocknen einschließlich der Zehenzwischenräume) (Seebacher et al. 2004a). Zudem kann die Desinfektion befallener Gegenstände z.B. von Schuhen und Strümpfen (bzw. Waschen mit Vollwaschmittel bei mindestens 60 °C) mit einem pilzwirksamen Desinfektionsmittel Ausbreitung und Reinfektion hemmen (Seebacher et al. 2004a).

Der Kontakt mit infizierten Kontaktpersonen und tierischen Überträgern sollte vermieden bzw. die Tiere saniert werden.

8.7 Pityriasis versicolor

Definition
Kleienflechte durch starke Vermehrung von *Malassezia furfur*.

Epidemiologie
Weit verbreitet, vor allem in feucht-heißem Klima und bei Schweißneigung. Die seltene Pityrosporum-Follikulitis wird überwiegend bei Immundefizienten, insbesondere bei HIV-Infizierten, beobachtet.

Erregerspektrum, Infektionswege und Pathogenese
Malassezia furfur ist ein dimorpher lipophiler Hefepilz. In seiner Sprossform ist er ab der Pubertät ein Teil der re-

sidenten Hautflora überwiegend in seborrhoischen Arealen, in seiner Myzelform Erreger von Pityriasis versicolor und Pityrosporum-Follikulitis.

Der Erreger setzt Substanzen frei, die Funktionen eines UV-Filters haben, und solche, die das Pigment angreifen (daher entstehen vor allem nach Sonnenexposition die weißen Flecken). Es ist **keine Infektion** und nicht ansteckend.

Klinik
Symptome Keine oder geringer Juckreiz, kosmetisch störend.
Befunde Pityriasis versicolor ist eine chronische, schuppende Dermatose mit Makulae unterschiedlicher Pigmentierung (daher „versicolor") und meist nur von kosmetischer Relevanz. Zunächst hellrote bis bräunliche kleieartig schuppende Makulae, später, vor allem nach UV-Einstrahlung, weiß bleibende Makulae. Entscheidend für die Diagnose ist die Klinik und der Pilznachweis im Nativpräparat oder Klebestreifenpräparat (Tesafilm).

Bei der Pityrosporum-Follikulitis treten, wie bei der bakteriellen Follikulitis, follikulär gebundene Papulopusteln auf.

Therapie
Sie erfolgt mit Ketoconazol- und Miconazol-haltigen Shampoos. Wegen der Wiederbesiedelung vom Capillitium aus, muss der behaarte Kopf mitbehandelt werden.

8.8 Candida-Infektionen

Definition und Einteilung
Candida-Infektionen sind Entzündungsreaktionen der Schleimhaut oder der Haut, vor allem der intertriginösen Bereiche des Körpers, hervorgerufen durch sich vermehrende Hefepilze, überwiegend durch *Candida albicans*.

Epidemiologie
Candidosis intertriginosa gehört zu den häufigen Pilzkrankheiten der Haut bei Personen über 65 Jahren (Prävalenz bis zu ca. 30%). Frauen sind öfter als Männer betroffen (Seebacher et al. 2005).

Bei der Vulvovaginalcandidose wird geschätzt, dass drei von vier Frauen wenigstens einmal im Leben daran erkranken (Mendling und Seebacher 2003).

Erregerspektrum, Infektionswege und Pathogenese
In der Mehrzahl der Candidosen ist *Candida albicans* der Erreger, gelegentlich werden *Candida glabrata, Candida krusei, Candida tropicalis, Candida kefyr, Candida parapsilosis, Candida guilliermondii* und andere Subspezies isoliert.

C. albicans ist Teil der transienten Flora von Mund und Rachen und des weiblichen Genitaltrakts, auf der gesunden Haut ist er nur vorübergehend nachweisbar. Der alleinige Nachweis des Erregers im Untersuchungsmaterial ohne Krankheitssymptome ist deshalb keine Indikation für eine Behandlung. Bei Gesunden führt *C. albicans* nur zur Ausbildung von Läsionen, wenn der Pilz in oberflächliche Hautdefekte inokuliert wird oder begünstigende Faktoren vorliegen, wie Säuglings- und Greisenalter, Schwangerschaft und Adipositas. Krankheiten, die eine Candidosis bedingen können, sind Stoffwechselstörungen (oft ist die Candidosis intertriginosa das erste Zeichen eines noch unentdeckten Diabetes mellitus), Defizienz der zellulären Immunabwehr, Zytostatika, Antibiotika (Störung der Mikroflora) und Glukokortikoide (opportunistische Infektion). Auch lokale begünstigende Faktoren wie chronische Durchfeuchtung der Haut oder mechanische Irritation wie schlecht sitzende Zahnprothese können zur Candidosis führen.

Die genitale Kolonisation bei erwachsenen Frauen ist abhängig vom lokalen Glukoseangebot, das unter dem Einfluss der Sexualsteroide steht. Sie liegt bei gesunden, nicht schwangeren prämenopausalen Frauen bei 10–20%, bei Schwangeren am Geburtstermin bei 30%, während sie bei Mädchen und bei postmenopausalen Frauen selten ist.

Nur für junge Säuglinge ist *C. albicans* obligat pathogen, da deren Immunsystem erst in den ersten Lebensmonaten Abwehrfunktionen gegen Hefen entwickelt (Seebacher et al. 2005, Hoppe 1997). Wenn *C. albicans* mit dem Stuhl auf die Haut der Perianalregion von Säuglingen gelangt, kann er bei undurchlässigen Windeln (feuchten Kammer) sich binnen Stunden vermehren und – ohne Vorschädigung – eine primäre Mykose hervorrufen.

Befunde
Candidose der Haut Es bestehen geringfügig nässende Erosionen auf Flächen, wo Haut auf Haut liegt, und somit feuchte Kammern bestehen (Inguinalfalten → Rima ani → Submammär- und Bauchfalten) sowie Satellitenherde in der näheren Umgebung (Abb. B17-29). Am Rand zeigt sich ein feinlamellöser Schuppensaum. Im Anfangsstadium können oberflächliche schlaffe Bläschen oder Pusteln entstehen. In behaarten Bereichen kommt es gelegentlich zu einer Folliculitis candidosa superficialis. Differentialdiagnostisch abzugrenzen sind Tinea inguinalis, mechanische und bakterielle Mazerationen der Haut, intertriginös lokalisierte Ekzeme, Erythrasma, Psoriasis vulgaris und Sonderformen des Pemphigus.

Bei Personen, die häufig Tätigkeiten im feuchten Milieu verrichten, entstehen erosive Hautläsionen in den Interdigi-

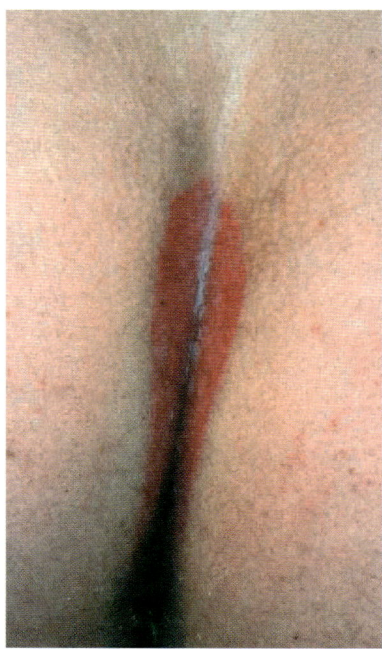

Abb. B17-29 Candidose der Haut in der oberen Analfalte: Erythem mit weißlichem Belag.

talräumen der Finger (Anerkennung als Berufskrankheit möglich nach BK-Nr. 3101). Zu Beginn kleine Bläschen, die schnell platzen, und am Rand ein mazerierter weißlicher Schuppensaum. Differentialdiagnosen in dieser Lokalisation sind Tinea manuum et pedum, Interdigitalmazeration anderer Genese, gramnegativer Fußinfekt und Ekzeme.

Orale Candidose Bei der akuten oralen Candidose (Soor) imponiert der stippchenförmige, später konfluierende, weiße abstreifbare (z.B. mit Holzspatel) Belag, unter dem sich eine hoch rote, leicht blutende Schleimhaut befindet. Bei der chronischen erythematösen oralen Candidose (Prothesen-Stomatitis, chronische atrophische Candidose) sind rote Mukosa-Bereiche variabler Größe ohne abwischbare weiße Flecken zu finden, z.B. an Kontaktstellen mit Prothesenteilen (harter Gaumen, Zungenrücken, Wangenschleimhaut). Weitere klinische Bilder sind die mykotische Perlèche (Faulecken in den Mundwinkeln, Angulus infectiosus) und die Candida-Cheilitis.

Genitalcandidose Beim Mann an der Glans penis, am Sulcus coronarius, am inneren Präputialblatt, an und in der Urethra und gelegentlich in den Samenwegen. Es zeigen sich auf der Glans penis oder im Sulcus coronarius initial Bläschen und Pusteln, die rasch platzen, konfluieren und eine flächenhafte entzündliche, gerötete Erosion hinterlassen. Die Candida-Balanoposthitis ist nicht selten erstes klinisches Zeichen eines noch nicht erkannten Diabetes mellitus.

Vaginalcandidose Diese beginnt oft typischerweise mit Juckreiz, vermehrtem dünnem Fluor, der später käsig wird, deutlicher Rötung der Vagina und später Brennen. Differentialdiagnosen sind die bakterielle Vaginose, die bakterielle Vaginitis, die Trichomoniasis, der Herpes genitalis, bei leukozytärem Fluor der Zervix die Chlamydien-Infektion, aber auch die Gonorrhö sowie „dermatologische" Vulva-Erkrankungen, z.B. Lichen planus oder Lichen mucosae, Psoriasis und verschiedene Ekzem-Formen.

Candidose der Genitoglutealregion bei Säuglingen Perianal und perigenital erscheinen zunächst vesikulopustulöse Effloreszenzen, die konfluierend und sich über die gesamte Windelregion ausdehnen. Am Rand eines intensivroten, lackartig glänzenden Erythems erscheint ein feiner Schuppensaum, daneben Satellitenherde. Bei Frühgeborenen oder Neugeborenen mit Immundefekten kann die Candidose zu lebensbedrohlichen Komplikationen führen. Differentialdiagnosen sind toxisch-irritative und bakterielle Windeldermatitis, die Psoriasis (extrem selten in diesem Alter) und das atopische Ekzem abzugrenzen.

Chronische mukokutane Candidose Seltene, chronische Candidose der Schleimhaut, Haut und der Nägel, zum Teil mit Granulom-Bildung einhergehend, der ein Immundefekt zugrunde liegt. Häufig sind es angeborene, überwiegend vererbbare Störungen, zunehmend aber auch erworbene oder iatrogene Defekte der körpereigenen Abwehr, auch wenn nicht in jedem Einzelfall eine definierte Störung der immunologischen Abwehr nachgewiesen werden konnte. Immer liegt eine Candida-Stomatitis vor, teils mit Soor-Belägen, teils nur mit erheblichen entzündlichen Veränderungen, die in den Pharynx und Ösophagus hineinreichen können. Die Zunge kann grobe Furchen aufweisen und deutlich vergrößert sein mit Impressionen der Zähne. Häufig besteht ein chronischer Angulus infectiosus mit Granulomen. Die Nägel, vor allem der Finger und teilweise der Zehen, sind brüchig bis total dystrophisch. Meist sind die Nagelveränderungen von einer chronischen Paronychie begleitet. Die erkrankten Hautareale schuppen deutlich und zeigen zum Teil erhabene Granulome unterschiedlicher Größe. Weiter finden sich Blepharitis, Intertrigo, Urethritis, Kolpitis und Darmstörungen.

Diagnostik

Mittels steriler Impföse bzw. eines sterilisierten Watteträgers wird die erosive Fläche abgestrichen bzw. Sekret, Schuppen oder Detritus werden auf den Watteträger aufgenommen. Bei Säuglingen mit einer Windeldermatitis sollten neben dem Windelbereich auch die Mundhöhle und der Stuhl (Rektalabstrich) untersucht werden. Zu empfehlen sind je zwei Abstriche für ein mikroskopischen Präparates und für die Kultivierung.

Kultur Der Watteträger kann zuerst auf festem Nährboden ausgestrichen und dann in ein flüssiges Nährmedium (Sabouraud-Bouillon) (Beschleunigung und Sicherung des Pilzwachstums) gegeben werden. Nachdem die Anreicherungskultur 24–48 Stunden bei 36 ± 1 °C bebrütet wurde, wird Substrat auf einen festen Nährboden überimpft. Feste Nährböden (z.B. Sabouraud-Agar) werden ebenfalls 24–48 Stunden bei 36 ± 1 °C bebrütet. Identifikation der gewachsenen Hefekolonien, vor allem von *C. albicans*, mittels Keimschlauch-Tests oder mit C.-albicans-Differenzierungsagar (z.B. Chromagar) oder zur weiteren Differenzierung über Spezialagar bzw. über Fermentations- und Assimilationsleistungen.

Bei Vorliegen einer chronischen mukokutanen Candidose muss nach Immundefekten gefahndet werden.

Therapie
Eine Kolonisation mit Hefepilzen bedarf normalerweise **keiner Therapie.** Die Behandlung einer manifesten Hautcandidose erfolgt im Allgemeinen topisch durch Polyen- (z.B. Nystatin, Amphotericin B) oder Imidazol-Antimykotika (z.B. Clotrimazol, Miconazol). Die geeigneten Vehikel werden entsprechend dem Hautzustand ausgewählt (z.B. als Paste bei akutem Erythem). Zur topischen Behandlung der Schleimhaut werden Antimykotika vom Polyen-Typ (z.B. Nystatin, Amphotericin B) oder Azol-Typ (z.B. Miconazol) in jeweils geeigneten Zubereitungen (Suspensionen, Mundgele, Lutschtabletten bzw. Suppositorien, Vaginaltabletten) verwandt. Bei heftiger Symptomatik oder ausbleibender Wirkung systemischer Einsatz von vor allem Azolen (z.B. Fluconazol).

Eine Mitbehandlung des mit *Candida albicans* besiedelten Orogastrointestinaltraktes ist in der Regel verzichtbar. Bei hoher Keimdichte im Stuhl (> 10^4 Candida-Zellen/g Stuhl) und chronischen oder rezidivierenden Verläufen kann mit nichtresorbierbarem Nystatin oder Amphotericin B therapiert werden. Die Wirksamkeit einer so genannten „Antipilzdiät" gegen eine Hefebesiedelung des Darmes ist wissenschaftlich nicht belegt.

Wichtig ist die Behandlung der Grundkrankheit und eines begünstigenden Hautmilieus (Einlage von Mullstreifen in intertriginösen Räumen). Die orale Behandlung der Candidosis genitoglutealis infantum mit Nystatin oder Amphotericin B ist bei Risikoneugeborenen unverzichtbar.

Die Therapie der chronischen mukokutanen Candidose ist schwierig und bringt oft nur temporäre Remissionen. Die Behebung angeborener Immundefekte ist in einigen Fällen durch Knochenmarktransplantation gelungen. In anderen Fällen brachte die Behandlung mit Transferfaktor Besserung oder zumindest temporäre Erscheinungsfreiheit. Eine antimykotische Lokalbehandlung mit einem Azol-Antimykotikum ist bei umschriebenen Hautherden hilfreich. Zur systemischen Behandlung werden Ketoconazol und Fluconazol zur Behandlung und Rezidiv-Prophylaxe empfohlen.

Partnertherapie. Plazebo-kontrollierte Doppelblindstudien ergaben, dass die lokale Partnertherapie bei akuter Vaginalkandidose keine signifikante Verbesserung der Heilungsrate gebracht hat (Sobel 1993). Bei chronischen Rezidiven sollten aber Penis und Sperma des Partners untersucht werden.

8.9 Subkutane Mykosen

Es handelt sich um Mykosen, die nicht durch einfachen Kontakt, sondern durch Inokulation, z.B. durch Verletzung mit Dornen, übertragen werden und überwiegend in tropischen und subtropischen Ländern vorkommen. Die Infektion bleibt in der Regel auf die Dermis, Subkutis, regionalen Lymphbahnen und Lymphknoten beschränkt.

Eine nach dem Erreger (*Sporothrix schenckii*) benannte Erkrankung ist die Sporotrichose.

Die Chromoblastomykose, verursacht von mehreren Hefepilzen, und das Myzetom (Madurafuß), eine tiefe Mykose von Haut, Subkutis, Muskulatur und Knochen, werden durch das klinische Bild definiert. Das Myzetom kann durch Bakterien (Aktinomyzeten, Nokardien) und durch mehr als 30 verschiedene Pilze, besonders der Gattung Madurella, hervorgerufen werden.

9 Hautinfektionen durch Viren

Barbara C. Gärtner und Cord Sunderkötter

9.1 Erkrankungen durch humane Papillomaviren

Siehe auch Kap. C7.

Die ca. 150 unterschiedlichen Genotypen humaner Papillomaviren (HPV) verursachen verschiedene Formen von Haut- und Schleimhautläsionen, insbesondere Warzen und Kondylome. Zudem sind sie an zahlreichen Tumorerkrankungen beteiligt, z.B. am Zervixkarzinom, Vulvakarzinom, Analkarziom und Peniskarzinom. Außerdem sind Papillomaviren möglicherweise auch an spinozellulären Karzinomen und Basaliomen der Haut beteiligt. Dabei zeigen einzelne Manifestationsformen eine bevorzugte, aber nicht ausschließliche Assoziation mit bestimmten HPV-Typen. So wird in vulgären Warzen z.B. meist HPV-1, -2 oder -10 gefunden. Andere finden sich häufiger bei Kondylomen wie Typ 6 und 11, wieder andere finden sich oft in Tumoren (z.B. Typ 16, 18, 31, 35, 58). Läsionen durch Papillomaviren können sich spontan zurückbilden, aber auch über Jahre oder Jahrzehnte persistieren.

Eine ausführliche Darstellung der Papillomavirus-Infektionen findet sich in Kapitel C7. Die genitalen HPV-Infektionen werden zu den sexuell übertragbaren Erkrankungen gerechnet.

9.2 Erkrankungen durch das Herpes-simplex-Virus (HSV)

9.2.1 Primäre Herpes-simplex-Virus-Infektion

Erreger
Sowohl das Herpes-simplex-Virus Typ 1 (HSV-1) als auch das Herpes-simplex-Virus Typ 2 (HSV-2) können Ursache der primären Infektion sein. Die primäre Infektion ist der erste Kontakt eines Menschen mit einem HSV. Beide Viren sind eng verwand und es bestehen erhebliche serologische Kreuzreaktionen. HSV gehören zu den α-Herpesviren, sind also behüllte DNA-Viren und unterscheiden sich genetisch und epidemiologisch hinsichtlich Prädilektionsstelle (HSV-1 oral, HSV-2 genital) und Übertragung, klinisch aber kaum.

Klinik
Eine Erkrankung als Folge einer Primärinfektion beginnt akut mit Fieber, Kopfschmerzen, Muskelschmerzen und regionaler Lymphadenopathie. Die Schleimhaut ist meist gerötet mit zahlreichen Bläschen, die konfluieren und nach wenigen Tagen schmierig belegt sind. In der Regel kann mit einer Spontanheilung nach ca. zwei Wochen gerechnet werden. Seltene Komplikationen sind schwere Allgemeininfektionen mit Leberbeteiligung oder Pneumonie sowie die Herpes-Enzephalitis im Rahmen der Primärinfektion. Genitale Primärinfektionen verlaufen vor allem bei der Frau meist mit deutlicher klinischer Symptomatik. Eine Genitale Infektion mit HSV-2 bei bereits etablierter kranialer HSV-1 Latenz (initiale Infektion) verläuft ebenso wie eine Rekurrenz milder und mit geringerer Virusausscheidung (s.u.).

Infektionsweg und Pathogenese
Herpes-simplex-Viren können nur über die Schleimhaut oder über eine nicht-intakte Haut in einen Organismus eindringen. Die primäre Herpes-simplex-Infektion erfolgt fast ausschließlich über die **Schleimhaut,** meist oral schon im Kleinkindesalter und bleibt oft asymptomatisch. Wenn sie manifest wird, zeigen sich Bläschen auf der Mundschleimhaut. In den meisten Fällen handelt es sich um Infektionen mit Herpes-simplex-Virus Typ 1 (Gingivostomatitis, Mundfäule). Nach axonalem Einwandern des Virus in die zugehörigen Ganglien (meist Trigeminalganglion) kommt es dort in einigen Zellen zunächst zur Virusvermehrung und danach zur Etablierung einer latenten Infektion. In der Latenz werden keine Viruspartikel mehr gebildet, die Virus-DNA liegt als Ring geschlossen im Zellkern vor (episomal), ist aber nicht in die chromosomale DNA integriert. Es findet eine geringe Genexpression mit der Bildung sogenannter Latenz-assoziierter Transkripte (LATs) statt. Aus dieser latenten Infektion kann es zu Reaktivierungen kommen mit erneuter Auswanderung der Viren in die Peripherie und asymptomatischer oder symptomatischer Virusausscheidung auf der Schleimhaut. Die LATs sind bei der Reaktivierung beteiligt und wirken bei den beiden HSV-Typen lokalisationsspezifisch, wodurch die Prädilektionsstellen definiert werden. In seltenen Fällen wandern die Viren nicht vom Trigeminalganglion zur Schleimhaut, sondern zentral in das Gehirn und können so eine Enzephalitis auslösen, die sich vorwiegend temporal als hämorrhagische Enzephalitis manifestiert. Auslöser für eine **Reaktivierung** sind unter anderem UV-Licht, Hormone, Immunsuppression, Stress und andere Trigger-Mechanismen, sowie vermutlich noch zusätzliche Faktoren, die im Detail aber nicht bekannt sind. Sie stoßen unter bestimmten Umständen im Virusgenom die Transkription der immediate-early Gene und damit die Virusreplikation an. Nachdem Viruspartikel gebildet wurden, beginnt die Wanderung der Viren entlang der Axone, dann durch verschiedene Zellschichten bis auf die Haut.

Infektionen mit Herpes-simplex-Virus Typ 2 (HSV-2) werden meist erst im Jugend- oder Erwachsenenalter erworben und manifestieren sich überwiegend an der Genitalschleimhaut (siehe Kap. B17.3). Sie erreichen eine Prävalenz von etwa 20–30% in der Normalbevölkerung. Letztendlich ist die Lokalisation der Infektion von HSV-1 und HSV-2 nicht vom Virustyp abhängig, sondern vom **Ort der Inokulation.** So sind heute zwischen 40 und 60% der genitalen HSV-Läsionen durch HSV-1 bedingt (vermutlich durch häufigere orogenitale Kontakte). Ebenso, aber deutlich seltener finden sich HSV-2-Infektionen im orofazialen Bereich. Allerdings werden HSV-1 infektionen leichter in kranialen und HSV-2 in sakralen Ganglien reaktiviert (s.o. LATs). Autoinokulationen sind möglich, z.B. Verschleppung auf die Hornhaut mit nachfolgender Keratitis.

Eine Infektion (sowohl eine Erstinfektion als auch eine Reinfektion eines bereits HSV-positiven Patienten) über Mikroläsionen der Haut ist auch möglich, z.B. an den Fingern bei zahnärztlichem oder medizinischem Personal, oder nach HSV-Infektion eines Mückenstichs (Inokulationsherpes) (Rosato et al. 1970). Sie ist möglich, da die HSV-Infektion keine vollständige Immunität hinterlässt.

Diagnose

Der Virusnachweis aus Material von Läsionen (Abstrich, Bläscheninhalt) ist mit verschiedenen Methoden leicht möglich. Am schnellsten gelingt der direkte Virusantigennachweis in abgestrichenen Blasengrundzellen mit monoklonalen Antikörpern. Der Nachweis ist bei gutem Material sensitiv. Der hochsensitive HSV-DNA-Nachweis mit NAT- (Nukleinsäure-Amplifikationstechnik) ist natürlich möglich, dauert aber länger und ist teurer. Alternativ kann das Virus in Zellkulturen isoliert werden. Bei Kombination mit Antigennachweis in den inokulierten Zellen (Kurzzeitkultur, „shell vial culture") liegt das Ergebnis nach 24–48 Stunden vor. Serologische Untersuchungen sind nur bei der Primärinfektion diagnostisch hilfreich. Hier ist die Serokonversion beweisend, ein IgM-Nachweis ist nur hinweisend, weil IgM auch bei Reaktivierungen gefunden werden kann.

Therapie (s. auch Kapitel A 4.1)

Bei schweren Verläufen, bei Immunsupprimierten und bei symptomatischen Primärinfektionen ist eine **systemische Behandlung** indiziert. Bei **oraler Therapie** sind der Aciclovir-Valinester Valaciclovir (2-mal täglich 500 mg) und Famciclovir (3-mal täglich 250 mg) dem schlecht bioverfügbaren oralen Aciclovir vorzuziehen. Die systemische Therapie beschleunigt die Abheilung, hat aber keinen Einfluss auf die Aszension und Persistenz des Erregers. Die frühzeitige Behandlung kann jedoch die Beladung des Ganglion und damit möglicherweise die Schwere und Häufigkeit von Rekurrenzen vermindern. Bei leichten Verläufen und Immungesunden ist eine spezifische Therapie nicht unbedingt notwendig. Insbesondere die lokale Gabe von Aciclovir, die weite Verbreitung hat, zeigt keinen Benefit bezüglich der Dauer der Erkrankung (Spruance et al. 1984).

9.2.2 Ekzema herpeticatum

Klinik

Das klinische Bild zeichnet sich durch multiple disseminierte, zum Teil zu Beeten konfluierende Herpesbläschen aus (Abb. B17-30). Die Bläschen platzen allerdings nach kurzer Zeit, es entstehen wie ausgestanzt aussehende Erosionen.

Die Erkrankung kann mit erheblichen Allgemeinsymptomen einhergehen. Gefürchtet sind vor allem zerebrale Komplikationen.

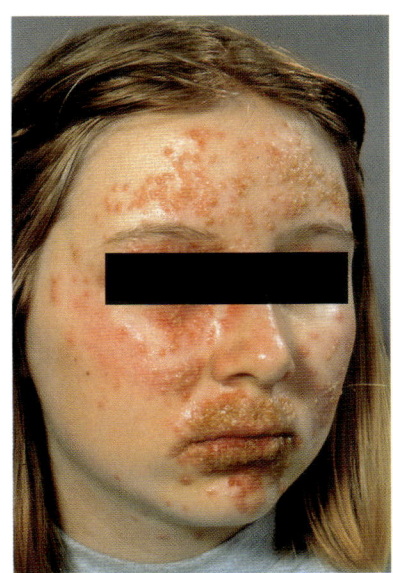

Abb. B17-30 Ekzema herpeticatum bei präexistentem atopischen Ekzem.

Infektionsweg und Pathogenese

Das Ekzema herpeticatum ist eine generalisierte HSV-Infektion bei Patienten mit atopischem Ekzem oder, seltener, mit Morbus Darier. Es kann sowohl als Primär- wie auch als Sekundärinfektion vorkommen. Ursächlich ist die gestörte Hautbarriere und eine gestörte T-Zell Antwort in der Haut im Rahmen der dermatologischen Grunderkrankung. Dadurch können sich die Herpesviren, die sich bei Reaktivierung normalerweise nur auf der Schleimhaut finden, auch auf der Haut ausbreiten.

Therapie

Die Therapie richtet sich nach der klinischen Symptomatik, stets ist die intravenöse Behandlung mit Aciclovir (3-mal täglich 5 mg/kg KG) über 5–8 Tage oder die orale Behandlung mit Valaciclovir oder Famciclovir indiziert (siehe Abschnitt 9.2.1).

Zusätzlich sollte eine Lokaltherapie mit Antiseptika (Polihexanid- oder Octenidin-haltige Lösungen) erfolgen und eine Behandlung des atopischen Ekzems (zusätzlich zu den Antiseptika Kortikosteroid-haltige Cremes oder Salben).

9.2.3 Herpes simplex recidivans

Klinik

Reaktivierung von Herpes-simplex-Viren mit Virusausscheidung und Ansteckungsgefahr sind häufig und oftmals asymptomatisch. Die klinisch manifesten Rezidive (Rekru-

Herpes-simplex-Virus (HSV)

Klaus Korn

- **Taxonomie**
  Umhüllte, große doppelsträngige DNA-Viren aus der Familie Herpesviridae, Unterfamilie α-Herpesvirinae. Es werden zwei Typen, HSV-1 und HSV-2, unterschieden.

- **Epidemiologie**
  Beide Herpes-simplex-Virus-Typen sind weltweit verbreitet. Die Übertragung von Mensch zu Mensch erfolgt durch Haut- und Schleimhautkontakte. Die Durchseuchung mit HSV-1 beginnt bereits im Kindesalter und erreicht bei Erwachsenen Werte von über 80%. HSV-2 ist deutlich weniger verbreitet, hier liegt die Seroprävalenz in Deutschland im Erwachsenenalter bei etwa 10–20% (Hellenbrand et al. 2005). Sie hängt stark von der sexuellen Aktivität ab, und die Durchseuchung beginnt auch dementsprechend erst im Jugendlichenalter.

- **Erreger-Wirts-Beziehung**
  Eintrittspforten für das Virus sind die Schleimhaut des Oropharynx (vor allem HSV-1) und des Genitaltrakts (überwiegend HSV-2, ca. 20–30% HSV-1). Auch eine Infektion über minimale Hautläsionen ist möglich. Die lokale Virusreplikation führt zum Zelluntergang und einer lokalen Entzündungsreaktion. Über sensorische Nervenfasern gelangt das Virus in sensorische Ganglion-Zellen, wo eine latente Infektion etabliert wird. Beim Immunkompetenten kommt es in der Regel nicht zu einer weiteren Ausbreitung der Infektion. Virämie und Infektion verschiedener Organe werden aber bei Immunsupprimierten und auch bei der neonatalen Herpes-simplex-Infektion beobachtet. Reaktivierungen gehen von den latent infizierten Ganglien-Zellen aus, möglicherweise existieren noch andere Zellen und Gewebe, in denen es zu einer latenten Infektion kommen kann.

- **Krankheitsspektrum**
  Die primäre HSV-1-Infektion verläuft oft asymptomatisch, typische klinische Manifestation ist die akute Gingivostomatitis bei Kindern. Der primäre Herpes genitalis ist dagegen die häufigste Erstmanifestation einer HSV-2-Infektion. Die Rekurrenz äußert sich üblicherweise als Herpes labialis oder rekurrierender Herpes genitalis. Relativ häufig sind auch Infektionen des Auges (Keratitis, Keratokonjunktivitis, Blepharitis), die sowohl bei Primärinfektionen als auch als Rekurrenz vorkommen können. Häufigste neurologische Manifestation ist eine aseptische Meningitis durch HSV-2 bei ca. 5–10% der Fälle von primärem Herpes genitalis (Bergstrom et al. 1990). Wesentlich seltener (etwa 1 Fall/500 000 Personen/Jahr) ist die Herpes-simplex-Enzephalitis.

- **Spezifische Diagnostik**
  Im Vordergrund steht generell der spezifische Erregernachweis (Antigen, Genom, Virusanzüchtung), die serologische Diagnostik ist meist unergiebig und wird in ihrer Bedeutung oft überschätzt.

  Erregernachweis
  Für die Untersuchung von Liquor ist der hoch empfindliche Genomnachweis mittels PCR oder anderer Amplifikationsmethoden erforderlich. Aus Abstrichmaterialien und Bläscheninhalt lässt sich das Virus relativ leicht anzüchten, alternativ kann als Schnelldiagnostik auch ein Antigennachweis, üblicherweise mittels Immunfluoreszenz, erfolgen. Auch für solche Materialien bringt der Genomnachweis mittels PCR eine deutlich höhere Positivrate (Stranska et al. 2004).

  Nachweis spezifischer Antikörper
  Der Nachweis ist im Wesentlichen nur von Bedeutung für die Überprüfung des Immunstatus sowie bei Herpes-simplex-Enzephalitis (Liquor/Serum-Quotienten), wenn die Symptomatik schon länger als ca. zehn Tage besteht (Fomsgaard et al. 1998).

- **Prophylaxe**
  Impfstoffe oder Immunglobuline zur Prophylaxe von Herpes-simplex-Infektionen sind bisher nicht verfügbar. Es besteht daher nur die Möglichkeit einer Expositionsprophylaxe (z. B. Sectio caesarea bei primärem genitalen Herpes am erwarteten Geburtstermin) oder einer Chemoprophylaxe mit Aciclovir. Letztere wird bei besonders gefährdeten Personengruppen (Patienten unter Hochdosis-Chemotherapie, Patienten nach Knochenmark- bzw. Stammzelltransplantation, exponierte Neugeborene) häufig eingesetzt.

- **Therapie**
  Es stehen eine Reihe von wirksamen Virustatika zur Behandlung von Herpes-simplex-Virus-Infektionen zur Verfügung. Mittel der Wahl ist Aciclovir. Alternativen mit ähnlicher Wirksamkeit und besserer oraler Bioverfügbarkeit sind Valaciclovir und Famciclovir. Bei Haut- und Schleimhautinfektionen ist meist eine orale Therapie ausreichend, bei schweren Infektionen (Enzephalitis, Neugeborenen-Infektion) sowie bei Immunsupprimierten sollte eine intravenöse Therapie erfolgen. Zur Behandlung schwerer, therapieresistenter Infektionen kommt Foscarnet infrage (Wutzler 1997).

- **Literatur**
  Bergstrom, T., A. Vahlne, K. Alestig, S. Jeansson, M. Forsgren, E. Lycke. 1990. Primary and recurrent herpes simplex virus type 2-induced meningitis. J. Infect. Dis. 162: 322–330.
  Fomsgaard, A., N. Kirkby, I. P. Jensen, B. F. Vestergaard. 1998. Routine diagnosis of herpes simplex virus (HSV) encephalitis by an internal DNA controlled HSV PCR and an IgG-capture assay for intrathecal synthesis of HSV antibodies. Clin. Diagn. Virol. 9: 45–56.
  Hellenbrand, W., W. Thierfelder, B. Muller-Pebody, O. Hamouda, T. Breuer. 2005. Seroprevalence of herpes simplex virus type 1 (HSV-1) and type 2 (HSV-2) in former East and West Germany, 1997-1998. Eur. J. Clin. Microbiol. Infect. Dis. 24: 131–135.
  Stranska, R., R. Schuurman, M. de Vos, A. M. van Loon. 2004. Routine use of a highly automated and internally controlled real-time PCR assay for the diagnosis of herpes simplex and varicella-zoster virus infections. J. Clin. Virol. 30: 39–44.
  Wutzler, P. 1997. Antiviral therapy of herpes simplex and varicella-zoster virus infections. Intervirology 40: 343–356.

deszenzen) der Herpes-simplex-Infektion entstehen in derselben Region (Herpes recidivans in loco) und kündigen sich mit Jucken, Brennen und Spannungsgefühl an.

Es bilden sich auf gerötetem Grund zentral gedellte, meist gruppiert stehende Bläschen (Ausbreitung durch Zell-Zell-Kontakt). Nach einigen Tagen trüben die wasserklaren Bläschen ein, verkrusten und heilen ab. Die Läsionen sind deutlich weniger ausgeprägt als bei der Primärinfektion, es entwickeln sich meist keine systemischen Infektionszeichen. Prädilektionsstellen sind die Perioralregion, die Mundschleimhaut und die Genital- und Analregion.

Infektionsweg und Pathogenese
Eine Reihe von endogenen und exogenen Provokationsmechanismen können zur Reaktivierung einer Herpes-simplex-Infektion führen (UV-Licht, Fieber, hormonelle Veränderungen z.B. im Menstruationszyklus, lokales Trauma, Immunsuppression, Stress). Vermittelt wird die Reaktivierung vermutlich über eine veränderte/gestörte T-Zell-Funktion.

Diagnose
Falls die Diagnose klinisch nicht bereits gestellt werden kann, ist labordiagnostisch nur der Virus-Direktnachweis sinnvoll (s.o.). Antikörpertestungen sind nicht sinnvoll.

Therapie
Die Therapie einer rezidivierenden HSV-Infektion besteht lokal in der Behandlung mit adstringierenden Externa oder/und Lotionen bzw. Cremes mit antiseptischen Zusätzen, um eine Superinfektion zu verhindern. Bei starker Entzündungsreaktion ist ein lokales Kortikosteroid hilfreich, nach unserer Erfahrung sollte dann aber in diesen Fällen auch lokal ein Virostatikum (Aciclovir) gegeben werden. Normalerweise ist sonst die lokale Gabe von Aciclovir der Gabe von Plazebo kaum überlegen (Spruance et al. 1984).

Die Schwere der Symptome kann zumindest vermindert werden durch eine sehr frühzeitige systemische Therapie bei Auftreten der ersten Prodromi mit z.B. Valaciclovir oder Famciclovir. Bei Immunsupprimierten kann eine i.v. Therapie nötig werden (Aciclovir 3×10 mg/kg KG). Die Therapiedauer beträgt mindestens zehn Tage, eventuell bis nach Rückbildung der Symptome.

Prävention
Bei häufigen (> 10-mal/Jahr) und schweren Rezidiven, bei Assoziation mit einem Erythema exsudativum multiforme oder bei bestimmten Berufsgruppen (z.B. Musiker von Blasinstrumenten) kann eine kontinuierliche oder situationsbedingte (bei stärkerer UV-Exposition, Stress) antivirale Prophylaxe durchgeführt werden. Ziel ist es dabei, über längere Zeit mit einer möglichst niedrigen Dosierung auszukommen. Es wird zunächst mit der oben genannten Dosierung begonnen, und die Behandlung dann auf die niedrigste noch wirksame Dosis eingestellt. Bei HSV 1 hat sich ein Schema bewährt in dem zunächst Acicloir 400mg dreimal täglich gegeben wird, welches dann versuchsweise auf z.B. 2×200 mg/Tag heruntertitriert wird; alternativ Valacyclovir 500 mg einmal täglich, dann versuchsweise heruntertitriert auf 500 mg einmal täglich (Woo et al., 2007). Durch eine Dauerprophylaxe kann die Frequenz der Rezidive deutlich gesenkt werden.

Valacyclovir 500 mg zweimal täglich ist auch wirksam um bei bereits erfolgter HSV- Reaktivierung ein nachfolgendes Erythema multiforme zu unterdrücken. Eine andere Möglichkeit der Prävention besteht in der intermittierenden antiviralen Therapie kurz vor dem zu erwartenden Rezidiv, z.B. wenn eine Assoziation mit dem Menstruationszyklus besteht. Bei UV-Licht als Auslöser hilft das Vermeiden von Sonnenbädern und die konsequente Anwendung von Sonnenschutzcremes (mind. LF 15) (Rooney et al. 1991; Woo et al., 2007)).

Zur Prophylaxe der Rezidive mit HSV-2 gibt es gut evaluierte Schemata mit vergleichbarer Wirksamkeit: die zweimal tägliche Gabe von Acyclovir (400 mg 2x/d), Valacyclovir (250 mg 2x/d), oder Famciclovir (250 mg 2x/d), oder die einmal tägliche Gabe von 500 mg Valacyclovir (Lebrun-Vignes et al., 2007).

Trotz langer Therapiedauer sind bisher nur gelegentlich in der Peripherie Resistenzen aufgetreten, die auch nicht zu nachfolgender Latenz mit resistentem Virus führten.

Da Resistenzen bei immunsupprimierten Patienten mit HSV-Rezidiven schnell ein ernstes Problem darstellen können, empfiehlt sich auch hier ein standardisiertes Vorgehen: Eine Empfehlung wäre initial die orale Acyclovir-Therapie mit 200 mg $5 \times$/d für 3–5 Tage (vorher virologische Sicherung der Diagnose), bei ungenügendem Ansprechen Anheben der Dosis auf 800 mg $5 \times$/d. Bei fehlender Antwort nach 5 bis 7 Tagen werden auch intravenöses Acyclovir oder die verwandten Valacyclovir oder Famciclovir nicht helfen, so dass nach erneuter Kultur (und ggf. Resistenztestung) eine Lokaltherapie mit Trifluorthymidin (3–4 $\times$/d) begonnen werden sollte. Wenn die Läsionen nicht gut erreichbar sind oder nicht abheilen, bleiben Foscarnet i.v. (40 mg pro kg KG 3 $\times$/d oder 60 mg pro kg KG 2 $\times$/d für 10 Tage oder bis zur Abheilung) und Cidofovir i.v.; ein Reservepräparat wäre Vidarabine. Bei erneutem Rezidiv an gleicher Stelle ist die sofortige Therapie mit Acyclovir 800 mg 5x/d oder mit Foscarnet i.v. (40 mg pro kg KG 3 $\times$/d oder 60 mg pro kg KG 2 $\times$/d) möglich. Bei Rezidiven an anderer Lokalisation wird die Wiederholung des obigen Schemas empfohlen (Chilukuri et al. 2003).

9.3 Herpes Zoster

9.3.1 Varizellen

Synonym: Windpocken.

Die Primärinfektion mit dem Varicella-Zoster-Virus (VZV) ist Ursache der Windpocken, einer fieberhaften Allgemeinerkrankung mit Exanthem der Haut und Schleimhäute (siehe Kap. B17.2).

Klinik
Reiskorngroße, einzeln stehende Bläschen entwickeln sich auf einem roten Fleck. Da die Eruptionen schubweise auftreten, kommen die verschiedenen Stadien (Erythem, wasserklare Bläschen, eingetrübte Bläschen und Krusten) nebeneinander vor.

9.3.2 Zoster

Synonym: Gürtelrose, Gesichtsrose.

Klinik
Der Zoster beginnt meist mit einseitigen, neuralgiformen Schmerzen, Par- und Hyperästhesie (Ganglionitis). Gelegentlich kann es bei der radikulären Symptomatik bleiben (Zoster sine herpete), was differentialdiagnostisch Schwierigkeiten bereitet. Im Regelfall allerdings manifestiert sich die Erkrankung mit gruppiert stehenden Bläschen auf scharf begrenzten Erythemen in dem betreffenden Hautsegment (Abb. B17-31). Prädilektionsstellen sind Gesicht (Trigeminusäste) und Thorax. Der unkomplizierte Zoster heilt innerhalb von 2–3 Wochen nach Eintrübung der Bläschen und Verkrustung mit feinen, leicht atrophischen Narben ab. Komplikationen an der Haut sind Nekrosen (bei hämorrhagischem Zoster) und bakterielle Superinfektionen.

Andere schwerwiegende Komplikationen sind:
- Augenbeteiligung bei Zoster des 1. Trigeminusastes
- Zoster oticus mit Fazialis- und Akustikusaffektion (Schwindel, Hörverlust) bei Zoster des 2. Trigeminusastes
- Seltene, entzündliche Mitreaktionen innerer Organe
- Post-Zoster-Neuralgien (Wochen oder langfristig nach Abheilung des Zosters).
- Zoster-Meningoenzephalitis bei älteren Patienten mit protrahiertem Verlauf

Sehr schwere Zoster-Erkrankungen, rezidivierende Zoster-Erkrankungen oder Erkrankungen mit sehr langer Verlaufsdauer sind bei Immunsupprimierten, insbesondere bei HIV-Infizierten beschrieben. Zoster-Erkrankungen kommen in jedem Lebensalter vor, sogar beim Neugeborenen nach intrauteriner Infektion. Trotzdem sollte beim schweren Zoster von Jugendlichen oder häufig rezidivierendem Zoster eine Abklärung anderer Erkrankungen, die einen Zoster begünstigen, erfolgen (v.a. HIV).

Infektionsweg und Pathogenese
Der Zoster tritt als Folge einer Reaktivierung von VZV aus den in der Folge einer Varizellen-Infektion latent infizierten Spinalganglien auf. Die Erkrankung wird nicht durch Kontakt mit an Varizellen oder Zoster Erkrankten erworben. Die Kontagiosität ist deutlich geringer als bei Varizellen, da das Virus nicht mehr in respiratorischen Sekreten ausgeschieden wird, sondern sich nur in den Bläschen befindet.

Dem Zoster liegt eine erneute Virussynthese im sensiblen Ganglion mit Ganglionitis und Auswanderung entlang der Axone bis in die Hautareale zugrunde, die vom jeweiligen Nerv versorgt werden. Ähnlich wie bei HSV-Infektionen sind auch hier einige auslösende Faktoren bekannt. Hierzu gehören z.B. höheres Alter, Schwangerschaft und Immunsuppression (in allen Fällen ist die T-Zell-Immunität reduziert). Die Erkrankungszeichen, insbesondere der Schmerz, beginnen bereits, bevor die Vesikel auf der Haut sichtbar werden. Die manchmal starken Schmerzen sind somit Folge der Entzündung des Nervs während der Wanderung der Viren vom Ganglion in die Peripherie. Bei Immunkompetenten ist der Zoster meist auf nur ein einziges oder wenige einseitige Dermatome beschränkt. Das Virus sitzt in mehreren, aber bei weitem nicht in allen beidseitigen Spinalganglien. Der Grund, warum dennoch nur eine Seite und in der Regel nur 1–3 direkt benachbarte Dermatome betroffen sind, liegt wahrscheinlich in der durch die Reaktivierung gebootsterten, VZV-spezifischen T-Zell-Antwort, wel-

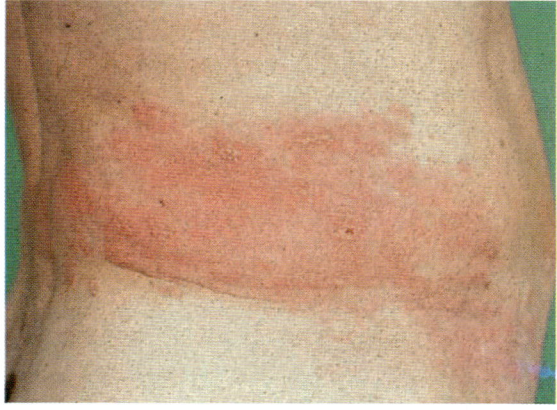

Abb. B17-31 Herpes zoster, thorakales Segment.

che die Aktivierung weiterer Viren in den Ganglien unterdrückt. Die häufigere Zoster-Inzidenz im Alter mag damit zusammenhängen, dass die T-Zell-Antwort mit den Jahren zurückgeht. Oft bleibt es auch bei einer Episode im Leben. Die VZV-Reaktivierung beim Zoster führt beim Immungesunden zu einer deutlichen Boosterung der T-Zell-Antwort. Daher haben die meisten Menschen nach einem Zoster längere Zeit keine klinisch relevanten Reaktivierungen mehr. Ähnlich kann auch der Kontakt mit Wildvirus z.B. durch Kontakt mit Windpocken-Erkrankten zu einem Booster der T-Zell-Antwort führen und eine VZV Reaktivierung längerfristig verhindern. So zeigt sich in Ländern mit wenig Zirkulation von VZV-Wildvirus (z.B. USA durch flächendeckende VZV-Impfung) ein Anstieg von Zoster-Erkrankungen, vermutlich, weil die Boosterung durch Wildviruskontakt reduziert ist. Antikörper vermögen gegen die intrazellulären latenten Viren nichts auszurichten.

Diagnose

In der Regel lässt sich die Diagnose klinisch leicht stellen aufgrund des typischen Dermatom-förmigen Verteilungsmusters der Läsionen. Bei der differentialdiagnostischen Abgrenzung zu einem HSV-Rezidiv (z.B. mit glutealer Lokalisation) ist die Serologie wegen häufigen Kreuzreaktionen zwischen HSV und VZV problematisch. Besser geeignet ist der direkte Virusnachweis (s.o.). In einigen Fällen ist man dennoch auf die Serologie angewiesen z.B. bei Zoster ohne Exanthem, der vor allem ein neurologisches Krankheitsbild verusacht, meist mit heftigen Schmerzen. Ihm liegt eine Entzündungsreaktion des Nervs nach VZV-Reaktivierung zugrunde, bei der die Auswanderung bis auf die Haut aber unterbrochen wurde und sich deswegen keine Bläschen zeigen. In diesen Fällen kann nur die Serologie durch Antikörperanstiege und ggf. erneute spezifische IgM-Bildung Hinweise auf die Erkrankung geben. Dabei ist der Stellenwert von VZV-IgA hervorzuheben, das bei Reaktivierungen häufiger gebildet wird als VZV-IgM (Gross et al. 2003).

Therapie

Bei Zoster ist eine **virustatische Therapie** indiziert vor allem auch zur Reduzierung des Risikos der Post-Zoster-Neuralgien (Tyring et al. 1995). Diese kann oral mit Brivudin (1 × 125 mg) durchgeführt werden (Wassilew 2005). Als Alternativen sind Valaciclovir (3 × 1000 mg) oder Famciclovir (3 × 250 mg) zu nennen. Die Dauer der Behandlung beträgt üblicherweise 5–7 Tage, bei Immundefizienten mindestens zehn Tage oder bis zur deutlichen Besserung. Alternativ kann mit einer i.v. Therapie mit Aciclovir (3-mal täglich 5-10 mg/kg KG) begonnen werden. Bei Resistenz gegen Aciclovir steht für die i.v. Therapie noch Foscarnet zur Verfügung, oral kann Brivudin bei Aciclovir-Resistenz versucht werden, allerdings sind Kreuzresistenzen häufig.

Die äußerliche Behandlung erfolgt abhängig vom Stadium austrocknend oder krustenlösend. Im Bläschenstadium eignen sich feuchte Umschläge (bei Gefahr der Superinfektion in keimreichen Arealen mit Antiseptika wie Octenidin oder Polihexanid), Lotio alba aquosa, ggf. mit Zusatz von Clinoquinol 2% oder zusätzlich Povidon-Lösung, nach Eintrocknen der Bläschen eine blande Creme, bei Gefahr der Superinfektion in keimreichen Arealen auch eine z.B. Povidon-haltige Creme zur Lösung der Krusten. Die Lokalbehandlung mit Aciclovir ist nicht sinnvoll.

Eminent wichtig ist eine angemessene und ausreichende Schmerztherapie, möglichst in einem Stufenschema. An der Universitätshautklinik in Münster und anderen Zentren hat sich folgendes differenziertes Vorgehen bewährt:

A) bei noch deutlich vorhandener Entzündung der Haut und nozizeptiven Schmerzen:
- Stufe 1: NSAID (z.B. Diclofenac p.o., 50, je nach Wirkung bis 150 mg /Tag), Ibuprofen p.o. (400–1200 mg/Tag) Alternativ für den kurzzeitigen Einsatz bei gastrointestinalen- oder anderen Blutungsrisiken: COX-2 Inhibitoren (Arcoxia p.o. (60–90 mg tgl) oder Celebrex p.o. (200 mg tgl.; falls erforderlich bis zu 2 mal 200 mg/d). Alternativ bei gleichzeitiger Einnahme von Kortikosteroiden oder bei geringer Entzündung: Metamizol (Novalgin) (4 × 20 Trpf/d bis maximal 5 × 40 Trpf)
- Stufe 2: Bei stärkeren akuten Schmerzen, aber auch bei zusätzlichem neuropathischem Schmerz (in geringer Dosierung zusätzlich zu Antidepressiva oder Antikonvulsiva) vorübergehend Opiate: Tramadol 200 mg, maximal 400 mg/Tag; möglichst bald als Retardpräparat (Tramadol long 200 mg/d).

B) Bei kontinuierlichem, brennenden (neuropathischen) Schmerz und/oder besonders nächtlichen Schmerzen:
- Stufe 1: Antidepressiva, da sie alle Typen des neuropathischen Schmerzes unterdrücken: den brennenden Spontanschmerz, einschießende sowie evozierte Schmerzattacken (z.B. Amitryptilin 10–75 mg, einschleichende Dosierung)
- Stufe 2: Opioid-Analgetika wenn starke Schmerzen durch die Antidepressiva nicht oder nicht schnell genug einstellbar sind, da Antidepressiva (und auch Antikonvulsiva) nicht sofort wirken (nur vorübergehend).

C) Bei lanzinierenden, einschießenden Schmerzen:
- Stufe 1: Antikonvulsiva (Gabapentin als Retardpräparat 300 mg und je nach Wirkung steigern, maximal 2400 mg/Tag; oder Pregabalin initial 25 mg/Tag allmählich auf 150 mg/d, maximal 600 mg/d steigern);

oder Carbamazepin als Retardpräparat 150 mg und je nach Spiegel und Wirkung Dosis langsam um 150 mg steigern auf maximal 800–1200 mg/d)
- Stufe 2: Opioid-Analgetika dann, wenn starke Schmerzen durch die Antikonvulsiva nicht oder nicht schnell genug einstellbar sind, da Antikonvulsiva nicht sofort wirken (nur vorübergehend).

D) Bei post-zosterischer Neuralgie (Gross et al. 2003):
- Stufe 1: Antidepressiva (s.o.)
- Stufe 2: Antikonvulsiva – plus Capsaicin topisch
- Stufe 3: schwache Opioide – plus transkutanen elektrischen Nervenstimulation (TENS)
- Stufe 4: starke Opioide.

Prävention
In Kürze wird ein Zoster-Impfstoff auf den Markt kommen. Es handelt sich dabei um eine Lebendimpfung, die der Varizellen-Impfung entspricht, aber wesentlich höher dosiert wird. Ziel ist die zelluläre Immunität gegen VZV zu boostern und somit die Enstehung des Zosters zu verhindern. Die Impfung gegen Varizellen kann das Auftreten von Herpes zoster bereits reduzieren (s. a. Kap. B17.2, Abschn. 3.2).

9.4 Molluscum contagiosum

Erreger
Der Erreger von Molluscum contagiosum (Dellwarze) ist ein humanes, streng epidermotropes Poxvirus (behülltes DNA-Virus aus der Gruppe der Molluscipoxviren).

Klinik
Dellwarzen sitzen breitbasig auf der Haut auf (Abb. B17-32) und wirken durchscheinend perlartig-glänzend. Die Knötchen weisen einen zentralen Krater (Delle) auf, aus dem beim Quetschen eine talgartige, fettige Masse exprimiert werden kann. Die Dellwarzen kommen einzeln, aber auch bis zu Hunderten vor und können strichförmig angeordnet sein (Pseudo-Köbner-Phänomen). Die Größe schwankt von wenigen Millimetern (milienartiges Aussehen) bis zu einem Zentimeter (Molluscum contagiosum giganteum). Meist verschwinden die Dellwarzen innerhalb von einigen Monaten wieder, Rezidive und Streuung durch Autoinokulation sind allerdings häufig.

Infektionsweg und Pathogenese
Die Übertragung von Mensch zu Mensch erfolgt über **Kontaktinfektion.** Eine erhöhte Infektionsbereitschaft besteht bei Kindern mit Neurodermitis und bei Immundefizienz, z.B. aufgrund einer HIV-Infektion.

Diagnose
Normalerweise ist eine Labordiagnose nicht notwendig bei Infektionen mit Molluscum contagiosum. In Zweifelsfällen kann ist in Speziallaboratorien ein DNA-Nachweis mittels NAT aus dem Exprimat oder einer Biopsie erfolgen.

Therapie
Zur Therapie kommen lokale Maßnahmen wie Ausdrücken oder Anritzen der Knötchen mit einer Injektionskanüle und anschließender Desinfektion oder Abtragen mit einem scharfen Löffel oder Skalpell nach lokalanästhetisch wirkender Creme infrage.

9.5 Erkrankungen durch tierische Pockenviren

Erregerspektrum
Neben dem durch Impfkampagnen seit 1978 ausgerotteten Variola-major-Virus als Erreger der menschlichen Pocken können auch einige Pockenviren die normalerweise Tiere infizieren, akzidentell auf den Menschen übertragen werden.

So wurden seit den 1970er Jahren in Zentralafrika wiederholt Ausbrüche von Pocken-ähnlichen Erkrankungen registriert, die durch **Affenpockenviren** hervorgerufen wurden. In den USA gab es erst kürzlich einen Ausbruch mit Affenpockenviren, bei dem fast 100 Personen erkrankt sind. Die Übertragung erfolgte durch Präriehunde, eine Erdhörnchenart, die als Haustiere gehalten werden.

In unseren Breiten kommen als zoonotische Erreger aus dem Genus Orthopoxvirus zudem die **Kuhpockenviren** infrage. Sie rufen bei Rindern vesikulöse Läsionen an den Eutern hervor, die bei Kontakt auf den Menschen übertra-

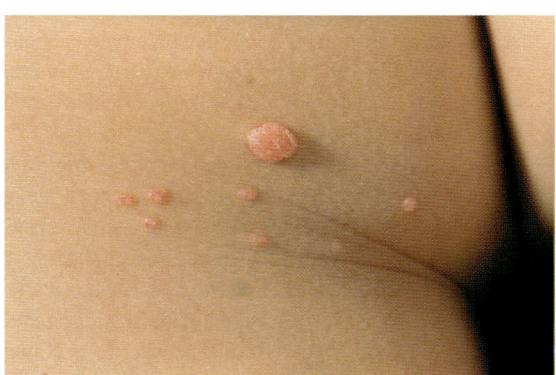

Abb. B17-32 Molluscum contagiosum.

Molluscum contagiosum
Klaus Korn

- **Taxonomie**
  Umhülltes, großes, komplexes doppelsträngiges DNA-Virus aus der Familie Poxviridae, Genus Molluscipoxvirus.
- **Epidemiologie**
  Das Molluscum-contagiosum-Virus ist weltweit verbreitet. Lokale Häufungen finden sich in einigen Regionen, wie etwa auf den Fiji-Inseln oder auf Papua-Neuguinea. Der Mensch ist der einzige Wirt für das Virus. Die Infektion wird durch engen (Haut-) Kontakt und durch Sexualkontakte übertragen. Recht häufig sind bereits Kinder betroffen, bei jungen Erwachsenen haben genitale Molluscum-contagiosum-Infektionen deutlich zugenommen und besonders ausgeprägte und hartnäckige Verläufe findet man bei HIV-Infizierten.
- **Erreger-Wirts-Beziehung**
  Eintrittspforte für das Virus sind vermutlich kleinste Hautläsionen. Die entstehenden hyperplastischen Dellwarzen reichen bis in die Dermis, ohne jedoch die Basalmembran zu durchbrechen. Sie bestehen aus vergrößerten, degenerierten Keratinozyten mit virushaltigen Einschlusskörperchen. Eine entzündliche Reaktion ist nur bei bakterieller Superinfektion vorhanden und auch die humorale und zelluläre Immunantwort ist nur schwach ausgeprägt (Hanna et al. 2006). Dennoch bilden sich die Läsionen oft spontan zurück, manchmal innerhalb von Wochen, eventuell aber auch erst nach Jahren. Rezidive sind nicht ungewöhnlich. Das gehäufte Auftreten von Infektionen bei HIV-Infizierten, insbesondere mit niedrigen CD4+-Zellzahlen, weist auf die Bedeutung der zellulären Immunität für die Kontrolle der Infektion hin, die aber bisher nicht näher charakterisiert ist.
- **Krankheitsspektrum**
  Das Molluscum-contagiosum-Virus ist der Erreger der Dellwarzen. Es handelt sich dabei um kleine, derbe Knötchen in der Haut mit zentraler Eindellung. Sie können überall am Körper auftreten und erscheinen häufig gruppiert. Die Gesamtzahl der Läsionen liegt meist zwischen 5 und 20. Eine besonders schwere Form mit vielen, teilweise sehr großen, atypischen Läsionen, die auch im Gesicht auftreten, wird als opportunistische Infektion bei AIDS-Patienten beobachtet. Die Dellwarzen können über Monate bis Jahre bestehen, bilden sich aber zumindest bei Immunkompetenten fast immer spontan zurück.
- **Spezifische Diagnostik**
  In der großen Mehrzahl der Fälle ist eine spezifische Diagnostik nicht erforderlich, da das Erscheinungsbild der Läsionen eindeutig ist.

Erregernachweis
Die diagnostische Methode der Wahl ist der elektronenmikroskopische Virusnachweis im Exprimat oder Biopsien von Läsionen. Alternativ ist auch der Nachweis des Genoms mittels PCR möglich. Kürzlich wurde über die Anzüchtung von Molluscum-contagiosum-Virus in Zellkultur (MRC-5-Zellen) berichtet (Bell et al. 2006).

Nachweis spezifischer Antikörper
Methoden zum Nachweis spezifischer Antikörper (ELISA) wurden etabliert, haben aber nur für epidemiologische Zwecke Bedeutung.

- **Prophylaxe**
  Spezifische Prophylaxemaßnahmen stehen nicht zur Verfügung.
- **Spezifische Therapie**
  Die Dellwarzen können mit verschiedenen Verfahren (Kürettage, Laser, Kryotherapie) entfernt werden. Auch die lokale Anwendung chemischer Substanzen kommt in Betracht, wie zum Beispiel die Anwendung von Okklusiv-Pflastern mit Lokalanästhetika-haltiger Creme (EMLA), Cantharidin oder Imiquimod. In einer kürzlichen Vergleichsstudie bei Kindern schnitt jedoch die Kürettage am besten ab (Hanna et al. 2006).
  Einzelfallberichte liegen auch über eine virustatische Therapie schwerer Verläufe bei HIV-Infizierten mit Cidofovir vor (Meadows et al. 1997).
- **Literatur**
  Bell, C. A., A.P. Eberly, G. Takata, R.K. Combs, N.E. Deweese, A.C. Whelen. 2006. Specimens from a vesicular lesion caused by molluscum contagiosum virus produced a cytopathic effect in cell culture that mimicked that produced by herpes simplex virus. J. Clin. Microbiol. 44 (1): 283–286.
  Hanna, D., A. Hatami, J. Powell, D. Marcoux, C. Maari, P. Savard, H. Thibeault, C. McCuaig. 2006. A prospective randomized trial comparing the efficacy and adverse effects of four recognized treatments of molluscum contagiosum in children. Pediatr. Dermatol. 23 (6): 574–579.
  Heng, M. C., M. E. Steuer, A. Levy, S. McMahon, M. Richman, S. G. Allen, B. Blackhart. 1989. Lack of host cellular immune response in eruptive molluscum contagiosum. Am. J. Dermatopathol. 11: 248–254.
  Meadows, K. P., S. K. Tyring, A. T. Pavia, T. M. Rallis. 1997. Resolution of recalcitrant molluscum contagiosum virus lesions in human immunodeficiency virus-infected patients treated with cidofovir. Arch. Dermatol. 133: 987–990.

gen werden können. Insgesamt ist es eine sehr seltene Erkrankung. In den letzten Jahren konnte gezeigt werden, dass Kuhpockenviren auch bei zahlreichen anderen Säugetieren vorkommen können, und das Reservoir vermutlich Mäuse und andere Nager sind. Als Infektionsquelle für den Menschen stehen daher zunehmend Katzen im Vordergrund. Ebenfalls auf den Menschen übertragbar sind das **Paravacciniavirus** und das **Orfvirus.** Die Übertragung des Paravacciniavirus auf den Menschen erfolgt vor allem durch Kontakt mit infizierten Eutern von Kühen und führt zum sog. Melkerknoten, einem derbem, rotem, zentral ulzerierendem Knoten (Abheilung nach 4–6 Wo.) bei Melkern oder Schlachthausarbeitern. Beim Orf (Ekthyma contagiosum) handelt es sich um eine Viruserkrankung der Schafe mit ulzerösen Veränderungen um Nase und Maul. Die Übertragung auf den Menschen erfolgt durch direkten Kontakt oder über kontaminierte Gegenstände.

Klinisches Bild ähnlich wie beim Melkerknoten, manchmal mit stärkerer inflammatorischer Komponente oder tumorähnlich.

Vacciniavirus

Klaus Korn

- **Taxonomie**
  Umhülltes, sehr großes komplexes doppelsträngiges DNA-Virus aus der Familie Poxviridae, Genus Orthopoxvirus. Humanmedizinisch bedeutsam war vor allem das dem gleichen Genus angehörende Variolavirus, der Erreger der heute ausgerotteten Pocken. Darüber hinaus gehören zu diesem Genus verschiedene tierische Orthopoxviren, von denen einige (Affenpockenvirus, Kuhpockenvirus) auf den Menschen übertragen werden können.

- **Epidemiologie**
  In der Folge der Ausrottung der Pocken 1977 wurde in den 1980er Jahren auch die mit Vacciniaviren durchgeführte Pockenschutzimpfung weitgehend eingestellt. Aufgrund von Befürchtungen, dass Variolaviren als biologische Waffe eingesetzt werden könnten, wurden im Vorfeld des Irak-Kriegs Anfang 2003 in den USA etwa 800 000 Personen gegen Pocken geimpft. Neben dem Einsatz als Pockenimpfstoff werden Vacciniaviren in molekularbiologischen Labors als Expressionsvektoren verwendet. Außerdem gibt es Ansätze, rekombinante Vacciniaviren als Lebendimpfstoffe für andere Infektionskrankheiten (z.B. HIV, Hepatitis B, Influenza) oder in der Tumortherapie zu nutzen.

- **Erreger-Wirts-Beziehung**
  Nach Inokulation kommt es zu einer lokalen Virusvermehrung in der Haut sowie in regionären Lymphknoten. Eine Virämie wird bei Immunkompetenten nicht beobachtet. Es kommt relativ rasch zu einer B- und T-Zell-Antwort, die auch nach 10–20 Jahren noch nachweisbar ist. Die Schutzwirkung gegen Pocken war in den ersten drei Jahren sehr hoch und auch danach (bis zu etwa 20 Jahren) war zumindest ein Schutz vor schweren Erkrankungen vorhanden [Vaccinia (smallpox) vaccine 1991].

- **Krankheitsspektrum**
  Vacciniavirus-Infektionen manifestieren sich als lokale Hautläsionen mit Bläschenbildung. Auch eine lokale Schwellung und Schmerzen, eine Schwellung der regionären Lymphknoten und gelegentlich leichtes Fieber können auftreten. Als Folge einer Autoinokulation kann es zum Befall der Kornea kommen, der häufig zu bleibenden Sehschäden führt. Die am meisten gefürchtete Komplikation ist die akute Enzephalitis, die meist etwa 1–2 Wochen nach Impfung auftrat und mit einer erheblichen Mortalität und bleibenden neurologischen Schäden behaftet war. Die Häufigkeit lag im Bereich von einem Fall auf 50 000–500 000 Impflinge [Vaccinia (smallpox) vaccine 1991]. Im Rahmen eines groß angelegten Impfprogramms bei militärischem Personal in den USA ab Dezember 2002 wurde eine unerwartet hohe Inzidenz von akuter Myokarditis beobachtet (86 Fälle auf ca. 730 000 Impfungen) (Poland et al. 2005). Bei Patienten mit Immundefekt kommt es nach Vaccinia-Impfung zum so genannten Vaccinia necrosum, einer fortschreitenden Bläschen-/Blasenbildung mit Nekrosen, die sich über den ganzen Körper ausbreiten kann (Redfield et al. 1987). Ein generalisiertes bläschenförmiges Exanthem, allerdings ohne Nekrosen, kommt auch bei Patienten mit atopischem Ekzem nach versehentlicher Vaccinia-Impfung oder Kontaktinfektion vor.

- **Spezifische Diagnostik**
  Im Vordergrund steht der Erregernachweis. Als Schnelldiagnostik ist der elektronenmikroskopische Virusnachweis im Bläschenmaterial geeignet. Auch molekularbiologische Verfahren ermöglichen heute einen schnellen Nachweis einschließlich Typisierung von Orthopoxviren (Nitsche et al. 2005).
  Der Antikörpernachweis ist möglich mittels ELISA, IFT oder Neutralisationstest, gegenüber dem direkten Virusnachweis aber von untergeordneter Bedeutung.

- **Prophylaxe**
  Personen mit Immundefekten sowie mit Neurodermitis sollten wegen der möglichen Komplikationen nicht mit Vacciniaviren arbeiten.

- **Therapie**
  Vaccinia-Hyperimmunglobulin, das früher zur Behandlung schwerer Komplikationen der Pockenimpfung eingesetzt wurde, steht heute praktisch nicht mehr zur Verfügung. Ein neueres Virustatikum mit breiter Wirkung gegenüber DNA-Viren ist Cidofovir, das bisher vor allem bei CMV-Infektionen eingesetzt wird. Es ist in Zellkultur und auch im Tierversuch gegen Orthopoxviren wirksam (De Clercq und Neyts 2004) und könnte dementsprechend bei schweren Komplikationen einer Vaccinia-Impfung oder akzidentellen Infektion Verwendung finden, auch wenn hierfür keine Zulassung besteht.

- **Literatur**
  De Clercq, E., J. Neyts. 2004. Therapeutic potential of nucleoside/nucleotide analogues against poxvirus infections. Rev. Med. Virol. 14 (5): 289–300.
  Nitsche, A., B. Steger, H. Ellerbrok, G. Pauli. 2005. Detection of vaccinia virus DNA on the LightCycler by fluorescence melting curve analysis. J. Virol. Methods. 126 (1-2): 187–195.
  Poland, G. A., J. D. Grabenstein, J. M. Neff. 2005. The US smallpox vaccination program: a review of a large modern era smallpox vaccination implementation program. Vaccine. 23 (17–18): 2078–2081.
  Redfield, R. R., D. C. Wright, W. D. James, T. S. Jones, C. Brown, D. S. Burke. 1987. Disseminated vaccinia in a military recruit with human immunodeficiency virus (HIV) disease. N. Engl. J. Med. 316: 673–676.
  Vaccinia (smallpox) vaccine. Recommendations of the Immunization Practices Advisory Committee. MMWR Morb. Mortal. Wkly. Rep. 40 (1991) RR-14: 1–10.

Klinik

Wie bei den Pocken tritt bei den Infektionen durch **Affenpockenviren** nach einer Inkubationszeit von 1–2 Wochen zuerst hohes Fieber mit Kopf- und Gliederschmerzen auf. Einige Tage später zeigt sich ein makulöses Exanthem am gesamten Körper, auf dem sich genabelte, klare Bläschen entwickeln, die narbig abheilen. Im Gegensatz zu den Pocken ist meist eine ausgeprägte Lymphadenopathie vorhanden und die Letalität ist mit weniger als 15% geringer. Die Erkrankung betrifft vorwiegend Kinder und junge Erwachsene, vermutlich aufgrund fehlender Kreuzimmunität nach Einstellung der Pockenschutzimpfung Mitte der 1970er Jahre.

Die Infektionen durch **Kuhpockenviren** bleiben in der Regel lokal begrenzt mit vesikulären Läsionen an den Händen oder Armen, oft entlang von Kratzern. Sie können mit Lymphangitis und Lymphadenitis einhergehen und heilen nach einigen Wochen spontan ab. Wenn prädisponierende Grunderkrankungen (atopisches Ekzem, Immunsuppression) vorliegen, sind aber auch schwere, generalisierte Erkrankungen mit letalem Ausgang möglich.

Bei der Infektion mit **Paravacciniavirus** entstehen ein oder wenige halbkugelige, entzündliche Knoten, die im Zentrum vesikulös, später krustös werden und spontan nach einigen Wochen abheilen.

Beim **Orf** entwickeln sich nach einer Inkubationszeit von 3–11 Tagen rötlich nässende, 1–2 cm große Knoten, die ebenfalls nach einigen Wochen spontan abheilen. Betroffen sind vor allem Schäfer sowie andere Personen, die mit infizierten Tieren in Kontakt kommen.

Diagnose

NAT-Verfahren dominieren zur Diagnose der relevanten Poxviren. Sie sind in Speziallaboratorien verfügbar. Elektronenmikroskopie ist bei ausreichender Viruspartikelzahl in der Probe ebenso möglich, aber damit lassen sich die Viren einer Familie oft schlecht differenzieren.

Therapie

In der Regel wird symptomatisch therapiert. Experimentell ist die Gabe von Cidofovir, einer Substanz, die zur Therapie von CMV-erkrankungen entwickelt wurde, aber in vitro auch Effektivität gegen Poxviren zeigte.

Prävention

Die Expositionsprophylaxe ist die wirksamste Präventionsmaßnahme. Dies bedeutet, dass intensive Tierkontakte mit entsprechenden Schutzmaßnahmen vorzunehmen sind. Zudem steht eine Pockenimpfung bereit, falls die epidemiologische Situation dies wieder erforderlich machen würde.

B17.2 Haut als Manifestationsorgan systemischer Infektionen

Cord Sunderkötter, Barbara C. Gärtner und Andreas Essig

1 Vorbemerkungen

Generalisiert auftretende Effloreszenzen („Hautausschlag") werden als **Exanthem** (griechisch *exantheo*: „Ich blühe auf.") bezeichnet. Die Einzeleffloreszenzen können sich dabei zusammensetzen aus:

- **Makulae** (Flecken): nicht erhaben und daher nicht tastbar, maßgeblich durch auf erweiterte Blutgefäße bedingt, aber auch z.B. durch Pigmente und andere Einlagerungen
- **Papeln**: erhaben, Knötchen, Folge von Infiltraten und/oder Verdickung der Epidermis
- **Vesikeln** (Bläschen): Verlust der Haftung zwischen geschädigten Keratinozyten.
- **Pusteln** (Eiter-Bläschen): Ansammlung von Granulozyten in Bläschen.
- **Quaddel** Transiente Serumansammlung (Ödem) in der Dermis aufgrund weitgestellter und permeabler Gefäße; z.B. durch Histamin ausgelöst und zusammen mit den verwandten Angioödemen der locker gewebten Schleimhaut Kardinalsymptom einer Typ-I-Immunreaktion (Allergie).

Generalisierte Effloreszenzen an der Schleimhaut werden als **Enanthem** bezeichnet.

Nur gelegentlich werden im Rahmen systemischer Infektionen auch **ulzerierende Veränderungen** beobachtet: Dann handelt es sich am ehesten um Folgen einer septischen Streuung in die Haut (z.B. bei Meningokokken-Meningitis, Gonokokken-Sepsis, Endokarditis) oder um superinfizierte Erosionen bei vesikulösen Exanthemen.

Viele exanthematische Infektionskrankheiten gehören in die Gruppe der klassischen Kinderkrankheiten wie z.B. Masern, Röteln, Windpocken, Enterovirus-Infektionen und Scharlach. Ein generalisiertes Exanthem tritt allerdings auch im Rahmen einer primären HIV-Infektion (siehe Kap. C8) auf, oder bei der Lues im Stadium II (siehe Kap. C4) und bei anderen bakteriellen und viralen Infektionen (unter anderem Rickettsiosen, EBV, Reoviren).

An der **Entstehung eines Exanthems** sind mehrere Faktoren beteiligt:

- systemische Wirkung von Toxinen eines Erregers (z.B. bei Scharlach, Staphyloccocal Scalded Skin Symdrome). Sie führen zu Alterationen an den Hautgefäßen (Erweiterung, Permeabilitässteigerung, Schädigung mit Blutung) oder an der Epidermis (Vakuolisierung, Nekrose) und zu Infiltraten oder Ödemen im Gewebe.
- direkte Effekte des infektiösen Pathogens am bzw. im Endothel oder im Gewebe im Zuge einer Virämie (Parvovirus B19, Enteroviren) oder Bakteriämie (Rickettsiosen) oder als Folge ener Infektion mit nachfolgender Immunreaktion (Ablagerung von Immunkomplexen).

2 Erregerspektrum

Das Spektrum der nichtviralen Erreger systemischer Infektionen mit ihren typischen Hautmanifestationen ist in Ta-

Tab. B17-1 Erregerspektrum und Hautmanifestationen bei systemischen Infektionen durch Bakterien und Pilze.

Erreger	Erkrankung	Kutane Manifestation
Bakterien		
Bartonella henselae/ Bartonella quintana	bazilläre Angiomatose	Papeln, Pusteln, Lymphadenoporthie, bei Immunsuppression bazilläre Angiomatose
Borrelia burgdorferi	Borreliose	Erythema migrans, Acrodermatitis chronica atrophicans, Lymphozytom
Leptospira spp.	Leptospirose (Morbus Weil)	makulöses, urtikarielles, petechiales Exanthem, Ekchymosen
Neisseria gonorrhoeae	disseminierte Gonorrhoe	Papeln, Pusteln, hämorrhagische Läsionen
Neisseria meningitidis	Meningitis, Sepsis	Petechien, Purpura, Ekchymosen, Gangrän
Pseudomonas aeruginosa	Bakteriämie/Sepsis	hämorrhagische Bullae, Ecthyma gangraenosum
Rickettsia prowazekii	klassisches Fleckfieber	makulopapulöses Exanthem (zentrifugal), Petechien
Rickettsia rickettsii	Rocky Mountain spotted fever	makulopapulöses Exanthem (zentripetal), Petechien
Rickettsia tsutsugamushi	Tsutsugamushi-Fieber	makulopapulöses Exanthem (zentrifugal), „Tache noir"
Salmonella Typhi und Paratyphi	Typhus, Paratyphus	Roseolen
Staphylococcus aureus	Bakteriämie/Sepsis	Papeln, Pusteln, subkutane Abszesse, purulente Purpura
Staphylococcus aureus	Toxic Shock Syndrome	Erythem, Exanthem, spätere Desquamation
Staphylococcus aureus	Scalded Skin Syndrome	Erythem, Bullae, spätere Desquamation
Streptobacillus moniliformis	Rattenbissfieber	makulopapulöses Exanthem (zentripetal)
Streptococcus pyogenes	Scharlach	feinpapulöses Exanthem, groblamelläre Schuppung
Streptococcus pyogenes	Toxic Shock Syndrome	Erythem, Exanthem, spätere Desquamation
Vibrio vulnificus	Bakteriämie	Bullae, Zelllulitis, Fasziitis
Pilze		
Aspergillus spp.	disseminierte Aspergillose	Papeln, Nekrosen
Candida spp.	Candidämie	Maculae, Papeln, hämorrhagische Läsionen
Cryptococcus neoformans	Kryptokokkose	Papeln, ulzera
Fusarium spp.	disseminierte Mukormykose	Papeln, ulzera
Mucor, Rhizopus, Absidia	disseminierte Mykose	Nekrosen, Madura-Fuß

belle B17-1 zusammengefasst. Die Charakteristika der häufigeren, viral verursachten Exantheme zeigt Tabelle B17-2.

3 Virale Infektionen

Barbara C. Gärtner und Cord Sunderkötter

3.1 Masern (Morbilli)

Erreger
Masern werden durch das gleichnamige Virus verursacht, das zur Familien der Paramyxoviren gehört und damit zu den unbehüllten RNA-Viren. Der Mensch ist das einzige Reservoir für Masernvirus, daher könnte das Virus ausgerottet werden. Die Masern kommen aber noch weltweit vor und haben einen hohen Kontagiositätsindex.

Klinik
Die Erkrankung verläuft in mehreren Phasen: Sie beginnt nach einer Inkubationszeit von 8–12 Tagen mit einem hochfieberhaften, meist respiratorischen Infekt mit schwerem Krankheitsgefühl. Typische Symptome sind Fieber, Lichtscheue, Konjunktivitis, Pharyngitis, Husten. Diese Phase beginnt meist 1–2 Tage nachdem das Virus im Blut nachweisbar ist. Manchmal kommt es auch bereits in dieser frühen Phase zu einem flüchtigen Exanthem. Nach 2–4 Tagen treten die pathognomonischen **Koplik-Flecken** auf, ein

Tab. B17-2 Charakteristika häufiger viral verursachter Exantheme.

Erkrankung	Erreger	Inkubation (Tage)	Wesentliche Infektiosität	Klinik
Masern	Masernvirus	8–14	katarrhalisches Stadium bis 5 Tage nach Auftreten des Exanthems	katarrhalische, exanthematische Phase, „Koplik-Flecken", konfluierendes Exanthem (Ausbreitung von retroaurikulär), Allgemeinsymptome
Röteln	Rubellavirus	10–23	2 Tage vor bis 5 Tage nach Auftreten des Exanthems	kleinfleckiges, wenig konfluierendes Exanthem, (Ausbreitung vom Gesicht abwärts), Lymphknotenschwellungen retroaurikulär
Varizellen	Varicella-Zoster-Virus	10–21	1–4 Tage vor bis 5 Tage nach Auftreten des Exanthems	„Sternenhimmel", Befall von Capillitium und Schleimhaut, Palmae und Plantae meist nicht betroffen
Exanthema subitum	HHV-6, HHV-6B, HHV-7	5–15	ab Erkrankungsbeginn, intermittierende Virusausscheidung im Speichel lebenslänglich	3 Tage Fieber, bei Fieberabfall kleinfleckiges diskretes Exanthem ohne Gesichtsbefall
Erythema infectiosum	Parvovirus B19	4–17	3–7 Tage, endet beim Auftreten des Exanthems	„Ohrfeigengesicht", „Ringelröteln", „Glove and stock"-Syndrom bei Jugendlichen und Erwachsenen
Hand-Fuß-Mund-Erkrankung	Coxsackieviren Enterovirus 71	3–14	ca. 1 Woche vor und nach Erkrankungsbeginn über Respirationstrakt, Stuhl 2–3 Wochen länger	Bläschen im Mund und an Händen und Füßen
Enteroviren-Exantheme	ECHO-Viren Coxsackieviren	3–14	s. o.	stammbetont, kleinfleckig, makulös
infektiöse Mononukleose	EBV	30–50	einige Tage vor Beginn des Exanthems, danach lebenslänglich intermittierende Virusausscheidung im Speichel	Lidschwellungen, kleinfleckiges Exanthem insbesondere unter Ampicillintherapie

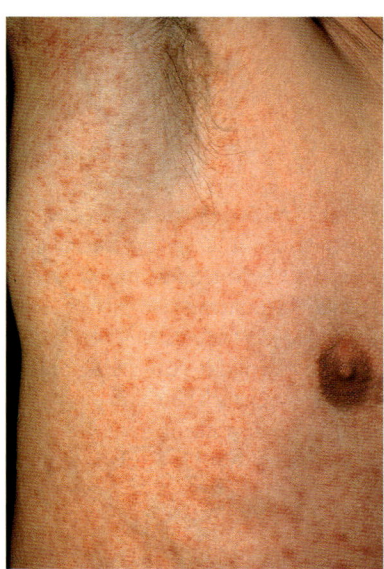

Abb. B17-33   Makulo-papulöses Exanthem bei Masern.

weißliches oft stippchenartiges Enanthem der Wangenschleimhaut. Gelegentlich schließt sich an dieses Stadium eine kurze fieberfreie Phase an. Danach folgt, zeitgleich mit dem Auftreten von Antikörpern, das exanthematische Stadium, bei dem Fieber wieder auftreten kann. Erst in dieser Phase zeigt sich das **klassische Masern-Exanthem** mit Beginn im Gesicht und hinter den Ohren und Ausbreitung über den Rumpf auf die Extremitäten. Auch Enantheme mit roten Flecken im Pharynx-Bereich sind häufig. Das Exanthem besteht aus teils konfluierenden roten Flecken (Abb. B17-33), die auch eine hämorrhagische Komponente aufweisen können (d.h. sie sind oft mit dem Glasspatel nicht vollständig wegdrückbar), und die in der gleichen Reihenfolge wieder abblassen, in der sie aufgetreten sind. In der letzten Phase folgt die **Schuppung der Haut.** Neben einer klassischen Masern-Konjunktivitis lässt sich regelmäßig auch eine punktförmige Keratitis nachweisen. Nicht alle Patienten durchlaufen sämtliche beschriebenen Stadien. Gelegentlich werden einzelne Stadien ausgelassen, in seltenen Fällen auch das Exanthemat.

Als **Komplikationen** treten am häufigsten Otitis media, Riesenzellpneumonie (Häufigkeit 1:200) und Enzephalitis (Häufigkeit 1:1000–2000) auf. Pneumonie und Enzephalitis haben altersabhängig eine ungünstige Prognose. Als Spätschäden der Enzephalitis sind neurologische Komplikationen in einer Vielzahl der Fälle zu erwarten. Zudem gibt es einige Fälle mit Masern-Appendizitis. Die Sterblichkeit bei einer akuten Maserninfektion liegt etwa bei 1:3000. Eine seltene, gefürchtete Spätfolge die 2–23 Jahre nach einer frühkindlichen Maserninfektion auftritt, ist die subakute sklerosierende Panenzephalitis (SSPE). Bei dieser pathogenetisch komplexen Erkrankung (Wirts- und Virusfaktoren) sind persistierende replikationsdefekte Viren mit Mutationen in den M, F und H Proteinen im ZNS nachweisbar. Die Erkrankung hat innerhalb weniger Monate eine Sterblichkeit von 100%. Klinisch fallen vor allem Wesensveränderungen der Kinder auf.

Besondere Verlaufsformen sind die „modifizierten Masern" bei teilimmunen Patienten, z.B. bei Kindern mit mütterlichen Antikörpern, die aber nicht mehr schützend sind. Historisch traten die schweren atypischen Masernverläufe nach Immunisierung mit dem 1963 bis 1967 verwendeten Totimpfstoff auf, da dieser zwar reaktive T-Zellen und Antikörper gegen das virale Hämagglutinin (H) aber nicht gegen das F (Fusion) Protein induzierte. Damit blieb eine direkte Ausbreitung des Virus von Zelle zu Zelle möglich. Eine Masernerkrankung führt häufig zu einer einige Monate andauernden Suppression der zellulären Immunität mit nachfolgenden Sekundärerkrankungen. Geradezu klassisch, wenn auch heute sehr selten, ist deswegen der negative Mendel-Mantoux-Test (Tuberkulin-Test) bei gleichzeitiger Tuberkulose und Maserninfektion.

Infektionsweg und Pathogenese

Die Übertragung erfolgt aerogen bzw. durch Tröpfcheninfektion. Neuinfektionen treten in Populationen ohne Impfschutz sehr bald nach Abklingen der Leihimmunität durch maternale Antikörper auf. Die Durchseuchung erreicht aufgrund der hohen Kontagiosität in ungeimpften Populationen Werte von annähernd 100%. Die durchgemachte Erkrankung hinterlässt eine **lebenslange Immunität.** Aufgrund der hohen, aber nicht ausreichenden Durchimpfungsrate in Mitteleuropa sind lokale Ausbrüche von Masern nicht selten, betreffen aber in nicht geringem Ausmaß auch Erwachsene.

Masernvirus

Klaus Korn

- **Taxonomie**
  Umhülltes, komplexes Minusstrang-RNA-Virus aus der Familie Paramyxoviridae, Genus Morbillivirus.

- **Epidemiologie**
  Das Masernvirus ist weltweit verbreitet. Die Übertragung erfolgt durch Tröpfcheninfektion. Neuinfektionen treten sehr

Masernvirus (Fortsetzung)

bald nach dem Abklingen des Nestschutzes auf. Die Durchseuchung erreicht aufgrund der hohen Kontagiosität in ungeimpften Populationen Werte von annähernd 100% (Zäch et al. 1998). Da der Mensch der einzige Wirt des Erregers ist, erscheint eine Eradikation durch Impfkampagnen möglich. In Deutschland wurde Ende 1999 ein nationales Programm zur Elimination der Masern gestartet. Die Zielmarke von weniger als einer Erkrankung pro 100 000 Einwohner und Jahr wurde 2003 erstmals erreicht und 2004 mit nur noch 122 gemeldeten Fällen deutlich unterschritten. Leider war 2005 und 2006 aufgrund von Ausbrüchen in mehreren Bundesländern wieder ein erheblicher Anstieg der Fallzahlen zu verzeichnen.

- **Erreger-Wirts-Beziehung**
Eintrittspforte für das Masernvirus ist der Respirationstrakt. Das Virus vermehrt sich zunächst in Epithelzellen des Respirationstrakts, im Rahmen der Generalisierung werden auch Leukozyten, Zellen des Immunsystems, des retikuloendothelialen Systems sowie der Haut befallen. Mit Beginn der Erkrankung entwickelt sich eine spezifische humorale und zelluläre Immunantwort und in deren Folge auch das Exanthem. Eine Masernerkrankung führt häufig zu einer einige Monate andauernden Suppression der zellulären Immunität. Die durchgemachte Infektion hinterlässt eine lebenslange Immunität.

- **Krankheitsspektrum**
Nach einer Inkubationszeit von 10–14 Tagen kommt es zu einer Prodromalphase mit Fieber, Abgeschlagenheit, Konjunktivitis, Husten und Schnupfen. Nach einigen Tagen erscheinen dann die Koplik-Flecken an der Mundschleimhaut und das Exanthem. Die Erkrankungsdauer beträgt bei unkompliziertem Verlauf 7–10 Tage. Die häufigste Komplikation ist die Otitis media. Auch Pneumonien treten nicht selten auf, insbesondere bei kleinen Kindern. Akute Enzphalitiden werden mit einer Häufigkeit von einem Fall auf 1000–2000 Masernerkrankungen beobachtet. Sehr selten ist die subakute sklerosierende Panenzephalitis (SSPE) als Spätfolge einer Masernviruserkrankung (Bellini et al. 2005). Hier ist eine Persistenz defekter Viren im ZNS nachweisbar. Bei Immunsupprimierten kann das Exanthem auch fehlen, besondere Komplikationen bei dieser Patientengruppe sind die Riesenzellpneumonie und die Masern-Einschlusskörperchen-Enzephalitis.

- **Spezifische Diagnostik**
Nachweis spezifischer Antikörper
Routinemäßig wird für die Diagnostik der Nachweis von IgG- und IgM-Antikörpern im ELISA im Serum durchgeführt. Der Nachweis von IgM-Antikörpern im Serum sichert die Diagnose einer frischen Infektion, sofern nicht kürzlich geimpft wurde (Helfand et al. 1999). Bei Verdacht auf Masernerkrankung nach früherer Impfung kann der IgM-Nachweis negativ sein, es findet sich dann aber ein IgG-Titer-Anstieg (Serumpaar). Bei SSPE ist die ausgeprägte intrathekale Immunantwort diagnostisch wegweisend, IgM im Serum ist hier meist negativ.

Genomnachweis/Virusanzüchtung
In den meisten Fällen ist der IgM-Antikörpernachweis für die Diagnosestellung ausreichend. Bei Immunsupprimierten kann der Genomnachweis mittels PCR zur Diagnosesicherung dienen. Daneben ist die PCR-Diagnostik mit anschließender Sequenzierung für die Aufklärung epidemiologischer Zusammenhänge von besonderer Bedeutung (Tischer et al. 2004). Geeignete Materialien sind EDTA-Blut, respiratorisches Material oder Liquor. Die Virusanzüchtung ist schwierig und zeitaufwändig und daher für diagnostische Zwecke nicht geeignet.

- **Prophylaxe**
Für die aktive Immunisierung stehen Lebendimpfstoffe, insbesondere auch als Kombinationsimpfung Masern/Mumps/Röteln (MMR) zur Verfügung. Die MMR-Erstimpfung wird zwischen dem 11. und 14. Lebensmonat empfohlen, eine Zweitimpfung im 15.–23. Lebensmonat (frühestens vier Wochen nach Erstimpfung) (Robert-Koch-Institut 2005). Auch seronegative Erwachsene können geimpft werden. Ebenfalls möglich ist eine postexpositionelle „Riegelungsimpfung" bei ungeimpften Immungesunden. Bei Immunsupprimierten und chronisch kranken Kindern kann nach Masernexposition eine passive Immunprophylaxe mit normalem Immunglobulin durchgeführt werden.

- **Spezifische Therapie**
Wirksame Virustatika zur Behandlung von Masernvirus-Erkrankungen sind nicht vorhanden.

- **Meldepflicht**
Nach § 6 Infektionsschutzgesetz ist der Krankheitsverdacht, die Erkrankung sowie der Tod an Masern namentlich an das zuständige Gesundheitsamt zu melden. Gemäß § 7 Infektionsschutzgesetz besteht für Leiter von Untersuchungsstellen eine Meldepflicht für Laborbefunde, die auf eine akute Masernvirus-Infektion hinweisen.

- **Literatur**
Bellini, W. J., J. S. Rota, L. E. Lowe, R. S. Katz, P. R. Dyken, S. R. Zaki, W. J. Shieh, P. A. Rota. 2005. Subacute Sclerosing Panencephalitis: More Cases of This Fatal Disease Are Prevented by Measles Immunization than Was Previously Recognized. J. Infect. Dis. 192: 1686–1693.
Helfand, R. F., S. Kebede, H. E. Gary Jr, H. Beyene, W. J. Bellini. 1999. Timing of development of measles-specific immunoglobulin M and G after primary measles vaccination. Clin. Diagn. Lab. Immunol. 6: 178–180.
Robert-Koch-Institut (RKI). 2005. Impfempfehlungen der Ständigen Impfkommission (STIKO) am Robert Koch-Institut/Stand: Juli 2005. Epid. Bull. 30: 257–272.
Tischer, A., S. Santibanez, A. Siedler, A. Heider, H. Hengel. 2004. Laboratory investigations are indispensable to monitor the progress of measles elimination-results of the German Measles Sentinel 1999-2003. J. Clin. Virol. 31: 165–178.
Zäch, K., C. Nicoara, D. Germann, L. Matter. 1998. Altersabhängige Seroprävalenz von Masern-, Mumps- und Rötelnantikörpern im Jahre 1996. Schweiz. Med. Wochenschr. 128: 649–657.

Diagnostik

Die Diagnose kann unter Berücksichtigung von *Impfanamnese* und *epidemiologischer Situation* klinisch meist leicht gestellt werden. Da jedoch Masern inzwischen in Deutschland relativ selten geworden sind und auch eine Meldepflicht existiert, sollten Masernverdachtsfälle labordiagnostisch abgesichert werden. Der Nachweis von *IgM-Antikörpern* im Serum mittels ELISA sichert die Diagnose einer frischen Infektion, allerdings nur, wenn nicht kürzlich geimpft wurde.

Bei Verdacht auf eine Masernerkrankung trotz früherer Impfung kann der IgM-Nachweis negativ sein, es findet sich dann aber ein IgG-Titeranstieg (Serumpaar). Bei der SSPE ist die ausgeprägte intrathekale Immunantwort diagnostisch wegweisend, IgM im Serum bleibt meist negativ. Bei Immunsupprimierten kann der Genomnachweis mittels Nukleinsäure-Amplifikationstechnik (NAT) aus EDTA-Blut, respiratorischen Sekreten, Liquor und Biopsien zur Diagnosesicherung beitragen. Die Virusisolierung ist bei Masern, nicht bei SSPE prinzipiell möglich. **Differentialdiagnostisch** kommen Röteln, andere Virusexantheme, Scharlach, Arzneimittelexantheme und allergische Reaktionen in Betracht. Bei palmoplantarer Beteiligung ist immer eine Lues auszuschließen.

Therapie

Eine spezifische antivirale Therapie von Masernvirus-Erkrankungen ist nicht möglich. Auch für die SSPE gibt es keine therapeutischen Möglichkeiten. In Ländern mit schlechtem Ernährungszustand der Bevölkerung konnte eine Vitamin A-Substitution den Verlauf der Masernerkrankung abschwächen.

Prävention

Für die Prophylaxe stehen hoch wirksame Lebendimpfstoffe, als **Kombinationsimpfung** Masern/Mumps/Röteln/Varizellen (MMRV) zur Verfügung. Die MMRV-Impfung (Erstimpfung ab dem zwölften Lebensmonat, Zweitimpfung (Catch up-Impfung) ab vier Wochen nach der Erstimpfung) zählt zu den öffentlich empfohlenen Impfungen. Auch seronegative Erwachsene sollten geimpft werden. Einzelimpfstoffe sind nicht mehr verfügbar. Kombinationsimpfstoffe (MMR oder MMRV) können gefahrlos verabreicht werden, auch wenn nur ein Impfschutz gegen eine Komponente erreicht werden soll.

Die Impfung mit MMRV ist in der Schwangerschaft kontraindiziert, da es sich um einen Lebendimpfstoff handelt. Bei versehentlicher Impfung von Schwangeren kam es jedoch bisher nicht zu Schädigungen beim Kind. Die versehentliche Impfung in der Schwangerschaft ist also keine Indikation zum Schwangerschaftsabbruch.

Bei Immunsupprimierten müssen die Impfrisiken und das Risiko einer Infektion mit dem Wildvirus und deren Komplikationen im Einzelfall gegeneinander abgewogen werden. Bei noch relativ guter T-zellulärer Funktion bei HIV-Infektion sollte geimpft werden. Nach Organtransplantation sollte generell nicht MMRV geimpft werden (wegen der lebenslangen Immunsuppression), nach Stammzelltransplantation hingegen kann nach zwei Jahren, falls keine medikamentöse Immunsuppression mehr vorliegt, die Impfung mit MMR erwogen werden (zu VZV siehe Abschnitt 3.2) (STIKO 2005).

Bei ungeimpften Immunsupprimierten kann innerhalb von sechs Tagen nach Masernexposition eine passive Immunprophylaxe mit polyvalentem Immunglobulin durchgeführt werden. Impfmasern sind nicht ansteckend, auch nicht für Immunsupprimierte.

Masern sind durch Impfung potentiell ausrottbar. Dies ist ein Ziel der WHO, das allerdings aufgrund der derzeit schlechten Durchimpfungsraten nicht kurzfristig erreichbar ist. Die Durchimpfungsraten sind unter anderem so schlecht, weil in der Bevölkerung die Gefährlichkeit der Masern deutlich unterschätzt wird.

Meldepflicht

Eine Meldepflicht besteht sowohl nach § 6 Infektionsschutzgesetz (Meldepflicht des feststellenden Arztes) für den Verdacht, die Erkrankung und den Tod an Masern. Gleichzeitig besteht nach §7 IfSG (Labormeldepflicht) eine Meldepflicht für den Nachweis einer frischen Maserninfektion.

3.2 Varizellen (Windpocken)

Erreger

Windpocken werden durch das Varicella-Zoster-Virus verursacht, das zur Familie der Herpesviren gehört. Es ist ein behülltes DNA-Virus. Systematisch wird es auch als humanes Herpesvirus 3 bezeichnet. Es gehört zusammen mit den Herpes-simplex-Viren zur Untergruppe der so genannten α-Herpesviren, die alle eine neuronal latente Infektion etablieren. Das Varicella-Zoster-Virus ist weltweit verbreitet und hat einen sehr hohen Kontagiositätsindex.

Klinik

Ohne nennenswerte Prodromi treten nach einer Inkubationszeit von etwa 10–21 Tagen Fieber, Kopfschmerzen und Appetitlosigkeit sowie die typischen Effloreszenzen auf. Sie bestehen zunächst aus einem kleinen roten Fleck, der sich zu einer Papel und innerhalb kurzer Zeit zu einem Bläschen umwandelt, das von einem roten Hof umgeben ist („Tautropfen auf einem Rosenblatt"; Abb. B17-34). Charakteristisch ist der heftige Juckreiz. Die Bläschen verkrusten schon nach 24–48 h. Wenn die Läsion nicht aufgekratzt oder infiziert wird, heilt die Läsion meist narbenlos ab, ggf. mit Pigmentstörung. Typisch ist der Befall des gesamten Körpers als Enanthem (Schleimhautbefall) und zentralem Exanthem, das oftmals am behaarten Kopf beginnt. Handflächen und Fußsohlen sind meist nicht betroffen. Die Zahl der Effloreszenzen schwankt von sehr wenigen (< 50, v. a. bei geimpften Personen – sog. „breakthrough varicella") bis zu 200–400 Bläschen. Da sie nicht synchron auftreten, finden sich Läsionen in allen Stadien („Heubner-Sternkarte").

Mit steigendem Lebensalter ist mit schwereren Verläufen zu rechnen. Die häufigsten **Komplikationen** sind bakterielle Superinfektionen der Bläschen. Insbesondere bei Erwachsenen finden sich auch hämorrhagische Varizellen, hier liegt in der Regel eine Endothelschädigung vor, durch die es zur Einblutung kommt. Kinder mit hämorrhagischen Varizellen haben auch häufiger Komplikationen wie intrakranielle Vaskulitis mit selten, dann erst nach Monaten auftretendem Apoplex. Weitere gefürchtete Komplikationen sind v. a. die Infektion des ZNS und die Pneumonie, die unbehandelt eine Sterblichkeit von 15% hat, bei schwangeren Patientinnen von bis zu 30%. Klassisch bei der Infektion des ZNS ist eine Affektion des Kleinhirnes mit nachfolgender zerebellärer Ataxie und guter Prognose sowie die akute Enzephalitis mit einer Sterblichkeit zwischen 5–20% und häufigen Spätschäden. Bei Patienten mit Immundefekt kann es zu anhaltender Bläschenbildung und zu einem Multiorganbefall (Lunge, Leber, ZNS) mit hoher Letalität kommen. Ähnlich schwere Verläufe können auch bei perinataler Windpockeninfektion bei Neugeborenen auftreten, deren Mütter zwischen fünf Tagen vor und zwei Tagen nach der Geburt an Windpocken erkranken. Eine Primärinfektion im ersten und zweiten Trimenon kann in seltenen Fällen (< 2%) zu einer teratogenen intrauterinen Infektion mit großen narbigen Hautarealen, Augenschäden und (einseitigen) Skelettmissbildungen (hypoplastische Extremitäten) führen.

Nicht zu vernachlässigen ist, dass die Varizellen auch außerhalb der klassischen Risikogruppen (Neugeborene, Schwangere, Immunsupprimierte) bei Patienten ohne jede Vorerkrankung in seltenen Fällen tödlich verlaufen können.

Infektionsweg und Pathogenese

Die Primärinfektion findet meist schon im frühen Kindesalter statt. Die Durchseuchung bei 7- bis 8-Jährigen beträgt bereits 90% (Wutzler et al. 2002). Der Manifestationsindex ist hoch, nur wenige Primärinfektionen bleiben asymptomatisch. Die Übertragung erfolgt von Mensch zu Mensch aerogen bzw. durch Tröpfcheninfektion über den Respirationstrakt oder seltener durch den virushaltigen Bläscheninhalt. Die Phase der höchsten Kontagiosität reicht von 1–4

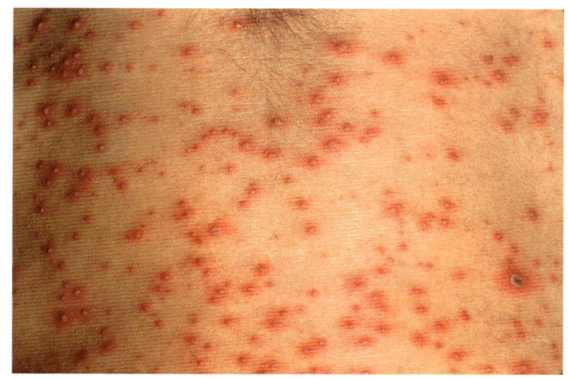

Abb. B17-34 Vesikuläres Exanthem bei Varizellen.

Tagen vor bis zu fünf Tagen nach Auftreten des Exanthems. Die verkrusteten Bläschen sind hingegen im Gegensatz zu Pocken (Variola vera) nicht infektiös.

Das Virus etabliert eine latente Infektion in den Spinalganglienzellen, aus der heraus es zur Reaktivierung mit erneutem Auftreten von Hautläsionen kommen kann, die dann als Zoster imponieren (siehe auch Kap. B17.1). Die Varizellen-Erstinfektion hinterlässt ausnahmslos bei allen Immungesunden eine **lebenslange Immunität** gegen eine erneute Windpockenmanifestation.

Diagnostik

Die Diagnose der Varizellen kann in der Regel allein aufgrund der *klinischen Präsentation* und der *Anamnese* gestellt werden. Labordiagnostisch kann die Infektion durch eine Serokonversion bewiesen werden. Dies ist in der Praxis aber oftmals nicht möglich, weil keine Vorproben vorliegen und weil schon 2 Tage nach Symptombeginn IgM und IgA sowie kurz danach lebenslang IgG positiv sind. Der Verlauf von IgM ist nicht genau bekannt.

Ein IgM-Nachweis kann als Hinweis auf eine Infektion gewertet werden, allerdings kann IgM auch später im Verlauf der Infektion positiv werden, insbesondere beim Auftreten eines Zoster.

Bei Immunsupprimierten ist die Antikörperantwort unsicher, daher kommt hier dem direkten Virusnachweis aus Bläscheninhalt oder Abstrichen von verdächtigen Läsionen größere Bedeutung zu, insbesondere weil die Therapie sehr schnell eingeleitet werden muss. Der Nachweis kann schnell und sensitiv durch eine **NAT** (Nukleinsäure-Amplifikationstechnik) erfolgen. Die Virusisolierung ist zur Primärdiagnostik wenig geeignet, da der Erreger relativ schwer anzüchtbar ist und die Kulturdauer (3–5 Tage) bis zum Auftreten eines CPE für eine therapeutische Intervention zu lange ist. Die Kurzzeitkultur mit Nachweis viraler Antigene in den inokulierten Zellkulturen führt schneller zum Ergeb-

Varicella-Zoster-Virus

Klaus Korn

- **Taxonomie**
  Großes, umhülltes, doppelsträngiges DNA-Virus aus der Familie Herpesviridae, Unterfamilie α-Herpesvirinae.

- **Epidemiologie**
  Das Varicella-Zoster-Virus (VZV) ist weltweit verbreitet. Die Primärinfektion findet meist schon im Kindesalter statt, die Durchseuchung bei Erwachsenen beträgt über 90%. Die Übertragung erfolgt von Mensch zu Mensch durch Tröpfcheninfektion über den Respirationstrakt oder durch den virusreichen Bläscheninhalt. Reaktivierungen (Herpes zoster) können in allen Altersstufen und auch bei Immunkompetenten auftreten. Am häufigsten sind jedoch Personen jenseits des 60. Lebensjahres (ca. 5–10 Fälle/1000 Personen/Jahr) und Patienten mit Immundefekten (Malignome, AIDS, iatrogene Immunsuppression) betroffen.

- **Erreger-Wirts-Beziehung**
  Über die primären Zielzellen und die initiale Virusreplikation von VZV im Respirationstrakt ist wenig bekannt. Das Virus dringt wahrscheinlich durch die Schleimhaut des Respirationstraktes ein, vermehrt sich in den regionalen Lymphknoten und verursacht nach ca. 4–6 Tagen eine erste, subklinische Virämie. Im weiteren Verlauf kommt es zur Infektion von Zellen des retikuloendothelialen Systems und zu einer zweiten Virämie, die dann auch zur Streuung mit generalisierten Hautläsionen führt. Die Inkubationszeit bis zum Auftreten der Hautläsionen beträgt etwa 14 Tage. Antikörper werden meist mit dem Auftreten der Hautläsionen, in manchen Fällen aber auch erst einige Tage später nachweisbar und persistieren lebenslänglich. Die Läsionen heilen wiederum in etwa 14 Tagen ab. Das Virus etabliert eine latente Infektion in den Spinalganglien-Zellen, aus der heraus es zur Reaktivierung mit erneutem Auftreten von Hautläsionen kommen kann. Die Mechanismen, die zur Reaktivierung führen, sind weitgehend unbekannt. Eine Suppression vor allem der zellulären Immunantwort spielt eine wesentliche Rolle, lässt sich aber längst nicht bei allen Patienten mit Herpes zoster nachweisen.

- **Krankheitsspektrum**
  Die Primärerkrankung bei VZV-Infektion sind die Windpocken. Der Manifestationsindex ist hoch, nur etwa 5–10% aller Primärinfektionen bleiben asymptomatisch. Bei normalen Kindern sind die Windpocken eine harmlose Erkrankung, begleitende Allgemeinsymptome sind nur gering ausgeprägt. Schon bei Jugendlichen und Erwachsenen, vor allem aber bei Patienten mit Immundefekt, ist der Krankheitsverlauf oft deutlich schwerer und es treten häufiger Komplikationen auf. Neurologische Komplikationen sind die zerebellare Ataxie mit guter Prognose und die akute Enzephalitis, die lebensbedrohlich sein kann und häufig zu Spätschäden führt. Eine ebenfalls lebensbedrohliche Komplikation ist die Varizellen-Pneumonie, die bei Windpocken im Erwachsenenalter relativ häufig ist. Bei Patienten mit Immundefekt kann es auch zu einem Multiorganbefall (Lunge, Leber, ZNS) mit hoher Letalität kommen. Ähnlich schwere Verläufe können auch bei perinataler Windpockeninfektion auftreten. Ein besonders hohes Risiko haben Neugeborene, bei deren Mutter die Windpocken zwischen fünf Tagen vor der Geburt und zwei Tagen danach auftreten. Eine Primärinfektion im ersten und zweiten Trimenon kann in seltenen Fällen zu einer intrauterinen Infektion mit Beteiligung des Nervensystems, der Haut und des Bewegungsapparats führen.
  Die VZV-Reaktivierung manifestiert sich meist als Herpes zoster (Gürtelrose). Charakteristisch ist die Lokalisation der Bläschen im Bereich eines Dermatoms, wobei am häufigsten thorakale und lumbale Segmente betroffen sind. Ist der Nervus trigeminus betroffen, kann es zum Zoster ophtalmicus mit Befall der Hornhaut und Erblindungsgefahr kommen. Bei Patienten mit Immundefekt kann der Herpes zoster generalisieren und in seltenen Fällen ist auch ein Befall innerer Organe wie bei der Primärinfektion möglich. Häufige Folge eines Herpes zoster ist die postzosterische Neuralgie, die außerordentlich langwierig und quälend sein kann.

- **Spezifische Diagnostik**
  Nachweis spezifischer Antikörper
  IgG-, IgM- und IgA-Antikörper können mittels ELISA schnell und sensitiv nachgewiesen werden. Bei Schwangeren mit Varizellen-Exposition dient der IgG-Antikörpernachweis der Klärung der Immunität, da ein nennenswertes Risiko für das Kind nur bei einer Primärinfektion, also negativem IgG-Nachweis besteht. Zur Bestätigung bei Verdacht auf Windpocken kann der Nachweis einer Serokonversion oder von IgM-Antikörpern dienen. Bei Herpes zoster ist der IgM-Nachweis häufig negativ; der IgA-Antikörpernachweis kann hier aussagekräftiger sein (van Loon et al. 1992).
  Erregernachweis
  Prinzipiell sind Elektronenmikroskopie, Viruszüchtung, Antigen- und Genomnachweis möglich. Praktisch kommt dem Genomnachweis mittels PCR die größte Bedeutung zu, da er schnell und sensitiv und (im Gegensatz zur Elektronenmikroskopie) spezifisch für Varicella-Zoster-Virus ist. Einsatzfelder sind vor allem die direkte Untersuchung verdächtiger Läsionen, insbesondere bei Immunsupprimierten. Bei Varizellen-Enzephalitis kann die virale DNA auch im Liquor, bei Pneumonie in der BAL nachgewiesen werden.

- **Prophylaxe**
  Für die aktive Immunisierung steht ein attenuierter Lebendimpfstoff zur Verfügung. Dieser wird seit 2004 für alle Kinder im Alter von 11–14 Monaten empfohlen. Auch ein Impfstoff gegen Herpes zoster wurde entwickelt und zeigte in einer großen Studie gute Wirksamkeit (Oxman et al. 2005). Bei Varizellen-Exposition von Risikopatienten ist eine passive Immunprophylaxe mit Zoster-Immunglobulin bis maximal 96 Stunden nach Exposition möglich.

- **Spezifische Therapie**
  Virustatika der ersten Wahl zur Behandlung von Varicella-Zoster-Virus-Infektionen sind Aciclovir, Valaciclovir und Famciclovir. Therapieindikationen sind Windpocken und Herpes zoster bei Immunsupprimierten sowie alle Fälle von Zoster ophthalmicus und Zoster oticus. Auch Varizellen bei Neugeborenen und schwerere Verläufe bei Erwachsenen sollten

Varicella-Zoster-Virus (Fortsetzung)

virustatisch behandelt werden. Bei Herpes zoster reduziert eine früh begonnene antivirale Therapie vermutlich die Häufigkeit und Dauer der postzosterischen Neuralgie (Dworkin et al. 1998). Bei klinischer Resistenz gegenüber Aciclovir/Famciclovir kann Foscarnet eingesetzt werden, die Prognose bei diesen meist HIV-infizierten Patienten ist aber generell schlecht (Breton et al. 1998).

- **Literatur**
Breton, G., A. M. Fillet, C. Katlama, F. Bricaire, E. Caumes. 1998. Acyclovir-resistant herpes zoster in human immunodeficiency virus-infected patients: results of foscarnet therapy. Clin. Infect. Dis. 27: 1525–1527.
Dworkin, R. H., R. J. Boon, D. R. Griffin, D. Phung. 1998. Postherpetic neuralgia: impact of famciclovir, age, rash severity, and acute pain in herpes zoster patients. J. Infect. Dis. 178 Suppl. 1: S76–S80.
Oxman, M. N., M. J. Levin, G. R. Johnson et al.; Shingles Prevention Study Group. 2005. A vaccine to prevent herpes zoster and postherpetic neuralgia in older adults. N Engl J Med. 352 (22): 2271–2284.
van Loon, A. M., J. T. van der Logt, F. W. Heessen, M. C. Heeren, J. Zoll. 1992. Antibody-capture enzyme-linked immunosorbent assays that use enzyme-labelled antigen for detection of virus-specific immunoglobulin M, A and G in patients with varicella or herpes zoster. Epidemiol. Infect. 108: 165–174.

---

nis. Andere Verfahren wie die direkte Immunfluoreszenz an Blasengrundzellen sind sehr schnell durchführbar und bei gutem Material sensitiv. Die Elektronenmikroskopie ist der NAT in der Sensitivität (Indikation: schnelle DD zu Pocken) deutlich unterlegen. Bei Varizellen-Enzephalitis kann die virale DNA auch im Liquor, bei Pneumonie in der bronchoalveolären Lavage nachgewiesen werden. Bei Schwangeren mit Varizellen-Exposition dient der rasche IgG-Antikörpernachweis der Klärung der Immunität, da ein Risiko für das Kind nur bei einer Primärinfektion, also Seronegativität besteht.

Differentialdiagnostisch ist an Strophulus infantum (fieberfrei, keine Schleimhautbeteiligung), PLEVA, an einen generalisierten Zoster (reduzierter Allgemeinzustand, Immunsuppression) oder ein Ekzema herpeticatum (oft mehr ausgepunzte Erosionen als Bläschen auf präexistierender Neurodermitis) zu denken. Die klassische Differentialdiagnose der Windpocken sind aber die Pocken, die durch die Biowaffendiskussion wieder an Bedeutung gewonnen haben. Durch zwei Charakteristika lassen sich die Windpocken von den Pocken unterscheiden:
- Die Windpocken finden sich selten an den Handflächen und Fußsohlen im Gegensatz zu den Pocken.
- Die Windpocken-Effloreszenzen treten in verschiedenen Stadien auf (Sternkarte), die tiefer in der Epidermis liegenden, häufig gekammerten Pocken-Bläschen sind dagegen immer im gleichen Stadium.

Therapie

In vielen Fällen ist eine symptomatische Therapie ausreichend. Sie kann im vesikulären Stadium aus juckreizlinderndem Polidocanol 5% oder Lotio alba aquosa erfolgen (letztere wirkt gut symptomatisch, verstellt aber durch ihre weiße Farbe den Blick auf die Effloreszenzen), gegebenenfalls auch mit Zusatz von Clioquinol 1–2% als mildem Antiseptikum. Erosionen mit Zeichen einer Superinfektion oder in keimreichen Arealen (perianal, perioral) sollten mit stärkeren Antiseptika (Polihexand- oder Octenidin-haltige Lösungen) behandelt werden. In der krustösen Phase empfehlen sich antiseptische (Povidon-haltige) Cremes oder Salben. Systemische Antihistaminika lindern den Juckreiz, Parazetamol das Fieber und die Kopfschmerzen. Das nächtliche Tragen von Baumwollhandschuhen verhindert das Aufkratzen und kann späterer Narbenbildung vorbeugen.

Indikation für eine *virustatische Therapie* sind Windpocken bei Immunsupprimierten, bei v. a. älteren Erwachsenen (erhöhte Komplikationsrate) und die neonatalen Varizellen, ebenso alle Windpockenkomplikationen wie Pneumonie oder Enzephalitis. Sie kann mit Aciclovir i.v. (3-mal täglich 5–10 mg/kg KG) oder bei oraler Therapie mit Brivudin (1-mal täglich 125 mg) erfolgen (möglichst innerhalb 3 Tagen). Mögliche Indikation für die orale Aciclovirtherapie (80 mg/kgKG bei Kindern, 5 × 800 mg bei Erwachsenen) sind Alter >13 Jahre, Kinder >1 Jahr mit chronischen Haut- oder Lungenerkrankungen und eine lange ASS-Therapie (Beginn am besten innerhalb von 1 Tag). Auch Foscarnet ist gegen VZV wirksam, wegen den Nebenwirkungen und Kosten erst bei möglicher Aciclovir-Resistenz indiziert.

Prävention

Für die Prophylaxe steht ein attenuierter Lebendimpfstoff zur Verfügung. Dieser ist im öffentlich empfohlenen Impfplan verankert und sollte erstmalig (als **Kombinationsimpfstoff** MMRV) ab dem zwölften Lebensmonat geimpft werden mit einer Wiederimpfung vier Wochen nach der Erstimpfung. Zudem können alle Jugendlichen und Erwachsenen ohne VZV-Immunität geimpft werden, insbesondere Frauen mit Kinderwunsch. Ab dem zwölften Lebensjahr wird die Impfung zweimal im Mindestabstand von sechs Monaten verabreicht. Einige Impflinge entwickeln ein abgeschwächtes Varizellen-Exanthem (oft weniger als zehn Bläschen), das Impfviren enthält und somit potenziell infektiös ist. Generell ist aber die Infektionsgefahr bei Impfvarizellen sehr niedrig. Eine Impfung während der Schwangerschaft ist kontraindiziert. Allerdings können Kinder schwangerer Mütter durchaus geimpft werden. Für HIV-Infizierte mit guter T-zellulären Restfunktion (>200 Zellen/µl) sollte die Impfung ebenfalls erwogen werden. Nach Organ- und Stammzelltransplantation sollte auf die Impfung generell verzichtet werden, da das Datenmaterial für eine Impfempfehlung noch nicht ausreichend ist. Auf ausreichende Immunität bei Mitarbeitern im medizinischen Bereich und bei Angehörigen von Risikogruppen (Schwangeren, Immunsupprimierte) ist zu achten.

Postexpositionell ist eine aktive Varizellen-Impfung zum Schutz vor Varizellen bis zu fünf Tage nach Exposition sinnvoll. Während der Schwangerschaft (bis zur 20. SSW und ab der 38. SSW) ist bei VZV-seronegativen Schwangeren eine passive Impfung durch VZV-Hyperimmunglobulin indiziert, wenn der Kontakt zum Indexpatienten nicht länger als 96 Stunden zurückliegt. VZV-Hyperimmunglobulin ist auch angezeigt zur Prophylaxe von konnatalen Varizellen bei Neugeborenen, deren Mütter innerhalb von fünf Tagen vor und zwei Tagen nach der Geburt Varizellen entwickeln. Detaillierte Vorschläge zur Immunisierung, Therapie und dem Krankheitsmanagement finden sich in publizierten Leitlinien der Arbeitsgemeinschaft Dermatologische Infektiologie der Deutschen Dermatologischen Gesellschaft (2005), der Deutschen Gesellschaft für pädiatrische Infektiologie (1998) sowie bei Heuchan und Isaacs (2001).

Meldepflicht
Eine Meldepflicht besteht nicht.

3.3 Erythema infectiosum (Ringelröteln)

Siehe auch Kapitel D5.

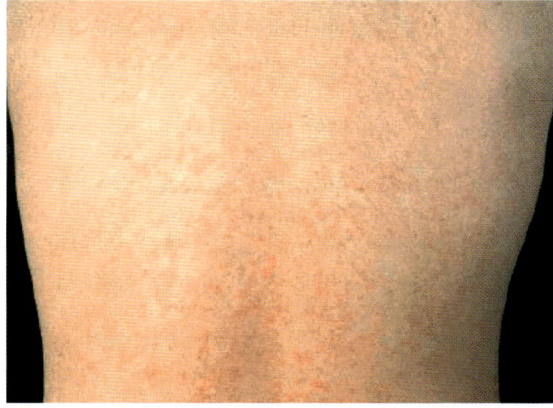

Abb. B17-35   Erythema infectiosum (Ringelröteln).

Erreger
Die Ringelröteln werden durch das unbehüllte DNA-Virus Parvovirus B19 verursacht. Beim Menschen wurden bisher nur zwei Erreger aus der Familie der Parvoviridae gefunden, das Parvovirus B19, das Ringelröteln verursacht, und das neu entdeckte Bocavirus, das vermutlich respiratorische Erkrankungen verursacht. Parvovirus B19 ist weltweit verbreitet, mäßig kontagiös und sehr umweltresistent.

Klinik
Bei 25% der Infizierten verläuft die Primärinfektion mit Parvovirus B19 asymptomatisch. Die häufigste klinische Manifestation (50%) sind die Ringelröteln (Erythema infectiosum). Das Exanthem, das nach zweitägigen Prodromi mit Fieber, Krankheitsgefühl und eventuell Durchfällen auftritt, beginnt im Gesicht mit einem freurig-rotem Exanthem, welches zunächst auf Stirn und Wangen lokalisiert ist, sodass der Eindruck eines „Ohrfeigengesichts" entsteht. In einer zweiten Phase erscheint das Exanthem mehr makulopapulös in Girlanden oder Ringeln (Abb. B17-35) (Vafaie und Schwartz 2004).

Allgemeinsymptome (Kopfschmerzen, Myalgien, Pharyngitis) können während des Exanthems bestehen, sind aber selten. Begleitend oder isoliert können Gelenkbeschwerden als Arthralgien oder Arthritiden vor allem an Händen und Füßen auftreten, die sehr lange anhalten können. Noch unklar ist die Bedeutung des häufigen Nachweises von Parvovirus B19-DNA im Myokard bei Patienten mit Myokarditis.

Komplikationen   Bei einer bereits vorbestehenden Schädigung der Blutbildung, etwa bei Sichelzellanämie oder anderen chronischen Anämien, führt die Infektion nicht selten zu lebensbedrohlichen aplastischen Krisen. Bei immunsupprimierten Patienten kann es zu einer chronischen aplastischen Anämie („pure red cell aplasia") kommen. Bei Jugendlichen und jungen Erwachsenen sind Parvoviren in ca. der Hälfte der Fälle (neben Enteroviren, EBV, CMV etc.) für das so genannte „gloves and stock syndrome" verantwortlich, ein selbstlimitierendes, 10–14 Tage anhaltendes diffuses erythematöses Exanthem mit Purpura-Komponente und Ödem in den Handschuh- und Sockenregionen mit relativ scharfer Abgrenzung nach proximal.

Die Infektion Schwangerer kann zu Fehlgeburten und zum Hydrops fetalis führen, der ebenfalls den Tod des Föten zur Folge haben kann. Am häufigsten sind fetale Komplikationen bei Infektion der Mutter bis zur 20. SSW. Die zeitliche Distanz zwischen Infektion der Mutter und Symptomen des Kindes liegt zwischen zwei und acht Wochen. Missbildungen beim Kind kommen nicht vor (Modrow und Gaertner 2006).

Infektionsweg und Pathogenese
Der Gipfel der Erkrankungshäufigkeit liegt im Alter zwischen 5 und 14 Jahren; in Industrienationen haben etwa 65% aller Erwachsenen bis zum 30. Lebensjahr eine Parvovirus-B19-Infektion durchgemacht. Die durchgemachte Infektion hinterlässt eine **lebenslange Immunität**.

Das Virus wird meist durch Tröpfcheninfektion übertragen; Infektionen durch Blutkonserven oder andere Blutprodukte kommen gelegentlich vor. Bei Infektionen in der Schwangerschaft kommt es auch zur diaplazentaren Übertragung. Das Virus befällt und lysiert vorwiegend Erythroblasten (kernhaltige Vorläuferzellen der Erythrozyten) und verursacht daher eine aplastische Anämie, die allerdings in den meisten Fällen klinisch nicht relevant ist.

Diagnostik
In einigen Fällen (z.B. Infektion in der Schwangerschaft, unklare Arthritis, unklare Anämie) ist eine Labordiagnostik erforderlich. Die Diagnose einer akuten Infektion kann durch den *Nachweis spezifischer Antikörper* der Klasse IgG und IgM (ELISA) gesichert werden. Leider sind spezifische IgM-Antikörper auch bei frischen Infektionen meist nur sehr kurz (acht Tage) nachweisbar und somit bei Beginn der Diagnostik oft bereits wieder negativ. Das Fehlen von IgM-Antikörpern schließt daher eine frische Infektion (z.B. in der Schwangerschaft) nicht sicher aus.

In relevanten Fällen kann durch NAT Parvovirus-DNA in Plasma, Synovialflüssigkeit oder dem Knochenmark nachgewiesen werden. Allerdings ist dieser Nachweis nicht absolut beweisend für eine frische Infektion, da in seltenen Fällen das Virus noch sehr lange nach Primärinfektion im Plasma nachgewiesen werden kann. Die Untersuchung auf Parvovirus B19 Antikörper ist bei Frauen mit Kinderwunsch oder spätestens bei Feststellung der Schwangerschaft sinnvoll. Ist dies nicht erfolgt und wird bei einer symptomatischen Schwangeren oder bei Hydrops fetalis nur ein Parvovirus-IgG festgestellt, muss zur Klärung eine NAT erfolgen.

Bei fraglicher Infektion des Feten ist der Nachweis viraler DNA mittels NAT z.B. im Fruchtwasser, Aszites oder im fetalen Blut angezeigt.

Therapie
Eine spezifische antivirale Therapie ist nicht verfügbar. Bei chronischen Verläufen bei Immunsupprimierten hat sich der Einsatz von hoch dosierten polyvalenten Immunglobulinen als wirksam erwiesen. Nichtsteroidale Antiphlogistika sind bei Gelenkbeschwerden symptomatisch wirksam. Der Hydrops fetalis kann erfolgreich durch intrauterine Blutaustauschtransfusionen behandelt werden. Zur Erkennung des Hydrops fetalis sind wegen der guten Therapierbarkeit engmaschige (14 Tage) Ultraschallkontrollen des Feten über die gesamte Schwangerschaft notwendig, wenn eine Primärinfektion in der Schwangerschaft vermutet wurde (siehe auch Kap. D5).

Prävention
Wichtig ist bei Risikopatienten (Schwangere, Immunsupprimierte, Patienten mit vorbestehenden Anämien) eine Parvovirus-Infektion zumindest vorübergehend zu verhindern. Für diese Patienten sind **Parvovirus-negative Blutprodukte** wichtig. Derzeit werden, wenn überhaupt, nur hoch virämische Blutspenden ausgeschlossen.

Meldepflicht
Eine Meldepflicht besteht nicht.

3.4 Röteln (Rubella)

Siehe auch Kapitel D5.

Erreger
Die Röteln werden durch das Rubellavirus verursacht, ein behülltes RNA-Virus, das zur Familien der Togaviren gehört und weltweit vorkommt. Röteln haben eine eher niedrige Kontagiosität.

Klinik
Die Erkrankung beginnt meist ohne schwerwiegende Prodromi nach einer Inkubationszeit von 10–21 Tagen mit einem Exanthem im Gesicht, das sich auf Rumpf und Extremitäten ausbreitet (Abb. B17-36). Das Exanthem tritt bei etwa 50% der Infizierten auf und besteht aus kleinen, gering erhabenen Papeln, die nicht konfluieren und nach ca. drei Tage wieder abblassen. Mit Exanthem-Beginn treten ausgeprägte Lymphknotenschwellungen okzipital, zervikal und retroaurikulär auf. Es kann zu Splenomegalie und – besonders bei Frauen im mittleren Lebensalter – auch zu Ar-

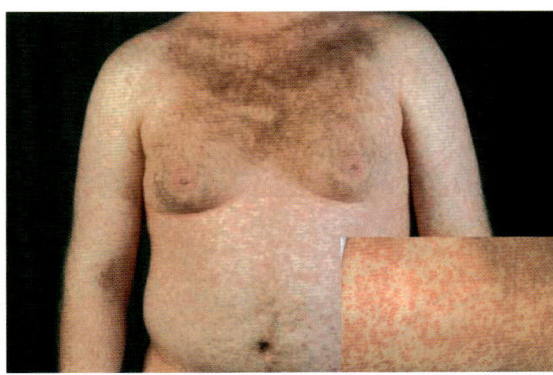

Abb. B17-36 Röteln.

thritiden kommen, die vor allem die Finger, Handgelenke und Kniegelenke betreffen.

Infektionsweg und Pathogenese
Die Übertragung erfolgt durch Tröpfcheninfektion. Bei Rötelninfektion in der Schwangerschaft ist eine diaplazentare Infektion möglich. Wenn sie zwischen der 1. und 20. SSW stattfindet, kann sie zu einer Röteln-Embryopathie führen. Die durchgemachte Erkrankung hinterlässt eine **lebenslange Immunität**.

Diagnostik
Die Diagnose einer Rötelninfektion wird in der Regel *klinisch* gestellt. Zur Diagnosesicherung dient der Nachweis *Röteln-spezifischer IgM-Antikörper* mittels ELISA. Zur Feststellung der Immunität im Rahmen der Schwangerschaftsvorsorge ist noch der Hämagglutinationshemmtest (HHT oder HAT) vorgeschrieben, er wird aber zunehmend durch ELISA-Teste ersetzt. Da der Hämagglutinationshemmtest nicht Immunglobulin-spezifisch ist, also IgM-Antikörper miterfasst, ist bei niedrigen Titern (1:16) ein Bestätigungstest zur Feststellung der Immunität erforderlich. Hierfür sind IgG-spezifische Teste wie ELISA-Test oder der Hämolyse-im-Gel-Test (HIG) anzuwenden.

Differentialdiagnostisch sind als infektiologische Ursachen vor allem Masern, andere Virusexantheme, Scharlach, Lues-Stadium II und ein Exanthem bei Mononukleose abzugrenzen. Als nichtinfektiologische Differentialdiagnose ist vor allem ein Arzneimittelexanthem zu nennen. Da Röteln oft ohne Allgemeinsymptome verlaufen und im Gegensatz zu Arzneimittelreaktionen sehr selten geworden sind, sind Fehldiagnosen hier sehr häufig.

Therapie
Eine spezifische antivirale Therapie ist nicht verfügbar, es kann daher nur symptomatisch behandelt werden.

Prävention
Zur Prophylaxe wird die aktive Immunisierung mit Lebendimpfstoffen, in einem **Kombinationsimpfstoff** zusammen mit Masern, Mumps und Varizellen ab dem zwölften Lebensmonat mit einer Zweitimpfung vier Wochen nach der Erstimpfung empfohlen. Bei Impfung im gebärfähigen Alter sollte eine Schwangerschaft sicher ausgeschlossen sein und eine Konzeption in den nächsten 28 Tagen verhindert werden. Versehentliche Impfung in der Frühschwangerschaft führte bisher nicht zu fetalen Komplikationen, ist also keine Indikation für einen Abbruch. Bei Schwangeren kann bis zu vier Tagen nach Rötelnexposition eine *passive Immunprophylaxe* mit Immunglobulin durchgeführt werden. Derzeit ist wegen der geringen Nachfrage kein Röteln-Hyperimmunglobulin erhältlich, deswegen ist die Prophylaxe mit einem normalen Immunglobulin-Präparat (NSIG) durchzuführen. Für die Impfung von Immunsupprimierten gilt für die Rötelnimpfung das gleiche wie für die Masernimpfung (siehe Abschnitt 3.1).

Meldepflicht
Eine anonyme Meldepflicht besteht nach Infektionsschutzgesetz für die Röteln-Embryopathie.

3.5 Exanthema subitum (Roseola infantum, Dreitagefieber)

Erregerspektrum
Das Exanthema subitum gehört zu den häufigsten exanthematischen Erkrankungen im frühen Kindesalter. Erreger sind vor allem das humane Herpesvirus Typ 6 (HHV-6), seltener das humane Herpesvirus 7 (HHV-7), die beide zu den β-Herpesviren zählen (behüllte DNA-Viren). HHV-6 kann in die Subtypen A und B differenziert werden, die einen unterschiedlichen Organtropismus haben (Gilbert et al. 2005). Ursache des Exanthema subitum ist nur die HHV-6B-Variante, nicht HHV-6A.

Klinik
Die Erkrankung beginnt nach einer Inkubationszeit von 5–15 Tagen mit einem Fieberanstieg bis 40 °C. Nach drei Tagen fällt das Fieber ab, und es tritt ein kleinfleckiges

---

Humane Herpesviren Typ 6 und 7 (HHV-6/HHV-7)
Klaus Korn

- **Taxonomie**
  Umhüllte, große doppelsträngige DNA-Viren aus der Familie Herpesviridae, Subfamilie β-Herpesvirinae. HHV-6 wurde 1986, HHV-7 erst 1992 erstmals beschrieben. Bei HHV-6 werden zwei Varianten, A und B, unterschieden, die gewisse Unterschiede hinsichtlich Epidemiologie und Krankheitsassoziationen aufweisen. Die Divergenz in der Nukleinsäuresequenz beträgt zwischen HHV-6 A und B ca. 8–10%, zwischen HHV-6 und HHV-7 etwa 50%.

- **Epidemiologie**
  Beide Viren sind ubiquitär und die Primärinfektion erfolgt meist schon im frühen Kindesalter. Für HHV-6 wird bereits bei Dreijährigen eine Seroprävalenz von über 90% gefunden, für HHV-7 wird dieser Wert etwa ein Jahr später er-

Humane Herpesviren Typ 6 und 7 (Fortsetzung)

reicht (Tanaka-Taya et al. 1996). Für die Übertragung von Mensch zu Mensch kommt dem Speichel sicherlich die wichtigste Rolle zu, in dem beide Viren auch bei Gesunden häufig nachweisbar sind. Für HHV-6 wurde auch über den Nachweis im Cervix-Sekret berichtet, sodass eine sexuelle oder perinatale Infektion möglich erscheint.

- **Erreger-Wirts-Beziehung**
  Einzelheiten über die Pathogenese der HHV-6- und HHV-7-Infektion sind kaum bekannt. Die Eintrittspforte könnten die Speicheldrüsen sein, in denen beide Viren auch eine persistierende Infektion entwickeln, wobei HHV-7 in deutlich höherer Kopienzahl vorhanden ist als HHV-6 und auch häufiger isoliert werden kann. Weitere wichtige Zielzellen sind T-Lymphozyten im peripheren Blut. In vitro werden diese Zellen von HHV-6 und HHV-7 lytisch infiziert, in vivo scheint jedoch auch hier eine persistierende Infektion etabliert zu werden. Die humorale Immunantwort auf HHV-6- und HHV-7-Infektionen ist relativ schwach ausgeprägt. Obwohl HHV-6/HHV-7-Antikörpertests daher im höheren Erwachsenenalter häufig negativ werden, persistiert die Infektion wie bei allen Herpesviren lebenslänglich. Die Bedeutung der zellulären Immunität für die Kontrolle der Infektion ergibt sich aus den gerade bei Patienten mit Defekten der zellulären Immunität (AIDS, Organtransplantation) häufigen Reaktivierungen.

- **Krankheitsspektrum**
  Ein Großteil der HHV-6- und HHV-7-Infektionen verläuft asymptomatisch. Die typische Manifestation der Primärinfektion bei beiden Viren ist das Exanthema subitum (Roseola infantum, kritisches Dreitagefieber). Diese Erkrankung mit einige Tage anhaltendem hohem Fieber und einem flüchtigen Exanthem, das beim Fieberabfall auftritt, ist bei Kleinkindern recht häufig. Als Komplikation können Fieberkrämpfe auftreten, auch Entzündungen der Atemwege und des Mittelohrs werden gelegentlich in diesem Zusammenhang beobachtet. HHV-6 wurde darüber hinaus auch mit Mononukleose-ähnlichen Erkrankungen sowie mit Hepatitiden und Enzephalitiden in Verbindung gebracht, letzteres speziell bei Patienten mit angeborenen oder erworbenen Immundefekten. Auch über interstitielle Pneumonien nach Knochenmarktransplantation (Cone et al. 1993) sowie Abstoßungskrisen nach Nierentransplantation (Okuno et al. 1990) wurde im Zusammenhang mit HHV-6-Infektionen berichtet. Interessanterweise erwiesen sich nahezu alle HHV-6-Isolate bei Erkrankungen, die näher charakterisiert wurden, als HHV-6 B (Dewhurst 2004).

- **Spezifische Diagnostik**
  Für HHV-6 und HHV-7 besteht nur selten die Notwendigkeit einer spezifischen virologischen Diagnostik, da die Hauptmanifestation eine harmlose Kinderkrankheit darstellt. Bei den schwerwiegenderen Manifestationen, die mit HHV-6 in Verbindung gebracht wurden, ist es außerdem schwierig, diagnostische Marker zu finden, die es erlauben, eine HHV-6-Erkrankung von der sehr häufigen persistierenden Infektion zu unterscheiden.

Nachweis spezifischer Antikörper
Als Standardtest gilt der IFT zum Nachweis von IgG- und IgM-Antikörpern, der allerdings eine relativ geringe Sensitivität aufweist. Eine Serokonversion oder ein positiver IgM-Nachweis sprechen, speziell bei Kleinkindern, für eine frische Infektion. Bei Immunsupprimierten ist die Aussagekraft von HHV-6- und HHV-7-Antikörpertests sehr gering.

Genomnachweis, Virusanzüchtung
Bei einer vermuteten HHV-6-Ätiologie verschiedener Manifestationen bei Immunsupprimierten ist der Genomnachweis mittels PCR die Methode der Wahl. Es besteht allerdings das Problem der Wertigkeit eines positiven PCR-Befundes in verschiedenen Materialien. Die Aussagekraft ist vergleichsweise hoch beim Nachweis im Liquor im Zusammenhang z.B. mit einer Enzephalitis. Bei anderen Materialien (Blut, BAL, lymphatisches Gewebe) ist die Abgrenzung von der normalen Viruspersistenz schwierig. Auch die Quantifizierung hilft hier nicht unbedingt weiter, da bei Immunsupprimierten eine sehr hohe Viruslast im Blut über lange Zeit auch ohne relevante Symptomatik gefunden werden kann. Die Virusanzüchtung ist wegen des technischen Aufwandes und des Zeitbedarfs für die Diagnostik ohne Bedeutung.

- **Prophylaxe**
  Impfstoffe oder spezifische Immunglobuline existieren nicht. Bei Knochenmarktransplantations-Patienten konnte gezeigt werden, dass unter hoch dosierter Aciclovir-Prophylaxe die Häufigkeit des HHV-6-DNA-Nachweises reduziert wird (Wang et al. 1996).

- **Spezifische Therapie**
  In vitro sind Ganciclovir und verschiedene andere Virustatika wirksam gegenüber HHV-6. Bisher existieren nur Einzelfallberichte über die Behandlung schwerer HHV-6-assoziierter Erkrankungen (Enzephalitis) mit Ganciclovir und Foscarnet. Noch spärlicher sind die Daten zu HHV-7; hier scheint nur Foscarnet wirksam zu sein (Dewhurst 2004).

- **Literatur**
  Cone, R. W., R. C. Hackman, M. L. Huang, R. A. Bowden, J. D. Meyers, M. Metcalf, J. Zeh, R. Ashley, L. Corey. 1993. Human herpesvirus 6 in lung tissue from patients with pneumonitis after bone marrow transplantation. N. Engl. J. Med. 329: 156–161.
  Dewhurst, S. 2004. Human herpesvirus type 6 and human herpesvirus type 7 infections of the central nervous system. Herpes 11 Suppl 2: 105A–111A.
  Okuno, T., K. Higashi, K. Shiraki, K. Yamanishi, M. Takahashi, Y. Kokado, M. Ishibashi, S. Takahara, T. Sonoda, K. Tanaka. 1990. Human herpesvirus 6 infection in renal transplantation. Transplantation 49: 519–522.
  Tanaka-Taya, K., T. Kondo, T. Mukai, H. Miyoshi, Y. Yamamoto, S. Okada, K. Yamanishi. 1996. Seroepidemiological study of human herpesvirus-6 and -7 in children of different ages and detection of these two viruses in throat swabs by polymerase chain reaction. J. Med. Virol. 48: 88–94.
  Wang, F. Z., H. Dahl, A. Linde, M. Brytting, A. Ehrnst, P. Ljungman. 1996. Lymphotropic herpesviruses in allogeneic bone marrow transplantation. Blood 88: 3615–3620.

Humanes Herpesvirus Typ 8 (HHV-8)

Klaus Korn

- **Taxonomie**

Chang und Kollegen identifizierten 1994 in einem Kaposi-Sarkom ein DNA-Fragment, das offenbar zu einem bisher unbekannten Herpesvirus gehörte. Wegen des Vorkommens in Kaposi-Sarkomen wurde das Virus als Kaposi-Sarkom-assoziiertes Herpesvirus (KSHV) bezeichnet. Nach der offiziellen Nomenklatur handelt es sich dabei um das achte menschliche Herpesvirus HHV-8. Die komplette Genomsequenz des Virus wurde inzwischen entschlüsselt und das Virus danach in die Unterfamilie der γ-Herpesvirinae eingeordnet. Das zu HHV-8 am nächsten verwandte menschliche Herpesvirus ist das Epstein-Barr-Virus.

- **Epidemiologie**

PCR-Untersuchungen zeigten, dass HHV-8 weltweit in allen epidemiologischen Formen des Kaposi-Sarkoms vorkommt und in Risikogruppen teilweise auch bereits vor der Entwicklung eines Kaposi-Sarkoms nachzuweisen ist (Whitby et al. 1995). Auch seroepidemiologische Untersuchungen ergaben eine hohe Seroprävalenz bei Patienten mit Kaposi-Sarkom und eine höhere allgemeine Durchseuchungsrate in Regionen mit erhöhter Inzidenz von Kaposi-Sarkomen wie Schwarzafrika. Unklar ist derzeit noch, wie weit das Virus in der „Normalbevölkerung" in Nordamerika und Europa tatsächlich verbreitet wird. Es werden je nach Testverfahren Werte zwischen etwa 1% und 25% angegeben (Rabkin et al. 1998). Ein wesentlicher Infektionsweg ist sicherlich die sexuelle Übertragung. In einer kürzlich publizierten Studie aus Uganda (Hladik et al. 2006) wurde auch das Risiko einer Infektion nach Transfusion von HHV-8-positiven Blutkonserven untersucht (ca. 3%). Vermutlich spielen noch andere, bisher nicht identifizierte Übertragungswege eine Rolle.

- **Erreger-Wirts-Beziehung**

Zeitpunkt und Ablauf der Primärinfektion sind derzeit noch weitgehend unbekannt. Eine persistierende Infektion wird vermutlich in B-Zellen etabliert. In den HHV-8-assoziierten Tumoren bzw. lymphoproliferativen Erkrankungen sind sehr unterschiedliche Zellen mit HHV-8 infiziert (Staskus et al. 1999) (Spindelzellen im Kaposi-Sarkom, B-Lymphozyten beim primären Effusionslymphom und zum Teil auch T-Lymphozyten der Castlemanschen Erkrankung). Eine humorale und zelluläre Immunreaktion kommt zustande, jedoch ist unklar, wie häufig und in welchem Zeitrahmen dies geschieht. HHV-8 besitzt eine außerordentlich hohe Zahl von Genen mit Homologien zu zellulären Proteinen, denen ein Einfluss auf die Immunantwort, aber auch auf die Regulation von Zellproliferation und Apoptose zugeschrieben wird (Neipel und Fleckenstein 1999).

- **Krankheitsspektrum**

HHV-8 wird in nahezu 100% aller Kaposi-Sarkome der unterschiedlichen epidemiologischen Formen gefunden. Darüber hinaus ist eine besondere Variante von B-Zell-Lymphomen, das primäre Effusionslymphom, regelmäßig HHV-8-DNA-positiv und auch bei der multizentrischen Form der Castlemanschen Erkrankung lässt sich HHV-8 nachweisen. Alle drei Erkrankungen treten bevorzugt bei Immunsupprimierten, insbesondere Patienten mit HIV-Infektion auf. Es wurde darüber hinaus auch eine Assoziation von HHV-8 mit dem Plasmozytom sowie mit der Sarkoidose postuliert, beides ist jedoch sehr umstritten.

- **Spezifische Diagnostik**

Erregernachweis

Der Nachweis von HHV-8-DNA mittels PCR kann zur Klärung bei Kaposi-Sarkom-verdächtigen Läsionen dienen. Bei HIV-Infizierten und Transplantationspatienten weist ein positiver Nachweis von HHV-8-DNA im peripheren Blut auf ein hohes Risiko für die Entwicklung eines Kaposi-Sarkoms hin.

Nachweis spezifischer Antikörper

Patienten mit HHV-8-assoziierten Erkrankungen weisen in aller Regel hohe HHV-8-Antikörpertiter auf und sind z.B. mit IFT für latente bzw. lytische Antigene gut identifizierbar. Die Ergebnisse bei asymptomatischen Personen sind dagegen so heterogen, dass eine zuverlässige Diagnose einer latenten HHV-8-Infektion durch Antikörpertests meist nicht möglich ist.

- **Prophylaxe**

Es sind keine spezifischen Prophylaxemaßnahmen vorhanden.

- **Spezifische Therapie**

Unter einer antiretroviralen Kombinationstherapie mit Protease-Inhibitoren wird häufig eine Regression von Kaposi-Sarkomen beobachtet (De Milito et al. 1999), die nicht auf einem antiviralen Effekt gegenüber HHV-8, sondern vermutlich auf der Verbesserung des immunologischen Status beruht. Eine etablierte spezifische antivirale Therapie der HHV-8-Infektion ist bisher nicht vorhanden. Therapieversuche wurden mit Cidofovir und Foscarnet sowie auch mit der antiangiogenetischen Substanz Thalidomid durchgeführt.

- **Literatur**

De Milito, A., M. Catucci, G. Venturi, L. Romano, L. Incandela, P. E. Valensin, M. Zazzi. 1999. Antiretroviral therapy with protease inhibitors in human immunodeficiency virus type 1- and human herpesvirus 8-coinfected patients. J. Med. Virol. 57: 140–144.

Hladik, W., S. C. Dollard, J. Mermin, A. L. Fowlkes, R. Downing, M. M. Amin, F. Banage, E. Nzaro, P. Kataaha, T. J. Dondero, P. E. Pellett, E. M. Lackritz. 2006. Transmission of human herpesvirus 8 by blood transfusion. N. Engl. J. Med. 335: 1331–1338.

Neipel, F., B. Fleckenstein. 1999. The role of HHV-8 in Kaposi's sarcoma. Semin. Cancer Biol. 9: 151–164.

Rabkin, C. S., T. F. Schulz, D. Whitby, E. T. Lennette, L. I. Magpantay, L. Chatlynne, R. J. Biggar. 1998. Interassay correlation of human herpesvirus 8 serologic tests. HHV-8 Interlaboratory Collaborative Group. J. Infect. Dis. 178: 304–309.

Staskus, K. A., R. Sun, G. Miller, P. Racz, A. Jaslowski, C. Metroka, H. Brett-Smith, A. T. Haase. 1999. Cellular tropism and viral interleukin-6 expression distinguish human herpesvirus 8 involvement in Kaposi's sarcoma, primary effusion lympho-

Humanes Herpesvirus Typ 8 (HHV-8) (Fortsetzung)

ma, and multicentric Castleman's disease. J. Virol. 73: 4181–4187.
Whitby, D., M. R. Howard, M. Tenant-Flowers, N. S. Brink, A. Copas, C. Boshoff, T. Hatzioannou, F. E. Suggett, D.M. Aldam, A. S. Denton, et al. 1995. Detection of Kaposi sarcoma associated herpesvirus in peripheral blood of HIV-infected individuals and progression to Kaposi's sarcoma. Lancet 346: 799–802.

Exanthem an Rumpf und Extremitäten für etwa zwei Tage auf. Das Gesicht bleibt meist vom Exanthem ausgespart. Trotz des hohen Fiebers ist das Allgemeinbefinden meist kaum beeinträchtigt. Die häufigsten **Komplikationen** sind Entzündungen des Respirationstrakts, Otitis media sowie Fieberkrämpfe. In seltenen Fällen kann es zur Enzephalitis bei HHV-6-Infektionen kommen, die oftmals ebenfalls durch Krampfanfälle imponiert. Besonders bei immunsupprimierten Kindern nach Stammzelltransplantation finden sich häufig Reaktivierungen von HHV-6, die an der Haut Ähnlichkeit mit einer graft-versus-host disease (GvHD) haben. Ebenso sind letal verlaufende Pneumonien bei Immunsupprimierten beschrieben.

Infektionsweg und Pathogenese
Beide Erreger sind schon bei Kindern sehr weit verbreitet. Die Durchseuchung beginnt bei HHV-6 ab dem Zeitpunkt, ab dem die mütterlichen Antikörper verschwinden, und erreicht in der Altersklasse der 4- bis 5-Jährigen bereits 90%. Bei HHV-7 beginnt die Durchseuchung etwas später. Nach der erfolgten Primärinfektion wird HHV-6 von einem Teil, HHV-7 von sehr vielen Infizierten im Speichel ausgeschieden. Damit ist auch der wesentliche Übertragungsweg vorgegeben – es handelt sich vermutlich um Tröpfchen- oder Kontaktinfektionen (Hall et al. 2004).

Diagnostik
Die Diagnose wird in aller Regel *klinisch* gestellt. Nur in Ausnahmefälle wird eine serologische Diagnostik notwendig sein. Sie ist nur mit einem Serumpaar zum Nachweis des Titer-Anstiegs möglich, da der verfügbare IgM-Nachweis unzuverlässig ist und oft Kreuzreaktionen insbesondere mit CMV zeigt. Mittels NAT kann HHV-6 oder -7 gut im Speichel oder in Leukozyten nachgewiesen werden. Eine negative NAT aus Speichel schließt damit eine Primärinfektion praktisch aus. Auf der anderen Seite ist der Nachweis von HHV-6 in diesen Materialien nicht beweisend für eine Primärinfektion, da die Virusreplikation im Speichel und Leukozyten intermittierend lebenslang erhalten bleibt. Wichtig ist der Nachweis von HHV-6 mittel NAT im Liquor zur Unterscheidung der Fieberkrämpfe mit guter Prognose (NAT-negativ) von den Fällen mit HHV-6 Enzephalitis (NAT-positiv, Therapieindikation, schlechte Prognose). Zur Diagnose einer Reaktivierung ist eine quantitative NAT notwendig, die nur im Verlauf beurteilbar ist (Ward 2005).

Differentialdiagnostisch kommen Scharlach sowie Masern, Röteln, Erythema infectiosum und andere Viruserkrankungen (z.B. Enterovirus-Infektionen) sowie allergische Reaktionen und Arzneimittelreaktionen in Betracht.

Therapie
Die Therapie ist in der Regel symptomatisch. Bei Immunsuprimierten oder HHV-6-Enzephalitis wird in Analogie zum nahe verwandten CMV-Virus eine Ganciclovir- (2-mal täglich 1,25–5 mg/kg KG, je nach Gewicht) oder Foscarnet-Therapie empfohlen.

Prophylaxe
Keine.

Meldepflicht
Eine Meldepflicht besteht nicht.

3.6 Akrodermatitis papulosa eruptiva infantum

Synonyme: Gianotti-Crosti-Syndrom, infantiles akrolokalisiertes papulovesikuläres Syndrom, Crosti-Gianotti-Syndrom.

Definition und Einteilung
Virusunspezifisches, papulöses Exanthem an Wangen, Gesäß und Extremitäten bei Kindern zwischen zwei und sechs Jahren.

Erreger
Als Erreger wurde zunächst das Hepatitis-B-Virus beschrieben, nachfolgend wurden aber auch andere Viren damit in Zusammenhang gebracht: Epstein-Barr-Virus (EBV), Zytomegalievirus (CMV), Parainfluenzaviren, Coxsackie-Viren, HHV-6 sowie Mycoplasma-pneumoniae-Infektionen und Impfungen (Caputo et al. 1992).

Klinik
Befallen sind meist Kinder zwischen zwei und sechs Jahren. Es treten akut für einige Wochen, nicht konfluierende entzündlich-gerötete, manchmal juckende Papeln, mitunter auch Papulovesikel oder Seropapeln, vor allem an Wangen, Gesäß und Extremitäten, einschließlich Palmae und Plantae auf (Abb. B17-37).

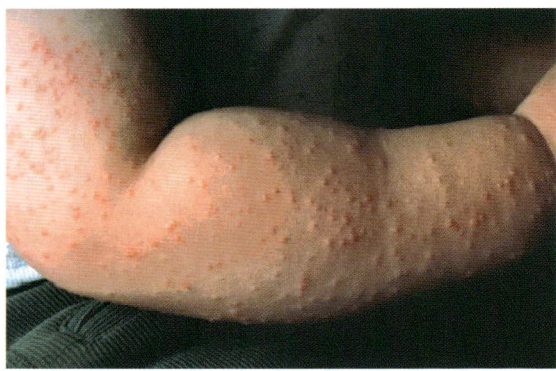

Abb. B17-37 So genannte Acrodermatitis papulosa eruptiva (Gianotti-Crosti-Syndrom).

Man hat ehemals eine mehr **monomorphe Variante** mit dunkelroten Papeln (infantile papulöse Akrodermatitis) unterschieden von einem mehr **polymorphen Exanthem** (Erythme, Vesikulopapeln) (papulovesikulöses akrolokalisiertes Syndrom) bei EBV und anderen Viruserkrankungen; allerdings ist die unterschiedliche Morphologie nicht durch die verschiedenen Viren bedingt (Caputo et al. 1992). Begleitend treten oft grippeähnliche Symptome, Lymphknotenschwellungen und Lebervergrößerung auf.

Infektionsweg und Pathogenese
Dieses Syndrom galt ursprünglich als Manifestation einer Hepatitis-B-Virusinfektion im Kindesalter mit meist anikterischem Verlauf. Viel eher handelt es sich aber um ein altersspezifisches, virusunspezifisches Virusexanthem mit typischer Morphe und Verteilung.

Diagnostik
Die Diagnose erfolgt aufgrund der Morphe und des typischen Verteilungsmusters. Es sollte dann vor allem eine Hepatitis-Diagnostik durchgeführt werden, gegebenenfalls erweitert um Untersuchungen auf das Vorliegen der anderen genannten Viren.

Therapie
Die Therapie des Exanthems ist symptomatisch. Im Vordergrund steht gegebenenfalls die Therapie einer Hepatitis-Infektion.

3.7 Hand-Fuß-Mund-Krankheit

Erregerspektrum
Die Hand-Fuß-Mund-Krankheit ist eine weltweit vorkommende Infektionskrankheit, die vor allem Kinder im Vorschul- und Schulalter betrifft. Neben sporadischen Erkrankungen werden auch größere Ausbrüche beobachtet. Erreger sind Enteroviren, vor allem Coxsackie-Virus A16 sowie andere Coxsackie-Virus-Serotypen (A5, B2, B5 und andere) und Enterovirus 71. Enteroviren gehören zu den Picornaviren und sind unbehüllte, umweltresistente RNA-Viren.

Klinik
Nach einer Inkubationszeit von meist 3–6 Tagen kommt es nach einem kurzen Prodromalstadium (Übelkeit, Bauchschmerzen, leichte Temperaturerhöhung) zu Halsschmerzen und zu enoral kleinfleckigen Erythemen, die sich schnell in Bläschen und belegte Ulzera umwandeln. Gleichzeitig oder kurze Zeit später finden sich ovale Bläschen auf geröteter Haut, vor allem an Händen und Füßen (Abb. B17-38). Meist bestehen nur geringe Allgemeinsymptome. Besonders bei der Hand-Fuß-Mund-Krankheit durch Enterovirus 71 kann es zu neurologischer Beteiligung kommen (aseptische Meningitis, selten Meningoenzephalitis und Paresen). Üblicherweise heilt die Erkrankung komplikationslos nach 7–10 Tagen ab (Scott und Stone 2003).

Infektionsweg und Pathogenese
Die Übertragung erfolgt vorwiegend fäkal-oral, zum Teil auch über Aerosole, Speichel oder kontaminiertes Wasser. Häufig finden kleine **lokale Epidemien** in Kindergärten und Schulen statt.

Diagnostik
Die Diagnose erfolgt in der Regel *klinisch*. Serologische Untersuchungen sind aufgrund der großen Anzahl der Enterovirus-Typen nicht aussagekräftig. Die höchste Aussagekraft hat die NAT aus Bläscheninhalt, Rachenspülwasser oder Stuhl. Auch die Virusisolierung ist in einigen Fällen möglich. Allerdings muss einschränkend bemerkt werden, dass nicht alle Enteroviren in Zellkultur isoliert werden können und die Kultur mehrere Tage in Anspruch nimmt.

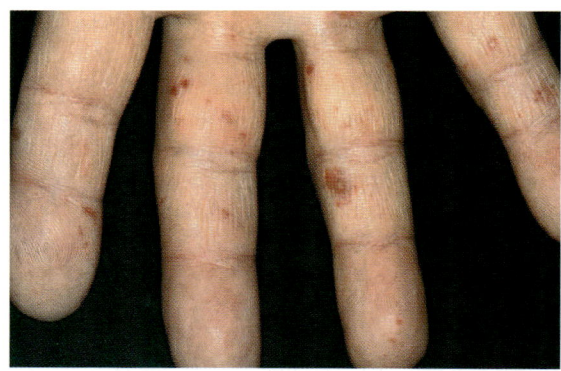

Abb. B17-38 Hand-Fuß-Mund-Krankheit

Die **Differentialdiagnose** umfasst Herpangina, Gingivostomatitis herpetica und Erythema exsudativum multiforme sowie eventuell auch Varizellen (keine palmoplantaren Läsionen, Juckreiz).

Therapie

Zur Beschwerdelinderung werden Mundspülungen, z.B. Hexetidin (antiseptisch), oder eine Kombination aus Cetylpyridiniumchlorid und Benzocain (anästhesierend) empfohlen. Als spezifische Therapie für Enteroviren steht Pleconaril zur Verfügung, das aber in Deutschland nicht zugelassen ist und bisher bei der Hand-Fuß-Mund-Krankheit noch nicht erprobt wurde. Eine antivirale Therapie scheint derzeit nicht gerechtfertigt insbesondere in Anbetracht des gutartigen Verlaufs der Erkrankung.

3.8 Exantheme durch andere Enteroviren

Erregerspektrum

Mehr als 30 Serotypen von Enteroviren wurden als Erreger von Exanthemen beschrieben (neben Coxsackie-Virus A16 z.B. ECHO-Virus 9, ECHO-Viren 11–31 und Enterovirus 71). Betroffen sind hauptsächlich Kleinkinder.

Klinik

Es findet sich eine Vielzahl von morphologisch **uncharakteristischen Exanthemen** mit makulösen, makulopapulösen, urtikariellen, vesikulösen, hämorrhagischen oder pustulösen Effloreszenzen. Allgemeinsymptome wie Fieber und Halsschmerzen sowie Symptome vonseiten des Respirations- oder Gastrointestinaltrakts sind häufig (Scott und Stone 2003).

Infektionsweg und Pathogenese

Die Übertragung erfolgt vorwiegend fäkal-oral, zum Teil auch über Aerosole, Speichel oder kontaminiertes Wasser.

Diagnostik

Für die Diagnostik gelten die Aussagen im vorhergehenden Abschnitt (3.7).

Therapie

Experimentell ist Pleconaril gegen Enteroviren wirksam. Die Substanz ist in Deutschland jedoch nicht zugelassen (siehe Abschnitt 3.7).

3.9 Infektiöse Mononukleose

Erreger

Die infektiöse Mononukleose ist eine endemische, vor allem in entwickelten Ländern auftretende Erkrankung meist bei Jugendlichen und jungen Erwachsenen. Der Erreger ist meist (> 90%) das Epstein-Barr-Virus (EBV), ein weit verbreitetes Herpesvirus (DNA, behüllt), mit dem in der westlichen Welt im Alter von 20 Jahren etwa 90% aller Erwachsenen infiziert sind. Das Epstein-Barr-Virus, das systematisch auch als humanes Herpesvirus 4 bezeichnet wird, gehört zu den γ-Herpesviren. Neben dem Epstein-Barr-Virus können auch das Zytomegalievirus (CMV), HHV-6, HHV-7 oder HIV eine Mononukleose auslösen.

Klinik

Das klinische Bild variiert in Abhängigkeit vom Alter des Patienten bei Erstinfektion: Bei Kindern ist die Infektion meist asymptomatisch oder oligosymptomatisch (z.B. nur mit Fieber), bei jungen Erwachsenen verläuft sie eher klassisch (siehe unten), bei älteren Menschen dominiert oft das Fieber mit Transaminasen-Anstieg und Splenomegalie. Lymphknotenschwellungen und Tonsillitis sind hier seltener. Neurologische Komplikationen wie Radikultis oder Enzephalitis sind eine Rarität (Cohen 2000).

Zum **klassischen Krankheitsbild** gehören Fieber, Tonsillenbeläge, Lymphknotenschwellungen und eine Lymphozytose mit atypischen Lymphozyten (**Pfeiffer-Zellen**) im Differentialblutbild. Etwa 50% der Erkrankten weisen eine Splenomegalie auf, häufig sind auch Transaminasen-Anstieg und Lebervergrößerung. Als Folge der Splenomegalie können im Rahmen eines Hypersplenie-Syndroms Anämie und Thrombozytopenie auftreten. In **Extremfällen** kann es sogar zur spontanen Milzruptur kommen. Weiterhin findet sich ein vorwiegend periorbitales Gesichtsödem in der ersten Krankheitswoche bei etwa einem Drittel der Patienten, und Petechien am Gaumen ab dem achten Krankheitstag bei der Hälfte der Patienten. In ca. 10% der Fälle tritt ein urtikarielles, morbilliformes oder rubeoliformes Exanthem an Stamm und proximalen Extremitäten auf. Unter Therapie mit Antibiotika (besonders häufig bei Ampicillin) steigt die Frequenz des Exanthems auf beinahe 100% (wahrscheinlich aufgrund der polyklonalen Stimulierung der B-Lymphozyten). Es tritt typischerweise 8–10 Tage nach Behandlungsbeginn auf, ist aber keine Penicillinallergie und tritt bei späterer erneuter Gabe nicht mehr auf. Als Folge einer Mononukleose kann es zu einer über Wochen und Monate anhaltenden postinfektiösen Müdigkeit kommen, die aber nicht mit einem chronischen Müdigkeitssyndrom zu verwechseln ist.

Infektionsweg und Pathogenese

Alle EBV-Infizierten scheiden intermittierend Virus im Speichel in großen Mengen aus. Mittels NAT sind ca. 80% aller Menschen, die jemals im Leben eine EBV-Infektion hatten, EBV-positiv. **Speichel** stellt wohl den wesentlichen

Übertragungsweg dar, weshalb die Erkrankung auch als „kissing disease" bezeichnet wird. Auch eine sexuelle Übertragung erscheint möglich, da sich das Virus in Zervix-Abstrichen nachweisen lässt. Vereinzelt werden auch Infektionen durch Transfusionen oder Transplantation beobachtet. Nur in solchen Fällen lässt sich die Inkubationszeit genauer festlegen – sie wird mit 4–8 Wochen angegeben.

Die Symptomatik wird nicht durch die Virusvermehrung ausgelöst, sondern durch die massive T-zelluläre Immunreaktion auf die virusinfizierten Zellen. Dies erklärt die lange Inkubationszeit und das fehlende klinische Ansprechen auf eine antivirale Therapie.

Diagnostik
Die typische *klinische Präsentation* erlaubt eine Verdachtsdiagnose. Eine *Labordiagnose* ist bei Verdacht auf Mononukleose immer indiziert – zum einen bei atypischen Verläufen und bei Exanthemen nach Antibiotikagabe zur Diagnosesicherung, zum anderen weil bei typischen Verläufen außer EBV unter anderem auch HIV als Ursache infrage kommt, und diese Infektion bei einer Mononukleose sicher ausgeschlossen werden muss. Im Differentialblutbild lassen sich bei klassischem Verlauf lymphomonozytäre Reizformen (Pfeiffer-Zellen) nachweisen. Mit dem Nachweis heterophiler Antikörper (z.B. Paul-Bunnell-Test, Monospot) kann die klassische Mononukleose oft nachgewiesen werden, er versagt jedoch bei den nichttypischen Verläufen. Zudem muss bemerkt werden, dass heterophile Antikörper ebenfalls keine EBV-spezifischen Antikörper sind und dass bei Mononukleose durch eine HIV-Primärinfektion auch heterophile Antikörper produziert werden können. Deshalb sollte die Diagnose durch den Nachweis von IgM-Antikörpern gegen das Virus-Kapsid-Antigen (VCA-IgM) bei gleichzeitigem Fehlen von Antikörpern gegen das nukleäre Antigen-1 (EBNA-1-IgG), die erst später auftreten, gesichert werden. Alternativ kann die Primärinfektion über den Nachweis niedrigavider VCA-IgG-Antikörper gesichert werden. Obsolet ist die Testung auf Antikörper gegen EA (early antigen).

Differentialdiagnostisch kommen vor allem Streptokokken-Infektionen und lymphoproliferative Erkrankungen infrage. Wie bereits erwähnt, ist neben EBV auch CMV, HIV, HHV-6 und HHV-7 gelegentlich Ursache einer Mononukleose. Bezogen auf das Exanthem sind andere virale exanthematische Erkrankungen und das Arzneimittelexanthem differentialdiagnostisch in Betracht zu ziehen.

Therapie
Die Therapie der EBV-Infektion ist symptomatisch. Die Gabe antiviraler Substanzen hat sich klinisch nicht als erfolgreich erwiesen, obwohl EBV in vitro empfindlich auf alle Substanzen ist, die gegen Herpesviren eingesetzt werden, und auch in vivo die Virusreplikation gehemmt werden kann. Aufgrund der Pathogenese der Mononukleose ist verständlich, warum antivirale Therapien klinisch nicht wirksam sein können. Auch die Kombination von immunsuppressiver Therapie (Kortikosteroide) und antiviraler Therapie zeigte keinen Benefit.

Prophylaxe
Zur **Verhinderung des Antibiotika-assoziierten Exanthems** ist es wichtig, bei fieberhafter Infektion mit Lymphknotenschwellung vor Antibiotikagabe eine EBV-Infektion auszuschließen bzw. eine Infektion des Pharynx mit z.B. β-hämolysierenden Streptokokken oder anderen bakteriellen Erregern nachzuweisen (durch Kultur oder Schnelltest).

Meldepflicht
Keine.

3.10 Herpes-Sepsis des Neugeborenen

Siehe Kapitel D5.

3.11 Kaposi-Sarkom

Siehe Kapitel C8.

4 Bakterielle Infektionen

Cord Sunderkötter und Andreas Essig

4.1 Scharlach

Definition und Einteilung
Scharlach ist eine Toxin-vermittelte Erkrankung durch β-hämolysierende Streptokokken, die als Komplikation einer Tonsillopharyngitis oder, viel seltener, einer Wundinfektion auftritt. Sie geht mit Systemzeichen sowie mit einem typischen Enanthem und Exanthem einher.

Epidemiologie
Scharlach betrifft vor allem die Altersgruppe der 5- bis 15-Jährigen und tritt gehäuft in den Wintermonaten und im Frühjahr auf. Basierend auf älteren Daten beträgt die Inzidenz von Scharlach für die Bundesrepublik Deutsch-

land ca. 60 Erkrankungen pro 100 000 Einwohner, wobei vermutlich mit einer hohen Dunkelziffer zu rechnen ist. Die dem Scharlach vorausgehende Tonsillopharyngitis durch β-hämolysierende Streptokokken (Angina tonsillaris) gehört zu den häufigsten bakteriellen Infektionen in dieser Altersgruppe. Ca. 10–20 % der Schulkinder sind mit *Streptococcus pyogenes* zumindest passager kolonisiert und bilden somit das Erregerreservoir für die Erkrankung.

Erregerspektrum, Infektionswege und Pathogenese
Die Erreger des Scharlachs sind β-hämolysierende Streptokokken der serologischen Gruppe A (*Streptococcus pyogenes*) und gelegentlich auch β-hämolysierende Streptokokken der serologischen Gruppen C und G, welche Phagen-kodierte erythrogene Toxine (engl. streptococcal pyrogenic exotoxin, SPE) bilden. Die Immunität entsteht nicht gegen den Erreger, sondern gegen die Toxine. Derzeit ist gesichert, dass es mindestens zwei verschiedene erythrogene Toxine (SPE A und SPE C) gibt, sodass es möglich ist, wiederholt an Scharlach zu erkranken. Das Erregerreservoir für *Streptoccccus pyogenes* ist der Mensch, die Übertragung erfolgt durch Tröpfcheninfektion. Eintrittspforte sind meist Tonsillen und Rachen oder infizierte Hautwunden.

Klinik
Die Erkrankung beginnt mit akuter **Pharyngotonsillitis**, hohem Fieber, Übelkeit, Erbrechen und Schwellung der Halslymphknoten. Am weichen Gaumen zeigt sich ein fleckiges Enanthem. Gleichzeitig oder um Tage verzögert kann – je nach Immunitätslage – ein unterschiedlich intensiv ausgeprägtes **Exanthem** auftreten (Abb. B17-39). Es breitet sich meist von Hals, Gesicht und Stamm auf die Extremitäten aus und betont Leisten und Armbeugen. Ausgespart bleiben Palmae und Plantae sowie eine periorale Zone („Facies scarlatinosa"). Aufgrund der dicht stehenden kleinen Papeln fühlt das Exanthem sich samtig bis sandpapierartig an. Durch vermehrte Kapillarfragilität können Petechien auftreten, der Rumpel-Leede-Test ist positiv.

Die schwere Angina mit Rötungen auch der Rachenhinterwand und des weichen Gaumens bleibt während des Exanthems bestehen. Die zunächst belegte Zunge schilfert sich nach dem zweiten Tag ab (rote Zunge mit geschwollenen Papillen: **„Himbeerzunge"**).

Typisch für die **Rekonvaleszenten-Phase** ist das Abschilfern der Haut. Besonders an Handflächen und Fußsohlen kann eine ausgeprägte groblamellöse Abschälung auftreten.

Schwere Verlaufsformen mit Kreislaufkollaps (toxischer Scharlach) und septische Verlaufsformen (septischer Scharlach) kommen vor. Ferner können aufgrund immunologischer Fehlreaktionen (z.B. kreuzreagierende Antikörper) die typischen **Folgeerkrankungen** einer Streptokokken-Infektion auftreten (siehe Erregersteckbrief *S. pyogenes* in Kap. B3). So kann es 10–20 Tage nach Haut- oder Racheninfektionen durch β-hämolysierende Streptokokken zur akuten Immunkomplex-Nephritis kommen. Diese so genannte akute Poststreptokokken-Glomerulonephritis ist wie das akute rheumatische Fieber in den letzten Jahren in Mitteleuropa sehr selten geworden. Das akute rheumatische Fieber tritt ebenfalls nach S.-pyogenes-bedingter Tonsillitis oder Pharyngitis, nicht jedoch nach Hautinfektionen auf. Zu seinen Symptomen gehört an der Haut das Erythema marginatum. Es entwickelt sich aus einer Makula oder einem kleinen Erythem und breitet sich charakteristischerweise sehr schnell (2–10 mm in zwölf Stunden) zu einem anulären Erythem, mit oder ohne erhabene Ränder, aus.

Diagnostik
Die Diagnose wird zunächst *klinisch* gestellt. Im Blutbild findet sich anfangs eine Leukozytose, später eine Eosinophilie. Für die **Point of care-Diagnostik** stehen in der Praxis rasch durchführbare Tests zum Nachweis des A Streptokokken-Gruppenantigens direkt aus dem Rachenabstrich zur Verfügung. Aufgrund der höheren Sensitivität bleibt jedoch der **kulturelle Erregernachweis** aus Pharynx- oder Tonsillen-Abstrichen der Goldstandard und sollte bei negativem Ausfall des Schnelltestes und anhaltendem klinischen Infektionsverdacht unbedingt durchgeführt werden. Eine Penicillinresistenz wurde bei β-hämolysierenden Streptokokken der Gruppen A, C und G bisher nicht beobachtet. Wenn jedoch bei Patienten mit Penicillinallergie ein Makrolid eingesetzt wird, sollte aufgrund der unterschiedlich hohen Resistenzraten unbedingt auch eine Empfindlichkeitsprüfung durchgeführt werden. Die *serologische Dia-*

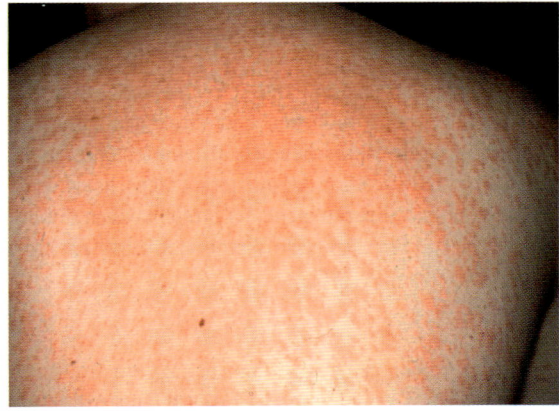

Abb. B17-39 Exanthem bei Scharlach (palpatorisch, „sandpapierartig").

gnostik ist nur bei Verdacht auf Streptokokken-induzierte Folgeerkrankungen indiziert, weil dabei der direkte Erregernachweis häufig erfolglos bleibt. Verbreitet ist der polyvalente Nachweis von Antikörpern gegen Streptolysin O (ASL) und DNAse B (ASD) von β-hämolysierenden Streptokokken. Eine aktive Infektion wird idealerweise durch einen signifikanten Titer-Anstieg im zeitlichen Verlauf bewiesen. Erhöhte ASL- und ASD-Titer können für mehrere Monate auf einem relativ hohen Niveau persistieren. Nach Hautinfektionen finden sich oft nur erhöhte ASD-Titer, da die Anti-Streptolysin-O-Antwort bei Patienten mit Hautinfektionen durch *S. pyogenes* supprimiert sein kann (Stevens et al. 2005).

Klinisch relevante **Differentialdiagnosen** umfassen
- Virusexantheme im Rahmen von Röteln, Masern, Mononukleose und Virusinfektionen des oberen Atemtrakts durch Coxsackie- oder Adenoviren: kein Nachweis von *S. pyogenes*, kein Titer-Anstieg, retrospektiv keine Abschilferung der Haut
- Kawasaki-Syndrom (zur Gruppe der Polyarteriitis nodosa gehörende Vaskulitis): außer Exanthem auch eine deutliche Konjunktivitis und Cheilitis, aber auch grob lamellöse Abschuppung an den Fingern und Händen
- Arzneimittelexanthem: meist von den Extremitäten ausgehend, positive Medikamentenanamnese, kein Nachweis von Streptokokken.

Therapie
Therapie der Wahl ist die 10-tägige orale oder parenterale Gabe von Penicillin (z.B. Penizillin V 3 × 1,2–1,5 Mio. IE/Tag oder Penizillin G 3 × 5–10 Mio. IE/Tag (1 Mio. IE = 0,6 g) bei Erwachsenen). Alternativ kommen Oralcephalosporine oder bei Allergie gegen β-Lactam-Antibiotika Makrolide infrage. Die Infektiosität endet in der Regel 24–48 Stunden nach Einleitung der Antibiotikatherapie.

Krankheitsmanagement und Meldepflicht
Die frühzeitige adäquate Antibiotikatherapie soll Folgeerkrankungen verhindern und die Kontagiosität der Patienten rasch reduzieren. Scharlachausbrüche werden immer wieder beobachtet, sodass gemäß §34 Infektionsschutzgesetz Personen, die an Scharlach oder sonstigen *S.-pyogenes*-Infektionen erkrankt oder dessen verdächtig sind, in Gemeinschaftseinrichtungen wie z.B. Schulen, Kindergärten, Kindertagesstätten so lange nicht tätig sein dürfen, bis nach ärztlichem Urteil eine Weiterverbreitung der Erkrankung durch sie nicht mehr zu befürchten ist. Dementsprechend dürfen auch erkrankte Kinder und Schüler diese Einrichtungen nicht aufsuchen. Nach Angaben des Robert-Koch-Instituts ist nach einer Erkrankung die Wiederzulassung zu einer Gemeinschaftseinrichtung unter antibiotischer Therapie und bei Fehlen von Krankheitszeichen ab dem zweiten Tag möglich (RKI 2004).

Das Infektionsschutzgesetz sieht keine spezielle Meldepflicht für Scharlach oder den Labornachweis von *Streptococcus pyogenes* vor, allerdings besteht gemäß §34 für die Leiter von Gemeinschaftseinrichtungen eine Benachrichtigungspflicht der zuständigen Gesundheitsbehörde, sofern ein entsprechender Verdacht oder Erkrankungsfall besteht.

Prophylaxe
Eine Antibiotikatherapie asymptomatischer Kontaktpersonen oder Keimträger wird nicht empfohlen. Eine Schutzimpfung ist nicht verfügbar. Aufgrund der hohen Kolonisationsrate des Nasopharynx im Kindesalter, insbesondere in den Wintermonaten, sind die Möglichkeiten der Prävention begrenzt.

4.2 Streptococcal Toxic Shock Syndrome (STSS)

Siehe dazu auch Kapitel B16.

Definition und Einteilung
Durch *S. pyogenes* und seine Toxine bedingtes, septisches Zustandsbild mit Hypotonie, Organstörungen und ungünstiger Prognose. Es kann bei ca. 10–20% der Patienten mit schweren invasiven Weichteilinfektionen auftreten. Eine Konsensusdefinition für das STSS beinhaltet die Isolierung des Erregers aus primär sterilen Materialien in Verbindung mit klinischen Zeichen des Organversagens.

Erregerspektrum, Infektionswege und Pathogenese
Eintrittspforte für die Erreger ist die verletzte Haut, wobei sich der Großteil der Infektionen in der Folge von Bagatellverletzungen entwickelt. Ähnlich wie bei der nekrotisierenden Fasziitis, zu deren Komplikationen es zählt, ist die Entstehung des STSS geknüpft an die Expression bestimmter Varianten von Superantigenen und Virulenzfaktoren von *S. pyogenes* sowie wahrscheinlich an eine entsprechende genetische Prädisposition der infizierten Menschen, infolge derer sie auf die Superantigene der Streptokokken mit der Freisetzung großer Mengen inflammatorischer Zytokine reagieren (Kotb et al. 2002).

Klinik
Zu hohem Fieber, generalisiertem makulösem Exanthem oder Erythem, Konjunktivitis und Weichteilnekrosen (nekrotisierende Fasziitis, Myositis) treten hinzu: Blutdruckabfall, Zeichen der Niereninsuffizienz (Kreatinin-Anstieg

> 177 µmol/l), Erhöhung der Transaminasen, Koagulopathie und ein akutes Respiratory distress-Syndrom. Schnell folgen ein schwerer kardiovaskulärer Schock und Multiorganversagen. Bei Abheilung Desquamation des Exanthems. 20–40% der Patienten mit STSS versterben, 2- bis 4-mal so viele wie bei invasiver Streptokokken-Infektion ohne STSS (Llewelyn 2005).

Diagnostik
Die Entnahme von **Blutkulturen** ist obligatorisch. Sofern eine Eintrittspforte erkennbar bzw. eine Weichteilinfektion vorhanden, Entnahme eines Abstriches für den mikroskopischen und kulturellen Nachweis von β-hämolysierenden Streptokokken. Der Nachweis von Toxin-Genen und Virulenzfaktoren aus isolierten Stämmen erfolgt in Speziallaboratorien (z.B. Nationales Referenzzentrum für Streptokokken, Institut für Medizinische Mikrobiologie RWTH Aachen).

Therapie
Intravenös Penicillin G in Kombination mit Clindamycin, das die Toxin-Produktion der Streptokokken supprimieren soll. Außerdem soll die parenterale Gabe von Immunglobulinen einen günstigen Einfluss auf das Organversagen zeigen.

Krankheitsmanagement und Meldepflicht
Die **chirurgische Versorgung** einer vorhandenen Weichteilinfektion ist von zentraler Bedeutung. Des Weiteren sollte eine stationäre **intensivmedizinische Überwachung** und **Schockbehandlung** erfolgen. Nach dem Infektionsschutzgesetz besteht in Deutschland keine Meldepflicht für das STSS, es sei denn, dass Infektionen gemäß §6 IfSG nicht vereinzelt auftreten.

Prophylaxe
Wegen des foudroyanten Verlaufes und der schlechten Prognose ist eine **frühzeitige Diagnose** mit rascher Einleitung der adäquaten chirurgischen und intensivmedizinischen Maßnahmen von entscheidender Bedeutung. Bei Patienten mit Verdacht auf Weichteilinfektionen und Zeichen der systemischen Toxizität wird daher eine unverzügliche Krankenhauseinweisung und konsequente diagnostische Abklärung dringend empfohlen.

4.3 Staphylococcal Scalded Skin Syndrome (SSSS)

Synonyme: Staphylogenes Lyell-Syndrom, Dermatitis exfoliativa neonatorum, Morbus Ritter von Rittershain.

Definition und Einteilung
Schwerste Verlaufsform einer Kolonisierung oder Infektion mit Exfoliativtoxin-bildenden *Staphylococcus aureus* (milde Form: staphylogene Impetigo contagiosa bullosa) mit akut auftretender Epidermolyse durch massiv ausgeschüttetes Epidermolysin/Exfoliatin.

Epidemiologie
Die generalisierte Form des SSSS betrifft überwiegend Neugeborene, Säuglinge und Kinder. Erwachsene sind sehr viel seltener betroffen (möglicher Schutz durch Antikörper gegen ETA und ETB), und wenn, dann sind es insbesondere immunsupprimierte Patienten. Die Dermatitis exfoliativa tritt überwiegend als Hospitalinfektion auf. Gemäß Angaben des Dokumentationszentrums schwerer Hautreaktionen ist in Deutschland von einer sehr niedrigen Inzidenz des SSSS von 0,09–0,13 Fälle je eine Million Einwohner auszugehen (Mockenhaupt et al. 2005).

Erreger, Infektionsweg und Pathogenese
Meist extrakutane Kolonisierung oder Infektion mit einem *S.-aureus*-Stamm, der Exfoliativ-Toxine (Exfoliatine) in großen Mengen in die Blutbahn schwemmt. Von den *S.-aureus*-assoziierten Exfoliatinen sind drei serologische Varianten bekannt (ETA, ETB, ETD), wobei wahrscheinlich nur ETA und ETB beim Menschen eine Rolle spielen. Am ehesten sind anscheinend *S.-aureus*-Stämme, die das *etb*-Gen tragen, mit der generalisierten Form des SSSS assoziiert (Yamasaki et al. 2005). Exfoliatine sind Serin-Proteasen, deren Substrat in der Haut exklusiv Desmoglein 1 ist, ein transmembranöses Glykoprotein der Cadherin-Gen-Superfamilie, welches zu den Desmosomen gehört und auch Zielantigen der Autoantikörper bei Pemphigus foliaceus ist. Die Beeinträchtigung dieses Proteins zieht eine Funktionseinbuße der Desmosomen nach sich und anschließend den Verlust der Haftung der Keratinozyten untereinander mit Bildung der typischen Blasen oder Abschälung unterhalb des Stratum corneum. Histologisch finden sich somit subkorneale Blasen und akantholytische Spaltbildung innerhalb des Stratum granulosum, während die weitere Epidermis und das Korium weitgehend unverändert bleiben und keine Entzündungszeichen oder Zellnekrosen aufweisen. Obwohl Desmoglein 1 auch in der Schleimhaut exprimiert wird, entstehen die Blasen nur in der Epidermis, da Desmoglein 3 in der Mukosa, nicht aber aus den tieferen Lagen der Epidermis, den Verlust von Desmoglein 1 kompensieren kann (Amagai et al. 2000, Hanakawa et al. 2002). Antikörper gegen ETA und ETB haben offenbar eine protektive Wirkung, worin eine Erklärung liegt, dass die Erkrankung sich vorwiegend in den ersten Lebensjahren manifestiert. Zusätzlich ist vermutlich noch eine polyklonale T-Lympho-

zyten-Aktivierung durch Superantigenwirkung von pathogenetischer Bedeutung (Monday et al. 1999).

Klinik
Bei deutlich reduziertem Allgemeinzustand verläuft die Erkrankung typischerweise in drei Phasen:
- **Stadium erythematosum:** Typischerweise periorifiziell beginnendes, sich rasch ausbreitendes, skarlatiniformes Exanthem aus hellroten, unscharf begrenzten Makulae, zunächst im Gesicht, dann in den großen Beugen und schließlich am übrigen Körper, die Schleimhäute bleiben meist unbeteiligt (höherer Anteil an Desmoglein 3 welches Funktionseinbußen von Desmoglein 1 kompensiert).
- **Stadium exfoliativum:** Innerhalb von 1–2 Tagen geschieht die Umwandlung in ein bullöses Exanthem mit schlaffen, dünnwandigen Blasen.
- **Stadium desquamativum:** Nach Ruptur kombustiformes Bild mit groblamellöser Ablösung der Blasenreste, Reepithelisierung ohne Narben. (Abb. B17-40)

Es besteht eine deutlich geringere Komplikationsrate im Vergleich zur toxischen epidermalen Nekrolyse (TEN) (alter Begriff „Lyell-Syndrom"). Sehr selten kann sich durch Fortschreiten der Infektion eine Pneumonie und Sepsis entwickeln; letaler Ausgang bei ca. 1% der Fälle.

Diagnostik
Entscheidend ist die schnelle klinische Einordnung und Abgrenzung von der TEN, die zunächst anhand der oberflächlichen Ablösung der Haut ohne Hinterlassung großer Erosionen und anhand der fehlenden Schleimhautbeteiligung erfolgt. Mittels **Kryostat-Schnitt** (meist reicht das abgeschnittene Blasendach) erfolgt der Nachweis einer nur aus der oberen Hornschicht bestehenden Blasendecke bzw. einer subkornealen Blasenbildung; Akantholyse-Zellen im Blasenausstrich (Tzanck-Test positiv). Beim TEN mit subepidermaler Spaltbildung zeigt der Kryostat-Schnitt die komplette (nekrotische) Epidermis im Blasendach. Die Flüssigkeit intakter Blasen ist gewöhnlich steril. Der zugrunde liegende Toxin-produzierende S.-aureus-Stamm wird gewöhnlich **extrakutan** z.B. aus dem Rachen oder der Nase isoliert. Der Nachweis der Exfoliatine erfolgt inzwischen durch Nachweis der korrespondierenden Gene aus Koloniematerial des verdächtigen Erregers in Speziallaboratorien (z.B. Nationales Referenzzentrum für Staphylokokken, Robert-Koch-Institut (Wernigerode), Burgstr. 37, 38855 Wernigerode, Leitung: Prof. Dr. W. Witte). Der Nachweis von spezifischen Antikörpern gegen ETA bzw. ETB aus dem Patientenserum ist ebenfalls nur in Speziallaboratorien möglich.

Das generalisierte SSSS ist klinisch von einer großblasigen Impetigo contagiosa abzugrenzen, wobei es sich um die lokalisierte Verlaufsform eines SSSS durch lokale Toxin-Bildung von *S. aureus* handelt. Weitere **Differentialdiagnosen** des SSSS sind der Pemphigus neonatorum sowie skarlatiniforme Virus- oder Arzneimittelexantheme.

Therapie
Systemische Therapie mit Penicillinase-festen Penicillinen z.B. Flucloxacillin. Zusätzlich wurde in schweren Fällen Clindamycin zur Hemmung der Toxin-Synthese empfohlen (Russel und Pachorek 2000). MRSA sind bisher erst in einem klinischen Fall als Verursacher von Dermatitis exfoliativa beschrieben worden. Kurzfristige Behandlung der Erosionen mit topischen Antiseptika.

Krankheitsmanagement und Meldepflicht
Bei ausgedehntem Befund Bilanzierung und Behandlung von Flüssigkeits-, Elektrolyt- und Eiweißverlusten, Kontrolle der Herz- und Kreislauftätigkeit, Wärmezufuhr, Vermeidung von Sekundärinfektionen, Lagerung der Patienten auf nichtklebenden Folien. Es besteht gemäß Infektionsschutzgesetz keine spezielle Meldepflicht.

Prophylaxe
Es sind keine wirksamen prophylaktischen oder präventiven Maßnahmen bekannt.

4.4 Staphylococcal Toxic Shock Syndrome (TSS)

Definition und Einteilung
Akute und potentiell tödlich verlaufende Erkrankung mit hohem Fieber, erythematösem Exanthem, Desquamation

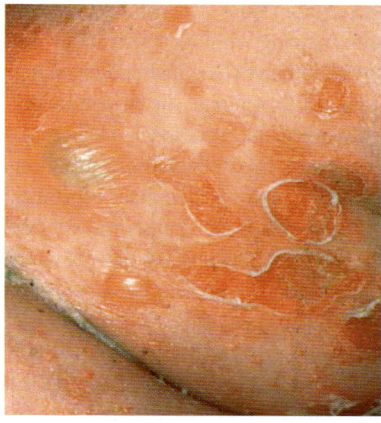

Abb. B17-40   Staphylococcal Scalded Skin Syndrom (SSSS).

der Haut, Hypotonie und multipler Organbeteiligung, ausgelöst durch Exotoxin-produzierende *S.-aureus*-Stämme.

Epidemiologie
Die Erkrankung ist selten, ihre Inzidenz wird auf 3–6 Fälle auf 100 000 Frauen im sexuell aktiven Alter geschätzt. Die weit überwiegende Mehrzahl der Fälle trat bei menstruierenden jungen Frauen im Zusammenhang mit Tampongebrauch auf.

Erregerspektrum, Infektionswege und Pathogenese
Exotoxine, die das Staphylokokken Toxic Shock Syndrome (TSS) verursachen, fungieren als so genannte pyrogene Superantigene und umfassen neben dem Toxic shock syndrome toxin-1 (TSST-1) die Staphylokokken-Enterotoxine B (SEB) und C (SEC). Superantigene können durch direkte Bindung an Vβ2-Regionen von T-Zellrezeptoren, unabhängig von deren Antigenspezifität, zu einer Aktivierung von bis zu 30% aller T-Zellen des Patienten und damit zu einer massiven Zytokin-Ausschüttung führen, welche für die foudroyante klinische Symptomatik verantwortlich gemacht wird. TSST-1 gilt als Ursache der Menstruations- bzw. Tampon-assoziierten TSS, wo sich eine vaginale bzw. zervikale Besiedlung mit Toxin-produzierenden *S.-aureus*-Stämmen findet. Bei Nicht-Menstruations-asssoziierten Fällen werden aus den üblicherweise von Wundabstrichen isolierten *S.-aureus*-Stämmen entweder TSST-1, SEB oder relativ selten SEC nachgewiesen (Dinges et al. 2000). Zusätzlich scheint ein Mangel protektiver Antikörper gegen die TSS-assoziierten Exotoxine pathogenetisch von Bedeutung zu sein. Koagulase-negative Staphylokokken gelten nicht als Verursacher eines TSS. Das Auftreten eines Staphylokokken-TSS wurde auch als mögliche Komplikation der Influenza oder Influenza-ähnlichen Erkrankungen beschrieben (MacDonald et al. 1987).

Klinik
Akutes schweres Krankheitsbild mit den obligaten Leitsymptomen Fieber, Hypotension und skarlatiniformen bis erythrodermen Exanthemen in der Akut-, und Desquamation in der Rekonvaleszenz-Phase. Dazu tritt die Störung von mindestens zwei Organsystemen mit Herz-Kreislaufversagen, respiratorischer Insuffizienz und Bewusstseinsstörung.

Prädilektionsstellen des Exanthems sind Schultergürtel, Stamm und Extremitäten, meist unter Aussparung des Kopfes. Die Desquamation ist an Palmae und Plantae besonders stark ausgeprägt.

Diagnostik
Die Sicherung der Diagnose erfolgt durch Isolierung eines Toxin-produzierenden *S.-aureus*-Stammes aus einem Vaginal- oder Wundabstrich oder aus anderen möglichen Eintrittspforten. Der Nachweis der korrespondierenden Toxin-Gene erfolgt mittels PCR in Speziallaboratorien. Ebenfalls in Speziallaboratorien kann die Entwicklung einer Serokonversion gegen TSS-assoziierte Toxine nachgewiesen werden.

Von TSS-assoziierten *S.-aureus*-Isolaten ist eine Empfindlichkeitsprüfung durchzuführen, denn vereinzelt sind auch Fälle bekannt, in denen Methicillin-resistente *S.-aureus*-Stämme (MRSA) ein TSS verursacht haben.

Therapie
Schockbehandlung sowie Antibiotikatherapie mit Clindamycin und einem Staphylokkoken-Penicillin, alternativ Cefazolin und/oder bei hoher Prävalenz von MRSA Vancomycin bis zum Vorliegen eines Antibiogramms. Außerdem wird die i.v. Gabe von Immunglobulinen empfohlen (Gilbert et al. 2005).

Krankheitsmanagement und Meldepflicht
Intensivmedizinische Überwachung und Sanierung des Infektions- oder Kolonisationsherdes. Eine Meldepflicht für Staphylokokken-Infektionen besteht nicht, es sei denn, dass eine zeitliche oder örtliche Häufung nach §§ 6 und 7 Infektionsschutzgesetz besteht.

Prophylaxe
Eine Schutzimpfung ist nicht verfügbar. Aufgrund des verbreiteten Vorkommens Toxin-produzierender Stämme auf Haut und Schleimhäuten des Menschen sind präventive Maßnahmen schwierig.

4.5 Hautefloreszenzen bei Endokarditis und Sepsis

Pathogenese
Die bei Endokarditis und Sepsis auftretenden Hautveränderungen werden teils als Immunkomplex-vermitteltes Geschehen, teils als septische Vaskulitis mit direkter mikrobieller Schädigung der Gefäßwand oder – insbesondere bei hämorrhagischen Läsionen – auch als Folge einer Störung des Gerinnungssystems (bis zur disseminierten intravasalen Koagulopathie oder zum Waterhouse Friedrichsen Syndrom) interpretiert (Sunderkötter et al. 2001, Sunderkötter und Sindrilaru 2006). Welcher Pathomechanismus im Einzelfall im Vordergrund steht, bleibt häufig ungeklärt.

Klinik
Hautveränderungen bei **akuter** oder **subakuter Endokarditis** umfassen

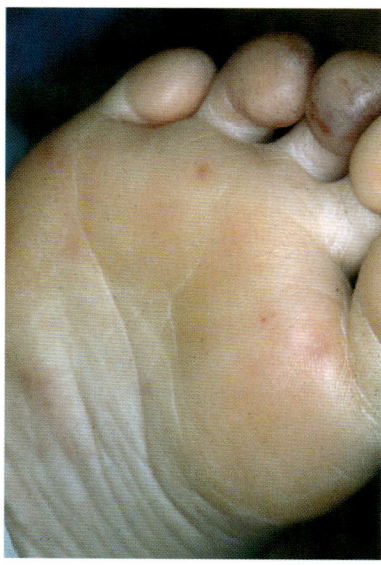

Abb. B17-41 Hämorrhagische Makulae (Janeway-Flecken) bei Endokarditis lenta mit Bekteriämie.

- *Petechien*, d.h. kleine Einblutungen, die unter Glasspateldruck nicht wegdrückbar sind und auch in der Mundschleimhaut und den Konjunktiven auftreten können
- *Janeway-Flecken*, schmerzlose, hämorrhagische, infarzierte Maculae und Papeln an Handflächen und Fußsohlen (Abb. B17-41)
- *Osler-Knötchen*, urtikarielle, entzündliche, druckschmerzhafte Knötchen, vor allem an Finger- und Zehenkuppen sowie an Thenar und Hypothenar
- *subunguale Splitterblutungen*, subunguale hämorrhagische Streifen im mittleren Teil des Nagels (diagnostisch wichtiges Zeichen bei Endokarditis lenta).

Der relativ seltenen **disseminierten Gonorrhö** liegen septisch-metastatische Herde zugrunde. Sie manifestiert sich klinisch als eitrige Arthritis oder in Form einzelner entzündlicher Papeln bzw. hämorrhagischer und nekrotischer Pusteln, die vor allem an den distalen Extremitäten vorkommen. *Differentialdiagnostisch* müssen Hauterscheinungen bei der Meningokokken-Sepsis, der Endokarditis lenta und der nichtinfektiösen Vaskulitis abgegrenzt werden.

Ein ähnliches Bild zeigt sich während der **Meningokokken-Sepsis** bei der entsprechend disseminierte hämorrhagische Makulae oder Papeln auftreten, insbesondere an der unteren Körperhälfte. Differentialdiagnostisch ist auch hier eine Sepsis durch andere bakterielle Erreger, eine Endokarditis, eine allergische, leukozytoklastische Vaskulitis sowie ein Staphylokokken- oder Streptokokken-bedingtes toxisches Schocksyndrom auszuschließen.

Nekrotische Ulzera (**Ekthyma gangraenosum**), eventuell zusammen mit stammbetonten erythematösen Makulae oder Papeln und hämorrhagischen Blasen sind gelegentlich bei einer Sepsis durch *Pseudomonas aeruginosa* oder *Stenotrophomonas maltophilia* zu beobachten. Die Bläschen oder Blasen rupturieren innerhalb von zwölf Stunden nach Erscheinen unter Hinterlassung der schwarzen nekrotischen Ulzera mit erythematösem Rand. Zur Differentialdiagnose gehören Hauterscheinungen bei Systemmykosen, Ekthymata durch Streptokokken, Panarteriitis nodosa, Kryoglobulinämie und Pyoderma gangraenosum.

Diagnostik
Im Vordergrund steht der Erregernachweis aus Blutkulturen. Nach sorgfältiger Desinfektion der äußeren Haut können auch Kulturen aus Homogenisaten von Biopsien der Hautläsionen hilfreich sein.

Therapie und Krankheitsmangement
Die Therapie und das Krankheitsmanagement sind auf die Grunderkrankung (Endokarditis, Sepsis) ausgerichtet (siehe Kap. B5.2 und D10).

4.6 Rattenbissfieber

Definition
Das Rattenbissfieber wird durch *Streptobacillus moniliformis* verursacht und ist charakterisiert durch abrupt einsetzendes Fieber, Erbrechen, Kopfschmerzen und Exanthem.

Epidemiologie
Die Erkrankung ist selten. In Europa und Amerika wird, möglicherweise auch wegen der schwierigen Diagnose, nur von wenigen Fällen im Jahr berichtet.

Erreger, Infektionsweg und Pathogenese
Bei *Streptobacillus moniliformis* handelt es sich um gramnegative Stäbchenbakterien, welche die Mundhöhlen von Ratten besiedeln. Die Erreger werden durch Biss (Rattenbissfieber) oder verunreinigte Nahrungsmittel bzw. Wasser (Haverhill-Fieber) auf den Menschen übertragen. Infektionen wurden insbesondere auch bei Kindern und Jugendlichen beobachtet, die Ratten als Haustiere halten und bei Menschen, die beruflich mit den Tieren (Laborratten) zu tun haben (Andre et al. 2005).

Klinik
Nach einer Inkubationszeit von gewöhnlich 2–10 Tagen kommt es zu plötzlich einsetzendem Fieber begleitet von

starken Kopfschmerzen, Myalgien und Arthralgien. Nach weiteren 1–2 Tagen tritt ein makulopapulöses Exanthem mit Betonung der Extremitäten und der Hand- und Fußflächen auf. Blasenbildung und petechiale Einblutungen kommen vor. Zusätzlich können arthritische Beschwerden vor allem der großen Gelenke auftreten. **Komplikationen** wie Endokarditis, Myokarditis, Meningitis und Pneumonie kommen vor. **Differentialdiagnostisch** sollte an Virusexantheme, eine Meningokokken-Sepsis, eine disseminierte Gonokokken-Infektion und ein Rocky Mountain spotted fever gedacht werden.

Diagnostik
Der kulturelle Erregernachweis aus Blut, Gelenkpunktaten und Blasenflüssigkeit ist schwierig. Der direkte mikroskopische Nachweis mittels Gramfärbung sollte versucht werden. Es handelt sich um anspruchsvoll und langsam wachsende gramnegative, Katalase- und Oxidase-negative pleomorphe Stäbchenbakterien, die zur Filament-Bildung neigen. Die sichere Identifizierung erfolgt mittels Analyse des 16S rRNA-Gens. Der serologische Infektionsnachweis gilt als unzuverlässig. Molekularbiologische Nachweisverfahren sind noch nicht routinemäßig verfügbar. Aufgrund der schwierigen Labordiagnostik ist die Anamnese (Rattenbiss) diagnostisch wegweisend.

Therapie
Die Therapie erfolgt mit Penicillin oder Doxycyclin.

Krankheitsmanagement und Meldepflicht
Bei Patienten mit einem abrupt einsetzenden Krankheitsbild und bekannter Exposition gegenüber Ratten muss an die Erkrankung gedacht werden und unverzüglich eine adäquate Antibiotikatherapie eingeleitet werden, da über tödliche Verläufe bei unbehandelten oder falsch behandelten Patienten berichtet wurde. Gegebenenfalls sind intensivmedizinische Maßnahmen erforderlich.

Eine allgemeine Meldepflicht für den Erreger und die Erkrankung besteht nach dem Infektionsschutzgesetz nicht.

Prophylaxe
Da Ratten in einem großen Ausmaß mit *Streptobacillus moniliformis* asymptomatisch besiedelt sind, sollten Menschen, die beruflich oder privat Umgang mit den Tieren haben, entsprechende Vorsichtmaßnahmen befolgen wie den Gebrauch von Schutzhandschuhen, Hand-Mund-Kontakte vermeiden, rasche Desinfektion und Säuberung (gründliche Wundspülung) der Wunde im Fall von Bissverletzungen sowie unverzügliches Aufsuchen von ärztlicher Hilfe (siehe auch Kap. B16.3).

4.7 Hauttuberkulose

Siehe auch Kapitel C3.

Definition und Einteilung
Hauterkrankung durch *Mycobacterium tuberculosis* und *M. bovis*.

Epidemiologie
Die Inzidenz der Tuberkulose ist in Deutschland in den vergangenen Jahren stetig zurückgegangen und betrug im Jahre 2003 8,7/100 000 Einwohnern. Die Hauttuberkulose ist selten und liegt im Schnitt < 0,1% aller Patienten in dermatologischen Sprechstunden.(Dye et al; 1999). Seine Prävalenz bei bestehender Organtuberkulosen beträgt in endemischen Ländern um die 3%. Die häufigsten Manifestationsformen sind Lupus vulgaris und Skrophuloderm (postprimäre Hauttuberkulose), in Ländern mit niedrigem sozioökonomischem Status sind auch Inokulationsformen der Hauttuberkulose (primäre Inolkulationstuberkulose) häufig. Insgesamt ist die Tuberkulose eine Erkrankung der älteren Menschen und ärmeren sozioökonomischen Schichten.

Erreger, Infektionsweg und Pathogenese
Es handelt sich um säurefeste Stäbchenbakterien, die durch eine langsame Generationszeit (ca. 18 Stunden) und einen hohen Gehalt an Lipiden, Wachsen und Phophatiden in ihrer Zellwand charakterisiert sind. Dies führt zu einigen Besonderheiten in der mikrobiologischen Diagnostik (lange Bebrütungsdauer, Nachweis der Säurefestigkeit durch Ziel-Neelsen-Färbung) und trägt zu ihrer ausgeprägten Umwelt- und Phagozytose-Resistenz bei. Die Virulenz ist an ein Trehalose-Dimycolat (so genannter Cord-Faktor) geknüpft. *M. tuberculosis* und *M. bovis* werden gemäß Biostoffverordnung als Risikogruppe 3-Erreger klassifiziert.

Eine **Hauttuberkulose** entsteht durch:
- primäre Infektion (tuberkulöser Primärkomplex an der Haut)
- postprimäre exogene Reinfektion oder Autoinkoluation
- postprimäre endogene Reinfektion
- Impfung (Impftuberkulose).

Die jeweilige klinische **Erscheinungsform** der primären oder postprimären Tuberkulose wird geprägt von der Immunitätslage des Organismus und Virulenz des Erregers sowie von der Lokalisation bzw. dem Streuweg der Infektion. Die Reinfektion kann durch exogene Inokulation, eine Streuung in die Haut durch Schmierinfektion aus benachbarten Herden (Scrofula) oder in der Folge einer hämatogenen Disseminierung, z.B. bei AIDS-Patienten, entstehen.

Außerdem kann eine Tuberkulose an der Haut zu **Tuberkuliden** führen, d.h. zu Erkrankungen, die nicht oder allenfalls sehr bedingt erregerhaltig sind, aber häufig mit einer aktiven Tuberkulose vergesellschaftet und zusammen mit ihr therapierbar sind.

Klinik

Das klinische Bild der Hauttuberkulose ist sehr variabel und sollte insbesondere bei allen nodulären und ulzerierte Hautläsionen von AIDS-Patienten erwogen werden.

Primäre Hauttuberkulose (tuberkulöser Primärkomplex) Da *M. tuberculosis* die intakte Haut nicht durchdringen kann, erfolgt die Infektion durch Minitraumen (Schürfwunden am Knie z.B. bei Kontakt mit erregerhaltigem Sputum), durch Inokulation infizierter Gegenstände oder direkten Kontakt an Eintrittspforten (Küssen). Bei Laborpersonal, das mit erregerhaltigem Untersuchungsmaterial umgeht oder mit Erregerkulturen hantiert, wurden Hautinfektionen mit *M. tuberculosis* nach akzidenteller Inokulation (z.B. Stichverletzung) beobachtet. Prädilektionsstellen sind demnach Gesicht, Konjunktiven, Extremitäten, selten der Genitalbereich. Nach 2–4 Wochen entsteht an der Inokulationsstelle der Primäraffekt. Er besteht aus einer **Papel**, die schnell in ein schmerzloses, **schmierig-eitrig belegtes** Ulkus mit überhängenden, unregelmäßigen Rändern übergeht. Nach weiteren 2–4 Wochen kommt es zur regionalen Lymphknotenschwellung mit später Einschmelzung (kalter Abszess) und möglicher Perforation. Das Allgemeinbefinden ist meist wenig eingeschränkt. Eine Spontanheilung des Ulkus tritt ein, kann aber bis zu einem Jahr dauern. Manchmal kommt es zur Reaktivierung der in der Haut persistierenden Erreger und damit zu Lupus vulgaris oder Skrophuloderm. Hämatogene Streuung aus dem primären Infektionsherd führt zu Organtuberkulose und bei sehr schlechter Immunitätslage zu Miliartuberkulose. Der **Tuberkulin-Test** wird nach 4–6 Wochen positiv.

Differentialdiagnose: Primäraffekt bei Syphilis, Skrophuloderm, Tularämie, Aktinomykose, Infektionen durch atypische Mykobakterien, „Genital ulcer disease".

Tuberculosis cutis verrucosa (postprimäre Inokulationstuberkulose, Leichentuberkel) Sie ist eine Reinfektion bei guter Abwehrlage und ohne aktive Tuberkulose anderer Organe. In unseren Breiten selten und wenn, dann meist berufsbedingtes Auftreten an den Handrücken oder Fingern durch kontaminierte Gegenstände oder Gewebe (Leichen). In Entwicklungsländern erfolgt die Reinfektion meist bei Kindern über Kontakt kleinerer Hautverletzungen (Knie, Fußsohlen) mit erregerhaltigem Material (Sputum auf dem Boden). Nach Inokulation tritt oft einseitig eine **hyperkeratotische entzündliche Papel** mit peripherer Wachstumstendenz auf. Es entstehen plattenartige Herde mit verruciformen Hyperkeratosen und umgebendem entzündlichen Hof. Durch zentrale Rückbildung können ringförmige oder bogige Effloreszenzen entstehen. Die Herde können über Jahre fortbestehen und narbig abheilen.

Differentialdiagnose: Verruca vulgaris (kein umgebender entzündlicher Hof), Pyodermie, Plattenepithelkarzinom, Chromomykose, Blastomykose, Infektionen durch ubiquitäre Mykobakterien.

Lupus vulgaris Eine meist durch endogene Reinfektion und lympho- oder hämatogene Ausbreitung entstandene Form bei mittlerer bis guter Immunitätslage (Tuberkulintest positiv). In der Hälfte der Fälle auch mit aktiver Organtuberkulose verknüpft. Die Mykobakterien sind meist schon längere Zeit im Gewebe vorhanden, worin sie im Verlauf vorangegangener bakteriämischer Schübe, aus Narben eines alten Scrofuloderms, lymphogen oder per continuitatem aus befallenen Lymphknoten oder Knochenherden, gelangt sind.

Bedingt durch die Immunitätslage heilt die Erkrankung nicht aus, wird aber lokal durch Granulom-Bildung in Schach gehalten, der Tuberkulin-Test ist entsprechend positiv. In Ausnahmefällen entsteht der Lupus vulgaris auch im Rahmen einer Primärinfektion bzw. primären Inokulationstuberkulose.

Die Primäreffloreszenz ist das **Lupusknötchen,** ein rötlich-bräunlicher Fleck oder weiches Knötchen. Unter Druck mit dem Glasspatel sieht man ein apfelgeleeartiges Knötchen, das durch einen schmalen, glasig erscheinenden Saum unscharf von der Umgebung abgegrenzt ist. Dieses lupoide Infiltrat kann auch bei anderen Erkrankungen mit Granulom-Bildung wie z.B. bei einer Sarkoidose auftreten. Typisch für das Lupusknötchen ist das so genannte **positive Sondenphänomen,** d.h. eine Knopfsonde bricht bei mäßigem Druck auf die Haut in das Infiltrat ein. Ein Lupusherd besteht zunächst aus wenigen Lupusknötchen und wächst langsam (Abb. B17-42). Zumeist findet sich nur ein Herd (bzw. wenige Herde) mit Prädilektion der Akren. Befall von Konjunktiven, Nasen- und Wangenschleimhaut ist in Kombination mit Tuberkulose des Kehlkopfes oder tuberkulöser Osteomyelitis des harten Gaumens und des Nasenseptums nicht selten. Die Lupusknötchen wachsen langsam und konfluieren nach Jahren zu größeren Herden. Je nach klinischer Ausgestaltung unterscheidet man Lupus planus (flache Herde), Lupus hypertrophicus (erhabene Herde), Lupus tumidus (tumoröse Herde), Lupus ulcerosa (Bildung von Geschwüren) sowie Lupus vegetans (papillomatös vegetierender Ulkusgrund). Lupus vulgaris ist bei Zerstörung darunterliegender Gewebe **mutilierend** (Lupus mutilans) und kann zu narbigen Verziehungen führen. Der Lupus vulgaris verläuft langsam und chronisch, heilt aber

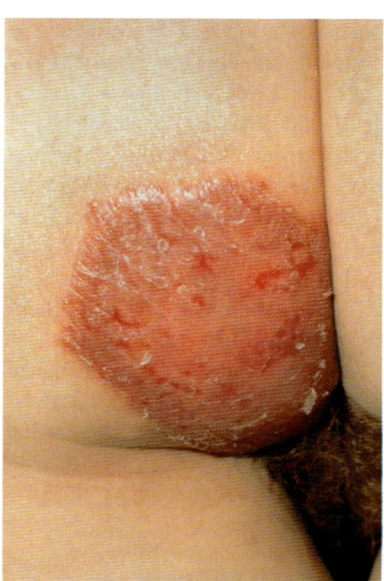

Abb. B17-42 Hauttuberkulose (Lupus vulgaris).

fast nie spontan aus. Eine seltene, aber wichtige Komplikation ist das Auftreten von Plattenepithelkarzinomen in Lupus-vulgaris-Herden.

Differentialdiagnose: Je nach klinischem Erscheinungsbild sehr unterschiedlich, z.B. Leishmaniasis, tuberoserpinginöse Syphilide, Sarkoidose, Pyodermie, Morbus Bowen.

Tuberculosis cutis colliquativa (Skrophuloderm) Eine selten durch postprimäre Reinfektion, meist aber durch endogene Reinfektion – in der Regel per continuitatem von infizierten Lymphknoten aus – entstandene Tuberkulose der Subkutis bei nur mittelguter Immunabwehr. Prädilektionsstellen sind die Halspartien in der Nähe infizierter Lymphknoten. und daher in der Hälfte der Fälle auch mit aktiver Organtuberkulose verknüpft. Die Erkrankung ist charakterisiert durch **subkutane entzündliche Knoten,** die erweichen, Fisteln bilden und ulzerieren. Es entleert sich eitriges oder käsiges Material. Die Knoten treten hauptsächlich im Bereich der Halslymphknoten (seitliche Halspartie, supraklavikulär, submental) auf und heilen nach extrem chronischem Verlauf unter Hinterlassung von charakteristischen, bandartigen, „gestrickt" wirkenden Narben ab. Bei späterer Ausbreitung in die Dermis entsteht ein Lupus vulgaris.

Differentialdiagnose: Tertiäre Syphilis, Lymphogranuloma venerum, Sporotrichose, andere tiefe Mykosen, Aktinomykose.

Tuberculosis ulcerosa mucosae et cutis Es handelt sich um eine postprimäre Inokulationstuberkulose bei schlechter Abwehrlage (manchmal negativer Tuberkulin-Test; histologisch nekrotisierende, aber fast nie Granulome ausbildende Entzündung), die sich durch Autoinokulation von Bakterien aus streuenden tuberkulösen Herden innerer Organe bildet und sich infolgedessen in multiplen oberflächlichen Ulzera äußert. Sie tritt dann auf, wenn in späten Stadien einer Lungen- oder extrapulmonalen Tuberkulose zahlreiche Erreger mit Harn, Stuhl oder Sputum ausgeschieden werden. Entsprechend sind bei der Lungentuberkulose die Mundschleimhaut und gegebenenfalls periorale Hautanteile (Befall des Gaumens, gegen den die Mykobakterien gehustet werden; Weg des erregerreichen Sputums!) betroffen, bei der Urogenitaltuberkulose das äußere Genital, bei der Darmtuberkulose typischerweise die Anal- und Perianalregion.

Differentialdiagnose: Lues-Stadium III, ulzerierte Karzinome, ulzerierter Herpes simplex bei Immunsuppression.

Tuberculosis cutis miliaris disseminata Die **Miliartuberkulose der Haut** ist eine seltene Form der postprimären Hauttuberkulose durch endogene Ausbreitung bei schlechter Immunitätslage (negativer Tuberkulin-Test; abwehrschwache Säuglinge oder Kleinkinder, AIDS). Sie manifestiert sich als **disseminierte rotbräunliche Papeln,** die zentral ulzerieren können.

Differentialdiagnose: Abt-Letterer-Siwe-Syndrom, Pityriasis lichenoides acuta et varioliformis, Lues-Stadium II, Arzneimittelexantheme.

Tuberkulide Nur wenige der früher als Tuberkulose-bedingte, zum Teil allergisch eingestufte Hauterkrankungen sind wirklich an die Anwesenheit von Mykobakterien geknüpft. Vermehrungsfähige Erreger lassen sich entsprechend färberisch oder kulturell nicht nachweisen, aber dafür v.a. in endemischen Gebieten DNA mittels PCR. Zu den Tuberkuliden zählen:

- **Lichen scrofulosorum:** Stammbetonte, eng gruppiert stehende, 1–2 mm kleine, perifolliluläre lichenoide Papeln, die selten bei v.a. jungen Patienten mit Knochentuberkulose oder tuberkulöser Pleuritis beobachtet werden. Der Lichen scrofulosorum spricht weniger gut auf die tuberkulostatische Therapie an als andere Tuberkulide.
- **Erythema induratum Bazin** [nodöse (noduläre) Vaskulitis]: Bei Erwachsenen die häufigste Form einer lobulären Pannikulitis mit Vaskulitis, meist am Unterschenkel von Frauen auftretend als erythematöse subkutane Knoten an den Waden, welche schmerzhaft sind und häufig ulzerieren. In Endemiegbieten ist exklusiv aus den Herden häufig mittels PCR DNA von Mykobakterien nachweisbar, aber offenbar existiert die Erkrankung in unseren Breiten auch ohne Tuberkulose (Sunderkötter et al. 2006).

- **papulonekrotisches Tuberkulid:** An den Streckseiten der Extremitäten vorkommende Knötchen, die zentral zerfallen (Sunderkötter et al. 2006).

Bei Kindern scheint eine Form mit Vaskulitis (noduläres Tuberkulid) häufiger zu sein, bei der das entzündete Gefäß im oberen Teil des Fettgewebes liegt und die Entzündung zusätzlich in der tieferen Dermis (somit keine klassische lobuläre Pannikulitis). Das Erythema induratum Bazin spielt sich dagegen im tiefen Fettgewebe ab und das papulonekrotische Tuberkulid in der superfiziellen Dermis.

Es liegt in diesen Fällen ein positiver, oft **hypererger Tuberkulin-Test** vor.

Diagnostik

Histologisch sieht man am Anfang der Infektion meist eine unspezifische Entzündung, teilweise mit Nekrose, später bei (Re-)Infektionen mit guter Immunitätslage tuberkuloides Granulationsgewebe oder Granulome.

Der *mikroskopische Nachweis säurefester Stäbchenbakterien* aus Hautbiopsien oder Abstrichen aus Sekreten der Läsionen bestätigt den klinischen Infektionsverdacht, ist jedoch nicht beweisend für *M. tuberculosis*. Daher sollte bei Verdacht auf eine Hauttuberkulose immer der **kulturelle Erregernachweis** angestrebt werden. Für eine optimale Ausbeute müssen dabei Anreicherungs- und Dekontaminationsverfahren (NALC) sowie spezielle Flüssig- und Festnährböden (Middelbrook, Löwenstein-Jenssen) eingesetzt werden. Die Bebrütungsdauer sollte mindestens sechs Wochen betragen, um auch geringe Erregermengen zu erfassen. Der diagnostische Nutzen kommerziell verfügbarer Nukleinsäure-Amplifikationsverfahren bei Hauttuberkulose ist unklar, da die Verfahren in der Regel anhand respiratorischer Untersuchungsmaterialien evaluiert sind. Indirekte Verfahren wie der Tuberkulin-Hauttest und neuere immunologische Tests (Quantiferon), die auf der Interferon-γ-Synthese sensibilisierter T-Lymphozyten beruhen, erfassen sowohl latente als auch aktive Infektionen und bedürfen daher bei positivem Reaktionsausfall einer weiteren Abklärung.

Therapie

Die Behandlung richtet sich nach den Empfehlungen zur Behandlung der extrapulmonalen Tuberkulose (gleicht aber der Therapie der Lungentuberkulose).

Meistens umfasst die Initialtherapie 4 Medikamente mit Ethambutol oder Streptomycin bis das Resistogramm vorliegt. Wenn der Patient HIV-negativ ist und nicht mit resistenten Stämmen infiziert ist, reicht eine 6-monatige Therapie. Initial für 2 Monate Isoniazid (5 mg/kg/d bei Erwachsenen; 10–20 mg/kg/d bei Kindern, maximal nicht über 300 mg/d), Rifampizin (10 mg/kg/d bei Erwachsenen; 10–20 mg/kg/d bei Kindern, nicht über 600 mg qd), Pyrazinamid (15–30 mg/kg/d bei Erwachsenen und Kindern, nicht über 2000 mg/d) und entweder Ethambutol (15–25 mg/kg/d bei Erwachsenen und Kindern) oder Streptomycin (15 mg/kg/d bei Erwachsenen; 20–40 mg/kg/d bei Kindern, nicht über 1000 mg/d). Wenn die Patienten keine ausgeprägte TB haben (negatives Sputum) und HIV-negativ sind, können Ethambutol oder Streptomycin weggelassen werden. Wenn die Mykobakterien gegen INH und Rifampizin nicht resistent waren, erfolgt im Anschluss für 4 Monate eine Zweifachtherapie mit INH und Rifampicin (Gilbert et al. 2005). Um einer Ausbreitung multidrug-resistenter *M.-tuberculosis*-Stämme vorzubeugen, sollte streng auf Einhaltung einer ausreichend langen Therapiedauer geachtet werden (6–12 Monate).

Krankheitsmanagement und Meldepflicht

Bei einer aktiven Hauttuberkulose finden sich in den Läsionen viable, infektionstüchtige Krankheitserreger. Eine Weiterverbreitung ist daher vor allem durch Kontakt- bzw. Schmierinfektion möglich und durch entsprechende klinikhygienische Maßnahmen zu unterbinden. Die Erkrankung wie auch der direkte Erregernachweis sowie das Ergebnis der Resistenzbestimmung sind nach dem Infektionsschutzgesetz meldepflichtig.

Prophylaxe

Der gezielte Umgang mit den Erregern erfordert gemäß Biostoffverordnung Laborsicherheitsmaßnahmen der Schutzstufe 3 zur Vermeidung von Laborinfektionen. Eine Impfung mit dem derzeit verfügbaren BCG-Impfstoff wird in den aktuellen Impfempfehlungen der STIKO (Juli 2007) nicht empfohlen.

4.8 Rickettsiosen

Definition und Einteilung

Vektorübertragene, febrile systemische Allgemeininfektionen, die von einem generalisierten Exanthem begleitet werden und die durch obligat intrazelluläre Bakterien der Gattung *Rickettsia* verursacht werden. Aufgrund mikrobiologischer Charakteristika unterscheidet man die durch Zecken übertragene „Fleckfieber-Gruppe" von der „Typhusfieber-Gruppe" (oft durch Ektoparasiten wie Läuse und Flöhe übertragen). Einige Spezies, die früher als Rickettsien bezeichnet wurden, sind inzwischen umbenannt worden. Dazu gehören *Coxiella burnetii* (Q-Fieber) und *Bartonella quintana* (bazilläre Angiomatose). *Rickettsia tsutsugamushi* wird inzwischen als *Orientia tsutsugamushi* bezeichnet.

Epidemiologie

Rickettsiosen sind in Zentraleuropa seltene, weltweit gesehen aber nicht unbedeutende Erkrankungen. Im Verlauf der Geschichte haben sie v.a. in Not- und Kriegszeiten erhebliche Bedeutung gehabt. Das epidemische/klassische Fleckfieber (engl. spotted typhus) ist seit dem 16. Jahrhundert bekannt und forderte während des ersten und zweiten Weltkrieges in Europa zahlreiche Todesopfer, ist aber mittlerweile sehr selten geworden. Die nach Deutschland importierten Rickettsiosen gehören überwiegend zum Typ des Mittelmeerfiebers, seltener zum Tsutsugamushi-Fieber. Bis auf eine Ausnahme (*R. prowazekii*) sind die klinisch relevanten Rickettsien Erreger von Zoonosen (Tierreservoir; das Reservoir für *R. prowazekii* kann hingegen außer Eichhörnchen und Flöhen auch der Mensch sein). Als Vektoren dienen Arthopoden, häufig Zecken oder Läuse. Die Inzidenz der durch Zecken übertragenen Fleckfieber-Gruppe steigt. Die meist durch Läuse oder Flöhe übertragene Typhus-Fieber-Gruppe ist dagegen eher in Gegenden mit schlechten Lebensverhältnissen anzutreffen und daher in den entwickelten Ländern seltener.

Erregerspektrum, Infektionsweg und Pathogenese

Rickettsien sind obligat intrazelluläre Bakterien mit einer gramnegativen Zellwandstruktur, die von Ektoparasiten (Zecken, Flöhe, Läuse, Milben) auf den Menschen übertragen werden. An der Inokulationsstelle erfolgt die initiale Vermehrung der Erreger mit anschließender systemischer Disseminierung. Rickettsien binden an bislang nur teilweise charakterisierte Rezeptoren (Martinez et al. 2005) der Wirtszellen und induzieren ihre eigene Phagozytose durch Umbau des Aktin-Zytoskeletts. Aufgrund ihres Adenosin Triphosphat Transportsystems vermögen sie ATP der Wirtszelle parasitär als Energielielieferant auszunutzen. Nach Freisetzung aus dem Phagosom replizieren sie bevorzugt im Zytosol von Endothelzellen der kleinen Gefäße, was zu einer erhöhten mikrovaskulären Permeabilität, fokalen Hämorrhagien und einem perivaskulären Infiltrat aus polymorphkernigen und monozytären Leukozyten (Fleckfieberknötchen) führt und die schwere klinische Symptomatik teilweise erklärt. Die Fleckfieber-verursachenden Rickettsien breiten sich vielfach direkt von Zelle zu Zelle unter Ausbildung von Filopodien oder Protrusionen („budding") aus. Typhusfieber-verursachende Rickettsien induzieren eine Lyse der Wirtszellen und infizieren dann erneut weitere Zellen. Infolge des bevorzugten Befalls von Endothelzellen entwickelt sich unter der Disseminierung das Bild einer disseminierten (septischen) Vaskulitis. Die dadurch unter anderem gesteigerte Gefäßpermeabilität verursacht vor allem im Gehirn und in der Lunge schwere Symptome, da dort die lymphatischen Abstrommöglichkeiten sehr begrenzt sind. Bei generalisierter Hypovolämie infolge Gefäßpermeabilität droht zusätzlich eine Minderperfusion und dann ein Versagen der Nieren.

Die **Fleckfieber-Gruppe** enthält unter anderem die humanpathogenen Rickettsien-Spezies
- *R. rickettsii*: Rocky Mountain spotted fever. Verbreitungsgebiet Nordamerika; Überträger: Zecken.
- *R. conorii*: Fièvre boutonneuse oder Mittelmeerfieber. Verbreitungsgebiet Südeuropa, Afrika, Mittlerer Osten, Indien; Südwest-Asien; Überträger: Zecken.
- *R. akari*: Rickettsien-Pocken. Verbreitung Nordamerika, Ukraine, Kroatien, Korea; Überträger: Milben, wild lebende Nagetiere.
- *R. sibirica*: Nordasiatisches Zeckenbissfieber. Verbreitungsgebiet Asien; Überträger: Zecken.
- *R. africae*: Afrikanisches Zeckenbissfieber. Verbreitungsgebiet Südafrika, Karibik; Überträger: Zecken.
- *R. australis*: Queensland-Zeckenbissfieber. Verbreitungsgebiet Australien; Überträger: Zecken.

Die **Typhusfieber-Gruppe** enthält
- *R. prowazekii*: klassisches, epidemische Fleckfieber (engl. spotted typhus). Rezidiv: Brill-Zinsser-Krankheit, weltweite Verbreitung, durch Läuse übertragen.
- *R. typhi*: Murines, endemisches Fleckfieber, weltweite Verbreitung, aus wild lebenden Nagetieren durch Flöhe übertragen.

Die neuerdings gesondert geführte Gruppe des **Tsutsugamushi-Fieber** oder **Tsutsugamushi-bzw „Scrub" Typhus:**
- *Orientia tsutsugamushi*: Tsutsugamushi-Fieber (engl. scrub typhus). Verbreitungsgebiet Asien, Pazifik; Überträger: Sandflöhe.

Klinik

Die Inkubationszeit der Rickettsiosen beträgt 1–2 Wochen. Die meisten Rickettsiosen gehen mit einem **makulopapulösen Exanthem** einher.

Die Erkrankungen der **Fleckfieber-Gruppe** beginnen meist mit akutem Fieber, Kopf- und Muskelschmerzen. Nach 3–4 Tagen stellt sich ein **makulopapulöses Exanthem** ein, welches sich bei der Fleckfieber-Gruppe zentripetal von den Extremitäten auf den Stamm ausbreitet.

Beim Rocky Mountain spotted fever beginnt das Exanthem nach 3–5 Tagen an Handgelenken, Unterarmen und der Knöchelgegend und breitet sich auf die Handflächen und Fußsohlen und weiter zentripetal auf Rumpf und Gesicht aus. Es ist charakterisiert durch makulöse, später papulöse, zentral hämorrhagische Effloreszenzen. Bei disseminierter intravasaler Koagulopathie können Hautnekrosen, im Extremfall eine Gangrän der Extremität auftreten. Patienten mit schweren Hautsymptomen laufen eher Gefahr die oben geschilderten systemischen Komplikationen zu erleiden (Hirn- oder Lungenödem, Nierenversagen). Bei Rickettsienpocken *(R. akari)* stellen sich Papulovesikel (daher „Pocken") ein, bei milderer Symptomatik.

Bei den Fleckfiebern vom Typ Mittelmeerfieber, Queensland-Zeckentyphus, Nordasiatischem Zeckentyphus, den Rickettsien-Pocken und beim Tsutsugamushi-Fieber werden außerdem – beim Afrikanischen Tick bite-Fieber auch ausschließlich –, an der Eintritts- und Bissstelle so genannte **Taches noires** beobachtet (Abb. B17-43). Dabei handelt es sich um eine Papel, die sich in ein zentral verkrustetes Ulkus mit rotem Hof umwandelt („Zigarettenverbrennung"). Histologisch lassen sich z.B. beim Afrikanischen Tick bite-Fieber verschiedene Formen einer Vaskulitis erkennen (Kirschner et al. 2005).

Bei der **Typhus-Gruppe** tritt eher ein sich charakteristischerweise zentrifugal vom Stamm auf die Extremitäten ausbreitendes makulopapulöses Exanthem auf (bei schweren Verläufen konfluierend und hämorrhagisch und damit von ähnlicher Morphologie wie bei dem Rocky Mountain spotted Fever). Es tritt 5–7 Tage nach den initialen Symptomen Myalgien, schwere Kopfschmerzen und Frösteln auf. Die neurologischen Symptome beim epidemischen Typhus können schwer sein. Außerdem kann es zu vaskulitischen Gangränen kommen.

Rezidive nach mehreren Jahren oder Jahrzehnten, verursacht durch persistierende *R. prowazekii*, wurden als Brill-Zinsser-Krankheit bezeichnet.

Der Verlauf bei murinem (endemischen) Typhus ist ähnlich wie bei epidemischem Typhus, nur milder und oft auch ohne Behandlung nach 3 Wochen vorüber.

Beim Tsutsugamushi-Fieber geht der schweren systemischen Symptomatik unmittelbar eine Blase und nekrotisierende Papel an der Inokulationsstelle voraus. Die Ausbreitung des Exanthems ist wie bei der Typhus-Gruppe zentrifugal. Bleibende Schäden in Form eines Tinnitus oder einer Taubheit kommen vor.

Zu den **allgemeinen Krankheitszeichen** einer Rickettsiose gehören Fieber, Kopfschmerzen, Myalgien, gelegentlich Hepatosplenomegalie, Bauchschmerzen, Transaminasen-Erhöhung sowie Thrombozytämie. Bei einer retrospektiven Auswertung nach Deutschland importierter Fälle von Rickettsiosen fiel auch das häufige Auftreten von Lymphknotenvergrößerungen auf (insbesondere im Abflussgebiet der Inokulationsstelle).

Insbesondere das Rocky Mountain spotted fever, der klassische epidemische Typhus und das Tsutsugamushi-Fieber sind durch ihren schweren klinischen Verlauf mit Enzephalitis, Koma und Lungenversagen, mitunter auch Nierenversagen charakterisiert und stellen selbst für junge gesunde Menschen lebensbedrohliche Erkrankungen dar.

Diagnostik

Der diagnostische Verdacht sollte sich zügig bei akuter fiebriger Erkrankung mit entsprechender Allgemeinsymptomatik ergeben, wenn eine mögliche Exposition (Reiseanamnese) vorliegt, und wenn sich die beschriebenen

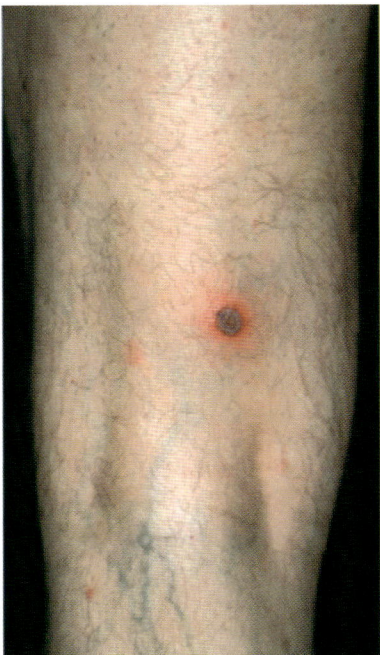
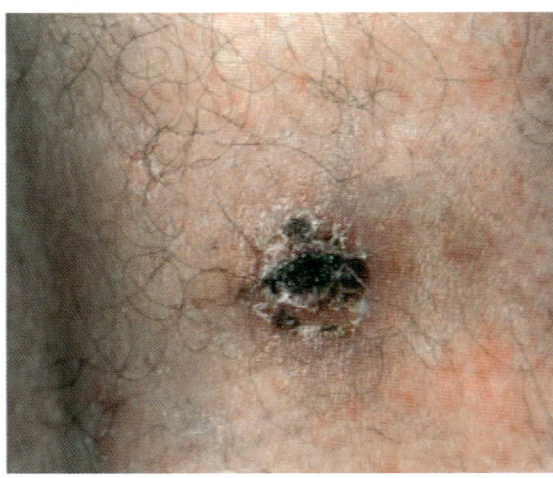

Abb. B17-43 Rickettsiose: Früher blasig-pustulärer Knoten (oben) und älterer, mit nekrotischer Kruste belegter Tache noir (unten) bei afrikanischem Tick bite Fieber.

Hauterscheinungen in der typischen Ausbreitung einstellen (auch wenn nicht alle Patienten sich mit Hautsymptomen vorstellen, ist daher deren Kenntnis wichtig). Die *mikrobiologische Diagnostik* einer Rickettsiose erfolgt üblicherweise serologisch mithilfe des indirekten Immunfluoreszenz-Testes oder des ELISA (Goldstandard). In Speziallaboratorien ist der rasche Erregernachweis aus Hautbiopsien mittels direkter Immunfluoreszenz oder PCR-Nachweis möglich. Der kulturelle Erregernachweis z.B. aus heparinisiertem Plasma mittels Zellkulturen ist ebenfalls nur in wenigen Speziallaboratorien möglich. Die so genannte Weil-Felix-Reaktion unter Verwendung von Proteus-Stämmen als Antigen ist unzuverlässig.

Therapie
Für die Antibiotikatherapie der Rickettsiosen ist Doxycyclin für 7–10 Tage der Standard. Es ist lipophil, wirkt intrazellulär und hat eine lange Halbwertszeit.

Zweite Wahl bei Doxycyclinunverträglichkeit ist Chloramphenicol oder insbesondere für Kinder Clarithromycin oder Azithromycin. Aufgrund des foudroyanten Verlaufes des Rocky Mountain spotted fever und der nur 7–10 tägigen Gabe sehen amerikanische Empfehlungen den Einsatz von Doxycyclin auch bei Kindern unter acht Jahren vor (Gilbert et al. 2005, Purvis und Edwards 2000). Bei schwangeren Frauen ist die Therapie mit sowohl Doxycyclin als auch Chloramphenicol problematisch und verlangt von Spezialisten ein Abwägen der Risiken.

Krankheitsmanagement und Meldpflicht
Neben einer unverzüglichen Antibiotikatherapie bei Krankheitsverdacht ist gegebenenfalls die rasche Einleitung intensivmedizinischer Maßnahmen erforderlich. Eine Meldepflicht besteht nach dem Infektionsschutzgesetz für *Rickettsia prowazekii*.

Prophylaxe
Expositionsprophylaxe gegenüber den Vektoren.

5 Systemmykosen

Hauterscheinungen können bei allen Systemmykosen auftreten (siehe Tab. B17-1). Sie sind meist Ausdruck einer disseminierten Infektion nach primärem Lungenbefall. Sehr selten sind Hautveränderungen durch traumatische Inokulation. Klinisch treten Papeln, Papulopusteln und Knoten auf, die ulzerieren können, sowie flächige verruköse Plaques, Abszesse und Fisteln.

B17.3 Erosive-ulzeröse Infektionen des äußeren Genitale

Andreas Essig und Cord Sunderkötter

1 Vorbemerkungen

Die wichtigsten Infektionskrankheiten des äußeren Genitale umfassen Infektionen, die durch **sexuelle Kontakte** (sexually transmitted disease, STD) übertragen werden, und sich klinisch als ulzerierende Haut- bzw. Schleimhautläsionen manifestieren. Dazu gehören insbesondere Syphilis, Herpes genitalis, Lymphogranuloma venereum, Ulcus molle und Granuloma inguinale (Donovanosis), welche mit Ausnahme der Syphilis (siehe Kap. C4) im vorliegenden Kapitel besprochen werden. Maßnahmen zur Verhütung und Bekämpfung sowie zur Meldepflicht dieser Erkrankungen sind in der Bundesrepublik Deutschland seit 2001 im Infektionsschutzgesetz geregelt. Das aus dem Jahre 1953 stammende Gesetz zur Bekämpfung der Geschlechtskrankheiten ist seither nicht mehr in Kraft. Entsprechend seinem Anspruch durch Information, Aufklärung und Förderung der Eigenverantwortlichkeit präventiv erfolgreich zu sein, ist in § 19 des Infektionsschutzgesetzes geregelt, dass die Gesundheitsämter **Beratung und Untersuchung** bei sexuell übertragbaren Erkrankungen anbieten, insbesondere für Personen, deren Lebensumstände ein erhöhtes Ansteckungsrisiko für sich und andere ergeben. Die Angebote können anonym und aufsuchend in Anspruch genommen werden und umfassen im Einzelfall die Behandlung durch einen Arzt des Gesundheitsamtes. Darüber hinaus stellt der Gesetzgeber die ärztliche Verantwortung bei der Diagnostik und Therapie sexuell übertragbarer Erkrankungen sicher (§ 24 Infektionsschutzgesetz), indem nur Ärzten die Behandlung wie auch der direkte und indirekte Erregernachweis bei Patienten, die an einer sexuell übertragbaren Infektion erkrankt sind, gestattet ist.

Infektionen des äußeren Genitale werden durch die besonderen anatomischen Verhältnisse begünstigt. So besitzt die Haut von Penis und Vulva, aufgrund ihres Aufbaus (freie Talgdrüsen, dünne Hornschicht, nicht verhornendes Schleimhautepithel) nur **mäßige Barrierefunktionen.** Darüber hinaus herrscht im Präputialraum und im Vestibulum vaginae ein Klima der „feuchten Kammer".

Klinisch sind genitale Ulzera oft mit einer uni- oder bilateralen Lymphadenopathie assoziiert. Genitale Ulzera der Haut- und Schleimhäute sind wichtige Begleitfaktoren für die Übertragung anderer STD, insbesondere HIV und Hepatitis B. Eine effektive Therapie von Ulzera des Genitaltraktes kann daher auch die Ausbreitung von HIV verlangsamen. **Differentialdiagnostisch** sind eine Reihe nichtinfektiöser Ursachen für ulzerierende Erkrankung am äußeren Genitale in Betracht zu ziehen. Dazu gehören Aphthen bei Morbus Behcet, Morbus Crohn, allgemeine oder fixe Arzneimittelreaktionen, Plattenepithelkarzinome, Erythroplasie Queyrat, Morbus Paget und Traumen.

2 Herpes genitalis

Definition
Eine durch Herpesviren (Typ 2 und auch Typ 1) verursachte Infektion im Anal- und Genitalbereich. Die Erkrankung kann einmalig oder rezidivierend verlaufen.

Epidemiologie
Es gibt wenige verlässliche Daten zur Häufigkeit der klinischen Erkrankung des Herpes genitalis, aber deutlich mehr, die sich mit der Prävalenz von Herpes-simplex-Virus Typ 2 (HSV-2), einer Hauptursache des genitalen Herpes, beschäftigen. Man geht in Europa davon aus, dass etwa 20–30 % der Allgemeinbevölkerung mit HSV-2 infiziert sind, in den USA liegt die Rate höher; insbesondere in der schwarzen Bevölkerung werden etwa 50–70 % erreicht. Ähnlich hohe Raten finden sich in Afrika. Frauen sind in allen Kulturkreisen deutlich häufiger HSV-2-infiziert als Männer (Fleming et al. 1997).

Erreger, Infektionsweg und Pathogenese
Die meisten Fälle von rekurrierendem Herpes genitalis werden durch Herpes-simplex-Virus Typ 2 (HSV-2) verursacht. Aufgrund der sich ändernden Epidemiologie findet sich heutzutage auch das Herpesvirus Typ 1 häufiger im Genitaltrakt. HSV-2 scheint etwas häufiger genital zu reaktivieren als HSV-1. Die Primärinfektion erfolgt meist im sexuell aktiven Alter. Infektionsquelle sind in der Regel latent Infizierte, die das Virus intermittierend überwiegend asymptomatisch ausscheiden können. **Primärinfektion** bedeutet in diesem Zusammenhang, dass der erste Kontakt mit einem HSV (unabhängig davon, ob Typ 1 oder Typ 2) genital erfolgt. Als **initiale Infektion im Genitale** bezeichnet man hingegen eine Erstinfektion an dieser Lokalisation nach bereits zuvor erfolgter oraler Primärinfektion.

Klinik
Die Inkubationszeit beim primären Herpes genitalis beträgt 2–12 Tage. Als erstes Symptom einer Primärinfektion oder eines Rezidivs treten **ödematöse Erytheme** mit gedellten isoliert oder gruppiert stehenden Bläschen auf. Die etwa reiskorngroßen, prallen Bläschen sind polyzyklisch begrenzt, der Inhalt trübt später ein. Die Bläschen platzen und hinterlassen Erosionen. Die Erosionen wirken wie ausgestanzt und können in ein Ulkus übergehen. Die Läsionen können jucken oder brennen und sehr schmerzhaft sein. Innerhalb von 1–3 Wochen heilen die Erosionen in der Regel ohne Narbenbildung ab. Häufig ist eine regionale, unilaterale, druckschmerzhafte Lymphknotenschwellung. Bei der primären Infektion treten vor allem bei Frauen oft Allgemeinsymptome wie Fieber, Kopfschmerzen und Myalgien schon vor den Hauterscheinungen auf und erreichen 3–4 Tage nach Auftreten der Bläschen ihr Maximum. Gelegentlich findet sich auch eine aseptische Meningitis im Zusammenhang mit der Primärinfektion mit HSV-2. Die Primärinfektion unterscheidet sich hinsichtlich der Virusausscheidung deutlich von der Rekurrenz. Dies gilt sowohl für die Virusmenge im Abstrich als auch für die Dauer der Ausscheidung. Das **Herpes-Rezidiv** kündigt sich meist durch Spannungsgefühl, Juckreiz und Schmerzen an. Es unterscheidet sich von der initalen Infektion meist dadurch, dass die Läsionen weniger ausgeprägt, weniger entzündlich und weniger schmerzhaft sind. Das Rezidiv tritt nicht immer streng am Ort der Primärinfektion auf, sondern kann in der Region „wandern". So können Rezidive eines Herpes genitalis offenbar durch Infektion von Zellen in Neuronen auch im Gesäßbereich oder in der Kreuzbeinregion auftreten. Problematisch ist der Herpes genitalis der Frau in der Schwangerschaft, weil sich das Kind unter der Geburt auch an einer asymptomatischen Herpesvirus-Ausscheidung im Genitaltrakt infizieren kann und dadurch schwere Herpesneonatorum-Infektionen auftreten können. Eine hämatogene Streuung mit intrauteriner Infektion des Kindes ist, wenn überhaupt, äußerst selten möglich, wenn die Herpes-Primärinfektion während der Schwangerschaft stattfindet.

Diagnostik
Die *Anamnese* und das *klinische Bild* führen manchmal bereits zur richtigen Diagnose. In Zweifelsfällen kann zur Absicherung der klinischen Diagnose der Virusnachweis aus Abstrichmaterial leicht mit verschiedenen Methoden geführt werden (s. oben 8.2.1). Serologische Untersuchungen sind nicht zielführend. Neue Testgenerationen können zwar typspezifische Antikörper relativ gut nachweisen, aufgrund der geänderten Epidemiologie ist der fehlende Nachweis von HSV-1 oder HSV-2 aber kein Ausschluss einer genitalen Infektion.

Therapie
Die Erstmanifestation sollte immer antiviral behandelt werden, weil die Symptomdauer und -schwere deutlich verkürzt werden kann. Im Regelfall ist eine orale Therapie mit

dem Aciclovir-Valinester Valaciclovir (2 × 500 mg) oder Famciclovir (3 × 250 mg) für 5–10 Tage ausreichend. Bei schweren Verläufen oder immunsupprimierten Patienten kann auch eine intravenöse Therapie notwendig werden. Hierzu ist Aciclovir (3-mal täglich 5 mg/kg KG) das Medikament der Wahl, bei Resistenz kann auf Cidofovir oder Foscarnet ausgewichen werden. Die Aufklärung der Partner bezüglich Infektiosität ist wichtig, eine Partnerbehandlung ist ohne Vorliegen von Symptomen nicht indiziert (Patel et al. 2001).

Krankheitsmanagement und Meldepflicht
Eine Meldepflicht besteht nicht für genitale Herpes-Infektionen. Ebenso sind Isolierung der Patienten oder spezielle hygienische Maßnahmen nicht erforderlich.

Prophylaxe
Kondome haben eine gewisse Schutzwirkung vor genitaler Infektion zumindest für Frauen. Zur Verhinderung einer Primärinfektion ist bei seronegativen Frauen im letzten Drittel der Schwangerschaft die Benutzung von Kondomen möglich. Eine antivirale Therapie verringert die Übertragungsfrequenz ebenfalls. Über den orogenitalen Infektionsweg ist aufzuklären.

Zur medikamentösen Rezidiv-Prohylaxe siehe Kapitel B17.2 (Abschnitt 8.2).

3 Syphilis

Siehe Kapitel C4.

4 Lymphogranuloma venereum (LGV)

Definition
In Stadien verlaufende sexuell übertragbare Erkrankung, verursacht durch bestimmte Serotypen (L1–L3) von *Chlamydia trachomatis*.

Epidemiologie
Endemisch in Teilen Afrikas, Asiens, Südamerikas und der Karibik. Seit 2004 wird jedoch über eine Zunahme der Erkrankungsfälle auch in industrialisierten Ländern berichtet. Insbesondere in den Großstädten Mitteleuropas kam es zu einer Häufung der Infektion mit mehreren Hunderten von Erkrankungsfällen, wobei vor allem HIV-positive Männer, die Sex mit Männern haben, betroffen sind (van der Bij et al. 2006).

Erreger, Infektionsweg und Pathogenese
Das LGV wird durch die C.-trachomatis-Serotypen L1, L2 und L3 verursacht. Für die ausbruchsähnliche Zunahme der Infektionen in Europa wird die Variante L2b verantwortlich gemacht. Davon abzugrenzen sind die C.-trachomatis-Serotypen D–K, die in industrialisierten Ländern sehr verbreitete Erreger von STD sind, dabei jedoch in der Regel **keine** invasiven oder ulzerierenden Erkrankungen verursachen, sondern primär eine Urethritis beim Mann und eine Zervizitis bei der Frau (siehe auch Erregersteckbrief *Chlamydia trachomatis* in Kap. B12.3). Wie alle anderen Chlamydien gehören auch die C.-trachomatis-Serotypen L1–L3 zu den obligat intrazellulär sich replizierenden Bakterien. Sie gelten jedoch als invasive Serotypen mit einem Tropismus für Monozyten/Makrophagen und gelangen von der Eintrittspforte (in der Regel Epithelzellen der Genitalmukosa) zu den regionalen Lymphknoten, um von dort unter Umständen weiter zu disseminieren.

Klinik
Das LGV verläuft typischerweise in **drei Stadien.** Das **erste Stadium** ist gekennzeichnet durch die Bildung einer Primärläsion an der Genitalschleimhaut oder der angrenzenden Haut. Es handelt sich gewöhnlich um eine kleine Papel oder ein schmerzloses **herpetiformes Ulkus**, (Abb. B17-44), das 3–30 Tage nach der Ansteckung auftritt und unbemerkt rasch ohne Narbenbildung abheilen kann. Die Primärläsion kann in seltenen Fällen intraurethral entstehen und dann die klinischen Zeichen einer Urethritis verursachen. In Abhängigkeit der Sexualpraktiken kann es auch zu einer Proktitis oder Pharyngitis kommen. Das **zweite Stadium** des LGV ist charakterisiert durch eine überwiegend unilaterale, manchmal auch beidseitige regionale, in der Regel inguinale, **schmerzhafte Lymphadenopathie**. Eine Ausbreitung des entzündlichen Prozesses mit

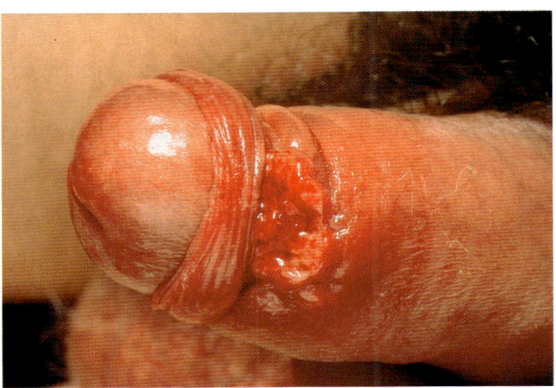

Abb. B17-44 Ulkus bei Lymphogranuloma venereum (Stadium 1).

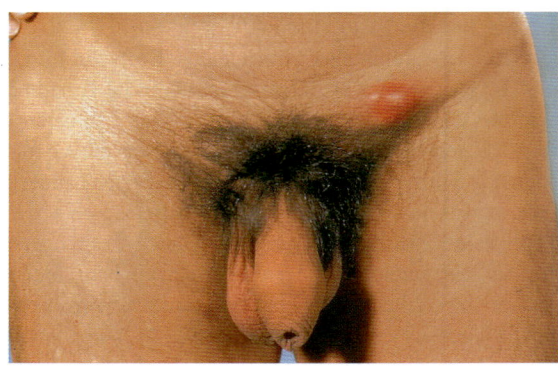

Abb. B17-45 Lymphadenopathie bei Lymphogranuloma venereum (Stadium 2).

Bildung und Verschmelzen von Abszessen führt zur charakteristischen **Bubo-Bildung** (Abb. B17-45). Diese abszedierenden Knoten können rupturieren und Fisteln bilden. Das **dritte Stadium** des LGV ist charakterisiert durch progressive, zum Teil granulomatöse Entzündungen und Ulzera gefolgt von **fibrotischen Umbauprozessen** und Ödemen aufgrund von Lymphabfluss-Störungen mit Auftreibung des äußeren Genitales (Elephantiasis). Die lokalen Symptome werden häufig von Allgemeinsymptomen wie Fieber, Abgeschlagenheit und Krankheitsgefühl begleitet (Rampf et al. 2004).

Diagnostik

In Verbindung mit einem typischen klinischen Bild kann mithilfe serologischer Verfahren, die entweder auf einem Vollantigen (gereinigte Elementarkörperchen) oder spezifischen rekombinanten Antigenen basieren, der Nachweis von Chlamydia-trachomatis-spezifischen Antikörpern geführt werden, wobei zumindest hohe Titer (> 1 : 64) die Verdachtsdiagnose eines LGV hinreichend gut bestätigen. Kommerziell verfügbare Nukleinsäure-Amplifikationsverfahren werden zunehmend erfolgreich bei der Diagnostik des LGV anhand von Ulkus-, Rektum- und Pharyngealabstrichen sowie Bubo-Aspiraten eingesetzt. Da die *C.-trachomatis*-Serotypen D–K jedoch in Deutschland zu den häufigsten Erregern von STD gehören, ist der PCR-Nachweis von *C. trachomatis* noch nicht beweisend für die Diagnose LGV. Dafür ist letztlich die Identifizierung des zugrunde liegenden Sero- bzw. Genotyps erforderlich, was derzeit nur in Speziallaboratorien möglich ist. Das klassische Verfahren zur Bestimmung des *C.-trachomatis*-Serotyps war lange Zeit die Serotypisierung des isolierten Chlamydien-Stammes mithilfe eines Panels von monoklonalen Antikörpern, die sich gegen Serotyp-spezifische Epitope richteten, welche auf den vier verschiedenen variablen Domänen des Major outer membrane-Proteins (MOMP) lokalisiert sind. Inzwischen kann man die Variabilität des MOMP-kodierenden omp1-Gens zur Genotypisierung nutzen. Ebenfalls nur in Speziallaboratorien ist der zellkulturelle Erregernachweis mittels permanenten Zelllinien möglich (Essig 2007).

Die **Differentialdiagnose** des sexuell erworbenen Genitalulkus und der inguinalen Lymphadenopathie beinhaltet neben dem LGV das Schankroid (Ulcus molle), die Syphilis und den Herpes genitalis.

Therapie

Empfehlungen zur Antibiotikatherapie beinhalten die Gabe von Doxycyclin oder Erythromycin für 14–21 Tage. Die Prognose des LGV im ersten und zweiten Stadium der Infektion ist bei adäquater Therapie gut. Fluktuierende Bubos sollten aus diagnostischen und therapeutischen Gründen punktiert werden, im späteren Stadium der Erkrankung können chirurgische Maßnahmen indiziert sein

Krankheitsmanagement und Meldepflicht

Es sollte eine Untersuchung und gegebenenfalls Mitbehandlung der Sexualpartner erfolgen sowie bis zum Abschluss der Therapie sexuelle Abstinenz. Eine spezielle Meldepflicht für das LGV nach dem Infektionsschutzgesetz besteht nicht.

Prophylaxe

Aufklärung der Risikogruppen (siehe Abschnitt 1), Expositionsprophylaxe (Gebrauch von Kondomen). Ein Impfstoff ist nicht verfügbar.

5 Ulcus molle (weicher Schanker, engl. chancroid)

Definition

Durch *Haemophilus ducreyi* hervorgerufene sexuell übertragbare Erkrankung mit schmerzhaften genitalen Ulzera und Lymphadenopathie.

Epidemiologie

In Europa und Nordamerika sporadisch importierte Infektionen nach Aufenthalt in Endemiegebieten. Endemiegebiete liegen in Ballungszentren in Asien, Afrika und Lateinamerika. Männer sind häufiger betroffen als Frauen.

Erreger, Infektionsweg und Pathogenese

Es handelt sich um empfindliche und anspruchsvoll wachsende gramnegative Stäbchenbakterien, die wie auch die anderen Vertreter der Gattung *Haemophilus* zur Familie der Pasteurellaceae gehören. Der Mensch, insbesondere weibliche Prostituierte, gelten als Erregerreservoir. Die Übertragung des Erregers erfolgt vermutlich durch epidermale Mikroabrasionen während des Geschlechtsverkehrs. Bakterielle Virulenzfaktoren sind bisher kaum charakterisiert.

Klinik

Nach einer Inkubationszeit von 2–10 Tagen entwickeln sich am Genitale die meist **multiplen** Primäreffloreszenzen in Form von Papeln mit rotem Hof, die sich rasch zu Pusteln und dann zu schmerzhaften Ulzera entwickeln. Im Gegensatz zum syphilitischen Primäraffekt ist das **Ulkus** sehr schmerzhaft und berührungsempfindlich, die Ulkus-Ränder sind unterminiert und **nicht induriert.** Der Ulkus-Grund ist, entsprechend der Bezeichnung dieser Erkrankung, weich und mit matschig-nekrotischem Material bedeckt, das auf Berührung leicht blutet (Abb. B17-46). Die Größe der Ulzera reicht von Stecknadelkopfgröße bis zu mehreren Zentimetern. Die Zahl der Ulzera ist sehr variabel und hängt von der Eintrittspforte und von der Möglichkeit der Autoinokulation ab. Begleitet werden die Ulzera in 50% von einer nach Tagen bis Wochen einsetzenden unilateralen inguinalen **Lymphadenitis** (Bubo-Bildung) mehrerer, zum Teil verbackener Lymphknoten. In etwa der Hälfte der Fälle schmelzen die Lymphknoten ein und brechen bei zu spät einsetzender Behandlung durch (siehe Abb. B17-46). Selten finden sich extragenitale Läsionen (Lewis 2003).

Diagnostik

Abstrichpräparate aus den Ulzera gelten als labordiagnostisch wichtigste Maßnahme, sind aber nicht einfach auszuwerten und nur in ca. einem Drittel bis maximal 80% der Fälle positiv. Untersuchungsmaterial für Mikroskopie und Kultur muss von den unterminierten Rändern der Läsionen entnommen werden, da sich dort die größte Erregerdichte findet. Zur Verbesserung der Ausbeute wird das Material mit einem **angefeuchteten** Abstrichtupfer entnommen. Außerdem kann durch Aspiration von Eiter aus den betroffenen Lymphknoten Untersuchungsmaterial gewonnen werden. Das Untersuchungsmaterial sollte möglichst rasch, gekühlt und in einem Transportmedium in das untersuchende Labor gebracht werden, denn die Erreger verlieren innerhalb von 24 Stunden bei Raumtemperatur ihre Viabilität. Der kulturelle Nachweis von *Haemophilus ducreyi* erfordert **Spezial- bzw. Selektivmedien** (z.B. Schokoagar mit Vancomycin supplementiert), um die in den Ulzera oft reichlich vorhandene Begleitflora zu unterdrücken, sowie eine optimale Bebrütungstempertur von 33 °C bei einer Bebrütungsdauer von 3–4 Tagen. Der *mikroskopische Direktnachweis* von so genannten Fischzugfor-

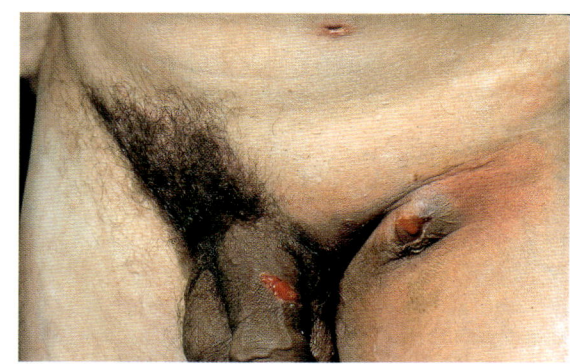

Abb. B17-46 Ulcus molle.

mationen im Grampräparat gilt inzwischen als umstritten, da sich diese mikroskopische Besonderheit wahrscheinlich eher in Kulturpräparaten des Erregers als im Ulkus-Abstrich nachweisen lässt. Morphologische und biochemische Verfahren erlauben bestenfalls eine vorläufige Identifizierung des Erregers. Sofern verfügbar, erfolgt die definitive Identifizierung eines verdächtigen Isolates mithilfe der Analyse bestimmter Abschnitte der 16S rRNA-Gensequenz. PCR-Methoden zum Nachweis von *H. ducreyi* sind nur in wenigen Speziallaboratorien als in-house-Verfahren etabliert (Kilian et al. 2003).

Therapie

Offensichtlich gibt es beträchtliche regionale und zeitliche Unterschiede des Resistenzverhaltens von *H. ducreyi*. Empfohlen (CDC, WHO) wird die einmalige intramuskuläre Gabe von Ceftriaxon (250 mg) bzw. einmalig oral Azithromycin (1 g p.o.) oder alternativ Ciprofloxacin (2-mal täglich 500 mg p.o. für drei Tage) bzw. Erythromycin (4 × 500 mg p.o. über sieben Tage).

Krankheitsmanagement und Meldepflicht

Es besteht keine Meldepflicht.

6 Granuloma inguinale (Donovanose)

Definition

Sexuell übertragbare chronisch-ulzerative Erkrankung verursacht durch *Calymmatobacterium granulomatis* (*Klebsiella granulomatosis*).

Epidemiologie

Endemisch in Teilen von Südafrika, Brasilien, Indien, Papua-Neuguinea, der Karibik und bei den Ureinwohners

(Aborigines) Australiens. Aufgrund der schwierigen Diagnostik ist die wirkliche Prävalenz der Infektion kaum zu beurteilen.

Erreger, Infektionsweg und Pathogenese
Calymmatobacterium granulomatis wurde als pleomorphes gramnegatives Stäbchenbakterium beschrieben, das im Labor kaum kultivierbar ist. Aufgrund von DNA-Untersuchungen und der klinischen Nähe zum Rhinosklerom (Ursache *Klebsiella rhinoscleromatosis*) wurde eine Reklassifizierung des Erregers zu *Klebsiella granulomatosis* vorgeschlagen. Der Erreger wird sexuell übertragen, wobei allerdings auch andere Übertragungswege wie Schmierinfektion oder Autoinokulation diskutiert werden. Der Mensch stellt das einzig bekannte Erregerreservoir dar.

Klinik
Die Inkubationszeit wird in der Literatur sehr variabel (1–360 Tage) angegeben und ist daher unklar. Die Infektion manifestiert sich in ca. 90 % der Fälle am äußeren Genitale, seltener perineal oder inguinal. Die **Primärläsion** ist eine schmerzlose, derbe Papel oder ein subkutaner Knoten, der innerhalb weniger Tage exulzeriert. Das Ulkus ist scharf begrenzt, schmerzlos, blutet leicht bei Berührung und breitet sich unbehandelt rasch peripher aus zu ausgedehnten, schmerzlosen, dunkelroten, leicht verletzlichen, blutenden und somit krustig belegten Herden (**ulzerogranulomatöse Form**). Sie können durch früh einsetzende Fibrose zu narbigen Verziehungen und durch Lymphstau zu Elephantiasis führen. Darüber hinaus werden seltener **hypertrophe** bzw. **verrukös-ulzerierende, nekrotisierend-tiefulzerierende** und **trocken-sklerotische** Manifestationsformen beobachtet (O'Farrel 2002). Die drainierenden Lymphknoten sind manchmal betroffen. Selten wurde auch eine systemische Donovanose mit Befall der Knochen und Leber beschrieben.

Diagnostik
In Gewebsausstrichen und in Biopsie-Material können in nach Giemsa-gefärbten Präparaten „Donovan-Körperchen" im Zytoplasma von Makrophagen gefunden werden. Donovan-Körperchen sind tiefblau gefärbte Partikel, die eine typische bipolare Chromatin-Verdichtung zeigen. Der kulturelle Nachweis mittels Zellkultur ist schwierig, jedoch prinzipiell möglich und nur in wenigen Laboratorien weltweit etabliert. PCR-Verfahren sind inzwischen in wenigen Speziallaboratorien etabliert (Mackay et al. 2006). Serologische Verfahren spielen für die Diagnostik keine Rolle.

Therapie
Die Infektion heilt nicht spontan aus. Bei rechtzeitiger Therapie verheilt die Donovaniose jedoch ohne Komplikationen. Therapeutisch kommen Co-trimoxazol, Doxycyclin und Azithromycin infrage. Die Therapiedauer beträgt mindestens drei Wochen bzw. richtet sich nach der Abheilung der Läsionen.

Krankheitsmanagement und Meldpflicht
Überwachung der Patienten bis zur kompletten Abheilung. Mit Rezidiven muss gerechnet werden. Sexualpartner der Patienten werde mitbehandelt.

Danksagung
Die Kapitel 17.1 bis 17.3 in der jetzigen Auflage lehnen sich im Aufbau und in manchen Textpassagen an das entsprechende Kapitel in der ersten Auflage an. Wir möchten daher die Autoren noch einmal ausdrücklich nennen und Ihnen danken: Anja Benez, Gerhard Fierlbeck, Klaus Korn, Reinhard Marre und Harald Seifert.

LITERATUR B17.1
Amagai, M., N. Matsuyoshi, Z. H. Wang, C. Andl, J. R. Stanley. 2000. Toxin in bullous impetigo and staphylococcal scalded-skin syndrome targets desmoglein 1. Nat. Med. 6: 1275–1277.

Andre, J. M., A. M. Freydiere, Y. Benito, A. Rousson, S. Lansiaux, A. Kodjo, C. Mazzocchi, J. C. Berthier, F. Vandenesch, D. Floret. 2005. Rat bite fever caused by Streptobacillus moniliformis in a child: human infection and rat carriage diagnosed by PCR. J. Clin. Pathol. 58: 1215–1216.

Arbeitsgemeinschaft Dermatologische Infektiologie der Deutschen Dermatologischen Gesellschaft. 2005. Leitlinien Zoster und Zosterschmerzen. AWMF-Reg.-Nr. 013/023, http://leitlinien.net/

Caputo, R., C. Gelmetti, E. Ermacora, E. Gianni, A. Silvestri. 1992. Gianotti-Crosti syndrome: a retrospective analysis of 308 cases. J. Am. Acad. Dermatol. 26: 207–210.

Cohen, J. I. 2000. Epstein-Barr virus infection. N. Engl. J. Med. 343: 481–492.

Deutsche Gesellschaft für pädiatrische Infektiologie (DGPI). 1998. Leitlinien Varizellen-Zoster. AWMF-Reg.-Nr. 048/010, http://leitlinien.net/

Dinges, M. M., P. M. Orwin, P. M. Schlievert. 2000. Exotoxins of Staphylococcus aureus. Clin. Microbiol. Rev. 13: 16–34, table.

Dominguez, G., T. R. Dambaugh, F. R. Stamey, S. Dewhurst, N. Inoue, P. E. Pellett. 1999. Human herpesvirus 6B genome sequence: coding content and comparison with human herpesvirus 6A. J. Virol. 73: 8040–8052.

Dye C, Scheele S, Dolin P, et al 1999: Consensus statement. Global burden of tuberculosis: estimated incidence, prevalence, and mortality by country. WHO Global Surveillance and Monitoring Project. JAMA 282: 677–86

Gilbert, D. N., R. C. Moellering, G. M. Eliopoulos, M. A. Sande. 2005. The Sanford Guide to Antimicrobial Therapy. 36. Auflage, Sperryville, VA, USA Antimicrobial Therapy, Incorporated

Hall, C. B., M. T. Caserta, K. C. Schnabel, C. Boettrich, M. P. McDermott, G. K. Lofthus, J. A. Carnahan, S. Dewhurst. 2004. Congenital infections with human herpesvirus 6 (HHV6) and human herpesvirus 7 (HHV7). J. Pediatr. 145: 472–477.

Hanakawa, Y., N. Matsuyoshi, J. R. Stanley. 2002. Expression of desmoglein 1 compensates for genetic loss of desmoglein 3 in keratinocyte adhesion. J. Invest Dermatol. 119: 27–31.

Heuchan, A.-M., D. Isaacs, on behalf of the Australasian Subgroup in Paediatric Infectious Diseases of the Australasian Society for Infectious Diseases. 2001. The management of varicella-zoster virus exposure and infection in pregnancy and the newborn period. http://www.mja.com.au/public/issues/174_06_190301/heuchan/heuchan.html.

Hofmann, H. 2005. Lyme Borreliose-Kutane Manifestationen. Hautarzt 56: 783–796

Kirschner, F, C. Sunderkötter, A. Stein, D. Metze, D. Nashan, Schwarz, S. A. Ständer. 2005. Combination of different types of vasculitis in African tick bite fever. Dermatopathology Practical and Conceptual 11 (Online Journal).

Kotb, M., A. Norrby-Teglund, A. McGeer, H. El Sherbini, M. T. Dorak, A. Khurshid, K. Green, J. Peeples, J. Wade, G. Thomson, B. Schwartz, D. E. Low. 2002. An immunogenetic and molecular basis for differences in outcomes of invasive group A streptococcal infections. Nat. Med. 8: 1398–1404.

Llewelyn, M. 2005. Human leukocyte antigen class II haplotypes that protect against or predispose to streptococcal toxic shock. Clin. Infect. Dis. 41 Suppl 7: S445–S448.

MacDonald, K. L., M. T. Osterholm, C. W. Hedberg, C. G. Schrock, G. F. Peterson, J. M. Jentzen, S. A. Leonard, P. M. Schlievert. 1987. Toxic shock syndrome. A newly recognized complication of influenza and influenzalike illness. JAMA 257: 1053–1058.

Martinez, J. J., S. Seveau, E. Veiga, S. Matsuyama, P. Cossart. 2005. Ku70, a component of DNA-dependent protein kinase, is a mammalian receptor for Rickettsia conorii. Cell 123: 1013–1023.

Mockenhaupt, M., M. Idzko, M. Grosber, E. Schopf, J. Norgauer. 2005. Epidemiology of staphylococcal scalded skin syndrome in Germany. J. Invest Dermatol. 124: 700–703.

Modrow, S., B. C. Gaertner. 2006. Die Parvovirus-B19-Infektion in der Schwangerschaft. Deutsches Ärzteblatt 103 (43): A2869–A2876.

Monday, S. R., G. M. Vath, W. A. Ferens, C. Deobald, J. V. Rago, P. J. Gahr, D. D. Monie, J. J. Iandolo, S. K. Chapes, W. C. Davis, D. H. Ohlendorf, P. M. Schlievert, G. A. Bohach. 1999. Unique superantigen activity of staphylococcal exfoliative toxins. J. Immunol. 162: 4550–4559.

Purvis, J. J., M. S. Edwards. 2000. Doxycycline use for rickettsial disease in pediatric patients. Pediatr. Infect. Dis. J. 19: 871–874.

Robert-Koch-Institut (RKI). 2004. Scharlach und andere Infektionen durch Streptococcus pyogenes. In: Ratgeber Infektionskrankheiten – Merkblätter für Ärzte. http://www.rki.de.

Russell, N. E., R. E. Pachorek. 2000. Clindamycin in the treatment of streptococcal and staphylococcal toxic shock syndromes. Ann. Pharmacother. 34: 936–939.

Scott, L. A., M. S. Stone. 2003. Viral exanthems. Dermatology online Journal 9 (3): 4.

Stevens, D. L., A. L. Bisno, H. F. Chambers, E. D. Everett, P. Dellinger, E. J. Goldstein, S. L. Gorbach, J. V. Hirschmann, E. L. Kaplan, J. G. Montoya, J. C. Wade. 2005. Practice guidelines for the diagnosis and management of skin and soft-tissue infections. Clin. Infect. Dis. 41: 1373–1406.

STIKO – Mitteilungen der Ständigen Impfkommission (STIKO) am Robert-Koch-Institut. 2005. Hinweise zu Impfungen für Patienten mit Immundefizienz. Stand Nov. 2005. Epidemiologisches Bulletin, Sonderdruck. http://www.rki.de.^

Sunderkötter C., Bonsmann G,. Roth J. 2006. Vaskulitiden, Vaskulopathien und Pannikulitiden. In: Hamm H., Traupe H. (Hrsg): Pädiatrische Dermatologie; 2. Auflage Springer, Berlin

Sunderkötter, C., A. Sindrilaru. 2006. Clinical classification of vasculitis. Eur. J. Dermatol. 16: 114–124.

Sunderkötter, C., S. Seeliger, F. Schonlau, J. Roth, R. Hallmann, T. A. Luger, C. Sorg, G. Kolde. 2001. Different pathways leading to cutaneous leukocytoclastic vasculitis in mice. Exp. Dermatol. 10: 391–404.

Vafaie, J., R. A. Schwartz. 2004. Parvovirus B19 infections. Int. J. Dermatol. 43: 747–749.

Ward, K. N. 2005. The natural history and laboratory diagnosis of human herpesviruses-6 and -7 infections in the immunocompetent. J. Clin. Virol. 32: 183–193.

Wutzler, P., A. Neiss, K. Banz, A. Tischer. 2002. Ist eine Elimination der Varizellen durch eine allgemeine Impfung möglich? Epidemiologische und gesundheitsökonomische Daten als Basis für eine zukünftige Varizelenimpfstrategie in Deutschland. Deutsches Ärzteblatt 99: 1024–1029.

Yamasaki, O., T. Yamaguchi, M. Sugai, C. Chapuis-Cellier, F. Arnaud, F. Vandenesch, J. Etienne, G. Lina. 2005. Clinical manifestations of staphylococcal scalded-skin syndrome depend on serotypes of exfoliative toxins. J. Clin. Microbiol. 43: 1890–1893.

B17.2

Abeck, D., H. C. Korting, M. Mempel. 1998. Pyoderma. Hautarzt 49: 243–252.

Abeck, D., E. Haneke, S. Nolting, D. Reinel, C. Seebacher. 2000. Onychomykose. Dt Ärztebl 97:A 1984–1986.

Abulafia, J., R. A. Vignale. 2001. Leprosy: accessory immune system as effector of infectious, metabolic, and immunologic reactions. Int. J. Dermatol. 40: 673–687.

Albanese, G., C. Venturi, G. Galbiati. 2001. Treatment of larva migrans cutanea (creeping eruption): a comparison between albendazole and traditional therapy. Int. J. Dermatol. 40: 67–71.

Amer, M., I. el-Gharib. 1992. Permethrin versus crotamiton and lindane in the treatment of scabies. Int. J. Dermatol. 31: 357–358.

Auer, H., H. Aspock. 2004. Nosology and epidemiology of human toxocarosis – the recent situation in Austria. Wien Klin. Wochenschr. 116 Suppl. 4: 7–18.

Barutzki, D., R.Schaper. 2003. Endoparasites in dogs and cats in Germany 1999–2002. Parasitol. Res. 90 Suppl. 3: S148–150.

Bell-Syer, S. E., R. Hart, F. Crawford, D. J. Torgerson, W. Tyrrell, I. Russell. 2002. Oral treatments for fungal infections of the skin of the foot. Cochrane Database Syst. Rev: CD003584.

Brautigam, M., S. Nolting, R. E. Schopf, G. Weidinger. 1995. Randomised double blind comparison of terbinafine and itraconazole for treatment of toenail tinea infection. Seventh Lamisil German Onychomycosis Study Group. Bmj. 311: 919–922.

Chatel, G., C. Scolari, M. Gulletta, C. Casalini, G. Carosi. 2000. Efficacy and tolerability of thiabendazole in a lipophil vehicle for cutaneous Larva migrans. Arch. Dermatol. 136: 1174–1175.

Chilukuri, S., T. Rosen. 2003. Management of acyclovir-resistant herpes simplex virus. Dermatol. Clin. 2003 2:311–20.

Clayman, J. L. 1990. Did they see mites? Arch. Dermatol. 126: 966–967.

Deutsche Gesellschaft für Hygiene und Mikrobiologie (DGHM). 2006. http://www.dghm.org/red/index.html?cname=MIQ.

Gardon, J., N. Gardon-Wendel, N. Demanga, J. Kamgno, J. P. Chippaux, M. Boussinesq. 1997. Serious reactions after mass treatment of onchocerciasis with ivermectin in an area endemic for Loa loa infection. Lancet 350: 18–22.

Gilbert, D. N., R. C. Moellering, G. M. Eliopoulos, M. A. Sande. 2006. The Sanford Guide to Antimicrobial Therapy. 36. Auflage, Sperryville, VA, USA Antimicrobial Therapy, Incorporated.

Ginter, G., P. de Doncker. 1998. An intermittent itraconazole 1-week dosing regimen for the treatment of toenail onychomycosis in dermatological practice. Mycoses 41: 235–238.

Glaziou, P., J. L. Cartel, P. Alzieu, C. Briot, J. P. Moulia-Pelat, P. M. Martin. 1993. Comparison of ivermectin and benzyl benzoate for treatment of scabies. Trop. Med. Parasitol. 44: 331–332.

Grevelink, S.A., E.A. Lerner. 1996. Leishmaniasis. J. Am. Acad. Dermatol. 34: 257–272.

Gross, G., H. Schofer, S. Wassilew, K. Friese, A. Timm, R. Guthoff, H. W. Pau, J. P. Malin, P. Wutzler, H. W. Doerr. 2003. Herpes zoster guideline of the German Dermatology Society (DDG). J. Clin. Virol. 26: 277–289.

Gunnarsson, R. K., S. E. Holm, M. Soderstrom. 1997. The prevalence of beta-haemolytic streptococci in throat specimens from healthy children and adults. Implications for the clinical value of throat cultures. Scand. J. Prim. Health Care 15: 149–155.

Gurel, M. S., M. Ulukanligil, H. Ozbilge. 2002. Cutaneous leishmaniasis in Sanliurfa: epidemiologic and clinical features of the last four years (1997–2000). Int. J. Dermatol. 41: 32–37.

Hamm, H., U. Beiteke, P. H. Hoger, C. S. Seitz, D. Thaci, C. Sunderkötter. 2006. Treatment of scabies with 5% permethrin cream: results of a German multicenter study. J. Dtsch. Dermatol. Ges. 4: 407–413.

Heukelbach, J., T. Wilcke, B. Winter, F. A. Sales de Oliveira, R. C. Saboia Moura, G. Harms, O. Liesenfeld, H. Feldmeier. 2004. Efficacy of ivermectin in a patient population concomitantly infected with intestinal helminths and ectoparasites. Arzneimittelforschung 54: 416–421.

Higgins, E. M., L. C. Fuller, C. H. Smith. 2000. Guidelines for the management of tinea capitis. British Association of Dermatologists. Br. J. Dermatol. 143: 53–58.

Hoppe, J. E. 1997. Treatment of oropharyngeal candidiasis and candidal diaper dermatitis in neonates and infants: review and reappraisal. Pediatr. Infect. Dis. J. 16: 885–894.

Kolde, G., T. Luger, C. Sorg, C. Sunderkötter. 1996. Successful treatment of cutaneous leishmaniasis using systemic interferon-gamma. Dermatology 192: 56–60.

Kotb, M., A. Norrby-Teglund, A. McGeer, H. El-Sherbini, M. T. Dorak, A. Khurshid, K. Green, J. Peeples, J. Wade, G. Thomson, B. Schwartz, D. E. Low. 2002. An immunogenetic and molecular basis for differences in outcomes of invasive group A streptococcal infections. Nat. Med. 8: 1398–1404.

Kremer, M., R. Zuckerman, Z. Avraham, R. Raz. 1991. Long-term antimicrobial therapy in the prevention of recurrent soft-tissue infections. J. Infect. 22: 37–40.

Kreusch, J., H. Wolff. 1996. Diagnose und Ausschluß der Skabies bei Kindern durch Auflichtmikroskopie. Tägl. prax 37: 755–762.

Lawrence, G., J. Leafasia, J. Sheridan, S. Hills, J. Wate, C. Wate, J. Montgomery, N. Pandeya, D. Purdie. 2005. Control of scabies, skin sores and haematuria in children in the Solomon Islands: another role for ivermectin. Bull. World Health Organ 83: 34–42.

Lebrun-Vignes, B., A. Bouzamondo, A. Dupuy, J.C. Guillaume, P. Lechat, O. Chosidow. 2007. A meta-analysis to assess the efficacy of oral antiviral treatment to prevent genital herpes outbreaks. J Am Acad Dermatol. 2007 (im Druck).

Maeda, S. M., O. Rotta, N. S. Michalany, Z. P. Camargo, C. Sunderkötter, J. Tomimori-Yamashita. 2003. Comparison between anti-PGL-I serology and Mitsuda reaction: clinical reading, microscopic findings and immunohistochemical analysis. Lepr. Rev. 74: 263–274.

Mead, P. B., W. C. Winn. 2000. Vaginal-rectal colonization with group A streptococci in late pregnancy. Infect. Dis. Obstet. Gynecol. 8: 217–219.

Meinking, T. L., D. Taplin, J. L. Hermida, R. Pardo, F. A. Kerdel. 1995. The treatment of scabies with ivermectin. N. Engl. J. Med. 333: 26–30.

Mendling, W., C. Seebacher. 2003. Guideline vulvovaginal candidosis: guideline of the German Dermatological Society, the German Speaking Mycological Society and the Working Group for Infections and Infectimmunology of the German Society for Gynecology and Obstetrics. Mycoses 46: 365–369.

Nadelman, R. B., J. Nowakowski, D. Fish, R. C. Falco, K. Freeman, D. McKenna, P. Welch, R. Marcus, M. E. Aguero-Rosenfeld, D. T. Dennis, G. P. Wormser. 2001. Prophylaxis with single-dose doxycycline for the prevention of Lyme disease after an Ixodes scapularis tick bite. N. Engl. J. Med. 345: 79–84.

Nationales Referenzzentrum für Borrelien (München). 2006. http://pollux.mpk.med.uni-muenchen.de/alpha1/nrz-borrelia/lb/table-rx.pdf.

Norcross, M. C. Jr., D. F. Mitchell. 1993. Blistering distal dactylitis caused by Staphylococcus aureus. Cutis 51: 353–354.

Nutman, T. B., K. D. Miller, M. Mulligan, G. N. Reinhardt, B. J. Currie, C. Steel, E. A. Ottesen. 1988. Diethylcarbamazine prophylaxis for human loiasis. Results of a double-blind study. N. Engl. J. Med. 319: 752–756.

Pitten, F. A., H. P. Werner, A. Kramer. 2003. A standardized test to assess the impact of different organic challenges on the antimicrobial activity of antiseptics. J. Hosp. Infect. 55: 108–115.

Ridley, D. S., W. H. Jopling. 1966. Classification of leprosy according to immunity. A five-group system. Int. J. Lepr. Other Mycobact. Dis. 34: 255–273.

Roberts, R.J., I. F. Burgess. 2005. New head-lice treatments: hope or hype? Lancet 365: 8–10.

Robert-Koch-Institut (RKI). 2006. Milzbrand (http://www.rki.de/ bzw. http://www.rki.de/cln_049/nn_197444/sid_838377F8B4D45A9F6F7694FFE77B9613/DE/Content/InfAZ/A/Anthrax/anthrax.html?__nnn=true).

Rooney, J. F., Y. Bryson, M. L. Mannix, M. Dillon, C. R. Wohlenberg, S. Banks, C. J. Wallington, A. L. Notkins, S. E. Straus. 1991. Prevention of ultraviolet-light-induced herpes labialis by sunscreen. Lancet 338: 1419–1422.

Rosato, F. E., E. F. Rosato, S. A. Plotkin. 1970. Herpetic paronychia – an occupational hazard of medical personnel. N. Engl. J. Med. 283: 804–805.

Scher, R. K., D. Breneman, P. Rich, R. C. Savin, D. S. Feingold, N. Konnikov, J. L. Shupack, S. Pinnell, N. Levine, N. J. Lowe, R. Aly, R. B. Odom, D. L. Greer, M. R. Morman, A. D. Bucko, E. H. Tschen, B. E. Elewski, E. B. Smith. 1998. Once-weekly fluconazole (150, 300, or 450 mg) in the treatment of distal subungual onychomycosis of the toenail. J. Am. Acad. Dermatol. 38: S77–86.

Schofer, H., N. Brockmeyer, J. Dissemond, I. Effendy, S. Esser, H. K. Geiss, S. Harder, M. Hartmann, U. Jappe, A. Plettenberg, H. Reimann, P. Shah, E. Tschachler, T. A. Wichelhaus. 2005. Staphylococcal infections of the skin and mucous membranes. Guideline of the German Dermatologic Society, Study Group of Dermatologic Infectiology. J. Dtsch. Dermatol. Ges. 3: 726–734 sowie unter http://leitlinien.net/.

Schultz, M. W., M. Gomez, R. C. Hansen, J. Mills, A. Menter, H. Rodgers, F. N. Judson, G. Mertz, H. H. Handsfield. 1990. Comparative study of 5% permethrin cream and 1% lindane lotion for the treatment of scabies. Arch. Dermatol. 126: 167–170.

Seebacher, C. 2003. Action mechanisms of modern antifungal agents and resulting problems in the management of onychomycosis. Mycoses 46: 506–510.

Seebacher, C. H.C. Korting und die Expertengruppe der Deutschsprachigen Mykologischen Gesellschaft, der Deutschen Dermatologischen Gesellschaft und des Berufsverbandes der Deutschen Dermatologen. 2004a. Tinea der freien Haut – Leitlinien AWMF. http://leitlinien.net/.

Seebacher, C., D. Abeck, J. Brasch, G. Daeschlein, I. Effendy, G. Ginter-Hanselmayer, N. Haake, G. Hamm, H. Hof, H. C. Korting, A. Kramer, P. Mayser, K. H. Schlacke, H. J. Tietz. 2004b. Tinea capitis. J. Dtsch. Dermatol. Ges. 2: 462–468.

Seebacher, C. H.C. Korting und die Expertengruppe der Deutschsprachigen Mykologischen Gesellschaft, der Deutschen Dermatologischen Gesellschaft und des Berufsverbandes der Deutschen Dermatologen 2005. Candidose der Haut – Leitlinien AWMF. http://leitlinien.net/.

Sizaire, V., F. Nackers, E. Comte, F. Portaels. 2006. Mycobacterium ulcerans infection: control, diagnosis, and treatment. Lancet Infect. Dis. 6: 288–296.

Sobel, J. D. 1993. Candidal vulvovaginitis. Clin. Obstet. Gynecol. 36: 153–165.

Spruance, S. L., C. S. Crumpacker, L. E. Schnipper, E. R. Kern, S. Marlowe, K. A. Arndt, J. C. Overall Jr. 1984. Early, patient-initiated treatment of herpes labialis with topical 10% acyclovir. Antimicrob. Agents Chemother. 25: 553–555.

Stevens, D. L., A. L. Bisno, H. F. Chambers, E. D. Everett, P. Dellinger, E. J. Goldstein, S. L. Gorbach, J. V. Hirschmann, E. L. Kaplan, J. G. Montoya, J. C. Wade. 2005. Practice guidelines for the diagnosis and management of skin and soft-tissue infections. Clin. Infect. Dis. 41: 1373–1406.

Sunderkötter, C., M. Kunz, K. Steinbrink, G. Meinardus-Hager, M. Goebeler, H. Bildau, C. Sorg. 1993. Resistance of mice to experimental leishmaniasis is associated with more rapid appearance of mature macrophages in vitro and in vivo. J. Immunol. 151: 4891–4901.

Sunderkötter, C. H., J. Tomimori-Yamashita, V. Nix, S. M. Maeda, A. Sindrilaru, M. Mariano, C. Sorg, J. Roth. 2004. High expression of myeloid-related proteins 8 and 14 characterizes an inflammatorily active but ineffective response of macrophages during leprosy. Immunology 111: 472–480.

Sunderkötter, C., M. Herrmann, U. Jappe. 2006. Antimikrobielle Therapie in der Dermatologie J. Dtsch. Dermatol. Ges. 4: 10–27. Englische Version Antimicrobial therapy in dermatology on-line unter www.blackwell-synergy.com/loi/ddg

Sunderkötter, C., P. Mayser, R. Fölster-Holst, W. A. Maier, H. Kampen, H. Hamm. 2007. Skabies – Leitlinie der Deutschen Dermatologischen Gesellschaft (DDG) und Arbeitsgemeinschaft für Dermatologische Infektiologie (ADI). J. Deutsch. Dermatol. Ges 5: 424–430, sowie unter http://www.derma.de und http://leitlinien.net/.

Taplin, D., T. L. Meinking, S. L. Porcelain, P. M. Castillero, J. A. Chen. 1986. Permethrin 5% dermal cream: a new treatment for scabies. J. Am. Acad. Dermatol. 15: 995–1001.

Taplin, D., S. L. Porcelain, T. L. Meinking, R. L. Athey, J. A. Chen, P. M. Castillero, R. Sanchez. 1991. Community control of scabies: a model based on use of permethrin cream. Lancet 337: 1016–1018.

Taylor, M. J., C. Bandi, A. Hoerauf. 2005a. Wolbachia bacterial endosymbionts of filarial nematodes. Adv. Parasitol. 60: 245–284.

Taylor, M. J., W. H. Makunde, H. F. McGarry, J. D. Turner, S. Mand, A. Hoerauf. 2005b. Macrofilaricidal activity after doxycycline treatment of Wuchereria bancrofti: a double-blind, randomised placebo-controlled trial. Lancet 365: 2116–2121.

Turetz, M. L., P. R. Machado, A. I. Ko, F. Alves, A. Bittencourt, R. P. Almeida, N. Mobashery, W. D. Johnson Jr., E. M. Carvalho. 2002. Disseminated leishmaniasis: a new and emerging form of leishmaniasis observed in northeastern Brazil. J. Infect. Dis. 186: 1829–1834.

Turner, J. D., S. Mand, A. Y. Debrah, J. Muehlfeld, K. Pfarr, H. F. McGarry, O. Adjei, M. J. Taylor, A. Hoerauf. 2006. A randomized, double-blind clinical trial of a 3-week course of doxycycline plus albendazole and ivermectin for the treatment of Wuchereria bancrofti infection. Clin. Infect. Dis. 42: 1081–1089.

Tyring, S., R. A. Barbarash, J. E. Nahlik, A. Cunningham, J. Marley, M. Heng, T. Jones, T. Rea, R. Boon, R. Saltzman. 1995. Famciclovir for the treatment of acute herpes zoster: effects on acute disease and postherpetic neuralgia. A randomized, double-blind, placebo-controlled trial. Collaborative Famciclovir Herpes Zoster Study Group. Ann. Intern. Med. 123: 89–96.

Vanek, E. 2000. Ektoparasitäre Hauterkrankungen. In: Marre, R., Mertens, T., Trautmann, M., Vanek, E.: Klinische Infektiologie. Urban & Fischer, München.

Von Stebut, E., C. Sunderkötter. 2007: Kutane Leishmaniasis. Hautarzt. 58: 445–458.

Walker, G. J., P. W. Johnstone. 2000. Interventions for treating scabies. Cochrane Database Syst. Rev.: CD000320. Wassilew, S. 2005. Brivudin compared with famciclovir in the treatment of herpes zoster: effects in acute disease and chronic pain in immunocompetent patients. A randomized, double-blind, multinational study. J. Eur. Acad. Dermatol. Venereol. 19: 47–55.

Wolfe, A., S. Hogan, D. Maguire, C. Fitzpatrick, L. Vaughan, D. Wall, T. J. Hayden, G. Mulcahy. 2001. Red foxes (Vulpes vulpes) in Ireland as hosts for parasites of potential zoonotic and veterinary significance. Vet. Rec. 149: 759–763

Woo, S.B., S.J. Challacombe. 2007. Management of recurrent oral herpes simplex infections.Oral Surg Oral Med Oral Pathol Oral Radiol Endod. 103 Suppl:S12.e1–18.

Wormser, G. P., R. B. Nadelman, R. J. Dattwyler, D. T. Dennis, E. D. Shapiro, A. C. Steere, T. J. Rush, D. W. Rahn, P. K. Coyle,

D. H. Persing, D. Fish, B. J. Luft. 2000. Practice guidelines for the treatment of Lyme disease. The Infectious Diseases Society of America. Clin. Infect. Dis. 31 Suppl. 1: 1–14.

B17.3

Essig, A. 2007. Chlamydia and Chlamydophila. In: Murray, P. R., E. J. Baron, J. H. Jorgensen, M. A. Pfaller, R. H. Yolken (eds.): Manual of Clinical Microbiology. 9th ed. 1. ASM Press.

Fleming, D. T., G. M. McQuillan, R. E. Johnson, A. J. Nahmias, S. O. Aral, F. K. Lee, M. E. St. Louis. 1997. Herpes simplex virus type 2 in the United States, 1976 to 1994. N. Engl. J. Med. 337: 1105–1111.

Kilian, M. 2003. Haemophilus. In: Murray P. R., E. J. Baron, J. H. Jorgensen, M. A. Pfaller, R. H. Yolken (eds.): Manual of Clinical Microbiology. 8th ed., ASM Press, 623–635.

Lewis, D. A. 2003. Chancroid: clinical manifestations, diagnosis, and management. Sex. Transm. Infect. 79: 68–71.

Mackay, I. M., G. Harnett, N. Jeoffreys, I. Bastian, K. S. Sriprakash, D. Siebert, T. P. Sloots. 2006. Detection and discrimination of herpes simplex viruses, Haemophilus ducreyi, Treponema pallidum, and Calymmatobacterium (Klebsiella) granulomatis from genital ulcers. Clin. Infect. Dis. 42: 1431–1438.

O'Farrell, N. 2002. Donovanosis. Sex. Transm. Infect. 78: 452–457.

Patel, R., S. E. Barton, D. Brown, F. M. Cowan, G. R. Kinghorn, P. E. Munday, A. Scoular, D. Timmins, M. Whittaker, P. Woolley. 2001. European guideline for the management of genital herpes. Int. J. STD AIDS 12 Suppl 3: 34–39.

Rampf, J., A. Essig, R. Hinrichs, M. Merkel, K. Scharffetter-Kochanek, C. Sunderkötter. 2004. Lymphogranuloma venereum – a rare cause of genital ulcers in central Europe. Dermatology 209: 230–232.

van der Bij, A. K., J. Spaargaren, S. A. Morre, H. S. Fennema, A. Mindel, R. A. Coutinho, H. J. de Vries. 2006. Diagnostic and clinical implications of anorectal lymphogranuloma venereum in men who have sex with men: a retrospective case-control study. Clin. Infect. Dis. 42: 186–194.

Infektionskrankheiten – erregerorientiert

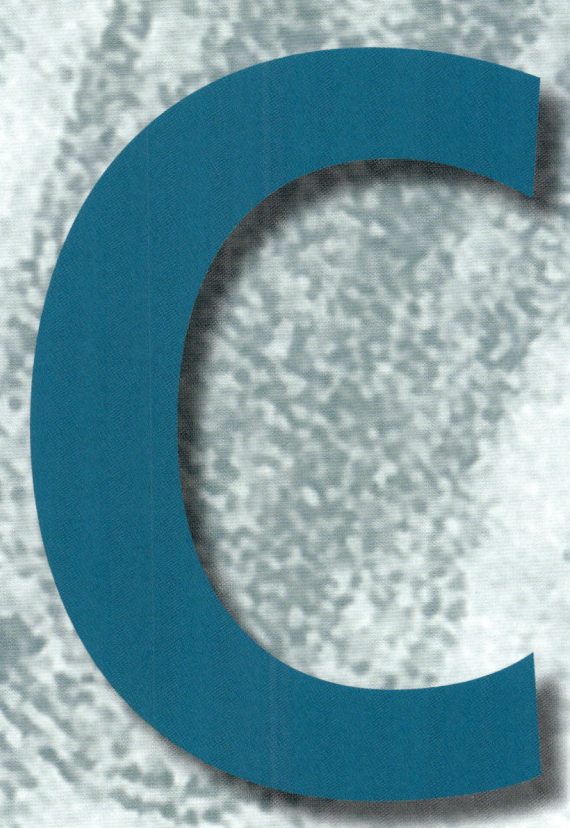

KAPITEL C1

Karsten Becker und Christof von Eiff

Staphylococcus-aureus-Infektionen

1	Vorbemerkungen	752
2	Definition	752
3	Epidemiologie und Übertragungswege	752
4	Pathogenese	753
5	Klinik	754
5.1	Anamnese	754
5.2	Symptome und Befunde	754
6	Diagnostik	757
7	Therapie	759
8	Krankenhausmanagement und Meldepflicht	760
9	Prophylaxe	761

1 Vorbemerkungen

Staphylococcus aureus ist mit einem umfangreichen Arsenal an Virulenz-Faktoren ausgestattet und als kommensaler Besiedler der Haut und Schleimhäute sowohl an menschliche als auch an tierische Wirte adaptiert. Er gehört zu den **häufigsten Ursachen nosokomialer Infektionen,** oft mit unmittelbaren krankenhaushygienischen Konsequenzen (Crossley und Archer 1997, Fischetti et al. 2000). Seit den ersten Beschreibungen von S.-aureus-Infektionen durch Ogston in den 80er Jahren des 19. Jahrhunderts ist seine herausragende Bedeutung auch als Erreger außerhalb des Krankenhauses erworbener Infektionen sowie von Toxinvermittelten Syndromen ungebrochen. Die Palette S.-aureus-verursachter Infektionen reicht von banalen, oberflächlichen Infektionen der Haut bis hin zu schwersten systemischen Verläufen und Organmanifestationen mit hoher Letalität (Lowy 1998). Therapeutisch limitierend wirkt sich die weltweite Zunahme (multiresistenter) Stämme des Erregers aus (Schito 2006). Hierbei spielen Methicillin-resistente S.-aureus-Stämme (MRSA) die entscheidende Rolle (Tiemersma et al. 2004). Einen Meilenstein in der aktuellen Geschichte der S.-aureus-Forschung stellt die im Jahr 2001 erfolgte Publikation der ersten kompletten Genomsequenz eines Stammes dieses Erregers dar (Kuroda et al. 2001).

2 Definition

Die wie fast alle Staphylokokken fakultativ anaerobe Spezies *Staphylococcus aureus* kommt in zwei Subspezies vor, wobei die Katalase-negative Subspezies *S. aureus* subsp. *anaerobius* streng schafadaptiert ist und keine Rolle in der Humanmedizin spielt. Vereinfachend wird in der Literatur wie auch im vorliegenden Text die Subspezies *S. aureus* subsp. *aureus* mit der Speziesbezeichnung gleichgesetzt. *S. aureus* gehört zu den Koagulase-positiven Staphylokokken-Arten. Nach Neuorganisation der ehemaligen Micrococcaceae-Familie und deren Eingliederung in die Ordnung der *Actinomycetales* wurden die Staphylokokken, ihren tatsächlichen verwandtschaftlichen Verhältnissen gerecht werdend, einer noch nicht endgültig beschriebenen Familie der „*Staphylococcaceae*" (zusammen unter anderem mit *Macrococcus* und *Gemella*) zugeordnet, die Bestandteil der Ordnung *Bacillales* ist.

3 Epidemiologie und Übertragungswege

Die stetige Prävalenzzunahme von S.-aureus-Infektionen in und außerhalb des Krankenhauses bei nur geringen Veränderungen in der Gesamtletalität konnte in einer Vielzahl von Studien aufgezeigt werden (Chambers 2001, Kipp et al. 2004). *S. aureus* gehört zu den häufigsten Erregern nosokomialer Infektionen und führt bei ca. 2% aller Patientenaufnahmen zu einer Erkrankung. In einer multizentrischen europäischen Studie (SOAP-Studie), die im Jahr 2002 auf 189 Intensivstationen durchgeführt wurde, stellte *S. aureus* mit 30% (einschließlich 14% MRSA) den am häufigsten nachgewiesenen Sepsis-Erreger dar (Vincent et al. 2006). Auch 2002 publizierte Daten eines deutschen Krankenhaus-Infektions-Surveillance-Systems (KISS) zeigten, dass *S. aureus* mit 15% der am häufigsten isolierte Erreger von nosokomialen Infektionen auf Intensivstationen ist (Gastmeier et al. 2002).

S. aureus besiedelt mit unterschiedlichen Stämmen die Haut und Schleimhäute vieler Säugetiere einschließlich der Haustiere des Menschen. Beim Menschen wird als natürliches Habitat der Nasenvorhof angesehen, von dem aus der Nasen-Rachenraum, aber auch – vornehmlich über die Hände – die intertriginösen Hautbereichen, die Perinealregion und weitere Haut- und Schleimhautareale besiedelt werden können (Wertheim et al. 2005). Das Vestibulum nasi konnte auch als Quelle für nachfolgende Infektionen, insbesondere Bakteriämien, durch *S. aureus* identifiziert werden (von Eiff et al. 2001). Bei ca. 20% der erwachsenen Bevölkerung kann *S. aureus* regelmäßig nachgewiesen werden (persistierende S.-aureus-Träger), bei weiteren 40–60% kommt *S. aureus* intermittierend vor. Im Falle von (Mikro-)Verletzungen (z.B. Trauma, Fremdkörperimplantation, Operation) der intakten Haut und Schleimhäute kann der Erreger in tiefere Schichten vordringen und hier zu leichten bis schwersten Infektionen führen. Hauptübertragungswege sind bei exogenen Infektionen die Hände insbesondere des medizinischen Personals.

Die S.-aureus-Population ist klonal strukturiert, und Stämme bzw. klonale Linien mit erhöhter Virulenz und/oder Resistenz können sich besonders erfolgreich in und außerhalb des Krankenhauses durchsetzen. Allerdings sind die Virulenz-Faktoren, welche für die epidemische Ausbreitung notwendig sind, noch nicht umfassend aufgeklärt. Während in den 50er und 60er Jahren des letzten Jahrhunderts echte S.-aureus-Epidemien und -Pandemien beobachtet wurden (Lysotyp 80/81), dominiert heute eine globale Epidemie mit MRSA-Subklonen im Krankenhausbereich und Pflegesektor (hospital-aquired MRSA). Nach Daten der Paul-Ehrlich-Gesellschaft (PEG) waren 2004 in den teilnehmenden Studienzentren aus Deutschland, der Schweiz und Österreich 22,6% aller getesteten S.-aureus-Stämme Methicillin-resistent (Kresken et al. 2006). Ob die in den letzten Jahren weltweit zu beobachtenden Ausbrüche mit community-aquired MRSA- und MSSA-Klonen, die das Panton-

Valentine-Leukozidin (PVL, siehe Abschnitt 4) exprimieren, Vorboten eines erneuten epi- bzw. pandemisch Erscheinens des Erregers sind, ist unklar (Chambers 2001, Kollef und Micek 2006, Vandenesch et al. 2003).

4 Pathogenese

Die Art, Schwere und der Verlauf von Infektionen des Erregers bzw. seiner Toxin-vermittelten Syndrome beruht auf dem Zusammenwirken seiner umfangreichen Ausstattung an speziesinhärenten sowie variabel vorkommenden, stammspezifischen Faktoren des Erregers, wie Zellwandkomponenten, Kapselbestandteilen und einer Vielzahl extrazellulärer Produkte mit Enzym- und Toxin-Charakter, die alle zusammengenommen zur Schädigung des Makroorganismus führen. Etwa ein Viertel des S.-aureus-Genoms ist aus variablen Bereichen zusammengesetzt und umfasst mehrheitlich mobile genetische Elemente (Bakteriophagen, Genom- und Pathogenitätsinseln, chromosomale Kassetten, Plasmide und Transposons), die horizontal zwischen den Stämmen transferiert werden können.

Von besonderer Bedeutung für die Etablierung von S.-aureus-Infektionen sind die Strategien des Erregers zur **Phagozytose-Abwehr**. Hier spielen unter anderem die durch die Koagulase-Wirkung generierte Fibrin-Kapsel, die erregereigene Kapsel mit ihren vermuteten antiphagozytären Eigenschaften, die Phagozyten-zerstörenden Hämolysine (α-Toxin) und Leukozidine sowie Protein A eine entscheidende Rolle. Auch die Fähigkeit von *S. aureus* zur Biofilmbildung auf inserierten oder implantierten Fremdkörperoberflächen und Knochensequestern trägt zur besondere Pathogeniät von *S. aureus* bei und kann als eine Strategie des Erregers zum Schutz vor der Wirtsimmunabwehr betrachtet werden.

Die Hauptkomponente der S.-aureus-Zellwand, das Peptidoglykan, ist in der Lage, neutrophile Granulozyten anzuziehen, besitzt Endotoxin-ähnliche Aktivität, aktiviert Komplement und kann die Produktion von endogenen Pyrogenen in Makrophagen auslösen, ebenso wie die Produktion von opsonisierenden Antikörpern. Das Oberflächen-assoziierte Protein A kann unter definierten Bedingungen Komplement aktivieren und stellt mittels seiner antiphagozytären Eigenschaften einen weiteren wichtigen Virulenzfaktor dar. Während nur wenige S.-aureus-Stämme eine antiphagozytär wirkende „Makro"-Polysaccharid-Kapsel zeigen, besitzen die meisten S.-aureus-Stämme eine „Mikro"-Polysaccharid-Kapsel, deren potentielle infektionsbiologische Bedeutung noch ungeklärt ist.

Die Virulenz eines Staphylokokken-Stammes ist durch das reichhaltige Sortiment verschiedener extrazellulärer Produkte definiert. Diese ermöglichen es den Staphylokokken, an Oberflächen zu adhärieren, sich dort zu vermehren sowie in die Umgebung vorzudringen und sich gegen die Abwehrmechanismen des Wirtsorganismus zu schützen (Foster 2005).

Eine Reihe der Zelloberflächenbestandteile von *S. aureus* sind als Adhäsine erkannt worden, die als spezifische Rezeptoren für extrazelluläre Matrixproteine wirken. Diese als MSCRAMMs (microbial surface components recognizing adhesive matrix molecules) zusammengefassten Oberflächenproteine dienen der **Adhärenz** des Erregers an Wirtszellen und extrazelluläre Matrixproteine sowie zumindest teilweise der Abwehr von Phagozytose und anderen Wirtsabwehrmechanismen (Patti et al. 1994). Der Klasse der MSCRAMMs gehören der Fibrinogen-bindende Clumping factor (Fibrinogen-Rezeptor) und eine Vielzahl Fibrin-, Fibronectin-, Thrombin-, Elastin-, Laminin- und Kollagen-bindender Proteine sowie weitere Adhäsine (z.B. die Teichonsäure) an (Weidenmaier et al. 2004).

Unter den von *S. aureus* sezernierten Exoenzymen besitzt die Plasmakoagulase eine besondere Bedeutung, da sie – ähnlich dem oben erwähnten Clumping factor – zu einer Verklumpung von Plasma führt. Pathogenetisch relevant ist hierbei die Bildung eines Fibrinschutzwalles, der die ins Gewebe eingedrungenen Staphylokokken abkapselt. Weitere Exoenzyme umfassen neben einer Hyaluronidase und Staphylokinase verschiedene Proteasen, Lipasen und Nukleasen, die unter anderem zur Destruktion des Wirtsgewebes und zum Abbau von Wirtsnukleinsäuren beitragen.

Die kodierenden Gene einer Vielzahl von S.-aureus-Exotoxinen befinden sich auf so genannten Pathogenitätsinseln. Die Hämolysine, die Erythrozyten und Thrombozyten zerstören, sind für die Pathogenität der Staphylokokken mit verantwortlich. Dem α-Hämolysin (α-Toxin) werden dermonekrotische, zytotoxische und letale Effekte, dem β-Hämolysin und ε-Hämolysin zytotoxische Effekte zugesprochen. Das α-Hämolysin sowie eine Reihe von Bikomponenten-Leukozidinen (Leukozidin, γ-Hämolysin und andere) aus der Familie der synergohymenotropen Toxine entfalten ihre zytotoxische Aktivität durch die Ausbildung von lytischen Membranporen. Zu dieser Gruppe zählt auch das PVL, das in den vergangenen Jahren insbesondere im Zusammenhang mit community-acquired MRSA zunehmend Beachtung fand (Vandenesch et al. 2003). Allerdings können auch Methicillin-sensible Stämme PVL produzieren.

Einige spezifische S.-aureus-Erkrankungen werden durch definierte Exotoxine verursacht. Hierzu zählen die Exfoliativtoxine (ET) sowie die Staphylokokken-Vertreter der Toxin-Familie pyrogener Superantigen-Toxine (PTSAg) (Llewelyn und Cohen 2002). Letztere umfassen das „Toxic shock syndrome"-Toxin-1 (TSST-1, ursprünglich als SEF beschrieben) und die Staphylokokken-Enterotoxine (SE) bzw. SE-like Toxine (SEl). Alle PTSAgs sind in der Lage, hohes Fieber auszulösen und die Wirtsempfänglichkeit für einen Endotoxin-Schock beträchtlich zu verstärken. Gleichfalls teilen sich alle PTSAgs die Eigenschaft einer nicht-antigenspezifischen Stimulierung der T-Lymphozyten-Proliferation. Die SE stellen verschiedene Serotypen von hitzestabilen Enterotoxinen dar, die sowohl als potente gastrointestinale Toxine als auch als Superantigene wirken. Neben den fünf „klassischen" Enterotoxinen (SEA, SEB, SEC, SED, SEE) sind weitere Enterotoxine bzw. deren kodierende Gene (seg–seu) beschrieben. Fehlt ihnen die emetische Wirkung bzw. ist sie bisher nicht nachgewiesen, werden sie als „SE-like" klassifiziert. Die TSST-1-ausgelöste Dysregulation des Immunsystems führt durch die massive Freisetzung von Zytokinen unter dem Bild des Toxic shock-Syndroms (TSS) zu vaskulären, myokardialen und Lungenaffektionen. Nicht mehr zu PTSAg gezählt werden die das „Staphylococcal scalded skin"-Syndrom (SSSS) auslösenden Exfoliativtoxine (klassisch: ETA, ETB; neu: ETC [nur bei Pferdeisolaten], ETD), deren spezifische Wirkungen auf einer Zelldesintegration beruhen. Dieser Effekt führt zu einer intraepidermalen Spaltbildung mit nachfolgendem Ödem. Als Zielstruktur dient Desmoglein 1, ein desmosomales Cadherin.

5 Klinik

S.-aureus-verursachte Erkrankungen manifestieren sich als pyogene, Fremdkörper-assoziierte und systemische Infektionen sowie Toxin-vermittelte Syndrome (Tab. C1-1). Bei den pyogenen Infektionen können lokal-oberflächliche Infektionsprozesse von tiefen invasiven, zum Teil systemischen Infektionsprozessen unterschieden werden. Über Schwere und Verlauf der Erkrankungen entscheiden einerseits die Prädisposition des Wirtes und andersseits die stammspezifische Virulenz.

5.1 Anamnese

In erster Linie sollte die Disposition für eine S.-aureus-Infektion erfragt werden. Dazu gehören Hautverletzungen (akzidentell oder nach chirurgischem Eingriff), vorangegangene Virusinfektionen der Atemwege, hereditäre (u.a. chronische Granulomatose, Job's Syndrom, Chédiak-Higashi) oder erworbene (allogene Knochenmarktransplantation, myelodysplastisches Syndrom) Leukozyten-Funktionsstörungen, Vorhandensein von Fremdkörpern sowie Erkrankungen, die allgemein die Widerstandsfähigkeit des Organismus herabsetzen (z.B. Diabetes mellitus, Alkoholismus, Mukoviszidose).

Das Risiko einer Besiedlung oder Infektion eines Patienten mit MRSA ist bei der Anamnese-Erhebung mitzuerfassen (siehe Abschnitt 9).

5.2 Symptome und Befunde

5.2.1 Pyogene Infektionen

Lokal-oberflächliche eitrige Infektionen (Pyodermien), verursacht durch S. aureus, gehen definitionsgemäß von der **Haut** und ihren **Anhangsgebilden** aus. Häufig sind Furunkel, die sich aus der Infektion einer Haarbalgwurzel entwickeln. Bei Furunkeln im Nasen- oder Oberlippenbereich ist an die Gefahr der Entstehung einer vital bedrohenden eitrigen Thrombophlebitis der Vena angularis zu denken. Aus der Verschmelzung mehrerer Furunkel entstehen die gefährlichen Karbunkel. In etwa 20% der Fälle verursacht S. aureus die kleinblasige Form der Impetigo (Impetigo contagiosa, Borkenflechte), eine hoch kontagiöse oberflächliche Hautinfektion in Form eitriger Hautbläschen, die nach Entstehen unter Ausbildung einer typischen „honiggelben" Kruste platzen (Abb. C1-1).

Von der Haut ausgehend kann sich der Erreger per continuitatem in andere Gewebsschichten und via Bakteriämie in sämtliche Organsysteme absiedeln. Dabei entstehen Abszesse bzw. Empyeme als Ausdruck von Eiteransammlungen in zerstörtem Gewebe oder in natürlichen Körperhöhlen (z.B. in Gelenken, Nasennebenhöhlen, Nierenbecken, Pleura-, Perikard-, Peritonealhöhle). Neben posttraumatischen

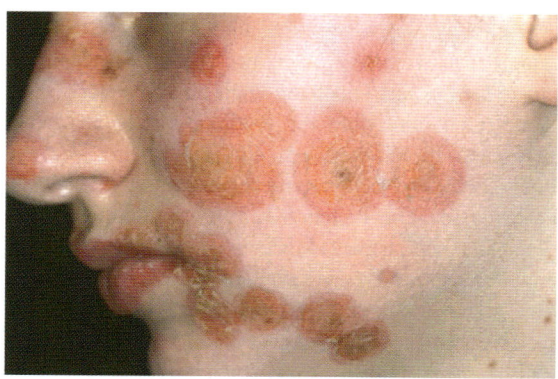

Abb. C1-1 Impetigo contagiosa (Borkenflechte) verursacht durch S. aureus (Quelle: T.A. Luger, Münster).

Tab. C1-1 Die wichtigsten S.-aureus-verursachten Infektionen und Toxin-vermittelten Erkrankungen.

	Krankheitsbild
Haut-, Weichteil- und Organinfektionen	
oberflächliche Haut- und Weichteilinfektionen (siehe Kap. B17)	• Follikulitis, Furunkel, Karbunkel • Hydradenitis suppurativa (Acne inversa) • Pyodermie • Impetigo contagiosa (Borkenflechte) • Wundinfektion
tiefe Haut- und Weichteilinfektionen (siehe Kap. B16)	• Zellulitis • nekrotisierende Fasziitis • Abszess, Empyem • Mastitis • Pyomyositis
Organinfektionen	• Pneumonie (siehe Kap. B4.2) • Osteomyelitis und Arthritis (siehe Kap. B15) • Otitis media, Sinusitis, Mastoiditis, Parotitis (siehe Kap. B3)
Implantat-assoziierte Infektionen	
Extravaskuläre Implantate (siehe Kap. D2.2)	• Orthopädische Implantat-assoziierte Infektionen (Gelenkprothesen und Osteosynthese-Material) • Herzschrittmacher-, Defibrillator- oder Port-Logeninfekt • Mammaprothesen-assoziierte Infektion • „Late-onset"-Endophthalmitis (artifizielle intraokuläre Linsen) (siehe Kap. B2) • Peritonitis bei infiziertem ventrikulo-peritonealem Shunt oder bei Peritonealdialysen-Katheter (Tenckhoffkatheter) • zerebrale Ventrikulitis (ventrikulo-ventrikuläre-/-atriale/-peritoneale Shunts bzw. externe Ventrikel-Shunts)
Intravaskulär inserierte oder implantierte Fremdkörper	• Bakteriämie/Sepsis/Endokarditis (intravaskuläre Katheter (siehe Kap. D2.1) • implantierte Kathetersysteme • Herzschrittmacher- oder Defibrillator-Elektrodenkabel (siehe Kap. D2.2) • Herzklappenprothesen (siehe Kap. B5.2) • ventrikuläre Assistsysteme, ventrikulo-atriale Shunts
Systemische Infektionen	
primäre Sepsis (kein fassbarer Primärherd) sekundäre Sepsis (systemische Streuung von fassbarem Primärherd) Endokarditis Meningitis (meist bei Spondylitis, Epiduralabszess oder nach neurochirurgischem Eingriff) (siehe Kap. B1)	
Toxin-vermittelte Erkrankungen	
Superantigen-verursacht	• Staphylokokken-Toxic shock-Syndrom (TSS) • Staphylokokken-Lebensmittelintoxikation
Exfoliativtoxin-verursacht	• Staphylococcal scalded skin-Syndrom (SSSS)

Wundinfektionen stellen insbesondere postoperative Wundinfektionen gefürchtete Komplikationen in der Chirurgie dar.

Tiefer entzündlich gestalten sich die Prozesse bei der Mastitis puerperalis. Die Mastitis außerhalb der Stillperiode ist häufiger durch andere Erreger als *S. aureus* verursacht (z.B. *Propionibacterium acnes*). Die eitrige Entzündung der Milchgänge stillender Mütter ist gekennzeichnet durch deren Neigung zu ausgedehnter Abszedierung. Sie kann auch durch einen septischen Verlauf aggraviert werden; ferner besteht die Gefahr der Infektion des gestillten Säuglings. Weitere Infektionen der Hautanhangsgebilde, die fast immer S.-aureus-bedingt sind, umfassen die eitrige Parotitis (Ohrspeicheldrüsenentzündung) (siehe Kap. B3), die Dakryozystitis (Tränendrüsenentzündung) und das Hordeolum (Gerstenkorn, Lidranddrüsenentzündung) (siehe Kap. B2). Zu den tiefen entzündlichen S.-aureus-Erkrankungen gehören weiterhin die Pyomyositis sowie Entzündungen innerer Organe einschließlich der Pneumonie (siehe Kap. B4.2), Osteomyelitis (siehe Kap. B15.1), Mastoiditis, Otitis media, Sinusitis (siehe Kap. B3) und Meningitis (siehe Kap. B1). Eine S.-aureus-Pneumonie kann sowohl infolge einer Influenza-A-Virusinfektion als auch in Form einer nosokomialen Pneumonie insbesondere bei beatmeten Patienten beobachtet werden. Aktuell wird von hoch letal verlaufenden, hämorrhagisch-nekrotisierenden Pneumonien bei jungen immunkompetenten Patienten berichtet, die von PVL-Toxin produzierenden S.-aureus-Stämmen (MRSA oder MSSA) verursacht werden. Dieses perakute Krankheitsbild ist assoziiert mit hohem Fieber, Hypotonie und Leukopenie (!) und bedarf sofortiger antibiotischer Therapie und intensivmedizinischer Betreuung. PVL-positive S.-aureus-Stämme werden weiterhin mit Haut- und Weichteilinfektionen (unter anderem auch mit nekrotisierender Fasziitis) assoziiert.

Wie Koagulase-negative Staphylokokken ist auch *S. aureus* in der Lage, Fremdkörper-assoziierte Infektionen (insbesondere bei Hämodialyse-Shunts, Gefäßendoprothesen und anderem mehr) zu verursachen (siehe Kap. D2).

Bei Erregerausschwemmung in die Blutbahn (Bakteriämie) von primär extravasalen (z.B. Abszesse, Wunden, Pneumonie, Osteomyelitis) oder intravasalen (z.B. Katheter) Herden ist die Entstehung einer Sepsis und/oder Endokarditis zu befürchten. In einer multizentrischen Studie konnte gezeigt werden, dass bei mehr als 80% der Patienten mit S.-aureus-Sepsis der klonal identische Erregerstamm zuvor im Nasenvorhof nachgewiesen werden konnte (von Eiff et al. 2001). Ob eine Eradikation der nasalen S.-aureus-Besiedlung mittels topisch applizierbarer antimikrobieller Substanzen zur Reduktion von S.-aureus-Infektionen führen kann, ist derzeit unter anderem Gegenstand von klinischen Studien (Perl et al. 2002). Eine S.-aureus-Sepsis kann trotz adäquater Therapie in einen irreversiblen septischen Schock münden, der für die hohe Letalität (bis > 15%) verantwortlich ist. Die akute ulzeröse S.-aureus-Endokarditis verläuft nicht selten foudroyant mit der Gefahr der progredienten Klappendestruktion (Murray 2005a). Bei intravenös-injizierenden Drogenabhängigen ist die Entstehung einer akuten Trikuspidalklappen-Endokarditis typisch.

Insbesondere mit chronisch-persistierenden bzw. rezidivierenden, oft therapierefraktären Verläufen von Osteomyelitiden (siehe Kap. B15.2), Abszessen und Hautinfektionen ist der „Small colony variant"-(SCV) Phänotyp des Erregers assoziiert (Proctor et al. 2006). Dieser Phänotyp wird in relativ hoher Frequenz auch aus Atemwegsmaterialien von Mukoviszidose-Patienten isoliert.

5.2.2 Toxin-vermittelte Syndrome

Bei den Toxin-vermittelten Syndromen steht die Wirkung von Exotoxinen, die von genetisch entsprechend ausgestatteten S.-aureus-Stämmen produziert werden, im Vordergrund der klinischen Symptomatik (Murray 2005b).

Das S.-aureus-verursachte **TSS** beruht auf der Superantigen- und spezifischen Toxin-Wirkung TSST-1-produzierender Stämme bei fehlendem protektiven Antikörpertiter. Bedingt durch die Superantigen-Wirkung sind auch Staphylokokken-Enterotoxine (insbesondere SEB) in der Lage, schockähnliche Erkrankungsbilder (septic shock-like illness) hervorzurufen. Ein klinisch offensichtlicher S.-aureus-Infektionsherd kann häufig nicht erfasst werden. Die Gesamtletalität des TSS beträgt ca. 5%. In den späten 1970er bis frühen 1980er Jahren begünstigten Tampons mit längerer vaginaler Verweildauer eine rasche Erregervermehrung bei vaginaler S.-aureus-Kolonisation mit der Konsequenz einer Häufung von TSS-Fällen. Hiervon abgrenzend wird das nichtmenstruelle TSS bei Frauen außerhalb der Menstruation sowie bei Männern und Kindern (z.B. ausgehend von infizierten Wunden oder Abszessen) definiert. Das Vollbild des TSS ist durch die Leitsymptome hohes Fieber (> 38,9 °C), Hypotonie (< 100 mm Hg systolisch) und Exanthem in der Akutphase sowie Desquamation in der Rekonvaleszenz-Phase (nach ca. 1–2 Wochen) charakterisiert. Das Exanthem mit den Prädilektionsstellen an den Extremitäten, dem Schultergürtel und dem Stamm (bei Aussparung des Kopfes) erscheint scarlatiniform bis hin zur diffusen, makulösen Erythrodermie. Die grob lamelläre Schuppung findet sich besonders ausgeprägt an den Palmar- bzw. Plantarflächen der Hände und Füße. Obligat ist ein Multiorganversagen, das zu einem bunten klinischen Bild führt. Komplikationen umfassen Herz-Kreislauf-Versagen, respiratorische Insuffizienz, Niereninsuffizienz und eine Verbrauchskoagulopathie. Der so genannte Staphylokokken-Scharlach wird in seiner Existenz als eigenständiges Krankheitsbild kontrovers diskutiert und derzeit am ehesten als abortive TSS- (mit Schleimhautbeteiligung) oder SSSS-Verlaufsform (ohne Schleimhautbeteiligung) angesehen.

S.-aureus-Lebensmittelintoxikationen, verursacht durch mit verdorbenen Lebensmitteln (insbesondere Milch-

und Eiprodukte, Fleischerzeugnisse) aufgenommene, präformierte Staphylokokken-Enterotoxine, stellen eine der häufigsten Ursachen von lebensmittelbedingten Erkrankungen dar. Sie sind durch ihre auffällig kurze Inkubationszeit von ca. 2–6 Stunden charakterisiert. Plötzlich einsetzend stellen Übelkeit, Erbrechen, Abdominalschmerzen – gefolgt von Diarrhö – typische Symptome dar, die für einen Zeitraum von 8–24 Stunden anhalten. Teilweise sind auch Fieber, Kopfschmerz und Erschöpfungszustände zu beobachten. Die Symptomatik klingt selbstlimitierend ohne Spätfolgen ab; nur äußerst selten führen Hypovolämie oder Hypotonie zu letalen Verläufen.

Das **SSSS** wird durch Exfoliativtoxin-produzierende S.-aureus-Stämme verursacht. Die generalisierte Form des SSSS (Morbus Ritter von Rittershain) als Toxin-Ausschwemmung über den gesamten Organismus infolge fehlender protektiver Antikörper tritt vorwiegend bei Säuglingen und Kleinkindern auf. Nach einem plötzlichen Krankheitsbeginn mit generalisiertem Erythem und Fieber (erythematöses Stadium) kommt es durch intraepidermale Spaltbildung zu großflächiger Epidermolyse mit subkornealer Blasenbildung (epidermolytisches Stadium). Besonders auffällig sind klinisch das Bild der „verbrühten" Haut (Abb. C1-2) und ein positives Nikolski-Zeichen. Nach Ablösung der oberen Epidermisschicht verkrusten die befallenen Hautareale und es erscheinen die neu gebildeten oberen Epidermisanteile (regeneratives Stadium). Die Erkrankung verläuft überwiegend gutartig, die Letalität liegt bei antibiotischer Therapie unter 4%. Komplikationen sind durch Flüssigkeits- und Elektrolytverlust gefolgt von Volumenmangel-Symptomatik bis hin zum Schock gekennzeichnet. Das bei immunsupprimierten Erwachsenen auftretende generalisierte SSSS weist dagegen eine Letalität von bis zu 50% auf. Die lokalisierte Verlaufsform des SSSS (Pemphigus neonatorum, bullöse Impetigo) wird bei lokal begrenzter Toxin-Produktion und/oder bei Verhinderung einer Toxin-Generalisation durch bereits vorhandene spezifische Antikörper beobachtet. Das durch seine subepidermale Spaltbildung charakterisierte Lyell-Syndrom (Epidermolysis acuta toxica), eine schwere Form des Arzneimittelexanthems, ist histologisch abgrenzbar.

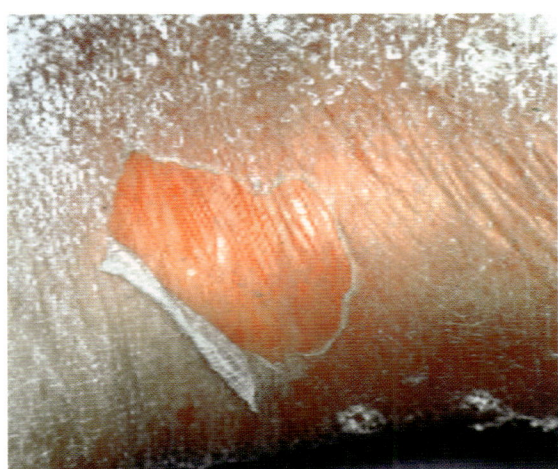

Abb. C1-2 Symptom der verbrühten Haut bei einem Kind mit Staphylococcal scalded skin-Syndrom (Quelle: T.A. Luger, Münster).

6 Diagnostik

Die Anzucht und Isolierung von *S. aureus* erfordert in der Regel keine speziellen Nährmedien. Neben einem festen Nähragar (Columbia-Schafblut-Agar) sollte grundsätzlich eine Nährbouillon mitgeführt werden (Bannerman 2003). Auch wenn inzwischen eine Vielzahl von Selektivnährmedien, unter anderem auch chromogene Medien, zur Verfügung stehen, die den Vorteil höherer Sensitivität bei plurimikrobiellen Materialien bieten können, sind sie nur selten tatsächlich erforderlich. Bei starker Überwucherung durch Begleitkeime (z.B. bei Stuhlproben) können chromogene Nährböden oder Medien mit erhöhtem Kochsalzgehalt, bei denen die Mannit-Spaltung (Mannit-Kochsalz-Agar, Chapman-Stone-Medium) ausgenutzt wird, eingesetzt werden.

Auf Schafblut-Agar findet man im Allgemeinen nach eintägiger Bebrütung bei 36 °C mittelgroße, gelbe bis goldgelbe Kolonien mit Hämolyse. Nicht selten sind weißliche Kolonien und eine fehlende Hämolyse zu beobachten. Einen besonderen Phänotyp stellen die SCVs dar, die bei bestimmten Infektionen häufig parallel zum normalen Phänotyp isoliert werden können. Neben ihren winzigen Kolonien bereiten SCVs diagnostische Schwierigkeiten in der Resistenztestung sowie durch ihr langsames Wachstum (48–72 Stunden), ihre häufig verzögerten bis fehlenden Stoffwechselleistungen und die zumeist fehlende Hämolyse und Pigmentierung (Abb. C1-3). Eine Vielzahl von Berichten zeigt, dass diese Varianten bei entsprechenden Infektionen häufig zunächst nicht kultiviert bzw. identifiziert werden konnten und somit eine adäquate Therapie anfangs nicht durchgeführt wurde.

Neben dem mikroskopischen Bild grampositiver Haufenkokken sind zur phänotypischen Genuszuordnung die positive Katalase-Reaktion, die negative Oxidase-Reaktion (Cytochrom C), die fehlende Beweglichkeit, das Wachstum bei 10% NaCl sowie die Sensitivität gegenüber Lysostaphin aufzuzählen. Als ein sicheres chemotaxonomisches, allerdings nicht routinetaugliches Kriterium der Staphylokok-

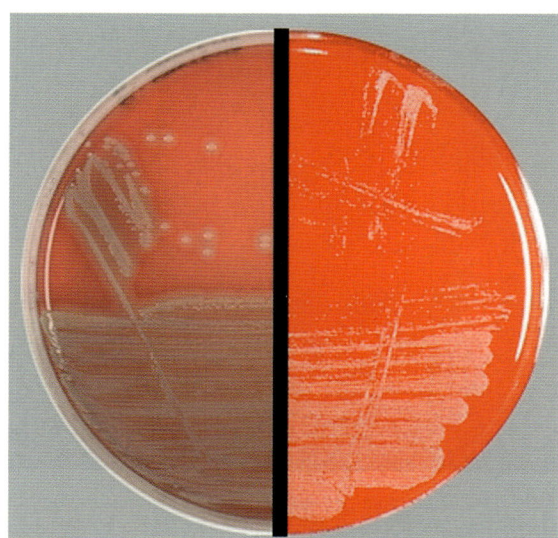

Abb. C1-3 Koloniemorphologie von *S. aureus* (links: normaler Phänotyp; rechts: Small colony variant-Phänotyp). Im Vergleich zum normalen Phänotyp weisen die winzigen SCV-Kolonien im Allgemeinen keine goldgelbe Pigmentierung und keine Hämolyse auf.

ken-Zugehörigkeit gilt der Nachweis von Teichonsäure in der Zellwand.

Die klassische Identifizierung der Staphylokokken-Spezies basiert auf einem aufwändigen Differenzierungsschema von Kloos und Schleifer, das eine Vielzahl von biochemischen Tests unter anderem mit Merkmalen der Koloniemorphologie, des Hämolyse-Verhaltens und der Novobiocin-Resistenz kombiniert. Seine biochemischen Komponenten sind heutzutage zumeist durch kommerzielle, automatisierbare Verfahren ersetzt worden.

Während im humanmikrobiologischen Labor nur sehr selten eine Abgrenzung von anderen Koagulase-positiven Spezies notwendig wird (eventuell bei Tierkontakt, insbesondere *S. intermedius, S. pseudintermedius, S. hyicus* und *S. schleiferi* subsp. *coagulans*), besteht die Hauptaufgabe bei der Staphylokokken-Differenzierung in der Abgrenzung von den Koagulase-negativen Spezies. Hierfür sind die Koagulase-Nachweise am wichtigsten.

Der **Nachweis der freien Koagulase** in Kaninchen-Zitratplasma im „Röhrchentest" mit Ablesung nach 4- sowie 18- bis 24-stündiger Bebrütung bei 36 °C gilt – obwohl zeitaufwändig – im humanmedizinischen Labor als phänotypische Referenzmethode zum Nachweis von *S. aureus*. Der früher häufig zur Voridentifizierung von *S. aureus* eingesetzte Objektträgertest zum zeit- und kostengünstigen Nachweis des Clumping factors (so genannte zellwandgebundene „Koagulase" bzw. Fibrinogen-Rezeptor) unter Einsatz von Kaninchen-Zitratplasma wird aufgrund seiner Sensitivitätsmängel immer seltener eingesetzt. Auch beim Nachweis des Clumping factors sind positive Reaktionsausfälle weiterer Staphylokokken-Spezies (*S. intermedius, S. lugdunensis, S. schleiferi* subsp. *schleiferi, S. sciuri* subsp. *carnaticus* und subsp. *rodentium*) zu beachten. Jedoch stellt sein Nachweis eine der Komponenten moderner, kommerziell verfügbaren Latex- bzw. Hämagglutinations-Teste dar, die in ihrer aktuellen Generation durch den zusätzlichen Nachweis von Protein A sowie durch den Zusatz mono- oder polyklonaler Antikörper gegen die Staphylokokken-Kapselpolysaccharide 5 und 8 eine höhere Sensitivität besitzen. Sie können als Schnelltest zur Differenzierung von Staphylokokken-Koloniematerial eingesetzt werden.

Zur biochemischen Differenzierung werden heutzutage vorrangig verschiedene manuelle oder (semi-)automatisierte **Identifizierungssysteme** eingesetzt. Mehrfach sind jedoch bestimmte Biovare und phänotypische Varianten von *S. aureus*, darunter auch MRSA, beschrieben worden, die aufgrund abweichender biochemischer Eigenschaften generell von diesen Systemen fehldifferenziert werden.

Obwohl die konventionellen phänotypischen Verfahren weiterhin die *S.*-aureus-Diagnostik dominieren, haben sich in den letzten Jahren **Nukleinsäure-Nachweistechniken** (NNT) zur Methode der Wahl für die Bestätigung der Spezieszugehörigkeit fraglicher *S.*-aureus-Stämme entwickelt. Als universelle Zielstruktur für die Amplifizierung und nachfolgende Sequenzierung sind mehrere Nachweis- und Differenzierungsverfahren auf 16S- und 23S-rDNA-Basis beschrieben (Becker et al. 2004, Breitkopf et al. 2005, Straub et al. 1999). Weitere universelle Strukturen, deren DNA-Sequenzen für die Staphylokokken-Diagnostik eingesetzt wurden, sind die Gyrase, der Elongationsfaktor Tu, das Heat shock-Protein HSP-60 (Chaperon 60 bzw. GroE) und die β-Untereinheit der RNA-Polymerase (Goh et al. 1997, Martineau et al. 2001, Mellmann et al. 2006). Die Verwendung spezifischer Zielstrukturen von *S. aureus* wurde erstmals erfolgreich für das die Thermonuklease (TNase) kodierende *nuc*-Gen etabliert (Brakstad et al. 1992). Weitere spezifische DNA-Zielstrukturen, die potentiell zur *S.*-aureus-Diagnostik eingesetzt werden können, umfassen unter anderem die Clumping-factor(*clfA*)- und Koagulase(*coa*)-Gene, die *femA*- und *femB*-Faktorengene sowie ein *S.*-aureus-spezifisches Superoxid-Dismutase-Gen (*sodM*) (Becker 2004a).

Der therapeutisch und krankenhaushygienisch wichtige Nachweis von MRSA wird dadurch erschwert, dass die Methicillin-/Oxacillin-Resistenz (Methicillin: historische Substanz) in gleicher Weise bei Koagulase-negativen Staphylokokken genetisch determiniert ist. Sie beruht auf der **Methicillin-Resistenz-Determinante (*mec*)**, die unter anderem aus dem *mecA*-Gen und regulatorischen Elementen besteht. Diese zusätzliche – als ein mobiles genetisches Element (gisland) angesehene – chromosomale DNA (bis zu ca. 30–50 kb) fehlt in Methicillin-sensiblen Stämmen und wird heute als „Staphylococcus chromosomal cassette (SCC) *mec*" bezeichnet. Das phänotypische Korrelat der *mecA*-kodierten Methicillin-Resistenz besteht in der Bildung eines zusätzlichen Penicillin-Bindeproteins (PBP2a bzw. PBP2'). Nicht selten wird die MRSA-Diagnostik zusätzlich durch das Phänomen der phänotypischen Heteroresistenz erschwert, bei der nur eine sehr kleine Zellpopulation der Erregerkultur (z.B. 1 von 10^{6-8}) die Methicillin-Resistenz in vitro ausprägt. Der Nachweis des *mecA*-Gens stellt heute den Goldstandard zum Nachweis der Methicillin-Resistenz dar. Routinediagnostisch wird die Methicillin-Resistenz zumeist durch die Bestimmung der minimalen Hemmkonzentration, der Hemmhofdurchmesser im Agar-Diffusionstest (neu: mittels Cefoxitin-Blättchen anstatt Oxacillin) und/oder dem Nachweis des PBP2a mittels monoklonaler Antikörper im Latex-Agglutinationstest bestimmt (Becker 2004b).

7 Therapie

Bei der Therapie von Staphylokokken-Infektionen sind neben der Verabreichung von antimikrobiellen Wirkstoffen die Drainage von Abszessen, das Débridement nekrotischen Gewebes sowie häufig auch die Entfernung von Kathetern und Implantaten (siehe Kap. D2) wesentliche Bestandteile einer erfolgreichen Behandlung (Bamberger und Boyd 2005).

Die Besonderheit Fremdkörper-assoziierter Infektionen (z.B. bei intravasalen Kathetern, orthopädischen Implantaten, Herzschrittmachern) liegt darin, dass häufig weder die Wirtsabwehr noch eine nach In-vitro-Kriterien zielgerichtete Antibiotikatherapie in der Lage sind, den Infektionsherd am infizierten Implantat zu eliminieren. Daher resultiert oft die Notwendigkeit, neben der antimikrobiellen Therapie den infizierten Katheter bzw. den infizierten Fremdkörper in einem Revisionseingriff zu entfernen, um eine nachhaltige und vollständige Heilung zu erreichen und Komplikationen (metastatische Absiedlung, Embolie, Thrombophlebitis) zu vermeiden (von Eiff et al. 2005).

Die Therapie von S.-aureus-Infektionen lässt sich anhand dreier Resistenzmuster klar aufteilen, nämlich Penicillin-empfindliche, Penicillin-resistente/Methicillin-empfindliche und Methicillin-resistente Stämme.

Ungefähr 80% aller S.-aureus-Stämme produzieren β-Lactamasen und sind daher Penicillin-resistent, im Falle einer Infektion mit Penicillinase-negativen Staphylokokken bleibt jedoch Penicillin G das wirksamste und preiswerteste Antibiotikum (Kresken et al. 2006). Patienten, bei denen eine Penicillin-Allergie bekannt ist, kann gewöhnlich ein Cephalosporin der ersten oder zweiten Generation verabreicht werden. Es sollte allerdings darauf verzichtet werden, wenn der Patient zuvor auf Penicillin mit einem anaphylaktischen Schock reagiert hat. Alternative Substanzen sind in diesen Situationen z.B. Vancomycin, Cotrimoxazol, Clindamycin, Makrolide oder die neueren Substanzen mit hoher Aktivität gegenüber Staphylokokken (siehe unten). Dabei muss allerdings beachtet werden, dass Clindamycin und Makrolide gegen Staphylokokken nur bakteriostatisch wirksam sind (siehe Kap. A4.2).

Bei Infektionen durch Penicillin-resistente, d.h. β-Lactamase-produzierende Staphylokokken, sind mit Ausnahme der so genannten Penicillinase-stabilen Penicilline (Isoxazolylpenicilline: Oxacillin, Dicloxacillin und Flucloxacillin) bzw. geeigneten Kombinationen aus einem Penicillin und einem β-Lactamase-Hemmer alle anderen Penicilline als unwirksam zu bewerten. Unter den Cephalosporinen zeigen besonders diejenigen der ersten und zweiten Generation wie Cefazolin, Cefuroxim, Cefamandol und Cefotiam eine gute Staphylokokken-Aktivität und können als therapeutische Alternative zu den Penicillinase-stabilen Penicillinen betrachtet werden. Auch Cefepime als Cephalosporin der vierten Generation und die Gruppe der Peneme sind in vitro sehr aktiv gegen β-Lactamase-bildende Staphylokokken, sollten aber aufgrund ihres breiten Spektrums nicht zur Therapie nachgewiesener S.-aureus-Infektionen herangezogen werden, sondern dem Einsatz bei schweren Mischinfektionen gramnegativer und grampositiver Erreger vorbehalten bleiben. Clindamycin, das nach aktuellen Untersuchungen gegenüber ca. 85% aller S.-aureus-Stämme wirksam ist, zeichnet sich durch seine gute Gewebegängigkeit aus, wobei insbesondere die Penetration in den Knochen hervorzuheben ist. Wegen der nur bakteriostatischen Wirkung soll es bei systemischen Infektionen (Sepsis, Endokarditis) nicht eingesetzt werden. Dagegen ist es bei Toxin-vermittelten Erkrankungen (TSS, SSSS) Antibiotikum der Wahl (häufig in Kombination mit einem β-Lactam-Antibiotikum), da bereits subinhibitorische Konzentrationen dieser Substanz in der Lage sind, die Toxin-Produktion der Staphylokokken zu stoppen. Die neueren Fluorchinolone mit verbesserter Aktivität gegenüber grampositiven und „atypischen" Erregern, wie z.B. Moxifloxacin (ca. 80% aller Stämme sind in Mittel- und Nordeuropa empfindlich), besitzen ebenfalls eine hohe antibakterielle Aktivität gegen Staphylokokken. Für eine gezielte Therapie von Staphylokokken-Infektionen werden die Fluorchinolone allerdings nicht empfohlen, hauptsächlich wegen des Risikos der Resistenzentwicklung, aber auch aufgrund ihres sehr breiten Spektrums (Harnett et al. 1991). Rifampicin, insbesondere bei Fremdkörper-assoziierten Infektionen, sowie Fosfomycin, vor allem bei Infektionen des ZNS, sowie Fusidinsäure sind Antibiotika mit seltener Primärresistenz und ausgezeichneter bakterizider Wirkung gegenüber Staphylokokken. Aufgrund der schnellen Resistenzentwicklung unter der Therapie (Einstufenresistenz) sollten sie jedoch möglichst bzw. ausschließlich (Rifampicin) in Kombination mit anderen Substanzen verwendet werden (siehe Kap. D2).

Grundsätzlich gilt für MRSA, dass alle marktverfügbaren β-Lactam-Antibiotika (Penicilline, Cephalosporine und Peneme) unabhängig vom Ausfall des Resistenztests als unwirksam einzustufen sind. Als Therapie der Wahl von MRSA-Infektionen gelten allgemein Glykopeptide, vor allem Vancomycin, wobei jedoch die nur mäßige Gewebegängigkeit dieser Substanz zu beachten ist. Während in einigen Regionen der Welt (z.B. in Japan) bereits eine hohe Prävalenz von S.-aureus-Stämmen mit verminderter Vancomycin-Empfindlichkeit (VISA) zu verzeichnen ist bzw. bereits erste Vancomycin-resistente S.-aureus-Stämme (VRSA) isoliert werden konnten (bislang vereinzelte Fälle in den USA), ist in Mittel- und Nordeuropa zurzeit noch von einer hohen Wirksamkeit dieses Glykopeptides auszugehen (Appelbaum 2006, Chang et al. 2003).

Die in den vergangenen Jahren bzw. kürzlich zugelassenen Antibiotika (-klassen) wie Quinupristin/Dalfopristin (erstes injizierbares Pristinamycin), Linezolid (erster Vertreter der Oxazolidinone), Daptomycin (erster Vertreter der zyklischen Lipopeptide) und Tigecyclin (erster Vertreter der Glycylcycline) stellen mögliche Alternativen zu Vancomycin dar, da sie jeweils eine sehr gute Wirksamkeit gegen Staphylokokken, zum Teil inklusive MRSA und VRSA aufweisen (siehe Kap. A4.2) (Anstead und Owens 2004). Gleiches kann zukünftig für neue Generationen der Cephalosporine mit MRSA-Wirkung (z.B. Ceftobiprol, zurzeit noch nicht verfügbar) zutreffen. Ihre Einsatzgebiete liegen je nach Klasse und aktueller Zulassung insbesondere bei schweren Pneumonien, intraabdominellen Infektionen, Haut- und Weichteilinfektionen und/oder Osteomyelitiden. Erste resistente Stämme auch gegenüber diesen neuen Antibiotika konnten zum Teil schon beschrieben werden.

Bei Nachweis einer MRSA-Infektion sollten neben der systemischen Therapie auch lokale Maßnahmen zur Beseitigung der nasalen Kolonisation bzw. einer möglichen Hautkolonisation durch MRSA ergriffen werden (siehe unten).

Wegen der ungünstigen Bioverfügbarkeit der meisten oralen Antibiotika mit Wirkung gegenüber Staphylokokken, sollte die **parenterale Gabe** für solche Infektionen zum Einsatz kommen, die hohe eine Antibiotikakonzentration benötigen, wie z.B. bei endovaskulären Infektionen, Infektionen schlecht vaskularisierten Gewebes (einschließlich Abszesse) und Infektionen des ZNS. Wenn hohe Serumspiegel der Antibiotika benötigt werden, um angemessene Gewebespiegel zu erzeugen (z.B. bei Endokarditiden und Osteomyelitiden), ist eine parenterale Verabreichung für die gesamte Dauer der Therapie anzustreben. In einer aktuellen Studie wurde als Alternative eine orale Kombinationstherapie bestehend aus einem Fluorchinolon und Rifampicin beschrieben (Schrenzel et al. 2004). Die Therapiedauer bei S.-aureus-Infektionen muss auf die Schwere der Erkrankung, den immunologischen Status des Wirtes sowie selbstverständlich auf die Antwort auf die Behandlung zugeschnitten werden. Akute Endokarditiden und andere endovaskuläre Infektionen durch *S. aureus* sollten parenteral bakterizid mindestens vier Wochen, bei prothetischen Klappen sechs Wochen, antibiotisch behandelt werden (siehe Kap. B5.2, B5.3 und D2.2).

Eine synergistische Wirkung konnte in vitro für eine Kombination aus einem β-Lactam-Antibiotikum und einem Aminoglykosid demonstriert werden. Dementsprechend wird die Therapie der durch *S. aureus* verursachten Endokarditiden oft mit einer solchen Kombination für eine kurze Periode (drei Tage Aminoglykosid-Gabe) begonnen (siehe Kap. B5.2).

8 Krankenhausmanagement und Meldepflicht

Zur Verhinderung von MRSA-Übertragungen (eventuell auch hoch virulenter Methicillin-empfindlicher Klone) sind besondere präventive Maßnahmen zu treffen (siehe Kap. D1) (Kipp et al. 2004, Robert-Koch-Institut 1999). Basierend auf einer gründlichen Schulung und Motivation des Personals umfassen diese das **frühzeitige Erkennen** solcher Stämme (Screening bei stationärer Aufnahme und in regelmäßigen Intervallen), die **konsequente Isolierung** MRSA-kolonisierter bzw. -infizierter Patienten (eventuell auch Kohortenisolierung), die strikte Einhaltung **allgemeiner Hygienemaßnahmen** (insbesondere Händedesinfektion) und die **Sanierung** einer MRSA-Besiedlung. Ein Eingangsscreening zum Nachweis von MRSA (Abstrich der Nasenvorhöfe und von Wunden, eventuell auch Rachen, Perinealregion) ist insbesondere dann zu empfehlen, wenn der Patient bereits anamnestisch MRSA-besiedelt oder -infiziert war bzw. aus Einrichtungen mit bekanntem oder vermutlichen MRSA-Vorkommen (Dialyseeinrichtungen, Brandverletztenzentren, Pflegeheime, Einrichtungen von Ländern mit hoher MRSA-Prävalenz) kommt.

MRSA-besiedelte bzw. -infizierte Patienten sollen räumlich isoliert untergebracht werden. Eine gemeinsame Unterbringung mehrerer MRSA-Patienten ist möglich (Kohortenisolierung). Die Isolierung kann aufgehoben werden, wenn frühestens drei Tage nach Abschluss der spezifischen Behandlung an drei aufeinander folgenden Tagen MRSA nicht mehr nachzuweisen waren.

Bei MRSA-Ausbrüchen ist – nach Ermittlung der MRSA-Träger unter allen Patienten der betroffenen Behandlungseinheit sowie unter dem Personal mit Kontakt zu MRSA-Patienten – die Sanierung von MRSA-Trägern bei Patienten und Mitarbeitern der wichtigste Bestandteil krankenhaushygienischer Maßnahmen. Mupirocin stellt das Mittel der Wahl zur topischen Eradikation einer nasalen MRSA-Kolonisation dar. Alternativ, insbesondere bei Mupirocin-Resistenz, finden antiseptische Wirkstoffe oder andere lokal applizierbare Antibiotika (z.B. Bacitracin) Einsatz. Zur Sanierung einer MRSA-Hautkolonisation sind bei intakter Haut antiseptisch wirkende Seifen und Lösungen zur Ganzkörperwaschung inklusive der Haare zu empfehlen. Rekolonisierungen während der Sanierungsmaßnahmen sind durch täglichen Wechsel von Bettwäsche, Kleidung und Utensilien der Körperpflege möglichst zu vermeiden. Nach Abschluss der Sanierungsmaßnahmen (frühestens nach drei Tagen) ist der Erfolg durch drei negative Untersuchungsergebnisse zu kontrollieren.

Transporte von MRSA-Patienten sollten streng indiziert unter entsprechenden Schutzmaßnahmen durchgeführt werden.

MRSA-Ausbrüche sind in Deutschland laut IfSG §6 (3) meldepflichtig.

9 Prophylaxe

Die Entwicklung von Impfstoffen gegen *S. aureus* ist bisher erfolglos geblieben. Allgemeine krankenhaushygienische Maßnahmen sind, da keine spezifische Expositionsprophylaxe existiert, zur Vorbeugung nosokomialer Staphylokokken-Infektionen (unter anderem Wundinfektionen, Fremdkörper-assoziierte Infektionen) unerlässlich. Zur Vorbeugung postoperativer Wundinfektionen durch *S. aureus* tragen kurze Operationszeiten und sachgerechte Operationstechniken bei. Die Bedeutung der Eradikation einer nasalen S.-aureus-Besiedlung zur Reduktion nachfolgender nosokomialer Infektionen ist zurzeit Gegenstand der Forschung (Perl et al. 2002).

LITERATUR

Anstead, G.M., Owens, A.D. 2004. Recent advances in the treatment of infections due to resistant Staphylococcus aureus. Curr. Opin. Infect. Dis. 17: 549–555.

Appelbaum, P.C. 2006. The emergence of vancomycin-intermediate and vancomycin-resistant Staphylococcus aureus. Clin. Microbiol. Infect. 12 Suppl 1: 16–23.

Bamberger, D.M., Boyd, S.E. 2005. Management of Staphylococcus aureus infections. Am Fam. Physician 72: 2474–2481.

Bannerman, T.L. 2003. Staphylococcus, Micrococcus, and other catalase-positive cocci that grow aerobically. In: Murray, P.R., Baron, E.J., Jorgensen, J.H., Pfaller, M.A., Yolken, R.H. (eds.). Manual of Clinical Microbiology. ASM Press, Washington D.C. pp. 384–404.

Becker, K. 2004a. Diagnostik von Methicillin-resistenten Staphylococcus aureus (MRSA)-Stämmen. Teil 1. Taxonomische Einordnung, Anzucht und Differenzierung von Staphylococcus aureus. Mikrobiologe 14: 7–20.

Becker, K. 2004b. Diagnostik von Methicillin-resistenten Staphylococcus aureus (MRSA)-Stämmen. Teil 2. Nachweis der Methicillin/Oxacillin-Resistenz bei Staphylococcus aureus. Mikrobiologe 14: 41–50.

Becker, K., Harmsen, D., Mellmann, A., Meier, C., Schumann, P., Peters, G., von Eiff, C. 2004. Development and evaluation of a quality-controlled ribosomal sequence database for 16S rDNA-based identification of Staphylococcus species. J. Clin. Microbiol. 42: 4988–4995.

Brakstad, O.G., Aasbakk, K., Maeland, J.A. 1992. Detection of Staphylococcus aureus by polymerase chain reaction amplification of the nuc gene. J. Clin. Microbiol. 30: 1654–1660.

Breitkopf, C., Hammel, D., Scheld, H.H., Peters, G., Becker, K. 2005. Impact of a molecular approach to improve the microbiological diagnosis of infective heart valve endocarditis. Circulation 111: 1415–1421.

Chambers, H.F. 2001. The changing epidemiology of Staphylococcus aureus? Emerg. Infect. Dis. 7: 178–182.

Chang, S., Sievert, D.M., Hageman, J.C., Boulton, M.L., Tenover, F.C., Downes, F.P., Shah, S., Rudrik, J.T., Pupp, G.R., Brown, W.J., Cardo, D., Fridkin, S.K. 2003. Infection with vancomycin-resistant Staphylococcus aureus containing the vanA resistance gene. N. Engl. J. Med. 348: 1342–1347.

Crossley, K.B., Archer, G.L. 1997. The staphylococci in human disease. Churchill Livingstone, New York, Edinburgh, London, Madrid, Melbourne, San Francisco, Tokyo.

Fischetti, V.A., Novick, R.P., Ferretti, J.J., Portnoy, D.A., Rood, J.I. 2000. Gram-positive pathogens. ASM Press, Washington D.C.

Foster, T.J. 2005. Immune evasion by staphylococci. Nat. Rev. Microbiol. 3: 948–958.

Gastmeier, P., Sohr, D., Geffers, C., Nassauer, A., Dettenkofer, M., Rüden, H. 2002. Occurrence of methicillin-resistant Staphylococcus aureus infections in German intensive care units. Infection 30: 198–202.

Goh, S.H., Santucci, Z., Kloos, W.E., Faltyn, M., George, C.G., Driedger, D., Hemmingsen, S.M. 1997. Identification of Staphylococcus species and subspecies by the chaperonin 60 gene identification method and reverse checkerboard hybridization. J. Clin. Microbiol. 35: 3116–3121.

Harnett, N., Brown, S., Krishnan, C. 1991. Emergence of quinolone resistance among clinical isolates of methicillin-resistant

Staphylococcus aureus in Ontario, Canada. Antimicrob. Agents Chemother. 35: 1911–1913.

Kipp, F., Friedrich, A.W., Becker, K., von Eiff, C. 2004. Bedrohliche Zunahme Methicillin-resistenter Staphylococcus-aureus-Stämme: Strategien zur Kontrolle und Prävention in Deutschland. Dtsch. Ärztebl. 101: A2044–A2050.

Kollef, M.H., Micek, S.T. 2006. Methicillin-resistant Staphylococcus aureus: a new community-acquired pathogen? Curr. Opin. Infect. Dis. 19: 161–168.

Kresken, M., Hafner, D., Schmitz, F.-J., Wichelhaus, T. A. 2006. Resistenzsituation bei klinisch wichtigen Infektionserregern gegenüber Antibiotika in Deutschland und im mitteleuropäischen Raum. Bericht über die Ergebnisse einer multizentrischen Studie der Arbeitsgemeinschaft Empfindlichkeitsprüfungen & Resistenz der Paul-Ehrlich-Gesellschaft für Chemotherapie e.V. aus dem Jahre 2004. Antiinfectives Intelligence, Rheinbach.

Kuroda, M., Ohta, T., Uchiyama, I., Baba, T., Yuzawa, H., Kobayashi, I., Cui, L., Oguchi, A., Aoki, K., Nagai, Y., Lian, J., Ito, T., Kanamori, M., Matsumaru, H., Maruyama, A., Murakami, H., Hosoyama, A., Mizutani-Ui, Y., Takahashi, N.K., Sawano, T., Inoue, R., Kaito, C., Sekimizu, K., Hirakawa, H., Kuhara, S., Goto, S., Yabuzaki, J., Kanehisa, M., Yamashita, A., Oshima, K., Furuya, K., Yoshino, C., Shiba, T., Hattori, M., Ogasawara, N., Hayashi, H., Hiramatsu, K. 2001. Whole genome sequencing of meticillin-resistant Staphylococcus aureus. Lancet 357: 1225–1240.

Llewelyn, M., Cohen, J. 2002. Superantigens: microbial agents that corrupt immunity. Lancet Infect.Dis. 2: 156–162.

Lowy, F.D. 1998. Staphylococcus aureus infections. N. Engl. J. Med. 339: 520–532.

Martineau, F., Picard, F.J., Ke, D., Paradis, S., Roy, P.H., Ouellette, M., Bergeron, M.G. 2001. Development of a PCR assay for identification of staphylococci at genus and species levels. J. Clin. Microbiol. 39: 2541–2547.

Mellmann, A., Becker, K., von Eiff, C., Keckevoet, U., Schumann, P., Harmsen, D. 2006. Sequencing and staphylococci identification. Emerg. Infect. Dis. 12: 333–336.

Murray, R.J. 2005a. Staphylococcus aureus infective endocarditis: diagnosis and management guidelines. Intern. Med. J. 35 Suppl 2: S25–S44.

Murray, R.J. 2005b. Recognition and management of Staphylococcus aureus toxin-mediated disease. Intern. Med. J. 35 Suppl 2: S106–S119.

Patti, J.M., Allen, B.L., McGavin, M.J., Höök, M. 1994. MSCRAMM-mediated adherence of microorganisms to host tissues. Annu. Rev. Microbiol. 48: 585–617.

Perl, T.M., Cullen, J.J., Wenzel, R.P., Zimmerman, M.B., Pfaller, M.A., Sheppard, D., Twombley, J., French, P.P., Herwaldt, L.A. 2002. Intranasal mupirocin to prevent postoperative Staphylococcus aureus infections. N. Engl. J. Med. 346: 1871–1877.

Proctor, R.A., von Eiff, C., Kahl, B.C., Becker, K., McNamara, P., Herrmann, M., Peters, G. 2006. Small colony variants: a pathogenic form of bacteria that facilitates persistent and recurrent infections. Nat. Rev. Microbiol. 4: 295–305.

Robert-Koch-Institut (RKI). 1999. Empfehlungen zur Prävention und Kontrolle von Methicillin-resistenten Staphylococcus-aureus-Stämmen (MRSA) in Krankenhäusern und anderen medizinischen Einrichtungen. Mitteilung der Kommission für Krankenhaushygiene und Infektionsprävention am RKI. Bundesgesundheitsbl. Gesundheitsforsch. Gesundheitsschutz 42: 954–958.

Schito, G.C. 2006. The importance of the development of antibiotic resistance in Staphylococcus aureus. Clin. Microbiol. Infect. 12 Suppl 1: 3–8.

Schrenzel, J., Harbarth, S., Schockmel, G., Genne, D., Bregenzer, T., Flueckiger, U., Petignat, C., Jacobs, F., Francioli, P., Zimmerli, W., Lew, D.P. 2004. A randomized clinical trial to compare fleroxacin-rifampicin with flucloxacillin or vancomycin for the treatment of staphylococcal infection. Clin. Infect. Dis. 39: 1285–1292.

Straub, J.A., Hertel, C., Hammes, W.P. 1999. A 23S rDNA-targeted polymerase chain reaction-based system for detection of Staphylococcus aureus in meat starter cultures and dairy products. J. Food Prot. 62: 1150–1156.

Tiemersma, E.W., Bronzwaer, S.L., Lyytikainen, O., Degener, J.E., Schrijnemakers, P., Bruinsma, N., Monen, J., Witte, W., Grundman, H. 2004. Methicillin-resistant Staphylococcus aureus in Europe, 1999–2002. Emerg. Infect. Dis. 10: 1627–1634.

Vandenesch, F., Naimi, T., Enright, M.C., Lina, G., Nimmo, G.R., Heffernan, H., Liassine, N., Bes, M., Greenland, T., Reverdy, M.E., Etienne, J. 2003. Community-acquired methicillin-resistant Staphylococcus aureus carrying Panton-Valentine leukocidin genes: worldwide emergence. Emerg. Infect. Dis. 9: 978–984.

Vincent, J.L., Sakr, Y., Sprung, C.L., Ranieri, V.M., Reinhart, K., Gerlach, H., Moreno, R., Carlet, J., Le, G. jr., Payen, D. 2006. Sepsis in European intensive care units: results of the SOAP study. Crit Care Med. 34: 344–353.

von Eiff, C., Becker, K., Machka, K., Stammer, H., Peters, G. 2001. Nasal carriage as a source of Staphylococcus aureus bacteremia. Study Group. N. Engl. J. Med. 344: 11–16.

von Eiff, C., Jansen, B., Kohnen, W., Becker, K. 2005. Infections associated with medical devices: pathogenesis, management and prophylaxis. Drugs 65: 179–214.

Weidenmaier, C., Kokai-Kun, J.F., Kristian, S.A., Chanturiya, T., Kalbacher, H., Gross, M., Nicholson, G., Neumeister, B., Mond, J.J., Peschel, A. 2004. Role of teichoic acids in Staphylococcus aureus nasal colonization, a major risk factor in nosocomial infections. Nat. Med. 10: 243–245.

Wertheim, H.F., Melles, D.C., Vos, M.C., van Leeuwen, W., van Belkum, A., Verbrugh, H.A., Nouwen, J.L. 2005. The role of nasal carriage in Staphylococcus aureus infections. Lancet Infect. Dis. 5: 751–762.

KAPITEL C2

Hans H. Hirsch

Grippe – Influenza

1	Vorbemerkungen	764	7	Therapie	773
2	Definitionen	764	7.1	Neuraminidase-Inhibitoren	773
3	Epidemiologie und Transmission	767	7.2	M2-Inhibitoren	774
4	Pathogenese	768	7.3	Antivirale Resisistenzen	775
5	Klinik	768	8	Prävention und Prophylaxe	775
5.1	Anamnese	768	8.1	Impfung	776
5.2	Symptome	769	8.2	Medikamentöse Prophylaxe	776
5.3	Befunde	769	9	Infektion mit aviären Influenza-A-Viren	776
5.4	Komplikationen	769	10	Krankheitsmanagement und Meldewesen	779
6	Diagnostik	772			

1 Vorbemerkungen

Virale Infekte des Respirationstrakts gehören zu den häufigsten Infektionskrankheiten. Nur ein Teil dieser „grippeartigen" Erkrankungen ist auf Influenzaviren zurückzuführen. Influenzaviren sind aber die Erreger der alljährlich im Winter wiederkehrenden Grippewelle. Alle 10–40 Jahre treten neue Stämme auf, die Pandemien mit deutlich erhöhter Morbidität und Letalität verursachen. Die als „Spanische Grippe" bekannte Pandemie von 1918–1920 forderte weltweit 25–40 Millionen Todesopfer und gab einen entscheidenden Anstoß zur Erforschung des damals noch wenig bekannten Prinzips „Virus" (Tyrell 1998). Die Meilensteine der Influenza-Forschung sind somit auch Meilensteine der klinischen Virologie (Tab. C2-1).

2 Definitionen

Die Influenza oder Grippe im eigentlichen Sinn ist eine **akute, fieberhafte Erkrankung von begrenzter Dauer,** die durch Infektion des respiratorischen Epithels mit dem Influenza-A- oder Influenza-B-Virus hervorgerufen wird (Treanor 2005). Influenza tritt weltweit gehäuft in der kalten Jahreszeit auf, mit durchschnittlichen Anfallsraten von 10–40% der Bevölkerung über einen Zeitraum von 4–8 Wochen. Liegt die Anzahl der „influenza-like illnesses" über dem jahreszeitlichen Schwellenwert (Epidemieschwelle), spricht man von einer Influenza-Epidemie. Die häufigsten klinischen Manifestationen sind schweres Krankheitsgefühl, Fieber $\geq 37{,}8\,°C$, Husten, Halsschmerzen, Myalgien und Kopfschmerzen. Diese Präsentation erlaubt bei ambulanten Erwachsenen während der lokalen Grippewelle eine virologisch korrekte klinische Diagnose in etwa 70%. Wesentliche Komplikation sind Sinusitis, Otitis media, bakterielle Superinfektion und Pneumonie mit *Staphylococcus aureus*, *Streptococcus pneumoniae* oder *Haemophilus influenzae* sowie die primäre Influenzavirus-Pneumonie. Patienten mit respiratorischen, kardiovaskulären, metabolischen und immunologischen Begleiterkrankungen zeigen eine signifikant erhöhte Morbidität und Letalität. Im Unterschied zu Influenza A und B verursacht Influenza C keine Epidemien, sondern seltener einfache fieberhafte Erkältungen ohne erkennbare saisonale Präferenz, vorwiegend bei Kindern (Matsuzaki et al. 2006).

Influenzaviren zählen zu der Familie der Orthomyxoviridae (griechisch. *orthos,* richtig; *myxos* Schleim). Elektronenmikroskopisch stellen sich sphärische bis filamentöse Virionen mit Hüllen von 80–120 nm Durchmesser dar. Aus der Hülle ragen „spikes" heraus, die den viralen Oberflächenproteinen Hämagglutinin und Neuraminidase entsprechen. Die darunterliegende Virusmatrix besteht aus dem M1-Protein und umgibt das helikale Nukleokapsid. Influenzaviren A und B haben ein segmentiertes (–) Einzelstrang-RNA-Genom aus 8 Einzelmolekülen, die für insgesamt 10 Proteine kodieren. Influenza A, B und C werden aufgrund typenspezifischer Antigene der Nukleo- und M-Proteine unterschieden (Treanor 2005). Influenza-A-Viren werden zusätzlich nach den antigenen Eigenschaften von Hämagglutinin und Neuraminidase eingeteilt. Bisher sind 16 Hämagglutinine- (H1 bis H16) und 9 Neuraminidase-Typen (N1 bis N9) bei verschiedenen Wirbeltieren, insbesondere Wasservögeln, nachgewiesen worden (Fouchier et al. 2005). Influenzavirus-Isolate werden gemäß einer Standardnomenklatur mit Genus/Wirt (ausgenommen Mensch)/Ort der Isolation/Nummer des Isolats/Jahr der Isolation (Subtyp) bezeichnet. So lautet die Empfehlung der WHO für die Herstellung des trivalenten Impfstoffs für die Wintersaison 2005/2006, Virusstämme zu verwenden, die den Antigenen von A/New Caledonia/20/99 (H1N1), A/California/07/04 (H3N2) sowie B/Shanghai/361/02 entsprechen (WHO 2006a). Wichtige Eigenschaften von Influenzavirus A, B und C sind in Tabelle C2-2 zusammengefasst.

- Das Hämagglutinin des Influenza-A-Virus ist ein trimeres Membranprotein und vermittelt die Adsorption an glykosylierte Rezeptoren der Wirtszelle (Zambon 2001). Aviäre Influenza-A-Viren binden bevorzugt an N-Acetyl-Neuraminsäure-$\alpha(2,3)$-Galaktose-$(\alpha 1,4)$-glykosylierte Rezeptoren, während humane Influenza-A-Viren Glykorezeptoren mit N-Acetyl-Neuraminsäure $\alpha(2,6)$-Galaktose-$(\alpha 1,4)$ bevorzugen (Matrosovich et al. 2004). Das Hämagglutinin wird selektiv durch Wirtszellproteasen von der Vorläuferform HA_0 in eine fusionsaktive Form HA_1 und HA_2 gespalten, welche über Disulfidbrücken verbunden bleiben. Diese proteolytische Prozessierung ist bedeutsam für Infektiosität und Pathogenität. Nach Endozytose wird die Verschmelzung von Virus- und Wirtszell-Membran durch die HA-Fusionsdomaine vermittelt, wobei es pH-abhängig zu einer irreversiblen Konformationänderung kommt. Die pH-Änderung wird durch den Ionenkanal M2 in der Hülle von Influenza-A-Viren ermöglicht und kann durch die M2-Inhibitoren Amantadin oder Rimantadin gehemmt werden.

- Die Neuraminidase ist ein tetrameres Membranprotein und vermittelt eine effiziente Virusfreisetzung. Dies geschieht durch Abspaltung der terminalen Neuraminsäure vom Neu5Ac($\alpha 2,6$)Gal der Glykoprotein-Rezeptoren, wodurch die hochaffine Bindung an das Hämagglutinin zerstört wird. Ebenso werden Zuckerstrukturen

Tab. C2-1 Meilensteine der Influenza-A-Virologie und Erkrankungen bei Menschen durch aviäre Viren.

1889		H2N2-Pandemie	
1899		H3N8-Pandemie	
1918	*Spanische Grippe*	H1N1-Pandemie	weltweit > 25–40 Millionen Todesopfer initial unbekannter Erreger
1931	SHOPE		Nachweis von Schweineinfluenza-A-Viren durch bakteriendichte Filter
1933	SMITH		humane Influenza-A-Viren isoliert im Frettchen (Wiesel)
1935	BURNET		Züchtung von Influenza-A-Viren im Hühnerei
1936	STUART-HARRIS		Übertragung von Influenza-A-Viren von Frettchen auf Mensch
1936	FRANCIS		Influenza-A-Antikörper durch subkutane Injektion
1941	HIRST		Hämagglutination durch Influenza-A-Viren erlaubt Quantifizierung von Virus- und spezifischen Antikörper-Titern
1942	HIRST		„Rezeptor-zerstörende Aktivität" (Neuraminidase)
1946	FRANCIS		erfolgreicher Vakzine-Test bei US-Armee
1957	*Asiatische Grippe*	H2N2-Pandemie	
1964	DAVIES		Amantadin gegen Influenza-A-Viren
1968	*Hongkong-Grippe*	H3N2-Pandemie	
1969	MEINDL		Neuraminidase-Hemmer als potenzielles Virostatikum
1977	*Russische Grippe*	H1N1-Pandemie	
1993	Von ITZSTEIN		Neuraminidase-Inhibitor durch „molecular modelling"
1997	„Vogel-Grippe"	H5N1 (Hongkong, 6 von 18 verstorben)	
1998			Zanamivir-Zulassung in der Schweiz
1999	*Geflügel-Grippe*	H9N2 (Hongkong, 7 Erkrankungen)	
2002		H7N2 (Virginia, USA)	
2003	Konjunktivitis	H7N7 (Niederlande; 83 Erkrankungen, 1 Todesfall)	
	„Vogel-Grippe"	H5N1 (in Vietnam, China, 4 von 4 verstorben)	
2004	Konjunktivitis	H7N7 (in Kanada 5 Erkrankungen)	
	„Vogel-Grippe"	H5N1 (in Thailand, Vietnam, 46 Erkrankte, 32 verstorben)	
2005	„Vogel-Grippe"	H5N1 (in Asien, 97 Erkrankte, 42 verstorben)	
2006	„Vogel-Grippe"	H5N1 (u.a. Ägypten, Türkei, 116 Erkrankte, 80 verstorben)	

in sezernierten Muzinen gespalten, die sonst die Virusadsorption an die Wirtszelle behindern könnten (Olofsson et al. 2005). Neuraminidase-Inhibitoren wie Zanamivir oder Oseltamivir verhindern die Rezeptor-Inaktivierung von Influenza-A- und -B-Viren (nicht von Influenza-C-Viren). Dadurch werden die Virusnach-

Tab. C2-2 Influenza-Viren.

	Influenza A	Influenza B	Influenza C
Genom-Segmente	8	8	7
kodierte Proteine	10	11	9
Hämagglutinin	Typen H1 bis H16	ja	nein
Neuraminidase	Typen N1 bis N9	ja	nein
M2-Ionenkanal	Angriffspunkt von Amantadine	nein	nein
Wirtsspezies	Mensch, Vogel, Schwein	Mensch	Mensch (Schwein)
Epidemien	Punktmutationen, Mensch zu Mensch (antigenic drift)	Punktmutationen Mensch zu Mensch (antigenic drift)	einfache Erkältung Punktmutationen Mensch zu Mensch
Pandemien	Reassortanten Speziessprung (antigenic shift)	nein	nein
Diagnostik	Isolierung Antigen-Schnelltest Quantitative PCR (Antikörper-Titer)	Isolierung Antigen-Schnelltest Quantitative PCR (Antikörper-Titer)	Isolierung (Quantitative PCR) (Antikörper-Titer)
Impfung	Totimpfstoff („Split-Virus-Vakzine") von Isolaten gemäß WHO-Empfehlung	Totimpfstoff („Split-Virus-Vakzine") von Isolaten gemäß WHO-Empfehlung	nicht verfügbar
Virostatika	Amantadine per os Oseltamivir per os Zanamivir per inhal.	Oseltamivir per os Zanamivir per inhal.	

kommen über die Hämagglutinin-Bindung an der Zelloberfläche zurückgehalten und die Replikationsrate sinkt (Moscona 2005).

Influenza-Epidemien werden durch kleine Veränderungen in den antigenen Eigenschaften der zirkulierenden Influenza-A- und -B-Virus-Hüllproteine hervorgerufen (Ngyen-Van-Tam 1998). Diese „antigenic drift" (Abb. C2-1) kommt durch spontane Punktmutationen vor allem im Hämagglutinin zustande (Wilson und Cox 1990). Virusvarianten, die durch vorhandene Antikörper weniger neutralisiert werden, haben einen immunologischen Selektionsvorteil. Mit zunehmender Titer-Höhe und Breite der Antikörper nimmt das epidemische Potential neuer Antigenic drift-Varianten ab. Obwohl Influenza A/H3N2 und H1N1 sowie Influenza B gleichzeitig zirkulieren, beobachtet man zusätzlich, dass einzelne Stämme wechselnd im Vordergrund einer jährlichen Epidemie stehen.

Influenza-Pandemien werden durch Influenza-A-Virusstämme mit neuen Hämaglutinin- und Neuraminidase-Typen verursacht, gegen die keine signifikante Immunität in der menschlichen Population besteht, die aber effizient replizieren und übertragen werden können (Ngyen-Van-Tam 1998). Diese „antigenic shift" (siehe Abb. C2-1) wird auf einen Speziessprung von bei Tieren zirkulierenden Stämmen auf den Menschen zurückgeführt (Claas 2000, Fauci 2006). So werden Pandemien nur durch Influenza-A-

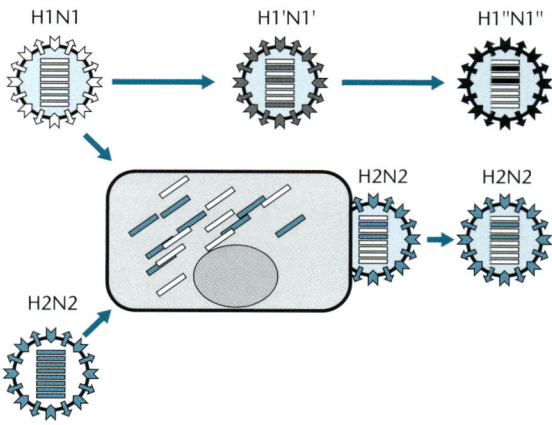

Abb. C2-1 Antigene Drift durch Punktmutationen und antigene Shift durch Reassortment.

Viren hervorgerufen, die, anders als Influenza B bei Tieren, insbesondere bei Vögeln zirkulieren. Für den Speziessprung werden als Mechanismen die relative ineffiziente Adaptation von Tierstämmen im Menschen und das „Reassortment" diskutiert. Die „Spanische Grippe" von 1918 wird einer Adaptation zugeschrieben. Eine hohe Infektionsdosis und effiziente Replikation erleichtert die Adaptation des Hämagglutinins von der bei Vögeln bevorzugten Neu5Ac(α2,3)Gal- zu der Neu5Ac(α2,6)Gal-Glykosylierung im menschlichen Respirationstrakt. Reassortment entspricht einer Mischung von RNA-Segmenten bei gleichzeitiger Infektion einer Wirtszelle mit einem Mensch- und Tier-spezifischen Virusstamm. So wird die „Asiatische Grippe" H2N2 von 1957 mit weltweit ca. zwei Millionen Toten auf ein Reassortment zurückgeführt, bei dem sich die neuen für H2, N2 und PB1 kodierenden Gensegmente auf Wildenten zurückführen ließen, während das übrige Genom von dem bereits an den Menschen adaptierten H1N1-Subtyp stammte. Bei der „Hongkong-Grippe" H3N2 von 1968 mit weltweit ca. einer Million Toten wurde H3 und PB1 von einem Entenvirus mit dem zirkulierenden H2N2 rekombiniert. Schweine werden als Schlüsselspezies für ein Reassortment angesehen, da sie in ländlichen Regionen Südostasiens in engem Kontakt mit Vögeln und Menschen existieren und beide Glykosylierungsformen in den Atemwegen vorhanden sind. Ein Reassortment könnte aber auch direkt im Menschen stattfinden.

Aviäre Influenzaviren sind bei Wasservögeln weit verbreitet und für diese meist ohne besondere Pathogenität (Olsen et al. 2006). Intermittierend treten jedoch Varianten auf, die für domestiziertes Geflügel pathogen sind. Die seit 1997 aufgetretenen Ausbrüche mit aviären Influenza-A-Viren H9N2, H7N7 und H5N1 verdeutlichen diese Aspekte. Der seit 1996 bekannte H5N1-Stamm ist hoch pathogen für Geflügel, während manche Wasservögel weniger stark betroffen sind (de Jong und Hien 2006). Die akzidentelle Transmission auf den Menschen scheint ein sehr hohes Inokulum zu benötigen. Bisher wurden ca. 20 schwere menschliche Erkrankungen dokumentiert, die in ca. 60% letal verliefen.

3 Epidemiologie und Transmission

An den Menschen adaptierte Influenza-Virusstämme werden am effizientesten durch **Aerosole** (< 10 μm Tröpfchen-Durchmesser) übertragen. Experimentell ist hierfür lediglich eine sehr geringe Infektionsdosis ausreichend. Ebenfalls können Tröpfchen oder infektiöse Sekrete über die Hände an Schleimhäute gelangen. Nach Infektion steigt die Virusreplikation vom oberen in den unteren Respirationstrakt ab. Innerhalb von 18–72 Stunden werden 10^4–10^7 infektiöse Einheiten pro Milliliter Sekret freigesetzt. Aufgrund dieser akuten Dynamik sind respiratorische Sekrete durchschnittlich bereits einen Tag vor Symptombeginn infektiös. Niesen und Husten fördern die Freisetzung von infektiösen Aerosolen. Die Virusreplikation hält bei gesunden Erwachsenen während 5–7 Tage an, ist aber deutlich erhöht und verlängert bei Kleinkindern und Individuen mit eingeschränkter Immunität.

Die in den gemäßigten Klimazonen beobachtete **Saisonalität** (kalte Jahreszeit) ist in den tropisch-subtropischen Zonen weniger ausgeprägt bzw. aufgehoben (Ngyen-Van-Tam 1998). Die Gründe der Wintersaisonalität sind nicht abschließend geklärt, aber beinhalten möglicherweise eine erhöhte Stabilität der infektiösen Aerosole bei tiefer Temperatur und verbesserte Transmissionsbedingungen durch vermehrt engen Kontakt bei gedrängtem Aufenthalt in öffentlichen Räumen wie Wartesälen, öffentlichen Verkehrsmitteln oder Büros.

Der Beginn der jährlichen Influenza-Saison wird durch die Zunahme von fieberhaften respiratorischen Erkrankungen bei Kindern unter zehn Jahren markiert, was mit der noch wenig breiten Immunität, einer verlängerten und erhöhten Virusfreisetzung sowie günstigen Transmissionsbedingungen in Kindergärten und Schulen erklärt werden kann. Die Anfallsraten bei Schulkindern betragen bis zu 30–75%, mit sekundären Anfallsraten in den Familien von 50%. Gesunde junge Erwachsene sind weniger betroffen (Anfallsraten 15–45%), während für ältere Menschen höhere Anfallsraten von 30–80% beschrieben wurden, besonders in Alters- und Pflegeheimen. Epidemiologische Untersuchungen und Sentinel- bzw. Meldestatistiken zeigen eine Zunahme von Schul- und Arbeitsfehlzeiten, Arztbesuchen, Hospitalisationen sowie von Influenza-assoziierter Pneumonien und Letalität.

Die **Morbidität** der Influenza ist am größten bei jungen (< 2 Jahre) und älteren Individuen (> 65 Jahre) (Thompson et al. 2003). Die Letalität korreliert hingegen mit limitierter physischer Belastbarkeit. Zahlenmäßig betrifft dies in den Industrienationen überwiegend die ältere Bevölkerung, bei der die Komorbiditäten zunehmen und die Immunantwort nachlässt. In Entwicklungsländern ist die Letalität auch bei Kindern erhöht aufgrund von Unterernährung und fehlendem Zugang zum Gesundheitssystem (Eurosurveillance 2002). Die Influenza-bedingten Todesfälle in Deutschland werden auf 5000–10 000 pro Jahr geschätzt bei etwa 40 000 Hospitalisationen und 1–2 Millionen Erkrankungen, mit Arbeitsausfällen in Höhe von jährlich 1,1 Milliarden Euro (Robert-Koch-Institut 2006, Zucs et al. 2005). Schätzungen für die Schweiz liegen bei

100000–250000 Erkrankungen, 5000 Hospitalisationen und 400–1000 Todesfällen (Bundesamt für Gesundheit Schweiz 2006). In Österreich geht man von 250000–500000 Influenza-Erkrankungen pro Jahr aus (Inzidenz 4500/100000 Einwohner pro Jahr), mit durchschnittlich 4500 Hospitalisationen pro Jahr mit nachgewiesener Influenza-Infektion, bei denen bei rund 1000 Personen (20%) zusätzlich eine Pneumonie auftritt (Inzidenz: 11,1/100 000) (Bundesministerium für Gesundheit und Frauen Österreich 2006a).

4 Pathogenese

Die Pathogenese der Influenzavirus-Infektion wird bestimmt durch die akute Replikationsdynamik, die in kürzester Zeit zu ausgedehnten zytopathischen Läsionen des zilientragenden respiratorischen Epithels führt. Innerhalb von 4–6 Stunden werden mehrere tausend Virionen durch Knospung von der Zellmembran der infizierten Zelle freigesetzt und die ziliare Clearance liegt danieder. Die freigesetzten Viren infizieren Nachbarzellen und verteilen sich mit dem Luftstrom weiter im Respirationstrakt. Zytopathische Veränderungen stellen sich histologisch als Vakuolisierung, Ablösung und Zerstörung der Epithelzelle dar. Es kommt zu denudierenden Schäden der Mukosa, mit akuten ödematosen Veränderungen, hyperämischen Entzündungszeichen sowie nachfolgend Einwandern von polymorphonukleären und mononukleären Zellen. Parallel dazu lässt sich ein Anstieg von Interferon-α, Tumor-Nekrose-Faktor-α, sowie Interleukin-6 und -8 beobachten, die zusammen mit den Mukosaschäden die typische, akut auftretende Symptomatik wie Fieber, Halsschmerz, Kopfschmerz und Myalgien erklärt (Kaiser et al. 2001, Hayden et al. 1998). In schwer verlaufenden Fällen werden Ulzerationen der Mukosa mit Hämorrhagien sowie hyaline Membranen im Sinne einer primären Influenza-Pneumonie beobachtet.

Die Replikationsdynamik wird durch Infektionsdosis, Viruseigenschaften und Wirtsimmunität bestimmt und steht in einem Wettlauf mit dem Aufbau der homotypischen spezifischen Immunantwort. Virale Determinanten, die diesen Wettlauf beeinflussen, sind geringe antigene Gemeinsamkeit mit früher zirkulierenden Stämmen (antigenic drift bzw. antigenic shift), eine stärkere Interferon-α-antagonisierende Wirkung des viralen NS-1-Proteins (Garcia-Sastre et al. 1998, Obenauer et al. 2006) sowie eine schnellere und weniger zellspezifische Prozessierung des Hämagglutinins durch repetitive basische Aminosäuren (Lysine, Arginine) im Bereich der proteolytischen Schnittstelle, wie sie bei der hoch pathogenen Form der aviäre Influenza (HPAI) gefunden werden (Claas et al. 1998).

Die zelluläre Immunantwort leitet die Beendigung der Infektion ein. Vereinfacht lässt sich sagen, dass virusspezifische CD8-T-Zellen nach dem Einwandern durch ihre zytotoxische Aktivität infizierte Zellen auslöschen und so die Virusproduktion terminieren (Thomas et al. 2006). Die verbleibenden Gedächtniszellen vermitteln eine begrenzte heterotypisch wirksame Immunität durch Erkennung von konservierten Epitopen der viralen Nukleokapside und Matrixproteine. Die zelluläre Immunität kann eine Reinfektion mit einem anderen Subtyp nicht verhindern, jedoch wird Schwere und Dauer nachfolgender Influenza-Infektionen reduziert. CD4-T-Zellen tragen als Interferon-γ-/Tumor-Nekrose-Faktor-α-produzierende Th1-Zellen zur Termination bei. Darüber hinaus stimulieren CD4-T-Zellen als Th2-Zellen die B-Zell-Maturation zur Bildung der Influenza-spezifischen Antikörper (siehe auch Kap. A2). Bei der Antikörperbildung lässt sich eine systemische, vorwiegend auf IgG-basierende und eine mukosale, vorwiegend auf IgA-basierende Antwort unterscheiden. In der Nasenschleimhaut lassen sich vorwiegend IgA-Polymere gegen Hämagglutinin nachweisen, die lokal produziert werden und im oberen Respirationstrakt neutralisierend wirken. Neutralisierende IgG dagegen diffundieren aus dem Serum und entfalten ihre Hauptwirkung im unteren Respirationstrakt. Beide Antikörperklassen bewirken eine Reduktion der freien Viren und durch Neutralisation vor allem des Hämagglutinins einen Schutz vor Reinfektion (Hilleman 2002). Homotypische humorale und heterotypische zelluläre Immunität können das Auftreten der jährlichen Reinfektion mit Antigenic drift-Varianten nicht verhindern, bewirken aber andererseits die Abnahme der Dauer und der Schwere der Grippe mit zunehmender immunologischer Erfahrung des Organismus durch Exposition (Ngyen-Van-Tam 1998).

5 Klinik

5.1 Anamnese

Die Anamnese erfasst neben Symptomatik der akuten Erkrankung die Impfanamnese und eventuell bestehende Risikofaktoren wie Grunderkrankungen und Medikamenteneinnahme. Außerhalb der lokalen Epidemiesaison können Kontakte mit Personen aus einer Region mit lokaler Influenza-Aktivität oder eine entsprechende Reiseanamnese einen Hinweis auf eine Influenza-Infektion liefern. Im klinischen Alltag präsentieren sich die meisten Grippepatienten erst am dritten Tag der Erkrankung, was den wirksamen Einsatz von Neuraminidase-Inhibitoren stark einschränkt. Komplikationen wie virale oder sekundär bakterielle Sinusitis oder Otitis media stehen besonders bei Kindern im Vordergrund. Patienten mit sekundärer bakterieller Pneumonie berichten über erneute Verschlechterung nach initial typischem Verlauf.

5.2 Symptome

Die Symptome der Influenza-Infektion sind abrupt, aber unspezifisch und werden initial meist unterschätzt (Abb. C2-2). Innerhalb von wenigen Stunden folgen einer verstopften Nase bzw. Rhinorrhö wässrige Augen, Fiebergefühle, teilweise mit Schüttelfrost, Kopfschmerzen, Halsschmerzen, Husten sowie Muskel- und Gliederschmerzen, welche über 3–5 Tage anhalten (Treanor 2005). Die **massive systemische Symptomatik** unterscheidet Influenza von anderen respiratorischen Infektionen (Ebell et al. 2004). Die Symptomatik ist bei Kindern stärker ausgeprägt, aber nicht spezifischer, da hier andere virale Infekte ein ähnliches Bild liefern. Nach Abklingen dieser Symptome dauern Appetitlosigkeit und allgemeine Malaise bei 60% der Patienten über 10–18 Tage an.

5.3 Befunde

Typische Befunde sind abruptes Fieber mit Temperaturen $\geq 37{,}8\,°C$ von 3–5 Tagen Dauer, initial gelegentlich um 40 °C, gerötete Schleimhäute im Nasen-Rachen-Raum und konjunktival. Die zervikalen Lymphknoten sind teilweise dolent, aber meist nicht vergrößert. Auch bei sonst gesunden Personen kann eine Erhöhung des Atemwiderstands und ein Abfall der Sauerstoffsättigung festgestellt werden. Auskultatorisch kann ein obstruktives Atemgeräusch, insbesondere bei Rauchern und bei Patienten mit kardiopulmonalen Grunderkrankungen, beobachtet werden, bei denen auch Tachypnoe und Tachykardie häufiger beobachtet wird. Laboruntersuchungen zeigen häufig eine Lymphopenie, moderat erhöhte Werte des C-reaktiven Proteins bis 10–30 mg/l (Melbye et al. 2004) sowie leicht erhöhte Kreatinkinase als Ausdruck der „Hustenarbeit".

5.4 Komplikationen

Bei sonst gesunden Erwachsenen beträgt die Inzidenz von Influenza-assoziierten Komplikationen 0,3 pro 100 000 Personen und steigt bei den 50- bis 65-Jährigen bzw. über 65-Jährigen auf 1,3 bzw. 22/100 000. Alter, kardiopulmonale oder respiratorische Komorbidität erhöhen das Risiko

---

Influenzaviren

Wolfgang Jilg

- **Erregerbeschreibung**
  Die drei Influenzavirus-Typen A, B und C gehören der Familie Orthomyxoviridae an. Es handelt sich um behüllte Viruspartikel mit einem Durchmesser von 80–120 nm; neben sphärischen Virionen kommen auch pleomorphe Partikel vor. Sie besitzen ein segmentiertes Genom aus acht (bzw. sieben bei Influenza-C-Virus) einzelnen negativsträngigen RNA-Molekülen, die mit dem Nukleoprotein und den Polymerase-Proteinen zum Ribonukleoprotein-Komplex assoziiert sind (Wright und Webster 2001). Influenza-A-Viren werden aufgrund von Unterschieden in ihren Oberflächenproteinen Hämagglutinin (H) und Neuraminidase (N) in Subtypen unterteilt; wichtige humanpathogene Subtypen sind z.B. H1N1, H2N2 und H3N2.
- **Erreger-Wirts-Beziehung**
  Influenzaviren werden in erster Linie durch Tröpfcheninfektion übertragen. Influenza-A-Viren und in geringerem Ausmaß auch Influenza-B-Viren sind Erreger regelmäßig wiederkehrender Epidemien (Herbst und Winter); Influenza C tritt nur sporadisch auf. Virusreservoir für Infektionen des Menschen ist fast immer der Mensch. Influenza-A-Viren können aber auch Tiere – vor allem Schweine, Pferde und Geflügel – befallen. Während die meisten dieser tierpathogenen Stämme für den Menschen ungefährlich sind, sind einige der bei Vögeln, speziell Hühnern, Gänsen und Enten, vorkommenden Erreger (die Erreger der „Hühnerpest" oder „Vogelgrippe") unter bestimmten Umständen auf den Menschen übertragbar. Voraussetzung dafür ist sehr enger Kontakt mit infiziertem Geflügel oder Geflügelkot (Inhalation von erregerhaltigen Aerosolen oder Stäuben) oder direkter Kontakt beim Schlachten oder Zubereiten infizierter Tiere. Eine Übertragung von Mensch zu Mensch dürfte eine extrem seltene Ausnahme sein. Der seit dem Jahr 2004 sich von Südostasien aus unter Geflügel ausbreitende hochpathogene Stamm H5N1 führte bis Ende 2006 zu mehr als 280 Erkrankungsfällen bei Menschen, von denen etwa 60% starben (Beigel et al. 2005, WHO 2006). Koinfektionen von Schweinen mit aviären und menschlichen Influenza-A-Viren können zu Rekombinationen aus beiden Virustypen und damit zu neuen Subtypen führen („Antigenshift") (Scholtissek 1997). Veränderungen des Hämagglutinins bzw. der Neuraminidase innerhalb eines Subtyps („Antigendrift") sind Ursache kleinerer Epidemien im Abstand von 1–3 Jahren. Das Auftreten neuer Subtypen, möglicherweise auch das Über-

Influenzaviren (Fortsetzung)

springen eines mutierten aviären Erregers auf den Menschen kann die in Abständen von 10–40 Jahren auftretenden Pandemien auslösen (Osterholm 2005).

Zielzellen für Influenzaviren sind Epithelzellen des Respirationstraktes. Die Virusvermehrung führt zur Schädigung und in schweren Fällen zu ausgedehnten Zerstörungen des Epithels im Respirationstrakt. Daraus resultiert auch eine Verringerung der örtlichen Resistenz gegenüber bakteriellen Infekten. Die Infektion ist in der Regel auf den Respirationstrakt beschränkt, eine Virämie ist selten. Typisch ist eine ausgeprägte Interferon-Induktion. Die akute Infektion wird im Wesentlichen durch zelluläre Immunmechanismen beendet (Zambon 2001). Immunitäts-vermittelnde neutralisierende Antikörper in Sekreten der Schleimhäute (IgA) und im Serum (IgA, IgM und IgG) sind gegen die Oberflächenproteine Hämagglutinin und Neuraminidase gerichtet. Beide Proteine sind sehr variabel: durch Punktmutationen mit Austausch einzelner Aminosäuren („antigenic drift") kann die Immunität durch vorausgegangene Infektionen teilweise oder völlig unterlaufen werden. Genaustausch (Rekombination) zwischen menschlichen und tierischen Influenza-A-Viren führt zur Entstehung verschiedener Subtypen mit unterschiedlichen Hämagglutinin- und Neuraminidase-Molekülen, die keine Kreuzresistenz aufweisen.

Die Influenza (echte Grippe) ist eine lokale Erkrankung des Respirationstrakts mit systemischer Komponente. Die Inkubationszeit beträgt 1–3 Tage. Häufigste Erscheinungsform ist eine Tracheobronchitis. Sie beginnt typischerweise abrupt mit Kopfschmerzen, Schüttelfrost, Husten, hohem Fieber und ausgeprägtem Krankheitsgefühl. Gelegentlich, vor allem bei Älteren und Patienten mit chronischen Herz-Kreislauf-Erkrankungen, bildet sich eine Pneumonie aus, die eine primäre Influenzavirus-Pneumonie oder (häufiger) die Folge einer bakteriellen Superinfektion darstellt; ihre Letalität beträgt 10–40%. Seltene Komplikationen sind Myositis, Peri-Myokarditis oder Enzephalitis.

- **Diagnostik**
Der Erreger lässt sich in Rachenspülwasser, Rachenabstrich oder Bronchialsekret durch den Nachweis viraler Antigene, die Anzüchtung (Hühnerei, Gewebekultur) oder mittels PCR identifizieren. Der Nachweis spezifischer Antikörper im Serum ist möglich mittels KBR, HHT oder ELISA (IgG und IgM), ist aber wegen der kurzen Inkubationszeit der Erkrankung und dem vergleichsweise späten Auftauchen bzw. Anstieg der Antikörper nur von untergeordneter Bedeutung.

- **Prophylaxe**
Es steht ein Totimpfstoff zur aktiven Immunisierung zur Verfügung. Er besteht aus gereinigten Virusantigenen („Spaltvakzine") und wird aus auf Hühnereiern gezüchtetem Virus hergestellt. Der Impfstoff enthält die Oberflächenproteine der jeweils zirkulierenden Influenza-Stämme; er wird nach den Empfehlungen der WHO jährlich vor der Influenza-Saison (Herbst und Winter) neu hergestellt und muss jedes Jahr neu verabreicht werden. Eine Impfung ist indiziert für Menschen, die durch eine Influenza besonders gefährdet sind, wie ältere Menschen (> 60 Jahre) und Personen mit Grundleiden (chronische Lungen-, Herz-Kreislauf-, Stoffwechselkrankheiten) sowie Personen mit erhöhter expositioneller Gefährdung (Personal mit regem Publikumsverkehr, im medizinischen Bereich Beschäftigte mit Patientenkontakt). Da die Immunantwort bei alten Menschen oft reduziert ist, ist für diese Bevölkerungsgruppe ein spezieller Impfstoff verfügbar.

- **Therapie**
Amantadin oder Rimantadin (in Deutschland nicht zugelassen) und die Neuraminidase-Inhibitoren Zanamivir (Relenza®) und Oseltamivir (Tamiflu®) können bei frühzeitiger Gabe die Erkrankungsdauer verkürzen und insbesondere die pulmonale Situation verbessern; Oseltamivir ist auch prophylaktisch einsetzbar (Moscona 2005).

- **Maßnahmen bei Patienten und Kontaktpersonen**
Infizierte sollten isoliert werden (Einzelisolierung bzw. Kohortenisolierung), die Verbreitung der Erreger sollte durch die Bedeckung von Mund und Nase beim Husten und Niesen sowie Beachtung einer sorgfältigen Händehygiene vermindert werden. Ungeimpfte und besonders gefährdete Personen (z.B. Säuglinge, Abwehrgeschwächte, chronisch Kranke) sollen von erkrankten Personen ferngehalten werden. Die wichtigsten individualhygienischen Maßnahmen für pflegende Personen sind das Tragen eines Mund-Nasen-Schutzes sowie die Händedesinfektion.

- **Meldepflicht**
Namentliche Meldepflicht nach dem Infektionsschutzgesetz besteht bei direktem Erregernachweis. Zur Meldung verpflichtet ist das Labor, das den Nachweis erbracht hat.

- **Nationale Referenzzentren**
Nationales Referenzzentrum für Influenza, Robert-Koch-Institut, Abteilung für Infektionskrankheiten/FG 12. Leitung: Frau Dr. B. Schweiger, Norduferstr. 20, 13353 Berlin; Telefon: 030/4547-2456, -2205; Fax: 030/4547-2605.

- **Literatur**
Beigel JH, Farrar J, Han AM, Hayden FG, Hyer R, de Jong MD, Lochindarat S, Nguyen TK, Nguyen TH, Tran TH, Nicoll A, Touch S, Yuen KY, Writing Committee of the World Health Organization (WHO). 2005. Consultation on Human Influenza A/H5. Avian influenza A (H5N1) infection in humans. N Engl J Med. 353: 1374–1385.

Moscona A. 2005. Neuraminidase inhibitors for influenza. N Engl J Med. 353: 1363–1373.

Osterholm MT. 2005. Preparing for the next pandemic. N Engl J Med. 352: 1839–1842.

Scholtissek C. 1997. Molecular epidemiology of influenza. Arch Virol (Suppl 13): 99–103.

Wright PF, Webster RG: Orthomyxoviruses. 2001. In: Knipe DM, Howley PM (eds.): Fields Virology. 4th ed., Lippincott Williams & Wilkins, Philadelphia, pp. 1533–1579.

World Health Organisation (WHO). 2006. http://www.who.int/csr/disease/avian_influenza/country/cases_table_2006_11_13/en/index.html

Zambon MC. 2001. The pathogenesis of influenza in humans. Rev Med Virol. 11: 227–241.

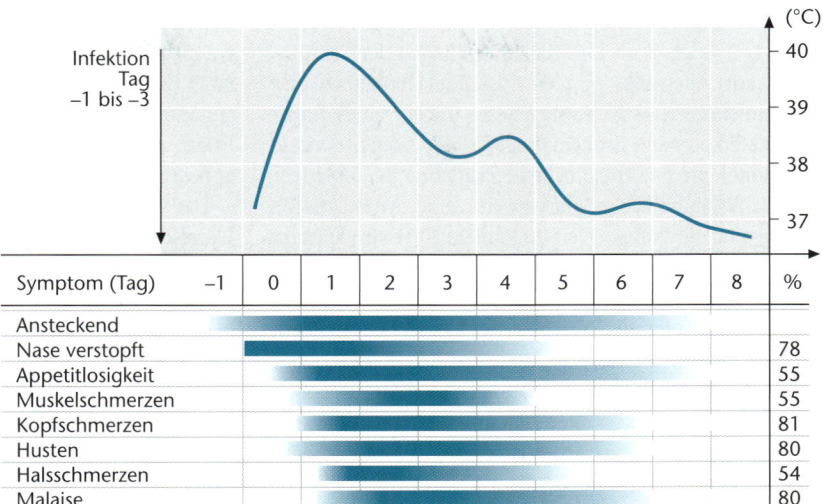

Abb. C2-2 Symtome und Verlauf bei Influenza.

markant, sodass bei Patienten unter 65 Jahren, aber mit ein bzw. zwei Risikofaktoren die Inzidenz der Influenza-assoziierten Komplikationen auf 200 bzw 400/100 000 Personen zunimmt (Thompson et al. 2005, Kaiser et al. 2003). Bei Patienten, die wegen Influenza-assoziierten Erkrankungen hospitalisiert werden müssen, beträgt die Letalität 5–30%.

Eine Übersicht der Komplikationen der Influenza zeigt Tabelle C2-3. Virale Otitis media und Sinusitis sind typisch bei Kindern bzw. bei Rauchern und können sekundär durch Bakterien, meist von der oropharyngeale Flora, superinfiziert werden. Neben einer frühzeitigen antiviralen Therapie kann eine frühe Behandlung mit abschwellenden und mukolytischen Medikamenten bakterielle Superinfektionen reduzieren. Krupp wird seltener durch Influenzaviren als durch Parainfluenzaviren verursacht und betrifft meistens Kinder. Tracheobronchitis ist typischer Bestandteil der Influenza mit entsprechender klinischer Exazerbation bei respiratorisch limitierten Patienten, z.B. mit Asthma, COPD, zystischer Fibrose oder Rauchern.

Die primäre **Influenzavirus-Pneumonie** ist häufiger nach Auftreten eines neuen Influenzavirus-Stamms, also zu Beginn einer neuen Pandemie, und nimmt mit der Dauer der Interpandemie ab. Obwohl die zugrunde liegende Pathogenese multifaktoriell ist, sind wesentliche Faktoren eine ungebremsten Virusreplikation bei fehlender Immunität mit den entsprechenden histopathologischen Befunden (s.o.), eine starke inflammatorische Immunantwort sowie eine eingeschränkte bronchiale Clearance. Bei Patienten mit HIV/AIDS, mit hämatologisch-onkologischen Erkrankungen oder nach Knochenmark- oder Lungentransplantation tragen Influenzaviren zu einer erhöhten Morbidität und Letalität bei, aber es existieren keine Daten zur Häufigkeit einer primären Influenzavirus-Pneumonie. Nach typischer Initialsymptomatik persistieren Fieber und respiratorische Symptomatik mit Progression zu Dyspnoe und respiratorischer Erschöpfung. Radiologisch zeigen sich bilaterale, teilweise fleckig-konfluierende Infiltrate ähnlich einem ARDS. Mikrobiologisch finden sich keine relevanten Bakterienmengen, aber hohe Virustiter. Auf antibiotische Behandlung stellt sich keine nachhaltige Verbesserung ein. Differentialdiagnostisch muss neben anderen Viren an atypische Erreger wie *Mycoplasma pneumoniae*, *Chlamyda pneumoniae*, Q-Fieber bzw. Legionella-pneumophila-Infektionen gedacht werden.

Tab. C2-3 Komplikationen der Influenza-A-Infektion.

oberer Respirationstrakt	• Otitis media • Sinusitis • Laryngotracheitis (Krupp)
unterer Respirationstrakt	• Asthma • COPD Exazerbation • Tracheitis, Bronchitis • Bronchiolitis • virale Pneumonie • bakterielle Pneumonie
kardiovaskulär	• Arrhythmie • Peri-/Myokarditis • Kardiomyopathie
ZNS	• Guillain-Barré-Syndrom, Myelitis • Enzephalitis, Enzephalopathie • Reye-Syndrom

Die sekundäre bakterielle Pneumonie tritt klassischerweise 1–2 Wochen nach initialem Abklingen der Symptomatik auf. Allerdings gibt es fließende Übergänge und Mischinfektionen. Zur Pathogenese tragen eine eingeschränkte spontane Bronchialtoilette bei, extensive virale Zytopathologie mit entsprechend Zelldebris bei fehlender Ziliarfunktion sowie möglicherweise eine synergistische Schädigung durch Bakterien (McCullers 2004). Im Sputum finden sich massenhaft Bakterien, vor allem *Staphylococcus aureus*, *Streptococcus pneumoniae* oder *Haemophilus influenzae*. Die typischen Zeichen wie Fieber, Schüttelfrost, Husten, Auswurf, klingende Rasselgeräusche und radiologisch Lungeninfiltrat unterscheiden sich nicht von denen einer primären bakteriellen Pneumonie und bedürfen einer prompten antibiotischen Therapie. Sekundäre bakterielle Pneumonien sind häufiger bei Patienten mit Risikofaktoren, was bei Verlaufskontrollen beachtet werden sollte.

Nichtpulmonale Komplikationen sind eher selten und beinhalten eine Myositis mit Myoglobinurie, insbesondere bei Kindern, sowie eine Myo- und Perikarditis mit Erguss. Manifestationen des zentralen Nervensystems, die in Kasuistiken mit Influenzavirus-Infektionen assoziiert wurden, sind Myelitis, Enzephalitis und Guillain-Barré-Syndrom, wobei der ätiologische Nachweis schwierig ist (McCullers et al. 1999). Das Reye-Syndrom (Enzephalopathie, fettige Hepatopathie) kann bei Kindern auftreten, die mit Acetylsalicylsäure-Präparaten behandelt worden sind. Die enzephalopathischen Zeichen treten meist wenige Tage nach Krankheitsbeginn auf und können mit Delir und Krampfanfällen verbunden sein. Der Liquor-Befund ist unauffällig, aber es kann ein Anstieg des Ammonium-Spiegels beobachtet werden. Personen mit einer Acetylsalicylsäure-Dauerbehandlung, insbesondere Kinder, sollten deshalb regelmäßig geimpft bzw. frühzeitig antiviral therapiert werden. Zur Fieberbehandlung eignet sich deshalb Paracetamol.

6 Diagnostik

Eine spezifische virologische Diagnostik wird im klinischen Alltag selten durchgeführt. Die Diagnose einer Influenzavirus-Erkrankung wird aufgrund der typischen klinischen Präsentation und der lokalen epidemiologischen Situation gestellt. Kumulierte Studiendaten von mehr als 2600 Probanden haben gezeigt, dass mithilfe einer Falldefinition von Fieber ≥ 38 °C plus ein respiratorisches Kriterium A (Husten, Halsschmerzen, laufende oder verstopfte Nase) *plus* ein systemisches Kriterium B (Kopfschmerz, Myalgie, Malaise) eine virologisch korrekte Influenza-Infektion mit einem positiven Vorhersagewert von 80% gestellt werden kann (Monto et al. 2000, Zambon et al. 2001). Hiervon ausgenommen sind Patienten mit Risikofaktoren, die hospitalisiert werden (Babcock et al. 2006) und differentialdiagnostisch breiter abgeklärt werden sollten.

Die Virusisolierung mittels **Kurzzeit-Zellkultur** ist die klassische Nachweismethode. Die Vorteile dieser Methode sind die direkte Verwendung von respiratorischem Sekret, die relativ gute Sensitivität von 60–90% und Spezifität von > 90% in Kombination mit Virusantigen-Nachweis mittels monoklonaler Antikörper und die Möglichkeit der Typisierung für epidemiologische Fragestellungen (Ruest et al. 2003). Gleichzeitig können auch andere differentialdiagnostisch infrage kommende Erreger wie das Respiratorische Synzytial-Virus oder Parainfluenzaviren nachgewiesen werden. Die Nachteile der Virusisolierung liegen in der anspruchsvollen Logistik bezüglich Probentransport und Labor und im relativ hohen Zeitbedarf bis zur Ergebniserstellung von 2–7 Tagen. Damit kann der Einsatz von Neuraminidase-Inhibitoren nicht gesteuert werden. Der direkte Nachweis viraler Antigene in Zellen aus dem Respirationstrakt funktioniert bei guten, zellhaltigen Proben schnell und sicher.

Der **Antigendirektnachweis** ist die wichtigste Alternative zur Virusisolierung, da dieser Test innerhalb von 30 Minuten ausgewertet werden kann. Diese Tests weisen häufig konservierte virale Nukleoproteine nach, erlauben aber je nach Testformat keine Unterscheidung von Influenza A und B bzw. keine Typisierung. Die Spezifität und Sensitivität ist je nach Kit und Höhe der Virustiter relativ gut (40–90%) mit einer Spezifität von 90% und ermöglichen eine schnelle Erfassung der lokalen Epidemie (Thomas et al. 2003). Der notwendige Therapiebeginn innerhalb von 48 Stunden und die Kosten der Neuraminidase-Inhibitoren bei einer nichtindizierten Behandlung bei 10–40% von Patienten mit anderen respiratorischen Infektionen begründen den Bedarf für einen patientennahen Schnelltest.

Der Genom-Nachweis mittels **Polymerase-Kettenreaktion** (PCR) ist aktuell die optimale Methode bezüglich Sensitivität und Spezifität und erlaubt die Quantifizierung direkt in Sekret, Spülflüssigkeit oder Gewebe. Nachteile der PCR sind der Bedarf eines spezialisierten Labors und der Zeitbedarf von meist 1–2 Tagen. Die serologische Diagnose einer Influenzavirus-Infektion beruht auf dem Nachweis eines Titer-Anstiegs mittels Komplement-Bindungsreaktion oder Hämagglutinationshemmungstests, der bei immunkompetenten Individuen mindestens 14 Tage (Streuung 10–21 Tage) benötigt und deshalb nur mit gepaarten Seren bei Studien bzw. epidemiologischen Fragen sinnvoll ist. Zytologie und Biopsie setzen invasive Methoden voraus, die nur selten bei Schwerkranken indiziert sind.

7 Therapie

Für die antivirale Behandlung von Influenzaviren stehen derzeit Neuraminidase-Inhibitoren und für Influenza-A-Viren M2-Protein-Inhibitoren zur Verfügung. Entsprechend der Replikationsdynamik hängt die Wirksamkeit von einer frühzeitigen Behandlung innerhalb von 24 bis maximal 48 Stunden nach Symptombeginn ab. Beide Substanzklassen unterscheiden sich bezüglich Wirkungsprofil, Nebenwirkung und Resistenzentwicklung (Tab. C2-4).

7.1 Neuraminidase-Inhibitoren

Die Neuraminidase-Inhibitoren Zanamivir und Oseltamivir sind Substratanaloga entsprechend der Struktur der terminalen N-Acetylneuraminsäure des glykosylierten Oberflächenrezeptors, an welchen Influenza-A- und -B-Viren binden (Moscona 2005). Bei der Freisetzung neuer Viren aus der infizierten Wirtszelle spaltet die virale Neuraminidase diesen terminalen Zucker von der Oligosacharidkette. Dadurch wird die erneute Rezeptorbindung des Hämagglutinins verhindert. Eine Hemmung der Neuraminidase führt zu einer Retention der Nachkommenviren an der Oberfläche infizierter Wirtszellen und hemmt den viralen Replikationszyklus. Die Medikamente haben eine 5- bis 10fach höhere Affinität für die Neuramindasen von Influenza A, sind aber beide wirksam bei Influenza-A- und -B-Virus-Infektionen.

Zanamivir (4-Guanidino-Neu5Ac2en) ist nicht oral anwendbar und wird per Inhalation mit Laktose als Vehikel über einen Diskhaler im unteren Respirationstrakt verteilt. Ebenso ist eine intranasale Applikation möglich. Zur Behandlung werden zwei Inhalation von je 5 mg Zanamivir alle zwölf Stunden appliziert. Als Nebenwirkung von Zanamivir kommen Durchfall, Übelkeit und Schleimhautirritationen vor, die aber in gleichem Maße auch in der Placebogruppe auftraten. Allerdings wurde bei einigen Patienten mit Asthma bzw. COPD eine signifikante Abnahme von FEV1 bzw. der Peak flow-Rate berichtet, sodass hier bei Anwendung von Zanamivir antiobstruktive Medikamente bereitstehen sollten. Zanamivir sollte früh, innerhalb von 24 Stunden, maximal 48 Stunden nach Symptombeginn eingesetzt werden. Niereninsuffizienz verlängert die Halbwertszeit deutlich, was bei den geringen systemischen Spiegeln keine Rolle spielt. Eine intravenöse Formulierung von Zanamivir wird derzeit geprüft. Zanamivir ist für Kinder ab 13 Jahre zugelassen.

Oseltamivir ist ein Ester-Prodrug, welches intestinal gut resorbiert und in der Leber durch Esterasen in die wirksame Form Oseltamivir-Carboxylat überführt wird. Die Metaboliten werden tubulär sezerniert mit einer Halbwertszeit von 6–10 Stunden. Zur Behandlung werden 75 mg *per os* 12-stündlich eingesetzt, die bei einer Niereninsuffizienz mit Kreatininclearance von 30 ml auf 75 mg pro Tag reduziert werden sollte. Medikamente, die mit der renalen Sekretion interferieren, führen zu einer Erhöhung der Plasmaspiegel. Für Patienten mit gestörter Leberfunktion liegen keine Daten vor. Wesentliche Nebenwirkungen von Oseltamivir sind gastrointestinale Beschwerden, die bei Einnahme zusammen mit Mahlzeiten abnehmen, ohne die Blutspiegel zu beeinträchtigen. Oseltamivir ist für Kinder ab einem Jahr zugelassen. Für die Anwendung bei Schwangerschaft liegen keine Daten vor.

Die Wirksamkeit von Zanamivir und Oseltamivir wurde in einer Reihe von experimentellen Infektionsstudien und in klinischen Feldstudien untersucht, die zum Teil in Metaanalysen zusammenfasst wurden. Bei Patienten mit virologisch bestätigter Influenza-A- oder -B-Infektion reduzierte die Gabe von Zanamivir innerhalb von 24–36 Stunden nach Symptombeginn signifikant klinisch wesentliche Symptome um 1–3 Tage mit entsprechend früherer Rückkehr zu normaler Aktivität. Ein Therapiebeginn 48 Stunden nach Symptombeginn zeigt bei sonst immunkompetenten Patienten keine statistisch signifikante Wirksamkeit.

- Bei Personen ohne Risikofaktor wurde eine Reduktion von Antibiotika-bedürftiger Komplikationen von 17% auf 11% beobachtet. Die Kombination von intranasaler und inhalativer Applikation führte auch zu einer Reduktion von Sinusitis, Pharyngitis und Otitis, was bei alleiniger Inhalation nicht beobachtet wurde (Kaiser et al. 2000).
- Bei Patienten mit Risikofaktoren wurde eine Reduktion der Komplikationen von 46% auf 14% (Abnahme 70%, $p = 0,004$) beobachtet. Dies galt auch für Komplikationen, die eine antibiotische Therapie benötigen (38% auf 14%, Abnahme 65%, $p = 0,025$) (Lalezari et al. 2001). Eine entsprechende Metaanalyse von 3564 Patienten zeigt insgesamt bei Oseltamivir eine Abnahme von Antibiotika-bedürftiger Komplikationen im unteren Respirationstrakt von 10,3% auf 4,6% (55%, $p < 0,001$) (Kaiser et al. 2003). Hier zeigte sich eine Abnahme von Bronchitis und Pneumonie von 18,6% auf 12,2% (34%, $p = 0,02$). Ebenfalls konnte insgesamt eine signifikante Abnahme von Influenza-assoziierten Hospitalisationen dokumentiert werden.

Tab. C2-4 Medikamentöse Prophylaxe und Therapie von Influenza-A- und -B-Infektionen.

	Medikament	Anwendung	Kommentar
Prophylaxe	Amantadin	Erwachsene • < 65 Jahre 100 mg/12 h • ≥ 65 Jahre 100 mg/d Kinder • ≥ 10 Jahre 100 mg/12 h • 5–10 Jahre 100 mg/d	Nur bei humaner Influenza A Dauer: 10 Tage–3 Monate NW: ZNS, Halluzination, Depression, Krampfanfälle Interaktion mit Medikamenten mit ZNS-Wirkung, Anticholinergika, Antihistaminika und Hemmung der Nierentubulusfunktion. Anpassung an Nierenfunktion: Kreatinin-Clearance (ml/min 1,73 m^2) < 15 100 mg/7d 15–25 100 mg/3d 25–35 100 mg/2d 35–75 100 mg/1d > 75 100 mg/12h
	Oseltamivir per os	Erwachsene und Kinder ≥ 13 Jahre • p.o. 75 mg/Tag für 6 Wochen Kinder von 1–13 Jahre nach Körpergewicht • ≤ 15 kg bis 30 mg/d • 15–23 kg 45 mg/d • 23–40 kg 60 mg/d • > 40 kg 75 mg/d Nicht für Kinder unter einem Jahr. Keine Daten bei Schwangerschaft.	Bei Influenza A und B Dauer: bis zu 6 Wochen Anpassung an Nierenfunktion Kreatinin-Clearance: 10–30 ml/min 75 mg/2d Nicht empfohlen bei < 10 ml/min (75 mg/5d) Keine Daten bei Leberfunktionsstörung.
	Zanamivir per inhal.	Erwachsene und Kinder ≥ 12 Jahre • 2 × 5 mg/Tag für 6 Wochen Kinder > 12 Jahre	Influenza A und B Dauer: 5 Tage Keine Anpassung an Nieren- oder Leberfunktion. Inhalative Bronchodilatatoren bei Risikopatienten bereithalten.
Therapie	Oseltamivir per os	Erwachsene • 75 mg/12h Kinder ab ≥ 1 Jahre nach Körpergewicht • ≤ 15 kg bis 30 mg/12 h • 15–23 kg 45 mg/12 h • 23–40 kg 60 mg/12 h • > 40 kg 75 mg/12 h	Bei Influenza A und B Dauer: 5 Tage Anpassung an Nierenfunktion Kreatinin-Clearance: 10–30 ml/min 75 mg/d Nicht empfohlen bei < 10 ml/min.
	Zanamivir per inhal.	Erwachsene und Kinder > 12 Jahre • 2 × 5 mg/12 h	Bei Influenza A und B Dauer: 5 Tage Keine Anpassung an Nieren- oder Leberfunktion. Inhalative Bronchodilatatoren bei Risikopatienten bereithalten.

NW = Nebenwirkung

7.2 M2-Inhibitoren

Amantadin und Rimantadin sind Inhibitoren des M2-Ionenkanals und wirken nur bei Influenza-A-Viren, wo sie die zum Uncoating notwendige endosomale Azidifizierung hemmen (siehe Tab. C2-4). Untersuchungen bei sonst gesunden Personen während der Hongkong-Grippe 1968 oder der Russischen Grippe 1977 zeigten eine Verkürzung der klinischen Symptomatik einschließlich des Fiebers um ca. 1–2 Tage. Amantadin wird nicht metabolisiert und mit einer Halbwertszeit von 10–14 Stunden unverändert im Urin ausgeschieden. Die tägliche Dosis beträgt 100 mg *per os* und sollte an Nierenfunktion bzw. Alter angepasst werden. Rimantadin wird zu 85% metabolisiert, aber ebenfalls im Urin ausgeschieden. Die wichtigsten Nebenwirkung betreffen das ZNS mit Schlaflosigkeit, Benommenheit und Krampfanfällen bei Personen mit entsprechender Disposition und sind bei Amantadin stärker als bei Rimantadin. Diese Nebenwirkung nehmen zu bei gleichzeitiger Einnahme von Medikamenten mit ZNS-Aktivität, bei Anticholinergika oder Antihistaminika sowie bei Medikamenten, welche die tubuläre Sekretion hemmen wie z.B. Trimethoprim-Sulfmethoxazol.

7.3 Antivirale Resisistenzen

Antivirale Resistenzen entstehen durch **Spontanmutationen,** die einen Replikationsvorteil in Gegenwart des Medikaments bewirken. Amantadin-resistente Stämme treten bei behandelten Personen rasch auf (CDC 2006). Hierfür sind einzelne Punktmutationen in der Transmembran-Domäne des M2-Proteins (Aminosäure 26, 27, 30, 31 oder 34) verantwortlich, die auch eine Kreuzresistenz gegen Rimantadin bewirkt. Amantadin-resistente Stämme haben keine Nachteile in der Virusreplikation und werden deshalb problemlos übertragen. In Institutionen mit Influenza-Fällen sollten Personen, die Amantadin zur Prophylaxe erhalten, von Personen mit Amantadin-Therapie isoliert werden.

Resistenzen gegen Neuraminidase-Inhibitoren werden wesentlich seltener beobachtet. Veränderungen im aktiven Zentrum der Neuraminidase verhindern die Bindung des Neuraminidase-Inhibitors (Hayden 2006). Im Unterschied zu Zanamivir ist zur Bindung von Oseltamivir eine Konformationsänderung der Neuramindase notwendig. Seltene Mutationen wie z.B. Glu119Val, die die Architektur der Neuraminidase verändern, können deshalb selektive Oseltamivir-spezifische Resistenzen verursachen. Dabei entsteht keine signifikante Abnahme der Replikationskapazität und die Wirksamkeit von Zanamivir bleibt erhalten (Yen et al. 2005). Andere Neuraminidase-Mutationen wie Arg292Lys hingegen führen zu einer Oseltamivir-Zanamivir-Kreuzresistenz mit reduzierter Replikation und Infektiosität (Moscona 2005).

Passend zu dem dynamischen Gleichgewicht zwischen Rezeptoraffinität des Hämagglutinins, Neuraminidase-Abhängigkeit und Virusreplikation können bei der Entwicklung der Zanamivir-Resistenz *in vitro* zwei Schritte beobachtet werden. Initial werden Mutanten mit einer reduzierten Affinität des Hämagglutinins für den Oligosaccharid-Rezeptor selektiert. Die entsprechenden Viren sind damit weniger abhängig von der Neuraminidase-Funktion und weniger empfindlich für eine Hemmung. In einem zweiten Schritt treten Resistenzen im Bereich des aktiven Zentrums der Neuraminidase auf (Gubareva et al. 2001). In-vivo-Untersuchungen nach experimenteller H1N1-Infektion von gesunden Probanden, die nach 28 Stunden mit Oseltamivir behandelt wurden, konnten in 4% der Fälle Resistenzen nach drei Tagen nachgewiesen werden, die durch Mutationen im aktiven Zentrum der Neuraminidase erklärt wurden. Bei Placebo-behandelten Personen wurde innerhalb von zwei Tagen ein Wechsel des Hämagglutinins von der eiadaptierten, [Neu5Ac(α2,3)Gal]-bindenden Form zur humanadaptierten [Neu5Ac(α2,6)Gal] Form beobachtet, mit entsprechend höherer Affinität zum menschlichen respiratorischen Epithel. Bei Oseltamivir-behandelten Patienten trat diese Adaptation und die damit verbundene stärkere Neuraminidase-Abhängigkeit signifikant seltener auf (Gubareva et al. 2001).

Die **Influenza-spezifische Immunität** bestimmt entscheidend die replikative Fitness und damit die Höhe der Viruslast, Dauer der Ausscheidung und Wahrscheinlichkeit der Übertragung. Die spezifische Immunität limitiert daher auch das Risiko einer Selektion von Viren mit antiviralen Resistenzen. Beim immunkompetenten Patienten werden virale Infektionen auch nach Auftreten von antiviralen Resistenzen immunologisch terminiert. Entsprechend der Selektion von antiviralen Resistenzen bei HIV-Infektion und nach Transplantation überrascht es daher nicht, dass eine der ersten klinischen identifizierten Neuraminidase-Inhibitor-Resistenzen bei einem immunsupprimierten Kind identifiziert wurde (Gubareva et al. 1998, Ison et al. 2006). Bei sonst gesunden japanischen Kindern konnten nach Oseltamivir-Behandlung in 16–18% resistente Viren nachgewiesen werden (Kiso et al. 2004). Dies deutet auf eine Kombination von unzureichenden Medikamentenspiegeln und fehlender oder geringer spezifischer Immunität hin. Entsprechend wurden in einer anderen Untersuchung mit höherer Oseltamivir-Dosierung und mehrheitlich älteren Kindern (> 5 Jahre) keine Resistenzen entdeckt. Epidemiologisch ist deshalb der Einsatz von Neuraminidase-Inhibitoren in prophylaktischer Dosierung bei nichtgeimpften, immundefizienten Patienten und kleinen Kindern nicht unbedenklich.

8 Prävention und Prophylaxe

Die Prophylaxe der saisonalen Influenza-Epidemie basiert auf der aktiven Impfung. Darüber hinaus besteht die Möglichkeit der medikamentösen Prophylaxe mit Neuramidase-Inhibitoren oder Adamantanen zur saisonalen, familiären, nosokomialen und postexpositionalen Prophylaxe, die aus ökonomischen und epidemiologischen Gründen einer kritischen Indikation bedarf. In Krankenhäusern und Pflegeeinrichtungen wird die Isolation betroffener Patienten zur Vermeidung einer Epidemie unter Patienten und Personal empfohlen.

8.1 Impfung

Der Impfstoff ist z. Zt. ein trivalenter Totimpfstoff mit angereicherten („split virus vaccine") oder aufgereinigten Oberflächenproteinen („subunit vaccine") und enthält eine definierte Menge an Hämagglutinin (15 μg) von je einem Influenza-A- (H1N1, H3N2) und einem Influenza-B-Stamm. Die Auswahl der Impfstämme wird jährlich an die zu erwartenden zirkulierenden Subtypen angepasst entsprechend der Empfehlung der Weltgesundheitsorganisation. Die Impfung ist allgemein empfohlen, aber nicht gleichermaßen für alle krankenversicherungspflichtig. Diese besondere Empfehlung für die jährliche Influenza-Impfung unterscheidet sich leicht in verschiedenen Ländern, gilt aber generell für Personen mit erhöhtem Morbiditäts- und Mortalitätsrisiko aufgrund von Alter oder Grunderkrankung und deren Betreuern bzw. Kontaktpersonen sowie für Personen mit erhöhtem Publikumskontakt (Tab. C2-5). In mehreren Studien zeigt sich, dass es in Krankenhäusern und Pflegeeinrichtungen effizienter ist, das Personal zu impfen als die zu betreuenden Personen. Diese Strategie führt sowohl zu einer Reduktion der Morbidität und Letalität unter den Patienten sowie der Arbeitsausfälle.

Der Impfstoff wird parenteral möglichst vier Wochen vor der zu erwartenden Epidemie, also von September bis Dezember, appliziert. Prinzipiell ist die Impfung aber auch später und bei laufender Epidemie möglich. Unerwünschte Nebenwirkungen sind meist lokale Dolenz in 60–80% der Fälle, seltener systemisch mit Unwohlsein oder leichtem Fieber in 2–10%, die vorwiegend bei Kindern auftreten. Allergische Hypersensitivitätsreaktionen sind sehr selten, jedoch ist eine Impfung kontraindiziert bei Personen mit bekannter Unverträglichkeit gegen Hühnereier. Ein überproportionales Auftreten von Fällen mit Guillain-Barré-Syndrom von 1 pro 100 000 Impfungen wurde nur 1976 im Zusammenhang mit einem US-amerikanischen Impfprogramm gegen die Schweine-Influenza berichtet. Nachfolgende Untersuchung haben jedoch diese Ergebnisse relativiert und schätzen, dass höchstens ein zusätzlicher Fall von Guillain-Barré-Syndrom pro eine Million Impfungen auftreten könnte. Die Impfung führt bei gesunden jungen Erwachsenen in über 90% der Fälle zu einem Anstieg der Serumantikörper mit maximalem Titer nach 2–4 Monaten. Wenn die ausgewählten Impfstoffe den tatsächlich zirkulierenden Stämmen der nachfolgenden Saison entsprechen, besteht in 70–90% ein Schutz vor einer klinisch symptomatischen Grippeinfektion. Bei älteren Patienten ist der Impfschutz auf 30–60% reduziert.

8.2 Medikamentöse Prophylaxe

Die Wirksamkeit von Neuraminidase-Inhibitoren bzw. M2-Inhibitoren zur saisonalen Prophylaxe wurde bei Immunkompetenten über sechs Wochen während lokaler Epidemien in der Gemeinde bzw. in Institutionen bzw. während neuer Pandemien wie der Hongkong-Grippe von 1968 demonstriert. Außerhalb von Pandemien sollte jedoch die Indikation für eine saisonale medikamentöse Prophylaxe streng für Personen mit hohem Risiko für Exposition und Komplikation (z.B. schwerer Immunsuppression, nach Stammzelltransplantation oder Chemotherapie) gestellt werden. Dies sollte auch bei der familiären Prophylaxe berücksichtigt werden. Der Schutz für Kontaktpersonen in Familien oder Institutionen ist bei Verwendung von Adamantanen nur wirksam, wenn der Indexfall keine Resistenz entwickelt. Die Resistenzentwicklung bei M2-Inhibitoren stellt den Einsatz dieser Medikamente infrage (CDC 2006). Bei Neuraminidase-Inhibitoren wird über einen etwa 80%igen Schutz für die Dauer der Einnahmen berichtet. Nach Sistieren der Prophylaxe kann es zu einer Ansteckung kommen. Impfung und medikamentöse Prophylaxe wirken synergistisch. Beim Auftreten von Pandemien ist der Einsatz von Neuraminidase-Inhibitoren ebenfalls durch die zuständigen Behörden klar geregelt.

9 Infektion mit aviären Influenza-A-Viren

Influenza-A-Viren sind endemisch in Wasservögeln und werden unter den Vögeln hauptsächlich über mit Fäzes kontaminiertes Wasser, Futter und Aersole übertragen (Olsen et al. 2006). Die anschließende Virusreplikation im Gastrointestinaltrakt ist bei Wasservögeln meist a- bis oligosymptomatisch, aber gelegentlich treten hochpathogene Varianten auf. Bei Transmission auf anderes Geflügel sind disseminierte Infektionen beschrieben. Man unterscheidet eine wenig pathogene Form („low pathogenic avian influenza", LPAI), die sich durch einen milden Krankheitsverlauf auszeichnet mit zerzausten Federn oder Rückgang der Eierproduktion, und eine hoch pathogene Form („highly pathogenic avian influenza", HPAI) mit Insertionen von ba-

Tab. C2-5 Impfempfehlungen Influenza.

Deutschland	Österreich	Schweiz
Ständige Impfkommission (STIKO) des Robert-Koch-Instituts Internet: http://www.rki.de	Empfehlungen des Obersten Sanitätsrates (Impfausschuss) Internet: http://www.bmgf.gv.at	Bundesamt für Gesundheit Internet: http://www.bag.admin.ch/infekt/impfung/vaccs/d/index
Personen > 60 Jahre	**Personen > 60 Jahre**	**Personen > 65 Jahre**
• Bewohner von Alters- oder Pflegeheimen		• Bewohner von Alters- und Pflegeheimen • Patienten in Einrichtungen für chronisch kranke Personen
Personen (≥ 6 Monate) mit erhöhter gesundheitlicher Gefährdung infolge eines Grundleidens: • chronische Lungen-, Herz-Kreislauf-, Leber- und Nierenkrankheiten • Diabetes mellitus und andere Stoffwechselkrankheiten, Multiple Sklerose mit durch Infektionen getriggerten Schüben • angeborene oder erworbene Immunschwäche, HIV-Infektion.	Kinder (≥ 7. Lebensmonat), Jugendliche und Erwachsene mit erhöhter Gefährdung infolge eines Grundleidens: • chronische Lungen-, Herz-, Kreislauf-Erkrankungen, Erkrankungen der Nieren • Stoffwechselkrankheiten • angeborene oder erworbene Immundefekte.	Personen (Kinder und Erwachsene) mit • chronischen Herz- und oder Lungenerkrankungen, chronischem Asthma, angeborener Fehlbildung des Herzens • zystischer Fibrose • chronischer Stoffwechselstörung (u.a. Diabetes mellitus), Niereninsuffizienz • Hämoglobinopathie • Immunsuppression. Personen (Kinder und Erwachsene), die regelmäßig medizinische Betreuung benötigen oder im Verlauf des Jahres hospitalisiert waren.
• Personen mit erhöhter Expositionsgefahr, z.B. medizinisches Personal • Personen in Einrichtungen mit umfangreichem Publikumsverkehr	• Personen in Einrichtungen mit umfangreichem Publikumsverkehr	• Medizin- und Pflegepersonal sowie alle Personen mit direktem Kontakt zu Patienten und/oder Bewohnern von Krankenhäusern, Kliniken oder Arztpraxen, bei der Hauspflege, in Alters- und Pflegeheimen sowie in Kurhäusern.
Personen, die als mögliche Infektionsquelle für von ihnen betreute ungeimpfte Risikopersonen fungieren können.	Betreuungspersonen (z.B. in Krankenhäuser, Altersheimen und im Haushalt) von Risikogruppen (kranke Kinder, Altersheim).	Personen, die in nahem Kontakt stehen zu Risikopersonen oder mit ihnen im gleichen Haushalt leben (Kinder inbegriffen).
• Wenn eine intensive Epidemie aufgrund von Erfahrungen in anderen Ländern droht oder nach deutlicher Antigendrift bzw. Antigenshift zu erwarten ist und der Impfstoff die neue Variante enthält (entsprechend den Empfehlungen der Gesundheitsbehörden).		• Personen, die in der Tierseuchenbekämpfung eingesetzt werden. • Schlachthofpersonal mit Kontakt zu lebendem Geflügel, Tierärzte sowie deren Mitarbeiter/innen, Geflügelhalter. • Personen, welche beruflich häufig nahen Kontakt zu Wild- und Hausvögeln haben. • Zollangestellte mit direktem Kontakt zu lebendem Importgeflügel.

sischen Aminosäuren in der Schnittstelle des Hämagglutinins, bei der bis zu 100% des erkrankten Geflügels innerhalb sehr kurzer Zeit verendet. Alle HPAI sind bisher ausschließlich H5- oder H7-Subtypen. Transmissionen über Speziesbarrieren kommen vor, führen aber wegen der durch multiple Faktoren determinierten Wirtsspezifität nicht ohne weiteres zu einer stabilen Zirkulation unter Säugetieren.

Seit 1997 sind Transmissionen mit verschiedenen aviären Influenza-A-Viren auf den Menschen beschrieben worden, die unterschiedliche Symptome auslösten (siehe Tab. C2-1).

Influenza A/H5N1 wurde erstmals 1996 bei einem Ausbruch in Gänsen in Guandong, China, nachgewiesen und führte 1997 in Hongkong zu einem Ausbruch bei Hühnern mit Transmission auf Menschen mit 18 dokumentierten Fällen, wovon sechs tödlich verliefen. Massive Interventionen mit generalisierter Notschlachtung von mehreren Millionen Hühnervögeln und Unterbindung des Geflügelhandels führten zu einer vorübergehenden Eindämmung. Bei wiederholten Ausbrüchen beobachtete man eine Ausbreitung in Südostasien und nachfolgend über Zentralasien nach Europa und Afrika. Für diese rasante Globalisierung scheinen nicht nur Zugvögel verantwortlich zu sein, sondern auch illegale Geflügelfleischtransporte. Zusätzlich wurden in dieser Zeitspanne multiple genetische Veränderungen dokumentiert, die zu einem hoch pathogenen Stamm mit erweiterter Wirtsspezifität einschließlich Katzen, Schweinen und anderen Säugetieren führen (de Jong und Hien 2006). Die direkte H5N1-Transmission von Vogel zu Menschen scheint bisher eine hohe Infektionsdosis zu benötigen. Ebenso ist eine effiziente Transmission von Mensch-zu-Mensch bisher nicht dokumentiert worden. Es wurden aber einige Fälle von möglichen Mensch-zu-Mensch-Übertragungen diskutiert, die alle längeren, engen, ungeschützten Kontakt mit erkrankten Personen hatten und wahrscheinlich eher Schmier- als Aerosolinfektionen entsprechen (Hayden und Croisier 2005, Olsen et al. 2005, Ungchusak et al. 2005). Das Risiko einer Pandemie mit H5N1 wird von der WHO als hoch eingeschätzt (WHO 2006b).

Aviäre H5N1-Infektionen beim Menschen erscheinen parallel zu Ausbrüchen bei Hühnervögeln. Die klinische Präsentation leitet sich zurzeit von mehr als 100 Erkrankungen ab, die meist wie ein schweres Influenzavirus-Syndrom verliefen mit Fieber, Husten und Dyspnoe (Beigel et al. 2005). Ein großer Anteil der Patienten hatte gastrointestinale Symptome mit Bauchschmerzen, Erbrechen und Diarrhö, was häufig sogar die initiale Manifestation darstellte. Die mittlere Inkubationszeit beträgt 2–4 Tage, aber über 8–17 Tage wurde ebenfalls berichtet (de Jong und Hien 2006). Radiologische Veränderungen wurden im Median nach sieben Tagen (3–17 Tage) dokumentiert, zum Teil überlappend mit einem ARDS. Eine ZNS-Symptomatik und ein fortschreitendes Multiorganversagen mit Niereninsuffizienz und/oder Herzinsuffizienz kennzeichneten die letalen Verläufe 6–30 Tage nach Krankheitsbeginn. Kinder unter 15 Jahre waren etwas häufiger betroffen. Bei einem Teil der Patienten konnte eine disseminierte Influenzavirus-Infektion nachgewiesen werden. Im Wesentlichen wurde aber der Verlauf durch die starke inflammatorische Reaktion und hypoxische Schädigung bestimmt. Diese schweren, in über 60% letalen Verläufe entsprechen möglicherweise nur einem kleinen Anteil der tatsächlichen Infektionen. Serologische Untersuchungen bei Kontaktpersonen im Haushalt und Krankenhäusern weisen auf die Möglichkeit nicht diagnostizierter milderer Infektionen hin (Buxton et al. 2000, Katz et al. 1999).

Für Diagnose und Management einer humanen H5N1-Infektion ist eine **frühzeitige Erfassung** von infizierten Personen wesentlich. Hierzu sollten Kriterien der WHO-Falldefinition „Verdacht auf aviäre Influenza A H5N1" angewendet werden. Diese beinhalten Symptome einer Grippe (Fieber $\geq 37{,}8\,°C$ und mindestens eines der folgenden Symptome: Husten, Dyspnoe, Halsschmerzen, Durchfall) und die Anamnese einer möglichen Exposition mit aviären H5N1-Viren innerhalb der Inkubationszeit vor Symptombeginn. Die Exposition kann durch Kontakt (Berührung) oder Tröpfchen (Umkreis 1 m) mit bestätigt H5N1-infizierten Tieren oder Tiermaterial entstehen, bei einer Reiseanamnese in Gebiete mit bestätigten Ausbrüchen an aviärer Influenza (WHO 2006c) oder bei Arbeiten mit H5N1-enthaltenden Laborproben. Die Anwendung der Falldefinition erlaubt die gezielte Einleitung von Isolierung, Diagnostik, Frühtherapie, Umgebungsabklärung und Postexpositionsprophylaxe. Maßnahmen zur Infektionskontrolle beinhalten die Anwendung von Kontakt-, Tröpfchen- und Aerosol-Isolation in Unterdruckzimmern, bis die definitive Diagnose gestellt ist bzw. keine Transmissionsgefahr mehr besteht, was bei Erwachsenen eine Woche bzw. bei Kindern drei Wochen nach Genesung der Fall ist. Die diagnostische Bestätigung basiert auf der RT-PCR bzw. Virusisolierung aus Nasopharyngeal- und Stuhlabstrichen, die in spezialisierten Referenzlaboratorien durchgeführt werden. Serologische Untersuchungen sind nur retrospektiv zu epidemiologischen Zwecken sinnvoll. Die antivirale Prophylaxe und Therapie mit Neuraminidase-Inhibitoren sollte ohne Verzögerung bei Verdacht verabreicht werden. Amantadin ist bei den aktuell zirkulierenden H5N1-Stämmen nicht wirksam (Resistenzrate > 70%). Die Behandlung mit Oseltamivir orientiert sich zum Zeitpunkt dieser Übersicht an denen für humane Influenza-A-Infektionen, obwohl die optimale Dosierung nicht in klinischen Studien belegt wurde. Möglicherweise sind in der Zukunft höhere Dosen über eine längere Zeit indiziert, was auch das Auftreten von Resistenzen reduzieren könnte. Ebenfalls könnten Kombinationstherapien von Oseltamivir per os mit Zanamivir inhalativ oder intravenös oder mit anderen Medikamenten (Peramivir) notwendig werden. Tatsächlich wurden Oseltamivir-Resistenzen bei Patienten mit aviärer Influenza A/H5N1 mit fehlendem Ansprechen identifiziert, die jedoch keine Kreuzresistenz für Zanamivir beinhalteten (Le et al. 2005).

Die aufgeführten Maßnahmen beziehen sich auf sporadische Fälle einer Transmission mit aviären H5N1 und werden im Fall einer Pandemie mit H5N1 rasch an die Grenzen des Machbaren stoßen. Die **Entwicklung eines humanen**

Impfstoffs ist dabei von zentraler Bedeutung. Die Erfahrungen bei den Standardvakzinen zeigen jedoch, dass die Wirksamkeit entscheidend vom „matching" der Antigene von geimpftem und humanzirkulierendem Stamm abhängt. Da H5N1 noch nicht effizient human übertragen wird, nach Antigenic shift aber hohe Replikationsraten zu erwarten sind, ist das Risiko eines unwirksamen Impfstoffes hoch. Andererseits beträgt die Dauer einer Impfstoffentwicklung mindestens sechs Monate, sodass weite Teile der Welt mit einer ersten Pandemiewelle konfrontiert sein werden. Die aktuell in Entwicklung befindlichen H5N1-Impfstoffe scheinen wenig immunogen zu sein und erfordern mindestens zwei Impfdosen. Angesichts der limitierten Lagerbestände und Kosten der Neuraminidase-Inhibitoren erscheint eine globale Versorgung unmöglich. Deshalb ist die Entwicklung von heterotypisch wirksamen Influenza-Vakzinen von zentraler Bedeutung geworden. Als weitere Interventionsstrategien werden die Vakzinierung von Vögeln und Geflügel sowie angesichts der limitierten Medikamentenbestände gezielte geographische Ringprophylaxe mit Neuraminidase-Inhibitoren diskutiert.

10 Krankheitsmanagement und Meldewesen

Das Krankheitsmanagement der Influenza-Infektion berücksichtigt Aspekte des individuellen Patienten sowie epidemiologische Aspekte im direkten und institutionellen Umfeld. In den meisten Fällen wird symptomatisch und ambulant behandelt und entsprechend die Arbeits(un)-fähigkeit dokumentiert. Die Prophylaxe für Haushaltsmitglieder ist eine Option, die individuell geprüft werden sollte. Gemäß Krankheitsverlauf und Risikofaktoren aufgrund von Komorbiditäten liegen ambulante Nachkontrollen nahe, die gezielt vereinbart werden können. Die Indikation einer antiviralen Behandlung beim immunkompetenten Patienten sollte innerhalb der ersten 36 Stunden gestellt werden. Bei Patienten mit Immundefizienz und bei Patienten, die aufgrund ihres Zustandes bzw. ihrer Komorbiditäten hospitalisiert werden müssen, werden differentialdiagnostische Abklärungen einschließlich der Influenza-Diagnostik weiter gefasst. Dies gilt auch für den Einsatz von Neuraminidase-Inhibitoren. Die Transmission von Influenza in medizinischen Institutionen einschließlich Wartezimmern stellt eine große Herausforderung dar. Im Krankenhaus sollten Patienten mit Verdacht auf Influenza krankenhaushygienisch isoliert werden, um nosokomiale Ausbrüche zu vermeiden. Diese Aspekte sind im Zusammenhang mit Pandemien bzw. Verdacht auf aviäre Influenza-Infektion strikt über Falldefinition und Gesundheitsbehörden zu regeln.

Die **Meldepflicht** bezüglich Influenza ist in Europa unterschiedlich geregelt. In Deutschland bzw. in der Schweiz besteht eine Meldepflicht für den Nachweis von Influenza innerhalb von 24 Stunden bzw. innerhalb einer Woche. Die Meldungen geschehen namentlich an die zuständigen Gesundheitsbehörden und werden an nationale Institutionen weitergeleitet. Weiterhin werden Hospitalisationen und Todesfälle erfasst, bei der Influenza ursächlich oder gleichzeitig aufgetreten ist. Darüber hinaus sind alle Verdachtsfälle, welche die Falldefinition der aviären Influenza H5N1 („Vogelgrippe") erfüllen, meldepflichtig (Bundesärztekammer und Kassenärztliche Bundesvereinigung 2005).

Da in den meisten Fällen keine Diagnostik durchgeführt wird und somit die Meldepflicht nicht greift, sind in fast allen Ländern zusätzlich **Sentinella-Netzwerke** etabliert, die auf freiwilliger Basis mithilfe von etablierten Falldefinitionen wöchentlich alle Fälle von „grippeähnlichen Erkrankungen" (influenza-like illness) bzw. akute Atemwegserkrankung in Arztpraxen eines Einzugsgebiet erfassen und zur Auswertung an ein Referenzzentrum weiterleiten. Zusätzlich werden bei einem Teil der Patienten Virusisolate charakterisiert und, wenn möglich, typisiert, um die zirkulierende Stämme zu erfassen, die für die Impfstoff-Empfehlung auch an die WHO weitergeleitet werden. Informationen hierzu können im Internet für Deutschland (Deutsches Grünes Kreuz 2006), Österreich (Bundesministerium für Gesundheit und Frauen Österreich 2006b) und die Schweiz (Centre National Influenza et al. 2006) abgerufen werden.

LITERATUR

Babcock, H.M., L.R. Merz, V.J. Fraser. 2006. Is influenza an influenza-like illness? Clinical presentation of influenza in hospitalized patients. Infect Control Hosp. Epidemiol. 27: 266–270.

Beigel, J.H., J. Farrar, A.M. Han, F.G. Hayden, R. Hyer, M.D. de Jong, S. Lochindarat, T.K. Nguyen, T.H. Nguyen, T.H. Tran, A. Nicoll, S. Touch, K.Y. Yuen. 2005. Avian influenza A (H5N1) infection in humans. N Engl J Med. 353: 1374–1385.

Bundesamt für Gesundheit, Schweiz. 2006. http://www.bag.admin.ch/influenza/01118/index.html.

Bundesärztekammer, Kassenärztliche Bundesvereinigung. 2005. Saisonale Influenza, Vogelgrippe und potenzielle Pandemie. Dtsch. Ärzteblatt 102: A3444–A3455.

Bundesministerium für Gesundheit und Frauen, Österrreich. 2006a. http://www.bmgf.gv.at/cms/site/detail.htm?thema=CH0019&doc=CMS1126084167391.

Bundesministerium für Gesundheit und Frauen, Österreich. 2006b. http://www.bmgf.gv.at/cms/site/detail.htm?thema=CH0016&doc=CMS1038913010412.

Buxton, B.C., J.M. Katz, W.H. Seto, P.K. Chan, D. Tsang, W. Ho, K.H. Mak, W. Lim, J.S. Tam, M. Clarke, S.G. Williams, A.W. Mounts, J.S. Bresee, L.A. Conn, T. Rowe, J. Hu-Primmer, R.A. Abernathy, X. Lu, N.J. Cox, K. Fukuda. 2000. Risk of influenza A (H5N1) infection among health care workers exposed to patients with influenza A (H5N1), Hong Kong. J Infect. Dis. 181: 344–348.

Centers for Disease Control and Prevention (CDC). 2006. High levels of adamantane resistance among influenza A (H3N2) viruses and interim guidelines for use of antiviral agents-United States, 2005–06 influenza season. MMWR Morb Mortal Wkly Rep. 55: 44–46.

Centre National Influenza, Swiss Federal Office of Public Health, Medecins Sentinelle. 2006. www.influenza.ch.

Claas, E.C. 2000. Pandemic influenza is a zoonosis, as it requires introduction of avian-like gene segments in the human population. Vet. Microbiol. 74: 133–139.

Claas, E.C., A.D. Osterhaus, R. van Beek, J.C. de Jong, G.F. Rimmelzwaan, D.A. Senne, S. Krauss, K.F. Shortridge, R.G. Webster. 1998. Human influenza A H5N1 virus related to a highly pathogenic avian influenza virus. Lancet 351: 472–477.

de Jong, M.D., T.T. Hien. 2006. Avian influenza A (H5N1). J Clin. Virol. 35: 2–13.

Deutsches Grünes Kreuz. 2006. http://www.gruenes-kreuz.de/agi.

Ebell, M.H., L.L. White, T. Casault. 2004. A systematic review of the history and physical examination to diagnose influenza. J Am Board Fam. Pract. 17: 1–5.

Eurosurveillance. 2002. Outbreak of influenza, Madagascar, July–August 2002. Euro. Surveill. 7: 172–174.

Fauci, A.S. 2006. Pandemic influenza threat and preparedness. Emerg. Infect Dis. 12: 73–77.

Fouchier, R.A., V. Munster, A. Wallensten, T.M. Bestebroer, S. Herfst, D. Smith, G.F. Rimmelzwaan, B. Olsen, A.D. Osterhaus. 2005. Characterization of a novel influenza A virus hemagglutinin subtype (H16) obtained from black-headed gulls. J Virol. 79: 2814–2822.

Garcia-Sastre, A., A. Egorov, D. Matassov, S. Brandt, D.E. Levy, J.E. Durbin, P. Palese, T. Muster. 1998. Influenza A virus lacking the NS1 gene replicates in interferon-deficient systems. Virology 252: 324–330.

Gubareva, L.V., L. Kaiser, M.N. Matrosovich, Y. Soo-Hoo, F.G. Hayden. 2001. Selection of influenza virus mutants in experimentally infected volunteers treated with oseltamivir. J Infect Dis. 183: 523–531.

Gubareva, L.V., M.N. Matrosovich, M.K. Brenner, R.C. Bethell, R.G. Webster. 1998. Evidence for zanamivir resistance in an immunocompromised child infected with influenza B virus. J Infect Dis. 178: 1257–1262.

Hayden, F.G. 2006. Antiviral resistance in influenza viruses-implications for management and pandemic response. N Engl J Med. 354: 785–788.

Hayden, F.G., A. Croisier. 2005. Transmission of avian influenza viruses to and between humans. J Infect Dis. 192: 1311–1314.

Hayden, F.G., R. Fritz, M.C. Lobo, W. Alvord, W. Strober, S.E. Straus. 1998. Local and systemic cytokine responses during experimental human influenza A virus infection. Relation to symptom formation and host defense. J Clin. Invest. 101: 643–649.

Hilleman, M.R. 2002. Realities and enigmas of human viral influenza: pathogenesis, epidemiology and control. Vaccine 20: 3068–3087.

Ison, M.G., L.V. Gubareva, R.L. Atmar, J. Treanor, F.G. Hayden. 2006. Recovery of drug-resistant influenza virus from immunocompromised patients: a case series. J Infect Dis. 193: 760–764.

Kaiser, L., C. Wat, T. Mills, P. Mahoney, P. Ward, F.G. Hayden. 2003. Impact of oseltamivir treatment on influenza-related lower respiratory tract complications and hospitalizations. Arch. Intern. Med. 163: 1667–1672.

Kaiser, L., O.N. Keene, J.M. Hammond, M. Elliott, F.G. Hayden. 2000. Impact of zanamivir on antibiotic use for respiratory events following acute influenza in adolescents and adults. Arch. Intern. Med. 160: 3234–3240.

Kaiser, L., R.S. Fritz, S.E. Straus, L. Gubareva, F.G. Hayden. 2001. Symptom pathogenesis during acute influenza: interleukin-6 and other cytokine responses. J Med Virol. 64: 262–268.

Katz, J.M., W. Lim, C.B. Bridges, T. Rowe, J. Hu-Primmer, X. Lu, R.A. Abernathy, M. Clarke, L. Conn, H. Kwong, M. Lee, G. Au, Y.Y. Ho, K.H. Mak, N.J. Cox, K. Fukuda. 1999. Antibody response in individuals infected with avian influenza A (H5N1) viruses and detection of anti-H5 antibody among household and social contacts. J Infect. Dis. 180: 1763–1770.

Kiso, M., K. Mitamura, Y. Sakai-Tagawa, K. Shiraishi, C. Kawakami, K. Kimura, F.G. Hayden, N. Sugaya, Y. Kawaoka. 2004. Resistant influenza A viruses in children treated with oseltamivir: descriptive study. Lancet 364: 759–765.

Lalezari, J., K. Campion, O. Keene, C. Silagy. 2001. Zanamivir for the treatment of influenza A and B infection in high-risk patients: a pooled analysis of randomized controlled trials. Arch. Intern. Med. 161: 212–217.

Le, Q.M., M. Kiso, K. Someya, Y.T. Sakai, T.H. Nguyen, K.H. Nguyen, N.D. Pham, H.H. Ngyen, S. Yamada, Y. Muramoto, T. Horimoto, A. Takada, H. Goto, T. Suzuki, Y. Suzuki, Y. Kawaoka. 2005. Avian flu: isolation of drug-resistant H5N1 virus. Nature 437: 1108.

Matrosovich, M.N., T.Y. Matrosovich, T. Gray, N.A. Roberts, H.D. Klenk. 2004. Human and avian influenza viruses target different cell types in cultures of human airway epithelium. Proc. Natl. Acad. Sci. USA 101: 4620–4624.

Matsuzaki, Y., N. Katsushima, Y. Nagai, M. Shoji, T. Itagaki, M. Sakamoto, S. Kitaoka, K. Mizuta, H. Nishimura. 2006. Clinical features of influenza C virus infection in children. J Infect Dis. 193: 1229–1235.

McCullers, J.A. 2004. Effect of antiviral treatment on the outcome of secondary bacterial pneumonia after influenza. J Infect Dis. 190: 519–526.

McCullers, J.A., S. Facchini, P.J. Chesney, R.G. Webster. 1999. Influenza B virus encephalitis. Clin. Infect Dis. 28: 898–900.

Melbye, H., D. Hvidsten, A. Holm, S.A. Nordbo, J. Brox. 2004. The course of C-reactive protein response in untreated upper respiratory tract infection. Br. J Gen. Pract. 54: 653–658.

Min, J.Y., R.M. Krug. 2006. The primary function of RNA binding by the influenza A virus NS1 protein in infected cells: Inhibiting the 2′-5′ oligo (A) synthetase/RNase L pathway. Proc. Natl. Acad. Sci. USA 103 (18): 7100–7105.

Monto, A.S., S. Gravenstein, M. Elliott, M. Colopy, J. Schweinle. 2000. Clinical signs and symptoms predicting influenza infection. Arch. Intern. Med. 160: 3243–3247.

Moscona, A. 2005. Neuraminidase inhibitors for influenza. N Engl J Med. 353: 1363–1373.

Ngyen-Van-Tam, J. 1998. Epidemiology of Influenza. In: Nicholson, K.G., R.G. Webster, A.J. Hay (eds). Textbook of Influenza. Blackwell Science, London, pp. 181–206.

Obenauer, J.C., J. Denson, P.K. Mehta, X. Su, S. Mukatira, D.B. Finkelstein, X. Xu, J. Wang, J. Ma, Y. Fan, K.M. Rakestraw, R.G. Webster, E. Hoffmann, S. Krauss, J. Zheng, Z. Zhang, C.W. Naeve. 2006. Large-scale sequence analysis of avian influenza isolates. Science 311: 1576–1580.

Olofsson, S., U. Kumlin, K. Dimock, N. Arnberg. 2005. Avian influenza and sialic acid receptors: more than meets the eye? Lancet Infect Dis. 5: 184–188.

Olsen, B., V.J. Munster, A. Wallensten, J. Waldenstrom, A.D. Osterhaus, R.A. Fouchier. 2006. Global patterns of influenza a virus in wild birds. Science 312: 384–388.

Olsen, S.J., K. Ungchusak, L. Sovann, T.M. Uyeki, S.F. Dowell, N.J. Cox, W. Aldis, S. Chunsuttiwat. 2005. Family clustering of avian influenza A (H5N1). Emerg. Infect Dis. 11: 1799–1801.

Robert-Koch-Institut. 2006. http://www.rki.de/cln_011/nn_225576/DE/Content/InfAZ/I/Influenza/IPV/IPV__Node.html__nnn=true

Ruest, A., S. Michaud, S. Deslandes, E.H. Frost. 2003. Comparison of the Directigen flu A+B test, the QuickVue influenza test, and clinical case definition to viral culture and reverse transcription-PCR for rapid diagnosis of influenza virus infection. J Clin. Microbiol. 41: 3487–3493.

Thomas, P.G., R. Keating, D.J. Hulse-Post, P.C. Doherty. 2006. Cell-mediated protection in influenza infection. Emerg. Infect Dis. 12: 48–54.

Thomas, Y., L. Kaiser, W. Wunderli. 2003. The use of near patient tests in influenza surveillance: Swiss experience and EISS recommendations. Euro. Surveill. 8: 240–246.

Thompson, W.W., D.K. Shay, E. Weintraub, L. Brammer, N. Cox, L.J. Anderson, K. Fukuda. 2003. Mortality associated with influenza and respiratory syncytial virus in the United States. JAMA 289: 179–186.

Thompson, W.W., D.K. Shay, E. Weintraub, L. Brammer, N.J. Cox, K. Fukuda. 2005. Influenza vaccination among the elderly in the United States. Arch. Intern. Med. 165: 2038–2039.

Treanor, J.J. 2005. Influenza Virus. In: Mandell, G.L., J.E. Bennett, R. Dolin (eds). Principles and Practice of Infectious Disease. Elsevier Churchill Livingstone, Philadelphia, pp. 2060–2085.

Tyrell, D. 1998. Discovery of Influenza Virues. In: Nicholson, K.G., R.G. Webster, A.J. Hay (eds). Textbook of Influenza. Blackwell Science, London, pp. 19–26.

Ungchusak, K., P. Auewarakul, S.F. Dowell, R. Kitphati, W. Auwanit, P. Puthavathana, M. Uiprasertkul, K. Boonnak, C. Pittayawonganon, N.J. Cox, S.R. Zaki, P. Thawatsupha, M. Chittaganpitch, R. Khontong, J.M. Simmerman, S. Chunsutthiwat. 2005. Probable person-to-person transmission of avian influenza A (H5N1). N Engl J Med. 352: 333–340.

Wilson, I.A., N.J. Cox. 1990. Structural basis of immune recognition of influenza virus hemagglutinin. Annu. Rev. Immunol. 8: 737–771.

World Health Organization (WHO). 2006a. http://www.who.int/csr/outbreaknetwork/en.

World Health Organization (WHO). 2006b. http://www.who.int/csr/disease/avian_influenza/en.

World Health Organization (WHO). 2006c. http://www.who.int/csr/disease/avian_influenza/updates/en.

World Health Organization (WHO). 2006d. http://www.who.int/csr/disease/avian_influenza/guidelines/case_definition2006_08_29/en/index.html

Yen, H.L., L.M. Herlocher, E. Hoffmann, M.N. Matrosovich, A.S. Monto, R.G. Webster, E.A. Govorkova. 2005. Neuraminidase inhibitor-resistant influenza viruses may differ substantially in fitness and transmissibility. Antimicrob. Agents Chemother. 49: 4075–4084.

Zambon, M.C. 2001. The pathogenesis of influenza in humans. Rev. Med Virol. 11: 227–241.

Zambon, M.C., J. Hays, A. Webster, R. Newman, O. Keene. 2001. Diagnosis of influenza in the community: relationship of clinical diagnosis to confirmed virological, serologic, or molecular detection of influenza. Arch. Intern. Med. 161: 2116–2122.

Zucs, P., U. Buchholz, W. Haas, H. Uphoff. 2005. Influenza associated excess mortality in Germany, 1985–2001. Emerg. Themes. Epidemiol. 2: 6.

KAPITEL C3

Gabriela Pfyffer von Altishofen und Gerd Laifer

Tuberkulose

1	Vorbemerkung	784
2	Definitionen	784
3	Epidemiologie und Übertragungswege	784
4	Pathogenese	784
4.1	Infektweg und Immunologie	784
4.2	Tuberkulin-Test	785
4.3	Spezifische Lymphozyten-Tests	786
5	Klinik	786
5.1	Anamnese, Symptome und klinische Befunde	786
5.2	Radiologische Befunde	787
5.3	Klinisch-chemische Befunde	787
6	Mikrobiologische Diagnostik	787
6.1	Sicherheitsaspekte	787
6.2	Präanalytik und Vorbehandlung des Untersuchungsmaterials	787
6.3	Direktnachweis von TB-Erregern	789
6.4	Kultur	790
6.5	Identifizierung des M.-tuberculosis-Komplex	790
6.6	Resistenzprüfung des M.-tuberculosis-Komplex	791
6.7	Molekulare Typisierung des M.-tuberculosis-Komplex	791
7	Therapie und spezielle Behandlungssituationen	791
7.1	Medikamente	792
7.2	Standardtherapie	793
7.3	Spezielle Behandlungssituationen	793
8	Isolationsmaßnahmen und Meldepflicht	799

1 Vorbemerkung

Erstmalig beschrieben ist die Tuberkulose (TB) im chinesischen Lehrbuch „Huang Ti Nei-Ching" aus dem dritten vorchristlichen Jahrtausend. Zu einer epidemischen Ausbreitung kam es jedoch erst mit der industriellen Revolution und der Zusammenballung der Bevölkerung in großen Städten. Im 17./18. Jahrhundert starb in Europa jeder vierte Erwachsene an der TB. Der Begriff „Tuberkula" wurde durch den französischen Pathologen Deleboe (1614–1672) als Bezeichnung für **knötchenhafte Veränderungen an Lunge und Darm** geprägt, die Erkrankung selbst wurde 1832 von Schoenlein „Tuberkulose" genannt. Robert Koch erbrachte 1882 den Erregernachweis und bewies damit, dass die TB übertragbar ist. Ihr zum Opfer fielen Wissenschaftler wie Laennec, der Erfinder des Stethoskops, die Schriftsteller Schiller, Cechov und Kafka sowie die Komponisten Chopin und von Weber. Legendär ist der Tod des Komödiendichters Molière, der 1673 als Hauptdarsteller seines „Eingebildeten Kranken" auf der Bühne einen Blutsturz erlitt und starb.

2 Definitionen

Mycobacterium-tuberculosis-Komplex Gruppe von TB-Erregern, bestehend aus *M. tuberculosis* (weitaus am häufigsten), *M. bovis* (mit spp. *bovis* und *caprae*), *M. africanum* (Variante von *M. tuberculosis* in Afrika), *M. microti*, *M. canettii* und *M. pinnipedii*.
Kultur-negative Tuberkulose Klinisch oder histologisch hochgradiger TB-Verdacht trotz negativer Kulturen (ohne plausible Alternativdiagnose) *und* Ansprechen auf eine empirische TB-Therapie.
Rezidiv einer Tuberkulose Erneuter kultureller Nachweis von *M. tuberculosis* nach Abschluss einer vollständigen, primär erfolgreichen Therapie.
Therapieversagen Kultureller Nachweis von *M. tuberculosis* ab dem fünften Monat unter adäquater Therapie.
Therapieunterbruch Mindestens 2-monatiger Unterbruch oder Unmöglichkeit, eine geplant 6-monatige Therapie in neun aufeinander folgenden Monaten durchzuführen.
Multiresistente Tuberkulose Resistenz auf (mindestens) Isoniazid *und* Rifampicin.

3 Epidemiologie und Übertragungswege

Neben der HIV-Infektion gehört die TB zu den häufigsten Infektionskrankheiten. Gemäß WHO-Schätzungen sind **ein Drittel der Weltbevölkerung infiziert** (95% in den Entwicklungsländern), jährlich sind neun Millionen Neuerkrankungen und über zwei Millionen Todesfälle zu erwarten (Frieden et al. 2003). Trotz rückläufiger Raten in Lateinamerika und Asien sind in Indien und China über eine Million Menschen erkrankt. In Afrika und Osteuropa nimmt die TB weiterhin zu. Die höchsten Inzidenzraten (> 300/100 000) sind im Süden und Südosten Afrikas zu verzeichnen. Eine HIV-Koinfektion mit Schwächung der zellulären Immunität trägt in diesen Ländern maßgeblich zum Ausbruch der Erkrankung bei. In Westeuropa und Nordamerika kam es ab 1985 im Rahmen der AIDS-Pandemie zu einer Zunahme der TB, seit Anfang der 90er-Jahre sind die Neuinfektionen wieder rückläufig. Heute liegen die Inzidenzraten bei der einheimischen Bevölkerung meist < 10/100 000. Bei Immigranten, die rund die Hälfte der TB-Fälle in diesen Ländern ausmachen, liegen sie deutlich höher. Besorgniserregend ist das Auftreten von **multiresistenten Stämmen** mit einer Prävalenz von ca. 3% (WHO-Schätzung) und hohen Raten vor allem in Osteuropa.

Mit wenigen Ausnahmen (Ingestion von kontaminierter Milch mit *M. bovis*; selten kutane Übertragung) wird die TB durch **Inhalation von kleinsten Tröpfchen** ($< 5\,\mu m$) übertragen. Es wird geschätzt, dass für Immunkompetente eine Exposition über mehrere Stunden in schlecht gelüfteten Räumen zur Übertragung nötig ist; kurze Kontakte oder Kontakte im Freien sind meist nicht ausreichend. Keine Rolle spielen Haushaltsgegenstände und Bettwäsche. Bei Indexpersonen mit mikroskopisch positivem Sputum besteht eine deutlich höhere Infektiosität. Bei einem europäischen Lebensstandard werden 25–30% aller Haushalts-Kontaktpersonen eines Indexpatienten infiziert, im Falle von sehr engen Wohnverhältnissen bis 80%. Nach erfolgter Infektion ist in 3–9 Wochen eine Tuberkulintest-Konversion zu erwarten, die primäre TB ist meist eine selbstlimitierte nichtdiagnostizierte Erkrankung. Später entwickeln ca. 5% in den nächsten zwei Jahren eine reaktivierte TB und weitere 5% im Verlauf des Lebens. 90% aller Immunkompetenten werden keine klinisch manifeste Erkrankung durchmachen (Small und Fujiwara 2001). Bei einer HIV-Koinfektion liegt die Progressionsrate deutlich höher.

4 Pathogenese

4.1 Infektweg und Immunologie

Mykobakterien gelangen nach inhalativer Aufnahme in die Lungenalveolen und werden von Alveolarmakrophagen aufgenommen. Überleben sie dort die initiale Abwehr, so replizieren sie sich langsam innerhalb der Makrophagen. Die zelluläre Immunität setzt erst nach 3–9 Wochen ein und ist messbar mit dem Tuberkulin-Test. Vor dieser Zeit gelangen Mykobakterien vom initialen Fokus (meist subpleural im Lungen-Mittelfeld) **lymphogen** zu regionalen Lymphknoten („Primärkomplex") und **hämatogen** in andere Gewebe (vor allem Lymphknoten, Leber, Milz, Knochenmark, Nieren, Knochen und Meningen). Dort können sie einen Fokus für eine spätere extrapulmonale Erkrankung bilden. Häufigste Konsequenz der initialen lymphohämatogenen Streuung ist ein Befall der apiko-posterioren Lungenoberfelder, der nur selten von einer primär progredienten Lungen-TB gefolgt ist. Häufiger ist eine Reaktivierung nach jahrelanger Latenzphase.

Ist die Antigenkonzentration im Primärkomplex hoch, so entstehen mit Entwicklung der Hypersensitivität **Nekrosen** und radiologisch sichtbare **Verkalkungen** meist in den Lungenspitzen. Vor allem bei Kindern unter vier Jahren kann aus dem Primärkomplex eine progrediente **Pneumonie** oder eine lymphohämatogene Dissemination mit miliarer TB und **Meningitis** entstehen. Auch Alter, Immunsuppression, Malignome, Niereninsuffizienz und Malnutrition sind Risikofaktoren.

Bei geringer Antigenlast und intakter zellvermittelter Immunität bilden aktivierte T-Zellen mit Makrophagen und Langerhans-Riesenzellen Granulome, welche die Infektion kontrollieren und ihre Verbreitung eingrenzen. Obwohl mit Einsetzen der zellvermittelten Immunität die Proliferation der Mykobakterien meist gestoppt wird, bleibt eine kleine Anzahl lebensfähiger Mykobakterien in den Granulomen (Tufariello et al. 2003). Diese Antwort wird *produktiv* genannt und repräsentiert die erfolgreichste Art der Immunantwort des Wirtes. Antikörper spielen in der Abwehr keine wesentliche Rolle.

Bei hoher Antigenlast und intakter zellvermittelter Immunität entstehen Gewebsnekrosen als so genannte *exsudative* Antwort. Meist findet sich auch azelluläres Material, welches aufgrund seiner Konsistenz als verkäsend bezeichnet wird. Obwohl die chemische Umgebung der verkäsenden Granulome die mykobakterielle Replikation hemmt, können sie vor allem in der Lunge verflüssigen und Kavernen bilden. Durch bronchogene Streuung kann es zu weiteren exsudativen Foci in anderen Lungenabschnitten kommen.

Bei geschwächter zellulärer Immunabwehr bei HIV-Koinfektion kommt es trotz einer großen Anzahl von Mykobakterien nur zu einer unspezifischen Reaktion (nichtreaktive Tuberkulose).

4.2 Tuberkulin-Test

Der Tuberkulin-Test misst eine zelluläre Immunantwort vom Typ der „delayed-type-hypersensitivity". Die Injektion (2 TE gereinigtes Tuberkulin PPD-RT-23) erfolgt intrakutan an der Beugeseite des Unterarms (Mantoux-Test); tiefere Injektionen führen zu falsch negativen Resultaten. Die Ablesung erfolgt nach 48–72 Stunden (spätestens nach sieben Tagen) durch Ausmessen der Induration in der Querachse des Unterarms. Nur Personen mit einem hohen TB-Risiko, erhöhtem beruflichen Risiko (Angestellte im Gesundheitswesen) und Kontaktpersonen im Rahmen

Tab. C3-1 Interpretationskriterien des Tuberkulin-Tests; modifiziert nach Jasmer et al. 2002a.

Indurations-größe	Personengruppen, bei denen Test positiv interpretiert wird
≥ 5 mm	• HIV-infizierte Personen • naher Kontakt in den letzten zwei Jahren zu Indexpatienten mit offener Lungentuberkulose • radiologische Residuen einer alten unbehandelten Tuberkulose nach Ausschluss einer aktiven Behandlung • immunsupprimierte Patienten (Äquivalent von ≥ 15 mg Prednison/d für ≥ 1 Monat; Patienten nach Organtransplantation) • Personen unter (oder bei geplanter) anti-TNF-α-Antikörpern
≥ 10 mm	• Immigranten < 5 Jahre nach Einreise aus einem Hochendemiegebiet • Personen mit Begleiterkrankungen, die das Tuberkuloserisiko erhöhen (Silikose, terminale Niereninsuffizienz, Malnutrition, Diabetes mellitus, HNO- oder Lungenmalignome, Lymphom, Leukämie, Gewichtsverlust ≥ 10% des Idealgewichts, St.n. Gastrektomie oder ileojejunaler Bypasschirurgie, Immunsuppression < 15 mg Prednison/d) • intravenöse Drogenkonsumenten • Mitarbeiter im Gesundheitswesen oder Pflegeheimen • Kinder < 4 Jahren • dokumentierte Tuberkulinzunahme ≥ 10 mm innerhalb zwei Jahren • Mitarbeiter in mykobakteriologischen Laboratorien
≥ 15 mm	• alle anderen Personen (diese Personen sollten ohne Indikation nicht gescreent werden)

einer Umgebungsuntersuchung sollten getestet werden (American Thoracic Society 2000). Praktisch alle Personen mit einer Induration > 15 mm und 90% mit einer Induration ≥ 10 mm sind infiziert mit *M. tuberculosis*. Ein Problem bleibt die Interpretation bei BCG-geimpften Personen in Niedrigprävalenz-Ländern: Testresultate bis 18 mm bei unter 40-Jährigen sind eher Folge der Impfung und sollten nicht ohne weitere Argumente zu einer präventiven Therapie führen (Tissot et al. 2005). Interpretationsrichtlinien sind in Tabelle C3-1 aufgelistet. Bei Personen mit einer Induration < 5 mm sollte der Test nach 1–2 Wochen wiederholt werden. Ist dieser Test positiv, so ist er als Antwort auf die Booster-Injektion zu werten und gilt als Ausgangswert für Verlaufstestungen. Diese Personen haben jedoch ein niedriges Risiko und werden behandelt wie nichtreagierende Personen.

4.3 Spezifische Lymphozyten-Tests

Neu entwickelte Bluttests versprechen eine verbesserte Sensitivität und Spezifität zur Diagnose einer TB (Ewer et al. 2003) und könnten in Zukunft den konventionellen Tuberkulin-Test ablösen. Dabei werden Vollblut (Quantiferon-TB®) oder aus Vollblut isolierte Lymphozyten (T-Spot-TB®) mit rekombinanten Peptiden (Early Secretory Antigen Target 6 und Culture Filtrate Protein 10) inkubiert. Antigenspezifische T-Zellen erkennen diese Peptide und produzieren Interferon-γ, welches quantitativ gemessen wird. Vorteile dieser Tests sind ihre Unabhängigkeit von einer früheren BCG-Impfung und von nichttuberkulösen Mykobakterien (NTM).

5 Klinik

5.1 Anamnese, Symptome und klinische Befunde

Die klinischen Symptome der **Primärinfektion** sind am stärksten in der frühen Kindheit ausgeprägt (Lymphadenopathie, z.T. mit Bronchus-Kompression und Atelektasen-Bildung, teils kavitärer pulmonaler Befall und frühe hämatogene Dissemination). Beim Erwachsenen ist **Fieber** das Hauptsymptom (70%) und verschwindet in 98% innerhalb von zehn Wochen. Pulmonale Symptome (Husten und Auswurf) sind bei einem Drittel vorhanden, seltener sind pleuritische Schmerzen, Arthralgien und Müdigkeit. Die klinische Untersuchung ist meist unauffällig (Poulsen 1957).

Die Symptome der **reaktivierten TB** entwickeln sich meist langsam über Wochen bis Monate: Ein zu Beginn vor allem morgendlicher **Husten** (50–65%) mit Produktion von gelb-grünlichem Sputum nimmt im Verlauf an Intensität zu und wird oft erst bei bronchialer Mitbeteiligung als besorgniserregend empfunden. Eine meist milde **Hämoptoe** (25%) entsteht durch endobronchiale Erosionen, eine massive Blutung durch Arrosion einer Pulmonalarterie bei größenprogredienten Kavernen ist heute dagegen sehr selten. In Niedrigprävalenz-Ländern sind 5–15% der Hämoptysen durch eine TB bedingt. **Dyspnoe** (33%) entsteht durch eine ausgeprägte Lungenparenchymbeteiligung oder durch einen Pleuraerguss, selten durch einen komplizierenden Pneumothorax. **Thoraxschmerzen** (bis zu 33%) sind Ausdruck einer pleuralen Beteiligung, entweder durch eine pleuranahe Kaverne ohne Pleuraerguss (trockene Pleuritis) oder seltener durch ein tuberkulöses Pleuraempyem. Heiserkeit (laryngeale Beteiligung) und schmerzhafte pharyngeale oder gastrointestinale Ulcera sind heute selten. Unspezifische **konstitutionelle Symptome** treten mit fortschreitendem Wachstum der Bakterienpopulation auf, sind nur langsam progredient und werden oft erstaunlich gut toleriert. Dazu gehören Müdigkeit (50–66%), Gewichtsverlust (50–66%), Fieber (50%, oft nachmittags) und Nachtschweiß (50%).

Die klinischen Befunde sind unspezifisch, bei milder bis moderater Erkrankung wird oft ein Normalbefund erhoben. Im Allgemeinen wird das Ausmaß der Erkrankung durch die klinische Untersuchung unterschätzt. Nichtkontinuierliche Rasselgeräusche können häufiger gehört werden, nachdem der Patient zuvor gehustet hat. Das Amphorenatmen als entfernt klingendes hohles Geräusch über Kavernen ist heute selten. Eine Klopfschalldämpfung mit abgeschwächtem Stimmfremitus ist wegweisend für eine pleurale Beteiligung (Erguss oder Schwiele). Immigranten, die bei Ankunft in ein Niedrigprävalenz-Land ein Tuberkulosescreening erhalten, haben in über 70% der Fälle eine negative Anamnese, einen normalen Untersuchungsbefund und keine systemischen Entzündungszeichen trotz Vorliegen einer aktiven TB.

Tuberkulome im Rahmen der Primärinfektion oder als abgekapselte Reaktivierungen sind in der Regel asymptomatisch. Da die Sputum-Diagnostik meist negativ ist und sie sich radiologisch wie Karzinome oder Metastasen präsentieren können, ist eine Feinnadelaspiration oder eine offene Lungenbiopsie oft unumgänglich.

Die klinischen Befunde der extrapulmonalen TB sind in Abschnitt 7.3.1 unter der jeweiligen Manifestation beschrieben.

5.2 Radiologische Befunde

Das Röntgenbild spielt eine zentrale Rolle in der TB-Diagnostik, sowohl zur Bestimmung des Ausmaßes der Erkrankung als auch zur Beurteilung des Therapieansprechens. Obwohl es unspezifisch ist, müssen vor allem fleckige und noduläre **Infiltrate** im Oberlappen oder apikalen Unterlappeninfiltrate mit assoziierter Lymphadenopathie und **Kavernen** an eine TB denken lassen. Bei Patienten mit gestörter zellvermittelter Immunität muss auch bei atypischer Präsentation oder Fehlen von pulmonalen Infiltraten eine TB gesucht werden.

Bei der (selteneren) Primärinfektion ist eine hiläre Lymphadenopathie (65%) am häufigsten. Sie ist nach zwei Monaten bei praktisch allen Personen vorhanden und heilt langsam (meist > 1 Jahr) ab. Ein Drittel weist einen Pleuraerguss auf, pulmonale Infiltrate sind in < 30% nachzuweisen und nur selten progredient (Poulsen 1957).

Die **reaktivierte Lungen-TB** des Erwachsenen beginnt meist als asymmetrisch fleckige Pneumonie in den apikoposterioren Oberlappensegmenten (> 80%). Weniger häufig sind die superioren Unterlappen- und anterioren Oberlappensegmente beteiligt. Kavernen sind in 19–40% zu finden, Luft-Flüssigkeits-Spiegel (bis 20%) sind Ausdruck einer schlechten Drainage oder einer intermittierenden Obstruktion. Kleinere apikale Läsionen und Kavernen können mithilfe der Computertomographie zuverlässiger entdeckt werden.

Exsudative (aktive) Infiltrate sind im Vergleich zu fibrotischen (inaktiven) narbigen Läsionen weicher, weniger scharf begrenzt und ändern sich im Verlauf. Ohne Verlauf ist es jedoch oft unmöglich, eine aktive TB von narbigen Veränderungen zu unterscheiden. Für eine bronchogene Streuung sprechen multiple, oft diskrete, konfluierende Infiltrate, die selten progredient sind. Das Röntgenbild ist trotz kulturell bestätigter aktiver pulmonaler TB bei bis zu 10% der HIV-Infizierten normal.

Granulome präsentieren sich radiologisch als kleine, scharf begrenzte noduläre Läsionen, die im Verlauf meist größenkonstant sind.

5.3 Klinisch-chemische Befunde

Auch hier gibt es keine spezifischen Befunde. Normalbefunde sind häufig bei einer pulmonalen TB, mit zunehmender Erkrankung sind eine normochrome, normozytäre Anämie, eine Leukozytose (mit Monozytose in < 10%) sowie eine Hypalbuminämie und Hypergammaglobulinämie zu erwarten. Eine Hyponatriämie kann Ausdruck eines Schwartz-Bartter-Syndroms (Syndrom der inadäquaten ADH-Sekretion, SIADH) bei tuberkulöser Meningitis oder einer Nebennierenrindeninsuffizienz sein, ist jedoch nicht selten auch bei einer isolierten pulmonalen TB zu finden. Bei der Miliartuberkulose sind die Transaminasen meist erhöht. Bei Vorliegen einer Hämaturie oder Pyurie muss an eine gleichzeitige renale Beteiligung gedacht werden.

6 Mikrobiologische Diagnostik

Noch heute basiert die mikrobiologische Diagnose einer TB auf den traditionellen Methoden der **Mikroskopie** und der **Kultur.** Mit der Einführung molekularer Techniken, welche für den Direktnachweis aus klinischem Material, für die Identifizierung, Resistenzprüfung und Typisierung eingesetzt werden können, hat die Diagnostik an Schnelligkeit und Präzision gewonnen (Tab. C3-2). Die heutige Diagnostik erfasst gleichzeitig auch die meisten NTM. Im Folgenden soll auf die Erreger der TB, also auf M.-tuberculosis-Komplex, fokussiert werden.

6.1 Sicherheitsaspekte

Wegen der niedrigen Infektionsdosis (ca. zehn Bakterien) und der Fähigkeit, über lange Zeit in Aerosolen überleben zu können, haben TB-Erreger ein hohes Potential, auch im Labor Infektionen zu verursachen. Aus diesem Grund übersteigen die Sicherheitsvorkehrungen bei weitem diejenigen, welche für bakteriologische Arbeiten gelten (Richmond und McKinney 1999). Sämtliche Manipulationen müssen konsequent in einer Sicherheitswerkbank der Klasse II durchgeführt werden. Im Idealfall verfügen die Räumlichkeiten über einen Zugang via Schleuse, Unterdruck, HEPA-filtrierte Abluft und andere, die Sicherheit verbessernde Vorrichtungen.

6.2 Präanalytik und Vorbehandlung des Untersuchungsmaterials

Prinzipiell können fast alle Materialien für mykobakteriologische Analysen asserviert werden, so z.B. Proben des Respirationstrakts, Urin, Magensaft, Gewebe, Biopsien, Blut (EDTA- oder Heparinröhrchen) und sterile Körperflüssigkeiten.

Generell sollte so viel Material wie möglich abgenommen werden. Transportmedien oder Zugabe von konservierenden Substanzen sind nicht notwendig, da Mykobakterien dank ihren lipidreichen Zellwänden längere Zeit

Tab. C3-2 Labordiagnose der Tuberkulose.

Methode	Zeitbedarf	Bemerkungen	Vorteil	Nachteil
Mikroskopie	24 h	Mind. 5×10^3–10^4 SFS* notwendig für positives Resultat	Schnell, kostengünstig, spezifisch, identifiziert die infektiösen Patienten, in respiratorischen Proben hoher prädiktiver Wert (> 90%) für eine TB	Geringe Sensitivität (22–80%), hohe Anforderung an Personal, keine Speziesdiagnose möglich, nicht geeignet, um Therapieerfolg abzuschätzen
Molekularbiologischer Direktnachweis	6–24 h	Bedingt entsprechende Laborausrüstung und geschultes Personal, Analyse von mehreren Proben empfohlen	Schnelligkeit der Diagnose	Sensitivität gut für mikroskopisch positive Materialien (95–100%), geringer für mikroskopisch negative (60–80%), Spezifität 95–100%, nicht geeignet für Verlaufskontrolle
Kultur	Tage bis Wochen	Mind. 10^1–10^2 SFS/ml notwendig für positives Resultat, Goldstandard, Kombination von festen und flüssigen Medien erforderlich, Analyse von mehreren Proben empfohlen	Automatisierung möglich, Methode der Wahl, um Therapieerfolg zu beurteilen	Ausrüstungs- und zeitintensiv, oft späte Diagnose
Identifizierung Biochemische/physiologische Tests	Mehrere Wochen	Heute obsolet	Identifikation vieler Spezies möglich	Großer Zeitbedarf, ermöglicht keine Identifizierung aller Spezies
Gensonden	2 h	Bedingt Vorliegen einer Kultur	Schnelligkeit, hohe Sensitivität und Spezifität (ca. 100%)	Identifizierung von M.-tuberculosis-Komplex und von wenigen NTM
16S rDNA-Sequenzierung	24–48 h	Oft nicht verfügbar im Routinelabor	Bestimmung des M.-tuberculosis-Komplexes	Aufwändig, keine Speziesdiskriminierung innerhalb des M.-tuberculosis-Komplexes
Line Probe Assay	Wenige Stunden	Speziell fürs Routinelabor geeignet	Schnell, einfach in der Handhabung, robust, preiswert	M. tuberculosis/M. africanum II nicht trennbar
Resistenzprüfung via Kultur	Mehrere Tage	BACTEC 460 TB weit verbreitet, wird abgelöst durch nichtradiometrische Verfahren	Gut etabliert, neue Technologien korrelieren gut mit BACTEC 460 TB und Agar-Proportionsmethode	Je nach System zeitaufwändig
via molekulare Techniken	1 Tag	Sequenzierung, Line Probe Assay etc.	Gut etabliert für RMP-Resistenz (> 95% der Stämme mit Mutationen im rpoB-Gen)	Für andere Medikamente problematisch, nicht für Routinelabor geeignet

* SFS = säurefeste Stäbchen

überleben können. Für die Kultur darf das Material nicht fixiert sein. Abstrichtupfer sind ungeeignet, da die Untersuchungsmenge gering ist und die Mykobakterien am Tupfer adhärieren. Entscheidend ist ein rascher Transport in das Labor. Dauert dieser länger als eine Stunde, ist es von Vorteil, das Untersuchungsmaterial (mit Ausnahme von

Blut und Knochenmark) zu kühlen (4 °C), um eventuell vorkommende Begleitkeime auf ein Minimum zu reduzieren (Isenberg 2004).

Untersuchungsmaterialien, die mit Begleitkeimen kontaminiert sind, müssen vor dem Beimpfen der Nährmedien homogenisiert, dekontaminiert und aufkonzentriert werden. Gute Ergebnisse werden mit standardisierten Verfahren erzielt, so z.B. mit N-Acetyl-Cystein/NaOH, Natrium-Dodecylsulfat (SDS)/NaOH oder 4% NaOH (Isenberg 2004, Pfyffer et al. 2003). Die optimale Kontaminationsrate der Medien liegt bei 5%. Ist sie niedriger, war die Vorbehandlung zu harsch, liegt sie höher, war die Vorbehandlung ungenügend.

Sofern die Entnahme aseptisch erfolgte, benötigen sterile Körperflüssigkeiten oder Biopsien in der Regel keine chemische Vorbehandlung. Gewebe und Biopsien werden mit Vorteil in sterilem 0,9% NaCl gemörsert, sterile Körperflüssigkeiten aufkonzentriert. Vor der Inokulierung TB-spezifischer Medien können diese Materialien über Nacht auf einer Kochblutagarplatte auf Sterilität geprüft werden. Nur wenn sie kontaminiert sind, ist eine Vorbehandlung angezeigt.

6.3 Direktnachweis von TB-Erregern

6.3.1 Mikroskopie

Die Mikroskopie gilt als schnellstes und billigstes Verfahren, eine TB zu diagnostizieren und hoch kontagiöse Patienten zu erkennen.

Wegen der besonderen Zellwandbeschaffenheit sind spezielle **Färbeverfahren** vonnöten, welche eine Aufnahme des Farbstoffes garantieren (Isenberg 2004). Generell erlauben Phenole und höhere Temperaturverhältnisse, wie dies z.B. in der klassischen Ziehl-Neelsen-Färbung zutrifft, eine bessere Penetration des Karbolfuchsins. Werden die Präparate mit Methylenblau gegengefärbt, erscheinen die rosafarbenen säurefesten Stäbchen (SFS) gegen einen bläulichen Hintergrund, was ihr Erkennen vereinfacht. Mykobakterien können aber auch mit Arylmethanfarbstoffen (z.B. Auramin O) stabile Komplexe eingehen, was ein schnelleres Untersuchen der Präparate mittels Fluoreszenzmikroskopie erlaubt, da mit einem größeren Gesichtsfeld gearbeitet werden kann.

Die Verlässlichkeit der Mikroskopie ist stark abhängig von der Erfahrung des Labors und von der Anzahl vorhandener SFS im Material. Materialien mit 10^6 SFS/ml sind stets mikroskopisch positiv, bei 10^4 SFS/ml sind jedoch nur ca. 60% der Präparate positiv. Die Aussagekraft einer positiven Mikroskopie bei Patienten unter Behandlung ist limitiert, da jene oft über längere Zeit tote Bakterien auswerfen, obwohl die Kulturen längst negativ geworden sind (Vidal et al. 1996). Die Spezifität der Mikroskopie ist hoch. Die Morphologie der SFS erlaubt jedoch keine präsumptive Identifizierung. Selbst die Beobachtung von zopfartigen Bakterienverbänden (Cords) ist für die Diagnose einer TB nicht genügend, da auch NTM Cords bilden (Pfyffer et al. 2003). Ferner wurde in seltenen Fällen festgestellt, dass sich schnell wachsende Mykobakterien (z.B. *M. fortuitum*) nicht mit Fluorochromen anfärben lassen. Da sich andere, den Mykobakterien nahestehende Bakterien (*Rhodococcus, Nocardia*) und gewisse Parasiten (u.a. Microsporidien) ebenfalls säurefest verhalten können, ist eine kritische Beurteilung der Präparate äußerst wichtig. Im klinischen Labor ist die Herstellung eines Präparates aus einem aufkonzentrierten Material der direkten Mikroskopie vorzuziehen. Das Ergebnis sollte innerhalb von 24 Stunden nach Erhalt des Materials vorliegen.

6.3.2. Molekularbiologischer Direktnachweis des M.-tuberculosis-Komplex

Die Einführung molekularer Methoden im Mykobakterien-Labor (Forbes et al. 2005) hat die Diagnose einer TB schneller, aber auch komplexer gemacht. Zahlreiche publizierte Studien zeigen, dass solche Methoden für mikroskopisch positive Materialien eine praktisch 100%ige Sensitivität und Spezifität aufweisen. Für mikroskopisch negative Materialien ist die Sensitivität jedoch deutlich geringer (60–80%).

Die über 15-jährige Erfahrung mit diesen Techniken zeigt, dass sie nicht für ein generelles Screening aller Proben zum sicheren Ausschluss einer TB geeignet sind. Prinzipiell dienen sie dem schnellen Erstnachweis einer TB. Zudem sollte der molekulare Direktnachweis nicht isoliert durchgeführt werden. Das Ergebnis muss stets durch den Kulturansatz ergänzt werden. Ebenso wenig eignen sich diese Techniken zur Verlaufskontrolle eines Patienten unter Therapie.

In Anbetracht des hohen prädiktiven Werts einer positiven Mikroskopie für das Vorliegen einer TB (> 90%) erübrigt sich bei typischer Klinik häufig der molekulare Direktnachweis. In der mikroskopisch positiven Situation sind solche Techniken allerdings hilfreich, wenn

- eine schnelle Bestätigung einer vermuteten TB wichtig ist
- ein abnormes Röntgenbild vorliegt
- der Patient immunsupprimiert ist (HIV-Infektion, Transplantation)
- wichtige epidemiologische Gesichtspunkte zu berücksichtigen sind oder
- trotz negativer Kultur eine klinische Symptomatik vorhanden ist.

Auch in der mikroskopisch negativen Situation können diese Verfahren von Interesse sein, sofern eine TB Teil der Differentialdiagnose ist.

Die Anwendung molekularer Direktnachweismethoden in der TB-Diagnostik setzt eine professionelle Handhabung voraus. Es ist von großer Wichtigkeit, dass die Labors nicht nur an externen Qualitätskontrollen für Mikroskopie, Kultur, Identifizierung und Resistenzprüfung teilnehmen, sondern sich auch in der molekularen Diagnostik prüfen lassen (Noordhoek et al. 2004).

6.4 Kultur

Trotz der Möglichkeit des molekularbiologischen Direktnachweises eines M.-tuberculosis-Komplexes ist die Kultur immer noch Goldstandard. Sie dient nicht nur zur Bestätigung des Resultats des molekularen Direktnachweises, sondern liefert die notwendige Biomasse für eine Identifizierung und Resistenzprüfung von M.-tuberculosis-Komplex und NTM. Ferner dokumentiert sie den Therapieerfolg (Vidal et al. 1996).

Es ist heute allgemein akzeptiert, dass für die Mykobakterienkultur stets eine **Kombination von Medien** (fest: Ei- und Agarbasis / flüssig) beimpft werden muss. Damit erzielt die Kultur eine Sensitivität von > 90% und ist demzufolge der Mikroskopie überlegen (Pfyffer et al. 2003).

6.4.1 Feste Kulturmedien

Medien auf Eibasis (z.B. Löwenstein-Jensen) können toxische Komponenten in klinischen Proben neutralisieren. Malachitgrün hemmt das Wachstum kontaminierender Organismen. Sichtbares Wachstum von *M. tuberculosis* braucht 18–24 Tage. Agarmedien, z.B. Middlebrook 7H10 oder 7H11, sind besser standardisiert und zeigen Wachstum von *M. tuberculosis* bereits nach 10–14 Tagen. Ein weiterer Vorteil ist die einfache Beurteilung der Koloniemorphologie auf diesen Medien. Demgegenüber stehen höhere Produktionskosten und eine limitierte Lagerfähigkeit. Wenn möglich, sollten Middlebrook-Agarmedien mit CO_2 bebrütet werden.

6.4.2 Flüssige Medien

Neben dem biphasischen Septi Chek-System (Becton Dickinson Microbiology Systems, Sparks, Maryland, USA) war die halbautomatische, radiometrische BACTEC 460-Methode für rund 25 Jahre die effizienteste und schnellste Methode, Mykobakterien anzuzüchten. In mikroskopisch positiven Materialien ließ sich *M. tuberculosis* nach ca. acht Tagen nachweisen. Für mikroskopisch negative Materialien betrug die Detektionszeit durchschnittlich 14 Tage im BACTEC 460 TB (versus 26 Tage auf festen Medien) (Pfyffer et al. 2003). Allerdings bestand die Gefahr von Nadelstichverletzungen beim Laborpersonal. Dies sowie das Problem der Entsorgung des radioaktiven Abfalls haben dazu geführt, dass die BACTEC 460 TB-Technik nach und nach durch neue **nichtradiometrische Verfahren** verdrängt wird.

Zurzeit sind mehrere manuelle sowie voll automatisierte nichtradiometrische Systeme kommerziell erhältlich, welche ein kontinuierliches Monitoring von Mykobakterienwachstum erlauben. Klinische Evaluationen zeigen, dass die neuen Systeme in Bezug auf Nachweisrate und Detektionszeit mit den Charakteristika des BACTEC 460 TB vergleichbar sind und somit deutlich bessere Ergebnisse liefern als die konventionellen Festmedien. Sämtliche neuen voll automatisierten Systeme sind weniger arbeitsintensiv als konventionelle Kulturverfahren und sicherer als die alte BACTEC 460 TB-Technik. Ihre Anschaffungskosten sind allerdings hoch, ferner ist nur eine einzige Inkubationstemperatur (37 °C) möglich, und bei einigen fehlt ein Medium für Blutproben (Pfyffer et al. 2003).

6.5 Identifizierung des M.-tuberculosis-Komplex

Über Jahrzehnte bediente man sich physiologischer und biochemischer Kriterien, um die Spezies innerhalb des M.-tuberculosis-Komplexes zu identifizieren. Dies war besonders zeitintensiv (mehrere Wochen). Wohl erlaubten die klassischen biochemischen Tests eine klare Separierung von *M. tuberculosis* und *M. bovis* (Isenberg 2004), die Diskriminierung anderer Mitglieder des Komplexes aber war nicht immer eindeutig bzw. nicht möglich.

Mit dem Einsatz nichtradioaktiver Gensonden kann der M.-tuberculosis-Komplex von allen NTM abgegrenzt, nicht aber innerhalb des Komplexes weiter unterschieden werden. Die Gensondentechnik ab Kultur weist eine Sensitivität von nahezu 100% auf, wenn der Ansatz mit ca. 10^5 SFS/ml durchgeführt wird. Die Spezifität ist ebenfalls sehr hoch. Resultate liegen ab Kultur innerhalb von zwei Stunden vor.

Eine Identifizierung der TB-Erreger bis zur Spezies ist aus therapeutischen und epidemiologischen Gründen indiziert. Seit Kurzem ist ein auf einer PCR basierender Test (Hain, Nehren/D) kommerziell erhältlich, der leicht und einfach folgende Spezies ab Kultur identifizieren kann: *M. tuberculosis*/*M. canettii*/*M. africanum* II, *M. bovis* ssp. *bovis*, *M. bovis* ssp. *caprae*, *M. bovis* BCG, *M. africanum* I und

M. microti. Resultate dieses Tests sind innerhalb weniger Stunden verfügbar.

6.6 Resistenzprüfung des M.-tuberculosis-Komplex

Eine Resistenzprüfung ist für jedes erste Isolat eines Patienten unabdingbar. Bleibt die Kultur nachher über längere Zeit positiv, so ist eine Wiederholung der Resistenzprüfung spätestens nach drei Monaten indiziert, um das Auftreten möglicher Resistenzen zu überwachen (National Committee for Clinical Laboratory Standards 2000).

Obwohl noch immer drei anerkannte Methoden für die Resistenzprüfung existieren (Absolutkonzentrations-Methode, Resistenzverhältnis-Methode, **Proportionsmethode**), hat sich die Letztere in den Labors der westlichen Hemisphäre durchgesetzt. Ist der Keim voll empfindlich, wird die Therapie höchstwahrscheinlich erfolgreich sein. Die Proportionsmethode wird auf Middlebrook-Agar durchgeführt, was mindestens drei Wochen dauert, bis Resultate verfügbar sind. Trotz neuer, schnellerer Resistenzprüfungs-Verfahren auf Basis von Flüssigmedien gilt noch immer die Agar-Proportionsmethode als Goldstandard (National Committee for Clinical Laboratory Standards 2000).

Wie bei der Kultur verdrängen aber auch für die Resistenzprüfung die neuen, nichtradiometrischen Kulturtechnologien immer mehr die radiometrische Methode. Bisherige Erfahrungen zeigen, dass die mittels nichtradiometrischer Verfahren generierten Resistenzergebnisse gut mit den mittels BACTEC 460 TB respektive Agar-Proportionsmethode erzeugten Daten korrelieren. Der Zeitbedarf ist mit den meisten Systemen durchweg vergleichbar mit der radiometrischen Methode (Bémer et al. 2002, Pfyffer et al. 2002).

Da *M. tuberculosis* keine Plasmide aufweist, ist Resistenz ausschließlich durch **chromosomal lokalisierte Mutationen** bedingt. Es hat sich gezeigt, dass > 95% der Stämme eine zur Resistenz führende Mutation in einem sehr kurzen Genabschnitt des *rpoB*-Gens aufweisen (Telenti et al. 1993). Wo dringender Verdacht auf eine Rifampicin-Resistenz besteht und die Resultate schnell vorliegen müssen, lohnt sich der Einsatz molekularer Techniken. Dies kann entweder via Sequenzierung des *rpoB*-Gens geschehen oder mittels kommerziell erhältlichen Line probe assays. Leider präsentiert sich die Situation für andere Medikamente ungleich komplizierter, da Mutationen meist nicht nur in einem bestimmten Gen, sondern in verschiedenen Genen lokalisiert sind (Zhang et al. 2005). Deshalb gilt die Resistenzprüfung via Kultur noch immer als Standardverfahren.

6.7 Molekulare Typisierung des M.-tuberculosis-Komplex

Die heute verfügbaren modernen molekularen Typisierungsverfahren von TB-Erregern (Cave et al. 2005) ermöglichen die Abklärung verschiedenster epidemiologischer Fragestellungen wie *(i)* Reaktivierung einer TB versus exogene Re-Infektion, *(ii)* Aufklärung von Übertragungsketten oder *(iii)* Abklärung von Kontaminationen in der pneumologischen Praxis (Bronchoskope) oder im Labor. Ferner dienen sie der genauen Identifizierung gewisser Spezies des M.-tuberculosis-Komplexes (insbesondere von *M. canettii* und *M. microti*; s.o.) respektive von Subtypen von *M. tuberculosis* (z.B. Peking-Klon oder Harlem-Typ).

7 Therapie und spezielle Behandlungssituationen

Ziele der TB-Behandlung sind die Heilung des individuellen Patienten und die Verhinderung einer Übertragung auf andere Personen. Folgende **Grundprinzipien** sind zu berücksichtigen:

- Vor Therapiebeginn soll eine **Erregerdiagnostik und Resistenzbestimmung** auf die Erstlinien-Medikamente durchgeführt werden: Bei Verdacht auf Lungen-TB werden drei respiratorische Materialien empfohlen. Bei extrapulmonaler TB sollte je nach Lokalisation möglichst viel Abszess- oder Biopsiematerial für Kultur und Histologie gewonnen werden, für Körperflüssigkeiten sollten 50 ml Urin, 5 ml Liquor bzw. 10 ml EDTA-Blut eingesandt werden.
- Ein **HIV-Test** ist bei jedem neuen TB-Fall empfohlen.
- Bei der Standardtherapie (siehe Abschnitt 7.2) wird mit einer 4fachen **Kombinationstherapie** begonnen, da aktuell mit einer Isoniazid-Resistenzrate bis 10% zu rechnen ist und Pyrazinamid wenig zur Verhinderung einer Resistenzbildung bei den Begleitmedikamenten beiträgt. Die Medikamenteneinnahme erfolgt in einer einzelnen Tagesdosis, vorzugsweise morgens und nüchtern, um eine gute Resorption und hohe Serumspiegel zu erreichen. Die zuverlässige Einnahme muss gewährleistet sein, da sonst eine Rezidivgefahr und die Gefahr der Resistenzentwicklung bestehen. Ist die Einnahme unsicher, soll eine direkt observierte Therapie durchgeführt werden (siehe Abschnitt 7.3.10).

7.1 Medikamente

Die zur Verfügung stehenden Medikamente werden in **Erstlinien- und Zweitlinien-Medikamente** eingeteilt. Letztere sind weniger wirksam oder nebenwirkungsreicher und kommen vor allem bei der Therapie der resistenten TB in Betracht (Dosierungen vgl. Tab. C3-3).

7.1.1 Erstlinien-Medikamente

Isoniazid (INH) INH ist zusammen mit Rifampicin das potenteste bakterizide Medikament und wichtig zur Resistenzverhinderung von anderen Medikamenten. Es sollte immer Bestandteil einer Therapie sein, außer bei einer High-level-Resistenz. Es besitzt eine gute Liquorgängigkeit, hat aber nur wenig Aktivität gegen intrazellulär gelegene Keime. Hauptnebenwirkungen sind die Hepatitis (dosis- und altersabhängig; bis 2% bei > 50-Jährigen) und die periphere Neuropathie (< 0,2%; Prophylaxe mit 25–40 mg/d Pyridoxin bei Malnutrition, Alkoholkonsum, Diabetes, Lebererkrankungen und in der Schwangerschaft empfohlen).

Rifampicin (RMP) RMP ist neben INH das wichtigste Medikament der Kombinationstherapie. Es wirkt bakterizid gegen die meisten Populationen von *M. tuberculosis*, so auch intrazellulär im sauren Milieu, und auf sehr langsam wachsende Keime. Im Liquor werden nur 10% der Serumkonzentrationen erreicht, was aber ausreichend ist für eine klinische Wirksamkeit. Hauptnebenwirkungen sind die Hepatitis (weniger hepatotoxisch als INH, verstärkt aber dessen Hepatotoxizität) und gastrointestinale Symptome. Zu beachten sind eine Orangefärbung von Körperflüssigkeiten (cave: Kontaktlinsenträger) und Interaktionen durch Induktion des Cytochrom P450-Systems (z.B. mit Kumarinen, Antikonzeptiva, HIV-Medikamenten und Opiaten). Bei HIV-Koinfektion sollte RMP durch **Rifabutin (RFB)** ersetzt werden (vergleichbare Aktivität bei weniger Enzyminduktion). **Rifapentin** ist ein neues Rifamycin-Antibiotikum mit einer langen Halbwertszeit, welche bei Immunkompetenten eine wöchentliche Einmaldosis erlaubt. Es ist derzeit nicht überall zugelassen.

Pyrazinamid (PZA) PZA ist vor allem im sauren Milieu der Phagolysosomen-Vakuolen wirksam und deshalb ein wertvolles Medikament für die Initialtherapie der ersten zwei Monate. Wie INH besitzt es eine gute Liquor-Gängigkeit. Hauptnebenwirkungen sind Hepatitis, Hyperurikämie, Polyarthralgien und eine gastrointestinale Unverträglichkeit. *M. bovis ssp. bovis* ist generell resistent auf PZA.

Ethambutol (EMB) EMB ist lediglich bakteriostatisch wirksam. Es kann in der Kombinationstherapie die extra- und intrazelluläre Keimvermehrung beeinträchtigen, ist aber schlecht Liquor-gängig. Hauptnebenwirkung ist eine Neuritis des N. opticus (regelmäßige Visus-, Gesichtsfeld- und Farbsinnprüfungen).

Tab. C3-3 Dosierung der Erstlinien-Medikamente gegen Tuberkulose für Kinder und Erwachsene (modifiziert nach American Thoracic Society, Centers for Disease Control and Prevention and Infectious Diseases Society of America, 2003).

Medikament	Tagesdosis bei täglicher Einnahme		Tagesdosis bei intermittierender Einnahme[1] (3-mal/Woche)	
	Kinder	Erwachsene	Kinder	Erwachsene
Isoniazid (INH)	10–15 mg/kg max. 300 mg/d	5 mg/kg max. 300 mg/d	15–20 mg/kg max. 900 mg/d	15 mg/kg max. 900 mg/d
Rifampicin[2] (RMP)	10–20 mg/kg max. 600 mg/d	10 mg/kg max. 600 mg/d	10–20 mg/kg max. 600 mg/d	10 mg/kg max. 600 mg/d
Rifabutin[3]	Dosierung unklar	5 mg/kg max. 300 mg	Dosierung unklar	5 mg/kg max. 300 mg
Pyrazinamid (PZA)	15–30 mg/kg max. 2 g/d	25 (–30) mg/kg max. 2 g/d	40 mg/kg max. 2 g/d	35–40 mg/kg max. 3 g/d
Ethambutol (EMB)	15–20 mg/kg max. 1 g[4]	15 (–25) mg/kg[4] max. 1600 mg	25–30 mg/kg max. 2,5 g/d	(25–) 30 mg/kg max. 2,4 g/d

[1] Initial tägliche Gabe für mindestens zwei Wochen; vor allem zur Anwendung im Rahmen einer direkt observierten Therapie (DOT) empfohlen.
[2] Bei HIV-Infizierten unter antiretroviraler Therapie durch Rifabutin (150 mg/d) zu ersetzen.
[3] Bei HIV-Patienten unter Proteaseinhibitoren Reduktion auf 150 mg/d, ohne Proteasehemmer, aber mit Efavirenz Erhöhung auf 450 mg/d.
[4] In der Initialphase bei Erwachsenen (20)–25 mg/kg empfohlen.

7.1.2 Zweitlinien-Medikamente

Streptomycin (SM) SM ist ein Aminoglykosid-Antibiotikum und wirkt rasch bakterizid gegen sich schnell vermehrende extrazelluläre Keime. Es muss parenteral gegeben werden (Erwachsene: 15 mg/kg/d). Andere Aminoglykoside wie z.B. *Amikacin* und *Kanamycin* (Erwachsene: je 15 mg/kg/d) kommen vor allem bei der Therapie der multiresistenten TB zum Einsatz.

Fluoroquinolone (FQ), vor allem *Levofloxacin* (500–1000 mg/d), *Moxifloxacin* (400 mg/d) oder *Gatifloxacin* (400 mg/d). FQ sind bakterizid wirkende Medikamente, deren Aktivität – trotz limitierter Erfahrung – mit derjenigen der Erstlinien-Medikamenten vergleichbar ist. Dennoch sollten FQ derzeit für Kombinationstherapien im Rahmen einer (multi)resistenten TB vorbehalten bleiben.

Ethionamid Erwachsene: 15–20 mg/kg/d; max. 1 g/d; gute Liquor-Gängigkeit.

Cycloserin Erwachsene: 10–15 mg/kg/d in 2 Dosen; max. 1 g/d; unter anderem als Bestandteil einer Kombinationstherapie bei Hepatitis.

Capreomycin Erwachsene: 15 mg/kg/d; max 1 g/d.

Para-Aminosalizylsäure (PAS) Erwachsene: 8–12 g/d in 2–3 Gaben.

Neue Medikamente: Der Stellenwert von **Linezolid** zur Therapie der multiresistenten TB ist noch unklar. Vielversprechende Ergebnisse zeigt ein neues **Diarylquinolin** (R207910), eine Substanzgruppe, die weitläufig mit FQ verwandt ist. Es übertrifft im Tierversuch die Bakterizidie von INH und RMP (Andries et al. 2005). Klinische Daten beim Menschen stehen noch aus.

7.2 Standardtherapie

Das Standardschema besteht aus einer **2-monatigen Initialphase** (intensive Phase) mit einer 4fach-Kombination (INH, RMP, PZA und EMB) bis zum Erhalt der Resistenztestung. Liegen keine Resistenzen vor, kann EMB gestoppt werden. Anschließend erfolgt eine **4-monatige Konsolidationsphase** mit einer 2er-Kombination (INH und RMP; Gesamtdauer sechs Monate; Dosierung siehe Tab. C3-3). Bei Patienten mit einem hohen Rezidivrisiko (kavernöse Lungentuberkulose mit positiver Kultur nach zwei Monaten oder ohne Kaverne mit positivem Direktpräparat *und* positiver Kultur nach zwei Monaten) sollte die Konsolidationsphase auf sieben Monate verlängert werden (Gesamtdauer neun Monate). Das 6-Monats-Standardschema kann mit wenigen Ausnahmen auf alle TB-Erkrankungen ohne Resistenzen angewendet werden. Eine verlängerte Therapiedauer erfordert die tuberkulöse Meningitis (zwölf Monate) sowie extrapulmonale Manifestationen, die nur schlecht auf die Therapie ansprechen (neun Monate; vor allem bei der skelettalen TB). Kann PZA in der Initialphase nicht gegeben werden, so beträgt die Gesamtdauer neun Monate. Bei einer disseminierten TB sollte eine Lumbalpunktion durchgeführt werden, um eine ZNS-Beteiligung nachzuweisen (längere Therapiedauer). Das Standardschema kann als tägliche Therapie gegeben werden, alternativ sind intermittierende Schemata mit 2–3 Gaben pro Woche (siehe Tab. C3-3) etabliert. Auch bei intermittierender Gabe sollten die Medikamente in den ersten zwei Wochen täglich gegeben werden und zudem im Rahmen einer direkt observierten Therapie (DOT) angewendet werden. Bei einer kulturnegativen pulmonalen TB wurden gute Resultate mit einer verkürzten Therapiedauer (3–4 Monate 4er-Therapie) erzielt, aktuell wird eine verkürzte Therapiedauer nicht empfohlen.

7.3 Spezielle Behandlungssituationen

7.3.1 Extrapulmonale Tuberkulose

Die extrapulmonale TB entsteht meist als Reaktivierung eines im Rahmen der Primärinfektion durch lymphohämatogene Aussaat entstandenen Fokus. Seltener ist eine kontinuierliche Ausbreitung eines Herdes, z.B. ein Durchbruch eines subpleuralen Fokus in den Pleuraraum.

Miliartuberkulose

Der Begriff Miliar-TB fasst alle progredienten hämatogen disseminierten Formen der TB zusammen. Die **klassische akute** Miliar-TB tritt bei Kindern unter fünf Jahren in bis zu zwei Dritteln der Erkrankungsfälle auf, oft mit Pleuritis, Peritonitis und Meningitis. Zunehmend kommt die Erkrankung bei älteren Personen mit Komorbiditäten (Alkohol, Zirrhose, Malignome, Immunsuppression) vor. Die konstitutionellen Symptome überwiegen in der Anfangsphase und Bauchschmerzen (Peritoneum), Thoraxschmerzen (Pleura), Rückenschmerzen (Knochen) oder Kopfschmerzen (Meningen) können Hinweise auf Foci liefern. Die Verdachtsdiagnose wird oft radiologisch durch ein feinnoduläres Infiltrat gestellt. Eine sorgfältige klinische Untersuchung (Haut- und Weichteilbefunde; Lymphadenopathie) ist unerlässlich, da die definitive Diagnose am schnellsten durch eine **Gewebsbiopsie** gestellt wird. Liegen keine biopsierbaren Befunde vor, so kann eine transbronchiale Lungenbiopsie erwogen werden. Die Sputum-Diagnostik ist in < 33% der Fälle positiv. Im Gegensatz zur akuten Form präsentiert sich die **spät generalisierte** Miliar-TB eher unter

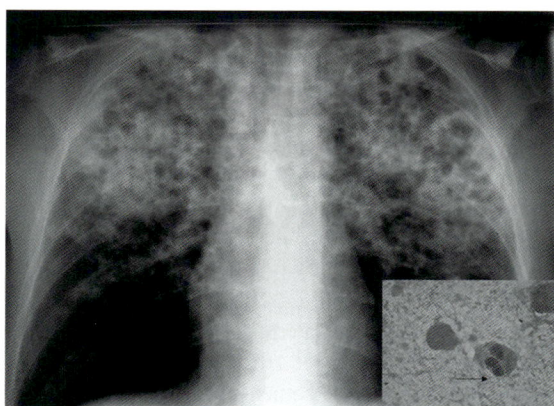

Abb. C3-1 Röntgenbild einer 42-jährigen Patientin mit septischem Schock bei nekrotisierender kavernöser Lungentuberkulose mit miliarer Aussaat. Das Grampräparat der bronchoalveolären Lavage zeigt viel granulierte Stäbchen (Pfeil), welche sich in der Ziehl-Neelsen-Färbung als säurefest darstellten.

dem Bild eines „fever of unknown origin", meist mit normalem Röntgenbild und negativem Tuberkulin-Test. Vor allem ältere Personen sind betroffen mit einer langsam progredienten hämatogenen Streuung von einem klinisch meist asymptomatischen Fokus (Urogenitalbereich, Knochen oder Lymphknoten). Oft ist mehr als ein Fokus als Ausdruck einer veränderten Abwehrlage mit simultaner Reaktivierung vorhanden. Die **nichtreaktive** Miliar-TB präsentiert sich mit einem akuten septischen Zustandsbild mit Beteiligung von Leber, Milz, Lungen (Abb. C3-1), Nieren und Knochenmark. Histologisch findet man unspezifische Nekrosen ohne Granulome und Epitheloidzellen und eine große Anzahl an Tuberkel-Bakterien. Laborchemisch finden sich bei allen Formen oft hämatologische Veränderungen (Leukopenie, Anämie, Thrombopenie) und Transaminasen-Erhöhungen. Bei Panzytopenie, Fieber und Gewichtsverlust sollte differentialdiagnostisch immer an eine Miliar-TB gedacht werden. 10% aller AIDS-Patienten mit Lungen-TB und 38% mit extrapulmonaler TB weisen eine miliare Erkrankung auf.

Tuberkulose des Zentralnervensystems
Die tuberkulöse Meningitis entsteht beim Erwachsenen meist durch Ruptur eines subependymalen Tuberkels in den Subarachnoidalraum, seltener durch hämatogene Aussaat. Im Kleinkindesalter entsteht sie im Rahmen einer frühen postprimären TB und 75% der Kinder haben gleichzeitig einen aktiven Primärfokus oder eine miliare Erkrankung. Typischerweise ist die Hirnbasis betroffen. Klinisch dominieren Fieber, progrediente Kopfschmerzen mit Erbrechen, später Verwirrung, Meningismus und fokalneurologische Ausfälle bis zum Koma. Je schwerer die neurologischen Manifestationen, desto höher das Mortalitätsrisiko und das Risiko von neurologischen Folgeerscheinungen. Eine erhöhte Letalität besteht bei Kindern unter fünf Jahren (20%), Erwachsenen über 50 Jahren (60%) und einer späten Diagnosestellung (> 2 Monate) nach Symptombeginn (80%). Bei ca. 75% liegt gleichzeitig eine extrameningeale Manifestation vor. Diagnostisch wegweisend ist die **Liquor-Untersuchung** mit einer Pleozytose (meist $< 1 \times 10^9$/l mit lymphozytärer Dominanz). Das Totalprotein ist mäßig erhöht, ein tiefer Liquor-/Serum-Glukosequotient < 0,4 ist nicht immer vorhanden. Zum Erregernachweis (Direktpräparat, PCR, Kultur) sind häufig repetitive Punktionen nötig (5–10 ml Liquor einsenden). Die MRT-Untersuchung zeigt eine basale Arachnoiditis, eventuell zerebrale Infarkte, einen Hydrocephalus oder Tuberkulome. Empfohlen ist eine verlängerte Therapie von zwölf Monaten (zwei Monate INH, RMP, PZA, EMB, dann zehn Monate INH, RMP) und die zusätzliche Gabe von Steroiden (Erwachsene: Dexamethason 12 mg/d $\times$ 3 Wochen, dann Reduktion über 3 Wochen). Steroide vermindern die Letalität, nicht aber das Risiko neurologischer Folgeschäden. Repetitive Liquor-Punktionen zur Beurteilung des Therapieansprechens sind vor allem in der Frühphase sinnvoll. Intrakranielle Tuberkulome präsentieren sich meist als multiple nichtvaskularisierte Raumforderungen mit Umgebungsödem. Nach bioptischer Bestätigung ist eine medikamentöse Therapie ohne Resektion empfohlen.

Lymphknotentuberkulose
Klinisch finden sich ein oder mehrere meist indolente Lymphknoten, am häufigsten zervikal oder supraklavikulär. Bei Progression können sie rupturieren und schlecht heilende Fisteln bilden. Intrathorakale Lymphknoten können zu einer bronchialen Obstruktion mit Atelektasen führen. Systemische Krankheitszeichen fehlen oft. Die Diagnose erfolgt durch eine Feinnadelbiopsie oder durch eine diagnostische Resektion. Nicht selten sind Lymphknoten unter Therapie größenprogredient, ohne dass ein bakteriologisches Versagen vorliegt. Eine Verlängerung der Therapie über sechs Monate ist in der Regel nicht notwendig. Eine chirurgische Therapie (Exzision, Inzision mit Drainage oder Aspiration) ist nur in Ausnahmefällen indiziert, falls große fluktuierende Lymphknoten spontan zu rupturieren drohen.

Tuberkulose von Knochen und Gelenken
Hauptsymptome der skelettalen TB sind langsam progrediente Schmerzen, Weichteilschwellungen und Bewegungseinschränkungen betroffener Gelenke. Bei Kindern tritt sie am häufigsten im gut vaskularisierten Epiphysenbereich

der Röhrenknochen auf. Vor allem für die vertebrale TB ist die **MRT-Untersuchung** sensitiver als das konventionelle Röntgenbild. Hier kann eine verzögerte Diagnosestellung zu Komplikationen wie Myelon-Kompressionen mit neurologischen Ausfällen führen. Dies stellt die einzige Situation dar, in der eine chirurgische Sanierung durchgeführt werden muss. Obwohl nur eine 6-monatige Therapie empfohlen ist, favorisieren viele Experten eine 9-monatige Therapie, vor allem aufgrund der Schwierigkeiten, ein klinisches Ansprechen zu beurteilen.

Tuberkulose der Pleura

Eine pleurale Beteiligung durch Ruptur eines subpleural gelegenen Primärkomplexes in den Pleuraraum im Rahmen einer primären TB kommt vor allem im frühen Kindesalter vor. Bei Erwachsenen ist die pleurale TB meist Komplikation einer reaktivierten pulmonalen TB oder kommt im Rahmen einer Miliartuberkulose vor (10–30%). Klinische Zeichen sind Husten, ein pleuritischer Schmerz und Fieber. Mit Ausnahme der Miliartuberkulose ist der Erguss meist einseitig. Typischerweise ist er lymphozytär (meist $0{,}5$–$2{,}5 \times 10^9$ /l Leukozyten) mit erhöhtem Proteingehalt (> 25 g/l). Die Glukose ist oft erniedrigt und der pH $< 7{,}3$. Direktpräparat und PCR aus der Pleuraflüssigkeit weisen eine enttäuschende Sensitivität auf, selbst die Kultur ist nur in 25–30% positiv. Deutlich sensitiver ist die **Pleurabiopsie,** in der auch histologisch in 75% Granulome nachweisbar sind. Obwohl in ca. 30% kein pulmonales Infiltrat vorliegt, ist das Lungenparenchym fast immer mitbefallen. Eine vollständige Drainage des Pleuraergusses führt zu einer raschen klinischen Besserung. Empfohlen ist eine 6-monatige Standardtherapie ohne zusätzliche Steroidgabe. Ein Empyem (durch Ruptur einer pleuranahen Kaverne in den Pleuraraum) sollte von einem erfahrenen Chirurgen saniert werden.

Tuberkulose des Perikards

Neben oft ausgeprägten systemischen Krankheitszeichen finden sich bei der tuberkulösen Perikarditis lageabhängige Thoraxschmerzen und Zeichen eines Perikardergusses bis hin zu Tamponadezeichen. Eine **Perikardpunktion** (häufig lymphozytär) oder eine Perikardbiopsie ist zur Diagnosestellung nötig. Neben der 6-monatigen Therapie senkt die Gabe von Steroiden die Letalität und die Notwendigkeit einer Perikardektomie (Erwachsene: Prednison 60 mg/d × 4 Wochen, dann 30 mg/d × 3 Wochen, 15 mg/d × 2 Wochen und 5 mg/d × 1 Woche) (Strang et al. 1988).

Abdominal- und Peritonealtuberkulose

Die peritoneale TB macht sich mit Bauchschmerzen, Aszites und systemischen Zeichen bemerkbar. Ein lymphozytärer Aszites muss an eine peritoneale TB denken lassen, zur Diagnosestellung ist häufig eine **Laparaskopie** mit Biopsie nötig. Prinzipiell kann der gesamte Gastrointestinaltrakt befallen sein. Hauptlokalisation der gastrointestinalen TB ist das terminale Ileum und Zoekum mit dem klinischen Bild einer Appendizitis oder intestinalen Obstruktion. Gelegentlich ist eine abdominelle Raumforderung tastbar. Die Therapiedauer beträgt sechs Monate, Steroide sind nicht empfohlen.

Urogenitaltuberkulose

Lokale Symptome wie Dysurie, Hämaturie, Pollakisurie und Flankenschmerzen beginnen schleichend, systemische Krankheitszeichen fehlen oft. Häufig ist bei Diagnosestellung eine fortgeschrittene Destruktion des Nierenparenchyms vorhanden. Bei Männern ist eine leicht dolente Skrotalschwellung das häufigste klinische Zeichen. Die **Urinanalyse** zeigt eine Pyurie oder Hämaturie in $> 90\%$. Eine positive Urinkultur für *M. tuberculosis* ist häufig und ist ohne abnorme Urinanalyse nicht beweisend für eine Beteiligung des Urogenitalsystems. Bei Vorliegen einer Obstruktion ist eine Nephrostomie oder eine Ureterschienung nötig. Die Therapiedauer beträgt sechs Monate ohne zusätzliche Steroidgabe.

Tuberkulose der Haut

Infektiöse Manifestationen zeigen ein variables klinisches Bild. Sie entstehen durch exogene Inokulation, Durchbruch in die Kutis bei einer Lymphknoten-TB oder im Rahmen einer disseminierten hämatogenen Aussaat. Die Pathogenese der so genannten Tuberkulide ist unklar, meist stellen sie immunologisch vermittelte Reaktionen dar.

Seltene Manifestationen

Ein laryngealer und pharyngealer Befall mit schmerzhaften Ulzera kann hämatogen oder durch bronchiale Ausbreitung entstehen. Patienten mit laryngealer TB sind hochkontagiös. Die tuberkulöse Otitis präsentiert sich als schmerzloser Ausfluss mit oft extensivem Granulationsgewebe und Trommelfellperforation. Das Ansprechen auf eine medikamentöse Therapie ist ausgezeichnet, eine chirurgische Intervention nicht indiziert. Weitere seltene Manifestationen sind die Aortitis, die okuläre Beteiligung (Chorioiditis, Uveitis, Iritis, Episkleritis), destruktive nasale Läsionen sowie eine Nebennieren-TB mit Verkalkungen oder einem Morbus Addison.

7.3.2 Tuberkulose bei Kindern

Die Therapie ist im Wesentlichen gleich wie bei Erwachsenen, umstritten ist die initiale Zugabe von EMB (Gesichtsfeldkontrollen altersabhängig nicht möglich). Bei Vorliegen einer vermuteten Resistenz (Indexpatient, Herkunft) sollte EMB initial dennoch eingesetzt werden. Eine DOT wird generell empfohlen.

7.3.3 Tuberkulose in der Schwangerschaft und Stillzeit

Hier ist bei aktiver Erkrankung einer unbehandelten Mutter das Risiko für den Embryo bzw. Fötus ungleich höher als mögliche Medikamentennebenwirkungen, sodass eine Standardtherapie trotz Risikoklassen B und C dringend indiziert ist. FQ und Aminoglykoside sollten jedoch vermieden werden. Auch in der Stillzeit muss die aktive Erkrankung der Mutter behandelt werden, damit die Erkrankung nicht auf den Säugling übertragen wird. Vom Stillen muss nicht abgeraten werden, die Medikamentenkonzentrationen in der Muttermilch sind jedoch ungenügend, sodass beim Neugeborenen eine Prophylaxe indiziert ist.

7.3.4 HIV-Koinfektion

Bei einer nichtresistenten TB wird eine Standardtherapie durchgeführt, eine Verlängerung der Therapiedauer auf neun Monate senkt die Rezidivrate nicht. Es sollten Sputum-Kontrollen durchgeführt werden und die Therapie auf neun Monate verlängert werden, wenn nach zwei Monaten noch ein Wachstum festzustellen ist. Bei Patienten ohne antiretroviraler Therapie (ART) sollte – wenn möglich – zunächst eine TB-Therapie begonnen werden und die ART wegen der komplexen Interaktionen und möglichen **Immunrekonstitutions-Phänomenen** 4(–8) Wochen aufgeschoben werden (individuelle Entscheidung, abhängig von der CD4-Zellzahl; falls CD4-Zellzahl < 100/µl sollte ART schon nach zwei Wochen erwogen werden). Bei Patienten unter ART sollte diese nicht unterbrochen werden. Bei Proteaseinhibitor-haltiger ART muss wegen Interaktionen (Induktion des Cytochrom P450-Systems) RMP durch RFB ersetzt werden und die RFB-Dosis auf 150 mg/d reduziert werden. Wird Indinavir eingesetzt, so sollte dieses um 50% erhöht werden. Generell sind Spiegelbestimmungen der Proteaseinhibitoren unter Therapie empfohlen. Auf Kombinationen mit Ritonavir sollte verzichtet werden, da Ritonavir die RFB-Konzentration bis zu 35fach erhöht mit vermehrter Toxizität (Arthralgien, Uveitis, Leukopenie). Im Gegensatz dazu sollte bei einem Einsatz von Efavirenz die RFB-Dosis auf 450 mg/d erhöht werden. Neuere Daten zeigen, dass auch RMP in bestimmten Kombinationen (z.B. Efavirenz und zwei Nichtnukleosid-Analoga) eingesetzt werden kann. Die zum Teil komplexen Interaktionen müssen von Fall zu Fall evaluiert werden, hilfreich sind periodisch erneuerte Empfehlungen auf Homepages (z.B. http://www.hiv.ch/rubriken/therapie/the.htm). Ein bekanntes Phänomen ist eine Verschlechterung der TB-Symptomatik mit hohem Fieber, vermehrten Infiltraten und Lymphknotenschwellungen nach Beginn einer ART im Rahmen eines Immunrekonstitutions-Phänomens (siehe Kap. C8). Nichtsteroidale Entzündungshemmer oder Steroide (Prednison 1–2 mg/kg über 1–2 Wochen, dann Reduktion) können symptomatisch helfen.

7.3.5 Therapie bei Lebererkrankungen und Niereninsuffizienz

Beim Vorliegen einer chronischen Lebererkrankung ist eine verlängerte Therapie mit INH, RMP und EMB über neun Monate einer PZA-haltigen Kombination vorzuziehen. In jedem Fall müssen die Leberwerte engmaschig kontrolliert werden. INH, RMP und PZA müssen bei Vorliegen einer Niereninsuffizienz nicht angepasst werden. EMB und Aminoglykoside werden renal eliminiert und müssen dosisadaptiert gegeben werden. Bei Patienten unter Hämodialyse sollte die Medikamenteneinnahme nach der Dialyse erfolgen. Zudem ist eine Spiegelkontrolle (insbesondere bei Einsatz von Aminoglykosiden oder EMB) empfohlen.

7.3.6 Kulturnegative Tuberkulose beim Erwachsenen

Von einer kulturnegativen pulmonalen TB spricht man, wenn trotz negativen Kulturen aufgrund der klinischen, radiologischen und epidemiologischen Befunde eine TB hochwahrscheinlich ist, keine Alternativdiagnose gefunden wurde und der Patient klinisch und radiologisch nach 6–8 Wochen auf eine empirische Therapie angesprochen hat. Bis zu 20% aller in den USA registrierten pulmonalen TB-Fälle sind kulturnegativ. Mögliche Gründe sind eine tiefe Konzentration an Mykobakterien oder eine nichtadäquate Sputum-Gewinnung. Die initiale Therapie entspricht der beschriebenen Standardthearpie, die Erhaltungstherapie kann von vier auf zwei Monate verkürzt werden (American Thoracic Society, Centers for Disease Control and Prevention 8 [CDC] and Infectious Diseases Society of America 2003). Falls die Sputum-Gewinnung problematisch war, sollte eine 6-monatige Standardtherapie vorgezogen werden.

7.3.7 Therapie eines Rezidives

Für Patienten, die keine DOT erhalten haben, ist das Risiko auf eine erworbene Resistenz gegenüber einem der zuvor eingesetzten Medikamente erhöht. Bis zum Erhalt der Resistenztestung sollte eine 5- bis 6fach-Therapie begonnen werden (INH; RMP; PZA; EMB plus FQ und/oder Aminoglykosid). Generell gilt der Grundsatz, dass bei geringstem Verdacht auf ein Therapieversagen niemals ein einzelnes Medikament zu der vorgängigen Therapie dazugegeben werden darf. Personen mit sensibler TB, die eine DOT erhalten haben, können wieder mit dem Standardschema behandelt werden.

7.3.8 Therapie der resistenten Tuberkulose

INH-high-level-Resistenz Eine 6-monatige Therapie mit RMP, PZA und EMB ist der Standardtherapie äquivalent. Alternative ist eine 12-monatige Therapie mit RMP und EMB (zusammen mit PZA in ersten zwei Monaten).

Rifampicin-Resistenz Eine 6- oder 9-monatige Therapie ist kontraindiziert, da mit >50 % Therapieversager zu rechnen ist (Mitchison und Nunn 1986). INH, EMB und ein FQ sollten für 12–18 Monate gegeben werden (plus PZA in den ersten zwei Monaten).

Multiresistenz (definiert als gleichzeitige Resistenz gegen INH *und* RMP) In diesem Fall ist die Letalität erhöht und die Therapiedauer muss deutlich verlängert werden (mindestens 18 Monate). Eine erweiterte Resistenztestung ist indiziert und das genaue Therapieschema ist nach Erhalt der Resistenztestung in Zusammenarbeit mit einem Spezialisten festzulegen. Falls sensibel, sollte immer ein FQ (größte Erfahrung mit Levofloxacin) in einer Kombination enthalten sein. Besteht aufgrund der Anamnese die Möglichkeit einer Multiresistenz, so sollte empirisch mit mindestens sechs Medikamenten bis zum Erhalt der Resistenztestung begonnen werden (z.B. INH, RMP, PZA, EMB, FQ und Amikacin). Eine chirurgische Therapie sollte bei einem Therapieversagen und lokalisierten, resektablen Befunden diskutiert werden. Einen Überblick über Therapieoptionen bei verschiedenen Resistenzen bieten die 2003 revidierten amerikanischen Empfehlungen (Blumberg et al. 2003).

7.3.9 Steroidtherapie

Eine begleitende Steroidtherapie ist bei schweren Fällen einer tuberkulösen Meningitis, vor allem bei Vorliegen von Hirndruckzeichen, indiziert. Weitere Indikationen sind die stenosierende Bronchitis und die tuberkulöse Perikarditis. Auch bei schweren konstitutionellen Symptomen können Steroide eingesetzt werden (Prednison 20–30 mg/d). Lebensbedrohliche Hypoxämien im Rahmen einer extensiven pulmonalen Inflammation können durch höhere Dosen Prednison (60–80 mg/d) verbessert werden.

7.3.10 Patientencompliance und direkt observierte Therapie (DOT)

Die zuverlässige Medikamenteneinnahme ist Voraussetzung für den Therapieerfolg und die Vermeidung von Resistenzen. Zur Überwachung kann eine INH-Messung im Urin (Streifentest) herangezogen werden oder – weniger zuverlässig – die Orangefärbung des Urins durch RMP. Bei der direkt observierten Therapie (DOT) nimmt der Patient unter den Augen eines Supervisors die Medikamente 2- bis 3-mal pro Woche ein, in den ersten zwei Wochen täglich. Sie ist bei Personen mit Kommunikationsproblemen (Immigranten ohne Kenntnis der Landessprache oder psychiatrische Patienten) sowie bei Patienten mit Drogenabhängigkeit empfohlen.

7.3.11 Verlaufskontrollen und Management von Nebenwirkungen unter Therapie

Sputum Empfohlen sind monatliche Verlaufskontrollen (Direktpräparat und Kultur) bis zwei konsekutive Sputa kulturell negativ sind (American Thoracic Society, CDC and Infectious Diseases Society of America 2003). Sind Direktpräparat und Kultur nach zwei Monaten noch positiv, so wird eine Therapieverlängerung auf neun Monate empfohlen. Ist das Direktpräparat nach dem fünften Monat noch positiv, wird gemäß WHO von einem Therapieversagen ausgegangen und ein Wechsel der Behandlungsstrategie nötig.

Röntgen-Thorax Obwohl von der WHO nicht empfohlen, ist eine Verlaufskontrolle (z.B. nach zwei Monaten und bei Abschluss der Therapie) nützlich zur Beurteilung des klinischen Ansprechens.

Laboruntersuchungen Obwohl nur empfohlen für Patienten mit einer vorbestehenden Hepatopathie (baseline Untersuchung), ist eine Bestimmung der Alaninaminotransferase (2-wöchentlich × 2 Monate, dann 1-mal/Monat bis Therapieende) zur Monitorisierung einer Hepatotoxizität sinnvoll.

Elektro-Retinogramm oder evozierte visuelle Potentiale Einmal monatlich oder bei klinischen Symptomen bei Einsatz von EMB über mehr als zwei Monate oder > 20 mg/kg.

Audiogramm Bei Einsatz von Aminoglykosiden einmal monatlich.

Hepatitis Übersteigt die Transaminasen-Erhöhung das Fünffache des oberen Normwertes, so sollte die Therapie bei asymptomatischen Patienten unterbrochen werden und nach Regredienz unter engmaschiger Kontrolle wieder mit der gleichen Therapie begonnen werden. Eine Therapieumstellung ist bei über 10facher Transaminasen-Erhöhung, bei symptomatischer Hepatitis oder bei erneutem Anstieg nötig. Dann sollten drei wenig hepatotoxische Medikamente eingesetzt werden (z.B. EMB, FQ, Cycloserin oder Amikacin) und nach Abfall der Transaminasen (< 2-mal Norm) in wöchentlichen Abständen zuerst RMP, dann INH und zum Schluss PZA eingesetzt werden (engmaschige Transaminasen-Kontrolle). Bei Wiederanstieg sollte das zuletzt eingesetzt Medikament gestoppt bleiben.

Hautreaktionen Exantheme treten am häufigsten unter INH auf, gefolgt von RMP (vor allem petechial), PZA und EMB. Bei milder Klinik kann der Verlauf unter Antihistaminika beobachtet werden. Bei generalisiertem Exanthem sollten alle Medikamente gestoppt werden, bei schwerer TB sollten drei neue Medikamente (FQ, Aminoglykosid und ein weiteres) begonnen werden und die bisherigen Medikamente nach Besserung des Exanthems in 2- bis 3-tägigen Abständen wieder begonnen werden (zuerst RMP, dann INH).

7.3.12 Therapie der latenten Tuberkulose

Ziel der **präventiven Chemotherapie** ist es, ein Fortschreiten einer asymptomatischen Infektion zu einer symptomatischen Erkrankung zu verhindern. Sie darf in jedem Fall erst nach Ausschluss einer aktiven TB-Erkrankung begonnen werden. Die Indikation zur Therapie der latenten TB richtet sich nach dem Tuberkulin-Test (Abb. C3-2). Neuere Bluttests sind in Abschnitt 4.3 beschrieben, ihr Stellenwert ist derzeit noch nicht exakt definiert. Getestet werden sollen nur **Risikopersonen,** die aufgrund einer Komorbidität ein erhöhtes Erkrankungsrisiko aufweisen oder Personen mit einer Risikoexposition. Von einer Tuberkulin-Konversion darf nur gesprochen werden, wenn eine Zunahme ≥ 10 mm in den letzten zwei Jahren erfolgte. Es ist empfohlen, Tuberkulin-Konverter unabhängig von ihrem Alter präventiv zu behandeln; gut dokumentiert ist die Wirksamkeit jedoch bei jüngeren Personen. Weniger Konsens besteht bei positiven Tuberkulin-Reaktionen von unklarer Dauer. INH über neun Monate bleibt derzeit die Chemoprophylaxe der Wahl, obwohl es vor allem gegen schnell replizierende Keime wirkt (Erwachsene: 5 mg/kg/d, Kinder: 5–10 mg/kg; max. 300 mg/d; bzgl. Pyridoxin siehe Abschnitt 7.1). Eine Therapiedauer von sechs Monaten ist möglicherweise kosteneffizienter, sollte aber nicht bei HIV-Infizierten und Personen unter 18 Jahren oder mit radiologisch narbigen Veränderungen eingesetzt werden. Falls nötig, kann eine intermittierende, direkt observierte Therapie (INH 900 mg 2-mal/Woche) eingesetzt werden. Alternative ist eine 4-monatige Monotherapie mit RMP (10 mg/kg/d bei Erwachsenen, 10–20 mg/kg/d bei Kindern; max 600 mg/d) bei INH-Intoleranz oder bei Herkunft aus Ländern mit hoher INH-Resistenz (Vietnam, Haiti, Philippinen). Eine weitere Möglichkeit (3. Wahl) ist eine 2-monatige Kombinationstherapie mit RMP plus PZA (15–20 mg/kg/d). Aufgrund einer hohen Rate an Hepatotoxizität (8%) mit beschriebenen Todesfällen (Jasmer et al. 2002b) ist ihr Stellenwert aktuell umstritten. Abgeraten wird von dieser Kombination bei Kindern, Schwangeren sowie Patienten mit vorbestehendem Leberschaden.

Bei der Behandlung von **Kontaktpersonen** einer Indexperson mit aktiver TB kann – eine korrekte Indikationsstellung vorausgesetzt – eine Reduktion des Auftretens einer aktiven TB um 60% im 10-Jahres-Verlauf erzielt werden (Ferebee 1970). Der Vorteil ist am ausgeprägtesten bei jüngeren Personen mit niedrigerem Hepatitisrisiko und erhöhtem Infektionsrisiko. Ein Vorschlag zum Management von Mitarbeitern im Gesundheitswesen mit Kontakt zu einer Indexperson ist in Abbildung C3-2 dargestellt (Stead 1995).

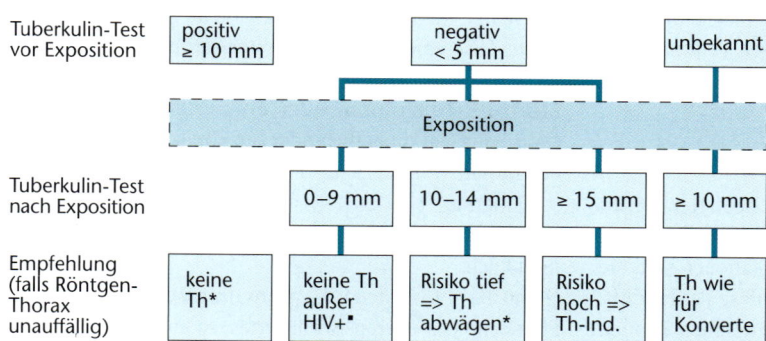

* Präventive Therapie vor allem bei jüngeren Mitarbeitern erwägen (auch unabhängig von einer Exposition).

■ Bei schwerer Exposition Beginn einer präventiven Therapie erwägen und stoppen, falls der Tuberkulin-Gest im Verlauf negativ bleibt.

Abb. C3-2 Management von Mitarbeitern im Gesundheitswesen nach Kontakt zu einer Person mit aktiver Tuberkulose (nach Stead 1995).

7.3.13 BCG-Impfung

BCG (Bacillus Calmette-Guérin) ist ein attenuierter Lebendimpfstoff aus einem M.-bovis-Stamm und wird seit den 40er-Jahren des letzten Jahrhunderts angewandt. Die Impfung verhindert die TB-Infektion nicht, vermindert aber die Progression zu einer klinischen Erkrankung und ist hochwirksam zur Verhinderung einer disseminierten Erkrankung mit Meningitis im Kleinkindesalter (60–80% Risikoreduktion) (Colditz et al. 1995). Bei älteren Kindern ist die Wirksamkeit deutlich schlechter und im Erwachsenenalter konnte in den meisten Studien keine Schutzwirkung nachgewiesen werden. Da die BCG-Impfung keinen wesentlichen Einfluss auf die epidemiologische Situation hat und ihr Verzicht in mehreren Ländern Europas nicht zu einem Anstieg der TB-Fälle bei Kindern geführt hat, macht die Impfung vor allem Sinn in Hochprävalenz-Ländern für Neugeborene und Tuberkulin-negative Kinder unter einem Jahr.

8 Isolationsmaßnahmen und Meldepflicht

Nachdem in den USA Anfang der 1990er-Jahre über nosokomiale Übertragungen multiresistenter Erreger mit Todesfällen berichtet wurde (Menzies et al. 1995), haben die CDC 1994 Richtlinien zur Vermeidung einer Keimübertragung veröffentlicht (Update 2005; CDC 2005): Patienten mit verdächtiger oder bewiesener Lungen-TB sollen isoliert werden, optimalerweise in einem Einzelzimmer mit negativem Innendruck (Luftaustausch 6-mal pro Stunde) und Schleuse. Für diagnostische oder therapeutische Maßnahmen außerhalb des Zimmers trägt der Patient eine FFP 2S-Schutzmaske, im Isolationszimmer trägt er keine Maske (außer bei der multiresistenten TB, wenn andere Personen im Zimmer sind). Personal und Besucher tragen bei Betreten des Patientenzimmers eine Schutzmaske der Klasse FFP 2S. Bei multiresistentem Erreger, bei Sputum-Induktion oder bei der Bronchoskopie werden Masken der Schutzklasse FFP 3S bevorzugt. Mit diesen Maßnahmen konnte die Tuberkulin-Konversionsrate bei Mitarbeitern im Gesundheitswesen von 3–5% (frühe 1990er-Jahre) auf unter 1% jährlich gesenkt werden. Patienten mit extrapulmonaler TB müssen nicht isoliert werden, außer bei nach außen abgeleiteter Drainage.

Zwei Wochen adäquate Therapie wurde lange als ausreichend angesehen, damit ein Indexpatient nicht mehr ansteckend für seine Umgebung ist und entisoliert werden kann. Diese Empfehlung ist arbiträr und nicht durch gute Daten gestützt. Zusätzlich muss eine klinische Besserung gefordert werden (weniger Husten, kein weiterer Gewichtsverlust), oft wird auch eine Abnahme der säurefesten Stäbchen im Direktpräparat verlangt. Wichtig ist, dass die medikamentöse Weiterbehandlung gewährleistet ist und im direkten Umfeld keine Risikopersonen (Kleinkinder, Immunsupprimierte) leben.

Die TB ist in den meisten europäischen Ländern (unter anderem Deutschland, Österreich und Schweiz) meldepflichtig.

LITERATUR

American Thoracic Society, Centers for Disease Control and Prevention and Infectious Diseases Society of America. 2003. Treatment of tuberculosis. MMWR Recomm. Rep. 52: 1–77.

American Thoracic Society. 2000. Targeted tuberculin testing and treatment of latent tuberculosis infection. MMWR 49: 1–51.

Andries K., P. Verhasselt, J. Guillemont, H. W. H. Göhlmann, J.-M. Neefs, H. Winkler, J. V. Gestel, P. Timmerman, M. Zhu, E. Lee, P. Williams, D. de Chaffoy, E. Huitric, S. Hoffner, E. Cambau, C. Truffot-Pernot, N. Lounis, V. Jarlier. 2005. A diarylquinoline drug active on the ATP synthase of Mycobacterium tuberculosis. Science 307: 223–227.

Bémer P., F. Palicova, S. Rüsch-Gerdes, H. B. Drugeon, G. E. Pfyffer. 2002. Multicenter evaluation of fully automated BACTEC MGIT 960 for susceptibility testing of Mycobacterium tuberculosis. J. Clin. Microbiol. 40: 150–154.

Blumberg H. M., W. J. Burman, R. E. Chaisson, C. L. Daley, S. C. Etkind, L. N. Friedman, P. Fujiwara, M. Grzemska, P. C. Hopewell, M. D. Iseman, R. M. Jasmer, V. Koppaka, R. I. Menzies, R. J. O'Brien, R. R. Reves, L. B. Reichman, P. M. Simon, J. R. Starke, A. A. Vernon; American Thoracic Society, Centers for Disease Control and Prevention and Infectious Diseases Society of America. 2003. Treatment of tuberculosis. Am. J. Respir. Crit. Care Med. 167: 603–662.

Cave M. D., M. Murray, E. Nardell. 2005. Molecular epidemiology of Mycobacterium tuberculosis. In: Cole S. T., K. D. Eisenach, D. N. McMurray, W. R. Jacobs Jr. (eds.). Tuberculosis and the Tubercle Bacillus, p. 115–140. ASM Press, Washington D. C.

Centers for Disease Control and Prevention. 2005. Guidelines for preventing the transmission of Mycobacterium tuberculosis in health-care settings. MMWR Recomm. Rep. 54: 1–142.

Colditz G. A., C. S. Berkey, F. Mosteller, T. F. Brewer, M. E. Wilson, E. Burdick, H. V. Fineberg. 1995. The efficacy of bacillus Calmette-Guérin vaccination of newborns and infants in the prevention of tuberculosis: meta-analyses of the published literature. Pediatrics 96: 29–35.

Ewer K., J. Deeks, L. Alvarez, G. Bryant, S. Waller, P. Andersen, P. Monk, A. Lalvani. 2003. Comparison of T-cell-based assay with tuberculin skin test for diagnosis of Mycobacterium tuberculosis infection in a school tuberculosis outbreak. Lancet 361: 1168–1173.

Ferebee S. H. 1970. Controlled chemoprophylaxis trials in tuberculosis. A general review. Bibl. Tuberc. 26: 28–106.

Forbes B. A., G. E. Pfyffer, K. D. Eisenach. 2005. Molecular diagnosis of mycobacterial infections. In: Cole S.T., K. D. Eisenach, D. N. McMurray, W. R. Jacobs Jr. (eds.). Tuberculosis and the Tubercle Bacillus, p. 85–98. ASM Press, Washington D. C.

Frieden T. R., T. R. Sterling, S. S. Munsiff, C. J. Watt, C. Dye. 2003. Tuberculosis. Lancet 362: 887–899.

Isenberg H. D. 2004. Clinical Microbiology Procedures Handbook. 2nd ed., ASM Press, Washington D. C.

Jasmer R. M., P. Nahid, P. C. Hopewell. 2002a. Clinical practice. Latent tuberculosis infection. N. Engl. J. Med. 347: 1860–1866.

Jasmer R. M., J. J. Saukkonen, H. M. Blumberg, C. L. Daley, J. Bernardo, E. Vittinghoff, M. D. King, L. Masae Kawamura, P. C. Hopewell. 2002b. Short-course rifampin and pyrazinamide compared with isoniazid for latent tuberculosis infection: a multicenter clinical trial. Ann. Intern. Med. 137: 640–647.

Menzies D., A. Fanning, L. Yuan, M. Fitzgerald. 1995. Tuberculosis among health care workers. N. Engl. J. Med. 332: 92–98.

Mitchison D. A., A. J. Nunn. 1986. Influence of initial drug resistance on the response to short-course chemotherapy of pulmonary tuberculosis. Am. Rev. Respir. Dis. 133: 423–430.

National Committee for Clinical Laboratory Standards (NCCLS). 2000. Susceptibility testing of Mycobacteria, Nocardia and other aerobic Actinomycetes; approved standard M24-A. Villanova, Pa.

Noordhoek G. T., S. Mulder, P. Wallace, A. M. van Loon. 2004. Multicentre quality control study for detection of Mycobacterium tuberculosis in clinical samples by nucleic amplification methods. Clin. Microbiol. Infect. 10: 295–301.

Pfyffer G. E., B. A. Brown-Elliott, R. J. Wallace Jr. 2003. Mycobacterium: General characteristics, isolation, and staining procedures. In: Murray P. R., E. J. Baron, J. H. Jorgensen, M. A. Pfaller, R. H. Yolken (eds.): Manual of Clinical Microbiology, pp. 532–559. 8th ed., ASM Press, Washington D. C.

Pfyffer G. E., F. Palicova, S. Rüsch-Gerdes. 2002. Testing of susceptibility of Mycobacterium tuberculosis to pyrazinamide with the non-radiometric BACTEC MGIT 960 System. J. Clin. Microbiol. 40: 1670–1674.

Poulsen A. 1957. Some clinical features of tuberculosis. Acta Tuberc. Scand. 33: 37–92.

Richmond J. R., R. W. McKinney (eds.). 1999. Biosafety in Microbiological and Biomedical Laboratories. 4th ed., U. S. Government Printing Office, Washington D. C.

Small P. M., P. I. Fujiwara. 2001. Management of tuberculosis in the United States. N. Engl. J. Med. 345: 189–200.

Stead W. W. 1995. Management of health care workers after inadvertent exposure to tuberculosis: a guide for the use of preventive therapy. Ann. Intern. Med. 122: 906–912.

Strang J. I., H. H. Kakaza, D. G. Gibson, B. W. Allen, D. A. Mitchison, D. J. Evans, D. J. Girling, A. J. Nunn, W. Fox. 1988. Controlled clinical trial of complete open surgical drainage and of prednisolone in treatment of tuberculous pericardial effusion in Transkei. Lancet 2: 759–764.

Telenti A., P. Imboden, F. Marchesi, D. Lowrie, S. T. Cole, M. J. Colston, L. Matter, K. Schopfer, T. Bodmer. 1993. Detection of rifampicin-resistance mutations in Mycobacterium tuberculosis. Lancet 341: 647–650.

Tissot F., G. Zanetti, P. Francioli, J. P. Zellweger, F. Zysset. 2005. Influence of bacille Calmette-Guérin vaccination on size of tuberculin skin test reaction: to what size? Clin. Infect. Dis. 40: 211–217.

Tufariello J. M., J. Chan, J. L. Flynn. 2003. Latent tuberculosis: mechanisms of host and bacillus that contribute to persistent infection. Lancet Infect. Dis. 3: 578–590.

Vidal R., N. Casabona, A. Juan, T. Falgueras, M. Miravitlles. 1996. Incidence and significance of acid-fast bacilli in sputum smears at the end of antituberculous treatment. Chest 109: 1562–1565.

Zhang Y., C. Vilchèze, W. R. Jacobs Jr. 2005. Mechanisms of drug resistance in Mycobacterium tuberculosis. In: Cole S. T., K. D. Eisenach, D. N. McMurray, W. R. Jacobs, Jr. (eds.). Tuberculosis and the Tubercle Bacillus, p. 115–140. ASM Press, Washington D. C.

KAPITEL C4 Syphilis

Hans-Jochen Hagedorn, Matthias Trautmann und Ernst Vanek

1	Definition	802	6	Diagnostik	807
2	Erreger	802	6.1	Erregernachweis	807
3	Epidemiologie und Übertragungswege	803	6.2	Antikörpernachweis – serologische Stufendiagnostik	807
3.1	Epidemiologie	803	6.3	Interpretation serologischer Befunde	808
3.2	Übertragungswege	803	6.4	Serologische Verlaufskontrollen nach Therapie	809
4	Pathogenese	803			
5	Klinik	804	6.5	Syphilis-Serologie und Schwangerschaft	810
5.1	Primärstadium	804	6.6	Diagnostik der Neurosyphilis	810
5.2	Sekundärstadium	804	7	Therapie	811
5.3	Latente Syphilis	805	8	Prophylaxe	811
5.4	Gummöse tertiäre Syphilis	805	8.1	Aufklärung	811
5.5	Kardiovaskuläre tertiäre Syphilis	805	8.2	Prophylaxe	812
5.6	Neurosyphilis	805	8.3	Meldepflicht	812
5.7	Syphilis und HIV	806			
5.8	Syphilis connata	806			

1 Definition

Die Syphilis (Synonym: Lues) ist eine kontagiöse, in Schüben verlaufende, durch **Treponema pallidum** verursachte Infektionskrankheit, die unbehandelt nach einer gewissen Zeit in Latenz übergeht. Zwei Drittel der latent Infizierten bleiben lebenslang asymptomatisch, die übrigen entwickeln unter Umständen erst nach Jahrzehnten eine der Spätformen der Krankheit, die sich vorwiegend an der Aorta (Mesaortitis), dem ZNS (Neurosyphilis) oder an Skelett, Haut, Augen oder Ohren, seltener auch an anderen Organen manifestiert.

2 Erreger

Das Genus *Treponema* umfasst pathogene und apathogene Spezies von Mensch und Tier. Als gesichert humanpathogen gelten der Erreger der sexuell übertragbaren Syphilis *T. pallidum* subsp. *pallidum* sowie die Erreger der nichtvenerischen Treponematosen *T. pallidum* subsp. *endemicum* (endemische Syphilis), *T. pallidum* subsp. *pertenue* (Yaws, Frambösie) und *T. carateum* (Pinta) (Tab. C4-1). Diese Erreger gelten als in vitro nicht anzüchtbar. Hingegen ist eine Vielzahl kultivierbarer Treponemen bekannt, die z.B. aus der Mundhöhle, dem Genitaltrakt oder Darm von Primaten isoliert werden können (Miller et al. 1992, Norris et al. 2003). Die Assoziation kultivierbarer Treponemen mit Krankheiten des Menschen ist bis heute nicht absolut gesichert. Es gibt jedoch zahlreiche Hinweise, dass die oralen Treponemen ein wichtiger Kofaktor bei multibakteriellen Infektionen der Mundhöhle wie z.B. der Periodontitis oder der Plaut-Vincent-Angina sind (Lorbeer 2005, Norris 2003).

Die drei Subspezies von *T. pallidum* sind genetisch sehr eng verwandt und morphologisch nicht zu unterscheiden. Eine Möglichkeit zur Differenzierung der Subspezies ist die Sequenzierung der flankierenden Region des 15,5 kDa Lipoprotein-Gens. Eine molekulare Subtypisierung von T.-pallidum-Isolaten durch Analyse variabler Gene (tpr, arp) unter epidemiologischen Aspekten ist beschrieben. Die differentialdiagnostische Abgrenzung der Erreger erfolgt mittels klinisch/anamnestischer (siehe Tab. C4-1)

Tab. C4-1 Einige Charakteristika der Erreger der Treponematosen.

	T. pallidum ssp. pallidum	T. pallidum ssp. endemicum	T. pallidum ssp. pertenue	T. carateum
kutane Übertragung auf Tiere (mit Hautläsion)	Kaninchen	Kaninchen, Hamster	Kaninchen, Hamster	nicht möglich
Stammhaltung	Kaninchenhoden	Kaninchenhoden	Kaninchenhoden	nicht bekannt
Krankheitsbild beim Menschen	sexuell übertragbare Syphilis	endemische Syphilis (Bejel)	Yaws (Frambösie)	Pinta (Carate)
Ausbreitungsgebiet	weltweit	Mittlerer Osten, Afrika	Afrika, Pazifik	Zentral- und Südamerika
bevorzugtes Klima	jedes	subtropisch (feucht und trocken)	tropisch (feucht und trocken)	warm
Region	ubiquitär	ländliche Bezirke	ländliche Bezirke	ländliche Bezirke
hauptsächliches Infektionsalter	15–40 Jahre	< 1–15 Jahre	1–15 Jahre	10–30 Jahre
Übertragungsmodus • sexuell • konnatal • Hautkontakt • Trinkgefäße	+ + sehr selten –	– selten + +	– – + ?	– – + ?
Dauer der frühen infektiösen Läsionen	bis 2 Jahre	ca. 5 Jahre	ca. 5 Jahre	> 5 Jahre
Spätkomplikationen • Haut/Schleimhaut • Knochen/Knorpel • ZNS • kardiovaskulär	+ + + +	+ + – –	+ + – –	+ – – –

oder tierexperimenteller Kriterien (Csonka 1990, Norris et al. 2003).

Die Erreger der Syphilis sind 6–16 μm lange mikroaerophile Spirochäten mit 6–14 gleichförmigen Windungen und einem Durchmesser von nur ca. 0,15 μm. Für den mikroskopischen Direktnachweis sind Spezialtechniken erforderlich wie die Dunkelfeld- oder Phasenkontrastmikroskopie. In die Zellwand eingelagert sind periplasmatische Flagellen, welche für die charakteristische Eigenbeweglichkeit verantwortlich sind. Die Reproduktionszeit wird auf 30–33 Stunden geschätzt. Der Zellwandaufbau ist demjenigen von gramnegativen Bakterien ähnlich. Typisch ist der hohe Gehalt an Lipoproteinen und Lipopeptiden, die pro- und antiinflammatorische Zytokine induzieren können; Lipopolysaccharide fehlen (Arbeitskreis Blut, Miller et al. 1992, Norris et al. 2003).

Treponema pallidum ist ein sehr **anspruchsvoller Erreger.** Erhitzung, Abkühlung auf niedrige Temperaturen, Austrocknung und Einwirkung von Detergentien bewirken eine Inaktivierung. In komplexen Medien kann der Erreger bei 37 °C bis zu 48 Stunden überleben. Bei Lagerung in Zitratblut bei 4 °C können die Erreger abhängig von der Inokulum-Dichte zwischen 24 und 120 Stunden infektiös bleiben (Arbeitskreis Blut).

3 Epidemiologie und Übertragungswege

3.1 Epidemiologie

Die Syphilis ist weltweit von großer Bedeutung. In den westlichen Industrienationen zeigt sich eine seit Jahren steigende Inzidenz, die sich in Deutschland seit dem Jahr 2000 von 1,35 auf im Jahr 2004 4,1 Erkrankungen pro 100 000 Einwohner erhöht hat. Mehr als 90% der gemeldeten Neuinfektionen betreffen Männer. Sexuelle Kontakte zwischen Männern (MSM) sind in ca. 77% die wahrscheinliche Infektionsursache (Robert-Koch-Institut 2005).

3.2 Übertragungswege

Ansteckungsquelle ist ausschließlich der Mensch. Ein tierisches Erregerreservoir ist nicht bekannt. Die Übertragung erfolgt in den weitaus meisten Fällen beim **Geschlechtsverkehr** durch direkten Kontakt mit infektiösen Effloreszenzen des Primär- und Sekundärstadiums. In den erscheinungsfreien Phasen der Frühlatenz (siehe Abschnitt 4.3) besteht aufgrund der geringen Zahl persistierender Erreger kaum ein Risiko bei Haut- oder Schleimhautkontakt, wohl aber auf dem Blutweg. Eine diaplazentare Infektion des Feten ist auch noch in der Spätlatenz möglich. Bei ulzerierten oder nässenden Krankheitsherden der tertiären Syphilis besteht hingegen keine Infektionsgefahr.

4 Pathogenese

T. pallidum durchdringt die natürlichen Schutzbarrieren von Haut und Schleimhaut in der Regel durch **Mikroverletzungen.** Nach lokaler Vermehrung an der Eintrittsstelle kommt es durch Ausbreitung des Erregers auf dem Lymph- und Blutwege zu einer generalisierten Infektion, die alle Organe betreffen kann. Bereits die Lokalinfektion induziert ausgeprägte zelluläre und humorale Immunreaktionen, welche für die Abheilung des Primärherdes verantwortlich sind, die Generalisation der Infektion jedoch nicht verhindern können. Unbehandelt erreichen 60–90% der Infizierten das zweite Stadium. Charakteristisch ist ein Exanthem der Haut und Schleimhaut. Entzündungsreaktionen können auch die Leber, das Auge, das ZNS und die Knochen betreffen. Drei Viertel der Unbehandelten erleiden nur diesen einen exanthematischen Schub, bei den übrigen sind Rezidive während des darauf folgenden Jahres, seltener auch später möglich. Entscheidend für die Beendigung der symptomatischen Phase der Syphilis ist das Zusammenwirken der humoralen und zellulären Immunität. In ca. einem Drittel der Fälle wird der Erreger vollständig eliminiert, was in einer **Spontanheilung** resultiert. In den übrigen Fällen bleibt die **Infektion latent.** Klinische Symptome fehlen. Der Organismus ist zwar nicht empfänglich für eine Zweitinfektion, jedoch auch nicht in der Lage, den ursprünglichen Erreger zu eliminieren. Durch die antibiotische Keimelimination wird diese protektive Immunität beendet. Der Antikörperbefund spielt in diesem Zusammenhang keine Rolle. Die immunologischen Mechanismen, die nach einer Latenzzeit von wenigen Jahren bis zu Jahrzehnten bei ca. einem Drittel der unbehandelten Patienten zu den Erscheinungen des Tertiärstadiums der Syphilis führen, sind weitgehend unklar.

Pathohistologisch finden sich im Primär- und Sekundärstadium der Syphilis **unspezifische entzündliche Veränderungen,** die mit Infiltraten aus Lymphozyten, Plasmazellen, Granulozyten und Kapillarproliferationen einhergehen. Oft sind auch vaskuläre Läsionen ähnlich einer Endarteriitis obliterans vorhanden. Das Tertiärstadium der Erkrankung ist durch ein spezifisches morphologisches Substrat, durch so genannte **Gummata** gekennzeichnet. Dabei handelt es sich um herdförmige Nekrosen, umgeben von epitheloidzelligen granulomatösen Reaktionen. Ähnlich wie die Tuberkulome bei der Tuberkulose werden die Gummata auf eine erregerinduzierte, immunpathologische Reaktion Typ IV (zellgebundene allergische Reaktion) zurückgeführt. Erreger sind in den gummösen Herden (Granulomen) nur mit speziellen Verfahren wie der Immunhistologie oder PCR nachweisbar (Goh und French 1999, Norris et al. 2003, Petzoldt 2005, Singh und Romanowski 1999, Schöfer et al. 2006).

5 Klinik

5.1 Primärstadium

Nach einer mittleren Inkubationszeit von 21 (5–90) Tagen bildet sich an der Eintrittsstelle des Erregers meist im Genitalbereich (Abb. C4-1), abhängig von Sexualpraktiken aber auch z.B. im Darm oder der Mundhöhle, zunächst ein roter Fleck oder ein Knötchen, das rasch erodiert (**Primäraffekt**) und nachfolgend in ein schmerzfreies scharf begrenztes flaches Geschwür mit einem ödematös derb infiltrierten Randwall (**Ulcus durum,** harter Schanker) übergeht. Zugleich entwickelt sich eine ebenfalls schmerzlose **regionale Lymphadenitis** (Bubo). Ein allgemeines Krankheitsgefühl fehlt. Der Primärkomplex aus Primäraffekt und Bubo heilt in 3–8 Wochen, spätestens jedoch nach Abklingen des Sekundärexanthems ab.

Differentialdiagnostisch kommen mit ähnlichen Läsionen einhergehende sexuell übertragbare Erkrankungen infrage. Somit sollten auch Ulcus molle, Lymphogranuloma venereum, Herpes simplex genitalis und Granuloma inguinale gesucht werden (Petzoldt 2005).

5.2 Sekundärstadium

Der Primäraffekt kann die einzige klinische Manifestation der Syphilis bleiben. In der Regel folgt jedoch ca. neun Wochen (sechs Wochen bis sechs Monate) nach der Infektion das Sekundärstadium. Neben Allgemeinsymptomen wie Fieber und Arthralgien treten in 75–100% der Fälle nichtjuckende symmetrisch angeordnete Exantheme (**Syphilide**) auf (Abb. C4-2). Die makulösen (**Roseolen**), papulösen oder papulosquamösen bis linsengroßen Effloreszenzen finden sich vorwiegend an Rumpf und Extremitäten, im Gegensatz zu vielen anderen Exanthem-Krankheiten aber auch an den Handinnenflächen und Fußsohlen. In der Mundschleimhaut imponieren die Effloreszenzen als **Plaques muqueuses**, im Anogenitalbereich als nässende **Condylomata lata;** alle sind reich an Erregern und somit hoch infektiös.

Meist findet sich eine generalisierte Lymphknotenschwellung (**Polylymphadenopathie**), die nicht schmerzt, nicht einschmilzt und über Monate bestehen bleiben kann. Hinweise auf eine Organbeteiligung sind auch Hepatitis und Immunkomplex-Glomerulonephritis. Wichtig ist die Abklärung der Möglichkeit einer klinisch nicht fassbaren **ZNS-Beteiligung.** Insbesondere bei HIV-Patienten hat dies wesentlichen Einfluss auf das Therapieregime.

Die Symptome des Sekundärstadiums dauern einige Wochen und klingen spontan ab. Im weiteren Verlauf können in einem Zeitraum von zwei Jahren Rezidive auftreten, die kürzer, weniger ausgeprägt und zunehmend keimärmer sind.

Die Differentialdiagnose in diesem Stadium kann schwierig sein und umfasst Virus- und Arzneimittelexantheme sowie einige Dermatosen anderer Genese. Die in diesem Stadium immer positive Serologie dürfte in den meisten Fällen zur Klärung der Erkrankung führen (Petzoldt 2005).

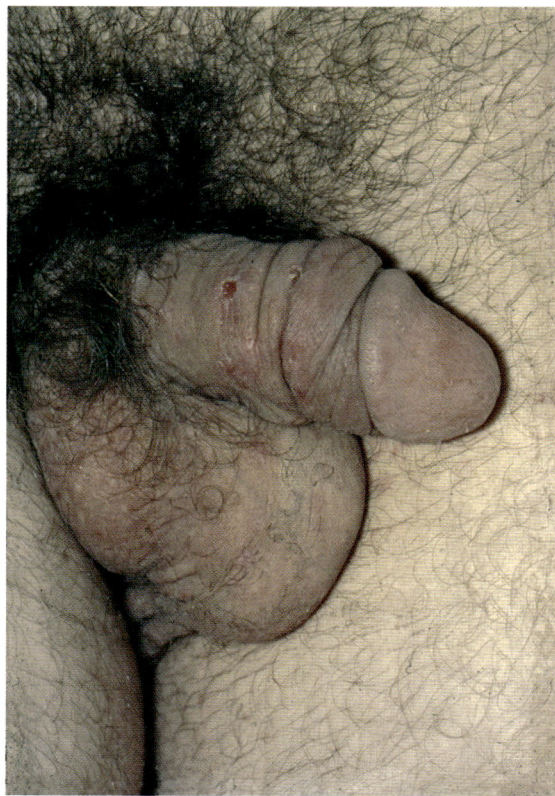

Abb. C4-1 Primäres Stadium der Syphilis: Primäraffekt am Penisschaft.

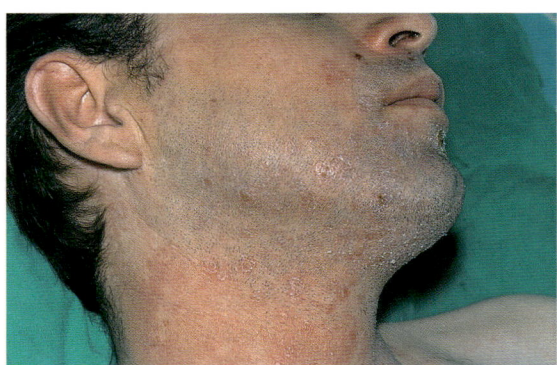

Abb. C4-2 Sekundärstadium der Syphilis: Roseolen im Gesicht, die der Patient als „Bartflechte" gedeutet hat und behandelt haben wollte.

5.3 Latente Syphilis

Die asymptomatischen Perioden zwischen den einzelnen Exanthem-Schüben und das erste Jahr nach Abklingen des letzten Exanthemschubes werden als **Frühlatenz** bezeichnet, die darauf folgende Zeit als **Spätlatenz**. Bezogen auf das Risiko der sexuellen Übertragung der Syphilis werden Primär-, Sekundärstadium und Frühlatenz auch als **infektiöse Syphilis** bezeichnet, da aus den syphilitischen Haut- und Schleimhautläsionen eine Erregerübertragung möglich ist. Demgegenüber werden alle Infektionsphasen ab der Spätlatenz als **nichtinfektiöse Syphilis** klassifiziert (Goh und French 1999, Hagedorn 2001, Norris et al. 2003).

Etwa ein Drittel der unbehandelt gebliebenen Syphilitiker erkrankt aus der Spätlatenz heraus – selten früher – an einer Manifestation der tertiären Syphilis. Dies ist jedoch heute nur noch selten der Fall, möglicherweise als Folge anderweitig begründeter und durchgeführter antibiotischer Behandlungen.

5.4 Gummöse tertiäre Syphilis

Die aus einer Ansammlung von nekrotisierenden Granulomen bestehenden Gummata sind offenbar Folge einer überschießenden Immunreaktion auf hämatogen gestreute Erreger. Die Herde neigen zur Einschmelzung, Ulzeration und ausgedehnter Narbenbildung. Sie kommen in allen Geweben und Organen vor, bevorzugt aber in der Haut (Abb. C4-3) und im Knochen. Sie treten schon ab dem 2.–7. Jahr und bis zu 35 Jahre nach Infektion auf. Differentialdiagnostisch müssen sie von Malignomen abgegrenzt werden.

5.5 Kardiovaskuläre tertiäre Syphilis

In der vorantibiotischen Ära fand sich diese Form der Syphilis bei 10% der unbehandelten bzw. 83% der obduzierten Syphilitiker. Der sich schleichend entwickelnde Gefäßprozess beginnt oft schon mit Ende des zweiten Stadiums, betrifft in den meisten Fällen die Aorta ascendens, selten andere Abschnitte der Hauptschlagader. Durch die Stenosierung des Lumens der Vasa vasorum kommt es zu Nekrose der elastischen Lamellen und somit der Media der Aorta; es resultieren Aneurysmen, Aorteninsuffizienz und Stenosen der Koronararterien.

5.6 Neurosyphilis

Gemäß früheren Erfahrungen bei nicht oder nur ungenügend behandelten Patienten erleiden ca. 10% der von der tertiären Syphilis Betroffenen 4–40 Jahre nach der Infektion eine entsprechende neurologisch-psychiatrische Symptomatik. Dies kann durch adäquate Therapie im Frühstadium zuverlässig vermieden werden. *T. pallidum* gelangt schon im Frühstadium ins ZNS; der Nachweis gelingt bei etwa 40% der Untersuchten.

Klinisch sind vier verschiedene Verlaufsformen mit unterschiedlicher Prognose zu unterscheiden:

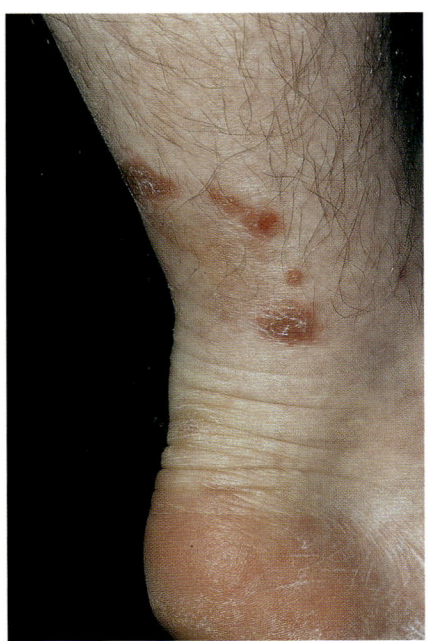

Abb. C4-3 Tertiäres Stadium der Syphilis: Gumma der Haut (Aufnahme: Universitäts-Hautklinik Ulm).

Die **frühsyphilitische Meningitis** des Sekundärstadiums spricht auf Penicillin gut an.

Bei der heute selten gewordenen **neurogummösen tertiären Syphilis** handelt es sich meist um raumfordernde Prozesse in Hirn und Rückenmark, welche von der Pia mater ausgehen.

Die heute häufigste Form, die **neurovaskuläre (meningovaskuläre) tertiäre Syphilis,** manifestiert sich bereits ab dem vierten Jahr nach Infektion. Betroffen sind vorwiegend Männer jüngeren Alters. Durch Thrombosen und Infarkte im Versorgungsgebiet der mittelgroßen Hirngefäße kommt es zu fokalen Ausfallerscheinungen, wie z.B. Epilepsie, Paresen, Sprach-, Seh- und Hörstörungen. Im Gegensatz zu den an größeren zerebralen Blutgefäßen ablaufenden arteriosklerotischen Prozessen entwickeln sich diese nur allmählich, sind weniger gravierend, allerdings nicht reversibel.

Die **parenchymatösen Formen der Neurosyphilis,** Tabes dorsalis und progressive Paralyse, sind heute sehr selten geworden. Sie treten erst 15–25 Jahre nach der T.-pallidum-Infektion auf. Die Tabes dorsalis ist charakterisiert durch Symptome wie plötzlich einschießende, stechende, in die Beine ausstrahlende Schmerzen, gastrische Krisen, fehlende Lichtreaktion der Pupillen bei normaler Konvergenzmiose (Argyll Robertson Pupillen), Areflexie der unteren Extremität, Ataxie und schmerzlose Überlaufblase. Der Prozess lässt sich durch Antibiotikatherapie nur noch aufhalten, nicht aber heilen. Es finden sich nur wenige Treponemen in den bilateral betroffenen Hintersträngen bzw. Ganglien-Zellen des Rückenmarks. Die lipoidalen Seroreaktionen sind in bis zu 30% der Fälle negativ, die Liquor-Werte in der Hälfte der Fälle normal.

Die progressive Paralyse manifestiert sich mit einer breiten Palette von psychopsychiatrischen Störungen. Zunächst kommt es zu Gedächtnis- und Konzentrationsschwäche, Reizbarkeit, Tremor, Sprachschwierigkeiten, Wesensveränderungen und Verwirrtheit. Der progressive zerebrale Abbau endet schließlich in einem Zerfall der Persönlichkeit. Unbehandelt führt das Leiden nach ca. 2–3 Jahren zum Tode. Die Antibiotikatherapie kann einen Teil der Krankheitssymptome bessern, die Demenz bleibt jedoch meist unbeeinflusst. Erreger finden sich in der Rinde des Stirn- und Schläfenhirns, diffus verstreut oder in scharf begrenzten Bezirken, aber nie in der weißen Substanz. Die lipoidalen Seroreaktionen sind bei 95–100% der Patienten positiv, die Liquor-Parameter fast immer stark pathologisch.

5.7 Syphilis und HIV

Der normale Verlauf der Syphilis kann durch die HIV-Infektion beeinflusst werden. Dies betrifft weniger das klinische Erscheinungsbild der Frühstadien, sondern die raschere Progredienz zu Manifestationsformen der Spätstadien, vor allem der Neurosyphilis. Die humorale Immunantwort kann modifiziert sein. So wurde z.B. über höhere Lipoidantikörper-Titer im Stadium II, aber auch über einzelne klinisch gesicherte Syphilis-II-Fälle mit verzögert reagierender oder negativer Serologie berichtet. In solchen Fällen ist dem Erregernachweis aus Effloreszenzen größere Bedeutung beizumessen. In den meisten Fällen gibt die Serologie jedoch auch bei HIV-positiven Patienten zuverlässige Informationen. Diagnostik und Therapie sollten immer auf eine eventuell bereits vorliegende Neurosyphilis ausgerichtet werden (Goh und French 1999, Larsen et al. 1995, Robert-Koch-Institut 2003, Schöfer et al. 2006). Bis zu 40% der HIV-Infizierten mit primärer oder sekundärer Syphilis weisen pathologische Liquor-Veränderungen auf. Aber auch bei latenter Infektion findet sich häufiger eine ZNS-Beteiligung. Daher sollte bei allen Syphilis/HIV-Koinfizierten eine Liquor-Untersuchung durchgeführt werden (Brandon et al. 1993, Malessa et al. 1996, Marra et al. 2004, Schöfer et al. 2006).

5.8 Syphilis connata

Durch die rückläufige Syphilis-Inzidenz und durch die Schwangerschaftsvorsorge ist die konnatale Syphilis in Deutschland eine Rarität geworden. Die Infektion kann sehr früh von der Mutter auf den Feten übertragen werden, wobei die Wahrscheinlichkeit vom Primärstadium zum Latenzstadium hin abnimmt. Je nach Infektionszeitpunkt des Feten kommt es zu Abort, Totgeburt, Frühgeburt, Geburt eines Kindes mit Symptomen des Sekundärstadiums bzw. eines scheinbar gesunden Kindes, bei dem sich die ersten Symptome in der 2.–8. Lebenswoche, selten bis zum achten Lebensmonat einstellen (Lues connata praecox). Leitsymptome der Lues connata praecox sind Rhinitis (Koryza), makulopapulöses Exanthem und Pseudoparalyse. Die dabei verursachten Organschäden werden in der weiteren Entwicklung als Stigmata erkennbar: Sattelnase, Deformierungen an Knochen und Zähnen, Mundrhagaden, Keratitis parenchymatosa und Innenohrschwerhörigkeit stellen sich meistens im 8.–10. Lebensjahr als Folge einer Überempfindlichkeitsreaktion auf den Erreger ein, Neurosyphilis, Tabes und Paralyse noch später (Lues connata tarda). Die Diagnose kann beim Neugeborenen bzw. beim Säugling anhand des klinischen Befundes und der Serologie sowie durch den Erregernachweis in den Sekreten und/oder Effloreszenzen – eventuell unter Zuhilfenahme der PCR – und durch den Nachweis vom Kind selbst produzierter IgM-Antikörper gesichert werden (Schöfer et al. 2006). Diskrepante

Immunoblot-Muster bei Mutter und Kind können Hinweis auf eine Syphilis-Infektion des Kindes sein.

6 Diagnostik

Da das klinische Bild der Syphilis einerseits sehr vielfältig ist und andererseits klinische Symptome auch fehlen können, kommt der Labordiagnose der Syphilis entscheidende Bedeutung zu.

6.1 Erregernachweis

Der direkte Erregernachweis gelingt allgemein nur im Frühstadium der Syphilis aus dem Reizsekret der Primärläsion oder den Effloreszenzen des Sekundärstadiums mittels **Dunkelfeldmikroskopie.** Die Untersuchung muss direkt nach der Probennahme erfolgen. Sie setzt viel Erfahrung bei der Auswertung der Befunde voraus. Bei Proben aus dem Gastrointestinaltrakt ist es oftmals unmöglich, *T. pallidum* von anderen Spirochäten zu differenzieren. Daher wird für Abstriche aus dem Darm oder der Mundhöhle der Erregernachweis mittels **direkter Immunfluoreszenz (DFA)** empfohlen (Goh 2005, Goh und French 1999, Norris et al. 2003). Die Untersuchung von luftgetrockneten Objektträgerausstrichen oder histologischem Schnittmaterial erfolgt mit FITC-markierten monoklonalen oder polyklonalen Antikörpern, die spezifisch mit Oberflächenantigenen von *T. pallidum* reagieren. Hierdurch kann eine Verwechslung mit anderen Spirochäten-Arten ausgeschlossen werden (Larsen et al. 1995). Diese Technik wird auch als Alternative zur weniger spezifischen Silberfärbung für Gewebeuntersuchungen empfohlen.

Der Erregernachweis mittels **PCR** ist grundsätzlich aus Abstrichmaterial, Punktaten, Blut, Liquor cerebrospinalis, Augenkammerwasser, Fruchtwasser oder Gewebe möglich. In zahlreichen Publikationen wird über eine hohe Spezifität, aber auch sehr unterschiedliche Nachweisempfindlichkeit der Methode berichtet. Es handelt sich um eine experimentelle Methode, die von Speziallaboratorien angeboten wird und deren diagnostischer Stellwert derzeit nicht sicher beurteilt werden kann (Hagedorn und Müller 2005, Norris et al. 2003, Singh und Romanowski 1999).

6.2 Antikörpernachweis – serologische Stufendiagnostik

Methode der Wahl zur Labordiagnose der Syphilis ist der Antikörpernachweis. Sinnvoll ist das Konzept zur Stufendiagnostik der Syphilis (Bundesgesundheitsamt 1979, Goh und van Vorst Vader 2001, Hagedorn 2001), bestehend aus Such- und Bestätigungstests sowie Tests zur Beurteilung der Aktivität und Behandlungsbedürftigkeit (Abb. C4-4).

Suchtests sind der Treponema-pallidum-Hämagglutinations- (TPHA-) oder der Treponema-pallidum-Partike-

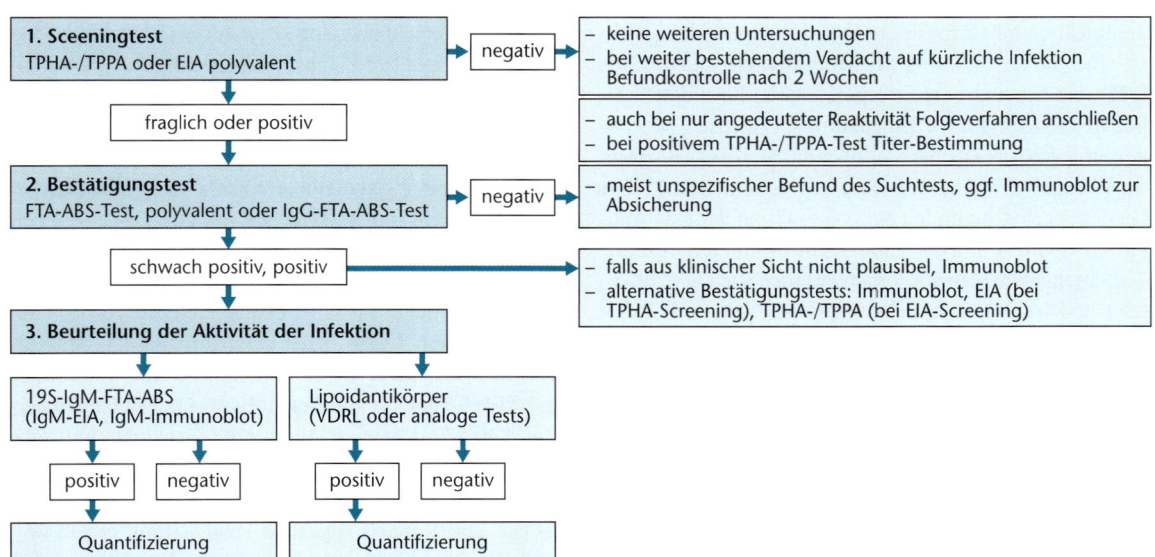

Abb. C4-4 Serologische Stufendiagnostik der Syphilis. Beurteilung des Gesamtbefundes unter Berücksichtigung der klinischen Fragestellung, der Infektions- und ggf. Behandlungsanamnese (weitere Informationen siehe Tab. C4-2 und C4-3).

lagglutinations- (TPPA-) Test. Der TPHA-Test verwendet Schaf-Erythrozyten als Antigenträger, der TPPA-Test Gelatinepartikel. Spezifität und Sensitivität der beiden Testverfahren sowie die Titer-Werte bei quantitativem Ansatz sind weitgehend identisch. Im Folgenden wird daher der Begriff TPHA synonym für beide Tests benutzt. Alternativ können auch vergleichbar sensitive und spezifische Tests eingesetzt werden, z.B. der polyvalente ELISA, der simultan IgG- und IgM-Antikörper nachweist. Ist der Suchtest negativ, entfallen weitere Untersuchungen. Bei weiter bestehendem Verdacht auf eine Frühsyphilis sollte der Test, gegebenenfalls auch mehrfach, wiederholt werden. Bei fraglichem oder positivem Resultat folgt dann der **Bestätigungstest** zur Absicherung der Spezifität des Befundes. Internationaler Standardtest ist der qualitative Fluoreszenz-Treponema-pallidum-Antikörper-Absorptions- (FTA-ABS-) Test, insbesondere aber der IgG-FTA-ABS-Test (Goh und French 1999, Goh und van Vorst Vader 2001, Larsen et al. 1995). Alternativ können angewendet werden der IgG-Immunoblot, der polyvalente oder IgG-spezifische ELISA bei TPHA-Screening oder der TPHA-Test bei Screening mittels ELISA (Goh und van Vorst Vader 2001, Robert-Koch-Institut 2003). Ist auch der Bestätigungstest positiv, gilt eine Treponemen-Infektion als gesichert unabhängig davon, ob es sich um eine aktive, latente oder zurückliegende Infektion handelt.

Die Suchtests reagieren ab der 2.–3. Woche nach Infektion und bleiben auch nach ausreichender Therapie in den meisten Fällen lebenslang positiv. Somit ist aus einem positiven Suchtestbefund allein kein unmittelbarer Rückschluss auf die mögliche Aktivität und Behandlungsbedürftigkeit der Infektion möglich. Für die Therapieentscheidung wichtig sind die Bestimmung der **Treponemen-spezifischen IgM-** und der **nicht erregerspezifischen Lipoidantikörper.** Referenztest für die T.-pallidum-spezifische IgM-Antikörperdiagnostik ist eine Modifikation des FTA-ABS-Tests, der 19S-IgM-FTA-ABS-Test (Bundesgesundheitsamt 1979), bei dem nach Abtrennung der IgG-Fraktion der IgM-Antikörpernachweis mittels indirektem Immunfluoreszenz-Test durchgeführt wird. Alternativ werden auch IgM-ELISA oder IgM-Immunoblot angewendet. Diskrepante Befunde zwischen den verschiedenen Verfahren sind möglich. Insbesondere in der Spätlatenz, bei der Syphilis im Tertiärstadium und bei Reinfektion ist der 19S-IgM-FTA-ABS-Test häufiger positiv als der IgM-ELISA und IgM-Immunoblot. Bei aktiver Infektion können IgM-Antikörper aber auch vollständig fehlen. Somit schließt ein negativer IgM-Antikörpertest nicht grundsätzlich Therapiebedürftigkeit aus (Schöfer et al. 2006).

Lipoidantikörper sind nicht Treponemen-spezifisch. Falsch positive Resultate finden sich vor allem bei chronisch gewebedestruierenden Prozessen wie Lebererkrankungen und Tumoren, bei Autoimmunerkrankungen, aber auch bei Schwangeren. Ein positiver Lipoidantikörper-Befund korreliert jedoch bei parallelem Nachweis spezifischer Antikörper sehr gut mit der Diagnose einer aktiven bzw. latenten Treponemen-Infektion.

Der Lipoidantikörper-Nachweis erfolgt mit dem VDRL-Test (venereal disease research laboratory test, identisch mit dem Cardiolipin-Mikroflockungstest, CMT) oder Modifikationen dieses Tests, z.B. dem RPR- (rapid plasma reagin-) Test oder der Cardiolipin-KBR. Positive Lipoidantikörper-Befunde sprechen bei unbehandelter Syphilis für eine aktive Infektion unabhängig davon, ob spezifische IgM-Antikörper nachweisbar sind oder nicht. Die Lipoidantikörper-Diagnostik ist deshalb unverzichtbarer Bestandteil der Syphilis-Serologie (Goh und French 1999, Larsen et al. 1995, Norris et al. 2003, Singh und Romanowski 1999, Schöfer et al. 2006).

6.3 Interpretation serologischer Befunde

Grundsätzlich muss jeder Laborbefund im Zusammenhang mit der Infektions- und gegebenenfalls Behandlungsanamnese sowie der aktuellen klinischen Fragestellung bewertet werden (Tab. C4-2 und C4-3).

Die publizierten Interpretationsschemata (Bundesgesundheitsamt 1979) gelten im Wesentlichen für die frühen Stadien der Syphilis-Erstinfektion. Spezifische IgM-Antikörper werden in der 2.–3. Woche nach Infektion positiv, Lipoidantikörper erscheinen etwas später und sind in der Regel 4–6 Wochen nach Infektion nachweisbar. Die höchsten Titer für IgM- und Lipoidantikörper werden im Sekundärstadium der Syphilis erreicht. Nachfolgend fallen die Titer wieder ab. Bei lang persistierender unbehandelter Infektion können die IgM-Antikörper unter die Nachweisgrenze der jeweiligen Methode absinken. Lipoidantikörper sind meist weiterhin nachweisbar. IgG-Antikörper erscheinen wenige Tage nach den IgM-Antikörpern und erreichen ebenfalls im Sekundärstadium die höchsten Titer-Werte. Bei unbehandelter Infektion persistieren die IgG-Titer auf hoch positivem Niveau. In der Praxis wird der IgG-Antikörpertiter meist nicht gezielt bestimmt, sondern alternativ der TPHA-Titer für die Befundbewertung herangezogen. Der TPHA-Test reagiert mit spezifischen IgM- und IgG-Antikörpern. Bei länger bestehender Infektion mit nur schwach positivem oder negativem IgM-Antikörperbefund ist der TPHA-Titer weitgehend identisch mit einem IgG-Antikörpertiter. Somit ergeben sich im Wesentlichen folgende Aussagen: Ein hoch positiver IgM-Antikörperbefund spricht für eine akute behandlungsbedürftige Infektion

Tab. C4-2 Befundinterpretation nach qualitativen Kriterien.

Suchtest (TPHA-/TPPA-Test, ELISA)	Bestätigungstest (FTA-ABS, IgG-FTA-ABS, IgG-Blot)	IgM-Antikörper (19S-IgM-FTA-ABS, IgM-ELISA, IgM-Blot)	Lipoidantikörper (VDRL, Cardiolipin-KBR)	Befundinterpretation
negativ	entfällt	entfällt	entfällt	kein Hinweis auf eine seroreaktive Treponemen-Infektion
positiv	negativ	entfällt	entfällt	wahrscheinlich unspezifischer Befund des Suchtests
positiv	positiv	negativ	negativ	wahrscheinlich Restbefund einer zurückliegenden behandelten Treponemen-Infektion (Seronarbe)
positiv	positiv	positiv	negativ	aktive bzw. latente Treponemen-Infektion
positiv	positiv	positiv	positiv	aktive behandlungsbedürftige Treponemen-Infektion
positiv	positiv	negativ	positiv	DD: aktive, latente oder zurückliegende Treponemen-Infektion

Das Interpretationsschema gibt orientierende Hinweise zur Befundinterpretation und gilt für Erstbefunde bei unbehandelten Patienten. Entscheidend ist die Bewertung des Gesamtbefundes im Kontext mit der Anamnese und aktuellen klinischen Fragestellung!

unabhängig von der TPHA-Titerhöhe, ein niedriger IgM-Titer bei hoch positivem IgG- bzw. TPHA-Titer eher für eine latente oder chronische Infektion. Ein negativer IgM-Antikörperbefund insbesondere bei positivem Lipoidantikörper-Befund und hoch positivem IgG- bzw. TPHA-Titer ist ebenfalls mit einer aktiven Infektion vereinbar. Die Interpretation der Befunde nicht nur nach qualitativen (siehe Tab. C4-2), sondern auch nach quantitativen (siehe Tab. C4-3) Kriterien erlaubt daher eine differenziertere Aussage und ist in kritischen Fällen eher geeignet, eine Risikoabschätzung vorzunehmen.

Bei einer **Reinfektion** oder **endogenen Reaktivierung** einer latenten Infektion erfolgt die humorale Immunantwort im Sinne eines Booster-Effektes und bewirkt einen starken Anstieg des IgG- bzw. des TPHA-Titers und des Lipoidantikörper-Tests (Schöfer et al. 2006). Eine Unterscheidung der beiden Infektionsformen ist mit Labormethoden nicht möglich. Die spezifische IgM-Immunantwort ist hingegen sehr variabel. Der Befund kann negativ bleiben, zeitlich verzögert positiv werden oder auch hohe Titer erreichen. Im 19S-IgM-FTA-ABS-Test sind positive Befunde häufiger als im IgM-ELISA oder IgM-Immunoblot.

6.4 Serologische Verlaufskontrollen nach Therapie

Da es unter der Therapie zu einem signifikanten Titer-Anstieg kommen kann, sollte der serologische Befund 3–4 Wochen nach Abschluss der Antibiotikatherapie als Ausgangswert für nachfolgende Verlaufsuntersuchungen kontrolliert werden. Weitere Verlaufskontrollen werden danach in 3-monatigen Abständen über ein Jahr empfohlen (Goh und French 1999, Schöfer et al. 2006). Die Notwendigkeit von Nachuntersuchungen über ein Jahr hinaus ist vom Befundverlauf abhängig zu machen. Oftmals erscheint jedoch unabhängig von der Therapieerfolgskontrolle ein weiteres Monitoring in Risikogruppen (z.B. MSM) ohnehin sinnvoll, um Reinfektionen frühzeitig zu erkennen. Geeignet für die Verlaufsbeurteilung der Antikörperkinetik sind nur quantitative Testverfahren wie der VDRL-Test, die Cardiolipin-KBR, der 19S-IgM-FTA-ABS-Test oder der IgM-ELISA. Die wiederholte Durchführung von Bestätigungstests (FTA-ABS-Test, IgG-FTA-ABS-Test, Immunoblot) ist unnötig.

Ein Abfall der Lipoidantikörper innerhalb von zwölf Monaten um 3–4 Titer-Stufen gilt als Hinweis auf eine effektive Therapie (Singh und Romanowski 1999, Schöfer et al. 2006). Zu beachten ist jedoch, dass die Antikörperkinetik sehr variabel verlaufen kann. Je länger das Zeitintervall zwischen Infektion und Therapiebeginn ist, desto langsamer erfolgt der Titer-Abfall. Dies gilt sinngemäß auch für die spezifische IgM-Antikörperkinetik. Während nach Therapie einer Syphilis-Erstinfektion im Primär- oder Sekundärstadium die Lipoid- und spezifischen IgM-Antikörper innerhalb weniger Monate unter die Nachweisgrenze der jeweiligen Methode absinken können, ist nach Behandlung einer Syphilis in der Spätlatenz, im Tertiärstadium oder nach Reinfektion eine Persistenz positiver Befunde

Tab. C4-3 Befundinterpretation nach quantitativen Kriterien.

TPHA-/TPPA-Titer	Bestätigungstest	19S-IgM-FTA-ABS-Titer	VDRL-Titer	Befundinterpretation
< 1:80	entfällt	entfällt	entfällt	kein Hinweis auf eine seroreaktive Treponemen-Infektion
≥ 1:80	negativ	entfällt	entfällt	wahrscheinlich unspezifischer Befund des Suchtests
1:80 – 1:5120	positiv	< 1:10 (negativ)	negativ	wahrscheinlich Restbefund einer zurückliegenden behandelten Treponemen-Infektion
1:80 – 1:2560	positiv	< 1:10 (negativ)	1:2 – 1:8	oft Lipoidantikörper-Restbefund nach Therapie, oder unspezifischer Lipoidantikörper-Befund bei anderer Grunderkrankung
≥ 1:10 240	positiv	< 1:10 (negativ)	negativ	meist Antikörperpersistenz nach Therapie (häufige Befundkonstellation nach Reinfektion); DD: latente Treponemen-Infektion
≥ 1:80	positiv	1:20 – 1:1280	negativ	aktive behandlungsbedürftige Treponemen-Infektion, meist Primärstadium bei Erstinfektion
1:80 > 1:20 480	positiv	1:80 – 1:2560	1:2 > 1:64	aktive behandlungsbedürftige Treponemen-Infektion, Primär- oder Sekundärstadium bei Erstinfektion, bei TPPA-Titer > 1:10 240 auch Reinfektion
≥ 1:10 240	positiv	1:10 – 1:40	1:2 > 1:64	DD: latente Infektion, Reinfektion oder endogene Reaktivierung
≥ 1:10 240	positiv	< 1:10 (negativ)	1:2 > 1:64	DD: latente Infektion, Reinfektion oder endogene Reaktivierung

Das Interpretationsschema basiert auf der eigenen Erfahrung bei der Auswertung zahlreicher serologischer Befunde. Die Berücksichtigung der quantitativen Werte erlaubt oftmals eine differenziertere Aussage. Entscheidend ist jedoch die Bewertung des Gesamtbefundes im Kontext mit der Anamnese und aktuellen klinischen Fragestellung.

über Jahre möglich. Kommt es bei der Verlaufsbeobachtung zum einem erneuten Lipoid- und/oder IgM-Titeranstieg, ist eine Reaktivierung oder Reinfektion anzunehmen und es ergibt sich eine erneute Behandlungsindikation.

Das Monitoring des TPHA-Titers ist ebenfalls hilfreich. Nach Therapie einer Erstinfektion ist meist ein über Jahre kontinuierlich rückläufiger oder auf niedrigem Niveau persistierender Titer zu beobachten. Kommt es im Verlauf zu einem signifikanten Titeranstieg, ist ein Infektionsrezidiv oder eine Re-Infektion wahrscheinlich. Nach Reinfektion persistiert der TPHA-Titer als Folge der Booster-Reaktion oft auf hoch positivem Niveau oder zeigt nur eine langsam fallende Titer-Tendenz.

6.5 Syphilis-Serologie und Schwangerschaft

Die Diagnostik und Interpretation der Befunde entspricht den bereits dargestellten Grundsätzen. Wichtig ist vor allem, dass negative IgM-Antikörperbefunde eine Therapiebedürftigkeit nicht grundsätzlich ausschließen. Vor allem bei spätlatenter Infektion finden sich häufiger hoch positive TPHA-Titer und positive Lipoidantikörper-Befunde, aber negative bzw. nicht signifikante IgM-Antikörperbefunde. Daher wird empfohlen, insbesondere bei fehlender oder unklarer Behandlungsanamnese, auch bei negativem IgM-Antikörperbefund Schwangere mit einem TPHA-Titer ≥ 1:5000 und/oder positivem Lipoidantikörper-Befund aus Sicherheitsgründen zu behandeln (Robert-Koch-Institut 2003).

6.6 Diagnostik der Neurosyphilis

Für die Diagnose einer Neurosyphilis entscheidend ist die Bewertung des **Antikörperbefundes im Liquor cerebrospinalis** unter Berücksichtigung der funktionalen Beziehungen zwischen Serum und Liquor. Die Titer-Höhe der

Antikörper im Liquor ist abhängig von drei Faktoren: der Höhe der Antikörpertiter im Serum, dem Funktionszustand der Blut-Liquor-Schranke und einer möglichen Antikörpersynthese im ZNS. Eine Störung des Funktionszustandes der Blut-Liquor-Schranke ist durch Berechnung des Albumin-Quotienten nach der Formel

$$Q\,Alb \times 10^{-3} = \frac{\text{Albumin-Serum (mg/l)}}{\text{Albumin-Liquor (mg/l)}}$$

zu erkennen. Die Obergrenzen des Referenzbereichs liegen jenseits des sechsten Lebensmonats altersabhängig bei $5\text{–}8 \times 10^{-3}$. Die Möglichkeit einer intrathekalen Treponemen-Antikörpersynthese wird bei Anwendung des TPHA-/TPPA-Tests mit dem

$$\text{ITpA-Index} = \frac{\text{TPHA-/TPPA-Titer-Liqour} \times \text{Gesamt-IgG-Serum (mg/l)}}{\text{TPHA-/TPPA-Titer-Serum} \times \text{Gesamt-IgG-Liquor (mg/l)}}$$

berechnet. Der Normalbereich für diesen Quotienten ist 0,5–2,0. Werte > 3,0 gelten als Hinweis auf eine lokale Treponemen-Antikörpersynthese im ZNS. Der Nachweis einer spezifischen intrathekalen Antikörpersynthese ist jedoch nicht mit der Diagnose einer aktiven Neurosyphilis gleichzusetzen, weil dieses Phänomen auch nach ausreichender Therapie über Jahre persistieren kann. Serologische Hinweise auf eine aktive Neurosyphilis können IgM- und Lipoidantikörper-Befunde in Serum und/oder Liquor geben. Für die Beurteilung der Krankheitsaktivität maßgeblich sind aber auch unspezifische Laborparameter, insbesondere der Liquor-Zellbefund und der Funktionszustand der Blut-Liquor-Schranke im Kontext mit der klinischen Beurteilung (Hagedorn und Müller 2005, Schöfer et al. 2006).

7 Therapie

Für die Behandlung der Syphilis gibt es Richtlinien der WHO (2003), aus den USA (CDC 2002) und Europa (Goh 2005, Goh und French 1999, Schöfer et al. 2006). **Penicillin** gilt als Mittel der Wahl zur Therapie der Syphilis. Resistenzen wurden bislang nicht beschrieben. Die Dosierung ist so zu wählen, dass für die Behandlung der Frühsyphilis (erstes Jahr nach Infektion) ein Penicillinspiegel von > 0,03 mg/l für mindestens sieben Tage aufrecht erhalten wird, bei der Spätsyphilis (alle Infektionsstadien über ein Jahr) über mindestens 2–3 Wochen (Tab. C4-4). Antibiotikum der ersten Wahl für die Behandlung der Früh- und Spätsyphilis ist das **Langzeitdepot-Präparat** Benzathin-Penicillin, da es bei einmal wöchentlicher Applikation kontinuierliche Wirkstoffspiegel gewährleistet und Therapieunterbrechungen somit weitgehend vermieden werden können.

Für die Behandlung der Neurosyphilis ist das Präparat wegen unzureichender Liquor-Spiegel nicht geeignet. Die Neurosyphilis sollte mit Infusionen von Penicillin G oder **Ceftriaxon** behandelt werden. Gleiches gilt für alle Infektionen, bei denen der Erreger in therapeutisch schwer erreichbaren Gewebearealen oder auch intrazellulär vermutet wird. Bei Schwangeren und HIV-Infizierten sind Therapieversager bei der Anwendung von Benzathin-Penicillin beschrieben worden. Für Schwangere ist daher die tägliche i.m. Injektion von Procain-Benzylpenicillin stadienabhängig über 2–3 Wochen zu bevorzugen (Schöfer et al. 2006). Bei gesicherter Penicillinallergie wird eine Penicillintherapie nach Desensibilisierung empfohlen (CDC 2002, Schöfer et al. 2006), da die Wirksamkeit von Ausweichpräparaten wie Cephalosporinen oder Makroliden nicht ausreichend abgesichert ist (Schöfer et al. 2006). Bei HIV-Patienten mit Verdacht einer ZNS-Beteiligung oder nicht geklärtem Liquor-Befund auch bei Frühsyphilis soll eine Infusionstherapie wie bei Neurosyphilis erfolgen. Bei immunkompetenten Patienten im Stadium II mit auffälligem Liquor-Befund wird die Standardtherapie als ausreichend angesehen, jedoch sollte auch in diesen Fällen aus Sicherheitsgründen eine höher dosierte Behandlung z.B. mit Ceftriaxon erwogen werden.

Alternative Präparate (siehe Tab. C4-4) sind je nach Stadium Doxycyclin, Cefuroxim, Ceftriaxon, Erythromycin oder Azithromycin. Für Azithromycin wurden allerdings Resistenzen nachgewiesen (Lukehart et al. 2004). Daher sollte diese Substanz für die Syphilis-Therapie nicht routinemäßig eingesetzt werden.

Zu beachten ist die Möglichkeit einer Jarisch-Herxheimer-Reaktion, die bei der Behandlung insbesondere der Frühsyphilis im Sekundärstadium häufig beobachtet wird und bei Schwangeren auch zu Abort oder Frühgeburt führen kann. Eine Aufklärung des Patienten über diese Komplikationsmöglichkeit ist erforderlich. Eine Prophylaxe ist möglich durch die Gabe von 1 mg Prednisolon-Äquivalent/kg KG p.o. 30–60 Minuten vor der ersten Antibiotikagabe (Schöfer et al. 2006).

8 Prophylaxe

8.1 Aufklärung

Wie bei HIV und AIDS sollte bereits vor der Pubertät eine ausführliche Aufklärung über die Syphilis erfolgen und zum rechtzeitgen Aufsuchen eines Arztes geraten werden.

Tab. C4-4 Therapie der Syphilis (CDC 2002, DSTDG 2005).

Stadium	Präparat	Dosis	Dauer	Applikation	Alternativen bei Penicillinallergie
Frühsyphilis, Syphilis latens < 1 Jahr	Benzathin-Benzylpenicillin	2,4 Mio I.E. (= 2 Amp.)	1-mal	i.m.	Doxycyclin 2 × 100 mg/d p.o., 14 Tage Erythromycin 4 × 0,5 g/d p.o., 14 Tage Cefuroxim 2 × 1 g/d p.o., 14 Tage
	Procain-Benzylpenicillin	1,2 Mio I.E./d	14 Tage	i.m.	Ceftriaxon 1,0 g/d i.v. Kurzinfusion über 30 min., 10 Tage
Spätsyphilis, Syphilis latens > 1 Jahr	Benzathin-Benzylpenicillin	2,4 Mio I.E. (= 2 Amp.)	3-mal, Tag 1, 8, 15	i.m.	Doxycyclin 2 × 100 mg/d p.o., 28 Tage
	Procain-Benzylpenicillin	1,2 Mio I.E./d	21 Tage	i.m.	Ceftriaxon 1,0 g/d i.v. Kurzinfusion über 30 min., 14 Tage
Neurosyphilis	Penicillin G, kristalloide Lsg.	6 × 3–4 Mio I.E/d, gleichwertig: 3 × 10 Mio I.E./d oder 5 × 5 Mio I.E./d	mindestens 14 Tage	i.v.	Ceftriaxon 1 × 2 g/d i.v. Kurzinfusion über 30 min., 10–14 Tage

Schwangerschaft: Stadiengerechte Therapie wie oben, optimale Behandlung mit Procain-Benzylpenicillin.
HIV-Patienten: Stadiengerecht wie oben, ab Sekundärstadium erhöhtes Neurosyphilis-Risiko, Benzathin-Penicillin nur nach Neurosyphilis-Ausschluss und nicht als Einmalgabe, sondern 3-mal in wöchentlichem Abstand, im Zweifelsfall (keine Liquor-Punktion) Therapie wie bei Neurosyphilis.
Konnatale Syphilis: Peniciliin G i.v. 200 000–300 000 I.E./kg und Tag verteilt auf zwei (1. Lebenswoche) bzw. drei (2.–4. Lebenswoche) Einzeldosen. Ab 5. Lebenswoche verteilt auf vier Einzeldosen.
Bei Penicillinallergie: Penicillintherapie ist nach Desensibilisierung zu bevorzugen.
Azithromycin: Die Datenlage für die orale Einmaltherapie mit 1 × 2 g/d (1 × 8 Kps. 250 mg) reicht nicht aus. Über eine Resistenzentwicklung wurde berichtet (Lukehart et al. 2004)!

8.2 Prophylaxe

Die korrekte Anwendung von Kondomen schützt vor Ansteckung. Bei der Behandlung einer anderen sexuell übertragbaren Krankheit sollte immer auch einen Syphilis-Suchtest durchgeführt werden.

Die konsequente Vorsorgeuntersuchung von Schwangeren und gegebenenfalls Therapie kann die Infektion des Fetus weitestgehend verhindern.

8.3 Meldepflicht

Gemäß dem seit Januar 2001 gültigen Infektionsschutzgesetz § 7 besteht eine Labormeldepflicht in anonymisierter Form für alle aktiven behandlungsbedürftigen Syphilis-Infektionen und insbesondere auch für die konnatale Syphilis. Die klinischen Daten müssen ergänzend durch den behandelten Arzt zur Verfügung gestellt werden.

LITERATUR

Arbeitskreis Blut, Untergruppe Bewertung blutassoziierter Erreger. 2003. Treponema pallidum. Transfus. Med. Hemother. 30; 134–143.
Brandon WR, Boulos LM, Morse A. 1993. Determining the prevalence of neurosyphilis in a cohort co-infected with HIV. Int. J. STD AIDS. 4; 99–101.
Bundesgesundheitsamt. 1979. Richtlinien 1979 für die Serodiagnose der Syphilis. Bundesgesundheitsbl. 22; 471–474.
Centers for Disease Control and Prevention (CDC). 2002. Sexually transmitted diseases treatment guidelines 2002. MMWR 51; 1–80.
Csonka GW. 1990. Endemic nonvenereal treponematoses: Yaws, Bejel, Pinta. In: Csonka GW, Oates JK (eds.), Sexually transmitted diseases. Bailliere Tindall, London; pp. 371–381.
Deutsche STD-Gesellschaft (DSTDG). 2005. Diagnostik und Therapie der Syphilis. Leitlinie 2005, AWMF-Leitlinien-Register, Nr. 059/002. http://www.uni-duesseldorf.de/WWW/AWMF.
Goh BT. 2005. Syphilis in adults. Sex. Trans. Infect. 81; 448–452.
Goh BT, French P. 1999. National guidelines for the management of early and late syphilis. In: Radcliffe K, Ahmed-Jushuf I, Cowan F, et al. (eds.), UK national guidelines on sexually transmitted infections and closely related conditions. Sex. Transm. Infect. 75 (suppl. 1); S29–S37.

Goh BT, van Vorst Vader PC. 2001. European guideline for the management of syphilis. Int. J. Std. & AIDS 12 (suppl 3); 14–26.

Hagedorn HJ. 2001. Syphilis. In: Mauch H, Lütticken R (Hrsg.), Qualitätsstandards in der mikrobiologisch-infektiologischen Diagnostik, Heft 16. Urban & Fischer, München; pp. 1–39.

Hagedorn HJ, Müller F. 2005. Syphilis. In: Thomas L (Hrsg.), Labor und Diagnose. 6. Aufl. TH-Books, Frankfurt; pp. 1629–1638.

Larsen SA, Steiner BM, Rudolph AH. 1995. Laboratory diagnosis and interpretation of tests for syphilis. Clin. Microbiol. Rev. 8; 1–21.

Lorbeer B. 2005. Bacteroides, Prevotella, Porphyromonas and Fusobacterium Species. In: Mandell GL, Bennett JE, Dolin R (eds.), Principles and practice of infectious diseases. 6th ed., Elsevier Churchill Livingstone, Philadelphia; pp. 2838–2846.

Lukehart SA, Godornes C, Molini BJ, Sonnett P, Hopkins S, Mulcahy F, Engelman J, Mitchell SJ, Rompalo AM, Marra CM, Klausner JD. 2004. Macrolide resistance in Treponema pallidum in the United States and Ireland. N. Engl. J. Med. 351; 154–158.

Malessa R, Agelink MW, Hengge U, Mertins L, Gastpar M, Brockmeyer HH. 1996. Oligosymptomatic neurosyphilis with false negative CSF-VDRL in HIV-infected individuals? Eur. J. Med. Res. 19; 299–302.

Marra CM, Maxwell CL, Smith SL, Lukehart SA, Rompalo AM, Eaton M, Stoner BP, Augenbraun M, Barker DE, Corbett JJ, Zajackowski M, Raines C, Nerad J, Kee R, Barnett SH. 2004. Cerebrospinal fluid abnormalities in patients with syphilis: association with clinical and laboratory features. J. Infect. Dis. 189; 369–376.

Miller JN, Smibert RM, Norris SJ. 1992. The genus Treponema. In: Balows A, Trüper HG, Dworkin M, Harder W, Schleifer K-H (Hrsg.), The prokaryotes. 2nd ed., Springer, New York; pp. 3537–3559.

Norris SJ, Pope V, Jonson RE, Larsen SA. 2003. Treponema and other human host-associated spirochetes. In: Murray PR, Aron EJ, Jorgensen JH, Pfaller MA, Yolken RH (eds.), Manual of clinical microbiology. 8th ed., ASM Press, Washington DC; pp. 955–971.

Petzoldt D. 2005. Syphilis. In: Braun-Falco O, Plewig G, Wolff HH, Burgdorf WHC, Landthaler M (Hrsg.), Dermatologie und Venerologie. 5. Aufl., Springer, Heidelberg; pp. 227–245.

Robert-Koch-Institut. 2003. Praktische Empfehlungen zur Serodiagnostik der Syphilis. Epidemiol. Bull. 25; 191–192.

Robert-Koch-Institut. 2005. Infektionsepidemiologisches Jahrbuch für 2004. Berlin; pp. 155–160.

Schöfer H, Brockmeyer NH, Hagedorn H-J, Hamouda O, Handrick W, Krause W, Marcus U, Münstermann D, Petry KU, Prange H, Potthoff A, Gross G. 2006. Syphilis – Guidelines of the german sexually transmitted diseases society for diagnosis and therapy of syphilis. J. Dtsch. Dermatol. Ges. 4; 160–177.

Singh AE, Romanowski B. 1999. Syphilis: review with emphasis on clinical, epidemiologic, and some biologic features. Clin. Microbiol. Rev. 12; 187–209.

World Health Organization (WHO). 2003. Guidelines for the management of sexually transmitted infections. WHO Geneve, Switzerland.

KAPITEL C5

Bettina Wilske und Werner Zimmerli

Lyme-Borreliose

1	Vorbemerkungen	816	5.2	Materialgewinnung für die mikrobiologische Diagnostik	819
2	Epidemiologie	816			
3	Erreger und Pathogenese	817	5.3	Diagnostik gemäß Krankheitsbild	820
4	Klinische Manifestationen	817	5.4	Spezifische Diagnostik	820
5	Diagnostik	819	6	Therapie	823
5.1	Allgemeine Laborparameter	819	7	Prävention und Prophylaxe	824

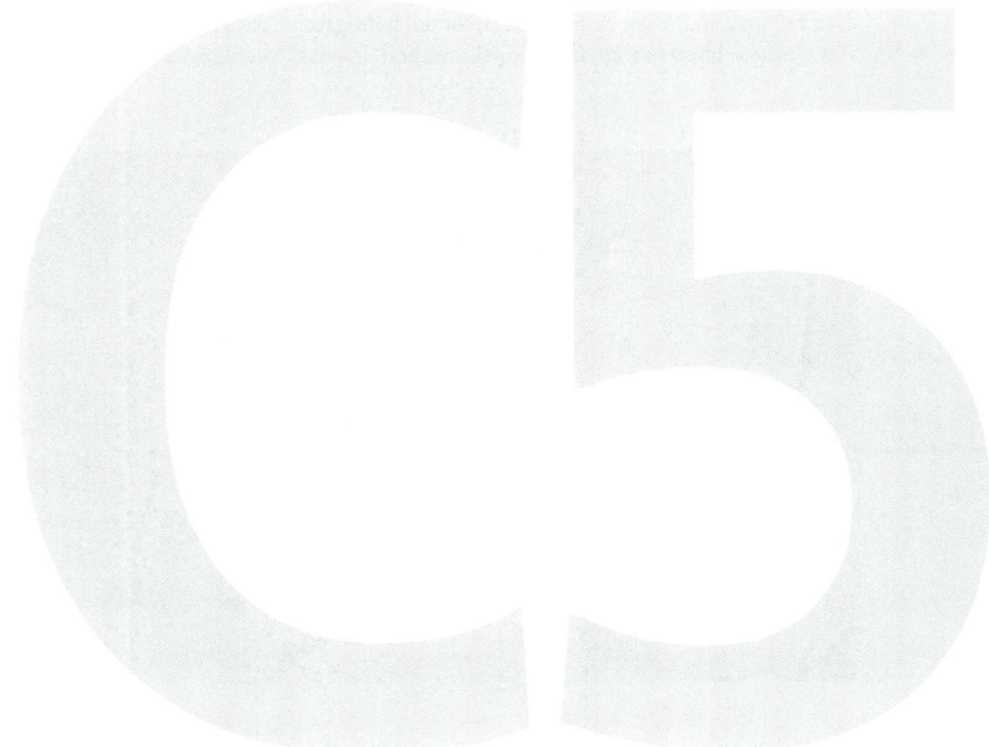

1 Vorbemerkungen

Die Lyme-Borreliose ist eine Zoonose, die durch Schildzecken (Ixodes-Arten) übertragen wird. Der Erreger, die Spirochäte *Borrelia burgdorferi* sensu lato (Abb. C5-1), ruft eine **Multisystemerkrankung** hervor, die sich vor allem an **Haut, Herz, Nervensystem und Gelenken** manifestiert. Die dermatologischen Krankheitsbilder sind bereits seit 1883 und die neurologischen bereits seit 1922 bekannt, während Gelenk- und Herzbeteiligung erst in den 80er-Jahren bei Patienten in dem Hochendemiegebiet Lyme in Connecticut beschrieben wurden (Steere 2001). Der Erreger wurde 1981 von Burgdorfer et al. (1982) in Zecken der Spezies *Ixodes scapularis* entdeckt und in modifiziertem Kelly-Medium kultiviert. Die Diagnose und Therapie bereiten häufig Probleme, da mit einer positiven Serologie eine aktive Lyme-Borreliose nicht bewiesen werden kann. Zudem sind die Krankheitsbilder häufig unspezifisch und die Stadien können sich überlappen. Beim Fehlen eines diagnostischen Goldstandards besteht bei Patienten mit unspezifischen Symptomen und einer positiven Borrelien-Serologie die Gefahr der nichtindizierten Antibiotikatherapie.

2 Epidemiologie

Die Lyme-Borreliose ist in Nordamerika, nahezu allen Ländern Europas und Asien endemisch. Sie ist die **häufigste von Zecken übertragene Infektionskrankheit** in der nördlichen Hemisphäre. In Mitteleuropa können Borrelien-infizierte Zecken bis auf eine Höhe von 1500 m ü.M. gefunden werden (Aeschlimann et al. 1987). Hauptreservoire des Erregers sind kleine Nagetiere (*B. afzelii*, *B. burgdorferi* sensu stricto und *B. garinii* OspA-Typ 4) sowie Vögel (*B. garinii*). Vögel können infizierte Zecken über weite Entfernungen transportieren.

In Nordamerika wird *B. burgdorferi* s.l. durch *I. scapularis* und *I. pacificus*, in Eurasien durch *I. ricinus* (Westen) und *I. persulcatus* (Osten) übertragen. Letztere sind gleichzeitig die Vektoren für die **Frühsommer-Meningoenzephalitis** (FSME).

Zecken erwerben die Borrelien-Infektion in der Regel durch Saugen an infizierten Nagetieren oder Vögeln, die transovarielle Übertragung ist selten (Parola und Raoult 2001). In einer süddeutschen Studie waren adulte Zecken zu ca. 20%, Nymphen zu ca. 10% und Larven nur zu ca. 1% mit Borrelien infiziert (Wilske et al. 1987), der Durchseuchungsgrad beträgt in der Schweiz bei Nymphen 9–40% und bei adulten Zecken 22–47% (Jouda et al. 2004). Experimentelle Befunde deuten darauf hin, dass die Zecke mindestens 24 Stunden saugen muss, bevor *B. burgdorferi* s.l. den Zeckendarm penetriert, die Speicheldrüsen erreicht und somit die Borrelien übertragen kann (Pfister et al. 1994). Dies gilt allerdings nur für Zecken mit lokalisierter Darminfektion; bei systemisch infizierten Zecken, die zumindest in Europa in einem geringen Prozentsatz vorkommen, muss mit früherer Übertragung gerechnet werden. Der Prozentsatz des Auftretens klinischer Manifestationen nach Zeckenstich liegt in Europa bei etwa 1%, Schätzungen der Inzidenz bei ca. 0,1–0,2% (Stanek et al. 1993).

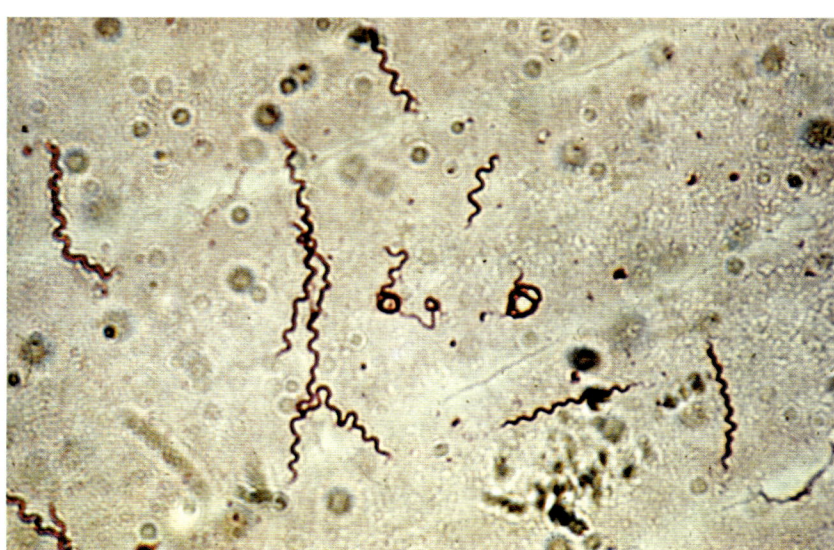

Abb. C5-1 *Borrelia burgdorferi* (Kulturpräparat, Fuchsinfärbung).

3 Erreger und Pathogenese

B. burgdorferi s.l. (siehe Abb. C5-1) umfasst drei humanpathogene Spezies (*B. burgdorferi* sensu stricto, *B. afzelii* und *B. garinii*), ist in komplexen Medien wie z.B. modifiziertem Kelly-Medium kultivierbar und hat unter optimalen Kulturbedingungen (30–34 °C, mikroaerophiles Milieu) eine Generationszeit von 7–20 Stunden (Wilske und Schriefer 2003). *B. burgdorferi* s.l. hat die typische Ultrastruktur der Borrelien: langgestreckter Protoplasma-Zylinder, umgeben von innerer und äußerer trilaminärer Membran, dazwischen der periplasmatische Raum, mit einer variablen Zahl von Endoflagellen, die für die schraubenförmige Bewegung der Borrelien verantwortlich sind. Die äußere Membran enthält wichtige immundominante Lipoproteine wie OspA, OspB, OspC und DbpA, deren Gene auf Plasmiden lokalisiert sind.

Mit monoklonalen Antikörpern wurden mindestens sieben **OspA-Serotypen** definiert, die eng mit den drei Spezies korrelieren (Wilske et al. 1993):

- *B. burgdorferi* s.s.: OspA-Serotyp 1
- *B. afzelii*: OspA-Serotyp 2
- *B. garinii*: OspA-Serotypen 3–7

Humanpathogene Stämme aus den USA gehören ausschließlich *B. burgdorferi* s.s. an, während europäische Humanisolate alle drei Spezies umfassen. Die Prävalenz verschiedener Spezies differiert bei Humanisolaten von Haut (vor allem *B. afzelii*) und Liquor cerebrospinalis (Heterogenität, mit Prävalenz von *B. garinii*). PCR-Befunde aus Gelenkflüssigkeit sprechen für eine Heterogenität der Stämme bei Lyme-Arthritis (Eiffert et al. 1998, Vasiliu et al. 1998). Aus der Haut eines Patienten mit Erythema migrans wurde eine neue Genospezies (Genospezies A14S) isoliert. Vor Kurzem konnte die Humanpathogenität durch die Isolierung dieser neuen Genospezies von vier Patienten mit Erythema migrans bestätigt werden (Fingerle und Wilske, unpublizierte Ergebnisse). Oberflächenproteine wie OspA, OspC und DbpA spielen eine Rolle als Adhäsine und Induktoren proinflammatorischer Zytokine. Die Expression von Oberflächenproteinen variiert mit dem Habitat (OspA in der Zecke/OspC und DbpA im Säugetier). Vor Kurzem wurde ein hochvariables Antigen (**VlsE**) entdeckt, das für Immunescape-Mechanismen verantwortlich sein könnte. VlsE hat aber auch hochkonservierte immunogene Epitope; der Einsatz von rekombinantem VlsE hat zu deutlicher Verbesserung der Serodiagnostik geführt (siehe Abschnitt 5). Borrelien können vor allem extrazellulär im Gewebe, aber auch intrazellulär in Makrophagen und Fibroblasten sowie in immunologisch priviligierten Orten (z.B. im Gehirn) überleben – eine Erklärung für die mögliche Persistenz des Erregers.

4 Klinische Manifestationen

Der natürliche Verlauf der B.-burgdorferi-Infektion ist **sehr variabel.** In einer amerikanischen Studie blieben 15/25 (60%) der Infizierten mit Serokonversion asymptomatisch (Steere et al. 2003). Grundsätzlich kann jede der klinischen Manifestationen isoliert, aber auch in unterschiedlichen Kombinationen auftreten (Stanek und Strle 2003, Steere 2001, Weber und Burgdorfer 1993). Die meisten Symptome sind selbstlimitiert. Ohne adäquate antibiotische Therapie können jedoch fortgeschrittene Stadien auftreten, welche schwieriger zu behandeln oder sogar therapieresistent sind. Klinisch können vor allem rheumatologische (chronische Oligoarthritis) und neurologische (chronische Enzephalopathie, chronische Enzephalitis oder Enzephalomyelitis) auch nach adäquater Therapie persistieren (Massarotti 2002, Rauer et al. 2005, Steere 2001). Das bedeutet jedoch nicht zwangsläufig, dass die lebensfähigen Erreger persistieren, sondern dass eine immunologisch bedingte Folgekrankheit auftreten kann (Kaplan et al. 2003, Steere 2001). Wegen sehr variablem Intervall zwischen Zeckenstich und Krankheitsmanifestation ist es klinisch am sinnvollsten, die Krankheitsbilder nach der **Organbeteiligung** in eine jeweils **akute (Frühmanifestationen)** und eine **chronische Phase (Spätmanifestationen)** einzuteilen (Tab. C5-1).

Die häufigste Frühmanifestation und das Leitsymptom der Lyme-Borreliose ist das **Erythema migrans** (Abb. C5-2a). Es tritt im Mittel nach sieben Tagen (3–32 Tagen) als initial solitäres makulopapulöses Exanthem auf. Unbehandelt kann es zur Dissemination mit Fieber, Myalgien, Kopfschmerzen und gelegentlich gleichzeitig mehreren Läsionen kommen. Eine besondere Reaktionsform an der Haut ist das **Borrelien-Lymphozytom,** ein rötlich-livider Tumor, meist an Ohrläppchen, Mamille oder Skrotum. Das Borrelien-Lymphozytom kommt am häufigsten bei Kindern vor und tritt in der Regel innerhalb von zwei Monaten (1–10 Monate) nach dem Zeckenstich auf.

Als häufigste Manifestation im Stadium der Dissemination werden neurologische Manifestationen und die **Oligoarthritis** beobachtet (Pfister et al. 1994, Rauer et al. 2005, Steere 2001, Zimmerli 2003). Typische neurologische Krankheitsbilder sind die **lymphozytäre Meningitis,** die motorische oder sensorische **Radikulitis,** die **Hirnnervenparese** (vor allem Facialisparese) und die seltene **Mononeuritis multiplex.** Diese Formen treten innerhalb von Wochen bis Monaten nach dem Zeckenstich auf. Die Meningitis kann akut oder chronisch-rezidivierend verlaufen. Fieber fehlt meist und die Kopfschmerzen sind nur mäßig ausgeprägt. Die lymphozytäre Meningoradikulitis (Garin-Bujadoux-Bannwarth-Syndrom) beginnt mit Dysästhesien und wan-

Tab. C5-1 Krankheitsbilder und Diagnostik gemäß Organsystem.

Organsystem	Krankheitsbild	Diagnostik
Haut		
akut	• Erythema migrans	Anamnese und Klinik, Serologie unzuverlässig (< 60% Sensitivität)
	• benignes Lymphozytom	Serologie (> 80% Sensitivität)
chronisch	• Acrodermatitis chronica atrophicans (ACA)	Serologie (100% Sensitivität) (evtl. Kultur oder PCR von Hautbiopsie)
Nervensystem		
akut	• Meningitis, Radikulitis	Anamnese, Serologie Lumbalpunktion: CSF/Serum-Index[1]
	• Hirnnervenparese	Anamnese, Serologie, Lumbalpunktion nicht routinemäßig notwendig, evtl. CSF/Serum-Index[1]
chronisch	• sensorische Polyneuropathie im Gebiet der ACA • chronische Enzephalomyelitis	Klinik, Serologie Lumbalpunktion: CSF/Serum-Index[1]
Herz		
akut	• AV-Block, Myokarditis	Anamnese, Serologie, evtl. Septumbiopsie für PCR
chronisch	• dilatative Kardiomyopathie	Anamnese, Serologie, evtl. Septumbiopsie für PCR
Gelenke		
akut	• Oligoarthritis mit wenig Entzündung	Serologie, PCR aus der Synovia
chronisch	• persistierende Oligo- oder Polyarthritis	Anamnese, Serologie
Augen		
akut	• Augenmuskelparesen	Anamnese, Serologie (evtl. CSF/Serum-Index[1])
chronisch	• Uveitis	Anamnese, Serologie, (keine spezifische Diagnostik verfügbar)

[1] Antikörper-Ratio (CSF/Serum) korrigiert auf IgG-Konzentration.

dernden, radikulären, meist sehr quälenden brennenden Schmerzen. Die lymphozytäre Meningoradiculitis ist typisch für die akute Neuroborreliose des Erwachsenenalters, bei Kindern findet sich häufiger eine lymphozytäre Meningitis (Christen 1996). Diagnostisch entscheidend ist der Liquorbefund mit meist < 250/µl zu > 96% mononukle-

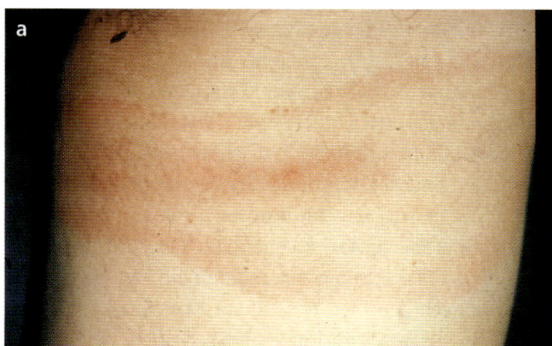
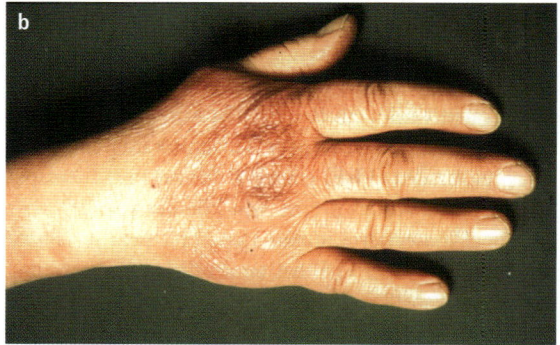

Abb. C5-2 Hautmanifestationen bei Lyme-Borreliose.
a: Erythema migrans.
b: Acrodermatitis chronica atrophicans.

ären Zellen und der Nachweis einer intrathekalen erregerspezifischen Antikörperproduktion. Hirnnervenparesen können gemeinsam mit der Meningitis oder auch isoliert auftreten.

Die **frühe Lyme-Arthritis** tritt innerhalb von zwei Wochen bis zu zwei Jahren nach dem Zeckenstich auf, betrifft meist nur wenige Gelenke und ist wenig entzündlich (Steere 2001). Am häufigsten ist das Kniegelenk betroffen (Krause und Herzer 2005). Die frühe Lyme-Arthritis ist im Gegensatz zur späten Arthritis durch den Erreger selbst verursacht und spricht auf Antibiotika an. Die Lyme-Arthritis kann monartikulär oder oligoartikulär, chronisch oder intermittierend verlaufen; es gibt langwierige Verläufe, aber auch Spontanremissionen. Bevor die Diagnose einer Lyme-Arthritis gestellt wird, ist eine ausgedehnte rheumatologische Differentialdiagnostik erforderlich (Krause und Herzer 2005). Die **Lyme-Karditis** tritt nach vier Tagen bis sieben Monaten nach dem Zeckenstich auf, ist selten und manifestatiert sich klinisch mit Herzrhythmusstörungen (vor allem AV-Block unterschiedlichen Grades) oder einer diskreten Myokarditis.

Typische Manifestationen der chronischen Phase sind die **Acrodermatitis chronica atrophicans** (ACA; Abb. C5-2b), die sensorische **Polyneuropathie,** die chronische **Meningoenzephalitis,** die **Antibiotika-resistente Arthritis, Augenentzündungen** und die seltene dilatative **Kardiomyopathie** (Steere 2001). Die ACA ist eine in Amerika seltene, in Europa jedoch häufige Hautmanifestation. Nach in der Regel langer Inkubationszeit (sechs Monate bis viele Jahre) kommt es zuerst zu einem infiltrativen Stadium, später zu den charakteristischen Veränderungen des atrophischen Stadiums, nämlich zigarettenpapierdünner, gefältelter Haut mit livider Verfärbung und plastischem Hervortreten der Gefäße. Eine sehr seltene chronische Manifestation ist die chronische **Borrelien-Enzephalomyelitis.** Sie tritt nach Monaten bis vielen Jahren nach dem Zeckenstich auf. Para- und Tetraparesen sind die häufigste klinische Symptomatik. Typische Liquor-Veränderungen sind ausgeprägte Proteinerhöhung und geringgradige Liquorzellzahl-Erhöhung sowie eine intrathekale Antikörperproduktion (Ackermann et al. 1985). Die auf Antibiotika resistente Arthritis ist in den USA viel häufiger als in Europa (Steere 2001). Sie kommt vor allem bei Patienten mit einer genetischen Prädisposition (HLA-DRB1*0401) vor, wobei immunpathologische Prozesse wohl die Hauptrolle spielen (Steere et al. 1994). Diese Arthritis persistiert in den großen Gelenken (v.a. Knie) für Monate bis Jahre nach Abschluss einer adäquaten Antibiotikatherapie. Typischer Augenbefall sind die Episkleritis, die Keratitis und die Uveitis (Mikkilä et al. 2000).

Das so genannte **Post-Lyme-Syndrom** ist ein kontrovers diskutiertes Krankheitsbild, welches in der Laienpresse häufig zitiert, jedoch nicht von allen Spezialisten als direkte Infektionsfolge akzeptiert wird (Bujak et al. 1996, Kaplan et al. 2003, Rauer et al. 2005). Klinisch ist es charakterisiert durch Arthralgien, Myalgien, chronische Müdigkeit, Kopfschmerzen, Schlafstörungen, Konzentrations- und Gedächtnisstörung und andere Symptome (Bujak et al. 1996). Da alle diese Symptome unspezifisch sind und ein beweisender Labortest fehlt, müssen folgende Bedingungen erfüllt sein: Evidenz einer durchgemachten Lyme-Borreliose (Centers for Disease Control and Prevention 1997), erhaltene adäquate Antibiotikatherapie gegen Borrelien, keine Evidenz für aktive Infektion, mindestens sechs Monate persistierende Beschwerden (s.o.) nach Abschluss der Antibiotikatherapie, Beginn der Beschwerden im Anschluss an eine durchgemachte und behandelte Borreliose (innerhalb von sechs Monaten), Ausschluss anderer neurologischer, rheumatologischer, internistischer und psychiatrischer Leiden.

5 Diagnostik

5.1 Allgemeine Laborparameter

Entzündungsparameter wie BSG, CRP und Immunglobulin-Spiegel sind nur bei einem geringen Prozentsatz der Patienten erhöht. Bei Neuroborreliosen findet sich (mit Ausnahme der Borrelien-assoziierten Polyneuropathien) in der Regel ein lymphozytärer Liquor mit Eiweißerhöhung. Bei Karditis kann es zur Erhöhung der **Creatinphosphokinase** (CPK) kommen. Ein Transaminasen-Anstieg wurde vereinzelt beobachtet; in diesem Fall sollte differentialdiagnostisch auch an eine Ehrlichiose gedacht werden, die allerdings in Europa sehr selten ist (Lotric-Furlan et al. 2001).

5.2 Materialgewinnung für die mikrobiologische Diagnostik

In der Praxis wird oft serologischen Verfahren wegen der einfacheren Durchführung der Vorzug gegeben, jedoch sollte vor allem bei diagnostisch schwierigen Fällen und insbesondere aus wertvollem Biopsiematerial der Erregernachweis angestrebt werden (Wilske et al. 2000). Geeignetes Material für den Erregernachweis sind Blut (als EDTA-Blut), Liquor cerebrospinalis, Gelenkpunktat sowie Biopsie-material (Haut, Synovia, in besonderen Fällen auch Herz- und Hirnbiopsien).

Der Antikörpernachweis erfolgt normalerweise aus Serum. Bei Verdacht auf Neuroborreliose sollte grundsätzlich auch Liquor cerebrospinalis (Liquor/Serum-Paar vom selben Tag erforderlich) untersucht werden. Ein Gelenkpunktat ergibt in der Regel ähnliche Befunde wie Serum. Detektion von Antigen im Urin sowie die Urin-PCR haben sich klinisch nicht bewährt.

5.3 Diagnostik gemäß Krankheitsbild

Die Diagnostik der Lyme-Borreliose richtet sich nach dem Krankheitsbild. Tabelle C5-1 fasst die diagnostischen Methoden gemäß Krankheitsbild und -stadium zusammen. Dabei muss berücksichtigt werden, dass die Serokonversion in der Regel erst spät stattfindet, die Kultur aufwändig und nur im Speziallabor verfügbar ist, der Erregernachweis (PCR und Kultur) eine geringe Sensitivität im Liquor hat, IgG-Antikörper häufig (aber auch in einem Teil der Patienten IgM-Antikörper) jahrelang positiv bleiben können und Antikörpertiter nicht als Verlaufsparameter für den Erfolg einer Antibiotikatherapie geeignet sind. Die Serokonversion nach durchgemachtem Erythema migrans ist zwar beweisend für eine frische Lyme-Borreliose, ihr Nachweis jedoch bei Kosten-Nutzen-Abwägung in der Regel nicht vertretbar, da das Erythema migrans vom Erfahrenen meist mit genügender Sicherheit klinisch diagnostiziert werden kann. Der Erregernachweis aus Haut kann aber bei atypischem Erythema migrans nützlich sein.

Ein **Erythema migrans** kann diagnostiziert werden, wenn eine schmerzlose anuläre Läsion mit zentraler Abheilung mindestens 5 cm Durchmesser hat. Zum Zeitpunkt der Läsion ist die Serologie nur bei 20–50% der Erkrankten positiv. Deshalb soll die Diagnose ausschließlich klinisch und idealerweise im Zusammenhang mit einer typischen Anamnese (Exposition, Zeckenstich) gestellt werden. Beim **benignen Lymphozytom** dagegen ist die Sensitivität der Serologie > 80%, weshalb sie hilfreich für die Diagnostik ist. Im Zweifelsfall muss bei fehlender Abheilung eine Biopsie zum Ausschluss eines kutanen Lymphoms gemacht werden. Patienten mit einer **Acrodermatitis chronica athrophicans** haben immer eine positive Serologie. Beweisend wäre eine positive Kultur oder PCR-Untersuchung aus der Hautbiopsie, was allerdings bei klinisch typischen Fällen nicht gemacht werden muss.

Die Diagnose einer **Neuroborreliose** kann mit der simultanen quantitativen Antikörper- und Immunglobulinbestimmung im Liquor und im Serum gestellt werden. Beim Nachweis von intrathekalen oligoklonalen Banden und einer Antikörper-Ratio (CSF/Serum) von ≥ 2,0 in Proben, welche in Bezug auf die IgG-Konzentration korrigiert sind, kann die Diagnose zuverlässig gestellt werden. Diese Bestimmung ist ein wichtiges diagnostisches Kriterium zur Abgrenzung gegen die Multiple Sklerose, bei welcher auch intrathekale oligoklonale Banden gefunden werden (Rauer et al. 2005, Wilske et al. 1991, Wilske et al. 2000, Zimmerli 2003). In der Frühphase der Erkrankung kann allerdings der Antikörpernachweis noch negativ sein, die Sensitivität des Erregernachweises aus Liquor mittels PCR ist dagegen in der Frühphase der Neuroborreliose (erste zwei Wochen ca. 50% positiv) deutlicher höher als später (nur ca. 13% positiv) (Lebech et al. 2000).

Beim **Herzbefall** kann die Diagnose bei typischer Anamnese (Zeckenstich, durchgemachtes Erythema migrans) und positiver Serologie vermutet werden, für den Beweis wäre jedoch eine Myokardseptum-Biopsie für Kultur oder PCR notwendig.

Die **Borrelien-Arthritis** verläuft im Vergleich zur septischen Arthritis weniger schmerzhaft, meist afebril und in der Regel ohne radiologisch fassbare Destruktionen. Für die Diagnose einer klassischen Borrelien-Arthritis braucht es eine typische Anamnese (Zeckenstich und/oder Erythema migrans), eine Mono- oder Oligoarthritis (v.a. Kniegelenk und migratorisch), eine positive mit Immunblot bestätigte Serologie und den Ausschluss einer anderen Ursache. Beweisend wäre auch eine positive PCR aus einer Synovialbiopsie oder der Synovia. Ohne antibiotische Vorbehandlung darf bei europäischen Patienten mit einer Sensitivität von 50–70% gerechnet werden, bei amerikanischen bis zu 90% (Eiffert et al. 1998, Nocton et al. 1994, Vasiliu et al. 1998). Für die Diagnose einer **Augenbeteiligung** durch *Borrelia burgdorferi* gibt es keine spezifische Diagnostik. Ohne anamnestisch typische Hinweise ist es nicht sinnvoll, beim Vorliegen einer Uveitis eine Serologie durchzuführen, da sie allein nicht beweisend ist.

5.4 Spezifische Diagnostik

Erregernachweis

Mit Silberfärbung oder immunhistologischen Verfahren (Immunfluoreszenz) ist der Erregernachweis in Biopsiematerial möglich, jedoch wegen der geringen Keimzahl im Gewebe nicht sensitiv genug. Bewährt hat sich das Verfahren der Immunfluoreszenz für den Nachweis von Borrelien in Zecken für epidemiologische Studien, jedoch sind auch hier empfindlichere Methoden wie die PCR vorzuziehen. Für den Nachweis von *B. burgdorferi* in Proben von Lyme-Borreliose-Patienten sind nur Kultur und

PCR geeignet, nicht jedoch der direkte mikroskopische Nachweis (Tab. C5-2a). Die Anzucht des Erregers ist aufwändig und nur in Spezialaboratorien möglich. Sie gelingt nur in komplexen Medien (modifiziertes Kelly-Medium) und erfordert lange Bebrütungszeiten (bis zu 6–8 Wochen). Die PCR zum hochempfindlichen Nachweis geringster Mengen **erregerspezifischer DNA** findet zunehmend Anwendung in der Diagnostik der Lyme-Borreliose, aber auch sie stellt keine Routinemethode dar, da die Charakterisierung der PCR-Amplikons spezielle Kenntnisse erfordert. Für die spezifische Amplifikation von B.-burgdorferi-DNA werden verschiedenste DNA-Sequenzen als Zielsequenz verwendet (z.B. OspA, fla [Flagellin-Gen], p66-Gen, 16S rDNA, 5S/23S intergenic spacer). Plasmid-DNA-assoziierte Gene wie OspA scheinen als Targetsequenzen anderen Sequenzen überlegen zu sein und erlauben nach Sequenzierung oder RFLP der Amplikons auch die Spezies- und Subtypen-Diagnose (Eiffert et al. 1995, Michel et al. 2003).

Die Isolierungsrate ist in hohem Maße vom Untersuchungsmaterial, vom Stadium der Erkrankung und der Art der klinischen Manifestation abhängig. Grundsätzlich gilt, dass die Erfolgsaussichten für eine Erregerisolierung bei Gewebeproben deutlich höher liegen als bei Körperflüssigkeiten (siehe Tab. C5-2a). Die Sensitivität der PCR entspricht in der Regel der der Kultur. Eine Ausnahme ist die Untersuchung von Gelenkpunktaten bei Lyme-Arthritis: Hier ist die PCR der Kultur überlegen (Wilske und Schriefer 2003). Die PCR bietet gegenüber der Kultur den Vorteil, dass das Ergebnis in der Regel erheblich früher zur Verfügung steht.

Antikörpernachweis
Nach den Empfehlungen der Deutschen Gesellschaft für Hygiene und Mikrobiologie (DGHM) und des Centers for Disease Control (CDC) sollen serologische Untersuchungen grundsätzlich als **Stufendiagnostik** durchgeführt werden (Centers for Disease Control and Prevention 1995, Department of Health and Human Services 2005, Wilske et al. 2000) (Tab. C5-2b). Als erste Stufe soll ein Ig-klassenspezifischer **ELISA** (IgM und IgG) eingesetzt werden, der **Immunoblot** (IgM und IgG) soll erst in der zweiten Stufe – also nur dann, wenn der ELISA positiv ist – eingesetzt werden. Der ELISA der ersten Stufe sollte neben hoher Sensitivität auch eine gute Spezifität haben (Zweit- oder Drittgenerations-Tests verwenden!), weil das die Spezifität insgesamt verbessert. Die Standardisierung der serologischen Tests, insbesondere des Immunoblots, stellt in der Praxis noch ein großes Problem dar. Die Verwendung rekombinanter Antigene erlaubt eine zuverlässige Identifikation immunreaktiver Borrelien-Proteine im Immunoblot

Tab. C5-2 Mikrobiologische Diagnostik der Lyme-Borreliose.

a) Erregernachweis

Erregernachweis in Patientenproben
- Kultur in MKP-Medium (modifiziertes Kelly-Medium)
- PCR: Zielsequenzen, z.B. OspA, fla (Flagellin-Gen), p66-Gen, 16S rDNA

Erfolgsrate:
- Haut (E. migrans, ACA): 50–70% mit Kultur oder PCR
- Liquor (frühe Neuroborreliose): 10–30% mit Kultur oder PCR[1]
- Gelenkpunktat (Lyme-Arthritis)[2]: 50–70% mit PCR (Kultur sehr selten positiv)

Erregernachweis in Zecken (nur für epidemiologische Untersuchungen)
- Immunfluoreszenz
- Kultur
- PCR (s. o.)

Typisierung von B. burgdorferi s.l.
- Speziesidentifikation: 16S rDNA-PCR und Sequenzierung, Pulsfeld-Elektrophorese nach Mlu-I-Restriktion, RFLP oder Sequenzierung von 5S–23S „intergenic spacer" PCR-Amplikons
- Subtypisierung: RFLP oder Sequenzierung von OspA-PCR-Amplikons (erlaubt auch die Speziesidentifikation)

b) Antikörpernachweis

Stufendiagnostik
- ELISA (IgM, IgG)
- falls reaktiv: Immunoblot (IgG, IgM)

Serologische Befunde bei Lyme-Borreliose

Stadium	seropositiv	IgM versus IgG
I (früh)	20–50%	Prävalenz von IgM bei kurzer Krankheitsdauer und
II (früh)	70–90%	Prävalenz von IgG bei langer Krankheitsdauer
III (spät)	nahezu 100%	in der Regel nur IgG

Ein negativer IgG-Befund spricht auch positivem IgM-Befund gegen das Vorliegen einer Spätmanifestation!

[1] Die Sensitivität des Erregernachweises aus Liquor mittels PCR ist bei der Neuroborreliose in den ersten zwei Wochen (ca. 50% positiv) deutlicher höher als später (nur ca. 13% positiv) (Lebech et al. 2000).
[2] Höhere Sensitivität des Erregernachweises aus Synovia-Biopsie.

(Wilske et al. 2000). Durch den zusätzlichen Einsatz vorwiegend in vivo exprimierter rekombinanter Borrelien-Proteine (OspC, VlsE und DbpA) und die Verwendung homologer Proteine von verschiedenen Stämmen konnte die

Sensitivität des Immunoblots signifikant gegenüber dem konventionellen Blot mit Ganzzell-Lysat-Antigen gesteigert werden (Abb. C5-3) (Goettner et al. 2005). Bei Verwendung von Ganzzell-Lysaten dagegen ist die Identifikation spezifischer Borrelien-Proteine erheblich schwieriger. Hier ist eine sichere Identifikation diagnostischer Banden mit erheblichem Aufwand verbunden, wie standardisierter Immunoblot-Technik mit langen Gelen sowie Mitführen von monoklonalen Antikörpern (Abb. C5-3). Die Kriterien für die Interpretation des konventionellen Immunoblots hängen erheblich vom **verwendeten Stamm** ab. Die für amerikanische Patienten entwickelten Kriterien, die von der Industrie vielfach empfohlen werden, sind auf die europäische Situation nicht übertragbar. Für die europäische Situation brauchbare Interpretationskriterien sind in Empfehlungen der DGHM (MiQ Lyme-Borreliose) (Wilske et al. 2000) und der DIN-Norm „Borrelien-Immunoblot" (DIN 2005) zu finden.

Grundsätzlich ist der Antikörpernachweis bei Patienten mit kurzer Krankheitsdauer oder mit lokalisierter Infektion häufiger negativ. IgM-Antikörper sind in der Regel früher als IgG-Antikörper nachweisbar, jedoch wurden auch seropositive Fälle von Erythema migrans und Neuroborreliose ohne IgM-Antikörpernachweis beobachtet. **Serologische Verlaufskontrollen** sind nur zur Diagnostik der Frühmanifestationen sinnvoll, bei Spätmanifestationen ist ein Antikörpertiteranstieg nicht zu erwarten. Serokonversionen werden auch nach Antibiotikatherapie noch gesehen, auf der anderen Seite kann eine frühe Antibiotikatherapie die Bildung von Antikörpern hemmen. Serologische Verlaufskontrollen bei unbehandelten und Penicillin-behandelten Fällen von lymphozytärer Meningoradikulitis ergaben vergleichsweise längere Antikörperpersistenz für die unbehandelten Fälle. Die Eignung der Serologie zur Therapiekontrolle ist aber im Einzelfall fraglich, da die Antikörperpersistenz sehr variiert und auch bei klinisch erfolgreich therapierten Patienten Borrelien-Antikörper oft lange nachweisbar sind. In einer amerikanischen Studie wurde ein rascherer Rückgang von Antikörpern gegen VlsE im Vergleich zu Antikörpertitern in konventionellen ELISAs beobachtet, ein Befund der von europäischen Autoren kontrovers diskutiert wird (Aguero-Rosenfeld et al. 2005, Wilske 2005).

Einen sehr hohen Stellenwert hat die Bestimmung des **erregerspezifischen Liquor/Serum-Index** für die Diagnose der Neuroborreliose. Vor allem bei kurzer Krankheitsdauer kann die intrathekale Immunantwort bereits vor der Serum-Immunantwort nachweisbar sein. Der erhöhte erregerspezifische Liquor/Serum-Index ist der wichtigste mikrobiologische Parameter für die Diagnose der chronisch progredienten Neuroborreliose.

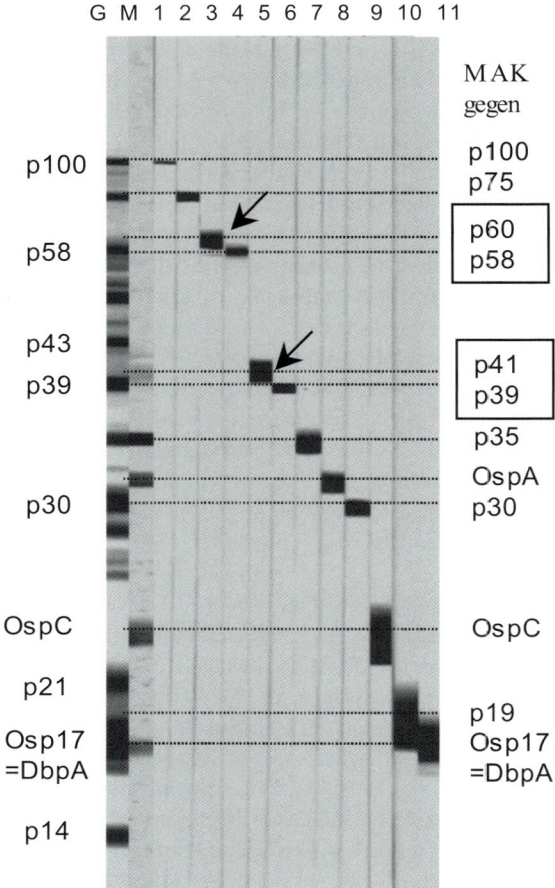

Abb. C5-3a Standardisierung des Ganzzell-Lysat-Immunoblots mit monoklonalen Antikörpern (Antigen, B.-afzelii-Stamm PKo; Kontrollseren, G = IgG, M = IgM; monoklonale Antikörper (1-11; diese Antikörper sind gegen die Antigene p100, p75, p60, p58, p41, p39, p35, OspA, p30, OspC, p19 und Osp17 [DbpA] gerichtet). Eng benachbarte Proteine, die schwer zu differenzieren sind, sind eingerahmt.

Methoden, welche nicht für die mikrobiologische Diagnostik empfohlen werden

Seit Kurzem werden zunehmend Methoden in kommerziell orientierten Laboratorien durchgeführt, welche für diagnostische Zwecke nicht ausreichend evaluiert sind. Darunter fallen Antigentests aus Körperflüssigkeiten, PCR aus Urin oder Zecken, der Lymphozyten-Transformationstest, der Nachweis „zystischer Formen" sowie der Visual-Contrast-Sensitivity-Test (VCS), ein Graustufentest. Diese Tests werden nicht für die mikrobiologische Diagnose empfohlen. Sie sind unzuverlässig und manche von ihnen sind auch noch sehr teuer, speziell wenn sie für die Therapiekontrolle verwendet werden (Department of Health and Human Services 2005, Wilske und Fingerle 2005).

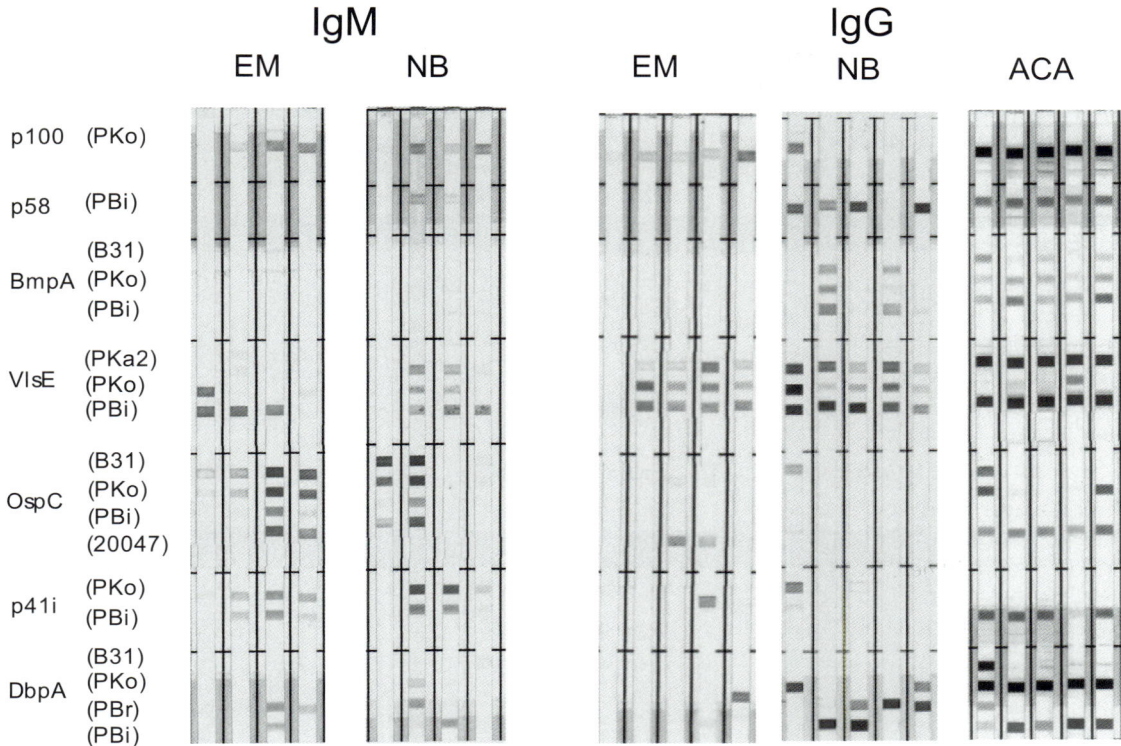

Abb. C5-3b Rekombinanter Line-Immunoblot. Die rekombinanten Antigene (p100, p58, BmpA, VlsE, OspC, p41i und DbpA) stammen von verschiedenen Borrelien-Stämmen. Diese gehören folgenden Spezies an: B31 und PKa2 *B. burgdorferi* s.s., PKo *B. afzelii*, PBr *B. garinii* OspA-Typ 3, PBi *B. garinii* OspA-Typ 4, und 20047 *B. garinii* unbekannter OspA-Typ. Die Seren stammen von Patienten mit Erythema migrans (EM), früher Neuroborreliose (NB) und Acrodermatitis chronica atrophicans (ACA).

6 Therapie

Die Symptome der Lyme-Borreliose sind in der Regel selbstlimitiert. Ziele der **antibiotischen** Therapie sind einerseits die Verkürzung der Symptomdauer und andererseits das Verhindern von Spätmanifestationen durch Progression der Infektion. In einer amerikanischen Studie von Steere et al. (1987) wurde der Spontanverlauf von 55 Patienten ohne Antibiotika nach Erythema migrans beschrieben. Nur 20% hatten keine weiteren Manifestationen. Ein Fünftel hatte Arthralgien ohne Entzündung, die Hälfte hatte eine intermittierende Arthritis und jeder Zehnte sogar eine chronische Arthritis. In Europa sind vergleichsweise weniger rheumatologische, aber mehr neurologische Folgekrankheiten zu erwarten. Das Erythema migrans ist aber weitaus die häufigste Manifestation. In einer prospektiven, populationsbasierten Studie im Raum Würzburg wurden über zwölf Monate 313 Fälle mit Lyme-Borreliose entsprechend einer Inzidenz von 111 auf 100 000 Einwohner gefunden. Dabei traten folgende Erkrankungshäufigkeiten auf: 89% Erythema migrans (bei weiteren 3% Erythema migrans in Verbindung mit einer anderen Organmanifestation), 3% Neuroborreliose Stadium II, 2% Borrelien-Lymphozytom, < 1% Karditis, 5% Lyme-Arthritis, 1% Acrodermatitis chronica atrophicans; chronische Neuroborreliose (Stadium III) wurde nicht gefunden (Huppertz et al. 1999).

Bei der Therapie muss beachtet werden, dass nicht alle Medikamente, auf welche *B. burgdorferi* in vitro empfindlich ist, die gleich gute Wirkung haben. Im Tiermodell zeigte sich, dass **Ceftriaxon** und **Tetrazykline** deutlich wirksamer sind als Penicillin G und Erythromycin (Johnson et al. 1987, Mursic et al. 1987). Tabelle C5-3 zeigt Therapieempfehlungen gestützt auf klinische Studien, welche zum größten Teil in den Richtlinien der American Society of Infectious Diseases, den Empfehlungen eines deutschen Expertenkomitees und den Leitlinien der Deutschen Gesellschaft für Neurologie zusammengefasst sind (Kaiser 1998, Rauer et al. 2005, Stanek und Strle 2003, Weber und Pfister 1994, Wormser et al. 2000, Wormser et al. 2003, Wormser et al. 2006).

Tab. C5-3 Antibiotikatherapie der Lyme-Borreliose.[1]

Manifestation	Antibiotika und Dosis	Therapiedauer
Frühe lokalisierte Borreliose		
Erythema migrans und Borrelien-Lymphozytom	Doxycyclin 2 × 100 mg[2] peroral oder Amoxicillin 3 × 500 mg peroral oder Cefuroxim 2 × 500 mg peroral	14 Tage (10 bis 14 Tage)[3] 14 Tage (14 bis 21 Tage) 14 Tage (14 bis 21 Tage)
Frühe disseminierte Borreliose		
Meningitis, Meningoradikulitis	Ceftriaxon 1 × 2g i.v.[4] oder Penicillin G 4 × 5 Mio IE i.v.	14 Tage[5] (14 bis 28 Tage) 14 Tage[5] (14 bis 28 Tage)
Isolierte Parese des Nervus facialis (mit negativem Liquorbefund)	wie Erythema migrans oder Meningitis	14 Tage[5] (14 bis 21 Tage)
Parese des Nervus facialis (mit positivem Liquorbefund)	wie Meningitis	14 Tage[5] (14 bis 28 Tage)
Karditis mit AV-Block 1. Grades	wie Erythema migrans	14 Tage (14 bis 21 Tage)
Karditis mit AV-Block 2. oder 3. Grades	wie Meningitis	21 Tage (14 bis 28 Tage)
Späte Borreliose		
Arthritis	wie Erythema migrans	21 Tage (21 bis 28 Tage)
persistierende Arthritis	wie Meningitis	21 Tage (14 bis 28 Tage) Wechsel auf symptomatische Therapie nach zweiter erfolgloser Therapie
Acrodermatitis atrophicans	wie Erythema migrans	21 Tage (21 bis 28 Tage)
chronische Neuroborreliose	wie Meningitis	21 Tage[5] (14 bis 28 Tage)

[1] Antibiotikatherapie-Empfehlungen basieren auf Referenzen (Kaiser 1998, Rauer et al. 2005, Stanek und Strle 2003, Weber und Pfister 1994, Wormser et al. 2000, Wormser et al. 2006).
[2] Nicht für Kinder unter acht Jahren, Schwangere und stillende Mütter. Die Gabe von 1 × 200 mg ist ebenfalls korrekt, hat jedoch mehr Nebenwirkungen (Nausea, Erbrechen).
[3] Die kurze Therapiedauer von zehn Tagen wurde bisher erst für Doxycylin gezeigt (Wormser et al. 2003).
[4] Alternativ 3 × 2 g Cefotaxim i.v. (Kaiser 1998, Rauer et al. 2005, Stanek und Strle 2003, Weber und Pfister 1994, Wormser et al. 2000, Wormser et al. 2006).
[5] Nach der „Leitlinie Neuroborreliose" der Deutschen Gesellschaft für Neurologie (DGN) (Rauer et al. 2005). Therapiedauer von 14 Tagen bei der akuten Neuroborreliose und von 21 Tagen bei der chronischen Neuroborreliose.

In allen Leitlinien wird dringend von Langzeittherapien, die im Internet empfohlen und von so genannten Borreliose-Ärzten in zunehmendem Maße durchgeführt werden, abgeraten.

7 Prävention und Prophylaxe

Die wirksamste Prophylaxe der Lyme-Borreliose ist natürlich die **Vermeidung der Exposition.** Repellents wie DET (z.B. Autan®) sind gegen Zecken ca. zwei Stunden wirksam. Da die Übertragung von *B. burgdorferi* mit der Dauer des Saugens zunimmt, ist die **rasche Entfernung** angesogener Zecken notwendig. Die Zecke soll vorsichtig mit der Pinzette ohne Anwendung von Öl oder dergleichen herausgedreht werden. Es soll weiterhin darauf geachtet werden, dass das Hypostom, fälschlicherweise als „Kopf" der Zecke bezeichnet, entfernt wird, um Fremdkörperreaktionen zu vermeiden. Die Wahrscheinlichkeit einer Infektion mit Borrelien wird durch das Zurückbleiben des Hypostoms jedoch nicht erhöht. In der Regel wird von einer prophylaktischen Antibiotikatherapie nach Zeckenstich abgeraten. In hochendemischen Gebieten kann eine prophylaktische Therapie mit einer Einmaldosis von 200 mg Doxycyclin gegeben werden. Damit kann das Auftreten eines Erythema migrans von 3,2% auf 0,4% reduziert werden (Nadelmann et al. 2001). Allerdings wird dieser Schutz mit 30% Nebenwirkungen in

Form von Nausea und Erbrechen erkauft. Sinnvoller ist es, den Patienten darüber aufzuklären, auf ein Erythema migrans an der Stichstelle zu achten und im Krankheitsfall den Arzt aufzusuchen. Zu diesem Zeitpunkt kann mit einer 10-tägigen Doxycyclin-Therapie das Auftreten von Spätkomplikationen verhindert werden (Wormser et al. 2003).

Außerdem ist zu beachten, dass möglicherweise noch andere Erreger durch den Zeckenstich übertragen werden können, z.B. das FSME-Virus in den entsprechenden Endemiegebieten oder *Anaplasma phagocytophilum*, den Erreger der humanen granulozytären Ehrlichiose (früher dem Genus *Ehrlichia* zugeordnet). Deshalb sollte bei atypischen Fällen von Lyme-Borreliose (Transaminasen-Erhöhung, Thrombozytopenie) auch an eine Ehrlichiose gedacht werden, zumal die häufig bei Borreliose eingesetzte Cephalosporin-Therapie bei der Ehrlichiose unwirksam ist. Allerdings sind Fälle von humaner Ehrlichiose in Europa sehr selten (Lotric-Furlan et al. 2001) und wurden in Deutschland bisher nicht dokumentiert, obwohl Hochrisikopersonen wie Waldarbeiter signifikant häufiger Antikörper gegen *Anaplasma phagocytophilum* aufweisen und der Erreger in Zecken nachweisbar ist (Fingerle et al. 1997, Fingerle et al. 1999).

Derzeit ist keine am Menschen anwendbare **Vakzine** gegen *B. burgdorferi* zugelassen. Rekombinante Vakzinen auf der Basis von OspA und OspC waren im Tierversuch wirksam. Eine OspA-Vakzine für die Anwendung am Menschen wurde nach nur vier Jahren vom amerikanischen Markt zurückgezogen. Gründe dafür waren die beschränkte Wirksamkeit (76%), die Notwendigkeit häufiger Booster, der hohe Preis und die potentielle Gefahr der Impfstoff-induzierten Autoimmun-Arthritis. Vor Kurzem wurde ein neuer rekombinanter Impfstoff, dem das so genannte arthritogene Epitop fehlt, entwickelt (Willett et al. 2004). Für die europäische Situation müsste wegen der großen Heterogenität der Osp-Proteine der europäischen Stämme sicher eine viel komplexere Vakzine entwickelt werden. An einer Kombinationsvakzine auf der Basis von OspA wird derzeit in Europa gearbeitet.

LITERATUR

Ackermann, R., E. Gollmer, and B. Rehse-Kupper. 1985. Progressive Borrelia encephalomyelitis. Chronic manifestation of erythema chronicum migrans disease of the nervous system. Dtsch. Med. Wochenschr. 110: 1039–1042.

Aeschlimann, A., E. Chamot, F. Gigon, J. P. Jeanneret, D. Kesseler, and C. Walther. 1987. B. burgdorferi in Switzerland. Zentralbl. Bakteriol. Mikrobiol. Hyg. [A] 263: 450–458.

Aguero-Rosenfeld, M. E., G. Wang, I. Schwartz, and G. P. Wormser. 2005. Diagnosis of lyme borreliosis. Clin. Microbiol. Rev. 18: 484–509.

Bujak, D. I., A. Weinstein, and R. L. Dornbush. 1996. Clinical and neurocognitive features of the post Lyme syndrome. J. Rheumatol. 23: 1392–1397.

Burgdorfer, W., A. G. Barbour, S. F. Hayes, J. L. Benach, E. Grunwaldt, and J. P. Davis. 1982. Lyme disease-a tick-borne spirochetosis? Science 216: 1317–1319.

Centers for Disease Control and Prevention. 1995. Recommendations for test performance and interpretation from the Second National Conference on Serologic Diagnosis of Lyme Disease. MMWR Morb. Mortal. Wkly. Rep. 44: 590.

Centers for Disease Control and Prevention. 1997. Case definitions for infectious conditions under public health surveillance. MMWR Recomm. Rep. 46: 1–55.

Christen, H. J. 1996. Lyme neuroborreliosis in children. Ann Med. 28: 235–240.

Department of Health and Human Services, C. f. D. C. a. P. 2005. Caution regarding testing for Lyme disease. MMWR Morb. Mortal. Wkly. Rep. 54: 125.

DIN Deutsches Institut für Normung e.V., Normenausschuss Medizin (NAMed). 2005. Manuskript DIN 58969-44 Medizinische Mikrobiologie – Serologische und molekularbiologische Diagnostik von Infektionskrankheiten – Teil 44: Immunoblot (IB); Spezielle Anforderungen für den Nachweis von Antikörpern gegen Borrelia burgdorferi, p. 1–20. Beuth, Berlin.

Eiffert, H., A. Karsten, R. Thomssen, and H. J. Christen. 1998. Characterization of Borrelia burgdorferi strains in Lyme arthritis. Scand. J. Infect. Dis. 30: 265–268.

Eiffert, H., A. Ohlenbusch, H. J. Christen, R. Thomssen, A. Spielman, and F. R. Matuschka. 1995. Nondifferentiation between Lyme disease spirochetes from vector ticks and human cerebrospinal fluid. J. Infect. Dis. 171: 476–479.

Fingerle, V., J. L. Goodman, R. C. Johnson, T. J. Kurtti, U. G. Munderloh, and B. Wilske. 1997. Human granulocytic ehrlichiosis in southern Germany: increased seroprevalence in high-risk groups. J. Clin. Microbiol. 35: 3244–3247.

Fingerle, V., U. G. Munderloh, G. Liegl, and B. Wilske. 1999. Coexistence of ehrlichiae of the phagocytophila group with Borrelia burgdorferi in Ixodes ricinus from Southern Germany. Med. Microbiol. Immunol. (Berl) 188: 145–149.

Goettner, G., U. Schulte-Spechtel, R. Hillermann, G. Liegl, B. Wilske, and V. Fingerle. 2005. Improvement of Lyme borreliosis serodiagnosis by a newly developed recombinant immunoglobulin G (IgG) and IgM line immunoblot assay and addition of VlsE and DbpA homologues. J Clin. Microbiol. 43: 3602–3609.

Huppertz, H. I., M. Bohme, S. M. Standaert, H. Karch, and S. A. Plotkin. 1999. Incidence of Lyme borreliosis in the Wurzburg region of Germany. Eur. J. Clin. Microbiol. Infect. Dis. 18: 697–703.

Johnson, R. C., C. Kodner, and M. Russell. 1987. In vitro and in vivo susceptibility of the Lyme disease spirochete, Borrelia burgdorferi, to four antimicrobial agents. Antimicrob. Agents Chemother. 31: 164–167.

Jouda, F., J. L. Perret, and L. Gern. 2004. Density of questing Ixodes ricinus nymphs and adults infected by Borrelia burgdorferi sensu lato in Switzerland: spatio-temporal pattern at a regional scale. Vector. Borne. Zoonotic. Dis. 4: 23–32.

Kaiser, R. 1998. Prevention of early summer meningoencephalitis and Lyme borreliosis before and after tick bites. Dtsch. Med. Wochenschr. 123: 847–853.

Kaplan, R. F., R. P. Trevino, G. M. Johnson, L. Levy, R. Dornbush, L. T. Hu, J. Evans, A. Weinstein, C. H. Schmid, and M. S. Klempner. 2003. Cognitive function in post-treatment Lyme disease: do additional antibiotics help? Neurology 60: 1916–1922.

Krause, A. and P. Herzer. 2005. Early diagnosis of Lyme arthritis. Z. Rheumatol. 64: 531–537.

Lebech, A. M., K. Hansen, F. Brandrup, O. Clemmensen, and L. Halkier-Sorensen. 2000. Diagnostic value of PCR for detection of Borrelia burgdorferi DNA in clinical specimens from patients with erythema migrans and Lyme neuroborreliosis. Mol. Diagn. 5: 139–150.

Lotric-Furlan, S., M. Petrovec, T. Avsic-Zupanc, W. L. Nicholson, J. W. Sumner, J. E. Childs, and F. Strle. 2001. Prospective assessment of the etiology of acute febrile illness after a tick bite in Slovenia. Clin. Infect. Dis. 33: 503–510.

Massarotti, E. M. 2002. Lyme arthritis. Med. Clin. North Am. 86: 297–309.

Michel, H., B. Wilske, G. Hettche, G. Goettner, C. Heimerl, U. Reischl, U. Schulte-Spechtel, and V. Fingerle. 2003. An ospA-polymerase chain reaction/restriction fragment length polymorphism-based method for sensitive detection and reliable differentiation of all European Borrelia burgdorferi sensu lato species and OspA types. Med. Microbiol. Immunol. (Berl) 193: 219–226.

Mikkilä, H. O., I. J. Seppala, M. K. Viljanen, M. P. Peltomaa, and A. Karma. 2000. The expanding clinical spectrum of ocular lyme borreliosis. Ophthalmology 107: 581–587.

Mursic, V. P., B. Wilske, G. Schierz, M. Holmburger, and E. Süss. 1987. In vitro and in vivo susceptibility of Borrelia burgdorferi. Eur. J. Clin. Microbiol. 6: 424–426.

Nadelman, R. B., J. Nowakowski, D. Fish, R. C. Falco, K. Freeman, D. McKenna, P. Welch, R. Marcus, M. E. Aguero-Rosenfeld, D. T. Dennis, and G. P. Wormser. 2001. Prophylaxis with single-dose doxycycline for the prevention of Lyme disease after an Ixodes scapularis tick bite. N. Engl. J. Med. 345: 79–84.

Nocton, J. J., F. Dressler, B. J. Rutledge, P. N. Rys, D. H. Persing, and A. C. Steere. 1994. Detection of Borrelia burgdorferi DNA by polymerase chain reaction in synovial fluid from patients with Lyme arthritis. N. Engl. J. Med. 330: 229–234.

Parola, P., and D. Raoult. 2001. Ticks and tickborne bacterial diseases in humans: an emerging infectious threat. Clin. Infect. Dis. 32: 897–928.

Pfister, H. W., B. Wilske, and K. Weber. 1994. Lyme borreliosis: basic science and clinical aspects. Lancet 343: 1013–1016.

Rauer, S., R. Kaiser, H. W. Kölmel, H. W. Pfister, and B. Wilske. 2005. Leitlinien für Diagnostik und Therapie in der Neurologie, p. 1–21. In: Deutsche Gesellschaft für Neurologie (Hrsg.), Kommission „Leitlinien". Thieme, Stuttgart.

Stanek, G., and F. Strle. 2003. Lyme borreliosis. Lancet 362: 1639–1647.

Stanek, G., N. Satz, F. Strle, and B. Wilske. 1993. Epidemiology of Lyme borreliosis., p. 358–370. In: Weber, K., and W. Burgdorfer (Hrsg.), Aspects of Lyme borreliosis. Springer, Berlin, Heidelberg, New York.

Steere, A. C. 2001. Lyme disease. N. Engl. J. Med. 345: 115–125.

Steere, A. C., R. E. Levin, P. J. Molloy, R. A. Kalish, J. H. Abraham III, N. Y. Liu, and C. H. Schmid. 1994. Treatment of Lyme arthritis. Arthritis Rheum. 37: 878–888.

Steere, A. C., R. T. Schoen, and E. Taylor. 1987. The clinical evolution of Lyme arthritis. Ann Intern. Med. 107: 725–731.

Steere, A. C., V. K. Sikand, R. T. Schoen, and J. Nowakowski. 2003. Asymptomatic infection with Borrelia burgdorferi. Clin. Infect. Dis. 37: 528–532.

Vasiliu, V., P. Herzer, D. Rössler, G. Lehnert, and B. Wilske. 1998. Heterogeneity of Borrelia burgdorferi sensu lato demonstrated by an ospA-type-specific PCR in synovial fluid from patients with Lyme arthritis. Med. Microbiol. Immunol. (Berl) 187: 97–102.

Weber, K., and H. W. Pfister. 1994. Clinical management of Lyme borreliosis. Lancet 343: 1017–1020.

Weber, K., and W. Burgdorfer. 1993. Aspects of Lyme Borreliosis, p. 1–384. Springer, Berlin, Heidelberg, New York.

Willett, T. A., A. L. Meyer, E. L. Brown, and B. T. Huber. 2004. An effective second-generation outer surface protein A-derived Lyme vaccine that eliminates a potentially autoreactive T cell epitope. Proc. Natl. Acad. Sci. U.S.A 101: 1303–1308.

Wilske, B. 2005. Epidemiology and diagnosis of Lyme borreliosis. Ann Med 37: 568–579.

Wilske, B., and M. Schriefer. 2003. Borrelia, p. 937–954. In: Murray, P. R., E. J. Baron, J. H. Jorgensen, M. A. Pfaller, and R. H. Yolken (eds.), Manual of Clinical Microbiology. ASM Press, Washington, D.C.

Wilske, B., and V. Fingerle. 2005. Lyme-Borreliose Diagnostik. Mikrobiologe 15: 209–220.

Wilske, B., L. Bader, H. W. Pfister, and V. Preac-Mursic. 1991. Diagnosis of Lyme neuroborreliosis. Detection of intrathecal antibody formation. Fortschr. Med. 109: 441–446.

Wilske, B., L. Zöller, V. Brade, H. Eiffert, U. B. Göbel, G. Stanek, and H. W. Pfister. 2000. MIQ 12, Lyme-Borreliose, p. 1–59. In: Mauch, H., and R. Lütticken (Hrsg.), Qualitätsstandards in der mikrobiologisch-infektiologischen Diagnostik. Urban & Fischer, München. Internet-Version in Englisch: http://nrz-borrelien.lmu.de/ oder www.dghm.org

Wilske, B., R. Steinhuber, H. Bergmeister, V. Fingerle, G. Schierz, V. Preac-Mursic, E. Vanek, and B. Lorbeer. 1987. Lyme borreliosis in South Germany. Epidemiologic data on the incidence of cases and on the epidemiology of ticks (Ixodes ricinus) carrying Borrelia burgdorferi. Dtsch. Med. Wochenschr. 112: 1730–1736.

Wilske, B., V. Preac-Mursic, U. B. Göbel, B. Graf, S. Jauris, E. Soutschek, E. Schwab, and G. Zumstein. 1993. An OspA serotyping system for Borrelia burgdorferi based on reactivity with monoclonal antibodies and OspA sequence analysis. J. Clin. Microbiol. 31: 340–350.

Wormser, G. P., R. B. Nadelman, R. J. Dattwyler, D. T. Dennis, E. D. Shapiro, A. C. Steere, T. J. Rush, D. W. Rahn, P. K. Coyle, D. H. Persing, D. Fish, and B. J. Luft. 2000. Practice guidelines for the treatment of Lyme disease. The Infectious Diseases Society of America. Clin. Infect. Dis. 31 Suppl 1: 1–14.

Wormser, G. P., R. Ramanathan, J. Nowakowski, D. McKenna, D. Holmgren, P. Visintainer, R. Dornbush, B. Singh, and R. B. Nadelman. 2003. Duration of antibiotic therapy for early Lyme disease. A randomized, double-blind, placebo-controlled trial. Ann Intern. Med. 138: 697–704.

Wormser, G. P., Dattwyler, R. J., Shapiro, E. D., Halperin, J. J., Steere, A. C., Klempner, M. S., Krause, P. J., Bakken, J. S., Strle, F., Stanek, G., Bockenstedt, L., Fish, D., Dumler, J. S., and Nadelman, R. B. 2006. The clinical assessment, treatment, and prevention of lyme disease, human granulocytic anaplasmosis, and babesiosis: clinical practice guidelines by the Infectious Diseases Society of America. Clin. Infect. Dis. 42: 1089–1134.

Zimmerli, W. 2003. Neuroborreliose: klinisches Spektrum, Diagnose und Therapie. Schweiz. Arch. Neurol. Psychiatr. 154: 174–177.

KAPITEL

C6 Malaria
Peter Kern

1	Vorbemerkungen	828	5	Diagnostik	831
1.1	Definition	828	5.1	Parasitologische Diagnostik	831
1.2	Historisches	828	5.2	Differentialdiagnosen	833
2	Epidemiologie	828	6	Therapie	833
2.1	Geographisches Vorkommen	828	6.1	Unkomplizierte Falciparum Malaria	833
2.2	Entwicklungszyklus und Übertragungswege	828	6.2	Komplizierte Falciparum Malaria	834
3	Immunität und Pathogenese	829	6.3	Supportive Therapie bei Falciparum Malaria	834
4	Klinik	830	6.4	Malaria tertiana und Malaria quartana	836
4.1	Anamnese	830	7	Prävention und Prophylaxe	836
4.2	Initiale Untersuchungsbefunde	831	8	Prognose	836
4.3	Falciparum Malaria	831			
4.4	Malaria tertiana und quartana	831			

1 Vorbemerkungen

1.1 Definition

Die Malaria ist die wichtigste Tropenkrankheit in den Endemiegebieten der Tropen und die bedeutendste importierte Tropenkrankheit in Europa. Das fieberhafte Krankheitsbild entwickelt sich nach Befall der Erythrozyten durch Protozoen der Gattung **Plasmodium**. Vier humanpathogene Arten sind von Bedeutung: *P. falciparum*, Erreger der häufigen und lebensbedrohlichen Malaria tropica (oder Falciparum-Malaria), *P. vivax* und *P. ovale*, Erreger der Malaria tertiana, und *P. malariae*, Erreger der selteneren Malaria quartana.

1.2 Historisches

Hippokrates unterschied bereits die verschiedenen Fieberformen des Wechselfiebers: Quotidiana, Tertiana und Quartana. Man nahm an, dass die Krankheit auf Ausdünstungen (Miasma) der Sümpfe zurückzuführen sei (Sumpffieber; lateinisch malus: schlecht, und aeris: Luft, italienisch mala aria: schlechte Luft). 1878 entdeckte der französische Kolonialarzt Alphonse Laveran erstmals P.-falciparum-Stadien in roten Blutkörperchen. Wenig später erkannten italienische Forscher die unterschiedlichen Erreger der verschiedenen klinischen Formen als gesonderte Arten.

Historisch ebenso relevant ist die Erkennung der Bedeutung des **Chinins** zur Behandlung der Malaria. Die Einführung der Chinarinde Chinchona officinalis (Fieberrinde) aus Peru im frühen 17. Jahrhundert und die Extraktion des Chinins waren entscheidende Meilensteine. 1924 wurden erstmals synthetische Malariapräparate hergestellt und zur Malariabehandlung eingeführt (Plasmochin, Pamaquine, Acridin-Derivate, z.B. Atebrin und Sontochin als Vorläufer des Chloroquins).

2 Epidemiologie

Nach Schätzungen der WHO leben etwa 2,4 Milliarden Menschen in den Endemiegebieten. 100 Länder der Welt liegen in Malariaregionen, über die Hälfte davon im tropischen Afrika. Jährlich wird mit 500 Millionen Neuerkrankungen gerechnet. Die Mortalität beträgt 1,5–2,7 Millionen pro Jahr und betrifft im Wesentlichen Kinder unter fünf Jahren in Afrika (WHO 2000). Die zunehmende Verflechtung der Industrieländer mit tropischen Ländern auf wirtschaftlichem Gebiet und durch den Tourismus hat dazu geführt, dass die Malaria auch in Mitteleuropa eine wieder häufiger diagnostizierte Importkrankheit ist (Krause et al. 2006). WHO, UNICEF, UNDP und Weltbank haben 1998 die globale Partnerschaft „Roll Back Malaria" mit dem Ziel gegründet, bis zum Jahre 2010 die Malariamorbidität zu halbieren.

2.1 Geographisches Vorkommen

Die Malaria ist in allen tropischen und vielen subtropischen Gebieten der ganzen Welt mit Ausnahme Australiens verbreitet (Abb. C6-1). *P. falciparum* ist in den Tropen der häufigste Erregertyp. *P. vivax* hat die weiteste geographische Verbreitung. Derzeit herrscht in Nordafrika und im Vorderen Orient die P.-vivax-Infektion vor. Dies gilt ebenso für Pakistan, Indien, Nepal und Sri Lanka, jedoch nimmt hier die Häufigkeit von *P. falciparum* wieder zu. In Südamerika kommen *P. vivax* und *P. falciparum* unterschiedlich häufig vor, in Mittelamerika überwiegend *P. vivax*, auf der Insel Hispaniola *P. falciparum*. *P. ovale* ist relativ selten und kommt im tropischen Afrika und in geringem Umfang in Südostasien und in Papua-Neuguinea vor. *P. malariae* ist ebenfalls ein seltener Erreger, der in Afrika und in Teilen Indiens vorkommt. Durch die globalen Klimaveränderungen kann es jederzeit auch in derzeit nicht betroffenen Regionen zu Neuausbrüchen kommen. Die WHO nimmt im online zugänglichen Reiseratgeber (WHO 2006) jährlich zur Verbreitung Stellung.

2.2 Entwicklungszyklus und Übertragungswege

Plasmodien werden bevorzugt nachts und in der Dämmerung durch blutsaugende weibliche Stechmücken der Gattung **Anopheles** übertragen. Die Sporozoiten gelangen in die Blutbahn und suchen in wenigen Minuten eine Leberparenchym-Zelle auf, wo sich Schizonten bilden. Bei *P. vivax* und *P. ovale* entstehen parallel zur Schizogonie Wartestadien (Hypnozoiten), die sich erst nach Monaten oder Jahren weiterentwickeln.

Nach einer variablen Entwicklungsdauer kommt es zur Ruptur der Leberzelle. Die freiwerdenden Merozoiten heften sich an Erythrozyten an. Nach der Invasion besteht der Parasit zunächst aus einer Plasmablase mit zentraler Nahrungsvakuole und einem randständigen Kern, der mikroskopisch gut erkennbar ist (Siegelring). Mit zunehmender Vergrößerung des Plasmas werden die Plasmodien zu unterschiedlich geformten Trophozoiten und zu reifen

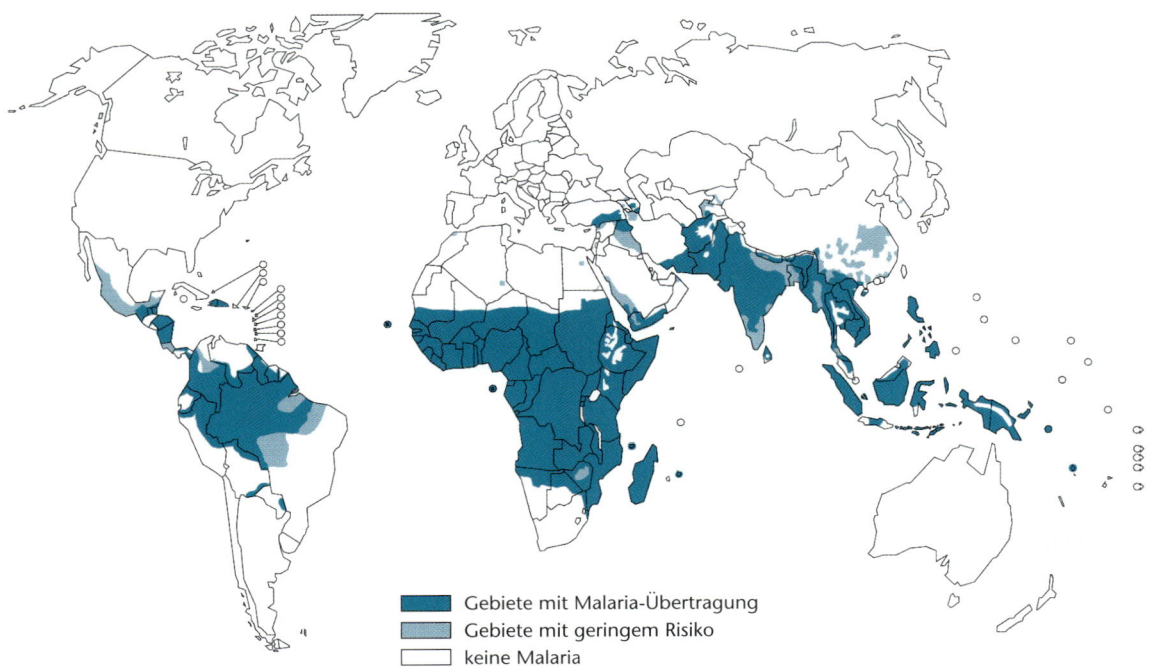

Abb. C6-1 Malariaverbreitung 2005 (WHO 2006).

Legende:
- Gebiete mit Malaria-Übertragung
- Gebiete mit geringem Risiko
- keine Malaria

Schizonten (Tab. C6-1). Bei den Nicht-Falciparum-Parasiten kommt es innerhalb der ersten Krankheitswoche zur Synchronisation der Parasitenvermehrung im Blut und zu regelmäßigen Fieberanfällen (siehe Kap. A1.4).

Einige Merozoiten entwickeln sich zu Gametozyten. Die sichelförmige Morphologie bei *P. falciparum* ist namensgebend für diesen Erreger. Die Geschlechtsformen werden beim Saugakt von der Mücke aufgenommen. Es findet eine geschlechtliche Vermehrung statt, die je nach Plasmodien-Art und Umgebungstemperatur unterschiedlich lange dauert (siehe Tab. C6-1). Die freiwerdenden Sporozoiten wandern in die Speicheldrüsen der Mücken, um bei der nächsten Blutmahlzeit „verimpft" zu werden.

Selten verursachen eingeschleppte, infizierte Mücken die so genannte Flughafen-Malaria. Eine Plasmodien-Infektion kann auch durch Transfusion und Transplantation, bei der Entbindung (konnatale Malaria) sowie durch kontaminierte Kanülen oder nach Laborexposition übertragen werden.

3 Immunität und Pathogenese

Es ist lange bekannt, dass wiederholte Infektionen mit Plasmodien zu einer labilen Immunität führen. Dies betrifft Jugendliche und Erwachsene in Malariagebieten, wo sie repetitiven Infektionen ausgesetzt sind. Klinisch relevant ist die Immunität gegen ungeschlechtliche Blutstadien, die allein die Krankheit verursachen. Bei Stress, z.B. durch andere Infektionen oder bei Schwangerschaft kommt es zur Abschwächung dieser Immunität und es kann zur Erkrankung kommen. Der **variable Immunitätsgrad** ist ein ganz entscheidendes Kennzeichen der Infektion durch Plasmodien. Junge Erwachsene, die in einem hyper- bis holoendemischen Malariagebiet aufgewachsen sind, erreichen den höchsten Immunitätsgrad. Man bezeichnet diesen Zustand als Teil- oder Semiimmunität. Nicht immun sind hingegen Menschen jeden Lebensalters aus hypo- oder nichtendemischen Gebieten sowie alle Kleinkinder in Malaria-Endemiegebieten, nachdem sie mit etwa 4–6 Monaten die schützenden Faktoren einer teilimmunen Mutter verloren haben. Die Immunität geht auf Antikörper- und T-Zell-Antworten gegen zahlreiche und rasch variierende Antigene der unterschiedlichen Plasmodien-Stadien zurück (Keys et al. 2001).

Von Bedeutung für die Ausbildung der zerebralen Malaria ist die Adhäsion parasitierter Erythrozyten an das Gefäßendothel. Durch Sequestration kann eine Stase des Blutflusses im Kapillarbett mit nachfolgend verminderter Sauerstoffversorgung des Gehirns eintreten. Betroffen hierbei sind überwiegend die Groß- und Kleinhirnrinde. Mit

Tab. C6-1 Entwicklungsdauer und Charakteristika der verschiedenen humanpathogenen Plasmodien-Stadien.

Art	Leberformen	Blutformen	Präpatenz/Inkubationszeit	Geschlechtsformen	Entwicklungsdauer in der Mücke
P. falciparum	ca. 30 000 Merozoiten, pro infizierte Leberzelle; keine Hypnozoiten	meist 8–12 Merozoiten; Ringformen klein, oft Doppelinfektion von Erythrozyten, ältere Ringe und Trophozoten nicht im peripheren Blut	5 Tage/ 7–15 Tage	sichelförmig, meist 10 Tage oder später nach Beginn der Blutschizogonie	20 °C: 22 Tage 28 °C: 9–10 Tage
P. vivax	8000–20 000 Merozoiten pro infizierte Leberzelle, Hypnozoiten	meist 12–16 Merozoiten, Schüffnersche Tüpfelung, Erythrozyt vergrößert sich	8 Tage/ 12–18 Tage	rund, innerhalb von 3 Tagen nach Beginn der Blutschizogonie	20 °C: 16 Tage 28 °C: 8–10 Tage
P. ovale	ca. 15 000 Merozoiten, pro infizierte Leberzelle; Hypnozoiten	meist 8 Merozoiten, Schüffnersche Tüpfelung, Erythrozyt vergrößert sich, manchmal oval	9 Tage/ 12–15 Tage	rund	keine Angabe
P. malariae	keine Angabe zur Anzahl, keine Hypnozoiten	meist 8 Merozoiten, oft als „Gänseblümchen", späte Trophozoiten manchmal bandförmig, Ziemannsche Tüpfelung	14 Tage/ 18–40 Tage	rund	20 °C: 30–35 Tage 28 °C: 14 Tage und länger

der Adhärenz ist eine Aktivierung und – im Weiteren – eine Schädigung des Endothels verbunden. Zytokine, wie TNF-α und Interleukine, sowie Sauerstoff- und Stickstoffradikale werden freigesetzt (Clark und Cowden 2003). Die zerebralen Mikrozirkulationsstörungen sind mit bildgebenden Verfahren nachweisbar. Als pathologisches Korrelat finden sich bei der Gehirnsektion petechiale und ringförmige Hämorrhagien (Turner 1997).

Die durch Blutschizogonie gebildeten Merozoiten lösen eine massive proinflammatorische Reaktion aus, die zu systemischen Auswirkungen führt. Die metabolischen Störungen, die Malariaanämie sowie die Multiorganbeteiligung leiten sich daraus ab. Durch die Sequestration parasitierter Erythrozyten am Gefäßendothel aller Organe entzieht sich der Parasit einer raschen Elimination der infizierten Erythrozyten in der Milz (siehe Kap. A1.4).

Die für die Sequestration verantwortlichen Adhäsionsproteine an der Oberfläche infizierter Erythrozyten sind molekular charakterisiert. Die Genprodukte zählen unter anderem zur PfEMP1-Proteinfamilie (P.-falciparum-Erythrozyten-Membran-Protein 1). Diese werden von der umfangreichen var-Genfamilie des Parasiten kodiert (Keys et al. 2001). Der Parasit verfügt daher über ein großes Repertoire, sich durch Variation der Adhäsionsmoleküle einerseits den Gegebenheiten anzupassen, andererseits sehr effektiv der immunologischen Abwehr zu entziehen. Wirtsseitig sind als Liganden an der Endothelzelloberfläche CD36, Thrombospondin, ICAM-1, VCAM-1, E-Selectin und Chondroitinsulfat A identifiziert (Clark und Cowden 2003).

4 Klinik

4.1 Anamnese

Die Inkubationszeit beträgt bei *P. falciparum* 7–15 Tage, bei den übrigen Erregern eine bis mehrere Wochen (siehe Tab. C6-1). Unspezifische Symptome sind plötzlich auftretendes Fieber (ohne erkennbaren Rhythmus), Schüttelfrost, Schweißausbruch, starke Kopf- und Rückenschmerzen, Abgeschlagenheit, Schwindel sowie abdominelle Beschwerden. Bei der Malaria tertiana und bei der Malaria quartana entwickelt sich innerhalb von wenigen Tagen ein regelmäßiger 48- bzw. 72-Stunden-Fieberrhythmus. Bei der gefährlichen Falciparum Malaria fehlt ein Fieberrhythmus fast immer, häufig ist eine Kontinua zu beobachten.

4.2 Initiale Untersuchungsbefunde

Der körperliche Untersuchungsbefund und bildgebende Verfahren sind zunächst unauffällig. Nach einigen Tagen ist eine mäßiggradige Hepatosplenomegalie nachweisbar. Häufig wird ein konzentrierter Urin bemerkt. Wesentliche Laborbefunde sind Thrombozytopenie, eine normale oder niedrige Leukozytenzahl, mäßige Erhöhung der Transaminasen, des Kreatinins und Bilirubins sowie der Lactatdehydrogenase. Eine Verminderung des Haptoglobins ist Zeichen einer bestehenden Hämolyse.

4.3 Falciparum Malaria

In Abhängigkeit vom Schweregrad und der Organbeteiligung unterscheidet man die unkomplizierte bzw. die komplizierte Falciparum Malaria (DTG 2006). Wird die Diagnose nicht innerhalb der ersten sechs Krankheitstage gestellt, ist mit Komplikationen zu rechnen. Diese äußern sich in einer Multiorganbeteiligung (ZNS, Leber, Niere, Lunge, blutbildendes und endokrines System). Die Auswirkungen führen rasch und unvermittelt zur Einschränkung der Vitalfunktionen. Die zerebrale Malaria stellt die schwerste Verlaufsform der Falciparum Malaria dar. Der Grad der Bewusstseinseintrübung bis zum tiefen Koma ist sehr unterschiedlich. Die Bewusstlosigkeit kann abrupt eintreten. Krampfanfälle treten vor allem bei Kindern auf (Newton und Warrell 1998). Auch nach rasch einsetzender Intensivtherapie endet ein hoher Prozentsatz aller Erkrankungen an zerebraler Malaria unter den Zeichen eines Multiorganversagens tödlich (WHO 2000).

Die komplizierte Falciparum Malaria ist daher **immer ein Notfall** und erfordert grundsätzlich die intensivmedizinische Überwachung sowie eine tropenfachärztliche Rückkopplung. Die Kriterien für eine komplizierte Falciparum Malaria wurden in Endemiegebieten für Kinder erstellt (WHO und Communicable Diseases Cluster 2000). Sie liegen in modifizierter Form für nichtimmune Erwachsene in der aktuellen Leitlinie der Deutschen Gesellschaft für Tropenmedizin und Internationale Gesundheit vor (DTG 2006) und sind in Tabelle C6-2 wiedergegeben.

Tab. C6-2 Kriterien der komplizierten Falciparum Malaria.

- Bewusstseinstrübung
- zerebraler Krampfanfall
- schwere Anämie (bei nicht immunen Reisenden etwa Hb < 8 g/dl; bei Semiimmunen in Endemiegebieten Hb < 5 g/dl)
- Niereninsuffizienz (Ausscheidung < 400 ml/24 Stunden, und/oder Kreatinin > 3 mg/dl bzw. > 265 mmol/l)
- respiratorische Insuffizienz, unregelmäßige Atmung, Hypoxie
- Hypoglykämie (Blutzucker < 40 mg/dl)
- Schocksymptomatik
- Spontanblutungen
- Azidose (pH < 7,25, Plasmabikarbonat >15 mmol/l)
- Hämoglobinurie
- Ikterus (Bilirubin > 3 mg/dl bzw. > 50 µmol/l)
- Transaminasen (> 3fache Norm)
- Hyperparasitämie (> 5% der Erythrozyten von Plasmodien befallen oder > 100 000 Plasmodien/µl)

4.4 Malaria tertiana und quartana

P. vivax und P. ovale verursachen eine nicht lebensbedrohende, aber dennoch mitunter subjektiv als schwer empfundene Form der Malaria. Der Fieberanstieg setzt oft unvermittelt ein und führt zu Temperaturspitzen (40–41 °C) mit starkem Schüttelfrost. Die Symptome halten 6–12 Stunden an. Da die Merozoiten bevorzugt nur unreife Erythrozyten (Retikulozyten) befallen, kann die Parasitämie nicht den Umfang annehmen, wie dies bei der P.-falciparum-Infektion möglich ist. Eine Sequestration parasitierter Erythrozyten findet sich nicht. Ein starker Anstieg der Mediatoren (z.B. TNF-α) wird auf die Freisetzung von „Malariatoxinen" zurückgeführt. Unbehandelt kommt es nach 12–15 Anfällen zu einer Ausheilung der Krankheit. Die Milzruptur bei Malaria tertiana und das nephroptische Syndrom bei Malaria quartana sind sehr seltene Komplikationen.

Ausgehend von Hypnozoiten können nach mehreren Monaten bis Jahren erneut Fieberschübe auftreten. Bei Malaria quartana sind keine Hypnozoiten bekannt, dennoch kann es viele Jahre nach Erstinfektion zu Rückfällen kommen. Die Persistenz ist nicht näher erforscht und wird derzeit auf okkulte Blutformen zurückgeführt.

5 Diagnostik

5.1 Parasitologische Diagnostik

Das diagnostische Vorgehen bei Malariaverdacht ist in Abbildung C6-2 dargestellt.

Die Diagnose einer Malaria erfolgt mikroskopisch im nach Giemsa gefärbten **dicken oder dünnen Blutausstrich** durch den Nachweis der Plasmodien. Der dicke

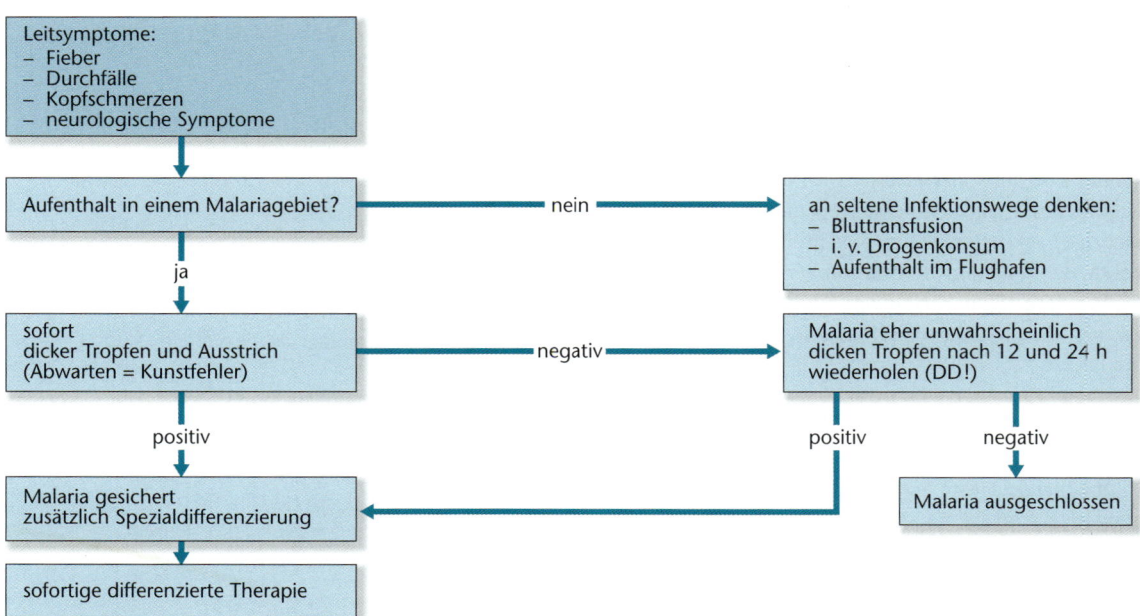

Abb. C6-2 Diagnostisches Vorgehen bei Malariaverdacht.

Tropfen ist eine Anreicherungsmethode mit einer 6- bis 10fach höheren Empfindlichkeit im Vergleich zum üblichen panoptisch gefärbten Blutausstrich. Eine weitere Technik ist die Mikrohämatokrit-Anreicherung mit Acridin-Orange-färbung, die allerdings eine Spezialeinrichtung voraussetzt. Dicker Tropfen und Ausstrich sollten daher bei Verdacht unverzüglich angefertigt und auch wiederholt werden. Findet der Ungeübte bereits nach wenigen Minuten Plasmodien, so deutet dies bei Nichtimmunen auf eine gefährliche Parasitendichte hin.

Im Giemsa-gefärbten Blutausstrich gelingt die Spezifizierung von *P. falciparum*, *P. vivax*, *P. ovale* oder *P. malariae* sowie die Erkennung von Malariapigment in Granulozyten (prognostisch ungünstig). Der Nachweis von P.-falciparum-Schizonten im peripheren Blut gilt als prognostisch ungünstiges Zeichen. Beurteilung und Differenzierung der Ausstriche erfordert Erfahrung, die meist nur von hierfür spezialisierten Ärzten beherrscht wird und in einschlägigen tropenmedizinischen Institutionen vorhanden ist.

> Bei klinischem Verdacht ist die sofortige Eileinsendung von getrockneten, unfixierten und ungefärbten dicken Tropfen und dünnen Ausstrichen dringend anzuraten.

Beigefügt werden sollte EDTA-Blut zur Anfertigung zusätzlicher Ausstriche, bereits angefertigte und gefärbte Präparate sind hilfreich. Die Abbildungen C6-3a und b zeigen typische Befunde bei Malaria und mögliche Fehlinterpretationen.

Die kommerziell erhältlichen Malaria-Schnelltests zum Antigennachweis von *P. falciparum* oder *P. vivax* sind eine zusätzliche Hilfestellung, dürfen aber die Standarddiagnostik nicht ersetzen (Jelinek et al. 2001). Das Prinzip der Teststreifendiagnostik besteht in dem immunchromatographischen Nachweis des spezifischen Antigens im Vollblut. Es werden entweder Histidin-reiches Protein 2 (HRP-2) oder Parasiten-spezifische Lactatdehydrogenase (pLDH) nachgewiesen. Gerne werden die Schnelltests auf internistischen Notaufnahmestationen (z.B. im Nachtdienst) durchgeführt. Die Handhabung wurde in den vergangenen Jahren vereinfacht und die Zuverlässigkeit der Teststreifen hat sich deutlich verbessert. Die Tests bieten daher eine gute erste Orientierung, dürfen aber die Standarddiagnostik (Dicker Tropfen und Blutausstrich) nicht ersetzen.

Die Plasmodien-spezifische PCR kann in forensischen Situationen von Nutzen sein. Die Anforderung Plasmodien-spezifischer Antikörper zur Akutdiagnostik ist falsch und aufgrund des längeren Zeitintervalls bis zur Befundmitteilung gefährlich. Allenfalls kann bei wochenlang bestehenden Fieberschüben und zurückliegenden Risikoaufenthalten in P.-malariae-Gebieten eine serologische Untersuchung sinnvoll sein. Die Immundiagnostik hat daher in der Regel lediglich gutachterlichen Wert und eignet sich für epidemiologische Fragestellungen.

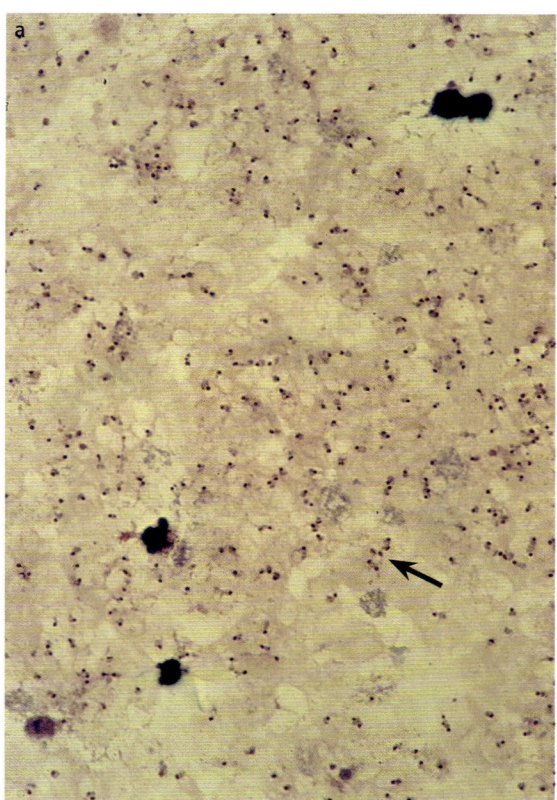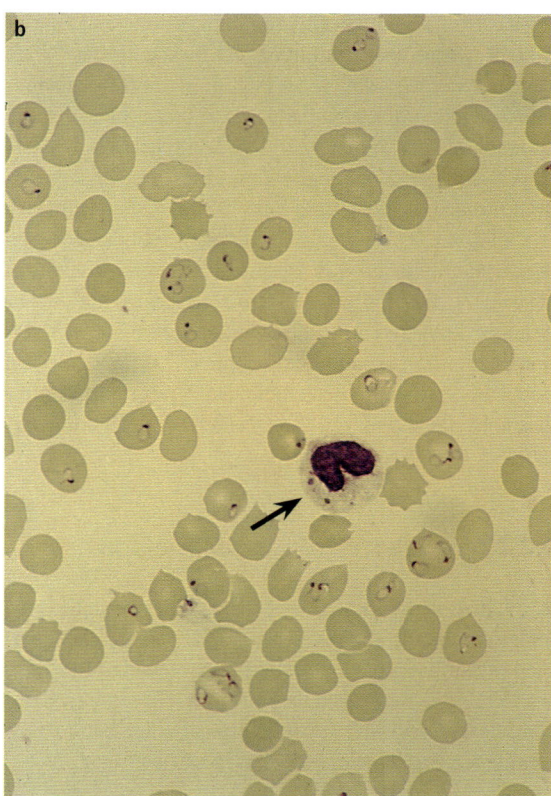

Abb. C6-3 42-jähriger Patient mit zerebraler Malaria (*P. falciparum*) nach Kurzzeitaufenthalt in Haiti ohne Malariaprophylaxe.
a: Dicker Tropfen: Anreicherung der kernhaltigen Zellen und der Malariaparasiten (Plasmodien; Pfeil) nach Hämolyse der Erythrozyten.
b: Giemsa-gefärbter peripherer Blutausstrich: Sehr starker Erythrozyten-Befall (ca. 40%) durch Ringformen von *P. falciparum*. Als prognostisch ungünstiges Zeichen findet sich Malariapigment in Monozyten (Pfeil).

5.2 Differentialdiagnosen

Alle fieberhaften Erkrankungen, die durch die besonderen Klimaeinwirkungen in tropischen und subtropischen Ländern erworben werden können, kommen infrage. An erster Stelle stehen virale Erkrankungen mit den Symptomen eines grippalen Infektes (häufigste Fehldiagnose einer Malaria!). Das Dengue-Fieber bzw. der Typhus zählen zum engeren differentialdiagnostischen Spektrum. Des Weiteren sind zu erwähnen: bakterielle Sepsis, Pyelonephritis, Meningoenzephalitis, schwere Hepatitis, neurologische und psychiatrische Erkrankungen, aber auch physikalische Einwirkungen wie der Hitzschlag.

> Jedes unklare Fieber in den Tropen und – auch lange Zeit – nach Rückkehr ist so lange verdächtig auf Malaria, bis das Gegenteil erwiesen ist.

Eine Malaria kann erst ausgeschlossen werden, wenn der Dicke Tropfen mehrfach negativ ist, keine Thrombozytopenie vorliegt, sonographisch keine Splenomegalie nachweisbar ist und die Haptoglobin-Konzentration im Serum normal ist.

6 Therapie

6.1 Unkomplizierte Falciparum Malaria

Die Malaria tropica ist bei Nichtimmunen ein medizinischer Notfall und erfordert die stationäre Krankenhauseinweisung. Die Diagnostik muss **so rasch wie möglich** abgeschlossen werden, um die spezifische antiparasitäre Therapie zu beginnen. Durch zunehmende Resistenz von

P. falciparum gegenüber Chloroquin und anderen Malariamitteln wird die Behandlung erschwert. In fast allen Ländern werden Fälle von Chloroquin- und Pyrimethamin-Sulfadoxin-resistenter Malaria tropica beobachtet. Die Behandlung der importierten, unkomplizierten Malaria tropica in Deutschland erfolgt vorzugsweise mit Atovaquon/Proguanil, Mefloquin oder Arthemether/Lumefantrin (Tab. C6-3). In Deutschland nicht mehr zugelassen ist die Kombination von Pyrimethamin und Sulfadoxin (Fansidar). Das Präparat ist trotz Resistenz und hoher Nebenwirkungsrate in tropischen Ländern noch weit verbreitet. Fiebersenkende Maßnahmen, z.B. Wadenwickel oder Paracetamol, werden empfohlen. Kontraindiziert hingegen ist die Gabe von Acetylsalicylsäure (Blutungsgefahr).

6.2 Komplizierte Falciparum Malaria

Bei Vorliegen der klinischen Zeichen einer komplizierten Malaria tropica (siehe Tab. C6-2) ist eine parenterale Therapie unter intensivmedizinischer Überwachung (Temperatur, Herz- und Atemfrequenz, Blutdruck, Flüssigkeitsbilanz, zentraler Venendruck sowie neurologischer Status) notwendig (DTG 2006, White 1996, WHO 2006).

Chinin ist Mittel der Wahl für die parenterale Behandlung der komplizierten Malaria tropica und wird **in Kombination mit Doxycyclin** verabreicht (siehe Tab. C6-3). Einzelne Artemisinin-Präparate sind in einer parenteralen Darreichungsform verfügbar, **Artesunat** wurde erfolgreich in großen Studien getestet (SEAQUAMAT 2005). Das Präparat wird derzeit noch nicht nach GMP (Good Manufacturing Practice) hergestellt und ist in Deutschland nicht zugelassen.

6.3 Supportive Therapie bei Falciparum Malaria

Die parenterale Flüssigkeitszufuhr muss bilanziert und restriktiv gehandhabt werden. Eine Flüssigkeitszufuhr von 1000 ml/d sollte nicht überschritten werden. Ein zentraler Venendruck von 0–5 cm H_2O ist anzustreben. Regelmäßig müssen Blutzuckerkontrollen durchgeführt werden. Die Gefahr der schweren Hypoglykämie besteht vor allem im Kindesalter und bei Schwangeren. Bei raschem Hb-Abfall sind Bluttransfusionen erforderlich. Die Malaria-assoziierte Thrombozytopenie erfordert nur in Ausnahmefällen die Thrombozyten-Transfusion. Eine Verbrauchskoagulopathie ist selten. Das intensivmedizinische Management

Tab. C6-3 Therapie der unkomplizierten und komplizierten Malaria.

Indikation	Präparat	Dosierung	Bemerkungen
Malaria tertiana oder quartana und unkomplizierte Falciparum Malaria aus Gebieten ohne Chloroquin-Resistenz	Chloroquin-Base	initial 4 Tbl. à 155 mg p.o., nach 6 Stunden sowie am 2. und 3. Tag jeweils 2 Tbl. à 155 mg p.o.	bei Malaria tertiana anschließend 2-wöchige Rezidiv-Prophylaxe mit Primaquin
unkomplizierte Falciparum Malaria aus Gebieten mit Chloroquin-Resistenz	Mefloquin oder	3–2–1 Tbl. à 250 mg im Abstand von jeweils 6–8 Stunden	
• bei neuropsychiatrischen Vorerkrankungen oder Nebenwirkungen	Artemether + Lumefantrin oder	je 4 Tbl. à 20 mg/120 mg zu Beginn nach 8, 24, 36 und 60 Stunden (= 6 Dosen à 4 Tbl. innerhalb von 60 Stunden)	nur bei unauffälligem EKG
	Atovaquone/ Proguanil	1000 mg/400 mg (= 4 Tbl.) als Einmaldosis an 3 aufeinander folgenden Tagen	
komplizierte Malaria tropica	Chinin in Kombination mit Doxycyclin	3 × 10 mg/kg KG/Tag i.v. für 10 Tage 2 × 100 mg/Tag i.v. für 10 Tage	Blutaustauschtransfusion nach neueren Arbeiten ohne messbaren Vorteil; ZVD darf nicht > 5 cm H_2O ansteigen; cave: Überwässerung bei Oligurie; möglichst bald auf orale Chinin-Gabe umstellen

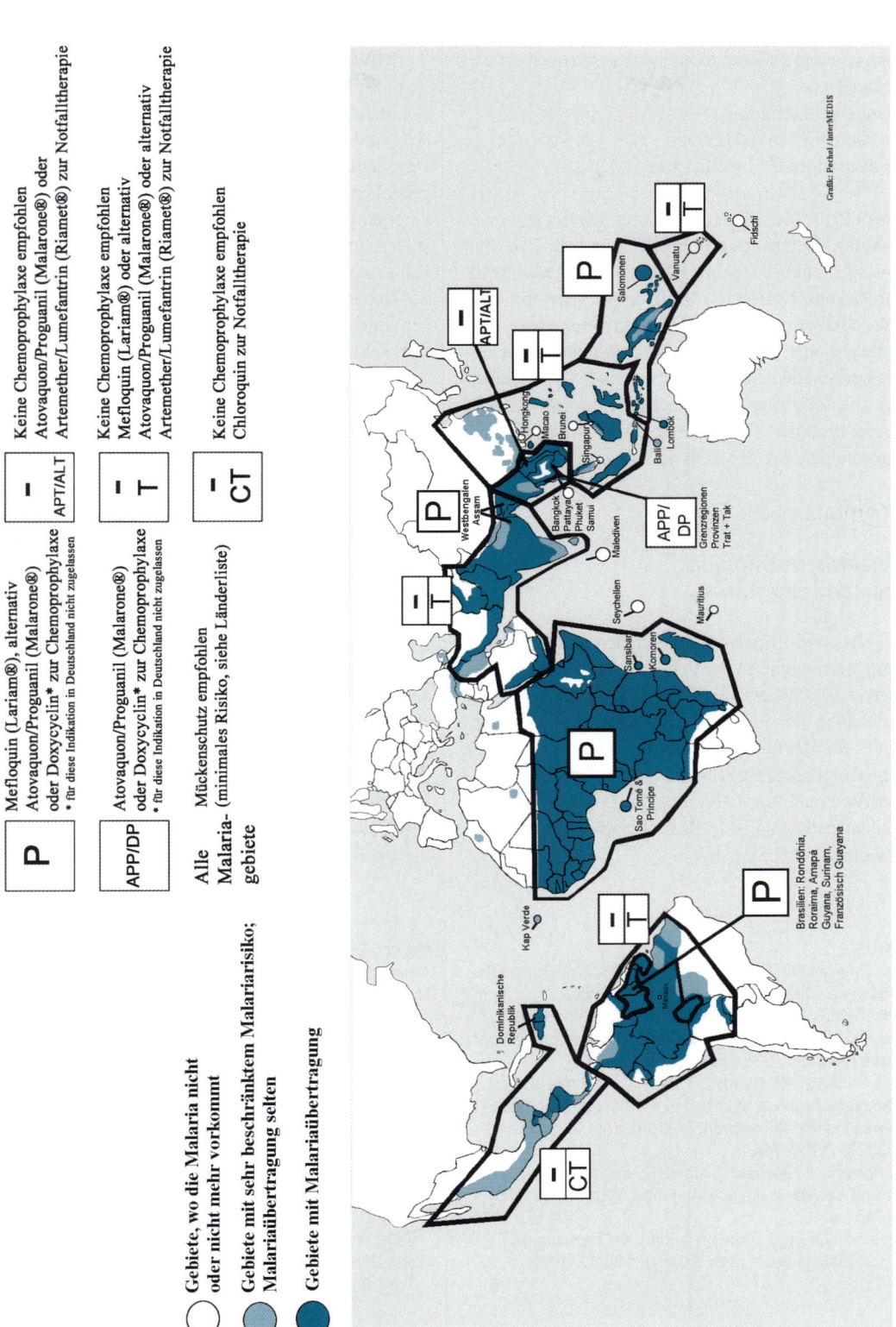

Abb. C6-4 Malariaprophylaxe. Einteilung in Zonen mit unterschiedlicher medikamentöser Chemoprophylaxe gemäß Empfehlungen der Deutschen Gesellschaft für Tropenmedizin und Internationale Gesundheit (DTG). Stand: Januar 2007.

der komplizierten Malaria tropica konzentriert sich auf drei Problemkreise:
- die zerebrale Malaria
- das akute Nierenversagen und
- die respiratorische Insuffizienz.

Bei einem Drittel der Fälle von schwerer Malaria kommt es zum akuten Nierenversagen, meist innerhalb von fünf Tagen nach Krankheitsbeginn. Bei weiterem Kreatinin-Anstieg trotz konservativer medikamentöser Therapie wird die Hämodialyse oder Hämofiltration erforderlich. Das ebenfalls erst später auftretende Malaria-assoziierte interstitielle Lungenödem beruht meist auf einer Volumenüberlastung. Die Bedeutung der Blutaustauschtransfusion wird kontrovers diskutiert (Jelinek et al. 2001). Der Einsatz von Kortikosteroiden bei der Malaria tropica ist kontraindiziert.

6.4 Malaria tertiana und Malaria quartana

Bei P.-ovale- und P.-malariae-Infektionen ist **Chloroquin** wirksam. Nur vereinzelt werden Resistenzen bei *P. vivax* beobachtet. Die Malaria tertiana und Malaria quartana kann daher in der Regel gut mit Chloroquin behandelt werden (siehe Tab. C6-3). Nach erfolgter Therapie wird die 2-wöchige Einnahme eines 8-Aminochinolins (Primaquin) zur Rezidiv-Prophylaxe (Abtötung der Leberhypnozoiten) empfohlen. Primaquin ist in Deutschland derzeit nur über die Auslandsapotheke erhältlich.

7 Prävention und Prophylaxe

Die Malariavorbeugung umfasst den Mückenschutz einerseits und die Chemoprophylaxe andererseits (Abb. C6-4). Da sich durch die Resistenzentwicklung der Erreger die Gegebenheiten rasch ändern, soll hier nicht auf Einzelheiten eingegangen werden, vielmehr wird auf die einschlägige tropen- und reisemedizinische Literatur sowie auf die jährlich aktualisierten Broschüren der Deutschen Gesellschaft für Tropenmedizin und Internationale Gesundheit verwiesen (Infoservice, Postfach 400466, 80704 München, oder im Internet unter http://www.dtg.org). Im Einzelfall muss der Rat von kompetenter Seite eingeholt werden. Ein wirksamer Malaria-Impfstoff existiert derzeit nicht. Der stark beachtete Peptidimpfstoff SPf66 hat sich als unwirksam erwiesen. Mit der Marktreife der Neuentwicklungen ist in den nächsten fünf Jahren nicht zu rechnen.

8 Prognose

Das Krankheitsbild der komplizierten Malaria tropica kann sich bei Nichtimmunen innerhalb von Stunden dramatisch verschlechtern. Hierfür sind immunpathogenetische Ursachen verantwortlich, die charakteristische Veränderungen an allen Organen auslösen. Wird die Erkrankung überstanden, kommt es bei Erwachsenen nur in seltenen Fällen zu bleibenden neurologischen Ausfällen. Im Kindesalter dagegen sind neurologische Residualschäden in bis zu 10% der Überlebenden festzustellen (Clark und Cowden 2003).

LITERATUR

Clark IA, Cowden WB: The pathophysiology of falciparum malaria. Pharmacol Therapeutics 99 (2003) 221–260.
Deutsche Gesellschaft für Tropenmedizin und Internationale Gesundheit (GTG): DTG-Leitlinie Diagnostik und Therapie der Malaria. München 2006, www.dtg.org
Jelinek T, Grobusch MP, Harms G: Evaluation of a dipstick test for the rapid diagnosis of imported malaria among patients presenting within the network TropNetEurop. Scand J Infect Dis 33 (2001) 752–754.
Keys S, Horrocks P, Newbold C: Antigenic variation at the infected red cell surface in malaria. Annu Rev Microbiol 55 (2001) 673–707.
Krause G, Schöneberg I, Altmann D, Stark K: Chemoprophylaxis and malaria death rates. Emerg Inf Dis 12 (2006) 447–451.
Newton CR, Warrell DA: Neurological manifestations of falciparum malaria. Ann Neurol 43 (1998) 695–702.
South-East Asian Quinine Artesunate Malaria Trial (SEAQUAMAT) group: Artesunate versus quinine for the treatment of severe falciparum malaria: a randomized trial. Lancet 366 (2005) 717–725.
Turner G: Cerebral malaria. Brain Pathol 7 (1997) 569–582.
White NJ: The treatment of malaria. N Engl J Med 335 (1996) 800–806.
World Health Organization (WHO): Guidelines for the treatment of malaria (2006). WHO/HTM/MAL/2006. 1108
World Health Organization (WHO): International Travel and Health. Vaccination Requirements and Health Advice. Genf 2006, www.who.int/ith
World Health Organization (WHO): Severe Falciparum Malaria. Trans R Soc Trop Med Hyg 94 (2000) S1–S90.

KAPITEL C7

Thomas Krieg, Andreas Ritzkowsky und Herbert Pfister

Papillome

1	Vorbemerkungen	838	5.6	In-situ-Karzinome und anogenitale Tumoren	844
2	Definition	838	5.7	Hauttumoren	844
3	Epidemiologie und Übertragungswege	838	6	Diagnostik	845
4	Pathogenese	840	7	Therapie	845
5	Klinik	840	8	Krankheitsmanagement und Meldepflicht	846
5.1	Warzen	840	9	Prophylaxe	847
5.2	Epidermodysplasia verruciformis	843			
5.3	Kondylome	843			
5.4	Schleimhautwarzen	844			
5.5	Larynxpapillome (rekurrierende respiratorische Papillome)	844			

1 Vorbemerkungen

Viruspapillome (Warzen) werden durch humane Papillomaviren (HPV) verursacht. Papillomaviren sind bei zahlreichen Wirbeltieren bekannt. Alle Papillomaviren zeigen jedoch eine hohe Wirtsspezifität, insbesondere sind animale Papillomaviren nicht auf den Menschen übertragbar.

Die infektiöse Genese der Warzen ist seit dem 19. Jahrhundert bekannt. Die Übertragbarkeit durch ein Filtrat als Hinweis für ein Virus als pathogenes Agens wurde 1907 gezeigt. Da HPV jedoch in den klassischen Zellkulturen nicht vermehrbar sind und auch kein Standard-Tiermodell verfügbar war, dauerte es bis zur Etablierung molekularer Methoden, bis wesentliche Fortschritte in der Charakterisierung dieser Viren gemacht werden konnten.

Die Erkenntnis, dass bestimmte Typen von HPV karzinogen sein können, hat dazu geführt, dass HPV heute zu den am besten untersuchten humanen Tumorviren gehören.

2 Definition

Viruspapillome können auf der Haut oder der Schleimhaut des Menschen auftreten und zeichnen sich durch ihre klinische Vielgestaltigkeit aus. Es handelt sich prinzipiell um benigne Tumoren, die durch eine Infektion mit HPV entstehen. Warzen sind ansteckend. Je nach Virustyp und Lokalisation kommt es zu mehr oder weniger stark verhornenden, verrukösen Veränderungen. Diese können flach in der Haut oder Schleimhaut liegen oder sich als kleinere oder größere erhabene Tumoren zeigen. Die immunologische Kompetenz des Wirtes spielt dabei eine große Rolle. So kann sich das Virus bei einem Immundefekt erheblich stärker vermehren. Andererseits sind auch klinisch völlig inapparente Infektionen möglich.

3 Epidemiologie und Übertragungswege

Epidemiologische Untersuchungen bei HPV werden durch die lange Inkubationszeit, die hohe Zahl der inapparenten Verläufe und schließlich durch die hohe Selbstheilungstendenz erschwert. Größere epidemiologische Studien existieren nur für die genitale HPV-Infektion. Bei den Warzen der Haut werden vulgäre Warzen (Verrucae vulgares), Plantarwarzen (Verrucae plantares) und plane juvenile Warzen (Verrucae planae juveniles) unterschieden.

Etwa zwei Drittel aller Warzen sind **vulgäre Warzen,** die überwiegend bei Kindern und Jugendlichen auftreten. Die jährliche Inzidenz liegt bei etwa 4–20%. Gerade hier findet sich eine hohe spontane Selbstheilungstendenz. **Plantarwarzen** machen etwa ein Drittel aller Warzen aus; hier sind es besonders Heranwachsende bzw. junge Erwachsene, die betroffen sind. **Plane juvenile Warzen** sind mit etwa 4% seltener und finden sich fast nur bei Kindern. Die Übertragung erfolgt z.B. durch die Nutzung von Gemeinschaftseinrichtungen wie Schwimmbädern, Duschen oder Ähnliches, wobei wahrscheinlich Mikrotraumata und zusätzlich Milieufaktoren prädisponieren (Feuchte, Kälte, schlechte Durchblutung, Mazerationen). Zusätzlich ist auch eine Übertragung im häuslichen Bereich wahrscheinlich und selbstverständlich die Autoinokulation durch Kratzen oder Kauen. Ein weiteres, spezielleres Beispiel sind die so genannten Metzgerwarzen, die bei Arbeitern in Fleischfabriken auftreten.

Eine seltene dermatologische Erkrankung, die **Epidermodysplasia verruciformis,** ist von besonderem Interesse, da hier ein genetisch bedingter selektiver zellulärer Immundefekt die Infektion mit bestimmten HPV-Typen begünstigt. Bei dieser Erkrankung kommen auch maligne Entartungen vor, insbesondere bei zusätzlicher UV-Bestrahlung.

Condylomata acuminata (genitale Feigwarzen) haben in den letzten Jahren stark zugenommen. Die Zahl der diagnostizierten Fälle hat sich seit den 1960er-Jahren vervielfacht (in den USA: 1966 ca. 170 000 Fälle, aktuell ca. 1,3 Millionen Fälle). Es handelt sich dabei um eine sexuell übertragbare Erkrankung, die derzeit wesentlich häufiger ist als z.B. die Gonorrhö. In den USA und Europa finden sich Kondylome bei ca. 1–2% der Menschen im Alter zwischen 15 und 45 Jahren.

Wie man heute weiß, stehen bestimmte HPV-Typen in direktem Zusammenhang mit der Entstehung **maligner Tumoren.** Besonders gut untersucht ist dies beim Zervixkarzinom, dem dritthäufigsten Tumor der Frau mit weltweit ca. 450000 Neuerkrankungen pro Jahr. Epidemiologische Beobachtungen zeigten schon lange vor dem Nachweis der molekularen Onkogenese-Mechanismen für das Zervixkarzinom eine eindeutige sexuelle Übertragbarkeit (Häufigkeit hängt z.B. direkt von der Zahl der Sexualpartner ab). Bei bis zu 60% der jungen, sexuell aktiven Frauen lässt sich HPV-DNA im Zervixabstrich mit PCR nachweisen. Bei den männlichen Sexualpartnern dieser Frauen findet man in 40–60% der Fälle HPV, meist den gleichen Typ. Die Gesamtprävalenz von HPV im Genitalbereich bei allen Frauen liegt in Deutschland vermutlich bei ca. 6–8%. Das individuelle Risiko der Entstehung eines Zervixkarzinoms hängt neben dem HPV-Typ (Tab. C7-1) von vielen weiteren Faktoren wie dem Alter, dem Sexualverhalten oder einer gegebenenfalls zusätzlich bestehenden Immunsuppression ab.

Tab. C7-1 HPV-Typen bei benignen und malignen Tumoren.

		HPV-Typen (häufige Typen fett gedruckt)
Warzen	Verrucae vulgares	1, **2**, **4**, 26, **27**, 29, 41, 57, 75–77
	Verrucae plantares	**1**, 2, 60, 63, 65
	Verrucae planae juveniles	**3**, **10**, 28, 29, 41, 49
	Metzgerwarzen	**7**
	Epidermodysplasia verruciformis (EV)	**5**, **8**, 9, 12, 14, 15, **17**, 19, **20**, 21–25, 36–38, 47, 50
	flache Warzen bei EV	**3**, **10**
	Warzen bei Transplantierten	1–6, 8, 10, 12, 15–17, 25, 27–29, 41, 49, 57, 75–77, #
benigne Tumoren von Kopf und Hals	orale Papillome und Leukoplakien	1, **2**, **6**, **7**, **11**, 13, **16**, 18, **32**, 57, 72, 73
	Morbus Heck	**13**, **32**
	Larynxpapillome	**6**, **11**
	konjunktivale Papillome	6, 11
	nasale Papillome	6, 11, 57
maligne Tumoren von Kopf und Hals	Larynxkarzinom	6, 11, 16, 18, 30, 31, 33, 35, 45
	orales Ca und Pharynx-Ca	2, 3, 6, 11, 16, 18, 57
	Tonsillen-Ca	5, 6, 11, **16**, 18, 31, 33, #
	Ösophagus-Ca	6, 9, 11, 13, 16, 18, 20, 24, 25, 30, 31, 33, 38, 39, 51, 52, 57, 73, #
	nasale Karzinome	6, 11, 16, 18, 57
	Konjunktiv-, Augenlid-, Tränensack-Ca	6, 11, 14, 16, 18, 24, 36–38, #
Präkanzerosen der Haut	aktinische Keratose/M. Bowen	1–8, 11, 12, 14–22, 24, 25, 31, 34–38, 40, 73, 93, 94, #
maligne Tumoren der Haut	Basaliom/Spinaliom	1, 2, 4–9, 11, 14–25, 27–29, 32–34, 36–38, 41,42, 48, 51, 54, 56, 58, 60, 61, 65, 69, 70, 77, 92, 94, 96, #
	Plattenepithelkarzinom des Fingers	2, **16**, 18, 26, 31, 34, 35, 73, #
	Plattenepithelkarzinom bei EV	**5**, **8**, 14, 17, 20, 47
Warzen anogenital	Condylomata acuminata	2, **6**, **11**, 16, 27, 30, 40-42, 44, 45, 54, 55, 57, 61, 90
Präkanzerosen anogenital	CIN, VAIN, VIN, AIN, PIN	6, 11, 16, 18, 26, 27, 30–35, 39, 40, 42–45, 51–59, 61, 62, 64, 66–74, 81–87, 89–91, #
maligne Tumoren anogenital	Zervixkarzinom	6, 11, **16**, **18**, 26, 31, 33, 35, 39, **45**, 51–53, 55, 56, 58, 59, 66, 68, 73, 81, 82, #
	Vagina-, Vulva-, Penis-, Anal-Ca	6, 11, **16**, **18**, 31, 33, 35, 39, 45
	Buschke-Löwenstein-Tumoren	**6**, **11**

EV = Epidermodysplasia verruciformis; Ca = Karzinom; # = unklassifizierte Virustypen
CIN = cervicale …; VAIN = vaginale …; VIN = vulväre …; AIN = anale …; PIN = penile intraepitheliale Neoplasie

Bei den **Larynxpapillomen** spricht vieles für die direkte Übertragung der Papillomaviren aus Kondylomen der Mutter auf das Kind unter der Geburt. Das Risiko ist jedoch sehr gering (1:80–1:1500). Offenbar gibt es auch andere Übertragungswege, denn nach Sectio caesarea können, wenn auch selten, ebenfalls Larynxpapillome auftreten.

Bis zu 90% der HPV-Infektionen der Schleimhaut verlaufen subklinisch oder völlig inapparent. Mit neuen, hoch empfindlichen Nachweisverfahren lassen sich auch in klinisch gesunder, verhornender Haut viele verschiedene kutane HPV-Typen bereits bei Kindern und bei bis zu 90% aller Erwachsenen nachweisen. Die klinische Bedeutung der nahezu ubiquitären, inapparenten HPV-Infektion der Haut ist noch nicht abschließend geklärt. Da sich HPV jedoch ebenfalls in malignen Tumoren der Haut findet, insbesondere in nicht melanozytären Hauttumoren wie z.B. dem Plattenepithelkarzinom und dessen Vorstufen, ist ein gewisser kokarzinogener Effekt, zumindest bei immunsupprimierten Patienten, sehr wahrscheinlich.

4 Pathogenese

Die Inkubationszeit beträgt sechs Wochen bis zwei Jahre, im Mittel 3–4 Monate. Infizierbar sind prinzipiell alle mehrschichtigen Plattenepithelien. Die Infektion beginnt mit dem Eindringen von Virus-DNA in die Kerne der Keratinozyten des Stratum germinativum. Im Rahmen der Reifung der Keratinozyten kommt es dann zur DNA-Replikation und Transkription sowie schließlich zum „Assembly" der Virionen im Zellkern. Die Virusfreisetzung erfolgt aus abgestorbenen, abschilfernden Keratinozyten. Typisch ist eine Induktion der Proliferation der suprabasalen Keratinozyten, die schließlich zur Entstehung des makroskopisch sichtbaren Papilloms führt.

In der Histologie findet man eine Akanthose, Parakeratose, Hyperkeratose und Papillomatose. Pathognomonisch sind die so genannten Koilozyten, manchmal finden sich auch keratohyaline Einschlusskörperchen. Die jeweilige Histologie ist von Lokalisation und Virustyp abhängig.

Die immunologische Abwehrlage des Wirtes spielt bei der HPV-Infektion eine wesentliche Rolle, wobei wahrscheinlich die zelluläre Immunität den größeren Anteil hat. Hieran sind wahrscheinlich T-Helferzellen, Langerhans-Zellen, Keratinozyten und NK-Zellen beteiligt. Insgesamt ist das lokale Immunsystem der Haut bzw. Schleimhaut der entscheidende infektionskontrollierende Faktor. Bei Immundefekten können Warzen gehäuft auftreten, wobei die Genese des Defektes wohl keine Rolle spielt (Wiskott-Aldrich-Syndrom, HIV-Infektion, Leukosen, medikamentöse Immunsuppression nach Organtransplantation). Offenbar spielt jedoch auch die humorale Immunantwort eine gewisse Rolle. Experimentell können neutralisierende Antikörper die Infektion verhindern; dies ist auch eine Grundlage der zurzeit beginnenden Impfkampagne.

5 Klinik

5.1 Warzen

5.1.1 Vulgäre Warzen (Verrucae vulgares)

Die vulgäre Warze (Abb. C7-1) ist mit Abstand die **häufigste Warzenform.** Man findet sie vorwiegend an akralen Lokalisationen. Klinisch fallen scharf umschriebene, meist verruköse, hyperkeratotische Papeln auf. Die Warzen können kalottenartig, papillomatös oder filiform imponieren, wobei die Morphologie oft durch die Lokalisation beeinflusst wird. So bilden sich z.B. an den Volarflächen der Finger und den Handtellern durch die mechanische Alteration mosaikartige Warzen (Mosaikwarzen). Typischerweise findet man besonders hier kleine dunkle Punkte, die thrombosierten Kapillarschlingen entsprechen. HPV2 oder HPV27 sind in vulgären Warzen am häufigsten nachweisbar (siehe Tab. C7-1).

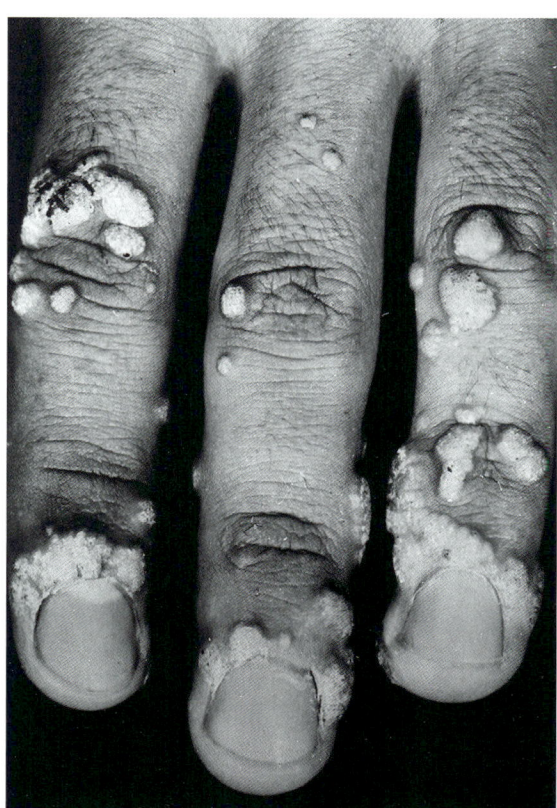

Abb. C7-1 Vulgäre Warzen.

Papillomaviren

Herbert Pfister

- **Erregerbeschreibung**

Papillomaviren haben ikosaedrische Kapside mit einem Durchmesser von ca. 55 nm und ein doppelsträngiges, zirkuläres DNA-Genom (7200–8000 Bp). Man unterscheidet gegenwärtig mehr als 100 Genotypen humaner Papillomaviren (HPV) mit per Definition weniger als 90% Sequenzhomologie im Gen für das Hauptstrukturprotein L1. Mindestens ebenso viele partielle HPV-Sequenzen, die mittels Polymerasekettenreaktion (PCR) aus dem L1-Gen in Biopsien amplifiziert wurden, sprechen für die Existenz vieler weiterer HPV-Typen. Die Familie Papillomaviridae umfasst 16 Genera mit weniger als 60% Sequenzhomologie im L1-Gen. HPV werden zugeordnet den Genera Alpha (vorwiegend genitale, Schleimhaut-assoziierte HPV), Beta (Epidermodysplasia-verruciformis-assoziierte HPV), Gamma, Mu und Nu (kutane HPV) (de Villiers et al. 2004). Die außerordentliche Vielfalt der Papillomaviren ist im Gegensatz zu Viren mit einem RNA-Genom nicht Folge einer hohen Mutationsrate, sondern das Ergebnis einer Evolution über viele Millionen Jahre. Soweit bekannt, tragen die viralen Strukturproteine typenspezifische und mindestens ein familienspezifisches Epitop.

- **Erreger-Wirts-Beziehung**

Papillomaviren kommen weltweit vor, meist als klinisch inapparent persistierende Infektionen. Die Prävalenz einzelner HPV-Typen scheint gewissen geographischen Schwankungen zu unterliegen. Während in Zervixkarzinomen HPV16 global in etwa 50% der Fälle nachgewiesen wird, sind z.B. HPV39 und 59 spezifisch in Zentral- und Südamerika, HPV45 in Westafrika sowie HPV52 und 58 in China und Japan relativ häufig nachweisbar. Die Übertragung erfolgt durch direkten Kontakt; insbesondere genitale HPV-Infektionen werden überwiegend sexuell erworben. Bei Männern, die sich in Kliniken für sexuell übertragbare Erkrankungen vorstellen, liegt die Durchseuchung bei bis zu 80%. In Zervixabstrichen von 20- bis 30-jährigen Frauen ist HPV-DNA mit der PCR bei 15–40% nachweisbar. Nur 10–20% HPV-positiver Frauen zeigen zytologische Abnormitäten. Die perinatale Infektion mit HPV6 oder HPV11 kann beim Kind zu Larynxpapillomen führen. Wegen der hohen Stabilität der HPV-Partikel muss auch mit indirekter Übertragung gerechnet werden. Wahrscheinlich infizieren sich alle Menschen schon früh und während des ganzen Lebens mit multiplen kutanen HPV-Typen der Genera Beta und Gamma.

HPV-Infektionen führen zur Bildung von Warzen unterschiedlicher Morphologie (verruköse Warzen, invertierte Papillome, Zysten, Plaques) an der Haut und den Schleimhäuten. Diese meist gutartigen Manifestationen können maligne entarten in Plattenepithelkarzinome (Haut und genital), Basaliome (Haut) und Adenokarzinome (genital). Bestimmte Manifestationsformen sind bevorzugt mit einzelnen Genotypen assoziiert (IARC Monographs 2007).

Die HPV-Infektion von Basalzellen der Epidermis stimuliert die Zellproliferation und führt wahrscheinlich zu sowohl lateraler als auch vertikaler Expansion. In verschiedenen Zelltransformationstests zeigten die viralen Proteine E6, E7 und begrenzt E5 onkogene Aktivität. Sie interagieren alle mit zellulären Proteinen, die zum großen Teil an der Zellzykluskontrolle beteiligt sind (E6 führt unter anderem zur Degradierung der Tumorsuppressoren p53 und hDLG sowie des Apoptose-Induktors Bak und zur Induktion der Telomerase; E7 interagiert mit dem Retinoblastomprotein p105Rb, mit p107, p130 und Cyclinen, inaktiviert die Cyclin-abhängigen Kinase-Inhibitoren p27 und p21 und destabilisiert Centrosomen; E5 interagiert mit dem Rezeptor des epidermalen Wachstumfaktors und einer ATPase). Die biochemischen Eigenschaften der Onkoproteine wie z.B. Affinität zu bestimmten zellulären Proteinen korrelieren zum Teil mit dem karzinogenen Potential der jeweiligen HPV-Typen, was für die Relevanz bei der Tumorgenese spricht. Im Hinblick auf die maligne Entartung HPV-induzierter Tumoren ist besonders hervorzuheben, dass die Proteine E6 und E7 die genetische Stabilität der infizierten Zelle beeinträchtigen.

Gesteigerte Proliferation und verzögerte Differenzierung der Keratinozyten führen zur Epithelverdickung und somit zur Warze. Die Inkubationszeiten variieren zwischen wenigen Wochen und mehreren Monaten. Infektiöse HPV-Partikel werden in differenzierten Keratinozyten gutartiger Tumoren gebildet und beim Zerfall der abschilfernden Hornschuppen freigesetzt.

Im Verlauf der Infektion bilden sich meist niedrigtitrige Antikörper gegen späte (und selten auch gegen frühe) Proteine des Virus, die möglicherweise vor Reinfektion schützen. Bei der Kontrolle persistierender Infektionen steht wahrscheinlich die zelluläre Immunität im Vordergrund, da unter Immunsuppression (z.B. nach Transplantation, HIV-Infektion) gehäuft multifokale und rezidivierende Papillome und maligne Tumoren beobachtet werden.

- **Diagnostik**

Die meisten HPV-induzierten Tumoren werden klinisch diagnostiziert. Eine Diagnose mit Labormethoden könnte Bedeutung gewinnen bei Vorsorgeuntersuchungen zur Früherkennung des Zervixkarzinoms und seiner Vorläufer. Die HPV-Typisierung kann bei forensischer Fragestellung zu anogenitalen Kondylomen bei Kindern helfen. Diese können induziert werden durch die genitalen HPV-Typen 6 oder 11 – oft in Zusammenhang mit sexuellem Missbrauch – oder durch die kutanen HPV-Typen 2, 27 oder 57, zum Teil manuell übertragen im Rahmen der Babypflege.

Zum Nachweis der DNA von sog. Hochrisiko-, Zervixkarzinom-assoziierten-HPV-Typen (16, 18, 31, 33, 35, 39, 45, 51, 52, 56, 58, 59, 68) in Zervixabstrichen steht der Hybrid-Capture®-Test (HC) kommerziell zur Verfügung. Er basiert auf Hybridisierung mit einem RNA-Sondencocktail und Signalverstärkung im Mikrotiterplatten-Format. Mit einer im Kit gelieferten konischen Bürste gewinnt man Zellen von Ekto- und Endozervix und gibt sie in das Probentransportmedium. Die Röhrchen können innerhalb von zwei Wochen ungekühlt gelagert und verschickt werden (Iftner und Villa 2003).

Papillomaviren (Fortsetzung)

Die PCR hat eine höhere Sensitivität als der HC. Man verwendet zunächst so genannte Consensus-Primer oder degenerierte Primer, die die Amplifikation konservierter Abschnitte des L1-Gens eines breiten Typenspektrums erlauben. Die anschließende Hybridisierung mit typspezifischen Sonden oder der Verdau der Amplifikationsprodukte mit Restriktionsenzymen ermöglichen eine Typisierung. Drei gut etablierte Consensus-Primer-Systeme weisen praktisch alle HPV-Typen nach, die die Schleimhäute des Anogenital- und Respirationstrakts infizieren. Darüber hinaus wurden (für wissenschaftliche Fragen) Consensus-Primer-Systeme für HPV der Genera Beta und Gamma entwickelt. Als Material für die PCR dienen neben Abstrichen (siehe oben) Biopsien, die eingefroren verschickt werden sollten, aber auch (bei Sensitivitätsverlust) in Paraffin eingebettet sein können.
Der Antikörpernachweis ist in der HPV-Routinediagnostik noch ohne Bedeutung.

- **Prophylaxe**
Ein tetravalenter (HPV6/11/16/18) Impfstoff auf der Basis gentechnologisch hergestellter, DNA-freier Virus-ähnlicher Partikel wurde im Herbst 2006 zugelassen. In klinischen Studien konnte er effizient persistierende Infektionen mit den genannten HPV-Typen und damit assoziierte Tumoren verhüten (Villa et al. 2005).

- **Therapie**
Es gibt derzeit keine etablierte spezifische antivirale Therapie. Cidofovir wurde mit partiellem Erfolg zur Behandlung von Larynxpapillomen (intraläsionale Injektion) und Kondylomen (1% Gel) eingesetzt. Es wirkt möglicherweise über Induktion von Apoptose HPV-positiver Keratinozyten (Vambutas und Steinberg 2006). Der lokale Immunmodulator Imiquimod ist für die Therapie von Kondylomen und oberflächlichen Basaliomen zugelassen (Lacey 2005).

- **Literatur**
de Villiers EM, Fauquet C, Broker TR, Bernard HU, zur Hausen H: Classification of papillomaviruses. Virology 324 (2004) 17–27.
IARC Monographs on the Evaluation of Carcinogenic Risks to Humans: Volume 90 Human Papillomaviruses. IARC Press, Lyon 2007, im Druck.
Iftner T, Villa LL: Human papillomavirus technologies. J Natl Cancer Inst Monogr 31 (2003) 80–88.
Lacey CJ: Therapy for genital human papillomavirus-related disease. J Clin Virol 32 Suppl. 1 (2005) S82–S90.
Vambutas A, Steinberg BM: Recurrent Respiratory Papillomatosis, HPV, and Impact on Host Response. In: Campo MS (Hrsg.): Papillomavirus Research: From Natural History to Vaccines and Beyond. Caister Academic Press, Norfolk 2006, pp. 255–267.
Villa LL, Costa RL, Petta CA, Andrade RP, Ault KA, Giuliano AR, Wheeler CM, Koutsky LA, Malm C, Lehtinen M, Skjeldestad FE, Olsson SE, Steinwall M, Brown DR, Kurman RJ, Ronnett BM, Stoler MH, Ferenczy A, Harper DM, Tamms GM, Yu J, Lupinacci L, Railkar R, Taddeo FJ, Jansen KU, Esser MT, Sings HL, Saah AJ, Barr E: Prophylactic quadrivalent human papillomavirus (types 6, 11, 16, and 18) L1 virus-like particle vaccine in young women: a randomised double-blind placebo-controlled multicentre phase II efficacy trial. Lancet Oncol 6 (2005) 271–278.

5.1.2 Plantarwarzen (Dornwarzen, Verrucae plantares)

Die Plantarwarzen (Abb. C7-2) können solitär vorkommen oder sich beetartig ausbreiten. Typischerweise sind sie meist durch den Druck flach ausgebildet. Eine Sonderform stellt die Dornwarze dar, bei der sich die Warze, bedingt durch das Körpergewicht, dornartig in die Fußsohle bohrt, was besonders schmerzhaft ist. Im Gegensatz zu den Verrucae vulgares findet man bei den Plantarwarzen am häufigsten HPV1 (siehe Tab. C7-1).

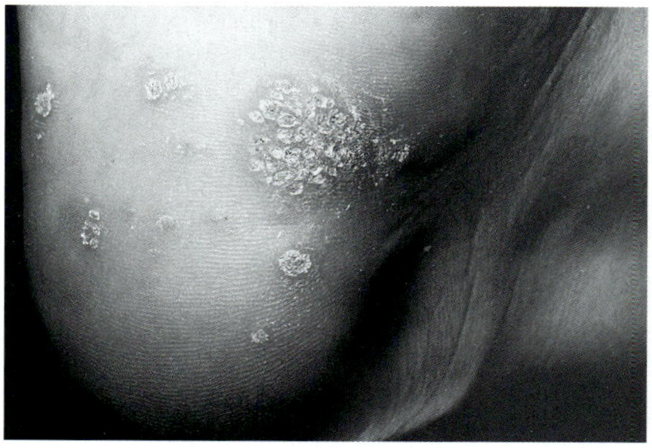

5.1.3 Plane juvenile Warzen (Verrucae planae juveniles)

Plane juvenile Warzen (Abb. C7-3) treten meist bei Kindern oder Jugendlichen auf. Klinisch findet man meist Hunderte flache, graue bis graugelbe, 1–4 mm große, rundliche bis

Abb. C7-2 Plantarwarzen.

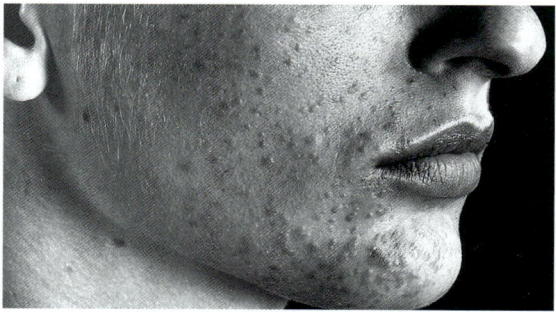

Abb. C7-3 Plane juvenile Warzen.

ovale Papeln mit stumpfer Oberfläche. Sie bestehen Monate, manchmal Jahre und heilen dann narbenlos ab. Die häufigsten Virustypen sind hier HPV3 oder HPV10 (siehe Tab. C7-1).

5.2 Epidermodysplasia verruciformis

Bei der Epidermodysplasia verruciformis findet man Hautveränderungen ähnlich denen bei flachen Warzen oder makulöse Veränderungen (Abb. C7-4). Meist treten sehr viele Warzen am ganzen Körper, besonders an lichtexponierten Arealen, auf. Maligne Entartung mit Übergang in ein Bowen-Karzinom oder ein spinozelluläres Karzinom kommt vor, wobei man überdurchschnittlich häufig HPV5 oder HPV8 findet (siehe Tab. C7-1). Beim Nachweis von HPV3 scheint die Erkrankung eher gutartig zu verlaufen. Die Erkrankung wird autosomal rezessiv vererbt, und es besteht eine vermehrte Empfänglichkeit für die Infektion mit den oben genannten HPV-Typen.

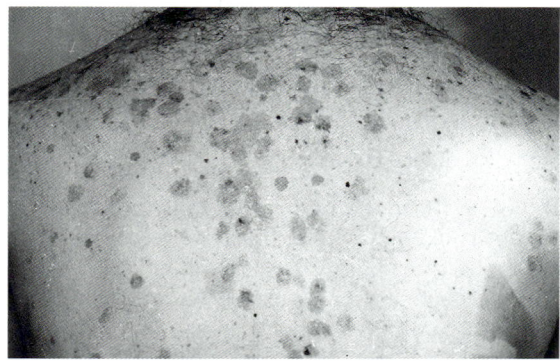

Abb. C7-4 Epidermodysplasia verruciformis, HPV5 (Foto: S. Jablonska, Warschau).

aber auch präputial. Häufig lassen sich hier die onkogenen HPV-Typen 16 oder 18 isolieren. Die Condylomata planae sind meist unscharf abgegrenzt, durchscheinend mit unregelmäßiger Oberfläche und Kapillarschlingen. Oft lassen sie sich erst durch die lokale Anwendung 3- bis 5%iger Es-

5.3 Kondylome

5.3.1 Condylomata acuminata (Feigwarzen)

Condylomata acuminata (Abb. C7-5) treten charakteristischerweise in feuchtem Milieu, z.B perianal, subpräputial, an großen und kleinen Labien oder im Introitus vaginae, auf. Die anfangs einzeln stehenden Papillome wachsen meist zu beet- und manchmal zu blumenkohlartigen Gebilden heran und können hautfarben, gräulich oder bei Mazeration auch weißlich bis porzellanfarben imponieren. Kondylome können auch intraanal und urethral auftreten. Die Kontagiosität ist sehr hoch: Nach einem Kontakt ist in bis zu 65% der Fälle innerhalb von neun Monaten mit dem Auftreten beim Partner zu rechnen. Bei der Partneruntersuchung muss bedacht werden, dass nicht alle Infizierten auch Kondylome ausbilden. Bei homosexuellen Männern sind Feigwarzen sehr häufig, insbesondere auch peri- und intraanal. Klassischerweise findet man HPV6 oder HPV11 (siehe Tab. C7-1). Bei Kindern mit Kondylomen muss an die Möglichkeit des sexuellen Missbrauchs gedacht werden – differentialdiagnostisch kann es sich jedoch auch um vulgäre Warzen im Anogenitalbereich handeln (z.B. durch HPV2).

5.3.2 Condylomata planae

Eine Sonderform der Kondylome stellen die Condylomata planae dar. Man findet sie insbesondere an der Cervix uteri,

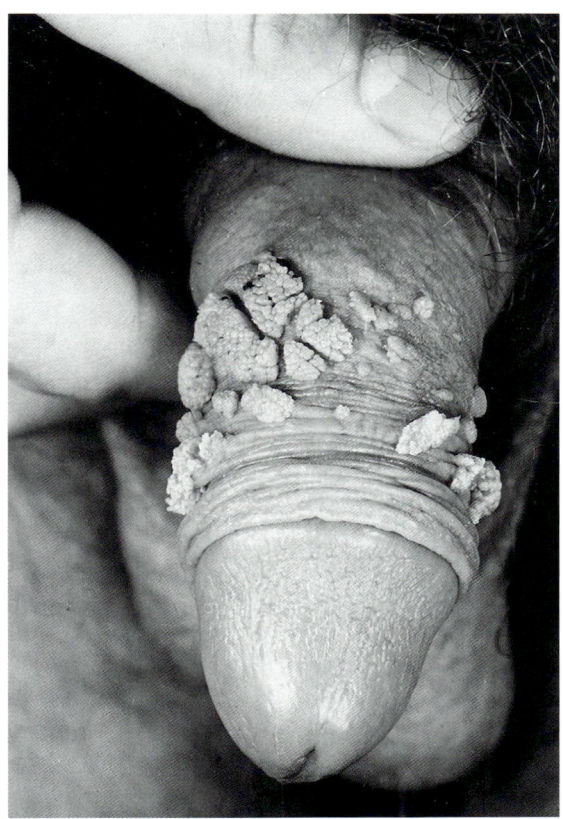

Abb. C7-5 Condylomata acuminata.

sigsäure und durch Verwendung eines Kolposkops darstellen.

5.3.3 Condylomata gigantea (Buschke-Löwenstein)

Hierbei handelt es sich um meist destruierend wachsende Papillome im Anal-, Präputial- oder Vulvabereich, sogenannte Riesenkondylome. Der Tumor kann in die Corpora cavernosa und das Präputium einwachsen; Entartung kommt selten vor (HPV6, HPV11).

5.4 Schleimhautwarzen

Schleimhautwarzen können einzeln vorkommen, z.B. am Lippenrot, an der Zunge oder der Wangenschleimhaut. Es gibt auch eine disseminierte Form, bei der Hunderte von Papillomen im ganzen Mundbereich auftreten (orale Papillomatose); der Morbus Heck ist davon abzugrenzen.

5.4.1 Morbus Heck (fokale epitheliale Hyperplasie)

Der Morbus Heck ist endemisch in Mittel- und Südamerika, Alaska und Grönland. Man findet multipelste warzenähnliche Tumoren im gesamten Bereich der Mundhöhle. In den Läsionen findet sich besonders HPV13 oder HPV32.

5.5 Larynxpapillome (rekurrierende respiratorische Papillome)

Larynxpapillome kommen überwiegend bei Kindern, aber auch bei Erwachsenen vor. Die Erkrankung zeigt eine hohe Rezidivneigung und kann zu Atembehinderung führen. Der Befall von Trachea, Lunge oder auch Nase ist möglich; Entartung ist selten, tritt jedoch öfter nach Radiatio auf. Diese ist daher nicht indiziert.

5.6 In-situ-Karzinome und anogenitale Tumoren

5.6.1 Zervikale intraepitheliale Neoplasie und Zervixkarzinom

Zervikale intraepitheliale Neoplasien (CIN) können in ein Zervixkarzinom übergehen. Für Einzelheiten wird auf die gynäkologische Literatur verwiesen. HPV-DNA kann in der überwiegenden Zahl dieser zervikalen Veränderungen gefunden werden, wobei die Spanne von 40–70% bei den „low-grade CIN" bis über 95% bei invasiven Zervixkarzinomen reicht. Insbesondere die HPV-Typen 16 und 18, aber auch 31 und 45 sind eng mit dem Zervixkarzinom assoziiert, wobei an der wesentlichen onkogenen Bedeutung dieser HPV-Typen kein Zweifel besteht.

5.6.2 Intraepitheliale Neoplasie von Vulva, Vagina, Penis und Perianalbereich

Auch in den intraepithelialen Neoplasien von Vulva (VIN), Vagina (VAIN), Penis (PIN) und Perianalbereich (PAIN) bzw. in den davon ausgehenden Tumoren kann HPV-DNA nachgewiesen werden. Neben HPV 6 und 11 finden sich hier auch die Hochrisikotypen HPV 16, 18 und 31. Zusätzliche Immunsuppression, z.B. eine HIV-Infektion, kann die Progression zum invasiven Karzinom erheblich begünstigen.

5.6.3 Bowenoide Papulose

Dermatose, bei der sich präputial oder im Bereich der Vulva solitäre oder gruppierte rötliche bis bräunliche, manchmal pigmentierte Papeln finden; gehäuftes Vorkommen bei Immundefekt. Histologisch sind Atypien im Sinne eines Carcinoma *in situ* erkennbar, virologisch findet man die onkogenen HPV-Typen 16 oder 18. Meist bilden sich die Veränderungen auch wieder zurück, ein Übergang in ein Karzinom ist jedoch möglich.

5.7 Hauttumoren

5.7.1 Morbus Bowen

Beim Morbus Bowen handelt es sich um eine intraepitheliale Präkanzerose der Haut mit möglichem Übergang in ein invasives Karzinom. Klinisch findet man scharf begrenzte, hellbraune bis rötliche, plateauartig erhabene Hautveränderungen mit Schuppung. HPV-DNA (siehe Tab. C7-1) konnte in unterschiedlicher Häufigkeit nachgewiesen werden. Eine abschließende ätiologische Bewertung kann noch nicht vorgenommen werden.

5.7.2 Plattenepithelkarzinome und Basaliome

Auch beim Plattenepithelkarzinom oder beim Basaliom kann man bei immunkompetenten Patienten in ca. 40–60% HPV-DNA nachweisen; bei immunsupprimierten Patienten gelingt dies sogar in etwa 80%. Allerdings gibt es hier bislang keine besondere Häufung bestimmter HPV-Typen. Beim Basaliom scheint HPV beim Immunkompetenten keine wesentliche Rolle zu spielen. Grundsätzlich ist die Menge der viralen DNA geringer als bei Tumoren des Anogenitalbereichs oder in Hautveränderungen bei Patienten mit Epidermodysplasia verruciformis.

6 Diagnostik

Die Diagnose „Warze" an der Haut wird sehr häufig klinisch gestellt. Die typische Morphologie und Lokalisation erlaubt dem erfahrenen Untersucher eine hohe diagnostische Treffsicherheit. Differentialdiagnostisch ist eine ganze Reihe von gut- und bösartigen Tumoren abzugrenzen. Für Einzelheiten wird auf dermatologische Fachliteratur verwiesen.

In manchen Fällen wird sicherlich die **feingewebliche Sicherung** der Diagnose erforderlich sein, z.B. zum Ausschluss von Malignität. Histologisch sieht man die oben beschriebenen Veränderungen, die manchmal beim erfahrenen Dermatohistopathologen sogar einen gewissen Rückschluss auf den HPV-Typ zulassen.

Im Genitalbereich zeigen auch die Kondylome ein typisches Bild. Zusätzlich hat der Einsatz des **Kolposkops** zur Verfeinerung der Diagnostik geführt. Trotzdem ist, insbesondere im Bereich der Zervix, ein großer Teil der HPV-Infektionen klinisch nicht sichtbar. Das Bewusstsein um das onkogene Potential von HPV hat in diesem Bereich zu einer starken Zunahme der diagnostizierten Fälle geführt. Vor allem die **Zytologie** (Abstrich nach Papanicolaou) ist heute Standard zur rechtzeitigen Entdeckung von Neoplasien (CIN).

Ganz im Vordergrund der modernen HPV-Diagnostik im Labor steht heute der Nachweis der Virus-Nukleinsäure in Abstrichen oder Gewebematerial. Dies geschieht durch Hybridisierung mit einer markierten Sonde und kann als direkte Hybridisierung oder nach Amplifikation der DNA (PCR) erfolgen. Der Hybrid-Capture®-Test (direkte Hybridisierung) findet breite Anwendung. Die Nachweisgrenze beträgt 5×10^3 HPV-Genome. Heute ist die **PCR** als vergleichsweise einfaches und außerordentlich empfindliches System (Nachweisgrenze: < 10 HPV-Genome) das beste Werkzeug zum virologischen HPV-Nachweis.

Der Nachweis des HPV-Kapsid-Antigens und damit potentiell infektiöser Partikel ist immunzytochemisch am histologischen Schnitt möglich, jedoch nicht sonderlich sensitiv. Ähnlich verhält es sich mit der Elektronenmikroskopie. Beides spielt in der Praxis keine Rolle. Der Vorteil der In-situ-Hybridisierung am histologischen Schnitt ist die Zuordnung der Infektion zu einer definierten Zelle (auch mRNA-Nachweis möglich!), das Verfahren ist jedoch aufwändig.

Die Serologie spielt in der Diagnostik im Individualfall keine Rolle, kann jedoch wertvolle epidemiologische Erkenntnisse erbringen.

7 Therapie

Bei der Therapie der vulgären Warzen an der Haut muss berücksichtigt werden, dass es sich in der Regel um gutartige Veränderungen mit **hoher Selbstheilungstendenz** handelt. Nicht selten heilen Warzen nach Monaten oder 1–2 Jahren spontan ab. Dies mag auch der Grund sein, warum so manche „obskure" Therapie erfolgreich zu sein scheint. Letztlich ist bei der Auswahl der Therapie darauf zu achten, dass keine unnötige Zerstörung umliegenden Gewebes eintritt.

Bei **vulgären und Plantarwarzen** hat sich besonders die Keratolyse mit z.B. Salicylsäure (Konzentration abhängig vom Ort der Anwendung, 1- bis 25%ig) bewährt, insbesondere unter Okklusion (z.B. Guttaplast®). Auch die Kombination aus Keratolyse und lokaler Zytostase mit z.B. 5-Fluorouracil ist bewährte Therapie. Sehr gute Therapieerfolge sind auch mit der Kryotherapie (Kontakt-Kryochirurgie, Sprüh-Kryotherapie oder CO_2-Aceton-Schnee) zu erzielen. Letztlich ist immer auch die chirurgische Vorgehensweise (Exzision, scharfer Löffel, Kürettage, Elektrokoagulation) oder die CO_2-Laser-Behandlung möglich. Das Narbenrisiko ist dabei zu beachten.

Bei **Condylomata acuminata** hat die Behandlung mit dem Pflanzenextrakt Podophyllin große Tradition. Podophyllin wurde mittlerweile durch das chemisch definierte Podophyllotoxin abgelöst, welches in 0,5%iger Lösung (Condylox®, Wartec®) verfügbar ist und zu guten Therapieergebnissen führt. Die lokale Anwendung von 5-Fluorouracil bei Kondylomen erbringt vergleichbar gute Ergebnisse. Zur Lokaltherapie eignet sich auch die Anwendung von Trichloressigsäure (TCA) in 10- bis 80%iger Konzentration, wobei die Behandlung sehr schmerzhaft ist und gelegentlich zu Ulzera führt. TCA und auch salpetrige Säure können ebenso bei therapieresistenten vulgären und Plantarwarzen eingesetzt werden. Bei geringem Befall hat sich bei Kondylomen auch die Kryotherapie bewährt.

Seit einigen Jahren wird der Immunmodulator Imiquimod (Aldara®) bei **anogenitalen Warzen** mit gutem Erfolg eingesetzt. Die Applikation erfolgt in Salbenform, wobei es zu teils heftigen Entzündungsreaktionen kommt. Dies ist durch den Wirkmechanismus bedingt, der auf einer Freisetzung von Zytokinen (TNF-α, Interferon) durch Imiquimod beruht. Therapieerfolge wurden auch durch die Anwendung von Interferonen erzielt. IFN-α und IFN-β können bei intraläsionaler Anwendung wirksam sein (schmerzhaft). IFN-β ist auch in einer Salbengrundlage verfügbar, wobei die abwechselnde Kombination mit Isotretinoin (Isotrex®) wirksam sein kann. Bei systemischer Anwendung sind die Ergebnisse unterschiedlich. Bei Interferon haben sich eher die niedrigen Dosen (immunmodulierender Effekt) als wirksam erwiesen. Die systemische Therapie mit Interferonen ist teuer und nur in manchen Fällen sinnvoll (meist kein Effekt bei Immunsupprimierten) und sollte daher besonderen Indikationen vorbehalten bleiben. Ausgeprägtere Formen führen meist zur operativen Therapie durch elektrokaustische Abtragung in Allgemeinanästhesie. Unter Umständen kann die adjuvante lokale Gabe von Interferonen oder auch Imiquimod, z.B. nach elektrokaustischer Abtragung von Kondylomen, die Rezidivrate verringern. Die Anwendung von CO_2-Laser ist ebenfalls gängig, wegen der möglichen Übertragung auf die Atemwege von Patient und Personal ist jedoch eine entsprechende Absaugung erforderlich. Condylomata gigantea werden gewöhnlich operativ behandelt, manchmal in Kombination mit CO_2-Laser.

Bei der **Epidermodysplasia verruciformis** kann eine systemische Therapie mit Etretinaten (Neotigason®) sinnvoll sein. Retinoide können auch bei anderen Warzen (z.B. planen Warzen), meist bei ausgeprägten Befunden, eine Therapieoption sein.

Dysplastische Veränderungen geringen Ausmaßes können gegebenenfalls engmaschig kontrolliert werden. Höher gradige Dysplasien, insbesondere im Bereich der Zervix (CIN), bedürfen in der Regel einer gynäkologischen Behandlung (z.B. Konisation, Lasertherapie usw.); für Einzelheiten wird auf gynäkologische Fachliteratur verwiesen.

8 Krankheitsmanagement und Meldepflicht

Vulgäre Warzen sind nicht bedrohlich. Dennoch können sie sehr lästig und auch schmerzhaft sein (z.B. am Fuß) und damit für den Betroffenen eine erhebliche Einschränkung der Lebensqualität bedeuten. Eine entsprechend qualifizierte, konsequente jedoch gewebeschonende Therapie kann somit sehr nützlich sein. Bei der Therapie der vulgären Warzen ist stets die Beharrlichkeit entscheidend. Nicht selten dauert eine Therapie Monate, manchmal auch Jahre. Außerdem muss dem Patienten die Übertragbarkeit der Erkrankung dargelegt werden. Vor allem durch Manipulation treten Warzen an therapeutisch sehr schwer zugänglichen Stellen, z.B. unter den Fingernägeln oder am Nagelfalz, auf. Zusätzlich kann die Milieuverbesserung („Trockenlegen", Durchblutungsverbesserung usw.) entscheidenden Anteil am Therapieerfolg haben. Auch suggestive Therapieansätze führen interessanterweise oft zum Erfolg.

Condylomata acuminata sind ein erhebliches Problem bei sexuell aktiven Menschen. Inapparente Verläufe und eine lange Inkubationszeit führen immer wieder zu „Ping-Pong-Infektionen". Eine Behandlung nur eines Partners scheitert oft. Zudem kann das Vorhandensein von genitalen Warzen die Übertragung anderer sexuell übertragbarer Erkrankungen wie HIV oder Hepatitis B begünstigen. Entsprechende Erkrankungen sollten bei der Diagnose „Kondylom" erwogen und gegebenenfalls serologisch überprüft werden.

Die **anogenitale HPV-Infektion** mit Hochrisikotypen stellt einen wichtigen Baustein in der Karzinomentstehung dar. Für die Erkennung von Vorläufern des Zervixkarzinoms wäre eine Kombination aus morphologischer Diagnostik (Kolposkopie, Zytologie) und Virusnachweis (PCR, Hybrid-Capture®) und gegebenenfalls Typisierung zur Detektion der „high risk" HPV-Typen wünschenswert. Unter Berücksichtigung der Begleitumstände (z.B. Alter der Patientin) könnte so das individuelle onkogene Risiko abgeschätzt und ein sinnvolles Vorgehen (Biopsie, Kontrolle usw.) eingeleitet werden. Es sei in diesem Zusammenhang nochmals ausdrücklich darauf hingewiesen, dass die Infektion mit einem onkogenen HPV-Typ letztlich nur selten zu einer Krebsentstehung führt. Dies erfordert eine gute Aufklärung der Patientin, sodass hier keine unnötigen Ängste vermittelt werden.

Besonderes Augenmerk muss auf Patienten mit **Immunsuppression** gelegt werden. Bei HIV-Infektionen z.B. treten anogenitale HPV-assoziierte Tumoren vermehrt auf, was entsprechende engmaschige Kontrollen sinnvoll macht. Auch unter medikamentöser Immunsuppression, z.B. Azathioprin nach Organtransplantation, finden sich vermehrt Tumoren der Haut, besonders in lichtexponierten Bereichen, weshalb diese Patienten einen Lichtschutz betreiben und regelhaft fachdermatologisch kontrolliert werden sollten.

Bei der **Epidermodysplasia verruciformis** sind regelmäßige klinische Kontrollen zur rechtzeitigen Identifikation maligner Tumoren, eine Untersuchung der ganzen Familie und vor allem der konsequente Lichtschutz indiziert.

Meldepflicht bei Warzenviruserkrankungen besteht weder bei Verdacht noch bei gesicherter Erkrankung.

9 Prophylaxe

Bei vulgären Warzen sind bislang keine wirklich effizienten präventiven Maßnahmen bekannt. Auf die Bedeutung der Milieuverbesserung als therapieunterstützende Maßnahme wurde hingewiesen. Die Aufklärung des Patienten über die infektiöse Genese der Erkrankung kann wesentlich zur Verhaltensänderung beitragen. Das Tragen von **Badeschuhen** in Schwimmbädern hat sicherlich einen gewissen positiven Effekt und kann empfohlen werden.

Bei Condylomata acuminata handelt es sich um eine **sexuell übertragbare Krankheit.** Entsprechende Schutzmaßnahmen (z.B. Kondome) bis hin zur Expositionsprophylaxe sind dann gegebenenfalls indiziert. Kondylome finden sich oft auch außerhalb des abgedeckten Bereiches eines Kondoms, sodass dies keinen 100%igen Schutz bieten kann.

Versuche zur Immunisierung mit so genannten „virus-like particles" (VLPs, rekombinante Partikel, die Papillomavirus-Epitope an ihrer Oberfläche präsentieren) wurden mittlerweile erfolgreich abgeschlossen. Derartige Impfungen sind in erster Linie gegen HPV 16 und 18 sinnvoll, da man hofft, hiermit einen wesentlichen Faktor für die Entstehung des Zervixkarzinoms beseitigen zu können, indem man junge Mädchen immunisiert, bevor sie ihre sexuelle Aktivität aufnehmen und sich dann infizieren. Eine gleichzeitige Impfung gegen HPV 6 und 11 (Kondylome) wird mit einem tetravalenten Impfstoff durchgeführt, der mittlerweile zugelassen wurde. Das neue Impfstoffpräparat zeigte in klinischen Studien eine sehr gute Antikörperbildung, sowie eine hohe Wirksamkeit und es verhindert anhaltende Infektionen mit HPV16 und HPV18. Innerhalb eines halben Jahres wird die Vakzine 3-mal in den Oberarm gespritzt: Die Impfungen erfolgen zu Beginn sowie nach zwei und sechs Monaten. Auch an therapeutischen Impfungen (zunächst beim Zervixkarzinom) wird gearbeitet; zufrieden stellende Ergebnisse zu erhalten scheint bei postexpositioneller Immunisierung jedoch eher problematisch zu sein.

LITERATUR

Braun-Falco O, Plewig G, Wolff HH (Hrsg.): Dermatologie. 5. Aufl., Springer, Berlin/Heidelberg 2005.

Gross GE, Barrasso R (eds.): Human Papilloma Virus Infection – A Clinical Atlas. Ullstein-Mosby, Wiesbaden/Berlin 1997.

Howley PM, Lowy DR: Papillomaviruses and their replication. In: Knipe DM, Howley PM (eds.): Fields Virology. 4th ed., Lippincott Williams & Wilkins, Philadelphia 2001, pp. 2197–2229.

Jablonska S, Majewski S: Epidermodysplasia verruciformis: immunological and clinical aspects. In: zur Hausen H (ed.): Human Pathogenic Papillomaviruses. Springer, Berlin/Heidelberg/New York 1994, pp. 157–175.

Jablonska S: Human papillomavirus: epidermodysplasia verruciformis. In: Fitzpatrick TB, Eisen AZ, Wolff K, Freedburg IM, Austen KF (eds.): Dermatology in General Medicine. 4th ed., McGraw Hill, New York 1993, pp. 2621–2627.

Lowy DR, Androphy EJ: Warts. In: Fitzpatrick TB, Eisen AZ, Wolff K, Freedburg IM, Austen KF (eds.): Dermatology in General Medicine. 4th ed., McGraw Hill, New York 1993, pp. 2119–2131.

Lowy DR, Howley PM: Papillomaviruses. In: Knipe DM, Howley PM (eds.): Fields Virology. 4th ed., Lippincott Williams & Wilkins, Philadelphia 2001, pp. 2231–2264.

Pfister H: The role of human papillomavirus in anogenital cancer. Obstet Gynecol Clin North Am 23 (1996) 579–595.

Pfister H: Human papillomavirus and skin cancer. J Natl Cancer Inst Monogr 31 (2003) 52–56.

KAPITEL C8

Reto Nüesch, Jan Fehr, Peter Itin, Christoph Rudin, Michael Steuerwald, Pietro Vernazza und Manuel Battegay

HIV und AIDS

C8.1	**HIV-Infektion**	850
1	Vorbemerkungen	850
2	Epidemiologie und Übertragungswege	850
2.1	HIV-Pandemie	850
2.2	Sexuelle Übertragung von HIV	851
2.3	Virusübertragung von Mutter auf Kind (vertikale Transmission)	852
3	Erreger und Pathogenese	854
4	Diagnostik	855
5	Resistenzprüfung	855
6	Klinische Manifestation	856
6.1	Klassifikation	856
6.2	Akute HIV-Infektion	857
7	HIV-Therapie	862
7.1	Effekt der Therapie auf das Immunsystem	866
7.2	Einfluss auf die Letalität	866
7.4	Kombinationstherapien	867
7.5	Spezielle Aspekte der Therapie	867
7.6	Nebenwirkungen	868
7.7	Monitorisieren	868
7.8	Prognose	868
7.9	HIV-Resistenz	868
7.10	Therapie bei Therapieversagen („Salvage"-Therapie)	869
7.11	Differentialdiagnostische Aspekte	869
7.12	Evaluation eines Patienten mit später Präsentation	869
8	Postexpositionsprophylaxe (PEP)	871
C8.2	**Opportunistische Infektionen bei AIDS**	872
1	Fieber bei HIV-Infektionen	872
1.1	Unerwünschte Wirkung einer ART	872
1.2	Fieber in Abhängigkeit der CD4-Zellzahl	872
1.3	Andere sexuell übertragbare Krankheiten	873
2	Gastrointestinale Manifestationen und Komplikationen bei HIV-Infektion	873
2.1	HIV-assoziierte Manifestationen und Komplikationen des oberen Gastrointestinaltraktes	873
2.2	HIV-assoziierte chronische Diarrhö	874
2.3	Anorektale Erkrankungen	875
2.4	HIV-assoziierte Mangelernährung und Gewichtsverlust (wasting syndrome)	876
2.5	Hepatologische Probleme bei HIV-Infektion	876
3	Respiratorische Symptome bei HIV-Infektion	877
4	Neurologische Symptome bei HIV-Infektion	878
5	Tumoren bei HIV-Infektion	879
6	Hämatologische Komplikationen und Gerinnungsstörungen bei HIV-Infektion	880
7	Störungen des endokrinen Systems, Stoffwechsels und Skeletts bei HIV-Infektion	881
8	Niereninsuffizienz bei HIV-Infektionen	881
9	Haut- und Schleimhautmanifestationen bei HIV-Infektion	882
10	Reiseberatung bei HIV-Infektionen	885

C8.1 HIV-Infektion

1 Vorbemerkungen

Zu Beginn der 80er-Jahre des letzten Jahrhunderts beobachteten Kliniker in den USA ein ungewöhnliches Krankheitsbild bei scheinbar gesunden jungen Männern. Diese erlitten Krankheiten und Infektionen, die bisher nur in umschriebenen ethnischen Gruppen (Kaposi-Sarkom) oder bei Patienten mit bereits schwer beeinträchtigtem Immunsystem (z.B. Knochenmarktransplantation) auftraten. Damals war nicht absehbar, dass die Welt am Beginn einer **Pandemie** stand, die bisher 65 Millionen Infektionen und 25 Millionen Todesfälle gefordert hat (siehe www.unaids.org). Kaum jemand vermutete, dass diese Seuche ihren Ursprung im Tierreich hatte. Die Fortschritte in der Virologie und Immunologie der vergangenen zwei Dekaden waren beeindruckend. Unabhängig gelang 1983 zwei verschiedenen Forschungsgruppen (Luc Montagnier und Robert Gallo) fast gleichzeitig die Isolation des Erregers von AIDS, dem aquired immunodeficiency syndrome. Das Virus wurde „lymphadenopathy-associated virus" (LAV) beziehungsweise „human T-lymphotropic retrovirus III (HTLV-III)" genannt. Das Retrovirus wurde in den folgenden Jahren präziser charakterisiert. Retroviren kommen in drei Subfamilien vor, nämlich Oncovirinae, Lentivirinae und Spumavirinae. Bis heute wurden drei Retroviren aus den drei Familien bei Menschen isoliert; das „human T-lymphotropic virus" (HTLV), das „human immunodeficiency virus" (HIV) und das „human foamy virus" (HFV). Zu jedem dieser Erreger gibt es ein entsprechendes Virus bei Affen, nämlich das „simian T-lymphotropic virus" (STLV), das „simian immunodeficiency virus" (SIV) und das „simian foamy virus" (SFV). In der Serumprobe eines Patienten, der in den 1950er-Jahren nach einem langjährigen Kongoaufenthalt in Belgien an einer mysteriösen Krankheit starb, konnte HIV nachgewiesen werden. Seit der Entdeckung von HIV-verwandten Lentiviren in Schimpansen anfangs der 1990er-Jahre wurde diese Quelle als Ursprung der HIV-Pandemie verdächtigt. Es fehlte jedoch ein wichtiges Glied in der Beweiskette; ein Reservoir in wild lebenden Affen konnte nicht nachgewiesen werden. Die Klärung gelang erst 2006 nach mehrjährigen und teils abenteuerlichen Experimenten in Kamerun (Keele et al. 2006). Schimpansen leben in eng umschriebenen Gebieten. Aus Kotproben wurde SIV wie auch mitochondriale DNS extrahiert, sodass das Virus einem individuellen Affen zugeteilt werden konnte. Die Resultate ergaben erstmals ein klares Bild des Ursprungs von HIV. Das Schimpansen-SIV, der Vorläufer des HIV, entsprang einer Rekombination von SIV-Vorfahren, die kleine Affen (Mangabe) befallen. Dieses Virus oder eines seiner Vorläufer infizierte zwei der vier bekannten Schimpansenarten (*Pantroglodytes troglodytes und P. schweinfurtii*). Im Laufe der Zeit entstanden HIV-Subklassen durch eine Übertragung des Schimpansen-SIV über die Artgrenzen hinweg auf den Menschen. Dreimal wurde das SIV in Kamerun von *P. troglodytes* auf den Menschen übertragen. Daraus entstand das HIV der Gruppe N (bisher nur in ca. 10 Personen nachgewiesen), Gruppe O (lokale Epidemie) und Gruppe M, das für die Pandemie verantwortlich ist. Phylogenetische Analysen haben ergeben, dass dies zu Beginn des 20. Jahrhunderts in Zentralafrika geschah. Von dort aus verbreitete sich das HIV entlang der Handelswege des Sangha-Flusses, einem Arm des Kongos. Schließlich gelangte die Krankheit entlang der Flüsse nach Kinshasa und von dort in die ganze Welt.

2 Epidemiologie und Übertragungswege

2.1 HIV-Pandemie

Keine Region der Welt ist von HIV verschont geblieben. Im Jahre 2005 waren geschätzte 38,6 Millionen Menschen mit HIV infiziert. 4,1 Millionen neue HIV-Infektionen wurden in diesem Jahr verzeichnet und 2,8 Millionen AIDS-Todesfälle waren zu beklagen (www.unaids.org). Über 40% der Neuinfektionen betreffen **junge Menschen** in der Altersgruppe von 15–24 Jahren. Die **heterosexuelle Übertragung** des Virus ist mit 85% aller Infektionen weltweit gesehen am häufigsten. Auffällig ist auch die zunehmende Infektionsrate bei Frauen mit entsprechenden Konsequenzen für die perinatale Infektion der Neugeborenen. Heute ist AIDS die **häufigste Todesursache bei 15- bis 59-Jährigen;** 95% aller HIV-Infektionen und Todesfälle sind in Entwicklungsländern zu verzeichnen, 64% der HIV-Infizierten leben in Sub-Sahara Afrika. In dieser Region machen Frauen 60% der Infizierten aus (Simon et al. 2006). In Asien ist die Prävalenz der HIV-Infektionen niedriger als in Afrika, wobei Indien, in absoluten Zahlen betrachtet, am stärksten betroffen ist. Von den geschätzten 8,3 Millionen asiatischen Infizierten leben 5,7 Millionen dort. Ungefähr 80% der Infektionen wurden über heterosexuellen Geschlechtsverkehr erworben. Die Risikopopulationen sind jedoch in den verschiedenen Ländern unterschiedlich. So werden außerhalb von Afrika etwa 30% über **intravenösen Drogenkonsum** infiziert, die meisten (ca. 8,8 Mio.) leben in Osteuropa, China und Zentralasien. Brasilien hat eine Prävalenzrate von 0,5% und ist nach den USA das Land mit der größten Population in Amerika. Von den HIV-Infizierten in Südamerika leben 30% in der Karibik. Zwar stellt die brasilianische Regierung die antiretrovirale Therapien kostenlos zur Verfügung und 83% aller Patienten erhalten diese auch. Das Risikoverhalten bleibt jedoch verbreitet. Die Karibik ist nach Sub-Sahara Afrika die am stärksten betroffene Region der Welt. Dort wird, wie in Afrika auch, HIV hauptsächlich heterosexuell übertragen (CDC 2006).

Obwohl das tropische Afrika am meisten von der Epidemie betroffen ist, melden unterdessen einige dieser Länder eine Stabilisierung und gar einen Rückgang der Prävalenz. Diese Daten sind aber nicht unbedingt als Erfolg von Präventionskampagnen oder als verändertes Risikoverhalten zu werten. Sie könnten auch Ausdruck einer reifen epidemiologischen Situation sein, in welcher das Sterben von Risikopopulationen zu einem Abfall der Neuinfektionen führt. Unterdessen ist gezeigt worden, dass die HIV-Übertragung wesentlich von der **Höhe der Viruskonzentration** abhängt. In diesem Zusammenhang könnten die Bemühungen, den Zugang zur antiretroviralen Therapien weltweit zu verbessern, ebenfalls zu einem Rückgang von Neuinfektionen beitragen. Die Beispiele von Uganda, Thailand und verschiedener Industriestaaten zeigen eindeutig, dass sich die HIV-Epidemie durch erfolgreiche Präventionskampagnen aufhalten lässt und die Prävalenz sogar abnehmen kann. Dies bedarf jedoch stetiger Bemühungen, wie die erneute Zunahme von Neuinfektionen bei homosexuellen Männern in der Schweiz, San Francisco oder Thailand zeigen (Merson 2006, Simon et al. 2006).

2.2 Sexuelle Übertragung von HIV

Weltweit erfolgen > 90% aller HIV-Infektionen beim Sexualkontakt. Seit über 20 Jahren wissen wir auch, dass sich die sexuelle Übertragung durch „safer-sex"-Maßnahmen wirksam verhindern lässt. Dennoch breitet sich die Epidemie global weiter aus. Es ist an der Zeit, dass die Trias A-B-C (abstinence – be faithfull – use condoms) durch modernere Konzepte ersetzt wird. Eine schwierige Aufgabe, die ein tieferes Verständnis der sexuellen Übertragung voraussetzt.

Fälle von HIV-Übertragung nach heterologer Insemination haben klar gezeigt, dass HIV alleine durch **Sperma** auch bei normaler vaginaler Mukosa übertragen werden kann. Der Schleimhautkontakt beim insertiven Vaginalverkehr dürfte das Mann-zu-Frau-Risiko kaum zusätzlich erhöhen. So war in der größten europäischen Partnerstudie (de Vincenzi 1994) der konsequente coitus interruptus protektiv bei direktem Schleimhautkontakt ohne Kontakt mit dem Ejakulat. Anders liegen die Verhältnisse bei der vaginalen Übertragung von der Frau auf den Mann. Freies Virus und virusinfizierte Zellen im zervikovaginalen Sekret kommen mit dem unverhornten Plattenepithel des Präputiums in Kontakt. Insbesondere die Übertragung von zellassoziiertem HIV durch unverhorntes Epithel wurde in vitro demonstriert und wird durch Samenflüssigkeit begünstigt. Die deutliche Reduktion des HIV-Transmissionsrisikos durch eine Zirkumzision unterstreicht die Bedeutung der Präputialhaut für die HIV-Transmission.

Ähnliche Mechanismen dürften auch beim **Analverkehr** zur Anwendung kommen, zusätzlich spielen hier Mikrotraumen und die spezifische Verletzbarkeit der M-Zellen in der Analschleimhaut eine Rolle.

Anders ist die Situation im Bezug auf die **orale Übertragung.** Es gibt kaum gesicherte Fälle einer Übertragung von HIV beim Oralsex. Verschiedene protektive Faktoren der oralen Mukosa schützen vor der Infektion mit zahlreichen, auch viralen Erregern. Die Hypoosmolarität der oralen Mukosa ist einer der wichtigsten Schutzfaktoren der Mundschleimhaut. Sie führt zur Lyse von zellulären Strukturen und behüllten Viruspartikeln. Die hyperosmolare Eigenschaft der Samenflüssigkeit neutralisiert diesen Schutzmechanismus. In denjenigen Fällen, in denen Oralsex als einziger Transmissionsweg vermutet wird, ist meist die orale Aufnahme von Sperma mit im Spiel. Zahlenmäßig unbedeutend, aber biologisch plausibel (siehe unten) sind mögliche Fälle einer Transmission bei gleichzeitigem Vorliegen von sexuell übertragbaren Infektionen insbesondere Pharyngitiden (Gonorrhö, Chlamydien), aber auch bei oraler Lues.

Zusammenfassend gelten nach wie vor der ungeschützte vaginale und anale Geschlechtsverkehr als die wichtigsten Transmissionswege. Die Risiken einer Übertragung bei einem Sexualkontakt mit einer infizierten Person wurden von Royce et al. (1997) zusammengestellt (Abb. C8-1), doch

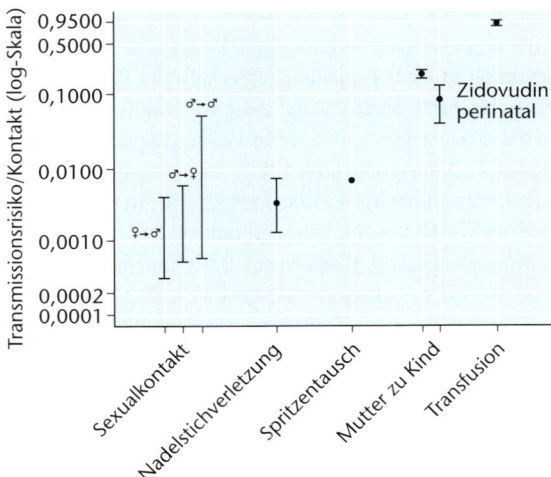

Abb. C8-1 HIV-Übertragung in Abhängigkeit der Risikosituation gemäß Royce et al. (1997).

basieren die Berechnungen meist auf Untersuchungen bei diskordanten Paaren. Beim einmaligen Geschlechtsverkehr mit einem HIV-infizierten Partner dürften die Risiken bis zu einem Faktor 10 höher liegen.

Das **Risiko** für eine sexuelle Übertragung ist abhängig von verschiedenen Faktoren. Es hängt grundsätzlich von der Infektiosität des Virus, der Art des sexuellen Kontaktes und von genetischen und immunologischen Faktoren der exponierten Person ab. Die Infektiosität wird im Wesentlichen durch zwei Faktoren bestimmt, nämlich die Viruskonzentration im Blut der infizierten Person und allfälligen lokalen Entzündungsprozessen, meist Geschlechtskrankheiten mit Schleimhautläsionen. Letztere erhöhen insbesondere auch die Konzentration an zellassoziiertem Virus in den Genitalsekreten.

Ein besonders hohes Transmissionsrisiko liegt während einer HIV-Primoinfektion vor. Hier ist nicht nur die Konzentration von Virus besonders hoch, es fehlen auch noch humorale Faktoren, welche einen Teil der Viren im Blut und im Genitalsekret neutralisieren. In dieser Phase dürfte die Infektiosität während einiger Wochen um einen Faktor 20–30 höher liegen als während der chronischen Phase der Infektion. Ausgehend von genetischen Untersuchungen bei frisch infizierten Personen in der Schweiz geht man davon aus, dass etwa jeder Dritte der frisch infizierten Personen sich bei einer Person mit HIV-Primoinfektion infiziert hat. Umgekehrt dürfte das Risiko einer HIV-Transmission bei einer Person mit gut behandelter HIV-Infektion (HIV-RNA im Blut nicht nachweisbar) praktisch bei Null liegen, solange keine sexuell übertragbaren Infektionen vorliegen. Es gibt weltweit keinen einzigen dokumentierten Fall einer HIV-Transmission von einer Person mit supprimierter Viruslast auf den festen Partner. Im einzigen Fall, der uns bekannt wurde, konnten wir durch Sequenzanalyse und Anamnese bestätigen, dass der HIV-negative Partner die Infektion in einer Beziehung außerhalb der Partnerschaft erworben hatte. Basierend auf diesem theoretisch sehr kleinen Risiko wird in den schweizerischen Empfehlungen zur Postexpositionsprophylaxe (PEP) eine Prophylaxe nach Kondomruptur beim Sex mit einem Partner mit gut supprimierter Viruslast nicht mehr empfohlen.

Das sehr geringe Risiko einer HIV-Transmission beim Sex mit einem Partner, der eine gut wirksame HIV-Therapie einnimmt, wird die Präventionsempfehlungen (Kondom) der Zukunft verändern. Insbesondere in einer festen Partnerschaft kann die Kenntnis der guten Medikamententreue und der jahrelang supprimierten Viruslast beim Partner zu einer Veränderung der Risikoeinschätzung führen. Zudem wird bei Kinderwunsch in Zukunft nicht mehr eine Inseminationsbehandlung vorgeschlagen werden müssen, sondern angesichts der heutigen Risikoeinschätzung ungeschützter Geschlechtsverkehr mit PEP vorgeschlagen werden können. Es wird jedoch noch eine Zeit dauern, bis diese Entwicklungen von Betreuungspersonen und Präventionsspezialisten allgemein akzeptiert werden. Die Entwicklung von medikamentösen Präventionsstrategien (Präexpositionsprophylaxe, vaginale Mikrobizide) wird die Präventionsbotschaften in den nächsten Jahren noch nachhaltig beeinflussen.

2.3 Virusübertragung von Mutter auf Kind (vertikale Transmission)

2.3.1 Risiko

Bei Kindern wird die HIV-Infektion heute praktisch ausschließlich durch die Mutter übertragen. Diese Ansteckung wird als vertikale Transmission bezeichnet und kann vor (transplazentar), während oder nach der Geburt (Stillen) stattfinden. Während dies heute in der industrialisierten Welt höchstens noch 500 Kinder pro Jahr betrifft, sind es in der dritten Welt noch immer über 1 000 pro Tag oder 30–40% der von HIV-infizierten Müttern geborenen Kinder. Gemäß neusten Schätzungen der WHO leben weltweit 2,3 Millionen HIV-infizierte Kinder unter 15 Jahren und jährlich sterben 380 000 Kinder und 530 000 werden neu angesteckt (data.unaids.org).

Zahlreiche Untersuchungen belegen, dass ähnlich wie bei der Hepatitis B die meisten Kinder während der Geburt und nur wenige schon intrauterin angesteckt werden. Bei Adoleszenten kommen, wie bei Erwachsenen, natürlich auch ungeschützte sexuelle Kontakte und kontaminierte Fixer-Utensilien als Infektionsquellen infrage. Die Produkte, welche heute zur Substitution von Gerinnungsfaktoren bei Hämophilie-Kranken zum Einsatz kommen, sind virusfrei. Schließlich liegen auch einzelne Berichte von Kindern vor, die durch sexuellen Missbrauch mit dem HIV angesteckt worden sind.

Ähnlich wie bei anderen Übertragungswegen wird auch das Risiko einer vertikalen Virustransmission maßgeblich durch das Erkrankungsstadium der Mutter (Symptome, CD4-Zellzahl, Viruslast) mitbestimmt. Allerdings kann es auch bei einer sehr geringen Viruslast in einzelnen Fällen noch zu einer Virusübertragung kommen (Fang et al. 1995, Sperling et al. 1996).

Auch geburtshilfliche Faktoren beeinflussen die vertikale Transmissionsrate. Eine vor Einsetzen der Wehentätigkeit und vor dem Blasensprung durchgeführte, so genannte primäre Kaiserschnittentbindung vermag das Infektionsrisiko für die Kinder etwa um die Hälfte zu reduzieren (The International Perinatal HIV Group 1999). Umgekehrt ist eine protrahierte Geburt mit einem erhöhten Transmissionsrisiko verbunden.

Mit einer dreiteiligen **antiretroviralen Prophylaxe mit Zidovudin** während der Schwangerschaft (peroral), unter der Geburt (intravenös) und beim Kind (peroral) während den ersten sechs Lebenswochen wurde im Rahmen einer Plazebo-kontrollierten, randomisierten Doppelblindstudie (PACTG-076) eine Reduktion der Transmissionsrate um zwei Drittel in der behandelten Gruppe gefunden (22,6% vs. 7,6%; p < 0,001) (Connor et al. 1994). Dieser Effekt einer antiretroviralen Transmissionsprophylaxe ist seither durch zahlreiche Studien bestätigt worden und gilt nicht nur für Zidovudin, sondern in noch viel höherem Maße für kombinierte Therapieprotokolle, welche die mütterliche Viruslast viel besser zu reduzieren vermögen. Inwieweit die drei Therapiephasen des ursprünglichen Protokolls für die Wirkung von Zidovudin verantwortlich sind, ist noch immer nicht abschließend geklärt. Einfachere und kostengünstigere Therapieprotokolle wurden in Entwicklungsländern erfolgreich geprüft und werden heute dort zum Teil auch angewendet.

In den Industrieländern ist inzwischen durch den kombinierten Einsatz einer medikamentösen Transmissionsprophylaxe mit einem geplanten Kaiserschnitt in der 38. Schwangerschaftswoche eine Reduktion der vertikalen Transmissionsrate auf das Niveau von unter 2% erreicht worden. Gleich gute Resultate werden auch mit den kombinierten antiretroviralen Therapien erreicht, wenn es damit gelingt, die Virusreplikation vor der Geburt vollständig, d.h. unter die Nachweisgrenze, zu unterdrücken.

In gleichem Maße sind heute während einer Schwangerschaft eine optimale antiretrovirale Therapie der Mutter, eine maximale Reduktion des Transmissionsrisikos und höchstmögliche Sicherheit für das Kind zu fordern. Dabei sind Monotherapien während der Schwangerschaft wegen der potentiellen Resistenzentwicklung und den daraus resultierenden Nachteilen für die Frau zu vermeiden. Die Planung einer optimalen antiretroviralen Therapie und weiterer präventiver Maßnahmen während Schwangerschaft und Geburt ist heute sehr komplex und sollte deshalb unbedingt einem Team von Spezialisten überlassen werden. Die vollständigen Grundlagen für die Planung finden sich in den regelmäßig aktualisierten Richtlinien der Public Health Service Task Force der USA und können über die Internetseite http://AIDSinfo.nih.gov abgerufen werden.

Eine kombinierte antiretrovirale Therapie der Mutter während der Schwangerschaft gilt aufgrund bisheriger Erfahrungen für die Kinder als relativ sicher. Bisher sind nur zwei Probleme im Zusammenhang mit einer intrauterinen Exposition gegenüber antiretroviralen Therapien beobachtet worden. Im Vergleich zu unbehandelten Frauen wurde in Europa im Zusammenhang mit einer kombinierten antiretroviralen Therapie während der Schwangerschaft ein erhöhtes Risiko der Frühgeburtlichkeit beobachtet. Zudem sind bei Kindern nach intrauteriner und postpartaler Exposition gegenüber reverse Transkriptase-Hemmern (Zidovudin allein oder in Kombination mit Lamivudin) vereinzelt Mitochondriopathien beschrieben worden.

2.3.2 Aktuelle Empfehlungen

Im Jahre 2007 können Empfehlungen zur vertikalen Transmissionsprophylaxe wie folgt zusammengefasst werden:

- Die Therapie der HIV-Infektion während der Schwangerschaft unterscheidet sich grundsätzlich nicht von derjenigen außerhalb der Schwangerschaft. Ziel einer antiretroviralen Therapie während der Schwangerschaft ist eine unmessbare Viruslast zum Zeitpunkt der Geburt. Monotherapien sind grundsätzlich zu vermeiden.
- Anpassungen einer vorbestehenden antiretroviralen Therapie sind nur bei potentiellen Risiken einzelner Substanzen für das Kind angezeigt.
- Bei erreichtem Therapieziel vor der Geburt (unmessbare Viruslast in der 36. SS-Woche) kann auf eine elektive Kaiserschnittentbindung (unter Vermeidung einer protrahierten Geburt) und auf eine zusätzliche antiretrovirale Therapie unter der Geburt verzichtet werden.
- Auf das Stillen sollte trotz unmessbarer mütterlicher Viruslast verzichtet werden, nicht zuletzt wegen fehlender Informationen zum Übertritt antiretroviraler Substanzen in die Muttermilch.
- Eine antiretrovirale Therapie des Neugeborenen während der ersten vier Wochen nach der Geburt wird vorderhand im Sinne einer Post-Expositions-Prophylaxe weiterhin empfohlen (Wahl der Therapieform aufgrund der vorhandenen Risikofaktoren (Frühgeburtlichkeit, Viruslast der Mutter, Geburtsform und -dauer).
- Das individuelle Prozedere sollte unbedingt durch eine Gruppe von Experten aus der Inneren Medizin, der Geburtshilfe und der Pädiatrie gemeinsam mit der schwangeren Frau festgelegt werden.

2.3.3 Diagnostik beim Säugling

Bei Erwachsenen genügt der Nachweis von HIV-spezifischen Antikörpern, um das Vorliegen einer HIV-Infektion zu beweisen. Bei Neugeborenen und Säuglingen ist diese indirekte Nachweismethode unbrauchbar, weil mütterliche HIV-IgG-Antikörper schon transplazentar auf das Kind übertragen werden und bis zum 18. (–24.) Lebensmonat im kindlichen Blut nachweisbar bleiben können. Bis zu diesem Alter müssen deshalb für den Beweis einer HIV-Infektion das Virus selbst oder seine Bestandteile nachgewiesen werden. Dafür stehen drei **direkte Nachweisverfahren** zur Verfügung. Als goldener Standard gilt auch heute noch die Viruskultur, die allerdings in der Routine kaum mehr Anwendung findet. Heute werden deshalb vor allem die PCR (Polymerase-Kettenreaktion) zum Nachweis von Virus-DNS und der so genannte Antigentest zum Nachweis des Kernhüllproteins p24 verwendet, welche beide relativ wenig Untersuchungsmaterial und Zeitaufwand benötigen.

Diese beiden Tests sollten immer kombiniert durchgeführt werden, weil Kinder beobachtet worden sind, deren PCR während den ersten Lebensmonaten wiederholt positiv ausgefallen waren, obwohl sie nicht infiziert waren. Die Sensitivität beider Tests nimmt bis zum Ende des zweiten Lebensmonat auf etwa 90% zu und erreicht bis zum sechsten Lebensmonat ihr Maximum von > 95%.

Insgesamt werden drei Untersuchungen im Alter von einem, zwei und sechs Monaten durchgeführt. Ergibt die PCR oder der Antigentest einer Untersuchung ein positives Resultat, wird die nächste Untersuchung natürlich umgehend angeschlossen. Eine kindliche HIV-Infektion gilt als bewiesen, wenn anlässlich von zwei Untersuchungsdurchgängen mit PCR *und* Antigentest von insgesamt vier Tests deren drei positiv ausfallen. Umgekehrt ist ein Kind, bei dem alle sechs bis zum Alter von sechs Monaten durchgeführten Tests (je 3 PCR und Antigentests) negativ ausgefallen sind, mit Sicherheit nicht infiziert. Den abschließenden Beweis liefert bei diesen Kindern im Alter von 24 Monaten der Nachweis des Verlustes der mütterlichen Antikörper (Abb. C8-2).

3 Erreger und Pathogenese

Reife HIV-Partikel haben eine Größe von 100–120 nm und bestehen aus einer doppelten Lipidmembran und einem keilförmigen Kern, der das genetische Material, die Protease, die reverse Transkriptase, die Intergrase und noch wei-

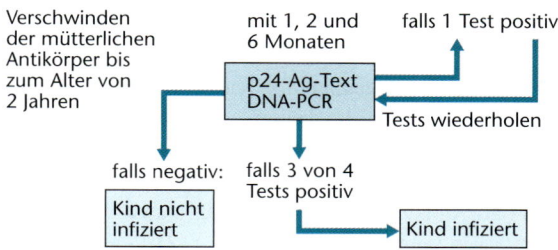

Abb. C8-2 Algorithmus zur Abklärung von Kindern HIV-infizierter Mütter.

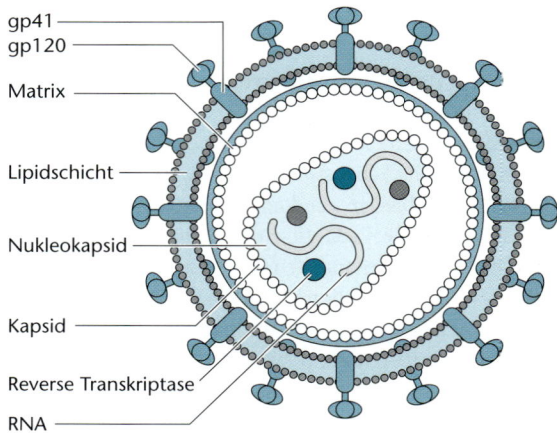

Abb. C8-3 Schematische Darstellung des HIV (aus Sierra et al. 2005).

tere Faktoren enthält (Sierra et al. 2005). Abbildung C8-3 zeigt den Aufbau des Virus (Sierra et al. 2005). Das Genom besteht aus zwei Strängen RNS von je 9,2 Kilobasen Länge.

Die Infektion beginnt damit, dass sich das Hüllenprotein GP120 des HIV an den CD4-Rezeptor der humanen Zelle bindet. Die anschließende Interaktion mit den transmembranären zellulären Co-Rezeptoren CCR5, oder im späten Krankheitsverlauf CXCR4, führt zur Fusion der Virus- und Zellmembran und zum Freisetzen des viralen Kernmaterials ins Zytoplasma. Die virale RNS wird ausgepackt und durch die reverse Transkriptase in DNS umgeschrieben. Die resultierende doppelsträngige provirale DNS wandert in den Zellkern und wird durch die Integrase in die DNS der Wirtszelle eingebaut. Die weitere Transkription von DNS zu RNS erfolgt durch die zelleigenen RNS-Polymerase. Diese mRNS wird dann durch zelleigene Ribosomen in Virusproteine übersetzt. Die Virusproteine müssen noch durch die virale Protease zurechtgeschnitten werden, bevor sie sich zu einem infektiösen Virus zusammensetzen und beim Austritt aus der Zelle ihre Membran erhalten. Reverse-Transkriptasen sind RNS-abhängige DNS-Polymerasen, welche charakteristisch für Retroviren sind. Das Enzym arbeitet bei HIV sehr ungenau, d.h., es macht pro Replikationszyklus etwa eine neue Mutation, was zu der **großen Variabilität** des HIV führt. Die Folgen sind unter anderem eine rasche Resistenzentwicklung auf Medikamente, aber auch ein ständiges Entrinnen von der Immunantwort. Wenn der Selektionsdruck groß wird, sei dies durch das Immunsystem oder durch Medikamente, treten rasch Varianten des Virus auf, die wegen einer entsprechenden Mutation diesem Druck ausweichen können und sich so weiter vermehren. Die Potenz der Virusreplikation ist eindrücklich, es werden pro Tag Milliarden von Virionen produziert. Dies führt zu einer entsprechenden Aktivierung des Immunsystems. Sowohl HIV-spezifische zytotoxische CD8-positive T-Lymphozyten wie auch Antikörper werden gebildet, wobei die zelluläre Abwehr die größte Rolle spielt. Die zytotoxischen T-Zellen könne das Virus auf verschiedene Arten bekämpfen. Perforine werden freigesetzt und lysieren infizierte Zellen. Durch den FAS-Liganden können Zellen in die Apoptose, dem selbst eingeleiteten Zelltod, geführt werden. Zudem werden Zytokine und Chemokine freigesetzt, welche die Infektion von weiteren Zellen erschweren. Auch der Umsatz an T-Lymphozyten ist enorm. Bis zu einer Milliarde werden täglich gebildet und wieder zerstört. Die HIV-Wirt-Interaktion wurde deshalb von ihren Entdeckern auch als „Kriegschaos" beschrieben. Mit der Zeit erschöpft sich jedoch das Immunsystem, es kommt zu einem stetigen Abfall der CD4-Lymphozyten von, je nach Viruskonzentration, im Durchschnitt 30–100 Zellen/µL pro Jahr. Dies führt dann zu einer vorwiegend zellulären Immundefizienz, die letztendlich in das klinische Bild der erworbenen Immundefizienz (AIDS) mündet. Neueste Erkenntnisse relativieren jedoch dieses „Waschbeckenmodell", bei welchem das Konzept besteht, dass der Abfluss größer als der Zufluss an CD4-Lymphozyten ist. Untersuchungen an Makakken haben gezeigt, dass Lymphozyten in den Schleimhäuten und besonders im Darm als größtes lymphatisches Organ extrem rasch zerstört werden. Bis zu 60% der CCR5-positiven CD4-Lymphozyten in den Schleimhäuten des Darms werden mit HIV infiziert und 80% davon innerhalb weniger Tage zerstört (Brenchley et al. 2006). Die verletzten Barrieren machen den Darm durchlässig für verschiedene Antigene und könnten zu der zusätzlichen Immunaktivierung führen, die während der HIV-Infektion beobachtet wird und den Verlauf der Krankheit zusätzlich beschleunigt. Offensichtlich widerspiegelt die Anzahl der CD4-Lymphozyten im peripheren Blutbild die Zelldynamik im gesamten Organismus nur unvollständig.

4 Diagnostik

Zur Diagnose der HIV-Infektion stehen verschiedene Tests zur Verfügung, welche in **Antikörpertests** und Tests zum **direkten Virusnachweis** unterteilt werden können. Die heute erhältlichen Tests der neusten Generation sind ELISA-Tests, welche die Antikörper gegen die HIV-Hüllenproteine gp120 und gp41 messen. Mit den gleichen Tests wird zusätzlich auch das Vorliegen des Virusprotein p24 erfasst. Sie haben somit auch in der akuten HIV-Infektion eine gute Sensitivität. Nach einer Infektion dauert es 6–12 Wochen, bis IgG-Antikörper gegen HIV gebildet werden. Das p24-Antigen und Antikörper gegen gp41 erscheinen am frühesten im Verlauf der Infektion. Dennoch gibt es eine serologische Lücke, die zu falsch negativen Resultate führen kann. Die Spezifität und Sensitivität dieser ELISA-Tests ist > 99%, sie sind also sehr zuverlässig. Bei geringer Vortestwahrscheinlichkeit gibt es dennoch viele falsch positive Resultate. So kann berechnet werden, dass bei einer HIV-Prävalenz von 0,1% die Fraktion der falsch positiven Tests bei 25–50% liegt. Ein positives Resultat muss deshalb immer durch eine andere Methode, einem Western Blot, bestätigt werden.

Neben Serum- sind heute auch Speicheltests verfügbar, die eine vergleichbare Sensitivität und Spezifität haben. Der direkte Virusnachweis kann mit verschiedenen Methoden erbracht werden. Die Viruskultur wird in der Routinediagnostik nicht verwendet. Hingegen ist der Nachweis von Virus-RNS und auch der proviralen DNS, also der Virus-DNS, die in infizierte Zellen eingebaut wurde, möglich. Der Nachweis der proviralen DNS wird vor allem in der Neonatologie gebraucht (siehe Abschnitt 2.3).

Die quantitativen RNS-Tests, mit welchen die Virusmenge („viral load") im Plasma quantitativ gemessen werden kann, sind heute für das Management und die Beurteilung der etablierten HIV-Infektion unentbehrlich. Als Screening-Test ist der direkte Virusnachweis allerdings ungeeignet.

5 Resistenzprüfung

Eine weitere Anwendung des direkten Virusnachweises ist die Resistenzprüfung. Es ist heute möglich, die Empfindlichkeit des HIV auf antivirale Medikamente zu testen. Die Resistenzprüfung wurde bereits in klinischen Studien validiert. Prinzipiell existieren zwei Testmethoden, nämlich eine genotypische und eine phänotypische Resistenzprüfung. Beim Phänotyp wird das Virus kultiviert und dessen Wachstum unter Gabe von antiretroviralen Medikamente untersucht. Es lassen sich so minimale Hemmkonzentrationen bestimmen. Zusätzlich können mit einigen Testsystemen auch Informationen zur viralen Replikationskapazität, der so genannten Fitness gewonnen werden. In der klinischen Praxis verbreiteter sind aber die genotypischen Tests. Hier wird aus einer Blutprobe das Virusgenom sequenziert. Man erhält so einen durchschnittlichen Genotyp der gesamten Population. Diese Sequenz wird dann mit einer Datenbank verglichen, welche alle bekannten Mutationen enthält, die für eine bestimmte Resistenz kodieren. Typische Indikationen für die Resistenzprüfung sind die antiretrovirale Therapie in der Schwangerschaft, die erste antiretrovirale Therapie und das Therapieversagen (The Euro Guidelines Group for HIV resistence 2001).

6 Klinische Manifestation

6.1 Klassifikation

HIV ist eine Infektion, bei der zuverlässige **Surrogat-Marker** vorhanden sind. Es können also anhand von Laborwerten Krankheitsaktivität und Prognose beurteilt werden, ohne dass klinische Ereignisse abgewartet werden müssen. Die Anzahl der CD4-Lymphozyten gibt Auskunft über den Zustand des Immunsystems und ist ein wichtiger Parameter zum Abschätzen möglicher Differentialdiagnosen bei symptomatischen HIV-infizierten Patienten. Die Viruskonzentration gibt Auskunft über die Krankheitsaktivität (Mellors et al. 1997). Je höher die Viruskonzentration ist, desto rascher fallen die CD4-Zellen ab. In Abbildung C8-4 ist der Verlauf einer typischen HIV-Infektion im Bezug auf CD4-Lymphozyten, HIV-Konzentration und opportunistische Infektionen schematisch dargestellt.

Zu epidemiologischen Zwecken und für das öffentlichen Gesundheitswesen wurde bereits 1986 eine erste Klassifikation durch das amerikanische „Center for Disease Control" (CDC) veröffentlicht. Diese wurde 1993 revidiert und ist bis heute die geltende Einteilung der HIV-Infektion geblieben (Tab. C8-1). In diese Klassifizierung fließen sowohl CD4-Lymphozyten wie auch klinische Krankheiten und Symptome ein. Ein Stadium der Kategorie C bedeutet AIDS. Es wird nicht zurückklassifiziert, ein Patient bleibt also immer in seinem fortgeschrittensten Stadium klassiert.

Krankheitssymptome und Erkrankungen der CDC-Kategorien B und C sind:

Kategorie B
- bazilläre Angiomatose
- oropharyngeale oder vulvovaginale Candidiasis (persistierend oder rezidivierend)

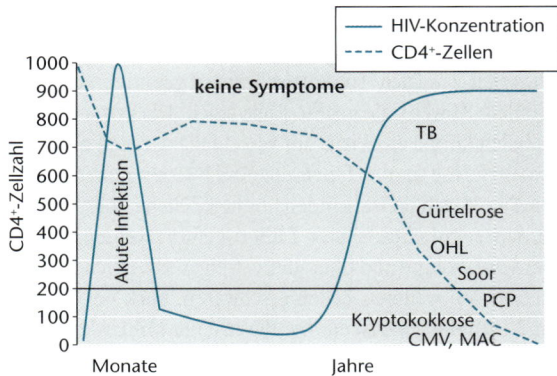

Abb. C8-4 Typischer Krankheitsverlauf einer unbehandelten HIV-Infektion. TB = Tuberkulose, OHL = „oral hairy leukoplakia", PCP = Pneumocystis-Pneumonie, CMV = Cytomegalie-Virus, MAC = Mycobakterium-avium-Complex.

- Allgemeinsymptome wie Fieber > 38,5 °C oder Durchfall > 1 Monat
- „pelvic inflammatory disease" (Adnexitis, Tuboovarialabszess)
- orale Haarleukoplakie
- zervikale Dysplasie (mäßig-schwer) oder Carcinoma in situ
- Herpes zoster ($\geq$ 2 Episoden und/oder $\geq$ 2 Dermatome)
- Immunthrombozytopenie
- Listeriose
- periphere Neuropathie
- weitere nicht AIDS-definierende Erkrankungen, die a) auf HIV oder einem zellulären Immundefekt zurückzuführen sind, b) deren Krankheitsverlauf oder Behandlung durch die HIV-Infektion erschwert wird.

Kategorie C
- bakterielle Pneumonie, rezidivierend
- Candida-Ösophagitis

Tab. C8-1 Die „Centers for Disease Control" (CDC)-Klassifikation der HIV-Krankheit von 1993.

immunologisch	klinisch		
	Kategorie A	**Kategorie B**	**Kategorie C**
CD4-Zellzahl (pro µL)	• asymptomatisch • akute HIV-Infektion • Lymphadenopathie	• symptomatisch • weder A noch C	• AIDS-definierende Krankheiten
> 500	A1	B1	C1
201–500	A2	B2	C2
$\leq$ 200	A3	B3	C3
AIDS in Europa: C1–C3; AIDS in den USA: A3, B3 und C1–C3.			

- Herpes simplex, chronisch-ulzerierend (> 1 Monat), Pneumonie, Ösophagitis
- Histoplasmose, disseminiert
- HIV-Enzephalopathie
- Isosporiasis mit > 1 Monat Diarrhö
- HIV-wasting mit > 10% Gewichtsverlust
- Kaposi-Sarkom
- Kokzidoidomykose, disseminiert
- Kryptokokkose, Meningitis oder disseminiert
- Zytomegalie-Krankheit: Retinitis oder anderer Organbefall, außer Leber, Milz, Lymphknoten
- Kryptosporidiose mit > 1 Monat Diarrhö
- B-Zell-Lymphome oder nicht typisierbare Lymphome, primäre ZNS-Lymphome
- nichttuberkulöse Mykobakterien, disseminiert
- Pneumocystis-jiroveci-Pneumonie (PCP)
- progressive multifokale Leukoenzephalopathie
- Salmonellen-Bakteriämie, rezidivierend
- Toxoplasmose, zerebral
- Tuberkulose
- Zervixkarzinom, invasiv.

Empfehlungen zur Prophylaxe und Therapie der erwähnten Infektionen sind in den Tabellen C8-2, C8-3 und C8-4 aufgeführt.

6.2 Akute HIV-Infektion

Die akute HIV-Infektion ist eine selbst limitierte Krankheit, die mit einer ausgeprägten HIV-Replikation und sehr hohen Viruskonzentrationen im Blut einhergeht. Gleichzeitig wird

Tab. C8-2 Opportunistische Infektionen bei HIV-Patienten: Primärprophylaxe*.

Infektion	Medikament	Dosis	Kommentar
Pneumocystis jiroveci* (PCP) + *Toxoplasma gondii (bei CD4-Zahl < 200/µL)			Stopp bei CD4 ≥ 200 über ≥ 3 Monate
• positive oder negative Toxoplasmen-Serologie	1. Trimethoprim/ Sulfamethoxazol (TMP/SMX)	1 Tabl. forte 3 ×/Woche	
• negative Toxoplasmen-Serologie und TMP/SMX-Allergie	oder 2. Pentacarinat-Isoethionat	300 mg in 6 ml aqua bidistillata 1 × Inhalation/Monat	extrapulmonale Pneumozysten-Infektion möglich
• negative Toxoplasmen-Serologie und keine Inhalationsmöglichkeit	oder 3. Diaphenylsulfon	100 mg p.o. 2 ×/Woche	G6PDH-Mangel ausschließen; Exanthem, Nausea, selten Agranulozytose
• positive Toxoplasmen-Serologie und TMP/SMX-Allergie	oder 4. Pyrimethamin + Diaphenylsulfon	75 mg p.o. 1 ×/Woche 200 mg p.o. 1 ×/Woche	
nichttuberkulöse Mykobakterien (bei CD4-Zahl < 50/µL falls *keine* aktive Krankheit und *keine* antiretrovirale Therapie)	Azithromycin	1200 mg p.o. 1 ×/Woche	Stopp bei CD4 > 100 ≥ 3 Monate
	oder Clarithromycin	2 × 500 mg/Tag p.o.	
Tuberkulose (unabhängig von der CD4-Zahl) bei Mantoux > 5 mm oder vorher unbehandeltem positivem Mantoux oder nach Kontakt mit offener Tuberkulose	Isoniazid + Pyridoxin (Vit B6)	5 mg/kg/Tag (300 mg/ Tag p.o.) für 9 Monate	Vor Prophylaxe muss eine aktive Tuberkulose ausgeschlossen werden! regelmäßige Laborkontrollen (Leberwerte, BB, Harnsäure)
	Alternative: Rifampicin	RIF 600 mg/Tag	
	+ Pyrazinamid	+ PZA 15–20 mg/kg/Tag für 2 Monate	

* Falls sich die Abwehrlage durch eine antiretrovirale Kombinationstherapie markant verbessert (CD4-Zellzahl > 200/µL während mindestens 3 Monaten), kann die PcP- und Toxoplasmose-Primär- und Sekundärprophylaxe gestoppt werden. Auch bei anderen opportunistischen Infektionen kann dies bei guter Immunlage diskutiert werden.

Tab. C8-3 Opportunistische Infektionen bei HIV-Patienten: Therapie.

Krankheit	initiale Therapie	Dosis	Dauer
Pneumocystis-jiroveci-Pneumonie (PCP)			
• 1. Wahl	TMP/SMX	3 × 5 mg/kg/Tag TMP i.v./p.o. + 3 × 25 mg/kg/Tag SMX i.v./p.o.	3 Wochen, anschließend Sekundärprophylaxe bis CD4 > 200 über 3 Monate
	+ zusätzlich Prednison (bei arteriellem pO_2 < 10 kPa oder < 70 mmHg, 15–30 Min. vor TMP/SMX)	2 × 40 mg/Tag p.o. für 5 Tage 1 × 40 mg/Tag p.o. für 5 Tage 1 × 20 mg/Tag p.o. für 10 Tage	
• Alternative bei TMP/SMX-Allergie und schwerer PCP	Pentamidin	1 × 4 mg/kg/Tag i.v. (Verabreichung über 60 min.) zusätzlich Inhalation während der ersten 3 Tage	
• Alternativen bei milder PCP (nur falls ambulante Therapie möglich)	1. Pentamidin 8 l O_2/min. flow oder 2. Primaquin + Clindamycin oder 3. Atovaquon (nur wenn keine Diarrhö) oder 4. Diaphenylsulfon + Trimethoprim	600 mg in 6 ml Aqua dest. 1 × Inhalation/Tag 1 × 15–30 mg Base/Tag p.o. 3 × 600–900 mg/Tag p.o. 2 × 750 mg/Tag p.o. (mit dem Essen) 1 × 100 mg/Tag p.o. 3 × 5–7,5 mg/kg/Tag p.o.	
	Bei Exanthem → Trimethoprim reduzieren (50%), zusätzlich Antihistaminika		
Toxoplasma-gondii-Enzephalitis			
• Standardtherapie	1. Pyrimethamin + Sulfadiazin + Leucovorin oder 2. Pyrimethamin + Clindamycin + Leucovorin oder 3. Atovaquon Oder 4. TMP/SMX oder 5. Pyrimethamin + Clarithromycin + Leucovorin	1 × 75 mg/Tag (1. Tag 200 mg) 4 × 1000–1500 mg/Tag p.o./i.v. 2 × 5 mg/Tag p.o. 1 × 75 mg/Tag (1. Tag 200 mg) 4 × 600–900 mg/Tag p.o/i.v. 2 × 5 mg/Tag p.o. 3 × 1000 mg/Tag p.o 2 × 5 mg TMP/kg p.o. 2 × 25 mg SMX/kg p.o. 1 × 75 mg (1. Tag 200 mg) 2 × 1000 mg 1 × 10 mg	6 Wochen, anschließend Sekundärprophylaxe bis CD4 > 200 über > 3 Monate PcP-Prophylaxe entfällt 6 Wochen, anschließend Sekundärprophylaxe
• falls nur i.v. Therapie möglich	Clindamycin + Clarithromycin	4 × 600–900 mg/Tag i.v. 3 × 500 mg/Tag i.v.	keine klinischen Daten
Candida-Stomatitis	1. Fluconazol oder 2. Itraconazol oder 3. Amphotericin B-Lutschtabletten	150–200 mg/Tag p.o. 1–2 × 100–200 mg/Tag p.o. (Tbl. mit dem Essen, Lösung nüchtern) 3–6 Tabl. à 10 mg/Tag	Einmaldosis oder bis Erfolg (ca. 5–7 Tage) bis Erfolg (1–2 Wochen) bis Erfolg (1–2 Wochen)

Tab. C8-3 Opportunistische Infektionen bei HIV-Patienten: Therapie. (*Fortsetzung*)

Krankheit	initiale Therapie	Dosis	Dauer
Candida-Ösophagitis	1. Fluconazol	400 mg p.o. oder 400 mg Ladedosis, anschließend 200 mg/Tag p.o.	3 Tage bis Erfolg (ca. 10–14 Tage)
	oder		
	2. Itraconazol	1–2 × 200 mg/Tag p.o. (Tbl. mit dem Essen, Lösung nüchtern)	bis Erfolg (ca. 10–14 Tage)
Kryptokokken-Meningitis	Amphotericin B + Flucytosin anschließend Fluconazol	0,7–1 mg/kg/Tag i.v. 25 mg/Kg 6 Stunden 1 × 400 mg/Tag p.o. (Ladedosis 800 mg am 1. Tag)	2 Wochen dann Liquor-Kontrolle: falls Kultur negativ, Umstellung auf p.o. Therapie 8 Wochen (oder länger bis Liquor-Kulturen steril), dann Sekundärprophylaxe Cave: Wiederholung Liquor-Punktion täglich bis intrakranieller Druck bis < 20 cm H_2O oder 50% des initialen Wertes
Herpes-simplex-Virus- (HSV-) Infektionen • mukokutane HSV-Infektion	Valaciclovir oder Famciclovir oder Aciclovir oder Aciclovir	2 × 1000 mg/Tag p.o. 2 × 500 mg/Tag p.o. 5 × 200–400 mg/Tag p.o. 3 × 5 mg/kg/Tag i.v.	7–10 Tage, evtl. Sekundärprophylaxe 7–10 Tage, evtl. Sekundärprophylaxe individuell, evtl. Sekundärprophylaxe
• HSV-Enzephalitis	Aciclovir	3 × 10 mg/kg/Tag i.v.	14–21 Tage
Varicella-zoster-Virus- (VZV-) Infektionen	Valaciclovir oder Famciclovir oder Aciclovir	3 × 1000 mg/Tag p.o. 3 × 500 mg/Tag p.o. 3 × 5 mg/kg/Tag i.v.	10 Tage 10 Tage
• Herpes zoster: disseminiert	Aciclovir	3 × 10 mg/kg/Tag i.v.	1–2 Wochen
Zytomegalievirus- (CMV-) Infektionen • CMV-Retinitis • CMV-Enterokolitis • CMV-Pneumonie • CMV-Enzephalitis	Ganciclovir Valgancyclovir Alternative: Foscarnet Cidofovir	2 × 5 mg/kg/Tag i.v. 2 × 900 mg p.o. Dosis an Nierenfunktion anpassen! 2 × 90 mg/kg i.v. 5 mg/kg i.v. + Probenecid + Hydrierung 1 ×/Woche	3 Wochen, anschließend Sekundärprophylaxe für CMV-Retinitis 2–3 Wochen, anschließend 2 Wochen, dann Sekundärprophylaxe bei Retinitis
Stomatitis aphtosa (idiopathisch)	1. Prednison oder 2. Thalidomid*	1 × 80 mg/Tag p.o. 1 × 300 (–600) mg/Tag p.o.	bis Erolg (5–7 Tage) *Embryopathie:* Nicht für Frauen in gebärfähigem Alter; ist nur mit genauer Indikationsangabe verfügbar.

Tab. C8-3 Opportunistische Infektionen bei HIV-Patienten: Therapie. *(Fortsetzung)*

Krankheit	initiale Therapie	Dosis	Dauer
bazilläre Angiomatose (*Bartonella henselae, Bartonella quintana*)	1. Clarithromycin oder 2. Doxycyclin	2 × 250 mg/Tag p.o. 2 × 100 mg/Tag p.o.	bis Erfolg (bis 2 Monate) bis Erfolg (bis 2 Monate)
Tuberkulose CAVE: Interaktionen mit HIV-Therapie (Protease-Hemmer/PI). Bei Patienten mit PI muss Rifabutin dem Rifampicin vorgezogen werden!	Isoniazid + Rifampicin[#] oder Rifabutin[#] + Pyrazinamid + Ethambutol	5 mg/kg/Tag (max. 300 mg/Tag) p.o. 10 mg/kg/Tag (max. 600 mg/Tag) p.o. 5 mg/kg (max. 300 mg) p.o. 25 mg/kg/Tag (max. 2 g/Tag) p.o. 15–25 mg/kg/Tag p.o.	meist als Rifater® + Ethambutol bis Resistenz bekannt oder 2 Monate (Initialphase)
	Anschließend 4 Monate Konsolidierungstherapie mit Isoniazid + Rifampicin, meist als Rifinah®. Bei offener Tuberkulose Patienten isolieren! Voraussetzungen für Therapiedauer 6 Monate: Immunrekonstitution und klinisches Ansprechen! Ausnahme: bei ZNS-Tuberkulose: immer 12 Monate; bei Lymphknoten-Tuberkulose: 9 Monate		
nichttuberkulöse Mykobakteriosen • Mycobacterium-avium-intracellulare-(MAI-) Komplex • Mycobacterium kansasii	Clarithromycin + Ethambutol evtl. + Rifabutin evtl. + Levofloxacin oder Amikacin Rifampicin[#] + Isoniazid + Ethambutol oder Rifampicin[#] + Clarithromycin + Ethambutol	2 × 500 mg/Tag p.o. 1 × 15 mg/kg/Tag p.o. 450 mg/Tag p.o. 1 × 500 mg/Tag p.o. 1 × 10–15 mg/Kg i.v. 600 mg/Tag p.o. 1 × 300 mg/Tag p.o. 20 mg/kg/Tag p.o. 600 mg/Tag p.o. 2 × 500 mg/Tag p.o. 20 mg/kg/Tag p.o	12 Monate, dann Sekundärprophylaxe bis CD4 > 100 während 6 Monate zusätzlich Rifabutin falls CD4 < 50, hoher Keimdichte falls schwer disseminierter Befall 15–18 Monate
Kryptosporidiose	Paromomycin	4 × 500 mg/Tag p.o.	2 Wochen
Mikrosporidiose	Albendazol	2 × 400 mg/Tag p.o.	3 Wochen
Isospora-belli-Enteritis	symptomatisch, TMP/SMX Alternative: Ciprofloxacin	2 × 2 Tabl. forte/Tag p.o. 2 × 500 mg/Tag	10 Tage
Cyclospora-cayatensis-Enteritis	symptomatisch, Versuch mit TMP/SMX	2 × 1 Tabl. forte/Tag p.o.	7 Tage
Blastocystis-hominis-Enteritis	Metronidazol	3 × 750 mg/Tag p.o.	10 Tage

Cave: Bei bis dahin ART-naiven Patienten kann eine gleichzeitige Therapie opportunistischer Krankheiten und Beginn einer antiretroviralen Therapie zu einem Immunrekonstitutions-Syndrom führen.

* Dosis von Rifabutin muss bei gleichzeitiger Gabe von Indinavir oder Nelfinavir halbiert werden. Die gleichzeitige Gabe von Saquinavir ist kontraindiziert. Dosis von Indinavir muss bei gleichzeitiger Gabe von Rifabutin auf 3 × 1000 mg erhöht werden.

[#] Rifampicin ist zusammen mit Protease-Inhibitoren kontraindiziert. Rifampicin darf zusammen mit Efavirenz verabreicht werden (Efavirenz evtl. auf 800 mg/Tag erhöhen).

eine robuste Immunantwort aufgebaut, welche die Krankheit in eine klinische Latenzphase überleitet. Es wird geschätzt, dass 40–70% aller Patienten eine akute HIV-Infektion durchmachen. Die Erkrankung wird aber wegen der unspezifischen und selbstlimitierten Symptomatik häufig nicht erkannt. In Tierversuchen wurde die Infektion genau

Tab. C8-4 Opportunistische Infektionen bei HIV-Patienten: Sekundärprophylaxe (nach Beendigung der initialen Therapie).

Infektion	Medikament	Dosis	Kommentar
Pneumocystis-jiroveci-Pneumonie (PcP)	analog Primärprophylaxe (siehe Tab. C8-2), außer: Pentacarinat-Inhalation: 300 mg alle 2 Wochen im 1. Monat, anschließend 1 ×/Monat		bis CD4-Zahl > 200/μL während mindestens 3 Monate
Toxoplasma-gondii-Enzephalitis	1. Pyrimethamin + Sulfadiazin + Leucovorin oder	1 × 50 mg/Tag p.o. 2–3 g/Tag p.o. (in 4 Dosen) 1 × 5 mg/Tag p.o.	Stopp bei CD4-Zahl > 200/μL > 3 Monate evtl. 2 ×/Woche dosieren PcP-Prophylaxe entfällt
	2. Pyrimethamin + Clindamycin + Leucovorin oder	1 × 50 mg/Tag p.o. 4 × 300 mg/Tag p.o. 1 × 5 mg/Tag p.o.	zusätzlich PcP-Prophylaxe
	3. Clindamycin	4 × 300 mg/Tag p.o.	zusätzlich PcP-Prophylaxe
Kryptokokken-Meningitis	Fluconazol	1 × 200 mg/Tag p.o.	bei CD4 > 200 Stopp diskutieren
Candida-Stomatitis oder -Ösophagitis	Fluconazol	150 mg resp. 400 mg p.o. Einmaldosis	bei > 3 Rezidive/Monat, alle 1–4 Wochen (je nach Bedarf)
Zytomegalievirus- (CMV-) Retinitis	1. Ganciclovir oder	5 mg/kg i.v. 5 ×/Woche	Stopp bei CD4 > 150 ≥ 3 Monate nach Rücksprache mit Augenarzt
	2. Valganciclovir oder	1 × 900 mg/Tag p.o. mit Mahlzeit	via Port-à-Cath
	3. Foscarnet oder	100 mg/kg i.v. 5 ×/Woche	gleiche Wirkung wie i.v.
	4. Cidofovir	5 mg/kg i.v. + Probenecid + Hydrierung alle 2 Wochen	via Port-à-Cath oder Implantat diskutieren
mukokutane HSV-Infektion	Aciclovir oder	3–4 × 200 mg/Tag p.o.	individuell
	Valaciclovir	2 × 500 mg/Tag p.o.	individuell
Isospora-belli-Enteritis	TMP/SMX	1 Tabl. forte 3 ×/Woche	
Mycobacterium-avium-intracellulare- (MAI-) Infektion	Clarithromycin + Ethambutol oder + Rifabutin*	2 × 500 mg/Tag p.o. 1 × 15 mg/kg/Tag p.o. 1 × 300 mg/Tag p.o.	Stopp bei CD4 > 100 ≥ 6 Monate + 12 Monate MAC-Therapie + asymptomatisch
	Alternativ können auch Kombinationen mit Rifampicin#, Clofazimin oder Levofloxacin eingesetzt werden (siehe Therapie, Tab. C8-3).		

* Dosis von Rifabutin muss bei gleichzeitiger Gabe von Indinavir oder Nelfinavir halbiert werden. Die gleichzeitige Gabe von Saquinavir ist kontraindiziert. Dosis von Indinavir muss bei gleichzeitiger Gabe von Rifabutin auf 3 × 1000 mg erhöht werden.
# Rifampicin ist zusammen mit Protease-Inhibitoren kontraindiziert.
Für Interaktionen siehe www.hiv-druginteractions.org.

charakterisiert. Typischerweise kommt es etwa drei Tage nach einer genitalen Inokulation z.B. in der Zervix zu einer lokalen Virusreplikation. Nach etwa sieben Tage verstärkt sich die Replikation und erreicht den regionalen Lymphknoten. Von dort kommt es dann zur Virämie und systemischen Ausbreitung der Krankheit in alle Organe, wobei das ZNS zuletzt befallen wird. Bei Menschen scheint die Zeit von der Inokulation der Schleimhäute bis zum Auftreten der akuten HIV-Infektion 4–11 Tage zu betragen. Es kommt zu einem raschen Anstieg der Viruskonzentrationen im Blut, die Virusmenge beträgt häufig mehr als eine Million pro Milliliter Plasma. In dieser Zeit sind die Patienten auch sehr infektiös. Der Organismus baut aber gleichzeitig eine starke Immunität gegen HIV auf. Bis zu eine von 17 der zytotoxischen CD8-

Zellen ist in einer solchen Phase gegen HIV gerichtet. In dieser akuten Phase sind klinische Symptome häufig. Mehr als 80% der Patienten klagen über Fieber, Müdigkeit und Hautausschläge. In 30–70% werden Kopfschmerzen, Schwellung der Lymphknoten, Pharyngitis, Gliederschmerzen, gastrointestinale Symptome und Nachtschweiß angegeben. Seltener sind orale und genitale Ulzera oder eine virale Meningitis. Eine Thrombopenie kommt in ca. 40% vor, erhöhte Transaminasen in 20%. Diese symptomatische Phase kann von wenigen Tagen bis zu zehn Wochen dauern. Die Diagnose erfolgt in dieser Phase durch direkten Virusnachweis, sei es durch eine PCR, sei es durch den Nachweis des P24-Antigens. Die HIV-spezifischen IgG und IgM können in dieser akuten Phase noch negativ sein, der HIV-Test also falsch negativ. Tests der neuesten Generation messen allerdings auch das P24-Antigen, sodass die Gefahr von übersehenen akuten HIV-Infektionen heute gering ist.

Zusammen mit dem Auftreten von zytotoxischen CD8-Lymphozyten sinkt die Virämie wieder ab und pendelt sich auf einem mehr oder weniger hohen Wert ein. Zeitgleich mit der Abwehr von HIV fallen die CD4-Lymphozyten ab, da infizierte Zellen abgeräumt werden. Dieser Abfall kann so ausgeprägt sein, dass bereits während der akuten Infektion AIDS-definierende Erkrankungen auftreten. Mit dem Erreichen einer stabilen Virämie steigt dann die Zahl der CD4-Lymphozyten wieder an. Je höher die stabile Virukonzentration ist, desto rascher schreitet die HIV-Infektion fort. Daraus folgte auch die Hypothese, dass sich mit der antiretroviralen Therapie (ART) der akuten HIV-Infektion die Virusreplikation auf einen tiefen Wert stabilisieren könnte und sich somit die Prognose langfristig und nach Absetzen der Therapie deutlich verbessern würde. Erste kleine Studien waren denn auch sehr ermutigend; die Behandlung der akuten Infektion mit einer potenten ART reduzierte die Virusreplikation rasch zu unmessbaren Werten, und eine starke Immunreaktion trat auf, ähnlich wie bei Patienten mit einer sehr günstigen Langzeitprognose (Kahn und Walker 1998). Weitere Studien zeigten jedoch, dass durch eine Behandlung der akuten HIV-Infektion das Virus im Verlauf nicht besser kontrolliert wird als ohne Behandlung (Kaufmann et al. 2004, Kinloch-de Loes et al. 2005). Bei schweren Symptomen oder ausgeprägter Immunsuppression kann eine Therapie dennoch sinnvoll sein.

7 HIV-Therapie

Die HIV-Therapie erfuhr in den letzten zehn Jahren entscheidende Änderungen. Die gegen HIV gerichtete Therapie mit einer Kombination von meist drei wirksamen Substanzen ermöglicht die **komplette Hemmung der Virusreplikation im Zellzyklus** an verschiedenen Stellen. Das Virus kann an verschiedenen Orten gehemmt werden, nämlich

- an der Reversen-Transkriptase,
- beim Integrieren des Virus in die Zell-DNS und
- beim so genannten Virus-Assembly, d.h. dem Zusammensetzen des Virus, für welches Proteasen notwendig sind.

Zusätzlich kann das Virus beim Zelleintritt entweder am Virus selbst (gegen Glykoprotein 41 des HIV wirksame Substanzen) oder auf der Zellseite am Eintritt in die Zelle gehemmt werden. Die Tabellen C8-5 und C8-6 geben eine Übersicht der verschiedenen Medikamente und deren wichtigste Eigenschaften. Die entsprechende Liste wird pe-

Tab. C8-5 Anti-HIV-Medikamente: Dosierung, Nebenwirkung.

Wirksubstanz	Handelsname	Dosierung (mg/Tag)[2]	VL[3] ↓ / CD4 ↑	Nebenwirkungen, cave IA's![4]	Tabl/Kaps (mg)
Entry-Inhibitoren: Ko-Rezeptor-Antagonisten (CCR5-Antagonisten)					
Maraviroc (MVC)[1]	(UK-427, 857)	2 × 300 ?	++/++ ?	Kopfschmerzen, orthostatische Hypotonie	150
Entry-Inhibitoren: Fusionsinhibitoren (FIs)					
Enfuvirtide (T-20)[6]	Fuzeon®	2 × 90	++/++	Reaktionen an Injektionsstelle, Hypersensitivität, Eosinophilie	90
Reverse-Transkriptase-Inhibitoren: Nukleosid-Analaoge (NRTIs)					
Abacavir (ABC)[5]	Ziagen®	1 × 600 oder 2 × 300	++/++	Hypersensitivitätsreaktion, *keine* Reexposition! Nausea	300, Lösung
Didanosin (ddI)[5]	Videx® Ec	1 × 400 *nüchtern* (≥ 60 kg) 1 × 250 *nüchtern* (< 60 kg)	+/+	Diarrhö, Pankreatitis, Interaktionen mit TDF[7] und Ribavirin[7]	EC-Kaps: 125, 200, 250, 400

Tab. C8-5 Anti-HIV-Medikamente: Dosierung, Nebenwirkung. (*Fortsetzung*)

Wirksubstanz	Handelsname	Dosierung (mg/Tag)[2]	VL[3] ↓ / CD4 ↑	Nebenwirkungen, *cave IA's!*[4]	Tabl/Kaps (mg)
Emtricitabin (FTC)[5]	Emtriva®	1 × 200	+/+	Kopfschmerzen, Nausea	200
Lamivudin (3TC)[5]	Epivir® 3TC™	1 × 300 oder 2 × 150	+/+	Kopfschmerzen, Nausea	300, 150, Lösung
Stavudin (d4T)[5]	Zerit®	2 × 40 (≥ 60 kg) 2 × 30 (< 60 kg)	+/+	Polyneuropathie	15, 20, 30, 40, Pulver
Zidovudin (ZDV, AZT)[5]	Retrovir® AZT®	2 × 300, auch 2 × 250	+/+	Anämie, Neutropenie, Nausea	250, 300, Sirup
ZDV und 3TC[5]	Combivir®	2 × 300/150	+++/+++	siehe Zidovudin und Lamivudin	300/150
ABC und 3TC[5]	Kivexa® Epzicom™	1 × 600/300	+++/+++	siehe Abacavir und Lamivudin	600/300
ABC und ZDV und 3TC[5]	Trizivir®	2 × 300/300/150	+++/+++	siehe ABC und AZT und 3TC	300/300/150
Reverse-Transkriptase-Inhibitoren: Nukleotid-Analoge (NtRTIs)					
Tenofovir (TDF)[5]	Viread®	1 × 300	++/++	Übelkeit, IA mit ddI[7], ATV[7]	300 TDF = 245 TD
TDF und FTC[5]	Truvada™	1 × 300/200	+++/+++	siehe TDF und FTC	300/200
EFV und TDF und FTC[4]	Atripla™	1 × 600/300/200	++++/++++	siehe EFV und TDF und FTC	600/300/200
Reverse-Transkriptase-Inhibitoren: Nicht-Nukleosid-Analoge (NNRTIs)					
Efavirenz (EFV)	Stocrin® Sustiva™	1 × 600[4]	+++/+++	ZNS-Symptome, Exanthem, Transaminasen ↑, selten Stevens Johnson, *nicht in SS*	200, 600, Lösung
Nevirapin (NVP)	Viramune®	2 × 200[4,8] evtl. 1 × 400[8]	++/++	Transaminasen ↑↑ 4% (2,5–11%), bis fulminante Hepatitis; massiv bis lebensbedrohliches Exanthem (Stevens Johnson) 2% v.a. in den ersten 6 Wochen	200
Protease-Inhibitoren (PIs)					
Atazanavir (ATV)[7,9]	Reyataz®	RTV 1 × 100 + ATV 1 × 300[11] mE	+++/+++	Bilirubin ↑, Transaminasen ↑, *nicht in SS*	150, 200
Fos-Amprenavir (FAPV)[1,9]	Telzir® Lexiva™	RTV 2 × 100 + FAPV 2 × 700[12,13]	+++/+++	Nausea, Diarrhö; bei Leberinsuffizienz: Dosis ↓, *nicht in SS*. Exanthem, selten Stevens-Johnson-Syndrom	700, Lösung
Indinavir (IDV)	Crixivan®	RTV 2 × 100 + IDV 2 × 800 mE od. 3 × 800[10] nüchtern/fettarm	++/++	Nephrolithiasis, Transaminasen ↑, Leberinsuffizienz: Dosis ↓, *nicht in SS*	200, 400
Lopinavir/RTV (LPV/r)	Kaletra® Aluvia™	2 × 400/100[14]	+++/+++	Diarrhö, Nausea, Lipide ↑, bei Leber ↓: Dosis ↓	200/50, Lösung
Nelfinavir (NFV)[10]	Viracept®	2 × 1250 *mit Essen*	+/+	Diarrhö, Exanthem	250, Sachets
Saquinavir$_{hg}$[9] (SQV Hard-Gel-Kaps)	Invirase®	RTV 2 × 100 + SQV 2 × 1000 mE	++/++	Diarrhö, Nausea	200, 500[1]

Tab. C8-5 Anti-HIV-Medikamente: Dosierung, Nebenwirkung. *(Fortsetzung)*

Wirksubstanz	Handels-name	Dosierung (mg/Tag)[2]	VL[3] ↓ / CD4 ↑	Nebenwirkungen, *cave IA's!*[4]	Tabl/Kaps (mg)
Darunavir (DRV)[6]	Prezista®	RTV 2 x 100 + TMC 2 × 600 mE	+++/+++	Diarrhö, Exanthem *nicht in SS* selten Stevens-Johnson Syndrom	300
Tipranavir (TPV)[6]	Aptivus®	RTV 2 × 200 + TPV 2 × 500	+++/+++	Transaminasen ↑↑, intrakran. Blutung, Diarrhö, Exanthem, Nausea, *nicht in SS*	250

Legende: 1) Ritonavir (RTV, Norvir®) wird nur noch in niedriger Dosierung als CYP3A4-Blocker (Booster) verwendet. 2) Dosierung bei Erstbehandlung von Erwachsenen und Einsatz zusammen mit 2 NRTIs bei normaler Nieren- und Leberfunktion. 3) VL = viral load = Virus-Titer = Virus-Konzentration = Anzahl HIV-RNA-Kopien/ml Plasma. 4) CCR5-Antagonisten, Nicht-Nukleosid-analoge RT-Inhibitoren und Protease-Inhibitoren werden über das Cytochrom P450-System metabolisiert. Interaktionen mit anderen Medikamenten können zum Teil schwerwiegende Nebenwirkungen verursachen. Siehe Packungsbeilage. **Cave:** *Die Kombination von NNRTIs (NVP/EFV) mit PIs führt infolge Enzyminduktion zu erniedrigten PI-Serumspiegeln (Resistenzentwicklung!); Modifikation der PI-Dosierung notwendig.* 5) AZT + 3TC + ABC, TDF + 3TC + ABC, TDF + ddI + 3TC etc. (NRTI-only 3er-Kombinationen) sind infolge geringerer Wirksamkeit als 2-Klassenregime nicht empfohlen. 6) „Reservemedikamente": Wirksamkeit basierend auf „anderem" Wirkungsmechanismus (T20) bzw. relativ geringer Kreuzresistenz mit älteren PI's (DRV und TPV). 7) Empfohlene Dosierung: TDF 300 mg/Tag und ddI 250 mg/Tag beide mit leichter Mahlzeit, unabhängig vom Gewicht bzw. TDF 300 mg/Tag und ATV 300 mg/Tag und RTV 100 mg/Tag beide mit leichter Mahlzeit, unabhängig vom Gewicht; infolge geringerer Wirksamkeit nicht zusammen mit EFV oder NVP. 8) Initiale Dosierung: siehe Packungsbeilage. 9) Atazanavir (Reyataz®), Fos-Amprenavir (Agenerase® und Telzir®/Lexiva™) und Saquinavir (Invirase®) nie ohne RTV, insbesondere nicht bei gleichzeitigem Einsatz von Efavirenz oder Nevirapin. 10) Nicht bei Patienten mit vorgängigem Therapie-Versagen. 11) ATV/r 300/100 mg/Tag wenn zusammen mit Tenofovir, ATV/r 400/100 mg/Tag wenn zusammen mit Efavirenz! Spiegel messen! 12) Äquivalente Amprenavir-Serumkonzentrationen nach FAPV/r 2 × 700/100 mg/Tag und APV/r 2 × 600/100 mg/Tag 13) Bei gleichzeitigem Einsatz von Efavirenz beträgt die Ritonavir-Dosis 300 mg/Tag. Spiegel messen! 14) LPV/r 2 × 533/133 mg/Tag – 2 × 600/150 mg/Tag bei Behandlung mit Efavirenz oder Nevirapin (Spiegel messen!). mE) mit Essen. SS) Schwangerschaft.

Tab. C8-6 Anti-HIV-Medikamente: Pharmakokinetik, Hemmkonzentration.

Wirksubstanz	Dosierung (mg/Tag)	Protein-Bdg (%)	$T_{1/2}$ (h)[2]	Spitzen-spiegel[4] (mg/l)/ [T_{max} (h)]	Tal-spiegel (mg/l)[4]	Inhibitor.-Konz. in vitro (µg/l)[5]	Tal-spiegel (mg/l) Target-Wild-typ[7]	Tal-spiegel (mg/l) Target-Mutan-ten[8]
Entry-Inhibitoren: Ko-Rezeptor-Antagonisten (CCR5-Antagonisten)								
Maraviroc (MVC)1								
Entry-Inhibitoren: Fusionsinhibitoren (FIs)								
Enfuvirtide (T-20)	2 × 90	97–98	> 2	4,7 ± 0,5	1,4 ± 0,3	IC_{90} = 2–20 (frei)	?	–[9]
Reverse-Transkriptase-Inhibitoren: Nukleosid-Analoga (NRTIs)								
Abacavir (ABC)	2 × 300	~ 50	20,5	Prodrugs, intrazelluläre Konzentration der aktiven Form entscheidend				
Didanosin (ddI)	1 × 400	< 5	25–40					
Emtricitabin (FTC)	1 × 200	< 5	39					
Lamivudin (3TC)	1 × 300	< 35	12					
Stavudin (d4T)	1 × 40	< 5	3,5					
Zidovudin (ZDV, AZT)	2 × 250–300	34–38	3					
ZDV und 3TC	2 × 300/150							
ABC und 3TC	1 × 600/300							
ABC und ZDV und 3TC	2 × 300/300/150							

Tab. C8-6 Anti-HIV-Medikamente: Pharmakokinetik, Hemmkonzentration. *(Fortsetzung)*

Wirksubstanz	Dosierung (mg/Tag)	Protein-Bdg (%)	$T_{1/2}$ (h)[2]	Spitzenspiegel[4] (mg/l) / [T_{max} (h)]	Talspiegel (mg/l)[4]	Inhibitor.-Konz. in vitro (μg/l)[5]	Talspiegel (mg/l) Target-Wildtyp[7]	Talspiegel (mg/l) Target-Mutanten[8]
Reverse-Transkriptase-Inhibitoren: Nukleotid-Analoga (NtRTIs)								
Tenofovir (TDF)	1 x 300		> 24	Prodrug				
TDF und FTC	1 x 300/200							
Reverse-Transkriptase-Inhibitoren: Nicht-Nukleosid-Analoga (NNRTIs)								
Efavirenz (EFV)	1 x 600	> 99	40–55 (→ 100[6])	4 ± 1,1	1,7 ± 1	IC_{90} = 0,3–7,9 (frei)	> 1,1	–[9]
Nevirapin (NVP)	2 x 200	~ 60	25–30	5,7	4,5 ± 1,9	IC_{50} = 13–26 (frei)	> 3,4	–[9]
Protease-Inhibitoren (PIs)								
Atazanavir/r (ATV)	1 x 300/100	87	~ 7	5,2 ± 3	0,86 ± 0,84	IC_{90} = 8 (frei) IC_{90} = 23 (in Serum)	0,2–1	> 1[10]
Fosamprenavir/r (FAPV)	2 x 700/100	90	~ 7	6,8 (5,4–6,9)	2,1 (1,8–2,5)	IC_{50} = 6–21 (frei)	0,4–3	> 3[10]
Indinavir/r (IDV)	2 x 800/100	60–65	1,5–2	9 ± 2,9	0,18 ± 0,13	IC_{95} = 25–100 (frei)	0,15–0,8	> 0,8[10]
Lopinavir/r (LPV)	2 x 400/100	98–99	5–6	9,6 ± 4,4	5,5 ± 4	IC_{50} = 3–17 (frei) IC_{50} = 40–180 (iSerum)	3–10	> 10[10]
Nelfinavir (NFV)	2 x 1250	> 98	3,5–5	4 ± 0,8	0,7 ± 0,4	IC_{95} = 5–140 (frei)	1–4	–[9]
Ritonavir (RTV)	2 x 600	98–99	3–5	11,2 C 3,6	3,7 ± 2,6	IC_{90} = 70 (frei) IC_{90} = 2100 (in Serum)	> 2,1	–[11]
Saquinavirhg/r (SQV Hard-Gel-Kaps)	2 x 1000/100	98	~ 4	1,2 (1–1,6)	0,23 (0,17–0,3)	IC_{90} = 3–54 (frei)	0,2–4	> 4[10]
Darunavir/r (DRV) [TMC 114/r]	2 x 600/100	95	~ 15	5,7 ± 1,9	3,6 ± 1,2	IC_{50} = 0,7–5 (frei)		
Tipranavir/r (TPV)	2 x 500/200	> 99,9%	~ 6	♀ 56 ± 13 ♂ 46 ± 10	♀ 25 ± 14 ♂ 21 ± 10	IC_{50} = 18–42 (frei) IC_{90} = 42–108 (frei)	4–12	≥ 12[10]

Legende: 1) Ritonavir (RTV, Norvir®) wird nur noch in niedriger Dosierung als CYP3A4-Blocker (Booster) verwendet. 2) Terminale Plasmahalbwertzeit. 3) Intrazelluläre Habwertszeit -Triphosphat. 4) Konzentrationen, wie sie in klinischen Studien bei der angegeben Dosierung gemessen wurden ≠ Normwerte! 5) Konzentration, bei der in Zellkulturen die Vermehrung von 50/90/95% des Wildtyps von HIV-1 gehemmt wird. 6) Vor allem afrikanische Frauen. 7) Empfohlene Talspiegel für Personen mit Wildtyp-Viren; höhere Werte entsprechen Konzentrationen, die in der Regel nur durch „Ritonavir-Boosting" erreicht und gut toleriert werden. 8) Empfohlene minimale Talspiegel für Personen mit vermindert empfindlichen Viren. 9) Resistenz = „alles oder nichts", Dosissteigerung sinnlos. 10) Resistenz = „relativ" = f (Anzahl Resistenz-assoziierter Mutationen), durch höhere Serumkonzentrationen partiell überwindbar. 11) Einsatz von Ritonavir als Protease-Inhibitor limitiert durch Tolerabilität.

Die Autoren danken Dr. Markus Flepp, Zürich, für die Tabellen C8-5 und C8-6, jeweils aktualisiert auf www.hiv.ch.

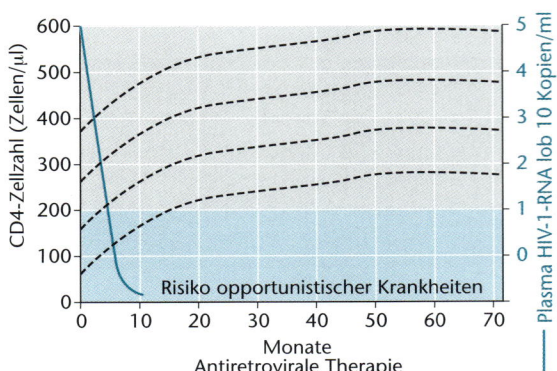

Abb. C8-5 Langzeitiger Verlauf der CD4-Lymphozyten unter einer wirksamen antiretroviralen Therapie in Abhängigkeit des Ausgangswertes gemäß Kaufmann et al. (2003).

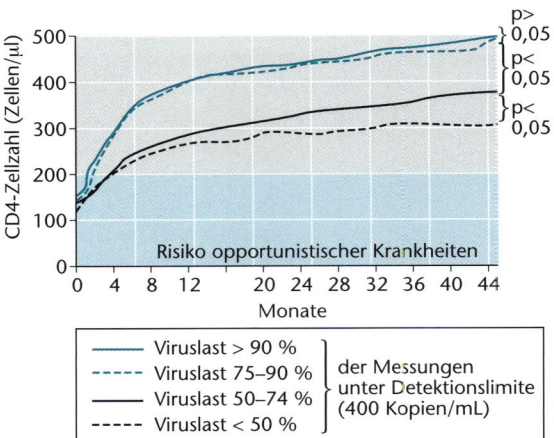

Abb. C8-6 Verlauf der CD4-Lymphozyten in und Unterdrückung der Virusvermehrung durch antiretrovirale Medikamente gemäß Kaufmann et al. (2003).

riodisch aktualisiert auf der Homepage http://www.hiv.ch, vgl. auch Kap. A4.1.

7.1 Effekt der Therapie auf das Immunsystem

Bereits wenige Tage bis Wochen nach Beginn einer antiretroviralen Therapie beginnt ein nachhaltiger Anstieg der CD4-Zellzahl, der nach einem Jahr ca. 100–200 CD4-Zellen/µL beträgt (Abb. C8-5). Dieser Anstieg ist biologisch hoch relevant und bereits nach wenigen Wochen kommt es zu einer signifikanten Senkung des Risikos an opportunistischen Krankheiten zu erkranken (Furrer et al. 1999, Gulick et al. 1997, Ledergerber et al. 1999). Der Anstieg der CD4-Zellzahl hält bei gutem Therapieeffekt, d.h. wenn die Virussuppression über Monate und Jahre anhält, für mindestens 10–20 Jahre an. Erst nach 3–6 Jahren wird ein Plateau der CD4-Zellzahl erreicht, wobei Patienten, welche die Therapie mit sehr tiefen CD4-Zellen starten, meist ein tieferes Plateau aufweisen (siehe Abb. C8-5) (Kaufmann et al. 2003).

Für die Mortalität der ersten Jahre ist entscheidend, dass die CD4-Zellzahl in den ersten 3–6 Monaten ansteigt und deutlich über 50 CD4-Zellen/µL beträgt. Dazu ist eine komplette Virussuppression notwendig. Abbildung C8-6 zeigt, dass während einer längeren Dauer die Virusreplikation komplett supprimiert sein muss, damit die CD4-Zellzahl optimal ansteigt. Entsprechend können Patienten, die sich sehr spät, d.h. mit weniger als 100 CD4-Zellzahl/µL präsentieren, nach wie vor eine sehr gute Langzeitprognose aufweisen.

7.2 Einfluss auf die Letalität

Die Letalität hat sich seit der Einführung der potenten antiretroviralen Therapie um zuerst 70% und mit dem weiteren Verbessern der Therapien um derzeit ~90% reduziert (Abb. C8-7) (CAESAR Coordinating Committee 1997, Delta Coordinating Committee 1996, Egger et al. 1997, Hammer et al. 1996, Hammer et al. 1997, Jaggy et al. 2003, Mocroft et al.

Jahr	Studien-name	Studientyp		≈ Reduktion der Mortalität %
1996	Delta	RCT	AZT vs duale ART [4]	30
1996	ACTG 175	RCT	AZT vs duale ART [5]	50
1997	CAESAR	RCT	AZT vs duale ART [6]	
1997	ACTG 320	RCT	Dual vs HAART [7]	
1997	SHCS	OS	No HAART vs HAART [8]	70–80
1998	HOPS	OS	No HAART vs HAART [9]	
2003	EUROSIDA	OS	96/97 HAART vs 96-02 HAART [11]	
2005	SHCS	OS	No HAART vs HAART [12]	86

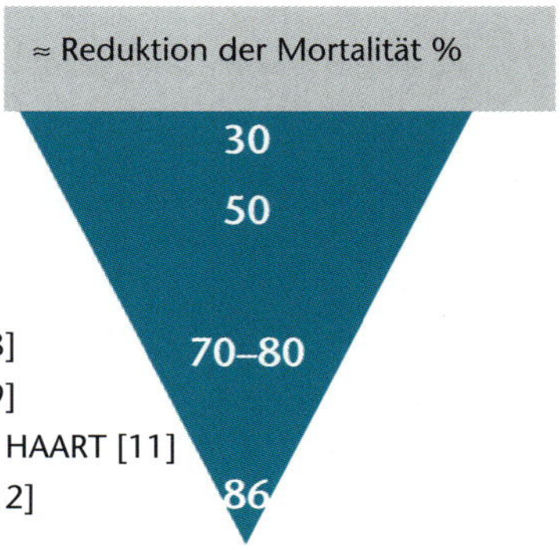

Abb. C8-7 Reduktion der Sterblichkeit durch antiretrovirale Therapien über die Jahre.

2003, Palella et al. 1998, Sterne et al. 2005). Die verbleibende Letalität ist darauf zurückzuführen, dass ein Teil der Patienten (ca. 15%) erst sehr spät behandelt wird, teilweise nachdem die Krankheit AIDS bereits ausgebrochen ist. Aufgrund der reduzierten Letalität ist es nicht mehr möglich, Endpunktstudien mit dem Endpunkt opportunistischer Infektionen und/oder Tod durchzuführen. Mit Modellannahmen kann berechnet werden, dass die Lebensverlängerung eines adäquat behandelten Patienten deutlich über 20–30 Jahre beträgt. Falls keine schweren Begleiterkrankungen bestehen, kann angenommen werden, dass die Lebenserwartung nicht wesentlich eingeschränkt ist.

7.3 Therapiebeginn

Eine Therapie sollte begonnen werden, bevor das Risiko besteht, an AIDS zu erkranken. Dies ist bei einer CD4-Zellzahl zwischen 200–350 CD4-Zellen/μL gegeben. Die CD4-Zellzahl und Viruslast müssen in regelmäßigen 3- bis 6-monatlichen Abständen gemessen werden, damit die Dynamik der Infektion beim individuellen Patienten abgeschätzt werden kann. Generell wird ein Therapiebeginn empfohlen:
- bei symptomatischer HIV-Krankheit (opportunistische Infekte und Krankheiten; meist bei einer CD4-Zellzahl unter 200 CD4-Zellen/μL)
- bei asymptomatischer HIV-Infektion mit einer CD4-Zellzahl < 200 CD4-Zellen/μL
- bei 200–350 CD4-Zellen/μL, falls die Dynamik darauf hinweist, dass die HIV-Infektion prognostisch ungünstig verläuft. Dafür spricht ein schneller CD4-Abfall und eine hohe Viruslast (> 100 000 Kopien/ml).

Für alle diese Indikationen muss die Bereitschaft des Patienten, eine Therapie zuverlässig einzunehmen, gefordert werden.

Da die Therapien einfacher, besser und verträglicher geworden sind, hat sich der Start der Therapie nach vorn verschoben, d.h. es wird gegenüber früheren Jahren bereits bei einer höheren CD4-Zellen/μL eine antiretrovirale Behandlung eingeleitet.

7.4 Kombinationstherapien

Trotz verbesserter Potenz einzelner HIV-Medikamente wird in den meisten Situationen eine **3er-Kombination von Medikamenten** empfohlen, welche gegen HIV wirksam sind (Hammer et al. 2006). Diese Kombination beinhaltet entweder die Kombination von zwei Nukleosid-Reverse-Transkriptase-Hemmern mit einem Nicht-Nukleosid-Transkriptase-Hemmer oder zwei Nukleosid-Reverse-Transkriptase-Hemmern mit einem Protease-Hemmer. Letzteren wird in der Regel Ritonavir in tiefer Dosierung hinzugefügt, damit die Metabolisierung des Protease-Hemmers via Zytochrom p450 gehemmt wird. Damit lassen sich sehr hohe Konzentrationen des Protease-Hemmers erreichen, welche für die anti-HIV-Wirkung entscheidend sind.

Typische Initialkombinationen sind die Kombination von Tenofovir plus Emtricitabine oder Abacavir plus Lamivudin oder Zidovudin plus Lamivudin in Kombination mit einem Nicht-Nukleosid-Transkriptase-Hemmer wie Efavirenz oder Nevirapin oder in Kombination mit einem Protease-Inhibitor wie Lopinavir, Atazanavir, Fosamprenavir, Saquinavir (jeweils mit Ritovinar ‚geboostet'). Die amerikanischen Therapierichtlinien werden regelmäßig nachgeführt und gelten auch in Europa als genereller Standard (http://aidsinfo.nih.gov/).

Neuere Studien zeigen, dass die Reduktion der Viruslast, der CD4-Anstieg und klinische Endpunkte bei der Therapie mit Nicht-Nukleosid-Transkriptase-Hemmern versus Protease-Inhibitoren keine signifikanten Unterschiede zeigen. Vorteile der Nicht-Nukleosid-Transkriptase-Hemmer sind die einfachere Gabe (weniger Tabletten) und weniger Medikamenteninteraktionen. Nachteile sind Medikamentenspezifische Nebenwirkungen (siehe Tab. C8-5 und C8-6). Vorteile der Protease-Inhibitoren sind die ebenfalls sehr verlässliche Wirkung sowie das seltenere Auftreten von primären Mutationen.

In einer großen Metaanalyse zeigte sich, dass bei 57% der behandelten Patienten nach einem Jahr die Viruslast unter 50 Kopien/ml lag und der CD4-Anstieg im Durchschnitt bei 177 CD4-Zellen/μL (Bartlett et al. 2006). Es zeigte sich auch, dass Nicht-Nukleosid-Transkriptase-Hemmer und Protease-Inhibitoren (zusätzlich mit Ritonavir) gleich wirksam und einer 3er-Kombination von Nukleosid-Reverse-Transkriptase-Hemmern ohne Protease-Inhibitoren und Nicht-Nukleosid-Transkriptase-Hemmer überlegen waren.

Vor Therapiebeginn werden die CD4-Zellzahl, die Viruslast sowie wegen Nebenwirkungen (kardiovaskuläres Risiko und metabolische Effekte) die Lipide und die Glukose gemessen. Ebenfalls wird geprüft, ob das Virus Wildtyp ist oder bereits Resistenzen vorhanden sind, was bei 5–10% der Patienten in Europa und USA der Fall ist. Insbesondere gegen Nicht-Nukleosid-Reverse-Transkriptase-Hemmern besteht eine 10%ige Resistenzlage bereits vor der initialen Therapie.

7.5 Spezielle Aspekte der Therapie

Es ist entscheidend, dass **Medikamente zuverlässig eingenommen** werden. Bereits das einmalige Vergessen der

Medikamente pro Woche stört den Therapieeffekt signifikant. Die Compliance ist in den letzten Jahren für Patienten einfacher zu befolgen, da neue Kombinationspräparate die meist ein- oder zweimalige tägliche Gabe ermöglichen. Mit schlechter Compliance assoziiert sind eine ungenügende Information bei Therapiebeginn, eine gestörte Arzt-Patienten-Beziehung sowie das Auftreten von Nebenwirkungen. Aktiver intravenöser Drogenkonsum, Alkoholabusus sowie Depression sind weitere beschriebene Risikofaktoren für eine ungenügende Compliance.

Bei Frauen im gebärfähigen Alter muss darauf geachtet werden, ob ein unmittelbarer Kinderwunsch besteht. Mehrere Medikamente sind hinsichtlich Sicherheit und Verträglichkeit während der Schwangerschaft gut geprüft. Efavirenz sollte wegen der potentiell teratogenen Wirkung nicht während des ersten Trimesters verabreicht werden. Falls eine Frau bis dahin nicht behandelt worden ist, kann mit einer anti-HIV-Therapie, falls es die Klinik erlaubt, bis Ende des ersten Trimenons abgewartet werden. Eine Therapie zur Verhinderung der Mutter-Kind-Übertragung von HIV muss desto früher beginnen, je höher die Viruslast ist, damit bereits Wochen vor Geburtstermin die Viruslast vollständig supprimiert ist (< 50 Kopien/ml). Damit lässt sich die HIV-Übertragung auf das Neugeborene um 98–100% reduzieren (siehe Abschnitt 2.3). Vielerorts wird zusätzlich die Kaiserschnittentbindung durchgeführt, womit sich eine nochmalige Reduktion erreichen lässt. Aufgrund der in den letzten Jahren deutlich verbesserten Wirkung von HIV-Medikamenten ist es jedoch nicht sicher, ob eine Kaiserschnittentbindung in jedem Fall notwendig ist.

7.6 Nebenwirkungen

Allgemein treten Nebenwirkungen der HIV-Medikamente mit neueren Präparaten und neuen galenischen Formen heute deutlich seltener auf als früher. Zu Beginn kommt es in 10–30% zu leichtem Unwohlsein, Diarrhö und Kopfschmerzen. Meistens sind diese Nebenwirkungen passager, wobei Medikamenten-spezifische Nebenwirkungen (siehe Tab. C8-5) andauern können. Die Therapie sollte dann aufgrund der vielen Alternativen eher früher als später gewechselt werden. Hier ist es wichtig zu überlegen, ob eine Substanz im Vordergrund steht oder ob das ganze Regime gewechselt werden muss.

7.7 Monitorisieren

Die HIV-Therapie sollte anamnestisch und klinisch überwacht werden. Dabei sollte der Patient befragt werden, ob er die Therapie gut toleriert oder ob Beschwerden aufgetreten sind wie Kopfschmerzen, Nausea oder Diarrhö. Insbesondere ist bei einzelnen Medikamenten wie z.B. Abacavir nach Fieber zu fragen, da eine Hypersensitivitätsreaktion zu einem Therapiewechsel führen muss. In regelmäßigen 3- bis 6-monatlichen Abständen müssen CD4-Zellzahl, Virusmenge sowie Blutbild und Chemogramm geprüft werden. Je nach Substanz sind Nebenwirkungen auf das blutbildende System, die Lipide, Leber oder Niere zu überprüfen.

7.8 Prognose

Generell hat sich die Prognose durch potente Therapien dramatisch verbessert und die Morbiditäts- und Letalitätsreduktion beträgt ca. 90% (siehe Abb. C8-7) (CAESAR Coordinating Committee 1997, Delta Coordinating Committee 1996, Egger et al. 1997, Hammer et al. 1996, Hammer et al. 1997, Jaggy et al. 2003, Mocroft et al. 2003, Palella et al. 1998, Sterne et al. 2005). HIV-infizierte Patienten haben trotz antiretroviraler Therapie eine schlechte Prognose, wenn

- sie sich mit sehr tiefen CD4-Zellzahlen präsentieren und/oder bereits AIDS-definierende Krankheiten durchgemacht haben
- die Wirkung der Therapie wegen ungenügender Compliance oder einer ungenügenden Therapie schlecht ist
- wenn eine konkomittierende Krankheit bei hoher CD4-Zellzahl vorhanden ist oder
- bei einer Resistenz gegenüber allen Medikamenten.

7.9 HIV-Resistenz

Das HIV zeigt mit einer Replikationsrate von 10^9–10^{10} Viruspartikeln/Tag und einer Fehlerrate in der Reversen-Transkriptase von 1×10^5 die Fähigkeit, sich unter Selektionsdruck von Medikamenten stark zu verändern. Entsprechend besteht die theoretische Möglichkeit, dass alle Resistenzmutationen a priori bereits existieren und durch die Therapie selektioniert werden. Das Auftreten von Resistenzen kann aufgrund der hohen Replikationsrate sehr rasch auftreten. In der Praxis zeigt sich, dass viele Patienten, welche entweder mit einer ungenügenden Therapiekombination behandelt werden oder die Therapie nicht zuverlässig einnehmen, Resistenzen akkumulieren. Je nach Medikamentenklasse häufen sich über die Zeit vermehrt Resistenzen an. Dabei ist allerdings das resistente Virus häufiger weniger fit. Die **reduzierte Fitness** hat Folgen auf den Verlauf der HIV-Infektion. Wegen der reduzierten Fitness des HIV bleibt die CD4-Zellzahl trotz anhaltender Virämie häufig über Jahre stabil. Andererseits führen Sekundärmutationen häufig dazu, dass nach wenigen Jahren die CD4-Zellzahl schließlich abnimmt und das Risiko für AIDS erhöht ist.

Generell zeigt sich eine Klassenresistenz aufgrund weniger Mutationen schnell bei Nicht-Nukleosid-Reverse-Transkriptase-Hemmern, bei einer mittleren Anzahl Mutationen bei Nukleosid-Reverse-Transkriptase-Hemmern und bei einer mittleren bis hohen Anzahl von Mutationen bei Protease-Hemmern.

Die hohe Medikamentenkonzentration der Protease-Hemmer, welche durch die Zugabe von Ritonavir verstärkt sind, führt zu einer höheren Medikamentenexposition und damit zu einer höheren Barriere für das Auftreten von Resistenzen. Ebenfalls können Protease-Hemmer gegen ein Virus mit wenigen Resistenzen nach wie vor wirksam sein.

7.10 Therapie bei Therapieversagen („Salvage"-Therapie)

Ca. 20–40% der Patienten zeigen auf die initiale Therapie ein virologisches Versagen. Der Entscheid, ob die Therapie gewechselt werden muss oder nicht, richtet sich nach mehreren Faktoren. Die entscheidenden Fragen sind, ob es sich um

- ein virologisches Versagen
- ein immunologisches Versagen (d.h. CD4-Abfall) oder
- ein klinisches Versagen mit dem Auftreten von opportunistischen Krankheiten handelt.

Das Auftreten einer neuen HIV-assoziierten Klinik zeigt ein Therapieversagen an und ist somit eine Indikation für eine neue Therapie („Salvage"-Therapie). Für eine rationale „Salvage"-Therapie ist eine genotypische oder phänotypische Resistenzprüfung durchzuführen (siehe Abschnitt 5). Eine nachfolgende Therapie sollte mindestens zwei, besser drei Substanzen enthalten, gegen welche das Virus keine Resistenz hat. Ohne Resistenzprüfung besteht die potentielle Gefahr, dass eine 3er-Therapie einer virtuellen Monotherapie entspricht. Entsprechend würden weitere Medikamente ohne nachhaltigen Effekt verabreicht werden. Es gibt bereits Protease-Hemmer, die gegen primäre und sekundäre Resistenzen wirksam sind, insbesondere diejenigen der neuen Generation wie Tipranavir und Darunavir. Ein CD4-Abfall sollte ebenfalls eine Therapieänderung nach sich ziehen. Risikofaktoren für einen CD4-Abfall unter der Therapie sind eine Viruslast über 10 000 Kopien/ml (Ledergerber et al. 2004). Falls ein Patient ein virologisches Therapieversagen mit stabiler CD4-Zellzahl aufweist, muss überlegt werden, ob das Beibehalten der Therapie zu einer weiteren Akkumulation von Resistenzen führt, welche nachfolgende Therapien erschweren würden. Falls dies nicht der Fall ist, sollte solange mit einer neuen Therapie zugewartet werden bis

- entweder die CD4-Zellzahl absinkt und/oder
- eine gute neue Therapieoption besteht, welche der Patient zuverlässig einnimmt.

7.11 Differentialdiagnostische Aspekte

Vor allem bei später Präsentation der HIV-Infektion können das gleichzeitige Auftreten mehrerer opportunistischer Krankheiten, konkomitierender Krankheiten sowie Medikamenten-assoziierte Nebenwirkungen die Diagnostik erschweren (Tab. C8-7). In westlichen Ländern wird die HIV-Diagnose bei 10–30% der HIV-infizierten in einem späten klinischen Stadium gestellt. Bei diesen Patienten findet sich definitionsgemäß eine tiefe CD4-Zellzahl, wobei international keine Richtlinien gelten, was als späte HIV-Präsentation definiert ist. Das Risiko opportunistischer Krankheiten ist bei Unterschreiten einer CD4-Schwelle von 200/µL gegeben (siehe Kap. C8.2).

7.12 Evaluation eines Patienten mit später Präsentation

Die Anamnese eines Patienten mit später Präsentation umfasst Fragen nach früher durchgemachten HIV-assoziierten Symptomen (z.B. Fieber, Durchfall, Gewichtsverlust) und Krankheiten mit ein. Zeichen einer Immunschwäche wie die orale Candidiasis oder die orale Haarleukoplakie müssen aktiv gesucht werden. Vor der Therapie sollte die CD4-Zellzahl und die HI-Viruslast mindestens zweimal erhoben werden. Serologien, welche hinsichtlich Primär- oder Sekundärprophylaxe sowie konkomittierender Krankheiten wichtig sind, sollten geprüft werden. Dazu gehört das Erkennen von Erregern, welche lebenslang im Organismus persistieren können, wie *Toxoplasma gondii*, Hepatitis-B- (HBV), Hepatitis-C- (HCV), Zytomegalie- (CMV), Herpes-simplex- (HSV) und Varicella-Zoster-Virus (VZV) sowie die Lues-Serologie.

Bei später Präsentation, d.h. insbesondere wenn die CD4-Zellzahl bereits initial unter 100 CD4-Zellen/µL liegt, ist der rasche Beginn einer antiretroviralen Therapie wichtig. Falls der Patient bereits eine manifeste aktuelle opportunistische Krankheit hat, muss erwogen werden, ob die antiretrovirale Therapie gleichzeitig mit der Behandlung der opportunistischen Infektion begonnen werden soll. Einerseits kann die wirksame antiretrovirale Therapie helfen, mit der verbesserten Immunität opportunistische Infektionen einzudämmen und zur Heilung zu bringen. Anderer-

Tab. C8-7 Differentialdiagnose: Neue Symptome und Befunde bei HIV-infizierten Patienten mit später Präsentation.

	Beispiele	Merkmale
HIV	• Gewichtsverlust • Fieber • Diarrhö • Demenz	• sehr tiefe CD4-Zellzahl/µL (< 100) mit hoher HIV-Viruslast > 100 000 Kopien/mL Ausschlussdiagnose nach Beachten von der unten stehenden Möglichkeiten
definierte Komplikation von HIV	• opportunistische Krankheiten	• typische Zeichen einer opportunistischen Krankheit
Therapie-assoziierte Komplikation	• ART-Nebenwirkungen • Nebenwirkungen der Therapie opportunistischer Krankheiten oder nosokomialer Infektionen	• typische Nebenwirkungen einzelner antiretroviraler Medikamente (z.B. Hypersensitivität, Exanthem, Hepatitis, Diarrhö) • typische Nebenwirkungen einzelner Antiinfektiva (z.B. Sulfadiazin, Isoniazid) • zeitliche Assoziation mit Medikamenteneinnahme
gleichzeitige Komplikation, v.a. während Hospitalisation	• nosokomiale Infektionen	• Zeichen einer nosokomialen Infektionen, z.B. Katheter-Infektion, Clostridium-difficile-Infektion, Sepsis
Immunrekonstitutions-Syndrom	• Tuberkulose, NTM • Kryptokokkose • Herpes simplex • Hepatitis • progressive multifokale Leukenzephalopatie • Zytomegalievirus	• ca. 2–4 Wochen nach Beginn einer ART, teilweise deutlich später • vorherige AIDS-Diagnose • sehr tiefe CD4-Zellzahl/µL (< 100) • atypische Zeichen einer opportunistischen Infektion • Klinik nicht erklärt durch typischen Verlauf einer opportunistischen Infektion oder Nebenwirkungen antiretroviraler Medikamente
nichtassoziierte Krankheiten („Zweitkrankheiten")	• häufige Krankheiten, v.a. bei älteren Patienten	• Zeichen einer nicht HIV- und Therapie-assoziierten Krankheit • Zweitkrankheiten bei jahrzehntelanger HIV-Krankheit zunehmend wahrscheinlich, insbesondere bei älteren Patienten (v.a. Arteriosklerose-assoziierte Erkrankungen)

ART = antiretrovirale Therapie
NTM = nichttuberkulöse Mykobakterien

seits kann jedoch nach dem Beginn einer antiretroviralen Therapie durch die wiedererlangte Immunität gegen verschiedenste Erreger ein **Immunrekonstitutions-Syndrom** auftreten. Dies kann bei nichttuberkulösen Mykobakteriosen und Tuberkulose zu einer ernsthaften Krankheit führen. Diese ist geprägt durch atypische Symptome und Befunde einer opportunistischen Krankheit, z.B. Fieber, Durchfall, Progredienz der Lymphadenopathie und Progredienz der radiologischen pulmonalen Veränderungen.

Für folgende Krankheiten ist ein **unmittelbarer Start der antiretroviralen Therapie** vorteilhaft und überwiegt das Risiko eines Immunrekonstitutions-Syndroms: Kaposi-Sarkom und progressive multifokale Leukenzephalopathie (Abb. C8-8). Bei einer CMV-Chorioretinitis kann 1–2 Wochen mit einer antiretroviralen Therapie zugewartet werden, bis gesichert ist, dass ein Patient die CMV-Therapie gut toleriert. Bei einer Pneumocystis-jiroveci-Pneumonie wird im Allgemeinen zwei Wochen zugewartet bis zum Beginn einer antiretroviralen Therapie. Bei aktiver Tuberkulose sollte 2–8 Wochen zugewartet werden, bis die antiretrovirale Therapie gestartet wird, da die tuberkulostatische Therapie Vorrang hat (siehe Abb. C8-8).

Wird bei Patienten mit mehreren opportunistischen Infektionen die antiretrovirale Therapie eingesetzt, dann findet sich häufig eine überlappende Symptomatik, welche die Diagnostik erschwert (siehe Tab. C8-7). Hierbei ist das Wissen über das Auftreten von opportunistischen Infektionen bei bestimmten CD4-Zellzahlen entscheidend.

Tabelle C8-7 fasst in strukturierter Weise die Differentialdiagnose zusammen, welche sich bei einem HIV-infizierten Patienten bei neuen Symptomen und Befunden ergeben einschließlich von Immunrekonstitutions-Phänomenen.

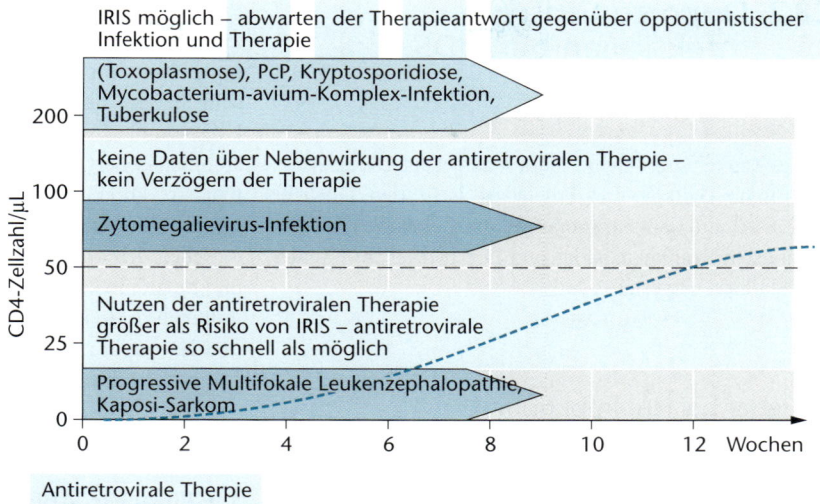

Abb. C8-8 Start der antiretroviralen Therapie im Spätverlauf der HIV-Infektion (AIDS) während einer akuten opportunistischen Infektion.

Antiretrovirale Therpie
IRIS = Immun-Rekonstitutions-Inflammatorisches Syndrom
PcP = Pneumocystis-jirovei-Pneumonie

8 Postexpositionsprophylaxe (PEP)

Da die antiretroviralen Medikamente die Vermehrung von HIV blockieren, werden diese Substanzen auch zur Verhütung einer Infektion nach möglicher Inokulation von HIV eingesetzt. Zidovudin, das erste antiretrovirale Medikament, wurde bereits kurz nach der Zulassung auch zur Prophylaxe z.B. nach Stichverletzungen eingesetzt. Die bisher einzige Studie zur Wirksamkeit einer PEP ist eine Fall-Kontroll-Studie mit Zidovudin aus den 1990er Jahren. Sie zeigte mit dieser Monotherapie einen ca. 80%ige Reduktion der HIV-Infektionen nach akzidentellen Stichverletzungen. Placebo-kontrollierte Studien werden dazu aus offensichtlichen ethischen Gründen nie gemacht werden. Weitere Argumente für eine PEP sind die Wirksamkeit in der Verhütung der HIV-Übertragung von der Mutter auf das Kind (siehe Abschnitt 2.3) und Tierversuche. Es gibt aber auch Argumente gegen eine PEP wie z.B. hohe Kosten bei kleinem Risiko, beschriebene Versagen der PEP, Unklarheit über die Wirksamkeit und hohe Nebenwirkungsraten. Das Übertragungsrisiko ist häufig schwierig abzuschätzen. Gesammelte Daten von Stichverletzungen mit HIV-infizierten Nadeln oder scharfen Gegenständen zeigen, dass eine Übertragung in 0,24–0,59% der Fälle stattfindet. Bei Transfusion von infiziertem Blut oder Blutprodukten steigt dies auf 68,8–91,9% an. Das *Infektionsrisiko* besteht bei Verletzungen mit blutigen Gegenständen, vorgängiger intravasaler Lage, tiefer Verletzung und hoher HIV-Konzentration beim Indexpatienten (Spender), Exposition von Schleimhaut und lädierter Haut und Exposition mit konzentrierten Viruslösungen. In solchen Situationen empfiehlt es sich, eine PEP durchzuführen. Eine PEP wird im Allgemeinen nicht empfohlen bei Verletzungen mit herumliegenden Nadeln an öffentlichen Orten. Das Risiko ist aber meist nicht so klar abschätzbar und oft ist der HIV-Status des Spenders nicht bekannt. Entscheidet man sich zu einer PEP, ist der **Zeitfaktor** von entscheidender Bedeutung. Jede Stunde zählt, wie Tierversuche und In vitro-Experimente gezeigt haben. Die PEP sollte deshalb im Zweifelsfall vor dem Erhalt von HIV-Tests beim Spender begonnen und bei negativem HIV-Test wieder abgebrochen werden.

Außerhalb des Medizinalbereiches wird eine PEP offeriert bei ungeschütztem Geschlechtsverkehr mit HIV-infiziertem Partner, rezeptivem oralen Verkehr mit HIV-infiziertem Partner und Verwendung von infiziertem Injektionsmaterial. Weitere Situationen sind unter Abschnitt 2.2 zu finden. Abwägen kann man die PEP bei Geschlechtsverkehr mit Partner mit unbekanntem HIV-Status, die Risikoevaluation ist in diesen Situationen aber besonders schwierig.

Eine PEP wird bis spätestens 72 Stunden nach Exposition offeriert und besteht 2007 z.B. aus einer Kombination von Tenofovir, Emtricitabin und Lopinavir/Ritonavir für 28 Tage. Interaktionen und allfällige Resistenzen müssen beachtet werden.

In neuster Zeit sind klinische Studien im Gange, die die Wirksamkeit einer Präexpositionsprophylaxe (PrEP) in Hochrisikogruppen untersuchen. Bei vorläufig noch fehlenden Daten kann PrEP aktuell nicht empfohlen werden.

C8.2 Opportunistische Infektionen bei AIDS

Dieses Kapitel ist problemorientiert aufgebaut. Die erregerspezifische Therapie und Prophylaxe ist in den Tabellen C8-2, C8-3 und C8-4 zusammengefasst. Zudem werden die wichtigsten Krankheitsbilder und ihre Erreger im Kapitel D7 detailliert vorgestellt.

1 Fieber bei HIV-Infektionen

Die Differentialdiagnose von Fieber bei HIV-Patienten ist grundsätzlich analog derjenigen von HIV-negativen Patienten. Weitere diagnostische Schritte sollten sich demnach entsprechend dem Leitsymptom (z.B. Kopfschmerzen) beziehungsweise dem Leitbefund (z.B. Meningismus) richten. Zusätzlich sind jedoch drei weitere Fragen beim febrilen Patienten mit einer HIV-Infektion entscheidend:
- Wurde vor kurzem eine antiretrovirale Therapie (ART) neu begonnen und könnte das Fieber eine unerwünschte Wirkung dieser Therapie (Medikamentenfieber) oder ein Immunrekonstitutions-Syndrom sein?
- Liegt beim Patienten eine schwere Immunsuppression vor (CD4-Zellzahl < 200c/μL) und ist deshalb mit opportunistischen Infektionen zu rechnen?
- Könnte bei entsprechendem Risikoverhalten eine andere übertragbare Geschlechtskrankheit vorliegen?

1.1 Unerwünschte Wirkung einer ART

Die weitaus gefährlichste Situation ist das **Hypersensitivitätssyndrom** als Nebenwirkung von Abacavir, das durchschnittlich elf Tage nach Therapiebeginn auftritt. Wird dieses nicht rechtzeitig erkannt oder wird der Patient nach einer Hypersensitivitätsreaktion mit diesem Medikament reexponiert, kann dies unter Umständen letal enden. Die Letalität betrug in einer amerikanischen Studie im Jahr 2001 0,03% (Hetherington et al. 2001). Die Mehrzahl der Patienten hat Fieber und/oder ein Exanthem als Teil des Syndroms. Weitere Anzeichen einer Hypersensitivitätsreaktion können gastrointestinale Symptome (Nausea, Erbrechen, Diarrhö oder abdominale Schmerzen) oder respiratorische Symptome (Halsschmerzen, Husten und abnormale Röntgenbefunde, in erster Linie lokalisierbare Infiltrate) sein. In klinischen Studien entwickelten ungefähr 5% der Personen, die Abacavir erhielten, eine Hypersensitivitätsreaktion.

Ein weiteres antiretrovirales Medikament, welches in Zusammenhang mit Fieber erwähnt werden muss, ist Nevirapin. Die schwerwiegendsten unerwünschten Wirkungen sind Stevens-Johnson-Syndrom, toxische epidermale Nekrolyse und schwere Hepatitis bzw. Leberversagen. Diese kommen isoliert oder in Verbindung mit einer Hypersensitivitätsreaktion vor. Die meisten Fälle werden in den ersten 18 Behandlungswochen beobachtet.

Neben den beiden erwähnten Medikamenten Abacavir und Nevirapin kommt bei allen antiretroviralen Therapien immer auch ein Medikamentenfieber in Betracht. Abacavir und Nevirapin sind jedoch aufgrund von Häufigkeit und möglichen schwerwiegenden Folgen an erster Stelle zu erwähnen.

1.2 Fieber in Abhängigkeit der CD4-Zellzahl

Während Tuberkulose, Herpes zoster und Lymphome durchaus bei einer CD4-Zellzahl > 200 Zellen/μL auftreten können, sind die nach genannten opportunistischen Infektionen meist erst bei deutlicher Immunschwäche (CD4-Zellzahl < 200 Zellen/μL) anzutreffen. Die in Zusammenhang mit einer HIV-Infektion bekannteste opportunistische Infektion ist die **Pneumocystis-jiroveci (früher: carinii)-Pneumonie** (PcP). Sie tritt meist subakut auf und der Patient präsentiert sich mit trockenem Husten und progressiver Atemnot. Radiologisch findet sich typischerweise ein bilaterales, diffuses, symmetrisches, feinretikuläres Infiltrat.

Die Lactat-Dehydrogenase im Blut ist bei zwei Drittel der Patienten erhöht. Liegt die CD4-Zellzahl unter 100 Zellen/μL, klagt der Patient über Dyspnoe, und finden sich bilaterale interstitielle, retikulonoduläre Infiltrate, kommt die Kryptokokkose (*Cryptococcus neoformans*) und bei entsprechender epidemiologischer Exposition (siehe unten) die Kokzidiomykose (*Coccidiodes immitis*) und die Histoplasmose (*Histoplasma capsulatum*) infrage. Eintrittspforte für *Cryptococcus neoformans* ist die Lunge, Hauptbefallsort jedoch das Gehirn. Rund 65% der Fälle einer Kryptokokken-Meningoenzephalitis zeigen einen deutlich erhöhten Liquor-Druck (> 20 cmH$_2$O), oft ohne Meningismus. Es soll von Blut und Liquor eine Kultur angelegt werden und in beiden Materialien das Kryptokokken-Antigen gesucht werden. Therapeutisch wird Amphotericin B und Flucytosin für zwei Wochen eingesetzt. Die Kryptokokkose kommt ubiquitär, die Kokkzidiomykose und Histoplasmose kommen in den Südstaaten der USA und Südamerika vor, die Histoplasmose zusätzlich auch in Asien und Afrika. Diese ist typischerweise mit einer Hepatosplenomegalie assoziiert. In Zusammenhang mit der respiratorischen Symptomatik müssen auch nichttuberkulöse Mykobakteriosen, die Nokardiose, die CMV-Pneumonitis und seltenerweise Pilzinfektionen wie die Aspergillose in Erwägung gezogen werden. Letztere tritt jedoch in der Regel nur bei gleichzeitiger protrahierter Neutropenie auf.

Nebst der bereits erwähnten Kryptokokken-Meningoenzephalitis sollte bei vorliegender neurologischer Symptomatik und Fieber bei **Immunsupprimierten** an die zerebrale Toxoplasmose, die CMV- und HSV-Enzephalitis gedacht werden. Bei zerebraler Toxoplasmose fallen im MRT-Schädel (CT-Schädel) eine oder typischerweise mehrere Läsionen mit Ringanreicherung nach Kontrastmittelgabe auf. Andere Ursachen für einen Hirnabszess sind die Histoplasmose, Aspergillose und Trypanosomiasis. Auch zerebrale Tuberkulome oder ein primäres ZNS-Lymphom muss in Betracht gezogen werden.

Gastrointestinal stehen bei einer CD4-Zellzahl < 200 Zellen/µL *Giardia lamblia*, *Entamoeba histolytica*, Kryptosporidien, *Isospora belli*, *Cyclospora*, *Strongyloides* und *Histoplasma capsulatum* sowie bei einer Zellzahl < 100 Zellen/µL Mikrosporidien und nichttuberkulöse Mykobakterien im Vordergrund. Bei einer CD4-Zellzahl unter 50 Zellen/µL ist an eine CMV-Kolitis zu denken. Die Therapie der opportunistischen Infektionen ist in Tabelle C8-3 aufgeführt.

1.3 Andere sexuell übertragbare Krankheiten

Bei Personen mit Risikoverhalten, die trotz HIV keinen „safer sex" praktizieren und mit Fieber in die Sprechstunde kommen, soll auch an sexuell übertragbare Krankheiten wie Syphilis, Gonorrhö, Chlamydien-Infektionen, infektiöse Hepatitiden und an eine HSV-Primoinfektion gedacht werden. Fieber ist zwar selten das alleinige Leitsymptom, aber der Zusammenhang mit genitalem Ausfluss, typischen Haut- oder Laborveränderungen (Hepatitis) weist auf eine Geschlechtskrankheit hin. Diese Krankheiten haben in den letzten Jahren in Ländern Europas deutlich zugenommen (Del Giudice et al. 2006, Frauenfelder 2006).

2 Gastrointestinale Manifestationen und Komplikationen bei HIV-Infektion

Die Einführung der ART hat zu einer dramatischen Reduktion der Morbidität und Mortalität der HIV-Infektion und der damit assoziierten gastrointestinalen Manifestationen geführt (Raufman 2005). In den Entwicklungsländern, wo 90% aller HIV-Infizierten ohne Zugang zu ART und Therapien gegen opportunistische Infektionen leben, hat sich die Epidemiologie gastrointestinaler Manifestationen der HIV-Infektionen nicht wesentlich verändert. Für einen in Westeuropa tätigen Kliniker ergibt sich daraus die Herausforderung, bei der zielgerichteten Abklärung gastrointestinaler Symptome HIV-positiver Patienten Überlegungen zum aktuellen Immunstatus, zur HIV-Therapie und zur Exposition (Migranten, Reisende) anzustellen. Bei den differentialdiagnostischen Überlegungen sind neben Reinfektionen und Rezidiven auch die Reaktivierung persistierender Erreger in Betracht zu ziehen. Neben der sich verändernden Epidemiologie sind die mannigfachen Nebenwirkungen der antiretroviralen Medikamente zu berücksichtigen. Die Qualität der Abklärung hängt auch davon ab, ob die richtigen Kultur- und Transportmedien verwendet und die korrekte Diagnostik verlangt wird. Der Schlüssel zu einer effizienten Abklärung liegt in der guten Dokumentation und interdisziplinären Zusammenarbeit zwischen Gastroenterologie und Infektiologie.

2.1 HIV-assoziierte Manifestationen und Komplikationen des oberen Gastrointestinaltraktes

Oropharynx
Differentialdiagnostisch muss an Soor-Stomatitis und -Glossitis, Herpes-simplex-Stomatitis, idiopathische aphthöse Ulzera (zum Teil medikamentös bedingt) und Tumoren (Lymphome, Kaposi-Sarkom) gedacht werden.

Symptome der oropharyngealen Manifestationen sind Schmerzen durch Aphthen und Ulzera, Blutungen, Störungen des Geschmackssinns (Dysgeusie), Mundtrockenheit, Mundgeruch und Schluckstörungen mit Störungen des Kauaktes, der Portionierung und der oropharyngealen Phase des Schluckens.

Klinisch muss der Oropharynx mit Mundspatel und Lampe genau untersucht werden. Mundsoor manifestiert sich mit weißlichen Papeln, welche bei der Entfernung bluten. Seltener ist ein diffuses Erythem ohne Papeln. Bei aphthösen Ulzera an Wangenschleimhaut, Lippen, Zunge und Gaumen muss an Herpes-simplex-Virus gedacht werden. Allerdings manifestieren sich so genannte idiopathische aphthöse Ulzera genau gleich. Größere Ulzera werden bei Histoplasmose oder Lymphomen gesehen.

Die OHL (oral hairy leukoplakia) ist charakterisiert durch weißliche Streifen auf der Seite des mittleren Zungendrittels. Das Kaposi-Sarkom kann an bläulichen Flecken oder Tumoren, welche meist am weichen Gaumen lokalisiert sind, erkannt werden.

Die *Abklärung* erfolgt je nach Anamnese, Epidemiologie, Immunzustand und klinischem Befund. Der Mundsoor kann in der Regel empirisch behandelt. Auch Kaposi-Sarkome werden klinisch diagnostiziert. Bei herpetischen Läsionen sollte der Nachweis von HSV (z.B. PCR) angestrebt werden. Tumoren oder großen Ulzerationen sollten durch Fachärzte für Ohren-, Nasen und Halskrankheiten biopsiert werden. Dabei sollten neben der Histologie auch Kulturen auf Mykobakterien und Pilze veranlasst werden. Serologische Abklärungen sind sinnvoll beim Verdacht auf venerische Infektionen (*N. gonorrhoeae, T. pallidum*).

Ösophagus

Differentialdiagnostisch kommen die Soor-, CMV- oder Herpes-simplex-Ösophagitis infrage. Zudem manifestieren sich klinisch idiopathische HIV-assoziierte Ulzera genau gleich. Das viszerale Kaposi-Sarkom ist durch die bläuliche Farbe klinisch einfacher erkennbar. Seltene Erkrankungen sind Tabletten-induzierte Ulzera, Lymphome, bakterielle/mykobakterielle Infektionen. Auch die Histoplasmose kann sich mit Ösophagus-Ulzera manifestieren.

Symptome sind Dysphagie (Schwierigkeiten beim Herunterschlucken) für Flüssigkeiten und/oder feste Speisen, Odynophagie (Schmerzen beim Schlucken, z.B. von heißen Getränken) und der gastroösophageale Reflux mit epigastrischen Schmerzen, retrosternalem Brennen, Regurgitation und chronischem Husten.

Die **Candida-Ösophagitis** ist die häufigste ösophageale HIV-Manifestation und ist meist mit einer *klinisch* erkennbaren Soor-Stomatitis assoziiert. Diese kann allerdings bei vorgängiger Therapie mit funghiziden Lutschtabletten fehlen. Ein Gewichtsverlust ist bei chronischer Dys- oder Odynophagie häufig. Bei schwerer Immunsuppression (CD4+ < 100/μL) sind ösophageale opportunistische Infektionen möglich (CMV, HSV). Die Candida-Ösophagitis tritt in der Regel bei CD4+-Zahlen unter 300/μL auf.

Für die *Abklärung* der Candida-Ösophagitis ist bei typischer Anamnese und Vorliegen einer Soor-Stomatitis eine Endoskopie nicht notwendig. Sie kann mit einer empirischen Therapie (siehe Tab. C8-3) behandelt werden. In Populationsstudien beträgt die Häufigkeit von mindestens wöchentlichen Reflux-Symptomen bei HIV-Infizierten 25%. Deshalb kann zunächst mit einem Protonenpumpen-Blocker (PPI) empirisch behandelt werden. Nur bei fehlendem Ansprechen ist eine diagnostische Endoskopie indiziert.

In allen anderen Situationen muss verzugsfrei eine Ösophagogastroduodenoskopie veranlasst werden. Da es sich bei HIV-assoziierten Ösophagus-Erkrankungen um seltene Entitäten handelt, sollte eine Bilddokumentation erfolgen, damit unklare Befunde mit einem Spezialisten besprochen werden können. Die *Candida-Ösophagitis* hat ein charakteristisches endoskopisches Bild (Zytologie/Biopsie nicht zwingend). Die *Herpes-Ösophagitis* ist selten. Endoskopisch zeigen sich kleine, flache, ausgestanzte Ulzera. In der Biopsie/Zytologie wird spezifische Immunhistochemie und HSV-PCR veranlasst. Neben der antiviralen Therapie (siehe Tab. C8-3) sollen PPI oder Sucralfat gegen retrosternale Schmerzen gegeben werden.

CMV ist der häufigste virale Erreger der Ösophagitis. Die Serologie ist bei dieser reaktivierten latenten Infektion obligat positiv. Für die Reaktivierung sprechen das positive p65-Antigen und die positive CMV-PCR im Blut. Die CD4+-Lymphozyten sind typischerweise < 100/μL. Es müssen mehrere Biopsie aus Ulkus-Rand und -Grund entnommen werden. In der Biopsie wird ein zytopathischer Effekt gefunden. Neben der antiviralen Therapie (siehe Tab. C8-3) ist das Management der Malnutrition, der Dehydratation und der Schmerzen wichtig.

Das *idiopathische HIV-assoziierte Ulkus* ist bei Patienten unter HAART (highly active anti-retroviral therapy) selten und ist somit eine Ausschlussdiagnose. Es können Komplikationen in Form von Strikturen, Fisteln oder Blutungen auftreten. Behandelt wird mit Steroiden und/oder Thalidomid.

Magen

Gastrale Beschwerden sind bei Patienten mit einer HIV-Infektion und einer multimodalen medikamentösen Therapie häufig. Nausea und Erbrechen treten unter HAART initial bei bis zu 15% der Patienten auf. Patienten mit fortgeschrittener Immunsuppression haben häufig eine Hypo- oder Achlorhydrie, was vor allem in Situationen mit fehlendem Ansprechen auf PPI zu berücksichtigen ist.

Bei Patienten, welche über Nausea, Erbrechen, epigastrische Schmerzen oder eine obere Gastrointestinalblutung klagen, muss differentialdiagnostisch an CMV-Gastritis, Kaposi-Sarkom oder an ein Lymphom gedacht werden.

Bei der Abklärung muss nach Ausschluss einer Medikamentennebenwirkung eine Gastroskopie mit Biopsie durchgeführt werden.

2.2 HIV-assoziierte chronische Diarrhö

Chronische Diarrhö ist definiert als zwei und mehr Stuhlgänge mit verminderter Konsistenz während mehr als vier Wochen. Der Darm ist Zielorgan sowohl der HIV-Infektion selbst als auch einer Reihe opportunistischer Infektionen. Die chronische Diarrhö war vor der Verbreitung der HAART eine häufiges Problem (Prävalenz 3–7% in HIV-/AIDS-Ambulanzen). In den letzten fünf Jahren sind dazu überwiegend Arbeiten von Patientenpopulationen aus Entwicklungsländern publiziert worden. In den Industriestaaten wird die chronische Diarrhö bei HIV-Patienten nur noch selten gesehen. Die chronische HIV-assoziierte Diarrhö kann durch Pathologien im Dünn- und/oder Dickdarm verursacht sein. Ganz generell korreliert der klinische Schweregrad des Krankheitsbildes mit dem Grad der Immundefizienz.

Anamnestisch muss nach ähnlichen Krankheitsfällen in der Umgebung des Patienten, nach auslösenden/lindernden Faktoren, Exposition mit neuen Medikamenten, Antibiotika, Reisen, bisherigen Therapien und ähnlichen früheren Ereignissen gefragt werden. Die Stuhlanamnese ist genau zu erheben (Abhängigkeit von Nahrungsaufnahme, Häufigkeit, Konsistenz, begleitende Schmerzen, Blut- oder Schleimbeimengungen, auffälliger Geruch, Stuhl im WC aufschwimmend). Voluminöse Stuhlentleerungen sind eher Ausdruck einer Dünndarmaffektion, kleine und häufige Durchfälle mit Blutbeimengungen und Tenesmen eher durch eine Kolonpathologie bedingt.

Klinisch finden sich bei chronischer Diarrhö Abdominalschmerzen von wechselnder Ausprägung und Lokalisation und ein multifaktorieller Gewichtsverlust.

Die *Abklärung* sollte in verschiedenen Schritten erfolgen. In einem ersten Schritt muss die CD4-Zellzahl und die Compliance bezüglich HAART in Erfahrung gebracht werden. Nach Ausschluss einer medikamentösen Nebenwirkung sollen enteropathogene Erreger und Clostridium-difficile-Toxine gesucht werden. Protozoen und Helminthen können in der Stuhlmikroskopie nachgewiesen werden. In einem zweiten Schritt werden bei vermuteter oder schwerer Immundefizienz in der Stuhlmikroskopie zusätzlich Kryptosporidien, *Isospora belli* und Mikrosporidien gesucht. Zudem sollten im Blut und Stuhl nichttuberkulöse Mykobakterien kulturell gesucht werden. Falls innert nützlicher Frist keine Diagnose gestellt werden kann, muss in einem dritten Schritt die Differentialdiagnose nochmals überdacht werden. Neben einer vertieften Anamnese (Epidemiologie) soll die symptomatische Therapie intensiviert werden. Eine obere Panendoskopie bringt meist keine diagnostischen Erkenntnisse, dagegen erlaubt eine Koloskopie inklusive Biopsien aus dem terminalen Ileum die Diagnose eines opportunistischen Infektes in 28% der Fälle.

Kryptosporidiose
Die häufigste Spezies ist *Cryptosporidium parvum*. Dieser Erreger wird in der Regel bei CD4+ < 100/μl gefunden. Klinisch findet man akute und chronische Diarrhö (> 5 Stuhlentleerungen/Tag). Die Diagnose wird mit einer modifizierten Ziehl-Neelsen-Stuhlfärbung oder in der Dünndarm-, Kolonbiopsie gestellt. Die Therapie findet sich in Tabelle C8-3. Entscheidend wichtig ist die Verbesserung der Immunitätslage (HAART).

Mikrosporidiose
Die häufigste Spezies ist *Enterocytozoon bieneusi*. Dieser Erreger wird bei Patienten mit CD4+ < 100/μl gefunden. Klinisch reicht das Spektrum von asymptomatischem Trägertum bis zu schwerer sytemischer Infestation mit Diarrhö. Therapeutisch muss die Immunität mit der HAART verbessert werden, zudem kann Albendazol versucht werden (siehe Tab. C8-3).

CMV
Die CMV-Enterokolitis tritt meist bei Patienten mit CD4+-Lymphozyten < 100/μl auf. Die Diagnose wird mit Endoskopie und Biopsie gestellt. Zudem wird die p65-Antigenämie oder CMV-PCR als Verlaufskontrolle eingesetzt. Die Therapie findet sich in Tabelle C8-3.

HIV-assoziierte idiopathische Kolitis
Die idiopathische Kolitis ist nach Einführen der HAART sehr selten geworden. Sie manifestiert sich mit tief ausgestanzten Ulzera und sollte erst nach dem Ausschluss anderer Ursachen (z.B. M. Crohn, Colitis ulcerosa) diagnostiziert werden. Therapeutisch wirkt die Verbesserung der Immunität, allenfalls kurzfristiger auch Steroide.

2.3 Anorektale Erkrankungen

Die Erfragung anorektaler Symptome (Pruritus, Schmerz, Abgang von Blut, Schleim oder Eiter, Defäkationsstörungen) gehören zusammen mit der Sexualanamnese zum systematischen Assessment jedes Patienten.

Die wichtigsten Entitäten sind Infektionen (Lues, Gonorrhö, Chlamydien-Proktitis, analer Herpes simplex, Condylomata acuminata) und Neoplasien (Analkarzinom, kloakogenes Karzinom, Non-Hodgkin-Lymphom, Kaposi-Sarkom).

Die Abklärung erfolgt mittels Proktoskopie inklusive Abstrich und Biopsie. Entscheidend ist dabei, dass bei der Zuweisung die wesentlichen Punkte der Anamnese und die abzuklärende Differentialdiagnose kommuniziert werden, damit alle notwendigen Materialien in einer Sitzung abgenommen, richtig asserviert und an die richtigen Laboratorien versandt werden können.

Das anale Plattenepithelkarzinom ist durch das onkogene HPV (human papilloma virus) verursacht, welches sich wie eine opportunistische Infektion verhält. Bei sinkenden CD4+-Zellen steigt die HP-Viruslast. Das Problem ist dabei die Durchseuchung der HIV-infizierten Population, welche unabhängig vom Transmissionsmodus hoch ist. Die neue Impfung gegen HPV wird in Zukunft zu einer Abnahme des analen Plattenzellkarzinoms führen.

2.4 HIV-assoziierte Mangelernährung und Gewichtsverlust (wasting syndrome)

Als Wasting-Syndrom bezeichnet man einen Gewichtsverlust > 10% des ursprünglichen Körpergewichts, begleitet von Diarrhö oder Schwäche und dokumentiertem Fieber ohne andere Ursache als die HIV-Infektion selbst. Dies ist heute in den Industriestaaten sehr selten geworden, in den Ländern mit einer HIV-Pandemie wie z.B. Tansania beträgt die Prävalenz jedoch > 5%.

Die Mangelernährung hat mehrfache Implikationen für das Immunsystem. Sie bewirkt per se eine Lymphopenie, und ist mit Mangel an Zink und Vitaminen assoziiert, welche wiederum eine Verminderung der zellulären Immunität bewirken. Mangelernährung ist ein gewichtiger und unabhängiger Prädiktor für die Mortalität. Trotzdem haben bisherige Studien keine Verminderung der Mortalität durch Ernährungsmaßnahmen zeigen können.

2.5 Hepatologische Probleme bei HIV-Infektion

Prävalenz

Lebererkrankungen weisen ein weites klinisches Spektrum auf, das von der asymptomatischen Transaminasen-Erhöhung bis zum tödlichen Organversagen reicht. Im Kontext der HIV-Infektion sind hepatologische Probleme sehr häufig. Die Prävalenz der HCV-Koinfektion bei HIV-Infizierten ist in Ländern, welche kein Abgabeprogramm von sterilem Injektionsmaterial an i.v. Drogenkonsumenten haben, mindestens 40%. Medikamentös-toxische Hepatopathien sind bei HIV-Infizierten ebenfalls sehr häufig (7–25%). Mit dem um Jahrzehnte verbesserten Gesamtüberleben durch HAART in den Industriestaaten laufen somit mehr Patienten Gefahr, manifest an einer der beiden genannten Probleme zu erkranken. Die Mitbeteiligung der Leber im Rahmen opportunistischer Infektionen ist in den Ländern seltener geworden, wo Patienten Zugang zu HAART und Therapien opportunistischer Infektionen haben. Die Ende der 1990er-Jahre geäußerte Befürchtung, das verlängerte Überleben könne zu einer erhöhten Mortalität von Lebererkrankungen führen, scheint sich nicht bewahrheitet zu haben.

Typische hepatische Erkrankungen bei HIV-Infektion

Am häufigsten ist die chronische Hepatitis C, etwas weniger häufig medikamentös-toxische Hepatopathien und die Hepatitis B. Die problematischsten Substanzen sind die antiretroviralen Medikamente, das Trimethoprim-Sulfamethoxazol, Fluconazol und die Tuberkulostatika. Diese Medikamente sind bei vorbestehender Hepatopathie (z.B. HCV) stärker hepatotoxisch als beim Gesunden (Aranzabal et al. 2005). Die Leber ist mit betroffen bei anderen, meist reaktivierten Virusinfektionen (EBV, CMV), bei systemischen Protozoen-Infestationen (Cryptosporidien, Mikrosporidien, *Isospora spp.*, *Toxoplasma spp.*), bei bakteriellen Infektionen (*Pneumocystis jirovecii*, *Bartonella henselae*), Mykobakteriosen (M.-avium-Komplex, *M. tuberculosis*) und bei systemischen Pilzinfektionen (*Candida spp.*, *Cryptococcus spp.*). Neoplastische Manifestationen können ebenfalls die Leber befallen und zwar das viszerale Kaposi-Sarkom, Lymphome und Metastasen solider Tumoren (Kolon, Magen, Bronchus). Eine HIV-spezifische, aber sehr seltene Erkrankung ist die AIDS-Cholangiopathie. Sie manifestiert sich mit Schmerzen im rechten Oberbauch mit einer deutlichen Erhöhung der alkalischen Phosphatase. In der Bildgebung finden sich Veränderung wie bei primärer sklerosierender Cholangitis. Die Ätiologie ist meist eine opportunistische Infektion (*Cryptopsoridium spp.*, Mikrosporidien, *Cyclosora spp.*, CMV, MAC). Die spezifischen Therapien dieser opportunistischen Infektionen scheinen die Cholangiopathie nicht wesentlich zu beeinflussen, weshalb eine endoskopische Therapie mit Papillotomie und Stenting empfohlen wird. Seit Einführung der HAART ist die AIDS-Cholangiopathie sehr selten geworden, das Überleben nach Diagnosestellung ist seither deutlich verlängert.

Anamnese und Diagnostik

Die Abklärung einer Hepatopathie bei HIV-Infizierten unterliegt den gleichen Prinzipien wie diejenige bei Immunkompetenten. Die zielgerichtete Anamnese gibt Auskunft über die Wahrscheinlichkeit einer Koinfektion mit einem hepatotropen Virus, die Medikamentenanamnese lässt die Möglichkeit einer hepatotoxischen Lebererkrankung abschätzen. Die Symptome reichen von einem unbestimmten Druckgefühl im rechten Oberbauch bis zu Schwäche und Appetitlosigkeit und Ikterus bei schwerer Organinsuffizienz. Die Laborabklärungen sollten entsprechend der Epidemiologie und der Differentialdiagnose erfolgen. In westlichen Ländern ist eine Serologie für Hepatitis B und C sicher angezeigt. Im Routinelabor sollten nicht nur die Transaminasen und die Cholostase-Parameter (alkalische Phosphatase, Bilirubin und γ-GT), sondern auch die Syntheseparameter (Serumalbumin und Prothrombin-Zeit) erfasst werden. Bei Hinweisen auf eine cholostatische Erkrankung ist eine Bildgebung zweckmäßig. Indikationen für die Leberbiopsie sind die Erhöhung der Transaminasen während mehr als sechs Monaten deren Ätiologie unklar bleibt, zudem das Abschätzen des Fibrose-Grades bei chronischen viralen Hepatitiden, insbesondere wenn eine antivirale Therapie vorgesehen ist. Eine Biopsie ist nicht indiziert bei etablierter Diagnose einer aktiven opportunistischen Infektion. In diesen Fällen kann eine unbedeutende Begleithepatitis angenommen werden. Die Sepsis verursacht häufig eine Erhöhung der alkalischen Phosphatase und des Bilirubins.

Management der chronischen Hepatitis C bei HIV-Infizierten

Charakteristika und Therapie der HCV-Infektion sind im Kapitel B8 detailliert beschrieben, weshalb hier nur HIV-spezifische Aspekte vorgestellt werden. Die Therapieindikation für die chronische Hepatitis C bei HIV-Infizierten ist heute fest etabliert. Die Begründung hierfür ist der im Vergleich zu HIV-negativen Patienten schlechtere Spontanverlauf, das deutlich höhere Risiko medikamentös-toxischer Hepatopathien und die mit HIV-negativen Populationen vergleichbaren Studienergebnisse. Die Therapie sollte so früh wie möglich durchgeführt werden, idealerweise bevor eine antiretrovirale Therapie durchgeführt werden muss (Tien 2005). Die Therapiedauer und Medikamentendosierung richtet sich wie bei HIV-negativen Patienten nach dem HCV-Genotyp, der viralen Kinetik und den Therapienebenwirkungen. Braucht der Patient bereits eine antiretrovirale Therapie, dann sollte diese mit Vorteil wirksam und gut toleriert sein und eine nur geringfügige Knochenmarkstoxizität aufweisen. Unter einer Hepatitis C-Therapie ist eine erhöhte Rate von mitochondrialer Toxizität (Transaminasen-Erhöhungen, Myopathie, Laktat-Azidose) bei Patienten unter Zalcitabin, Didanosin oder Stavudin beschrieben worden. Seit 2002 werden nur noch Therapien mit pegylierten Interferonen in Kombination mit Ribavirin empfohlen. HIV-/HCV-Koinfizierte sind aufgrund der schlechten Prognose eine Risikogruppe, denen man wo immer möglich den Zugang zu neuen Therapien im Rahmen von Studien ermöglichen sollte. Eine etablierte Drogensubstitutionstherapie sollte keine Kontraindikation für eine HCV-Therapie darstellen. Größte Bedeutung kommt der Einschränkung des Alkoholkonsums zu, da Alkohol ein gewichtiger unabhängiger Faktor für eine raschere Progression der Fibrose darstellt (Nunes et al. 2006).

Therapie der chronischen Hepatitis B bei HIV-Infizierten

Die Therapieindikation ist dieselbe wie bei HIV-negativen Individuen (siehe Kap. B8). Im Moment stehen mehrere Therapiemodalitäten zur Verfügung, nämlich pegylierte Interferone, Lamivudin, Adefovir, Tenofovir, Emtricitabin. Bei Patienten ohne antiretrovirale Therapie werden Medikamente ohne Wirkung gegen das HI-Virus bevorzugt (z.B. pegylierte Interferone). Bei Patienten unter antiretroviraler Therapie sollten diejenigen HIV-Medikamente gestoppt werden, gegen die das Hepatitis-B-Virus resistent sein könnte (z.B. Lamivudin) und bei Bedarf Therapien eingesetzt werden, die beide Infektionen behandeln. Solche Therapieentscheide müssen interdisziplinär zwischen Hepatologie und Infektiologie erfolgen, auch unter Berücksichtigung der potentiellen Toxizität (z.B. Laktazidose bei Therapie mit Nukleosid-Reverse-Transkriptase-Hemmer).

3 Respiratorische Symptome bei HIV-Infektion

Die Lunge als Organ des Gasaustausches ist verschiedenen Umgebungsfaktoren ausgesetzt und kann auf diesem Weg von Pathogenen infiziert werden. Zusätzlich erreichen Infektionserreger und Tumorzellen die Lunge über die systemische und pulmonale Zirkulation. Es ist somit nicht erstaunlich, dass zahlreiche opportunistische Erreger die menschliche Lunge befallen und entsprechende Symptome und klinische Zeichen hervorrufen können. Eine Vielzahl **AIDS-definierender Krankheiten** sind in der Lunge lokalisiert, nämlich Pneumocystis-jiroveci-Pneumonie (PcP), Tuberkulose, nichttuberkulöse Mykobakteriosen, rezidivierende bakterielle Pneumonien, pulmonales Kaposi-Sarkom, Lymphome, pulmonale Kryptokokkose, CMV-Pneumonitis, Herpes-Pneumonitis, disseminierte Kokzidoidomykose und Histoplasmose. Zudem sind auch nichtinfektiöse oder neoplastische Erkrankungen mit einer HIV-Infektion assoziiert, insbesondere die pulmonal arterielle Hypertonie und die lymphozytäre interstitielle Pneumopathie. Wenn sich ein Patient mit pulmonalen Symptomen präsentiert, ist die Differentialdiagnose somit sehr breit. Zur Einschränkung der Differentialdiagnose braucht es eine sorgfältige Anamnese und Evaluation des Immunstatus, da ja das Auftreten opportunistischer Erreger einerseits von der Epidemiologie (Reisen, Exposition) und anderseits entscheidend von der CD4-Zellzahl abhängig ist. Die weltweit bedeutendste AIDS-definierende pulmonale Erkrankung ist wohl die **Tuberkulose** (siehe Kap. C3). In industrialisierten Ländern war jedoch die PcP die AIDS-definierende Erkrankung schlechthin. Die Krankheit kam früher nur sporadisch vor, insbesondere bei mangelernährten Kleinkindern und bei Patienten mit lymphatischer Leukämie. Parallel zur HIV-Epidemie kam es zu einer Epidemie mit PcP. Die Behandlung und Prophylaxe der Erkrankung machte in der Folge große Fortschritte, welche auch Patienten mit PcP und anderen Formen der Immundefizienz zugute kam. Ungünstige Faktoren sind Hypoxämie, ausgedehnter bilateraler Befall, hohe Serumwerte von LDH, gleichzeitiges Auftreten von anderen opportunistischen Lungenerkrankungen (CMV, Tbc, bakterielle Pneumonien) und fehlende Therapie mit Co-trimoxazol. Die Diagnose wird durch Darstellung von Zysten aus pulmonalen Sekreten gestellt. Induziertes Sputum gefolgt von einer bronchoalveolären Lavage hat eine Sensitivität von 95–100%. PCR oder Serum-Adenosylmethionine sind in der Routine noch nicht etabliert. Die Therapie der PcP und anderer opportunistischer Erreger ist in Tabelle C8-3 zusammengefasst. Nach Verfügbarwerden der aktiven ART hat sich auch das Spektrum der Lungenpathologien verändert und die PcP ist selten geworden (Grubb et al. 2006). Tachypnoe und Dyspnoe könne z.B. Ausdruck einer medikamentös induzierten Laktat-Azidose sein. Das vorwiegend dafür verantwortliche Stavudin wird jedoch in Industrieländern kaum mehr verwendet. Hingegen ist die Lunge häufige Lokalisation eines so genannten Immunrekonstitutions-Syndroms (siehe Kap. C8.1, Abschnitt 7.12). Besonders bei Patienten mit tiefen CD4-Lymphozyten kann nach Beginn einer ART durch die verbesserte Abwehrlage eine starke entzündliche Reaktion gegen zuvor nicht erkannte Antigenen ausgelöst werden. Das klinische Bild gleicht einer vermeintlichen neuen Infektion oder einer Verschlechterung der bereits behandelten Infektion. Für viele Opportunisten, welche die Lunge befallen, sind solche Reaktionen beschrieben worden.

4 Neurologische Symptome bei HIV-Infektion

Obwohl das Nervensystem nicht der primäre Ort der HIV-Replikation ist, treten neurologische Störungen im Rahmen der HIV-Infektion häufig auf. Dies geschieht nicht nur durch opportunistische Krankheiten, Immunpathologie und Toxizität von Therapien. Vielmehr wird das Nervensystem auch direkt durch das HIV befallen. Mit zunehmender Immunsuppression nehmen auch die neurologischen Störungen bei HIV-Infizierten zu. Komplikationen, die durch eine direkte Schädigung des Nervensystems durch HIV (z.B. HIV-Demenz) oder durch immunologische Phänomene bedingt sind (z.B. Polyneuropathien), können bereits bei einer CD4-Zellzahl > 200/μL auftreten. Tabelle C8-8 (adaptiert aus Price 1996) gibt eine Übersicht über die verschiedenen ZNS Komplikationen bei HIV-Infektion.

Am häufigsten treten neurologischen Komplikationen im späten Verlauf der HIV-Infektion auf und sind meist AIDS-definierende Erkrankungen. *Cryptococcus neoformans* ist die häufigste Ursache einer **Meningitis** beim AIDS-Patienten. Die zweite große Krankheitsgruppe umfasst **fokale zerebrale Erkrankungen.** Drei Diagnosen, nämlich die zerebrale Toxoplasmose, das primäre ZNS-Lymphom und die progressive multifokale Leukenzephalopathie (PML) sind wesentlich. Mittels Klinik, bildgebender Verfahren, PCR aus dem Liquor für EBV (beim ZNS-Lymphom positiv) und Toxoplasmose, Therapieversuch oder eventuell Hirnbiopsie lässt sich die Diagnose in den meisten Fällen stellen. Abbildung C8-9 zeigt den typischen Befund einer Raumforderung mit ringförmiger Kontrastmittel-Anreicherung und perifokalem Ödem bei primärem ZNS-Lymphom und bei der Toxoplasmose. Lymphom und Toxoplasmose lassen sich rein bildgebend nicht voneinander differenzieren. Eine PCR (EBV, Toxoplasma) aus dem Liquor, eine Toxoplasma-gondii-Serologie, ein Therapieversuch gegen Toxoplasmose und allenfalls eine Hirnbiopsie sind für die Differenzierung notwendig.

Die Läsionen der PML präsentieren sich in der Bildgebung ganz anders. Sie sind nicht raumfordernd und auf die

Tab. C8-8 ZNS-Komplikationen bei HIV-Infektion (adaptiert aus Price 1996).

zentrales Nervensystem
Meningen, frühes Auftreten
• akute virale Meningitis
Meningen, spätes Auftreten
• Kryptokokken-Meningitis
• tuberkulöse Meningitis
• HIV-Kopfschmerz
Hirn, diffus und früh
• postinfektiöse Enzephalomyelitis
Hirn, diffus und spät
• AIDS-Demenz
• CMV-Enzephalitis
Hirn, fokal und spät
• zerebrale Toxoplasmose
• primäres ZNS-Lymphom
• progressive multifokale Leukenzephalopathie
Rückenmark, spät
• Myelopathie (zusammen mit AIDS-Demenz)
peripheres Nervensystem und Muskeln
frühes Auftreten
• Plexitis brachialis, fokale Neuropathie, Polyneuropathie
mittleres Auftreten
• subakute und chronische demyelinisierende Polyneuropathie
• Mononeuritis multiplex
spätes Auftreten
• distale sensorische Polyneuropathie
• CMV-Polyradikulopathie
• Mononeuritis multiplex
Muskulatur
• Myopathien
• Pyomyositis

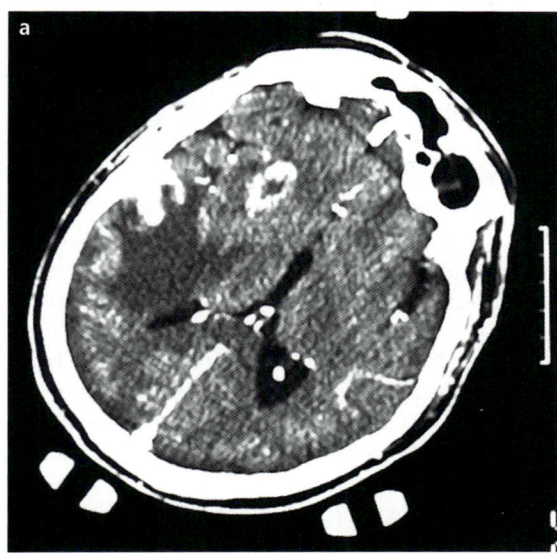
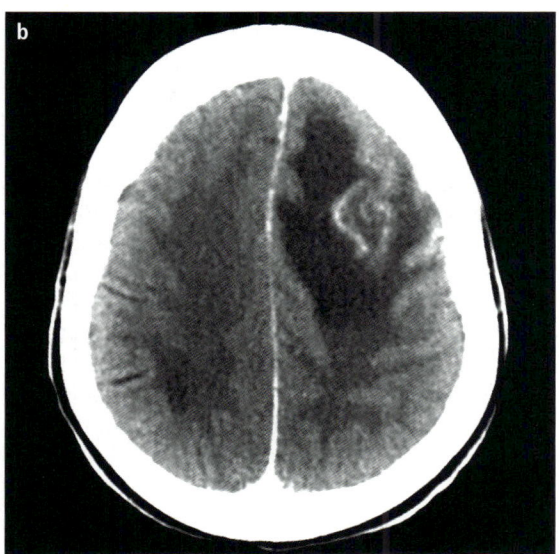

Abb. C8-9a, b a) Primäres ZNS-Lymphom. b) Zerebrale Toxoplasmose (beide Bilder aus dem Archiv der Infektiologie der Med. Universitätsklinik Liestal).

weiße Substanz beschränkt. Im Liquor ist häufig die PCR für das JC-Virus, dem Erreger der PML, positiv. Neben den Meningitiden und fokal neurologischen Störungen führt die HIV-Demenz unbehandelt zu erheblicher Morbidität und Letalität. Das Krankheitsbild äußert sich mit einer progressiven dementiellen Symptomatik, die motorischen Funktionen werden ebenfalls beeinträchtigt. Therapeutisch wird eine kombinierte ART eingesetzt, wobei darauf zu achten ist, dass Medikamente gewählt werden, die ins ZNS penetrieren.

Das Aufkommen der antiretroviralen Kombinationstherapien hat die Häufigkeit von neurologischen Komplikationen drastisch vermindert. Seit die Medikamente Zalcitabin und Stavudin in Industrieländern praktisch nicht mehr verwendet werden, tritt die Polyneuropathie als Nebenwirkung der ART nur noch selten auf. Jedoch ist Stavudin in vielen generischen Kombinationspräparaten, die in ärmeren Ländern verwendet werden, enthalten.

5 Tumoren bei HIV-Infektion

Die HIV-Infektion prädisponiert für das Auftreten von Malignomen. In der Tat fiel als eine der ersten Erkrankungen, die zum Begriff AIDS führten, eine Häufung des bis dahin sehr seltenen **Kaposi-Sarkoms** auf. Auch gehörten **Lymphome** des zentralen Nervensystems zur ersten Falldefinition von AIDS durch das CDC.

Tabelle C8-9 zeigt das relative Risiko von AIDS-Patienten, 4–27 Monate nach AIDS-Diagnose an einem Malignom zu erkranken (Frisch et al. 2001).

Tab. C8-9 Relatives Risiko von AIDS-Patienten, an einem Malignom zu erkranken (nach Frisch et al. 2001).

Malignom	relatives Risiko (95% Konfidenz-Intervall)
AIDS-definierend	
• Kaposi-Sarkom	177,7 (173,2–182,3)
• Non-Hodgkin-Lymphom	72,8 (70,4–75,3)
• Zervixkarzinom	5,2 (3,8–6,9)
nicht AIDS-definierend	
• Hodgkin-Lymphom	6,7 (5,3–8,3)
• Lungenkarzinom	2,8 (2,4–3,1)
• Analkarzinom, nicht Plattenepithel	14,3 (5,7–29,5)
• Analkarzinom, Plattenepithel	22,8 (16,9–30,0)
• Lippen- und enorale Karzinome	2,3 (1,8–2,9)
• Leber- und Gallengangskarzinom	3,1 (2,0–4,6)
• Peniskarzinom	5,1 (1,7–11,9)
• Prostatakarzinom	0,5 (0,4–0,7)
• Hodenseminome	1,8 (1,1–2,6)
• Vulva- und Vaginalkarzinome	10,5 (4,5–20,8)
• Uteruskarzinome	0,8 (0,2–2,4)
• Ovarialtumoren	0,5 (0,1–1,6)
• Hirntumoren	3,6 (2,7–4,7)
• Augentumoren	3,1 (0,8–8,0)
• Weichteiltumoren	3,6 (2,3–5,3)

Es überrascht nicht, dass vor allem Tumoren, die durch Viren getriggert werden, gehäuft auftreten. Das humane Herpesvirus 8 (HHV 8) steht in Zusammenhang mit dem Kaposi-Sarkom, humane Papillomaviren mit dem Zervixkarzinom und dem Analkarzinom, und EBV mit Lymphomen. Durch die wirksame antiretrovirale Kombinationstherapie verbessert sich die Immunitätslage von HIV-Patienten beträchtlich. Die Inzidenz von verschiedenen Malignomen hat in der Folge deutlich abgenommen. So hat sich die Diagnose des Kaposi-Sarkoms um > 90% reduziert. Das Sarkom kann durch onkologische Therapien alleine nicht geheilt werden. Jedoch gelingt es in vielen Fällen, durch eine alleinige ART die Anzahl der Läsionen stark zu reduzieren (Cheung et al. 2005). Non-Hodgkin-Lymphome (NHL) sind der zweithäufigste Tumor bei HIV-Patienten und trugen früher zu 3% der AIDS-Diagnosen bei. Auch hier hat sich die Inzidenz nach ART reduziert, allerdings weit weniger rasch und ausgeprägt als beim Kaposi-Sarkom (Mbulaiteye et al. 2003). Es konnte auch gezeigt werden, das eine ART die Sterblichkeit an NHL um 84% reduziert (Tam et al. 2002). Eine onkologische Therapie sollte deshalb, falls möglich, immer auch mit einer ART verbunden werden. Hier ist eine interdisziplinäre Zusammenarbeit außerordentlich wichtig, denn es gilt, überlappende Toxizitäten und Interaktionen bei der Wahl der Therapien zu berücksichtigen.

Bei anderen Tumorkrankheiten wie z.B. Zervixkarzinom, Analkarzinom oder Bronchuskarzinom ist der positive Effekt der ART weniger oder gar nicht erkennbar. Mit längerer Dauer der HIV-Infektion und längerer Lebensdauer ist zu erwarten, dass in Populationen mit Zugang zu ART zunehmend onkologische und kardiovaskuläre Krankheiten zur Sterblichkeit beitragen werden. Solche Trends sind in Ansätzen bereits erkennbar. Das Beispiel des Bronchuskarzinoms zeigt auch, wie schwierig es unterdessen ist, den Effekt der HIV-Infektion von anderen Risikofaktoren auseinander zu halten (Mbulaiteye et al. 2003).

6 Hämatologische Komplikationen und Gerinnungsstörungen bei HIV-Infektion

Thrombozytopenie, Anämie, Lymphopenie und Neutropenie in unterschiedlicher Ausprägung und Kombination werden bei den meisten Patienten mit AIDS gefunden, wobei eine Panzytopenie fast immer eine weit fortgeschrittene HIV-Infektion begleitet. Die Ursachen dieser Blutbildveränderungen sind vielfältig (Moses et al. 1998, Volberding et al. 2003). Interkurrente oder reaktivierte Infektionen verursacht durch CMV, Parvovirus, HBV, HCV oder nichttuberkulöse Mykobakterien oder auch knochenmarkstoxische Medikamente wie beispielsweise Zidovudin, Ganciclovir und Sulfonamide sind eine häufige Ursache der **gestörten Hämatopoese** bei HIV-infizierten Patienten. Jedoch kann auch das HIV selbst zu Neutropenie, Anämie oder insbesondere zu Thrombopenie führen (Moses et al. 1998).

Eine **Anämie** wird je nach Studie bei 63–95% aller Patienten irgendwann im Verlauf der HIV-Infektion auftreten. Die häufigste Ursache ist eine Anämie bei chronischer Krankheit, häufig einhergehend mit einem erniedrigten Spiegel von Erythropoietin. Stammzellen selber exprimieren nur wenig CD4 und sind deshalb relativ resistent gegen eine Infektion mit HIV. Nicht so die Zellen der Monozyten-Makrophagen-Linie, die nach einer Infektion über die Zytokine TNF-α, Interleukin-1 und TGF-β zu einer Unterdrückung der Hämatopoese führen können.

Die Assoziation von HIV und **Thrombozytopenie** wurde bereits in den ersten Beschreibungen von AIDS festgehalten. Mindestens 30% der unbehandelten Patienten entwickeln eine Thrombopenie. Die Differentialdiagnose HIV gehört also immer zu den Abklärungen von isolierten Thrombopenien. In den meisten Fällen handelt es um eine Immunthrombopenie, die typischerweise früh im Verlauf der Erkrankung auftritt. Neben einem erhöhten Abbau der Thrombozyten ist bei der HIV-Infektion auch deren Abgabe aus den hämatopoietischen Organen ans periphere Blut gestört. Es gibt auch Hinweise auf eine direkte Infektion der Megakaryozyten durch HIV. Die HIV-assoziierte Immunthrombopenie spricht üblicherweise gut auf eine ART an. Differentialdiagnostisch kommt, wie bei allen Formen der Zytopenie, als Ursache eine Verdrängung des Knochenmarks durch Infektionen oder maligne Erkrankungen insbesondere Lymphome infrage.

Die **Neutropenie** kann durch eine HIV-bedingte Hemmung der Granulopoese auftreten. Alternativ ist sie die Folge von infiltrativen Prozessen im Knochenmark, toxischen Nebenwirkungen von Medikamenten, Hypersplenismus und Autoimmunphänomenen.

Thromboembolische Komplikationen und *Thrombosen* kommen bei bis zu 2% der HIV-infizierten vor. Sie sind meist die Folge von HIV-assoziierten, schweren Begleiterkrankungen und eines erworbenen Protein S-Mangels, der bei 75% der Patienten mit fortgeschrittener HIV-Infektion gefunden wird. Ein *Hämophagozytose-Syndrom* ist eine seltene Komplikation der HIV-Infektion. Das Syndrom ist charakterisiert durch eine Proliferation von Histiozyten und die Phagozytose von hämatologischen Vorläuferzellen im Knochenmark, begleitet von Fieber, Panzytopenie, Lymphadenopathie, Splenomegalie und hohem Ferritin-Spiegel. Ursache kann HIV sein, aber auch andere HIV-assoziierte Infektionen oder Malignomen. *Lymphome* sind eine späte

Manifestation der HIV-Infektion. AIDS-Lymphome sind typischerweise Non-Hodgkin-B-Zell-immunoblastische Lymphome. Das Erkrankungsrisiko ist aber auch bei Hodgkin-Lymphomen erhöht. Ebenso treten gehäuft Lymphome auf, die, wie das Kaposi-Sarkom, mit dem humanen Herpesvirus-8 in Zusammenhang stehen (Morbus Castleman, „primary effusion lymphoma") (Volberding et al. 2003).

7 Störungen des endokrinen Systems, Stoffwechsels und Skeletts bei HIV-Infektion

Im Verlauf einer unbehandelten HIV-Infektion können verschiedene Achsen des endokrinen Systems gestört werden. Viele dieser Störungen treten auch bei anderen chronischen Erkrankungen auf und sind nicht HIV-spezifisch.

Eine *Nebennierenrinden-Insuffizienz* wird in 5–10% aller Patienten mit fortgeschrittener HIV-Infektion beschrieben. Ursächlich sind Befall der Nebennierenrinde durch opportunistische Infektionen und Neoplasien. Am häufigsten findet man in autoptischen Studien aus Industriestaaten ein Befall mit CMV (> 50%); aber auch *Cryptococcus neoformans*, *Histoplasma capsulatum*, *Toxoplasma gondii*, Mykobakterien, *Pneumocystis jirovecii* und das HIV selbst. Auch Tumoren wie das Kaposi-Sarkom oder Lymphome und Blutungen können zur Schädigung der Nebennierenrinde führen. Wie bei anderen Krankheiten sind auch bei der HIV-Infektion Störungen der Schilddrüsen-Achse im Sinne eines „*Euthyroid sick*"-Syndroms häufig beschrieben worden. Zwar können opportunistische Infektionen und AIDS-assoziierte Malignome die Schilddrüse befallen, dies ist jedoch ausgesprochen selten. Verschiedene Medikamente, die den Abbau von Steroid-Hormonen beeinflussen, können auch den Stoffwechsel von Schilddrüsenhormonen beschleunigen. Als Beispiel sei Rifampicin erwähnt. Zudem kann eine Autoimmunthyreoiditis durch Interfron-α, das zum Beispiel zur Behandlung einer HIV/HVC-Koinfektion eingesetzt wird, manifest werden. *Hypogonadismus* wird mit fortschreitender HIV-Infektion immer häufiger und ist je nach Studie bei bis zu 38% aller HIV-infizierten Männer beobachtet worden. Dabei handelt es sich am häufigsten um einen primären Hypogonadismus. Die meisten Daten wurden bei Männern erhoben, allerdings leiden auch Frauen mit fortgeschrittener HIV-Infektion und vor allem mit Kachexie häufig an hypogonadotropem Hypogonadismus. Bei Männern konnte gezeigt werden, dass eine Substitution von Testosteron zu einer verbesserten Lebensqualität führen kann. Trotz häufigem Befall des *endokrinen Pankreas* in autoptischen Studien treten Diabetes oder Hypoglykämien bei HIV-Infizierten nicht gehäuft auf. Eine Ausnahme ist die durch Pentamidin-induzierte Hypoglykämie oder umgekehrt dem Pentamidin-induzierten Diabetes mellitus. Dieses Medikament wird als Alternative zur Behandlung der PcP oder der Leishmaniose eingesetzt (Danoff 1996).

Seit Verfügbarwerden der wirksamen ART sind die endokrinologischen Probleme bei HIV-Patienten etwas in den Hintergrund getreten. Dafür wurden langzeitige Nebenwirkungen der antiretroviralen Medikamente bemerkbar. *Veränderungen der Fettverteilung* (Lipodystrophie, Lipoatrophie), *Dyslipidämien* (Hypertriglyceridämie, Hypercholesterinämie, tiefe HDL), *Störungen des Glukosestoffwechsels* (periphere Insulinresistenz, erniedrigte Glukosetoleranz, Diabetes mellitus), gehäuftes Auftreten von *kardiovaskulären Krankheiten*, *Laktazidose*, *Fettleber* und Störungen des *Knochenstoffwechsel* (Osteopenie, Osteoporose, Osteonekrose) wurden den verschiedenen antiretroviralen Substanzen zugeschrieben, wobei verschiedene Wirkstoffe unterschiedliche Nebenwirkungen haben. Es handelt sich somit nicht ausschließlich um Klasseneffekte (Morse und Kovacs 2006).

8 Niereninsuffizienz bei HIV-Infektionen

Alle Ursachen, die bei HIV-negativen Patienten zu akuter und chronischer Niereninsuffizienz führen, können auch bei HIV-Infizierten beobachtet werden. Es gibt aber spezielle nephrologische Komplikationen einer HIV-Infektion, denn Proteine des HIV führen zu einer endothelialen Dysfunktion. Diese kann zur Apoptose von Nierenzellen und Hemmung der Proteasen, die den von Willebrand-Faktor spalten, führen. In der Folge treten die thrombotische Mikroangiopathie, das hämolytisch-urämische Syndrom und die thrombotisch- thrombozytopenische Purpura auf. Diese Krankheitsbilder sind charakterisiert durch eine variable Ausprägung von Fieber, neurologischen Symptomen, Thrombopenie, hämolytischer Anämie und Niereninsuffizienz mit Hämaturie. Eine *akute Niereninsuffizienz* kann aber auch als Arzneimittelnebenwirkung auftreten, ausgelöst durch antiretrovirale Medikamente oder solche, welche zur Behandlung HIV-assoziierter Erkrankungen eingesetzt werden. Verschiedene Antibiotika (z.B. β-Laktame) können eine interstitielle Nephritis auslösen. Andere (Aminoglykoside, Amphotericin B, Foscarnet) können zu einer akuten tubulären Nekrose führen. Nukleosid-Phosphonate wie Adefovir und Cidofovir verursachen proximale tubuläre Schäden. Abacavir und Tenofovir wurden mit tubulären Schäden und konsekutiver Niereninsuffizienz in Zusammenhang gebracht. Sulfadiazin, Indinavir und Aciclovir verursachen eine Kristallurie. Die klassische HIV-assoziierte Nephropathie (HIVAN) ist jedoch eine **chronische Nierenerkrankung.** Die Pathogenese der HIVAN ist nicht restlos geklärt. Das Auftreten der Nephropathie in HIV-infizierten Kindern, Tierversuche und das Verschwinden der histologischen und Laborbefunde nach Einleiten einer antiretroviralen Therapie sprechen für HIV als Ursache. Die Diagnose kann nur mittels Nierenbiopsie gemacht werden. Zur Therapie existieren keine randomisierten Studien. Glukokortikoide, ACE-Hemmer und vor allem die antiretrovirale Therapie wurden erfolgreich eingesetzt. In den USA sind geschätzte 1–2% aller Patienten mit terminaler Niereninsuffizienz HIV-infiziert. Dieser Anteil ist seit 1988 konstant geblieben und hat absolut weniger stark zugenommen als die Prävalenz der HIV-Infektion in der Bevölkerung. Dies dürfte auf die häufigere Anwendung einer wirksamen antiretroviralen Therapie zurückzuführen sein (Kimmel et al. 2003).

9 Haut- und Schleimhautmanifestationen bei HIV-Infektion

HIV-Infizierte haben gegenüber der Normalbevölkerung ein **deutlich erhöhtes Risiko,** Hauterkrankungen zu entwickeln. Viele infektiöse und neoplastische Haut- und Schleimhautmanifestationen sind bei diesem Kollektiv gehäuft. Einzelne Pathologien weisen auf eine zunehmende Immundefizienz hin und können somit eine Pathologie mit Abwehrstörung vermuten lassen. Das Auftreten opportunistischer Haut- und Schleimhautinfektionen führen deshalb gelegentlich zur Diagnose einer bisher unerkannten HIV-Infektion. Obwohl keine der dermatologischen Komplikationen pathognomonische Bedeutung hat, müssen z.B. die orale Haarleukoplakie, die orale Candidose bzw. die eosinophile Follikulitis-Ofuji oder periunguale Erytheme bei Patienten mit entsprechendem Risikoverhalten an eine HIV-Infektion denken lassen. Der Verdacht auf eine mögliche HIV-Infektion ergibt sich auch, wenn die genannten Dermatosen atypisch in Bezug auf initiale Manifestation, Ausdehnung, Verlauf oder Ansprechen auf die Therapie sind. Die Abbildungen C8-10 a bis f zeigen typische Haut- und Schleimhautmanifestationen, welche bei HIV-Infizierten ohne wirksame antiretrovirale Therapie auftreten.

Parallel zur *HIV-induzierten Immunsuppression* entwickelt sich ein signifikant erhöhtes Risiko für die Entwicklung von Malignomen, insbesondere Kaposi-Sarkome und Non-Hodgkin-Lymphome, welche sich typischerweise auch an der Haut manifestieren. Epitheliale Karzinome sind besonders in den Übergangsepithelien der Mundschleimhaut und der Perianalregion gehäuft, bedingt durch eine Proliferation onkogener HPV. Das Risiko, ein Merkelzell-Karzinom zu entwickeln, ist bei diesem Kollektiv etwa 13fach erhöht.

Bei 10% der HIV-Infizierten wird die Erstdiagnose durch Veränderungen an der Haut- oder Schleimhaut gestellt, wobei besonders Kaposi-Sarkome ihre Erstmanifestation in der Mundschleimhaut zeigen und die orale Haarleukoplakie bei sehr tiefen CD4-Zahlen ein Initialzeichen sein kann. Auch eine nekrotisierende Gingivitis, autoimmune Aphthose und Candida-Stomatitis können als Indikatorbefunde zur Diagnose führen.

Da in der Regel atypische Präsentationen vorliegen, sollten die Dermatosen bei klinischer Unsicherheit bioptisch bestätigt werden. Die Hälfte des Biopsates soll auch mikrobiologisch untersucht werden. Dies gilt besonders für *knotige* oder *pustulöse* Hautveränderungen und *ulzeröse* Prozesse.

Nach Einführung der antiretroviralen Therapie (HAART) ist aufgrund der besseren Immunantworten die Inzidenz von Haut- und Schleimhautmanifestationen deutlich gesunken, nämlich die Candida-Stomatitis von 42% auf 12%, die orale Leukoplakie von 34% auf 4%, die seborrhoische Dermatitis von 33 auf 13% und die Follikulitis von 22 auf 11% (Itin und Fistarol 2005). Erstaunlicherweise sind aber HPV-Infektionen unter HAART im Ansteigen und die Zahl der HPV-induzierten Analkarzinome hat von 35/100 000 in der vor-HAART-Periode auf 100/100 000 in der HAART-Ära deutlich zugenommen. Hierbei fand sich bei Männern ein 60fach erhöhtes relatives Risiko für das Analkarzinom bzw. bei Frauen ein 4,6fach erhöhtes relatives Risiko für das Zervixkarzinom, welches ebenfalls in 99% HPV bedingt ist.

Zusammenfassend hat sich die Prävalenz von Hautveränderungen bei HIV-Infektion unter dem Einfluss der hochwirksamen antiretroviralen Therapie verändert (Tab. C8-10).

Die HIV-Primärinfektion verläuft in 40–90% symptomatisch. Weltweit ereignen sich etwa 14 000 neue Infektionen pro Tag. Somit wird die Primoinfektion mit HIV eine

Tab. C8-10 Prävalenz von Hautveränderungen bei HIV-Infektion unter dem Einfluss einer hochwirksamen antiretroviralen Therapie.

	vor HAART (%)	nach HAART (%)
Candida-Stomatitis	41,7	12,0
orale Haarleukoplakie	34,2	4,3
seborrhoische Dermatitis	32,5	13,0
Follikulitis	21,8	10,9
reaktive Lues-Serologie	18,5	10,9

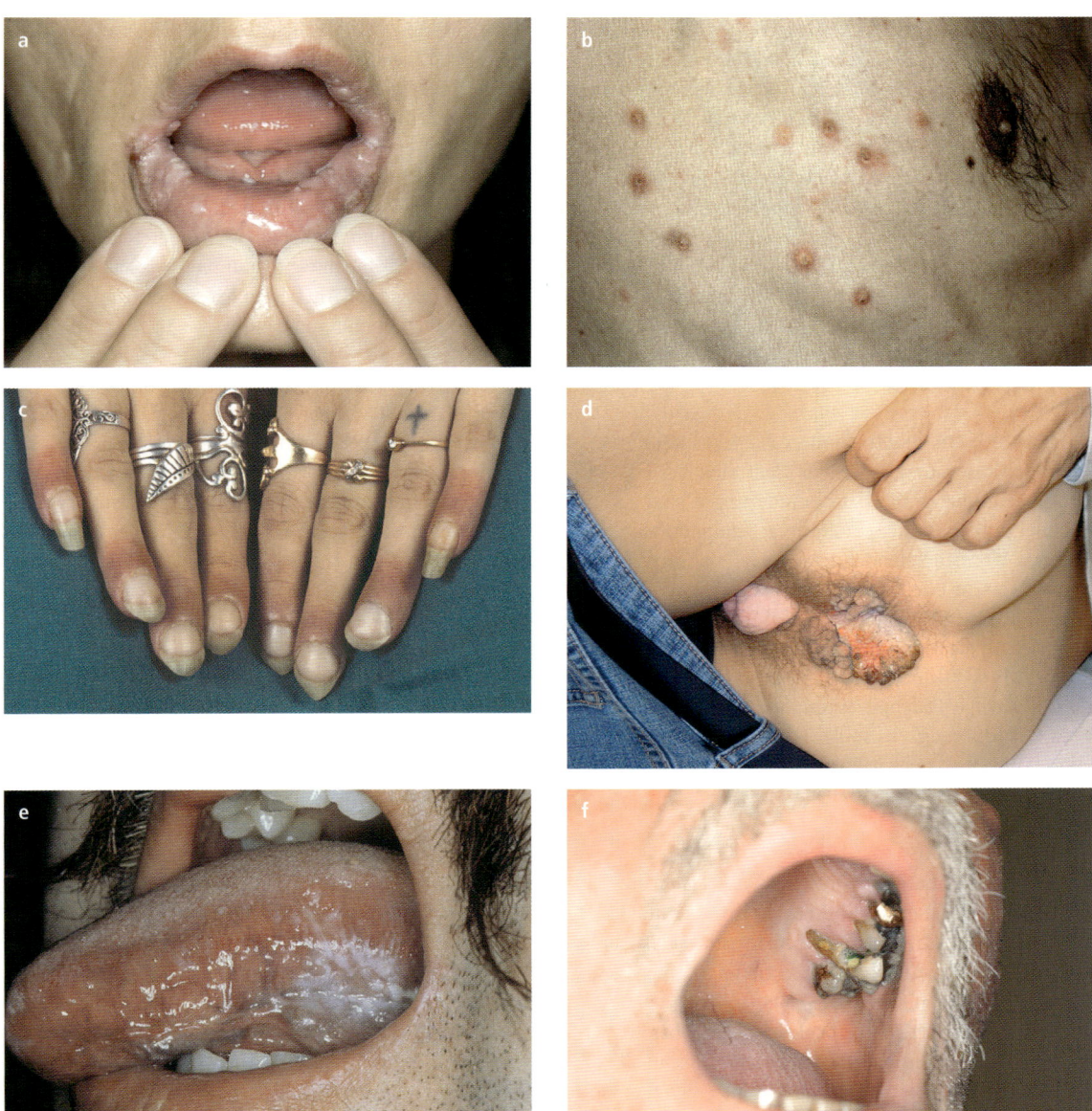

Abb. C8-10a–f a) Orale HPV-Verrucose. b) Scabies. c) Periunguale Erytheme. d) Perianale Riesenkondylome. e) Orale Haarleukoplakie. f) Periodontitis (alle Bilder aus dem Archiv von Prof. P. Itin, Dermatologische Universitätsklinik Basel).

wichtige Differentialdiagnose bei Fieber unklarer Ätiologie. Das Auftreten eines Exanthems oft kombiniert mit Aphten findet sich bei 70% der Patienten mit einer manifesten Primärinfektion und spiegelt eine hohe Virusmenge im Blut wider. Bei Patienten ohne HAART wurden in einer prospektiven HIV-Studie in Basel folgende Hautmanifestationen am häufigsten beobachtet: Xerodermie 48,1%, Fadenpilzerkrankungen 43,6%, Candida-Stomatitis 41,7%, seborrhoische Dermatitis 35,3%, Verrucae vulgares 28,8%, Follikulitis 25,3%, Herpes simplex 14,9%, Condylomata acuminata 12,4%, Mollusca contagiosa 11,0% (Schaub et al. 1996).

Xerodermie (= trockene Haut)

Die häufigste und oft stark juckende Dermatose bei HIV-Infizierten ist die Xerosis cutis, die eine trockene Haut mit verstärkter Schuppung umschreibt. Ein hartnäckiger Pruritus weist oft auf eine Krankheitsprogression hin und spiegelt eine tiefere CD4-Zahl wider. Patienten unter HAART zeigen deutlich weniger Juckreizprobleme (Zancanaro et al. 2006). Pathogenetisch scheint eine veränderte Innervation der Haut unter einer HIV-Infektion eine ursächliche Bedeutung zu haben. Die klinisch nicht veränderte Haut bei HIV-Infizierten zeigt eine Vermehrung von CD8-Zellen in der Epidermis, was zu einem höheren Zytokin-Spiegel und somit zu einer größeren Entzündungsbereitschaft der Haut führt. Pruritus ist ein oft plagendes Leitsymptom und das häufige Auftreten von pruritischen Papeln bei HIV-Infektion wurde durch eine übersteigerte Reaktion auf Insektenstiche erklärt. Therapeutisch ist die konsequente Rückfettung mit einer Fettsalbe abends und einer Fettcreme morgens entscheidend.

Fadenpilzerkrankungen (Dermatophyten-Infektionen)
Onychomykosen und Tinea der Haut sind bei HIV-Infizierten sehr häufig. Die Hautveränderungen sind gekennzeichnet durch randbetonte Rötung, Schuppung und zentrifugale Wachstumstendenz. Auch hier finden sich nicht selten atypische Präsentationen mit Pusteln und Abszessen sowie ein sehr großflächiger Befall. Die Tinea unguium zeigt sich oft als weißliche proximale superfizielle Onychomykose bei HIV-Infizierten.

Großflächige Fadenpilzerkrankungen, Tinea lamellosa sicca (Handflächen, Fußsohlen), Nagelmykosen und Pilzerkrankungen im behaarten Kopf benötigen stets eine Systemtherapie (Terbinafin, Itraconazol).

Candida-Stomatitis
Die Candida-Stomatitis manifestiert sich als erosive Perlèche oder pseudomembranöse Form, atroph-erythematöse oder hyperplastische Form. Die invasive Candida-Ösophagitis ist eine opportunistische Infektion und gilt als Kriterium für das Vollbild von AIDS.

Candida-Stomatitis ohne begleitende Ösophagitis kann lokal behandelt werden (Amphotericin-Lutschtabletten), großflächige Formen und Ösophagus-Beteiligung benötigen eine Systemtherapie mit Fluconazol. Bei chronisch rezidivierendem Verlauf kann eine wöchentliche Prophylaxe mit Fluconazol 150 mg sinnvoll sein. Dabei muss allerdings mit der Selektion einer progressiv resistenteren Candida-Population und insbesondere mit dem Auftreten von anderen Spezies als *Candida albicans* gerechnet werden.

Seborrhoische Dermatitis
Die seborrhoische Dermatitis zeigt sich mit Erythemen und Schuppung im Nasolabialbereich, an den Augenbrauen, retroaurikulär und am behaarten Kopf. Bei HIV-Infizierten manifestiert sie sich oft großflächig, manchmal mit annulären Herden. Oft erinnert sie auch an eine Psoriasis und wird dann als Seboriasis bezeichnet.

Die Therapie ist in der Regel lokal mit Ketokonazol-Derivaten. Bei starker Entzündung kann für zwei Tage ein mildes Steroid appliziert werden.

Verrucae vulgares
Verrucae vulgares haben unter HAART wie alle HPV-Manifestationen an Zahl sogar zugenommen. Sie verlaufen sehr therapieresistent und heilen meist verzögert ab. Aus epidemiologischen Gründen werden unblutige lokale Therapieverfahren bevorzugt. Am besten hat sich die Kryochirurgie oder neu auch Imiquimod bewährt.

Condylomata acuminata
Wie die Warzen werden Condylomata acuminata durch HPV verursacht. Hier spielt meist HPV 6/11 oder 16/18 eine Rolle, während bei den Verrucae vulgares HPV 1, 2 und 4 bedeutsam sind. Condylomata acuminata verlaufen wie die Vulgärwarzen sehr therapieresistent. Auch hier werden aus epidemiologischen Gründen unblutige lokale Therapieverfahren bevorzugt wie Kryochirurgie oder neu auch Imiquimod-Lokaltherapie.

Follikulitis
Bei HIV-positiven Patienten gibt es verschiedene Formen der Follikulitis, sodass eine genaue Diagnostik notwendig ist. Mikrobielle Ursachen sind vorwiegend *Staphylococcus aureus*, doch auch *Pseudomonas aeruginosa* und *Demodex folliculorum* können ursächlich beteiligt sein. Es gibt auch follikuläre Virusmanifestationen wie z.B. Herpes simplex oder kutane Manifestationen durch Varicella-zoster-Virus. Es existiert auch eine aseptische Form, die eosinophile Follikulitis.

Herpes simplex
Bei Patienten mit AIDS zeigt sich eine Herpes-simplex-Infektion meist als chronisch ulzerierender Prozess. Aus diesem Grund muss bei jeder Ulzeration bei HIV-positiven Patienten eine Herpes-Kultur abgenommen werden.

Ein Herpes simplex heilt bei Patienten mit AIDS meist nicht spontan ab, sodass systemische Virostatika eingesetzt werden müssen (Valaciclovir, Famciclovir). Bei ungenügendem Abheilen soll zuerst die Dosis der genannten Therapeutika gesteigert werden und nur bei nachgewiesener Resistenz Foscarnet eingesetzt werden.

Mollusca contagiosa
Dellwarzen manifestieren sich oft als knotige Veränderungen meist im Gesicht. Therapie der Wahl ist die Kryochirurgie (cave bei dunkel pigmentierten Rassen wegen postinflammatorischer Hypopigmentierung). Löffelentfernung ist möglich, aber da es sich um eine blutige Therapieform handelt, besteht die Gefahr der Kontamination!

Kaposi-Sarkom

Das AIDS-assoziierte Kaposi-Sarkom wird durch HHV-8 zusammen mit der Immunsuppression verursacht. Im Rahmen von HAART ist die Inzidenz deutlich gesunken. Mit Verbesserung der Immunlage können Kaposi-Sarkome verschwinden. Lokaltherapie mit Kryochirurgie, Röntgentherapie und Vindesine sind möglich, aber auch die Exzision einzelner Läsionen kommt infrage. Unter HAART ist heute nur noch sehr selten eine systemische zytostatische Therapie notwendig, welche in Absprache mit einem Spezialisten durchgeführt werden sollte.

Periunguale Erytheme

Periunguale Erytheme wurden in unserer prospektiven Kohorte in 2,5% der Fälle gesehen und waren ein klarer Marker für eine HIV-Infektion kombiniert mit Hepatitis C.

Kutane Nebenwirkungen bei HAART

Makulopapulöse Exantheme zwischen dem 10.–14. Tag nach Beginn der Therapie sind häufig und wurden in einzelnen Studien in 30% der Patienten beobachtet. Bei fehlenden Hinweisen auf eine schwere Arzneimittelreaktion (Urticaria, Blasen, Schleimhautbefall, Systemreaktionen) kann erwogen werden, die Therapie fortzusetzen. Oft kommt es innerhalb einer Woche zur Abblassung des Exanthems. Hypersensitivitätsreaktionen sind bei Abacavir in 5% der Fälle beobachtet worden (siehe Abschnitt 1.1). Neben allergischen Reaktionen sind die Lipodystrophien sowie die eruptiven Xanthome im Rahmen der metabolischen Veränderungen unter der Therapie zu erwähnen. Auch periunguale Botriomykome sowie diffuser Haarausfall gehören in die mögliche Palette mukokutaner Nebenwirkungen.

10 Reiseberatung bei HIV-Infektionen

Reisen sind ein großes Bedürfnis auch bei Menschen mit HIV-Infektion. In dieser Gruppe machen Reisen in die Tropen ungefähr 20% der jährlichen Reiseaktivität aus. Dieser Anteil nimmt unter anderem mit zunehmender Migration aus tropischen Ländern noch zu (so genannte „visiting friends and relatives"). Allerdings sind Reisende mit HIV-Infektion aufgrund ihrer Erkrankung mit mehreren **potentiellen Problemen** konfrontiert (Schuhwerk et al. 2006), und verschiedene Länder verbieten HIV-Infizierten die Einreise, obwohl keinerlei Evidenz dafür existiert, dass dadurch die Verbreitung von HIV verhindert werden kann.

Bei eingeschränkter Immunität sind HIV-Infizierte empfindlicher für eine Vielzahl von Infektionskrankheiten, die besonders in den Tropen gehäuft vorkommen. Problematische Keime wie z.B. *Cryptosporidium parvum, Cyclospora cayatensis* oder *Isopora belli* können akquiriert werden. Infektionen mit enteropathogenen Keimen wie Salmonellen kommen auf Reisen bis zu 60-mal häufiger vor. Als Beispiel für die Gefahr, welche von solchen Infektionen ausgeht, sei eine neue Studie über Therapieunterbrüche bei HIV-Patienten in Afrika erwähnt. Hier waren Bakteriämien mit enteropathogenen Erregern bei Patienten, welche die antiretrovirale Therapie unterbrochen hatten, signifikant häufiger (Danel et al. 2006). Dies wurde auf die tieferen CD4-Zahlen im Unterbruchsarm zurückgeführt. Der antibakterielle Effekt von antiretroviralen Medikamenten wie Zidovudin hat möglicherweise ebenfalls eine Rolle gespielt. Die antiretrovirale Therapie sollte deshalb auf Reisen unbedingt weitergeführt werden.

Abhängig von der CD4-Lymphozytenzahl können **Impfungen** schlechter wirksam oder gar kontraindiziert sein. Besondere Vorsicht ist mit Lebendimpfstoffen bei Individuen mit CD4-Lymphozyten < 200 Zellen/µL geboten, da die Gefahr der Dissemination des attenuierten Impfstamms besteht. Dementsprechend sind schwere Komplikationen und Todesfälle nach der Impfung mit BCG, Gelbfieber und Masern beschrieben worden. Im Gegensatz dazu sind Totimpfstoffe sicher. Allerdings ist bei mehreren Impfstoffen eine ungenügende Immunogenizität beschrieben worden, falls die Impflinge eine CD4-Lymphozyten-Zahl < 300/µL hatten. Auch wurden zwischen hoher HIV-RNA in Plasma und gewissen Impfungen Interferenzen festgestellt. Idealerweise sollten also die Immunisierungen unter einer voll wirksamen antiretroviralen Therapie bei einer CD4-Lymphozyten-Zahl > 300/µL stattfinden.

Der Einfluss einer HIV-Infektion auf den Verlauf der **Malaria** wurde mehrfach untersucht. Neuere Studien zeigen, dass in semiimmunen Populationen aus Malaria-Endemiegebieten im Falle einer Malaria-HIV-Koinfektion die Parasitämie höher und der Verlauf der Malaria ungünstiger ist. Eine antiretrovirale Therapie sollte auch aus diesem Grunde auf Reisen in Malariagebiete nicht unterbrochen werden. Falls antiretrovirale Medikamente eingenommen werden, gilt es pharmakologische Interaktionen zu beachten. Besonders heikel sind Medikamente, die über P450-Zytochrome der Leber abgebaut werden. Die Spiegel von Chinin und Chinidin können mehr als 3fach erhöht werden, was zu gefährlichen Überdosierungen führen kann. Doxycyclin, Proguanil/Atovaquone und Chloroquin sind wahrscheinlich unproblematisch, für Artemisinin-Derivate existieren keine ausreichenden Daten.

Außer medizinischen Problemen können HIV-Infizierte mit verschiedenen Einschränkungen beim Zollübertritt und auf der Reise konfrontiert werden. Die meisten Probleme lassen sich durch eine **sorgfältige Vorbereitung** der

Reise vermeiden. So helfen vom behandelnden Arzt unterzeichnete Dokumente zu den einzunehmenden Medikamenten beim Zollübertritt oder Arztbesuch im Ausland. In vielen Ländern sind nicht alle Medikamente erhältlich und von kontrollierter Qualität. Dem Vorrat für die Reise und allfälligen Notfalltherapien muss deshalb zuvor Beachtung geschenkt werden. Ebenso tauchen Fragen zur Medikamenteneinnahme bei Zeitverschiebung auf. Da die meisten Nebenwirkungen zu Beginn einer HAART auftreten, ist es ratsam, dann auf Reisen zu verzichten. Zusätzlich zu den HIV-spezifischen Punkten soll auch eine allgemeine reisemedizinische Beratung stattfinden. Und selbstverständlich gelten auch auf Reisen die Regeln des „safer sex".

Erkrankt ein Patient mit HIV nach der Rückkehr, ist die epidemiologische Situation der Reiseländer in die differentialdiagnostischen Überlegungen einzubeziehen. Krankheiten, die auf Reisen akquiriert wurden, können über Jahre persistieren und später außerhalb des Endemiegebietes symptomatisch werden. Dazu gehören typischerweise die Histoplasmose, die Infektion mit *Penicillium marneffei*, die Strongyloidose und die Tuberkulose. Selbstverständlich gelten auch für Patienten mit einem Migrationshintergrund aus entsprechenden Ländern die entsprechenden differentialdiagnostischen Überlegungen. Somit ist sowohl eine sorgfältige Reiseanamnese als auch eine Befragung bezüglich früherer Wohnaufenthalte sehr wichtig.

LITERATUR

Aranzabal L, Casado JL, Moya J, et al. Influence of liver fibrosis on highly active antiretroviral therapy-associated hepatotoxicity in patients with HIV and hepatitis C virus coinfection. Clin Infect Dis 2005; 40: 588–593.

Bartlett JA, Fath MJ, Demasi R, et al. An updated systematic overview of triple combination therapy in antiretroviral-naive HIV-infected adults. Aids 2006; 20: 2051–2064.

Brenchley JM, Price DA, Douek DC. HIV disease: fallout from a mucosal catastrophe? Nat Immunol 2006; 7: 235–239.

CAESAR Coordinating Committee. Randomised trial of addition of lamivudine or lamivudine plus loviride to zidovudine-containing regimens for patients with HIV-1 infection: the CAESAR trial. Lancet 1997; 349: 1413–1421.

CDC. The global HIV/AIDS pandemic, 2006. MMWR 2006; 55: 841–844.

Cheung MC, Pantanowitz L, Dezube BJ. AIDS-related malignancies: emerging challenges in the era of highly active antiretroviral therapy. Oncologist 2005; 10: 412–426.

Connor EM, Sperling RS, Gelber R, et al. Reduction of maternal-infant transmission of human immunodeficiency virus type 1 with zidovudine treatment. Pediatric AIDS Clinical Trials Group Protocol 076 Study Group. N Engl J Med 1994; 331: 1173–1180.

Danel C, Moh R, Minga A, et al. CD4-guided structured antiretroviral treatment interruption strategy in HIV-infected adults in west Africa (Trivacan ANRS 1269 trial): a randomised trial. Lancet 2006; 367: 1981–1989.

Danoff A. Endocrinologic complications of HIV infection. Med Clin North Am 1996; 80: 1453–1469.

de Vincenzi I. A longitudinal study of human immunodeficiency virus transmission by heterosexual partners. European Study Group on Heterosexual Transmission of HIV. N Engl J Med 1994; 331: 341–346.

Del Giudice P, Ferraro V, Passeron A, et al. Syphilis outbreak in southeast France. Ann Dermatol Venereol 2006; 133: 653–655.

Delta Coordinating Committee. Delta: a randomised double-blind controlled trial comparing combinations of zidovudine plus didanosine or zalcitabine with zidovudine alone in HIV-infected individuals. Delta Coordinating Committee. Lancet 1996; 348: 283–291.

Egger M, Hirschel B, Francioli P, et al. Impact of new antiretroviral combination therapies in HIV infected patients in Switzerland: prospective multicentre study. Swiss HIV Cohort Study. BMJ 1997; 315: 1194–1199.

Fang G, Burger H, Grimson R, et al. Maternal plasma human immunodeficiency virus type 1 RNA level: a determinant and projected threshold for mother-to-child transmission. Proc Natl Acad Sci USA 1995; 92: 12100–12104.

Frauenfelder C. Incidence of syphilis in UK rises as HIV diagnoses hold steady. Bmj 2006; 333: 1089.

Frisch M, Biggar RJ, Engels EA, Goedert JJ. Association of cancer with AIDS-related immunosuppression in adults. Jama 2001; 285: 1736–1745.

Furrer H, Egger M, Opravil M, et al. Discontinuation of primary prophylaxis against Pneumocystis carinii pneumonia in HIV-1-infected adults treated with combination antiretroviral therapy. Swiss HIV Cohort Study. N Engl J Med 1999; 340: 1301–1306.

Grubb JR, Moorman AC, Baker RK, Masur H. The changing spectrum of pulmonary disease in patients with HIV infection on antiretroviral therapy. Aids 2006; 20: 1095–1107.

Gulick RM, Mellors JW, Havlir D, et al. Treatment with indinavir, zidovudine, and lamivudine in adults with human immunodeficiency virus infection and prior antiretroviral therapy. N Engl J Med 1997; 337: 734–739.

Hammer SM, Katzenstein DA, Hughes MD, et al. A trial comparing nucleoside monotherapy with combination therapy in HIV-infected adults with CD4 cell counts from 200 to 500 per cubic millimeter. N Engl J Med 1996; 335: 1081–1090.

Hammer SM, Squires KE, Hughes MD, et al. A controlled trial of two nucleoside analogues plus indinavir in persons with human immunodeficiency virus infection and CD4 cell counts of 200 per cubic millimeter or less. AIDS Clinical Trials Group 320 Study Team (see comments). N Engl J Med 1997; 337: 725–733.

Hammer SM, Saag MS, Schechter M, et al. Treatment for adult HIV infection: 2006 recommendations of the International AIDS Society-USA panel. Jama 2006; 296: 827–843.

Hetherington S, McGuirk S, Powell G, et al. Hypersensitivity reactions during therapy with the nucleoside reverse transcriptase inhibitor abacavir. Clin Ther 2001; 23: 1603–1614.

Itin PH, Fistarol SK. HIV dermatology in Switzerland-from the beginning to the present. Dermatology 2005; 210: 128–133.

Jaggy C, von Overbeck J, Ledergerber B, et al. Mortality in the Swiss HIV Cohort Study (SHCS) and the Swiss general population. Lancet 2003; 362: 877–878.

Kahn JO, Walker BD. Acute human immunodeficiency virus type 1 infection. N Engl J Med 1998; 339: 33–39.

Kaufmann GR, Perrin L, Pantaleo G, et al. CD4 T-lymphocyte recovery in individuals with advanced HIV-1 infection receiving potent antiretroviral therapy for 4 years: the Swiss HIV Cohort Study. Arch Intern Med 2003; 163: 2187–2195.

Kaufmann DE, Lichterfeld M, Altfeld M, et al. Limited durability of viral control following treated acute HIV infection. PLoS Med 2004; 1: e36.

Keele BF, van Heuverswyn F, Li Y, et al. Chimpanzee reservoirs of pandemic and nonpandemic HIV-1. Science 2006; 313: 523–526.

Kimmel PL, Barisoni L, Kopp JB. Pathogenesis and treatment of HIV-associated renal diseases: lessons from clinical and animal studies, molecular pathologic correlations, and genetic investigations. Ann Intern Med 2003; 139: 214–226.

Kinloch-de Loes S, Hoen B, Smith DE, et al. Impact of therapeutic immunization on HIV-1 viremia after discontinuation of antiretroviral therapy initiated during acute infection. J Infect Dis 2005; 192: 607–617.

Ledergerber B, Egger M, Erard V, et al. AIDS-related opportunistic illnesses occurring after initiation of potent antiretroviral therapy: the Swiss HIV Cohort Study. Jama 1999; 282: 2220–2226.

Ledergerber B, Lundgren JD, Walker AS, et al. Predictors of trend in CD4-positive T-cell count and mortality among HIV-1-infected individuals with virological failure to all three antiretroviral-drug classes. Lancet 2004; 364: 51–62.

Mbulaiteye SM, Parkin DM, Rabkin CS. Epidemiology of AIDS-related malignancies an international perspective. Hematol Oncol Clin North Am 2003; 17: 673–696, v.

Mellors JW, Munoz A, Giorgi JV, et al. Plasma viral load and CD4+ lymphocytes as prognostic markers of HIV-1 infection. Ann Intern Med 1997; 126: 946–954.

Merson MH. The HIV-AIDS pandemic at 25-the global response. N Engl J Med 2006; 354: 2414–2417.

Mocroft A, Ledergerber B, Katlama C, et al. Decline in the AIDS and death rates in the EuroSIDA study: an observational study. Lancet 2003; 362: 22–29.

Morse CG, Kovacs JA. Metabolic and skeletal complications of HIV infection: the price of success. Jama 2006; 296: 844–854.

Moses A, Nelson J, Bagby GC, Jr. The influence of human immunodeficiency virus-1 on hematopoiesis. Blood 1998; 91: 1479–1495.

Nunes D, Saitz R, Libman H, Cheng DM, Vidaver J, Samet JH. Barriers to treatment of hepatitis C in HIV/HCV-coinfected adults with alcohol problems. Alcohol Clin Exp Res 2006; 30: 1520–1526.

Palella FJ, Jr, Delaney KM, Moorman AC, et al. Declining morbidity and mortality among patients with advanced human immunodeficiency virus infection. HIV Outpatient Study Investigators (see comments). N Engl J Med 1998; 338: 853–860.

Price RW. Neurological complications of HIV infection. Lancet 1996; 348: 445–452.

Raufman JP. Declining gastrointestinal opportunistic infections in HIV-infected persons: a triumph of science and a challenge for our HAARTs and minds. Am J Gastroenterol 2005; 100: 1455–1458.

Royce RA, Sena A, Cates W, Jr., Cohen MS. Sexual transmission of HIV. N Engl J Med 1997; 336: 1072–1078.

Schaub N, Gilli L, Rufli T, et al. Epidemiology of skin diseases in HIV-infected patients: a prospective cohort study. Schweiz Rundsch Med Prax 1996; 85: 1162–1166.

Schuhwerk MA, Richens J, Zuckerman JN. HIV and travel. Travel Med Infect Dis 2006; 4: 174–183.

Sierra S, Kupfer B, Kaiser R. Basics of the virology of HIV-1 and its replication. J Clin Virol 2005; 34: 233–244.

Simon V, Ho DD, Abdool Karim Q. HIV/AIDS epidemiology, pathogenesis, prevention, and treatment. Lancet 2006; 368: 489–504.

Sperling RS, Shapiro DE, Coombs RW, et al. Maternal viral load, zidovudine treatment, and the risk of transmission of human immunodeficiency virus type 1 from mother to infant. Pediatric AIDS Clinical Trials Group Protocol 076 Study Group. N Engl J Med 1996; 335: 1621–1629.

Sterne JA, Hernan MA, Ledergerber B, et al. Long-term effectiveness of potent antiretroviral therapy in preventing AIDS and-death: a prospective cohort study. Lancet 2005; 366: 378–384.

Tam HK, Zhang ZF, Jacobson LP, et al. Effect of highly active antiretroviral therapy on survival among HIV-infected men with Kaposi sarcoma or non-Hodgkin lymphoma. Int J Cancer 2002; 98: 916–922.

The Euro Guidelines Group for HIV resistance. Clinical and laboratory guidelines for the use of HIV-1 drug resistance testing as part of treatment management: recommendations for the European setting. Aids 2001; 15: 309–320.

The International Perinatal HIV Group. The mode of delivery and the risk of vertical transmission of human immunodeficiency virus type 1-a meta-analysis of 15 prospective cohort studies. N Engl J Med 1999; 340: 977–987.

Tien PC. Management and treatment of hepatitis C virus infection in HIV-infected adults: recommendations from the Veterans Affairs Hepatitis C Resource Center Program and National Hepatitis C Program Office. Am J Gastroenterol 2005; 100: 2338–2354.

Volberding PA, Baker KR, Levine AM. Human immunodeficiency virus hematology. Hematology Am Soc Hematol Educ Program 2003: 294–313.

Zancanaro PC, McGirt LY, Mamelak AJ, Nguyen RH, Martins CR. Cutaneous manifestations of HIV in the era of highly active antiretroviral therapy: an institutional urban clinic experience. J Am Acad Dermatol 2006; 54: 581–588.

KAPITEL C9

Jan ter Meulen und Stefan Becker

Virus-verursachte hämorrhagische Fieber

C9.1	**Ebola- und Marburg-Fieber**	890
1	Vorbemerkungen	890
2	Epidemiologie	890
3	Pathogenese	890
4	Klinische Manifestation	891
5	Diagnostik	892
5.1	Labor	892
5.2	Spezifische Nachweisverfahren	892
6	Postexpositionelle Immunisierung und Umgebungsprophylaxe	892
7	Therapie	892
8	Prävention und Prophylaxe	893
C9.2	**Lassa-Fieber**	893
1	Vorbemerkungen	893
2	Epidemiologie	893
3	Pathogenese	894
4	Klinische Manifestation	894
5	Diagnostik	895
5.1	Labor	895
5.2	Apparative Untersuchungen	895
5.3	Spezifische Nachweisverfahren	895
6	Postexpositionelle Immunisierung und Umgebungsprophylaxe	896
7	Therapie	896
8	Prävention und Prophylaxe	896
C9.3	**Krim-Kongo hämorrhagisches Fieber**	896
1	Vorbemerkungen	896
2	Epidemiologie	896
3	Pathogenese	897
4	Klinische Manifestation	897
5	Diagnostik	898
5.1	Labor	898
5.2	Spezifische Nachweisverfahren	898
6	Postexpositionelle Immunisierung und Umgebungsprophylaxe	898
7	Therapie	898
8	Prävention und Prophylaxe	898
C9.4	**Hämorrhagisches Fieber – Management von importierten Verdachtsfällen**	898
1	Was gilt als Verdachtsfall?	898
2	Patientenisolierung und Infektionsschutz	898
3	Handhabung von infektiösem Patientenmaterial im Labor	899
4	Spezifische Diagnostik	899
5	Meldepflicht	899

C9.1 Ebola- und Marburg-Fieber

1 Vorbemerkungen

Die Entdeckung der Filoviren begann 1967 in Marburg. Grüne Meerkatzen-Affen (*Cercopithecus aethiops*) waren von einer Affenfarm in Uganda nach Belgrad, Frankfurt und Marburg geschickt worden. Auf dem Transport hatte wohl ein einziger kranker Affe andere mit dem Erreger infiziert. Bei der Haltung und Tötung der Tiere zur Herstellung von Gewebekulturen kam es zu einer Übertragung auf Tierpfleger und Laboranten und über diese auch auf Angehörige. 31 Personen erkrankten an einem schweren hämorrhagischen Fieber, sieben von ihnen verstarben. 1976 wurde von einer Missionsstation im Südsudan eine Epidemie eines schweren hämorrhagischen Fiebers gemeldet. Bei Ankunft des WHO-Expertenteams waren bereits 80 Menschen verstorben, und das Krankenhaus, von dem die Epidemie ausging, war verlassen. 280 Personen erkrankten, die Letalität betrug 50%. Wenig später kam es auch in einem Krankenhaus am Ebola-Fluss, Demokratische Republik Kongo (früher Zaire), zur Ausbreitung eines Fiebers mit 320 Fällen und noch höherer Letalität (88%). Für beide Ausbrüche waren Infektionen mit dem Ebolavirus, allerdings unterschiedliche Subtypen (Sudan und Zaire), verantwortlich. Das Ebolavirus unterscheidet sich morphologisch kaum, im Virusgenom jedoch bis zu 40% vom Marburgvirus. Seit diesen initialen Ausbrüchen wurden verschiedene von Filoviren verursachte Epidemien verzeichnet. 1995 trat Ebola-Fieber in Zaire erneut mit 320 Fällen in Erscheinung. Danach gab es verschiedene Ausbrüche in Gabun und Uganda. 1998–2000 ereignete sich ein Marburgvirus-Ausbruch in der Demokratischen Republik Kongo und im Jahr 2005 fand der bislang größte Ausbruch des Marburgvirus in Angola statt. Wegen ihrer eigenartigen fadenförmigen Morphologie werden Ebola- und Marburgviren als Filoviren bezeichnet. Heute umfasst die Familie Filoviridae ein einziges Genus, Filovirus, mit den beiden Vertretern Ebola- und Marburgvirus. Vom Ebolavirus sind mittlerweile vier Stämme bekannt. Drei sind menschenpathogen und wurden in Sudan, in Zaire, der Elfenbeinküste und Gabun isoliert. Der vierte wurde aus philippinischen Affen (*Macaca fascicularis*) in Reston, USA, isoliert und ist vermutlich nicht pathogen für den Menschen. Wegen der sehr hohen Letalität der durch Filoviren hervorgerufenen Erkrankungen sowie der fehlenden Therapie- und Prophylaxemöglichkeiten wurden die Filoviren in die biologische Sicherheitsstufe L4 eingruppiert.

2 Epidemiologie

Filovirus-Infektionen treten bei Halbaffen und Primaten wie auch beim Menschen sporadisch auf. In jüngster Zeit gab es Hinweise, dass verschiedene Fledermausspezies (*Hypsignathus monstrosus*, *Epomops franqueti* und *Myonycteris torquata*) natürliche Wirte von Filoviren sein könnten. Bei verschiedenen Ausbrüchen des Ebolavirus war der Kontakt mit toten oder kranken Schimpansen oder Gorillas Ausgangspunkt der Epidemien. Ebenso infizierte sich 1994 eine Tierärztin an der Elfenbeinküste an einem verendeten Schimpansen. Es wird vermutet, dass die Affen wie die Menschen Opfer eines Speziesübergangs der Filoviren geworden waren.

In der Regel spielen bei von Filoviren verursachten hämorrhagischen Fiebererkrankungen nosokomiale Übertragungen eine wichtige Rolle. Schlechte Hygienebedingungen (fehlende Handschuhe, Wiederverwendung von Spritzen etc.) und die oft fehlende diagnostische Expertise spielen hierbei die Hauptrolle. Eine weitere Ausbreitung der Infektion erfolgt dann auch außerhalb des Krankenhauses durch Übertragung von Mensch zu Mensch; sie setzt in der Regel engen Kontakt mit Blut oder anderen Körpersekreten voraus. So führen bestimmte Bestattungsrituale (Berühren und Waschen der Leiche) zu einer hohen Zahl von Sekundärfällen. Experimentell konnten Filoviren als Aerosol auf Tiere übertragen werden, allerdings fand sich während der Ausbrüche von durch Filoviren hervorgerufenen hämorrhagischen Fiebers kein sicherer Hinweis auf eine derartige Übertragung von Mensch zu Mensch. Da die Kranken auch in die Lunge einbluten und unter Husten leiden, ist eine aerogene Übertragung durch Bluttröpfchen vorstellbar, spielt aber offensichtlich keine Rolle für die Übertragung von Mensch zu Mensch.

Nosokomiale Übertragung lässt sich durch Einhaltung der „Barrier nursing"-Regeln (Kittel, Handschuhe, Schutzbrille, P3-Mundschutz) verhindern. Aufwändige bauliche Voraussetzungen, wie sie für einen Unterdruck in den Patientenzimmern nötig sind, sind dafür nicht erforderlich.

3 Pathogenese

Das Virus gelangt über die verletzte Haut oder intakte Schleimhaut in den Körper und vermehrt sich zunächst vermutlich in Makrophagen und dendritischen Zellen. Nach einer ersten Virämie befällt es dann Kupffer-Zellen und nachfolgend Epithelzellen der Leber, wo es zu fokalen Nekrosen mit eosinophilen Einschlusskörperchen (ähnlich Councilman-Körpern) führt. Als pantropes Virus vermehrt es sich darüber hinaus in fast allen Organen, wo es weitere fokale Nekrosen verursacht. Läsionen finden sich in Herz, Niere, Milz, Pankreas, Nebenniere, Testes und Ovarien. Man findet das Virus auch in den Langerhans-Zellen der Haut und in den Schweißdrüsen, was zur Entwicklung eines Schnelltests mittels Hautbiopsie geführt hat. Auch in den Alveolen ist Virusantigen nachweisbar. Die Entzündungsreaktion im Gewebe ist minimal, in der Lunge finden sich eine interstitielle Pneumonie und Endarteriitis. Bei der Marburgvirus-Infektion sieht man im Gehirn multiple kleine Infarkte und eine Proliferation der Glia.

Makroskopisch und mikroskopisch imponiert besonders bei den fatal verlaufenden Fällen eine ausgedehnte hämorrhagische Diathese mit Blutungen in die Haut, die Schleimhäute, das Bindegewebe sowie das Parenchym vieler Organe. Im Herzmuskel fällt ein interstitielles Ödem auf. Fibrinthromben sind als Ausdruck einer disseminierten intravasalen Gerinnung (DIC) in den Organen nachweisbar. Aber weder eine DIC noch die histologischen und biochemischen Veränderungen der Leber können die Blutungsneigung ausreichend erklären. Es scheint sich um funktionelle Störungen der Thrombozyten-Aggregation und des Gefäßendothels zu handeln, die möglicherweise durch die hohen Titer an Zytokinen erklärt werden können.

Der Verlauf der Erkrankung hängt offensichtlich von der Art der Immunantwort gegen das Virus ab. Überlebende zeigten eine frühe IgG-Antwort, gefolgt von einem Abfall des zirkulierenden viralen Antigens und der Ausbildung einer T-Zell-Antwort. Verstorbene bildeten kein IgG, wenig IgM und zeigten eine frühe, jedoch nicht dauerhafte T-Zell-Aktivierung mit hohen IFN-γ-Spiegeln sowie eine ausgeprägte Apoptose von intravasalen Zellen. Die bei der Ebola-Infektion gebildeten Antikörper sind überwiegend nicht neutralisierend. Das Marburgvirus konnte bei Rekonvaleszenten noch nach drei Monaten aus dem Kammerwasser des Auges und der Samenflüssigkeit isoliert werden.

4 Klinische Manifestation

Marburg- und Ebolavirus-Infektionen verlaufen klinisch sehr ähnlich, allerdings ist die Ebolavirus-Infektion gründlicher untersucht.

Beide Erkrankungen haben eine Inkubationszeit von 3–9 (maximal 21) Tagen. Fieber, Kopfschmerzen, Konjunktivitis, Myalgien und Schwäche setzen abrupt ein. Zwischen dem ersten und dritten Tag kommt es zu wässriger Diarrhö und Lethargie. Ein Enanthem des Gaumens und der Tonsillen sowie eine zervikale Lymphadenopathie können auftreten. Zwischen Tag 5 und Tag 7 kann sich, von Gesicht und Nacken ausgehend, ein morbilliformer, nicht juckender Hautausschlag entwickeln, der sich zentrifugal über Stamm und Extremitäten ausbreitet. 4–5 Tage später folgt eine feine Schuppung, vor allem an Handflächen und Fußsohlen. Es kommen Bauch-, Brust-, Halsschmerzen und Husten hinzu, gefolgt von häufig schon blutigem Erbrechen und blutiger Diarrhö, die oft bis zum Tod anhält. Ein Ikterus wird nicht beobachtet. Zwischen dem sechsten und siebten Tag entwickeln Patienten mit einer Ebolavirus-Infektion typischerweise eine ausdruckslose Mimik, und es treten schwere Blutungen auf (Meläna, Hämatemesis, Ekchymosen, renale und vaginale Blutungen, Konjunktivalblutungen, Epistaxis und Zahnfleischbluten). Das Fieber, welches in der ersten Woche konstant um 40 °C gelegen hat, fällt ab, um zwischen dem 12. und 14. Tag wieder anzusteigen. In der zweiten Woche entwickeln die Kranken eine Hepatosplenomegalie und ein Gesichtsödem sowie ein Erythem des Skrotums und der Labien. Es kann zu einer Myokarditis, Pankreatitis und Orchitis kommen, bei Schwangeren führt die Infektion in der Regel zum Abort. Präfinal sind die Patienten extrem geschwächt, erleiden schwere Blutungen, entwickeln eine ausgeprägte Hypotension und versterben im Schock (Abb. C9-1). Der Tod tritt meist in der zweiten Krankheitswoche ein. Die Sterblichkeit beträgt bei der Marburgvirus-Infektion 25–80%, bei der Infektion mit dem Ebolavirus 50–88%. Wird die Infektion überwunden, so kann man in der Wochen bis Monate dauernden Rekonvaleszenz ausgeprägte Schwäche, Haarausfall und zum Teil schwere, aber reversible Persönlichkeitsveränderungen beobachten.

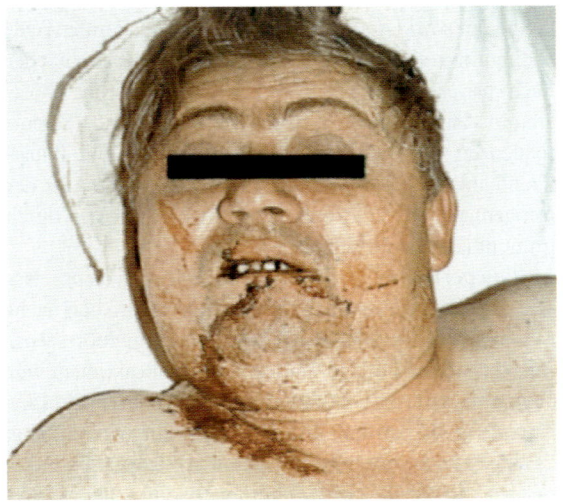

Abb. C9-1 Marburgvirus-Infektion: Schleimhautblutung (Bildnachweis: Prof. S. Stille †).

5 Diagnostik

5.1 Labor

Die BSG ist gering beschleunigt. Initial sind Lymphozytose und Leukopenie (bis 1000/µl), dann relative Neutrophilie beschrieben. Atypische Lymphozyten werden beobachtet. Früh tritt eine Thrombopenie auf, die ihren Höhepunkt zwischen dem sechsten und zwölften Tag hat (< 10000/µl). Die Thrombozyten zeigen eine herabgesetzte Aggregationsfähigkeit auf externe Stimuli. Fast immer besteht eine Proteinurie. Die Transaminasen sind meist erhöht (GOT > GPT). Im Liquor cerebrospinalis findet man eine geringe Pleozytose, im Knochenmark eine leichte Monozytose und Vermehrung der Plasmazellen.

5.2 Spezifische Nachweisverfahren

Der Nachweis von Ebolavirus-RNA oder -Antikörpern kann nur in Speziallabors geführt werden.

Virusnachweis Der Nachweis von virusspezifischer RNA im Serum oder Blut durch PCR ist wegen seiner Geschwindigkeit, Sensitivität und der Möglichkeit, die Produkte zu sequenzieren und damit eindeutig zu identifizieren, gegenwärtig die Methode der Wahl zum Nachweis von Filoviren unter normalen Laborbedingungen. Flankiert wird die PCR durch den elektronenmikroskopischen Nachweis; Filoviren lassen sich leicht aufgrund ihrer Größe und Morphologie in zentrifugierten Serumproben nachweisen. Außerdem existieren verschiedene ELISA-basierte Antigennachweismethoden sowie Antigenschnelltests, die auch unter Feldbedingungen einsetzbar sind. Bezüglich der Sensitivität der Nachweisverfahren ist zu berücksichtigen, dass sich Ebola-Stämme zum Teil erheblich in ihren RNA- und Proteinsequenzen unterscheiden (z.B. Ebola-Sudan und Ebola-Elfenbeinküste). Bei fortgeschrittener Erkrankung ist der Antigennachweis in formalinfixierten Hautbiopsien durch Immunhistochemie möglich.

Antikörpernachweis Spezifische IgM-Antikörper lassen sich ca. 6–8 Tage nach Ausbruch der Krankheit nachweisen, allerdings ist die indirekte Immunfluoreszenz-Analyse wegen häufiger falschpositiver Reaktionen nur bedingt verwertbar. Darüber hinaus kommen ELISA-Systeme mit nativen Viruspartikeln zur Anwendung; ELISA-Systeme mit rekombinanten Antigenen befinden sich noch in einem experimentellen Stadium. Bei ca. 50% der an Ebola-Fieber Verstorbenen sind keine Antikörper nachweisbar.

Wegen der geringen Zahl von Filovirus-Infektionen sind die derzeit existierenden Testsysteme international nicht standardisiert und vielfach im Hinblick auf ihre Sensitivität und Spezifität nicht ausreichend evaluiert. Deshalb erfolgt die definitive virologische Sicherung der Diagnose durch die relativ einfache Anzucht der Viren in Zellkultur.

6 Postexpositionelle Immunisierung und Umgebungsprophylaxe

Eine aktive Immunisierung steht nicht zur Verfügung. Ebola-spezifische Immunglobuline aus Pferdeserum hatten im Tierexperiment eine gewisse Schutzfunktion. Jeder Patient mit dem Verdacht auf durch Filoviren verursachtes Fieber (siehe Kap. C9.4, Abschnitt 1) muss isoliert werden. Alle Körperausscheidungen des Patienten sind hochinfektiös und müssen entsprechend entsorgt werden. Bei der Patientenversorgung sollte ein Mundschutz Filterklasse P3 oder ein tragbarer Respirator angewendet werden. Besonders kritisch sind naturgemäß Punktionen oder Injektionen oder auch die operative Versorgung von Patienten. Die Isolation des Patienten in Räumen mit Unterdruck und Schleuse (Spezialeinheiten, Adresse siehe Anhang) ist optimal, allerdings sollten die Risiken des Transportes berücksichtigt werden.

7 Therapie

Die Therapie ist symptomatisch (Bilanzierung, Substitution, Transfusion usw.); eine spezifische Therapie existiert nicht. Die intensivmedizinische Betreuung der Patienten zur Beherrschung von Hypovolämie und Schock ist immer erforderlich. Die Bekämpfung des Hirnödems, die Aufrechterhaltung der Nierenfunktion und die Prävention von opportunistischen Infektionen müssen erfolgen. Über Versuche, die DIC mit FFP und Heparin zu behandeln, wird unterschiedlich geurteilt. Ebola-Immunglobuline aus Pferdeserum wurden bisher beim Menschen nicht eingesetzt, zeigten aber im Tierexperiment einen gewissen Schutz. Therapieversuche mit Rekonvaleszenten-Serum in Zaire 1995 legten ebenfalls eine gewisse Wirksamkeit nahe. Die im Tierversuch nachgewiesene virostatische Wirksamkeit von S-Adenosylhomocystein-Hydrolase (SAH) und eines zurzeit in klinischer Prüfung befindlichen Inhibitors der tissue factor-initiierten Blutgerinnung (rNAPc2) ist Gegenstand weiterer pharmakologischer Untersuchungen.

8 Prävention und Prophylaxe

Es ist weder eine medikamentöse noch eine immunologische Prophylaxe verfügbar. Ein besonderes Risiko geht von Affen aus. Affenimporte müssen strikt kontrolliert und Quarantänevorschriften für importierte Tiere müssen eingehalten werden. In Regionen, in denen Filoviren nachgewiesen wurden, müssen kranke Affen und Affenkadaver gemieden werden. Bei medizinischer Tätigkeit in diesen Gegenden ist ein striktes Einhalten der Barrier nursing-Regeln bei klinischen Verdachtsfällen notwendig.

C9.2 Lassa-Fieber

1 Vorbemerkungen

Im Jahr 1969 wurde aus einem kleinen Krankenhaus in dem Ort Lassa im Nordosten Nigerias über ein hämorrhagisches Fieber bei Ordensschwestern berichtet. Der Erreger wurde 1970 in den USA in Zellkultur isoliert und Lassavirus genannt. Aufgrund morphologischer und biochemischer Eigenschaften wird er der Familie Arenaviridae zugerechnet. Bereits seit 1935 ist der Prototyp aller Arenaviren, das Virus der lymphozytären Choriomeningitis (LCMV), bekannt. Heute enthält diese Familie ein einziges Genus Arenaviren mit 22 Vertretern, von denen fünf in der „Alten Welt" und 17 in der „Neuen Welt" beheimatet sind. Die natürlichen Wirte dieser umhüllten Negativstrang-RNA-Viren sind fast ausnahmslos Nagetiere. Einige der Erreger sind humanpathogen und können schwer verlaufende, fieberhafte Erkrankungen mit Blutungsneigung und neurologischen Folgeschäden auslösen. Die wichtigsten Viren der Neuen Welt sind das Junin-Virus (argentinisches hämorrhagisches Fieber) und Machupo-Virus (bolivianisches hämorrhagisches Fieber). Da Arenaviren experimentell durch Aerosole und von Mensch zu Mensch durch Tröpfchen übertragen werden können, sind etliche in die biologische Sicherheitsstufe L4 eingestuft. Ihre Handhabung erfordert ein geschlossenes System mit Unterdruck und Atemschutz und muss daher im Hochsicherheitslabor (biologische Sicherheitsstufe L4) erfolgen.

2 Epidemiologie

Häufigste Form des durch Arenaviren verursachten hämorrhagischen Fiebers ist das in Westafrika endemisch beheimatete Lassa-Fieber. Als Überträger des Virus konnte eine ubiquitär in Afrika vorkommende kleine Ratte, *Mastomys natalensis*, identifiziert werden. Dieses Nagetier lebt bevorzugt in der Nähe menschlicher Behausungen und scheidet den Erreger lebenslang in sehr hohen Konzentrationen vor allem im Urin, aber auch mit anderen Körpersekreten aus. Die Übertragung auf den Menschen erfolgt vermutlich inhalativ durch virushaltigen, an Staubpartikel getrockneten Rattenurin bzw. direkt über kontaminierte Nahrungsmittel. In einigen Gegenden werden die Nagetiere gefangen und verzehrt (Proteinquelle). Hier stellt die Manipulation der infizierten Tiere den größten Risikofaktor dar. Eine Infektion durch Urin-Aerosole ist ebenfalls möglich. Welche Rolle die Übertragung von Mensch zu Mensch in Endemiegebieten spielt, ist bisher nicht geklärt. Einzelfallberichte zeigen aber, dass ihr vermutlich keine große Bedeutung zukommt. Ein an Lassa-Fieber Erkrankter ist für seine Umgebung bei sozialen Kontakten im Allgemeinen **nicht infektiös, solange er nicht blutet.** Nosokomiale Übertragung erfolgt in der Regel durch direkten Kontakt mit Körperflüssigkeiten des Patienten, sodass die Einhaltung der so genannten Barrier nursing-Regeln (Kittel, Handschuhe, Mundschutz, Schutzbrille) eine Übertragung des Virus verhindert. Das Virus kann auch sexuell und diaplazentar übertragen werden.

Ausbrüche von Lassa-Fieber treten in abgelegenen ländlichen Gegenden und Krankenhäusern auf, wo sie auf unzureichende Hygienebedingungen zurückgeführt werden. Wie große epidemiologische Studien zeigen, leiden im Nordosten Sierra Leones bis zu 15% der stationären internistischen Patienten an Lassa-Fieber. In manchen Dörfern lassen sich bei 50% der Bevölkerung Antikörper gegen Lassaviren nachweisen; ca. 6% der seronegativen Personen konvertieren pro Jahr. Aufgrund dieser Daten wird angenommen, dass ca. 70% aller Infektionen asymptomatisch verlaufen und die Letalität bei 1–2% liegt. Allerdings versterben 10–15% der wegen Lassa-Fieber hospitalisierten Patienten. Man rechnet daher heute mit ca. 100 000 bis 300 000 Infektionen in Westafrika (Sierra Leone, Liberia, Republik Guinea, Nigeria), die zu ca. 5000 Todesfällen führen. Nicht geklärt ist, warum das Lassa-Fieber in den endemischen Gebieten immer wieder auch außerhalb von Krankenhäusern epidemisch auftritt. So sind während des letzten großen Ausbruchs 1996/97 in Sierra Leone mehr als 800 Lassa-Fälle gemeldet worden, wobei die Letalität bei ca. 20% lag.

In Sierra Leone und Liberia ist es in den letzten Jahren wiederholt zu Infektionen von dort stationierten UN-Soldaten gekommen, von denen einige nach Europa transportiert wurden.

3 Pathogenese

Das Virus gelangt über die verletzte Haut, die intakte Schleimhaut oder über die Atemwege in den Körper und vermehrt sich zunächst in den Makrophagen des retikuloendothelialen Systems (RES). Als pantropes Virus kann es dann die Zellen etlicher Organe infizieren; die höchsten Virustiter werden in Leber, Milz, Lunge, Nieren, Nebennieren, Herz, Plazenta und Milchdrüse gefunden. Die histopathologischen Veränderungen sind im Allgemeinen relativ diskret. Alle bisher autopsierten Fälle zeigten multifokale, hepatozelluläre Nekrosen unterschiedlichen Ausmaßes, wobei bis zu 50% der Zellen betroffen sein können. Bei ausgeprägtem Befall liegt das Bild einer schweren **Lassa-Hepatitis** vor, die mit sehr hohen Virustitern und hohen Transaminase-Werten einhergeht und eine schlechte Prognose hat. Ferner findet man Nekrosen in der Milz, den Nieren(tubuli) und den Nebennieren, außerdem eine interstitielle Myokarditis, interstitielle Pneumonie und Rhabdomyositis.

An makroskopischen Veränderungen beobachtet man Einblutungen in die Magenschleimhaut, Nieren und Konjunktiven. Ferner finden sich Pleuraergüsse, Perikardergüsse und Aszites sowie Lungen-, Larynx- und Gesichtsödeme als Zeichen einer erhöhten Permeabilität des Endothels (Plasma leakage syndrome, Abb. C9-2). Im Verlauf einer schweren Lassavirus-Infektion kommt es zu Hämorrhagien, bei denen sich weder eine DIC noch morphologische Veränderungen der Gefäßendothelien nachweisen lassen. Die Werte für Gerinnungsfaktoren im Blut liegen meist im Normbereich. Es scheint eine funktionelle Störung der Thrombozyten-Aktivierung vorzuliegen, als deren Ursache unter anderem eine Störung des Arachidonsäure-Metabolismus in den Endothelzellen sowie ein im Plasma von Patienten mit Lassa-Fieber nachgewiesener Antagonist der Thrombozytenaggregation diskutiert werden. Das Ausmaß der Hämorrhagien und die beobachteten histopathologischen Veränderungen vermögen den finalen Schock als Todesursache nicht zu erklären. Typischerweise findet man beim Lassa-Fieber eine hohe Virämie in Gegenwart von Antikörpern, welche die Viren nicht zu neutralisieren vermögen. Im Tierexperiment konnte gezeigt werden, dass die T-Zell-Antwort sowohl die akute Infektion überwindet als auch vor einer Reinfektion schützt. Da es vor allem in der Rekonvaleszenz-Phase des Lassa-Fiebers zu neurologischen Symptomen kommt (Schwerhörigkeit), wird auch eine immunpathogenetische Komponente der Erkrankung diskutiert. Eine häufig beobachtete Enzephalitis könnte ebenfalls in diesem Zusammenhang entstehen. Bei rekonvaleszenten Patienten wird das infektiöse Virus noch nach zwei Monaten im Urin nachgewiesen.

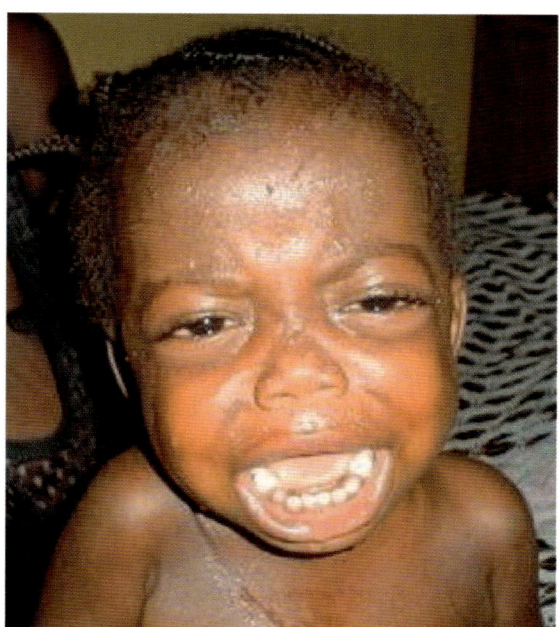

Abb. C9-2   Lassavirus-Infektion: „Plasma leakage" (Bildnachweis: Dr. S. Mardel).

4 Klinische Manifestation

Das klinische Bild der Lassavirus-Infektion ist sehr variabel, es kommen sehr leichte und sehr schwere Verläufe vor. Nach einer Inkubationszeit von 7–18 Tagen kommt es zu einem unspezifischen Prodromalstadium mit grippeähnlichen Symptomen. In den ersten drei Tagen klagen die Patienten über leichtes Fieber, allgemeines Krankheitsgefühl, Schmerzen in Kopf, Rücken und großen Gelenken sowie Halsschmerzen. Am 3.–6. Tag steigt das Fieber (39–41 °C mit Spitzen morgens und abends), häufig wird eine Konjunktivitis beobachtet, es kommt zu Thorax- und Abdominalschmerzen, Erbrechen und Diarrhö können auftreten. Erstmalig stellen sich krankheitstypische Symptome ein: trockener Husten, begleitet von retrosternalem Schmerz sowie eine exsudative Pharyngitis mit gelblichen Belägen vor allem auf den Tonsillen. Die Halsschmerzen werden mitunter so stark, dass die Patienten den eigenen Speichel nicht mehr schlucken können. Bei der Hälfte der Patienten entwickelt sich eine schmerzlose generalisierte Lymphadenopathie. Der systolische Blutdruck liegt im Mittel bei 100 mmHg. Ein Teil der Patienten hat einen diskreten Auskultationsbefund der Lunge wie bei einer interstitiellen Pneumonie. Die Erkrankung kann nach dem 7.–12. Tag zwei unterschiedliche Verläufe nehmen: Bei der Mehrzahl der Patienten sinkt das Fieber, Kopf-, Thorax- und Halsschmerzen lassen nach. Der Husten hält noch einige Tage an, und es besteht noch für längere Zeit ein Schwächegefühl. Bei einigen Patienten fällt in dieser Phase ein Perikardreiben auf, zudem kommt es bei 17% zu einer irreversiblen, uni- oder bilateralen Innenohrschwerhörigkeit.

Bei etwa 15% der Patienten verschlechtert sich der Zustand jedoch rapide. Die Kranken leiden an unstillbarem Erbrechen und entwickeln ein typisches Hals- und Gesichtsödem (siehe Abb. C9-2). Es kommt zur respiratorischen Insuffizienz und zentralen Zyanose. Manche entwickeln eine Enzephalopathie (Verwirrung, Tremor, Grand-mal-Anfälle, Dezerebrationskoma), Blutungen (20%) und einen Pleuraerguss, und schließlich tritt der Tod im Kreislaufversagen und irreversiblen Schock ein. Die Blutungen betreffen meist nur die Schleimhäute, nicht aber die Haut, sodass es zu gastrointestinalen, vaginalen und urogenitalen Blutungen sowie Zahnfleisch- und Nasenbluten kommt. Die Schwere der Blutungen ist alleine nicht ausreichend, um zum Schock zu führen. Pathognomonische Zeichen für Lassa-Fieber existieren nicht, jedoch haben in Endemiegebieten bestimmte Konstellationen einen hohen Vorhersagewert. Die Kombination von Fieber, Pharyngitis, retrosternalem Schmerz und Proteinurie hat mit 81% den höchsten positiven Vorhersagewert (bei einer Sensitivität von 46% und einer Spezifität von 89%). Erbrechen, starker Halsschmerz, eine Atemfrequenz > 22/min und das Auftreten von Blutungen sind mit einer 3- bis 4fach erhöhten Letalität verbunden. Eine neuere Kasuistik beschreibt einen Lassafieber-Patienten, bei dem es nach zweiwöchiger Diarrhö mit Fieber zu Krampfanfällen, Bewusstseinseinschränkung und schließlich zu einer Lungenembolie mit letalem Ausgang kam. Bei diesem Patienten war das Virus nur im Liquor nachweisbar. Diese und andere untypische Verläufe sollten zum Anlass dienen, die Differentialdiagnose Lassa-Fieber frühzeitig bei Patienten aus endemischen Gebieten in Erwägung zu ziehen.

Eine erhöhte Letalität besteht für Schwangere im letzten Trimenon (> 25%) und auch für den Fetus (> 85%). Bei Kindern liegt die Sterblichkeit zwischen 12 und 27%, zudem wurde das so genannte „Swollen baby"-Syndrom beschrieben, ein generalisiertes, Anasarka-artiges Ödem in Kombination mit distendiertem Abdomen und Blutungsneigung.

5 Diagnostik

5.1 Labor

Bei 36% der Patienten kommt es zu einer frühen Leukopenie (< 4000/µl) und späteren relativen Neutrophilie mit unreifen Leukozyten. Im Gegensatz zu hämorrhagischem Fieber anderer Genese besteht keine Thrombozytopenie. Aufgrund der Dehydrierung ist der Hämatokrit erhöht. Gerinnungswerte sowie Fibrinogen und Fibrinspaltprodukte sind normal. Laborchemisch imponiert ein mäßiger Anstieg der Transaminasen, eine Erhöhung der GOT > 150 U/l ist bereits mit einer 50%igen Letalität verbunden. Häufig besteht eine Proteinurie.

5.2 Apparative Untersuchungen

Bei der Röntgenuntersuchung des Thorax finden sich Zeichen einer basalen interstitiellen Pneumonie sowie Pleuraergüsse. 70% der Patienten haben wenig spezifische EKG-Veränderungen (wie ST-Strecken-Hebungen, T-Inversionen), die nicht mit der Klinik korrelieren. Bei 30% der akuten Fälle lässt sich audiometrisch ein ein- oder beidseitiger Innenohrschaden bis hin zur völligen Taubheit verifizieren.

5.3 Spezifische Nachweisverfahren

Der Nachweis von Lassavirus-RNA oder -Antikörpern kann nur in Speziallabors geführt werden.
Virusnachweis Ein Antigennachweis ist mittels ELISA möglich, allerdings ist dieser viel weniger empfindlich als die PCR. Diese ermöglicht den sehr sensitiven und schnellen Nachweis von Virus-RNA in Blut, Serum, Liquor und Urin. Das Lassavirus kann relativ leicht in Zellkultur angezüchtet werden, ebenso sind Meerschweinchen und Affen sehr empfänglich.
Antikörpernachweis Bis zum Ende der zweiten Krankheitswoche haben ca. 90% der Patienten spezifische Antikörper entwickelt, die üblicherweise mit der anerkannten Methode der indirekten Immunfluoreszenz nachgewiesen werden. In einigen Labors wird ein ELISA mit Viruspartikeln oder rekombinanten Virusproteinen durchgeführt (z.B. im Bernhard-Nocht-Institut). Bei 50% der verstorbenen Patienten sind keine Antikörper nachweisbar, sodass diesem Test bei der Diagnostik eines akuten Krankheitsfalls nur eine untergeordnete Rolle zukommt.

6 Postexpositionelle Immunisierung und Umgebungsprophylaxe

Eine aktive Immunisierung steht nicht zur Verfügung. Plasma von Rekonvaleszenten hat im Allgemeinen nur sehr niedrige neutralisierende Antikörpertiter und eignet sich nicht zur passiven Immunisierung.

Im Falle eines Kontaktes mit einem sicher Lassa-Infizierten sollte eine Risikobewertung anhand eines publizierten Schemas erfolgen (Holmes et al. 1990). Nur Personen mit Hochrisikokontakten (direkter ungeschützter Kontakt mit Körperflüssigkeiten oder sexueller Kontakt) sollten eine medikamentöse Prophylaxe mit Ribavirin (Erwachsene: 4 × 600 mg/d p.o. für zehn Tage) erhalten. Andere Personen kontrollieren zunächst ihre Körpertemperatur 2-mal täglich über 21 Tage, bei Temperaturen > 37,8 °C wird entsprechend dem Schema in Tab. C9-1 weiter verfahren.

7 Therapie

Die supportive Therapie besteht vor allem in der Beherrschung einer plötzlich auftretenden Hypotension zwischen dem 5. und 14. Krankheitstag. Die Wirksamkeit des Nukleosidanalogons Ribavirin bei Lassa-Fieber konnte in klinischen Studien belegt werden. Allerdings muss die Gabe innerhalb der ersten sechs Tage nach Auftreten der Beschwerden erfolgen. Dadurch ließ sich die Letalität von 75 auf 9% senken. Die Dosierung einer Ribavirin-Therapie ist in Tabelle C9-1 dargestellt. Laut unveröffentlichter neuester Daten sind die bisher empfohlenen Dosierungen möglicherweise um den Faktor 2, vor allem für schwerstkranke Patienten, zu hoch, sodass auf die aktuelle Literatur verwiesen werden muss. Rekonvaleszenten-Plasma zeigte nur vereinzelt Wirksamkeit und steht praktisch weltweit nicht zur Verfügung.

Nebenwirkungen Wenn das Medikament im Bolus gegeben wird, tritt in bis zu 30% ein Rigor auf. Darüber hinaus kann eine milde, dosisabhängige, reversible Anämie auftreten (siehe Kap. A5).

Tab. C9-1 Dosierungsschema der i.v. Ribavirin-Therapie.

Dauer	Dosis/kg KG
initial	30 mg
über 4 Tage	4 × 16 mg
über 6 Tage	3 × 8 mg

8 Prävention und Prophylaxe

Kontakte mit der Überträgerratte bei Reisen in endemische Gebiete sollten vermieden werden. Des Weiteren sollte an Gepflogenheiten der lokalen Bevölkerung, die einen Kontakt mit der Ratte oder ihren Exkrementen nach sich zieht, nicht teilgenommen werden. Medizinisches Personal in endemischen Gebieten sollte bereits bei klinischem Verdacht die Regeln des Barrier nursing beachten.

Eine Schutzimpfung steht derzeit nicht zur Verfügung.

C9.3 Krim-Kongo hämorrhagisches Fieber

1 Vorbemerkungen

Das Krim-Kongo hämorrhagische Fieber (CCHF) tritt in ganz Afrika, im Mittleren Osten (vor allem in Iran, Pakistan, Afghanistan, Saudi-Arabien), in Teilen Asiens sowie auf dem Balkan auf. CCHF wurde erstmals in den 1930er-Jahren in der damaligen Sowjetunion anlässlich eines großen Ausbruchs unter Landarbeitern auf der Krim-Halbinsel beschrieben. Der später isolierte Erreger, ein RNA-Virus der Familie Bunyaviridae, zeigte sich identisch mit einem 1967 im damaligen Belgisch-Kongo isolierten Virus, was zur Namensgebung führte. In China wird CCHF lokal auch als Xinjiang-Fieber bezeichnet. Es sind etliche Stämme des CCHF-Virus bekannt, die sich möglicherweise in ihrer Virulenz unterscheiden. CCHF ist eine seltene, endemisch vorkommende und sporadisch auftretende Erkrankung, die jedoch wegen der ca. 30%igen Letalität und der Möglichkeit von nosokomialen Ausbrüchen gefürchtet ist. In den letzten Jahren wurden in Südafrika im Mittel jährlich ca. zehn Fälle diagnostiziert, in Iran 50, in der Osttürkei, Ex-Jugoslawien und Bulgarien 10–20 sowie in ähnlicher Größenordnung in Pakistan (Baluchistan) und Afghanistan. Im Jahre 2001 ereignete sich ein CCHF-Ausbruch unter im Kosovo stationierten KFOR-Soldaten mit 15 Fällen, von denen 5 verstarben.

2 Epidemiologie

Die Verbreitung des Virus folgt derjenigen des Vektors und vermutlichen Resevoirs, hartschalige Zecken etlicher Genera (*Ixodes spp.*). Amblyomma-, Rhipicephalus- und Hyalomma-Spezies sind wichtige Vektoren in Afrika, die Letzteren übertragen das Virus auch in Südost-Europa, der Kaspischen Halbinsel und Zentralasien. Hyalomma-Zecken scheinen generell das Virus am effizientesten zu übertragen und den für den Menschen wichtigsten Vektor darzustellen. Die Zecken parasitieren eine Vielzahl wild lebender Tiere und Haustiere (Schafe, Ziegen, Rinder, Kamele), bei welchen die Virusinfektion inapparent verläuft. Vögel können ebenfalls infiziert werden, und Strauße stellen möglicherweise ein Amplifikationsreservoir dar. In Zimbabwe und Südafrika wurden bei Rindern Prävalenzen spezifischer Antikörper zwischen 28 und 45% gefunden. In Senegal wiesen 1 bis 20% der halbnomadisch lebenden Volksgruppen sowie bis zu 70% ihrer Schafe Antikörper auf, in der pakistanischen Provinz Baluchistan wurden Antikörper bei 5% der Menschen gefunden. Das Virus wird durch den Biss infizierter Zecken übertragen, durch direkten Kontakt mit dem Blut infizierter Tiere oder nosokomial durch die Körperflüssigkeiten von Patienten. Da in endemischen Gebieten trotz hoher Antikörperprävalenzen bei Nutztieren die Anzahl menschlicher Infektionen relativ gering ist, scheint die Übertragung des Virus durch Zecken epidemiologisch keine bedeutende Rolle zu spielen. Ein erhöhtes Infektionsrisiko stellt direkter Kontakt mit Tieren dar (Schafscheren, Melken etc.) sowie Umgang mit Schlachtprodukten (Abdeckereien, Straußenfarmen).

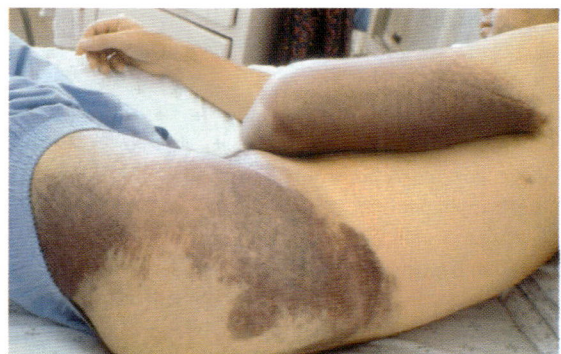

Abb. C9-3 CCHF-Virus-Infektion: Ekchymosen (Bildnachweis: Prof. R. Swanepoel).

3 Pathogenese

CCHF-Virusinfektionen verursachen klinisch schwer verlaufende Erkrankungen nur beim Menschen, der einen Fehlwirt für das Virus darstellt. Die Manifestationsrate nach dem Biss einer infizierten Zecke ist nicht bekannt, vermutlich aber hoch. Die Virämie ist während der ersten drei Tage nach Ausbruch der Erkrankung hoch und kann bis in die zweite Krankheitswoche andauern. Virämie, Thrombozytopenie und Lymphopenie zeichnen den akuten Krankheitsprozess aus, erhöhte GOT wird ebenfalls beobachtet. Ein relativ normaler Quick und die nur mäßig erhöhte GPT zeigen an, dass das Krankheitsgeschehen zwar die Leber einbezieht, aber nicht primär hepatisch ist. Bei der Autopsie fallen die eosinophile Nekrose der Leber (Councilman-Körperchen) ohne inflammatorische Infiltrate sowie die Depletion lymphoider Organe (Milznekrosen) und Kapillarfragilität (Endothelbeteiligung) auf. Der Blutverlust durch Hämorrhagien in alle inneren Organe kann als partielle Todesursache angesehen werden. Insgesamt ist die Pathologie der von Filovirus-Infektionen sehr ähnlich.

4 Klinische Manifestation

Nach einer Inkubationszeit von 2–5 Tagen setzen abrupt starke Kopfschmerzen, hohes Fieber, Myalgien und Arthralgien ein. Weiterhin werden Konjunktivitis, Gesichtsrötung, Petechien am Gaumen, Erbrechen und gelegentlich auch Diarrhöen beobachtet (prähämorrhagische Phase), wohingegen respiratorische Symptome ungewöhnlich sind. Die Hälfte der Patienten entwickelt eine Hepatomegalie. Hämorrhagische Manifestationen treten gewöhnlich ab dem vierten Krankheitstag auf, beginnend mit petechialen Blutungen in der oralen Mukosa und Haut, die sich typischerweise zu Ekchymosen entwickeln können (Abb. C9-3). Des Weiteren kommt es zu Zahnfleischbluten, Hematemesis, Melaena und Hämaturie. Ein Viertel der Patienten entwickelt neurologische Symptome einer Enzephalopathie. Wie auch bei anderen hämorrhagischen Fiebern tritt innerhalb weniger Tage ein starker Gewichtsverlust auf. Terminal führen hepatorenales und kardiales Versagen, disseminierte intravasale Koagulopathie und Blutungen in die inneren Organe zu Schock mit Todesfolge. Sekundäre bakterielle Infektionen können im Verlauf auftreten und ebenfalls zum Tod führen. Die Rekonvaleszenz beginnt 15–20 Tage nach Ausbruch der Krankheit und ist typischerweise auf bis zu einem Jahr verlängert mit allgemeiner Schwäche, Haarausfall, Polyneuritis, Kopfschmerzen, Schwindel und Übelkeit. Reversibler Visusverlust, Hörverlust und Gedächtnisverlust wurden ebenfalls beschrieben.

5 Diagnostik

5.1 Labor

Die Leukozyten-Zahl ist initial niedrig ($\leq 2 \times 10^9$/l), und eine Lymphopenie besteht während der ganzen Krankheitsdauer, wobei im Spätstadium ein Wiederanstieg der Neutrophilen beobachtet wird. Die Thrombozyten-Zahl ist häufig < 20 000/mm^3. Prädiktiv für einen letalen Ausgang sind Thrombozyten-Zahlen < 20×10^9/l, PTT > 200 IU/l, GOT > 200 IU/l und GPT > 150 IU/l.

5.2 Spezifische Nachweisverfahren

Der Nachweis von CCHF-Virus-RNA oder -Antikörpern kann nur in Speziallabors durchgeführt werden.
Virusnachweis Wie bei den anderen hämorrhagischen Fiebern auch, erfolgt der Nachweis der Infektion am schnellsten und sensitivsten mittels PCR. Anzucht des Virus setzt ein Hochsicherheitslabor der Stufe L4 voraus, wobei die Isolierung in neugeborenen Mäusen empfindlicher als die in Zellkultur ist. Antigennachweis mittels ELISA wurde bisher nur experimentell durchgeführt und ist nicht standardisiert.
Antikörpernachweis Wie bei Ebola-, Marburg- und Lassa-Infektionen sind Antikörper bei verstorbenen Patienten häufig nicht nachweisbar. Ein fehlender Antikörpernachweis schließt deshalb die Diagnose nicht aus.

6 Postexpositionelle Immunisierung und Umgebungsprophylaxe

Eine aktive Immunisierung steht nicht zur Verfügung. Im Falle eines Risikokontaktes mit einem sicher CCHF-Infizierten sollte eine Ribavirin-Prophylaxe analog der Lassavirus-Infektion erwogen werden (siehe Kap. C9.2).

7 Therapie

In Kasuistiken wurde über die Wirksamkeit einer Ribavirin-Therapie analog der Lassafieber-Therapie berichtet. Angesichts der hohen Mortalität der CCHF-Infektion und der vergleichsweise geringen Nebenwirkungen ist ein Therapieversuch deshalb indiziert.

8 Prävention und Prophylaxe

Prophylaktisch sollten Zeckenbisse mittels Repellentien und Tierkontakte, insbesondere an Schlachthöfen, in endemischen Gebieten gemieden werden. Das medizinische Personal sollte bereits bei klinischem Verdacht die Regeln des Barrier nursing beachten.

C9.4 Hämorrhagisches Fieber – Management von importierten Verdachtsfällen

1 Was gilt als Verdachtsfall?

Ebenso wichtig wie bei anderen tropischen Erkrankungen ist die Erhebung einer genauen Anamnese nach dem Schema:

«Warum stellt sich *dieser Patient* (= individuelle Risikofaktoren), aus *diesem Land* kommend (= geographische Risikofaktoren), zu *diesem Zeitpunkt* (= Inkubationszeit), mit *diesen Symptomen* vor?» (E. Parry, London School of Tropical Medicine & Hygiene).

Die Verdachtsdiagnose „hämorrhagisches Fieber" ist zu stellen, wenn:
- der Patient innerhalb der Inkubationszeit aus einem Endemiegebiet kommt
- anamnestisch Kontakt mit einem Vektor (Nagetier, Mücke, Zecke, Affe) oder einem Patienten mit hämorrhagischem Fieber angegeben wird
- folgende Leitsymptome vorliegen:
  - hohes Fieber (Kontinua > 38,5 °C)
  - Blutungsneigung
  - Transaminasen-Erhöhung
  - Ödeme
  - zerebrale Symptomatik
- andere tropische Infektionen wie Malaria, Leptospirose, Typhus, Fleckfieber, intestinaler Milzbrand ausgeschlossen sind.

Differentialdiagnostisch ist eine akute (Drogen-)Intoxikation („Body packer"-Syndrom) in Erwägung zu ziehen.

2 Patientenisolierung und Infektionsschutz

Im Verdachtsfall muss eine **Isolierung** des Patienten im Einzelzimmer, möglichst mit Schleuse (am besten in

Tab. C9-2 Inaktivierungsmöglichkeiten für hochinfektiöse Blutproben von Patienten mit Verdacht auf Virus-verursachtes hämorrhagisches Fieber (nicht in jedem Fall 100%ige Sicherheit).

Untersuchungsmaterial	Untersuchungsverfahren	Inaktivierung
Vollblut	dicker Tropfen	1% Formalin (Endkonz.) zu Erythrozyten-Lysis-Puffer
EDTA-Blut	Ausstrich	Methanol-Fixierung
EDTA-Blut	Leukozyten-Zählung	1 : 100 in 3%iger Essigsäure; 15 min bei Raumtemperatur
Serum/Plasma	Serologie	60 min Erhitzen auf 60 °C[1]; 0,25% β-Propiolacton (Endkonz.) und 30 min 37 °C
Serum/Plasma	klinische Chemie	60 min Erhitzen auf 60 °C[2]; 0,25% β-Propiolacton (Endkonz.) und 30 min 37 °C[3] 0,1% Triton X-100 (Endkonz) und 60 min bei Raumtemperatur[4]

[1] Sensitivitätsverlust. Erhitzen für 60 min auf 56 °C erhält Antikörperreaktivität besser, resultiert aber in Restinfektiosität der Proben.
[2] Kein Einfluss auf Natrium, Kalium, Magnesium, Harnstoff, Harnsäure, Kreatinin, Bilirubin, Glukose, CRP. Vermindert: Bikarbonat, AST, Kalzium, Phosphat, Albumin, Gesamtprotein. Nicht verwertbar: AP, ALT, GGT, CK.
[3] Leberwerte um ca. 20% vermindert. pH und Bikarbonat nicht verwertbar.
[4] Einfluss auf klinisch-chemische Parameter nicht untersucht.

Räumen mit Unterdruck *und* Schleuse) erfolgen. Die Regeln des **Barrier nursing** (Schutzkittel und -brille, Handschuhe, Mundschutz [möglichst Filterklasse P3]) müssen strikt eingehalten werden. Alle Körpersekrete, vor allem Blut, sind als infektiös zu betrachten. Auf entsprechende Desinfektion und Entsorgung ist zu achten.

Der Versand von nicht inaktiviertem Untersuchungsmaterial muss entsprechend der gesetzlichen Bestimmungen für den Transport von Gefahrgut erfolgen. Für Deutschland relevante Vorschriften und Empfehlungen finden sich auf der Internet-Seite des Robert-Koch-Institutes unter dem Schlagwort „Virale hämorrhagische Fieber".

3 Handhabung von infektiösem Patientenmaterial im Labor

Jeglicher Umgang mit nicht inaktiviertem Patientenmaterial erfordert das Tragen von Schutzkleidung, -brille, Handschuhen und Mundschutz (P3). Patientenmaterial sollte nach Möglichkeit mittels „bedsite"-Testen im Isolierbereich und nicht im Routinelabor untersucht werden, es sind aerosoldichte Zentrifugen zu verwenden.

Vor der mikroskopischen bzw. klinisch-chemischen Untersuchung muss eine Vorbehandlung des Untersuchungsmaterials erfolgen (Tab. C9-2), wobei zu beachten ist, dass nicht immer eine 100%ige Virusinaktivierung gewährleistet ist.

4 Spezifische Diagnostik

Es ist Serum zum Virus- und Antikörpernachweis in das Referenzlabor zu versenden. Falls sich die Verdachtsdiagnose bestätigt, hat eine Risikoeinschätzung und gegebenenfalls Überwachung von Kontaktpersonen zu erfolgen.

5 Meldepflicht

Meldepflichtig sind Verdacht einer Erkrankung, Erkrankung und Tod.

LITERATUR
Robert-Koch-Institut (2006): www.rki.de, Schlagwortsuche: Virale hämorrhagische Fieber.
Geisbert TW, Jahrling PB (2004). Exotic emerging viral diseases: progress and challenges. Nat Med 10 (12 Suppl): S110–S121.
Holmes GP, McCormick JB, Trock SC, Chase RA, Lewis SM, Mason CA, Hall P, Schonberger LB, Fisher-Hoch SP (1990): Lassa fever in the United States – Investigation of a case and new guidelines for management. New Engl J Med 323: 1120–1123.
Pigott DC (2005). Hemorrhagic fever viruses. Crit Care Clin 21(4): 765–783, vii.

KAPITEL C10

Markus Otto, Hayrettin Tumani, Albert C. Ludolph, Thomas Mettenleiter und Martin Groschup

Prion-Erkrankungen

1	Klinisches Bild, Anamnese und Befund	902	7 Klinische Symptome	906
2	Differentialdiagnose	903	7.1 Verlauf	906
3	Epidemiologie und Übertragungswege	903	7.2 Zusatzbefunde	907
4	Creutzfeldt-Jakob-Krankheit	904	8 Therapie	909
4.1	Erstbeschreibung und Historie	904	9 Andere Prion-Erkrankungen des Menschen	909
4.2	Morphologie	904	9.1 Neue Variante der CJK	909
5	Molekularbiologie, Biochemie und Neuropharmakologie	904	9.2 Kuru	910
6	Pathogenese	905		

1 Klinisches Bild, Anamnese und Befund

Prion-Erkrankungen, die auch **transmissible spongiforme Enzephalopathien** (TSE) genannt werden, sind selten auftretende und immer tödlich verlaufende neurodegenerative Erkrankungen, die weltweit bei Menschen und Tieren vorkommen.

Nach der Prion-Hypothese werden diese Erkrankungen durch infektiöse Prion-Proteine verursacht, die aufgrund ihrer Fehlfaltung aus körpereigenen Proteinen entstehen. Bisher gibt es keine Hinweise für die Beteiligung einer Nukleinsäure bei diesem Infektionserreger. Außer beim Menschen (z.B. Creutzfeldt-Jakob-Krankheit, CJK; engl. CJD) sind Prion-Erkrankungen bei Schafen und Ziegen (Scrapie), Rindern (bovine spongiforme Enzephalopathie, BSE), Hirschen (chronic wasting disease, CWD), Nerzen (transmissible mink Enzephalopathie, TME) und Haus- und Großkatzen (feline spongiforme Enzephalopathie, FSE) beschrieben (Tab. C10-1) (Prusiner 2001).

Das öffentliche Interesse an dieser Erkrankung stieg, nachdem in Großbritannien Ende der 1980er-Jahre erstmals Rinder in großer Zahl an der bovinen spongiformen Enzephalopathie (BSE) erkrankten und deren Übertragung auf den Menschen befürchtet wurde. Im Vereinigten Königreich erreichte die BSE-Epidemie in den Jahren 1992/1993 ihren Höhepunkt, als jährlich mehr als 35 000 Rinder erkrankten (http://www.oie.int/eng/info/en_esbru.htm). Seitdem ist die Zahl der BSE-Fälle im Vereinigten Königreich kontinuierlich zurückgegangen (1997: 4393 Fälle; 2001: 1202; 2004: 343). Es muss aber angenommen werden, dass im Vereinigten Königreich Millionen BSE-infizierte Rinder vor Ausbruch der Erkrankung geschlachtet wurden und deren Fleisch in die Lebensmittelkette gelangte (Christl et al. 2002). BSE-Fälle traten weiterhin in nahezu allen EU-Ländern auf, teilweise mit ebenfalls epidemischen Ausmaßen. So wurden in Frankreich ca. 1000 BSE-Fälle diagnostiziert und in Deutschland 392 Fälle (Stichtag 17.02.2006). Modellrechnungen zur BSE-Epidemie in Frankreich gehen von insgesamt ca. 300 000 infizierten Tieren aus (Supervie und Costagliola 2004).

Der erste Hinweis auf eine Übertragung des BSE-Erregers auf den Menschen ergab sich, als 1996 im Vereinigten Königreich erstmals jüngere Patienten mit einem bis *dato* untypischen Verlauf einer CJK gefunden wurden (Will et al. 1996). Vor diesem Hintergrund ist die Frühdiagnostik der CJK und ihre Abgrenzung von behandelbaren differentialdiagnostisch zu trennenden Erkrankungen von großer Bedeutung.

Klinisch kommt es im Verlauf der Krankheit zu langsam zunehmenden Verhaltensänderungen, denen Bewegungsstörungen folgen. Beim Menschen kommt es zusätzlich zu einer drastischen Abnahme der geistigen Fähigkeiten und beim Tier zu ausgeprägten Sensibilitätsstörungen. Das Krankheitsbild ist vor allem in der Initialphase vielgestaltig.

Neuropathologisch treten charakteristische Veränderungen des Gehirns auf. Leitmerkmal der TSE ist eine spongiforme Auflockerung des Hirnparenchyms mit Vakuolisierung durch einen Neuronen-Untergang sowie eine Astroglia-Aktivierung. Für die Diagnose ist der Nachweis des Proteinase-K-resistenten Prion-Proteins (PrP^{res}) notwendig. Im Folgenden wird das pathologische Prion-Protein PrP^{Sc} dem des Proteinase-K-resistenten Anteils des Prion-Proteins gleich gesetzt.

Die Prion-Erkrankungen können sporadisch vorkommen oder erworben sein. Letztere umfassen beim Menschen die iatrogenen Fälle der CJK und auch die neue Variante (nvCJK). Weiterhin kommen beim Menschen noch genetisch bedingte (so genannte familiäre) Formen vor, die durch eine Mutation im Prion-Proteingen bedingt sind (Tab. C10-2) (Kretzschmar et al. 1996, Poser et al. 1999).

Prion-Infektionen können auf natürlichem Wege oder experimentell über PrP^{Sc}-haltige Gewebe oder Flüssigkeiten übertragen werden (Mensch → iatrogene CJK, Vari-

Tab. C10-1 Prion-Erkrankungen bei Mensch und Tier.

Mensch	idiopathisch	sporadische CJK, sporadische FFI
	erworben	iatrogene CJK, Kuru, neue Variante der CJK
	hereditär	familiäre CJK, GSS, FFI
Tier	Scrapie (Traberkrankheit)	Schaf, Ziege
	BSE (bovine spongiforme Enzephalopathie)	Rind
	FSE (feline spongiforme Enzephalopathie)	Hauskatze, Puma, Gepard
	CWD (chronic wasting disease)	Hirsche (Nordamerika)
	TME (transmissible mink Enzephalopathie)	Nerze (Nordamerika)

Tab. C10-2 Klinische Formen der CJK.

CJK-Form	Häufigkeit	Alter (Jahre)	Dauer (Monate)
sporadisch (sCJK)	90%	60	4,5
familiär (fCJK)	10%	50	21
iatrogen (iCJK)	n = 180	4–60	10
neue Variante (nvCJK)	n = 100	30	14

ante der CJK, Kuru; Tiere BSE, FSE). Angesichts von zwei nachgewiesenen iatrogenen nvCJK-Infektionen beim Menschen durch die Verabreichung von Bluttransfusionen präklinisch nvCJK-infizierter Spender, werden derzeit Risikominimierungsmaßnahmen bei der Gewinnung von Blut oder Blutprodukten und mögliche Abreicherungsmaßnahmen für die Erreger intensiv erforscht (Llewelyn et al. 2004, Peden et al. 2004, Ward et al. 2006).

2 Differentialdiagnose

Das vielfältige klinische Bild bei der sporadischen CJK muss viele Differentialdiagnosen berücksichtigen. Am schwierigsten ist die Abgrenzung der schnell verlaufenden Demenz vom Alzheimer-Typ oder der Lewy-Body-Demenz. Allerdings kommen sämtliche bekannten neurodegenerativen Erkrankungen, wie z.B. die amyotrophe Lateralsklerose oder Morbus Parkinson, differentialdiagnostisch infrage. Bei jüngeren Patienten erwies sich die Enzephalitis als wichtigste Differentialdiagnose (Tab. C10-3) (Brown et al. 1994, Mollenhauer et al. 2002).

3 Epidemiologie und Übertragungswege

Die Inzidenz der Erkrankung beträgt etwa ein Fall auf eine Million Einwohner pro Jahr (Alperovitch et al. 1994, Will et al. 1998). Für Deutschland bedeutet das etwa 80 Neuerkrankungen pro Jahr (Poser et al. 1997). Etwa 10–15% der CJK-Patienten leiden an einer genetischen Form der Erkrankung. Die durchschnittliche Überlebenszeit der Patienten liegt von der Entwicklung der ersten Symptome bis zum Tod bei etwa sechs Monaten, kann aber bei genetisch bedingten Fällen deutlich verlängert sein (Weber et al. 1997). Vereinzelt sind iatrogene Fälle durch Verwendung von ungenügend sterilisierten Instrumenten bei stereotaktischen Operationen und durch Verwendung von infizierten Dura-mater oder Kornea-Transplantaten verursacht worden (Brown et al. 2000). In Frankreich wurde die weitaus größte Zahl von iatrogenen Fällen durch die Verwendung von kontaminierten menschlichen Wachstumshormonen hervorgerufen (Billette de Villemeur et al. 1996, Brown et al. 1992). Die Inkubationszeit liegt bei diesen Patienten zwischen 5 und 34 Jahren. Mitte der 1980er-Jahre wurde die Produktion auf gentechnisch hergestellte Präparate umgestellt. In Deutschland ist bis jetzt kein Fall bekannt geworden.

Der natürliche Ausbreitungsweg nach oraler Aufnahme vom Gastrointestinaltrakt in das ZNS wurde in verschiedenen Infektionsmodellen erst in den letzten Jahren genauer beschrieben. Die Neuroinvasion des Erregers kann hierbei in Abhängigkeit der infizierten Tierspezies aber auch des verwendeten Prions auf unterschiedlichen Wegen stattfinden. Beim Menschen wird eine primäre Vermehrung der Prionen im lymphoretikulären System postuliert. So wird PrP^{Sc} bei der nvCJK in den Tonsillen, Milz, Lymphknoten und Appendix bereits vor Ausbruch der Erkrankung nachgewiesen. Untersuchungen an Scrapie-infizierten Mäusen ergaben, dass die follikulären dendritischen Zellen, für deren Differenzierung B-Zellen erforderlich sind, eine wichtige Rolle spielen. Als Eintrittspforte in das ZNS werden der dorsale Vaguskern und das Rückenmark in Höhe der Nervi splanchnici angenommen, da sich in diesen Regionen PrP^{Sc} auch nach oraler Verabreichung nachweisen ließ. Die Beteiligung des Immunsystems wurde auch bei Scrapie- und BSE-infizierten Schafen und beim Hamster

Tab. C10-3 Wichtigste Differentialdiagnosen zur CJK.

degenerative Hirnleiden	• Alzheimer Demenz • Parkinson-Syndrom mit Demenz • frontotemporale Demenz • Chorea Huntington • ALS
entzündliche Enzephalopathien	• Enzephalitis (viral, autoimmun) • AIDS-Enzephalopathie • Multiple Sklerose • PML
metabolische Enzephalopathien	• Hepatopathie • Urämie • Korsakow-Syndrom • Wnicke-Enzephalopathie
toxische Enzephalopathien	• Intoxikation mit Metallen, Drogen
paraneoplastische Enzephalopathien	• limbische Enzephalomyelitis • paraneoplastische Kleinhirnatrophie

nachgewiesen, während die Prion-Erreger bei BSE-infizierten Rindern nahezu ausschließlich im peripheren und zentralen Nervensystem nachgewiesen werden (Buschmann und Groschup 2005). Retrograd kann dann bei allen Spezies (einschließlich Rind) Muskelgewebe mit PrP^{Sc} befallen werden (Buschmann und Groschup 2005, Prinz et al. 2003, Thomzig et al. 2004, Thomzig et al. 2006). Mittels intrazerebraler Inokulation gelingt die Übertragung auf zahlreiche Tierarten selbst durch geringste Mengen PrP^{Sc}-haltigen Gewebes.

Mit folgenden menschlichen Geweben von CJK-Patienten konnte eine Übertragung auf Versuchstiere nach intrazerebraler Inokulation erzielt werden: Gehirn, Auge, Rückenmark, Lunge, Liquor, periphere Nerven, Blut und seine Bestandteile sowie lymphoretikuläre Organe. Andere Organe erwiesen sich als nichtinfektiös wie Knochenmark, Sputum, Urin und Milch. Eine aktualisierte Übersicht über die Erregerverteilung bei CJK, nvCJK, Scrapie und BSE in den Organen und Körperflüssigkeiten hat die WHO veröffentlicht (WHO 2003).

4 Creutzfeldt-Jakob-Krankheit

4.1 Erstbeschreibung und Historie

Im Jahre 1920 wurde erstmals von Hans Creutzfeldt und unabhängig davon ein Jahr später von Alfons Jakob über ein seltenes Syndrom berichtet. Der Neurologe Creutzfeldt beschrieb „eine eigenartige herdförmige Erkrankung des Zentralnervensystems" bei einer 22-jährigen Patientin mit folgenden Hauptkennzeichen: heterogenes klinisches Bild mit überwiegend kortikalen Symptomen und psychomotorischen Erscheinungen sowie progressivem Verlauf. Neuropathologisch beschrieb er nichtentzündliche herdförmige Untergänge des Nervengewebes der Großhirnrinde mit reparatorischer Glia-Wucherung.

Der Neuropathologe Jakob beschrieb seine ersten drei Fälle als „spastische Pseudosklerose und Enzephalomyelopathie mit disseminierten Degenerationsherden". Er beschrieb ähnliche neuropathologische Veränderungen wie sie im Creutzfeldt's Fall genannt wurden.

Zu dieser Zeit waren beide Autoren sich sicher, dass sie eine Erkrankung entdeckt hatten, die eine neue Entität darstellt. Dieser Überzeugung war auch der Neuropathologe Walther Spielmeyer, der diese Krankheit nach ihren Erstbeschreibern „Creutzfeldt-Jakob-Krankheit" benannt hat.

Nach heutigem Wissensstand sind wahrscheinlich nur zwei der fünf anfangs publizierten Fälle tatsächlich CJK-Fälle gewesen (Katscher 1998, Kretzschmar et al. 1995). Auch bei dem von Creutzfeldt veröffentlichten Fall handelt es sich wahrscheinlich um keinen CJK-Fall (Katscher 1998).

Bereits bei einer der ersten Beschreibungen handelte es sich um einen familiären Fall, der 72 Jahre später durch Nachweis einer Mutation im Prion-Proteingen an einer fixierten Hirnprobe bestätigt wurde. Später wurden weitere familiäre spongiforme Enzephalopathien des Menschen beschrieben: 1936 das so genannte Gerstmann-Sträußler-Scheinker-Syndrom (GSS) und 1986 die tödliche familiäre Insomnie (fatal familial insomnia, FFI).

Der Nachweis der Übertragbarkeit von CJK und einer anderen menschlichen spongiformen Enzephalopathie, der so genannten Kuru, wurde dann Anfang der 1960er Jahre durch die Arbeiten von Gajdusek und Gibbs erbracht. Seit dem Nachweis der experimentellen Übertragbarkeit von CJK wurden weltweit rund 180 iatrogen bedingte CJK-Fälle publiziert.

4.2 Morphologie

Aufgrund der gemeinsamen neuropathologischen Charakteristika und ihrer Übertragbarkeit werden die Prion-Erkrankungen als transmissible spongiforme Enzephalopathien bezeichnet.

Allen gemeinsam ist der neuropathologische Befund aus schwammartigen Veränderungen des Hirnparenchyms, Neuronen-Degeneration, reaktive Astrogliose und dem immunhistochemischen Nachweis von Prion-Proteinablagerungen (Abb. C10-1) (Kretzschmar et al. 1996).

5 Molekularbiologie, Biochemie und Neuropharmakologie

Das Prion-Protein des Menschen ist ein über einen Phosphatidylinositolrest in der Zellmembran von Neuronen verankertes Glykoprotein aus 253 Aminosäuren mit nicht geklärter Funktion. So wird eine Beteiligung dieses Proteins am Kupferstoffwechsel im ZNS postuliert. Neuere Untersuchungen nehmen allerdings auch eine Rolle beim Zelltod, aber auch bei der Zellentwicklung an (Santuccione et al. 2005). Peripher wird es unter anderem auf Lymphozyten und Thrombozyten gefunden.

Physiologisches Prion-Protein (PrP^C) lässt sich durch Proteinase K komplett verdauen. Die dreidimensionale Struktur enthält zu 40% α-Helices r und nur 3% β-Faltblattstruktur. Durch eine massive Änderung der Konforma-

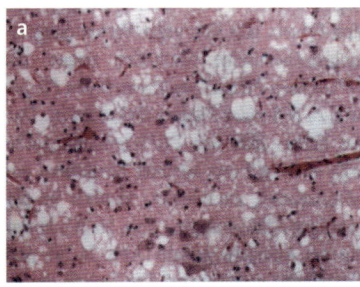 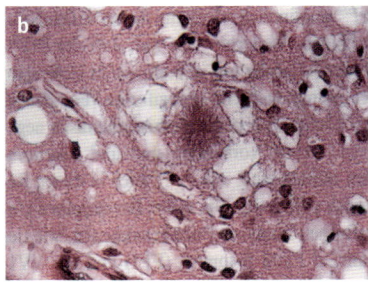 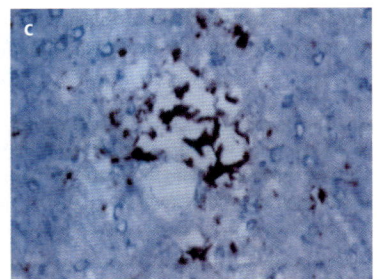

Abb. C10-1 Neuropathologie der spongiformen Enzephalopathien bei sCJK und nvCJK. a) Astrogliose, Neuronen-Untergang, Vakuolen bei sCJK. b) Zusätzlich floride Plaques bei nvCJK. c) Immunchemischer Nachweis von Prion-Aggregaten.

tion entsteht aus PrP^C das infektiöse PrP^{Sc}, das distinkte physikochemische Eigenschaften aufweist (Abb. C10-2). Es ist Proteinase-K-resistent und besitzt einen Anteil an β-Faltblattstrukturen von 43%. PrP^{Sc} hält chemischen und physikalischen Behandlungen stand, die Nukleinsäuren üblicherweise zerstören (Hitze, Strahlen, Desinfektionsmittel) (Riesner 2001).

Der genaue Mechanismus der Umwandlung von PrP^C zu PrP^{Sc} ist unklar. Zwar gelang experimentell die Umwandlung vom rekombinanten physiologischen Prion-Protein in die pathologische Isoform, eine parallele de-novo-Generierung von Infektiosität erfolgte aber nicht in allen Fällen. Es wurden aber auch spongiforme Enzephalopathien übertragen, ohne dass ein Nachweis des pathologischen Prion-Proteins gelang. Daher wird angenommen, dass weitere Faktoren für die Bildung des infektiösen Partikels verantwortlich sind.

Zur Erklärung der so genannten Protein-only-Hypothese, d.h. der Annahme, dass der Erreger tatsächlich ausschließlich aus Protein besteht, werden zurzeit thermodynamische Faltungsmodelle diskutiert, in denen weitere Proteine als Faltungshilfe (Chaperone) benötigt werden, die die Konversion des physiologischen Prion-Proteins in die pathologische Form ermöglichen (Riesner 2001).

6 Pathogenese

Der klassischen Virologie folgend wurde ursprünglich von einem nicht identifizierten Virus als Ursache für die Erkrankungen ausgegangen. Hierfür sprach insbesondere die Tatsache, dass der vermeintlich gleiche Erreger sowohl bei Menschen als auch bei Tieren in derselben Spezies unterschiedliche Symptome als auch neuropathologische Muster hervorrufen kann (Chesebro 1998). Trotz der von einigen Autoren vorgelegten elektronenmikroskopischen und physikochemischen Daten, die als Hinweise für die Existenz von Nukleinsäuren in den infektiösen Partikeln gedeutet wurden (Diringer 1995, Diringer 1996, Diringer et al. 1997), gibt es zahlreiche Befunde, die die Prion-Hypothese unterstützen.

Diese von Griffith angedachte (Griffith 1967) und von Prusiner experimentell vorangetriebene Hypothese besagt, dass es sich bei dem infektiösen Agens um ein Prion-Protein handelt, das chemischen und physikalischen Behandlungen, die üblicherweise Nukleinsäuren zerstören, standhält (Prusiner 1982). Insbesondere die Protease-Resistenz gilt für eine TSE als diagnostisch wegweisend. Dieses Protein in seiner konformationsveränderten und somit resistenten Form (PrP^{Sc}) ist in der Lage, wirtseigene zelluläre Isoformen (PrP^C) in die pathologische Isoform (PrP^{Sc}) umzufalten. Die Entdeckung des Gens (PRNP) für die zelluläre Isoform PrP^C, das beim Menschen auf Chromosom 20 lokalisiert ist, hat wesentlich zur Untermauerung der Prion-Hypothese beigetragen (Kretzschmar et al. 1986). Weiterhin konnte gezeigt werden, dass Mäuse, denen ein solches Gen fehlt (PrP-knockout-Mäuse), nicht infiziert werden können (Sailer et al. 1994). Die Entdeckung verschiedener, wahrscheinlich unterschiedlich gefalteter Isoformen von

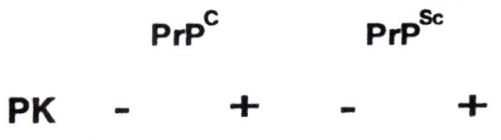
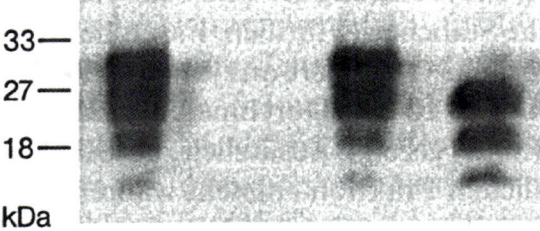

Abb. C10-2 Verdau des Prion-Proteins mit Proteinkinase (PrP^C = zelluläres Prion-Protein, Proteinase-sensitiv, α-Helixstruktur; PrP^{Sc} = Scrapie-Protein, Proteinase-resistent, β-Faltblattstruktur).

PrP^{Sc}, die letztlich für ein unterschiedliches neuropathologisches und klinisches Muster verantwortlich gemacht werden können, ist in Einklang mit der Prion-Hypothese (Parchi et al. 1996, Safar et al. 1998).

Ungeklärt sind noch die neurotoxischen Mechanismen, die zur Degeneration der Neuronen führen. Bestimmte PrP-Peptide und Amyloid-Aggregate sind in vitro für Nervenzellen toxisch. Diese Neurotoxizität ist von der PrP^C-Synthese der exponierten Nervenzelle abhängig. Dabei scheint besonders die membranverankerte Form des PrP^C, deren Konzentration eine gute Korrelation zur Neurodegeneration zeigt, eine wichtige Rolle zu spielen.

7 Klinische Symptome

Klinisch bedeutsam ist ein Polymorphismus für Methionin und Valin am Codon 129. So sind homozygote Merkmalsträger bei der sporadischen Form der CJK gegenüber der Normalbevölkerung deutlich überrepräsentiert (Palmer und Collinge 1993). Valin-Homozygote sind bei der iatrogenen Form der CJK betroffen (Brown et al. 2000, Collinge et al. 1991). Bei der nvCJK sind bislang nur Methionin-homozygote Patienten bekannt (Will et al. 2000).

Abhängig von der unterschiedlichen elektrophoretischen Migration des Proteinase-K-resistenten Anteils des PrP^{SC} kann weiterhin ein Typ I und Typ II des PrP^{SC} unterschieden werden (Monari et al. 1994, Parchi et al. 1996, Parchi et al. 1998).

Die möglichen Kombinationen aus PrP-Typ und Polymorphismus am Codon 129 entsprechen und beschreiben die neuropathologisch und klinisch unterschiedlichen Phänotypen der CJK (Abb. C10-3) (Collinge et al. 1996, Parchi et al. 1996, Parchi et al. 1999, Schulz-Schaeffer et al. 1996, Zerr et al. 2000).

Die Symptome sind zu Beginn der Erkrankung weitgehend unspezifisch mit depressiv gefärbten Persönlichkeitsveränderungen, Appetitabnahme, Gewichtsverlust, Ängstlichkeit und sozialem Rückzug (Tab. C10-4) (Brown et al.

Tab. C10-4 Klinische Befunde der sCJK (n = 232 Patienten) (Brown et al. 1994).

Symptome/Zeichen	initial (%)	im Verlauf (%)
mentaler Abbau	69	100
• Gedächtnisstörungen	48	100
• Verhaltensstörung	29	57
• Abbau höherer kortikaler Funktionen	16	73
zerebelläre Störungen	33	86
visuelle Störungen	17	42
Schwindel	13	19
Kopfschmerzen	11	18
vegetative Störungen	3	7
extrapyramidale Zeichen	2	73
Myoklonien	5	90
periodisches EEG	0	60

1994). Bei dem größten Teil der Patienten beginnt die Erkrankung ausschließlich mit psychischen Störungen, entweder als Gedächtnisverlust oder Verhaltensauffälligkeiten. Bei ca. einem Drittel der Patienten stehen ausschließlich neurologische Störungen im Vordergrund, meist zerebelläre Dysfunktionen, die sich in Gangataxie äußern. Es kann aber auch zu einem gemischten Bild mit gleichzeitiger Entwicklung einer Demenz und neurologischen Ausfällen kommen. Erst wenn Sehstörungen, Gangunsicherheit oder psychotische Episoden hinzukommen, erfolgt meist die Konsultation eines Augen- bzw. Nervenarztes. Psychotische Störungen äußern sich am häufigsten durch nächtliche optische Halluzinationen mit szenischen Bildern. Im Mittel vergehen vier Monate bis die Patienten in einer neurologischen Klinik aufgenommen werden und die Verdachtsdiagnose CJK gestellt wird. Neben der Entwicklung der Demenz, die sich als eine rasch progrediente Störung des Kurzzeitgedächtnisses äußert, führen die Myoklonien am häufigsten zu der Differentialdiagnose einer CJK (Sturzenegger 2001).

7.1 Verlauf

Im weiteren Verlauf werden unterschiedliche Systeme im zentralen Nervensystem auffällig und es kommt zu pyramidalen und extrapyramidalen Störungen sowie Störung der Koordination. Im Endstadium entwickelt sich häufig ein akinetischer Mutismus, wobei sich die Patienten ohne Spontanbewegung und sprachliche Äußerung präsentieren

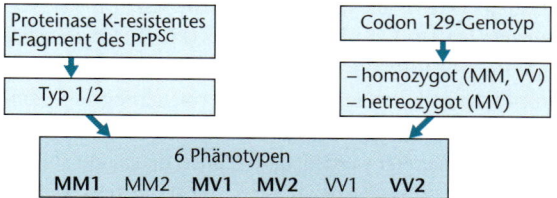

Abb. C10-3 Klassifikation der sporadischen CJK auf molekularer Grundlage.

und auf Ansprache nicht reagieren. Der akinetische Mutismus ist mit Myoklonien, Krampfanfällen und schließlich vegetativen Entgleisungen kombiniert. Das Leiden geht langsam in einen finalen Dezerebrationsstatus über, wobei die Patienten häufig an respiratorischen Infektionen und thromboembolischen Komplikationen versterben.

Die Reihenfolge des Auftretens der Symptome gehört zu den klinischen Unterscheidungsmerkmalen zwischen der sporadischen CJK und den erblichen Formen. Bei GSS dominiert zu Beginn die Ataxie, die Demenz tritt später hinzu. Die Schlaflosigkeit, die der FFI den Namen gegeben hat, scheint bei dieser Mutation selten das führende Symptom zu sein. Das Erkrankungsalter liegt bei der erblichen Form etwas niedriger, die Krankheitsdauer ist länger (Sturzenegger 2001).

7.2 Zusatzbefunde

Keines der erwähnten Symptome ist spezifisch. Es ist vielmehr ein bestimmtes Muster von Symptomkombinationen, das je nach überwiegend betroffenen Hirnregionen sehr unterschiedlich akzentuiert sein kann. Bisher gibt es auch keinen spezifischen diagnostischen In-vivo-Test für den Nachweis einer CJK. Die **definitive Diagnose** kann nur **neuropathologisch** erfolgen. Daher sind pragmatische diagnostische Kriterien von der WHO in Anlehnung nach Masters entwickelt worden, die die Wahrscheinlichkeit der Diagnose abstufen nach (Masters et al. 1979, WHO, 1998):

- gesicherter Diagnose aufgrund des neuropathologischen Befundes
- wahrscheinlicher Diagnose bei Vorliegen einer höchstens zwei Jahre bestehenden Demenz, eines typischen EEG oder positiven 14-3-3-Immunoblots und mindestens zwei der folgenden vier neurologischen Symptome:
  - visuelle und/oder zerebelläre Symptome
  - Pyramidale und/oder extrapyramidale Zeichen
  - Myoklonien
  - akinetischer Mutismus
- möglicher Diagnose bei fehlenden typischen EEG-Veränderungen oder fehlenden 14-3-3-Immunoblots.

EEG Das Auftreten periodischer Sharp wave-Komplexe erlaubt die Klassifikation „wahrscheinliche CJK" wenn die klinischen Kriterien erfüllt sind. In der deutschen epidemiologischen Studie lag die Sensitivität bei 67%, die Spezifität bei 86%, wenn folgende Kriterien erfüllt waren: Mindestens fünfmaliges Auftreten von ähnlich konfigurierten Sharp wave-Formationen mit einem Intervall von 500–2000 msec und einer Dauer zwischen 100 und 600 msec.

Diese Ergebnisse lassen sich verbessern, wenn Verlaufskurven unter standardisierten Ableitbedingungen zur Verfügung stehen. In frühen Stadien findet man nur unspezifische, nicht richtungsweisende Befunde, bestehend aus diffusen Verlangsamungen des Grundrhythmus. Später lässt sich ein zunehmendes Auftreten repetitiver, generalisierter, synchroner, pseudoperiodischer bi- oder triphasischer Komplexe beobachten. Insgesamt sind diese Komplexe nahezu pathognomonisch. Mit weiterer Progredienz der Krankheit kommt es zu einer zunehmenden Kurvenabflachung mit generalisierter Niedervoltage. Oft lässt sich auch eine Hyperreaktivität auf externe akustische, taktile oder visuelle Reize mit Aktivierung der steilen Potentiale beobachten (Steinhoff et al. 2004).

Kernspintomographie (Abb. C10-4) In der Kernspintomographie zeigen sich neben einer unspezifischen Hirnatrophie abnorme symmetrische Signalanhebungen in den Basalganglien, in den T2- und Protonen-gewichteten Aufnahmen. Diese Veränderungen sind schon einige Wochen bis wenige Monate nach Erkrankungsbeginn sichtbar. Im Vergleich mit histopathologischen Veränderungen korrelieren die Signalabnormitäten im MRT signifikant mit den am meisten von der Astrozytose und der Vakuolisierung betroffenen Arealen. Symmetrische hyperintense Signalanhebungen in Putamen und Nucleus caudatus werden bei 79% der sicheren und wahrscheinlichen Fälle gesehen, wie in einer retrospektiven Studie gezeigt werden konnte. In Verlaufsuntersuchungen findet man eine rapid fortschreitende kortikale Atrophie und auch eine Striatumatrophie. Eine beträchtliche Volumenminderung wird bei allen Patienten mit einer Krankheitsdauer von mehr als vier Monaten sichtbar. Ähnlich wie in der Flair-Sequenz lassen sich die Veränderungen in den diffusionsgewichteten Aufnahmen zum Teil auch dann nachweisen, wenn T2- und Protonen-gewichtete Aufnahmen normal erscheinen. Ein Vorteil besteht in der kurzen Untersuchungszeit, sodass bei den häufig unruhigen Patienten wenige Bewegungsartefakte vorkommen (Finkenstaedt et al. 1996, Meissner et al. 2004).

Liquor- und Serumbefunde (Tab. C10-5) In der differentialdiagnostischen Abklärung der CJK kommt der Liquor-Untersuchung eine große Bedeutung zu. Bei der CJK sind Liquor-Zellzahl, Gesamtproteingehalt und Glukosekonzentration sowie Liquor-Druck in der Regel im Normalbereich.

Protease-resistente Prion-Proteine, die für die Diagnose einer CJK wegweisend wären, ließen sich bisher weder im Serum noch im Liquor zuverlässig nachweisen. Für die Diagnose wesentlich viel versprechender war die Identifizierung von neuronalen und astrozytären Markerproteinen, die als Surrogatmarker das Ausmaß des Zelluntergangs bzw. der Zellaktivierung widerspiegeln.

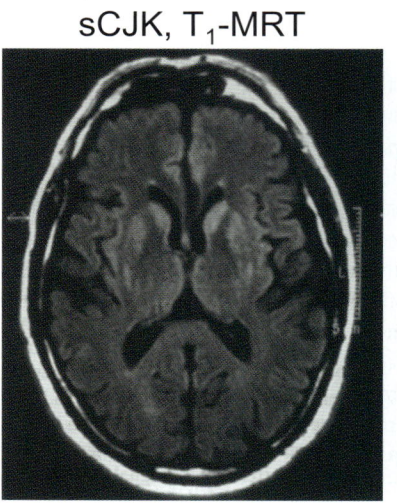
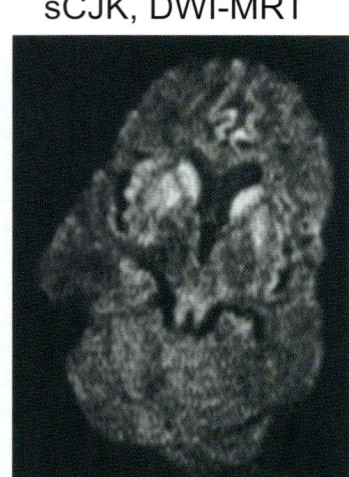
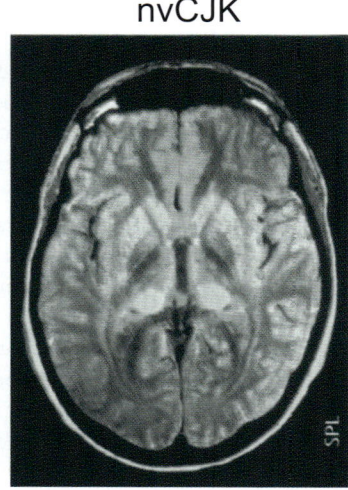

Abb. C10-4 MRT-Befund bei sCJK und nvCJK (Finkenstaedt et al. 1996).

Das in Neuronen lokalisierte 14-3-3-Protein gehört zu einer Proteinfamilie mit einem Molekulargewicht von 30 kD, der eine Rolle bei der Signaltransduktion und bei der Konformationsänderung anderer Proteine zugeschrieben wird. Zunehmend werden die 14-3-3-Proteine als molekulare Chaperone anerkannt.

Bei Patienten mit CJK wird das 14-3-3-Protein bereits beim Auftreten erster neurologischer Auffälligkeiten im Liquor nachgewiesen. Ein positiver Nachweis gelingt bei etwa 90% der Patienten mit gesicherter und wahrscheinlicher CJK. Die Spezifität des Verfahrens innerhalb der differentialdiagnostischen Abgrenzung ist hoch. Trotz der hohen Sensitivität und Spezifität eignet sich dieser Marker nicht für das allgemeine Screening für Patienten mit Demenzen, denn seine Aussagekraft ist nur unter Einbeziehung weiterer klinischer Daten zuverlässig. Selbst bei nur leichter Aufweichung der diagnostischen Kriterien sinkt der diagnostische Wert rapide. Falschpositive Ergebnisse können letztendlich bei alle neurodestruktiven Krankheiten auftreten.

Die **Neuronen-spezifische Enolase** oder NSE ist ein glykolytisches Enzym, das hauptsächlich in Neuronen und neuroendokrinen Zellen synthetisiert wird. Erhöhte NSE-Werte im Liquor und Serum können als Verlaufs- und Prognoseparameter für die akute neuronale Schädigung nützlich sein, wie zum Beispiel bei hypoxischen Hirnschäden, Hirnblutungen und Schädel-Hirn-Traumata.

NSE-Werte im Liquor über 35 ng/ml können nach neuroradiologischem Ausschluss von Hirntumoren, Hirninfarkten und intrazerebralen Blutungen den Verdacht auf die CJK mit einer Sensitivität von 80% unterstützen. Innerhalb der differentialdiagnostischen Abgrenzung beträgt die Spezifität 92%.

Das **S100B-Protein** ist ein saures, Kalzium-bindendes Protein, das hauptsächlich in Glia-Zellen des zentralen und peripheren Nervensystems und in Melanozyten synthetisiert wird. Ähnlich wie bei dem NSE wird das S100B zurzeit hauptsächlich zur Prognoseabschätzung von zerebralen Schädigungen bei Patienten mit Hirninfarkten, Schädel-Hirn-Traumata und kardialen Operationen herangezogen.

Tab. C10-5 Diagnostische Wertigkeit einzelner Verfahren.

Verfahren (n)	Sensitivität (%)	Spezifität (%)
• MRI, symm. SI in Basalganglien (213)	67	93
• EEG, PSWC (256)	65	86
Biochemische Marker		
• 14-3-3, Liquor, Western blot (289)	95	93
• NSE, Liquor, > 35 ng/ml (124)	80	92
• S-100b, Liquor, > 8 ng/ml (135)	84	91
• S-100b, Serum, > 213 pg/ml (224)	78	81
• Tau-Protein, Liquor, > 1530 pg/ml (172)	91	94

Die Messung dieses Parameters bei CJK-Patienten kann auch zur diagnostischen Unterstützung des klinischen Verdachts herangezogen werden. Das Besondere an diesem Marker ist seine Nachweisbarkeit auch im Serum, sodass Verlaufsuntersuchungen möglich sind. Die Serumwerte unterscheiden sich bei Patienten mit CJK signifikant von Kontrollen mit einer diagnostischen Sensitivität von 78% und einer Spezifität von 81%. Falschpositive Befunde kommen aber auch hier vor allem bei verschiedenen Erkrankungen mit Beeinträchtigung des Hirnparenchyms vor.

Das **Tau-Protein** ist ein Mikrotubuli-assoziiertes axonales Strukturprotein. Bei Alzheimer-Patienten ist es in neurofibrillären Bündeln in einer hyperphosphorylierten Form nachweisbar. Diese sind allerdings bei CJK-Patienten nicht zu finden. In der differentialdiagnostischen Abklärung zum Morbus Alzheimer betrug bei einem Grenzwert von 1300 pg/ml im Liquor die diagnostische Sensitivität über 90%.

Patienten mit Morbus Alzheimer haben zumeist Werte zwischen 300 und 900 pg/ml. Die hohe diagnostische Aussagekraft ist besser als die für NSE oder S100 und reicht bezüglich Sensitivität und Spezifität an die für 14-3-3-Protein angegebenen Daten heran. Insbesondere weisen Subtypen der CJK, bei denen der Nachweis von 14-3-3-Protein im Liquor oftmals negativ verläuft, erhöhte Tauwerte auf (Otto und Wiltfang 2003, Otto et al. 2002).

Mit der Verwendung von Surrogatmarkern aus dem Liquor konnte die Diagnose der CJK deutlich verbessert werden.

Prion-Proteinnachweis Der Nachweis des PrP^{Sc} in Körperflüssigkeiten des Menschen könnte zu einem spezifischen diagnostischen Test führen. Bisher konnte nur die Protease-sensitive Form des Prion-Proteins sowohl im Liquor als auch auf Leukozyten und Thrombozyten nachgewiesen werden. Derzeit noch in Erprobung sind ultrasensitive Nachweisverfahren für PrP^{Sc}, wie die Fluoreszenzkorrelierte Spektroskopie (Bieschke et al. 2000), der Nachweis des pathologischen Prion-Proteins durch Bindung an Plasminogen und Plasminogen-Präzipitation und Protein-Amplifikation durch Ultraschallbehandlung (PMCA) (Castilla et al. 2005). Ein routinefähiges Verfahren konnte jedoch bislang nicht aufgebaut werden. Der Nachweis von PrP^{Sc} in den Tonsillen ist bislang nur bei nvCJK-Patienten gelungen.

8 Therapie

Symptomatisch Die bisherigen therapeutischen Maßnahmen haben sich weitgehend auf die symptomatische Therapie beschränkt. Die Myoklonien sprechen auf Benzodiazepine gut an. Unruhezustände und psychotische Symptome lassen sich gelegentlich durch Neuroleptika behandeln.

Kausal Eine kausale Therapie existiert im Moment nicht. Therapeutische Ansatzpunkte können bei der Verhinderung der Aufnahme, Wanderung und Replikation des Erregers sowie der Neuroprotektion liegen. Für nahezu alle diese Ansatzpunkte liegen mit verschiedenen Substanzen Ergebnisse aus Zellkulturstudien und Tierexperimenten vor (Übersicht in: Cashman und Caughey 2004, Mallucci und Collinge 2005, Weissmann und Aguzzi 2005). Am faszinierendsten mögen die Ergebnisse der so genannten „β-sheet-breaker" sein. In diesen Versuchen wurden synthetisch hergestellte Peptide in der Zellkultur und im Tierversuch appliziert, die in der Lage waren, die Bildung von PrP^{Sc}-Aggregaten zu verhindern (Soto und Saborio 2001). Interessant war ebenso, dass mit dem Antimalariamittel Quinacrin und dem Neuroleptikum Chlorpromazin in einem In-vitro-Modell (mit PrP^{Sc} infizierte Maus-Neuroblastom-Zelllinie) gezeigt werden konnte, dass die Konversion von PrP^{C} in PrP^{Sc} reduziert werden kann. In der Zellkultur konnte weiterhin gezeigt werden, dass auch eine Clearance von PrP^{Sc} möglich ist (Korth et al. 2001). Erste Therapieversuche mit Chlorpromazin und Quinacrine verliefen jedoch letztendlich enttäuschend (Butcher und Brown 2004).

Die weltweit erste und bisher größte Doppelblind-Therapiestudie wurde in Deutschland mit dem Schmerzmittel Flupirtin durchgeführt. Diese Substanz zeigt in Zellkulturversuchen eine antiapoptische Wirkung. In der Doppelblind-Studie konnte gezeigt werden, dass Patienten unter Flupirtin ihre kognitiven Fähigkeiten um wenige Wochen länger behalten. Eine Heilung konnte nicht erzielt werden. Gegenwärtig wird eine Kombinationstherapie-Studie am CJK-Therapie-Studienzentrum in Ulm durchgeführt (Otto et al. 2004).

9 Andere Prion-Erkrankungen des Menschen

9.1 Neue Variante der CJK

Bisher wurde die neue Variante (nvCJK) in etwa 180 Fällen beschrieben. Dabei sind die meisten in Großbritannien, wenige Fälle in Frankreich und einzelne Fälle in Italien, den USA, Irland, Kanada, Japan, Saudi-Arabien, Niederlande, Portugal und Spanien entdeckt worden.

Tab. C10-6 Vergleich der sCJK und nvCJK.

	sCJK	nvCJK
Erkrankungsalter (Jahre)	60	30
Erstsymptome	Demenz, Myoklonus	Psychose, sensibilitätsst. Ataxie
Verlauf	rasch progredient	protrahiert
EEG (periodische Komplexe)	65%	keine
MRT (symmetrische Signale)	N caudatus, Putamen	Pulvinar
Histologie	wenige Plaques	floride Plaques
PrP^{Sc}-Bandenmuster	Typ 1 und 2	Typ 4 (wie BSE)

Die nvCJK unterscheidet sich von der sporadischen Form in mehreren Punkten (Tab. C10-6):

Jüngeres Erkrankungsalter, längere Erkrankungsdauer, häufiger psychiatrische Erstsymptome, kein typischer EEG-Befund, Pulvinar-Zeichen im MRT, Auftreten so genannter florider Plaques in der neuropathologischen Untersuchung und im Immunoblot Typ 4-Bandenmuster des PrP^{Sc}, das dem Muster des BSE entspricht. An das Vorliegen einer nvCJK muss gedacht werden, wenn depressive und wesensveränderte junge Patienten neurologische Symptome entwickeln.

Das **Protein 14-3-3** lässt sich in nur der Hälfte der nvCJK-Fälle nachweisen. Andere Surrogatmarker wie S-100D und Tau-Protein werden auch bei dieser Variante in erhöhten Konzentrationen gemessen, wobei diese im Vergleich zu der sporadischen Form aber deutlich niedriger liegen.

MRT-Veränderungen bei der neuen Variante unterscheiden sich von der sporadischen Form hinsichtlich ihres Verteilungsmusters. Während Veränderungen im Putamen und Nucleus caudatus bei der sporadischen Form dominieren, sind die stärksten Signalanhebungen bei nvCJK im posterioren Thalamus in der T2-Wichtung zu sehen (Pulvinar-Zeichen). Dieses charakteristische Verteilungsmuster der Läsionen im MRT ist in die klinischen Kriterien eingegangen.

Bei nvCJK werden **neuropathologisch** zusätzlich so genannte floride Plaques in großer Zahl beobachtet. Extrazerebral wurde PrP^{Sc} bei nvCJK-Patienten nur in den Tonsillen nachgewiesen.

Aufgrund zahlreicher epidemiologischer und experimenteller Befunde wird die Hypothese eines Zusammenhangs zwischen BSE und nvCJK unterstützt:

- zeitliches und örtliches Zusammentreffen in Großbritannien
- klinische und neuropathologische Unterschiede zwischen sCJK und nvCJK
- Experimentelle Inokulation von BSE-haltigem Hirngewebe in Primaten ergab neuropathologische Veränderungen, die auch bei der nvCJK auftreten. In Mäusegehirne inokuliertes PrP^{Sc} aus nvCJK-Patienten und BSE-Rindern verursacht nach der gleichen Inkubationszeit fast identische pathologische Veränderungen, die sich von denen nach Inokulation mit dem PrP^{Sc} der Schafe und der sporadischen CJK unterscheiden.

Andererseits konnte bisher in den Ernährungsgewohnheiten und im beruflichen Umfeld der nvCJK-Patienten kein Unterschied zu Kontrollen festgestellt werden (Ward et al. 2006).

Aufgrund der geringen Zahl von nvCJK-Fällen sind realistisch Prognosen schwierig. Schätzungen, nach denen bereits nach wenigen Jahren tausende von nvCJK-Fällen auftreten sollten, haben sich nicht bewahrheitet (Aguzzi und Glatzel 2004, Andrews et al. 2003, Llewelyn et al. 2004, Peden et al. 2004). Im Hinblick auf die Entwicklung der BSE-Zahlen ist es jedoch nicht ausgeschlossen, dass auch in Deutschland einzelne nvCJK-Fälle auftreten werden.

9.2 Kuru

Kuru ist eine ausschließlich bei Eingeborenen in Neuguinea aufgetretene epidemische Erkrankung, die überwiegend bei Frauen und Kindern beobachtet wurde. Sie wird mit rituellem Kannibalismus in Verbindung gebracht, bei dem eine Exposition sowohl bei der Zubereitung als auch beim Verzehr menschlicher Gehirne aufgetreten ist.

Die klinischen Symptome treten im Vergleich zur sporadischen Form der CJK in einer anderen Reihenfolge auf. Die Gangunsicherheit dominiert zunächst das Krankheitsbild, erst später treten dementielle Symptome auf. Der gesamte Krankheitsverlauf ist länger als bei CJK. Nach der Durchsetzung des Verbots des Kannibalismus Ende der 1960er Jahre ist die Krankheit heute fast vollkommen verschwunden (Collins et al. 2004, Sturzenegger 2001).

LITERATUR

Alperovitch A, Brown P, Weber T, Pocchiari M, Hofman A, Will RG: The incidence of Creutzfeldt-Jakob disease in Europe in 1993. Lancet 1994; 334: 918.

Bieschke J, Giese A, Schulz-Schaeffer W, Zerr I, Poser S, Eigen M, Kretzschmar H: Ultrasensitive detection of pathological prion protein aggregates by dual-color scanning for intensely fluorescent targets. Proc Natl Acad Sci USA 2000; 97: 5468–5473.

Billette de Villemeur T, Deslys JP, Pradel A, Soubrie C, Alperovitch A, Tardieu M, Chaussain JL, Hauw JJ, Dormont D, Ruberg M, Agid Y: Creutzfeldt-Jakob disease from contaminated growth hormone extracts in France. Neurology 1996; 47: 690–695.

Brown P, Preece MA, Will RG: „Friendly fire" in medicine – hormones, homografts, and Creutzfeldt-Jakob disease. Lancet 1992; 340: 24–27.

Brown P, Gibbs CJJ, Rodgers-Johnson P, Asher DM, Sulima MP, Bacote A, Goldfarb LG, Gajdusek DC: Human spongiform encephalopathy – the National Institutes of Health series of 300 cases of experimentally transmitted disease. Ann Neurol 1994; 35: 513–529.

Brown P, Preece M, Brandel JP, Sato T, McShane L, Zerr I, Fletcher A, Will RG, Pocchiari M, Cashman NR, d'Aignaux JH, Cervenakova L, Fradkin J, Schonberger LB, Collins SJ: Iatrogenic Creutzfeldt-Jakob disease at the millennium. Neurology 2000; 55: 1075–1081.

Buschmann A, Groschup MH: Highly bovine spongiform encephalopathy-sensitive transgenic mice confirm the essential restriction of infectivity to the nervous system in clinically diseased cattle. J Infect Dis 2005; 192: 934–942.

Butcher J, Brown H: CJD researchers close to agreeing plans for first clinical trial. Arguments have marred discussions about protocol design, prompting allegations of „academic jealousy". Lancet 2004; 363: 1201.

Cashman NR, Caughey B: Prion diseases – close to effective therapy? Nat Rev Drug Discov 2004; 3: 874–884.

Castilla J, Saa P, Soto C: Detection of prions in blood. Nat Med 2005; 11: 982–985.

Chesebro B: BSE and prions – uncertainties about the agent. Science 1998; 279: 42–43.

Collee JG, Bradley R: BSE: a decade on – Part I. Lancet 1997; 349: 636–641.

Collinge J, Palmer MS, Dryden AJ: Genetic predisposition to iatrogenic Creutzfeldt-Jakob disease. Lancet 1991; 337: 1441–1442.

Collinge J, Sidle KC, Meads J, Ironside J, Hill AF: Molecular analysis of prion strain variation and the aetiology of "new variant" CJD. Nature 1996; 383: 685–690.

Collins SJ, Lawson VA, Masters CL: Transmissible spongiform encephalopathies. Lancet 2004; 363: 51–61.

Diringer H: Proposed link between transmissible spongiform encephalopathies of man and animals. Lancet 1995; 346: 1208–1210.

Diringer H: Creutzfeldt-Jakob disease. Lancet 1996; 347: 1332–1333.

Diringer H, Beekes M, Ozel M, Simon D, Queck I, Cardone F, Pocchiari M, Ironside JW: Highly infectious purified preparations of disease-specific amyloid of transmissible spongiform encephalopathies are not devoid of nucleic acids of viral size. Intervirology 1997; 40: 238–246.

Donnelly CA, Ferguson NM, Ghani AC, Anderson RM: Implications of BSE infection screening data for the scale of the British BSE epidemic and current European infection levels. Proc Biol Sci 2002; 269; 2179–2190.

Finkenstaedt M, Szudra A, Zerr I, Poser S, Hise JH, Stoebner JM, Weber T: MR imaging of Creutzfeldt-Jakob disease. Radiology 1996; 199: 793–798.

Griffith JS: Self-replication and scrapie. Nature 1967; 215: 1043–1044.

Katscher F: It's Jakob's disease, not Creutzfeldt's. Nature 1998; 393: 11.

Korth C, May BC, Cohen FE, Prusiner SB: Acridine and phenothiazine derivatives as pharmacotherapeutics for prion disease. Proc Natl Acad Sci USA 2001; 98: 9836–9841.

Kretzschmar HA, Stowring LE, Westaway D, Stubblebine WH, Prusiner SB, Dearmond SJ: Molecular cloning of a human prion protein cDNA. Dna 1986; 5: 315–324.

Kretzschmar HA, Neumann M, Stavrou D: Codon 178 mutation of the human prion protein gene in a German family (Backer family): sequencing data from 72-year-old celloidin-embedded brain tissue. Acta Neuropathol 1995; 89: 96–98.

Kretzschmar HA, Ironside JW, DeArmond SJ, Tateishi J: Diagnostic criteria for sporadic Creutzfeldt-Jakob disease. Arch Neurol 1996; 53: 913–920.

Llewelyn CA, Hewitt PE, Knight RS, Amar K, Cousens S, Mackenzie J, Will RG: Possible transmission of variant Creutzfeldt-Jakob disease by blood transfusion. Lancet 2004; 363: 417–421.

Mallucci G, Collinge J: Rational targeting for prion therapeutics. Nat Rev Neurosci 2005; 6: 23–34.

Masters CL, Harris JO, Gajdusek DC, Gibbs CJJ, Bernoulli C, Asher DM: Creutzfeldt-Jakob disease – patterns of worldwide occurrence and the significance of familial and sporadic clustering. Ann Neurol 1979; 5: 177–188.

Meissner B, Kortner K, Bartl M, Jastrow U, Mollenhauer B, Schroter A, Finkenstaedt M, Windl O, Poser S, Kretzschmar HA, Zerr I: Sporadic Creutzfeldt-Jakob disease – magnetic resonance imaging and clinical findings. Neurology 2004; 63: 450–456.

Mollenhauer B, Zerr I, Ruge D, Krause G, Mehnert WH, Kretzschmar HA, Poser S: Epidemiologie und klinische Symptomatik der Creutzfeldt-Jakob-Krankheit. Dtsch Med Wochenschr 2002; 127: 312–317.

Monari L, Chen SG, Brown P, Parchi P, Petersen RB, Mikol J, Gray F, Cortelli P, Montagna P, Ghetti B, Goldfarb LG, Gajdusek DC, Lugaresi E, Gambetti P, Autilio-Gambetti L: Fatal familial insomnia and familial Creutzfeldt-Jakob disease – different prion proteins determined by a DNA polymorphism. Proc Natl Acad Sci USA 1994; 91: 2839–2842.

Otto M, Wiltfang J, Cepek L, Neumann M, Mollenhauer B, Steinacker P, Ciesielczyk B, Schulz-Schaeffer W, Kretzschmar HA, Poser S: Tau protein and 14-3-3 protein in the differential diagnosis of Creutzfeldt-Jakob disease. Neurology 2002; 58: 192–197.

Otto M, Wiltfang J: Differential diagnosis of neurodegenerative diseases with special emphasis on Creutzfeldt-Jakob disease. Restor Neurol Neurosci 2003; 21: 191–209.

Otto M, Cepek L, Ratzka P, Doehlinger S, Boekhoff I, Wiltfang J, Irle E, Pergande G, Ellers-Lenz B, Windl O, Kretzschmar HA, Poser S, Prange H: Efficacy of Flupirtine on Cognitive Function in Patients with CJD – a double blind study. Neurology 2004; 62: 714–718.

Palmer MS, Collinge J: Mutations and polymorphisms in the prion protein gene. Hum Mutat 1993; 2: 168–173.

Parchi P, Castellani R, Capellari S, Ghetti B, Young K, Chen SG, Farlow M, Dickson DW, Sima AAF, Trojanowski JQ, Petersen RB, Gambetti P: Molecular Basis of Phenotypic Variability in Sporadic Creutzfeldt-Jakob Disease. Annals of Neurology 1996; 39: 767–778.

Parchi P, Giese A, Capellari S, Brown P, Schulz-Schaeffer WJ, Windl O, Budka H, Julien J, Kopp N, Poser S, Rojiani AM, Streichenberger N, Vital C, Zerr I, Ghetti B, Kretzschmar HA, Gambetti P: The molecular and clinico-pathologic spectrum of phenotypes of sporadic Creutzfeldt-Jakob disease (sCJD). Neurology 1998; 50 (Suppl. 4): A336.

Parchi P, Giese A, Capellari S, Brown P, Schulz-Schaeffer W, Windl O, Zerr I, Budka H, Kopp N, Piccardo P, Poser S, Rojiani A, Streichemberger N, Julien J, Vital C, Ghetti B, Gambetti P, Kretzschmar H: Classification of sporadic Creutzfeldt-Jakob disease based on molecular and phenotypic analysis of 300 subjects. Ann Neurol 1999; 46: 224–233.

Peden AH, Head MW, Ritchie DL, Bell JE, Ironside JW: Preclinical vCJD after blood transfusion in a PRNP codon 129 heterozygous patient. Lancet 2004; 364: 527–529.

Poser S, Zerr I, Schulz-Schaeffer WJ, Kretzschmar HA, Felgenhauer K: Die Creutzfeldt-Jakob-Krankheit. Eine Sphinx der heutigen Neurobiologie. Dtsch Med Wochenschr 1997; 122: 1099–1105.

Poser S, Mollenhauer B, Kraubeta A, Zerr I, Steinhoff BJ, Schroeter A, Finkenstaedt M, Schulz-Schaeffer WJ, Kretzschmar HA, Felgenhauer K: How to improve the clinical diagnosis of Creutzfeldt-Jakob disease. Brain 1999; 122: 2345–2351.

Prinz M, Heikenwalder M, Junt T, Schwarz P, Glatzel M, Heppner FL, Fu YX, Lipp M, Aguzzi A: Positioning of follicular dendritic cells within the spleen controls prion neuroinvasion. Nature 2003; 425: 957–962.

Prusiner SB: Novel proteinaceous infectious particles cause scrapie. Science 1982; 216: 136–144.

Prusiner SB: Shattuck lecture – neurodegenerative diseases and prions. N Engl J Med 2001; 344: 1516–1526.

Riesner D: The prion theory: background and basic information. Contrib Microbiol 2001; 7: 7–20.

Safar J, Wille H, Itri V, Groth D, Serban H, Torchia M, Cohen FE, Prusiner SB: Eight prion strains have PrP(Sc) molecules with different conformations. Nat Med 1998; 4: 1157–1165.

Sailer A, Bueler H, Fischer M, Aguzzi A, Weissmann C: No propagation of prions in mice devoid of PrP. Cell 1994; 77: 967–968.

Santuccione A, Sytnyk V, Leshchyns'ka I, Schachner M: Prion protein recruits its neuronal receptor NCAM to lipid rafts to activate p59fyn and to enhance neurite outgrowth. J Cell Biol 2005; 169: 341–354.

Schulz-Schaeffer WJ, Giese A, Windl O, Kretzschmar HA: Polymorphism at codon 129 of the prion protein gene determines cerebellar pathology in Creutzfeldt-Jakob disease. Clin Neuropathol 1996; 15: 353–357.

Soto C, Saborio GP: Prions – disease propagation and disease therapy by conformational transmission. Trends Mol Med 2001; 7: 109–114.

Steinhoff BJ, Zerr I, Glatting M, Schulz-Schaeffer W, Poser S, Kretzschmar HA: Diagnostic value of periodic complexes in Creutzfeldt-Jakob disease. Ann Neurol 2004; 56: 702–708.

Sturzenegger M: Die Klinik der Prionkrankheiten des Menschen. Berlin; de Gruyter 2001.

Supervie V, Costagliola D: The unrecognised French BSE epidemic. Vet Res 2004; 35: 349–362.

Thomzig A, Schulz-Schaeffer W, Kratzel C, Mai J, Beekes M: Preclinical deposition of pathological prion protein PrPSc in muscles of hamsters orally exposed to scrapie. J Clin Invest 2004; 113: 1465–1472.

Thomzig A, Cardone F, Kruger D, Pocchiari M, Brown P, Beekes M: Pathological prion protein in muscles of hamsters and mice infected with rodent-adapted BSE or vCJD. J Gen Virol 2006; 87: 251–254.

Ward HJ, Everington D, Cousens SN, Smith-Bathgate B, Leitch M, Cooper S, Heath C, Knight RS, Smith PG, Will RG: Risk factors for variant Creutzfeldt-Jakob disease – a case-control study. Ann Neurol 2006; 59: 111–120.

Weber T, Zerr I, Bodemer M, Poser S: Erweitertes Krankheitsspektrum humaner spongiformer Enzephalopathien oder Prionkrankheiten. Nervenarzt 1997; 68: 309–323.

Weissmann C, Aguzzi A: Approaches to therapy of prion diseases. Annu Rev Med 2005; 56: 321–344.

Will RG, Ironside JW, Zeidler M, Cousens SN, Estibeiro K, Alperovitch A, Poser S, Pocchiari M, Hofman A, Smith PG: A new variant of Creutzfeldt-Jakob disease in the UK [see comments]. Lancet 1996; 347: 921–925.

Will RG, Alperovitch A, Poser S, Pocchiari M, Hofman A, Mitrova E, de Silva R, D'Alessandro M, Delasnerie-Laupretre N, Zerr I, van Duijn C: Descriptive epidemiology of Creutzfeldt-Jakob disease in six European countries, 1993–1995. EU Collaborative Study Group for CJD. Ann Neurol 1998; 43: 763–767.

Will RG, Zeidler M, Stewart GE, Macleod MA, Ironside JW, Cousens SN, Mackenzie J, Estibeiro K, Green AJ, Knight RS: Diagnosis of new variant Creutzfeldt-Jakob disease. Ann Neurol 2000; 47: 575–582.

World Health Organization (WHO): Consensus on criteria for sporadic CJD. Vol http://www.who.int/emc-documents/tse/docs/whoemczdi989.pdf. Geneve, 1998.

World Health Organization (WHO): http://www.who.int/blood-products/publications/en/WHO_TSE_2003.pdf; 2003.

Zerr I, Schulz-Schaeffer WJ, Giese A, Bodemer M, Schroter A, Henkel K, Tschampa HJ, Windl O, Pfahlberg A, Steinhoff BJ, Gefeller O, Kretzschmar HA, Poser S: Current clinical diagnosis in Creutzfeldt-Jakob disease – identification of uncommon variants. Ann Neurol 2000; 48: 323–329.

Infektionskrankheiten – problemorientiert

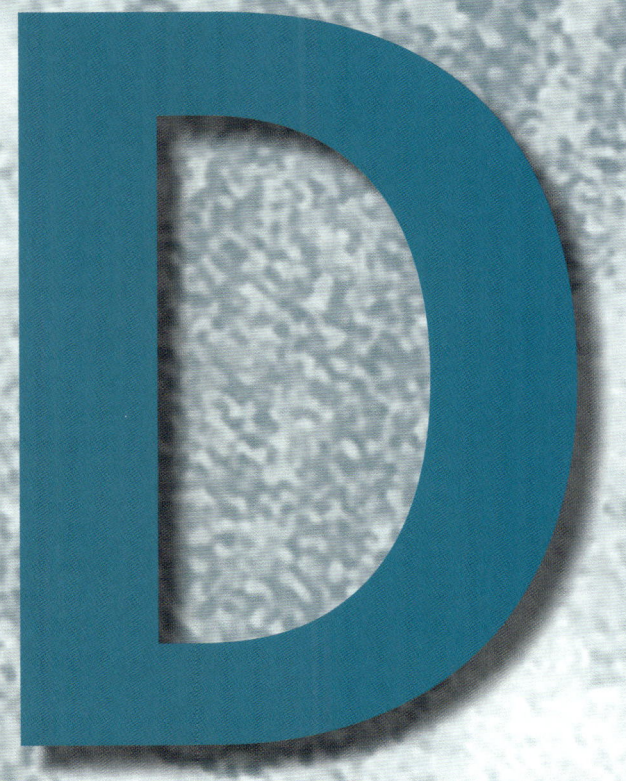

D

KAPITEL D1

Petra Gastmeier

Nosokomiale Infektionen

1	Vorbemerkungen	916	6	Therapieprobleme durch multiresistente Erreger	919
2	Definitionen	916	7	Prophylaxe	919
3	Erregerspektrum, Infektionswege, Pathogenese	917	7.1	Das Präventionspotential	919
3.1	Erregerspektrum	917	7.2	Surveillance	919
3.2	Infektionswege und Pathogenese	918	7.3	Präventionsempfehlungen	921
4	Auswirkungen und Kosten nosokomialer Infektionen	918	7.4	Umsetzung von Präventionsempfehlungen	921
5	Diagnostik	919			

1 Vorbemerkungen

Nosokomiale Infektionen sind heute die **häufigsten Komplikation** der medizinischen Behandlung (Burke 2003). Im Rahmen einer nationalen Querschnittsstudie wurde eine Prävalenz von 3,5% bestimmt (Gastmeier et al. 1998). Damit war ca. jede vierte im Krankenhaus angetroffene Infektion eine nosokomiale. Nach den Daten des Krankenhaus-Infektions-Surveillance-Systems (KISS) muss man mit allein ca. 130 000 postoperativen Wundinfektionen pro Jahr in deutschen Krankenhäusern rechnen (Gastmeier et al. 2004). Insgesamt kann man davon ausgehen, dass in Deutschland ca. 500 000 bis 800 000 Patienten pro Jahr von nosokomialen Infektionen betroffen sind.

Man unterscheidet zwischen den **epidemisch auftretenden** und den **endemischen** nosokomialen Infektionen. Nur etwa 2–5% der nosokomialen Infektionen treten im Zusammenhang mit Ausbrüchen auf (Haley 1985, Wenzel et al. 1983), sie ziehen allerdings immer besondere Aufmerksamkeit auf sich. Allein in der medizinischen Literatur sind mehr als 2000 nosokomiale Ausbrüche beschrieben (Gastmeier et al. 2005a).

In Bezug auf die Inzidenz der nosokomialen Infektionen gibt es große Unterschiede zwischen den Patientengruppen, was Tabelle D1-1 für die primäre Sepsis mithilfe der Referenzdaten des Krankenhaus-Infektions-Surveillance-Systems illustrieren soll (Nationales Referenzzentrum für die Surveillance von nosokomialen Infektionen 2005).

2 Definitionen

In der Vergangenheit hat man den Begriff der nosokomialen Infektionen enger gefasst und vor allem auf **im Krankenhaus auftretende Fälle** bezogen. Heute bezeichnet man auch andere im Zusammenhang mit medizinischer Behandlung auftretende Infektionen als nosokomial.

Die Centers for Disease Control and Prevention (CDC) haben bereist vor vielen Jahren Definitionen für nosokomiale Infektionen herausgegeben, die international anerkannt sind (Garner et al. 1988, Horan et al. 1992, Horan und Gaynes 2004). Danach ist die allgemeine Voraussetzung für die Diagnose einer nosokomialen Infektion, dass als Reaktion auf das Vorhandensein von Mikroorganismen oder ihrer Toxine lokale oder systemische Infektionszeichen bei den Patienten vorliegen, und dass keine Hinweise existieren, dass die Infektion bereits bei der Aufnahme in das Krankenhaus vorhanden oder in der Inkubationsphase war.

Dementsprechend existiert **kein festes Zeitintervall** zwischen der Aufnahme des Patienten in das Krankenhaus und dem Auftreten der ersten Infektionssymptome, um von einer nosokomialen Infektion zu sprechen. Bei Infektionen mit sehr kurzen Inkubationszeiten (z.B. eine Norovirus-Infektion) können die ersten Symptome schon einige Stunden nach einer Infektion im Krankenhaus auftreten. Auf der anderen Seite kann eine nosokomiale Hepatitis-B-Infektion vorliegen, wenn die ersten Symptome Monate nach

Tab. D1-1 Surveillance-Daten für die ZVK-assoziierte primäre Sepsis in den verschiedenen KISS-Modulen (Juni 2005).

Patientengruppe	Teilnehmende Stationen	ZVK-Tage	Gepoolter Mittelwert ZVK-assoziierte primäre Sepsisrate/1000 ZVK-Tage
Interdisziplinäre ITS	148	1 134 107	1,45
Neurochirurgische ITS	11	95 397	1,47
Chirurgische ITS	66	754 976	2,04
Internistische ITS	59	368 734	2,05
Neurologische ITS	8	23 512	2,59
Kardiochirurgische ITS	6	59 632	2,83
Pädiatrische ITS	10	41 648	3,87
Nicht-Intensivstationen	106	20 958	4,39
Neugeborene 1000–1499 g	48	19 754	7,70
Neugeborene 500–999 g	47	41 076	12,9
Knochenmarks-/Stammzelltransplantierte Patienten*	22	41 028	13,2

* pro 1000 Neutropenie-Tage

der Krankenhausbehandlung auftreten. Für die häufigsten Erreger von nosokomialen Infektionen wie *Staphylococcus aureus*, Enterokokken, *Escherichia coli* oder *Pseudomonas aeruginosa* trifft aber eine 48-stündige Inkubationszeit in der Regel zu, sodass man für die Mehrheit der Infektionserreger dieses 48-Stunden-Intervall gut für die Differenzierung zwischen nosokomialen Infektionen und bereits bei Krankenhausaufnahme vorliegenden Infektionen anwenden kann.

Die Vermeidbarkeit bzw. Unvermeidbarkeit hat auf die Diagnostik einer nosokomialen Infektion keinen Einfluss. Das ist eine entscheidende Aussage, weil immer wieder angenommen wird, dass mit dem Begriff einer Krankenhausinfektion automatisch ein schuldhaftes Verhalten von Angehörigen des medizinischen Personals verbunden ist.

3 Erregerspektrum, Infektionswege, Pathogenese

3.1 Erregerspektrum

Die häufigsten Erreger von nosokomialen Infektionen unterscheiden sich selbstverständlich nach den untersuchten Patientengruppen sowie nach der Art der Infektion. Insgesamt werden fast 50% aller nosokomialen Infektionen durch drei Erregerarten hervorgerufen, das sind *E. coli*, Enterokokken und *S. aureus* (Tab. D1-2). Wenn man sich die publizierten Ausbrüche von nosokomialen Infektionen ansieht (www.outbreak-database.com), so ist hier die Häufigkeit etwas verschoben. Diese Verzerrung kommt wahrscheinlich vor allem dadurch zustande, dass Ausbrüche mit besonders schweren Erkrankungsbildern eine höhere Wahrscheinlichkeit haben, publiziert zu werden.

Besonders umfangreiche Daten liegen zu den Erregern von nosokomialen Infektionen auf Intensivstationen vor. Dort dominieren bei den Pneumonien *S. aureus* (24,2 pro 100 Infektionen), gefolgt von *P. aeruginosa* und Klebsiella spp. Bei den ZVK-assoziierten Sepsis-Fällen sind die häufigsten Erreger Koagulase-negative Staphylokokken (31 pro 100 Infektionen) gefolgt von *S. aureus* und Enterokokken. Die meisten Harnweginfektionen auf Intensivstationen werden durch *E. coli* (25,7 pro 100 Infektionen), Enterokokken und *P. aeruginosa* hervorgerufen (Geffers et al. 2004).

Bei den postoperativen Wundinfektionen gibt es große Unterschiede nach der Art der Operation bzw. den Abteilungen. Während in der Orthopädie/Traumatologie, Herz- und Gefäßchirurgie *S. aureus* als Erreger der Wundinfektionen dominieren, sind es in der Abdominalchirurgie vor allem *E. coli* und Enterokokken.

Darüber hinaus sind bei nosokomialen Infektionen häufiger **multiresistente Erreger** zu beobachten. Beispielsweise betrug der Anteil der MRSA-Infektionen unter den nosokomialen *S.-aureus*-Infektionen auf Intensivstationen im ersten Halbjahr 2005 35%. Das hängt vor allem damit zusammen, dass Patienten mit schweren Grundkrankheiten ein besonders hohes Risiko für nosokomiale Infektionen haben und bei ihnen gleichzeitig ein hohes Risiko existiert, durch die Vielzahl der notwendigen Behandlungen und Pflegemaßnahmen multiresistente Erreger zu erwerben.

Tab. D1-2 Die zehn häufigsten Erreger von endemischen (nach den Daten der NIDEP 1-Studie) und epidemischen nosokomialen Infektionen (nach den Daten des Ausbruchregisters für nosokomiale Infektionen im Oktober 2005).

Häufigkeitsreihenfolge	Endemische Infektionen		Epidemische nosokomiale Infektionen	
	Erreger	%	Erreger	%
1.	E. coli	22,4	S. aureus	14,2
2.	Enterokokken	14,8	P. aeruginosa	7,5
3.	S. aureus	11,1	K. pneumoniae	6,1
4.	Koagulase-negative Staphylokokken	8,0	A. baumannii	5,9
5.	P. aeruginosa	7,6	S. marcescens	5,5
6.	Streptokokken	4,0	Hepatitis B-Virus	4,3
7.	P. mirabilis	3,1	Hepatitis C-Virus	3,9
8.	Enterobacter spp.	2,0	E. faecium	3,2
9.	Acinetobacter spp.	1,8	E. cloacae	2,9
10.	Serratia spp.	1,3	L. pneumophila	2,5

3.2 Infektionswege und Pathogenese

Die meisten nosokomialen Infektionen sind endogener Natur und damit nur teilweise zu vermeiden. Eine große Rolle bei der Entstehung der endogenen nosokomialen Infektionen spielen „devices" wie **Gefäßkatheter, Beatmungstuben** oder **Harnwegskatheter.** Auf Intensivstationen treten nach den KISS-Daten 87% der Pneumonien zeitlich assoziiert mit Beatmung auf sowie jeweils 97% der Fälle von Sepsis und Harnwegsinfektionen unter der Anwendung von zentralen Gefäßkathetern bzw. Harnwegskathetern.

Zum Beispiel kann ein Gefäßkatheter dazu führen, dass die im Bereich der Eintrittspforte vorhandenen Hautkeime (wie Koagulase-negative Staphylokokken) entlang der Außenseite des Katheters in die Blutbahn einwandern und dort zur Entwicklung einer Katheter-assoziierten Sepsis führen. Analog kann die oropharyngeale Flora bei längerer Beatmung des Patienten die Cuff-Manschette des Tubus überwinden und in die tiefen Atemwege eindringen, oder die mikrobielle Flora im Bereich des Meatus urethrae entlang des Harnwegkatheters in die normalerweise sterilen Harnwege aufsteigen. Darüber hinaus ist auch eine hämatogene Ausbreitung von Infektionserregern aus normalerweise besiedelten Gebieten wie dem Darm in gewöhnlich sterile Bereiche eine häufige Ursache für nosokomiale Infektionen, insbesondere bei immunsupprimierten Patienten.

Die **exogen** bedingten nosokomialen Infektionen, bei denen ein Erreger von einem Patienten auf den anderen übertragen wurde bzw. aus einem gemeinsamen Reservoir stammt, sollten allerdings vollständig vermieden werden. Sie werden in erster Linie durch **direkten** (Personal → Patient) oder **indirekten Kontakt** (Patient → Personal → Patient) übertragen, zum Beispiel auch bei der Manipulation an devices.

Die Luft spielt als Übertragungsweg für nosokomiale Infektionserreger eine untergeordnete Rolle. Dasselbe gilt auch für die Übertragung durch Instrumente und Hilfsmittel, da in den meisten deutschen Krankenhäusern ein sehr guter Standard für die Aufbereitung existiert.

Mithilfe von genotypischen Verfahren konnte für Intensivstationen in Deutschland gezeigt werden, dass mindestens ca. fünf Übertragungen von Infektionserregern pro 1000 Intensivstationstage auftreten, das bedeutet – je nach Größe der Intensivstation – ca. zwei Übertragungen von einem Patienten zum anderen pro Monat (Grundmann et al. 2005).

Bei Ausbrüchen von nosokomialen Infektionen gehen die Infektionen überwiegend von einem Indexpatienten aus (ca. 41%), gefolgt von medizinischen oder Pflegeutensilien (21%), der Umwelt (20%) und dem Personal (15%). Die übrigen Infektionen haben ihren Ursprung in kontaminierten Medikamenten oder Lebensmitteln (www.outbreak-database.com).

4 Auswirkungen und Kosten nosokomialer Infektionen

Die häufigsten nosokomialen Infektionen sind die Harnwegsinfektionen (42%), untere Atemwegsinfektionen (21%), Wundinfektionen (16%) und die primäre Sepsis (8%). Diese vier Infektionen bedingen zusammen mehr als 80% aller nosokomialen Infektionen (Gastmeier et al. 1998).

Besonders **Intensivpatienten** haben ein hohes Risiko, an einer nosokomialen Infektion zu erkranken, und nicht selten versterben diese Patienten im weiteren Verlauf. In diesen Fällen bleibt aber häufig völlig offen, ob der Patient nur „mit" der nosokomialen Infektion verstorben ist oder ob die Krankenhausinfektion ursächlich für den letalen Ausgang der Behandlung war. Bisher gibt es in Deutschland nur wenig belastbare Daten zur Letalität im Zusammenhang mit nosokomialen Infektionen. Nach den KISS-Daten wurde hochgerechnet, dass auf den Intensivstationen in Deutschland in ca. 2400 Fällen pro Jahr die auf den Intensivstationen erworbenen Pneumonien und primären Septikämien die direkte Todesursache sind (Gastmeier et al. 2005b).

Analog ist es bei Patienten mit einer nosokomialen Infektion oft schwer zu beurteilen, in welchem Maße die Krankenhausinfektion zur Verlängerung der Verweildauer geführt hat. Auch hier muss man sorgfältig nach den Grundkrankheiten der Patienten adjustieren, um entsprechende Werte zu bestimmen. Dasselbe gilt für Studien zur Bestimmung der zusätzlichen Kosten wegen nosokomialer Infektionen.

Für die beatmungsassoziierte Pneumonie auf Intensivstationen ermittelte eine umfangreiche systematische Literaturanalyse vor Kurzem eine ca. doppelt so hohe Letalität für Patienten mit beatmungsassoziierter nosokomialer Pneumonie im Vergleich zu vergleichbaren Patienten ohne beatmungsassoziierte Pneumonie (Odds ratio 2,03; CI95 1,16–3,56). Außerdem hatten diese Patienten eine signifikant längere Verweildauer auf der Intensivstation (im Mittel 6,1 Tage, CI95 5,32–6,87 Tage) und die Zusatzkosten betrugen $ 10 019 pro Fall (Safdar et al. 2005). Ähnliche Zusatzkosten wurden auch für Patienten mit nosokomialer Pneumonie auf einer deutschen Intensivstation ermittelt (Dietrich et al. 2002). Nur ein Teil dieser Zusatzkosten wird unter DRG-Bedingungen durch das Krankenversicherungssystem übernommen.

Eine sehr umfangreiche britische Studie, die sich auf die Gesamtmenge der Krankenhauspatienten bezog, ermittelte für Patienten mit nosokomialen Infektionen 2,5-mal längere Verweilzeiten und Zusatzkosten von durchschnittlich 3000 Pfund im Vergleich zu ähnlichen Patienten ohne nosokomiale Infektion (Plowman et al. 1999).

5 Diagnostik

Die Diagnostik der nosokomialen Infektionen für die Einleitung der am besten geeigneten Therapie unterscheidet sich prinzipiell nicht von der Diagnostik der nichtnosokomialen Infektionen. Wenn es allerdings darum geht, die nosokomialen Infektionen für die Surveillance zu erfassen und der Vergleich mit Daten von anderen Institutionen beabsichtigt ist, sollte man die CDC-Definitionen anwenden. Neben allgemeinen Festlegungen (siehe Abschnitt 2) existieren detaillierte Definitionen für die verschiedenen nosokomialen Infektionen, die in deutscher Übersetzung auch im Internet verfügbar sind (www.nrz-hygiene.de). Prinzipiell gilt, dass Kliniken mit einer umfangreicheren mikrobiologischen und radiologischen Diagnostik höhere Infektionsraten haben, weil sich die CDC-Definitionen für viele Infektionstypen auf solche Kriterien beziehen.

Sofern der Verdacht existiert, dass es zu einer Übertragung von nosokomialen Infektionserregern von einem Patienten zum anderen gekommen ist, sollten mithilfe von **PFGE- oder PCR-Methoden** genotypische Typisierungsuntersuchungen durchgeführt werden, um den Verdacht zu bestätigen und gegebenenfalls gezielt nach den Ursachen der Übertragung zu suchen.

6 Therapieprobleme durch multiresistente Erreger

Im Unterschied zu den außerhalb des Krankenhauses erworbenen Infektionen sind nosokomiale Infektionen – wie bereits dargestellt – sehr häufig durch multiresistente Erreger bedingt. Das führt zu zusätzlichen Problemen: Die Ärzte wissen, dass eine ungeeignete initiale Antibiotika-Therapie die Prognose des Patienten negativ beeinflusst (Harbarth et al. 2003) und zur Verlängerung der Verweildauer führt. Deshalb und wegen der diagnostischen Unsicherheit bis zum Eintreffen des mikrobiologischen Befundes verordnen viele Ärzte aus Sicherheitsgründen häufig **Reserveantibiotika.** Das unmittelbare Risiko für den einzelnen Patienten überwiegt somit häufig die langfristig zu erwartenden Nachteile des häufigen Einsatzes von Reserveantibiotika bei der Auswahl der Antibiotika. Das führt wiederum zum Auftreten von Resistenzen auch gegenüber den Reserveantibiotika (z.B. VRE, VRSA, panresistente *P. aeruginosa* und *A. baumannii*). Diese Entwicklung könnte weniger bedenklich sein, wenn neue Antibiotika-Substanzgruppen auf den Markt kommen würden. Doch deren Zahl war in den letzten Jahren leider sehr gering (z.B. Linozolid und Tigecyclin für grampositive Erreger), und der Einsatz dieser neuen Substanzen hat auch verschiedene Limitationen und führt zu weiterer Kostensteigerung. Teilweise wird auch versucht, altbekannte, aber in der Vergangenheit kaum benutzte Substanzen wie z.B. Colistin für die Therapie von Infektionen durch multiresistente *P. aeruginosa* oder *A. baumannii* einzusetzen.

7 Prophylaxe

7.1 Das Präventionspotential

Auf der Basis der amerikanischen SENIC-Studie und den damals zugrunde gelegten Daten der 1970er-Jahre des letzten Jahrhunderts wird angenommen, dass ca. 30% der nosokomialen Infektionen reduziert werden können (Haley et al. 1985). In einer Untersuchung in deutschen chirurgischen und Intensivstationen wurde 20 Jahre später immer noch ein Reduktionspotential von mindestens 16% bestimmt (Gastmeier et al. 2002). Aufgrund von Einzelstudien kann man weiterhin davon ausgehen, dass ca. 20–30% der nosokomialen Infektionen vermieden werden können (Harbarth et al. 2003). Deshalb ist es auf jeden Fall sinnvoll, sich mit den Möglichkeiten der Prävention in der eigenen Klinik auseinander zu setzen.

7.2 Surveillance

Die Ausgangsbasis für Veränderungen sind in den meisten Fällen Surveillance-Daten zu nosokomialen Infektionen.

Unter Surveillance versteht man die fortlaufende, systematische Erfassung, Analyse und Interpretation der Gesundheitsdaten, die für die Planung, Einführung und Evaluation von medizinischen Maßnahmen notwendig sind. Dazu gehört die aktuelle Übermittlung der Daten an diejenigen, die diese Informationen benötigen (Langmuir 1963).

Die **kontinuierliche** Surveillance nosokomialer Infektionen gestattet die Erfassung der Entwicklung nosokomialer Infektionen einer Klinik oder einer Patientengruppe im zeitlichen Verlauf. Um die Situation der eigenen Station oder Klinik **im Vergleich** zu anderen zu beurteilen, ist es nötig, dass alle dieselben Definitionen für nosokomiale Infektionen anwenden, die Definitionen in derselben Art und Weise interpretieren und die Infektionsraten auf dieselbe Art berechnen. Außerdem ist es notwendig, sich mit solchen Stationen oder Abteilungen zu vergleichen, deren Patienten-Zusammensetzung sich von der eigenen möglichst wenig unterscheidet, und deren Niveau der Infektionsprävention möglichst repräsentativ ist.

Deshalb ist es sinnvoll, entsprechende Referenzdatenbanken einzurichten, damit alle beteiligten Stationen oder Kliniken gute Vergleichsmöglichkeiten haben, wenn sie dieselben Definitionen und dieselben Surveillance-Methoden anwenden. In den USA wurde bereits vor mehr als 30 Jahren ein solches Referenzsystem eingerichtet (National Nosocomial Infections Surveillance (NNIS)-System) (Emori et al. 1991). In Deutschland werden seit 1997 durch das Nationale Referenzzentrum für die Surveillance von nosokomialen Infektionen für verschiedene Infektionen und Risikogruppen Referenzdaten generiert (= **Krankenhaus-Infektions-Surveillance-System [KISS]**) (siehe Tab. D1-1, D1-3 und D1-4). Die Methoden von KISS und die jeweils aktuellen Referenzdaten für die verschiedenen Risikogruppen sind im Internet zu finden unter www.nrz-hygiene.de.

Entscheidend für die Akzeptanz der Referenzdaten für das eigene Qualitätsmanagement ist es, dass die Anwender das Gefühl haben, dass die Besonderheiten ihrer Patientengruppe im Vergleich zur Gesamtheit der Patienten ausreichend berücksichtigt werden. Deshalb müssen Methoden der Standardisierung und Stratifizierung der Referenzdaten angewendet werden.

Beispielsweise werden für Intensivstationen device-assoziierte Infektionsraten berechnet, um den Umfang der Anwendung von zentralen Venenkathetern (ZVK), Beatmung und Harnwegkathetern als den wichtigsten Risikofaktoren für die Entstehung von primärer Sepsis, Pneumonie und Harnwegsinfektionen auf Intensivstationen zu berücksichtigen. Um auch die unterschiedlichen Grundkrankheiten der Patienten in die Beurteilung einzubeziehen, werden die device-assoziierten Infektionsraten nach dem Typ der Intensivstation (chirurgisch, internistisch, pädiatrisch etc.) zusätzlich stratifiziert.

Beispiel:

$$\text{Beatmungsassoziierte Pneumonie-Rate} = \frac{\text{Pneumonien bei beatmeten Patienten } (\leq 48\,\text{h})}{\text{Anzahl Beatmungstage}}$$

$$\text{ZVK-assoziierte Sepsis-Rate} = \frac{\text{Primäre Sepsis bei Patienten mit ZVK } (\leq 48\,\text{h})}{\text{Anzahl ZVK-Tage}}$$

Bei der Berechnung von postoperativen Wundinfektionen werden die wichtigsten Risikofaktoren für nosokomiale Infektionen berücksichtigt, indem den Patienten je ein Risikopunkt zugeordnet wird, wenn sie einen ASA-Score ≥ 3 haben (ASA = American Society of Anesthesiologists),

Tab. D1-3 Surveillance-Daten für postoperative Wundinfektionen für Indikatoroperationen mit ≥ 10 teilnehmenden Abteilungen und $> 10\,000$ Operationen (Juni 2005).

Indikatoroperation	Teilnehmende Abteilungen	Anzahl Operationen	Gepoolter Mittelwert: postoperative Wundinfektionsrate / 100 Operationen
Arthroskopische Eingriffe am Knie	26	20 312	0,25
Hüftendoprothese bei Arthrose	71	17 692	0,92
Knieendoprothese	51	23 952	1,05
Cholecystektomie (laparoskopisch)	58	34 005	1,05
Leistenhernie	54	34 396	1,31
Eingriffe an der Mamma	34	15 527	1,54
Sectio caesarea	44	44 842	1,58
Appendektomie	39	19 734	2,41
Koronare Bypass-OPs (Thoraxwunde)	10	26 957	2,99
Colon-Eingriffe	44	17 611	7,18

wenn die Wundkontaminationsklasse kontaminiert oder septisch war und wenn die OP länger gedauert hat, als es bei 75% der Eingriffe dieser Art der Fall ist. Dementsprechend werden stratifizierte Wundinfektionsraten für Patienten mit 0, 1, 2 oder 3 Risikopunkten kalkuliert. Zur zusammenfassenden Ergebnisdarstellung können die Daten anschließend durch Berechnung der standardisierten Wundinfektionsrate präsentiert werden.

7.3 Präventionsempfehlungen

Die wichtigste Einzelmaßnahme zur Infektionsprävention ist zweifellos die **hygienische Händedesinfektion**, die die Übertragung der Infektionserreger von einem Patienten zum anderen verhindern soll. Nationale und internationale Studien zur Compliance bei der Händedesinfektion zeigen immer wieder, dass in den meisten Kliniken die hygienische Händedesinfektion noch nicht indikationsgerecht von Ärzten und Pflegepersonal durchgeführt wird (Pittet et al. 2000, Eckmanns et al. 2001).

Vor allem im Umgang mit den devices gibt es eine Fülle von Empfehlungen zu beachten. Bei der Orientierung an Empfehlungen und Leitlinien für den Umgang mit „devices" sollte man sich daran orientieren, in welchem Maße die Empfehlungen durch die Ergebnisse von guten Studien belegt sind. Beispielsweise geben die Autoren der Empfehlungen des amerikanischen CDC/HICPAC, aber auch der Kommission für Krankenhaushygiene und Infektionsprävention des Robert-Koch-Instituts die entsprechenden Evidence-Kategorien zu ihren Präventionsempfehlungen an (Mangram et al. 1999, CDC/HICPAC 2002 und 2003, Anonym 1999, 2000 und 2002).

7.4 Umsetzung von Präventionsempfehlungen

Es reicht in der Regel allerdings nicht aus, gute Leitlinien und Empfehlungen zu erarbeiten, entscheidend ist die Umsetzung in der jeweiligen Klinik. Hier hat sich besonders der Teamansatz auf der Basis der Surveillance-Daten zur Senkung der nosokomialen Infektionsraten bewährt. Nur wenn das **gesamte Team** einer Klinik die jeweiligen Standards befolgt, können nosokomiale Infektionen vermieden werden. Deshalb müssen möglichst alle Mitarbeiter motiviert werden, bei der Lösung dieses Problems mitzuarbeiten und gute Vorschläge zum Infektionsmanagement zu machen. Meistens sind es nicht Fehler einzelner Mitarbeiter, die zu erhöhten Infektionsraten führen, sondern meistens ist es eine suboptimale Prozessqualität, die für hohe Infektionsraten verantwortlich ist (z.B. fehlende Vorbildwirkung

Tab. D1-4 Ausgewählte nosokomiale Infektionen und die Methoden zur Verbesserung der Vergleichbarkeit der Infektionsraten für die KISS-Module aus 302 Krankenhäusern.

KISS-Modul	MRSA-KISS (für den stationären Bereich)	Aktive Teilnehmer (Abteilungen/Stationen) 2005
ITS-KISS (für Intensivstationen)	• primäre Sepsis • Pneumonie, Bronchitis • Harnweginfektion	308
DEVICE-KISS (für Nicht-Intensivstationen)	• primäre Sepsis • Harnweginfektion	106
NEO-KISS (für neonatologische Intensivpatienten mit < 1500 g Geburtsgewicht)	• primäre Sepsis • Pneumonie	48
ONKO-KISS (für Knochenmarks- und Stammzell-transplantierte Patienten)	• primäre Sepsis • Pneumonie	22
OP-KISS (für den stationären Bereich)	• postoperative Wundinfektionen	300
AMBU-KISS (für den ambulanten Bereich)	• postoperative Wundinfektionen	110
MRSA-KISS (für den stationären Bereich)	• MRSA-Fälle (Kolonisationen und Infektionen)	75

bei der Durchführung der hygienischen Händedesinfektion, zu frühe oder zu späte Gabe der perioperativen Prophylaxe, nicht optimale Arbeitsorganisation). Deshalb ist es auch so wichtig, dass Ärzte und Pflegepersonal gemeinsam an diesem Problem arbeiten, um die Organisation zu verbessern und ein insgesamt günstiges „Klima" für die Infektionsprävention zu schaffen.

Voraussetzung ist selbstverständlich eine kompetente und faire Interpretation der Surveillance-Daten, die Besonderheiten der eigenen Patienten berücksichtigt.

LITERATUR

Anonym: Empfehlungen zur Prävention und Kontrolle Katheter-assoziierter Harnweginfektionen. Bundesgesundheitsbl 42 (1999) 806–809.

Anonym: Prävention der nosokomialen Pneumonie. Bundesgesundheitsbl 43 (2000) 302–309.

Anonym: Prävention Gefäßkatheter-assoziierter Infektionen. Bundesgesundhbl 45 (2002) 907–924.

Burke J: Infection Control – A problem for patient safety. New Engl J Med 348 (2003) 651–656.

CDC/HICPAC: Guidelines for the prevention of intravascular catheter-related infections. MMWR 51 (2002) RR-10.

CDC/HICPAC: Guideline for preventing healthcare – associated pneumonia, 2003. http://www.cdc.gov.

Dietrich E, Demmler M, Schulgen G, Fekec K, Mast O, Pelz K, Daschner FD: Nosocomial pneumonia: a cost-of-illness analysis. Infection 30 (2002) 61–67.

Eckmanns T, Rath A, Bräuer H, Daschner F, Rüden H, Gastmeier P: Compliance der Händedesinfektion auf Intensivstationen. Dtsch med Wschr 126 (2001) 745–749.

Emori TG, Culver DH, Horan TC, Jarvis WR, White JW, Olson DR et al.: National Nosocomial Infection Surveillance System (NNIS): Description of surveillance methodology. Am J Infect Control 19 (1991) 19–35.

Garner JS, Emori WR, Horan TC, Hughes JM: CDC definitions for nosocomial infections. Am J Infect Control 16 (1988) 128–140.

Gastmeier P, Kampf G, Wischnewski N, Hauer T, Schulgen G, Schumacher M, Daschner F, Rüden H: Prevalence of nosocomial infections in representatively selected German hospitals. J Hosp Infect 38 (1998) 37–49.

Gastmeier P, Bräuer H, Forster D, Dietz E, Daschner F, Rüden H: A quality management project in 8 selected hospitals to reduce nosocomial infections: A prospective controlled study. Infect Control Hosp Epidemiol 23 (2002) 91–97.

Gastmeier P, Brandt C, Sohr D, Babikir R, Mlageni D, Daschner F, Rüden H: Postoperative Wundinfektionen nach stationären und ambulanten Operationen: Ergebnisse aus dem Krankenhaus-Infektions-Surveillance-System (KISS). Bundesgesundhbl 47 (2004) 339–344.

Gastmeier P, Stamm-Balderjahn S, Hansen S, Nitzschke-Tiemann F, Zuschneid I, Groneberg K, Rüden H: How outbreaks can contribute to prevention of nosocomial infection: analysis of 1,022 outbreaks. Infect Control Hosp Epidemiol 26 (2005a) 357–361.

Gastmeier P, Sohr D, Geffers C, Zuschneid I, Behnke M, Rüden H: Letalität auf deutschen Intensivstationen: Mit oder wegen nosokomialer Infektion? Anästhesiol Intensivmed Notfallmed Schmerther 40 (2005b) 267–272.

Geffers C, Zuschneid I, Sohr D, Rüden H, Gastmeier P: Erreger nosokomialer Infektionen auf Intensivstationen: Daten des Krankenhaus-Infektions-Surveillance-Systems (KISS) aus 274 Intensivstationen. Anästhesiol Intensivmed Notfallmed Schmerzther 39 (2004) 15–19.

Grundmann H-J, Bärwolff S, Tami A, Behnke M, Schwab F, Geffers C, Halle E, Göbel U, Schiller R, Jonas D, Klare I, Weist K, Witte W, Beck-Beilecke K, Schumacher M, Rüden H, Gastmeier P: How many infections are caused by transmission in intensive care units? Crit Care Med 33 (2005) 946–951.

Haley RW: How frequent are outbreaks of nosocomial infection in community hospitals. Infect Control 6 (1985) 233.

Haley RW, Culver DH, White JW, Morgan WM, Emori TG, Munn VP, Hooton TM: The efficacy of infection control programs in preventing nosocomial infections in U.S. hospitals. Am J Epidemiol 212 (1985) 182–205.

Harbarth S, Garbino J, Pugin J, Romand J, Lew D, Pittet D: Inappropriate initial antimicrobial therapy and its effect on survival in a clinical trial of immunomodulating therapy for severe sepsis. Am J Med 115 (2003a) 529–535.

Harbarth S, Sax H, Gastmeier P: What proportion of nosocomial infections is preventable? A tentative evaluation of published reports. J Hosp Infect 54 (2003b) 258–266.

Horan T, Gaynes R: Surveillance of nosocomial infections. In: Mayhall C (eds). Hospital Epidemiology and Infection Control. Lippincott Williams & Wilkins (2004) 1659–1689, Atlanta GA.

Horan TC, Gaynes R, Martone WJ, Jarvis WR, Emori TG: CDC definitions of surgical site infections: a modification of CDC definitions of surgical wound infections. Infect Control Hosp Epidemiol 13 (1992) 606–608.

Langmuir AD: The surveillance of communicable diseases of national importance. New Engl J Med 268 (1963) 182–192.

Mangram AJ, Horan TC, Pearson ML, Silver LC, Jarvis WR and the Hospital Infection Control Practices Advisory Committee: Guideline for prevention of surgical site infection. Infect Control Hosp Epidemiol 20 (1999) 247–281.

Nationales Referenzzentrum für die Surveillance von nosokomialen Infektionen. http://www.nrz-hygiene.de.

Pittet D, Hugonnet S, Harbarth S, Mourouga P, Sauvan V, Touveneau S, Perneger TV: Effectiveness of a hospital-wide programme to improve compliance with hand hygiene. Lancet 356 (2000) 1307–1312.

Plowman R, Graves N, Griffin M, Roberts J, Swan A, Cookson B, Taylor, L: The socio-economic burden of hospital-acquired infection. PHLS (1999), ISBN 09011444872000.

Safdar N, Dezfulian C, Collard H, Saint S: Clinical and economic consequences of ventilator-associated pneumonia: A systematic review. Crit Car Med 33 (2005) 2184–2193.

Wenzel RP, Thompson RL, Landry SM, Russel BS, Miller PJ, Ponce de Leon S, Miller GB: Hospital acquired infections in intensive care unit patients: An overview with emphasis on epidemics. Infect Control 4 (1983) 371–375.

KAPITEL D2

Matthias Trautmann, Christof von Eiff, Georg Peters und Werner Zimmerli

Fremdkörper-assoziierte Infektionen

D2.1	Gefäßkatheter-assoziierte Infektionen	924
1	Vorbemerkungen	924
2	Definition	924
3	Epidemiologie	924
4	Erregerspektrum, Infektionswege und Pathogenese	924
4.1	Erregerspektrum	924
4.2	Infektionswege und Pathogenese	926
5	Klinik	927
6	Diagnose	927
6.1	Lokalinfektion	927
6.2	Katheter-assoziierte Sepsis	927
7	Therapie	928
7.1	Entfernung des Katheters	928
7.2	Antibiotikatherapie	929
8	Prävention	931
8.1	Standardmaßnahmen	931
8.2	Antimikrobielle Katheter	931
8.3	Neue Technologien der Infusionstherapie	931

D2.2	Implantatinfektionen	932
1	Vorbemerkungen	932
2	Infektionen von Gelenkprothesen	932
2.1	Definition	932
2.2	Erregerspektrum und Epidemiologie	932
2.3	Klinik	933
2.4	Diagnostik	933
2.5	Therapie	934
2.6	Prophylaxe (perioperativ und lebenslang)	935
3	Infektionen von Gefäßprothesen	937
3.1	Erreger und Epidemiologie	937
3.2	Klinik	937
3.3	Diagnostik	937
3.4	Therapie	937
3.5	Prophylaxe	938
4	Infektionen von Schrittmachern und implantierten Defibrillatoren	938
4.1	Erregerspektrum und Epidemiologie	938
4.2	Klinik	938
4.3	Diagnostik	938
4.4	Therapie	939
4.5	Prophylaxe	939

D2.1 Gefäßkatheter-assoziierte Infektionen

Matthias Trautmann, Christof von Eiff und Georg Peters

1 Vorbemerkungen

Gefäßkatheter-assoziierte Infektionen gehören zu den **häufigsten Komplikationen der intravasalen Katheterisierung.** Sowohl bei periphervenösen Verweilkanülen als auch bei zentralvenösen Kathetern kommt es meist innerhalb weniger Tage zu einer mikrobiellen Kolonisierung des Kunststoffmaterials, die bei entsprechender Liegedauer des Katheters zu einer klinisch apparenten Infektion führen kann. Ein seltenerer Entstehungsweg ist die intraluminale Einschleppung von Bakterien oder Pilzen über kontaminiertes Infusat oder kontaminierte Konnektionsstücke.

2 Definition

Unterschieden werden **Lokalinfektionen** an der Kathetereintrittsstelle, eitrige Infektionen des Kathetertunnels und die **Katheter-assoziierte Sepsis.** Eine differenzierte Definition dieser Krankheitsbilder ergibt sich aus den Diagnosekriterien, die von der Infectious Diseases Society der USA (ISDA) aufgestellt wurden (Mermel et al. 2001). Für die epidemiologische Erfassung der Katheter-assoziierten Sepsis existieren daneben Definitionen der Centers for Disease Control and Prevention der USA (CDC-Definitionen), die jedoch nicht für die klinische Diagnosestellung, sondern ausschließlich für die epidemiologische Erfassung konzipiert sind (O'Grady et al. 2002). Ein wesentlicher Unterschied zwischen den ISDA- und CDC-Definitionen liegt darin, dass eine Katheter-assoziierte Sepsis nach CDC auch bei einmaligem Nachweis eines gewöhnlichen Hautkeims aus der Blutkultur diagnostiziert werden kann, wenn gleichzeitig ein Gefäßkatheter vorhanden ist und eine auf diesen Erreger abzielende antimikrobielle Therapie eingeleitet wird. Die Kriterien der ISDA fordern demgegenüber den Nachweis einer Identität (Erregerspezies, Antibiogramm) des aus der Blutkultur nachgewiesenen Erregers mit einem aus dem Katheter (Katheterblut oder Ausroll- bzw. quantitative Bouillon-Kultur der Katheterspitze) nachgewiesenen Isolat. Bei statistischer Auswertung ergeben sich bei Anwendung der ISDA-Kriterien somit geringere Infektionsraten. Für die klinische Entscheidungsfindung, ob eine Katheterinfektion vorliegt, sollten die ISDA-Kriterien verwendet werden (Tab. D2-1).

3 Epidemiologie

Die Infektionsrate von Gefäßkathetern wird entweder als Zahl der Infektionsereignisse pro 100 Katheter oder Patienten, oder als Zahl der Infektionsereignisse pro 1000 Venenkatheter- bzw. Gefäßkathetertage angegeben. Die letztgenannte Zählweise wird bei epidemiologischen und klinischen Vergleichsstudien vorgezogen.

Für zentrale Venenkatheter existieren Daten aus dem NNIS-System der USA (National Nosocomial Infections Surveillance System). In dieser mehr als 300 Krankenhäuser und ca. 900 Intensivstationen umfassenden fortlaufenden Studie wurden Infektionsraten zwischen 2,3 und 6,6 Episoden pro 1000 Kathetertage ermittelt (National Nosocomial Infections Surveillance [NNIS] System 2004). In Deutschland besteht seit dem Inkrafttreten des Infektionsschutzgesetzes für alle Krankenhäuser die Verpflichtung, nosokomiale Infektionen fortlaufend zu erfassen. In diesem Zusammenhang wurde das Krankenhaus-Infektions-Surveillance-System (KISS) ins Leben gerufen, welches als Grundlage der Erfassung die CDC-Definitionen verwendet und eine Übertragung des NNIS-Systems auf Deutschland darstellt. Im KISS-System wird die Venenkatheter-assoziierte Sepsis von derzeit über 300 an der Erfassung teilnehmenden Intensivstationen dokumentiert. Bis Ende 2005 fiel die mediane Rate Katheter-assoziierter Sepsen von Ausgangswerten um 3/1000 Kathetertage auf derzeit 1,6/1000 Kathetertage ab (Nationales Referenzzentrum für Surveillance von nosokomialen Infektionen 2006, Zuschneid et al. 2003).

Gegenüber zentralen Venenkathetern haben periphere Venenverweilkanülen eine deutlich geringere Infektionsrate, während die Infektionsrate bei Pulmonalarterien-Kathetern trotz der kürzeren Liegedauer mit ca. 5,5 Episoden pro 1000 Kathetertage deutlich höher ist (Crnich und Maki 2002). Die Häufigkeit von Infektionen bei weiteren Kathetertypen ergibt sich aus Tabelle D2-2.

4 Erregerspektrum, Infektionswege und Pathogenese

4.1 Erregerspektrum

Das Erregerspektrum der Katheter-assoziierten Sepsis kann auf Grund des harten diagnostischen Kriteriums der positiven Blutkultur relativ zuverlässig dargestellt werden. Am häufigsten kommen Koagulase-negative Staphylokokken, gefolgt von *S. aureus* und Enterokokken, vor. Seltener sind *P. aeruginosa* und Pilze beteiligt (Bouza et al. 2002). Letztere

Tab. D2-1 Diagnosekriterien für Katheter-assoziierte Infektionen.*

Infektion	Definition
Katheterkolonisation	Keimnachweis in signifikanter Keimzahl an der Katheterspitze, oder an einem subkutanen Kathetersegment, oder an der Katheter-Konnektionsstelle (Nachweis durch quantitative oder semiquantitative Kultur)
Phlebitis	Rötung, Induration, Überwärmung, Schmerzen oder Druckschmerz an der Kathetereintrittstelle
Lokalinfektion an der Kathetereintrittsstelle	
• mikrobiologische Diagnose	kultureller Nachweis eines Erregers aus dem Exsudat an der Eintrittsstelle, mit oder ohne gleichzeitig positive Blutkultur
• klinische Diagnose	Rötung, Induration oder Druckschmerzhaftigkeit innerhalb 2 cm um die Eintrittsstelle; zusätzlich ggfs. weitere lokale oder systemische Infektionszeichen (Fieber, Eiteraustritt aus der Eintrittsstelle). Gleichzeitig kann eine Sepsis bestehen.
Tunnelinfektion	Druckschmerzhaftigkeit, Rötung und/oder Induration mit einer Ausdehnung > 2 cm von der Eintrittsstelle bzw. entlang dem subkutanen Katheterverlauf eines getunnelten Katheters (z.B. Hickman-, Broviac-Katheter), mit oder ohne gleichzeitige Sepsis
Tascheninfektion	Nachweis infizierter Flüssigkeit in der subkutanen Tasche eines vollständig implantierten Gefäßkatheters. Oft verbunden mit Druckschmerzhaftigkeit, Rötung und/oder Induration über der Tasche. Spontane Ruptur, Fistelbildung oder Nekrose der darüber liegenden Haut möglich. Gleichzeitig kann eine Sepsis bestehen.
Sepsis	
• Infusat-assoziiert	Wachstum des gleichen Erregers (Spezies, Antibiogramm) im Infusat und aus einer peripher (perkutan) entnommenen Blutkultur, ohne Hinweis für andere Infektlokalisation
• Katheter-assoziiert	Bakteriämie oder Fungämie bei einem Patienten mit intravasalem Katheter und mindestens den folgenden drei Kriterien: • ≥ 1 positive Blutkultur aus einer peripheren Vene • klinische Infektionssymptome (z.B. Fieber, Schüttelfrost, Blutdruckabfall) • keine andere nachweisbare Infektionsquelle (außer dem Katheter). *Mikrobiologisch* sollte eines der folgenden Kriterien erfüllt sein: • Positive semiquantitative Katheterkultur nach Maki (≥ 15 Kolonien pro Kathetersegment) oder positive quantitative Katheterkultur (≥ 10^2 Kolonien pro Kathetersegment). Hierbei sollte der nachgewiesene Erreger identisch mit dem aus der Blutkultur nachgewiesenen Erreger sein (Spezies, Antibiogramm). • Mindestens 5:1-Verhältnis der Keimzahl bei quantitativer Blutkultur aus dem Katheter und einer peripheren Vene. • Mindestens zwei Stunden frühere Positivität einer durch den Katheter abgenommenen Blutkultur im Vergleich zu einer peripher abgenommenen Blutkultur (setzt automatisches Blutkultursystem voraus).

* Kriterien der ISDA (Infectious Diseases Society of America, Intravenous Guideline Subcommittee); nach Mermel et al. 2001

Erreger kommen vorwiegend bei immunsupprimierten Patienten in der Blutkultur vor (Tab. D2-3). Bei lokalen Katheter-assoziierten Infektionen wird die Diagnose aus dem Hautabstrich der Insertionsstelle oder nach Ziehen des Katheters durch die Ausrollkultur gestellt. Häufigste Erreger sind Koagulase-negative Staphylokokken und *S. aureus*, bei Lokalisation der Katheter an der unteren Körperhälfte auch Enterokokken und Enterobacteriaceae (Humar et al. 2000).

Ein besonderes Problem für die Therapie stellt die Resistenzsituation bei den Staphylokokken dar. Die Rate der Oxacillin-Resistenz bei Koagulase-negativen Staphylokokken liegt heute in den meisten Kliniken bei ca. 80%, bei *S. aureus* zwischen 4 und 20%, bezogen auf die Gesamtzahl der Isolate der jeweiligen Spezies (Rosenthal 2002). Bei Hefepilzen, die ca. 2–10% der Erreger von Katheterinfektionen ausmachen, ist in den letzten Jahren eine Zunahme von non-albicans Candida-Spezies, insbesondere *C. tropicalis*, *C. parapsilosis* und *C. glabrata*, zu verzeichnen (Krcmery und Barnes 2002, Marchetti et al. 2004). Fungämien durch *C. tropicalis* und *C. glabrata* sind hierbei durch

Tab. D2-2 Sepsis-Raten bei verschiedenen Kathetertypen (modifiziert nach Crnich und Maki 2002).

Kathetertyp	Anzahl der prospektiven Studien	Anzahl der Katheter-assoziierten Sepsis-Episoden			
		Infektionen pro 100 Katheter	95% CI	Infektionen pro 1000 Kathetertage	95% CI
periphere Venenverweilkanüle	13	0,2	0,1–0,3	0,6	0,3–1,2
arterieller Katheter	6	1,5	0,9–2,4	2,9	1,8–4,5
kurz liegender zentraler Venenkatheter	61	3,3	3,3–4,0	2,3	2,0–2,4
Pulmonalarterien-Katheter	12	1,9	1,1–2,5	5,5	3,2–12,4
Hämodialyse-Katheter • mit subkutaner Manschette • ohne subkutane Manschette	 15 6	 16,2 6,3	 13,5–18,3 4,2–9,2	 2,8 1,1	 2,3–3,1 0,7–1,6
getunnelter Langzeitkatheter mit subkutaner Manschette	18	20,9	18,2–21,9	1,2	1,0–1,3
Portsystem	13	5,1	4,0–6,3	0,2	0,1–0,2

CI = Konfidenzintervall

eine besonders hohe Mortalität gekennzeichnet, während Infektionen durch *C. parapsilosis* eher blande verlaufen (Krcmery und Barnes 2002).

4.2 Infektionswege und Pathogenese

Die Infektionswege einer Katheterinfektion sind schematisch in Abbildung D2-1 dargestellt. Bereits beim Legen eines Katheters können Hautkeime über eingeschleppte Hautpartikel in den subkutanen Kathetertunnel und in das punktierte Gefäß gelangen (**extraluminaler Infektionsweg**). Im späteren Verlauf gewinnt die **intraluminale Kolonisation** zunehmende Bedeutung, die durch Kontamination an Zuspritzstücken und bei Diskonnektionen der Überleitsysteme zustande kommt. Die hämatogene Besiedelung intravasaler Katheterabschnitte von einem katheterfernen Infektionsfokus aus dürfte dagegen eher ein seltenes Ereignis sein. Bei kurz liegenden zentralen Venenkathetern konnte der prozentuale Anteil der drei Infektionswege kürzlich wie folgt ermittelt werden: 45% extraluminaler Infektionsweg, 26% intraluminaler Infektionsweg, 29% ungeklärte Genese (Safdar und Maki 2004).

Die einzelnen pathogenetischen Schritte der Adhäsion und Vermehrung auf der Katheteroberfläche sind für die häufigsten Erreger Katheter-assoziierter Infektionen, *S. aureus* und *S. epidermidis*, gut untersucht (von Eiff et al. 2002, von Eiff et al. 2005). Für den ersten Schritt, die Adhäsion der Erreger, spielen sowohl physikochemische Kräfte als auch eine Reihe von Staphylokokken-Proteinen (z.B. das Autolysin AtlE von *S. epidermidis*) eine Rolle. Nach Insertion von Kathetern bedecken Matrixproteine, wie Fibronektin, Fibrinogen und Kollagen, die Materialoberfläche und verändern deren Oberflächeneigenschaften. Hierdurch greifen spezifische Wechselwirkungen zwischen Epitopen der Matrixproteine auf der Fremdkörperoberfläche und rezeptorähnlichen Strukturen auf der Staphylokokken-Zelloberfläche. In der Akkumulationsphase, in der Staphylokokken in zusammenhängenden Zellverbänden auf der Polymeroberfläche eingebettet in einer extrazellulären Schleimsubstanz in die Umgebung wachsen, entste-

Tab. D2-3 Erregerspektrum der Katheter-assoziierten Sepsis (modifiziert nach Bouza et al. 2002).

Erreger	Häufigkeit (%)
Staphylococcus epidermidis	40–60
andere Koagulase-negative Staphylokokken	10–15
Staphylococcus aureus	5–10
Enterokokken	4–6
Pseudomonas aeruginosa	3–6
Candida spp.	2–10
Enterobacter spp.	1–4
Acinetobacter spp.	1–2
Serratia spp.	< 1
andere	< 1–5

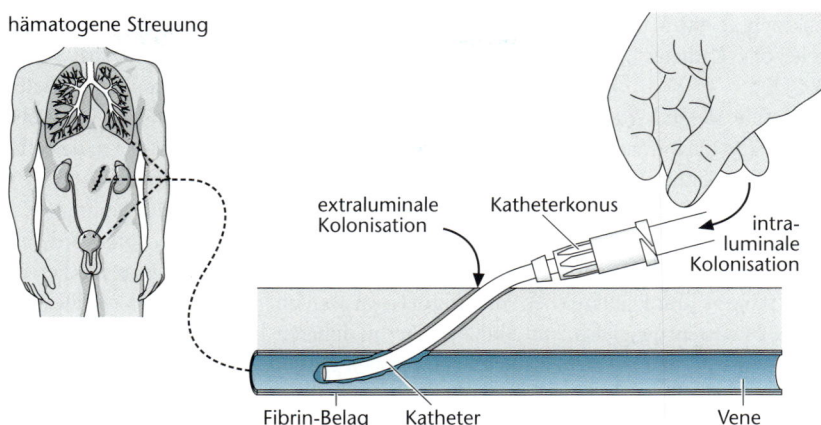

Abb. D2-1 Pathogenese der Katheter-assoziierten Infektion.

hen auf diese Weise **Biofilme** mit einer Dicke bis zu 160 μm. Es wird postuliert, dass diese Biofilmbildung der Grund dafür ist, dass Wirtsabwehrmechanismen und Antibiotika oft trotz nachgewiesener In-vitro-Empfindlichkeit der getesteten Bakterien nur unzureichend wirken und chronisch persistierende Infektionen entstehen können.

5 Klinik

Bei Verweilkanülen sind eine Rötung um die Eintrittsstelle und gegebenenfalls Fieber als Symptome wegweisend. Bei implantierten Kathetern mit subkutaner Tunnelstrecke kann es auch zu massiven Lokalinfektionen mit erheblicher Rötung, Eiteransammlungen im Gewebe und Fluktuation kommen. Auf Druck entleert sich gegebenenfalls Eiter an der Insertionsstelle. Bei Infektionen, die vom intravasalen Abschnitt des Katheters ausgehen, kann jedoch auch Fieber als einziges Infektionssymptom vorherrschen. Septische Embolien (Gehirn, Augenhintergrund, periphere Gefäße) manifestieren sich bei einem kleinen Teil der Fälle von Katheter-assoziierter Sepsis als Herde mit entsprechenden Organausfällen.

Weiterhin kann es in einem geringen Prozentsatz zur Entstehung einer Endokarditis kommen (siehe Kap. B5.2).

6 Diagnose

6.1 Lokalinfektion

Die Diagnose erfolgt durch Abstrich von der Insertionsstelle. Zusätzlich sollten bei Vorliegen von Fieber Blutkulturen abgenommen werden. Bei ausgeprägter Rötung (≥ 2 cm um die Insertionsstelle) sowie bei Eiteraustritt oder Fluktuation muss der Katheter gezogen und die Spitze kultiviert werden.

6.2 Katheter-assoziierte Sepsis

Beweisend ist der Nachweis einer signifikanten Katheterkolonisation im Zusammenhang mit einer positiven Blutkultur. Die Katheterkolonisation kann mittels mehrerer Methoden nachgewiesen werden. Als Referenzmethode gilt die **Maki-Technik**, bei der wie folgt vorgegangen wird (Maki et al. 1977): Die Eintrittsstelle wird durch alkoholische Wischdesinfektion desinfiziert. Nach vollständigem Abtrocknen des Desinfektionsmittels wird der Katheter gezogen und das Spitzensegment (3–5 cm) mit einer sterilen Schere abgeschnitten. Das Kathetersegment sollte in ein trockenes steriles Röhrchen ohne Zusätze verbracht werden. Die Ausrollkultur muss innerhalb von zwei Stunden im Labor durchgeführt werden, da bei längerer Aufbewahrungs- und Transportzeit eine Austrocknung des Kathetersegments eintritt. Das Ausrollen beinhaltet ein mindestens 4-maliges Hin- und Herrollen des Segmentes auf einer Blutagarplatte, wobei mit einer sterilen Pinzette ein leichter Druck ausgeübt wird. Maki konnte nachweisen, dass bei Nachweis von ≥ 15 Kolonien nach 24-stündiger Kultivierung eine signifikante Korrelation mit einer klinisch erkennbaren Lokalinfektion sowie mit einer nachfolgenden positiven Blutkultur bestand. Sensitivität und Spezifität (Nachweis des gleichen Erregers) bei Katheter-assoziierter Sepsis betrugen mit dieser Methode 16% bzw. 100% (Maki et al. 1977). Nachfolgende Studien zeigten, dass die zusätzliche Kultivierung eines subkutanen Kathetersegments die Sensitivität nicht erhöht. Ein Nachteil der Ausrollkultur liegt darin, dass lediglich Erreger von der Außenseite des Katheters nachgewiesen werden (Raad et al. 2001).

Andere Methoden zum Nachweis einer Katheterkolonisation sind die intraluminale Brushing-Methode sowie die durch den Katheter abgezogene Blutkultur. Viel versprechend ist die **„Difference in time-to-positivity"-Technik**, für die ein automatisches Blutkultursystem erforderlich ist. Vorteil dieser Methode ist, dass der Katheter bei Patienten ohne schwere Krankheitszeichen vorläufig belassen werden kann. Es werden zeitgleich 5 ml Blut aus einer peripheren Vene und 5 ml Blut aus dem Katheter entnommen und in konventionelle Blutkulturflaschen gefüllt, die anschließend umgehend ins Labor gelangen müssen. Die Flaschen werden bebrütet und der Zeitpunkt der ersten Positivität mittels des automatischen Detektionssystems erfasst. Wird die Probe aus dem Katheter mindestens zwei Stunden früher positiv als die Blutprobe aus der peripheren Vene [„difference in time to detection" (DTD) oder „difference in time to positivity" (DTP)], so kann eine Katheter-assoziierte Sepsis angenommen werden (Blot et al. 1999) (Abb. D2-2). Diese Technik wurde inzwischen für nicht neutropenische und neutropenische Patienten gut evaluiert (Seifert et al. 2003). Die Methode ist auch für Kinder geeignet, bei denen das abgenommene Blutkulturvolumen angepasst werden muss (Blutvolumen pro Flasche je nach Alter 1,5–5 ml, wichtig ist die Beimpfung der beiden Flaschen mit identischen Volumina) (Gaur et al. 2003).

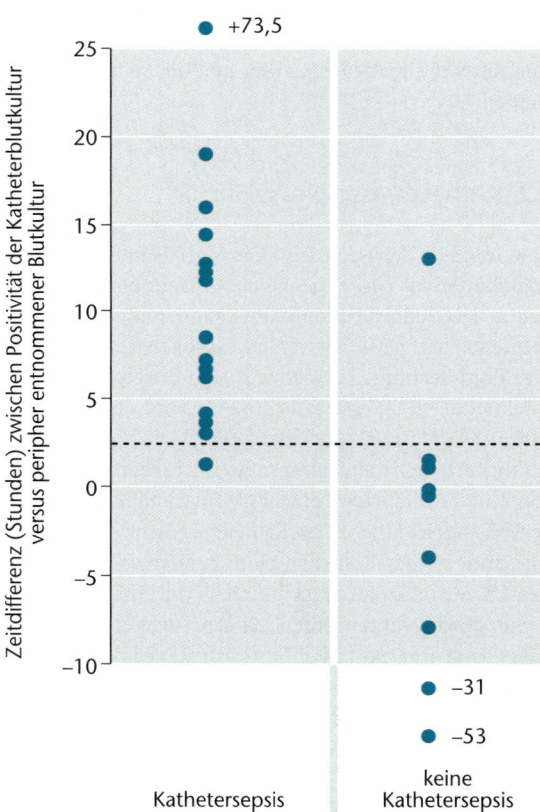

Abb. D2-2 „Difference in time-to-positivity"(DTP)-Technik zur Diagnose einer Katheter-assoziierten Sepsis. Dargestellt ist die Zeitdifferenz in Stunden zwischen dem erstmaligen Positivwerden von Blutkulturen, die aus einer peripheren Vene versus aus dem zentralen Venenkatheter entnommen wurden. Wird die aus dem zentralen Venenkatheter entnommene Kultur mindestens zwei Stunden früher positiv als die Kultur aus der peripheren Vene, spricht dies für eine Venenkatheter-assoziierte Sepsis (nach Blot et al. 1999).

7 Therapie

7.1 Entfernung des Katheters

Eine Indikation zur sofortigen Entfernung des Katheters besteht bei deutlich geröteter oder eitriger Insertionsstelle, bei Tunnel- oder Tascheninfektion und bei septischem Fieber ohne Hinweis auf andere Infektionsquellen. Eine relative Indikation zur Katheterentfernung ist gegeben, wenn die Insertionsstelle unauffällig aussieht und der Patient keine schweren Krankheitssymptome aufweist (Rijnders et al. 2004). Detaillierte Empfehlungen zur Entfernung sowie Bedingungen für die mögliche Belastung eines Katheters sind in Tabelle D2-4 zusammengefasst.

Die Frage, ob bei stabiler klinischer Situation, unauffälliger Insertionsstelle und fehlendem, eindeutigen Hinweis auf den Katheter als Fieberursache der Wechsel eines Venenkatheters über Führungsdraht empfohlen werden kann, wird kontrovers beurteilt. Einige Studien zeigen bei dieser Methode ein erhöhtes Infektionsrisiko (Almunceef et al. 2006, Safdar et al. 2002), andere empfehlen diese Technik als ungefährliche Methode, bei der zudem das mechanische Risiko geringer gehalten werden kann (Allon 2004, Cook et al. 1997, Rupp et al. 2005). Sofern ein solches Vorgehen gewählt wird, ist die im Detail publizierte, aseptische Vorgehensweise zu beachten (Przemeck et al. 2002). Ein wegen Infektionsverdacht entfernter Katheter sollte im Labor mittels Maki-Technik oder vergleichbarer, quantitativer Technik untersucht werden (siehe Abschnitt 6.2), um die Diagnose der Katheterinfektion abzusichern. Ist der Katheter kolonisiert oder sind die Blutkulturen positiv, muss ein „eingewechselter" Katheter in der Regel umgehend entfernt und an anderer Stelle neu gelegt werden.

Tab. D2-4 Indikationen zur Entfernung und Hinweise zur Belassung eines Gefäßkatheters bei Verdacht auf Katheter-assoziierte Infektion (modifiziert nach Bouza et al. 2002).

Indikationen zur Entfernung eines Katheters (eine Bedingung reicht aus)	• leicht wechselbarer Katheter (z.B. periphere Verweilkanüle) • nicht getunnelter zentralvenöser Katheter, sofern Katheter verzichtbar oder Möglichkeit der Neuanlage an anderer Stelle gegeben (anatomische Verhältnisse, Gerinnung) • Fieber oder andere systemische Infektionszeichen über > 48–72 Stunden • lokale Komplikationen an der Insertionsstelle (z.B. Tunnel- oder Tascheninfektion) • schwere klinische Symptomatik (Schock, Organdysfunktion) • metastatische Komplikationen (z.B. Endokarditis, septische Lungenembolien, periphere metastatische Infektionsherde) • Nachweis schwer behandelbarer Erreger (z.B. *S. aureus*, *Bacillus spp.*, *Corynebacterium spp.*, *Pseudomonas spp.*, schnellwachsende Mykobakterien, Pilze) • rezidivierende Katheterinfektion nach Absetzen von Antibiotika
Bedingungen für Belassung eines Katheters (alle Bedingungen müssen erfüllt sein)	*initial* • dringend benötigter, schwer entfernbarer, z.B. implantierter oder getunnelter Katheter • keine Anzeichen für Taschen- oder Tunnelinfektion • hämodynamisch stabiler Patient • keine metastatischen Infektionsherde einschließlich Endokarditis *zweite Evaluation nach 2–3 Tagen* • klinisches Ansprechen auf antimikrobielle Therapie innerhalb von 48–72 Stunden • Nachweis von antibiotikaempfindlichen Erregern, die nicht den oben genannten Spezies angehören

7.2 Antibiotikatherapie

Bei Patienten mit neu aufgetretenem Fieber und entfernbarem Katheter kann bei leichter bis mäßig ausgeprägter klinischer Symptomatik nach dem Ziehen des Katheters gewartet werden, während bei schwerer klinischer Symptomatik in jedem Fall eine Antibiotikatherapie begonnen werden sollte. Das gestufte Vorgehen in dieser Situation ist in Abbildung D2-3 dargestellt. Ist eine Katheterinfektion nachgewiesen, bestimmen der nachgewiesene Erreger und gegebenenfalls das Vorliegen klinischer Komplikationen das weitere Vorgehen (Abb. D2-4) (Mermel et al. 2001).

Bei der **kalkulierten, empirischen** Initialtherapie sollte das Vorherrschen von Koagulase-negativen Staphylokokken und *S. aureus* als Erreger ebenso Berücksichtigung finden wie die lokale resistenzepidemiologische Situation. Handelt es sich um ein Krankenhaus oder eine Station mit hoher MRSA-Rate, sollte mit einem Glykopeptid oder mit Linezolid begonnen werden. Bei nachgewiesener Staphylokokken-Ätiologie und Oxacillin-Empfindlichkeit ist ein Wechsel auf Flucloxacillin indiziert. In Häusern mit geringer MRSA-Rate kann zunächst mit einem Cephalosporin der zweiten Generation begonnen werden.

Die **gezielte** Antibiotikatherapie bei nachgewiesenem Erreger orientiert sich bei Staphylokokken an der Oxacillin-Resistenz. Bei Nachweis gramnegativer Erreger können je nach Empfindlichkeit Cephalosporine, Carbapeneme oder Fluorchinolone verabreicht werden. Bei Candida-Nachweis ist die Therapieoption erster Wahl Fluconazol, gefolgt von Caspofungin und Voriconazol. Werden non-albicans Candida-Spezies nachgewiesen, die typischerweise verminderte Empfindlichkeit oder Resistenz gegenüber Fluconazol aufweisen (z.B. *C. krusei*, *C. glabrata*, *C. tropicalis*), sind gleichwertige Therapieoptionen Caspofungin oder Voriconazol. Amphotericin B wird heute bei der Indikation Katheterinfektion nur noch im Ausnahmefall benötigt (siehe Kap. A4.3).

Eine zusätzliche **intraluminale** Antibiotikainstillation („antibiotic lock therapy") mit dem Ziel, den Katheter zu erhalten, kann bei folgender Konstellation versucht werden:

- schwer entfernbarer (z.B. getunnelter) und zwingend benötigter Katheter
- keine Tunnel- oder Tascheninfektion
- keine schwerwiegende klinische Symptomatik und
- Nachweis von Erregern mit schwacher Pathogenität wie z.B. Koagulase-negative Staphylokokken.

Eingesetzt werden hohe Konzentrationen der Antibiotika, um die sessilen Erreger im Biofilm zu erreichen. Eine geeignete Antibiotikakombination ist beispielsweise Vancomycin 1,0 mg/ml plus Amikacin 1–5 mg/ml in physiologischer Kochsalzlösung. Das erforderliche Füllvolumen (typischerweise 2–5 ml) wird anhand eines Leerkatheters ermittelt. Die Blocklösung wird am besten vor einer 8- bis 12-stün-

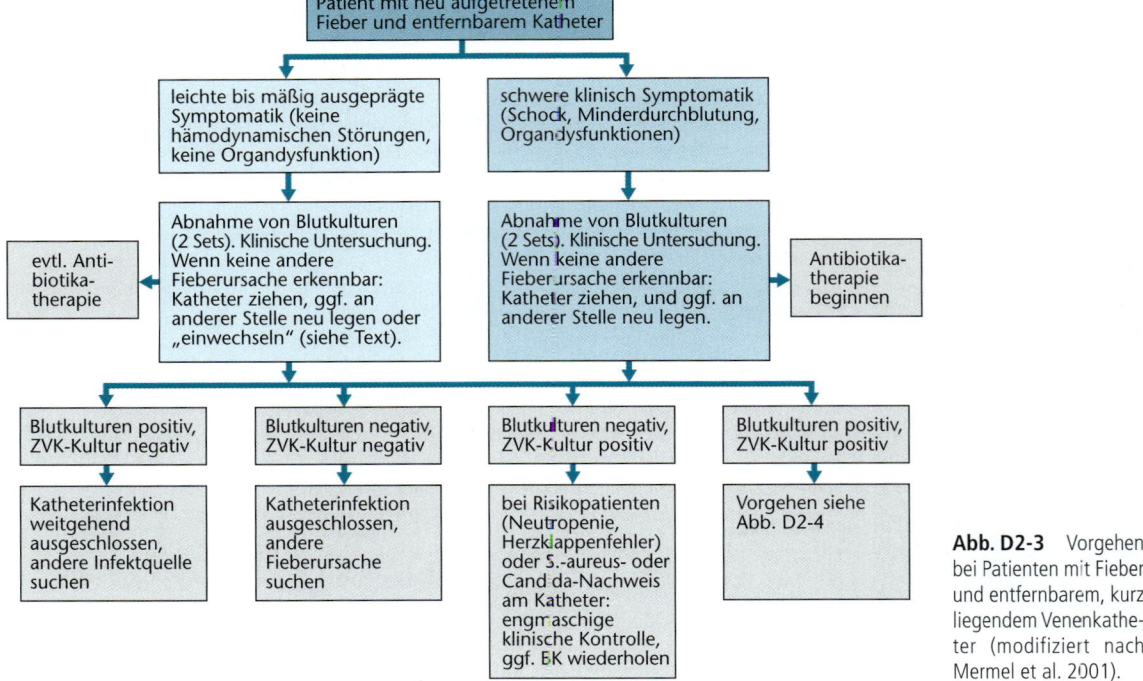

Abb. D2-3 Vorgehen bei Patienten mit Fieber und entfernbarem, kurz liegendem Venenkatheter (modifiziert nach Mermel et al. 2001).

digen Therapiepause in den Katheter instilliert, über Nacht belassen und vor der Wiederaufnahme der Infusionstherapie wieder abgezogen. Eine übliche Therapiedauer ist 14 Tage. Für Einzelheiten wird auf detaillierte Darstellungen verwiesen (Bestul und Vandenbussche 2005, Segarra-Newnham und Martin-Cooper 2005).

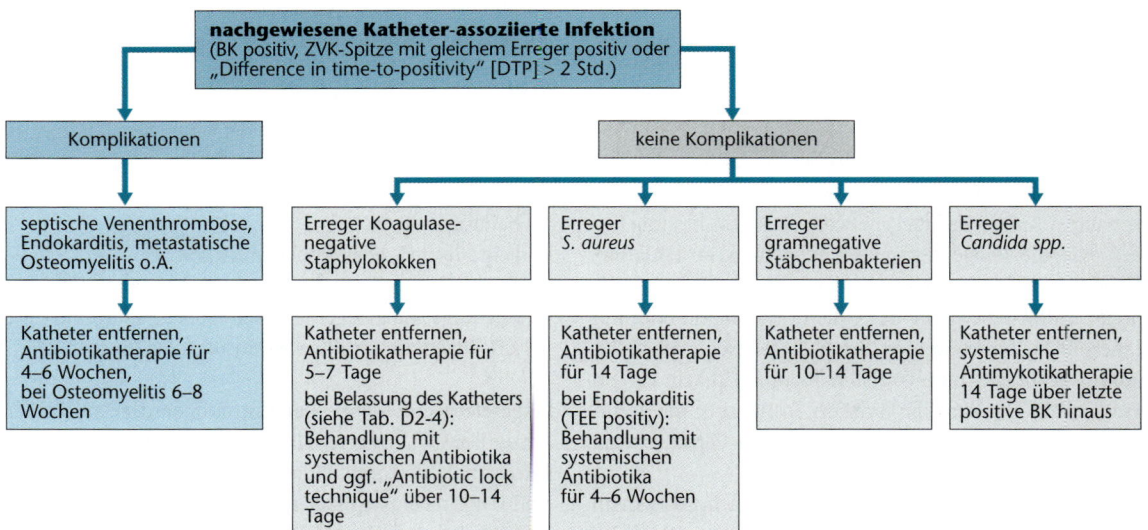

Abb. D2-4 Vorgehen bei nachgewiesener Katheter-assoziierter Infektion. Der Hinweis „Katheter entfernen" bezieht sich auf einen Nachweis der Katheterinfektion mittels DTP-Methode und auf „eingewechselte" Katheter.

8 Prävention

8.1 Standardmaßnahmen

Differenzierte evidenzbasierte **Hygienemaßnahmen** wurden von internationalen Fachgesellschaften und von der Kommission für Krankenhaushygiene und Infektionsprävention des Robert-Koch-Instituts veröffentlicht. Sie sind unter den entsprechenden Internetadressen abrufbar (http://www.rki.de). In der RKI-Empfehlung (Robert-Koch-Institut 2002) sind auch Informationen zu besonderen Kathetertypen wie Pulmonalarterien-Kathetern, Hämodialyse-Kathetern sowie partiell und vollständig implantierten Kathetern enthalten. Für zentrale Venenkatheter sind folgende Hygienemaßnahmen von essentieller Bedeutung:

- maximale Barrieremaßnahmen (Mund-Nasen-Schutz, Haube, steriler Kittel und sterile Handschuhe) beim Legen von Kathetern
- Abdeckung des Patienten mit einem großen sterilen Tuch
- sichere Fixierung des Katheters
- Versorgung der Insertionsstelle mit einem wasserdurchlässigen Transparentverband oder einem Gazeverband
- tägliche Inspektion/Palpation der Insertionsstelle
- Verbandswechsel bei Gazeverbänden bei bewusstseinsklaren kooperativen Patienten nach Bedarf, bei eingeschränkter Kooperation des Patienten täglich
- bei Druckschmerz, Fieber unklarer Genese oder Sepsis sofortiger Wechsel des Gazeverbandes und Inspektion der Einstichstelle
- Wechsel von Transparentverbänden spätestens alle sieben Tage
- kein routinemäßiger Wechsel von zentralen Venenkathetern
- Spülung von zentralen Venenkathetern nur mit steriler physiologischer Elektrolytlösung, keine Verwendung von verdünntem Heparin
- Stilllegung von Venenkathetern oder einzelnen Lumina möglichst vermeiden, wenn erforderlich maximal für 24 Stunden
- aus infektionspräventiver Sicht keine Empfehlung zum routinemäßigen Einsatz von Inline-Filtern.

8.2 Antimikrobielle Katheter

Da die Preisdifferenz zwischen unbeschichteten und antimikrobiell beschichteten zentralvenösen Kathetern seit 1–2 Jahren vernachlässigbar gering wird, erfahren die oberflächenbehandelten Produkte inzwischen große Verbreitung. Eine sehr gute Datenlage existiert für die mit **Silbersulfadiazin** und **Chlorhexidin** beschichteten Katheter. Eine Metaanalyse von elf randomisierten Studien aus dem Jahre 1999 konnte für diesen Kathetertyp eine im Mittel 44%ige Reduktion der Häufigkeit von Kathetersepsis nachweisen (Veenstra et al. 1999). Eine spätere Analyse bestätigte diese Daten, zeigte allerdings gleichzeitig, dass ein protektiver Effekt nur über etwa 8–10 Tage nach der Katheteranlage anhält (Walder et al. 2002). Ursache der nachlassenden Wirkung ist eine Elution der Wirkstoffe aus dem Kathetermaterial. Aktuelle Studien zu diesem Kathetertyp ließen zudem bei insgesamt deutlich sinkender Inzidenz der Kathetersepsis keinen signifikanten, infektionsunterdrückenden Effekt mehr erkennen (Brun-Buisson et al. 2004, Rupp et al. 2005, Osma et al. 2006).

Eine Alternative bieten neuerdings die silberbeschichteten Katheter, die inzwischen in verschiedenen Varianten auf dem Markt sind. Prospektive Studien liegen allerdings nur vereinzelt vor. In einer Studie mit insgesamt 206 Kathetern konnte eine signifikante Senkung der Sepsis-Inzidenz in der Silberkatheter-Gruppe auf 0,8/1000 Kathetertage versus 2,8/1000 in der Kontrollgruppe nachgewiesen werden (Corral et al. 2003). Für den Einsatz silberbeschichteter Katheter sprechen die fehlende Abschwemmung der Silberpartikel aus dem Kathetermaterial, die breite antimikrobielle Wirksamkeit von Silber gegen Bakterien und Pilze sowie fehlende Nebenwirkungen.

8.3 Neue Technologien der Infusionstherapie

In den letzten Jahren wurden neue Konnektionsstücke, Infusionssysteme mit Schutzmechanismus gegen Flüssigkeitsaustritt, praktische Katheterfixierungen, Antiseptika-getränkte Schwammpflaster und andere technische Neuentwicklungen auf den Markt gebracht. Für einige dieser Hilfsmittel wurde bereits ein infektionsverhindernder Effekt nachgewiesen (Bouza et al. 2003, Yébenes et al. 2005). Beim Einsatz derartiger Hilfsmittel ist stets auf ausreichende Schulungen des Personals zu achten, da auch gefährliche Fehlanwendungen mit Anstieg der Infektionsrate vorgekommen sind (Cookson et al. 1998).

Hinweis: Für das vorliegende Kapitel wurde zum Teil Originalmaterial des Buches „Katheterinfektionen" (Trautmann und Krier 2004) verwendet. Der Abdruck erfolgt mit freundlicher Genehmigung des Thieme-Verlages.

D2.2 Implantatinfektionen
Werner Zimmerli

1 Vorbemerkungen

Mit zunehmendem Alter der Bevölkerung haben immer mehr Individuen eine immer längere Zeit implantierte Fremdmaterialien. Diese werden gebraucht zur Verbesserung einer gestörten Funktion (z.B. Gefäßprothesen, Schrittmacher, neurochirurgische Shunts usw.), zur Schmerzbehandlung (Gelenkprothesen) oder für kosmetische Indikationen (Brustimplantate). Implantate sind nicht nur perioperativ exogen, sondern **lebenslang hämatogen für Infektionen gefährdet.** Da die diagnostische Erkennung und die Therapie spezielle Kenntnisse erfordern, müssen nicht nur spezialisierte Chirurgen, sondern auch Spitalinternisten und praktische Ärzte das Vorgehen bei Implantat-assoziierten Infektionen kennen. Dies ist die Voraussetzung für eine rationale Diagnostik und eine zeitgerechte korrekte Antibiotikatherapie. Beides ist für die Prognose von Implantatinfektionen entscheidend.

Die Gegenwart von Fremdmaterial erhöht die Pathogenizität von Bakterien (Zimmerli et al. 1984). Implantate werden nach ihrer Implantation sofort von Proteinen bedeckt, welche eine wichtige Rolle für die Adhäsion von Staphylokokken bilden. So hat z.B. Fibronectin spezifische Bindungsstellen für Staphylokokken (Vaudaux et al. 1995). Zudem sind adhärierende Bakterien weitgehend resistent gegen die Wirtsabwehr und gegen Antibiotika (Vaudaux 1998). Deshalb gelten für die Prophylaxe und Therapie der Implantat-assoziierten Infektionen spezielle Prinzipien (Widmer et al. 1992).

Im vorliegenden Kapitel sollen die drei häufigsten Implantat-assoziierten Infektionen vorgestellt werden. Die Katheter-assoziierten Infektionen werden in Kapitel D2.1 behandelt.

2 Infektionen von Gelenkprothesen

2.1 Definition

Die Gelenkprothesen-assoziierten Infektionen werden nach dem postoperativen Zeitpunkt ihrer ersten Manifestation eingeteilt. Bei den Frühinfektionen treten erste Symptome während der ersten drei postoperativen Monaten auf. Verzögerte Infektionen werden nach den ersten drei Monaten bis zum zweiten Jahr diagnostiziert. Spätinfektionen treten nach dem zweiten Jahr lebenslang zu irgendeinem Zeitpunkt auf (Zimmerli et al. 2004). **Frühe Infektionen** sind meist durch Erreger mit großer Virulenz (z.B. *S. aureus*) verursacht. Sie beginnen in der Regel als tiefe Wundinfektionen, seltener werden sie perioperativ hämatogen erworben (z.B. Absiedelung bei bakteriämischen Infektionen von Blasen- oder intravaskulären Kathetern ausgehend). **Verzögerte Infektionen** sind in der Regel intraoperativ erworbene Infektionen mit Erregern von geringer Virulenz, also Koagulase-negativen Staphylokokken oder *Propionibacterium acnes*. **Späte Infektionen** sind praktisch immer hämatogen verursacht, am häufigsten anlässlich von bakteriämischen Infektionen der Haut (*S. aureus*), der Atemwege (Pneumokokken), des Darmes (*Salmonella spp.*) oder der Harnwege (*Escherichia coli*).

2.2 Erregerspektrum und Epidemiologie

Die häufigsten Erreger, welche von infizierten Gelenkprothesen kultiviert werden, sind Koagulase-negative Staphylokokken (30–43%), *S. aureus* (12–23%), Mischflora (10–11%), Streptokokken (9–10%), gramnegative Stäbchen (3–6%), Enterokokken (3–7%) und Anaerobier (2–4%). Die Vielfalt dieser Keime zeigt auch, dass eine **mikrobiologische Identifikation mit Resistenzprüfung** unbedingt versucht werden muss, dass also eine empirische Therapie ohne vorgängigen erfolgreichen Keimnachweis falsch ist.

Bei Patienten mit Arthrose oder Gelenkschäden infolge von entzündlichen rheumatologischen Leiden (rheumatoide Arthritis, Psoriasis-Arthritis usw.) werden in zunehmendem Maße künstliche Gelenke implantiert. Dank dieser Operation kann häufig ein langjähriger Schmerzmittelgebrauch gestoppt werden, und der Patient erreicht durch die Verbesserung der Gelenkfunktion seine Selbstständigkeit wieder. Die Fortschritte in der orthopädischen Chirurgie und in der Technik der Anästhesie erlauben es, immer ältere Patienten mit vertretbarem Risiko zu operieren. Diese Vorteile werden allerdings mit einem gewissen Infektrisiko erkauft, da Implantate außerordentlich anfällig auf kleinste Mengen von kontaminierenden Mikroorganismen sind (Zimmerli et al. 1984). Das Risiko einer tiefen Wundinfektion beträgt nach Hüft- oder Knieprothesenersatz 0,5–1% bei einer Beobachtungszeit von zwei Jahren. Allerdings können Gelenkprothesen nicht nur perioperativ exogen, sondern auch hämatogen zu irgendeinem Zeitpunkt postoperativ infiziert werden. Dieses Risiko beträgt nach den ersten zwei Jahren noch 2,3 Infektionen pro 1000 Prothesenjahre. Das lebenslange Risiko für eine Implantat-assoziierte Infektion macht es notwendig, dass nicht nur der Orthopäde, sondern auch der praktische Arzt und Internist das Krankheitsbild der Protheseninfektion kennt (Zimmerli et al. 2004).

2.3 Klinik

Implantat-assoziierte Infektionen können zu **irgendeinem Zeitpunkt postoperativ** auftreten. Die Symptome und Befunde sind abhängig von der Art der Infektion. Frühe Infektionen manifestieren sich mit den klassischen Zeichen der **Wundinfektion,** nämlich akuten Gelenkschmerzen, Erguss, Rötung und Überwärmung (Abb. D2-5a). Zudem hat der Patient in der Regel Fieber. Häufig wird eine protrahiert sezernierende Wunde beobachtet, oder eine vorübergehend trockene Wunde öffnet sich einige Wochen postoperativ, also zu einem Zeitpunkt, wo der Patient nicht mehr unter Kontrolle des Operateurs, sondern in der Regel in der Rehabilitationsphase ist. Werden diese Zeichen nicht erkannt, verliert man die Möglichkeit der am wenigsten aufwändigen Behandlung, nämlich der operativen Gelenkreinigung (Débridement) ohne Prothesenersatz. Diese Therapie hat nur während drei Wochen nach Auftreten der ersten Symptome eine gute Chance auf Erfolg (Zimmerli et al. 1998, Zimmerli et al. 2004). Werden die Symptome länger verkannt und treten Fisteln auf, wird die Behandlung noch aufwändiger, d.h., es wird ein zweizeitiger Gelenkersatz notwendig (Abb. D2-5b).

Die verzögerte Infektion ist klinisch viel schwieriger zu erkennen, da sie sich häufig nur mit unspezifischen Symptomen manifestiert. Der Patient hat in der Regel postoperativ **persistierende Schmerzen** und er bleibt trotz Gelenkersatz stockabhängig. Infektzeichen der Wunde sind nur diskret oder fehlen sogar gänzlich und der Patient hat höchstens subfebrile Temperaturen. Im weiteren Verlauf kommt es nicht selten zur frühen Lockerung mit entsprechenden Schmerzen. Der Patient hat initial vermehrt Schmerzen bei Belastung, später erwacht er typischerweise beim Drehen im Bett. Auch Spätinfektionen werden gelegentlich nicht sofort erkannt, da die Hauptsymptome im Bereich des Primärfokus liegen. Im Rahmen von bakteriämischen Infektionen müssen bei Patienten mit Gelenkimplantaten Symptome wie neue Gelenkschmerzen in Ruhe oder bei Belastung aktiv erfragt und gesucht werden (Maderazo et al. 1988). Besonders groß ist das Risiko einer hämatogenen Protheseninfektion im Rahmen einer Staphylococcus-aureus-Sepsis.

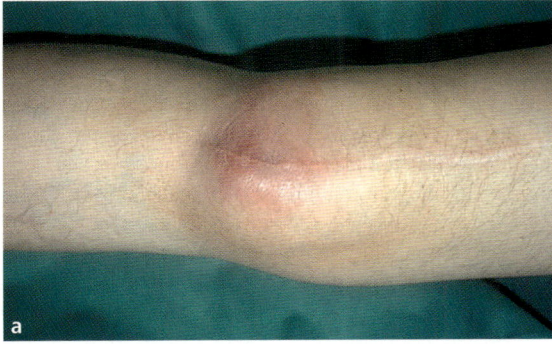

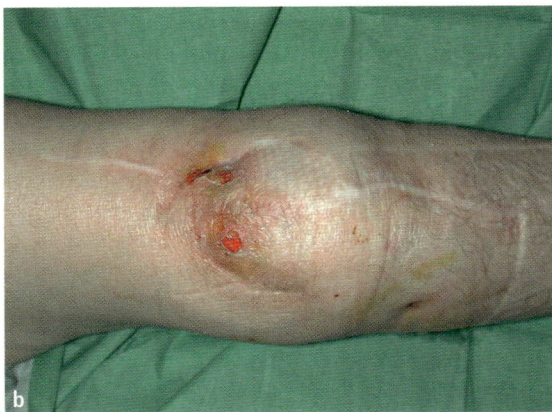

Abb. D2-5 a) 67-jähriger Patient mit exogen erworbener (lokale Läsion mit Kaktusstachel) Infektion einer Kniegelenkprothese. S. aureus wurde in der Synovia nachgewiesen und intraoperativ bestätigt. b) 59-jährige Patientin mit juveniler chronischer Polyarthritis als Grundleiden. Erste Knietotalprothese wurde links 24 Jahre zuvor implantiert. Aktuell chronisch fistelnde Knietotalprotheseninfektion links nach wahrscheinlichem hämatogenem Infekt, der nicht rechtzeitig diagnostiziert wurde. Intraoperativer Nachweis von *S. aureus, Enterococcus faecalis, Escherichia coli* und Peptostreptokokken. Heilung nach zweizeitigem Wechsel der Totalprothese.

2.4 Diagnostik

Blutwerte wie C-reaktives Protein oder Differentialblutbild der Leukozyten erlauben es nicht, eine Protheseninfektion nachzuweisen oder auszuschließen. Für die Wertigkeit des Procalcitonins fehlen vorläufig noch Daten. Der empirische Einsatz von Antibiotika bei Infektverdacht sollte unbedingt vermieden werden, damit die Sensitivität der mikrobiologischen Diagnostik nicht reduziert wird. Da eine Protheseninfektion während Monaten antibiotisch behandelt werden muss, sollte eine ätiologische **Diagnose mit Resistenzprüfung** unbedingt angestrebt werden. Abstriche aus Fisteln sind häufig fehlleitend, da sie wegen fehlender Korrelation mit dem intraoperativ gefundenen Erreger keine zuverlässige Erregerdiagnose erlauben. Schlüsseluntersuchung ist die **Gelenkpunktion.** Diese sollte allerdings immer in Absprache mit dem Operateur gemacht werden, da bei der Punktion ein höheres Infektrisiko als bei der Punktion eines Nativgelenkes besteht. Sind in der Synovia die Leukozyten > 1700/µl und/oder der Granulozyten-Anteil > 65%, kann mit guter Sensitivität (94% und 97%) und Spezifität (88% und 98%) eine Prothesen-assoziierte Infektion angenommen werden (Trampuz et al. 2004, Zimmerli et al. 2004). Diese Werte sind deutlich tiefer als die Grenzwerte bei der Arthritis im natürlichen Gelenk (siehe Kap. B15.3).

Die Sensitivität des Grampräparates der Synovia ist schlecht, nämlich < 26%. Auch die Kultur ist mit 45–100% gelegentlich unbefriedigend. Besser ist die Kultur von intraoperativ oder arthroskopisch gewonnenem Gewebe. Intraoperative Abstriche sollten strikt vermieden werden, da Biopsien eine viel bessere Sensitivität haben. Gemäß neusten Erkenntnissen haben Kulturen von Medium, in welchem Implantate (Prothesen, Schrauben usw.) mittels Sonikation vorbehandelt worden sind, die beste Sensitivität (Trampuz et al. 2007). Besondere Wünsche müssen dem Labor mitgeteilt werden. So müssen z.B. nach erfolgloser Langzeittherapie von Staphylokokken so genannte „small colony variants" aktiv gesucht werden (Sendi et al. 2006). Diese Erreger sind phänotypisch resistent auf zellwandaktiven Antibiotika und auf Aminoglykosiden. Deshalb sollten sie in Mischkulturen erkannt werden. Auch auf langsam wachsende oder schwierig kultivierbare Erreger sollte das Diagnostiklabor hingewiesen werden. Dazu gehören z.B. *Brucella spp., Granulicatella spp.* oder Mykobakterien.

Die Rolle der PCR ist noch unklar. Ein besonderes Problem ist dabei der Nachweis von Kontaminanten, weshalb eine semiquantitative PCR („real-time PCR") angestrebt werden sollte.

In der Bildgebung sind die Standard-Röntgenaufnahmen wenig sensitiv. Sie sind vor allem im Verlauf nützlich zum Erkennen von Lockerungszeichen. Besser ist die Arthrographie, mit welcher die Lockerung und versteckte Abszesse und Fisteln gut dargestellt werden können (Abb. D2-6). Das Knochen-Szintigramm ist sehr sensitiv, jedoch unspezifisch, da es bis über ein Jahr postoperativ positiv bleiben kann. Es sollte deshalb im positiven Fall mit einem Antigranulozyten-Szintigramm kombiniert werden. Das Computertomogramm und das MRT sind häufig schwierig interpretierbar wegen den Metallartefakten.

2.5 Therapie

Ziel der Behandlung ist die **Elimination der Infektion** bei **schmerzfreier funktioneller Prothese.** Dieses Ziel kann am besten erreicht werden, wenn die Infektion frühzeitig erkannt wird und die Behandlungsgrundsätze respektiert werden. Dabei ist besonders darauf zu achten, dass vor jeder antibiotischen Therapie die erfolgreiche mikrobiologische Diagnose stehen muss. Die Therapie muss immer gemeinsam mit dem Chirurgen geplant werden. Sowohl die ausschließlich antibiotische Therapie als auch die chirurgische Revision ohne adäquate Antibiotikatherapie sind falsch. Das therapeutische Vorgehen muss gemeinsam geplant werden. Prinzipiell sind **fünf Interventionen** möglich, nämlich

- das chirurgische Débridement ohne Gelenkersatz
- der einzeitige Gelenkersatz
- der zweizeitige Ersatz
- das Entfernen der Prothese ohne Wiedereinbau und
- die lebenslange suppressive Antibiotikatherapie ohne chirurgische Intervention.

Für jede dieser Interventionen gibt es klar definierte Kriterien. Abbildung D2-7 zeigt einen Algorithmus mit dem

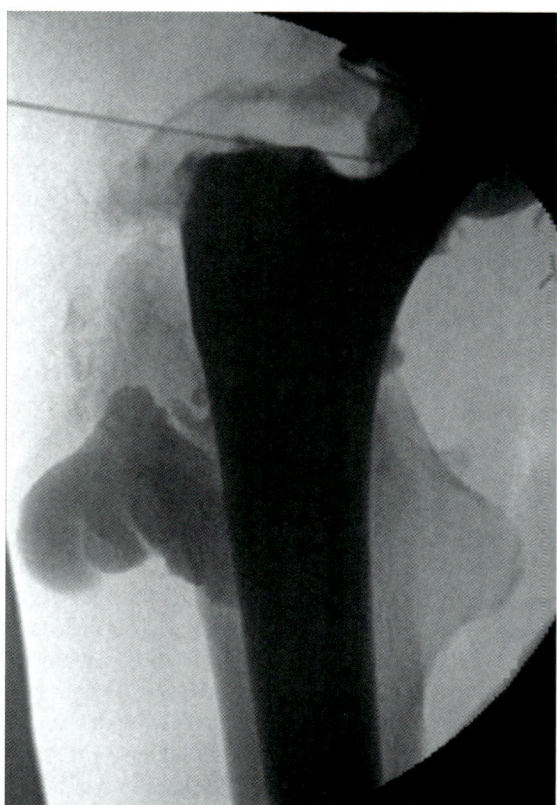

Abb. D2-6 57-jähriger Patient mit Hüftgelenkprothese rechts, welche neun Jahre zuvor implantiert wurde. Es wurde ein Spätinfekt mit S. aureus aus Gelenkpunktat diagnostiziert. Die Arthrographie zeigt ein Abszess-System am lateralen Oberschenkel mit Kontakt zum Prothesenschaft.

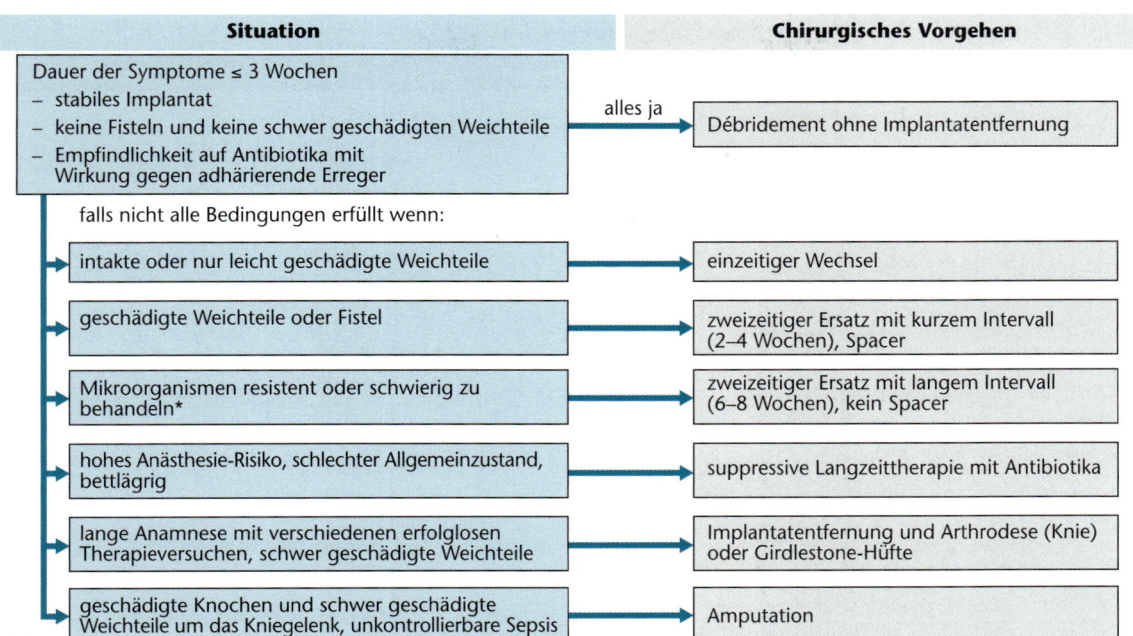

Abb. D2-7 Algorithmus der chirurgischen Behandlungsprinzipien von Gelenkprothesen-assoziierten Infektionen.
* „Zu den schwierig zu behandelnden Keimen" gehören Methicillin-resistente S. aureus, Enterokokken, „small colony variants" von Staphylokokken, Chinolon-resistente Pseudomonas aeruginosa sowie alle Arten von multiresistenten Mikroorganismen oder Pilzen.

optimalen Vorgehen für die Behandlung von Gelenkprothesen-Infektionen. Wird die korrekte Intervention und Antibiotikatherapie gewählt, darf mit einer Erfolgschance von 80–90% gerechnet werden (Giulieri et al. 2004, Laffer et al. 2006, Zimmerli et al. 2004).

Die Antibiotikatherapie ist gut definiert für Protheseninfektionen mit Staphylokokken (Zimmerli et al. 1998). Mehrere Studien haben gezeigt, dass Kombinationen mit **Rifampicin** besonders wirksam sind, falls der Keim sensibel ist (Drancourt et al. 1997, Widmer et al. 1992, Zimmerli et al. 1998). Der Grund dafür ist die gute Wirksamkeit auch auf adhärierende Staphylokokken und solche in der stationären Wachstumsphase (Zimmerli et al. 1994). Rifampicin muss immer kombiniert gegeben werden, idealerweise mit einem Chinolon (Ciprofloxacin, Levofloxacin) oder mit Fusidinsäure bei Chinolon-Resistenz. Über andere Kombinationen, z.B. mit Cotrimoxazol, Clindamycin, Minocyclin, Linezolid, gibt es nur ungenügend Daten. Auch über neuere Chinolone (Moxifloxacin, Gatifloxacin) fehlen Daten zur Langzeittoxizität (Trampuz und Zimmerli 2005). Die Wahl der Antibiotika gemäß Erreger ist in Tabelle D2-5 zusammengefasst.

Bei infizierten Gelenkprothesen gilt das Prinzip, dass sämtliche Erreger eliminiert werden müssen, da die körpereigene Abwehr persistierende Erreger nicht eliminieren kann. Deshalb ist die Therapiedauer sehr lang, nämlich drei Monate für Hüftprothesen und sechs Monate für Knieprothesen.

2.6 Prophylaxe (perioperativ und lebenslang)

Die Gegenwart eines Implantates erhöht die Infektanfälligkeit um mehr als das 100 000fache (Zimmerli et al. 1984). Die perioperative Prophylaxe mit einer oder zwei Dosen eines Cephalosporins ist deshalb indiziert, auch wenn es sich um saubere Chirurgie handelt. Gut dokumentierte Substanzen sind Cefazolin, Cefamandol und Cefuroxim. Auf die Prophylaxe mit Breitspektrum-Antibiotika wie Ceftriaxon oder Chinolonen sollte aus epidemiologischen Gründen verzichtet werden.

Die Antibiotikaprophylaxe während invasiven Eingriffen (Zahnbehandlungen, Endoskopien) wird nicht empfohlen, wenn es sich nicht um Eingriffe an einem Infektherd (infiziertes Zahngranulom, Kieferosteomyelitis) handelt. Dagegen ist bei einer systemischen Infektion mit potentieller Bakteriämie eine rasche Antibiotikatherapie wichtig (Maderazo et al. 1988).

Tab. D2-5 Antibiotikatherapie von Gelenkprothesen-assoziierten Infektionen.*

Mikroorganismus	Antibiotikum	Dosis	Applikation
Staphylococcus aureus oder Koagulase-negative Staphylokokken			
Methicillin-empfindliche	Flucloxacillin[1] + Rifampicin	2 g alle 6 Std. 450 mg alle 12 Std.	IV PO/IV
	für 2 Wochen, gefolgt von		
	Ciprofloxacin oder Levofloxacin beide + Rifampicin	750 mg alle 12 Std. 500 mg alle 12 Std. 450 mg alle 12 Std.	PO PO PO
Methicillin-resistente	Vancomycin + Rifampicin	1 g alle 12 Std. 450 mg alle 12 Std.	IV PO/IV
	für 2 Wochen, gefolgt von		
	Ciprofloxacin[2] oder Levofloxacin[2] oder Teicoplanin oder Fusidinsäure oder Cotrimoxazol oder Minocyclin alle + Rifampicin	750 mg alle 12 Std. 500 mg alle 12 Std. 400 mg alle 24 Std. 500 mg alle 8 Std. 1 Tablette forte alle 8 Std. 100 mg alle 12 Std. 450 mg alle 12 Std.	PO PO IV/IM PO PO PO PO
Streptococcus spp. (außer *Streptococcus agalactiae*)	Penicillin G oder Ceftriaxon	5 Mio E alle 6 Std. 2 g alle 24 Std.	IV IV
	für 4 Wochen, gefolgt von		
	Amoxicillin	750–1000 mg alle 8 Std.	PO
Enterococcus spp. (Penicillin-empfindlich) und *Streptococcus agalactiae*	Penicillin G oder Amoxicillin + Aminoglykosid	5 Mio E alle 6 Std. 2 g alle 4–6 Std. (Dosis je nach Substanz)	IV IV IV
	für 2–4 Wochen, gefolgt von		
	Amoxicillin	750–1000 mg alle 8 Std.	PO
Enterobacteriaceae	Ciprofloxacin	750 mg alle 12 Std.	PO
Nonfermenter (z.B. *Pseudomonas aeruginosa*)	Ceftazidim oder Cefepime + Aminoglykosid	2 g alle 6 Std. (Dosis je nach Substanz)	IV IV
	für 2–4 Wochen, gefolgt von		
	Ciprofloxacin	750 mg alle 12 Std.	PO
Anaerobier[3]	Clindamycin	600 mg alle 6–8 Std.	IV
	für 2–4 Wochen, gefolgt von		
	Clindamycin	300 mg alle 6 Std.	PO
Mischinfekt (ohne Methicillin-resistente Staphylokokken)	Amoxicillin/Clavulansäure Carbapenem	2,2 g alle 8 Std. (Dosis je nach Substanz)	IV IV
	für 2–4 Wochen, gefolgt von einem individuellen Regime gemäß Resistenzprüfung		

Beachte: Für jeden Erreger sollte vor der Therapie eine Resistenzprüfung gemacht werden. Die Dosis ist angegeben für Erwachsenen mit normaler Nieren- und Leberfunktion.
PO = oral; IV = intravenös; IM = intramuskuklär

* Totale Dauer der Antibiotikatherapie bei Patienten mit Implantatretention oder einzeitigem Wechsel: Drei Monate für Hüftprothesen und sechs Monate für Knieprothesen.

[1] Bei Patienten mit Allergie (Exanthem) kann Cefazolin (2 g alle 8 Stunden IV) gegeben werden. Bei Patienten mit Soforttypallergie sollten β-Laktame durch Vancomycin (1 g alle 12 Stunden IV) ersetzt werden.

[2] Methicillin-resistente *Staphylococcus aureus* sollten nicht mit Chinolonen behandelt werden, da diese unter der Therapie resistent werden können.

[3] Alternativ können auch Penicillin G oder Ceftriaxon gegen grampositive Anaerobier (z.B. *Propionibacterium acnes*) und Metronidazol (500 mg alle 8 Stunden IV oder PO) gegen gramnegative Anaerobier (z.B. *Bacteroides spp.*) gegeben werden.

3 Infektionen von Gefäßprothesen

3.1 Erreger und Epidemiologie

Häufigster Erreger ist *Staphylococcus aureus*. Seltener sind Infektionen mit Enterobacteriaceae, Koagulase-negativen Staphylokokken oder *Pseudomonas aeruginosa* (Swain et al. 2004). Polymikrobielle Infektionen werden vor allem durch enterale Ischämie nach Aortenersatz oder aber nach Fisteln in der Inguina beobachtet.

Die Infektion von Gefäßprothesen ist eine zwar **seltene, jedoch gefürchtete Komplikation** der Gefäßchirurgie. Sie gefährdet einerseits das Leben des Patienten durch die **Sepsis** oder die Ruptur der Anastomose, andererseits kann sie die Durchblutung der Extremität durch die infektbedingte Thrombose oder durch die notwendigen therapeutischen Maßnahmen zur Sanierung der Infektion kompromittieren. Die Infektionsrate nach Aortenersatz beträgt ca. 1–2% (Svensson et al. 1993, Swain et al. 2004). An den Extremitäten (aorto-femoral, femoro-femoral, femoro-popliteal oder axillo-femoral) ist das Risiko höher, nämlich 2–6% (Harrington et al. 1992, Seeger 2000). Besonders hoch ist das Risiko bei inguinaler Inzision (Seeger 2000).

3.2 Klinik

Die wichtigsten Symptome und Befunde sind Fieber und Zeichen der **Wundinfektion** wie Rötung, Schwellung, Überwärmung, Hämatom, protrahierte Wundsekretion, verzögerte Wundheilung, Fistel oder Wunddehiszenz mit Freilegung des Implantates (O'Brien und Collin 1992). Nach Aortenersatz sind die Symptome viel unspezifischer. Gelegentlich kann nur ein protrahiertes postoperatives Fieber beobachtet werden. Am schwierigsten sind die späten, meist hämatogenen Infektionen klinisch zu diagnostizieren. Neben dem unklaren Fieber muss bei peripheren Embolien, Prothesenverschluss, sekundärer Fistel oder neuem Strömungsgeräusch an eine Infektion der Gefäßprothese gedacht werden. Besonders dramatisch mit einer gastrointestinalen Blutung manifestiert sich die Fistel zwischen Prothese und Darm (Lawrence 1995, Swain et al. 2004). Diese entsteht meist an einer allfälligen Kontaktstelle zwischen proximaler Anastomose und fixiertem Duodenum. Gefäßprothesen sind sowohl perioperativ als auch zu jedem späteren Zeitpunkt durch hämatogene Streuung von Mikroorganismen gefährdet. Gemäß klinischer Erfahrung und tierexperimentellen Daten nimmt dieses Risiko mit zunehmender Bedeckung der Prothese mit einer Pseudointima ab (Goeau-Brissonniere et al. 1987).

3.3 Diagnostik

Auch wenn Infektionen bei Patienten mit Gefäßprothesen rasch antibiotisch behandelt werden müssen, ist die vorgängige bildgebende und mikrobiologische Diagnostik sehr wichtig. Wie bei der Endokarditis geben kontinuierlich positive Blutkulturen einen guten Hinweis auf einen intravaskulären Herd. Es sollten somit mindestens drei anaerob/aerobe Blutkulturpaare entnommen werden. Zudem sollten punktierbare Flüssigkeitskollektionen und Gewebebiopsien aus der Wunde kultiviert werden.

Mit dem Computertomogramm kann mit guter Sensitivität (94%) und befriedigender Spezifität (85%) die Diagnose einer Gefäßprothesen-assoziierten Infektion gemacht werden (Low et al. 1990). Bei 129 Patienten mit dem klinischen Verdacht der Infektion einer aorto-femoralen Prothese konnte die Diagnose mit dem Leukozyten-Szintigramm mit einer 100%igen Sensitivität und einer 92,5%igen Sensitivität gesichert werden (Liberatore et al. 1998). Ob diese diagnostische Genauigkeit mit dem heute häufiger eingesetzten Antigranulozyten-Szintigramm ebenfalls erreicht werden kann, bleibt noch offen.

3.4 Therapie

Ziele der Behandlung sind die **Kontrolle der Sepsis,** die vollständige **Eradikation der Prothesen-assoziierten Keime** und die adäquate **Durchblutung der betroffenen peripheren Organe.** Die Entscheidung, ob eine Protheseninfektion konservativ (Débridement, Abszess-Drainage, Antibiotika) oder radikal operativ (Exzision und Anlegen eines extraanatomischen Bypass) behandelt werden soll, muss der erfahrene Gefäßchirurg zusammen mit dem Infektiologen fällen (Seeger 2000, Swain et al. 2004). Nach Aortenersatz ist in der Regel bei einer postoperativen Bakteriämie ohne bewiesene Protheseninfektion die konservative Therapie wirksam. Allerdings sind eine langzeitige intravenöse Antibiotikatherapie und Nachkontrollen mit Blutkulturen notwendig. Viele geringer ist die Chance bei periprothetischem Abszess oder beim Auftreten einer Hautfistel. Selbst mit einer mehrwöchigen intravenösen resistenzgerechten Antibiotikagabe können fistelnde Wunden mit darunter liegenden Prothesen nicht saniert werden. Ob Staphylokokken-Infektionen von Gefäßprothesen bei frühem Erkennen und antibiotischer Kombinationstherapie mit Rifampicin konservativ saniert werden können, wurde bisher nicht untersucht. Bei Patienten mit fistelnder Wunde sollte jedoch eine solche Therapie wegen der Gefahr der Superinfektion mit Rifampicin-resistenten Keimen nicht eingesetzt werden.

3.5 Prophylaxe

Bei der Implantation von Gefäßprothesen ist die **Antibiotikaprophylaxe** mit einer Einzeldosis eines Cephalosporins (Cefazolin 1 g i.v. oder Cefuroxim 1,5 g i.v.) 30 Minuten vor der Intervention indiziert. Für einen allfälligen Vorteil einer länger dauernden Prophylaxe gibt es keine Daten. Bei einer Cephalosporin-Allergie oder Penicillinallergie vom Soforttyp sollte das Cephalosporin durch Vancomycin (1 g als Infusion über eine Stunde) ersetzt werden.

4 Infektionen von Schrittmachern und implantierten Defibrillatoren

4.1 Erregerspektrum und Epidemiologie

Wie auch bei anderen Implantat-assoziierten Infektionen sind S. aureus und Koagulase-negative Staphylokokken die häufigsten Erreger der Frühinfektionen. Nach der perioperativen Phase können diese Implantate jedoch durch alle Arten von Bakterien und auch durch Pilze (vor allem *Candida spp.*) infiziert werden. Bei exogenen Infektionen infolge Hautnekrose über der Loge muss insbesondere mit Keimen der Hautflora gerechnet werden. Hämatogene Infektionen entstehen am häufigsten während S.-aureus-Bakteriämien. Beschrieben sind jedoch auch Infektionen durch Koagulase-negative Staphylokokken, welche während Katheterseptikämien gestreut werden. Schrittmacherelektroden können auf ihrem Weg ins Gefäß auch durch angrenzende infektiöse Lymphknoten kontaminiert werden; so haben wir bei einer Patientin mit mehrfach negativer Routinekultur aus einer supraklavikulären Elektrodenperforation *Mycobacterium tuberculosis* nachweisen können.

Schrittmacher und implantierbare Defibrillatoren (ICD) werden mit zunehmender Häufigkeit eingesetzt. Das Infektionsrisiko in der postoperativen Phase sollte heute < 2,5% für Schrittmacher (Vogt et al. 1996) und < 3,5% für ICD (Zipes und Robert 1995) betragen. Das Risiko persistiert jedoch lebenslang, da die Batterieloge durch Druckschädigung (Nekrose) exogen infiziert oder die Elektrode durch Bakteriämien hämatogen infiziert werden kann. Bei knapp einem Drittel der Patienten beginnt oder manifestiert sich die Infektion mit einer **Nekrose** der Haut über der implantierten Batterie. Je die Hälfte der Patienten mit Schrittmacher-assoziierten Infektionen haben eine **Logen-** bzw. eine **Elektroden-assoziierte Infektion.** Bei ca. 15% der Patienten mit Infektion kommt es zu einer Rechtsherz-Endokarditis (Victor et al. 1999). Radiologischer oder klinischer Hinweis darauf geben septische Lungenembolien. Diese können jedoch bei Elektroden-assoziierter Infektion auch ohne Endokarditis entstehen.

4.2 Klinik

Die Frühinfektionen (erste zwei postoperative Wochen) entstehen durch perioperative Kontamination mit virulenten Keimen (vor allem *S. aureus*) und manifestieren sich als **Wundinfektion** oder infiziertes **Hämatom** (Wilhelm et al. 1997). Verdächtig sind Wundheilungsstörungen und protrahiert sezernierende Wunden. Perioperativ entstandene Infektionen, welche durch weniger virulente Erreger (z.B. Koagulase-negativen Staphylokokken) entstanden sind, werden in der Regel erst nach mehreren Wochen klinisch erkennbar. Spätinfektionen können sich zu irgendeinem Zeitpunkt manifestieren, und zwar entweder durch Drucknekrosen über der Batterie oder durch eine Bakteriämie ohne fassbaren Primärherd (Klug et al. 1997). Seltenere Manifestationen von größerer klinischer Bedeutung sind die Trikuspidalklappen-Endokarditis oder Sekundärherde. Beschrieben sind z.B. Fälle von Spondylitis bei protrahierter Bakteriämie mit Koagulase-negativen Staphylokokken infolge einer unerkannten oder unzweckmäßig behandelten Elektrodeninfektion (Bucher et al. 2000).

4.3 Diagnostik

Die Logeninfektion kann in der Regel klinisch einfach erkannt werden. Neben der Bestimmung der Entzündungsparameter (C-reaktives Protein, weißes Differentialblutbild) kann mit einer Sonographie Flüssigkeit in der Batterieloge nachgewiesen werden (Trappe et al. 1995). Diese Flüssigkeit sollte unbedingt vor einer antibiotischen Therapie punktiert und zur Kultur eingesandt werden. Beim Verdacht auf eine Elektroden-assoziierte Infektion müssen mindestens drei Paare von Blutkulturen abgenommen werden. Zudem sollte die Schrittmacherfunktion getestet werden. Bei persistierender Bakteriämie oder beim Anstieg der Reizschwelle muss an eine Elektrodeninfektion gedacht werden (Camus et al. 1993). In dieser Situation sollten mit einer transösophagealen Echokardiographie (TEE) Vegetationen auf der Trikuspidalklappe und Abszesse an der Elektrodenspitze gesucht werden. Die Sensitivität des TEE ist mit > 95% viel besser als mit der transthorakalen Echokardiographie (< 25% Sensitivität) (Cacoub et al. 1998).

4.4 Therapie

Die Therapie von Schrittmacher- oder ICD-assoziierten Infektionen ist nicht standardisiert. Das konservative Vorgehen ohne Wechsel des Implantates hat eine hohe Versagerrate (Bucher et al. 2000, Camus et al. 1993, Vogt et al. 1996). Deshalb sollten die Batterie und mindestens die proximalen Elektrodenteile rasch entfernt werden, wenn eine Logeninfektion diagnostiziert worden ist. Bei positiven Blutkulturen kann initial eine konservative Therapie versucht werden, falls keine echokardiographischen Hinweise für eine Endokarditis oder einen Abszess bestehen (Victor et al. 1999). Wichtig ist jedoch die Nachkontrolle der Blutkulturen eine und vier Wochen nach Therapieabschluss. Beim Nachweis eines Rezidivs muss in Zusammenarbeit mit dem Kardiologen und dem Herzchirurgen die Entfernung aller Elektroden versucht werden. Die empirische Therapie ist abhängig von der lokalen Resistenzsituation. Muss mit einem Methicillin-resistenten *S. aureus* gerechnet werden, sollte bereits initial Vancomycin (2×1 g/Tag i.v.) mit einem Aminoglykosid ($1 \times$ /Tag) kombiniert werden. Ansonsten kann Flucloxacillin (4×2 g/Tag i.v.) zusammen mit einem Aminoglykosid verabreicht werden. Die gezielte Therapie ist abhängig vom Erreger und seiner Resistenz und sollte immer mit höchsten, in der Regel intravenösen Dosen (Ausnahme: Chinolone oral) erfolgen. Der Batteriewechsel sollte nach Möglichkeit zweizeitig und mit Änderung der anatomischen Lage erfolgen. Bei schrittmacherabhängigen Patienten sollte vorübergehend ein provisorischer Schrittmacher gebraucht werden. Muss der Elektrodenwechsel einzeitig erfolgen, dann ist die Gabe einer Rifampicin-Kombination bei Staphylokokken-Infektionen wahrscheinlich sinnvoll, da diese Substanz auch auf adhärierte Staphylokokken wirkt. Diese kann mit Levofloxacin ($1-2 \times 500$ mg/Tag p.o.) plus Rifampicin (2×450 mg/Tag p.o.) durchgeführt werden. Bei Chinolon-Resistenz sind Cotrimoxazol oder Fusidinsäure Alternativen.

Bei sehr betagten Patienten mit erhöhtem Operationsrisiko wird gelegentlich bei Elektroden-assoziierter Infektion die prolongierte Therapie (sechs Wochen) mit einer Rifampicin-Kombination (siehe oben) versucht. Diese ist jedoch in der Literatur nicht etabliert und gemäß publizierten und eigenen Erfahrungen nur sehr selten wirksam (Bucher et al. 2000, Camus et al. 1993, Vogt et al. 1996).

4.5 Prophylaxe

Das Risiko einer Infektion kann reduziert werden, wenn Schrittmacher im Operationssaal anstatt im Röntgenraum implantiert werden, wenn die Batterie submuskulär platziert wird und wenn eine sorgfältige Blutstillung oder bei Bedarf eine postoperative Hämatom-Revision gemacht wird. Die Gabe einer einzelnen Dosis eines Cephalosporins (z.B. Cefazolin $1-2$ g, Cefuroxim $1,5$ g oder Cefamandol 1 g) ist heute Standard. Die Wirksamkeit wurde in einer Metaanalyse gezeigt. Es wurde eine OR von $0,256$ (95% CI: $0,1-0,656$; $p = 0,0046$) gefunden (Da Costa et al. 1998).

LITERATUR
D2.1

Allon M: Dialysis catheter-related bacteremia: treatment and prophylaxis. Am J Kidney Dis 44 (2004) 779–791.

Almuneef MA, Memish ZA, Balkhy HH, Hijazi O, Cunningham G, Francis C: Rate, risk factors and outcomes of catheter-related bloodstream infection in a pediatric intensive care unit in Saudi Arabia. J Hosp Infect 62 (2006) 207–213.

Bestul MB, Vandenbussche HL: Antibiotic lock technique: review of the literature. Pharmacotherapy 25 (2005) 211–227.

Blot F, Nitenberg G, Chachaty E, Raynard B, Germann N, Antoun S, Laplanche A, Brun-Buisson C, Tancrède C: Diagnosis of catheter-related bacteremia: a prospective comparison of the time to positivity of hub-blood versus peripheral-blood cultures. Lancet 354 (1999) 1071–1077.

Bouza E, Burillo A, Munoz P: Catheter-related infections: diagnosis and intravascular management. Clin Microbiol Infect 8 (2002) 265–274.

Bouza E, Munoz P, López-Rodríguez J, Jesús Pérez M, Rincón C, Martín Rabadán P, Sánchez C, Bastida E: A needleless closed system device (CLAVE) protects from intravascular catheter tip and hub colonization: a prospective randomized study. J Hosp Infect 54 (2003) 279–287.

Brun-Buisson C, Doyen F, Sollet JP et al.: Prevention of intravascular catheter-related infection with newer chlorhexidine-silver sulfadiazine-coated catheters: a randomized controlled trial. Intensive Care Med 30 (2004) 837–843.

Cook D, Randolph A, Kernerman P, Cupido C, King D, Soukup C, Brun-Buisson C: Central venous catheter replacement strategies: a systematic review of the literature. Crit Care Med 25 (1997) 1417–1424.

Cookson ST, Ihrig M, O'Mara EM et al.: Increased bloodstream infection rates in surgical patients associated with variation from recommended use and care following implementation of a needleless device. Infect Control Hosp Epidemiol 19 (1998) 23–27.

Corral L, Nolla-Salas M, Ibanez-Nolla J, Leon MA, Diaz RM, Cruz Martin M, Iglesia R, Catalan R: A prospective, randomized study in critically ill patients using the Oligon Vantex catheter. J Hosp Infect 55 (2003) 212–219.

Crnich CJ, Maki DG: The promise of novel technology for the prevention of intravascular device-related bloodstream infection. I. Pathogenesis and short-term devices. Clin Infect Dis 34 (2002) 1232–1242.

Gaur AH, Flynn PM, Giannini MA, Shenep JL, Hayden RT: Difference in time to detection: a simple method to differentiate catheter-related from non-catheter-related bloodstream infection in immunocompromised pediatric patients. Clin Infect Dis 37 (2003) 469–475.

Humar A, Ostromecki A, Direnfeld J, Marshall JC, Lazar N, Houston PC, Boiteau P, Conly JM: Prospective randomized trial of 10% povidone-iodine versus 0,5% tincture of chlorhexidine as cutaneous antisepsis for prevention of central venous catheter infection. Clin Infect Dis 31 (2000) 1001–1007.

Krcmery V, Barnes AJ: Non-albicans Candida spp. causing fungemia: pathogenicity and antifungal resistance. J Hosp Infect 50 (2002) 243–260.

Maki DG, Weise CE, Sarafin HW: A semiquantitative culture method for identifying intravenous catheter-related infection. New Engl J Med 296 (1977) 1305–1309.

Marchetti O, Bille J, Fluckiger U, Eggimann P, Ruef C, Garbino J, Calandra T, Glauser MP, Tauber MG, Pittet D: Epidemiology of candidemia in Swiss tertiary care hospitals: secular trends, 1991–2000. Clin Infect Dis 38 (2004) 311–320.

Mermel LA, Farr BM, Sherertz RJ, Raad II, O'Grady N, Harris JS, Craven DE, Infectious Diseases Society of America, American College of Critical Care Medicine, Society for Healthcare Epidemiology of America: Guidelines for the management of intravascular catheter-related infections. Clin Infect Dis 32 (2001) 1249–1272.

National Nosocomial Infections Surveillance System: National Nosocomial Infections Surveillance (NNIS) System Report, data summary from January 1992 through June 2004, issued October 2004. Am J Infect Control 32 (2004) 470–485.

Nationales Referenzzentrum für Surveillance von nosokomialen Infektionen. www.nrz-hygiene.de (2006).

O'Grady NP: Hospital Infection Control Practices Advisory Committee (HICPAC). Guidelines for prevention of intravascular device-related infections. Morbidity Mortality Weekly Report (MMWR) 51 (2002) 1–26.

Osma S, Kahveci SF, Kaya FN, Akalin H, Ozakin C, Yilmaz E, Kutlay O: Efficacy of antiseptic-impregnated catheters on catheter colonization and catheter-related bloodstream infections in patients in an intensive care unit. J Hosp Infect 62 (2006) 156–162.

Przemeck M, Schürholz T, Vangerow B, Piepenbrock S: Aseptischer Wechsel des zentralen Venenkatheters über einen Führungsdraht. Anästhesiol Intensivmed Notfallmed Schmerzther 37 (2002) 757–761.

Raad II, Hanna HA, Darouiche RO: Diagnosis of catheter-related bloodstream infections: Is it necessary to culture the subcutaneous catheter segment? Eur J Clin Microbiol Infect Dis 20 (2001) 566–568.

Rijnders BJ, Peetermans WE, Verwaest C, Wilmer A, van Wijngaerden E: Watchful waiting versus immediate catheter removal in ICU patients with suspected catheter-related infection. a randomized trial. Intensive Care Med 30 (2004) 1073–1080.

Robert-Koch-Institut, Kommission für Krankenhaushygiene und Infektionsprävention: Empfehlung zur Prävention Gefäßkatheter-assoziierter Infektionen. Bundesgesundheitsbl – Gesundheitsforsch – Gesundheitsschutz 45 (2002) 907–924.

Rosenthal EJK: Epidemiologie von Septikämie-Erregern. Deutsche Med Wochenschr 127 (2002) 2435–2440.

Rupp ME, Lisco SJ, Lipsett PA, Perl TM, Keating K, Civetta JM, Mermel LA, Lee D, Dellinger EP, Donahoe M, Giles D, Pfaller MA, Maki DG, Sherertz R: Effect of a second-generation venous catheter impregnated with chlorhexidine and silver sulfadiazine on central catheter-related infections. Ann Intern Med 143 (2005) 570–580.

Safdar N, Kluger DM, Maki DG: A review of risk factors for catheter-related bloodstream infection caused by percutaneously inserted, noncuffed central venous catheters: implications for preventive strategies. Medicine (Baltimore) 81 (2002) 466–79.

Safdar N, Maki DG: The pathogenesis of catheter-related bloodstream infection with noncuffed short-term central venous catheters. Intensive Care Med 30 (2004) 62–67.

Segarra-Newnham M, Martin-Cooper EM: Antibiotic lock technique: a review of the literature. Ann Pharmacother 39 (2005) 311–318.

Seifert H, Cornely O, Seggewiss K, Decker M, Stefanik D, Wisplinghoff H, Fätkenheuer G: Bloodstream infection in neutropenic cancer patients related to short-term nontunnelled catheters determined by quantitative blood culture, differential time to positivity, and molecular typing with pulsed-field gel electrophoresis. J Clin Microbiol 41 (2003) 118–123.

Trautmann M, Krier C: Katheterinfektionen. Prävention, Diagnose und Management von Infektionen durch intravasale Katheter. Thieme-Verlag, Stuttgart 2004.

Veenstra DL, Saint S, Saha S, Lumley T, Sullivan SD: Efficacy of antiseptic-impregnated central venous catheters in preventing catheter-related bloodstream infection: a meta-analysis. JAMA 281 (1999) 261–267.

von Eiff C, Peters G, Heilmann C: Pathogenesis of infections due to coagulase-negative staphylococci. Lancet Infect Dis 2 (2002) 677–685.

von Eiff C, Jansen B, Kohnen W, Becker K: Infections associated with medical devices: pathogenesis, management and prophylaxis. Drugs 65 (2005) 179–214.

Walder B, Pittet D, Tramer MR: Prevention of bloodstream infections with central venous catheters treated with anti-infective agents depends on catheter type and insertion time: evidence from a meta-analysis. Infect Control Hosp Epidemiol 23 (2002) 748–756.

Yébenes JC, Vidaur L, Serra-Prat M, Sirvent JM, Batlle J, Motje M, Bonet A, Palomar M: Prevention of catheter-related bloodstream infection in critically ill patients using a disinfectable, needle-free connector: a randomized controlled trial. Am J Infect Control 32 (2004) 291–295.

Zuschneid I, Schwab F, Geffers C, Rüden H, Gastmeier P: Reducing central venous catheter-associated primary bloodstream infections in Intensive Care Units is possible: data from the German Nosocomial Infections Surveillance System. Infect Control Hosp Epidemiol 24 (2003) 501–505.

D2.2

Bucher E, Trampuz A, Donati L, Zimmerli W: Spondylitis with coagulase-negative staphylococci in three patients with persistent intravascular devices. Eur J Clin Microbiol Infect Dis 19 (2000) 118–120.

Cacoub P, Leprince P, Nataf PP, Hausfater P, Dorent B, Wechsler B, Bors V, Pavie A, Piette JC, Gandjbakhch I: Pacemaker infective endocarditis. Am J Cardiol 82 (1998) 480–484.

Camus C, Leport C, Raffi F, Michelet C, Cartier F, Vilde JL: Sustained bacteremia in 26 patients with a permanent endocardial pacemaker: assessment of wire removal. Clin Infect Dis 17 (1993) 46–55.

Da Costa A, Kirkorian G, Cucherat M, Delahaye F, Chevalier P, Cerisier A, Isaaz K, Touboul P: Antibiotic prophylaxis for permanent pacemaker implantation: a meta-analysis. Circulation 97 (1998) 1796–1801.

Drancourt M, Stein A, Argenson JN, Roiron R, Groulier P, Raoult D: Oral treatment of Staphylococcus spp. infected orthopaedic implants with fusidic acid or ofloxacin in combination with rifampicin J Antimicrob Chemother 39 (1997) 235–240.

Giulieri SG, Graber P, Ochsner PE, Zimmerli W: Management of infection associated with total hip arthroplasty according to a treatment algorithm. Infection 32 (2004) 222–228.

Goeau-Brissonniere O, Leport C, Guidoin R, Lebrault C, Pechere JC, Bacourt F: Experimental colonization of an expanded polytetrafluoroethylene vascular graft with Staphylococcus aureus: a quantitative and morphologic study. J Vasc Surg 5 (1987) 743–748.

Harrington ME, Harrington EB, Haimov M, Schanzer H, Jacobson JH: Iliofemoral versus femorofemoral bypass: the case for an individualized approach. J Vasc Surg 16 (1992) 841–852.

Klug D, Lacroix D, Savoye C, Goullard L, Grandmougin D, Hennequin JL, Kacet S, Lekieffre J: Systemic infection related to endocarditis on pacemaker leads: clinical presentation and management. Circulation 95 (1997) 2098–2107.

Laffer R, Graber P, Ochsner PE, Zimmerli W: Outcome of prosthetic knee-associated infection: Evaluation of 40 consecutive episodes of a single centre. Clin Microbiol Infect 12 (2006) 433–439.

Lawrence PF: Management of infected aortic grafts. Surg Clin North Am 74 (1995) 783–797.

Liberatore M, Iurilli AP, Ponzo F, Prosperi D, Santini C, Baiocchi P, Rizzo L, Speziale F, Fiorani P, Colella AP: Clinical usefulness of technetium-99m-HMPAO-labeled leukocyte scan in prosthetic vascular graft infection. J Nucl Med 39 (1998) 875–879.

Low RN, Wall SD, Jeffrey RB Jr, Sollitto RA, Reilly LM, Tierney LM Jr: Aortoenteric fistula and perigraft infection: evaluation with CT. Radiology 175 (1990) 157–162.

Maderazo EG, Judson S, Pasternak H: Late infections of total joint prostheses. A review and recommendations for prevention. Clin Orthop Relat Res (1988) 131–142.

O'Brien T, Collin J: Prosthetic vascular graft infection. Br J Surg 79 (1992) 1262–1267.

Seeger JM: Management of patients with prosthetic vascular graft infection. Am Surg 66 (2000) 166–177.

Sendi P, Rohrbach M, Graber P, Ochsner PE, Zimmerli W: Staphylococcus aureus small-colony variants in prosthetic joint infektions. Clin Infect Dis 43 (2006) 961–967.

Svensson LG, Crawford ES, Hess KR, Coselli JS, Safi HJ: Experience with 1509 patients undergoing thoracoabdominal aortic operations. J Vasc Surg 17 (1993) 357–368; discussion 368–370.

Swain TW 3rd, Calligaro KD, Dougherty MD: Management of infected aortic prosthetic grafts. Vasc Endovascular Surg 38 (2004) 75–82.

Trampuz A, Hanssen AD, Osmon DR, Mandrekar J, Steckelberg JM, Patel R: Synovial fluid leukocyte count and differential for the diagnosis of prosthetic knee infection. Am J Med 117 (2004) 556–562.

Trampuz A, Zimmerli W: New strategies for the treatment of infections associated with prosthetic joints. Curr Opin Investig Drugs 6 (2005) 185–190.

Trampuz A, Piper KE, Jacobson MJ, Hanssen AD, Unni KK, Osmon DR, Mandrekar JN, Cockerill FR, Steckelberg JM, Greenleaf JR, Patel R: Sonication of removed hip and knee prostheses for improved diagnosis of infection. Engl J Med 356 (2007): in press.

Trappe HJ, Pfitzner P, Klein H, Wenzlaff P: Infections after cardioverter-defibrillator implantation: observations in 335 patients over 10 years. Br Heart J 73 (1995) 20–24.

Vaudaux P: Phenotypic antibiotic tolerance of Staphylococcus aureus in implant-related infections: relationship with in vitro colonization of artificial surfaces. Drug Resist Updates 1 (1998) 352–357.

Vaudaux PE, Francois P, Proctor RA, McDevitt D, Foster TJ, Albrecht RM, Lew DP, Wabers H, Cooper SL: Use of adhesion-defective mutants of Staphylococcus aureus to define the role of specific plasma proteins in promoting bacterial adhesion to canine arteriovenous shunts. Infect Immun 63 (1995) 585–590.

Victor F, De Place C, Camus C, Le Breton H, Leclercq C, Pavin D, Mabo P, Daubert C: Pacemaker lead infection: echocardiographic features, management, and outcome. Heart 81 (1999) 82–87.

Vogt PR, Sagdic K, Lachat M, Candinas R, von Segesser LK, Turina MI: Surgical management of infected permanent transvenous pacemaker systems: ten year experience. J Card Surg 11 (1996) 180–186.

Widmer AF, Gaechter A, Ochsner PE, Zimmerli W: Antimicrobial treatment of orthopedic implant-related infections with rifampin combinations. Clin Infect Dis 14 (1992) 1251–1253.

Wilhelm MJ, Schmid C, Hammel D, Kerber S, Loick HM, Herrmann M, Scheld HH: Cardiac pacemaker infection: surgical management with and without extracorporeal circulation. Ann Thorac Surg 64 (1997) 1707–1712.

Zimmerli W, Lew PD, Waldvogel FA: Pathogenesis of foreign body infection. Evidence for a local granulocyte defect. J Clin Invest 73 (1984) 1191–1200.

Zimmerli W, Frei R, Widmer AF, Rajacic Z: Microbiological tests to predict treatment outcome in experimental device-related infections due to Staphylococcus aureus. J Antimicrob Chemother 33 (1994) 959–967.

Zimmerli W, Widmer AF, Blatter M, Frei R, Ochsner PE: Role of rifampin for treatment of orthopedic implant-related staphylococcal infections: a randomized controlled trial. Foreign-Body Infection (FBI) Study Group. JAMA 279 (1998) 1537–1541.

Zimmerli W, Trampuz A, Ochsner PE: Prosthetic-joint infections. N Engl J Med 351 (2004) 1645–1654.

Zipes DP, Robert D: Results of the international study of the implantable pacemaker cardioverter-defibrillator. A comparison of epicardial and endocardial lead systems. The Pacemaker-Cardioverter-Defibrillator Investigators. Circulation 92 (1995) 59–65.

KAPITEL D3

Gregor Caspari und Wolfram H. Gerlich

Iatrogene Übertragung von Infektionskrankheiten

D3.1	**Infektionen durch Blut und Blutprodukte**	944
1	Einleitung	944
2	Transfusionsmedizinisch relevante Erreger	945
2.1	Viren	945
2.2	Prionen	952
2.3	Bakterien	953
2.4	Protozoen	955
2.5	Helminthen	956
3	Maßnahmen zur Infektionssicherheit im Rahmen der Blutspende	956
3.1	Spenderauswahl	956
3.2	Ärztliche Beurteilung der Spendetauglichkeit	958
3.3	Vertraulicher Selbstausschluss	958
3.4	Hautdesinfektion und „predonation sampling"	958
3.5	Labortestung	958
3.6	Umgang mit falsch positiven Screening-Ergebnissen des Blutspenders	959
3.7	Rückverfolgung	959
3.8	Leukozyten-Depletion	959
3.9	Pathogen-Inaktivierung von zellulären Blutkomponenten	960
4	Maßnahmen zur Infektionssicherheit bei gefrorenem Frischplasma	960
5	Maßnahmen zur Infektionssicherheit bei der Herstellung von Plasmaproteinpräparaten	960
5.1	Sperrlager	960
5.2	Testung am Kleinpool bzw. am Plasmapool	960
5.3	Viruseliminierung und Virusinaktivierung	961
D3.2	**Infektionen bei Organ- und Gewebetransplantationen**	961
1	Einleitung	961
2	Vorbestehende Infektionen beim Transplantatempfänger	962
3	Vermeidung von Exposition nach der Transplantation	962
4	Vermeidung von Infektionen durch den Organ- bzw. Gewebespender	963
5	Infektionen nach der Transplantation	964
6	Nachuntersuchung des Transplantatempfängers und Look-back	965
7	Prinzipien der antimikrobiellen Therapie beim Transplantatempfänger	965
8	Interaktionen von immunsuppressiver und antimikrobieller bzw. antimykotischer Therapie	965
9	Infektionsproblematik bei der Xenotransplantation	966
10	Relevante Infektionserreger	966

D3.1 Infektionen durch Blut und Blutprodukte

Gregor Caspari und Wolfram H. Gerlich

1 Einleitung

Bis zum Ende der 1970er-Jahre war die **Virushepatitis** eine häufige und oft als unvermeidlich hingenommene unerwünschte **Komplikation** der Therapie mit Blut und Plasmaderivaten. Blutspender mit chronischer Virämie fielen nur selten durch spezifische Symptome auf, und es standen zwar Tests für eine Schädigung der Leber, wie z.B. Serum-ALT, nicht aber spezifische virologische Tests zur Verfügung. Die Häufigkeit von transfusionsassoziierten Infektionen war bestimmt durch die Herkunft und Zusammensetzung des Blutspenderkollektivs. So war die Häufigkeit einer transfusionsassoziierten Hepatitis (TAH) in den USA bei Verwendung bezahlter Blutspender etwa zehnmal höher (35%) als bei Verwendung unbezahlter Blutspender (Seeff et al. 1975). Dagegen reduzierte die Einführung des HBsAg-Tests zum Nachweis von aktiven Hepatitis-B-Virus (HBV)-Infektionen die Inzidenz der TAH nur um 20%.

Ins Bewusstsein einer breiten Öffentlichkeit gelangte das Problem der Infektionssicherheit von Blut erst mit dem Auftreten von AIDS und HIV in der ersten Hälfte der 1980er-Jahre. Der neue Erreger wurde relativ rasch identifiziert und ein Bluttest entwickelt. Heute rechnet man in Deutschland mit einer HIV-Infektion innerhalb von 2–3 Jahren durch Blut. Die bereits zur Verhinderung von Hepatitisvirus-Infektionen für Plasmaprotein-Derivate entwickelten Virus-Inaktivierungsverfahren kamen zu einem breiteren Einsatz, neue und bessere Verfahren wurden entwickelt.

Seit langem wurden aufgrund epidemiologischer und klinischer Merkmale die Typen A und B der Virushepatitis unterschieden. Anfang der 1970er-Jahre wurden die Erreger der Hepatitis A (HAV) und B (HBV) entdeckt. Dadurch wurde deutlich, dass die Mehrzahl der TAH weder durch HAV noch durch HBV hervorgerufen wurde.

Ende der 1980er-Jahre wurde der Erreger der Non-A-Non-B-Hepatitis (Hepatitis-C-Virus, HCV) identifiziert und der danach entwickelte Antikörpertest umgehend im Blutspender-Screening eingeführt. Die Mehrzahl der wenigen, nicht durch Antikörpertestung der Spender vermeidbaren HCV-Übertragungen wird seit dem Frühjahr 1999 durch einen zusätzlichen Test auf HCV-Nukleinsäure verhindert.

Inzwischen gibt es Grund zu der Annahme, dass die neue Variante der Creutzfeldt-Jakobschen Erkrankung (vCJD) durch Bluttransfusionen übertragbar ist. Bis heute gibt es keine vCJD-Erkrankungsfälle in Deutschland. Da geeignete Tests noch fehlen, werden vorsorglich Blutspendewillige mit deutlich erhöhtem Risiko für vCJD von der Spende ausgeschlossen.

> Blutprodukte und Plasmaderivate gehören dank des hohen Aufwands bei ihrer Gewinnung und Verarbeitung zu den sichersten Arzneimitteln.

Wenn bei einem **Blutspender** eine Infektion festgestellt wird, wird zusätzlich geprüft, ob *frühere* Spenden bereits infektiös waren und Transfusionsempfänger infiziert haben.

Vom infizierten **Blutempfänger** ausgehende systematische Untersuchungen der infrage kommenden Blutspender haben gezeigt, dass Bluttransfusionen nur noch **sehr selten** die Ursache für im Krankenhaus erworbene Infektionen des Transfusionsempfängers sind.

Schätzungen aufgrund der Anzahl frisch infiziert gefundener Blutspender beziffern das Restrisiko der Übertragung durch zelluläre Blutpräparate für HBV auf 1:230 000 bis 1:620 000 (abhängig von der Art der Testung), für HCV auf weniger als 1:4 Millionen und für HIV auf weniger als 1:5,5 Millionen. Zum Vergleich: Die Wahrscheinlichkeit, innerhalb des nächsten Jahres in Deutschland im Straßenverkehr einen tödlichen Unfall zu erleiden, liegt bei etwa 1:14 000, das Risiko eines tödlichen Zwischenfalls bei einer Vollnarkose für einen Gesunden zwischen 1:10 000 und 1:80 000.

Eine vollständige Infektionssicherheit ist aber nicht zu erreichen. Es ist weder technisch noch finanziell möglich, alle Erreger, die irgendwann im Blut auftreten können und damit durch eine Bluttransfusion übertragbar wären, durch eine Labortestung zu erfassen. Einen deutlichen Sicherheitsgewinn brächten Virus-Inaktivierungsverfahren für zelluläre Blutbestandteile. Bis heute lässt sich aber das Ziel einer sicheren Inaktivierung aller möglichen Krankheitserreger in beliebigen Mengen und die Bewahrung der Wirksamkeit und Verträglichkeit der zellulären Blutbestandteile nicht völlig in Übereinstimmung bringen (Caspari et al. 2005). Selbst für Plasmaproteine schaffen Virus-Inaktivierungsverfahren zwar eine hohe, aber **keine vollständige Sicherheit.**

Sehr viele der möglichen Infektionserreger kommen in Mitteleuropa nicht vor, und so beruht die Sicherheit von Spenderblut in Bezug auf solche Infektionen auf dem zeitlich begrenzten oder dauernden Ausschluss von Spendern, die sich in solchen Gebieten aufgehalten haben. Zahlreiche weitere Infektionen stellen deswegen keine Gefahr bei der Bluttransfusion dar, weil der Spendewillige während der Virämie oder Bakteriämie so deutliche klinische Symptome zeigt, dass er entweder nicht zur Blutspende kommt oder bei der anlässlich der Spende immer erfolgenden ärztlichen Untersuchung von der Spende ausgeschlossen werden kann.

Es bleiben die Infektionen, die häufig subklinisch oder mit sehr unspezifischen Symptomen einhergehen und zu lang andauernden Virämien bzw. Bakteriämien führen. Diese werden durch Labortests auf HBsAg und Antikörper gegen Lues, HIV und HCV und das Core-Antigen des HBV ausgeschlossen. Diese Tests können mögliche Blutspender mit entsprechenden chronischen Infektionen sehr zuverlässig erfassen, nicht aber alle frisch erworbenen Infektionen. Die Erkennungslücke zwischen Infektion und einem positiven HCV- bzw. HIV-Antikörpertest wird durch Nachweis der jeweiligen Virus-RNA weitgehend, aber nicht ganz vollständig geschlossen (z.B. Delwart et al. 2004, Jarvis und Simmonds 2002, Kretzschmar et al. 2007). Daher werden auch alle Blutspendewilligen mit einem tatsächlichen Risiko für eine dieser parenteral übertragbaren Infektionen (z.B. Operationen, Body-Piercing) auf Zeit von der Spende ausgeschlossen. Personen aus Gruppen, in denen erfahrungsgemäß frische Infektionen mit HBV, HCV, HIV und Lues häufiger auftreten (so genannte Risikogruppen), werden überhaupt nicht zur Spende zugelassen, obwohl die meisten dieser abgewiesenen Personen nicht tatsächlich frisch infiziert sind. Die Erfahrung hat gezeigt, dass auch dieser Ausschluss nicht zu vollständiger Sicherheit führt (Williams et al. 1997).

2 Transfusionsmedizinisch relevante Erreger

2.1 Viren

Vergleiche Caspari und Gerlich (2004).

Viren können sich in Blutkonserven zwar im Gegensatz zu Bakterien nicht vermehren, sie können aber in sehr großer Zahl (bis 10^{11}/ml) vorliegen, und sie verlieren unter den üblichen Lagerungsbedingungen (Kälte) im Gegensatz zu vielen Bakterien auch nicht ihre Infektiosität.

Ob eine Infektion übertragen wird, hängt von der Anwesenheit intakter Viruspartikel im Spenderblut ab und davon, ob der Empfänger bereits immun ist bzw. ob es sich bei Herpesviren um eine Erstinfektion handelt. Eine zuverlässig schützende Immunantwort ist für zwei der relevanten Viren, HCV und HIV, bisher nicht bekannt.

Die klinischen Folgen der Infektion hängen unter anderem ab
- von der immunologischen Reife des Empfängerorganismus
- vom Grad der Immunsuppression
- vom Lebensalter des Empfängers.

2.1.1 Hepatitisviren

Die Hepatitis gehört zu den am längsten bekannten und wegen ihres mitunter schweren Verlaufs, der möglichen Chronizität und der Spätfolgen zu den **bedeutsamsten Komplikationen der Bluttransfusion.** Die heute bekannten Hepatitisviren HAV, HBV, HCV, HDV und HEV gehören alle verschiedenen Virusfamilien an. Gemeinsam sind ihnen die Replikation in der Leber und eine Virämie unterschiedlicher Dauer.

> Transfusionsmedizinisch bedeutend sind HBV und HCV wegen des oligo- bis asymptomatischen chronischen Trägerstatus.

HDV benötigt für die Infektion die Virushülle von HBV und stellt daher bei der Transfusion keine eigenständige Gefahr dar.

Die Bedeutung von **HAV** für die Transfusion von Einzelspenderpräparaten ist statistisch gering, problematisch ist jedoch die hohe Resistenz gegen Virusinaktivierung bei der Herstellung von Plasmaprodukten.

Autochtone **HEV-Infektionen** kommen in Europa viel häufiger vor als bisher gedacht. Die Übertragung durch Transfusion wurde bereits mehrfach beschrieben.

Hepatitis-B- und Hepatitis-D-Virus (HBV und HDV)

Vergleiche Garcia-Montalvo et al. (2005) und Stramer (2005).

Spätestens mit Einführung hoch empfindlicher Immunoassays auf HBsAg Mitte der 1970er Jahre sind HBV-Infektionen durch Blut sehr selten geworden.

Trotzdem kann der Blutspender für HBV infektiös sein, ohne dass der HBsAg-Test dies anzeigt:
- bei einer **frischen Infektion**, bis nach 1–4 Monaten der HBsAg-Test positiv wird
- kurz nachdem der **HBsAg-Test wieder negativ** geworden ist
- sehr selten bei einer chronischen HBV-Infektion, bei der so **wenig HBsAg exprimiert** wird, dass dieses auch mit den empfindlichsten, heute zur Verfügung stehenden Tests nicht erfasst wird (Caspari et al. 1995a, Hoofnagle 1990, Raimondo et al. 2007)
- bei Vorliegen von **Mutanten** mit Veränderungen in der a-Determinante des HBsAg, so genannten escape-Mutanten, die von einigen oder sogar allen Tests möglicherweise nicht erfasst werden (Grethe et al. 1998, Jongerius et al. 1998).

Aufgrund der aus den Blutspendediensten gemeldeten Serokonversionen für HBsAg berechnen Offergeld et al. (2005) das Risiko der Übertragung einer HBV-Infektion durch zelluläre Blutpräparate für Deutschland auf 1 in 230 000 ohne zusätzliche HBV-DNA-Testung und auf 1:620 000 mit zusätzlicher Minipool-HBV-DNA-Testung. Der Seltenheit des Nachweises von HBsAg bei zuvor negativen Mehrfachspendern steht die Tatsache gegenüber, dass je nach Spenderkollektiv 1–5% aller Blutspender Anti-HBc-positiv sind, also irgendwann in ihrem Leben eine HBV-Infektion durchgemacht haben. Überwiegend handelt es sich dabei um alte Infektionen, z.B. durch früher übliche Hygienemängel im Medizinbetrieb, oder die Virämie war, vor allem bei sexuell übertragenen HBV-Infektionen, so niedrig und kurz, dass die Spender zwischen zwei Blutspenden HBsAg-positiv und wieder -negativ werden.

Bei mindestens 9 der 57 dem Paul-Ehrlich-Institut seit dem 1.1.1995 gemeldeten HBV-Infektionen, bei denen Transfusionen als Ursache wahrscheinlich oder gesichert sind, war die HBV-Infektion auf Spender zurückführen, die Anti-HBc als einzigen Marker hatten. Drei davon waren in der HBV-DNA-Testung positiv, drei fraglich positiv und drei negativ (unterhalb der Nachweisgrenze des Tests). Drei der Empfänger starben an fulminanter Hepatitis B (Paul-Ehrlich-Institut 2006).

Daher werden seit dem 30.6.2006 Blutspender systematisch auf Anti-HBc getestet und positive Spender nur dann zu weiteren Spenden zugelassen, wenn bei ihnen mit sehr empfindlichen Methoden keine HBV-DNA sowie Anti-HBs in ausreichender Konzentration (100 IU/l) nachgewiesen wird. Dabei werden aber auch zahlreiche Personen mit unspezifisch positiven Anti-HBc-Tests von der Spende ausgeschlossen sowie Personen, bei denen nach einer länger zurückliegenden, ausgeheilten HBV-Infektion (und oft zahlreichen sicheren Blutspenden) der Anti-HBs-Titer unter die kritische Grenze gesunken ist. Insgesamt dürfte weniger als jeder 1000ste auf diese Weise ausgeschlossene Blutspendewillige tatsächlich infektiös sein.

In Einzelfällen wurde HBV durch Spender übertragen, die später HBsAg-positiv wurden. Eine frühere Erfassung der HBV-Infektion als mit dem HBsAg-Test ist durch den **hoch empfindlichen** Nachweis von HBV-DNA mittels Nukleinsäure-Amplifikationstests (NAT) möglich. Die Untersuchung von Blutspenden auf HBV-DNA ist in Deutschland nicht vorgeschrieben, sie wird in vielen Blutspendediensten durchgeführt und zwar aus Kostengründen meist in „Minipools" von 8–96 Proben und mit reduzierter Empfindlichkeit. Typischerweise werden dabei noch 50 Internationale Einheiten (IE) HBV DNA/ml Einzelspende erkannt. Im Einzeltest liegt die 95% Nachweissicherheit bei ca. 12 IE/ml. Frühe HBV-Infektionen werden durch den Anti-HBc-Test nicht erfasst.

Da **nach HBV-Impfung** der HBsAg-Test für einige Tage positiv werden kann, werden Spender nach der Impfung für eine Woche von der Spende ausgeschlossen.

Hepatitis-C-Virus (HCV)

Vergleiche Alter 1994, Busch et al. (2005), Jarvis und Simmonds (2002) und Shepard et al. (2005).

Als Erreger des weit überwiegenden Teils der parenteral übertragenen Non-A-Non-B-Hepatitiden wurde Ende der 1980er-Jahre HCV identifiziert. **Anti-HCV-Tests** der ersten Generation wurden bei den meisten Blutspendediensten in Deutschland bis Mitte 1990 ins Routine-Screening eingeführt und erfassten 60–80% der chronisch infizierten Spender (Alter 1994, Caspari et al. 1995b). Ab der zweiten Testgeneration, die Ende 1991 nachfolgte, werden diese praktisch vollständig erkannt. Zwischen Infektion und positivem Antikörpertest klaffte jedoch eine Erkennungslücke von etwa elf Wochen, sodass in Deutschland trotz Antikörpertest noch bis zu zehn HCV-Infektionen pro Jahr durch zelluläre Blutprodukte in Erscheinung traten. Daher wurde am 1. April 1999 zusätzlich eine Testung jeder Blutspende auf HCV-RNA vorgeschrieben. Diese darf an Pools von mehreren (in der Praxis bis zu 96) Proben durchgeführt werden, solange für die einzelne Spende eine Nachweisempfindlichkeit von 5000 IU HCV-RNA/ml nachgewiesen werden kann. Bei positiven Pools muss durch weitere Untersuchungen die RNA-positive Einzelspende identifiziert werden. Durch den zusätzlichen NAT wird die Erkennungslücke der Testung auf etwa drei Wochen reduziert. Seit Einführung der HCV-NAT wurde in Deutschland erst eine Übertragung von HCV durch zelluläre Blutprodukte bekannt (Kretzschmar et al. 2007).

Wird anlässlich der Blutspende eine HCV-Infektion im Labortest nachgewiesen, kann ein Erstspender diese Infektion während seines ganzen bisherigen Lebens erworben haben, der Mehrfachspender aber nur während der Zeit seit der letzten, negativ getesteten Blutspende. So ist es nicht verwunderlich, dass sich die Häufigkeit von Infektionen bei Erst- und Mehrfachspendern drastisch unterscheiden. Daraus allein kann aber nicht abgeleitet werden, dass Erstspender in Bezug auf Infektionen ein höheres Risiko darstellen als Mehrfachspender. Mehrfachspender mit dem durch Lebensgewohnheiten und -umstände jeweils größten Risiko für den Erwerb einer HCV-Infektion werden schrittweise ausgeschlossen. Dadurch wird auch ohne Änderung der Blutspenderauswahl oder -testung der Anteil positiver Mehrfachspender tendenziell sinken.

> Jedes wiederholt reaktive Ergebnis im Suchtest bedarf einer Überprüfung durch weitere Tests.

Wegen des insbesondere bei Mehrfachspendern sehr niedrigen Erwartungswertes für positive Testergebnisse ist der positive Vorhersagewert eines HCV-Antikörper-Immunassays gering – die meisten im Suchtest reaktiven Ergebnisse sind, auch wenn sie reproduzierbar sind, falsch reaktiv. Dies ist statistisch um so wahrscheinlicher, je niedriger das Signal des reaktiven Tests ist und je niedriger die Leberwerte des Spenders sind. Allerdings ist die Testung der Alaninaminotransferase (ALT) bzw. Glutamat-Pyruvat-Transaminase (GPT) nicht mehr verpflichtend (Bundesärztekammer 2005). Reaktive HCV-Antikörper-Suchtestergebnisse müssen daher in weiteren Tests bestätigt werden. Dabei ist der gleichzeitige RNA-Nachweis in der Anti-HCV-reaktiven Spende der Beweis für die aktive Infektion. Umgekehrt lässt sich aus einem fehlenden RNA-Nachweis nicht folgern, dass das Suchtest-Ergebnis unspezifisch war. Weitere Möglichkeiten sind eine HCV-Infektion mit RNA-Konzentrationen unterhalb der Nachweisgrenze des NAT und eine ausgeheilte Infektion ohne Virämie.

Eine zusätzliche Hilfe bieten Ergänzungstests (so genannte Bestätigungstests, Immunblots), in denen die Reaktion der nachgewiesenen Antikörper gegen verschiedene Antigene von HCV einzeln untersucht wird. Aus dem Reaktionsmuster lässt sich meist ableiten, ob die Reaktion des zum Screening verwendeten Suchtests spezifisch war.

Das notwendige Vorgehen, wenn ein Blutempfänger mit einer HCV-Infektion auffällt, ist im Abschnitt 3.7 beschrieben.

Hepatitis-A-Virus (HAV)

Vergleiche Zayc-Schmidt et al. (2005).

Die Virämie der HAV-Infektion ist kurz, chronische Infektionen treten (im Gegensatz zu HBV und HCV) nicht auf. Zahlreiche Gründe für eine befristete Rückstellung des Spendenwilligen dämmen auch das Risiko einer in Drittländern kürzlich erworbenen HAV-Infektion ein. Die in den Richtlinien zur Blutgruppenbestimmung und Bluttransfusion von 1987 noch zu findenden Rückstellungsgründe „Kontakt mit an Hepatitis erkrankten Personen" und „in den letzten 21 Tagen Kontakt mit Infektionskranken" sind allerdings nicht mehr in die derzeit gültigen Richtlinien aufgenommen worden. Die Richtlinien von 2005 verlangen erstmals ausdrücklich eine Wartezeit nach Hepatitis A oder Nachweis der HAV-Infektion beim Spendewilligen von vier Monaten. Insgesamt sind HAV-Infektionen durch zelluläre Blutprodukte sehr selten beschriebene Einzelfälle.

Durch die **Poolung des Plasmas** bei der Herstellung von Plasmaprodukten wird das Risiko der Kontamination des Pools entsprechend der Anzahl der eingebrachten Plasmen erhöht. Das S/D-Verfahren greift die Lipidhülle von Viren an und ist damit gut wirksam gegen die transfusionsmedizinisch wichtigen Viren HIV, HCV und HBV, nicht aber gegen HAV, das keine Lipidhülle besitzt. Tatsächlich sind einige Cluster von HAV-Übertragungen durch Faktor VIII-Präparate vorgekommen (Soucie et al. 1998, Vermylen und Peerlinck 1994). Empfänger solcher Präparate sollten nach den Empfehlungen der Ständigen Impfkommission gegen HAV geimpft werden, sofern sie nicht über eine Immunität nach Infektion verfügen.

Hepatitis-E-Virus (HEV)

Hepatitiden durch die Genotypen 1 und 2 von HEV treten **epidemieartig in Ländern der Dritten Welt** auf (Lu et al. 2006). Sekundäre Übertragungen auf Kontaktpersonen sind selten. Gefürchtet ist der offenbar häufig fulminante Verlauf bei Schwangeren. Die gelegentliche Einschleppung dieser Infektionen ist bekannt. Der Genotyp 3 von HEV ist bei Schweinen weit verbreitet und unter geeigneten Bedingungen auch auf den Menschen übertragbar. HEV Genotyp 3-Infektionen des Menschen kommen daher auch autochton in Mitteleuropa vor (Ijaz et al. 2005) und sind hier auch durch Blut übertragbar (Boxall et al. 2006, s.a. Tamura et al. 2007). Sie werden zu selten diagnostiziert, weil für den Verdacht auf eine HEV-Infektion in der Regel eine Reiseanamnese vorausgesetzt wird. Von den 53 im Jahr 2004 nach dem Infektionsschutzgesetz an das Robert Koch-Institut (RKI) gemeldeten HEV-Infektionen war bei 21 (40%) als Infektionsland Deutschland angegeben. Mehrfach wurde berichtet, etwa 0,5% eines Blutspenderkollektivs wiesen Antikörper gegen HEV auf. Die Spezifität dieser Befunde ist jedoch zweifelhaft. Personen mit HEV-Virämie der Genotypen 1 oder 2 würden wohl über das Rückstellungskriterium „Besuch von Malaria-Endemiegebieten in den letzten sechs Monaten" vorübergehend von der Spende zurückgestellt. Spender mit autochton erworbenen HEV Genotyp 3-Virämien könnten zumindest teilweise durch das noch in einigen Blutspendediensten durchgeführte ALT-Screening der Spender erfasst werden (siehe auch Lee et al. 2005). Eine Testung von Blutspendern auf Anti-HEV ist nicht vorgeschrieben. Eine Kontamination von Anti-D-Immunglobulin mit HEV könnte wegen der hohen Pathogenität des Virus für Schwangere schwerwiegende Folgen haben.

GB-Virus Typ C (GBV-C)/Hepatitis-G-Virus („HGV")

Vergleiche Hadlock und Foung (1998) und Robert Koch-Institut (1998).

Das GB-Virus Typ C wurde unter diesem Namen und als so genanntes Hepatitis-G-Virus 1995/96 parallel von zwei verschiedenen Arbeitsgruppen identifiziert. Es handelt sich um verschiedene Isolate des gleichen Virus. Eine Virämie kann mit NAT bei 1–5% der Blutspender in Deutschland nachgewiesen werden. GBV-C findet sich deutlich häufiger bei Personen mit einem Risiko für parenterale Infektionen sowie zurückliegenden chirurgischen Eingriffen. GBV-C ist durch Transfusion übertragbar, da aber der Nachweis einer eigenständigen Pathogenität bis heute nicht erbracht werden konnte, die Infektion sehr häufig ist und als Test nur der aufwändige Nukleinsäure-Nachweis zur Verfügung steht, ist eine Testung nicht vorgeschrieben. Eine positive Wirkung einer GBV-C-Koinfektion bei HIV-Patienten auf den Krankheitsverlauf wird diskutiert.

2.1.2 Anelloviren (TT, SEN)

Das TT-Virus, ursprünglich bezeichnet nach den Initialen des Patienten, von dem es isoliert wurde, zwischenzeitlich aber auch im englischsprachigen Schrifttum als „transfusion-transmitted virus" geführt, wurde im Dezember 1997 erstmals beschrieben. Es ist ein nicht umhülltes DNA-Virus mit einer kurzen einzelsträngigen, ringförmigen DNA, die für die Virusfamilie Circoviridae typisch ist. Es wird jetzt Torque-teno-Virus (für dünnes Halsband gemäß der einzelsträngigen ringförmigen Natur der DNA) genannt. Das Virus bildet eine eigene Gattung Anellovirus und ist hoch variabel mit zahlreichen Genotypen, wobei einige Isolate der Gruppe 3 als SEN-Virus bezeichnet wurden. TTV kommt ubiquitär vor, wird schon in frühen Lebensjahren erworben und kann bislang mit keiner Krankheit in Verbindung gebracht werden. Die Virämie kann nur mithilfe von NAT nachgewiesen werden und ist meist gering ($< 10^5$/ml). Eine Testung ist nur von wissenschaftlichem Interesse (siehe auch Akiba et al. 2005).

Neuerdings wurde ein Fragment einer einzelsträngigen, möglicherweise Virus-assoziierten DNA mit Bezeichnung NV-F bei Patienten mit Non-A-E-Hepatitis beschrieben, die keine Sequenzähnlichkeit zu bekannten Nukleinsäuren aufweist (Yeh et al. 2006). Eine Bewertung dieses Befunds ist erst nach Bestätigung durch andere Gruppen möglich.

2.1.3 Retroviren

Humanes Immundefizienzvirus Typ 1 und 2 (HIV)

Vergleiche Arbeitskreis Blut (2005a), Delwart et al. (2004), Dodd (2003), Najioullah et al. (2005) und Phelps et al. (2004), Hamouda et al. (2007).

Insgesamt waren bis zum 30.9.2005 58 448 anonymisierte Meldungen über Personen mit **bestätigt positiven Anti-HIV-Tests** zwischen dem 1.1.1993 und dem 30.6.2005 nach der Laborberichtspflicht beim RKI eingegangen. Diese Zahl ist um erkannte Doppelmeldungen bereinigt, wegen nicht erkennbarer Doppelmeldungen wird aber die Gesamtzahl der seit Beginn der Epidemie in Deutschland HIV-infizierten Personen vom RKI auf ca. 49 000 geschätzt.

Nach der Testung aller Bluttransfusionen auf Antikörper gegen HIV ab dem 1.10.1985 wurden bis zum 1.1.2006 (also in mehr als 20 Jahren) insgesamt 15 HIV-Infektionen durch Blutpräparate bekannt, die letzte im Jahr 2002 (Keller-Stanislawski, persönliche Mitteilung).

Die Feststellung einer HIV-Infektion bei Blutspendern erfolgt durch den **Nachweis spezifischer Antikörper mit empfindlichen Immunassays** sowie zusätzlich einen **RNA-Nachweis mit NAT** (Busch et al. 2005), ähnlich wie für HCV. Nach frischen Infektionen dauert es etwa 3–4 Wochen, bis Antikörper nachweisbar sind, möglicherweise auch etwas länger (diagnostische Lücke). Danach gelingt der Nachweis sehr zuverlässig. Für eine jahrelange, serologisch nicht nachweisbare Trägerschaft mit Infektiosität gibt es keine Hinweise.

Die heute im Blutspendewesen verwendeten Anti-HIV-Tests weisen mit 99,5–99,8% eine sehr gute Spezifität auf. Dies heißt aber trotzdem, dass von 100 000 nicht infizierten Blutspendern 200–500 einen wiederholt reaktiven Anti-HIV-Befund zeigen werden. Durch die sorgfältige Spenderauswahl sind jedoch im Mittel nur 2 von 100 000 Spendern tatsächlich HIV-infiziert. Wegen dieser niedrigen Prävalenz sind mehr als 99% der positiven Screening-Ergebnisse falsch positiv.

An ein wiederholt reaktives Anti-HIV-Ergebnis im **Screening-Test** schließt sich die Überprüfung im **Immunblot** an, bei dem die Reaktion der Antikörper gegen die verschiedenen HIV-Epitope getrennt bewertet werden kann. Bei unklarem HIV-1-Western-Blot-Ergebnis ist eine HIV-2-Infektion auszuschließen.

Der zusätzliche HIV-1-RNA-Nachweis soll die Erkennungslücke des Antikörpertests in der sehr frühen Phase der Infektion schließen. Analog zum Vorgehen für HCV wird er in Pools von bis zu 96 Proben durchgeführt. Das Restrisiko wird auf zwischen 1:5,5 Millionen und 1:11 Millionen geschätzt. Übertragungen von HIV sind aber auch mit dieser Art der Testung nicht völlig ausgeschlossen (Delwart et al. 2004, Najioullah et al. 2005, Phelps et al. 2004).

Humanes T-Zell-Leukämievirus Typ I und II (HTLV)

Vergleiche Couroucé et al. (2004) und Vrielink et al. (1997).

Infektionen mit **HTLV-1** (human T-lymphotropic virus-1) sind endemisch im südlichen Teil Japans, der Karibik und in Afrika. Ferner gibt es Berichte über regionale Häufungen von HTLV-1-Infektionen in den USA, Südamerika, dem Iran, Australien und Melanesien. In Europa wurden HTLV-1-Infektionen häufiger in Staaten beobachtet, die traditionell eine enge Beziehung zu endemischen Regionen unterhalten, wie Großbritannien (Dougan et al. 2005), Frankreich, die Niederlande und Spanien.

HTLV-2-Infektionen sind in den USA und Europa nach bisherigem Kenntnisstand auf i.v. Drogenabhängige beschränkt. Sie sind aber möglicherweise endemisch bei einigen Eingeborenenstämmen in Mittel- und Südamerika und bei den zentralafrikanischen Pygmäen.

Beide Viren infizieren **T-Lymphozyten** und möglicherweise auch **andere Leukozyten**. In zellulären Blutpräparaten werden sie nur durch vitale Lymphozyten übertragen. Die Effizienz der Übertragung hängt deshalb zumindest bei Erythrozyten-Konzentraten von deren Alter ab. Eine Übertragung durch plasmatische Blutprodukte ist nicht bekannt (Vrielink et al. 1997).

Viele HTLV-Infektionen werden wahrscheinlich durch das Spenderausschlusskriterium „in einem Malaria-Endemiegebiet geboren oder aufgewachsen" verhindert. Die Zulassung solcher Spender ist zwar nach einer Wartezeit von vier Jahren und negativen Malariatests prinzipiell möglich, in der Praxis wird aber die Testung von den wenigsten Blutspendediensten durchgeführt oder veranlasst. Wie bei HIV wird die Infektion des Spenders durch den Nachweis **spezifischer Antikörper gegen HTLV** festgestellt (Couroucé et al. 1998).

Ein **Screening** aller Blutspender ist in Japan, den USA, Kanada, Frankreich, den Niederlanden, Luxemburg, Dänemark, Portugal und Griechenland eingeführt. In Schweden wurde das allgemeine Screening 1994 eingeführt, wegen der geringen Zahl positiver Ergebnisse und fehlender Neuinfektionen bei Mehrfachspendern nach einem Jahr aber auf die Erstspender beschränkt (Couroucé et al. 1998). In Deutschland wurde der Test bisher nicht eingeführt. Bei dem sehr geringen Vorkommen oder Fehlen der HTLV-Infektion ist der Vorhersagewert eines positiven Ergebnisses sehr gering, d.h., die allermeisten Screening-Ergebnisse sind falsch positiv. Im Unterschied zu HIV lassen sich die meisten dieser falsch positiven Ergebnisse auch unter Aufbietung aller diagnostischen Hilfsmittel nicht definitiv klären, was eine Beratung der Blutspender sehr schwierig macht.

2.1.4 Herpesviren

Humanes Zytomegalievirus (CMV)

Vergleiche Arbeitskreis Blut (2005b), Narvios et al. (2005) und Vamvakas (2005).

30–70% der Blutspender in Deutschland sind Anti-CMV-positiv, also mit dem Virus latent infiziert. Die Durchseuchung ist in sozial schlechter gestellten Kollektiven höher. Innerhalb einer Population steigt sie mit dem Alter an. Starke Unterschiede in verschiedenen Regionen und Bevölkerungsgruppen sind möglich. Ein genereller Ausschluss von CMV-infizierten Spendern ist in Deutschland ohne Gefährdung der Blutversorgung nicht möglich. In Entwicklungsländern beträgt die Durchseuchung schon bei jungen Erwachsenen fast 100%. Die erste Übertragung von CMV wurde 1966 beschrieben.

Die Viren infizieren unter anderem **weiße Blutzellen**. Die Übertragung erfolgt durch den Leukozyten-Anteil zellulärer Blutpräparate, eine Infektion durch gefrorenes Frischplasma oder Plasmaderivate wurde bisher nicht beobachtet. Die Übertragung ist umso wahrscheinlicher**, je frischer die zellulären Blutpräparate sind;** sind sie älter als drei Wochen, wird eine Übertragung unwahrscheinlich. Kontrollierte Studien zu dieser Frage liegen jedoch nicht vor. Nur ein kleiner Teil der Anti-CMV-positiven Spender ist tatsächlich infiziös, es gibt aber keinen einfachen und sicheren Test auf Infektiosität.

Obwohl zahlreiche nichtimmune Patienten durch Transfusion mit CMV infiziert werden, verläuft die Infektion bei intaktem Immunsystem in der Regel **ohne klinische Symptome**. Bei einigen Patienten kommt es durch die Erstinfektion mit CMV zu einem **Mononukleose-ähnlichen Posttransfusionssyndrom,** das folgenlos ausheilt.

> Bei immundefizienten oder immunsupprimierten Patienten, Foeten und untergewichtigen frühgeborenen Kindern mit noch unreifem Immunsystem kann eine CMV-Erstinfektion zu schweren, auch tödlichen Erkrankungen führen.

Ein Risiko für eine schwer verlaufende primäre CMV-Infektion besteht also nur für Anti-CMV-negative Patienten mit beeinträchtigtem Immunsystem und Schwangere. Maßnahmen zur Verhinderung von CMV-Übertragungen durch Blut sind mithin nur bei CMV-negativen Risikopatienten erforderlich. Bei dem seit dem 01.10.2001 vorgeschriebenen Verfahren zur Präparation zellulärer Blutpräparate werden die Leukozyten so weitgehend entfernt, dass die Sicherheit der Präparate als gleichwertig erachtet wurde mit der von Anti-CMV-negativen Präparaten. Die beiden Studien, die eine Überlegenheit der Testung gegenüber der Leukodepletion zeigen wollen (Vamvakas 2005), weisen methodische Unzulänglichkeiten auf. Es gibt bis heute auch keine eindeutigen Belege dafür, dass die Kombination von Anti-CMV-Testung und Leukozyten-Depletion einer der beiden Methoden allein in Bezug auf die CMV-Sicherheit überlegen ist. Trotzdem fordern die neuen Richtlinien nicht nur die Testung *zusätzlich* zur Leukozyten-Depletion, sie weiten die Indikation aus auf

- alle Feten (nicht nur die seronegativer Mütter)
- alle Frühgeborenen (nicht nur die seronegativer Mütter)
- alle Empfänger allogener Stammzelltransplantate (unabhängig vom Infektionsstatus des Empfängers und des Transplantats)

- alle Empfänger mit schweren angeborenen Immundefekten.

Zusätzlich sind in den Richtlinien aufgeführt:
- (Anti-)CMV-negative, HIV-infizierte Patienten
- (Anti-)CMV-negative, schwangere Frauen.

Eine Begründung für die gegenüber der Vergangenheit deutliche Ausweitung der Indikation wird nicht gegeben. Die Verwendung ausschließlich Leukozyten-depletierter, aber nicht Anti-CMV-getesteter Präparate ist nicht mehr als gleichberechtigte Alternative, sondern nur noch im Notfall und bei Versorgungsschwierigkeiten statthaft.

Es ist unwahrscheinlich, dass γ-bestrahlte Zellkonzentrate ein reduziertes Risiko für eine CMV-Infektion aufweisen. Umstritten ist die Verwendung von CMV-Hyperimmunglobulin zur Prophylaxe der Infektion.

Es sei daran erinnert, dass CMV im Krankenhaus nicht nur durch Transfusion, sondern auch durch Kontakt mit Speichel oder Urin von CMV-infizierten Personen übertragen werden kann.

Epstein-Barr-Virus (EBV)
Die Zahl der für EBV empfänglichen Patienten ist im Kindesalter am größten, danach nimmt sie schnell ab. Auch bei empfänglichen Patienten führt die Transfusion von Blut EBV-positiver Spender selten zu einer EBV-Infektion und noch viel seltener zu einer symptomatischen Erkrankung. Erklärt wird dies durch die gleichzeitige Übertragung der EBV-neutralisierenden Antikörper des Spenders.

Die meisten Fälle des Mononukleose-ähnlichen Posttransfusionssyndroms werden nicht durch EBV-, sondern durch CMV-Infektionen verursacht (siehe oben). Durch Transfusion übertragene, symptomatische EBV-Infektionen werden vereinzelt bei empfänglichen, splenektomierten Patienten berichtet.

Durch Transfusion oder Transplantation übertragene EBV-Infektionen können bei stark immunsupprimierten Transplantatempfängern zur **Entwicklung von Lymphomen** beitragen, da die passiv übertragenen B-Lymphozyten wegen der Suppression der T-Zellen des Patienten die ebenfalls passiv übertragenen Antikörper „überleben" und proliferieren können.

Eine Testung von Blutspendern auf EBV ist wegen der sehr hohen Trägerrate und der Seltenheit klinisch relevanter Infektionen nicht sinnvoll. Durch die heute vorgeschriebene **Leukozyten-Depletion** wird die Zahl EBV-positiver Zellen in Erythrozyten-Konzentraten stark reduziert und die Möglichkeit einer Übertragung sehr eingeschränkt.

Humane Herpesviren 6 und 7
Die Durchseuchung mit HHV-6 und HHV-7 beträgt nahezu 100%. **HHV-6-Infektionen** werden meist vor dem dritten Lebensjahr, **HHV-7-Infektionen** noch früher erworben.

Eine HHV-6-Infektion kann als Exanthema subitum in Erscheinung treten. Es kommt, wie bei allen Herpesviren, zu **lebenslanger Persistenz.** Die Viren werden intermittierend im Speichel ausgeschieden. Sie können in Lymphozyten lebenslang persistieren. Transfusionsmedizinisch sind sie allenfalls in seltenen, bisher durch Studien nicht hinreichend charakterisierten Konstellationen von Bedeutung.

Humanes Herpesvirus 8 (HHV-8)
Das humane Herpesvirus 8 (HHV-8) ist assoziiert mit
- dem Kaposi-Sarkom (KS)
- dem „Primary effusion"- oder „Body-cavity-based"-Lymphom
- der multifokalen Castlemann-Erkrankung.

Bei Patienten mit **Kaposi-Sarkom** kann HHV-8 regelmäßig in allen Tumorstadien im tumorösen Gewebe, mit nested-PCR, aber auch in der Haut, im Lymphgewebe, in der Prostata und in der Samenflüssigkeit nachgewiesen werden. Der Nachweis von HHV-8 in peripheren mononukleären Blutzellen gelingt bei etwa der Hälfte der KS-Patienten mit HIV-Infektion, aber gar nicht oder nur sehr selten bei HIV-negativen Personen aus nicht endemischen Regionen.

Trotz aller Schwächen der bisherigen Serodiagnostik besteht Übereinstimmung, dass die Prävalenz von HHV-8 in verschiedenen Regionen sehr unterschiedlich ist, in Nordeuropa und den USA niedriger (0,3–5%) als in Südeuropa (4–35%). Am höchsten scheint die Prävalenz nach bisherigen Studien in Afrika zu sein (6–80%). In Nordeuropa und den USA weist die erheblich höhere Inzidenz von HHV-8 bei männlichen Homosexuellen im Vergleich zu anderen HIV-Risikogruppen auf die Bedeutung einer **sexuellen Übertragung** hin. Die relativ hohe Prävalenz von HHV-8 bei italienischen Blutspendern sollte, wenn HHV-8 effizient durch Blut übertragen wird, eigentlich zu einer hohen Durchseuchung bei Blutempfängern führen, die aber nicht beobachtet wurde. Bluttransfusionen scheinen auch für die Entstehung des HIV-assoziierten Kaposi-Sarkoms keinen wesentlichen Risikofaktor darzustellen. Kürzlich wurde bei einem amerikanischen Blutspender aus CD19-positiven (B-)Zellen infektionsfähiges HHV-8 isoliert. Aus einer in Uganda durchgeführten Studie gibt es deutliche Hinweise darauf, dass HHV-8 durch Blut übertragen werden kann (Hladik et al. 2006). Da die mögliche Infektiosität an weiße Blutzellen gebunden ist, betrifft sie nur zelluläre Blutprodukte und ist durch Filterung vermutlich gut zu beseitigen.

Herpes-simplex-Virus, Varicella-Zoster-Virus
Übertragungen durch Blut sind nicht bekannt.

2.1.5 Humanes Parvovirus B19

Vergleiche Lefrère et al. (2006)

Empfänglich für eine Parvovirus-B19-Infektion sind in Deutschland je nach Kollektiv 30–50% der Patienten, Kinder deutlich häufiger. Nach verschiedenen Untersuchungen ist einer von 167–40000 Blut- oder Plasmaspendern virämisch für Parvovirus B19 (unter anderem Candotti et al. 2004, Luban 1994, Plentz et al. 2005, Prowse et al. 1997). Einer der Gründe für diese große Spannbreite sind jahreszeitliche und epidemische Häufungen. Aus diesem Grund sind Parvovirus-Infektionen nach Bluttransfusion auch nicht immer durch die Bluttransfusion bedingt.

Parvovirus-B19-Infektionen sind in vielen Fällen **asymptomatisch.** Das häufigste Krankheitsbild sind die **Ringelröteln** oder **Erythema infectiosum** (siehe Kap. B17.1). Bei etwa 10% der **schwangeren Frauen** mit einer Parvovirus-B19-Infektion im zweiten oder dritten Trimenon wird das Virus **diaplazentar** übertragen und führt beim Feten zu schweren **Anämien** oder **Hydrops fetalis** mit möglichem Abort (siehe Kap. D5). Fehlbildungen des Embryos durch Parvovirus-Infektionen sind hingegen bisher nicht bekannt.

Parvovirus B19 infiziert die **erythroiden Vorläuferzellen** und führt durch deren Eliminierung während der akuten Phase der Infektion (und damit durch ein Unterbinden der Erythrozyten-Produktion) immer zu einer mäßigen Anämie. Ist jedoch die Überlebenszeit der Erythrozyten des Patienten, z.B. im Rahmen einer hämolytischen Anämie, eingeschränkt, können lebensbedrohliche aplastische Krisen resultieren.

Schließlich sind **Arthritiden** von Hand- und Armgelenken von Bedeutung, die selten bei Kindern, jedoch häufig bei infizierten erwachsenen Frauen in Erscheinung treten. Die akuten Formen dauern einige Wochen nach der Infektion an. Es werden jedoch auch Formen beobachtet, die über Jahre hinweg Beschwerden verursachen. In diesem Zusammenhang und bei immunsupprimierten Patienten wird die Möglichkeit und Häufigkeit chronischer Parvovirus-B19-Infektionen diskutiert.

Es ist aber zu berücksichtigen, dass offenbar die Exposition durch Blutprodukte nur sehr selten zu klinischen Erscheinungen führt (Plentz et al. 2005, Lefrère et al. 2006).

Die Virämie tritt bei der Parvovirus-B19-Infektion vor Ausbruch der Symptome und vor der Nachweisbarkeit spezifischer Antikörper auf. Infektionen durch Blut sind also weder durch Spenderbefragung noch durch serologische Testung, sondern wären nur durch einen **NAT** oder einen empfindlichen Antigentest zu verhindern (siehe auch Schneider et al. 2004).

Bei der Produktion von Plasmaderivaten ist von Bedeutung, dass Parvovirus B19 während der virämischen Phase in sehr hoher Konzentration (10^{11} bis 10^{13} Partikel pro ml) im peripheren Blut vorliegt. Eine Virusinaktivierung durch Methoden, die die Lipidhülle von Viren angreifen, ist ähnlich wie bei HAV nicht möglich. Parvovirus B19 ist aber vermutlich auch gegen Hitze resistent (Blümel 2004). Praktisch alle länger mit plasmatischen Faktor VIII-Präparaten behandelten Hämophilen weisen Zeichen einer zurückliegenden Parvovirus-B19-Infektion auf (Soucie et al. 2004, Wu et al. 2005).

2.1.6 Weitere Viren, Lebendimpfstoffe

Auch **andere Viren** als die oben genannten sind während der Virämie durch Transfusion übertragbar. Deswegen waren nach den Richtlinien von 1987 Spendewillige, die in den letzten 21 Tagen Kontakt zu Infektionskranken (z.B. Röteln, Mumps, Masern) hatten, befristet von der Spende zurückzustellen. Dieses Rückstellungskriterium ist im Prinzip weiterhin sinnvoll, wurde aber nicht in die aktuellen Richtlinien aufgenommen (Kleinman et al. 2005, Petersen und Epstein 2005, Vamvakas et al. 2006).

In den USA traten 1999 erstmals **West-Nil-Virus-Infektionen** auf, die sich in der Folge von Ost nach West über ganz Nordamerika ausbreiteten und inzwischen in Mexiko und der Karibik Fuß fassen. Reservoir sind Vögel; Überträger sind verschiedene Mückenarten wie insbesondere *Culex* und *Aedes*. Heimisch ist die Erkrankung auch in Vorder- und Mittelasien und Südeuropa, wo aber hauptsächlich Pferde befallen werden. Bei den meisten Menschen verläuft die Infektion asymptomatisch oder unter dem Bild eines grippalen Infekts, etwa bei jedem 150sten entwickelt sich eine Meningitis, Meningoenzephalitis oder Enzephalitis. Bis Ende 2005 wurden den Überwachungsbehörden in den USA 19655 WNV-Infektionen gemeldet, davon 8368 neuroinvasive Erkrankungen sowie 782 WNV-assoziierte Todesfälle. Seit 2003 ist in den USA während der WNV-Saison für jede Blutspende ein NAT auf WNV-RNA vorgeschrieben. Da aber die Viruskonzentration im Gegensatz zu der bei HCV und HIV niedrig ist, führen die dortigen Blutspendedienste ab einer festgelegten Schwellenhäufigkeit Einzelspender-NATs durch. Spender, die ein Gebiet mit fortlaufender saisonaler Übertragung auf Menschen verlassen, werden in Deutschland für vier Wochen von der Blutspende zurückgestellt.

Bei besonderen epidemiologischen Situationen (z.B. einer erneuten SARS-Epidemie) ist die befristete oder unbefristete Rückstellung von Rückkehrern aus Epidemiegebieten, angepasst an die entsprechende Situation, möglich.

So werden seit Frühjahr 2007 wegen der Möglichkeit einer Chikungunya-Virus-Infektion Spendewillige, die aus Staaten südlich der Sahara sowie dem südostasiatischen Raum zurückgekehrt sind, für 2 Wochen nach Rückkehr von der Spende zurückgestellt.

Die Übertragung der in einigen Regionen Deutschlands bei Nagern endemischen **Hantavirus-Infektionen** durch Bluttransfusion lässt, wenn Menschen infiziert werden, nicht sicher verhindern. Falls aber Infektionen in der Bevölkerung lokal epidemisch auftreten, sollten Blutspendetermine in dieser Region für vier Wochen unterbunden werden.

Durch **Arthropoden** (und damit letztlich auch durch Blut) übertragene virale Krankheitserreger spielen bei Transfusionen in Deutschland keine erkennbare Rolle.

Auch **Impfungen mit Lebendimpfstoffen** (z.B. Gelbfieber, Röteln, Masern, Mumps) führen zu einer Virämie. Die Rückstellungsfrist für Spendewillige beträgt nach den neuesten Richtlinien einheitlich vier Wochen.

Die Rückstellung nach HBV-Impfung erfolgt nicht wegen der Virämie (geimpft wird mit einem gentechnisch hergestellten Virusprotein, dem HBsAg), sondern weil der Nachweis von HBsAg kurz nach der Impfung nicht von einer sehr frischen HBV-Infektion zu unterscheiden ist.

2.2 Prionen

Vergleiche Brown (2005), Eglin und Murphy (2005) und Will (2003).

Zu den spongiformen Enzephalopathien des Menschen gehören
- Kuru
- die sporadische, iatrogene und familiäre Form der klassischen Creutzfeldt-Jakob-Erkrankung (CJD)
- die ab 1996 in Großbritannien beschriebene Variante der Creutzfeldt-Jakobschen Erkrankung (vCJD, siehe Kap. C10)
- das Gerstmann-Sträussler-Scheinker-Syndrom
- die fatale familiäre Insomnie.

Iatrogen wurde die klassische CJD übertragen durch
- neurochirurgische Operationen
- EEG mit intrazerebralen Elektroden
- Transplantate von Dura mater und Hornhäuten
- Injektion von Wachstumshormon und Gonadotropin, die aus den Hypophysen verstorbener Menschen extrahiert worden waren.

Aus Studien an verschiedenen Tieren ist bekannt, dass Erreger bestimmter spongiformer Enzephalopathien aus dem Blut infizierter Tiere durch intrazerebrale Injektion direkt ins Hirn nicht infizierter Tiere übertragen werden können. Im Mausmodell lässt sich die Infektiosität zumindest vorübergehend im lymphoretikulären Gewebe lokalisieren. B-Lymphozyten sind indirekt für die periphere Ausbreitung und die Neuroinvasion der Prionen unabdingbar; eine direkte Transportfunktion von Blutzellen für Prionen konnte aber bis heute nicht überzeugend gezeigt werden (Aguzzi und Heikenwalder 2005).

Die Inzidenz der klassischen **Creutzfeldt-Jakob-Erkrankung** hat sich seit der starken Verbreitung von Bluttransfusionen und der parenteralen Anwendung von Albumin nicht geändert (Holman et al. 1996). Ferner ergaben bisher weder Fall-Kontroll-Studien (van Duijn et al. 1998) noch die Untersuchung von regelmäßig mit Blut oder Plasmapräparaten behandelten Patienten (Evatt 1998, Holman et al. 1996), Untersuchungen im Rahmen von Rückverfolgungsverfahren bei Empfängern zellulärer Präparate von Spendern, die später an der klassischen Creutzfeldt-Jakob-Erkrankung erkrankten (Dodd und Sullivan 1998) noch zahlreiche Schimpansenversuche Hinweise darauf, dass die Erreger durch Bluttransfusion übertragen werden können. Diese Einschätzung wurde im März 1997 durch eine Expertenkonferenz der WHO bekräftigt.

Trotzdem werden vorsorglich folgende Blutspender von der Blutspende ausgeschlossen:
- Personen mit Verdacht auf spongiforme Enzephalopathie
- Personen mit einer Erkrankung bei Verwandten
- Personen nach einer möglichen iatrogenen Infektion durch Dura-mater-Transplantate oder Gebrauch von Wachstumshormon bzw. Gonadotropin aus menschlichen Hypophysen.

Sehr viel kritischer wird die 1996 charakterisierte **neue Variante** der Creutzfeldt-Jakob-Erkrankung (vCJD) bewertet, von der angenommen werden muss, dass sie durch orale Aufnahme des BSE-Erregers verursacht wird. Die Übertragbarkeit des vCJD-Erregers durch Blut ist in bisher zwei Tiermodellen dokumentiert. Drei Empfänger von Blut von Spendern, die später an vCJD erkrankten, erkrankten ebenfalls (Editorial team 2007). Bei einem weiteren Empfänger, der aus anderen Gründen verstarb, fanden sich bei der Obduktion Hinweise auf eine Infektion mit dem vCJD-Erreger. Da in Großbritannien möglicherweise etliche Personen eine vCJD-Erkrankung inkubieren (Hilton et al. 2004), und die Inkubationszeit offenbar viele Jahre betragen kann, werden seit 2004 in Großbritannien alle **Empfänger von Bluttransfusionen von weiteren Blutspenden ausgeschlossen** (Ironside 2006), um eine Rezirkulation des Erregers durch Transfusionen zu verhindern. Schon zuvor hatte man in Großbritannien als Vorsichtsmaßnahme die Fraktionierung einheimischen Plasmas völlig aufgegeben. Alle Hämophilen sind auf rekombinanten Faktor VIII umgestellt. Zelluläre Blutprodukte werden **Leukozyten-depletiert.** In Großbritannien gelten nicht nur die Empfänger möglicherweise kontaminierter Plasmaprodukt-Chargen (mindestens ein Spender nachweislich erkrankt), sondern die Empfänger aller risikobehafteten Plasmaprodukte zwischen 1980 und 2001 als Risikopersonen für vCJD, mit weitreichenden Folgen für deren medizinische Behandlung (Dolan 2006). Da eventuelle Infektionen von Menschen mit dem BSE-Erreger in der zweiten Hälfte der 1980er Jahre erfolgt sind, werden in Deutschland zusätzlich von der Blutspende ausgeschlossen (Bundesärztekammer 2005):

- Personen, die sich zwischen 1980 und 1996 insgesamt mehr als sechs Monate in Großbritannien und/oder Nordirland aufgehalten haben.
- Personen, die in Großbritannien und/oder Nordirland nach dem 1.1.1980 operiert wurden und/oder Transfusionen (Blutkomponenten) erhalten haben.

Diagnostische Tests auf Prionen im Spenderblut sind in Entwicklung (siehe auch Castilla et al. 2005, Safar et al. 2005), bergen aber, da es sich um eine unheilbare Erkrankung mit fatalem Ausgang handelt, ähnlich tiefgreifende ethische Probleme wie die Diagnostik der Huntingtonschen Erkrankung (Turner 2006)

2.3 Bakterien

Vergleiche Blajchman et al. (2005), Brecher und Hay (2005), Fang et al. (2005), Leclercq et al. (2005) und te Boekhorst et al. (2005).

2.3.1 Kontaminationsquellen

Es gibt nur wenige Bakterienspezies, bei denen lang andauernde Bakteriämien ohne erkennbare Symptomatik möglich sind.

Dazu gehören:
- *Treponema pallidum*
- *Borrelia burgdorferi*
- einige Darmkeime wie *Yersinia enterocolitica* und möglicherweise Salmonellen
- die Erreger chronischer Osteomyelitiden
- *Brucella melitensis*.

Kurz andauernde Bakteriämien sind allerdings nach lokalen Manipulationen im Darmbereich (Sigmoidoskopie) und vor allem nach zahnärztlichen Eingriffen (Zahnextraktionen) möglich.

Weitere Kontaminationsquellen sind:
- bei der Blutentnahme Hautkeime infolge insuffizienter Desinfektion, Kontamination oder Vernarbung der Entnahmestelle
- kontaminierte Stabilisator- oder Apherese-Flüssigkeiten
- unzureichender Verschluss oder Defekte des Beutelsystems
- Anflugkeime bei gewaschenen Präparaten
- Kontamination durch inadäquate Handhabung der Präparate, z.B. Erwärmen im (kontaminierten) Wasserbad oder Eröffnen zur Entnahme von Blut zur serologischen Verträglichkeitsprobe (Kreuzprobe).

Abhängig von Bakterienspezies und Stamm wird möglicherweise ein Teil der in die Blutkonserve gelangten Keime durch bakterizide Mechanismen im Blut (Komplement, Phagozytose) eliminiert.

2.3.2 Vermehrung von Keimen in Blutprodukten

Vermehrung in Thrombozyten-Konzentraten
Die Bakterien stoßen in den verschiedenen Präparaten auf sehr unterschiedliche Vermehrungsbedingungen. Mit einer **relativ raschen Vermehrung** von Bakterien ist in Thrombozyten-Konzentraten zu rechnen, da diese zwischen 20 und 24 °C aufbewahrt werden.

Das Spektrum der sich bei diesen Temperaturen vermehrenden Erreger ist sehr viel breiter als bei kühl gelagerten Erythrozyten-Konzentraten (siehe unten) und umfasst zusätzlich z.B.
- Staphylococcus-Spezies
- *Serratia marcescens*
- vergrünende Streptokokken
- *Bacillus cereus*
- Propionibacterium-Spezies
- *Escherichia coli*
- Enterobacter-Spezies
- eine Reihe weiterer gramnegativer Stäbchen (Brecher und Hay 2005).

Versuche in den USA, die zulässige Laufzeit der Thrombozyten-Konzentrate von fünf auf sieben Tage auszudehnen, scheiterten an einer deutlichen Vermehrung des Anteils stärker kontaminierter Präparate. Es wird davon ausgegangen, dass auch *Treponema pallidum* unter den genannten Lagerungsbedingungen (20–24 °C) überleben kann.

Vermehrung in Erythrozyten-Konzentraten
Bei 4 °C, der Lagerungstemperatur von Erythrozyten-Konzentraten, können sich **nur bestimmte Bakterien** vermehren, wie z.B.

- Koagulase-negative Staphylokokken
- *Serratia liquefaciens*
- Acinetobacter-Spezies
- Pseudomonas-Spezies
- Proteus-Spezies
- *Yersinia enterocolitica* (Brecher und Hay 2005).

Die exponentielle Vermehrung erfolgt nach einer Adaptationsphase. Deshalb wurden die meisten (der insgesamt seltenen) Kontaminationen mit schweren Folgen für den Patienten bei länger als 2–3 Wochen gelagerten Erythrozyten-Konzentraten beobachtet. Deutlich begünstigt wird das Wachstum durch eine Unterbrechung der Kühlkette, z.B. wenn vorbereitete Konserven nicht umgehend transfundiert werden.

Obwohl nach experimentellen Ergebnissen *T. pallidum* bei 4 °C in Zitratblut bis zu 120 Stunden infektionsfähig sein kann, ist kein Fall von Syphilis-Infektion durch länger als 24 Stunden gelagerte Erythrozyten-Konzentrate berichtet. Mit den früher üblichen „Warmbluttransfusionen" sind Syphilis-Übertragungen hingegen möglich.

Eigenblutkonserven sind gleichermaßen durch bakterielle Kontamination gefährdet wie Fremdblutspenden, wegen der häufig längeren Lagerzeit der Konserven und der vorliegenden Grunderkrankungen sogar möglicherweise stärker.

2.3.3 Klinisches Bild

Voraussetzungen für die Übertragung transfusionsassoziierter Infektionen

Trotz stark schwankender Angaben bakterieller Kontaminationen in zellulären Blutpräparaten (Blajchman et al. 2005, Brecher und Hay 2005, Fang et al. 2005, Hillyer et al. 2003, te Brockhorst et al. 2005) führt offensichtlich nur ein kleiner Teil der Kontaminationen zu klinisch diagnostizierten Erkrankungen (z.B. te Brockhorst et al. 2005). Nicht die bloße Anwesenheit von Bakterien führt zur Sepsis, bedeutsam sind:

- Spezies
- Konzentration in der Konserve als Ergebnis der Vermehrungsfähigkeit unter Lagerungsbedingungen
- gegebenenfalls Toxin-Bildung.

Die transfundierten Patienten sind häufig bereits infiziert oder infektionsgefährdet und dementsprechend antibiotisch behandelt; der Verdacht der Assoziation zur Transfusion ist entsprechend gering. Schließlich gelten die häufig in Thrombozyten-Konzentraten anzutreffenden Hautkeime im mikrobiologischen Labor weder als relevant noch als pathogen.

Symptomatik der transfusionsassoziierten septischen Reaktion

Bei jedem der folgenden Symptome besteht der Verdacht auf eine transfusionsassoziierte septische Reaktion, insbesondere, wenn es **während oder innerhalb von zwei Stunden nach der Bluttransfusion** auftritt:

- Fieber ($\geq 38\,°C$) oder Temperaturanstieg gegenüber vor der Transfusion ($> 1\,°C$)
- Schüttelfrost
- Tachykardie ($\geq 120/min$) oder Anstieg der Herzfrequenz ($\geq 30/min$)
- Absinken des systolischen Blutdrucks ($\geq 30\,mmHg$)
- andere Symptome wie Schwindel, Erbrechen, Diarrhö, Dyspnoe, Blutungen, Oligurie und/oder Schock.

2.3.4 Therapie und Prävention transfusionsassoziierter Reaktionen

Vorgehen bei Verdacht auf eine transfusionsassoziierte septische Reaktion

Bei Verdacht auf eine transfusionsassoziierte septische Reaktion sind folgende Maßnahmen zu treffen (Bundesärztekammer 2005):

- Abbruch der Transfusion, gegebenenfalls sofortige Benachrichtigung des transfundierenden Arztes (venösen Zugang aber offen halten!)
- gegebenenfalls Schockbehandlung, intensivmedizinische Behandlung, kontinuierliche Überwachung
- keine weitere Gabe von Erythrozyten-Konzentraten/ Blutkomponenten bis zur Abklärung
- Entnahme von zwei oder mehr Blutkulturen **von einer anderen Entnahmestelle,** möglichst vor Einleitung einer antibiotischen Therapie, sowie Material für die Bestimmung der intravasalen Hämolyse (freies Hämoglobin, Haptoglobin, LDH) und für direkten Coombs-, Blutgruppen- und Antikörpertest
- kontaminationssichere Asservierung von Transfusionsbeutel und Transfusionsbesteck bei 4 °C (Bundesärztekammer 2005)
- umgehende Benachrichtigung der Blutbank (gegebenenfalls können weitere Produkte des gleichen Spenders noch gesperrt werden!)
- schriftliche Dokumentation
- Information der entsprechend den Vorgaben des Qualitätssicherungssystems zuständigen Person
- bei Verdacht auf eine schwerwiegende Nebenwirkung unverzügliche Information des pharmazeutischen Unternehmers und des Paul-Ehrlich-Instituts in Langen als zuständiger Bundesoberbehörde.

Prävention

Vergleiche Benjamin und Mintz (2005), Blajchman et al. (2005), Fang et al. (2005) und te Boekhorst et al. (2005).

Die Verkürzung der Laufzeit von Thrombozyten-Konzentraten auf drei Tage und von Erythrozyten-Konzentraten auf drei Wochen würde vermutlich zu Versorgungsengpässen führen. Bakteriennachweise durch die Änderung von pH oder Glucose oder durch Anzucht und automatischen Nachweis sind in zahlreichen Studien erprobt oder in einigen Ländern bereits verpflichtend eingeführt. Die Präparate werden als „negativ zum Zeitpunkt der Ausgabe" ausgegeben. Viele Präparate stellen sich aufgrund der Fortsetzung der Kultur nach Transfusion als kontaminiert heraus, ohne dass bei den Patienten bei gezielter Nachforschung eine klinische Symptomatik aufgetreten wäre (z.B. te Boekhorst et al. 2005). Andererseits blieben bakterielle Kontaminationen, die zu schweren septischen Komplikationen sowie zu mindestens einem Todesfall führten (Fang et al. 2005), in der Kultur negativ, weswegen te Boekhorst und Mitarbeiter die Effektivität der Bakteriendiagnostik in Thrombozyten-Präparaten oder zumindest deren Effizienz infrage stellen.

Die Pathogen-Inaktivierung von Thrombozyten-Präparaten wird weiter unten behandelt.

Folgende präventive Maßnahmen sind weiterhin unstrittig:
- Sorgfältige Spenderauswahl und Befragung im Blutspendedienst sowie bei Eigenblutspendern. Kann eine Bakteriämie nach medizinischen Manipulationen oder auch bei scheinbar unbedeutenden bakteriellen Infekten nicht ausgeschlossen werden, Spender eher nicht zulassen!
- Optimierung der Hautdesinfektion des Spenders und Predonation-Sampling (siehe Abschnitt 3.4)
- Leukozyten-Depletion reduziert deutlich die Übertragung von phagozytierten intrazellulären Erregern wie z.B. *Yersinia*.
- Sichtkontrolle der Konserve auf Verfärbung und Hämolyse unmittelbar vor der Transfusion.
- Sorgfältige Beobachtung des Patienten bei und nach der Transfusion.

2.3.5 *Treponema pallidum*

Syphilis war die erste Infektionserkrankung, für die eine Übertragung durch Transfusion beschrieben wurde. Bis in die 1950er Jahre waren Übertragungen nicht selten. Seit den frühen Tagen der Transfusionsmedizin werden Blutspender auf **Antikörper gegen *T. pallidum*** untersucht. Nachweislich infizierte Spender werden auf Lebenszeit von weiteren Spenden ausgeschlossen.

Seit Erythrozyten-Konzentrate vor der Transfusion bei 4 °C gelagert werden, wurden praktisch keine Infektionen durch Blut beschrieben. Wegen der Kosten der Testung, der erheblichen Zurückweisungsrate von Spendern mit unspezifischen Testbefunden und der damit verbundenen Schwierigkeiten bei der Beratung der Spender, der extremen Seltenheit von nachgewiesenen Übertragungen und der Möglichkeit, dass trotz Test frische Infektionen übertragen werden könnten, wurde der Wert des Spender-Screenings infrage gestellt (Cable 1996). Übertragungen können jedoch klinisch inapparent verlaufen und möglicherweise auch wegen des Spender-Screenings so selten auftreten. Der Wert des Syphilis-Testings als Surrogatmarker für frische HIV-Infektionen wird diskutiert, ist aber für Deutschland nicht untersucht. Ein Test auf Antikörper gegen *T. pallidum* ist in Deutschland weiterhin für alle Spenden vorgeschrieben.

2.4 Protozoen

Vergleiche Kitchen und Chiodini (2006) und Reesink (2005).

Malariaerreger (*Plasmodium falciparum*, *Plasmodium vivax*, *Plasmodium malariae* und *Plasmodium ovale*) sowie die Erreger der Chagas-Krankheit (*Trypanosoma cruzi*) sind die wichtigsten durch Blut übertragenen Protozoen. Beide kommen üblicherweise in Deutschland nicht vor. Pro Jahr wird jedoch die Einschleppung von etwa 1000 Malariafällen nach Deutschland gemeldet. Einige kurz zurückliegende Fälle von transfusionsübertragener **Malaria** sind für die USA und Großbritannien dokumentiert.

> Deswegen ist es sehr wichtig, dass Auslandsreisen beim Spendetermin sorgfältig erfragt und Rückkehrer aus Malaria-Endemiegebieten für mindestens sechs Monate von der Blutspende zurückgestellt werden.

Früher verlängerte sich die Rückstellungsfrist auf zwölf Monate nach dem letzten Fieberschub, wenn während des Aufenthalts oder danach Fieberschübe auftraten, zusätzlich wurde von den Richtlinien ein Plasmodien-Antikörpertest gefordert, der negativ ausfallen musste. Heute wird der Ausschluss einer Malaria bei Fieberschüben nach Tropenaufenthalt nicht mehr explizit gefordert. Spender mit nachgewiesener Plasmodien-Infektion werden für vier Jahre nach medizinisch dokumentierter Heilung zurückgestellt, die Art der Dokumentation lassen die Richtlinien offen. Ebenso werden Spender, die in einem Malaria-Endemiegebiet geboren oder aufgewachsen sind, sowie solche, die zeitweilig ihren Lebensmittelpunkt in einem Malaria-Endemiegebiet hatten, nach Verlassen der Endemieregion für vier Jahre von weiteren Blutspenden ausgeschlossen. Vor Aufnahme der Spendetätigkeit muss ihre Infektiosität mittels eines validierten immunologischen oder Nukleinsäure-Nachweistests ausgeschlossen werden. Da ein solcher Test aber in zahlreichen Blutspendediensten weder durchgeführt noch in Auftrag gegeben wird, bleibt es wie zuvor de facto bei einer lebenslangen Sperre solcher Spender. Damit wird auch die Übertragung weiterer in Malaria-Endemiegebieten häufigeren Infektionen (z.B. Frank et al. 1997) verhindert.

Ein nennenswertes Risiko für den Erwerb einer **T.-cruzi-Infektion** besteht in Lateinamerika eigentlich nur bei längerem Aufenthalt in sehr einfachen Behausungen. Chronische Infektionen können auch bei Personen vorliegen, die unter entsprechenden Bedingungen aufgewachsen sind, dann aber vor Jahren aus ihren Heimatländern ausgewandert sind. So stellen T.-cruzi-Infektionen im südlichen Kalifornien ein Problem dar; in Deutschland wurden kürzlich erstmals entsprechende Untersuchungen bei Zuwanderern aus Lateinamerika durchgeführt (Frank et al. 1997). Bei 2% der untersuchten Personen konnten in Immunfluoreszenz-Tests und ELISA spezifische Antikörper nachgewiesen werden. Spendewillige mit nachgewiesener Trypanosomen-Infektion werden lebenslang von der Blutspende ausgeschlossen.

Babesia ist ein Plasmodien-ähnlicher, normalerweise durch Zecken übertragener Parasit, der in verschiedenen Gebieten der USA und auch in Europa vorkommt. Die Infektion führt zu lang andauernder Parasitämie (Leiby et al. 2005). Eine Übertragung durch Transfusion ist möglich, wurde aber bisher erst in Einzelfällen beschrieben und stellt besonders für splenektomierte Patienten ein hohes Risiko dar. Spendewillige mit nachgewiesener Babesien-Infektion werden lebenslang von der Blutspende ausgeschlossen.

Symptomatische transfusionsübertragene **Toxoplasma-Infektionen** sind selten. Transfusionsübertragene Infektionen durch *Trypanosoma rhodesiense, Trypanosoma gambiense* oder die verschiedenen **Leishmanien** dürften nur durch eine Blutübertragung in entsprechenden Endemiegebieten vorkommen.

2.5 Helminthen

Larven der zu den Nematoden gehörenden Filarien ***Wuchereria bancrofti*** und ***Brugia malayi*** (lymphatische Filariose, Elephantiasis) sowie ***Loa loa*** (Loiasis, Calabar-Schwellung) sind durch Bluttransfusion in seltenen Fällen übertragbar. Sie erreichen aber ohne Insekten als Vektor nicht ihr adultes Stadium und können sich im Empfänger nicht vermehren. Somit rufen die Mikrofilarien **keine wesentlichen Symptome** hervor und sterben nach einiger Zeit ab.

3 Maßnahmen zur Infektionssicherheit im Rahmen der Blutspende

Die Maßnahmen zur Gewährleistung der Infektionssicherheit von Blutspenden in Deutschland sind in den Richtlinien zur Blutgruppenbestimmung und Bluttransfusion (Hämotherapie) des Wissenschaftlichen Beirats der Bundesärztekammer und des Paul-Ehrlich-Instituts (Bundesärztekammer 2005) sowie im Transfusionsgesetz festgelegt. Erstmals bezeichnet die Fassung von 1996 die Richtlinien als transfusionsmedizinische Mindeststandards. Laut Transfusionsgesetz darf die Vermutung gelten, dass, wer die Richtlinien befolgt, den Stand des Wissens und der Technik einhält. Ferner sind die Richtlinien mit den die Infektionssicherheit betreffenden Passagen Bestandteil der Produktzulassung durch das Paul-Ehrlich-Institut.

3.1 Spenderauswahl

Die **Spenderanamnese** dient dem **Schutz des Blutspenders** vor möglichen Komplikationen der Spende und dem **Schutz des Empfängers** vor toxischen und mutagenen Medikamenten und vor Infektionserkrankungen. Erfragt werden bestehende chronische Infektionen sowie Umstände oder Verhalten, die zu Infektionen prädisponieren. Der Spender kann entweder zeitlich begrenzt von der Spende zurückgestellt oder auf Dauer von der Spende ausgeschlossen werden.

Die **Spenderausschlüsse** sind in Abschnitt 2.2 der Richtlinien (Bundesärztekammer 2005), auf die sich das Transfusionsgesetz bezieht, sowie in den entsprechenden Empfehlungen des Europarats und der Weltgesundheitsorganisation geregelt.

Spenderausschlüsse auf Dauer beziehen sich auf bekannte Protozoonosen, bakterielle und virale Erkrankungen, für die eine definitive Ausheilung schwer oder nicht nachweisbar ist, im einzelnen
- Trypanosomiasis, Leishmaniasis, Babesiose
- Syphilis, Brucellose, Fleckfieber und andere Rickettsiosen, Lepra, Rückfallfieber, Melioidose und Tularämie, im Gegensatz zu früheren Richtlinien enthält die Ausschlussliste aber nicht mehr „bekannte Dauerausscheider von Salmonellen"
- HIV-, HTLV- und HCV-Infektionen, aber nicht mehr „infektiöse Hepatitiden unklarer Ätiologie"
- HBV-Infektionen, sofern nicht die Infektion mehr als fünf Jahre zurückliegt und die erloschene Kontagiosität durch einen negativen NAT (validiert, hohe Empfindlichkeit) sowie einen ausreichenden Anti-HBs-Titer dokumentiert wird.

Ferner werden Spendewillige mit einem Risiko für eine familiäre oder iatrogene Creutzfeldt-Jakob-Erkrankung sowie deren Variante auf Dauer von der Spende ausgeschlossen.

In einer dritten Gruppe werden die Spendewilligen auf Dauer von der Spende ausgeschlossen, deren Risiko für frische und/oder nicht getestete und/ oder möglicherweise unbekannte Infektionen erhöht ist.

Die Richtlinien nennen in diesem Zusammenhang
- Empfänger von Xenotransplantaten
- Personen, deren Sexualverhalten oder Lebensumstände ein gegenüber der Allgemeinbevölkerung deutlich erhöhtes Übertragungsrisiko für durch Blut übertragbare schwere Infektionskrankheiten (HBV, HCV oder HIV) bergen. In einer Fußnote erläutern die Richtlinien: „z.B. homo- und bisexuelle Männer, Drogenabhängige, männliche und weibliche Prostituierte, Häftlinge".

Zeitlich befristete Zurückstellungen gibt es
- nach Infektionen
- nach Expositionen mit dem **Risiko**, eine übertragbare Infektion zu erwerben
- nach Impfungen
- bei besonderen epidemiologischen Situationen
- aus sonstigen Gründen.

Die **Rückstellungsfristen nach Infektionen** betragen
- nach medizinisch dokumentierter Heilung von Malaria vier Jahre
- nach medizinisch dokumentierter Heilung von Osteomyelitis, Q-Fieber, Tuberkulose sowie Infektionen mit *Salmonella typhi* und *paratyphi* zwei Jahre
- nach Abschluss der Behandlung eines rheumatischen Fiebers zwei Jahre
- nach Abklingen der Symptome einer Toxoplasmose sechs Monate
- nach einer Hepatitis A bzw. dem Nachweis einer HAV-Infektion (IgM-Anti-HAV) vier Monate
- nach fieberhaften Erkrankungen, Durchfallerkrankungen unklarer Ursache sowie nach Abklingen der Symptome anderer als der oben erwähnten Infektionskrankheiten mit Ausnahme unkomplizierter Infekte mindestens vier Wochen
- nach unkomplizierten (nicht fieberhaften) Infekten eine Woche.

Die **Rückstellungsfristen nach Exposition** mit dem Risiko, eine übertragbare Infektion zu erwerben, betragen
- vier Jahre nach Verlassen der Endemieregion für Personen, die in einem Malaria-Endemiegebiet geboren oder aufgewachsen sind oder zeitweilig ihren Lebensmittelpunkt in einem Malaria-Endemiegebiet hatten.
- ein Jahr nach Tollwutimpfung bei Verdacht auf Exposition
- sechs Monate nach Besuch eines Malaria-Endemiegebietes
- vier Monate nach dem letzten Aufenthalt für Personen, die aus einem Gebiet eingereist sind, in dem sie ihren zeitweiligen Lebensmittelpunkt hatten und in dem sich HBV-, HCV-, HIV oder HTLV I/II-Infektionen vergleichsweise stark ausgebreitet haben. Für die Festlegung dieser Gebiete wird auf die Web-Seiten des Paul-Ehrlich-Instituts (PEI) und des Robert-Koch-Instituts (RKI) verwiesen. Eine eventuell erworbene HTLV-Infektion würde allerdings auch nach der Rückstellungsfrist nicht erkannt.
- vier Monate nach intimem Kontakt mit Personen, die wegen eines durch Sexualverhalten oder Lebensumstände erhöhten Infektionsrisikos auf Dauer ausgeschlossen würden (siehe oben)
- vier Monate nach Haftentlassung
- vier Monate nach dem letzten Kontakt bei engen Kontakten innerhalb einer häuslichen Lebensgemeinschaft mit dem Risiko einer Infektion durch Hepatitis(viren) (HBV, HCV, HAV)
- vier Monate nach allogenen Gewebetransplantaten (bei Dura-mater-, Kornea- und Xenotransplantaten Dauersperre)
- vier Monate nach großen Operationen
- vier Monate nach Endoskopien/Biopsien/Katheteranwendungen, sofern nicht ausschließlich Einmalmaterial verwendet wurde
- vier Monate nach Empfang von autologen und allogenen Blutkomponenten und Plasmaderivaten, ausgenommen Humanalbumin
- vier Monate nach invasiver Exposition, auch Schleimhautkontakt, gegenüber Blut bzw. Verletzungen mit durch Blut kontaminierte Injektionsnadeln oder Instrumente
- vier Monate nach einer Akupunktur, falls diese nicht unter aseptischen Bedingungen mit Einmalnadeln durchgeführt wurde
- vier Monate nach Tätowierungen oder Durchbohrungen der Haut und Schleimhaut zur Befestigung von Schmuck
- eine Woche nach einem kleinem operativen Eingriff oder einer Zahnextraktion
- nach Ermessen des Spendearztes für alle Eingriffe, die weder große Operationen sind noch kleine operative Eingriffe
- einen Tag nach zahnärztlicher Behandlung.

Bei der Rückstellung nach Exposition mit dem Risiko, eine übertragbare Infektion zu erwerben, wird aus Sicherheitsgründen in Kauf genommen, dass nur ein sehr kleiner Teil der Spender wirklich infiziert ist, die meisten also zu Unrecht ausgeschlossen werden. Allerdings ist entgegen einem weit verbreiteten Glauben die Tatsache, dass sich unter den wegen ihrer Exposition ausgeschlossenen Spendewilligen gelegentlich auch ein tatsächlich Infizierter befindet, noch kein Beweis für den Beitrag des anamnestischen Ausschlusses zur Infektionssicherheit. Dieser Sicherheitsgewinn ist erst gegeben, wenn die Zahl tatsächlich Infizierter unter den Ausgeschlossenen signifikant höher ist als unter den nicht ausgeschlossenen. Dies konnte jedoch bisher für kaum ein Ausschlusskriterium gezeigt werden. Ist jedoch die Zahl Infizierter bei Ausgeschlossenen und nicht Ausgeschlossenen annähernd gleich, wird durch den Ausschluss zwar die Zahl der verfügbaren Blutspenden vermindert, die Sicherheit aber nicht beeinflusst.

Die **Rückstellungsfristen nach Impfungen** betragen
- vier Wochen nach Verabreichung von Lebendimpfstoffen
- eine Woche nach HBV-Impfung, weil der Impfstoff im für jede Spende durchgeführten HBsAg-Test nachgewiesen werden könnte und dann die Impfung nicht von der frühen Phase einer HBV-Infektion unterscheidbar wäre.

Rückstellungen wegen besonderer epidemiologischer Situationen gibt es bei Bedarf für neue Infektionskrankheiten wie SARS. Bei der Einreise aus Gebieten mit saisonal fortlaufender Übetragung des West-Nil-Virus auf Menschen (derzeit USA, Kanada, Mexiko) gilt eine Rückstellungsfrist für vier Wochen, sofern kein Genomtest durchgeführt wird.

Einreisende aus Gebieten mit Chikungunya-Virus-Infektionen werden für 2 Wochen nach Einreise von der Spende zurückgestellt.

Sonstiger Rückstellungsgrund ist in Bezug auf Infektionen die Behandlung mit Seren tierischen Ursprungs, die zu einer Rückstellung von zwölf Monaten führt.

3.2 Ärztliche Beurteilung der Spendetauglichkeit

Die ärztliche Beurteilung der Spendetauglichkeit dient primär dem Schutz des Blutspenders. Auffällige Einstichstellen, die z.B. bei der Blutdruckmessung erkennbar werden, sollten zum Spenderausschluss führen. Darüber hinaus soll das Gespräch mit dem Arzt Rückfragen zur Anamnese erlauben und gegebenenfalls den diskreten Rücktritt von der Spende ermöglichen.

3.3 Vertraulicher Selbstausschluss

In vielen gesellschaftlichen Gruppen besteht ein erheblicher Gruppendruck, auch bei Vorliegen von (der Gruppe verborgenen) Risikofaktoren, Blut zu spenden. Gelegentlich kommt es auch vor, dass Angehörige von Risikogruppen durch die Blutspende anderen ihre „Normalität" beweisen wollen. Diesen Personen soll der vertrauliche Selbstausschluss nach der Spende ermöglichen, dem Blutspendedienst mitzuteilen, dass die betreffende Spende nicht für Transfusionszwecke verwendet werden sollte. Dazu wird nach der Spende auf einem Zettel, auf dem nur die Spendernummer vermerkt ist, die entsprechende Option „Spende verwenden" bzw. „Spende nicht verwenden" angekreuzt. Diese Option wird von bis zu 1% der Spender wahrgenommen. Diese Maßnahme klingt zwar einleuchtend, es ist aber bis heute nicht klar, ob durch diese Maßnahme in Deutschland wie gewünscht das statistische Infektionsrisiko der Blutpräparate oder nur die Anzahl der zur Transfusion zur Verfügung stehenden Blutpräparate vermindert wird.

3.4 Hautdesinfektion und „predonation sampling"

Vergleiche McDonald et al. (2004).

Die Wahl des Hautdesinfektionsmittels und die Desinfektionstechnik haben einen entscheidenden Einfluss auf die Häufigkeit der Kontamination von Blutpräparaten mit Bakterien. Eine Kontamination von Vollblut- und Apherese-Spenden mit Bakterien und Pilzen ist trotz Einhaltung aller hygienischen Vorschriften zur Blutspende nicht gänzlich zu vermeiden. Die meisten dieser Erreger stammen von der Haut des Spenders und gelangen mit den ersten Millilitern der Spende in das Blutpräparat. Zur Verminderung der Häufigkeit dieser Art von Kontamination sind daher nach den Richtlinien der Bundesärztekammer (2005) mindestens die ersten 15 ml der Spende getrennt aufzufangen, was die Zahl nachgewiesener bakterieller Kontaminationen in den Präparaten um 40–70% vermindert. Da schwere Zwischenfälle häufiger durch Keime verursacht werden, die beim Spender eine **Bakteriämie** verursacht haben, steht das Ausmaß der Gesamtwirkung dieser Intervention noch nicht abschließend fest. Das abgetrennte Volumen kann für die Labordiagnostik der Blutspende verwendet werden.

3.5 Labortestung

Vor ihrer Freigabe der Blutkonserve sind nach den Richtlinien der Bundesärztekammer (2005) Tests auf folgende Infektionsmarker durchzuführen (in der Reihenfolge ihrer Einführung):
- Antikörper gegen *T. pallidum*

- das Oberflächenantigen des Hepatitis-B-Virus (HBsAg) seit etwa 1971
- Antikörper gegen HIV seit 1985
- Antikörper gegen HCV seit 1990
- HCV-RNA seit 1.4.1999
- HIV-RNA seit 1.5.2004
- Anti-HBc seit 1.7.2006.

Anti-CMV wird nach Indikation getestet (siehe Abschnitt 2.1.4).

Die **Testung von Eigenblutspenden** erfolgt nach den gleichen Grundsätzen wie die von homologen Spenden, die Entnahme und Transfusion infektiöser Eigenblutspenden bedarf einer strengen medizinischen Indikation (z.B. seltene Blutgruppe).

In sehr seltenen Fällen sind Infektionsübertragungen auf Verwechslungen im Labor oder bei der (manuellen) Konservenfreigabe oder Ausgabe zurückzuführen (Linden 1994).

3.6 Umgang mit falsch positiven Screening-Ergebnissen des Blutspenders

Die Spezifität der für das Blutspender-Screening verwendeten Antikörpertests liegt bei etwa 99,7–99,8%, d.h., auch von 100 000 nicht infizierten Blutspendern werden immer 200–300 in einem der verwendeten Suchtests wiederholt reaktiv sein. Da die tatsächliche Häufigkeit der untersuchten Infektionen schon bei Erstspendern niedrig und bei Mehrfachspendern durch die wiederholte Auslese der früher infizierten Spender sehr niedrig ist (für Anti-HIV etwa 1:50 000 bis 1:100 000), sind tatsächlich die allermeisten dieser reproduzierbar reaktiven Suchtestergebnisse für Anti-HIV, die Mehrzahl für Anti-HCV und ein gewisser Teil für HBsAg **bei Blutspendern** falsch positiv – der Blutspender ist nicht tatsächlich infiziert.

Zur weiteren Abklärung und zum Ausschluss von Probenverwechslungen ist bei wiederholt reaktivem Screening-Test für anti-HIV **immer eine zweite unabhängig entnommene Probe** des Blutspenders erforderlich.

Auch eine Blutspende mit wiederholt reaktivem Screening-Test, aber negativem Bestätigungstest kann nach den Richtlinien aus Sicherheitsgründen nicht verwendet werden.

3.7 Rückverfolgung

Wird ein bislang negativer Blutspender positiv für Anti-HIV, Anti-HCV, HBsAg, HCV-RNA oder HIV-RNA, so muss zunächst dieser Befund in einer zweiten Blutprobe dieses Spenders überprüft werden. Bestätigt sich eine frische Infektion, könnten auch frühere, noch negative Spenden infektiös gewesen sein. Im Rahmen eines **spenderbezogenen** Rückverfolgungsverfahrens (Look-back) werden die Empfängerkrankenhäuser informiert, gebeten, den Verbleib der Blutkonserve bis zum Blutempfänger zu verfolgen, diesen gegebenenfalls ausfindig zu machen und angemessen über die Möglichkeit einer Infektionsübertragung durch die Transfusion zu informieren und ihm eine infektionsspezifische Labordiagnostik anzubieten.

Ein **empfängerbezogenes** Rückverfolgungsverfahren wird immer dann in Gang gesetzt, wenn bei einem Empfänger von Einzelspender- oder Kleinpoolpräparaten eine Infektion gefunden wird und die Transfusion als Grund für die Infektion nicht sicher ausgeschlossen werden kann. Im Rahmen des empfängerbezogenen Rückverfolgungsverfahrens ist durch Nachuntersuchung aller involvierten Blutspender sicherzustellen, dass nicht zum Zeitpunkt einer der transfundierten Spenden eine unerkannte Infektion vorlag, und gegebenenfalls zusätzlich ein spenderbezogenes Rückverfolgungsverfahren einzuleiten. Obwohl in den meisten empfängerbezogenen Rückverfolgungsverfahren das transfundierte Blut als Ursache der Infektion des Empfängers ausgeschlossen werden kann, ist die Meldung von Infektionen von Blutempfängern und Durchführung der empfängerbezogenen Rückverfolgung für mögliche andere Empfänger von Blut eines tatsächlich infizierten Spenders von großer Bedeutung. Bei nicht transfusionsbedingten Infektionen des Empfängers ist die Möglichkeit einer nosokomialen Infektion zu prüfen.

3.8 Leukozyten-Depletion

Ein anerkannter Weg, die Infektiosität von zellulären Blutpräparaten zu verringern, ist die möglichst vollständige Eliminierung der Leukozyten (Leukozyten-Depletion).

Die Wirkung erstreckt sich
- auf zellgebundene Viren (HTLV I/II, CMV, EBV, HHV-8)
- auf phagozytierte Bakterien
- nach neueren Erkenntnissen möglicherweise auch auf den Erreger der Variante der Creutzfeldt-Jakob-Erkrankung.

Die Leukozyten-Depletion vor der Lagerung ist ab dem 1.10.2001 in Deutschland für alle zellulären Blutprodukte vorgeschrieben. Die Leukozyten-Depletion kann vor der Trennung von Erythrozyten und Plasma als Vollblutfiltration oder nach der Auftrennung als Komponentenfiltration durchgeführt werden, wenn aus den „buffy coats" noch gepoolte Thrombozyten-Konzentrate hergestellt werden sollen. Der Restgehalt an Leukozyten darf 10^6 pro Präparat nicht übersteigen.

3.9 Pathogen-Inaktivierung von zellulären Blutkomponenten

Vergleiche Caspari et al. (2005).

In Anbetracht der Schwierigkeiten, durch Ausschluss oder Rückstellung möglicherweise infizierter Spendewilliger sowie durch Labortests die Infektionssicherheit von zellulären Blutpräparaten zu gewährleisten, erscheinen Verfahren attraktiv, die eine umfassende Sicherheit durch Inaktivierung aller Klassen von Pathogenen von Viren bis zu Protozoen versprechen. Ein solches Verfahren für Thrombozyten ist bereits in Europa CE-markiert, zahlreiche weitere sind in der klinischen Entwicklung. Allen Verfahren gemeinsam ist ihre vorwiegende Wirkung auf Nukleinsäuren. Gegen die Erreger spongiformer Enzephalopathien liegt daher vermutlich keine Wirksamkeit vor. Gegen nicht Lipid-umhüllte Viren scheint das bisher am weitesten entwickelte Verfahren nur begrenzt wirksam zu sein. Da es sich um einstufige Verfahren handelt, sind den Möglichkeiten der Evaluierung der Inaktivierung Grenzen gesetzt. Diese liegen im Bereich von 4–6 Log(10)-Stufen, d.h. einer Verminderung um den Faktor 10 000 bis 1 Million. Obwohl die zu inaktivierende Viruskonzentration durch die Labortestung der Spende limitiert wird, lässt sich nicht ausschließen, dass das Pathogeninaktivierungsverfahren im Einzelfall bis an die Grenzen der Evalierbarkeit des Verfahrens belastet wird.

Ferner lassen In vitro-Daten und klinische Parameter darauf schließen, dass die Thrombozyten-Zahl durch die Pathogen-Inaktivierung messbar vermindert und ihre Funktion beeinträchtigt wird.

4 Maßnahmen zur Infektionssicherheit bei gefrorenem Frischplasma

Gefrorenes Frischplasma muss seit 1993 einer so genannten **Quarantäne** unterzogen werden, sofern es nicht einem wirksamen Virusinaktivierungsverfahren unterzogen wird. Dabei wird das Plasma so lange gefroren gelagert, bis der Spender nach vier oder mehr Monaten für HBsAg, Anti-HCV und Anti-HIV erneut negativ getestet ist. Mit dieser Maßnahme lässt sich das Risiko von Spenden in der frühen Phase einer HCV- und HIV-Infektion und mit der geplanten Einführung der Anti-HBc-Testung auch für HBV-Infektionen sehr stark einschränken. Für HBV erscheint die Quarantänezeit von vier Monaten wegen der langen Inkubationszeit bis zum Erscheinen des Anti-HBc etwas kurz.

Viren können im Plasmapool durch **Solvens und Detergenz inaktiviert** werden. Anschließend wird das behandelte Material wieder in einzelne Plasmabeutel abgefüllt. Hierdurch wird die Virussicherheit für HCV und HIV in ähnlichem Maß wie durch die Quarantäne erhöht. Es werden ausschließlich Lipid-umhüllte Viren inaktiviert. Bei der klinischen Prüfung und weit verbreiteten Anwendung ergaben sich bisher keine Hinweise auf globale Wirksamkeitseinbußen oder akute Unverträglichkeiten.

Die Inaktivierung in der Einzelspende durch Methylenblau und Bestrahlung mit Licht ist bisher in zahlreichen europäischen und nichteuropäischen Ländern, nicht aber in Deutschland zugelassen.

5 Maßnahmen zur Infektionssicherheit bei der Herstellung von Plasmaproteinpräparaten

5.1 Sperrlager

Vor ihrer Zusammenführung zu einem Plasmapool werden die entsprechenden Plasmen beim Fraktionierer einer Sperrlagerung (inventory hold) von je nach Hersteller **2–3 Monaten** unterzogen. Während dieser Zeit können Plasmen, deren Spender anlässlich späterer Spenden für einen Infektionsmarker positiv werden, aussortiert werden und kontaminieren dann nicht mehr den Plasmapool. Im Gegensatz zur Quarantäne wird für den Spender nicht der Nachweis eines negativen Infektionsmarkers nach Ablauf der Sperrlagerfrist gefordert.

5.2 Testung am Kleinpool bzw. am Plasmapool

Nicht nur die Einzelprobe wird auf HBsAg, Anti-HIV und Anti-HCV getestet, sondern später auch noch einmal der Plasmapool. Durch den HBsAg-Test lässt sich möglicherweise eine massive Kontamination des Pools mit HBV erkennen, z.B. wenn durch eine Verwechslung eine bereits positiv getestete Einzelspende in den Pool gelangt oder wenn eine HBsAg-positive Probe wegen bestimmter Mutationen mit dem Screening-Test nicht erkannt wurde, wohl aber mit einem anderen Test während der Nachuntersuchung. Die Leistungsfähigkeit der Antikörpertests ist durch die starke Verdünnung des Materials im Pool begrenzt.

Trotz Virusinaktivierung ist es noch in den 1990er Jahren immer wieder zu Infektionen bei Empfängern von Plasmaprodukten gekommen, die man für „virussicher" gehalten hatte (Caspari und Gerlich 2004). Dabei wurde immer nur ein kleiner Teil der Empfänger einer Produktcharge (alle Produkte, die aus einem Plasmapool hergestellt werden) infiziert, obwohl die in den Pool eingebrachte Virusmenge eigentlich ausgereicht haben müsste, alle Empfänger zu infizieren. Die Virusinaktivierung hatte also nicht völlig versagt, sondern im Grenzbereich ihrer Leistungsfähigkeit einzelne infektiöse Einheiten statistisch verteilt in einzelnen Produktabfüllungen belassen. Theoretisch sollte eine Begrenzung der Virusmenge im Ausgangsmaterial diese Lücke schließen. Deshalb hat der Arbeitskreis Blut 1995 eine **Testung von Plasmapools auf die Genome von HBV, HCV und HIV** mit empfindlichen Nukleinsäure-Amplifikationstests (NAT), z.B. der PCR, empfohlen. Für eine ausreichende Testempfindlichkeit ist hierbei in der Regel die Testung von Teilpools (minipool testing) erforderlich. Die Plasmapool-Testung auf HCV-Genome wird auf europäischer Ebene vorgeschrieben. Vielfach wird die Testung bereits bei den Plasmalieferanten durchgeführt. Antikörper gegen Parvovirus B19 können helfen, eine nicht zu hohe Viruskonzentration ($<10^4$/ml) zu neutralisieren.

5.3 Viruseliminierung und Virusinaktivierung

Viruseliminierung bedeutet, dass während des Produktionsprozesses Viruspartikel vom weiterverarbeiteten Material abgetrennt werden.

Dies kann z.B. geschehen durch
- Alkoholfraktionierung
- andere Fällungsschritte
- chromatographische Reinigungsmethoden
- Nanofiltration.

Diese Schritte können die Virusbelastung wirksam vermindern, aber in der Regel nicht vollständig beseitigen. Das Ausmaß der Viruseliminierung kann von der An- oder Abwesenheit spezifischer Antikörper im Plasmapool abhängen. Unter Umständen wird das Virus im weiterverarbeiteten Material ungewollt angereichert, wodurch die vollständige Virusinaktivierung erschwert wird.

Bei der **Virusinaktivierung** wird die Infektiosität von Viren im weiterzuverarbeitenden Material oder im Endprodukt zerstört. Gegenwärtig werden verschiedene Varianten der Wärmebehandlung, chemische und photochemische Verfahren angewendet. Die Auswahl der Methoden ist dadurch begrenzt, dass die biologische Aktivität des Endprodukts möglichst erhalten bleiben soll und dass durch die angewandten Verfahren im Endprodukt keine neuen Antigene entstehen und keine toxischen oder kanzerogenen Substanzen ins Endprodukt gelangen dürfen.

Trotzdem dürften alle zurzeit zugelassenen Verfahren ausreichend wirksam sein gegen HIV, HCV und HBV. Probleme bereiten weiterhin die nichtumhüllten Viren HAV und Parvovirus B19.

D3.2 Infektionen bei Organ- und Gewebetransplantationen
Gregor Caspari

1 Einleitung

Neben den **Organen** Niere, Leber, Herz, Lunge und Pankreas können auch **Zellpräparationen** Knochenmark, Blutstammzellen, Inselzellen und die **Gewebe** Kornea, Trommelfell, Mittelohrknöchelchen, Herzklappen, Knorpel, Knochen, Sehnen, Blutgefäße, Haut, Faszien (Vermylen und Peerlinck 1994) sowie Samen- und Eizellen übertragen werden.

Die Spende von Samenzellen bzw. die Entnahme von Eizellen, Knochenmark, Blutstammzellen, Amnion, Nabelschnur und Knochen (Femurköpfe bei Totalendoprothese des Hüftgelenkes) erfolgt stets vom lebenden Spender, die der Niere und die von Lebersegmenten gelegentlich. Die anderen Organe bzw. Gewebe werden in der Regel toten Organspendern entnommen. Während Organe innerhalb von Stunden transplantiert werden müssen, sind die meisten Gewebe unter geeigneten Bedingungen lange lagerfähig (Vermylen und Peerlinck 1994). Gewebetransplantationen sind sehr viel häufiger als Organtransplantationen.

Die **Hauptursachen von Morbidität und Mortalität** nach einer Transplantation bleiben **Infektion** und **Transplantatabstoßung**, die beide in direkter Beziehung zur immunsuppressiven Therapie stehen. Diese wirkt bei den neueren Immunsuppressiva hauptsächlich auf die zelluläre Immunabwehr, was eine **stärkere Gefährdung durch persistierende intrazelluläre Erreger**, wie z.B. *Toxoplasma gondii*, und Herpesviren zur Folge hat. Bei der Knochenmarktransplantation ist hingegen in der frühen Phase die *Granulozytopenie* besonders wichtig.

Zusätzliche Möglichkeiten für exogene und endogene Infektionen werden durch zahlreiche Zugänge und Fremdkörper zur Flüssigkeitszufuhr, i.v. Medikation, künstlichen Ernährung und Beatmung sowie Ableitung von Urin,

Wund- und gegebenenfalls Drüsensekreten (Galle) geschaffen.

Mögliche **Quellen der Infektion** sind
- Operationen (lange Dauer, zusätzliche Eingriffe bei Komplikationen wie Blutung, Anastomosten-Insuffizienz oder Stenose, Re-Transplantation bei Organversagen)
- Bakterien bzw. Viren (Hepatitis-B-Virus, Hepatitis-C-Virus) des operierenden Personals
- Infektionen des Transplantatspenders
- Bluttransfusionen
- Reaktivierungen von bereits beim Transplantatempfänger vorbestehenden Infektionen
- Infektionen aus der Umgebung, zunächst besonders Krankenhausinfektionen.

Der beste Umgang mit Infektionen bei Organtransplantationen ist ihre Verhütung; ist dies nicht möglich, sollten Infektionen bei Transplantatpatienten rasch und umfassend diagnostiziert und therapiert werden.

> Zu bedenken ist, dass wegen der Immunsuppression klinische Zeichen (Entzündungszeichen) und/oder diagnostisch wichtige Antikörper fehlen können.

Eine eingehende Diagnostik kann daher auch bei unspezifischer klinischer Symptomatik gerechtfertigt sein; es ist unerlässlich, dem Labor die erfolgte Transplantation **einschließlich Organ und Zeitpunkt** sowie das Ausmaß der Immunsuppression (z.B. starke Immunsuppression wegen Abstoßung oder Re-Transplantation) mitzuteilen.

2 Vorbestehende Infektionen beim Transplantatempfänger

Vergleiche Avery (2002), LaRocco und Burgert (1997) und Patel und Paya (1997).

Vor der Transplantation sollten alle Transplantatempfänger untersucht werden auf:
- behandlungsbedürftige Infektionen und Infektionen, die eine Transplantation ausschließen würden
- latente Infektionen, die nach einer Transplantation reaktiviert werden könnten, z.B. eine Hepatitis-B-Virus-Infektion, Infektionen mit Zytomegalievirus und EBV, Tuberkulose, Toxoplasmose
- prädisponierende Faktoren für Infektionen, z.B. chronische Lungenerkrankungen oder Diabetes mellitus
- bisherige immunsuppressive Medikation.

Die **Anamnese** umfasst frühere und fortbestehende Infektionen sowie eine Expositionsanamnese für Infektionen. Dazu gehören z.B. die Reiseanamnese (vor allem wegen Parasiten), die Exposition gegenüber Haus- und Nutztieren (z.B. *Chlamydia psittaci* und *Brucella abortus* und *B. melitensis*) und die berufliche Exposition.

Die **serologische Testung** umfasst mindestens die parenteral übertragbaren Erreger Humanes Immundefizienzvirus (HIV), Hepatitis-B-Virus (HBV) und Hepatitis-C-Virus (HCV) sowie Zytomegalievirus (CMV). Der Nachweis einer HIV-Infektion beim Patienten schließt eine Organtransplantation, z.B. im Eurotransplant-Programm, aus (Eurotransplant Manual 1997). Eine bisher nicht erfolgte Infektion mit den Herpesviren CMV, Epstein-Barr-Virus (EBV) und Varicella-Zoster-Virus (VZV) sowie *T. gondii* (besonders bei Herztransplantation) würde, wenn übertragen, möglicherweise zu schweren primären Infektionen führen, die sich bei Kenntnis des serologischen Befunds gezielter erkennen bzw. durch eine Prophylaxe verhüten ließen.

Sinnvoll sind ferner eine **Urinuntersuchung** einschließlich Kultur, eine **Stuhlkultur** sowie ein Interferon-Gamma-Nachweis aus T-Zellen nach Kontakt mit Antigen von **M. tuberculosis** in vitro. Die weitergehende Testung, z.B. die Suche nach Parasiten und deren Eiern im Stuhl, richtet sich nach der möglichen Exposition und dem zu transplantierenden Organ.

Der Transplantatempfänger sollte vor Beginn der immunsuppressiven Therapie **bei Fehlen von Antikörpern** die einschlägigen Impfungen bzw. Auffrischungen mit Totimpfstoffen erhalten, Impfungen mit Masern- und besonders Varizellen-Lebendimpfstoff sind bei nichtimmunen Patienten zu erwägen. Diese sollten so früh wie möglich vor der Transplantation verabreicht werden.

HBV-positive Empfänger von Lebertransplantaten müssen vor, während und nach der Operation passiv mit Hepatitis-B-Immunglobulin sowie mit Nukleosid-Analoga behandelt werden, um die sehr nachteilige Re-Infektion des Transplantats mit HBV zu vermeiden (siehe Kap. A4.1).

3 Vermeidung von Exposition nach der Transplantation

Der transplantierte Patient sollte eine Exposition gegenüber ihn gefährdenden Erregern vermeiden (Patel und Paya 1997) und ist entsprechend zu beraten:
- Vor Reisen außerhalb West- und Nordeuropas, der USA und Kanada sollte sich der Patient mit einem infektions- bzw. tropenmedizinisch erfahrenen Arzt beraten (Kotton et al. 2005).

- Er sollte den Kontakt mit Personen mit Infektionserkrankungen meiden.
- Ein Patient ohne Immunität gegen VZV ist durch den Kontakt mit Windpocken- und Zoster-Patienten besonders gefährdet. Erfolgt dieser trotzdem, sollte unmittelbar der behandelnde Arzt zwecks Verabreichung von VZV-Immunglobulin aufgesucht werden.
- Handtücher und andere Hygieneartikel wie Nagelscheren sollten nicht gemeinsam benutzt werden.
- Frisches Obst und Früchte sollten sorgfältig gewaschen, Fleisch, Eier (Salmonellen!), Fisch und Meeresfrüchte ausreichend erhitzt werden.
- Besondere Vorsicht gilt bei der Haltung und Pflege von Haustieren wie Katzen (*Toxoplasma gondii*, *Bartonella henselae*), Vögeln (*Chlamydia psittaci*) und Fischen (u.a. atypische Mykobakterien).

4 Vermeidung von Infektionen durch den Organ- bzw. Gewebespender

Vergleiche Delmonico und Snydman (1998), FDA (2004a), FDA (2004b), FDA (2004c), Fishman und Rubin (1998), Glasser (1998) und Zou et al. (2004).

Ein Organspender kann zahlreiche Organe und Gewebe spenden (Simonds et al. 1992). Durch eine Organ- oder Gewebespende können Infektionen übertragen werden, die durch eine Blutspende nicht übertragen werden, z.B. Tollwut durch Korneae und andere Organe oder die klassische Creutzfeldt-Jakob-Erkrankung durch Dura mater (CDC 1997, Defebvre et al. 1997, Heckmann et al. 1997). Ein relativ neues Risiko ist die Übertragung von West-Nil-Viren (CDC 2005c). Ferner ist eine Übertragung durch latent in den Organen vorhandene Erreger möglich, wie sie bei der Bluttransfusion nicht beobachtet wird, z.B. die Übertragung von HBV-Infektionen durch Lebertransplantation beim Anti-HBc- und Anti-HBs-positiven Organspender (De Feo et al. 2005, Garcia Montalvo 2005). Die Lebendspende gegen Entgelt ist mit einem höheren Risiko der Infektion des Spenders verbunden (Ivanovski et al. 2005, Inston et al. 2005).

Bei der Gewebespende vom lebenden Spender lässt sich das Gewebe unter geeigneten Bedingungen lagern. Nach einer Quarantänefrist kann man durch spätere Untersuchungen des Spenders auf Anti-HIV, Anti-HCV und Anti-HBc prüfen, ob der Spender zum Zeitpunkt der Gewebespende unerkennbar frisch infiziert war.

Im **Transplantationsgesetz** sind die Voraussetzungen für die Spende und die Entnahme sowohl von menschlichen Organen wie auch von Geweben zum Zwecke der Übertragung auf andere Menschen festgelegt. Die Selektionskriterien bei verstorbenen Organspendern können nicht so streng sein wie bei Blutspendern. Wegen der Möglichkeit von u.a. der Übertragung von Tollwut sollten Organe von Personen mit unklaren zentralnervösen Störungen nicht verwendet werden. Der vertrauliche Selbstausschluss (siehe Kap. D3.1) ist nicht möglich, die Risikoanamnese kann nur durch Befragung von anwesenden Verwandten erhoben werden. Die Aussagekraft der Labortestung wird dadurch beeinträchtigt, dass die Spender vor ihrem Tod häufig polytransfundiert wurden (CDC 1994, LeFor et al. 1995). Oft liegen nur post mortem entnommene Blutproben vor. Dies vermindert die Sensitivität und insbesondere Spezifität der Testung auf Infektionsmarker. Das Transplantationsgesetz, das Arzneimittelgesetz und das Transfusionsgesetz werden derzeit nach den Vorgaben des Gewebegesetzes überarbeitet, durch das zwei EU-Richtlinien (2004/23/EG und 2006/17/EG, Gewebrichtlinie und Durchführungsrichtlinie) in Deutschland umgesetzt werden sollen. Die Gesetze werden in Zukunft der Qualität und Sicherheit von menschlichen Geweben und Zellen entsprechend Rechnung tragen.

Die **Labortestung des Organspenders** (LaRocco und Burgert 1997) umfasst mindestens HIV-1 und -2, HBV, HCV und CMV. Die Details der Testung werden in einem State of the Art Report des Europarats (Council of Europe 1997) beschrieben. Bei anamnestischem oder epidemiologisch erkennbarem Risiko sind gegebenenfalls weitere serologische Tests nötig.

Bei der **Transplantation von Organen** ist zu beachten:
- Eine HIV-Infektion des Spenders schließt die Transplantation von Organen und Geweben aus.
- Organe von potentiellen Spendern mit eindeutigem Risiko für parenterale Infektionen (z.B. Drogenabhängige) sollen auch bei negativen Testergebnissen nicht transplantiert werden.
- Nieren von HBV- (HBsAg-positiven) bzw. HCV-infizierten Spendern bleiben entsprechend infizierten Empfängern vorbehalten (Eurotransplant Manual 1997).
- Die Transplantation von Herzen HBsAg-positiver Spender sollte, wenn überhaupt, verzweifelten Fällen ohne Alternative vorbehalten bleiben.
- Auch HBsAg-negative, Anti-HBc-positive Organspender ohne Anti-HBs können HBV übertragen. Die Organe solcher isoliert Anti-HBc-positiver Spender sollten wie Organe von HBsAg-positiven Spendern behandelt werden.
- Bei der Lebertransplantation wird auch die an sich ausgeheilte HBV-Infektion des Spenders mit Anti-HBc und Anti-HBs regelmäßig im immunsupprimierten Emp-

fänger reaktiviert. Leber Anti-HBc-positiver Spender sind daher für die Transplantation nicht geeignet, es sei denn, man unterdrückt die Reaktivierung durch eine antivirale Therapie.
- Die Verwendung der Organe von HCV-Trägern ist umstritten, in Anbetracht der Knappheit von Organen scheint für einige Autoren der Vorteil der Transplantation den Nachteil der Infektionsgefahr bei speziellen Konstellationen aufzuwiegen (z.B. Fishman und Rubin 1998).
- Die Kenntnis von CMV-, EBV- und VZV-Primärinfektionen des Spenders sowie einer T.-gondii-Infektion besonders bei der Herztransplantation (LaRocco und Burgert 1997) erlaubt es, das Risiko einer (schweren) Primärinfektion mit diesen Erregern durch die Transplantation einzuschätzen.

Die Bundesärztekammer stellt nach §27 des Entwurfs der Neufassung des Transplantationsgesetzes den diesbezüglichen Stand der Erkenntnisse der medizinischen Wissenschaft in Richtlinien fest.

An die **Transplantation von Geweben** sind in Bezug auf die Vermeidung der Übertragung von Infektionen höhere Anforderungen zu stellen:
- Gewebe sind, sofern sie von anderen Menschen stammen (allogene Transplantate), Arzneimittel im Sinne des **Arzneimittelgesetzes** (Ausnahmen: Augenhornhäute; diese sind nach dem Transplantationsgesetz und dem Arzneimittelgesetz Organen gleichgestellt, sowie Gewebe, die unter Verantwortung eines Arztes entnommen und unter Verantwortung desselben Arztes transplantiert werden (§ 4a Nr. 1 Satz 4 AMG)). Damit sind die mit ihnen umgehenden Personen, z.B. die Betreiber von Knochenbanken, pharmazeutische Unternehmer mit allen sich daraus ergebenden Konsequenzen, wie der Notwendigkeit eine Herstellungserlaubnis durch die zuständige Landesbehörde zu bekommen.
- Werden die Transplantate im Voraus hergestellt und in einer zur Ausgabe an den Verbraucher bestimmten Verpackung an andere abgegeben, handelt es sich um **Fertigarzneimittel** im Sinne des AMG. In diesem Fall bedürfen die Transplantate einer Zulassung durch das Bundesinstitut für Arzneimittel und Medizinprodukte in Bonn.
- Die Richtlinien des wissenschaftlichen Beirats der Bundesärztekammer zum Führen einer **Knochenbank** enthalten detaillierte Vorstellungen zur Eignung und Labortestung von lebenden Gewebespendern, einschließlich einer Quarantäne und Nachuntersuchung des Spenders vor Verwendung des entnommenen Materials (Bundesärztekammer 2001). Die Richtlinie ist für andere Gewebetransplantate sinngemäß anwendbar.

Zukünftig wird die Transplantation von Geweben in der Neufassung des Transplantationsgesetzes geregelt, durch das die Geweberichtlinie der EU und die Umsetzungsrichtlinie in Deutschland umgesetzt werden sollen.

Nach Anhang 2 der EU-Richtlinie müssen die Ergebnisse von HBsAg-Test, Anti-HBc-Test, Anti-HCV-Test und Anti-HIV-Test zum Zeitpunkt der Entnahme und sechs Monate später negativ sein. Die Wiederholungstestung entfällt, wenn bei der ursprünglichen Testung zusätzliche Nukleinsäure-Tests auf HBV, HCV und HIV durchgeführt wurden oder die Verarbeitung des Gewebes einen für das jeweilige Virus validierten Inaktivierungsschritt umfasst.

Zusätzliche Kriterien in den Bundesärztekammer-Richtlinien regeln die Eignung der Gewebe von Verstorbenen zur Transplantation. Da bei Verstorbenen keine Quarantäne möglich ist, soll ersatzweise der Empfänger eines Organs des Verstorbenen nachuntersucht werden. Ist dieser nach der Quarantänefrist nicht HBV-, HCV- oder HIV-infiziert, geht man von der Unbedenklichkeit des Gewebespenders aus. Trotz dieser Maßnahmen fordert die für die Zulassung der Transplantate zuständige Behörde, alle physikalischen oder chemischen Maßnahmen, die geeignet sind, eine etwaige Viruskontamination des Transplantats zu vermindern, ohne das Transplantat irreversibel zu schädigen, auch tatsächlich anzuwenden.

Tissue engineering, d.h. der Aufbau von Geweben aus Zellkulturen, unterliegt bisher ebenfalls den Regelungen des Arzneimittelgesetzes.

Die Herstellung und das In-Verkehr-Bringen von Transplantaten aus **Geweben tierischen Ursprungs** auf den Menschen werden durch das Medizinproduktegesetz geregelt.

5 Infektionen nach der Transplantation

Nach der Transplantation sind drei Zeitabschnitte mit jeweils typischen Infektionen zu unterscheiden, der erste Monat, der zweite bis sechste Monat und die darauf folgende Zeit (Fishman und Rubin 1998).

Im **ersten Monat** nach der Transplantation führen **Bakteriämie** oder **Fungämie** des Empfängers (z.B. bei Pneumonie oder nach Aspiration) oder des Spenders häufig zu einer Besiedelung des Transplantats, besonders seiner Gefäßanastomosen, was zum mykotischen Aneurysma und zur Ruptur führen kann. **Nosokomiale Wundinfektionen** sind die gleichen wie bei nicht immunsupprimierten Patienten. Die typische **virale Infektion** in dieser Zeit ist eine Reaktivierung von Herpes-simplex-Virus (HSV) bei zuvor seropositiven Individuen. Mit dem Spenderorgan übertragene HBV-Infektionen können zur frühen Virämie führen. CMV-Reaktivierungen treten bei T-Zell-Depletion früh auf.

Im **zweiten bis sechsten Monat** nach Transplantation manifestieren sich typischerweise **opportunistische Infektionen** durch CMV, *Pneumocystis carinii, Aspergillus, Nocardia, Toxoplasma* und *Listeria monocytogenes*, **Reaktivierungen** bereits beim Empfänger vorbestehender Infektionen, wie z.B. durch CMV, HBV oder Tuberkulose, und **chronische Infektionen des Transplantatspenders**, die mit dem Transplantat übertragen wurden.

Ab dem **sechsten Monat** nimmt die Infektionsgefahr beim Transplantatempfänger ab, **Infektionen wie in der Allgemeinbevölkerung** gewinnen jetzt an Bedeutung: Influenza, Pneumokokken-Pneumonie, Harnwegsinfektionen. Die einzige häufigere opportunistische Infektion ist ein Zoster, selten kommen CMV-Retinitiden vor. Bei entsprechender Exposition mit Umweltkeimen, z.B. bei Gartenarbeiten, sind aber auch weitere opportunistische Infektionen wie Aspergillose und Nocardiose möglich (Fishman und Rubin 1998). Die Infektionsgefährdung bleibt größer, wenn der Patient wegen wiederholter Transplantatabstoßung stärker immunsupprimiert wird. Ferner wirken sich die Folgen einer **chronischen HBV- oder HCV-Infektion** meist erst nach dem sechsten Monat nach Transplantation aus. Die Überwachung des asymptomatischen Transplantatempfängers sowie die Untersuchung des Transplantatempfängers bei Verdacht auf Infektion beschreiben ausführlich LaRocco und Burgert (1997).

Ein **spezielles Problem** entsteht, wenn bei reaktivierter HBV-Infektion, aus welchen Gründen auch immer, die Immunsuppression stark reduziert oder abgesetzt wird. Dann entsteht oft eine tödliche fulminante Hepatitis B. Unter Immunsuppression neu erworbene HBV-Infektionen führen nicht zur Erkrankung, sondern zu einer massiven Virämie und Infektiosität, was zu regelrechten Ausbrüchen innerhalb einer Abteilung führen kann (Drescher et al. 1994).

6 Nachuntersuchung des Transplantatempfängers und Look-back

Eurotransplant empfiehlt eine serologische Nachuntersuchung des Transplantatempfängers **drei und zwölf Monate nach der Transplantation** (Eurotransplant Manual 1997). Sollte sich dabei oder aufgrund einer klinischen Symptomatik der Verdacht auf eine durch das Transplantat übertragene Virusinfektion ergeben, ist dieser Verdacht abzuklären und umgehend die für den Spender zuständige Transplantationszentrale zu verständigen, damit andere Empfänger von Transplantaten des gleichen Spenders nachuntersucht werden können.

7 Prinzipien der antimikrobiellen Therapie beim Transplantatempfänger

Vergleiche Fishman und Rubin (1998).

Für eine optimale Prophylaxe und Therapie von Infektionen muss die exogene Immunsuppression so weit wie möglich reduziert werden.

Die Gabe von **Trimethoprim/Sulfamethoxazol** (80 mg/400 mg pro Tag) für 4–12 Monate nach der Transplantation reduziert das Risiko von Infektionen mit *P. carinii*, Listerien, *Nocardia asteroides, T. gondii* und Harnwegsinfektionen. Herztransplantierte mit negativer Toxoplasma-Serologie und einem positiven Spenderorgan erhalten wegen des hohen Risikos einer symptomatischen Erkrankung stattdessen eine spezifische Prophylaxe, z.B. mit Pyrimethamin und einem Sulfonamid.

Eine gezielt vorbeugende Therapie kann bei Patienten mit bestimmten Voraussetzungen (z.B. Nachweis von CMV-IgG und antilymphozytärer Therapie) oder nach den Ergebnissen mikrobiologischer oder viraler Tests (Besiedelung mit Aspergillus, Nachweis von CMV-DNA im Serum) eingeleitet werden.

8 Interaktionen von immunsuppressiver und antimikrobieller bzw. antimykotischer Therapie

Vergleiche Fishman und Rubin (1998) und Taylor et al. (2005a).

Antimikrobielle Substanzen (z.B. Rifampicin, Isoniacid, Trimethoprim) können durch Induktion von Cytochrom P450-Enzymen den Metabolismus von Ciclosporin und Tacrolimus erhöhen, was zu niedrige Serumkonzentrationen und damit eine Transplantatabstoßung zur Folge haben kann.

Eine verminderte Metabolisierung von Ciclosporin und Tacrolimus bewirken **Makrolide** und **antimykotisch wirksame Azol-Derivate** (Itraconazol, Fluconazol). Mögliche Folgen sind **Nephrotoxizität** und **lebensgefährliche Infektionen** durch verstärkte Immunsuppression (Fishman und Rubin 1998).

Ferner sollte man Vorsicht walten lassen bei gleichzeitiger Anwendung von **Substanzen mit potentiell nephro-**

toxischer Wirkung (z.B. Trimethoprim, einige Cephalosporine, Aminoglykoside, Amphotericin B).

> Insgesamt muss sowohl bei der Einleitung als auch bei der Beendigung einer antimikrobiellen Therapie die immunsuppressive Therapie entsprechend überprüft werden.

Die Interaktionen von Ciclosporin mit anderen Arzneimitteln sind so zahlreich, dass bei Ciclosporin-Gabe das An- und Absetzen jedes Medikamentes die Prüfung der Plasmakonzentration von Ciclosporin verlangt.

9 Infektionsproblematik bei der Xenotransplantation

Vergleiche Boneva und Folks (2004), Brown (1997), CDC (2001), Degre et al. (2001), FDA 2003, Heneine (1998), Lai et al. (2002), Michaels et al. (2004), Müller und Fishman (2004) und Vanderpool (1998).

Wegen des Mangels an Spenderorganen vom Menschen wird die Transplantation von Organen vom Tier ernsthaft erwogen. Die immunologischen Schwierigkeiten scheinen, z.B. durch Schaffung transgener „humanisierter" Tiere, überwindbar. Es lässt sich aber nicht ausschließen, dass auf den tierischen Wirt adaptierte Viren, insbesondere Retroviren, durch diese Veränderungen und die Transplantation in einen immunsupprimierten Patienten dessen immunologische Barrieren durchbrechen, sich dort vermehren und dann von Mensch zu Mensch weiter übertragen werden können. Die Gegner der Xenotransplantation befürchten eine Epidemie analog zur HIV-Epidemie in den 1980er Jahren. Selbst die Versuche zur Xenotransplantation sind daher ethisch umstritten (Brown 1997, Heneine 1998, Vanderpool 1998).

10 Relevante Infektionserreger

Wegen der notwendigen Kürze können in den Tabellen D3-1 und D3-2 ausschließlich die für die Transplantation wichtigsten, neuesten Übersichtsarbeiten angegeben werden, im Übrigen wird auf die Kapitel über die jeweiligen Erreger verwiesen.

Tab. D3-1 Übersichtsarbeiten zu Infektionen durch und bei Transplantationen.

	Übersichtsarbeiten
Übersichten	Ettinger und Trulock 1991, Fishmann und Rubin 1998, Kern et al. 2005, LaRocco und Burgert 1997, Patel und Paya 1997, Patel und Trampuz 2004, Sullivan et al. 2001, Kotton 2007
Lebertransplantationen	Gotzinger et al. 1996, Kusne und Blair 2006, Washington 2005
Lungentransplantation	Avery 2006
Gewebetransplantationen	Kakaiya et al. 1991
Pneumonie	Chakinala und Trulock 2005

Tab. D3-2 Infektionen durch und bei Transplantationen, Literatur geordnet nach Erregern (*** = American Society of Transplantation 2004).

Erreger	Übersichten	Übertragungen	Klinik	Diagnostik	Therapie, Prophylaxe	spez. Aspekte
Prionen	Pauli 2005	CDC 1997, Defebvre et al. 1997, Heckmann et al. 1997				Warwick und Eglin 2005
Viren				Stanworth et al. 2000	Slifkin et al. 2004	
Herpesviren	LaRocco und Burgert 1997, Razonable et al. 2005, Yoshikawa 2003					

Tab. D3-2 Infektionen durch und bei Transplantationen, Literatur geordnet nach Erregern. *(Fortsetzung)*

Erreger	Übersichten	Übertragungen	Klinik	Diagnostik	Therapie, Prophylaxe	spez. Aspekte
• CMV	*** Boeckh und Boivin 1998, Fishman und Rubin 1998, Gotzinger et al. 1996, Patel und Paya 1997	Hafiz et al. 2004	Boeckh und Boivin 1998, Boivin et al. 2005, Fishman und Rubin 1998, Lautenschlager et al. 2006, Rowshani et al. 2005	Boeckh und Boivin 1998, Lautenschlager et al. 2006, Ljungman 2006	Hodson et al. 2005, Rowshani et al. 2005, Strippoli et al. 2006	
• EBV	Fishman und Rubin 1998, Patel und Paya 1997	Haque und Crawford 1996	*** Gottschalk et al. 2005, Taylor et al. 2005b		*** Gottschalk et al. 2005, Taylor et al. 2005b	
• HSV	*** LaRocco und Burgert 1997, Patel und Paya 1997	Robert et al. 2005a,b	Gotzinger et al. 1996	LaRocco und Burgert 1997		
• VZV	*** LaRocco und Burgert 1997, Patel und Paya 1997	Fall et al. 2000	Fehr et al. 2002, Gotzinger et al. 1996, Jeyaratnam et al. 2005	LaRocco und Burgert 1997	Weinstock et al. 2004	Levitsky et al. 2002, Warmington et al. 2005
• HHV-6 und 7	***	Clark et al. 2006	Neurohr et al. 2005			
• HHV-8	***	Luppi et al. 2000		Marcelin et al. 2007		
Hepatitisviren	*** Haque und Crawford 1996					
• HBV	Protzer Knolle et al. 1998	Barcena et al. 2006, De Feo et al. 2005, Husebekk et al. 2004, Garcia Montalvo 2005, Osterhaus et al. 1998, Pinney et al. 2005, Tenderich et al. 2005	Fabrizi et al. 2005		Barcena et al. 2005, Herreros de Tejada Echanojáuregui et al. 2005, Polak et al. 2005, Schreibman und Schiff 2006	
• HCV		CDC 2003, Tugwell et al. 2005	Yen et al. 2006	Aswad et al. 2005, Challine et al. 2004		
• HDV	Franchello et al. 2005				Niro et al. 2005	
HIV	*** Müller et al. 2006	Pirnay et al. 1997, Simonds et al. 1992		Challine et al. 2004		
HTLV		Zaranz Irimizaldu et al. 2003				

Tab. D3-2 Infektionen durch und bei Transplantationen, Literatur geordnet nach Erregern. *(Fortsetzung)*

Erreger	Übersichten	Übertragungen	Klinik	Diagnostik	Therapie, Prophylaxe	spez. Aspekte
Polyomaviren	***			Kiberd 2005	Hirsch und Ramos 2006	Mannon et al. 2005
Parvoviren	*** Eid et al. 2006		Egbuna et al. 2006	Egbuna et al. 2006		
West-Nil-Virus		CDC 2005c, Iwamoto et al. 2003				
Rabies	Burton et al. 2005	Kusne und Smilack 2005	Burton et al. 2005			
andere Viren	*** CDC 2005a, b (LCMV), Kumar und Humar 2005, Nichols et al. 2004, Patel und Paya 1997, Kotton 2007		Paddock et al. 2005		CDC 2005b (LCMV Update)	
Bakterien	*** Gotzinger et al. 1996, Patel und Paya 1997	Ruiz et al. 2006		Khoury et al. 2005, LaRocco und Burgert 1997		Pauly et al. 2004
Nocardia	*** Patel und Paya 1997	Wiesmayer et al. 2005				
Legionella	***					
Clostridium	***	Kainer et al. 2004				
M. tuberculosis	***				Rubin 2005	
atypische Mykobakterien	*** Patel und Paya 1997					
Pilze	*** Kusne und Blair 2006, Golan 2005, Nucci und Marr 2005, Patel und Paya 1997, Richardson 2005	Ruiz et al. 2006	Costa und Alexander 2005, Venkatesan et al. 2005, Yao und Liao 2006	Denning et al. 1997, LaRocco und Burgert 1997, Venkatesan et al. 2005	Marik 2006, Richardson 2005, Venkatesan et al. 2005, Ullmann und Cornely 2006	
Candida	Gotzinger et al. 1996	Al-Assiri et al. 2006			Charlier et al. 2006	
Aspergillus	White 2005				Sipsas und Kontoyiannis 2006	
P. jiroveci	***					
Cryptococcus						Idnurm et al. 2005

Tab. D3-2   Infektionen durch und bei Transplantationen, Literatur geordnet nach Erregern. *(Fortsetzung)*

Erreger	Übersichten	Übertragungen	Klinik	Diagnostik	Therapie, Prophylaxe	spez. Aspekte
Protozoen	*** Barsoum 2004, Walker et al. 2006, Kotton 2007			LaRocco und Burgert 1997		
T. gondii	Kotton 2007	Assi et al. 2007			Campbell et al. 2006	
Malaria	Menichetti et al. 2006					
T. cruzi	Kotton 2007	Barcán et al. 2005				
Kryptosporidien	Tran et al. 2005					
Acanthamoeba	Vernon et al. 2005					
Babesiose	Slovut et al. 1996					

LITERATUR

D3.1

Aguzzi, A., M. Heikenwalder: Prions, Cytokines, and Chemokines: a meeting in lymphoid organs. Immunity 22 (2005) 145–154.

Akiba, J., T. Uemura, H.J. Alter, M. Kojiro, E. Tabor: SEN-virus: epidemiology and characteristics of a transfusion-transmitted virus. Transfusion 45 (2005) 1084–1088.

Alter, H.J.: Transfusion transmitted hepatitis C and non-A, non-B, non-C. Vox Sang 67 Suppl. 3 (1994) 19–24.

Arbeitskreis Blut: Human immunodeficiency virus (HIV). Transfus Med Hemother 32 (2005a) 196–208.

Arbeitskreis Blut: Human Cytomegalovirus. Transfus Med Hemother 32 (2005b) 160–166.

Benjamin, R.J., P.D. Mintz: Bacterial detection and extended platelet storage: The next step forward. Transfusion 45 (2005) 1832–1835.

Blajchman, M.A., E.A.M. Beckers, E. Dickmeiss, L. Lin, G. Moore, L. Muylle: Bacterial detection of platelets: current problems and possible resolutions. Transfus Med Rev 19 (2005) 259–272.

Blümel J. Cell culture-based assay of parvovirus B19 and the relevance of animal model viruses. Dev. Biol. (Basel) 118 (2004) 107–112.

Boxall, E., A. Herborn, G. Kochethu, G. Pratt, D. Adams, S. Ijaz, C.-G. Teo: Transfusion-transmitted hepatitis E in a 'nonhyperendemic' country. Tranfusion Medicine 16 (2006) 79–83.

Brecher, M.E., S.N. Hay: Bacterial contamination of blood components. Clin Microbiol Rev 18 (2005) 195–204.

Brown, P: Blood infectivity, processing and screening tests in transmissible spongiform encephalopathy. Vox Sang 89 (2005) 63–70.

Bundesärztekammer: Gesamtnovelle der Richtlinien zur Gewinnung von Blut und Blutbestandteilen und zur Anwendung von Blutprodukten (Hämotherapie) gemäß §§ 12 und 18 TFG. BAnz 209a/2005 vom 5. Nov. 2005. http://www.bundesaerztekammer.de/downloads/Haemo2005.pdf

Busch, M.P., S.A. Glynn, D.J. Wright, D. Hirschkorn, M.E. Laycock, J. McAuley, Y. Tu, C. Giachetti, J. Gallarda, J. Heitman, S. Kleinman: Relative sensitivities of licensed nucleic acid amplification tests for detection of viremia in early human immunodeficiency virus and hepatitis C virus infection. Transfusion 45 (2005) 1853–1863.

Cable, R.G.: Evaluation of syphilis testing of blood donors. Transfus Med Rev 10 (1996) 296–302.

Candotti, D., N. Etiz, A. Parsyan, J.-P. Allain: Identifiantion and characterization of persistent human erythrovirus infection in blood donor samples. J Virol 78 (2004) 12169–12178.

Caspari, G., W.H. Gerlich, W. Jilg: Bluttransfusion und Hepatitis B: Ein altes Problem im neuen Gewand. Dtsch Ärzteblatt 92 (1995a) A-2126–2128.

Caspari, G., W.H. Gerlich, J. Beyer, H. Schmitt: Age, sex and transaminase dependency of specific and non-specific results from enzyme immunoassays for antibodies to hepatitis C virus and follow-up of donors. Infusionsther Transfusionsmed 22 (1995b) 208–219.

Caspari, G., W.H. Gerlich: Durch Blut übertragbare Infektionskrankheiten. In: Mueller-Eckhardt, C., V. Kiefel (Hrsg.): Transfusionsmedizin. Grundlagen–Therapie–Methodik. 3. Aufl., S. 599–645, Springer, Berlin 2004.

Caspari, G., W.H. Gerlich, V. Kiefel, L. Gürtler: Pathogen inactivation of cellular blood products – still plenty of reason to be careful. Transfus Med Hemother 32 (2005) 258–260.

Castilla, J., P. Saá, C. Soto: Detection of prions in blood. Nature Med 11 (2005) 982–985.

Couroucé, A.M., J. Pillonel, J.-M. Lemaire, C. Saura: HTLV testing in blood transfusion. Vox Sang 74 Suppl. 2 (1998) 165–169.

Delwart, E.L., N.D. Kalmin, T.S. Jones, D.J. Ladd, B. Foley, L.H. Tobler, R.C.P. Tsui, M.P. Busch: First report of human immunodeficiency virus transmission via an RNA-screened blood donation. Vox Sang 86 (2004) 171–177.

Dodd, R.Y.: Emerging infections, transfusion safety, and epidemiology. NEJM 349 (2003) 1205–1206.

Dodd, R.Y., M.T. Sullivan: Creutzfeldt-Jakob disease and transfusion safety: tilting at icebergs? Transfusion 38 (1998) 221–223.

Dolan, D.: Clinical implications of emerging pathogens in haemophilia: the variant Creutzfeldt-Jakob experience. Haemophilia 12 (Suppl. 1) (2006) 16–20.

Dougan, S., R. Smith, J.C. Tosswill, K. Davison, M. Zuckerman, G.P. Taylor: New diagnoses of HTLV infection in England and Wales: 2002–2004. Eurosurveillance 10 (2005) 232–235.

Editorial team: Fourth case of transfusion-associated vCJD infection in the United Kingdom. Euro Surveill 12 (2007).

Eglin, R.P., W.G. Murphy: Beyong leukodepletion: removing infectious prions by filtration. Transfusion 45 (2005) 1836–1838.

Evatt, B.L.: Prions and hemophilia: assessment of risk. Haemophilia 4 (1998) 628–633.

Fang, C.T., L.A. Chambers, J. Kennedy, A. Strupp, M.-C.F. Fucci, J.A. Janas, Y. Tang, C.A. Hapip, T.B. Lawrence, R.Y. Dodd: Detection of bacterial contamination in apheresis platelet products: American Red Cross experience, 2004. Transfusion 45 (2005) 1845–1852.

Frank, M., B. Hegenscheid, K. Janitzke, T. Weinke: Prevalence and epidemiological significance of Trypanosoma cruzi infection among Latin American immigrants in Berlin, Germany. Infection 25 (1997) 355–358.

Garcia-Montalvo, B.M., J.A. Farfán-Ale, K.Y. Acosta-Viana, F.I. Puerto-Manzano: Hepatitis B virus DNA in blood donors with anti-HBc as a possible indicator of active hepatitis B virus infection in Yucatan, Mexico. Transfus Med 15 (2005) 371–378.

Grethe, S., M. Monazahian, I. Böhme, R. Thomssen: Characterization of unusual escape variants of hepatitis B virus isolated from a hepatitis B surface antigen-negative subject. J Virol 72 (1998) 7692–7696.

Hadlock, K.G., S.K.H. Foung: GBV-C/HGV: A new virus within the Flaviviridae and its clinical implications. Transf Med Rev 12 (1998) 94–108.

Hamouda, O., U. Marcus, L. Voß, C. Kollan: Verlauf der HIV-Epidemie in Deutschland. Bundesgesundheitsbl – Gesundheitsforsch – Gesundheittsschutz 50 (2007): 399–411.

Hillyer, C.D., C.D. Josephson, M.A. Blajchman, J.G. Vostal, J.S. Epstein, J.L. Goodman: Bacterial contamination of blood components: risks, strategies, and regulation. American Society of Hematology Educational Handbood (2003) 575–589. http://www.asheducationbook.org.

Hilton, D.A., A.C. Ghani, L. Conyers, P. Edwards, L. McCardle, D. Ritchie, M. Penney, D. Hegazy, J.W. Ironside: Prevalence of lymphoreticular prion protein accumulation in UK tissue samples. J Pathol 203 (2004) 733–739.

Hladik, W., S.C. Dollard, J. Mermin, A.L. Fowlkes, R. Downing, M.M. Amin, F. Banage, E. Nzaro, P. Kataaha, T.J. Dondero, P.E. Pelett, E.M. Lackritz: Transmission of human herpesvirus 8 by blood transfusion. New Engl J Med 355 (2006) 1331–1338.

Högman, C.F., L. Engstrand: Serious bacterial complications from blood components – how do they occur? Transf Med 8 (1998) 1–3.

Holman, R.C., A.S. Khan, E.D. Belay, L.B. Schonberger: Creutzfeldt-Jakob disease in the United States, 1979–94: using national mortality data to assess the possible occurrence of variant cases. Emerg Infect Dis 2 (1996) 333–337.

Hoofnagle, J.: Posttransfusion hepatitis B. Transfusion 30 (1990) 384–386.

Ijaz, S., E. Arnold, M. Banks, R.P. Bendall, M.E. Cramp, R. Cunningham, H.R. Dalton, T.J. Harrison, S.F. Hill, L. MacFarlane, R.E. Meigh, S. Shafi, M.J. Sheppard, J. Smithson, M.P. Wilson, C.-G. Teo: Non-travel-associated Hepatitis E in England and Wales: demographic, clinical, and molecular epidemiological characteristics. J Infect Dis 192 (2005) 1166–1172.

Ironside, J.W.: Variant Creutzfeldt-Jakob disease: risk of transmission by blood transfusion and blood therapies. Haemophilia 12 (Suppl. 1) (2006) 8–15.

Jarvis, L.M., P. Simmonds: Scottish experience with NAT. Transfusion Medicine 12 (2002) 259–264.

Jongerius, J.M., M. Wester, H.T.M. Cuypers, W.R. van Oostendorp, P.N. Lelie, C.L. van der Pool, E.F. van Leeuven: New hepatitis B virus mutant form in a blood donor that is undetectable in several hepatitis B surface antigen screening assays. Transfusion 38 (1998) 56–59.

Kitchen, A.D., P.L. Chiodini: Malaria and blood transfusion. Vox Sang 90 (2006) 77–84.

Kleinman, S., S.A. Glynn, M. Busch, D. Todd, L. Powell, L. Pietrelli, G. Nemo, G. Schreiber, C. Bianco, L. Katz: The 2003 West Nile virus Unites States epidemic: The America's blood centers experience. Transfusion 45 (2005) 469–479.

Kretzschmar, E., M. Chudy, C.M. Nübling, R.S. Ross, F. Kruse, H. Trobisch: First case of hepatitis C virus transmission by a red cell concentrate after introduction of nucleic acid amplification technique screening in Germany: a comparative study with various assays. Vox Sang 92 (2007) 297–301.

Leclercq, A., L. Martin, L.L.Vergnes, N. Ounnoughene, J.-F. Laran, P. Giraud, E. Carniel: Fatal Yersinia enterocolotica biotype 4 serovar O:3 sepsis after red blood cell transfusion. Transfusion 45 (2005) 814–818.

Lee, C.K., T.N. Chau, W. Lim, W.C. Tsoi, S.T. Lai, C.K. Lin: Prevention of transfusion-transmitted hepatitis E by donor-initiated self exclusion. Transfusion Medicine 15 (2005) 133–135.

Lefrère, J.-J., M. Maniez Montreuil, P. Morel, C. Defer, S. Laperche: Sécurité des produits sanguins labiles et parvovirus B19. Transfusion Clinique et Biologique 13 (2006) 235–241.

Leiby, D.A., A.P.S. Chung, J.E. Gill, R.L. Houghton, D.H. Persing, S. Badon, R.G. Cable: Demonstrable parasitemia among Conneticut blood donors with antibodies to babesia microti. Transfusion 45 (2005) 1804–1810.

Linden, J.V.: Error contributes to the risk of transmissible disease [letter]. Transfusion 34 (1994) 1016.

Lu, L., C. Li, C.H. Hagedorn: Phylogenetic analysis of global hepatitis E virus sequences: genetic diversity, subtypes and zoonosis. Rev Med Virol 16 (2006) 5–36.

Luban, N.C.L.: Human parvoviruses: implications for transfusion medicine. Transfusion 34 (1994) 821–827.

McDonald, C.P., A. Roy, P. Mahajan, R. Smith, A. Charlett, J.A.J. Barbara: Relative values of the interventions of diversion and improved donor-arm disinfection to reduce the bacterial risk from blood transfusion. Vox Sang 86 (2004) 178–182.

Najioullah, F., V. Barlet, P. Renaudier, C. Guitton, P. Crova, J.-C. Guérin, D. Peyramond, M.-A. Trabaud, N. Coudurier, J.-C. Tardy, P. André: Failure and success of HIV tests for the prevention of HIV-1 transmission by blood and tissue donations. J Med Virol 73 (2004) 347–349.

Narvios, A.B., M. de Lima H. Shah, B. Lichtiger: Transfusion of leikoreduced cellular blood components from cytomegalovirusunscreened donors in allogeneic hematopoietic transplant recipients: analysis of 72 recipients. Bone Marrow Transplantation 36 (2005) 499–501.

Offergeld, R., D. Faensen, S. Ritter, O. Hamouda: Human immunodeficiency virus, hepatitis C, and hepatitis B infections among blood donors in Germany 2000–2002: risk of virus transmission and impact of nucleic acid amplification testing. Eurosurveillance 10 Issue 2 (2005) 13–14.

Paul-Ehrlich-Institut: Abwehr von Arzneimittelrisiken. Stufenplanverfahren, Stufe 2. Testung auf Antikörper gegen Hepatitis B-Core-Antigen im Blutspendewesen, 15.3.2006. (www.pei.de)

Petersen, L.R., J.S. Epstein: Problem solved? West Nile virus and transfusion safety. NEJM 353 (2005) 516–517.

Phelps, R., K. Robbins, T. Liberti, A. Machuca, G. Leparc, M. Chamberland, M. Kalish, I. Hewlett, T. Folks, L.M. Lee, M. McKenna: Window-period human immunodeficiency virus transmission to two recipients by an adolescent donor. Transfusion 44 (2004) 929–933.

Plentz, A., J. Hahn, A. Knöll, E. Holler, W. Jilg, S. Modrow: Exposure of hematologic patients to parvovirus B19 as a contaminant of blood cell preparations and blood products. Transfusion 45 (2005) 1811–1815.

Prowse, C., C.A. Ludlam, P.L. Yap: Human parvovirus B19 and blood products. Vox Sang 72 (1997) 1–10.

Raimondo, G., T. Pollicino, I. Cacciola, G. Squadrito: Occult hepatitis B virus infection. J Hepatol 46 (2007) 160–170.

Reesink, H.W.: European strategies against the parasite transfusion risk. Transfusion clinique et biologique 12 (2005) 1–4.

Robert Koch-Institut: GB-Virus Typ C (GBV-C). Bundesgesundheitsblatt (2/1998) 88–90.

Robert Koch-Institut: HIV Halbjahresbericht 2005. Stand 30.9.2005. Epidemiologisches Bulletin, Sonderausgabe B/2005.

Safar, J., M.D. Geschwind, C. Deering, S. Didorenko, M. Sattavat, H. Sanchez, A. Serban, M. Vey, H. Baron, K. Giles, B.L. Miller, S.J. DeArmond, S.P. Prusiner: Diagnosis of human prion disease. PNAS 102 (2005) 3501–3506.

Schneider, B., M. Becker, H.-H. Brackmann, A.M. Eis-Hübinger: Contamination of coagulation factor concentrates with human parvovirus genotype 1 and 2. Thromb Haemost 92 (2004) 838–845.

Seeff, L.B., E.C. Wright, H.J. Zimmerman, R.W. McCollum, Members of the VA Hepatitis Cooperative Study Group: VA cooperative study of post-transfusion hepatitis, 1969–1974: incidence and characteristics of hepatitis and responsible risk factors. Amer J Med Sci 270 (1975) 355–362.

Shepard, C.W., L. Finelli, M.J. Alter: Global epidemiology of hepatitis C virus infection. Lancet Infect Dis 5 (2005) 558–567.

Shulman, I.A., M. Osby: Storage and transfusion of infected autologous blood or components. A survey of North American laboratories. Arch Pathol Lab Med 129 (2005) 981–983.

Soucie, J.M., B.H. Robertson, B.P. Bell, K.A. McCaustland, B.L. Evatt: Hepatitis A virus infections associated with clotting factor concentrate in the United States. Transfusion 38 (1998) 573–579.

Stramer, S.L.: Pooled hepatitis B virus DNA testing by nucleic acid amplification: implementation or not. Transfusion 45 (2005) 1242–1246.

Tamura, A., Y.K. Shimizu, T. Tanaka, K. Kuroda, Y. Arakawa, K. Takahashi, S. Mishiro, K. Shimizu, M. Moriyama: Persistent infection of hepatitis E virus transmitted by blood transfusion in a patient with T-cell lymphoma. Hepatol Res 37 (2007) 113–120.

te Boekhorst, P.A.W., E.A.M. Beckers, M.C. Vos, H. Vermeij, D.J. van Rhenen: Clinical significance of bacteriologic screening in platelet concentrates. Transfusion 45 (2005) 514–519.

Turner, M.: Transfusion safety with regard to prions: ethical, legal and societal considerations. Transfusion Clinique et Biologique 13 (2006) 317–319.

Vamvakas, E.C., S. Kleinman, H. Hume, G.D. Sher: The development of West Nile virus safety policies by Canadian blood services: guiding principles and a comparison between Canada and the United States. Transf Med Rev 20 (2006) 97–109.

Vamvakas, E.C.: Is whiteblood cell reduction equivalent to antibody screening in preventing transmission of cytomegatovirus by transfusion? A review of the literature and meta-analysis. Transfus Med Rev 19 (2005) 181–199.

van Duijn, C.M., N. Delasnerie-Laupretre, C. Masullo, I. Zerr, R. deSilva, D.P. Wientjens, J.P. Brandel, T. Weber, V. Bonavita, M. Zeidler, A. Alperovitch, S. Poser, E. Granieri, A. Hofman, R.G. Will: Case-control study of risk factors of Creutzfeldt-Jakob disease in Europe during 1993–1995. European Union (EU) Collaborative Study Group of Creutzfeldt-Jakob disease (CJD). Lancet 351 (1998) 1081–1085.

Vermylen, J., K. Peerlinck: Review of the hepatitis A epidemics in hemophiliacs in Europe. Vox Sang 67 Suppl. 4 (1994) 8–11, 24–26.

Vrielink, H., H.L. Zaaijer, H.W. Reesink: The clinical relevance of HTLV type I and II in transfusion medicine. Transf Med Rev 11 (1997) 173–179.

Will, R.G.: Acquired prion disease: iatrogenic CJD, variant CJD, kuru. Brit Med Bull 66 (2003) 255–265.

Williams, A.E., R.A. Thomson, G.B. Schreiber, K. Watanabe, J. Bethel, A. Lo, S.H. Kleinman, C.G. Hollingsworth, G.J. Nemo: Estimates of infectious disease risk factors in US blood donors. Retrovirus Epidemiology Donor Study. JAMA 277 (1997) 967–972.

Wu, C., B. Mason, J. Jong, D. Erdman, L. McKernan, M. Oakley, M. Soucie, B. Evatt, M.W. Wu: Parvovirus transmission by a high-purity factor VIII concentrate. Transfusion 45 (2005) 1003–1010.

Yeh, C.-T., M.-L. Tsao, Y.-C. Lin, I-C. Tseng: Identification of a novel single-stranded DNA fragment associated with human hepatitis. J Infect Dis 193 (2006) 1089–1097.

Zayc-Schmidt, E.-M., L. Pichl, T. Laue, A. Heitman, V. Schottstedt: Travel-related hepatitis A detected by hepatitis A virus RNA donor screening [letter]. Transfusion 45 (2005) 1037–1038.

D3.2

Al-Assiri, A., S. Al-Jastaneiah, A. Al-Khalaf, H. Al-Fraikh, M.D. Wagoner: Late-onset donor-to-host transmission of Candida glabrata following corneal transplantation. Cornea 25 (2006) 123–125.

American Society of Transplanation: Guidelines for the prevention and management of infectious complications of solid organ transplantation. Am J Transplant 4 (2004) Suppl. 10.

Assi, M.A., J.E. Rosenblatt, W.F. Marshall: Donor-transmitted toxoplasmosis in liver transplant recipients: a case report and literature review. Transpl Infect Dis 9 (2007) 132–136.

Aswad, S., N.S. Khan, L. Comanor, C. Chinchilla, L. Corado, T. Mone, R. Mendez, R. Mendez: Role of nucleic acid testing in cadaver organ donor screening: detection of hepatitis C virus

RNA in seropositive and seronegative donors. J Vir Hepatitis 12 (2005) 627–634.

Avery, R.K.: Prophylactic strategies before solid organ transplantation. Curr Opin Infect Dis 17 (2004) 353–356.

Avery, R.K.: Recipient screening prior to solid organ transplantation. Clin Infect Dis 35 (2002) 1513–1519.

Avery, R.K.: Infections after lung transplantation. Semin Respir Crit Care Med 27 (2006) 544–551

Barcán, L., C. Lunaó, L. Clara, A. Sinagra, A. Valledor, A.M. de Rissioi, A. Gadanoa, M. Martin Gracia, E. De Santibanes, A. Riarte: Transmission of T. Cruzi via liver transplantation to a nonreactive recipient for Chagas' disease. Liver Transplantation 11 (2005) 1112–1116.

Barcena, R., G. Moraleda, J. Moreno, M.D. Martin, E. de Vicente, J. Nuno, M.L. Mateos, S. del Campo: Prevention of de novo HBV infection by the presence of anti-HBs in transplanted patients receiving core antibody-positive livers. World J Gastroenterol 12 (2006) 2070–2074.

Barcena, R., S. del Campo, G. Moraleda, T. Casanovas, M. Prieto, M. Buti, J.M. Moreno, V. Cuervas, E. Fraga, M. de la Mata, A. Otero, M. Delgado, C. Loinaz, C. Barrios, M.L. Dieguez, A. Mas, J.M. Sousa, J.I. Herrero, R. Monoz, J.F. Avilez, A. Gonzales, M. Rueda: Study on the efficacy and safety of adefovir dipivoxil treatment in post-liver transplant patients with hepatitis B virus infection and lamivudine-resistant hepatitis B virus. Transplant Proc 37 (2005) 3960–3962.

Barsoum, R.S.: Parasitic infections in organ transplantation. Experimental and Clinical Transplantation 2 (2004) 258–267.

Boeckh, M., G. Boivin: Quantitation of cytomegalovirus: Methodologic aspects and clinical applications. Clin Microbiol Rev 11 (1998) 533–554.

Boivin, G., N. Goyette, C. Gilbert, A. Humar, E. Covington: Clinical impact of ganciclovir-resistant cytomegalovirus infections in solid organ transplant patients. Transplant Infect Dis 7 (2005) 166–170.

Boneva, R.S., T.M. Folks: Xenotransplantation and risks of zoonotic infection. Ann Med 36 (2004) 504–512.

Brown, D.W.G.: Threat to humans from virus infections of non-human primates. Rev Med Virol 7 (1997) 239–246.

Bundesärztekammer: Richtlinien zum Führen einer Hornhautbank. Dtsch Ärztebl 97 (2000) A2122–A2124.

Bundesärztekammer: Richtlinien zum Führen einer Knochenbank. Dtsch Ärztebl 98 (2001) A1011–A1016.

Bundesärztekammer: Richtlinien zur Organtransplantation. Dtsch Ärztebl 102 (2005) A2968–A2975.

Bundesärztekammer: Richtlinien zur Transplantation von Stammzellen aus Nabelschnurblut (CB = Cord Blood). Dtsch Ärztebl 96 (1999) A1297–A1304.

Burton, E.C., D.K. Burns, M.J. Opatowsky, W.H. El-Feky, B. Fischbach, L. Melton, E. Sanchez, H. Randall, D.L. Watkin, J. Chang, G. Klintmalm: Rabies Encephalomyelitis. Clinical, neuroradiological, and pathological findings in 4 transplant recipients. Arch Virol 62 (2005) 873–882.

Campbell, A.L., C.L. Goldberg, M.S. Magid, G. Gondolesi, C. Rumbo, B.C. Herold: First case of toxoplasmosis following small bowel transplantation and systematic review of tissue-invasive toxoplasmosis following noncardiac solid organ transplantation. Transplantation 81 (2006) 408–417.

CDC: Creutzfeldt-Jakob disease associated with cadaveric dura mater grafts – Japan, January 1979–May 1996. MMWR 46 (1997) 1066–1069.

CDC: Guidelines for preventing transmission of human immunodeficiency virus through transplantation of human tissue and organs. Centers for Disease Control and Prevention. MMWR 43 (1994) 1–17.

CDC: U.S. public health service guideline on infectious disease issues in xenotransplantation. MMWR 50 (RR-15, 2001) 1–46.

CDC: Hepatitis C virus transmission from an antibody-negative organ and tissue donor – United States, 2000–2002. JAMA 289 (2003) 3235–3236.

CDC: Lymphocytic choriomeningitis virus infection in organ transplant recipients – Massachusetts, Rhode Island, 2005. MMWR 54 (2005a) 537–539.

CDC: Update: Interim Guidance for minimizing the risk for human lymphocytic choriomeningitis virus infection associated with pet rodents. MMWR 54 (2005b) 799–801.

CDC: West Nile virus infections in organ transplant recipients – New York and Pensylvania, August – September, 2005. MMWR 54 (2005c, October 5, Dispatch) 1–3.

Chakinala, M.M., E.P. Trulock: Pneumonia in the solid organ transplant patient. Clin Chest Med 26 (2005) 113–121.

Challine, D., B. Pellegrin, M. Bouvier-Alias, P. Rigot, L. Laperche, J.-M. Pawlotsky: HIV and hepatitis C virus RNA in seronegative organ and tissue donors. Lancet 364 (2004) 1611–1612.

Charlier, C., E. Hart, A. Lefort, P. Ribaud, F. Dromer, D.W. Denning, O. Lortholary: Fluconazole in the management of invasive candidiasis: where do we stand after 15 years? J Antimicrob Chemother 57 (2006) 384–410.

Clark, D.A., E.P. Nachewa, H.N. Leong, D. Brazma, Y.T. Li, E.H. Tsao, H.C. Buyck, C.E. Atkinson, H.M. Lawson, M.N. Potter, P.D. Griffith: Transmission of integrated human herpesvirus 6 through stem cell transplantation: implications for laboratory diagnosis. J Infect Dis 193 (2006) 912–916.

Costa, S.F., B.D. Alexander: Non-aspergillus fungal pneumonia in transplant recipients. Clin Chest Med 26 (2005) 675–690.

Council of Europe: State of the art report on serological screening methods for the most relevant microbiological diseases of organ and tissue donors. Strasbourg 1997.

De Feo, T.M., F. Poli, F. Mozzi, M.P. Moretti, M. Scalamogna: Risk of transmission of hepatitis B virus from anti-HBc positive cadaveric organ donors: a collaborative study. Transplantation Proceedings 37 (2005) 1238–1239.

Defebvre, L., A. Destee, J. Caron, M.M. Ruchoux, A. Wurtz, J. Remy: Creutzfeldt-Jakob disease after an embolization of intercostal arteries with cadaveric dura mater suggesting a systemic transmission of the prion agent. Neurology 48 (1997) 1470–1471.

Degré, M., T. Ranneberg-Nilsen, S. Beck, H. Rollag, A.E. Fiane: Human cytomegalovirus productively infects porcine endothelial cells in vitro. Transplantation 72 (2001) 1334–1337.

Delmonico, F.L., D.R. Snydman: Organ donor screening for infectious diseases: review of practice and implications for transplantation. Transplantation 65 (1998) 603–610.

Denning, D.W., E.G. Evans, C.C. Kibbler, M.D. Richardson, M.M. Roberts, T.R. Rogers, D.W. Warnock, R.E. Warren: Guidelines for the investigation of invasive fungal infections in haematological malignancy and solid organ transplantation. British Society for Medical Mycology. Eur J Clin Microbiol Infect Dis 16 (1997) 424–436.

Drescher, J., D. Wagner, A. Haverich, J. Flik, R. Stachan-Kunstyr, W. Verhagen, I. Wagenbreth: Nosocomial hepatitis B virus infections in cardiac transplant recipients transmitted during transvenous endomyocardial biopsy. J Hosp Infect 26 (1994) 81–92.

Egbuna, O., M.S. Zand, A. Arbini, M. Menegus, J. Taylor: A cluster of parvovirus B19 infections in renal transplant recipients: a prospective case series and review of the literature. Am J Transplant 6 (2006) 225–231.

Eid, A.J., R.A. Brown, R. Patel, R.R. Razonable: Parvovirus B19 infection after transplantation: a review of 98 cases. Clin Infect Dis 43 (2006) 40–48

Ettinger, N.A., E.P. Trulock: Pulmonary considerations of organ transplantation, Part 1–3. Am Rev Respir Dis 143/144 (1991) 1386–1405, 1213–1323, 1433–1351.

EU: EU-Richtlinie 2004/23/EG vom 31. März 2004 zur Festlegung von Qualitäts- und Sicherheitsstandards für die Spende, Beschaffung, Testung, Verarbeitung, Konservierung, Lagerung und Verteilung von menschlichen Geweben und Zellen. Amtsblatt der Europäischen Union vom 7.4.2004, L102/48–L102/58.

EU: EU-Richtlinie 2006/17/EG vom 8. Februar 2006 zur Durchführung der Richtlinie 2004/23/EG des Europäischen Parlaments und des Rates hinsichtlich technischer Vorschriften für die Spende, Beschaffung und Testung von menschlichen Geweben und Zellen. Amtsblatt der Europäischen Union vom 9.2.2006: L38/40–L38/52.

Eurotransplant Manual: Eurotransplant Foundation, Leiden, Niederlande 1997. www.eurotransplant.nl.

Fabrizi, F., P. Martin, V. Dixit, F. Kanwal, G. Dulai: HBsAg seropositive status and survival after renal transplantation: meta-analysis of observational studies. Am J Transplant 5 (2005) 2913–2921.

Fall, A.J., J.D. Aitchison, A. Krause, A. Hasan, J.R. Hamilton, F.K. Gould: Donor organ transmission of varicella zoster due to cardiac transplantation. Transplantation 70 (2000) 211–213.

FDA: Eligibility criteria for donors of human cells, tissues, and cellular and tissue-based products. Final rule. Fed Regist. 69 (2004a) 29785–29834. http://www.fda.gov/cber/rules/suitdonor.pdf.

FDA: Guidance for industry (Draft Guidance): Eligibility determination for donors of human cells, tissues, and cellular and tissue-based products (HCT/Ps). May 2004b. http://www.fda.gov/cber/gdlns/tissdonor.pdf.

FDA: Current good tissue practise for human cell, tissue, and cellular and tissue-based product establishments; inspection and enforcement. Final rule. Fed Regist 69 (2004c) 68611–68688. http://www.fda.gov/cber/rules/gtp.htm.

FDA: Guidance for industry (Final guidance): Source animal, product, preclinical, and clinical issues concerning the use of xenotransplantation products in humans. April 2003. http://www.fda.gov/cber/gdlns/clinxeno.htm.

Fehr, T., W. Bossart, C. Wahl, U. Binswanger: Disseminated varicella infection in adult renal allograft recipients: four cases and a review of the literature. Transplantation 73 (2002) 608–611.

Fishman, J.A., R.H. Rubin: Infections in organ-transplant recipients. N Engl J Med 338 (1998) 1741–1751.

Franchello, A., V. Ghisetti, A. Marzano, R. Romagnoli, M. Salizzoni: Transplantation of hepatitis B surface antigen-positive livers into hepatitis B virus-positive recipients and the role of hepatitis delta coinfection. Liver Transpl 11 (2005) 922–928.

Garcia-Montalvo, B.M., J.A. Farfán-Ale, K.Y. Acosta-Viana, F.I. Puerto-Manzano: Hepatitis B virus DNA in blood donors with anti-HBc as a possible indicator of active hepatitis B virus infection in Yucatan, Mexico. Transfus Med 15 (2005) 371–378.

Gewebegesetz: Gesetz über die Qualität und Sicherheit von menschlichen Geweben und Zellen (Gewebegesetz) – Entwurf vom 30.3.2006.

Glasser, D.B.: Serologic testing of cornea donors. Cornea 17 (1998) 123–128.

Golan, Y.: Overview of transplant mycology. Am J Health Syst Pharm 62 (8, Suppl. 1) (2005) S17–S21.

Gottschalk, S., C.M. Rooney, H.H. Heslop: Post-transplant lymphoproliferative disorders. Annu Rev Med 56 (2005) 29–44.

Gotzinger, P., T. Sautner, P. Wamser, B. Gebhard, M. Barlan, R. Steininger, R. Fugger, F. Muhlbacher: Frühe postoperative Infektionen nach Lebertransplantation – Keimspektrum und Risikofaktoren. Wien Klin Wochenschr 108 (1996) 795–801.

Hafiz, M.M., R. Poggioli, A. Caulfield, S. Messinger, M.C. Geiger, D.A. Baidal, T. Froud, J.V. Ferreira, A.G. Tsakis, C. Ricordi, R. Alejandro: Cytomegalovirus prevalence and transmission after islet cell allograft transplant in patients with type 1 diabetes mellitus. Am J Transplant 4 (2004) 1697–1702.

Haque, T.J., D.H. Crawford: Transmission of Epstein-Barr virus during transplantation. Rev Med Virol 6 (1996) 77–84.

Heckmann, J.G., C.J. Lang, F. Petruch, A. Druschky, C. Erb, P. Brown, B. Neundorfer: Transmission of Creutzfeldt-Jakob disease via a corneal transplant. J Neurol Neurosurg Psychiatry 63 (1997) 388–390.

Heneine, W.: Identification of a human population infected with simian foamy viruses. Nature Med 4 (1998) 403–407.

Herreros de Tejeda Echanojáuregui, A., J.M. Morena Planas, E. Rubio Gonzales, F. Portero Azorin, J. López Monclús, J. Revilla Negro, J.L. Lucena de la Poza, V. Sánchez Turrión, C. Barrios Peinado, V. Cuervas-Mons Martinez: Adefovir Dipoxivil therapy in liver transplant recipients with lamivudine-resistant hepatitis B virus. Transplantation proceedings 37 (2005) 1507–1508.

Hirsch, H.H., E. Ramos: Retransplantation after polyomavirus-associated nephropathy: just do it? Am J Transplant 6 (2006) 7–9.

Hodson, E.M., C.A. Jones, A.C. Webster, G.F.M. Strippoli, P.G. Barclay, K. Kable, D. Vimalachandra, J.C. Craig: Antiviral medications to prevent cytomegalovirus disease and early death in recipients of solid organ transplants: a systematic review of randomised controlled trials. Lancet 365 (2005) 2105–2115.

Husebekk, A., K. Skaug, A. Kolstad, I.M.S. Dahl, T. Gutteberg, B. Skogen: Hepatitis B virus-infected peripheral blood progenitor cell harvests in liquid nitrogen freezer containing non-infectious products. Transfusion 44 (2004) 942–943.

Idnurm, A., Y.-S. Bahn, K. Nielsen, X. Lin, J.A. Fraser, J. Heitman: Deciphering the model pathogenic fungus Cryptococcus neoformans. Nature Rev Microbiol 3 (2005) 753–763.

Inston, N.G., D. Gill, A. Al-Hakim, A.R. Ready: Living paid organ transplantation results in unacceptably high recipient morbidity and mortality. Transplant Proc 37 (2005) 560–562.

Ivanowski, N., Z. Popov, K. Cakalaroski, J. Masin, G. Spasovski, K. Zafirovska: Living-unrelated (paid) renal transplantation – ten years later. Transplant Proc 37 (2005) 563–564.

Iwamoto, M., D.B. Jernigan, A. Guasch, et al.: Transmission of West Nile virus from an organ donor to four transplant recipients. N Engl J Med 348 (2003) 2196–2203.

Jeyaratnam, D., A.M. Robson, J.M. Hextall, W. Wong, E. MacMahon: Concurrent verrucous and varicelliform rashes following renal transplantation. Am J Transplant 5 (2005) 1777–1780.

Kainer, M.A., J.V. Linden, D.N. Whaley, H.T. Holmes, W.R. Jarvis, D.B. Jernigan, L.K. Archibald: Clostridium infections associated with muskuloskeletal-tissue allografts. N Engl J Med 350 (2004) 2564–2571.

Kakaiya, R., W.V. Miller, M.D. Gudino: Tissue transplant-transmitted infections. Transfusion 31 (1991) 277–284.

Kern, W.V., D. Wagner, H.H. Hirsch: Infektionen nach Organtransplantation. Internist (Berlin) 46 (2005) 630–642.

Khoury, J.A., D.L. Bohl, M.J. Hersh, A.C. Argoudelis, D.C. Brennan: Tularemia in a kidney transplant recipient: an unsuspected case and literature review. Am J Kidney Dis 45 (2005) 926–929.

Kiberd, B.A.: Screening to prevent polyoma virus nephropathy: a medical decision analysis. Am J. Transplant 5 (2005) 2410–2416.

Kotton, C.N., E.T. Ryan, J.A. Fishman: Prevention of infection in adult travellers after solid organ transplantation. Am J Transplant 5 (2005) 8–14.

Kotton, C.N.: Zoonoses in solid-organ and hematopoetic stem cell transplan recipients. Clin Infect Dis 44 (2007) 857–866.

Kumar, D., A. Humar: Emerging viral infections in transplant recipients. Curr Opin Infect Dis 18 (2005) 337–341

Kusne, S., J. Smilack: Transmission of rabies virus from an organ donor to four transplant recipients. Liver Transpl 11 (2005) 1295–1297.

Kusne, S., J.E. Blair: Viral and fungal infections after liver transplantation – part II. Liver Transplant 12 (2006) 2–11.

Lai, L., D. Kolber-Simonds, K.W. Park, H.-T. Cheong, J.L. Greenstein, G.-S. Im, M. Samuel, A. Bonk, A. Rieke, B.N. Day, C.N. Murphy, D.B. Carter, R.J. Hawley, R.S. Prather: Production of alpha-1,3-galactosyltransferase knockout pigs by nuclear transfer cloning. Science 295 (2002) 1089–1092.

LaRocco, M.T., S.J. Burgert: Infection in the bone marrow transplant recipient and role of the microbiology laboratory in clinical transplantation. Clin Microbiol Rev 10 (1997) 277–297.

Lautenschlager, I., L. Halme, K. Hockerstedt, L. Krogerus, E. Taskinen: Cytomegalovirus infection of the liver transplant: virological, histological, immunological, and clinical observations. Transpl Infect Dis 8 (2006) 21–30.

LeFor, W.M., D.L. Shires, Jr., A.F. McGonigle, D.L.R. Shires: Hemoconcentration prior to serology testing in hemodiluted cadaver bone and tissue donors. Clin Transplant 9 (1995) 297–300.

Levitsky, J., H.S. Te, T.W. Faust, S.M. Cohen: Varicella infection following varicella vaccination in a liver transplant recipient. Am J Transplant 2 (2002) 880–882.

Ljungman, P.: Would monitoring CMV immune responses allow improved control of CMV in stem cell transplant patients. J Clin Virol 35 (2006) 493–495.

Luppi, M., P. Barozzi, G. Santagostino, R. Tovato, T.F. Schulz, R. Marasca, D. Bottalico, L. Bignardi, G. Torelli: Molecular evidence of organ-related transmission of Kaposi sarcoma-associated herpesvirus or human herpes virus-8 in transplant patients. Blood 96 (2000) 3279–3281.

Mannon, R.B., S.C. Hoffmann, R.L. Kampen, O.C. Cheng, D.E. Kleiner, C. Ryschkewitsch, B. Curfman, E. Major, D.A. Hale, A.D. Kirk: Molecular evaluation of BK Polyomavirus Nephropathy. Am J Transplant 5 (2005) 2883–2893.

Marcelin, A.G., V. Calvez, E. Dussaix: KSHV after an organ transplant: should we screen? Curr Top Microbiol Immunol 312 (2007) 245–262

Marik, P.E.: Fungal infections in solid organ transplantation. Expert Opin Pharmacother 7 (2006) 297–305.

Menichetti, F., M.L. Bindi, C. Tascini, L. Urbani, G. Biancofiore, R. Doria, M. Esposito, R. Mozzo, G. Catalano, F. Filipponi: Fever, mental impairment, acute anemia, and renal failure in patient undergoing orthotopic liver transplantation: posttransplantation malaria. Liver Transpl 12 (2006) 674–676.

Michaels, M.G., C. Kaufman, P.A. Volberding, P. Gupta, W.M. Switzer, W. Heneine, P. Sandstrom, L. Kaplan, P. Swift, L. Damon, S.T. Ildstad: Baboon bone-marrow xenotransplant in a patient with advanced HIV disease: case report and 8-year follow-up. Transplantation 78 (2004) 1582–1589.

Müller, N.J., J.A. Fishman: Herpesvirus infections in xenotransplantation: pathogenesis and approaches. Xenotransplantation 11 (2004) 486–490.

Müller, N.J., H. Furrer, L. Kaiser, et al.: HIV and solid organ transplantation: the Swiss experience. Swiss Med Wkly 136 (2006) 194–196.

Neurohr, C., P. Huppmann, H. Leuchte, M. Schwaiblmair, I. Bittmann, G. Jaeger, R. Hatz, L. Frey, P. Überfuhr, B. Reichart, J. Behr: Human herpesvirus 6 in bronchoalveolar lavage fluid after lung transplantation: a risk factor for bronchiolitis obliterans syndrome? Am J Transplant 5 (2005) 2982–2991.

Nichols, W.G., K.A. Guthrie, L. Corey, M. Boeckh: Influenza infections after hematopoetic stem cell transplantation: risk factors, mortality, and the effect of antiviral therapy. Clin Infect Dis 39 (2004) 1300–1306.

Niro, G.A., F. Rosina, M. Rizetto: Treatment of hepatitis D. J Viral Hepat 12 (2005) 2–9.

Nucci, M., K.A. Marr: Emerging fungal diseases. Clin Infect Dis 41 (2005) 521–526.

Osterhaus, A.D., M.C. Vos, A.H. Balk, R.A. de Man, J.W. Mouton, P.H. Rothbarth, S.W. Schalm, A.M. Tomaello, H.G. Niesters, H.A. Verbrugh: Transmission of hepatitis B virus among heart transplant recipients during endomyocardial biopsy procedures. J Heart Lung Transplant 17 (1998) 158–166.

Paddock, C., T. Ksiazek, J.A. Comer, et al.: Pathology of fatal lymphocytic choriomeningitis virus infection in multiple organ transplant recipients from a common donor. Mod Pathol 18 (Suppl.) (2005) 263A–264A.

Patel, R., A. Trampuz: Infections transmitted through muskuloskeletal-tissue allografts. N Engl J Med 350 (2004) 2544–2546.

Patel, R., C.V. Paya: Infections in solid-organ transplant recipients. Clin Microbiol Rev 10 (1997) 86–124.

Pauli, G.: Tissue safety in view of CJD and variant CJD. Cell Tissue Banking 6 (2005) 191–200.

Pauly, R.P., D. Rayner, A.G. Murray, S.M. Gilmour, D.Y. Kunimoto: Transplantation in the face of severe donor sepsis: pushing the boundaries? Am J Kidney Dis 44 (2004) e64–e67.

Pinney, S.P., F.H. Cheema, K. Hammond, J.M. Chen, N.M. Edwards, D. Mancini: Acceptable recipient outcomes with the use of hearts from donors with hepatitis-B core antibodies. J Heart Lung Transplant 24 (2005) 34–37.

Pirnay, J.P., C. Vandenvelde, L. Duinslaeger, P. Reper, A. Vanderkelen: HIV transmission by transplantation of allograft skin: a review of the literature. Burns 23 (1997) 1–5.

Polak, W.G., A. Gladysz, K. Rotter: Prevention of hepatitis B recurrence after liver transplantation. Ann Transplant 10 (2005) 11–16.

Protzer Knolle, U., U. Naumann, R. Bartenschlager, T. Berg, U. Hopf, K.H. Meyer zum Buschenfelde, P. Neuhaus, G. Gerken: Hepatitis B virus with antigenically altered hepatitis B surface antigen is selected by high-dose hepatitis B immune globulin after liver transplantation. Hepatology 27 (1998) 254–263.

Ramos, E., F. Vincenti, W.X. Lu: Retransplantation in patients with graft loss caused by polyoma virus nephropathy. Transplantation 17 (2004) 131–133.

Razonable, R.R., R.A. Brown, A. Humar, E. Covington, E. Alecock, C.V. Paya: Herpesvirus infections in solid organ transplant patients at high risk of primary cytomegalovirus disease. J Infect Dis 192 (2005) 1331–1339.

Richardson, M.D.: Changing patterns and trends in systemic fungal infections. J Antimicrob Chemother 56 (2005) S1, i5–i11.

Robert, P.-Y.R., J.-P. Adenis, F. Denis, S. Ranger-Rogez: Transmission of viruses through corneal transplantation. Clin Lab 51 (2005a) 419–423.

Robert, P.-Y.R., J.-P. Adenis, U. Pleyer: Wie „sicher" ist das Hornhauttransplantat? Klein Monatsblatt Augenheilk 222 (2005b) 870–873.

Rowshani, A.T., F.J. Bemelman, E.M.M. van Leeuwen, R.A.W. van Lier, I.J.M. ten Berge: Clinical and immunological aspects of cytomegalovirus infection in solid organ transplant recipients. Transplantation 79 (2005) 381–386.

Rubin, R.H.: Management of tuberculosis in the transplant recipient. Am J Transplant 5 (2005) 2599–2600.

Ruiz, I., J. Galvadà, V. Monforte, O. Len, A. Román, C. Bravo, A. Ferrer, L. Tenorio, F. Román J. Maestre, I. Molina, F. Morell, A. Pahissa: Donor-to-host transmission of bacterial and fungal infections in lung transplantation. Am J Transplant 6 (2006) 178–182.

Schreibman, I.R., E.R. Schiff: Prevention and treatment of recurrent Hepatitis B after liver transplantation: the current role of nucleoside and nucleotide analogues.Ann Clin Microbiol Antimicrobiol 5 (2006) 8.

Simonds, R.J., S.D. Holmberg, R.L. Hurwitz, T.R. Coleman, S. Bottenfield, L.J. Conley, S.H. Kohlenberg, K.G. Castro, B.A. Dahan, C.A. Schable, et al.: Transmission of human immunodeficiency virus type 1 from a seronegative organ and tissue donor. N Engl J Med 326 (1992) 726–732.

Sipsas, N.V., D.P. Kontoyiannis: Clinical issues regarding relapsing aspergillosis and the efficacy of secondary antifungal prophylaxis in patients with hematological malignancies. Clin Infect Dis 42 (2006) 1584–1591.

Slifkin, M., S. Doron, D.R. Snydman: Viral prophylaxis in organ transplant patients. Drugs 64 (2004) 2763–2792.

Slovut, D.P., E. Benedetti, A.J. Matas: Babesiosis and hemophagocytic syndrome in an asplenic renal transplant recipient. Transplantation 62 (1996) 537–539.

Stanworth, S.J., R.M. Warwick, M. Ferguson, J.A.J. Barbara: A UK survey of virological testing of cadaver tissue donors. Vox Sang 79 (2000) 227–230.

Strippoli, G.F., E.M. Hodson, C.G. Jones, J.C. Craig: Pre-emptive treatment for cytomegalovirus viraemia to prevent cytomegalovirus disease in solid organ transplant recipients. Chochrane Database Syst Rev (2006) CD005133.

Sullivan, K.M., C.A. Dykewicz, D.L. Longworth, M. Boeckh, L.R. Baden, R.H. Rubin, K.A. Sepkowitz: Preventing opportunistic infections after hematopoietic stem cell transplantation: The Centers for Disease Control and Prevention, Infectious Disease Society of America, and American Society for Blood and Bone MarrowTransplantation Practice Guidelines and beyond. Hematology (2001) 392–421.

Taylor, A.L., C.J.E. Watson, J.A. Bradley: Immunosuppressive agents in solid organ transplantation: mechanisms of action and therapeutic efficacy. Crit Rev Oncol Hematol 56 (2005a) 23–46.

Taylor, A.L., R. Marcus, J.A. Bradley: Post-Transplant lymphoproliferative disorders (PTLD) after solid organ transplantation. Crit Rev Oncol Hematol 56 (2005b) 155–167.

Tenderich, G., A. Zittermann, W. Prohaska, S. Wlost, U. Fuchs, D. Gursoy, K. Minami, R. Koerfer: Frequent detection of hepatitis B core antibodies in heart transplant recipients without preceding hepatitis B infection. Transplant Proc 37 (2005) 4522–4524.

Tomford, W.W.: Transmission of disease through transplantation of musculoskeletal allografts. J Bone Joint Surg Am 77 (1995) 1742–1754.

Tran, M.Q., R.Y. Gohh, P.E. Morrissey, L.D. Dworkin, A. Gautam, A.P. Monaco, A.F. Yango Jr.: Cryptosporidium infection in renal transplant patients. Clin Nephrol 63 (2005) 305–309.

Tugwell, B.D., P.R. Patel, I.T. Williams, K. Hedberg, F. Chai, O.V. Nainan, A.R. Thomas, J.E. Woll, B.P. Bell, P.R. Cieslak: Transmission of hepatitis C virus to several organ and tissue recipients from an antibody-negative donor. Ann Intern Med 143 (2005) 648–654.

Ullmann, A.J., O.A. Cornely: Antifungal prophylaxis for invasive mycoses in high risk patients. Curr Opin Infect Dis 19 (2006) 571–576.

Vanderpool, H.Y.: Critical ethical issues in clinical trials with xenotransplants. Lancet 351 (1998) 1347–1350.

Venkatesan, P., J.R. Perfect, S.A. Myers: Evaluation and management of fungal infections in immunocompromised patients. Dermatologic Therapy 18 (2005) 44–57.

Vernon, S.E., B.C. Acar, S.M. Pham, D. Fertel: Acanthamoeba infection in lung transplantation: report of a case and review of the literature. Transpl Infect Dis 7 (2005) 154–157.

Walker, M., J.G. Kublin, J.R. Zunt: Parasitic central nervous system infections in immunocompromised hosts: malaria, microsporidiosis, leishmaniasis, and African trypanosomiasis. Clin Infect Dis 42 (2006) 115–125.

Warmington, L., B.E. Lee, J.L. Robinson: Loss of antibodies to measles and varicella following solid organ transplantation in children. Pediatr Transplantation 9 (2005) 311–314.

Warwick, R.M., R. Eglin: Should deceased donors be tested for vCJD? Cell and Tissue Banking 6 (2005) 263–270.

Washington, K.: Update on post-liver transplantation infections, malignancies and surgical complications. Adv Anatom Pathol 12 (2005) 221–226.

Weinstock, D.M., M. Boeckh, F. Boulad, J.A. Eagan, V.J. Fraser, D.K. Henderson, T.M. Pearl, D. Yokoe, K.A. Sepkowitz: Postexposure prophylaxis against varicella-zoster virus infection among recipients of hematopoetic stem cell transplant: unresolved issues. Infect Control Hosp Epidemiol 25 (2004) 603–608.

White, D.A.: Aspergillus pulmonary infections in transplant recipients. Clin Chest Med 26 (2005) 661–674.

Wiesmayer, S., I. Stelzmueller, W. Tabarelli, D. Bargehr, I. Graziadei, M. Freund, R. Ladurner, W. Steurer, C. Geltner, W. Mark, R. Margreiter, H. Bonatti: Nocardiosis following solid organ transplantation: a single-centre experience. Transplant International 18 (2005) 1048–1053.

Yao, Z., W. Liao: Fungal respiratory disease. Curr Opin Pulm Med 12 (2006) 222–227.

Yen, T.H., C.C. Huang, H.H. Lin, J.Y. Huang, Y.C. Tian, C.W. Yang, M.S. Wu, J.T. Fang, C.C. Yu, Y.J. Chiang, S.H. Chu: Does hepatitis C virus affect the reactivation of hepatitis B virus following renal transplantation? Nephrol Dial Transplant 21 (2006) 1046–1052.

Yoshikawa, T.: Significance of human herpesviruses to transplant recipients. Curr Opin Infect Dis 16 (2003) 601–606.

Zarranz Imirizaldu, J.J., J.C. Gomez Esteban, I.Rouco Axpe, T. Perez Concha, F. Velasco Juanes, I. Allue Susaeta, J.M. Corral Carranceja: Post-transplantation HTLV-1 myelopathy in three recipients from a single donor. J Neurol Neurosurg Psychiatry 74 (2003) 1080–1084.

Zou, S., R.Y. Dodd, S.L. Stramer, D.M. Strong: Probability of viremia with HBV, HCV, HIV, and HTLV among tissue donors in the United States. N Engl J Med 351 (2004) 751–759.

KAPITEL D4

Winfried V. Kern

Fieber unklarer Genese

1	Vorbemerkungen	978	3	Ätiologie	980
1.1	Physiologie	978	4	Diagnostik	981
1.2	Medikamentenfieber	978	4.1	Ergänzende Basisdiagnostik	981
1.3	Periodische Fiebersyndrome	979	4.2	Weiterführende Diagnostik	982
2	Definition und Epidemiologie	979	5	Prognose und Therapieversuche	984

1 Vorbemerkungen

Infektionskrankheiten sind häufige, aber nicht alleinige Ursachen von Fieber. Systemische und organbezogene Autoimmunerkrankungen, Malignome, granulomatöse Erkrankungen, Endokrinopathien, Thrombophlebitiden bzw. Thromboembolien, Hämatome und verschiedenartig bedingte Gewebsnekrosen sowie allergische Reaktionen (unter anderem auf Medikamente) sind weitere Ursachen für Fieber. Ein Status febrilis ist keine Diagnose, sondern Symptom.

1.1 Physiologie

Bei gesunden Erwachsenen werden je nach Tageszeit als Referenzwerte Körpertemperaturen zwischen 36 °C und 37,7 °C bei oraler (sublingualer) Messung gefunden. Morgendliche Temperaturen ≥ 37,3 °C bzw. abendliche orale Temperaturen ≥ 37,8 °C gelten als erhöht. Die Werte bei oraler Messung sind den rektal oder auch den in der Harnblase oder in der Speiseröhre gemessenen Werten oder den Werten nach Infrarotmessung im Ohr ähnlich und entsprechen weitgehend der so genannten Kerntemperatur (gemessen mittels Pulmonaliskatheter) (Chamberlain et al. 1995, Craig et al. 2002, Erickson und Meyer 1994). Die Werte bei axillärer oder inguinaler Messung sind deutlich niedriger (0,2–0,7 °C) und schlechter reproduzierbar. Die Infrarotmessung im Ohr ist bei Kleinkindern ebenfalls häufiger unzuverlässig (niedriger als rektal gemessen). Neben Tageszeit und Ort der Messung sind das Lebensalter (Kinder haben physiologischerweise etwas höhere Körpertemperaturen), die Kreislaufsituation (Zentralisation) sowie die Zyklusabhängigkeit bei Frauen weitere Einflussfaktoren. Es ist andererseits darauf hinzuweisen, dass Neugeborene und sehr betagte Menschen afebrile, schwere Infektionen haben können.

Fieber entsteht über eine Sollwertverstellung im Hypothalamus. Die Temperaturregulation ist dabei im Unterschied zur so genannten Hyperthermie intakt. Fieber wird durch die Wirkung von (früher so genannten) endogenen Pyrogenen, im Wesentlichen Interleukin-1, Tumor-Nekrose-Faktor und Interleukin-6, verursacht. Zu den physiologischen Folgen gehören ein erhöhter Grundumsatz (etwa um 10% je 1 °C), vermehrte Perspiratio insensibilis (etwa um 300–500 ml/m² täglich je 1 °C), Pulsbeschleunigung (etwa um 10 Schläge/min je 1 °C) und ein entsprechend erhöhter O_2-Bedarf. So genanntes „zentrales Fieber" entsteht durch Hypothalamus-Läsionen, beispielsweise im Rahmen von zerebralen Ischämien oder Hirnblutungen; es hat prognostische Bedeutung bei diesen Erkrankungen (Hajat et al. 2000, Kilpatrick et al. 2000), muss aber selbstverständlich vom Fieber durch eventuell begleitende Infektionen (z.B. Aspirationspneumonie) differentialdiagnostisch und -therapeutisch abgegrenzt werden.

Die Spezifität verschiedener Fiebertypen sollte nicht überschätzt werden. In vielen Fällen liegt ein so genanntes remittierendes Fieber vor, d.h. die Körpertemperatur fällt mindestens einmal pro Tag um > 0,3 °C, ohne jedoch den Normalbereich zu erreichen. Dauerhaft erhöhte, kaum schwankende Körpertemperaturen („Kontinua") und intermittierendes Fieber (unterschiedlich lange Perioden mit normalisierter Körpertemperatur) sind seltener.

Fiebersenkende Maßnahmen inklusive Verabreichung von Antipyretika sind nur sinnvoll, wenn durch die physiologischen Folgen (Puls, O_2-Bedarf, Flüssigkeit, Katabolismus) ein besonderes Risiko zu erwarten ist, außerdem bei Kleinkindern mit anamnestisch bekannter Neigung zu Fieberkrämpfen, bei deliranten Symptomen, extrem hohen Werten (> 40 °C) und bei außergewöhnlicher subjektiver Beeinträchtigung. Die Fiebersenkung sollte langsam bzw. längerfristig (z.B. durch regelmäßige Antipyretika-Gabe über 12–24 Stunden) erfolgen (Arnow und Flaherty 1997).

1.2 Medikamentenfieber

Medikamentenfieber entsteht meist infolge einer Allergie, selten durch eine medikamentös bedingte direkte Freisetzung von endogenen Pyrogenen, beispielsweise bei parenteraler Gabe von Amphotericin B, bei Interferon- oder IL-2-Verabreichung (Mackowiack 1991). Differentialdiagnostisch zu berücksichtigen ist eine Kontamination von Medikamenten oder Infusionslösungen mit Infektionserregern bzw. deren Toxinen (Beispiel: nichtallergische Transfusionsreaktion nach Kontamination mit *Yersinia*, die sich bei Kühlschranktemperaturen anreichern und zu hohen Endotoxin-Konzentrationen in der Blutkonserve führen).

Allergisches Medikamentenfieber tritt erst nach mehreren Behandlungstagen, nicht selten erst in der zweiten oder dritten Behandlungswoche, auf. Fieberhöhe und Fiebertypus sind dabei unspezifisch. Oft zu beobachten ist eine Diskrepanz zwischen erhöhter Körpertemperatur und gutem Allgemeinzustand. Seltener sind Eosinophilie und Exanthem. Es kann zu Leberfunktionsstörungen, einer Nephritis oder zu einer Purpura (histologisch: leukozytoklastische Angiitis) kommen (Mackowiack 1991). Die häufigsten, bisher mit Medikamentenfieber in Zusammenhang gebrachten Arzneimittel sind in Tabelle D4-1 aufgelistet. Einfach abzugrenzen sind die maligne Hyperthermie (durch bestimmte Narkotika) und das durch hoch potente Psychopharmaka ausgelöste akute maligne neuroleptische

Syndrom; bei beiden Syndromen handelt es sich um medikamentenbedingte primär muskuläre Hyperthermien (Ali et al. 2003, Rusyniak und Sprague 2006).

1.3 Periodische Fiebersyndrome

Periodische Fiebersyndrome sind gekennzeichnet durch regelmäßig wiederkehrende, selbst limitierte Fieberepisoden mit Zeichen der Entzündung (Akutphase-Reaktionen), teilweise begleitet von vegetativen Symptomen und Entzündungsreaktionen der Gelenke sowie der Haut. Die Erstmanifestation liegt meist Kindesalter (Timmann et al. 2004).

Zu den periodischen Fiebersyndromen gehört das erworbene PFAPA-Syndrom (**p**eriodisches **F**ieber, **a**phthöse Stomatitis, **P**haryngitis und zervikale **A**denitis). Es ist gutartig. Bei den sehr seltenen Langzeitverläufen, die auch mit Cimetidin nicht zu bessern sind, hilft eine Tonsillektomie.

Die weiteren periodischen Fiebersyndrome sind hereditär. Hierzu gehören die zyklische Neutropenie, das familiäre Mittelmeerfieber (FMF, das häufigste periodische Fiebersyndrom), das Hyper-IgD-Syndrom und das TRAP-Syndrom (**T**umor-**N**ekrose-**F**aktor-**R**ezeptor-1-**a**ssoziiertes **p**eriodisches Syndrom).

2 Definition und Epidemiologie

„Fieber unklarer Ursache" (FUO, **f**ever of **u**nknown **o**rigin) wurde ehemals als Fieber von mindestens drei Wochen Dauer, dessen Ursache nach mindestens einer Woche differentialdiagnostischer Bemühungen unter stationären Bedingungen noch nicht geklärt werden konnte, definiert (Petersdorf und Beeson 1961). Heute wird eine **stationäre Diagnostikperiode von bereits drei Tagen** in der Definition verwendet, und man unterscheidet vom klassischen FUO zusätzlich (Durack und Street 1991, Knockaert et al. 2003, Vanderschueren et al. 2003a):
- nosokomiales Fieber unklarer Ursache: Im Krankenhaus neu aufgetretenes Fieber, das nach drei Tagen differentialdiagnostischer Untersuchungen persistiert und noch nicht aufgeklärt werden konnte.
- neutropenisches Fieber unklarer Ursache: Fieber bei Neutropenie ohne klinischen Fokus und ohne Erregernachweis nach drei Tagen Beobachtung und Diagnostik.
- HIV-assoziiertes Fieber unklarer Genese: Fieber unklarer Ursache mit einer Dauer von mindestens vier Wochen (ambulanter Patient) bzw. mindestens drei Tagen (stationärer Patient) bei HIV-positiven Patienten.

Tab. D4-1 Arzneimittel, die relativ häufig Ursache für Medikamentenfieber sein können.

Medikamentengruppe	Beispiele
antimikrobielle Substanzen	• Amphotericin B i.v. • Cephalosporine • Isoniazid • Penicilline • Rifampicin • Sulfonamide • Teicoplanin • Vancomycin
antineoplastische Substanzen	• Bleomycin • Cytosin-Arabinosid • Dacarbazin • Daunorubicin • Hydroxyurea
Neurologika	• Carbamezepin • Chlorpromazin • Diphenylhydantoin • Thioridazin
Herz-Kreislauf-wirksame Arzneimittel	• Chinidin • Hydralazin • Methyldopa • Procainamid
sonstige	• Acetylsalicylsäure • Allopurinol • Cimetidin • Ibuprofen • Interferone • Interleukin-2 • Jodid • PGE_2 • Streptokinase

Systematische Studien zur Inzidenz des klassischen FUO liegen nicht vor. Man weiß, dass in großen Universitäts- bzw. Lehrkrankenhäusern pro Jahr etwa 10–20 Patienten mit klassischem Fieber unklarer Genese aufgenommen werden. Die Zahl der Patienten mit nosokomialem Fieber unklarer Genese, neutropenischem Fieber unklarer Genese und HIV-assoziiertem Fieber unklarer Genese ist sicherlich sehr viel höher (Barbado et al. 1992, de Kleijn et al. 1997, Whitehead und Davidson 1997).

Die Aufklärungsrate von klassischem FUO hat sich in den letzten drei Jahrzehnten verringert (nach früheren Studien ca. 90%, in jüngeren Studien ca. 70–80%). Dies liegt überwiegend daran, dass viele febrile Erkrankungen inzwischen rasch diagnostiziert beziehungsweise durch relativ ungezielte antimikrobielle Therapieversuche oder polypragmatische Therapien erfolgreich behandelt werden.

3 Ätiologie

Ursache des klassischen FUO sind in ca. 25% (Industrienationen) bis 50% der Fälle Infektionen. In ca. 10–15% werden maligne Erkrankungen diagnostiziert (Tab. D4-2) (Arnow und Flaherty 1997, Barbado et al. 1992, de Kleijn et al. 1997, Durack und Street 1991, Knockaert et al. 2003, Whitehead und Davidson 1997). Subakute bis chronische entzündliche Erkrankungen mit vermuteter Autoimmunpathogenese bzw. ohne Erregernachweis liegen bei etwa 20–40% der Patienten vor. Selten geblieben ist bis heute das Febris factitia. Etwa 20–30% der Fälle von FUO bleiben ungeklärt; diese Rate nimmt bei Patienten im höheren Lebensalter ab.

Bei den mehr als 200 Krankheitsentitäten, die als Ursache von klassischem FUO identifiziert worden, handelt es sich oft um atypische Verlaufsformen ansonsten recht gut bekannter Erkrankungen. Unter den **lokalisierten bakteriellen Infektionen** sind intraabdominelle oder retroperitoneale Abszesse (Milz, Leber, Pankreas, Gallenwege, Psoasloge, kleines Becken, subphrenisch), Knocheninfektionen und Endokarditiden am häufigsten anzutreffen. Zunehmend muss mit **Fremdkörper-assoziierten Infektionen** gerechnet werden (Gefäßprothesen, Herzklappenprothesen, Gelenkersatz, Herzschrittmacher, Shunts, Stents). Bei den **nichteitrigen bakteriellen Erkrankungen** findet man immer noch häufig die Tuberkulose. Selten sind Morbus Whipple, Borreliose, Q-Fieber, Bartonellose, Brucellose, Yersiniose, Psittakose und Melioidose. Bei den **viralen Krankheitserregern** steht das Zytomegalievirus (CMV) an erster Stelle.

Die häufigsten **malignen Erkrankungen,** die dem FUO zugrunde liegen, sind Lymphome, Morbus Hodgkin und Hypernephrom. Unter den **Autoimmunopathien** und sonstigen **nichtmalignen Erkrankungen** sind Morbus Still (im jüngeren Alter) (Crispin et al. 2005) und Arteriitis temporalis (im höheren Alter), Sarkoidose, granulomatöse Hepatitiden ohne Hinweis auf ein infektiöses Agens sowie Endokrinopathien am häufigsten anzutreffen.

Seltene Ursachen eines FUO sind familiäres Mittelmeerfieber, Polyarteriitis nodosa, Morbus Crohn, allergische Alveolitis, subakute granulomatöse Thyreoiditis, histiozytäre nekrotisierende Lymphadenitis (Kikuchi-Syndrom), Castleman-Lymphom, kryoglobulinämische Vaskulitis, Aortendissektion, Thrombosen bzw. Thromboembolien, Schnitzler-Syndrom. Im **Kindesalter** sind oft Harnwegsinfektionen Ursache von prolongiertem Fieber, es muss an das rheumatische Fieber gedacht werden.

Die häufigsten Ursachen von **HIV-assoziiertem Fieber** unklarer Genese sind atypische Mykobakteriosen und Tuberkulose, Zytomegalievirus-Reaktivierung, Toxoplasmose, Bartonellose und maligne Lymphome. Zu denken ist auch

Tab. D4-2 Ätiologien von klassischem Fieber unklarer Ursache in Industrienationen.

Fieberursache	Häufigkeit	zugrunde liegende Erkrankung
Infektionen	ca. 25%	Tuberkulose
		intraabdomineller Abszess
		Endokarditis
		CMV-Infektion
		hepatobiliäre Infektion
Malignome	ca. 10–15%	malignes Lymphom
		Leukämie
		solide Tumore (vor allem Nieren- und Zervix-Karzinom)
Kollagenosen, Autoimmunopathien, sonstiges	ca. 40%	Polymyalgia rheumatica
		Morbus Still
		Sarkoidose
		Thyreoiditis
		Morbus Crohn
		Lupus erythematodes
		allergische Alveolitis
ungeklärt	ca. 20–30%	

an Leishmaniosen, Lues, disseminierte endemische Mykosen und die extrapulmonale Pneumocystis-Infektion. Wie nicht anders zu erwarten, sind hier Autoimmunopathien selten.

4 Diagnostik

Die wichtigste Aufgabe besteht darin zu überprüfen, inwieweit die in aller Regel bereits erfolgte Basisdiagnostik vollständig ist, mit validen Verfahren durchgeführt und richtig interpretiert wurde, wo sie ergänzt und eventuell wiederholt werden muss. Ziel ist es, differentialdiagnostisch richtungsweisende anamnestische Angaben oder Befunde (potentially diagnostic clues) zu erhalten, um eine weiterführende Diagnostik **möglichst gezielt** planen zu können und unnötige diagnostische Screeningverfahren zu vermeiden (Gaeta et al. 2006, Knockaert 1992, Mourad et al. 2003).

4.1 Ergänzende Basisdiagnostik

4.1.1 Anamnese

Eine sorgfältige Anamnese-Erhebung (einschließlich Fremdanamnese) ist notwendig. Folgende Aspekte sind von besonderer Bedeutung:
- **Expositionsanamnese:** geographische und Reiseanamnese, Erkrankungen in der Umgebung, bekannte Infektionsneigung, Arbeitsanamnese, Medikamenten- und Drogenanamnese, Tuberkulose-Exposition, HIV-Risikofaktoren, Zeckenstich bzw. Insektenstiche, Tierkontakt, Hobbys, frühere Operationen, Fremdkörper
- **Krankheitsverlauf:** Fieberbeginn, Fieberhöhe, Temperaturverlauf (Malaria?, zyklische Neutropenie?), Dauer des Fiebers (Fieber, das länger als ein Jahr anhält, wird seltener durch Infektionen oder Neoplasien hervorgerufen) (Mackowiack 1991, Vanderschueren et al. 2003b, Whitehead und Davidson 1997)
- **Begleitsymptome:** Schüttelfrost, Nachtschweiß, relative Bradykardie, Myalgien, Kopfschmerzen, Desorientiertheit, kardiovaskuläres Ereignis, unproduktiver Husten, ophthalmologische Symptome, Müdigkeit, abdominelle Schmerzen, Kreuzschmerzen, Nackenschmerzen, Gewichtsverlust.

Darüber hinaus müssen detaillierte Angaben zur bisherigen Diagnostik (schriftliche Vorbefunde!) und Therapie eingeholt werden.

4.1.2 Ausschluss vorgetäuschten Fiebers

Gelegentlich wird Fieber vom Patienten vorgetäuscht. Meist handelt es sich dabei um jüngere Frauen (oft mit medizinischem Beruf). Fehlender Gewichtsverlust, komplizierte Anamnese, unauffälliger körperlicher Untersuchungsbefund, Differenz zwischen Temperatur und Puls, Temperatur > 41 °C, fehlende Tagesvarianz des Fiebers, Entfieberung ohne Schwitzen, kalte Haut und Unwirksamkeit der antipyretischen Medikation können Hinweise sein. Durch Verwendung elektrischer Thermometer, Messung der Temperatur in Anwesenheit medizinischen Personals sowie durch simultane Messung der Urintemperatur und der oralen/rektalen Körpertemperatur können diese Fälle aufgedeckt werden. Polymikrobielle Bakteriämien mit wechselnden Erregern sind verdächtig, vom Patienten selbst durch Beibringung bakteriell kontaminierten Materials herbeigeführt zu sein.

4.1.3 Ausschluss von Medikamentenfieber

Soweit möglich sollten die Medikamente, die der Patient zu Beginn des Fiebers einnahm, abgesetzt werden.

4.1.4 Tumorfieber

In älteren Arbeiten wurde als differentialdiagnostischer Test Naproxen, ein nichtsteroidales Antipyretikum/Analgetikum für drei Tage verabreicht (Naproxen-Test). Die Annahme war, dass eine Entfieberung eine hohe Vorhersage bezüglich eines Tumorfiebers hat. Nach neueren Arbeiten diskriminiert der Naproxen-Test jedoch nicht ausreichend und sollte in Anbetracht einer Nebenwirkungsrate von ~10% nicht mehr durchgeführt werden (Vanderschueren et al. 2003b).

4.1.5 Körperlicher Befund und bildgebende Verfahren

Unverzichtbare Bestandteile der Basisdiagnostik sind neben einer vollständigen körperlichen Untersuchung (Herzgeräusch, Lungenbefund, palpable Temporalarterien, Lymphknotenvergrößerung, Milzvergrößerung, Effloreszenzen, Druckschmerzen, Gelenkschwellungen) die Röntgenuntersuchung der Thorax-Organe und die Abdomen-Sonographie. Bei lokalisierten Befunden (z.B. Knochen- und Gelenkschmerzen) muss eine gezielte Röntgendiagnostik erfolgen.

Wegen möglicherweise wechselnder Untersuchungsbefunde muss die körperliche Untersuchung wiederholt werden. Eine komplette Augenuntersuchung (Konjunktivitis,

Uveitis, Proptose, Tränenproduktion, petechiale Einblutungen, Retinoskopie), eventuell auch weitere Fachuntersuchungen (HNO, Urologie bzw. Gynäkologie) sowie ein EKG sind erforderlich.

4.1.6 Labordiagnostik

Folgende Untersuchungen sollten durchgeführt werden bzw. erneut durchgeführt werden: Blutbild (einschließlich Differentialblutbild), BSG, Akute-Phase-Proteine, Transaminasen, Lipase, Urinstatus (Sediment!), Retentionswerte, Serum-Kalzium, Serumeiweiß-Elektrophorese, Schilddrüsenhormone, TSH basal, antinukleäre Antikörper, Rheumfaktor, Ferritin.

Die Infektionsdiagnostik beinhaltet zu diesem Zeitpunkt mindestens drei Blutkulturen; eventuell Kulturen aus Mittelstrahlurin, Sputum, Stuhl, auffälligen Sekreten; Labordiagnostik zum Ausschluss einer Infektion (bzw. Reaktivierung) mit CMV, Epstein-Barr-Virus (EBV), *Treponema pallidum*, *Toxoplasma gondii* und HIV.

Je nach Ergebnissen können in einem weiteren Schritt folgende Parameter ermittelt werden: Komplement C3 und C4, c-ANCA und p-ANCA, quantitative Immunglobuline (inklusive IgD bei Verdacht auf Hyper-IgD-Syndrom). Der Wert der IgG-Subklassen-Konzentrationsbestimmung ist gering. Die Bedeutung der Messung von ACE oder von löslichem Interleukin-1-Rezeptor im Serum zur Diagnosesicherung einer Sarkoidose ist gering. Eine Lymphozyten-Phänotypisierung ist indiziert bei gesicherten opportunistischen Infektionen, bei nachgewiesener HIV-Infektion sowie bei auffälligen Veränderungen von Lymphozyten-Zahl und -Morphologie. Ohne neurologische Symptome sollte eine Lumbalpunktion nicht vor einer bildgebenden Diagnostik, z.B. MRT, erfolgen.

4.2 Weiterführende Diagnostik

Die weiterführende Labor- und apparative Diagnostik basiert – soweit möglich – auf den individuellen anamnestischen Hinweisen und körperlichen Befunden.

4.2.1 Erweiterte Infektionsdiagnostik

Negative Blutkulturen machen eine bakterielle Endokarditis unwahrscheinlich, schließen sie jedoch nicht aus, insbesondere bei antibiotischer Vorbehandlung oder bei langsam bzw. nur unter bestimmten Bedingungen wachsenden Mikroorganismen (z.B. *Brucella spp.*, *Haemophilus spp.*, *Bartonella spp.*). Durch Mitteilung an das Labor sollte veranlasst werden, dass Blutkulturen länger und/oder unter erhöhter CO_2-Spannung inkubiert werden. Blutkulturen aus Knochenmarksblut werden nicht allgemein empfohlen. Bei steriler Leukozyturie muss eine Kultur auf Mykobakterien angelegt werden. Bei Immundefekt sollten auch Blutkulturen auf Mykobakerien angelegt werden (Abnahme z.B. mittels so genannter Isolatorröhrchen).

Weitere infektionsserologische Untersuchungen betreffen Q-Fieber, Bartonellose, Brucellose, Lyme-Borreliose, Yersiniose und Hepatitis C. Die Spezifität von Borrelien-Antikörpern muss mittels Western-Blot-Analyse geklärt werden; die Western-Blot-Analyse ist auch bei der Yersiniose-Diagnostik zu bevorzugen. Bei Kindern und jüngeren Erwachsenen mit vorausgegangener Angina tonsillaris bzw. Pharyngitis ist der Anti-Streptolysin-Titer und der Rachenhinterwand-/Tonsillenabstrich auf *Streptococcus pyogenes* zu bestimmen. Wenig hilfreich sind serologische Untersuchungen auf Antikörper gegen Listerien, Salmonellen, *Candida*, *Aspergillus* und Plasmodien. Eine weitere Infektionsdiagnostik sollte gezielt nach Rücksprache mit dem infektiologischen Konsiliarius erfolgen.

Die Tuberkulin-Reaktivität sollte überprüft werden mittels Mendel-Mantoux-Test oder einem der neueren spezifischeren Bluttests (Quantiferon oder ELISPOT).

4.2.2 Bildgebende Verfahren

Die sonographische Untersuchung des Abdomens gehört zur Basisdiagnostik; eventuell kann sie von einem zweiten Untersucher wiederholt durchgeführt werden, möglichst einschließlich Schilddrüse und retroperitoneale Organe (Knockaert 1992).

Farbdoppler-Sonographie Die Farbdoppler-Sonographie der Temporalarterien hat eine relativ hohe Spezifität bei geübten Untersuchern zur Diagnose einer Arteriitis temporalis, die bei Patienten über 50 Jahren mit beschleunigter BSG ausgeschlossen werden muss (Schmidt et al. 1997). Eine tiefe Beinvenenthrombose konnte bei 6% der Patienten mit FUO mittels Venen-Dopplerunstersuchung als Ursache des Fiebers identifiziert werden, sodass diese nichtinvasive Methode früh in die Diagnostik einbezogen werden sollte.

Echokardiographie Sie dient als Screeningmethode zum Nachweis von Klappenvegetationen (Sensitivität ca. 80%). Die transösophageale Echokardiographie verfügt über eine höhere Sensitivität bezüglich der Entdeckung von Vegetationen (95%) und atrialen Myxomen.

Computertomographie (CT) Sensitive Methode zur Identifizierung zerebraler, intraabdomineller und intrathorakaler Abszesse, zur Darstellung retroperitonealer, retrosternaler und mesenterialer Lymphknoten und zur Darstellung von Läsionen in parenchymatösen Organen (Gaeta et al. 2006, Knockaert 1992, Mourad et al. 2003, Rowland und del Bene 1987). Zur Detektion von Abszessen ist die CT-Untersuchung sensitiver als die abdominelle Sonographie und die Gallium-Szintigraphie; bei der Darstellung kalzifizierender Läsionen ist sie dem MRT und beim Nachweis einer Sinusitis der konventionellen Röntgendiagnostik überlegen.

Magnet-Resonanz-Tomographie (MRT) Sie verfügt über eine höhere Sensitivität als das CT beim Nachweis von ZNS-Läsionen und von Abszessen. Sensitive Methode zur Diagnose einer Osteomyelitis.

Szintigraphie Entzündungsszintigraphische Methoden (mit ^{111}In-markierten Leukozyten oder polyklonalen Immunglobulinen, ^{67}Ga, ^{99m}Tc-markierten anti-granulozytären Antikörpern) haben durchaus einen Stellenwert. Der Einsatz Tc-99m-markierter Antigranulozyten-Antikörper hat den Vorteil der schnellen Verfügbarkeit ohne aufwendige Leukozyten-Isolation. Auch besteht hier die Möglichkeit von SPECT-Untersuchungen (Schnittbildanalysen) (Gaeta et al. 2006, Mourad et al. 2003, Peters 1998). Sowohl Sensitivität als auch Spezifität sind jedoch beschränkt, und eine verlässliche Lokalisierung ist nicht immer möglich. ^{111}In-markierte Leukozyten sollten nur dann bevorzugt werden, wenn es um die Frage einer Nierenentzündung oder eines entzündlichen Prozesses im kleinen Becken geht, da sie keine physiologische Ausscheidung über die Niere, Blase und den Darm erfolgt. ^{67}Ga hat nur bei Lungeninfiltraten gewisse Vorteile. Meist wird das CT oder MRT in Kombination eingesetzt oder gar bevorzugt. Biopsien sollten nicht auf der alleinigen Grundlage einer Szintigraphie erfolgen. Bei der Frage einer nicht postoperativen/posttraumatischen Osteomyelitis sollte eine Dreiphasen-Skelettszintigraphie begleitend durchgeführt werden.

FDG-PET (Positronen-Emissions-Tomographie mit Fluordesoxyglukose)   Nach ersten Untersuchungen kann man die Rate hilfreicher Untersuchungen bei FUO auf 20–40% schätzen. Ein direkter Vergleich mit CT oder MRT ist nicht möglich. FDG-PET scheint besser als die ^{67}Ga-Szintigraphie, nach einigen Autoren jedoch weniger sensitiv und spezifisch im Vergleich zur Leukozyten-Szintigraphie. Vor allem vaskulitische Syndrome scheinen durch dieses Verfahren besser und früher erkannt zu werden (Bleeker-Rovers et al. 2004, Knockaert et al. 2003, Mourad et al. 2003).

Endoskopie – Kontrastdarstellungen   Die Koloskopie ist dem Kolonkontrasteinlauf in der Sensitivität überlegen und kann durch Biopsien zur definitiven Diagnose führen. Eine Doppelkontrastdarstellung des gesamten Dünndarms nach Sellink ist lediglich bei Verdacht auf eine entzündliche Darmerkrankung indiziert.

4.2.3 Biopsien

Grundsätzlich sollten in erster Präferenz **bildgebend auffällige Areale biopsiert werden.** Die Punktion von in der Bildgebung nicht auffälligen Geweben wie Temporalarterien, Pleura, Lunge, Niere, Muskel, Nerven, Darm, Schilddrüse, Nasenschleimhaut (Morbus Wegener?), Lippen (Sjögren-Syndrom?) kann jedoch ebenfalls Aufschlüsse erbringen und muss in Einzelfällen erwogen werden. Biopsate sollten histologisch als auch mikrobiologisch aufgearbeitet werden. Sie sind entsprechend zu teilen, um in korrekten Medien rechtzeitig an die verschiedenen Institute versandt werden zu können. Ein Teil des Gewebeblocks sollte, wenn möglich, für zukünftige Untersuchungen aufbewahrt werden.

Lymphknoten   Vergrößerte Lymphknoten müssen biopsiert oder exstirpiert werden. Die diagnostische Ausbeute beträgt 30–40%. Die diagnostische Treffsicherheit histologischer, zytologischer und mikrobiologischer Begutachtung hängt entscheidend von der Erfahrung des jeweiligen Untersuchers ab. Ein negativer mikroskopischer Nachweis von Mykobakterien oder Pilzen schließt Infektionen mit diesen Erregern nicht aus. Eine Feinnadelaspiration mit Zytologie kann möglicherweise bereits sehr wertvolle Hinweise auf die Genese geben. Bei negativem Befund aus einer Biopsie oder Feinnadelaspiration ist eine Lymphknoten-Exstirpation mit histologischer und mikrobiologischer Aufarbeitung (Mikroskopie und Kultur auf Mykobakterien, Warthin-Starry-Färbung, aerobe und anaerobe Kultur, Pilzkultur, eventuell Genomnachweis von Tuberkelbakterien und Bartonellen) anzuschließen. Eine vorherige Absprache mit dem mikrobiologischen Labor zur Sicherung einer optimalen Verarbeitung ist zu empfehlen.

Hautareale   Alle auffälligen Hautareale sollten photodokumentiert und (negative Lues-Serologie und keine eitrige Sekretion vorausgesetzt) mittels einer Stanzbiopsie histologisch untersucht werden. Bei Verdacht auf Tuberkulose oder atypische Mykobakteriose erfolgen Färbung und Kultur auf Mykobakterien sowie – aus differentialdiagnostischen Erwägungen – eine Pilzkultur; bei Verdacht auf Hautleishmaniose wird ein Abtupfpräparat angefertigt.

Knochenmark   Die diagnostische Sensitivität liegt bei ca. 15%, die Spezifität ist jedoch höher als bei Leberbiopsien. Die Laboruntersuchung umfasst zytologische und mikrobiologische (Mikroskopie, Kultur, eventuell Genomnachweis) Untersuchungen (Mourad et al. 2003).

Leber   Eine Biopsie ist sinnvoll, wenn eine Hepatomegalie vorliegt, klinische oder laborchemische Befunde auf eine Leberbeteiligung hinweisen oder eine disseminierte Tuberkulose oder Pilzinfektion vorliegen könnten. 15–30% der Leberbiopsien sind in diesem Fall diagnostisch aussagekräftig (Holtz et al. 1993, Mourad et al. 2003). Sollte eine Diagnose auch aus der Leberbiopsie nicht gestellt werden, bleibt die Ursache des Fiebers häufig unklar. Umschriebene Veränderungen der Leber sollten gezielt punktiert werden, wofür bisweilen eine Laparoskopie notwendig ist. Das Biopsat sollte dann histologisch und mikrobiologisch aufgearbeitet werden. Die Sensitivität der histologischen Diagnostik ist abhängig von der Erfahrung des bearbeitenden Pathologen. Ein Stanzzylinder sollte gegebenenfalls in Formalin asserviert und bei fehlender Diagnose zu einem Referenzpathologen gesandt werden.

4.2.4 Diagnostische Laparoskopie und Laparotomie

Eine explorative Laparotomie ist selten indiziert. Erkrankungen, welche früher mittels Laparotomie diagnostiziert wurden, werden heutzutage häufig durch neuere bildgebende Verfahren (CT) erkannt. Eine Laparoskopie ist zu erwägen, wenn sich bei Patienten mit FUO und abdominellen Symptomen bisher in der Diagnostik (einschließlich transkutaner Leberbiopsie) kein wegweisender Befund ergeben hat (Ozaras et al. 2005). Insbesondere eine tuberkulöse Peritonitis, eine nekrotisierende Vaskulitis oder eine Peritonealkarzinose mögen in einigen Fällen nur auf diese Weise diagnostiziert werden.

5 Prognose und Therapieversuche

Nur selten entwickeln Patienten mit unklar bleibendem Fieber in der Folge schwerwiegende Erkrankungen (Knockaert et al. 1996, Knockaert et al. 2003, Mourad et al. 2003). Meistens kommt es zur spontanen Entfieberung; dies ist ein wichtiges Argument gegen Therapieversuche. Außer fiebersenkenden Medikamenten sollten daher zunächst keine weiteren Medikamente verabreicht werden. Nur in Einzelfällen bei einer klinischen Verschlechterung kann ein Therapieversuch ex juvantibus notwendig werden.

LITERATUR
Ali SZ, Taguchi A, Rosenberg H. 2003. Malignant hyperthermia. Best Pract Res Clin Anaesthesiol. 17: 519–533.
Arnow PM, Flaherty JP. 1997. Fever of unknown origin. Lancet 350: 575–580.
Barbado FJ, Vazquez JJ, Pena JM, Arnalich F, Ortiz-Vazquez J. 1992. Pyrexia of unknown origin: changing spectrum of diseases in two consecutive series. Postgrad Med J 68: 884–887.
Bleeker-Rovers CP, de Kleijn EM, Corstens FH, van der Meer JW, Oyen WJ. 2004. Clinical value of FDG PET in patients with fever of unknown origin and patients suspected of focal infection or inflammation. Eur. J Nucl Med Mol Imaging 31: 29–37.
Chamberlain JM, Terndrup TE, Alexander DT, Silverstone FA, Wolf-Klein G, O'Donnell R, Grandner J. 1995. Determination of normal ear temperature with an infrared emission detection thermometer. Ann Emerg Med 25: 15–20.
Craig JV, Lancaster GA, Taylor S, Williamson PR, Smyth RL. 2002. Infrared ear thermometry compared with rectal thermometry in children: a systematic review. Lancet 360: 603–609.
Crispin JC, Martinez-Banos D, Alcocer-Varela J. 2005. Adult-onset Still disease as the cause of fever of unknown origin. Medicine 84: 331–337.
de Kleijn EM, Vandenbroucke JP, van der Meer JW. 1997. Fever of unknown origin (FUO). I. A prospective multicenter study of 167 patients with FUO, using fixed epidemiologic entry criteria. Medicine 76: 392–400.
Durack DT, Street AC. 1991. Fever of unknown origin – reexamined and redefined. Curr Clin Topics Infect Dis 11: 35–48.
Erickson RS, Meyer LT. 1994. Accuracy of infrared ear thermometry and other temperature methods in adults. Am J Crit Care 3: 40–54.
Gaeta GB, Fusco FM, Nardiello S. 2006. Fever of unknown origin: a systematic review of the literature for 1995–2004. Nucl Med Commun 27: 205–211.
Hajat C, Hajat S, Sharma P. 2000. Effects of poststroke pyrexia on stroke outcome: A meta-analysis of studies in patients. Stroke 31: 410–414.
Holtz T, Mosely RH, Scheiman JM. 1993. Liver biopsy in fever of unknown origin. A reappraisal. J Clin Gastroenterol 17: 29–32.
Kilpatrick M, Lowry D, Firlik A, Yonas H, Marion DW. 2000. Hyperthermia in the neurosurgical intensive care unit. Neurosurgery 47: 850–855.
Knockaert DC, Dujardin KS, Bobbaers HJ. 1996. Long-term follow-up of patients with undiagnosed fever of unknown origin. Arch Intern Med 156: 618–620.
Knockaert DC, Vanderschueren S, Blockmans D. 2003. Fever of unknown origin in adults: 40 years on. J Intern Med 253: 263–275.
Knockaert DC. 1992. Diagnostic strategy for fever of unknown origin in the ultrasonography and computed tomography era. Acta Clin Belg 47: 100–116.
Mackowiack PA. 1991. Drug fever. In: Mackowiack PA (ed.). Fever – Basic Mechanisms and Management. Raven Press, New York, pp. 255–266.
Mourad O, Palda V, Detsky AS. 2003. A comprehensive evidence-based approach to fever of unknown origin. Arch Intern Med 163: 545–551.
Ozaras R, Celik AD, Zengin K, Mert A, OzturkK R, Cicek Y, Tabak F. 2005. Is laparatomy necesary in the diagnosis of fever of unknown origin? Acta Chir Belg 105: 89–92.
Peters AM. 1998. The use of nuclear medicine in infections. Br J Radiol 71: 252–261.
Petersdorf RG, Beeson PB. 1961. Fever of unexplained origin: report of 100 cases. Medicine 40: 1–30.

Rowland RG, del Bene VE. 1987. Use of body computed tomography to evaluate fever of unknown origin. J Infect Dis 156: 408–409.

Rusyniak DE, Sprague JE. 2006. Hyperthermic syndromes induced by toxins. Clin Lab Med 26: 165–184.

Schmidt WA, Kraft HE, Vorpahl K, Volker L, Gromnica-Ihle EJ. 1997. Color duplex ultrasonography in the diagnosis of temporal arteritis. New Engl J Med 337: 1336–1342.

Timmann C, Schumacher J, Lamprecht P, Sudeck H, Horstmann R. 2004. Genetisch bedingte Fiebersyndrome: Klinik, Genetik, Diagnose und Therapie. Dtsch Ärztebl 101: A3262–A3269.

Vanderschueren S, Knockaert DC, Adriaenssens T, Demey W, Durnez A, Blockmans D, Bobbaers H. 2003a. From prolonged febrile illness to fever of unknown origin: the challenge continues. Arch Intern Med 163: 1033–1041.

Vanderschueren S, Knockaert DC, Peetermans WE, Bobbaers HJ. 2003b. Lack of value of the naproxen test in the differential diagnosis of prolonged febrile illness. Am J Med 115: 572–575.

Whitehead TC, Davidson RN. 1997. Pyrexia of unknown origin: changing epidemiology. Curr Opin Infect Dis 10: 134–138.

KAPITEL D5

Ioannis Mylonas, Wolfgang Bredt, Hans W. Doerr und Klaus Friese

Infektionen in der Schwangerschaft

1	Einleitung	988
2	Röteln	989
2.1	Definition	989
2.2	Epidemiologie	989
2.3	Infektionsweg und Pathogenese	989
2.4	Klinik	989
2.5	Diagnostik	991
2.6	Therapie	991
2.7	Prävention	992
3	Infektion mit humanem Parvovirus B19 (Ringelröteln)	992
3.1	Definition	992
3.2	Epidemiologie	992
3.3	Infektionsweg und Pathogenese	992
3.4	Klinik	994
3.5	Diagnostik	994
3.6	Therapie	995
3.7	Prophylaxe	995
4	Zytomegalie-Infektion	997
4.1	Definition	997
4.2	Epidemiologie	997
4.3	Infektionsweg und Pathogenese	997
4.4	Klinik	997
4.5	Diagnostik	998
4.6	Therapie	998
5	Herpes-simplex-Virus- und Varicella-Zoster-Virus-Infektion	999
5.1	Definition	999
5.2	Epidemiologie	999
5.3	Klinik	1000
5.4	Diagnostik	1000
5.5	Therapie	1000
6	Virushepatitis	1001
6.1	Epidemiologie und Infektionsweg	1001
6.2	Klinik	1001
6.3	Diagnostik	1001
6.4	Therapie	1001
6.5	Prävention	1002
7	HIV-Infektion	1002
7.1	Epidemiologie und Infektionsweg	1002
7.2	Klinik	1002
7.3	Diagnostik	1002
7.4	Therapie	1002
8	Listeriose (*Listeria monocytogenes*)	1004
8.1	Definition	1004
8.2	Epidemiologie	1004
8.3	Infektionsweg und Pathogenese	1004
8.4	Klinik	1005
8.5	Diagnostik	1005
8.6	Therapie	1006
8.7	Prävention	1006
9	Toxoplasmose	1006
9.1	Definition	1006
9.2	Epidemiologie	1008
9.3	Infektionsweg und Pathogenese	1008
9.4	Klinik	1008
9.5	Diagnostik	1009
9.6	Therapie	1011
9.7	Prävention	1011
10	Impfungen in der Schwangerschaft	1013

1 Einleitung

Infektionen während der Schwangerschaft sind besonders gefürchtet, da unter Umständen nicht nur die Mutter, sondern auch das Kind gefährdet ist. Eine Schwangerschaft birgt im Hinblick auf Infektionen Risiken wie z.B. einen besonders schweren Verlauf einer Infektion, die Reaktivierung einer latenten mütterlichen Infektion sowie eine aszendierende genitale Infektion (Friese et al. 2003). Mögliche Komplikationen für das Kind beinhalten eine direkte (Embryopathie, Fetopathie) und indirekte (Frühgeburt, Spontanabort) fetale Schädigung sowie eine intrapartale Infektion des Kindes mit späteren gesundheitlichen Folgen (Friese et al. 2003, Mylonas und Friese 2004, Mylonas und Friese 2006).

Seit der Erstbeschreibung der Rötelnembryopathie durch Gregg 1941 haben Infektionen von der schwangeren Frau auf die Leibesfrucht großes Interesse bei Gynäkologen, Kinderärzten, Virologen und Mikrobiologen gefunden. Sowohl Viren als auch Bakterien und Parasiten spielen als Erreger eine Rolle. Vielfach wurde der Verdacht eines Zusammenhanges zwischen bestimmten Infektionen und intrauterinen Schäden geäußert. Der Beweis des Zusammenhanges ist aber häufig schwierig, vor allem bei Schäden, die sich erst Jahre nach der Geburt erkennen lassen. So ist z.B. die von den Pathologen beschriebene, angeblich Mumps-bedingte Myokardelastose des Neugeborenen virologisch nicht bewiesen. Auch für Epstein-Barr-Virus, Masernvirus, Adenoviren und Enteroviren ist – entgegen klinischen Einzelfallbeobachtungen – eine vertikale Erregerübertragung virologisch nicht gesichert. Es sei andererseits daran erinnert, dass beim Säugling, vor allem bei Frühgeborenen, auch bestimmte postnatale Virusinfektionen besonders schlimme Folgen haben können. So ist z.B. auf Neugeborenenstationen eine Enterovirus-Meningitis sehr gefürchtet, da diese oft letal verläuft oder mit neuropsychologischen Defekten abheilt.

Einige Erreger besitzen die Fähigkeit, über die Plazentaschranke oder die fetalen Membranen Zugang zum Feten zu bekommen und können so bei einer fetalen Infektion Früh- und Spätaborte oder Frühgeburten verursachen (Tab. D5-1). Die **frühe Erkennung** einer Infektion in der Schwangerschaft ist unabdingbar, um das Risiko von Schäden für die Mutter und das Kind frühzeitig zu erkennen und zu behandeln. Dementsprechend stellt die maternale und präpartale Diagnose den wichtigsten Schritt zu einer Therapie dar.

Tab. D5.1 Zusammenhang zwischen Erregern und Infektionen der Plazenta, Aborten, Frühgeburten und fetalen Infektionen in der Schwangerschaft (aus Friese et al. 2003, Mylonas und Friese 2004, Mylonas et al. 2006).

Erreger mit kongenitaler Infektion	plazentare Infektion	Abort oder Frühgeburt	präpartale Infektion des Feten	präpartale Infektion mit fetalen Symptomen
Zytomegalievirus	+++	+++	+++	+++
Hepatitis-B-Virus	–	?	+	–
Hepatitis-C-Virus	–	–	+	–
Human Immunodeficiency Virus	?	+	+++	–
Herpes-simplex-Virus	?	+	+	+
Listeria monocytogenes	+++	+++	+++	+++
Masernvirus	?	+	+	?
Mumpsvirus	?	–	+	
Parvovirus B19	+++	++	+++	+++
Rötelnvirus	+++	++	+++	+++
Treponema pallidum	+++	+++	+++	+++
Toxoplasma gondii	+++	+++	+++	+++
Varicella-Zoster-Virus	?	++	+++	++

? = fraglich
– = kein Zusammenhang
+ bis +++ = schwacher bis sehr starker Zusammenhang

2 Röteln

2.1 Definition

Postnatale Röteln sind vorwiegend eine Viruserkrankung der Kindheit, verursacht durch das Rötelnvirus (Togaviridae). Obwohl Röteln als eine überwiegende harmlose Kinderkrankheit angesehen wurden, sind Infektionen in der Schwangerschaft wegen ihrer Teratogenität und hohen Missbildungsrate gefürchtet. Obwohl eine aktive Impfung, die Mutterschaftsvorsorge sowie eine verbesserte Labordiagnostik vorhanden sind, gibt es immer noch Rötelnembryopathien (CRS = congenital rubella syndrome), in Einzelfällen auch bei Kindern von zuvor geimpften Müttern (Enders 1984, Enders 1998a, Panagiotopoulos et al. 1999, Saule et al. 1988, Weber et al. 1993).

2.2 Epidemiologie

Rötelnerkrankungen und Rötelnembryopathien sind in Ländern, die eine hohe Beteiligung der Kinder an der Rötelnimpfung erreichen, seltener geworden. Bei der mütterlichen Erstinfektion in der Schwangerschaft sind die fetalen Infektionsraten abhängig von der Dauer der Schwangerschaft und insgesamt wesentlich höher als die Raten für Embryopathien. Die Häufigkeit des CRS liegt bei ca. 1 : 6000–120000 Lebendgeborenen. Das Risiko des CRS sinkt von ca. 65–85% in den ersten Schwangerschaftswochen (SSW) auf ca. 3,5% in der 18. SSW, wobei das Risiko bei Infektionen nach der 18. SSW in der Regel weniger als 3,5% beträgt (Friese et al. 2003).

Mütterliche Röteln kurz vor der Entbindung können zu neonatalen und frühpostnatalen Rötelnerkrankungen führen. Das Risiko für fetale Infektionen bei früher geimpften Frauen mit Reinfektion in den ersten 18 SSW wurde mit ca. 8% kalkuliert, wobei das Risiko für CRS nicht zu ermitteln ist, da es sich um Einzelfälle handelt (Enders et al. 1988, Friese et al. 2003).

2.3 Infektionsweg und Pathogenese

Infektionsweg
Die postnatale Ansteckung erfolgt durch Tröpfcheninfektion, wobei die Inkubationszeit bis zum Auftreten der Symptome etwa 16 Tage (12–21 Tage) dauert. Die Virämie mit Ausbreitung des Virus in viele Organe setzt 7–9 Tage nach Ansteckung ein. Gleichzeitig beginnt die Virusausscheidung aus dem Rachen. Die Patienten sind somit etwa sieben Tage vor bis sieben Tage nach Exanthem-Beginn kontagiös. Bei der pränatalen Infektion wird der Erreger im Verlauf der mütterlichen Virämie transplazentar auf den Feten übertragen.

Pathogenese
Hauptziele der Infektion sind lymphatische Gewebe bzw. Organe, die Haut, die Mukosa des Respirations- und Urogenitaltraktes, das Synovialgewebe der Gelenke, gelegentlich auch das perivaskuläre Gewebe im Gehirn und bei Schwangerschaft die Plazenta. Das Virus kann das Chorionepithel, das Kapillarendothel der plazentaren Blutgefäße und danach das fetale Endokard infizieren. Anschließend breitet es sich über den fetalen Kreislauf in viele Organe aus, wo es sich oft nur noch fokal und wenig vermehrt. Schäden in den frühen Schwangerschaftswochen sind wahrscheinlich unabhängig vom fetalen Immunsystem, da keine Immunantwort beobachtet werden kann. Das Virus vermehrt sich nicht zytozidal, kann aber die normale Zellfunktion beeinflussen. Vorwiegend die mitochondriale Schädigung, die Beeinflussung des Zytoskelettes und eventuelle Apoptose-Mechanismen, könnten teratogene Effekte induzieren (Cooray et al. 2005, Lee und Bowden 2000).

2.4 Klinik

Die Rötelninfektion in der Kindheit verläuft bei ca. 50% der Infizierten subklinisch, während bei Jugendlichen und Erwachsenen zum Teil ausgeprägte Symptome auftreten können. Die Rötelnerkrankung ist in über 95% der Fälle gekennzeichnet durch ein zwölf Stunden bis fünf Tage anhaltendes kleinfleckiges, später konfluentes, zentripetal fortschreitendes, rosafarbenes Exanthem und eine beim Erwachsenen dolente Lymphknotenschwellung, die besonders die postaurikulären, subokzipitalen, kubitalen und zervikalen Lymphknoten betrifft. Die Hauptkomplikationen sind die thrombozytopenische Purpura bei Kindern (1/3000), Enzephalitiden bei jungen Erwachsenen (1/10000), sowie Arthralgien und rheumatische Beschwerden bei jungen Frauen (etwa 35%) (Bayer 1980, Friese et al. 2003, Singh et al. 1986).

Obwohl Röteln meist harmlos verlaufen, ist bei schwangeren Patienten wegen des CRS extreme Vorsicht geboten. Das **typische kongenitale Rötelnsyndrom** (CRS) besteht aus der klassischen Trias: Herzfehler, Katarakt, Innenohrschwerhörigkeit. Diese klassischen Organmissbildungen treten primär bei Infektionen während der 1.–11. SSW auf. Bei Infektionen zwischen der 12. und 17. SSW ist in abnehmendem Maße vor allem mit ZNS-Schäden und Hörschäden zu rechnen (Tab. D5-2). Bei mütterlichen Röteln nach der 18. SSW wurden in einigen Studien keine signifikanten

Tab. D5-2 Symptome und Häufigkeiten der Rötelnembryopathie (CRS; adaptiert aus Enders 1998a, Friese et al. 2003, Mylonas und Friese 2004).

Symptome		Häufigkeit
Die klassische Gregg-Trias	Herzfehlbildungen • Pulmonalstenose • Ductus arteriosus apertus • Herzscheidewanddefekte	52–80%
	Augenanomalien • Cataracta congenita • Retinopathie • Glaukom	50–55%
	Innenohrschwerhörigkeit	ca. 60%
Manifestationen fetaler Entwicklungsstörungen	Dystrophie Mikrozephalie statomotorische und geistige Retardierung	40–50%
erweitertes Rubella-Syndrom mit viszeralen Symptomen	thrombozytopenische Purpura Knochenveränderungen Entwicklungs-/Wachstumsstörungen Pneumonien viszerale Schäden Hepatosplenomegalie und Ikterus geringes Geburtsgewicht Exanthem Thrombozytopenie Anämie von hämolytischem Charakter Myokarditis Enzephalitis Diabetes mellitus **Gesamtletalität**	45% 30% 60% Letalität ≤ 70% 50% erhöhtes Risiko **13–20%**
Late onset-Rubella-Syndrom (Beginn zwischen dem 4. und 6. Lebensmonat)	Wachstumsstillstand chronisches Exanthem Pneumonie IgG-, IgA-Hypogammaglobulinämie Vaskulitis	
Spätmanifestationen (im jugendlichen Alter)	irreversible Hörschäden Diabetes mellitus andere endokrine Störungen Krampfleiden progressive Panenzephalitis (PRP)	

Auffälligkeiten beim Neugeborenen oder Säugling beobachtet (Enders 1998a, Friese et al. 2003).
- Die Röteln der Mutter in der 1. bis Ende der 11. SSW verursachen Organfehlbildungen und Symptome des erweiterten Rubella-Syndroms.
- Bei Röteln in den ersten acht SSW wird die Abort-Rate mit 20% angegeben.
- Bei einer Infektion ab der 12.–17. SSW sind in abnehmendem Maße vor allem Innenohrschwerhörigkeit (schwer- bis geringgradig, uni- und bilateral) zu erwarten. Bei Röteln der Mutter nach der 18. SSW wurden in Studien neueren Datums keine signifikanten Auffälligkeiten beim Neugeborenen oder Säugling (bis auf drei Fälle mit Hördefekten bei Röteln der Mutter bis zur 20. SSW) beobachtet.
- Röteln der Mutter kurz vor der Entbindung können zu neonatalen und frühpostnatalen Rötelnerkrankungen führen.

Obwohl für das Rubella-Syndrom eine Meldepflicht besteht, werden nicht alle Fälle erfasst, besonders die Spätfolgen wie z.B. Hörschäden, die im frühen Kindesalter erst auffallen.

2.5 Diagnostik

Das klinische Bild verläuft im Erwachsenenalter bei 20% uncharakteristisch und ohne Exanthem. Der Standardtest des Röteln-Screenings ist zur Zeit noch der **Hämagglutinations-Hemmtest** (HAH) (Friese et al. 2003). Eine sichere Immunität kann erst ab einem Titer von 1:32 angenommen werden. Das Ergebnis eines grenzwertigen HAH-Titerwertes (1:8, 1:16) soll durch andere Testverfahren wie Hämolysis in Gel-Test (HIG) oder ELISA abgesichert werden. Diese sind besonders wertvoll bei Frauen, bei denen mehrfache Impfungen keinen Anstieg des HAH-Titers auf einen sicheren Wert über 1:32 hervorrufen. Häufige Probleme sind positive IgM-Antikörperbefunde bei Schwangeren mit HAH- und IgG-Antikörpernachweis. Als Ursache für positive IgM-Antikörper bei klinisch unauffälligen Frauen kommen verschiedene Gründe in Betracht (Enders 1998a), wie z.B. eine akute, kürzliche bzw. länger zurückliegende Rötelninfektion mit langer IgM-Persistenz, kürzlich durchgeführte Impfungen (Masern-Mumps-Röteln-Impfung), Reinfektionen nach früher Impfung und selten kreuzreagierende IgM-Antikörper bei anderen akuten Infektionen (z.B. CMV, EBV). In der Mehrzahl der Fälle lässt sich mit den heute verfügbaren Testmethoden im Speziallabor die Ursache der IgM-Antikörper aufklären. Dadurch kann die Indikation zur pränatalen Diagnostik eingeschränkt werden (Enders 1998a, Tang et al. 2003).

Röteln werden mittels **Antikörpernachweis** diagnostiziert (Abb. D5-1). Bei der pränatalen Diagnostik und der Diagnose des CRS wird zusätzlich der Virusnachweis mithilfe von molekularen Techniken (RT-PCR) eingesetzt. Der Nachweis von IgM-Antikörpern im Fetalblut bzw. der Nachweis viraler RNA (PCR-Diagnostik) in Chorionzotten, Amnion-Flüssigkeit und Fetalblut belegt eine fetale Infektion. Die serologische Abklärung einer Rötelninfektion bei Graviden und die Abschätzung der Gefahr der vertikalen Erregerübertragung können problematisch sein, wenn die Labordiagnostik zu spät eingeleitet wird. Die Schwangere hat dann bereits den Titer-Anstieg, auch der langsamer gebildeten höher affinen IgG-Antikörper, hinter sich; IgM-Antikörper sind dagegen nicht mehr oder nur schwach positiv nachweisbar.

Differentialdiagnostische Schwierigkeiten bereiten die durch das Parvovirus B19 und durch Entero-, Epstein-Barr- und Adenoviren bedingten Exantheme sowie Arzneimittelallergien und auch die bei einer Parvovirus B19-Infektion auftretenden Gelenkaffektionen.

2.6 Therapie

Bei unkomplizierten Röteln ist eine Behandlung nicht erforderlich, ansonsten muss symptomatisch behandelt werden. Auch eine Therapie des Feten in utero ist nicht

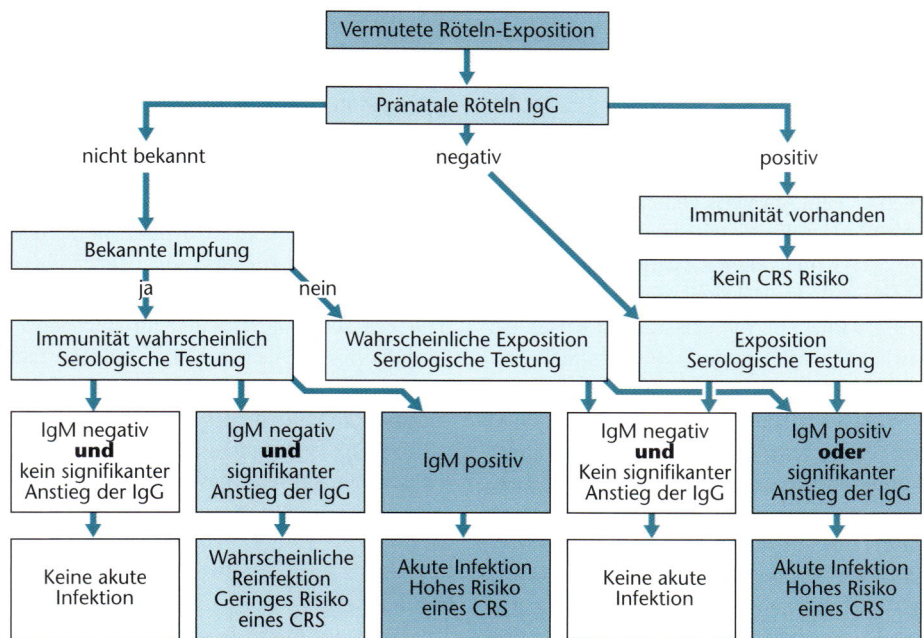

Abb. D5-1 Vorgehen bei vermuteter Rötelninfektion (adaptiert aus ACOG 1993; Friese et al. 2003, Gilstrap und Faro 1997, Mylonas und Friese 2006). CRS = congenital rubella syndrome

möglich. Bei Kindern mit CRS sind eine frühzeitige Erkennung der Hördefekte und unterstützende Maßnahmen wichtig.

2.7 Prävention

Eine Expositionsprophylaxe ist wegen der Virusausscheidung aus dem Rachen etwa sieben Tage vor Auftreten der Symptome (falls diese auftreten) wenig Erfolg versprechend. Als **passive Prophylaxe** stehen Rötelnimmunglobuline mit definiertem Antikörper-Titergehalt zurzeit nicht mehr zur Verfügung.

Als **aktive Prophylaxe** wird das attenuierte Rötelnimpfvirus (RA-27/3) als Komponente im Masern-Mumps-Röteln (MMR)-Impfstoff bzw. Einzelimpfstoff genutzt, wobei diese Impfstoffe in der Schwangerschaft kontraindiziert sind (Mylonas et al. 2005). Die versehentliche Impfung seronegativer Frauen kurz vor oder in der Frühschwangerschaft kann in etwa 2% der Fälle zwar zur fetalen Infektion führen, jedoch sind Schädigungen des Kindes bisher nicht beobachtet worden (Enders 1998a, Friese et al. 2003, Mylonas et al. 2005).

3 Infektion mit humanem Parvovirus B19 (Ringelröteln)

3.1 Definition

Das Parvovirus B19 wurde 1975 in London im Serum von gesunden Blutspendern bei Untersuchungen zu verschiedenen Testsystemen zum Nachweis vom Hepatitis B-Antigen zunächst elektronenmikroskopisch entdeckt. Zunächst wurde Parvovirus B19 (benannt nach dem Blutbank-Code der Konserve) für apathogen gehalten. 1981 wurde der Zusammenhang einer Infektion mit aplastischen Krisen bei Kindern mit Sichelzellanämie entdeckt. 1983 wurde Parvovirus B19 als ätiologisches Agens der Ringelröteln identifiziert. Die weitere medizinische Bedeutung des Virus für vorwiegend vorübergehende hämatologische Veränderungen (Erythrozytopenie mit Absinken des Hb, leichte Lympho- und Neutropenie) und andere Symptome wie Arthralgie wurde zunehmend erkannt, ebenso das Vorkommen chronischer Infektionen. Seit dem Jahr 1984 wird das Parvovirus B19 als eine potentielle Gefahr für den menschlichen Feten angesehen, da es eine prolongierte und anhaltende Virämie in der Mutter induziert. Kurz darauf konnte Parvovirus B19 mit einem **Hydrops fetalis** und **intrauterinem Fruchttod** bei Infektionen in der Schwangerschaft assoziiert werden.

3.2 Epidemiologie

Epidemische Zyklen sind durch 3- bis 4-jährigen Wechsel von hoher und niedriger Inzidenz charakterisiert. Besondere Infektionsperioden sind die Zeit von Januar bis August mit einem Schwerpunkt von April bis Juni. Die Durchseuchung beträgt bei 15-Jährigen ca. 50%.

Die Häufigkeit von B19-Infektionen in der Schwangerschaft wird auf 1/400 Schwangerschaften geschätzt, wobei sich in endemischen Jahren die Fallzahlen verdoppeln können (2–3 Fälle/400 Schwangerschaften) (Friese et al. 2003). Die Inzidenz einer primären Infektion mit Parvovirus B19 während der Schwangerschaft wird auf ca. 1–5% geschätzt, wobei eine transplazentare Transmission in ca. 24–33% der Fälle angenommen werden kann (Eis-Hubinger et al. 1998). In Schwangerschaften mit einer bestätigten Infektion wird das Gesamtrisiko eines ungünstigen Schwangerschaftsausgangs auf ca. 5–10% geschätzt (Enders et al. 2004, Friese et al. 2003). Bei Patientinnen mit einer erhöhten Parvoviren B19-Exposition (z.B. Kindergärtnerin) kann rechnerisch in ca. 0,16–0,48 Fälle/1000 Frauen mit einem intrauterinen Fruchttod gerechnet werden (Gilbert 2000).

3.3 Infektionsweg und Pathogenese

Infektionsweg
Während die Tröpfcheninfektion der normale Übertragungsweg ist, kann die Infektion während der gesamten Schwangerschaft diaplazentar auf den Feten übertragen werden. Eine parenterale Infektion durch Blut (Frischblut, Erythrozyten-Konzentraten) bzw. Blutprodukte ist gesichert, aber selten. Trotzdem sollte dieser Übertragungsweg in Erwägung gezogen werden, da die serologischen und B19-DNA-Screeningverfahren für Blutspender und Blutprodukte bisher nicht optimal sind. Die Inkubationszeit beträgt 7–14 (maximal 21) Tage. Hierbei ist das Ansteckungsrisiko während des späteren virämischen Stadiums (ca. 5–7 Tage) vor dem Auftreten der Symptome am höchsten. Mit dem Auftreten des Exanthems ist der Patient nicht mehr infektiös, und es besteht eine lebenslange Immunität.

Pathogenese
Bei postnataler Infektion sind Allgemeinsymptome ab dem siebten Tag und ein Exanthem eher ab dem zwölften Tag zu erwarten. Die Virämie beginnt zwischen dem fünften und

Rötelnvirus

Thomas Mertens

- **Erregerbeschreibung**
  Das Rötelnvirus ist ein wenig umweltresistentes, genetisch stabiles RNA-Virus, welches ein eigenes Genus der Familie Togaviridae darstellt. Die Lipidhülle des sphärischen Viruspartikels (50–70 nm) enthält ein isometrisches Nukleokapsid (Core, 30 nm) mit einem 10 kb langen RNA-Einzelstrang positiver Polarität. Strukturproteine sind neben dem Core-Protein (C) die Glykoproteine E1 und E2 der Virushülle. E1 besitzt Hämagglutinin-Funktion und ist deshalb einerseits für die Infektion der Wirtszellen, andererseits für die Diagnostik von großer Bedeutung. Es bildet im reifen Virion Heterodimere mit E2 und ist in dieser Konfiguration Ziel neutralisierender und Hämagglutinations-hemmender Antikörper.

- **Erreger-Wirts-Beziehung**
  Eine Viruspersistenz ist nach postnataler Infektion selten, tritt jedoch regelmäßig nach embryonaler Infektion auf. Das Rötelnvirus ist hoch teratogen. Eine Reinfektion (ohne Erkrankung) ist nicht selten und tritt durch Kontakt mit exogenen Wildviren nach natürlicher Infektion und Impfung auf. Eine Reinfektion wird durch einen Antikörper-Titeranstieg erkennbar. Spätfolge einer konnatalen Infektion kann eine subakute Panenzephalitis ähnlich der SSPE sein.

- **Epidemiologie**
  Es besteht Kontagiosität bereits eine Woche vor Ausbruch des Exanthems. Bei der Tröpfcheninfektion dringt das Virus über die Schleimhaut des oberen Respirationstraktes ein, vermehrt sich vornehmlich im lymphatischen Gewebe und führt zu einer ausgeprägten Virämie mit der Möglichkeit diaplazentarer Übertragung in der Schwangerschaft. Das Rötelnvirus ist weltweit verbreitet; der Mensch ist der einzige Wirt. Zivilisatorische Einflüsse und unvollständige Durchimpfung der Bevölkerung haben durch Verschiebung der Durchseuchung in älteren Jahrgängen zu sporadischen und epidemischen Infektionen bei Erwachsenen geführt.

- **Krankheitsspektrum**
  Die Röteln sind eine klassische Kinderkrankheit, wobei jedoch 50% der Infektionen im Kindesalter asymptomatisch bleiben. Die Inkubationszeit beträgt ca. 14 (10–21) Tage. Es besteht ein typisches kleinfleckiges Exanthem mit Kopfschmerzen, subfebrilen Temperaturen, Lymphknotenschwellungen, Katarrh der oberen Luftwege und Konjunktivitis. Nach drei Tagen verblasst das Exanthem. Primäre Rötelnvirusinfektionen (auch Impfung) führen bei Erwachsenen oft zu Arthritiden.
  Eine Rötelnprimärinfektion im ersten Trimenon der Schwangerschaft führt zur Rötelnembryopathie. Je früher in der Schwangerschaft die Infektion stattfindet, desto schwerer sind die teratogenen Schäden.

- **Virologische Diagnostik**
  Die virologische Diagnostik erfolgt durch Virusisolierung, RNA-Nachweis und Antikörpernachweis. Der Nachweis protektiver Antikörper muss vor Eintritt einer Schwangerschaft erfolgen, damit rechtzeitig eine Rötelnimpfung durchgeführt werden kann. Der Infektionszeitpunkt lässt sich durch Nachweis spezifischer IgM-Antikörper, durch Nachweis der Affinität von IgG-Antikörpern und durch Nachweis von Antikörpern gegen bestimmte Virusantigene zeitlich eingrenzen. Folgende Infektionszustände können diagnostisch abgegrenzt werden:
  - **Immunität:** Wenn möglich Impfanamnese und zusätzlich mindestens eines der folgenden Kriterien: HHT > 1 : 32, Röteln-IgG-ELISA Grenzwert 15 IU/ml (Grauzone 15–35 IU/ml), Hämolyse im Gel (HIG) ab 9 mm positiv, Röteln-E2-IgG-Konformationsantikörper vorhanden.
  - **Primärinfektion:** Klinik vorhanden, Röteln-IgG-Tests positiv, Nachweis von niedrig aviden Antikörpern, keine Röteln-E2-Konformationsantikörper (bis drei Monate nach Infektion).
  - **Reinfektion:** Zwei methodisch verschiedene Röteln-IgM-Tests positiv, Nachweis von Röteln-E2-IgG-Konformationsantikörpern.

- **Prä- und postexpositionelle Prophylaxe**
  Rötelnschutzimpfung aller Kinder im 15. Lebensmonat, Wiederholung im 6. sowie bei Mädchen im 12. Lebensjahr. Antikörper-Screening im Rahmen der Mutterschaftsrichtlinien. Impfung aller seronegativen Erwachsenen (spezielle Indikation: Wochenbettimpfung). Wiederimpfungen dienen vorwiegend der Schließung von Impflücken. Bei zu niedrigen Antikörpertitern oder Zweifel an deren Spezifität ist eine probatorische Impfung indiziert.
  Passive Immunisierung: Als passive Prophylaxe stehen Röteln-Immunglobuline mit definiertem Antikörper-Titergehalt zurzeit nicht mehr zur Verfügung.

- **Therapie**
  Eine spezifische Therapie steht nicht zur Verfügung.

- **Meldepflicht**
  Nach § 7(3) IFSG ist eine konnatale Rötelninfektion nicht namentlich meldepflichtig.

- **Literatur**
  Mertens T, Haller OA, Klenk HD. 2004. Diagnostik und Therapie von Viruskrankheiten - Leitlinien der Gesellschaft für Virologie. Elsevier, Urban & Fischer, München.

---

sechsten Tag und hat ihren Höhepunkt ca. 3–4 Tage vor Beginn des Exanthems. IgM-Antikörper sind meist zwölf Wochen lang nachweisbar, manchmal aber nur sehr kurzfristig; IgG-Antikörper lebenslang. Während der maternalen Virämie gelangt das Virus in den Fetus und vermehrt sich in den erythropoiden Vorläuferzellen, Erythroblasten in Knochenmark, Leber und Milz. Die lytische Vermehrung mit Hemmung der Erythropoese und der verkürzten Lebensdauer der fetalen roten Blutzellen von 45–70 Tagen kann den drastischen Abfall von Retikulozyten- und Hämoglobin-Werten erklären. Als Folge der Zerstörung der Erythrozyten-Vorläufer und der reduzierten Bildung von roten Blutkörperchen kommt es im Fetus zur Ausbildung von **schweren Anämien.** Diese Anämien werden als Ursache des Hydrops fetalis (Bildung von Ödemen und Wassereinlagerungen im Gewebe), der kardiovaskulären Dekompensation und des Fruchttodes angesehen (Friese et al. 2003). Der Hydrops fetalis führt unbehandelt fast immer zum Abort oder zum intrauterinen Fruchttod.

3.4 Klinik

Bei Kindern äußert sich die Ringelrötelninfektion durch ein girlandenförmiges Erythem auf den Wangen, gefolgt von einem makulösen **Exanthem** an Körper und Gliedmaßen. Das Exanthem tritt häufig in zwei Schüben auf, kann dermatologisch sehr vielgestaltig imponieren und dürfte ähnliche wie die Arthritis Immunkomplex-vermittelt sein. Teilweise geht dies mit Juckreiz einher. Bei Erwachsenen ist das Exanthem eher untypisch; insbesondere bei Frauen kann eine akute Parvovirus B19-Infektion durch plötzlich auftretende, symmetrische polyarthritische Symptome (besonders der kleinen Gelenke) imponieren. Bei mehr als 10% der betroffenen Frauen kann diese Symptomatik bis zu Jahren dauern (Tab. D5-3).

Wenn Parvovirus B19 schwangere Frauen infiziert, kann dies mit schweren Folgen für den Fetus, aber auch für die Mutter verbunden sein. Infektionen in der Frühschwangerschaft können unter anderem zum Hydrops fetalis, Spontanabort und intrauterinen Fruchttod führen (Friese et al. 2003). Das Risiko eines fetalen Hydrops wird mit ca. 3% angegeben (Brown et al. 1994, Brown und Young 1997) mit einer bis zu 50%igen Mortalität (Miller et al. 1998). Mittlerweile wird angenommen, dass eine Parvovirus-B19-Infektion in ca. 15–20% der nicht immunologisch bedingten Hydrops-fetalis-Fälle eine Rolle spielt (Jordan 1996). Die Wahrscheinlichkeit einer Fehlgeburt nach Infektion scheint zwischen der 11. und 23. Schwangerschaftswoche am höchsten zu sein. Eine geschätzte fetale Verlustrate wird in prospektiven Studien mit 11,8% und 12,5% im zweiten Trimester angenommen (Markenson und Yancey 1998). Ein intrauteriner Fruchttod tritt meistens 4–6 Wochen nach Infektion auf. Das Risiko eines Abortes scheint im ersten Trimenon am höchsten zu sein, und es wird angenommen, dass bis zu 10% der Schwangeren vor der 20. SSW infiziert werden können (Markenson und Yancey 1998).

Bei verschiedenen Tierspezies sind kongenitale fetale Schädigungen nach Infektion mit (tierpathogenen) Parvoviren mittlerweile bekannt (Friese et al. 2003). Demzufolge bestand einige Sorge hinsichtlich fetaler Fehlbildungen nach einer humanen Parvovirus B19-Infektion. Allerdings gibt es beim Menschen vereinzelte Fallberichte. Ein sicherer Zusammenhang zwischen Missbildung und B19-Infektion ist noch nicht gewährleistet.

3.5 Diagnostik

Eine akute Parvovirus B19-Infektion sollte bei schwangeren Frauen mit entsprechender Kontaktanamnese und besonders bei der entsprechenden Symptomatik als Differentialdiagnose in Betracht gezogen werden. Anschlussuntersuchungen sind dann zu veranlassen (Abb. D5-2). Für die **hämatologischen Befunde** sind ein kurzfristiges Absinken der Hämoglobin-Konzentration sowie eine passagere Retikulozyten- und Thrombozytopenie typisch (Friese et al. 2003). Bei schwangeren Frauen mit Hydrops fetalis sollte eine Parvovirus B19-Ursache ausgeschlossen werden. Indikationen für die pränatale Diagnostik sind ein auffälliger Ultraschallbefund bei schwangeren Frauen mit klinisch und/oder virologisch bewiesener akuter Infektion sowie ein auffälliger Ultraschall-Befund bei routinemäßigem Ultraschall-Screening (siehe Abb. D5-2).

Ein Nachweis einer B19-Infektion erfolgt primär durch die **Antikörperbestimmung**, wobei der B19-DNA-Nachweis zusätzlich bei entsprechender Klinik und negativen IgM-Befunden und in der pränatalen Diagnostik durchgeführt wird. Eine Untersuchung auf Parvovirus-B19-DNA mittels PCR scheint der sensitivste Nachweis einer intraute-

Tab. D5-3 Symptome einer postnatalen Parvovirus B19-Infektion (Enders 1998a, Friese et al. 2003, Mylonas und Friese 2004).

	Erkrankungen
erworbene Infektion	• Ringelröteln (Erythema infectiosum) • Arthralgien/Arthritis • chronische Arthritis • aplastische Krise • transiente Anämien, Granulozytopenie, Thrombozytopenie • persistierende Anämien, Granulozytopenie, Thrombozytopenie • Hämophagozytose, Einzelfälle • Vaskulitis, Einzelfälle • Hepatitis, Einzelfälle • Glomerulonephritiden, Einzelfälle • Aseptische Meningoenzephalitiden, Einzelfälle • Myokarditis, Einzelfälle

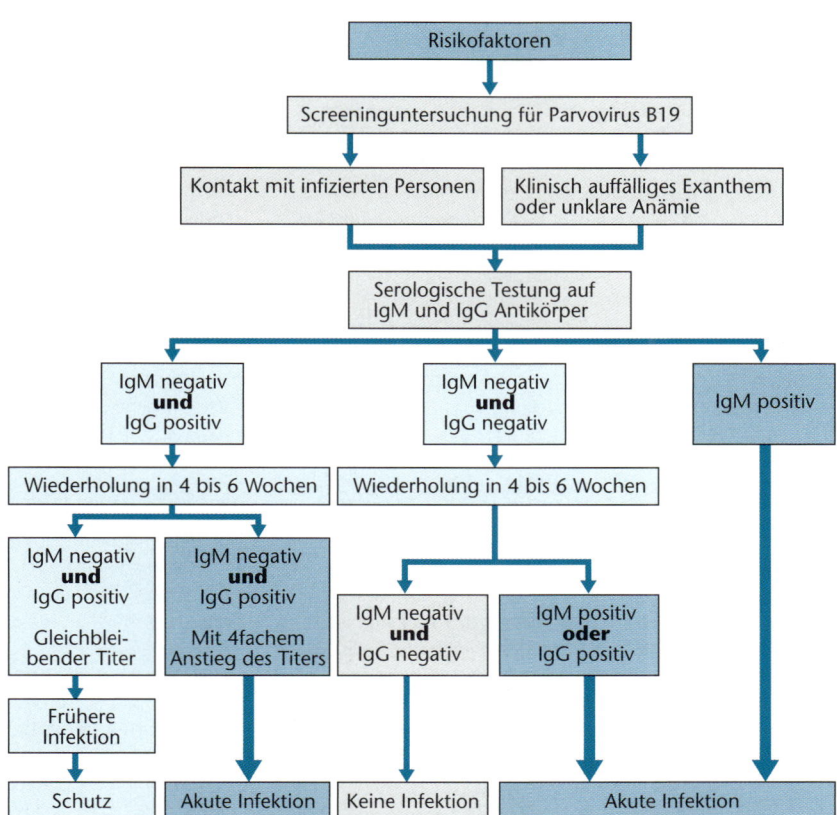

Abb. D5-2 Vorgehen bei vermuteter Parvovirus-Infektion (Friese et al. 2003, Gilstrap und Faro 1997, Mylonas und Friese 2006).

rinen Infektion zu sein, da bis zu 50% der infizierten Feten IgM-negativ gegen B19 sind. Da in ca. 15–18% der Fälle eines nichtimmunen Hydrops fetalis B19-DNA nachgewiesen werden, ist die PCR-Diagnostik entscheidend bei der Differentialdiagnose dieser Krankheit. Zum weiteren Ausschluss von fetalen Schäden, die für tierpathogene Parvoviren bei verschiedenen Tierspezies bekannt sind, sollten infizierte Schwangere während der Schwangerschaft überwacht und kontrolliert werden.

sind intrauterine Bluttransfusionen bei Hydrops fetalis indiziert, wobei allerdings eine solche Behandlung ebenfalls Risiken beinhaltet (Friese et al. 2003). Eine intrauterine Therapie mit Erythrozyten-Konzentrat sollte bei Hydrops fetalis und erniedrigten Hämoglobin-Werten (< 8 g/dl) durchgeführt werden, wobei ca. 84% der behandelten Feten überlebten (Rodis 1999). Die Gabe von IVIG zeigte ebenfalls in einigen Fällen einen Erfolg in der Behandlung eines Hydrops fetalis (Selbing et al. 1995).

3.6 Therapie

Eine Therapie mit **Erythrozyten-Konzentraten** ist nur gelegentlich bei immunkompetenten Kindern und Erwachsenen mit Parvovirus-bedingten aplastischen Krisen, jedoch häufig bei Personen mit chronischen hämolytischen Anämien erforderlich. Bei Patienten mit chronischer B19-Infektion und Anämie bzw. mit roter Blutzellaplasie kann durch eine Therapie mit intravenösem Immunglobulin (IVIG; 0,4 g/kg/5 Tage) die geringgradige Virämie unterdrückt sowie die Erythropoese und die IgG-Antikörperbildung stimuliert werden. In Fällen einer fetalen Infektion

3.7 Prophylaxe

Eine Expositionsprophylaxe ist selten erfolgreich, da die Infektiosität bereits vor Auftreten der Symptomatik besteht und die akute Infektion im Erwachsenenalter sehr oft (ca. 60%) asymptomatisch verläuft. Bei seronegativen schwangeren Frauen in Risikoberufen sollte bei Auftreten von Ringelröteln eine engmaschige Beobachtung sowie IgM- und IgG-Antikörperbestimmung erfolgen. Eine passive Prophylaxe mit entsprechenden Immunglobulinen ist prinzipiell möglich, wird aber derzeit nicht empfohlen (Friese et al. 2003).

Humanes Parvovirus B19

Wolfgang Jilg

- **Erregerbeschreibung**

  Das humane Parvovirus B19 ist der einzige humanpathogene Vertreter der Familie Parvoviridae, die eine Vielzahl von im Tierreich weit verbreiteten Erregern umfasst. Parvoviren sind mit einem Durchmesser von 19–25 nm die kleinsten DNA-Viren. Sie sind unbehüllt und sehr umweltresistent; das ikosaedrische Kapsid umgibt eine einzelsträngige DNA von positiver oder negativer Polarität (Bloom und Young 2001).

- **Erreger-Wirts-Beziehung**

  Das Virus dringt in der Regel über den Nasen-Rachen-Raum in den Organismus ein und gelangt auf noch ungeklärtem Weg in das Knochenmark. Hauptreplikationsort sind hier die kernhaltigen Vorstufen der Erythrozyten. Ein wichtiger Grund für die hohe Wirtszellspezifität dürfte die Tatsache sein, dass das Virus das so genannte Erythrozyten-P-Antigen als zellulären Rezeptor benutzt. Diese zu den komplexen Lipiden (Zerebrosiden) gehörende Verbindung findet sich außer auf den Erythrozyten und ihren Vorstufen nur noch auf Megakaryozyten, einigen Endothelzellen und bestimmten fetalen Geweben. Die Bildung von spezifischen IgM- und IgG-Antikörpern ist entscheidend an der Beendigung der Infektion und der Elimination des Virus beteiligt. Die Antikörper sind andererseits auch für die klinische Symptomatik mitverantwortlich: Sowohl das Erythema infectiosum als auch die arthritische Komponente werden als Folge einer Ablagerung von Immunkomplexen aus spezifischen Antikörpern und den in hoher Konzentration im Blut zirkulierenden Viruspartikeln aufgefasst (Bloom und Young 2001, Young und Brown 2004).

- **Epidemiologie**

  Parvovirus B19 ist weltweit verbreitet. Der Gipfel der Erkrankungshäufigkeit liegt im Kindesalter zwischen 5 und 14 Jahren; in Industrienationen sind etwa 50% aller jungen Erwachsenen im Alter zwischen 20 und 30 Jahren durchseucht. Das Virus wird durch Tröpfcheninfektion übertragen. Infektionen durch positive Blutkonserven oder andere Blutprodukte kommen gelegentlich vor (Young und Brown 2004).

- **Krankheitsspektrum**

  Häufigste Manifestation einer akuten Infektion mit Parvovirus B19 sind die Ringelröteln (Erythema infectiosum). Sie sind gekennzeichnet durch grippeähnliche Symptome mit Fieber, Lymphknotenschwellungen, Muskel- und Gelenkbeschwerden und das Exanthem, hauptsächlich im Gesicht und an den Extremitäten, welches in zwei Schüben verlaufen kann. Erkrankungen im Erwachsenenalter sind in erster Linie durch ausgeprägte Arthritiden charakterisiert. Die Infektion Schwangerer vor allem im zweiten Trimenon kann einen Hydrops fetalis und ein Absterben des Fetus zur Folge haben (Xu et al. 2003). Bei einer bereits vorbestehenden Schädigung der Blutbildung, etwa bei chronisch hämolytischer Anämie, führt die Infektion zu nicht selten lebensbedrohlichen aplastischen Krisen. Bei Immunsupprimierten kann es zur Erregerpersistenz kommen, die Ursache einer chronischen Anämie („pure red cell aplasia") sein kann (Marchand et al. 1999).

- **Diagnostik**

  Methode der Wahl zur Diagnose der akuten Infektion ist der serologische Nachweis von spezifischen Antikörpern der Klasse IgG und IgM (ELISA, Western-Blot). Bei Verdacht auf Hydrops fetalis oder einer chronischen Infektion ist der Nachweis viraler DNA mittels PCR in Blut bzw. Fruchtwasser indiziert, auch wenn kein spezifisches IgM (mehr) nachweisbar ist.

- **Prophylaxe**

  Verschiedene Wege zur Entwicklung eines Impfstoffs gegen Parvovirus B19 werden gegenwärtig beschritten; derzeit besteht aber noch keine Möglichkeit zur spezifischen Prophylaxe.

- **Therapie**

  Eine spezifische Therapie der akuten Infektion existiert nicht. Bei chronischem Verlauf (bei Immunsupprimierten) hat sich der Einsatz von spezifischem Immunglobulin zur Beendigung der Infektion als wirksam erwiesen (Mouthon et al. 2005). Im Falle eines ausgeprägten Hydrops fetalis kann eine intrauterine Bluttransfusion das Überleben des Kindes sichern (Xu et al. 2003).

- **Maßnahmen bei Patienten und Kontaktpersonen**

  Hoch virämische Patienten (mit transienter aplastischer Krise oder „pure red cell aplasia" aufgrund einer Immunsuppression) sollten im Krankenhaus isoliert und vor allem von Hochrisikopatienten (Patienten mit chronischer Anämie, Immunsupprimierte) ferngehalten werden. Nicht immune Schwangere sollten engen Kontakt mit Kindern meiden. Möglicherweise infiziertes Personal sollte im Umgang mit Patienten einen Mund-Nasen-Schutz tragen, eine konsequente Handhygiene betreiben und nicht mit Hochrisikopatienten (siehe oben) in Kontakt treten. Mund-Nasen-Schutz und Händehygiene sind auch die wichtigsten Schutzmaßnahmen für medizinisches Personal im Umgang mit Infizierten, sowohl zum Selbstschutz als auch zur Verhütung nosokomialer Übertragung.

- **Meldepflicht**

  Eine Meldepflicht besteht nicht.

- **Nationale Referenzzentren**

  Konsiliarlaboratorium für Parvoviren (Parvovirus B19), Institut für Medizinische Mikrobiologie und Hygiene der Universität Regensburg; Franz-Joseph-Strauß-Allee 11, 95053 Regensburg; Frau Prof. Dr. S. Modrow (Ansprechpartnerin), Telefon 0941/944-6454, Fax 0941/944-6402, E-Mail: susanne.modrow@klinik.uni-regensburg.de

- **Literatur**

  Bloom ME, Young NS. 2001. Parvoviruses, pp. 22361–2380. In: Knipe DM, Howley PM (eds.), Fields Virology, 4th ed., Lippincott Williams & Wilkins, Philadelphia.

  Marchand S, Tchernia G, Hiesse C, Tertian G, Cartron J, Kriaa F, Boubenider S, Goupy C, Lecointe D, Charpentier B. 1999. Hu-

> **Humanes Parvovirus B19 (Fortsetzung)**
>
> man parvovirus B19 infection in organ transplant recipients. Clin Transplant 13: 17–24.
> Mouthon L, Guillevin L, Tellier Z. 2005. Intravenous immunoglobulins in autoimmune- or parvovirus B19-mediated pure red-cell aplasia. Autoimmun Rev 4: 264–269.
>
> Xu J, Raff TC, Muallem NS, Neubert AG. 2003. Hydrops fetalis secondary to parvovirus B19 infections. J Am Board Fam Pract 16: 63–68.
> Young NS, Brown KE. 2004. Parvovirus B19. N Engl J Med 350: 586–597.

Zurzeit existiert auch keine Möglichkeit der aktiven Prophylaxe, da noch kein effektiver Impfstoff gegen Parvovirus B19 zur Verfügung. steht. Ein rekombinanter Parvovirus B19-Impfstoff (MEDI-491) mit VP1 und VP2 wurde entwickelt, weitere Labor- und klinische Forschung sind jedoch noch notwendig.

4 Zytomegalie-Infektion

4.1 Definition

Das humane Zytomegalievirus (CMV) gehört zu den Herpesviren des Menschen. Nach einmal erfolgter Infektion mit CMV wird das Virus nicht eliminiert, sondern persistiert lebenslang. Besonders die Primärinfektion in der Schwangerschaft führt zu **schweren Schädigungen.** Im Hinblick auf die Schwangerschaft unterscheidet man das kongenitale Zytomegalie-Syndrom (CCS) und die perinatale CMV-Infektion.

4.2 Epidemiologie

Im gebärfähigen Alter beträgt die Durchseuchung mit dem streng humanspezifischen CMV ca. 50%, sodass die Hälfte der graviden (noch nicht infizierten) Frauen eine Primärinfektion erleiden kann. Weltweit sind ca. 0,2–2,3% (mit großen Unterschieden je nach Studie) aller Neugeborenen mit dem Zytomegalievirus infiziert (Friese et al. 2003). Das Hauptrisiko für eine kindliche Erkrankung bei Geburt mit eventuellen Spätfolgen ist eng mit einer mütterlichen Primärinfektion verbunden, wobei diese durch den Nachweis einer IgG-Serokonversion und IgM-Antikörpertiter definiert ist. Die Infektionswahrscheinlichkeit einer seronegativen Schwangeren liegt je nach sozioökonomischem Status zwischen 0,7 und 4,1%. Die Rate intrauterin infizierter Kinder bei mütterlicher Primärinfektion liegt zwischen 20 und 55%. Etwa 25% der infizierten Kinder sind bei Geburt symptomatisch oder werden es.

4.3 Infektionsweg und Pathogenese

Die horizontale Übertragung des Erregers erfolgt durch engen körperlichen Kontakt (Sputum, Genitalsekret), wobei es zu einer aufsteigenden Infektion des Genitaltraktes kommen kann. Die Schmierinfektion spielt nur auf Säuglingsstationen eine gewisse Rolle (infolge Virusausscheidung mit dem Urin, siehe Abschnitt 4.5). Das Zytomegalievirus kann von der infizierten Graviden während der ganzen Schwangerschaft auf die Leibesfrucht übertragen werden. Im Allgemeinen geschieht dies aber erst ab dem zweiten Trimenon, in der Mehrzahl der Fälle sogar erst im letzten Trimenon. Während die exogene Erstinfektion der Graviden seltener eintritt, ist die Reaktivierung einer vorher erworbenen, dann latent gewordenen CMV-Infektion während der Schwangerschaft ein relativ häufiges Ereignis. Dazu trägt die physiologische Immunsuppression in der Gravidität bei. Ungefähr 10–20% der Schwangeren zeigen bis zum Termin Marker einer aktiven bzw. reaktivierten Infektion.

4.4 Klinik

Pränatale (kongenitale) Infektion
Pränatal infizierte Neugeborene sind bei Geburt zu ca. 10% symptomatisch, davon etwa 5% mit klassischen Stigmata der kongenitalen CMV-Erkrankung bzw. zeigen eines oder mehrere dieser Symptome (Tab. D5-4). Von diesen Kindern sterben etwa 12–30%. Die Überlebenden haben zu ca. 90% Spätfolgen. Von den etwa 90% asymptomatischen Neugeborenen ist bei 8–15% mit Spätmanifestationen zu rechnen. Bei einer Primärinfektion der Mutter sollte man auf jeden Fall von den Möglichkeiten der pränatalen Virusdiagnostik Gebrauch machen, ehe man an die Konsequenz des Schwangerschaftsabbruchs denkt. Vertikal übertragene reaktivierte CMV-Infektionen der Mutter sind häufiger, verursachen aber seltener harmlosere und ausheilende Fetopathien. Von dieser Regel sind allerdings einige Ausnahmen beschrieben worden.

Perinatale und frühpostnatale Infektion
Die perinatale Infektion wird durch infizierte Sekrete bei der Passage durch den Geburtskanal erworben. Die früh-

Tab. D5-4 Klinische Manifestationen und Auffälligkeiten bei Kindern mit kongenitaler CMV-Infektion (nach Enders 1998b, Mylonas und Friese 2004, Mylonas und Friese 2005).

Symptomatik		Häufigkeit (%)
allgemein	Frühgeburt (< 38. SSW)	34
	geringes Geburtsgewicht (small for date)	50
	Petechien	50–68
	Purpura	14
	Ikterus	40–69
	Hepatosplenomegalie	40–60
	Pneumonie	5–10
neurologische Auffälligkeiten (insgesamt)	Mikrozephalie	50
	intrakranielle Verkalkungen	43
	Lethargie/Hypotonie	25
	Hörminderung	25
	Krampfanfälle	7
	Chorioretinitis	10
	Letalität	12–30

postnatale Infektion erfolgt vor allem über die Muttermilch, da 70–90% seropositiver Frauen eine Virolaktie haben. Bei reifen Neugeborenen sind Symptome nicht zu erwarten. Selten kommt es zu Pneumonien im frühen Säuglingsalter. Frühpostnatale Erkrankungen (Sepsis-artige Verläufe mit Thrombozytopenie, Hepatosplenomegalie und respiratorische Insuffizienz) bei Frühgeborenen mit geringem Geburtsgewicht kommen heute im Wesentlichen durch die Übertragung der Infektion von CMV-seropositiven Müttern durch das Stillen zustande.

Postnatale Infektion
Die Erstinfektion verläuft im Kindesalter meist unbemerkt. Im jugendlichen Alter ist die Mehrzahl der Infektionen ebenfalls asymptomatisch oder es treten uncharakteristische Symptome wie Unwohlsein, Müdigkeit, Fieber und Lymphadenopathie auf. Gelegentlich kommt es zu Mononukleose-ähnlichen Krankheitsbildern, sehr selten zum Guillain-Barré-Syndrom (Friese et al. 2003, Schmitz und Enders 1977). Die reaktivierte Infektion ist bei immunkompetenten Personen beinahe immer asymptomatisch. Bei immunsupprimierten Patienten kann sowohl die Primär- als auch die rekurrierende Infektion zum schwerwiegenden und lebensbedrohlichen Verlauf führen (Pneumonie, Hepatitis, Meningitis, Enzephalitis, Anämien, Kolitis, Ösopharyngitis, Retinitis) (Just-Nubling et al. 2003, Kershisnik et al. 1992, Ramasubbu et al. 2003, Rubin 2001, Seehofer et al. 2002).

4.5 Diagnostik

Zur virologischen Diagnose der CMV-Infektion steht eine Reihe von Untersuchungsmethoden zur Verfügung. Im Unterschied zu den Röteln hat man häufig das Problem, zwischen einer primären oder reaktivierten Infektion in der Schwangerschaft zu differenzieren. Serologisch gelingt dies am zuverlässigsten, wenn eine Blutprobe, die vor der Schwangerschaft entnommen wurde, untersucht werden kann. Ein Vorschlag für das Management von schwangeren Frauen mit primärer CMV-Infektion ist in Abbildung D5-3 dargestellt.

Im Übrigen sind für die Differentialdiagnose von primärer und reaktivierter Infektion verschiedene Verfahren empfohlen worden: Ein hoher spezifischer IgM- und IgG3-Antikörperwert spricht eher für eine akute Primärinfektion. Schließlich kann die Aviditätsbestimmung der IgG-Antikörper erfolgen und weiterhin die Bestimmung neutralisierender Antikörper bzw. bestimmter Glykoprotein-Antikörper im ELISA. Neutralisierende und hochavide Antikörper treten nach Primärinfektion erst spät (> 100 Tage) auf.

Beim Neugeborenen gelingt die Diagnose des CCS in zwei Drittel der Fälle durch den IgM-Test mit einer Blutprobe aus der ersten Lebenswoche. Die perinatale Zytomegalie kann durch IgM-Antikörper erst nach der zweiten Lebenswoche festgestellt werden.

Prä- und perinatale Infektionen führen zu einer massiven Virusausscheidung im Urin, die monate- bzw. sogar jahrelang bestehen kann. Der **Virusisolierungsversuch** gelingt leicht sowohl in der konventionellen Technik (Nachweis des zytopathogenen Effekts in der inokulierten Zellkultur) als auch in der Kombination mit dem immunologischen Nachweis viraler Frühantigene der Virusreplikation in der inokulierten Zellkultur (24–48 Stunden).

Der Aktivitätsgrad der systemischen Infektion wird durch den Nachweis von CMV-Antigen in peripheren Leukozyten oder von DNA mit der **quantitativen PCR** am besten beurteilt. Diese Tests sind auch am besten für die Verlaufs- und Therapiebeurteilung geeignet. Die Labordiagnostik in der Schwangerschaft sollte bei seronegativen Schwangeren gegebenenfalls den Sexualpartner mit einbeziehen.

4.6 Therapie

Für die Therapie steht heute vor allem Ganciclovir (azyklisches Nukleosid-DHPG, Cymeven) bzw. bei Resistenzent-

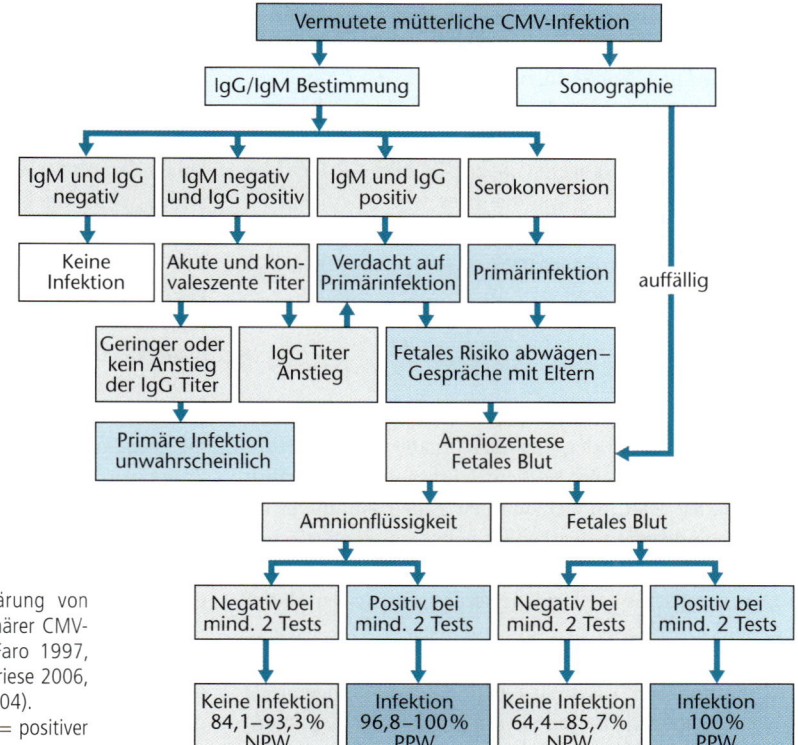

Abb. D5-3 Vorschlag für die Abklärung von schwangeren Frauen mit vermuteter primärer CMV-Infektion (adaptiert aus Gilstrap und Faro 1997, Mylonas und Friese 2005, Mylonas und Friese 2006, Mylonas et al. 2006, Revello und Gera 2004).
NPW = negativer prädiktiver Wert; PPW = positiver prädiktiver Wert.

wicklung Foscarnet oder Cidofovir zur Verfügung. Ganciclovir, das liquorgängig ist, wird seit einigen Jahren gleichzeitig mit der Gabe von CMV-Hyperimmunglobulin (IVIG) bei immunsupprimierten Patienten mit CMV-Pneumonie angewandt. Für schwangere Frauen mit Verdacht einer akuten primären CMV-Infektion wird die Ganciclovir-Therapie zurzeit noch nicht empfohlen (Friese et al. 2003). Ebenso ist die intrauterine Therapie mit Ganciclovir bei Feten mit CMV-Infektion problematisch. Attenuierte Impfviren wurden entwickelt, konnten sich jedoch nicht für den klinischen Gebrauch durchsetzen. Somit ist eine wirksame, zuverlässige und praktikable Prophylaxe der prä- und perinatalen Zytomegalie nicht möglich.

Wenngleich gezeigt werden konnte, dass sich eine Ganciclovir-Therapie konnatal infizierter Kinder positiv auf das Hörvermögen auswirkt, ist die Therapie asymptomatischer infizierter Kinder nicht angezeigt. Durch die Therapie lässt sich die Virusausscheidung supprimieren, bei Absetzen der Therapie tritt diese jedoch wieder auf. Bei aktiver Infektion und klinischer Veränderung ist eine Indikation zur postnatalen Therapie gegeben.

5 Herpes-simplex-Virus- und Varicella-Zoster-Virus-Infektion

Siehe auch Kapitel B17.

5.1 Definition

Der **Herpes neonatorum generalisatus** ist eine gefürchtete Viruskrankheit des Säuglings und entsteht durch perinatal aszendierende Infektion bei eröffneter Fruchtblase bzw. durch Infektion mit dem Herpes-simplex-Virus (HSV) im infizierten Geburtskanal.

Pränatale, diaplazentare Infektionen mit HSV sind virologisch meist nicht sicher belegt, Infektionen mit dem Varicella-Zoster-Virus (VZV) wegen der hohen Populationsdurchseuchung bei gebärfähigen Frauen selten.

5.2 Epidemiologie

Die Häufigkeit einer neonatalen Herpes-simplex-Infektion wird mit 2–5 Fällen pro 100 000 Lebendgeburten angegeben, davon ein Drittel mit den Zeichen eines generalisierten Herpes (Friese et al. 2003). Aktuelle Zahlen aus Deutschland stehen nicht zur Verfügung.

Insgesamt sind in der Weltliteratur etwa 40 Fälle eines kongenitalen Varizellen-Embryopathie-Syndroms nach Varizellen der Schwangeren in der Frühschwangerschaft beschrieben worden. Etwas häufiger wird postnatal der Zoster beim pränatal VZV-infizierten Säugling beobachtet, welcher eine gute Prognose hat.

5.3 Klinik

Der Herpes neonatorum generalisatus ist eine generalisierte Infektion des ZNS, der viszeralen Organe und des Integumentes. Mindestens die Hälfte der Erkrankungen verläuft unbehandelt letal. In den übrigen Fällen kommt es zu Defektheilungen mit oft erheblichen psychoneurologischen Residuen. Die Wahrscheinlichkeit eines Herpes neonatorum generalisatus bei floridem Herpes genitalis der Mutter beträgt ca. 75%. Als Erreger wird meist HSV-2 nachgewiesen.

Die genitale HSV-Primärinfektion der Schwangeren ist besonders gefährlich, weil sie mit einer wesentlich intensiveren lokalen Virusproduktion verbunden ist als das Rezidiv. Auch die genitale Infektion mit HSV-1 verläuft weniger produktiv, sodass das Risiko eines Neugeborenen-Herpes kleiner ist als bei HSV-2. An die Verhütung einer exogenen HSV-Infektion des Neugeborenen, z.B. von den Lippen der Eltern, sollte ebenfalls gedacht werden.

In seltenen Fällen kann auch VZV die Ursache einer herpetiformen Infektion des Genitale (Zoster) sein. Zur Infektion des Kindes kommt es am häufigsten bei primärer Varizellen-Infektion (Windpocken) der Schwangeren im Zeitraum von etwa einer Woche vor bis zwei Tagen nach der Geburt. Der Zoster (Rezidiv-Infektion) führt nicht zur Virämie und somit auch nicht zur vertikalen Virusinfektion, zudem sind diaplazentar übertragene Antikörper wirksam. Die primäre VZV-Pneumonie ist eine besonders bei Schwangeren gefürchtete Komplikation. Diese tritt vor allem bei VZV-Primärinfektion im 2. oder 3. Trimester auf.

5.4 Diagnostik

Mit den Methoden des **Virusnachweises** aus Vesikelmaterial der Haut- bzw. Schleimhaut-Effloreszenzen können HSV und VZV zuverlässig nachgewiesen werden. Der bei HSV problemlose Isolierungsversuch in Zellkulturen ist bei VZV allerdings recht aufwändig und zeitraubend. Alternativ werden Antigentest, PCR und von entsprechend ausgerüsteten Untersuchern die Elektronenmikroskopie angewandt.

Serologisch ist der HSV 1-Antikörpertest wegen der hohen Populationsdurchseuchung meist nur zum Ausschluss einer Infektion geeignet. Der HSV 2-Antikörpernachweis dagegen ist wegen der relativ geringen Seroprävalenz (< 20% der gebärfähigen Frauen) als epidemiologisch relevanter Marker und gegebenenfalls als Risikokonstellation zu berücksichtigen. Das Herpes-simplex-Rezidiv induziert weder signifikante Titer-Schwankungen noch eine diagnostisch relevante IgM- oder IgA-Antikörperstimulation. Im Unterschied zum Herpes simplex führen sowohl die primären Varizellen als auch häufig der reaktivierte Zoster zu einem signifikanten Antikörper-Titeranstieg (KBR, VZV-IgG und häufig auch VZV-IgM). Der VZV-IgM-Test zeigt vor allem die Varizellen-, der VZV-IgA-Test mehr die Zoster-Infektion an, wobei im letzteren Verfahren ein Grenztiter definiert sein muss. IgG-Serumantikörper können im Immunoassay bei Varizellen noch vor dem IgM nachweisbar sein (cave: Ausschlussdiagnostik!) und müssen mit einer weiteren Blutprobe nach einer Woche überprüft werden.

5.5 Therapie

Zur Therapie der HSV- und VZV-assoziierten Krankheiten in der Perinatalmedizin verfügen wir über einige hoch wirksame Virustatika. Aciclovir, Valinsäureester-Aciclovir (Valaciclovir) und Famciclovir sind gegen HSV-2, HSV-1 und VZV, Brivudin gegen HSV-1 und VZV wirksam. Die antivirale Chemotherapie gilt in der Schwangerschaft zunächst als kontraindiziert, obwohl nach individuell indizierten Applikationen von Aciclovir bisher keine Komplikationen beobachtet worden sind. Im Einzelfall der Primärinfektion intra graviditatem kann eine virustatische Therapie unter Berücksichtigung des teratogenen Risikos erwogen werden, insbesondere in der Spätschwangerschaft. Die Therapie beim Neugeborenen ist gut etabliert. Eine floride genitale HSV-Primärinfektion kurz vor der Entbindung ist eine Indikation zur Schnittentbindung.

Zur **passiven Immunisierung** wurde ein VZV-Hyperimmunglobulin entwickelt. Bei rechtzeitiger Applikation innerhalb von 48 Stunden nach Exposition kann damit die primäre VZV-Infektion verhindert werden. Ebenso wirksam ist es in der Anwendung beim Neugeborenen post partum. Die passive Immunisierung ist wirkungslos gegen die HSV-Infektion.

6 Virushepatitis

Siehe auch Kapitel B8.

6.1 Epidemiologie und Infektionsweg

Die Erreger der Virushepatitis sind intensiv auf die Möglichkeit einer Gefährdung von Schwangerschaft und Kindesentwicklung untersucht worden. Das Virus der klassischen infektiösen Gelbsucht (**Hepatitis-A-Virus,** HAV) wird fäkal-oral durch kontaminierte Speisen oder Getränke und sehr selten durch die virämische Blutspende eines akut Infizierten, aber nicht vertikal übertragen. Für das ebenfalls enteral übertragene Hepatitis-E-Virus (HEV), das in Südost- und Zentralasien sowie im mittleren Osten, West- und Nordafrika endemisch ist, wurde über materno-fetale Transmissionsraten von 50–100% berichtet. Der HEV-Infektionsverlauf in der Schwangerschaft ist offenbar oft fulminant und sogar häufig letal für die Schwangeren (allerdings schwanken die Zahlen erheblich).

Das **Hepatitis-B-Virus (HBV)** wird epidemiologisch relevant parenteral, sexuell und perinatal von akut oder chronisch Infizierten übertragen. Der Krankheitsverlauf kann durch eine opportunistische Infektion mit dem Hepatitis-D-Virus (HDV) erschwert werden. HDV ist nur in Gegenwart von HBV vermehrungsfähig. Die HBV-Infektion wird perinatal von der werdenden Mutter auf die Leibesfrucht übertragen, wenn die aufgelockerte Plazentaschranke eine maternofetale Mikrobluttransfusion zulässt. Diaplazentare Infektionen spielen keine Rolle. Das Risiko der perinatalen Infektion beträgt je nach untersuchter Population und Virämiegrad 10–85%.

Das **Hepatitis-C-Virus (HCV)** kann ebenfalls per Sexualkontakt und vertikal übertragen werden. Das Risiko wird jedoch als sehr gering eingeschätzt (Mylonas et al. 2006).

6.2 Klinik

Die Hepatitis-A-Virusinfektion in der Schwangerschaft ist nicht häufiger und verläuft klinisch generell nicht schwerer als bei nicht schwangeren Frauen. Selten ist der Verlauf der akuten Hepatitis A fulminant mit letalem Ausgang für die Schwangere.

Auch der Verlauf einer akuten Hepatitis B der Mutter wird durch die Schwangerschaft nicht beeinflusst. Ein vermehrter Übergang in eine chronische Verlaufsform oder die Reaktivierung einer chronisch aktiven Hepatitis B wurde nicht beschrieben. Ein atypischer klinischer Verlauf aufgrund der Schwangerschaft ist weder für die Hepatitis B noch für die Hepatitis C bekannt. Im Gegensatz dazu war die Hepatitis-E-Erkrankung bei Schwangeren in einigen Studien, aber nicht allen, mit einer stark erhöhten Letalität (bis zu 25%) durch fulminante Hepatitis verbunden. Auch über eine erhöhte Abort-Rate im Vergleich zu anderen akuten Hepatitiden wurde berichtet. Als Konsequenz muss Schwangeren von einer Reise in Risikogebiete abgeraten werden.

Beim infizierten Neugeborenen mit seiner noch unreifen zellvermittelten Immunreaktion etabliert sich sehr häufig (bis zu 95%) eine persistierende HBV-Infektion, die vielfach zunächst subklinisch bleibt. Die perinatal Infizierten stellen den Hauptanteil der 0,3–0,5% HBV-Träger in Deutschland und somit eine epidemiologisch relevante Gruppe dar (Friese et al. 2003, Mylonas et al. 2006). Als Folge der lebenslangen Infektion ist bei ihnen mit vermehrtem Auftreten von Leberzirrhose und -karzinom zu rechnen.

6.3 Diagnostik

Zu den diagnostischen Maßnahmen einer Antigen- bzw. Antikörperbestimmung bei Hepatitis-Infektionen siehe auch Kapitel B8. In der Schwangerschaft ist der HBs-Antigentest der beste Screening-Marker. Findet man zusätzlich HBe-Antigen in der Serumprobe, beträgt das Risiko einer vertikalen Infektion 70–90% (Friese et al. 2003, Mylonas et al. 2006). Die quantitative HBV-DNA-PCR als Surrogatmarker für die Zählung der infektiösen HBV-Partikel zeigt zum HBe-Antigentest eine gute statistische Korrelation. In Einzelfällen weichen die Ergebnisse der beiden Methoden voneinander ab, was durch HBe-Antigen-negative HBV-Mutanten erklärbar sein kann. Mit der sehr sensitiven HBV-DNA-PCR kann in kritischen Einzelfällen auch am besten eine infektiöse HBV-Infektion ausgeschlossen werden. Die quantitative HCV-RT-PCR ist die Methode der Wahl, um bei einer im Antikörper-Screening entdeckten HCV-Infektion der Mutter das Risiko der (seltenen) Vertikalinfektion abzuschätzen bzw. auszuschließen (Mylonas et al. 2006).

6.4 Therapie

Die Therapie der akuten Hepatitis-A-Infektion, die bei Ansteckung im Erwachsenenalter in mehr als 70% der Fälle klinisch apparent verläuft, folgt den allgemeinen symptomatischen Therapierichtlinien. Eine spezifische Therapie existiert nicht.

Die mögliche Therapie einer chronisch aktiven Hepatitis B mit Interferon-α und/oder Nukleosidanaloga ist aufgrund der noch unbekannten Auswirkungen auf den Feten nicht indiziert (Schneider und Wirth 1998). Da eine Progression der Erkrankung während der Schwangerschaft nur in seltenen Fällen beobachtet wird, kann mit der antiviralen Therapie bis nach der Entbindung gewartet werden.

Die einzige etablierte antivirale Therapiestrategie bei der chronischen HCV-Infektion ist PEG-Interferon-α plus Ribavirin, das bisher wie auch bei den anderen chronischen Virushepatitiden (HBV und HDV) nicht bei Schwangeren gegeben werden sollte.

6.5 Prävention

Zur Verhütung der HAV- und HBV-Infektion sind wirksame Totvakzine entwickelt worden. Der Impfschutz kann leicht serologisch kontrolliert werden. Postexpositionell steht für HBV auch die passive Immunisierung mit Hyperimmunglobulinen zur Verfügung. Sie ist eine wirksame Maßnahme gegen die perinatale HBV-Infektion und wird möglichst frühzeitig nach der Geburt simultan mit der aktiven Vakzination vorgenommen. Neuere Studien haben ergeben, dass auch die aktive Immunisierung allein ausreicht, um einen großen Anteil der konnatalen Infektionen zu verhindern. Gegen die HCV-Infektion kann bisher weder aktiv noch passiv immunisiert werden. Die aktive HBV-Impfung schützt auch vor einer HDV-Infektion.

7 HIV-Infektion

Siehe auch Kapitel C8.

7.1 Epidemiologie und Infektionsweg

Das Risiko der vertikalen HIV-1-Übertragung schwankt bei fehlender therapeutischer und geburtsmedizinischer Prävention je nach Population und Untersuchung zwischen 13 und 40% (Europa 13–20%). Sie läuft meistens im späten dritten Trimenon (insbesondere unter Wehen) ab, wenn es zur Auflockerung der Plazentaschranke und zur maternofetalen Mikrobluttransfusion kommt, selten zu einem früheren Zeitpunkt der Schwangerschaft. Wie bei HBV ist die präpartale Viruslast im Blut der werdenden Mutter maßgeblich für das vertikale Infektionsrisiko. Beträgt diese weniger als 1000 HIV-Genomkopien/ml Plasma, sinkt es auf unter 5%. Die Möglichkeit einer HIV-Infektion des Neugeborenen über das Stillen ist gesichert und wird mit 5–10% bei Stillen bis zum 6. Lebensmonat angegeben. Die HIV-Infektion des Kindes schreitet unbehandelt schneller (in etwa 4–5 Jahren) zum Vollbild von AIDS fort, als diejenigen des Erwachsenen (Latenzzeit durchschnittlich zehn Jahre).

7.2 Klinik

Siehe Kapitel C8.

7.3 Diagnostik

Der kombinierte **HIVp24Ag-HIV-Serumantikörper-Test** ist die beste Screening-Methode, um auch bei der schwangeren Frau nach einer HIV-Infektion zu fahnden. Bei positivem Test folgt die Bestimmung der **Viruslast** im Blut über die HIV-Genomkopiezahl mit der RT-PCR. Das Risiko einer Vertikalinfektion ist hoch (30–40%) bei einer Million Kopien/ml Plasma, jedoch niedrig (< 5%) bei weniger als 1000 Kopien/ml Plasma. Beim Neugeborenen wird die Infektion am sensitivsten mit der RT-PCR, gelegentlich auch mit dem weit weniger empfindlichen p24-Antigen-Test nachgewiesen. Der Antikörpertest ist nur in der Verlaufsuntersuchung bis in das zweite Lebensjahr hinein aussagekräftig, da erst dann die diaplazentar übertragenen Antikörper eliminiert sind. IgM- und IgA-Antikörper gegen HIV werden meist nicht gebildet.

7.4 Therapie

Ziel eines optimalen initialen Therapieregimes in der Schwangerschaft ist neben der **Hemmung der Virusreplikation bei der Mutter** eine wirksame **Prophylaxe** der HIV-Transmission. Auch in der Schwangerschaft gelten die für erwachsene HIV-Patienten formulierten Behandlungsindikationen mit einigen Modifikationen. Die Therapie der HIV-Infektion erfolgt zumeist in Kombination mit Präparaten aus drei Substanzklassen, welche die Funktion HIV-spezifischer Enzyme an zwei Stellen inhibieren (Perinatal HIV-1 Guidelines Working Group 2004, Mylonas und Friese 2006, Scarlatti 2004).

Therapiebegleitend erfolgt ein **monatliches Monitoring** der klinisch-chemischen, immunologischen und virologischen Parameter (Lymphozyten-Subpopulationen, HIV-Viruslast) durch ein erfahrenes Labor (Tab. D5-5). Die Behandlung der Mutter erfolgt nicht nur aus rein mütter-

Tab. D5-5 Diagnostik im Verlauf der Schwangerschaft bei HIV-Infektion (modifiziert nach Buchholz et al. 2004, Gingelmaier und Friese 2005, Perinatal HIV-1 Guidelines Working Group 2004, Scarlatti 2004).

Diagnostik	Zeitpunkt	Begründung
HIV-Antikörper- und ggf. HIV-Bestätigungstest	routinemäßig im 1. Trimenon	Sicherung der Diagnose
CD4-Zellzahl und Viruslast	mindestens alle 2 Monate	Verlaufskontrolle der HIV-Infektion
		Kontrolle der Wirksamkeit einer antiretroviralen Therapie (ART)
genotypischer Resistenztest	vor Therapiebeginn	Ausschluss einer primären Resistenz
	bei virologischem Therapieversagen einer ART	Optimierung eines Therapiewechsels
	bei nachweisbarer Viruslast gegen Ende bzw. 4–6 Wochen nach Absetzen einer HIV-Prophylaxe	Dokumentation einer eventuellen Resistenzinduktion
Hämoglobin-Wert	monatlich	Anämien, Thrombopenien
Laktatspiegel, Leberwerte, Nierenwerte	zu Beginn der Schwangerschaft	Erkennung einer Laktatazidose (gehäuftes Auftreten im 3. Trimenon) Leber-, Nierentoxizität
	nach Beginn der Therapie/Prophylaxe	
	bei Klinik	
	monatlich im 3. Trimenon	
oraler Glukosetoleranztest	zwischen SSW 23+0 und 27+6	Erkennung eines Gestationsdiabetes (v.a. bei Proteaseinhibitoren)
pH-Bestimmung im Vaginalsekret, Nativpräparat	Bei jeder Vorsorgeuntersuchung	Erkennung und rechtzeitige Behandlung lokaler Koinfektionen, die das HIV-Transmissionsrisiko und Frühgeburtsrisiko erhöhen können
mikrobiologische Kultur	Beginn der Schwangerschaft und bei Klinik entsprechender Klinik	
STD-Diagnostik: Chlamydien, Gonorrhö, Trichomonaden, Syphilis, Hepatitis-Serologie	Beginn der Schwangerschaft und bei Klinik entsprechender Klinik	
Toxoplasmose-Screening	zu Beginn der Schwangerschaft sowie im 2. und 3. Trimenon	zur Diagnose einer Neuinfektion oder Toxoplasmose-Reaktivierung
Kolposkopie, zytologische Untersuchung auf vulväre, vaginale und zervikale Dysplasien	zu Beginn der Schwangerschaft	erhöhtes Dysplasie-Risiko bei HIV-Infektion
	bei Auffälligkeiten → kolposkopische Kontrollen und ggf. Biopsie	
Sonographie mindestens DEGUM-Stufe 2	SSW 19+6 bis SSW 22+6	Fehlbildungsausschluss

licher Indikation. Mütter mit hoher Viruslast und/oder niedrigen T-Helferzellen übertragen häufiger HIV auf ihre Kinder, sodass die erfolgreiche Therapie der Mutter auch für das Kind von Nutzen ist, aber zugleich ein Risiko darstellt. Die Risiken, die sich für das Kind aus einer lang dauernden intrauterinen Exposition gegenüber antiretroviralen Kombinationstherapien ergeben könnten, sind derzeit nicht abschließend kalkulierbar.

Spätestens in den Zentren sollte jeder HIV-positiven Schwangeren eine **psychosoziale Betreuung** und die Kontaktaufnahme zu Frauengruppen der Aids-Hilfegruppen angeboten werden. In den Zentren erfolgt die ausführliche Aufklärung der Patientin über

- das bestehende maternofetale Transmissionsrisiko
- die aktuellen Therapiemöglichkeiten zur Reduktion der Mutter-Kind-Übertragungsrate von HIV
- die bestehenden Restrisiken
- die möglichen Kurz- bzw. Langzeitwirkungen einer antiretroviralen Therapie auf das Kind in utero.

Tab. D5-6 Medikamentöse Transmissionsprophylaxe (nach Buchholz et al. 2004, Sperling et al. 1998, Gingelmaier und Friese 2005, Perinatal HIV-1 Guidelines Working Group 2004, Scarlatti 2004).

Zeitpunkt	Zidovudin-Gabe
ante partum	orale Gabe von Zidovudin 500 mg täglich zwischen 14.–34. SSW bis zum Ende der Schwangerschaft
intra partum	i.v. Gabe von Zidovudin ab 3 Stunden vor Sectio: in der 1. Stunde 2 mg/kg KG → dann 1 mg/kg KG
post partum	orale Gabe von Zidovudin 2 mg/kg/alle 6 Stunden für 6 Wochen an das neugeborene Kind

Gemeinsam mit der Patientin sollte in einem interdisziplinären Zentrum eine **risikoadaptierte antiretrovirale Therapie** entsprechend den aktuellen deutsch-österreichischen Richtlinien zur Therapie in der Schwangerschaft in Kooperation mit dem betreuenden Haus- und/oder Frauenarzt erarbeitet werden (Tab. D5-6). Therapieänderungen im Rahmen einer Schwangerschaft oder ein Therapiebeginn sollten nur nach Absprache mit einem mit der antiretroviralen Therapie vertrauten Arzt/Zentrum erfolgen.

8 Listeriose (*Listeria monocytogenes*)

8.1 Definition

Listerien sind stabile, robuste und anspruchslose grampositive Stäbchenbakterien, die mikroskopisch Ähnlichkeit mit Korynebakterien oder Laktobazillen haben. Auch bei Kühlschranktemperatur (4 °C), erhöhten Salzkonzentrationen oder niedrigem pH-Wert über 4 können Listerien sich relativ gut vermehren. Sie gehören zu den wenigen Bakterien, die in der Lage sind, bei einer Schwangeren die **Plazentabarriere zu überwinden** und eine bedrohliche Infektion des Feten zu verursachen. Im Vergleich zur Normalbevölkerung sind Schwangere 10-mal anfälliger gegenüber Listerien (Friese et al. 2003). Obwohl die Exposition recht häufig ist, denn in vielen Lebensmitteln kommen Listerien vor, wird Listeriose relativ selten diagnostiziert. Unter den vielen Gattungen von *Listeria* ist nur *Listeria monocytogenes* als pathogen einzuordnen.

8.2 Epidemiologie

Der eigentliche Standort der Listerien ist der Erdboden, und von dort aus werden pflanzliche Lebensmittel kontaminiert. So findet man z.B. bei etwa 10% von Kopfsalatproben solche Bakterien. Die Kontaminationsraten von Lebensmitteln liegen zwischen 15 und 70% (Lorber 1997). Über die **Nahrungskette** gelangen die Listerien auch ins Tier, sodass Fleisch und Fleischprodukte ebenso wie Milch und Milchprodukte mit Listerien infiziert sein können. Die überwiegende Zahl der Listerien in Lebensmitteln ist für den Menschen meist ungefährlich, da es sich um nichtpathogene Arten handelt. Eine Exposition des Erwachsenen ist fast alltäglich und man findet bis zu 30% gesunder Erwachsener, die Listerien-Träger sind (Hof und Nichterlein 1998).

8.3 Infektionsweg und Pathogenese

Infektionsweg

Die orale Aufnahme spielt praktisch die wichtigste Rolle. Zwar stellt die Magenpassage mit dem niedrigen pH-Wert eine entscheidende Hürde für die Listerien dar, doch eine Infektion ist nicht ausgeschlossen. Da *Listeria monocytogenes* in menschliche Zellen penetrieren können, überwinden sie aktiv die Darmepithelbarriere. Vermutlich hängt es von der Dosis, der Virulenz der Bakterien und der Abwehrlage des Wirtes ab, ob eine Disseminierung stattfinden kann. Da während einer Gravidität die zellvermittelte Immunität im Allgemeinen reduziert ist, könnte die Immunität gegenüber Listerien eingeschränkt sein.

Pathogenese

Ein entscheidendes Merkmal dieser Bakterien ist es, das sie in Wirtszellen eindringen und sich in diesen Zellen vermehren können. *Listeria monocytogenes* kann sich in einem Gewebe **von Zelle zu Zelle auszubreiten,** ohne dass eine extrazelluläre Phase notwendig wäre. Die Wirtszellen werden durch diese Vermehrung geschädigt und zerfallen, wobei einige Listerien auch freigesetzt werden und extrazellulär liegen können. Darmepithelien, Plazentazellen, Leberzellen, Hirnzellen und Makrophagen können so infiziert werden. Demzufolge sind Listerien in der Lage, jegliche Zellbarrieren, z.B. Endothelien, Epithelien, Amnion, zu überwinden. Außerdem können sie innerhalb von Makrophagen in jedes Gewebe verschleppt werden. Eine passagere Bakteriämie tritt auf, wodurch die Bakterien auch in die Plazenta getragen werden. Hier überwinden sie entweder die Zellbarrieren vom mütterlichen Kreislauf zum Fetus oder infizieren die Plazenta (eine Plazentitis entsteht) von der aus sekundär und zeitlich um einige Tage versetzt eine Invasion stattfindet. Dieser Infektionsmodus dürfte mit Abstand der häufigste sein (Hof und Nichterlein 1998). Abhängig vom Stadium der Schwangerschaft entwickelt sich ein Abort oder das Kind wird mit Zeichen einer Infektion geboren; es entwickelt sich jedoch nicht zwangsläufig im Fall einer Plazentitis eine Listeriose des Kindes. Ein weiterer Transmissionsweg ist die aszendierende Infektion, wobei auch ohne einen Blasensprung die Listerien die Zellbarrieren überwinden und eine Infektion hervorrufen können. Rezidivierende Aborte und Fehlgeburten bei gesunden Frauen könnten durch Persistenz von Listerien im Geburtskanal bedingt sein. Bei einem permanenten Trägerstadium ist auch eine aufsteigende Infektion jederzeit möglich, wogegen eine hämatogene Ausbreitung bei funktionierendem Immunsystem eher unwahrscheinlich ist (Hof und Nichterlein 1998).

8.4 Klinik

Bei einer Listerien-Infektion empfindet die Patientin eine flüchtige, fieberhafte Erkrankung (Tab. D5-7). Außerhalb der Schwangerschaft ist am häufigsten eine bakterielle Meningoenzephalitis zu beobachten. In der Schwangerschaft kann es zu einer grippeähnlichen Symptomatik mit Fieber, Schüttelfrost und Kopfschmerzen kommen. Eine Meningitis, die sonst die charakteristische Manifestation einer Listeriose ist (Hof und Nichterlein 1998), wird in der Schwangerschaft dabei nur sehr selten beobachtet. Bei hämatogener Ausbreitung oder aszendierender Infektion ist Fieber mit Fluor und vorzeitigem Wehenbeginn zu beobachten. Folgen sind Abort, Totgeburt, Frühgeburt (Tab. D5-8).

Die **Granulomatosis infantiseptica** ist die klassische Form der konnatalen Listeriose. Der Erreger kann sie sich in dem abwehruntüchtigen Fetus ausbreiten und dissemi-

Tab. D5-7 Symptome einer prä-, peri- und postnatalen Listeria-Infektion bei der Mutter (Friese et al. 2003, Mylonas und Friese 2004).

Septische Ausbreitung	Aszendierende Infektion
• Fieber • Schüttelfrost • Meningoenzephalitis • Kopf- und Rückenschmerzen • Bauchschmerzen • Rhinitis oder Pharyngitis • Pyelonephritis • Appendizitis	• Fieber • Fluor vaginalis • Metrorrhagien

nierte Infektionsherde in nahezu allen Körperteilen verursachen. Der Gesundheitszustand des Kindes ist dann schon von Geburt an sehr schlecht und die Überlebenschance gering. Sepsis und Meningoenzephalitis stehen im Vordergrund der Symptomatik des Neugeborenen, wobei Hepatitis, Pneumonie und andere Symptome vergleichsweise gering ausgeprägt sind. Gelegentlich bestehen anfangs nur diskrete Krankheitszeichen (Doganany 2003, Lorber 1997). Klinisch unterscheidet man
- eine „early onset"-(innerhalb von fünf Tagen) und
- eine „late onset"-(innerhalb von 1–4 Wochen)Infektion,

wobei die Prognose der „late onset"-Erkrankung besser (ca. 5–10% Mortalität) ist. Insgesamt sterben 30% der Kinder mit konnataler Listeriose; oft schon wenige Minuten oder Stunden nach Geburt. Auch Spätfolgen, wie etwa Hydrozephalus oder neurologische Schäden, können auftreten (Doganany 2003, Friese et al. 2003).

8.5 Diagnostik

Die Diagnose wird bei Erwachsenen durch den kulturellen Nachweis von *L. monocytogenes* im Liquor und Blut

Tab. D5-8 Folgen einer prä-, perinatalen Listeria-Infektion bei Mutter und Kind (Friese et al. 2003, Mylonas und Friese 2004).

Kongenitale Fehlbildungen	Reproduktive Effekte (Mutter)	Erkrankungen (Neugeborenes)
Hydrozephalus	Spontanabort Frühgeburt	Granulomatosis infantiseptica
neurologische Schäden	intrauteriner Fruchttod	Hepatitis
andere Organmanifestationen	Totgeburt	Meningoenzephalitis
		Pneumonie
	vorzeitige Wehen	Sepsis

(bei Neugeborenen zusätzlich im Magensaft, Mekonium sowie in Rachenabstrichen) gesichert. Ebenfalls kann der mikroskopische Nachweis von kurzen grampositiven Stäbchenbakterien oder Diphtheroiden aus dem Liquor, bei Neugeborenen auch aus Magensaft, Mekonium sowie Rachenabstrichen, frühzeitig einen wertvollen Hinweis geben. Pränatal lässt sich durch Amnion-Punktion der kulturelle Nachweis von Listerien erbringen (Friese et al. 2003).

Eine frühzeitige Diagnose einer Infektion der Mutter ist dagegen weniger effektiv. Die charakteristische Monozytose im Blut bei Listeriose ist nur selten zu finden. Der serologische Antikörpernachweis ist wenig hilfreich. Somit ist das Risiko einer Listerien-Infektion derzeit nicht mit absoluter Sicherheit zu erkennen.

8.6 Therapie

Da die Kultur und die Keimdifferenzierung immer einige Tage benötigt, ist der mikroskopische Nachweis in den genannten Materialien bedeutend. Um die Prognose zu verbessern, ist eine frühzeitige Therapie mit Antibiotika wichtig. Listerien sind fast gegen alle üblichen Antibiotika empfindlich, mit Ausnahme von Cephalosporinen (Friese et al. 2003, Hof 2004). Praktisch hat sich die Kombination von Ampicillin oder Amoxicillin mit Gentamicin bewährt, da zumindest *in vitro* ein Synergismus zwischen diesen beiden Antibiotika besteht. Eine Eradikation ist damit jedoch kaum zu erzielen, so dass ein Rezidiv auftreten kann. Es sollte deshalb eine Antibiotikatherapie über 14 Tage durchgeführt werden. Da Listerien intrazelluläre Bakterien sind, bleibt, trotz einer gezielten antimikrobiellen Chemotherapie, die Letalität bei Neugeborenen hoch (> 30%). Die Mütter dagegen sind selten schwer krank und meist erholen sie sich rasch, selbst ohne gezielte Antibiotikatherapie (Hof und Nichterlein 1998).

8.7 Prävention

Eine Impfung gegen Listeriose existiert nicht und somit stellt die **Expositionsprophylaxe** die einzige praktische Maßnahme dar. Erhitzte Nahrungsmittel sind immer Listerien-frei, da diese Erreger bei Temperaturen von mehr als 60 °C schon in zwei Minuten absterben (Friese et al. 2003). Schwangere sollten ebenfalls keine Rohmilch und Rohmilchprodukte, keinen Weichkäse und kein rohes Fleisch essen sowie Salate vor dem Verzehr gründlich waschen. Außerdem wird empfohlen, rohes Fleisch getrennt von den Lebensmitteln zu lagern, die fertig zubereitet sind und nicht noch einmal erhitzt werden.

9 Toxoplasmose

9.1 Definition

Die Toxoplasmose ist eine durch das Protozoon *Toxoplasma gondii* hervorgerufene Zoonose, welche ihre besondere Bedeutung im Bereich der kongenitalen Erkrankungen hat sowie als eine der häufigsten Manifestationen bei HIV-Infektion und nach Transplantation auftritt. *Toxoplasma gondii* lebt im Darmepithel und unterzieht sich einer ungeschlechtlichen und geschlechtlichen Entwicklung, wobei einige parasitologische Entwicklungsstufen bzw. Erscheinungsformen unterschieden werden (Friese et al. 2003, Kravetz und Federman 2005). Die Vermehrung erfolgt durch Endodyogenie oder Endopolygenie mit einer zyklischen Entwicklung mit Schizogonie und Gamogonie im Dünndarmepithel des Endwirts. Hauptwirt des Erregers ist die **Katze,** wobei die Ausscheidung von Oozysten mit dem Kot passiert. Die Sporogonie (Reduktionsteilung) erfolgt im Freien. Eine azyklische Entwicklung mit proliferativer

---

Listeria monocytogenes

Andreas Essig

- **Erregerbeschreibung**
  Ubiquitär vorkommendes fakultativ intrazelluläres grampositives, nicht sporenbildendes Stäbchenbakterium mit Wachstum auch bei 4 °C und bekannter Genomsequenz (Glaser et al. 2001). Innerhalb der Gattung *Listeria* ist *Listeria monocytogenes* von humanpathogener Bedeutung. *L. ivanovii* gilt primär als tierpathogen. Bisher sind 14 Serovare von *Listeria monocytogenes* bekannt, deren Einteilung auf unterschiedlichen somatischen (O) und Flagellen (H)-Antigenen basiert. Infektionen beim Menschen werden am häufigsten durch die Listeria-monocytogenes-Serogruppe 4 verursacht.

- **Erreger-Wirts-Beziehung**
  Das primäre Habitat von Listerien ist der Erdboden sowie verrottendes, organisches Material (Bille et al. 2003), sodass die Erreger insbesondere im landwirtschaftlichen Bereich weit verbreitet sind. Dadurch können pflanzliche und tierische Lebensmittel kontaminiert werden. Die Erregeraufnahme erfolgt vor allem durch Listerien-belastete Nahrungsmittel wie grüner Salat, Rohmilch, Weich-

Listeria monocytogenes (Fortsetzung)

oder Frischkäse, Salami, Leberwurst, Geflügel, Räucherfisch.

Die Erkrankungshäufigkeit ist in Deutschland eher gering, jedoch offenbar stetig zunehmend, denn 2005 wurden dem Robert-Koch-Institut rund 500 Listeriosen gemeldet. *L. monozytogenes* ist in der Lage, die intrazelluläre Aufnahme auch in nichtprofessionellen Phagozyten zu induzieren. Nach Lyse des Phagosoms und Replikation im Zytoplasma nutzen Listerien offenbar das Zytoskelett der Wirtszelle für die intra- und interzelluläre Fortbewegung. Entscheidend für die Virulenz ist das Vorhandensein einer Pathogenitätsinsel auf dem Listerien-Chromosom, auf der sich unter anderem die Gene für das Listerolysin O und ein Aktin-polymerisierendes Enzym finden (Vazquez-Boland et al. 2001). Die Entwicklung einer invasiven Infektion durch *L. monocytogenes* wird durch Störungen der unspezifischen und T-Zell-vermittelten Immunantwort begünstigt, wie dies im hohen Alter, in der Schwangerschaft, bei Alkoholabusus, iatrogener Immunsuppression und Neoplasien der Fall sein kann. Die systemische Disseminierung und Absiedlung der Erreger in das ZNS oder die Plazenta erfolgt vermutlich durch infizierte Makrophagen.

- **Krankheitsspektrum**
Das Krankheitsspektrum umfasst bei Immungeschwächten häufig schwere Verläufe unter dem Bild einer Sepsis mit Hepatosplenomegalie sowie Meningitis bzw. Meningoenzephalitis. Bei Immungesunden findet sich meist ein asymptomatischer Verlauf, es sei denn, die Patienten sind über 70 Jahre und/oder die Infektion erfolgte mit einer sehr hohen Infektionsdosis. Eine Infektion in der Schwangerschaft kann als grippeähnliche, bakteriämische Erkrankung verlaufen, die unbehandelt zur Plazentitis und diaplazentaren Infektion des Föten mit der Gefahr des Aborts oder der konnatalen Listeriose mit Sepsis, Meningitis bzw. Meningoenzephalitis sowie multiplen granulomatös-eitrigen Herden in Leber, Milz und Lunge (Granulomatosis infantiseptica) führen kann.

- **Diagnostik**
Der kulturelle Erregernachweis aus geeigneten Untersuchungsmaterialien ist das Verfahren der Wahl. Geeignete Probenmaterialien sind Blut, Liquor, Lochialsekret, Plazentaabstriche, respiratorische Sekrete Neugeborener, Mekonium und Stuhl. Das Material kann bei 2–8 °C im Kühlschrank gelagert werden. Der Probentransport ist unproblematisch, da der Erreger nicht temperaturempfindlich ist. Der kulturelle Nachweis erfolgt mittels bluthaltigen Universalnährböden, bei stark kontaminierten Materialien empfiehlt sich die Verwendung von Selektivnährböden. Diagnostisch wegweisend ist nach 24–48 Stunden Bebrütung bei 5% CO_2 das Wachstum kleiner hellgrauer Kolonien mit einer diskreten, jedoch vollständigen Hämolyse-Zone. Die weitere Identifizierung erfolgt mit biochemischen Identifizierungssystemen. Der zugrunde liegende Serovar kann durch Agglutination mit kommerziell vefügbaren Antiseren und durch PCR-Verfahren bestimmt werden. Der PCR-Nachweis des Erregers im Liquor kann bei antibiotisch anbehandelten Patienten hilfreich sein (Bille et al. 2003). Der mikroskopische Erregernachweis lohnt sich aus primär sterilen Materialien wie Liquor, der bei einer Listerien-Meningitis von einem eher zellarmen und mononukleären Bild geprägt ist. Der serologische Erregernachweis ist unzuverlässig wegen Kreuzreaktivitäten zu anderen grampositiven Erregern und wird derzeit nicht empfohlen (Bille et al. 2003).

- **Prophylaxe**
Lebensmittel- und küchenhygienische Maßnahmen sind für die Prävention von Nahrungsmittel-assoziierten Listeriosen entscheidend. Immunsupprimierte und Schwangere sollten potentiell hoch belastete Lebensmittel meiden. Dazu gehört z.B. der Verzicht auf Räucherfisch und Rohmilchprodukte sowie die Entfernung der Rinde insbesondere bei Weichkäse. Ein Impfstoff steht für die Anwendung beim Menschen nicht zur Verfügung (RKI 2003).

- **Therapie**
Die Therapie erfolgt mit einem Aminopenicillin gegebenenfalls in Kombination mit Gentamicin. Alternativ kommen Cotrimoxazol und bei Meningitis Meropenem infrage. Bei der Initialtherapie einer bakteriellen Meningitis ist zu beachten, dass *Listeria monocytogenes* gegenüber Cephalosporinen resistent ist.

- **Maßnahmen bei Patienten und Kontaktpersonen**
Übertragungen von Mensch zu Mensch sind selten. Listerien können sich in hoher Konzentration in der infizierten Plazenta finden und in eher geringer Konzentration mit dem Lochialsekret ausgeschieden werden. Nosokomiale Infektionen im Kreißsaal bzw. auf Neugeborenenstationen sind daher möglich (Hof und Lampidis 2001).

- **Meldepflicht**
Der direkte Nachweis von *Listeria monocytogenes* aus Blut, Liquor und anderen sterilen Materialien sowie aus Abstrichen von Neugeborenen ist gemäß §7, Absatz 1, Infektionsschutzgesetz namentlich innerhalb von 24 Stunden an das zuständige Gesundheitsamt zu melden.

- **Konsiliarlaboratorium für Listerien**
Institut für Medizinische Mikrobiologie und Hygiene, Universitätsklinikum Mannheim, Theodor-Kutzer-Ufer 1–3, 68167 Mannheim; Prof. Dr. H. Hof (Ansprechpartner), Telefon 0621/3832224, E-Mail: herbert.hof@imh.ma.uni-heidelberg.de

- **Literatur**
Bille J, Rocourt J, Swaminathan B. 2003. Listeria and Erysipelothrix, 461–471. In: Murray PR, Baron EJ, Jorgensen JH, Pfaller MA, Yolken RH (eds.), Manual of Clinical Microbiology, 8th ed., ASM Press, Washington DC.
Glaser P, Frangeul L, Buchrieser C, Rusniok C, et al. 2001. Comparative genomics of Listeria species. Science 294: 849–852.
Hof H, Lampidis R. 2001. Retrospective evidence for nosocomial Listeria infection. J Hosp Infect 48: 321–322.
Robert-Koch-Institut (RKI). 2003. Listeriose. RKI-Ratgeber Infektionskrankheiten. http://www.rki.de
Vazquez-Boland JA, Kuhn M, Berche P, Chakraborty T, Dominguez-Bernal G, Goebel W, Gonzalez-Zorn B, Wehland J, Kreft J. 2001. Listeria pathogenesis and molecular virulence determinants. Clin Microbiol Rev 14: 584–640.

Phase (Tachyzoiten:Pseudozysten) und Zysten-Phase (Bradyzoiten) findet im Zwischenwirt (Mensch, Hund, omni- und herbivore Säuger, Vögel) statt (Friese et al. 2003). Toxoplasma-Infektionen können bei vielen verschiedenen Säugetieren und Vögeln beobachtet werden. Die außerordentliche Dauerhaftigkeit der Oozysten in der Außenwelt tragen zur **starken, weltweiten Verbreitung** des Parasiten bei. Da der Erreger nach der akuten Infektionsphase im Menschen nicht abstirbt, muss sich das Immunsystem lebenslang mit dem Erreger auseinandersetzen.

9.2 Epidemiologie

Endwirte von *T. gondii* sind Katzen; nur sie scheiden die infektiösen Parasitenstadien (Oozysten) mit dem Kot aus. Beim Menschen kommen Toxoplasma-Infektionen weltweit vor. Die Durchseuchung einer bestimmten Bevölkerungsgruppe hängt vor allem von den Essgewohnheiten und vom Lebensalter ab. In gemäßigten Zonen sind bis zu 80% der Bevölkerung mit Toxoplasmen infiziert. Die humerale Immunität bei latenter Infektion verhindert bei erneuter Aufnahme des Erregers eine neuerliche Parasitämie. Etwa 66–75% aller Schwangeren im deutschsprachigen Raum haben keine Antikörper gegen *T. gondii*. Es wird mit einer konnatalen Infektion pro 1000 Schwangerschaften gerechnet, wobei klinische Symptome oft nach der Geburt auftreten können.

9.3 Infektionsweg und Pathogenese

Infektionsweg
Folgende Formen des Infektionswege sind beim Menschen möglich (Friese et al. 2003, Kravetz und Federman 2005, Montoya und Liesenfeld 2004):
- Orale Aufnahme von Zysten in nicht ausreichend erhitzen Fleisch- und Wurstwaren.
- Orale Aufnahme von Oozysten über Lebensmittel (z.B. Salate), Wasser, Gegenstände und Erdboden, welche durch Katzenkot kontaminiert sind (z.B. während der Gartenarbeit). Kontaminierter Katzenkot ist erst nach einer extrakorporalen Reifezeit ab dem dritten Tag infektiös.
- Diaplazentarer Übertritt auf den Feten während einer akuten Toxoplasma-Infektion der werdenden Mutter.

Pathogenese und Pathophysiologie
In den ersten Wochen der Infektion kommt es zu einer humoralen und zellulären Immunität gegen zahlreiche Antigene des Erregers. Zum Verlauf, Ausmaß und über die Dauer der Parasitämie beim Menschen sind keine exakten Daten bekannt. Während der Parasitämie verteilt sich der Erreger praktisch in alle Organe. Klinisch relevant sind vor allem ZNS, Muskulatur und gegebenenfalls Plazenta. Es kommt wahrscheinlich zu einer lebenslangen latenten Infektion (Zysten), wobei ein effizientes immunologisches Gleichgewicht zwischen Wirt und Erreger besteht. Klinisch relevante Reaktivierung oder wiederholte Parasitämien bei erneuter Erregeraufnahme kommen daher nur bei einem schweren zellulären Immundefekt, z.B. bei fortgeschrittener AIDS-Erkrankung, vor. Bei der Primärinfektion der Mutter kann der Fetus entweder direkt im Rahmen der Parasitämie oder indirekt über Toxoplasmen-Herde in der Plazenta infiziert werden. Nur in seltenen Fällen führt eine Infektion der Schwangeren im ersten Trimenon zu einem infizierten Kind, wobei diese Kinder dann aber schwer geschädigt sind, ohne Missbildungen zu zeigen. Ursache hierfür könnte sein, dass eine Infektion des Embryos zum Frühabort führt oder dass der Erreger erst einige Wochen nach Abschluss der Embryonalentwicklung von der Mutter auf das Kind übergeht. Bei einer pränatalen Infektion im ersten Trimenon sind wahrscheinlich 4–15% der Feten betroffen, im zweiten 30% und im dritten Trimenon mindestens 60% der Neugeborenen infiziert (Friese et al. 2003).

9.4 Klinik

In der Regel verläuft eine Toxoplasma-Infektion symptomlos ab (Ausnahme: immunkompromittierte Patienten), wobei sich eine Toxoplasmose oft nur serologisch nachweisen lässt. In ca. 10% der Fälle treten nach einer Inkubationszeit von 1–2 Wochen Krankheitssymptome wie Lymphadenitis, Fieber und Kopfschmerzen auf. Sonstige Symptome sind uncharakteristisch, andere Komplikationen wie z.B. eine Leberbeteiligung, eine Myokarditis und eine primäre Retinochorioiditis treten selten auf.

Infiziert sich eine Frau in der Schwangerschaft erstmalig mit *Toxoplasma gondii*, so ist der Zeitpunkt der Infektion, die Infektionsdosis sowie die immunologische Kompetenz einschließlich der maternalen diaplazentaren Antikörperübertragung von Bedeutung. Der Erregerübertritt, der vorwiegend im zweiten und dritten Trimenon zustande kommt, kann zu Fetopathia toxoplasmotica (unter anderem Enzephalitis, Hydrozephalus, Hepatose und Aszites-Bildung) führen (Friese et al. 2003). Mit fortschreitender Schwangerschaft steigt die Wahrscheinlichkeit der pränatalen Infektion des Feten, andererseits nimmt damit die Schwere des Krankheitsbildes beim Kind ab (s.o.).

Das klinische Bild der konnatalen Infektion des Feten mit Toxoplasmen kann unterschiedlich ausgeprägt sein. Die

Tab. D5-9 Symptome einer Toxoplasmose-Erkrankung bei der Mutter (Friese et al. 2003, Mylonas und Friese 2004, Mylonas et al. 2006).

Subakuter und akuter Verlauf	Chronischer Verlauf
• Grippe-/Mononukleose-ähnliche Symptomatik • Lymphknotenschwellung/ Lymphadenitis • Kopfschmerzen und Müdigkeit • uncharakteristisches Fieber bzw. Angina • abdominale Beschwerden • Exanthem (bei Jugendlichen) • reaktive Arthritis • Meningismus • Meningoenzephalitis • Hepatitis (selten) • Myokarditis (selten) • Pneumonien (selten) • primäre Chorioretinitis (selten)	• schubweise Fieber • Kopfschmerzen • Gelenkbeschwerden • psychische Alterationen • Chorioretinitis • Iridozyklitis • Organmanifestation in Lymphknoten, Leber, Milz und ZNS

Tab. D5-10 Symptome einer Toxoplasmose-Erkrankung beim Feten (Friese et al. 2003, Mylonas und Friese 2004).

Verlauf	Sonographie
• Fetopathia toxoplasmotica • Abort • Totgeburt • Frühgeburt	• Hydrozephalus • Mikrozephalus • zerebrale Kalzifikationsherde • Oligohydramnion • Hepatosplenomegalie

Stadien einer durch *T. gondii* hervorgerufenen Fetopathie gehen fließend ineinander über, und zwar von Zeichen der generalisierten Erkrankung, der floriden Meningoenzephalitis bis hin zum postenzephalitischen Schaden (Tab. D5-9, D5-10 und D5-11). Bei unbehandelten Müttern kann die Infektion im ersten Trimenon bei ca. 13% die Frucht beeinflussen, im zweiten Trimenon jedoch schon bei ca. 24% und im dritten sogar bei 62% (Ahlfors et al. 1986). Wird die Infektion erst in der letzten Schwangerschaftswoche erworben, steigt die Übertragungsrate auf ca. 90%. Die Gefahr für eine schwere Erkrankung des Fetus sinkt dagegen mit dem Gestationsalter. Vor der 16. SSW schädigen Toxoplasma-Herde den Trophoblasten offenbar schwer, sodass Spontanaborte Folge der Infektion sind. Somit sind durch Toxoplasmose verursachte Embryopathien nicht zu erwarten.

9.5 Diagnostik

Diagnostik bei der schwangeren Frau
Im Rahmen der Mutterschaftsvorsorge kommen ausschließlich serologische Methoden zur Anwendung; der direkte Erregernachweis mithilfe der PCR aus peripherem Blut ist im Normalfall nicht indiziert, weil ein negativer PCR-Befund eine akute oder kürzliche Infektion grundsätzlich nicht ausschließen kann.

Wenn spezifische IgG-Antikörper nachweisbar sind und spezifische IgM-Antikörper fehlen, kann in der Regel von einer latenten Toxoplasma-Infektion der Schwangeren mit Immunschutz für das ungeborene Kind ausgegangen werden (Tab. D5-12).

Wenn im Blut der werdenden Mutter auch IgM-Antikörper zu finden sind und keine Vorbefunde zur Verfügung stehen, muss man folgende Möglichkeiten unterscheiden (Friese et al. 2003):
- akute oder kürzliche Infektion mit Relevanz für die Schwangerschaft
- abklingende (subakute) Infektion ohne aktuelle Bedeutung, da die Infektion vor Eintritt der jetzigen Schwangerschaft abgelaufen ist
- Antikörper-Boosterung mit Auftreten von spezifischen IgA-Antikörpern aufgrund eines erneuten intestinalen Antigenkontakts oder einer klinisch irrelevanten Reaktivierung (in der Praxis kann man eine Antikörper-

Tab. D5-11 Symptome einer Toxoplasmose-Erkrankung beim Neugeborenen und Säugling (Couvreur et al. 1984, Friese et al. 2003, Mylonas und Friese 2004).

Neugeborenes	Toxoplasmose im 1. Lebensjahr
• häufig subklinische Erkrankung • Dyspnoe, Tachypnoe und Zyanose • Klassische Trias mit Hydrozephalus Chorioretinitis intrazerebralen Verkalkungen • Hepatosplenomegalie und Ikterus • Thrombozytopenie • floride Meningoenzephalitis • Purpura • Lungenbeteiligung • Intelligenzdefekte • Hydrozephalus • Chorioretinitis • epileptische Anfälle	• Liquor-Veränderungen (34,8%) • Chorioretinitis (21,8%) • intrakranielle Verkalkungen (11,4%) • Hydrozephalus oder Mikrozephalie (9,0%) • psychomotorische Retardierung (5,2%) • Hepatosplenomegalie (4,2%) • Krämpfe (3,8%)

Tab. D5-12 Die serologischen Stadien der Toxoplasma-Infektion (nach Mylonas und Friese 2004, Mylonas et al. 2006).

Infektions-phase	Zeitraum (Monate p.i.)	typischer Ablauf der Immunantwort	serologische Untersuchungen und Titer	Verlaufskontrollen
Phase I Serokonversion	0–3	• ab 10–14 Tagen Auftreten von IgM, IgG und IgA • beginnende Immunantwort zuerst im SFT zu erkennen (wird nur noch in wenigen Laboratorien durchgeführt)		im Abstand von 2–3 Wochen zwingend
Phase II aktive Infektion Phase I + II = akute Infektion	3–6	• maximale Antikörper-Produktion • mittelhohe bis hohe Konzentrationen der IgM-, IgG- und IgA • IgM in allen Testmethoden gut nachweisbar • IgA nachweisbar	IFT 1 > 512 IgM-IFT 1 > 40 IgM-ISAGA 1 > 10 000	Im Abstand von 2–3 Wochen, um Reproduzierbarkeit der Befunde zu dokumentieren. Titer-Anstieg bei Kontrolle nicht mehr nachweisbar
Phase III subakute Infektion	6–12 (–36)	• langsam abfallende IgM-, IgA-, IgG-Titer • Persistenz von IgA länger als IgM (1/3 der Infektionen) • IgM-Persistenz zwischen 1–3 Jahren • Manchmal können stark erhöhte IgG-Titer (IgG-IFT > 1 : 1024) über mehr als ein Jahr beobachtet werden.	IFT 1 : 1024 IgM-IFT 1 : 20 IgM-ISAGA 1 : 2000	Im Abstand von 2–3 Wochen empfehlenswert, um fehlenden Titer-Anstieg zu dokumentieren.
Phase IV latente Infektion	> 12	• IgM und IgA meist nicht mehr nachweisbar • meist niedrige bis mittelhohe IgG-Konzentration (IgG-IFT < 1 : 256 IgG-EIA < 100 IE/ml) • Immunschutz vorhanden • kein Risiko für eine kongenitale Toxoplasma-Infektion	IFT 1 : 256 IgM-IFT negativ IgM-ISAGA negativ	nicht notwendig

SFT = Sabin-Feldman (Färbe-)Test

Boosterung oft nicht eindeutig von einer abklingenden Infektion unterscheiden)
- unspezifische IgM-Reaktion (so genannte natürliche IgM-Antikörper gegen Toxoplasma-Antigene, die gelegentlich auch bei Menschen ohne vorherigen Kontakt mit *Toxoplasma gondii* zu finden sind).

Ein positiver IgM-Test darf nicht bei der ersten Untersuchung der Schwangeren ohne weitere kritische Abklärung als Zeichen für eine akute schwangerschaftsrelevante Infektion gewertet werden.

Pränatale Diagnostik
Der sonographische Verdacht auf eine Schädigung des Kindes bei einer akuten Toxoplasma-Infektion der Schwangeren stellt eine Indikation zur Pränataldiagnostik dar. Bei wahrscheinlicher oder gesicherter akuter Toxoplasma-Infektion der Mutter kann geklärt werden, ob die Infektion auf das sonographisch unauffällige Kind übergegangen ist. Die Tatsache, dass der Nachweis der fetalen Infektion nicht zwangsläufig eine Schädigung des Kindes bedeutet, erschwert die Indikationsstellung für diese invasive Diagnostik.

In Einzelfällen kann zusätzlich ein PCR-Nachweis aus dem Fruchtwasser durchgeführt werden, mit dem jedoch nur Institute beauftragt werden sollten, die in der PCR-Diagnostik der Toxoplasmose besondere Erfahrung vorweisen können, da die Toxoplasma-PCR noch nicht ausreichend validiert wurde. Ein negativer PCR-Befund kann umgekehrt aber auch nicht grundsätzlich ausschließen, dass nicht nach der Punktion (oder vielleicht gerade durch den Eingriff bedingt) die Infektion doch noch auf das Kind übergeht, sodass bislang auch bei negativem Ergebnis eine Antibiotikatherapie (in Frankreich mit Rovamycin) angeschlossen wird. Bei einer Nabelschnurpunktion werden zusätzlich hoch empfindliche IgM-Tests (IgM-ISAGA und IgM-Capture-EIAs), in zweiter Linie (falls noch Untersuchungsmaterial zur Verfügung steht) werden auch IgA- und IgG-Tests sowie klinisch-chemische Untersuchungen (γ-Glutamyl-Transpeptidase, Blutbild) eingesetzt.

Postnatale Diagnostik
Das Vorliegen der klassischen Trias durch CT, MRT, Augenhintergrund und Liquor-Untersuchungen macht die Diagnose wahrscheinlich. Die Tatsache, dass der Nachweis der fetalen Infektion nicht zwangsläufig eine Schädigung des Kindes bedeutet, erschwert die Indikationsstellung für diese invasive Diagnostik. Alle Kinder von Müttern mit gesicherter oder wahrscheinlicher akuter Toxoplasma-Infektion in der Schwangerschaft sollten längerfristig, mindestens im ersten Lebensjahr, klinisch und labordiagnostisch überwacht werden. Da besonders bei Neugeborenen von behandelten Müttern spezifische IgM- und IgA-Antikörper als Hinweise für die konnatale Infektion fehlen können, ist eine Kombination folgender Methoden sinnvoll (Friese et al. 2003):

- Direkter Erregernachweis aus Plazentagewebe, Nabelschnur und Nabelschnurblut mithilfe der PCR und Versuch, positive PCR-Befunde durch Tierversuch bzw. Zellkultur zu bestätigen.
- Nachweis spezifischer IgA und IgM (unter Berücksichtigung der Möglichkeit falsch positiver Befunde) durch ein „placenta leak"-Plazentaleck.

9.6 Therapie

Die Behandlung in der Schwangerschaft erfolgt bis zur 15. SSW mit Spiramycin, im Anschluss daran mit Sulfadiazin und Pyrimethamin in Kombination mit Folinsäure (Tab. D5-13). Die Behandlung erfolgt unter sonographischen Kontrollen. Die durch Pyrimethamin induzierte Knochenmarksuppression sollte durch Folinsäure 10–15 mg p.o. reduziert werden. Im Falle allergischer Reaktionen auf Sulfadiazin sollte Spiramycin als Kombinationspartner verwendet werden (Friese et al. 2003, Gratzl et al. 2002).

Bei unauffälligem Schwangerschaftsverlauf sollten sicher infizierte Kinder über eine Therapie der Mutter intrauterin bis zur Geburt und darüber hinaus postpartal mindestens bis zum zwölften Lebensmonat antibiotisch behandelt werden (4-wöchige Kombinationstherapie mit Pyrimethamin/Sulfadiazin/Folinsäure im Wechsel mit einer 4-wöchigen Rovamycin-Therapie). Wurde eine fetale Toxoplasma-Infektion nachgewiesen und bestehen gleichzeitig sonographische Anzeichen für eine Schädigung des Kindes, muss die Möglichkeit einer Interruptio mit den Eltern besprochen werden.

9.7 Prävention

Da kein Impfstoff vorhanden ist, kann die Prävention nur in Präventions- und Verhaltensmaßnahmen bei seronegativen Patienten bestehen (Breugelmans et al. 2004, Friese et al. 2003):

- Nur gut gekochte und gut durchgebratene Fleisch- und Wurstwaren essen (besondere Vorsicht bei Schweine-, Lamm- und Ziegenfleisch bzw. -produkten).
- Gemüse, Salat und Früchte vor dem Essen gut waschen.
- Hände mit Seife waschen; dies ist besonders wichtig nach Garten- und Küchenarbeit, insbesondere nach der Zubereitung von Fleisch und vor jedem Essen.
- Wird eine Katze gehalten, so braucht sie nicht aus der Umgebung der Schwangeren entfernt zu werden. Das Tier ist jedoch nur mit Dosen- und/oder Trockenfutter zu ernähren. Dies ist aber nicht immer möglich. In solchen Fällen sollte die Schwangere sich von der Katze fernhalten. Kotkästen sind täglich von anderen Personen mit heißem Wasser (> 70 °C) zu reinigen.

Tab. D5-13 Therapie einer Toxoplasmose in der Schwangerschaft (Mylonas et al. 2006).

Zeitpunkt	Medikament	Dosierung
Frühschwangerschaft (bis 16. SSW)	Spiramycin	3 × 1 g p.o. bis zur 16. SSW → dann Umstellung auf Pyrimethamin und Sulfadiazin → 4-Wochen-Zyklen abwechselnd mit Spiramycin bis zur Geburt
später (ab 16. SSW)	Pyrimethamin	25 mg p.o. (1. Tag 50 mg)
	Sulfadiazin	4 × 1 g p.o. über 4 Wochen → anschließend 4-Wochen-Zyklen abwechselnd mit Spiramycin zur Geburt
	Folinsäure	10–15 mg p.o.

Toxoplasma gondii

Andreas Essig

- **Erregerbeschreibung**

  Toxoplasma gondii gehört innerhalb der Protozoen zu den Sporozoen. Der Mensch fungiert als einer von vielen möglichen Zwischenwirten des Erregers. Endwirt für *Toxoplasma gondii* sind Katzen, in deren Darmepithel auch die sexuelle Vermehrung des Erregers stattfindet.

- **Erreger-Wirts-Beziehung**

  Der Mensch infiziert sich durch Oozysten, die von infizierten Katzen mit dem Kot ausgeschieden werden und in der Regel durch kontaminierte/infizierte Nahrungsmittel wie rohes Fleisch oder nach Kontakt mit Katzen aufgenommen werden. Im menschlichen Darm erfolgt die Differenzierung zu Tachyzoiten und deren intrazelluläre Replikation, wobei es offenbar zu einer aktive Penetration der Wirtszelle durch die Parasiten mittels so genannter „gliding motility" kommt (Sibley 2004). Nach Rupturierung der infizierten Zelle erfolgt eine hämatogene Disseminierung und Absiedlung der Parasiten unter anderem in Gehirn und Muskulatur, wo sich die Tachyzoiten in Folge der immunologischen Auseinandersetzung mit dem Wirt in nichtreplikative Bradyzoiten umwandeln, die innerhalb von Zysten dauerhaft persistieren können. Die Seroprävalenz von *Toxoplasma gondii* bei Frauen im gebärfähigen Alter liegt zwischen 30 und 60% (Gross 2004). Die Inzidenz der konnatalen Toxoplasmose ist schwierig zu bestimmen, da nur ein geringer Teil der pränatal infizierten Kinder bei Geburt Symptome aufweisen. Gemäß den Meldedaten des Robert-Koch-Instituts wurden im Jahr 2005 18 Fälle einer konnatalen Toxoplasmose in Deutschland gemeldet.

- **Krankheitsspektrum**

  Bei Immungesunden nimmt die Infektion überwiegend einen asymptomatischen oder blanden Verlauf. Gelegentlich findet sich eine zervikale Lymphknotenschwellung begleitet von einer eher milden Allgemeinsymptomatik wie Kopfschmerzen, Fieber und Abgeschlagenheit. Auch bei asymptomatischem Verlauf und intakter Immunantwort können die Erreger nicht eliminiert werden und persistieren insbesondere im Gehirn, ohne Beschwerden zu verursachen.

  Bei erworbener (AIDS) sowie iatrogener Immundefizienz ist die Reaktivierung der Zysten und Entwicklung einer zerebralen Toxoplasmose möglich (Montoya und Liesenfeld 2004). Erfolgt die Primärinfektion während der Immunsuppression, kann sich eine disseminierte Toxoplasmose, häufig auch von einer Pneumonie begleitet, entwickeln. Bei einer Primärinfektion während der Schwangerschaft besteht die Gefahr der diaplazentaren Transmission, die im ersten Trimenon meistens zum Spontanabort führt. Die klassische Trias der konnatalen Toxoplasmose umfasst Hydrozephalus, Retinochorioiditis und zerebrale Kalzifikationen. Auch wenn postpartal klinisch keine eindeutigen Zeichen einer konnatalen Toxoplasmose erkennbar sind, muss bei der Mehrzahl der betroffenen Kinder mit Folgeerkrankungen wie Retinochorioiditis oder psychomotorischer Retardierung gerechnet werden.

- **Diagnostik**

  Verfahren der Wahl ist der serologische Nachweis spezifischer IgG- und IgM-Antikörper gegen *Toxoplasma gondii*. Bei Immunsupprimierten kann der Direktnachweis mittels Mikroskopie, PCR oder Kultur durch Speziallaboratorien hilfreich sein. Die Persistenz von IgM-Antikörpern gegen *Toxoplasma gondii* kann die Diagnostik der Primärinfektion, insbesondere in der Schwangerschaft, erschweren, denn der Nachweis von IgM-Antikörpern ist nicht immer beweisend für eine akute Infektion und bedarf in jedem Fall der weiteren Abklärung durch Speziallaboratorien. Gegebenenfalls kann die Pränataldiagnostik mittels PCR aus Fruchtwasser hilfreich sein, um zu klären, ob es bereits zu einer Übertragung auf das Kind gekommen ist.

- **Prophylaxe**

  In Deutschland ist ein Screening der Toxoplasmose während der Schwangerschaft nicht vorgeschrieben. Wenn jedoch vor Beginn der Schwangerschaft Toxoplasma-spezifische Antikörper nachgewiesen wurden, so ist von einer protektiven Immunität der Schwangeren auszugehen. Bei seronegativen Schwangeren wird eine Expositionsprophylaxe empfohlen, die insbesondere in einer Meidung von Katzenkontakten besteht, dem Verzicht auf den Genuss von rohem Fleisch sowie in einer adäquaten Händehygiene nach Garten- und Küchenarbeit (RKI 2001). Bei HIV-Patienten kann Co-trimoxazol zur medikamentösen Primärprophylaxe eingesetzt werden.

- **Therapie**

  Bei Primärinfektionen in der Schwangerschaft erfolgt die Gabe von Spiramycin bis zur 16. Schwangerschaftswoche. Danach wird gemäß Angabe unter Abschnitt 9.6 behandelt.

- **Maßnahmen bei Patienten und Kontaktpersonen**

  Eine Übertragung von Mensch zu Mensch findet nicht statt, sodass besondere Hygienemaßnahmen im Umgang mit infizierten Patienten nicht erforderlich sind.

- **Meldepflicht**

  Gemäß Infektionsschutzgesetz erfolgt die nicht namentliche Meldung der konnatalen Toxoplasmose bei direktem oder indirektem Erregernachweis an das Robert-Koch-Institut.

- **Nationales Referenzzentrum**

  Konsiliarlabor für Toxoplasmose, Universitätsklinikum Göttingen, Abteilung für Bakteriologie, Kreuzbergring 57, 37075 Göttingen; Professor Dr. Uwe Groß (Ansprechpartner), Telefon 0551/395801, E-Mail: u.gross@gwdg.de

- **Literatur**

  Gross U. 2004. Prevalence and public-health-aspects of toxoplasmosis. Bundesgesundheitsblatt Gesundheitsforschung Gesundheitsschutz 47: 692–697.

  Montoya JG, Liesenfeld O. 2004. Toxoplasmosis. Lancet 363: 1965–1976.

  Robert-Koch-Institut (RKI). 2001. Toxoplasmose bei Mutter und Kind. Merkblatt für Ärzte. http://www.rki.de

  Sibley LD. 2004. Intracellular parasite invasion strategies. Science 304: 248–253.

Tab. D5-14   Impfungen in der Schwangerschaft (Mylonas et al. 2005, Quast und Ley 1999).

Impfung gegen (alphabetisch)	indiziert	nicht kontraindiziert	vermeiden	kontraindiziert
Cholera			X	
Diphtherie		X		
FSME		X		
Gelbfieber			X	
Hepatitis A		X		
Hepatitis B		X		
Influenza		X		
Japan-Enzephalitis				X
Masern				X
Meningokokken		X		
Mumps				X
Pneumokokken		X		
Poliomyelitis		X		
Röteln				X
Tetanus	X			
Tollwut (vor Exposition)		X		
Tollwut (nach Exposition)	X			
Typhus (oral, parenteral)		X		
Varizellen				X

10 Impfungen in der Schwangerschaft

Prinzipiell sollen die empfohlenen Impfungen bereits vor Beginn der Schwangerschaft durchgeführt werden. Insbesondere soll vor der Schwangerschaft überprüft werden, ob eine **Masern-Mumps-Röteln-Impfung** durchgeführt worden ist. Es gilt die Faustregel (mit Ausnahmen), dass Totimpfstoffe appliziert werden können. Ist versehentlich während einer (vielleicht noch nicht erkannten) Schwangerschaft mit dem attenuierten Rötelnimpfvirus vakziniert worden, wird die Fortführung der Schwangerschaft unter regelmäßiger Ultraschallbeobachtung der Leibesfrucht empfohlen. Die subklinische Impfvirus-Infektion wurde bisher noch nicht als schädlich für die Entwicklung von Embryo oder Fetus beschrieben. Im Jahr 1999 wurden von Quast und Ley (1999) eine Tabelle zu den Impfungen in der Schwangerschaft zusammengestellt (Tab. D5-14). Bei dieser Einteilung wird von einer normalen epidemischen Situation ausgegangen. Dabei ist zu berücksichtigen, dass bei Eintreten einer endemischen Ausbreitung bestimmter Erkrankungen dann auch Impfungen, die als kontraindiziert verzeichnet sind, möglicherweise als indiziert gelten (Mylonas et al. 2005).

LITERATURVERZEICHNIS

ACOG. 1993. Rubella and pregnancy. ACOG Technical Bulletin Number 171--August 1992. Int J Gynaecol Obstet 42: 60–66.

Ahlfors K, Ivarsson SA, Bjerre I. 1986. Microcephaly and congenital cytomegalovirus infection: a combined prospective and retrospective study of a Swedish infant population. Pediatrics 78:1058–1063.

Anderson LJ. 1987. Role of parvovirus B19 in human disease. Pediatr Infect Dis J 6:711–718.

Anderson MJ, Lewis E, Kidd IM, Hall SM, Cohen BJ. 1984. An outbreak of erythema infectiosum associated with human parvovirus infection. J Hyg (Lond) 93:85–93.

Anderson MJ. 1982. The emerging story of a human parvovirus-like agent. J Hyg (Lond) 89:1–8.

Bayer AS. 1980. Arthritis related to rubella: a complication of natural rubella and rubella immunization. Postgrad Med 67:131–134.

Breugelmans M, Naessens A, Foulon W. 2004. Prevention of toxoplasmosis during pregnancy – an epidemiologic survey over 22 consecutive years. J Perinat Med 32:211–214.

Brown KE, Green SW, Antunez de Mayolo J, Bellanti JA, Smith SD, Smith TJ, Young NS. 1994. Congenital anaemia after transplacental B19 parvovirus infection. Lancet 343:895–896.

Brown KE, Young NS. 1997. Parvovirus B19 in human disease. Annu Rev Med 48:59–67.

Buchholz B, Grubert T, Marcus U, Beichert M, Gingelmaier A, Brockmeyer NH. 2004. German-Austrian recommendations for HIV-therapy in pregnancy: update May 2003. Eur J Med Res 9:287–303.

Cooray S, Jin L, Best JM. 2005. The involvement of survival signaling pathways in rubella-virus induced apoptosis. Virol J 2:1.

Couvreur J, Desmonts G, Tournier G, Szusterkac M. 1984. A homogeneous series of 210 cases of congenital toxoplasmosis in 0 to 11-month-old infants detected prospextively. Arm Pediatr 31:815–819.

Doganay M. 2003. Listeriosis: clinical presentation. FEMS Immunol Med Microbiol 35:173–175.

Eis-Hubinger AM, Dieck D, Schild R, Hansmann M, Schneweis KE. 1998. Parvovirus B19 infection in pregnancy. Intervirology 41:178–184.

Enders G, Nickerl-Pacher U, Miller E, Cradock-Watson JE. 1988. Outcome of confirmed periconceptional maternal rubella. Lancet 1:1445–1447.

Enders G. 1984. Varicella-zoster virus infection in pregnancy. Prog Med Virol 29:166–196.

Enders G. 1998a. Röteln und Ringelröteln. In: Friese K, Kachel W. Infektionserkrankungen der Schwangeren und des Neugeborenen. 2. Aufl. Berlin Heidelberg New York Tokio: Springer. 67–79.

Enders G. 1998b. Zytomegalie. In: Friese K, Kachel W. Infektionserkrankungen der Schwangeren und des Neugeborenen. Berlin Heidelberg New York Tokio: Springer. 90–102.

Enders M, Weidner A, Zoellner I, Searle K, Enders G. 2004. Fetal morbidity and mortality after acute human parvovirus B19 infection in pregnancy: prospective evaluation of 1018 cases. Prenat Diagn 24:513–518.

Friese K, Schäfer A, Hof H. 2003. Infektionskrankheiten in Gynäkologie und Geburtshilfe. Berlin Heidelberg New York okio: Springer.

Gilbert GL. 2000. Parvovirus B19 infection and its significance in pregnancy. Commun Dis Intell 24(Suppl):69–71.

Gilstrap LC, Faro S. 1997. Infections in pregnancy. New York Chichester Weinheim Brisbane Singapore Toronto: Wiley-Liss. 193–202.

Gingelmaier A, Friese K. 2005. Betreuung HIV-positiver Frauen in der Schwangerschaft und unter der Geburt. Gynakologe 38:688–693.

Gratzl R, Sodeck G, Platzer P, Jager W, Graf J, Pollak A, Thalhammer T. 2002. Treatment of toxoplasmosis in pregnancy: concentrations of spiramycin and neospiramycin in maternal serum and amniotic fluid. Eur J Clin Microbiol Infect Dis 21:12–16.

Hof H, Nichterlein T. 1998. Konnatale Listeriose. In: Friese K, Kachel W. Infektionserkrankungen der Schwangeren und des Neugeborenen. 2.Aufl ed. Berlin Heidelberg New York Tokio: Springer.

Hof H. 2004. An update on the medical management of listeriosis. Expert Opin Pharmacother 5:1727–1735.

Jordan JA. 1996. Identification of human parvovirus B19 infection in idiopathic nonimmune hydrops fetalis. Am J Obstet Gynecol 174:37–42.

Just-Nubling G, Korn S, Ludwig B, Stephan C, Doerr HW, Preiser W. 2003. Primary cytomegalovirus infection in an outpatient setting – laboratory markers and clinical aspects. Infection 31:318–323.

Kershisnik MM, Knisely AS, Sun CC, Andrews JM, Wittwer CT. 1992. Cytomegalovirus infection, fetal liver disease, and neonatal hemochromatosis. Hum Pathol 23(9):1075–1080.

Kravetz JD, Federman DG. 2005. Toxoplasmosis in pregnancy. Am J Med 118:212–216.

Lee JY, Bowden DS. 2000. Rubella virus replication and links to teratogenicity. Clin Microbiol Rev 13:571–587.

Lorber B. 1997. Listeriosis. Clin Infect Dis 24:1–9

Markenson GR, Yancey MK. 1998. Parvovirus B19 infections in pregnancy. Semin Perinatol 22:309–317.

Miller E, Fairley CK, Cohen BJ, Seng C. 1998. Immediate and long term outcome of human parvovirus B19 infection in pregnancy. Br J Obstet Gynaecol 105:174–178.

Montoya JG, Liesenfeld O. 2004. Toxoplasmosis. Lancet 363:1965–1976.

Mylonas I, Bauerfeind I, Friese K. 2005. Impfungen in der Schwangerschaft. Der Gynäkologe 38:771–779.

Mylonas I, Friese K. 2004. Infektionsbedingte fetale Schädigungen. In: Ganten D, Ruckpaul W. Grundlagen der Molekularmedizin – Fetale und Neonatale Schädigungen. Berlin Heidelberg New York Tokio: Springer. 265–324.

Mylonas I, Friese K. 2005. Fetal cytomegalovirus infection: From research to clinical application. Geburtshilfe Frauenheilkd 65:465–473.

Mylonas I, Friese K. 2006. Infektionen in der Geburtshilfe. In: Scheider H, Husslein P, Scheider KTM. Die Geburtshilfe. 3. Auflage. Berlin Heidelberg New York Tokio: Springer. 349–395.

Mylonas I, Gingelmaier A, Friese K. 2006. Systemische Infektionen in der Geburtshilfe. Der Gynäkologe 39:223–232.

Panagiotopoulos T, Antoniadou I, Valassi-Adam E. 1999. Increase in congenital rubella occurrence after immunisation in Greece: retrospective survey and systematic review. BMJ 319:1462–1467.

Perinatal HIV-1 Guidelines Working Group. 2004. Recommendations for use of antiretroviral drugs in pregnant HIV-1-infected women for maternal health and interventions to reduce perinatal HIV-1 Transmission in the United States. Public Health Service Task Force.

Quast U, Ley S. 1999. Schutzimpfungen im Dialog. Verlag im Kilian.

Ramasubbu K, Mullick T, Koo A, Hussein M, Henderson JM, Mullen KD, Avery RK. 2003. Thrombotic microangiopathy and cytomegalovirus in liver transplant recipients: a case-based review. Transpl Infect Dis 5:98–103.

Revello MG, Gera R. 2004. Pathogenesis and prenatal diagnosis of human cytomegalovirus infection. J Clin Virol 29:71–83.

Rodis JF. 1999. Parvovirus infection. Clin Obstet Gynecol 42:107–120

Rossol S. 1998. Hepatitisinfektion der Schwangeren. In: Friese K, Kachel W. Infektionserkrankungen der Schwangeren und des Neugeborenen. 2. Aufl. Berlin Heidelberg New York Tokio: Springer. 118–135.

Rubin RH. 2001. Cytomegalovirus in solid organ transplantation. Transpl Infect Dis 3(Suppl 2):1–5.

Saule H, Enders G, Zeller J, Bernsau U. 1988. Congenital rubella infection after previous immunity of the mother. Eur J Pediatr 147:195–196.

Scarlatti G. 2004. Mother-to-child transmission of HIV-1: advances and controversies of the twentieth centuries. AIDS Rev 6:67–78.

Schmitz H, Enders G. 1977. Cytomegalovirus as a frequent cause of Guillain-Barre syndrome. J Med Virol 1:21–27.

Schneider T, Wirth S. 1998. Hepatitisinfektion des Neugeborenen. In: Friese K, Kachel W, editors. Infektionserkrankungen der Schwangeren und des Neugeborenen. 2. Aufl. Berlin Heidelberg New York Tokio: Springer. 136–150.

Seehofer D, Rayes N, Tullius SG, Schmidt CA, Neumann UP, Radke C, Settmacher U, Muller AR, Steinmuller T, Neuhaus P. 2002. CMV hepatitis after liver transplantation: Incidence, clinical course, and long-term follow-up. Liver Transplant 8:1138–1146.

Selbing A, Josefsson A, Dahle LO, Lindgren R. 1995. Parvovirus B19 infection during pregnancy treated with high-dose intravenous gammaglobulin. Lancet 345:660–661.

Singh VK, Tingle AJ, Schulzer M. 1986. Rubella-associated arthritis. II. Relationship between circulating immune omplex levels and joint manifestations. Ann Rheum Dis 45:115–119.

Sperling RS, Shapiro DE, McSherry GD, Britto P, Cunningham BE, Culnane M, Coombs RW, Scott G, Van Dyke RB, Shearer WT, Jimenez E, Diaz C, Harrison DD, Delfraissy JF. 1998. Safety of the maternal-infant zidovudine regimen utilized in the Pediatric AIDS Clinical Trial Group 076 Study. Aids 12: 1805–1813.

Tang JW, Aarons E, Hesketh LM, Strobel S, Schalasta G, Jauniaux E, Brink NS, Enders G. 2003. Prenatal diagnosis of congenital rubella infection in the second trimester of pregnancy. Prenat Diagn 23:509–512.

Weber B, Enders G, Schlosser R, Wegerich B, Koenig R, Rabenau H, Doerr HW. 1993. Congenital rubella syndrome after maternal reinfection. Infection 21:118–121.

Weir E. 2005. Parvovirus B19 infection: fifth disease and more. CMAJ 172:743.

KAPITEL D6

Urs Karrer und Karl-Heinz Krause

Infektionskrankheiten im Alter

1	Vorbemerkungen	1018
2	Epidemiologie	1018
3	Pathogenese	1019
3.1	Anatomische (physikalische) Barrieren	1019
3.2	Physiologische Barrieren	1019
3.3	Begleitkrankheiten	1019
3.4	Medizinische Interventionen	1020
3.5	Alterung des Immunsystems	1020
4	Mikrobiologie	1021
5	Klinik	1021
6	Diagnostik	1021
7	Wichtige Infektionskrankheiten im Alter	1022
7.1	Pneumonie	1022
7.2	Harnwegsinfekte/Pyelonephritis	1023
7.3	Haut- und Weichteilinfektionen	1025
7.4	Bakteriämie, Fungämie und Sepsis	1025
7.5	Tuberkulose	1026
8	(Antibiotika-)Therapie im Alter	1027
8.1	Nebenwirkungen	1028
8.2	Anpassung der Therapie an zu erwartende Resistenzen	1028

1 Vorbemerkungen

Die durchschnittliche Lebenserwartung der Menschen hat in entwickelten Ländern während der letzten 150 Jahre rasch und massiv zugenommen. Aufgrund der Bevölkerungsstruktur kann erwartet werden, dass die Anzahl älterer Menschen mit Infektionsproblemen weiterhin stark ansteigen wird. Infektionskrankheiten beim Betagten sind nicht nur häufiger und schwerwiegender als bei Jüngeren, sondern sie unterscheiden sich auch in Bezug auf die klinische Präsentation, die Wertigkeit der Laborresultate, die Mikrobiologie und zum Teil auch bezüglich Behandlung und Infektionskontrolle. Eine Vielzahl von Gründen trägt zu der erhöhten Infektanfälligkeit von alten Menschen bei. Dazu gehören soziale Gegebenheiten (Alters- und Pflegeheime), Mangelernährung, zunehmende Komorbidität, Alterung des Immunsystems sowie eine große Zahl von altersassoziierten physiologischen und anatomischen Veränderungen von Körper und Geist. Die unterschiedliche klinische und laborchemische Krankheitspräsentation führt dazu, dass die Diagnostik schwieriger und die Differentialdiagnose breiter wird, weshalb die korrekte Behandlung häufig erst verzögert erfolgt. Dennoch können Infektionskrankheiten auch beim Betagten in den meisten Fällen erfolgreich behandelt werden. Eine schwierige ethische Konstellation ergibt sich dann, wenn bei einem urteilsunfähigen alten Menschen in einer palliativen Situation entschieden werden muss, ob die Behandlung einer Infektion überhaupt noch opportun ist (Gavazzi und Krause 2002).

2 Epidemiologie

Während der letzten 150 Jahre hat durch den starken Anstieg der Lebenserwartung in entwickelten Ländern auch der Anteil von alten (65–79 Jahre) und sehr alten (> 80 Jahre) Menschen stark zugenommen. Um 1900 lebten auf der Erde ca. 15 Millionen Menschen mit einem Alter über 65 Jahre. Das entsprach ca. 1% der damaligen Weltbevölkerung. 1992 gehörten bereits 6,2% der Weltbevölkerung bzw. 342 Millionen Menschen in diese Alterskategorie. Bis 2050 wird erwartet, dass 20% der Weltbevölkerung oder 2,5 Milliarden Menschen älter als 65 Jahre sein werden. Die medizinische Versorgung dieser alternden Bevölkerung wird für unser Gesundheitswesen eine der größten Herausforderungen im 21. Jahrhundert darstellen.

Infektionskrankheiten wie **Pneumonie, Grippe** und **Sepsis** gehören in den entwickelten Ländern zu den zehn häufigsten Todesursachen bei Menschen über 65 Jahre. Außerdem sind viele Infektionskrankheiten beim Betagten bedeutend häufiger als beim jungen Menschen. So ist zum Beispiel die Prävalenz von Pneumonien beim Betagten ca. 3-mal höher und von **Harnwegsinfekten** sogar 20-mal höher. Auch andere bakterielle Infektionen wie Sepsis, Divertikulitis, Endokarditis oder Haut- und Weichteilinfektionen (insbesondere der diabetische Fuß) zeigen die höchste Prävalenz bei den über 65-Jährigen (Yoshikawa 2000).

Andere bakterielle Infektionen wie Meningitiden sind im Alter nicht viel häufiger, zeigen jedoch ein unterschiedliches Erregerspektrum. Pneumokokken und Listerien sind häufiger, Meningokokken und *H. influenzae* jedoch seltener, was einen Einfluss auf die Wahl der empirischen Therapie hat (Choi 2001).

Seltener als bei jüngeren Menschen finden sich beim Betagten sexuell übertragbare Krankheiten, seien sie nun bakteriell oder viral. Dennoch gehört vor allem beim mobilen Betagten eine Sexual- und eine Reiseanamnese zu einer sorgfältigen infektiologischen Evaluation.

Nosokomiale bakterielle Infekte und **Fremdkörperinfekte** zeigen dagegen eine starke Altersassoziation, die nicht nur dadurch bedingt ist, dass ältere Menschen häufiger und länger hospitalisiert sind oder dass vermehrt Implantate und Katheter zum Einsatz gelangen (Emori et al. 1991). Dies gilt vor allem auch für Menschen, die in einem Alters- und Pflegeheim leben. Bei der Pneumonie spricht man hier sogar von einer eigenen Entität. Die „nursing home-acquired pneumonia" (NHAP) wird wegen unterschiedlichem Erregerspektrum und prädisponierenden Faktoren von der „community-acquired pneumonia" (CAP) und der „hospital-acquired pneumonia" (HAP) abgegrenzt.

Eine spezielle Epidemiologie zeigt die Tuberkulose, die – in industrialisierten Ländern – für die einheimische Bevölkerung im Alter die höchste Prävalenz aufweist, da diese Generation noch häufig im Kindesalter mit *M. tuberculosis* angesteckt wurde und die Mykobakterien-spezifische Immunität im Alter abnimmt. Bei Einwanderern ergibt sich dagegen eine 2-gipflige Altersverteilung mit einer ersten Spitze bei jungen Erwachsenen und einer zweiten bei alten Menschen (Rajagopalan 2001).

Systemische oder invasive Pilzinfektionen und eigentliche opportunistische Infektionen sind allein aufgrund des Alters nicht gehäuft. Dazu sind weitere prädisponierende Faktoren notwendig wie Tumoren oder immunologische Erkrankungen. Am häufigsten sind opportunistische Infektionen oder systemische Mykosen auch beim alten Menschen im Rahmen von immunsuppressiven oder zytostatischen Therapien.

Auch virale Infektionen sind im höheren Alter nicht speziell gehäuft. Ausnahmen zu dieser Regel sind **Influenza** und **Herpes zoster**, möglicherweise aber auch das Respiratory-syncytial-Virus (RSV) und das kürzlich beschriebene humane Metapneumovirus. Bei respiratorischen Viren kommt noch dazu, dass mehr als die Inzidenz vor allem die virusbedingte Morbidität und Mortalität bei alten Menschen stark gesteigert ist.

Virale respiratorische Infekte, bakterielle Pneumonien und aufsteigende oder bakteriämische Harnwegsinfektionen gehören zu den wichtigsten Gründen für den Transfer eines Betagten von seiner angestammten Wohnsituation (zu Hause, Alters- und Pflegeheim) in ein Akutkrankenhaus. Damit verursachen Infektionskrankheiten beim alten Menschen hohe Kosten und belasten auch organisatorisch unser Gesundheitswesen enorm. Es ist deshalb äußerst wichtig, die Diagnostik, die Behandlung und insbesondere die Prävention von Infektionskrankheiten beim alten Menschen zu verbessern, indem klinische Studien vermehrt und systematisch auch diese wachsende Population untersuchen, um gezielte Strategien zur optimalen Abklärung und Therapie von Infektionskrankheiten beim alternden Menschen zu etablieren. An erster Stelle gilt es jedoch, die Ärzte bzw. Ärztinnen und Pflegenden für dieses wachsende Problem zu sensibilisieren.

3 Pathogenese

Grundsätzlich ist die Pathogenese der meisten Infektionskrankheiten beim älteren Menschen ähnlich wie beim jungen. Dagegen sind die wirtsspezifischen Abwehrfunktionen gegen Kolonisation, Invasion und Gewebedestruktion durch Mikroorganismen sowie deren Elimination im Rahmen der infektionsbedingten Entzündungsreaktion beim Betagten anders als beim jungen Menschen.

Eine Vielzahl von prädisponierenden Faktoren begünstigen die Infektionsanfälligkeit von Betagten. Man kann diese Mechanismen grob in fünf verschiedene Kategorien einteilen.

3.1 Anatomische (physikalische) Barrieren

Die Haut und auch gewisse Schleimhäute werden im Alter dünner und brüchiger und erleichtern damit die Invasion durch pathogene Mikroorganismen. Die verlangsamte Wundheilung, welche bei peripheren Durchblutungsstörungen besonders ausgeprägt ist, trägt zum verzögerten Wiederaufbau der physikalischen Barrieren bei.

3.2 Physiologische Barrieren

Unter physiologischen Barrieren verstehen wir einerseits chemische Infektabwehr, wie z.B. die Magenazidität oder der Säuremantel der Haut. Beide sind im Alter vermindert, die Magensäure noch zusätzlich durch allfällige medikamentöse Blockade. Andere betreffen wichtige Reflexe wie den Schluckreflex, den Hustenreflex oder den Miktionsreflex. Die altersbedingte Verschlechterung dieser physiologischen Barrieren begünstigt vor allem die verstärkte Kolonisation mit Mikroorganismen, die zudem häufig nicht zu der physiologischen Normalflora gehören.

3.3 Begleitkrankheiten

3.3.1 Angiologische Krankheiten

Periphere arterielle Verschlusskrankheit (PAVK) Die PAVK führt durch Ischämie und Hypoxämie zu Gewebeschaden und verzögerter Wundheilung und fördert somit die mikrobielle Invasion und verzögert deren Elimination. Zusammen mit der chronisch venösen Insuffizienz werden vor allem Haut- und Weichteilinfekte und nachfolgend Osteomyelitis begünstigt.

Zerebrovaskulärer Insult Ischämische und hämorrhagische Insulte führen durch veränderte Vigilanz und durch sensible und motorische Ausfälle zu einer Abnahme oder zu einem Ausfall wichtiger Schutzreflexe (Schlucken, Husten, Miktion) und entsprechend sehr häufig zu Pneumonien und Harnwegsinfekten. Bei Bettlägerigkeit kommt es im Anschluss zusätzlich zu Dekubitus mit sekundären Haut- und Weichteilinfektionen.

Koronare, hypertensive und valvuläre Herzkrankheit Diese begünstigen im Rahmen der Links-Herzinsuffizienz Pneumonien. Zudem sind die im Alter zunehmenden degenerativen Klappenvitien ein Hauptrisikofaktor für die infektiöse Endokarditis.

3.3.2 Stoffwechselkrankheiten

Diabetes mellitus Mikro- und Makroangiopathie sowie periphere Neuropathie sind sehr wichtige infektfördernde Mechanismen beim Diabetes. Zusätzlich kann aber auch die Ketoazidose bei Diabetes mellitus direkt einen negativen Einfluss auf Phagozytose und andere Funktionen des angeborenen Immunsystems haben.

Malnutrition Quantitative und qualitative Unterernährung ist in industrialisierten Ländern im Alter sehr häufig, denn ca. 25% der zu Hause lebenden und bis zu 50% der stationär untergebrachten Betagten sind zumindest partiell unter- oder mangelernährt. Paradoxerweise können auch adipöse Menschen mangelernährt sein. Infektionen werden über verschiedenste Mechanismen durch Unterernährung begünstig, vor allem durch eine Verschlechterung der Immun- und Entzündungsreaktion. Da Infektionskrankheiten ihrerseits den kalorischen Bedarf stark erhöhen und gleichzeitig die Nahrungszufuhr verschlechtern, kommt es zu einem Teufelskreis, bei dem sich Infektionen und Unterernährung gegenseitig verstärken.

Adipositas Übergewicht ist im Alter ebenfalls häufig und führt zusätzlich mit den oft gleichzeitig bestehenden Risiken PAVK und Diabetes mellitus zu einer erhöhten Infektanfälligkeit. Bestens bekannt ist die verzögerte Wundheilung und erhöhte Infektrate nach chirurgischen Eingriffen bei adipösen Menschen. Verschiedene Mechanismen sind dafür verantwortlich: Verstärkte Kolonisation (z.B. Intertrigo), verminderte Elimination der Erreger (Hypoventilation → Pneumonie) oder der direkte Einfluss des Fettgewebes auf Entzündungsreaktionen und Immunantwort.

3.3.3 Chronische Niereninsuffizienz

Bei fortgeschrittener Niereninsuffizienz mit metabolischer Azidose sind verschiedene Funktionen des angeborenen und des erworbenen Immunsystems beeinträchtigt. Zusätzlich kommt es durch Malnutrition und Proteinurie zu einem Mangel an immunologisch wichtigen Proteinen (Antikörper usw.).

3.3.4 Chronische Lungenkrankheiten

Chronische Lungenkrankheiten, vor allem die chronisch obstruktive Lungenerkrankung (COPD), erhöhen durch erleichterte Kolonisation und verminderte mikrobielle Elimination das Risiko für pulmonale Infekte massiv.

3.4 Medizinische Interventionen

Immunsuppression Immer mehr Menschen, auch in höherem Alter, werden zur Behandlung von unterschiedlichen Krankheiten mit Medikamenten behandelt, die das Immunsystem unterdrücken. Dazu gehören die zytostatische Therapie bei Neoplasien, die Behandlung von rheumatoider Arthritis und anderen rheumatologischen bzw. immunologischen Krankheiten und natürlich auch die Immunsuppression bei Transplantierten. Auch wird die Palette dieser Medikamente immer breiter (siehe auch Kap. D7). Diese Maßnahmen führen zu einer stark erhöhten Infektanfälligkeit.

Implantate und Katheter Immer mehr alte Menschen tragen künstliche Gelenke, künstliche Herzklappen, künstliche Arterien und andere Fremdkörper, die meist auch lange nach Implantation ein erhöhtes Infektionsrisiko mit sich bringen (siehe auch Kap. D2). Außerdem werden im Alter vermehrt Katheter und Sonden (Blase, Magen) eingesetzt, die praktisch zwangsläufig zu einer mikrobiellen Kolonisation führen und damit ein erhebliches Infektionsrisiko nach sich ziehen.

3.5 Alterung des Immunsystems

Es besteht kein Zweifel, dass die immunologische Alterung entscheidend zu der erhöhten Infektanfälligkeit des alten Menschen beiträgt. In den letzten 30 Jahren hat sich eine Vielzahl von Studien mit der altersabhängigen Abnahme der Funktionalität des Immunsystems befasst, dennoch besteht eine relativ große Konfusion bezüglich der Relevanz der einzelnen Parameter für das Gesamtbild der immunologischen Alterung (Cambier 2005). Einigkeit besteht, dass weniger die Quantität der humoralen und zellulären Anteile des Immunsystems durch den Alterungsprozess beeinträchtigt wird, sondern deren Qualität, die je nachdem unterschiedlich stark vermindert ist.

Bei der angeborenen Immunität sind unter anderem **Phagozytose** und **intrazelluläre antimikrobielle Prozesse** in neutrophilen Granulozyten und Makrophagen reduziert, was die Ausbreitung von systemischen bakteriellen Infektionen begünstigt. Die Dysfunktion der Makrophagen spielt wahrscheinlich auch bei der vermehrten Reaktivierung von Tuberkulose im Alter eine Rolle. **Natürliche Killerzellen** (NK-Zellen) sind im Alter deutlich weniger effizient, was die Resistenz gegen virale Infektionen und gegen Tumorentstehung vermindern könnte (Plackett et al. 2004). Auch dendritische Zellen, denen als Schnittstelle zwischen angeborener und erworbener Immunität eine ganz zentrale Rolle zukommt, sind im Alter in ihrer Mobilität und Effizienz der Antigen-Präsentation geschwächt.

Bei der erworbenen Immunität sind die **T-Zellen** am stärksten beeinträchtigt. Durch die altersabhängige Rückbildung des Thymus kommt es zu einer progressiven Verminderung der naiven T-Zellen, sodass das Repertoire an erkennbaren Antigenen im Alter immer enger wird. Dementsprechend fällt es einem „alten" Immunsystem schwer, gegen ein neues Antigen (z.B. West-Nile-Virus) eine rasche und effiziente spezifische Immunantwort aufzubauen (Hayes et al. 2005). Neben einer kompensatorischen Zunahme an Gedächtnis-T-Zellen und einer generellen Abnahme der Antigen-spezifischen T-Zell-Proliferation kommt es im Alter auch zu einer Verschiebung des Gleichgewichtes zwischen T-Helferzellen vom Typ I, die vor allem in der Makrophagen-abhängigen Infektabwehr wichtig sind (Bakterien und Viren), hin zu T-Helferzellen vom Typ II, die zwar Darmparasiten eindämmen, aber auch zu Autoimmunität beitragen. Diese altersabhängigen Verschiebungen in der T-Zell-Homöostase sind mit verantwortlich für die erhöhte Grippeanfälligkeit und die zunehmende Reaktivierung von Tuberkulose und Herpes zoster im Alter (Linton und Dorshkind 2004).

Des Weiteren ist die Funktion von **B-Zellen** im Alter reduziert. Aus dem Knochenmark kommen weniger naive B-Zellen, die Einnistung dieser B-Zellen in Lymphknoten und Milz ist beeinträchtigt und vor allem werden nach Antigenkontakt weniger Antikörper mit niedrigerer Affinität produziert als bei jungen Menschen (Linton und Dorshkind 2004). Insgesamt sind es vor allem die primären B-Zell-Antworten, die durch die immunologische Alterung abgeschwächt oder sogar ausgelöscht werden. Hingegen funktioniert die sekundäre Immunantwort auch gegen Antigene, mit denen das Immunsystem zuletzt vor langer Zeit konfrontiert war, weiterhin erstaunlich gut. Dies wird gut illustriert durch den Masernausbruch auf den Färöer-Inseln im Jahr 1846, als überwiegend alte Menschen verschont wurden, weil sie bereits 65 Jahre zuvor an Masern erkrankt waren (Panum 1940).

4 Mikrobiologie

Das Erregerspektrum bei Infektionskrankheiten im Alter ist generell breiter als bei jungen Menschen mit dem gleichen Syndrom. Zusätzlich beeinflussen das soziale Umfeld (ambulant versus Alters- und Pflegeheim) und verschiedene Begleitkrankheiten das zu erwartende Erregerspektrum ganz entscheidend.

Um nach Diagnosestellung eine möglichst rationale, empirische Therapie einleiten zu können, ist es unabdingbar, die lokale und regionale Mikrobiologie mit Resistenzlage und ihre Entwicklung über die Zeit zu kennen. Um diese Daten zu generieren und um beim individuellen Patienten eine Erregerdiagnose zu erreichen, sollte eine mikrobiologische Diagnose angestrebt werden, falls dies nicht durch fehlende Kooperation (Inkontinenz, Sputum-Produktion etc.) oder durch technisch erschwerte Materialgewinnung (Lumbalpunktion bei Osteochondrose) verunmöglicht wird.

5 Klinik

Wegen der stark abgeschwächten Entzündungsreaktion bei Betagten ist die klinische Präsentation von Infektionskrankheiten gegenüber derjenigen beim jungen Erwachsenen und gegenüber der klassisch beschriebenen stark verändert. Fieber fehlt selbst bei dokumentierter Bakteriämie häufig (> 30%), und die klassischen Entzündungszeichen wie Rötung, Schmerzen und Schwellung können fehlen oder werden vom Patienten nur ungenau beschrieben. Dyspnoe und produktiver Husten bei einer Pneumonie oder Dysurie/Pollakisurie bei einer Harnwegsinfektion sind eher die Ausnahme.

Trotzdem sind Fieber/Hypothermie auch beim alten Menschen wichtige Infektionszeichen und sollten weiter abgeklärt werden, da eine Ursache für ein FUO (fever of unknown origin) in bis zu 95% der Fälle gefunden werden kann. Es sind dies zu 30% Infektionen, 30% entzündliche Systemkrankheiten (vor allem Polymyalgia rheumatica), 20% maligne Tumoren und 15% verschiedene seltene Ursachen (Knockaert et al. 1993). Da die Normaltemperatur von alten Menschen niedriger sein kann als bei Jüngeren, kann auch der Unterschied zur Basaltemperatur ein Infektionszeichen sein, auch wenn 38–38,5 °C nicht überschritten werden.

Typische Zeichen einer Infektionskrankheit beim alten Menschen sind Verwirrtheit, Schwäche, Appetitlosigkeit oder Nahrungsverweigerung und Stürze. Eine relativ rasche Verschlechterung der Selbstständigkeit eines Betagten kann immer auch ein Zeichen einer Infektionskrankheit sein. Da die gleichen Symptome auch bei vielen andern, nichtinfektiösen Erkrankungen auftreten, ist die Differentialdiagnose auch nach Erkennen der Symptome immer noch sehr breit.

6 Diagnostik

Für die meisten diagnostischen Tests sind Sensitivität und Spezifität bei Betagten bisher nicht speziell evaluiert worden. Dementsprechend fehlen auch für viele Routinetests Angaben über deren Verlässlichkeit. Es ist aber zu erwarten, dass die meisten Tests schlechter abschneiden als bei jungen Erwachsenen, da die Streuung des „Normalen" (Gauss'sche Kurve) bei Betagten breiter ist, was durch die zusätzlich vorhandenen Begleitkrankheiten noch verstärkt wird.

Eine **mikrobiologische Diagnose** sollte, falls zumutbar und technisch möglich, angestrebt werden. Bei strengem Verdacht auf eine bakterielle Infektion (vor allem Harnwegsinfekt) sind auch **Blutkulturen** hilfreich.

Von den Entzündungsparametern hat das C-reaktive Protein (CRP) eine brauchbare Sensitivität, aber eine ungenügende Spezifität. Ein normales CRP schließt aber eine schwere bakterielle Infektion weitgehend aus, während ein rascher CRP-Anstieg auf eine solche hinweist. Die Bedeutung des Procalcitonins ist noch kontrovers. Während der Standardtest (Grenzwert 0,5 ng/ml) keinen wesentlichen Vorteil zu bieten scheint, hat sich der sensitive Test (Grenzwert 0,1 ng/ml) bereits in mehreren Studien zur Erkennung oder zum Entscheid der Therapiedauer bakterieller respiratorischer Infektionen bewährt (siehe Kap. A7) (Stucker et al. 2005, Christ-Crain et al. 2006). Leukozytose mit Neutrophilie und Linksverschiebung hat auch beim Betagten eine starke Assoziation mit bakteriellen Infekten, aber eine zu schlechte Sensitivität, um darauf zu vertrauen.

7 Wichtige Infektionskrankheiten im Alter

7.1 Pneumonie

Die Pneumonie ist im Alter etwa 6- bis 10-mal häufiger als bei jungen Erwachsenen und hat eine stark erhöhte Letalität. Sie ist die fünfthäufigste Todesursache bei Menschen über 65 Jahre in den USA. Prognostisch ist das Auftreten einer Pneumonie für einen Betagten äußerst ungünstig. Nur ca. 50–60% überleben nach einer Hospitalisation wegen Pneumonie das erste Jahr (Kaplan et al. 2003). Außerdem führt eine Pneumonie häufig dazu, dass die Fähigkeiten eines Betagten, die notwendig sind um den Alltag zu meistern, stark abnehmen. Rasches Erkennen, adäquates Management und korrekte Therapie sind deshalb äußerst wichtig.

Risikofaktoren
- Alter (auch innerhalb der Gruppe der über 65-Jährigen)
- Alters- und Pflegeheim
- neurologisches Defizit (zerebrovaskulärer Insult)
- Schluckprobleme oder Sondenernährung
- Alkohol
- Unter- oder Mangelernährung
- Immunsuppression
- chronische Herz- und Lungenkrankheiten.

Erregerspektrum
Bakterien Häufig sind *Streptococcus pneumoniae* (50%), *Haemophilus influenzae* (5–15%), *Chlamydia pneumoniae* (12%), seltener *Staphylococcus aureus,* Enterobacteriaceae (Pflegeheim erworbene Pneumonie und Aspiration), *Legionella spp.*, *Mycoplasma pneumoniae* (ambulant erworbene Pneumonie), *Pseudomonas aeruginosa* (Pflegeheim erworbene Pneumonie und Sondenernährung).

Viren Saisonal häufig sind Influenzavirus, Respiratory-syncytial-Virus (RSV), seltener Parainfluenzaviren und humanes Metapneumovirus.

Klinik
Anamnese Die Angaben sind häufig wegen kognitiven Defekten und verstärkter Verwirrtheit unzuverlässig, weshalb auch eine Fremdanamnese erhoben werden sollte. Symptombeginn ist eher schleichend mit wenig Fieber; über Atemnot und produktiven Husten wird oft nicht berichtet. Nach Schluckproblemen und Aspiration muss aktiv gefragt werden.
Symptome/Befunde Eine Pneumonie ist beim Betagten oft oligosymptomatisch und verursacht durchschnittlich drei Symptome weniger als bei einem jungen Erwachsenen (Metlay et al. 1997).

Häufig sind Verwirrtheit oder Delirium (bis 50%), Einschränkung der täglichen Leistungsfähigkeit, Stürze, Fieber oder Hypothermie.

Seltener als beim Jungen sind Dyspnoe, produktiver Husten, Myalgien, Kopfschmerzen und atemabhängige Thorax-Schmerzen.

Weitere Zeichen sind Tachypnoe, Rasselgeräusche, Bronchospasmus und bei schwerem Verlauf auch Hypotonie.

Diagnostik
- Pneumonie: Thorax-Röntgenbild (wenn möglich stehend in zwei Ebenen), Differentialblutbild, CRP, Kreatinin, Harnstoff, Alanin-Aminotransferase (ALT), eventuell Brain-Natriuretisches Peptid (BNP oder Pro-BNP) (bei vorbestehender Herzkrankheit: DD Herzinsuffizienz) und D-Dimere (beim Verdacht auf Lungenembolie allerdings wegen schlechter Spezifität nur zum Ausschluss geeignet).
- Erregerdiagnostik: Sputum-Bakteriologie falls möglich, Blutkulturen bei Hospitalisation, Legionellen- und Pneumokokken-Antigen im Urin. Während der Influenza-Saison entsprechender Antigen-Schnelltest.
- bei persistierender Symptomatik trotz empirischer Therapie eventuell bronchoalveoläre Lavage und Thorax-CT
- Differentialdiagnose: andere Infektion (vor allem Harnwegsinfekt), Lungenembolie, Herzinsuffizienz, Lungenkarzinom, Tuberkulose.

Management und Therapie
Ort der Behandlung Der Schweregrad der Erkrankung und damit die Kurzzeitprognose bezüglich Letalität kann mit verschiedenen, prospektiv untersuchten Scores evaluiert werden (Aujesky et al. 2005). Daraus kann eine rationale Entscheidung bezüglich eines adäquaten Behandlungsorts getroffen werden. Am einfachsten ist wahrscheinlich

der CURB-Score (confusion, urea nitrogen, respiratory rate, blood pressure) (Tab. D6-1).

Mit dem CURB-Score kann die Letalität abgeschätzt werden:
- ≤ 1: ambulante Behandlung möglich (Mortalität < 1,5%)
- ≥ 2: stationäre Behandlung indiziert (Mortalität ca. 3%)
- ≥ 3: Intensivstation erwägen (Mortalität 16%).

Weitere, prognostisch ungünstige Faktoren sind Bettlägerigkeit, Hypothermie, Schluckprobleme, ausgedehnte Pneumonie (> 2 Lappen) und rascher Verlauf sowie Immunsuppression. Für das weitere Management wichtige Faktoren sind Alters- und Pflegeheim (andere Erreger), mögliche Betreuung und Überwachung zu Hause.

Empirische Therapie (lokale Resistenzlage beachten) Bei der Therapie von alten Menschen mit Pneumonie werden die in Tabelle D6-2 angegebenen Medikamente (Tagesdosis) empfohlen.

Prävention
Eine jährliche Grippeimpfung führt zu einer klaren Reduktion von Morbidität und Mortalität (Mandell et al. 2003). Auch Pflegepersonen von Betagten sollten geimpft werden. Die Pneumokokken-Impfung (23-valenter Polysaccharid-Impfstoff) verringert zusätzlich die Häufigkeit invasiver Pneumokokken-Erkrankungen (Sepsis, Meningitis), nicht jedoch der Pneumonie. Diese Impfung wird leider nicht überall empfohlen (Christenson et al. 2004).

7.2 Harnwegsinfekte/Pyelonephritis

Harnwegsinfekte (HWI) sind für 25–30% aller Infektionen bei Betagten verantwortlich, insbesondere auch in Alters- und Pflegeheimen. Bei Bakteriämie werden die Harnwege sogar in 40–50% der Fälle als Streuherd angenommen. Asymptomatische Bakteriurie ist extrem häufig und kommt bei 50% der Frauen und 30% der Männer über 65 Jahre vor (Richards 2004). Da die Unterscheidung einer echten HWI von einer mikrobiellen Harnblasenkolonisation beim alten Menschen sehr schwierig ist, werden HWI überdiagnostiziert und überbehandelt. Das führt zu zunehmenden Resistenzproblemen. Nur 4–8% der Patienten mit Fieber und Bakteriurie haben tatsächlich einen klinisch manifesten HWI, bei Dauerkatheterträgern steigt dieser Anteil auf 25% (Orr et al. 1996).

Risikofaktoren
- Dauerkatheter, Inkontinenz, Restharn
- Zystozele
- Harnwegsobstruktion
- Prostata-Hyperplasie
- postmenopausale Atrophie der Vaginalschleimhaut
- früherer HWI
- Diabetes mellitus, Niereninsuffizienz
- Malnutrition, ungenügende Trinkmenge.

Erregerspektrum
Enterobacteriaceae (*Escherichia coli, Proteus mirabilis, Klebsiella pneumoniae, Serratia spp., Enterobacter spp., Citrobacter spp.*), *S. aureus*, Enterokokken, in Pflegeheimen auch *P. aeruginosa*.

Klinik
Anamnese Häufig atypische Zeichen sind neu aufgetretene Inkontinenz, Harnretention, Verwirrtheit, Übelkeit sowie Erbrechen. Seltener kommt es zu typischen Zeichen

Tab. D6-1 CURB-Score zur Entscheidungsfindung der weiteren Behandlung der Pneumonie bei alten Menschen.

Parameter	Punkte
Verwirrtheit: vorhanden (desorientiert zu Person, Ort oder Zeit)	1
Harnstoff: > 7 mmol/l	1
Atemfrequenz: > 30/min	1
Blutdruck: systolisch < 90 mmHg, diastolisch < 60 mmHg	1

Tab. D6-2 Pneumonie-Therapie bei alten Menschen. Die angegebene Medikation entspricht der Tagesdosis bei normaler Nierenfunktion.

Behandlung	Medikation
ambulant Voraussetzung: Medikamenteneinnahme gesichert (cave: Verwirrtheit) und funktionierender Gastrointestinaltrakt	• Amoxicillin/Clavulansäure 2 × 1 g + Clarithromycin 2 × 500 mg • Cefuroxim axetil 2 × 500 mg + Clarithromycin 2 × 500 mg • Moxifloxacin 1 × 400 mg oder Levofloxacin 1 × 500 mg
stationär	oral • Moxifloxacin 1 × 400 mg oder Levofloxacin 1 × 500 mg parenteral • Ceftriaxon 1 × 2 g + Clarithromycin 2 × 500 mg • Amoxicillin/Clavulansäure 3 × 2,2 g + Clarithromycin 2 × 500 mg

wie Dysurie, Pollakisurie, Fieber, Flankenschmerzen oder suprapubische Schmerzen.

Symptome und Befunde   Bei alten Menschen kommen vor allem Verwirrtheit, Delirium und/oder Fieber vor. Eine sorgfältige klinische Suche nach Zeichen der Harnwegsbeteiligung wie Harnretention oder Schmerzen im Bereich der Nieren und ableitenden Harnwege sollte vorgenommen werden.

Diagnostik

Leukozyten und Bakterien im Urin ohne entsprechende Klinik haben bei Betagten einen sehr schlechten positiven prädiktiven Wert von nur 30–35% bei einem HWI (Tambyah und Maki 2000). Leukozyturie, Nitrit und Urinkultur eignen sich besser zum Ausschluss eines HWI als zur Diagnosesicherung. Dennoch sollten bei entsprechendem klinischem Verdacht folgende Untersuchungen durchgeführt werden:

- Urindiagnostik: Urinstatus mit Leukozyten, Erythrozyten, Nitrit, Protein und Urinkultur
- Blutkulturen bei deutlicher Symptomatik und falls eine stationäre Therapie nötig ist.
- Labor: Differentialblutbild, CRP, Kreatinin, Harnstoff
- Bildgebung (meist erst bei fehlendem Ansprechen auf empirische Therapie indiziert): Sonographie bei Verdacht auf Restharn, Stauung, Konkrement oder Abszess. Thorax-Röntgenbild bei Fieber und unsicherer Differentialdiagnose.
- Urologische Evaluation bei wiederholten HWI.

Therapie (lokale Resistenzlage entscheidend)

Die Behandlung älterer Patienten mit einem HWI richtet sich nach den Angaben in Tabelle D6-3.

Prävention

Alle nicht unbedingt notwendigen Blasenkatheter sollten entfernt werden. Falls Langzeitkatheter verwendet werden, könnten Silber-beschichtete Katheter die Infektionsrate senken (Saint et al. 1998). Des Weiteren sind Inkontinenz,

Tab. D6-3 Therapie von Harnwegsinfektionen bei alten Menschen.

Bakteriurie/Harnweginfekt	Behandlung	Medikation
asymptomatische Bakteriurie	Keine Antibiotika geben, auch wenn gleichzeitig eine Leukozyturie vorliegt (klinische Präsentation ist entscheidend).	
unkomplizierter HWI (ambulante, orale Therapie möglich)	ältere Frau	2 × 160/800 mg (Trimethoprim/Sulfamethoxazol) oder 2 × 500 mg Ciprofloxacin über 3–6 Tage
	älterer Mann	gleiche Therapie über 7(–14) Tage (bei Prostata-Beteiligung 14 Tage Chinolon)
febriler HWI mit Pyelonephritis und/oder Bakteriämie (eventuell stationäre Therapie)	ambulant	oral 2 × 500 mg Ciprofloxacin über 7–14 Tage
		parenteral 1 × 2g Ceftriaxon über 7–14 Tage
	Pflegeheim	oral 2 × 500 mg Ciprofloxacin über 14 Tage (wegen Resistenz häufig problematisch)
		parenteral 3 × 1g Cefepime oder 3 × 2,5 g Piperacillin/Tazobactam bei Urosepsis allenfalls zusätzlich Aminoglykosid Wechsel auf gezieltere Therapie, sobald Resistenztest vorhanden.
HWI bei Dauerkatheter	Der systematische Wechsel von Blasenkathetern während der antibiotischen Therapie wird kontrovers beurteilt. Bei anatomisch unproblematischen Verhältnissen empfehlen wir einen Wechsel.	

Prostata-Hyperplasie, Nierensteine etc. gezielt zu behandeln.

Topische, vaginale Östrogene (Creme oder Ovula) führen bei Frauen nach der Menopause zu einer Verminderung der Kolonisation mit Darmbakterien und zu einer Reduktion von HWI (Raz und Stamm 1993). Hingegen wurde die prophylaktische Einnahme von Preiselbeersaft, der bei jüngeren Frauen die Häufigkeit von HWI reduzieren kann, bei älteren Menschen ungenügend untersucht. Impfungen gegen bakterielle Adhäsine werden geprüft, sind aber noch nicht zugelassen.

7.3 Haut- und Weichteilinfektionen

Dekubitus ist bei Betagten mit eingeschränkter Mobilität weit verbreitet (ca. 10% nach einem Jahr Aufenthalt in einem Alters- und Pflegeheim). Sekundäre Infektionen betreffen in abnehmender Häufigkeit die Wunde selbst, die umliegenden Weichteile, Knochen (per continuitatem) und ferne Organe (hämatogene Streuung). Auch das Erysipel und die Zellulitis sind im Alter gehäuft. Spezielle Beachtung sollte auch dem diabetischen Fuß und Herpes zoster geschenkt werden (Laube 2004).

Risikofaktoren
- Altersbedingte Hautveränderungen (Dicke, Trockenheit, Elastizität, Falten)
- Hautpflege (Füße!)
- Durchblutung (Druck), Blut- und Lymphabfluss
- Malnutrition, Adipositas
- Komorbidität (Diabetes, PAVK)
- Medikamente (Steroide).

Erregerspektrum
Erysipel und Zellulitis: β-hämolysierende Streptokokken der Gruppe A und G, *S. aureus* seltener, vor allem bei Komorbidität gramnegative Erreger (Enterobacteriaceae, *P. aeruginosa*).

Infizierter Dekubitus und diabetischer Fuß: häufig Mischflora mit Staphylokokken, Enterokokken, Enterobacteriaceae, *P. aeruginosa* sowie Anaerobiern (Peptostreptokokken, *Bacteroides*, Clostridien). Die Relevanz der einzelnen Erreger (Kolonisation versus Infektion) ist meist schwierig abzuschätzen.

Klinik
Anamnese Bei Erysipel/Zellulitis treten lokale Zeichen mit sich ausbreitender Rötung und Überwärmung, teilweise auch Schmerzen, Schwellung und Blasenbildung auf. Allgemeinsymptome sind Verwirrtheit, Appetitlosigkeit sowie Fieber.

Symptome/Befunde
- Erysipel/Zellulitis: Lokale Rötung, Überwärmung und Schwellung, eventuell Fieber, Delirium. Eintrittspforte suchen.
- Dekubitus: Schmierig belegte Wunde (Geruch!), starke Rötung und Überwärmung des umgebenden Weichteilgewebes sowie Allgemeinsymptome wie Fieber, Schwäche und zunehmende Verwirrtheit sind die klinischen Zeichen für ein relevant infiziertes Dekubitalgeschwür.
- Diabetischer Fuß: Durchblutung und Sensibilität prüfen, mit stumpfer Sonde Grund des Ulkus sondieren („probe to the bone"). Falls die Probe positiv ist, ist dies beweisend für eine Osteomyelitis.

Diagnostik
- Mikrobiologie: Erysipel/Zellulitis: keine (schlechte Sensitivität, allenfalls Blutkulturen bei schweren Allgemeinsymptomen und Hospitalisation). Dekubitus: keine (schlechte Spezifität).
- Bildgebung: Sonographie der Beinvenen zur DD der tiefen Venenthrombose. Bei Verdacht auf Osteomyelitis allenfalls MRT.

Therapie
Haut- und Weichteilinfektionen bei Betagten sind entsprechend Tabelle D6-4 zu behandeln.

Prävention
Haut und Füße sollten sorgfältig gepflegt werden. Stützstrümpfe und ein gutes Schuhwerk beugen Haut- und Weichteilinfektionen bei alten Menschen vor. Bei Bettlägerigkeit ist auf sorgfältigste Lagerung und Umlagerung zur Vermeidung von Druckstellen zu achten.

7.4 Bakteriämie, Fungämie und Sepsis

Da neben der erhöhten Infektprävalenz im Alter auch die immunologischen Mechanismen zur Infektionseingrenzung reduziert sind, kommt es bei Betagten relativ rasch zur hämatogenen Streuung von bakteriellen Infektionen. Verantwortliche Streuherde sind Harnwege (bis 50%), Respirationstrakt (10–15%), Gastrointestinaltrakt (10%) und Haut (10%). Aufgrund der schwachen Entzündungsreaktion ist die klinische Präsentation oft sehr diskret. Die Prognose ist ernst mit einer Letalität (30 Tage) von 20–50% und starken, zum Teil permanenten funktionellen Einbußen (Khayr et al. 2003).

Erregerspektrum
Das Erregerspektrum ist abhängig von der zugrunde liegenden Infektion und vom Ort der Infektaquisition (com-

Tab. D6-4 Therapie von Haut- und Weichteilinfektionen bei alten Menschen.

Haut- und Weichteilinfektion	Behandlung	Medikation
Erysipel/Cellulitis		
wenige Allgemeinsymptome, „community-acquired"		• Amoxicillin/Clavulansäure 2 × 1 g p.o. über 7 Tage • Alternativen Cefuroxim axetil 2 × 500 mg oder Clindamycin 3 × 300–600 mg p.o.
starke Allgemeinsymptome (Wechsel auf p.o. sobald wie möglich)		• Amoxicillin/Clavulansäure 3 × 2,2 g i.v. über 10 Tage • Ceftriaxon 1 × 2 g i.v.
Rezidiv/nosokomial		• Clindamycin 3 × 300–600 mg + Ciprofloxacin 2 × 500 mg p.o. (14 Tage) • Cefepime 3 × 2 g, Meropenem 3 × 1 g i.v.
Infizierter Dekubitus/diabetischer Fuß		
	Falls die „probe to bone" oder das MRT positiv für eine Osteomyelitis sind, sollte unbedingt die Erregerdiagnose anstrebt werden (Knochenbiopsie).	
	regelmäßiges chirurgisches Débridement, eventuell Vakuum-Verbände	
	falls empirische antibiotische Therapie angezeigt	• Clindamycin 3 × 600 mg + Ciprofloxacin 2 × 500 mg p.o. über 14 (–28) Tage • Amoxicillin/Clavulansäure 2 × 1 g p.o.

munity-acquired, Alters- und Pflegeheim, Krankenhaus). Häufig sind *E. coli* und andere Enterobacteriaceae, Staphylokokken, Enterokokken, Streptokokken und *S. pneumoniae*. Nicht selten finden sich auch mehrere Erreger in der Blutkultur.

Klinik
Anamnese Abhängig vom Infektionsursprung.
Symptome/Befunde Fieber oder Hypothermie in 60–80% der Fälle, Verwirrtheit, Schwäche, funktionelle Verschlechterung.

Diagnostik
- Routine: Differentialblutbild, CRP, Kreatinin, Harnstoff, ALT, Urinstatus
- Bildgebung: Thorax-Röntgenbild (stehend in zwei Ebenen, falls möglich)
- Mikrobiologie: mindestens 2 × 2 Blutkulturen, Urinkultur, eventuell Sputum und Wundabstriche.

Therapie
Je nach Verdachtsdiagnose bezüglich des Infektionsursprungs und gemäß lokaler Resistenzlage werden zur Behandlung folgende Medikamente empfohlen:

- ambulant erworben, Herd unbekannt
  - Amoxicillin/Clavulansäure 3–4 × 2,2 g i.v. (eventuell + Aminoglykosid)
  - Ceftriaxon 1 × 2 g + Aminoglykosid
- im Alters- und Pflegeheim/Krankenhaus erworben
  - Cefepime 3 × 2 g, Meropenem 3 × 1 g oder Piperacillin-Tazobactam 3 × 4,5 g i.v.
  - eventuell zusätzlich Vancomycin 2 × 1 g i.v. (MRSA-Prävalenz).

Prävention
Die Prävention erfolgt gemäß den einzelnen Syndromen. Alle nicht benötigten Katheter sollten entfernt werden, ansonsten ist zumindest der Katheter zu wechseln.

7.5 Tuberkulose

Siehe auch Kap. C3.

Weltweit sind ca. 30% der Bevölkerung oder 1,7 Milliarden Menschen mit *Mycobacterium tuberculosis* infiziert. In industrialisierten Ländern kommt Tuberkulose (Tbc) bei der einheimischen Bevölkerung vorwiegend als endogene Reaktivierung vor und die Inzidenz nimmt im Alter deutlich zu, weil die immunologische Langzeitkontrolle abnimmt. Auch bei der Tbc ist die klinische Präsentation beim Betagten schleichend, weshalb die Diagnose erst verzögert gestellt wird. Resistenz ist bei Betagten kein großes Problem, da der Infektionszeitpunkt meist Jahrzehnte zurückliegt, dafür sollte vor jeder therapeutischen Immunsuppression das Risiko einer Tbc-Reaktivierung bedacht und allenfalls abgeklärt werden (Packham 2001).

Klinik
85% der Tbc manifestiert sich auch beim Betagten pulmonal. **Husten** mit nichtpurulentem Auswurf ist das Leitsymptom, Hämoptyse hingegen ist selten. Fieber, Nachtschweiß und Gewichtsverlust sollten immer an eine Tbc denken lassen.

Urogenital-Tbc manifestiert sich allenfalls mit Dysurie, häufigem Harndrang und Hämaturie. Persistierende Leukozyturie mit negativem Bakteriennachweis und Mikrohämaturie sollten eine Tbc-Abklärung nach sich ziehen.

Bei einer schmerzlosen Lymphadenopathie, die wegen Karzinom- bzw. Metastasen-Verdacht punktiert wird, sollte auch eine mykobakterielle Untersuchung erfolgen.

Diagnostik
- Routine: Differentialblutbild, Blutsenkung, CRP, Kreatinin, ALT
- Bildgebung: Thorax-Röntgenbild
- Mantoux-Test: Sensitivität geringer als bei jungen Erwachsenen. Die Rolle der neueren IFN-γ-Tests ist noch zu wenig untersucht, um eine generelle Anwendung zu empfehlen.
- Mikrobiologie: Direktpräparat und Kultur von Morgensputum oder Induktionssputum, bei radiologischen Zeichen und hohem Verdacht auch bronchalveoläre Lavage. Morgenurin bei Urogenital-Tbc. Molekularbiologischer Nachweis von *M. tuberculosis* vor allem bei Immunsuppression zur Differenzierung von nichttuberkulösen Mykobakterien.
- Differentialdiagnose: verschiedene neoplastische Erkrankungen.

Therapie
Bis zum Erhalt der Resistenzanalyse tuberkulostatische Behandlung mit einer 4er-Kombination mit Rifampicin, Isoniacid (INH), Pyrazinamid, Ethambutol (+ Vitamin B6) für zwei Monate. Bei durchgehender Empfindlichkeit kann das Ethambutol gestoppt werden. Nach zwei Monaten Wechsel auf Rifampicin/INH (+ Vitamin B6) für weitere vier Monate.

Cave: Hepatotoxizität von INH, Rifampicin und Pyrazinamid, Optikus-Neuritis unter Ethambutol und diverse Medikamenten-Interaktionen mit Rifampicin (Zytochrom P450).

Prävention
Isolation aller Patienten mit einer „offenen" Tbc, bis das Sputum im Direktpräparat negativ ist oder ein eindeutiges klinisches Ansprechen auf die Therapie vorliegt (frühestens nach zwei Wochen). Kontaktpersonen sollten konsequent verfolgt und allenfalls prophylaktisch behandelt werden (siehe Kap. C3).

8 (Antibiotika-)Therapie im Alter

Es gibt keine absoluten Unterschiede zwischen der Antibiotikatherapie bei jungen und älteren Menschen. Dennoch gibt es spezifische Überlegungen zur Antibiotikatherapie im Alter, welche man berücksichtigen sollte (siehe auch Gavazzi und Krause 2002).

Intravenöse Therapie Eine intravenöse Therapie sollte beim älteren Menschen nur verwendet werden, wenn keine Alternative dazu besteht (z.B. empirische Therapie lebensbedrohender Infektionen, Endokarditis, Meningitis usw.) und auch dann nur so kurz wie möglich. Die Probleme länger andauernder intravenöser Therapien im Alter sind vor allem
- Katheterinfektionen
- Immobilisierung und der damit verbundene Verlust von Funktionalität der älteren Person und
- Nichtakzeptanz von intravenöser Behandlung durch demente Patienten, welche eine zu starke Sedierung oder gar eine physikalische Immobilisierung des Patienten notwendig machen.

Orale Therapie Orale Antibiotika sind eine sehr gute Option und sollten in den Behandlungsschemata der geriatrischen Infektiologie einen wichtigen Platz einnehmen. Es gibt keine Hinweise dafür, dass die Resorption oraler Antibiotika beim älteren Patienten vermindert ist. Jedoch sollten orale Antibiotika
- nicht unterdosiert werden
- nicht in inadäquaten Situationen verwendet werden (z.B. Endokarditis- oder Meningitis-Behandlung sowie Initialphase einer Pseudomonas-Bakteriämie) und
- nach Möglichkeit (bei stationären Patienten) unter Beobachtung der Compliance verabreicht werden.

8.1 Nebenwirkungen

Antibiotikanebenwirkungen Während die Wirksamkeit von Antibiotika bei älteren Patienten unverändert ist, muss mit häufigeren und schwereren Nebenwirkungen gerechnet werden. Das gilt unter anderem für Ototoxizität und Nephrotoxizität (Aminoglykoside und Vancomycin), Neurotoxizität (Cefepim, Imipenem, Chinolone), Hepatotoxizität (Rifampicin) sowie Knochenmarksuppression (Trimethoprim/Sulfamethoxazole). Das bedeutet, dass das Nutzen-Risiko-Verhältnis von Antibiotikabehandlungen beim älteren Menschen ungünstig sein kann, und deshalb alle Indikationen zur Antibiotikatherapie streng überprüft werden müssen.

Erwerb von multiresistenten Organismen Ein besonders großes Problem in der geriatrischen Infektiologie ist der Erwerb von multiresistenten Organismen durch eine Antibiotikatherapie. Dies ist am besten dokumentiert für Methicillin-resistente Staphylococcus-aureus-Stämme (MRSA) (Chinolone) und *Clostridium difficile* (Clindamycin, Amoxicillin-Clavulansäure, Ceftriaxon usw.). Wahrscheinlich ist das Phänomen sogar häufiger als derzeit angenommen. Nur eine strenge Indikationssetzung für die Antibiotikatherapie sowie – wo immer möglich – das Vermeiden von Breitspektrumantibiotika können hier helfen.

8.2 Anpassung der Therapie an zu erwartende Resistenzen

Während man beim jüngeren Menschen zu erwartende Resistenzen durch die Aufteilung von Infektionen in „community-acquired" and „hospital-acquired" relativ gut abschätzen kann, braucht man beim älteren Menschen noch eine dritte Kategorie, nämlich „nursing home-acquired". Der letztere Typ von Infektion liegt in der Resistenzwahrscheinlichkeit zwischen den beiden ersten. Es wäre aber sinnlos und gefährlich, deshalb systematisch alle Patienten, die aus dem Altersheim kommen, bereits empirisch mit einem sehr breiten Antibiotikaspektrum zu behandeln. Der Altersheimbewohner, der weder bettlägerig noch innerhalb des letzten Jahres antibiotisch vorbehandelt ist, sollte wie ein Patient mit einer „community-acquired infection" behandelt werden. Hingegen ist ein breiteres Antibiotikaspektrum bei Antibiotika-vorbehandelten, bettlägerigen Altersheimpatienten in der Tat angezeigt.

Antibiotikadosierung Mit wenigen Ausnahmen (Aminoglykoside, Glykopeptide) gibt es keine Altersadaptation der Antibiotikadosierung per se. Eine Unterdosierung von Antibiotika beim älteren Patienten sollte auf jeden Fall vermieden werden. Hingegen ist eine verminderte Nierenfunktion im Alter die Regel, und vor Antibiotikagabe muss beim älteren Patienten systematisch die Nierenfunktion berechnet werden und – falls notwendig – die Antibiotikadosis angepasst werden. Leberinsuffizienz ist nicht häufig im Alter und es gibt daher viel weniger Probleme mit Antibiotika, welche biliär ausgeschieden werden. Hingegen sind beim älteren Patienten mit multiplen Arzneimitteln medikamentöse Interaktionen ein echtes Problem. P450-Zytochrom-Inhibitoren oder -Aktivatoren spielen hierbei eine besonders wichtige Rolle. Leider ist die systematische Analyse von potentiellen medikamentösen Interaktionen für den häufig überbeschäftigten und pharmakologisch wenig ausgebildeten Stationsarzt ein sehr schwieriges Unterfangen. Die Pharmakovigilanz durch Medizininformatik sollte hier in Zukunft eine ganz große Rolle spielen.

LITERATUR

Aujesky D, Auble TE, Yealy DM, Stone RA, Obrosky DS, Meehan TP, Graff LG, Fine JM, Fine MJ. 2005. Prospective comparison of three validated prediction rules for prognosis in community-acquired pneumonia. Am J Med 118 (4): 384–392.

Cambier J. 2005. Immunosenescence: a problem of lymphopoiesis, homeostasis, microenvironment, and signaling. Immunol Rev 205: 5–6.

Choi C. 2001. Bacterial meningitis in aging adults. Clin Infect Dis 33 (8): 1380–1385.

Christ-Crain M, Stolz D, Bingisser R, Muller C, Miedinger D, Huber PR, Zimmerli W, Harbarth S, Tamm M, Muller B. 2006. Procalcitonin Guidance of Antibiotic Therapy in Community-acquired Pneumonia: A Randomized Trial. Am J Respir Crit Care Med 174 (1): 84–93.

Christenson B, Hedlund J, Lundbergh P, Örtqvist A. 2004. Additive preventive effect of influenza and pneumococcal vaccines in elderly persons. Eur Respir J 23 (3): 363–368.

Emori TG, Banerjee SN, Culver DH, Gaynes RP, Horan TC, Edwards JR, Jarvis WR, Tolson JS, Henderson TS, Martone WJ. 1991. Nosocomial infections in elderly patients in the United States, 1986–1990. National Nosocomial Infections Surveillance System. Am J Med 91 (3B): 289S–293S.

Gavazzi G, Krause KH. 2002. Ageing and infection. Lancet Infect Dis 2 (11): 659–666.

Hayes EB, Komar N, Nasci RS, Montgomery SP, O'Leary DR, Campbell GL. 2005. Epidemiology and transmission dynamics of West Nile virus disease. Emerg Infect Dis 11 (8): 1167–1173.

Kaplan V, Clermont G, Griffin MF, Kasal J, Watson RS, et al. 2003. Pneumonia: still the old man's friend? Arch Intern Med 163 (3): 317–323.

Khayr WF, CarMichael MJ, Dubanowich CS, Latif RH. 2003. Epidemiology of bacteremia in the geriatric population. Am J Ther 10 (2): 127–131.

Knockaert DC, Vanneste LJ, Bobbaers HJ. 1993. Fever of unknown origin in elderly patients. J Am Geriatr Soc 41 (11): 1187–1192.

Laube S. 2004. Skin infections and ageing. Ageing Res Rev 3 (1): 69–89.

Linton PJ, Dorshkind K. 2004. Age-related changes in lymphocyte development and function. Nat Immunol 5 (2): 133–139.

Mandell LA, Bartlett JG, Dowell SF, File TM, Musher DM, Whitney C. 2003. Update of practice guidelines for the management of community-acquired pneumonia in immunocompetent adults. Clin Infect Dis 37 (11): 1405–1433.

Metlay JP, Schulz R, Li YH, Singer DE, Marrie TJ, Coley CM, Hough LJ, Obrosky DS, Kapoor WN, Fine MJ. 1997. Influence of age on symptoms at presentation in patients with community-acquired pneumonia. Arch Intern Med 157 (13): 1453–1459.

Orr PH, Nicholle LE, Duckworth H, Brunka J, Kennedy J, Murray D, et al. 1996. Febrile urinary infection in the institutionalized elderly. Am J Med 100 (1): 71–77.

Packham S. 2001. Tuberculosis in the elderly. Gerontology 47 (4): 175–179.

Panum PL. 1940. Observations made during the measles epidemic in the Faroe Islands in the year 1846. American Publishing Association, New York.

Plackett TP, Boehmer ED, Faunce DE, Kovacs EJ. 2004. Aging and innate immune cells. J Leukoc Biol 76 (2): 291–299.

Rajagopalan S. 2001. Tuberculosis and aging: a global health problem. Clin Infect Dis 33 (7): 1034–1039.

Raz R, Stamm WE. 1993. A controlled trial of intravaginal estriol in postmenopausal women with recurrent urinary tract infections. N Engl J Med 329 (11): 753–756.

Richards CL. 2004. Urinary tract infections in the frail elderly: issues for diagnosis, treatment and prevention. Int Urol Nephrol 36 (3): 457–463.

Saint S, Elmore JG, Sullivan SD, Emerson SS, Koepsell TD. 1998. The efficacy of silver alloy-coated urinary catheters in preventing urinary tract infection: a meta-analysis. Am J Med 105 (3): 236–241.

Stucker F, Herrmann F, Graf JD, Michel JP, Krause KH, Gavazzi G. 2005. Procalcitonin and infection in elderly patients. J Am Geriatr Soc 53 (8): 1392–1395.

Tambyah PA, Maki DG. 2000. The relationship between pyuria and infection in patients with indwelling urinary catheters: a prospective study of 761 patients. Arch Intern Med 160 (5): 673–677.

Yoshikawa TT. 2000. Epidemiology and unique aspects of aging and infectious diseases. Clin Infect Dis 30 (6): 931–933.

KAPITEL D7

Hermann Einsele, Andreas Roggenkamp und Hartmut Hengel

Infektionen bei Immunsuppression

1	Vorbemerkungen	1032
2	Einteilung	1032
2.1	Angeborene Immundefekte	1032
2.2	Erworbene Immundefekte	1034
3	Klinik der Infektionen beim immundefizienten Patienten	1034
3.1	Der granulozytopenische Patient: Neutropenisches Fieber	1034
3.2	Störungen der T-Zell-Funktion	1039
3.3	Störungen der humoralen Abwehr	1039
4	Spezielle Krankheitsbilder	1040
4.1	Patient nach allogener Stammzelltransplantation	1040
4.2	Patient nach autologer Stammzelltransplantation – Besonderheiten	1043
4.3	Infektionen nach Organtransplantation	1044
5	Diagnostik	1045
5.1	Klinische Diagnostik	1045
5.2	Mikrobiologische/virologische Diagnostik	1046
6	Therapie	1048
6.1	Kriterien für den Therapiebeginn	1048
6.2	Antibakterielle Therapie bei neutropenischem Fieber	1050
6.3	Antimykotische Therapie	1050
6.4	Antivirale Therapie	1052
6.5	Antiparasitäre Therapie	1054
7	Prophylaxe	1054
7.1	Antibakterielle Prophylaxe	1054
7.2	Antimykotische Prophylaxe	1055
7.3	Antivirale Prophylaxe	1055

1 Vorbemerkungen

Patienten mit einer angeborenen, erworbenen oder auch iatrogenen Einschränkung von Immunfunktionen werden als immundefizient oder immunsupprimiert bezeichnet. Dies führt zu einem erhöhten Erkrankungsrisiko und in bestimmten Fällen auch Infektionsrisiko durch Mikroorganismen und Viren.

Die genaue Kenntnis der Immunschwäche des Patienten ist von entscheidender Bedeutung für die Einschätzung des individuellen Infektionsrisikos und das erforderliche diagnostische und therapeutische Vorgehen. Bei gestörter Immunabwehr können Infektionen untypisch verlaufen. Differentialdiagnostisch haben sich festgelegte Vorgehensweisen bewährt, um alle in der jeweiligen klinischen Situation infrage kommenden Erreger zu erfassen. Die erregerbezogene Prävention und die gezielte Frühintervention haben für eine erfolgreiche Behandlung des immunsupprimierten Patienten höchsten Stellenwert.

2 Einteilung

Die Klassifikation der Immundefekte erfolgt in **angeborene, primäre** Defekte einerseits und **erworbene, sekundäre** Defekte andererseits. Angeborene Immundefekte sind selten und manifestieren sich in der Regel bereits im Säuglingsalter. Erworbene Immundefekte dagegen sind häufig, können aus einer Vielzahl unterschiedlicher Ursachen resultieren (siehe Abschnitt 3.2) und führen meist zu komplexen Störungen des Immunsystems.

Die bei Immunsuppression auftretenden Infektionen lassen sich nach den jeweiligen Erregern differenzieren:
- Infektionen mit obligat pathogenen Erregern, die auch bei Immunkompetenten zu klinischen Symptomen führen (z.B. Respirationstrakt-Viren, Pneumokokken).
- reaktivierte Infektionen bei latenten Erregern (z.B. *Toxoplasma gondii*, Herpesviren, Papovaviren) mit dem Sonderfall eines Erreger-induzierten Malignoms
- Infektionen mit opportunistischen Erregern, die nur bei Immundefizienz zu klinischen Erkrankungen führen (z.B. *Pneumocystis jiroveci, Cryptococcus neoformans*, Papovaviren).

Für die erstgenannte Gruppe der Erreger haben immunsupprimierte Patienten kein wesentlich höheres Ansteckungsrisiko im Vergleich zu Immungesunden, doch besteht infolge der Immundefizienz eine höhere Morbidität und Mortalität. Für die übrigen Infektionserreger weisen immundefiziente Personen dagegen ein spezifisch erhöhtes Risiko einer aktiven Infektion und Erkrankung auf. Es ist wichtig, zwischen latenter, subklinisch verlaufender Infektion und manifester klinischer Erkrankung zu unterscheiden (z.B. bei CMV- und Papovavirus-Infektionen oder bei Toxoplasmose). Der Schweregrad dieser aktiven Infektionen wird vom Ausmaß und der Dauer der Immunsuppression bestimmt.

2.1 Angeborene Immundefekte

Angeborene Immundefektsyndrome haben eine **genetische Basis** und führen daher zum Ausfall definierter Immunfunktionen. Bei einigen Syndromen stehen andere Krankheitsmanifestationen im Vordergrund, die jedoch mit Immundefekten assoziiert sind (z.B. Ataxia teleangiectatica, Komplement-Defekte). Je nach Art der Abwehrstörung erfolgt eine Einteilung in Defekte der spezifischen Immunität (z.B. Agammaglobulinämie, selektive Immunglobulin-Mangelzustände, selektive Defekte der zellvermittelten Immunität, kombinierte Immundefekte) und Störungen, die die unspezifischen Abwehrmechanismen betreffen (z.B. Komplement-Defekte, Neutrophilen-Defekte und andere). Gemeinsames Merkmal der so genannten schweren kombinierten Immundefekte (SCID) ist das gleichzeitige Versagen der zellvermittelten und der humoralen Immunität. Infolge der immunologischen Anergie verursachen Infektionen bei diesen Patienten im Vergleich zu Immunkompetenten untypische klinische Bilder (z.B. geringe Entzündungszeichen bei Hautinfektionen), nehmen einen chronischen Verlauf und sprechen auf chemotherapeutische Behandlung schlechter an. Eine kausale Therapie ist durch Substitution der ausgefallenen Immunfunktionen möglich, z.B. durch Gabe von Immunglobulin bei selektivem IgG-Mangel oder durch Knochenmarktransplantation bei SCID.

Die bei primären Immundefekten auftretenden Infektionen sind für die zugrunde liegende Störung relativ charakteristisch und können daher die Klassifikation des Immundefekts erleichtern:
- Komplement- oder Phagozyten-Defekte begünstigen rekurrente Infektionen mit Bakterien und Pilzen.
- Eine beeinträchtigte humorale Immunität führt zu einer erhöhten Inzidenz von rekurrenten Infektionen mit kapseltragenden Bakterien (Pneumokokken, *Haemophilus influenzae*) und Enteroviren (Coxsackie-, ECHO-Viren).
- T-Zell-Defekte prädisponieren für eine Vielzahl von Virusinfektionen (insbesondere mit Viren aus der Herpesvirus-Gruppe, Papovaviren, Adenoviren) sowie für Infektionen mit intrazellulären Bakterien (z.B. *Mycobacterium tuberculosis*), Pilzen und Protozoen (z.B. *Toxoplasma gondii, Pneumocystis jiroveci*).

Pneumocystis jiroveci

Andreas Roggenkamp

- **Erregerbeschreibung**
  Hinter der ehemaligen Bezeichnung „*Pneumocystis carinii*" verbirgt sich eine Gruppe von einzelligen, eukaryontischen Mikroorganismen, die taxonomisch den Pilzen zuzuordnen sind. Ihr Habitat sind die Lungen von Säugetieren. In unbelebter Natur sind Pneumozysten wohl nicht lebensfähig. Pneumozysten machen einen Parasiten-ähnlichen Lebenszyklus durch, wobei Trophozoiten als vegetative Form (1–5 μm) und Zysten (8 μm) in klinischen Materialien vorkommen. Die Zystenwand von Pneumozysten enthält kein Ergosterol, sodass fungizide Medikamente, die im Ergosterol-Stoffwechsel angreifen (z.B. Imidazole, Amphothericin B), unwirksam sind.
  Mittels DNA-Analysen lassen sich einzelne Spezies abgrenzen, die jeweils wirtsspezifisch nur eine Säugetierart kolonisieren, sodass von einer engen co-evolutionären Entwicklung von Erreger und Wirt auszugehen ist. Die Pneumocystis-Spezies, die nur beim Menschen vorkommt, wurde 2001 in *P. jiroveci* umbenannt; nach dem tschechischen Parasitologen Otto Jirovec, der den Erreger erstmals bei Menschen beschrieb.

- **Erreger-Wirts-Beziehung**
  Der Mensch hat bereits in früher Kindheit Kontakt mit *P. jiroveci*. Serologische Studien zeigen Durchseuchungsraten bei 4-Jährigen von ca. 75 %. Im Erwachsenenalter ist ein positiver Direktnachweis selten. Asymptomatische Träger finden sich je nach Studie bei 2–18% der Fälle, wobei Lungenvorschädigungen und niedrig dosierte Kortikosteroid-Therapien hierfür als Risikofaktoren gelten. Erkrankungen mit *P. jiroveci* kommen ausschließlich bei stark immungeschwächten Patienten vor. In den 1950er-Jahren wurden interstitielle Plasmazell-Pneumonien beschrieben, die epidemisch bei immungeschwächten Kindern auftreten. Heute zählt die P.-jiroveci-Pneumonie zu den häufigsten opportunistischen Infektionen bei Immungeschwächten. Eine Immunsuppression kann hierbei verursacht sein durch: HIV-Infektion, akute Leukämien, Zytostatika- oder höher dosierte Kortikosteroid-Therapie (> 16 mg/d Prednison-Äquivalente) sowie Transplantationen mit nachfolgender iatrogener Immunsuppression.
  Die Übertragung erfolgt aerogen über Inhalation infektiöser Erregerformen. Man geht heute davon aus, dass Erkrankte und asymptomatische Träger, also gegebenenfalls auch Kinder, die Infektionsquellen für abwehrgeschwächte Patienten darstellen. Reaktivierungen latenter Infektionen unter Immunsuppression scheinen eher unwahrscheinlich. Ein gesundes Immunsystem kann eine Erregervermehrung effektiv unterbinden und *P. jiroveci* mithilfe der Alveolarmakrophagen eliminieren. Bei immungeschwächten Patienten kommt es zu einer extrazellulären Keimvermehrung im Alveolarraum. P.-jiroveci-Trophozoiten binden dabei stark an Typ-I-Pneumozyten und führen zu einer Behinderung des Gasaustausches sowie zu einer Schädigung der Alveolarepithelien. Die Bildung eines honigwabenartigen, eosinophilen Alveolarexudates behindert zusätzlich die Atmung.

- **Krankheitsspektrum**
  P. jiroveci verursacht bei immungeschwächten Patienten lebensbedrohliche interstitielle Pneumonien, die sich mit der Symptomtrias trockener Husten, subfebrile Temperaturen und langsam zunehmender Belastungsdyspnoe zeigt. Nach erfolgreicher Behandlung kommt es häufig zu Rezidiven. Extrapulmonale Manifestationen sind selten und treten wenn begleitend oder als Rezidiv nach einer Pneumonie auf. Die inhalative Pentamidin-Prophylaxe bei AIDS-Patienten stellt für diese Verläufe einen Risikofaktor dar.

- **Diagnostik**
  P.-jiroveci-Pneumonien sind nur in der Frühphase sicher zu behandeln. Dem schnellen und zuverlässigen Erregernachweis kommt hier besondere Bedeutung zu. *P. jiroveci* ist auf herkömmlichen Nährmedien nicht anzüchtbar. Der Nachweis von *P. jiroveci* stützt sich auf mikroskopische und molekularbiologische Methoden.
  Mikroskopie. Zum direkten und schnellen mikroskopischen Erregernachweis aus klinischen Materialien stehen mehrere Färbeverfahren zur Verfügung. Bei der meist hohen Keimlast, die mit einer akuten P.-jiroveci-Pneumonie einhergeht, zeigen diese Verfahren eine gute Sensitivität. Die Diagnostik aus bronchoskopisch gewonnenen Materialien ist dabei aussagekräftiger als die aus Sputum-Proben. Trophozoiten lassen sich mit Giemsa- (oder Diff-Quick-) Färbungen zumeist als Cluster nachweisen. Zur Darstellung der Zystenformen verwendet man die Methenamin-Silberfärbung, die Toluidinblau-Färbung oder kommerziell erhältliche Immunfluoreszenz-Teste. Zur Vollständigkeit sollte immer nach Trophozoiten und Zysten gesucht werden. Ein positiver mikroskopischer Nachweis gilt als beweisend für eine Infektion mit *P. jiroveci*.
  Genomnachweis. Für *P. jiroveci* sind mehrere hoch sensitive PCR-Verfahren beschrieben mit Nachweisgrenzen von 1–2 Zysten/Amplifikationsansatz. Der Wert dieser Untersuchung liegt vor allem im Ausschluss einer Infektion (Sensitivität nahe 100%). Ein positives PCR-Ergebnis beweist das Vorliegen einer PCP aber nicht, da auch Gesunde *P. jiroveci* in geringen Mengen beherbergen können (klimatische Spezifität ca. 80–90%).
  Nachweis von Antikörpern. Bei der Diagnostik der akuten Infektion ist dieses Verfahren nicht indiziert.

- **Therapie**
  Mittel der Wahl bei einer P.-jiroveci-Pneumonie ist hoch dosiert Cotrimoxazol i.v. über drei Wochen. Eine klinische Besserung sollte dabei nach spätestens fünf Tagen eintreten. Die gleichzeitige Gabe von Kortikosteroiden kann dabei die Nebenwirkungs- und Allergierate senken. Alternativ zu Cotrimoxazol steht Pentamidin i.v. zur Verfügung.

- **Prophylaxe**
  Da P.-jiroveci-Pneumonien zu Rezidiven neigen, sollten immunsupprimierte Patienten eine Rezidivprophylaxe mit Co-

> **Pneumocystis jiroveci (Fortsetzung)**
>
> trimaxazol oral oder eine Pentamidin-Inhalation erhalten. Bei AIDS-Patienten sollte eine Prophylaxe durchgeführt werden, solange die CD4-Zellzahlen unter 200/µl liegen. Bei erfolgreicher antiretroviraler Therapie kann die Prophylaxe beendet werden, wenn die CD4-Zellzahlen drei Monate über 200/µl liegen.
>
> - **Literatur**
> Ng, V.L., Yajko, D.M., Hadley, K.K.: Extrapulmonary pneumocystosis. Clin Microbiol Rev 10 (1997) 401–418.
> Sepkowitz, K.A.: Pneumocystis jiroveci pneumonia in patients without AIDS. Clin Infect Dis 17 Suppl 2 (1993) 416–422.
> Stringer, J.R.: Pneumocystis jiroveci: What is it, exactly? Clin Microbiol Rev 9 (1996) 489–498.
> Thomas, C.F.: Pneumocystis pneumonia. N Engl J Med 350 (2004) 2487–2498.

2.2 Erworbene Immundefekte

Je nach **Grunderkrankung** kann zwischen einer lokalen Abwehrschwäche und einer generalisierten Abwehrschwäche unterschieden werden.

Eine lokale Abwehrschwäche kann durch Tumoren (Verlegung von anatomischen Gängen), Durchblutungsstörungen (z.B. Ulcus cruris), Lähmungen (Verlust von Reflexen, Inkontinenz, Dekubitus) oder organspezifische Funktionsstörungen (z.B. Verlust des sauren Magenmilieus und damit der bakteriziden Wirkung) bedingt sein.

Eine generalisierte Abwehrschwäche bei erworbenem Immundefekt kann vielfältige Ursachen haben (Tab. D7-1). Die Beeinträchtigung der einzelnen immunologischen Systeme prädisponiert für Infektionen mit bestimmten Erregern (Tab. D7-2 und D7-3). Das Risiko, an einer opportunistischen Infektion zu erkranken, wird unter anderem von der Intensität und der Dauer der Immunsuppression bestimmt.

Tab. D7-1 Ursachen erworbener Immundefekte.

neoplastische Erkrankungen	z.B. Morbus Hodgkin, Leukämien
Medikamente	z.B. Cyclosporin, FK506, Kortikosteroide, Zytostatika
metabolische Störungen	z.B. Diabetes mellitus, Morbus Cushing
Autoimmunerkrankungen	z.B. Lupus erythematodes, Wegenersche Granulomatose
Infektionen	z.B. HIV, Masern
Verletzungen	z.B. Verbrennungen
Splenektomie	
Mangelernährung und Kachexie	

3 Klinik der Infektionen beim immundefizienten Patienten

3.1 Der granulozytopenische Patient: Neutropenisches Fieber

Bei Granulozytopenie, d.h. einer Granulozyten-Zahl < 500/µl (und noch ausgeprägter bei Werten < 100/µl), besteht eine hochgradige Abwehrschwäche, die sehr häufig zu schwersten Infektionen der Haut, der Schleimhäute oder der inneren Organe führen kann. Diese schweren Formen der Granulozytopenie werden unter anderem nach intensiver Chemotherapie hämatologischer Neoplasien (z.B. akute Leukämien) und nach autologer oder allogener Stammzelltransplantation beobachtet. Weitere Ursachen sind angeborene und erworbene Funktionsstörungen des Knochenmarks (schwere aplastische Anämie). Aufgrund der prophylaktischen Maßnahmen (Co-trimoxazol oder Fluorchinolon-Präparate) ist es in den letzten Jahren zu einer deutlichen Veränderung des Keimspektrums beim neutropenischen Patienten gekommen. Während früher vor allem Infektionen mit gramnegativen Erregern überwogen, sind es jetzt vor allem **grampositive Keime,** die bei Infektionen von neutropenischen Patienten nachgewiesen werden.

Über 85% der bakteriellen Infektionen bei Patienten mit neutropenischem Fieber sind durch einen oder mehrere der folgenden drei gramnegativen und drei grampositiven Erreger ausgelöst:

- *Escherichia coli*
- *Klebsiella pneumoniae*
- *Pseudomonas aeruginosa*
- *Staphylococcus epidermidis*
- α- und β-hämolysierende Streptokokken
- *Staphylococcus aureus*.

Bei den invasiven Pilzinfektionen sind über 85% der Fälle von *Aspergillus fumigatus* bzw. *A. flavus* und *Candida albicans* bzw. *C. tropicalis* verursacht.

Cryptococcus neoformans

Andreas Roggenkamp

- **Erregerbeschreibung**

Kryptokokken gehören zur Klasse der Basidiomyzeten und wachsen meist als Hefepilze. Die einzige humanpathogene Spezies, *Cryptococcus neoformans*, lässt sich in zwei Biovare und vier Serotypen (A–D) unterteilen (var. *neoformans*: Serotypen A und D, var. *gattii*: Serotypen B und C). In unseren Breiten wird aus klinischen Materialien am häufigsten Serotyp A isoliert. *Cryptococcus neoformans* kommt in der Umwelt weit verbreitet vor. In urbanen Gebieten hat die Verbreitung in Gastrointestinaltrakten gesunder Vögel (Tauben, Stare, Truthähne) und auch Fledermäuse epidemiologische Bedeutung. Der getrocknete Kot dieser Tiere, in dem der Erreger in konzentrierter Form vorliegt, stellt die Hauptinfektionsquelle (via Inhalation) für Kryptokokkosen dar. Die Ausbildung einer Polysaccharid-Kapsel ist das charakteristische Merkmal von *C. neoformans*. Im Infektionsgeschehen hat die Kapsel sowohl antiphagozytäre wie auch immundysregulative Wirkung. Während der Durchmesser der sphärisch geformten Hefezellen von *C. neoformans* 4–10 μm beträgt, kann die Kapsel je nach Stamm und Anzuchtbedingungen eine Breite zwischen 2–15 μm aufweisen.

- **Erreger-Wirts-Beziehung**

C. neoformans ist ein opportunistischer Erreger, der lebensgefährliche ZNS-Infektionen verursachen kann. Die Übertragung erfolgt aerogen am ehesten durch Inhalation von Basidosporen. Bei Immungesunden kommt es in aller Regel nicht zu einer manifesten Infektion. CD4- und CD8-T-Zellen sowie eine Zytokin-Antwort vom Th1-Typ (granulomatöse Abwehrreaktion) sind für die Elimination des Erregers notwendig. Bei Patienten mit gestörter T-Zell-Immunität kommt es zu einer extra- wie auch intrazellulären (in Alveolarmakrophagen) Erregervermehrung. Die Primärinfektion der Lunge dauert in diesen Fällen Wochen, verläuft aber uncharakteristisch und symptomarm. Obwohl *C. neoformans* nicht Serum-resistent ist, kommt es zur hämatogenen Aussaat, zumeist in das ZNS, Auge, Haut und Prostata. Der ZNS-Befall verläuft als akute oder chronische Meningitis, später als Meningoenzephalitis. Die Diagnostik wird häufig durch das Fehlen charakteristischer Zeichen (z.B. Nackensteifigkeit) erschwert. Es dominieren meist Kopfschmerz, Übelkeit, erhöhte Temperaturen und Desorientiertheit. Unbehandelt führt die Erkrankung immer zum Tod. Drei Viertel der beschriebenen Kryptokokkosen treten bei AIDS-Patienten im Endstadium (CD4 < 50 Zellen/l) auf. Daneben gelten Immunsuppression infolge von Organtransplantationen, Leukämie-Erkrankungen oder längeren Kortikosteroid-Therapien als prädisponierende Faktoren. Periphere Manifestationen, insbesondere bei AIDS-Patienten, werden in vielgestaltiger Form an Haut, meist papulogranulomatös, Augen oder Prostata beobachtet. Die Augenbeteiligung begleitet häufig eine Meningoenzephalitis. Nach erfolgreicher Therapie ist bei fortbestehender Immunsuppression mit Rezidiven zu rechnen.

- **Diagnostik**

Direktnachweis. Für die Akutdiagnostik stehen käufliche Tests zur Verfügung, die Kryptokokken-Polysaccharid-Antigene mittels Agglutinationsreaktion im Patientenmaterial schnell und spezifisch nachweisen. Bei der Verwendung von Liquor oder Serum (mit Pronase-Vorbehandlung) erreicht der Test eine Sensitivität von > 95%. Bei Meningitis bzw. Meningoenzephalitis sollte zusätzlich aus dem Liquor ein Tuschepräparat angefertigt werden. Da Kryptokokken-Meningitiden besonders bei AIDS-Patienten mit einer hohen Keimlast einhergehen und die Kryptokokken hierbei ein sehr charakteristisches Erscheinungsbild zeigen (bekapselte Hefezellen), ist auch dieser Test sehr spezifisch und sensitiv. In Gewebebiopsien lassen sich Kryptokokken durch übliche Pilzfärbungen (z.B. Calcofluor) nachweisen.

Anzucht. Zur Diagnosesicherung sollte die Erregeranzucht nicht unterbleiben. Kryptokokken lassen sich aus Liquor, Blutkulturen und gegebenenfalls anderen Materialien auf gängigen Pilznährböden in 2–4 Tagen anzüchten, wobei die Kolonien aufgrund der Kapselbildung schon früh konfluieren. Die Abgrenzung zu anderen Sprosspilzen kann über biochemische Reaktionen (z.B. Urease-Bildung) leicht erfolgen. Hilfreich ist auch die Produktion eines Melanin-haltigen Pigments durch das Enzym Phenoloxidase, das Kryptokokken-Kolonien auf speziellen Nährböden (z.B. Negersaat) dunkel färbt.

Genom- und Antikörpernachweis. In der akut-Diagnostik sind diese Verfahren nicht indiziert.

- **Therapie**

Eine Kryptokokken-Meningitis wird mit einer Dreierkombination aus Amphotericin B, Flucytosin und Fluconazol über sechs Wochen behandelt. Bei Therapiekontrollen ist der Antigentiter nur begrenzt hilfreich, da persistierende Titer auch unter erfolgreicher Therapie vorkommen. Caspofungin ist gegen Kryptokokken unwirksam.

- **Rezidivprophylaxe**

Da die Kryptokokken-Meningitiden zu Rezidiven neigen, wird an die Akuttherapie eine Suppressionstherapie mit Fluconazol (1 × 200 mg/Tag) für die Zeit der Immunsuppression angeschlossen.

- **Literatur**

Currie, B.P., Casadevall, A.: A estimation of the prevalence of cryptococcal infection among patients infected with the human immunodeficiency virus in New York City. Clin Infect Dis 19 (1994) 1029–1033.

Del Poeta, M.: Role of phagocytosis in the virulence of Cryptococcus neoformans. Eucaryot Cell 3 (2004) 1067–1075.

Dromer, F., Mathoulin, S., Dupont, B., Laporte, A.: Epidemiology of cryptococcosis in France: a 9-year survey (1985-1993). French Cryptococcosis Study Group. Clin Infect Dis 23 (1996) 82–90.

Mitchell, G.T., Perfect, J.R.: Cryptococcosis in the era of AIDS – 100 Years after the discovery of Cryptococcus neoformans. Clin Microbiol Rev 8 (1995) 515–548.

Scholler, H.: Diagnosis of cryptococcosis and monitoring of chemotherapie. Mykosen 28 (1995) 5–16.

Tab. D7-2 Häufige Infektionserreger bei Patienten mit erworbener Abwehrschwäche.

Art der Abwehrschwäche	mögliche Grunderkrankungen	häufige Erreger	
Granulozytopenie (< 500/mm³ oder funktionelle Störung)	Knochenmarktransplantation akute Leukämie Zytostatikatherapie Azidose Verbrennung	Bakterien	Staphylococcus aureus Staphylococcus epidermidis α- und β-hämolysierende Streptokokken Pseudomonas aeruginosa Enterobacteriazeen
		Pilze	Candida spp. Aspergillus spp.
T-Zell-Defekt	Transplantation (solide Organe oder Knochenmark) lymphatische Leukämie Morbus Hodgkin Zytostatikatherapie Kortikosteroidtherapie HIV-Infektion Urämie	Bakterien	Salmonella spp. Mycobacterium tuberculosis Listeria monocytogenes Legionella pneumophila atypische Mykobakterien Nocardia spp.
		Pilze	Cryptococcus neoformans Toxoplasma gondii Pneumocystis jiroveci
		Viren	alle Viren der Herpes-Gruppe Adenoviren Papovaviren
Antikörpermangel (quantitativ oder funktionell)	multiples Myelom lymphatische Leukämie myeloische Leukämie Hypogammaglobulinämie HIV-Infektion	Bakterien	Streptococcus pneumoniae Haemophilus influenzae
		Viren	Enteroviren

Tab. D7-3 Typische Erreger bei lokalisierten Infektionen immundefizienter Patienten.

Manifestation/Lokalisation	Bakterien	Pilze, Parasiten	Viren
Schleimhautdefekt, Mundhöhle, Ösophagus	Anaerobier	Candida spp.	HSV, CMV
Gastrointestinaltrakt		Candida spp.	CMV, Adenoviren, Enteroviren
Haut	Staphylokokken	Candida spp.	VZV, HSV, HHV-8
Enzephalitis/ZNS	Pneumokokken, Listerien	C. neoformans, T. gondii	HSV, VZV, CMV, EBV, JC-Virus, Entero- und Adenoviren
Pneumonie	Mykobakterien, Legionellen, Nokardien	P. jiroveci, Aspergillus spp., T. gondii	CMV, Adenoviren, VZV, HSV, Paramyxoviren
Hepatitis			EBV, CMV, HSV, Adenoviren, HBV, HCV
Harnwege	gramnegative Bakterien		BK-Virus, Adenoviren
Infektion der hinteren Augenabschnitte			CMV, HSV, VZV

Papovaviren (JC- und BK-Virus)

Hartmut Hengel

- **Erregerbeschreibung**
Es handelt sich um nackte Viren aus der Familie der Papovaviridae mit einem ikosaedrischen Proteinkapsid und einem doppelsträngigen, ca. 5 kbp DNA-Genom (Cole und Conzen 2001).
Die Namen JC- und BK-Virus leiten sich von den Initialen der Patienten ab, von denen die Viren erstmals isoliert wurden.

- **Erreger-Wirts-Beziehung**
BK- und JC-Virus persistieren lebenslang im Organismus. Der Persistenzort ist nicht genau bekannt, diskutiert werden unter anderem Nierengewebe, hämatopoetische Vorläuferzellen und B-Lymphozyten (Monaco et al. 1996). PCR-Befunde legen nahe, dass JC-Genome im Hirngewebe von Normalpersonen ohne progressive multifokale Leukoenzephalopathie (PML) nachweisbar sein können. Bei gesunden Personen, gehäuft bei Schwangeren, insbesondere aber bei Immunsuppression kann die BK- und JC-Infektion reaktiviert und das Virus über den Urogenitaltrakt ausgeschieden werden. Die JC-Infektion zeigt *in vitro* einen geringen zytopathischen Effekt. Die Infektion mit BK-Virus *in vitro* kann zu einer persistenten Infektion, aber auch zur Zelltransformation führen.

- **Epidemiologie**
JC- und BK-Virus kommen ausschließlich beim Menschen vor. Ab dem Kleinkindalter werden Primärinfektionen beobachtet. Die Seroprävalenz bei Erwachsenen liegt für das BK-Virus bei über 80%, für das JC-Virus geringfügig niedriger (Major 2001). Der Transmissionsweg beider Viren ist nicht sicher geklärt, eine fäkal-orale Übertragung erscheint eher wahrscheinlich als die Übertragung durch Aerosole. 0,7–4% aller AIDS-Patienten entwickeln eine progressive multifokale Leukoenzephalopathie (PML) durch JC-Virus (Berger und Concha 1995).

- **Krankheitsspektrum**
Die Primärinfektionen mit JC- und BK-Virus verlaufen in der Regel subklinisch. Erkrankungen sind Folge reaktivierter Infektionen bei immundefizienten Patienten. JC-Virus ist Ursache der progressiven multifokalen Leukoenzephalopathie. Dabei handelt es sich um eine subakute, multifokale demyelinisierende Erkrankung vorwiegend der weißen Substanz mit Verlust der Oligodendrozyten, es können auch die graue Substanz, der Hirnstamm und das Kleinhirn betroffen sein (Ferrante et al. 1997). Typische Symptome sind Paresen der Extremitäten, kortikale Blindheit, Störungen der Sprache und Kognition. Fieber und Kopfschmerzen treten nicht auf. In den meisten Fällen führt die Erkrankung innerhalb von 3–6 Monaten zum Tod. Niedrige JC-DNA-Konzentrationen im Liquor sind prognostisch günstig (Hou und Major 2005). BK-Virus ist Ursache für hämorrhagische Zystitiden bei Immunsupprimierten. Ein Zusammenhang von Papovaviren mit Neoplasien des Menschen ist spekulativ (Cole und Conzen 2001, Hou und Major 2005).

- **Spezifische Diagnostik**
PML-Patienten sind JC-Virus-seropositiv, doch ist die Serologie für die Diagnosestellung ohne Bedeutung. Bei PML-Verdacht aufgrund klinischer Symptome und bildgebender Verfahren wird die Diagnose durch den JC-DNA-Nachweis mittels PCR im Liquor und durch Hirnbiopsie gesichert (Hou und Major 2005, Koranik 2004). Bei einer aktiven Infektion werden BK- und JC-Virus im Urin ausgeschieden. Die Detektion erfolgt in der Regel durch den Nukleinsäurenachweis, vorzugsweise durch quantitative Bestimmung der „viral load" (Ryschkewitsch et al. 2004).

- **Prophylaxe**
Prophylaktische Maßnahmen sind nicht erprobt.

- **Spezifische Therapie**
Die Verbesserung des Immunstatus durch Reduktion immunsuppressiver Medikamente bzw. bei HIV-Patienten eine effektive antiretrovirale Behandlung ist therapeutisch entscheidend. Einzelfallberichte und In-vitro-Studien über die JC- bzw. BK-Wirksamkeit von Cidovovir, Cytosinarabinosid und IFN-α (Andrei et al. 1997) konnten in klinischen Studien nicht bestätigt werden (Hou und Major 2005, Koranik 2004).

- **Literatur**
Andrei, G., Snoeck, R., Vandeputte, M., Declercq, E.: Activities of various compounds against murine and primate polyomaviruses. Antimicrob Agents Chemother 41 (1997) 587–593.
Berger, J.R., Concha, M.: Progressive multifocal leukoencephalopathy: the evolution of a disease once considered rare. J Neurovirol 1 (1995) 5–18.
Cole, C.N., Conzen S.D.: Polyomaviridae: The viruses and their replication. In: Knipe, D.M., Holey, P.M. (eds.): Fields Virology, pp. 2141–2174. 4th ed., Lippincott Williams & Williams, Philadelphia 2001.
Ferrante, P., Caldarelli-Stefano, R., Omodeo-Zorini, E., Cagni, A.E., Cocchi, L., Suter, F., Maserati, R.: Comprehensive investigation of the presence of JC Virus in AIDS patients with and without progressive multifocal leukoencephalopathy. J Med Virol 52 (1997) 235–242.
Hou, J., Major, E.: Management of infections by the human polyomavirus JC: past, present and future. Expert Rev Anti Infect Ther 3 (2005) 629–640.
Koranik, I.J.: New insights into progressive mulitfocal leukoencephalopathy. Curr Opin Neurol 17 (2004) 365–370.
Major, E.O.: Human Polyomavirus. In: Knipe, D.M., Holey, P.M. (eds.): Fields Virology, pp. 2175–2196. 4th ed., Lippincott Williams & Williams, Philadelphia 2001.
Monaco, M.C., Atwood, W.J., Gravell, M., Tornatore, C.S., Major, E.O.: JC Virus infection of hematopoietic progenitor cells, primary B lymphocytes, and tonsillar stromal cells: implications for viral latency. J Virol 70 (1996) 7004–7012.
Ryschkewitsch, C., Jensen, P., Hou, J., Fahle, G., Fischer S., Major E.O.: Comparison of PCR-southern hybridization and quantitative real-time PCR for the detection of JC and BK viral nucleotide sequences in urine and cerebrospinal fluid. J Virol Methods 121 (2004) 217–221.

Diagnostische Maßnahmen beim Patienten mit neutropenischem Fieber haben zu berücksichtigen, dass die üblichen Infektionssymptome und -zeichen – aufgrund der im Rahmen des Immundefektes eingeschränkten Möglichkeit des Organismus mit einer Entzündung auf einen systemischen oder lokalen Infekt zu reagieren – wesentlich geringer ausgeprägt sind und Fieber häufig das einzige frühe Zeichen der Infektion darstellt.

Die häufigsten Infektlokalisationen bei Patienten mit Granulozytopenie sind der Oropharynx, das Periodontium, die Lunge, der distale Ösophagus, das Kolon, die Perianalregion und die Haut. Diese sieben Lokalisationen machen über 85% der Infektionsherde beim neutropenischen Patienten aus. Meist geht eine lokale Besiedlung des Organs oder benachbarter Organe der invasiven Infektion voraus. So werden Pneumonien häufig von Keimen verursacht, die den Oropharynx des Patienten kolonisieren, perianale Läsionen sind meist durch Erreger bedingt, welche den unteren Intestinaltrakt besiedeln.

In den letzten Jahren ist es zu einer deutlichen Zunahme an **invasiven Pilzinfektionen** bei immunsupprimierten Patienten gekommen. Vor allem Patienten mit neoplastischen Erkrankungen (insbesondere Patienten mit länger dauernder Knochenmarkaplasie und Patienten nach allogener Stammzelltransplantation) sind einem sehr hohen Risiko für die Entwicklung einer Pilzinfektion ausgesetzt. Neben der lang dauernden Neutropenie tragen die Verwendung von zentralen Venenkathetern und der frühe Einsatz von Breitspektrum-Antibiotika zur Zunahme der invasiven Pilzinfektionen bei. Bei Patienten nach allogener Stammzelltransplantation scheint darüber hinaus die protrahierte Immunsuppression, vor allem bei Vorhandensein einer chronischen Graft-versus-Host-Reaktion oder bei ausgeprägter T-Zell-Depletion, einen zusätzlichen Risikofaktor darzustellen. Die häufigsten Erreger einer invasiven Pilzinfektion stellen Candida- und Aspergillus-Spezies dar, in den letzten Jahren werden aber zunehmend auch bisher selten beschriebene Pathogene wie Mucorales- oder Fusarium-Spezies nachgewiesen. Die frühe Diagnose einer invasiven Pilzinfektion ist essentiell, um die hohe Mortalität bei neutropenischen Patienten zu senken. Risikopatienten sollten aus diesem Grund engmaschig kontrolliert werden. Neben kulturellen Verfahren kommen hier vor allem Antigennachweise, aber auch molekular-

Aspergillus spp.

Andreas Roggenkamp

- **Erregerbeschreibung**
  Aspergillen gehören wie die Zygomyzeten und Penicillium-Arten zu den Schimmelpilzen. Sie kommen ubiquitär im Erdboden vor und wachsen an verrottenden Pflanzen und Abfällen. Hohe Konzentrationen werden in Komposthaufen und alten Gemäuern, aber auch in Blumentöpfen angetroffen. Die Hyphen der Aspergillen sind 3–6 μm dick, segmentiert und nicht pigmentiert. Der klinisch wichtigste Vertreter ist *Aspergillus fumigatus*, gefolgt von *A. flavus* und *A. niger*.

- **Erreger-Wirts-Beziehung**
  Den aerogen freigesetzten Konidien der Schimmelpilze ist der Mensch täglich ausgesetzt. Nach Inhalation werden die Konidien bei Gesunden durch Alveolarmakrophagen phagozytiert und spätestens nach Aussprossung durch Granulozyten und aktivierte Makrophagen eliminiert. Bei immungeschwächten Patienten sprossen die Konidien in Hyphen aus. Diese wachsen invasiv in das Gewebe, verursachen Nekrosen, halten sich nicht an Organgrenzen und können hämatogen metastasieren. Aspergillen sezernieren *in vitro* eine Reihe von Proteasen und Toxinen, die außerhalb des Wirtes im mikroökologischen Überleben von Bedeutung sind. Eine pathogenetische Funktion konnte keinem dieser Enzyme bisher nachgewiesen werden.

- **Krankheitsspektrum**
  Aspergillen können bei entsprechender Vorschädigung zu verschiedenen oberflächlichen Infektionen führen: Otomykose bei chronischer Otitis externa, Wundinfektion z.B. bei Verbrennung, Keratitis bzw. Endophtalmitis nach Verletzung, sinusoidaler Befall der Nasennebenhöhlen oder Aspergillom in vorgeschädigter Lunge. Bei Atopikern können Aspergillen-Sporen zu allergischen bronchopulmonalen/sinusoidalen Erkrankungen führen. Bei Risikopatienten sind invasive Verlaufsformen, zumeist ausgehend von der Lunge, gefürchtet. Risikofaktoren für invasive Aspergillosen sind vor allem:
  – Knochenmarktransplantation (KMT), besonders allogene KMT und Graft-versus-Host-Reaktionen
  – akute Leukämie
  – Neutropenie
  – andere schwere Immunsuppressionen.
  Die Bildung von septischen Metastasen (z.B. im ZNS) ist bei invasiven Verlaufsformen auch unter entsprechender Therapie mit hoher Letalität verbunden. Die Diagnose wird hier häufiger erst post mortem gestellt.
  Vermehrtes Auftreten von Aspergillosen im Krankenhaus wird in Zusammenhang mit Umbaumaßnahmen beobachtet.

- **Diagnostik**
  Erregernachweis. Aspergillen lassen sich aus gängigen Probenmaterialien in 2–4 Tagen auf üblichen Nährmedien anzüchten und mikromorphologisch meist schnell differenzieren. Die Wertigkeit (Kontamination, Besiedelung, invasive Infektion) eines kulturellen Aspergillen-Nachweises aus oberflächlichen Proben ist häufig unklar und nur im klinischen Kontext zu deuten. Lassen sich mikroskopisch Hyphen

Aspergillus spp. (Fortsetzung)

im selben Probenmaterial nachweisen, ist dies ein wichtiger Hinweis auf einen signifikanten Befund. Beweisend für eine invasive Infektion ist der mikroskopische Nachweis von Aspergillenhyphen in Geweben und sonst sterilen Materialien. Zu beachten ist hierbei, dass sich in Gewebeproben nicht alle mikroskopisch positiven Nachweise in der Kultur bestätigen lassen. Aus Blutkulturen und Liquor-Proben sind Aspergillen so gut wie nie anzüchtbar. Bei Risikopatienten ist jeder Nachweis von Aspergillen, auch aus Sputum und Bronchialsekret, relevant. Durch umgehende Kontrolluntersuchung, dem Nachweis von Aspergillus-Antigen im Serum (gegebenenfalls PCR) und bildgebende Verfahren (CT) sind invasive Verläufe auszuschließen. Ein wiederholter kultureller Nachweis korreliert bei Risikopatienten mit einer invasiven Aspergillose. Da eine Besiedelung einer invasiven Verlaufsform vorausgeht, kommt auch negativen Befunden diagnostischer Wert zu.

Antigennachweis. Bei 90% der invasiven Aspergillosen kann Aspergillus-Antigen im Serum mittels ELISA nachgewiesen werden. Bei Risikopatienten ist eine engmaschige Überwachung anzustreben. Zu beachten ist hierbei, dass längere i.v. Therapie mit β-Laktam-Antibiotika zu falschpositiven Ergebnissen führen können.

Genomnachweis. Mehrere sensitive PCRs zum Nachweis von Aspergillen in Bronchialsekreten oder Blut sind beschrieben. Diese sind aber sehr kontaminationsanfällig und nicht überall verfügbar.

Antikörpernachweis. Zur schnellen Differenzierung zwischen Besiedelung und invasiver Verlaufsform bei Immungeschwächten sind Antikörpernachweise zurzeit wenig aussagekräftig. Bei allergischen Bronchopneumonien oder Aspergillomen finden sich regelmäßig Antikörper, die z.B. mittels ELISA nachweisbar sind. Bei diesen Erkrankungen ist auch der Nachweis präzipitierender Antikörper mittels Immunelektrophorese diagnostisch hilfreich.

- **Therapie**
Therapieoptionen bei invasiven Aspergillosen sind Amphotericin B, gegebenenfalls in der Lipid carrier-Form, Caspofungin sowie neue Azole wie Voriconazol oder Posaconazol. Auch Zweierkombinationen sind hier möglich. Bei ZNS-Beteiligung sollte Voriconazol aufgrund seiner besseren Liquor-Gängigkeit Vorzug gegeben werden. Nebenwirkungsspektren und Interferenzen mit Immunsuppressiva sind zu beachten. Die Therapiedauer ist abhängig vom Immunstatus des Patienten und dem klinischen Ansprechen der Therapie. Bei einzelnen, abgekapselten Herden kann eine operative Entfernung erwogen werden.

- **Literatur**
Groll, A.H., Shah, P.M., Mentzel, C., Schneider, M., Just-Nuebling, G., Huebner, K.: Trends in postmortem epidemiology of invasive fungal infections at a university hospital. J Infect 33 (1996) 23–32.
Mukherjee, P.K., Sheehan, D.J., Hitchcock, C.A., Ghannoum, M.A.: Combination treatment of invasive fungal infections. Clin Microbiol Rev 18 (2005) 163–194.
Musher, B., Fredricks, D., Leisenring, W., Balajee, S.A., Smith, C., Marr, K.A.: Aspergillus galactomannan enzyme immunoassay and quantitative PCR for diagnosis of invasive aspergillosis with bronchoalveolar lavage fluid. J Clin Microbiol 42 (2004) 5517–5522.
Singh, N., Paterson, D.L.: Aspergillus infections in transplant recipients. Clin Microbiol Rev 18 (2005) 44–69.

---

biologische Methoden zur Anwendung. Der Galaktomannan-Test hat inzwischen Eingang in die diagnostischen Kriterien der invasiven Aspergillose erhalten. Invasive Aspergillosen, die nicht effizient und nicht rechzeitig therapiert werden, verlaufen mit hoher Wahrscheinlichkeit letal. Lassen sich disseminiert Organmanifestation nachweisen, beträgt die Letalität auch bei entsprechender Therapie beim neutropenischen Patienten 70–80%, bei Patienten nach allogener Stammzelltransplantation über 90%.

3.2 Störungen der T-Zell-Funktion

Ein Defekt der T-Lymphozyten oder des mononukleären phagozytierenden Systems tritt auf bei:
- akuter und chronischer lymphatischer Leukämie
- Zustand nach Nieren-, Herz-, Leber-, Lungen- und Stammzelltransplantation
- Morbus Hodgkin
- HIV-Infektion.

Viele der bei diesen Patienten nachgewiesenen Erreger und Pathogene sind zwar auch bei immunkompetenten Patienten anzutreffen, lösen dann aber nur selten disseminierte oder gar lebensbedrohliche Infektionen aus. Hierzu gehören das Varicella-Zoster-Virus (VZV), das Herpes-simplex-Virus (HSV), das Zytomegalievirus (CMV) oder auch *Toxoplasma gondii*. Andere Organismen, wie z.B. *Pneumocystis jiroveci* oder Polyomaviren, führen beim Immunkompetenten niemals zu einer klinisch manifesten Infektion. *Pneumocystis jiroveci* tritt fast ausschließlich bei Patienten auf, die längerfristig immunsupprimiert sind und die Häufigkeit eines Pneumocystis-jiroveci-Infektes korreliert eindeutig mit der Dauer der Immunsuppression.

3.3 Störungen der humoralen Abwehr

Bei Patienten mit einem humoralen Immundefekt (z.B. bei multiplem Myelom), denen vor allem opsonierende Antikörper des Serums fehlen, treten bevorzugt Infektionen mit verkapselten Bakterien wie *Streptococcus pneumoniae* oder *Haemophilus influenzae* auf. Der Mangel an opsonierenden Antikörpern vermindert die Phagozytose-Aktivität der Granulozyten, Monozyten und Makrophagen. Bei Patienten mit schwerem Antikörpermangel werden außerdem chronische Enterovirus-Infektionen beobachtet (z.B. chronische Enzephalitis).

4 Spezielle Krankheitsbilder

4.1 Patient nach allogener Stammzelltransplantation

Nach allogener Stammzelltransplantation (SZT) kommt es zu Kombinationen von verschiedenen Immunfunktionsstörungen. Zunächst besteht eine Phase der Granulozytopenie, die etwa 10–28 Tage andauert und in der vor allem bakterielle, aber auch invasive Pilzinfektionen auftreten (Tab. D7-4). Bei fehlender bzw. insuffizienter Prophylaxe werden bei HSV-seropositiven Patienten **HSV-Reaktivierungen** innerhalb der ersten 20 Tage nach Transplantation beobachtet. Das Herpes-simplex-Virus reaktiviert noch vor der hämatopoetischen Rekonstitution nach Stammzelltransplantation bei ca. 70–80% der seropositiven Transplantatempfänger. HSV-Infektionen verursachen vor allem hämorrhagische orale oder genitale mukokutane Läsionen, eine Ösophagitis und – deutlich seltener – eine Pneumonie. Die mediane Zeit bis zum Auftreten der HSV-Infektion beträgt etwa acht Tage nach Transplantation. In der frühen Phase nach allogener Stammzelltransplantation (Tag 20–50) werden auch Reaktivierungen von **Papovaviren** beobachtet: JC-Virus ist mit der progressiven

---

Candida spp.

Andreas Roggenkamp

- **Erregerbeschreibung**
  Der deskriptive Ausdruck „Hefen" bezeichnet einzellige Pilze, die sich durch Sprossung fortpflanzen. Zu dieser heterogenen Gruppe gehören auch die verschiedenen Candida-Arten. Die Zellen von *Candida spp.* sind klein (Durchmesser 3–6 μm) und rundoval. Sie können Pseudomyzel, gelegentlich aber auch echtes Myzel bilden. Aus klinischen Materialien wird zumeist *C. albicans* isoliert. Daneben haben aber auch anderen Spezies klinische Bedeutung, wie z.B. *C. dublinensis, C. glabrata, C. guilliermondii, C. krusei, C. lusitaniae, C. parapsilosis C. pseudotropicalis* und *C. tropicalis*. *Candida spp.* bilden taxonomisch kein zusammenhängendes Cluster, insbesondere *C. krusei* und *C. glabrata* zeigen genetisch wenig Verwandtschaft zu den anderen Spezies.

- **Erreger-Wirts-Beziehung**
  Candida spp. sind Teil der transienten Haut- und Schleimhautflora des Menschen. Sie lassen sich in geringen Mengen auch bei Gesunden aus oberflächlichen Abstrichen anzüchten. Eine unverletzte Haut-Schleimhaut-Schicht mit normaler mikrobiologischer Flora stellt eine effektive Barriere gegen Candida-Infektionen dar. Neutrophile Granulozyten und auch Makrophagen haben darüber hinaus die Fähigkeit, effektiv Hefezellen zu phagozytieren und abzutöten. Bei Störungen der Haut-Schleimhaut-Flora (z.B. Antibiotikatherapien) oder der Hautintegrität (z.B. Abschürfungen) kann es zu lokalen Infektionen kommen. Erregerspezifische Faktoren (z.B. Proteasen-, Hyphen- oder Biofilmbildung) sind am Invasionsprozess beteiligt.

- **Krankheitsspektrum**
  Candida-Infektionen zeigen sich je nach Lokalisation sehr mannigfaltig. Lokale Infektionen der Haut und Schleimhaut können als oberflächliche Hautmykosen, Intertrigo-Befall, Onychomykosen (selten), Mundsoor, vaginale Candidosen (auch rekurrierend) oder als schwere Candida-Ösophagitis imponieren. HIV-Infektion, Diabetes mellitus oder Schwangerschaft sind wichtige Prädispositionen für mukokutane Candidosen.
  Im Krankenhausbereich sind bei Risikopatienten invasive Candidosen gefürchtet. Risikofaktoren sind hier vor allem iatrogener Art:
  – längere antibiotische Therapien
  – Verwendung von Kathetern und Implantaten
  – immunsuppressive (auch Steroide) und zytostatische Therapien, besonders wenn diese mit Störungen der Phagozyten-Funktionen (Neutropenie < 500/μl, > 5 Tage) und der Schleimhautintegrität (Mukositis) einhergehen
  – > 2 Wochen intensivmedizinische Behandlung
  – parenterale Hyperalimentation
  – Operationen
  – Niereninsuffizienz.
  Invasive Candida-Infektionen zeigen sich bei Risikopatienten als persitierendes Fieber (> 38 °C) unter breit wirksamer antibiotischer Therapie. Organspezifische Symptome ergeben sich bei fungiämischen Verläufen erst durch Organabsiedelungen und sind mit hoher Letalität verbunden. Endokarditis oder Endophtalmitis sind hier typische Manifestationen, aber auch andere Organe können betroffen sein wie Nieren, Knochen, ZNS oder der Respirationstrakt.

- **Diagnostik**
  Erregernachweis. Oberflächlicher Soor-Befall lässt sich meist klinisch diagnostizieren. In Zweifelfällen können Hefen aus Abstrichproben mikroskopisch dargestellt und angezüchtet werden. Zur Probenentnahme eignen sich hier handelsübliche Abstrichtupfer. *Candida spp.* wachsen auf üblichen Nährmedien in 1–3 Tagen. Der häufigste Vertreter, *C. albicans*, kann schnell über Indikatornährböden diagnos-

Candida spp. (Fortsetzung)

tiziert werden. Die Differenzierung der anderen *Candida spp.* erfolgt biochemisch. Die Diagnose einer invasiven Candidose ist schwierig zu stellen. Sie basiert meist auf mehreren indirekten Hinweisen und setzt eine engmaschige und breite mikrobiologische Diagnostik von Risikopatienten voraus. Beweisend ist der histologisch/kulturelle Nachweis in sonst sterilen Gewebeproben und die Anzucht von *Candida spp.* in Blutkulturen. Letzteres gelingt aber nur in 50% der Fälle. Indirekte Hinweise auf Vorliegen einer invasiven bzw. disseminierten Candidose können sein: vermehrter Nachweis einer Candida-Art an mehreren peripheren Entnahmeorten (Katheter, Urin, Stuhl, respiratorische Proben, Haut/Schleimhaut) sowie positive serologische Verfahren (siehe unten) bei Fieber > 38 °C unter breiter Antibiose.

Antigennachweis. Bei 50% der disseminierten Candidosen lassen sich im Anfangsstadium Erregerbestandteile im Serum mittels Agglutinationstest nachweisen. Der Nachweis erfasst jedoch nicht alle Candida-Arten (z.B. nicht: *C. krusei* und *C. pseudotropicalis*), er ist bei niereninsuffizienten Patienten häufig falschpositiv und wird im Laufe der Infektion durch maskierende Antikörper wieder negativ.

Antikörpernachweis. Bei stark immunsuppremierten Patienten ist der Antikörpernachweis wenig hilfreich. Bei hoher Durchseuchungsrate ist nur ein deutlicher Titer-Anstieg aussagefähig.

DNA-Nachweis. Dieser ist nur in wenigen Speziallaboren verfügbar.

- **Therapie**
  In Abhängigkeit von Lokalisation und Risikofaktoren werden unterschiedliche Therapieregime empfohlen. Bei leichteren Verlaufsformen kann Fluconazol eingesetzt werden, wobei jedoch zu beachten ist, dass *C. krusei*, *C. glabrata* und einige *C.-albicans*-Stämme resistent sind. Für die invasiven Verlaufsformen bei Risikopatienten stehen mehrere Optionen zur Verfügung. Neben Amphotericin B (eventuell in Kombination mit 5-Fluorcytosin) und Caspofungin (überlegen bei Infektionen mit Biofilmbildung) bieten sich auch neue Azolderivate (z.B. Voriconazol) an. Darüber hinaus sollte immer auch ein Katheterwechsel erwogen werden.

- **Literatur**
  de Repentigny, L., Lewandowski, D., Jolicoeur, P.: Immunopathogenesis of oropharyngeal candidiasis in human immunodeficiency virus infection. Clin Microbiol Rev 17 (2004) 729–759.
  Fridkin, S.K., Jarvis, W.R.: Epidemiology of nosocomial fungal infections. Clin Microbiol Rev 9 (1996) 499–511.
  Kojic, E.M., Darouiche, R.O.: Candida infections of medical devices. Clin Microbiol Rev 17 (2004) 255–267.
  Pappas, P.G., Rex, J.H., Sobel, J.D., Filler, S.G., Dismukes, W.E., Walsh, T.J., Edwards, J.E.: Guidelines for treatment of candidiasis. Clin Infect Dis 38 (2004) 161–189.
  Richardson, M.D.: Changing patterns and trends in systemic fungal infections. J Antimicrob Chemother 56 (2005) i5–i11.

---

multifokalen Leukenzephalopathie, BK-Virus mit der nach Tag 20 auftretenden hämorrhagischen Zystitis assoziiert. Im späteren Verlauf, meist um den Tag 40, kommt es dann erstmalig zum Nachweis von **CMV**. Bei T-Zell-depletierten Patienten kann die CMV-Reaktivierung früher auftreten. Das Virus findet sich bei CMV-seropositiven Patienten als Folge einer reaktivierten Infektion und bei seronegativen Patienten, die ein Transplantat eines CMV-seropositiven Spenders erhielten, als Ausdruck einer Primärinfektion. Bei fehlender oder inadäquater Behandlung kommt es in mindestens 50% der Fälle um den Tag 50 nach Stammzelltransplantation zum raschen Auftreten einer CMV-Erkrankung, vor allem einer CMV-induzierten interstitiellen Pneumonie.

Neben interstitiellen Pneumonien werden als klinische Manifestationen der CMV-Infektion Ösophagitiden, Gastroenteritiden und Hepatitiden beobachtet. Die CMV-Polyradikulitis und Enzephalitis sind seltene Manifestationen bei Knochenmark-transplantierten Patienten. Ebenso wird die CMV-Retinitis sehr selten, am ehesten im Rahmen der späten CMV-Erkrankung bei diesen Patienten festgestellt, vor allem bei Patienten mit chronischer GvH-Reaktion, die bereits früher CMV reaktivierten. Nach überstandener CMV-Infektion kommt es, begünstigt

Zytomegalievirus (CMV)

Hartmut Hengel

- **Erregerbeschreibung**
  Das Zytomegalievirus ist der Prototyp der β-Subfamilie der humanen Herpesviren mit äußerer Membranhülle, einem 235 kbp doppelsträngigen DNA-Genom und mehr als 200 Genen (Shenk 2006). Sub- oder Serotypen werden nicht unterschieden.

- **Erreger-Wirts-Beziehung**
  In Abhängigkeit vom Immunstatus repliziert CMV in einer Vielzahl verschiedener Gewebe und Zelltypen, unter anderem in Fibroblasten, Endothelzellen, glatten Muskelzellen, myelomonozytären Zellen und Epithelzellen. In der Zellkultur beansprucht ein Replikationszyklus mehr als drei Tage.

Zytomegalievirus (CMV) (Fortsetzung)

Die antivirale Immunantwort führt zur Unterdrückung der Virusvermehrung, nicht aber zur Elimination (latente Infektion). Die Wiederaufnahme der Replikation und Virusausscheidung wird als reaktivierte bzw. rekurrente Infektion bezeichnet und verläuft bei Immunkompetenten subklinisch. Bei der Kontrolle der CMV-Infektion sind die zelluläre Immunabwehr und Zytokine entscheidend, aber auch Antikörper sind von Bedeutung. Multiple Funktionen befähigen das Virus, sich der Immunkontrolle partiell zu entziehen (Mocarski 2002). Die Immunevasion des Virus muss durch Immunfunktionen kompensiert werden und setzt daher eine intakte zelluläre Immunität voraus.

- **Epidemiologie**
Das Vorkommen des humanen CMV ist auf den Menschen beschränkt. In Abhängigkeit von sozioökonomischen Faktoren sind 50–95% der Erwachsenen seropositiv (Pass 2001). CMV wird bei intimen Körperkontakten durch Sekrete wie Speichel, Muttermilch, Zervixsekret und Sperma sowie diaplazentar und iatrogen durch weiße Blutzellen und Organtransplantation übertragen. Neuinfektionen treten insbesondere im frühen Kindesalter und mit der Aufnahme sexueller Beziehungen auf. CMV ist die häufigste Ursache für prä- und perinatale Virusinfektionen in Deutschland. Mit einem kongenitalen CMV-Syndrom ist bei ca. 650 Neugeborenen pro Jahr zu rechnen.

- **Krankheitsspektrum**
Die klinischen Manifestationen einer CMV-Erkrankung werden in hohem Maße von Art und Ausmaß der zugrunde liegenden Immundefizienz bestimmt, eine Ausnahme stellt nur die CMV-Mononukleose dar (Pass 2001). Charakteristisch sind die Retinitis bei HIV-Infizierten und die interstitielle Pneumonie nach Knochenmarktransplantation. Bei Organtransplantierten steht die Infektion des Transplantats häufig im Vordergrund, da sie mit Rejektionserscheinungen assoziiert ist (Grattan et al. 1989). Weitere Symptome sind Ösophagitis, Kolitis, Hepatitis und seltener die CMV-Meningoenzephalitis. Angeborene CMV-Syndrome sind durch Hepatosplenomegalie, Gallengangsatresie, Chorioretinitis, Mikrozephalie, Enzephalitis (mit oder ohne periventrikuläre Verkalkungen), Blutbildveränderungen und eventuell durch kardiovaskuläre Defekte gekennzeichnet. Oligosymptomatische Formen sind häufiger als das Vollbild. In jüngster Zeit wird CMV als Risikofaktor für das Entstehen von Atherosklerose und Restenosen diskutiert (Epstein et al. 1996).

- **Spezifische Diagnostik**
Direkte Nachweisverfahren (DNA- oder Antigennachweis, Virusisolierung) haben vor allem bei immunsupprimierten Patienten Vorrang vor dem Nachweis spezifischer Antikörper.

- **Erregernachweis**
Virusisolierung. Sie erfolgt mittels primärer humaner Fibroblasten aus frischen Patientenmaterialien (Urin, Rachenspülwasser, Trachealsekret, Fruchtwasser und andere) und ist ein relativ zeitintensives Verfahren (1–6 Wochen). Durch den Nachweis von „early antigen" in Fibroblastenkulturen lässt sich der Nachweis wesentlich beschleunigen (1–3 Tage).
Genomnachweis. Dieser erfolgt in der Regel durch Amplifikation CMV-spezifischer Genomabschnitte durch quantitative PCR („viral load"). Geeignete Materialien sind je nach Fragestellung Leukozyten, Serum, Trachealsekret, Liquor, Biopsie-Material, Fruchtwasser und Nabelschnurblut. Er ist das empfindlichste Nachweisverfahren, doch sind latente Genome unter diesen Bedingungen nicht nachweisbar, sodass der positive Nachweis für das Vorliegen einer aktiven Infektion spricht.
Antigennachweis. Hierbei wird das CMV-Tegumentprotein pp65 in Immunfluoreszenz- oder AP-Technik mittels monoklonaler Antikörper in Leukozyten nachgewiesen. Das positive Testergebnis weist die aktive systemische CMV-Infektion nach.

- **Antikörpernachweis**
Klassenspezifischer Nachweis von CMV-IgG, -IgM oder -IgA durch Enzymimmunassay (EIA). IgM- und IgA-Antikörper zeigen die primäre, aber auch die reaktivierte Infektion an. Rekurrente Infektionen führen zum Anstieg des IgG- und IGM-Titers. Die Serologie ist für die Diagnostik aktiver CMV-Infektionen bei immunkompromittierten Patienten ungeeignet.

- **Prophylaxe**
Bei Transplantationspatienten hat sich i.v. oder p.o. verabreichtes Ganciclovir bzw. Foscarnet als wirksam erwiesen (Crumpacker 1996). Bei Knochenmarktransplantierten wird CMV-Hyperimmunglobulin eingesetzt und die Übertragung von CMV-spezifischen T-Zellen als prophylaktische Maßnahme evaluiert.

- **Spezifische Therapie**
Potenziell organ- oder lebensbedrohende CMV-Erkrankungen werden mit i.v. Ganciclovir (Crumpacker 1996), ggf. mit Foscarnet oder Cidofovir behandelt. Resistenzbildung gegen die antiviralen Substanzen wird beobachtet.

- **Literatur**
Crumpacker, C.S.: Ganciclovir. N Engl J Med 335 (1996) 721–729.
Epstein, E.S., Speir, E., Zhou, Y.F., Guetta, E., Leon, M., Finkel, T.: The role of infection in restenosis and atherosclerosis: focus on cytomegalovirus. Lancet 348 (1996) S13–S17.
Grattan, M.T., Moreno-Cabral, C.E., Starnes, V.A., Oyer, P.E., Stinson, E.B., Shumway, N.E.: Cytomegalovirus infection is associated with cardiac allograft rejection and atherosclerosis. JAMA 261 (1989) 3561–3566.
Mocarski, E.S.: Immunomodulation by cytomegaloviruses: manipulative strategies beyond evasion. Trends in Microbiology 10 (2002) 332–339.
Pass, R.F.: Cytomegalovirus. In: Knipe, D.M., Holey, P.M. (eds.): Fields Virology, pp. 2675–2705. 4th ed., Lippincott Williams & Williams, Philadelphia 2001.
Shenk, T.: Human Cytomegalovirus Genomics. In: Reddehase, M.J. (ed.): Cytomegaloviruses. Molecular Biology and Immunology, pp. 49–61. Caister Academic Press, Norfolk 2006.

Tab. D7-4 Infektiöse Komplikationen nach allogener Stammzelltransplantation.

Zeitraum	Risikofaktor	Infektionen	Manifestationen
Tag 0–20	Neutropenie (T-Zell-Defekt)	grampositive Bakterien gramnegative Bakterien HSV *Candida* *Aspergillus*	Sepsis Pneumonie Mukositis Ösophagitis
Tag 20–100	akute GvHD T-Zell-Defekt (Neutropenie)	CMV Adenovirus *Aspergillus* Polyomaviren grampositive Bakterien gramnegative Bakterien	interstitielle Pneumonie Gastroenteritis Fieber hämorrhagische Zystitis, PML Enteritis
Tag >100	chronische GvHD B-Zell-Defekt (T-Zell-Defekt) (Neutropenie)	VZV CMV bekapselte Bakterien *Pneumocystis jiroveci*	Zoster interstitielle Pneumonie Retinitis Pneumonie Sinusitis

durch die immunsuppressive Wirkung der antiviralen Substanzen und die Virusinfektion selbst, zu einem zweiten Gipfel an invasiven Aspergillosen. Mit dem Auftreten vor allem der chronischen GvHD-Reaktion und fortgesetzter Immunsuppression über den Tag 100 nach Transplantation hinaus besteht ein hohes Risiko für die Entwicklung eines Zosters, aber auch von späten, d.h. nach Tag 100 auftretenden CMV- und Pneumocystis-jiroveci-Pneumonien (PCP).

Das Varicella-Zoster-Virus verursacht bei etwa der Hälfte der Patienten eine signifikante Morbidität im Median etwa fünf Monate nach allogener Stammzelltransplantation, vor allem wenn sie eine akute oder chronische GvH-Erkrankung aufweisen. Die Erkrankung manifestiert sich meist als lokalisierte (auf ein oder mehrere Dermatome begrenzte) Infektion. Eine Disseminierung mit Beteiligung von viszeralen Organen tritt in etwa 30% der VZV-Reaktivierungen auf und ist mit einer Letalität von bis zu 50% assoziiert. Es werden vermehrt systemische VZV-Infektionen ohne mukokutane Läsionen berichtet. Eine aktuelle Analyse der Gruppe aus Seattle zeigte eine fast komplette Suppression der VZV-Reaktivierung bei oraler Aciclovir-Prophylaxe bis ein Jahr nach allogener SZT.

Bei chronischer GvHD-Reaktion und ihrer Behandlung kann es aufgrund des bei diesen Patienten extrem lange anhaltenden B-Zell-Defektes auch noch Jahre nach allogener Stammzelltransplantation zum Auftreten von Infektionen mit kapseltragenden Bakterien kommen.

4.2 Patient nach autologer Stammzelltransplantation – Besonderheiten

Die autologe Stammzelltransplantation wird nach intensiver Chemo- oder Chemoradiotherapie bei bestimmten hämatologischen Neoplasien und vor allem soliden Tumorerkrankungen eingesetzt. Diese Patienten weisen je nach Art und Stadium ihrer Grunderkrankung sowie der Form ihrer Vorbehandlung und Hochdosis-Therapie unterschiedlich hohe Risiken der Entwicklung bzw. eines ungünstigen Verlaufes von Infektionen auf. Bei Patienten, bei denen die Grunderkrankung ohne wesentliche Beeinträchtigung der T- und B-Zellfunktion einhergeht, ist die Infektgefährdung im Wesentlichen auf die meist maximal zehn Tage anhaltende schwere Neutropenie beschränkt. Bei Patienten, bei denen im Rahmen der Grunderkrankung bereits T- und B-Zell-Defekte vorliegen, wie z.B. Patienten mit niedrig- oder hochmalignem Non-Hodgkin-Lymphom, Patienten mit Morbus Hodgkin oder auch Patienten mit multiplem Myelom, treten zusätzlich zu den unter schwerer Granulozytopenie zu beobachtenden Infektionen auch Infektionen auf, die durch den T- bzw. B-Zell-Defekt bedingt sind, so z.B. Herpes-simplex- oder auch Varicella-Zoster-Virusinfektionen. Durch neue Transplantationsmodalitäten, wie eine ausgeprägte T-Zell-Depletion oder positive Selektion von $CD34^+$-Stammzellen, kommt es durch eine deutlich verzögerte T- und B-Zellrekonstitution auch nach autologer Stammzelltransplantation zum vermehrten Auftreten von opportunistischen Infektionen, wie z.B. der CMV-assoziierten interstitiellen Pneumonie, der CMV-Enteritis oder der Pneumocystis-jiroveci-Pneumonie.

4.3 Infektionen nach Organtransplantation

Grundvoraussetzung für eine erfolgreiche Transplantation ist die Unterdrückung der Abstoßungsreaktion durch immunsuppressive Therapieregime. Diese führen andererseits aber zu einer deutlich erhöhten Infektionsanfälligkeit. Patienten, die zu einer Organtransplantation anstehen, sind zumeist schwer krank und besitzen bereits infolge der vorbestehenden Grunderkrankung ein erhöhtes Infektionsrisiko. Vor jeder Transplantation sind Patienten auf ihr Infektionsrisiko hin zu untersuchen (Tab. D7-5). Gleiches gilt für den potentiellen Organspender, der ebenfalls auf das Vorliegen von latenten Infektionserregern (CMV, Lues), Hepatitis B und C sowie HIV untersucht werden muss. Seropositivität gegen CMV, *T. gondii* oder Epstein-Barr-Virus (EBV) stellt keine absolute Kontraindikation gegen eine Transplantation in einen seronegativen Empfänger dar. Gegebenenfalls muss der übertragenen Infektion mit einer entsprechenden prophylaktischen Therapie begegnet werden. Bei Retransplantationen und Transplantation von Leichenorganen sind die Infektionsraten höher.

Um das Infektionsrisiko zu minimieren, werden Empfänger ohne Immunschutz vor der Operation gegen Pneumokokken, Tetanus, Influenza, Hepatitis B, Polio, *H. influenzae* Typ b und Varicella-Zoster-Virus geimpft. Neben dem infektiologischen Überwachungsprogramm kommt als Prävention von bakteriellen Infektionen eine selektive Darmdekontamination (SDD) in Betracht. Diese führt besonders bei Lebertransplantationen zu einer deutlichen Senkung der Infektionsraten. Perioperativ werden die Patienten antibiotisch behandelt.

Nach einer Transplantation lassen sich drei Phasen mit unterschiedlichem Infektionsrisiko unterscheiden:
- Während des ersten Monats dominieren nosokomiale Infektionen, die als Komplikationen des operativen Eingriffs auftreten. Das Erregerspektrum entspricht dem anderer nosokomialer Infektionen: *S. aureus*, Koagulase-negative Staphylokokken, *E. coli* und andere Enterobakteriazeen, *Pseudomonas spp.* sowie Enterokokken.
- Bis zum sechsten Monat erhalten transplantierte Patienten stark immunsupprimierende Therapien, die besonders das Risiko der Reaktivierung latenter Infektionen und das Auftreten opportunistischer Infektionen erhöhen (Tab. D7-6). Dabei hat die Wahl der immunsuppressiven Therapie einen Einfluss auf das Infektionsrisiko. Zum Einsatz kommen sowohl Immunsuppressiva, die vor allem die T-Zell-Antwort unterdrücken (z.B. Cyclosporin, Tacrolimus [FK 506], Mycophenolatmofetil, OKT3 oder Kortikosteroide), als auch Zytostatika (z.B. Azathioprin, Cyclophosphamid oder Methotrexat), die zu Granulozytopenien führen können. Auch intensive Regime verhindern es in der Regel nicht, dass ein Patient im Falle einer Infektion Fieber von > 38 °C entwickeln kann.
- Ab dem sechsten Monat wird die immunsuppressive Therapie langsam zurückgestuft, was das Infektionsrisiko der Patienten deutlich senkt. Kommt es im weiteren Verlauf jedoch zu einer akuten oder chronischen Abstoßungsreaktion, ist diese und die erforderliche Therapie wiederum mit Infektionen assoziiert, wobei Salmonellosen, Listeriosen oder Nokardiosen gehäuft beobachtet werden.

Die Infektionen des ersten Monats betreffen sehr häufig das transplantierte Organ selbst. Mögliche Ursachen sind Operationsverletzungen (z.B. Anastomosen-Insuffizienz), Durchblutungsstörungen, Lymphabfluss-Störungen, Funktionsstörungen des Organs (z.B. fehlende nervale Versorgung mit aufgehobenem Hustenreflex der Lunge) oder eine CMV-Infektion des Organs. Die damit einhergehenden Entzündungsreaktionen verursachen bzw. verstärken wiederum die Rejektion des Transplantats. In dieser Situation ist eine **exakte Diagnosestellung** (Infektion versus Abstoßungsreaktion) von besonderer Dringlichkeit, da die therapeutischen Konsequenzen (Abschwächung oder Verstärkung der immunsuppressiven Behandlung) gegensätz-

Tab. D7-5 Untersuchungen vor einer Transplantation zur Abschätzung des Risikos.

Untersuchung	Fragestellung
Anamnese, körperliche Untersuchung	Vorerkrankungen, Expositionen, Diabetes, Urämie, anamnestische Infektionen, latente Infektionsherde (z.B. dentogener Abszess oder Sinusitis)
Röntgen-Thorax	pathologische Veränderungen, Infiltrate
Tuberkulintest	frühere Tuberkulose
Bakteriologie	darmpathogene Erreger, Harnwegsinfektion, Hautbesiedelung (besonders nach Hospitalisierung)
Serologie	latente Erreger wie *T. gondii*, Lues, CMV, VZV EBV, HSV-1 und -2, Hepatitis-B- und -C-Virus, HIV Kontrolle der Immunität nach Impfung gegen Masern, Mumps, Röteln, Tetanus, Diphtherie, evtl. Hib etc.

Tab. D7-6 Häufig auftretende Infektionen nach Organtransplantationen.

Transplantat	Monate nach Transplantation	
	0–1	2–6
Herz/Lunge	Wundinfektionen (sternal, mediastinal) Septikämien HSV-Reaktivierung	CMV-Pneumonie P.-jiroveci-Pneumonie invasive Pilzinfektionen Toxoplasmose Nokardiosen Zoster
Leber	Wundinfektionen Abszesse (Leber, Abdomen) Cholangitis Septikämien bakterielle Pneumonien invasive Candidosen HSV-Reaktivierung	CMV-Pneumonie P.-jiroveci-Pneumonie invasive Aspergillosen Toxoplasmose Zoster
Niere	Wundinfektionen Harnwegsinfektionen HSV-Reaktivierung	CMV-Pneumonie Listeriosen Kryptokokkosen invasive Aspergillosen Mykobakteriosen Nokardiosen

lich sind. Außer CMV können auch *T. gondii*, HSV, HHV-6 sowie HBV und HCV durch Transplantation übertragen werden.

Infektionen mit HBV und HCV spielen bei Lebertransplantierten eine besondere Rolle, besteht doch bei diesen Patienten ein hohes Risiko einer HBV- bzw. HCV-Infektion des Lebertransplantats mit der Folge einer reduzierten Funktion und Überlebenszeit der transplantierten Leber. Es werden daher große Anstrengungen bezüglich der Infektionsprophylaxe vor und nach Durchführung der Lebertransplantation unternommen (z.B. mittels anti-HBs-IgG, IFN-α, Nukleosid-Analoga wie Famciclovir und Lamivudin bei Hepatitis B und mittels IFN-α bzw. Ribavirin bei Hepatitis C). Eine Reihe von weiteren Hepatitisviren-wirksamen Medikamenten sind derzeit in der klinischen Evaluierung. An einer weiteren Verbesserung der Behandlungskonzepte muss intensiv gearbeitet werden (Riddell et al. 1992). Ausgehend von der Darmflora finden sich bei lebertransplantierten Patienten auch besonders schwere bakterielle Infektionen. Darüber hinaus weisen Lebertransplantierte zusammen mit Pankreastransplantierten die höchsten Inzidenzen für invasive Candidosen auf (Gane et al. 1997).

5 Diagnostik

5.1 Klinische Diagnostik

Folgende Untersuchungen sind vor Beginn einer Antibiotikatherapie indiziert:
- sorgfältige klinische Untersuchung (Haut- und Schleimhautveränderungen, obere und tiefe Atemwege, Urogenitalsystem, Abdomen und Perianalregion, Eintrittsstellen zentraler und peripherer Venenzugänge, Punktionsstellen)
- Röntgenaufnahme der Thoraxorgane in zwei Ebenen, bei Risikokonstellation (länger dauernde Neutropenie, Zustand nach Allo-SZT): primär Thorax-CT
- bei entsprechender Symptomatik weitere gezielte Röntgenaufnahmen, ggf. CT der Nasennebenhöhlen
- mikrobiologische Initialdiagnostik (mindestens zwei venöse aerobe und anaerobe Blutkulturen innerhalb von 30–60 Minuten, bei liegendem Venenkatheter eine zusätzliche Blutkultur aus dem Katheter)
- virologische Initialdiagnostik (bei Zustand nach allogener SZT/Organtransplantation und Risikokonstellation) mit CMV-PCR und/oder Ag-Test bei Symptomatik: Virusisolierung aus Rachenabstrich, ggf. aus

Läsion (CMV-Monitoring: wöchentliche PCR- und/oder Ag-Tests ab allogener SZT).

Eine weitere mikrobiologische Diagnostik (Urinkultur, Stuhlkultur einschließlich Nachweis von Clostridium-difficile-Enterotoxin, Wundabstrich, Punktionsmaterial, Liquor) ist nur bei entsprechender Infektionssymptomatik indiziert.

Bei – unter antibiotischer Therapie – neu auftretenden oder progredienten **Lungeninfiltraten** (gesichert durch Röntgen- oder CT-Befund) muss eine Fiberbronchoskopie mit bronchoalveolärer Lavage durchgeführt werden und die Lavage-Flüssigkeit auf Bakterien, Pilze, *P. jiroveci*, *Legionella spp.*, CMV, HSV, HHV-6, Adenovirus und gegebenenfalls Respirationstraktviren (Influenza A und B, RSV, Parainfluenzavirus) untersucht werden. Darüber hinaus sind – ebenso wie bei Verdacht auf eine systemische Pilzinfektion – mykologische Verlaufsuntersuchungen indiziert (Tab. D7-7).

Bei fehlendem Ansprechen der Therapie (siehe Abschnitt 6) innerhalb von 72–96 Stunden muss eine **erweiterte Diagnostik** durchgeführt werden:
- Wiederholung der oben beschriebenen diagnostischen Maßnahmen
- hoch auflösende Computertomographie der Lungen bei weiterhin negativem Röntgenbefund der Lungen
- Sonographie der Abdominalorgane
- Aspergillus- und Candida-Antigennachweise
- intensive Virusdiagnostik

5.2 Mikrobiologische/virologische Diagnostik

Neben der klinischen Symptomatik bestimmen vor allem die Lokalisation des Infektionsherdes und die Art der Immunsuppression (z.B. Granulozytopenie oder T-Zell-Defekt) das diagnostische Vorgehen. Wie bei Infektionen immunkompetenter Patienten finden kulturelle, direkte und serologische Nachweismethoden Anwendung. Dabei sind jedoch folgende Störfaktoren bzw. Einschränkungen zu beachten:
- Eine laufende Antibiotikatherapie schränkt die Zuverlässigkeit kultureller Verfahren wesentlich ein.
- Im Hinblick auf die serologische Diagnostik ist zu bedenken, dass eine reduzierte Antikörperproduktion infolge Immunsuppression zu falsch negativen Befunden führen kann; umgekehrt führt die Gabe von Blutprodukten zu „Leih"-Titern. Die Signifikanz serologischer Befunde kann durch den Vergleich des aktuellen Antikörpertiters mit dem eines Kontrollserums erhöht werden, wenn dieses vor Transplantation abgenommen wurde.
- Bei Organtransplantierten stellt sich häufig die differentialdiagnostische Aufgabe, zwischen Transplantatabstoßung und Transplantatinfektion zu unterscheiden. Die Beantwortung dieser Frage hat unmittelbare therapeutische Konsequenzen, da im ersten Fall eine Intensivierung der immunsuppressiven Therapie erfolgen muss, während diese Maßnahme bei Bestehen einer Infektion kontraindiziert ist.

Tab. D7-7 Mykologisches Überwachungsregime bei Hochrisikopatienten.

Anlass der Untersuchung	Erregernachweis					Antikörper- und Antigen-Nachweis		
	Bronchialsekret, Sputum, ggf. Rachenabstrich	Stuhl	Urin	Blutkultur	Liquor	*Candida*	*Aspergillen*	*Cryptococcus*
V.a. Fungämie	+	+	+	+		Ak, Ag	Ak, Ag	
V.a. Pneumonie	+	+				Ak, Ag	Ak, Ag	
Harnwegsinfekt		+	+			Ak, Ag		
Meningitis, Enzephalitis		+	+		+	Ak, Ag		Ag
Häufigkeit der Untersuchung								
engmaschig	tgl.	2×/Woche	tgl.	tgl.	*	1×/Woche	1×/Woche	*
weitmaschig	2×/Woche	1×/Woche	2×/Woche	2×/Woche	*	2×/Monat	1×/Monat	*

+ = Untersuchung erforderlich, * = nur bei klinischem Verdacht, Ak = Antikörper, Ag = Antigen

5.2.1 Infektionen bei Granulozytopenien

Bei fieberhaften Episoden granulozytopenischer Patienten ist zuerst an extrazelluläre Bakterien und Pilze zu denken, die sich im Allgemeinen durch kulturelle Anzucht schnell und sicher nachweisen lassen. Fehlt eine Organmanifestation, sind in Abständen mehrere Blutkulturen und gegebenenfalls Urin und Sputum zu untersuchen. Sind zusätzlich zum Fieber Organsymptome (z.B. Wundinfektion, Abszess, Lungenverschattung) vorhanden, sollte der Infektionsherd direkt und gegebenenfalls invasiv untersucht werden. Punktionen und Biopsien sind Abstrichen immer überlegen, bronchoskopisch gewonnene Sekrete haben eine wesentlich bessere Aussagekraft als Sputum-Proben. Der mikroskopische Nachweis von Leukozyten im klinischen Material, der bei Immunkompetenten eine qualitative Einstufung der Probe erlaubt, muss bei Patienten mit Granulozytopenie großzügig bewertet werden.

Die mikrobiologische Diagnose einer invasiven Pilzinfektion gelingt nur in wenigen Fällen. Sprosspilze kommen regelmäßig als Besiedler bei Patienten vor, sodass bei Weitem nicht jeder kulturelle Nachweis eine Therapieindikation darstellt. Die Unterscheidung zwischen Besiedelung und Invasion in das Gewebe ist nur mittels einer Biopsie (mikroskopischer Nachweis von Hyphen im Gewebe) sicher möglich. Ebenfalls beweisend ist der Nachweis von Pilzen in der Blutkultur, der bei Schimmelpilzen jedoch nur selten gelingt. Auf einen invasiven Infektionsverlauf hinweisen können serologische Befunde (z.B. Antikörper- oder Antigennachweise) wie auch der wiederholte kulturelle Nachweis einer Pilzspezies von einem oder mehreren Entnahmeorten. Bei immunsupprimierten Patienten hat der wiederholte Nachweis von Schimmelpilzen im Bronchialsekret einen positiven prädiktiven Wert für das Vorliegen einer invasiven Aspergillose. Bei Candidosen ist der Wert eines kulturellen Nachweises eher umgekehrt, so kommen invasive Verläufe ohne vorherige Besiedelung nur selten vor. Überwachungsregime für Pilzinfektionen bei Immunsupprimierten haben einen begrenzten Nutzen.

5.2.2 Infektionen bei T-Zell-Defekten

Die mikrobiologische/virologische Diagnostik latenter oder opportunistischer Erreger, die im Rahmen eines T-Zell-Defektes aktive Infektionen verursachen können, ist komplexer. Sind Bakterien ursächlich beteiligt, handelt es sich häufig um intrazelluläre Erreger (z.B. Legionellen, Salmonellen, Listerien), die kulturell nicht oder nur schwer diagnostiziert werden können (z.B. Nokardien, Mykobakterien, *P. jiroveci*, *T. gondii*). Der Nachweis dieser Erreger muss häufig beim Labor besonders angefordert werden und bedarf entweder spezieller und verlängerter Kulturverfahren (Mykobakterien, Nokardien) oder wird über direkte Erregernachweise geführt (Legionellen, *P. jiroveci*). Die mikrobiologische Diagnose einer T.-gondii-Reaktivierung (nur selten mit Organtransplantationen übertragen) bei immunsupprimierten Patienten ist schwierig. Neben serologischen Verfahren können direkte Nachweismethoden versucht werden wie der Nukleinsäurenachweis durch PCR oder Giemsa-Färbung aus Blut, Liquor, bronchoalveolärer Lavage (BAL) oder Biopsien. Bei P.-jiroveci-Pneumonien ist eine schnelle Diagnostik besonders wichtig, da sie rasch progredient verlaufen und gezielt therapiert werden müssen. Zur Diagnostik haben sich mehrere Direktfärbungen (z.B. Methamin-Silberfärbung), aber auch PCR-Techniken als schnell, sensitiv und zum Teil spezifisch erwiesen. Bei ZNS-Infektionen chronisch immunsupprimierter Patienten ist neben Listerien und *T. gondii* auch an Kryptokokken zu denken. Letztere lassen sich schnell und sensitiv mit einem Antigentest und einem Tuschepräparat des Liquors nachweisen; begleitend sollte zur Diagnosesicherung die kulturelle Anzucht erfolgen.

Infolge der zahlreichen differentialdiagnostisch relevanten Viren stellt sich die Virusdiagnostik bei immunsupprimierten Patienten besonders komplex dar. Der IgG-Serostatus zeigt je nach Virus latente und somit reaktivierbare Virusinfektionen oder aber Immunität an. Er sollte daher von jedem Patienten bekannt sein (insbesondere für HSV, VZV, CMV, EBV, HHV6, Hepatitisviren, gegebenenfalls Polyomaviren und Parvovirus B19, bei jüngeren Patienten und Kindern auch für Masern-, Mumps- und Rötelnvirus). Bei der Abklärung akuter Erkrankungen mit Verdacht auf eine virale Genese ist der Nachweis virusspezifischer Antikörper dagegen von nachgeordneter Bedeutung, da bei vielen immunsupprimierten Patienten die Bildung der Antikörperantwort beeinträchtigt ist und direkte Nachweisverfahren zur Verfügung stehen. Zwar besitzt der Antikörpernachweis, insbesondere der von IgM-Immunglobulinen, durchaus Aussagekraft bei der Ursachensuche, doch schließen negative serologische Ergebnisse eine Infektion grundsätzlich nicht aus.

Zur konkreten Infektionsdiagnostik werden in erster Linie drei **direkte Nachweisverfahren** für Virusinfektionen eingesetzt: Nukleinsäurenachweise, Antigennachweise und die Virusisolierung. Unter dieser Maßgabe müssen die Untersuchungen gezielt, d.h. symptom- und erregerorientiert, durchgeführt werden (keine „diagnostische Latte"!). Der Nachweis eines infektiösen Virus, einer viralen Nukleinsäure oder von viralen Antigenen beinhaltet in aller Regel die Diagnose einer aktiven Infektion, doch deren Ursächlichkeit für die beobachtete klinische Symptomatik ist damit nicht automatisch bewiesen. So lassen sich beispielsweise verschiedene Herpesviren (z.B. EBV, CMV, HHV-6) im Speichel vieler immunsupprimierter Patienten nachweisen, ohne daß dies mit Krankheitszeichen verbunden sein muss. Dagegen kommt einem Nachweis dieser Viren in anderen Körpermaterialien (z.B. Trachealsekret, Biopsie, Liquor) sehr hohe ätiologische Bedeutung zu. Neben dem Erreger selbst ist somit der **Nachweisort** für die Bewertung eines Ergebnisses bestimmend.

Bei anderen Erregern wie Adenoviren, HSV oder VZV ist der Virusnachweis in den meisten Fällen mit klinischen Symptomen korreliert.

Schließlich hängt die Aussagekraft eines Befundes von der angewandten **Nachweismethode** ab. Die positive Virusisolierung und der Antigennachweis beweisen die produktive Virusinfektion. Auch durch den Nachweis von VZV- und HSV-DNA bzw. -Antigen in Hautabstrichen ist eine aktive Infektion (Zoster, gegebenenfalls Varizellen bzw. kutane HSV-Infektion) bewiesen (Burger et al. 1998). Wird mittels hoch empfindlicher Nukleinsäurenachweise HHV-6-, HHV-7- oder EBV-DNA in Lymphozyten detektiert, können auch latent vorliegende Virusgenome erfasst werden. In diesen Fällen sind daher quantitative PCR-Untersuchungen („virus load") durchzuführen.

Für die Erkennung der **CMV-Infektion** stehen alle genannten virusdiagnostischen Methoden zur Verfügung. Die Wertigkeit der einzelnen Verfahren ist unterschiedlich, doch ihre Beziehung zueinander ist komplementär. In den meisten Fällen tritt die aktive (d.h. reaktivierte oder neu erworbene) CMV-Infektion des Immunsupprimierten erstmals in Form von nachweisbarer CMV-DNA in Leukozyten in Erscheinung, gefolgt von dem Nachweis von CMV-Nukleinsäure im Plasma (Serum) und dem Antigennachweis in Leukozyten und schließlich der Virusausscheidung in Speichel und Urin. Die zeitintensive Virusanzucht wird dabei durch den In-vitro-Nachweis des „early antigen" in infizierten Fibroblasten ergänzt und beschleunigt. Der Nachweis von CMV-pp65-Antigen in Leukozyten und bei Stammzell-transplantierten Patienten (vor allem in der frühen Posttransplantationsphase) die quantitative PCR-Technik (Einsele et al. 1991a, Einsele 1991b) haben sich als geeignete Marker zur Steuerung der CMV-spezifischen Chemotherapie erwiesen (Einsele et al. 1995).

Bei Patienten, deren Immunsuppression und die damit verbundenen Infektionsrisiken zeitlich eingrenzbar sind (z.B. Transplantatempfänger in der Posttransplantationsphase), hat sich eine regelmäßige Überwachungsdiagnostik (1- bis 2-mal wöchentlich) zur **Früherkennung** ausgewählter Virusinfektionen bewährt (Einsele et al. 1995, Riddell et al. 1992). Bei der Durchführung eines derartigen Überwachungsregimes sind die notwendige Invasivität der Probengewinnung (z.B. Myokard-Biopsien nach Herztransplantation), die Inzidenz des untersuchten Erregers, seine klinische Bedeutung und die Behandelbarkeit der nachgewiesenen Infektion zu berücksichtigen. Vor allem in der Transplantationsmedizin hat sich die Überwachung zur Früherkennung und -behandlung von CMV-Infektionen durchgesetzt (Einsele et al. 1995). Etablierte Untersuchungsmethoden zum Virusnachweis sind in Tabelle D7-8 zusammengefasst. Die Komplexität der Virusdiagnostik macht deutlich, dass für ihre Durchführung und Bewertung eine enge Zusammenarbeit von Kliniker und Virologe unverzichtbar ist.

6 Therapie

6.1 Kriterien für den Therapiebeginn

6.1.1 Indikation zur antimikrobiellen Therapie

In folgenden Situationen ist die Indikation zur antimikrobiellen Therapie gegeben:
- Anstieg der Körpertemperatur einmalig ≥ 38,5 °C oder 2-mal innerhalb von 12–24 Stunden ≥ 38,0 °C (orale Temperaturmessung)
- klinische oder radiologische Hinweise für eine Infektion
- klinische Diagnose einer Sepsis.

Der Anstieg des CRP ohne gleichzeitigen Fieberanstieg bzw. ohne Organsymptomatik gilt bisher nicht als Indikation für eine antimikrobielle Therapie.

Im Rahmen der differentialdiagnostischen Überlegungen müssen auch andere Fieberursachen wie B-Symptomatik bei Morbus Hodgkin, Transfusion von Blutprodukten, Gabe von Immunglobulinen, Medikamenten-Fieber (z.B. ARA-C), Allergie, Therapie mit Zytokinen (IFN-α, IL-2, GM-CSF) und ein Tumorlyse-Syndrom in Erwägung gezogen werden.

6.1.2 Indikation zur antimykotischen Therapie

In folgenden Situationen ist die Indikation zur antimykotischen Therapie gegeben:
- gesicherter bioptischer Nachweis in primär sterilen Proben (mikroskopisch/kultureller Pilznachweis) oder Nachweis in Blutkulturen
- klinisch oder radiologischer Verdacht (z.B. Lungeninfiltrat) insbesondere bei wiederholt kulturellem Pilz-

Tab. D7-8 Verfahren für den direkten Virusnachweis (Auswahl).

Erreger	Methode	Bemerkungen	Untersuchungsmaterial	diagnostische Wertigkeit
Adenovirus	Ag-Nachweis (Hexon-Ag)	preiswert, schnell, breit einsetzbare Nachweismethode (nicht für alle Materialien standardisiert)	Stuhl TS, BAL Abstrich Urin	Gastroenteritis durch Adenovirus Infektion des Respirationstraktes, Pneumonie lokale Infektion (z.B. des Auges) Adenoviruszystitis
	DNA-PCR	sensitiv	dito, Gewebe, Liquor	Organinfektion
	Virusisolierung (Kurzzeitkultur)	zeitaufwändiger	dito	dito, Virustypisierung immer möglich
BK-Virus	Ag-Nachweis	preiswert, schnell (nicht gut standardisiert)	Urin	aktive BK-Infektion, evtl. Zystitis
	DNA-PCR	sensitiv	Urin	aktive BK-Infektion, evtl. Zystitis
CMV	pp65-Ag-Nachweis	schnelle Nachweismethode	Leukozyten	systemische CMV-Infektion, geeigneter Verlaufsparameter bei antiviraler Therapie
	DNA-PCR	sensitiv	Leukozyten Serum TS, BAL Biopsat Liquor Vitrealflüssigkeit	Virämie (mit oder ohne Symptome), geeigneter Parameter nach allogener SZT (u.a. in der Präengraftmentperiode) starke Virämie V.a. Pneumonie Organinfektion (z.B. Kolitis) Enzephalitis Retinitis
EBV	DNA-PCR	sensitiv	Lymphozyten Liquor	Bewertung nur bei quantitativer Ausführung möglich ZNS-Infektion bzw. -Lymphom
HSV	Ag-Nachweis	schnell, materialabhängige Sensitivität	Abstrichmaterial	aktive Infektion der Haut bzw. Schleimhaut oder des Auges
	DNA-PCR	sensitiv, spezifisch	dito Liquor Biopsat	dito HSV-Enzephalitis, Myelitis Organinfektion (z.B. Ösophagitis)
	Virusisolierung	sensitiv, spezifisch	dito	dito
JC-Virus	DNA-PCR	sensitiv	Liquor Hirnbiopsie	V.a. PML V.a. PML
VZV	Ag-Nachweis	schnell, materialabhängige Sensitivität	Abstrichmaterial	Varizellen, Zoster
	DNA-PCR	sensitiv, spezifisch	dito Liquor TS, Biopsat	Varizellen, Zoster VZV-Enzephalitis, Myelitis Organinfektion (z.B. Pneumonie)
	Virusisolierung	geringe Sensitivität	dito	dito

TS = Trachealsekret, BAL = bronchoalveoläre Lavage

nachweis aus oberflächlichen Proben und/oder DNA-/Antigennachweis im Serum
- Neutropenie und Anstieg der Körpertemperatur einmalig ≥ 38,5 °C oder 2-mal innerhalb von 12–24 Stunden ≥ 38,0 °C (orale Temperaturmessung) unter breiter antibiotischer Therapie
- Neutropenie und fehlendes Ansprechen auf eine breite antibiotische Therapie nach 72–96 Stunden.

6.2 Antibakterielle Therapie bei neutropenischem Fieber

Bei neutropenischem Fieber muss unverzüglich eine antibiotische Therapie eingeleitet werden. Nach sorgfältiger Anamnese und körperlicher Untersuchung sowie Entnahme von Untersuchungsmaterial für die Kulturen wird sofort mit einer bakteriziden Kombinationsbehandlung begonnen. Ein Abwarten der Ergebnisse bakteriologischer Untersuchungen ist bei Granulozytopenie nicht gerechtfertigt. Die Letalität einer zu spät behandelten Infektion, welche sich zur Sepsis entwickelt, liegt bei 70–100%. Es gibt viele Ursachen von Fieber bei diesen Patienten, häufig liegen Infektionen mit mehreren Erregern vor. Die antibiotische Therapie soll bei Vorliegen von bakteriologischen Befunden nach diesen ausgerichtet werden. Wird aber bei einem granulozytopenischen Patienten eine ausschließlich gezielte Therapie eingeleitet, kommt es häufig sehr rasch zu einem Keimwechsel, sodass dieses Vorgehen bei diesen Patienten nicht adäquat ist. Bei der Auswahl der optimalen Antibiotikakombination muss eine vorangegangene Therapie berücksichtigt werden. Derzeit werden für die breite ungezielte Interventionstherapie, die über mindestens vier Tage durchgeführt werden sollte, folgende Antibiotikakombinationen eingesetzt:

- Acylaminopenicillin plus modernes Cephalosporin
- Acylaminopenicillin plus Aminoglykosid
- modernes Cephalosporin plus Aminoglykosid
- Piperacillin plus Tazobactam.

Alternativ wird in einigen Zentren bereits eine Monotherapie z.B. mit einem Carbapenem eingeleitet. Falls ein Patient unter einer solchen Interventionstherapie nicht entfiebert, muss die Therapie entsprechend der klinischen Konstellation durch andere antimikrobielle Substanzen erweitert werden. Dabei sollte bei Haut- und Weichteilinfektionen die Zugabe eines Glykopeptid-Antibiotikums (Vancomycin oder Teicoplanin), bei Nachweis einer Pneumonie die sofortige Einleitung einer antimykotischen Therapie erfolgen. Bei abdomineller Symptomatik müssen auch Infektionen mit Anaerobiern erfasst werden; hier empfiehlt es sich, der gewählten Kombination beispielsweise Metronidazol hinzuzufügen, sofern nicht von der initialen Therapie bereits Wirksamkeit erwartet werden kann (wie dies z.B. bei Piperacillin plus Tazobactam oder bei Carbapenemen der Fall ist).

Der wichtigste Erfolgsparameter ist die **Entfieberung des Patienten**, das Ansprechen auf die Antibiotikatherapie ist sonst oft nur schwer zu beurteilen. Das Weiterbestehen des Fiebers kann auf einer Resistenz der Erreger beruhen. Die weitere Therapie muss jetzt nach dem klinischen Bild erfolgen.

6.3 Antimykotische Therapie

In den letzten Jahren sind eine Fülle von neuen antimykotischen Substanzen entwickelt und in großen randomisierten Studien geprüft worden. Die antimykotische Therapie hat sich daher deutlich verändert und auch im Bereich der antimykotischen Prophylaxen sind in den nächsten Monaten erhebliche Veränderungen zu erwarten. Zur Therapie von invasiven Mykosen stehen Amphotericin B (konventionelle und liposomale Form), Caspofungin, neuere Echinocandine (Micafungin, Anidulafungin) und neuere Azole, wie z.B. Voriconazol, und Posaconazol zur Verfügung (siehe Kap. A4). Da die endgültige Diagnose einer invasiven Pilzinfektion häufig schwer zu stellen ist, werden neutropenische Patienten meist empirisch antimykotisch behandelt. Für die Therapiedauer lassen sich kaum Regeln definieren; sie hängt von der Schwere der Infektion, vom Immunstatus des Patienten ab und sollte sich am ehesten an der Besserung der klinischen Symptomatik ausrichten.

6.3.1 Therapie der invasiven Aspergillose

Bei Patienten mit Neutropenie sind die klinischen Manifestationen vor allem initial auf die Lungen oder die Nasennebenhöhlen begrenzt. Extrapulmonale Lokalisationen werden bei bis zu 25% der Patienten beobachtet. Bei disseminierter Aspergillose, die häufig tödlich verläuft, können viele Organe befallen sein. Aufgrund der sehr hohen Letalität sollte bei Patienten mit protrahierter Neutropenie, Fieber und klinischen Zeichen des Infektes im Bereich des unteren Respirationstraktes (wie Husten oder pleuritischen Schmerzen) umgehend eine radiologische Untersuchung und wegen der deutlich höheren Sensitivität auch frühzeitig eine Computertomographie (HR-CT) veranlasst werden, um pulmonale, noduläre Infiltrate möglichst rasch zu erkennen. Klassische Zeichen der invasiven Aspergillose sind das so genannte **HALO-Zeichen** (radiologische Darstellung einer Luftsichel um einen mykotischen Herd) sowie noduläre Infiltrate mit dem Crescent-of-air-Zeichen. Aufgrund der extrem ungünstigen Prognose einer invasiven Aspergillose sollte bei klinischem Verdacht auch ohne radiologische Dokumentation möglichst rasch eine antimykotische Therapie eingeleitet werden. Bei radiologischem Nachweis von Infiltraten sollte eine Bronchoskopie mit bronchoalveolärer Lavage (BAL) angeschlossen werden, wobei aufgrund der begrenzten Sensitivität der Nachweisverfahren (auch bei Untersuchung von BAL-Proben) nur in maximal 25–50% der Fälle die Sicherung der Diagnose gelingt. Ein besonderes Problem stellt die Manifestation der invasiven Aspergillen in der Nähe von großen Gefäßen, Trachea und Bronchien dar, da es aufgrund des invasiven

Wachstums zur Perforation in diese Strukturen und damit zu akut lebensbedrohlichen Komplikationen kommen kann. In diesen Fällen muss mit den thoraxchirurgischen Kollegen ein operatives Vorgehen diskutiert werden. Trotz antimykotischer Therapie hat die klinisch manifeste invasive Aspergillose eine sehr schlechte Prognose. Patienten, die bei pulmonaler Manifestation der Aspergillose 14 Tage lang antimykotisch behandelt werden, sprechen nur in etwa 50% der Fälle an, und eine zerebrale Manifestation endet fast immer tödlich.

Wegen seiner Akut- und Nephrotoxizität wird Amphotericin B zunehmend seltener eingesetzt und wenn, erfolgt die Amphotericin-Gabe vermehrt in der Liquid carrier-Form. Die empfohlene Dosis an konventionellem Amphotericin B beträgt mindestens 1 mg/kg KG, bei Verträglichkeit kann die Dosis auf 1,5 mg/kg KG gesteigert werden. Beim Auftreten von Nebenwirkungen ist ein Wechsel auf die Lipid carrier-Form möglich. Die Lipid-Formulierungen des Amphotericin B sind weniger nephrotoxisch und können in höheren Dosen ohne Einschränkung der Nierenfunktion appliziert werden. Die Pharmakokinetik und die klinische Wirksamkeit dieser teuren Präparationen sind allerdings noch nicht abschließend geklärt. Die empfohlene Dosis schwankt für die verschiedenen Modifikationen zwischen 1 und 5 mg/kg KG. Einige neuere Untersuchungen haben für das liposomale Amphotericin B in einer Dosis von 1–3 mg/kg KG eine Äquipotenz gegenüber dem konventionellen Amphotericin bei deutlich reduzierter Nebenwirkungsrate zeigen können. Da Amphotericin B schlecht Liquor-gängig ist, sollte es, wenn zerebrale Herde nicht sicher auszuschließen sind, mit 5-Fluorocytosin (100–150 mg/kg KG) kombiniert werden.

Caspofungin, ein semisynthetisches Lipopeptid aus der Gruppe der Echinocandine, greift an der Zellwandsynthese der Pilze an und wirkt im therapeutischen Bereich fungistatisch gegen *Aspergillus spp.* und fungizid gegen *Candida spp.* Es zeichnet sich durch gute Verträglichkeit aus, verfügt über günstige pharmakokinetische Eigenschaften und ist wohl ausreichend Liquor-gängig. Arzneimittelinteraktionen bestehen insbesondere mit Ciclosporin, aber auch mit Tacrolimus, Leberwerterhöhungen sind zu beachten. Nach einer einmaligen Gabe von 70 mg („loading dose") beträgt die Tagesdosis in der Regel 1 × 50 mg. Caspofungin ist zur Therapie systemischer Aspergillosen und Candidosen zugelassen. Gegen andere Fadenpilze wie Mucor-, Fusarien- oder Rhizopus-Arten zeigt Caspofungin allerdings *keine* Wirkung.

Voriconazol, ein neues Breitspektrum-Triazolantimykotikum, kann zur Therapie invasiver Aspergillosen und schwerer invasiver Candida-Infektionen eingesetzt werden. Es zeichnet sich ebenfalls durch gute Verträglichkeit aus, verfügt über günstige pharmakokinetische Eigenschaften und ist gut Liquor-gängig. Arzneimittelinteraktionen (unter anderem Tacrolimus und Ciclosporin) und Leberwerterhöhungen sind zu beachten. Nach der 2-maligen Gabe von 6 mg/kg KG im Abstand von zwölf Stunden (loading dose) beträgt die übliche Dosierung 4 mg/kg KG alle zwölf Stunden. Voriconazol wird in ausreichendem Maße oral resorbiert, sodass eine Umstellung von der i.v. Therapie auf eine orale Zufuhr im Verlauf möglich ist. Voriconazol wirkt gegen *Scedosporium spp.* und manche Fusarien, Mucorarten sind allerdings resistent.

Ein weiteres noch breiter wirksames Azolderivat, das allerdings derzeit noch nicht als parenterale Applikationsform zur Verfügung steht, ist Posaconazol. Noch nicht publizierte Studien zur antimykotischen Prophylaxe mit Posaconazol zeigen eine hohe Wirksamkeit.

Voriconazol ist derzeit die erste Wahl in der Therapie der invasiven Aspergillose. Bei Therapieversagen sollte ein Echinocandin, Caspofungin, oder liposomales Amphotericin B eingesetzt werden. In Studien werden auch Kombinationen von Antimykotika eingesetzt. Eine solche Kombinationsbehandlung außerhalb von klinischen Studien kann derzeit nicht empfohlen werden.

6.3.2 Therapie der invasiven Candida-Infektion

Candida-Spezies stellen bei neutropenischen Patienten inzwischen den vierthäufigsten Keim dar, der aus Blutkulturen isoliert wird. Eine zunehmende Verschiebung im Erregerspektrum hin zu Non-albicans-Spezies, die häufig eine intrinsische Resistenz gegenüber Fluconazol aufweisen, und das Auftreten von Resistenzen gegenüber Fluconazol können zu Problemen in der Behandlung der invasiven Candidiasis führen. Septische Organmanifestationen, vor allem Endophtalmitis und Endokarditis, stellen gefürchtete Komplikationen einer unbehandelt Candidämie dar. Die Letalität beträgt in diesen Fällen 40–60%. Patienten, bei denen der begründete Verdacht auf eine invasive Candidiasis besteht, sind unabhängig von der Zahl der neutrophilen Granulozyten sofort antimykotisch zu behandeln. Parallel sollten Katheterwechsel erwogen werden, da diese sehr häufig Ausgangspunkt der invasiven Candida-Infektion sind. Bei nicht neutropenen Patienten hat sich eine hoch dosierte Gabe von **Fluconazol** dem konventionellen Amphotericin B als ebenbürtig in der Wirksamkeit erwiesen. Daher kann beim klinisch stabilen Patienten ohne Nachweis einer Organmanifestation eine tägliche Dosis von 400 mg Fluconazol empfohlen werden. In einigen amerikanischen Zentren wird bei klinischer Verschlechterung oder dem Verdacht auf das Vorliegen einer Infektion mit Non-albicans-Spezies zu einer höheren Dosierung von 600–

1200 mg/Tag geraten. Die empfohlene Dosierung für das konventionelle **Amphotericin B** bei der Behandlung der invasiven Candidiasis liegt zwischen 0,5 und 0,7 mg/kg KG bei klinisch stabilen und zwischen 0,8 und 1,2 mg/kg KG bei kritisch kranken Patienten. Alternativ bieten sich **Caspofungin** oder **Voriconazol** zur Therapie einer invasiven Candidiasis an (Pappas et al. 2004). Beide Therapeutika zeichnen sich gegenüber Amphotericin B durch ein günstigeres Nebenwirkungsprofil aus, sind in ihrer Wirksamkeit dem Fluconazol überlegen und sollten spätestens bei komplexen Konstellationen zum Einsatz kommen. Die Dosierungen entsprechen denen einer invasiven Aspergillose (siehe Abschnitt 6.3.1). Voriconazol wirkt dabei auch gegen Fluconazol-resistente *Candida spp.* wie *C. krusei* und *C. glabrata*. Einige C.-parapsilosis- und C.-guilliermondii-Isolate weisen erhöhte MHK-Werte gegen Caspofungin auf, was auf eine verminderte Empfindlichkeit hindeuten könnte. Die gute Wirksamkeit von Caspofungin gegen Biofilme könnte bei Implantatinfektionen von Vorteil sein, kann einen Implantatwechsel aber nicht ersetzen. Eine antimykotische Therapie sollte bis mindestens 14 Tage nach der letzten positiven Blutkultur fortgeführt werden, wobei die Blutkulturen im Verlauf engmaschig, d.h. mindestens 2- bis 3-tägig durchgeführt werden sollten.

Bei neutropenischen Patienten hängt die Wahl des Antimykotikums entscheidend von der klinischen Situation ab. Ist der klinische Zustand stabil, kann Fluconazol in einer Dosis von 400 mg/Tag, bei Verdacht auf Non-albicans-Infektion auch von 600–800 mg/Tag eingesetzt werden. Bei Patienten mit nachgewiesener C.-glabrata- oder C.-krusei-Infektion sollte ein Echinocandin, Caspofungin, Amphotericin B, z.B. in liposomaler Form, oder eines der neuen Azolderivate, Voriconazol oder Posaconazol, eingesetzt werden.

6.4 Antivirale Therapie

Die spezifischen chemotherapeutischen Anforderungen bei Viren machen eine empirische Therapie unsicher. Ihre gezielte Therapie setzt neben klinischen (z.B. der Fundoskopie bei CMV-Retinitis, Endoskopie bei CMV-Infektionen des Ösophagus oder Magen-Darm-Traktes) oder radiologischen Untersuchungsbefunden (z.B. der Magnet-Resonanz-Tomographie bei PML- und HSV-Enzephalitis) in den allermeisten Fällen einen positiven Erregernachweis voraus. Mit diesem Ziel müssen gegebenenfalls auch invasive Maßnahmen – rechtzeitig – zum Einsatz kommen (z.B. bronchoalveoläre Lavage, Biopsie, Liquor-Punktion). Die Wirksamkeit der antiviralen Chemotherapie ist vom Zeitpunkt ihres Beginns abhängig, sie ist ausnahmsweise auch allein auf den klinischen Verdacht hin zu beginnen. Beispiele sind die CMV-Pneumonie bei Knochenmarktransplantierten oder die Enzephalitis durch HSV. Ist eine invasive Diagnostik kontraindiziert (z.B. bei schwerer Pneumonie), kann in manchen Fällen der spezifische Erreger durch den Nachweis einer Virämie (z.B. CMV-Nachweis in Leukozyten oder Plasma) zumindest wahrscheinlich gemacht werden.

Bei der Auswahl des Präparates müssen die teilweise erheblichen Nebenwirkungen berücksichtigt werden (Tab. D7-9). Die Behandlung erfolgt in der Regel systemisch. Bei CMV-Retinitis sind lokale Applikationen wirksam (z.B. intravitreale Injektion oder Implantate). Der Erfolg der Behandlung sollte durch Verlaufsuntersuchungen geeigneter Parameter (vor allem Antigen- und Nukleinsäurenachweis) objektiviert werden. Bei CMV-Infektionen haben sich hierfür die quantitative PCR-Technik (Einsele et al. 1991a, Einsele et al. 1991b) und der pp65-Antigennachweis als sinnvolle Parameter erwiesen (Boeckh et al. 1997). Bei ausbleibendem Erfolg, aber gesicherter Diagnose ist differentialdiagnostisch eine Resistenz des viralen Erregers in Betracht zu ziehen, insbesondere bei lang dauernder oder intermittierender antiviraler Vorbehandlung. Die Resistenzbildung kann entweder nach der Anzucht des Virus *in vitro* nachgewiesen werden (phänotypische Resistenztestung) oder durch DNA-Sequenzierung von resistenzvermittelnden Virusgenen (z.B. des UL97-Gens von CMV, virale Polymerasegene bei verschiedenen Viren) erfolgen. Bei relativ langsam replizierenden Viren wie CMV und VZV ist in der Praxis die genotypische Resistenztestung vorzuziehen. Bei einigen Virusinfektionen (z.B. Herpesviren) ist zu bedenken, dass antivirale Chemotherapeutika keine vollständige Elimination der Virusinfektion erreichen können und erneute Rezidive latenter Infektionen jederzeit möglich sind. In diesen Fällen ist eine Erhaltungstherapie erforderlich, insbesondere bei anhaltender Immunsuppression. Wenn möglich, sollte die antivirale Behandlung von einer Reduktion immunsuppressiver Medikamente begleitet sein.

Die gezielte Chemotherapie ausgewählter Virusinfektionen bei immunsupprimierten Patienten ist in Tabelle D7-9 dargestellt.

Bei CMV-Infektionen kann als Alternative auch Cidofovir eingesetzt werden (siehe Tab. D7-9), wobei die vorliegenden Erfahrungen noch begrenzt sind. Valganciclovir ist auch oral prophylaktisch und therapeutisch einsetzbar (Einsele 2006).

Bei Patienten mit einem zeitlich definierbaren hohen Infektionsrisiko hat sich eine präventive Behandlungsstrategie gegen CMV-Erkrankungen bewährt („preemptive therapy"), die alternativ zu einer kontinuierlichen Chemoprophylaxe durchgeführt wird. Die präventive Behand-

Tab. D7-9 Gezielte Chemotherapie ausgewählter Virusinfektionen bei immunsupprimierten Patienten (Dosierungen für die Erhaltungstherapie sind nicht angegeben) [12, 13, 14].

Indikation	Medikament	Dosierung	Verlaufsparameter	Nebenwirkungen (Auswahl)
CMV-Infektion (Retinitis, Pneumonie, generalisierte Infektion)	Ganciclovir	5 mg/kg i.v. alle 12 h über 14–21d	pp65-Ag-Nachweis, CMV-PCR (Leukozyten, Serum)	Neutropenie, Thrombozytopenie
	Foscavir	60 mg/kg i.v. alle 8 h über 14–21d		Nephrotoxizität, Elektrolytstörungen, Neurotoxizität
	Cidofovir	5 mg/kg 1×/Woche plus Probenecid 500 mg/kg in 10 Einzelgaben		Nephrotoxizität, Kardiomyopathie, Exantheme
	IVIG	(nur bei Pneumonie zusätzlich)		
HSV-Enzephalitis	Aciclovir	10–15 mg/kg i.v. alle 8 h über 14–21d	HSV-PCR (Liquor)	Kopfschmerzen, Nausea, Nephrotoxizität
mukokutane Infektion bei Immunsuppression	Aciclovir	5–10 mg/kg i.v. alle 8 h über 7–21d		dito
Aciclovir-resistentes HSV	Foscavir	60 mg/kg i.v. alle 8 h über 10–24 d		dito
Zoster, Varizellen bei Immunsuppression	Aciclovir	10–15 mg/kg alle 8 h über 7–14 d		dito
Zoster	Famciclovir	3× 250 mg p.o. über 10 d		Kopfschmerzen, Nausea
	Valaciclovir	1–2× 1000 mg p.o. über 10 d		Kopfschmerzen, Nausea, Nephrotoxizität
	Brivudin	4× 125 mg p.o. über 10 d		Nausea, Proteinurie
Influenza-A-Pneumonie bei Risikopatienten	Amantadin	100–200 mg/d p.o.	Nachweis von Influenza-A-Ag	Neurotoxizität, Nausea
	Rimantadin	100 mg/d p.o.		s. Amantadin
PML (JC-Virus)*	Cidofovir	5 mg/kg 1×/Woche plus Probenecid plus Ara-C 5 mg/kg alle 24 h	JC-PCR (Liquor)	dito

* = erfolgreich behandelte Einzelfälle

lung ist an eine regelmäßige und ausreichend häufige diagnostische Überwachung mit sensitiven Nachweisverfahren geknüpft (siehe Abschnitt 5.2.2) (Einsele et al. 1995, Boeckh et al. 1996). Erst bei einem positiven CMV-Nachweis im Blut wird mit der CMV-spezifischen Chemotherapie begonnen. Dieses Vorgehen hat zu einer signifikanten Reduktion vor allem der frühen CMV-Erkrankungen und der CMV-assoziierten Mortalität geführt (Einsele et al. 1995).

In ausgewählten Situationen hat sich auch die Übertragung antiviraler Immunfunktionen bewährt. Virusspezifische Immunglobuline (Bowden et al. 1986, Einsele et al. 1988) und zytotoxische T-Lymphozyten haben sich in der Prophylaxe und Behandlung von CMV-Infektionen Knochenmark-transplantierter Patienten als wirksam erwiesen (Lortholary und Dupont 1997, Patel und Paya 1997). Der Transfer von CMV-spezifischen CD4+-T-Zellen war bei Patienten mit Chemotherapie-refraktärer CMV-Infektion erfolgreich (Einsele 2002). Allerdings ist die adoptive T-Zell-Therapie aufwändig und daher noch kein Routineverfahren. Bei CMV-induzierter interstitieller Pneumonie wird von den meisten Institutionen die Kombination von Ganciclovir bzw. Foscarnet und einem CMV-Hyperimmunglobulin eingesetzt.

6.5 Antiparasitäre Therapie

Bei Pneumocystis-jiroveci-Pneumonie ist Cotrimoxazol in einer hohen Dosierung (20 mg/kg KG) indiziert. Bei Toxoplasmose sollte eine Therapie mit Pyrimethamin plus Sulfonamid eingeleitet werden.

7 Prophylaxe

Da Infektionen bei Immunsuppression (vor allem invasive Pilzinfektionen und bestimmte Virusinfekte) oft auch unter Einsatz neuester Chemotherapeutika nur mit geringem Erfolg behandelt werden können, wird zunehmend versucht, durch prophylaktische Maßnahmen ihr Auftreten zu verhindern. Dabei werden Isolationsmaßnahmen, Desinfektionsstrategien, hämatopoetische Wachstumsfaktoren und andere Zytokine und vor allem antimikrobiell/antiviral wirksame Chemotherapeutika eingesetzt.

Bei verschiedenen Erregern konnten Erfolge in der Prävention erzielt werden, so insbesondere bei Infektionen mit gramnegativen Bakterien, *Candida spp.*, *S. aureus*, CMV, HSV und *P. jiroveci*.

Das aufwändigste Verfahren ist die protektive Isolierung in **Isoliereinheiten mit Dekontamination.** Es gibt unterschiedliche Systeme von Isoliereinheiten (z.B. Laminar-Airflow-Räume). Zweck dieses Systems ist es, den Kontakt des Patienten mit exogenen Erregern zu vermindern. Alle Isoliereinheiten sind sehr teuer und personalintensiv. Bei der Leukämiebehandlung sind sie daher weitgehend verlassen worden, weiterhin im Einsatz sind sie jedoch bei der allogenen Stammzelltransplantation. Ohne Dekontamination mit weitgehender Reduktion, möglichst sogar Elimination der körpereigenen Bakterienflora, sind Isoliereinheiten allerdings nutzlos. Eine Reduktion der Mundflora ist mit Lokalantibiotika und Lokaldesinfizientien möglich. Zur Desinfektion verwendet man gut verträgliche Desinfektionsmittel. Hier ist besonders auf die Pflege von bestimmten Hautpartien (Axilla, Analregionen) zu achten.

Die Dekontamination besteht im Wesentlichen aus einer Reduktion der Darm- und Mundflora sowie einer weitgehenden Elimination der Hautflora. Zur Darmdekontamination gibt es keine optimalen Medikamente. Traditionell werden Neomycin (2–4 g/Tag), Polymyxin B (0,4–0,6 g/Tag) und Nystatin (1,5–3 Mio. Einheiten/Tag) oral kombiniert. Damit werden jedoch *Bacteroides spp.* in der Darmflora nicht beseitigt. Für den Patienten belastend ist die große Zahl von Tabletten, die bei dieser Form der Dekontamination eingenommen werden muss. Jede Dekontamination birgt das Risiko einer Selektion resistenter Erreger. Prinzipiell günstiger ist daher eine **selektive Dekontamination,** bei der nur die fakultativ pathogenen Erreger eliminiert werden und apathogene Keime der normalen Körperflora (z.B. Laktobakterien) erhalten bleiben. Dabei ist die Aufrechterhaltung einer natürlichen Kolonisationsresistenz wichtig. Im Rahmen der antibakteriellen Prophylaxe werden derzeit vor allem Cotrimoxazol oder Fluorochinolone eingesetzt.

7.1 Antibakterielle Prophylaxe

Nahezu alle modernen Studien zur Infektionsprophylaxe konnten bezüglich der Mortalität und des Überlebens keinen Vorteil einer antibakteriellen Prophylaxe aufzeigen. Mehrere Studien belegten eindeutig, dass sich durch die prophylaktische Gabe von **Fluoroquinolon-Derivaten** die Inzidenz vor allem von gramnegativen Infektionen und dokumentierten Bakteriämien mit diesen Keimen signifikant verringern lässt. Einige empfehlen eine orale antibakterielle Prophylaxe mit Fluorochinolonen oder Cotrimoxazol, aber auch den prophylaktischen Einsatz von hämatopoetischen Wachstumsfaktoren (z.B. G-CSF) nur bei Patienten mit prolongierter (> 10 Tage andauernder), ausgeprägter Neutropenie (< 100 Granulozyten/μl). Schließlich geht auch die Kinetik des Granulozyten-Abfalls in die Abschätzung der Infektneigung des Patienten ein. Je rascher der Neutrophilen-Abfall, umso höher ist das Infektionsrisiko.

Eine Metaanalyse (Cruciani et al. 1996) der bis 1996 publizierten Studien zur Fluorochinolon-Prophylaxe beim neutropenischen Patienten zeigte eine signifikante Reduktion der gramnegativen Bakteriämien, aber eine unveränderte Inzidenz der grampositiven Bakteriämien sowie der Fieber-assoziierten Morbidität und der Infekt-assoziierten Mortalität. In einigen Studien wurde unter der Fluorochinolon-Prophylaxe das zunehmende Auftreten von Infektionen mit Staphylokokken und vor allem Streptokokken festgestellt.

Das Hauptproblem des prophylaktischen Einsatzes von Antibiotika ist allerdings das Auftreten resistenter Erreger, wie bereits für resistente Staphylokokken- und P.-aeruginosa-, aber auch E.-coli-Isolate gezeigt werden konnte. Dabei scheinen sich die durch die Fluorochinolon-Prophylaxe auftretenden Resistenzen nicht nur auf diese Substanzgruppe zu beschränken, vielmehr wurde auch die Zunahme von Resistenzen gegenüber Cotrimoxazol, Tetrazyklin-Derivaten, Chloramphenicol, β-Lactam-Antibiotika und auch Oxacillin beschrieben. Letztere Selektion stellt natürlich bei *Staphylococcus aureus* ein besonderes Problem dar. Zwar scheinen die Fluorochinolon-resistenten Bakterien eine geringere Pathogenität als die sensiblen Isolate aufzuweisen, aber das Problem der Resistenzinduktion muss bei zukünftigen antibakteriellen Strategien sicher verstärkt Berücksichtigung finden. Daher gibt es auch eine Reihe von Experten (Field und Biron 1994), die die antimikrobielle Chemoprophylaxe wegen der möglichen Resistenzinduktion auf wenige Hochrisikopatienten beschränkt sehen wollen.

7.2 Antimykotische Prophylaxe

Bei Hochrisikopatienten wäre eine antimykotische Prophylaxe sehr hilfreich. Viele Studien konnten den Nutzen einer antimykotischen Therapie jedoch nicht belegen, wobei Patientenkollektive, Prophylaxeregime, Infektionsdiagnostik und der gemessene Nutzen nur selten einheitlich und vergleichbar waren. Derzeit besteht Konsens nur über eine wirksame **Expositionsprophylaxe** und eine Suppressionstherapie bei abgelaufenen Aspergillosen und Kryptokokkosen für die Zeit der Immunsuppression. Obwohl dies durch Studien nicht genau belegt ist, wäre eine antimykotische Prophylaxe in ganz bestimmten klinischen Situationen zu erwägen:

- Die systemische Fluconazol-Gabe bei Patienten, die voraussichtlich eine längere Granulozytopenie durchmachen und an mehreren Stellen mit sensiblen C.-albicans-Stämmen besiedelt sind.
- Die topische Verabreichung von z.B. Amphotericin B bei Patienten, die mit einem Fluconazol-resistenten Candida-Stamm besiedelt sind.
- Die Aspergillose-Prophylaxe mit Posaconazol bei Knochenmarktransplantierten während einer GvH-Reaktion, einer hoch dosierten Kortikosteroid-Therapie oder einer CMV-Infektion und vor allem nach erfolgreich behandelter invasiver Aspergillose während einer früheren Neutropeniephase.

7.3 Antivirale Prophylaxe

Empfehlungen oder Standards einer antiviralen Chemoprophylaxe bestehen derzeit für Patienten nach allogener Stammzelltransplantation.

An den meisten Zentren, die eine allogene Stammzelltransplantation durchführen, werden die betroffenen Patienten prophylaktisch mit Aciclovir behandelt. Dabei reichen die Empfehlungen von 4×200 mg bis 5×800 mg/Tag peroral. In einer Studie war unter einer peroralen Aciclovir-Prophylaxe mit 4×400 mg/Tag (bis einschließlich Tag 84 nach Stammzelltransplantation) eine Reaktivierungsrate von 15% unter den seropositiven Patienten feststellbar. 84% der Patienten, bei denen eine HSV-Reaktivierung trotz oraler Aciclovir-Einnahme auftrat, wiesen keine nachweisbaren Aciclovir-Spiegel im Serum auf; bei wiederum 50% dieser Patienten musste angenommen werden, dass die Medikamenteneinnahme nicht zuverlässig erfolgte. Aufgrund der somit nicht immer sicheren Compliance und Resorption des Präparates wird von einer Reihe von Zentren eine intravenöse Aciclovir-Prophylaxe (250 mg/m^2 KO alle 8–12 Stunden) durchgeführt.

Neuere Untersuchungen zeigen, dass die Aciclovir-Prophylaxe neben der Verminderung der HSV-Reaktivierungen auch eine signifikante Reduktion von Bakteriämien bewirkt. Möglicherweise führt die Reduktion der Inzidenz und des Schweregrades von Mukositiden unter Aciclovir-Prophylaxe zu einer verminderten bakteriellen Penetration aus der Schleimhaut in die Blutbahn. Künftig könnte Valaciclovir in der Prophylaxe an Bedeutung gewinnen. Zu beachten ist, dass bei eingeschränkter Nierenfunktion eine Dosisanpassung von Aciclovir erfolgen muss. Unter einer längerfristigen Aciclovir-Prophylaxe muss vermehrt mit dem Auftreten von Aciclovir-resistenten HSV-Isolaten gerechnet werden (bei mehrfacher Applikation bis zu 10%) (Einsele 2002). Zur Therapie des Aciclovir-resistenten HSV ist Foscarnet Mittel der ersten Wahl.

Bei der VZV-Infektion verhindert die frühzeitige Einleitung einer intravenösen Therapie mit Aciclovir die Disseminierung und reduziert die Mortalität. Untersuchungen zur Wirksamkeit von alternativen Substanzen in der Therapie des Zosters belegen, dass **Brivudin** oder **Valaciclovir** ebenfalls sehr effektive Therapeutika darstellen und möglicherweise aufgrund ihrer günstigeren Pharmakokinetik und besseren oralen Bioverfügbarkeit dem Aciclovir vorzuziehen sind (Reusser et al. 1997).

Eine VZV-Prophylaxe muss nach neuerlichen Studien (Boeckh et al. 1997) nach allogener SZT für mindestens ein Jahr empfohlen werden. Durch VZV-Prophylaxe konnte die Inzidenz der VZV-Infektionen im Vergleich zu einer Placebo-behandelten Kontrollgruppe deutlich gesenkt werden. Nach Absetzen der antiviralen Prophylaxe (> 1 Jahr) kam es nicht zu einem vermehrten Auftreten von VZV-Infektionen.

Die eindeutigste Empfehlung zur Prophylaxe besteht für die CMV-Infektion, z.B. nach Organtransplantation. Hier ist ganz klar, dass durch Transfusion (bzw. Transplantation) von **Blutprodukten** (bzw. Transplantaten) eines CMV-negativen Spenders auf einen CMV-negativen Patienten das Risiko einer CMV-Infektion und -Erkrankung weitgehend ausgeschlossen werden kann. In Untersuchungen einer Arbeitsgruppe in Seattle (Bowden et al. 1995) konnte darüber hinaus gezeigt werden, dass – falls aus logistischen Gründen eine Transfusion mit einem Blutprodukt von einem CMV-negativen Spender nicht möglich ist – mit geringstem CMV-Risiko auch Leukozyten-gefilterte Blutprodukte von einem nicht getesteten oder CMV-positiven Spender appliziert werden können.

Wesentlich weniger einheitlich ist das Vorgehen bei CMV-positiven Patienten und bei seronegativen Patienten, die ein seropositives Stammzelltransplantat erhalten haben. Die Ergebnisse einer multizentrischen Studie zeigen, dass durch eine hoch dosierte Aciclovir-Prophylaxe (bis Tag 30) zwar die Rate an CMV-Infektionen, nicht aber die Rate an Erkrankungen signifikant reduziert werden kann. In zwei 1993 publizierten Studien konnte durch eine intravenöse Prophylaxe mit Ganciclovir (vom Zeitpunkt des Engraftments bis Tag 100 nach allogener Stammzelltransplantation) eine Reduktion der Inzidenz an CMV-Infektionen und – zumindest in einer Studie – auch der Inzidenz an CMV-Erkrankungen gezeigt werden. Allerdings war das Gesamtüberleben der mit Ganciclovir prophylaktisch behandelten Patienten aufgrund der höheren Rate sekundärer Neutropenien und sekundärer Bakterien- und Pilzinfektionen nicht besser als das der Kontrollgruppe. Derzeit wird daher von sehr vielen europäischen, aber auch nordamerikanischen Transplantationszentren die so genannte präemptive Behandlung durchgeführt (siehe Abschnitt 6.3) (Boeckh et al. 1997, Einsele et al. 1995).

LITERATUR

Bristish Transplantation Society: Guidelines for the prevention and management for cytomegalovirus disease after solid organ transplantation. London 2004.

Boeckh, M., Gallez-Hawkins, G.M., Myerson, D., Zaia, J.A., Bowden, R.A.: Plasma polymerase chain reaction for cytomegalovirus DNA after allogeneic marrow transplantation: comparison with polymerase chain reaction using peripheral blood leukocytes, pp65 antigenemia, and viral culture. Transplantation 64 (1997) 108–113.

Boström, L., Ringden, O., Sundberg, B., Ljungman, P., Linde, A., Nilsson, B.: Pretransplant herpes virus serology and chronic graft-versus-host disease. Bone Marrow Transplant 4 (1989) 547–552.

Bowden, R.A., Sayers, M., Flournoy, N., Newton, B., Banaji, M., Thomas, E.D., Meyers, J.D.: Cytomegalovirus immune globulin and seronegative blood products to prevent primary cytomegalovirus infection after bone marrow transplantation. N Engl J Med 314 (1986) 1006–1010.

Bowden, R.A., Slichter, S.J., Sayers, M., Weisdorf, D., Cays, M., Schoch, G., Banaji, M., Haake, R., Welk, K., Fisher, L.: A comparison of filtered leukocyte-reduced and cytomegalovirus (CMV) seronegative blood products for the prevention of transfusion-associated CMV infection after marrow transplantation. Blood 86 (1995) 3598–3603.

Burger, M., Schnitzler, P., Böhler, T., Hengel, H.: Swabs: an excellent source for the detection of varicella-zoster virus and herpes simplex virus skin infections by polymerase chain reaction (PCR). Pädiatr Grenzgeb 38 (1998) 165–180.

Cruciani M., Rampazzo R., Malena M., Lazzarini L., Toeschini G., Messori A., Concia E.: Prophylaxis with fluoroquinolones for baterial infections in neutropenic patients: a meta-analysis. Clin Infect Dis 23 (1996) 795–805.

Einsele H., Hebart H., Kauffmann-Schneider C., Sinzger C., Jahn G., Bader P., Klingebiel T., Dietz K., Loffler J., Bokemeyer C., Muller C.A., Kanz L.: Risk factors for treatment failures in patients receiving PCR-based preemptive therapy for CMV infection. Bone Marrow Transplant 25(7) (2000) 757–763.

Einsele H., Roosnek E., Rufer N., Sinzger C., Riegler S., Loffler J., Grigoleit U., Moris A., Rammensee H.G., Kanz L., Kleihauer A., Frank F., Jahn G., Hebart H.: Infusion of cytomegalovirus (CMV)-specific T cells for the treatment of CMV infection not responding to antiviral chemotherapy. Blood 99(11) (2002) 3916–3922.

Einsele H., Reusser P., Bornhauser M., Kalhs P., Ehninger G., Hebart H., Chalandon Y., Kroger N., Hertenstein B., Rohde F.: Oral valganciclovir leads to higher exposure to ganciclovir than intravenous ganciclovir in patients following allogeneic stem cell transplantation. Blood 107(7) (2006) 3002–3008.

Einsele, H., Vallbracht, A., Friese, M., Schmidt, H., Haen, M., Dopfer, R., Niethammer, D., Waller, H.D., Ehninger, G.: Significant reduction of cytomegalovirus (CMV) disease by prophylaxis with CMV hyperimmune globulin plus oral acyclovir. Bone Marrow Transplant 3 (1988) 607–617.

Einsele, H., Ehninger, G., Steidle, M., Vallbracht, A., Müller, M., Schmidt, H., Saal, J.G., Waller, H.D., Müller, C.A.: Polymerase chain reaction to evaluate antiviral therapy for cytomegalovirus disease. Lancet ii (1991a) 1170–1172.

Einsele, H., Steidle, H., Vallbracht, A., Saal, J.G., Ehninger, G., Müller, C.A.: Early occurrence of human cytomegalovirus infection after bone marrow transplantation as demonstrated by the polymerase chain reaction technique. Blood 77 (1991b) 1104–1110.

Einsele, H., Ehninger, G., Hebart, H., Schulter, U., Mackes, P., Hertter, M., Klingebiel, T., Löffler, J., Wagner, S., Müller, C.A.: PCR-monitoring after BMT to reduce the incidence of CMV disease and the duration and side effects of antiviral therapy. Blood 86 (1995) 2815–2820.

Einsele, H., Hebart, H., Roller, G., Löffler, J., Rothenhöfer, I., Ehninger, G., Müller, C.A., Bowden, R.A., van Burik, J.A., Engelhard, D., Schumacher, U.: PCR for detection and differentiation of various fungal pathogens in blood samples. J Clin Microbiol 35 (1997) 1353–1360.

Field, A.K., Biron, K.K.: „The end of Innocence" revisited: resistance of herpesviruses to antiviral drugs. Clin Microbiol Rev 7 (1994) 1–13.

Gane, E., Saliba, F., Valdecasas, J.C., O'Grady, J., Pescovitz, M.D., Lyman, S., Robinson, C.A: Randomised trial of efficacy and safety of oral ganciclovir in the prevention of cytomegalovirus disease in liver-transplant recipients. Lancet 350 (1997) 1729–1733.

Krause, H., Hebart, H., Jahn, G., Müller, C.A., Einsele, H., Screening for CMV-specific T-cell proliferation to identify patients at risk to develop late onset CMV disease. Bone Marrow Transpl 19 (1997) 1111–1116.

Lortholary, O., Dupont, B.: Antifungal prophylaxis during neutropenia and immunodeficiency. Clin Microbiol Rev 10 (1997) 477–504.

Pappas, P.G., Rex, J.H., Sobel, J.D., Filler, S.G., Dismukes, W.E., Walsh, T.J., Edwards, J.E.: Infectious Diseases Society of America. Guidelines for treatment of candidiasis. Clin Infect Dis 38 (2004) 161–189.

Patel, R., Paya, C.V.: Infections in solid-organ transplant recipients. Clin Microbiol Rev 10 (1997) 86–124.

Reusser, P., Attenhofer, R., Hebart, H., Helg, C., Chapuis, B., Einsele, H.: Cytomegalovirus-specific T-cell immunity in recipients of autologous peripheral stem cell or bone marrow transplants. Blood 89 (1997) 3873–3879.

Riddell, S.R., Watanabe, K.S., Goodrich, J.M., Li, C.R., Agha, M.E., Greenberg, P.D: Restoration of viral immunity in immunodeficient humans by the adoptive transfer of T cell clones. Science 257 (1992) 238–241.

Walter, E.A., Greenberg, P.D., Gilbert, M.J., Finch, R.J., Watanabe, K.S., Donnall, T.E., Riddell, S.R.: Reconstitution of cellular immunity against cytomegalovirus in recipients of allogeneic bone marrow by transfer of T cell clones from the donor. N Engl J Med 333 (1995) 1038–1044.

Wutzler, P., De Clerq, E., Wutke, K., Färber, I.: Oral brivudin vs. Intravenous aciclovir in the treatment of herpes zoster in immunocompromises patients: a randomized double-blind trial. J Med Virol 46 (1995) 252–257.

Zaia, J.A.: Infections in organ transplant recipients. In: Richman, D.D., Whitley, R.J., Hayden, F.G. (eds.): Clinical virology, pp. 87–111. Churchill Livingstone, New York 1997.

KAPITEL **D8**

Thomas Löscher

Differentialdiagnose und Management importierter Infektionskrankheiten

1	Migration und Infektion	1060	4	Diagnostik	1062
1.1	Dimension	1060	4.1	Screening-Untersuchungen	1063
1.2	Importrisiko	1060	4.2	Stufendiagnostik	1064
2	Häufigkeit und Spektrum	1060	4.3	Basisuntersuchung	1064
2.1	Reisende	1060	4.4	Zusatzuntersuchungen	1065
2.2	Ausländische Patienten und Immigranten	1061	5	Differentialdiagnostik und Management	1065
3	Anamnestische Hinweise	1061	5.1	Leitsymptom Fieber	1066
3.1	Reiseanamnese und Herkunftsland	1061	5.2	Leitsymptom Diarrhö	1068
3.2	Exposition und Prophylaxe	1062	5.3	Leitsymptom Hautveränderungen	1071
3.3	Inkubation und Präpatenz	1062	5.4	Weitere Leitsymptome und Leitbefunde	1073

1 Migration und Infektion

1.1 Dimension

Derzeit reisen pro Jahr mehr als vier Millionen Deutsche in tropische und subtropische Entwicklungsländer (Statistisches Jahrbuch für die Bundesrepublik Deutschland 2005), in denen einerseits ein deutlich erhöhtes Risiko für Gesundheitsstörungen vor allem infektiöser Genese besteht und in denen andererseits zahlreiche Infektionskrankheiten endemisch sind, die in Europa nicht oder nicht mehr vorkommen. Zudem ist der Arzt in Deutschland immer häufiger mit ausländischen Patienten und Patienten mit Migrationshintergrund konfrontiert (Burchard 1998). In Deutschland liegt der Anteil der ausländischen Bevölkerung derzeit bei ca. 9%, wobei über 70% aus Ländern außerhalb der Europäischen Gemeinschaft stammen (Statistisches Jahrbuch für die Bundesrepublik Deutschland 2005). Dabei nimmt auch die Zahl der aus tropischen Entwicklungsländern stammenden Patienten zu.

1.2 Importrisiko

Einschleppungen von Infektionskrankheiten erfolgen nicht nur aus den Tropen, sondern sind bereits aus **Südeuropa** und der **Türkei** möglich. Dabei ist nicht nur an Infektionen zu denken, die hier nicht vorkommen (z.B. Leishmaniosen, Zeckenbissfieber-Rickettsiose, Malaria tertiana), sondern auch an solche, die heute selten geworden sind (z.B. Typhus abdominalis, Brucellosen).

Gelegentlich kommt es zu Erkrankungen durch importierte Infektionen, ohne dass sich der Patient selbst im Ausland aufgehalten hat, als Folge des Imports von Erregern über Tiere (z.B. Ornithose), Nahrungsmittel (z.B. Brucellosen, Trichinose) oder infektiöse Überträger (z.B. Flughafenmalaria durch Import infizierter Moskitos).

Bei einigen importierten Infektionskrankheiten besteht ein substantielles Risiko der Weiterübertragung in Deutschland. Dies trifft vor allem auf Infektionen mit wesentlicher Kontagiosität und ubiquitärer Übertragbarkeit zu (z.B. Tuberkulose, infektiöse Enteritis, Typhus abdominalis, Virushepatitiden, venerische Infektionen, SARS). Bei bestimmten Infektionen ist sogar eine epidemische (z.B. Influenza) oder endemische (z.B. HIV-Infektion) Verbreitung möglich.

Demgegenüber sind die meisten Tropenkrankheiten nicht direkt von Mensch zu Mensch übertragbar, sondern auf Vektoren, Zwischenwirte oder andere regional begrenzte Übertragungsmechanismen angewiesen. Ausnahmen wie Übertragungen durch Blut (z.B. Transfusion, i.v. Drogengebrauch, Laborinfektion), Transplantation oder diaplazentar sind jedoch möglich (Plasmodien, *Trypanosoma cruzi*, Leishmanien, West-Nil-Virus u.a.).

Obwohl das Risiko gering ist, muss auch mit importierten Erkrankungen durch Hochrisiko-Pathogene (z.B. Ebolavirus, Lassavirus, Marburgvirus, *Yersinia pestis*) gerechnet werden. Dabei ist die Möglichkeit einzelner Kontaktinfektionen nicht völlig auszuschließen. Das Risiko einer epidemischen Ausbreitung ist in Anbetracht der allgemeinen hygienischen und medizinischen Bedingungen in Mitteleuropa und der bereits bei begründetem Verdacht vorzunehmenden Infektionsschutzmaßnahmen (siehe Kap. A7 und A8) jedoch sehr unwahrscheinlich (Wirtz et al. 2002).

2 Häufigkeit und Spektrum

2.1 Reisende

Die Angaben zur Häufigkeit von Gesundheitsstörungen während und nach Fernreisen schwanken in verschiedenen Studien zwischen weniger als 10% und mehr als 80% in Abhängigkeit von Reiseziel, Aufenthaltsdauer und Reisestil (Amsler und Steffen 1999).

Die häufigsten Erkrankungen während wie nach der Reise sind **gastrointestinale Infektionen** gefolgt von Infektionen der oberen Atemwege und im HNO-Bereich. Bei Reisen unter einfachen Bedingungen oder längerfristigen Aufenthalten in tropischen Entwicklungsländern sind auch **intestinale Parasitosen** (Giardiasis, Amöbiasis, intestinale Wurminfektionen) nicht selten. **Hepatitis A** ist die häufigste durch eine Impfung vermeidbare Importerkrankung bei Reisenden (Amsler und Steffen 1999).

Insgesamt handelt es sich somit vorwiegend um **Infektionskrankheiten mit ubiquitärer Verbreitung**, die zwar in Tropen und Subtropen meist wesentlich häufiger vorkommen (tropentypische Erkrankungen), jedoch keine eigentlichen Tropenkrankheiten sind (Freedman et al. 2006, Nothdurft et al. 1992). Bei Patienten, die sich zur weiteren Abklärung in spezialisierten tropen- und reisemedizinischen Einrichtungen vorstellen bzw. dorthin überwiesen werden, stehen **akute und chronische Durchfallerkrankungen** im Vordergrund, gefolgt von **fieberhaften Importerkrankungen** und **Dermatosen** (Tab. D8-1).

> Die wichtigste tropenspezifische Erkrankung ist die Malaria, insbesondere bei Aufenthalten in Hochendemiegebieten und bei unzureichender Prophylaxe (Freedman et al. 2006, Harms et al. 2002, Nothdurft et al. 1992).

Tab. D8-1 Leitsymptome bei erkrankten Tropenrückkehrern, die zur weiteren Abklärung an tropen- und reisemedizinische Einrichtungen überwiesen wurden.

Leitsymptom	München, 1987–1992 n = 21 332 (Nothdurft et al. 1992)	Berlin, 2000 n = 2 024 (Harms et al. 2002)	GeoSentinel[1], 1996–2004 n = 17 353 (Freedman et al. 2006)
Diarrhö	58%	33%	34%
Fieber	20%	17%	23%
Hautveränderungen	9%	14%	17%

[1] Netzwerk von 30 tropen- und reisemedizinischen Einrichtungen.

Andere tropenspezifische Erkrankungen sind mit Ausnahme von Dengue-Fieber und einigen anderen Arbovirus-Infektionen (Freedman et al. 2006, Nothdurft et al. 1992) bei Reisenden relativ selten oder mit speziellen Expositionsrisiken (siehe Abschnitt 3.2) verbunden.

2.2 Ausländische Patienten und Immigranten

> Häufigkeit und Spektrum importierter Infektionskrankheiten bei ausländischen Patienten und Immigranten unterscheiden sich in vieler Hinsicht von denen deutscher Reisender und sind im Wesentlichen abhängig von Herkunftsland und Einreisegründen.

Nicht nur typische Tropenkrankheiten, sondern auch zahlreiche ubiquitär verbreitete Infektionskrankheiten können bei diesen Populationen hohe Prävalenz- und Inzidenzraten aufweisen.

Eine der wichtigsten Erkrankungen ist die **Tuberkulose.** Insgesamt lag die Inzidenz in den letzten Jahren bei ausländischen Staatsangehörigen 5,5-fach höher als bei Deutschen. Bei den 6583 im Jahr 2004 gemeldeten Fällen waren mindestens 45% Mitbürger mit Migrationshintergrund (Robert-Koch-Institut 2006).

Eine erhöhte Prävalenz von **HIV-Infektionen** ist vor allem bei Einreisenden aus Hochendemiegebieten zu erwarten, insbesondere aus dem subsaharischen Afrika (Robert-Koch-Institut 2005b). Prostitution, hohe Promiskuität, vertikale Übertragung (Mutter-Kind) und mangelnde Hygiene sind neben den in Deutschland vorrangigen Risikofaktoren (Homosexualität, i.v. Drogenabusus) von besonderer Bedeutung. In vielen Entwicklungsländern besteht aufgrund derselben Risiken eine hohe Prävalenz chronischer Infektionen mit dem **Hepatitis-B-Virus** (bis über 20%), sowie regional auch mit dem **Hepatitis-C-Virus** (bis über 5%).

Unter den typischen Tropenkrankheiten kommt auch bei den ausländischen Patienten der **Malaria** aufgrund ihrer Häufigkeit und Gefährlichkeit eine besondere Bedeutung zu. Der Anteil ausländischer Patienten bei den in Deutschland gemeldeten Malaria-Importfällen lag 2001–2004 bei 50% (Robert-Koch-Institut 2005a).

Intestinale Parasitosen sind vor allem bei Patienten, die aus ländlichen Gebieten tropischer Entwicklungsländer einreisen, sehr verbreitet und können Prävalenzen von über 50% erreichen (Gauert 1995). Auch Schistosomiasis und Filariosen sind bei Patienten und Immigranten aus Hochendemiegebieten nicht selten (Burchard 1998). Schließlich muss bei ausländischen Patienten aus bestimmten Regionen auch mit Erkrankungen gerechnet werden, die bei deutschen Reisenden sehr selten sind (z.B. Lepra, Schlafkrankheit, Melioidose, Fleckfieber).

3 Anamnestische Hinweise

Die Anamnese ist richtungsweisend sowohl für den initialen Krankheitsverdacht hinsichtlich importierter Infektionskrankheiten als auch für die Differentialdiagnostik und das weitere Vorgehen.

> Entscheidend ist die routinemäßige Frage nach der Reiseanamnese bei jedem Patienten!

Zusätzlich zu den sonst üblichen anamnestischen Angaben müssen detaillierte Angaben und Daten zu folgenden Fragen erhoben werden:
- Reise- bzw. Herkunftsland
- spezielle Expositionen und Risiken
- ggf. durchgeführte Vorbeugemaßnahmen.

3.1 Reiseanamnese und Herkunftsland

Die Reiseanamnese soll einen vollständigen Aufschluss über **alle Auslandsaufenthalte** geben einschließlich exakter Angaben zu *Reiseroute und -dauer*. Dabei sind auch *länger zurückliegende Aufenthalte* zu berücksichtigen, um Spätmanifestationen von Erkrankungen mit extrem langen oder sehr variablen Inkubationszeiten (z.B. Malaria quartana und tertiana, Amöbiasis, Leishmaniosen, Helminthosen) nicht zu übersehen.

Bei ausländischen Patienten ist zu beachten, dass innerhalb des Herkunftslandes oft erhebliche **regionale Unterschiede** hinsichtlich der Verbreitung von Infektionskrankheiten bestehen. *Heimaturlaube* und *Reisen in Drittländer* müssen mitberücksichtigt werden.

Voraussetzung für die Beurteilung möglicher Importerkrankungen, die aufgrund der Reiseanamnese bzw. der Herkunft ausländischer Patienten infrage kommen, sind detaillierte geoepidemiologische Kenntnisse und Informationen. Diese können entsprechenden Lehrbüchern und Datenbanken (siehe Anhang) entnommen werden.

3.2 Exposition und Prophylaxe

Von besonderer Bedeutung für die Abklärung bei Verdacht auf importierte Infektionskrankheiten ist das gezielte Erfragen **spezieller Expositionsrisiken** wie
- unsichere hygienische Bedingungen beim Essen und Trinken
- Verzehr bestimmter Risikonahrungsmittel
- ungeschützte Sexualkontakte
- Insektenstiche oder -bisse
- Süßwasserkontakt
- Barfußlaufen
- Tierkontakt
- andere Risiken.

Ebenso wichtig ist die genaue Erfassung **durchgeführter prophylaktischer Maßnahmen** zur Vermeidung bzw. Reduktion von Risiken, insbesondere
- Art und Konsequenz einer Malariaprophylaxe
- Umfang und Aktualität durchgeführter Impfungen.

Dabei ist zu berücksichtigen, dass derzeit keine absolut sichere Malariaprophylaxe zur Verfügung steht und dass nicht alle Impfungen einen zuverlässigen Schutz bieten (z.B. Cholera-Impfung, Typhus-Impfungen, Hepatitis-B-Impfung).

3.3 Inkubation und Präpatenz

Bei Kenntnis der Inkubationszeit, d.h. der Zeit zwischen Infektion und Auftreten erster Symptome, kann unter Berücksichtigung von Reiseanamnese, Krankheitsbeginn und Untersuchungszeitpunkt in vielen Fälle bereits die Möglichkeit bzw. Wahrscheinlichkeit verschiedener importierter Infektionskrankheiten eingegrenzt bzw. ausgeschlossen werden (Tab. D8-2).

Importierte Virusinfektionen haben meist eine *klar begrenzte Inkubationszeit* von 1–3 Wochen; so manifestieren sich Arbovirus-Infektionen wie z.B. Dengue-Fieber nicht später als zwei Wochen nach Rückkehr. Ausnahmen sind Virushepatitiden, HIV-Infektion und Tollwut.

Die meisten **bakteriellen Infektionen** haben ebenfalls eine *kurze Inkubationszeit,* die bei bakteriellen Darminfektionen zwischen wenigen Stunden und maximal zehn Tagen liegt. Die Erkrankung beginnt beim Typhus abdominalis in der Regel innerhalb von drei Wochen, bei Rickettsiosen innerhalb von zwei Wochen. *Variable Inkubationszeiten* mit zum Teil monate- bis jahrelangem Intervall bis zum Beginn von Krankheitserscheinungen sind möglich bei Lues, Lyme-Borreliose und Mykobakteriosen (Tuberkulose, Lepra).

Bei **parasitären Infektionen** ist die Inkubationszeit meist *sehr variabel* und kann Monate bis Jahre betragen, sodass der Zusammenhang mit einem länger zurückliegenden Auslandsaufenthalt nicht mehr offensichtlich ist. Eine klinisch manifeste Malaria tritt frühestens sieben Tage nach Infektion auf, meist nach 1–3 Wochen, zum Teil jedoch erst nach Wochen bis Monaten; bei Malaria quartana und tertiana gelegentlich erst nach Jahren.

Bei den meisten **Helminthosen** ist zudem die *Präpatenzzeit* bedeutsam. Dies ist die Zeit zwischen Infektion und Patenz, d.h. dem Beginn der Bildung bzw. Ausscheidung nachweisbarer Parasitenstadien oder Geschlechtsprodukte (Eier, Larven). Sie beträgt bei den intestinalen Wurminfektionen meist 2–12 Wochen, bei Filariosen Monate bis Jahre.

4 Diagnostik

Der Verdacht hinsichtlich einer importierten Infektionskrankheit kann sich aus sehr unterschiedlichen Situationen ergeben:
- Nahe liegend ist der Verdacht bei akuten Erkrankungen, die im engen zeitlichen Zusammenhang mit einem Auslandsaufenthalt auftreten.
- Es ist auch möglich, dass akute oder chronische bzw. chronisch rezidivierende Krankheitserscheinungen durch eine importierte Infektionskrankheit verursacht werden, bei der die Infektion während eines bereits länger zurückliegenden Auslandsaufenthaltes erfolgte; gelegentlich sogar erst nach jahrelangem Intervall. Hier zeigt sich die besondere Bedeutung des „Daran-Den-

Tab. D8-2 Übliche Inkubationszeiten wichtiger importierter Infektionskrankheiten.

Inkubationszeit			
kurz (< 10 Tage)	**mittel (1–4 Wochen)**	**lang (> 4 Wochen)**	**variabel (Wochen bis Jahre)**
• Campylobacter-Enteritis • Chikungunya-Fieber • Cholera • Dengue-Fieber • Felsengebirgsfleckfieber • Gelbfieber • Histoplasmose • Influenza, aviäre Influenza • kutane Larva migrans • Legionellose • Marburg-/Ebola-Fieber • Milzbrand • Myiasis • Ornithose/Psittakose • Pappataci-Fieber • Pest • Rattenbissfieber • Reisediarrhö • Rifttal-Fieber • Rückfallfieber • Salmonellen-Enteritis • SARS • Scabies • Shigellosen • Tularämie • Tungiasis • Yersiniosen • Zeckenbissfieber	• Amöbiasis • Bartonellose • Brucellosen • Chagas-Krankheit (Akutstadium) • Ehrlichiosen • Fleckfieber • Giardiasis • Hepatitis A, C, E • Hantavirus-Infektionen • japanische Enzephalitis • Katayama-Syndrom • Kokzidioidomykose • Lassa-Fieber • Leptospirosen • Lyme-Borreliose • Malaria tertiana • Malaria tropica • Poliomyelitis • Q-Fieber • Schlafkrankheit (Frühstadium) • südamerikanisches hämorrhagisches Fieber • Trichinose • Tsutsugamushi-Fieber • Typhus abdominalis • Zeckenenzephalitis	• Brucellosen • Dracunculose • Hautleishmaniosen • Hepatitis A, B, C, E • Malaria quartana • Schlafkrankheit (Spätstadium bei Trypanosoma rhodesiense)	• AIDS • Amöbiasis • Chagas-Krankheit (chronisches Stadium) • Echinokokkose • mukokutane Leishmaniose • Lepra • Lues • Loiasis • Lyme-Borreliose • lymphatische Filariosen • Malaria quartana • Malaria tertiana (Rezidive) • Melioidose • Onchozerkose • Schistosomiasis • Schlafkrankheit (Spätstadium bei Trypanosoma gambiense) • Tollwut • Tuberkulose • viszerale Leishmaniose • Zystizerkose

kens" und der grundsätzlich bei jedem Patienten zu erhebenden Reiseanamnese.

- Schließlich kann es sinnvoll und wünschenswert sein, Untersuchungen zum Ausschluss bzw. zur Bestätigung des Vorliegens einer importierten Infektion bei Personen ohne aktuelle Beschwerden durchzuführen; z.B. bei arbeitsmedizinischen Untersuchungen oder wenn aufgrund von Herkunft oder Ort und Art eines Auslandsaufenthaltes, Lebensumständen und Expositionsrisiken eine signifikant erhöhte Infektionswahrscheinlichkeit anzunehmen ist.

4.1 Screening-Untersuchungen

Bei Screening-Untersuchungen von **Gesunden** steht der Nachweis bzw. Ausschluss solcher Infektionen im Vordergrund, die unerkannt bzw. unbehandelt ein Gesundheitsrisiko für den Betroffenen und/oder eine potentielle Gefährdung anderer darstellen. Eine generelle Untersuchung zum Ausschluss importierter Infektionen bei allen beschwerdefreien Reisenden nach Rückkehr von Aufenthalten in Gebieten mit erhöhter Gesundheitsgefährdung ist nicht sinnvoll und weder nutzen- noch kosteneffektiv. Nachuntersuchungen bei Gesunden sind indiziert

- nach längerfristigen Aufenthalten in entsprechenden Gebieten
- bei besonderen Expositionen und Risiken (siehe Abschnitt 3.2)
- bei wesentlichen Erkrankungen während der Reise bzw. des Aufenthalts, insbesondere bei Erkrankungen unklarer Ätiologie
- nach beruflichen Aufenthalten.

Indikation und Umfang der **arbeitsmedizinischen Vorsorgeuntersuchungen bei beruflichen Aufenthalten** richten sich nach dem berufsgenossenschaftlichen Grundsatz Nr. 35 (G35) „Nachuntersuchung bei Arbeitsaufenthalt im Ausland unter besonderen klimatischen und gesundheitlichen Bedingungen" (Berufsgenossenschaftlicher Grundsatz G35). Neben einer Erstuntersuchung (Tropentauglichkeitsuntersuchung) sind danach routinemäßige Nachuntersuchungen alle 2–3 Jahre vorgesehen. Eine Abschlussuntersuchung erfolgt nach Beendigung von Aufenthalten mit einer Dauer von mehr als einem Jahr oder nach allen Aufenthalten mit erhöhten gesundheitlichen Risiken (Tropenrückkehruntersuchung).

Screening-Untersuchungen bei **Immigranten** sind indiziert bei erhöhter Gesundheitsgefährdung im Herkunftsland (alle Immigranten aus tropischen Entwicklungsländern) oder aufgrund der Lebensbedingungen vor Ausreise (Kriegsflüchtlinge, Katastrophenopfer, Unterbringung in Massen- oder Notquartieren vor Ausreise) (Burchard 1998).

Die Screening-Untersuchungsprogramme nach den Empfehlungen des G35 und den Empfehlungen zur Untersuchung von **Reiserückkehrern und Immigranten mit erhöhter Gesundheitsgefährdung** (Berufsgenossenschaftlicher Grundsatz G35) entsprechen im Wesentlichen der Basisuntersuchung bei Verdacht auf eine importierte Infektionskrankheit (Tab. D8-3). Bereits dieses begrenzte Untersuchungsprogramm ergibt wesentliche Hinweise für oder gegen das Vorliegen importierter Infektionen. Je nach Anamnese, Exposition und Untersuchungsbefund ist es durch weitere Untersuchungen zu ergänzen.

4.2 Stufendiagnostik

Eine nutzen- und kosteneffektive Abklärung bei Verdacht auf eine importierte Infektionskrankheit erfolgt schrittweise. Sie beginnt mit einer Basisuntersuchung (siehe Abschnitt 4.3). Diese wird gegebenenfalls erweitert durch ergänzende Untersuchungen entsprechend dem vorliegenden Krankheitsbild und schließlich durch die gezielte Diagnostik hinsichtlich des zu erwartenden Krankheitsspektrums. Die Indikation zu diesen Zusatzuntersuchungen wird aufgrund von Anamnese (einschließlich Reisanamnese bzw. Herkunftsland und Expositionsrisiken), Symptomatik und Untersuchungsbefunden gestellt. Bestimmte importierte Infektionskrankheiten können allein schon aufgrund von Reiseanamnese bzw. Herkunftsland und möglicher Inkubationszeit ausgeschlossen werden.

Bei allen wesentlichen nach einem Auslandsaufenthalt oder bei Immigranten auftretenden Erkrankungen, die Probleme bei der Diagnostik oder Behandlung bereiten, empfiehlt sich die **frühzeitige konsiliarische Beratung** mit dem klinischen Infektiologen, Mikrobiologen und Tropenmediziner, sowie gegebenenfalls die Mit- oder Weiterbehandlung durch eine Einrichtung mit spezieller tropenmedizinischer Ausrichtung (siehe Anhang).

4.3 Basisuntersuchung

Die Basisuntersuchung umfasst
- Anamnese (siehe Abschnitte 3.1 und 3.2)
- klinische Untersuchung
- orientierende Laboruntersuchungen
- einfache technische Untersuchungen (siehe Tab. D8-3).

Die **klinische Untersuchung** darf sich nicht nur auf vorliegende Leitsymptome und Leitbefunde beschränken, sondern ist stets als *vollständige körperliche Untersuchung* aller Organsysteme einschließlich einer genauen Inspektion des gesamten Integuments durchzuführen.

Zum **Blutbild** gehören
- vollständige Differenzierung der Leukozyten
- Thrombozyten-Zählung
- mikroskopische Betrachtung eines einwandfrei gefärbten Blutausstrichs (Erythrozyten-Morphologie, Reizformen, unreife Formen etc.).

Besonders zu achten ist auf eine *Eosinophilie*.

Tab. D8.3 Basisuntersuchungs-Programm bei Verdacht auf importierte Infektionskrankheit.

Basis/Screening-Untersuchung	Ergänzende Untersuchungen
• vollständige klinische Untersuchung • ggf. gynäkologische Untersuchung • vollständiges Blutbild inkl. Differenzierung • Ausstrich und Dicker Tropfen[1] • CRP und/oder BSG • Leberenzyme, LDH, Blutzucker, Kreatinin • Urinstatus • parasitologische Stuhluntersuchung • bakteriologische Stuhluntersuchung • Anti-HIV-Test (mit Einverständnis)[1] • Anti-HBc-Test (oder HBsAg), Anti-HAV[2] • Lues-Serologie[1]	• abdominelle Sonographie • Röntgenaufnahme des Thorax • EKG • Blutkultur(en) • Urinkultur • Hämoccult-Test • Harnsäure, Blutfette, CK, weitere klinisch-chemische Tests, IgE, Elektrophorese • Tuberkulin-Test • Immundiagnostik hinsichtlich Tropenkrankheiten • weitere mikrobiologische Untersuchungen • weitere Bildgebung und Funktionsdiagnostik • endoskopische Untersuchungen

[1] bei möglicher Exposition
[2] abhängig vom Impfstatus

Eine parasitologische Blutuntersuchung mittels **Dickem Tropfen** ist bei Screening-Untersuchungen von beschwerdefreien Reiserückkehrern nicht routinemäßig erforderlich. Sie muss allerdings immer durchgeführt werden bei Fieber und bei allen unklaren Krankheitsbildern nach Rückkehr aus einem Malariagebiet. Bei ausländischen Patienten und Immigranten, die aus Malaria-Endemiegebieten stammen, ist auch ein „routinemäßiger" Dicker Tropfen sinnvoll, da asymptomatische Parasitämien bei Teilimmunität nicht selten sind und eine frühzeitige Diagnose und Behandlung spätere Erkrankungen und Komplikationen verhindern kann.

Die **parasitologische Stuhluntersuchung** sollte mit effizienten Anreicherungsmethoden wie der MIF (Merthiolat-Jod-Formalin)- oder der SAF (Sodium acetate-formaline)-Methode und geeigneten Färbemethoden wie Heidenhain-, Trichrom- oder Lawless-Färbung durchgeführt werden (Kist et al. 2000, Löscher 2005). Die Sensitivität kann durch wiederholte Untersuchungen deutlich gesteigert werden. Bei entsprechendem Verdacht sind daher *mindestens drei Stuhlproben von verschiedenen Tagen* zu untersuchen. Dabei ist eine eventuell noch vorliegende Präpatenz (siehe Abschnitt 3.3) zu berücksichtigen, sodass gegebenenfalls wiederholte Untersuchungen nach 2–3 Monaten bzw. nach Ablauf der Präpatenz vermuteter Infektionen angezeigt sind. Die Sensitivität der üblichen Anreicherungsmethoden zum Nachweis von Infektionen mit *Strongyloides stercoralis* ist gering und bei einem entsprechenden Verdacht sind spezielle Anreicherungsverfahren (Baermann-Methode, Koprokultur-Verfahren) anzuwenden. Für die diagnostische Erfassung von Kryptosporidien, *Cyclospora cayetanensis* und Mikrosporidien sind spezielle Färbe- und Nachweisverfahren erforderlich (siehe Abschnitt 5.2).

Die Indikation zu **Röntgenaufnahmen** des Thorax sollte nicht nur bei allen unklaren Erkrankungen nach Auslandsaufenthalt großzügig gestellt werden, sondern auch bei Screening-Untersuchungen von Immigranten, bei denen aufgrund von Herkunftsland (Entwicklungsländer) oder Lebensumständen vor Ausreise (z.B. Flüchtlinge) das Risiko einer Tuberkulose deutlich erhöht ist. Vor allem bei Kindern kann alternativ ein **Tuberkulin-Test** (als Intrakutantest nach Mendel-Mantoux) vorgeschaltet werden.

Die **abdominelle Sonographie** gehört zu den Basisuntersuchungen bei allen wesentlichen Erkrankungen nach Auslandsaufenthalt und kann rasch wichtige Informationen liefern (Milz- und Lebergröße, Organabszesse u.a.). Bei Screening-Untersuchungen ist sie eine Zusatzuntersuchung, die gezielt bei entsprechenden anamnestischen und klinischen Verdachtsmomenten eingesetzt wird.

Die Indikation zu einer **weiteren bildgebenden Diagnostik** (CT, NMR, Röntgenuntersuchungen u.a.) sowie zu **endoskopischen Untersuchungen** (ÖGD, Coloskopie, Bronchoskopie u.a.) erfordert gezielte Fragestellungen aufgrund des Krankheitsbilds und der Untersuchungsbefunde.

4.4 Zusatzuntersuchungen

Notwendigkeit und Indikation zu weitergehenden Untersuchungen beruhen auf den bei der Basisuntersuchung festgestellten Leitsymptomen und Leitbefunden.

> Die rationelle Diagnostik sollte sich dabei zunächst auf die nach Anamnese und Befunden wahrscheinlichsten und dringlichsten Verdachtsdiagnosen konzentrieren und nicht ungezielt auf sämtliche geoepidemiologisch infrage kommenden Infektionskrankheiten ausgedehnt werden.

Gerade in der Tropenmedizin kann die Differentialdiagnose sehr umfangreich sein, wenn alle denkbaren Möglichkeiten berücksichtigt werden.

Bei Verdacht auf Vorliegen einer importierten Infektionskrankheit sollte außer bei geringfügigen Erkrankungen und/oder klinisch eindeutiger Diagnose stets versucht werden, die Diagnose durch den direkten oder zumindest indirekten (z.B. Serologie, Antigennachweis, PCR) **Nachweis des/der verantwortlichen Erreger** zu sichern. Dazu ist es notwendig, vor Einleitung einer Chemotherapie alle erforderlichen Untersuchungsmaterialien zu gewinnen. Bei schwerwiegenden und diagnostisch unklaren Erkrankungen ist es zudem empfehlenswert, Serumproben vom Zeitpunkt der Erstuntersuchung sowie Aliquots von Untersuchungsmaterialien, die nicht beliebig erneut zu gewinnen sind (z.B. Liquor, Punktate, Biopsien), einzufrieren. Dies ermöglicht es, Untersuchungen vor allem immundiagnostischer und molekularbiologischer Art auch zu einem späteren Zeitpunkt nachzuholen bzw. im Verlauf zu verfolgen (z.B. Antikörperspiegel-Verläufe).

5 Differentialdiagnostik und Management

> Abstufung und Dringlichkeit des Vorgehens richten sich vor allem nach Anamnese, Aktualität und Schweregrad der Erkrankung sowie Lebensalter und eventuellen Grunderkrankungen des Patienten.

Bei der Mehrzahl der Patienten lassen sich die Symptome einem oder mehreren Leitsymptomen zuordnen (siehe Tab. D8-1). Differentialdiagnostik und praktisches Vorgehen bei den verschiedenen Leitsymptomen und Leitbefunden sind dort im Einzelnen dargestellt. Diagnostische und therapeutische Leitlinien und computergestützte medizinische Expertensysteme können hierbei hilfreich sein (siehe Anhang).

5.1 Leitsymptom Fieber

Fieber ist eine häufige, während und nach Tropenreisen auftretende Krankheitserscheinung und stellt bei Erkrankungen nach Rückkehr das **zweithäufigste Leitsymptom** dar (siehe Tab. D8-1). Die Erstmanifestation des Fiebers tritt bei knapp 40% der Patienten bereits im Ausland auf (Amsler und Steffen 1999). Die Mehrzahl der importierten fieberhaften Erkrankungen zeigt einen akuten selbstlimitierten Verlauf (Freedman et al. 2006, Harms et al. 2002, Nothdurft et al. 1992). Ursächlich liegen meist Infektionen des Magen-Darm-Trakts oder Atemwegsinfektionen sowie andere ubiquitär verbreitete Infektionen zugrunde. Tropenspezifische Ursachen stellen mit Ausnahme von Malaria und Arbovirosen nur einen kleinen Anteil (Freedman et al. 2006). Selbst beim vorselektierten Krankengut tropenmedizinischer Einrichtungen konnten nur bei weniger als der Hälfte der Patienten mit dem Leitsymptom Fieber tropentypische Ursachen diagnostiziert werden (Nothdurft et al. 1992); dabei war die Malaria die bei weitem häufigste tropenspezifische Einzelerkrankung. In prospektiven Studien erwies sich Dengue-Fieber bei Rückkehrern aus Asien als noch häufigere Fieberursache (Jelinek et al. 1997, Jelinek et al. 2002a, Schmitz et al. 1996), schwere Verläufe sind bei Reisenden jedoch selten (Jelinek et al. 2002a).

5.1.1 Differentialdiagnostik

Bei jeder fieberhaften Erkrankung nach Aufenthalt in Malaria-Endemiegebieten steht die Abklärung einer Malaria wegen ihrer Häufigkeit, Dringlichkeit und potentiellen Gefährlichkeit im Vordergrund (siehe Kap. C6).

Jedes Fieber nach Tropenaufenthalt ist malariaverdächtig (bis zum Beweis des Gegenteils). Die frühzeitige Diagnose ist entscheidend zur Vermeidung von Komplikationen und Todesfällen.

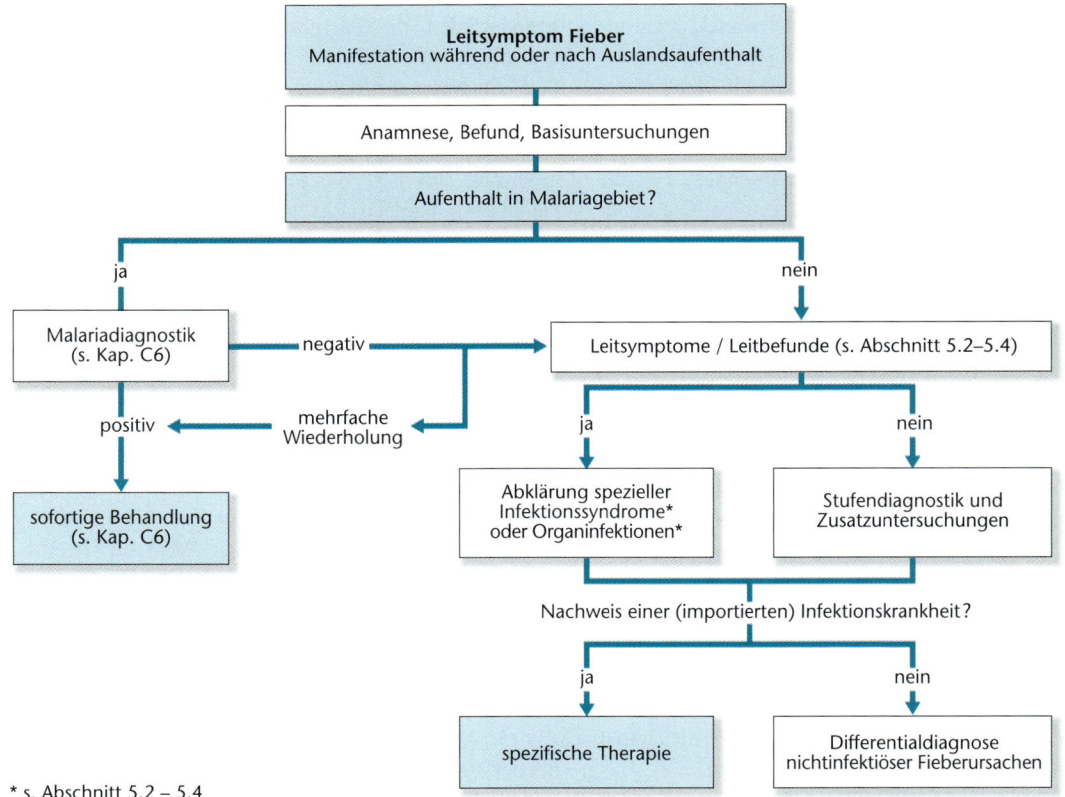

* s. Abschnitt 5.2 – 5.4

Abb. D8-1 Vorgehen bei Fieber und Verdacht auf importierte Infektionskrankheit.

Nach Ausschluss einer Malaria (siehe Abb. D8-1) richten sich die differentialdiagnostischen Überlegungen und das weitere Vorgehen nach
- Anamnese (siehe Abschnitt 3)
- Schwere des Krankheitsbildes
- zusätzlichen Symptomen
- klinischen Befunden
- weiteren Untersuchungsbefunden (Laborbefunde, apparative Diagnostik).

Fieberverlauf bzw. Fiebertyp können gewisse Anhaltspunkte geben (siehe Kap. A7); sie sind jedoch häufig durch antipyretische und ungezielte chemotherapeutische Vor- bzw. Selbstbehandlung beeinflusst. Echte Schüttelfröste, die mit einem sichtbaren und nicht unterdrückbaren Schütteln einhergehen (grobschlägige unwillkürliche Muskelkontraktionen), sind ein Warnsymptom, das auf die Möglichkeit ernsthafter Erkrankungen (z.B. Sepsis, Malaria, pyogene Infektionen, Endokarditis, Miliartuberkulose) hindeutet.

Bei der Mehrzahl der Patienten sind weitere Leitsymptome und Leitbefunde vorhanden, die auf bestimmte Infektionssyndrome oder Organinfektionen hinweisen, an denen sich die weitere Abklärung orientiert.

Schwierig kann die Differentialdiagnostik bei Fieberzuständen ohne wesentliche Begleit- oder Organsymptomatik sein (monosymptomatisches Fieber). Eine Übersicht über mögliche tropenmedizinische Ursachen gibt Tabelle D8-4.

5.1.2 Diagnostisches Vorgehen

Bei Malariaverdacht hat die Diagnostik mittels **Dickem Tropfen** und **Blutausstrich** (siehe Kap. C6) unverzüglich zu erfolgen. Bei negativem Befund und weiter bestehendem Verdacht ist eine Wiederholung in kurzfristigen Abständen über mehrere Tage erforderlich (siehe Abb. D8-1).

Neben der Malariadiagnostik sind **weitere Basisuntersuchungen** (siehe Tab. D8-3) durchzuführen, die auch beim Fehlen typischer Leitsymptome meist wesentliche Hinweise auf das Vorliegen weiterer häufiger und dringlich therapiebedürftiger Infektionen ergeben:
- Auch bei unklaren fieberhaften Erkrankungen finden sich nicht selten eindeutig *pathologische Urinbefunde* oder *radiologisch feststellbare Infiltrate der Lunge*, ohne dass die typischen klinischen Symptome einer Harnwegsinfektion oder einer Pneumonie vorliegen.
- Mittels *Blutkultur* können Typhus abdominalis, Paratyphus, septische Infektionen und weitere bakterielle Infektionen (z.B. Brucellose, bakterielle Endokarditis, Miliartuberkulose, Listeriose, Melioidose) erfasst wer-

Tab. D8-4 Differentialdiagnose importierter Infektionskrankheiten mit Fieber ohne Begleit-Symptomatik.

häufig	gelegentlich	selten
tropenspezifische Infektionen		
• Malaria • Dengue-Fieber u.a. Arbovirosen • Typhus/Paratyphus • Amöben-Leberabszess	• Katayama-Krankheit • viszerale Leishmaniose • Rickettsiosen • Filariose • Histoplasmose • Kokzidioidomykose	• Rückfallfieber-Borreliosen • Trypanosomiasen • Melioidose • Oroya-Fieber (Bartonellose)
ubiquitäre Infektionen		
• unspezifische Virusinfektionen • Virushepatitis • EBV-Infektion • HIV-Infektion • Influenza • Tuberkulose • pyogene Infektionen[1] • Sepsis • Enteritis-Erreger[2] • Lyme-Borreliose • Zytomegalie • Toxoplasmose	• Brucellose • Chlamydien-Infektionen • Mykoplasmen-Infektionen • Legionellose • Listeriose • Q-Fieber • Endokarditis • Lues II • Leptospirose • Yersiniose	• Tularämie • Katzenkratzkrankheit • Ehrlichiose • Babesiose • Rattenbissfieber

[1] z.B. Pneumonie, Pyelonephritis, Organabszesse, Osteomyelitis
[2] ohne Enteritis (Campylobacter-jejuni-Infektion, Salmonellose)

den. Dabei ist zu beachten, dass eine antibiotische Vorbehandlung die diagnostische Ausbeute erheblich beeinträchtigen kann. Eine Kultur aus Knochenmark kann in diesem Fall sensitiver sein.
- Zusätzlich sollten stets *bakteriologische Urin- und Stuhluntersuchungen* durchgeführt werden. Enteritiserreger wie *Campylobacter jejuni* und Salmonellen können (insbesondere bei Immunkompromittierten) auch fieberhafte Erkrankungen ohne Enteritis-Symptomatik verursachen.
- *Sonographisch* lassen sich Amöben-Leberabszesse und pyogene Abszesse parenchymatöser Bauchorgane erfassen. Im Frühstadium von Amöben-Leberabszessen kann die Darstellbarkeit eingeschränkt sein, sodass kurzfristige Wiederholungen angezeigt sind.

Wenn sich aus den Basisuntersuchungen weder eine Diagnose bzw. ein konkreter Diagnoseverdacht noch richtungsweisende Befunde ergeben, ist eine weitere Stufendiagnostik erforderlich, die auch seltenere Fieberursachen einschließt (Tab. D8-5).

5.2 Leitsymptom Diarrhö

Durchfälle und andere gastrointestinale Beschwerden sind die häufigsten Gesundheitsstörungen während eines Tropenaufenthaltes. Diarrhö ist auch das **häufigste Leitsymptom importierter Infektionskrankheiten** bei Tropenrückkehrern (siehe Tab. D8-1). Meist handelt es sich um eine so genannte Reisediarrhö mit unkompliziertem und selbstlimitiertem Verlauf. Ursächlich liegt am häufigsten eine Infektion mit Enterotoxin-bildenden *Escherichia coli* (ETEC) zugrunde (Löscher 2005). Daneben kommt jedoch eine Vielzahl anderer Erreger infrage (siehe Kap. 7).

Durchfälle sind auch bei Immigranten ein häufiges Symptom, vor allem direkt nach Einreise und bevorzugt bei Kindern. In tropischen Entwicklungsländern stellen Durchfallerkrankungen eine führende Ursache von Morbidität und Mortalität im Kindesalter dar.

5.2.1 Differentialdiagnostik

Bei Erkrankungsbeginn bereits während des Auslandsaufenthalts oder innerhalb weniger Tage nach Rückkehr liegt in der Mehrzahl der Fälle eine bakterielle Ätiologie vor (siehe Tab. D8-5). Viral bedingte Enteritiden haben ebenfalls eine kurze Inkubationszeit.

Bei Erkrankungen, die sich später als 8–10 Tage nach Rückkehr manifestieren sowie bei anhaltenden oder rezidivierenden Durchfällen ist vor allem an parasitäre Infektionen (Giardiasis u.a.) zu denken, die sich auch erst nach längerem Intervall klinisch bemerkbar machen können.

Tab. D8-5 Klinische Symptomatik und spezifische Enteropathogene.

Symptomatik	Fieber	Inkubationszeit	Fäkale Leukozyten und Erythrozyten	Enteropathogene
Nausea, Erbrechen, wässrige Diarrhö	Ø	1–18 Stunden	negativ	ETEC[1], *Staphylococcus aureus*, *Bacillus cereus*, *Clostridium perfringens*
profuse wässrige Diarrhö, atonisches Erbrechen	Ø	5 Stunden–3 Tage	negativ	*Vibrio cholerae*, ETEC[1]
Nausea, Erbrechen, Diarrhö, Myalgien, Zephalgien	+	12 Stunden–3 Tage	negativ	Rotaviren, Noroviren
Diarrhö (z.T. blutig) und abdominelle Krämpfe	+	1–3 Tage	positiv	*Shigella* spp., *Campylobacter jejuni*, *Entamoeba histolytica*, *Salmonella* spp., *Yersinia* spp., *Clostridium difficile*
gastrointestinale Blutung	Ø/+	1–3 Tage	Blut	EHEC[2], Zytomegalie-Virus[3]
malabsorptive Diarrhö, Meteorismus, Völlegefühl	Ø	1–2 Wochen	negativ	*Giardia lamblia*, *Cryptosporidium parvum*, Mikrosporidien[3], *Cyclospora cayetanensis*

[1] ETEC = enterotoxigene *Escherichia coli*
[2] EHEC = enterohämorrhagische *Escherichia coli*
[3] fast ausschließlich bei Immunkompromittierten

Grundsätzlich sollte bei der Abklärung von Durchfällen und anderen gastrointestinalen Symptomen stets ein möglicher Zusammenhang mit auch weiter zurückliegenden Auslandsaufenthalten berücksichtigt werden.

Durchfallfrequenz, Stuhlbeschaffenheit sowie zusätzliche Symptome und Befunde geben wichtige Hinweise auf die Ätiologie, erlauben jedoch keine spezifische Diagnose (siehe Tab. D8-5). Es muss stets daran gedacht werden, dass Durchfälle und andere gastrointestinale Beschwerden auch im Rahmen systemischer Infektionen auftreten können. So berichten bis zu 20% der Patienten mit Malaria tropica über Durchfälle und andere gastrointestinale Symptome wie Erbrechen und abdominelle Schmerzen (Jelinek et al. 2002b). Bei Fieber und Durchfällen nach Aufenthalt in Malariagebieten ist daher immer eine Malaria durch Blutuntersuchung auszuschließen (siehe Abschnitt 5.1.2).

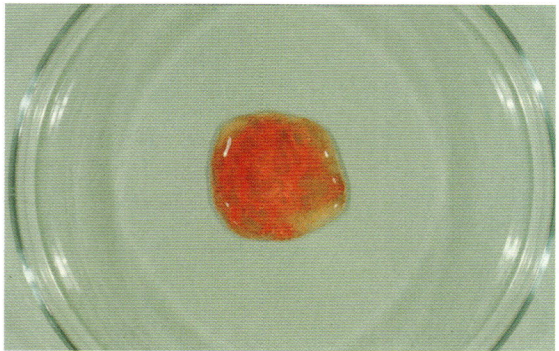

Abb. D8-2 Blutig-schleimige Durchfälle (Himbeergelee-artig) bei Amöbenruhr.

5.2.2 Management

Diagnostisches und therapeutisches Vorgehen richten sich nach Schweregrad der Erkrankung, Lebensalter des Patienten, vorliegenden Grunderkrankungen und gegebenenfalls isolierten Erregern:
- Bei der **unkomplizierten Reisediarrhö** des Erwachsenen ohne Grunderkrankungen ist eine unspezifische symptomatische Therapie ohne gezielte Diagnostik ausreichend. Eine ätiologische Abklärung ist weder nutzen- noch kosteneffektiv.
- **Warnsymptome**, die auf einen komplizierten Verlauf hinweisen sind
  - profuse Diarrhöen und/oder massives Erbrechen
  - Blutbeimengungen im Stuhl oder blutig-schleimige Durchfälle (Dysenterie, Abb. D8-2)
  - hohes und/oder anhaltendes Fieber
  - ausgeprägte Allgemeinsymptome.

In diesen Fällen ist eine gezielte Diagnostik (Abb. D8-3) und gegebenenfalls auch eine initiale Chemotherapie (s.u.) erforderlich. Weitere Indikationen zur gezielten Diagnostik sind chronische bzw. chronisch-rezidivierende Durchfälle und Durchfälle bei Immunkompromittierten.

5.2.3 Diagnostisches Vorgehen

Die mikrobiologische Diagnostik sollte gemäß den Leitlinien für die gestufte Stuhldiagnostik erfolgen (Kist et al. 2000). Bereits das Minimalprogramm muss sensitive und spezifische Methoden zum Nachweis der wichtigsten bakteriellen und parasitären Enteropathogene umfassen und ist entsprechend Anamnese, Krankheitsbild, Lebensalter und eventuellen Grunderkrankungen des Patienten zu ergänzen. Bei reiseassoziierten Durchfallerkrankungen ist besonders zu beachten:
- Bereits die **direkte mikroskopische Untersuchung** von Nativstuhl und gramgefärbtem Stuhlausstrich ergibt wichtige Informationen. Vermehrte fäkale Leukozyten finden sich bei enteroinvasiven Infektionen; Erythrozyten bei Hämorrhagien und/oder Schleimhautdisintegrität, auch wenn makroskopisch noch keine Blutbeimengung erkennbar ist. Auch Trophozoiten von *Entamoeba histolytica, Giardia lamblia* und einigen anderen Intestinalprotozoen können bereits im Nativstuhl identifiziert werden. Wichtig ist hierbei die möglichst sofortige Untersuchung von frischem Stuhl bzw. Rektalabstrich oder endoskopisch gewonnenem Material.
- Stark bewegliche und in der Färbung gramnegative gekrümmte Stäbchenbakterien weisen auf *Campylobacter spp.* oder *Vibrio spp.* hin; bei Verdacht auf Cholera ist eine orientierende Schnelldiagnose mit immobilisierenden Antiseren (Immobilisationstest) oder Koproantigen-Tests möglich.
- Eine aussagekräftige Diagnostik enterotoxinogener *E. coli* (ETEC) und anderer enteritogener *E. coli* (z.B. EAEC, EaggEC, EPEC, EIEC) ist aufwändig und mangels therapeutischer Konsequenzen nur bei schweren Verläufen (z.B. choleriforme Diarrhö), persistierender oder chronischer Diarrhö sowie bei epidemiologischer Relevanz (Gruppenerkrankungen, Ausbrüche, Studien) gerechtfertigt.
- Bei Verdacht auf importierte Durchfallerkrankung sollten stets auch *parasitologische Stuhluntersuchungen* durchgeführt werden. Parasitäre Erreger haben zwar nur einen relativ kleinen Anteil an der Genese der akuten Reisediarrhö, als Ursache chronischer oder chronisch-rezidivierender gastrointestinaler Beschwerden

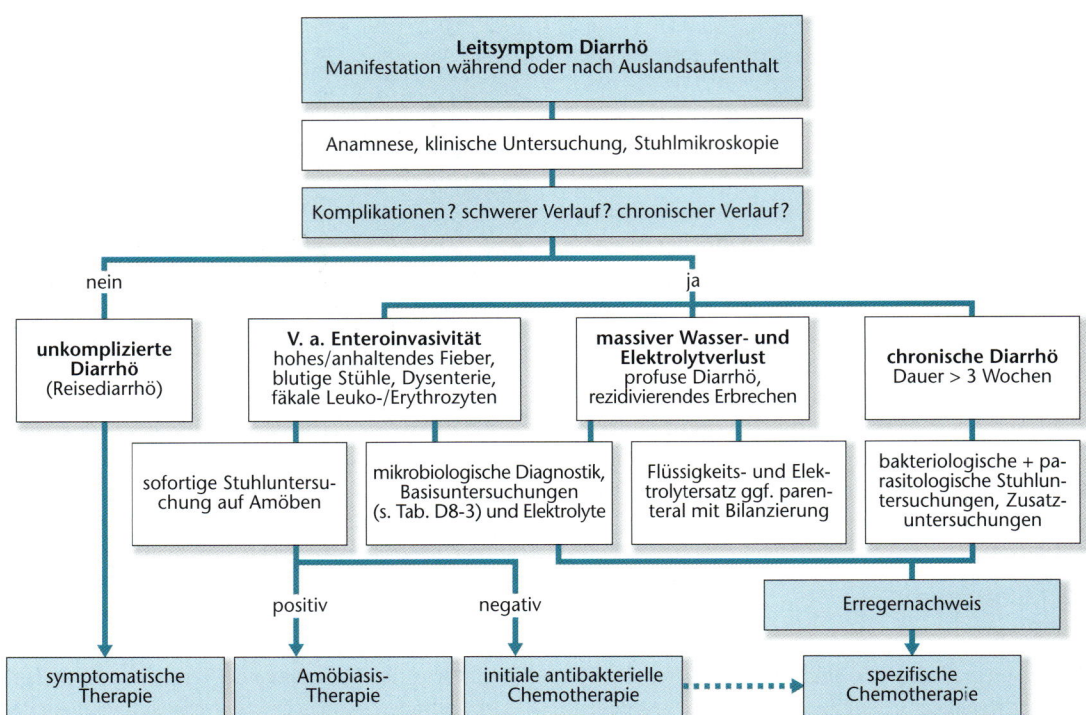

Abb. D8-3 Vorgehen bei Diarrhö und Verdacht auf importierte Infektionskrankheit.

nach Tropenreisen spielen sie jedoch eine wichtige Rolle (Löscher 2005). Zudem zeigen intestinale Parasitosen im Gegensatz zu den meisten bakterieller Enteritiden oft keinen zeitlich limitierten Verlauf und können zum Teil noch nach langen Intervallen schwerwiegende Komplikationen verursachen (z.B. extraintestinale Amöbiasis). Schließlich erfordern sie eine spezifische Therapie, die eine definitive Diagnose voraussetzt.

- Koproantigen-ELISAs können die Sensitivität der Diagnostik bei Verdacht auf Giardiasis oder intestinale Amöbiasis wesentlich erhöhen, insbesondere wenn eine sofortige Untersuchung des frischen Stuhls nicht möglich ist.
- Serologische Untersuchungen sind sinnvoll bei Verdacht auf invasive Amöbiasis (Amöbenruhr, Amöbom, Amöben-Leberabszess), Schistosomiasis und extraintestinale reaktive Folgekrankheiten wie Arthritis, Reiter-Syndrom, Eythema nodosum, Guillain-Barré-Syndrom (Yersiniose, Campylobacter-Infektionen).
- Bei Durchfällen mit protrahiertem Verlauf und bei Immunkompromittierten sind zusätzlich Untersuchungen hinsichtlich Kryptosporidien, *Cyclospora cayetanensis* und Mikrosporidien indiziert.

Bei chronischen oder chronisch-rezidivierenden Durchfällen (Dauer > 4 Wochen) sind zunächst mehrfach wiederholte Stuhluntersuchungen angezeigt unter besonderer Beachtung von Erregern, die protrahierte oder chronische Diarrhöen verursachen können (*Entamoeba histolytica*, *Giardia lamblia*, Kryptosporidien, *Cyclospora spp.*). Bei negativen mikrobiologischen Befunden ist eine weitere gastroenterologische Abklärung einschließlich endoskopischer Untersuchungen (Koloskopie, Gastroduodenoskopie) mit intestinalen Biopsien erforderlich.

5.2.4 Therapeutisches Vorgehen

Bei wesentlichem Flüssigkeits- und Elektrolytverlust sollte eine gezielte **orale Rehydratation** durchgeführt werden. In schweren Fällen (rezidivierendes Erbrechen, profuse Durchfälle), bei Kleinkindern, in höherem Alter und bei Grunderkrankungen mit besonderer Empfindlichkeit gegenüber Wasser- und Elektrolytverlusten (z.B. Diabetes mellitus, Herzinsuffizienz, Niereninsuffizienz) ist eine frühzeitige parenterale Substitution mit entsprechender Bilanzierung und Überwachung angezeigt. Bei blutigen bzw. blutig-schleimigen Durchfällen sowie bei hohem und/oder anhaltenem Fieber als Zeichen einer enteroinvasiven Infektion ist nach Abnahme von Kulturen (Stuhl, ggf. Blut) und Ausschluss einer Amöbiasis eine antibakterielle Initialtherapie indiziert (Löscher und Connor 2003).

5.3 Leitsymptom Hautveränderungen

Erkrankungen und Veränderungen der Haut sind ein häufiger Befund während und nach Fernreisen. Während kurzfristiger Urlaubsreisen in tropische Länder lagen sie mit einer Häufigkeit von 5,7% an sechster Stelle der beobachteten Gesundheitsstörungen (Amsler und Steffen 1999). Bei Tropenreisenden, die sich wegen einer Erkrankung nach Rückkehr in Behandlung begaben, stellten Hautveränderungen das dritthäufigste Leitsymptom dar (siehe Tab. D8-1).

5.3.1 Differentialdiagnostik

Grundsätzlich sind bei Reisenden wie bei ausländischen Patienten zahlreiche **infektiöse und nicht-infektiöse Dermatosen** zu berücksichtigen (Caumes et al. 1995, Löscher und Nothdurft 1997). Auch an Hautmanifestationen im Rahmen **generalisierter Infektionskrankheiten** (Jelinek und Löscher 2001, Löscher und Nothdurft 1997) und anderer Erkrankungen ist stets zu denken. Wichtig ist zudem stets eine genaue **Arzneimittel-Anamnese**, da Medikamente nicht selten Auslöser von Hautveränderungen sind (z.B. Malaria-Chemoprophylaxe).

Tab. D8-6 Häufigkeit verschiedener Diagnosen bei 2947 Tropenrückkehrern mit dermatologischen Erkrankungen (Freedman et al. 2006).

Diagnose	(%)
Insektenstich, mit und ohne Superinfektion	18,7
kutane Larva migrans	12,9
allergische Reaktion	11,3
Hautabszesse	9,7
Exanthem unklarer Genese	6,6
oberflächliche Mykosen	5,6
Tierbiss (mit Tollwut-PEP[1])	4,7
Leishmaniosen	3,8
Myiasis	3,5
Zerkariendermatitis	2,8
Impetigo, Erysipel	2,7
Milbenbefall (Skabies u.a.)	2,2

[1] mit Indikation zur Tollwut-Postexpositionsprophylaxe

Bei Reisenden steht jedoch meist eine begrenzte Palette typischer Dermatosen im Vordergrund, die in erster Linie von Aufenthaltsort, Reisestil und besonderen Expositionen bestimmt wird. Tabelle D8-6 zeigt das Spektrum reiseassoziierter Dermatosen bei 2947 Tropenrückkehrern, die zur weiteren Abklärung an tropen- und reisemedizinische Ein-

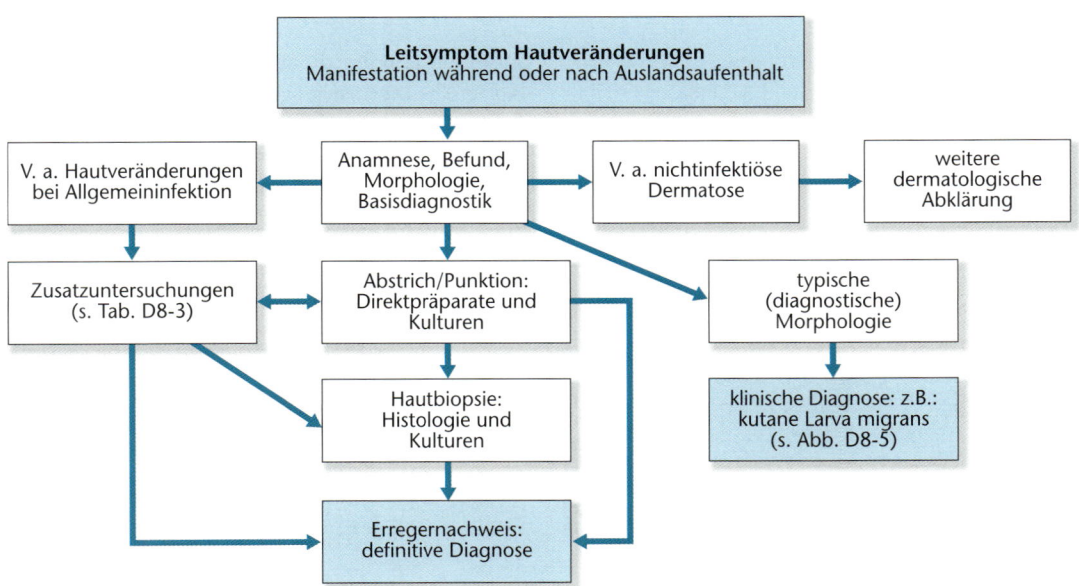

Abb. D8-4 Vorgehen bei Hautveränderungen und Verdacht auf importierte Infektionskrankheit.

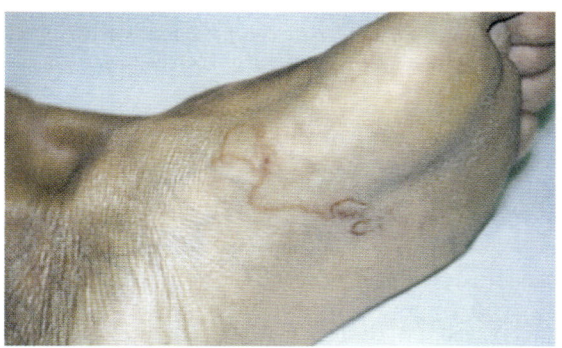

Abb. D8-5 Kutane Larva migrans am Fuß.

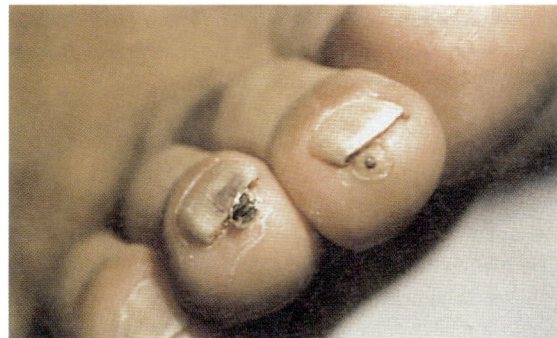

Abb. D8-6 Tungiasis: multipler Befall mit Sandflöhen (*Tunga penetrans*).

richtungen überwiesen wurden. Infektiöse Ursachen fanden sich bei 59% aller Tropenrückkehrer mit Hautveränderungen, die zur weiteren Abklärung in eine deutsche tropenmedizinische Einrichtung überwiesen wurden (Nothdurft et al. 1992).

Bei ausländischen Patienten und Immigranten muss zusätzlich mit Hauterkrankungen gerechnet werden, die bei Reisenden nur selten auftreten, aber in vielen tropischen Entwicklungsländern immer noch häufig sind (z.B. Lepra, Hauttuberkulose, venerische Infektionen, Filariosen oder Buruli-Ulkus) (Caumes et al. 1995, Löscher und Nothdurft 1997).

5.3.2 Management

Das diagnostische Vorgehen (Abb. D8-4) richtet sich nach
- Anamnese
- Morphologie der Hautveränderungen
- Vorliegen weiterer Symptome und Befunde.

Bei ausländischen Patienten ist zu berücksichtigen, dass sich Hautveränderungen auf farbiger Haut anders darstellen und diagnostische Schwierigkeiten bereiten können. Erytheme und makulöse Exantheme sind auf stark pigmentierter Haut kaum sichtbar, während Schuppungen und Pigmentstörungen deutlicher zu sehen sind.

Bei einigen importierten Dermatosen kann die Diagnose bereits klinisch gestellt werden
- aufgrund der typischen Morphologie, z.B. bei unkomplizierten Pyodermien und kutaner Larva migrans (Abb. D8-5)
- aufgrund der Anamnese (z.B. Insektenstichreaktionen, Gifttierverletzungen)
- bei der therapeutischen Versorgung, z.B. Inzision bzw. Exzision bei Tungiasis (Abb. D8-6) oder subkutaner Myiasis (Abb. D8-7).

Ansonsten erfordert die definitive Diagnose gezielte mikrobiologische Untersuchungen zum Erregernachweis. Sollten

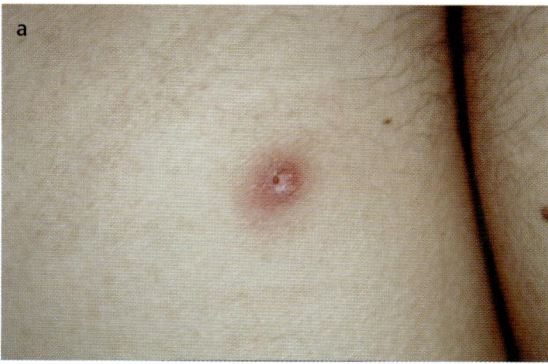
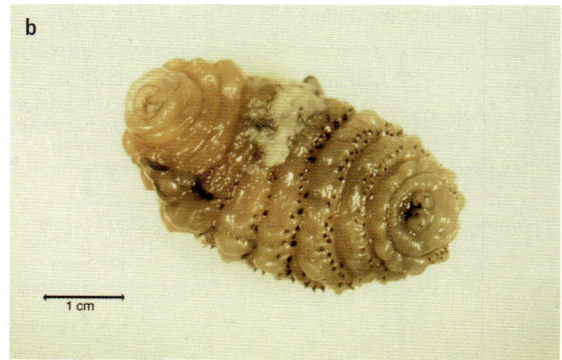

Abb. D8-7 Myiasis durch *Dermatobia hominis*.
a: Äußerer Aspekt.
b: Aus der Läsion entnommene Fliegenlarve.

Basisdiagnostik und Zusatzuntersuchungen nicht zu einer Diagnose führen, ist in der Regel eine Hautbiopsie mit histologischer *und* mikrobiologischer Aufarbeitung (siehe Abb. D8-4) erforderlich sowie eine weitere dermatologische und tropenmedizinische Abklärung entsprechend den differentialdiagnostisch infrage kommenden Krankheitsbildern.

5.4 Weitere Leitsymptome und Leitbefunde

5.4.1 Neurologische Symptome

Häufigste Ursache akut auftretender neurologischer Symptome bei importierten Infektionskrankheiten sind bakterielle und virale Meningitiden und Enzephalitiden (siehe Kap. B1.1) und die zerebrale Malaria (siehe Kap. C6). Bei neuropsychiatrischen Manifestationen ist zudem an HIV-Infektion, Lues, Schlafkrankheit, Drogenabusus, Intoxikationen und unerwünschte Arzneimittelwirkungen (z.B. Chemoprophylaxe mit Mefloquin) zu denken. In einigen Regionen ist die Neurozystizerkose eine häufigere Ursache von Krampfanfällen und anderen neurologischen Symptomen. Bei der Abklärung stehen die bildgebenden Diagnostik (NMR, cCT) sowie mikrobiologische, immunologische und zunehmend auch molekularbiologische Untersuchungen insbesondere des Liquors im Vordergrund.

5.4.2 Augenbeteiligung

Bei Reisenden treten am häufigsten akute Konjunktivitiden und Keratitiden durch ubiquitär verbreitete Virus- und Chlamydien-Infektionen (siehe Kap. B2) sowie Begleitkonjunktivitiden bei Allgemeininfektionen und im Rahmen eines Reiter-Syndroms auf. Bei Patienten aus tropischen Entwicklungsländern sind zudem chronische Chlamydien-Infektionen (Trachom), Onchozerkose und Lepra bedeutsam.

5.4.3 Manifestationen im HNO-Bereich

Rhinitis, Sinusitis, Otitis, Pharyngitis und Laryngitis sind häufige importierte Infektionen bei Reisenden (begünstigt durch das tropische Klima, Klimaanlagen) und meist durch ubiquitär verbreitete Erreger ausgelöst. Vor allem bei ausländischen Patienten ist bei Erkrankungen im HNO-Bereich auch an kutane und mukokutane Leishmaniosen, Lepra, Tuberkulose, exotische Mykosen und andere tropentypische Erkrankungen zu denken. Dies gilt insbesondere bei infiltrativen oder tumorösen Veränderungen. Zur Klärung sind hier meist bioptische Untersuchungen (histologische *und* mikrobiologische Diagnostik) erforderlich.

5.4.4 Atemwege

Lungeninfiltrate bei Reiserückkehrern sind in der Mehrzahl durch ubiquitäre Erreger von Pneumonien (siehe Kap. B4.2) verursacht. Dabei muss stets das in vielen Entwicklungsländern stark erhöhte Risiko einer Tuberkulose mit berücksichtigt werden. Zudem ist auch an Lungeninfiltrate im Rahmen der Lungenpassage während der initialen Larvenwanderung bei verschiedenen Helminthosen zu denken (z.B. Askariasis, Hakenwurminfektion, Strongyloidiasis, Schistosomiasis). Diagnostisch wegweisend ist hier meist eine Bluteosinophilie.

5.4.5 Herz-Kreislauf-System

Bei importierten fieberhaften Erkrankungen mit Kreislaufversagen (Hypotonie, Schock) muss neben ubiquitären Infektionen (z.B. Sepsis) stets an eine Malaria tropica gedacht und die Diagnostik (siehe Abschnitt 5.1.2) unverzüglich durchgeführt werden. Eine kardiale Beteiligung ist zudem bei zahlreichen weiteren tropentypischen Infektionskrankheiten möglich (z.B. Arbovirosen, hämorrhagisches virales Fieber, Rickettsiosen, Q-Fieber, Brucellosen, Rückfallfieber, Leptospirosen, Chagas-Krankheit, Schlafkrankheit). Bei Patienten mit Perikarditis ist zu berücksichtigen, dass die Tuberkulose in Entwicklungsländern zu den führenden Ursachen gehört.

5.4.6 Intraabdominelle Organe

Bei zahlreichen importierten Infektionen kann eine Leberbeteiligung auftreten. Bei Akuterkrankungen von Tropenrückkehrern sind neben akuten Virushepatitiden (A-E), infektiöser Mononukleose und Zytomegalie vor allem Dengue-Fieber und andere Arbovirosen, Malaria, akute Schistosomiasis, Typhus/Paratyphus, Rickettsiosen und Leptospirose zu berücksichtigen. Auch ein Amöben-Leberabszess ist bei Reisenden nicht selten.

Eine Splenomeglie ist ebenfalls bei zahlreichen systemischen Infektionskrankheiten häufig und wird bei Importerkrankungen von Reisenden am ehesten bei akuter Virushepatitis, Malaria und Typhus abdominalis gefunden. Eine sehr große Milz lässt bei Reisenden vor allem an viszerale Leishmaniose denken, bei ausländischen Patienten auch an hepatolienale Schistosomiasis und ein Malaria-bedingtes tropisches Splenomegalie-Syndrom.

5.4.7 Niere und Harnwege

Eine Mikro- oder Makrohämaturie ist nach entsprechender Exposition immer ein Hinweis auf eine Blasenbilharziose (urogenitale Schistosomiasis). Vor allem bei ausländischen Patienten ist bei chronischen Erkrankungen der Harnwege differentialdiagnostisch besonders an eine Tuberkulose der Nieren bzw. der ableitenden Harnwege zu denken. Ein häufiger Leitbefund ist hierbei die „sterile" Leukozyturie.

5.4.8 Bewegungsapparat

Begleitarthritiden und Arthralgien treten bei einer großen Zahl importierter Infektionskrankheiten auf (siehe Kap. B15). Sie sind besonders ausgeprägt bei bestimmten Arbovirosen wie Chikungunya („Knochenbrecherfieber"), O'Nyong-nyong und Ross-River-Fieber. Auch nach Abklingen der akuten Erkrankung persistieren sie häufig noch über Wochen bis Monate und können differentialdiagnostische Probleme bereiten, insbesondere wenn diese afebril verlaufen ist.

Auch reaktive Arthritiden sind bei Reisenden nicht selten (Reiter-Syndrom u.a.).

Als Ursache einer akuten pyogenen oder chronisch destruierenden Arthritis kommen bei ausländischen Patienten gehäuft eine Gonorrhö und eine Tuberkulose in Betracht sowie einige tropenspezifische Infektionen (Systemmykosen, Dracunculiasis, chylöse Arthritis bei lymphatischen Filariosen).

Ausgeprägte Myalgien lassen differentialdiagnostisch am ehesten an Dengue-Fieber und andere Arbovirosen, Trichinose und tropische Pyomyositis denken. Bei Letzterer ist eine rasche Diagnostik (meist *Staphylococcus aureus*) und Therapie erforderlich.

Akute und chronische Osteomyelitiden sind in tropischen Entwicklungsländern wesentlich häufiger. Ätiologisch stehen zwar ubiquitäre Keime (insbesondere *S. aureus*) im Vordergrund, zusätzlich sind bei der Abklärung jedoch weitere tropentypische bzw. in den Tropen gehäuft auftretende Infektionen zu berücksichtigen (z.B. Tuberkulose, Brucellose, Salmonellen-Osteomyelitis bei Sichelzellanämie).

5.4.9 Abszesse

Als importierte Infektion kommen am häufigsten abszedierende Pyodermien vor, die differentialdiagnostisch von bestimmten Ektoparasitosen wie subkutane Myiasis und Tungiasis (siehe Kap. B17) sowie von abszedierenden Lymphadenitiden unterschieden werden müssen.

5.4.10 Lymphadenopathie

Lymphknotenschwellungen müssen von anderen tastbaren Schwellungen im Haut- oder Unterhautgewebe wie Abszessen, Onchozerkomen, Myiasis, Lipomen, Fibromen oder Zysten abgegrenzt werden.

Bei persisitierenden und diagnostisch nicht geklärten Lymphknotenschwellungen ist zur mikrobiologischen und histologischen Diagnostik meist eine Punktion oder gegebenenfalls Exstirpation (v.a. bei Malignom-Verdacht) erforderlich.

5.4.11 Hämorrhagische Diathese

Blutungen bei importierten Infektionskrankheiten lassen neben Meningokken-Meningitis bzw. -Sepsis und anderen ubiquitären Infektionen (Leptospirose, hämolytisch-urämisches Syndrom, Sepsis, Toxin-Schock-Syndrom, verschiedene Virusinfektionen) vor allem an Malaria tropica und virale hämorrhagische Fieber (siehe Kap. C9) denken (seltenere Ursachen: Typhus abdominalis, Rickettsiosen, septikämische Pest).

LITERATUR

Amsler L, Steffen R: Fernreisen und Gesundheitsrisiken. Internist 40 (1999) 1127–1131.

Berufsgenossenschaftlicher Grundsatz G35: Arbeitsaufenthalt im Ausland unter besonderen klimatischen und gesundheitlichen Bedingungen. Gentner, Stuttgart 1998.

Burchard GD (Hrsg.): Erkrankungen bei Immigranten. Gustav Fischer, Stuttgart/Jena/Lübeck/Ulm 1998.

Caumes E, Carriere J, Guermonprez G, Bricaire F, Danis M, Gentilini M: Dermatoses associated with travel to tropical countries: a prospective study of the diagnosis and management of 269 patients presenting to a tropical disease unit. Clin. Infect. Dis. 20 (1995) 542–548.

Freedman DO, Weld LH, Kozarsky PE, Fisk T, Robins R, von Sonnenburg F, Keystone JS, Pandey P, Cetron MS; GeoSentinel Surveillance Network: Spectrum of disease and relation to place of exposure among ill returned travelers. N. Engl. J. Med. 354 (2006) 119–130.

Gauert B: Zum Vorkommen von intestinalen Krankheitserregern bei Asylbewerbern. Gesundheitswesen 57 (1995) 285–290.

Harms G, Dorner F, Bienzle U, Stark K: Infektionen und Erkrankungen nach Fernreisen. Dtsch. Med. Wochenschr. 127 (2002) 1748–1753.

Jelinek T, Dobler G, Hölscher M, Löscher T, Nothdurft HD: Prevalence of infection with Dengue virus among international travelers. Arch. Int. Med. 157 (1997) 2367–2370.

Jelinek T, Löscher T: Clinical features and epidemiology of tick typhus in travelers. J. Travel Med. 8 (2001) 57–59.

Jelinek T, Muhlberger N, Harms G, Corachan M, Grobusch MP, Knobloch J, Bronner U, Laferl H, Kapaun A, Bisoffi Z, Clerinx J, Puente S, Fry G, Schulze M, Hellgren U, Gjorup I, Chalupa P, Hatz C, Matteelli A, Schmid M, Nielsen LN, da Cunha S, Atouguia J, Myrvang B, Fleischer K; European Network on Imported Infectious Disease Surveillance: Epidemiology and clinical features of imported dengue fever in Europe: sentinel surveil-

lance data from TropNetEurop. Clin Infect Dis. 35 (2002a) 1047–1052.
Jelinek T, Schulte C, Behrens R, Grobusch MP, Coulaud JP, Bisoffi Z, Matteelli A, Clerinx J, Corachan M, Puente S, Gjorup I, Harms G, Kollaritsch H, Kotlowski A, Bjorkmann A, Delmont JP, Knobloch J, Nielsen LN, Cuadros J, Hatz C, Beran J, Schmid ML, Schulze M, Lopez-Velez R, Fleischer K, Kapaun A, McWhinney P, Kern P, Atougia J, Fry G, da Cunha S, Boecken G: Imported Falciparum malaria in Europe: sentinel surveillance data from the European network on surveillance of imported infectious diseases. Clin. Infect. Dis. 34 (2002b) 572–576.
Kist M, Bockemühl J, Aleksic S, Altwegg M, Autenrieth IB, Baer W, Beutin L, Gerten B, Heintschel von Heinegg E, Karch H, Lehmacher A, Mehrnert F, Sonnenborn U, Tschäpe H, von Eichel-Streiber C: MIQ 9, Infektionen des Darmes. In: Mauch H, Lütticken R, Gatermann S (Hrsg.): Qualitätsstandards in der mikrobiologisch-infektiologischen Diagnostik. Urban & Fischer, München/Jena 2000.
Löscher T: Infektionen des Darmtrakts – Diarrhoe nach Auslandsaufenthalt. Notfall Hausarztmed 31 (2005) 328–337.
Löscher T, Connor BC: Clinical presentation and treatment of Traveler's Diarrhea. In: Keystone JS, Kozarsky PE, Freedman DO, Nothdurft HD, Connor BA (eds): Travel Medicine. Mosby, Edinburg/London 2003.
Löscher T, Nothdurft HD: Differentialdiagnose von Hautveränderungen bei Tropenreisenden. Kassenarzt 46 (1997) 42–52.
Nothdurft HD, von Sonnenburg F, Löscher T: Importierte Infektionen bei Tropenreisenden. Mitt. Österr. Ges. Tropenmed. Parasitol. 14 (1992) 223–230.
Robert-Koch-Institut: Reiseassoziierte infektionsbedingte Erkrankungen im Jahr 2004. Epidem. Bull. 35 (2005a) 317–321.
Robert-Koch-Institut: HIV-Infektionen/AIDS. Epid. Bull. 47 (2005b) 437–443.
Robert-Koch-Institut: Tuberkulosebericht für Deutschland 2004: Zusammenfassung. Epidem. Bull. 11 (2006) 85.
Schmitz H, Emmerich P, ter Meulen J: Imported tropical virus infections in Germany. Arch. Virol. Suppl. 11 (1996) 67–74.
Statistisches Jahrbuch für die Bundesrepublik Deutschland. Metzler-Poeschel, Stuttgart 2005.
Wirtz A, Niedrig M, Fock R: Management of patients in Germany with suspected viral haemorrhagic fever and other potentially lethal contagious infections. Eurosurveillance 7 (2002) 36–42.

WEITERFÜHRENDE LITERATUR
Braun RW, Burchard GD, Fröhlich E, Nothdurft HD (Hrsg.): Reise- und Tropenmedizin. Schattauer, Stuttgart/New York 2005.
Cook GC, Zumla A (eds.): Manson's Tropical Diseases. Saunders, London/Philadelphia/Toronto/Syndey/Tokyo 2003.
Diesfeld HJ, Krause G: Praktische Tropen- und Reisemedizin. Thieme, Stuttgart/New York 2003.
Garcia L (eds.): Diagnostic Medical Parasitology. American Society for Microbiology Press, Washington DC 2001.
Keystone JS, Kozarsky PE, Freedman DO, Nothdurft HD (eds.): Travel Medicine. Mosby, Edinburg/London 2003.
Lang W, Löscher T (Hrsg.): Tropenmedizin in Klinik und Praxis. Thieme, Stuttgart/New York 2000.
Löscher T: Importierte Infektionen. In: Madler C, Jauch KW, Werdan K, Siegrist J, Pajonk FG (Hrsg.): Das NAW-Buch. Urban & Fischer, München/Jena 2005.
Niebel J, Löscher T: Fieber unbekannter Ursache nach Auslandsaufenthalt. In: Winckelmann G, Hawle H (Hrsg.): Fieber unbekannter Ursache. Thieme, Stuttgart/New York 1998.

KAPITEL D9

Burkhard Tümmler und Hartmut Weißbrodt

Mukoviszidose

1	Definition	1078	4	Diagnostik	1079
2	Erregerspektrum	1078	5	Therapie	1080
3	Pathophysiologie und Klinik	1078	6	Prävention und Prophylaxe	1082

1 Definition

Die Mukoviszidose, auch zystische Fibrose (CF) genannt, beruht auf einer generalisierten Störung des sekretorischen Epithels aller exokrinen Drüsen (Boucher 2004, Lindemann et al. 2004, Ratjen und Döring 2003). Diese häufigste schwere genetische Erkrankung europider Populationen mit autosomal rezessivem Erbgang wird durch Mutationen im *Cystic-Fibrosis-Transmembrane-Conductance-Regulator (CFTR)*-Gen ausgelöst. Ende 2005 waren weltweit in CF-Chromosomen über 1500 Mutationen im *CFTR*-Gen identifiziert worden, wovon über 150 bei deutschstämmigen CF-Patienten nachgewiesen wurden. Die häufigste Mutation F508del kommt auf 70% aller CF-Chromosomen vor. Die Frequenz an klinisch asymptomatischen Genträgern beträgt in europiden Populationen 1:20 bis 1:30. Der Basisdefekt des gestörten Wasser- und Salztransports führt zu schweren Sekundärveränderungen an Pankreas, Darm, Leber, Gallenwegen, Reproduktions- und Respirationstrakt, die das klinische Krankheitsbild prägen. Chronische Entzündungen, die vor allem von bakteriellen Erregern unterhalten werden, führen zu Defektheilungen und Umbau des Lungengewebes, die final in die respiratorische Insuffizienz münden. Die zeit- und kostenaufwändigen **lebenslangen Therapieprogramme** haben die Lebensqualität und -erwartung der Patienten mit Mukoviszidose in den letzten 40 Jahren kontinuierlich verbessert. Der Median der Überlebenswahrscheinlichkeit betrug 2004 in Deutschland mindestens 37 Jahre (Stern et al. 2005).

2 Erregerspektrum

Im Säuglings- und Kleinkindalter dominieren rezidivierende Atemwegsinfektionen mit **Staphylococcus aureus** und **Haemophilus influenzae**, ab der Pubertät die chronische Besiedlung der Atemwege mit **Pseudomonas aeruginosa** (Lyczak et al. 2002, Saiman und Siegel 2004, Tümmler und Kiewitz 1999). Staphylokokken und Pseudomonaden zeigen eine große morphologische und physiologische Vielfalt (z.B. auxotrophe Mutanten, „small colony variants"). *P. aeruginosa* ändert während der chronischen Infektion seinen Phänotyp: Die endobronchiolär lokalisierten Keime verändern ihre äußere Zellhülle, werden LPS-defizient, synthetisieren vermehrt das Exopolysaccharid Alginat und sezernieren ein verändertes Spektrum an Exoprodukten (Lyczak et al. 2002, Tümmler und Kiewitz 1999). Zudem selektiert die CF Lunge auf Stämme mit erhöhter Mutationsfrequenz (Hypermutatoren), die häufig multiple Resistenzen gegen Antibiotika entwickeln (Oliver et al. 2000).

1–5% der älteren CF-Patienten sind mit **Burkholderia multivorans** oder **Burkholderia cenocepacia** besiedelt, was mit einer ungünstigen Prognose einhergeht (Coenye und Vandamme 2003, Mahenthiralingam et al. 2005). Ein weiterer Risikokeim ist **Pandoraea apista** (Jorgensen et al. 2003). Die Übertragung von Patient zu Patient ist die häufigste Ursache für die Ausbreitung von *B. cenocepacia*, *B. multivorans* und *P. apista* unter den CF-Patienten. Daneben werden nicht selten die Keime *Stenotrophomonas maltophilia*, *Achromobacter xylosoxidans* und nichttuberkulöse Mykobakterien (NTM) und mit geringerer Häufigkeit *Klebsiella spp.*, *Burkholderia spp.*, *Enterobacter spp.*, *Escherichia coli*, *Bordetella spp.*, *Pandoraea spp.*, *Ralstonia spp.* oder *Inquilinus limosus* nachgewiesen, deren Wertigkeit sich an der klinischen Situation des einzelnen Patienten zu orientieren hat (Lindemann et al. 2004, Saiman und Siegel 2004). Burkholderien, Ralstonien und Pandoraeen sind typische Umweltkeime. Zahlreiche Arten wurden als humanpathogene Erreger bisher nur bei Mukoviszidose-Patienten beschrieben. *Candida spp.* und *Aspergillus spp.* kolonisieren ebenfalls häufig die Atemwege der CF-Patienten. *Aspergillus fumigatus* löst bei 5% der CF-Patienten eine allergische bronchopulmonale Aspergillose (ABPA) aus (Stevens et al. 2003). Das Aspergillom ist eine Rarität.

3 Pathophysiologie und Klinik

Die angeborenen Mutationen im *CFTR*-Gen führen **in den Atemwegen zu Störungen des Salz- und Wasserhaushalts** (Boucher 2004). Das Gangepithel der submukösen Drüsen und das oberflächliche Bronchialepithel sezernieren zu wenig Chlorid-Ionen ins Lumen und absorbieren vermehrt Natrium-Ionen. Die Dehydratation der luminalen Sekrete und eine verminderte Hustenclearance und mukoziliäre Clearance sind die Folge. Das zähe Sekret verlegt das Bronchiallumen und disponiert zur Besiedlung mit Bakterien. Die Erreger persistieren im Bronchiallumen in Form von Mikrokolonien; die endoepitheliale Barriere wird nicht durchbrochen (Tümmler und Kiewitz 1999).

Die ständige Präsenz der Bakterien und Produktion bakterieller Antigene führen zur **chronischen Stimulation des Abwehrsystems** mit Leukozytose und Hypergammaglobulinämie (Lyczak et al. 2002, Tümmler und Kiewitz 1999). Die lokale Abwehr wird von Alveolarmakrophagen und vor allem von polymorphkernigen neutrophilen Granulozyten (PMNs) übernommen, die in Massen in die Lunge einwandern. Im fortgeschrittenen Stadium der Lungenschädigung sind mehr als 90% der mit der bronchoalveolären Lavage zu gewinnenden Zellen PMNs. Die PMNs setzen lysosomale Enzyme frei, die das Lungengewebe lokal zerstören. Wenn sich der **Circulus vitiosus aus Infektion und struktureller Schädigung** etabliert hat, sind die pathogenen Keime nicht mehr zu eradizieren. Die schweren rezidivierenden Bronchitiden und abszedierenden Pneumonien führen zu Defektheilungen in Form von Bronchiektasen und Indurationsherden im Lungengewebe. Finalstadium ist die respiratorische Insuffizienz.

Eine **Mitbeteiligung des oberen Respirationstrakts** wird bei Mukoviszidose häufig gesehen (Lindemann et al. 2004). Im Vordergrund steht eine radiologisch nachweisbare chronische Pansinusitis, wenn auch klinische Symptome nur von rund 30–40% der Patienten angegeben werden.

Der klinische Schweregrad der Mukoviszidose wird anhand des Allgemeinzustands (Wachstum, Entwicklung), der körperlichen Leistungsfähigkeit und der Lungenfunktion beurteilt (Lindemann et al. 2004).

Bis zur Pubertät lässt sich dank optimierter Therapieprogramme mittlerweile eine altersgemäße Längen- und Gewichtsentwicklung erreichen. Die unteren Atemwege sind noch nicht chronisch mit Bakterien besiedelt, sodass sich ein akuter Infekt klinisch anhand der Symptome Husten, Fieber, Appetitlosigkeit und Gewichtsabnahme leicht diagnostizieren lässt. Perkussion und Auskultation der Lunge bleiben häufig unauffällig.

Wenn der Respirationstrakt chronisch mit Bakterien (in erster Linie mit *P. aeruginosa*) kolonisiert ist, kann mit aggressiver nutritiver Rehabilitation und antimikrobieller Chemotherapie der klinische Zustand über viele Jahre stabil gehalten werden (Frederiksen et al. 1999, Lindemann et al. 2004). Bei den meisten CF-Patienten lassen sich dennoch als Zeichen der chronisch schwelenden Infektion Lymphknotenschwellungen an der oberen Thorax-Apertur, Sputum-Produktion bzw. Sekret im Nasen-Rachenraum nachweisen. Pulmonale Exazerbationen, die meistens in der Folge viraler Infekte auftreten, äußern sich in Inappetenz, Gewichtsverlust, vermehrtem Husten und Sputum-Produktion.

Das fortgeschrittene Krankheitsstadium zeichnet sich durch Untergewicht und eingeschränkte körperliche Belastbarkeit aus. Klinische Zeichen sind Trommelschlegelfinger, Uhrglasnägel, Lippenzyanose und persistierende pulmonale Rasselgeräusche bei der Auskultation.

4 Diagnostik

Länge, Gewicht und Lungenfunktionswerte (FVC, FEV_1) sind die wichtigsten Messungen für die Beurteilung des Langzeitverlaufs und die Diagnose einer akuten pulmonalen Exazerbation. Zielvorgaben der **„Qualitätssicherung Mukoviszidose"** fordern von einem CF-Behandlungszentrum, dass bei Vollendung des 18. Lebensjahrs 100% der behandelten Patienten normalgewichtig sind, 70% der Patienten eine normale Lungenfunktion aufweisen (FVC und FEV_1 von mindestens 80% der Norm) und mindestens 30% der Patienten ohne Pseudomonas-Infektion sind (Stern et al. 2005).

Röntgen-Thorax-Aufnahmen in zwei Ebenen und die Computertomographie des Thorax sind informativ zur Diagnose akuter respiratorischer Verschlechterungen, solange noch keine oder wenig irreversible Lungenveränderungen vorliegen.

Laborchemische Untersuchungen wie Differentialblutbild, BSG, CRP und Immunglobuline (IgG, IgA, IgM, IgE) eignen sich, um bakterielle Entzündungen zu erfassen. Die Verläufe der Pseudomonas-Infektion und der ABPA lassen sich serologisch anhand spezifischer Antikörpertiter dokumentieren.

Die **mikrobiologische Untersuchung** von Sputum oder, bei jüngeren Kindern, von einem tiefen Rachenabstrich erfolgt bei jedem Besuch der CF-Spezialambulanz und bei jeder respiratorischen Verschlechterung. Die Sputum-Bakteriologie ist routinemäßig mindestens 4-mal jährlich und zusätzlich bei jedem akuten Infekt und jeder respiratorischen Verschlechterung durchzuführen. Die Identifizierung der Erreger sollte bis auf Speziesebene durchgeführt werden.

Die mikrobiologische Diagnostik bei CF-Patienten unterscheidet sich in wesentlichen Punkten von der Bearbeitung anderer Atemwegsproben:

Die **P.-aeruginosa**-Stämme von dauerbesiedelten CF-Patienten wachsen langsamer und haben ein anderes morphologisches Erscheinungsbild als die üblicherweise angetroffenen Isolate (mukoides Wachstum, small colony variants). Die Phänotypvarianten werden oft erst nach 2- bis 3-tägiger Inkubation unterscheidbar und zeigen häufig unterschiedliche Resistenzmuster, weshalb alle Varianten in Subkulturen zu isolieren und separat zu testen sind. Der Nachweis unterschiedlicher P.-aeruginosa-Varianten in verschiedenen Proben desselben Untersuchungstags oder bei Folgeuntersuchungen ist nicht ungewöhnlich. Antibiogramme sind als MHK-Bestimmung (Dilutionsverfahren, Etest) zu erstellen. Der unzuverlässige Agardiffusions-Test sollte bei Isolaten von CF-Patienten nicht angewendet werden.

Die neun Spezies bzw. Genomovare des **B.-cepacia**-Komplexes müssen immer über ein molekulares Verfahren wie die 16S rDNA-Sequenzierung identifiziert und differenziert werden (Coenye und Vandamme 2003, Mahenthiralingam et al. 2005). Die sichere Identifikation von *Achromobacter spp., Ralstonia spp., Inquilinus spp.* und *Pandoraea spp.* ist ebenfalls nur mit molekularbiologischen Techniken möglich.

Der kulturelle Nachweis anspruchsvoll wachsender Bakterien wie **H. influenzae** bei gleichzeitiger Anwesenheit des gegen fast alle Selektivsubstanzen resistenten *P. aeruginosa* ist schwierig. Ein Cefsulodin-haltiges Medium in Verbindung mit strikt anaerober Kultur kann hier weiterführen (Govan und Nelson 1992). Für die Untersuchung auf Mykobakterien sind Dekontaminationsverfahren beschrieben worden, die die kulturelle Ausbeute auch bei Anwesenheit großer Mengen schnell wachsender Pseudomonaden verbessern (Gilligan 1991). Bei klinischem Verdacht kommt hier der mikroskopischen Untersuchung und molekularbiologischen Nachweistechniken besondere Bedeutung zu.

Zum Nachweis von *Aspergillus spp.*, Dematiaceen und anderen Pilzen sind ebenfalls Selektivmedien und verlängerte Inkubationszeiten (mindestens zehn Tage) vorzusehen.

Im Interesse der Sicherstellung einer über die Jahre des Krankheitsverlaufs kontinuierlichen diagnostischen Qualität sollten möglichst alle Proben eines CF-Patienten aus ambulanter, stationärer und hausärztlicher Betreuung im gleichen Labor untersucht werden. Dieses Labor muss mit den geschilderten besonderen diagnostischen Erfordernissen vertraut sein und darf den notwendigen Aufwand an Personal, Material und Zeit nicht scheuen.

5 Therapie

Die Mukoviszidose bedarf einer lebenslangen intensiven häuslichen Therapie, die nur bei entsprechender Indikation durch Krankenhausaufenthalte oder Rehabilitationsmaßnahmen unterstützt wird. Die **Basistherapie** ruht auf den drei Säulen **Ernährung, antimikrobielle Chemotherapie** und **Drainage des Bronchialsekrets** (Lindemann et al. 2004, Ratjen und Döring 2003). Die Substitution von Pankreasenzymen, die Supplementation mit fettlöslichen Vitaminen und eine hochkalorische Ernährung sind Garant für eine normale Entwicklung. Infolge der chronischen Besiedlung mit *P. aeruginosa* und insbesondere während akuter Virusinfekte und respiratorischer Verschlechterungen treten Gewichtsprobleme auf. In diesen Situationen sollten den Patienten Nährstoffsupplemente (zusätzlich 500–1000 kcal/d) angeboten werden (Lindemann et al. 2004). Sport, Physiotherapie und Inhalationen mit antiobstruktiv und gegebenenfalls mukolytisch wirkenden Medikamenten dienen der Mobilisation und Drainage des zähen Bronchialsekrets und verbessern die Lungenfunktion und die körperliche Leistungsfähigkeit (Lindemann et al. 2004).

Der **antimikrobiellen Chemotherapie** kommt zentrale Bedeutung für die Lebensqualität und -erwartung der Mukoviszidose-Patienten zu. Immer ist **hochdosiert** (Tab. D9-1) und **hinreichend lange** zu behandeln (Ballmann und Smaczny 1998, Döring et al. 2000, Döring et al. 2004, Lindemann et al. 2004). Bei der CF werden Antibiotika in erster Linie gegen *S. aureus*, *H. influenzae*, *P. aeruginosa*, B.-cepacia-Komplex oder *P. apista* eingesetzt. Bei anderen opportunistischen Pathogenen ist die Gabe von Antiinfektiva abhängig vom klinischen Zustand des Patienten.

Indikationen für eine antibiotische orale Bedarfstherapie bei akutem Infekt sind (Ballmann und Smaczny 1998):
- jeder S.-aureus- oder H.-influenzae-Nachweis in Sputum oder Rachenabstrich
- jeder akute Atemwegsinfekt mit vermehrtem Husten bzw. Sputum-Produktion
- alle Infekte, auch anderer Lokalisation, mit länger als zwei Tage dauerndem Fieber > 38,5 °C (rektal gemessen)
- akuter Anstieg von mindestens zwei der folgenden Infektionsparameter:
  BSG (> 20 mm), CRP (> 10 mg/dl), Leukozyten (Patient < 5 Jahre: 13000/ml, Patient >5 Jahre: > 10000/ml).

Vor jeder Antibiotikaverordnung und wenige Tage nach Ende der Bedarfstherapie ist eine Sputum-Kultur mit Resistenzbestimmung zu veranlassen. Die Wahl des Antibiotikums orientiert sich am neuesten Antibiogramm, wobei Cotrimoxazol- und Chinolonpräparate als Antibiotika 2. Wahl einzustufen sind. Die Bedarfstherapie ist in hoher Dosierung (siehe Tab. D9-1) für mindestens 3–4 Wochen durchzuführen.

Die Indikation zur oralen Staphylokokken-wirksamen Dauerantibiose wird gestellt, wenn das Gesamt-IgG länger als ein Jahr chronisch erhöht ist oder sich radiologisch deutliche Lungenveränderungen manifestieren (Chrispin-Norman-Score > 10). Die Dauerprophylaxe mit oralen Antibiotika im Kleinkindalter wird wegen der Tendenz zur Selektion von *P. aeruginosa* nicht mehr generell befürwortet.

Die **Kombination** von Langzeitinhalation mit intermittierender intravenöser Therapie hat sich mittlerweile zur antimikrobiellen Standardtherapie der chronischen Atemwegsinfektionen mit *P. aeruginosa* entwickelt. Üblicherweise wird für die i.v. Therapie die Kombination aus einem **Aminoglykosid** und einem **β-Laktam-Antibiotikum** über 12–14 Tage empfohlen, die sowohl stationär als auch, insbesondere bei Jugendlichen und Erwachsenen, als Heimtherapie durchgeführt werden kann (Ballmann und Smaczny 1998, Döring et al. 2000, Lindemann et al. 2004). Die

Tab. D9-1 Dosierungsempfehlungen für die antimikrobielle Chemotherapie bei Mukoviszidose (nach Ballmann und Smaczny 1998, Döring et al. 2000, Döring et al. 2004, Lindemann et al. 2004)[1].

Applikationsart	Wirkstoff	Tagesdosis (in mg/kg)	Intervall (in h)
orale Gabe	Amoxicillin (+ Clavulansäure)	50–80	8
	Cefadroxil	50–70	8–12
	Cefalexin	50–70	8
	Ciprofloxacin[2, 3]	15–30	8–12
	Clindamycin	20–30	6–8
	Co-trimoxazol	6–10	8–12
	Erythromycin	50	8
	Flucloxacillin	100	8
	Levofloxacin[2, 3]	15–30	8–12
	Azithromycin	500 mg (> 40 kg)[6] 250 mg (< 40 kg)[6]	3 × pro Woche (Mo, Mi, Fr)
parenterale Gabe	Aztreonam[2]	150–200 (max. 8 g/d)	8
	Cefepim[2]	150 (max. 6 g/d)	8
	Cefsulodin	200–400	8
	Ceftazidim	150–400 (max. 12 g/d)	8
	Fosfomycin[2]	300–400 (max. 3 × 5 g)	8
	Imipenem[2]	50–100 (max. 4 g/d)	8
	Meropenem[2]	50–120 (max. 6 g/d)	8
	Piperacillin	300–450	8
	jeweils in Kombination mit		
	Amikacin[4]	15–30	8–24
	Ciprofloxacin[2]	15–30	8–12
	Gentamicin[2, 4]	8–12	8–24
	Tobramycin[4]	9–12	8–24
Inhalation	Colistin[5]	2–4 Mio. IE[6]	12
	Tobramycin[5]	160–600 mg[6,7]	12

[1] Bei Infektionen mit B.-cepacia-Komplex ist zudem über Empfindlichkeitstestung zu prüfen, ob sich die Erreger mit Temocillin (als „Orphan Drug" von der EU bei CF zugelassen), Moxifloxacin, Gatifloxacxin, Doxycyclin oder Minocyclin behandeln lassen. Bei multiresistenten P. aeruginosa ist die parenterale Gabe von Polymyxinen unter strenger Überwachung des Auftretens von nephro- oder neurotoxischen Reaktionen eine wichtige Therapieoption.
[2] Reserveantibiotikum
[3] Strenge Indikationsstellung, denn die Monotherapie mit Fluorochinolonen selektiert auf Antibiotika-resistente S. aureus und P. aeruginosa.
[4] Aminoglykoside nie im Bolus, sondern als Kurzzeitinfusion applizieren; Kontrolle der maximalen und minimalen Serumspiegel notwendig (optimal vor und nach der 6. oder 7. Gabe am 3. Tag der Therapie).
[5] Mind. 3 ml Lösung inhalieren, um den Medikamentenverlust im Inhaliergerät zu minimieren.
[6] Absolute gewichtsunabhängige Gesamttagesdosis
[7] Die klinische Wirksamkeit ist sowohl für die Langzeitintervalltherapie mit der hohen Tagesdosis von 2 × 300 mg (Ramsey et al. 1999) als auch für die Dauertherapie mit 2 × 80 mg belegt.

Wahl der Medikamente orientiert sich am neuesten Antibiogramm. Solange nicht Allergien, Unverträglichkeiten oder Erregerresistenzen eine andere Entscheidung erfordern, sollte jedoch über möglichst viele Jahre **dieselbe Standardkombination** (z.B. Ceftazidim + Tobramycin) eingesetzt werden, um das Risiko der von Hypermutatoren getriggerten Multidrugresistenz zu reduzieren. Wenn multiresistente Erreger vorliegen, sind neben der Testung einzelner Antibiotika auch Schachbrett-Titrationen von Kombinationen aus zwei Antibiotika im Mikrodilutionsverfahren durchzuführen. Zwar wird in den meisten CF-Zentren die Indikation zur Pseudomonas-wirksamen i.v. Therapie noch nach klinischen Kriterien gestellt, doch die Überlebensdaten aus den dänischen CF-Zentren haben überzeugend dargelegt, dass die regelmäßige 2-wöchige Intervallbehandlung im Abstand von drei Monaten mit der besten Prognose für P.-aeruginosa-positive CF-Patienten assoziiert ist (Frederiksen et al. 1999).

Die inhalative Verabreichung Pseudomonas-wirksamer Antibiotika hat den Vorteil, dass höhere Sputum-Spiegel als nach i.v. Gabe erzielt werden, die Substanzen am Ort der Infektion deponiert werden, eine Dauertherapie möglich ist und Nebenwirkungen äußerst selten auftreten (Ballmann und Smaczny 1998, Döring et al. 2000, Lindemann et al. 2004, Ramsey et al. 1999, Ratjen et al. 2001). Medikamente der Wahl sind Colistin oder Tobramycin. An den meisten CF-Zentren wird eine Langzeitintervalltherapie durchgeführt, wobei alle zwei Monate einen Monat lang 2-mal täglich mit 300 mg Tobramycin inhaliert wird (Ramsey et al. 1999). In Deutschland wurde bereits vor mehr als 25 Jahren die Daueraerosoltherapie mit der niedrigeren Dosis von 2×80 mg Tobramycin eingeführt, die ebenfalls klinisch wirksam ist, aber im Gegensatz zur Hochdosisbehandlung zu keinen nachweisbaren Serumspiegeln führt und somit das Risiko unerwünschter systemischer Nebenwirkungen minimiert. Inhalation mit Aminoglykosid selektiert auf small colony variants, die sich allerdings mit einer Pseudomonas-wirksamen i.v. Therapie wieder eliminieren lassen (Häussler et al. 1999). Die am CF-Zentrum Hannover betreuten Patienten inhalieren mittlerweile bis zu 20 Jahre regelmäßig mit Tobramycin, ohne dass über nennenswerte Nebenwirkungen berichtet wurde. Unter der Inhalation wurde ein signifikanter Rückgang der Pseudomonas-Antikörper beobachtet. Sowohl mit der regelmäßigen i.v. Therapie als auch der chronischen Aerosolantibiotika-Gabe wird zwar *P. aeruginosa* nicht aus den Atemwegen eliminiert, aber die durch die Pseudomonas-Antigene stimulierte Entzündung supprimiert. Eine weitere Option zur Behandlung der chronischen P.-aeruginosa-Infektion ist die orale Langzeitgabe von Azithromycin (Southern und Barker 2004). Dieses immunmodulatorische Makrolid-Antibiotikum tötet *P. aeruginosa* zwar nicht ab, aber hemmt das Bakterienwachstum und die Produktion von Virulenzfaktoren.

Weiteres Therapieziel ist es, die chronische Besiedlung mit *P. aeruginosa* so weit wie möglich hinauszuzögern. Bei jedem Erstnachweis von *P. aeruginosa*, der durch drei weitere bakteriologische Untersuchungen innerhalb eines Monats abgesichert werden sollte, empfiehlt es sich daher, unverzüglich mit einer aggressiven Pseudomonas-wirksamen Chemotherapie zu beginnen. In klinischen Studien hat sich sowohl die Inhalation mit 2×80 mg Tobramycin oder 2×1 Mio. IE Colistin über ein Jahr als auch die Kombination aus initialer 5- bis 10-tägiger Chinolon-Therapie mit anschließender Aerosolantibiotika-Gabe über drei Monate (die gegebenenfalls bei jedem erneuten Nachweis von *P. aeruginosa* wiederholt wird) als effizient erwiesen (Döring et al. 2004, Frederiksen et al. 1999, Ratjen et al. 2001).

Infektionen mit Erregern der B.-cepacia-Genomovare werden in der Regel mit einer intravenösen Kombinationstherapie behandelt. Die Auswahl der Medikamente (siehe Tab. D9-1) orientiert sich an den Ergebnissen der MHK-Bestimmung. Aufgrund der intrinsischen Multidrugresistenz sind Antibiotika-Kombinations-Testungen häufig notwendig.

Die ABPA wird systemisch mit Steroiden und gegebenenfalls zusätzlich mit Itraconazol (Serumspiegelkontrolle!) behandelt (Stevens et al. 2003). Nach einer initialen täglichen Gabe von 1–2 mg Prednison/kg KG über zwei Wochen wird die Tagesdosis halbiert (Einzeldosis morgens bzw. alternierend jeden zweiten Tag). Nach einer Behandlungsdauer von mindestens drei Monaten und Stabilisierung des IgE-Serumspiegels kann die Steroid-Dosis über einen Zeitraum von mindestens drei Monaten schrittweise abgesetzt werden.

Die Indikation zur **chirurgischen Resektion** eines Lungenlappens wird nur gestellt, wenn – bei noch weitgehend erhaltener Lungenarchitektur der anderen Lappen – der zu entfernende Lappen laut Bronchographie oder Computertomographie weitgehend zerstört ist und als mikrobiell kontaminierter Fokus den Erfolg der antibakteriellen Chemotherapie gefährdet. Die Lungentransplantation ist eine Therapieoption für CF-Patienten in weit fortgeschrittenem Krankheitsstadium mit stark eingeschränkter Lebensqualität (Gottlieb et al. 2004). Die durchschnittliche 5-Jahres-Überlebensrate nach Doppellungen-Transplantation beträgt in Hannover zurzeit etwa 70%.

6 Prävention und Prophylaxe

Kinder mit CF sollten die üblichen **Impfungen** erhalten. Jährliche Grippeschutzimpfungen werden empfohlen. Die Effizienz Pseudomonas-wirksamer Impfstoffe wird zurzeit in klinischen Studien geprüft.

Der nosokomiale Erwerb spielt vor allem bei der Ausbreitung von *P. aeruginosa* und *B. cepacia* innerhalb einer CF-Ambulanz eine große Rolle (Saiman und Siegel 2004). B.-cepacia-positive Patienten sollten ambulant und stationär in getrennten Räumen versorgt werden, zu denen andere CF-Patienten keinen Zutritt haben (Saiman und Siegel 2004, Vonberg et al. 2004). Auch die Kontakte zwischen P.-aeruginosa-positiven und P.-aeruginosa-negativen Patienten sollten an einer CF-Versorgungseinrichtung minimiert werden (Saiman und Siegel 2004, Vonberg et al. 2004). Auf CF-Stationen sind Feuchtquellen (sanitäre Einrichtungen, Seifenlösungen, Spielzeug) in hohem Maß mit Pseudomonaden kontaminiert. Expositionsprophylaxe, Sanierung von Feuchtquellen und Separation von Patientenkohorten gemäß bakteriologischem Status reduzieren die altersabhängige Inzidenz von *P. aeruginosa*.

LITERATUR

Ballmann, M., C. Smaczny. 1998. CF Manual. Eigenverlag Medizinische Hochschule, Hannover.

Boucher, R. C. 2004. New concepts of the pathogenesis of cystic fibrosis lung disease. Eur. Respir. J. 23: 146–158.

Coenye, T., P. Vandamme. 2003. Diversity and significance of Burkholderia species occupying diverse ecological niches. Environ. Microbiol. 5: 719–729.

Döring, G., N. Hoiby and Consensus Study Group. 2004. Early intervention and prevention of lung disease in cystic fibrosis: a European consensus. J. Cyst. Fibros. 3: 67–91.

Döring, G., S. P. Conway, H. G. Heijerman, M. E. Hodson, N. Hoiby, A. Smyth, D. J. Touw. 2000. Antibiotic therapy against Pseudomonas aeruginosa in cystic fibrosis: a European consensus. Eur. Respir. J. 16: 749–767.

Frederiksen, B., C. Koch, N. Hoiby. 1999. Changing epidemiology of Pseudomonas aeruginosa infection in Danish cystic fibrosis patients (1974–1995). Pediatr. Pulmonol. 28: 159–166.

Gilligan, P. H. 1991. Microbiology of airway disease in patients with cystic fibrosis. Clin. Microbiol. Rev. 4: 35–51.

Gottlieb, J., T. Welte, M. M. Höper, M. Strüber, J. Niedermeyer. 2004. Lungentransplantation. Möglichkeiten und Grenzen. Der Internist 45: 1246–1260.

Govan, J. R. W., J. W. Nelson. 1992. Microbiology of lung infection in cystic fibrosis. Br. Med. Bull. 48: 912–930.

Häussler, S., B. Tümmler, H. Weissbrodt, M. Rohde, I. Steinmetz. 1999. Small-colony variants of Pseudomonas aeruginosa in cystic fibrosis. Clin. Infect. Dis. 29: 621–625.

Jorgensen, I. M., H. K. Johansen, B. Frederiksen, T. Pressler, A. Hansen, P. Vandamme, N. Hoiby, C. Koch. 2003. Epidemic spread of Pandoraea apista, a new pathogen causing severe lung disease in cystic fibrosis patients. Pediatr. Pulmonol. 36: 439–446.

Lindemann, H., B. Tümmler, G. Dockter. 2004. Mukoviszidose – Zystische Fibrose. Thieme Verlag, Stuttgart, New York.

Lyczak, J. B., C. L. Cannon, G. B. Pier. 2002. Lung infections associated with cystic fibrosis. Clin. Microbiol. Rev. 15: 194–222.

Mahenthiralingam, E., T. A. Urban, J. B. Goldberg. 2005. The multifarious, multireplicon Burkholderia cepacia complex. Nat. Rev. Microbiol. 3: 144–156.

Oliver, A., R. Canton, P. Campo, F. Baquero, J. Blazquez. 2000. High frequency of hypermutable Pseudomonas aeruginosa in cystic fibrosis lung infection. Science 288: 1251–1254.

Ramsey, B. W., M. S. Pepe, J. M. Quan, K. L. Otto, A. B. Montgomery, J. Williams-Warren, K. M. Vasiljev, D. Borowitz, C. M. Bowman, B. C. Marshall, S. Marshall, A. L. Smith. 1999. Intermittent administration of inhaled tobramycin in patients with cystic fibrosis. Cystic Fibrosis Inhaled Tobramycin Study Group. N. Engl. J. Med. 340: 23–30.

Ratjen, F., G. Döring. 2003. Cystic fibrosis. Lancet. 361: 681–689.

Ratjen, F., G. Döring, W. H. Nikolaizik. 2001. Effect of inhaled tobramycin on early Pseudomonas aeruginosa colonisation in patients with cystic fibrosis. Lancet. 358: 983–984.

Saiman, L., J. Siegel. 2004. Infection control in cystic fibrosis. Clin. Microbiol. Rev. 17: 57–71.

Southern, K. W., P. M. Barker. 2004. Azithromycin for cystic fibrosis. Eur. Respir. J. 24: 834–838.

Stern, M., B. Sens, B. Wiedemann, O. Busse, G. Damm, P. Wenzlaff. 2005. Qualitätssicherung Mukoviszidose. Überblick über den Gesundheitszustand der Patienten in Deutschland 2004. Zentrum für Qualität und Management im Gesundheitswesen. Ärztekammer Niedersachsen, Hannover.

Stevens, D. A., R. B. Moss, V. P. Kurup, A. P. Knutsen, P. Greenberger, M. A. Judson, D. W. Denning, R. Crameri, A. S. Brody, M. Light, M. Skov, W. Maish, G. Mastella and Participants in the Cystic Fibrosis Foundation Consensus Conference. 2003. Allergic bronchopulmonary aspergillosis in cystic fibrosis-state of the art: Cystic Fibrosis Foundation Consensus Conference. Clin. Infect. Dis. 37 Suppl 3: 225–264.

Tümmler, B., C. Kiewitz. 1999. Cystic fibrosis: an inherited susceptibility to bacterial respiratory infections. Mol. Med. Today. 5: 351–358.

Vonberg, R., M. Heilmann, M. Ballmann und P. Gastmeier. 2004. Hygienemaßnahmen für Patienten mit Cystischer Fibrose. Pneumologie 58: 309–315.

KAPITEL D10 Sepsis

Thomas Glück und Daniela Männel

1	Vorbemerkungen	1086	5.2 Mikrobiologische Diagnostik	1094
2	Definition	1086	5.3 Überwachung des Patienten	1095
3	Epidemiologie, Erregerspektrum und Pathogenese	1087	5.4 Identifizierung der Sepsis-Quelle	1095
			6 Therapie	1095
3.1	Epidemiologie	1087	6.1 Stabilisierung der Organfunktion und Organersatztherapie	1095
3.2	Erregerspektrum	1088		
3.3	Pathogenese	1088	6.2 Antibiotische Therapie und Fokussanierung	1096
4	Klinik	1093		
4.1	Symptome	1093	6.3 Adjuvante Sepsis-Therapie	1097
4.2	Befunde	1094	7 Prophylaxe	1099
5	Diagnostik	1094	8 Perspektive und Zusammenfassung	1100
5.1	Labordiagnostik	1094		

1 Vorbemerkungen

Das Krankheitsbild der „Sepsis" (griechisch: „Fäulnis") wurde bereits Anfang des 20. Jahrhunderts als Folge einer – meist bakteriellen – Infektion erkannt. Schottmüller beschrieb es im Jahr 1914 folgendermaßen: „Eine Sepsis liegt dann vor, wenn sich innerhalb des Körpers ein Herd gebildet hat, von dem konstant oder periodisch **pathogene Bakterien in den Blutkreislauf** gelangen, und zwar derart, dass durch diese Invasion subjektive und objektive Krankheitserscheinungen ausgelöst werden." Diese und ähnliche, zwar für einen Teil der Sepsis-Episoden zutreffenden, aber keinesfalls umfassenden und daher unpräzisen Definitionen haben lange Zeit den wissenschaftlichen Fortschritt auf dem Gebiet der Sepsis-Forschung behindert, da jeder Studie andere Definitionen zugrunde gelegt wurden, was den Vergleich der gefundenen Erkenntnisse erschwerte bzw. unmöglich machte. Es ist US-amerikanischen Intensivmedizinern um R. Bone zu verdanken, dass 1991/1992 auf einer Konsensuskonferenz der American Thoracic Society und der Society of Critical Care Medicine eine präzisere Sepsis-Definition mit einer Reihe von klaren, abgestuften Kriterien erstellt wurde, die seitdem in praktisch allen klinischen Sepsis-Studien Verwendung findet, und die klinische Sepsis-Forschung durch bessere Vergleichbarkeit der Daten deutlich voranbrachte (Bone et al. 1992). Parallel wurden seit Mitte der 80er-Jahre in Labor- und Tierexperimenten erhebliche Fortschritte im Verständnis der sehr **komplexen Interaktionen zwischen Immunsystem und Erreger** im Verlauf einer Infektion gemacht. Aus diesen pathophysiologischen Erkenntnissen wurden jeweils rasch Therapiekonzepte abgeleitet und klinisch erprobt. Dabei mussten viele Fehlschläge hingenommen werden und bisher haben sich die Hoffnungen, eine universell wirksame Therapie für die Sepsis zu finden, leider nicht erfüllt. Dies mag zum einen daran liegen, dass eine Sepsis in den meisten Fällen bei Patienten mit zum Teil schwersten Grunderkrankungen eintritt, und zum anderen daran, dass Interventionen in der Klinik erst viel später im Ablauf der zum klinischen Bild der Sepsis führenden Ereignisse einsetzen können, als dies in einem gut kontrollierbaren Tiermodell der Fall ist. Leider hat sich die Sepsis-Letalität daher in den letzten Jahren geringer als erhofft verringert und die schwere Sepsis mit Multiorganversagen ist auch heutzutage noch ein mit hoher Letalität einhergehendes Krankheitsbild, das einen überproportional großen Teil der Ressourcen der modernen Intensivmedizin verbraucht.

Dennoch sind in der Sepsis-Therapie Fortschritte erreicht worden, die mittlerweile als Richtlinien in den Publikationen der „Surviving Sepsis Campaign" in den führenden Intensivmedizin-Zeitschriften publiziert wurden. Es ist anzunehmen, dass sich auf diesem Gebiet auch in den kommenden Jahren Veränderungen ergeben werden. Es sei daher vorab darauf hingewiesen, dass diesem Kapitel der Kenntnisstand des Jahres 2005 zugrunde liegt.

2 Definition

Die Sepsis wird nach der Definition von Bone et al. (1992) als eine, durch das angeborene („innate") Immunsystem vermittelte, systemische Entzündungsreaktion (engl. **SIRS** = systemic inflammatory response syndrome – systemisches inflammatorisches Response-Syndrom) angesehen, wenn diese infolge einer Infektion eintritt. Ein SIRS kann jedoch auch auf einen nichtinfektiösen Stimulus hin eintreten, z.B. bei schwerem Trauma, Pankreatitis, Verbrennung, Massentransfusion oder heftiger immunologischer Reaktion.

Die **vier Leitsymptome des SIRS** umfassen:
- Fieber > 38,0 °C oder Hypothermie < 36,0 °C
- Tachypnoe > 20/min bzw. Hyperventilation mit pCO_2 < 32 mmHg oder Notwendigkeit der Beatmung
- Tachykardie > 90/min
- Leukozytose > 12/nl oder Leukopenie < 4/nl oder Linksverschiebung im Differentialblutbild mit > 10% stabkernigen neutrophilen Granulozyten bzw. jüngeren Formen.

Diese Veränderungen der physiologischen Parameter müssen **akut aus einem zuvor stabilen Ausgangszustand entstanden** sein, erklärbar durch den auf den Organismus einwirkenden Prozess.

Ein SIRS liegt vor, wenn mindestens **zwei der vier Kriterien erfüllt** sind.

Damit nach dieser Definition Sepsis, also ein SIRS im Rahmen einer Infektion, vorliegt, muss die Infektion nicht unbedingt mikrobiologisch gesichert sein. Entsprechende klinische Hinweise wie charakteristische Untersuchungsbefunde (z.B. Wunde mit Infektionszeichen) oder typische Ergebnisse der Bildgebung (z.B. pulmonales Infiltrat im Röntgenbild) reichen dafür aus. Es ist aus den oben genannten SIRS-Kriterien unmittelbar abzuleiten, dass bereits relativ leichte Infektionen die Definition der Sepsis erfüllen. Damit deckt sich die Sepsis-Definition nach Bone *nicht* mit dem Sepsis-Begriff, wie er im Allgemeinen in der klinischen Umgangssprache bisher immer noch verstanden wird, nämlich als ein **intensivstationspflichtiges, lebensbedrohliches Krankheitsbild.**

Diesem entspricht in der Definition nach Bone vielmehr die **schwere Sepsis**, charakterisiert durch ein im Rahmen der Sepsis akut neu aufgetretenes **Versagen eines oder mehrerer Organsysteme.** International verbindliche, genaue Definitionen, wann von „Versagen" für die einzelnen Organsysteme gesprochen werden darf, sind noch nicht etabliert. Die von den einzelnen Fachgesellschaften vorgeschlagenen Grenzwerte orientieren sich meist an den Kriterien, die auch in Organversagen-Scoring-Systemen wie dem „SOFA"- oder dem „MODS"-Score Anwendung finden, können jedoch gering voneinander abweichen.

Die deutsche Sepsis-Gesellschaft sieht folgende Grenzwerte für das Eintreten von Organversagen vor:
- Lunge: arterielle Hypoxämie mit $paO_2 < 75$ mmHg unter Raumluft und/oder $paO_2/FiO_2 < 250$ mmHg ohne pulmonale oder kardiale Ursache
- Niere: Urinausscheidung < 0,5 ml/kg Körpergewicht/Std. für mindestens zwei Stunden trotz ausreichender Volumensubstitution und/oder mehr als Verdopplung des Serumkreatinins über den oberen Referenzwert des jeweiligen Labors
- Gerinnung: Abfall der Thrombozyten auf < 100 000/μl oder > 30% Abfall vom Ausgangswert
- Säure-Basen-Haushalt: Metabolische Azidose durch Laktat-Anstieg auf mehr als das 1,5-fache des oberen Referenzwertes und/oder Basendefizit > 5 mmol/l
- Zentrales Nervensystem: Enzephalopathie mit reduzierter Vigilanz, Unruhe, Desorientiertheit, Delir ohne Entzugssituation
- Kreislauf: Abfall des systolischen Blutdrucks < 90 mmHg oder des arteriellen Mitteldrucks < 70 mmHg über mindestens eine Stunde trotz adäquater Volumensubstitution bei Abwesenheit anderer Schockursachen (z.B. Blutung) oder Notwendigkeit für Vasopressoren (Adrenalin, Noradrenalin, Vasopressin oder Dopamin > 0,3 mg/kg/Std.).

Wenn trotz ausreichender Volumensubstitution ein Kreislaufversagen nach den oben genannten Kriterien über mindestens zwei Stunden persistiert und/oder die Notwendigkeit zur Gabe von Vasopressoren zur Aufrechterhaltung eines adäquaten Perfusionsdrucks besteht, liegt nach der aktuellen Sepsis-Definition ein **septischer Schock** vor. Dieser stellt die Komplikation einer Sepsis mit der höchsten Letalität dar.

Verschiedene Studien haben gezeigt, dass diese Definitionen eine sinnvolle Grobeinteilung der Sepsis mit Implikationen für die Prognose erlauben. Es wäre zu wünschen, dass sich diese Nomenklatur in Zukunft auch im klinischen Alltagsgebrauch durchsetzt.

Derzeit wird eine neue, noch differenziertere Definition der Sepsis nach dem **PIRO-Konzept** evaluiert (Levy et al. 2003). Diese versucht, der komplexen Pathophysiologie und der individuellen Reaktion des betroffenen Patienten Rechnung zu tragen. In die PIRO-Klassifikation der Sepsis werden eingehen:

„**P**" Aspekte der Grunderkrankung und des genetischen Hintergrundes (P für „**P**redisposition")
„**I**" Schwere der Infektion bzw. der aktuellen Gesundheitsstörung, die zur Sepsis führt (I für „**I**nsult")
„**R**" Heftigkeit der Antwort des unspezifischen Immunsystems, z.B. Fieber, Zytokin-Spiegel (R für „**R**esponse") und
„**O**" Ausmaß des Organversagens (O für „**O**rgan Failure").

Der Entwurf für diese Klassifikation sieht vor, die einzelnen Parameter jeweils in drei Stufen zu bewerten (0, +, ++). Es muss abgewartet werden, ob die Evaluation der PIRO-Klassifikation bezüglich Prognose und praktischer Handhabung Vorteile gegenüber der Konsensus-Definition von 1992 zeigen wird, und ebenso, ob sich die deutlich komplexere Definition im klinischen Alltag durchsetzen kann.

3 Epidemiologie, Erregerspektrum und Pathogenese

3.1 Epidemiologie

Lange Zeit lagen umfangreiche epidemiologische Daten zur Sepsis nur aus klinischen Studien zur Evaluation von neuen Medikamenten zur Therapie der schweren Sepsis vor. Da diese von der Pharmaindustrie finanzierten Studien mehr oder weniger strenge Ausschlusskriterien besitzen und auch in großen Zentren in solche Studien weniger als 5% der mit schwerer Sepsis diagnostizierten Patienten eingeschlossen werden können, eignen sich solche Daten nur bedingt zur Beschreibung der tatsächlichen Sepsis-Epidemiologie. Für die USA liegen seit 2003 die umfangreichsten Verlaufsdaten vor, die aus den Entlassungsdiagnosen von 500 großen US-Kliniken im „National Hospital Discharge Survey" von 1979 bis 2001 gewonnen wurden und ca. 750 Millionen stationäre Aufenthalte, davon über 10,3 Millionen Sepsis-Fälle, umfassen. Im untersuchten Zeitraum **verdreifachte sich die Inzidenz** der Sepsis von ca. 80/100 000 auf ca. 250/100 000. Dabei sind Männer ca. 20% häufiger als Frauen betroffen (Martin et al. 2003). Die Letalität nahm bei einer insgesamt älter und „kränker" werdenden Bevölkerung mit zunehmender Komorbidität und höherem Grad an Multiorganversagen im Rahmen der Sepsis dennoch von ca. 30% auf ca. 20% ab (Abb. D10-1). Für Deutschland fand das Kompetenznetzwerk Sepsis (SepNet) im Jahr 2003 bei einer flächendeckenden Untersuchung von 22% aller deutschen Intensivstationen, dass Patienten mit schwerer Sepsis oder septischem Schock 11% der Belegung der Intensivstationen ausmachen (Unikliniken 19%, kleinere Kranken-

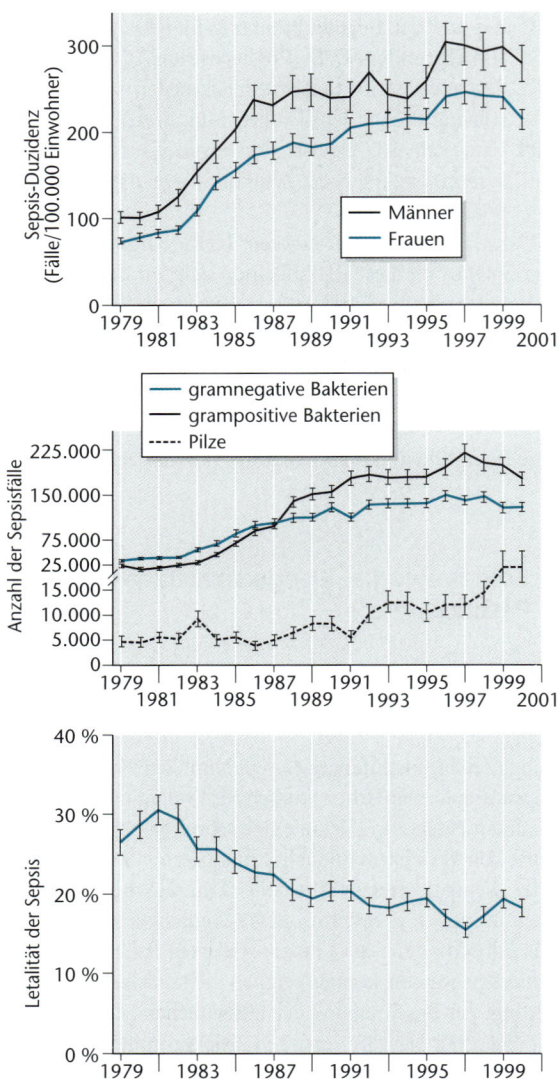

Abb. D10-1 Häufigkeit, Erregerspektrum und Letalität der Sepsis in den USA.

den auf der Basis dieser Daten mit ca. 1,8 Milliarden Euro pro Jahr berechnet, was ca. 40% des Etats der deutschen Intensivstationen ausmacht.

Prognosen gehen davon aus, dass die Inzidenz der (schweren) Sepsis in den nächsten Jahrzehnten bei der allgemein älter werdenden Bevölkerung mit zunehmender Multimorbidität und gleichzeitig immer invasiveren medizinischen Behandlungsmethoden weiter zunehmen wird.

3.2 Erregerspektrum

In der US-amerikanischen Erhebung der Sepsis-Inzidenz im Verlauf der letzten zwei Jahrzehnte wurde ein rascherer Anstieg für grampositive als für gramnegative Infektionen verzeichnet, und seit Ende der 1980er-Jahre stellen **grampositive Bakterien** die häufigste Erreger bei Sepsis dar. Den relativ stärksten Anstieg wiesen allerdings Pilzinfektionen auf, welche im Jahr 2001 einen Anteil von 6% ausmachten. Nach den Erhebungen des SepNet wurden bei den Fällen von schwerer Sepsis und septischem Schock in Deutschland nur ca. ein Drittel außerhalb, der Rest innerhalb des Krankenhaus erworben, und davon der größte Anteil in der Intensivstation als Komplikation der Behandlung anderer Erkrankungen. Das Erregerspektrum wird von der Immunitätslage des Patienten beeinflusst und ebenso davon, in welcher klinischen Situation die Infektion erworben wurde: Erreger von nosokomialen, also im Krankenhaus erworbenen Infektionen sind oft erheblich resistenter als ambulant erworbene, was wiederum die Wahl der empirisch einzusetzenden Antibiotika beeinflusst (Tab. D10-1). Dies beeinflusste entsprechend die von den Fachgesellschaften für die einzelnen klinischen Szenarien herausgegebenen Therapierichtlinien.

3.3 Pathogenese

3.3.1 Entzündungsreaktionen verursachende mikrobielle Makromoleküle

Bereits Ende des vergangenen Jahrhunderts wurde entdeckt, dass ein hitzestabiler, steriler Bakterienextrakt nach Injektion in Versuchstiere rasch zu Fieber, Schock und Tod führte (Pfeiffer 1892). Aufgrund der auf den ersten Blick „toxischen" Eigenschaften dieser aus gramnegativen Bakterien gewonnenen Substanz wurde der Begriff **Endotoxin** geprägt. Erst viel später, in den 1960er-Jahren konnte die Struktur von Endotoxin als essentiellem Bestandteil der Zellwand gramnegativer Erreger vollends identifiziert werden: Es handelt sich um ein großes, polares **Lipopolysaccharid**

häuser 6%). Die Inzidenz von schwerer Sepsis und septischem Schock wurde für Deutschland mit ca. 75 000 pro Jahr ermittelt (vgl. Myokardinfarkt ca. 100 000 pro Jahr). Der primäre Sepsis-Herd lag zu über 60% in der **Lunge**, zu ca. 25% im Abdomen und zu je 5–10% in Knochen und Weichteilen, dem Gastrointestinal- und dem Urogenitaltrakt. Die Letalität betrug durchschnittlich 47% in der Intensivstation und 53% im Krankenhaus insgesamt, wobei zwischen großen (Universitäts-)Kliniken und kleineren Krankenhäusern keine wesentlichen Unterschiede bestanden. Die direkten Kosten zur Behandlung von Sepsis wur-

Tab. D10-1 Erregerspektrum in Abhängigkeit vom Infektionsherd und Umständen der Infektion.

Infektionsort	ambulant erworbene Infektion	nosokomiale Infektion
Respirationstrakt	Pneumokokken *Haemophilus influenzae* Legionellen Mycoplasmen Bei Risikopatienten: Enterobacteriaceae, *Pseudomonas spp.*	*Pseudomonas spp.* Enterobacteriaceae *Staphylococcus aureus* (ggf. MRSA) Enterobacter, *Acinetobacter spp.*
Abdomen (Hohlorgan-Perforation, Anastomosen-Insuffizienz)	Enterobakterien, Anaerobier (*Bacteroides spp.*), Enterokokken, Streptokokken	Enterokokken *Pseudomonas spp.* *Staphylococcus aureus*
Urogenitaltrakt	*E. coli* u.a. Enterobacteriaceae Enterokokken	*E. coli* u.a. Enterobacteriaceae, *Pseudomonas spp.* *Candida spp.*
Gallenwege	*E. coli* u.a. Enterobacteriaceae Enterokokken	Enterokokken *Candida spp.* *E. coli* u.a. Enterobacteriaceae
Haut und Weichteile	Streptokokken, *Staphylococcus aureus* (ggf. MRSA)	*Staphylococcus aureus* (ggf. MRSA)
Zentrales Nervensystem	Pneumokokken Meningokokken Streptokokken *Listeria monocytogenes* *Haemophilus influenzae* Typ B	*Staphylococcus aureus* (evtl. MRSA)
Wundinfektionen	*Staphylococcus aureus* (ggf. MRSA), Streptokokken, *Pseudomonas aeruginosa*, Enterokokken	
Fremdkörperinfektionen	*Staphylococcus epidermidis*, *Staphylococcus aureus* (evtl. MRSA), *Candida spp.*	

(LPS), einem wesentlichen Bestandteil der Zellwand gramnegativer Bakterien, mit einer Oligosaccharid-Struktur als Kern, einer für den jeweiligen Serotyp spezifischen Zuckerseitenkette als hydrophilem Ende und der Lipid A-Struktur, bestehend aus einem zweifach phosphorylierten Hexosamin-Disaccharid mit einer Mehrzahl (üblicherweise sechs) asymmetrisch gebundenen C12–C14 Fettsäuren als lipophilem Ende (Abb. D10-2). Die Tertiärstruktur des Lipid A entspricht einem abgestumpften Kegel und scheint für die Eigenschaften von LPS entscheidend zu sein, denn Modifikationen dieser Struktur heben die Entzündung induzierende Wirkung des Moleküls auf. Die Zuckerseitenketten sind Spezies- und Subspezies-spezifisch. Heute kennt man eine Vielzahl weiterer mikrobieller Makromoleküle, die eine Entzündungsreaktion im Organismus hervorrufen können. Dazu gehören Peptidoglykan, ein netzförmiges Makromolekül aus N-Acetylglukosamin und N-Acetylmuramin-Säure mit kurzen Peptid-Seitenketten, das der Zellwand grampositiver und gramnegativer Zellen ihre Struktur gibt, und Lipoteichon-Säure, die als Zellwandbestandteil ausschließlich bei grampositiven Erregern vorkommt. Ebenso rufen Lipoarabinomannan aus der Zellwand von Mykobakterien, Flagellin aus mikrobiellen Geißeln, Bestandteile der Zellmembran von Pilzen, (CpG-reiche) Bruchstücke mikrobieller DNA und weitere Strukturen von Bakterien, Pilzen oder Viren eine Entzündungsreaktion hervor. Auf Gewichtsbasis bezogen wirken diese mikrobiellen Bestandteile mit Ausnahme eines Lipopeptids von Mykoplasmen jedoch weniger stark inflammatorisch als LPS. Allerdings wurden nicht nur bei gramnegativen, sondern auch bei rein grampositiven Infektionen erhöhte LPS-Spiegel im Blut von Patienten gefunden. Das lässt darauf schließen, dass unter den Bedingungen der (schweren) Sepsis LPS aus dem Darm in die Blutbahn gelangen kann, vermutlich durch Störung der Schranke zwischen Darm und Blutbahn. Dies könnte zu einer Verstärkung der systemischen Entzündungsreaktion beitragen. Im Folgenden wird primär auf die Mechanismen der LPS-Erkennung eingegangen und bei wesentlichen Un-

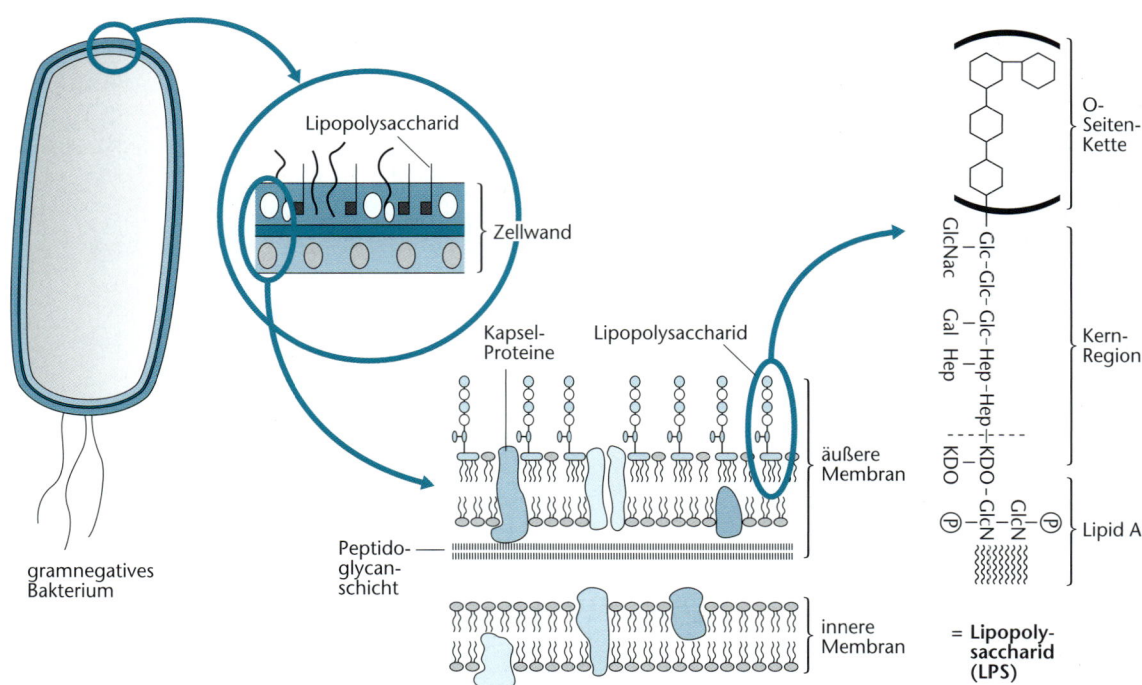

Abb. D10-2 Lipopolysaccharid (LPS) und Aufbau der Zellwand gramnegativer Bakterien (Cohen 2002, Glück und Opal 2004).

terschieden in der Erkennung anderer mikrobieller Strukturen auf diese verwiesen.

3.3.2 Molekulare Mechanismen der Erkennung mikrobieller Strukturen

Die rasche Entwicklung einer Entzündungsreaktion innerhalb von Minuten nach Kontakt mit mikrobiellen Strukturen ist phylogenetisch stark konserviert, was ihre besondere Bedeutung bei der Aufrechterhaltung der Homöostase eines Organismus in der Umwelt unterstreicht. Sie stellt einen wichtigen Teil der so genannten unspezifischen oder angeborenen Immunantwort dar (Cohen 2002). Schlüsselmoleküle in diesem Prozess sind das Akutphasen-Serumprotein **Lipopolysaccharid-bindendes Protein (LBP),** der Endotoxin-Rezeptor **mCD14** und die **Toll like-Rezeptoren (TLR)** auf der Oberfläche vieler Zellen inklusive Makrophagen. LBP kommt dabei die Aufgabe zu, LPS aufzunehmen und an das membranständige CD14 weiterzugeben. Ohne LBP läuft dieser Aufnahmeprozess erheblich weniger effektiv über andere Mechanismen ab. mCD14 kann allerdings nicht nur Endotoxin (LPS), sondern mit der Ausnahme von Peptidoglykan auch viele andere mikrobielle Strukturen und sogar größere Bruchstücke von Bakterien binden. Es wird daher der Gruppe der Strukturerkennungsrezeptoren (pattern recognition receptors) für mikrobielle Antigene zugeordnet. CD14 existiert auch in einer löslichen Form (sCD14) als Plasmaprotein. Dieses spielt eine wichtige Rolle in der Entfernung von zirkulierendem LPS durch Übertragung auf High density-Lipoproteine (HDL).

Den erst 1998 entdeckten Toll like-Rezeptoren kommt die eigentliche Rolle der Detektion und Signaltransduktion von LPS zu. Mittlerweile sind zehn funktionelle TLR im menschlichen Genom identifiziert worden, die sämtlich mikrobielle Antigene erkennen (Tab. D10-2) und eine Reihe struktureller und funktioneller Ähnlichkeiten aufweisen: eine Serie von Leucin-reichen Abschnitten im extrazellulären Anteil des Moleküls und einen intrazellulären Anteil mit erheblicher Homologie zum intrazellulären Anteil des Interleukin-1-Rezeptors.

Bei der Erkennung von LPS kommt es zu einer engen Zusammenlagerung von mCD14, TLR-4 und einem weiteren, für diese Reaktion essentiellen Adapterprotein (MD-2) in der Zellmembran, die so einen funktionellen Rezeptorkomplex bilden. LPS induziert die Homodimerisierung bzw. Homomultimerisierung von TLR-4 und aktiviert über den intrazellulären Molekülanteil eine Reihe von intrazellulären Kinasen (Abb. D10-3). Dieser Vorgang führt, ähnlich dem Interleukin-1-Aktivierungsweg, über die Translokation von NFκ-B in den Zellkern schließlich zur Aktivierung des Zellstoffwechsels. In ähnlicher Weise erfolgt die Erkennung von Lipoteichonsäure über Heterodimerisierung von TLR-2 mit TLR-1 und von Peptidoglykan bzw. Zymosan über die Heterodimerisierung von TLR-2 mit TLR-6.

3.3.3 Zytokine als Mediatoren der Entzündungsreaktion

Lange bevor die molekularen Mechanismen der Signaltransduktion in Makrophagen auf Kontakt mit mikrobiellen Strukturen geklärt waren, wurde bereits erkannt, dass proinflammatorische Zytokine in Versuchstieren sehr ähnliche Phänomene hervorriefen wie LPS. Durch Injektion von solchen Entzündungszytokinen, wie z.B. Tumor-Nekrose-Faktor (TNF) oder Interleukin-1 (IL-1), wurde ein Syndrom hervorgerufen, das bei entsprechender Dosierung gewisse Charakteristika eines fulminanten septischen Schocks aufwies. Die Neutralisierung von TNF bzw. IL-1 mit Antikörpern war in der Lage, die Effekte dieser Mediatoren, aber auch die durch LPS-Injektion induzierten Effekte deutlich zu mildern. Somit wurden Zytokine als die wesentlichen Mediatoren für die Entzündungsreaktion in der Sepsis mit allen dadurch hervorgerufenen, weiteren Effekten identifiziert.

Tab. D10-2 Toll like-Rezeptoren und die durch sie erkannten mikrobiellen Strukturen.

TLR-Rezeptor	erkannnte mikrobielle Antigene
TLR-1	Lipopeptide, **Lipoteichonsäure**, LPS von Leptospiren
TLR-2	**Peptidoglykan**, Lipopeptide, Lipoarabinomannan, Zellwandstrukturen von Pilzen, LPS von Leptospiren
TLR-3	virale ds-RNA, poly (I:C)
TLR-4	**Lipopolysaccharid**, Proteine des Respiratory syncytial-Virus
TLR-5	Flagellin (von grampositiven und gramnegativen Bakterien)
TLR-6	Pilzstrukturen (Zymosan)
TLR-7	ssRNA, ImidazoQuinolin (Imiquimod)
TLR-8	ssRNA
TLR-9	unmethylierte CpG Strukturen in **bakterieller DNA**
TLR-10	Ligand bisher nicht bekannt

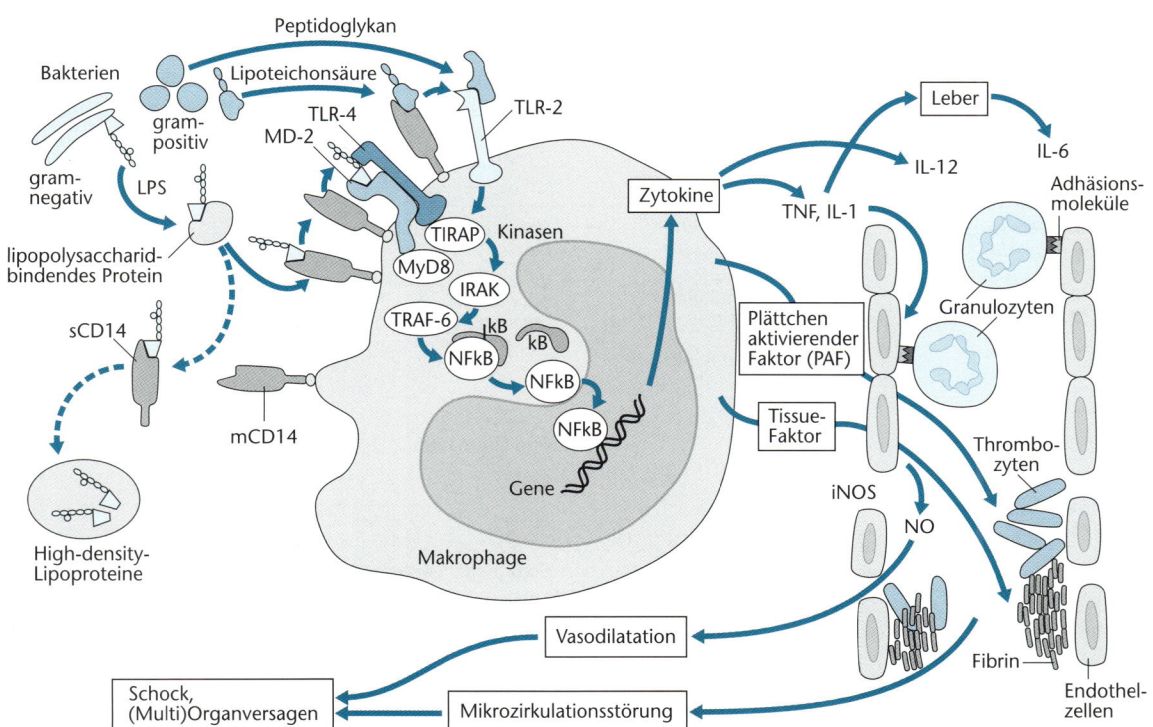

Abb. D10-3   Schematische Darstellung der Aktivierung des angeborenen Immunsystems und der Sepsis-Pathogenese.

Allerdings ist die Pathogenese der Sepsis nicht nur durch die Entzündungsreaktion gekennzeichnet. Nachdem proinflammatorische Zytokine wie TNF, IL-1, IL-12 und andere eine Entzündung hervorgerufen haben, kommt es mit einer individuell unterschiedlichen Verzögerung von wenigen Tagen zur physiologischen antiinflammatorischen Gegenregulation (**CARS** = compensatory antiinflammatory response syndrome – kompensatorisches antiinflammatorisches Response-Syndrom), in der vor allem IL-4, IL-10, TGF-β, IL-1-Rezeptor Antagonist und lösliche TNF-Rezeptoren die Leitmoleküle darstellen (Abb. D10-4). Vermutlich findet in dieser Phase auch eine ausgeprägte Apoptose immunkompetenter Zellen statt. Im Gegensatz zur Induktion einer Immunantwort, die immer ein gewisses Maß an inflammatorischen Zytokinen und reaktionsbereiten Zellen des Immunsystems voraussetzt, ist die CARS-Phase der Sepsis durch **Anergie** des Immunsystems charakterisiert. Während mit der modernen Intensivmedizin heute viele Patienten erfolgreich durch ein unter Umständen schweres SIRS in der Frühphase der Sepsis gebracht werden können (siehe Abschnitt 6), stellt die Anergie des CARS immer noch ein großes Problem im Management solcher Patienten dar, und viele versterben in dieser Phase trotz Antibiotikatherapie an opportunistischen Infektionen.

3.3.4 Zytokin-Freisetzung durch Superantigene

Neben dem in den Abschnitten 3.3.1 bis 3.3.3 skizzierten Aktivierungsweg des angeborenen Immunsystems durch mikrobielle Strukturen können Superantigene, die von einer Reihe von Erregern gebildet werden, zur Zytokin-Freisetzung beitragen. Superantigene sind kleine, unter anderem von Staphylokokken-Stämmen (wie z.B. Staphylococcal toxic shock-Protein [TSST-1] und andere) oder Streptokokken-Stämmen (pyrogene Exotoxine A, B, C) freigesetzte Proteine, die in der Lage sind, gleichzeitig sowohl an das HLA-Klasse II-Molekül als auch an den T-Zell-Rezeptor auf T-Zellen zu binden. Dies bewirkt eine polyklonale Stimulierung einer Vielzahl von T-Zellen, die lediglich von der Vβ-Domäne des T-Zell-Rezeptors restringiert ist, und infolge davon auch von Makrophagen mit entsprechend massiver Freisetzung von TNF, IL-1, Interferon-γ und IL-2. Während bei den durch Streptokokken induzierten Toxic shock-Fällen meist ein Erregernachweis aus Blutkulturen gelingt (z.B. beim klinischen Bild der nekrotisierenden Fasziitis), ist dies beim Staphylokokken toxic shock-Syndrom typischerweise nicht der Fall, da dabei die Toxine aus mit toxinbildenden S.-aureus-Stämmen besiedelten Wunden oder Vaginaltampons resorbiert werden. Klinisch unterscheidet sich das durch Superantigene induzierte Krankheitsbild nicht von dem einer klassischen gramnegativen oder grampositiven Sepsis.

3.3.5 Entzündungsreaktion und Gerinnungsaktivierung

Erst in jüngerer Zeit wurde erkannt, dass die Aktivierung des angeborenen/unspezifischen Immunsystems mit akuter Entzündungsreaktion von einer Aktivierung des Gerinnungssystems begleitet ist. Die Endothelzelle stellt dabei

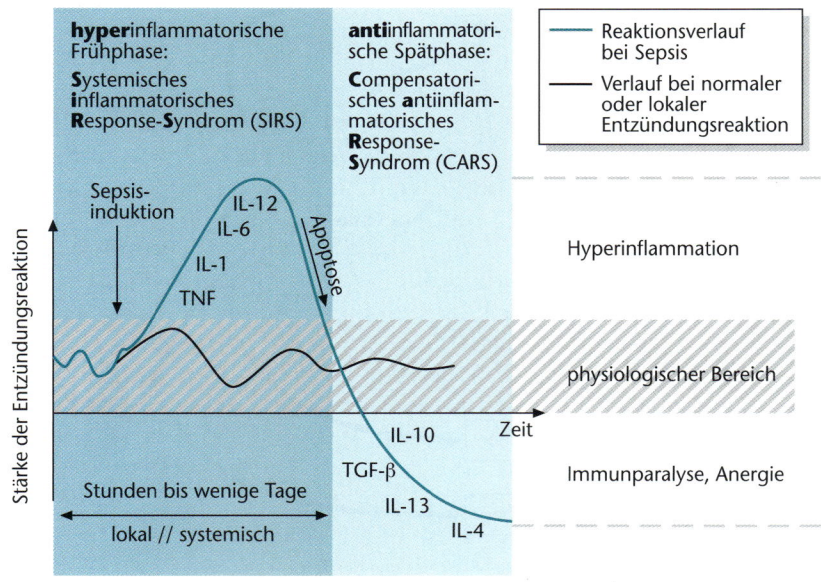

Abb. D10-4 Zytokin-Profile in Frühphase und Spätphase der Sepsis: Konzept von SIRS und CARS.

die Schnittstelle zwischen diesen beiden Systemen dar. Auf die Endothelzelle einwirkende proinflammatorische Zytokine, wie sie z.B. von Makrophagen nach Kontakt mit mikrobiellen Antigenen im Gewebe freigesetzt werden, führen zur Zellaktivierung und Sekretion von **Tissue-Faktor.** Der startet seinerseits über Aktivierung von Faktor VII die Gerinnungskaskade, ähnlich wie dies auch bei einer Verletzung der Fall ist. Direkte Freisetzung von Tissue-Faktor und weiteren prokoagulatorischen Substanzen aus aktivierten Makrophagen wie z.B. Plättchen-aktivierendem Faktor (PAF) verstärken diese Gerinnungsreaktion (Abb. D10-3).

Der Gerinnungsaktivierung halten unter Normalbedingungen physiologische antikoagulatorische und fibrinolytische Mechanismen die Waage. In diesem Prozess spielt **Protein C** eine zentrale Rolle: Thrombin, das sich bei Gerinnungsprozessen auf Endothelzellen ablagert, induziert auf der Endothel-Zellmembran Thrombomodulin, und dieses aktiviert Protein C. Zusammen mit Protein S als Co-Faktor hemmt aktiviertes Protein C die Gerinnungsfaktoren V und VIII sowie den Plasminogen-Aktivator-Inhibitor, was wiederum Plasmin freisetzt und Fibrinolyse induziert. Aktiviertes Protein C weist darüber hinaus noch eine Reihe von weiteren Eigenschaften auf, wie Hemmung der Apoptose von Endothel-Zellen und Verminderung von Zytokin-Produktion in Makrophagen durch Hemmung der NFκB-Aktivierung. Wie aktiviertes Protein C besitzt auch Antithrombin zusätzlich zu seiner Rolle als Antikoagulans antiinflammatorische Eigenschaften.

Da eine lokale Verletzung (mit Ausnahme der aseptischen Chirurgie) grundsätzlich als infiziert anzusehen ist, dient die Verknüpfung von Gerinnung und Entzündungsreaktion physiologischerweise der **Abriegelung des betroffenen Bereiches** mit einer Verhinderung von Blutverlust und Aktivierung der Immunabwehr. Aktiviertes Protein C und die anderen physiologischen antikoagulatorischen Mechanismen begrenzen somit den Gerinnungs-/Entzündungsprozess in benachbartem, gesundem Gewebe.

Eine durch starke Zytokin-Freisetzung bei der schweren Sepsis hervorgerufene, disseminierte intravasale Gerinnung (DIC) führt jedoch zur Erschöpfung des antikoagulatorischen bzw. fibrinolytischen Systems mit Beeinträchtigung der Mikrozirkulation im gesamten Organismus und schließlich zum Verbrauch von Gerinnungsfaktoren. Bereits in frühen Stadien der Sepsis können daher verminderte Konzentrationen an Protein C, aktiviertem Protein C und Antithrombin nachgewiesen werden. Eine DIC bzw. verminderte Spiegel von antikoagulatorischen bzw. fibrinolytischen Faktoren sind mit einer erhöhten Sepsis-Letalität assoziiert.

4 Klinik

4.1 Symptome

Das klinische Bild der Sepsis kann sehr vielgestaltig sein und reicht von der postoperativen Wundinfektion bis zur Meningitis. Häufig klagen die betroffenen Patienten zunächst über umschriebene Beschwerden, die auf den Infektionsherd hindeuten, z.B. bei abdominellen Prozessen. Eine Sepsis kann sich jedoch auch primär als systemische Infektion manifestieren, ohne Symptome, die auf ein lokales Geschehen hindeuten, z.B. bei der Meningokokken-Sepsis.

Die überwiegende Mehrzahl der Patienten entwickelt **Fieber** > 38 °C als führendes Symptom, eventuell mit Schüttelfrost. Oft treten auch Tachykardie > 90/min und/oder Tachypnoe > 20/min auf, die – wie im Abschnitt 2 bereits ausgeführt – neben Fieber Teil der Sepsis-Definition sind. Im Einzelfall kann es schwierig sein, nach (Poly)Trauma, Pankreatitis, Verbrennung oder operativem Eingriff eine Sepsis als Ausdruck einer Infektion von dem SIRS abzugrenzen, das häufig unter solchen Bedingungen besteht. Eine Verschlechterung des Zustandes eines betroffenen Patienten im Sinne einer Trendwende der klinischen Entwicklung sollte den Verdacht auf eine Infektion und damit Sepsis-Entstehung lenken und muss mit weitergehenden Untersuchungen abgeklärt werden.

Bei Patienten mit schwerer Sepsis können weitere Symptome durch das Versagen von Organsystemen entstehen.

Somnolenz oder Verwirrtheitszustand werden dabei als Ausdruck einer ZNS-Beteiligung gewertet, die zugrunde liegenden pathogenetischen Vorgänge sind allerdings multifaktoriell und komplex.

Als Ausdruck der Vasodilatation kann in der Frühphase des septischen Schocks warme, unter Umständen gerötete Haut beobachtet werden. Später ist die Haut jedoch eher marmoriert bei Zentralisierung durch Schock.

Nekrosen und Einblutungen in die Haut treten besonders bei disseminierter intravasaler Gerinnung auf, wie dies pathognomonisch z.B. für das Waterhouse Friderichsen-Syndrom bei Meningokokken-Sepsis ist.

Lungenversagen, meist mit Beatmungspflichtigkeit, ist das häufigste Organversagen bei schwerer Sepsis. Häufig tritt dies ein, wenn die Lunge bei Pneumonie von der Infektion primär betroffen ist. Aber auch bei anderen Sepsis-Quellen stellt sich Lungenversagen in der Form eines Adult Respiratory Distress Syndrome (ARDS) häufig ein. Klinisch präsentiert sich dies durch Dyspnoe und Tachypnoe > 20/min.

Vertiefte Atmung kann jedoch auch Ausdruck einer metabolischen Azidose sein, die eine Insuffizienz des aeroben Gewebsstoffwechsels anzeigt.

Oligurie oder Anurie charakterisieren ein akutes **Nierenversagen,** das bei schwerer Sepsis häufig in Kombination mit septischem Schock auftritt.

In der Frühphase bei schwerer Sepsis/septischem Schock besteht eine hyperdyname Kreislaufsituation. In späteren Stadien der Sepsis kann diese jedoch hypodyman werden, meist als Ausdruck einer septischen Kardiomyopathie, was als sehr ungünstiges Zeichen gewertet werden muss.

Meist erst in späten Stadien der schweren Sepsis wird eine septische Hepatopathie manifest mit Ikterus und gegebenenfalls weiteren Symptomen, die eine Lebersynthesestörung anzeigen. Auch der Darm ist ein Organsystem, das seine Funktionsstörung bei schwerer Sepsis erst nach der akuten Hyperinflammations-Phase manifestiert, meist in Form eines Ileus mit fehlender Propulsion und fehlender Resorptionsfunktion.

4.2 Befunde

Charakteristischerweise wird bei der Sepsis **Leukozytose** > 12/nl oder **Leukopenie** < 4/nl gefunden, was eines der Kriterien der Falldefinition darstellt. Die Leukopenie tritt dabei meist nur vorübergehend, in einer kurzen Phase zu Beginn der Sepsis-Episode auf.

Bei der schweren Sepsis zeigen sich darüber hinaus für das jeweilige Organversagen charakteristische laborchemische Befunde. Sepsis-induzierte Gerinnungsstörungen im Sinne einer Verbrauchskoagulopathie werden durch Thrombopenie < 100 000/µl oder Thrombozyten-Abfall > 50% angezeigt, sofern nicht eine andere Ursache für erniedrigte Thrombozyten-Zahlen besteht. Parallel findet sich meist ein Abfall des Quick-Wertes, gegebenenfalls Verlängerung der PTT sowie Erhöhung von Fibrin-Spaltprodukten.

Bei Nierenversagen bestehen erhöhte Werte für Kreatinin und gegebenenfalls Harnstoff, diese sind jedoch für die Evaluation der Nierenfunktion weniger sensitiv als die Urinausscheidung, welche zumindest 2-stündlich überwacht werden sollte.

Bei metabolischer Azidose findet sich ein negativer Basen-Exzess mit pH oft < 7,3 und mehr oder weniger ausgeprägter Laktat-Erhöhung. Ein frühes Zeichen für die beginnende Insuffizienz des aeroben Stoffwechsels und gleichzeitig einen Prädiktor für erhöhte Letalität stellt der Abfall der gemischtvenösen Sauerstoffsättigung unter 70% dar.

Im weiteren Verlauf einer schweren Sepsis, jedoch weniger häufig in der Frühphase, spiegeln zusätzliche Laborveränderungen das Betroffensein weiterer Organsysteme wider: Erhöhung der Cholestase-Parameter und der Transaminasen (in Abwesenheit einer primär dieses Organsystem betreffenden Infektion) als Ausdruck einer noch schlecht definierten septischen Hepatopathie oder CK/CK-MB-Erhöhung bei septischer Kardiomyopathie.

5 Diagnostik

Da das klinische Bild der Sepsis, insbesondere der schweren Sepsis und des septischen Schocks, eine erhebliche Dynamik mit Tendenz zur Verschlechterung des Gesamtzustandes des Patienten aufweist, muss die Diagnostik rasch durchgeführt werden.

5.1 Labordiagnostik

Die Labordiagnostik sollte **Blutbild** mit Differentialblutbild, Gerinnungsparameter, gegebenenfalls mit D-Dimeren und Antithrombin, Nierenfunktionsparameter, Elektrolyte, Leberwerte und LDH umfassen. Im Hinblick auf eventuell später notwendige Kontrastmittel-gestützte radiologische Untersuchungen ist die Bestimmung des **Thyreotropin (TSH)** anzuraten. Weiterhin gehört die Bestimmung des **C-reaktiven Proteins (CRP)** in den meisten Kliniken zum Standard bei der Abklärung des Verdachts auf eine Infektion. Die Messung von **Procalcitonin** im Serum (PCT) als Verlaufsparameter der Sepsis hat im Vergleich zur Sepsis eine höhere Spezifität als das CRP und erlaubt in vielen Fällen eine bessere Differenzierung zwischen SIRS und (schwerer) Sepsis. Es können jedoch auch bei nichtinfektiösen, ausgeprägten Entzündungsreaktionen erhöhte PCT-Spiegel gefunden werden und ein negatives PCT schließt eine behandlungsbedürftige Infektion keineswegs aus. Daher hat sich die routinemäßige Bestimmung des PCT bei Verdacht auf Sepsis bisher nicht in allen Kliniken durchgesetzt.

5.2 Mikrobiologische Diagnostik

Bei septischen Patienten muss rasch mit einer empirischen/kalkulierten antibiotischen Behandlung begonnen werden. Es kann keineswegs auf das Ergebnis der mikrobiologischen Diagnostik gewartet werden, da jede Verzögerung einer adäquaten Antibiotikatherapie mit einer Zunahme der Sepsis-Letalität assoziiert ist. Dennoch sollten vor Beginn einer Antibiotikatherapie unbedingt Proben für die mikrobiologische Diagnostik abgenommen werden, z.B. in Form von mindestens zwei **Blutkulturen** in kurzem zeitlichem Abstand oder zeitgleich von getrennten Punktionsstellen. Eine der Blutkulturen kann dabei auch über einen zentralen Venenkatheter entnommen werden. Sinnvolle Materialien zur mikrobiologischen Untersuchung sind ferner – je nach Symptomatik des Patienten – respiratorische Materialien wie Sputum, Tracheaaspirat oder bronchoalveoläre Lavageflüssigkeit, Abszesspunktate, Wundabstriche, Urin und Liquor. Die mikrobiologische Diagnostik sichert zwar nur in ca. 50% den Sepsis-Erreger, erlaubt in diesen Fällen jedoch eine erheblich zuverlässigere Steuerung der antimikrobiellen Therapie, verhindert damit indirekt Resistenzinduktion und ist insgesamt kosteneffektiv.

Wenn die mikrobiologische Diagnostik kein Ergebnis brachte oder die Antibiotikatherapie bereits begonnen wurde, kann bei ausbleibender klinischer Verbesserung nach 48 Stunden eine erneute mikrobiologische Diagnostik zur Detektion von resistenten Erregern sinnvoll sein (Cohen et al. 2004).

5.3 Überwachung des Patienten

Das Monitoring von Blutdruck, Herzfrequenz, Atemfrequenz und peripherer Sauerstoffsättigung ist für Patienten in der Frühphase einer Sepsis wegen der Gefahr eines sich noch entwickelnden Organversagens dringend anzuraten. Dieses Monitoring ist selbstverständlich für Patienten mit schwerer Sepsis, da diese in aller Regel auf Intensivstationen behandelt werden. Für solche Patienten sollte auch frühzeitig mit einer invasiven arteriellen Blutdruckmessung und mit regelmäßigem Monitoring der gemischtvenösen Sauerstoffsättigung und des zentralvenösen Drucks über einen zentralen Venenkatheter begonnen werden.

5.4 Identifizierung der Sepsis-Quelle

In vielen Fällen ist die Sepsis-Quelle unklar. Außer bei primären Blutstrominfektionen liegt meist ein Herd im Körper vor, der im Rahmen der Sepsis-Bekämpfung nach Möglichkeit zu sanieren ist. Daher wird zur Identifizierung des Infektionsherdes praktisch jeder Sepsis-Patient einem oder mehreren **Bildgebungsverfahren** unterzogen. Die klinische Symptomatik des Patienten beeinflusst Ziel und Umfang dieser Diagnostik. Der **Respirationstrakt** stellt die häufigste primäre Sepsis-Quelle dar, und auch sekundär im Rahmen von nosokomialen Infektionen ist die Lunge am häufigsten betroffen. Damit erscheint es sinnvoll, bei schwerer Sepsis und unklarer Infektionsquelle primär ein Röntgenbild des Thorax anzufertigen. Allerdings ist die Aussage dieser – meist als Bettlunge in Behelfstechnik durchgeführten – Aufnahmen beschränkt, sodass in manchen Fällen weitergehende Untersuchungen mit einem Schnittbildverfahren (z.B. **Computertomographie**) durchgeführt werden müssen. Abdominelle Herde können mittels Sonographie oder Computertomographie meist zuverlässig erfasst werden. Bei Hinweisen auf eine kardiale Infektionsquelle (z.B. Endokarditis) weist die (gegebenenfalls transösophageale) Echokardiographie die beste Sensitivität auf.

6 Therapie

Die Behandlung eines (schwer) septischen Patienten beinhaltet die Kontrolle des infektiösen Prozesses und die antiinfektive Therapie sowie intensivmedizinische Behandlungsverfahren zur Stabilisierung einer gegebenenfalls vorhandenen Organdysfunktion oder zum Organersatz und adjuvante, auf die Korrektur der Sepsis-Pathophysiologie zielende Verfahren. Vertreter internationaler intensivmedizinischer und infektiologischer Fachgesellschaften haben 2004 auf der Basis der aktuellen Literatur erstmals allgemeine Richtlinien zur Diagnostik und Therapie der Sepsis in der „Surviving Sepsis Campaign" (Dellinger et al. 2004) zusammengestellt und mit weiteren themenspezifischen Publikationen zu einzelnen Unteraspekten in den führenden intensivmedizinischen Fachzeitschriften ergänzt.

6.1 Stabilisierung der Organfunktion und Organersatztherapie

Präsentiert sich ein Patient mit Sepsis und Hypotension oder Schock, so besteht – aufgrund der durch die Sepsis induzierten Vasodilatation – ein relatives **intravasales Volumendefizit** von mindestens 1,5 Litern. Dies sollte großzügig und – nach den Ergebnissen von Untersuchungen der letzten Jahre – rasch ersetzt werden. Es konnte gezeigt werden, dass sich die Prognose von Patienten mit (schwerer) Sepsis deutlich verbessert, wenn im Sinne einer raschen, zielgerichteten Therapie innerhalb der ersten sechs Stunden nach Krankenhausaufnahme die folgenden vier Kreislaufparameter durch geeignete Interventionen in die jeweiligen Zielbereiche gebracht werden:
- Anhebung des zentralen Venendrucks auf 8–12 mmHg durch Volumengabe, wobei es keinen Unterschied

macht, ob kolloidale oder reine Elektrolyt-Lösungen verwendet werden.
- Einstellung des mittleren arteriellen Drucks auf ≥ 65 mmHg, falls erforderlich durch Katecholamine
- Sicherstellung einer Urinproduktion ≥ 0,5 ml/kg KG/Std. durch adäquate Volumensubstitution
- Erreichen einer zentralvenösen bzw. gemischtvenösen Sauerstoffsättigung ≥ 70% durch Katecholamin-Therapie und gegebenenfalls Transfusion mit Ziel eines Hämatokrits > 30%.

Katecholamine dienen bei Patienten mit Sepsis zur Sicherstellung eines adäquaten arteriellen Drucks. Im europäischen Raum wird dafür in erster Linie Noradrenalin verwendet, bei geringem Herzminutenvolumen auch Dobutamin. Bei Gabe von Katecholaminen wird eine kontinuierliche Blutdruckmessung über eine arterielle Kanüle gefordert.

Nierenversagen mit Oligurie, Überwässerung und Anstieg der Retentionsparameter tritt bei Patienten mit Sepsis häufig als komplizierendes Ereignis auf. In der Regel wird ein kontinuierliches **Nierenersatzverfahren** als kontinuierliche venovenöse Hämodialyse (CVVHD) oder kontinuierliche venovenöse Hämofiltration (CVVH) eingesetzt. Die Gabe von Dopamin in „Nierendosis" (< 10 mg/h) zur Nephroprotektion ist unwirksam und nicht empfehlenswert.

Bei **Lungenversagen** im Rahmen einer schweren Sepsis, unabhängig davon, ob eine Pneumonie oder ein ARDS ursächlich sind, müssen die betroffenen Patienten intubiert und künstlich beatmet werden. Die Intubation soll rechtzeitig und nicht erst bei weitgehender Erschöpfung des Patienten erfolgen. In den letzten Jahren hat sich das Konzept der lungenprotektiven Beatmung mit niedrigen Atemzugvolumina von ca. 6 ml/kg und hohem positiven endexspirativen Druck (PEEP) durchgesetzt, um eine Lungenschädigung durch das Barotrauma bei der Beatmung zu vermeiden. Nach einer Unterbrechung des Systems Beatmungsgerät/Lunge und/oder im Verlauf der Beatmung kann es zu einem Kollaps eines Teils der Alveolen kommen. Diese sollten durch vorübergehende, vorsichtige Erhöhung des PEEP wieder rekrutiert werden (so genanntes Open lung-Konzept), um eine optimale Oxygenisierung wieder herzustellen.

Unter den Bedingungen der schweren Sepsis kommt es häufig zur **Blutzuckerentgleisung.** Eine straffe Blutzuckereinstellung zwischen 80 und 120 mg Glukose/dl kann bei kritisch kranken postoperativen Patienten das Auftreten von infektiösen und anderen Komplikationen verhindern und die Letalität senken. Vermutlich gilt dies jedoch nicht in gleicher Deutlichkeit für Patienten mit schwerer Sepsis, die bezüglich des Blutzuckers sehr labil sind. Daher sollten die Parameter zur Blutzuckereinstellung bei diesen Patienten etwas großzügiger gewählt werden, z.B. Zielbereich 80–150 mg Glukose/dl.

Die Transfusion von Erythrozyten-Konzentraten besitzt nach einer Studie evtl. einen Stellenwert im Erreichen der hämodynamischen Stabilisierung, wobei der Effekt nicht von dem anderer Interventionen abgrenzbar war. Im Allgemeinen sollte erst unterhalb einem Hämoglobinwert von 8–10 g/l transfundiert werden.

6.2 Antibiotische Therapie und Fokussanierung

So **rasch** wie möglich nach Stellung der Diagnose Sepsis sollte der Patient eine **adäquate antibiotische Therapie** erhalten. Bei Patienten mit schwerer Sepsis hat dies noch im Verlauf der initialen Stabilisierungsmaßnahmen, innerhalb der ersten Stunde und unmittelbar nach Abnahme von mikrobiologischen Kulturen zu erfolgen. Die Auswahl des einzusetzenden Antibiotikums richtet sich nach dem mutmaßlichen Infektionsort und den damit üblicherweise assoziierten Erregern. Ebenso müssen die Umstände, unter denen die Infektion erworben wurde (außerhalb des Krankenhauses, als nosokomiale Infektion, im Ausland), die lokale Resistenzsituation bei nosokomialen Infektionen sowie individuelle Eigenschaften des Patienten Berücksichtigung finden, z.B. bekannte Besiedelung mit multiresistenten Erregern oder Antibiotika-Allergien. Empfehlungen der Fachgesellschaften zur empirischen Therapie können zur Entscheidung mit herangezogen werden (Bochud et al. 2004). Eine unnötig „breite" Therapie, die häufig hohe Kosten verursacht und der Resistenzentwicklung Vorschub leistet, sollte dabei ebenso vermieden werden wie eine zu „schmale". Verschiedene Untersuchungen haben mittlerweile nachgewiesen, dass bei Patienten mit schwerer Sepsis die Letalität unter einer empirisch gewählten, aber den die Sepsis verursachenden Erreger nicht erfassenden (so genannten „inadäquaten") Antibiotikatherapie ungefähr doppelt so hoch ist wie bei jenen Patienten, die primär adäquat antibiotisch behandelt werden (Kollef 2000). Erreger, die häufiger mit inadäquater Antibiotikatherapie assoziiert gefunden wurden, sind MRSA, Vancomycin-resistente Enterokokken, (multi-)resistente *Pseudomonas spp.* und Pilze. Auch die Zeit spielt bei der Antibiotikatherapie der schweren Sepsis eine entscheidende Rolle: Wird eine Antibiotikatherapie zwar adäquat, aber später als 24 Stunden nach Manifestation der Kriterien der schweren Sepsis (bei damit in aller Regel intensivstationspflichtigen Patienten) begonnen, so erhöht sich die Letalität ebenfalls auf ca. das Doppelte.

Patienten mit schwerer Sepsis sollte man daher initial rasch mit **Breitspektrum-Antibiotika** behandeln. Typische Präparate, die bei nosokomialen Infektionen oder unklarem Infektionsfokus eingesetzt werden können, sind Cephalosporine der Gruppe 3 oder 4 (z.B. Ceftazidim, Cefepim), Carbapeneme der Gruppe 2 (z.B. Imipenem, Meropenem) oder eine Acylureidopenicillin/β-Laktamase-Inhibitor-Kombination (z.B. Piperacillin/Tazobactam oder Sulbactam). Eine Kombinationstherapie aus β-Laktam-Antibiotikum und Aminoglykosid, wie bis vor kurzem noch allgemein empfohlen, bringt keine klinischen Vorteile, nicht einmal bei Infektionen durch Pseudomonas, birgt jedoch die Gefahr einer erhöhten Nephrotoxizität. Die Kombinationsbehandlung mit Aminoglykosiden sollte wegen der gerade unter den Bedingungen der Intensivmedizin häufig auftretenden Nephrotoxizität daher besonderen klinischen Situationen vorbehalten bleiben, wie z.B. bei Endokarditis oder Behandlung von Erregern mit problematischem Resistenzspektrum. Ebenso wird der Einsatz von Vancomycin in Kombination mit einem β-Laktam-Antibiotikum bei der empirischen Behandlung der schweren Sepsis derzeit in Deutschland nicht empfohlen. Eine Ausnahme besteht bei hohem Risiko für eine Infektion mit multiresistenten grampositiven Erregern, vor allem MRSA, wenn dies aufgrund der lokalen Resistenzsituation oder durch individuelle Patientenfaktoren (z.B. bekannte MRSA-Besiedelung), vermutet werden muss.

Gleichermaßen wird eine empirische Behandlung mit einem Antimykotikum derzeit von den Fachgesellschaften nicht empfohlen. Ausnahmen gelten für Patienten mit tertiärer Peritonitis und für neutropenische Patienten, insbesondere wenn diese längere Zeit antibiotisch vorbehandelt waren oder pulmonale Infiltrate aufweisen.

Um einerseits die Forderung nach optimaler individueller Therapie zu erfüllen, andererseits aber möglichst wenig Breitspektrum- bzw. Reserve-Antibiotika über längere Zeit einsetzen zu müssen, um Resistenzentwicklung zu verhindern und Kosten zu sparen, kommt der mikrobiologischen Untersuchung eine sehr wichtige Rolle zu. Adäquat abgenommene Kulturen, die einen eindeutigen Erregernachweis erbringen, erlauben in vielen Fällen, eine empirisch bzw. kalkuliert mit breitem Spektrum begonnene Antibiotikabehandlung gezielt auf ein Präparat mit schmalem Spektrum umzustellen, ohne das Behandlungsergebnis zu gefährden.

Die Dauer der Antibiotikabehandlung in der Sepsistherapie richtet sich nach dem individuellen Verlauf. Sehr protrahierte Antibiotikagabe sollte möglichst vermieden werden, da unter solchen Bedingungen ein erhöhtes Risiko für eine Superinfektion mit resistenten Keimen entsteht. Die Richtlinien der Fachgesellschaften zu den entsprechenden Organinfektionen können zur Orientierung hierfür herangezogen werden (siehe Abschnitt B des Buches).

Bei jedem Patienten mit (schwerer) Sepsis müssen alle Anstrengungen unternommen werden, den Infektionsherd zu identifizieren. Hierzu werden vor allem bildgebende Verfahren eingesetzt (Marshall et al. 2004). Wird dabei ein entfernbarer Fokus identifiziert, so muss möglichst bald, nach hämodynamischer Stabilisierung des Patienten und Beginn einer der Situation angemessenen Antibiotikatherapie, dieser Prozess saniert werden. In Anbetracht der meist kritischen Gesamtsituation von Patienten mit schwerer Sepsis ist dabei – soweit möglich – **minimal invasiven Verfahren** der Vorzug zu geben. So kann es z.B. vorteilhafter sein, einen Abszess zunächst perkutan zu drainieren und erst später definitiv zu operieren, statt primär eine komplette operative, den Patienten in dieser Situation stärker belastende Sanierung vorzunehmen. Bei vielen Patienten sind jedoch unter Umständen ausgedehnte operative Eingriffe auch in der Frühphase der (schweren) Sepsis unumgänglich, so z.B. bei Darmperforation mit Peritonitis, Ischämie intraabdomineller Organe oder nekrotisierender Fasziitis. Kommt ein zentraler Venenkatheter als Ursache der Sepsis infrage, so soll dieser umgehend entfernt und die Spitze zur mikrobiologischen Diagnostik eingesandt werden.

6.3 Adjuvante Sepsis-Therapie

Den mittlerweile relativ guten Kenntnissen über die komplexen Vorgänge, die zu (schwerer) Sepsis führen, stehen derzeit leider immer noch sehr **begrenzte therapeutische Möglichkeiten** gegenüber. In Abbildung D10-5 sind die wesentlichen pathophysiologischen Mechanismen und die auf spezifische Korrektur dieser Störungen abzielenden, bisher untersuchten therapeutischen Interventionen schematisch zusammengefasst (Glück und Opal 2004). Die Bekämpfung der zur Sepsis führenden Infektion durch Entfernung des infektiösen Fokus und eine antibiotische Therapie am Beginn sowie die supportiven Maßnahmen zur Behandlung des Multiorganversagens am Ende der pathophysiologischen Kaskade können als sicher wirksam gelten. Darüber hinaus ist lediglich **aktiviertes Protein C** in vielen Ländern zur adjuvanten Therapie der schweren Sepsis bei Patienten mit ≥ zwei Organversagen oder einem APACHE II-Krankheitsschweregrad-Score ≥ 25 zugelassen, da es in einer großen Multicenterstudie eine relative Reduktion der Sepsis-Sterblichkeit von 19% erzielte. Bei Patienten mit weniger schwerer Sepsis bietet die Behandlung mit aktiviertem Protein C paradoxer Weise keine günstigen Effekte auf Krankheitsverlauf und Überleben (Perillo 2005). Als Nebenwirkung des in den Prozess der disseminierten intravasalen Gerinnung fibrinolytisch eingreifenden aktivierten Protein C muss häufiger mit **Blutungen** gerechnet werden, weshalb unterhalb von 30 000 Thrombozyten/µl, bei sehr schlechter plasmatischer Gerinnung und bei anderen Formen der hämorrhagischen Diathese aktiviertes Protein C nicht eingesetzt werden sollte. Basierend auf den Daten der Zulassungsstudie von Drotregocin α wurde berechnet, dass diese Therapiemaßnahme ähnlich kosteneffektiv ist wie viele andere etablierte medizinische Therapiemaßnahmen. Allerdings liegen kontrollierte Studien für den Einsatz von aktiviertem Protein C bisher lediglich bei Patienten vor, die in den ersten 48 Stunden nach Eintritt der eine schwere Sepsis anzeigenden Symptome mit Drotregocin α behandelt wurden. Die Wirksamkeit von aktiviertem Protein C zu anderen Zeitpunkten im Verlauf einer schweren Sepsis wurde nicht strukturiert untersucht.

Eine der ersten Formen der adjuvanten Therapie, die bei schwerer Sepsis als Intervention eingesetzt wurde, war die hochdosierte Gabe von **Kortikosteroiden** in einer Dosis > 250 mg Prednisolon (oder Äquivalent) pro Tag, in der Vorstellung, die Hyperinflammations-Phase dadurch günstig zu beeinflussen. Metaanalysen zeigten allerdings, dass dies eher ungünstig für die so behandelten Patienten war und dieses Therapiekonzept wurde daraufhin wieder verlassen. In den vergangenen Jahren wurde das Konzept der Kortikosteroid-Therapie bei der schweren Sepsis verbreitet wieder aufgegriffen in Form der Hydrokortison-Substitution in einer Dosis von 200–300 mg pro Tag, unter der Vorstellung einer relativen Nebennierenrinden-Insuffizienz in der enormen Stress-Situation, die eine schwere Sepsis für den Organismus darstellt. Regelhaft wird unter Hydrokortison-Therapie eine Verringerung des Katecholamin-Bedarfs bei septischen Patienten beobachtet, was allerdings einfach dadurch erklärt ist, dass Kortikosteroide die Empfindlichkeit der endogenen Katecholamin-Rezeptoren erhöhen. In die bisher publizierten Studien zur Hydrokortison-Therapie bei schwerer Sepsis wurde jeweils nur eine relativ geringe Anzahl von Patienten eingeschlossen und günstige Effekte fanden sich meist nur in einer Subgruppe von Patienten. Damit besteht bisher für die Hydrokortison-Substitution in der schweren Sepsis nur eine geringe Evidenz. Dennoch wird diese in der Praxis derzeit bereits sehr häufig eingesetzt.

Viele weitere Schritte in der Pathogenese der Sepsis wurden als Ziele für therapeutische Interventionen in der adjuvanten Sepsis-Therapie identifiziert. Entsprechende Therapieansätze erwiesen sich in Tierversuchen meist als potentiell effektiv. Die **Übertragung in die klinische Praxis** in großen klinischen Studien erbrachte jedoch fast regelhaft enttäuschende Ergebnisse. Dies gilt für gegen LPS gerichtete Strategien, wie anti-LPS-Antikörper, LPS-Aphereseverfahren oder rekombinantes Bactericidal permeability increasing-Protein ($rBPI_{21}$) genauso wie für Antikörper gegen den Endotoxin-Rezeptor CD14 oder die verschiedenen anti-TNF-Antikörper bzw. lösliche TNF-Rezeptor-Fc-Fusionsproteine oder rekombinanten IL-1-Rezeptor-Antagonist. Die meisten Therapieansätze zur Korrektur der disseminierten intravasalen Gerinnung wie Antithrombin oder Platelet activating factor-Acetylhydrolase (Pafase) erbrachten bei der schweren Sepsis keine günstigen Ergebnisse, mit der Ausnahme des oben erwähnten rekombinanten aktivierten Protein C (Drotregocin α). Derzeit wird von den die Gerinnung beeinflussenden Therapieansätzen noch **Tissue factor pathway-Inhibitor (TFPI)** in einer großen Multicenterstudie geprüft. Der Stellenwert von Heparin in der Behandlung der Sepsis wurde nie kontrolliert untersucht. In der Praxis werden septische Patienten meist mit niedrig dosiertem Heparin zwischen 5 000 und 15 000 i.E. pro Tag oder äquivalenten Dosierungen eines niedermolekularen Heparins behandelt. Für eine Wirksamkeit dieses Vorgehens gibt es lediglich indirekte Hinweise.

Verschiedene Gründe können für das Versagen der Mehrzahl der untersuchten adjuvanten Therapiekonzepte angeführt werden:
- Es gelingt in der klinischen Praxis äußerst selten, Patienten in der Frühphase der Sepsis zu identifizieren, sodass auf eine frühe Entfernung oder Inaktivierung von mikrobiellen Strukturen oder Mediatoren abzielende Therapieansätze in aller Regel zu spät kommen.
- Bei der Vielzahl der Mediatoren besteht eine so ausgeprägte Redundanz der Signalwege für die Entzündungsreaktion, dass die Blockade nur eines der Wege möglicherweise zu wenig Wirkung erzielen kann (Abb. D10-5). Darüber hinaus wurde in neueren Studien festgestellt, dass ein gewisses Maß an Reaktionsfähigkeit des Immunsystems absolut notwendig ist, um eine Infektion erfolgreich zu bekämpfen. Damit mögen z.B. gegen Mediatoren gerichtete Antikörper, je nach Zeitpunkt ihrer Applikation im individuell sehr variablen Verlauf der Sepsis, bei einem Teil der Patienten eher zur Immunparalyse beigetragen haben, als die überschießende Entzündungsreaktion – wie erwünscht – zu dämpfen. Das Ergebnis der letzten großen Studie zum Einsatz eines anti-TNF-Antikörpers bei der schweren Sepsis weist in diese Richtung, denn sie konnte bei Patienten mit hohen IL-6-Spiegeln eine signifikante Reduktion der Sepsis-Letalität nachweisen. Dies steht im Gegensatz zu mehreren vorausgegangenen, großen Phase-III-Studien, welche bei undiskriminiertem Einsatz von anti-TNF-Antikörpern in der schweren Sepsis sämtlich keine günstigen Ergebnisse gezeigt hatten. Eine phasenadaptierte Gabe von Medikamenten zur

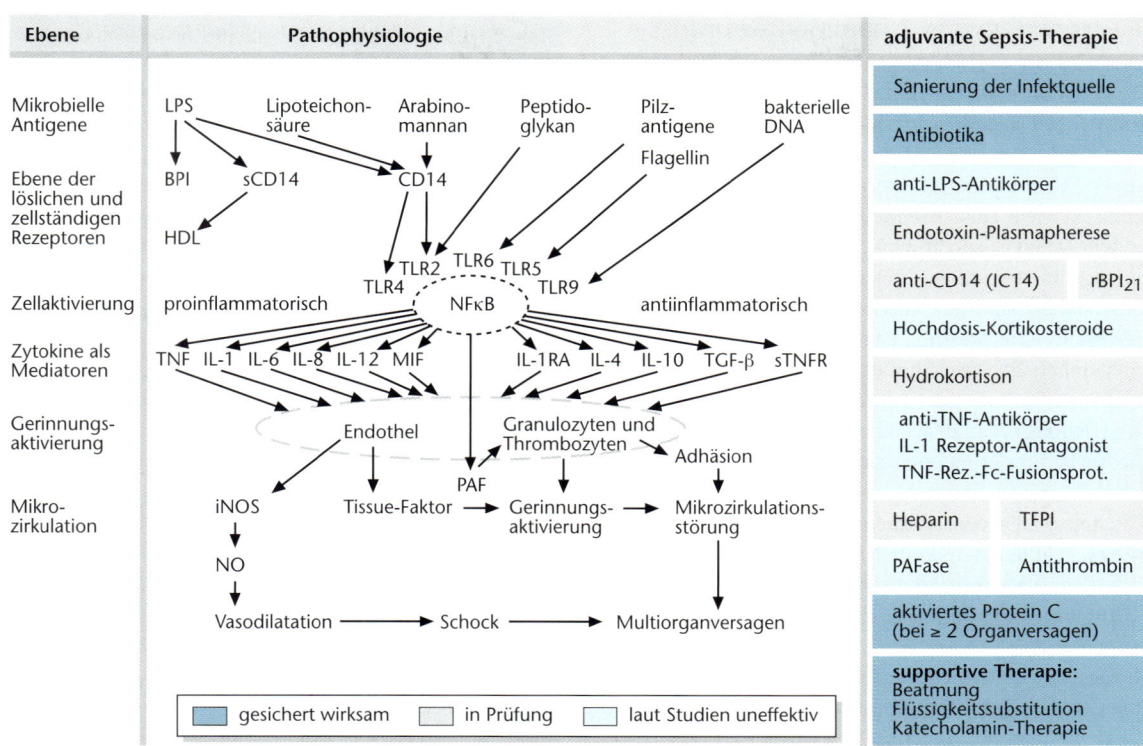

Abb. D10-5 Nach pathophysiologischen Vorstellungen abgeleitete, adjuvante Sepsis-Therapieansätze.

adjuvanten Sepsis-Therapie wurde jedoch bisher nicht systematisch verfolgt. Zudem sind in der täglichen Praxis einfach anwendbare, rasch verfügbare, standardisierte und gut evaluierte Laborparameter zur Evaluation der immunologischen Reaktivität eines septischen Patienten bisher noch nicht definiert.

- Schließlich darf keinesfalls vergessen werden, dass viele Patienten, die wegen schwerer Sepsis auf Intensivstationen behandelt werden, an mehr oder weniger schweren Grundkrankheiten leiden und/oder ein höheres Alter aufweisen, was sie in hohem Maß anfällig für Infektionen und in deren Rahmen für die Entwicklung einer schweren Sepsis macht, gleichzeitig aber therapeutische Interventionen erschwert.

7 Prophylaxe

Verschiedene Ansätze zur Prophylaxe der Sepsis wie **Lipid A-Analoga** zur Induktion von Toleranz des angeborenen Immunsystems gegen LPS wurden in kleinen Studien evaluiert, sind jedoch derzeit weit von der Einführung in die klinische Praxis entfernt. Daher muss die Verhinderung von Sepsis primär auf die **Verhinderung von Infektionen** abzielen. Nach der Punktprävalenzstudie des SepNet zur Epidemiologie der schweren Sepsis in Deutschland aus dem Jahr 2003 hatten lediglich ca. 35% der auf Intensivstationen wegen Sepsis behandelten Patienten die Infektion außerhalb des Krankenhauses erworben. Der Rest infizierte sich dagegen im Krankenhaus und von diesen ca. 2/3 auf der Intensivstation selbst. Dies unterstreicht die besondere Rolle von **Hygienemaßnahmen** in der Verhinderung von Sepsis im stationären Bereich der Krankenversorgung, um nosokomiale Infektionen auf das unvermeidbare Minimum zu reduzieren.

Im ambulanten Bereich sei auf den hohen Stellenwert von **Impfungen** zur Prophylaxe von Infektionen hingewiesen. Als Beispiel kann der hervorragende Erfolg der Impfung von Kindern gegen *Hämophilus influenzae* Typ B gelten. Nach der verbreiteten Einführung dieser Impfung sank die Meningitis-Rate bei Kindern deutlich ab. Für Erwachsene, insbesondere für Patienten über 65 Jahre oder für solche mit schwerer Komorbidität, sind signifikante Verbesserungen der infektionsbedingten Morbidität und Mortalität durch Impfungen gegen Pneumokokken und Influenza nachgewiesen.

8 Perspektive und Zusammenfassung

Die Fortschritte auf dem Gebiet der Sepsis betrafen seit Anfang der 1990er-Jahre zunächst das Verständnis der Pathophysiologie. Eine aus jetziger Sicht zu rasche Umsetzung dieser Erkenntnisse brachte auf therapeutischem Gebiet zunächst viele frustrierende Rückschläge. In den letzen Jahren konnten jedoch auch hier auf der Basis von gut durchgeführten Studien Fortschritte erzielt werden, vor allem bei der Optimierung der supportiven Therapie, was Beatmung, Katecholamin-Therapie und Infusionsmanagement anbetrifft. Dies hat in erstmals veröffentlichte Richtlinien zur Therapie der (schweren) Sepsis Eingang gefunden (Dellinger et al. 2004). Therapieansätze, die speziell auf die Korrektur der pathophysiologischen Störungen in der schweren Sepsis abzielen, so genannte adjuvante Sepsis-Therapie, waren jedoch bisher – mit Ausnahme von rekombinantem aktiviertem Protein C – enttäuschend.

In Kenntnis der pathophysiologischen Vorgänge, die zur (schweren) Sepsis führen, ist ebenso verständlich, dass eine optimale Sepsis-Therapie sehr zeitkritisch ist: Wenn es im Körper schon verbreitet zu Mikrozirkulationsstörungen und den damit einhergehenden Einschränkungen von Organfunktionen gekommen ist, stehen die Therapiechancen viel schlechter als bei frühzeitiger, konsequenter Intervention. Gemäß dieser Erkenntnis kann im Therapiekonzept für die schwere Sepsis ein 6-Stunden-Paket und ein 24-Stunden-Paket definiert werden. Zu diesen Zeitpunkten nach Diagnosestellung einer schweren Sepsis sollten wichtige Effekte der initialen Therapiemaßnahmen eingetreten bzw. wesentliche Therapieentscheidungen getroffen sein. In Tabelle D10-3 sind Kriterien für die jeweiligen Zeitpunkte zusammengefasst. Es gibt mittlerweile klare Evidenz, dass sich durch eine rasch einsetzende, optimierte supportive Therapie die Letalität bei schwerer Sepsis deutlich senken lässt. Diese Erkenntnisse sollten nun konsequent in die Praxis umgesetzt werden, was im Gegensatz zu manchen adjuvanten Therapieverfahren ohne Nebenwirkungen und ohne wesentliche zusätzliche Kosten im Management der betroffenen Patienten möglich ist.

Tab. D10-3 Zeitkritische therapeutische Interventionen bei Patienten mit schwerer Sepsis.

6-h-Paket	• Stellen der korrekten Diagnose „Sepsis"
	• Einleitung einer empirischen, breit wirksamen und der Situation angemessenen Antibiotikatherapie bereits in der 1. Stunde
	• Infusionsmanagement mit Zielen:
	  – ZVD 8–12 mmHg,
	  – Urinausscheidung > 0,5 ml/KG/h
	  – Anhebung des Blutdrucks
	• Einstellung des arteriellen Mitteldruckes > 65 mmHg, ggf. mit Katecholaminen, falls Infusionstherapie nicht ausreichend
	• Pufferung einer exzessiven metabolischen Azidose (bei pH < 7,2).
	• Anheben der gemischt-venösen Sauerstoffsättigung > 70%
	• Transfusion, falls zum Erreichen der o.g. Ziele nötig.

24-h-Paket	• Identifikation des Infektionsherdes und ggf. dessen Sanierung • Katecholamin-Therapie orientiert am systemischen vaskulären Widerstand und am Herzzeitvolumen • Beatmung mit niedrigen Atemzugvolumina < 6 ml/kg und ausreichend hohem PEEP • Blutzuckerkontrolle auf Werte < 150 mg/dl • Prüfen der Indikation für aktiviertes Protein C oder ggf. weiterer, (zukünftiger) adjuvanter Sepsistherapie • Prüfen der Indikation für Hydrokortison.

LITERATUR

Bochud, P.-Y., M. Bonten, O. Marchetti, T. Calandra. 2004. Antimicrobial therapy for patients with severe sepsis and septic shock: An evidence-based review. Crit. Care. Med. 32 (Suppl.): S495–S512.

Bone, R. C., R. A. Balk, F. B. Cerra, R. P. Dellinger, A. M. Fein, W. A. Knaus, R. M. Schein, W. J. Sibbald. 1992. Definitions for sepsis and organ failure and guidelines for the use of innovative therapies in sepsis. ACCP/SCCM consensus conference. Chest 101: 1644–1655.

Cohen, J. 2002. The immunopathogenesis of sepsis. Nature 420: 885–891.

Cohen, J., C. Brun-Buisson, A. Torres, J. Jorgensen. 2004. Diagnosis of infection in sepsis: An evidence-based review. Crit. Care. Med. 32 (Suppl.): S466–S494.

Dellinger, R. P., J. M. Carlet, H. Masur, H. Gerlach, T. Calandra, J. Cohen, J. Gea-Banacloche, D. Keh, J. C. Marshall, M. M. Parker, G. Ramsay, J. L. Zimmerman, J.-L. Vincent, M. M. Levy, for the Surviving Sepsis Campaign Management Guidelines Committee. 2004. Surviving Sepsis Campaign guidelines for management of severe sepsis and septic shock. Crit. Care. Med. 32: 858–873.

Glück, T., S. M. Opal. 2004. Advances in sepsis therapy. Drugs 64: 837–859.

Kollef M. H. 2000. Inadequate antimicrobial treatment: an important determinant of outcome for hospitalized patients. Clin. Inf. Dis. 31 (Suppl.): S131–S138.

Levy, M. M., M. P. Fink, J. C. Marshall, E. Abraham, D. Angus, D. Cook, J. Cohen, S. M. Opal, J. L. Vincent, G. Ramsay. 2003. 2001 SCCM/ESICM/ACCP/ATS/SIS International Sepsis Definitions Conference. Crit. Care. Med. 31: 1250–1256.

Marshall, J. C., R. V. Maier, M. Jimenez, E. P. Dellinger. 2004. Source control in the management of severe sepsis and septic shock: An evidence-based review. Crit. Care. Med. 32 (Suppl.): S513–S526.

Martin, G. S., D. M. Mannino, S. Eaton, M. Moss. 2003. The Epidemiology of Sepsis in the United States from 1979 through 2000. N. Engl. J. Med. 348:1546–1554.

Perillo J. E. 2005. Severe Sepsis and therapy with activated protein C. N. Engl. J. Med. 353: 1398–1400.

Pfeiffer, R. 1892. Untersuchungen über das Cholera Gift. Z. Hyg. Infectionskr. 11: 393–412.

KAPITEL D11

Georg Pauli

Bioterrorismus

1	Definition und Einteilung	1104	4.2	Serologische Nachweisverfahren	1109
2	Geschichte	1104	4.3	Anzucht	1110
3	Erregerspektrum	1104	4.4	Nachweis des genetischen Materials	1110
4	Diagnostik	1109	4.5	Entwicklung neuer diagnostischer Verfahren	1110
4.1	Bildgebende Verfahren: Licht- und Elektronenmikroskopie	1109	5	Therapie und Prophylaxe	1110

Lange Zeit beschäftigten sich vorwiegend militärische Bereiche mit der Erkennung und dem Management von Angriffen mit biologischen Agenzien. Durch die gegen Privatpersonen gerichteten Anschläge in den USA mit Milzbrandsporen im Jahre 2001 gewann dieses Problem an Bedeutung auch für den zivilen Bereich (Hsu et al. 2002). Die überwiegende Mehrzahl der für bioterroristische Anschläge eingesetzten oder einsetzbaren Erreger oder Toxine kommt in entwickelten Ländern selten vor, weshalb für kommerzielle Diagnostikhersteller die Entwicklung von Nachweissystemen von untergeordneter Bedeutung erscheint. Angesichts der schweren Konsequenzen müssen an Nachweisverfahren für Erreger, die potentiell bei bioterroristischen Anschlägen einsetzbar sind (im Folgenden BT-Erreger oder BT-Agenzien genannt), hinsichtlich ihrer Sensitivität und Spezifität sowie ihrer Schnelligkeit und Zuverlässigkeit im Einsatz hohe Ansprüche gestellt werden.

1 Definition und Einteilung

Nach den Festlegungen im Biologischen Waffenübereinkommen werden Agenzien als biologische Waffen definiert, wenn
- sie bereits für den Einsatz als Waffe entwickelt, bevorratet oder als Waffen benutzt wurden
- sie zu einer hohen Morbidität führen und eine kurze Inkubationszeit haben
- sie eine hohe Übertragungsrate in der Bevölkerung zeigen
- die Infektion oder die Intoxikation auf verschiedenen Wegen, insbesondere auf dem Aerosolweg, möglich ist
- sie zu einer hohen Mortalität oder massenhafter Arbeitsunfähigkeit führen
- keine effektive Prophylaxe (aktive oder passive Immunprophylaxe, Antibiotika, antivirale Substanzen) oder keine allgemein verfügbare Therapie vorhanden ist
- der Erreger oder das Toxin in der Umwelt stabil ist
- der Nachweis des Agens (in frühen Stadien) schwierig ist
- das Agens relativ leicht herzustellen (und zu transportieren) ist
- sie eine niedrige Infektionsdosis benötigen oder hohe Toxizität aufweisen.

In der Regel handelt es sich bei BT-Agenzien um Erreger oder Toxine, die in Deutschland selten oder gar nicht vorkommen (wie z.B. *Yersinia pestis*, *Burkholderia mallei* bzw. *B. pseudomallei*) oder die als ausgerottet gelten (wie menschliche Pockenviren). Werden solche Erreger diagnostiziert, so muss abgeklärt werden, ob die Erkrankung in einem Endemiegebiet erworben wurde oder ob der Verdacht besteht, dass es sich um eine Infektion mit absichtlich verbreiteten Krankheitserregern handelt. Als eine erhebliche Bedrohung werden auch Toxine angesehen (z.B. Botulinumtoxin oder Ricin), die vor allem für Anschläge über Lebensmittel genutzt werden könnten.

2 Geschichte

Es gibt Berichte, dass bereits im Mittelalter (1347) bei der Belagerung von Caffa am Schwarzen Meer Leichen von Pest-Toten in die Stadt katapultiert wurden; und im so genannten Indianerkrieg (1753/54) übergab das britische Militär Pockenvirus-kontaminierte Decken an indianische Unterhändler, was zu einem Pockenausbruch führte, an dem die Hälfte der betroffenen Indianer verstarb (Eitzen und Takafuji 1997).

Über Anschläge mit Bakterien und Toxinen wurde in den vergangenen Jahrzehnten mehrfach berichtet. Als Beispiele seien hier Anschläge mit Salmonellen im Jahre 1984 in The Dalles, Oregon/USA, genannt mit etwa 750 Erkrankungen, die zwar bald auf den Verzehr von Salaten in etwa zehn Restaurants zurückgeführt, jedoch erst Jahre später als bioterroristischer Anschlag durch die Bhagwan Shree Rajneesh-Sekte erkannt wurden (Torok et al. 1997). Durch absichtliche Kontamination von Backwaren mit Shigellen in Dallas, Texas/USA, im Jahre 1996 erkrankten mehrere Mitarbeiter eines diagnostischen Labors (Kolavic et al. 1997). Dieser Anschlag wurde deshalb geklärt, weil es sich um einen seltenen Erregertyp handelte, der in der Stammsammlung des entsprechenden Labors vorhanden war.

Seit den Anschlägen mit Sporen des Milzbranderregers in den USA im Jahr 2001 rückt die Gefahr von Angriffen mit biologischen Agenzien vermehrt in den Blick der Öffentlichkeit (Böhm und Beyer 2003, Hsu et al. 2002), und es wurden Forschungsprogramme in verschiedenen Ländern initiiert, um die Diagnostik, Therapie und Prophylaxe hinsichtlich hoch pathogener Agenzien zu verbessern.

3 Erregerspektrum

Schon in den 1970er-Jahren des 20. Jahrhunderts hatten verschiedene Institutionen wie die Weltgesundheitsorganisation (WHO), die Centers for Disease Control and Prevention (CDC) in Atlanta (Rotz et al. 2002) und die so genannte Australia Group (2006) damit begonnen, verschiedene Krank-

Bacillus anthracis

Reinhard Marre

- **Erregerbeschreibung**
  Bacillus anthracis ist ein grampositives Stäbchenbakterium, das – wie andere Spezies der Gattung *Bacillus* auch – zur Bildung von Endosporen befähigt ist und dadurch vor Austrocknung gut geschützt ist.

- **Erreger-Wirts-Beziehung**
  Bis Anfang der 1930er-Jahre war Anthrax eine der häufigsten Ursachen letal verlaufender Erkrankungen bei Rindern, Pferden, Schafen und Ziegen. Mit besserer Hygiene und der Entwicklung eines Impfstoffes für Tiere ist die Erkrankung sehr selten geworden. Erkrankungsfälle in Deutschland wurden im Jahr 2005 nicht berichtet.
  Infektionsquelle für den Antrax ist die natürliche Umwelt, Übertragungen von Tier auf Tier bzw. Tier auf Mensch sind selten. Nur bei engem Kontakt (z.B. Abdeckereien) kommt es zur Infektion des Menschen.
  Bei der natürlich erworbenen Infektion handelt es sich weit überwiegend um die kutane Form des Anthrax (Pustula maligna). Im Gegensatz zur kutanen Form verläuft die seltenere inhalative Form des Antrax häufig letal.
  Bei der inhalativen Form des Anthrax (Lungenmilzbrand) handelt es sich nicht um eine Pneumonie, sondern vorwiegend um eine Lymphadenitis mit Befall der mediastinalen Lymphknoten. Die Erkrankung verläuft als schwere Sepsis mit Fieber, Schüttelfrost, Dyspnoe, Schwindel und Erbrechen.
  Aufgrund seiner Umweltresistenz, seiner leichten Anzüchtbarkeit und hoher Letalität wird *Bacillus anthracis* in der biologischen Kriegführung oder im Bioterrorismus verwendet. Nach dem Terroranschlag am 11. September 2001 in den USA wurden Bacillus-anthracis-verseuchte Briefe und Päckchen verschickt, die bei insgesamt 22 Personen eine Anthrax-Infektion auslösten; die Letalität betrug 60%.

- **Diagnostik**
  Der kulturelle und mikroskopische Erregernachweis aus Blut, Abstrichen oder Punktionsmaterial ist das Verfahren der Wahl. Unter üblichen Umständen ist der direkte Erregernachweis durch Mikroskopie wenig hilfreich, im Zusammenhang mit dem Terroranschlag 2001 erwies er sich jedoch als außerordentlich hilfreich. Die weitere Differenzierung von Bacillus anthracis erfolgt biochemisch.

- **Prophylaxe**
  B. anthracis ist nach Biostoffverordnung ein Erreger der Risikogruppe 3, sodass Laboratorien beim Umgang mit diesem Erreger besondere Schutzmaßnahmen treffen müssen und einer Genehmigung bedürfen.

- **Spezifische Therapie**
  Ein Impfstoff ist in Deutschland nicht im Handel. Zur Therapie wird Penicillin G als Mittel der Wahl eingesetzt. Nach einer möglichen Exposition gegenüber Anthrax-Sporen wird eine Prophylaxe mit Ciprofloxacin oder Doxycyclin für wenigstens sechs Wochen empfohlen. Die Exzision von Läsionen ist kontraindiziert, eine topische Behandlung ist nicht wirksam.

- **Maßnahmen bei Patienten und Kontaktpersonen**
  Eine Übertragung von Mensch zu Mensch kommt nur bei engem Kontakt vor. Wegen der hohen Virulenz des Erregers und der damit zusammenhängenden Panik sollte ein Patient mit einer Milzbrandinfektion isoliert im Einzelzimmer untergebracht werden.
  Nach §7 des Infektionsschutzgesetzes ist eine namentliche Meldung bei dem direkten oder indirekten Nachweis von *B. anthracis* vorgeschrieben, soweit der Nachweis auf eine akute Infektion hinweist.

- **Nationales Referenzzentrum**
  Ein nationales Referenzzentrum ist nicht eingerichtet.

- **Literatur**
  Lew, D.B.: Bacillus anthracis (Antrax). In: Mandell, G.L., Bennett, J.E., Dolin, R. (eds). Principals of Infectious Diseases. 5th ed., Churchill Linvingston, Philadelphia 2000.

---

heitserreger (Bakterien, Viren, Pilze, Parasiten) und biologische Toxine als potentielle Biowaffen zu klassifizieren. Diese Klassifizierung beruhte unter anderem auf der Tatsache, dass bestimmte Erreger bereits als biologische Waffe eingesetzt worden waren bzw. in den Biowaffenprogrammen verschiedener Nationen auf ihre Einsatzfähigkeit hin untersucht oder sogar bereits in waffenfähiger Form produziert worden waren. Die Liste der Australia Group umfasst dabei teilweise solche Erreger, die natürlicherweise auch in entwickelten Ländern zu größeren Ausbrüchen führen können.

In die **Kategorie A** (Tab. D11-1) wurden solche Erreger oder Toxine eingruppiert, die sich leicht verbreiten lassen und eine hohe Morbidität und – nicht rechtzeitig behandelt – eine hohe Mortalität zur Folge haben. Ein Teil der Erreger ist zudem von Mensch zu Mensch übertragbar (Pocken, Pest). In die **Kategorie B** fallen Erreger und Toxine, die eine hohe Erkrankungsrate mit im Vergleich zu Kategorie A-Erregern einer niedrigen Letalität aufweisen. Erkrankungen mit Erregern beider Kategorien stellen bei einem Anschlag hohe Anforderungen an das Gesundheitswesen. In die **Kategorie C** wurden solche Erreger eingruppiert, die als „emerging pathogens" angesehen werden und bei denen möglicherweise der Erreger durch genetische Veränderungen leichter disseminierbar wird.

Wie man aus den oben angeführten Beispielen sieht, kann bei Anschlägen prinzipiell eine Vielzahl von Agenzien als biologische Waffen eingesetzt werden. In Endemiegebieten sind BT-Agenzien häufig einfach zu erlangen. Sie lassen

Tab. D11-1 Eingruppierung von BT-Erregern bzw. Toxinen in die Kategorien A–C (in Anlehnung an die CDC-Klassifizierung).

Erreger	Krankheit	Vektor
Kategorie A		
Bacillus anthracis	Milzbrand/Anthrax	–
Variola-major-Virus	Pocken	–
Yersinia pestis	Pest	Floh
Francisella tularensis	Hasenpest/Tularämie	(Mücke)
Filoviren, Arenaviren (Ebola-, Marburgvirus)	hämorrhagisches Fieber	–
Clostridium-botulinum-Toxin	Botulismus	–
Kategorie B		
Coxiella burnetii	Q-Fieber	–
Brucella ssp.	Brucellose	–
Burkholderia mallei	Rotz/Malleus	–
Burkholderia pseudomallei	Pseudorotz/Melioidosis	–
Rickettsia prowazekii	Typhus exanthematicus, Fleckfieber	Laus
Chlamydia psittaci	Psittacose	–
Alphaviren (VEE, EEE, WEE)*	Enzephalitis	(Mücke)
Ricin-Toxin (Ricinus communis)	toxisches Syndrom	–
Epsilon-Toxin (Clostridium perfringens)	toxisches Syndrom	–
Staphylococcus-Enterotoxin B	toxisches Syndrom	–
Kategorie C		
Nipahvirus	Enzephalitis	–
Hantavirus	u.a. hämorrhagisches Fieber	–
Tick-Borne-Enzephalitis-Viren (FSME)	(Meningo-)Enzephalitis	Zecke
Gelbfiebervirus	Gelbfieber	Mücke
Multiresistente Tuberkulosebakterien	Tuberkulose	–

* Venezuelan-Equine-Enzephalitis-, Eastern-Equine-Enzephalitis- bzw. Western-Equine-Enzephalitis-Virus

sich relativ leicht vermehren, und die Herstellungskosten sind im Vergleich zu anderen Angriffswaffen niedrig. Die Ausbringung kann je nach Agens über Aerosole, Vektoren oder auch Lebensmittel erfolgen. Die in Tabelle D11-1 aufgeführten Agenzien führen zu einer hohen Morbidität und Mortalität und sind dabei teilweise, wie die Pockenviren oder der Pesterreger, von Mensch zu Mensch übertragbar.

Die Diagnose ist häufig schwierig, da BT-Erreger in Nicht-Endemiegebieten (wie in Deutschland) selten vorkommen und validierte Nachweisverfahren nur in wenigen Laboratorien etabliert sind. Man muss außerdem davon ausgehen, dass das Gesundheitswesen bei hohen Erkrankungszahlen nach einem Anschlag überfordert ist und dass BT-Erreger zudem ein hohes Panikpotential haben.

Eine gute epidemiologische Überwachung kann Hinweise auf einen BT-Anschlag geben, wenn
- eine unerwartet hohe Anzahl an Krankheitsfällen mit ähnlicher Symptomatik auftritt
- die isolierten Erreger unerwartete Resistenzen zeigen
- neue, bisher unbekannte Varianten (Krankheit, Erreger) diagnostiziert werden oder
- gehäuft Erkrankungen durch in der Region ungewöhnliche Erreger auftreten (in Deutschland z.B. Pest, Virus-hämorrhagische Fieber, Rotz und Pseudo-Rotz).

Verdacht auf einen BT-Anschlag ist auch dann gegeben, wenn die Erkrankungsumstände auf ungewöhnliche Übertragungswege hinweisen, wie z.B. Lungenanthrax oder Lungenpest, die auf eine Aerosolübertragung zurückzuführen wären. Beim Auftreten von Menschenpocken muss man immer von einem bioterroristischen Anschlag ausgehen, da Pockenviren unter strengsten Sicherheitsauflagen nur in zwei Laboratorien (in den CDC in Atlanta/USA und dem State Research Center for Virology and Biotechnology [VECTOR] in Koltsovo/Russische Föderation) lagern und

Pockenviren

Georg Pauli

- **Erregerbeschreibung**
  Das humane Pockenvirus (Variolavirus, VV) wird in den Genus Orthopoxvirus der Familie der Poxviridae eingruppiert. Orthopoxviren sind umhüllte, quaderförmige Viren (350 × 270 nm) mit einem doppelsträngigen DNA-Genom (200 kb), weisen eine enge Antigenverwandtschaft auf und zeigen eine hohe Homologie auf der Genomebene. Im Gegensatz zu anderen DNA-Viren vermehren sich Orthopoxviren im Zytoplasma infizierter Zellen.

- **Erregerspektrum**
  Bei den Poxviridae sind nur das Variolavirus und das Virus des Molluscum contagiosum ausschließlich humanpathogen. Infektionen mit einigen tierpathogenen Pockenviren können auch beim Menschen zu Krankheiten führen, die bei Immungesunden in der Regel jedoch milde verlaufen und die lokal auf die Infektionsstelle begrenzt sind. Beispiele dafür sind einige Vertreter der Orthopoxviren wie Kuhpocken-, Büffelpocken- und Vaccinia-Virus oder Vertreter der Parapoxviren wie Orf, Pseudokuhpocken- und bovines Papularstomatitis-Virus oder die Yatapoxviren (Essbauer et al. 2004). Schwere Infektionsverläufe werden jedoch, insbesondere nach der Einstellung der generellen Impfung gegen Menschenpocken, durch das Affenpockenvirus (monkeypox virus) beobachtet, das ebenfalls in den Genus Orthopoxvirus eingruppiert wird. Hier handelt es sich um eine seltene Zoonose, die im klinischen Bild nicht von Menschenpocken zu unterscheiden ist.

- **Epidemiologie**
  Zur Aufrechterhaltung der Infektionskette bei Pockenviren muss eine Mensch-zu-Mensch-Übertragung erfolgen. Hauptübertragungswege sind Tröpfchen und Aerosole, die durch Aushusten bei infizierten Personen entstehen. Kontaminierte Kleidung und Bettwäsche können zur Weiterverbreitung beitragen.
  Menschenpocken traten in zwei unterschiedlichen Formen auf: Variola major und Variola minor. Eine Unterscheidung dieser beiden Formen war nur aufgrund epidemiologischer Daten bei Ausbrüchen möglich. Variola minor, auch Alastrim genannt, tauchte erstmals Ende des 19. Jahrhunderts in Südafrika auf, später auch in Florida. Diese Erkrankungsform breitete sich anschließend in den USA, Lateinamerika und Europa aus. Die typische Pockenvirus-Erkrankung, Variola major, ist seit mehreren tausend Jahren bekannt und verlief in der Regel schwer mit einer Todesrate bis etwa 30%. Der Krankheitsverlauf der Variola minor war hingegen milder und die Todesrate lag bei etwa 1% oder weniger. Im Gegensatz zu anderen viralen Infektionen wie Masern und Influenza erfolgte eine Übertragung der Pockenerreger erst dann, wenn klinische Symptome (etwa 14–17 Tage nach Infektion) auftraten. Daher waren bei Ausbrüchen von Pocken meist nur Haushaltsmitglieder, Pflegepersonal oder andere Personen mit engem Kontakt zu Pockenerkrankten betroffen.

- **Krankheitsspektrum**
  Die Übertragung des Menschenpockenvirus erfolgte in der Regel über Tröpfchen oder Aerosole. Das Virus infiziert daher zuerst Zellen im Nasen-Rachen-Raum bzw. die Mukosa des Respirationstraktes (Fenner et al. 1988). Es wird davon ausgegangen, dass nur wenige infektiöse Partikel ausreichen, um eine Infektion auszulösen. Anschließend erfolgt eine Vermehrung des Virus in den regionalen Lymphknoten. Die nachfolgende erste Virämiephase am 3.–4. Tag nach Infektion verläuft weitgehend asymptomatisch. Das Virus befällt dann vor allem lymphatische Organe wie Milz, Lymphknoten und Knochenmark. Die zweite Virämie beginnt etwa am achten Tag nach Infektion. Das Virus wird während dieser zweiten Phase durch infizierte Leukozyten in die Peripherie transportiert, wobei dann vor allem Zellen der kleinen Blutgefäße infiziert werden. Etwa am 12.–14. Tag nach der Infektion entwickeln die Betroffenen hohes Fieber mit Unwohlsein sowie extreme Erschöpfung mit Kopf- und Rückenschmerzen. Es entwickelt sich ein makulopapulöser Ausschlag auf der Mukosa des Mundes und des Rachens, der sich über das Gesicht und die Unterarme und anschließend auf den Rumpf und die Beine ausbreitet. Aus dem Exanthem entwickeln sich etwa am 8.–9. Tag nach Auftreten des Ausschlages Vesikel und anschließend Pusteln. Die Pusteln sind üblicherweise rund und tief in die Haut eingebettet und heilen während der Genesungsphase unter Narbenbildung aus.
  Durch die ulzerierenden Läsionen im Mund- und Rachenraum werden große Mengen an Virus in den Speichel freigesetzt. Da dies in der ersten Woche der klinischen Erkrankung erfolgt, sind die Patienten in dieser Zeit besonders infektiös.
  Ein Teil der Patienten stirbt etwa in der zweiten Krankheitswoche durch toxische Reaktionen, hervorgerufen durch zirkulierende Immunkomplexe und virale Proteine. Als Komplikation kann eine Enzephalitis auftreten, die vergleichbar ist mit der perivaskulären Demyelinisierung bei schweren Verläufen der Masern, Windpocken oder auch als seltene Folge einer Impfung mit Vaccinia-Virus. Zwei weitere Formen der Pockenvirus-Infektion verlaufen in der Regel tödlich: die hämorrhagischen und die malignen Pocken.

Pockenviren (Fortsetzung)

- **Spezifische Diagnostik**

  Verdachtsdiagnose. Bedingt durch das hohe Bedrohungspotential, das von Menschenpocken für die Bevölkerung ausgeht, müssen besondere Anforderungen an die Spezifität und Sensitivität der diagnostischen Methoden gestellt werden. Das Auftreten von Effloreszenzen auf der Haut kann den Verdacht einer Pockenvirus-Infektion erregen. Die Verdachtsdiagnose kann durch die Elektronenmikroskopie weiter abgeklärt werden. Im Negativkontrastverfahren können Orthopoxviren von anderen Ursachen für die Hautveränderungen wie Parapoxviren oder Herpesviren unterschieden werden.

  Serologische Methoden zum Nachweis von Menschenpocken sind aufgrund der engen Verwandtschaft der Orthopoxviren (bisher) ungeeignet.

  Differentialdiagnose. Nach dem heutigen Kenntnisstand muss eine weitere Differenzierung mit geeigneten Nukleinsäure-Nachweisverfahren erfolgen. Die enge genetische Verwandtschaft der Orthopoxviren untereinander erfordert eine besonders sorgfältige Validierung der Nachweisverfahren.

  Es hat sich gezeigt, dass insbesondere die Gruppe der Kuhpockenviren eine hohe genetische Variabilität aufweist. Dies führt dazu, dass einige der als Variola-spezifisch beschriebenen PCR-Nachweissysteme außer den untersuchten Variolaviren auch einige Kuhpockenvirus-Isolate erfassen. Bisher haben sich die in den Arbeiten von Olson et al. (2004), Nitsche et al. (2004) und Kulesh (2004) beschriebenen Testverfahren als Variola-spezifisch erwiesen. Prinzipiell wird jedoch empfohlen, für die molekularen Nachweisverfahren mehrere Genomregionen in die Diagnostik einzuschließen (unter Einbeziehung der Verwandtschaftsanalyse nach Sequenzierung der amplifizierten Genombereiche), um eine zuverlässige Diagnosestellung zu ermöglichen (Nitsche et al. 2004).

- **Therapie und Prophylaxe**

  Als einzige gut belegte prophylaktische Maßnahme gegen die Pocken hat sich die Pocken-Schutzimpfung mit Vaccinia-Virus erwiesen. Eine 2-malige Impfung (in Deutschland im Säuglingsalter und im Alter von etwa zwölf Jahren) hat wesentlich zur Ausrottung der Pocken beigetragen. Nach Ausrottung war eine weitere Aufrechterhaltung der Impfpflicht nicht länger sinnvoll, da die Impfung mit Vaccinia-Virus eine nicht vertretbare Anzahl an Nebenwirkungen aufwies (Fulginiti et al. 2003a, Fulginiti et al. 2003b). Die Impfpflicht in Deutschland wurde daher 1976 in der Bundesrepublik und 1980 in der DDR aufgehoben.

  Über die Wirksamkeit der Postexpositionsimpfung innerhalb von vier Tagen nach Exposition mit Pocken liegen verschiedene Untersuchungen vor (zusammengefasst in Thomssen 2003). Zu bemerken ist, dass nur ein begrenzter Schutz erreicht werden konnte, wenn Personen innerhalb der angegebenen Zeit aktiv geimpft wurden.

  Impfstoffe wie der Modified-Vaccinia-Ankara (MVA-)-Impfstoff, der nicht mehr in der Lage ist, in menschlichen Zellen infektiöse Partikel zu bilden, wurden erst in der Phase eingesetzt, als keine Pockenfälle mehr in Deutschland auftraten. In jüngster Zeit in Modellen erhobene Befunde zeigen jedoch, dass MVA und der in den USA eingesetzte Impfstamm Dry-Vax vergleichbare Immunantworten hervorrufen. Inwieweit dieser oder vergleichbare Impfstoffe weiter entwickelt werden und letztendlich im Krisenfall eingesetzt werden, bleibt abzuwarten.

- **Postexpositionstherapie**

  Die Entwicklung und Testung von Chemotherapeutika wurde in den vergangenen Jahren vorangetrieben. Cidofovir, ein azyklisches Nukleosid-Phosphat, das sich für die Behandlung von CMV-Infektionen als wirksam erwiesen hat, inhibiert die Vermehrung von Orthopoxviren. Problematisch sind dabei die erheblichen Nebenwirkungen und die Anwendung durch Infusion.

  Weitere Verbindungen sind als Kandidaten für eine Chemotherapie identifiziert worden, wobei sich die Verbindung mit der Bezeichnung ST246 als vielversprechend erwiesen hat (Yang et al. 2005). Eine passive Impfung mit hochtitrigen Immunglobulin-Präparationen wird bisher nur bei Auftreten von Impfkomplikationen empfohlen.

- **Literatur**

  Essbauer, S., Pfeffer, M., Wilhelm, S., Meyer, H. 2004. Zoonotische Pockenviren. Bundesgesundheitsbl. – Gesundheitsforsch. – Gesundheitsschutz 47: 671–679.

  Fenner, F., Wittek, R., Dumbell, K. R. 1988. The Orthopoxviruses. San Diego: Academic Press.

  Fulginiti, V. A., Papier, A., Lane, J. M., Neff, J. M., Henderson, D. A. 2003a. Smallpox vaccination: a review, part I. Background, vaccination technique, normal vaccination and revaccination, and expected normal reactions. Clin. Infect. Dis. 37: 241–250.

  Fulginiti, V. A., Papier, A., Lane, J. M., Neff, J. M., Henderson, D. A. 2003b. Smallpox vaccination: a review, part II. Adverse events. Clin. Infect. Dis. 37: 251–271.

  Kulesh, D. A. 2004. Smallpox and pan-orthopox virus detection by real-time 3-minor groove binder TaqMan assays on the Roche LightCycler and the Cepheid Smart Cycler platforms. J. Clin. Microbiol. 42: 601–609.

  Nitsche, A., Ellerbrok, H., Pauli, G. 2004. Detection of orthopoxvirus DNA by real-time PCR and identification of variola virus DNA by melting analysis. J. Clin. Microbiol. 42: 1207–1213.

  Olson, V. A., Laue, T., Laker, M. T., Babkin, I. V., Drosten, C., Shchelkunov, S. N., Niedrig, M., Damon, I. K., Meyer, H. 2004. Real-Time PCR system for detection of orthopoxviruses and simultaneous identification of smallpox virus. J. Clin. Microbiol. 42: 1940–1946.

  Thomssen, R. 2003. Pocken als bioterroristische Bedrohung. Bundesgesundheitsbl. – Gesundheitsforsch. – Gesundheitsschutz 46: 965–975.

  Yang, G., Pevear, D. C., Davies, M. H., Collett, M. S., Bailey, T., Rippen, S., Barone, L., Burns, C., Rhodes, G., Tohan, S., Huggins, J. W., Baker, R. O., Buller, R. L., Touchette, E., Waller, K., Schriewer, J., Neyts, J., DeClercq, E., Jones, K., Hruby, D., Jordan, R. 2005. An orally bioavailable antipoxvirus compound (ST-246) inhibits extracellular virus formation and protects mice from lethal orthopoxvirus challenge. J. Virol. 79: 13139–13149.

zum Teil auch wissenschaftlich bearbeitet werden. Das „WHO Advisory Committee on Variola Research", das einmal jährlich tagt, begutachtet die Forschung mit Variolaviren und gibt Empfehlungen zu Arbeiten mit diesem Erreger an die Vollversammlung der WHO (World Health Assembly).

4 Diagnostik

An die Diagnostik von BT-Erregern oder -Toxinen werden hohe Anforderungen gestellt, da falschnegative oder falschpositive Ergebnisse erhebliche Folgen hätten. Auch wird gefordert, dass die Diagnose zeitnah gestellt wird, um frühzeitig geeignete Interventionsmaßnahmen einleiten zu können. Das Nichterkennen eines BT-Erregers kann zu einer unkontrollierten Weiterverbreitung führen. Ein falschpositives Ergebnis hingegen könnte z.B. im Falle der Pocken zur Auslösung von Maßnahmen des Pocken-Rahmenplans führen (Thomssen 2003): Hier würde die Einleitung von Massenimpfungen erhebliche Konsequenzen haben, abgesehen von der möglichen Auslösung einer Panik in der Bevölkerung.

Betrachtet werden soll hier im Wesentlichen nur die Diagnostik bei Erkrankungen durch BT-Erreger. Die Diagnostik von so genannten Umweltproben, wie z.B. von Briefen mit Pulvern, erfordert weitergehende Untersuchungen, da in der Regel keine belastbaren Hinweise auf eventuell in den Proben vorliegende Erreger vorhanden sind. Zudem muss die Lebensfähigkeit der Erreger in solchen Proben nachgewiesen werden. Bei Erkrankungen dagegen kann das klinische Bild bereits Hinweise auf den Erreger oder die Erregergruppe liefern. Dadurch können gezielt Methoden eingesetzt werden, die eine schnelle, gesicherte Diagnose ermöglichen und das Vorliegen eines bestimmten Erregers bestätigen oder durch Differentialdiagnose ausschließen. Der schnelle Ausschluss einer Infektion durch einen BT-Anschlag verhindert das Aufkommen einer Panik in der Bevölkerung. Eine frühzeitige Bestätigung eines solchen Ereignisses hingegen ermöglicht die Einleitung von geeigneten Maßnahmen wie Antibiotikabehandlung, Impfprogramme oder seuchenhygienische Maßnahmen.

In den folgenden Abschnitten sollen die Nachweisverfahren diskutiert werden, die für die Diagnostik bei Verdacht auf einen bioterroristischen Anschlag eingesetzt werden können. Solange keine allgemein zugänglichen Diagnostika für BT-Erregergruppen oder -Toxine zur Verfügung stehen, bleibt die Diagnostik in der Regel Spezialllaboratorien vorbehalten.

4.1 Bildgebende Verfahren: Licht- und Elektronenmikroskopie

Für die orientierende Diagnostik hat sich die Licht- bzw. Elektronenmikroskopie als geeignet erwiesen, da bei klinischen Proben, aber auch insbesondere bei Umweltproben, erste Hinweise auf eventuell in den Proben vorhandene Erreger gewonnen werden können. Für die Bakterioskopie haben sich dabei auch etablierte Färbeverfahren als hilfreich erwiesen, wenn man z.B. Sporen von *Bacillus anthracis* anfärben möchte (Gelderblom 2003, Klee et al. 2003, Pauli und Ellerbrok 2003).

Die Transmissions-Elektronenmikroskopie ermöglicht mit ihrer Auflösung von bis zu 2 nm die Sichtbarmachung kleinster Viren. Die morphologischen Strukturmerkmale erlauben dann eine Zuordnung zu Erregergruppen oder in Einzelfällen auch eine Identifizierung des Erregers. Der Vorteil der Elektronenmikroskopie ist die Schnelligkeit, mit der – bei genügender Anzahl der gesuchten Erreger von $> 10^{5-6}$ Partikeln/ml – eine Verdachtsdiagnose weiter differenziert werden kann.

Bei Verdacht auf eine Pockenvirus-Infektion kann die Probenvorbereitung bereits am Patientenbett beginnen. Unter optimalen Bedingungen können so Proben von Bläschen (Vesikeln) gewonnen werden, die sofort nach Trocknung mit Formaldehyd inaktiviert werden (Gelderblom 2003). Der Transport von solchermaßen inaktivierten Proben zum Untersuchungslabor kann dann als diagnostische Probe ohne weitere Gefährdung erfolgen. Insbesondere bei Pockenviren ist die Elektronenmikroskopie für eine schnelle Differentialdiagnose geeignet (Hazelton und Gelderblom 2003), da sich Orthopoxviren hier eindeutig von Parapox- und Herpesviren unterscheiden lassen. Beispiele für den Stellenwert dieser orientierenden Differentialdiagnostik sind in jüngster Zeit die Unterscheidung von Affenpockenvirus (Orthopoxvirus) und Windpockenvirus (Herpesvirus) gewesen (Meyer et al. 2002).

4.2 Serologische Nachweisverfahren

Für verschiedene Erreger gibt es geeignete serologische Nachweisverfahren; so kann z.B. der Nachweis von Tollwutvirus-Antigen in Abklatschpräparaten infizierter Gehirne eine rasche Bestätigung der Verdachtsdiagnose erbringen. Bisher stehen nur für einige der BT-Erreger geeignete serologische Nachweisverfahren zur Erkennung und Differenzierung zur Verfügung. Aber auch in diesen Fällen, wie z.B. beim Nachweis des Pesterregers *Yersinia pestis* oder des Erregers der Tularämie (Hasenpest), *Francisella tularensis*, ist die Diagnostik Expertenlaboratorien vorbehalten, da die

Reagenzien nicht allgemein zur Verfügung stehen (Klee et al. 2003).

Bedingt durch die enge Verwandtschaft innerhalb des gleichen Genus oder Familie konnte bisher z.B. für die menschlichen Pockenviren oder den Milzbranderreger *Bacillus anthracis* kein zuverlässiger typspezifischer serologischer Nachweis entwickelt werden. Antikörper, die gegen diese Erreger oder auch einzelne Antigene gerichtet sind, erkennen im Falle der Pocken auch andere Vertreter der Orthopoxviren oder bei *Bacillus anthracis* auch Vertreter der eng verwandten Bacillus-cereus-Gruppe. Die Entwicklung spezifischer, hochaffiner Antikörper gegen verschiedene BT-Agenzien zur Etablierung von Erreger-/Antigen-Nachweissystemen ist daher angezeigt.

4.3 Anzucht

Klassische mikrobiologische Verfahren sind für die meisten BT-Erreger etabliert. Da diese Erreger in der Regel jedoch in die Risikogruppen BSL-3 bzw. -4 eingruppiert sind, ist der Umgang mit ihnen an Laboratorien mit entsprechenden Sicherheitseinrichtungen gebunden. Anzuchtversuche sind zeitaufwändig und daher im Falle des Verdachts auf einen Anschlag mit BT-Agenzien parallel zu den drei Frontline-Methoden Morphologie, Antigennachweis bzw. Nukleinsäurenachweis einzusetzen.

In der Regel können Anzuchtversuche aus klinischen Proben (Ausnahme: BSL-4-Erreger) in Laboratorien der Sicherheitsstufe BSL-2 durchgeführt werden. Nach der Anzucht muss jedoch die weitere Vermehrung und Differenzierung mit lebenden Erregern unter Einschluss geeigneter Kontrollen unter den dafür erforderlichen BSL-3- oder -4-Bedingungen weitergeführt werden. Die weitere Charakterisierung und Differenzierung der Isolate kann dann mit geeigneten mikrobiologischen oder molekulargenetischen Methoden erfolgen.

4.4 Nachweis des genetischen Materials

Als besonders geeignet für die schnelle Erregeridentifizierung aus klinischen Proben haben sich Nukleinsäure-Nachweisverfahren erwiesen. Identifizierung und Differenzierung der Erreger können mithilfe der Polymerase-Kettenreaktion (PCR), insbesondere in der Modifikation der Real-time-PCR, erfolgen. Für verschiedene BT-Erreger stehen in Expertenlaboratorien bereits validierte Nachweisverfahren zur Verfügung, die eine schnelle Identifizierung und Differenzierung aus geeignetem klinischen Material ermöglichen, weitere werden etabliert (Böhm und Beyer 2003, Ellerbrok et al. 2002, Nitsche et al. 2004, Olson et al. 2004).

4.5 Entwicklung neuer diagnostischer Verfahren

In verschiedenen Ländern wurden Forschungs- und Entwicklungsprogramme begonnen, die darauf abzielen, auf der Basis von Mikro- bzw. Biochip-Verfahren zu etablieren, die in der Lage sind, eine möglichst große Anzahl von Erregern und Toxinen gleichzeitig zu erkennen. Hier handelt es sich um Teste, die entweder Antigene der Agenzien erfassen oder das genetische Material nachweisen. Inwieweit diese Nachweisverfahren die Sensitivität und Spezifität erreichen, die für diagnostische Verfahren für BT-Agenzien gefordert werden, bleibt offen. Solche Verfahren werden für den Nachweis von BT-Agenzien in Umweltproben favorisiert, da (möglicherweise) keine Hinweise auf das in der BT-verdächtigen Probe vermutete Agens vorliegen und eine Vielzahl solcher Agenzien in Betracht kommt. Bei Umweltproben kommt erschwerend hinzu, dass BT-Agenzien sehr unterschiedliche Aktivitäten oder Infektiositäten aufweisen und teilweise eine sehr niedrige Zahl infektiöser Partikel zum Infizieren ausreicht. Für Nukleinsäure-Nachweisverfahren werden für die Mikroarrays vorgeschaltete (Multiplex-) Polymerase-Kettenreaktionen eingesetzt.

Gelingt es, für eine Vielzahl von Erregern solche Nachweisverfahren zu etablieren, die unter Feldbedingungen eingesetzt werden können, so kann die für die Diagnostik aufgewandte Zeit stark verkürzt werden.

Prinzipiell können dann solche empfindlichen Verfahren auch zum Nachweis von anderen Pathogenen unter anderem zur Erregeridentifizierung bei Infektionen im klinischen Bereich eingesetzt werden.

5 Therapie und Prophylaxe

Bakterielle Infektionen können mit den für die jeweiligen Erreger geeigneten Antibiotika behandelt werden. Voraussetzung für den Therapieerfolg sind aber häufig eine **frühzeitige Diagnosestellung** und **Erregeridentifizierung.** Wenn es sich um eine von Mensch zu Mensch übertragbare Erkrankung handelt, können – neben der Antibiotikabehandlung – seuchenhygienische Maßnahmen eine Weiterverbreitung verhindern.

Zur Riegelungsimpfung bei menschlichen Pocken sind wirksame Impfstoffe vorhanden, wobei aber die beobachtete Zahl an Nebenwirkungen die Wiedereinführung einer generellen Impfung ausschließt. Eine Impfung ist daher nur im Rahmen der im Pocken-Alarmplan festgelegten Maßnahmen angezeigt.

Für viele andere BT-Erreger stehen keine gut verträglichen, wirksamen Impfstoffe zur Verfügung. Die verfügbaren Impfungen sollten Mitarbeitern in Laboratorien, die mit BT-Erregern umgehen, angeboten werden unter Abschätzung des Infektionsrisikos beim Umgang mit BT-Erregern und den zu erwartenden Nebenwirkungen (Böhm und Beyer 2003, Klee et al. 2003, Thomssen 2003).

LITERATUR

Australia Group. 2006. http://dosfan.lib.uic.edu/acda/factshee/wmd/cw/auslist.htm

Böhm, R., Beyer, W. 2003. Bioterroristische Anschläge mit Bacillus anthracis. Erfahrungen und Konsequenzen aus den Ereignissen des Jahres 2001. Bundesgesundheitsbl. – Gesundheitsforsch. – Gesundheitsschutz 46: 956–964.

Eitzen, E. M., Takafuji, E. T. 1997. Historical overview of biological warfare. In: Sidell, F. R., Takafuji, E. T., Franz, D. R. (ed). Medical Aspects of Chemical and Biological Warfare. Washington, DC: Office of the Surgeon General, Borden Institute, Walter Reed Army Medical Center; pp. 415–423. http://www.bordeninstitute.army.mil/cwbw/default_index.htm.

Ellerbrok, H., Nattermann, H., Özel, M., Beutin, L., Appel, B., Pauli, G. 2002. Rapid and sensitive identification of pathogenic and apathogenic Bacillus anthracis by real-time PCR. FEMS Microbiol. Lett. 214: 51–59.

Gelderblom, H. R. 2003. Elektronenmikroskopie im Methodenspektrum der Bioterrorismus-Diagnostik. Bundesgesundheitsbl. – Gesundheitsforsch. – Gesundheitsschutz 46: 984–988.

Hazelton, P. R., Gelderblom, H. R. 2003. Electron microscopy for rapid diagnosis of infectious agents in emergent situations. Emerg. Infect. Dis. 9: 294–303.

Hsu, V. P., Lukacs, S. L., Handzel, T., Hayslett, J., Harper, S., Hales, T., Semenova, V. A., Romero-Steiner, S., Elie, C., Quinn, C. P., Khabbaz, R., Khan, A. S., Martin, G., Eisold, J., Schuchat, A., Hajjeh, R. A. 2002. Opening a Bacillus anthracis-containing envelope, Capitol Hill, Washington, D.C.: The Public Health Response. Emerg. Infect. Dis. 8: 1039–1043.

Klee, S. R., Jacob, D., Nattermann, H., Appel, B. 2003. Bioterroristisch relevante Erreger, Epidemiologie, Klinik, Diagnostik. Bundesgesundheitsbl. – Gesundheitsforsch. – Gesundheitsschutz 46: 935–948.

Kolavic, S. A., Kimura, A., Simons, S. L., Slutsker, L., Barth, S., Haley, C. E. 1997. An outbreak of Shigella dysenteriae type 2 among laboratory workers due to intentional food contamination. JAMA 278: 396–398.

Meyer, H., Perrichot, M., Stemmler, M., Emmerich, P., Schmitz, H., Varaine, F., Shungu, R., Tshioko, F., Formenty, P. 2002. Outbreaks of disease suspected of being due to human monkeypox virus infection in the Democratic Republic of Congo in 2001. J. Clin. Microbiol. 40: 2919–2921.

Nitsche, A., Ellerbrok, H., Pauli, G. 2004. Detection of orthopoxvirus DNA by real-time PCR and identification of variola virus DNA by melting analysis. J. Clin. Microbiol. 42: 1207–1213.

Olson, V. A., Laue, T., Laker, M. T., Babkin, I. V., Drosten, C., Shchelkunov, S. N., Niedrig, M., Damon, I. K., Meyer, H. 2004. Real-Time PCR system for detection of orthopoxviruses and simultaneous identification of smallpox virus. J. Clin. Microbiol. 42: 1940–1946.

Pauli, G., Ellerbrok, H. 2003. Diagnostik von Proben bei vermuteten bioterroristischen Anschlägen – Allgemeine Aspekte und grundsätzliche Erwägungen. Bundesgesundheitsbl. – Gesundheitsforsch. – Gesundheitsschutz 46: 976–983.

Rotz, L. D., Khan, A. L., Lillibridge, S.R., Ostroff, S. M., Hughes, J. M. 2002. Public health assessment of potential biological terrorism agents. Emerg. Infect. Dis. 8: 225–230.

Thomssen, R. 2003. Pocken als bioterroristische Bedrohung. Bundesgesundheitsbl. – Gesundheitsforsch. – Gesundheitsschutz 46: 965–975.

Torok, T. J., Tauxe, R. V., Wise, R. P., Livengood, J. R., Sokolow, R., Mauvais, S., Birkness, K. A., Skeels, M. R., Horan, J. M., Foster, L. R. 1997. A large community outbreak of salmonellosis caused by intentional contamination of restaurant salad bars. JAMA 278: 389–395.

Lexikalische Darstellung humanpathogener Krankheitserreger

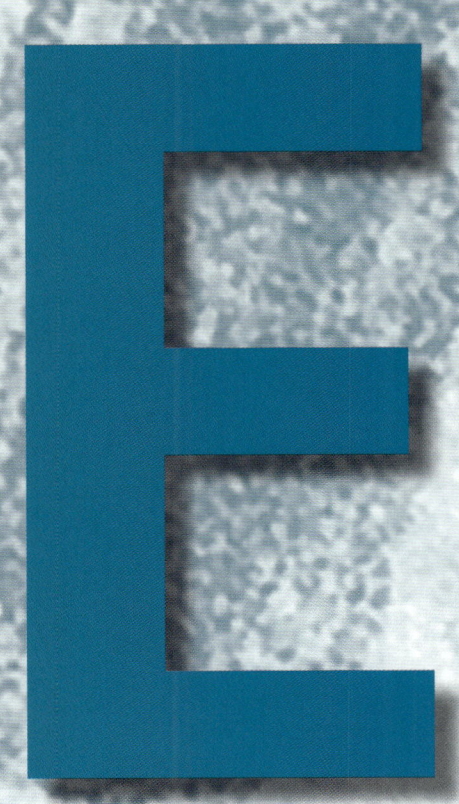

KAPITEL E1

Detlef Michel
Viren

Affenpockenvirus 1116
Borna-disease-Virus (BDV) 1116
Chikungunya-Virus (CHIK-Virus). 1116
Denguevirus (DEN-Virus) 1117
ECHO-Viren 1117
Gelbfiebervirus (YF-Virus) 1118
Hendravirus 1118
Herpes-B-Virus 1119
Influenza-A-Viren (H5, H7, H9). 1119
Japan-Enzephalitis-Virus (JE-Virus). 1120
Lassavirus (LAS-Virus) 1120
LaCrosse-Virus 1121
Nipahvirus 1121
O'Nyong-nyong-Virus (ONN-Virus). 1121
Orfvirus 1122
Pseudo-Kuhpockenvirus 1122
Rifttal-Fieber-Virus (RVF-Virus) 1122
Sandfliegen-Fieber-Virus (SF-Virus) 1123
SARS-Coronavirus 1123
West-Nil-Fieber-Virus (WNV) 1123

Affenpockenvirus

Allgemeine Charakterisierung: Poxviridae, Orthopox, doppelsträngiges lineares DNA-Genom, umhüllt, komplex.

Epidemiologie: 1958 Erstbeschreibung bei Cynomolgus-Affen. 1970 bei einem Kind in Zaire mit klinischem Bild einer Variola-Erkrankung, seitdem Ausbrüche meist in west- und zentralafrikanischen Ländern. Wirtsbereich: Affen, Eichhörnchen, Mensch. Natürliche Reservoire sind das Funisciurus- und das Helioscurius-Eichhörnchen. Im Mai 2003 wurde das Virus durch Nagetiere wie z.B. die Gambische Riesenratte (*Cynomys* gambianus) aus Ghana in die USA eingeschleppt. Präriehunde (*Cricetomys spp.*), die bei Tierhändlern Kontakt mit den infizierten Tieren hatten, haben das Virus auf Tierhändler und -besitzer übertragen. Es wurden 37 laborbestätigte Fälle berichtet, wobei kein Erkrankter verstarb.

Erreger-Wirts-Beziehung: Zoonose, lange Übertragungsketten von Mensch zu Mensch sehr selten (sequentielle Infektionskette mit fünf Menschen über einen Zeitraum von zwei Monaten wurde beschrieben); Kontagiositätsindex ca. 15% (58% bei Variola), Risikogruppen sind Afrikaner in Endemiegebieten.

Krankheitsspektrum: Inkubationszeit 7–14 Tage, 4-tägiges Prodrom mit Fieber wird gefolgt von pockenähnlichem Exanthem, im Vergleich zu Variola stärker ausgeprägte Lymphadenopathie im Nacken und im Inguinalbereich. Letalität ca. 15%.

Diagnostik: Radioimmunassay unterscheidet Affenpocken- und Variola-Antikörper. Elektronenmikroskopie, Kultur auf Hühner-Chorion-Allantoismembran. Zytopathischer Effekt deutlich verschieden von Variola.

Prophylaxe/Prävention: Vacciniavirus-Impfung gewährt keinen ausreichenden Schutz; attenuierte Affenpockenstämme stehen nicht zur Verfügung.

Therapie: Symptomatisch; eventuell antivirale Therapie mit Thiosemicarbazon (Marboran). Cidofovir kann die Virusreplikation *in vitro* stoppen.

Nationales Referenzzentrum/Konsiliarlabor: Robert-Koch-Institut, Nordufer 20, 13353 Berlin.

Borna-disease-Virus (BDV)

Allgemeine Charakterisierung: Bornaviridae, negativ orientiertes einzelsträngiges RNA-Genom, wird den Mononegavirales zugeordnet, umhüllt.

Epidemiologie: Wirtsspektrum umfasst viele Säugetiere, Straußenvögel. Transmission unzureichend geklärt. Eintrittspforte wahrscheinlich Nasenschleimhaut. Seroprävalenz: In der Normalbevölkerung und bei neuropsychiatrischen Patienten unklar.

Erreger-Wirts-Beziehung: Unzureichend geklärt.

Krankheitsspektrum: Persistente Infektion ohne klinische Symptomatik, aber mit kognitiven Defizienzen sowie Störungen im Sozialverhalten: bei Pferden rekurrierende Phasen von Apathie und Somnolenz, beim Menschen ist keine pathogenetische Bedeutung unklar.

Diagnostik: Nachweis von BDV-Antigen in Leukozyten mit ELISA, RT-PCR, Isolierung und Anzucht in Zellkultur schwierig und aufwändig.

Prophylaxe/Prävention: Nicht bekannt.

Therapie: Unzureichend untersucht.

Chikungunya-Virus (CHIK-Virus)

Allgemeine Charakterisierung: Togaviridae, α-Virus, positiv orientiertes einzelsträngiges RNA-Genom, umhüllt.

Epidemiologie: Endemisch und epidemisch in West- und Ostafrika (tropische Savannen und Wälder), Indien und Südostasien. Transmission durch Stechmücken (*Aedes aegypti*). Übertragung meist in der Regenzeit. Der Wirtsbereich umfasst eine große Zahl von Vertebraten und Arthropoden. Hauptwirte: Vögel, Nager, Primaten, aber auch Pferde, Fledermäuse und Kängurus; Reservoire in Afrika sind Cerocopithecus-Affen und Paviane, in Asien vorrangig urbaner Zyklus Mensch-Mücke-Mensch.

Erreger-Wirts-Beziehung: Die natürlichen Wirte entwickeln meist keine Erkrankung, der Mensch ist Nebenwirt.

Krankheitsspektrum: Inkubation 2–3 Tage (1–12 Tage). Beginnend mit uncharakteristischem Fieber (Dauer 2–3 Tage), entwickelt sich ein Dengue-ähnlicher Verlauf (biphasisch) über eine Woche oder kürzer mit Kopfschmerz, Arthralgien oder Myalgien, makulopapulösem Exanthem, gelegentlich Übelkeit und Erbrechen, Konjunktivitis, Photophobie, Pharynx-Erythem, Petechien. Bei schweren Verläufen halten Gelenkbeschwerden oft monatelang an. Die überstandene Krankheit hinterlässt lang andauernde spezifische Immunität. Residualheilungen sind nicht bekannt geworden. In Asien auch hämorrhagisches Fieber ohne Schocksymptomatik.

Diagnostik: Die Trias Fieber, Exanthem und rheumatische Beschwerden ist ätiologisch oft nur im Epidemiefall zuzuordnen. Zum Antikörpernachweis am besten NT. IgM-(μ)-capture-ELISA zur Diagnose in Akutphase. CHIK-Virus gehört zum Semliki-Forest-Viruskomplex (ONN, RR, MAY): α-Viren kreuzreagieren bei Antikörpernachweisen mittels ELISA, IFA, Radioimmunassay, KBR, weshalb – bei überlappenden Endemiegebieten – andere α-Viren in die

Differentialdiagnose mit einzubeziehen sind. Spezifischere Reaktion bei HHT.

Wegen hoher Virämie bei Krankheitsbeginn (zweiter bis vierter Krankheitstag) Anzucht in Säuglingsmäusen, verschiedenen Labortieren und Zellkultur möglich. Fortgesetzte Subkultivierung senkt Virulenz.

Prävention: Vermeidung der Exposition gegenüber den Vektoren durch Repellents und azyklischem Verhalten zu den Zeiten der Mückenaktivität, Moskitonetze u.ä.

Therapie: Symptomatisch und supportiv, z.B. nichtsteroidale Antiphlogistika.

Meldepflicht: Viral bedingte hämorrhagische Fieber sind meldepflichtig bei Krankheitsverdacht, Erkrankung und Tod.

Nationales Referenzzentrum/Konsiliarlabor: Bernhard-Nocht-Institut für Tropenmedizin, Berhard-Nocht-Straße 74, 20359 Hamburg.

Denguevirus (DEN-Virus)

Allgemeine Charakterisierung: Flaviviridae, positiv orientiertes einzelsträngiges RNA-Genom, umhüllt, vier Serotypen.

Epidemiologie: Erste epidemische Ausbrüche in Asien, Afrika und Nordamerika zwischen 1779–1780. Vorkommen weltweit in den tropischen und den warmen Gebieten der gemäßigten Zonen, höchste Inzidenz in Südostasien, Indien und tropischen Gebieten Amerikas. Hämorrhagisches Dengue-Fieber (DHF) vor allem im südostasiatischen Raum, jedoch wurden in den letzten Jahren auch Ausbrüche von DHF in Kuba, Puerto Rico, Venezuela und Brasilien beobachtet. 2003 wurden in 24 Ländern Süd- und Mittelamerikas Fälle von DHF bestätigt und das Virus ist seitdem dort endemisch. Massentourismus ist für importierte Fälle verantwortlich, häufig findet der Rückflug während der Inkubationszeit statt (3–6 Tage). Ca. 50–100 Fälle pro Jahr in den USA und Europa. Transmission: Moskito *Aedes aegypti*, in Asien und Ozeanien *A. albopictus*, *A. polynesiensis* und *A. scutellaris*. Wirtsbereich: Mensch und mehrere asiatische und afrikanische Primaten.

Krankheitsspektrum: Infektionen verlaufen meist asymptomatisch; apparente Infektionen manifestieren sich in zwei Formen: klassisches Dengue-Fieber (DF) und Dengue-hämorrhagisches Fieber (DHF). DF mit fakultativem Prodromalstadium, abruptem Fieberanstieg (40 °C) mit Schüttelfrost, Myalgien, Arthralgien („Knochenbrecher-Fieber"), starken Kopfschmerzen und retroorbitalen Schmerzen. Febris continua für 48–96 Stunden. Häufig blasses Exanthem, Splenomegalie, generalisierte Lymphknotenschwellung. Schnelle Entfieberung. Erneuter Fieberanstieg nach 1–2 Tagen mit Scharlach-ähnlichem oder makulopapulösem Exanthem, generalisiert unter Aussparung des Gesichts, mäßiger Transaminase-Anstieg. Häufig prolongierte, wochenlange Rekonvaleszenz, bei guter Prognose. Bei DHF kommt es zu einer zweiten Phase mit Blutdruckabfall und Kreislaufkollaps, Petechien auf Haut und Schleimhäuten, gastrointestinalen Blutungen und hämorrhagischer Pneumonie. 90% der DHF-Patienten hatten bereits früher eine Dengue-Infektion mit einem anderen Serotyp (Immun-Enhancement). Ein DHF entwickelt sich bei 1–2% aller Reinfektionen, in der Regel sind die Personen nicht älter als 15 Jahre. Bei ungünstigem Verlauf kann das DHF mit dem Dengue-Schock-Syndrom (DSS) und letalen Ausgang (ca. 6–30%, v.a. Kinder unter einem Jahr) enden.

Diagnostik: Vier Serotypen (DEN1-DEN4). Antikörpernachweise mittels KBR, HHT, NT, IF; IgM können noch drei Monate p.i. persistieren. Virusisolierung schwierig, Isolierung auf Moskitozelllinie (z.B. *A. albopictus*, C3–36) oder Affenzellen. Arbeiten mit infektiösem Denguevirus erfordert ein Sicherheitslabor der Stufe 3.

Prophylaxe/Prävention: Schutz vor Mückenstichen. Durchgemachte Infektion bedingt lang anhaltende Serotyp-spezifische Immunität, aber auch Immun-Enhancement bei Infektionen mit anderen Serotypen.

Therapie: Keine spezifische antivirale Therapie möglich. Überwachung der Vitalfunktionen und des Hämatokrit, parenterale Flüssigkeitszufuhr, unter Umständen Heparin-Therapie oder Transfusionen bei schweren Blutungen. Cave: keine Salizylate oder hepatotoxische Medikamente!

Meldepflicht: Viral bedingte hämorrhagische Fieber sind meldepflichtig bei Krankheitsverdacht, Erkrankung und Tod.

Nationales Referenzzentrum/Konsiliarlabor: Bernhard-Nocht-Institut für Tropenmedizin, Berhard-Nocht-Straße 74, 20359 Hamburg.

ECHO-Viren

Allgemeine Charakterisierung: Picornaviridae, Genus Enteroviren, positiv orientiertes einzelsträngiges RNA-Genom, nackt, 34 Serotypen.

Epidemiologie: Weltweit verbreitet. In gemäßigten Zonen Mehrzahl der Infektionen im Sommer, in wärmeren Ländern ganzjährig. Kleinkinder sind Hauptausscheider. Wirtsbereich: Mensch (ECHO 9 führt bei neugeborenen Mäusen zu Lähmungen). Transmission: fäkal-oral. Primäre Virusvermehrung in den Rachenepithelien. Risikogruppen: Immunsupprimierte und Neugeborene; Ausbrüche von ECHO-Viren können auf Neugeborenenstationen vorkommen.

Krankheitsspektrum: Infektion zu 90–95% asymptomatisch, mittlere Inkubationszeit 7–14 Tage, verschiedene Serotypen verursachen unterschiedliche Erkrankungen: z.B. aseptische Meningitis (Typ 1–7), Enzephalitis (Typ 2), Exantheme (Typ 3), Respirationstraktinfekte (Typ 4), Konjunktivitis (Typ 7).

Diagnostik: Antikörpernachweis mittels NT. Zur Virusisolierung Rachenabstrich, Stuhl und in Abhängigkeit der Organmanifestation weitere Abstriche oder Biopsie-Materialien. Virusisolierung auf Affenzellkulturen (Ausnahme: ECHO 21 lässt sich nicht auf Affenzellen anzüchten) oder humanen Zelllinien (MRC-5, HeLa). NT zur Virusidentifizierung erforderlich.

Prophylaxe/Prävention: Aktive Immunisierung nicht möglich, passive Immunisierung innerhalb von 72 Stunden nach Kontakt sinnvoll. Räumliche Trennung der Infizierten empfohlen.

Therapie: Spezifische Therapie nicht möglich.

Nationales Referenzzentrum: Nationales und Regionales (WHO-EURO) Referenzzentrum für Poliomyelitis und Enteroviren (NRZ-PE, RRL-PE), Robert-Koch-Institut, Fachgebiet 15, Nordufer 20, 13353 Berlin.

Gelbfiebervirus (YF-Virus)

Allgemeine Charakterisierung: Flaviviridae, positiv orientiertes einzelsträngiges RNA-Genom, umhüllt.

Epidemiologie: Vorkommen: in tropischen Gebieten beidseitig des Atlantiks (West- und Ostafrika, Amerika), nicht in Asien; das Dschungel-Fieber ist in Bolivien, Brasilien, Panama, Kolumbien, Ecuador, Peru, Venezuela und in den Guyana-Staaten endemisch. Weltweit etwa 200 000 Fälle pro Jahr 2005 mit 30 000 fatalen Verläufen. Virusreplikation findet in Vertebraten und Invertebraten statt (Zecken, Moskitos). Transmission: urban (d.h. zwischen infizierten Menschen und *Aedes aegypti*) oder vom Dschungeltyp (zwischen infizierten Primaten und Mücken wie *A. africanus*, *A. bromeliae*, *Haemagogus spp.*).

Krankheitsspektrum: 3–6 Tage Inkubationszeit. Biphasischer Krankheitsverlauf. Klinische Manifestationen umfassen weites Spektrum (unspezifische fiebrige Erkrankung bis ZNS-Symptomatik und Multiorganversagen). Die meisten Infektionen klingen im ersten Stadium ab und bleiben somit unbemerkt, die zweite Krankheitsphase entwickelt sich nach kurzer Remission und führt zu Dehydratation, Ikterus, Nierenfunktionsstörungen und Hämorrhagien. Hämatemesis („Vomito negro") und Hämoptysen sind Bestandteil einer schweren Symptomatik; bis zu 50% der Patienten, die dieses zweite Stadium erreichen, sterben zwischen dem siebten und zehnten Tag infolge Nierenversagen, Leberversagen, Schock oder Krampfanfällen. Höchste Letalität zwischen dem 20. und 30. Lebensjahr.

Diagnostik: Antigennachweis in Serum mittels ELISA. IgM-(μ)-capture-ELISA, HHT, NT. IgM- und NT-Antikörper sind bereits 5–7 Tage nach Krankheitsbeginn positiv. Neutralisierende Antikörper persistieren lebenslang und schützen vor einer Reinfektion. RT-PCR aus Serum. Virusisolierung aus Blut. Bei Umgang mit Patientenmaterial (gesicherte Erkrankung) Sicherheitslabor der Stufe 3!

Prophylaxe/Prävention: Bekämpfung von *A. aegypti*. Impfung mit dem Gelbfieber-Virusstamm 17D; Einreisende in Gelbfieber-Endemiegebiete benötigen den Nachweis einer Schutzimpfung. Als eine schwere Nebenwirkung der Impfung wird die Gelbfieber-Vakzine-assoziierte viszerotropische Erkrankung (YEL-AVD) (frühere Bezeichnung: Syndrom des febrilen multiplen Organversagens) angesehen, zwischen 1996 und Oktober 2004 26 Fälle weltweit.

Therapie: Keine spezifische Therapie möglich.

Meldepflicht: Viral bedingte hämorrhagische Fieber sind meldepflichtig bei Krankheitsverdacht, Erkrankung und Tod.

Nationales Referenzzentrum/Konsiliarlabor: Bernhard-Nocht-Institut für Tropenmedizin, Berhard-Nocht-Straße 74, 20359 Hamburg.

Hendravirus

Allgemeine Charakterisierung: Paramyxoviridae, Gattung Henipavirus, umhüllt, negativ orientiertes einzelsträngiges RNA-Genom, frühere Bezeichnung: *Equine morbillivirus*.

Epidemiologie: Erstmals isoliert 1994 in Hendra, einem Vorort von Brisbane (Australien), aus Materialien von Pferden und Menschen mit respiratorischen und neurologischen Erkrankungen. Außerhalb von Australien bisher nicht isoliert. Reservoir: Fliegende Füchse der Gattung *Pteropus* (in Australien). Keine Mensch-zu-Mensch-Transmissionen beobachtet.

Krankheitsspektrum: Bisher nur drei Erkrankungsfälle bei Menschen, zwei mit fatalem Verlauf. Zwei mit respiratorischen Grippe-ähnlichen Symptomen, eines mit verzögertem Einsetzen einer progressiven Enzephalitis. Gesicherte Daten über Immunität nach einer natürlichen Infektion fehlen.

Diagnostik: RT-PCR, Virusisolierung aus Gewebehomogenat mittels Zellkultur (nur in Labors der Sicherheitsstufe 4), ELISA und Neutralisationsassay, Immunfluoreszenz.

Prophylaxe/Prävention: Keine Impfstoffe vorhanden.

Therapie: Symptomatisch, keine spezifische antivirale Therapie möglich.

Nationales Referenzzentrum/Konsiliarlabor: Bernhard-Nocht-Institut für Tropenmedizin, Berhard-Nocht-Straße 74, 20359 Hamburg.

Herpes-B-Virus

Allgemeine Charakterisierung: Herpesviridae, α-Herpesvirinae, *Herpesvirus simiae*, *Cercopithecine herpesvirus* 1, lineares doppelsträngiges DNA-Genom, umhüllt.

Epidemiologie: Wirtsbereich: Altweltaffen. Seroprävalenz in Rhesusaffenkolonien mit hoher Populationsdichte ca. 70%. Übertragung Tier-Tier, Tier-Mensch, Direktübertragung Mensch-Mensch möglich, aber selten. Risikogruppen sind Tierpfleger, Laborpersonal, Tierhändler. Transmission: Affenbiss, Kratzwunden, Nadelstich und Verletzungen an B-Virus-kontaminiertem Material.

Erreger-Wirts-Beziehung: Im natürlichen Wirt (Altweltaffe oder Rhesusaffe) verhält sich das Virus wie das Herpes-simplex-Virus (HSV) beim Menschen, d.h. die Infektion bleibt in der Regel asymptomatisch und führt gelegentlich zu rekurrenten Infektionen mit Bläschenbildung.

Krankheitsspektrum: Beim Menschen: lokale Entzündung mit folgender Lymphangitis, typisch ist der Befall des ZNS mit Myelitis und folgender tödlicher Enzephalitis. Histopathologisch fällt der Befall des Gesamthirns mit hämorrhagischen Nekrosen auf, über Virämie auch Organmanifestationen möglich.

Diagnostik: Labordiagnostisch schwer von HSV-Infektion abzugrenzen. B-Virus-spezifische PCR. Erregerisolierung auf Affen- oder Kaninchenzellen unter S3-Bedingungen aus Vesikelflüssigkeit, Konjunktival- und Pharyngealabstrichen, Gewebebiopsaten und Liquor.

Prävention/Prophylaxe: Schutzkleidung, Desinfektion von Käfigen und Materialien, die mit infizierten Affen in Kontakt waren, sofortige Dekontamination von Biss- und Kratzwunden und Untersuchung auf das B-Virus, bei Verdacht sofort spezifische antivirale Therapie einleiten.

Therapie: Aciclovir.

Influenza-A-Viren (H5, H7, H9)

Erreger der klassischen Geflügelpest

Allgemeine Charakterisierung: Orthomyxoviridae, negativ orientiertes segmentiertes RNA-Genom, umhüllt.

Epidemiologie: Früher (bis Anfang 20. Jahrhundert) weltweit, jetzt endemisch in verschiedenen Teilen der Welt. Die Geflügelpest („hochpathogenes H5N1") hat sich seit Anfang 2004 massiv in Asien ausgebreitet (besonders Indonesien, Thailand, China, Vietnam), kommt aber auch in Europa wie Niederlande, Italien und Deutschland vor. Reservoir: Wildvögel, besonders Wasservögel. Seit 1997 sporadische Transmissionen auf den Mensch.

Krankheitsspektrum: Inkubationszeit 1–3 Tage. Akuter Krankheitsbeginn, Fieber, Husten, Dyspnoe (Atemnot), Durchfall. Transmission: Durch direkten Kontakt mit lebenden oder toten Tieren (Geflügel, Wildvögel oder Schweine) oder deren Ausscheidungen, Körperflüssigkeiten oder rohen Produkten (z.B. nicht erhitzte Eier), Tätigkeit auf einer Geflügel- oder Schweinefarm, Leben oder Pflege im gleichen Haushalt eines Menschen mit erfülltem klinischem Bild, direkter Kontakt mit einem Menschen oder seinen Sekreten mit einer labordiagnostisch nachgewiesenen Infektion, Laborexposition (z.B. als Laborarbeiter in einem Labor, in dem Proben auf Influenza A/H5 getestet werden.)

Diagnostik: Virusisolierung, bei hochpathogenen aviären Influenza-A-Viren handelt es sich um Erreger der Risikogruppe 3. Eine Anzucht von hoch pathogenen Influenzaviren ist nur in Speziallaboratorien und unter BSL 3-Bedingungen durchzuführen. Nukleinsäurenachweis (z.B. spezifische H5N1 oder H7 PCR und Sequenzierung), Antigennachweis mit monoklonalen H5-Antikörpern mittels Immunfluoreszenz-Test (IFT).

Prophylaxe/Prävention: Oseltamivir prophylaktisch (75 mg p.o. als Einzeldosis pro Tag) während der ganzen Periode der Exposition, bis fünf Tage nach Ende der letzten Exposition. Impfung gegen humane Influenzaviren (mit dem aktuell empfohlenen Impfstoff), um Doppelinfektionen mit humanen Influenza- und Geflügelpestviren zu verhindern. Arbeitskleidung (z.B. Overall, ggf. Einmalschutzanzüge), eine die Haare vollständig abdeckende Kopfbedeckung, desinfizierbare Stiefel, flüssigkeitsdichte desinfizierbare Schutzhandschuhe, soweit eine Aerosolbildung nicht sicher verhindert werden kann (z.B. bei engem Tierkontakt bei der Tötung oder bei der tierärztlichen Untersuchung), vorzugsweise Atemschutzhaube TH2P oder TH3P mit Warneinrichtung oder aber partikelfiltrierende Halbmaske FFP3 und Augenschutz. Bei Tätigkeiten, bei denen eine Aerosolbildung nicht ausgeschlossen werden kann, wie z.B. bei der Bronchoskopie, sind Atemschutz (FFP3-Maske) und Augenschutz (z.B. Schutzbrille) erforderlich.

Therapie: Oseltamivir, 150 mg p.o. in zwei Einzeldosen pro Tag. Die Therapie sollte immer unter ärztlicher Kontrolle erfolgen. Personen, mit denen der Patient Kontakt hatte, sollen prophylaktisch mit Oseltamivir behandelt werden.

Meldepflicht: Dem Gesundheitsamt wird gemäß § 7 Abs. 1 Nr. 24 IfSG nur der direkte Nachweis von Influenzaviren, soweit er auf eine akute Infektion hinweist, namentlich gemeldet. Darüber hinaus stellt das Gesundheitsamt gemäß § 25 Abs. 1 IfSG gegebenenfalls eigene Ermittlungen an.

Nationales Referenzzentrum: Niedersächsisches Landesgesundheitsamt, Fachbereich Virologie/NRZ Influenza, Roesebrckstraße 4, 30449 Hannover. Robert-Koch-Institut, Fachbereich Virologie/FG111/FG12 NRZ Influenza, Nordufer 20, 13353 Berlin.

Japan-Enzephalitis-Virus (JE-Virus)

Allgemeine Charakterisierung: Flaviviridae, positiv orientiertes einzelsträngiges RNA-Genom, umhüllt.

Epidemiologie: Natürlicher Wirtsbereich: Vögel und Schweine. Mit 20 000–50 000 Fällen jährlich weltweit häufigste vektorübertragene Ursache einer Enzephalitis. Verbreitung: Süd-, Südost-, Ostasien, Australien. Infektionen sind saisonal: Später Sommer bis früher Herbst in gemäßigten Gebieten (Korea, Japan, China) und während der Regenzeit in tropischen und subtropischen Gebieten (z.B. Indien). Keine signifikante Virämie beim Menschen. Transmission durch Moskito *Culex tritaeniorhynchus*, der in bewässerten Reisfeldern brütet. Risikogruppen sind Langzeitreisende in Endemiegebieten.

Krankheitsspektrum: Hinsichtlich Morbidität und Mortalität wichtigste vektorübertragene Enzephalitis. Inkubationszeit 6–16 Tage. Verschiedene Verläufe möglich: milde fiebrige Erkrankung, aseptische Meningitis oder typische akute Meningo-Myelo-Enzephalitis (MME). Häufigkeit der MME zwischen 1 und 50 pro 1000 Infektionen. Enzephalitiden häufiger bei alten und jungen Patienten. Etwa 25% der Enzephalitis-Patienten erholen sich ohne neurologische Folgeschäden, 25% sterben rasch, 50% zeigen verschiedene Grade von neurologischen Dauerschäden.

Diagnostik: Antikörpernachweis mittels IFT, HHT, ELISA, NT (allerdings Kreuzreaktivität zu anderen Flaviviren). Nachweis von IgM-Antikörper in Serum und Liquor ermöglicht sichere Diagnose.

Therapie: Supportiv, keine spezifische Therapie möglich.

Prävention/Prophylaxe: Über die internationale Apotheke erhältlicher, in Deutschland nicht zugelassener, JEV-Todimpfstoff aus virusinfizierten Mäusegehirnen (neue Lebend- und Todimpfstoffe aus Zellkulturen in Erprobung). Enzephalitiden nach Vakzinierung selten, aber allergische Reaktionen (Urtikaria, angioneurotisches Ödem) in 0,1–1%, daher routinemäßige Vakzinierung von Kurzreisenden nicht empfohlen.

Nationales Referenzzentrum/Konsiliarlabor: Bernhard-Nocht-Institut für Tropenmedizin, Berhard-Nocht-Straße 74, 20359 Hamburg.

Lassavirus (LAS-Virus)

Allgemeine Charakterisierung: Arenaviren (Gattung Lassa, Junin, Machupo, LCM), ambisense-orientiertes einzelsträngiges RNA-Genom (zwei Segmente), umhüllt.

Epidemiologie: 1969 hämorrhagisches Fieber im Ort Lassa im Norden Nigerias. Transmission durch latent infizierte Nager (*Mastomys natalensis*), die große Mengen an Virus über den Urin ausscheiden und so Häuser, Nutzgegenstände und Lebensmittel kontaminieren. Infektionen bei Zubereitung und Verzehr von Rattenfleisch. Nosokomiale Infektionen durch Kontakt mit Blut oder Sekreten Lassa-Kranker in westafrikanischen Hospitälern. Saisonale Häufung der Infektionen während der Trockenheit (Januar bis April). Seroprävalenz 2004 z.B. in Sierra Leone 8–52%, Guinea 4–55% und Nigeria ca. 21%.

Erreger-Wirts-Beziehung: Virus an Nager angepasst, daher asymptomatische Infektion in diesen Tieren.

Krankheitsspektrum: Ca. 80% der Infektionen verlaufen inapparent. Nach Ansteckung durch Nager 1–2 Wochen Inkubationszeit, dann grippeartiges (sehr variables) Krankheitsbild mit hohem Fieber, Kopf- und Halsschmerzen und gastrointestinalen Symptomen. Gegen Ende der ersten Krankheitswochen Organmanifestationen möglich (Hirn, Myokard, Niere), oft Ödeme im Gesicht und Hals oder Ateminsuffizienz (Capillary-leak-Symptomatik), fast immer Hepatitis. Durch Schock und Herz-Kreislauf-Versagen kommt es bei 10–20% zum Tod. Rekonvaleszenz nach der zweiten Krankheitswoche bei Ausbleiben der Capillary-leak-Symptomatik, nicht selten begleitet von vorübergehendem Haarverlust und Schwerhörigkeit, Perikarditis, Uveitis, Orchitis. Infektionen gegen Ende der Schwangerschaft regelmäßig mit schwersten Krankheitsbildern und in der Folge Verlust des Föten. Vorzeitige Entbindung hat sich als günstig für die Lebenserwartung der Frau erwiesen.

Diagnostik: Initiales Krankheitsbild im Einzelfall wegen fehlender Charakteristik nicht zuzuordnen. Antikörpernachweis mittels ELISA, IFT, schneller Nachweis durch RT-PCR aus Urin, Serum. Anzucht in Zellkultur (Verozellen) aus Serum/Plasma, Urin (bis zu zwei Monate nach Erkrankung möglich), Rachenspülwasser von akut Erkrankten.

Prävention/Prophylaxe: Unterbrechung der Infektionskette Nager-Mensch. Strikte Patientenisolierung und gesonderte Entsorgung der Patientenmaterialien. Potentiell infektiöse Patientenproben müssen in Hochsicherheitslaboratorien bearbeitet werden (Sicherheitsstufe 4). Lassa-Impfstoff aus Virushüllglykoproteinen in Vorbereitung. Unter Risikosituation (z.B. Pflege, Labor) ist präexpositionelle Einnahme von Ribavirin angezeigt.

Therapie: Supportive Behandlung zur Stabilisierung der Vitalfunktionen; Ribavirin-Therapie sollte bei Patienten mit hoher Virämie möglichst frühzeitig eingeleitet werden, dann kann die Sterblichkeit auf 1% herabgesetzt werden.

Nationales Referenzzentrum/Konsiliarlabor: Bernhard-Nocht-Institut für Tropenmedizin, Berhard-Nocht-Straße 74, 20359 Hamburg.

LaCrosse-Virus

Allgemeine Charakterisierung: Bunyaviridae, negativ orientiertes einzelsträngiges RNA-Genom (drei Segmente).

Epidemiologie: Natürliche Wirte sind Nagetiere im mittleren Westen der USA. Transmission durch *Aedes triseratus* (lebenslang persistent, asymptomatisch, transovariell). Übertragung auf Menschen durch Insektenstich.

Erreger-Wirts-Beziehung: Akute Infektion bei Nagern. Krankheitsspektrum: Akute Enzephalitis bei Kindern. Inkubationszeit ca. sieben Tage, erste Symptome sind unspezifisch, gefolgt von zentralnervösen Störungen (steifer Nacken, Lethargie), Krampfanfälle bei 10% der Kinder, 2% der Patienten zeigen persistente Paresen.

Diagnostik: Antikörpernachweis mittels ELISA, NT, KBR. Virusanzucht aus Blut oder Liquor auf Vero- oder BHK-21-Zellen.

Prävention/Prophylaxe: Schutz vor Mückenstichen.

Therapie: Symptomatisch, keine spezifische antivirale Therapie möglich.

Nationales Referenzzentrum/Konsiliarlabor: Bernhard-Nocht-Institut für Tropenmedizin, Berhard-Nocht-Straße 74, 20359 Hamburg.

Nipahvirus

Allgemeine Charakterisierung: Paramyxoviridae, Gattung Henipavirus, umhüllt, negativ orientiertes einzelsträngiges RNA-Genom.

Epidemiologie: Erstmals isoliert 1999 aus Materialien während eines Ausbruches von Enzephalitiden und respiratorischen Erkrankungen bei Erwachsenen in Malaysia und Singapur, die mit Schweinen arbeiteten (Farmer und Schlachter). Reservoir nicht vollständig untersucht, aber wahrscheinlich Fliegende Füchse der Gattung *Pteropus*. Keine Mensch-zu-Mensch-Transmissionen beobachtet.

Krankheitsspektrum: Inkubationszeit 3–14 Tage. Erste Zeichen Fieber und Kopfschmerz, dann Enzephalitis, Fieber, Atemnot, Desorientiertheit, Koma. Zwischen ersten Symptomen und Koma vergehen oft nur 24–48 Stunden. Einige Patienten mit respiratorischen Erkrankungen. Persistierende Konvulsionen und Persönlichkeitsveränderungen. Bei Ausbrüchen 1998 bis 1999 verstarben 40% der hospitalisierten Patienten mit ernsten zentralnervösen Erkrankungen. Keine gesicherten Daten über Immunität nach einer natürlichen Infektion.

Diagnostik: RT-PCR, Virusisolierung aus Gewebehomogenaten mittels Zellkultur (nur in Labors der Sicherheitsstufe S4), ELISA und Neutralisationsassay, Immunfluoreszenz.

Prophylaxe/Prävention: Keine Impfstoffe vorhanden, Epidemien wurden durch konsequentes Keulen der betroffenen Schweineherden eingedämmt.

Therapie: Symptomatisch, keine spezifische antivirale Therapie möglich.

Nationales Referenzzentrum/Konsiliarlabor: Bernhard-Nocht-Institut für Tropenmedizin, Berhard-Nocht-Straße 74, 20359 Hamburg.

O'Nyong-nyong-Virus (ONN-Virus)

Allgemeine Charakterisierung: Togaviridae, α-Virus, positiv orientiertes einzelsträngiges RNA-Genom, umhüllt.

Epidemiologie: 1959 erstmals als Erreger einer größeren Epidemie in Ostafrika in Erscheinung getreten. Epidemie betraf bis zu ihrem Ende in den späten 1960er-Jahren zwei Millionen Menschen, seither endemisch im tropischen Afrika. Infektionen saisonal gehäuft von Mai bis Juni. Transmission durch *Anopheles spp.* Extrahumanes Reservoir wird vermutet, ist jedoch noch nicht gesichert. Afrikanische Affen werden weder krank noch bilden sie Antikörper.

Krankheitsspektrum: Inkubationszeit acht und mehr Tage. CHIK/DEN-ähnliches Krankheitsbild, dass insgesamt jedoch milder verläuft. Fieber bei 70% der Erkrankten, Schmerzen in allen Extremitäten. Am vierten Krankheitstag entwickelt sich bei 60–70% ein morbilliformes Exanthem, das nach vier Tagen zu verblassen beginnt. Lymphadenopathie mit besonderer Betonung am Hals. Todesfälle oder chronische Fälle sind nicht bekannt geworden und inapparente Infektionen sind selten.

Diagnostik: Ab fünften bis siebten Krankheitstag Infektionsserologie (cave: hohe Kreuzreaktivität mit verschiedenen Togaviren). Typisierung durch NT. Virusanzucht aus Blut in Zellkultur oder Säuglingsmaus.

Prävention/Prophylaxe: Ein Impfstoff steht nicht zur Verfügung. Mückenbekämpfung und Gebrauch von Repellentien.

Therapie: Supportiv-symptomatisch, keine spezifische Therapie möglich.

Nationales Referenzzentrum/Konsiliarlabor: Bernhard-Nocht-Institut für Tropenmedizin, Berhard-Nocht-Straße 74, 20359 Hamburg.

Orfvirus

Allgemeine Charakterisierung: Parapox, lineares doppelsträngiges DNA-Genom, umhüllt, komplex.

Epidemiologie: Weltweit endemisch in Schafen und Ziegen verbreitet. Erzeugt borkige Knoten an den Lippen der Tiere. Immunität persistiert langfristig. In manchen Ländern wird die Immunisierung der Tiere mit Orfborken durchgeführt. Transmission: Tier-Mensch, selten Mensch-Mensch. Risikogruppen sind Menschen in Endemiegebieten und Zoopfleger.

Erkrankungsspektrum: Hautläsionen bei Schafen und Ziegen, von dort Übertragung auf den Menschen (in der Regel Berufskrankheiten), Infektion durch Hautabrasionen. Läsionen sind großknotig und die umgebende Haut ist entzündet, subfebrile Temperaturen gehen einer mit lokalen Ödemen und Schwellung der regionalen Lymphknoten. Läsionen sind schmerzhaft, heilen über 4–6 Wochen narbenlos ab. Infektionen der Augen können zu permanenter Blindheit führen. Mögliche Komplikationen: Urtikaria, Erythema multiforme bullosum und bakterielle Superinfektionen.

Diagnostik: Nachweis der Virionen durch Elektronenmikroskopie aus Hautbiopsien und Sekret aus Hautläsionen.

Prävention/Prophylaxe: Impfungen in Australien, England und Neuseeland. Expositionsprophylaxe. Pockenschutzimpfung bietet keinen Schutz wegen fehlender Kreuzimmunität.

Therapie: Symptomatisch, keine spezifische Therapie möglich.

Nationales Referenzzentrum/Konsiliarlabor: NRZ für tropische Infektionserreger am Bernhard-Nocht-Institut für Tropenmedizin, Bernhard-Nocht-Straße 74, 20359 Hamburg.

Pseudo-Kuhpockenvirus

Allgemeine Charakterisierung: Poxviridae, Parapox, lineares doppelsträngiges DNA-Genom, umhüllt, komplex.

Epidemiologie: Weltweit verbreitet in Milchviehherden. Saisonale Endozoonose im Frühling und Herbst.

Krankheitsspektrum: Melkerknötchen „Milkers node" durch Infektion des Menschen an den Zitzen infizierter Kühe. Kirschrote, halbrunde, feste Knoten von bis zu 2 cm Durchmesser, relativ schmerzlos. Knoten vaskularisieren gut, aber ulzerieren nicht. Läsionen bestehen aus Granulationsgewebe, das über 3–4 Wochen resorbiert wird. Einziges Zeichen einer Generalisierung ist das Anschwellen regionaler Lymphknoten.

Diagnostik: Nachweis der Virionen durch Elektronenmikroskopie aus Hautbiopsien und Sekret aus Hautläsionen.

Prävention/Prophylaxe: Expositionsprophylaxe. Pockenschutzimpfung bietet keinen Schutz wegen fehlender Kreuzimmunität.

Therapie: Symptomatisch, keine spezifische Therapie.

Nationales Referenzzentrum/Konsiliarlabor: NRZ für tropische Infektionserreger am Bernhard-Nocht-Institut für Tropenmedizin, Bernhard-Nocht-Straße 74, 20359 Hamburg.

Rifttal-Fieber-Virus (RVF-Virus)

Allgemeine Charakterisierung: Bunyaviridae, Phlebovirus, negativ orientiertes einzelsträngiges RNA-Genom (drei Segmente), umhüllt.

Epidemiologie: Vorkommen: Süd- und Ostafrika (Namensgebung: Rift-Valley in Kenia), Ägypten, Mauretanien, Herbst 2000 erstmals epizoonotisch in großem Ausmaß auf der arabischen Halbinsel; Übertragung durch verschiedene Mückenarten (besonders *Aedes ssp., Culex ssp.*). Transovarielle Übertragung in *Aedes spp*. Die infizierten Eier sind jahrelang im Erdreich überlebensfähig, die Mücken schlüpfen nach ergiebigen Regenfällen. Epidemien bei Menschen und Nutztieren (Wiederkäuern). Hohe Pathogenität für Rinder, Schafe und Ziegen. Übertragung durch Aerosole möglich (z.B. bei der Schlachtung).

Krankheitsspektrum: Inkubationszeit 2–6 Tage. Abrupt einsetzendes Fieber und grippale Symptomatik nach aerogener, traumatischer Übertragung (Schnitt, Stich) oder Kontaktinfektion. Krankheitsdauer 2–5 Tage. Erkrankung verläuft biphasisch: Nach zwischenzeitlicher Temperaturabsenkung folgen meist hämorrhagisches Fieber und Hepatitis, Sklerenikterus, Petechien, Hypotonie, schwere gastrointestinale Blutungen, Hämatemesis, Melaena. Der enzephalitische Verlauf führt bei bis zu 25% der Erwachsenen zum Tod. Bei 1% Uveo-Retinopathie 2–3 Wochen nach Fieberabfall mit Blindheit, Gesichtsfeldausfall, Retinablutung, -ödem, -ablösung. Bis zu 50% Residualheilung (Visuseinschränkungen bis zur Blindheit).

Diagnostik: Klassisches RVF-Virus ist klinisch im Einzelfall kaum zu diagnostizieren. Antikörpernachweis mittels HHT, ELISA. IFT positiv ab fünften Krankheitstag. Direktnachweis durch RT-PCR aus Serum/Blut. Virusisolierung aus Blut von Tier und Mensch. Beim Umgang mit Patientenmaterial Sicherheitlabor Stufe 3.

Prävention/Prophylaxe: Über die internationale Apotheke erhältlicher, in Deutschland nicht zugelassener Todimpfstoff.

Therapie: Supportiv-symptomatisch. Bei Retinasymptomatik Vorsicht bei der Anwendung von Steroiden, keine Acetylsalicylsäure verabreichen!

Nationales Referenzzentrum/Konsiliarlabor: Bernhard-Nocht-Institut für Tropenmedizin, Berhard-Nocht-Straße 74, 20359 Hamburg.

Sandfliegen-Fieber-Virus (SF-Virus)

Serotypen: Sicilian (SFS), Naples (SFN), Toscana (TOS)
Allgemeine Charakterisierung: Bunyaviridae, Phlebovirus, negativ orientiertes einzelsträngiges RNA-Genom (drei Segmente), umhüllt.

Epidemiologie: SFS/SFN: Mittelmeerraum bis Pakistan; TOS: bisher nur in einigen Regionen Italiens, Portugals, Spaniens und Zyperns; Übertragung durch Sandfliegen (*Phlebotomus spp.*); Reservoir: Nutztiere wie Schafe und Rinder, Waldmäuse.

Krankheitsspektrum: Inkubationszeit 3–6 Tage. Plötzlicher und schneller Fieberanstieg, Kopfschmerz, retroorbitale Schmerzen, Myalgien, Photophobie, Arthralgien. Symptomatik hält 2–4 Tage an, selten protrahierende Rekonvaleszenz. TOS führt häufig zusätzlich zu einer aseptischen Meningitis mit protrahierten lymphozytären Liquorpleozytose (meist ca. zwei Wochen nach Abklingen der febrilen Symptomatik). Lang anhaltende (Wochen), persistierende Kephalgien möglich. Bei Erwachsenen scheinen inapparente Verläufe selten zu sein, es entwickelt sich meist die klassische Symptomatik.

Diagnostik: Nachweis spezifischer Antikörper ab dem fünften bis achten Krankheitstag mittels NT, HHT, IFT. Sehr kurze Virämie, daher Virusnachweis schwierig. Virusnachweis aus Blut oder Liquor (Liquor nur bei TOS). Anzucht auf Verozellen. PCR oder Nukleinsäure-Hybridisierung.

Prophylaxe/Prävention: Keine Schutzimpfung verfügbar. Repellentien zum Schutz vor Stichen.

Therapie: Keine spezifische Therapie möglich.

SARS-Coronavirus

Allgemeine Charakterisierung: Coronaviridae, positiv orientiertes einzelsträngiges RNA-Genom, umhüllt, pleomorphes Partikel.

Epidemiologie: Erste Erkrankungen November 2002 in südlicher Provinz Guandong, Verbreitung durch Einzelpersonen in verschiedene Teile der Erde (China, Kanada, Deutschland). Tröpfcheninfektion, in Rachensekreten akut Erkrankter einige Tage große Mengen (8×10^6 Genome/ml) nachweisbar. Keine persistierenden Infektionen bekannt. Reservoir wahrscheinlich Tiere wie Zibetkatze (= Larvenroller, *Paguma larvata*) und Ähnliche.

Krankheitsspektrum: Inkubationszeit 2–10 Tage. Fieber (100%), trockener Husten (100%), radiologische Veränderungen und Atemnot (80%), Schüttelfrost, Übelkeit, Myalgien, Durchfall, Exanthem. Weltweit 8089 registrierte Fälle mit durchschnittlicher, altersabhängig sehr unterschiedlicher Letalität von 9,6%.

Diagnostik: RT-PCR aus Sputum, Bronchiallavage, Nasopharynx-Aspirat, Rachenspülflüssigkeit, Stuhl, Biopsaten, Plasma/Serum. ELISA, IFT. Umgang mit Probenmaterial erfordert S2, Virusisolierung in Zellkulturen S3-Bedingungen. Öffnen von Probengefäßen und Umgang mit nicht inaktivierten Materialien unter Sicherheitswerkbank. Schutzkleidung (Kittel, Handschuhe, FFP3-Maske).

Prophylaxe/Prävention: Keine Schutzimpfung verfügbar. Expositionsprophylaxe.

Therapie: Keine spezifische Therapie möglich.

Meldepflicht: Meldepflichtig bei Krankheitsverdacht, Erkrankung und Tod sowie bei Virusnachweis (SARS-Coronavirus!).

Nationales Referenzzentrum/Konsiliarlabor: Bernhard-Nocht-Institut für Tropenmedizin, Berhard-Nocht-Straße 74, 20359 Hamburg.

Weitere spezialisierte Labors: Institut für Virologie, Philipps Universität Marburg, Robert-Koch-Straße 17, 35037 Marburg; Institut für Medizinische Virologie, Universität Frankfurt, Paul-Ehrlich-Straße 40, 60596 Frankfurt.

West-Nil-Fieber-Virus (WNV)

Allgemeine Charakterisierung: Flaviviridae, Gattung Flavivirus, wird zum Japan-Enzephalitis-Virus-Serokomplex gruppiert, einsträngiges positiv orientiertes RNA-Genom, umhüllt.

Epidemiologie: Afrika, Europa, Indien, Israel, seit 1999 USA und Kanada, Australien (damit weltweit die am meisten verbreiteten Flaviviren). Reservoire sind Vögel. Übertragung zwischen Vögeln durch Mücken. Übertragung von Vögeln auf Säuger und Mensch ebenfalls durch Mücken. Mücken übertragen auch intraovariell. Übertragung zwischen Menschen durch Blutransfusionen, transplantierte Organe, intrauterin, Muttermilch.

Krankheitsspektrum: Meist asymptomatisch, 20% mit Symptomatik. Fieber, grippeähnliche Symptomatik, Beteiligung des ZNS (Enzephalitiden/Meningoenzephalitiden) bei ca. 1/150 Infizierten. Muskelschwäche bis hin zu schlaffen Lähmungen eines hospitalisierten Patienten. Besonders schwere Verläufe bei Personen über 70 Jahre.

Diagnostik: RT-PCR, ELISA, IFT. Virusisolierung auf Verozellen unter S3-Bedingungen. Material: Blut, Gewebe, Liquor, Serum.

Prophylaxe/Prävention: Keine Schutzimpfung verfügbar. Expositionsprophylaxe. Ausschluss von Blutspende für vier Wochen nach Rückkehr aus Endemiegebiet.

Therapie: Keine spezifische Therapie möglich.

Nationales Referenzzentrum/Konsiliarlabor: Bernhard-Nocht-Institut für Tropenmedizin, Berhard-Nocht-Straße 74, 20359 Hamburg.

KAPITEL E2

Anja Sigge und Andreas Essig

Bakterien

Abiotrophia und Granulicatella	1126
Achromobacter (siehe Ochrobactrum)	1126
Acinetobacter	1126
Actinobacillus	1126
Actinomyces	1127
Aeromonas	1127
Agrobacterium-yellow-group und Rhizobium	1127
Alcaligenes und Achromobacter	1128
Arcanobacterium	1128
Bacillus	1128
Bacteroides	1129
Bartonella (siehe Erregersteckbrief)	1129
Bifidobacterium	1129
Bordetella	1129
Borrelia	1130
Brucella	1130
Budvicia (siehe Enterobacteriaceae)	1131
Burkholderia	1131
Capnocytophaga	1131
Campylobacter (siehe Kap. B7)	1132
Cardiobacterium	1132
CDC-Gruppe EF-4A und -4B	1132
Cedecea (siehe Enterobacteriaceae)	1132
Chlamydia (siehe Erregersteckbrief)	1132
Chromobacterium	1132
Chryseobacterium, Empedobacter und CDC-Gruppe IIc, IIe, IIg, IIh, IIi	1133
Citrobacter (siehe Enterobacteriaceae)	1133
Clostridium (siehe Erregersteckbrief)	1133
Corynebacterium	1133
Coxiella	1133
Dysgonomonas	1134
Edwardsiella (siehe Enterobacteriaceae)	1134
Ehrlichia und Anaplasma	1134
Eikenella	1135
Empedobacter (siehe Chryseobacterium)	1135
Enterobacter (siehe Enterobacteriaceae)	1135
Enterobacteriaceae	1135
Enterococcus (siehe Erregersteckbrief)	1136
Erysipelothrix	1136
Escherichia (siehe Enterobacteriaceae)	1136
Eubacterium und Eubacterium-ähnliche Spezies	1136
Ewingella (siehe Enterobacteriaceae)	1136
Flavobacterium	1136
Francisella	1137
Fusobacterium	1137
Gardnerella (siehe Erregersteckbrief)	1137
Granulicatella (siehe Abiotrophia)	1137
Haemophilus	1137
Hafnia (siehe Enterobacteriaceae)	1138
Helicobacter (siehe Erregersteckbrief)	1138
Kingella	1138
Klebsiella (siehe Enterobacteriaceae)	1138
Kluyvera (siehe Enterobacteriaceae)	1138
Lactobacillus	1138
Leclercia (siehe Enterobacteriaceae)	1139
Legionella (siehe Erregersteckbrief)	1139
Leminorella (siehe Enterobacteriaceae)	1139
Leptospira (siehe Erregersteckbrief)	1139
Listeria (siehe Erregersteckbrief)	1139
Micrococcus	1139
Moellerella (siehe Enterobacteriaceae)	1139
Moraxella	1139
Morganella (siehe Enterobacteriaceae)	1140
Mycoplasma (siehe Erregersteckbrief)	1140
Mykobakterien	1140
Myroides	1141
Neisseria	1142
Nocardia	1142
Ochrobactrum und Achromobacter-Gruppe B, E und F	1142
Pasteurella	1143
Peptococcus	1143
Peptostreptococcus	1143
Plesiomonas (siehe Enterobacteriaceae)	1144
Porphyromonas	1144
Prevotella	1144
Propionibacterium	1144
Proteus (siehe Enterobacteriaceae)	1145
Providencia (siehe Enterobacteriaceae)	1145
Pseudomonas	1145
Rahnella (siehe Enterobacteriaceae)	1146
Rhizobium (siehe Agrobacterium)	1146
Rhodococcus	1146
Rickettsia	1146
Rothia	1146

Salmonella (siehe Erregersteckbrief) 1147
Serratia (siehe Enterobacteriaceae) 1147
Shewanella und Alishewanella. 1147
Shigella (siehe Erregersteckbrief). 1147
Staphylococcus 1147
Stenotrophomonas. 1148
Stomatococcus (siehe Rothia) 1148
Streptococcus (siehe Erregersteckbriefe) 1148

Tatumella (siehe Enterobacteriaceae) 1148
Treponema (siehe Kap. C4). 1148
Tropheryma whippelii (siehe Kap. B7) 1148
Tsukamurella 1148
Ureaplasma (siehe Erregersteckbrief). 1148
Veillonella 1148
Vibrio 1149
Yersinia (siehe Erregersteckbrief). 1150

Abiotrophia und Granulicatella

Spezies: *A. defectiva*, *G. adjacens* und *G. elegans* (*A. elegans*, *A. adiacens*).

Allgemeine Charakterisierung: Grampositive Kettenkokken, früher zusammen als „nutritionally variant streptococci" bezeichnet. Auxotroph für Vitamin B6 und L-Cystein. Zeigen typischerweise ein Satellitenwachstum in der Umgebung von Staphylokokken auf Nährböden, die nicht mit Pyridoxal-HCl supplementiert sind.

Epidemiologie: Gehören zur physiologischen Flora der Mundhöhle, des oberen Respirations-, Gastrointestinal- und Urogenitaltraktes.

Erreger-Wirts-Beziehung: Binden an Zielzellen durch Adhäsion an Matrixproteine. Weitere Einzelheiten wenig bekannt.

Krankheitsspektrum: Im Wesentlichen Endokarditis, postoperative Augeninfektionen (Endophthalmitis, Keratitis, Hornhautulzera), Ohren- und Wundinfektionen, Hirnabszesse.

Diagnostik: Erregerkultur unter Verwendung supplementierter Nährmedien.

Prophylaxe/Prävention: Keine Prävention möglich.

Therapie: Penicillin nur bedingt wirksam. Glycopeptide, Kombinationstherapie bei Endokarditis (synergistischer Effekt von β-Lactam-Antibiotika und Aminoglykosiden).

Achromobacter (siehe Ochrobactrum)

Acinetobacter

Spezies: *A. baumanii*, *A. calcoaceticus*, *A. haemolyticus*, *A. johnsonii*, *A. junii*, *A. lwoffii*, *A. radioresistens*, *A. ursingii*. Zusätzlich definierte Genospezies ohne Speziesbezeichnungen.

Allgemeine Charakterisierung: Kurze gramnegative Stäbchen, z.T. gramlabile kokkoide Stäbchen in Diploform.

Epidemiologie: Vorkommen im aquatischen Milieu, vor allem Ursache nosokomialer Infektionen. *A. baumanii* häufigste Spezies im klinischen Untersuchungsmaterial, alle anderen Spezies deutlich seltener mit geringerer klinischer Relevanz.

Erreger-Wirts-Beziehung: Opportunistische Erreger.

Krankheitsspektrum: Bakteriämie ausgehend von einer lokalen Besiedlung und bei malignen Grunderkrankungen, Katheter-assoziierte Infektionen (typisch: Hickman-Katheter), Wundinfektionen vor allem bei großflächigen Verbrennungen, postoperative Infektionen, Meningitis nach neurochirurgischen Eingriffen, nosokomiale Pneumonie mit hoher Letalität.

Diagnostik: Kultureller Erregernachweis aus Abstrichen, Blutkulturen, respiratorischen Sekreten

Prophylaxe/Prävention: Krankenhaushygienische Maßnahmen.

Therapie: Bei alleiniger Kolonisation nicht erforderlich. Bei Katheter-assoziierten Infektionen Entfernung des Katheters. Therapie entsprechend Antibiogramm. β-Lactam-Resistenz häufig. Carbapeneme und Fluorochinolone im Regelfall wirksam.

Actinobacillus

Spezies: *A. actinomycetemcomitans* (fünf Serotypen), *A. equuli*, *A. lignieresii*, *A. suis*, *A. ureae* (*Pasteurella ureae*) und *A. hominis* sind dem Genus *Actinobacillus* sensu stricto zugeordnet.

Allgemeine Charakterisierung: Gramnegative Stäbchen, eng verwandt mit *Pasteurella spp.*

Epidemiologie: Teil der oralen Standortflora von Mensch und Tier.

Erreger-Wirts-Beziehung: Induziert Aufnahme in Wirtszellen über Transferrin-Rezeptor, intrazelluläre Persistenz und Vermehrung, Ausbreitung über direkte Invasion benachbarter Zellen.

Krankheitsspektrum: Der häufigste Erreger *A. actinomycetemcomitans* bildet zusammen mit *Haemophilus parainfluenzae*, *H. paraphrophilus*, *H. aphrophilus*, *Cardiobacterium spp.*, *Eikenella spp.* und *Kingella spp.* die so genannte HACEK-Gruppe, in der Erreger zusammengefasst sind, die eine Endokarditis verursachen können und besondere

Nährstoffbedürfnisse haben. Des Weiteren Assoziation mit der Parodontitis und Nachweis als Begleitkeim bei Aktinomykose in Sulfurgranula. *A. equuli* und *A. lignieresii* verursachen Wundinfektionen nach Tierbissen.

Diagnostik: Kultureller Erregernachweis, bei Mischkulturen Suppression durch Begleitflora.

Prophylaxe/Prävention: Keine Prävention möglich.

Therapie: Therapie der A.-actinomycetemcomitans-Endokarditis: Ceftriaxon oder Ampicillin plus Gentamicin. Tetracycline bei Parodontitis, Gyrasehemmer.

Actinomyces

Spezies: *A. gerencseriae, A. israelii, A. meyeri, A. naeslundii, A. neuii, A. odontolyticus, A. radingae, A. turicensis, A. viscosus.*

Allgemeine Charakterisierung: Fakultativ bis obligat anaerobe grampositive, unbewegliche z.T. verzweigte Stäbchen.

Epidemiologie: Physiologisch in der Mundflora, gelegentlich auf anderen Schleimhäuten. *A. gerencseriae* und *A. israelii* werden am häufigsten aus typischen Aktinomykosen isoliert, wobei *A. gerencseriae* in Europa, *A. israelii* in Nordamerika überwiegt.

Erreger-Wirts-Beziehung: Meist endogene Infektionen, begünstigt durch lokale Gewebsschädigung und Mischinfektion mit sauerstoffzehrenden Spezies (z.B. *Actinobacillus actinomycetemcomitans, Eikenella corrodens, Fusobacterium spp.* und andere Anaerobier).

Krankheitsspektrum: *A. israelii; A. gerencseriae*: chronisch-granulomatöse, z.T. abszedierende, langsam progrediente Gewebsgrenzen ignorierende Infektion (Aktinomykose), die gelegentlich als Tumor imponiert. Lokalisation meist zervicofazial, thorakal (z.B. nach Aspiration) und abdominal (z.B. in Verbindung mit Intrauterin-Pessar). Ausgeprägte Tendenz zur Fistelbildung. *A. viscosus, A. odontolyticus* und *A. naeslundii*: Assoziation mit Kariesentstehung und Parodontitis.

Diagnostik: Nachweis mikroskopisch und kulturell. Bebrütungsdauer bis zu vier Wochen. Histologisch als Strahlenpilzdruse charakterisiert. Keine Drusenbildung bei Infektionen mit *A. neuii, A. radingae* und *A. turicensis*.

Prophylaxe/Prävention: Keine Prävention möglich.

Therapie: Aktinomykose: chirurgisch. Zusätzlich Penicillin G, Aminopenicilline. Alternativen: Erythromycin, Clindamycin Ceftriaxon oder Doxycyclin. Insbesondere bei Verdacht auf polymikrobielle Infektion Imipenem. Therapiedauer: 6–12 Monate, unter klinischer und radiologischer Kontrolle können insbesondere bei der zervikofazialen Form auch kürzere Therapiezyklen erfolgreich sein.

Aeromonas

Spezies: A.-caviae-Komplex (*A. caviae, A. media, A. eucrenophila*), A.-hydrophila-Komplex (*A. hydrophila, A. bestiarum, A. salmonicida*), *A. allosaccharophila, A. jandaei, A. popoffii, A. trota, A. veronii* bv. *sobria, A. veronii* bv. *veronii* und andere.

Allgemeine Charakterisierung: Fermentierende, polarbegeißelte gramnegative Stäbchen aus der Familie der Aeromonadaceae.

Epidemiologie: *Aeromonas* kommt in Brack- und Süßwasser vor, gelegentlich Infektionen durch kontaminiertes Wasser vor allem in den Tropen und Subtropen. Innerhalb der Gattung sind *A. hydrophila* und *A. veronii* am häufigsten mit extraintestinalen Infektionen, *A. caviae* am häufigsten mit Durchfallerkrankungen assoziiert. Übertragung durch Blutegel möglich, die den Erreger im Darm beherbergen.

Erreger-Wirts-Beziehung: *Aeromonas spp.* produziert Exotoxine und vermutlich Zytotoxine.

Krankheitsspektrum: Wässrige, meist selbstlimitierende Diarrhö, bevorzugt bei Kindern. Wund- und Augeninfektionen, Myonekrosen, Osteomyelitis. Sepsis bei Immunsuppression oder hepatobiliären Erkrankungen vor allem durch *A. veronii* bv. *sobria*.

Diagnostik: Kultureller Nachweis auf Selektivnährmedien.

Prophylaxe/Prävention: Allgemeine Hygienemaßnahmen.

Therapie: Therapie der Diarrhö mit Co-trimoxazol, Chinolonen. Empfindlichkeit gegenüber Penicillinen, Cephalosporinen variabel. Bei Wundinfektionen zusätzlich chirurgische Maßnahmen.

Agrobacterium-yellow-group und Rhizobium

Spezies: Agrobacterium-yellow-group, *R. radiobacter, R. rhizogenes, R. rubi, R. undicola, R. vitis* (früher *Agrobacterium*).

Allgemeine Charakterisierung: Nichtfermentierende gramnegative Stäbchen.

Epidemiologie: Pflanzenpathogene Bakterienspezies. Selten Infektionen beim Menschen.

Krankheitsspektrum: Bakteriämien, Katheter-assoziierte Infektionen, sehr selten Peritonitis (bei Peritonealdialyse), Aszitis, Harnwegsinfekte, Endokarditis, IUP-assoziierte Endometritis.

Diagnostik: Erregerkultur, extrem schleimige Kolonien, gelb pigmentierte Kolonien bei Agrobacterium-yellow-group.

Prophylaxe/Prävention: Krankenhaushygienische Maßnahmen.

Therapie: Entfernung kontaminierter Katheter, Therapie entsprechend Antibiogramm. Meist besteht eine Empfindlichkeit gegenüber Breitspektrum-Cephalosporinen, Carbapenemen, Tetrazyklinen und Gentamicin.

Alcaligenes und Achromobacter

Spezies: *Alcaligenes faecalis* (*A. odorans*), *Achromobacter piechaudii*, *Achromobacter xylosoxidans* (*Alcaligenes xylosoxidans*). Achromobacter-Gruppe B, E und F siehe *Ochrobactrum*.

Allgemeine Charakterisierung: Nichtfermentierende, anspruchslose gramnegative Stäbchen, taxonomische Zuordnungen und Bezeichnungen noch nicht endgültig etabliert.

Epidemiologie: Vorkommen im Boden und Wasser, verursachen selten Infektionen.

Erreger-Wirts-Beziehung: Keine Einzelheiten bekannt.

Krankheitsspektrum: *A. xylosoxidans*: bei Immunsuppression und i.v. Applikation kontaminierter Lösungen Bakteriämien und Katheter-assoziierte Infektionen, Osteomyelitis, Abszesse. Infektionen gelegentlich mit gastrointestinalen Symptomen assoziiert.

Diagnostik: Kultureller Nachweis, Identifizierung mittels kommerziell erhältlichen Identifikationssystemen oft schwierig.

Prophylaxe/Prävention: Allgemeine Hygienemaßnahmen.

Therapie: Entfernung der Infektionsquelle, Antibiotikatherapie entsprechend Antibiogramm. Erreger meistens empfindlich gegenüber Pseudomonas-wirksamen Penicillinen. Resistenz gegenüber Ampicillin, Aztreonam und Gentamicin.

Arcanobacterium

Spezies: *A. bernardiae* (*Actinomyces bernardiae*), *A. haemolyticum*, *A. pyogenes*, *A. phocae*, *A. pluranimalium*.

Allgemeine Charakterisierung: Grampositive Stäbchen.

Epidemiologie: Erregerreservoir von *A. pyogenes* vermutlich im Tier. Das natürliche Habitat der Übrigen ist unklar.

Erreger-Wirts-Beziehung: Keine Einzelheiten bekannt.

Krankheitsspektrum: *A. haemolyticum*: bei 2% der Pharyngitiden kulturell nachweisbar. In ca. 50% mit Exanthem assoziiert. Seltener Wund- und Weichteilinfektionen, Osteomyelitis, Endokarditis, Sepsis. *A. pyogenes*: Wundinfektionen, Abszesse nach Tierkontakt, Mastitiserreger beim Rind. *A. bernardiae*: Abszesse nach Mischinfektionen mit Anaerobiern.

Diagnostik: Kulturell aus Abstrichen und Punktaten nachweisbar.

Prophylaxe/Prävention: Keine Einzelheiten bekannt.

Therapie: Meist sensibel gegenüber β-Lactam-Antibiotika, Makroliden, Tetracyclinen und Rifampicin. Reduzierte Wirksamkeit von Aminoglykosiden und Quinolonen, Resistenz gegenüber Co-trimoxazol. Glycopeptid-Resistenz möglich (Spezies Teil des Umwelt-Genpools des vanA-Gens).

Bacillus

Spezies: *B. anthracis*: siehe Erregersteckbrief.

Spezies: *B. cereus*, *B. circulans*, *B. licheniformis*, *B. megaterium*, *B. pumilus*, *B. sphaericus*, *B. subtilis*, *B. thuringiensis* und andere.

Allgemeine Charakterisierung: Grampositive, sporenbildende Stäbchen, umweltresistent. Von Bedeutung bei der Herstellung von Antibiotika, Insektiziden und Vitaminen, Verwendung zur Desinfektions- und Sterilisationskontrolle.

Epidemiologie: In belebter und unbelebter Natur weit verbreitet, im Allgemeinen geringe Virulenz (Ausnahme: *B. anthracis*).

Erreger-Wirts-Beziehung: *B. cereus* findet sich besonders in Getreideprodukten (Cerealien). Psychrophil, d.h. Wachstum auch bei Kühlschranktemperaturen; bildet zwei Enterotoxine, Lecithinase-ähnliche Enzyme und eine Phosphatidylcholin-Hydrolase.

Krankheitsspektrum: *B. cereus*, seltener andere Spezies wie z.B. *B. licheniformis* und *B. thuringiensis*: Lebensmittelvergiftung, die sich entweder als Erbrechen oder als Durchfall manifestiert und 1–12 Stunden nach Toxinaufnahme auftritt (cave: Leberversagen). Augeninfektionen (Konjunktivitis, Dacryocystitis, Endophthalmitis) insbesondere nach Verletzung, z.T. mit fulminantem Verlauf. Hautinfektionen nach Polytrauma und Schussverletzungen. Bakteriämie, Pneumonie, Harnwegsinfektionen, Katheter-assoziierte Infektionen, Nabelstumpfinfektionen bei Neugeborenen, cerebrale Shunt-Infektionen. Endokarditis mit metastatischer Absiedlung ins Gehirn begünstigt durch Immunsuppression, Alkoholabusus und i.v. Drogenmissbrauch.

Diagnostik: Mikroskopischer und kultureller Nachweis. Bei Lebensmittelvergiftung quantitativen Keimnachweis aus Lebensmittel und Stuhlprobe oder Erbrochenem anstreben.

Prophylaxe/Prävention: Beachtung hygienischer Vorschriften bei der Lebensmittelzubereitung, insbesondere Vermeidung längerer Standzeiten von Speisen bei nur kurzem Erhitzen.

Therapie: Keine spezifische Therapie bei der Gastroenteritis. Bei schweren Infektionen Antibiotikatherapie nach Empfindlichkeitsprüfung mit Penicillinen, Cephalosporinen, Imipenem, Clindamycin oder Vancomycin. *B. cereus* kann eine Metallo-β-Lactamase bilden, die nicht mit β-Lactamase-Inhibitoren hemmbar ist.

Bacteroides

Spezies: Bacteroidaceae und *B. fragilis*: siehe Erregersteckbriefe.

Spezies: *B. caccae*, *B. capillosus*, *B. coagulans*, *B. ovatus*, *B. pyogenes*, *B. splanchnicus*, *B. tectum*, *B. thetaiotaomicron*, *B. uniformis*, *B. ureolyticus*, *B. vulgatus* und andere. Die Taxonomie der Bacteroidaceae unterliegt derzeit noch Veränderungen.

Allgemeine Charakterisierung: Obligat anaerobe, sporenlose gramnegative Stäbchen der Familie der Bacteroidaceae. Pigmentbildende Bacteroides-Spezies werden den Gattungen *Prevotella* und *Porphyromonas* zugeordnet.

Epidemiologie: Physiologischen Standortflora des Darms und des weiblichen Genitaltrakts.

Erreger-Wirts-Beziehung: Adhärenz an Darmepithelien durch Pili; Kapselbildung; antiphagozytäre Aktivität durch Fettsäuren; Gewebs- und zelltoxische Enzyme. Häufig Mischinfektionen mit sauerstoffzehrenden, fakultativen Anaerobiern.

Krankheitsspektrum: Außer *B. fragilis* ist vor allem *B. thetaiotamicron* klinisch relevant. Endogene, häufig polymikrobielle Infektionen, vor allem Abszesse, die nach posttraumatischen und postoperativen Darmmukosaläsionen oder im Rahmen einer Grunderkrankung (Darmkarzinom, Divertikulitis) entstehen. Intraabdominelle Infektionen nach perforierter Appendizitis, vom Darm ausgehende Sepsis. Selten: Haut- und Weichteilinfektion, Osteomyelitis, Arthritis, Endokarditis, Infektionen des Oropharynx, der Nebenhöhlen und des Respirationstraktes (z.B. nach Aspiration). Ein erhöhter Anteil von *Bacteroides spp.* in der Vaginalflora im Rahmen einer Vaginose ist in der Schwangerschaft mit erhöhtem Risiko der Frühgeburt assoziiert. *B. tectum*, *B. pyogenes*: Wundinfektionen nach Tierbissen.

Diagnostik: Kultureller Erregernachweis u.a. aus Blut, Abstrichen, Punktaten. Verwendung von Anaerobier-Transportmedium. Mikroskopischer Nachweis von kurzen, pleomorphen gramnegativen Stäbchen bei typischem Untersuchungsmaterial und typischer klinischer Diagnose ist für Therapieentscheidungen verwertbar. Bei oralen Infektionen auch molekularbiologische Nachweisverfahren (DNA-Hybridisierung).

Prophylaxe/Prävention: Bei oralen Infektionen nach Herdsanierung adäquate Mundhygiene.

Therapie: Metronidazol, Clindamycin, Penicilline mit β-Lactamase-Inhibitoren, Carbapeneme. Zunehmende Resistenzen insbesondere der Bacteroides-fragilis-Gruppe gegen Breitbandpenicilline (durch erworbene β-Lactamase), Clindamycin und Metronidazol beschrieben. Häufig Bestandteil von Mischinfektionen, daher gegebenenfalls Antibiotikatherapie der Erregervielfalt anpassen. Zusätzlich chirurgische Therapie.

Bartonella (siehe Erregersteckbrief, S. 654)

Bifidobacterium

Spezies: Mehr als 20 Spezies, von denen nur *B. dentium* (früher *Actinomyces eriksonii*) pathogenes Potential zu haben scheint.

Allgemeine Charakterisierung: Nicht sporenbildende, obligat anaerobe, grampositive Stäbchen.

Epidemiologie: Standortflora im Mund, Gastrointestinaltrakt, weiblichem Genitaltrakt.

Erreger-Wirts-Beziehung: Möglicherweise Schutz gegen Besiedlung mit (fakultativ) pathogenen Bakterien (probiotische Wirkung), selten an polymikrobiellen Infektionen beteiligt.

Krankheitsspektrum: Sehr selten Infektionen. Bei Kindern chronische Otitis, außerdem Karies, abdominelle Abszesse, Wundinfektionen, gynäkologische Infektionen, insbesondere nach chirurgischen Eingriffen. Infektionsförderung durch Karzinom-Erkrankungen, Fremdkörper, Diabetes mellitus.

Diagnostik: Kultureller und mikroskopischer Nachweis.

Prophylaxe/Prävention: Keine Einzelheiten bekannt.

Therapie: Chirurgische Therapie, zusätzlich Therapie mit Penicillinen.

Bordetella

Spezies: *B. pertussis*: siehe Erregersteckbrief, S. 320.

Spezies: *B. avium*, *B. bronchiseptica*, *B. hinzii*, *B. holmesii*, *B. parapertussis*, *B. trematum*.

Allgemeine Charakterisierung: Gramnegative Stäbchen.

Epidemiologie: Teil der physiologischen Standortflora bei Mensch und Tier.

Erreger-Wirts-Beziehung: Adhäsion an Wirtsmatrixmoleküle über filamentöses Hämagglutinin. Adenylat-

Zyklase-Toxin führt zur gestörten Leukozyten-Funktion. Dermonekrotisches Toxin führt zur Kontraktion glatter Muskeln und Ischämien. Tracheales Zytotoxin verursacht eine Ziliostase des respiratorischen Flimmerepithels. Umgebungsabhängige Expression der Virulenzfaktoren. *B. parapertussis* und *B. bronchiseptica* tragen beide stummes Pertussisgen im Genom. *B. avium* vor allem tierpathogen.

Krankheitsspektrum: *B. parapertussis*: Pertussis-ähnliche Krankheiten. *B. bronchiseptica*: respiratorische und Hautinfektionen. *B. holmesii*: Bakteriämien bei Immunsupprimierten, Pertussis-ähnliche Krankheiten. *B. trematum*: Wund- und Ohrinfektionen.

Diagnostik: Kultureller Erregernachweis.

Prophylaxe/Prävention: Azelluläre multivalente Bordetella-Vakzine schützt auch gegen B.-parapertussis-Infektion. Ansonsten Expositionsprophylaxe.

Therapie: Erythromycin, Azithromycin, Co-trimoxazol, Fluoroquinolone. Plasmid-kodierte Resistenzen gegenüber Ampicillin und Tetracyclin bei *B. parapertussis* nachgewiesen. *B. bronchiseptica* ist resistent gegenüber Erythromycin.

Borrelia

Spezies: *B. afzelii*, *B. burgdorferi*, *B. garinii*: siehe Kapitel C5.
Spezies: *B. recurrentis*, *B. hermsi*, *B. duttoni* und andere.
Allgemeine Charakterisierung: Schraubenförmige Bakterien, Familie der Spirochaeten.

Epidemiologie: Weltweites Vorkommen. Der Mensch ist einziges Erregerreservoir für *B. recurrentis* und *B. duttoni*. Nach erfolgreicher Bekämpfung von Kleiderläusen tritt das epidemische Läuserückfallfieber heute nur noch in begrenzten Gebieten Afrikas, Ostasiens und Südamerikas auf. Das Zeckenrückfallfieber ist weiterhin weit verbreitet (Spanien, Asien, Amerika, Afrika), Erregerreservoir sind wilde Tiere (vor allem kleine Nager).

Erreger-Wirts-Beziehung: Aufgrund der großen Variabilität der Proteinantigene („variable major proteins") gibt es eine Vielzahl von Erregerarten und Serotypen; Oberflächenstrukturen können schnell verändert werden.

Krankheitsspektrum: Das epidemische Läuserückfallfieber (*B. recurrentis*) und das endemische Zeckenrückfallfieber (andere Spezies) sind durch plötzliches Fieber, Ikterus und petechiale Exantheme sowie Hepatosplenomegalie, Organblutungen und ZNS-Symptomatik gekennzeichnet. Auf fieberfreie Intervalle folgen bis zu 13 Rückfälle. Schwere Komplikationen sind Myokarditis, Hirnblutung und Leberversagen. Unbehandelt hohe Letalität (5–40%), Zeckenrückfallfieber zeigt leichteren Verlauf.

Diagnostik: In der febrilen Phase Erregernachweis aus Blut mikroskopisch im Dunkelfeld oder Giemsa-Präparat. In Speziallaboratorien evtl. Erregerkultur, Serodiagnostik und Erregernachweis im Tierversuch.

Prophylaxe/Prävention: Bekämpfung von Vektoren, Anwendung von Repellents. Der Erregernachweis (B. reccurentis) ist meldepflichtig.

Therapie: Tetrazykline, alternativ Erythromycin, Penicillin G (cave: Jarisch-Herxheimer-Reaktion).

Brucella

Spezies: *B. abortus* (sieben Biovare), *B. canis*, *B. melitensis* (drei Biovare), *B. neotomae*, *B. ovis*, *B. suis* (fünf Biovare).

Allgemeine Charakterisierung: Gramnegative kokkoide, fakultativ intrazelluläre Stäbchen mit besonderen Nährstoffbedürfnissen. Nach Biostoffverordnung Risikogruppe 3-Erreger.

Epidemiologie: Erreger von Zoonosen (Rinder: *B. abortus*, Schafe: *B. melitensis*, *B. ovis*; Ziege: *B. melitensis*; Hunde: *B. canis*, Wüstenratte: *B. neotomae*). Endemisch vor allem im Mittelmeerraum, Nahen Osten, Lateinamerika, Asien und Afrika. Die Erreger werden von infizierten Tieren mit dem Urin oder der Milch ausgeschieden. Infektion durch Kontakt über Hautläsionen (z.B. Metzger, Veterinärmediziner) oder Ingestion erregerhaltiger Lebensmittel (Käse, Milch, Butter), in denen sie Tage bis Monate infektionsfähig bleiben. Die deutschen Rinderbestände werden als frei von Brucellen angesehen. *B. ovis* und *B. neotomae* vermutlich nicht humanpathogen.

Erreger-Wirts-Beziehung: Nach Aufnahme in den Körper können Brucellen in Zellen des RES-Systems überleben und sich dort vermehren, indem sie die Phagosom-Lysosom-Fusion verhindern; Granulombildung.

Krankheitsspektrum: Brucellose, Morbus Bang, Maltafieber. Nach Inkubationszeit von 1–3 Wochen uncharakteristische, grippeähnliche Symptome, später evtl. Lymphadenopathie, Hepatosplenomegalie, gastroenteritische Beschwerden. Bei längerem Verlauf undulierendes Fieber oder Kontinua. Chronische Infektion mit granulomatöser Hepatitis (nur leicht erhöhte Transaminasen), Orchitis, Arthritis, Pneumonie oder Lungenabszess. Endokarditis, Meningoenzephalitis mit dem Bild einer chronischen Meningitis bei lymphozytärer Pleozytose, Radikulitis. Symptome können einem chronischen Müdigkeitssyndrom oder einer Psychoneurose ähneln. Allgemeine labordiagnostische Maßnahmen zeigen wenig oder keine Entzündungszeichen, eher Leukopenie, Anämie, Thrombozytopenie. Häufig auch subklinisch verlaufende Infektionen.

Diagnostik: Erregernachweis durch Kultur aus Blut, Knochenmark, Liquor oder Biopsie-Materialien, Antikörpernachweis (cave: Kreuzreaktivität mit *Yersinia entero-*

colitica O9). Für die rasche Identifizierung wurde ein 16S-rRNA-basiertes FISH-Verfahren beschrieben.

Prophylaxe/Prävention: Hygienische Maßnahmen, Vermeidung von nichtpasteurisierten Milchprodukten in Endemiegebieten. Impfungen für den veterinärmedizinischen Bereich, jedoch nicht für die Humanmedizin entwickelt. Der Nachweis von *Brucella spp.* muss nach § 7, Absatz 1 Infektionsschutzgesetz namentlich gemeldet werden. Cave: Laborinfektionen.

Therapie: Doxycyclin in Kombination mit Rifampicin, Streptomycin oder Gentamicin; bei kleinen Kindern Co-trimoxazol in Kombination mit Aminoglykosid-Antibiotika. Fluorochinolone als Reserve.

Budvicia (siehe Enterobacteriaceae)

Burkholderia

Spezies: B.-cepacia-Komplex (Genomovar I-IX), *B. pyrrocinia*, *B. ambifaria.*, *B. pseudomallei* (*Pseudomonas pseudomallei*), *B. mallei* (*P. mallei*), *B. gladioli* sowie mindestens 15 weitere Spezies.

Allgemeine Charakterisierung: Gramnegative Stäbchen. *B. mallei* und *B. pseudomallei* in Risikogruppe 3-Erreger.

Epidemiologie: Vorkommen in der Natur (Pflanzen, im feuchten Milieu). Aerogene Übertragung von *B. cepacia* bei Mukoviszidose-Patienten. *B. mallei*, Erreger des Rotz, wird bei Kontakt mit erkrankten Einhufern (vor allem Pferden) übertragen. *B. pseudomallei* kommt in aquatischen Systemen (z.B. Reisfeldern) in Südostasien (Vietnam, Malaysia) und Nord-Australien vor, die durch Exkremente von ausscheidenden Tieren kontaminiert wurden.

Erreger-Wirts-Beziehung: *B. pseudomallei* überleben in Phagozyten und führen zur Granulombildung.

Krankheitsspektrum: *B. cepacia* verursacht pulmonale, z.T. fulminant verlaufende Infektionen (Cepacia-Syndrom) oder Kolonialisationen bei Mukoviszidose-Patienten (siehe Kap. D9). *B. mallei* verursacht chronische subkutane, intramuskuläre Infektionen, Lungenabszesse, Septikämie. *B. pseudomallei*, Erreger der Melidiosis, verursacht akute, chronische und schwer verlaufende Infektion der Haut, Muskeln und Lunge mit gelegentlich akuter septikämischer Ausbreitung und hoher Letalität.

Diagnostik: Kultureller Erregernachweis oder Antikörpernachweis bei Verdacht auf B.-mallei- und B.-pseudomallei-Infektionen. Die Unterscheidung der Genomovare innerhalb des B.-cepacia-Komplexes gelingt mittels Untersuchung des recA-Gens.

Prophylaxe/Prävention: *B. cepacia*: siehe Kapitel D9.

Therapie: *B. cepacia*: siehe Kapitel D9. In vivo und in vitro Antibiotikawirksamkeit stimmen oft nicht überein. B.-mallei- und B.-pseudomallei-Infektionen sollten mit Ceftazidim oder Imipenem und/oder Cotrimoxazol behandelt werden. Hoher Anteil resistenter B.-pseudomallei-Isolate aus Südostasien. Im Gegensatz zu *B. pseudomallei* ist *B. mallei* Aminoglykosid-empfindlich.

Capnocytophaga

Spezies: *C. gingivalis*, *C. granulosa*, *C. haemolytica*, *C. ochracea*, *C. sputigena*.

Allgemeine Charakterisierung: Gramnegative, fusiforme, fakultativ anaerobe Stäbchenbakterien mit gleitender Beweglichkeit. Stämme, die früher zur CDC-Gruppe DF1 gezählt wurden, tragen heute die Speziesbezeichnung *C. ochracea*.

Epidemiologie: Teil der physiologischen humanen Oropharyngealflora.

Erreger-Wirts-Beziehung: Aminopeptidasen und proteolytische Enzyme, die u.a. IgG und IgA hydrolisieren, sowie Neuraminidasen werden als Virulenzfaktoren bei der Paradontose diskutiert. Ferner sind Substanzen beschrieben, die die Neutrophilenfunktion beeinträchtigen.

Krankheitsspektrum: Teil einer gemischten Flora bei Parodontitis. Bakteriämische Episoden bei neutropenischen Patienten mit oralen Ulzerationen und Zahnfleischbluten und malignen Grunderkrankungen. Endometritis, intrauterine und perinatale Infektionen bis zur neonatalen Sepsis. Selten Lungenabszesse, Osteomyelitis, Peritonitis, Keratokonjunktivitis und Endokarditis.

Diagnostik: Kultur des Erregers in CO_2-haltiger Atmosphäre. Filmartige, fingerförmige Kolonieausläufer als Ausdruck der gleitenden Beweglichkeit. Bei oralen Infektionen auch molekularbiologischer Nachweis (DNA-Hybridisierung).

Prophylaxe/Prävention: Bei oralen Infektionen nach Herdsanierung adäquate Mundhygiene.

Therapie: Clindamycin, Makrolide, Tetrazykline, Chinolone, Penicilline mit β-Lactamase-Inhibitoren, Drittgenerations-Cephalosporinen und Imipenem. Zunehmende Häufigkeit β-Lactamase-produzierender Stämme. Intrinsische Resistenz gegen Aminoglykoside.

Spezies: *C. canimorsus*, *C. cynodegmi*.

Allgemeine Charakterisierung: Gramnegative, dünne, fusiforme Stäbchenbakterien. Frühere Bezeichnung: CDC-Gruppe DF-2 bzw. CDC-Gruppe DF-2-ähnliche Erreger.

Epidemiologie: Vorkommen im Oropharyngealtrakt von Hunden und Katzen.

Erreger-Wirts-Beziehung: Infektionen nach Bissen oder engem Kontakt mit Hunden und Katzen (selten auch Bären, Tigern). Schwer verlaufende Infektionen bei Patienten mit beeinträchtigtem Immunsystem (i.R. von Lymphomen, chronisch obstruktiver Lungenerkrankung, Splenektomie, Alkoholismus). Gehäuftes Auftreten von Infektionen bei asplenischen Patienten, weshalb eine besondere Bedeutung des retikuloendothelialen Systems für die Elimination des Erregers diskutiert wird.

Krankheitsspektrum: Wundinfektionen einschließlich Cellulitis, Meningitis, Bakteriämie bis hin zum septischen Schock, Pneumonie, Arthritis, Endokarditis. Eine fulminante C.-canimorsus-Sepsis kann dem Waterhouse-Friederichsen-Syndrom ähneln. Chronische Hornhautentzündungen und -ulzerationen nach Kratzverletzungen (cave: topische Kortikosteroide) durch Hunde.

Diagnostik: Kultur des Erregers aus Blutkulturen oder Wundabstrichen in CO_2-haltiger Atmosphäre.

Prophylaxe/Prävention: Vermeidung von Tierkontakt (Hund, Katze) bei asplenischen oder immunsupprimierten Patienten.

Therapie: s.o.

Campylobacter (siehe Erregersteckbrief, S. 437)

Cardiobacterium

Spezies: C. hominis.

Allgemeine Charakterisierung: Gramnegative, häufig auch gramlabile, fakultativ anaerobe Stäbchenbakterien. Familie der Cardiobacteriaceae. Gehört zu den so genannten HACEK-Organismen (siehe *Haemophilus*). Frühere Bezeichnung CDC-Gruppe 2D.

Epidemiologie: Vorkommen im oberen Respirationstrakt, wahrscheinlich auch im Gastrointestinal- und Urogenitaltrakt.

Erreger-Wirts-Beziehung: Der Erreger tritt vor allem nach Zahnbehandlungen in die Blutbahn über und besiedelt vorgeschädigte oder prothetische Herzklappen. Über Endokarditiden ohne Klappenvorschädigung wurde kasuistisch berichtet.

Krankheitsspektrum: Endokarditis mit schleichendem Beginn und protrahiertem Verlauf.

Diagnostik: Erregerkultur aus Blut. Typisch ist langsames Wachstum in Blutkulturmedien.

Prophylaxe/Prävention: Antibiotikaprophylaxe vor Zahnbehandlungen bei Patienten mit vorgeschädigten Klappen oder mit Klappenersatz.

Therapie: Gabe von Penicillin G allein oder in Kombination mit einem Aminoglykosid. Empfindlichkeitstestung empfohlen, da β-Lactamase-bildende und Aminoglykosid-resistente Stämme beschrieben wurden. Alternativ Amoxicillin plus Sulbactam und Aminoglykosid. Resistenz gegen Clindamycin.

CDC-Gruppe EF-4A und -4B

Allgemeine Charakterisierung: Gramnegative, kokkoide Stäbchenbakterien, die inzwischen als namenlose Mitglieder der Familie Neisseriaceae zugeordnet wurden. EF steht für eugonische Fermenter.

Epidemiologie: Teil der physiologischen oralen Flora von Katzen und Hunden, verursacht auch eitrige und pulmonale Infektionen bei diesen Tieren.

Erreger-Wirts-Beziehung: Infektionen beim Menschen nach Kratz- oder Bissverletzungen und engen Kontakt mit Tieren.

Krankheitsspektrum: Wundinfektionen.

Diagnostik: Erregerkultur aus Wunden und Blut.

Prophylaxe/Prävention: Hygiene bei intensivem Tierkontakt.

Therapie: Nach Antibiogramm. Meist empfindlich gegen viele Antibiotika, jedoch variable Empfindlichkeit gegen Penicillin und Schmalspektrum-Cephalosporine. Resistenz gegen Clindamycin und Trimethoprim.

Cedecea (siehe Enterobacteriaceae)

Chlamydia (siehe Erregersteckbrief, S. 326 und 552)

Chromobacterium

Spezies: C. violaceum.

Allgemeine Charakterisierung: Gramnegative, fakultativ anaerobe, fermentative Stäbchenbakterien.

Epidemiologie: Seltener Infektionserreger. Bisher nur in den Tropen und Subtropen bekannt, natürliches Habitat sind Wasser und Erde. Meist Hautläsionen als Eintrittspforte oder orale Aufnahme.

Erreger-Wirts-Beziehung: Keine Einzelheiten bekannt.

Krankheitsspektrum: Lebensbedrohlich verlaufende Septikämien vor allem bei Funktionsstörungen der neutrophilen Granulozyten, Haut- und Wundinfektionen, Leberabszesse.

Diagnostik: Erregerkultur aus Wundmaterial, Biopsaten, Blut. Die meisten Kolonien bilden ein violettes Pigment.

Nicht pigmentierte Stämme können mit Aeromonas verwechselt werden.
Prophylaxe/Prävention: Offene Wunden vor Verunreinigung schützen.
Therapie: Chirurgische Therapie. Als wirksam gelten Tetracycline, Imipenem, Co-trimoxazol und Ciprofloxacin.

Chryseobacterium, Empedobacter und CDC-Gruppe IIc, IIe, IIg, IIh, IIi

Spezies: *C. gleum, C. indologenes, C. meningosepticum, E. brevis* (*Flavobacterium breve*), CDC-Gruppe IIc, IIe, IIg, IIh, IIi.
Allgemeine Charakterisierung: Gramnegative Stäbchenbakterien, früher der Gattung *Flavobacterium* zugeordnet.
Epidemiologie: Natürliches Habitat in Wasser, Pflanzen, Erde. Krankheitserreger bei nosokomialen Infektionen, Übertragung durch Applikation kontaminierter Flüssigkeiten, Kolonisation von Schleimhäuten mit nachfolgender Infektion nach Inhalationstherapie kasuistisch beschrieben. *C. indologenes* ist das häufigste klinische Isolat. Selten von klinischer Relevanz.
Erreger-Wirts-Beziehung: Keine Einzelheiten bekannt.
Krankheitsspektrum: Vor allem *C. meningosepticum* verursacht bei Früh- und Neugeborenen sowie Immunsupprimierten Sepsis, Meningitis und Pneumonien mit hoher Letalität. Kleinere nosokomiale Ausbrüche sind beschrieben. Gelegentlich Wundinfektionen, Keratitis, Endophthalmitis. Meningitis durch CDC-Gruppe IIe kasuistisch beschrieben.
Diagnostik: Kultureller Erregernachweis.
Prophylaxe/Prävention: Krankenhaushygienische Maßnahmen.
Therapie: *Chryseobacterium spp.* produziert häufig β-Lactamasen. Gabe von Vancomycin, Rifampicin, Chinolonen, Co-trimoxazol oder Doxycyclin, nach einzelnen Fallberichten auch Vancomycin in Kombination mit Rifampicin (cave: mangelnde Korrelation zwischen In-vitro-Empfindlichkeit und klinischer Wirksamkeit).

Citrobacter (siehe Enterobacteriaceae)

Clostridium (siehe Kap. B1)

Corynebacterium

Spezies: *C. diphtheriae*: siehe Erregersteckbrief, S. 299.

Spezies: *C. accolens, C. amycolatum, C. durum, C. jeikeium, C. macginleyi, C. minutissimum, C. pseudodiphtheriticum, C. pseudotuberculosis, C. striatum, C. ulcerans, C. urealyticum* und andere. Derzeit gelten ca. 36 Spezies als medizinisch relevant.
Allgemeine Charakterisierung: Grampositive, nicht sporenbildende Stäbchen.
Epidemiologie: Teil der Standortflora von Haut und Schleimhäuten bei Menschen und Säugetieren.
Erreger-Wirts-Beziehung: Endogene Infektionen, opportunistische Erreger. Nosokomiale Ausbrüche beschrieben.
Krankheitsspektrum: Typisch sind Infektionen immunsupprimierter oder hospitalisierter Patienten und chronische Infektionen im ambulanten Bereich. Fremdkörper-assoziierte Infektionen, Endokarditis, Meningitis, Augen-, Wund- und Harnwegsinfektionen. *C.-jeikeium*-Infektionen werden durch Neutropenie, Knochenmarktransplantation, intravenöse Katheter, frühere Antibiotikatherapie begünstigt. *C. pseudotuberculosis* ist endemisch in Australien, Afrika und USA und veterinärmedizinisch als Ursache der verkäsenden Lymphadenitis bei Tieren von Bedeutung. Sporadische Übertragung auf beruflich exponierte Personen.
Diagnostik: Mikroskopischer und kultureller Nachweis; relativ häufige Kontaminante von Blutkulturen.
Prophylaxe/Prävention: Bei Ausbrüchen klinikhygienische Maßnahmen.
Therapie: Antibiotikasensibilität variabel, daher Therapie nach Antibiogramm. *C. jeikeium* und *C. urealyticum* in mehr als 90% Ampicillin-resistent, *C. jeikeium* häufig multiresistent, jedoch Vancomycin-sensibel.

Coxiella

Spezies: *C. burnetii*.
Allgemeine Charakterisierung: Genus innerhalb der Ordnung Proteobakterium, nahe verwandt mit den Gattungen *Legionella* und *Francisella*. Obligat intrazelluläre Erreger, die in zwei diagnostisch relevanten Antigenphasen vorkommen. *C. burnetii* wird nach Biostoffverordnung als Risikogruppe 3-Erreger eingestuft.
Epidemiologie: Weltweit verbreitete Zoonose, Ausgangsherd sind infizierte Paarhufer (Rinder, Schafe, Ziegen), aber auch Katzen, Hunde und Kaninchen. Hochinfektiös ist die bei der Geburt ausgeschiedene Plazenta. Primär aerogene Übertragung, aber auch durch Nahrungsmittel (Milchprodukte) und Arthropoden möglich. Keine Übertragung von Mensch zu Mensch. Der Erreger ist sehr umweltresistent vor allem gegen Austrocknung (evtl. Persistenz in Amöben) und kann monate- bis jahrelang infektiös bleiben.

Erreger-Wirts-Beziehung: Eine effektive Infektionskontrolle ist assoziiert mit einer intakten zellulären Immunantwort und einer humoralen Antwort, die vor allem gegen Phase-II-Antigen gerichtet ist. Ein chronischer Verlauf mit hoher Erregerkonzentration im infizierten Gewebe findet sich fast ausschließlich bei Immunsupprimierten oder Patienten mit vorgeschädigten Herzklappen.

Krankheitsspektrum: Häufig nahezu asymptomatischer, selbstlimitierender Verlauf. Akutes Q-Fieber ist durch unklares hohes Fieber, starke Kopfschmerzen, atypische Pneumonie und eine Hepatitis gekennzeichnet. Selten Perimyokarditis, Meningoenzephalitis und ein makulopapulöses Exanthem. Abortrisiko bei Infektionen in der Schwangerschaft. Bei chronischer Verlaufsform (> sechs Monate) in der Regel Endokarditis mit Hepatosplenomegalie, seltener chronische granulomatöse Hepatitis.

Diagnostik: Nachweis einer Serokonversion bei akuter Infektion bzw. hohen Antikörpertitern bei einer chronischen Infektion mittels KBR oder indirektem IFT, der zusätzlich die separate Bestimmung von Phase-I-Antikörpern (bei der chronischen Q-Fieber-Infektion hochpositiv) oder Phase-II-Antikörpern (bei der akuten Infektion positiv) erlaubt. Nur in Speziallaboratorien Erregernachweis mittels Zellkultur oder PCR aus Biopsie-Materialien oder Vollblut unter geeigneten Sicherheitsmaßnahmen. Keine standardisierte Antibiotikatestung verfügbar und nur in Speziallaboratorien möglich.

Prophylaxe/Prävention: Kontakt mit infizierten Tieren meiden, strenge Hygienemaßnahmen bei Geburten mutmaßlich infizierter Haus- und Nutztiere. Durchseuchungs- und Parasitenkontrolle von Tieren. Kein Genuss von nicht-pasteurisierten Milchprodukten. Der Nachweis von *C. burnetii* muss nach § 7, Absatz 1 Infektionsschutzgesetz namentlich gemeldet werden. Eine Vakzine unter Verwendung von Phase-I-Antigen wird vor allem in Australien bei Tierärzten, Viehzüchtern und Metzgern eingesetzt.

Therapie: Bei akutem Q-Fieber Gabe von Doxycyclin über 2–3 Wochen. Bei Meningoenzephalitis alternativ Chinolone oder Chloramphenicol. Bei Q-Fieber-Endokarditis Doxycyclin-Therapie unter Umständen in Kombination mit Rifampicin, Chloroquin oder Ofloxacin über 1–3 Jahre. Chirurgischer Klappenersatz bei hämodynamischer Dysfunktion bzw. rezidivierenden Embolien.

Dysgonomonas

Spezies: *D. capnocytophagoides* (früher CDC-Gruppe DF-3), *D. gadei*.

Allgemeine Charakterisierung: Anspruchsvolle, gramnegative, kokkoide Stäbchenbakterien. DF steht für „dysgonische Fermenter", d.h. biochemische Testmedien müssen mit Tierserum versetzt werden, um reproduzierbare Reaktionen zu erhalten.

Epidemiologie: Sehr seltene Isolate.

Erreger-Wirts-Beziehung: Infektionen bei immunkompromittierten Patienten (HIV, Hypogammaglobulinämie, Leukopenie) oder Patienten mit entzündlichen Darmerkrankungen. *D. gadei* wurde bislang nur kasuistisch bei Cholezystitis isoliert.

Krankheitsspektrum: Chronische Diarrhö, Bakteriämie.

Diagnostik: Erregerkultur aus Stuhlproben und Blut. Kolonien weisen Geruch nach Erdbeeren auf.

Prophylaxe/Prävention: Keine Einzelheiten bekannt.

Therapie: Therapie nach Antibiogramm. Die meisten Isolate sind empfindlich gegen Co-trimoxazol, Imipenem, Rifampicin und Tetrazykline. Gewöhnlich Resistenzen gegenüber β-Lactam-Antibiotika, Aminoglykoside, Chinolone und Makrolide.

Edwardsiella (siehe Enterobacteriaceae)

Ehrlichia und Anaplasma

Spezies: E.-canis-Gruppe (*E. canis, E. chaffeensis, E. ewingii, E. muris*), *A. phagocytophilum* (*E. bovis, E. equi, E. phagocytophila*), *A. platys, A. bovis*. Spezies, die nicht durch Zecken übertragen werden, wurden umbenannt z.B. *Neorickettsia sennetsu* und *N. risticii* (früher *E. sennetsu, E. risticii*).

Allgemeine Charakterisierung: Gramnegative, obligat intrazytoplasmatische Bakterien, Genus innerhalb der Familie der Rickettsiaceae. *E. chaffeensis* zeigt Zelltropismus für Monozyten (HME, humane monozytäre Ehrlichiose) während der HGE-Erreger (humane granulozytäre Ehrlichiose) *A. phagocytophilia* bevorzugt in Granulozyten zu finden ist.

Epidemiologie: Natürliches Reservoir sind Tiere (Rotwild, Hunde, Pferde, Rinder, Schafe, Nagetiere). Die Übertragung von *Ehrlichia* und *Anaplasma* auf den Menschen erfolgt durch Zeckenstich. Ehrlichiosen sind vor allem in den USA prävalent. Seroepidemiologische Untersuchungen, PCR-Untersuchungen von Zecken und vereinzelte Fallberichte deuten darauf hin, dass die HGE auch in Europa und Afrika vorkommt. Sennetsu-Fieber ist bislang nur in Japan und Malaysia aufgetreten.

Erreger-Wirts-Beziehung: Replikation in membrangebundenen Kompartimenten von Granulozyten oder Monozyten, Makrophagen. Durch Genomanalyse Identifizierung verschiedener Kandidatengene, die für Adaptationsprozesse sowohl in Vektor als auch Wirt verantwortlich sein könnten.

Krankheitsspektrum: Humane monozytäre Ehrlichiose (HME), granulozytäre Ehrlichiose (HGE), Sennetsu-Fieber. Überwiegend subklinische Infektionen. Bei klinisch apparentem Verlauf ca. 5–11 Tage nach Zeckenstich akutes Krankheitsbild mit hohem Fieber und grippeähnlichen Symptomen, gelegentlich auch ZNS-Beteiligung. Leukozytopenie und Thrombozytopenie, Transaminasen-Anstieg. Beim Sennetsu-Fieber typischerweise postaurikuläre und generalisierte Lymphadenopathie. Selten schwere Verläufe mit schockähnlichem Krankheitsbild und letalem Ausgang. Die infektionsbedingte Immunsuppression begünstigt möglicherweise Ko-Infektionen mit opportunistischen Erregern.
Diagnostik: Mikroskopie: Nachweis intrazytoplasmatischer Einschlüsse bzw. Morulae in Granulozyten oder Monozyten des peripheren Blutes. Zellkultureller Erregernachweis und PCR-Nachweis aus EDTA-Blut und Liquor nur in Speziallaboratorien. Nachweis erhöhter spezifischer Antikörpertiter bzw. einer Serokonversion mittels indirektem Immunfluoreszenz-Test.
Prophylaxe/Prävention: Vermeidung von Zeckenstichen.
Therapie: Doxycyclin oder Tetrazyclin. Im Gegensatz zur Borreliose sind β-Lactam-Antibiotika unwirksam. Bei Schwangeren wurde Rifampicin erfolgreich eingesetzt (cave: Resistenzentwicklung).

Eikenella

Spezies: *E. corrodens*.
Allgemeine Charakterisierung: Gramnegative, anspruchsvoll wachsende Stäbchenbakterien, Familie der Neisseriaceae. *E. corrodens* gehört zur HACEK-Gruppe (siehe Haemophilus).
Epidemiologie: Natürlicher Kommensale der Mundhöhle des Menschen und anderer Säugetiere.
Erreger-Wirts-Beziehung: Endogene Infektion, keine Einzelheiten bekannt.
Krankheitsspektrum: Wundinfektionen, Weichteilabszesse (z.B. nach Menschenbiss), Bakteriämie, pulmonale Infektionen, Arthritis, Meningitis, Endokarditis. Prävalenz in subgingivalen Plaques von Erwachsenen mit Parodontitis.
Diagnostik: Kultureller Erregernachweis. Typischerweise in den Nährboden eingesunkene Kolonien.
Prophylaxe/Prävention: Keine Einzelheiten bekannt.
Therapie: Penicilline (evtl. plus β-Lactamase-Inhibitor), moderne Cephalosporine, Fluorochinolone, Carbapeneme und Tetracycline. Resistenz gegenüber Clindamycin und Metronidazol. β-Lactamase-produzierende Stämme beschrieben.

Empedobacter (siehe Chryseobacterium)

Enterobacter (siehe Enterobacteriaceae)

Enterobacteriaceae

Spezies: Obligat pathogene *Escherichia coli*, *Klebsiella pneumoniae*, *Salmonella spp.*, *Shigella spp.*, *Yersinia spp.*: siehe Erregersteckbriefe.
Spezies: *Budvicia aquatica, Buttiauxella agrestis, Cedecea davisae, Citrobacter diversus (koseri), C. freundii, Edwardsiella tarda, Enterobacter aerogenes, E. cloacae, Escherichia coli, Ewingella americana, Hafnia alvei, Klebsiella oxytoca, K. ozaenae, Kluyvera cryocrescens, Leclercia adecarboxylata, Leminorella grimontii, Moellerella wisconsensis, Morganella morganii, Obesumbacterium spp., Pragia fontium, Pantoea agglomerans, Photorhabdus luminescens, Plesiomonas shigelloides (Aeromonas* bzw. *Pseudomonas shigelloides), Proteus mirabilis, P. vulgaris, Providencia alcalifaciens, Rahnella aquatilis, Serratia marcescens, Tatumella ptyseos, Trabulsiella guamensis, Xenorhabdus netamophilus, Yokenella (Koserella) regensburgei* u.v.a.
Allgemeine Charakterisierung: Fakultativ anaerobe, anspruchslose gramnegative Stäbchen, z.T. Bestandteil der physiologischen Darmflora, Vorkommen in Pflanzen und aquatischen Standorten. *Plesiomonas shigelloides* wird derzeit aufgrund der nahen Verwandschaft zu *Proteus* zu der Familie der Enterobakterien gezählt. *P. shigelloides* kommt im Süßwasser insbesondere der gemäßigten und tropischen Klimazonen vor und kolonisiert Wassertiere (Muscheln, Fische); Infektion durch Verzehr roher oder nicht ausreichend gekochter Fische und Trinkwasser.
Epidemiologie: Häufige pathogene Spezies sind *E. coli, Klebsiella spp., Enterobacter spp., Citrobacter spp., Serratia spp., Proteus spp., Morganella spp., Salmonella spp., Shigella spp.* und *Yersinia spp.* Infektionen durch Enterobakter entstehen endogen oder exogen, präklinisch oder nosokomial.
Erreger-Wirts-Beziehung: Ein wichtiges Pathogenitätsmerkmal ist das LPS mit seiner endotoxischen Wirkung. Einige Spezies bzw. Pathotypen besitzen Adhäsine, Hämolysine und produzieren Exotoxine.
Krankheitsspektrum: Harnwegs- und Wundinfektionen, Abszesse, Gallenwegsinfektionen, Peritonitis, Pneumonien und Sepsis. Bei Säuglingen Meningitis im Rahmen einer perinatalen Infektion durch *E. coli*. Einige Enterotoxin-bildende Enterobakterien wurden mit Diarrhö assoziiert. Infektion durch *Plesiomonas spp.*: selbstlimitierende wässrige, auch blutige Diarrhö, Bakteriämie bei Immunsuppression, Enteritis-assoziierte Polyarthritis bzw. Arthritis, sehr selten Meningitis.

Diagnostik: Kultureller Erregernachweis aus Blut, Urin, Punktaten, Stuhl etc., die Differenzierung erfolgt meistens biochemisch.

Prophylaxe/Prävention: Krankenhaushygienische Maßnahmen, insbesondere bei nosokomialen Infektionen und Vorliegen von Extended spectrum β-Lactamase-produzierenden Erregern (ESBL).

Therapie: Therapie nach Antibiogramm mit Cephalosporinen, Breitbandpenicillinen, Carbapenemen, Co-trimoxazol und Aminoglykosiden. Bei unkomplizierter Diarrhö durch *Plesiomonas* keine spezifischen Maßnahmen erforderlich. Details werden in den Spezialkapiteln besprochen.

Enterococcus (siehe Erregersteckbrief, S. 526)

Erysipelothrix

Spezies: *E. rhusiopathiae*, *E. tonsillarium* (bisher aus menschlichem Untersuchungsmaterial nicht isoliert).

Allgemeine Charakterisierung: Grampositive, nicht sporenbildende Stäbchen.

Epidemiologie: Bei Fischen, Vögeln und Säugern (Hausschwein) verbreitet. Wasserkontamination durch Tierfäkalien.

Erreger-Wirts-Beziehung: Kutane Ausbreitung möglicherweise durch Neuraminidase- und Hyaluronidase-Produktion. Intrazelluläres Überleben in Makrophagen durch fehlende Induktion des „oxydative burst".

Krankheitsspektrum: Vor allem bei Tierärzten, Metzgern, Fischhändlern auftretende Zoonose. Nach Tierkontakt Auftreten Erysipel-ähnlicher, schmerzhafter Erkrankung, meist an den Händen (Schweine-Rotlauf, Fisch-Rotlauf, Erysipeloid), gegebenenfalls mit regionärer Lymphangitis. Spontanheilung innerhalb von 2–4 Wochen möglich. Gelegentlich diffuse kutane Ausbreitung mit Urtikaria-ähnlichen Symptomen, Arthritis, sehr selten Sepsis und Endokarditis vor allem bei Immunsuppression mit schlechter Prognose.

Diagnostik: Kultureller Nachweis bei Sepsis aus dem Blut, bei Erysipeloid aus Hautbiopsien.

Prophylaxe/Prävention: Sorgfalt und Beachtung der Hygiene beim Schlachten von Tieren (Tragen von Handschuhen). Für Tiere Impfstoff mit lebenden attenuierten Bakterien verfügbar. Keine Immunität nach durchgemachter Infektion beim Menschen.

Therapie: Penicillin ist Therapie der Wahl für lokale und systemische Infektionen. Alternativ: Imipenem, Clindamycin, Tetrazykline, Erythromycin und Fluorochinolone. Erysipelothrix ist meist resistent gegen Glykopeptide und Sulfonamide.

Escherichia (siehe Enterobacteriaceae)

Eubacterium und Eubacterium-ähnliche Spezies

Spezies: *E. nodatum*, *Eggerthella lentum* (*Eubacterium lentum*), *Mogibacterium timidum* (*E. timidum*), *Collinsella aerofaciens* (*E. aerofaciens*), *Slackia exigua* (*E. exiguum*) und mehr als 20 weitere, z.T. neu beschriebene Spezies wie z.B. *Bulleidia extructa*, *Cryptobacterium curtum*, *Holdemania filiformis* und *Catenibacterium mitsoukai*.

Allgemeine Charakterisierung: Grampositive, obligat anaerobe Stäbchen. Der Genus *Eubacterium* umfasste historisch alle anaeroben, grampositiven Stäbchenbakterien unklarer Taxonomie, daher derzeit zahlreiche taxonomische Veränderungen.

Epidemiologie: Vorkommen im Gastrointestinaltrakt und in der Mundhöhle.

Erreger-Wirts-Beziehung: Im Regelfall endogene Infektionen polymikrobieller Natur.

Krankheitsspektrum: Vor allem Abszesse, gynäkologische Infektionen, Infektionen von Ulzera und Dekubitus. Assoziation mit Parodontitis. Sehr selten Bakteriämie. Klinische Relevanz oft schwer beurteilbar.

Diagnostik: Kultureller Nachweis, Anaerobier-Transportmedium verwenden. Die Speziesunterscheidung ist schwierig.

Prophylaxe/Prävention: Keine Prävention möglich.

Therapie: Chirurgische Therapie, zusätzlich Antibiotikatherapie. Als wirksam gelten Penicilline, Clindamycin, Tetrazykline, Metronidazol und Erythromycin.

Ewingella (siehe Enterobacteriaceae)

Flavobacterium

Spezies: Die Spezies der Gattung *Flavobacterium* wurden reklassifiziert (siehe *Chrysobacterium*, *Empedobacter* und *Myroides*). Die verbliebenen Spezies wie z.B. *F. aquatile* und *F. columnare* werden nicht in humanen Untersuchungsmaterialien gefunden.

Allgemeine Charakterisierung: Gramnegative Stäbchenbakterien.

Epidemiologie: Natürliches Habitat in Wasser, Pflanzen, Erde.

Francisella

Spezies: *F. tularensis* (Subspezies: *tularensis, holarctica, mediaasiatica, nivicida*), *F. philomiragia*.

Allgemeine Charakterisierung: Feine, gramnegative Stäbchen. Risikogruppe 3-Erreger. *F. tularensis* wird als potentielles Agens bioterroristischer Angriffe diskutiert.

Epidemiologie: Zoonose frei lebender Nager, z.B. Kaninchen und Hasen (Tularämie, Hasenpest). Übertragung durch Insekten (z.B. Zecken), direkten Tierkontakt oder kontaminiertes Wasser; Infektion über geringfügige Hautverletzungen, Ingestion oder aerogen. In Deutschland nur 1–2 Fälle pro Jahr gemeldet, vereinzelte Kasuistiken kommen aus Osteuropa und Frankreich. In den Vereinigten Staaten seit 1990 ca. 100–200 Fälle pro Jahr.

Erreger-Wirts-Beziehung: Initiale lokale Vermehrung am Inokulationsort, dann lymphogen-hämatogene Aussaat. Lokale Nekrosen und Granulombildung in allen Organen. *F. tularensis* kann sehr lange im nekrotischen Gewebe persistieren.

Krankheitsspektrum: Ulkusentstehung an der Inokulationsstelle, Lymphknotenbeteiligung mit Einschmelzung (ulzeroglanduläre Form), seltener okulo- oder oroglanduläre Form. Weitere Erscheinungsbilder: Typhus-ähnliche, pleuropulmonale und gastrointestinale Tularämie, selten Fremkörper-assoziierte Infektion (Liquor-Shunt, Gelenkprothesen). Erkrankungsbeginn oft mit abrupt einsetzender, grippeähnlicher Symptomatik.

Diagnostik: Mikroskopischer Nachweis aus Ulkusabstrichen schwierig, direkter IFT nur in Speziallaboratorien. Kultureller Nachweis auf speziell supplementierten Nährmedien. Die meisten Tularämiefälle werden serologisch diagnostiziert. Kreuzreaktionen mit *Brucella spp.* und *Proteus vulgaris* OX19.

Prophylaxe/Prävention: Kontaktmeidung mit kranken Tieren, Verwendung von Repellentien. Für hochgefährdete Personen ist in den USA ein Impfstoff verfügbar. Cave: Laborinfektionen. Ein positiver Nachweis von *F. tularensis* ist nach § 7, Absatz 1 Infektionsschutzgesetz namentlich meldepflichtig. Nach Erregerinhalation medikamentöse Postexpositionsprophylaxe mit Doxycyclin oder Ciprofloxacin.

Therapie: Streptomycin, Gentamycin. Alternativ Doxycyclin, Ciprofloxacin und Chloramphenicol. Resistenzen gegenüber Penicillinen, Cephalosporinen und Erythromycin.

Fusobacterium

Spezies: *F. nucleatum*: siehe Erregersteckbrief, S. 297.

Spezies: *F. alocis, F. mortiferum, F. naviforme, F. necrophorum, F. periodonticum, F. russii, F. sulci, F. ulcerans, F. varium* und andere.

Allgemeine Charakterisierung: Obligat anaerobe, färberisch gramnegative faden- bis spindelförmige Stäbchen, aufgrund von rRNA-Genanalysen taxonomisch den grampositiven Bakterien zuzuordnen.

Epidemiologie: Standortflora insbesondere des Oropharynx, des Genital-, Gastrointestinal- und des Respirationstrakts. Am häufigsten isoliert werden *F. nucleatum* und *F. necrophorum*, vor allem bei Kindern und Heranwachsenden.

Erreger-Wirts-Beziehung: Endogene Infektionen.

Krankheitsspektrum: Vom Oropharynx ausgehende Infektionen wie z.B. odontogene Infektionen, Peritonsillarabszesse, Hirnabszesse, Sinusitis, Otitis, Pleuraempyem, Lungenabszess, Bakteriämie im Rahmen lokaler Infektionen, Endokarditis, Osteomyelitis (insbesondere des Gesichtskiefers und bei Gaucher-Syndrom). *F. necrophorum* und *F. nucleatum* sind bei Immunsuppression, Mangelernährung und sehr mangelhafter Mundhygiene an der Auslösung des Lemièrre-Syndroms (eitrige, sich ausbreitende Seitenstrang-Angina, Jugularvenen-Thrombose mit metastatischer Absiedlung, Bakteriämie) beteiligt. *F. ulcerans* bei tropischen Ulzera, *F. russii* bei Wundinfektionen nach Tierbissen.

Diagnostik: Kultureller Nachweis, daher unbedingt Anaerobier-Transportmedium verwenden.

Prophylaxe/Prävention: Sanierung oraler Entzündungsherde, adäquate Mundhygiene.

Therapie: Wirksam sind Penicillin G, Breitbandpenicilline, Clindamycin, Metronidazol. Zusätzliche chirurgische Therapie kann indiziert sein.

Gardnerella (siehe Erregersteckbrief, S. 566)

Granulicatella (siehe Abiotrophia)

Haemophilus

Spezies: *H. influenzae*: siehe Erregersteckbrief, S. 318.

Spezies: *H. aphrophilus, H. ducreyi, H. haemolyticus, H. aegyptius, H. influenzae* ssp. *aegyptius, H. parahaemolyticus, H. parainfluenzae, H. paraphrophilus, H. paraphrohaemolyticus, H. segnis*.

Allgemeine Charakterisierung: Gehören zur Familie der Pasteurellaceae. Anspruchsvoll wachsende gramnegative Stäbchen, die auxotroph für NAD bzw. Hämin sind. *H. aegyptius* und *H. influenzae ssp. aegyptius* sind verschiedene Spezies, die fälschlicherweise z.T. synonym verwendet werden. *Haemophilus aphrophilus*, *H. parainfluenzae*, *H. paraphrophilus*, *Actinobacillus spp.*, *Cardiobacterium spp.*, *Eikenella spp.* und *Kingella spp.* bilden zusammen die HACEK-Gruppe.

Epidemiologie: Haemophilus-Arten (mit Ausnahme von *H. ducreyi*) sind Teil der physiologischen Flora des oberen Respirationstraktes. Asymptomatische Kolonisation der Zervix uteri mit *H. ducreyi* aber möglich. H.-ducreyi-Infektionen vor allem in den Tropen und Subtropen endemisch.

Erreger-Wirts-Beziehung: Endogene Infektion (außer *H. ducreyi*).

Krankheitsspektrum: *H. ducreyi* verursacht das Ulcus molle (weicher Schanker), eine sexuell übertragene Erkrankung vor allem in Afrika, Asien und Lateinamerika, die sich als weiches, schmerzhaftes Ulcus manifestiert und zu einer Beteiligung der Lymphknoten führt (Bubo). *H. influenzae ssp. aegyptius* ist für eine eitrige, epidemisch auftretende Konjunktivitis verantwortlich und kann bei Kindern eine schwere Sepsis (brazilian purpuric fever) auslösen. *H. aegyptius* verursacht eine akute eitrige und kontagiöse Konjunktivitis (pink eye). Die übrigen *Haemophilus spp.* werden gelegentlich bei subakuter Endokarditis (*H. aphrophilus*), Hirnabszess, Sinusitis, septischer Arthritis, Osteomyelitis und Wundinfektionen nachgewiesen.

Diagnostik: Kultureller Erregernachweis unter Verwendung supplementierter Nährmedien. Nachweis von *H. ducreyi* vor allem mikroskopisch („Fischschwärme"), auf Spezialnährböden auch kulturell.

Prophylaxe/Prävention: *H. ducreyi*: übliche Prophylaxe bei sexuell übertragbaren Erkrankungen.

Therapie: Aminopenicilline mit oder ohne β-Lactamase-Inhibitor und moderne Cephalosporine. Makrolide nur eingeschränkt wirksam. Erworbene Resistenzen gegenüber Aminopenicillinen, Co-trimoxazol und Tetracyclinen kommen vor.

Therapie bei Ulcus molle: Erythromycin, alternativ Fluorochinolone, Co-trimoxazol, Ceftriaxon.

Hafnia (siehe Enterobacteriaceae)

Helicobacter (siehe Erregersteckbrief, S. 416)

Kingella

Spezies: *K. denitrificans*, *K. kingae*, *K. oralis*.

Allgemeine Charakterisierung: Anspruchsvoll wachsende gramnegative Bakterien, Familie der Neisseriaceae. *Kingella spp.* gehört zur HACEK-Gruppe (s.a. *Haemophilus*).

Epidemiologie: Kommensalen im Oro- und Nasopharynx bei Kindern. Natürliches Habitat von *K. dentrificans* unbekannt.

Erreger-Wirts-Beziehung: Einzelheiten sind nicht bekannt.

Krankheitsspektrum: Überwiegend Infektionen bei Kindern (Osteomyelitis, Bakteriämie, Endokarditis, untere Atemwegsinfektionen, Keratitis, ZNS-Infektionen). Wichtiger Krankheitserreger bei der septischen Arthritis des Kindes. Erregerübertragung von Mensch zu Mensch möglich. Assoziation von *K. oralis* mit Parodontose.

Diagnostik: Kultureller Nachweis aus Sekreten und Biopsien, bei Endokarditis aus Blutkulturmedien. Einsatz von Selektivmedien mit Zusatz von Clindamycin oder Vancomycin bei Nachweis aus Untersuchungsmaterialien mit Begleitflora.

Prophylaxe/Prävention: Übliche krankenhaushygienische Maßnahmen zur Vermeidung von Kontaktübertragung.

Therapie: Therapie mit β-Lactam-Antibiotika (Breitbandpenicilline, Cephalosporine), Makroliden, Tetrazyklinen, Co-trimoxazol, Chinolonen. Wegen möglicher β-Lactamase-Produktion Kombination von Penicillinen mit β-Lactamase-Inhibitoren.

Klebsiella (siehe Enterobacteriaceae)

Kluyvera (siehe Enterobacteriaceae)

Lactobacillus

Spezies: *L. acidophilus*, *L. casei*, *L. rhamnosus*, derzeit mehr als 30 *Lactobacillus spp.* bekannt.

Allgemeine Charakterisierung: Grampositive anaerobe, z.T. mikroaerophile, nicht sporenbildende Stäbchen.

Epidemiologie: Weit verbreitet bei Mensch und Tier, in tierischen Produkten und Pflanzen. *Lactobacillus spp.* besiedelt den Darmtrakt von Vögeln und Säugern sowie Oropharynx und Vagina von Säugern (Döderleinsche Stäbchen).

Erreger-Wirts-Beziehung: Selten pathogen, opportunistische Erregerspezies. *L. reuteri* wird als Probiotikum verwendet. Positiver Effekt bei der Behandlung der bakteriellen Vaginose und Diarrhö beschrieben.

Krankheitsspektrum: Gelegentlich bei polymikrobiellen Infektionen (Abszesse und Wundinfektionen). Selten

Bakteriämien, Katheter-assoziierte Infektionen, Chorioamnionitis, neonatale Meningitis. Sehr selten Endokarditis, insbesondere bei schweren Grunderkrankungen.

Diagnostik: Kultureller und mikroskopischer Nachweis. Identifizierung bis zur Speziesebene selten indiziert und mit konventionellen Verfahren kaum möglich.

Prophylaxe/Prävention: Keine Prävention möglich.

Therapie: Chirurgische Therapie, zusätzlich Antibiotikatherapie entsprechend Antibiogramm. Glykopeptid-Antibiotika bei Lactobacillus meist unwirksam.

Leclercia (siehe Enterobacteriaceae)

Legionella (siehe Erregersteckbrief, S. 338)

Leminorella (siehe Enterobacteriaceae)

Leptospira (siehe Erregersteckbrief, S. 551)

Listeria (siehe Erregersteckbrief, S. 1006)

Micrococcus

Spezies: *M. luteus, M. lylae, M. antarcticus*.

Allgemeine Charakterisierung: Grampositive obligat aerobe Kokken, zur Familie der Micrococcaceae gehörend.

Epidemiologie: Umgebungskeime, die üblicherweise saprophytär als transiente Flora auf der (Schleim-)Haut des Menschen und anderer Säugetiere gefunden werden. Bei Isolierung aus klinischen Proben wird der Erreger meistens als Kontaminante bewertet.

Erreger-Wirts-Beziehung: Systematische Untersuchungen über mögliche Pathomechanismen fehlen. Im Unterschied zu Staphylokokken keine Teichonsäure in der Zellwand.

Krankheitsspektrum: Opportunistische Infektionen wie Katheter-Sepsis, Peritonitis nach CAPD, Shunt-assoziierte Meningitis und Prothesen-Endokarditis sind beschrieben. Bei Immunsupprimierten ferner Pneumonien, septische Arthritis und Septikämien.

Diagnostik: Erregerkultur aus Blut, Liquor, Punktaten und Katheterspitzen, mikroskopisch typische Lagerung in Tetraden.

Prophylaxe/Prävention: Klinikhygienische Maßnahmen zur Vermeidung Fremdkörper-assoziierter Infektionen.

Therapie: β-Lactam-Antibiotika, Clindamycin, Gentamicin, Imipenem, Rifampicin und Glykopeptid-Antibiotika.

Moellerella (siehe Enterobacteriaceae)

Moraxella

Spezies: *M. catarrhalis* (*Branhamella catarrhalis*).

Allgemeine Charakterisierung: Gramnegative Diplokokken, Familie der Neisseriaceae. Taxonomie noch nicht endgültig geklärt.

Epidemiologie: Kommt nur bei Menschen vor, Kommensale im Nasopharynx bei bis zu 5% gesunder Erwachsener.

Erreger-Wirts-Beziehung: Erreger kann zwischen dem Status als Kommensale und Pathogen wechseln. Komplementresistenz, Lipooligosaccharide, Pili und Eisenbindeproteine werden als Pathogenitätsmechanismen bzw. -faktoren angesehen.

Krankheitsspektrum: Häufiger Erreger bei Otitis media, Sinusitis maxillaris und Dakryocystitis im Kindesalter. Nosokomiale Übertragung (z.B. Ophthalmia neonatorum) durch Pflegepersonal auf pädiatrischen Stationen beschrieben. Infektionen des unteren Respirationstraktes bei chronisch obstruktiver Lungenerkrankung, seltener Sepsis, Endokarditis, Meningitis, Peritonitis.

Diagnostik: Kultureller Nachweis aus respiratorischen Sekreten, Aspirat oder Spüllösung aus Nasennebenhöhlen, Mittelohrsekret, Augenabstrich, Liquor, Blutkultur.

Prophylaxe/Prävention: Keine spezifischen Maßnahmen bekannt.

Therapie: Meist empfindlich gegenüber Amoxicillin plus Clavulansäure, neueren Cephalosporinen, Makrolid-Antibiotika, Fluorochinolonen und Rifampicin. Die meisten M.-catarrhalis-Isolate produzieren β-Lactamasen.

Spezies: *M. atlantae, M. canis, M. lacunata, M. lincolnii, M. nonliquefaciens, M. osloensis, M. phenylpyruvica*.

Allgemeine Charakterisierung: Plumpe, kokkoide gramnegative Stäbchen. Spezies der Familie der Moraxellaceae.

Erreger-Wirts-Beziehung: Geringes pathogenes Potential. Saprophytär auf Haut und Schleimhaut des Respirations- und Urogenitaltraktes bei Mensch und Tier, Nachweis auch im Trinkwasser.

Krankheitsspektrum: *M. lacunata* ist eine typische, jedoch seltene Ursache der Blepharokonjunktivitis, chronischen Sinusitis und Endokarditis. *M. nonliquefaciens* gelegentlich zu isolieren bei Infektionen der Atemwege. Selten invasive Infektionen wie Meningitis und Sepsis. M.-canis-Infektionen nach Hundebissen.

Diagnostik: Kultureller Nachweis auf Blutagar, eindeutige Identifizierung oft nur mittels Sequenzierung des 16S-rRNA-Gens.

Prophylaxe/Prävention: Keine spezifischen Maßnahmen.

Therapie: *Moraxella spp.* sind in der Regel empfindlich gegenüber Penicillin, Cephalosporinen, Tetrazyklinen, Fluoroquinolonen und Aminoglykosiden. Über β-Lactamase-Bildung wurde bisher nur selten berichtet.

Morganella (siehe Enterobacteriaceae)

Mycoplasma (siehe Erregersteckbrief, S. 566)

Mykobakterien

Spezies: M.-tuberculosis-Komplex: siehe Erregersteckbrief. Inzwischen mehr als 80 Spezies, darunter: *M. abscessus, M. asiaticum,* M.-avium-Komplex (*M. avium, M. intracellulare*), *M. celatum, M. chelonae, M. fortuitum, M. genavense, M. haemophilum, M. kansasii, M. lentiflavum, M. malmoense, M. marinum, M. mucogenicum, M. scrofulaceum, M. septicum, M. simiae, M. szulgai, M. ulcerans, M. xenopi.*

Allgemeine Charakterisierung: Potentiell humanpathogene säurefeste Stäbchenbakterien, so genannte atypische Mykobakterien (MOTT, engl.: Mycobacteria other than tuberculosis). Familie der Mycobacteriaceae.

Epidemiologie: Ubiquitäre Verbreitung (Erde, Wasser, Staub, Aerosole). Mit M.-avium-Komplex kontaminierte Trinkwassersysteme wahrscheinlichste Infektionsquelle für AIDS-Patienten mit atypischer Mykobakteriose. In den USA und Europa sind 25–50% der AIDS-Patienten mit atypischen Mykobakterien, insbesondere *M. avium* (selten *M. kansasii, M. xenopi, M. genavense*), infiziert. *M. ulcerans* ist weitgehend auf die Tropen beschränkt. In den USA wurde bei etwa 20% der Patienten mit cystischer Fibrose ein M.-avium-Komplex nachgewiesen, deren klinische Relevanz ist noch unklar.

Erreger-Wirts-Beziehung: Potentiell intrazelluläre Erreger, unterschiedlicher Infektionsverlauf bei immunkompetenten und -defizienten Patienten. Bei funktionsfähigem T-Zell-System meist nur Lymphadenitiden, pulmonale oder Wundinfektionen. Granulombildung führt zur Kontrolle der Infektion. Erregerdissemination bei Störung der T-Zell-abhängigen Makrophagen-Aktivierung (z.B. CD4-Defizienz bei HIV-Infektion). Bei abwehrgeschwächten Patienten meist keine Assoziation von Haut- und Gelenkinfektionen mit Traumata oder iatrogenen Maßnahmen. Untersuchungen hinsichtlich potentieller Virulenzfaktoren wurden vor allem mit *M. avium* durchgeführt und umfassen die Verhinderung der Ansäuerung des Phagosoms und der Phagosom-Lysosom-Verschmelzung, intrazelluläre Vermehrungsfähigkeit in Makrophagen sowie die Beinflussung der Zytokin-Sekretion infizierter Wirtszellen.

Krankheitsspektrum: (Hals-)Lymphadenitiden bei Kindern (*M. avium, M. malmoense, M. scrofulaceum, M. lentiflavum*). Chronische pulmonale Infektionen mit Tuberkulose-ähnlicher Symptomatik (M.-avium-Komplex, *M. kansasii, M. malmoense, M. xenopi*). Katheter-assoziierte Infektionen, Haut-, Weichteil-, Wundinfektionen (postoperativ, akzidentell, nach Nadelverletzungen durch *M. fortuitum, M. chelonae, M. mucogenicum*), posttraumatisch nach Kontakt mit kontaminiertem Wasser (Schwimmbadgranulom, *M. marinum*), Osteomyelitis, Endokarditis, Keratitis (*M. chelonae*). Systemische (disseminierte) Infektionen einschließlich Meningitis und Knochenmarksinfiltration bei Patienten mit Defekt der zellvermittelten Immunität, vor allem bei HIV-Patienten im Spätstadium und CD4-Zellzahlen < 100/μl (M.-avium-Komplex). Kausale Beziehung zwischen Morbus Crohn und *M. paratuberculosis* wird kontrovers diskutiert. Nosokomiale Infektionen und Pseudoausbrüche durch kontaminierte Trinkwassersysteme und Geräte. In den Tropen erworbene Hautläsionen (Bairnsdale- oder Buruli-Ulzeration) durch *M. ulcerans*.

Diagnostik: Kultureller Erregernachweis u.a. aus Blut, Biopsaten, Wundabstrichen, respiratorischen Sekreten, Stuhlproben. Lange Bebrütungszeiten (*M. malmoense* bis zu zwölf Wochen), Einsatz supplementierter Medien (*M. genavense, M. haemophilum*). Spezies-Identifizierung durch kommerziell erhältliche DNA-Sonden und neue DNA-Strip-Verfahren (Amplifikation der Zielgene und reverse Hybridisierung); Sequenzierung des 16S-rRNA-Gens oder Erregeridentifizierung basierend auf biochemischen Verfahren, Empfindlichkeitsprüfung nur in Speziallaboratorien, bei klinisch relevanten Isolaten.

Prophylaxe/Prävention: Expositionsprophylaxe schwierig (ubiquitäre Verbreitung, Widerstandsfähigkeit gegenüber vielen Desinfektionsmitteln, Biofilme in Wasserleitungssystemen). Strenge Hygienekautelen beim Legen zentralvenöser Katheter. Zur Prophylaxe bei HIV siehe Kapitel C8.

Therapie: Chirurgische Versorgung lokaler Infektionen, vollständige Lymphknotenextirpation evtl. Kombination mit Antibiotikatherapie. Bei invasiven Infektionen und Störungen der zellvermittelten Immunität muss häufig über mehrere Monate eine systemische antimikrobielle Kombinationstherapie durchgeführt werden. Bei AIDS-Patienten ist die Keimelimination selten vollständig möglich. Natürliche Resistenz gegen tuberkulostatisch wirkende Chemotherapeutika wie z.B. Pyrazinamid. Makrolide (Clarithromycin, Azithromycin, Roxithromycin) zeigen eine gute In-vitro- und In-vivo-Aktivität gegen viele atypische Mykobakterien. Meist Kombinationstherapie mit Ciprofloxacin, Amikacin, Ethambutol oder Rifabutin, da unter Monotherapie schnelle Resistenzentwicklung.

Spezies: *M. leprae.*

Taxonomie: Säurefeste, obligat-pathogene Stäbchenbakterien der Gattung *Mycobacterium*, Erreger der Lepra (Morbus Hansen).

Epidemiologie: Der Mensch als einziger bedeutender Wirt. In Mexiko und den südlichen Staaten der USA scheint das neunbändige Gürteltier (Armadillo) ein weiteres Reservoir zu sein. Der Erreger wird durch Hautkontakt oder Tröpfcheninhalation von Mensch zu Mensch übertragen. Vorkommen vor allem in Südost-Asien, Afrika und Südamerika. In Deutschland werden nur noch vereinzelte importierte Erkrankungsfälle beobachtet.

Erreger-Wirts-Beziehung: Lange Inkubationszeit (neun Monate bis 20 Jahre). Das Spektrum der Erkrankungssymptomatik ist entscheidend von der spezifischen Immunantwort des Wirtes geprägt. Eine starke CD4-zellvermittelte Makrophagenaktivierung führt zu einem benignen, d.h. subklinischen oder tuberkuloiden Verlauf (TT-Pol) mit wenigen Bakterien innerhalb der Läsionen und niedrigen spezifischen Antikörpertitern. Weitgehender Zusammenbruch der zellulären Immunantwort bei der lepromatösen Form (LL-Pol), jedoch hohe Antikörpertiter und große Bakterienzahl in den Läsionen. Die Ursache für das Entstehen einer protektiven oder krankheitsauslösenden Abwehrlage ist unklar. Übergangsformen, die als Borderline-Lepra bezeichnet werden, bestehen. Im Rahmen des Mykobakterien-Genom-Projektes wurden wichtige Bereiche des M.-leprae-Chromosoms sequenziert, eine Fülle von Protein-Antigenen und Nichtprotein-Komponenten von *M. leprae* wurden detailliert charakterisiert. Möglicherweise ist jedoch eine optimale Konstellation der T-Zell-Subpopulationen auf der Wirtsseite für den Krankheitsverlauf wichtiger als das antigenetische Repertoire, welches dem Immunsystem präsentiert wird. Bevorzugter Befall der Haut und peripherer Nerven durch das niedrige Temperaturoptimum des Erregers von 27–30 °C sowie einen Tropismus zu den Schwann-Zellen der peripheren Nerven.

Krankheitsspektrum: Hautläsionen in Form von erhobenen Makula sowie Schädigung einzelner peripherer Nerven bei der tuberkuloiden Form (niedrige Erregerzahl). Systemische Dissemination mit multiplen Nodula (Löwengesicht), Schleimhautulzerationen, ausgedehnten motorischen und sensorischen Ausfällen und Augenbeteiligung bei der lepromatösen Form (hohe Erregerzahl). Durch Sensibilitätsverlust kommt es zu sekundären Infektionen und verstümmelnden Verletzungen. Inkubationszeit: 3–10 Jahre.

Diagnostik: Mikroskopischer Nachweis säurefester Stäbchenbakterien aus verdächtigen Hautläsionen, Biopsie-Material und Nasenabstrichen. Kultivierung der Erreger in künstlichen Nährmedien nicht möglich. PCR-Verfahren für den Erregernachweis etabliert. Im lepromatösem Stadium (LL-Form) Nachweis hoher spezifischer Antikörper unter Verwendung des M.-leprae-spezifischen Glykolipid-I-Antigen möglich.

Prophylaxe/Prävention: Die (wiederholte) BCG-Impfung wird in vielen Ländern zur Prävention der Lepra durchgeführt mit Schutzraten > 50%. In einer großen Feldstudie erbrachte die Zugabe von abgetöteten M.-leprae-Organismen zur BCG-Vazine keinen verbesserten Schutz. Meldepflicht bereits bei labordiagnostischem Nachweis mittels PCR und positiver Mikroskopie, positiver Histologie oder Nachweis erhöhter PGL-1-Antikörpertiter.

Therapie: Monate- bis jahrelange Kombinationstherapie unter Verwendung von Dapson, Rifampicin und Clofazimin (WHO-Empfehlung), alternativ Prothionamid, Ethionamid und Fluorochinolone, die die Therapiedauer verkürzen können.

Myroides

Spezies: *M. odoratus, M. odoratimimus* (beide Spezies wurden früher als *Flavobacterium odoratus* klassifiziert).

Allgemeine Charakterisierung: Gramnegative, nichtfermentierende Stäbchenbakterien.

Erreger-Wirts-Beziehung: Keine Einzelheiten bekannt.

Epidemiologie: Natürliches Habitat in Wasser, Erde, Pflanzen.

Krankheitsspektrum: Klinisch manifeste Infektionen sind sehr selten; kasuistisch wurden von bakteriämischen, rasch fortschreitenden und rezidivierenden Weichteilinfektionen und nekrotisierender Fasziitis berichtet.

Diagnostik: Kultureller Erregernachweis, charakteristisch ist der fruchtige Geruch der Kolonien.

Prophylaxe/Prävention: Keine Einzelheiten bekannt.

Therapie: Entsprechend Antibiogramm; keine Standardtherapieempfehlung etabliert. Meist Resistenzen gegen Penicillin, Cephalosporine, Aminoglykoside, Aztreonam und Carbapeneme.

Neisseria

Spezies: *N. gonorrhoeae* und *N. meningitidis*: siehe Erregersteckbriefe S. 555 und S. 233.

Spezies: *Neisseria canis, N. caviae, N. cinerea, N. cuniculi, N. elongata, N. flavescens, N. iguanae, N. lactamica, N. mucosa, N. ovis, N. polysaccharea, N. sicca, N. subflava, N. weaveri.*

Allgemeine Charakterisierung: Gramnegative Diplokokken aus der Familie der Neisseriaceae (Ausnahme: *N. elongata, N. weaveri*: plumpe gramnegative Stäbchenbakterien).

Epidemiologie: Weit verbreitet. Häufig Kommensalen des Nasopharynx und oberen Respirationstraktes von Mensch und Tier.

Erreger-Wirts-Beziehung: Optimal adaptiert an das Habitat.

Krankheitsspektrum: Sehr selten Ursache von Infektionen (Meningitis, Pneumonie, Augeninfektionen, Endokarditis, Perikarditis, Sepsis, Empyem), gelegentlich durch kieferchirurgische Eingriffe oder Bissverletzungen ausgelöst.

Diagnostik: Kultureller Erregernachweis auf Blutagar bei 37 °C. *N. cinerea, N. lactamica* und *N. polysaccharea* wachsen gelegentlich auch auf N.-gonorrhoeae-Selektivnährmedien und können zur Fehlidentifikation führen. Daher bei Nachweis aus klinisch relevantem Material sichere Abgrenzung von den pathogenen Spezies erforderlich (*N. gonorrhoeae, N. meningitidis*).

Prophylaxe/Prävention: Keine spezifischen Maßnahmen möglich.

Therapie: Entsprechend Antibiogramm, meist Gabe von β-Lactam-Antibiotika. Kontrollierte Studien nicht verfügbar. Über Penicillinresistenz von *N. lactamica* aufgrund veränderter Penicillin-bindender Proteine wurde berichtet.

Nocardia

Spezies: N.-asteroides-Komplex (*N. abscessus, N. asteroides* sensu stricto Typ VI, *N. farcinica N. nova*), *N. africana, N. brasiliensis*, N.-brevicatena-Komplex, *N. carnea, N. otitidiscaviarum, N. paucivorans, N. pseudobrasiliensis, N. transvalensis* (*N. asteroides* Typ IV, sensu stricto, neues Taxon I und II), *N. veterana* u.a. Derzeit 22 Spezies, davon 13 klinisch relevant.

Allgemeine Charakterisierung: Nicht sporenbildende, partiell säurefeste grampositive, teils sich verzweigende Stäbchen, die in älteren Kulturen oft in kokkoide Elemente zerfallen. Die Gattung *Nocardia* gehört zur Gruppe der aeroben Aktinomyzeten.

Epidemiologie: In der Natur weit verbreitet, dienen als Saprophyten bei der Kompostierung von Erde. Humane Nokardiosen sind selten und meistens an Immunsuppression gekoppelt. Kleinere nosokomiale Ausbrüche wurden beschrieben.

Erreger-Wirts-Beziehung: Opportunistische Infektionserreger. Organtropismus (Hirn- und Lungengewebe). Fehlende Bakterizidie in Leukozyten. Das T-Zell-Immunsystems ist für die intrazelluläre Abtötung von Bedeutung.

Krankheitsspektrum: Nach Erregerinhalation nekrotisierende, abszedierende Infektionen insbesondere der Lunge mit metastatischer Absiedlung; Bakteriämie, Hirnabszesse oder nach direktem Hautkontakt postoperative Wundinfektionen, kutane und okuläre Infektionen, begünstigt durch Immunsuppression (Knochenmarktransplantation, Organtransplantation, chronisch obstruktive Lungenerkrankung, Neoplasien, HIV, Kortisonbehandlung). Gelegentlich milde Infektionen (Otitis, Bronchitis, Pharyngitis) und polymikrobielle Infektionen. Häufigste Erreger sind Spezies des N.-asteroides-Komplexes, in Deutschland vorwiegend *N. farcinica. N. brasiliensis* verursacht vor allem kutane Infektionen.

Diagnostik: Mikroskopischer und kultureller Nachweis aus Gewebe und Exsudaten. Untersuchungsmaterial nicht kühl lagern. Lange Bebrütungszeiten. Speziesidentifizierung mittels biochemischer Verfahren, spezifischer Resistenzmuster und Sequenzierung des 16S-rRNA-Gens.

Prophylaxe/Prävention: Keine spezifische Prävention möglich.

Therapie: Hochdosis- und Langzeittherapie (mehrere Monate) mit Sulfonamiden (in Kombination mit Trimethoprim) bei Nachweis der In-vitro-Sensibilität, alternativ Imipenem oder Cefotaxim plus Amikacin. *N. farcinica* häufig resistent gegenüber zahlreichen Antibiotika (z.B. Ampicillin, Erythromycin). Wirksamkeit von Linezolid bei multiresistenten Stämmen beschrieben.

Ochrobactrum und Achromobacter-Gruppe B, E und F

Spezies: *O. anthropi, O. intermedium*, Achromobacter B, E, F.

Allgemeine Charakterisierung: Nichtfermentierende, peritrich begeißelte gramnegative Stäbchen, früher CDC-Gruppe Vd und Achromobacter-Gruppe A, C und D. Nahe Verwandschaft zu *Brucella spp.*

Epidemiologie: Vorkommen im feuchten Milieu. Ursache nosokomialer Infektionen durch kontaminierte Lösungen, Parenteralia.

Erreger-Wirts-Beziehung: Keine Einzelheiten bekannt.

Krankheitsspektrum: Katheter-assoziierte Infektionen, Meningitis, Bakteriämie bei Immunsuppression, nekrotisierende Fasziitis, postoperative Endophthalmitis. Achromobacter-Gruppe B, E und F wurde aus Blutkulturen isoliert.

Diagnostik: Kultureller Erregernachweis. *O. anthropi* und *O. intermedium* bislang biochemisch nicht zuverlässig zu unterscheiden.

Prophylaxe/Prävention: Krankenhaushygienische Maßnahmen; bei epidemischem Auftreten gezielte Suche nach kontaminierten Parenteralia.

Therapie: Entfernung infizierter Fremdkörper. Antibiotikatherapie entsprechend Antibiogramm. Im Regelfall ist *O. anthropi* empfindlich gegenüber Co-trimoxazol, Fluorochinolonen; gegen Tetrazyklinen, Aminoglykosiden und zahlreiche β-Lactamantibiotika resistent. Aus Blutkulturen isolierte Achromobacter Gruppe B-Isolate waren empfindlich gegen Chloramphenicol, Ciprofloxacin, Gentamicin, Imipenem und Co-trimoxazol.

Pasteurella

Spezies: *P. aerogenes*, *P. canis*, *P. dagmatis*, *P. gallinarum*, *P. multocida* (ssp. *multocida*, *septica*, *gallica*), *P. stomatis*. Spezies unklarer Taxonomie umfassen *P. bettyae*, *P. caballi*, *Mannheimia haemolytica* (früher *P. haemolytica*), *P. pneumotropica*, *P. trehalosi*.

Allgemeine Charakterisierung: Kokkobazilläre gramnegative Stäbchen. Familie der Pasteurellaceae. Die Spezies unklarer Taxonomie sind eng mit *Actinobacillus spp.* verwandt.

Epidemiologie: Pasteurellen gehören zur Normalflora des Nasopharynx und der Gingiva von Tieren (vor allem Hund und Katze).

Erreger-Wirts-Beziehung: Ausbildung einer Phagozytose-inhibierenden Kapsel und lytischer Enzyme ermöglichen anfänglich ungehinderte Ausbreitung im Gewebe. Maßgebliche Abwehr über Granulozyten und Abszessbildung.

Krankheitsspektrum: Wundinfektionen (insbesondere nach Tierbissen und Kratzverletzungen), Sepsis, Endokarditis, Meningitis, Osteomyelitis, Peritonitis, abszedierende Infektionen. Nach Kontakt mit Tieren kommt es beim Menschen gelegentlich zur Kolonisation des Oropharynx mit Pasteurellen, die wiederum zu Infektionen des oberen und unteren Respirationstraktes (Sinusitis, Pneumonie, Lungenabszess) führen können. *P. bettyae* verursacht auch urogenitale Infektionen.

Diagnostik: Kultureller Nachweis.

Prophylaxe/Prävention: Hygienische Maßnahmen im Umgang mit Tieren. Sofortige chirurgische Versorgung von Tierbissverletzungen.

Therapie: Chirurgische Versorgung der Bisswunde. Therapie mit Penicillin G, Amoxicillin plus Clavulansäure, Cephalosporinen, Makroliden, Co-trimoxazol, Tetracyclinen, Chinolonen. Resistenzen gegenüber Clindamycin, Amikacin. Einzelne Fälle β-Lactamase-produzierender Stämme beschrieben.

Peptococcus

Spezies: *P. niger*.

Allgemeine Charakterisierung: Obligat anaerobe Kokken der Gattung *Peptococcus*.

Epidemiologie: Teil der Vaginalflora.

Erreger-Wirts-Beziehung: Keine Einzelheiten bekannt.

Krankheitsspektrum: Sehr selten als Krankheitserreger nachweisbar. Beteiligt an abszedierenden (Misch-)Infektionen wie z.B. tubo-ovariale Abszesse.

Diagnostik: Kultureller Nachweis, dabei unbedingt Anaerobier-Transportmedium verwenden, Pigmentbildung, sichere Abgrenzung gegenüber *Peptostreptococcus spp.* nur durch Gensequenzierung möglich.

Prophylaxe/Prävention: Keine Einzelheiten bekannt.

Therapie: Antimikrobielle Therapie mit Penicillin G und Breitbandpenicillinen; Clindamycin und Metronidazol können unwirksam sein.

Peptostreptococcus

Spezies: *P. anaerobius*, *Schleiferella asaccharolytica* (*P. asaccharolyticus*), *Finegoldia magna* (*P. magnus*), *Micromonas micros* (*P. micros*), *Anaerococcus prevotii* (*P. prevotii*), *Anaerococcus tetradius* (*P. tetradius*), *Gallicola barnesae* und andere.

Allgemeine Charakterisierung: Obligat anaerobe grampositive Kokken. Nach derzeitiger Taxonomie klassifiziert in *Peptostreptococcus*, *Schleiferella* (Synonym *Peptinophilus*), *Finegoldia*, *Gallicola*, *Micromonas* und *Anaerococcus*.

Epidemiologie: Standortflora des Oropharynx, des Genitaltraktes und des Darmes.

Erreger-Wirts-Beziehung: In der Regel Bestandteil einer infektiösen Mischflora, relativ häufig mit *Staphylococcus aureus*, *Prevotella spp.*, *Porphyromonas spp.*, *Bacteroides spp.* und *Escherichia coli* vergesellschaftet.

Krankheitsspektrum: Verursacher endogener, polymikrobieller Infektionen mit metastatischen Absiedlungen. Bakteriämie, Hirnabszesse, subdurales Empyem, chronische Sinusitis, Mastoiditis, eitrige Parotitis, Parodontitis und Lungenabszesse. Des Weiteren intraabdominelle Abszesse, (postpartale) Endometritis, Amnionitis, Beckenabszesse und abszedierende Bartholinitis sowie postoperative und posttraumatische Osteomyelitis.

Diagnostik: Mikroskopischer und kultureller Nachweis aus Punktaten. Unbedingt Anaerobier-Transportmedium verwenden und auf schnellen Transport ins Labor achten. Biochemische Identifizierungssysteme häufig unzuverlässig.

Prophylaxe/Prävention: Keine speziellen Maßnahmen bekannt.

Therapie: Penicilline, Carbapeneme, Clindamycin, Metronidazol, Vancomycin. Induzierbare Makrolid-Clindamycin-Resistenz beschrieben, bei Abszessen chirurgische Therapie.

Plesiomonas (siehe Enterobacteriaceae)

Porphyromonas

Spezies: *P. asaccharolytica*, *P. catoniae*, *P. endodontalis*, *P. gingivalis*, *P. levii*.

Allgemeine Charakterisierung: Gramnegative, obligat anaerobe Stäbchen mit besonderen Nährstoffbedürfnissen.

Epidemiologie: Besiedlung des Oropharynx und des Intestinal- und Urogenitaltraktes, intrafamiliäre Ausbreitung.

Erreger-Wirts-Beziehung: Adhäsion an Zielzellen über Pili. Bildung von aggressiven Exoenzymen. Fähigkeit zur persistierenden Zellinvasion. Induziert in Wirtszellen Zytokin-Produktion, damit dauerhaftes Entzündungsgeschehen.

Krankheitsspektrum: Endogene Infektionen insbesondere des Zahnhalteapparates wie z.B. Wurzelkanalinfektionen, Parodontitis, odontogene Sinusitis. Gelegentlich auch extraorale Infektionen wie Appendizitis, Wundinfektionen nach Tierbissen, urogenitale Infektionen.

Diagnostik: Kultureller Nachweis, dabei unbedingt Verwendung von Anaerobier-Transportmedium; molekularbiologische Verfahren (DNA-Hybridisierung).

Prophylaxe/Prävention: Nach Herdsanierung adäquate Mundhygiene.

Therapie: Als wirksam gelten β-Lactam-Antibiotika, Carbapeneme, Metronidazol und Chloramphenicol; β-Lactamase-Bildung eher selten.

Prevotella

Spezies: *P. bivia*, *P. buccalis*, *P. corporis*, *P. denticola*, *P. disiens*, *P. enoeca*, *P. heparinolytica*, *P. intermedia*, *P. loeschii*, *P. melaninogenica*, *P. nigrescens*, *P. oralis*, *P. oris*, *P. pallens*, *P. tannerae*, *P. veroralis* und andere.

Allgemeine Charakterisierung: Empfindliche, obligat anaerobe gramnegative Stäbchen, früher der Gattung *Bacteroides* zugeordnet.

Epidemiologie: Standortflora des Oropharynx und des Genitaltraktes.

Erreger-Wirts-Beziehung: Nur wenig Einzelheiten bekannt. Endogene Infektionen.

Krankheitsspektrum: Beteiligung an der chronischen Parodontitis, odontogene Infektionen; chronische Otitis und Sinusitis und daraus sich entwickelnd Hirnabszesse; gelegentlich Parotitis und Sialadenitis; Pleuraempyem; Lungenabszesse nach Obstruktion; seltener Haut- und Weichteilinfektionen (nach Menschenbissen), Endokarditis, Bakteriämie, Osteomyelitis vorzugsweise der Gesichtsknochen. *P. bivia* und *P. disiens* sind mit Infektionen des weiblichen Genitale assoziiert.

Diagnostik: Kultureller und mikroskopischer Erregernachweis aus Abstrichen, Sekreten, Punktaten, dabei unbedingt Verwendung von Anaerobier-Transportmedien. Speziesdifferenzierung häufig schwierig und Speziallaboratorien vorbehalten. Bei oralen Infektionen auch Einsatz molekularbiologischer Nachweisverfahren (DNA-Hybridisierung).

Prophylaxe/Prävention: Bei oralen Infektionen nach Herdsanierung adäquate Mundhygiene.

Therapie: 30–50% der Isolate bilden β-Lactamasen. Wirksame Antibiotika sind Metronidazol, Clindamycin, Penicilline mit β-Lactamase-Inhibitoren, Carbapeneme. Die Therapie sollte das mögliche Vorliegen polymikrobieller Infektionen berücksichtigen. Im Einzelfall zusätzlich chirurgische Therapie.

Propionibacterium

Spezies: *P. acnes*, *P. propionicum*, *P. aridium*, *P. granulosum*.

Allgemeine Charakterisierung: Grampositive, nicht sporenbildende, obligat anaerobe Stäbchen.

Epidemiologie: Standortflora der Haut und Konjunktiva, des Oropharynx und des Darmes.

Erreger-Wirts-Beziehung: Erreger von geringer Virulenz, sollten aber nicht vorschnell als Kontaminanten gewertet werden.

Krankheitsspektrum: Abszedierende Infektionen, Fremdkörper-assoziierte Infektionen, (Misch-)Infektionen der Haut, postoperative Wundinfektionen, postoperative Endophthalmitis, Uveitis, Endokarditis, Hirnabszess. *P. propionicum* verursacht gelegentlich Aktinomykose-ähnliche Krankheitsbilder und Tränendrüseninfektion. *P. acnes* ist mit der Akne vulgaris und dem SAPHO-Syndrom (Synovitis, Akne, Pustulose, Hyperostose, Osteomyelitis) assoziiert.

Diagnostik: Kultureller Nachweis aus primär sterilen Untersuchungsmaterialien.

Prophylaxe/Prävention: Allgemeine Maßnahmen zur Vermeidung Fremdkörper-assoziierter und nosokomialer Infektionen.

Therapie: Chirurgische Therapie, zusätzlich Antibiotikatherapie mit Penicillinen, Makroliden, Tetracyclinen. Propionibakterien sind resistent gegenüber Metronidazol.

Proteus (siehe Enterobacteriaceae)

Providencia (siehe Enterobacteriaceae)

Pseudomonas

Spezies: P. aeruginosa.

Allgemeine Charakterisierung: Gramnegative, bewegliche Stäbchenbakterien. Pseudomonaden gehören zur Gruppe der anspruchslosen, nichtfermentierenden, gramnegativen Bakterien (Non-Fermenter), da Kohlehydrate nur auf oxidativem Weg metabolisiert werden können. P. aeruginosa ist die humanmedizinisch wichtigste Spezies.

Epidemiologie: Ubiquitäres Vorkommen. Natürlicher Standort ist die Umwelt (Boden, Wasser), aber auch auf Lebensmitteln (rohes Obst, Gemüse) sowie im Krankenhaus (vor allem in den Nass- bzw. Feuchtbereichen, Desinfektionsmittel, Seife) ist P. aeruginosa zu finden. Asymptomatische Kolonisation des Gastrointestinaltraktes, Oropharynx und der Haut bei gesunden Menschen wurden beschrieben. Eine Erregerübertragung von Mensch zu Mensch erfolgt praktisch nur im Krankenhaus.

Erreger-Wirts-Beziehung: Klinisch manifeste Infektionen bei lokalen (großflächige Hautdefekte) oder systemischen Immundefekten (Leukopenie, Frühgeborene). Wichtige Pathogenitäts- bzw. Virulenzfaktoren sind Fimbrien (Adhäsine), das Exotoxin A (Hemmung der eukaryotischen Proteinsynthese), Hämolysine und (Metallo-)Proteasen (Förderung der Erregerausbreitung) sowie eine extrazelluläre Schleimsubstanz (Phagozytose-Hindernis), die vor allem bei Isolaten von Patienten mit zystischer Fibrose gesehen wird (mukoider Phänotyp, Alginatbildner).

Krankheitsspektrum: Wichtiger Erreger nosokomialer Infektionen: Beatmungspneumonie, postoperative Wundinfektionen, Superinfektionen von Verbrennungswunden, Ulcus cruris und Decubiti (typisch: grüne Verfärbung des Eiters, süßlich-aromatischer Geruch), des Weiteren Harnwegsinfektionen und Septikämien insbesondere bei Leukämien. Ambulant erworbene Infektionen sind die Otitis externa (Schwimmbad-Otitis) und deren Komplikationen, maligne Otitis externa bei Diabetespatienten, Endokarditis bei i.v. Drogenabhängigen, chronische Pyelonephritis bei Harnwegsanomalien, posttraumatische und von besiedelten Kontaktlinsen ausgehende Augeninfektionen, Abszesse und Meningitiden bei Kindern mit Meningomyelozelen, Osteomyelitis des Calcaneus bei Kindern nach Nagelverletzungen, selten ambulant erworbene Pneumonie (z.B. Infektionsquelle Whirlpool). Chronische Lungeninfektion bei Mukoviszidose-Patienten (siehe Kap. D9).

Diagnostik: Kultureller Erregernachweis aus Blut, Wundabstrichen, respiratorischen Sekreten und Urin etc. Eine Resistenztestung ist obligat, da eine natürliche Resistenz gegenüber Penicillinen und Cephalosporinen besteht und ferner mit im Krankenhaus erworbenen Resistenzen gerechnet werden muss.

Prophylaxe/Prävention: Vermeidung nosokomialer P.-aeruginosa-Infektionen durch klinikhygienische Maßnahmen.

Therapie: Therapie mit Pseudomonas-wirksamen Cephalosporinen (z.B. Ceftazidim), Chinolonen (z.B. Ciprofloxacin), Azylureidopenicillinen (z.B. Piperacillin), Carbapenemen (Imipenem, Meropenem) und Aminoglykosiden (z.B. Tobramycin, Gentamicin, Amikacin). Kombinationstherapie (z.B. β-Lactam plus Aminoglykosid) bei schwer verlaufenden Infektionen. Prognose hängt entscheidend von der Abwehrsituation des Patienten ab. Mukoviszidose-Patienten mit multiresistenten P.-aeruginosa-Isolaten können mit Tobramycin inhalativ behandelt werden.

Spezies: P. alcaligenes, P. fluorescens, P. luteola, P. oryzihabitans, P. mendocina, P. pseudoalcaligenes, P. putida, P. stutzeri und andere.

Allgemeine Charakterisierung: Nichtfermentierende gramnegative Stäbchen.

Epidemiologie: In der Natur, insbesondere in feuchten Biotopen weit verbreitet.

Erreger-Wirts-Beziehung: Opportunistische Erreger, geringe Virulenz. Meist iatrogene Infektionen.

Krankheitsspektrum: Bakteriämie durch kontaminierte Blutprodukte (P. fluorescens), Pseudo-Bakteriämien bei kontaminierten Untersuchungsproben, Katheter-assoziierte Bakteriämien, selten Endokarditis, Meningitis, Osteomyelitis, Pneumonie, postoperative Wund- und Weichteilinfektionen, Endophthalmits (P. stutzeri, P. oryzihabitans, P. luteola, P. mendocina).

Diagnostik: Kultureller Erregernachweis.

Prophylaxe/Prävention: Krankenhaushygienische Maßnahmen.

Therapie: Entsprechend Antibiogramm, s.o.

Rahnella (siehe Enterobacteriaceae)

Rhizobium (siehe Agrobacterium)

Rhodococcus

Spezies: *R. equi* (früher *Corynebacterium equi*), *R. erythropolis*, *R. rhodnii*, *R. rhodochrous* und andere, derzeit zwölf Spezies beschrieben.

Allgemeine Charakterisierung: Grampositive, nicht sporenbildende, sich verzweigende Stäbchen und Filamente, aber auch typischerweise kokkoide Morphologie. Gehört zur Gruppe der nocardioformen aeroben Aktinomyzeten.

Epidemiologie: *Rhodococcus spp.* kommt weltweit in Boden und Dung von Herbivoren vor. Ursache von Pneumonien bei Pferden, selten bei anderen Pflanzenfressern. Sehr selten assoziiert mit Infektionen beim Menschen, meist durch *R. equi* verursacht.

Erreger-Wirts-Beziehung: *Rhodococcus spp.* widersteht der Bakterizidie innerhalb von Makrophagen, produziert Zellwandmykolsäure, Kapselpolysaccharide, Cholesteroloxidase und weitere plasmidkodierte Produkte, die für die Pathogenität relevant sein könnten.

Krankheitsspektrum: Verursacher pyogranulomatöser Bronchopneumonien, insbesondere bei Patienten mit T-Zell-Defekt (HIV, Organtransplantation), selten extrapulmonale Infektionen wie z.B. Bakteriämien, Hirnabszesse, Peritonitis, Augeninfektionen, Lymphadenitis und Wundinfektionen, die auch bei gesunden Kindern auftreten können. Bei pulmonalem Befall bestehen kavernöse, Tuberkulose-ähnliche Veränderungen.

Diagnostik: Nachweis durch Mikroskopie und Kultur aus bronchoalveolärer Lavage, Biopsien (Malakoplakie als histologischer Marker), Blutkulturen. Verwechslung mit Mykobakterien (wegen partieller Säurefestigkeit), Aktinomyzeten oder Diphtheroiden möglich. Definitive Identifizierung mittels Sequenzierung des 16S-rRNA-Gens. Histopathologische Identifizierung mittels in situ Hybridisierungsverfahren nur in Spezialaboratorien.

Prophylaxe/Prävention: Keine Einzelheiten bekannt.

Therapie: Antibiotikatherapie mit Substanzen, die sich intrazellulär anreichern (z.B. Erythromycin, Rifampicin, Clindamycin, Tetrazyklin) – auch in Kombination mit Imipenem oder Vancomycin – wird insbesondere bei großer Bakterienlast als günstig angesehen. Langzeittherapie bei Fortbestand der Immunsuppression empfehlenswert.

Rickettsia

Spezies: *R. africae*, *R. akari*, *R. australis*, *R. conorii*, *R. felis*, *R. honei*, *R. japonica*, *R. prowazekii*, *R. rickettsii*, *R. sibirica*, *R. slovaca*, *R. tsutsugamushi* (jetzt *Orientia tsutsugamushi*), *R. typhi*.

Allgemeine Charakterisierung: Genus innerhalb der Ordnung Rickettsiales. Obligat intrazelluläre gramnegative kokkoide Stäbchenbakterien.

Epidemiologie: Vorkommen weltweit bei Mensch und Tier, Übertragung durch Zecken, Milben, Flöhe und Läuse. In Zentraleuropa in der Regel importierte Erkrankungsfälle (vor allem Nord- und Südamerika, Mittelmeerraum, Asien, Afrika).

Erreger-Wirts-Beziehung: Initiale Vermehrung an der Bissstelle des Ektoparasiten, dann hämatogene Aussaat mit Infektion der Endothelien. Thrombosierung der infizierten kleinen Gefäße mit perivaskulärer Infiltration und lokalen Nekrosen.

Krankheitsspektrum: Das klassische Fleckfieber (oder Flecktyphus) durch *R. prowazekii* war im 2. Weltkrieg in Europa epidemisch, wird von Läusen übertragen und ist eine von der Symptomatik her Typhus-ähnliche Erkrankung (im englischen Sprachgebrauch als „typhus" bezeichnet). Bei den Zeckenbissfiebern (ausgenommen das „Rocky Mountain spotted fever") entsteht an der Inokulationsstelle ein kleines Geschwür, gefolgt von einer Lymphadenitis. Begleitend können hohes Fieber, starke Kopfschmerzen, Übelkeit, Myalgien, Exanthem und Petechien auftreten. Leichtere Symptomatik beim mediterranen Fleckfieber durch *R. conorii*. Schwere Verläufe mit Enzephalitis, Koma, Nieren- und Lungenversagen wurden besonders beim Rocky Mountain spotted fever durch *R. rickettsii* beschrieben, unbehandelt mit hoher Letalität und langer Rekonvaleszenz verbunden.

Diagnostik: Serologisch mittels KBR und indirektem Immunfluoreszenz-Test. Der Nachweis von Antikörpern, die mit *Proteus spp.* kreuzreagieren (Weil-Felix-Reaktion), hat nur noch historische Bedeutung. Zellkultureller Erregernachweis, immunhistochemischer und PCR-Nachweis aus Biopsien in Spezialaboratorien.

Prophylaxe/Prävention: Bekämpfung von Ektoparasiten. Meldepflicht bei Erregernachweis von *R. prowazekii*.

Therapie: Tetracycline, alternativ Chloramphenicol. Chinolone, Makrolide, Rifampicin bei Kindern bzw. resistenten Stämmen, gegebenenfalls Begleittherapie mit Steroiden.

Rothia

Spezies: *R. dentocariosa*, *R. mucilaginosa* (früher *Stomatococcus* bzw. *Micrococcus mucilaginosus*), *R. nasimurium*.

Allgemeine Charakterisierung: *R. dentocariosa*: aerobe grampositive, pleomorphe Stäbchen, taxonomisch zu den Actinomyzeten gehörend. *R. mucilaginosa*: grampositive, bekapselte Haufenkokken, taxonomisch zu den Micrococcaceae gehörend.

Erreger-Wirts-Beziehung: Keine Einzelheiten bekannt.

Epidemiologie: Teil der normalen physiologischen Rachenflora. Klinisch relevant ist vor allem *R. mucilaginosa*. Endogene Übertragung nach Herzkatheter, bei Schleimhautulzerationen nach Zytostatikatherapie oder Parodontalerkrankungen. Infektionen treten gehäuft bei Kindern und Erwachsenen mit malignen Grunderkrankungen oder schwerer Neutropenie auf.

Krankheitsspektrum: *R. mucilaginosa* wurde erstmalig 1978 bei einem Patienten mit Endokarditis nachgewiesen. Seither Ausweitung des Krankheitsspektrums, welches Bakteriämie, Meningitis, Endokarditis, Endophthalmitis, Pneumonie, Peritonitis, ZNS-Infektionen und Cholangitis umfasst und insbesondere mit iatrogenen Maßnahmen oder i.v. Drogenabusus assoziiert ist. Andere *Rothia spp.* verursachen sehr selten Endokarditis mit metastatischer Absiedlung.

Diagnostik: Erregeranzucht aus Blut, Liquor, von Katheterspitzen, OP-Material (Herzklappen).

Prophylaxe/Prävention: Vermeidung iatrogener Infektionen bzw. die Überwachung gefährdeter Patienten.

Therapie: Empfindlichkeit von *R. mucilaginosa* ist variabel. Kasuistisch wurden Meningitiden erfolgreich mit Kombinationen aus Penicillin G plus Chloramphenicol plus intrathekalem Vancomycin bzw. Vancomycin und Ceftriaxon behandelt. Bei *R. dentocariosa* wurde die klinische Wirksamkeit von Rifampicin und Ceftriaxon kasuistisch beschrieben.

Salmonella (siehe Erregersteckbrief, S. 436)

Serratia (siehe Enterobacteriaceae)

Shewanella und *Alishewanella*

Spezies: *S. algae*, *S. putrefaciens* (*Pseudomonas* bzw. *Alteromonas* und *Achromobacter putrefaciens*), *A. fetalis*.

Allgemeine Charakterisierung: Nichtfermentierende gramnegative Stäbchen.

Erreger-Wirts-Beziehung: Keine Einzelheiten bekannt.

Epidemiologie: Wasserbakterium, sehr selten Ursache von Infektionen. *Alishewanella spp.* wurde bisher nur kasuistisch von Untersuchungsmaterial eines menschlichen Föten isoliert, die klinische Relevanz des Erregers ist fraglich.

Krankheitsspektrum: Infektionen meist durch *S. algae*. Chronische Hautulzerationen, insbesondere der unteren Extremitäten, die mit einer Myonekrose assoziiert sein können. Des Weiteren sind Bakteriämien, Otitis media, Gallenwegsinfektionen, Peritonitis, Abszesse, Dakryocystitis und Pneumonien bei Früh- oder Neugeborenen berichtet worden.

Diagnostik: Kultureller Erregernachweis. Verwechslung mit H_2S-produzierenden Enterobakterien möglich.

Prophylaxe/Prävention: Keine spezifischen Maßnahmen.

Therapie: Keine spezielle Therapieempfehlung. Gabe von Antibiotika, die gegen gramnegative Stäbchenbakterien wirken. *S. algae* weist höhere Penicillin-, Ampicillin- und Aminoglykosid-MHK-Werte als *S. putrefaciens* auf.

Shigella (siehe Erregersteckbrief, S. 439)

Staphylococcus

Derzeit 35 Spezies und 17 Subspezies.

Spezies: *S. aureus*: siehe Kap. C1, S. 751.

Spezies: *S. auricularis*, *S. capitis*, *S. caprae*, *S. cohnii*, *S. epidermidis*, *S. haemolyticus*, *S. hominis*, *S. intermedius*, *S. lugdunensis*, *S. pasteuri*, *S. saccharolyticus*, *S. saprophyticus*, *S. schleiferi*, *S. simulans*, *S. warneri*, *S. xylosus* und andere.

Allgemeine Charakterisierung: Grampositive Haufenkokken. Genus innerhalb der Familie der Micrococcaceae, bilden die Gruppe der Koagulase-negativen Staphylokokken (Ausnahme: *S. intermedius*).

Epidemiologie: Weit verbreitet bei Mensch und Tier auf Haut und Schleimhäuten, einzelne Spezies können auf bestimmte Biotope beschränkt sein (z. B. Gehörgang, Kopf). Insbesondere *S. epidermidis* und *S. haemolyticus* sind in der Lage, Biofilme auf Plastikmaterialien zu bilden. Klinisch relevante Infektionen vor allem bei immunkompromittierten Patienten.

Krankheitsspektrum: *S. epidermidis*, *S. haemolyticus* und andere Staphylokokken-Spezies verursachen Wundinfektionen (vor allem nach Thorakotomien), Fremdkörper-, insbesondere Gefäßkatheter-assoziierte Infektionen und postoperative nosokomiale Infektionen, Bakteriämie, Endokarditis, Peritonitis, Arthritis und okuläre Infektionen. *S. intermedius* wird bei Wundinfektionen nach Tierbissen isoliert, *S. saprophyticus* verursacht Harnwegsinfektionen (Honey-Moon-Zystitis).

Diagnostik: Kultureller Nachweis. Abgrenzung von Kontamination insbesondere bei Blutkulturen oft schwierig.

Prophylaxe/Prävention: Hygienische Maßnahmen zur Vermeidung Fremdkörper-assoziierter Infektionen.

Therapie: Entfernung des besiedelten Fremdkörpers (siehe Kap. D2). Verbreitete Resistenz gegen β-Lactam-Antibiotika. Empirische Therapie mit Glykopeptid-Antibiotika oder Linezolid. Bei Vorliegen des Antibiogramms gezielte Therapie. Die so genannte Lock-Therapie kann bei KNS-infizierten zentralen Venenkathetern versucht werden.

Stenotrophomonas

Spezies: *S. africana*, *S. maltophilia* (*Pseudomonas maltophilia* oder *Xanthomonas maltophilia*).

Allgemeine Charakterisierung: Gramnegative Stäbchen, gehören zur Gruppe der Non-Fermenter.

Epidemiologie: *S. maltophilia* ist ubiquitär verbreitet, besonders im aquatischen Milieu und Ursache nosokomialer Infektionen (opportunistische Spezies). *S. africana* ist bisher nur bei einem HIV-positiven Patienten mit Meningitis aus Ruanda aufgetreten.

Erreger-Wirts-Beziehung: Im Krankenhaus Teil der durch Antibiotikatherapie veränderten Kolonisationsflora vor allem im Respirationstrakt. Risikofaktoren für Infektionen sind maligne Grunderkrankungen, Intensiv- und breite Antibiotikatherapie, Mukoviszidose und Neutropenie.

Krankheitsspektrum: Katheter-assoziierte Bakteriämie, Beatmungspneumonie, Wund- und Weichteilinfektionen, Meningitis, Endokarditis, Peritonitis, Harnwegsinfektionen und okuläre Infektionen.

Diagnostik: Kultureller Erregernachweis.

Prophylaxe/Prävention: Krankenhaushygienische Maßnahmen.

Therapie: Keine Antibiotikatherapie bei alleiniger Kolonisation; Entfernung infizierter Katheter. Erreger ist multiresistent (unter anderem gegen Imipenem). Therapie der Wahl: hochdosiertes Sulfonamid plus Trimethoprim oder Acylureidopenicillin plus β-Lactamase-Inhibitor, gegebenenfalls plus Aztreonam, Doxycyclin, Tetracyclin, Chinolon.

Stomatococcus (siehe Rothia)

Streptococcus (siehe Erregersteckbriefe)

Tatumella (siehe Enterobacteriaceae)

Treponema (siehe Kap. C4)

Tropheryma whippelii (siehe Kap. B7)

Tsukamurella

Spezies: *T. inchonensis*, *T. paurometabola* (*Corynebacterium paurometabolum* bzw. *Rhodococcus aurantiacus*), *T. pulmonis*, *T. strandjordae*, *T. tyrosinosoivens*, *T. wratislaviensis*.

Allgemeine Charakterisierung: Grampositive Stäbchen, z. T. säurefest, Gruppe der aeroben Aktinomyzeten.

Epidemiologie: Bodenbakterium.

Erreger-Wirts-Beziehung: Opportunistischer Krankheitserreger. Infektionen sind selten und an bestehende chronische Infektionen oder Immunsuppression (z. B. HIV, Tuberkulose, Leukämie) gekoppelt.

Krankheitsspektrum: *Tsukamurella spp.* verursacht Pneumonien, Haut- und Weichteilabszesse, Tendosynovitis, Katheter-assoziierte Infektionen, Meningitis, Bakteriämien und Peritonitis bei kontinuierlicher ambulanter Peritonealdialyse. Pseudoausbrüche durch Kontamination mit *Tsukamurella spp.* sind beschrieben. Gelegentlich Koinfektionen mit *M. tuberculosis*.

Diagnostik: Mikroskopischer und kultureller Nachweis.

Prophylaxe/Prävention: Keine Einzelheiten bekannt.

Therapie: Keine gesicherte Therapieempfehlung. In Fallberichten β-Lactam-Antibiotika in Kombination mit Aminoglykosiden.

Ureaplasma (siehe Erregersteckbrief, S. 566)

Veillonella

Spezies: *V. atypica*, *V. dispar*, *V. parvula*.

Allgemeine Charakterisierung: Gramnegative, obligat anaerobe Kokken.

Epidemiologie: Standortflora des Oropharynx und des Darmes.

Erreger-Wirts-Beziehung: Keine Einzelheiten bekannt.

Krankheitsspektrum: Seltener Erreger von (Misch-)Infektionen: Lungenabszesse, Osteomyelitis und Myositis nach Bisswunden.

Diagnostik: Kultureller Nachweis aus Punktaten, Speziesdifferenzierung in Spezialaboratorien.

Prophylaxe/Prävention: Keine spezifischen Methoden bekannt.

Therapie: Als wirksam gelten Penicillin G, Carbapeneme, Metronidazol und Clindamycin. Über das Auftreten von Penicillinresistenzen wurde berichtet.

Vibrio

Spezies: *V. alginolyticus, V. carchariae, V. cincinnatiensis, V. damsela* (früher *Photobacterium damsela*), *V. fluvialis, V. furnissii, V. hollisae, V. harveyi, V. metschnikovii, V. mimicus, V. parahaemolyticus, V. vulnificus.*

Allgemeine Charakterisierung: Polarbegeißelte, leicht gebogene, gramnegative Stäbchen. Familie der Vibrionaceae.

Epidemiologie: Vorkommen im Brack- und Salzwasser; Wassertemperaturen > 15 °C sind für das Wachstum der Vibrionen günstig. Übertragung auf den Menschen durch Ingestion erregerhaltiger Lebensmittel (z.B. Meeresfrüchte, roher Fisch) und vor allem bei *V. vulnificus* durch Kontakt mit verletzter Haut. Infektionen meist in den Sommermonaten.

Erreger-Wirts-Beziehung: Es wurde postuliert, dass Vibrionen im Wasser in einem viablen, jedoch nicht kultivierbaren Stadium vorliegen. Über Virulenz-assoziierte Gene ist wenig bekannt.

Krankheitsspektrum: Gastroenteritis nach Infektion mit *V. parahaemolyticus* und *V. mimicus*, seltener durch andere Vibrio-Spezies. Otitis, Konjunktivitis, Wundinfektionen werden durch *V. alginolyticus* und *V. damsela* hervorgerufen. *V. vulnificus* verursacht schwere nekrotisierende Wundinfektionen mit hämorrhagischen Bullae und Septikämien, wobei Lebererkrankungen und hohe Sereumeisen-Konzentrationen Risikofaktoren sind. Selten Meningitis und Pneumonie.

Diagnostik: Kultureller Erregernachweis aus Blut, Liquor, Wundsekret (aus Stuhl unter Verwendung von Selektivnährmedien). Gezielte Untersuchungsanforderung erforderlich.

Prophylaxe/Prävention: Hygienische Maßnahmen, Abkochen potentiell kontaminierter Nahrungsmittel.

Therapie: Antimikrobielle Therapie bei extraintestinalen Infektionen: Tetracycline, Fluorochinolone, Cefotaxim oder Ceftazidim (evtl. in Kombination mit Aminoglykosiden oder Doxycyclin); eventuell zusätzlich chirurgische Therapie. Keine Verkürzung der Krankheitsdauer duch Antibiotika bei Enteritis.

Spezies: *V. cholerae* (O1, O139, Non-O1).

Allgemeine Charakterisierung: Man unterscheidet V.-cholerae-Spezies, die das gruppenspezifische O1-Antigen tragen und Epidemien auslösen können sowie eine Vielzahl von Nicht-Cholera-Vibrionen, die nicht mit einem Antiserum gegen das O1-Antigen agglutiniert werden können (so genannte nichtagglutinierende Stämme, NAG). Aufgrund der Struktur des somatischen O1-Antigens werden bei *V. cholerae* drei Serotypen (Ogawa, Inaba, Hikojima) unterschieden. In der Gruppe der NAG gibt es mehr als 139 weitere Serotypen, von denen nur der Serotyp O139 „Bengal" Epidemien verursacht. Die El-Tor-Variante von *V. cholerae* ist seit 1961 der am häufigsten isolierte V.-cholerae-Stamm. Der Name Vibrio stammt von dem dänischen Forscher O.-F. Müller (1730–1784), der vibrierende Bewegungen der Vibrionen in Wassertröpfchen beschrieb. Chole (gr.) bedeutet Galle.

Epidemiologie: Die Cholera-Erkrankung ist vermutlich seit Jahrtausenden im Gangesdelta bekannt. Seit dem 19. Jahrhundert kam es von Asien ausgehend westwärts auch in Europa zu Epidemien. Bis Anfang des 20. Jahrhunderts gab es sechs große Pandemien durch *V. cholerae*, letztmalig 1894 in Hamburg. Seit 1960 läuft die siebte Pandemie (durch den Biotyp El Tor), die nach Asien, dem Mittleren Osten, Afrika und Europa Anfang der 1970er-Jahre auch Südamerika erreicht hat. Anfang der 1990er-Jahre wurde in Bangladesch erstmals eine epidemische Ausbreitung von *V. cholerae* O139, eines NAG-Stammes, beobachtet. Als Erregerreservoir für *V. cholerae* dienen vermutlich im Meerwasser lebende Schalentiere. Dabei scheinen Wetterphänomene wie El-Nino die Ausbreitung der Erreger zu beeinflussen. Kontaminiertes Wasser und seltener Lebensmittel stellen die wichtigsten Infektionsquellen dar. Die Übertragung durch Wasser wurde schon 1832 eindrucksvoll von J. Snow in England gezeigt. In Endemiegebieten sind vor allem Kinder unter zwei Jahren betroffen, während in anderen Regionen keine Alterspräferenz vorliegt.

Erreger-Wirts-Beziehung: Aufgrund der Säurebarriere des Magens führt nur eine Erregermenge von $> 10^8–10^{10}$ zur Infektion. Im alkalischen Milieu des Dünndarms Vermehrung der Erreger. Beweglichkeit und Muzinase-Produktion vermitteln zusammen mit Fimbrien die Adhäsion an die Epithelzellen des Dünndarms. Dort wird Cholera-Toxin produziert, welches an die GM_1-Gangliosid-Rezeptoren der Epithelzellen bindet, was durch das von *V. cholerae* gebildete Enzym Neuraminidase erleichtert wird. Nach Bindung durch die B-Untereinheit des Cholera-Toxins wird die aktive A_1-Untereinheit abgespalten, die ein regulatorisches Protein der Wirtszelle ADP-ribosyliert, sodass die Kontrolle über die cAMP-Konzentration aufgehoben wird. Dies resultiert in einer vermehrten Produktion von cAMP, wodurch aktiv Chlorid aus den Epithelzellen sezerniert wird, welchem passiv Natrium und Wasser folgen. Die Menge an Elektrolyten und Wasser übersteigt das Rückresorptionsvolumen des Dickdarmes und es entwickelt sich eine sekretorische Diarrhö. Die Mukosazellen zeigen dabei keine histopathologischen Veränderungen. Die Infektion hinterlässt eine spezifische Immunität, welche systemisch als Antikörper gegen das Cholera-Toxin sowie gegen verschiedene Antigene der Vibrionen nachweisbar ist. Eine lokale Immunität entwickelt sich in Form von sekretorischen IgA-Antikörpern, welche an dem vermutlich lang andauernden Schutz vor Reinfektion bzw. klinischer Symptomatik beteiligt sind. Die NAG-Vibrionen produzieren in der Regel kein Choleratoxin, jedoch andere Toxine.

Krankheitsspektrum: Cholera kann als asymptomatische Infektion, als milde oder aber als schwere Diarrhö mit Exsikkose und Eintritt des Todes innerhalb von wenigen Stunden verlaufen. Die asymptomatische Infektion scheint in Endemiegebieten die häufigste Form der Erkrankung zu sein und spielt vor allem als Quelle fäkaler Kontamination von Wasser oder Lebensmitteln eine große Rolle. Durchfälle (reiswasserartig) können bis zu 20 Liter pro Tag betragen, in der Folge Auftreten von Muskelkrämpfen, Kreislauf- und Nierenversagen. *V. cholerae* Non-O1 wurden außerdem bei Patienten mit Sepsis, Atemwegs-, Ohren-, Wund- und Harnwegsinfektionen isoliert.

Diagnostik: Jedes bakteriologische Labor sollte über ein Cholera-Notfall-Besteck verfügen, welches aus einem flüssigen und einem festen Selektivmedium sowie dem Cholera-Anti-O1-Antiserum besteht. Die mikroskopische Betrachtung des Stuhls im Dunkelfeld ermöglicht aufgrund der „mückenschwarmartigen" Beweglichkeit der Erreger oftmals die Verdachtsdiagnose.

Prophylaxe/Prävention: Grundlegende sanitäre und hygienische Maßnahmen zur Verhütung der Kontamination von Wasser und Lebensmitteln. Cholera-Erkrankungen betreffen charakteristischerweise arme, überbevölkerte Regionen ohne adäquate sanitäre Anlagen. Neue Erkenntnisse zu Zusammenhängen zwischen dem Vorkommen von Vibrionen und Schalentieren im Meerwasser, dem Auftreten von Wetterphänomenen wie z.B. El Nino (insbesondere Änderungen der Wassertemperatur) sowie der Ausbreitung der Epidemien werden zukünftig eine bessere Prävention der epidemischen Ausbreitung erlauben. Tot- und Lebendimpfstoffe sind wenig immunogen, Impfschutzraten ca. 60–80%, O139 wird nicht abgedeckt. Verdacht, Erkrankung, Tod, Ausscheider sowie Nachweis von *V. cholera* O1 und O139 sind meldepflichtig.

Therapie: Wichtigste Maßnahme: Flüssigkeits- und Elektrolytsubstitution. Ziel der zusätzlichen antibiotischen Therapie ist die Verkürzung der Symptomdauer und damit der Flüssigkeitsverluste. Tetracyclin oder Ciprofloxacin sind die Mittel der Wahl, alternativ können Cotrimoxazol oder Azithromycin bei Kindern verwendet werden.

Yersinia (siehe Erregersteckbrief, S. 440)

LITERATUR

Gilbert, D.N., Moellering, R.C., Eliopoulos, G.M., Sande, M.A.: The Sandford guide to antimicrobial therapy 2005. Antimicrobial Therapy, Inc., USA 2005.

Hahn, H., Falke, D., Kaufmann, S.H.E., Ullmann, U.: Medizinische Mikrobiologie und Infektiologie. Springer, Berlin 1999.

Köhler, W., Eggers, H.J., Fleischer, B., Marre, R., Pfister, H., Pulverer, G.: Medizinische Mikrobiologie. Urban & Fischer, München 2001.

Koneman, E.W., Allen, S.D., Janda, W.U., Schreckenberger, P.C., Winn Jr., W.C.: Diagnostic Microbiology. Lippincott, Philadelphia 1997.

Mandell, G.L., Bennett, J.E., Dolin, R. (eds.): Principles and Practice of Infectious Diseases. Churchill Livingstone, New York 2004.

Murray, P.R., Baron, E.J., Jorgensen, J.H., Pfaller, M.A., Yolken, R.H.: Manual of Clinical Microbiology. American Society for Microbiology, Washington 2003.

KAPITEL E3

Uwe Groß

Parasiten

Acanthamoeba 1152
Ascaris 1152
Balantidium 1152
Cryptosporidium 1152
Diphyllobothrium 1152
Echinococcus 1153
Entamoeba 1153
Enterobius 1153
Filarien 1153
Giardia 1153
Hakenwürmer 1153
Leishmania 1154
Plasmodium 1154
Pediculus 1155
Sarcoptes 1155
Schistosoma 1155
Strongyloides 1156
Taenia 1156
Toxoplasma 1157
Trichinella 1157
Trichomonas 1157
Trichuris 1158
Trypanosoma 1158

Acanthamoeba

Spezies: *A. castellanii*, *A. culbertsoni*, *A. polyphaga*.

Allgemeine Charakterisierung: Zu den Protozoen zählende frei lebende Rhizopoda mit einer Größe von 15–45 µm.

Epidemiologie: Weltweite Verbreitung. Übertragung auf den Menschen durch kontaminierte Flüssigkeit (meistens Spülflüssigkeit für Kontaktlinsen).

Krankheitsspektrum: Keratokonjunktivitis bei Kontaktlinsenträgern, selten chronische granulomatöse Amöben-Enzephalitis.

Diagnostik: Aus Biopsien oder Augenabstrichen bzw. Spülflüssigkeit durch direkten mikroskopischen Erregernachweis und durch Kultur auf einfachen Nähragarplatten unter Zusatz von lebenden oder abgetöteten gramnegativen Bakterien. Nach mindestens 24-stündiger Inkubation sind am Ende der „Fressstraßen" die Amöben mikroskopisch erkennbar.

Prophylaxe/Prävention: Hygiene.

Therapie: Lokal mit einer Kombination aus Natamycin plus Neomycin, alternativ Desinfektionsmittel (z.B. Chlorhexidin und Propamidin) oder Pentamidin; systemisch Therapieversuch mit Amphotericin B plus Sulfadiazin.

Ascaris

Spezies: *A. lumbricoides* (Spulwurm): siehe Erregersteckbrief, S. 453.

Balantidium

Spezies: *B. coli*.

Allgemeine Charakterisierung: Zu den Protozoen zählende Ciliaten. Trophozoiten haben eine Größe von bis zu 300 µm, Zysten sind 40–60 µm groß.

Epidemiologie: Weltweite Verbreitung, häufiger in Osteuropa, Asien und Amerika. Reservoir: Schwein. Übertragung auf den Menschen durch mit Zysten kontaminiertes Trinkwasser oder Lebensmittel.

Krankheitsspektrum: Blutig-schleimige Diarrhöen.

Diagnostik: Mikroskopischer Nachweis von Trophozoiten oder Zysten im Stuhl.

Prophylaxe/Prävention: Hygiene beim Umgang mit Schweinen.

Therapie: Metronidazol und andere Nitroimidazole sowie Tetrazykline und Paromomycin.

Cryptosporidium

Spezies: *C. parvum*.

Allgemeine Charakterisierung: Zu den Protozoen zählende Sporozoiten, die zur Gruppe der Kokzidien gerechnet werden. Oozysten haben eine Größe von 4–6 µm.

Epidemiologie: Weltweite Verbreitung. Reservoir: Vor allem Kälber, aber auch Rinder, Schweine, Schafe und Ziegen. Übertragung auf den Menschen durch mit Oozysten kontaminiertes Trinkwasser. Auch direkte Übertragung von Mensch zu Mensch (z.B. durch anogenitalen Geschlechtsverkehr) möglich.

Krankheitsspektrum: Inkubationszeit 3–12 Tage. Vor allem bei AIDS-Patienten lebensbedrohliche massive, wässrige Diarrhöen, unter Umständen mit sklerosierender Cholangitis, Pankreatitis und Hepatitis. Bei hoher Infektionsdosis auch bei immunkompetenten Individuen – vor allem bei Kindern – wässrige, spontan abheilende Durchfälle mit leichtem Fieber, abdominalen Krämpfen, Appetitlosigkeit und Müdigkeit.

Diagnostik: Mikroskopischer Erregernachweis der säurefesten Oozysten im Stuhl mithilfe der modifizierten Ziehl-Neelsen-Färbung (Präpatenzzeit sieben Tage).

Prophylaxe/Prävention: Oozysten überleben unter Umständen trotz Chlorierung monatelang im Trinkwasser! Für eine Abtötung von Oozysten ist der Einsatz von 10%igem Formalin oder eine Erhitzung > 65 °C für mindestens 30 Minuten notwendig.

Therapie: Keine Kausaltherapie möglich. Therapieversuche mit Paromomycin, Spiramycin, Azithromycin und Octreotid eventuell erfolgreich.

Diphyllobothrium

Spezies: *D. latum*, *D. pacificum* (Fischbandwurm).

Allgemeine Charakterisierung: Zu den Helminthen zählende Cestoden. Adulte Würmer sind Zwitter und bis zu 20 m lang. Die Eier haben eine Größe von ca. 55–70 × 40–50 µm, einen flachen Deckel und einen winzigen, am gegenüberliegenden Pol befindlichen, Höcker.

Epidemiologie: Verbreitung von *D. latum* vor allem in Binnengewässern der nördlichen Hemisphäre, von *D. pacificum* in Gewässern Südamerikas. Übertragung auf den Menschen durch Genuss von ungekochtem befallenem Fischfleisch.

Krankheitsspektrum: Vitamin-B_{12}-Mangelanämie (megaloblastische perniziöse Anämie), seltener Flatulenz und Diarrhö.

Diagnostik: Mikroskopischer Nachweis von Eiern im Stuhl.

Prophylaxe/Prävention: Tieffrieren der Fische bei −18 °C über mindestens 24 Stunden oder Kochen.
Therapie: Praziquantel, Niclosamid.

Echinococcus

Spezies: *E. granulosus* (Hundebandwurm) und *E. multilocularis* (Fuchsbandwurm): siehe Erregersteckbriefe.

Entamoeba

Spezies: *E. histolytica*: siehe Erregersteckbrief, S. 442.

Enterobius

Spezies: *E. vermicularis* (Madenwurm, Oxyuren): siehe Erregersteckbrief.

Filarien

Spezies: *Brugia malayi*, *B. timori*, *Loa loa*, *Wucheria bancrofti*.
Allgemeine Charakterisierung: Zu den Helminthen zählende Nematoden, getrenntgeschlechtlich. Adulte Würmer 4–10 cm (*W. bancrofti* und Brugia-Arten) oder 3–7 cm (*L. loa*).
Epidemiologie: Verbreitung von Brugia-Arten in Regionen Süd- und Südostasiens, *L. loa* in Zentral- und Westafrika und *W. bancrofti* in Regionen Zentralafrikas, Indiens, Südchinas und Südamerikas. Übertragung von Wucheria- und Brugia-Arten auf den Menschen durch bestimmte Mückenarten (*Culex spp.*, *Aedes spp.*, *Mansonia spp.* und *Anopheles spp.*). Im Menschen weitere Entwicklung zu adulten Würmern, die sich im Bindegewebe und den Lymphgefäßen aufhalten. Die von den Weibchen gelegten Eier enthalten bereits Larven, die durch einen Streckungsprozess als gescheidete Mikrofilarien imponieren und nachts im peripheren Blut nachweisbar sind. Übertragung von *L. loa* auf den Menschen durch Fliegen der Gattung *Chrysops*. Im Menschen weitere Entwicklung zu adulten Würmern, die sich im Unterhautbindegewebe aufhalten. Gescheidete L.-loa-Mikrofilarien sind tagsüber im peripheren Blut.
Krankheitsspektrum: Lymphatische Filariose mit Elephantiasis und Eosinophilie durch *W. bancrofti* und *B. malayi*. Bei L.-loa-Befall Calabar-Schwellung, Eosinophilie, Juckreiz und gelegentliche Augenwanderung des Wurmes.

Diagnostik: Mikroskopischer Nachweis von Mikrofilarien im Blut (speziesspezifische Periodizität).
Prophylaxe/Prävention: Mückenbekämpfung und -schutz, Repellents.
Therapie: Diethylcarbamazin, Ivermectin, Albendazol.

Giardia

Spezies: *G. intestinalis* (Synonym: *G. lamblia* oder *Lamblia intestinalis*).
Allgemeine Charakterisierung: Zu den Protozoen zählende Flagellaten. Trophozoiten haben eine Größe von 10–20 µm; Zysten sind 10–15 µm groß.
Epidemiologie: Weltweites Vorkommen, häufiger unter schlechten hygienischen Bedingungen. Übertragung auf den Menschen durch mit Zysten kontaminiertes Trinkwasser oder Lebensmittel. Im Duodenum des Befallenen Entwicklung zu Trophozoiten, die die gesamte Oberfläche des Duodenums auskleiden können. Später wieder Umwandlung zu Zysten, die letztendlich mit dem Stuhl ausgeschieden werden.
Krankheitsspektrum: Oft ohne Symptome, Inkubationszeit sieben Tage. Wässrige Durchfälle mit Flatulenz, z.T. mit Malabsorptions-Erscheinungen (Steatorrhö = Fettstuhl) und Krämpfen vor allem im rechten Oberbauch. Möglicher Übergang in chronische Diarrhöen mit Übelkeit, Erbrechen und Fieber.
Diagnostik: Im Stuhl mikroskopischer Nachweis der birnenförmigen Trophozoiten mit jeweils zwei prominenten Zellkernen und acht Flagellen oder der achtkernigen Zysten. Gegebenenfalls mikroskopische Untersuchung von Duodenalaspirat zum Nachweis von Trophozoiten. Alternativ Erregernachweis aus Stuhl durch PCR, Antigennachweis oder Anzucht in Spezialmedien.
Prophylaxe/Prävention: Trinkwasser- und Lebensmittelhygiene.
Therapie: Metronidazol, Tinidazol und andere Nitroimidazole sowie Albendazol oder Nitazoxanid.

Hakenwürmer

Spezies: *Ancylostoma duodenale*, *Necator americanus*.
Allgemeine Charakterisierung: Zu den Helminthen zählende Nematoden, getrenntgeschlechtlich. Adulte Würmer 10–12 mm; Eier (60 × 40 µm) vorwiegend im 2- bis 16-Zellstadium mit zarter Außenhülle.
Epidemiologie: Weltweites Vorkommen zwischen dem 40. Grad nördlicher und dem 30. Grad südlicher Breite. Übertragung auf den Menschen durch perkutanes Eindrin-

gen der im Freien aus den Eiern schlüpfenden Larven. Im Menschen weitere Entwicklung über einen trachealen Wanderweg, bis die adulten Würmer schließlich den Dünndarm besiedeln.

Krankheitsspektrum: Bei starkem Befall hypochrome, mikrozytäre Eisenmangelanämie und Eosinophilie.

Diagnostik: Mikroskopischer Nachweis der Eier im Stuhl (Präpatenzzeit fünf Wochen).

Prophylaxe/Prävention: In Endemiegebieten Tragen von festem Schuhwerk, Trockenlegung feuchter Böden.

Therapie: Mebendazol, Albendazol, Pyrantel.

Leishmania

Spezies: *L. major, L. tropica, L. braziliensis, L. mexicana, L. donovani, L. infantum* und andere.

Allgemeine Charakterisierung: Zu den Protozoen zählende Flagellaten; im Endwirt als Promastigoten-, im Nebenwirt (z.B. Mensch) als Amastigotenstadium.

Epidemiologie: Verbreitung des Erregers der Hautleishmaniose (*L. major, L. tropica, L. mexicana*) in Südeuropa, Teilen Asiens, Afrikas und Südamerikas; Verbreitung des Erregers der viszeralen Leishmaniose (*L. donovani* und *L. infantum*) vor allem in Indien, Südeuropa, Teilen Afrikas und Südamerikas und des Erregers der Schleimhautleishmaniose (*L. braziliensis*) in Südamerika. Reservoir: Hunde, Nagetiere. Übertragung auf den Menschen durch Sandmücken der Gattung *Phlebotomus* (Endwirt). Im Nebenwirt obligat intrazelluläre Vermehrung vor allem in dendritischen Zellen, Makrophagen und Monozyten als geißelloses Amastigoten-Stadium (2–5 μm).

Erreger-Wirts-Beziehung: Herunterregulierung der MHC-abhängigen Antigenpräsentation durch Leishmanien.

Krankheitsspektrum: Inkubationszeit zehn Tage bis mehr als ein Jahr. Hautleishmaniose manifestiert sich als Papel und Hautulkus im Bereich des Mückenstichs; bei viszeraler Leishmaniose vor allem Hepatosplenomegalie mit Fieber, Leukopenie, Thrombozytopenie und fortschreitender Anämie durch Verdrängung der blutbildenden Zellen im Knochenmark. In der Folge dermales Post-Kala-Azar-Leishmanoid (PKDL) wahrscheinlich als immunpathologische Komplikation, bei dem die Haut mit multiplen knotigen Infiltraten durchsetzt ist. Mukokutane Leishmaniose durch schwere Ulzerationen und Erosionen an den Schleimhäuten von Mund, Rachen und Nase gekennzeichnet; Bronchopneumonie und Tod können die Folge sein.

Diagnostik: Mikroskopischer Erregernachweis oder PCR aus dem Randbereich des Hautulkus oder von Knochenmark-, Milz- oder Leberpunktaten; Anzucht in Spezialmedien; bei viszeralen Verläufen serologische Verfahren des Antikörpernachweises.

Prophylaxe/Prävention: Schutz vor Sandmücken, Repellentien.

Therapie: Vereisung oder Elektrokoagulation bei Hautleishmaniose. Kausale Therapie lokal durch Paromomycin. Bei viszeraler und mukokutaner Leishmaniose Antimon-Präparate (Glucantime), wie z.B. Natriumstibogluconat und Megluminantimonat, gegebenenfalls mit Pentamidin, liposomalem Amphotericin B oder Allopurinol kombinieren. Bei viszeraler Leishmaniose Therapieversuche mit Miltefosin.

Plasmodium

Spezies: *P. falciparum, P. malariae, P. ovale, P. vivax.*

Allgemeine Charakterisierung: Zu den Protozoen zählende Sporozoiten, die zur Gruppe der Apicomplexa gerechnet werden und in verschiedenen Stadien vorkommen: Gametozyten (Geschlechtsform → Mikro- und Makrogametozyten), Sporozoiten (Transmission), Merozoiten (intrazelluläre Einzelparasiten), Trophozoiten (erythrozytäre Ringformen) und Schizonten (Teilungsformen).

Epidemiologie: Weltweites Vorkommen zwischen dem 40. Grad nördlicher und dem 30. Grad südlicher Breite. Übertragung auf den Menschen durch die weibliche Anopheles-Mücke (Endwirt). Im Menschen ungeschlechtliche Vermehrung (Schizogonie) in zwei Phasen: präerythrozytäre (Leber-) und erythrozytäre (Blut-) Phase.

Erreger-Wirts-Beziehung: Bei P.-falciparum-Infektion führen Zytoadhärenz und Rosettenformation zu Gefäßverschlüssen, die Ischämien und Mikroinfarkte (zerebrale Malaria) verursachen können. Immunevasion durch intraerythrozytäre Lagerung und Antigenvariation.

Krankheitsspektrum: Malaria tropica (*P. falciparum*), Malaria tertiana (*P. ovale* und *P. vivax*) und Malaria quartana (*P. malariae*). Allen Malariaformen gemeinsam sind Fieber mit Schüttelfrost und Anämie. Oft Kopf- und Gliederschmerzen, Durchfall und andere gastrointestinale Symptome. Bei Infektion mit *P. falciparum* zerebrale Malaria mit Koma und hoher Letalität. Vor allem bei Infektion mit *P. malariae* Nierenversagen und nephrotisches Syndrom.

Diagnostik: Mikroskopischer Erregernachweis durch Giemsa-Färbung im Dicken Tropfen und Blutausstrich, gegebenenfalls PCR. Serologie nur für epidemiologische Studien, *nicht* für Akutdiagnostik!

Prophylaxe/Prävention: Expositionsprophylaxe durch Mückenschutz (z.B. Moskitonetze, Repellentien, helle Kleidung); Dispositionsprophylaxe mit Mefloquin, Atovaquone plus Proguanil oder Doxycyclin.

Therapie: Chloroquin, Mefloquin, Chinin, Atovaquone plus Proguanil, Doxycyclin, Clindamycin und Artemether plus Lumefantrin; bei Malaria tertiana zusätzlich Primaquin.

Pediculus

Spezies: *P. humanus capitis* (Kopflaus), *P. humanus corporis* (jetzt: *P. humanus seu vestimentorum*, Kleiderlaus).

Allgemeine Charakterisierung: Zu den Arthropoden zählende flügellose Insekten (< 1mm) mit drei Beinpaaren (*P. humanus capitis* 2–4 mm; *P. humanus corporis* 3–5 mm).

Epidemiologie: Weltweite Verbreitung. Übertragung auf den Menschen durch direkten körperlichen Kontakt mit infestierten Individuen oder durch Kontakt mit befallenen Kleidungsstücken oder Gegenständen. Weibchen legen täglich bis zu zehn Eier (Nissen < 1 mm), die mit einer Kittsubstanz an Haare oder Gewebefasern fest angeheftet werden. Bei 25–30 °C schlüpfen nach 7–10 Tagen Larven (Nymphen), die bereits fertige Kleininsekten sind und in weiteren 8–10 Tagen geschlechtsreif werden. Lebenszeit von Läusen bis zu vier Wochen. Mehrmals täglich Blutmahlzeit von Nymphen und adulten Läusen.

Krankheitsspektrum: Sekundär infizierte Kratzwunden (Juckreiz) und großflächige, superinfizierte nässende Ekzeme mit Lymphadenitiden. Maculae caeruleae (Taches bleues) bei Kleiderlausbefall. Übertragung bakterieller Erreger durch Läuse: z.B. *Rickettsia prowazeki*, *Bartonella quintana* und *Borrelia recurrentis*.

Diagnostik: Makroskopischer Nachweis der Läuse oder/und Nissen.

Prophylaxe/Prävention: Körper- und Kleiderhygiene; Kämme, Bürsten etc. nicht zwischen Personen austauschen.

Therapie: Kopflausbekämpfung mit Pyrethrum, Permethrin, Hexachlorcyclohexan (= Lindan), Allethrin oder Malathion. Behandlung nach 8–10 Tagen wiederholen. Waschbare Materialien für 30 Minuten auf mindestens 60 °C erhitzen oder anderweitig desinfizieren. Nichtwaschbare Materialien mit Lindan behandeln und für 2–4 Wochen, z.B. in fest verklebten Plastiktüten, wegsperren (Hungerquarantäne der Läuse).

Sarcoptes

Spezies: *S. scabiei* var. *hominis* (Krätzemilbe).

Allgemeine Charakterisierung: Zu den Arthropoden zählende Milben (< 1 mm) mit vier Beinpaaren.

Epidemiologie: Weltweite Verbreitung. Übertragung auf den Menschen durch direkten körperlichen Kontakt mit einem infestierten Individuum. Die Tiere fressen ca. 1 cm lange Gänge in die menschliche Haut, die bis zum Stratum granulosum reichen. Eiablage in den Gängen, nach 3–5 Tagen schlüpfen sechsbeinige Larven, die sich innerhalb von zwei Wochen zu adulten Krätzmilben entwickeln. Lebenszeit der Weibchen 4–8 Wochen.

Krankheitsspektrum: Prädilektionsstellen für die Krätze sind Interdigitalfalten von Händen und Füßen, Anogenitalregion und Brustwarzen. Juckreiz, allergisches Exanthem am ganzen Körper, bakterielle Superinfektion der Papeln, Pusteln und Milbengänge.

Diagnostik: Mikroskopischer Nachweis der Milben oder ihrer Eier in einem mit einer Kanüle ausgehobenen Milbengang bzw. Hautstück.

Prophylaxe/Prävention: Körper- und Kleiderhygiene.

Therapie: Kontaktpersonen mit einschließen, über mindestens drei Tage lokal Hexachlorcyclohexan (= Lindan), Crotamiton, Benzylbenzoat oder Permethrin. Chemotherapie nach zehn Tagen wiederholen. Kleidung und Bettzeug bei mindestens 50 °C waschen.

Schistosoma

Spezies: *S. haematobium*, *S. intercalatum*, *S. japonicum*, *S. mansoni*, *S. mekongi*.

Allgemeine Charakterisierung: Zu den Helminthen zählende Trematoden, getrenntgeschlechtlich. Adulte Würmer sind 6–22 mm lang. Die Eier von *S. mansoni* haben eine Größe von ca. 130 × 60 µm mit prominentem Seitenstachel, die Eier von *S. haematobium* sind ca. 140 × 65 µm groß mit Endstachel.

Epidemiologie: Verbreitung von *S. haematobium* in Afrika und Westasien, *S. intercalatum* und *S. mansoni* in Regionen Afrikas, Arabiens, Westindiens und Südamerikas und *S. japonicum* und *S. mekongi* in Regionen Südostasiens. Übertragung auf den Menschen (Endwirt) im Süßwasser durch aktive Invasion von Zerkarien durch die gesunde Haut. Im Menschen gelangen die Zerkarien in die venösen Blutgefäße und entwickeln sich dort zu adulten Würmern, die paarweise zusammenleben. Die produzierten Eier durchdringen die Gefäßwand und werden mit dem Stuhl oder Urin ausgeschieden. Bei Kontakt mit Süßwasser schlüpfen aus den Eiern die Larven (Mirazidien), die aktiv ihre Zwischenwirte (Wasserschnecken) aufsuchen und sich in ihnen weiter zu Zerkarien differenzieren.

Erreger-Wirts-Beziehung: Aufgrund der hohen Immunogenität der Eier sind diese für die klinische Symptomatik verantwortlich: Induktion immunpathologischer Reaktion des Gewebes, das zunächst in der unmittelbaren Umgebung des Wurmeis in einem granulomatösen Gewebsumbau resultiert und später fibrotisch-zirrhotische Organveränderungen aufweisen kann. Immunevasion der adulten Würmer durch molekulares Mimikry.

Krankheitsspektrum: Zerkariendermatitis beim Eindringen der Zerkarien in die Haut. Inkubationszeit 2–10 Wochen bis zum Katayama-Syndrom (Etablierung der adulten Würmer): Eosinophilie, Fieber, Urtikaria und Hepatosplenomegalie. Inkubationszeit zwei Monate bis zur eigentlichen Bilharziose. S. intercalatum, S. japonicum, S. mansoni und S. mekongi: Darmbilharziose mit

- intestinaler Form mit Veränderungen der Darmschleimhaut (Pseudopolypen), Gewichtsabnahme, Obstipation oder Diarrhö, Tenesmen und blutigem Stuhl,
- hepatoduodenaler Form (Veränderungen des Lebergewebes) mit portalem Hochdruck, Splenomegalie und Aszites, portokavalen Anastomosen und Rechtsherzdilatation als Folge der Einengung der Lungenstrombahn,
- Glomerulonephritis mit Proteinurie und
- ektoper Eiablagerungen mit entsprechender klinischer Symptomatik.

Bei Infektion mit S. haematobium Blasenbilharziose mit Hämaturie als Zeichen eines Gewebeumbaus der Blasenschleimhaut; Präkanzerose.

Diagnostik: Präpatenzzeit 4–10 Wochen. Mikroskopischer Nachweis der Eier im Stuhl oder im Urin (gegebenenfalls mit Mirazidium-Schlüpfversuch), Histologie der Rektumschleimhaut, oder/und serologischer Nachweis spezifischer Antikörper.

Prophylaxe/Prävention: Schneckenbekämpfung im Süßwasser der Endemiegebiete, Süßwasser nicht als Toilette missbrauchen.

Therapie: Praziquantel oder Oxamniquin (bei S.-mansoni-Befall).

Strongyloides

Spezies: S. stercoralis, S. fuelleborni (Zwergfadenwurm).

Allgemeine Charakterisierung: Zu den Helminthen zählende Nematoden, getrenntgeschlechtlich. Adulte Würmer sind 2–3 mm lang. Noch im Dünndarm des befallenen Menschen schlüpfen aus den Eiern die 0,2–0,3 mm langen Larven.

Epidemiologie: Weltweite Verbreitung vor allem in feuchtwarmen Gebieten (auch in Bergwerken). Übertragung auf den Menschen durch perkutanes Eindringen der Larven. Im Menschen weitere Entwicklung über einen trachealen Wanderweg, bis die adulten Würmer schließlich den Dünndarm besiedeln. Möglichkeit der Autoinfektion.

Krankheitsspektrum: Bei Lungenpassage Husten und pneumonische Symptome (Löffler-Syndrom). Während der intestinalen Phase Enteritiden, Kolitiden und Anämie. Inapparente systemische Persistenz bei Autoinfektion möglich.

Diagnostik: Mikroskopischer Nachweis der Larven im Stuhl (Präpatenzzeit 17 Tage).

Prophylaxe/Prävention: In Endemiegebieten Tragen von festem Schuhwerk, Trockenlegung feuchter Böden.

Therapie: Ivermectin, Albendazol, Mebendazol.

Taenia

Spezies: T. saginata (Rinderbandwurm), T. solium (Schweinebandwurm).

Allgemeine Charakterisierung: Zu den Helminthen zählende Cestoden. Adulte Würmer sind Zwitter und 2–4 m (T. solium) bzw. 5–10 m lang (T. saginata); die Eier haben eine Größe von ca. 30–40 µm und eine doppelte Hülle mit radiärer Streifung.

Epidemiologie: Weltweite Verbreitung von T. saginata; Verbreitung von T. solium vor allem in Zentral- und Südamerika. Zwischenwirte: Rinder (T. saginata) und Schweine (T. solium). Übertragung auf den Menschen durch finnenhaltiges Fleisch oder durch mit Eiern von T. solium kontaminiertes Trinkwasser oder Nahrungsmittel (Zystizerkose). Nach oraler Finnenaufnahme entwickelt sich im Jejunum aus dem Finnenstadium der adulte Wurm, der aus zahlreichen Proglottiden zusammengesetzt ist.

Krankheitsspektrum: Inkubationszeit 4–10 Wochen. Uncharakteristische Abdominalbeschwerden mit Leibschmerzen, Nausea, Erbrechen, Diarrhöen oder Obstipation sowie Abmagerung. Bei Zystizerkose Befall von Gehirn, Augen und Muskulatur mit entsprechender klinischer Symptomatik (Epilepsie, Sehbeschwerden, Muskelschmerzen).

Diagnostik: Makroskopischer Nachweis von Proglottiden und/oder mikroskopischer Nachweis von Eiern im Stuhl (Präpatenzzeit 5–12 Wochen). Bei Zystizerkose serologischer Nachweis von T.-solium-spezifischen Antikörpern.

Prophylaxe/Prävention: Kein rohes oder halbgares Fleisch essen, Fleischbeschau, Abtötung der Finnen durch Erhitzen auf 50 °C; menschliche Fäkalien nicht auf Viehweiden gelangen lassen.

Therapie: Praziquantel, Niclosamid, Mebendazol, Albendazol oder – versuchsweise – Paromomycin.

Toxoplasma

Spezies: *T. gondii,* siehe Erregersteckbrief, s. 1012.

Allgemeine Charakterisierung: Zu den Protozoen zählende Sporozoiten, die zur Gruppe der Apicomplexa gerechnet werden und in verschiedenen Stadien vorkommen: Oozysten mit Sporozoiten (Transmission), Tachyzoiten (intrazelluläre Vermehrungsstadien) und Zysten mit Bradyzoiten (persistierende Ruhestadien).

Epidemiologie: Weltweite Verbreitung. Reservoir: zahlreiche Tierarten, Endwirt: Katze. Übertragung auf den Menschen durch orale Aufnahme von mit Sporozoiten kontaminiertem Trinkwasser oder Lebensmitteln oder durch Verzehr von ungenügend erhitztem zystenhaltigem Fleisch. Diaplazentare Übertragung auf den Feten bei Erstinfektion während der Schwangerschaft.

Erreger-Wirts-Beziehung: Immunevasion durch Herunterregulierung der MHC-abhängigen Antigenpräsentation durch Toxoplasmen und durch Persistenz in Neuronen; Inhibierung der Wirtszellapoptose durch Toxoplasmen.

Krankheitsspektrum: Ungefähr 95% aller Infektionen ohne Symptome, jedoch lebenslange Persistenz von Zysten. Inkubationszeit 2–3 Wochen. Nuchale Lymphadenopathie, Retinochorioiditis, Enzephalopathie, selten Myokarditis. Bei Erstinfektion während der Schwangerschaft in bis zu 50% konnatale Toxoplasmose mit Spontanabort des Föten oder Retinochorioiditis, Hydrozephalus und intrazerebralen Verkalkungen des Neugeborenen. Oft Spätschäden in Form einer Retinochorioiditis. Bei stark immunsupprimierten Patienten (z.B. bei AIDS-Kranken oder Transplantat-Empfängern) reaktivierte, zerebrale Toxoplasmose oder – bei Erstinfektion – schwere systemische Infektion (pulmonale Toxoplasmose).

Diagnostik: Serologischer Nachweis spezifischer Antikörper, gegebenenfalls direkter Erregernachweis durch Mikroskopie, PCR oder Anzucht in Zellkultur (z.B. aus Liquor, EDTA-Blut, Fruchtwasser oder Gewebebiopsie).

Prophylaxe/Prävention: Nichtimmune Schwangere und Immunsupprimierte sollten Katzenkontakt, Verzehr rohen Fleisches und Gartenarbeit ohne Handschuhe meiden.

Therapie: Pyrimethamin plus Sulfadiazin plus Folinsäure; vor der 16. Schwangerschaftswoche nur Spiramycin.

Trichinella

Spezies: *T. spiralis.*

Allgemeine Charakterisierung: Zu den Helminthen zählende Nematoden, getrenntgeschlechtlich. Adulte Würmer sind 1–4 mm lang. Keine Ei-, sondern direkte Larvenproduktion. Larve und geschlechtsreifer Wurm leben zwar in demselben Wirt, aber in verschiedenen Organen (adulte Würmer im Darm, Larven in der Muskulatur).

Epidemiologie: Weltweite Verbreitung. Übertragung auf den Menschen durch Verzehr von ungenügend erhitztem, larvenhaltigem Fleisch (vor allem von Schweinen und Wildschweinen). Im Menschen reifen die Larven im Dünndarm zu geschlechtsreifen adulten Würmern heran. Nach der Begattung legt das Weibchen täglich etwa tausend lebende Larven, die über den Lymph-Blut-Weg ins rechte Herz, dann über die Lunge und das linke Herz in den arteriellen Blutstrom und damit in alle Organe gelangen. Bevorzugt bereits eine Woche nach Infektion Absiedlung in gut durchbluteter quer gestreifter Muskulatur; dort bis zu 30 Jahre lebensfähig.

Erreger-Wirts-Beziehung: Umdifferenzierung der Muskelzelle in eine „Ammenzelle".

Krankheitsspektrum: Inkubationszeit ca. vier Wochen. Im Stadium der Darmtrichinose nur bei massivem Befall enteritische Symptome. Symptome der Muskeltrichinose bereits ab einer Woche nach Infektion: Hohes Fieber (41 °C) mit rheumatischen Erscheinungen, Muskelschmerzen, Gesichtsödeme und Eosinophilie. Bei Beteiligung des Myokards oder des Gehirns (Meningoenzephalitis) Letalität von bis zu 30%.

Diagnostik: Röntgen zeigt unter Umständen eingekapselte, verkalkte Trichinen. Erhöhung von Laktatdehydrogenase und Kreatininkinase, Kreatinurie. Serologischer Nachweis spezifischer Antikörper, histologischer Larvennachweis in Muskelbiopsien.

Prophylaxe/Prävention: Fleischbeschau. Abtötung der Trichinen durch Erhitzung (80 °C) oder Tiefkühlung (–25 °C für mindestens 10–20 Tage). Gepökeltes, gekühltes Fleisch und Trockenfleisch bleiben infektiös.

Therapie: Mebendazol, Albendazol oder Thiabendazol, eventuell kombiniert mit Kortikosteroiden.

Trichomonas

Spezies: *T. vaginalis*, s. Erregersteckbrief, S. 565 sowie die apathogenen Arten *T. tenax* und *T. hominis.*

Allgemeine Charakterisierung: Zu den Protozoen zählende Flagellaten, die nur als Trophozoiten-Stadium (10–20 × 2–14 µm) vorkommen. Charakteristisch ist die so genannte Schleppgeißel, die gleichzeitig als Randstruktur die für den Parasiten typische, undulierende Membran begrenzt; außerdem ein im anterioren Randbereich gelagerter Kern und ein am posterioren Pol aus dem Zellleib austretender Achsenstab.

Epidemiologie: Weltweite Verbreitung. Mensch als einziger Wirt, Übertragung durch Geschlechtsverkehr.

Krankheitsspektrum: Inkubationszeit 2–24 Tage. Symptome vor allem bei der Frau in Form einer Kolpitis oder Vaginitis mit faulig riechendem, schaumigem, weiß-gelblichem Fluor und starkem Juckreiz; beim Mann vor allem Urethritis.

Diagnostik: direkter mikroskopischer Erregernachweis, PCR oder Antigentest aus Vaginalsekret, PAP-Smears oder Urin; beim Mann auch Prostatasekret oder Sperma. Anzucht in Spezialmedien möglich.

Prophylaxe/Prävention: geschützter Geschlechtsverkehr.

Therapie: Metronidazol, Tinidazol oder Ornidazol (obligate Partnertherapie).

Trichuris

Spezies: *T. trichuris* (Peitschenwurm).

Allgemeine Charakterisierung: Zu den Helminthen zählende Nematoden, getrenntgeschlechtlich. Adulte Würmer sind 3–5 cm lang. Die Eier haben eine Größe von ca. 50 × 25 µm und durch die beiden pfropfartigen Eipole ein charakteristisches zitronenartiges Aussehen.

Epidemiologie: Weltweite Verbreitung, häufiger in warmen Ländern. Übertragung auf den Menschen durch mit Eiern kontaminiertes Trinkwasser oder Lebensmittel (vor allem fäkal gedüngtes Gemüse). Die in den Eiern befindlichen Larven entwickeln sich im Colon zu adulten Würmern.

Krankheitsspektrum: Oft ohne Symptome. Bei starkem Befall Eosinophilie, Diarrhö, Anämie, Analekzem, eventuell Rektumprolaps.

Diagnostik: Mikroskopischer Nachweis der Eier im Stuhl, Präpatenzzeit 90 Tage.

Prophylaxe/Prävention: Fäkaldüngung vermeiden, Trinkwasser- und Lebensmittelhygiene.

Therapie: Mebendazol, Pyriviniumembonat, Thiabendazol.

Trypanosoma

Spezies: *T. brucei gambiense, T. brucei rhodesiense, T. cruzi*.

Allgemeine Charakterisierung: Zu den Protozoen zählende Flagellaten.

Epidemiologie: Vorkommen von *T. brucei* in Afrika. Reservoir: Rinder, Antilopen. Übertragung auf den Menschen durch Endwirte: Tsetsefliegen (Glossinen). Im Menschen extrazelluläre Vermehrung im Blut und Liquor als trypomastigote Form. Vorkommen von *T. cruzi* in Südamerika. Reservoir: Hund, Katze, Nagetiere. Übertragung auf den Menschen durch Endwirte: Raubwanzen (Triatoma). Im Menschen vor allem intrazelluläre Vermehrung in Zellen der glatten Muskulatur als amastigote Form.

Krankheitsspektrum: *T. brucei* verursacht die afrikanische Trypanosomiasis bzw. Schlafkrankheit mit
- akutem febril-glandulärem Stadium (Fieber und Lymphknotenschwellungen vor allem im hinteren Halsbereich) und
- meningoenzephalitischem Stadium mit zunehmender Eintrübung, Koma und Tod.

T. cruzi verursacht nach einer Inkubationszeit von 2–3 Wochen die Chagas-Krankheit unter anderem mit Myokarditis (Tachykardie), Kardiopathie und Vergrößerung verschiedener Bereiche des Gastrointestinaltrakts (Enteromegalie).

Diagnostik: Mikroskopischer Erregernachweis oder PCR aus relevanten klinischen Materialien (z.B. Blut, Liquor, Muskelbiopsie). Serologischer Nachweis spezifischer Antikörper.

Prophylaxe/Prävention: Vektorkontrolle.

Therapie: Bei der Schlafkrankheit: Suramin, Pentamidin, Melarsoprol (Arsenverbindung), Eflornithin oder Nifurtimox; bei der Chagas-Krankheit: Nifurtimox oder Benznidazol.

KAPITEL E4

Wolfgang Fegeler und Gerhard Haase

Pilze

Aspergillus	1160	Pseudallescheria boydii (siehe Scedosporium)	1165
Candida	1161	Rhodotorula	1165
Cryptococcus	1163	Scedosporium	1165
Geotrichum	1164	Trichosporon	1165
Mukor, Mukormykose (siehe Zygomyceten)	1165	Zygomyzeten	1166

Invasive, tief lokalisierte Mykosen, häufig auch als Organ- und/oder Systemmykosen bezeichnet, stellen in Europa in der Regel sekundäre, teils tödlich verlaufende Komplikationen bei bestehenden schweren Grunderkrankungen und/oder Prädisposition (siehe dort) dar.

Im Nachfolgenden wird nur auf die für Mitteleuropa wesentlichen Erreger kurz eingegangen. Wegen der eher lexikalischen Konzeption muss für detaillierte Aspekte und selten isolierte Erreger auf weiterführende Literatur verwiesen werden. Daher wird hier auch nicht auf die invasiven außereuropäischen Systemmykosen (z.B. Blastomykose, Coccidioidomykose, Histoplasmose, Paracoccidioidomykose, Penicillium-marneffei-Mykose) eingegangen; sie setzen einen Aufenthalt in den entsprechenden Endemiegebieten voraus (Reiseanamnese). Ansprechpartner für Diagnostik (cave z.T. Risikogruppe 3-Organismen gemäß BioStoffV) und Therapie dieser Mykosen ist unter anderem das entsprechende Konsiliarlabor am Robert-Koch-Institut in Berlin.

Die Nomenklatur sowie die Einordnung der Pilze erfolgte nach dem „Atlas of Clinical Fungi" (de Hoog et al. 2000). Da regional mit beträchtlichen Unterschieden in der Erreger- und auch Empfindlichkeits- (Resistenz-) Situation gegenüber Antimykotika gerechnet werden muss, haben die in der Rubrik „Therapie" gegebenen Hinweise zur In-vitro-Empfindlichkeit nur einen orientierenden Charakter.

Aspergillus

In der Gattung *Aspergillus* sind mehr als 175 als anamorph (asexuell) vorliegende Hyphomyzeten-Arten aufgrund ihrer gleichen Morphologie (s.u.) zusammengefasst. Es bestehen jedoch deutliche Unterschiede in ihren Wachstumstemperatur-Maxima. Die für einen Teil von ihnen bekannten Teleomorphe entstammen zehn verschiedenen Gattungen der Familie Trichocomaceae (*Ascomycota, Euascomycetes, Eurotiales*).

Medizinisch relevante Spezies der Gattung *Aspergillus*: Mehr als 95% der Erkrankungen werden durch *A. fumigatus* (überwiegend), *A. flavus* und *A. niger* hervorgerufen. Die aetiologische Rolle der phylogenetisch mit *A. fumigatus* verwandten Arten (*A. lentulus, A. fumigatiaffinis, A. novofumigatus*) ist noch unklar. Weitere, wenn auch seltenere Erreger: *A. terreus, A. nidulans* (Teleomorph: *Emericella nidulans*), *A. oryzae, A. ustus* und *A. versicolor*.

Allgemeine Charakterisierung: *Aspergillus spp.* gehören zu den Hyalohyphomyzeten und sind gekennzeichnet durch ihre Morphologie: Fußzelle, Conidiophore (Stipe), Vesikel mit direkt aufsitzenden, Collarette-losen Phialiden (uniseriate) bzw. mit Metulae und diesen aufsitzenden Phialiden (biseriate). Die in Ketten gebildeten Conidien können durch die Anordnung der Phialiden entweder säulenartig (columnar) oder radiär (radiate) auf dem Vesikel verteilt sein. In Abhängigkeit von der Art und dem Alter der asexuellen, einzelligen Sporen (Konidien) können diese glatt bis rau (= ornamentiert), hyalin oder pigmentiert sein.

Epidemiologie: Umweltkeime weltweit. Vorkommen im Boden, Staub, Kompost, in verrottendem organischen Material, Gewürzen.

Erreger-Wirts-Beziehung: Lokale, regionale oder generalisierte Prädisposition beim Patienten ist notwendig (s.o.). Besondere Gefährdungen: Immunsuppression, insbesondere aplasiogene Therapie; Knochenmarktransplantation, seltener nach Organtransplantation oder im Endstadium von AIDS; längere und/oder hoch dosierte Kortisontherapie; bei oder nach chronischen Lungenerkrankungen (z.B. TBC, Sarkoidose, COPD); destruierende Lebererkrankungen und/oder chronischer Alkoholabusus.

Infektionsweg: Aerogen; nach Kolonisation (Sinusitis, chronische Lungenerkrankungen) auch vom Patienten selbst. Aspergillen zeigen ein angiotrophes Wachstum: Infarkte, Gefäßarrosionen (auch bei Mucoracaen und Fusarien).

Krankheitsspektrum:

- *Mykoallergose:* Aspergillus-bedingtes Asthma; allergisch-bronchopulmonale Aspergillose (ABPA) bis zu 15% der Mukoviszidose-Patienten; akute allergische Alveolitis.
- *Lokale Formen der Aspergillose:* Sinusitis. Subakut oder chronisch invasiv, uncharakteristisches klinisches Bild; teilweise unilateralem Fascialis-Schmerz und Kopfschmerzen, Ausbildung paranasaler Granulome.
- *Tracheo-Bronchitis: Aspergillom.* „Pilzball" aus Myzelien und abgeschilferten Epithelien im Lumen präformierter pulmonaler Höhlen und Hohlräumen (nach/bei TBC, Sarkoidose, COPD, Bronchiektasien, Pneumokoniose, ankylosierende Spondylitis) ausgehend von einer Kolonisation oder invasiven Mykose an der Hohlraumwand mit Hämoptysen (in 50–80%). *Pseudoaspergillom.* Ähnelt radiologisch einem Aspergillom; Markierung Aspergillus-bedingter pulmonaler Infiltrate mit Einschmelzung und Resorptionsprozessen durch Zellen der zellulären Immunabwehr nach Rückkehr aus der Aplasie (Rekonstitutionssyndrom). *Chronisch nekrotisierende Aspergillose.* Produktiver Husten, teils blutig tingiert, Unwohlsein, Gewichtsverlust, zeitweise Pleuraschmerzen, häufig über Monate bestehend (besonders bei Sarkoidose oder COPD mit hoch dosierter und längerer Kortisontherapie).

- **Invasive Formen der Aspergillose:** *Invasive pulmonale Aspergillose (IPA)*. Uncharakteristisch; nichtproduktiver Husten, Pleuraschmerz, Dyspnoe, infarktoide Prozesse, subfebrile Temperaturen trotz adäquater Antibiotikatherapie bei Patienten mit Aplasie oder Granulozytopenie, nach Knochenmarktransplantation, seltener nach Organtransplantation oder im Spät- und Endstadium von AIDS. 30% führen zu einer disseminierten invasiven Aspergillose. *Disseminierte invasive Aspergillose*. Letalität ca. 88%; meist als Folge einer IPA, septische Metastasierung: ZNS (10%), Herz (15%), Darm (40–50%), Leber (30%), Milz (30%), Nieren (30%), Haut (5%). In ca. 50% der ZNS-Manifestationen ist der Liquor-Befund unauffällig. Bei einer Endokarditis kommt es in ca. 80% der Fälle zu Embolien im ZNS-Bereich.

Diagnostik: Prädispositionsanalyse, radiologische Diagnostik, mikrobiologisch-mykologisches Untersuchungsmaterial in Abhängigkeit vom Krankheitsbild (Präparat: Gram, Calcofluor white; Kultur: Erregerdifferenzierung und Empfindlichkeitsbestimmung), bei invasiv gewonnenen Materialien (BAL, Biopsien) Rückstellprobe für molekulare Diagnostik, zytopathologische (BAL) bzw. histopathologische (Gewebe, Biopsien) Untersuchung parallel durchführen. Status und Verlaufskontrolle bei Immunkompetenten: Aspergillus-Antikörper-Verlauf (IgM, IgG, IgA); bei immuninkompetenten Patienten, Aspergillus-Antigen ELISA (Platelia®; cave: Kreuzreaktionen aufgrund von Partialantigengemeinschaften beachten).

Prävention/Prophylaxe: Zurzeit keine Standards; Anstreben einer Expositionsprophylaxe bei Patienten in Aplasie; medikamentös mit Antimykotika (z.B. Voriconazol, Posaconazol) in therapeutischer Dosierung bei Patienten mit erneuter aplasiogener Therapie, wenn früher eine invasive Aspergillose durchgemacht worden war.

Therapie: Voriconazol, Caspofungin, Amphotericin B (*A. terreus*, *A. lentulus* resistent), Itraconazol; Aspergillom: chirurgische Entfernung; Aspergillus-Sinusitis: chirurgisches Débridement in Abhängigkeit vom klinischen Bild; Verminderung der Prädisposition.

Candida

In der Gattung *Candida* werden anamorphe Formen von ascomyzetalen Hefen zusammengefasst (ca. 150 Arten), deren teleomorphe Formen (soweit bekannt) zu phylogenetisch z.T. nur weit entfernt miteinander verwandten teleomorphen Gattungen gehören (*Arxiozyma, Citeromyces, Clavispora, Debaromyces, Issantchenkia, Kazachstania, Kluyveromyces, Pichia, Saccharomyces, Stephanoascus, Wickerhamiella, Yamadazyma, Yarrowia, Zygoascus*) und somit z.T. nur wenig gemeinsame Merkmale besitzen. Die häufigsten humanmedizinisch relevanten Spezies der Gattung Candida sind: *C. albicans* (> 60% der Erkrankungen); *C. glabrata, C. tropicalis, C. parapsilosis* (*C. metapsilosis, C. orthopsilosis*; s.u.) und *C. krusei*; häufige isolierte Arten: *C. dubliniensis, C. kefyr, C. lusitaniae*; relativ selten bei Menschen isolierte Arten: *C. guilliermondii, C. catenulata, C. colliculosa, C. famata, C. haemulonii, C. lambica, C. lipolytica, C. norvegensis, C. pelliculosa, C. pulcherrima, C. sphaerica* und *C. zeylanoïdes*. Andere Arten werden nur äußerst selten isoliert.

Allgemeine Charakterisierung: Kolonien sind schleimig bis trocken, weiß bis cremefarben. Sprossung ist multilateral und holoblastisch; teils Bildung von charakteristischem Pseudomyzel. *C. albicans* kann in vivo teils echtes Myzel ausbilden. Gutes Wachstum auf mykologischen Nährböden (z.B. Sabouraud-, Malz-Extrakt-, Kimmig-Agar). Nährböden der Bakteriologie (z.B. Blut-, McConkey) nur bedingt oder gar nicht geeignet. Chromogene Kulturmedien, die spezifische Enzymaktivitäten nachweisen, können insbesondere das Erkennen von Hefe-Mischinfektionen erleichtern. Eine Speziesdifferenzierung erfolgt mittels Mikromorphologie (Reisagar in Dalmau-Technik, Keimschlauchbildung) sowie anhand des biochemischen Leistungsvermögens (Fermentation, Kohlenhydrat- und Stickstoffassimilation). Myo-Inositol und Creatinin werden nicht assimiliert.

Epidemiologie: Vorkommen weltweit. Vorkommen im Boden, organischen Material (Pflanzen – Blätter – Fruchtsaft, Milchprodukte), intraluminal im Darm von Warmblütern (insbesondere Mensch), transient auf Schleimhäuten (hier insbesondere *C. albicans, C. glabrata, C. tropicalis*) und auf der Haut (häufiger auch *C. parapsilosis, C. guilliermondii*).

Erreger-Wirts-Beziehung: Candida-Mykosen stellen in der Regel sekundäre Erkrankungen bei Vorliegen lokaler, regionaler oder generalisierter Prädispositionen dar. Besondere Gefährdungen: Diabetes mellitus, Immunsuppression, AIDS, seltener nach Organtransplantation, längere und/oder hoch dosierte Kortisontherapie; destruierende Lebererkrankungen und/oder chronischer Alkoholabusus, Pankreatitis. Die Abwehr erfolgt überwiegend durch die zelluläre Immunabwehr (Granulozyten-Makrophagen-System).

Infektionsweg: Endogen, nach Kolonisation von Schleimhäuten. Die meisten Fungämien gehen von einer Kolonisation des Orointestinaltraktes aus (Persorption), exogen selten über die Haut (perkutan über z.B. Kathetereinstichstellen).

Krankheitsspektrum: *C. albicans* ist die am häufigsten nachgewiesene Art weltweit (ca. 50–70% aller Sprosspilzinfektionen), allerdings können die nachfolgenden Krankheitsbilder bei entsprechend ausgeprägter Prädisposition auch von anderen Candida-Arten hervorgerufen werden.

- *Mukokutane Candidosen* (insbesondere Mund, Ösophagus, Intestinaltrakt, Vagina); seltener: *kutane Candidosen*; *Onychomykosen* mit Paronychie und Dystrophie der Nagelplatte. *Kongenitale kutane Candidose.* Makulöses Erythem (Stamm, Nacken, Gesicht) unmittelbar nach der Geburt auftretend und mit extensiver Desquamation einhergehend. *Chronische mukokutane Candidose (CMC).* Sonderformen bei Patienten mit Einschränkungen der zellulären Immunität mit verschiedenen Ausprägungsformen (chronische orale Candidose, lokalisierte/diffuse CMC, CMC mit Endokrinopathie, Thymom, „KID" (= Keratitis, Ichthyosis und Taubheit).
- *Invasive Candidosen:* Die meisten Candidämien gehen von einer Kolonisation oder mukokutanen Candidose, insbesondere des Orointestinaltraktes, aus (Persorption) und können bei entsprechend prädisponierten Patienten (z.B. Frühgeborene, untergewichtige Neugeborene; Patienten mit großen intraabdominellen Eingriffen, Schwerverbrannten; neutropenischen Patienten) zu einem septischen Verlauf und/oder Organmykosen führen. Bei disseminierten Infektionen können alle Organe betroffen sein, wobei die Lunge, Leber und Nieren zu den bevorzugten Zielorganen gehören. Sekundäre (hämatogene) Hautinfektionen treten in 10–15% auf; seltener kommt es zur Peritonitis, Peri-/Endokarditis, Osteomyelitis, Meningoenzephalitis oder Endophthalmitis. Die hepatolienale Candidose gehört zu den chronisch verlaufenden Mykosen (Rekonstitutionssyndrom). Primäre pulmonale Infektionen sind selten, sekundäre im Rahmen einer hämatogenen Sepsis die Regel. Wundheilungsstörungen durch Hefen (zytopathogener Effekt). Bei *unreifen Neugeborenen* (unreife T-Zellen und neutrophile Granulozyten) Sonderform der invasiven Candidose (*C. albicans, C. parapsilosis*) imponiert als Late-onset-Sepsis; hohe Letalität; meistens mehrere Organe infiziert (insbesondere Meningitis, Niere, Osteomyelitis); bei Überleben häufig Folgeerkrankungen (z.B. Hydrozephalus mit psychomotorischer Retardierung).

Prävention/Prophylaxe: Wiederholte Prädispositionsanalyse; bei mehrfachen Prädispositionen steigt das Risiko von Pilzkomplikationen überproportional. In Abhängigkeit vom Patientenklientel und dem Prädispositionsgrad geben eventuell Überwachungskulturen (Schleimhautabstriche, Sputum/Trachealsekret, Stuhlkultur, Urin) Hinweise auf den Kolonisierungsgrad und damit Rückschlüsse auf das potentielle Risiko einer invasiven Infektion sowie eine frühe erregeradaptierte Therapie, da der Patient meist die eigene Infektionsquelle ist (bei Hefenachweis eine Spezifizierung obligat).

Therapie: Fluconazol (6–12 mg/kg/d), Itraconazol und bei entsprechend vermindert empfindlichen bzw. resistenten Arten (z.B. *C. glabrata, C. haemulonii, C. krusei*) Voriconazol, Caspofungin und (liposomales) Amphotericin B (gegebenenfalls in Kombination mit Flucytosin), insbesondere nach Vorbehandlung mit Azolen. Katheterwechsel bei Verdacht auf Katheterbesiedlung (Biofilmbildung, z.B. *C. parapsilosis*). Eine Verminderung der Prädisposition ist anzustreben.

Besondere Aspekte bei den am häufigsten isolierten Arten (> 99%):

Spezies: *C. albicans.*

Krankheitsspektrum: s.o. Candida-Endophthalmitis insbesonders durch *C. albicans* (Visusverlust ohne Schmerzen, Anamnese: Krankenhausaufenthalt, zeitweilige Prädisposition, Fieber unklarer Genese).

Diagnostik: Allgemein s.o. Reisagar: Typisches verzweigtes Pseudomyzel mit terminaler Chlamydosporenbildung. Im Keimschlauchtest zeigen sich Initialien von echtem Myzel. Diese beiden Merkmale finden sich auch bei *C. dubliniensis*.

Therapie/Antimykotika-Resistenzen: s.o. Sehr selten wird bei einer Langzeitprophylaxe mit Fluconazol (z.B. AIDS-, KMT-Patienten) eine entsprechende Resistenzentwicklung beobachtet.

Spezies: *C. glabrata* (vormals *Torulopsis glabrata*).

Epidemiologie: s.o. Zweit- bis dritthäufigste Hefeart; häufigster Partner in Hefemischkulturen.

Krankheitsspektrum: s.o. Häufig aus dem Urin (Besiedlung des Blasenkatheters ausschließen) und aus Vaginalsekret isoliert.

Diagnostik: Allgemein s.o. Reisagar: Kleine unipolar sprossende, runde bis leicht ellipsoide Hefezellen ohne Pseudomyzelbildung.

Therapie/Antimykotika-Resistenzen: Voriconazol, Caspofungin; Mehrzahl der Stämme hochsensibel gegenüber Flucytosin (Einsatz nur in Kombination mit anderen Antimykotika); in vitro verminderte Empfindlichkeit gegenüber Fluconazol (MHK$_{90}$ ≥ 32 mg/l), Itraconazol (MHK$_{90}$ ≥ 2 mg/l) und Amphotericin B (MHK$_{90}$ von ≥ 1 mg/l).

Spezies: *C. guilliermondii* (Teleomorph: *Pichia guilliermondii*).

Diagnostik: Allgemein s.o. Reisagar: Runde bis leicht ellipsoide Hefezellen in Clustern. Im Zentrum dieser Cluster rudimentäre Pseudomyzelbildung möglich. Diese Art ist aufgrund variabler physiologischer Eigenschaften phänotypisch schlecht gegenüber anderen Arten abgrenzbar (z.B. *C. famata*).

Krankheitsspektrum: Neben lokalisierten mukokutanen Infektionen sind selten disseminierte Infektionen beschrieben worden (z.T. Katheter-bedingt).

Therapie/Antimykotika-Resistenzen: s.o. Teils verminderte In-vitro-Empfindlichkeit gegenüber Caspofungin ($MIC_{90} > 8$ µg/ml).

Spezies: *C. krusei* (Teleomorph: *Issatchenkia orientalis*).

Epidemiologie: s.o. Weltweites Vorkommen; in Nahrungsmitteln, Fruchtsäften.

Krankheitsspektrum: s.o. Systemische Infektionen selten, wenn ja, dann bei Patienten mit verminderter zellulärer Abwehr (Transplantierte, Leukämie); bei AIDS-Patienten allerdings sehr selten isoliert. Systemische Infektionen verlaufen häufig fatal.

Diagnostik: Allgemein s.o. Sabouraud-Agar: Kolonien mit myzelialem Randsaum und rauer Textur. Reisagar: Zylindrische Hefezellen mit Sprossnarbenbildung; Pseudomyzel ausgeprägt, baumartig verzweigt. Blastokonidien astartig am Pseudomyzel.

Therapie/Antimykotika-Resistenzen: Voriconazol; bei Itraconazol, AMB und Flucytosin oft hohe MHK_{90}-Werte; bei Fluconazol intrinsische Resistenz.

Spezies: *C. lusitaniae* (Teleomorph: *Clavispora lusitaniae*).

Krankheitsspektrum: Selten aus klinischem Untersuchungsmaterial (Blut, Urin, Respirationstrakt-Materialien) bei prädisponierten Patienten (Leukämie, Malignomen und Transplantationen) kultiviert. Systemische Infektionen verlaufen häufig fatal.

Diagnostik: Allgemein s.o. Reisagar: ähnlich *C. parapsilosis*. Kurze, hoch verzweigte (= buschige) Pseudohyphen mit reichlicher Blastokonidien-Bildung (in kurzen, gekrümmt verlaufenden Ketten) auf der gesamten Länge der Hyphen. *C. lusitaniae* kann von *C. parapsilosis* durch seine Fähigkeit, Cellobiose zu assimilieren und zu fermentieren sowie Rhamnose zu assimilieren, unterschieden werden.

Therapie/Antimykotika-Resistenzen: s.o. Flucytosin meist resistent; unter Therapie mit Amphotericin B kann eine sekundäre Resistenz entstehen.

Spezies: *C. parapsilosis*.

Molekulargenetisch in drei Arten aufgeteilt: *C. parapsilosis*, *C. orthopsilosis* und *C. metapsilosis*; entsprechende physiologische/morphologische Unterschiede sowie klinische Bedeutung zurzeit noch nicht beschrieben.

Krankheitsspektrum: *C. parapsilosis* bildet ausgeprägte Biofilme auf Kunststoffoberflächen; häufig in Blutkulturen nachgewiesen. Bei unreifen Frühgeborenen systemische Infektionen beschrieben. Folgeerkrankungen einer Candidämie sind unter anderem Endokarditis, Endophthalmitis und Arthritis. Häufiger auch aus Material von Zehennägeln nachweisbar.

Diagnostik: Allgemein s.o. Kolonieoberfläche teilweise gefurcht. Reisagar: Pseudomyzel aus elongierten Zellen mit christbaumartiger Verzweigung (Seitenzweige zum Apex hin kürzer werdend); baumartige Pseudomyzelstrukturen miteinander verwoben (vogelnestartiges Bild). Aufgrund der Variabilität häufig nicht gut abgrenzbar gegenüber *C. guilliermondii*, *C. haemulonii*, *C. pulcherrima* und *C. tropicalis*.

Therapie/Antimykotika-Resistenzen: s.o. Vermindert empfindlich gegenüber Caspofungin.

Spezies: *C. tropicalis*.

Epidemiologie: s.o. Weltweites Vorkommen; vor allem im Verdauungstrakt von Warmblütern.

Krankheitsspektrum: s.o.; Zweit- bis dritthäufigste nachgewiesene Candida-Art weltweit (ca. 15–25% aller Sprosspilzinfektionen); disseminierte Infektionen (erhöhte Letalität) insbesondere bei immunsupprimierten Patienten, Folgeerkrankungen unter anderem Endokarditis und Osteomyelitis.

Diagnostik: Allgemein s.o. Sabouraud-Agar: Kolonien häufig mit myzelialem Randsaum. Reisagar: ausgeprägte Pseudomyzelbildung (wenig verzweigt) aus elongierten, zylindrischen Zellen; Blastokonidien nur im mittleren Bereich; Apexbereich „steril"; sehr selten auch echtes Myzel.

Therapie/Antimykotika-Resistenzen: s.o. Teils vermindert empfindlich gegenüber Amphotericin B (MHK_{90} von ≥ 1 mg/l); Flucytosin weist eine bimodale Empfindlichkeitsverteilung auf (sensibel oder resistent = Testung obligat).

Cryptococcus

Teleomorph: *Filobasidiella* (Basidiomycota, Hymenomyces, Tremellales, Filobasidiaceae).

Medizinisch relevante Arten: *Cryptococcus neoformans* existiert in drei Variationen, die sich wiederum auf insgesamt vier Serovare aufteilen (A-D). *C. neoformans* var. *neoformans* D (Nordeuropa); Teleomorphe: *Filobasidiella neoformans*. *C. neoformans* var. *grubii*, Serovar A (weltweit) genetische Unterschiede zu Serovar D; Teleomorphe: unbekannt. *Cryptococcus neoformans* var. *gattii*, Serovare B und C (Australien, Südsee, Kalifornien, Kanada); Teleomorphe: *Filobasidiella bacillispora* sowie die serologische AD-(Hybrid-)Formen von *C. neoformans*. Vereinzelt wurden auch Erkrankungen durch *Cryptococcus albidus* bzw. *Cryptococcus laurentii* diskutiert.

Epidemiologie: Boden mit Tauben- und/oder Vogelkot, getrockneter Vogelkot, aerogene Infektion (Serovar D + A), Zierpflanzen, Eukalyptusbäume (Serovar A, B, C); regionale Verteilung s.o.

Krankheitsspektrum: *Serovar A + D*. Prädispositionen erforderlich. Erkrankungs- und/oder therapiebedingte Einschränkung der T-Zell-vermittelten Immunität, HIV-Infektionen, Morbus Hodgkin, Lymphome, Sarkoidose, Diabetes mellitus, Organtransplantationen, Patienten mit einer Hochdosis-Kortison-Therapie). Krankheitsmanifestationen: Meningitis oder Meningoenzephalitis (häufig basal) mit erhöhtem Liquor-Druck; Lunge, im Rahmen einer Dissemination Befall aller Organe möglich, z.B. Haut in 10–15%, hämatogen, Osteomyelitis (5–10%); Prostata. Rekonstitutionssyndrome bei Wiedereinsetzen der zellulären Immunabwehr; Cryptococcome (selten). *Serovar B + C*. Bedarf keiner Prädisposition: Pulmonale Formen, Cryptococcome, Meningitis, Meningoenzephalitis.

Diagnostik: Gezielter Untersuchungsauftrag für das Labor; kultureller Nachweis, Empfindlichkeitsbestimmung, Antigentest aus dem Serum. Cryptococcus-Meningitis (meist: HIV-positive Patienten) Liquor: Tuschepräparat (Kapseln, „Sternenhimmelphänomen"), Cryptococcus-Latex-Antigentest (parallel Liquor und Serum). Prognostisch entscheidend ist das Negativwerden der Liquor-Kultur, da der Antigentest über längere Zeit bei erfolgreicher Therapie positiv bleiben kann. Bei allen Formen ist die Anamnese extrem wichtig, unter anderem für Expositionsprophylaxe. Antigentest: eventuell Kreuzreaktion in niedrigen Konzentrationen bei systemischen Trichosporon-Infektionen (siehe dort).

Therapie/Antimykotika: Resistenz gegenüber Caspofungin (von einer Resistenz gegenüber Micafungin und Anidulafungin muss zurzeit ausgegangen werden); sensibel gegenüber Amphotericin B, Fluconazol, Voriconazol, Itraconazol und Flucytosin (nur als Partner in Kombinationstherapie). Der klinische Stellenwert von Posaconazol ist zurzeit noch nicht bekannt. Differenzierte Therapieschemata sind in Abhängigkeit von Prädisposition (HIV-positiv/-negativ) und Lokalisation (ZNS/nicht ZNS) notwendig. *Pulmonale und Nicht-ZNS-Infektionen (Patient HIV-negativ)*. Pulmonaler Nachweis ohne Krankheitserscheinungen: Anamnese, Prädispositionsanalyse, wiederholte klinische und mykologische (Kultur und Antigentest) Kontrollen. Bei pulmonalen Krankheitserscheinungen oder Nachweis im Rahmen einer Differentialdiagnostik bei Nicht-ZNS-Erkrankungen: Ausschluss einer ZNS-Beteiligung; Fluconazol (200–400 mg/d 3–6 Monate) klinische Therapiekontrolle inklusive Kultur und Antigentest. *Patienten HIV-positiv*. Fluconazol (200–400 mg/d 3–6 Monate); eventuell Itraconazol (2 x 200 mg/d; Resorption sicherstellen, Spiegelkontrollen erforderlich). Bei mittleren und schweren Krankheitsverläufen: Amphotericin B oder Voriconazole; klinische Therapiekontrolle inklusive Kultur und Antigentest (Liquor und Serum parallel) erforderlich.

Cryptococcus-Meningitis oder andere ZNS-Formen (Therapieschema nach Viviani et al. 2003, modifiziert):

- akute Initialtherapie: meist Kombination Amphotericin B plus Flucytosin, eventuell Fluconazol plus Flucytosin oder Voriconazol plus Flucytosin (Einzelfallerfahrung)
    - Primärtherapie (ca. zwei Wochen) Amphotericin B (0,7 mg/kg/d) plus Flucytosin (100 mg/kg/d, Tal-Spiegelkontrolle nach ca. drei Tagen) eventuell plus Fluconazol (400 mg/d)
- wenn Liquor-Kultur nach zwei Wochen negativ: ca. acht Wochen Konsolidierungstherapie: Fluconazol 400 mg/d
- wenn Liquor-Kultur negativ (Prostataexprimat negativ), Prädisposition fortbestehend: Erhaltungstherapie 3–12 Monate und länger, eventuell je nach Grunderkrankung (z.B. AIDS) lebenslang Fluconazol (200 mg/d), klinische und mykologische (Antigentest und eventuell Kultur) Kontrolle.

Geotrichum

Anamorphe Hyphomyzeten, Myzel hyalin, zerfällt in rechteckige Arthroconidien; Kolonie: haariges (Raumtemperatur vier Tage) bis hefeartiges (≥ 30 °C) trockenes Wachstum, keine Kapseln, Urease negativ, Nitrat negativ.

Teleomorphe: *Dipodascus, Galactomyces* (*Ascomycota, Hemiascomycetes, Saccheromycetales:* Dipodascaceae); beide Teleomorphe heterothallisch.

Medizinisch relevante Arten: *Geotrichum candidum* (Teleomorph: *Galactomyces geotrichum*), *Geotrichum capitatum* jetzt *Saprochaeta capitata* (Teleomorph: *Dipodascus capitus* jetzt *Magnusiomyces capitatus*), *Geotrichum clavatum* (Teleomorph: unbekannt).

Epidemiologie: Umweltkeime, Früchte, Gemüse, Milchprodukte, Holz, Insekten; Transientflora Mund, Gastrointestinaltrakt.

Krankheitsspektrum: *Geotrichum candidum* (Wachstum 37 °C variabel) eher Kolonisation, sehr selten bei Prädisposition; Immunsuppression aufgrund massiver Kolonisation intestinale oder pulmonale Störungen, Fungämien,

Sepsis. *Geotrichum capitatum*: Wachstum bei ≥ 37 °C, Transientflora, selten bei Prädisposition und/oder Immunsuppression pulmonale Infektionen, Fungämien mit Dissemination (ZNS-Manifestationen), Sepsis.

Diagnostik: Kultureller Nachweis, Kolonie- und Mikromorphologie, Assimilations- und Stoffwechselaktivitäten. *G. capitatum:* Wachstum bei 40 °C, Assimilation von D-Xylose, Saccharose und Cellobiose negativ. *G. clavatum*: Wachstum bei 37 °C, Assimilation von D-Xylose, Saccharose negative, Cellobiose positiv.

Therapie/Antimykotika: Voriconazol, variabel: Amphotericin B, Flucytosin, Itraconazol; mäßig sensibel bis resistent: Fluconazol; Empfindlichkeitstestung anstreben, um stammbezogene Unterschiede der Empfindlichkeit zu nutzen.

Mukor, Mukormykose (siehe Zygomyceten)

Pseudallescheria boydii (siehe Scedosporium)

Rhodotorula

Anamorphe Hefen mit karotinartiger Pigmentbildung, Urease positiv, nichtfermentierend, keine Assimilation von Myo-Inositol.

Teleomorphe: *Rhodosporidium* (*Basidiomycota, Urediniomyces, Sporidiales:* Sporidibolaceae).

Medizinisch relevante Arten: *Rhodotorula glutinis* (drei Teleomorphe: *Rhodosporidium diobovatum, R. sphaerocarpum, R. toruloides*). *Rhodotorula minuta, R. mucilaginosa (vormals R. rubra)*.

Epidemiologie: Umweltkeime, Boden, Wasser, Fruchtsäfte, Milchprodukte, Zahnbürsten; teils Keime der Transientflora.

Krankheitsspektrum: Erkrankungen sind selten; bei prädisponierten Patienten (Immunsuppression, Neutropenie, AIDS, Therapie mit Breitspektrumantibiotika, ZVK) überwiegend: R.-mucilaginosa-Fungämie Katheter-assoziiert, Meningitis, Ventrikulitis, Endokarditis; Peritonitis (Peritonealdialyse); *R. glutinis* und *R. minuta* postoperative Endophthalmitis, Keratitis, Dakryocystitis.

Diagnostik: Kultureller Nachweis durch Kolonien (pink, rötlich-gelb; pastös-schleimig); multilateral sprossende Hefezellen, rudimentäres Pseudomyzel (*R. glutinis, R. mucilaginosa*), unipolar sprossend (*R. mucilaginosa, R. minuta*), Wachstum bei 37 °C: *R. mucilaginosa*, bei *R. glutinis* und *R. minuta* variabel; weitere Abgrenzung durch unterschiedliche Assimilationsreaktionen.

Therapie/Antimykotia: Amphotericin B, Voriconazol, Itraconazol, Fluconazol meist resistent.

Scedosporium

Hyphomyzet mit einzelligen Konidien (sessil oder an Anneliden (zylindrisch oder flaschenartig), Konidien einzeln oder in schleimigen Gruppen; Konidien teils subhyalin bis braun im Alter; Urease positiv, Wachstum bei ≥ 37 °C, Nitrat positiv.

Teleomorphe: *Pseudallescheria, Petriella* (*Ascomycota, Euascomycetes, Microascales*: Microascaceae).

Medizinisch relevante Arten: *Scedosporium apiospermum* (synanamorph: *Graphium eumorphum*; Teleomorphe: *Pseudallescheria boydii*); *Scedosporium aurantium* (Teleomorphe: unbekannt), *Scedosporium prolificans* (Teleomorphe: unbekannt).

Epidemiologie: Umweltkeime, Erde, Abwasser, verschmutzte, stehende Gewässer (Gräben, Teiche), auf verrottendem organischem Material.

Krankheitsspektrum (überwiegend *S. apiospermum*): *Immunkompetente, lokale Formen*. Afrika, Südamerika; Verletzungsmykosen (Splitter, Dornen), kutane, subkutane Myzetome, teils chronische Verläufe. Kolonisation teils bei Patienten mit chronischen Lungenerkrankungen (COPD, zystische Fibrose), teils allergische Reaktionen. Weltweit bei Beinahe-Ertrinken in verschmutzten und/oder brackigen Gewässern: pulmonale Manifestation, Gefahr der septischen Streuung (ZNS), Gefäßaneurysmen (Spätkomplikation). *Immunsupprimierte, Verbrennungspatienten*. Invasive Formen ähnlich der Aspergillose, Tendenz zur Dissemination (ZNS).

Diagnostik: Kultureller Nachweis, Kolonie- und Mikromorphologie, Assimilation und Stoffwechselaktivitäten.

Therapie/Antimykotika: Stämme meistens resistent gegenüber Amphotericin B, Caspofungin (Kenntnisstand zurzeit), Flucytosin, Fluconazol (Erreger liegt nicht im Wirkspektrum); Empfindlichkeitstestung anstreben, um stammbezogene Unterschiede der Empfindlichkeit zu nutzen. S.-apiospermum-Therapie der Wahl: Voriconazol; Itraconazol: Empfindlichkeit stammabhängig. *S. prolificans*: deutlich schlechter empfindlich. Therapieversuch: Voriconazol gegebenenfalls in Kombination mit Terbinafin, da die meisten Stämme zusätzlich gegenüber Itraconazol resistent.

Trichosporon

Anamorpher hefeartig wachsender Pilz befähigt Blastokonidien, Pseudomyzel, echtes Myzel und Arthrokonidien zu bilden. Urease positiv, nichtfermentierend.

Medizinisch relevante Arten: Invasive Mykosen (*T. asahii*, *T. mucoïdes*); oberflächliche Mykosen, inklusive Weißer Piedra (Haarinfektion durch: *T. asteroïdes*, *T. beigelii*, *T. ovoïdes*, *T. inkin*). Anmerkung: *T. beigelii* und *T. cutaneum* wurden in früheren Arbeiten Erkrankungen, die durch *T. asahii* hervorgerufen wurden, zugeordnet.

T. capitatum: siehe *Geotrichum capitatum*.

Epidemiologie: Umweltkeime, gelegentlich Kolonisation auf der Haut und im Mund.

Krankheitsspektrum: Invasive Mykosen (*T. asahii*, seltener *T. mucoides*); Prädisposition wie bei Candida-Mykosen (s.o.); ausgehend vom Gastrointestinaltrakt oder Katheter-assoziierten Fungämien; Manifestationen in Lunge, Leber, Milz, Herz, Hirn, Augen, Haut (hämatogen).

Diagnostik: Kultureller Nachweis allgemein (s.o.); Blutkulturen, *T. asahii* (Assimilation: L-Arabinose positiv, Melibiose negativ, Wachstum bei 37 °C). Eine Kreuzreaktivität mit dem Cryptococcus-Latex-Antigen-Test kann bei generalisierten Erkrankungsformen in niedrigen Titerstufen bestehen. Abgrenzung: *Cryptococcus neoformans* bildet in der Regel eine Kapsel und bildet keine Arthroconidien. *Geotrichum spp.* haben keine Blastokonidien und sind Urease-negativ.

Therapie/Antimykotika: Empfindlich gegenüber Amphotericin B, Voriconazol, Itraconazol, Fluconazol; resistent gegenüber Flucytosin und Caspofungin (nach heutigem Kenntnisstand).

Zygomyzeten

In der Klasse der Zygomyzeten werden schnell wachsende Pilze, die einen einfach aufgebauten coenocytischen Thallus aufweisen, zusammengefasst. Sie besteht aus den Ordnungen *Mucorales* und *Entomophtherales* (bilden Ballistosporen). Innerhalb der Mucorales sind die am häufigsten isolierten humanpathogenen Arten anzutreffen (*Absidia corymbifera*, *Apophysomyces elegans*, *Cunninghamella bertholletiae*, *Mucor circinelloïdes*, *Rhizomucor pusillus*, *Rhizopus oryzae* (Synonym: *arrhizus*) und *Rhizopus microsporus*).

Allgemeine Charakterisierung: Schnell wachsende Pilze mit meist unseptierten und unpigmentierten Hyphen mit z.T. ausgeprägtem Luftmyzel. Das gummibandartig imponierende Myzel weist häufig typische Kalibersprünge auf. Asexuelle Sporen sind Chlamydokonidien, Oïdien, Konidien und Sporangiosporen (werden innerhalb der Sporangiophoren gebildet). Sexuelle Sporen sind dickwandige, skulpturierte Zygosporen. Die meisten Isolate sind heterothallisch, sodass die Identifizierung hauptsächlich auf der sporangialen Morphologie beruht (Anordnung und Form des Sporangiophor birnenförmig, kugelig bzw. nicht verzweigt/verzweigt; Anordnung, Anzahl der Sporangiosporen sowie deren Form, Farbe und Oberflächenbeschaffenheit gefurcht, gewinkelt; Vorhandensein und Form von Collumella und Apophyse). Weitere wichtige Merkmale sind die Anordnung der Sporangiophoren und das Vorhandensein und die Anordnung von Rhizoiden. Das Wachstumstemperatur-Spektrum ist hilfreich für die Spezifizierung von Kulturisolaten.

Epidemiologie: Umweltkeime weltweit; Vorkommen im Boden, in verrottendem organischen Substrat (z.B. Kompost, „grüne" Abfalltonne), Abortmaterial von infizierten Tieren.

Erreger-Wirts-Beziehung: Diabetes mellitus mit Ketoazidose mit konsekutiver Dysfunktion von Makrophagen (zerebrale Zygomykose). Langzeittherapie mit Kortikosteroiden mit Suppression der zellulären Immunität und ggf. sekundärer Entwicklung eines Diabetes mellitus. Zustand nach Organtransplantation und hämatoonkologischen Erkrankungen begünstigen die Entstehung von Zygomykosen. Therapie mit Desferroxamin insbesondere bei Dialysepatienten. Das daran gebundene Eisen kann gut von den Zygomyzeten utilisiert werden und fördert entsprechend ihr Wachstum. I.v. Drogenabusus bei perkutaner Infektion.

Infektionsweg: Aerogen via Inhalation (am häufigsten); via Ingestion und perkutan via traumatischer Inokulation (selten durch Insektenstiche). Zygomyzeten zeigen im infizierten Gewebe ein angiotrophes und perineurales Wachstum. Typisch sind (große) Gewebeinfarkte und Gefäßarrosionen mit Pseudothromben-Bildung.

Krankheitsspektrum:

- *Lokale Formen der Zygomykose: Kutane/subkutane Mykose.* *A. elegans*, *Saksenaea vasiformis*, *Mucor spp.*, *Basidiobolus ranarum* und *Conidiobolus spp.* sind hier die häufigsten Erreger. Akute Entzündung mit Gewebsschwellung und Nekrosenbildung ist vorherrschend. Selten entwickelt sich eine Fasziitis necroticans, die fast regelhaft letal ist. Sekundäre Hautläsionen im Rahmen einer disseminierten Zygomykose bestehen typischerweise aus nodulären subkutanen Läsionen, die dann ulzerieren.

- *Invasive Formen der Zygomykose: Sinusitis/rhinozerebrale Zygomykose.* Etwa ein Drittel aller Zygomykosen nehmen ihren Ausgang von den Nasennebenhöhlen (Ketoazidose). Beginnt mit typischen Symptomen einer akuten Sinusitis und ist dann perakut progredient und Thrombosierung der Gefäße (schwarze Nekrosen des Gewebes). Progression nach palatinal und ins periorbitale Gewebe (Gehirnnervenlähmungen) und dann Invasion des Gehirns entlang des Nervus opticus (Kopfschmerzen). *Pulmonale Zygomykose.* Infektion via Inhalation von Sporen. Läsionen reichen von solitären Nodula, keilförmigen über lobären bis hin zum disseminierten Befall der ganzen Lunge. Bei Arterienerosion kann es zu fatalen Hämoptysen kommen. *Gastrointestinale Zygomykose.* Sehr selten beobachtete Form, durch Ingestion von kontaminierten Lebensmitteln hervorgerufen. Zwei Formen: Kolonisierung von Magenulzera (samtartige Oberfläche) ohne Blutgefäßinvasion und invasive Zygomykose der Mukosa des Gastrointestinaltraktes mit intraluminaler Massenblutung (in der Regel letal verlaufend). *Disseminierte Zygomykose.* Hier nimmt die Mykose ihren Ausgang vom primären Infektionsort (meistens Lunge). Dort kommt es zur Gefäßinvasion mit rascher hämatogener Metastasierung. Diese Infektionsform weist eine nahezu 100% Mortalität auf.

Diagnostik: Prädispositionsanalyse sollte zur Verdachtsdiagnostik genutzt werden. Radiologische Diagnostik, Endoskopie (cave Blutungsgefahr), mikrobiologisch-mykologische Untersuchungsmaterialien in Abhängigkeit vom Krankheitsbild (Präparat: Fluorenszenz-Mikroskopie nach Färbung mit einem Stilbenfarbstoff (Blankophor, Calcofluor white); Kultur (cave: grobe mechanische Materialaufbereitung zerstört das Myzel und vermindert die Anzüchtbarkeit – daher nur „schonende" Aufbereitung von Gewebeproben [z.B. Stomacher]), Erregerdifferenzierung (BAL, Biopsien) gegebenenfalls muss die Fruktifikation durch Kultur auf kohlenhydratreichem Substrat (z.B. steriles Brot) induziert werden; Rückstellprobe für molekulare Diagnostik, zytopathologische (BAL) bzw. histopathologische (Gewebe, Biopsien) Untersuchung immer parallel durchführen. Typisch sind dort Gefäßinvasion mit Thrombenbildung und Infarzierung und eine perineurale Invasion. Die Hyphen zweigen sich im stumpfen Winkel auf.

Therapie: Liposomales Amphotericin B, Posaconazol (zurzeit gute Einzelfallerfahrung); rasches aggressives chirurgisches Débridement in Abhängigkeit vom klinischen Bild; hyperbare Sauerstofftherapie (?), Ausschalten bzw. Verminderung der prädisponierenden Faktoren.

LITERATUR

Anaissie EJ, McGinnis MR, Pfaller MA (eds): Clinical Mycology. Churchill Livingstone, New York/Edinburgh/London/Philadelphia 2003.

de Hoog GS, Guarro J, Gené J, Figueras MJ: Atlas of clinical fungi. 2nd ed., Centralbureau voor Schimmelcultures, Utrecht 2000.

Haase G, Borg von Zepelin M, Bernhardt H, Fegeler W, Harmsen D, Kappe R, Korting HC, Kuijpers A, Rüchel R, Schaller M, Schmalreck A, Seebacher C, Tintelnot K: Pilzinfektionen – Teil I Präanalytik, Analytik. In: Mauch H, Lütticken R, Gatermann S (Hrsg.): MIQ 14, Qualitätsstandards in der mikrobiologisch-infektiologischen Diagnostik. Urban & Fischer, München/Jena 2001a.

Haase G, Borg von Zepelin M, Bernhardt H, Fegeler W, Harmsen D, Kappe R, Korting HC, Kuijpers A, Rüchel R, Schaller M, Schmalreck A, Seebacher C, Tintelnot K: Pilzinfektionen – Teil II Spezielle Pilzdiagnostik. In: Mauch H, Lütticken R, Gatermann S (Hrsg.): MIQ 15, Qualitätsstandards in der mikrobiologisch-infektiologischen Diagnostik. Urban & Fischer, München/Jena 2001b.

Ribes JA, van Over-Sams CL, Baker DJ: Zygomycetes in human disease. Clin Microbiol Rev 13 (2000): 236–301.

Richardson MD, Warnock DW: Fungal Infection – Diagnosis and management. 3rd ed., Blackwell Scientific Publications, London 2003.

Viviani MA, Tortoranno AM, Ajello L: Cryptococcus. In: Anaissie EJ, McGinnis MR, Pfaller MA (eds): Clinical Mycology. Churchill Livingstone, New York/Edinburgh/London/Philadelphia 2003, pp. 240–259.

Anhang

**Impfempfehlungen
der Ständigen Impfkommission (STIKO)
am Robert-Koch-Institut**

Adressen
Internetadressen
Nationale Referenzzentren
Tropenmedizinische Institutionen
im deutschsprachigen Raum

Sachregister

Impfempfehlungen

Mitteilung der Ständigen Impfkommission am Robert-Koch-Institut:

Empfehlungen der Ständigen Impfkommission (STIKO) am Robert-Koch-Institut / Stand: Juli 2007

Die neu gefassten Impfempfehlungen der STIKO wurden auf der 55. und 56. Sitzung verabschiedet und gelten nach Eingang der Stellungnahmen ab Juli 2007 als bestätigt. Sie ersetzen die im Epidemiologischen Bulletin des RKI (Epid. Bull.) 30/2006 veröffentlichten Impfempfehlungen der STIKO/Stand: Juli 2006. Erläuterungen zu den Änderungen der STIKO-Empfehlungen ab Juli 2007 werden in Kürze im Epidemiologischen Bulletin 31/2007 und auf den Internetseiten des RKI (www.rki.de) verfügbar sein.

Vorbemerkungen

Impfungen gehören zu den wirksamsten und wichtigsten präventiven Maßnahmen auf dem Gebiet der Medizin. Moderne Impfstoffe sind gut verträglich; bleibende unerwünschte gravierende Arzneimittelwirkungen werden nur in ganz seltenen Fällen beobachtet. Unmittelbares Ziel der Impfung ist es, den Geimpften vor einer Krankheit zu schützen. Bei Erreichen hoher Durchimpfungsgrade ist es möglich, einzelne Krankheitserreger regional zu eliminieren und schließlich weltweit auszurotten. Die Eliminierung der Masern und der Poliomyelitis ist erklärtes und erreichbares, für die Poliomyelitis in Europa ein (im Juni 2002) bereits erreichtes Ziel nationaler und internationaler Gesundheitspolitik.

In der Bundesrepublik Deutschland besteht keine Impfpflicht. Impfungen von besonderer Bedeutung für die Gesundheit der Bevölkerung und andere Maßnahmen der spezifischen Prophylaxe sollen von den obersten Gesundheitsbehörden der Länder auf der Grundlage der STIKO-Empfehlungen entsprechend §20 Abs. 3 des Infektionsschutzgesetzes (IfSG) „öffentlich empfohlen" werden. Versorgung bei Impfschäden durch „öffentlich empfohlene" Impfungen leisten die Bundesländer.

Für einen ausreichenden Impfschutz der von ihm betreuten Personen zu sorgen, ist eine wichtige Aufgabe des Arztes. Dies bedeutet, die Grundimmunisierung bei Säuglingen und Kleinkindern frühzeitig zu beginnen, ohne Verzögerungen durchzuführen und zeitgerecht abzuschließen. Nach der Grundimmunisierung ist bis zum Lebensende ggf. durch regelmäßige Auffrischimpfungen sicherzustellen, dass der notwendige Impfschutz erhalten bleibt und – wenn indiziert – ein Impfschutz gegen weitere Infektionskrankheiten aufgebaut wird. Arztbesuche von Kindern, Jugendlichen und Erwachsenen sollten dazu genutzt werden, die Impfdokumentation zu überprüfen und im gegebenen Fall den Impfschutz zu vervollständigen.

Die **Impfleistung des Arztes** umfasst neben der Impfung:
- Informationen über den Nutzen der Impfung und die zu verhütende Krankheit,
- Hinweise auf mögliche unerwünschte Arzneimittelwirkungen und Komplikationen,
- Erheben der Anamnese und der Impfanamnese einschließlich der Befragung über das Vorliegen möglicher Kontraindikationen,
- Feststellen der aktuellen Befindlichkeit zum Ausschluss akuter Erkrankungen,
- Empfehlungen über Verhaltensmaßnahmen im Anschluss an die Impfung,
- Aufklärung über Beginn und Dauer der Schutzwirkung,
- Hinweise zu Auffrischimpfungen,
- Dokumentation der Impfung im Impfausweis bzw. Ausstellen einer Impfbescheinigung.

Impfkalender

Der Impfkalender für Säuglinge, Kinder, Jugendliche und Erwachsene (Tabelle 1) umfasst Impfungen zum Schutz vor **Diphtherie (D/d), Pertussis (aP/ap), Tetanus (T), Haemophilus influenzae Typ b (Hib), Hepatitis B (HB), humanen Papillomaviren (HPV), Poliomyelitis (IPV), Pneumokokken, Meningokokken, Masern, Mumps, Röteln** sowie gegen **Varizellen** und für Senioren gegen **Influenza** und **Pneumokokken (s. auch www.rki.de)**.

Die Standardimpfungen des Impfkalenders (S, SM, A) sind von hohem Wert für den Gesundheitsschutz des Einzelnen und der Allgemeinheit und deshalb für alle Angehörigen der jeweils genannten Alters- oder Bevölkerungsgruppen empfohlen. In Tabelle 1 sind den empfohlenen Impfungen die Impftermine zugeordnet. Abweichungen vom empfohlenen Impfalter sind möglich und unter Umständen notwendig. Die angegebenen Impftermine berücksichtigen die für den Aufbau eines Impfschutzes notwendigen Zeitabstände zwischen den Impfungen. Die Früherkennungsuntersuchungen für Säuglinge und Kinder, die Schuleingangsuntersuchung, Schuluntersuchungen, die Jugendgesundheitsuntersuchungen sowie die Untersuchungen nach dem Jugendarbeitsschutzgesetz sollen für die Impfprophylaxe genutzt werden. Die im Impfkalender empfohlenen Standardimpfungen sollten auch alle Personen mit chronischen Krankheiten erhalten, sofern keine spezifischen Kontraindikationen vorliegen.

Ein vollständiger Impfschutz ist nur dann gewährleistet, wenn die vom Hersteller angegebene Zahl von Einzeldosen verabreicht wurde (Packungsbeilage/Fachinformationen beachten).

Die Erfahrung zeigt, dass Impfungen, die später als empfohlen begonnen oder für längere Zeit unterbrochen wurden, häufig nicht zeitgerecht fortgesetzt werden. Bis zur Feststellung und Schließung von Impflücken, z. B. bei der Schuleingangsuntersuchung, verfügen unzureichend geimpfte Kinder nur über einen mangelhaften Impfschutz. Wegen der besonderen Gefährdung in der frühen Kindheit muss es daher das Ziel sein, unter Beachtung der Mindestabstände zwischen den Impfungen möglichst frühzeitig die empfohlenen Impfungen durchzuführen und spätestens bis zum Alter von 14 Monaten die Grundimmunisierungen zu vollenden. Noch vor dem Eintritt in eine Gemeinschaftseinrichtung, spätestens aber vor dem Schuleintritt, ist für einen vollständigen Impfschutz Sorge zu tragen. Spätestens bis zum vollendeten 18. Lebensjahr (d. h. bis zum Tag vor dem 18. Geburtstag) sind bei Jugendlichen versäumte Impfungen nachzuholen.

Unabhängig von den in Tabelle 1 genannten Terminen sollten, wann immer eine Arztkonsultation erfolgt, die Impfdokumentation überprüft und fehlende Impfungen nachgeholt werden.

Anmerkungen zu den im Impfkalender aufgeführten Impfungen

Diphtherie: Ab einem Alter von 5 bzw. 6 Jahren (je nach Angaben des Herstellers) wird bei Auffrischimpfungen und zur Grundimmunisierung ein Impfstoff mit reduziertem Diphtherietoxoid-Gehalt (d) verwendet, in der Regel kombiniert mit Tetanustoxoid und Pertussis oder weiteren indizierten Antigenen.

Tabelle 1: Impfkalender (Standardimpfungen) für Säuglinge, Kinder, Jugendliche und Erwachsene Empfohlenes Impfalter und Mindestabstände zwischen den Impfungen

Impfstoff/ Antigen-kombinationen	Alter in Monaten						Alter in Jahren				
	Geburt	2	3	4	11–14	15–23 siehe a)	5–6 siehe a)	9–11 siehe a)	12–17 siehe a)	ab 18	≥ 60
T *		1.	2.	3.	4.		A	A		A ******	
D/d * siehe b)		1.	2.	3.	4.		A	A		A ******	
aP/ap *		1.	2.	3.	4.		A	A			
Hib *		1.	2. c)	3.	4.						
IPV *		1.	2. c)	3.	4.			A			
HB *	d)	1.	2. c)	3.	4.			G			
Pneumokokken **		1.	2.	3.	4.						S
Meningokokken					1.e) ab 12 Monate						
MMR ***					1.	2.					
Varizellen					1.	f)			s. Tab. 2		
Influenza ****											S
HPV *****									SM		

Um die Zahl der Injektionen möglichst gering zu halten, sollten vorzugsweise Kombinationsimpfstoffe verwendet werden. Impfstoffe mit unterschiedlichen Antigenkombinationen von D/d, T, aP/ap, HB, Hib, IPV sind verfügbar. Bei Verwendung von Kombinationsimpfstoffen sind die Angaben des Herstellers zu den Impfabständen zu beachten. Zur gleichzeitigen Gabe von Impfstoffen sind die Angaben der Hersteller zu beachten. Der Zeitpunkt der empfohlenen Impfungen wird in Monaten und Jahren angegeben. Die Impfungen sollten zum frühestmöglichen Zeitpunkt erfolgen. Die untere Grenze bezeichnet vollendete Lebensjahre bzw. Lebensmonate. Die obere Grenze ist definiert durch den letzten Tag des aufgeführten Alters in Jahren/Monaten. Beispiel: 12–17 Jahre: Vom vollendeten 12. Lebensjahr (12. Geburtstag) bis zum Ende des 18. Lebensjahres (letzter Tag vor dem 18. Geburtstag).

A Auffrischimpfung: Diese sollte möglichst nicht früher als 5 Jahre nach der vorhergehenden letzten Dosis erfolgen (s. a. Epid. Bull. 32/2006, S. 274 f)
G Grundimmunisierung aller noch nicht geimpften Jugendlichen bzw. Komplettierung eines unvollständigen Impfschutzes
S Standardimpfungen mit allgemeiner Anwendung = Regelimpfungen
SM Standardimpfungen für Mädchen

a) Zu diesen Zeitpunkten soll der Impfstatus unbedingt überprüft und gegebenenfalls vervollständigt werden.
b) Ab einem Alter von 5 bzw. 6 Jahren wird zur Auffrischimpfung ein Impfstoff mit reduziertem Diphtherietoxoid-Gehalt (d) verwendet.
c) Bei monovalenter Anwendung bzw. bei Kombinationsimpfstoffen ohne Pertussiskomponente kann diese Dosis entfallen.
d) Siehe Anmerkungen „Postexpositionelle Hepatitis-B-Prophylaxe bei Neugeborenen" (S. 259)
e) Zur Möglichkeit der Koadministration von Impfstoffen sind die Fachinformationen zu beachten.
f) Bei Anwendung des Kombinationsimpfstoffes MMRV sind die Angaben des Herstellers zu beachten. Entsprechend den Fachinformationen ist die Gabe einer 2. Dosis gegen Varizellen erforderlich. Zwischen beiden Dosen sollten 4 bis 6 Wochen liegen.

* Abstände zwischen den Impfungen der Grundimmunisierung mindestens 4 Wochen; Abstand zwischen vorletzter und letzter Impfung der Grundimmunisierung mindestens 6 Monate
** Generelle Impfung gegen Pneumokokken für Säuglinge und Kleinkinder bis zum vollendeten 2. Lebensjahr mit einem Pneumokokken-Konjugatimpfstoff; Standardimpfung für Personen ≥ 60 Jahre mit Polysaccharid-Impfstoff und Wiederimpfung im Abstand von 6 Jahren
*** Mindestabstand zwischen den Impfungen 4 Wochen
**** Jährlich mit dem von der WHO empfohlenen aktuellen Impfstoff
***** Grundimmunisierung mit 3 Dosen für alle Mädchen im Alter von 12 bis 17 Jahren
****** Jeweils 10 Jahre nach der letzten vorangegangenen Dosis

Haemophilus influenzae Typb (Hib): Ab einem Alter von 5 Jahren ist eine Hib-Impfung nur in Ausnahmefällen indiziert (s. Tab. 2, z.B. funktionelle oder anatomische Asplenie). Für die einzelnen Impfungen der Grundimmunisierung sollte – wenn möglich – ein Impfstoff mit gleichem Trägerprotein verwendet werden. Wenn jedoch nicht bekannt ist, mit welchem Impfstoff zuvor geimpft worden ist, weil der Handelsname nicht – wie erforderlich – dokumentiert wurde, dann muss die Grundimmunisierung nicht erneut begonnen werden, sondern kann mit jedem Hib-Impfstoff fortgesetzt werden.

Hepatitis B (HB): Serologische Vor- bzw. Nachtestungen zur Kontrolle des Impferfolgs sind bei der Regelimpfung im Kindes- und Jugendalter nicht erforderlich. Eine Wiederimpfung 10 Jahre nach Impfung im Säuglingsalter ist derzeit für Kinder und Jugendliche nicht generell empfohlen. Kinder und Jugendliche, die einer Risikogruppe angehören, erhalten eine Wiederimpfung entsprechend Tabelle 2 der STIKO-Empfehlungen (s. a. Epid. Bull. 31/2007).

Postexpositionelle Hepatitis-B-Prophylaxe bei Neugeborenen von HBsAg-positiven Müttern bzw. von Müttern mit unbekanntem HBsAg-Status: Entsprechend den Mutterschafts- Richtlinien ist bei allen Schwangeren nach der 32. Schwangerschaftswoche, möglichst nahe am Geburtstermin, das Serum auf HBsAg zu untersuchen. Ist das Ergebnis positiv, dann ist bei dem Neugeborenen unmittelbar post partum, d. h. innerhalb von 12 Stunden, mit der Immunisierung gegen Hepatitis B zu beginnen. Dabei werden simultan die erste Dosis HB-Impfstoff und HB-Immunglobulin verabreicht. Die begonnene HB-Grundimmunisierung wird einen Monat nach der 1. Impfung durch eine 2. und sechs Monate nach der 1. Impfung durch eine 3. Impfung vervollständigt.

Bei Neugeborenen inklusive Frühgeborenen von Müttern, deren HBsAg-Status nicht bekannt ist und bei denen noch vor bzw. sofort nach der Geburt die serologische Kontrolle nicht möglich ist, wird unabhängig vom Geburtsgewicht ebenfalls unmittelbar post partum die Grundimmunisierung mit HB-Impfstoff begonnen. Bei nachträglicher Feststellung einer HBsAg-Positivität der Mutter kann beim Neugeborenen innerhalb von 7 Tagen postnatal die passive Immunisierung nachgeholt werden.

Nach Abschluss der Grundimmunisierung von Neugeborenen ist eine serologische Kontrolle erforderlich (s.a. Epid. Bull. 10/2000 und 8/2001).

Humane Papillomaviren (HPV): Die STIKO **empfiehlt** zur Reduktion der Krankheitslast durch den Gebärmutterhalskrebs die Einführung einer generellen Impfung gegen humane Papillomaviren (Typen HPV 16, 18) **für alle Mädchen im Alter von 12 bis 17** Jahren. Die Impfung mit **3 Dosen** sollte vor dem ersten Geschlechtsverkehr abgeschlossen sein. Die genaue Dauer der Immunität nach Verabreichung aller Impfstoffdosen ist derzeit noch nicht bekannt. Es konnten stabile Antikörpertiter nach 3 Dosen der Impfung für etwa 5 Jahre nachgewiesen werden. Die Frage der Notwendigkeit einer Wiederimpfung kann derzeit noch nicht beantwortet werden. Über die epidemiologische Wirksamkeit der Immunisierung von Jungen und Männern zur Verhinderung der Infektion bei Frauen liegen keine ausreichenden Daten vor.

Die wirksame Umsetzung einer generellen Impfempfehlung für Mädchen und junge Frauen erfordert ein strukturiertes, mit allen Akteuren abgestimmtes Impfprogramm für Jugendliche, das die Gabe von 3 Dosen eines HPV-Impfstoffs vor Beginn der sexuellen Aktivität sichert. Die Impfung gegen HPV sollte auch als Gelegenheit genutzt werden, andere für Jugendliche von der STIKO empfohlene Impfungen zu vervollständigen. Die zeitgleiche Gabe anderer Impfstoffe wurde bisher nur für rekombinante Hepatitis-B-Impfstoffe untersucht. Diese beeinflussten die Immunantwort auf die HPV-Typen nicht. Bei der zeitgleichen Gabe beider Impfstoffe wurden niedrigere Antikörperkonzentrationen gegen Hepatitis B beobachtet. Die klinische Relevanz dieser Befunde ist unklar.

Frauen, die innerhalb des von der STIKO empfohlen Zeitraumes (Alter 12–17 Jahre) keine Impfung gegen HPV erhalten haben, können ebenfalls von einer Impfung gegen HPV profitieren. Es liegt in der Verantwortung des betreuenden Arztes, nach individueller Prüfung von Nutzen und Risiko der Impfung seine Patientinnen auf der Basis der Impfstoffzulassung darauf hinzuweisen.

Geimpfte Personen sind darauf hinzuweisen, dass die Impfung mit einem Impfstoff gegen humane Papillomaviren gegen die Typen 16 und 18 nicht gegen Infektionen mit anderen Typen schützt und dass deshalb die Früherkennungsmaßnahmen zum Gebärmutterhalskrebs unverändert in Anspruch genommen werden müssen. Die ausführliche wissenschaftliche Begründung der STIKO-Empfehlung zur HPV-Impfung ist im Epidemiologischen Bulletin 12/2007 veröffentlicht worden.

Masern, Mumps, Röteln (MMR): Die Impfung gegen Masern, Mumps und Röteln sollte mit einem Kombinationsimpfstoff (MMR-Impfstoff) durchgeführt werden, in der Regel im Alter von 11 bis 14 Monaten. Bis zum Ende des 2. Lebensjahres soll auch die 2. MMR-Impfung erfolgt sein, um den frühestmöglichen Impfschutz zu erreichen. Steht bei einem Kind die Aufnahme in eine Kindereinrichtung an, kann die MMR-Impfung auch vor dem 12. Lebensmonat, jedoch nicht vor dem 9. Lebensmonat erfolgen. Sofern die Erstimpfung vor dem 12. Lebensmonat erfolgte, muss die 2. MMR-Impfung bereits zu Beginn des 2. Lebensjahres erfolgen, da persistierende maternale Antikörper im 1. Lebensjahr die Impfviren neutralisieren können.

Die Eliminierung der Masern ist ein erklärtes Ziel der deutschen Gesundheitspolitik. Masern können eliminiert werden, wenn der Durchimpfungsgrad gegen Masern bei Kindern mehr als 95 % erreicht. Diesem Ziel sind bisher die Länder nahe gekommen, die eine zweimalige Impfung im Kindesalter empfehlen und dabei hohe Durchimpfungsgrade realisieren, wie die skandinavischen Länder, Großbritannien, die Niederlande und die USA.

Die STIKO empfiehlt eine 2. MMR-Impfung seit 1991. Mit der 2. MMR-Impfung sollen Immunitätslücken geschlossen werden. Die 2. MMR-Impfung kann bereits 4 Wochen nach der 1. MMR-Impfung erfolgen. Bei Mädchen wird mit der zweimaligen MMR-Impfung auch der unverzichtbare Schutz vor einer Rötelnembryopathie weitgehend gesichert. Auch bei anamnestisch angegebener Masern-, Mumps- oder Rötelnerkrankung sollte die 2. MMR-Impfung durchgeführt werden. Anamnestische Angaben über eine Masern- oder Rötelnerkrankung sind ohne mikrobiologisch- serologische Dokumentation der Erkrankungen unzuverlässig und nicht verwertbar. Es gibt in der Fachliteratur keine Hinweise auf vermehrte unerwünschte Arzneimittelwirkungen nach mehrmaligen Masern-, Mumpsoder Rötelnimpfungen. Eine Altersbegrenzung für die MMR-Impfung besteht nicht. Sie kann in jedem Alter erfolgen. Empfohlen wird die MMR-Impfung auch für alle ungeimpften bzw. empfänglichen Personen im Gesundheitsdienst, und bei der Betreuung von Immundefizienten sowie in Gemeinschaftseinrichtungen und in Kinderheimen (s. Tabelle 2).

Eine zusätzliche monovalente Rötelnimpfung für Mädchen ist nicht erforderlich, wenn bereits zwei Impfungen mit MMR-Impfstoff dokumentiert sind. Wenn nur eine MMR-Impfung vorausgegangen ist, dann ist die 2. MMR-Impfung möglichst frühzeitig bei allen Kindern und Jugendlichen nachzuholen; bei der Jugendgesundheitsuntersuchung ist sicherzustellen, dass alle Jugendlichen zwei MMR-Impfungen erhalten haben.

Meningokokken: Die STIKO empfiehlt die Impfung gegen Meningokokken der Serogruppe C mit einem konjugierten Meningokokken-C-Impfstoff für alle Kinder im 2. Lebensjahr zum frühestmöglichen Zeitpunkt. Primäres Impfziel ist es, die Morbidität invasiver Meningokokken-Erkrankungen der Serogruppe C und die resultierenden Folgen wie Hospitalisierung, schwere Komplikationen, Behinderung und Tod zu reduzieren. Von der Impfung aller Kinder im 2. Lebensjahr ist entsprechend den bestehenden Erfahrungen aus anderen Ländern (u.a. England, Niederlande, Spanien, Belgien) auch eine Wirkung auf die Häufigkeit der Erkrankung in anderen Altersgruppen zu erwarten. Ein zweiter niedrigerer Inzidenzgipfel der Erkrankung besteht in Deutschland für Jugendliche. Eine ausführliche Begründung der Impfempfehlung findet sich im Epidemiologischen Bulletin 31/2006 und unter www.rki.de > Infektionsschutz > Impfen.

Die Grundimmunisierung von Kindern im 2. Lebensjahr gegen Meningokokken erfolgt mit einer Impfstoff-Dosis.

Zur gleichzeitigen Gabe mit anderen Impfstoffen verweist die STIKO auf die jeweiligen Fachinformationen.

Zusätzlich sind die Empfehlungen zur Impfung von Risikopersonen (s. Tabelle 2 der STIKO-Empfehlungen) zu beachten.

Pertussis: In Anbetracht der epidemiologischen Pertussis-Situation in Deutschland und der Schwere des klinischen Verlaufs einer Pertussis im Säuglingsalter ist es dringend geboten, die Grundimmunisierung der Säuglinge und Kleinkinder zum frühestmöglichen Zeitpunkt, d.h. unmittelbar nach Vollendung des 2. Lebensmonats, zu beginnen und zeitgerecht fortzuführen. Empfohlene Auffrischimpfungen sollen mit 5 bis 6 Jahren und 9 bis 17 Jahren durchgeführt und bestehende Impflücken besonders bei Jugendlichen geschlossen werden. Empfohlen werden je eine Impfung mit einem Impfstoff, der Pertussis-Antigene (aP/ap) enthält, im Alter von 2, 3 und 4 Monaten, eine weitere Impfung im Alter zwischen 11 und 14 Monaten sowie eine erste Auffrischung (Tdap) mit 5 bis 6 Jahren (s. a. Epid. Bull. 3/2006) und eine weitere Dosis zwischen 9 und 17 Jahren (s. a. Epid. Bull. 17/2000). Da ein monovalenter Pertussis-Impfstoff nicht mehr zur Verfügung steht, wird die Gabe von Kombinationsimpfstoffen zu den jeweiligen Impfterminen empfohlen. Bei der Verwendung von Kombinationsimpfstoffen sind die Indikationen und Impfabstände der anderen im Impfstoff enthaltenen Antigene zu berücksichtigen. Eine Impfung sollte möglichst nicht früher als 5 Jahre nach der zuletzt verabreichten Dosis (TD, Td) erfolgen, um das vermehrte Auftreten unerwünschter Lokalreaktionen zu minimieren (s.a. Epid. Bull. 32/2006, S. 274 f).

Im Zusammenhang mit erkannten **Pertussis-Häufungen** kann auch bei vollständig geimpften Kindern und Jugendlichen mit engem Kontakt zu Erkrankten im Haushalt oder in Gemeinschaftseinrichtungen eine Impfung erwogen werden, wenn die letzte Impfung länger als 5 Jahre zurückliegt.

Speziell vor Geburt eines Kindes bzw. für Frauen mit Kinderwunsch sollte überprüft werden, ob ein adäquater Immunschutz (Impfung oder mikrobiologisch bestätigte Erkrankung innerhalb der vergangenen 10 Jahre) gegen Pertussis für enge Haushaltskontaktpersonen und Betreuer des Neugeborenen (s. Tab. 2) besteht. Dieser sollte ggf. mit einem **Kombinationsimpfstoff (Tdap)** unter Berücksichtigung der Indikation der anderen im Impfstoff enthaltenen Antigene aktualisiert werden. Jede Auffrischimpfung mit Td (auch im Verletzungsfall) sollte Anlass sein, eine mögliche Indikation einer Pertussis-Impfung zu überprüfen und gegebenenfalls einen Kombinationsimpfstoff (Tdap) einzusetzen.

Bei Kindern und Jugendlichen (Personen mit engem Kontakt im Haushalt oder in Gemeinschaftseinrichtungen) sollte die Komplettierung einer unvollständigen Immunisierung erfolgen.

Pneumokokken: Primäres Impfziel einer generellen Impfung gegen Pneumokokken für alle Kinder bis 24 Monate ist es, die Morbidität invasiver Pneumokokken-Infektionen (IPD) und die daraus entstehenden Folgen wie Hospitalisierung, Behinderung und Tod zu reduzieren. Eine ausführliche Begründung der Impfempfehlung findet sich im Epidemiologischen Bulletin 31/2006 und unter www.rki.de.

Die Grundimmunisierung gegen Pneumokokken mit einem Pneumokokken-Konjugatimpfstoff soll zum frühestmöglichen Zeitpunkt erfolgen, in der Regel zeitgleich mit den anderen im Säuglingsalter empfohlenen Impfungen. Altersentsprechende Modifikationen der notwendigen Impfdosen zur Vervollständigung einer Grundimmunisierung sind entsprechend den Fachinformationen des Herstellers zu beachten (Einzelheiten dazu auch in Tabelle 2 der STIKOEmpfehlungen, S. 262).

Zur gleichzeitigen Gabe mit anderen Impfstoffen verweist die STIKO auf die jeweiligen Fachinformationen.

Zusätzlich zu diesen Hinweisen sind die Empfehlungen zur Impfung von Risikopersonen (s. Tabelle 2 der STIKO-Empfehlungen) zu beachten.

Poliomyelitis: Der Polio-Lebendimpfstoff, orale Polio-Vakzine (OPV), wird wegen des – wenn auch sehr geringen – Risikos einer Vakzineassoziierten paralytischen Poliomyelitis (VAPP) nicht mehr empfohlen. Zum Schutz vor der Poliomyelitis wird ein zu injizierender Impfstoff, inaktivierte Polio-Vakzine (IPV), mit gleicher Wirksamkeit empfohlen. Im Alter von 9 bis 17 Jahren wird für Jugendliche eine Auffrischimpfung mit einem Impfstoff, der IPV enthält, empfohlen. Eine mit OPV begonnene Grundimmunisierung wird mit IPV komplettiert.

Varizellen: Die Impfung gegen Varizellen wird in der Regel im Alter von 11 bis 14 Monaten durchgeführt, entweder simultan mit der 1. MMR-Impfung oder frühestens 4 Wochen nach dieser. Bei Anwendung des Kombinationsimpfstoffes MMRV sind die Angaben des Herstellers zu beachten. Entsprechend den Fachinformationen ist die Gabe einer 2. Dosis gegen Varizellen erforderlich. Zwischen beiden Dosen sollten 4 bis 6 Wochen liegen.

Indikations- und Auffrischimpfungen

Zur Erfüllung des Impfplanes für Säuglinge, Kinder, Jugendliche und Erwachsene (Tabelle 1) sollte der Impfstatus gegen bestimmte Infektionskrankheiten regelmäßig überprüft und ggf. aufgefrischt werden; jede Arztkonsultation sollte dafür genutzt werden.

Andere Impfungen können bei besonderer epidemiologischer Situation oder Gefährdung für Kinder, Jugendliche und Erwachsene indiziert sein (Indikationsimpfungen). Zu den Indikationsimpfungen gehören auch Reiseimpfungen. Sie können aufgrund der internationalen Gesundheitsvorschriften (Gelbfieber-Impfung) erforderlich sein oder sie werden zum individuellen Schutz dringend empfohlen.

Die Empfehlung über Art und zeitliche Reihenfolge der Impfungen obliegt dem Arzt, in jedem Einzelfall unter Abwägung der Indikation und gegebenenfalls bestehender Kontraindikationen.

> Neben den von der STIKO empfohlenen Impfungen sind auf der Basis der existierenden Impfstoff-Zulassungen weitere „Impfindikationen" möglich, auf die nachfolgend nicht weiter eingegangen wird, die aber für den Einzelnen seiner individuellen (gesundheitlichen) Situation entsprechend sinnvoll sein können. Es liegt in der Verantwortung des Arztes, seine Patienten auf diese weiteren Schutzmöglichkeiten hinzuweisen. Insofern hindert auch eine fehlende STIKO-Empfehlung den Arzt nicht an einer begründeten Impfung.

Wenn die individuell gestellte Impfindikation jedoch nicht Bestandteil einer für Deutschland gültigen Zulassung und der Fachinformation des entsprechenden Impfstoffes ist, erfolgt die Anwendung außerhalb der zugelassenen Indikation. Das hat im Schadensfall Folgen für Haftung und Entschädigung und bedingt besondere Dokumentations- und Aufklärungspflichten des impfenden Arztes. Versorgungsansprüche wegen eines Impfschadens gemäß § 60 IfSG werden nur bei den von den Landesgesundheitsbehörden öffentlich empfohlenen Impfungen gewährt.

Die in Tabelle 2 genannten Impfungen sind sowohl hinsichtlich ihrer epidemiologischen Bedeutung als auch hinsichtlich ihrer Kostenübernahme unterschiedlich (siehe Hinweise zur Kostenübernahme von Schutzimpfungen, S. 273); sie werden in folgende Kategorien eingeteilt:

S	**Standard**impfungen mit allgemeiner Anwendung = Regelimpfungen (s. a. Tabelle 1, Impfkalender)
SM	Standardimpfung für **Mädchen**
A	**Auffrisch**impfungen
I	**Indikations**impfungen für Risikogruppen bei individuell (nicht beruflich) erhöhtem Expositions-, Erkrankungs- oder Komplikationsrisiko sowie auch zum Schutz Dritter
B	Impfungen auf Grund eines erhöhten **beruflichen** Risikos, z.B. nach Gefährdungsbeurteilung entsprechend der Biostoffverordnung und dem G 42 und aus hygienischer Indikation
R	Impfungen auf Grund von **Reisen**
P	**Postexpositionelle** Prophylaxe/Riegelungsimpfungen bzw. andere Maßnahmen der spezifischen Prophylaxe (Immunglobulingabe oder Chemoprophylaxe) bei Kontaktpersonen in Familie und Gemeinschaft

Tabelle 2: Indikations- und Auffrischimpfungen sowie andere Maßnahmen der spezifischen Prophylaxe

Impfung gegen	Kategorie	Indikation bzw. Reiseziel	Anwendungshinweise (Packungsbeilage/Fachinformationen beachten)
Cholera	R	Auf Verlangen des Ziel- oder Transitlandes; nur im Ausnahmefall; eine WHO-Empfehlung besteht nicht.	Nach Angaben des Herstellers
Diphtherie	S/A	Alle Personen bei fehlender oder unvollständiger Grundimmunisierung oder wenn die letzte Impfung der Grundimmunisierung oder die letzte Auffrischimpfung länger als 10 Jahre zurückliegt.	Die Impfung gegen Diphtherie sollte in der Regel in Kombination mit der gegen Tetanus (Td) durchgeführt werden. Jede Auffrischimpfung mit Td (auch im Verletzungsfall, s. Tabelle 4) sollte Anlass sein, eine mögliche Indikation einer Pertussis-Impfung zu überprüfen und gegebenenfalls einen Kombinationsimpfstoff Tdap einzusetzen.
			Bei bestehender Diphtherie-Impfindikation und ausreichendem Tetanus-Impfschutz sollte monovalent gegen Diphtherie geimpft werden.
			Ungeimpfte oder Personen mit fehlendem Impfnachweis sollten 2 Impfungen im Abstand von 4–8 Wochen und eine 3. Impfung 6–12 Monate nach der 2. Impfung erhalten.
			Eine Reise in ein Infektionsgebiet sollte frühestens nach der 2. Impfung angetreten werden.
	P	Bei Epidemien oder regional erhöhter Morbidität	Entsprechend den Empfehlungen der Gesundheitsbehörden
	P	Für Personen mit engem *(face to face)* Kontakt zu Erkrankten, Auffrischimpfung 5 Jahre nach der letzten Impfung	Chemoprophylaxe Unabhängig vom Impfstatus präventive antibiotische Therapie, z. B. mit Erythromycin (s. „Ratgeber Diphtherie" www.rki.de > Infektionskrankheiten von A–Z > Diphtherie)
FSME (Frühsommermeningoenzephalitis)	I B	Personen, die in FSME-Risikogebieten Zecken exponiert sind oder Personen, die durch FSME beruflich gefährdet sind (exponiertes Laborpersonal sowie in Risikogebieten z. B. Forstarbeiter und Exponierte in der Landwirtschaft) Saisonalität beachten: April – November Risikogebiete in Deutschland sind zur Zeit insbesondere: ▶ Baden-Württemberg ▶ Bayern (außer dem größten Teil Schwabens und dem westlichen Teil Oberbayerns und dem Landkreis (LK) Rhön-Grabfeld in Unterfranken), ▶ Hessen (LK Odenwald, LK Bergstraße, LK Darmstadt-Dieburg, Stadtkreis (SK) Darmstadt, LK Groß-Gerau, LK Offenbach, LK Main-Kinzig-Kreis, LK Marburg-Biedenkopf) ▶ Rheinland-Pfalz (Landkreis Birkenfeld) ▶ Thüringen (SK Jena, SK Gera, LK Saale-Holzland-Kreis, LK Saale-Orla-Kreis, LK Saalfeld-Rudolstadt, LK Hildburghausen, LK Sonneberg)	Grundimmunisierung und Auffrischimpfungen mit einem für Erwachsene bzw. Kinder zugelassenen Impfstoff nach Angaben des Herstellers Entsprechend den Empfehlungen der Gesundheitsbehörden; Hinweise zu FSME-Risikogebieten – veröffentlicht im *Epidemiologischen Bulletin* des RKI, Ausgabe 15/2007 – sind zu beachten.
	R	Zeckenexposition in FSME-Risikogebieten außerhalb Deutschlands	
	P		Siehe *Epidemiologisches Bulletin* 15/2007, S. 136

Impfung gegen	Kategorie	Indikation bzw. Reiseziel	Anwendungshinweise (Packungsbeilage/Fachinformationen beachten)
Gelbfieber	R/B	Entsprechend den Impfanforderungen der Ziel- oder Transitländer sowie vor Aufenthalt in bekannten Endemiegebieten im tropischen Afrika und in Südamerika; die Hinweise der WHO zu Gelbfieber-Infektionsgebieten sind zu beachten.	Einmalige Impfung in den von den Gesundheitsbehörden zugelassenen Gelbfieber-Impfstellen; Auffrischimpfungen in 10-jährigen Intervallen
Haemophilus influenzae Typ b (Hib)	I	Personen mit anatomischer oder funktioneller Asplenie	
	P	Nach engem Kontakt zu einem Patienten mit invasiver *Haemophilus-influenzae*-b-Infektion wird eine Rifampicin-Prophylaxe empfohlen: ▶ für alle Haushaltsmitglieder (außer für Schwangere) ab einem Alter von 1 Monat, wenn sich dort ein ungeimpftes oder unzureichend geimpftes Kind im Alter bis zu 4 Jahren oder aber eine Person mit einem relevanten Immundefekt befindet, ▶ für ungeimpfte exponierte Kinder bis 4 Jahre in Gemeinschaftseinrichtungen. Falls eine Prophylaxe indiziert ist, sollte sie zum frühestmöglichen Zeitpunkt, spätestens 7 Tage nach Beginn der Erkrankung des Indexfalls, begonnen werden.	Dosierung Rifampicin: ab 1 Monat: 20 mg/kg/Tag (maximal 600 mg) in 1 ED für 4 Tage Erwachsene: 600 mg p.o. in 1 ED für 4 Tage Da bei Schwangeren die Gabe von Rifampicin und Gyrasehemmern kontraindiziert ist, kommt bei ihnen zur Prophylaxe ggf. Ceftriaxon in Frage.
Hepatitis A (HA)	I	1. **Personen mit einem Sexualverhalten mit hoher Infektionsgefährdung**	Grundimmunisierung und Auffrischimpfung nach Angaben des Herstellers
		2. Personen mit häufiger Übertragung von Blutbestandteilen, z.B. Hämophile, oder Krankheiten der Leber/mit Leberbeteiligung	Die serologische Vortestung auf anti-HAV ist nur bei den Personen erforderlich, die länger in Endemiegebieten gelebt haben oder in Familien aus Endemiegebieten aufgewachsen sind oder vor 1950 geboren wurden.
		3. Bewohner von psychiatrischen Einrichtungen oder vergleichbaren Fürsorgeeinrichtungen für Zerebralgeschädigte oder Verhaltensgestörte	
	B	4. **Gesundheitsdienst** (inkl. Küche, Labor, technischer und Reinigungs- bzw. Rettungsdienst, psychiatrische und Fürsorgeeinrichtungen, Behindertenwerkstätten, Asylbewerberheime) Durch Kontakt mit möglicherweise infektiösem Stuhl Gefährdete inkl. Auszubildende, Studenten	
		5. Kanalisations- und Klärwerksarbeit mit Abwasserkontakt	
	R/B	6. **Tätigkeit** (inkl. Küche und Reinigung) in Kindertagesstätten, Kinderheimen u.ä.	
	P	Kontakt zu Hepatitis-A-Kranken (Riegelungsimpfung vor allem in Gemeinschaftseinrichtungen); s.a. „Ratgeber Hepatitis A", www.rki.de > Infektionskrankheiten von A–Z > Hepatitis A	Nach einer Exposition von Personen, für die eine Hepatitis A eine besonders große Gefahr darstellt, (z.B. chronisch HBV- oder HCV-Infizierte), sollte simultan mit der ersten Impfung ein Immunglobulin-Präparat gegeben werden.
	R	Reisende in Regionen mit hoher Hepatitis-A-Prävalenz	
Hepatitis B (HB)	I	1. Patienten mit chronischer Nieren-(Dialyse)/Leberkrankheit/ Krankheit mit Leberbeteiligung/häufiger Übertragung von Blut(bestandteilen, z.B. Hämophile), vor ausgedehntem chirurgischem Eingriff (z.B. unter Verwendung der Herz-Lungen-Maschine), HIV-Positive	Hepatitis-B-Impfung nach serologischer Vortestung (Indikationen 1–4, 6, 7, anti-HBc-Test negativ); Impferfolgskontrolle erforderlich (Indikationen 1, 2, 7, 8: anti-HBs-Test 4–8 Wochen nach 3. Dosis) bzw. sinnvoll bei über 40-Jährigen/anderen Personen mit möglicher schlechter Ansprechrate ((z.B. Immundefizienz)
		2. Kontakt mit HBsAg-Träger in Familie/Wohngemeinschaft	

Impfung gegen	Kategorie	Indikation bzw. Reiseziel	Anwendungshinweise (Packungsbeilage/Fachinformationen beachten)
Hepatitis B (HBV) (Fortsetzung)		3. Sexualkontakt zu HBsAg-Träger bzw. **Sexualverhalten mit hoher Infektionsgefährdung**	Bei Anti-HBs-Werten < 100 IE/I sofort Wiederimpfung mit erneuter Kontrolle; bei erneutem Nichtansprechen Wiederimpfungen mit **in der Regel max. 3 Dosen wiederholen**
		4. Drogenabhängigkeit, längerer Gefängnisaufenthalt	
		5. Durch Kontakt mit HBsAg-Trägern in einer Gemeinschaft (Kindergärten, Kinderheime, Pflegestätten, Schulklassen, Spielgemeinschaften) gefährdete Personen	Bei erfolgreicher Impfung (anti HBs > 100 IE/l) Auffrischung nach 10 Jahren (1 Dosis)
		6. Patienten in psychiatrischen Einrichtungen oder Bewohner vergleichbarer Fürsorgeeinrichtungen für Zerebralgeschädigte oder Verhaltensgestörte sowie Personen in Behindertenwerkstätten	**Bei in der Kindheit Geimpften mit neu aufgetretenem HB-Risiko (z. B. Indikation 1–8) eine Dosis HB-Impfstoff mit anschließender serologischer Kontrolle (anti-HBs- und anti-HBc-Bestimmung) 4–8 Wochen nach Wiederimpfung für die Indikation 1, 2, 7, 8.**
	B	7. Gesundheitsdienst (inkl. Labor, technischer Reinigungs-/Rettungsdienst sowie Personal psychiatrischer/Fürsorgeeinrichtungen/Behindertenwerkstätten, Asylbewerberheime Durch Kontakt mit infiziertem Blut oder infizierten Körperflüssigkeiten Gefährdete, Auszubildende und Studenten	
		8. Möglicher Kontakt mit infiziertem Blut oder infizierten Körperflüssigkeiten (Gefährdungsbeurteilung durchführen), z. B. Müllentsorger, industrieller Umgang mit Blut(produkten), ehrenamtliche Ersthelfer, Polizisten, Sozialarbeiter, (Gefängnis)personal mit Kontakt zu Drogenabhängigen	
	R/B	Reisende in Regionen mit hoher Hepatitis-B-Prävalenz bei Langzeitaufenthalt mit engem Kontakt zu Einheimischen	
	P	Verletzungen mit möglicherweise HBV-haltigen Gegenständen, z. B. Nadelstich	Siehe Immunprophylaxe bei Exposition – S. 274
		Neugeborene HBsAg-positiver Mütter oder von Müttern mit unbekanntem HBsAg-Status (unabhängig vom Geburtsgewicht)	Siehe Anmerkungen zum Impfkalender – S. 259
Humane Papillomaviren (HPV)			Frauen, die zum von der STIKO empfohlenen Zeitpunkt (12–17 Jahre) keine Impfung gegen HPV erhalten haben, können ebenfalls von einer Impfung gegen HPV profitieren. Es liegt in der Verantwortung des Arztes, nach individueller Prüfung von Nutzen und Risiko der Impfung seine Patientinnen auf der Basis der Impfstoffzulassung darauf hinzuweisen.
Influenza	S	Personen über 60 Jahre	Jährliche Impfung im Herbst mit einem Impfstoff mit aktueller von der WHO empfohlener Antigenkombination
	I	Kinder, Jugendliche und Erwachsene mit erhöhter gesundheitlicher Gefährdung infolge eines Grundleidens, wie z. B.: chronische Krankheiten der Atmungsorgane (inklusive Asthma und COPD), chronische Herz-Kreislauf-, Leber- und Nierenkrankheiten, Diabetes und andere Stoffwechselkrankheiten, Multiple Sklerose mit durch Infektionen getriggerten Schüben, Personen mit angeborenen oder erworbenen Immundefekten mit T- und/0der B-zellulärer Restfunktion, HIV-Infektion sowie Bewohner von Alters- oder Pflegeheimen	
	B/I	Personen mit erhöhter Gefährdung, z. B. medizinisches Personal, Personen in Einrichtungen mit umfangreichem Publikumsverkehr sowie Personen, die als mögliche Infektionsquelle für von ihnen betreute ungeimpfte Risikopersonen fungieren können	

Impfempfehlungen

Impfung gegen	Kategorie	Indikation bzw. Reiseziel	Anwendungshinweise (Packungsbeilage/Fachinformationen beachten)
Influenza (Fortsetzung)	I/B	Personen mit erhöhter Gefährdung durch direkten Kontakt zu Geflügel und Wildvögeln	Eine Impfung mit dem aktuellen saisonalen humanen Influenza-Impfstoff bietet keinen direkten Schutz vor Infektionen durch den Erreger der aviären Influenza, sie kann jedoch Doppelinfektionen mit den aktuell zirkulierenden Influenzaviren verhindern (für Beschäftigte s.a. TRBA 608 des ABAS unter www.baua.de > Themen von A–Z > Biologische Arbeitsstoffe > Ausschuss für Biologische Arbeitsstoffe > Aktuell > Beschluss)
	R/I	Für Reisende aus den unter S (Standard-) und I (Indikationsimpfung) genannten Personengruppen, die nicht über einen aktuellen Impfschutz verfügen, ist die Impfung generell empfehlenswert, für andere Reisende ist eine Influenza-Impfung nach Risikoabwägung entsprechend Exposition und Impfstoffverfügbarkeit sinnvoll.	
	I	Wenn eine intensive Epidemie aufgrund von Erfahrungen in anderen Ländern droht oder nach deutlicher Antigendrift bzw. einer Antigenshift zu erwarten ist und der Impfstoff die neue Variante enthält	Entsprechend den Empfehlungen der Gesundheitsbehörden
Masern	B	Ungeimpfte bzw. empfängliche Personen **im Gesundheitsdienst** und bei der Betreuung von Immundefizienten sowie in Gemeinschaftseinrichtungen und in Kinderheimen	Einmalige Impfung, vorzugsweise mit MMR-Impfstoff (s.a. *Epid. Bull.* 29/2006, S. 230–231)
	P	Ungeimpfte oder einmal **geimpfte Personen oder Personen mit unklarem Immunstatus** mit Kontakt zu Masernkranken; möglichst innerhalb von 3 Tagen nach Exposition	Impfung vorzugsweise mit MMR-Impfstoff. Eine Immunglobulingabe ist zu erwägen für gefährdete Personen mit hohem Komplikationsrisiko und für Schwangere (s.a. *Epid. Bull.* 29/2001, S. 223).
Meningokokken-Infektionen (Gruppen A, C, W135, Y)	I	Gesundheitlich Gefährdete: Personen mit angeborenen oder erworbenen Immundefekten mit T- und/oder B-zellulärer Restfunktion, insbesondere Komplement-/Properdindefekte, Hypogammaglobulinämie; Asplenie	Bei Kindern unter 2 Jahren konjugierter MenC-Impfstoff (dabei Empfehlungen des Herstellers zum Impfschema beachten), nach dem vollendetem 2. Lebensjahr im Abstand von 6–12 Monaten durch 4-valenten Polysaccharid-Impfstoff (PS-Impfstoff) ergänzen. Bei Personen nach dem vollendeten 2. Lebensjahr eine Impfung mit konjugiertem MenC-Impfstoff, gefolgt von einer Impfung mit 4-valentem PS-Impfstoff im Abstand von 6 Monaten.
	B	Gefährdetes Laborpersonal (bei Arbeiten mit dem Risiko eines *N.-meningitidis*-Aerosols!)	Impfung mit konjugiertem MenC-Impfstoff, gefolgt von einer Impfung mit 4-valentem PS-Impfstoff im Abstand von 6 Monaten; bei bereits mit PS-Impfstoff geimpften Personen ist auch die Nachimpfung mit dem Konjugatimpfstoff nach 6 Monaten sinnvoll.
	R	Reisende in Länder mit epidemischem/hyperendemischem Vorkommen der Meningitis-Erkrankung, besonders bei engem Kontakt zur einheimischen Bevölkerung; Entwicklungshelfer; dies gilt auch für Aufenthalte in Regionen mit Krankheitsausbrüchen und Impfempfehlung für die einheimische Bevölkerung (WHO- und Länderhinweise beachten)	Bei Säuglingen, Kindern, Jugendlichen und Erwachsenen eine Impfung mit epidemiologisch indiziertem A-, C-, oder A,C,W135,Y-Polysaccharid-Impfstoff (für den afrikanischen Meningitis-Gürtel wird wegen der Zirkulation der Serogruppe W135 in einigen Ländern derzeit der A,C,W135,Y-Impfstoff bevorzugt). Der Impferfolg ist bei Kindern unter 2 Jahren vor allem für die Serogruppen C, W135 und Y deutlich schlechter als bei Erwachsenen; es kann für diese Altersgruppe jedoch zumindest ein kurzfristiger Schutz gegen die Serogruppe A erreicht werden. Für Kinder unter 1 Jahr steht eine Impfprophylaxe mit konjugiertem Impfstoff zur Verfügung, wenn vor einer Krankheit durch die Serogruppe C geschützt werden soll.
	R	Vor Pilgerreise (Hadj)	Impfung mit 4-valentem Polysaccharid-Impfstoff (Einreisebestimmungen beachten)
	R	Schüler/Studenten vor Langzeitaufenthalten in Ländern mit empfohlener allgemeiner Impfung für Jugendliche oder selektiver Impfung für Schüler/Studenten	Entsprechend den Empfehlungen der Zielländer. Bei fortbestehendem Infektionsrisiko Wiederimpfung für alle o.a. Indikationen nach Angaben des Herstellers, für PS-Impfstoff im Allgemeinen nach 3 Jahren.

Impfung gegen	Kategorie	Indikation bzw. Reiseziel	Anwendungshinweise (Packungsbeilage/Fachinformationen beachten)
Meningokokken-Infektionen (Gruppen A, C, W135, Y) (Fortsetzung)	I/P	Bei Ausbrüchen oder regionalen Häufungen auf Empfehlung der Gesundheitsbehörde (s. Abschnitt „Spezielle Hinweise zur Durchführung von Schutzimpfungen", S. 270)	
	P	Für Personen mit engem Kontakt zu einem Erkrankten mit einer invasiven Meningokokken-Infektion (alle Serogruppen) wird eine Rifampicin-Prophylaxe empfohlen (außer für Schwangere; s. dort) Hierzu zählen: ▶ alle Haushaltskontaktmitglieder ▶ Personen mit Kontakt zu oropharyngealen Sekreten eines Patienten ▶ Kontaktpersonen in Kindereinrichtungen mit Kindern unter 6 Jahren (bei guter Gruppentrennung nur die betroffene Gruppe) ▶ Personen mit engen Kontakten in Gemeinschaftseinrichtungen mit haushaltsähnlichem Charakter (Internate, Wohnheime sowie Kasernen) Die Chemoprophylaxe ist indiziert, falls enge Kontakte mit dem Indexpatienten in den letzten 7 Tagen vor dessen Erkrankungsbeginn stattgefunden haben. Sie sollte möglichst bald nach der Diagnosestellung beim Indexpatienten erfolgen, ist aber bis zu 10 Tage nach letzter Exposition sinnvoll.	Dosierung: *Rifampicin:* Neugeborene: 10 mg/kg/Tag in 2 ED p.o. für 2 Tage Säuglinge, Kinder und Jugendliche bis 60 kg: 20 mg/kg/Tag in 2 ED p.o. für 2 Tage (max. ED 600 mg) Jugendliche und Erwachsene ab 60 kg: 2 x 600 mg/Tag für 2 Tage Eradikationsrate: 72–90 % *ggf. Ceftriaxon:* bis 12 Jahre: 125 mg i.m. ab 12 Jahre: 250 mg i.m. in einer ED Eradikationsrate: 97 % *ggf. Ciprofloxacin:* ab 18 Jahre: einmal 500 mg p.o., Eradikationsrate: 90–95 % Da bei Schwangeren die Gabe von Rifampicin und Gyrasehemmern kontraindiziert ist, kommt bei ihnen zur Prophylaxe ggf. Ceftriaxon in Frage. Der Indexpatient mit einer invasiven Meningokokken-Infektion sollte nach Abschluss der Therapie ebenfalls Rifampicin erhalten, sofern er nicht intravenös mit einem Cephalosporin der 3. Generation behandelt wurde.
Mumps	B	Ungeimpfte bzw. empfängliche Personen in Einrichtungen der Pädiatrie, in Gemeinschaftseinrichtungen für das Vorschulalter und in Kinderheimen	Einmalige Impfung, vorzugsweise mit MMR-Impfstoff
	P	Ungeimpfte oder einmal geimpfte **Personen und Personen mit unklarem Immunstatus** mit Kontakt zu Mumpskranken; möglichst innerhalb von 3 Tagen nach Exposition	Vorzugsweise mit MMR-Impfstoff
Pertussis	I	Sofern kein adäquater Immunschutz vorliegt, sollen ▶ Frauen mit Kinderwunsch präkonzeptionell; ▶ enge Haushaltskontaktpersonen (Eltern, Geschwister) und Betreuer (z.B. Tagesmütter, Babysitter, ggf. Großeltern) möglichst 4 Wochen vor Geburt des Kindes eine Dosis Pertussis-Impfstoff erhalten. Erfolgte die Impfung nicht vor der Konzeption, sollte die Mutter bevorzugt in den ersten Tagen nach der Geburt des Kindes geimpft werden.	Definition des adäquaten Immunschutzes: Impfung oder mikrobiologisch bestätigte Erkrankung innerhalb der vergangenen 10 Jahre Einmalige Impfung mit Kombinationsimpfstoff (Tdap, TdapIPV) möglichst nicht früher als 5 Jahre nach der vorhergehenden Dosis der anderen im Impfstoff enthaltenen Antigene (Td)
	B	Personal in Einrichtungen der Pädiatrie, der Schwangerenbetreuung und der Geburtshilfe sowie in Gemeinschaftseinrichtungen für das Vorschulalter und in Kinderheimen sollte über einen adäquaten Immunschutz (s.o.) gegen Pertussis verfügen.	
	P	In einer Familie bzw. Wohngemeinschaft oder einer Gemeinschaftseinrichtung für das Vorschulalter ist für Personen mit engen Kontakten ohne Impfschutz eine Chemoprophylaxe mit einem Makrolid empfehlenswert (s.a. „Ratgeber Pertussis": www.rki.de > Infektionskrankheiten von A–Z > Pertussis).	
Pneumokokken-Krankheiten	S	Personen über 60 Jahre	Eine Impfung mit Polysaccharid-Impfstoff; Wiederholungsimpfung im Abstand von 6 Jahren **nach Angaben der Hersteller für Personen mit erhöhtem Risiko für schwere Pneumokokken-Erkrankungen (Risiko-Nutzen-Abwägung beachten)**

Impfung gegen	Kategorie	Indikation bzw. Reiseziel	Anwendungshinweise (Packungsbeilage/Fachinformationen beachten)
Pneumokokken-Krankheiten (Fortsetzung)	I	Kinder (ab vollendetem 2. Lebensjahr), Jugendliche und Erwachsene mit erhöhter gesundheitlicher Gefährdung infolge einer Grundkrankheit: 1. Angeborene oder erworbene Immundefekte mit T- und/oder B-zellulärer Restfunktion, wie z. B.: ▶ Hypogammaglobulinämie, Komplement- und Properdindefekte ▶ bei funktioneller oder anatomischer Asplenie ▶ bei Sichelzellenanämie ▶ bei Krankheiten der blutbildenden Organe ▶ bei neoplastischen Krankheiten ▶ bei HIV-Infektion ▶ nach Knochenmarktransplantation 2. Chronische Krankheiten, wie z. B.: ▶ Herz-Kreislauf-Krankheiten ▶ Krankheiten der Atmungsorgane (inkl. Asthma und COPD) ▶ Diabetes mellitus oder andere Stoffwechselkrankheiten ▶ chronische Nierenkrankheiten/nephrotisches Syndrom ▶ neurologische Krankheiten, z.B. Zerebralparesen oder Anfallsleiden ▶ Liquorfistel ▶ vor Organtransplantation und vor Beginn einer immunsuppressiven Therapie	Gefährdete Kleinkinder (vom vollendeten 2. Lebensjahr bis zum vollendeten 5. Lebensjahr) erhalten eine Impfung mit Pneumokokken-Konjugatimpfstoff Personen mit fortbestehender gesundheitlicher Gefährdung können ab vollendetem 2. Lebensjahr Polysaccharid-Impfstoff erhalten. Bei den – wie empfohlen – zuvor mit Konjugatimpfstoff geimpften Kindern (s. o.) beträgt der Mindestabstand zur nachfolgenden Impfung mit Polysaccharid-Impfstoff 2 Monate. Bei weiterbestehender Indikation Wiederholungsimpfungen mit Polysaccharid-Impfstoff im Abstand von 6 (Erwachsene) bzw. mindestens 3 Jahren (Kinder unter 10 Jahren).
Poliomyelitis	S	Alle Personen bei fehlender oder unvollständiger Grundimmunisierung	Erwachsene mit ≥ 4 dokumentierten OPV- bzw. IPV-Impfungen im Kindes- und Jugendalter bzw. nach einer Grundimmunisierung im Erwachsenenalter gelten als vollständig immunisiert. Ungeimpfte Personen erhalten IPV entsprechend den Angaben des Herstellers. Ausstehende Impfungen der Grundimmunisierung werden mit IPV nachgeholt. Eine routinemäßige Auffrischimpfung wird nach vollendetem 18. Lebensjahr nicht empfohlen.
	I	Für folgende Personengruppen ist eine Auffrischimpfung indiziert: ▶ Reisende in Regionen mit Infektionsrisiko (die aktuelle epidemische Situation ist zu beachten, insbesondere die Meldungen der WHO) ▶ Aussiedler, Flüchtlinge und Asylbewerber, die in Gemeinschaftsunterkünften leben, bei der Einreise aus Gebieten mit Polio-Risiko, s. S. 273	Impfung mit IPV, wenn die Impfungen der Grundimmunisierung nicht vollständig dokumentiert sind oder die letzte Impfung der Grundimmunisierung bzw. die letzte Auffrischimpfung länger als 10 Jahre zurückliegen. Personen ohne Nachweis einer Grundimmunisierung sollten vor Reisebeginn wenigstens 2 Dosen IPV erhalten.
	B	▶ Personal der oben genannten Einrichtungen ▶ Medizinisches Personal, das engen Kontakt zu Erkrankten haben kann ▶ Personal in Laboratorien mit Poliomyelitis-Risiko	
	P	Bei einer Poliomyelitis-Erkrankung sollten alle Kontaktpersonen unabhängig vom Impfstatus ohne Zeitverzug eine Impfung mit IPV erhalten. Ein Sekundärfall ist Anlass für Riegelungsimpfungen.	Sofortige umfassende Ermittlung und Festlegung von Maßnahmen durch die Gesundheitsbehörde Bei Auftreten wenigstens eines Sekundärfalles Impfung der Kontaktpersonen mit IPV; Riegelungsimpfung mit OPV und Festlegung weiterer Maßnahmen durch Anordnung der Gesundheitsbehörden
Röteln	I	Seronegative Frauen mit Kinderwunsch	Einmalige Impfung – vorzugsweise mit MMR-Impfstoff – bei Frauen mit nachfolgender Kontrolle des Röteln-Impferfolgs
	B	Ungeimpfte bzw. empfängliche Personen in Einrichtungen der Pädiatrie, der Geburtshilfe und der Schwangerenbetreuung sowie in Gemeinschaftseinrichtungen für das Vorschulalter und in Kinderheimen	
	P	Ungeimpfte oder einmal geimpfte Personen und Personen mit unklarem Immunstatus mit Kontakt zu Rötelnkranken; möglichst innerhalb von 3 Tagen nach Exposition	Vorzugsweise mit MMR-Impfstoff

Impfung gegen	Kategorie	Indikation bzw. Reiseziel	Anwendungshinweise (Packungsbeilage/Fachinformationen beachten)
Tetanus	S/A	Alle Personen bei fehlender oder unvollständiger Grundimmunisierung, wenn die letzte Impfung der Grundimmunisierung oder die letzte Auffrischimpfung länger als 10 Jahre zurückliegt. Eine begonnene Grundimmunisierung wird vervollständigt, Auffrischimpfung in 10-jährigem Intervall.	Die Impfung gegen Tetanus sollte in der Regel in Kombination mit der gegen Diphtherie (Td) durchgeführt werden, falls nicht bereits ein aktueller Impfschutz gegen Diphtherie besteht. Jede Auffrischimpfung mit Td (auch im Verletzungsfall, s. Tabelle 4) sollte Anlass sein, eine mögliche Indikation einer Pertussis-Impfung zu überprüfen und gegebenenfalls einen Kombinationsimpfstoff (Tdap) einzusetzen.
	P	Siehe Tabelle 4	
Tollwut	B	▶ Tierärzte, Jäger, Forstpersonal u. a. Personen bei Umgang mit Tieren in Gebieten mit Wildtiertollwut sowie ähnliche Risikogruppen (z. B. Personen mit beruflichem oder sonstigem engen Kontakt zu Fledermäusen) ▶ Personal in Laboratorien mit Tollwutrisiko	Dosierungsschema nach Angaben des Herstellers

Personen mit weiter bestehendem Expositionsrisiko sollten regelmäßig eine Auffrischimpfung entsprechend den Angaben des Herstellers erhalten. |
	R	Reisende in Regionen mit hoher Tollwutgefährdung (z. B. durch streunende Hunde)	Mit Tollwutvirus arbeitendes Laborpersonal sollte halbjährlich auf neutralisierende Antikörper untersucht werden. Eine Auffrischimpfung ist bei < 0,5 IE/ml Serum indiziert.
	P	Siehe Tabelle 5	
Tuberkulose		Die Impfung mit dem derzeit verfügbaren BCG-Impfstoff wird nicht empfohlen.	
Typhus	R	Bei Reisen in Endemiegebiete	Nach Angaben des Herstellers
Varizellen	S	Ungeimpfte 9- bis 17-jährige Jugendliche ohne Varizellen-Anamnese	Nach Angaben des Herstellers ▶ 1 Dosis bei Kindern vor dem vollendeten 13. Lebensjahr; ▶ 2 Dosen im Abstand von mindestens 6 Wochen bei Kindern ab 13 Jahren, Jugendlichen und Erwachsenen
	I	1. Seronegative Frauen mit Kinderwunsch 2. Seronegative Patienten vor geplanter immunsuppressiver Therapie oder Organtransplantation 3. Die einschränkenden Hinweise zur Impfung seronegativer Patienten unter immunsuppressiver Therapie sind den Hinweisen im *Epidemiologischen Bulletin*, Sonderdruck November 2005, zu entnehmen. 4. Empfängliche Patienten mit schwerer Neurodermitis 5. Empfängliche Personen mit engem Kontakt zu den unter Punkt 2. bis 4. Genannten	„Empfängliche Personen" bedeutet: anamnestisch keine Varizellen, keine Impfung und bei serologischer Testung kein Nachweis spezifischer Antikörper
	B	Seronegatives Personal im Gesundheitsdienst, insbesondere in den Bereichen Pädiatrie, Onkologie, Gynäkologie/Geburtshilfe, Intensivmedizin und im Bereich der Betreuung von Immundefizienten sowie bei Neueinstellungen in Gemeinschaftseinrichtungen für das Vorschulalter	
	P	Empfehlungen zur postexpositionellen Varizellen-Prophylaxe durch Inkubationsimpfung: Bei ungeimpften Personen mit negativer Varizellen-Anamnese und Kontakt zu Risikopersonen ist eine postexpositionelle Impfung innerhalb von 5 Tagen nach Exposition * oder innerhalb von 3 Tagen nach Beginn des Exanthems beim Indexfall zu erwägen. Dies ist jedoch keine ausreichende Begründung für den Verzicht auf die Absonderung gegenüber Risikopersonen.

* Exposition heißt: ▶ 1 Stunde oder länger mit infektiöser Person in einem Raum ▶ *face-to-face*-Kontakt ▶ Haushaltskontakt | Durch passive Immunisierung mit Varizella-Zoster-Immunglobulin (VZIG): Die postexpositionelle Gabe von VZIG wird empfohlen innerhalb von 96 Stunden nach Exposition *, sie kann den Ausbruch einer Erkrankung verhindern oder deutlich abschwächen.

Sie wird empfohlen für Personen mit erhöhtem Risiko für Varizellen-Komplikationen, dazu zählen: ▶ ungeimpfte Schwangere ohne Varizellen-Anamnese ▶ immundefiziente Patienten mit unbekannter oder fehlender Varizellen-Immunität ▶ Neugeborene, deren Mutter 5 Tage vor bis 2 Tage nach der Entbindung an Varizellen erkrankte Für Applikation und Dosierung von VZIG sind die Herstellerangaben zu beachten! |

Spezielle Hinweise zur Durchführung von Schutzimpfungen

Impfungen bei gehäuftem Auftreten oder Ausbrüchen von Meningokokken-Erkrankungen

- Unter einem „Ausbruch von Meningokokken-Erkrankungen" versteht man 2 oder mehr Erkrankungen der gleichen Serogruppe binnen 4 Wochen in einer Kindereinrichtung, Schulklasse, Spielgruppe, einer Gemeinschaftseinrichtung mit haushaltsähnlichem Charakter (Wohnheim, Internat, Kasernenstube u.a.);
- unter „regional gehäuftem Auftreten" versteht man 3 oder mehr Erkrankungen der gleichen Serogruppe binnen 3 Monaten
  - in einem begrenzten Alterssegment der Bevölkerung (z.B. Jugendliche) eines Ortes oder
  - in einer Region mit einer resultierenden Inzidenz von ≥ 10/100 000 der jeweiligen Bevölkerung.

In Ergänzung zur Antibiotikaprophylaxe für enge Kontaktpersonen (siehe Tabelle 2 sowie Empfehlungen der Deutschen Gesellschaft für Pädiatrische Infektiologie – DGPI – oder des Nationalen Referenzzentrums Meningokokken sowie Ratgeber des RKI) können die zuständigen Gesundheitsbehörden zusätzlich eine Impfprophylaxe empfehlen, sofern das gehäufte Auftreten oder der Ausbruch durch einen impfpräventablen Stamm hervorgerufen wurde. Begründet ist die Impfprophylaxe dadurch, dass die Möglichkeit des Auftretens weiterer Erkrankungen bis zu einigen Monaten nach Beginn der ersten Erkrankungen besteht.

- Einbeziehen kann man bei einem Ausbruch in Analogie zur Antibiotikaprophylaxe die engen Kontaktpersonen in den Haushalten der Erkrankten sowie deren Intimpartner und die engen Kontaktpersonen in Kindereinrichtung, Schulklasse, Spielgruppe sowie in Gemeinschaftseinrichtungen mit haushaltsähnlichem Charakter.
- Bei regional gehäuftem Auftreten ist die Entscheidung der zuständigen Gesundheitsbehörden in Abwägung von epidemiologischen und zeitlichen Zusammenhängen der Erkrankungen, ihrer Altersverteilung, dem Grad der öffentlichen Besorgnis und der Machbarkeit der Maßnahmen zu treffen.

Zur Impfung können die mit der den Ausbruch verursachenden Meningokokken-Serogruppe korrespondierenden zugelassenen Polysaccharid- oder konjugierten Impfstoffe (1 Impfung) eingesetzt werden, für Kinder unter 2 Jahren kommen gegen MenC-Erkrankungen nur konjugierte Impfstoffe in Frage.

Bei jedem Verdacht auf eine Meningokokken-Meningitis sollte deshalb umgehend Material zur Erregerisolierung an ein geeignetes Labor gesendet werden. Das Gesundheitsamt sollte auf die möglichst schnelle Übersendung der isolierten Meningokokken an das NRZ dringen, um deren Feintypisierung zu gewährleisten und bei einer Häufung eine Impfprävention empfehlen zu können.

Impfung gegen FSME für Kinder

FSME-Erkrankungen bei Kindern verlaufen im Allgemeinen leichter als beim Erwachsenen, vorwiegend unter dem Bild einer Meningitis, seltener unter dem Bild einer Enzephalitis. Nur in Einzelfällen sind neurologische Restschäden berichtet worden. Da Fieberreaktionen von > 38°C bei 1- bis 2-jährigen geimpften Kindern in 15 % beobachtet wurden (gegenüber 5% bei 3- bis 11-jährigen Kindern), wird vor der Impfung von Kindern unter 3 Jahren gemeinsam mit den Eltern eine besonders sorgfältige Indikationsstellung empfohlen. Im Übrigen gelten für den Kinder- Impfstoff wie für den Erwachsenen-Impfstoff die in Tabelle 2 dargelegten Grundsätze einer Indikationsimpfung einschließlich der in der Tabelle enthaltenen Hinweise zu Risikogebieten und zur Saisonalität der Erkrankung.

Aufklärungspflicht vor Schutzimpfungen

Die Aufklärung ist ein wichtiger Teil der Impfleistung des Arztes (s. Vorbemerkung). Vor Durchführung einer Schutzimpfung hat der Arzt die Pflicht, den Impfling oder den anwesenden Elternteil bzw. Sorgeberechtigten über die zu verhütende Krankheit und die Impfung aufzuklären, damit sie über die Durchführung der Impfung entscheiden können. Die Aufklärung sollte umfassen: Informationen über die zu verhütende Krankheit und den Nutzen der Impfung, die Kontraindikationen, Durchführung der Impfung, den Beginn und die Dauer des Impfschutzes, das Verhalten nach der Impfung, mögliche unterwünschte Arzneimittelwirkungen und Impfkomplikationen (s. Epid. Bull. 25/2007; www.rki.de > Infektionsschutz > Epidemiologisches Bulletin > Archiv > 2004/06) sowie die Notwendigkeit und die Termine von Folge- und Auffrischimpfungen.

Für öffentliche Impftermine wird eine vorherige Aufklärung in schriftlicher Form empfohlen. Eine Gelegenheit zu weitergehenden Informationen durch ein Gespräch mit dem Arzt muss aber gegeben sein. Aufklärungsmerkblätter für Impfungen durch die niedergelassenen Ärzte sind z. B. verfügbar beim Deutschen Grünen Kreuz, Schuhmarkt 4, 35037 Marburg, und beim proCompliance Verlag GmbH, Weinstraße 70, 91058 Erlangen. Außerdem stehen Aufklärungsmerkblätter über die Homepage des „Forum impfende Ärzte" (www.forum-impfen.de) mit Passwort unentgeltlich zur Verfügung.

Die Merkblätter enthalten auch einen der jeweiligen Impfung adäquaten Fragebogen zum Gesundheitszustand des Impflings und zu vorausgegangenen Schutzimpfungen. Ergeben sich bei der Beantwortung Unklarheiten, ist in jedem Fall ein Gespräch mit dem Impfling oder den Eltern bzw. Sorgeberechtigten erforderlich. Die Merkblätter enthalten eine Einwilligungserklärung. Bei Minderjährigen ist regelmäßig die Einwilligung der Eltern bzw. Sorgeberechtigten einzuholen. Jugendliche können selbst einwilligen, wenn sie die erforderliche Einsichts- und Entscheidungsfähigkeit besitzen; das ist in der Regel mit 16 Jahren der Fall. Bei Einzelimpfungen ist die mündliche Form der Aufklärung ausreichend. Es bedarf zur Einwilligung auch keiner Unterschrift. Die durchgeführte Aufklärung ist durch den impfenden Arzt in den Patientenunterlagen zu dokumentieren. Wird der Aufklärung ein entsprechendes Aufklärungsmerkblatt zugrunde gelegt, sollte der impfende Arzt in seiner Dokumentation darauf verweisen. Auch in diesem Fall ist dem Impfling bzw. dem Sorgeberechtigten Gelegenheit für gezielte Nachfragen zu geben.

Kontraindikationen

Kinder, Jugendliche und Erwachsene mit akuten behandlungsbedürftigen Erkrankungen sollten frühestens 2 Wochen nach Genesung geimpft werden (Ausnahme: Postexpositionelle Impfung).

Unerwünschte Arzneimittelwirkungen im zeitlichen Zusammenhang mit einer Impfung müssen in Abhängigkeit von der Diagnose keine absolute Kontraindikation gegen eine nochmalige Impfung mit dem gleichen Impfstoff sein. Impfhindernisse können Allergien gegen Bestandteile des Impfstoffs sein. In Betracht kommen vor allem Neomycin und Streptomycin sowie in seltenen Fällen Hühnereiweiß. Personen, die nach oraler Aufnahme von Hühnereiweiß mit anaphylaktischen Symptomen reagieren, sollten nicht mit Impfstoffen, die Hühnereiweiß enthalten (Gelbfieber-, Influenza-Impfstoff), geimpft werden.

Im Fall eines angeborenen oder erworbenen Immundefekts sollte vor der Impfung mit einem Lebendimpfstoff der den Immundefekt behandelnde Arzt konsultiert werden. **Die serologische Kontrolle des Impferfolgs ist bei Patienten mit Immundefizienz angezeigt.** Nicht dringend indizierte Impfungen sollten während der Schwangerschaft nicht durchgeführt werden, dies gilt vor allem für Impfungen mit Lebendimpfstoffen gegen Gelbfieber, Masern, Mumps, Röteln, Varizellen.

Falsche Kontraindikationen

Häufig unterbleiben indizierte Impfungen, weil bestimmte Umstände irrtümlicherweise als Kontraindikationen angesehen werden. Dazu gehören zum Beispiel:
- Banale Infekte, auch wenn sie mit subfebrilen Temperaturen (≤ 38,5 °C) einhergehen

- Ein möglicher Kontakt des Impflings zu Personen mit ansteckenden Krankheiten
- Krampfanfälle in der Familie
- Fieberkrämpfe in der Anamnese des Impflings
- (Da fieberhafte Impfreaktionen einen Krampfanfall provozieren können, ist zu erwägen, Kindern mit Krampfneigung Antipyretika zu verabreichen:
  z. B. bei Totimpfstoffen zum Zeitpunkt der Impfung und jeweils 4 und 8 Stunden nach der Impfung sowie bei der MMR-Impfung zwischen dem 7. und 12. Tag im Falle einer Temperaturerhöhung.)
- Ekzem u.a. Dermatosen, lokalisierte Hautinfektionen
- Behandlung mit Antibiotika oder mit niedrigen Dosen von Kortikosteroiden oder lokal angewendeten steroidhaltigen Präparaten
- Schwangerschaft der Mutter des Impflings (Varizellenimpfung nach Risikoabwägung, s.u.*)
- Angeborene oder erworbene Immundefekte bei Impfung mit Totimpfstoffen
- Neugeborenenikterus
- Frühgeburtlichkeit: Frühgeborene sollten unabhängig von ihrem Reifealter und aktuellen Gewicht entsprechend dem empfohlenen Impfalter geimpft werden.
- Chronische Krankheiten sowie nicht progrediente Krankheiten des ZNS

Indizierte Impfungen sollen auch bei Personen mit chronischen Krankheiten durchgeführt werden, da diese Personen durch schwere Verläufe und Komplikationen impfpräventabler Krankheiten besonders gefährdet sind. Personen mit chronischen Krankheiten sollen über den Nutzen der Impfung im Vergleich zum Risiko der Krankheit aufgeklärt werden. Es liegen keine gesicherten Erkenntnisse darüber vor, dass eventuell zeitgleich mit der Impfung auftretende Krankheitsschübe ursächlich durch eine Impfung bedingt sein können.

Impfabstände

Die sich aus den Tabellen 1 und 2 und den entsprechenden Fachinformationen ergebenden Impfabstände sollten in der Regel eingehalten und weder unter- noch überschritten werden. Bei dringenden Indikationsimpfungen wie beispielsweise der postexpositionellen Tollwutprophylaxe oder der postnatalen Immunprophylaxe der Hepatitis B des Neugeborenen ist das empfohlene Impfschema strikt einzuhalten. Mindestabstände sollten nur im dringenden Ausnahmefall (z. B. kurzfristige Auslandsreise) unterschritten werden. **Für einen lang dauernden Impfschutz ist es von besonderer Bedeutung, dass bei der Grundimmunisierung der empfohlene Mindestzeitraum zwischen vorletzter und letzter Impfung nicht unterschritten wird.**

Andererseits gilt für die Mehrzahl der Impfschemata, dass es keine unzulässig großen Abstände zwischen den Impfungen gibt. Jede Impfung zählt! Auch eine für viele Jahre unterbrochene **Grundimmunisierung** oder nicht zeitgerecht durchgeführte Auffrischimpfung, z. B. gegen Diphtherie, Tetanus, Poliomyelitis, Hepatitis B **muss nicht neu begonnen werden,** sondern wird mit den fehlenden Impfstoffdosen komplettiert. Dies gilt im Ausnahmefall auch im Säuglings- und Kleinkindalter. Im Interesse eines frühestmöglichen Impfschutzes sollten Überschreitungen der empfohlenen Impfabstände beim jungen Kind jedoch vermieden werden.

Für Abstände zwischen unterschiedlichen Impfungen gilt:
- Lebendimpfstoffe (attenuierte, vermehrungsfähige Viren oder Bakterien) können simultan verabreicht werden; werden sie nicht simultan verabreicht, ist bei viralen Lebendimpfstoffen in der Regel ein Mindestabstand von 4 Wochen einzuhalten.
- Bei Schutzimpfungen mit Totimpfstoffen (inaktivierte Krankheitserreger, deren Antigenbestandteile, Toxoide) ist die Einhaltung von Mindestabständen zu anderen Impfungen, auch zu solchen mit Lebendimpfstoffen, nicht erforderlich. Impfreaktionen vorausgegangener Impfungen sollten vor erneuter Impfung vollständig abgeklungen sein.

Zeitabstand zwischen Impfungen und Operationen

Bei dringender Indikation kann ein operativer Eingriff jederzeit durchgeführt werden, auch wenn eine Impfung vorangegangen ist. Bei Wahleingriffen sollte nach Gabe von Totimpfstoffen ein Mindestabstand von 3 Tagen und nach Verabreichung von Lebendimpfstoffen ein Mindestabstand von 14 Tagen eingehalten werden.

Weder klinische Beobachtungen noch theoretische Erwägungen geben Anlass zu der Befürchtung, dass Impfungen und operative Eingriffe inkompatibel sind. Um aber mögliche Impfreaktionen und Komplikationen der Operation unterscheiden zu können, wird empfohlen, zwischen Impfungen und Operationen diese Mindestabstände einzuhalten.

Diese Mindestabstände gelten, mit Ausnahme von Impfungen aus vitaler Indikation (z. B. Tetanus-, Tollwut-, Hepatitis-B-Schutzimpfung), auch für die Durchführung von Impfungen nach größeren operativen Eingriffen. Nach Operationen, die mit einer immunsuppressiven Behandlung verbunden sind, z. B. Transplantationen, sind Impfungen in Zusammenarbeit mit dem behandelnden Arzt zu planen.

Umgang mit Impfstoffen und Vorgehen bei der Impfung

Impfstoffe sind empfindliche biologische Produkte und müssen vor allem vor Erwärmung geschützt werden. Besonders empfindlich sind Impfstoffe, die vermehrungsfähige Viren enthalten. Alle Impfstoffe sollen im Kühlschrank bei 2–8°C gelagert werden. Die Lagertemperatur muss regelmäßig überprüft werden. Impfstoffe, die versehentlich falsch gelagert oder eingefroren wurden, sind zu verwerfen. Impfstoffe dürfen nicht mit Desinfektionsmitteln in Kontakt kommen. Durchstechstopfen müssen trocken sein.

Die Injektionskanüle sollte trocken sein, insbesondere sollte Impfstoff die Kanüle außen nicht benetzen. Dies macht die Injektion schmerzhaft und kann zu Entzündungen im Bereich des Stichkanals führen. Nach Aufziehen des Impfstoffs in die Spritze und dem Entfernen evtl. vorhandener Luft sollte eine neue Kanüle für die Injektion aufgesetzt werden. Vor der Injektion muss die Impfstelle desinfiziert werden. Bei der Injektion sollte die Haut wieder trocken sein.

Für intramuskulär zu injizierende Impfstoffe ist die bevorzugte Impfstelle der M. deltoideus. Solange dieser Muskel nicht ausreichend ausgebildet ist, wird empfohlen, in den M. vastus lateralis (anterolateraler Oberschenkel) zu injizieren. Hier ist die Gefahr einer Verletzung von Nerven oder Gefäßen gering. Bei Injektion von Adsorbatimpfstoffen in das subkutane Fettgewebe kann es zu schmerzhaften Entzündungen und zur Bildung von Granulomen oder Zysten kommen. Darüber hinaus ist bei Injektion in das Fettgewebe der Impferfolg in Frage gestellt.

Dokumentation der Impfung

Im Impfausweis und in der Dokumentation des impfenden Arztes müssen den Vorgaben des IfSG § 22 entsprechend die Chargen-Nummer, die Bezeichnung des Impfstoffs (Handelsname), das Impfdatum sowie die Krankheit, gegen die geimpft wurde, eingetragen werden. Ebenfalls zur Impfdokumentation gehören Stempel und Unterschrift des Arztes. Dies gilt für alle Impfstoffe und kann retrospektive Ermittlungen erleichtern, wenn Fragen zu Wirksamkeit und Sicherheit bestimmter Impfstoffe oder einzelner Impfstoffchargen aufkommen sollten. Als Impfausweis kann jedes WHO-gerechte Formular, das die Vorgaben des IfSG berücksichtigt, wie z. B. „Internationale Bescheinigungen über Impfungen und Impfbuch", benutzt werden.

---

* Derzeit ist das Risiko für ein konnatales Varizellensyndrom bei einer seronegativen Schwangeren mit Kontakt zu ihrem ungeimpften und damit ansteckungsgefährdeten Kind höher als das Risiko einer solchen Komplikation durch die Impfung und ggf. die Übertragung von Impfvarizellen durch ihr Kind.

Die Anlage 2 der Schutzimpfungs-Richtlinie des G-BA (Gemeinsamer Bundesausschuss) weist einen einheitlichen Dokumentationsschlüssel aus, der ab 01. Juni 2008 bei der Abrechnung mit den gesetzlichen Krankenkassen verwendet werden soll.

Fehlende Impfdokumentation: Häufig ist der Arzt damit konfrontiert, dass Impfdokumente fehlen, nicht auffindbar oder lückenhaft sind. Dies ist kein Grund, notwendige Impfungen zu verschieben, fehlende Impfungen nicht nachzuholen oder eine Grundimmunisierung nicht zu beginnen. Von zusätzlichen Impfungen bei bereits bestehendem Impfschutz geht kein besonderes Risiko aus. Dies gilt auch für Mehrfachimpfungen mit Lebendvirusimpfstoffen. Serologische Kontrollen zur Überprüfung des Impfschutzes sind nur in Ausnahmefällen angezeigt (z. B. anti-HBs bei Risikopersonen, Röteln-Antikörper bei Frauen mit Kinderwunsch); zum Nachweis vorausgegangener Impfungen, z.B. unter dem Aspekt „unklarer Impfstatus", sind serologische Kontrollen ungeeignet.

Impfreaktionen

Lokalreaktionen wie Rötung, Schwellung und Schmerzhaftigkeit im Bereich der Injektionsstelle oder **Allgemeinreaktionen** wie z.B. Fieber (39,5 °C), Kopf- und Gliederschmerzen, Unwohlsein werden im Allgemeinen innerhalb der ersten 72 Stunden nach der Impfung beobachtet. 1 bis 4 Wochen nach der MMR-Impfung kann es zu einer leichten **„Impfkrankheit"** kommen, z.B. mit masern- oder mumpsähnlicher Symptomatik (Impfmasern, leichte Parotisschwellung) und erhöhten Temperaturen. Die prophylaktische Gabe von Antipyretika für den Zeitraum möglicher fieberhafter Impfreaktionen ist zu erwägen.

Schwere unerwünschte Arzneimittelwirkungen nach Impfungen sind äußerst selten. Zeitgleich mit der Impfung auftretende Erkrankungen anderer Genese können als unerwünschte Arzneimittelwirkungen imponieren, deshalb ist ein über die normale Impfreaktion hinausgehendes Vorkommnis unverzüglich differenzialdiagnostisch abzuklären.

Vorgehen bei unerwünschten Arzneimittelwirkungen

Der Verdacht einer über das übliche Ausmaß einer Impfreaktion hinausgehenden gesundheitlichen Schädigung ist umgehend an das Gesundheitsamt zu melden (Meldepflicht nach § 6 Abs. 1 Nr. 3 IfSG; Meldeformular beim Gesundheitsamt anfordern oder im Internet: www.pei.de/uaw/ifsg.htm). Über unerwünschte Arzneimittelwirkungen ist auch die Arzneimittelkommission der Deutschen Ärzteschaft zu unterrichten. Die für diese Meldungen benötigten Formblätter werden regelmäßig im Deutschen Ärzteblatt veröffentlicht. Ebenso kann der Hersteller informiert werden. Die für die Klärung einer unerwünschten Arzneimittelwirkung relevanten immunologischen (z.B. zum Ausschluss eines Immundefektes) oder mikrobiologischen Untersuchungen (z.B. zum differenzialdiagnostischen Ausschluss einer interkurrenten Infektion) sollten unverzüglich eingeleitet werden. Dafür notwendige Untersuchungsmaterialien, z. B. Serum oder Stuhlproben, sind zu asservieren. Der Impfling oder seine Eltern bzw. Sorgeberechtigten sind auf die gesetzlichen Bestimmungen zur Versorgung nach Impfschäden hinzuweisen (IfSG §§60– 64). Der Antrag auf Versorgung ist beim zuständigen Versorgungsamt zu stellen.

Hinweise zur Kostenübernahme von Schutzimpfungen

Für die Kostenübernahme von Schutzimpfungen kommen verschiedene Träger in Frage. Welche Impfungen als Pflichtleistung von allen gesetzlichen Krankenkassen übernommen werden, ist 2007 neu geregelt worden. Nach §20d SGBV haben Versicherte Anspruch auf Leistungen für Schutzimpfungen im Sinne des §2 Nr.9 des Infektionsschutzgesetzes. Die Einzelheiten zur Leistungspflicht für Schutzimpfungen (Voraussetzungen, Art und Umfang) hat der Gemeinsame Bundesausschuss auf der Basis der Empfehlungen der Ständigen Impfkommission beim Robert Koch-Institut (STIKO) in einer Schutzimpfungs-Richtlinie festzulegen (www.g-ba.de). Dabei soll die besondere Bedeutung der Schutzimpfungen für die öffentliche Gesundheit berücksichtigt werden. Von diesem Anspruch ausgenommen sind Schutzimpfungen, die wegen eines durch einen nicht beruflichen Auslandsaufenthalt erhöhten Gesundheitsrisikos indiziert sind, es sei denn, dass zum Schutz der öffentlichen Gesundheit ein besonderes Interesse daran besteht, der Einschleppung einer übertragbaren Krankheit in die Bundesrepublik Deutschland vorzubeugen (Reiseimpfungen). Kommt eine Entscheidung nicht innerhalb von 3 Monaten nach Veröffentlichung der Empfehlungen der Ständigen Impfkommission zustande, dürfen die von der Ständigen Impfkommission empfohlenen Schutzimpfungen von den Krankenkassen erbracht werden, bis die Richtlinie vorliegt.

Die Krankenkassen können außerdem in ihren Satzungsleistungen die Kostenübernahme weiterer Schutzimpfungen vorsehen, die nicht Bestandteil der Richtlinie des Gemeinsamen Bundesausschusses sind. Außerdem haben die Krankenkassenverbände auf Landesebene gemeinsam und einheitlich Vereinbarungen mit den für die Durchführung von Impfungen zuständigen Behörden der Länder zu treffen, in denen die Förderung der Schutzimpfungen und die Erstattung von Impfstoffkosten geregelt wird.

Für die Kostenübernahme von Schutzimpfungen kommen außer den Krankenkassen weitere Träger in Frage. Zu diesen zählen der öffentliche Gesundheitsdienst (ÖGD) für Schutzimpfungen nach §20 Abs. 5 des Infektionsschutzgesetzes sowie weitere auf Grund gesetzlicher Vorschriften benannte Stellen (z. B. Arbeitgeber). So darf z.B. ein Arbeitgeber nach § 3 Abs. 3 Arbeitsschutzgesetz die Kosten für Arbeitsschutzmaßnahmen nicht dem Beschäftigten auferlegen. Zu den Arbeitsschutzmaßnahmen gehören Impfungen, die auf der Grundlage der Biostoffverordnung anzubieten sind. Nach der Biostoffverordnung muss der Arbeitgeber dem Beschäftigten im Rahmen der arbeitsmedizinischen Vorsorgeuntersuchung ein Impfangebot machen, wenn der Beschäftigte eine der in Anlage IV der Biostoffverordnung genannten Tätigkeiten ausübt und dabei durch einen impfpräventablen biologischen Arbeitsstoff erhöht infektionsgefährdet ist. Dies hat der Arbeitgeber im Rahmen der Gefährdungsbeurteilung zu überprüfen.

Die in den STIKO-Empfehlungen mit „B" gekennzeichneten Impfungen umfassen aber nicht nur solche, die auf der Grundlage der Biostoffverordnung anzubieten sind, sondern benennen auch Berufsgruppen, die dieser Verordnung nicht unterliegen. Ebenso werden in dieser Kategorie auch Impfungen aufgeführt, die vorrangig zum Schutz Dritter indiziert sind. Selbst wenn die Biostoffverordnung in diesen Fällen nicht greift, sollte der betroffene Arbeitgeber diese Impfungen in seinem eigenen Interesse anbieten, da er hierdurch evtl. Regressansprüchen entgegenwirken bzw. sich Kosten für Ausfallzeiten seiner Beschäftigten ersparen kann. Die Kostenübernahme für von der STIKO empfohlene aber nicht durch den Arbeitgeber übernommene Impfungen können die Krankenkassen im Rahmen der Richtlinie des Gemeinsamen Bundesausschusses regeln.

Inwieweit die mit „B" gekennzeichneten Empfehlungen eine Pflichtleistung der GKV sind, richtet sich nach der Schutzimpfungs-Richtlinie des G-BA. Diese sieht derzeit dort, wo entsprechend der Biostoffverordnung der Arbeitgeber in der Pflicht ist, regelmäßig keinen GKV-Leistungsanspruch vor. Für von der STIKO empfohlene, aber nicht durch den Arbeitgeber zu übernehmende Impfungen sieht die Schutzimpfungs-Richtlinie dagegen in vielen Fällen Leistungen der GKV vor.

Impfempfehlungen für Aussiedler, Flüchtlinge oder Asylbewerber in Gemeinschaftsunterkünften

Es wird empfohlen, Schutzimpfungen bei Bewohnern von Gemeinschaftsunterkünften möglichst frühzeitig durch den öffentlichen Gesundheitsdienst oder durch vom ÖGD beauftragte Ärzte zumindest zu beginnen. Die Vervollständigung der Grundimmunisierung sollte nach dem Verlassen der Gemeinschaftsunterkünfte durch die am späteren Aufenthaltsort niedergelassenen Ärzte oder durch den ÖGD erfolgen.

Vorliegende Impfdokumentationen sollten nach Möglichkeit berücksichtigt werden; die Empfehlungen der STIKO sollten dem Vorgehen zugrunde gelegt werden.

- Bei Erwachsenen sollten Impfungen gegen Diphtherie und Tetanus (Td-Impfstoff), gegen Poliomyelitis sowie bei seronegativen Personen gegen Hepatitis B durchgeführt werden.
- Bei Kindern sollten Impfungen gegen Diphtherie, Tetanus und Pertussis sowie gegen Poliomyelitis, Masern, Mumps, Röteln, Varizellen und gegen Hepatitis B, Meningokokken und HPV, bei Säuglingen und Kleinkindern auch gegen Haemophilus influenzae Typ b und Pneumokokken durchgeführt werden.

Hepatitis-B-Immunprophylaxe bei Exposition mit HBV-haltigem Material

(Als HBV-haltig gilt: HBsAg-positives Material – z.B. Blut oder Material, bei dem eine Kontamination wahrscheinlich, eine Testung aber nicht möglich ist – z. B. Kanüle im Abfall. Empfehlungen dazu auch im Epidemiologischen Bulletin des RKI, 1/2000, S. 1–2.)

Für geimpfte Personen gilt generell:
Keine Maßnahmen notwendig,
- wenn bei der exponierten Person Anti-HBs nach Grundimmunisierung ≥ 100 IE/l betrug und die letzte Impfung nicht länger als 5 Jahre zurückliegt oder
- wenn innerhalb der letzten 12 Monate ein Anti-HBs- Wert von ≥100 IE/l gemessen wurde (unabhängig vom Zeitpunkt der Grundimmunisierung).

Sofortige Verabreichung einer Dosis Hepatitis-B-Impfstoff (ohne weitere Maßnahmen),
- wenn die letzte Impfung bereits 5 bis 10 Jahre zurückliegt – selbst wenn Anti-HBs direkt nach Grundimmunisierung 100 IE/l betrug.

Sofortige Testung des „Empfängers" (des Exponierten),
- wenn Empfänger nicht bzw. nicht vollständig geimpft ist oder
- wenn Empfänger „Low-Responder" ist (Anti-HBs nach Grundimmunisierung <100IE/l) oder
- wenn der Impferfolg nie kontrolliert wurde oder
- wenn die letzte Impfung länger als 10 Jahre zurückliegt.

Das weitere Vorgehen ist in diesem Fall vom Testergebnis abhängig und in der nebenstehenden Tabelle 3 dargestellt. „Non-Responder" (Anti-HBs < 10 IE/l nach 3 oder mehr Impfungen) und andere gesichert Anti-HBs-Negative erhalten nach Exposition unverzüglich HB-Impfstoff und HB-Immunglobulin.

Tabelle 3: Hepatitis-B-Prophylaxe nach Exposition

Aktueller Anti-HBs-Wert	Erforderlich ist die Gabe von	
	HB-Impfstoff	HB-Immunglobulin
≥ 100 IE/l	Nein	Nein
≥ 10 bis < 100 IE/l	Ja	Nein
< 10 IE/l	Ja	Ja
Nicht innerhalb von 48 Stunden zu bestimmen	Ja	Ja

Tetanus-Immunprophylaxe im Verletzungsfall

Tabelle 4: Tetanus-Immunprophylaxe im Verletzungsfall

Vorgeschichte der Tetanus-Immunisierung (Anzahl der Impfungen)	Saubere, geringfügige Wunden		Alle anderen Wunden [1]	
	Td [2]	TIG [3]	Td [2]	TIG [3]
Unbekannt	Ja	Nein	Ja	Ja
0 bis 1	Ja	Nein	Ja	Ja
2	Ja	Nein	Ja	Nein [4]
3 oder mehr	Nein [5]	Nein	Nein [6]	Nein

1 Tiefe und/oder verschmutzte (mit Staub, Erde, Speichel, Stuhl kontaminierte) Wunden, Verletzungen mit Gewebszertrümmerung und reduzierter Sauerstoffversorgung oder Eindringen von Fremdkörpern (z.B. Quetsch-, Riss-, Biss-, Stich-, Schusswunden)
- schwere Verbrennungen und Erfrierungen
- Gewebsnekrosen
- septische Aborte
2 Kinder unter 6 Jahren T, ältere Personen Td (d. h. Tetanus-Diphtherie-Impfstoff mit verringertem Diphtherietoxoid-Gehalt)
Jede Auffrischimpfung mit Td sollte Anlass sein, eine mögliche Indikation einer Pertussis-Impfung zu überprüfen und gegebenenfalls einen Kombinationsimpfstoff (Tdap) einzusetzen.
3 TIG = Tetanus-Immunglobulin, im Allgemeinen werden 250 IE verabreicht, die Dosis kann auf 500 IE erhöht werden; TIG wird simultan mit Td/T-Impfstoff angewendet.
4 Ja, wenn die Verletzung länger als 24 Stunden zurückliegt.
5 Ja (1 Dosis), wenn seit der letzten Impfung mehr als 10 Jahre vergangen sind.
6 Ja (1 Dosis), wenn seit der letzten Impfung mehr als 5 Jahre vergangen sind.

Die Tetanus-Immunprophylaxe ist unverzüglich durchzuführen. Fehlende Impfungen der Grundimmunisierung sind entsprechend den für die Grundimmunisierung gegebenen Empfehlungen nachzuholen.

Die STIKO-Empfehlungen zur Tetanus-Immunprophylaxe im Verletzungsfall wurden den Empfehlungen des Wissenschaftlichen Beirates der Bundesärztekammer angeglichen.

Postexpositionelle Tollwut-Immunprophylaxe

Tabelle 5: Postexpositionelle Tollwut-Immunprophylaxe

Grad der Exposition	Art der Exposition durch ein tollwutverdächtiges oder tollwütiges Wild- oder Haustier**	Art der Exposition durch einen Tollwut-Impfstoffköder	Immunprophylaxe* (Beipackzettel beachten)
I	Berühren/Füttern von Tieren, Belecken der intakten Haut	Berühren von Impfstoffködern bei intakter Haut	Keine Impfung
II	Knabbern an der unbedeckten Haut, oberflächliche, nicht blutende Kratzer durch ein Tier, Belecken der nicht intakten Haut	Kontakt mit der Impfflüssigkeit eines beschädigten Impfstoffköders mit nicht intakter Haut	Impfung
III	Jegliche Bissverletzung oder Kratzwunden, Kontamination von Schleimhäuten mit Speichel (z. B. durch Lecken, Spritzer)	Kontamination von Schleimhäuten und frischen Hautverletzungen mit der Impfflüssigkeit eines beschädigten Impfstoffköders	Impfung und einmalig simultan mit der ersten Impfung passive Immunisierung mit Tollwut-Immunglobulin (20 IE/kg Körpergewicht)

* Die einzelnen Impfungen und die Gabe von Tollwut-Immunglobulin sind sorgfältig zu dokumentieren.
** Als tollwutverdächtig gilt auch eine Fledermaus, die sich anfassen lässt oder ein sonstiges auffälliges oder aggressives Verhalten zeigt oder tot aufgefunden wurde.

Anmerkungen zur postexpositionellen Tollwut-Immunprophylaxe:

- Möglicherweise kontaminierte Körperstellen und alle Wunden sind unverzüglich und großzügig mit Seife oder Detergenzien zu reinigen, mit Wasser gründlich zu spülen und mit 70%igem Alkohol oder einem Jodpräparat zu behandeln; dies gilt auch bei einer Kontamination mit Impfflüssigkeit eines Impfstoffköders.
- Bei Expositionsgrad III wird vom Tollwut-Immunglobulin soviel wie möglich in und um die Wunde instilliert und die verbleibende Menge intramuskulär verabreicht. Wunden sollten möglichst nicht primär genäht werden.
- Bei erneuter Exposition einer Person, die bereits vorher mit Tollwut-Zellkulturimpfstoffen geimpft wurde, sind die Angaben des Herstellers zu beachten.
- Bei Impfanamnese mit unvollständiger Impfung oder Impfung mit in der EU nicht zugelassenen Impfstoffen wird entsprechend Tabelle 5 eine vollständige Immunprophylaxe durchgeführt.
- Bei gegebener Indikation ist die Immunprophylaxe unverzüglich durchzuführen; kein Abwarten bis zur Klärung des Infektionsverdachts beim Tier. Wird der Tollwutverdacht beim Tier durch tierärztliche Untersuchung entkräftet, kann die Immunprophylaxe abgebrochen oder als präexpositionelle Impfung weitergeführt werden.
- Zu beachten ist die Überprüfung der Tetanus-Impfdokumentation und ggf. die gleichzeitige Tetanus-Immunprophylaxe (siehe Tabelle 4).

Impfung bei HIV-Infektion

Tabelle 6: Impfung bei HIV-Infektion

Impfstoff	HIV-Infektion asymptomatisch	HIV-Infektion symptomatisch
Inaktivierte Impfstoffe/Toxoide	Empfohlen	Empfohlen
Masern-Impfstoff	Empfohlen	Nicht empfohlen *
Mumps-, Röteln- u.a. Lebendimpfstoffe	Empfohlen	Nicht empfohlen
Varizellen	Möglich **	Kontraindiziert
(BCG)	Kontraindiziert	Kontraindiziert

* Masern können bei HIV-Infizierten einen besonders schweren Verlauf nehmen. Bei erhöhter Masern-Gefährdung ist deshalb eine Masern-Impfung indiziert. Eine gleichzeitig durchgeführte IgG-Substitution kann den Impferfolg in Frage stellen. Eine Kontrolle des Impferfolgs ist in diesen Fällen angeraten. Im Falle einer akuten Masern-Exposition ist bei nichtimmunen Personen eine IgG-Gabe zu erwägen.
** Die Varizellen-Schutzimpfung kann bei Varizellen-empfänglichen HIV-infizierten Personen mit noch funktionierender zellulärer Abwehr (altersentsprechende $CD4^+$-Zellzahl mit einem Anteil der $CD4^+$-Zellen an den Gesamtlymphozyten von $\geq 25\%$) erwogen werden.

Quelle: Robert-Koch-Institut, Epidemiologisches Bulletin

Adressen

Internetadressen

Institution	Internet-Adresse	Informationsangebote
American Society for Microbiology (ASM)	http://www.asm.org	Tagungen Fachzeitschriften
Arbeitsgemeinschaft Wissenschaftlicher Medizinischer Fachgesellschaften (AWMF)	http://www.awmf.org	Richtlinien Adressen wissenschaftlicher medizinischer Fachgesellschaften
Bundesministerium für Gesundheit	http://www.bmg.bund.de	Entwürfe des Infektionsschutzgesetzes
Centers for Disease Control and Prevention (CDC)	http://www.cdc.gov	Empfehlungen und Standards in der Infektionskontrolle und Infektionsdiagnostik aktuelle Informationen über Infektionskrankheiten in den USA
Centrum für Reisemedizin	http://www.crm.de.	kommerzieller Anbieter Info-Dienst "Reisemedizin aktuell" (14tägig)
Deutsche Gesellschaft für Hygiene und Mikrobiologie	http://www.dghm.org	
Deutsche Gesellschaft für Tropenmedizin und Internationale Gesundheit (DTG)	http://dtg.org	Reiseimpfungen Malariaprophylaxe
European Society of Clinical Microbiology and Infectious Diseases (ESCMID)	http://www.escmid.org	
Eurosurveillance	http://www.eurosurveillance.org	aktuelle Seuchenlage in Europa
German Network for Antimicrobial Resistance Surveillance (GENARS)	http://www.genars.de	Resistenzepidemiologische Daten aus Med.-Mikrobiologischen Instituten deutscher Universitätsklinika
Gesellschaft für Virologie	http://www.g-f-v.org	
Johns Hopkins Antibiotic Guide	http://hopkins-abxguide.org/	Kostenlose Informationen zur antimikrobiellen Therapie für PDAs (Palm OS)
Paul-Ehrlich-Gesellschaft (PEG)	http://www.p-e-g.de	Informationen zu antimikrobieller Therapie, Leitlinien u. a.
Public Health Laboratory Service (Great Britain)	http://www.phls.co.uk	Empfehlungen und Standards in der Infektionskontrolle und Infektionsdiagnostik aktuelle Informationen über Infektionskrankheiten in Großbritannien
Robert-Koch-Institut	http://www.rki.de	Epidemiologisches Bulletin Adressen von Konsiliarlaboratorien und Nationalen Referenzzentren Merkblätter aktuelle Seucheninformationen
Rote Liste	http://www.rote-liste.de/	Informationen über Medikamente
SatelLife	http://www.healthnet.org	Gesundheitsnetz insbesondere für Dritte-Welt-Länder globales Frühwarnsystem für neu auftretende Infektionskrankheiten
World Health Organisation	http://www.who.int	aktuelle Informationen über Infektionskrankheiten WHO-Empfehlungen WHO-Programme

Nationale Referenzzentren (NRZ)

NRZ für Borrelien
am Max von Pettenkofer-Institut für Hygiene und Medizinische Mikrobiologie
Lehrstuhl für Bakteriologie, LMU München
Pettenkoferstraße 9a
80336 München
Tel.: 089-51 60-52 42 oder -52 25
Fax: 089-51 60-47 57
E-Mail: bettina.wilske@mvp-bak.med.uni-muenchen.de
Homepage: http://nrz-borrelien.lmu.de
Leitung: Frau Prof. Dr. B. Wilske,
Herr Dr. V. Fingerle

NRZ für Helicobacter pylori
am Institut für Medizinische Mikrobiologie und Hygiene
des Universitätsklinikums Freiburg
Hermann-Herder-Straße 11
79104 Freiburg
Tel.: 07 61-203-65 90 oder -65 14
Fax: 07 61-203-65 62
E-Mail: manfred.kist@uniklinik-freiburg.de
Homepage: http://www.ukl.uni-freiburg.de/microbio/nrz-helico
Leitung: Herr Prof. Dr. M. Kist

NRZ für Meningokokken
am Institut für Hygiene und Mikrobiologie
der Universität Würzburg
Josef-Schneider-Straße 2
97080 Würzburg
Tel.: 09 31-201-4 61 60
Fax: 09 31-201-4 64 45
E-Mail: mfrosch@hygiene.uni-wuerzburg.de
uvogel@hygiene.uni-wuerzburg.de
Homepage: http://www.meningococcus.de
Leitung: Herr Prof. Dr. M. Frosch,
Herr Prof. Dr. U. Vogel

NRZ für Mykobakterien
am Forschungszentrum Borstel
Parkallee 18
23845 Borstel
Tel.: 0 45 37-188-213 oder -211
Fax: 0 45 37-188-311
E-Mail: srueschg@fz-borstel.de
Homepage: http://www.fz-borstel.de/de/mycoref
Leitung: Frau Dr. S. Rüsch-Gerdes

NRZ für Salmonellen u.a. bakterielle Enteritiserreger
am Robert Koch-Institut (Bereich Wernigerode)
FG 11 – Bakterielle Infektionen
Burgstraße 37
38855 Wernigerode
Tel.: 0 39 43-679-206
Fax: 0 39 43-679-207
E-Mail: tschaepeh@rki.de
Leitung: Herr Prof. Dr. H. Tschäpe

NRZ für Staphylokokken
am Robert Koch-Institut (Bereich Wernigerode)
FB Bakteriologie, Mykologie, Parasitologie
Burgstraße 37
38855 Wernigerode
Tel.: 0 39 43-679-246
Fax: 0 39 43-679-207
E-Mail: wittew@rki.de
Leitung: Herr Prof. Dr. W. Witte

NRZ für Streptokokken
am Institut für Medizinische Mikrobiologie
des Universitätsklinikums Aachen
Pauwelsstraße 30
52057 Aachen
Tel.: 02 41-80-8 95 10 oder -8 95 11 oder -8 84 41
Fax: 02 41-80 82-483
E-Mail: reinert@rwth-aachen.de
Homepage: http://www.streptococcus.de, http://www.pneumococcus.de
Leitung: Herr Prof. Dr. R. R. Reinert,
Herr Prof. Dr. R. Lütticken

NRZ für Systemische Mykosen
am Institut für Medizinische Mikrobiologie
Universitätskliniken Göttingen
Kreuzbergring 57
37075 Göttingen
Tel.: 05 51-39-58 01
Fax: 05 51-39-58 61
E-Mail: ugross@gwdg.de
Homepage: http://www.nrz-mykosen.de
Leitung: Herr Prof. Dr. U. Groß

NRZ für Hepatitis-C-Viren
am Universitätsklinikum Essen, Institut für Virologie
Robert Koch-Haus
45122 Essen
Tel.: 02 01-723-35 50
Fax: 02 01-723-59 29
Homepage: http://www.uni-essen.de/virologie
Leitung: Herr Prof. Dr. M. Roggendorf
E-Mail: roggendorf@uni-essen.de
Vertreter: Herr PD Dr. R. S. Roß
E-Mail: stefan.ross@uni-essen.de

NRZ Influenza
am Robert Koch-Institut
FG 12 - Virale Infektionen
Nordufer 20
13353 Berlin
Tel.: 030-1 87 54-24 56 oder -24 64
Fax: 030-1 87 54-26 05
E-Mail: schweigerb@rki.de
Leitung: Frau Dr. B. Schweiger

NRZ für Masern, Mumps, Röteln
am Robert Koch-Institut
Nordufer 20
13353 Berlin
Tel.: 030-1 87 54-25 16; -23 08
Fax: 030-1 87 54-25 98
E-Mail: mankertza@rki.de
Leitung: Frau PD Dr. A. Mankertz

NRZ für Poliomyelitis und Enteroviren
am Robert Koch-Institut
Nordufer 20
13353 Berlin
Tel.: 030-1 87 54-23 79, -23 78
Fax: 030-1 87 54-26 17
E-Mail: schreiere@rki.de
Leitung: Herr PD Dr. E. Schreier

NRZ für Retroviren
am Institut für Klinische und Molekulare Virologie
Universität Erlangen-Nürnberg
Schlossgarten 4
91054 Erlangen
Tel.: 0 91 31-852-2762 (Sekretariat Diagnostik);
0 91 31-852-40 10 (H. Walter, K. Kern);
0 91 31-852-35 63 (Sekretariat Prof. Fleckenstein)
Fax: 0 91 31-852-6485
E-Mail: nrzretro@viro.med.uni-erlangen.de
Homepage: http://www.virology.uni-erlangen.de
Leitung: Herr Prof. Dr. B. Fleckenstein
Koordination: Herr Dr. H. Walter

NRZ für tropische Infektionserreger
am Bernhard-Nocht-Institut für Tropenmedizin
Bernhard-Nocht-Straße 74
20359 Hamburg
Tel.: 040-428 18-401
Fax: 040-428 18-400
E-Mail: MZD@bni-hamburg.de
Leitung: Herr Prof. Dr. B. Fleischer
Homepage: http://www.bni-hamburg.de

NRZ für Surveillance von nosokomialen Infektionen
- am Institut für Hygiene und Umweltmedizin
Charité – Universitätsmedizin Berlin
Gemeinsame Einrichtung von Freier Universität Berlin und Humboldt-Universität zu Berlin
Hindenburgdamm 27
12203 Berlin
Tel.: 030-84 45-36 80 oder -36 81
Fax: 030-84 45-44 86
E-Mail: hygfub@zedat.fu-berlin.de
- am Institut für Hygiene und Umweltmedizin
Charité – Universitätsmedizin Berlin
Gemeinsame Einrichtung von Freier Universität Berlin und Humboldt-Universität zu Berlin
Heubnerweg 6
14059 Berlin
Tel.: 030-4 50-57 00 22
Fax: 030-4 50-57 09 04
E-Mail: nrz@charite.de
Homepage: http://www.nrz-hygiene.de
Leitung: Herr Prof. Dr. med. H. Rüden

NRZ für die Surveillance Transmissibler Spongiformer Enzephalopathien
- am Zentrum für Neuropathologie und Prionforschung (ZNP)
der LMU München
Feodor-Lynen-Straße 23
81377 München
Tel.: 089-21 80-7 80 00
Fax: 089-21 80-7 80 37
E-Mail: Hans.Kretzschmar@med.uni-muenchen.de
Homepage: http://www.nrz-creutzfeldt-jakob.de, http://www.znp-muenchen.de
Leitung: Herr Prof. Dr. Hans A. Kretzschmar

• an der Neurologischen Klinik
des Universitätsklinikums Göttingen
Robert-Koch-Str. 40
37075 Göttingen
Tel.: 05 51-39-66 36, oder -84 54 oder -84 01
Fax: 05 51-39-70 20
E-Mail: epicjd@med.uni-goettingen.de
Homepage: http://www.cjd-goettingen.de
Leitung: Frau Prof. Dr. Inga Zerr

Ein Verzeichnis der **Konsiliarlaboratorien**
finden Sie auf der Homepage des
Robert-Koch-Instituts (http://www.rki.de)

Tropenmedizinische Institutionen im deutschsprachigen Raum

Basel
Schweizerisches Tropeninstitut
Socinstrasse 57
4002 Basel
Schweiz
Tel.: 0041-61-284 8111

Berlin
• Institut für Tropenmedizin Berlin
Spandauer Damm 130
14050 Berlin
Deutschland
Tel.: 0049-30-30 11 66
Fax: 0049-30-30 11 68 88
email: tropeninstitut@charite.de
www: http://www.charite.de/tropenmedizin/
• Infektiologie Charité
Augustenburger Platz 1
13353 Berlin
Deutschland
Tel.: 0049-30-450-55 30 52
Fax: 0049-30-450-55 39 06
email: norbert.suttorp@charite.de
www: http://www.charite.de/infektiologie

Bonn
Institut für Medizinische Parasitologie der Universität Bonn
Siegmund-Freud-Straße 25
53127 Bonn
Deutschland
Tel.: 0049-228-2 87 56 73
Fax: 0049-228-287 95 73
email: sekretariat@parasit.meb.uni-bonn.de
www: http://www.meb.uni-bonn.de/parasitologie/

Dresden
Institut für Tropenmedizin
Städtisches Klinikum Dresden-Friedrichstadt
Friedrichstraße 41
01067 Dresden
Deutschland
Tel.: 0049-351-49 63 172 und 48 03 805
email: Schindler-St@khdf.de
www: http://www.khdf.de/

Düsseldorf
Tropenmedizinische Ambulanz der Uniklinik Düsseldorf
Moorenstr. 5
40225 Düsseldorf
Tel.: 0049-211-811 70 31
www: http://www.uniklinik-duesseldorf.de/gastroenterologie

Hamburg
Bernhard-Nocht-Institut für Tropenmedizin
Bernhard-Nocht-Straße 74
20359 Hamburg
Deutschland
Tel.: 0049-40-31 18 20
Fax: 0049-40-42 81 84 00
email: bni@bni-hamburg.de
www: http://www.bni.uni-hamburg.de/

Heidelberg
Institut für Tropenhygiene und Öffentliches Gesundheitswesen der Universität
Im Neuenheimer Feld 324
69120 Heidelberg
Deutschland
Tel.: 0049-6221-56 29 99
Fax: 0049-6221-565 24
email: annette.kapaun@med.uni-heidelberg.de
www: http://www.tropenmedizin-heidelberg.de

Leipzig
• Universitätsklinikum Leipzig Zentrum für Innere Medizin
Med. Klinik IV
Fachbereich Infektions- und Tropenmedizin
Philipp-Rosenthal-Str. 27
04107 Leipzig
Deutschland
Tel.: 0049-341-9 72 49 71
Fax: 0049-341-97 24 979
email: haentzho@medizin.uni-leipzig.de
www: http://www.uni-leipzig.de/~in4/index.htm
• Zentrum für Reise- und Tropenmedizin Leipzig
Delitzscher Straße 141
04129 Leipzig
Tel.: 0049-341-909 26 01
Fax: 0049-341-909 26 30
email: innere2@sanktgeorg.de
www: http://www.infektionsmedizin.de/

München
• Abteilung für Infektions- und Tropenmedizin der Ludwig-Maximilians-Universität
Leopoldstrasse 5
80802 München
Deutschland
Tel.: 0049-89-21 80 135 00
Fax: 0049-89-33 61 12
email: tropinst@lrz.uni-muenchen.de
www: http://www.tropinst.med.uni-muenchen.de/index.htm
• Infektions-, Tropenmedizin und Immunschwächeerkrankungen am Krankenhaus München-Schwabing
Kölner Platz 1
80804 München
Tel.: 0049-89-30 68-26 01
Fax.: 0049-89-30 68-39 10
email: 4med@kms.mhn.de
www: http://www.kms.mhn.de/1440.html

• Augenklinik der Universität München
Abteilung für Präventiv- und Tropenophthalmologie
Mathildenstraße 8
80336 München
Deutschland
Tel.: 0049-89–51 60 38 24
www: http://augenkl.klinikum.uni-muenchen.de/

Rostock
Abteilung für Tropenmedizin und Infektionskrankheiten der Universität Rostock
Ernst-Heydemann-Straße 6
18057 Rostock
Deutschland
Tel.: 0049-381-49 40
Fax: 0049-381-49 4-75 09
email: tropen@med.uni-rostock.de
www: http://tropen.med.uni-rostock.de/

Tübingen
• Institut für Tropenmedizin der Universität
Keplerstraße 15
72074 Tübingen
Deutschland
Tel.: 0049-7071-298 23 65
Fax: 0049-7071-29 52 67
email: reisemedizin@med.uni-tuebingen.de
www: http://www.medizin.uni-tuebingen.de/tropenmedizin/
• Tropenklinik Paul-Lechler-Krankenhaus
Paul-Lechler-Straße 24
72076 Tübingen
Deutschland
Tel.: 0049-7071-20 60
Fax: 0049-7071-20 64 99
email: info@tropenklinik.de
www: http://www.tropenklinik.de/

Ulm
Sektion Infektiologie und klinische Immunologie, Tropenmedizin
Medizinische Klinik und Poliklinik der Universität
Robert-Koch-Straße 8
89081 Ulm
Deutschland
Tel.: 0049-731-50 02 44 21
Fax: 0049-731-50 02 44 22
email: infektiologie@medizin.uni-ulm.de
www: http://www.uni-ulm.de/reisemedizin

Wien
Institut für spezifische Prophylaxe und Tropenmedizin der Universität
Kinderspitalgasse 15
1095 Wien
Österreich
Tel.: 0043-1-404 90 380

Würzburg
Tropenmedizinische Abteilung
Missionsärztliche Klinik
Salvatorstraße 7
97074 Würzburg
Deutschland
Tel.: 0049-931-791 28 21
Fax: 0049-931-791 28 26
email: tropenteam@missioklinik.de
www: http://tropen.missioklinik.de/

Sachregister

14-3-3-Protein
– Prion-Erkrankungen 908, 910
5-Flucytosin 143
– Cryptococcus 143
– Myelosuppression 143
– Nephrotoxizität 143
– Resistenz 143

A

Abacavir
– HIV-Infektion/AIDS 867, 872
Abdomen, akutes 525
Abdomeninfektionen
– Hirnabszess 237
Abdominalbeschwerden
– Taenia 1156
Abdominalhöhle
– Verschluss
– – Peritonitis 534
Abdominal wall closure (AWC)
– Peritonitis 534
Abduzensparese
– Otitis media 288
Abiotrophia 1126
– Augeninfektionen 1126
– Endokarditis 1126
– Hirnabszess 1126
– Ohreninfektionen 1126
– Wundinfektionen 1126
Abort
– Listeria 1007
– Listeriose 1005
– Ringelröteln 994
– Röteln 990
– Toxoplasma 1012
– Toxoplasmose 1009
– Virushepatitis 1001
Absidia
– Therapie 152
Abszess 623, 628
– s. a. Weichteilinfektionen, abszedierende
– Achromobacter 1128
– Amöbenabszess 442
– Arcanobacterium 1128
– Bacteroides 524, 1129
– Bifidobacterium 1129
– Bindegewebe
– – Fusobacterium 1137
– Douglas
– – Adnexitis 572
– Endokarditis 382
– Enterobacteriaceae 1135
– epiduraler (Gehirn) 238
– – Sinusitis 284
– epiduraler (Rückenmark) 242
– – Antibiotika 243
– – bildgebende Verfahren 242
– – Cefotaxim 243
– – Dekompression, chirurgische 243
– – Flucloxallin 243
– – Grunderkrankungen 242
– – Mycobacterium 242
– – Staphylococcus 242
– – Streptococcus 242
– – Tobramycin 243
– Eubacterium 1136
– Fieber unklarer Ursache 980
– Haut 642
– – Tsukamurella 1148
– Herdenzephalitis 240

Abszess
– Hirn 236
– – Abiotrophia 1126
– – Fusobacterium 1137
– – Granulicatella 1126
– – Haemophilus 1138
– – Nocardia 1142
– – Peptostreptococcus 1143
– – Prevotella 1144
– – Propionibacterium 1144
– – HIV-Infektion/AIDS 856
– Infektionen, importierte 1074
– Lactobacillus 1138
– Leber
– – Chromobacterium 1132
– Lunge
– – Brucella 1130
– – Burkholderia 1131
– – Fusobacterium 297, 1137
– – Nocardia 1142
– – Peptostreptococcus 1143
– – Prevotella 1144
– – Veillonella 1148
– Lymphogranuloma venereum 742
– Nitroimidazole 130
– Pasteurella 1143
– Pankreatitis 514
– Peptococcus 1143
– Peritonitis 522, 525
– Peritonsillarabszess
– – Fusobacterium 297
– Proktitis 462
– Propionibacterium 1144
– Pseudomonas 1145
– Pylephlebitis 397
– pyogener
– – Buruli-Ulkus 659
– retropharyngealer
– – Racheninfektionen 292
– Shewanella 1147
– Shigella 439
– Staphylococcus 754
– Streptococcus 376
– Thrombophlebitis 395
– Typhus/Paratyphus 455
– Weichteile
– – Eikenella 1135
– – Tsukamurella 1148
Abt-Letterer-Siwe-Syndrom
– Hauttuberkulose 735
Acanthamoeba 1152
– Keratitis 271
– Keratokonjuktivitis 1152
ACE-Hemmer
– Myokarditis 371
Achromobacter 1128, 1142
– Abszess 1128
– Bakteriämie 1128, 1143
– Endophthalmitis 1143
– Fasziitis, nekrotisierende 1143
– Katheter-assoziierte Infektionen 1128, 1143
– Meningitis 1143
– Osteomyelitis 1128
Aciclovir 73
– Ekzema herpeticatum 701
– Enzephalitis 74
– Epstein-Barr-Virus 74
– Fazialisparese 256
– Herpes 74
– Herpes-simplex-Enzephalitis 252

Aciclovir
– Herpes-simplex-Virus 74, 701, 702, 703, 1000
– Herpes genitalis 741
– Herpesvirus, humanes 721
– Immunsuppression 1055
– Keratitis 273
– Keratitis dendritica 74
– Meningitis 74
– Nekrose-Syndrom, akutes retinales 276
– Pharyngitis 296
– Pneumonie 341
– Proktitis 462
– Varicella-Zoster-Virus 74, 716, 1000
– Varizellen 717
– Virusenzephalitis 247
– Zoster 705
– Zytomegalievirus 74
Acinetobacter 1126
– Bakteriämie 1126
– Biofilm 22
– Bluttransfusion 954
– Endophthalmitis 274
– Katheter-assoziierte Infektionen 1126
– Meningitis 1126
– nosokomiale Infektionen 1126
– Pneumonie 1126
– postoperative Infektionen 1126
– Wundinfektionen 1126
Acremonium
– Endophthalmitis 274
Acrodermatitis chronica atrophicans (ACA)
– Lyme-Borreliose 819
Actinobacillus 1126
– Bissverletzung 1127
– Endokarditis 1126
– HACEK-Gruppe 1126
– Weichteilinfektionen 624
– Wundinfektionen 1127
Actinomyces 1127
– Adnexitis 571
– Aktinomykose 1127
– Fisteln 1127
– Meningitis 234
– Weichteilinfektionen 623
Acute respiratory distress syndrome
– SARS-Coronavirus 342
Acylpenicillin 99, 104
ADCC
– siehe Antibody dependent cellular cytotoxicity
Adefovir 79
– Hepatitis 495
– Hepatitis-B-Virus 79, 473
– Herpesvirus 79
– HIV-Infektion/AIDS 79
– Nephrotoxizität 80
Adenitis
– Yersinia 440
Adenokarzinom
– Helicobacter 60
– Mageninfektionen 413
– Papillomaviren, humane 841
Adenoviren 266
– AIDS 267
– Augeninfektionen 267
– Bronchitis, chronische 317
– Cidofovir 79
– Erregernachweis 267
– Gelenkinfektionen 599

Adenoviren
– Harnwegsinfektionen 267, 540
– Hepatitis 267
– Immundefekte 267
– Immunsuppression 267, 1048
– Keratitis 271
– Keratoconjunctivitis epidemica 266
– Keuchhusten 321
– Laryngitis 307
– Magen-Darm-Infektionen 267
– Meldepflicht 273
– Meningitis 244
– Meningoenzephalitis 267
– Nephritis, infektiöse 547
– Otitis media 287
– Pharyngitis 293
– Pneumonie 324
– Respirationstrakt-Infektionen 267
– Rhinitis 280
– Ribavirin 77
– RNA-Spleißen 267
– Schleimhautinfektionen 266
– Sinusitis 283
– Zystitis 267
Adhärenz
– Parasiten 31
– Pilze 27
Adhäsine 17
Adipositas
– Senioren 1020
Adnex-Tumor
– Adnexitis 572
Adnexitis 571
– Abstrich 572
– Actinomyces 571
– Adnex-Tumor 572
– Antibiotika 573
– Appendizitis 571, 572
– Bacteroides 571
– Chlamydia 571
– Douglas-Abszess 572
– Enterobacteriaceae 571
– Erregernachweis 571
– Fitz-Hugh-Curtis-Syndrom 572
– Gardnerella 571
– Gravidität, extrauterine 571, 572
– Haemophilus 571
– HIV-Infektion/AIDS 856
– Komplikationen 572
– Krankheitsursachen 571
– Neisseria 555, 571
– Operation 574
– Partnerbehandlung 575
– Pelveoperitonitis 571
– Pelviskopie 572
– Peptostreptococcus 571
– Peritonitis 571
– Sterilität 571
– Streptococcus 571, 575
– Thrombophlebitis 394
– Verlaufsformen 571
Adrenalin
– Hautflügler 689
Adsorption
– Viren 5
Adult respiratory distress syndrome (ARDS)
– Sepsis 1093
– Streptococcal toxic shock syndrome (STSS) 729
– Weichteilinfektionen 619
Aedes
– Hautinfektionen 689

Sachregister

Aerobilie 510
Aeromonas 1127
– Augeninfektionen 1127
– Diarrhö 437, 1127
– Myonekrose 1127
– Osteomyelitis 587, 1127
– Sepsis 1127
– Weichteilinfektionen 618
– Wundinfektionen 1127
– Zellulitis und Phlegmone 645
Affenpockenvirus 706, 708, 1107, 1116
– Exanthem 709
– Lymphadenopathie 709
– Variola 1116
Aflatoxin 28
Aggressine 18
Agrobacterium-yellow-group 1127
– Bakteriämie 1127
– Katheter-assoziierte Infektionen 1127
AIDS 872
s. a. HIV-Infektion
– Abacavir 872
– Adefovir 79
– Adenoviren 267
– Angiomatose, bazilläre 655
– Aspergillus 873
– Blutbild 880
– Candida
– – Ösophagitis 856
– – Stomatitis 884
– Candidose 882
– CD4-Zellen 872
– Chlamydia 873
– Cholangiopathie 876
– Coccidiodes 872
– Condylomata acuminata 875, 884
– Cryptococcus 26, 151, 872, 877, 1035
– Cryptosporidium 873
– Cyclospora 873
– Dermatits, seborrhoische 884
– Diarrhö 448, 857, 874
– – Clostridium 875
– – Cryptosporidium 875
– – Enterocytozoon 875
– – Protozoen 875
– Dyspnoe 872
– Entamoeba 873
– Enterokolitis 875
– Entwicklungsländer 850
– Enzephalitis 873
– Enzephalopathie 857
– Epstein-Barr-Virus 880
– Erkrankungen 856, 877
– Erreger 854
– Erythem 885
– Euthyroid sick syndrome 881
– Fieber 872
– Follikulitis 884
– Foscarnet 87
– Fusionshemmer 87
– Gastritis 874
– Gastrointestinaltrakt-Infektionen 873
– GB-Virus Typ C 480
– Giardia 873
– Gonorrhö 873, 875
– Haarleukoplakie, orale 882
– Hautinfektionen 882
– Hauttuberkulose 734
– Hepatitis 872, 876
– Hepatitis G 480
– Herpes
– – simplex 875, 884
– Herpesvirus, humanes 721, 722, 880
– Histoplasma 872, 877
– Hypersensitivitätssyndrom 872
– Hypertonie 877
– Hypogonadismus 881
– Immunabwehr 854
– Immundefekte 855

AIDS
– Immunsuppression 873
– Impfung 885
– Infektionsschutzgesetz 184
– Influenza 771
– Integrase-Inhibitoren 93
– Isospora 873
– JC-Virus 1037
– Kaposi-Sarkom 58, 857, 875, 877, 885
– Klassifikation 856
– Kokzidoidomykose 877
– Kolitis 875
– Lamivudin 83
– Leberversagen 872
– Letalität 866
– Leukoenzephalopathie, progressive multifokale 857, 878
– Lymphom 58, 857, 877
– Mageninfektionen 874
– Malaria 885
– Meningitis 878
– Meningoenzephalitis 872
– Molluscum contagiosum 707, 884
– Mycobacterium-avium-intracellulare-Komplex 660
– Mykobakteriose, atypische 873, 877
– Myoperikarditis 364
– Nevirapin 872
– Niereninfektionen 881
– Niereninsuffizienz 881
– Nocardia 873
– Non-Hodgkin-Lymphom 875, 879
– Onychomykose 884
– Ösophagitis 413, 874
– Papillomaviren 880
– Pleuritis 347
– Pneumocystis 26
– Pneumocystis-jiroveci-Pneumonie 857, 872, 877
– Pneumonie 877
– Pneumonitis 873, 877
– Proktitis 875
– Prophylaxe 857
– Protease-Inhibitoren 83
– Pruritus 883
– Reisen 885
– – Anamnese 886
– Respirationstrakt-Infektionen 877
– Reverse-Transkriptase-Inhibitoren 80
– – nichtnukleosidische 83
– Salmonella 436
– Stavudin 879
– Stevens-Johnson-Syndrom 872
– Strongyloides 873
– Syphilis 875
– Tenofovir 83
– Therapie 94, 862, 872
– Tinea 884
– Toxoplasmose 857, 873, 878
– Trypanosoma 873
– Tuberkulose 857, 877
– Tumor 58, 857, 875, 879
– Varicella-Zoster-Virus 716
– Warzen 884
– Wasting syndrome 857, 876
– Zidovudin 81
– ZNS-Infektionen 878
– Zytomegalievirus 874, 881
AIDS-Gesetz 184
Akne
– Pyodermie, follikuläre 639
Akrodermatitis
– Hepatitis-B-Virus 472
Akrodermatitis chronica athrophicans
– Borreliose 664

Aktinomykose
– Actinomyces 1127
– Hauttuberkulose 734
– Schwimmbadgranulom 658
– Weichteilinfektionen 623
Aktivierung, metabolische
– Zytokine 20
Akute-Phase-Proteine 206
Alastrim
– Pockenvirus 1107
Albendazol 160, 163
– Ascaris 453
– Diarrhö
– – HIV-Infektion/AIDS 449
– Echinococcus 163, 491, 493
– Encephalitozoon 160
– Enterobius 163, 452
– Filariose 163, 676
– Giardia 160
– Helminthen 163
– Larva migrans 163, 675
– Nematoden 163
– Protozoen 160
– Schwangerschaft 164
– Zestoden 163
Albumin-Quotienten
– Syphilis 811
Alcaligenes 1128
Aldosteron-Antagonisten
– Myokarditis 371
Aleppobeule 667
Alishewanella 1147
Alkoholkrankheit
– Ösophagitis 412
Alloiococcus
– Otitis media 291
Allyle
– Dermatomykose 695
Alveolitis
– Aspergillus 1160
Alzheimer-Krankheit
– Prion-Erkrankungen 903
Amantadin 88
– H5N1 95
– Influenzavirus 88, 770, 774
– Kehlkopfinfektionen 309
– Pharyngitis 296
Amikacin 115
Amin-Kolpitis 562
Aminoglykoside 115
– Endokarditis 386
– Infektionen, Implantat-assoziierte 939
– Kolitis 117
– Nephrotoxizität 116
– Niereninsuffizienz 117
– Ototoxizität 116
– Pneumonie 341
– Resistenz 115
– Schwangerschaft 117
– Staphylococcus 760
– Streptococcus 576
– Vaskulitis 116
– Zellulitis und Phlegmone 646
Aminopenicillin 99, 102
– Bronchitis, chronische 319
– Geschlechtsorgan-Infektionen, männliche 582
– Haemophilus 318
– Kombinationstherapie 103
– Listeria 1007
– Pneumonie 337
– Tracheobronchitis 316
Amnionitis
– Peptostreptococcus 1143
Amöbenabszess
– Entamoeba 442
Amöbenleberabszess
– Infektionen, importierte 1073
– Metronidazol 159

Amöbenruhr 671
– Entamoeba 442
– Metronidazol 159
Amöbiasis 671
– Diarrhö 1070
– Entamoeba 442
– Infektionen, importierte 1060, 1070
– Leberinfektionen 491
– Paromomycin 160
– Typhus/Paratyphus 456
Amoeba-Pore 31
Amorolfin
– Dermatomykose 695
Amoxicillin 102
– Helicobacter 417
– Listeriose 1006
– Mageninfektionen 424
– Otitis media 289
– Sinusitis 284
– Thrombophlebitis 393
– Weichteilinfektionen 629
Amphotericin B 141
– Aspergillus 141, 152, 1039
– Blastomyces 141
– Candida 141, 149, 1041, 1052
– Candidose 699
– Coccidioides 141
– Cryptococcus 141, 151, 1035
– Endokarditis 149
– Ergosterol 141
– Fusarium 141
– Hepatotoxizität 142
– Histoplasma 141
– konventionelles 141
– Leishmania 160
– Lipidkomplex 142
– liposomales 142, 160
– Mucor 141
– Nebenwirkungen 142
– Nephrotoxizität 142
– Protozoen 160
– Reaktion, allergische 142
– Soor 141
– Streptomyces 141
– Zygomyzeten 142, 152
Ampicillin 102
– Endokarditis 386
– Enterococcus 527
– Listeriose 1006
– Meningitis 231
– Streptococcus 576
Anämie
– aplastische
– – Chloramphenicol 135
– – Parvovirus B19 996
– – Ringelröteln 718, 994
– Endokarditis 382
– HIV-Infektion/AIDS 880
– Leishmania 1154
– Malaria 830
– Plasmodium 1154
– Pyrimethamin 162
– Strongyloides 1156
– Trichuris 1158
Anaphylatoxin 44
Anaphylaxie
– Hautflügler 688
Anaplasma 1134
– Ehrlichiose
– – granulozytäre (HGE) 1135
– – humane monozytäre (HME) 1135
– Lymphadenopathie 1135
– Sennetsu-Fieber 1135
– Zecken 1134
Ancylostoma
– Larva migrans 674
– Mebendazol 675

Anellovirus
- Bluttransfusion 948
Aneurysma
- mykotisches 398
- - Angiographie 400
- - Atherosklerose 398
- - Blutkultur 400
- - Ceftriaxon 400
- - Chirurgie 400
- - Drogenabusus 398
- - Embolie 398
- - Endokarditis 382, 398
- - Gentamicin 400
- - Hirnblutung 400
- - Magnetresonanztomographie 400
- - Mycobacterium 398
- - Pseudomonas 398
- - Salmonella 398
- - Sepsis 398
- - Staphylococcus 398
- - Streptococcus 398
- - Treponema 398
- - Vancomycin 400
- Syphilis 805
Angina
- Fusobacterium 297
- Hand-Fuß-Mund-Exanthem 724
- herpetica
- - Coxsackie-Virus 363
- pectoris
- - Myokarditis 364
- Scharlach 726
- tonsillaris
- - Thrombophlebitis 394
- Treponema 802
Angina Plaut-Vincent 292
Angiogenese
- Onchozerkose 677
Angiomatose, bazilläre 653
- Bartonella 654
- Differentialdiagnose 655
- Doxycyclin 655
- HIV-Infektion/AIDS 856
- Immundefekte 655
- Rifampicin 655
Angiopathie
- Carbapeneme 111
Angiostrongylus
- Meningitis 227
Anopheles
- Hautinfektionen 689
- Malaria 828
- Plasmodium 1154
Anorexie
- Diarrhö 432
Anthrax
- Bacillus 1105
- Hautmilzbrand 652
Antibiotic lock therapy 929
Antibiotika 96
- Cholezystitis/Cholangitis 510
- Kombinationstherapie 98
- Missbrauch 95
- Nebenwirkungen 96
- Reduzierung 207
- Resistenz
- - Bakterien 23
- - Schwangerschaft 97
- - Umgang 95
Antibody dependent cellular cytotoxicity (ADCC)
- Viren 10
Antidepressiva
- Hepatitis 498
Antigendrift
- Influenzavirus 766, 769
Antigene
- Diagnostik 217

Antigene
- Erkennung 45
- Tumor 64
- Variation
- - Bakterien 21
- - Parasiten 33
Antigenprozessierung, Transporter (TAP) 47
Antigenshift
- Influenzavirus 766, 769
Antihistaminika
- Hautflügler 689
- Wanzen 688
Antikoagulanzien
- Pylephlebitis 397
- Thrombophlebitis 394
Antikörper
- Antigenerkennung 45
- CD-System 41
- Diagnostik 215
- FSME-Virus 245
- HIV-Infektion/AIDS 855
- Index
- - ZNS-Infektionen 223
- Klassen 45
- Liquor 222
- Oberflächenmoleküle 41
- Therapie, antivirale 69
- ZNS-Infektionen 223
Antimetaboliten 143
- 5-Flucytosin 143
Antimykotika 138, 141
- Antimetaboliten 143
- Azole 143
- Dosisanpassung 146
- Echinocandine 146
- Ergosterol 138
- Keratitis 273
- Pneumonie 344
- Polyene 141
Antiparasitika 153
- Bakterien 20
Antiphagozytose
- Bakterien 20
Antipyretika
- Fieber unklarer Ursache 978
Antisense-Oligonukleotide 92
Antitussiva
- Tracheobronchitis 316
Anurie
- Sepsis 1094
Aortenklappeninsuffizienz
- Syphilis 805
Aortitis
- tuberkulöse 795
Apathie
- Typhus/Paratyphus 455
APC
- siehe Zelle, antigenpräsentierende
Apex-orbitae-Syndrom
- Sinusitis 284
Apnoe
- Keuchhusten 321
Apo 48
Apoptose 48
- Ebola-/Marburg-Fieber 891
- Hepatitis 487
- Herpesvirus, humanes 8 58
- Imiquimod 92
- Regulatoren 61
- Tumorentstehung 61
- Viren 9
- Zytokine 20
Appendizitis
- Adnexitis 571, 572
- Masern 712
- Peritonitis 522
- Porphyromonas 1144
- Pylephlebitis 397
- Thrombophlebitis 394
- Weichteilinfektionen 624

Arboviren
- Fieber 1066
- Infektionen, importierte 1061, 1066, 1074
Arcanobacterium 1128
- Abszess 1128
- Wundinfektionen 1128
ARDS
- siehe Adult respiratory distress syndrome
Arenavirus
- Geschlechtsorgan-Infektionen, männliche 580
- Lassa-Fieber 893
- Ribavirin 77
Arrhythmie
- Makrolide 120
Arrosion
- Peritonitis 533
Artemisinine 154
- Malaria 154, 834
- Plasmodium 154
Arteriitis 398
- Embolie 398
- Sepsis 398
- temporalis
- - Fieber unklarer Ursache 980
Artesunat 154, 834
Arthemether 154
- Malaria 834
Arthralgie
- Endokarditis 381
- Hepatitis-B-Virus 472
- Krim-Kongo-Fieber 897
- Röteln 989
- Tracheobronchitis 314
- Whipple-Krankheit 430
- Yersinia 440
Arthritis
- akute 597
- bakterielle 602
- Brucella 1130
- Candida 1163
- Capnocytophaga 1132
- Chlamydia 553
- chronische 599, 600
- Eikenella 1135
- Endokarditis 381
- entzündlich-rheumatische 602
- HLA-B27-assoziierte 606, 607
- Infekt-assoziierte 603
- - Antibiotika 608
- - Antigen-Antikörper-Komplex 607
- - Beschwerden 606
- - Borrelia 604
- - Brucella 605
- - Chlamydia 604
- - CRP (C-reaktives Protein) 608
- - Einteilung 604
- - Enteritis-Erreger 604
- - Erreger 604
- - Fieber, akutes rheumatisches 606
- - Haemophilus 605
- - HLA-B27 606, 607
- - Hypothesen 607
- - Lyme-Arthritis 604, 608
- - Nachweisverfahren 608
- - Neisseria 605
- - Poststreptokokken-Arthritis 604, 607
- - reaktive Arthritis 604
- - Reiter-Syndrom 604
- - Rheumafaktoren 608
- - Salmonella 605
- - Sexually transmitted disease (STD) 605
- - Streptococcus 605
- - Tiermodelle 607

Arthritis, Infekt-assoziierte
- - Wirbelsäule 606
- - Yersinia 604
- Infektionen, importierte 1074
- infektiöse 597, 598, 600
- Lepra 663
- Lyme-Arthritis 604, 608
- Lyme-Borreliose 817
- Mycoplasma 567
- parainfektiöse 599, 600
- Parvovirus B19 996
- Plesiomonas 1135
- Poststreptokokken-Arthritis 604, 607
- reaktive 597, 602, 603
- - Campylobacter 438
- - Enteritis/Kolitis 442
- rheumatoide
- - Infektionen, Prothesen-assoziierte 932
- Röteln 719
- Rötelnvirus 993
- septische
- - Haemophilus 318, 1138
- - Kingella 1138
- - Staphylococcus 1147
- sterile, nichteitrige 603
- Weichteilinfektionen 628
- Yersinia 440
Arthropoden 30
Arthrose
- Infektionen, Prothesen-assoziierte 932
Arzneimittel
- antivirale 70
- Myokarditis 360
- Sicherheit
- - Blutprodukte 944
- Wirkungen, unerwünschte 96
- - Tetracycline 124
Arzneimittelexanthem
- Exanthem 665
- Hauttuberkulose 735
- Masern 714
- Mononukleose, infektiöse 726
- Röteln 720
- Scharlach 728
- Staphylococcal scalded skin syndrome 730
Ascaris
- Cholezystitis/Cholangitis 453
- Diarrhö 453
- Lebensmittelkontamination 453
- Leberinfektionen 489
- lumbricoides 453
- Therapie 453
Aspergillom 1038
- Aspergillus 1160
Aspergillose 1160
- Caspofungin 1051
- Immunsuppression 1050
- Therapie 151
- Voriconazol 1051
Aspergillus 1038, 1039, 1160
- Alveolitis 1160
- Amphotericin B 141, 152, 1039
- Aspergillom 1038, 1160
- Aspergillose 1160
- Caspofungin 146, 1039
- Endophthalmitis 274, 1038
- Fieber, neutropenisches 1034
- HIV-Infektion/AIDS 873
- Immundefekte 152
- Immunsuppression 151, 1038, 1047
- Itraconazol 144
- Kehlkopfinfektionen 307
- Keratitis 1038
- Kompost 26

Aspergillus
– Meningitis 234
– Mukoviszidose 1078
– Mykoallergose 1160
– Nachweisverfahren 1038
– Onychomykose 693
– Otomykose 1038
– Posaconazol 145, 1039
– Risikofaktoren 152, 1038
– Sinusitis 1160
– Therapie 151
– Transplantation 965
– Voriconazol 145, 152, 1039
– Wundinfektionen 1038
Astrogliose
– Prion-Erkrankungen 904
AT1-Rezeptorblocker
– Myokarditis 371
Ataxie, zerebellare
– Varicella-Zoster-Virus 716
Atazanavir
– HIV-Infektion/AIDS 867
Ateminsuffizienz
– Tetanus 259
Atemwegserkrankungen
– Metapneumovirus 339
– Mukoviszidose 1079
Atemwegsinfektionen
– Cephalosporine 109
– Coxsackie-Virus 363
– ECHO-Viren 1118
– importierte 1060, 1066, 1073
– Ketolide 121
– Kingella 1138
– Moraxella 1140
– nosokomiale 918
– Schimmelpilze 151
– Vibrio 1150
Atherosklerose
– Aneurysma, mykotisches 398
Atopie
– Dermatophagoides 683
Atovaquon 154
– Malaria 154, 834
– Plasmodium 154
– Pneumocystis 154
– Toxoplasma 155
Atropobium
– Vaginose, bakterielle 562
Augeninfektionen 263
– Abiotrophia 1126
– Adenoviren 267
– Aeromonas 1127
– Bacillus 1128
– Corynebacterium 299, 1133
– Granulicatella 1126
– importierte 1073
– Lyme-Borreliose 819
– Nocardia 1142
– Onchozerkose 677
– Photophobie 271
– Pseudomonas 1145
– Staphylococcus 1147
– Stenotrophomonas 1148
Autoimmunerkrankungen
– Hepatitis 494, 499
– Hepatitis-C-Virus 478
Autoimmunität 50
– Bakterien 19
– Parasiten 32
– Trypanosoma 32
– Viren 24
Autoimmunkrankheit
– Fieber unklarer Ursache 980
– Gastritis, Typ A 412
Azithromycin 117
– Borreliose 667
– Campylobacter 438

Azithromycin
– Chlamydia 334
– Diarrhö 445
– Granuloma inguinale 744
– Haemophilus 318
– Katzenkratzkrankheit 655
– Keuchhusten 322
– Konjunktivitis 270
– Otitis media 289
– Pneumonie 337
– Proktitis 462
– Rickettsiose 739
– Ulcus molle 743
– Zervizitis 569
Azole 143
– Candida 143, 149
– Candidose 699
– Coccidioides 143
– Dermatomykose 695
– Ergosterol 143
– Fluconazol 143
– Histoplasma 143
– Itraconazol 144
– Lanosteroldemethylase 143
– Posaconazol 145
– Voriconazol 144
Aztreonam 109

B

β-Blocker
– Myokarditis 371
β-Lactamase-Inhibitor
– Geschlechtsorgan-Infektionen, männliche 582
β-Laktam-Antibiotika 98
– Carbapeneme 109
– Cephalosporine 105
– Endokarditis 386
– Penicillin 99
– Pneumonie 337
– Resistenz 99
B-Lymphozyten 45
B-Zellen
– siehe B-Lymphozyten
B7 49
B7/CD28/CTLA4-System 49
Babesia
– Bluttransfusion 956
Bacillus 1128
– anthracis 1105
– Anthrax 1105
– Augeninfektionen 1128
– Bakteriämie 1128
– Bioterrorismus 652, 1104, 1105
– Bluttransfusion 953
– Ciprofloxacin 1105
– Diarrhö 434
– Doxycyclin 1105
– Endokarditis 1128
– Endophthalmitis 274
– Erregernachweis 1105
– Harnwegsinfektionen 1128
– Hautinfektionen 1128
– Hautmilzbrand 652
– Katheter-assoziierte Infektionen 1128
– Lebensmittelvergiftung 457, 1128
– Meldepflicht 653, 1105
– Nabelstumpfinfektionen 1128
– Nachweis 653
– Osteomyelitis 587
– Patientenisolierung 1105
– Penicillin 1105
– Pneumonie 1128
– Shunt-Infektionen 1128
– Virulenzfaktoren 653

Bacteroidaceae 524
– Antibiotika 524
– Dekubitalulzera 524
– Fasziitis, nekrotisierende 524
– Hirnabszess 524
– Pneumonie 524
Bacteroides 524, 1129
– Abszess 524, 1129
– Adnexitis 571
– fragilis 524
– Hautinfektionen 1025
– Hirnabszess 236
– intraabdominelle Infektionen 524, 1129
– Kolpitis 561
– Osteomyelitis 587
– Otitis media 291
– Peritonitis 524
– Pylephlebitis 397
– Senioren 1025
– Sepsis 1129
– Thrombophlebitis 393
– Vaginose 1129
– Weichteilinfektionen 624, 627, 1025
– Wundinfektionen 1129
Bairnsdale-Ulzeration
– Mycobacterium 1140
Bakteriämie
– Achromobacter 1128, 1143
– Acinetobacter 1126
– Agrobacterium-yellow-group 1127
– Bacillus 1128
– Bordetella 1130
– Borreliose 665
– Campylobacter 438
– Capnocytophaga 1131
– Dysgonomonas 1134
– Eikenella 1135
– Enterobacteriaceae 1026
– Enterococcus 1026
– Escherichia 1026
– Fusobacterium 297, 1137
– Karbunkel 639
– Kingella 1138
– Lepra 663
– Mycoplasma 567
– Nocardia 1142
– Ochrobactrum 1143
– Peptostreptococcus 1143
– Plesiomonas 1135
– Pseudomonas 1145
– Rhizobium 1127
– Rothia 1147
– Senioren 1025
– Shewanella 1147
– Staphylococcus 1026, 1147
– Stenotrophomonas 1148
– Streptococcus 1026
– Tsukamurella 1148
– Weichteilinfektionen 623
Bakterien 1125
– Adhäsine 17
– Aggressine 18
– anaerobe
– – Peritonitis 525
– Antibiotikaresistenz 23
– Antigenvariation 21
– Antiphagozytose 23
– Autoimmunität 19
– Biofilm 22
– Bluttransfusion 953
– Dosis, letale 16
– Eisen 21
– Erreger-Wirt-Beziehung 15
– – Invasion 15
– – Resultat 15
– – Schädigung 15

Bakterien, Erreger-Wirt-Beziehung
– – Verbreitung und Vermehrung 15
– grampositive
– – Sepsis 1088
– Hautinfektionen 636
– IgA-Protease 21
– Immunität 20
– Immuntoleranz 20
– Impedine 18
– Invasine 18
– Kalzifizierung 21
– Koch-Henlesche Postulate 16
– Krebserkrankungen 60
– Mimikry, molekulare 19
– Moduline 20
– NK-Zellen 43
– Pathogenese, allgemeine 15
– Pathogenitätsfaktoren 17
– – Ausbreitung 22
– – Mechanismen 17
– Pathogenitätsinsel 23
– Resistenz 20
– Sekretionssysteme 23
– Steinbildung 21
– Transplantation 964
– Variabilität, genetische 23
– Virulenz 16
Bakterienruhr 437
– Shigella 439
Bakteriophage
– Pathogenitätsfaktoren 23
Bakteriurie
– Harnwegsinfektionen 538
Balanoposthitis
– Candidose 698
Balantidium 1152
– Diarrhö 1152
Ballonpumpe 402
Bandwürmer
– Benzimidazole 163
– Fischbandwurm 1152
– Niclosamid 169
– Praziquantel 168, 169
– Rinderbandwurm 1156
– Schweinebandwurm 1156
Bang-Krankheit
– Brucella 1130
Barrier nursing
– hämorrhagisches Fieber, virales 899
Bartholinitis
– Peptostreptococcus 1144
Bartonella 654
– Angiomatose, bazilläre 654
– Hepatitis 489
– Katzenkratzkrankheit 654
– Nachweis 655
– Oroya-Fieber 655
– Transplantation 963
– Wolhynisches Fieber 655, 685
Basaliom 844
– Schwimmbadgranulom 658
Bauchdecke
– Peritonitis 529
Bauchhöhleninfektion 521
BCG (Bacillus Calmette-Guérin)
– Tuberkulose 799
Beatmungspneumonie 323
– Pseudomonas 1145
– Stenotrophomonas 1148
Behçet-Krankheit
– Ulkus, genitales 740
Bejel 654
Benzathin-Penicillin 100
– Proktitis 462
– Syphilis 811
Benzimidazole 92
– Albendazol 163
– Helminthen 163

Sachregister

Benzimidazole
– Mebendazol 163
– Zytomegalievirus 92
Benzocain
– Hand-Fuß-Mund-Exanthem 725
Benzodiazepine
– Prion-Erkrankungen 909
– Tetanus 259
Benzylpenicillin 99
Bettwanzen 688
Beulenpest 651
Bickerstaff-Enzephalitis 257
Bifidobacterium 1129
– Abszess 1129
– Geschlechtsorgan-Infektionen, weibliche 1129
– Karies 1129
– Otitis 1129
– Wundinfektionen 1129
Bifonazol
– Dermatomykose 695
Bilharziose 672
– Effloreszenz 673
– Fistel 673
– Granulom 673
– Leberinfektionen 489
– Ödem 673
– Praziquantel 673
– Schistosoma 672, 1156
– Urtikaria 673
Bilirubin 508
– Hepatitis 484
Biofilm
– Bakterien 22
– Implantat, medizinisches 22
Bioterrorismus 1103
– Agens-Ausbreitung 1106
– Antibiotika 1110
– Bacillus 652, 1104, 1105
– Botulinumtoxin 1104
– Burkholderia 1104
– Erreger 1104
– – Klassifizierung 1105
– – Nachweisverfahren 1109
– Francisella 652, 1109, 1137
– Impfung 1110
– Lebensmittelvergiftung 1104
– Nukleinsäure 1110
– Pockenvirus 708, 1104, 1107
– Ricin 1104
– Salmonella 1104
– Shigella 1104
– Variolavirus 708
– Waffen, biologische 1104
– Yersinia 1104, 1109
Bismuthsubsalizylat
– Escherichia 448
Bissverletzung 627
– s.a. Weichteilinfektionen
– Actinobacillus 1127
– Capnocytophaga 1132
– CDC-Gruppe EF 1132
– Eikenella 1135
– Fusobacterium 1137
– HIV-Infektion 628
– – Prophylaxe, postexpositionelle 630
– Katzenkratzkrankheit 654
– Moraxella 1140
– Neisseria 1142
– Pasteurella 1143
– Porphyromonas 524, 1144
– Prevotella 524
– Staphylococcus 1147
– Tollwut 248, 627
– Tollwut-Virus 249
– Veillonella 1148
BK-Virus 248, 1037
– Immunsuppression 1037

BK-Virus
– Nephropathie 248
– Stammzelltransplantation 1041
– Zystitis 248
– Zystitis, hämorrhagische 1037
Blase, hämorrhagische
– Erysipel 643
Blasenbilharziose 673
– Harnwegsinfektionen 539, 543
– Infektionen, importierte 1073
– Metrifonat 546
– Praziquantel 546
– Schistosoma 539, 1156
– Zystitis 539, 543
Blastomyces
– Amphotericin B 141
Blepharitis
– Candidose 698
– Herpes-simplex-Virus 702
– Keratitis 271
Blepharokonjunktivitis
– Moraxella 1139
Blut
– Diagnostik 215
Blut-Liquor-Schranke 222
Blutbild 205
– CMV-Infektion 205
– EBV-Infektion 205
– HIV-Infektion/AIDS 205, 880
– Peritonitis 530
– rotes 205
– weißes 205
Blutdruck
– Tetanus 259
Blutsenkungsgeschwindigkeit (BSG) 206
Bluttransfusion 944
– Anamnese 956
– Anellovirus 948
– Babesia 956
– Bakterien 953
– – Keimvermehrung 953
– – Therapie 954
– Brugia 956
– Creutzfeldt-Jakob-Krankheit 952
– Desinfektion 958
– Dura mater 952
– Enzephalopathie 952
– Epstein-Barr-Virus 950
– Erythrozyten 953
– Gonadotropin 952
– Hantavirus 952
– Helminthen 956
– Hepatitis 944
– Hepatitisvirus 945
– Herpes-simplex-Virus 951
– Herpesvirus 949
– – humanes 950
– HI-Virus 949
– Immundefekte 949
– Infektionen
– – iatrogene Übertragung 944
– – importierte 955
– – nosokomiale 944
– Labortest 945, 958
– Leishmania 956
– Leukozyten-Depletion 959
– Loa 956
– Lymphozyten 949
– Masern 951
– Mumps 951
– Parvovirus B19 951
– Plasmodium 957
– Prion-Erkrankungen 952
– Protozoen 955
– Retroviren 948
– Risikogruppe 945
– Röteln 951

Bluttransfusion
– Rückverfolgung 959
– SARS (severe acute respiratory syndrome) 951
– Sepsis 954
– Sicherheit 944, 956
– Spenderausschluss 956
– Syphilis 955
– T-Zell-Leukämievirus, humanes 948
– Thrombozyten 953
– Transfusionsgesetz 956
– Trypanosoma 955
– Varicella-Zoster-Virus 951
– Viren 945
– West-Nil-Virus 951
– Wuchereria 956
– Zytomegalievirus 949
– – Labortest 949
Body cavity-based lymphoma
– Herpesvirus, humanes 8 58
Body packer-Syndrom
– hämorrhagisches Fieber, virales 898
Borderline-Lepra
– Mycobacterium leprae 1141
Bordetella 1129
– Bakteriämie 1130
– Erregernachweis 320
– Hautinfektionen 1130
– Impfung 320
– Keuchhusten 320
– Makrolide 320
– Ohreninfektionen 1130
– Patientenisolierung 320
– pertussis 320, 1130
– Respirationstrakt-Infektionen 1130
– Tracheobronchitis 314
– Übertragung 320
– Wundinfektionen 1130
Borkenflechte
– Staphylococcus 754
Borkenkrätze 679
Borna-disease-Virus (BDV) 1116
Bornholm-Krankheit
– Coxsackie-Virus 363
Borrelia 1130
– Arthritis, Infekt-assoziierte 604
– Bluttransfusion 953
– Borreliose 664
– burgdorferi 664
– – Mimikry, molekulare 19
– – Lyme-Borreliose 816
– Fazialisparese 255
– Hirnblutung 1130
– Kleiderläuse 1130
– Läuserückfallfieber 1130
– Leberversagen 1130
– Meldepflicht 1130
– Meningitis 227, 234
– Myokarditis 1130
– Rückfallfieber 685
– Zeckenrückfallfieber 1130
Borrelien-Enzephalomyelitis
– Lyme-Borreliose 819
Borrelien-Lymphozytom
– Lyme-Borreliose 817
Borreliose
– Akrodermatitis chronica athrophicans 664
– Antibiotika 666
– Azithromycin 667
– Bakteriämie 665
– Borrelia 664
– Cephalosporine 107
– Differentialdiagnose 665
– Doxycyclin 667
– Erregernachweis 666
– Erythema migrans 664
– Haut 664
– Ixodes 664
– Krankheitsstadien 664

Borreliose
– Lyme-Arthritis 665
– Lymphozytom 664
– Neuroborreliose 666
– Penicillin 103
– Prophylaxe 667
– Symptome 665
Botulinumtoxin
– Bioterrorismus 1104
Botulismus 260
– Clostridium 260
– Diarrhö 434
– Lebensmittelvergiftung 260
– Meldepflicht 261
– Säuglinge 261
Boutonneuse-Fieber 737
Bowen-Krankheit 844
– Hauttuberkulose 735
– Schwimmbadgranulom 658
– Zellulitis, perianale 649
Brazilian purpuric fever
– Haemophilus 1138
– Konjunktivitis 269
Bremsen
– Hautinfektionen 689
Brill-Zinsser-Krankheit 737
Brivudin 76
– Herpes-simplex-Virus 77, 1000
– Immunsuppression 1055
– Nekrose-Syndrom, akutes retinales 276
– Varicella-Zoster-Virus 77, 1000
– Varizellen 717
– Zoster 705
Bronchialkarzinom
– Pleuritis 349
Bronchiolitis
– Respiratory-syncytial-Virus 336
Bronchitis
– Cephalosporine 109
– Chlamydia 334
– chronische 316
– – Adenoviren 317
– – Aminopenicillin 319
– – Antibiotika 319
– – Cephalosporine 319
– – Chronic obstructive lung disease 317
– – Chronic obstructive pulmonary disease 317
– – Differentialdiagnose 317
– – Dyspnoe 317
– – Enterobacteriaceae 317
– – Fluorochinolone 319
– – Haemophilus 317, 318
– – Husten 316
– – Impfung 319
– – Parainfluenzavirus 315
– – Pneumonie 327
– – Procalcitonin 319
– – Pseudomonas 317
– – Risikofaktoren 317
– – Schimmelpilze 317
– – Staphylococcus 317
– – Streptococcus 317
– – Volkskrankheit 317
– Ketolide 122
– Nocardia 1142
– Penicillin 104
– Respiratory-syncytial-Virus 336
Bronchopneumonie
– Leishmania 1154
– Rhodococcus 1146
Brucella 1130
– Arthritis 1130
– – Infekt-assoziierte 605
– Bang-Krankheit 1130
– Bluttransfusion 953
– Brucellose 1130
– Endokarditis 1130

Sachregister

Brucella
- Hepatitis 1130
- Hepatosplenomegalie 1130
- Lungenabszess 1130
- Lymphadenopathie 1130
- Maltafieber 1130
- Meldepflicht 1131
- Meningitis 227, 234
- Meningoenzephalitis 1130
- Orchitis 1130
- Osteomyelitis 586
- Pneumonie 1130
- Radikulitis 1130
- Transplantation 962

Brucellose
- Brucella 1130
- Erregerpersistenz 18
- Gelenkinfektionen 602
- Geschlechtsorgan-Infektionen, männliche 580
- Hepatitis 489
- Infektionen, importierte 1073
- Osteomyelitis 586, 588

Brugia
- Bluttransfusion 956
- Diethylcarbamazin 165
- Doxycyclin 167
- Elephantiasis 1153
- Eosinophilie 1153
- Filariose 676, 1153
- Mücken 1153

Brushing-Methode
- Infektionen, Katheter-assoziierte 928

BSE 902

Bubo
- Lymphogranuloma venereum 742
- Syphilis 804
- Ulcus molle 743

Büffelpockenvirus 1107

Bulla repens 641
- Differentialdiagnose 641
- Komplikationen 641
- Panaritium 642
- Paronychie 642
- Staphylococcus 641
- Streptococcus 641

Bundesamt für Gesundheit, Schweiz 185

Bunyaviridae
- Virusenzephalitis 246

Burkholderia 1131
- Bioterrorismus 1104
- Cepacia-Syndrom 1131
- Hautinfektionen 1131
- Hepatitis 489
- Lungenabszess 1131
- Lungeninfektionen 1131
- Melidiosis 1131
- Mukoviszidose 1078, 1131
- Muskelinfektionen 1131
- Septikämie 1131
- Sinusitis 283

Burkitt-Lymphom
- Epstein-Barr-Virus 57
- HIV-Infektion/AIDS 58

Buruli-Ulkus 658
- Antibiotika 659
- Differentialdiagnose 659
- Erregernachweis 659
- Exzision 659
- Immunreaktion 658
- Infektionen, importierte 1072
- Mycobacterium 658
- Osteomyelitis 658
- Rifampicin 659
- Streptomycin 659
- Symptome 658

Buruli-Ulzeration
- Mycobacterium 1140

Buschke-Löwenstein-Tumor 844

C

C-Chemokine 44
CagA-Protein
- Helicobacter 415, 416
Calabar-Schwellung
- Bluttransfusion 956
- Loa 1153
Calcitonin 207
Caliciviren 433
- Meldepflicht 433
Calliphora
- Myiasis 690
Calymmatobacterium
- Granuloma inguinale 743
Campylobacter 437
- Antibiotika 438
- Arthritis, reaktive 438
- Bakteriämie 438
- Diarrhö 434, 437, 446, 1069
- Azithromycin 438
- Flüssigkeits- und Elektrolyten-Ersatz 438
- Enzephalitis 438
- Erregernachweis 438
- Erythromycin 438
- Fieber 1068
- Guillain-Barré-Syndrom 257, 438
- Hygiene 438
- Immunität 438
- Infektionen, importierte 1068, 1069
- Meldepflicht 438, 453
- Thrombophlebitis 438
- Übertragung 437
- Vaskulitis 438
Candida 1040, 1041, 1161
- albicans 1162
- Amphotericin B 141, 149, 1041, 1052
- Arthritis 1163
- Azole 143, 149
- Biofilm 148
- Candidämie 1162
- Candidose 1162
- - vaginale 1040
- Caspofungin 146, 1041, 1052
- Dermatomykose 691
- Echinocandine 149
- Endokarditis 1040, 1163
- Endophthalmitis 274, 1040, 1162
- Fieber, neutropenisches 1034
- Fluconazol 144, 1041, 1051
- glabrata 1162
- Gelenkinfektionen 598
- guilliermondii 1162
- Harnwegsinfektionen 539
- Hautmykose 1040
- HIV-Infektion/AIDS 856
- Immunsuppression 26, 1047, 1051
- Infektionen
- - Fremdkörper-assoziierte 150
- - Implantat-assoziierte 938
- - intraokuläre 274
- - Katheter-assoziierte 925
- - nosokomiale 1040
- Intertrigo 1040
- Itraconazol 144
- Keratitis 271
- Komplikationen 147
- Krankheitstypen 148
- krusei 1163
- lusitaniae 1163
- Mukoviszidose 1078
- Mundsoor 1040
- Nachweisverfahren 1040
- Onychomykose 694, 1162
- Organmykose 149, 1162
- Organtransplantation 1045
- Ösophagitis 413, 1040
- - HIV-Infektion/AIDS 856, 874

Candida
- Osteomyelitis 1163
- parapsilosis 1163
- Paronychie 642
- Posaconazol 145
- Pyodermie, follikuläre 639
- Racheninfektionen 295
- Risikofaktoren 149, 1040
- Sepsis 1162
- Soor-Kolpitis 562
- Stomatitis
- - HIV-Infektion/AIDS 884
- Therapie 148
- Thrombophlebitis 392
- tropicalis 1163
- Voriconazol 145, 1041, 1052
Candidämie 1162
- Therapie 148
Candidose 697, 1162
- Abstrich 698
- Amphotericin B 699
- anale
- - Zellulitis 649
- Antimykotika 699
- Balanoposthitis 698
- Berufskrankheit 698
- Blepharitis 698
- Cheilitis 698
- Clotrimazol 699
- Diabetes mellitus 697
- Differentialdiagnose 697
- Effloreszenz 698
- Erreger
- - Nachweis 699
- - Spektrum 697
- Erythem 698
- Fluconazol 699
- genitale 698
- Haut 697
- HIV-Infektion/AIDS 856, 882
- Immundefekte 697
- Intertrigo 636, 698
- Ketoconazol 699
- Kolpitis 698
- komplizierte 562
- Miconazol 699
- mukokutane 698
- Nystatin 699
- orale 698
- Paronychie 698
- Partnerbehandlung 699
- Perlèche 698
- Risikofaktoren 697
- Säuglinge 697
- Soor-Kolpitis 562
- Stomatitis 698
- Therapie 148
- Urethritis 698
- vaginale 698, 1040
- - Kolpitis 560
Canyonblocker 93
Capillary-leak-Symptom
- Lassavirus 1120
Capnocytophaga 1131
- Arthritis 1132
- Bakteriämie 1131
- Bissverletzung 1132
- Endokarditis 1132
- Endometritis 1131
- Meningitis 1132
- Parodontitis 1131
- Pneumonie 1132
- Schock, septischer 1132
- Sepsis 1131
- Weichteilinfektionen 628
- Wundinfektionen 1132
- Zellulitis und Phlegmone 645, 1132
Carbapeneme 109
- Angiopathie 111

Carbapeneme
- Hirnabszess 111
- Infektionen, Katheter-assoziierte 929
- Infektionen, nosokomiale 111
- Klebsiella 529
- Pankreatitis 517
- Pneumonie 341
- Reaktion, allergische 111
- Resistenz 111
- Weichteilinfektionen 111
- Zellulitis und Phlegmone 646
Cardiobacterium 1132
- Endokarditis 1132
- HACEK-Gruppe 1132
- Wundinfektionen 1132
CARS (compensatory antiinflammatory response syndrome)
- Sepsis 1092
Caspofungin 146
- Aspergillose 1051
- Aspergillus 146, 1039
- Candida 146, 1041, 1052
Castleman-Syndrom
- Herpesvirus, humanes 722
Cava-Schirm-Infektionen 404
- Staphylococcus 404
CC-Chemokine 44
CCHF-Virus 896
- Übertragung 897
CD-System 41
CD1 47
CD14 208
- Bakterien 20
CD152 49
CD154 49
CD28 49
CD3-Komplex 46
CD4-Zellen 46
- HIV-Infektion/AIDS 854, 866, 872
- Parasiten 35
- Viren 6
CD40 49
CD40/CD40L-System 49
CD8-Zellen 46
- HIV-Infektion/AIDS 862
- Parasiten 35
CD80 49
CD86 49
CD95 48
- Viren 9
CDC-Gruppe EF 1132
- Bissverletzung 1132
CDC-Gruppe II 1133
- Meningitis 1133
Cefadroxil 109
Cefalexin 109
Cefazolin 105
- Staphylococcal toxic shock syndrome 731
Cefepim 106
- Thrombophlebitis 396
Cefixim 109
Cefotaxim
- Abszess, epiduraler 243
- Herdenzephalitis 241
- Zellulitis und Phlegmone 646
Cefotiam 106
Cefoxitin 106
Cefpodoxim
- Pneumonie 337
Cefpodoxim-Proxetil 109
Ceftazidim
- Endophthalmitis 275
Ceftibuten 109
Ceftriaxon
- Aneurysma, mykotisches 400
- Herdenzephalitis 241
- Proktitis 462
- Syphilis 811

Sachregister

Ceftriaxon
– Thrombophlebitis 393
– TIPS-Infektionen 404
– Ulcus molle 743
– Whipple-Krankheit 431
– Zellulitis und Phlegmone 646
Cefuroxim 106
– Erysipel 644
– Pneumonie 337
– Zellulitis und Phlegmone 646
Cellulitis
– siehe Zellulitis
Cepacia-Syndrom
– Burkholderia 1131
Cephalexin 109
Cephalosporine 105
– Atemwegsinfektionen 109
– Borreliose 107
– Bronchitis 109
– – chronische 319
– Cholangitis 107
– Cholezystitis 107
– Ekthym 641
– Endokarditis 107, 389
– Enterococcus 526
– Erysipel 644
– Fibrose 107
– Fusobacterium 297
– Granulozytopenie 1050
– Harnwegsinfektionen 107
– Hautinfektionen 107
– Herpes-simplex-Enzephalitis 252
– Hirnabszess 238
– Impetigo contagiosa 641
– Infektionen
– – Katheter-assoziierte 929
– – nosokomiale 106
– – Prothesen-assoziierte 935, 938
– Klebsiella 529
– Laryngitis 309
– Meningitis 107, 231, 235
– Neutropenie 107
– orale 107
– Otitis
– – externa 107
– – media 109, 289, 291
– parenterale 105
– Pharyngitis 109
– Pneumonie 107
– Respirationstrakt-Infektionen 107
– Sepsis 107
– Sialadenitis 304
– Sinusitis 109, 284
– Staphylococcus 759
– Streptococcus 302, 376
– Typhus/Paratyphus 456
– Weichteilinfektionen 107, 625, 629
– Wundinfektionen 107
– Yersinia 441
– Zellulitis und Phlegmone 646
Ceratophyllus
– Hautinfektionen 683
Cetylpyridiniumchlorid
– Hand-Fuß-Mund-Exanthem 725
Chagas-Krankheit 671
– Bluttransfusion 955
– Infektionen, importierte 1073
– Trypanosoma 1158
Charcot-Trias 507
Cheilitis
– Candidose 698
Chemokin-Rezeptor
– CCR5 6
– CXCR4 6
Chemokine 20, 44
Chemosis
– Infektionen, intraokuläre 275
Chemotaxis
– Zytokine 20

Chemotherapeutika
– antibakterielle 96
– antimykotische 138
– antiparasitäre 153
– antivirale 71
– Meningitis 232
Cheyletiella
– Cheyletiellose 682
Cheyletiellose 682
– Cheyletiella 682
– Papel 682
Chikungunya-Virus 1116
– Fieber, hämorrhagisches virales 1116
– Infektionen, importierte 1074
– Meldepflicht 1117
Chinin 155
– Hypoglykämie 156
– Hypotonie 156
– Malaria 154, 155, 828, 834
– Plasmodium 155
Chinolone 125
– Harnwegsinfektionen 127
– Thrombophlebitis 393
– Toxizität 125
– Typhus/Paratyphus 456
Chlamydia
– Adnexitis 571
– Antikörper 334
– Arthritis 553
– Infekt-assoziierte 604
– Azithromycin 334
– Bronchitis 334
– Candidose 698
– Clarithromycin 334
– Endometritis 552
– Epididymitis 552
– Erregernachweis 326
– Erythromycin 334
– Fluorchinolone 334
– Geschlechtsorgan-Infektionen, männliche 580
– Hepatosplenomegalie 326
– HIV-Infektion/AIDS 873
– Infektionen, importierte 1073
– Kinder 334
– Kolpitis 561
– Konjunktivitis 264, 553
– Lymphogranuloma venereum 553, 741
– Meldepflicht 326, 553
– Mimikry, molekulare 19
– Neugeborene 553
– Ornithose 326
– Perihepatitis 552
– Pharyngitis 334
– pneumoniae 334
– Pneumonie 323, 326, 334, 553, 1022
– Proktitis 461
– Prostatitis 552
– psittaci 326
– Psittakose 326
– Roxithromycin 334
– Salpingitis 552
– Senioren 1022
– Tetracycline 326, 334
– Tracheobronchitis 314
– trachomatis 552
– – Varianten 552
– Transplantation 962
– Übertragung 326
– Urethritis 553
– Zervizitis 552, 568
Chloraldurat
– Tracheobronchitis 316
Chloramphenicol 134
– Anämie, aplastische 135
– Ehrlichiose 135
– Grau-Syndrom 135
– Hirnabszess 135

Chloramphenicol
– Leukämie 135
– Meningitis 135
– Pest 651
– Rickettsiose 135
– Schwangerschaft 135
– Toxizität 135
– Typhus 456
Chloroquin 156
– Malaria 156, 834, 836
– Plasmodium 156
– Resistenz 156
Cholangiom
– Ophistorchis 61
Cholangiopathie
– HIV-Infektion/AIDS 876
Cholangitis 505
– Ascaris 453
– Cephalosporine 107
– Charcot-Trias 507
– chronische 510
– Cryptosporidium 1152
– Enterobacteriaceae 1135
– Erregernachweis 508
– Gallensteine 506
– Hepatitis 493
– Klebsiella 529
– Pankreatitis 515
– Pylephlebitis 397
– Rothia 1147
– Shewanella 1147
– TIPS-Infektionen 403
Choledocholithiasis 506
Cholera
– Diarrhö 434
– Impfung 453
– Vibrio 1149
Cholestase
– Cholezystitis/Cholangitis 508
Cholesteatom 290, 292
Cholezystektomie 506, 510
Cholezystitis 505
– akalkuläre 507
– akute 506, 507
– Ascaris 453
– blande 508
– Cephalosporine 107
– chronische 507
– emphysematöse 507, 510
– Erregernachweis 508
– fulminante 507
– Gallensteine 506
– gangränöse 507
– Ileus 508
– Komplikationen 507
– Murphy-Zeichen 508
– Obstruktion 508
– Perforation 507, 510
– Peritonitis 507, 510, 522
Cholezysto-Cholangiographie 509
Cholezystolithiasis 506, 508, 510
Chorioiditis 274
– Pyrimethamin 276
– Sulfonamide 276
– Varicella-Zoster-Virus 275
Choriomeningitis, lymphozytäre
– Lassa-Fieber 893
Choriomeningitisvirus
– Meningitis 244
Chromobacterium 1132
– Hautinfektionen 1132
– Leberabszess 1132
– Septikämie 1132
– Wundinfektionen 1132
Chromoblastomykose
– Hauttuberkulose 734
– Mykose, subkutane 691, 699
Chronic obstructive lung disease
– Bronchitis, chronische 317

Chronic obstructive pulmonary disease
– Bronchitis, chronische 317
Chronic pelvic pain syndrome 580
Chronic wasting disease 902
Chryseobacterium 1133
– Meningitis 1133
– nosokomiale Infektionen 1133
– Pneumonie 1133
– Sepsis 1133
Chrysops
– Loiasis 676
Ciclopirox
– Dermatomykose 695
Ciclosporin
– Transplantation 966
Cidofovir 78
– Adenoviren 79
– Epstein-Barr-Virus 79
– Herpes-simplex-Virus 79
– Immunsuppression 1052
– Molluscum contagiosum 707
– Nephropathie 79
– Papillomaviren 79
– – humane 842
– Pockenvirus 709, 1108
– Polyomaviren 79, 249
– Poxviren 79
– Vacciniavirus 708
– Varicella-Zoster-Virus 79
– Zytomegalievirus 79
Cimex
– Wanzen 688
Cimicose
– Wanzen 688
Ciprofloxacin 125
– Bacillus 1105
– Diarrhö 445
– Enteritis
– – Salmonella 436
– Hautmilzbrand 653
– Otitis media 291
– Pest 651
– Shigella 439
– Typhus/Paratyphus 456
– Ulcus molle 743
Citrobacter
– Diarrhö 437
Clarithromycin 117
– Chlamydia 334
– Haemophilus 318
– Helicobacter 417
– Keuchhusten 322
– Mageninfektionen 424
– Mycobacterium-avium-intracellulare-Komplex 660
– Otitis media 289
– Pneumonie 337
– Rickettsiose 739
– Schwimmbadgranulom 658
Clavulansäure 104
– Thrombophlebitis 393
– Weichteilinfektionen 629
Clinafloxacin
– Pleuritis 352
Clindamycin 118
– Enterococcus 526
– Gardnerella 566
– Mycoplasma 567
– Pyodermie, follikuläre 639
– Sinusitis 284
– Staphylococcal scalded skin syndrome 730
– Staphylococcal toxic shock syndrome 731
– Staphylococcus 759
– Streptococcal toxic shock syndrome (STSS) 729
– Streptococcus 302
– Thrombophlebitis 394

Sachregister

Clindamycin
- Ureaplasma 567
- Vaginose, bakterielle 564
- Weichteilinfektionen 622, 626
- Zellulitis und Phlegmone 646

Clofazimin
- Lepra 663

Clonorchis
- Praziquantel 169
- Tumor 60

Clostridium
- Botulismus 260
- Diarrhö 437
- – Antibiotika-assoziierte 459
- – HIV-Infektion/AIDS 875
- Hautinfektionen 1025
- Kolpitis 561
- Lebensmittelvergiftung 260, 457
- Meldepflicht 261
- Osteomyelitis 587
- Senioren 1025, 1028
- Tetanus 258
- Weichteilinfektionen 618, 1025
- Wundinfektionen 260

Clotrimazol
- Candidose 699
- Dermatomykose 695

CMV-Reaktivierung 206

Co-trimoxazol 134
- Geschlechtsorgan-Infektionen, männliche 582
- Granuloma inguinale 744
- Immunsuppression 1054
- Mykobakteriose, atypische 660
- Pneumocystis 1033
- Whipple-Krankheit 431

Coccidioides
- Amphotericin B 141
- Azole 143
- HIV-Infektion/AIDS 872
- Meningitis 234

Colistinmesilat 137
- Schwangerschaft 138

Colitis
- ulcerosa
- – Proktitis 461

Combustio
- Bulla repens 641

Community-acquired pneumonia 323

Computertomographie
- Cholezystitis/Cholangitis 510

Condylomata
- acuminata 843
- – HIV-Infektion/AIDS 875, 884
- – Imiquimod 92
- gigantea 844
- lata
- – Syphilis, endemische 654
- Papillomaviren, humane 55
- planae 843
- Syphilis 804

Congenital rubella syndrome 989

Coronaviren
- Racheninfektionen 293
- Rhinitis 280

Corynebacterium
- Antibiotika 300
- Augeninfektionen 1133
- Bindehautinfektionen 299
- diphtheriae 299, 300
- Diphtherie 299, 300, 650
- Endokarditis 1133
- Erythrasma 637
- Erythromycin 300
- Fremdkörper-assoziierte Infektionen 1133
- Harnwegsinfektionen 1133
- Hautinfektionen 299
- Immunsuppression 299

Corynebacterium
- Impfung 300
- Intertrigo 636
- Konjunktivitis 264
- Meldepflicht 300, 650
- Meningitis 1133
- Myokarditis 299
- Neuropathie 299
- nosokomiale Infektionen 1133
- Ösophagitis 413
- Patientenisolierung 300
- Penicillin 300
- Racheninfektionen 299, 300
- Respirationstrakt-Infektionen 299
- Vaginalinfektionen 299
- Wundinfektionen 1133

Coxiella 1133
- Endokarditis 1134
- Hepatitis 1134
- Hepatosplenomegalie 1134
- Meldepflicht 1134
- Pneumonie 328, 1134
- Q-Fieber 1134

Coxsackie-Virus 363
- Angina, herpetica 363
- Atemwegsinfektionen 363
- Bornholm-Krankheit 363
- Diabetes mellitus 363
- Diarrhö 363
- Erregernachweis 364
- Exanthem 363, 725
- Geschlechtsorgan-Infektionen, männliche 580
- Gianotti-Crosti-Syndrom 723
- Gingivostomatitis 363
- Hand-Fuß-Mund-Exanthem 363, 724
- Hygiene 364
- Immunsuppression 363
- Kapsid-Hemmer 364
- Konjunktivitis, hämorrhagische 363
- Meningitis 243
- Meningoenzephalitis 363
- Myokarditis 361, 363
- Paralyse 363
- Perikarditis 363
- Pharyngitis 363
- Pneumonie 363
- Respirationstrakt-Infektionen 363
- Schwangerschaft 363
- Sommergrippe 363
- Übertragung 363
- Virusmyelitis 253
- ZNS-Infektionen 363

CRB-65-Index
- Pneumonie 325

Credé-Prophylaxe
- Konjunktivitis 270

Creutzfeldt-Jakob-Krankheit 902, 904
- Bluttransfusion 952
- Gerstmann-Sträußler-Scheinker-Syndrom 904
- Insomnie, tödlich familiäre 904
- Transplantation 963

Crohn-Krankheit
- Mycobacterium 1140
- Nitroimidazole 130
- Proktitis 461
- Ulkus, genitales 740
- Weichteilinfektionen 624

CRP (C-reaktives Protein) 204, 207
- Endokarditis 382

Cryptococcom 1164

Cryptococcus 1163
- 5-Flucytosin 143
- Amphotericin B 141, 151, 1035

Cryptococcus
- Cryptococcom 1164
- Fluconazol 151, 1035
- Flucytosin 1035
- HIV-Infektion/AIDS 26, 151, 857, 872, 877, 1035
- Immundefekte 151
- Immunsuppression 1035, 1047
- Meningitis 26, 234, 1164
- Meningoenzephalitis 1164
- Nachweisverfahren 1035
- neoformans 1035
- Osteomyelitis 1164
- Therapie 150
- Zellulitis und Phlegmone 645
- ZNS-Infektionen 1035

Cryptosporidium 1152
- Cholangitis 1152
- Diarrhö 1152
- – HIV-Infektion/AIDS 448, 875
- Hepatitis 1152
- HIV-Infektion/AIDS 873, 1152
- Meldepflicht 453
- Pankreatitis 1152

Ctenocephalides
- Hautinfektionen 683

CTLA4 49

Culex
- Hautinfektionen 689

Culicoides
- Hautinfektionen 689

Cullen-Zeichen
- Pankreatitis 515

Cunnighamella
- Therapie 152

CURB-Index
- Pneumonie 325

CURB-Score
- Senioren 1023

CXC-Chemokine 44

Cyclin-dependent kinase (CDK) 61

Cycline
- Zellzyklus 61

Cyclospora
- Diarrhö 1070
- HIV-Infektion/AIDS 873
- Infektionen, importierte 1070
- Sulfamethoxazol 160
- Trimethoprim 160

Cystic-Fibrosis-Transmembrane-Conductance-Regulator (CFTR) 1078

Cytochrom P450
- Protease-Inhibitoren 84
- Reverse-Transkriptase-Inhibitoren, nichtnukleosidische 83
- Senioren 1028

D

Dakryozystitis
- Moraxella 1139
- Rhodotorula 1165
- Shewanella 1147
- Staphylococcus 756

Dalfopristin 118

Dallas-Kriterien
- Myokarditis 370

Dapson
- Lepra 663

Daptomycin 112

Darier-Krankheit
- Ekzema herpeticatum 701

Darmausgang, künstlicher
- Peritonitis 533

Darmbilharziose 673
- Schistosoma 1156

Darmflora
- Enterococcus 526

Darminfektionen 429
- Diarrhö 431
- – Antibiotika-assoziierte 458
- Enteritis/Kolitis 431
- Lebensmittelvergiftung 457
- Proktitis 461
- Typhus/Paratyphus 454
- Whipple-Krankheit 430

Darmprotozoen
- Therapie 159

Darmtrichinose
- Trichinella 1157

Darmtuberkulose 735, 784

Dasselfliege
- Myiasis 690

Decubiti
- Pseudomonas 1145

Defensine 42

Dekubitalgeschwür
- Abszess, epiduraler 242
- Zellulitis und Phlegmone 645

Dekubitalulzera
- Bacteroidaceae 524

Dekubitus
- Senioren 1025

Dellwarze 706, 707

Demenz
- Prion-Erkrankungen 903

Demodex
- Dermatitis 683
- Pyodermie, follikuläre 639

dendritische Zellen 48

Dengue-Fieber 1117
- Infektionen, importierte 1061, 1066, 1074
- Krankheitsübertragung 689
- Malaria 833
- Typhus/Paratyphus 456

Dengue-hämorrhagisches Fieber 1117

Dengue-Schock-Syndrom 1117

Denguevirus 1117
- Hepatitis 467, 488

Depigmentierung
- Pinta 656

De-Ritis-Quotient
- Hepatitis 484

Dermanyssus
- Gamasidiose 682

Dermatitis
- Demodex 683
- Erysipel 643, 644
- Schistosoma 673
- seborrhoische
- – HIV-Infektion/AIDS 884
- Streptococcus
- – perianal 648
- Windel
- – Candidose 698
- Zellulitis und Phlegmone 646

Dermatomyiasis 690

Dermatomykose 26, 690
- Allyle 695
- Antimykotika 695
- Azole 695
- Berufskrankheit 696
- Candida 691
- Candidose 697
- Dermatophytie 691
- DHS-System 691
- Ergosterol 695
- Erreger
- – Nachweis 694
- – Spektrum 691
- Haustiere 696
- Hydroxypyricone 695
- Infektionen, importierte 691
- Kinder 695
- Kontaktpersonen 696
- Malassezia 691
- Meldepflicht 696

Sachregister

Dermatomykose
- Microsporum 691
- Morpholine 695
- Onychomykose 691, 693
- Patientenisolierung 696
- Piedra 691
- Pityriasis versicolor 696
- Rezidive 695
- Tinea 691, 692
- Trichophyton 691
- Trichosporon 691

Dermatophagoides
- Atopie 683

Dermatophyten
- Dermatomykose 26

Dermatophytie 691
- Abwehrmechanismen 691
- Diabetes mellitus 692
- Epidermophyton 691
- Immunreaktion 691
- Infektionsverlauf 691
- Microsporum 691
- Neuropathie, periphere 692
- Risikofaktoren 692
- Trichophytin-Test 691
- Trichophyton 691

Dermatose
- Biopsie 1073
- Infektionen, importierte 1071
- Larva migrans 1072
- Myiasis, subkutane 1072
- Pyodermia 1072
- Tungiasis 1072

Dermis 634

Desinfektion
- Krankenhaushygiene 196

Dexamethason
- Endophthalmitis 275
- Meningitis 232

DHS-System
- Dermatomykose 691

Diabetes mellitus
- Candidose 697
- Coxsackie-Virus 363
- Dermatophytie 692
- Kolpitis 561
- Ösophagitis 412
- Otitis externa 286
- Pleuritis 347
- Pneumonie 327
- Protease-Inhibitoren 84
- Pyodermie, follikuläre 638
- Senioren 1019
- Streptococcus 576
- Transplantation 962
- Wunde, superinfizierte 648

Diagnostik
- Erreger 211
- Untersuchungsmaterial 214
- Untersuchungsmethoden 215
- Vorgehen 213

Diarrhö 431
- Aeromonas 437, 1127
- Anamnese 442
- Antibiotika-assoziierte 458
- – Clostridium 459
- – Differentialdiagnose 460
- – Erregernachweis 460
- – Immundefizite 459
- – Infektionen, nosokomiale 459
- – Kolitis 459
- – Krankenhaushygiene 461
- – Metronidazol 461
- – Rezidiv 460
- – Senioren 459
- – Symptome 460
- – Vancomycin 461
- – Zytotoxizitäts-Test 460
- Ascaris 453
- Azithromycin 445

Diarrhö
- Bacillus 434
- Balantidium 1152
- Campylobacter 434, 437, 446, 1069
- Ciprofloxacin 445
- Citrobacter 437
- Clostridium 437
- Coxsackie-Virus 363
- Cryptosporidium 1152
- Cyclospora 1070
- Dysgonomonas 1134
- Ebola-/Marburg-Fieber 891
- Entamoeba 442, 446, 1069
- Enterobius 452
- Erregerinvasion 437
- Escherichia 447
- – Enterohämorrhagische (EHEC) 437
- – Enterotoxin-bildende (ETEC) 434, 446, 447, 1068
- Flüssigkeits- und Elektrolyten-Ersatz 444
- Giardia 442, 446, 1153
- Giardiasis 1070
- Helminthen 449
- HIV-Infektion/AIDS 448, 857, 874
- – Albendazol 449
- – Cryptosporidium 448
- – Differentialdiagnose 449
- – Microsporum 448
- – Mycobacterium 448
- – Salmonella 448
- – Zytomegalievirus 448
- Infektionen, importierte 1068
- Influenza 778
- Klebsiella 437
- Komplikationen 442
- Krim-Kongo-Fieber 897
- Kryptosporidium 1070
- Lassa-Fieber 894
- Lebensmittelvergiftung 458
- Loperamid 445
- Malaria tropica 446
- Malnutrition 432
- Noroviren 433, 434
- Parasitose 1070
- Patientenisolierung 451
- Plasmodium 446
- Plesiomonas 1135
- Reisediarrhö 445, 1068
- Rotaviren 13, 434
- Salmonella 434, 436, 446
- SARS-Coronavirus 342
- Schistosoma 1156
- Schistosomiasis 1070
- Shigella 437, 439, 446
- Staphylococcus 434
- Stuhluntersuchung 442
- Symptome 442
- Taenia 1156
- Toxin-vermittelte 434
- Trichuris 1158
- Übertragung 434
- Vibrio 437, 1069, 1150
- Whipple-Krankheit 430
- Yersinia 440

Diathese
- hämorrhagische
- – Ebola-/Marburg-Fieber 891
- – Infektionen, importierte 1074

Diethylcarbamazin 165
- Brugia 165
- Drakunkulose 678
- Enzephalitis 165
- Filariose 165, 676
- Helminthen 165
- Loiasis 165, 677
- Wuchereria 165

Difference in time-to-positivity
- Technik 928

Differentialblutbild 204

Dimorphismus
- Pilze 27

Diphtherie
- Corynebacterium 299, 300, 650
- Erregernachweis 650
- Erythromycin 650
- Hautinfektionen 650
- Impfung 650
- Infektionsschutzgesetz 636
- Krankenhaushygiene 650
- Meldepflicht 300, 650
- Penicillin 650
- Racheninfektionen 300
- Staphylococcus 650
- Streptococcus 650
- Ulzera 648, 650
- Wundinfektionen 650

Diphyllobothrium 1152
- Niclosamid 169
- Praziquantel 169
- Vitamin-B^{12}-Mangelanämie 1152

Diszitis
- Abszess, epiduraler 242

Diuretika
- Myokarditis 371

Divertikulitis
- Penicillin 104
- Pylephlebitis 397
- Weichteilinfektionen 624

Dobrava 548

Donovanose 743

Doripenem 110

Dornwarzen 842

Dosis, letale
- Bakterien 16

Douglas-Abszess
- Adnexitis 572

Doxycyclin 122, 157, 167
- Angiomatose, bazilläre 655
- Bacillus 1105
- Borreliose 667
- Brugia 167
- Filariose 167
- Granuloma inguinale 744
- Helminthen 167
- Lymphogranuloma venereum 742
- Malaria 157, 834
- Mykobakteriose, atypische 660
- Onchocerca 167
- Pest 651
- Plasmodium 157
- Pneumonie 337
- Rattenbissfieber 733
- Rickettsiaceae 167
- Rickettsiose 739
- Schwangerschaft 157
- Weichteilinfektionen 629
- Wolbachia 167
- Wuchereria 167
- Zervizitis 569

Dracunculiasis
- Infektionen, importierte 1074

Dracunculus
- Drakunkulose 677
- Metronidazol 159

Drakunkulose 677
- Diethylcarbamazin 678
- Dracunculus 677
- Mebendazol 678
- Ulzera 677

Dreitagefieber 720

Drogenabusus
- Aneurysma, mykotisches 398
- Endokarditis 373
- Hepatitis C 502

Drogenabusus
- Pleuritis 347
- Thrombophlebitis 392

Drüsenfieber, Pfeiffersches
- Epstein-Barr-Virus 298

Dry-Vax
- Pockenvirus 1108

Duke-Kriterien
- Endokarditis 385

Duodenalulzera 412
- Helicobacter 417

Dura mater
- Bluttransfusion 952

Dysgonomonas 1134
- Bakteriämie 1134
- Diarrhö 1134

Dyslipidämie
- Protease-Inhibitoren 84

Dyspepsie
- Mageninfektionen 418

Dysphagie
- Ösophagitis 418

Dysplasie
- HIV-Infektion/AIDS 856

Dyspnoe
- Bronchitis, chronische 317
- HIV-Infektion/AIDS 872
- Tuberkulose 786

Dysurie
- Geschlechtsorgan-Infektionen, männliche 580

E

E6
- Papillomaviren, humane 841
- Tumor 55

E7
- Papillomaviren, humane 841
- Tumor 55

Ebola-Fieber 890
- Affen 890
- Antigennachweis 892
- Apoptose 891
- Diathese, hämorrhagische 891
- Filovirus 890
- Hypotonie 891
- Immunglobuline 892
- Immunisierung 892
- Immunreaktion 891
- Nekrose 890
- nosokomiale Infektionen 890
- Patientenisolierung 892
- PCR 892
- Proteinurie 892
- Schwangerschaft 891
- Symptome 891
- Thrombopenie 892
- Zellkultur 892

Ebolavirus 890
- Hepatitis 488
- Infektionen, importierte 1060
- Übertragung 890

Echinocandine 146
- Candida 149
- Caspofungin 146

Echinococcus
- Albendazol 163, 491, 493
- alveolaris 678
- Antikörper 490
- Biopsie 490
- Echinokokkose 490, 492
- granulosus 492
- Harnwegsinfektionen 539
- Hygiene 491
- Immunsuppression 491
- Impfung 493

Echinococcus
- Infektionen, importierte 492
- Leberinfektionen 490, 491, 492
- Lebertransplantation 491
- Leberzellkarzinom 490
- Mebendazol 163, 491, 493
- Meldepflicht 491, 493
- multilocularis 490
- Operation 491
- Prophylaxe 491, 493
- Punktion-Aspiration-Instillation-Reaspiration 493
- Risikogruppen 490
- Übertragung 490, 492
- Watch and wait-Strategie 493
- Wirte 490, 639
- Zyste 492

Echinococcus granulosum 678
Echinokokkose
- Echinococcus 490, 492
- Harnwegsinfektionen 539, 543

ECHO-Viren 1117
- Atemwegsinfektionen 1118
- Enzephalitis 1118
- Exanthem 725
- Geschlechtsorgan-Infektionen, männliche 580
- Konjunktivitis 1118
- Meningitis 243, 1118
- Myokarditis 362

Econazol
- Dermatomykose 695

EDTA-Blut
- Diagnostik 215

Efavirenz
- HIV-Infektion/AIDS 867

Effekt, zytopathischer 217
Effektorzellen 42
Effektorzytokine 45
Effloreszenz 709
- Bilharziose 673
- Candidose 698
- Exanthem
- – Enterovirus 725
- Flöhe 684
- Formen 709
- Pinta 656
- Pityriasis versicolor 697
- Rickettsiose 737
- Skabies 680
- Strongyloides 675
- Ulcus molle 743
- Varizellen 714
- Wanzen 688
- Zerkariendermatitis 673
- Zweiflügler 689

Eggerthella
- Vaginose, bakterielle 562

EHEC
- siehe Enterohämorrhagische Escherichia coli

Ehrlichia 1134
- Ehrlichiose
- – granulozytäre (HGE) 1135
- – humane monozytäre (HME) 1135
- Lymphadenopathie 1135
- Sennetsu-Fieber 1135
- Zecken 1134

Ehrlichiose
- Chloramphenicol 135
- granulozytäre (HGE)
- – Anaplasma 1135
- – Ehrlichia 1135
- humane monozytäre (HME)
- – Anaplasma 1135
- – Ehrlichia 1135
- Lyme-Borreliose 819

Eikenella 1135
- Arthritis 1135
- Bakteriämie 1135
- Bissverletzung 1135
- Endokarditis 1135
- HACEK-Gruppe 1135
- Lungeninfektionen 1135
- Meningitis 1135
- Weichteilabszess 1135
- Weichteilinfektionen 624, 628
- Wundinfektionen 1135

Eisenmangelanämie
- Hakenwürmer 1154
- Helicobacter 420

Eiweißelektrophorese 206
Ekthym 639
- Antiseptika 641
- Cephalosporine 641
- Differentialdiagnose 641
- Penicillin 641
- Staphylococcus 640
- Streptococcus 640

Ekthyma
- contagiosum
- – Orfvirus 707
- gangraenosum 732

Ektoparasit 30
Ektothrix
- Tinea capitis 694

Ekzem(a)
- anales
- – Zellulitis 649
- – Candidose 697
- – Erythrasma 637
- – Helminthen 672
- herpeticatum 701
- – Aciclovir 701
- – Antiseptika 701
- – Darier-Krankheit 701
- – Famciclovir 701
- – Herpes-simplex-Virus 701
- – Neurodermitis 701
- – Valaciclovir 701
- – Varizellen 717
- Intertrigo 636
- Läuse 686
- Pediculus 1155
- Sarcoptes 679
- Skabies 680
- Trichuris 1158

Elektronenmikroskopie, Erregernachweis 216
Elephantiasis
- Bluttransfusion 956
- Brugia 1153
- Erysipel 643
- Filariose 676
- Granuloma inguinale 744
- Lymphogranuloma venereum 742
- Wucheria 1153

ELISA 216
Embolie
- Aneurysma, mykotisches 398
- Arteriitis 398
- Endokarditis 382
- Pylephlebitis 397
- Thrombophlebitis 392

Embolie, septische
- Infektionen, Katheter-assoziierte 927

Embryopathie
- Herpes neonatorum 999
- Röteln 720, 989
- Rötelnvirus 993
- Varizellen 1000

Empedobacter 1133
Empyem
- Meningitis 225

Empyem
- Pleura
- – Prevotella 1144
- – Fusobacterium 297
- Staphylococcus 754
- subdurales 238
- – Antibiotika 239
- – bildgebende Verfahren 239
- – Drainage, chirurgische 240
- – Enterobacteriaceae 239
- – Enzephalitis 239
- – Hämatom 239
- – Hirnabszess 239
- – Hirntumor 239
- – Kraniotomie 240
- – Leukozytose 239
- – Mastoiditis 239
- – Meningitis 239
- – Otitis media 239
- – Peptostreptococcus 1143
- – Pleozytose 239
- – Sinusitis 239
- – Sinusthrombose 239
- – Staphylococcus 239
- – Streptococcus 239
- Thrombophlebitis 396

Emtricitabin
- HIV-Infektion/AIDS 867, 871

Enanthem 709
- Masern 712
- Scharlach 726
- Varizellen 715

Encephalitozoon
- Albendazol 160

Endokarditis 372
- Abiotrophia 1126
- Abszess 392
- Actinobacillus 1126
- akute 373
- Aminoglykoside 386
- Ampicillin 386
- Anämie 382
- Aneurysma, mykotisches 382, 398
- Antibiotika 386
- Arthralgie 381
- Arthritis 381
- Bacillus 1128
- Befunde 380
- β-Laktam-Antibiotika 386
- Biofilm 22, 378
- Blutkultur 386
- Brucella 1130
- Candida 1040, 1163
- – Amphotericin B 149
- Capnocytophaga 1132
- Cardiobacterium 1132
- Cephalosporine 107, 389
- Chirurgie 389
- Corynebacterium 1133
- Coxiella 1134
- C-reaktives Protein 382
- Differentialdiagnose 385
- Drogenabusus 373
- Duke-Kriterien 385
- Echokardiographie 383
- Eikenella 1135
- Einteilung 373
- Elektrokardiogramm 383
- Embolie 382
- Endophthalmitis 274
- Enterococcus 374, 526
- Erythromycin 389
- Fieber unklarer Ursache 980
- Fluconazol 389
- Fusobacterium 1137
- Gentamicin 386
- Glykopeptide 114, 389
- Granulicatella 1126
- HACEK-Gruppe 1126
- Haemophilus 1138

Endokarditis
- Hautinfektionen 731
- Hemmkonzentration, minimale 386
- Herdenzephalitis 240
- Herzgeräusche 380
- Herzinsuffizienz 380
- Herzklappen 373
- Hirnabszess 237
- Infektionen
- – Implantat-assoziierte 373, 938
- – Katheter-assoziierte 379, 927
- – nosokomiale 373
- Itraconazol 389
- Janeway-Läsionen 380
- Katzenkratzkrankheit 655
- Kingella 1138
- Komplikationen 382
- Levofloxacin 389
- Lungenödem 380
- Micrococcus 1139
- Moraxella 1139
- Myalgie 381
- Mycobacterium 1140
- Nekrose 381
- Neointima 378
- Nitroimidazole 130
- Nonbacterial thrombotic endocarditis 378
- Osler-Knötchen 380
- Pasteurella 1143
- Penicillin 100, 103, 386
- Petechien 380
- Pneumonie 328, 380
- Polypeptid-Antibiotika 138
- Propionibacterium 1144
- Pseudomonas 1145
- Rattenbissfieber 733
- Rhodotorula 1165
- Rifampicin 386
- Risikofaktoren 373
- Roth-Flecke 380
- Rothia 1147
- Sepsis 378
- Splinter-Hämorrhagie 380
- Staphylococcus 374, 756, 1147
- Stenotrophomonas 1148
- Streptococcus 374, 375
- subakute 373
- Tetrazykline 389
- Valvulopathie 373
- von-Reyn-Kriterien 385
- Weichteilinfektionen 623, 628
- Wundinfektionen 379

Endokrinopathie
- Fieber unklarer Ursache 980

Endometritis
- Capnocytophaga 1131
- Chlamydia 552
- Mycoplasma 567
- Neisseria 555
- Peptostreptococcus 1143
- Urethritis 554

Endoparasit 30
Endophthalmitis 273
- Achromobacter 1143
- Acinetobacter 274
- Acremonium 274
- Aspergillus 274, 1038
- Bacillus 274
- Candida 274, 1040, 1162
- Ceftazidim 275
- Dexamethason 275
- endogene 274
- Endokarditis 274
- Enterobacteriaceae 274
- Enterococcus 274
- Erreger 274
- – Nachweis 275
- exogene 274
- Exophiala 274

Endophthalmitis
– Kortikoide 276
– Lincosamine 121
– Mucor 274
– Mydriatika 276
– Ochrobactrum 1143
– Pars-plana-Vitrektomie 276
– Propionibacterium 274, 1144
– Pseudomonas 274
– Rhodotorula 1165
– Rothia 1147
– Staphylococcus 274
– Streptococcus 274
– Vancomycin 275
Endosom 46
Endothelzellen
– Entzündungsreaktion 45
Endothrix
– Tinea capitis 694
Endotoxine 208
– Sepsis 1088, 1090
Endozervizitis
– Neisseria 555
Endozytose
– Viren 6
Enoxacin 125
Entamoeba 442
– Amöbenleberabszess 442
– Amöbenruhr 442
– Diarrhö 442, 446, 1069
– histolytica 671
– HIV-Infektion/AIDS 873
– Hygiene 443
– Immunität 443
– Infektionen, importierte 1069
– Leberinfektionen 491
– Metronidazol 159, 443
– Paromomycin 159, 443
– Peritonitis 443
– Pneumonie 443
– Proktitis 461
Entecavir 78
– Hepatitis 495
– Hepatitis-B-Virus 78, 94, 473
Enteritis 431
– Ascaris 453
– Campylobacter 434, 437
– Diarrhö 432
– Erreger
– – Arthritis, Infekt-assoziierte 604
– Escherichia 447
– infektiöse
– – importierte 1060
– Komplikationen 442
– Krankheitsformen 432
– Meldepflicht 452
– Noroviren 433, 434
– Proktitis 461
– Rotaviren 434
– Salmonella 434, 436, 448
– Strongyloides 1156
– Stuhluntersuchung 442
– Symptome 432, 442
– Yersinia 440
Enteroaggregative Escherichia coli (EAEC) 447
Enterobacter
– Bluttransfusion 953
– Osteomyelitis, posttraumatische 594
– Pankreatitis 515
– Pylephlebitis 397
– Thrombophlebitis 392
– Weichteilinfektionen 624
Enterobacteriaceae 1135
– Abszess 1135
– Adnexitis 571
– Arthritis 1135
– Bakteriämie 1026, 1135

Enterobacteriaceae
– Bronchitis, chronische 317
– Cholangitis 1135
– Cholezystitis/Cholangitis 506
– Diarrhö 1135
– Empyem, subdurales 239
– Endophthalmitis 274
– Geschlechtsorgan-Infektionen, männliche 580
– Harnwegsinfektionen 1023, 1135
– Hautinfektionen 1025
– Hirnabszess 236
– Infektionen
– – Katheter-assoziierte 925
– – nosokomiale 1136
– – Prothesen-assoziierte 937
– Kolpitis 561
– Meningitis 226, 1135
– Otitis externa 286
– Otitis media 287, 291
– Peritonitis 523
– Pleuritis 348, 1135
– Pneumonie 324, 1135
– Pyodermie, follikuläre 638
– Senioren 1023, 1026
– Sepsis 1026, 1135
– Weichteilinfektionen 618, 624, 1025
– Wundinfektionen 1135
Enterobius
– Albendazol 163
– Diarrhö 452
– Hygiene 452
– Juckreiz 452
– Kontaktpersonen 452
– Mebendazol 163
– Therapie 452
– Übertragung 452
– vermicularis 452
Enterococcus 526
– Ampicillin 527
– Antibiotika 526
– Bakteriämie 1026
– Biofilm 526
– Cephalosporine 526
– Clindamycin 526
– Darmflora 526
– Endokarditis 374, 526
– Endophthalmitis 274
– Harnwegsinfektionen 526, 1023
– Hautinfektionen 635, 1025
– Herdenzephalitis 240
– Infektionen
– – Katheter-assoziierte 924
– – Prothesen-assoziierte 932
– Kultur 527
– Meldepflicht 527
– Meningitis 226
– Pankreatitis 515
– Peritonitis 526
– Pleuritis 348
– Resistenz 526
– Senioren 1023, 1026
– Sepsis 526, 1026
– Stent-Infektionen 403
– Teicoplanin 527
– TIPS-Infektionen 403
– Vancomycin 526
– Weichteilinfektionen 1025
– Zellulitis und Phlegmone 645
Enterocytozoon
– Diarrhö
– HIV-Infektion/AIDS 875
Enterohämorrhagische Escherichia coli (EHEC) 447
– Diarrhö 437
– Meldepflicht 453
– Pathogenitätsfaktoren 23
– Rinder 447

Enteroinvasive Escherichia coli (EIEC) 447
Enterokolitis
– HIV-Infektion/AIDS 875
Enteromegalie
– Trypanosoma 1158
Enteropathogene Escherichia coli (EPEC) 447
Enterotoxin-bildende Escherichia coli (ETEC) 447
– Diarrhö 434, 446, 1068
– Infektionen, importierte 1068
Enterotoxine
– Diarrhö 434
Enterotoxische Escherichia coli (ETEC)
– Pathogenitätsfaktoren 23
Enterovirus 1117
– Coxsackie-Virus 363
– Exanthem 725
– Gelenkinfektionen 599
– Geschlechtsorgan-Infektionen, männliche 580
– Hand-Fuß-Mund-Exanthem 724
– Meningitis 234, 243
– Myokarditis 361
– Poliovirus 254
– Virusenzephalitis 246
– Virusmyelitis 253
Entzündungsmediator
– Komplement 44
Entzündungsreaktion 45
Enzephalitis
– s.a. Herdenzephalitis
– s.a. Virusenzephalitis
– Aciclovir 74
– Campylobacter 438
– Diethylcarbamazin 165
– ECHO-Viren 1118
– Empyem, subdurales 239
– Herpes-B-Virus 1119
– Herpes-simplex-Virus 700
– Herpesvirus, humanes 721
– HIV-Infektion/AIDS 873
– Infektionen, importierte 1073
– Influenza 772
– Japan-Enzephalitis-Virus 1120
– LaCrosse-Virus 1121
– Lassa-Fieber 894
– Masern 712
– Masernvirus 713
– Nipahvirus 1121
– Polyomavirus 1121
– Prion-Erkrankungen 903
– Rickettsia 1146
– Rickettsiose 738
– Schwangerschaft 1008
– Vacciniavirus 708
– Varicella-Zoster-Virus 716
– Varizellen 715
– West-Nil-Fieber-Virus 1124
Enzephalopathie
– Bluttransfusion 952
– familiäre spongiforme 904
– feline spongiforme 902
– Hepatitis 484
– HIV-Infektion/AIDS 857
– Keuchhusten 321
– Krim-Kongo-Fieber 897
– Lassa-Fieber 895
– Toxoplasma 1157
– transmissible mink 902
– transmissible spongiforme 902
Enzyme
– lysosomale 42
– Pilze 28
Eosinopenie 205
Eosinophilie 205
– Brugia 1153
– Hakenwürmer 1154

Eosinophilie
– Helminthen 672
– Loa 1153
– Meningitis 235
– Schistosoma 1156
– Trichuris 1158
– Wucheria 1153
EPBD (endoskopische Ballondilatation) 509
Epidemie
– Hepatitis 469, 470
– Noroviren 433
– SARS-Coronavirus 342
Epidemiegesetz 184, 186
Epidemiologie
– Überwachung 179
Epidermis 634
Epidermodysplasia
– verruciformis 843
– – Papillomaviren, humane 55
– – Tumor 843
Epidermolyse
– Staphylococcal scalded skin syndrome 729
Epidermomykose
– Erythrasma 637
Epidermophyton 26
– Dermatomykose 691
– Dermatophytie 691
– Tinea 693
Epididymitis 579
– Chlamydia 552
– Filariose 676
– Neisseria 555
– Urethritis 554
Epiglottis 306
– Erstickungsgefühl 308
– Haemophilus 307
Epiglottitis
– Haemophilus 318
– Tracheobronchitis 316
Epilepsie
– Mefloquin 158
– Taenia 1156
– Thrombophlebitis 396
Epstein-Barr-Virus 297
– Aciclovir 74
– Ausbreitung 12
– Bluttransfusion 950
– Cidofovir 79
– Drüsenfieber, Pfeiffersches 298
– Foscarnet 87
– Gianotti-Crosti-Syndrom 723
– Guillain-Barré-Syndrom 298
– Hepatitis 467, 488
– HIV-Infektion/AIDS 880
– Hyperplasie, pharyngeale lymphatische 298
– Immunsuppression 12, 298, 1047
– Komplikationen 298
– Lymphom 298
– Mononukleose, infektiöse 57, 298, 725
– Myokarditis 362
– Penciclovir 75
– Racheninfektionen 293, 297
– Tonsillitis 298
– Tumor 57
– XLP-Syndrom 298
ERCP (endoskopische retrograde Cholangiopankreatikographie) 506, 509
– Komplikationen 509
Ergosterol
– Amphotericin B 141
– Antimykotika 138
– Dermatomykose 695
Erosive reflux disease 412

Erreger
– Krankenhaushygiene 195
– – Übertragungswege 189
– multiresistente
– – nosokomiale Infektionen 917, 919
Erreger-Wirt-Beziehung
– Bakterien 15
– – Invasion 15
– – Resultat 15
– – Schädigung 15
– – Verbreitung und Vermehrung 15
– Parasiten 30
– Pilze 25
– Viren 4, 538
Erregerdiagnostik 211
– Untersuchungsmethoden 216
Erregererkennung
– Immunität, angeborene 43
– Toll-like-Rezeptoren (TLR) 43
Erregerpersistenz
– Parasiten 35
– Pilze 29
Ertapenem 110
Erysipel
– Blase, hämorrhagische 643
– Borreliose 665
– Cephalosporine 644
– Differentialdiagnose 643
– Elephantiasis 643
– Erysipeloid 649
– Infektionsschutzgesetz 644
– Larva migrans 675
– Lymphgefäße 643
– Penicillin 644
– Senioren 1025
– Streptococcus 301, 642
– Thrombophlebitis 395
– Tinea 692
– Wunde, superinfizierte 648
– Zellulitis und Phlegmone 646
Erysipeloid 649
– Berufskrankheit 650
– Borreliose 665
– Differentialdiagnose 649
– Erysipel 644
– Erysipelothrix 649
– Impfung 650
– Penicillin 650
Erysipelothrix 1136
– Erysipeloid 649
– Hautinfektionen 1136
– Lymphangitis 1136
– Zellulitis und Phlegmone 645
Erythem(a) 204
– Borreliose 665
– Candidose 698
– Ebola-/Marburg-Fieber 891
– Erysipel 643, 644
– exsudativum multiforme
– – Hand-Fuß-Mund-Exanthem 725
– Hand-Fuß-Mund-Exanthem 724
– Hautflügler 688
– Herpes genitalis 740
– HIV-Infektion/AIDS 885
– induratum Bazin 735
– infectiosum 718
– Lepra 663
– leprosum 663
– migrans
– – Borreliose 664
– – Erysipeloid 649
– – Lyme-Borreliose 817
– nodosum
– – Mycoplasma 340
– – Yersinia 440
– Streptococcal toxic shock syndrome (STSS) 728
– Strongyloides 675

Erythema
– Varizellen 704
– Wunde, superinfizierte 648
– Zellulitis
– – perianale 649
– Zerkariendermatitis 673
– Zoster 704
– Zweiflügler 689
Erythema multiforme bullosum
– Orfvirus 1122
Erythrasma 637
– Candidose 697
– Corynebacterium 637
– Differentialdiagnose 637
– Intertrigo 636
Erythromycin 117
– Campylobacter 438
– Chlamydia 334
– Corynebacterium 300
– Diphtherie 650
– Endokarditis 389
– Keuchhusten 321
– Lymphogranuloma venereum 742
– Ulcus molle 743
Erythroplasie Queyrat
– Ulkus, genitales 740
Erythrozyten
– Bluttransfusion 953
ESBL (extended spectrum betalactamases)
– Krankenhaushygiene 195
Escherichia
– Bakteriämie 1026
– Biofilm 22
– Bluttransfusion 953
– Diarrhö 434, 446, 447
– – Antibiotika 448
– – Bismuthsubsalizylat 448
– – Flüssigkeits- und Elektrolyten-Ersatz 448
– – Erregernachweis 447
– – Fieber, neutropenisches 1034
– Geschlechtsorgan-Infektionen, männliche 580
– Harnwegsinfektionen 539
– Hautinfektionen 635
– Hygiene 447
– Infektionen
– – nosokomiale 917
– – Prothesen-assoziierte 932
– Kinder 447
– Kolitis 447
– Kolpitis 561
– Lebensmittelkontamination 447
– Meldepflicht 448, 453
– Meningitis 226, 1135
– obligat pathogen 447
– Pankreatitis 515
– Purpura, thrombozytopenische 447
– Pylephlebitis 397
– Pyodermie, follikuläre 638
– Senioren 1026
– Sepsis 1026
– Syndrom, hämolytisch-urämisches 447
– Thrombophlebitis 392
– TIPS-Infektionen 403
– Übertragung 447
– Weichteilinfektionen 624
Espundia 667
EST (endoskopische biliäre Sphinkterotomie) 509
Ethambutol (EMB)
– Mycobacterium-avium-intracellulare-Komplex 660
– Tuberkulose 792
Eubacterium 1136
– Abszess 1136

Eubacterium
– Geschlechtsorgan-Infektionen, weibliche 1136
Euthyroid sick syndrome
– HIV-Infektion/AIDS 881
Evasion
– Parasiten 32
– Pilze 29
Exanthem(a) 709
– Affenpockenvirus 709
– Borreliose 665
– Coxsackie-Virus 363
– Enterovirus 725
– – Effloreszenz 725
– – Kinder 725
– Gianotti-Crosti-Syndrom 723
– Hand-Fuß-Mund-Exanthem 724
– Leptospiren 551
– Masern 712
– Masernvirus 713
– Meningitis 226
– Mononukleose, infektiöse 725
– Mycoplasma 340
– Parvovirus B19 996
– Pockenvirus 1107
– Rattenbissfieber 732
– Rickettsiose 736
– Ringelröteln 718, 992
– Risikofaktoren 709
– Röteln 719, 989
– Rötelnvirus 993
– Sarcoptes 1155
– Scharlach 726
– Staphylococcal toxic shock syndrome 730
– Staphylococcus 756
– Streptococcal toxic shock syndrome (STSS) 728
– subitum 720
– – Differentialdiagnose 723
– – Foscarnet 723
– – Ganciclovir 723
– – Herpesvirus, humanes 720, 721
– – Immunsuppression 723
– – Kinder 720
– – Komplikationen 720, 721
– – Syphilis 804
– – Tuberkulose 798
– – Vacciniavirus 708
– – Varizellen 715
Exfoliatin
– Staphylococcal scalded skin syndrome 729
Exophiala
– Endophthalmitis 274
Exotoxin 18
– Staphylococcal toxic shock syndrome 731
Exozytose
– Viren 6
Exsikkose
– Peritonitis 529
– Rotaviren 435
Extremitätenosteomyelitis 596

F

Facies
– leonina
– – Lepra 662
Fadenpilze 25
– Therapie 151
Fadenwürmer
– Hautinfektionen 674
– Zwergfadenwurm 1156
Faktoren
– Kolonie-stimulierende 20
Falciparum-Malaria 831

Famciclovir 75
– Ekzema herpeticatum 701
– Herpes-simplex-Virus 701, 702, 1000
– Herpes genitalis 741
– Nekrose-Syndrom, akutes retinales 276
– Pharyngitis 296
– Varicella-Zoster-Virus 716, 1000
– Varizellen 717
– Zoster 705
Faropenem 110
Fas 48
Fasciola
– Leberinfektionen 489
– Triclabendazol 164
Fasziitis
– nekrotisierende 616
– – s.a. Weichteilinfektionen
– – Achromobacter 1143
– – Bacteroidaceae 524
– – Erysipel 644
– – Myroides 1141
– – Ochrobactrum 1143
– – Streptococcal toxic shock syndrome (STSS) 728
– – Streptococcus 301
– – Zellulitis und Phlegmone 646
Fazialisparese 255
– Aciclovir 256
– Antibiotika 256
– bildgebende Verfahren 256
– Borrelia 255
– Erreger 255
– Guillain-Barré-Syndrom 256
– Herpesvirus 255
– HIV 255
– Influenzavirus 255
– Lumbalpunktion 256
– Meningiosis 256
– Meningitis 256
– Nervus facialis 256
– Neuroborreliose 255
– Otitis media 255
– Prednisolon 257
– Steroide 256
– Tuberkulose 256
– Varicella-Zoster-Virus 255
Febris factitia
– Fieber unklarer Ursache 980
Feigwarzen 843
Fetopathie
– Toxoplasmose 1008
Fibrose
– Cephalosporine 107
– Sulfonamide 134
– Trimethoprim 134
Fieber 202
– akutes rheumatisches
– – Streptococcus 301
– Anamnese 981
– Antipyretika 978
– Arboviren 1066
– bisphasisches 202
– Blutbild 982
– Brucella 1130
– Campylobacter 1068
– Definition 202
– Delirium 204
– Ebola-/Marburg-Fieber 891
– Entfieberung, spontane 984
– Febris factitia 980
– Fleckfieber 685, 736
– – Rickettsia 1146
– Hautinfektionen 636
– Haverhill-Fieber 732
– HIV-Infektion/AIDS 856, 872, 979
– Hyper-IgD-Syndrom 979
– Infektionen, importierte 1066

Fieber
- Influenza 769
- intermittierendes 202
- Kinder 980
- Kontinua 202
- Krämpfe 204
- Krankheitsursachen 980
- Krim-Kongo-Fieber 897
- Lassa-Fieber 894
- Malaria 830, 1066
- Malaria tropica 32
- Maltafieber
- – Brucella 1130
- Medikamentenfieber 978
- Messung 202
- Mittelmeerfieber, familiäres 979
- Naproxen-Test 981
- Narkotika 978
- Neutropenie, zyklische 979
- neutropenisches 979
- – Erreger 1034
- – Immundefekte 1034
- – Therapie 1050
- nosokomiales 979
- Oroya-Fieber 655
- Paratyphus 1067
- periodisches 203, 979
- PFAPA-Syndrom 979
- Physiologie 978
- Pontiac-Fieber
- – Legionella 338
- Psychopharmaka 978
- Pyrogene, endogene 978
- Q-Fieber 1073
- – Coxiella 1134
- Rattenbissfieber 732
- rekurrierendes 202
- remittierendes 202
- Rückfallfieber 685, 1073
- – Borrelia 1130
- Salmonella 1068
- Sennetsu-Fieber
- Anaplasma 1135
- – Ehrlichia 1135
- Senioren 1021
- Sepsis 1093
- TRAP-Syndrom 979
- Tuberkulose 786
- Tumorfieber 981
- Typhus/Paratyphus 455
- Typhus abdominalis 1067
- undulierendes 203
- unklare Ursache 977
- Verlauf 202
- Wolhynisches 655, 685
- Yersinia 978

Fieber, hämorrhagisches virales
- Infektionen, importierte 1074

Fieberdelir 204
Fieberkrämpfe 204
Fieberkurve 202
Filariidae 1153
Filariose
- Albendazol 163, 676
- Bluttransfusion 956
- Brugia 676, 1153
- Diethylcarbamazin 165, 676
- Doxycyclin 167
- Elephantiasis 676
- Epididymitis 676
- Funikulitis 676
- Hautinfektionen 675
- Hydrozele 676
- Infektionen, importierte 1061, 1072
- Ivermectin 166, 676
- Krankheitsübertragung 689
- Loa 676
- Lymphadenitis 676

Filariose
- Lymphangitis 676
- Ödem 676
- Wucheria 676, 1153

Filovirus
- Ebola-/Marburg-Fieber 890

Filzlaus 685
Fine-Score
- Pneumonie 325
Fischbandwurm 1152
Fissur
- Proktitis 462
Fistel
- Actinomyces 1127
- Bilharziose 673
- Infektionen, Prothesen-assoziierte 937
- Proktitis 462
Fitz-Hugh-Curtis-Syndrom 525
- Adnexitis 572
Flaviviridae
- Virusenzephalitis 246
Flavivirus 1123
- FSME-Virus 245
- Myokarditis 362
Flavobacterium 1136
Fleckfieber
- Ektoparasiten 737
- Infektionen, importierte 1061
- Pediculus 685
- Rickettsia 1146
- Rickettsiose 736
- Typen 737
Flecktyphus
- Rickettsia 1146
Fliegen
- Hautinfektionen 689
- Loa 1153
- Myiasis 690
Flöhe
- Ceratophyllus 683
- Ctenocephalides 683
- Effloreszenz 684
- Fleckfieber 737
- Hautinfektionen 683
- Juckreiz 684
- Papel 684
- Pudikulose 683
- Pulex 683
- Rickettsia 1146
- Tunga 683
- Tungiasis 684
Flucloxacillin
- Abszess, epiduraler 243
- Erysipel 644
- Hirnabszess 238
- Infektionen
- – Implantat-assoziierte 939
- – Katheter-assoziierte 929
- Staphylococcal scalded skin syndrome 730
- Zellulitis und Phlegmone 646
Fluconazol 143
- Candida 144, 1041, 1051
- Candidose 699
- Cryptococcus 151, 1035
- Dermatomykose 695
- Endokarditis 389
- Hefepilze 144
- Infektionen, Katheter-assoziierte 929
- Leishmania 161
- Ösophagitis 422
Flucytosin
- Cryptococcus 1035
Flughafen-Malaria 829
Fluorchinolone 125
- Chlamydia 334

Fluorchinolone
- Geschlechtsorgan-Infektionen, männliche 582
- Infektionen, Katheter-assoziierte 929
- Legionella 338
- Pneumonie 340
- Staphylococcus 759
- Yersinia 441
Fluoreszens-in-situ-Hybridisierung 218
Fluorochinolone
- Bronchitis, chronische 319
- Klebsiella 529
Fluoroquinolone
- Immunsuppression 1054
Flupirtin
- Prion-Erkrankungen 909
Foci 63
Foetor hepaticus
- Hepatitis 484
Folinsäure
- Toxoplasmose 1011
Follikulitis 638
- Demodex 683
- HIV-Infektion/AIDS 884
- Malassezia 697
- Myiasis 690
- Pityrosporum 697
- Tinea 693
Fosamprenavir
- HIV-Infektion/AIDS 867
Foscarnet 87
- Epstein-Barr-Virus 87
- Exanthem subitum 723
- Hepatitis-B-Virus 87
- Herpes-simplex-Virus 87, 702
- Herpes genitalis 741
- Herpesvirus, humanes 87, 721
- HIV-Infektion/AIDS 87
- Immunsuppression 1055
- Nephrotoxizität 88
- Pharyngitis 296
- Varicella-Zoster-Virus 87
- Zoster 705
- Zytomegalie 999
- Zytomegalievirus 87, 1042
Fosfomycin 131
- Harnwegsinfektionen 132
- Staphylococcus 760
Fourniersche Gangrän
- Weichteilinfektionen 616
Frambösie 656
- Differentialdiagnose 656
- Krankheitsstadien 656
- Penicillin 656
- Treponema 656
Francisella 1137
- Bioterrorismus 652, 1109, 1137
- Meldepflicht 652, 1137
- Nachweis 652
- Racheninfektionen 295
- Tularämie 652, 1137
- Ulcus 1137
- Zecken 1137
Fruchttod, intrauteriner
- Ringelröteln 992
Frühgeborene
- Virusinfektionen 69
FSME (Frühsommer-Meningoenzephalitis)
- Lyme-Borreliose 816
FSME-Virus 245
- Antikörpernachweis 245
- Impfung 245, 248
- Meldepflicht 245, 250
- Meningitis 244, 245
- Meningoenzephalitis 245
- Meningomyeloradikulitis 245

FSME-Virus
- Virusenzephalitis 246
- Zecken 245
Fuchsbandwurm 678
- – Kleiner 490
Fumonisin 28
Fungämie
- Geotrichum 1164
- Rhodotorula 1165
- Senioren 1025
Funikulitis
- Filariose 676
FUO (fever of unknown origin) 977
- Anamnese 981
- Autoimmunkrankheit 980
- Blutbild 982
- Definition 979
- Entfieberung, spontane 984
- Febris factitia 980
- Infektionen 980
- Kinder 980
- Krankheiten
- – chronische 980
- – – maligne 980
Furunkel 638
- Abszess, epiduraler 242
- Hirnabszess 237
- Myiasis 690
- Staphylococcus 754
- Thrombophlebitis 395
Fusarium
- Amphotericin B 141
- Immundefekte 1038
Fusidinsäure 137
- Staphylococcus 137, 760
Fusionshemmer
- HIV-Infektion/AIDS 87
Fusobacterium 297, 1137
- Bakteriämie 297, 1137
- Bissverletzung 1137
- Cephalosporine 297
- Endokarditis 1137
- Gaucher-Syndrom 1137
- Hirnabszess 1137
- HNO-Infektionen 297
- Jugularvenenthrombose 297
- Lemièrre-Syndrom 297, 1137
- Lungenabszess 297, 1137
- Metronidazol 297
- Osteomyelitis 297, 1137
- Otitis 1137
- Penicillin 297
- Peritonsillarabszess 297, 1137
- Pleuraempyem 297, 1137
- Seitenstrangangina 297
- Sinusitis 1137
- Thrombophlebitis 393
- Ulzera 1137
- Weichteilinfektionen 624, 627
- Wundinfektionen 1137
- Zahninfektionen 297, 1137
Fuß, diabetischer
- Lincosamine 121
- Senioren 1025
Fußmykose 26, 692
Fußosteomyelitis 588, 593

G

Gallenblasenempyem 507, 508
Gallenblasenhydrops 508
Gallenblaseninfektion 505
Gallengangskarzinom
- Ophistorchis 61
Gallenkolik
- Triclabendazol 165

Gallensteine
- Cholezystitis/Cholangitis 506
- Obstruktion 506
Gallenwegsinfektion 505
Gamasidiose 682
- Dermanyssus 682
- Papel 682
- Strophulus 682
Ganciclovir 75
- Exanthema subitum 723
- Herpes-simplex-Virus 76
- Herpesvirus, humanes 721
- Myelosuppression 76
- Pharyngitis 296
- Proktitis 462
- Varicella-Zoster-Virus 76
- Virusenzephalitis 247
- Zytomegalie 998
- Zytomegalievirus 76, 1042
Ganglionitis
- Zoster 704
Gangrän
- Fourniersche 616
- Streptokokken 616
Gardnerella
- Adnexitis 571
- Clindamycin 566
- Metronidazol 566
- Schwangerschaft 566
- vaginalis 566
- Vaginose, bakterielle 562, 566
Garin-Bujadoux-Bannwarth-Syndrom 817
Gasbrand 616
- s.a. Weichteilinfektionen
Gasgangrän
- clostridiale
- - siehe Gasbrand
Gastritis 412
- Helicobacter 416
- HIV-Infektion/AIDS 874
- Typen 412
Gastroenteritis
- Campylobacter 438
- Infektionsschutzgesetz 451
- Meldepflicht 435, 436
- Rotaviren 434
- Vibrio 1149
Gastrointestinaltrakt-Infektionen 412
- HIV-Infektion/AIDS 873
- Pankreatitis 515
Gastroskopie
- Cholezystitis/Cholangitis 510
Gaucher-Syndrom
- Fusobacterium 1137
GB-Virus Typ C 480
- Bluttransfusion 947
- Hepatitis G 479, 480
- HIV-Infektion/AIDS 480
- Übertragung 480
Gebärmutterhalskrebs
- Papillomaviren, humane 55
Gedächtniszellen 45
Gefäßinfektionen 392
Geflügelpest 1119
- s.a. H5N1
Gelbfieber
- Krankheitsübertragung 689
- Vakzine-assoziierte viszerotropische Erkrankung (YEL-AVD) 1118
Gelbfiebervirus 1118
- Hämatemesis 1118
- Hämoptyse 1118
- Hämorrhagie 1118
- Hepatitis 467, 488
- Ikterus 1118
Gelenkinfektionen 597
- Adenoviren 599
- Amoxicillin/Clavulansäure 602
- Antibiotika 602

Gelenkinfektionen
- Arthritis
- - akute 597
- - bakterielle 602
- - chronische 599, 600
- - entzündlich-rheumatische 602
- - infektiöse 597, 598, 600
- - parainfektiöse 599, 600
- - reaktive 597, 602
- Brucellose 602
- Candida 598
- Cefepim 602
- Ceftriaxon 602
- Cephalosporine 602
- CT (Computertomogramm) 601
- Differentialdiagnose 602
- Enteroviren 599
- Entzündungszeichen 599
- Erreger 598
- Fieber 600
- Funktionsstörungen 599
- Gelenkpunktion 600
- Gonorrhö 602
- HACEK-Gruppe 598
- Hepatitis-A-Virus 599
- Hepatitis-B-Virus 599
- Hepatitis-C-Virus 599
- HI-Virus 599
- HPV-B19-Virus 599
- importierte 1074
- Kingella 598
- Kristallsynovitis 597, 600, 602
- Kulturen 600
- Leukozyten 600
- Meldepflicht 602
- MRT (Magnet-Resonanz-Tomographie) 601
- Mumpsvirus 599
- Mycoplasma 598
- Neisseria 598
- PCR (Polymerase-Kettenreaktion) 601
- Pseudomonas 598
- Risikofaktoren 599
- Röntgenaufnahmen 601
- Rötelnvirus 599
- Schmerzen 599
- Sekundärinfektion 600
- Sepsis 600
- Serologie 601
- Staphylococcus 598
- Streptococcus 598, 602
- Synovektomie 602
- Tuberkulose 602
- Ultraschall 601
- Ursachen
- - hämatogene 599
- - inokulierte 599
- Varicella-Zoster-Virus 599
- Viren 599
Genitalinfektionen
- Hautinfektionen 739
Genomnachweis 218
Gentamicin 115
- Aneurysma, mykotisches 400
- Endokarditis 386
- Listeriose 1006
- Meningitis 231
- Pest 651
- Thrombophlebitis 393
- TIPS-Infektionen 404
- Tularämie 652
Geotrichum 1164
- Fungämie 1164
- Sepsis 1165
Gerstmann-Sträußler-Scheinker-Syndrom 904
Geschlechtskrankheiten
- Infektionen, importierte 1060, 1072
Geschlechtskrankheitengesetz 184

Geschlechtsorgan-Infektionen
- männliche 579
- - -Lactamase-Inhibitor 582
- - Aminopenicillin 582
- - Antibiotika 582
- - Brucellose 580
- - Candidose 698
- - Chlamydia 580
- - Co-trimoxazol 582
- - Enterovirus 580
- - Erreger 580
- - Escherichia 580
- - Fluorchinolon 582
- - Gonorrhö 580
- - Haemophilus 580
- - Harnwege 580
- - Hefepilze 580
- - Immunsuppression 580
- - Katheter 580
- - Mumpsvirus 580
- - Mycobacterium 580
- - Neisseria 580
- - Toskanavirus 580
- - Ureaplasma 580
- - West-Nil-Virus 580
- Pasteurella 1143
- Porphyromonas 1144
- weibliche 559
- - Bifidobacterium 1129
- - Candidose 698
- - Corynebacterium 299
- - Eubacterium 1136
Gesundheitsamt 180, 184
Gesundheitsdienst, öffentlicher 177
Gesundheitsschutz 178
- Gesetze 178
Gesundheitszeugnis 183
Getreidekrätze 683
- Kugelbauchmilbe 683
Gewebetransplantation
- Infektionen, iatrogene Übertragung 961
Gianotti-Crosti-Syndrom 723
- Coxsackie-Virus 723
- Epstein-Barr-Virus 723
- Exanthem 723
- Hepatitis-B-Virus 723
- Herpesvirus, humanes 723
- Kinder 723
- Mycoplasma 723
- Papel 723
- Parainfluenzavirus 723
- Zytomegalievirus 723
Giardia 1153
- Albendazol 160
- Diarrhö 442, 446, 1153
- HIV-Infektion/AIDS 873
- Meldepflicht 453
- Metronidazol 159
- Nitazoxanide 160
- Proktitis 461
- Steatorrhö 1153
Giardiasis
- Diarrhö 1070
- Infektionen, importierte 1060, 1070
Gingivitis
- Biofilm 22
- Hirnabszess 237
Gingivostomatitis
- Coxsackie-Virus 363
- Hand-Fuß-Mund-Exanthem 724
- Herpes-simplex-Virus 700, 702
- Ösophagitis 414
Gliotoxin
- Pilze 30
Globuline 206
Glomerulonephritis
- Hepatitis-B-Virus 472
- Hepatitis-C-Virus 478
- Lepra 663

Glomerulonephritis
- Streptococcus 301
- Schistosoma 1156
Glossina
- Trypanosoma 1158
Glossinidae
- Hautinfektionen 689
Glossitis
- HIV-Infektion/AIDS 873
Gloves and stock syndrome
- Ringelröteln 718
Glucosylphosphatidylinositol (GPI)
- Malaria 32
Glycylcycline 122
Glykopeptide 112
- Endokarditis 114, 389
- Hautinfektionen 115
- Infektionen
- - Fremdkörper-assoziierte 114
- - nosokomiale 114
- Kolitis 114
- Nephrotoxizität 114
- Neutropenie 114
- Ototoxizität 114
- Phlebitis 114
- Red-man-Syndrom 114
- Resistenz 112
- Schwangerschaft 115
- Streptococcus 302
- Weichteilinfektionen 115
- Wundinfektionen 114
- ZNS-Infektionen 114
Gnitzen
- Hautinfektionen 689
Gonadotropin
- Bluttransfusion 952
Gonoblennorrhö
- Neisseria 555
Gonokokken 555
Gonorrhö
- Candidose 698
- Gelenkinfektionen 602
- Geschlechtsorgan-Infektionen, männliche 580
- HIV-Infektion/AIDS 873, 875
- Infektionen, importierte 1074
- Neisseria 555
- Urethritis 554
GPI
- siehe Glucosylphosphatidylinositol
Gradenigo-Syndrom
- Otitis media 288
Granulicatella 1126
- Augeninfektionen 1126
- Endokarditis 1126
- Hirnabszess 1126
- Infektionen, Prothesen-assoziierte 934
- Ohreninfektionen 1126
- Wundinfektionen 1126
Granulom(a)
- Bilharziose 673
- inguinale 743
- - Azithromycin 744
- - Co-trimoxazol 744
- - Donovan-Körperchen 744
- - Doxycyclin 744
- - Elephantiasis 744
- - Klebsiella 743
- - Partnerbehandlung 744
- - Ulkus 744
- Katzenkratzkrankheit 655
- Lepra 662
- Zecken 683
Granulomatosis 1005
- infantiseptica
- - Listeria 1007
- Sulfonamide 134

Sachregister

– Trimethoprim 134
Granulozyten
– morphologische Veränderung 205
– polymorphkernige 42
Granulozytopenie
– Antibiotika 1050
– Immundefekte 1034
– – Erregernachweis 1047
Grau-Syndrom
– Chloramphenicol 135
– Neugeborene 98
Gravidität
– extrauterine
– – Adnexitis 571, 572
Grey-Turner-Zeichen
– Pankreatitis 515
Grippe 763
– asiatische 767
– Hongkong-Grippe 767
– Senioren 1018
– spanische 767
Griseofulvin
– Dermatomykose 695
Guillain-Barré-Syndrom 257
– Bickerstaff-Enzephalitis 257
– Campylobacter 257, 438
– Enteritis/Kolitis 442
– Epstein-Barr-Virus 298
– Erreger 257
– Fazialisparese 256
– Immunglobuline 258
– Influenza 772
– Miller-Fisher-Syndrom 257
– Mononukleose, infektiöse 257
– Mumps 257
– Mykoplasmen-Pneumonie 257
– Parästhesie 257
– Parese 257
– Zoster 257
– Zytomegalie 998
– Zytomegalievirus 257
Gumma
– Syphilis 803
Gummata
– Frambösie 656
– Syphilis, endemische 654
Gyrasehemmer
– Mycoplasma 567
– Ureaplasma 567

H

Hämorrhagie
– Leptospiren 551
H1N1 764, 769
H2N2 767, 769
H3N2 764, 769
H5N1 767, 769, 777, 1119
– s.a. Geflügelpest
– Amantadin 95
– Impfung 779
– Krankheitsmanagement 778
– Magen-Darm-Beschwerden 778
– Meldepflicht 779
– Pneumonie 328
Haarbalgmilbe 683
Haarfollikel 635
Haarleukoplakie, orale
– HIV-Infektion/AIDS 856, 882
HACEK-Gruppe
– Actinobacillus 1126
– Cardiobacterium 1132
– Eikenella 1135
– Endokarditis 1126
– Gelenkinfektionen 598
– Haemophilus 1138

HACEK-Gruppe
– Kingella 1138
– Osteomyelitis 586
Haemophilus 1137
– Adnexitis 571
– Aminopenicillin 318
– Arthritis, Infekt-assoziierte 605
– Arthritis, septische 318, 1138
– Azithromycin 318
– Brazilian purpuric fever 1138
– Bronchitis, chronische 317, 318
– Clarithromycin 318
– Epiglottis 307
– Epiglottitis 318
– Endokarditis 1138
– Geschlechtsorgan-Infektionen, männliche 580
– HACEK-Gruppe 1138
– Hirnabszess 1138
– Impfung 318
– Infektionen, intraokuläre 274
– influenzae 318
– Konjunktivitis 264, 1138
– Mastoiditis 287
– Meldepflicht 234, 318
– Meningitis 318
– Mukoviszidose 1078
– Osteomyelitis 318, 586, 1138
– Otitis media 287, 318
– Pink eye 1138
– Pleuritis 347
– Pneumonie 323, 1022
– Rifampicin 318
– Säuglinge 318
– Senioren 1022
– Sepsis 318
– Sialadenitis 303
– Sinusitis 283, 318, 1138
– Tracheobronchitis 314
– Tuben-Mittelohrkatarrh 290
– Übertragung 318
– Ulcus molle 742, 1138
– Wundinfektionen 1138
– Zellulitis und Phlegmone 645
Hakenwürmer 1153
– Eisenmangelanämie 1154
– Eosinophilie 1154
Halluzination 204
Hämagglutinations-Hemmtest 216
Hämagglutinations-Test
– Pest 441
Hämagglutinin
– Influenzavirus 764, 769
Hämatemesis
– Gelbfiebervirus 1118
– Pseudo-Kuhpockenvirus 1122
Hämatom
– Empyem, subdurales 239
– Infektionen, Implantat-assoziierte 938
Hämatopoese
– HIV-Infektion/AIDS 880
Hämatotoxizität
– Ribavirin 78
Hämaturie
– Krim-Kongo-Fieber 897
Hämophagozytose-Syndrom
– HIV-Infektion/AIDS 880
Hämoptyse
– Gelbfiebervirus 1118
Hämorrhagie
– Ebola-/Marburg-Fieber 891
– Gelbfiebervirus 1118
– Infektionen, intraokuläre 275
– Krim-Kongo-Fieber 897
– Lassa-Fieber 894
– Malaria 830
– Varizellen 715
hämorrhagisches Fieber
– argentinisches
– – Junin-Virus 893

hämorrhagisches Fieber
– bolivianisches
– – Machupo-Virus 893
– Dengue 1117
– koreanisches (KHF)
– – Hantaviren 548
– Nephritis, infektiöse 550
– mit renalem Syndrom (HFRS)
– – Hantaviren 548
– Nephritis, infektiöse 547
– – Nephropathia epidemica 547
– – Varianten 547
– virales 889
– – Barrier nursing 899
– – Body-packer-Syndrom 898
– – Chikungunya-Virus 1116
– – Hepatitis 488
– – Hygienemaßnahmen 899
– – Infektionen, importierte 1074
– – Leitsymptome 898
– – Management 898
– – Meldepflicht 899, 1117
– – Patientenisolierung 898
– – Pseudo-Kuhpockenvirus 1122
– – Ribavirin 77
– – Risikofaktoren 898
Hämorrhoiden
– Proktitis 462
Hand-Fuß-Mund-Exanthem 724
– Antiseptika 725
– Benzocain 725
– Coxsackie-Virus 363, 724
– Differentialdiagnose 724
– Enterovirus 724
– Erythem 724
– Kinder 724
– Komplikationen 724
Handmykose 692
Hansen-Krankheit
– Mycobacterium leprae 1141
Hantaan 548
hantavirales (kardio)pulmonales Syndrom (HCPS)
– Hantaviren 548
Hantaviren 547
– Antikörper 548
– Bluttransfusion 952
– Dobrava 548
– hämorrhagisches Fieber
– – koreanisches (KHF) 548
– – mit renalem Syndrom (HFRS) 548
– – Hantaan 548
– – hantavirales (kardio)pulmonales Syndrom (HCPS) 548
– Hepatitis 548
– Leukozytose 548
– Lungenversagen, akutes 548
– Meldepflicht 548
– Myopie, akute 548
– Nagetiere 547
– Nephritis, infektiöse 546
– Nierenversagen, akutes 548
– Pneumonie 324
– Puumala 548
– Ribavirin 77
– Sin nombre 549
– Thrombozytopenie 548
Harnverhaltung
– Geschlechtsorgan-Infektionen, männliche 580
Harnwegsinfektionen 538, 552
– Adenoviren 267, 540
– Antibiotika 545
– Bacillus 1128
– bakterielle 542
– Bakteriurie 538
– Blasenbilharziose 539, 543
– Candida 539
– Cephalosporine 107
– Chinolone 127

Harnwegsinfektionen
– Corynebacterium 1133
– Co-trimoxazol 545
– Echinococcus 539
– Echinokokkose 539, 543
– Enterobacteriaceae 1023, 1135
– Enterococcus 526, 1023
– Enuresis 542
– Erreger 539
– Escherichia 539
– Fieber 543, 980
– Fosfomycin 132
– Geschlechtsorgane, männliche 580
– importierte 1073
– Katheter 546
– Klebsiella 529
– komplizierte 542, 546
– Krankenhaushygiene 191
– Kreatinin-Clearance 543
– Laborparameter 543
– Metrifonat 546
– Mycobacterium 539
– Nativurin 543
– Nitrofurantoin 137
– nosokomiale 539, 918
– Papillomaviren 540
– Pasteurella 1143
– Penicillin 103
– Polyomaviren 540
– Porphyromonas 1144
– Praziquantel 546
– Prophylaxe 546
– Pseudomonas 1023, 1145
– Schistosoma 539
– Schwangerschaft 545
– Senioren 1018, 1023
– Staphylococcus 539, 1023, 1147
– Stenotrophomonas 1148
– Sulfonamide 133
– Tee 675
– Trimethoprim 133, 545
– unkomplizierte 540, 545
– Urinuntersuchung 543
– Vibrio 1150
– Vidarabin 546
Hartmann-Operation
– Peritonitis 533
Hausstaubmilbe 683
Haut
– Dermis 634
– Epidermis 634
– Haarfollikel 635
– Mikroflora 634
– Peptide, antibakterielle 634
– Subkutis 634
Hautabszess 642
– Differentialdiagnose 642
– Mycobacterium-avium-intracellulare-Komplex 660
– Mykobakteriose, atypische 660
– Staphylococcus 642
– Tsukamurella 1148
Hautdiphtherie 650
Hauteffloreszenzen
– Amöbiasis 671
Hautflügler
– Adrenalin 689
– Anaphylaxie 688
– Antihistaminika 689
– Erythem 688
– Hautinfektionen 688
– Kortikosteroide 689
Hautinfektionen 633, 634
– Abstrich 635
– Angiomatose, bazilläre 653
– Ätiologie 635
– Bacillus 1128
– Bacteroides 1025
– Bakterien 636
– Bilharziose 672

Hautinfektionen
- Blutkultur 636
- Bordetella 1130
- Borreliose 664
- Bulla repens 641
- Burkholderia 1131
- Buruli-Ulkus 658
- Candidose 697
- Cephalosporine 107
- Cheyletiellose 682
- Chromobacterium 1132
- Clostridium 1025
- Corynebacterium 299
- Diphtherie 650
- Drakunkulose 677
- Effloreszenz 709
- Ekthym 639
- Ektoparasiten 678
- Ekzema
- – herpeticatum 701
- Enanthem 709
- Endokarditis 731
- Enterobacteriaceae 1025
- Enterococcus 635, 1025
- Erreger
- – häufigste 635
- – Nachweis 635
- Erysipel 642
- Erysipeloid 649
- Erysipelothrix 1136
- Erythrasma 637
- Escherichia 635
- Exanthem(a) 709
- – subitum 720
- Fieber 636
- Filariose 675
- Flöhe 683
- Frambösie 656
- Gamasidiose 682
- genitale 739
- Getreidekrätze 683
- Gianotti-Crosti-Syndrom 723
- Glykopeptide 115
- Grampräparat 636
- Granuloma inguinale 743
- Hand-Fuß-Mund-Exanthem 724
- Hautabszess 642
- Hautflora, residente 636
- Hautflügler 688
- Hautmilzbrand 652
- Hauttuberkulose 733
- Helminthen 635
- Herpes-simplex-Virus 700
- Herpes genitalis 740
- Hirnabszess 237
- HIV-Infektion/AIDS 882
- Intertrigo 636
- Katzenkratzkrankheit 654
- Keratoma sulcatum 637
- Kinderkrankheiten 709
- Klebsiella 635
- Larva migrans 674
- Läuse 685
- Lepra 660
- Loiasis 676
- Lymphangitis 645
- Lymphogranuloma venereum 741
- Makrolide 121
- Masern 711
- Meldepflicht 636
- Mikrobiologie 636
- Milben 678
- Molluscum contagiosum 706
- Mononukleose, infektiöse 725
- Mycobacterium 1140
- Hautmycobacterium-avium-intracellulare-Komplex 660
- Myiasis 690
- Mykobakteriose, atypische 657

Hautinfektionen
- Nematodes 674
- Nocardia 1142
- Onchozerkose 677
- Onychomykose 693
- Oxazolidinone 136
- Panaritium 642
- Papillomaviren, humane 699
- Paronychie 642
- Penicillin 104
- Peptostreptococcus 1025
- Pest 650
- Phlegmone 645
- Pilze 690
- Pinta 656
- Pityriasis versicolor 696
- Pockenvirus, tierisches 706
- Propionibacterium 1144
- Proteus 635
- Protozoen 635
- Pseudomonas 635, 1025
- Pyodermie, follikuläre 638
- Rattenbissfieber 732
- Räude 681
- Rickettsiose 736
- Ringelröteln 718
- Röteln 719
- Scharlach 726
- Schistosoma 672
- Schutz 634
- Schwimmbadgranulom 657
- Senioren 1025
- Sepsis 731
- Skabies 678
- Staphylococcal scalded skin syndrome 729
- Staphylococcal toxic shock syndrome 730
- Staphylococcus 635, 752, 756, 1025
- Streptococcal toxic shock syndrome (STSS) 728
- Streptococcus 635, 1025
- Syphilis, endemische 654
- Systemmykose 739
- Tetracycline 125
- Thrombophlebitis 392
- Tinea 692
- Treponematose 654
- Trombidiose 682
- Tularämie 652
- Tungiasis 684
- Ulcus molle 742
- Ulkus 709
- Varicella-Zoster-Virus 704
- Varizellen 704, 714
- Viren 699
- Wanzen 688
- Wunde, superinfizierte 647
- Zecken 678, 683
- Zellulitis 645
- – perianale 648
- Zoster 704
- Zweiflügler 689

Hautleishmaniose 667
- Leishmania 1154

Hautmilzbrand 652
- Anthrax 652
- Bacillus 652, 1105
- Ciprofloxacin 653
- Erregernachweis 653
- Lymphadenopathie 653
- Meldepflicht 653
- Ödem 653
- Penicillin 653
- Übertragung 653
- Ulkus 653

Hauttuberkulose 733, 795
- Erregernachweis 736
- HIV-Infektion/AIDS 734
- Immundefekte 733

Hauttuberkulose
- Isoniazid 736
- Kinder 735
- Krankenhaushygiene 736
- Krankheitsursache 733
- Leichentuberkel 734
- Lupus vulgaris 733, 734
- Meldepflicht 736
- Miliartuberkulose 735
- Mycobacterium 733
- primäre 734
- – Differentialdiagnose 734
- – Ulkus 734
- – Virusreaktivierung 734
- Rifampicin 736
- Skrophuloderm 733, 735
- Tuberculosis ulcerosa 735
- Tuberkulid 734, 735

Hauttumor 844
- Papillomaviren, humane 55

Hautulzeration
- Shewanella 1147

Haverhill-Fieber
- Streptobacillus 732

Heck-Krankheit 844

Hefepilze 138
- Fluconazol 144
- Geschlechtsorgan-Infektionen, männliche 580
- Killerhefe 28
- Therapie 146

Helicobacter
- 13C-Harnstoff-Atemtest 416
- Amoxicillin 417
- Antibiotika 417
- Apoptose 417
- CagA-Protein 415, 416
- Clarithromycin 417
- Eisenmangelanämie 420
- Endoskopie 416
- Eradikation 417, 423
- Erregernachweis 416
- Gastritis 416
- Hygiene 413, 416
- Immunglobuline 416
- Karzinogen 416, 418
- Lewis-Antigene 418
- Mageninfektionen 413, 414, 416
- Magenkarzinom 416, 418
- MALT-Lymphom 417, 418
- Metronidazol 417
- Pathogenitätsfaktoren 415, 416
- Purpura, thrombotisch-thrombozytopenische 419
- pylori 416
- Resistenz 417
- Tripeltherapie 417
- Tumor 60
- Typen 418
- Übertragung 414, 416
- Ulcus
- – duodeni 413, 416
- – ventriculi 413, 416
- Ulzera 417
- Urease 414, 416
- – Schnelltest 416
- Urtikaria 419
- VacA-Zytotoxin 415, 416
- Virulenz-Faktoren 415, 416

Helicobacter outer mebrane protein 415

Helminthen 30
- Albendazol 163
- Ascaris 453
- Benzimidazole 163
- Bilharziose 672
- Bluttransfusion 956
- Diarrhö 449
- Diethylcarbamazin 165

Helminthen
- Doxycyclin 167
- Drakunkulose 677
- Effektorzellen 43
- Ekzem 672
- Enterobius 452
- Eosinophilie 672
- Hautinfektionen 635
- Hydatidenzysten 678
- Ivermectin 166
- Larva migrans 674
- Loiasis 676
- Mebendazol 163
- Meningitis 234
- Myalgie 672
- Niclosamid 169
- Ödem 672
- Onchozerkose 677
- Praziquantel 167
- Strongyloides 675
- Symptome 672
- Therapie 153, 163
- Triclabendazol 164
- Übertragung 672
- Urtikaria 672
- Zestoden 678

Helminthose
- Infektionen, importierte 1073

Hendravirus 1118
Henipavirus 1118, 1121
Heparin
- Pylephlebitis 398

Heparin-Blut
- Diagnostik 215

Hepatitis 465
- Adefovir 495
- Adenoviren 267
- akute 466, 481
- – Krankheitsverlauf 481
- – Rifampicin 131
- – Therapie 494
- – Übertragung 481
- Antidepressiva 498
- Antigene 485
- Apoptose 487
- Autoimmunerkrankungen 494, 499
- Begleithepatitis 467, 488
- – Alkohol 493
- – bakterielle 489
- – Medikamente 493
- – parasitäre 489
- – virale 488
- Bilirubin 484
- Bluttransfusion 944, 945
- Brucella 1130
- chronische 466, 481
- – Hepatitis-B-Virus 472
- – Klassifikation 487
- – Risikofaktoren 482
- – Therapie 494
- Coxiella 1134
- Cryptosporidium 1152
- De-Ritis-Quotient 484
- Differentialdiagnose 485, 487
- Entecavir 495
- Enzephalopathie 484
- Epidemie 469, 470
- Erreger 466
- Fibrose-Grad 487
- Foetor hepaticus 484
- granulomatöse
- – Fieber unklarer Ursache 980
- Hantaviren 548
- Hepatitis A 467
- Hepatitis B 470, 481
- – Therapie 494
- Hepatitis C 476, 481
- – Therapie 497
- Hepatitis Delta 474
- – Therapie 497

Sachregister

Hepatitis
– Hepatitis E 469
– Hepatitis G 479
– Herpesvirus, humanes 721
– HIV-Infektion/AIDS 499, 872, 876
– Hygiene 466, 499
– Ikterus 481
– Immunsuppression 499
– Impfung 500
– Infektionen, importierte 470, 1060, 1073
– Interferon-α 494
– Juckreiz 481
– Krankheitsstadien 466
– Kryoglobulinämie 479, 483
– Lassa-Fieber 894
– Lassavirus 1120
– Lebensmittelkontamination 481
– Leberfibrose 476
– Leberkoma 484
– Lebertransplantation 484, 494
– Leberversagen, akutes 484
– Leberzellkarzinom 466, 481
– Leberzirrhose 476, 481
– Malaria 833
– Meldepflicht 499
– Nekrose 487
– Nukleos(t)id-Analoga 495
– Patientenisolierung 499
– Pseudo-Kuhpockenvirus 1122
– Resistenzen 495
– Ribavirin 497
– Schwangerschaft 469
– Sonographie 486
– Telbivudin 495
– TIPS-Infektionen 403
– Toxikomanie 499
– Transaminasen 484
– Tuberkulose 797
– Zytomegalievirus 1042
Hepatitis-A-Virus 468
– Antikörper 468
– Ausbreitung 12
– Bluttransfusion 947
– Gelenkinfektionen 599
– Hepatitis A 467, 468
– Hygiene 468
– Ikterus 468
– Immunglobuline 468
– Immunität 468
– Impfung 468
– Lebensmittelkontamination 468
– Meldepflicht 469, 499
– Prophylaxe 468
– Reisekrankheiten 468
– Risikogruppen 468
– Übertragung 468
Hepatitis-B-Virus 471
– Adefovir 79, 473
– Akrodermatitis 472
– Antikörper 472
– Arthralgie 472
– Bluttransfusion 945
– Entecavir 78, 94, 473
– Foscarnet 87
– Gelenkinfektionen 599
– Gianotti-Crosti-Syndrom 723
– Glomerulonephritis 472
– Hepatitis B 470, 471
– HIV-Infektion/AIDS 869
– Immunglobuline 473
– Immunität 472
– Immunreaktion 472
– Impfung 473
– Infektionen, importierte 1061
– Interferon-α 473
– Lamivudin 83, 473
– Leberfibrose 472
– Leberzellkarzinom 56, 472
– Leberzirrhose 472

Hepatitis-B-Virus
– Meldepflicht 473, 499
– Neugeborene 472
– Nukleinsäure-Analoga 94
– Organtransplantation 1045
– Penciclovir 75
– Periarteriitis 472
– Prophylaxe 473
– Resistenzen 473
– Reverse-Transkriptase-Inhibitoren 80
– Schwangerschaft 13
– Telbivudin 473
– Transplantation 962
– Tumor 55
– Übertragung 472
– – Mutter-Kind 472
– Wanzen 688
Hepatitis-C-Virus 477
– Antikörper 478
– Autoimmunerkrankungen 478
– Blutprodukte 478
– Bluttransfusion 478
– Gelenkinfektionen 599
– Glomerulonephritis 478
– Hepatitis C 476, 477
– HIV-Infektion/AIDS 869
– Infektionen, chronische 14
– Infektionen, importierte 1061
– Interferon-α 478
– Interferone 92
– Kryoglobulinämie 478
– Leberfibrose 478
– Lebertransplantation 479
– Leberzellkarzinom 56, 478
– Leberzirrhose 56, 478
– Meldepflicht 479, 499
– Nephritis, infektiöse 547
– Neugeborene 478
– Organtransplantation 1045
– Porphyria 478
– Prophylaxe 479
– Ribavirin 77, 479
– Risikofaktoren 479
– Schwangerschaft 13
– Transplantation 962
– Tumor 55
– Übertragung 478
– Vaskulitis 478
Hepatitis-Delta-Virus 475
– Bluttransfusion 945
– Hepatitis Delta 475
– Leberzellkarzinom 475
– Leberzirrhose 475
– Meldepflicht 499
– Übertragung 475
Hepatitis-E-Virus 470
– Antikörper 470
– Bluttransfusion 947
– Hepatitis 470
– Hepatitis E 469
– Hygiene 470
– Ikterus 470
– Immunglobuline 470
– Immunität 470
– Meldepflicht 499
– Prophylaxe 470
– Reisekrankheiten 470
– Schwangerschaft 470
– Übertragung 470
Hepatitis A 467
– Epidemie 469
– Hepatitis-A-Virus 467, 468
– Hygiene 469
– Immunreaktion 469
– Impfung 500
– Infektionen, importierte 1060
– Kinder 469
– Reisekrankheiten 469
– Risikogruppen 469

Hepatitis A
– Übertragung 469
– – Bluttransfusion 947
Hepatitis B 470
– chronische 471
– Hepatitis-B-Virus 470, 471
– Immunreaktion 471
– Impfung 501
– Interferon-α 495
– Krankheitsstadien 474
– Neugeborene 471
– Risikogruppen 471
– Therapie 93, 494
– Übertragung 470
– – Bluttransfusion 945
– – Mutter-Kind 471
– Ulkus, genitales 739
– Weichteilinfektionen 628
Hepatitis C 476
– Antikörper 479
– Blutprodukte 476
– Drogenabusus 502
– Hepatitis-C-Virus 476, 477
– Immunescape 479
– Immunität, angeborene 479
– Immunreaktion 479
– Kryoglobulinämie 479
– Non-Hodgkin-Zelllymphom 479
– Prophylaxe 502
– Risikogruppen 476
– Therapie 94, 497
– Toxikomanie 499
– Übertragung 476
– – Bluttransfusion 946
– Weichteilinfektionen 628
Hepatitis Delta 474
– Hepatitis-Delta-Virus 474, 475
– Immunreaktion 474
– Leberfibrose 476
– Leberzirrhose 476
– Prophylaxe 502
– Therapie 497
– Übertragung 474
– – Bluttransfusion 945
Hepatitis E 469
– Hepatitis-E-Virus 469, 470
– Hygiene 469
– Schwangerschaft 469
– Übertragung 469
– – Bluttransfusion 947
Hepatitis G 479
– GB-Virus Typ C 479, 480
– HIV-Infektion/AIDS 480
– Übertragung 479
– – Bluttransfusion 947
Hepatitisvirus
– Immunsuppression 1047
– Transplantation 962
Hepatomegalie
– Krim-Kongo-Fieber 897
– Pylephlebitis 397
Hepatopathie
– Sepsis 1094
Hepatose
– Schwangerschaft 1008
Hepatosplenomegalie
– Brucella 1130
– Chlamydia 326
– Coxiella 1134
– Ebola-/Marburg-Fieber 891
– Leishmania 1154
– Listeria 1007
– Schistosoma 1156
Hepatotoxizität
– Amphotericin B 142
– Chinolone 125
– Rifamycine 131
– Voriconazol 145
Herbstmilbe
– Trombidiose 682

Herdenzephalitis 240
– s.a. Enzephalitis
– Abszess 240
– Antibiotika 242
– bildgebende Verfahren 241
– Cefotaxim 241
– Ceftriaxon 241
– Endokarditis 240
– Enterococcus 240
– Erreger 240
– Grunderkrankungen 240
– Meningismus 241
– Pleozytose 241
– Rifampicin 241
– Staphylococcus 240
– Streptococcus 240
Herpes
– genitalis 740
– – Aciclovir 74, 741
– – Candidose 698
– – Erregernachweis 740
– – Erythem 740
– – Famciclovir 741
– – Foscarnet 741
– – Herpes-simplex-Virus 702, 740
– – Lymphogranuloma venereum 742
– – Partnerbehandlung 741
– – Rezidiv 740
– – Schwangerschaft 740
– – Ulkus 740
– – Valaciclovir 741
– – Virusmyelitis 253
– labialis
– – Penciclovir 75
– neonatorum 999
– – Aciclovir 74
– simplex
– – Bulla repens 641
– – Hauttuberkulose 735
– – HIV-Infektion/AIDS 857, 875, 884
– – Impetigo contagiosa 640
– zoster
– – s. a. Zoster
– – HIV-Infektion/AIDS 856
– – Transplantation 965
Herpes-B-Virus 1119
– Aciclovir 1119
– Enzephalitis 1119
– Lymphangitis 1119
– Myelitis 1119
Herpes-simplex-Enzephalitis 246, 250
– s.a. Enzephalitis
– s.a. Virusenzephalitis
– Aciclovir 252
– bildgebende Verfahren 252
– Cephalosporine 252
– EEG 252
– Koma 251
– Lumbalpunktion 251
– PCR 252
– Pleozytose 252
Herpes-simplex-Virus 702
– Aciclovir 74, 701, 702, 703
– Antiseptika 703
– Blepharitis 702
– Bluttransfusion 951
– Brivudin 77
– Cidofovir 79
– Ekzema herpeticatum 701
– Erregernachweis 702, 703
– Famciclovir 701, 702
– Foscarnet 87, 702
– Ganciclovir 76
– Gingivostomatitis 700, 702
– Hautinfektionen 700
– Hepatitis 467, 488
– Herpes genitalis 702, 740

Herpes-simplex-Virus
- HIV-Infektion/AIDS 869
- Immunsuppression 12, 701, 702
- Keratitis 271, 702
- Keratokonjunktivitis 702
- Kinder 702
- Komplikationen 700
- Kortikosteroide 703
- Lymphadenopathie 700
- Meningitis 702
- Nukleinsäure-Amplifikation 701
- Ösophagitis 413
- Paronychie 642
- Penciclovir 75
- Primärinfektion 700
- Proktitis 461
- Prophylaxe 702, 703
- Racheninfektionen 293
- Reaktivierung 700, 703
- Retinitis 275
- Rezidiv 701
- Schwangerschaft 13, 999
- – Erregernachweis 1000
- – Virustatika 1000
- Stammzelltransplantation 1040
- Transplantation 964
- Tumor 60
- Typ 1 700, 702
- – Mimikry, molekulare 19
- Typ 2 700, 702
- Übertragungswege 700, 702
- Urethritis 553
- Valaciclovir 701, 702
- Virusmyelitis 253
- Zervizitis 568
Herpesvirus
- Adefovir 79
- Bluttransfusion 949
- Cidofovir 79
- Fazialisparese 255
- Hepatitis 488
- humanes 8
- – Bluttransfusion 950
- – Castleman-Syndrom 722
- – Enzephalitis 721
- – Exanthema subitum 720, 721
- – Foscarnet 87
- – Gianotti-Crosti-Syndrom 723
- – Hepatitis 721
- – HIV-Infektion/AIDS 880
- – Immundefekte 721
- – Immunität 721
- – Immunsuppression 722
- – Kaposi-Sarkom 722
- – Kinder 720
- – Lymphom 722
- – Mononukleose, infektiöse 721, 725
- – Myokarditis 362
- – Pneumonie 721
- – Typ 6 720, 721
- – Typ 7 720, 721
- – Typ 8 722
- – – Apoptose 58
- – – Body cavity-based lymphoma 58
- – – Immunreaktion 58
- – – Kaposi-Sarkom 58
- – – Multicentric castleman's disease (MCD) 58
- – – Primary effusion lymphoma (PEL) 58
- – – Tumor 58
- – – Zellzyklus 58
- – – Übertragung 721, 722
- – Virustatika 721
- – Immunsuppression 1047
- Infektionen, intraokuläre 274
- Kolpitis 561
- Latenz 15
- Meningitis 244
- Nukleosid-Analoga 93

Herpesvirus
- Nukleotid-Analoga 93
- Organtransplantation 1045
- Pyrophosphat-Analoga 93
- Racheninfektionen 295
- Therapie 93
- Transplantation 961
- Virusenzephalitis 246
Herzgeräusche
- Endokarditis 380
Herzinfektionen 359
- Senioren 1019
Herzinsuffizienz
- Bronchitis, chronische 317
- Endokarditis 380
- Myokarditis 365
Herzklappen
- Endokarditis 373
Herzrhythmusstörungen
- Chinolone 127
- Mycoplasma 340
- Myokarditis 364
- Tetanus 259
Herzschrittmacher
- Myokarditis 371
Heubner-Sternkarte
- Varizellen 715
Hexachlorcyclohexan
- Läuse 687
Hexetidin
- Hand-Fuß-Mund-Exanthem 725
HI-Virus 850, 854
- Affen 850
- Bluttransfusion 948
- CD4-Zellen 854
- Fazialisparese 255
- Hepatitis 467, 488
- Proktitis 461
- Resistenzen 854, 868
- Transplantation 962
- Übertragung 851
High density-Lipoproteine (HDL)
- Sepsis 1090
Highly active antiretroviral therapy (HAART) 94
- HIV-Infektion/AIDS 59
Highly pathogenic avian influenza 776
Himbeerzunge
- Scharlach 295, 727
Hirnabszess 236
- Antibiotika 238
- Bacteroidaceae 524
- Bacteroides 236
- bildgebende Verfahren 237
- Carbapeneme 111
- Cephalosporine 238
- Chloramphenicol 135
- Empyem, subdurales 239
- Enterobacteriaceae 236
- Erreger 236
- Flucloxacillin 238
- Fusobacterium 1137
- Grunderkrankung 237
- Haemophilus 1138
- HIV-Infektion 237
- Kinder 236
- Meningitis 225
- Metronidazol 238
- Nocardia 1142
- Pleozytose 237
- Peptostreptococcus 1143
- Prevotella 236, 1144
- Propionibacterium 236, 1144
- Sinusitis 284
- Staphylococcus 236
- Streptococcus 236
- Thrombophlebitis 396
- Vancomycin 238
Hirnblutung
- Borrelia 1130

Hirnnervenparese
- Lyme-Borreliose 817
Hirnparenchym
- Prion-Erkrankungen 904
Hirnstammenzephalitis 226
Hirntumor
- Empyem, subdurales 239
Histamin 43
Histoplasma
- Amphotericin B 141
- Azole 143
- Histoplasmose 26
- HIV-Infektion/AIDS 857, 872, 877
- Meningitis 234
Histoplasmose 26
- HIV-Infektion/AIDS 872, 877
Hit and run-Transformation 65
HIV-1 58
HIV-2 58
HIV-Infektion 849
- Abacavir 872
- Adefovir 79
- akute 857
- Antikörper 855
- Arzneimittel 867
- – Nebenwirkungen 868, 872
- Aspergillus 873
- Bissverletzung 628
- Blutbild 880
- Candida
- – Stomatitis 884
- Candidose 856, 882
- CD4-Zellen 854, 866, 872
- Chlamydia 873
- Cholangiopathie 876
- Coccidioides 872
- Compliance 868
- Condylomata acuminata 875, 884
- Cryptococcus 151, 872
- Cryptosporidium 873, 1152
- Cyclospora 873
- Dermatits, seborrhoische 884
- Diarrhö 448, 857, 874
- – Clostridium 875
- – Cryptosporidium 875
- – Enterocytozoon 875
- – Protozoen 875
- Differentialdiagnose 869
- Dyspnoe 872
- ELISA 855
- Emtricitabin 871
- Entamoeba 873
- Enterokolitis 875
- Entwicklungsländer 850
- Enzephalitis 873
- Epstein-Barr-Virus 880
- Erkrankungen 856
- Erreger 850, 854
- Erythem 885
- Euthyroid sick syndrome 881
- Fieber 872
- – unklarer Ursache 979
- Follikulitis 884
- Foscarnet 87
- Fusionshemmer 87
- Gastritis 874
- Gastrointestinaltrakt-Infektionen 873
- GB-Virus Typ C 480
- Gelenkinfektionen 599
- Giardia 873
- Gonorrhö 873, 875
- Haarleukoplakie, orale 856, 882
- Hautinfektionen 882
- Hepatitis 872, 876
- Hepatitis-B-Virus 869
- Hepatitis-C-Virus 869
- Hepatitis G 480
- Herpes-simplex-Virus 869

HIV-Infektion
- Herpes simplex 875, 884
- Herpesvirus, humanes 722, 880
- HI-Virus 854
- Hirnabszess 237
- Histoplasma 872
- Hodgkin-Lymphom 879
- Hypersensitivitätssyndrom 872
- Hypertonie 877
- Hypogonadismus 881
- Immunabwehr 854
- Immundefekte 855, 1039
- Immunrekonstitutions-Syndrom 870
- Immunsuppression 873
- Impfung
- – Masern/Mumps/Röteln/Varizellen 714
- importierte 1060, 1061
- Influenza 771
- Integrase-Inhibitoren 93
- Isospora 873
- Kaposi-Sarkom 58, 875
- Katzenkratzkrankheit 655
- Kinder 852
- Klassifikation 856
- Kolitis 875
- Lamivudin 83
- Leberversagen 872
- Letalität 866
- Leukoenzephalopathie, progressive multifokale 878
- Lopinavir 871
- Lymphogranuloma venereum 741
- Lymphom 58
- Mageninfektionen 874
- Malaria 885
- Meningitis 234, 244, 878
- Meningoenzephalitis 872
- Molluscum contagiosum 706, 707, 884
- Mononukleose, infektiöse 725
- Mycobacterium-avium-intracellulare-Komplex 660
- Mykobakteriose, atypische 657, 873
- Myoperikarditis 364
- Nevirapin 872
- Niereninfektionen 881
- Niereninsuffizienz 881
- Nocardia 873
- Non-Hodgkin-Lymphom 875
- Onychomykose 884
- Ösophagitis 413, 874
- Pandemie 850
- Papillom 840
- Papillomaviren 880
- Patientenüberwachung 868
- Pleuritis 347
- Pneumocystis 1033
- Pneumocystis-jiroveci-Pneumonie 872
- Pneumonitis 873
- Polyomavirus 248
- Proktitis 875
- Prophylaxe 857
- Prophylaxe, postexpositionelle 871
- – Bissverletzung 630
- Protease-Inhibitoren 83, 867
- Pruritus 883
- Reisen 885
- – Anamnese 886
- Resistenzen 868
- Respirationstrakt-Infektionen 877
- Reverse-Transkriptase-Inhibitoren 80
- – nichtnukleosidische 83
- – nukleosidische und nukleotidische 867

Sachregister

HIV-Infektion
– Ritonavir 867, 871
– Schwangerschaft 852, 1002
– – Antikörpernachweis 1002
– Soor-Kolpitis 562
– Stavudin 879
– Stevens-Johnson-Syndrom 872
– Symptome 856
– Syphilis 806, 869, 875
– Tenofovir 83, 871
– Therapie 94, 862, 872
– – Versagen 869
– Tinea 884
– Toxoplasma 869
– Toxoplasmose 873, 878
– Trypanosoma 873
– Tuberkulom 873
– Tuberkulose 796
– Tumor 58, 875, 879
– Übertragung 851
– – Mutter-Kind 852
– – Prophylaxe 853
– – Risikofaktoren 852
– – sexuelle 851
– Ulkus, genitales 739
– Varicella-Zoster-Virus 869
– Virusenzephalitis 246
– Virusmyelitis 253
– Warzen 884
– Wasting syndrome 876
– Zidovudin 81, 853, 871
– ZNS-Infektionen 878
– Zoster 704
– Zytomegalievirus 869, 874, 881
HLA-B27
– Shigella 439
– Yersinia 440
HME (heat and moisture exchanger)
– Krankenhaushygiene 194
HNO-Infektionen 279
– Fusobacterium 297
– importierte 1060, 1073
– Staphylococcus 756
– Thrombophlebitis 395
HNO-Karzinom
– Papillomaviren, humane 55
Hodgkin-Krankheit
– Epstein-Barr-Virus 57
– Fieber unklarer Ursache 980
– Immundefekte 1039
Hodgkin-Lymphom
– HIV-Infektion/AIDS 879
Honey-Moon-Zystitis
– Staphylococcus 1147
Hongkong-Grippe 767
Hordeolum
– Staphylococcus 756
HPV-B19-Virus
– Gelenkinfektionen 599
HSV
– siehe Herpes-simplex-Virus
Human foamy virus 850
Human T-lymphotropic
 retrovirus III 850
Human T-lymphotropic virus 850
Hundebandwurm 492, 678
Husten
– Bordetella 320
– Bronchitis, chronische 316
– Keuchhusten 321
– Tracheobronchitis 314
– Tuberkulose 786
Hutchinson-Zeichen
– Keratitis 272
Hybrid-Capture-Test
– Papillom 845
Hydatidenzysten 678
Hydrophobie
– Tollwut 247

Hydrops
– fetalis
– – Parvovirus B19 996
– – Ringelröteln 718, 992
Hydroxypyridone
– Dermatomykose 695
Hydrozele
– Filariose 676
Hydrozephalus
– Schwangerschaft 1005, 1008
– Toxoplasma 1012, 1157
Hygiene
– Campylobacter 438
– Coxsackie-Virus 364
– Echinococcus 491
– Entamoeba 443
– Enterobius 452
– Escherichia 447
– Helicobacter 413, 416
– Hepatitis 466, 499
– Hepatitis-A-Virus 468
– Hepatitis-E-Virus 470
– Legionella 338
– Metapneumovirus 339
– Noroviren 433
– Rotaviren 435
– Shigella 439
– Yersinia 441
Hymenolepis
– Niclosamid 169
– Praziquantel 169
Hyper-IgD-Syndrom
– Fieber unklarer Ursache 979
Hyperämie
– Infektionen, intraokuläre 275
Hypernephrom
– Fieber unklarer Ursache 980
Hyperplasie
– epitheliale 844
– – Papillomaviren, humane 55
– pharyngeale lymphatische
– – Epstein-Barr-Virus 298
– Typhus/Paratyphus 455
Hypersensitivitätssyndrom
– HIV-Infektion/AIDS 872
Hyperthermie
– maligne
– – Medikamentenfieber 978
Hypertonie
– HIV-Infektion/AIDS 877
Hypoglykämie
– Chinin 156
Hypogonadismus
– HIV-Infektion/AIDS 881
Hypopyon
– Infektionen, intraokuläre 275
Hypothermie 203
Hypotonie
– Chinin 156
– Ebola-/Marburg-Fieber 891
– Ivermectin 167
– Lassa-Fieber 896
– Peritonitis 529
– Pseudo-Kuhpockenvirus 1122
– Staphylococcal toxic shock syndrome 731
– Streptococcal toxic shock syndrome (STSS) 728

I

Idoxuridin 76
– Keratitis dendritica 77
IFN
– siehe Interferone
IFN-α 45, 90
– Th-Zellen 49
IFN-β 45, 90
IFN-γ 45, 90, 92

Ig
– siehe Immunglobuline
IgA 46
– Zytokine 49
IgA-Protease
– Bakterien 21
IgD 46
IgE 46
– Zytokine 49
IgE-Antikörper
– Parasiten 33
IgG 46
– FSME-Virus 245
– Komplement 44
– ZNS-Infektionen 223
IgM 46
– FSME-Virus 245
– Komplement 44
Ikterus
– Gelbfiebervirus 1118
– Hepatitis 481
– Hepatitis-A-Virus 468
– Hepatitis-E-Virus 470
– Leptospiren 551
IL
– siehe Interleukine
IL-1 44
IL-10 45, 50
IL-12 48
IL-13 49
IL-18 48
IL-2 49
IL-4 43, 49
IL-5 43, 49
IL-6 44
Ileitis
– Yersinia 440
Imidazol
– Candidose 699
Imipenem 110
Imiquimod 92
– Apoptose 92
– Condylomata acuminata 92
– Immunität, angeborene 92
– Keratose 92
– Papillom 845
– Papillomaviren 92, 95
Immunabwehr
– s.a. Immunreaktion
– HIV-Infektion/AIDS 854
– Influenza 767
– Papillomaviren, humane 840
– Staphylococcus 753
– Tumorentstehung 65
Immundefekte
– Adenoviren 267
– angeborene 1032
– Angiomatose, bazilläre 655
– Aspergillus 152
– Bluttransfusion 949
– Candidose 697
– Cryptococcus 151
– Erreger 1034
– erworbene 1034
– Fieber, neutropenisches 1034
– Granulozytopenie 1034
– Hauttuberkulose 733
– Herpesvirus, humanes 721
– HIV-Infektion/AIDS 855, 1039
– Hodgkin-Krankheit 1039
– Immunität, humorale 1039
– Leukämie 1039
– Mageninfektionen 412
– Meningitis 234
– Molluscum contagiosum 706, 707
– Ösophagitis 413
– Papillom 838

Immundefekte
– Phagozyten, mononukleäre 1039
– Pneumonie 325
– Respiratory-syncytial-Virus 335
– Salmonella 436
– schwere kombinierte 1032
– T-Lymphozyten 1039
– Therapie, antimykotische 138
– Transplantation 1039
– Vacciniavirus 708
– Varicella-Zoster-Virus 716
– Virusenzephalitis 246
– Whipple-Krankheit 430
– Zytomegalievirus 1042
Immundefizite
– Diarrhö, Antibiotika-assoziierte 459
Immunfluoreszenz-Test 216
Immunglobuline
– s.a. Ig
– Diagnostik 216
– Helicobacter 416
– Hepatitis-A-Virus 468
– Hepatitis-B-Virus 473
– Hepatitis-E-Virus 470
– Klassen 45
– Parvovirus B19 996
– ZNS-Infektionen 223
– Zytokine 49
Immunisierung
– Bluttransfusion 958
– Bordetella 320
– Bronchitis, chronische 319
– Corynebacterium 300
– Diphtherie 650
– Ebola-/Marburg-Fieber 892
– FSME-Virus 245
– Haemophilus 318
– Hepatitis 500
– Hepatitis-A-Virus 468
– Hepatitis-B-Virus 473
– Influenza 770
– Keuchhusten 322
– Krim-Kongo-Fieber 898
– Lassa-Fieber 896
– Masern 712
– Masernvirus 713
– Mumpsvirus 306
– Myokarditis 372
– passive
– – Therapie, antivirale 69
– Pest 651
– Pneumonie 344
– Pocken 708
– Pockenvirus 1108
– Ringelröteln 718, 992
– Röteln 720
– Streptococcus 345
– Tetanus 259
– Tollwut-Virus 250
– Tracheobronchitis 316
– Typhus/Paratyphus 457
– Varicella-Zoster-Virus 716, 1000
– Varizellen 715
– Virushepatitis 1002
– Yersinia 441
– Zoster 706
Immunität 40
– angeborene 40
– – Erregererkennung 43
– – Hepatitis C 479
– – Imiquimod 92
– – Interferone 90
– Bakterien 20
– Campylobacter 438
– Cholera 453
– Entamoeba 443
– erworbene 40, 45
– FSME-Virus 245
– Hepatitis-A-Virus 468
– Hepatitis-B-Virus 472

Sachregister

Immunität
- Hepatitis-E-Virus 470
- Herpesvirus, humanes 721
- humorale 44
- – Immundefekte 1039
- Infektionen 212
- Influenza 775
- Malaria 829
- Masernvirus 713
- Rotaviren 435
- Rötelnvirus 993
- Toxoplasma 1012
- Toxoplasmose 1008
- zellvermittelte
- – Myokarditis 365
Immunmodulatoren 90
Immunreaktion
- s.a. Immunabwehr
- Bakterien 18
- Buruli-Ulkus 658
- Dermatophytie 691
- Ebola-/Marburg-Fieber 891
- Hepatitis-B-Virus 472
- Hepatitis A 469
- Hepatitis B 471
- Hepatitis C 476
- Hepatitis Delta 474
- Herpesvirus, humanes 8 58
- Leishmaniose 668
- Lepra 663
- Mykobakteriose, atypische 657
- Parasiten 33
- Sarcoptes 679
- Senioren 1020
- Zellulitis und Phlegmone 645
- Zerkariendermatitis 673
- Zoster 704
Immunrekonstitutions-Syndrom
- HIV-Infektion/AIDS 870
Immunsuppression 1031
- Aciclovir 1055
- Adenoviren 267
- Antibiotika 1045
- Aspergillus 151, 307, 1038, 1050
- Bluttransfusion 949
- Brivudin 1055
- Candida 26, 149, 1051
- Chemotherapie 1052
- Cidofovir 1052
- Co-trimoxazol 1054
- Corynebacterium 299
- Coxsackie-Virus 363
- Cryptococcus 1035
- Echinococcus 491
- Epstein-Barr-Virus 12, 298
- Erregernachweis 1046
- – Viren 1052
- Erregerresistenz 1054
- Exanthema subitum 723
- Fluoroquinolon 1054
- Foscarnet 1055
- Geschlechtsorgan-Infektionen, männliche 580
- Hepatitis 499
- Herpes-simplex-Virus 12, 701, 702
- Herpesvirus 1047
- Herpesvirus, humanes 721, 722
- HIV-Infektion/AIDS 873
- Impfung
- – Masern/Mumps/Röteln/Varizellen 713, 714
- Infektionen, Katheter-assoziierte 925
- Influenza 771
- Katzenkratzkrankheit 655
- Keratitis 271
- Klebsiella 307
- Listeria 1007
- Masern 712
- Masernvirus 12, 713
- Meningitis 226, 234

Immunsuppression
- Mycoplasma 340, 567
- Mykobakteriose, atypische 657
- Myokarditis 364, 372
- Organtransplantation 1044
- Ösophagitis 414
- Papovaviren 1037
- Parvoviren B19 996
- Pasteurella 307
- Patientenisolierung 1054
- Pilze 29, 1038
- Pneumocystis 1033, 1039
- Pneumonie 322
- Polyomavirus 248
- Progressive multifocal leukoencephalopathy (PML) 59
- Prophylaxe 1054
- Pyodermie, follikuläre 638
- Rhinovirus 282
- Ringelröteln 719
- Senioren 1020
- Soor-Kolpitis 562
- Stammzelltransplantation 1040
- Staphylococcus 757
- Strongyloides 675
- Toxoplasma 1012
- Transplantation 961
- Tuberkulose 785
- Tumorentstehung 64
- Valaciclovir 1055
- Valganciclovir 1052
- Varicella-Zoster-Virus 716, 1047
- Varizellen 715
- Virusausbreitung 12
- Virusinfektionen 69
- Virusmyelitis 253
- Windpockenvirus 12
- Wunde, superinfizierte 648
- Zoster 704
- Zytomegalie 998
- Zytomegalievirus 12
Immuntherapeutika, antivirale 69
Immuntoleranz
- Bakterien 20
Impedine 18
Impetigo
- contagiosa 639
- – Antiseptika 641
- – Cephalosporine 641
- – Differentialdiagnose 640
- – Infektionsschutzgesetz 636
- – Penicillin 641
- – Staphylococcus 640
- – Streptococcus 640
- Infektionsschutzgesetz 641
- Staphylococcal scalded skin syndrome 730
- Staphylococcus 729, 754, 757
Impfreaktion
- Meldepflicht 182
Impfung
- Infektionsschutzgesetz 182
- Masern/Mumps/Röteln/Varizellen 713, 714, 717, 720
- – Schwangerschaft 714, 992, 1013
- Rötelnvirus 993
- Schwangerschaft 1013
Infekt-assoziierte Arthritis 603
Infektabwehr
- siehe Immunabwehr
Infektanämie 205
Infektionen
- Augen 263
- Bauchhöhle 521
- Befunde 204
- Blutbild 205
- Bluttransfusion 944
- chronische
- – Hepatitis-C-Virus 14
- – Viren 14

Infektionen
- Darm 429
- Fieber 202, 980
- Fremdkörper-assoziierte 923
- – Candida 150
- – Corynebacterium 1133
- – Fieber 980
- – Glykopeptide 114
- – intravaskuläre 401
- – Micrococcus 1139
- – Propionibacterium 1144
- – Senioren 1018, 1020
- – Staphylococcus 756, 1147
- Gallenblase/Gallenwege 505
- Gefäße 392
- Gefäßkatheter-assoziierte
- – Staphylococcus 1147
- Gelenke 597
- Geschlechtsorgane, männliche 579
- Geschlechtsorgane, weibliche 559
- Hals, Nase, Ohren 279
- Harnwege 538, 552
- – Krankenhaushygiene 191
- Haut 633, 634, 739
- Herz 359
- Hypothermie 203
- Immunität 212
- Implantat-assoziierte 932
- – Aminoglykoside 939
- – Bakteriämie 938
- – Blutkultur 938
- – Candida 938
- – Endokarditis 373, 938
- – Flucloxacillin 939
- – Hämatom 938
- – Mycobacterium 938
- – Nekrose 938
- – Rifampicin 939
- – Staphylococcus aureus 938
- – Vancomycin 939
- – Wundinfektionen 938
- importierte 1059
- – Abszess 1074
- – Amöben-Leberabszess 1073
- – Anamnese 1061
- – Ansteckung 1060
- – Arboviren 1061, 1066, 1074
- – Atemwege 1060, 1066, 1073
- – Augen 1073
- – bildgebende Verfahren 1065
- – Blutbild 1064
- – Bluttransfusion 955
- – Buruli-Ulkus 1072
- – Campylobacter 1068, 1069
- – Chagas-Krankheit 1073
- – Chikungunya-Virus 1074
- – Cyclospora 1070
- – Dengue-Fieber 1061, 1066, 1074
- – Dermatomykose 691
- – Dermatose 1071
- – Diarrhö 445, 1068
- – Diathese, hämorrhagische 1074
- – Differentialdiagnose 1065
- – Dracunculiasis 1074
- – Ebolavirus 1060
- – Echinococcus 492
- – Entamoeba 1069
- – Enteritis 1060
- – Enterotoxin-bildende Escherichia coli (ETEC) 1068
- – Enzephalitis 1073
- – Erregernachweis 1065
- – Fieber 1066
- – Fieber
- – – hämorrhagisches virales 898, 1074
- – Filariose 1061, 1072
- – Fleckfieber 1061
- – Geschlechtskrankheiten 1060, 1072

Infektionen, importierte
- – Giardiasis 1060, 1070
- – Gonorrhö 1074
- – Hals-Nasen-Ohren 1060, 1073
- – Hauttuberkulose 1072
- – Helminthose 1073
- – Hepatitis 470, 1060
- – Herkunftsland 1061
- – Herz-Kreislauf-System 1073
- – HIV-Infektion/AIDS 1060, 1061
- – Influenza 1060
- – Inkubationszeit 1062
- – Knochen und Gelenke 1074
- – Kryptosporidium 1070
- – Larva migrans 1072
- – Lassavirus 1060
- – Leber und Milz 1073
- – Leishmania 1060
- – Leishmaniosis 1073
- – Lepra 1061, 1072
- – Lymphadenopathie 1074
- – Magen-Darm 1060, 1066
- – Malaria 828, 1060, 1066, 1073
- – Management 1065
- – Marburgvirus 1060
- – Melioidose 1061
- – Meningitis 1073
- – Meningokokken-Meningitis 1074
- – Meningokokken-Sepsis 1074
- – Myalgie 1074
- – Myiasis, subkutane 1072
- – Neurozystizerkose 1073
- – Niere und Harnwege 1073
- – O'Nyong-nyong-Virus 1074
- – Parasitose 1060, 1070
- – Paratyphus 454, 1067
- – Pyodermia 1072
- – Reisediarrhö 1068
- – Reiseland 1060
- – Reiter-Krankheit 1074
- – Risiko 1060
- – Ross-River-Fieber 1074
- – Salmonella 1068
- – SARS (severe acute respiratory syndrome) 1060
- – Schistosomiasis 1061, 1070, 1073
- – Screening-Untersuchungen 1063
- – Strongyloides 1065
- – Trichophyton 691
- – Trypanomiasis 1061, 1073
- – Trypanosoma 1060
- – Tuberkulose 1060, 1061, 1073
- – Tungiasis 1072
- – Typhus abdominalis 454, 1060, 1067
- – Untersuchungen
- – – ergänzende 1065
- – – grundlegende 1064
- – – Stuhl 1065
- – Vibrio 1069
- – West-Nil-Virus 1060
- – Yersinia 1060
- – intraabdominelle
- – – Bacteroides 1129
- – intraokuläre 273
- – – Candida 274
- – – Chemosis 275
- – – Erreger 274
- – – Haemophilus 274
- – – Hämorrhagie 275
- – – Herpesvirus 274
- – – Hygiene 276
- – – Hyperämie 275
- – – Hypopyon 275
- – – Neisseria 274
- – – Onchocerca 274
- – – Photophobie 274
- – – Staphylococcus 274
- – – Streptococcus 274

Sachregister

Infektionen, intraokuläre
– – Toxocara 274
– – Toxoplasma 274
– – intravaskuläre 401
– – – Ballonpumpe 402
– – – Cava-Schirm-Infektionen 404
– – – Stent 402
– – – TIPS-Infektionen 403
– – – Verschluss-System 401
– – Katheter-assoziierte 924, 928
– – – Achromobacter 1128, 1143
– – – Acinetobacter 1126
– – – Agrobacterium-yellow-group 1127
– – – antibiotic lock therapy 929
– – – Antibiotika 929
– – – Bacillus 1128
– – – Brushing-Methode 928
– – – Candida 925
– – – Carbapeneme 929
– – – Cephalosporine 929
– – – Embolie, septische 927
– – – Endokarditis 379, 927
– – – Enterobacteriaceae 925
– – – Enterococcus 924
– – – Flucloxacillin 929
– – – Fluconazol 929
– – – Fluorchinolone 929
– – – Geschlechtsorgane, männliche 580
– – – Katheter
– – – – Beschichtung 931
– – – – Entfernung 928
– – – – Typen 926
– – – Krankenhaus-Infektions-Surveillance-System (KISS) 924
– – – Linezolid 929
– – – Maki-Methode 927
– – – Mycobacterium 1140
– – – Mykobakteriose, atypische 659
– – – Ochrobactrum 1143
– – – Oxacillin 929
– – – Pseudomonas 924
– – – Rhizobium 1127
– – – Sepsis 924, 927
– – – Staphylococcus aureus 924
– – – Stenotrophomonas 1148
– – – Thrombophlebitis 392
– – – Tsukamurella 1148
– – Kehlkopf 306
– – Krankenhaushygiene
– – – Kontrollprogramm 198
– – – Laborparameter 204
– – Leber 465
– – Lunge 322
– – Magen 411
– – Nieren 546
– – nosokomiale 208, 916
– – – Acinetobacter 1126
– – – Antibiotika 919
– – – Atemwegsinfektionen 918
– – – Bluttransfusion 944
– – – Candida 1040
– – – Carbapeneme 111
– – – Cephalosporine 106
– – – Chryseobacterium 1133
– – – Corynebacterium 1133
– – – Datenerfassung und -analyse 919
– – – Diarrhö, Antibiotika-assoziierte 459
– – – Ebola-/Marburg-Fieber 890
– – – Endokarditis 373
– – – Enterobacteriaceae 1136
– – – Enterococcus 527, 917
– – – Erreger 917
– – – multiresistente 917, 919
– – – Escherichia coli 917
– – – Fieber 979
– – – Glykopeptide 114
– – – Harnwegsinfektionen 539, 918
– – – Infektionsschutzgesetz 182, 924
– – – Influenza 779

Infektionen, nosokomiale
– – Inkubation 916
– – Klebsiella 529, 917
– – Krankenhaus-Infektions-Surveillance-System (KISS) 920
– – Krankenhaushygiene 191, 921
– – Krim-Kongo-Fieber 897
– – Lassa-Fieber 893
– – Moraxella 1139
– – Mycobacterium 1140
– – Organtransplantation 1044
– – Pleuritis 347
– – Pneumonie 327
– – Prävention 921
– – Pseudomonas 917, 1145
– – Respiratory-syncytial-Virus 335
– – Risikofaktoren 917
– – Senioren 1018
– – Sepsis 918, 1088
– – Staphylococcus 752, 917, 1147
– – Stenotrophomonas 1148
– – Streptococcus 301
– – Surveillance 919
– – Transplantation 962
– – Übertragungswege 918
– – Wundinfektionen 918
– – öffentlicher Gesundheitsdienst, Schnittstellen 177
– – Ösophagus 411
– – Osteomyelitis 584
– – Osteomyelitis, posttraumatische 593
– – Pankreas 513
– – persistierende 212
– – Pleura 346
– – Pneumonien
– – – Krankenhaushygiene 194
– – – postoperative
– – – – Acinetobacter 1126
– – Prothesen-assoziierte 932
– – – Arthrographie 934
– – – Blutkultur 937
– – – Cephalosporine 935, 938
– – – Computertomographie 937
– – – Débridement 933, 934
– – – Enterobacteriaceae 937
– – – Enterococcus 932
– – – Escherichia 932
– – – Fistel 937
– – – Gefäße 937
– – – Gelenke 932
– – – Gelenkersatz 934
– – – Granulicatella 934
– – – Ischämie 937
– – – Komplikationen 937
– – – Mycobacterium 934
– – – Pneumococcus 932
– – – Propionibacterium 932
– – – Pseudomonas 937
– – – Rifampicin 935
– – – Risiko 937
– – – Salmonella 932
– – – Sepsis 933, 937
– – – Staphylococcus aureus 932, 937
– – – Small colony variants 934
– – – Streptococcus 932
– – – Symptome 933
– – – Szintigraphie 934, 937
– – – Vancomycin 938
– – – Wundinfektionen 932, 937
– – Rachen 292
– – Staphylococcus 751
– – Symptome 202
– – Transplantation 961
– – Übertragung, iatrogene 943
– – Vergleiche, internationale 179
– – Viren
– – Therapie 68
– – Weichteile 615
– – Wundinfektionen, postoperative
– – – Krankenhaushygiene 192

Infektionen
– ZNS 221
Infektionsschutzgesetz
– AIDS 184
– Dermatomykose 696
– Deutschland 180
– Diphtherie 636
– Enteritis 451
– Erysipel 644
– Gemeinschaftseinrichtungen 183
– Grundlagen 178
– Hepatitis 499
– Impetigo 641
– – contagiosa 636
– Impfung 182
– Infektionen, nosokomiale 182
– Krankenhaushygiene 182
– Krankheiten, übertragbare 178, 182
– Läuse 636, 687
– Listeria monocytogenes 1007
– Masern 713, 714
– Meldewesen 181
– Österreich 184
– Pest 636
– Rickettsia 739
– Röteln 720
– Scharlach 636, 728
– Schweiz 186
– Sexuell übertragbare Krankheiten 182, 184, 739
– Skabies 636, 681
– Staphylococcal toxic shock syndrome 731
– Streptococcal toxic shock syndrome (STSS) 729
– Streptococcus 636
– Tätigkeiten mit Krankheitserregern 182
– Toxoplasma gondii 1012
– Tuberkulose 182, 184
– Typhus/Paratyphus 456
– Windpocken 636
– Zellulitis und Phlegmone 646
Influenza 763
– Diarrhö 778
– Epidemie 766
– Fieber 769
– Highly pathogenic avian influenza 776
– HIV-Infektion/AIDS 771
– Immunabwehr 767
– Immunität 775
– Immunsuppression 771
– Impfung 770, 776
– Infektionen, importierte 1060
– Infektionen, nosokomiale 779
– Kinder 767
– Komplikationen 769
– Krankheitsmanagement 778
– Low pathogenic avian influenza 776
– Lungenversagen, akutes 778
– Meldepflicht 779
– Myalgie 769
– Pandemie 766
– Patientenisolierung 779
– Pneumonie 771
– Prophylaxe 776
– Rhinorrhö 769
– Risikofaktoren 769
– Senioren 1019, 1022
– Sentinella 779
– Staphylococcal toxic shock syndrome 731
– Therapie 94
– Tracheobronchitis 770, 771
– Typen 764
– Übertragung auf Menschen 777

Influenza-A-Virus 1119
– Meldepflicht 1119
– Oseltamivir 1119
Influenzavirus 769
– Amantadin 88, 770, 774
– Antigendrift 766, 769
– Antigenshift 766, 769
– Fazialisparese 255
– H1N1 764, 769
– H2N2 767, 769
– H3N2 764, 769
– H5N1 767, 769, 777
– Hämagglutinin 764, 769
– Laryngitis 307
– M2-Inhibitor 88, 94, 774
– Meldepflicht 250, 770
– Meningitis 244
– Neuraminidase 764, 769
– – Inhibitor 89, 95, 773
– Oseltamivir 90, 770, 773
– Otitis media 287
– Perikarditis 362
– Pneumonie 323, 1022
– Racheninfektionen 293
– Resistenzen 775
– Respirationstrakt-Infektionen 770
– Rhinitis 280
– Rimantadin 770, 774
– Sinusitis 283
– Subtypen 764, 769, 776
– Tracheobronchitis 314
– Transplantation 965
– Übertragung 769
– Zanamivir 89, 770, 773
Inokulationstuberkulose 734
Inositol-Monophosphat-Dehydrogenase
– Ribavirin 77
Insertion
– Tumorentstehung 65
Insomnie, tödlich familiäre 904
Integrase-Inhibitoren
– HIV-Infektion/AIDS 93
Interferon-α 35
– Hepatitis 494
– Hepatitis-B-Virus 473
– Hepatitis-C-Virus 478
Interferon-γ 35
Interferone 20, 90
– s.a. IFN
– Immunität, angeborene 90
– Myokarditis 371
– NK-Zellen 92
– pegylierte 92
– Th-Zellen 49
– Typ I 45
– – Hepatitis-C-Virus 92
– Typ II 92
Interleukine 20, 204
– s.a. IL
– Fieber unklarer Ursache 978
– NK-Zellen 48
– Sepsis 1091
– System 41
– Th-Zellen 49
Internal ribosomal entry site (IRES)
– Viren 8
Intertrigo 636
– Candida 1040
– Candidose 698
– Corynebacterium 636
– Differentialdiagnose 636
– Micrococcus 636
Intestinaltrakt
– Klebsiella 529
Invasine 18
Invasion
– Bakterien 15
– Parasiten 31

IRES
– siehe Internal ribosomal entry site
Iridozyklitis
– Onchozerkose 677
Isavuconazol 143
Ischämie
– Infektionen, Prothesen-assoziierte 937
Isoniazid (INH)
– Hauttuberkulose 736
– Tuberkulose 792
Isospora
– HIV-Infektion/AIDS 857, 873
– Sulfamethoxazol 160
– Trimethoprim 160
Isoxazolylpenicillin 99, 101
Itraconazol 144
– Aspergillus 144
– Candida 144
– Dermatomykose 696
– Endokarditis 389
Ivermectin 166
– Filariose 166, 676
– Helminthen 166
– Hypotonie 167
– Larva migrans 675
– Läuse 687
– Loa 166
– Loiasis 676
– Mansonella 166
– Onchozerkose 166, 677
– Resistenz 166
– Skabies 166, 681
– Streptomyces 166
– Strongyloides 166
Ixodes
– Borreliose 664
– FSME-Virus 245
– Hautinfektionen 683
– Lyme-Borreliose 816

J

Janeway-Flecken
– Endokarditis 732
Janeway-Läsionen
– Endokarditis 380
Japan-Enzephalitis-Virus 1120
– Enzephalitis 1120
– Meningitis 1120
– Meningo-Myelo-Enzephalitis 1120
– Virusenzephalitis 246
Jarisch-Herxheimer-Reaktion
– Syphilis 811
JC-Virus 248, 1037
– s.a. Polyomavirus
– Cidofovir 79
– HIV-Infektion/AIDS 1037
– Immunsuppression 1037
– Leukoenzephalopathie, progressive multifokale 59, 248, 1037
– Stammzelltransplantation 1040
– Tumor 59
– Virusenzephalitis 246
Juckreiz
– Enterobius 452
– Flöhe 684
– Hepatitis 481
– Läuse 686
– Pediculus 1155
– Sarcoptes 1155
– Skabies 679, 680
– Varizellen 715
– Zecken 683
– Zweiflügler 689
Jugendliche
– Mononukleose, infektiöse 725

Jugularvenenthrombose
– Fusobacterium 297
Junin-Virus
– hämorrhagisches Fieber, argentinisches 893

K

Kachexie
– Ösophagitis 413
Kala-Azar
– Amphotericin B 160
– Leishmaniose 668
Kalzifikation
– Toxoplasma 1012
Kalzifizierung
– Bakterien 21
Kaposi-Sarkom
– Angiomatose, bazilläre 655
– Herpesvirus, humanes 722
– HIV-Infektion/AIDS 58, 857, 858, 875, 877, 885
Kapsid-Hemmer 93
– Coxsackie-Virus 364
– Picornaviren 93
Karbunkel 638
– Komplikationen 639
– Staphylococcus 754
Kardiomyopathie
– dilatative 360
– Lyme-Borreliose 819
– Myokarditis 360
– Sepsis 1094
Kardiopathie
– Trypanosoma 1158
Kardiotoxizität
– Chinolone 125
Karditis
– Lyme-Borreliose 819
Karies
– Bifidobacterium 1129
– Biofilm 22
Karzinogen
– Helicobacter 416, 418
Karzinom 54, 844
– Magen 412, 418
– Papillomaviren, humane 838
– Plattenepithel 844
Katayama-Syndrom
– Schistosoma 1156
Katheter
– Entfernung 928
– Typen 926
Katheter-Sepsis
– Micrococcus 1139
Katzen
– Toxoplasma 1012
– Toxoplasmose 1006
Katzenkratzkrankheit 654
– Azithromycin 655
– Bartonella 654
– Bissverletzung 654
– Hepatitis 489
– HIV-Infektion 655
– Immunsuppression 655
– Kinder 654
– Komplikationen 655
– Lymphadenopathie 655
– Papel 655
– Parinaud-Syndrom 655
Kawasaki-Syndrom
– Scharlach 728
Kehlkopfinfektionen 306
– Adenoviren 307
– Antibiotika 309
– Aspergillus 307
– Cephalosporine 309
– Chemoprophylaxe 309

Kehlkopfinfektionen
– Erregernachweis 309
– Erstickungsgefühl 308
– Haemophilus 307
– Heiserkeit 307
– Immunisierung 309
– Influenzavirus 307
– Klebsiella 307
– Papillomaviren 306
– Parainfluenzavirus 307
– Pasteurella 307
– Respiratory-syncytial-Virus 307
– Rhinovirus 307
Keratitis 270
– Acanthamoeba 271
– Aciclovir 273
– Adenoviren 271
– Antibiotika 273
– Antimykotika 273
– Aspergillus 1038
– Biopsie 272
– Candida 271
– Erreger 271
– – Nachweis 272
– Herpes-simplex-Virus 271, 702
– Hutchinson-Zeichen 272
– Immunsuppression 271
– Infektionen, importierte 1073
– Keratoplastik 273
– Kingella 1138
– Kofaktoren 271
– Masern 712
– Moraxella 271
– Mydriasis 273
– Mycobacterium 1140
– Onchozerkose 677
– Pentamidin 273
– Photophobie 271
– Propamidin 273
– Pseudomonas 271
– Rhodotorula 1165
– Staphylococcus 271
– Streptococcus 271
– Ulcus serpens 270
– Varicella-Zoster-Virus 271
– Zykloplegie 273
Keratitis dendritica
– Aciclovir 74
– Idoxuridin 77
– Trifluridin 77
– Vidarabin 77
Keratoconjunctivitis epidemica 264
– Adenoviren 266
Keratokonjunktivitis
– Acanthamoeba 1152
– Herpes-simplex-Virus 702
Keratolyse
– Papillom 845
Keratoma
– sulcatum 637
– – Micrococcus 637
Keratopathie, bullöse
– Keratitis 271
Keratoplastik 273
Keratose
– Hauttuberkulose 734
– Imiquimod 92
– Onchozerkose 677
– Onychomykose 694
– Sarcoptes 679
– Skabies 681
– Tinea 692
Ketoconazol
– Candidose 699
– Leishmania 161
– Pityriasis versicolor 697

Ketolide 117
– Atemwegsinfektionen 121
– Pneumonie 122
– Sinusitis 122
Keuchhusten 320
– Adenoviren 321
– Antibiotika 321
– Azithromycin 322
– Bordetella 320
– Clarithromycin 322
– Erregernachweis 321
– Erythromycin 321
– Impfung 322
– Kinder 321
– Komplikationen 321
– Lymphozytose 321
– Makrolide 321
– Meldepflicht 320
– Mycoplasma 321
– Parainfluenzavirus 321
– Prednisolon 322
– Respiratory-syncytial-Virus 321
– Rhinovirus 321
– Salbutamol 322
– Säuglinge 320
– Übertragung 321
– Virulenz-Faktoren 321
Killerzellen, natürliche
– siehe NK-Zellen
Kinase, Cyclin-abhängige
– Zellzyklus 61
Kinder
– Chlamydia 334
– Dermatomykose 695
– Enterovirus-Exanthem 725
– Escherichia 447
– Exanthema subitum 720
– Fieber unklarer Ursache 980
– Gianotti-Crosti-Syndrom 723
– Haemophilus 318
– Hand-Fuß-Mund-Exanthem 724
– Hauttuberkulose 735
– Hepatitis A 469
– Herpes-simplex-Virus 702
– Herpesvirus, humanes 720
– Hirnabszess 236
– HIV-Infektion/AIDS 852
– Katzenkratzkrankheit 654
– Keuchhusten 321
– Masern 712
– Masernvirus 713
– Metapneumovirus 339
– Molluscum contagiosum 706, 707
– Mycobacterium-avium-intracellulare-Komplex 660
– Myokarditis 361
– Otitis media 287
– Parainfluenzavirus 315
– Parvovirus B19 996
– Pleuritis 347
– Pneumococcus 345
– Ringelröteln 718, 994
– Rotaviren 435
– Röteln 719, 989, 993
– Scharlach 726
– Shigella 439
– Staphylococcal scalded skin syndrome 729
– Tetracycline 124
– Varicella-Zoster-Virus 716
– Varizellen 715
– Yersinia 440
Kinderkrankheiten 709

Sachregister

Kingella 1138
- Arthritis, septische 1138
- Atemwegsinfektionen 1138
- Bakteriämie 1138
- Endokarditis 1138
- Gelenkinfektionen 598
- HACEK-Gruppe 1138
- Keratitis 1138
- Kinder 1138
- Osteomyelitis 586, 1138
- ZNS-Infektionen 1138

KISS
- siehe Krankenhaus-Infektions-Surveillance-System

Klebsiella
- Biofilm 22
- Carbapenem 529
- Cephalosporine 529
- Cholangitis 529
- Diarrhö 437
- Fluorochinolon 529
- Granuloma inguinale 743
- Harnwegsinfektionen 529
- Hautinfektionen 635
- Intestinaltrakt 529
- Kehlkopfinfektionen 307
- Myokarditis 362
- nosokomiale Infektionen 917
- Otitis media 291
- Pankreatitis 515
- Penicillin 529
- pneumoniae 529
- Pneumonie 529
- Pylephlebitis 397
- Pyodermie, follikuläre 638
- Resistenz 529
- Thrombophlebitis 392
- TIPS-Infektionen 403
- Weichteilinfektionen 624
- Wundinfektionen 529

Kleiderlaus 685, 1155
Kleienflechte 696
Knocheninfektionen
- importierte 1074

Knochentuberkulose 794
Koagulopathie 206
Koch-Henlesche Postulate 16
Koch-Weeks-Bazillus
- Konjunktivitis 266

Koilozyt 840
Kokzidoidomykose
- HIV-Infektion/AIDS 857, 877

Kolitis 431
- Aminoglykoside 117
- Ascaris 453
- Campylobacter 434, 437
- Diarrhö 432
- – Antibiotika-assoziierte 459
- Enterobius 452
- Escherichia 447
- Glykopeptide 114
- HIV-Infektion/AIDS 875
- Komplikationen 442
- Krankheitsformen 432
- Lincosamine 120
- Makrolide 120
- Nitroimidazole 130
- Noroviren 433, 434
- Rotaviren 434
- Salmonella 434
- Strongyloides 1156
- Stuhluntersuchung 442
- Symptome 432, 442
- Yersinia 440
- Zytomegalievirus 1042
- Zytotoxine 437

Kolpitis 560
- Bacteroides 561

Kolpitis
- bakterielle 562
- – Candidose 698
- Candidose 698
- Candidose, vaginale 560
- Chlamydia 561
- Clostridium 561
- Diabetes mellitus 561
- Enterobacteriaceae 561
- Escherichia 561
- Fluor vaginalis 561
- Gardnerella 566
- Herpesvirus 561
- Mycoplasma 561, 566
- Östrogen-Mangel 561
- Oxyuridae 561
- Partnerbehandlung 561
- Peptococcus 561
- Scheidenmilieu 560
- Soor-Kolpitis 560, 562
- Streptococcus 561
- Trichomonaden-Kolpitis 560, 564
- Trichomonas 565, 1158
- Trichomoniasis 560
- Ureaplasma 566
- Vaginose, bakterielle 560, 562

Koma
- Herpes-simplex-Enzephalitis 251
- Nipahvirus 1121
- Plasmodium 1154
- Rickettsia 1146

Kommission für Krankenhaushygiene und Infektionsprävention 180
Komplement 44
- Entzündungsmediator 44
- IgG 44
- IgM 44
- Lipopolysaccharide 44
- Lyse 44
- Opsonisierung 44

Kondylom 843
- Papillomaviren, humane 699

Konjunktivalpapillom
- Tumor 55

Konjunktivitis 204, 263
- Acanthamoeba 1152
- Adenoviren 266
- akute 264
- Azithromycin 270
- Brazilian purpuric fever 269
- Chlamydia 264, 553
- chronische 264
- Corynebacterium 264
- Credé-Prophylaxe 270
- Ebola-/Marburg-Fieber 891
- ECHO-Viren 1118
- Erreger 264
- Nachweis 269
- Haemophilus 264, 1138
- hämorrhagische
- – Coxsackie-Virus 363
- Herpes-simplex-Virus 702
- Hygienemaßnahmen 270
- Infektionen, importierte 1073
- Keratoconjunctivitis epidemica 264
- Koch-Weeks-Bazillus 266
- Krim-Kongo-Fieber 897
- Lassa-Fieber 894
- Masern 711
- Moraxella 266, 1139
- Neisseria 264
- Neugeborene 264
- Partnerbehandlung 270
- Rötelnvirus 993
- Sicca-Syndrom 264
- Staphylococcus 264
- Stevens-Johnson-Syndrom 264

Konjunktivitis
- Streptococcal toxic shock syndrome (STSS) 728
- Streptococcus 264, 345
- Vibrio 1149

Konkrement
- Bakterien 21

Kontaktdermatitis
- Erysipel 644
- Erysipeloid 649

Kontinua 202
Kopfhautmykose 694
Kopflaus 685, 1155
Koplik-Flecken 711
- Masernvirus 713

Koronarstenose
- Syphilis 805

Koronarstent 402
Kortikoide
- Endophthalmitis 276
- Ösophagitis 414, 422

Kortikosteroide
- Hautflügler 689
- Herpes-simplex-Virus 703
- Meningitis 232

Kortison
- Otitis externa 286
- Otitis media 291
- Typhus/Paratyphus 456

Kraniotomie
- Empyem, subdurales 240

Krankenhaus-Infektions-Surveillance-System (KISS) 195, 920
- Infektionen, Katheter-assoziierte 924

Krankenhaushygiene
- Adenoviren 267
- Antibiotika 195
- Desinfektion 196
- Diarrhö, Antibiotika-assoziierte 461
- Diphtherie 650
- Erreger, resistente 195
- Erregerübertragung 189
- ESBL (extended spectrum betalactamases) 195
- Flächen 196
- Fortbildung 198
- hämorrhagisches Fieber, virales 899
- Harnwegsinfektionen 191
- Hauttuberkulose 736
- HME (heat and moisture exchanger) 194
- Infektionen
- – – intraokuläre 276
- – – Katheter-assoziierte 931
- – – nosokomiale 188, 191, 921
- – Infektionsschutzgesetz 182
- Konjunktivitis 270
- Krankenhaus-Infektions-Surveillance-System (KISS) 195
- Legionella 338
- Management 198
- Medizinprodukte 197
- Meningitis 232
- Metapneumovirus 339
- MRSA (Methicillin-resistente S. aureus) 195
- Parvovirus B19 996
- Pneumonie 194, 344
- Präventionsmaßnahmen 188
- Qualitätskontrolle 198
- Respiratory-syncytial-Virus 336
- Sepsis 193, 1099
- Standardmaßnahmen 189, 198
- Staphylococcus 752, 760
- Surveillance 188, 198
- Tularämie 652
- Typhus/Paratyphus 456

Krankenhaushygiene
- Übertragungswege
- – Kontakt 189
- – – Luft 190
- – – Tröpfchen 190
- Venenkatheter 193
- VRE (Vancomycin-resistente Enterokokken) 195
- Weichteilinfektionen 622, 626
- Wundinfektionen, postoperative 192

Krankheiten
- Fieber unklarer Ursache 980

Krankheiten, übertragbare
- Infektionsschutzgesetz 178, 182

Krätze
- Ivermectin 166
- Sarcoptes 1155

Krätzemilbe 678, 679, 1155
Krebserkrankungen 53
- Bakterien 60
- Parasiten 60
- Viren 55

Kreislaufversagen
- Vibrio 1150

Kriebelmücken
- Hautinfektionen 689

Krim-Kongo-Fieber 896
- Arthralgie 897
- CCHF-Virus 896
- Diarrhö 897
- Enzephalopathie 897
- Hämaturie 897
- Hämorrhagie 897
- Hepatomegalie 897
- Immunisierung 898
- Konjunktivitis 897
- Myalgie 897
- Nekrose 897
- nosokomiale Infektionen 897
- PCR 898
- Petechien 897
- Ribavirin 898
- Zecken 896

Krim-Kongo-Virus
- Hepatitis 488

Kristallsynovitis 597, 600, 602
Krupp
- Parainfluenzavirus 771

Kryoglobulinämie
- Hepatitis 479, 483
- Hepatitis-C-Virus 478

Kryotherapie
- Papillom 845

Kryptokokkose
- 5-Flucytosin 143
- HIV-Infektion/AIDS 857, 872, 877
- Therapie 150

Kryptosporidium
- Diarrhö 1070
- Infektionen, importierte 1070

Kugelbauchmilbe
- Getreidekrätze 683

Kuhpockenvirus 706, 708, 1107
- Lymphadenitis 709
- Lymphangitis 709

Kuru 904, 910

L

LaCrosse-Virus 1121
- Enzephalitis 1121

Lactobacillus 1138
- Abszess 1138
- Wundinfektionen 1138

Lactoferrin 21
Lagophthalmus
- Keratitis 271

Lamivudin 83
– Hepatitis-B-Virus 83, 473
– HIV-Infektion/AIDS 83, 867
Landessanitätsdirektion 184
Lanosteroldemethylase
– Azole 143
Larva migrans 163, 674
– Albendazol 675
– Ancylostoma 674
– Erysipel 675
– Gangmuster 674
– Infektionen, importierte 1072
– Ivermectin 675
– Strongyloides 674
– Thiabendazol 675
– Toxocara 674
– Uncinaria 674
Laryngitis 306
– Adenoviren 307
– Antibiotika 309
– Cephalosporine 309
– Heiserkeit 307
– Infektionen, importierte 1073
– Influenzavirus 307
– Respiratory-syncytial-Virus 307
– Rhinovirus 307
Laryngotracheitis 306, 314
– Parainfluenzavirus 307
– Stridor, laryngealis 307
Laryngotracheobronchitis 314
Larynxpapillom 844
Lassa-Fieber 893
– Arenavirus 893
– Choriomeningitis, lymphozytäre 893
– Diarrhö 894
– Differentialdiagnose 895
– Enzephalitis 894
– Enzephalopathie 895
– Hämorrhagie 894
– Hepatitis 894
– Hypotonie 896
– Immunfluoreszenz 895
– Immunisierung 896
– interstitielle Pneumonie 894
– Junin-Virus 893
– Konjunktivitis 894
– Leukopenie 895
– Machupo-Virus 893
– Myokarditis 894
– Nagetiere 893
– Nekrose 894
– nosokomiale Infektionen 893
– Ödem 894
– PCR 895
– Pharyngitis 894
– Plasma leakage syndrome 894
– Proteinurie 895
– Rhabdomyositis 894
– Ribavirin 896
– Schwangerschaft 895
– Schwerhörigkeit 895
– Zellkultur 895
– Zyanose 895
Lassavirus 1120
– Capillary-leak-Symptom 1120
– Hepatitis 488, 1120
– Infektionen, importierte 1060
– Orchitis 1120
– Perikarditis 1120
– Ribavirin 77, 1120
– Übertragung 893
– Ureitis 1120
Latency membrane protein 1 64
Latenz
– Herpesvirus 15
– Viren 14
Lateralsklerose, amyotrophe
– Prion-Erkrankungen 903
Latex-Agglutinationstest
– Meningitis 225

Läuse
– Borrelia 1130
– Ekzem 686, 1155
– Fleckfieber 685, 737
– Hautinfektionen 685
– Hexachlorcyclohexan 687
– Infektionsschutzgesetz 636, 687
– Ivermectin 687
– Juckreiz 686, 1155
– Kleiderlaus 1155
– Kontaktpersonen 686
– Kopflaus 1155
– Lymphadenitis 1155
– Macula caeruleae 1155
– Malathion 687
– Papel 686
– Patientenisolierung 688
– Pediculus 685
– Permethrin 686
– Phthirus 685
– Pyrethroide 687
– Rickettsia 1146
– Rückfallfieber 685
– Vagantenhaut 686
– Wolhynisches Fieber 685
Läuserückfallfieber
– Borrelia 1130
Lavage
– Peritonitis 522, 533
Laveran, Alphonse 828
Lebensmittelkontamination
– Ascaris 453
– Campylobacter 437
– Escherichia 447
– Hepatitis 481
– Hepatitis-A-Virus 468
– Yersinia 440
Lebensmittelvergiftung 457
– Bacillus 457, 1128
– Bioterrorismus 1104
– Botulismus 260
– Clostridium 260, 457
– Erregernachweis 458
– Listeria 1006
– Listeriose 1004
– Meldepflicht 458
– Salmonella 436
– Staphylococcus 457, 756
– Symptome 458
Leberabszess 671
– Chromobacterium 1132
– Pylephlebitis 397
Leberfibrose
– Hepatitis 476
– Hepatitis-B-Virus 472
– Hepatitis-C-Virus 478
Leberinfektionen 465
– Amöbenabszess 442
– Echinococcus 490, 492
– Infektionen, importierte 1073
– parasitäre 489
Leberkoma
– Hepatitis 484
Lebertransplantation
– Echinococcus 491
– Hepatitis 484, 494
– Hepatitis-C-Virus 479
– TIPS-Infektionen 404
Leberversagen
– Borrelia 1130
Leberzellkarzinom 466, 481, 491
– Echinococcus 490
– Hepatitis-B-Virus 472
– Hepatitis-C-Virus 478
– Hepatitis-Delta-Virus 475
– Hepatitisvirus 56
Leberzirrhose
– Hepatitis 476, 481
– Hepatitis-B-Virus 472
– Hepatitis-C-Virus 56, 478

Leberzirrhose
– Hepatitis-Delta-Virus 475
– Peritonitis 522
– Pleuritis 349
– Rifampicin 131
– TIPS-Infektionen 403
Legionärskrankheit
– Legionella 338
Legionella
– Erregernachweis 338
– Hygiene 338
– Immunsuppression 1047
– Legionärskrankheit 338
– Legionellose 338
– Levofloxacin 338
– Makrolide 338
– Meldepflicht 338
– Moxifloxacin 338
– Pneumonie 324, 338
– pneumophila 338
– Pontiac-Fieber 338
– Rifampicin 338
– Risikofaktoren 338
– Übertragung 338
Legionellose
– Legionella 338
Leichentuberkel 734
– Differentialdiagnose 734
– Keratose 734
Leishmania 1154
– Amphotericin B 160
– Anämie 1154
– Bluttransfusion 956
– Bronchopneumonie 1154
– Fluconazol 161
– Hepatosplenomegalie 1154
– Infektionen, importierte 1060
– Ketoconazol 161
– Leberinfektionen 489
– Leishmaniose 667, 1154
– Miltefosine 161
– Paromomycin 159
– Pentamidin 161
– Post-Kala-Azar-Leishmanoid (PKDL) 1154
– Pyrimethamin 162
– Ulzeration 1154
Leishmaniose
– Erregernachweis 669
– Frambösie 656
– Haut 667
– Hauttuberkulose 735
– Immunreaktion 667
– Infektionen, importierte 1073
– Kachexie 669
– Kala-Azar 668
– Krankheitsübertragung 689
– Leishmania 667, 1154
– Lutzomyia 668
– Papel 668, 669
– Phlebotomus 668
– Psychodopygus 668
– Schwimmbadgranulom 658
– Therapie
– – lokale 670
– – systemische 670
– Typen 667
– Typhus/Paratyphus 456
– Ulkus 668
Lemièrre-Syndrom
– Fusobacterium 297, 1137
– Racheninfektionen 292
Lepra 660
– Arthritis 663
– Bakteriämie 663
– Borderline 661
– Clofazimin 663
– Dapson 663
– determinierte 661
– Erregernachweis 663

Lepra
– Erregerpersistenz 18
– Erythem 663
– Facies leonina 662
– Frambösie 656
– Glomerulonephritis 663
– Granulom 662
– Hypästhesie 661
– Immunreaktion 663
– indeterminierte 661
– Infektionen, importierte 1061, 1072, 1073
– Komplikationen 663
– Leprom 662
– lepromatöse 661
– Lucio-Phänomen 663
– Meldepflicht 664, 1141
– Mononeuritis 662
– Mycobacterium leprae 660, 1141
– Neuropathie 661
– Patientenisolierung 664
– Rifampicin 663
– Thalidomim 664
– tuberkuloide 661
– Typen 662
Leprom 662
Leptospira
– biflexa 551
– interrogans 551
Leptospiren 551
– Exanthem 551
– Hämorrhagie 551
– Hepatitis 489
– Ikterus 551
– Meldepflicht 551
– Myalgien 551
– Nagetiere 551
– Nephritis, infektiöse 547
– Vaskulitis 551
– Weil-Krankheit 551
Leptospirose
– Infektionen, importierte 1073
– Myelitis 254
Leukämie
– Aspergillus 152
– Chloramphenicol 135
– Immundefekte 1039
– T-Zell-Leukämievirus, humanes 56
Leukoenzephalopathie, progressive multifokale
– JC-Virus 1037
– HIV-Infektion/AIDS 857, 878
– Polyomavirus 248
Leukonychie
– Onychomykose 694
Leukopenie 205
Leukose
– Papillom 840
Leukotriene 43
Leukozyten
– Entzündungsreaktion 45
Leukozytose 205
– Hantaviren 548
Levamisol
– Ascaris 453
Levofloxacin 125
– Endokarditis 389
– Legionella 338
– Pneumonie 338
– Zellulitis und Phlegmone 646
Lewis-Antigene
– Helicobacter 418
Lewy-Body-Demenz
– Prion-Erkrankungen 903
Lichen
– scrofulosorum 735
Ligase-Kettenreaktion 218
Lincomycin 118
Lincosamine 117

Sachregister

– Endophthalmitis 121
– Fuß, diabetischer 121
– Kolitis 120
– Osteomyelitis 121
– Otitis 121
– Pneumonie 121
– Sinusitis 121
Linezolid 135
– Infektionen, Katheter-assoziierte 929
– Streptococcus 302
Linzolid
– Zellulitis und Phlegmone 646
Lipodystrophie
– Protease-Inhibitoren 84
Lipopeptide 112
Lipophosphoglykan (LPG) 34
Lipopolysaccharid-bindendes Protein (LBP)
– Sepsis 1090
Lipopolysaccharide
– Komplement 44
– Sepsis 1089
Liquor 39, 222, 815
– Antikörper 222
– Diagnostik 215
– Meningitis 222, 227
– Nukleinsäure-Amplifikationsverfahren 225
– Pleozytose 222
– Virusenzephalitis 247
Liquor/Serum-Albuminquotient 223
Listeria
– Abort 1007
– Aminopenicillin 1007
– Erregernachweis 1007
– Granulomatosis infantiseptica 1007
– Hepatosplenomegalie 1007
– HIV-Infektion/AIDS 856
– Immunsuppression 1007, 1047
– Lebensmittelvergiftung 1006
– Listeriose 1004, 1006
– Meldepflicht 1007
– Meningitis 226, 1007
– Meningoenzephalitis 1007
– monocytogenes 1006
– Organtransplantation 1044
– Pathogenitätsinsel 1007
– Plazentitis 1007
– Schwangerschaft 1007
– Senioren 1007
– Sepsis 1007
– Stent-Infektionen 403
– Transplantation 965
– Übertragung 1006
Listeriose
– Amoxicillin 1006
– Ampicillin 1006
– Antibiotika 1006
– Erregernachweis 1005
– Gentamicin 1006
– Lebensmittelvergiftung 1004
– Listeria 1004, 1006
– Penicillin 103
– Prophylaxe 1006
– Schwangerschaft 1004
– – Abort 1005
– – Granulomatose 1005
– – Meningoenzephalitis 1005
– – Risiko 1004
– – Sepsis 1005
– – Spätfolgen 1005
– – Übertragung 1004
– ZNS-Infektionen 226
Loa
– Bluttransfusion 956
– Calabar-Schwellung 1153
– Eosinophilie 1153

Loa
– Filariose 676
– Fliegen 1153
– Ivermectin 166
– Loiasis 676
Locus of enterocyte effacement (LEE) 25
Löffler-Syndrom
– Strongyloides 1156
Loiasis 676
– Chrysops 676
– Diethylcarbamazin 165, 677
– Ivermectin 676
– Loa 676
– Urtikaria 676
Loperamid
– Diarrhö 445
Lopinavir
– HIV-Infektion/AIDS 867, 871
Loracarbef 108
Low pathogenic avian influenza 776
LPG
– siehe Lipophosphoglykan
Lucilia
– Wundreinigung 690
Lucio-Phänomen
– Lepra 663
Lungenabszess
– Brucella 1130
– Burkholderia 1131
– Fusobacterium 297, 1137
– Nocardia 1142
– Penicillin 100
– Peptostreptococcus 1143
– Prevotella 1144
– Veillonella 1148
Lungenembolie
– Bronchitis, chronische 317
– Pylephlebitis 397
– Thrombophlebitis 392
Lungeninfektionen 322
– Abszess, epiduraler 242
– Burkholderia 1131
– Eikenella 1135
– Hirnabszess 237
– Mycobacterium 1140
– Pseudomonas 1145
– Senioren 1020
Lungenmilzbrand
– Bacillus 1105
Lungenödem
– Endokarditis 380
Lungenpest 651
Lungentuberkulose 735, 784
Lungenversagen
– akutes
– – Hantaviren 548
– – Influenza 778
– – Weichteilinfektionen 619
– – Rickettsia 1146
Lupus
– erythematodes
– – Polyomavirus 541
– vulgaris 733, 734
– – Differentialdiagnose 735
– – Lupusknötchen 734
– – Typen 734
Lupusknötchen 734
Lutzomyia
– Leishmaniose 668
Lyme-Arthritis 604, 608
– Borreliose 665
Lyme-Borreliose 816
– Acrodermatitis chronica atrophicans (ACA) 819
– akute 817
– Anamnese 820
– Antibiotika 823
– Antikörper 820

Lyme-Borreliose
– Antikörpernachweis 820, 821
– Arthritis
– – Antibiotika-resistente 819
– – Borrelien-Arthritis 820
– – Lyme-Arthritis 819
– – Oligoarthritis 817
– Augeninfektion 819
– Biopsie 820
– Borrelia 816
– Borrelien-Enzephalomyelitis 819
– Borrelien-Lymphozytom 817
– Ceftriaxon 823
– chronische 819
– Creatinphosphokinase (CPK) 819
– DNA, erregerspezifische 821
– Ehrlichiose 819
– Einteilung 817
– ELISA 821
– Erreger 816
– Erregernachweis 819, 820
– Erythema migrans 817
– FSME (Frühsommer-Meningoenzephalitis) 816
– Garin-Bujadoux-Bannwarth-Syndrom 817
– Häufigkeit 816
– Hirnnervenparese 817
– Immunglobulin 820
– Immunoblot 821
– Impfung 825
– Ixodes 816
– Kardiomyopathie 819
– Krankheitsbilder 817
– Liquor-Befund 819
– Liquor/Serum-Index, erregerspezifischer 822
– Lyme-Karditis 819
– Makrolide 121
– Meningitis 817
– Meningoenzephalitis 819
– Meningoradikulitis 817
– Mononeuritis multiplex 817
– Myoperikarditis 362
– OspA-Serotyp 817
– Polymerase-Kettenreaktion (PCR) 820
– Polyneuropathie 819
– Post-Lyme-Syndrom 819
– Prophylaxe 824
– Radikulitis 817
– Serokonversion 820
– Tetrazykline 823
– Transaminasen 819
– Verlaufskontrolle, serologische 822
– Zecken 816, 824
Lymphadenitis
– Erysipel 643
– Filariose 676
– Kuhpockenvirus 709
– Mycobacterium 1140
– Mycobacterium-avium-intracellulare-Komplex 660
– Pediculus 1155
– Rickettsia 1146
– Röteln 989
– Syphilis 804
– Toxoplasmose 1008
– Ulcus molle 743
– Zellulitis 646
– Zytomegalie 998
Lymphadenopathie
– Affenpockenvirus 709
– Anaplasma 1135
– Brucella 1130
– Ehrlichia 1135
– Frambösie 656
– Hautmilzbrand 653
– Herpes-simplex-Virus 700

Lymphadenopathie
– Infektionen, importierte 1074
– Katzenkratzkrankheit 655
– Lymphogranuloma venereum 741
– O'Nyong-nyong-Virus 1121
– Syphilis, endemische 654
– Toxoplasma 1157
– Tuberkulose 786
– Tularämie 652
– Ulcus molle 742
– Ulkus, genitales 739
– Whipple-Krankheit 430
Lymphadenopathy-associated virus 850
Lymphangitis 645
– Differentialdiagnose 645
– Erysipelothrix 1136
– Filariose 676
– Herpes-B-Virus 1119
– Kuhpockenvirus 709
– Sporothrix 645
– Streptococcus 645
– Zellulitis 646
Lymphknotentuberkulose 794
Lympho-Hämopoese 41
Lymphogranuloma
– venereum 741
– – Antibiotika 742
– – Bubo 742
– – Chlamydia 553, 741
– – Differentialdiagnose 742
– – Doxycyclin 742
– – Elephantiasis 742
– – Erregernachweis 742
– – Erythromycin 742
– – HIV-Infektion 741
– – Krankheitsstadien 741
– – Lymphadenopathie 741
– – Partnerbehandlung 742
– – Pharyngitis 741
– – Proktitis 741
– – Ulkus 741
– – Hauttuberkulose 735
Lymphom
– Epstein-Barr-Virus 298
– Fieber unklarer Ursache 980
– Herpesvirus, humanes 722
– HIV-Infektion/AIDS 58, 857, 877, 879
– T-Zell-Leukämievirus, humanes 56
Lymphopenie
– HIV-Infektion/AIDS 880
Lymphozyten 43
– Immunität 45
– Tuberkulose
– – Test 786
Lymphozytom
– Borreliose 664
Lymphozytose 205
– Keuchhusten 321
– Mononukleose, infektiöse 725
Lyse 48
– Komplement 44
Lyssavirus
– Tollwut-Virus 249

M

M2-Inhibitoren
– Influenzaviren 88, 94, 774
Macula caeruleae
– Pediculus 1155
Machupo-Virus
– hämorrhagisches Fieber, bolivianisches 893
Madentherapie
– Wundinfektionen 690
Madenwurm 452

Madurella
- Myzetom 699
Magen-Darm-Infektionen
- Adenoviren 267
- importierte 1060, 1066
Mageninfektionen 411
- 13C-Harnstoff-Atemtest 421
- Amoxicillin 424
- Antibiotika 424
- Clarithromycin 424
- Dyspepsie 418
- Endoskopie 421
- Eradikation 423
- Erregernachweis 421
- Gastritis 412
- Helicobacter 413, 414, 416
- HIV-Infektion/AIDS 874
- Immundefekte 412
- Magenkarzinom 412, 418
- MALT-Lymphom 412, 418
- Metronidazol 424
- Resistenz 424
- Schmerzen, epigastrische 418
- Tripeltherapie 424
- Ulkus-Krankheit 412
- Ulzera 412
- Urease-Schnelltest 421
- Wait and watch-Strategie 424
Magenkarzinom 412
- Helicobacter 60, 416, 418
Major histocompatibility complex
- siehe MHC
Maki-Methode
- Infektionen, Katheter-assoziierte 927
Makrolide 117
- Arrhythmie 120
- Bordetella 320
- Chlamydia 334
- Hautinfektionen 121
- Keuchhusten 321
- Kolitis 120
- Legionella 338
- Lyme-Borreliose 121
- Mycoplasma 340, 567
- Mykobakteriose, nichttuberkulöse 121
- Otitis media 121
- Pneumonie 337
- Respirationstrakt-Infektionen 121
- Streptococcus 376
- Tracheobronchitis 316
- Ureaplasma 567
- Urethritis 121
- Weichteilinfektionen 121
- Zervizitis 121
Makula 709
Malabsorption
- Diarrhö 432
- Whipple-Krankheit 431
Malaria 827
- Anämie 830
- Anopheles 828
- Antigennachweis 832
- Artemisinine 154
- Atovaquon 154
- Blutausstrich 831
- Bluttransfusion 955
- Chinin 154, 155, 828, 834
- Chloroquin 156, 836
- Differentialdiagnose 833
- Doxycyclin 157, 834
- Erregernachweis 831
- Fieber 830, 1066
- Glucosylphosphatidylinositol (GPI) 32
- Hämorrhagie 830
- Haptoglobin 831
- HIV-Infektion/AIDS 885
- Immunität 829

Malaria
- Infektionen, importierte 828, 1060, 1066, 1073
- Krankheitsübertragung 689
- Leberinfektionen 489
- Medikamente 834
- Mefloquin 157
- MSP (merozoite surface protein) 32
- Multiorganerkrankung 830
- Plasmodium 828, 1154
- Primaquin 158
- Proguanil 154
- Prophylaxe 836
- Pyrimethamin 162
- quartana 831
- tertiana 831
- Therapie 154
- Thrombozytopenie 831
- TNF-α 32
- Tropenkrankheit 828
- tropica
- – Diarrhö 446
- – – Fieber 32
- – – Pathogenese 32
- Typhus/Paratyphus 455
- Verbreitung 828
- Zweiflügler 689
Malassezia
- Dermatomykose 691
- Follikulitis 697
- Pityriasis versicolor 696
- Pyodermie, follikuläre 639
Malathion
- Läuse 687
Malignom
- Varicella-Zoster-Virus 716
Malnutrition
- Diarrhö 432
- Senioren 1019
Maltafieber
- Brucella 1130
MALT-Lymphom 412
- Helicobacter 417, 418
Mansonella
- Ivermectin 166
Mansonia
- Hautinfektionen 689
Mantoux-Test 785
Marburg-Fieber 890
- Affen 890
- Antigennachweis 892
- Apoptose 891
- Diathese, hämorrhagische 891
- Filovirus 890
- Hämorrhagie 891
- Hypotonie 891
- Immunglobuline 892
- Immunisierung 892
- Immunreaktion 891
- Nekrose 890
- nosokomiale Infektionen 890
- Patientenisolierung 892
- PCR 892
- Proteinurie 892
- Schwangerschaft 891
- Symptome 891
- Thrombopenie 892
- Zellkultur 892
Marburgvirus 890
- Hepatitis 488
- Infektionen, importierte 1060
- Übertragung 890
Maribavir 92
- Zytomegalievirus 92
Marshall, Barry 412
Masern 711
- Bluttransfusion 951
- Differentialdiagnose 714
- Exanthem(a) 712

Masern, Exanthem
- – subitum 723
- Immunisierung 712
- Immunsuppression 712
- Impfung 714
- Kinder 712
- Komplikationen 712
- Konjunktivitis 269
- Koplik-Flecken 711
- Masernvirus 711, 712
- Meldepflicht 714
- Mendel-Mantoux-Test 712
- Röteln 720
- Scharlach 728
- Symptome 711
- Syphilis 714
- Tuberkulose 712
- Virusmyelitis 253
Masern-Mumps-Röteln-Impfung 248, 713, 992, 1013
Masernvirus 712
- Ausbreitung 12
- Exanthem 713
- Immunität 713
- Immunsuppression 12, 713
- Impfung 713
- Kinder 713
- Komplikationen 713
- Koplik-Flecken 713
- Masern 711, 712
- Meldepflicht 250, 713
- Meningitis 244
- Myokarditis 362
- Übertragung 712
- Virusenzephalitis 246
- Warthin-Finkeldey-Riesenzellen 10
Maskierung, molekulare
- Parasiten 33
Mastitis
- Propionibacterium 755
- puerperalis
- – Staphylococcus 755
Mastoiditis 287
- Empyem, subdurales 239
- Haemophilus 287
- Hirnabszess 237
- Meningitis 225
- Peptostreptococcus 1143
- Staphylococcus 287, 756
- Streptococcus 287
- Thrombophlebitis 395
Mebendazol 163
- Ancylostoma 675
- Ascaris 453
- Drakunkulose 678
- Echinococcus 163, 491, 493
- Enterobius 163, 452
- Helminthen 163
- Nematoden 163
- Schwangerschaft 164
- Zestoden 163
Mediastinitis 595
Medikamentenfieber 978
Mefloquin 157
- Epilepsie 158
- Malaria 157, 834
- Plasmodium 157
- Psychose 158
Melaena
- Pseudo-Kuhpockenvirus 1122
Meldepflicht 179
- Adenoviren 273
- Bacillus 1105
- – anthracis 653
- Botulismus 261
- Caliciviren 433
- Campylobacter 453
- – jejuni 438
- Chlamydia 326, 553
- Clostridium 261

Meldepflicht
- Corynebacterium diphtheriae 300, 650
- Cryptosporidium 453
- Dermatomykose 696
- Diphtherie 300, 650
- Echinococcus 491, 493
- Enteritis 452
- Enterococcus 527
- Escherichia 448
- – – Enterohämorrhagische (EHEC) 453
- Francisella tularensis 652
- FSME-Virus 245, 250
- Gastroenteritis 435, 436
- Giardia 453
- Haemophilus 234, 318
- hämorrhagisches Fieber, virales 899
- Hautmilzbrand 653
- Hauttuberkulose 736
- Hepatitis 499
- Hepatitis-A-Virus 469
- Hepatitis-B-Virus 473
- Hepatitis-C-Virus 479
- Impfreaktion 182
- Influenza 779
- Influenzavirus 250, 770
- Keuchhusten 320
- Lebensmittelvergiftung 458
- Legionella 338
- Lepra 664
- Listeria monocytogenes 1007
- Masern 713, 714
- Masernvirus 250, 713
- Meningitis 234, 245
- Meningokokken-Meningitis 233
- Meningokokken-Sepsis 233
- Mycobacterium tuberculosis 736
- Neisseria 233, 234
- Noroviren 433, 453
- Pest 441, 651
- Poliomyelitis 255
- Poliovirus 255
- Rickettsia prowazekii 739
- Rotaviren 435, 453
- Röteln 720, 990
- Salmonella 453
- – – enterica sarovar typhi 456
- – – Enteritis 436
- – – paratyphi 456
- SARS-Coronavirus 343
- Scharlach 728
- Shigella 439, 453
- Staphylococcus 761
- Streptococcus pyogenes 302
- Syndrom, hämolytisch-urämisches 448
- Syphilis 812
- Tollwut 248
- Tollwut-Virus 250
- Toxoplasma gondii 1012
- Tuberkulose 799
- Tularämie 652
- Typhus/Paratyphus 456
- Vibrio cholerae 453
- Virusenzephalitis 248
- Virusmyelitis 255
- Yersinia 453
- – – enterocolitica 441
- – – pestis 441, 651
Meldewesen
- Deutschland 181
- Österreich 184
- Schweiz 186
- Vergleiche, internationale 179
Melidiosis
- Burkholderia 1131
Melioidose
- Hepatitis 489
- Infektionen, importierte 1061

Melkerknoten
- Paravacciniavirus 707
Mendel-Mantoux-Test
- Masern 712
Meningiosis
- Fazialisparese 256
- Meningitis 234
Meningismus
- Herdenzephalitis 241
Meningitis
- Achromobacter 1143
- Aciclovir 74
- Acinetobacter 1126
- Actinomyces 234
- Adenoviren 244
- akute bakterielle 225
- Ampicillin 231
- Angiostrongylus 227
- Antibiotika 229, 235
- Antigennachweis 228
- aseptische 243
- Aspergillus 234
- bakterielle 225
- bildgebende Verfahren 228, 235
- Borrelia 227, 234
- Brucella 227, 234
- Capnocytophaga 1132
- CDC-Gruppe II 1133
- Cephalosporine 107, 231, 235
- Chemotherapeutika 232
- Chloramphenicol 135
- Choriomeningitisvirus, lymphozytäre 244
- chronische 234
- Chryseobacterium 1133
- Coccidioides 234
- Coxsackie-Virus 363
- Corynebacterium 1133
- Cryptococcus 26, 234, 1035, 1164
- Dexamethason 232
- Differentialdiagnose 227, 244
- ECHO-Viren 1118
- Eikenella 1135
- Empyem, subdurales 239
- Enterobacteriaceae 226
- Enterococcus 226
- Enterovirus 234, 243
- Eosinophilie 235
- Erreger 225, 234, 243
- – Nachweis 228
- Escherichia 226, 1135
- Fazialisparese 256
- FSME-Virus 244, 245
- Gentamicin 231
- Glykopeptide 114
- Haemophilus 318
- Hand-Fuß-Mund-Exanthem 724
- Helminthen 234
- Herpes-simplex-Virus 702
- Herpesvirus 244
- Histoplasma 234
- HIV-Infektion/AIDS 234, 244, 857, 878
- Hygienemaßnahmen 232
- Immundefekte 234
- Immunsuppression 226, 234
- Impfung 234, 244
- Infektionen, importierte 1073
- Influenzavirus 244
- Japan-Enzephalitis-Virus 1120
- Komplikationen 225, 234
- Kortikosteroide 232
- Latex-Agglutinationstest 225
- Liquor 222, 227
- Listeria 226, 1007
- Lyme-Borreliose 817
- Masernvirus 244
- Meldepflicht 234, 245
- Micrococcus 1139
- Mumpsvirus 244, 305

Meningitis
- Mycobacterium 228, 234, 1140
- Neisseria 225, 233
- Neuroborreliose 235
- Neurosarkoidose 235
- Nocardia 234
- Ochrobactrum 1143
- Parainfluenzavirus 244
- Pasteurella 1143
- Patientenisolation 232
- Penicillin 100, 231
- Pest 651
- Pleozytose 235, 244
- Poliovirus 244, 254
- Polypeptid-Antibiotika 138
- Pseudomonas 1145
- Rattenbissfieber 733
- Rhodotorula 1165
- Rifampicin 131
- Rötelnvirus 244
- Rothia 1147
- Sandfliegen-Fieber-Virus 1123
- Säuglinge 226
- Sinusitis 284
- Staphylococcus 226, 756
- Stenotrophomonas 1148
- Streptococcus 225, 345
- Symptome 226, 235, 244
- Syphilis 806
- Thrombophlebitis 395
- Toxoplasma 234
- Treponema 234
- Tsukamurella 1148
- Tuberkulose 235
- tuberkulöse 227, 785, 794
- virale 227, 234, 243
- Waterhouse-Friderichsen-Syndrom 226
- Weichteilinfektionen 628
- Zecken 244
Meningococcus
- s.a. Neisseria meningitidis
- Meningitis 225
Meningoenzephalitis 246
- Adenoviren 267
- Brucella 1130
- Coxsackie-Virus 363
- Cryptococcus 1035, 1164
- Enterovirus 234
- Erreger 225
- FSME-Virus 245
- HIV-Infektion/AIDS 872
- Listeria 1007
- Lyme-Borreliose 819
- Malaria 833
- Neugeborene 1005
- Röteln 989
- Trichinella 1157
- virale 243
- West-Nil-Fieber-Virus 1124
Meningokokken-Meningitis 233
- Exanthem 226
- Infektionen, importierte 1074
- Meldepflicht 233
- Perikarditis 362
Meningokokken-Sepsis 233
- Exanthem 226
- Hautinfektionen 732
- Infektionen, importierte 1074
- Meldepflicht 233
- Rattenbissfieber 733
Meningomyeloenzephalitis
- Japan-Enzephalitis-Virus 1120
Meningomyeloradikulitis
- FSME-Virus 245
Meningoradikulitis
- Lyme-Borreliose 817
Meropenem 110

Metapneumovirus 339
- Kinder 339
- Krankenhaushygiene 339
- Pneumonie 339
- Übertragung 339
Methicillin-resistente Staphylococcus-aureus-Stämme (MRSA) 752
- Krankenhaushygiene 195
- Pneumonie 324
- Senioren 1028
Methicillin-Resistenz
- Staphylococcus 758
Methicillin-sensible Staphylococcus-aureus-Stämme (MSSA) 752
Metronidazol 127, 159
- Amöbenleberabszess 159
- Amöbenruhr 159
- Diarrhö, Antibiotika-assoziierte 461
- Dracunculus 159
- Entamoeba 159
- Fusobacterium 297
- Gardnerella 566
- Giardia 159
- Helicobacter 417
- Hirnabszess 238
- Mageninfektionen 424
- Parumomycin 443
- Sinusitis 284
- Thrombophlebitis 394
- TIPS-Infektionen 404
- Trichomonas 159, 565
- Vaginose, bakterielle 564
Metzgerwarzen 838
Mezlocillin 104
MHC (major histocompatibility complex)
- Bakterien 20
- Lymphozyten 46
- Parasiten 33
- Viren 10
MHC I 47
MHC II 46
Miconazol
- Dermatomykose 695
- Pityriasis versicolor 697
Micrococcus 1139
- Intertrigo 636
- Katheter-Sepsis 1139
- Keratoma sulcatum 637
- Meningitis 1139
- Peritonitis 1139
- Prothesen-Endokarditis 1139
Microsporum 26
- Dermatophytie 691
- Diarrhö
- – HIV-Infektion/AIDS 448
- Onychomykose 694
- Tinea 693, 694
Mikroflora
- Haut 634
Milaria
- Pyodermie, follikuläre 639
Milben
- Cheyletiellose 682
- Gamasidiose 682
- Getreidekrätze 683
- Hautinfektionen 678
- Krätzemilbe 1155
- Räude 681
- Rickettsia 1146
- Skabies 678
- Trombidiose 682
Miliartuberkulose 735, 793
- Differentialdiagnose 735
Miller-Fisher-Syndrom 257
Miltefosine 161
- Leishmania 161
- Protozoen 161
- Sjögren-Larsson-Syndrom 161

Milzbrand
- Bacillus 1105
- Bioterrorismus 1104
Milzinfektionen
- Infektionen, importierte 1073
Mimikry, molekulare 19
- Autoimmunität 19
- Parasiten 32
Mineralstoffe
- Parasiten 31
Minocyclin 122
Minor illness
- Poliovirus 254
Mittelmeerfieber, familiäres 979
- Erysipel 644
Mittelmeerfleckfieber 737
MLSB-Resistenz 118
Mobiluincus
- Vaginose, bakterielle 562
Modified-Vaccinia-Ankara
- Pockenvirus 1108
Moduline 20
- Zytokine 20
Mokassin-Mykose 692
Molluscum
- contagiosum 706, 707
- – Cidofovir 707
- – Erregernachweis 707
- – HIV-Infektion/AIDS 707, 884
- – Immundefekte 706
- – Kinder 706, 707
- – Kürettage 707
- – Pockenvirus 1107
- – Poxvirus 706
- – Pseudo-Köbner-Phänomen 706
- – Risikofaktoren 706
- – Übertragung 707
Mononeuritis multiplex
- Lyme-Borreliose 817
Mononukleose
- EBV-negative 12
- Guillain-Barré-Syndrom 257
- infektiöse 725
- – Antibiotika 725
- – Differentialdiagnose 726
- – Epstein-Barr-Virus 57, 298, 725
- – Exanthem 725
- – Hepatitis 488
- – Herpesvirus, humanes 721, 725
- – HIV-Infektion 725
- – Jugendliche 725
- – Komplikationen 725
- – Ödem 725
- – Petechien 725
- – Röteln 720
- – Scharlach 728
- – Splenomegalie 725
- – Symptome 725
- – Zytomegalievirus 725
Monozytose 205
Moraxella
- Atemwegsinfektionen 1140
- Bissverletzung 1140
- Blepharokonjunktivitis 1139
- Dakryocystitis 1139
- Endokarditis 1139
- Keratitis 271
- Konjunktivitis 266
- nosokomiale Infektionen 1139
- Otitis media 287, 1139
- Respirationstrakt-Infektionen 1139
- Sinusitis 283, 1139
- Tuben-Mittelohrkatarrh 290
Morbilli-Virus 712
Morpholine
- Dermatomykose 695

MOTT (Mycobacteria other than tuberulosis) 657
Moxifloxacin 125
– Legionella 338
– Pleuritis 352
– Pneumonie 338
– Weichteilinfektionen 629
– Zellulitis und Phlegmone 646
MRCP (magnetische Resonanz-Cholangiopankreatographie) 509
– Choledocholithiasis 509
MRSA
– siehe Methicillin-resistente Staphylococcus-aureus-Stämme
MSP (merozoite surface protein)
– Malaria 32
MSSA
– siehe Methicillin-sensible Staphylococcus-aureus-Stämme
Mücken
– Brugia 1153
– Hautinfektionen 689
– Leishmania 1154
– Plasmodium 1154
– Wucheria 1153
Mucor
– Amphotericin B 141
– Endophthalmitis 274
– Therapie 152
Mucorales
– Immundefekte 1038
Mukoviszidose 1077
– Aminoglykosid 1080
– Antibiotika 1080
– – β-Laktam 1080
– Aspergillus 1078
– Atemwegserkrankungen 1079
– Azithromycin 1082
– Biofilm 22
– Burkholderia 1078, 1131
– – Diagnostik 1079
– Candida 1078
– Colistin 1082
– Computertomographie (CT) 1079
– Cystic-Fibrosis-Transmembrane-Conductance-Regulator (CFTR) 1078
– Haemophilus 1078
– Impfung 1082
– Inhalation 1081
– Mycobacterium, nichttuberkulös 1078
– – Diagnostik 1080
– Pandoraea 1078
– Pneumonie 327
– Pseudomonas 1078, 1145
– – Diagnostik 1079
– Qualitätsstandard 1079
– Sinusitis 283
– Staphylococcus 1078
– Steroide 1082
– Therapie
– – antimikrobielle Chemotherapie 1080
– – Basistherapie 1080
– – Drainage 1080
– – Ernährung 1080
– – Kombinationstherapie 1080
– – Operation 1082
– – Tobramycin 1082
Multicentric castleman disease (MCD)
– Herpesvirus, humanes 8 58
Multiorganversagen
– Staphylococcus 756
Mumps 303
– Bluttransfusion 951
– Guillain-Barré-Syndrom 257
– Impfung 305

Mumps
– Konjunktivitis 269
– Virusmyelitis 253
Mumpsvirus 305
– Gelenkinfektionen 599
– Geschlechtsorgan-Infektionen, männliche 580
– Hepatitis 467
– Impfung 306
– Meningitis 244, 305
– Myokarditis 362
– Orchitis 305
– Pankreatitis 305
– Parotitis 305
– Schwerhörigkeit 305
– Sialadenitis 303, 305
– ZNS-Infektionen 305
Mundfäule
– Herpes-simplex-Virus 700
Mundhöhleninfektionen
– Porphyromonas 524
– Prevotella 524
Mundsoor
– Candida 1040
Mupirocin
– Pyodermie, follikuläre 639
– Staphylococcus 761
– Weichteilinfektionen 626
Murphy-Zeichen 508
– sonographisches 508
Muskelinfektionen
– Burkholderia 1131
Muskeltrichinose
– Trichinella 1157
Mutismus, akinetischer
– Prion-Erkrankungen 906
Myalgien
– Ebola-/Marburg-Fieber 891
– Endokarditis 381
– Helminthen 672
– Infektionen, importierte 1074
– Influenza 769
– Krim-Kongo-Fieber 897
– Leptospiren 551
Mycobacterium 1140
– Abszess, epiduraler 242
– Aneurysma, mykotisches 398
– atypisches 657
– – Hauttuberkulose 734
– – Makrolide 121
– avium-intracellulare-Komplex 660
– – Clarithromycin 660
– – Erregernachweis 660
– – Ethambutol 660
– – Hautabszess 660
– – HIV-Infektion/AIDS 660
– – Kinder 660
– – Lymphadenitis 660
– – Rifabutin 660
– – Splenomegalie 660
– – Ulzera 660
– Bairnsdale-Ulzeration 1140
– Buruli-Ulkus 658
– Buruli-Ulzeration 1140
– Crohn-Krankheit 1140
– Diarrhö
– – HIV-Infektion/AIDS 448
– Endokarditis 1140
– Geschlechtsorgan-Infektionen, männliche 580
– Harnwegsinfektionen 539
– Hautinfektionen 1140
– Hauttuberkulose 733
– Immunsuppression 1047
– Infektionen
– – Implantat-assoziierte 938
– – Katheter-assoziierte 1140
– – nosokomiale 1140
– – Prothesen-assoziierte 934

Mycobacterium
– Keratitis 1140
– Lepra 660
– leprae
– – Borderline-Lepra 1141
– – Lepra 1141
– – Meldepflicht 1141
– – Lungeninfektionen 1140
– – Lymphadenitis 1140
– – Meldepflicht 736
– – Meningitis 228, 234, 1140
– – MOTT (Mycobacteria other than tuberulosis) 657
– nichttuberkulöses
– – Mukoviszidose 1078
– Ösophagitis 413
– Osteomyelitis 586, 1140
– Pneumonie 325
– Schwimmbadgranulom 657, 1140
– Senioren 1026
– tuberculosis 784
– – Komplex 784
– – Tuberkulose 784, 790
– – – Ausbreitung 785
– Weichteilinfektionen 624, 1140
– Wundinfektionen 1140
Mycoplasma 566
– Arthritis 567
– Bakteriämie 567
– Clindamycin 567
– Endometritis 567
– Erregernachweis 340
– Gelenkinfektionen 598
– Gianotti-Crosti-Syndrom 723
– Gyrasehemmer 567
– Immunsuppression 340, 567
– Keuchhusten 321
– Kolpitis 561
– Komplikationen 340
– Makrolide 340, 567
– Perikarditis 362
– Pharyngitis 293
– pneumoniae 340
– Pneumonie 323, 340
– Pyelonephritis 567
– Salpingitis 567
– Tetracycline 340, 567
– Tracheobronchitis 340
– Urethritis 553, 567
– Vaginose, bakterielle 562, 566
– Wundinfektionen 567
– Zervizitis 567
Mydriasis
– Keratitis 273
Mydriatika
– Endophthalmitis 276
Myelitis
– s.a. Virusmyelitis
– Herpes-B-Virus 1119
– Influenza 772
– Leptospirose 254
– Rickettsiose 254
– Tuberkulospondylitis 254
Myelodepression
– Oxazolidinone 136
Myelosuppression
– 5-Flucytosin 143
– Ganciclovir 76
Myelotoxizität
– Zidovudin 83
Myiasis 690
– Calliphora 690
– Dasselfliege 690
– Follikulitis 690
– Furunkel 690
– Lucilia 690
– Pyodermie, follikuläre 639
– Tumbu-Fliege 690

Myiasis
– Wohlfahrtia 690
– Wundinfektionen 690
– Wundreinigung 690
Myiasis, subkutane
– Infektionen, importierte 1072
Mykoallergose
– Aspergillus 1160
Mykobakterien
– Peritonitis 525
Mykobakteriose
– atypische 657
– – Buruli-Ulkus 658
– – Co-Trimoxazol 660
– – Differentialdiagnose 660
– – Doxycyclin 660
– – Erregernachweis 660
– – Exzision 660
– – Hautabszess 660
– – HIV-Infektion/AIDS 657, 857, 873, 877
– – Immunreaktion 657
– – Immunsuppression 657
– – Katheter-assoziierte Infektionen 659
– – Schwimmbadgranulom 657
– – Ulzera 660
– – Wundinfektionen 659
– – Zellulitis 660
– Fieber unklarer Ursache 980
– Osteomyelitis 586
Mykoplasmen-Pneumonie
– Guillain-Barré-Syndrom 257
Mykose 1160
– Candida 1040
– Einteilung 25
– Hauttuberkulose 735
– Onychomykose
– – Candida 1162
– Organe
– – Candida 1162
– subkutane 699
– – Chromoblastomykose 691, 699
– – Myzetom 699
– – Sporotrichose 691, 699
– Systemmykose 739
– Zygomykose 1166
Mykotoxin 28
Mykozin 28
Myokarditis 360
– ACE-Hemmer 371
– Aldosteron-Antagonisten 371
– Angina pectoris 364
– Arzneimittel 360
– AT1-Rezeptorblocker 371
– β-Blocker 371
– Borrelia 1130
– Corynebacterium 299
– Coxsackie-Virus 361, 363
– Dallas-Kriterien 370
– Differentialdiagnose 368
– Diuretika 371
– Dyspnoe 365
– ECHO-Viren 362
– Echokardiographie 369
– Endomyokard-Biopsie 369
– Enterovirus 361
– Epstein-Barr-Virus 362
– Erregernachweis 368
– Flaviviren 362
– Herpesvirus, humanes 362
– Herzrhythmusstörungen 364
– Herzschrittmacher 371
– Immunisierung 372
– Immunität, zellvermittelte 365
– Immunsuppression 364, 372
– Influenza 772
– Interferone 371
– Kardiomyopathie 360

Myokarditis
– Kinder 361
– Klebsiella 362
– Krankheitsphasen 365
– Lassa-Fieber 894
– Magnetresonanztomographie 369
– Masernvirus 362
– Mumpsvirus 362
– Parvovirus B19 362
– Pneumococcus 362
– Proteus 362
– Pseudomonas 362
– Rattenbissfieber 733
– Reaktion, allergische 360, 371
– Respiratory-syncytial-Virus 362
– Staphylococcus 362
– Symptome 364
– Toxine 360
– Trypanosoma 362, 1158
– Vacciniavirus 708
– Varicella-Zoster-Virus 362
– Viruspersistenz 367
– Yersinia 440
– Zytomegalievirus 362
Myonekrose
– Aeromonas 1127
– clostridiale
– – siehe Gasbrand
Myoperikarditis
– HIV-Infektion/AIDS 364
– Lyme-Borreliose 362
– Toxoplasma 362
Myopie, akute
– Hantaviren 548
Myroides 1141
– Fasziitis, nekrotisierende 1141
– Weichteilinfektionen 1141
Myositis
– Influenza 772
– nekrotisierende 616
– – s.a. Weichteilinfektionen
– Streptococcal toxic shock syndrome (STSS) 728
– Streptococcus 301
– Veillonella 1148
Myxoviren
– Rhinitis 280
Myzetom
– Madurella 699
– Mykose, subkutane 699
– Nocardia 699

N

Nabelstumpfinfektionen
– Bacillus 1128
Nachtschweiß 204
Nagelmykose 693
Nährstoffe
– Parasiten 31
Nalidixinsäure 125
Naproxen-Test
– Fieber unklarer Ursache 981
Nasopharynx-Karzinom
– Epstein-Barr-Virus 57
– Racheninfektionen 292
Nausea
– Taenia 1156
Nebennierentuberkulose 795
Neisseria 1142
– Adnexitis 555, 571
– Arthritis, Infekt-assoziierte 605
– Bissverletzung 1142
– Endometritis 555
– Endozervizitis 555
– Epidydimitis 555
– Gelenkinfektionen 598
– Geschlechtsorgan-Infektionen, männliche 580

Neisseria
– Gonoblennorrhö 555
– Gonorrhö 555
– gonorrhoeae 555
– Hepatitis 489
– Impfung 233
– Infektionen, intraokuläre 274
– Konjunktivitis 264
– Meldepflicht 233, 234
– meningitidis 233
– Meningitis 225, 233
– Otitis media 233
– Penicillin 233
– Pharyngitis 233
– Proktitis 461
– Prostatitis 555
– Racheninfektionen 295
– Salpingitis 555
– Sepsis 233
– Urethritis 553
– Waterhouse-Friderichsen-Syndrom 233
– Zervizitis 568
– ZNS-Infektionen 233
Nekrolyse
– HIV-Infektion/AIDS 872
Nekrolyse, toxische epidermale
– Staphylococcal scalded skin syndrome 730
Nekrose 48
– Aneurysma, mykotisches 400
– Bacteroidaceae 524
– Ebola-/Marburg-Fieber 890
– Endokarditis 381
– Haut
– – Weichteilinfektionen 619
– – Hepatitis 487
– Infektionen, Implantat-assoziierte 938
– Krim-Kongo-Fieber 897
– Lassa-Fieber 894
– Lucilia 690
– pankreatische 514
– – infizierte 516
– Streptococcal toxic shock syndrome (STSS) 728
– Syphilis 803
– Viren 7
– Yersinia 441
– Zoster 704
Nekrose-Syndrom, akutes retinales 274
– Aciclovir 276
– Brivudin 276
– Famciclovir 276
– Penciclovir 276
Nematocera
– Hautinfektionen 689
Nematoden
– Albendazol 163
– Hautinfektionen 674
– Mebendazol 163
Neointima
– Endokarditis 378
Neoplasie, zervikale intraepitheliale (CIN) 55, 844
Neotrombicula
– Trombidiose 682
Nephritis
– Glomerulonephritis
– – Schistosoma 1156
– infektiöse 546
– – Adenoviren 547
– – Erreger 547
– – Fieber 550
– – hämorrhagisches Fieber
– – – koreanisches (KHF) 550
– – hämorrhagisches Fieber
– – – mit renalem Syndrom (HFRS) 547

Nephritis, infektiöse
– – Hantaviren 546
– – Hepatitis-C-Virus 547
– – IgM-Antikörper 550
– – Impfung 552
– – Laborparameter 550
– – Leptospiren 547
– – Lumbalgie 550
– – Nagetiere 550
– – Nephropathia epidemica 547
– – Oligurie 550
– – Pyelonephritis
– – Pseudomonas 1145
Nephropathia
– epidemica
– – hämorrhagisches Fieber mit renalem Syndrom (HFRS) 547
Nephropathie
– Aminoglykoside 116
– Cidofovir 79
– Polyomavirus 248, 541
Nephrose
– Plasmodium 1154
Nephrotoxizität
– 5-Flucytosin 143
– Adefovir 80
– Aminoglykoside 116
– Amphotericin B 142
– Foscarnet 88
– Glykopeptide 114
– Transplantation 965
Nervensystem-Infektionen
– siehe ZNS-Infektionen
Nervus
– facialis
– – Fazialisparese 256
Netilmicin 115
Neugeborene
– Escherichia 447
– Grau-Syndrom 98
– Hepatitis 471
– – Impfung 501
– Hepatitis-B-Virus 472
– Hepatitis-C-Virus 478
– HIV-Infektion/AIDS 853, 1002
– Konjunktivitis 264
– Meningitis 226
– Meningoenzephalitis 1005
– Myokarditis 361
– Otitis media 287
– Sepsis 1005
– Staphylococcal scalded skin syndrome 729
– Streptococcus 575
– – Pneumonie 576
– – Sepsis 576
– Ureaplasma 567
– Varicella-Zoster-Virus 716
– Varizellen 715
– Virusinfektionen 69
Neuralgie
– Varicella-Zoster-Virus 716
– Varizellen 715
– Zoster 704
Neuraminidase
– Influenzavirus 764, 769
– Inhibitor 773
Neuraminidase-Inhibitoren
– Influenzaviren 89, 95
– Perikarditis 372
Neuritis
– Fazialisparese 256
– Lepra 662
– Oxazolidinone 136
Neuroborreliose 666
– Fazialisparese 255
– Meningitis 235

Neurodermitis
– Candidose 698
– Ekzema herpeticatum 701
– Molluscum contagiosum 706
– Vacciniavirus 708
Neuropathie
– Corynebacterium 299
– Dermatophytie 692
– HIV-Infektion/AIDS 856
– Lepra 661
– Nitroimidazole 129
– Oxazolidinone 136
– Wunde, superinfizierte 648
Neurosarkoidose
– Meningitis 235
Neurosyphilis 805, 810
Neurotoxine
– Diarrhö 434
Neurozystizerkose
– Infektionen, importierte 1073
Neutralisationstest 216
Neutropenie
– Aspergillus 152
– Candida 149
– Cephalosporine 107
– Glykopeptide 114
– HIV-Infektion/AIDS 880
– Zellulitis und Phlegmone 645
– Zidovudin 83
– zyklische
– – Fieber unklarer Ursache 979
Nevirapin
– HIV-Infektion/AIDS 867, 872
NFkB 44
Nicht-Hodgkin-Lymphom
– HIV-Infektion/AIDS 58
Niclosamid 169
– Diphyllobothrium 169
– Helminthen 169
– Hymenolepis 169
– Taenia 169
– Zestoden 169
Niereninfektionen 546
– HIV-Infektion/AIDS 881
– importierte 1073
Niereninsuffizienz
– Aminoglykoside 117
– HIV-Infektion/AIDS 881
– Senioren 1020
– Tuberkulose 785
Nierenversagen
– akutes
– – Hantaviren 548
– – Weichteilinfektionen 619
– Plasmodium 1154
– Rickettsia 1146
– Vibrio 1150
Nipahvirus 1121
– Enzephalitis 1121
– Koma 1121
Nitazoxanide 160
– Giardia 160
– Protozoen 160
Nitrofurantoin 137
– Harnwegsinfektionen 137
– Schwangerschaft 137
Nitroimidazole 127, 159
– Abszess 130
– Crohn-Krankheit 130
– Endokarditis 130
– Kolitis 130
– Neuropathie 129
– Protozoen 159
– Schwangerschaft 130
– Trichomonaden-Kolpitis 567
– ZNS-Erkrankungen 129
Nitrosamine 57
NK-Zellen 42, 43
– Bakterien 43

NK-Zellen
– Interferone 92
– Interleukine 48
– T-Lymphozyten 43
– TNF-α 49
Nocardia
– Augeninfektionen 1142
– Bakteriämie 1142
– Bronchitis 1142
– Hautinfektionen 1142
– Hirnabszess 1142
– HIV-Infektion/AIDS 873
– Immunsuppression 1047
– Lungenabszess 1142
– Meningitis 234
– Myzetom 699
– Organtransplantation 1044
– Osteomyelitis 587
– Otitis 1142
– Pharyngitis 1142
– Transplantation 965
– Wundinfektionen 1142
NOD-System 44
Non-Hodgkin-Lymphom
– HIV-Infektion/AIDS 875, 879
Non-Hodgkin-Zelllymphom
– Hepatitis C 479
Nonbacterial thrombotic endocarditis 378
Norfloxacin 125
Noroviren 433
– Diarrhö 433, 434
– Epidemie 433
– Erregernachweis 433
– Hygiene 433
– Meldepflicht 433, 453
– Übertragung 433
Norwalk 433
nosokomiale Infektionen
– siehe Infektionen, nosokomiale
Nukleinsäure
– Diagnostik 218
Nukleinsäure-Amplifikationstest 218
Nukleinsäure-Amplifikationsverfahren
– Liquor 225
Nukleinsäure-Analoga 71
– Hepatitis-B-Virus 94
– Schwangerschaft 71
Nukleosid-Analoga 73
– Herpesvirus 93
Nukleotid-Analoga 78
– Herpesvirus 93
Nystatin
– Candidose 699

O

Oberflächenmoleküle
– Antikörper 41
Obstipation
– Taenia 1156
Obstruktion
– Cholezystitis/Cholangitis 506
Ochrobactrum 1142
– Bakteriämie 1143
– Endophthalmitis 1143
– Fasziitis, nekrotisierende 1143
– Katheter-assoziierte Infektionen 1143
– Meningitis 1143
Ödem
– Bilharziose 673
– Ebola-/Marburg-Fieber 891
– Filariose 676
– Hautmilzbrand 653
– Helminthen 672
– Lassa-Fieber 894
– Lymphogranuloma venereum 742

– Mononukleose, infektiöse 725
Odynophagie
– Ösophagitis 418
Ofloxacin 125
Ohreninfektionen
– Abiotrophia 1126
– Bordetella 1130
– Granulicatella 1126
– Vibrio 1150
O'Nyong-nyong-Virus 1121
– Infektionen, importierte 1074
– Lymphadenopathie 1121
Onchocerca
– Doxycyclin 167
– Infektionen, intraokuläre 274
– Onchozerkose 677
Onchomykose
– Candida 1162
– Tinea 692
Onchozerkose 677
– Angiogenese 677
– Doxycyclin 167
– Infektionen, importierte 1073
– Iridozyklitis 677
– Ivermectin 166, 677
– Keratitis 677
– Keratose 677
– Ochoncerca 677
Onkoproteine, virale 63
Onychie
– Onychomykose 694
Onychomykose 693
– Aspergillus 693
– Candida 694
– HIV-Infektion/AIDS 884
– Keratose 694
– Leukonychie 694
– Microsporum 694
– Onychie 694
– Paronychie 694
– Prävalenz 691
– Scopulariopsis 693
– Trichophyton 694
Opisthorchis
– Praziquantel 169
– Tumor 60
Opsonisierung 46
– Komplement 44
Oralcephalosporine 107
– Pneumonie 337
– Tracheobronchitis 316
Oralpenicillin 101
Orchitis 579
– Brucella 1130
– Lassavirus 1120
– Mumpsvirus 305
Orfvirus 707, 1107, 1122
– Ekthyma contagiosum 707
– Erythema multiforme bullosum 1122
– Urtikaria 1122
Organmykose
– Therapie 149
Organtransplantation
– Candida 1045
– Hepatitisvirus 1045
– Herpesvirus 1045
– Immunsuppression 1044
– Impfung 1044
– Infektionen, iatrogene Übertragung 961
– Infektionsrisiko 1044
– Listeria 1044
– Nocardia 1044
– Salmonella 1044
– Toxoplasma 1045
Orientbeule 667
Orientia
– Rickettsiose 736
Oritavancin 112

Ornithose
– Chlamydia 326
– Pneumonie 327
Oroya-Fieber
– Bartonella 655
Orthopoxvirus 1116
– Affenpockenvirus 708
– Kuhpockenvirus 708
– Pockenvirus 1107
– Vacciniavirus 708
– Variolavirus 708
Oseltamivir 89
– Influenzavirus 90, 770, 773
– Pharyngitis 296
– Pneumonie 341
Osler, William 372, 398
Osler-Knötchen
– Endokarditis 380, 732
Ösophagitis 411
– Biopsie 420
– Candida 413, 1040
– Corynebacterium 413
– Dysphagie 418
– Endoskopie 420
– Fluconazol 422
– Gingivostomatitis 414
– Grundkrankheiten 412
– Herpes-simplex-Virus 413
– HIV-Infektion/AIDS 413, 874, 884
– Immunsuppression 414
– Kortikoide 414, 422
– Mycobacterium 413
– Odynophagie 418
– Polymerase-Kettenreaktion 420
– Reflux-Krankheit 412
– Treponema 413
– Trypanosoma 413
– Zytomegalievirus 413, 1042
OspA-Serotyp
– Lyme-Borreliose 817
Osteitis 584
– Frambösie 656
Osteomyelitis 584
– Abszess, epiduraler 242
– Achromobacter 1128, 1127
– Aeromonas 587
– akute 584, 587
– Amputation 593
– Antibiotika 591
– Bacillus 587
– Bacteroides 587
– Biopsie 589
– Brucella 586
– Brucellose 586, 588
– Buruli-Ulkus 658
– Candida 1163
– Chinolon/Rifampicin 591
– chronische 584, 592
– Ciprofloxacin 593
– Clindamycin 593
– Clostridium 587
– Cryptococcus 1164
– Débridement 592
– Differentialdiagnose 589
– Einteilung 584
– Erreger 585
– Fieber 588
– – unklarer Ursache 980
– Fraktur 587
– Fusobacterium 297, 1137
– Fuß 588, 593
– HACEK-Gruppe 586
– Haemophilus 318, 586, 1138
– hämatogene 587, 591
– Hirnabszess 237
– Immunsuppression 587
– Impfung 585
– Infektionen, importierte 1074
– inokulierte 587

Osteomyelitis
– Katzenkratzkrankheit 655
– Kiefer 588
– Kingella 586, 1138
– Laborparameter 589
– Leukämie 589
– Lincosamine 121
– molekularbiologischer Erregernachweis 586
– MRT (Magnet-Resonanz-Tomographie) 589
– Mycobacterium 586, 1140
– Mykobakteriose 586
– Nekrose 587, 592
– Neuropathie 588
– Nocardia 587
– Panaritium 642
– Paronychie 642
– Pasteurella 1143
– Peptostreptococcus 587, 1144
– per continuitatem 587
– PET (Positron-Emissions-Tomographie) 590
– Plesiomonas 587
– Probenentnahme 589
– Pseudomonas 587, 1145
– SAPHO-Syndrom 589
– Schmerzen 588
– Sepsis 588
– Sequester 592
– Sichelzellanämie 587
– Staphylococcus 585, 756
– Streptococcus 586
– Szintigramm 589
– Tuberkulose 588
– Tumor 589
– vaskuläre Insuffizienz 588
– Veillonella 1148
– Weichteile 584
– Weichteilinfektionen 623, 627, 628
– Wirbelsäule 588
Osteosynthese 593
Ostitis
– Otitis media 291
Östrogen
– Mangel
– – Kolpitis 561
Otitis 286
– Bifidobacterium 1129
– externa 286
– – Abstrich 286
– – Cephalosporine 107
– – Diabetes mellitus 286
– – Enterobacteriaceae 286
– – Kortison 286
– – Pseudomonas 286, 1145
– – Staphylococcus 286
– – Zoster oticus 286
– Fusobacterium 297, 1137
– Infektionen, importierte 1073
– Lincosamine 121
– media 287
– – Abduzensparese 288
– – Adenotomie 291
– – Adenoviren 287
– – Alloiococcus 291
– – Amoxicillin 289
– – Antibiotika 289, 291
– – Azithromycin 289
– – Bacteroides 291
– – Biofilm 22
– – Blutkörperchensenkungsgeschwindigkeit 289
– – Cephalosporine 109, 289, 291
– – Cholesteatom 292
– – Ciprofloxacin 291
– – Clarithromycin 289
– – Computertomographie 288
– – chronische 290
– – Empyem, subdurales 239

Otitis, media
- – Enterobacteriaceae 287, 291
- – Exanthema subitum 720
- – Fazialisparese 255
- – Gradenigo-Syndrom 288
- – Haemophilus 287, 318
- – Hirnabszess 237
- – Hörschaden 287, 291, 292
- – Influenza 771
- – Influenzavirus 287
- – Kinder 287
- – Kortison 291
- – Makrolide 121
- – Masern 712
- – Masernvirus 713
- – Mastoid 288
- – Moraxella 287, 1139
- – Neisseria 233
- – Operation 289, 292
- – Ostitis 291
- – Oxacillin 289
- – Parainfluenzavirus 287
- – Parazentese 289
- – Penicillin 103
- – Peptostreptococcus 287, 291
- – Petroapiscitis 287
- – Prevotella 291
- – Pseudomonas 287, 291
- – Respiratory-syncytial-Virus 287, 336
- – Rhinovirus 287
- – Shewanella 1147
- – Staphylococcus 287, 291, 756
- – Streptococcus 287, 345
- – Symptome 287
- – Thrombophlebitis 395
- – Trommelfell 288
- – Tube 288
- – Tympanosklerose 291
- – Zygomaticitis 287
- Meningitis 225
- Nocardia 1142
- Prevotella 1144
- tuberkulöse 795
- Vibrio 1149

Otomykose
- Aspergillus 1038

Ototoxizität
- Aminoglykoside 116
- Glykopeptide 114

Oxacillin
- Erysipel 644
- Infektionen, Katheter-assoziierte 929
- Otitis media 289
- Zellulitis und Phlegmone 646

Oxazolidinone 135
- Hautinfektionen 136
- Myelodepression 136
- Neuritis 136
- Neuropathie 136
- Pneumonie 136
- Weichteilinfektionen 136

Oxyuridae
- Kolpitis 561

P

p53-Gen
- Tumor 63

Paget-Krankheit
- Ulkus, genitales 740
- Zellulitis, perianale 649

Panaritium 642
- Bulla repens 641
- Differentialdiagnose 642
- Komplikationen 642

Pandoraea
- Mukoviszidose 1078

Panenzephalitis
- subakute sklerosierende
- – Masern 712

Pankreatitis 513
- akute 514
- Amylase 515
- Antibiotika 516
- Carbapeneme 517
- C-reaktives Protein 516
- Cryptosporidium 1152
- Cullen-Zeichen 515
- Débridement 519
- Einteilung 514
- Enterobacter 515
- Enterococcus 515
- Escherichia 515
- Gallenwegsinfektionen 515
- Gastrointestinaltrakt-Infektionen 515
- Grey-Turner-Zeichen 515
- Klebsiella 515
- Komplikationen 514
- Lavage 518
- Lipase 515
- Mumpsvirus 305
- Nekrose 514
- – infizierte 516
- Nekrosektomie 518
- Operation 517
- Procalcitonin 516
- Schmerzen, abdominelle 515
- Scoring-System 515
- Sepsis 515
- Sondenernährung 517
- Staphylococcus 515
- Streptococcus 515
- Systemic inflammatory response syndrome 514

Panophthalmie 274
Panzytopenie 206
- HIV-Infektion/AIDS 880

Papanicolaou-Abstrich
- Papillom 845

Papel 709
- Cheyletiellose 682
- Flöhe 684
- Gamasidiose 682
- Gianotti-Crosti-Syndrom 723
- Katzenkratzkrankheit 655
- Läuse 686
- Leishmaniose 668, 669
- Pinta 656
- Räude 681
- Schwimmbadgranulom 657
- Strongyloides 675
- Trombidiose 682
- Wanzen 688
- Zerkariendermatitis 673
- Zweiflügler 689

Papillen-Ödem
- Thrombophlebitis 395

Papillom
- HIV-Infektion/AIDS 840
- Hybrid-Capture-Test 845
- Imiquimod 845
- Immundefekt 838
- Impfung 847
- Keratolyse 845
- Kolposkop 845
- Kryotherapie 845
- Larynx 844
- Papanicolaou-Abstrich 845
- Papillomaviren, humane 55
- PCR 845
- Podophyllin 845
- Therapie 95
- Tumor 838
- Wiskott-Aldrich-Syndrom 840
- Zytostatika 845

Papillomatose
- laryngeale 306
- – Operation 309
- – Papillomaviren 306

Papillomaviren 841, 842
- Cidofovir 79, 842
- Condylomata 55
- Epidermodysplasia verruciformis 55
- Harnwegsinfektionen 540
- Hautinfektionen 699
- HIV-Infektion/AIDS 880
- humane 699
- Hyperplasie, epitheliale 55
- Imiquimod 92, 95
- Immunabwehr 840
- Impfung 842
- Karzinom 838
- Kondylom 699
- Papillom 55
- Papillomatose, laryngeale 306
- Plaque 841
- Primer 842
- Proktitis 461
- Proteine, virale 841
- Tumor 55, 699
- Typen 700
- Warzen 699, 841
- Zervizitis 568
- Zystitis 540

Papovaviren 1037
- Immunsuppression 1037, 1047
- Stammzelltransplantation 1040

Papularstomatitis-Virus 1107
Papulose
- bowenoide 844

Paracelsus 178

Paragonimus
- Praziquantel 169
- Triclabendazol 164

Parainfluenzavirus 315
- Bronchitis, chronische 315
- Erkältung 315
- Erregernachweis 315
- Gianotti-Crosti-Syndrom 723
- Keuchhusten 321
- Kinder 315
- Krupp 771
- Laryngotracheitis 307
- Meningitis 244
- Otitis media 287
- Pharyngitis 315
- Pneumonie 315
- Pseudokrupp 315
- Rhinitis 280, 315
- Ribavirin 315
- Sialadenitis 303
- Sinusitis 283
- Tracheobronchitis 314, 315
- Übertragung 315

Paralyse
- Coxsackie-Virus 363
- Syphilis 806

Parapoxvirus 1122

Parasiten 1151
- Adhärenz 31
- Antigenvariation 33
- Autoimmunität 32
- Einteilung 30
- Ektoparasit 30
- Endoparasit 30
- Entzug, Nähr- und Mineralstoffe 31
- Erreger-Wirt-Beziehung 30
- Erregerpersistenz 35
- Evasion 32
- Invasion 31
- Krebserkrankungen 60
- Mimikry, molekulare 32
- Pathogenese, allgemeine 30
- Pathogenitätsfaktoren 31

Parasiten
- Penetration 34
- Phagozytose 34
- Resistenz 33, 153
- Tropen 30
- Variant surface glycoprotein (VSG) 33
- Zyste 35
- Zytotoxizität 31

Parasitose
- Diarrhö 1070
- Infektionen, importierte 1060, 1070

Paratyphus 454
- Antibiotika 456
- Apathie 455
- Cephalosporine 456
- Chinolone 456
- Ciprofloxacin 456
- Differentialdiagnose 455
- Eosinopenie 455
- Erregernachweis 455
- Fieber 455, 1067
- Hygiene 454
- – Krankenhaushygiene 456
- Impfung 457
- Infektionen, importierte 454, 1067
- Kortison 456
- Meldepflicht 456
- Multiorganerkrankung 454
- Patientenisolierung 456
- Splenomegalie 455
- Symptome 454
- Übertragung 454

Paravacciniavirus 707
- Melkerknoten 707

Parinaud-Syndrom
- Katzenkratzkrankheit 655

Parkinson-Krankheit
- Prion-Erkrankungen 903

Parodontitis
- Capnocytophaga 1131
- Peptostreptococcus 1143
- Prevotella 1144

Paromomycin 159
- Amöbiasis 160
- Entamoeba 159
- Leishmania 159
- Protozoen 159

Paronychie 642
- Bulla repens 641
- Candidose 698
- Differentialdiagnose 642
- Komplikationen 642
- Onychomykose 694

Parotitis
- Mumpsvirus 305
- Peptostreptococcus 1143
- Prevotella 1144
- Sialadenitis 303
- Staphylococcus 756

Pars-plana-Vitrektomie
- Endophthalmitis 276

Parumomycin
- Entamoeba 443

Parvovirus
- Immunsuppression 1047

Parvovirus B19 205, 996
- Anämie, aplastische 996
- Antikörpernachweis 996
- Arthritis 996
- Bluttransfusion 951
- Erregerelimination 996
- Exanthem 996
- Hepatitis 488
- Hydrops fetalis 996
- Immunglobuline 996
- Immunsuppression 996
- Kinder 996
- Krankenhaushygiene 996

Parvovirus B19
– Myokarditis 362
– Patientenisolierung 996
– Ringelröteln 718, 992, 996
– Schwangerschaft 996
– Übertragung 996
– Wirtszellspezifität 996
Pasteurella 1143
– Abszess 1143
– Bissverletzung 1143
– Endokarditis 1143
– Geschlechtsorgan-Infektionen 1143
– Harnwegsinfektionen 1143
– Kehlkopfinfektionen 307
– Meningitis 1143
– Osteomyelitis 1143
– Peritonitis 1143
– Respiratorstrakt-Infektionen 1143
– Sepsis 1143
– Weichteilinfektionen 627
– Wundinfektionen 1143
– Zellulitis und Phlegmone 645
Pathogenese, allgemeine
– Bakterien 15
– Parasiten 30
– Pilze 25
– Viren 4, 538
Pathogenitätsfaktoren
– Bakterien 17
– Parasiten 31
Pathogenitätsinsel 23
– Bakterien 23
– Listeria 1007
– Staphylococcus 753
Patientenisolierung 213
Patulin 28
PCT (Procalcitonin) 204, 207
– Antibiotika 207
Pediculus 1155
– Ekzem 1155
– Fleckfieber 685
– Hautinfektionen 685
– Juckreiz 1155
– Lymphadenitis 1155
– Rückfallfieber 685
– Wolhynisches Fieber 685
Pedikulose
– Läuse 685
Peitschenwurm 1158
Peliosis hepatis 655
Pelveoperitonitis
– Adnexitis 571
Pelvic inflammatory disease
– Adnexitis 571
– HIV-Infektion/AIDS 856
Pelzmilbe
– Cheyletiellose 682
Pemphigus
– Candidose 697
– foliaceus
– – Impetigo contagiosa 640
– neonatorum
– – Staphylococcal scalded skin syndrome 730
Penciclovir 75
– Epstein-Barr-Virus 75
– Hepatitis-B-Virus 75
– Herpes-simplex-Virus 75
– Nekrose-Syndrom, akutes retinales 276
– Varicella-Zoster-Virus 75
– Zytomegalievirus 75
Penetration
– Parasiten 34
– Viren 5
Penicillin 99
– Acylpenicillin 104
– Aminopenicillin 102
– Bacillus 1105

Penicillin
– Borreliose 103
– Bronchitis 104
– Corynebacterium 300
– Diphtherie 650
– Divertikulitis 104
– Ekthym 641
– Endokarditis 100, 103, 386
– Enterococcus 527
– Erysipel 644
– Erysipeloid 650
– Frambösie 656
– Fusobacterium 297
– Granulozytopenie 1050
– Harnwegsinfektionen 103
– Hautinfektionen 104
– Hautmilzbrand 653
– Impetigo contagiosa 641
– Isoxazolylpenicillin 101
– Klebsiella 529
– Listeriose 103
– Lungenabszess 100
– Meningitis 100, 231
– natürliches 100
– Neisseria 233
– oral 101
– Otitis
– – media 103
– Pharyngitis 101
– Phlegmone 646
– Pinta 657
– Pneumonie 100, 104
– Racheninfektionen 297
– Rattenbissfieber 733
– Reaktion, allergische 97, 100
– Respiratorstrakt-Infektionen 104
– Scharlach 728
– Sinusitis 103, 284
– Staphylococcal scalded skin syndrome 730
– Staphylococcal toxic shock syndrome 731
– Staphylococcus 759
– Streptococcal toxic shock syndrome (STSS) 729
– Streptococcus 302, 345, 376, 576
– Syphilis 811
– – endemische 654
– Weichteilinfektionen 100, 104, 622, 625
– Zellulitis 646
– – perianale 649
Pentamidin 161
– Keratitis 273
– Leishmania 161
– Nebenwirkungen 162
– Pneumocystis 161, 1033
– Schlafkrankheit 161
– Trypanosoma 161
Peptide
– antibakterielle
– – Haut 634
Peptococcus 1143
– Abszess 1143
– Kolpitis 561
Peptostreptococcus 1143
– Adnexitis 571
– Amnionitis 1143
– Bakteriämie 1143
– Bartholinitis, abszedierende 1144
– Empyem, subdurales 1143
– Endometritis 1143
– Hautinfektionen 1025
– Hirnabszess 1143
– Lungenabszess 1143
– Mastoiditis 1143
– Osteomyelitis 587, 1144
– Otitis media 287, 291
– Parodontitis 1143
– Parotitis 1143

Peptostreptococcus
– Senioren 1025
– Sinusitis 1143
– Thrombophlebitis 393
– Weichteilinfektionen 624, 627, 1025
Perforation
– Cholezystitis 507, 510
– Peritonitis 522
Perforine 48
Periarteriitis
– Hepatitis-B-Virus 472
Perihepatitis
– Chlamydia 552
Perikard
– Erguss 361
Perikarditis 360
– Antibiotika 372
– Coxsackie-Virus 363
– Echokardiographie 369
– Influenza 772
– Influenzavirus 362
– Lassavirus 1120
– Meningokokken-Meningitis 362
– Mycoplasma 362
– Neuraminidase-Hemmer 372
– Staphylococcus 362
– Steroide 372
– Streptococcus 362
– Thorax-Schmerzen 365
– Tuberkulose 364
– tuberkulöse 795
– Typhus/Paratyphus 455
Perikardtuberkulose 795
Perimyokarditis 360
Periodontitis
– Biofilm 22
– Treponema 802
Periostitis 584
– Syphilis, endemische 654
Peristaltik 528
Peritonealdialyse (CAPD) 523
Peritoneum 525, 528
Peritonitis 521
– Abdominalhöhlenverschluss 534
– abdominal wall closure (AWC) 534
– Abszess 522, 525
– Adnexitis 571
– akutes Abdom 525
– Anastomose 533
– Antibiotika 534
– – Kombinationstherapie 534
– – Spiegel 534
– Appendizitis 522
– Arrosion 533
– Auskultation 529
– Bacteroides 524
– Bakterien, anaerobe 525
– Bauchdeckenspannung 529
– Blutbild 530
– Cholezystitis 507, 510, 522
– Computertomographie 530
– Darmausgang, künstlicher 533
– Differentialdiagnose 530
– Drainage 533
– Einteilung 522
– Entamoeba 443
– Enterobacteriaceae 523, 1135
– Enterococcus 526
– Erbrechen 529
– Erreger 523
– Exsikkose 529
– Fibrin 525
– Fitz-Hugh-Curtis-Syndrom 525
– Hartmann-Operation 533
– Hypotonie 529
– Immunsuppression 525
– Laborparameter 530
– Laparotomie 532
– Lavage 522, 533
– Leberzirrhose 522

Peritonitis
– Linksverschiebung 530
– Micrococcus 1139
– Mykobakterien 525
– Palpation 530
– Pasteurella 1143
– Perforation 522
– Peristaltik 528
– Peritonealdialyse (CAPD) 523
– Perkussion 529
– Phagozytose 525
– Pneumokokken 523
– primäre 522
– quartäre 522
– Resektion 533
– Rhodotorula 1165
– Risikofaktoren 523
– Röntgenaufnahmen 530
– Rothia 1147
– Schmerzen 528
– Score-System 530
– sekundäre 522
– Sepsis 522, 530
– Shewanella 1147
– Sigma-Divertikulitis 522
– Sonographie 530
– Staphylococcus 523, 1147
– Stenotrophomonas 1148
– Streptococcus 523
– Stuhl 528
– Tachykardie 529
– Tachypnoe 529
– tertiäre 522
– Tsukamurella 1148
– tuberkulöse 795
Peritonitis-Score 530
Peritonsillarabszess
– Fusobacterium 297, 1137
Perlèche
– Candidose 698
Permethrin
– Läuse 686
– Skabies 681
Pertussis 320
– Bordetella 1130
Pest 650
– Beulenpest 651
– Bioterrorismus 1104, 1109
– Chloramphenicol 651
– Ciprofloxacin 651
– Doxycyclin 651
– Erregernachweis 651
– Gentamicin 651
– Hämagglutinations-Test 441
– Impfung 651
– Infektionsschutzgesetz 636
– Lungenpest 651
– Meldepflicht 441, 651
– Meningitis 651
– Patientenisolierung 441, 651
– Streptomycin 651
– Übertragung 651
– Yersinia 440, 650
Petechien
– Endokarditis 380, 732
– Krim-Kongo-Fieber 897
– Mononukleose, infektiöse 725
– Pseudo-Kuhpockenvirus 1122
Petroapiscitis
– Otitis media 287
PFAPA-Syndrom
– Fieber unklarer Ursache 979
Pfeiffer-Zellen
– Mononukleose, infektiöse 725
Pfortader-Thrombose
– Pylephlebitis 397
– TIPS-Infektionen 404
PFU
– siehe Plaque forming unit

Sachregister

pH
- Pilze 29
Phagolysosom 42
- Parasiten 34
Phagosom 42, 46
Phagozyten
- mononukleäre 42
- - Immundefekte 1039
Phagozytose 42
- Parasiten 34
- Staphylococcus 753
Pharyngitis 292
- Adenoviren 293
- Cephalosporine 109
- Chlamydia 334
- Coxsackie-Virus 363
- Infektionen, importierte 1073
- Lassa-Fieber 894
- Lymphogranuloma venereum 741
- Masern 711
- Mycoplasma 293
- Neisseria 233
- Nocardia 1142
- Parainfluenzavirus 315
- Penicillin 101
- Streptococcus 293
- Tracheobronchitis 314
- Virostatika 296
Pharyngokonjunktivalfieber
- Racheninfektionen 292
Pharyngotonsillitis
- Streptococcus 301
Phenoxymethyl-Penicillin 100
Phenoxypenicillin 99
Phlebitis
- Glykopeptide 114
Phlebothrombose
- Erysipel 644
- Zellulitis und Phlegmone 646
Phlebotomus
- Hautinfektionen 689
- Leishmaniose 668
Phlebovirus 1122
Phlegmone 645
- Aeromonas 645
- Aminoglykoside 646
- Antibiotika 646
- Antiseptika 646
- Bulla repens 641
- Capnocytophaga 645
- Cephalosporine 646
- Cryptococcus 645
- Dekubitalgeschwür 645
- Differentialdiagnose 646
- Enterococcus 645
- Erysipel 643
- Erysipeloid 649
- Erysipelothrix 645
- Haemophilus 645
- Immunreaktion 645
- Infektionsschutzgesetz 646
- Karbunkel 639
- Komplikationen 645
- Mykobakteriose, atypische 660
- Panaritium 642
- Paronychie 642
- Pasteurella 645
- Penicillin 646
- Pseudomonas 645
- Staphylococcus 645
- Streptococcus 645
- Thrombophlebitis 395
- Toxic shock syndrome 646
- Ulzera 645
- Vibrio 645
- Wunde, superinfizierte 648
- Wundspülung 646
Phorbolester 57
Phospholipase
- Pilze 28

Photophobie
- Augeninfektionen 271
Phototoxizität
- Chinolone 125
Phthiriasis
- Läuse 685
Phthirus
- Hautinfektionen 685
Picornaviren
- Kapsid-Hemmer 93
- Rhinitis 280
Piedra
- Dermatomykose 691
Pilze 1159
- Adhärenz 27
- Dimorphismus 27
- Enzyme 28
- Erreger-Wirt-Beziehung 25
- Erregerpersistenz 29
- Evasion 29
- Hautinfektionen 690
- Immunsuppression 29, 1038
- Infektionen, Katheter-assoziierte 925
- Klassifizierung 25
- Pathogenese, allgemeine 25
- pH 29
- Redoxpotential 27
- Resistenz 138
- Temperatur 27
- Toxin 28
- Transplantation 964
Pink eye
- Haemophilus 1138
Pinta 656
- Effloreszenz 656
- Krankheitsstadien 656
- Penicillin 657
- Treponema 656
Piperacillin 104
- Pylephlebitis 397
- Thrombophlebitis 394
- TIPS-Infektionen 404
- Zellulitis und Phlegmone 646
PIRO-Konzept 1087
Pityriasis
- lichenoides
- - Hauttuberkulose 735
- versicolor 696
- - Effloreszenz 697
- - Ketoconazol 697
- - Malassezia 696
- - Miconazol 697
Pityrosporum
- Follikulitis 697
Plantarwarzen 842
Plaque 13
- Frambösie 656
- Papillomaviren, humane 841
- Peyersche 454
- Syphilis 804
- endemische 654
- Tinea 693, 694
Plaque forming unit (PFU) 13
Plasma
- Diagnostik 215
Plasmaendotoxin 208
Plasma leakage syndrome
- Lassa-Fieber 894
Plasmazellen 46
Plasmide
- Pathogenitätsfaktoren 23
Plasmodium 1154
- Anämie 1154
- Anopheles 1154
- Artemisinine 154
- Atovaquon 154
- Bluttransfusion 955
- Chinin 155
- Chloroquin 156
- Diarrhö 446

Plasmodium
- Doxycyclin 157
- Leberinfektionen 489
- Koma 1154
- Malaria 828, 1154
- Mefloquin 157
- Nephrose 1154
- Nierenversagen 1154
- Primaquin 158
- Proguanil 154
- Pyrimethamin 162
Plattenepithelkarzinom 844
- Hauttuberkulose 734
- Ulkus, genitales 740
Plazentitis 1005
- Listeria 1007
Pleozytose
- Empyem, subdurales 239
- Herpes-simplex-Enzephalitis 252
- Hirnabszess 237
- Liquor 222
- Meningitis 235, 244
Plesiomonas
- Arthritis 1135
- Bakteriämie 1135
- Diarrhö 444, 1135
- Osteomyelitis 587
Pleura
- Tuberkulose 786
Pleuraerguss 346
Pleuraempyem 346
- Fusobacterium 297, 1137
- Prevotella 1144
Pleuratuberkulose
- Tuberkulose 795
Pleuritis 346
- Antibiotika 352
- Biopsie 350
- Clinafloxacin 352
- Differentialdiagnose 349
- Drainage 352
- Enterobacteriaceae 348
- Enterococcus 348
- Grunderkrankungen 349
- Haemophilus 347
- HIV-Infektion/AIDS 347
- Infektionen, nosokomiale 347
- Kinder 347
- Komplikationen 349
- Krankheitsstadien 348
- Lactat-Dehydrogenase 350
- Moxifloxacin 352
- pH-Wert 350
- Pleuraempyem 346
- Pleuraerguss 346
- Pneumonie 346
- Pseudomonas 348
- Punktion 352
- Resistenzen 353
- Risikofaktoren 347
- Senioren 347
- Staphylococcus 347
- Streptococcus 347
- Symptome 348
- Thorakoskopie 350
- Thorax-Operation, videoassistierte 353
- Tuberkulose 347
- tuberkulöse 795
- Übertragung 349
Pneumococcus 345
- Bronchitis, chronische 317
- Erregernachweis 345
- Hepatitis 489
- Impfung 345
- Infektionen, Prothesen-assoziierte 932
- Kinder 345
- Konjunktivitis 345
- Meningitis 345

Pneumococcus
- Myokarditis 362
- Otitis media 345
- Penicillin 345
- Pleuritis 347
- Pneumonie 323, 345
- Resistenzen 345
- Senioren 345
- Sinusitis 345
- Transplantation 965
- Übertragung 345
Pneumocystis
- Atovaquon 154
- Co-trimoxazol 1033
- HIV-Infektion/AIDS 26, 1033
- Immunsuppression 1033, 1039, 1047
- - Co-trimoxazol 1054
- jiroveci 1033
- Nachweisverfahren 1033
- Pentamidin 161, 1033
- Pneumonie 26, 325, 1033
- - HIV-Infektion/AIDS 857, 872, 877
- Pyrimethamin 162
- Risikofaktoren 1033
- Transplantation 965
- Übertragung 1033
Pneumokokken-Infektion
- Peritonitis 523
Pneumokokken-Meningitis 226
Pneumonia severity index 325
Pneumonie 322
- Aciclovir 341
- Acinetobacter 1126
- Adenoviren 324
- Aminoglykoside 341
- Aminopenicillin 337
- Anamnese 325
- Antibiotika 337
- Antimykotika 344
- Atovaquon 155
- Azithromycin 337
- Bacillus 1128
- Bacteroidaceae 524
- Beatmung
- - Pseudomonas 1145
- - Stenotrophomonas 1148
- Biopsie 333
- β-Laktam-Antibiotika 337
- Bronchitis, chronische 317
- Bronchopneumonie
- - Leishmania 1154
- - Rhodococcus 1146
- Brucella 1130
- Capnocytophaga 1132
- Carbapeneme 341
- Cefpodoxim 337
- Cefuroxim 337
- Cephalosporine 107
- Chlamydia 323, 326, 334, 553, 1022
- Chryseobacterium 1133
- Clarithromycin 337
- Community-acquired pneumonia 323
- Coxiella 328, 1134
- Coxsackie-Virus 363
- CURB-Index 325
- Doxycyclin 337
- Einteilung 322
- Endokarditis 328, 380
- Entamoeba 443
- Enterobacteriaceae 324, 1135
- Erregernachweis 332
- Fine-Score 325
- Fluorchinolone 340
- Flüssigkeitsgabe 335
- Guillain-Barré-Syndrom 257
- H5N1 328
- Haemophilus 323, 1022

Sachregister

Pneumonie
- Herpes-simplex-Virus 700
- Herpesvirus, humanes 721
- HIV-Infektion/AIDS 856, 877
- Immunsuppression 322
- Impfung 344
- Infektionen, importierte 1073
- Infektionen, nosokomiale 327
- Influenza 771
- Influenzavirus 323, 1022
- interstitielle 894
- Katzenkratzkrankheit 655
- Ketolide 122
- Keuchhusten 321
- Klebsiella 529
- Krankenhaushygiene 194, 344
- Legionella 324, 338
- Levofloxacin 338
- Lincosamine 121
- Makrolide 337
- Masern 712
- Masernvirus 713
- Metapneumovirus 339
- Moxifloxacin 338
- Mycobacterium 325
- Mycoplasma 323, 340
- Oralcephalosporine 337
- Ornithose 327
- Oseltamivir 341
- Oxazolidinone 136
- Parainfluenzavirus 315
- Penicillin 100, 104
- Pentamidin 161
- Pleuritis 346
- Pneumocystis 26, 325, 1033
- Polypeptid-Antibiotika 138
- Pseudomonas 324
- Pyrimethamin 162
- Q-Fieber 327
- Rattenbissfieber 733
- Resistenzen 337
- Respiratory-syncytial-Virus 324, 335, 1022
- Rhinovirus 282
- Risikofaktoren 323
- Röntgen-Thoraxaufnahme 330
- Rothia 1147
- Roxithromycin 337
- SARS-Coronavirus 324, 342
- Senioren 1018, 1022
- Sepsis 328, 1093
- Shewanella 1147
- Sin-Nombre-Virus 324
- Staphylococcus 324, 756
- Stenotrophomonas 329
- Streptococcus 323, 345, 1022
- – Neugeborene 576
- Strongyloides 1156
- Symptome 325
- Telithromycin 337
- Thrombophlebitis 392
- Tsukamurella 1148
- Tuberkulose 785
- Tularämie 327
- Übertragung 328
- Varicella-Zoster-Virus 325, 716
- Varizellen 715
- Ventilator-associated pneumonia 323
- Weichteilinfektionen 623
- Yersinia 441
- Zanamivir 341
- Zytomegalievirus 325, 1042
Pneumonitis 322
- HIV-Infektion/AIDS 873, 877
Pneumothorax
- Bronchitis, chronische 317
Pocken
- hämorrhagische 1107
- Impfung 708

- maligne 1107
- Vacciniavirus 708
- Varizellen 717
Pockenfleckfieber 737
Pockenvirus 1107, 1108
- Bioterrorismus 708, 1104, 1107
- Cidofovir 709, 1108
- Dry-Vax 1108
- Erregernachweis 1108
- Exanthem 1107
- Hautinfektionen 706
- Impfung 709, 1108
- Modified-Vaccinia-Ankara 1108
- Molluscum contagiosum 1107
- tierisches
- – – Affenpockenvirus 706, 708
- – – Kuhpockenvirus 706, 708
- – – Orfvirus 707
- – – Paravacciniavirus 707
- – Übertragung 1107
- – Vacciniavirus 1108
- – Variola 1107
Podophyllin
- Papillom 845
Polidocanol
- Varizellen 717
Poliomyelitis 253
- s.a. Virusmyelitis
- Impfung 254
- Meldepflicht 255
- Stuhl 254
Poliovirus 254
- Impfung 244, 254, 255
- Meldepflicht 255
- Meningitis 244, 254
- Minor illness 254
- Rückenmark 13
- Virusmyelitis 253
- ZNS-Infektionen 254
Politzer-Ballon
- Tuben-Mittelohrkatarrh 290
Pollakisurie
- Geschlechtsorgan-Infektionen, männliche 580
Polyene 141
- Amphotericin B 141
- Candidose 699
Polymerase-Kettenreaktion (PCR) 218
Polyneuritis
- Fazialisparese 256
Polyneuropathie
- Lyme-Borreliose 819
Polyneuroradikulitis
- s.a. Guillain-Barré-Syndrom
Polyomavirus 248
- s.a. Polyomavirus hominis Typ 1
- Autoimmunerkrankung 541
- Cidofovir 249
- Enzephalitis 541
- Harnwegsinfektionen 540
- hominis Typ 1
- – Cidofovir 79
- – Tumor 59
- Immunsuppression 248
- Leukoenzephalopathie, progressive multifokale 248
- Lupus erythematodes 541
- Nephropathie 248, 541
- Schwangerschaft 248
- Tonsillitis 541
- Tumor 541
- ZNS-Infektionen 248, 540
- Zystitis 248, 541
Polyp
- Sinusitis 285
Polypeptid-Antibiotika 137
- Endokarditis 138

Polypeptid-Antibiotika
- Meningitis 138
- Pneumonie 138
- Sepsis 138
Pontiac-Fieber
- Legionella 338
Porphyria
- Hepatitis-C-Virus 478
Porphyromonas 524, 1144
- Appendizitis 1144
- Bissverletzung 524, 1144
- Geschlechtsorgan-Infektionen 1144
- Harnwegsinfektionen 1144
- Mundhöhleninfektionen 524
- Sinusitis, odontogene 1144
- Weichteilinfektionen 627
- Wundinfektionen 1144
- Zahninfektionen 524, 1144
Porzellangallenblase 510
Posaconazol 145
- Aspergillus 145, 1039
- Candida 145
- Zygomyzeten 145
Post-Kala-Azar-Leishmanoid (PKDL)
- Leishmania 1154
Post-Lyme-Syndrom
- Lyme-Borreliose 819
Postexpositionsprophylaxe
- HIV-Infektion/AIDS 871
- Therapie
- – antivirale 69
Posttransplant lymphoproliferative disease (PTLD)
- HIV-Infektion/AIDS 59
Poststreptokokken-Arthritis 604, 607
posttraumatische Osteomyelitis 593
- Amputation 596
- Biopsie 596
- Blutung 595
- Chinolone 597
- CT (Computertomographie) 596
- Differentialdiagnose 595
- Einteilung 593
- Enterobacter 594
- Entzündungszeichen 595
- Erreger 594
- Extremitäten 596
- Fraktur 593
- Implantat-assoziierte 593, 594
- Ischämie 595
- Kulturen 596
- Marknagelinfektion 593
- Mischinfektion 594
- MRT (Magnet-Resonanz-Tomographie) 596
- PET (Positronen-Emissions-Tomographie) 596
- Platteninfektion 593
- Pseudomonas 594
- Rifampicin 597
- Röntgenaufnahmen 596
- Staphylococcus 594
- Sternum 593, 597
- Streptococcus 594
- Szintigraphie 596
- Trauma 594
- Wunden 594
Poxvirus
- Cidofovir 79
- Molluscum contagiosum 706
Präkanzerose
- Schistosoma 1156
Praziquantel 167
- Bilharziose 673
- Clonorchis 169
- Diphyllobothrium 169
- Helminthen 167
- Hymenolepis 169

Praziquantel
- Opisthorchis 169
- Paragonismus 169
- Resistenz 168
- Schistosoma 167
- Taenia 169
- Trematoden 167
- Zestoden 168
- Zystizerkose 168
Prednisolon
- Fazialisparese 257
- Keuchhusten 322
Prevotella 524, 1144
- Bissverletzung 524
- Hirnabszess 236, 1144
- Mundhöhleninfektionen 524
- Lungenabszess 1144
- Otitis media 291, 1144
- Parodontitis 1144
- Parotitis 1144
- Pleuraempyem 1144
- Sialadenitis 1144
- Sinusitis 283, 1144
- Vaginose, bakterielle 562
- Weichteilinfektionen 627
- Zahninfektionen 524, 1144
Primaquin 158
- Malaria 158, 836
- Plasmodium 158
- Schwangerschaft 158
Primary effusion lymphoma (PEL)
- Herpesvirus, humanes 8 58
- HIV-Infektion/AIDS 59
Primer
- Papillomaviren, humane 842
Prion-Erkrankungen 901
- 14-3-3-Protein 908, 910
- Aminosäuren 906
- Benzodiazepine 909
- bildgebende Verfahren 907
- Bluttransfusion 952
- BSE 902
- Chronic wasting disease 902
- Creutzfeldt-Jakob-Krankheit 902
- Demenz 903
- Differentialdiagnose 903
- Enzephalitis 903
- Enzephalopathie
- – familiäre spongiforme 904
- – feline spongiforme 902
- – transmissible mink 902
- – transmissible spongiforme 902
- Flupirtin 909
- Gehirnveränderung 902
- Gerstmann-Sträußler-Scheinker-Syndrom 904
- Insomnie, tödlich familiäre 904
- Kuru 904, 910
- Markerproteine 907
- Mutismus, akinetische 906
- Prion-Protein 904
- – Nachweis 909
- Respirationstrakt-Infektionen 907
- Scrapie 902
- Sharp-wave-Komplex 907
- Störungen
- – neurologische 906
- – psychische 906
- – psychotische 906
- Symptome 906
Procain-Penicillin 100
Procalcitonin
- Bronchitis, chronische 319
Progressive multifocal leukoencephalopathy (PML)
- Immunsuppression 59
- JC-Virus 59
Proguanil 154
- Malaria 154, 834
- Plasmodium 154

Proktitis 461
– Aciclovir 462
– Azithromycin 462
– Benzathin-Penicillin 462
– Ceftriaxon 462
– Chlamydia 461
– Differentialdiagnose 462
– Entamoeba 461
– Erregernachweis 462
– Ganciclovir 462
– Giardia 461
– Grunderkrankungen 461
– Herpes-simplex-Virus 461
– HIV-Infektion/AIDS 461, 875
– Lymphogranuloma venereum 741
– Neisseria 461
– Papillomaviren 461
– Partnerbehandlung 462
– Symptome 461
– Treponema 461
– Weichteilinfektionen 624
– Zytomegalievirus 461
Proliferation
– Zytokine 20
Promethazin
– Tracheobronchitis 316
Propamidin
– Keratitis 273
Prophylaxe
– Therapie
– – antivirale 69
Propionibacterium 1144
– Abszess 1144
– Bluttransfusion 953
– Endokarditis 1144
– Endophthalmitis 274, 1144
– Hautinfektionen 1144
– Hirnabszess 236, 1144
– Infektionen
– – Fremdkörper-assoziierte 1144
– – Prothesen-assoziierte 932
– Mastitis 755
– SAPHO-Syndrom 1144
– Uveitis 1144
– Weichteilinfektionen 627
– Wundinfektionen 1144
Prostaglandine 43
– Parasiten 31
Prostatadynie 580
Prostatitis 579
– Biofilm 22
– Chlamydia 552
– Neisseria 555
Protease
– Pilze 28
Protease-Inhibitoren
– Cytochrom P450 84
– HIV-Infektion/AIDS 83, 867
– Nebenwirkungen 84
– Schwangerschaft 86
Proteasom 47
Proteus
– Biofilm 22
– Bluttransfusion 954
– Hautinfektionen 635
– Myokarditis 362
– Otitis media 291
– Pylephlebitis 397
– Pyodermie, follikuläre 638
Protozoen 30
– Albendazol 160
– Amphotericin B 160
– Bluttransfusion 955
– Diarrhö
– – HIV-Infektion/AIDS 875
– Hautinfektionen 635
– Miltefosine 161

Protozoen
– Nitazoxanide 160
– Nitroimidazole 159
– Paromomycin 159
– Sulfamethoxazol 160
– Therapie 153, 159
– Trimethoprim 160
Pruritus
– HIV-Infektion/AIDS 883
Pseudo-Köbner-Phänomen
– Molluscum contagiosum 706
Pseudo-Kuhpockenvirus 1107, 1122
– Fieber, hämorrhagisches virales 1122
– Hämatemesis 1122
– Hepatitis 1122
– Hypotonie 1122
– Melaena 1122
– Petechien 1122
– Retinopathie 1122
– Sklerenikterus 1122
Pseudokrupp 306
– Parainfluenzavirus 315
– Tracheobronchitis 314
Pseudomonas 1145
– Abszess 1145
– Aneurysma, mykotisches 398
– Augeninfektionen 1145
– Bakteriämie 1145
– Beatmungspneumonie 1145
– Biofilm 22
– Bluttransfusion 954
– Bronchitis, chronische 317
– Decubiti 1145
– Endokarditis 1145
– Endophthalmitis 274
– Fieber, neutropenisches 1034
– Gelenkinfektionen 598
– Harnwegsinfektionen 1023, 1145
– Hautinfektionen 635, 1025
– Infektionen
– – Katheter-assoziierte 924
– – nosokomiale 917, 1145
– – Prothesen-assoziierte 937
– Keratitis 271
– Lungeninfektionen 1145
– Meningitis 1145
– Mukoviszidose 1078
– Myokarditis 362
– Osteomyelitis 587, 1145
– Osteomyelitis, posttraumatische 594
– Otitis externa 286, 1145
– Otitis media 287, 291
– Pleuritis 348
– Pneumonie 324
– Pyelonephritis 1145
– Pyodermie, follikuläre 638
– Senioren 1023
– Septikämie 1145
– Sinusitis 283
– Stent-Infektionen 402
– TIPS-Infektionen 403
– Ulcus cruris 1145
– Verbrennungswunde 1145
– Weichteilinfektionen 618, 624, 1025
– Wundinfektionen 1145
– Zellulitis und Phlegmone 645
Pseudozyste
– Pankreatitis 514
Psittakose
– Chlamydia 326
Psoriasis
– Candidose 697
– Erythrasma 637
– Intertrigo 636
– inversa
– – Zellulitis, perianale 649
Psoriasis-Arthritis
– Infektionen, Prothesen-assoziierte 932

Psychodopygus
– Leishmaniose 668
Psychose
– Mefloquin 158
PTC (perkutane transhepatische Cholangiographie) 509
PTCD (perkutane transhepatische Cholangiodrainage) 511
Pudikulose
– Flöhe 683
Pulex
– Hautinfektionen 683
Punktion-Aspiration-Instillation-Reaspiration
– Echinococcus 493
Pure red cell aplasia
– Parvovirus B19 996
Purpura, thrombotisch-thrombozytopenische
– Helicobacter 419
Purpura, thrombozytopenische
– Escherichia 447
– Röteln 989
Pustula maligna
– Bacillus 1105
Puumala 548
Pyelonephritis 538
– Malaria 833
– Mycoplasma 567
– Pseudomonas 1145
– Senioren 1023
– Symptome 542
– Thrombophlebitis 394
Pylephlebitis 396
– Antibiotika 397
– Antikoagulanzien 397
– Appendizitis 397
– Bacteroides 397
– Blutkultur 397
– Cholangitis 397
– Divertikulitis 397
– Enterobacter 397
– Escherichia 397
– Heparin 398
– Hepatomegalie 397
– Imipenem 397
– Klebsiella 397
– Leberabszess 397
– Lungenembolie 397
– Pfortader-Thrombose 397
– Piperacillin 397
– Proteus 397
– Sepsis 397
– Splenomegalie 397
– Tazobactam 397
Pyoderma
– gangraenosum
– – Ekthym 641
Pyodermie
– follikuläre 638
– – Antiseptikum 639
– – Clindamycin 639
– – Diabetes mellitus 638
– – Differentialdiagnose 639
– – Escherichia 638
– – Follikulitis 638
– – Furunkel 638
– – Immunsuppression 638
– – Karbunkel 638
– – Klebsiella 638
– – Mupirocin 639
– – Proteus 638
– – Pseudomonas 638
– – Staphylococcus 638
– Frambösie 656
– Hauttuberkulose 734, 735
– Infektionen, importierte 1072, 1074
– Staphylococcus 754
– Streptococcus 301

Pyomyositis 616
– s.a. Weichteilinfektionen
– Infektionen, importierte 1074
– Staphylococcus 756
Pyrazinamid (PZA)
– Tuberkulose 792
Pyrethroide
– Läuse 687
Pyrimethamin 162
– Anämie 162
– Chorioiditis 276
– Folsäure-Antagonist 162
– Leishmania 162
– Malaria 162, 834
– Pneumocystis 162
– Resistenz 162
– Toxoplasma 162
– Toxoplasmose 1011
Pyrogene, endogene
– Fieber unklarer Ursache 978
Pyrophosphat-Analoga 87
– Herpesvirus 93
Pyrviniumembonat
– Ascaris 453
– Enterobius 452

Q

Q-Fieber
– Coxiella 1134
– Infektionen, importierte 1073
– Pneumonie 327
Quinupristin 118

R

Racheninfektionen 292
– Abstrich 296
– Abszess, retropharyngealer 292
– Adenoviren 293
– Anamnese 293
– Antibiotika 296
– Candida 295
– Coronaviren 293
– Corynebacterium 299, 300
– Diphtherie 300
– Epstein-Barr-Virus 293, 297
– Erregernachweis 296
– Francisella 295
– Herpes-simplex-Virus 293
– Herpesvirus 295
– Impfung 300
– Influenzavirus 293
– Komplikationen 292
– Mononukleose 295
– Mycoplasma 293
– Neisseria 295
– Penicillin 297
– Respiratory-syncytial-Virus 296
– Rhinovirus 293
– Streptococcus 293, 301
– Treponema 295
– Virostatika 296
Radikulitis
– Brucella 1130
– Lyme-Borreliose 817
Radioimmunoassay 216
Rattenbissfieber 732
– Differentialdiagnose 733
– Doxycyclin 733
– Exanthem 732
– Komplikationen 733
– Penicillin 733
– Streptobacillus 732
Räude 681
– Papel 681
– Sarcoptes 681

Ravuconazol 143
Reaktion
– allergische 97
– – Amphotericin B 142
– – Carbapeneme 111
– – Myokarditis 360, 371
– – Penicillin 97, 100
– inflammatorische 96
reaktive Arthritis 603
Rechtsherzbelastung
– Hepatitis 494
Red-man-Syndrom
– Glykopeptide 114
Redoxpotential
– Pilze 27
Reflux-Krankheit
– Ösophagitis 412
– Pleuritis 347
Reisediarrhö 445
– Escherichia, Enterotoxin-bildende (ETEC) 446, 447
– Übertragung 446
Reisekrankheiten
– Diarrhö 445
– Hepatitis-A-Virus 468
– Hepatitis-E-Virus 470
– Hepatitis A 469
Reiter-Krankheit
– Infektionen, importierte 1074
– Yersinia 440
Rekurrenz
– Viren 14
Resistenz
– 5-Flucytosin 143
– Aminoglykoside 115
– β-Laktam-Antibiotika 99
– Bakterien 20
– Carbapeneme 111
– Chloroquin 156
– Enterococcus 526
– Erreger 95
– Glykopeptide 112
– Influenzavirus 775
– Ivermectin 166
– Klebsiella 529
– MLSB-Resistenz 118
– Parasiten 33, 153
– Pilze 138
– Praziquantel 168
– Pyrimethamin 162
Respirationstrakt-Infektionen
– Adenoviren 267
– Bordetella 1130
– Cephalosporine 107
– Corynebacterium 299
– Coxsackie-Virus 363
– Exanthema subitum 720
– HIV-Infektion/AIDS 877
– Influenzavirus 770
– Makrolide 121
– Moraxella 1139
– Pasteurella 1143
– Penicillin 104
– Prion-Erkrankungen 907
– Rhinovirus 281
– Senioren 1019
Respiratory-syncytial-Virus 335
– Atemwegserkrankungen 335
– Bronchiolitis 336
– Bronchitis 336
– Erkältung 336
– Erregernachweis 336
– Immundefekte 335
– Infektionen, nosokomiale 335
– Keuchhusten 321
– Krankenhaushygiene 336
– Laryngitis 307
– Myokarditis 362
– Otitis media 287, 336

Respiratory-syncytial-Virus
– Patientenisolierung 336
– Pneumonie 324, 335, 1022
– Racheninfektionen 296
– Rhinitis 280
– Ribavirin 77, 95, 336
– Säuglinge 335
– Senioren 335, 1022
– Therapie 95
– Übertragung 335
Retinitis 274
– Herpes-simplex-Virus 275
– Zytomegalievirus 1042
Retinoblastom-Protein (pRb)
– Zellzyklus 61
Retinochorioiditis
– Toxoplasma 1012, 1157
Retinopathie
– Pseudo-Kuhpockenvirus 1122
Retroviren 850
– Bluttransfusion 948
– Transplantation 966
– Tumor 56
Reverse-Transkriptase 80
Reverse-Transkriptase-Inhibitoren
– nichtnukleosidische
– – Cytochrom P450 83
– – HIV-Infektion/AIDS 83
– nukleosidische und nukleotidische 80
– – Hepatitis-B-Virus 80
– – HIV-Infektion/AIDS 80, 867
Reye-Syndrom
– Influenza 772
Rezeptor
– Viren 6
Rhabdomyositis
– Lassa-Fieber 894
Rhagade
– Tinea 692
Rhinitis 280
– Adenoviren 280
– Coronaviren 280
– Infektionen, importierte 1073
– Myxoviren 280
– Parainfluenzavirus 315
– Picornaviren 280
– Rhinovirus 280, 281
– Syphilis 806
– Therapie 281
– Tracheobronchitis 314
Rhinorrhö
– Influenza 769
Rhinovirus 281
– Immunsuppression 282
– Keuchhusten 321
– Laryngitis 307
– Otitis media 287
– Racheninfektionen 293
– Respirationstrakt-Infektionen 281
– Rhinitis 280, 281
– Sinusitis 283
Rhipicephalus
– Hautinfektionen 683
Rhizobium 1127
– Bakteriämie 1127
– Katheter-assoziierte Infektionen 1127
Rhizomucor
– Therapie 152
Rhizopus
– Therapie 152
Rhodococcus 1146
– Bronchopneumonie 1146
Rhodotorula 1165
– Dakryocystitis 1165
– Endokarditis 1165
– Endophthalmitis 1165
– Fungämie 1165

Rhodotorula
– Keratitis 1165
– Meningitis 1165
– Peritonitis 1165
– Ventrikulitis 1165
Ribavirin 77
– Adenoviren 77
– Arenaviren 77
– Hämatotoxizität 78
– hämorrhagisches Fieber, virales 77
– Hantaviren 77
– Hepatitis 497
– Hepatitis-C-Virus 77, 479
– Inositol-Monophosphat-Dehydrogenase 77
– Krim-Kongo-Fieber 898
– Lassa-Fieber 896
– Lassavirus 77
– Parainfluenzavirus 315
– Respiratory-syncytial-Virus 77, 95, 336
Ricin
– Bioterrorismus 1104
Rickettsia 1146
– Enzephalitis 1146
– Fleckfieber 685, 1146
– Flöhe 1146
– Koma 1146
– Läuse 1146
– Lungenversagen 1146
– Lymphadenitis 1146
– Meldepflicht 739t, 1146
– Milben 1146
– Nierenversagen 1146
– Rickettsiose 736
– Weil-Felix-Reaktion 1146
– Zecken 1146
Rickettsiaceae
– Doxycyclin 167
Rickettsien-Pocken 737
Rickettsiose 736
– Chloramphenicol 135
– Doxycyclin 739
– Effloreszenz 737
– Erregernachweis 739
– Exanthem 736
– Fleckfieber 736
– Infektionen, importierte 1073
– Kinder 739
– Komplikationen 738
– Myelitis 254
– Orientia 736
– Rickettsia 736
– Symptome 738
– Taches noires 738
– Typhus/Paratyphus 456
– Vaskulitis 737
Riesenzellen
– Viren 10
Riesenzellpneumonie
– Masern 712
Rifabutin 130
– Mycobacterium-avium-intracellulare-Komplex 660
Rifampicin (RMP) 130
– Angiomatose, bazilläre 655
– Buruli-Ulkus 659
– Endokarditis 386
– Haemophilus 318
– Hauttuberkulose 736
– Herdenzephalitis 241
– Infektionen
– – Implantat-assoziierte 939
– – Prothesen-assoziierte 935
– Legionella 338
– Lepra 663
– Meningitis 131
– Schwangerschaft 131
– Staphylococcus 760

Rifampicin
– Streptococcus 302
– Tuberkulose 131, 792
Rifampin 130
– Kehlkopfinfektionen 309
Rifamycine 130
– Hepatotoxizität 131
Rifttal-Fieber-Virus 1122
– Hepatitis 488
Rimantadin 89
– Influenzavirus 770, 774
– Pharyngitis 296
Rinder
– Escherichia, Enterohämorrhagische (EHEC) 447
Rinderbandwurm 1156
Ringelröteln 718
– Anämie, aplastische 718, 994
– Antikörpernachweis 719, 994
– Erythrozyten-Therapie 995
– Exanthem(a) 718, 992
– – subitum 723
– Gloves and stock syndrome 718
– Immunisierung 718, 992
– Immunsuppression 719
– Kinder 718, 994
– Komplikationen 718, 994
– Parvovirus B19 718, 992, 996
– Schwangerschaft 718, 992
– – Abort 994
– – Fruchttod, intrauteriner 992
– – Hydrops fetalis 992
– Symptome 992
– Übertragung 992
Ritonavir
– HIV-Infektion/AIDS 867, 871
Ritter von Rittershain-Krankheit
– Staphylococcus 757
RNA-Spleißen
– Adenoviren 267
RNI
– siehe Stickstoffintermediate, reaktive
Robert-Koch-Institut (RKI) 180
Rocky Mountain spotted fever 737
– Rattenbissfieber 733
ROI
– siehe Sauerstoffintermediate, reaktive
Rosacea
– Pyodermie, follikuläre 639
Roseole
– Syphilis 804
Ross-River-Fieber
– Infektionen, importierte 1074
Rotaviren 434
– Diarrhö 13, 434
– Erregernachweis 435
– Exsikkose 435
– Flüssigkeitsersatz 435
– Hygiene 435
– Immunität 435
– Impfung 435
– Kinder 435
– Meldepflicht 435, 453
– Übertragung 435
Röteln 719
– Antikörpernachweis 991
– Arthritis 719
– Bluttransfusion 951
– Congenital rubella syndrome 989
– Differentialdiagnose 720, 991
– Embryopathie 989
– Exanthem(a) 719, 989
– – subitum 723
– Hämagglutinations-Hemmtest 991
– Immunisierung 720
– Impfung 720, 992, 993
– Kinder 989
– Komplikationen 989

Sachregister

Röteln
- Konjunktivitis 269
- Lymphadenitis 989
- Masern 714
- Meldepflicht 720, 990
- Prophylaxe 992
- Rötelnvirus 989, 993
- Rubellavirus 719
- Scharlach 728
- Schwangerschaft 719, 989
- – Abort 990
- – Fehlbildungen 989
- Splenomegalie 719
- Übertragung 989
Rötelnvirus 993
- Antikörpernachweis 993
- Arthritis 993
- Embryopathie 993
- Exanthem 993
- Gelenkinfektionen 599
- Immunität 993
- Impfung 993
- Kinder 993
- Konjunktivitis 993
- Meningitis 244
- Röteln 989, 993
- Schwangerschaft 13, 993
- Übertragung 993
Rothia 1146
- Bakteriämie 1147
- Cholangitis 1147
- Endokarditis 1147
- Endophthalmitis 1147
- Meningitis 1147
- Peritonitis 1147
- Pneumonie 1147
- ZNS-Infektionen 1147
Roth-Flecke
- Endokarditis 380
Roxithromycin 117
- Chlamydia 334
- Pneumonie 337
Rubella 719
Rubellavirus
- Röteln 719
Rückenmarkabszess
- siehe Abszess, epiduraler (Rückenmark)
Rückfallfieber
- Borrelia 1130
- Infektionen, importierte 1073
- Läuse 1130
- Pediculus 685
- Zecken 1130
Rumpel-Leede-Test
- Scharlach 727

S

Salbutamol
- Keuchhusten 322
Salmonella
- Aneurysma, mykotisches 398
- Arthritis, Infekt-assoziierte 605
- Bioterrorismus 1104
- Bluttransfusion 953
- Diarrhö 434, 436, 446
- – Antibiotika-assoziierte 460
- – HIV-Infektion/AIDS 448
- Enteritis 436, 437
- – Antibiotika 436
- – Ciprofloxacin 436
- – Flüssigkeits- und Elektrolyten-Ersatz 436
- – Meldepflicht 436
- Erregernachweis 436
- Erregerpersistenz 18
- Fieber 1068
- Hepatitis 489

Salmonella
- HIV-Infektion/AIDS 436, 857
- Immunsuppression 1047
- Infektionen, importierte 1068
- Infektionen, Prothesen-assoziierte 932
- Lebensmittelvergiftung 436
- Meldepflicht 453, 456
- Organtransplantation 1044
- Sepsis 436
- Typhom 454
Salpingitis
- Chlamydia 552
- Mycoplasma 567
- Neisseria 555
- Urethritis 554
Sandfliegen-Fieber-Virus 1123
- Meningitis 1123
Sandfloh
- Tungiasis 684
Sandmücken
- Hautinfektionen 689
- Leishmaniose 668
SAPHO-Syndrom
- Propionibacterium 1144
Sapoviren 433
Sapporo 433
Saquinavir
- HIV-Infektion/AIDS 867
Sarcoptes 1155
- Ekzem 679
- Exanthem 1155
- Juckreiz 1155
- Immunreaktion 679
- Keratose 679
- Krätze 1155
- Nachweis 679
- Räude 681
- scabiei 679
- Skabies 678, 679
Sarkoidose
- Fieber unklarer Ursache 980
- Hauttuberkulose 735
- Meningitis 234
- Sialadenitis 303
SARS (severe acute respiratory syndrome)
- Bluttransfusion 951
- Meldepflicht 343, 1123
- Infektionen, importierte 1060
SARS-Coronavirus 342, 1123
- Acute respiratory distress syndrome 342
- Antikörper 343
- Diarrhö 342
- Epidemie 342
- Erregernachweis 343
- Interferon-α 343
- Meldepflicht 343
- Pneumonie 324, 342
- SARS 342
- Übertragung 342
- Wirte 342
Sauerstoffintermediate, reaktive 42
Säuglinge
- Botulismus 261
- Candidose 697
- Haemophilus 318
- Botulismus 261
- Keuchhusten 320
- Meningitis 226
- Respiratory-syncytial-Virus 335
- Staphylococcal scalded skin syndrome 729
Säuglingsdyspepsie 447
Scabies
- siehe Skabies
Scedosporium 1165
Scharlach 726
- Differentialdiagnose 728

Scharlach
- Enanthem 726
- Erregernachweis 727
- Exanthem(a) 726
- – – subitum 723
- Hepatitis 489
- Himbeerzunge 295, 727
- Infektionsschutzgesetz 636, 728
- Kinder 726
- Komplikationen 727
- Masern 714
- Penicillin 728
- Röteln 720
- Rumpel-Leede-Test 727
- Staphylococcus 756
- Streptococcal pyrogenic exotoxin 727
- Streptococcus 295, 301, 726
- Tonsillopharyngitis 726
Schimmelpilze 151
- Atemwegsinfektionen 151
- Bronchitis, chronische 317
Schistosoma 1155
- Bilharziose 672, 1156
- Blasenbilharziose 539
- Diarrhö 1156
- Effloreszenz 673
- Eosinophilie 1156
- Glomerulonephritis 1156
- Harnwegsinfektionen 539
- Hautinfektionen 672
- Hepatosplenomegalie 1156
- Katayama-Syndrom 1156
- Leberinfektionen 489
- Präkanzerose 1156
- Praziquantel 167
- Splenomegalie 1156
- Tumor 60
- Urtikaria 1156
- Zerkariendermatitis 673, 1156
- Zystitis 539
Schistosomiasis
- Diarrhö 1070
- Infektionen, importierte 1061, 1070, 1073
- Praziquantel 167
Schlafkrankheit
- Pentamidin 161
Schleimhautinfektionen
- Adenoviren 266
- Staphylococcus 752
Schleimhautleishmaniose
- Leishmania 1154
Schleimhautwarzen 844
Schnittstellen Infektionsmedizin 177
- Deutschland 180
- Österreich 184
- Schweiz 185
Schnupfen 280
Schock
- septischer 1087
- – – Capnocytophaga 1132
Schüttelfrost 204
Schwangerschaft 987
- Albendazol 164
- Aminoglykoside 117
- Antibiotika 97
- Chloramphenicol 135
- Colistinmesilat 138
- Coxsackie-Virus 363
- Doxycyclin 157
- Ebola-/Marburg-Fieber 891
- Gardnerella 566
- Glykopeptide 115
- Hepatitis 469, 470
- Hepatitis-B-Virus 13, 472
- Hepatitis-C-Virus 13
- Herpes-simplex-Virus 13, 999
- Herpes genitalis 740
- HIV-Infektion/AIDS 852, 1002

Schwangerschaft
- – – Prophylaxe 853
- Impfung 1013
- – – Masern/Mumps/Röteln/Varizellen 714, 1013
- Lassa-Fieber 895
- Listeria 1007
- Listeriose 1004
- Mebendazol 164
- Nitrofurantoin 137
- Nitroimidazole 130
- Nukleinsäure-Analoga 71
- Parvovirus B19 996
- Polyomavirus 248
- Primaquin 158
- Protease-Inhibitoren 86
- Rifampicin 131
- Ringelröteln 718, 992
- Röteln 719, 989
- Rötelnvirus 13, 993
- Soor-Kolpitis 562
- Syphilis 806, 810
- Tetracycline 124
- Thrombophlebitis 393
- Toxoplasma 1012
- Toxoplasmose 1006, 1157
- Vaginose, bakterielle 562
- Varicella-Zoster-Virus 13, 716, 999
- Varizellen 715
- Virusausbreitung 12
- Virushepatitis 1001
- Zoster 704
- Zytomegalie 997
- Zytomegalievirus 13
Schweinebandwurm 1156
Schwerhörigkeit
- Lassa-Fieber 895
Schwimmbadgranulom 657
- Clarithromycin 658
- Differentialdiagnose 658
- Erregernachweis 658
- Mycobacterium 657, 1140
- Papel 657
Scopulariopsis
- Onychomykose 693
Score-System
- Peritonitis 530
- Peritonitis-Score 530
- Sepsis-Score 530
Scrapie 902
Seborrasis
- HIV-Infektion/AIDS 884
Sekretionssysteme, bakterielle 23
Selektine 45
Senioren 1017
- Antibiotika 1027
- Bacteroides 1025
- Bakteriämie 1025
- Blutkultur 1021
- C-reaktive Protein 1021
- Chlamydia 1022
- Clostridium 1025, 1028
- CURB-Score 1023
- Cytochrom P450 1028
- Diarrhö, Antibiotika-assoziierte 459
- Enterobacteriaceae 1023, 1026
- Enterococcus 1023, 1026
- Escherichia 1026
- Fieber 1021
- Fungämie 1025
- Fuß, diabetischer 1025
- Grippe 1018
- Haemophilus 1022
- Harnwegsinfektionen 1018, 1023
- Hautinfektionen 1025
- Herzinfektionen 1019
- Immunreaktion 1020
- Immunsuppression 1020

Sachregister

Senioren
– Infektionen
– – Fremdkörper-assoziierte 1018, 1020
– – nosokomiale 1018
– Influenza 1019, 1022
– Listeria 1007
– Lungeninfektionen 1020
– Methicillin-resistente Staphylococcus-aureus-Stämme (MRSA) 1028
– Mycobacterium 1026
– Niereninsuffizienz 1020
– Peptostreptococcus 1025
– Pleuritis 347
– Pneumococcus 345
– Pneumonie 327, 1018, 1022
– Pseudomonas 1023
– Pyelonephritis 1023
– Resistenzen 1028
– Respirationstrakt-Infektionen 1019
– Respiratory-syncytial-Virus 335, 1022
– Sepsis 1018, 1025
– Staphylococcus 1023, 1026
– Stoffwechselkrankheiten 1019
– Streptococcus 1022, 1025, 1026
– Symptome 1021
– Tuberkulose 1026
– Patientenisolierung 1027
– Verschlusskrankheit, periphere, arterielle 1019
– Weichteilinfektionen 1025
– Zoster 1019, 1025
Sennetsu-Fieber
– Anaplasma 1135
– Ehrlichia 1135
Sentinel-Erhebung 181
Sentinella
– Influenza 779
Sentinella-System 185, 186
Sepsis 1085
– Adult respiratory distress syndrome (ARDS) 1093
– Aeromonas 1127
– Aneurysma, mykotisches 398
– Antibiotika 1096
– Antigene 1092
– Antikörper 1098
– Anurie 1094
– Arteriitis 398
– Bacteroides 1129
– Bakterien, grampositive 1088
– Benommenheit 1093
– bildgebende Verfahren 1095
– Blutbild 1094
– Bluttransfusion 954
– Blutzuckerspiegel 1096
– Candida 1162
– Capnocytophaga 1131
– CARS (compensatory antiinflammatory response syndrome) 1092
– Cephalosporine 107
– Cholezystitis/Cholangitis 511
– Chryseobacterium 1133
– Endokarditis 378
– Endotoxine 1088, 1090
– Enterobacteriaceae 1026, 1135
– Enterococcus 526, 1026
– Erreger 1088
– Escherichia 1026
– Fieber 1093
– Fieberverlauf 202
– Fokussanierung 1097
– Gelenkinfektionen 600
– Geotrichum 1165
– Geschlechtsorgan-Infektionen, männliche 581
– Haemophilus 1138
– Hautinfektionen 731
– Hepatitis 489
– Hepatopathie 1094
– High-density-Lipoproteine (HDL) 1090
– Immunabwehr, unspezifische 1090
– Impfung 1099
– Infektionen, nosokomiale 918, 1088
– Infektionsherd 1095, 1097
– Interleukin 1091
– Inzidenz 1087
– Kardiomyopathie 1094
– Katecholamine 1096
– Katheter
– – Micrococcus 1139
– Katheter-assoziierte 924, 927
– Kortikosteroide 1098
– Krankenhaushygiene 193, 1099
– Laborparameter 1094
– Leitsymptome 1086
– Leukozyten 1094
– Lipid-A-Analoga 1099
– Lipopolysaccharid (LPS) 1089
– Lipopolysaccharid-bindendes Protein (LBP) 1090
– Listeria 1007
– Lungen 1087, 1093, 1096
– Malaria 833
– Multiorganversagen 1086
– Neisseria 233
– Neugeborene 1005
– Nieren 1087, 1096
– Organe
– – Funktion und Ersatztherapie 1095
– Osteomyelitis 588
– Pankreatitis 515
– Pasteurella 1143
– Patientenmonitoring 1095
– Peritonitis 522, 530
– PIRO-Konzept 1087
– Pneumonie 328, 1093
– Polypeptid-Antibiotika 138
– Protein C, aktiviertes 1097
– Prothesen-assoziierte 933, 937
– Pylephlebitis 397
– Salmonella 436
– Schock 1087
– schwere 1086
– – Grenzwerte 1087
– Senioren 1018, 1025
– SIRS (systemic inflammatory response syndrome) 1086
– Staphylococcus 752, 756, 1026
– Stent-Infektionen 403
– Streptococcus 1026
– – Neugeborene 576
– Thrombophlebitis 392
– TIPS-Infektionen 404
– Tissue factor pathway-Inhibitor (TFPI) 1098
– Toll-like-Rezeptoren 1090
– Toxine 1088
– Tumor-Nekrose-Faktor (TNF) 1091
– Vaskulitis 731
– Vibrio 1150
– Waterhouse Friderichsen-Syndrom 1093
– Weichteilinfektionen 628
– Yersinia 440
– Zytokine 1091
Sepsis-Score 530
Septikämie
– Burkholderia 1131
– Chromobacterium 1132
– Pseudomonas 1145
Septic shock-like illness
– Staphylococcus 756
Sequenzszintigraphie 509
Serratia
– Bluttransfusion 953
Sertaconazol
– Dermatomykose 695
Serum
– Diagnostik 214
Serum-Eiweißelektrophorese 206
Seuchenschutz, Gesetze 178
Sexually transmitted disease (STD)
– Arthritis 604
Sexuell übertragbare Krankheiten 739
– Chlamydien-Infektionen 582, 741
– Epididymitis 580
– Gonorrhö 582
– Granuloma inguinale 743
– Hepatitisvirus-Infektionen 10
– Herpes genitalis 740
– Herpesvirus, humanes 722
– Herpesvirus-Infektionen 58
– HIV-Infektion/AIDS 851
– HPV-Infektionen 700, 841
– Infektionsschutzgesetz 182, 184
– Lymphogranuloma venereum 741
– Meningitis 244
– Mononukleose, infektiöse 726
– Mycoplasma 567
– Neisseria-Infektionen 15
– Papillom 838
– Proktitis 461
– Syphilis 803
– Trichomonaden-Kolpitis 564
– Trichomonas-Infektionen 565
– Ulcus molle 742
– Ulkus, genitales 739
– Ureaplasma 567
– Vaginose, bakterielle 562
– Zervixkarzinom 838
Sharp-wave-Komplex
– Prion-Erkrankungen 907
Shewanella 1147
– Abszess 1147
– Bakteriämie 1147
– Cholangitis 1147
– Dakryocystitis 1147
– Hautulzeration 1147
– Otitis media 1147
– Peritonitis 1147
– Pneumonie 1147
Shiga-Toxin 439
Shigella 439
– Abszess 439
– Antibiotika 439
– Bakterienruhr 439
– Bioterrorismus 1104
– Ciprofloxacin 439
– Diarrhö 437, 439, 446
– – Flüssigkeitsersatz 439
– Erregernachweis 439
– HLA-B27-Antigen 439
– Hygiene 439
– Kinder 439
– Meldepflicht 439, 453
– Shiga-Toxin 439
– Trimethoprim/Sulfamethoxazol 439
– Übertragung 439
Shigellose
– Shigella 439
Shunt-Infektionen
– Bacillus 1128
Sialadenitis 302
– Abstrich 304
– akute 303
– Blutbild 304
– chronische 303
– Haemophilus 303
– Impfung 305
– Komplikationen 304
– Mumpsvirus 303, 305
– Parainfluenzavirus 303
– Parotitis 303
Sialadenitis
– Prevotella 1144
– Sarkoidose 303
– Sjögren-Syndrom 302
– Staphylococcus 303
– Streptococcus 303
– Zytomegalievirus 303
Sicca-Syndrom
– Konjunktivitis 264
Sichelzellanämie
– Thrombophlebitis 394
Siderophor 21
Sigma-Divertikulitis
– Peritonitis 522
Simian-Virus 40
– Tumor 59
Simian foamy virus 850
Simian immunodeficiency virus 850
Simian T-lymphotropic virus 850
Simulium
– Hautinfektionen 689
Sin-Nombre-Virus
– Pneumonie 324
Sin nombre 549
Sinus-cavernosus-Thrombose
– Sinusitis 284
Sinusitis 282
– Abszess, epi- und subduraler 284
– Adenoviren 283
– akute 283
– Amoxicillin 284
– Antibiotika 283, 285
– Apex-orbitae-Syndrom 284
– Aspergillus 1160
– Burkholderia 283
– Cephalosporine 109, 284
– chronische 285
– Clindamycin 284
– Computertomographie 285
– Empyem, subdurales 239
– Fusobacterium 297, 1137
– Haemophilus 283, 318, 1138
– Hirnabszess 237, 284
– Infektionen, importierte 1073
– Influenza 771
– Influenzavirus 283
– Ketolide 122
– Komplikationen 284
– Lincosamine 121
– Meningitis 225, 284
– Metronidazol 284
– Moraxella 283, 1139
– Mukoviszidose 283
– odontogene
– – Porphyromonas 1144
– Operation 285
– Parainfluenzavirus 283
– Penicillin 103, 284
– Peptostreptococcus 1143
– Polypen 285
– Prevotella 283, 1144
– Pseudomonas 283
– Rhinovirus 283
– Sinus-cavernosus-Thrombose 284
– Staphylococcus 756
– Streptococcus 283, 345
– Thrombophlebitis 395
– Tracheobronchitis 314
– Zygomyzeten 1166
Sinusthrombose
– Empyem, subdurales 239
SIRS (Systemic-Inflammatory-Response-Syndrome) 1086
– Peritonitis 533
Sjögren-Larsson-Syndrom
– Miltefosine 161
Sjögren-Syndrom
– Sialadenitis 302

Skabies 678
– Differentialdiagnose 680
– Effloreszenz 680
– Ekzem 680
– Infektionsschutzgesetz 636, 681
– Ivermectin 166, 681
– Juckreiz 679, 680
– Keratose 681
– norvegica 679, 680
– Permethrin 681
– Sarcoptes 678, 679
– Übertragung 678
Sklerenikterus 508
– Pseudo-Kuhpockenvirus 1122
Skrophuloderm 733, 735
– Differentialdiagnose 735
Small colony variant phenotype
– Staphylococcus 756
Small colony variants
– Infektionen, Prothesen-assoziierte 934
Sommergrippe
– Coxsackie-Virus 363
Soor
– Amphotericin B 141
– Candidose, orale 698
– Fluconazol 144
– HIV-Infektion/AIDS 873
Soor-Kolpitis 560, 562
– Antimykotika 562
– Candida 562
– Diabetes mellitus 562
– Dyspareunie 562
– Dysurie 562
– HIV-Infektion 562
– Immunabwehrschwäche 562
– Krankheitsursachen 562
– Schwangerschaft 562
Spiramycin
– Toxoplasma 1012
– Toxoplasmose 1011
Splenomegalie
– Infektionen, importierte 1073
– Mononukleose, infektiöse 725
– Mycobacterium-avium-intracellulare-Komplex 660
– Pylephlebitis 397
– Röteln 719
– Schistosoma 1156
– Typhus/Paratyphus 455
Splinter-Hämorrhagie
– Endokarditis 380
Spondylodiszitis 588, 591
– Abszess, epiduraler 242
Sporothrix
– Lymphangitis 645
– Mykose, subkutane 699
– Sporotrichose 699
Sporotrichose
– Hauttuberkulose 735
– Mykose, subkutane 691, 699
– Schwimmbadgranulom 658
Sprosspilze 25, 138
– Therapie 151
– Voriconazol 151
Sprothrix
– Mykose, subkutane 691
Spulwurm 453
SSSS
– siehe Staphylococcal scalded skin syndrome
Stammzelltransplantation
– Herpes-simplex-Virus 1040
– Immunsuppression 1040
– Papovaviren 1040
– Varicella-Zoster-Virus 1043
– Zytomegalievirus 1041
Ständige Impfkommission (STIKO) 180

Staphylococcal scalded skin syndrome 729, 754, 757
– Clindamycin 730
– Differentialdiagnose 730
– Epidermolyse 729
– Erregernachweis 730
– Exfoliatin 729
– Flucloxacillin 730
– Impetigo contagiosa 730
– Kinder 729
– Nekrolyse, toxische epidermale 730
– Penicillin 730
– Phasen 730
Staphylococcal toxic shock syndrome 730
– Antibiotika 731
– Cefazolin 731
– Clindamycin 731
– Exanthem 730
– Exotoxin 731
– Hypotonie 731
– Infektionsschutzgesetz 731
– Influenza 731
– Menstruation 731
– Organversagen 731
– Penicillin 731
– Vancomycin 731
Staphylococcus 1147
– Abszess 754
– – epiduraler 242
– Adhärenz 753
– Aminoglykoside 760
– Aneurysma, mykotisches 398
– Antibiotika 760
– Arthritis 1147
– Augeninfektionen 1147
– aureus 751
– Bakteriämie 1026, 1147
– Biofilm 22, 753
– Bissverletzung 1147
– Bluttransfusion 953
– Bronchitis, chronische 317
– Bulla repens 641
– Cava-Schirm-Infektionen 404
– Cephalosporine 759
– Clindamycin 759
– Dakryozystitis 756
– Débridement 759
– Diarrhö 434
– Diphtherie 650
– Drainage 759
– Ekthym 640
– Empyem 754
– – subdurales 239
– Endokarditis 374, 756, 1147
– Endophthalmitis 274
– Erregernachweis 757
– Exanthem 756
– Fieber, neutropenisches 1034
– Fluorchinolon 759
– Fosfomycin 760
– Fusidinsäure 137, 760
– Gelenkinfektionen 598
– Hämolysin 753
– Harnwegsinfektionen 539, 1023, 1147
– Hautabszess 642
– Hautinfektionen 635, 752, 756, 1025
– Herdenzephalitis 240
– Hirnabszess 236
– HNO-Infektionen 756
– Honey-Moon-Zystitis 1147
– Hordeolum 756
– Hygienemaßnahmen 760
– Immunabwehr 753
– Immunsuppression 757
– Impetigo
– – bullöse 729, 757
– – contagiosa 640, 729, 754

Staphylococcus
– Infektionen 751
– – Fremdkörper-assoziierte 756, 1147
– – – intraokuläre 274
– – nosokomiale 752, 917, 1147
– Infektsanierung 761
– Keratitis 271
– Konjunktivitis 264
– Krankenhaushygiene 752
– Lebensmittelvergiftung 457, 756
– Leukopenie 756
– Leukozidin 753
– Mastitis puerperalis 755
– Mastoiditis 287
– Meldepflicht 761
– Meningitis 226, 756
– Methicillin-resistente Staphylococcus-aureus-Stämme (MRSA) 752
– Methicillin-Resistenz 758
– Methicillin-sensible Staphylococcus-aureus-Stämme (MSSA) 752
– Mukoviszidose 1078
– Multiorganversagen 756
– Mupirocin 761
– Myokarditis 362
– Osteomyelitis 585, 756
– Osteomyelitis, posttraumatische 594
– Otitis externa 286
– Otitis media 287, 291
– Panaritium 642
– Pankreatitis 515
– Paronychie 642
– Parotitis 756
– Pathogenitätsinsel 753
– Patientenisolierung 760
– Penicillin 759
– Perikarditis 362
– Peritonitis 523, 1147
– Phagozytose 753
– Pleuritis 347
– Pneumonie 324, 756
– Pyomyositis 756
– Rifampicin 760
– Scharlach 756
– Schleimhautinfektionen 752
– Senioren 1023, 1026
– Sepsis 752, 756, 1026
– Septic shock-like illness 756
– Sialadenitis 303
– Small colony variant phenotype 756
– Staphylococcal scalded skin syndrome 729
– Staphylococcal toxic shock syndrome 731
– Staphylococcus chromosomal cassette 759
– Stent-Infektionen 402
– Thrombophlebitis 392
– TIPS-Infektionen 403
– Toxic shock syndrome 754, 756
– Toxin 753, 756
– Vancomycin 760
– Verschluss-System 401
– Virulenz-Faktoren 753
– Weichteilinfektionen 618, 623, 627, 756, 1025
– Wundinfektionen 755, 1147
– Zellulitis und Phlegmone 645
Staphylococcus aureus
– Infektionen
– – Implantat-assoziierte 938
– – Katheter-assoziierte 924
– – Prothesen-assoziierte 932, 937
Staphylococcus chromosomal cassette 759

Stavudin
– HIV-Infektion/AIDS 879
Steatorrhö
– Giardia 1153
Stenotrophomonas 1148
– Augeninfektionen 1148
– Bakteriämie 1148
– Beatmungspneumonie 1148
– Endokarditis 1148
– Harnwegsinfektionen 1148
– Katheter-assoziierte Infektionen 1148
– Meningitis 1148
– nosokomiale Infektionen 1148
– Peritonitis 1148
– Pneumonie 329
– Weichteilinfektionen 1148
– Wundinfektionen 1148
Stent-Infektionen 402
– Antibiotika 403
– Enterococcus 403
– Listeria 403
– Pseudomonas 402
– Sepsis 403
– Staphylococcus 402
– Streptococcus 403
Sterilisation
– Krankenhaushygiene 196
Sterilität
– Adnexitis 571
– Zervizitis 569
Sternumosteomyelitis 593, 597
Steroide
– Fazialisparese 256
– Perikarditis 372
– Pneumonie 326
– Thrombophlebitis 396
Stevens-Johnson-Syndrom
– HIV-Infektion/AIDS 872
– Konjunktivitis 264
– Mycoplasma 340
– Sulfonamide 134
– Trimethoprim 134
Stickstoffintermediate, reaktive 42
Still-Krankheit
– Fieber unklarer Ursache 980
Stoffwechselstörungen
– Candidose 697
Stomatitis
– Candidose 698
– HIV-Infektion/AIDS 873, 884
Streptobacillus
– Haverhill-Fieber 732
– Rattenbissfieber 732
– Weichteilinfektionen 627, 628
Streptococcal pyrogenic exotoxin
– Scharlach 727
Streptococcal toxic shock syndrome (STSS) 301, 728
– Adult respiratory distress syndrome (ARDS) 729
– Blutkultur 729
– Clindamycin 729
– Definition 728
– Fasziitis, nekrotisierende 728
– Hypotonie 728
– Infektionsschutzgesetz 729
– Organversagen 728
– Penicillin 729
– Symptome 728
– Weichteilinfektionen 616, 728
Streptococcus
– Abszess 376
– – epiduraler 242
– Adnexitis 571, 575
– agalactiae 575
– Aminoglykoside 576
– Ampicillin 576

Sachregister

Streptococcus
- Aneurysma, mykotisches 398
- Antibiotika 302
- Arthritis, Infekt-assoziierte 605
- Bakteriämie 1026
- Bluttransfusion 953
- Bulla repens 641
- Cephalosporine 302, 376
- constellatus 375
- Dermatitis, perianale 648
- Diabetes mellitus 576
- Diphtherie 650
- Ekthym 640
- Empyem, subdurales 239
- Endokarditis 374, 375
- Endophthalmitis 274
- Erregernachweis 345, 376
- Erysipel 301, 642
- Fasziitis, nekrotisierende 301
- Fieber, akutes rheumatisches 301
- Fieber, neutropenisches 1034
- Gelenkinfektionen 598, 602
- Glomerulonephritis 301
- gordonii 375
- Gruppe A 301
- Gruppe B 575
- Hautinfektionen 635, 1025
- Hepatitis 489
- Herdenzephalitis 240
- Hirnabszess 236
- Impetigo contagiosa 640
- Impfung 345
- Infektionen
- – intraokuläre 274
- – nosokomiale 301, 617
- – Prothesen-assoziierte 932
- Infektionsschutzgesetz 636
- intermedius 375
- Keratitis 271
- Kolpitis 561
- Konjunktivitis 264, 345
- Lymphangitis 645
- Makrolide 376
- Mastoiditis 287
- Meldepflicht 302
- Meningitis 225, 345
- mitis 375
- Myositis 301
- Neugeborene 575
- – Pneumonie 576
- – – Sepsis 576
- oralis 375
- Osteomyelitis 586
- Osteomyelitis, posttraumatische 594
- Otitis media 287, 345
- Pankreatitis 515
- parasanguis 375
- Penicillin 302, 345, 376, 576
- Perikarditis 362
- Peritonitis 523
- Pharyngitis 293
- Pharyngotonsillitis 301
- Pleuritis 347
- pneumoniae 345
- Pneumonie 323, 345, 1022
- Pyodermie 301
- pyogenes 301
- Racheninfektionen 301
- Resistenzen 345
- salivarius 375
- sanguis 375
- Scharlach 295, 301, 726
- Senioren 1022, 1025, 1026
- Sepsis 1026
- Sialadenitis 303
- Sinusitis 283, 345
- Stent-Infektionen 403
- Streptococcal toxic shock syndrome (STSS) 301, 728

Streptococcus
- Thrombophlebitis 393
- Tonsillitis 295
- Tracheobronchitis 314
- Tuben-Mittelohrkatarrh 290
- vestibularis 375
- viridans 375
- Weichteilinfektionen 617, 624, 627, 1025
- Zellulitis und Phlegmone 645
Streptogramine 117
Streptokokken-Gangrän
- Weichteilinfektionen 616
Streptomyces
- Amphotericin B 141
- Antibiotika 118
- Ivermectin 166
Streptomycin
- Buruli-Ulkus 659
- Pest 651
- Tularämie 652
Stomatococcus 1146
Strongyloides 1156
- Anämie 1156
- Effloreszenz 675
- Enteritis 1156
- Erythem 675
- Husten 1156
- HIV-Infektion/AIDS 873
- Immunsuppression 675
- Infektionen, importierte 1065
- Ivermectin 166
- Kolitis 1156
- Larva migrans 674
- Löffler-Syndrom 1156
- Papel 675
- stercoralis 675
- Thiabendazol 675
Strophulus
- Gamasidiose 682
- infantum
- – Varizellen 717
STSS
- siehe Streptococcal toxic shock syndrome
Stuhl
- Poliomyelitis 254
Subkutis 634
Subsidiaritätsprinzip 178
Sulbactam 104
Sulfadiazin 133
- Toxoplasmose 1011
Sulfamethoxazol 133, 160
- Cyclospora 160
- Isospora 160
- Protozoen 160
- Shigella 439
- Transplantation 965
Sulfonamide 133
- Chorioiditis 276
- Granulomatose 134
- Harnwegsinfektionen 133
- Stevens-Johnson-Syndrom 134
- Toxoplasmose 133
Surveillance
- Krankenhaushygiene 188, 198
- nosokomiale Infektionen 919
Swiss Pediatric Surveillance Unit 186
Swollen-baby-Syndrom
- Lassa-Fieber 895
Syndrom
- akutes malignes neuroleptisches
- – Medikamentenfieber 979
Syndrom, hämolytisch-urämisches
- Enteritis/Kolitis 442
- Escherichia 447
- Meldepflicht 448
Synzytial-Virus, respiratorisches 772

Syphilid 804
- Hauttuberkulose 735
Syphilis 801
- Albumin-Quotient 811
- Aneurysma 805
- Aorteninsuffizienz 805
- Bluttransfusion 955
- Ceftriaxon 811
- Condylomata lata 804
- endemische 654
- – Krankheitsstadien 654
- – Penicillin 654
- – Treponema 654
- Erregerpersistenz 18
- Exanthem 804
- Gumma 803
- Hauttuberkulose 734
- Hepatitis 489
- HIV-Infektion/AIDS 806, 869, 875
- Jarisch-Herxheimer-Reaktion 811
- Koronarstenose 805
- Krankheitsstadien 804
- Liquor 810
- Lymphadenitis 804
- Lymphogranuloma venereum 742
- Masern 714
- Meldepflicht 812
- Meningitis 806
- Nachweisverfahren
- – Antikörper 807
- – Erreger 807
- Neurosyphilis 805, 810
- Paralyse
- – progressive 806
- – Pseudoparalyse 806
- Penicillin 811
- Plaque muqueuses 804
- Rhinitis 806
- Röteln 720
- Schwangerschaft 806, 810
- Serologie 808
- Sexuell übertragbare Krankheiten 803
- Tabes dorsalis 806
- Treponema 802
- Ulcus durum 804
Systemic inflammatory response syndrome
- Pankreatitis 514

T

T-Lymphozyten 46
- $\alpha\beta$-T-Lymphozyten 47
- $\gamma\delta$-T-Lymphozyten 47
- HIV-Infektion/AIDS 855
- Immundefekte 1039
- – Erregernachweis 1047
- konventionelle 46
- MHC 46
- NK-Zellen 43
- regulatorische 50
- Therapie, antivirale 69
- unkonventionelle 47
- Wachstumsfaktoren 50
T-Zell-Leukämievirus
- Virusmyelitis 253
T-Zell-Leukämievirus, humanes
- Bluttransfusion 948
- Tumor 56
- Typ I
T-Zell-Rezeptor 46
T-Zellen
- siehe T-Lymphozyten
Tabes dorsalis
- Syphilis 806

Taches bleues
- Pediculus 1155
Taches noires
- Rickettsiose 738
Tachykardie 204
- Peritonitis 529
- Tetanus 259
Tachypnoe
- Peritonitis 529
Taenia 1156
- Abdominalbeschwerden 1156
- Diarrhö 1156
- Epilepsie 1156
- Nausea 1156
- Niclosamid 169
- Obstipation 1156
- Praziquantel 169
- Zystizerkose 1156
TAP (Transporter der Antigenprozessierung) 47
Tau-Protein
- Prion-Erkrankungen 909
tax-Proteine 64
Tazobac
- Zellulitis und Phlegmone 646
Tazobactam 104
- Granulozytopenie 1050
- Pylephlebitis 397
- Thrombophlebitis 394
- TIPS-Infektionen 404
Tebipenem 110
Teicoplanin 112
- Enterococcus 527
Telbivudin
- Hepatitis 495
- Hepatitis-B-Virus 473
Telithromycin 117
- Pneumonie 337
Temperatur
- Pilze 27
Tendomyositis
- Weichteilinfektionen 627
Tendosynovitis
- Tsukamurella 1148
- Weichteilinfektionen 627
Tenofovir 83
- HIV-Infektion/AIDS 83, 867, 871
Terbinafin
- Dermatomykose 695
Tests 785
Tetanus 258
- Ateminsuffizienz 259
- Benzodiazepin 259
- Blutdruck, erhöhter 259
- Clostridium 258
- Differentialdiagnose 259
- Herzrhythmusstörungen 259
- Immunisierung 259
- Impfung 259
- – Bissverletzung 628, 630
- Tachykardie 259
Tetracycline 122
- Chlamydia 326, 334
- Endokarditis 389
- Hautinfektionen 125
- Kinder 124
- Mycoplasma 340, 567
- Nebenwirkungen 124
- Schwangerschaft 124
- Ureaplasma 567
- Weichteilinfektionen 125
Th-Zellen 48
- Interferone 49
- Interleukine 49
Thalidomim
- Lepra 664

Sachregister

Therapie
– antibakterielle 95
– – Aminoglykoside 115
– – Antibiotika 96
– – β-Laktam-Antibiotika 98
– – Chinolone 125
– – Chloramphenicol 134
– – Fosfomycin 131
– – Fusidinsäure 137
– – Glycylcycline 122
– – Glykopeptide 112
– – Ketolide 117
– – Lincosamine 117
– – Lipopeptide 112
– – Makrolide 117
– – Nitrofurantoin 137
– – Nitroimidazole 127
– – Oxazolidinone 135
– – Polypeptid-Antibiotika 137
– – Prinzipien 95
– – Rifamycine 130
– – Streptogramine 117
– – Sulfonamide 133
– – Tetracycline 122
– – Trimethoprim 133
– antimikrobielle
– – Transplantation 965
– antimykotische 138
– – Antimykotika 141
– – Immundefekte 138
– antiparasitäre 153
– – Helminthen 163
– – Malaria 154
– – Protozoen 159
– antiretrovirale
– – HIV-Infektion/AIDS 862, 872
– antivirale 68
– – Antikörper 69
– – Antisense-Oligonukleotide 92
– – Arzneimittel 70
– – – Interaktionen 70
– – Erkrankungen, manifeste 69
– – Fusionshemmer 87
– – Immunisierung, passive 69
– – Immunmodulatoren 90
– – Integrase-Inhibitoren 93
– – Kapsid-Hemmer 93
– – M2-Inhibitoren 88
– – Nukleinsäure-Analoga 71
– – Nukleosid-Analoga 73
– – Nukleotid-Analoga 78
– – Postexpositionsprophylaxe 69
– – präemptiv 69
– – Prinzipien 69
– – Prophylaxe 69
– – Protease-Inhibitoren 83
– – Pyrophosphat-Analoga 87
– – Resistenz 70
– – Reverse-Transkriptase-Inhibitoren
– – – nichtnukleosidische 83
– – – nukleosidische und nukleotidische 80
– – T-Lymphozyten 69
– – Zytokine 90
Thiabendazol
– Larva migrans 675
– Strongyloides 675
Thrombopenie 206
Thrombophlebitis
– Amoxicillin 393
– Angina tonsillaris 394
– Antibiotika 393
– Antikoagulanzien 394
– Bacteroides 393
– Blutkultur 393
– Campylobacter 438

Thrombophlebitis
– Candida 392
– Cefepim 396
– Ceftriaxon 393
– Chinolone 393
– Chirurgie 393
– Clavulansäure 393
– Clindamycin 394
– Differentialdiagnose 394
– Drogenabusus 392
– Einteilung 392
– Empyem 396
– Enterobacter 392
– Epilepsie 396
– Erysipel 644
– Escherichia 392
– Fusobacterium 393
– Gentamicin 393
– Hautinfektionen 392
– HNO-Infektionen 395
– Imipenem 394
– Infektionen
– – Katheter-assoziierte 392
– Klebsiella 392
– Lungenembolie 392
– Lymphangitis 645
– Magnetresonanztomographie 394
– Meningitis 395
– Metronidazol 394
– Papillen-Ödem 395
– Peptostreptococcus 393
– Phlegmone 395
– Piperacillin 394
– Pleozytose 396
– Pneumonie 392
– Risikofaktoren 393
– Schwangerschaft 393
– septische 392
– Staphylococcus 392
– Steroide 396
– Streptococcus 393
– Tazobactam 394
– Thrombose 395
– Vancomycin 393
– Weichteilabszess 392
– Weichteilinfektionen 392
Thrombose
– HIV-Infektion/AIDS 880
– Thrombophlebitis 395
– TIPS-Infektionen 404
Thrombozyten
– Bluttransfusion 953
Thrombozytopenie
– Hantaviren 548
– HIV-Infektion/AIDS 880
Thymidinkinase 74
Tiabendazol 163
Tigecyclin 123
Tinea 692
– Borreliose 665
– Candidose 697
– capitis 694
– corporis 693
– Ektothrix 694
– Endothrix 694
– Epidermophyton 693
– Erysipel 692
– Follikulitis 693
– HIV-Infektion/AIDS 884
– Impetigo contagiosa 640
– inguinalis 693
– Keratose 692
– manuum 692
– Microsporum 693, 694
– Mokassin-Mykose 692
– Onchomykose 692
– pedis 692
– – Typen 692
– Plaque 693, 694

Tinea
– Prävalenz 691
– Rhagade 692
– Trichophyton 692, 694
Tinidazol 127
Tipranavir 86
TIPS-Infektionen 403
– Antibiotika 404
– Ceftriaxon 404
– Cholangitis 403
– Enterococcus 403
– Escherichia 403
– Gentamicin 404
– Hepatitis 403
– Klebsiella 403
– Lebertransplantation 404
– Leberzirrhose 403
– Metronidazol 404
– Piperacillin 404
– Pseudomonas 403
– Sepsis 404
– Staphylococcus 403
– Tazobactam 404
– Thrombose 404
– Vancomycin 404
Tissue engineering
– Transplantation 964
Tissue factor pathway-Inhibitor (TFPI)
– Sepsis 1098
TNF (Tumor-Nekrose-Faktor) 44
– Fieber unklarer Ursache 978
– Sepsis 1091
TNF-α 42, 45, 204, 208
– Malaria 32
– NK-Zellen 49
TNF-Rezeptor
– Apoptose 9
Tobramycin 115
– Abszess, epiduraler 243
Toll-like-Rezeptoren (TLR)
– Erregererkennung 43
– Sepsis 1090
Tollwut
– Bissverletzung 248
– Hydrophobie 247
– Impfung 248
– – Bissverletzung 628, 630
– Meldepflicht 248, 630
– Transplantation 963
– Weichteilinfektionen 627
Tollwut-Virus 249
– Bissverletzung 249
– Füchse 249
– Immunisierung 250
– Meldepflicht 250
– ZNS-Infektionen 249
Tonsillitis 292
– Epstein-Barr-Virus 298
– Hirnabszess 237
– Polyomavirus 541
– Streptococcus 295
Tonsillopharyngitis 292
– Scharlach 726
Torque-teno-Virus
– Bluttransfusion 948
Toxic shock syndrome
– Staphylococcus 754, 756
– Zellulitis und Phlegmone 646
Toxine
– bakterielle 18
– Diarrhö 434
– – Antibiotika-assoziierte 459
– – Botulismus 434
– – Cholera 434
– Myokarditis 360
– Pilze 28
– Sepsis 1088
– Staphylococcal toxic shock syndrome 731

Toxine
– Staphylococcus 753, 756
Toxocara
– Infektionen, intraokuläre 274
– Larva migrans 674
– Leberinfektionen 491
Toxoplasma 30, 1157
– Abort 1012
– Antikörpernachweis 1012
– Atovaquon 155
– Enzephalopathie 1157
– Erregerelimination 1012
– gondii 1012
– HIV-Infektion/AIDS 869
– Hydrozephalus 1012, 1157
– Immunität 1012
– Immunsuppression 1012, 1047
– Infektionen, intraokuläre 274
– Kalzifikation, zerebrale 1012
– Lymphadenopathie 1157
– Meldepflicht 1012
– Meningitis 234
– Myoperikarditis 362
– Organtransplantation 1045
– Prophylaxe 1012
– Pyrimethamin 162
– Retinochorioiditis 1012, 1157
– Schwangerschaft 1012, 1157
– – Spätfolgen 1012
– Spiramycin 1012
– Toxoplasmose 1006, 1012
– Transplantation 961, 965
– Wirte 1012
Toxoplasmose 1157
– Antikörpernachweis 1009
– Fetopathie 1008
– Folinsäure 1011
– HIV-Infektion/AIDS 857, 873, 878
– Immunität 1008
– Lymphadenitis 1008
– Pyrimethamin 1011
– Schwangerschaft 1006
– – Abort 1009
– Interruptio 1011
– – Monitoring 1011
– Spiramycin 1011
– Sulfadiazin 1011
– Sulfonamide 133
– Toxoplasma 1006, 1012
– Transplantation 962
– Wirte 1006
Tracheobronchitis 314
– akute 314
– Aminopenicillin 316
– Antibiotika 316
– Antitussiva 316
– Arthralgie 314
– Bordetella 314
– Chlamydia 314
– Chloraldurat 316
– Differentialdiagnose 316
– Haemophilus 314
– Husten 314
– Impfung 316
– Influenza 770, 771
– Influenzavirus 314
– Laryngotracheitis 314
– Laryngotracheobronchitis 314
– Makrolide 316
– Mycoplasma 340
– Oralcephalosporine 316
– Parainfluenzavirus 314, 315
– Pharyngitis 314
– Promethazin 316
– Pseudokrupp 314
– Rhinitis 314
– Rhinovirus 282
– Risikofaktoren 316

Tracheobronchitis
– Sinusitis 314
– Streptococcus 314
Transaminasen
– Cholezystitis/Cholangitis 508
Transferrin 21, 33
Transfusionsgesetz 956
Transkriptase
– reverse 80
Transplantation
– Anamnese 962
– Aspergillus 965
– Bakterien 964
– Bartonella 963
– Brucella 962
– Chlamydia 962
– Ciclosporin 966
– Creutzfeldt-Jakob-Krankheit 963
– Haustiere 963
– Hepatitisvirus 962
– Herpes-simplex-Virus 964
– Herpesvirus 961
– Herpes zoster 965
– HI-Virus 962
– Immundefekte 1039
– Immunsuppression 961
– Infektionen
– – iatrogene Übertragung 961
– – nosokomiale 962
– Influenzavirus 965
– Labortest 963
– Leber 491
– – Hepatitis 484, 494
– – Hepatitis-C-Virus 479
– – TIPS-Infektionen 404
– Listeria 965
– Nephrotoxizität 965
– Nocardia 965
– Pilze 964
– Pneumococcus 965
– Pneumocystis 965
– Risikofaktoren 962
– Sulfamethoxazol 965
– Therapie, antimikrobielle 965
– Tissue engineering 964
– Tollwut 963
– Toxoplasma 961, 965
– Transplantationsgesetz 963
– Trimethoprim 965
– Viren 964
– Xenotransplantation 966
– Zytomegalievirus 962, 965
Transplantationsgesetz 963
Transport von Untersuchungsmaterial 215
Transposon
– Pathogenitätsfaktoren 23
TRAP-Syndrom
– Fieber unklarer Ursache 979
Trematoden
– Praziquantel 167
– Tumor 60
Treponema
– Aneurysma, mykotisches 398
– Angina 802
– Bluttransfusion 953
– Frambösie 656
– Hepatitis 489
– Meningitis 234
– Ösophagitis 413
– Periodontitis 802
– Pinta 656
– Proktitis 461
– Racheninfektionen 295
– Syphilis 802
– – endemische 654
– Treponematose 654

Treponematose 654
– Frambösie 656
– Pinta 656
– Syphilis, endemische 654
– Treponema 654
Trias, klassische
– Viren 12
Triatoma
– Trypanosoma 1158
Trichinella 1157
– Meningoenzephalitis 1157
– Trichinose 1157
Trichinose 1157
– Infektionen, importierte 1074
Trichobilharzia
– Zerkariendermatitis 673
Trichomonaden-Kolpitis 560, 564
– Drüsen
– – Bartholinsche 565
– – Skenesche 565
– Harnröhre 565
– Nitroimidazol 567
– Partnerbehandlung 567
– Trichomonas 564, 565
Trichomonas 1157
– Fluor vaginalis 565
– Kolpitis 565, 1158
– Metronidazol 159, 565
– Partnerbehandlung 565
– Trichomonaden-Kolpitis 564
– Urethritis 553, 565, 1158
– vaginalis 565
– Vaginitis 1158
– Zervizitis 568
Trichomoniasis
– Candidose 698
– Kolpitis 560
Trichophytie
– Pyodermie, follikuläre 639
Trichophyton 26
– Dermatophytie 691
– Infektionen, importierte 691
– Onychomykose 694
– Tinea 692, 694
Trichosporon 1165
– Dermatomykose 691
Trichuris 1158
– Analekzem 1158
– Anämie 1158
– Diarrhö 1158
– Eosinophilie 1158
Triclabendazol 164
– Fasciola 164
– Gallenkolik 165
– Helminthen 164
– Paragonismus 164
Trifluridin 76
– Keratitis dendritica 77
Trimethoprim 133, 160
– Cyclospora 160
– Fibrose 134
– Granulomatose 134
– Harnwegsinfektionen 133
– Isospora 160
– Protozoen 160
– Shigella 439
– Stevens-Johnson-Syndrom 134
– Sulfonamide 134
– Transplantation 965
Trombidiose 682
– Neotrombicula 682
– Papel 682
Tropen
– Parasiten 30
Tropenkrankheiten
– Malaria 828
Tropheryma
– Whipple-Krankheit 430
Trypanosoma 1158
– Autoimmunität 32

Trypanosoma
– Bluttransfusion 955
– Chagas-Krankheit 1158
– Enteromegalie 1158
– HIV-Infektion/AIDS 873
– Infektionen, importierte 1060
– Kardiopathie 1158
– Myokarditis 362, 1158
– Ösophagitis 413
– Pentamidin 161
– Trypanosomiasis 1158
– Tsetsefliege 1158
– Wanzen 1158
Trypanosomiasis 1158
– Infektionen, importierte 1061, 1073
– Pentamidin 161
Tsetsefliege
– Trypanosoma 1158
TSS
– siehe Toxic shock syndrome
Tsukamurella 1148
– Bakteriämie 1148
– Hautabszess 1148
– Katheter-assoziierte Infektionen 1148
– Meningitis 1148
– Peritonitis 1148
– Pneumonie 1148
– Tendosynovitis 1148
– Weichteilabszess 1148
Tsutsgamushi-Fieber 737
Tuben-Mittelohrkatarrh 289
– Cholesteatom 290
– Haemophilus 290
– Moraxella 290
– Operation 290
– Politzer-Ballon 290
– Streptococcus 290
Tuberculosis
– cutis 734
– – Schwimmbadgranulom 658
– ulcerosa 735
– – Differentialdiagnose 735
Tuberkulid 735
– Hauttuberkulose 734
– Typen 735
Tuberkulom
– HIV-Infektion/AIDS 873
Tuberkulose 783
– abdominale 795
– Anämie 787
– Aortitis 795
– BCG (Bacillus Calmette-Guérin) 799
– Biopsie 787
– Compliance 797
– Computertomographie 787
– Darm 784
– Dyspnoe 786
– Erkrankungen, weitere 796
– Erregeridentifizierung 790
– Erregernachweis 789
– Erregerpersistenz 18
– Ethambutol (EMB) 792
– Exanthem 798
– extrapulmonale 793
– Färbeverfahren 17
– Fazialisparese 256
– Fieber 786
– – unklarer Ursache 980
– Frambösie 656
– Gelenkinfektionen 602
– Granulom 787
– Haut 733, 795
– – Infektionen, importierte 1072
– Hepatitis 489, 797
– HIV-Infektion/AIDS 796, 857, 877
– Husten 786
– Infektionen, importierte 1060, 1061, 1073

Tuberkulose
– Infektionsschutzgesetz 182, 184
– Infiltrat 787
– Isolation 799
– Isoniazid (INH) 792
– Kaverne 787
– Kinder 795
– Knochen und Gelenke 794
– Kontrolluntersuchungen 797
– Kultur 790
– – negativ 796
– latente 798
– Leukozytose 787
– Lungen 784
– Lymphadenopathie 786
– Lymphknoten 794
– Lymphozyten-Test 786
– Mantoux-Test 785
– Masern 712
– Medikamente 792
– Meldepflicht 799
– Meningitis 235
– – tuberkulöse 785, 794
– Miliartuberkulose 793
– Mycobacterium 784
– – Ausbreitung 785
– – Komplex 784
– – tuberculosis 784, 790
– Nebennieren 795
– Nekrose 785
– nichtreaktive 785
– Otitis 795
– Perikard 795
– Perikarditis 364
– peritoneale 795
– Pleura 786, 795
– Pleuritis 347
– Pneumonie 785
– Präparate 787
– Prävention 798
– Primärinfektion 786, 787
– Pyrazinamid (PZA) 792
– reaktivierte 786, 787
– Resistenzen 791, 796
– Rifampicin (RMP) 131, 792
– Risikofaktoren 785
– Röntgenaufnahmen 787
– Schwangerschaft 796
– Senioren 1026
– Sicherheit 787
– Therapie, Grundprinzipien 791
– Transaminasen 787
– Transplantation 962
– Tuberkulom 786
– Übertragung 784
– Urogenitalsystem 795
– Zentralnervensystem 794
Tuberkulosegesetz 184
Tuberkulospondylitis
– Myelitis 254
Tularämie 652
– Antibiotika 652
– Bioterrorismus 652
– Erregernachweis 652
– Francisella 652, 1137
– Gentamicin 652
– Hauttuberkulose 734
– Krankenhaushygiene 652
– Lymphadenopathie 652
– Meldepflicht 652
– Patientenisolierung 652
– Pneumonie 327
– Streptomycin 652
– Ulkus 652
Tumbu-Fliege
– Myiasis 690
Tumor 873
– Adnex
– – Adnexitis 572

Sachregister

Tumor
- anogenitaler 844
- Antigene 64
- Entstehung 61
- – Kofaktoren 64
- Epidermodysplasia verruciformis 843
- Epstein-Barr-Virus 57
- Erreger-induziert 53
- – Bakterien 60
- – Mechanismen 61
- – Parasiten 60
- – Viren 55
- Hautabszess 642
- Hauttuberkulose 735
- Helicobacter 60
- Hepatitisvirus 55
- Herpes-simplex-Virus 60
- HIV-Infektion/AIDS 58, 875, 879
- Immunabwehr, fehlende 65
- JC-Virus 59
- Leber 481, 491
- Papillom 838
- Papillomaviren, humane 55, 699
- Polyomavirus 541
- – hominis Typ1 59
- Promotor 64
- Simian-Virus 40 59
- T-Zell-Leukämievirus, humanes Typ I 56
- Trematodes 60
- Tuberkulose 785
- Zytomegalievirus 60

Tumor-Nekrose-Faktor-Rezeptor
- siehe TNF-Rezeptor

Tumorfieber 981

Tumorsuppressor-Proteine
- Zellzyklus 61

Tunga
- Hautinfektionen 683
- Tungiasis 684

Tungiasis 684
- Infektionen, importierte 1072
- Papel 684
- Tunga 684

Tympanosklerose
- Otitis media 291

Typhom
- Salmonella 454

Typhus abdominalis 454
- Antibiotika 456
- Apathie 455
- Cephalosporine 456
- Chinolone 456
- Chloramphenicol 456
- Ciprofloxacin 456
- Differentialdiagnose 455
- Eosinopenie 455
- Erregernachweis 455
- Fieber 455, 1067
- Hepatitis 489
- Hygiene 456
- – Krankenhaushygiene 456
- Impfung 457
- Infektionen, importierte 454, 1060, 1067
- Infektionsverlauf 454
- Komplikationen 455
- Kortison 456
- Malaria 833
- Meldepflicht 456
- Multiorganerkrankung 454
- Patientenisolierung 456
- Splenomegalie 455
- Symptome 454
- Typhom 454
- Übertragung 454

Tyroglyphidae 683

U

Übertragung
- iatrogene 943

Überwachung, epidemiologische 179

Ulcus
- cruris
- – Pseudomonas 1145
- duodeni
- – Helicobacter 413, 416
- durum
- – Syphilis 804
- Francisella 1137
- molle 742
- – Abstrich 743
- – Azithromycin 743
- – Bubo 743
- – Ceftriaxon 743
- – Ciprofloxacin 743
- – Effloreszenz 743
- – Erythromycin 743
- – Haemophilus 742, 1138
- – Lymphadenopathie 742
- – Lymphogranuloma venereum 742
- – serpens 270
- – ventriculi
- – Helicobacter 413, 416

Ulkus 709
- Buruli-Ulkus 658
- Ekthym 641
- Frambösie 656
- genitales 739
- Granuloma inguinale 744
- Hautmilzbrand 653
- Hauttuberkulose 734
- Herpes genitalis 740
- Leishmaniose 668
- Lymphogranuloma venereum 741
- Mykobakteriose, atypische 660
- Tularämie 652

Ulkus-Krankheit 412

Ultraschall
- Cholezystitis/Cholangitis 508

Ulzera
- Diphtherie 648, 650
- Drakunkulose 677
- Fusobacterium 1137
- Haut
- – Bacteroidaceae 524
- – Hauttuberkulose 735
- – HIV-Infektion/AIDS 873
- – Mycobacterium-avium-intracellulare-Komplex 660
- – Mykobakteriose, atypische 660
- – Zellulitis und Phlegmone 645

Ulzeration
- Bairnsdale
- – Mycobacterium 1140
- Buruli
- – Mycobacterium 1140
- Haut
- – Shewanella 1147
- Helicobacter 417
- Leishmania 1154
- Mageninfektionen 412
- Yersinia 440
- Zollinger-Ellison-Syndrom 412

Umlauf 641

Uncinaria
- Larva migrans 674

Ureaplasma 566
- Clindamycin 567
- Geschlechtsorgan-Infektionen, männliche 580
- Gyrasehemmer 567
- Makrolide 567
- Neugeborene 567
- Tetrazykline 567
- Urethritis 553
- Vaginose, bakterielle 566

Ureitis
- Lassavirus 1120

Ureter-Obstruktion
- Thrombophlebitis 394

Urethritis 552
- Antibiotika 554
- Candidose 698
- Chinolone 127
- Chlamydia 553
- Endometritis 554
- Epididymitis 554
- Erreger 553
- Geschlechtsorgan-Infektionen, männliche 581
- Gonorrhö 554
- gonorrhoische 552
- Herpes-simplex-Virus 553
- Leukozyten 554
- Makrolide 121
- Mycoplasma 553, 567
- Neisseria 553
- nicht-gonorrhoische 552
- Salpingitis 554
- Trichomonas 553, 565, 1158
- Ureaplasma 553
- Wegener-Krankheit 552
- Zervizitis 554

Urin
- Diagnostik 215

Urogenitaltuberkulose 735, 795

Urtikaria
- Bilharziose 673
- Helicobacter 419
- Helminthen 672
- Loiasis 676
- Orfvirus 1122
- Schistosoma 1156

Uveitis
- Propionibacterium 1144

V

VacA-Zytotoxin
- Helicobacter 415, 416

Vaccinia
- necrosum
- – Vacciniavirus 708

Vacciniavirus 708, 1107
- Cidofovir 708
- Enzephalitis 708
- Erregernachweis 708
- Exanthem 708
- Immundefekte 708
- Impfung 708
- Komplikationen 708
- Myokarditis 708
- Neurodermitis 708
- Pocken 708
- Pocken-Schutzimpfung 1108
- Prophylaxe 708
- Vaccinia necrosum 708

Vagantenhaut
- Läuse 686

Vaginitis
- Trichomonas 1158

Vaginose, bakterielle 562
- Abstrich 564
- Amsel-Kriterien 564
- Atropobium 562
- Bacteroides 1129
- Candidose 698
- Clindamycin 564
- Eggerthella 562
- Gardnerella 562, 566
- Kolpitis 560, 562
- Metronidazol 564
- Mobiluincus 562
- Mycoplasma 562, 566
- Prevotella 562

Vaginose, bakterielle
- Schwangerschaft 562
- Ureaplasma 566

Vakuole, parasitophore 34

Valaciclovir 73
- Ekzema herpeticatum 701
- Herpes-simplex-Virus 701, 702, 1000
- Herpes genitalis 741
- Immunsuppression 1055
- Pharyngitis 296
- Varicella-Zoster-Virus 716, 1000
- Varizellen 717
- Zoster 705

Valganciclovir 75
- Immunsuppression 1052

Valvulopathie
- Endokarditis 373

Vancomycin 112
- Aneurysma, mykotisches 400
- Diarrhö, Antibiotika-assoziierte 461
- Endophthalmitis 275
- Enterococcus 526
- Hirnabszess 238
- Infektionen
- – Implantat-assoziierte 939
- – Prothesen-assoziierte 938
- Staphylococcal toxic shock syndrome 731
- Staphylococcus 760
- Thrombophlebitis 393
- TIPS-Infektionen 404
- Zellulitis und Phlegmone 646

Variabilität, genetische
- Bakterien 23

Variant surface glycoprotein (VSG) 33

Varicella-Zoster-Virus 716
- s.a. Zoster
- Aciclovir 74
- Ausbreitung 11
- Bluttransfusion 951
- Brivudin 77
- Chorioiditis 275
- Cidofovir 79
- Fazialisparese 255
- Foscarnet 87
- Ganciclovir 76
- Gelenkinfektionen 599
- Hautinfektionen 704
- Hepatitis 488
- HIV-Infektion/AIDS 869
- Immundefekte 716
- Immunsuppression 1047
- Impfung 716
- Keratitis 271
- Kinder 716
- Komplikationen 716
- Myokarditis 362
- Penciclovir 75
- Pneumonie 325
- Reaktivierung 704
- Schwangerschaft 13, 716, 999
- – Erregernachweis 1000
- – Immunisierung 1000
- – Virusstatika 1000
- Stammzelltransplantation 1043
- Übertragung 716
- Varizellen 704, 714, 716
- Virusenzephalitis 247
- Virustatika 716
- Zoster 704, 716

Variola
- Affenpockenvirus 1116
- Bioterrorismus 1104, 1107
- major 1107
- minor 1107
- Pockenvirus 1107

Variolavirus 708, 1107, 1108
- Bioterrorismus 708

Varizellen 704, 714
– Aciclovir 717
– Antihistaminika 717
– Antiseptika 717
– Brivudin 717
– Differentialdiagnose 717
– Effloreszenz 714
– Embryopathie 1000
– Enanthem 715
– Erythem 704
– Exanthem 715
– Famciclovir 717
– Hämorrhagie 715
– Hand-Fuß-Mund-Exanthem 725
– Heubner-Sternkarte 715
– Immunisierung 715
– Immunsuppression 715
– Impfung 717
– Juckreiz 715
– Kinder 715
– Komplikationen 715
– Neugeborene 715
– Polidocanol 717
– Schwangerschaft 715
– Valaciclovir 717
– Varicella-Zoster-Virus 704, 714, 716
– Zoster 715
Vaskulitis
– Aminoglykoside 116
– Campylobacter 438
– Hepatitis-C-Virus 478
– Leptospiren 551
– Rickettsiose 737
Veillonella 1148
– Bissverletzung 1148
– Lungenabszess 1148
– Myositis 1148
– Osteomyelitis 1148
– Weichteilinfektionen 628
Ventilator-associated pneumonia 323
Ventrikulitis
– Rhodotorula 1165
Verbrennungswunde
– Pseudomonas 1145
Verruca
– vulgaris
– – Hauttuberkulose 734
Verrucae
– planae juveniles 842
– plantares 842
– vulgares 840
Verruga plantana
– Oroya-Fieber 655
Verschluss-System 401
– Staphylococcus 401
Verschlusskrankheit
– periphere, arterielle
– – Senioren 1019
– – Wunde, superfizierte 648
Verwirrtheit 204
Vesikel 709
Vibrio 1149
– Atemwegsinfektionen 1150
– Cholera 1149
– cholerae
– – Meldepflicht 1150
– – Schalentiere 1149
– Diarrhö 437, 1069, 1150
– Gastroenteritis 1149
– Harnwegsinfektionen 1150
– Infektionen, importierte 1069
– Konjunktivitis 1149
– Kreislaufversagen 1150
– Meldepflicht 453
– Nierenversagen 1150
– Ohreninfektionen 1150
– Otitis 1149
– Sepsis 1150

Vibrio
– Weichteilinfektionen 618
– Wundinfektionen 1149, 1150
– Zellulitis und Phlegmone 645
Vidarabin 76
– Keratitis dendritica 77
Viren 1115
– Adsorption 5
– Antibody dependent cellular cytotoxicity (ADCC) 10
– Apoptose 9
– Ausbreitung 11
– Autoimmunität 14
– Bluttransfusion 945
– Effekte, zytopathische 7
– Endozytose, Fc-rezeptorvermittelte 6
– Erreger-Wirt-Beziehung 4, 538
– Exanthem 711
– – Staphylococcal scalded skin syndrome 730
– Exozytose 6
– Frühgeborene 69
– Hautinfektionen 699
– Immunsuppression 69
– Infektionen, chronische 14
– Internal ribosomal entry site (IRES) 8
– Krebserkrankungen 55
– Latenz 14
– MHC 10
– Nekrose 7
– Organpathogenese 10
– Pathogenese, allgemeine 4, 538
– Penetration 5
– Permissivität 6
– Rekurrenz 14
– Resistenz 70
– Rezeptor 6
– Riesenzellen 10
– Therapie 68
– – Arzneimittel 70
– Tracheobronchitis 314
– Transplantation 964
– Trias, klassische 12
– Tropismus 6
– Vermehrung 4
– Zytomegalie 8
Viridans-Streptokokken 375
– Endokarditis 374
– Streptococcus
– – constellatus 375
– – gordonii 375
– – intermedius 375
– – mitis 375
– – oralis 375
– – parasanguis 375
– – salivarius 375
– – sanguis 375
– – vestibularis 375
Virulenz
– Bakterien 16
Virusenzephalitis 246
– s.a. Enzephalitis
– s.a. Herpes-simplex-Enzephalitis
– bildgebende Verfahren 247
– Bunyaviridae 246
– Enterovirus 246
– Erreger 246
– Flaviviridae 246
– FSME-Virus 246
– Ganciclovir 247
– Herpesvirus 246
– Immundefekte 246
– Immunglobuline 247
– Impfung 248
– Japanische-Enzephalitis-Virus 246
– JC-Virus 246
– Liquor 247
– Masernvirus 246
– Meldepflicht 248

Virusenzephalitis
– Symptome 246
– Varicella-Zoster-Virus 247
– West-Nil-Virus 246
– Zytomegalievirus 247
Virushepatitis
– Antikörpernachweis 1001
– Impfung 1002
– Schwangerschaft 1001
– – Abort 1001
– – Interferone 1002
– – Spätfolgen 1001
– – Übertragung 1001
Virusmyelitis 253
– s.a. Myelitis
– s.a. Poliomyelitis
– bildgebende Verfahren 253
– Coxsackie-Virus 253
– Enterovirus 253
– Erreger 253
– Herpes-simplex-Virus 253
– Herpes genitalis 253
– HIV-Infektion 253
– Immunsuppression 253
– Impfung 254
– Masern 253
– Meldepflicht 255
– Mumps 253
– Poliovirus 253
– T-Zell-Leukämievirus 253
– Zoster 253
Virusrezeptor 6
Vitamin B_{12}
– Mangelanämie
– – Diphyllobothrium 1152
Vogelmilbe
– Gamasidiose 682
Volkskrankheiten
– Bronchitis, chronische 317
von-Reyn-Kriterien
– Endokarditis 385
von Hohenheim, Theophrastus 178
Voriconazol 144
– Aspergillose 1051
– Aspergillus 145, 152, 1039
– Candida 145, 1041, 1052
– Hepatotoxizität 145
– Sehstörungen 145
– Sprosspilze 151
VRE (Vancomycin-resistente Enterokokken)
– Krankenhaushygiene 195
VSG
– siehe Variant surface glycoprotein
Vulvovaginitis 560

W

Wachstumsfaktoren
– T-Lymphozyten 50
– Zytokine 20
Waffen, biologische 1104
Wait and watch-Strategie
– Mageninfektionen 424
Wanzen
– Antihistaminika 688
– Cimex 688
– Cimicose 688
– Effloreszenz 688
– Hautinfektionen 688
– Hepatitis-B-Virus 688
– Papel 688
– Trypanosoma 1158
Warren, Robin 412
Warthin-Finkeldey-Riesenzellen
– Masernvirus 10
Warzen
– Feigwarzen 843

Warzen
– gemeine 840
– – Schwimmbadgranulom 658
– – Tumor 55
– HIV-Infektion/AIDS 884
– Metzgerwarzen 838
– Papillomaviren, humane 699, 838
– plane juvenile 842
– Plantarwarzen 842
– Schleimhautwarzen 844
Wasting syndrome
– HIV-Infektion/AIDS 876
Watch and wait-Strategie
– Echinococcus 493
Waterhouse-Friderichsen-Syndrom
– Meningitis 226
– Neisseria 233
– Sepsis 1093
Wegener-Krankheit
– Meningitis 234
– Urethritis 552
Weichteilabszess
– Thrombophlebitis 392
– Tsukamurella 1148
Weichteilinfektionen 615
– abszedierende 616, 623
– – Eikenella 1135
– Abszess 628
– Actinobacillus 624
– Actinomyces 623
– Adult respiratory distress syndrome (ARDS) 619
– Aeromonas 618
– Aktinomykose 623
– Amoxicillin 629
– Amputation 622
– Antibiotika 622, 625
– Appendizitis 624
– Arthritis 628
– Bacteroides 624, 627, 1025
– Bakteriämie 623
– Bissverletzung 616, 627
– Capnocytophaga 628
– Carbapeneme 111
– Cephalosporine 107, 625, 629
– Clavulansäure 629
– Clindamycin 622, 626
– Clostridium 618, 1025
– Crohn-Krankheit 624
– Débridement 622, 623, 625
– Desorientierung 619
– Divertikulits 624
– Doxycyclin 629
– Drainage 629
– Drogenmissbrauch 624
– Eikenella 624, 628
– Endokarditis 623, 628
– Enterobacter 624
– Enterobacteriaceae 618, 624, 1025
– Enterococcus 1025
– Erreger 617, 623, 627
– – Nachweis 620, 628
– Virulenzfaktoren 617
– Escherichia 624
– Fasziitis, nekrotisierende 616
– Fasziotomie 622
– Fieber 619
– Fournier'sche 616
– – Streptococcus 616
– Fusobacterium 624, 627
– Gangrän
– – Fourniersche 616
– Gasbrand 616
– Glykopeptide 115
– Hautnekrose 619
– Hepatitis B 628
– Hepatitis C 628
– HIV-Infektion 628
– Hygiene 622, 626, 629
– Infektionszeichen 625, 628

Sachregister

Weichteilinfektionen
– Klebsiella 624
– Laborparameter 625
– Lethargie 619
– Lungenversagen, akutes 619
– Makrolide 121
– Meningitis 628
– Mikrothrombus 617
– Moxifloxacin 629
– Mupirocin 626
– Mycobacterium 624, 1140
– Myositis, nekrotisierende 616
– Myroides 1141
– nekrotisierende 616
– Nierenversagen, akutes 619
– nosokomiale 617
– Organversagen 619
– Osteomyelitis 623, 627, 628
– Oxazolidinone 136
– Oxygenation 622
– Palpation 619
– Pasteurella 627
– Penicillin 100, 104, 622, 625
– Peptostreptococcus 624, 627, 1025
– Pneumonie 623
– Porphyromonas 627
– Prevotella 627
– Proktitis 624
– Propionibacterium 627
– Pseudomonas 618, 624, 1025
– Pyomyositis 616
– Senioren 1025
– Sepsis 628
– Staphylococcus 618, 623, 627, 756, 1025
– Stenotrophomonas 1148
– Streptobacillus 627, 628
– Streptococcal toxic shock syndrome (STSS) 616, 728
– Streptococcus 617, 624, 627, 1025
– Tendomyositis 627
– Tendosynovitis 627
– Tetanus
– – Impfung 628, 630
– Tetracycline 125
– Therapie
– – – chirurgische 625, 629
– Thrombophlebitis 392
– Tierbisse 627
– Tollwut 627
– – Impfung 628, 630
– – Meldepflicht 630
– Vakuumversiegelung 625
– Veillonella 628
– Vibrio 618
– Wunde, superinfizierte 648
– Zellulitis 628
Weil-Felix-Reaktion
– Rickettsia 1146
Weil-Krankheit
– Hepatitis 489
– Leptospiren 551
West-Nil-Virus 1123
– Bluttransfusion 951
– Enzephalitis 1124
– Geschlechtsorgan-Infektionen, männliche 580
– Infektionen, importierte 1060
– Meningoenzephalitis 1124
– Virusenzephalitis 246
Western-Blot 216
Whipple-Krankheit 430
– Ätiologie, Cofaktoren 430
– Antibiotika 431
– Arthralgie 430
– Biopsie 431
– Ceftriaxon 431
– Co-trimoxazol 431
– Diarrhö 430
– Differentialdiagnose 431

Whipple-Krankheit
– HLA-B-27-Antigen 430
– Immundefekte 430
– Krankheitsverlauf 431
– Lymphadenopathie 430
– Malabsorption 431
– Mulitorganerkrankung 430
– Symptome 430
– Tropheryma 430
Windpocken 704, 714
– Infektionsschutzgesetz 636
– Varicella-Zoster-Virus 716
Windpockenvirus
– Immunsuppression 12
Wirkstoffe
– antivirale 70
Wiskott-Aldrich-Syndrom
– Papillom 840
Wohlfahrtia
– Myiasis 690
Wolbachia
– Doxycyclin 167
Wolhynisches Fieber
– Bartonella 655, 685
– Pediculis 685
Wuchereria
– Bluttransfusion 956
– Diethylcarbamazin 165
– Doxycyclin 167
– Elephantiasis 1153
– Eosinophilie 1153
– Filariose 676, 1153
– Mücken 1153
Wunddiphtherie 650
Wundinfektionen
– Abiotrophia 1126
– Acinetobacter 1126
– Actinobacillus 1127
– Aeromonas 1127
– Arcanobacterium 1128
– Aspergillus 1038
– Bacteroides 1129
– Bifidobacterium 1129
– Bordetella 1130
– Capnocytophaga 1132
– CDC-Gruppe EF 1132
– Cephalosporine 107
– Chromobacterium 1132
– Clostridium 260
– Corynebacterium 1133
– Diphtherie 650
– Eikenella 1135
– Endokarditis 379
– Enterobacteriaceae 1135
– Fusobacterium 1137
– Glykopeptide 114
– Granulicatella 1126
– Haemophilus 1138
– Hirnabszess 237
– Implantat-assoziierte 938
– Klebsiella 529
– Lactobacillus 1138
– Madentherapie 690
– Mycobacterium 1140
– Mycoplasma 567
– Myiasis 690
– Mykobakteriose, atypische 659
– Nocardia 1142
– nosokomiale 918
– Pasteurella 1143
– Porphyromonas 1144
– postoperative
– – Krankenhaushygiene 192
– Propionibacterium 1144
– Prothesen-assoziierte 932, 937
– Pseudomonas 1145
– Staphylococcus 755, 1147
– Stenotrophomonas 1148

Wundinfektionen
– superinfizierte 647
– – Antibiotika 648
– – Antiseptikum 647
– – Diabetes mellitus 648
– – Erysipel 648
– – Erythem 648
– – Immunsuppression 648
– – Neuropathie 648
– – Phlegmone 648
– – Resistenzen 648
– – Verschlusskrankheit, periphere arterielle 648
– – Weichteile 648
– – Wundauflage 647
– – Wundspülung 647
– Vibrio 1149, 1150
Wundstarrkrampf
– siehe Tetanus
Wurminfektionen
– importierte 1060

X

Xenotransplantation 966
Xerodermie
– HIV-Infektion/AIDS 883
Xinjiang-Fieber 896
XLP-Syndrom
– Epstein-Barr-Virus 298

Y

Yatapoxvirus 1107
Yersinia 440
– Adenitis 440
– Arthritis, Infekt-assoziierte 604
– Bioterrorismus 1104, 1109
– Bluttransfusion 953, 954
– Cephalosporine 441
– Diarrhö 440
– Erregernachweis 441
– Fieber unklarer Ursache 978
– Fluorchinolone 441
– Folgekrankheiten 440
– HLA-B27-Antigen 440
– Hygiene 441
– Impfung 441
– Infektionen, importierte 1060
– Kinder 440
– Komplikationen 441
– Lebensmittelkontamination 440
– Meldepflicht 441, 453, 651
– Nachweis 651
– Nekrose 441
– Patientenisolierung 441
– Pest 440, 650
– Sepsis 440
– Übertragung 440
– Ulzeration 440
Yersiniose
– Typhus/Paratyphus 456
– Yersinia 440

Z

Zahninfektionen
– Abszess, epiduraler 242
– Fusobacterium 297, 1137
– Hirnabszess 237
– Porphyromonas 524, 1144
– Prevotella 524, 1144
Zahnwurzelabszess
– Thrombophlebitis 395
Zanamivir 89
– Influenzavirus 89, 770, 773
– Pneumonie 341

Zecken
– Anaplasma 1134
– Borrelia 1130
– Borreliose 664
– Ehrlichia 1134
– Fleckfieber 737
– Francisella 1137
– FSME-Virus 245
– Granulom 683
– Hautinfektionen 678, 683
– Ixodes 683
– Juckreiz 683
– Krim-Kongo-Fieber 896
– Lyme-Borreliose 816, 824
– Meningitis 244
– Prophylaxe 667
– Rhipicepbalus 683
– Rickettsia 1146
Zeckenbissfieber 737
Zeckenrückfallfieber
– Borrelia 1130
Zelle
– antigenpräsentierende (APC) 35, 48
– dendritische 48
– Effektorzellen 42
– Endothelzellen 45
– Gedächtniszellen 45
– Plasmazellen 46
Zellen, eukaryontische
– Differenzierung 20
Zelltod
– siehe Apoptose
Zellulitis 645
– Aeromonas 645
– Aminoglykoside 646
– Antibiotika 646
– Antiseptika 646
– bukkale 643
– Buruli-Ulkus 659
– Capnocytophaga 645, 1132
– Cephalosporine 646
– Cryptococcus 645
– Dekubitalgeschwür 645
– Differentialdiagnose 646
– Enterococcus 645
– Erysipel 643
– Erysipeloid 649
– Erysipelothrix 645
– Haemophilus 645
– Immunreaktion 645
– Infektionsschutzgesetz 646
– Karbunkel 639
– Komplikationen 645
– Lymphadenitis 646
– Lymphangitis 646
– Mykobakteriose, atypische 660
– Pasteurella 645
– Penicillin 646
– perianale 648
– – Biopsie 649
– – Differentialdiagnose 649
– – Erythem 649
– – Penicillin 649
– Pseudomonas 645
– Senioren 1025
– Staphylococcus 645
– Streptococcus 645
– Toxic shock syndrome 646
– Ulzera 645
– Vibrio 645
– Weichteilinfektionen 628
– Wundspülung 646
Zellzyklus
– Herpesvirus, humanes 8 58
– Kinase, Cyclin-abhängige 61
– Regulatoren 61
– Tumorentstehung 61

Zerkariendermatitis
– Effloreszenz 673
– Erythem 673
– Immunreaktion 673
– Papel 673
– Schistosoma 673, 1156
– Trichobilharzia 673
Zervixkarzinom 844
– HIV-Infektion/AIDS 58, 857
– Papillomaviren, humane 55, 838
Zervizitis 568
– Antibiotika 569
– Azithromycin 569
– Chlamydia 552, 568
– Doxycyclin 569
– Fluor cervicalis 568
– Herpes-simplex-Virus 568
– Krankheitsursachen 568
– Makrolide 121
– Mycoplasma 567
– Neisseria 568
– Papillomaviren 568
– Partnerbehandlung 571
– Sterilität 569
– Trichomonas 568
– Urethritis 554
– Virostatika 569
Zestoden 678
– Albendazol 163
– Mebendazol 163
– Niclosamid 169
– Praziquantel 168
Zidovudin 81
– HIV-Infektion/AIDS 81, 853, 867, 871
– Myelotoxizität 83
– Neutropenie 83
ZNS-Infektionen 221
– Antikörper 223
– – Index 223
– Coxsackie-Virus 363
– Cryptococcus 1035
– Glykopeptide 114
– HIV-Infektion/AIDS 878
– Immunglobuline 223
– Katzenkratzkrankheit 655
– Kingella 1138
– Listeriose 226
– Mumpsvirus 305
– Neisseria 233
– Nitroimidazole 129
– Poliovirus 254
– Polyomavirus 248, 540
– Rothia 1147
– Tollwut-Virus 249
– Varizellen 715

ZNS-Lymphom
– HIV-Infektion/AIDS 878
ZNS-Vaskulitis
– Meningitis 234
Zollinger-Ellison-Syndrom
– Ulzeration 412
Zoonosengesetz 185
Zoonosenkommission 184
Zoster
– s.a. Varicella-Zoster-Virus
– Aciclovir 74, 705
– Antiseptika 705
– Brivudin 705
– Erythem 704
– Famciclovir 705
– Foscarnet 705
– Ganglionitis 704
– Guillain-Barré-Syndrom 257
– Hautinfektionen 704
– HIV-Infektion/AIDS 704, 856
– Immunreaktion 704
– Immunsuppression 704
– Impfung 706
– Komplikationen 704
– Nekrose 704
– Neuralgie 704
– oticus 704
– – Otitis externa 286
– Risikofaktoren 704
– Schwangerschaft 1000
– Senioren 1019, 1025
– Transplantation 965
– Valaciclovir 705
– Varicella-Zoster-Virus 704, 716
– Varizellen 715
– Virusmyelitis 253
– Virusreaktivierung 704
Zweiflügler
– Dengue-Fieber 689
– Effloreszenz 689
– Erythem 689
– Filariose 689
– Fliegen 689
– Gelbfieber 689
– Hautinfektionen 689
– Juckreiz 689
– Krankheitsübertragung 689
– Leishmaniose 689
– Malaria 689
– Mücken 689
– Papel 689
Zwergfadenwurm 1156
Zwölffingerdarmkarzinom
– Helicobacter 60
Zyanose
– Lassa-Fieber 895

Zygomaticitis
– Otitis media 287
Zygomykose 1166
Zygomyzeten 1166
– Amphotericin B 142, 152
– Posaconazol 145
– Sinusitis 1166
– Therapie 152
– Zygomykose 1166
Zykloplegie
– Keratitis 273
Zyste
– Echinococcus 492
– Papillomaviren, humane 841
– Parasiten 35
– Pyodermie, follikuläre 639
Zystitis 538
– Adenoviren 267
– Blasenbilharziose 539, 543
– Chinolone 127
– Co-trimoxazol 545
– hämorrhagische
– – BK-Virus 1037
– Honey-Moon
– – Staphylococcus 1147
– Papillomaviren 540
– Polyomavirus 248, 541
– Prophylaxe 546
– Schistosoma 539
– Symptome 540
– Trimethoprim 545
– Vidarabin 546
Zystizerkose
– Praziquantel 168
– Taenia 1156
Zytochrom P450
– siehe Cytochrom P450
Zytokine 41, 44, 90, 208
– antiinflammatorische 208
– hemmende 45
– Immunglobuline 49
– Moduline 20
– proinflammatorische 44, 208
– regulatorische 44
– Sepsis 1091
– zytotoxische 20
Zytolyse 48
Zytomegalie
– Antikörpernachweis 998
– Differentialdiagnose 998
– Foscarnet 999
– Ganciclovir 998
– Guillain-Barré-Syndrom 998
– Immunsuppression 998
– Lymphadenitis 998
– Partnerbehandlung 998

Zytomegalie
– Schwangerschaft 997
– – Krankheitstypen 997
– – Spätfolgen 997
– Übertragung 997
– Viren 8
– Zytomegalievirus 997
Zytomegalievirus 1041, 1042
– Aciclovir 74
– Adefovir 79
– Benzimidazole 92
– Bluttransfusion 949
– Cidofovir 79
– Diarrhö
– – HIV-Infektion/AIDS 448
– Fazialisparese 255
– Fieber unklarer Ursache 980
– Foscarnet 87, 1042
– Ganciclovir 76, 1042
– Gianotti-Crosti-Syndrom 723
– Guillain-Barré-Syndrom 257
– Hepatitis 467, 488, 1042
– HIV-Infektion/AIDS 857, 869, 874, 881
– Immundefekte 1042
– Immunsuppression 12, 1047
– – Cidofovir 1052
– – Valganciclovir 1052
– Kolitis 1042
– Maribavir 92
– Mononukleose, infektiöse 725
– Myokarditis 362
– Nachweisverfahren 1042
– Organtransplantation 1045
– Ösophagitis 413, 1042
– Penciclovir 75
– Pneumonie 325, 1042
– Proktitis 461
– Retinitis 1042
– Schwangerschaft 13
– Sialadenitis 303
– Stammzelltransplantation 1041
– Transplantation 962, 965
– Tumor 60
– Übertragung 1042
– Virusenzephalitis 247
– Zytomegalie 997
Zytoplasma
– MHC II 47
Zytostatika
– Papillom 845
Zytotoxine
– Diarrhö 437
– Helicobacter 415
Zytotoxizität
– Parasiten 31

Die wichtigsten Erreger auf einen Blick:

A
Adenoviren 266
Ascaris lumbricoides 453
Aspergillus spp. 1038

B
Bacillus anthracis 1105
Bacteroidaceae 524
Bartonella-Spezies 654
BK-Virus 540
Bordetella pertussis 320

C
Caliciviren 433
Campylobacter spp. 437
Candida spp. 1040
Chlamydia pneumoniae 334
Chlamydia psittaci 326
Chlamydia trachomatis 552
Corynebacterium diphtheriae 299
Coxsackieviren 363
Cryptococcus neoformans 1035

E
Echinococcus granulosus 492
Echinococcus multilocularis 490
Entamoeba histolytica 442
Enteritis-Salmonellen (ohne S. typhi, S. paratyphi) 436
Enterobius vermicularis 452
Enterokokken 526
Epstein-Barr-Virus 297
Escherichia coli (obligat pathogen) 447

F
FSME-Virus 245
Fusobacterium 297

G
Gardnerella vaginalis 566

H
Haemophilus influenzae 318
Hantaviren 547
Helicobacter pylori 416
Hepatitis-A-Virus (HAV) 468
Hepatitis-B-Virus (HBV) 471
Hepatitis-C-Virus (HCV) 477
Hepatitis-Delta-Virus (HDV) 475
Hepatitis-E-Virus (HEV) 470
„Hepatitis-G"-Virus (HGV)/GB-Virus Typ C (GBV-C) 480
Herpes-simplex-Virus (HSV) 702
Humane Herpesviren Typ 6 und 7 (HHV-6/ HHV-7) 720
Humanes Herpesvirus Typ 8 (HHV-8) 722
Humanes Parvovirus B19 996

I
Influenzaviren 769

K
Klebsiella pneumoniae 529

L
Legionella pneumophila, Legionella-Spezies 338